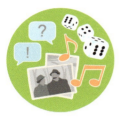

Lernbereich 2 – Unterstützung alter Menschen bei der Lebensgestaltung

Lernfeld 2.1 – Lebenswelten und soziale Netzwerke alter Menschen beim altenpflegerischen Handeln berücksichtigen

39 Soziale Kontakte, Beziehungen und Bereiche sichern und gestalten können • 961
40 Die eigene Sexualität leben können • 972
41 Kultursensibel pflegen und begleiten • 982

Lernfeld 2.2 – Alte Menschen bei der Wohnraum- und Wohnumfeldgestaltung unterstützen

42 Wohnen im Alter • 989

Lernfeld 2.3 – Alte Menschen bei der Tagesgestaltung und bei selbst organisierten Aktivitäten unterstützen

43 Alltag im Alter • 1016
44 Sich beschäftigen, lernen, sich entwickeln können • 1024

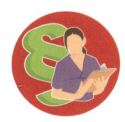

Lernbereich 3 – Rechtliche und institutionelle Rahmenbedingungen altenpflegerischer Arbeit

Lernfeld 3.1 – Rechtliche und Institutionelle Rahmenbedingungen beim altenpflegerischen Handeln berücksichtigen

45 Rechtliche Grundlagen und soziale Netzwerke der Altenhilfe • 1049
46 Aufgaben und Organisation ambulanter Pflegedienste • 1068
47 Rahmenbedingungen und Organisation im Altenpflegeheim • 1088
48 Aufgaben und Organisation von Einrichtungen der Tagespflege • 1116

Lernfeld 3.2 – An qualitätssichernden Maßnahmen in der Altenpflege mitwirken

49 Pflegequalität und Qualitätsmanagement in der Altenpflege • 1121

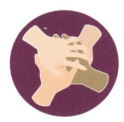

Lernbereich 4 – Altenpflege als Beruf

Lernfeld 4.1 – Berufliches Selbstverständnis entwickeln

50 Beruf Altenpflegerin/Altenpfleger • 1147

Lernfeld 4.2 – Lernen lernen

51 Lernen lernen • 1175

Lernfeld 4.3 – Mit Krisen und schwierigen Situationen umgehen

52 Aggression und Gewalt in der Pflege • 1183

Lernfeld 4.4 – Die eigene Gesundheit erhalten und fördern

53 Arbeitsbelastungen und Methoden zur Bewältigung • 1191

Sachverzeichnis • 1198

Altenpflege

**Herausgegeben von
Ilka Köther**

Mit Beiträgen von

Susanne Andreae
Walter Anton
Gabriele Bartoszek
Nadia Bayer
Gudrun Blinten
Sieglinde Denzel*
Beatrix Döttlinger*
Christine von Eltz*
Michaela Flechsenberger
Doris Fölsch
Svenja Forst
Tilo Freudenberger*
Michaela Friedhoff
Michael Geers*
Gundula Geist

Else Gnamm*
Bernhard Große-Bölting
Volker Gussmann*
Michael Haas*
Felix Hahn
Markus Heckenhahn
Beate Kammerer
Hans Georg Kimmerle*
Elke Kobbert
Ursula Kocs
Ralf Krämer
Ursula Kriesten
Dorothea Meudt-Nottbrock
Katja Niesler
Peter Nydahl

Thomas Olschewski
Ursula Päfflin
Brigitte Sachsenmeier
Christina Said
Jasmin Schön
Andreas Schwarzkopf
Stefanie Seeling
Hannelore Seibold
Erika Sirsch
Franz Sitzmann
Gisela Steudter
Doris Tacke
Wolfgang Unger*
Inge Vormann*

(Die mit * gekennzeichneten Autoren haben an früheren Auflagen mitgewirkt, und ihre Beiträge sind in der aktuellen Auflage noch teilweise enthalten.)

1175 Abbildungen

Georg Thieme Verlag
Stuttgart · New York

Impressum

Bibliografische Information der Deutschen Nationalbibliothek
Die Deutsche Nationalbibliothek verzeichnet diese Publikation in der Deutschen Nationalbibliografie; detaillierte bibliografische Daten sind im Internet über http://dnb.d-nb.de abrufbar.

Ihre Meinung ist uns wichtig! Bitte schreiben Sie uns unter

www.thieme.de/service/feedback.html

Wichtiger Hinweis: Wie jede Wissenschaft ist die Medizin ständigen Entwicklungen unterworfen. Forschung und klinische Erfahrung erweitern unsere Erkenntnisse, insbesondere was Behandlung und medikamentöse Therapie anbelangt. Soweit in diesem Werk eine Dosierung oder eine Applikation erwähnt wird, darf der Leser zwar darauf vertrauen, dass Autoren, Herausgeber und Verlag große Sorgfalt darauf verwandt haben, dass diese Angabe **dem Wissensstand bei Fertigstellung des Werkes** entspricht.

Für Angaben über Dosierungsanweisungen und Applikationsformen kann vom Verlag jedoch keine Gewähr übernommen werden. **Jeder Benutzer ist angehalten**, durch sorgfältige Prüfung der Beipackzettel der verwendeten Präparate und gegebenenfalls nach Konsultation eines Spezialisten festzustellen, ob die dort gegebene Empfehlung für Dosierungen oder die Beachtung von Kontraindikationen gegenüber der Angabe in diesem Buch abweicht. Eine solche Prüfung ist besonders wichtig bei selten verwendeten Präparaten oder solchen, die neu auf den Markt gebracht worden sind. **Jede Dosierung oder Applikation erfolgt auf eigene Gefahr des Benutzers.** Autoren und Verlag appellieren an jeden Benutzer, ihm etwa auffallende Ungenauigkeiten dem Verlag mitzuteilen.

© 1990, 2016 Georg Thieme Verlag KG
Rüdigerstr. 14
70469 Stuttgart
Deutschland
www.thieme.de

1. zu den Inhalten des PSGII aktualisierter Nachdruck

Printed in Germany

Zeichnungen:
    Andrea Schnitzler, Innsbruck
    Christine Lackner, Ittlingen
    Karin Baum, Paphos, Zypern
    Regina Bracht, Hattingen
    Viorel Constantinescu, Bukarest
Umschlagfoto: Roman Stöppler, Gerlingen
Umschlaggestaltung: Thieme Verlagsgruppe
Umschlagsgrafik: Thieme Verlagsgruppe
Satz: L42 AG, Berlin
Druck: Aprinta Druck GmbH, Wemding

ISBN 978-3-13-139134-6   1 2 3 4 5 6

Auch erhältlich als E-Book:
eISBN (PDF) 978-3-13-160054-7
eISBN (epub) 978-3-13-168384-7

Geschützte Warennamen (Warenzeichen ®) werden nicht immer besonders kenntlich gemacht. Aus dem Fehlen eines solchen Hinweises kann also nicht geschlossen werden, dass es sich um einen freien Warennamen handelt.
Das Werk, einschließlich aller seiner Teile, ist urheberrechtlich geschützt. Jede Verwendung außerhalb der engen Grenzen des Urheberrechtsgesetzes ist ohne Zustimmung des Verlages unzulässig und strafbar. Das gilt insbesondere für Vervielfältigungen, Übersetzungen, Mikroverfilmungen oder die Einspeicherung und Verarbeitung in elektronischen Systemen.

Vorwort zur 4. Auflage

Unter dem Titel „Altenpflege in Ausbildung und Praxis" von Köther/Gnamm erschien 1990 beim Thieme Verlag das erste Lehrbuch für die Pflege, Begleitung und Betreuung alter Menschen. Es war das Ergebnis mehrjähriger intensiver Zusammenarbeit von SchulleiterInnen verschiedener Altenpflegeschulen in Baden-Württemberg.

Ausgangspunkt für die Schaffung eines speziellen Lehrbuchs war die Erfahrung, dass die Altenpflegeausbildung als kleine Schwester der Krankenpflege auf dem Niveau einer Helferausbildung betrachtet wurde. Doch die gerontologischen Wissenschaften und die Anforderungen aus dem Lebensalltag alter pflegebedürftiger Menschen machten deutlich, dass Krankenpflege und Altenpflege unterschiedliche Ziele haben: Nicht die Gesunderhaltung und Wiederherstellung von Gesundheit sind in der Altenpflege maßgebend, sondern die Wiedergewinnung von Ressourcen und der Erhalt von Lebensqualität. Die Weltgesundheitsorganisation WHO formulierte einen Leitsatz für den Umgang mit alten Menschen, der als Motto der Altenpflege gelten kann: „Not only add years to life, but life to years!" (Gib nicht nur dem Leben mehr Jahre, sondern den Jahren mehr Leben!)

Die Qualität des Altenpflegeberufes hat seither eine umfassende Weiterentwicklung erlebt. Das bundeseinheitliche Altenpflegegesetzes vom 1.8.2003 gab der Altenpflege ein eindeutiges Profil und einen anerkannten Platz in der Reihe der Pflegeberufe.

Mit der geplanten Einführung einer generalistischen Ausbildung für die Pflegeberufe wird der Altenpflegeberuf in seiner bisherigen Form auslaufen. Die eigenständige Altenpflegeausbildung wird es dann aller Voraussicht nach nicht mehr geben, doch auch in Zukunft müssen alte Menschen gepflegt, betreut und begleitet werden. Sogar mehr denn je!

Die „Altenpflege" von Thieme war in allen Auflagen auf dem aktuellen Stand der Wissenschaft und das Standardwerk für die Altenpflegeausbildung im deutschsprachigen Raum. Auch in Zukunft werden alle Pflegenden, die in ambulanten und stationären Einrichtungen in der Altenpflege lernen und arbeiten, in diesem Buch einen kompetenten und jederzeit aktuellen Begleiter finden – für die Fort- und Weiterbildung, für das Eigenstudium und als Nachschlagewerk für die persönliche fachliche Weiterentwicklung.

Diese 4. Auflage wurde überarbeitet und aktualisiert und folgende Themen wurden neu aufgenommen: Pflege alter Menschen mit Tumorerkrankungen, mit Gicht, mit Fettstoffwechselstörungen, sowie die berufskundlichen Themen Rollenverständnis und Teamarbeit.

Die Verknüpfung der Pflegethemen mit ethischen Fragestellungen und Qualitätskriterien-Listen, sowie der Bezug zur Lebenssituation von Menschen mit Demenzerkrankungen hat sich bewährt. Somit bilden diese ganzheitlichen Betrachtungen auch in dieser 4. Auflage von „Altenpflege" ein zentrales Wesensmerkmal dieses Buches.

An der erfolgreichen Neuauflage dieses Buches haben viele Fachleute wie AutorInnen, GrafikerInnen, FotografInnen und Re-

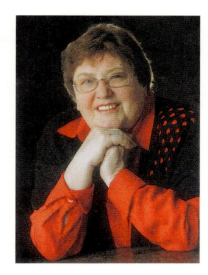

dakteurInnen des Thieme Verlages und kollegiale BeraterInnen der AutorInnen mitgewirkt.

Besonderer Dank für gründliche Durchsicht und Korrektur der eingereichten Manuskripte geht an Dorothee Halbig-Mathy, Sabine Josten und Bernhard Große-Bölting.

Herzlicher Dank gilt auch allen Lesenden, die sich die Mühe machen, uns ihre Erfahrungen, Kritik und Vorschläge mitzuteilen.

Bielefeld, Januar 2016

Ilka Köther, Herausgeberin

Danke

Fotoaufnahmen zu den verschiedensten Situationen in der Altenpflege sind für ein Buch wie dieses unverzichtbar. Deshalb gilt der besondere Dank den Bewohnern, Angehörigen, Pflegenden und Angestellten der folgenden Pflegeheime sowie deren ehrenamtlich Mitarbeitenden für ihre Offenheit, Geduld und Mitarbeit bei der Erstellung von Filmen und Fotos:

Haus Arche
Lang- und Kurzzeitpflege
Oberweiler 6
74 670 Forchtenberg

Pflegeheim Pleystein GmbH
Wohnen am Kreuzberg
Vohenstraußer Straße 7
92 714 Pleystein

Anna Haag Mehrgenerationenhaus
Martha-Schmidtmann-Str. 16
70 374 Stuttgart

Seniorenzentrum am Klosterwewg
Klosterweg 1
76 131 Karlsruhe

Lebenshilfe Stuttgart e. V.
Löwentorstr. 18–20
70 191 Stuttgart

Werraland Werkstätten e. V. Eschwege
Hessenring 1
37 269 Eschwege

Geleitwort

Wo sind Sie gerade, liebe Leserin, lieber Leser?

Sitzen Sie im Dienstzimmer und schlagen etwas nach? Bereiten Sie sich auf Ihr Examen vor? Oder starten Sie in den Beruf? Wenn ich mir vorstelle, dass Sie gerade mit der Ausbildung beginnen, erinnere ich meinen ersten Tag: Ravensburg vor vierzig Jahren. Im brandneuen, hellblauen Hosenanzug, der Dienstkleidung der Altenpflegeschülerinnen, gehe ich den Plattenweg zum Eingang der Station „P1". Gespannt bin ich und aufgeregt. Da tritt mir unsere Oberschwester Gisela in den Weg: „Nicht so schnell, junge Dame, zuerst werden noch die Haare zusammen gebunden!" Sie blickt auf meine Hände und schüttelt den Kopf. Kurz darauf beginnt, ohne Schmuck und mit geordneter Frisur, mein neues berufliches Leben.

Wir waren der erste Lehrgang in dem neu erbauten Altenzentrum und lernten in enger Verzahnung mit der Praxis. Schnell hatten wir begriffen, dass die Betten tipptopp zu sein haben, lernten, wie ein steriler Verband funktioniert, zitterten uns durch die erste Injektion, begleiteten stolz die erste Arztvisite. Doch ebenso schnell bemerkten wir, dass das sichere Pflegewissen und -handwerk, das wir erwarben, nur der eine Teil des Berufes ist. Wir mussten mit dem Küchenchef Menüs aller Kostformen für einen feierlichen Anlass entwerfen, wir deckten und schmückten dazu den Tisch, organisierten Feste. Wir malten Kulissen, sangen und tanzten mit und für die Bewohner und Bewohnerinnen, die in dieser Ära noch „Patienten" hießen. Wir lernten en passant die wichtigste Aufgabe unseres neuen Berufes kennen: Trotz aller Einschränkungen, die das Alter mit sich bringen kann, ein gutes Leben zu gestalten.

Altenpflege war in den 1970er Jahren ein Beruf im Aufbruch. Die schulische Ausbildung kam noch mit wenigen Büchern aus: es gab das Thieme-Lehrbuch für Innere Medizin, den anatomischen Atlas und den Pschyrembel, das Grundgesetz. Alles andere, egal ob Pflege, Pharmakologie oder Psychologie, basierte auf Unterrichtsskripten. Das Lehrbuch von Köther/Gnamm war 1990 deshalb für die Altenpflege ein ähnlicher Meilenstein wie das Werk von Juliane Juchli für die Krankenpflege.

Lehrbücher sind Wegbegleiter. Ein typischer Tag in der Altenpflege bringt eine Vielzahl von Situationen, die Ihre ganze Flexibilität fordern: Umgang mit Banalem, Alltäglichem, Heiterem, Begegnung mit Außergewöhnlichem, Existenziellem, Reaktion auf Unerwartetes, Krisenhaftes, Erkennen der eigenen Grenzen und der Grenzen anderer. In der Altenpflege geht es *immer* – und das unterscheidet sie von den anderen Gesundheitsberufen – um die Begleitung des letzten Lebensabschnitts. Dafür gibt es kein Standardprogramm. Deshalb finden Sie in der neuen Auflage von Köthers „Altenpflege" vieles, was nicht einfach auswendig gelernt werden kann. Kleine Fallbeispiele und Lernaufgaben sollen dazu anregen, Ihr Wissen zu übertragen, zu hinterfragen und Ihren Standpunkt zu reflektieren.

Der Erfolg dieses Lehrbuchs dokumentiert auch die rasante Entwicklung des Berufs. Vom Taschenbuch hat es sich zum voluminösen Standardwerk gemausert. Altenpflege ist ein expandierender und begehrter Beruf. Das Bundesministerium für Familie, Senioren, Frauen und Jugend nennt 2015 im Zwischenbericht zur "Ausbildungs- und Qualifizierungsoffensive Altenpflege" beeindruckende Zahlen: Im Schuljahr 2013/14 haben bundesweit 26.740 Menschen eine Altenpflegeausbildung begonnen, ein Spitzenwert, der alle Erwartungen und Prognosen übertraf. Auch die Zahl der Ausbildungsstätten ist kräftig gewachsen. Die Altenpflege ist nahezu gleichauf mit der Gesundheits- und Krankenpflege. Derzeit gibt es 760 Schulen für Gesundheits- und (Kinder-) Krankenpflege mit 64.009 Schüler/innen und 740 Altenpflegeschulen mit 62.355 Auszubildenden.

Über diesem Erfolg schwebt als Damoklesschwert der Plan des neuen Pflegeberufsgesetzes. Entscheidet sich die Regierung dafür, wird es zukünftig nur noch eine allgemeine „Pflegefachkraft" und keine Altenpfleger und Altenpflegerinnen mehr geben. Macht das angesichts des steigenden Anteils älterer Menschen in unserer Gesellschaft Sinn? Viele Experten warnen eindrücklich vor diesem Schritt und verlangen, dass Deutschlands „Exportschlager" Altenpflege nicht abgeschafft, sondern weiterentwickelt wird. Ich wünsche mir sehr, dass ihre Stimmen gehört werden.

In den Jahren seit meiner Ausbildung hat sich in der Altenpflege eine Menge

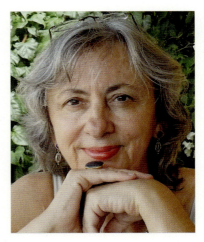

verändert. Die Wissensbasis hat sich erweitert. Die Pflegeversicherung hat neue Rahmenbedingungen gesetzt. Die körperliche Arbeit ist durch eine Vielzahl von Hilfsmitteln, aber auch durch Ansätze wie die Kinästhetik wesentlich leichter geworden.

Gleich geblieben ist das, weshalb ich unserem Beruf mit ganzem Herzen verbunden bin. Altenpflege ist Arbeit in Beziehung. Ich danke den alten Menschen, die ich in meiner Arbeit kennengelernt habe, für die Dinge, die ein Lehrbuch nicht vermitteln kann. Für die Lektionen an Zuversicht, die Geschenke sehr persönlicher Erzählungen, die Einblicke in andere Zeiten und Lebenssituationen, die Beweise von Vertrauen und vor allem: für die Vorbilder in Gelassenheit und Humor.

Ich weiß, dass auf Ihrem Weg in der Altenpflege intensive Erfahrungen und Herausforderungen vor Ihnen liegen. Sie haben einen bewährten Begleiter dazu in der Hand. Die wichtigsten Zutaten aber kommen von Ihnen und haben sich seit meinen Ravensburger Tagen nicht verändert.

Gute Altenpflege beginnt immer mit Ihrem Interesse, Ihrem Engagement und Ihrer Freude an der Vielfalt der Menschen.

Berlin, Januar 2016

Beate Swoboda
Stiftung SPI, Berufsfachschule für Altenpflege
www.spi-fachschulen.de

Anschriften

Herausgeberin

Ilka **Köther**
Lehrerin für Pflegeberufe,
Fachkrankenschwester für
Gemeindekrankenpflege
Manchesterstr. 36
33604 Bielefeld

Mitarbeiter

Dr. med. Susanne **Andreae**
Dozentin an Krankenpflegeschulen,
Lehrbeauftragte für Allgemeinmedizin
Uni Freiburg, Ärztliche Beisitzerin der
Gutachterkommission Landesärzte-
kammer Baden-Württemberg
Lärchenweg 26
78713 Schramberg

Walter **Anton**
M.A. (Berufspädagogik)
Dipl.-Berufspädagoge (FH), Kranken-
pfleger, IVA-Teamer, Schulleiter am
Oekumenischen Institut für Pflegeberufe
in der Ortenau gGmbH
Moltkestr. 12
77654 Offenburg

Gabriele **Bartoszek**
BScN, Krankenschwester,
Kursleiterin für Basale Stimulation
Von-Einem-Str. 12
45130 Essen

Nadia **Bayer**
Pflegepädagogin B.A., Altenpflegerin
Feuerhausstr. 5
82269 Geltendorf

Gudrun **Blinten**
Lehrerin für Pflegeberufe i. R.,
MS-Beraterin, Bildungsreferentin
Raitelsbergstr. 27
70188 Stuttgart

Michaela **Flechsenberger**
Dipl.-Pflegepädagogin (FH), stellv. Leitung
des Gesundheits- und Bildungszentrums
Oberberg, Krankenschwester
Barbarastr. 8
57548 Kirchen (Sieg)

Mag. phil Doris **Fölsch**
Philosophin, Fachbuchautorin, freiberuf-
liche Beraterin für Ethik im Gesundheits-
wesen und Referentin, Lehrbeauftragte
an verschiedenen Universitäten,
Fachhochschulen und universitären
Fach- wie Ethiklehrgängen, diplomierte
Gesundheits- und Krankenschwester
Gaisbergweg 5B
5400 Hallein
Österreich

Svenja **Forst**
ex. Ergotherapeutin (Fachbereich
Geriatrie/Gerontopsychiatrie)
Dortmunder Str. 21
48155 Münster

Michaela **Friedhoff**
Pflegeinstruktorin Bobath BIKA®,
Kurs- und Weiterbildungsleiterin für
Basale Stimulation®
Alfried Krupp Krankenhaus
Stroke Unit
Alfried-Krupp-Str. 21
45131 Essen

Gundula **Geist**
Krankenschwester, Praxisanleiterin,
Kinaesthetics Trainerin
Ilsebäumen 10
32469 Petershagen

Bernhard **Große-Bölting**
Dipl.-Theologe, Pädagoge, Altenpfleger
Weitlandsweg 15
33034 Brakel

Felix **Hahn**
B.Sc., Augenoptik und Hörakustik,
Hahn Optik + Akustik
Heilbronner Str. 47
74211 Leingarten

Markus **Heckenhahn**
Dipl.-Pflegew. MSc
Gesundheitsamt Region Kassel
Wilhelmshöher Allee 19–21
34117 Kassel

Beate **Kammerer**
Fachärztin für Gynäkologie und
Geburtshilfe
Arzthaus
Lintheschergasse 3
8001 Zürich
Schweiz

Elke **Kobbert**
Erziehungswissenschaftlerin (M.A.),
Lehrgangsleitung Weiterbildung Pflege
in der Onkologie
Robert-Bosch-Krankenhaus
Irmgard-Bosch-Bildungszentrum
Auerbachstr. 110
70376 Stuttgart

Ursula **Kocs**
Dipl.-Psychologin, Fachseminarleiterin
Ev. Fachseminar für Altenpflege der
Diakonie Stiftung Salem gGmbH
Johannesstr. 6
32423 Minden

Ralf **Krämer**
BbA, Fachkrankenpfleger für Intensiv-
pflege und Anästhesie, Pflegeexperte für
Menschen im Wachkoma und MCS,
Kinästhetik Bewegungslehrer
Klarastift gGmbH
Casa Vitae - Wachkomazentrum Münster
Andreas-Hofer-Str. 70–72
48145 Münster

Ursula **Kriesten**
Master of Business Administration,
Leiterin der Akademie Gesundheits-
wirtschaft und Senioren, Lehrerin für
Pflegeberufe, Krankenschwester
AGewiS Oberbergischer Kreis
Bitzenweg 25
51674 Wiehl

Dorothea **Meudt-Nottbrock**
Dipl.-Berufspädagogin Pflege (FH), Dozen-
tin am Fachseminar für Altenpflege in
Bethel, Krankenschwester
Pellaweg 13A
33617 Bielefeld

Katja **Niesler**
Krankenschwester, Pflegekraft für Naturheilkunde und TCM in der Pflege, Fachfrau für Wickelanwendungen, Dozentin
für naturheilkundliche Pflege
Stavenhagener Str. 32
12359 Berlin

Peter **Nydahl**
Krankenpfleger, Kurs- und Weiterbil-
dungsleiter für Basale Stimulation in der
Pflege, Pflegeexperte für Menschen im
Wachkoma, Praxisanleiter
Sternstr. 2
24116 Kiel

Thomas **Olschewski**
Fachkrankenpfleger für Intensivpflege
und Anästhesie, Pflegeexperte für
Menschen im Wachkoma und MCS,
Praxisbegleiter für Basale Stimulation in
der Pflege, Praxisbegleiter Bobath
Klarastift gGmbH
Casa Vitae – Wachkomazentrum Münster
Andreas-Hofer-Str. 70–72
48145 Münster

Ursula **Päfflin**
Lehrerin i. R., Altenpflegerin
Hägerweg 28
33613 Bielefeld

Anschriften

Brigitte **Sachsenmeier**
Freiberufliche Dozentin für Pflegethemen,
Lehrerin für Pflegeberufe, Stomathera-
peutin, Mentorin, Hygienebeauftragte in
Einrichtungen der Pflege
Ziegelstr. 42
73084 Salach

Christina **Said**
Ärztin, Lehrerin für Gesundheit,
Biologie und Pflege
Anne-Frank-Weg 83
73207 Plochingen

Jasmin **Schön**
M. A., Dipl.-Berufspädagogin (FH),
Krankenschwester, Ausbilderin
Fachdidaktik GGP/Pflege am Staatlichen
Seminar für Didaktik und Lehrerbildung
Karlsruhe, Wissenschaftliche Lehrkraft
Bertha-von-Suttner-Schule
Beethovenstr. 1
76275 Ettlingen

Dr. med. habil. Andreas **Schwarzkopf**
Facharzt für Mikrobiologie und
Infektionsepidemiologie, ö.b.u.b. vereidig-
ter Sachverständiger Krankenhaushygiene
Institut Schwarzkopf GbR
Otto-von-Bamberg-Str. 10
99717 Aura an der Saale

Prof. Dr. rer. medic Stefanie **Seeling**
Fachhochschule Osnabrück, MKT, IDS
Kaiserstr. 10c
49808 Lingen

Hannelore **Seibold**
Dipl.-Sozialpädagogin, Krankenschwester
Manchesterstr. 36
33604 Bielefeld

JProf. Dr. Erika **Sirsch**
MScN, Lehrstuhl für Akutpflege,
Fakultät für Pflegewissenschaft
Philosophisch-Theologische Hochschule
Vallendar
Pallottistr. 3
56179 Vallendar

Franz **Sitzmann**
Lehrer für Pflegeberufe, Fachkrankenpfleger für Krankenhaushygiene
Sakrower Kirchweg 86a
14089 Berlin

Gisela **Steudter**
ehem. Ärztin, ehem. Lehrerin an den BBS
Soltau (BFS Altenpflege und Pflegeassistenz)
Kiebitzweg 11
29614 Soltau

Prof. Dr. rer. medic. Doris **Tacke**
Lehrstuhl Pflegewissenschaft
Fachhochschule der Diakonie
Grete-Reich-Weg 9
33617 Bielefeld

Inhaltsverzeichnis

Lernbereich 1 – Aufgaben und Konzepte in der Altenpflege

1 Alte Menschen 33
Ursula Pfäfflin

1.1	Das Alter: ein großes Forschungsfeld	33
1.2	Alte Menschen – wer sind sie?	33
1.2.1	Das Bild vom Alter und vom alten Menschen	35
1.2.2	Alter: kein beliebtes Thema	36
1.2.3	Das Alt werden erleben – eine neue Identität	37
1.3	Aspekte des Alterns aus biologischer Sicht	38
1.3.1	Alter in der Tier- und Pflanzenwelt	38
1.3.2	Das Altern des Menschen	39
1.3.3	Alter – Beschwerden – Krankheit	44
1.4	Aspekte des Alterns aus psychologischer Sicht	45
1.4.1	Arbeitsweise der Psychologie	45
1.4.2	Psychologische Alternsmodelle	46
1.4.3	Lebensabschnitte und die gesamte Lebensspanne	48
1.5	Aspekte des Alterns aus soziologischer Sicht	54
1.5.1	Veränderungen im Aufbau der Gesellschaft	54
1.5.2	Gesellschaftliche und politische Bedeutung der Veränderungen	56
1.5.3	Das Zusammenleben der Generationen	58
1.6	Stimmen alter Menschen	60
1.6.1	„So alt wie man sich fühlt?" – Alter ist relativ	60
1.6.2	„So jung wie deine Zuversicht"	61
1.6.3	Gewinnen, Wachsen – Schätze des Alters	61
1.6.4	Die Lebensbedingungen	61
1.6.5	Unaufhaltsamer Verfall	61
1.6.6	Bleibende Lasten	61
1.6.7	Trauer	61
1.6.8	Am Ende	62
1.7	Lern- und Leseservice	62
1.7.1	Das Wichtigste im Überblick	62
1.7.2	Literatur	63
1.7.3	Kontakt- und Internetadressen	66

2 Gesundheit, Krankheit, Behinderung, Prävention 69
Walter Anton

2.1	Gesundheit und Krankheit	69
2.1.1	Begriffsklärung	69
2.1.2	Kritische Auseinandersetzung der Betrachtungsweisen von Gesundheit und Krankheit – Paradigmenwandel	69
2.1.3	Gesundheit und Krankheit im Alter	72
2.2	Behinderung	72
2.2.1	Begriffsklärung	72
2.3	Pflegebedürftigkeit	75
2.3.1	Wandel des Pflegebedürftigkeitsbegriffs in den letzten Jahren	75
2.3.2	Begriffsklärung	76
2.3.3	Feststellung der Pflegebedürftigkeit	76
2.3.4	Die Pflegegrade	76
2.3.5	Der alte Mensch und die Folgen der Pflegebedürftigkeit	76
2.4	Gesundheitsförderung und Prävention als gesundheitspolitische Intervention	77
2.4.1	Internationale und nationale Gesundheitsziele	77
2.4.2	Begriffsklärung	77
2.4.3	Relevanz der Gesundheitsförderung und Prävention in der Altenpflege	79
2.4.4	Prophylaxen als ein wesentlicher Bestandteil der Prävention	80
2.5	Lern- und Leseservice	80
2.5.1	Das Wichtigste im Überblick	80
2.5.2	Literatur	80
2.5.3	Internetadressen	82

3 Pflegewissenschaftliche Grundlagen 84
Doris Tacke, Michael Haas, Michael Geers

3.1	Wissen und (Pflege-)Wissenschaft	84
3.2	Professionelles Handeln in der Altenpflege	85
3.2.1	Muss (Alten-)Pflege als Profession anerkannt werden?	85
3.3	Kennzeichen professionellen Handelns	86

3.4	**Die „Domäne" der Pflege**	87	3.6.3	Dorothea Orem – Selbstpflege-Defizit-Theorie	98
3.4.1	Was gehört zur Domäne der Pflege?	87	**3.7**	**Theorien mittlerer Reichweite**	101
3.5	**Pflegewissenschaft – eine Praxisdisziplin**	88	3.7.1	„Das Leben über die Krankheit erheben"	101
3.5.1	Der Nutzen theoretischer Erkenntnisse für das praktische Pflegehandeln	88	3.7.2	Nicht sprachliche Interaktion und Bewegung in der Praxis	102
3.5.2	Grundbegriffe der Pflegewissenschaft	89	**3.8**	**Pflegeforschung**	103
3.5.3	Möglichkeiten der Theorieentwicklung	90	3.8.1	Gegenstände im Fokus der Pflegeforschung	103
3.5.4	Funktionen von Pflegetheorien	90	3.8.2	Qualitative und quantitative Forschung in der Pflege	103
3.6	**Ausgewählte Pflegetheorien großer Reichweite**	92	3.8.3	Forschungsprozess und Forschungsdesign	104
3.6.1	Roper, Logan, Tierney – die Elemente der Krankenpflege	92	**3.9**	**Lern- und Leseservice**	105
3.6.2	Krohwinkel – fördernde Prozesspflege als System	94	3.9.1	Das Wichtigste im Überblick	105
			3.9.2	Literatur	106
			3.9.3	Kontakt- und Internetadressen	107

4 Ethisch handeln – Grundlagen und Prinzipien ... 109
Doris Fölsch

4.1	**Moralisches Handeln und Ethik in der Altenpflege**	109	4.2.4	Prinzip der Gerechtigkeit	121
			4.2.5	Abschließender Blick	124
4.1.1	Ethik, Moral und professionelle Pflege	109	**4.3**	**Lern- und Leseservice**	125
4.2	**Prinzipienethik**	110	4.3.1	Das Wichtigste im Überblick	125
4.2.1	Prinzip der Autonomie	110	4.3.2	Literatur	125
4.2.2	Prinzip der Fürsorge	114	4.3.3	Internetadressen	126
4.2.3	Prinzip des Nichtschadens	119			

5 Biografisch orientierte Pflege/Biografiearbeit ... 128
Ursula Pfäfflin

5.1	**Prägung durch die Biografie**	128	5.4.1	Informationen sammeln	133
5.1.1	Kindheit	128	5.4.2	Aktivitäten planen	134
5.1.2	Zeitgeschichte	128	5.4.3	„Jung gewohnt ist alt getan!"	134
5.1.3	Verarbeiten des Erlebten	128	5.4.4	Datenschutz	135
5.2	**Biografiearbeit**	130	**5.5**	**Biografische Haltung im Pflegealltag**	135
5.2.1	Ziele und Rahmen	130	5.5.1	Das offene Auge, das offene Ohr	135
5.2.2	Vorgehen in einer Erinnerungsrunde	130	5.5.2	Biografiegestützte Perspektivübernahme	136
5.2.3	Themen und Hilfsmittel	131	5.5.3	Belastungen für die Pflegenden	136
5.2.4	Anregungen zum Gespräch	131	5.5.4	Grenzen	137
5.3	**Lebensgeschichte und Altenpflege**	131	5.5.5	Fazit	137
5.3.1	Die Bedeutung des Erinnerns	131	**5.6**	**Lern- und Leseservice**	137
5.3.2	Der Nutzen des biografischen Interesses in verschiedenen Pflegesituationen	132	5.6.1	Das Wichtigste im Überblick	137
			5.6.2	Literatur	138
5.4	**An der Biografie orientierte Pflegeplanung**	132	5.6.3	Internetadressen	138

6 Geriatrische Prävention und Rehabilitation ... 140
Erika Sirsch, Gabriele Bartoszek

6.1	**Prävention in der Pflege alter Menschen**	140	**6.2**	**Rehabilitation in der Pflege alter Menschen**	142
6.1.1	Ebenen der Prävention	140	6.2.1	ICF-Klassifikation	142
6.1.2	Leistungen zur Prävention	141	6.2.2	Leistungsformen der Rehabilitation	143

6.2.3	Medizinische Rehabilitation	143		6.2.9	Qualitätssicherung	152
6.2.4	Geriatrische Rehabilitation	144		**6.3**	**Lern- und Leseservice**	152
6.2.5	Leistungen zur Rehabilitation	144		6.3.1	Das Wichtigste im Überblick	152
6.2.6	Leistungsbereiche der geriatrischen Rehabilitation	145		6.3.2	Literatur	153
6.2.7	Geriatrisches Assessment	145		6.3.3	Internet	154
6.2.8	Das therapeutische Rehabilitationsteam	148				

7 Wahrnehmen und Beobachten 156
Ursula Kriesten

7.1	**Wahrnehmen und beobachten – Relevanz für pflegerisches Handeln**	156		**7.6**	**Beeinflussung der Wahrnehmung und Beurteilung**	161
7.2	**Physiologische Grundlagen der Wahrnehmung**	157		7.6.1	Subjektivität der Wahrnehmung und Beurteilung	162
7.2.1	Reize und Reizarten	157		7.6.2	Vorurteile	162
7.2.2	Filtern der Reize	157		**7.7**	**Beobachtungsprozess**	163
7.2.3	Die 9 Sinne	157		7.7.1	Beobachtungsfehler verringern	164
7.3	**Wahrnehmung und Emotionen**	158		7.7.2	Formen der Beobachtung	164
7.4	**Von der Wahrnehmung bis zur Handlung**	159		7.7.3	Fremd- und Selbstbeobachtung	165
7.5	**Beurteilungs- und Wahrnehmungsfehler**	160		**7.8**	**Lern- und Leseservice**	166
7.5.1	Häufige Wahrnehmungs- und Beurteilungsfehler	160		7.8.1	Das Wichtigste im Überblick	166
				7.8.2	Literatur	166

8 Pflegeprozess und Pflegedokumentation 169
Michael Haas, Jasmin Schön, Inge Vormann

8.1	**Einführung**	169		**8.4**	**Durchführung der Pflegeprozessplanung und -dokumentation**	175
8.2	**Grundlagen**	169		8.4.1	Phase 1: Erhebung des Pflegebedarfs und Assessmentverfahren	176
8.2.1	Pflegeprozess als Problemlösungsprozess	169		8.4.2	Phase 2: Planung von Pflegezielen und -maßnahmen	183
8.2.2	Pflegeprozess als Beziehungsprozess	170				
8.2.3	Pflegeprozessmodell im Vergleich	170		8.4.3	Phase 3: Durchführung der Pflege und Umsetzung von Pflegestandards	187
8.2.4	Nachteile der Pflegeprozessplanung	171				
8.2.5	Vorteile der Pflegeprozessplanung	172		8.4.4	Phase 4: Evaluation (Auswertung) der geplanten Pflege als Beitrag zur Qualitätssicherung	188
8.3	**Pflegeprozessplanung und Pflegedokumentation**	172				
8.3.1	Ziele und Funktionen der Pflegedokumentation	172		8.4.5	Möglichkeiten zur Entbürokratisierung der Pflegedokumentation	189
8.3.2	Rechtliche Aspekte zur Pflegedokumentation	173		**8.5**	**Lern- und Leseservice**	195
8.3.3	Praktische Hinweise zur Gestaltung der Pflegedokumentation	173		8.5.1	Das Wichtigste im Überblick	195
8.3.4	EDV-gestützte Pflegedokumentationssysteme	175		8.5.2	Literatur	196
				8.5.3	Internetadressen	197

9 Kommunizieren können 199
Gabriele Bartoszek, Sieglinde Denzel, Ursula Kocs, Peter Nydahl

9.1	**Was ist Kommunikation?**	199		9.1.3	Vier Botschaften einer Nachricht (Friedemann Schulz von Thun)	201
9.1.1	Sender-Empfänger-Modell der Kommunikation	199		9.1.4	Transaktionsanalyse (Eric Berne)	201
9.1.2	Verbale und nonverbale Kommunikation	199		9.1.5	Ich bin o.k. – Du bist o.k. (Thomas A. Harris)	202
				9.1.6	Kommunikative Grundhaltung (Carl Rogers)	203

9.2	**Kommunikation und Pflege**	203
9.2.1	Anrede (Kontakt herstellen)	204
9.2.2	Informationen vermitteln	204
9.2.3	Aktives Zuhören	204
9.2.4	Begegnung auf der nonverbalen Ebene	205
9.2.5	Das einfühlende Gespräch	206
9.3	**Kommunikation im Alter**	207
9.3.1	Kommunikationsformen und Kommunikationspartner wechseln	207
9.3.2	Der Blick zurück – Bilanzarbeit	208
9.3.3	Narrativer Kommunikationsstil	209
9.3.4	Nachlassen des Gedächtnisses	209
9.3.5	Sinneseinbußen machen einsam	210
9.3.6	Veränderte Kommunikation durch Krankheit	210
9.3.7	Verstummen/Bewusstlosigkeit	211
9.4	**Gespräche mit Angehörigen**	211
9.4.1	Äußere Rahmen	212
9.4.2	Gute Information	212
9.4.3	Einfühlung	212
9.4.4	Sachlichkeit	212
9.4.5	Umgang mit Kritik	212
9.5	**Basale Stimulation**	213
9.5.1	Einleitung	213
9.5.2	Wahrnehmung – Veränderungen und Gefahren	214
9.5.3	Das Konzept – das Menschsein unterstützen	215
9.5.4	Zentrale Ziele – Schwerpunkte pflegerischer Angebote	217
9.5.5	Pflegeverständnis – „in Beziehung treten"	220
9.6	**Lern- und Leseservice**	221
9.6.1	Das Wichtigste im Überblick	221
9.6.2	Literatur	222
9.6.3	Kontakt- und Internetadressen	222

10 Sich bewegen können ... 224
Gabriele Bartoszek, Gundula Geist, Erika Sirsch

10.1	**Bedeutung von Bewegung**	224
10.1.1	Bewegung im Alter	224
10.1.2	Erhaltung der Bewegung durch körperliche Aktivität	224
10.2	**Beeinträchtigung der Bewegung**	225
10.2.1	Immobilität	225
10.2.2	Erhebung von Bewegungs- und Mobilitätsbeeinträchtigungen	227
10.3	**Sturz**	227
10.3.1	Hauptrisikofaktoren	227
10.3.2	Pflegerische Maßnahmen zur Vermeidung von Stürzen	229
10.4	**Bettlägerigkeit**	230
10.4.1	Auswirkungen und Risiken	230
10.4.2	Aktivierende Pflege – Mobilisierung	230
10.4.3	Kontrakturen – eine Herausforderung für Pflegende und Betroffene	230
10.5	**Gestaltung des Lebensumfeldes und der Tagesstruktur**	231
10.5.1	Wohnen im häuslichen Bereich	231
10.5.2	Wohnen im Altenpflegeheim	231
10.6	**Hilfsmittelanpassung**	231
10.6.1	Hilfsmittel zur Fortbewegung	231
10.6.2	Einsatz von Gehhilfen	231
10.6.3	Einsatz von Rollstühlen	232
10.6.4	Begleitung von Rollstuhlfahrern	233
10.7	**Bewegungsförderung**	235
10.7.1	Beobachtungen und Informationen zur Pflegeanamnese	235
10.7.2	Pflegeziele und pflegerische Aufgaben	235
10.7.3	Aktive, assistive und passive Maßnahmen	235
10.7.4	Qualitätskriterien	237
10.8	**Rückenschonendes Arbeiten**	238
10.8.1	Regeln für eine rückengerechte Arbeitsweise	238
10.8.2	Einsatz von technischen Hilfsmitteln	239
10.9	**Kinaesthetics in der Altenpflege**	240
10.9.1	Einleitung	240
10.9.2	Die 6 Konzepte	241
10.9.3	Kinästhetik in der pflegerischen Anwendung	247
10.10	**Lern- und Leseservice**	250
10.10.1	Das Wichtigste im Überblick	250
10.10.2	Literatur	251
10.10.3	Kontakt- und Internetadressen	252

11 Vitale Funktionen des Lebens aufrechterhalten können ... 254
Christina Said, Jasmin Schön

11.1	**Pflegerische Beobachtung der vitalen Funktionen**	254
11.1.1	Bedeutung der vitalen Funktionen	254
11.1.2	Beobachtungskriterien	254
11.2	**Beobachtung der Herz- und Kreislauftätigkeit**	255
11.2.1	Puls	255
11.2.2	Blutdruck	258

11.3	**Beobachtung der Atmung und des Sputums**	263
11.3.1	Beobachtung der Atmung	263
11.3.2	Beobachtung des Sputums	266
11.4	**Beobachtung der Körpertemperatur** . .	267
11.4.1	Bedeutung der Körpertemperatur	267
11.4.2	Wärmeregulation	268
11.4.3	Messung der Körpertemperatur	268
11.4.4	Veränderungen der Körpertemperatur	270
11.5	**Beobachtung des Bewusstseins**	273
11.5.1	Definition und Beobachtungskriterien	273
11.5.2	Quantitative Veränderungen	274
11.5.3	Qualitative Veränderungen	275
11.5.4	Spezielle Situation: Bewusstlosigkeit	275
11.6	**Besonderheiten in der direkten Pflege von Menschen mit Demenz**	275
11.6.1	Charakteristische Veränderungen des Bewusstseins	275
11.6.2	Nutzung der Ressourcen zur Unterstützung der ABEDL	276
11.6.3	Einfluss auf die pflegerische Beobachtung der vitalen Funktionen	276
11.7	**Pneumonieprophylaxe**	276
11.7.1	Maßnahmen zur Verbesserung der Lungenventilation	276
11.7.2	Maßnahmen zur Sekretolyse	279
11.7.3	Maßnahmen zum verbesserten Abtransport	283
11.7.4	Sonstige atemunterstützende Maßnahmen	283
11.8	**Qualitätskriterien**	285
11.9	**Lern- und Leseservice**	285
11.9.1	Das Wichtigste im Überblick	285
11.9.2	Literatur	286
11.9.3	Internetadressen	286

12 Sich pflegen können 288
Erika Sirsch, Gabriele Bartoszek

12.1	**Bedeutung der Körperpflege**	288
12.1.1	Bedeutung für Betroffene	288
12.1.2	Bedeutung für Pflegende	288
12.1.3	Körperpflege als Beitrag zur Gesunderhaltung	288
12.2	**Pflegerische Beobachtung bei der Körperpflege**	289
12.2.1	Beobachtung der Haut und der Hautanhangsorgane	289
12.3	**Pflegerische Maßnahmen bei der Körperpflege**	291
12.3.1	Beobachten und Einschätzen	291
12.3.2	Ziele pflegerischer Maßnahmen bei der Körperpflege	291
12.3.3	Ethische Herausforderung	292
12.3.4	Pflege von Menschen in häuslicher Umgebung	293
12.4	**Unterstützung beim Waschen, Duschen und Baden**	293
12.4.1	Grundsätze	293
12.4.2	Waschen am Waschbecken unterstützen . .	294
12.4.3	Ganzwaschung im Bett unterstützen	295
12.4.4	Duschen unterstützen	296
12.4.5	Baden unterstützen	296
12.4.6	Intimtoilette unterstützen	298
12.4.7	Hautpflege unterstützen	298
12.4.8	Mundpflege unterstützen	298
12.4.9	Augenpflege unterstützen	301
12.4.10	Nasenpflege unterstützen	301
12.4.11	Ohrenpflege unterstützen	301
12.4.12	Haarpflege unterstützen	301
12.4.13	Pflege der Hand- und Fußnägel unterstützen	302
12.4.14	Rasieren unterstützen	303
12.5	**Prophylaxen**	303
12.5.1	Dekubitusprophylaxe	303
12.5.2	Thromboseprophylaxe	311
12.5.3	Kontrakturenprophylaxe	317
12.5.4	Prophylaxen zur Mundgesundheit	320
12.5.5	Intertrigoprophylaxe	322
12.6	**Besonderheiten in der direkten Pflege von Menschen mit Demenz**	323
12.7	**Lern- und Leseservice**	323
12.7.1	Das Wichtigste im Überblick	323
12.7.2	Literatur	324

13 Essen und trinken können 327
Jasmin Schön

13.1	**Bedeutung von Essen und Trinken**	327
13.2	**Rechtliche Rahmenbedingungen**	327
13.3	**Grundlagen der Ernährungslehre**	328
13.3.1	Energiebedarf im Alter	328
13.3.2	Flüssigkeitsbedarf	329
13.3.3	Zusammensetzung der Nahrung	329
13.3.4	Verzehrempfehlungen der Deutschen Gesellschaft für Ernährung (DGE) und des Medizinischen Dienstes der Krankenversicherungen (MDK)	331
13.4	**Häufige Ernährungsstörungen im Alter**	333
13.4.1	Malnutrition (Mangelernährung)	333

13.4.2	Kachexie, Unterernährung und Untergewicht	334
13.4.3	Adipositas	335
13.4.4	Dehydratation (Austrocknung)	335
13.4.5	Körperliche Ursachen für Ernährungsstörungen	335
13.4.6	Arzneimittelwirkungen und Nebenwirkungen	336
13.5	**Pflege und Begleitung**	**336**
13.5.1	Ernährungszustand beurteilen	336
13.5.2	Maßnahmen zur Förderung der oralen Ernährung	340
13.5.3	Bei der Nahrungsaufnahme unterstützen	341
13.5.4	Aspirationsprophylaxe	343
13.5.5	Bei der Ernährung über eine transnasale oder perkutane Sonde unterstützen	344
13.5.6	Hilfestellung beim Erbrechen (Emesis)	352
13.6	**Qualitätskriterien**	**352**
13.7	**Ethische Aspekte bei der Ernährung und Flüssigkeitsversorgung**	**355**
13.7.1	Nahrungsverweigerung	355
13.7.2	Künstliche Ernährung	355
13.8	**Besonderheiten in der direkten Pflege bei Menschen mit Demenz**	**356**
13.8.1	Probleme bei der Ernährung identifizieren	356
13.8.2	Erhöhter Energie- und Flüssigkeitsbedarf	356
13.8.3	Umfeldgestaltung	356
13.8.4	Interaktion	356
13.8.5	Appetit stimulieren	357
13.8.6	Segregation versus Integration	357
13.9	**Lern- und Leseservice**	**357**
13.9.1	Das Wichtigste im Überblick	357
13.9.2	Literatur	359
13.9.3	Kontakt- und Internetadressen	360

14 Ausscheiden können 403

Brigitte Sachsenmaier

14.1	**Bedeutung**	**362**
14.1.1	Auswirkungen auf die Ausscheidung nach Einzug ins Pflegeheim	362
14.1.2	Bedeutung für Pflegende	362
14.1.3	Historische Einflüsse auf das Verhalten im Umgang mit Ausscheidungen	362
14.1.4	Umgang mit Ekelgefühlen	363
14.2	**Pflegerische Beobachtung**	**363**
14.2.1	Physiologie der Urinausscheidung/Miktion	363
14.2.2	Veränderung der Urinausscheidung	363
14.2.3	Miktionsstörungen	363
14.2.4	Untersuchungsmethoden	364
14.2.5	Uringewinnung zu Untersuchungszwecken	365
14.2.6	Physiologie der Stuhlausscheidung/Defäkation	365
14.2.7	Stuhlentleerungsstörungen	366
14.2.8	Stuhlprobengewinnung	367
14.3	**Prophylaktische Maßnahmen**	**367**
14.3.1	Prophylaxe von Harnwegsinfektionen	367
14.3.2	Obstipationsprophylaxe	368
14.3.3	Beckenbodentraining zur Inkontinenzprophylaxe	368
14.4	**Bei den Ausscheidungen unterstützen**	**369**
14.4.1	Hilfsmittel für die Harn- und Stuhlentleerung	369
14.4.2	Anwendung der Hilfsmittel bei bettlägerigen Menschen	369
14.4.3	Praktische Kleidung	370
14.4.4	Ausscheidungsfähigkeit fördern	370
14.5	**Kontinenz/Inkontinenz**	**372**
14.5.1	Auswirkungen der Inkontinenz	373
14.5.2	Harnkontinenz – Aufgabe und Funktion der Harnblase	374
14.5.3	Harninkontinenzformen	374
14.5.4	Stuhlinkontinenz – Entleerungsmechanismus	374
14.5.5	Ursachen der Stuhlinkontinenz	375
14.5.6	Psychosoziale Auslöser der Harn- und Stuhlinkontinenz	376
14.6	**Pflege bei Inkontinenz**	**376**
14.6.1	Kontinenzprofile	376
14.6.2	Hilfe zur Selbsthilfe	377
14.6.3	Hautpflege	377
14.6.4	Kontinenztraining bei Urininkontinenz	377
14.6.5	Inkontinenzhilfsmittel	379
14.6.6	Hilfsmittel und Maßnahmen bei Stuhlinkontinenz	382
14.6.7	Ethische Herausforderung	383
14.7	**Stomaversorgung**	**384**
14.7.1	Stomaarten	384
14.7.2	Bedeutung der Stomaanlage für die Betroffenen	385
14.7.3	Hilfsmittel	385
14.7.4	Grundsätze der Stomapflege	387
14.7.5	Spezielle Versorgungssituationen	389
14.7.6	Irrigation	389
14.7.7	Komplikationen bei Stomaversorgung	390
14.7.8	Grundregeln der Ernährung	390
14.7.9	Fachliche Hilfe, Selbsthilfe und Nachsorge	390
14.8	**Qualitätskriterien**	**392**
14.9	**Katheterisieren der Harnblase**	**393**
14.9.1	Bedeutung	393
14.9.2	Transurethrale Katheterarten	393
14.9.3	Ableitungen	394
14.9.4	Indikationen zum transurethralen Katheterisieren	395

14.9.5	Einmalkatheterismus	396	14.9.13	Besonderheiten bei der Pflege	402
14.9.6	Verweilkatheter	398	**14.10**	**Besonderheiten in der direkten Pflege von Menschen mit Demenz**	402
14.9.7	Katheterwechsel	399			
14.9.8	Intermittierender Katheterismus	399	**14.11**	**Lern- und Leseservice**	403
14.9.9	Suprapubische Blasenpunktion	400	14.11.1	Das Wichtigste im Überblick	403
14.9.10	Blasenspülung und Blaseninstillation	401	14.11.2	Literatur	403
14.9.11	Gefahren des Katheterisierens	401	14.11.3	Kontaktadressen	404
14.9.12	Entwöhnungstraining	401			

15 Sich kleiden können ... 406
Ilka Köther

15.1	**Bedeutung der Kleidung**	406	15.4.2	Die Fähigkeit, sich kleiden zu können, unterstützen und fördern	410
15.1.1	Funktionen der Kleidung	406			
15.1.2	Kleidung als Ausdruck der individuellen Persönlichkeit	406	15.4.3	Pflegeziele zur Lebensaktivität „Sich kleiden können"	412
15.1.3	Kleidung als Ausdruck von Religiösität und Gruppenzugehörigkeit	406	**15.5**	**Kleidung für Menschen mit Behinderungen**	413
15.1.4	Kleidung als Schutz der Privatsphäre	407	**15.6**	**Besonderheiten in der direkten Pflege von Menschen mit Demenz**	413
15.2	**Berufskleidung**	408			
15.2.1	Anforderungen an berufliche Kleidung in der Altenpflege	408	15.6.1	Beim An-, Um- und Auskleiden unterstützen	414
15.3	**Erscheinungsbild von Pflegenden**	408	15.6.2	Ethische Herausforderung	414
15.3.1	Tipps einer Imageberaterin	408	**15.7**	**Qualitätskriterien**	415
15.3.2	Professionelles Erscheinungsbild	409	**15.8**	**Lern- und Leseservice**	416
15.4	**Pflege und Begleitung**	409	15.8.1	Das Wichtigste im Überblick	416
15.4.1	Rahmenbedingungen für Bekleidung von Heimbewohnern	409	15.8.2	Literatur	416
			15.8.3	Internetadressen	416

16 Ruhen, schlafen, sich entspannen können ... 418
Walter Anton

16.1	**Bedeutung von Schlaf und Träumen**	418	16.3.2	Schlafprotokoll führen	426
16.1.1	Schlaf im Kontext der Geschichte	418	16.3.3	Schlafförderung in der stationären Altenpflege	427
16.1.2	Physiologie des Schlafs	419			
16.2	**Pflegerische Beobachtung**	421	16.3.4	Umgang mit Schlafmedikamenten	428
16.2.1	Kriterien der Schlaf- und Schlafverhaltensbeobachtung	421	16.3.5	Nachtdienst	429
16.2.2	Physiologische Veränderungen des Schlafes – gesunder Schlaf	423	**16.4**	**Besonderheiten in der direkten Pflege von Menschen mit Demenz**	431
16.2.3	Pathologische Veränderungen des Schlafes (Schlafstörungen)	424	**16.5**	**Qualitätskriterien**	432
16.3	**Pflege und Begleitung**	426	**16.6**	**Lern- und Leseservice**	433
16.3.1	Schlafanamnese erstellen	426	16.6.1	Das Wichtigste im Überblick	433
			16.6.2	Literatur	433
			16.6.3	Kontakt- und Internetadressen	434

17 Für eine sichere und fördernde Umgebung sorgen können ... 436
Ilka Köther

17.1	**Was ist Sicherheit?**	436	**17.2**	**Gesetze und Rechte zum Schutz von Pflegebedürftigen**	437
17.1.1	Psychologische Sicherheitsbedürfnisse	436			
17.1.2	Ursachen für Schutz- und Fürsorgebedarf	436	17.2.1	Berufliche Schweigepflicht	437
			17.2.2	Heimrecht, Heimgesetze	437
			17.2.3	Bürgerliche Grundrechte	437

17.3	**Pflegen – für eine sichere Umgebung sorgen**	438	**17.5**	**Brandschutz in Pflegeheimen**	443	
17.3.1	Fürsorgepflicht	438	17.5.1	Brände in Pflegeeinrichtungen	443	
17.3.2	Sicherheit durch professionelles Handeln	441	17.5.2	Brandursachen	443	
17.3.3	Fehlerberichtsysteme	442	17.5.3	Brandschutzmaßnahmen im Pflegeheim	444	
17.4	**Unfallverhütung**	443	**17.6**	**Lern- und Leseservice**	445	
17.4.1	Unfallverhütung und Sicherheit im häuslichen Bereich	443	17.6.1	Das Wichtigste im Überblick	445	
17.4.2	Unfallverhütung in stationären Einrichtungen	443	17.6.2	Literatur	446	
			17.6.3	Internetadressen	446	

18 Mit existenziellen Erfahrungen des Lebens umgehen können 448
Ursula Pfäfflin, Bernhard Große-Bölting

18.1	**Einleitung**	448	18.3.3	Besondere Aspekte des Lebens, die die Fähigkeit zum Umgang mit existenziellen Erfahrungen gefährden	453
18.2	**Existenzielle Erfahrungen – das Sein als Mensch**	448	18.3.4	Besonderheiten bei fortgeschrittener Demenz	455
18.2.1	Unterschied zwischen existenziellen Erfahrungen und anderen Erfahrungen	448	**18.4**	**Glaube und Religiosität**	456
18.2.2	Existenzielle Erfahrungen macht jeder einzelne Mensch für sich	448	18.4.1	Alte Menschen in ihrer Religiosität	456
18.2.3	Ausstrahlen des existenziellen Grundbefindens	449	18.4.2	Das christliche Kirchenjahr	457
18.2.4	Existenzielle Dimension von Lebensereignissen	449	18.4.3	Evangelisches und katholisches Liedgut	457
18.2.5	Krisensituationen	449	18.4.4	Zentrale Gedanken der christlichen Tradition	457
18.2.6	Auseinandersetzung mit der eigenen Vergänglichkeit	450	18.4.5	Besonderheiten religiöser Gruppierungen und anderer Religionen	458
18.3	**Aufgabe der Pflege: Die Fähigkeiten zum Umgang mit existenziellen Erfahrungen unterstützen**	450	18.4.6	Wie können Pflegende das religiöse Leben alter Menschen unterstützen?	459
18.3.1	Pflegende unterstützen das Selbsttun und Entscheiden alter Menschen	450	**18.5**	**Qualitätskriterien-Checkliste**	460
18.3.2	Bestätigende Beziehung – oder: das Gegenüber	451	**18.6**	**Lern- und Leseservice**	461
			18.6.1	Das Wichtigste im Überblick	461
			18.6.2	Literatur	462
			18.6.3	Kontakt- und Internetadressen	463

19 Pflege und Begleitung von Menschen mit Demenz und psychischen Veränderungen 465
Ursula Kocs

19.1	**„Verwirrtheitszustände" alter Menschen**	465	**19.4**	**Schizophrene Psychosen**	486
19.1.1	Medizinische Grundlagen	465	19.4.1	Medizinische Grundlagen	486
19.1.2	Pflege und Begleitung	466	19.4.2	Pflege und Begleitung	487
19.2	**Demenzielle Erkrankungen**	468	**19.5**	**Depression bei alten Menschen**	487
19.2.1	Medizinische Grundlagen	468	19.5.1	Medizinische Grundlagen	487
19.2.2	Pflege und Begleitung	472	19.5.2	Pflege und Begleitung	490
19.2.3	Betreuungs- und Therapiekonzepte	475	19.5.3	Therapie	493
19.2.4	Menschen mit Demenz im Krankenhaus	481	**19.6**	**Suizidhandlungen alter Menschen**	493
19.2.5	Qualitätskriterien	482	19.6.1	Medizinische Grundlagen	493
19.2.6	Ethische Herausforderung	482	19.6.2	Pflege und Begleitung	494
19.3	**Wahnhafte Störungen im Alter**	484	19.6.3	Ethische Herausforderung	495
19.3.1	Medizinische Grundlagen	485	**19.7**	**Sucht bei alten Menschen**	496
19.3.2	Pflege und Begleitung	485	19.7.1	Medizinische Grundlagen	496
			19.7.2	Pflege und Begleitung	497

19.8	**Verwahrlosung alter Menschen**	498	**19.9**	**Lern- und Leseservice**	501
19.8.1	Medizinische Grundlagen	498	19.9.1	Das Wichtigste im Überblick	501
19.8.2	Pflege und Begleitung	499	19.9.2	Literatur	503
19.8.3	Vermüllungssyndrom	499	19.9.3	Kontakt- und Internetadressen	505
19.8.4	Pflege und Begleitung	500			
19.8.5	Ethische Herausforderung	501			

20 Pflege und Begleitung alter Menschen mit geistiger Behinderung … 507
Dorothea Meudt-Nottbrock, Michaela Flechsenberger

20.1	**Grundlagen**	507	**20.3**	**Pflegekompetenz und pflegetherapeutische Maßnahmen**	514
20.1.1	Geistige Behinderung im Wandel der Zeit	507	20.3.1	Welche Kompetenzen benötigen Pflegende?	514
20.1.2	Modelle und Definitionen	508	20.3.2	Therapeutische Konzepte für die Pflege	515
20.1.3	Medizinische Grundlagen	509	20.3.3	Unterstützung im Bereich der ABEDL	515
20.1.4	Geistige Behinderung und Altern	513	20.3.4	Ethische Herausforderungen/ Spannungsfelder	519
20.2	**Leben mit geistiger Behinderung**	513			
20.2.1	Leben und wohnen	513	**20.4**	**Lern- und Leseservice**	520
20.2.2	Arbeit und Freizeit	514	20.4.1	Das Wichtigste im Überblick	520
20.2.3	Finanzen	514	20.4.2	Literatur	520
20.2.4	Soziale Beziehungen	514	20.4.3	Kontakt- und Internetadressen	521

21 Pflege und Begleitung alter Menschen mit Erkrankungen des Atemsystems … 523
Jasmin Schön

21.1	**Anatomische und physiologische Grundlagen**	523	21.3.1	Infektiöse Erkrankungen der Atemwege	526
			21.3.2	Obstruktive Lungenerkrankungen	528
21.1.1	Aufgaben des Atemsystems	523	**21.4**	**Pflege und Begleitung bei Atemwegserkrankungen allgemein**	531
21.1.2	Einteilung und Aufbau	523			
21.1.3	Atemmechanik und Atemtyp	524	21.4.1	Beobachten und dokumentieren	531
21.1.4	Lungen- und Atemvolumina	524	21.4.2	Bei den ABEDL unterstützen	531
21.1.5	Steuerung der Atmung	525	21.4.3	Absaugen	534
21.1.6	Gasaustausch in den Alveolen	525	21.4.4	Sauerstoff verabreichen	536
21.1.7	Altersbedingte Veränderungen	525	21.4.5	Tracheostoma- und Kanülenpflege	539
21.2	**Medizinische Grundlagen**	525	**21.5**	**Lern- und Leseservice**	544
21.2.1	Einteilung	525	21.5.1	Das Wichtigste im Überblick	544
21.2.2	Leitsymptome	525	21.5.2	Literatur	545
21.2.3	Diagnostik	526	21.5.3	Kontakt- und Internetadressen	545
21.3	**Häufige Erkrankungen der Atmungsorgane im Alter**	526			

22 Pflege und Begleitung alter Menschen mit Erkrankungen des Herz-Kreislauf- und Gefäßsystems … 547
Elke Kobbert

22.1	**Herzinsuffizienz**	547	**22.4**	**Chronisch arterielle Verschlusskrankheit (pAVK)**	558
22.1.1	Medizinische Grundlagen	547			
22.1.2	Pflege und Begleitung	549	22.4.1	Medizinische Grundlagen	559
22.2	**Koronare Herzkrankheit**	551	22.4.2	Pflege und Begleitung	560
22.2.1	Medizinische Grundlagen	551	**22.5**	**Gefäßerkrankungen des venösen Systems**	562
22.2.2	Pflege und Begleitung	553			
22.3	**Herzinfarkt**	555	22.5.1	Medizinische Grundlagen	562
22.3.1	Medizinische Grundlagen	555	22.5.2	Varizen	563
22.3.2	Pflege und Begleitung	557	22.5.3	Thrombophlebitis (Venenentzündungen)	564

22.5.4	Phlebothrombose (= tiefe Venenthrombose)	564
22.5.5	Chronisch venöse Insuffizienz – Postthrombotisches Syndrom	565
22.5.6	Ulcus cruris venosum	565
22.5.7	Pflege und Begleitung	566
22.6	**Lern- und Leseservice**	**567**
22.6.1	Das Wichtigste im Überblick	567
22.6.2	Literatur	568
22.6.3	Internetadressen	568

23 Pflege und Begleitung alter Menschen mit Erkrankungen des zentralen Nervensystems (ZNS) ... 570

Michaela Friedhoff, Gisela Steudter, Gudrun Blinten, Thomas Olschewski, Ralf Krämer, Beatrix Döttlinger, Beate Kammerer

23.1	**Schlaganfall**	**570**
23.1.1	Medizinische Grundlagen	570
23.1.2	Pflege und Begleitung	572
23.2	**Parkinson-Syndrom**	**595**
23.2.1	Medizinische Grundlagen	596
23.2.2	Pflege und Begleitung	599
23.3	**Multiple Sklerose**	**601**
23.3.1	Medizinische Grundlagen	601
23.3.2	Pflege und Begleitung	603
23.4	**Das Syndrom reaktionsloser Wachheit (Wachkoma)**	**607**
23.4.1	Medizinische Grundlagen	607
23.4.2	Pflege und Begleitung	609
23.4.3	Bei den ABEDL unterstützen	613
23.5	**Herpes zoster (Gürtelrose)**	**615**
23.5.1	Medizinische Grundlagen	615
23.5.2	Pflege und Begleitung	616
23.6	**Lern- und Leseservice**	**617**
23.6.1	Das Wichtigste im Überblick	617
23.6.2	Literatur	619

24 Pflege und Begleitung alter Menschen mit Erkrankungen des Bewegungsapparates ... 622

Gabriele Bartoszek, Erika Sirsch

24.1	**Osteoporose**	**622**
24.1.1	Medizinische Grundlagen	622
24.1.2	Pflege und Begleitung	625
24.2	**Arthrose (degenerative Gelenkerkrankungen)**	**626**
24.2.1	Medizinische Grundlagen	626
24.2.2	Pflege und Begleitung	628
24.3	**Arthritis (entzündlich-rheumatische Erkrankungen)**	**629**
24.3.1	Medizinische Grundlagen	629
24.3.2	Pflege und Begleitung	630
24.4	**Amputationen**	**631**
24.4.1	Medizinische Grundlagen	631
24.4.2	Pflege und Begleitung	631
24.5	**Lern- und Leseservice**	**632**
24.5.1	Das Wichtigste im Überblick	632
24.5.2	Literatur	632
24.5.3	Kontakt- und Internetadressen	633

25 Pflege und Begleitung alter Menschen mit eingeschränkter Funktion der Sinnesorgane ... 635

Nadia Bayer, Felix Hahn, Hans Georg Kimmerle

25.1	**Einführung**	**635**
25.2	**Einschränkungen des Sehvermögens**	**635**
25.2.1	Erkrankungen des Auges	635
25.2.2	Pflege und Begleitung bei eingeschränkter Sehfähigkeit	637
25.3	**Einschränkungen des Hörvermögens**	**641**
25.3.1	Erkrankungen des Innenohres	641
25.3.2	Erkrankungen des Mittelohrs	642
25.3.3	Erkrankungen des äußeren Ohres	642
25.3.4	Pflege und Begleitung bei eingeschränkter Hörfähigkeit	642
25.4	**Einschränkungen des Geruch- und Geschmackssinns und der Empfindung über die Haut**	**643**
25.4.1	Pflege und Begleitung	643
25.5	**Qualitätskriterien**	**644**
25.6	**Technische Hilfen für Schwerhörige**	**644**
25.6.1	Hörgeräte-Akustiker	644
25.6.2	Übersicht verschiedener Hörsysteme	644
25.6.3	Bedienung von Hörsystemen	646

25.7	**Lern- und Leseservice**	647	25.7.2	Literatur	647	
25.7.1	Das Wichtigste im Überblick	647	25.7.3	Kontakt- und Internetadressen	648	

26 Pflege und Begleitung alter Menschen mit Stoffwechselerkrankungen ... 650
Christina Said, Hannelore Seibold

26.1	**Diabetes mellitus**	650	26.2.1	Medizinische Grundlagen	667
26.1.1	Medizinische Grundlagen	650	26.2.2	Pflege und Begleitung	669
26.1.2	Pflege und Begleitung	653	**26.3**	**Hyperurikämie und Gicht**	671
26.1.3	Behandlungsstrategien	653	26.3.1	Medizinische Grundlagen	672
26.1.4	Medikamentöse Behandlung	654	26.3.2	Pflege und Begleitung	673
26.1.5	Ernährung	658	**26.4**	**Lern- und Leseservice**	675
26.1.6	Komplikationen und Folgeschäden	661	26.4.1	Das Wichtigste im Überblick	675
26.1.7	Unterstützung in Bereichen der ABEDL	664	26.4.2	Literatur	676
26.1.8	Qualitätskriterien	666	26.4.3	Internetadressen	677
26.1.9	Ethische Herausforderung	666			
26.2	**Fettstoffwechselstörungen**	667			

27 Pflege und Begleitung alter Menschen mit akutem Abdomen ... 679
Christina Said

27.1	**Medizinische Grundlagen**	679	**27.3**	**Lern- und Leseservice**	686
27.1.1	Symptome	679	27.3.1	Das Wichtigste im Überblick	686
27.1.2	Lokalisation und Ursachen	682	27.3.2	Literatur	686
27.1.3	Diagnostik	683	27.3.3	Internetadressen	686
27.2	**Pflege und Begleitung**	685			
27.2.1	Wichtige Aspekte beim alten Menschen	685			

28 Pflege und Begleitung alter Menschen mit akuten und chronischen Schmerzen ... 688
Jasmin Schön, Michaela Flechsenberger

28.1	**Grundlagen**	688	28.3.3	Handlungsstruktur pflegerisches Schmerzassessment	700
28.1.1	Definition Schmerz	688	28.3.4	Schmerzassessment bei Menschen mit Demenz	701
28.1.2	Schmerzentstehung und Reizweiterleitung	688	28.3.5	Fazit	703
28.1.3	Schmerzarten	689	28.3.6	Schmerztherapie	704
28.2	**Schmerz und seine Bedeutung**	690	28.3.7	Pflegeschwerpunkte bei Menschen mit Schmerzen anhand der ABEDL	710
28.2.1	Schmerz als multidimensionales Geschehen	691	**28.4**	**Lern- und Leseservice**	710
28.2.2	Perspektive der Betroffenen	691	28.4.1	Das Wichtigste im Überblick	710
28.2.3	Perspektive der Pflege	692	28.4.2	Literatur	712
28.3	**Schmerzmanagement**	697	28.4.3	Kontakt- und Internetadressen	713
28.3.1	Schmerzmanagement bei akuten Schmerzen	697			
28.3.2	Schmerzmanagement bei chronischen Schmerzen	700			

29 Pflege und Begleitung alter Menschen mit Infektionskrankheiten ... 715
Gabriele Bartoszek, Tilo Freudenberger, Beate Kammerer, Ilka Köther, Christina Said, Andreas Schwarzkopf, Erika Sirsch, Franz Sitzmann

29.1	**Infektionserkrankungen allgemein**	715	**29.2**	**Grundlagen der Hygiene und des Arbeitsschutzes**	718
29.1.1	Entstehung und Verlauf von Infektionen	715	29.2.1	Hospitalismus	718
29.1.2	Leitsymptome	716	29.2.2	Grundbegriffe der Hygiene	720
29.1.3	Diagnostik	717			
29.1.4	Pflege und Begleitung	717			

29.2.3	Grundlagen der medizinischen Mikrobiologie	722		29.7.1	Medizinischer Überblick	747
29.2.4	Normative Grundlagen von Hygiene und Arbeitsschutz	729		29.7.2	Pflege und Begleitung	749
				29.8	**Tetanus**	**749**
29.2.5	Hygienische Verfahren und Maßnahmen	732		29.8.1	Medizinische Grundlagen	749
29.2.6	Aufbereitung von Medizinprodukten	733		29.8.2	Pflege und Begleitung	750
29.2.7	Hygieneplan im Alltag	733		**29.9**	**Pilzinfektion der Haut (Dermatomykose)**	**751**
29.3	**Pulmonale Tuberkulose**	**739**		29.9.1	Medizinische Grundlagen	751
29.3.1	Medizinischer Überblick	739		29.9.2	Pflege und Begleitung	752
29.3.2	Pflege und Begleitung	740		**29.10**	**Krätze**	**753**
29.4	**Hepatitis**	**741**		29.10.1	Medizinische Grundlagen	753
29.4.1	Medizinische Grundlagen	741		29.10.2	Pflege und Begleitung	753
29.4.2	Pflege und Begleitung	742		**29.11**	**AIDS**	**754**
29.5	**Harnwegsinfekte**	**743**		29.11.1	Medizinische Grundlagen	754
29.5.1	Medizinische Grundlagen	743		29.11.2	Maßnahmen zur Hygiene	757
29.5.2	Maßnahmen zu Infektionsprophylaxe und Hygiene	745		29.11.3	Pflege und Begleitung	759
29.5.3	Pflege und Begleitung	745		**29.12**	**Multiresistente Erreger**	**759**
29.6	**Salmonelleninfektion**	**746**		29.12.1	Medizinische Grundlagen	760
29.6.1	Medizinische Grundlagen	746		29.12.2	Pflege und Begleitung	761
29.6.2	Maßnahmen zu Infektionsprophylaxe und Hygiene	746		**29.13**	**Lern- und Leseservice**	**763**
				29.13.1	Das Wichtigste im Überblick	763
29.6.3	Pflege und Begleitung	747		29.13.2	Literatur	765
29.7	**Gastrointestinale Virusinfektion, Norovirus**	**747**		29.13.3	Kontakt- und Internetadressen	767

30 Pflege alter Menschen mit Beeinträchtigungen der Nierenfunktion und des Flüssigkeitshaushalts ... 769
Gisela Steudter

30.1	**Einleitung**	**769**		30.4.1	ABEDL Essen und Trinken, Ausscheiden können, vitale Funktionen aufrechterhalten können	774
30.2	**Anatomie und Physiologie**	**769**				
30.2.1	Körperflüssigkeiten und Salze	769		30.4.2	ABEDL Mit existenziellen Erfahrungen des Lebens umgehen können	775
30.2.2	Bau und Funktion der Nieren	770				
30.3	**Medizinische Grundlagen**	**772**		30.4.3	ABEDL sich pflegen/sich kleiden/soziale Kontakte, Beziehungen und Bereiche sichern und gestalten können	775
30.3.1	Chronische Niereninsuffizienz	772				
30.3.2	Akutes Nierenversagen	774		**30.5**	**Lern- und Leseservice**	**776**
30.3.3	Weitere Krankheiten der Nieren und der Harnwege im Überblick	774		30.5.1	Das Wichtigste im Überblick	776
				30.5.2	Literatur	776
30.4	**Pflege und Begleitung bei Niereninsuffizienz**	**774**				

31 Pflege und Begleitung alter Menschen mit Tumorerkrankungen ... 778
Christina Said

31.1	**Tumoren und Krebserkrankungen allgemein**	**778**		31.1.6	Warnzeichen und Symptome eines malignen Tumors	783
31.1.1	Tumoreigenschaften	778		31.1.7	Therapie	784
31.1.2	Tumorentstehung	778		31.1.8	Tumornachsorge	785
31.1.3	Stadieneinteilung bei malignen Tumoren	780		31.1.9	Pflege alter Menschen mit Krebserkrankungen	785
31.1.4	Risikofaktoren für die Entstehung von Krebs	781				
31.1.5	Primäre und sekundäre Prävention (Vorbeugung)	782				

31.2	**Pflege und Begleitung bei häufigen Krebserkrankungen**	786		31.2.8	Morbus Hodgkin	793
				31.2.9	Basaliom	793
31.2.1	Kolorektales Karzinom	786		31.2.10	Malignes Melanom	794
31.2.2	Prostatakarzinom	787		31.2.11	Wichtige Aspekte beim alten Menschen mit Tumorerkrankungen	795
31.2.3	Mammakarzinom	788				
31.2.4	Bronchialkarzinom (Lungenkrebs)	790		**31.3**	**Lern- und Leseservice**	795
31.2.5	Leukämien und Lymphome - Vorbemerkungen	790		31.3.1	Das Wichtigste im Überblick	795
31.2.6	Chronische Lymphatische Leukämie (CLL)	791		31.3.2	Literatur	796
31.2.7	Multiples Myelom (Plasmozytom, Morbus Kahler)	792		31.3.3	Internetdressen	796

32 Begleiten und Pflegen schwerkranker und sterbender Menschen ... 798
Ilka Köther, Hannelore Seibold

32.1	**Einleitung**	798		**32.7**	**Ethische Herausforderung**	813
32.2	**Einstellungen der Gesellschaft zu Sterben und Tod**	798		**32.8**	**Eintritt des Todes**	814
				32.8.1	Zeichen des herannahenden Todes	814
32.2.1	Gesprächstabu Sterben und Tod	798		32.8.2	Feststellung des Todes und des Todeszeitpunktes	814
32.2.2	Verdrängen des Sterbens aus der Alltagswirklichkeit und die Folgen	799		32.8.3	Versorgung Verstorbener	815
32.3	**Religiöse Vorstellungen und Traditionen der Sterbebegleitung**	800		32.8.4	Würdevoller Umgang mit Verstorbenen	815
				32.8.5	Abschiedskultur eines Pflegeheimes	816
32.3.1	Bedeutung der Religion	800		**32.9**	**Begleitung von Trauernden**	817
32.3.2	Formen der Sterbebegleitung verschiedener Konfessionen	800		32.9.1	Trauer	817
				32.9.2	Trauerprozess und Trauerarbeit	817
32.4	**Bedeutung des Sterbens**	801		32.9.3	Helfendes Verhalten in der Begleitung von Trauernden	818
32.4.1	Sterben bedeutet das Leben vollenden – ein biologischer Vorgang	802		32.9.4	Reaktionen von Pflegepersonen auf Sterbesituationen	818
32.4.2	Sterben bedeutet Loslassen, Abschied nehmen	802		32.9.5	Hilfen zur Verarbeitung von Sterbesituationen	819
32.4.3	Sterben bedeutet Durchleiden der letzten Krise des Lebens	802		**32.10**	**Palliative Care – Hospizarbeit**	820
32.4.4	Sterben bedeutet Angst haben	802		32.10.1	Bedeutung von Hospizen	820
32.4.5	Sterben – ein Geschehen, das in Phasen abläuft	803		32.10.2	Anfänge der Hospizbewegung	820
				32.10.3	Stationäre Hospize	821
32.4.6	Soziales Sterben alter Menschen	804		32.10.4	Ambulante Hospizarbeit	821
32.4.7	Nahtod-Erfahrungen	805		32.10.5	Ambulante Palliative Care	821
32.5	**Sterbende Menschen pflegen**	805		32.10.6	Grundprinzipien von Hospizarbeit und Palliative Care	821
32.5.1	Pflegerische Unterstützung in der Sterbephase – spezifische Probleme und Bedürfnisse	805		32.10.7	Palliative Geriatrie	822
				32.10.8	Sterbehilfe – Hilfe zum Sterben	825
32.5.2	Gespräche mit Sterbenden	810		**32.11**	**Vorsorge treffen – Patientenverfügung**	826
32.5.3	Umfeld des Sterbenden	811		32.11.1	Vorsorgeverfügungen	827
32.5.4	Begleitung der Angehörigen	812		**32.12**	**Lern- und Leseservice**	827
32.6	**Besonderheiten in der Pflege von demenzkranken Sterbenden**	812		32.12.1	Das Wichtigste im Überblick	827
				32.12.2	Literatur	828
32.6.1	Symptome der Demenz (SDAT)	812		32.12.3	Kontakt- und Internetadressen	829
32.6.2	Kommunikation mit dem demenzkranken Sterbenden	813				

33 Erste Hilfe in Notfallsituationen ... 831
Susanne Andreae, Volker Gussmann, Markus Heckenhahn, Christine von Eltz

33.1	**Was sind Notfallsituationen?**	831
33.1.1	Störungen der Vitalfunktionen	831
33.2	**Organisatorische Notfallplanung**	831
33.3	**Grundlegende Verhaltensweisen in Notfallsituationen**	832
33.3.1	Überblick verschaffen	832
33.3.2	Lebensrettende Sofortmaßnahmen einleiten	832
33.3.3	Erste-Hilfe-Maßnahmen durchführen	835
33.3.4	Weitere wichtige Maßnahmen	835
33.3.5	Maßnahmen nach der Notfallbewältigung	835
33.4	**Notfallspezifische Erste-Hilfe-Maßnahmen**	835
33.4.1	Erste Hilfe bei Stürzen	835
33.4.2	Erste Hilfe bei akuter Atemnot	837
33.4.3	Erste Hilfe bei Herz-Kreislauf-Notfällen	837
33.4.4	Erste Hilfe bei akuten Verwirrtheitszuständen	839
33.4.5	Erste Hilfe bei diabetischen Stoffwechselentgleisungen	839
33.4.6	Erste Hilfe bei zerebralen Krampfanfällen	840
33.4.7	Erste Hilfe bei Vergiftungen	840
33.4.8	Erste Hilfe bei akuten Baucherkrankungen	840
33.4.9	Erste Hilfe bei sichtbaren Blutungen	841
33.4.10	Erste Hilfe bei Hyperventilation	841
33.4.11	Erste Hilfe bei Verbrennung/Verbrühung	841
33.5	**Anforderungen an Pflegende bei Hitzewellen**	842
33.5.1	Gesundheitliche Gefahren starker Wärmebelastung	842
33.5.2	Risikoeinschätzung	842
33.5.3	Ausgewählte pflegepräventive Maßnahmen	843
33.6	**Lern- und Leseservice**	843
33.6.1	Das Wichtigste im Überblick	843
33.6.2	Literatur	844

34 Anleiten, Beraten, Gespräche führen ... 846
Ursula Kocs

34.1	**Anleiten**	846
34.1.1	Motivation wecken	846
34.1.2	Informationen sammeln	847
34.1.3	Informationen vermitteln	847
34.1.4	Fertigkeiten vermitteln	848
34.1.5	Feedback geben	848
34.1.6	Anleitung von Angehörigen	849
34.1.7	Anleitung von Auszubildenden	849
34.2	**Beraten**	850
34.2.1	Verlauf der Beratung	851
34.2.2	Möglichkeiten und Grenzen der Beratung	851
34.3	**Kommunikation im Team**	852
34.3.1	Teamgespräche	853
34.3.2	Krisen im Team	854
34.3.3	Fallbesprechung	855
34.4	**Ethische Herausforderung**	856
34.5	**Lern- und Leseservice**	856
34.5.1	Das Wichtigste im Überblick	856
34.5.2	Literatur	857

35 Medikamentenvergabe und Arzneimittelaufbewahrung ... 859
Walter Anton, Jasmin Schön, Stefanie Seeling, Wolfgang Unger

35.1	**Grundlagen der Delegation**	859
35.1.1	Delegation ärztlicher Tätigkeiten an Altenpflegekräfte	859
35.1.2	Gesellschaftliche und gesetzliche Rahmenbedingungen	859
35.1.3	Delegationsregeln	860
35.1.4	Organisationsverschulden: Dienstaufsicht und Fachaufsicht im Rahmen der Delegation	862
35.2	**Grundlagenwissen zur Medikamentenvergabe**	863
35.2.1	Gesetzliche Vorschriften zum Umgang mit Arzneimitteln	863
35.2.2	Begriffsdefinitionen der Pharmakologie	863
35.2.3	Besonderheiten beim alten Menschen	864
35.2.4	Wirkung von Arzneimitteln	865
35.2.5	Grundinformationen zu Arzneimitteln	866
35.2.6	Applikationsformen und Darreichungsformen	867
35.3	**Pflegerische Aufgaben bei der Medikamentenvergabe**	871
35.3.1	Verordnung von Medikamenten	872
35.3.2	Aufbewahrung von Medikamenten	872
35.3.3	Besonderheiten bei Betäubungsmitteln (BtM)	873
35.3.4	Richtlinien zur Bereitstellung von Medikamenten	874
35.3.5	Medikamente verabreichen	875
35.3.6	Medikamentenwirkung, Nebenwirkung, Wechselwirkung und Compliance beobachten	876
35.3.7	Dokumentation	877

35.4	**Besonderheiten bei der direkten Pflege von Menschen mit Demenz**	877	35.7.2	Auswahl und Zusammenstellung	879
35.5	**Ethisches Problem: Arzneimittelabusus**	877	35.7.3	Zubereitung und Dosierung	880
			35.7.4	Aufbewahrung	880
35.6	**Qualitätssicherung und Versorgungskontinuität**	878	**35.8**	**Lern- und Leserservice**	880
			35.8.1	Das Wichtigste im Überblick	880
35.7	**(Heil-)Kräutertees**	878	35.8.2	Literatur	881
35.7.1	Möglichkeiten und Grenzen	878	35.8.3	Internetadressen	882

36 Injektionen und Infusionen ... 884
Walter Anton, Jasmin Schön

36.1	**Einleitung**	884	36.3.3	Zugangswege	894
36.2	**Injektionen**	884	36.3.4	Infusionsmaterial	895
36.2.1	Injektionsarten	884	36.3.5	Komplikationen bei Infusionen	898
36.2.2	Vor- und Nachteile von Injektionen	884	36.3.6	Möglichkeiten der Verabreichung	898
36.2.3	Vorbereitung einer Injektion	886	36.3.7	Pflegerische Maßnahmen bei Infusionstherapien	899
36.2.4	Subkutane Injektion	888			
36.2.5	Intramuskuläre Injektion	890	**36.4**	**Lern- und Leseservice**	905
36.2.6	Verhalten bei Nadelstichverletzungen (NSV)	892	36.4.1	Das Wichtigste im Überblick	905
36.3	**Infusionen**	892	36.4.2	Literatur	905
36.3.1	Indikationen	892	36.4.3	Kontakt- und Internetadressen	906
36.3.2	Theoretische Grundlagen	893			

37 Wundversorgung ... 908
Christina Said

37.1	**Die Wunde**	908	**37.4**	**Verbandwechsel**	927
37.1.1	Einteilungsmöglichkeiten	908	37.4.1	Vorbereitung	927
37.1.2	Bedeutung für den Patienten	909	37.4.2	Durchführung	928
37.2	**Wundheilung**	909	37.4.3	Nachbereitung	930
37.2.1	Verlaufsmöglichkeiten	909	**37.5**	**Spezielle chronische Wunden**	932
37.2.2	Phasen der Wundheilung	909	37.5.1	Dekubitus	932
37.2.3	Ziele der Wundbehandlung	911	37.5.2	Ulcus cruris	936
37.2.4	Pflegerische Aufgaben	911	37.5.3	Diabetisches Fußsyndrom	940
37.2.5	Einflussfaktoren auf die Wundheilung	911	**37.6**	**Lern- und Leseservice**	943
37.2.6	Spezielle Komplikationen	912	37.6.1	Das Wichtigste im Überblick	943
37.3	**Prinzipien der Wundversorgung**	914	37.6.2	Literatur	944
37.3.1	Allgemeine Prinzipien	914	37.6.3	Internetadressen	944
37.3.2	Pflegemaßnahmen bei verschiedenen Wunden	922			

38 Wickel und Auflagen ... 946
Katja Niesler

38.1	**Grundlagen**	946	38.2.2	Temperierte Auflagen	951
38.1.1	Wirkprinzipien	946	38.2.3	Kälteanwendungen	954
38.1.2	Gefahren	946	38.2.4	Weitere Wickel und Auflagen	955
38.1.3	Materialien	947	**38.3**	**Lern- und Leseservice**	957
38.1.4	Grundsätzliches zur Durchführung von Wickelanwendungen	947	38.3.1	Das Wichtigste im Überblick	957
38.1.5	Anwendungsarten	947	38.3.2	Literatur	958
38.2	**Anwendungen in der Altenpflege**	948	38.3.3	Internetadressen	958
38.2.1	Feucht-heiße Wickel und Auflagen	948			

Lernbereich 2 – Unterstützung alter Menschen bei der Lebensgestaltung

39 Soziale Kontakte, Beziehungen und Bereiche sichern und gestalten können ... 961
Hannelore Seibold

39.1	Bedeutung für den älteren Menschen	961
39.2	Familienbeziehungen im Alter	961
39.3	Pflegesituation und familiäre Strukturen	962
39.4	Rollen- und Kontaktverluste im Alter	963
39.4.1	Ethische Herausforderung	963
39.5	Soziale Beziehungen im Alter – persönliche Netzwerke	964
39.5.1	Sozialisation	964
39.6	Einsamkeit und Isolation als Probleme des Alterns	966
39.6.1	Biologische Veränderungen	966
39.6.2	Psychosoziale Veränderungen	966
39.6.3	Soziokulturelle Veränderungen	966
39.7	Besonderheiten in der Begleitung von Menschen mit Demenz	966
39.8	Aufgaben für die Altenpflege	967
39.8.1	Beobachten von Situation und Verhalten	967
39.8.2	Unterstützungsmöglichkeiten	967
39.9	Qualitätskriterien	969
39.10	Lern- und Leseservice	969
39.10.1	Das Wichtigste im Überblick	969
39.10.2	Literatur	970
39.10.3	Kontakt- und Internetadressen	970

40 Die eigene Sexualität leben können ... 972
Walter Anton, Else Gnamm, Nadia Bayer

40.1	Einleitung	972
40.2	Neue Beziehungen im Alter	972
40.2.1	Frau- und Mannsein in vielfältigen Kontexten des Alters	972
40.2.2	Ethische Herausforderung	974
40.2.3	Formen des sexuellen Erlebens	974
40.2.4	Frau- oder Mannsein in anderen Kulturen	975
40.2.5	Sexuelles „Anderssein" und Alter	975
40.3	Pflege und Begleitung	976
40.3.1	Förderung geschlechtsspezifischer Identität	976
40.3.2	Intimsphäre fördern und akzeptieren	976
40.4	Einschränkungen und Veränderungen im sexuellen Erleben	977
40.4.1	Einschränkungen durch körperliche Beeinträchtigungen	977
40.4.2	Einschränkungen durch Gewalterfahrungen in der Biografie	977
40.4.3	Altersbedingte Funktionseinschränkungen	977
40.4.4	Einschränkungen durch demenzielle Veränderungen	978
40.5	Qualitätskriterien	979
40.6	Lern- und Leseservice	979
40.6.1	Das Wichtigste im Überblick	979
40.6.2	Literatur	979
40.6.3	Kontakt- und Internetadressen	980

41 Kultursensibel pflegen und begleiten ... 982
Hannelore Seibold

41.1	Altenhilfe für Menschen aus anderen Kulturen	982
41.1.1	Migranten in Deutschland	982
41.1.2	Zahlen und Fakten	982
41.1.3	Interkulturelle Öffnung der Altenhilfe	982
41.1.4	Anforderungen an Pflegende	983
41.2	Pflege und Begleitung	983
41.2.1	Essen und Trinken können	983
41.2.2	Sich waschen und kleiden können	984
41.2.3	Ausscheiden können	984
41.3	Gestalten und sichern von sozialen Beziehungen	984
41.4	Besonderheiten in der direkten Pflege von Menschen mit Demenz	985
41.4.1	Türkisches Krankheitsverständnis	985
41.4.2	Therapeutische Maßnahmen	985
41.4.3	Angehörigenarbeit	985
41.5	Häusliche Pflege	985
41.6	Lern- und Leseservice	986
41.6.1	Das Wichtigste im Überblick	986
41.6.2	Literatur	986
41.6.3	Kontakt- und Internetadressen	986

42 Wohnen im Alter ... 989
Hannelore Seibold

42.1 Bedeutung des Wohnens im Alter ... 989
42.1.1 Wohnen ist ein Grundbedürfnis ... 989
42.1.2 Wohnumfeld ... 989
42.1.3 Wohnsituation im Alter ... 989
42.1.4 Alltagsbewältigung ... 989

42.2 Wohnformen im Alter ... 990
42.2.1 Situation 1 – Zu Hause wohnen bleiben ... 990
42.2.2 Situation 2 – Die Wohnsituation verändern ... 991
42.2.3 Situation 3 – Umziehen, weil eine Rundum-Versorgung nötig ist ... 994

42.3 Seniorengerechtes Wohnen ... 997
42.3.1 Bedürfnisgerechte Wohnraumanpassung ... 997
42.3.2 Gesundheitsfördernde Gestaltung ... 998

42.4 Wohnen im Altenpflegeheim ... 1000
42.4.1 Situation der alten Menschen ... 1000
42.4.2 Wohnsituationen ... 1000
42.4.3 Heimatmosphäre ... 1004
42.4.4 Grundrechte für Heimbewohner ... 1005
42.4.5 Generationen der Altenpflegeheime ... 1005
42.4.6 Esskultur ... 1007
42.4.7 Garten- und Parkgestaltung ... 1007

42.5 Wohnen mit Tieren ... 1008
42.5.1 Tiere im Alten- oder Pflegeheim ... 1008

42.6 Unterstützung beim Heimeinzug ... 1010
42.6.1 Bedeutung eines Heimeinzugs ... 1010
42.6.2 Vorbereitung ... 1011
42.6.3 Tag des Einzugs ... 1012
42.6.4 Zeit der Eingewöhnung ... 1012

42.7 Lern- und Leseservice ... 1012
42.7.1 Das Wichtigste im Überblick ... 1012
42.7.2 Literatur ... 1013
42.7.3 Kontakt- und Internetadressen ... 1014

43 Alltag im Alter ... 1016
Hannelore Seibold

43.1 Tagesgestaltung alter Menschen ... 1016
43.2 Alltagsgestaltung zu Hause ... 1016
43.3 Alltagsgestaltung in Einrichtungen der Altenhilfe ... 1017
43.3.1 Tagesstrukturierende Maßnahmen im Pflegeheim ... 1017
43.3.2 Inhalte der Tagesstruktur ... 1017
43.3.3 Therapeutische und rehabilitative Maßnahmen im Tagesablauf ... 1020
43.3.4 Rituale und ihre Bedeutung ... 1020

43.4 Heimbewohner bei der Tagesgestaltung unterstützen ... 1021
43.4.1 Fähigkeiten und Ressourcen erkennen ... 1021
43.4.2 Unterstützung und Motivation ... 1021

43.5 Lern- und Leseservice ... 1022
43.5.1 Das Wichtigste im Überblick ... 1022
43.5.2 Literatur ... 1022
43.5.3 Kontakt- und Internetadressen ... 1022

44 Sich beschäftigen, lernen, sich entwickeln können ... 1024
Svenja Forst

44.1 Die Bedeutung von Beschäftigung für alte Menschen ... 1024
44.1.1 Auf einer guten Basis lässt sich aufbauen ... 1025
44.1.2 Die biografische Bedeutung in Bezug auf Beschäftigung ... 1025
44.1.3 Voraussetzungen und Ziele ... 1026
44.1.4 Unterstützung durch sinnvolle Tätigkeiten im Heimalltag ... 1028

44.2 Beschäftigungsangebote ... 1028
44.2.1 Gruppenangebote ... 1028
44.2.2 Bewegung und Gymnastik im Alter ... 1028
44.2.3 Kognitives Training ... 1030
44.2.4 Kreatives Gestalten ... 1031
44.2.5 Singen und Musik ... 1032
44.2.6 Kochen und Backen ... 1034
44.2.7 Spiele ... 1034
44.2.8 Ausflüge ... 1035
44.2.9 Feste ... 1035
44.2.10 Literatur- und Zeitungsrunden ... 1036
44.2.11 Gartenarbeit ... 1036
44.2.12 Tierbesuche ... 1037
44.2.13 Humor in der Pflege ... 1037
44.2.14 Aktivierung von Männern im Altenheim ... 1038

44.3 Beschäftigungsmöglichkeiten und Konzepte für Menschen mit Demenz ... 1038
44.3.1 Religiöse Angebote ... 1039
44.3.2 Die 10-Minuten-Aktivierung ... 1039
44.3.3 Der therapeutische Tischbesuch ... 1040
44.3.4 Puppen und Handpuppen ... 1041
44.3.5 Ein reizvolles Umfeld bieten ... 1041

44.4 Aktivierung von bettlägerigen Senioren ... 1042

44.5	**Lern- und Leseservice**	1043	44.5.2	Literatur	1044
44.5.1	Das Wichtigste im Überblick	1043	44.5.3	Internetadressen	1045

Lernbereich 3 – Rechtliche und institutionelle Rahmenbedingungen altenpflegerscher Arbeit

45 Rechtliche Rahmenbedingungen und soziale Netzwerke in der Altenhilfe 1049
Walter Anton, Ilka Köther

45.1	**Altenhilfe als gesellschaftliche Aufgabe**	1049	45.4.1	Die „Generationenfreundliche Gemeinde"	1061
45.1.1	Altenhilfe/Altenarbeit/Seniorenarbeit	1049	45.4.2	Case Management (Fallbegleitung)	1062
45.1.2	Altenhilfe und Altenpolitik	1050	45.5	**Selbsthilfe und Ehrenamt im Alter**	1063
45.2	**Gesetzliche Grundlagen der Altenhilfe**	1051	45.5.1	Aufgaben von Selbsthilfegruppen	1063
45.2.1	Menschenrechte – Grundrechte	1051	45.5.2	Kommunikative und lebenslagenbezogene Selbsthilfe	1063
45.2.2	Ethische Standards der professionell Pflegenden	1052	45.5.3	Soziale Selbsthilfe	1064
45.2.3	Sozialversicherungen	1052	45.5.4	Politische und versorgungsbezogene Selbsthilfe	1064
45.2.4	Sozialgesetzbuch SGB XI Pflegeversicherung	1054	45.5.5	Krankheitsbezogene Selbsthilfe	1064
45.2.5	Heimrecht, Heimgesetze	1058	45.6	**Gemeinwesenorientierte Seniorenarbeit – offene Altenhilfe**	1064
45.3	**Dienste und Einrichtungen der Altenhilfe**	1059	45.6.1	Bildungsangebote für Senioren	1064
45.3.1	Kommunale und städtische Pflegeberatung	1059	45.7	**Lern- und Leseservice**	1065
45.3.2	Ambulante gesundheits- und sozialpflegerische Dienste	1060	45.7.1	Das Wichtigste im Überblick	1065
45.3.3	Stationäre gesundheits- und sozialpflegerische Dienste	1061	45.7.2	Literatur	1066
45.4	**Beispiele sozialer Netzwerke in der Altenhilfe**	1061	45.7.3	Internetadressen	1066

46 Aufgaben und Organisation ambulanter Pflegedienste 1068
Walter Anton, Ilka Köther

46.1	**Pflege im Privathaushalt**	1068	46.6	**Berufsgruppen im Team eines ambulanten Pflegedienstes**	1073
46.1.1	Voraussetzungen für den Verbleib in der eigenen Wohnung	1068	46.6.1	Netzwerke pflegerischer, medizinischer und sozialer Dienste	1073
46.2	**Pflege durch die Familie**	1068	46.6.2	Aufgabenbereiche der Pflegefachkraft	1073
46.2.1	Pflegende Angehörige	1068	46.7	**Pflegebedingungen im Privathaushalt**	1075
46.3	**Pflege durch ambulante Pflegedienste**	1070	46.7.1	Hygiene und Sicherheit gewährleisten	1076
46.3.1	Geschichtliche Entwicklung häuslicher Alten- und Krankenpflege	1070	46.8	**Arbeitsorganisation eines ambulanten Pflegedienstes**	1077
46.4	**Organisationsformen ambulanter Alten- und Krankenpflege**	1071	46.8.1	Ausstattung	1077
46.4.1	Sozialstation	1071	46.8.2	Ablauforganisation	1078
46.4.2	Privatgewerblicher ambulanter Pflegedienst	1072	46.8.3	Kommunikationsstrukturen	1079
46.4.3	Andere ambulante Hilfen und Dienste	1072	46.8.4	Pflegeüberleitung – Überleitungsmanagement	1080
46.4.4	Homecare – ambulante medizinische Therapie	1072	46.9	**Finanzierung von pflegerischen Dienstleistungen der ambulanten Pflege**	1081
46.5	**Leistungsangebote ambulanter Pflegedienste**	1072	46.10	**Lernaufgabe: Erstellen eines sozialen Hilfenetzes**	1084
46.5.1	Gesundheitsförderung und -vorsorge (Prävention)	1072			

46.11	**Qualitätskriterien**	1085	46.12.1	Das Wichtigste im Überblick	1085
46.11.1	Maßnahmen zur Qualitätssicherung	1085	46.12.2	Literatur	1086
46.12	**Lern- und Leseservice**	1085	46.12.3	Internetadressen	1086

47 Rahmenbedingungen und Organisation im Altenpflegeheim ... 1088
Walter Anton, Hannelore Seibold

47.1	**Unternehmensleitbild, Unternehmensphilosophie, Rahmenkonzepte**	1088	47.4.2	Berufsgruppenübergreifende Kommunikation	1107
47.1.1	Leitbilder – eine Begriffsklärung	1088	47.5	**Fehler- und Beschwerdemanagement**	1108
47.1.2	Entwicklung, Funktion und Bestandteile von Unternehmensleitbildern	1088	47.5.1	Fehlermanagement	1108
			47.5.2	Beschwerdemanagement	1108
47.1.3	Gesetzliche Vorschriften und Richtlinien	1088	47.5.3	Umgang mit mündlichen Beschwerden (Reklamationen)	1110
47.1.4	Leitbilder in der Praxis	1090	47.6	**Pflegevisite**	1110
47.1.5	Rahmenkonzepte	1091	47.6.1	Begriffsbestimmung	1110
47.1.6	Gestaltung des Hauses	1094	47.6.2	Ziele und Formen der Pflegevisite	1110
47.2	**Heimvertrag**	1095	47.6.3	Pflegevisite vorbereiten	1111
47.3	**Organisation im Altenpflegeheim**	1095	47.6.4	Pflegevisite durchführen	1111
47.3.1	Organisationsstrukturen	1095	47.7	**Stufen der Lebensqualität in der stationären Altenpflege (KDA)**	1112
47.3.2	Aufbauorganisation	1096			
47.3.3	Ablauforganisation	1096	47.8	**Lern- und Leseservice**	1112
47.3.4	Dienstplangestaltung	1101	47.8.1	Das Wichtigste im Überblick	1112
47.4	**Kommunikations- und Informationswege**	1106	47.8.2	Literatur	1113
47.4.1	Arbeitsbesprechungen	1106	47.8.3	Kontakt- und Internetadressen	1114

48 Aufgaben und Organisation von Einrichtungen der Tagespflege ... 1116
Walter Anton, Hannelore Seibold

48.1	**Grundlagen**	1116	48.3.1	Angehörige	1118
48.1.1	Ziele	1116	48.3.2	Ärzte und ambulante Pflegedienste	1119
48.1.2	Konzeption	1116	48.4	**Lern- und Leseservice**	1119
48.1.3	Raumbedarf	1117	48.4.1	Das Wichtigste im Überblick	1119
48.2	**Organisation und Finanzierung**	1117	48.4.2	Literatur	1119
48.2.1	Finanzierung	1118	48.4.3	Kontakt- und Internetadressen	1119
48.3	**Kontaktpflege**	1118			

49 Pflegequalität und Qualitätsmanagement in der Altenpflege ... 1121
Walter Anton, Ilka Köther

49.1	**Entwicklung und Theorie der Qualitätssicherung**	1121	49.2.2	Selbstmanagement	1129
			49.2.3	Qualitätssicherung als einrichtungsinterner Prozess	1130
49.1.1	Geschichtliche Entwicklung der Qualitätssicherung	1121	49.3	**Qualitätszirkel**	1131
49.1.2	Dimensionen und Stufen der Pflegequalität	1121	49.3.1	Arbeitsweise des Qualitätszirkels	1131
49.1.3	Gesetzliche Rahmenbedingungen der Qualitätssicherung in der Pflege	1123	49.4	**Externe Qualitätssicherung und Qualitätskontrolle**	1134
49.2	**Die Altenpflegefachkraft im Kontext der Qualitätssicherung – Hausinterne Maßnahmen des Qualitätsmanagements**	1128	49.4.1	Pflichtüberprüfungen durch den MDK und durch die Heimaufsicht	1134
			49.4.2	Zertifizierungsmöglichkeiten durch externe Agenturen	1136
49.2.1	Indikatoren und Messmethoden zur Messung der hausinternen Pflegequalität	1128			

49.4.3	Benotungen der Altenpflegeeinrichtungen nach dem Schulnotensystem	1137	49.5.2	Förderliche Rahmenbedingungen für die Lebensqualität der Menschen mit Demenz	1140
49.4.4	Nationale Expertenstandards und Rolle der Pflegeforschung	1138	**49.6**	**Lern- und Leseservice**	**1141**
			49.6.1	Das Wichtigste im Überblick	1141
49.5	**Versorgungsqualität von Menschen mit Demenz**	**1139**	49.6.2	Literatur	1141
			49.6.3	Kontakt- und Internetadressen	1143
49.5.1	Lebensqualität als ein Ziel guter Pflege der Menschen mit Demenz	1140			

Lernbereich 4 – Altenpflege als Beruf

50 Beruf Altenpflegerin/Beruf Altenpfleger 1147
Ilka Köther, Ursula Kocs

50.1	**Was ist Altenpflege?**	**1147**	**50.9**	**Fort- und Weiterbildung, Studium**	**1159**
50.1.1	Aspekte beruflicher Altenpflege	1147	50.9.1	Berufliche Weiterentwicklung	1159
50.2	**Geschichte des Berufs**	**1148**	**50.10**	**Berufsverbände, Gewerkschaften, Pflegekammern**	**1161**
50.2.1	Wurzeln der Altenpflege	1148			
50.2.2	Entstehung des Altenpflegeberufs	1149	50.10.1	Berufspolitik	1161
50.3	**Berufsbild Altenpflegerin/Altenpfleger**	**1151**	50.10.2	Berufsverbände	1161
			50.10.3	Gewerkschaften	1161
50.3.1	Altenpflege im 21. Jahrhundert	1151	50.10.4	Pflegekammern	1161
50.4	**Altenpflegeausbildung**	**1152**	**50.11**	**Rolle und Rollenerwartung**	**1162**
50.4.1	Altenpflegegesetz	1152	50.11.1	Gruppen und Rollen – eine Begriffserläuterung	1162
50.4.2	Ausbildungsinhalte	1153			
50.5	**Altenpflege im Kontext der Pflegeberufe**	**1154**	50.11.2	Rollenkonflikte in der Altenpflege	1163
			50.11.3	Schaffung von Rollenklarheit in der Altenpflege	1164
50.5.1	Was ist professionelle Pflege?	1154			
50.5.2	Aufgaben und Ziele beruflicher Pflege	1155	**50.12**	**Team und Teamarbeit**	**1165**
50.6	**Reform der pflegerischen Ausbildungen**	**1155**	50.12.1	Jedes Team braucht ein Ziel	1165
			50.12.2	Jedes Teammitglied ist wichtig	1166
50.6.1	Ziele der Reform	1156	50.12.3	Jedes Team braucht eine Leitung	1166
50.6.2	Neue Ausbildungsmodelle	1156	50.12.4	Jedes Team muss sich entwickeln	1168
50.7	**Anforderungsprofil für die Altenpflege**	**1157**	50.12.5	Kommunikation im Team	1169
			50.12.6	Mobbing im Team	1169
50.7.1	Motivation für den Pflegeberuf	1157	**50.13**	**Lern- und Leseservice**	**1171**
50.7.2	Voraussetzungen für den Pflegeberuf	1157			
50.7.3	Anforderungen an beruflich Pflegende	1157	50.13.1	Das Wichtigste im Überblick	1171
50.8	**Pflegekompetenz**	**1158**	50.13.2	Literatur	1172
			50.13.3	Kontaktadressen	1172
50.8.1	Berufliche Handlungskompetenz	1158			
50.8.2	Modelle professioneller pflegerischer Handlungskompetenz	1158			

51 Lernen lernen 1175
Ursula Kocs

51.1	**Den Lernprozess verbessern**	**1175**	**51.2**	**Auf Prüfungen vorbereiten**	**1179**
51.1.1	Neurobiologische Grundlagen	1175	51.2.1	Langfristige Prüfungsvorbereitung	1179
51.1.2	Lernmotivation	1176	51.2.2	Kurzfristige Prüfungsvorbereitung	1179
51.1.3	Lernstoff aufbereiten	1177	51.2.3	Umgang mit Prüfungsangst	1180
51.1.4	Aufmerksamkeit fördern	1178	51.2.4	Prüfungsverhalten	1180
51.1.5	Gedächtnistechniken	1178	**51.3**	**Ethische Herausforderung**	**1180**

51.4	**Lern- und Leseservice**	1181	51.4.2	Literatur	1181
51.4.1	Das Wichtigste im Überblick	1181	51.4.3	Kontakt und Internetadressen	1181

52 Aggression und Gewalt in der Pflege ... 1183
Ursula Kocs

52.1	**Aggression und Gewalt von Pflegenden**	1183	52.3.1	Vorbeugung von Aggressionen alter Menschen	1187
52.1.1	Aggression und Gewalt im Pflegeteam	1184	52.3.2	Reaktionen auf Aggression alter Menschen	1187
52.2	**Aggression und Gewalt alter Menschen**	1185	**52.4**	**Ethische Herausforderung**	1188
52.2.1	Häufigkeit	1185	**52.5**	**Lern- und Leseservice**	1188
52.2.2	Ursachen der Aggression	1186	52.5.1	Das Wichtigste im Überblick	1188
52.3	**Umgang mit Aggressionen**	1187	52.5.2	Literatur	1189
			52.5.3	Kontakt- und Internetadressen	1189

53 Arbeitsbelastungen und Methoden zur Bewältigung ... 1191
Ursula Kocs

53.1	**Arbeitsbelastungen in der Altenpflege**	1191	**53.3**	**Methoden zu Bewältigung – Psychohygiene im Arbeitsalltag**	1194
53.1.1	Physische Belastungen	1191	53.3.1	Hilfen für Pflegende	1194
53.1.2	Psychosoziale Belastungen	1191			
53.2	**Folgen der Arbeitsbelastungen**	1191	**53.4**	**Lern- und Leseservice**	1197
53.2.1	Stress	1191	53.4.1	Das Wichtigste im Überblick	1197
53.2.2	Burn-out-Syndrom	1191	53.4.2	Literatur	1197

Sachverzeichnis ... 1198

Teil 1

Lernbereich 1 – Aufgaben und Konzepte in der Altenpflege

1	Alte Menschen	33
2	Gesundheit, Krankheit, Behinderung, Prävention	69
3	Pflegewissenschaftliche Grundlagen	84
4	Ethisch handeln – Grundlagen und Prinzipien	109
5	Biografisch orientierte Pflege / Biografiearbeit	128
6	Geriatrische Prävention und Rehabilitation	140
7	Wahrnehmen und Beobachten	156
8	Pflegeprozess und Pflegedokumentation	169
9	Kommunizieren können	199
10	Sich bewegen können	224
11	Vitale Funktionen des Lebens aufrechterhalten können	254
12	Sich pflegen können	288
13	Essen und Trinken können	327
14	Ausscheiden können	362
15	Sich kleiden können	406
16	Ruhen, schlafen, sich entspannen können	418

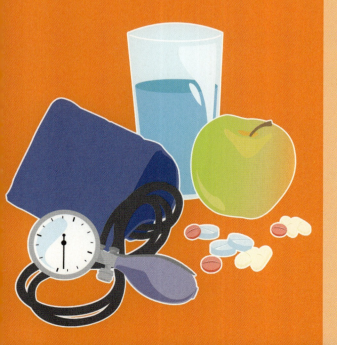

17 Für eine sichere und fördernde Umgebung sorgen können	436
18 Mit existenziellen Erfahrungen des Lebens umgehen können	448
19 Pflege und Begleitung von Menschen mit Demenz und psychischen Veränderungen	465
20 Pflege und Begleitung alter Menschen mit geistiger Behinderung	507
21 Pflege und Begleitung alter Menschen mit Erkrankungen des Atemsystems	523
22 Pflege und Begleitung alter Menschen mit Erkrankungen des Herz-Kreislauf- und Gefäßsystems	547
23 Pflege und Begleitung alter Menschen mit Erkrankungen des zentralen Nervensystems	570
24 Pflege und Begleitung alter Menschen mit Erkrankungen des Bewegungsapparates	622
25 Pflege und Begleitung alter Menschen mit eingeschränkter Funktion der Sinnesorgane	635
26 Pflege und Begleitung alter Menschen mit Stoffwechselerkrankungen	650
27 Pflege und Begleitung alter Menschen mit akutem Abdomen	679
28 Pflege und Begleitung alter Menschen mit akuten und chronischen Schmerzen	688
29 Pflege und Begleitung alter Menschen mit Infektionskrankheiten	715
30 Pflege alter Menschen mit Beeinträchtigungen der Nierenfunktion und des Flüssigkeitshaushalts	769
31 Pflege und Begleitung alter Menschen mit Tumorerkrankungen	778
32 Begleiten und Pflegen schwerkranker und sterbender Menschen	798
33 Erste Hilfe in Notfallsituationen	831
34 Anleiten, Beraten, Gespräche führen	846
35 Medikamentenvergabe und Arzneimittelaufbewahrung	859
36 Injektionen und Infusionen	884
37 Wundversorgung	908
38 Wickel und Auflagen	946

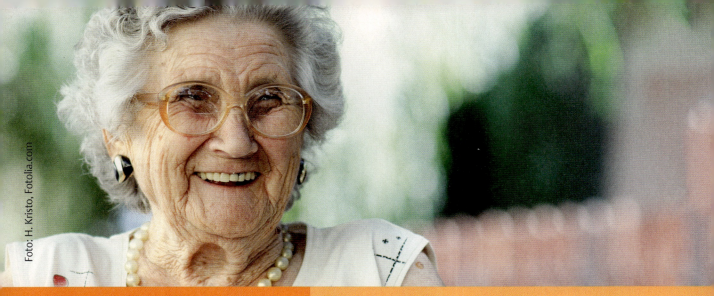

Foto: H. Kristo, Fotolia.com

Kapitel 1
Alte Menschen

1.1	Das Alter: ein großes Forschungsfeld	33
1.2	Alte Menschen – wer sind sie?	33
1.3	Aspekte des Alterns aus biologischer Sicht	38
1.4	Aspekte des Alterns aus psychologischer Sicht	45
1.5	Aspekte des Alterns aus soziologischer Sicht	54
1.6	Stimmen alter Menschen	60
1.7	Lern- und Leseservice	62

1 Alte Menschen

Ursula Pfäfflin

1.1 Das Alter: ein großes Forschungsfeld

Dieses Kapitel soll Ihnen die Menschen vor Augen führen, denen Ihr berufliches Handeln gilt. Das Alter kann aus ganz verschiedenen Blickwinkeln beleuchtet werden. Das wissenschaftliche Fachgebiet, das das Altern des Menschen erforscht, ist die Gerontologie.

Zur Beschreibung und Erklärung des Alters muss die Gerontologie die Arbeit unterschiedlicher Wissensgebiete mit einbeziehen: Die **Bezugswissenschaften der Gerontologie** sind v. a. die Biologie, die Psychologie und die Soziologie. Auch die Geschichtswissenschaft, Pädagogik und andere Fachgebiete werden in der Gerontologie herangezogen, um die ganze Lebenswirklichkeit alter Menschen zu erfassen.

Definition

Die **Gerontologie** ist die Wissenschaft vom Altern des Menschen.

Die noch junge Gerontologie hat sich entsprechend dem wachsenden Interesse am Alter aus kleinen und vereinzelten Anfängen seit ca. 1930 zu einem umfangreichen wissenschaftlichen Fach entwickelt. Vor allem 3 Gründe sind dafür zu nennen:
1. der demografische Wandel
2. das Interesse an Lebensqualität im Alter
3. neue Forschungen zu den biologischen Prozessen des Alterns

▶ **Demografischer Wandel.** Der Anteil alter Menschen an der Gesamtbevölkerung nimmt seit 1900 kontinuierlich zu. Seit den 1970er, spätestens seit den 1980er Jahren, bereiten sich Politik, Wirtschaft und alle gesellschaftlichen Kräfte auf die neuen Aufgaben vor, die der demografische Wandel (S. 54) mit sich bringt. Das Bild vom Alter in der Öffentlichkeit verändert sich, neue Rollen für rüstige Ältere müssen entwickelt, die Pflege für kranke und hinfällige alte Menschen gewährleistet und die Renten gesichert werden. Der Umbau des Sozialstaats ist im Gange.

▶ **Lebensqualität im Alter.** In den zurückliegenden Jahrzehnten wirtschaftlicher Blüte galt die Maxime: Bildung, Wohlstand und Lebensqualität für alle! Die Regierungen gaben entsprechende Studien in Auftrag. Auch dem Leben im Alter mit seinen Belastungen und Chancen wandte sich die Aufmerksamkeit zu.

▶ **Biologische Forschung.** Die Erforschung der chemischen und molekularen Vorgänge in den Zellen hat in den vergangenen Jahrzehnten unglaubliche Fortschritte gemacht. Sie ermöglicht heute, Alterungsvorgänge genauer zu verstehen. Forscher haben die Hoffnung, dass viele Beschwerden bis ins hohe Alter hinausgeschoben werden können.

In der Ausbildung werden Sie viel aus der Fülle gerontologischen Wissens kennenlernen und Ihr Verständnis des alten Menschen erweitern und vertiefen.

Merke

Im Hintergrund steht die zentrale berufsethische Frage: Was müssen Altenpflegefachkräfte über alte Menschen wissen, um sie zu begleiten und zu unterstützen, und wie können sie dazu beitragen, dass alte Menschen ihr Alter in Zufriedenheit erleben?

Alt werden heute. Den alten Menschen zu beschreiben, ist unmöglich: Es gibt ihn nicht. Die Vielfalt der Erscheinungsweisen des Alters wird in diesem Kapitel zusammengefasst
1. als **allgemeine Beschreibungen**, landläufige Meinungen über das Alter, das persönliche Erleben beim Älterwerden,
2. als Aussagen der **biologischen** Altersforschung,
3. als Aussagen der **psychologischen** Altersforschung,
4. als Aussagen der **soziologischen** Altersforschung und
5. in einigen **persönlichen** Aussagen alter Menschen.

1.2 Alte Menschen – wer sind sie?

In keinem anderen Lebensabschnitt finden wir solch eine Bandbreite von Eigenschaften und Lebenssituationen: Alte Menschen sind rüstig, klug, hinfällig, hilfsbedürftig, großzügig, weise, dankbar, unglücklich, schwierig, unausstehlich, gütig, vereinsamt, geizig, gesellig, verwirrt, geschäftstüchtig, interessiert, kompetent, überlegen, kleinlich, unbeweglich, aktiv, hilfsbereit, ohne Initiative, überaktiv, passiv, hektisch, korpulent, hager, egoistisch, schwerfällig oder begeisterungsfähig.

▶ **Langes Leben prägt Persönlichkeit.** Sie, die Jüngeren, begegnen alten Menschen. Oft sind es ausgeprägte Persönlich-

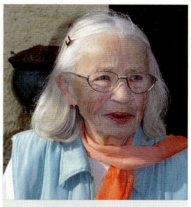

Abb. 1.1 Biografie. Was ein alter Mensch an Lebensereignissen hinter sich hat, ist oft nur schwer vorstellbar. (Foto: U. Pfäfflin, Thieme)

keiten, die auf Sie interessant, anziehend oder unsympathisch wirken. Welche Erlebnisse und inneren Entwicklungen einen Menschen zu dem gemacht haben, wie er sich heute darstellt, das ist auch bei einer lange währenden Beziehung nur zu erahnen (▶ Abb. 1.1).

Ein Kind hat bereits zum Zeitpunkt des Schulbeginns eine Persönlichkeit, aber es gibt auch noch sehr viel Gemeinsames mit den Gleichaltrigen. Bei alten Menschen dagegen haben sich in ihrer lebenslangen Entwicklung die Unterschiede vergrößert und verfestigt, die sich bereits in ihrer Jugend angedeutet hatten. Ihre Erlebnisse und Erfahrungen haben sie zu dem gemacht, was sie heute sind. Hinter der alten Persönlichkeit die Erfahrungsschätze zu erkennen und etwas von den Schicksalsschlägen sowie den inneren und äußeren Kämpfen zu erfahren, kann eine Bereicherung für jüngere Menschen sein (Neulist 2005).

Fallbeispiel

Der Fahrkartenverkauf am Haltepunkt Heroldsberg wurde eingestellt und durch Automaten ersetzt. Inge Schell (87) versucht, am Automaten eine Fahrkarte zu erstehen. Sie ist eine halbe Stunde vor Abfahrt des Zuges am Bahnhof und studiert nun aufmerksam die Aufforderungen auf dem Display. Ein Junge zeigt ihr, dass sie die Felder auf dem Display berühren muss. Obwohl andere Bahnkunden, die auch den Automaten benutzen wollen, sie nervös machen, bewältigt sie nach und nach alle vorgegebenen Schritte. Ein wartender Herr zeigt ihr die Eingabeschlitze für das Geld; er und andere Wartende werden ungeduldig, gehen zu einem anderen Automaten. Als sie das Ausgabefach gefunden hat und schließlich die Karte in der Hand hält, sieht sie den Zug abfahren.

▶ **Damals – eine andere Welt.** Die vergangenen 100 Jahre sind eine Zeit rasanter Entwicklung gewesen. Der Lebensraum, in dem alte Menschen ihre Jugend verbracht haben, hat sich seither so stark verändert, dass der heutige Alltag in Mitteleuropa für viele von ihnen schwer zu verstehen ist (▶ Tab. 1.1).

Lernaufgabe

Stellen Sie sich eine Person vor, die 1920 geboren ist – wie könnte ihr Leben verlaufen sein? Benutzen Sie Ihr Wissen und Ihre Vorstellungen von den geschichtlichen Ereignissen, von Lebensstil und Denkweise in der Zeit von 1920 bis heute. Fragen Sie ältere Menschen danach. Was könnten diese Menschen im Alter von 10, 30, 50 usw. Jahren erlebt haben (▶ Tab. 1.1)?

Tab. 1.1 Alltag vor 100 Jahren und heute.

Beispiele	vor 100 Jahren	heute
		Foto: MEV
Fortbewegung	• Fußmärsche über weite Strecken	• das Auto für jedermann • moderne Verkehrssysteme
Kommunikation	• Briefe und Telegramme als einzige Mittel der Verständigung von Menschen, die sich nahe stehen, aber entfernt voneinander leben.	• elektronische Medien • PC-gestütztes Ordnen und Verarbeiten von Informationen • E-Mail • SMS, Handy, Facebook u. a.
Zimmertemperatur	• im Winter täglich den Ofen heizen • oft in eine kalte Wohnung kommen • Eis auf dem Waschwasser	• Zentralheizung • gut temperierte Räume
Bad und Toilette	• Toilette auf der halben Treppe oder im Hof • Auf dem Land wird das Wasser zum Kochen, für die Körperpflege und für das Wäschewaschen von der Pumpe geholt.	• immer warmes Wasser aus der Leitung • tägliches Duschen • 3 Toiletten in einem Einfamilienhaus • In Raststätten und Hotels fließt Wasser automatisch auf elektronischen Impuls.
Gerüche	• eine große Vielfalt von Gerüchen, Ausdünstungen von Tieren und Menschen, Waschküche, Bohnerwachs, Teer, aus verschiedenen Handwerksbetrieben	• Hygiene, Sterilität, kosmetische Düfte, Autoabgase
Ernährung	• Gegessen wurde, was die Natur in der Jahreszeit anbot. • Gemüse aus dem Garten, Beeren und Obst wurden selbst geerntet. • Vorratshaltung (Konservieren durch Einwecken, Trocknen, Marmelade kochen) bestimmte den Alltag einer Hausfrau im Herbst. • Das „Schlachtefest" im Winter war einer der Höhepunkte des Jahres. • Hausfrauen standen jeden Tag mind. eine Stunde in der Küche, um die warme Mahlzeit zuzubereiten.	• Fertiggerichte erleichtern die Ernährung – viele jüngere Frauen können kaum mehr kochen. • Vorratshaltung ist durch Tiefkühlkost kein Problem mehr. • Es ist nicht mehr erforderlich, selbst Vorräte zu halten, weil jederzeit alles in der Nähe zu kaufen ist.
Geräusche	• oft Stille	• Verkehrslärm, ununterbrochene „Beschallung" durch Medien
Kaufverhalten/selbst machen	• Geringe Auswahl beim Kaufen – was angeschafft wurde, war „fürs Leben". • Alle Güter waren teuer, das Geld knapp. • Es wurde weniger gekauft; was irgend möglich war, wurde selbst hergestellt (nähen, tischlern, klempnern, gärtnern, Brot backen).	• Konsumvielfalt • schnelles Veralten und Neuanschaffen von Besitz • Waren sind billig, häufig gibt es „Schnäppchen". • Shoppen als Freizeitvergnügen • Viele alte Kulturtechniken sind in Vergessenheit geraten. • Fürs „selbst machen" reicht die Zeit nicht und ist nicht lebensnotwendig.
erdulden/Geduld	• Vorstellung, dass man alles hinnehmen muss, wie es ist und wie es kommt. • Geduld und Ertragenkönnen waren wichtig.	• Vorstellung, dass alles machbar ist. • Wer sich mit etwas abfindet, ist selbst schuld.

Tab. 1.1 Fortsetzung

Beispiele	vor 100 Jahren	heute
Religiosität	• Zum Abendmahl/zur Messe im christlichen Gottesdienst ging man in schwarzer Kleidung, mit Beklemmung. • Kinder hatten dort nichts zu suchen. • Auch wenn Vergebung gepredigt wurde, war der strenge Gott stets gegenwärtig.	• Am Abendmahl nimmt man ernst und zugleich freudig teil. • Kinder erleben die gottesdienstliche Gemeinschaft mit ihren Eltern zusammen. • In vielen ev. Gemeinden wird ihnen Brot und Traubensaft wie den Erwachsenen gereicht.
Sterben/Tod	• War ein Angehöriger gestorben, so verabschiedete man sich von ihm: es wurde mehrere Tage Totenwache gehalten, zumindest in ländlichen Gebieten.	• Ein Verstorbener wird so schnell wie möglich vom Bestattungsinstitut abgeholt und aus der Welt der Lebenden entfernt.

Machen Sie Ihr Gedankenexperiment auch mit Personen, die 1935 und 1950 geboren sind!

1.2.1 Das Bild vom Alter und vom alten Menschen

Lernaufgabe

Testen Sie Ihr Wissen über alte Menschen! Halten Sie die folgenden Aussagen jeweils für richtig oder für falsch?
1. Die meisten alten Menschen fühlen sich krank.
2. Etwa die Hälfte der Personen, die 90 Jahre und älter sind, leidet an einem deutlichen geistigen Abbau (Demenz).
3. Der Alltag sehr alter Menschen besteht vorwiegend aus Inaktivität und Ausruhen.
4. Die meisten alten Menschen können nichts Neues mehr lernen.
5. Nur ganz wenige alte Menschen haben noch ausgeprägte Lebensziele.
6. Alte Menschen leben v. a. in der Vergangenheit.
7. Sehr viele alte Menschen haben keine vertraute Person mehr, mit der sie über Probleme sprechen können.
8. Sexualität ist für Menschen über 60 kein Thema mehr.
9. Auf das Alter bereitet man sich am besten durch die Anmeldung in einem guten Altenheim vor.
10. Die Mehrzahl der Personen, die 95 Jahre und älter sind, lebt in Heimen.

Überprüfen Sie Ihre Antworten zum Wissenstest Alter: kein beliebtes Thema (S. 36).

Vorurteile – Klischees – Stereotype

Fallbeispiel

Der Sessel von Frau Bauer ist an einigen Stellen durchgescheuert. Auch die Seitenlehnen sind wackelig geworden. Frau Bauer, die großen Wert auf Schönheit und Ordnung legt, bittet Altenpflegerin Ute, einen ähnlichen Sessel für sie zu kaufen. Ute findet einen einfarbig hellblauen Sessel, der gut zu Frau Bauers Einrichtung passt. „Für eine alte Dame?" sagt die Verkäuferin, „da würde ich etwas Gedecktes nehmen. Hellblau ist zu empfindlich. Bei alten Menschen ist es doch immer schmuddelig."

Vorurteile sind verbreitet und spielen auch beim Bild vom Alter eine Rolle. Durch Werbung, Fernsehsendungen und Zeitungsartikel werden Vorstellungen vom Alter vermittelt. Sie beeinflussen das Verhalten gegenüber alten Menschen. Aber oft entsprechen sie nicht der Wirklichkeit des Alters.

Definition

Ein **Vorurteil** (Vorurteile oder Stereotype) (S. 62) ist eine nicht sachlich begründete, dauerhafte, meist negative Einstellung gegenüber Personen oder Gruppen.
Klischees sind eingebürgerte Vorurteile mit feststehenden Vorstellungen; beim **Stereotyp** kommt hinzu, dass sie besonders innerhalb einer Gruppe vertreten werden. Die Begriffe Klischee und Stereotyp kommen aus dem Druckereigewerbe: Sie betonen das unveränderliche, formelhafte einer Vorstellung wie etwa bei einem Stempel.

Lernaufgabe

Überlegen Sie, welche Vorurteile und Klischees über alte Menschen Ihnen in Ihrer Umgebung begegnen. – Unterscheiden sich die Klischees vom Altenheimbewohner, vom allein lebenden alten Menschen, vom alten Menschen in familiärer Umgebung?

Früher gab es das Klischee vom alten weisen Menschen, der in allen Lebenslagen Rat und Hilfe weiß, oder das Bild von der gütigen Großmutter, die ihren Enkeln Geschichten erzählt. Heute sind gegensätzliche Klischees verbreitet. Wir kennen die negativen Stereotype vom Alter, wie krank und hässlich, arm, hinfällig, nicht anpassungsfähig oder eigensinnig. Auf der anderen Seite hat die Wirtschaft die alten Menschen als Kunden entdeckt – das fördert das Bild vom „jungen Alten", der kompetent und selbstbestimmt, kreativ und dynamisch, von einer gewissen Wohlhabenheit ist und gut aussieht.

Stereotyp und Selbstbild

Fallbeispiel

Herr Bolte widmete sein ganzes Interesse und die gesamte Energie seinem Beruf als Verwaltungsbeamter. In seiner Familie und im Umfeld gilt der Übergang in den Ruhestand als Ende des aktiven Lebens. So sieht er den Tag der Pensionierung mit Bangen herankommen. Als es dann soweit ist, sucht er sich zwar Beschäftigung in Haus und Garten, lehnt aber ab, als er gebeten wird, im Schrebergartenverein eine Aufgabe zu übernehmen. Beschwerden mit den Hüften sind für ihn ein Vorwand, sich aus seiner Kegelgruppe zurückzuziehen.

Merke

Ein Problem sind stereotype Vorstellungen vom Alter auch deshalb, weil sich Menschen häufig so fühlen und verhalten, wie es von ihnen erwartet wird. Stereotype beeinflussen das Selbstbild und das tatsächliche Verhalten alter Menschen (Baltes 1997).

1.2.2 Alter: kein beliebtes Thema

In privaten Gesprächen kann man bemerken, dass das Thema Alter, sobald es jemanden selbst betrifft, möglichst vermieden wird. Der Frage, wie man sich den eigenen Ruhestand vorstellt, weicht man aus. Alter und Altern sind für viele Menschen keine beliebten Themen; es wird in unserer Gesellschaft lieber die jugendlich strahlende, leistungsfähige Seite hervorgekehrt. Gegenüber diesem „Jugendwahn" wird die Realität des Alterns als Bedrohung oder Verunsicherung empfunden – sie erinnert Jüngere daran, dass auch sie unweigerlich älter werden. Besonders dann wird mit Abwehr reagiert, wenn ein alter Mensch in seiner Orientierung gestört oder verwirrt ist. Das wird als peinlich empfunden und löst Verlegenheit aus.

Über hochbetagte Menschen, die ihr Leben selbstständig führen, reisen, vielleicht mit über 90 Jahren noch Vorträge halten, spricht man mit einer Mischung aus Hochachtung und Verwunderung. Ähnlich vielleicht wie von Zirkusakrobaten: eine wohl mögliche, aber fast unglaubliche Leistung. Wenn ein alter Mensch seine Gewohnheiten beibehält, eigenwillig ist und sich nicht bereitwillig dem heutigen Lebensstil anpasst, wird das von vielen als störend empfunden und kann verächtliche Reaktionen hervorrufen.

Aber das Bild vom Alter wandelt sich. Die Berliner Altersstudie BASE (S. 45) hat eine Fülle an Belegen erbracht, dass die Vorstellung vom Alter als einer nur negativen Lebensphase nicht der Wirklichkeit entspricht. Sie zeigt ein differenzierteres Bild vom Alter: Einerseits werden die schmerzlichen Seiten des Alterns nicht übersehen, andererseits wird deutlich, dass viele ältere und alte Menschen das Alter als Chance wahrnehmen und nutzen, siehe Aspekte des Alterns aus soziologischer Sicht (S. 54).

Im Laufe der Ausbildung haben Sie unterschiedliche Kontakte zu alten Menschen und machen Erfahrungen mit ihnen. Sie werden sich gerontologische Kenntnisse aneignen. All dies wird dazu führen, dass Sie unkritisch übernommene Ansichten über alte Menschen (Vorurteile, Klischees) selbst überprüfen können. Sie werden am Ende Ihrer Ausbildung ein genaueres und besser begründetes Bild vom Leben im Alter und von alten Menschen haben (▶ Abb. 1.2).

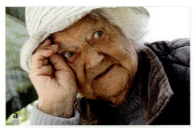
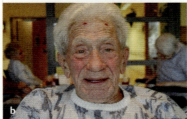
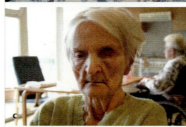
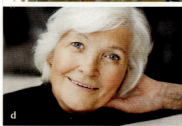
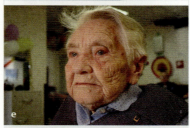

Abb. 1.2 Das Alter hat viele Gesichter.
a Foto: L. Humer, Fotolia.com
b Foto: K. Gampper, Thieme
c Foto: K. Gampper, Thieme
d Foto: tbel, Fotolia.com
e Foto: K. Gampper, Thieme

Antworten zum Wissenstest über alte Menschen (nach Lepenies 1997, ergänzt)

1. **Falsch.** 29 % der 70–100-Jährigen beurteilen ihre körperliche Gesundheit allgemein als sehr gut bis gut, 38 % als befriedigend, 3 % als ausreichend oder mangelhaft.
2. **Richtig.** Die Demenzhäufigkeit steigt mit dem Alter stark an. 70–74 Jahre: etwa 1 % der Altersgruppe; 90 Jahre und darüber: etwa 35 % der Altersgruppe sind von Demenz betroffen.
3. **Falsch.** Die Rekonstruktion der Tagesabläufe zeigt, dass nur etwa 20 % der durchschnittlichen Wachzeit mit Ruhephasen verbracht werden. Bei den 70–84-Jährigen sind es sogar nur 10 %.
4. **Falsch.** Bis ins hohe Alter hinein sind die meisten Menschen noch lernfähig, auch wenn die Gedächtnisleistungen schlechter werden.
5. **Falsch.** Auf Befragen entwerfen etwa 90 % bis ins hohe Alter Zukunftsszenarien.
6. **Falsch.** Etwa 40 % geben an, dass sie meistens über die Gegenwart nachdenken, 30 % berichten v. a. von Gedanken über die Vergangenheit und 25 % von Gedanken über die Zukunft.
7. **Richtig.** Fast 50 % der 70–100-Jährigen geben an, dass sie niemanden haben, mit dem sie über schwierige Probleme reden können.
8. **Falsch.** Männer sind lebenslang zeugungsfähig, viele sind noch im hohen Alter an Sex interessiert, wenn auch Geschlechtsverkehr nicht mehr so häufig ist. Manche Frauen erleben noch mit 85 einen Orgasmus (Spee 2014).
9. **Falsch.** Gegenwärtig leben nur etwa 4,6 % der Personen, die 65 Jahre und älter sind, in stationären Einrichtungen – inklusive Seniorenresidenzen und Wohnstiften. 1,6 % leben in Altenwohnungen oder im Betreuten Wohnen. 93 % leben in ihren eigenen Wohnungen oder bei ihren Familien. Von den Personen, die 95 Jahre und älter sind, leben immerhin noch über 60 % nicht im Heim (Kruse 2007)! Von den anerkannt pflegebedürftigen Menschen werden mehr als zwei Drittel (71 %) zu Hause gepflegt, davon wiederum zwei Drittel ausschließlich von ihren Angehörigen (Statistik der Pflegekassen).

1.2.3 Das Altwerden erleben – eine neue Identität

Im folgenden Abschnitt erfahren Sie etwas über Veränderungen, wie sie beim Altern erlebt werden – also über die subjektive, persönliche Sicht.

▶ **Allmählicher Übergang.** Beim Altern erfährt der Mensch etwas Ähnliches wie bei den Übergängen in früheren Lebensaltern, z. B. in der Pubertät: ein heranwachsender Junge oder ein junges Mädchen sind sich selbst zunächst teilweise fremd, sie müssen mit den Veränderungen in ihrem Körper, an ihrem Äußeren, dem seelischen Umbruch erst vertraut werden. Sie müssen sich mit dem neuen Wesen, das sich da aus ihnen entwickelt, anfreunden und identifizieren. Ähnliches geschieht beim Altern, nur dass die Veränderungen hier als weniger „vorteilhaft" empfunden werden.

Individuelle Sichtweise

Fallbeispiel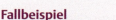

„Das Alter kommt mit einem Schlag: **Plötzlich** fällt nichts mehr so leicht wie früher, **auf einmal** weiß man, man ist alt" (76-jähriger Mann).

„Keine Kinder mehr zu versorgen, kein Zwang zur täglichen Arbeit. Endlich kann ich Spanisch lernen – der Wunsch hat mich durch das Leben begleitet. Solch ein Vergnügen – auch wenn ich länger brauche als die Jungen" (70-jährige Frau).

„Kannst du dir so etwas vorstellen: Heute in der U-Bahn hat mir ein junges Mädchen ihren Platz angeboten" (73-jähriger Mann zu seinem gleichaltrigen Freund).

Da der Prozess des Alterns über weite Strecken ganz allmählich verläuft, spürt man ihn selbst meist kaum. Durch andere wird man darauf aufmerksam, dass man älter geworden ist. Viele Menschen sind zutiefst erschrocken, wenn sie das erste Mal merken, dass sie für „alt" gehalten werden. Individuell werden die Veränderungen als Schritt in eine neue Identität, in die Identität als alternder Mensch, ganz unterschiedlich bewertet.

Alter als Kränkung

Besonders schwierig ist das Älterwerden für die Menschen, deren Selbstbild sich an Fitness und jugendlicher Schönheit orientierte und die ihr Leben lang ein negatives Altersklischee („krank und hässlich") hatten. Für sie ist es schockierend, wenn sie Alterserscheinungen an sich wahrnehmen, wie
- die ersten Falten,
- die langsam ergrauenden oder schütter werdenden Haare,
- die Taille ist nicht mehr schlank wie ehedem,
- die dritten Zähne; die eingefallene Mundpartie, wenn die Zahnprothese herausgenommen ist,
- zunehmende Vergesslichkeit,
- die begrenzte Leistungsfähigkeit bei jemandem, dessen Stolz Ausdauer, körperliche Geschicklichkeit oder sportliche Erfolge waren.

All dies kann den Kern des Selbstbilds treffen und sehr gewöhnungsbedürftig sein. Die Persönlichkeit, deren Körper sich da verändert, ist ja noch dieselbe wie vorher, es geschieht etwas mit ihr ohne eigenes Zutun. Manche alte Menschen, denen man ihre Hinfälligkeit ansieht, scheuen den Aufenthalt in der Öffentlichkeit. Man hat deshalb Alter auch als „narzisstische Kränkung" bezeichnet, als eine Verletzung des Selbstwertgefühls (Heuft 2000, Mika 2014).

Alter als Chance

Andere Menschen wiederum erkennen für sich v. a. die Chancen des Alters. Sie bleiben seelisch jung und erleben staunend, dass sich das Leben noch einmal neu öffnet, dass sie Neues anfangen können. Sie lernen, und viele setzen sich für andere ein. Im hohen Alter kann der Wunsch wachsen, das Leben als Ganzes zu sehen und zu einem dankbaren Einverständnis mit dem gelebten Leben zu gelangen.

Lebenserfahrung

Altern ist als die Lebensphase bezeichnet worden, in der sich Erfahrungen angehäuft haben. Wer Erfahrungen gemacht hat, verfügt über einen individuellen Schatz. In der Auseinandersetzung mit den jeweiligen Lebensumständen werden sie immer wieder neu erarbeitet (Staudinger 2005). Menschen versuchen, ihr Leben im Zusammenhang und in seiner Bedeutung zu verstehen.

Merke

Lebenserfahrung umfasst:
- **Selbsterkenntnis**: Ein Mensch kennt seine eigenen Stärken, seine Schwächen und Besonderheiten.
- **Handlungswissen**: Er weiß, wie Dinge anzupacken sind. In schwierigen Situationen kann er zum „Problemlösungsmeister" werden.
- **Menschenkenntnis**: Er hat ein Bild davon, wie Menschen handeln und wie mit ihnen umzugehen ist. Daher kann er auch komplizierten Menschen mit Nachsicht begegnen.
- **Einsicht in Lebenszusammenhänge**: Er versteht etwas vom „Leben", kann auch mit den Ungewissheiten, die zum Leben gehören, umgehen. Er traut sich, seinem Wesen gemäß zu leben, bereichert andere damit und entscheidet frei, wo er sich aus Rücksicht auf andere selbst zurücknehmen will.

Lebensrückschau

Fallbeispiel

Nie vergessen wird Frau Rahna (93), wie sie als 5-Jährige in der Speisekammer heimlich ein Loch in eine Buttercremetorte gebohrt hatte – der himmlische Genuss, und dann der ernste Blick des geliebten Vaters, der von seiner Tochter zutiefst enttäuscht war.

Die verbreitete Meinung, dass das „Altgedächtnis" gut erhalten bleibt, auch wenn das Kurzzeitgedächtnis sich verschlechtert, kann nicht aufrechterhalten werden. Sehr vieles, was ein Mensch in Kindheit und Jugend erlebt hat, ist dem Gedächtnis unwiederbringlich verloren gegangen. Gut erinnert werden Erlebnisse mit besonderer emotionaler Bedeutung, die mit Freude, Lob, Angst oder Scham verbunden sind.

Mit den Jahren verengt sich der Lebenskreis. Die Kontakte des Berufslebens bestehen nicht mehr, gleichaltrige Freunde und Verwandte sterben, Reisen und sonstige Aktivitäten fallen schwerer. Während die Orientierung nach außen abnimmt, gewinnt die Beschäftigung mit der eigenen Vergangenheit an Bedeutung.

Lebensbewältigung

Fallbeispiel

In der Wochenzeitung „Die Zeit" (D. Fürstenberg 1998) wurde vom schweren Sterben eines Mannes berichtet, der (wie die Autorin D. Fürstenberg, seine Nichte, nach seinem Tod anhand von Unterlagen zweifelsfrei erkannt) an der Erschießung vieler Juden beteiligt war. Er hatte sich der Familie gegenüber sowie bei späteren Verhören immer als schuldlos dargestellt. Weil aber immer neue Verdachtsmomente aufkamen, wurde er wiederholt vorgeladen. In späteren Jahren berief er sich auf sein nachlassendes Gedächtnis und auf eine Krankheit während des Krieges. Mit 91 Jahren starb er, nachdem er 1 Jahr lang, ohne sprechen zu können, in einem Altenheim gelebt hatte – als Folge eines Schlaganfalls.

Er hatte einen Zettel bei sich mit Worten aus dem 18. Psalm: „Es umfingen mich des Todes Bande, und die Fluten des Verderbens erschreckten mich. Des Totenreichs Bande umfingen mich, und des Todes Stricke überwältigten mich. Als mir angst war, rief ich den Herrn an und schrie zu meinem Gott. Da erhörte er meine Stimme von seinem Tempel, und mein Schreien kam vor ihn zu seinen Ohren." Nach seinem Tod fand seine Nichte in seinem Haus als einziges Buch, unter der Bettwäsche versteckt, Interviews mit jüdischen Frauen, die Auschwitz überlebt hatten.

eingeschätzt und die Redewendung „Zeit heilt Wunden!" bestätigte sich (Filipp 1996).

Das menschliche Gedächtnis betreibt nicht selten eine Art Schönfärberei. Es speichert Erlebnisse nicht vollständig und auch nicht zuverlässig. Die nachträgliche Sinndeutung verändert und verschönt belastende Ereignisse im Leben und macht sie im Nachhinein erträglich – eine unbewusste Bewältigungsstrategie, siehe Kognitives Umstrukturieren (S. 53).

Lernaufgabe ✓

Diskutieren Sie und nehmen Sie Stellung, wie solche nachträgliche Sinndeutung auf Sie wirkt. Werten Sie sie als unaufrichtige Beschönigung oder akzeptieren Sie sie als Lebenshilfe?

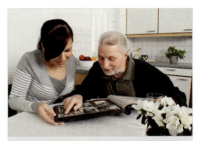

Abb. 1.3 **Rückblick**. Ein Mann erzählt aus seinem Leben. (Foto: G. Sanders, Fotolia.com)

- in einer neuen, lebendigen Spiritualität, in der Dankbarkeit gegenüber Gott, der das Leben durch gute und böse Tage geführt hat.

Beim Bilanzziehen finden viele Menschen auch für schwere Erlebnisse einen Sinn. Statt mit einem schweren Schicksal zu hadern, z. B. einer Krankheit, erkennen sie ein „Wozu".

Manche schweren Erlebnisse konnten bis ins hohe Alter nicht so verarbeitet werden, dass der alte Mensch Ruhe findet. Gewalterlebnisse gehören dazu, auch eigene Schuld, die nie ausgesprochen und gesühnt wurde, siehe „Biografisch orientierte Pflege/Biografiearbeit" (S. 128).

Zurzeit haben wir es in der Altenpflegearbeit noch vereinzelt mit Tätern aus der Nazizeit zu tun, ebenso mit Opfern der Verfolgung. Nach Jahren in der Emigration sind jüdische Mitbürger im Alter wieder nach Deutschland zurückgekommen. Wir werden oft nichts von ihrer Vergangenheit erfahren, denn die extremen Erfahrungen von Angst und Verfolgung verschließen die meisten in ihren Herzen. Die Pflege eines solchen Menschen kann schwierig sein und – wenn man von seiner Vergangenheit weiß – seelisch belasten (Neulist 2005).

Lebensdeutung

Fallbeispiel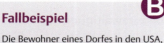

Die Bewohner eines Dorfes in den USA, das einem Dammbruch zum Opfer gefallen war, wurden direkt nach der Flutkatastrophe und noch einmal 15 Jahre danach befragt. Man konnte also die Aussagen kurz nach dem Ereignis und 15 Jahre später vergleichen. Einige Bewohner verweigerten die Teilnahme: Sie wollten offenbar jede Erinnerung an das Geschehen meiden. Bei den übrigen zeigte sich die deutliche Tendenz, die Dramatik in der Rückschau herunterzuspielen. Die Verluste wurden bei der späteren Befragung geringer

Lebensbilanz

Fallbeispiel

„Der beginnende Parkinson bringt dieses neue Körpergefühl in mein Leben – rechtsseitig verlangsamt zu sein, in Arm und Bein, also im Zugreifen nach etwas, und beim Schritte machen. Bis heute, nach 1½ Jahren, erlebe ich es immer noch als Geschenk und als für mich notwendiges Angebot des Lebens, langsamer zu greifen, langsamer zu gehen. Ich hätte es wohl auf keine andere Art gelernt: das Achten auf die kleinen unscheinbaren Dinge, die ich früher ‚übergangen' oder ‚über-griffen' habe. Ich erlebe, wie groß das Umlernen ist. Es geschieht nicht einfach so, nur weil ich das jetzt erkannt habe. Es hört sich wie Wenig an und ist doch etwas Großes" (74-jährige Frau, früher Krankengymnastin und lange Hausfrau).

Schon im mittleren Alter schauen Menschen auf ihr bisheriges Leben zurück und ziehen Bilanz: „Wie ist mein Leben gelungen, welchen Sinn hatte es, wozu habe ich bis jetzt gelebt?" Im Alter kommt verstärkt das Bewusstsein hinzu, dass das Dasein und das eigene Leben endlich sind (▶ Abb. 1.3).

Alte Menschen suchen nach dem Sinn in ihrem Leben, z. B.

- in der Erfüllung einer persönlichen oder beruflichen Lebensaufgabe,
- im Bewusstsein, der nachfolgenden Generation Wertvolles weitergegeben zu haben,

1.3 Aspekte des Alterns aus biologischer Sicht

Die Biologie des Menschen begegnet Ihnen in der Altenpflegeausbildung als Anatomie und Physiologie des Menschen. Der folgende Abschnitt beschäftigt sich mit körperlichen Altersveränderungen aus der Sicht der Biogerontologie. Ein Abschnitt zum Verhältnis zwischen Alter und Krankheit schließt das Kapitel ab. Zuvor werfen wir einen Seitenblick auf unsere ferneren und näheren Verwandten – auf andere Lebewesen aus dem Pflanzen- und aus dem Tierreich.

1.3.1 Alter in der Tier- und Pflanzenwelt

Die internationale Forschung wendet sich heute verstärkt den Fragen des Alterns zu. 2012 wurde ein Max-Planck-Institut für die Biologie des Alterns gegründet, das Daten über Lebensdauer und Altern vieler Tier- und Pflanzenarten sammelt und auswertet. Diese Grundlagenforschung soll dazu beitragen, dass Menschen gesünder alt werden können (http://www.age.mpg.de).

Evolutionsbiologische Vergleiche

Im Erbgut von Lebewesen ist das mögliche Höchstalter einer Art festgelegt – das Alter, das ein Organismus theoretisch erreichen kann, wenn keine Störungen (Unfälle, Krankheiten) das Leben verkürzen.

Tab. 1.2 Maximale Lebensspannen verschiedener Pflanzen und Tiere im Vergleich zum Menschen (nach Dandekar 1996).

Spezies	Alter
Pflanzen	
Farne	30 Jahre
Weinstock	130 Jahre
Eiche	1300 Jahre
Tiere	
Eintagsfliege	1 Tag
Stubenfliege	76 Tage
Biene, Arbeiterin	6–7 Wochen
Bienenkönigin	6–30 Jahre
Hausmaus	3–4 Jahre
Regenwurm	10 Jahre
Eichhörnchen	12 Jahre
Amsel	18 Jahre
Huhn	30 Jahre
Weinbergschnecke	35 Jahre
Hausrind	49 Jahre
Schimpansen	60 Jahre
Elefant	70 Jahre
Karpfen	70–100 Jahre
Krähe	118 Jahre
Schildkröte	180 Jahre
Mensch	120 Jahre

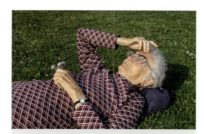

Abb. 1.4 Seelisch jung. Wer altert, muss nicht unbedingt alt werden. (Foto: H. Meseritsch, Fotolia.com)

Beim „Säugetier Mensch" rechnet man heute mit 120 Jahren (▶ Tab. 1.2). Den Rekord – soweit in Geburts- und Sterberegistern festgehalten – hält zzt. Jeanne Calment. Sie starb 1997 im Alter von 122 Jahren und 5½ Monaten im südfranzösischen Arles.

Wie für die Pflanzen- und Tierarten, so ist auch im „genetischen Code" jedes einzelnen menschlichen Individuums sein höchstmögliches Lebensalter festgelegt und wird im Erbgang an die Nachkommen weitergegeben. Ob dieses höchstmögliche Alter dann auch erreicht wird, dazu tragen weitere Faktoren bei, s. u. Sicherlich kennen Sie Familien mit sehr alten Menschen und andere, in denen die meisten Familienmitglieder nicht besonders alt wurden.

Fortpflanzung

▶ **Beispiel.** Pazifiklachse verbrauchen auf der langen Wanderung zu den Laichplätzen alle Fettreserven, die der Körper vorher aufgebaut hat. Sie schaffen gerade diesen Weg, legen die Eier ab bzw. besamen sie. Die Lachse sterben 2–3 Wochen danach.

▶ **Beispiel.** Mäuse haben viele „Fressfeinde". Die Wahrscheinlichkeit, dass sie in jungem Alter gefressen werden, gleicht die Natur durch besondere Fruchtbarkeit aus: In der maximalen Lebenszeit von 3–4 Jahren können sie ohne Weiteres 400 Junge werfen.

Im Laufe der Evolution hat die Natur verschiedene **genetische Programme** zur Erhaltung der Arten herausgebildet (Dandekar 1996). Die begrenzte Stoffwechselenergie wird bei manchen Tierarten (Stubenfliege, Maus) v. a. in die Fortpflanzung investiert. Diese Tiere haben nur eine kurze Lebenszeit, um Nachwuchs zu erzeugen. Der Nachteil wird durch eine hohe Anzahl von Nachkommen ausgeglichen – bei Hausmäusen mehrere Würfe im Jahr mit bis zu 8 Jungen. Ähnlich wie den Pazifiklachsen ergeht es den Drohnen (männliche Bienen) im Bienenvolk: Sie sterben, nachdem sie die Bienenkönigin befruchtet haben. Was nach der Fortpflanzungsphase mit den Individuen geschieht, ist für die rein biologische Arterhaltung belanglos.

Langes Leben

▶ **Beispiel.** Elefanten haben kaum Feinde, sodass die Jungen i. d. R. überleben. Bei einer maximalen Lebenszeit von 70 Jahren werden rund 10 Nachkommen geboren.

▶ **Beispiel.** Der Süßwasserpolyp Hydra kann in viele Teile zerstückelt werden – aus fast jedem Teilstück bildet sich ein neues, voll funktionsfähiges Exemplar.

Manche Arten leben auch nach der Fortpflanzungsphase noch lange weiter. Die Natur investiert die Energie in Schutz- und Reparaturmechanismen, z. B. in höchst komplizierte Systeme zur Abwehr von Krankheiten oder Reparaturen in den Zellkernen, oder in die Wiederherstellung beschädigter Körperteile (Baudisch 2007).

Es gibt zwar in der Natur viele Lebewesen, die ein sehr hohes Alter erreichen, aber Altern im Sinne von Abbau und Verfall ist in der Natur ganz und gar nicht selbstverständlich. Wird ein 80-jähriger Karpfen gebrechlich, bekommt er Falten? Normalerweise stirbt ein Lebewesen, bevor es altert, weil die Nahrungsmittel knapp sind, durch Unglücksfälle oder weil es selbst anderen Lebewesen als Nahrung dient, also gefressen wird. Lange galt das auch für die Menschen: Sie wurden in der Steinzeit selten älter als 35 Jahre.

1.3.2 Das Altern des Menschen

▶ **Wert von Erfahrungswissen.** In komplexen Gesellschaften sind Erfahrungen und kulturelle Errungenschaften wichtig. Ältere Artgenossen geben nicht nur ihr Erbgut, sondern auch ihr Erfahrungswissen an die jüngeren weiter. Hierfür ist eine größere Lebensspanne erforderlich: Die bietet Zeit für die Aufzucht des Nachwuchses, der dadurch gut auf seinen Platz im Leben vorbereitet ist. Das ist schon in der Tierwelt zu beobachten, erst recht gilt es für die menschlichen Gemeinschaften. So gewinnen jene Kräfte an Bedeutung, die Erfahrungen weitergeben können, nämlich die Generation der Großeltern. Großmütter und Großväter können demnach die Lebenstüchtigkeit ihrer Kinder und Kindeskinder erhöhen (Baudisch 2007). Evolutionsbiologisch kann man sagen: Das im menschlichen Erbgut verankerte hohe Lebensalter bezweckt, dass das Erfahrungswissen von Generation zu Generation weitergegeben werden kann.

▶ **Beispiel.** „Meine Mutter war berufstätig, ging früh aus dem Haus. Meine Großmutter hat mich und meine Geschwister großgezogen. Von ihr habe ich viele Lieder gelernt, meine Kenntnis von Kräutern und Pilzen habe ich ihr zu verdanken. Sie war mir immer ein Vorbild mit ihrer Energie; in schwierigen Situationen ließ sie sich nicht entmutigen, sondern suchte und fand einen Ausweg."

Alterung als Biomorphose

Es ist für uns selbstverständlich, dass Menschen altern. Körperliche Merkmale zeigen die Entwicklung vom Säugling zum Kleinkind, weiter zum Schulkind, über die Pubertät zum jungen Erwachsenen und zum alten Menschen (Gestaltwandel). Wir schätzen das Alter eines Menschen meist ziemlich zutreffend, auch wenn kosmetische Mittel eine jugendlich wirkende Haut zaubern und ergrautes Haar gefärbt wird (▶ Abb. 1.5).

Merke

Alterung ist keine Krankheit, sondern normale, d. h. gesunde, Veränderung.

Alte Menschen

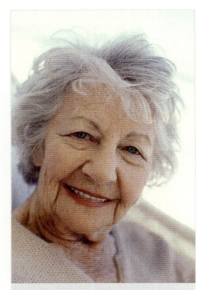

Abb. 1.5 Alter. Wir registrieren unbewusst körperliche Merkmale und schätzen danach das Alter eines Menschen. (Foto: Jupiterimages)

Definition

Die körperlichen Veränderungen im Lebensverlauf, die irreversibel, d. h. nicht rückgängig zu machen sind, heißen „**Biomorphose**" (Kruse 2010, nach Max Bürger, Internist; 1885–1966).

Die Biomorphose beginnt mit der Verschmelzung der Keimzellen bei der Befruchtung und endet mit dem Tod. Dabei wandeln sich nicht nur das äußere Erscheinungsbild, sondern auch die Funktionen im Körper tiefgreifend: Gewebe und Organe entwickeln sich, werden umgeformt und abgebaut – dabei ändern sich ihre Größe, Aktivität und ihr Zusammenspiel.

Lernaufgabe

Tragen Sie zusammen, welche Erscheinungen der Biomorphose Sie kennen:
- Typische Merkmale der Gestalt beim Säugling, beim Kleinkind, beim Schulkind, in der Pubertät, beim 30-jährigen Erwachsenen, beim 60- und beim 90-Jährigen;
- Funktionsveränderungen der Organe, z. B. der Sinnesorgane, der Geschlechtsorgane, der Haut, der Muskeln.

Die Biomorphose zwischen mittlerem Erwachsenenalter und den Altersphasen verläuft fließend. Die Rückbildung der Organe beginnt schon im 3. und verstärkt sich ab dem 5. Lebensjahrzehnt (▶ Abb. 1.6). Die Organe altern unterschiedlich schnell und zu unterschiedlichen Zeiten. Erst im höheren Alter werden die Einbußen spürbar. Dabei gleicht der Gesamtorganismus die Verluste weitgehend aus. Viele Veränderungen sind Anpassungsleistungen des Organismus (Hanna 1990). Zum Beispiel ist nach körperlicher Anstrengung ein größeres Herzminutenvolumen (Blutmenge pro Minute) notwendig als in der Jugend, weil die Blutgefäße nicht mehr so elastisch sind. Dadurch verdickt sich die linke Herzkammerwand als Folge der Mehrarbeit des Herzens. Praktisch auf jeder Ebene unseres Körpers kommt es zu Kompensationen (Ausgleichsleistungen) für normale Leistungseinbußen (Hayflick 1996).

Es folgen nun beispielhaft einige Informationen:

- zur Gestaltveränderung im Alter (nach Reitz 1996)
- zum Altern der Zellen
- zum Altern der Gewebe, Organe und Organsysteme
- zur Anpassungsfähigkeit

Gestaltveränderung im Alter

▶ **Körpergröße.** Durch das Schrumpfen der Zwischenwirbelscheiben und z. T. auch der Wirbelkörper selbst nimmt die Körpergröße bis zum 80. Lebensjahr im Durchschnitt 5–6 Zentimeter ab, in Einzelfällen bei Frauen bis 15 Zentimeter, bei Männern bis 10 Zentimeter.

▶ **Körperumriss.** Der Umriss des Körpers verschiebt sich. Die Haltung kann sich verändern: Ein „Rundrücken" (als Folge von Knorpel- und Wirbelschwund und Muskelerschlaffung) hieß früher im Volksmund „Witwenbuckel" wie auf ▶ Abb. 1.7 zu sehen. Die Schulterpartie wird schmaler, das Becken breiter, Bauch- und Rückenmuskulatur erschlaffen, sodass die Bauchorgane absacken und die Taille nahezu verschwindet. Der Schwerpunkt der Körperproportionen wechselt auf diese Weise von oben nach unten, der Körperumriss wird birnenförmiger. Zusätzlich wird Fett eingelagert.

▶ **Muskulatur.** Die Skelettmuskulatur verliert an Masse, sodass sich das Muskelbild verändert. Im Durchschnitt sinkt die Muskelmasse zwischen dem 30. und 80. Lebensjahr um 30 %. Bei lebenslang trainierten Muskeln geht der Abbau langsamer vonstatten.

▶ **Haut und Haare.** Haut und Haar verändern sich: Die Haut wird dünner durch Wasserverlust und weil die Zahl der Zellen abnimmt. Dadurch treten die darunterliegenden Adern stärker hervor. Andere

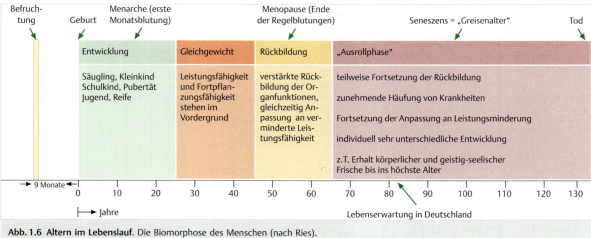

Abb. 1.6 Altern im Lebenslauf. Die Biomorphose des Menschen (nach Ries).

1.3 Aspekte des Alterns aus biologischer Sicht

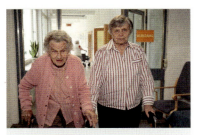

Abb. 1.7 Altersbedingte Haltungsveränderung. Die Frau weist typische altersbedingte Haltungsveränderungen auf. (Foto: R. Stöppler, Thieme)

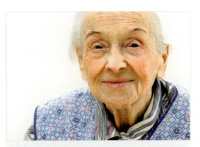

Abb. 1.8 Haut und Haar. Die Haut wird im Alter dünner und faltiger. Die Haare werden grau oder weiß und schütterer. (Foto: lougassi Gilles, Fotolia.com)

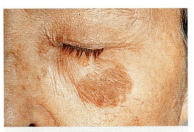

Abb. 1.9 Alterspigmentierungen. Sie finden sich besonders an Stellen, die dem Licht ausgesetzt sind, an Handrücken, Unterarmen, Gesicht. (Foto: Thieme)

Veränderungen in der Haut wirken sich so aus, dass sich Falten bilden. Der Farbstoff in Haut und Haaren wird weniger, die Haare werden grau oder weiß (▶ Abb. 1.8). Andererseits sammeln sich Pigment- und Lipofuszinflecken in der Haut: die sog. Altersflecken (▶ Abb. 1.9).

„Niemand stirbt an alter Haut! Die Haut verschleißt nicht wie ein alter Mantel und fällt nicht ab. Es gibt Herzversagen, aber kein Hautversagen. Bis zum Schluss sind wir gut verpackt" (Albert Kligman, n. Hayflick 1996).

▶ **Gang.** Das Gleichgewichtsgefühl und der Gang werden unsicher. Durch Gewichtsverteilung wird das ausgeglichen: Alte Menschen stehen und gehen breitbeiniger, wobei zur Sicherung noch das „dritte Bein", der Gehstock oder der Rollator, dazukommen kann.

▶ **Ohrläppchen und Füße.** Einzelne Körperteile können bis zum Lebensende weiter wachsen, z. B. die Ohrläppchen. Auch die Füße scheinen noch zu wachsen; zumindest werden sie durch einen Senkfuß länger.

Altern als Zusammenwirken vieler Faktoren

Beim Altern wirken verschiedene Ursachen zusammen. Zu dem genetisch festgelegten Höchstalter kommt noch eine Vielzahl eher zufälliger Einflüsse von außen oder Störungen im Körperinneren z. B. durch Umweltbelastungen, Ernährung und gesunde oder ungesunde Lebensweisen.

Zurzeit geht man davon aus, dass
- das Erbgut zu 25 % festlegt, wie alt wir werden können, 10 % von den Lebensbedingungen in der Kindheit und die restlichen 65 % von den Lebensbedingungen im weiteren Leben abhängen;
- zufällige Störfaktoren aus der Umwelt sich auswirken, wie Strahlung, Ernährung, Stress, Krankheitserreger usw.;
- die Störungen mit dem Alter zunehmen und die Leistungsfähigkeit der komplizierten Reparatursysteme abnimmt);
- die Anpassungsfähigkeit mit dem Älterwerden abnimmt, aber bis ins hohe Alter wirkt;
- bei der Erneuerung von Zellen bzw. bei den Zellteilungen Fehler und Störungen vorkommen – durch Beschädigung oder Veränderung der „Baupläne" der Zelle oder Fehler beim „Lesen" der Baupläne (DNA, RNA), durch Ansammlung von „Stoffwechselmüll";
- sich die Reaktion der Körperzellen auf innere und äußere Einflüsse mit zunehmendem Alter verlangsamt und sich dadurch z. B. die Rekonvaleszenz (Erholungszeit) nach Krankheiten verlängert;
- die Zellen sich im Alter langsamer teilen und im Ganzen weniger, aber größer werden. Durch die Zellgröße wird die Verringerung der Zellzahl ausgeglichen.

Altern der Zellen

Die biologische Alternsforschung hat sich in den vergangenen Jahrzehnten v. a. mit dem Altern der Körperzellen beschäftigt.

Begrenzte Zahl von Zellteilungen

Der Amerikaner Leonhard Hayflick entdeckte in den 1960er Jahren die Telomere, Abschnitte an den Enden der DNA-Stränge. Bei jeder Zellteilung geht ein Telomerstück verloren. Hat sich die Zelle so oft geteilt, dass die Höchstzahl der durch die Telomere einprogrammierten Teilungen erreicht ist, hören die Zellteilungen auf. Die Höchstzahl der Teilungen variiert von Art zu Art: z. B. bei Mäusen 15-mal (Lebensspanne 3 Jahre), bei Hühnern 25-mal (Lebensspanne 12 Jahre), bei der Galapagos-Schildkröte 110-mal (Höchstlebensdauer 175 Jahre), beim Menschen 50-mal. Die Zeitabstände der Zellteilungen sind innerhalb eines Organismus nicht gleich. Daher altern die Organe nicht gleichzeitig und nicht gleich schnell.

Reparatursystem

Eine umfassendere Theorie hängt mit Schäden an der DNA zusammen: Häufen sich die Schäden, so wird das Reparatursystem beeinträchtigt, das die Zellen befähigte, mit Störungen fertig zu werden. So verhindert z. B. ein Gen, p53, dass sich beschädigte Zellen weiter teilen. Die in der Jugend segensreiche Wirkung von Gen p53 gegen Zellteilungen, z. B. in Krebsgewebe, ist aber im Alter schädlich: Es verhindert, dass beschädigtes Gewebe erneuert wird, und trägt so zur Alterung bei (Baudisch 2007).

Einerseits wird die Forschung durch die Erkenntnisse über die Vorgänge in der Zelle in absehbarer Zeit Wege finden, um Altern hinauszuschieben, vielleicht Alzheimer, Parkinson, Arteriosklerose zu mildern oder zu verhindern – es werden große Hoffnungen in diese Entwicklungen gesetzt. Andererseits machen Wissenschaftler darauf aufmerksam, dass es riskant ist, einzelne der hochwirksamen Faktoren im Inneren der Zellen anzuregen oder zu unterdrücken (z. B. durch Medikamente). Das Zusammenspiel der einzelnen Faktoren wird dadurch gestört. Man entdeckt immer mehr „Signalwege" zwischen diesen Faktoren, die die Wechselwirkungen steuern. Darum ist oft nicht absehbar, welche schädlichen Nebenwirkungen durch ein Eingreifen ausgelöst werden (Rensing 2007).

FDH

Eine Beobachtung gilt allerdings heute als gesichert: Zellen und Organe bleiben bei herabgesetzter Kalorienzufuhr (30–50 %) länger gesund. Das wurde in zahlreichen Versuchen bei verschiedenen Tierarten nachgewiesen. Damit ist die alte Volksweisheit „FDH" = „friss die Hälfte" bestätigt. Das gilt aber nicht für alte Menschen, die meist ohnehin weniger Appetit haben, und aufgrund von Abbauprozessen an Gewicht verlieren. Wer auf diesem ziemlich sicheren Weg für ein langes, gesundes Leben sorgen möchte, sollte damit in jüngeren Jahren anfangen.

Tab. 1.3 Abnahme von Organfunktionen im höheren Alter im Vergleich zur Organleistung mit ca. 30 Jahren (= 100 %) (nach Kruse 2010).

Organ	Organleistungen des älteren Menschen	vermindert um (minus) %	erhöht
Gehirn	Gehirngewicht	– 6–11 %	
	Gehirndurchblutung	– 20 %	
	Gedächtnisleistung	ca. – 20 % (abhängig von Training und Lebensgeschichte)	
Nerven	Nervenleitgeschwindigkeit	– 10 %	
	Anzahl der Nervenzellen	– 3 %	
	Anzahl der Geschmacksknospen im Mund	– 62 %	
Stoffwechsel	Grundstoffwechsel des Körpers	– 18 %	
Herz	Herzleistung	– 50 %	
	max. Pulsfrequenz	– 25 %	
	Herzgewicht		+ 20– + 30 %
	Auswurfleistung in Ruhe	– 30 %	
Lunge	max. Ein- und Ausatemvolumen	– 45 %	
	größte Sauerstoffaufnahme	– 60–70 %	
Nieren	Filtrationsleistung	– 32 %	
	Durchblutung	– 50 %	
	Nierengewicht	– 20–30 %	
Muskulatur	Muskelmasse	– 30 %	
	maximale Dauerleistung	– 30 %	
	maximale Spitzenleistung	– 60 %	
	Handmuskelkraft	– 45 %	

Altern der Gewebe, Organe und Organsysteme

Die Vorgänge der Zellalterung sind für unser Auge nicht sichtbar. Sie wirken sich aber als Gewichtsverlust auf die Gewebe, Organe und Organsysteme aus. Die Folge ist ein Leistungsabfall. Im hohen Alter stehen dem Organismus nur noch Restfunktionen zur Verfügung. Auch verlangsamt sich der Auf- und Abbau von Vernetzungen (Kollagenfasern) zwischen den Zellen – die Gewebe verlieren an Elastizität.

Will man bei verschiedenen Organfunktionen die mit dem Altern verbundenen Rückbildungen messen, setzt man zum Vergleich das Alter von 30 Jahren an – dem Alter, in dem der Mensch seine maximale Körpergröße und die höchste Leistungsfähigkeit der meisten Organe erreicht hat.

Die Werte in ▶ Tab. 1.3 sind Durchschnittswerte, ermittelt durch den Vergleich zwischen den Werten bei 30-Jährigen und bei alten Menschen.

Man kann von einem Lawineneffekt sprechen: Das Altern beginnt in den Genen und schaukelt sich bis zu den Organen und zum gesamten Organismus hoch (▶ Abb. 1.10).

Das Gehirn schneidet im Organvergleich gut ab. Die Leistungsfähigkeit des Gehirns ist, wenn es trainiert, d. h. benutzt wird, verhältnismäßig wenig beeinträchtigt. Das ist ein tröstlicher Befund angesichts der Sorge vieler Menschen, dass es im Alter „der Kopf nicht mehr richtig tut". Allerdings: Im **hohen** Alter sind Demenzen die häufigsten Erkrankungen (▶ Tab. 1.4, Kruse 2010). Sie haben keine einheitliche Ursache. Mit einem Anteil von etwa zwei Dritteln ist die Alzheimer-Demenz die häufigste Form, 15 % sind gefäßbedingt, bei weiteren 15 % liegen Veränderungen vor, die sowohl dem Alzheimer-Typ als auch dem vaskulären (gefäßbedingten) Typ zuzurechnen sind (Kruse 2010).

Lernaufgabe ✓

Vergleichen Sie die Leistungsfähigkeit der in ▶ Tab. 1.3 aufgeführten Organe. Überlegen Sie, wie sich die Einbußen bei Tätigkeiten im Alltag auswirken können.

Im Folgenden sind einige Beispiele für die Alterung von Geweben, Organen und Organsystemen zusammengestellt:

▶ **Wasserverlust.** Gewebe und Organe bilden sich im höheren Alter zurück, in erster Linie, weil die Zellen weniger Wasser speichern (Abnahme der Elastizität), in zweiter Linie durch Zellverlust.

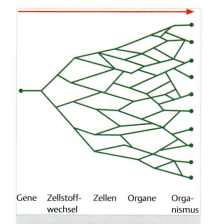

Abb. 1.10 Lawineneffekt. Wie der Organismus altert (nach Reitz 1996).

Tab. 1.4 Anteil dementer Menschen (nach Kruse 2010).

Alter	Anteil Dementer
70–74	etwa 1 %
75–79	etwa 5 %
80–89	etwa 10 %
über 90	etwa 35 %

1.3 Aspekte des Alterns aus biologischer Sicht

▶ **Knochendichte.** Die Dichte der Röhrenknochen und der Wirbel vermindert sich um 25–30 %. Die stützenden Bauelemente der Knochen werden aber dicker, sodass der Schwund nicht unbedingt die Stabilität beeinträchtigen muss. Bei Knochenbrüchen ist die Heilung erschwert.

▶ **Gelenkknorpel.** Die Gelenkknorpel schrumpfen, die Folge können Beschwerden bei stärkerer Beanspruchung sein (Wirbelsäule, Knie, Hüftgelenk).

▶ **Herz-Kreislauf-System.** Die Kontraktionskraft des Herzens nimmt ab. Die Arterienwände verlieren an Elastizität. Daher vermindert sich die Herzfunktion vom 20. Lebensjahr an um durchschnittlich 1 % jährlich, die Anpassung bei besonderen Anstrengungen ist verlangsamt (z. B. Pulsfrequenz).

▶ **Blutgefäße.** Die Wände der Blutgefäße werden starrer und verengen sich teilweise durch Ablagerungen (Arteriosklerose). Die Gefahr nimmt zu, dass ein Thrombus (Blutgerinnsel) sich in einer Ader festsetzt und das Durchströmen des Blutes blockiert – so kann es zu Infarkten kommen (Herzinfarkt, Apoplex).

▶ **Atemorgane.** Die Atmung wird von allen Organsystemen am stärksten beeinträchtigt: Die Zahl der Alveolen (Lungenbläschen) vermindert sich und die Atemmuskulatur verliert an Kraft. Der maximale Luftaustausch beträgt im Alter nur 30–40 % des Wertes von Jugendlichen! Bei Anstrengungen kommt es zu Atemnot. Die allgemeine Leistungsfähigkeit wird eingeschränkt, denn für jede Arbeitsleistung benötigt der Körper Sauerstoff. Die Anfälligkeit für Krankheiten nimmt zu (z. B. chronische Bronchitis).

▶ **Verdauungssystem.** Das Funktionsgewebe vermindert sich um 20–30 %, aber die Veränderungen sind nicht so folgenreich wie bei anderen Organsystemen. Die Teilungsaktivität der Zellen im Dünndarm bleibt bis ins hohe Alter erhalten und es gibt i. d. R. keine Versorgungsprobleme. Praktische Bedeutung kann die Verlangsamung der Dickdarmbewegungen haben (Verstopfung).

▶ **Geschlechtsorgane.** Die Geschlechtsorgane bei Frauen verändern sich bereits zwischen dem 45. und 55. Lebensjahr (Menopause). Bei vielen Männern vergrößert sich im Alter die Prostata, was Schwierigkeiten beim Wasserlassen zur Folge hat.

▶ **Sinnesorgane.** Zahlreich sind die Veränderungen an den Sinnesorganen: Altersweitsichtigkeit als Folge der abnehmenden Elastizität, grauer Star (Linsentrübung) (▶ Abb. 1.11) und Makuladegeneration (Verengung des Gesichtsfeldes); Altersschwerhörigkeit bei 75 % der 75–79-jährigen Menschen. Das Nachlassen beider Sinne schneidet einen Menschen von vielen Informationen ab und erschwert die Teilnahme am Leben der Gemeinschaft. Auch Geruchs- und Geschmackssinn und der Gleichgewichtssinn sind betroffen: Die Balance zu halten wird schwieriger, der Gang wird unsicher.

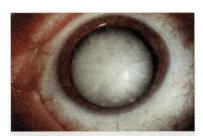

Abb. 1.11 Linsentrübung. Solch einen ausgeprägten grauen Star sieht man heute nur noch selten (Oestreicher et al. 2003). (Foto: Thieme)

▶ **Immunsystem.** Ein gut funktionierendes Immunsystem unterscheidet zwischen fremden und körpereigenen Stoffen und beseitigt Eindringlinge (Bakterien, Viren und deren Gifte). Beide Fähigkeiten lassen im Alter nach, sodass Krankheitserreger weniger erfolgreich bekämpft werden. Krankheiten, die bei jüngeren Menschen mit hohem Fieber einhergehen, verlaufen im hohen Alter oft ohne Reaktionen, der Körper wehrt sich nicht mehr kräftig gegen die Krankheit.

▶ **Hirnleistung.** Am meisten gefürchtet sind Verluste der Hirnleistung. Sie nimmt zwar im Vergleich zu anderen Organen verhältnismäßig wenig ab, falls nicht Krankheiten des Gehirns dazukommen. Die Alterung des Zentralnervensystems zeigt sich v. a. in der Verlangsamung der Informationsverarbeitung und daher auch in der Anpassungsfähigkeit, die im **sehr hohen** Alter deutlich abnehmen (Heuft 2000). Zeitdruck und Stress werden sehr schlecht vertragen, führen zu Fehlern oder Panik. Aber gerade bei Hirnleistungen gilt: Wer rastet, der rostet. So bleiben die geistigen Fähigkeiten gut erhalten bei Menschen, die sich bewegen, aktiv sind, Umgang mit anderen Menschen pflegen, reisen, lesen, online sind und sich auch sonst immer wieder mit neuen Dingen beschäftigen.

Anpassungsfähigkeit

Fallbeispiel

Frau Beutler (68) joggt im Urlaub täglich mit ihrer Nichte Silke (38). Die hat ein Pulsmessgerät, das beide abwechselnd tragen. Nach einem steilen Anstieg beobachten sie Unterschiede: Bei beiden war der Puls bis 140 geklettert; bei Silke fiel er schnell wieder auf 100 ab, sobald die Steigung überwunden war – bei Ilse dauerte es 10 Minuten, bis sie wieder den normalen Laufpuls hatte.

Fallbeispiel

Im Wohnbereich C hilft an den Wochenenden Frau Ohm, die 77-jährige Schwester eines Bewohners, 4 alten Menschen das Essen zu reichen. Das Team ist für diese Unterstützung dankbar. Alle wissen aber, dass Frau Ohm auf keinen Fall gedrängt werden darf, und nehmen darauf Rücksicht, auch wenn sich die Mahlzeit bei diesen Bewohnern weit über die vorgesehene Zeit ausdehnt.

Die geringere Leistungsfähigkeit von Zellen, Geweben, Organen und Organsystemen macht sich zusammengefasst als **nachlassende Anpassungsfähigkeit** bemerkbar. In der Jugend stellt sich der Körper schnell auf eine plötzliche Anforderung (z. B. einen steilen Berg erklimmen) ein. Das Herz steigert seine Leistung und nach der Anstrengung verlangsamt sich der Puls umgehend wieder. Im Alter kann das Herz-Kreislauf-System diese Anpassung nicht mehr in dem Umfang leisten. Die Hirnleistung nimmt im Alter kaum ab, aber auch die Arbeit dieses Organs verlangsamt sich: An eine Anforderung unter Zeitdruck kann es sich schlecht anpassen.

Lernaufgabe

Testen Sie die Anpassungsfähigkeit Ihres Herz-Kreislauf-Systems:
1. Zählen Sie ihren Puls.
2. Machen Sie schnell hintereinander 10 Kniebeugen.
3. Zählen Sie gleich danach wieder Ihren Puls.
4. Zählen Sie den Puls nochmals nach 1 Minute.
5. (Interessant wird es, wenn man die Ergebnisse bei Menschen in unterschiedlichem Lebensalter vergleicht!)

1.3.3 Alter – Beschwerden – Krankheit

Viele Erkrankungen treten erstmals im höheren Alter auf. Die typischen Alterskrankheiten, wie die Parkinson- und die Alzheimer-Krankheit, Arteriosklerose, Arthrosen der großen Gelenke, Osteoporose, Lungenemphysem und hoher Blutdruck werden in „Altenkrankenpflege", Krankheitslehre/Pathologie, Neurologie und Psychiatrie behandelt. Im Folgenden betrachten wir die Punkte:
- Auswirkungen von Belastungen
- Altersbeschwerden
- Krankheit im Alter

Auswirkungen von Belastungen

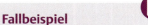

Fallbeispiel

Maria König (86), die zu Hause gut orientiert war und ihren Haushalt selbstständig führte, erscheint im Krankenhaus völlig verändert. Sie war auf der Straße gestürzt und sollte im Krankenhaus auf die Ursachen hin „durchgecheckt" werden. Dort läuft sie verwirrt durch die Zimmer, hantiert an fremden Betten herum und antwortet nur flüsternd, wenn sie angesprochen wird.

Probleme ergeben sich bei besonderen Belastungen. Dem gealterten Organismus stehen die Reservekapazitäten nicht mehr zur Verfügung, die in jüngeren Jahren zur schnellen Anpassung und Erholung verhelfen. Eine ungewohnte Alkoholmenge, Schlafentzug, auch eine Umstellung der Lebensverhältnisse, wie eine Krankenhauseinweisung oder ein Umzug, können im Alter überfordernde Belastungen darstellen. Alltagsanforderungen dagegen, wie die tägliche Hausarbeit, Wandern, Sport, haben einen Trainingseffekt. Sie tragen dazu bei, Elastizität und Leistungsfähigkeit des Organismus zu erhalten.

Altersbeschwerden

Das Altern des menschlichen Körpers ist ein natürlicher, gesunder Vorgang. Die Rückbildungen führen nicht zu Krankheiten, aber sie führen zu Funktionseinbußen, die den Alltag beschwerlich machen. Alte Menschen stellen sich meist auf die Erschwernisse ein, ohne ständig zu klagen. Zu dieser „Lebenskunst" noch im hohen Alter lesen Sie auch Lebensabschnitte (S. 48).

Krankheit im Alter

Krankheiten nehmen im Alter einen anderen Verlauf als in jüngeren Jahren. Wenn das Immunsystem geschwächt ist, haben Krankheitserreger bessere Chancen. Es kommt leichter zu Infektionen, z. B. der Atemwege oder der Harnblase. Wenn der Gleichgewichtssinn und auch das Sehen eingeschränkt sind, kommen Stürze vor. Wenn die Knochenheilung verlangsamt ist, das Bewegungstraining länger dauert, kommt es wegen der damit verbundenen Bewegungseinschränkung sekundär zu Verschlechterungen des Kreislaufs, der Atmung und auch der Hirndurchblutung oder zu Fehlhaltungen.

Merkmale von Krankheiten im Alter sind:
1. chronischer Verlauf
2. Multimorbidität
3. Gefahren durch Medikamente

Chronischer Verlauf

Manche Beschwerden werden zu chronischen Leiden, z. B.
- ein nicht verheilendes Unterschenkelgeschwür als Folge einer Venenschwäche,
- die Stoffwechselkrankheit Diabetes mellitus – für den Rest seines Lebens muss man sich in der Lebensweise, mit Diät und Medikamenten darauf einstellen.
- Bewegungseinschränkungen und Lähmungen sind Behinderungen, die durch Training und Hilfsmittel nur gelindert, i. d. R. aber nicht geheilt werden können (▶ Abb. 1.12).

Multimorbidität

Definition
Unter **Multimorbidität** versteht man das gleichzeitige Auftreten mehrerer chronischer Krankheiten an verschiedenen Organen.

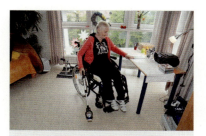

Abb. 1.12 **Hilfsmittel.** Sie vergrößern die Selbstständigkeit und Mobilität. (Foto: K. Gampper, Thieme)

Die Behandlung der verschiedenen Krankheiten aufeinander abzustimmen, kann schwierig sein:
- Chronische Bronchitis und zusätzlich rheumatische Beschwerden: Bewegung an frischer Luft wäre wünschenswert, damit die Atemwege gut belüftet werden. Die rheumatischen Beschwerden verhindern aber, dass sich der alte Mensch viel bewegt.
- Diabetes mellitus und zusätzlich Zustand nach einem Schlaganfall mit Aphasie (Verlust des Sprechvermögens oder des Sprachverständnisses): Diabetes ist in vielen Fällen allein mit Diät und Bewegung – ohne Medikamente – zu behandeln. Für beides muss viel erklärt werden. Der Verlust des Sprachverständnisses kann aber ausschließen, dass die notwendigen Maßnahmen verstanden werden (BMFSFJ 2001).

Gefahren durch Medikamente

Fallbeispiel

Da Herr Weigand (82) unruhig schläft und lange Schlafpausen hat, verordnet ihm der Hausarzt ein leichtes Durchschlafmittel. Nach 1 Woche fällt Herrn Weigand, der Einkäufe erledigte und den Vorgarten in Ordnung hielt, das Aufstehen schwer – er sitzt tagsüber meist im Sessel. Einmal stolpert er in seiner Schläfrigkeit sogar über die Teppichkante und fällt. Der Hausarzt reduziert daraufhin die Dosierung des Schlafmittels auf die Hälfte (vgl. Kap. 34.2.3).

▶ **Medikamente langsamer ausscheiden.** Wie Sie ▶ Tab. 1.3 entnehmen können, geht die Durchblutung der Niere um 50 % zurück, die Filtrationsleistung um 32 %. Das muss bei der Dosierung von Medikamenten, die über die Niere ausgeschieden werden, berücksichtigt werden. Die Wirkstoffe akkumulieren sonst im Körper (sammeln sich an), was einer Überdosierung gleichkommt (Hach 2004, Wettstein 2005).

Besonders bedenklich ist dies bei Schlafmitteln und Psychopharmaka: Ein Schlafmittel, das im Körper akkumuliert ist, führt noch am nächsten Tag zur Schläfrigkeit. Schädliche Folge: Der alte Mensch taumelt und fällt, weil er nicht richtig wach ist. Er kann möglicherweise einem Gespräch nicht folgen und sich nicht daran beteiligen. Oder er ist vor Müdigkeit nicht in der Lage, eine Mahlzeit selbstständig zu sich zu nehmen.

▶ **Wechselwirkungen von Medikamenten.** Ein weiteres Problem entsteht, wenn

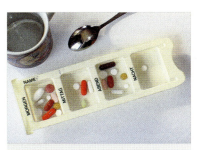

Abb. 1.13 Medikamentenbehälter. Wegen der unübersichtlichen Wechselwirkungen fordern manche Geriater, dass alten Menschen höchstens 3 verschiedene Medikamente verordnet werden. (Foto: U. Pfäfflin, Thieme)

wegen Multimorbidität eine Vielzahl von Medikamenten verordnet wird. Auf welche Weise wirken die verschiedenen Medikamente im Körper zusammen? Neutralisieren sie sich? Verstärken sie sich? Entfalten sie unbekannte Wechselwirkungen? Manche Geriater fordern: Alten Menschen sollten maximal 3 Medikamente verordnet werden (▶ Abb. 1.13). Die Gefahren durch Medikamente werden bei der Dosierung und der Zusammenstellung oft nicht ausreichend berücksichtigt. Die komplizierten Problematiken behandelt die Medikamentenlehre, siehe „Medikamentengabe und Arzneimittelaufbewahrung" (S. 859).

Alterskrankheiten bagatellisieren?

Befindlichkeitsstörungen können Hinweise auf ernste, krankhafte Entwicklungen sein. Sie dürfen nicht bagatellisiert werden. Auch Gesundheitsförderung, Prävention und Reha-Maßnahmen müssen alten Menschen offenstehen (Walter 2006). Diese Maßnahmen „lohnen" sich auch bei alten Menschen; sie fördern die Lebensqualität und sparen letztlich auch Kosten (BAGSO 2006).

Psychische Krankheiten sind noch im Alter für Psychotherapie zugänglich. Auffälliges Verhalten und manche körperlichen Symptome können auf untergründige Ängste hinweisen. Es besteht gute Aussicht, dass ein alter Mensch von Ängsten oder frühen seelischen Verletzungen befreit wird (Kruse 2010). „Es sollte zu einer Kultur humanen Alterns dazugehören, auch die betagten Alten in die psychotherapeutische Versorgung einzubeziehen" (Peters 2006).

Merke

Das Ziel muss sein, Krankheiten zu begrenzen. Nach Möglichkeit sollte verhindert werden, dass aus „normalen" Altersbeschwerden schwere chronische Krankheiten bzw. Behinderungen werden. Alter ist kein Grund, einem Menschen eine Behandlung vorzuenthalten.

1.4 Aspekte des Alterns aus psychologischer Sicht

Dieser Abschnitt stellt Ihnen einige Aspekte aus der umfangreichen Arbeit der psychologischen Gerontologie vor:
1. Einblick in die Arbeitsweise der Psychologie
2. Alternsmodelle von gestern und heute
3. Entwicklungen im Alter aus psychologischer Sicht

In der psychologischen Forschung werden i. d. R. einzelne Fragen herausgegriffen und isoliert untersucht. Die ermittelten Ergebnisse werden als Theorie oder „Konstrukt" formuliert. Sie geben Hinweise, wie Verhaltensweisen besser verstanden oder wie ungünstigen Entwicklungen vorgebeugt werden kann.

1.4.1 Arbeitsweise der Psychologie

Psychologische Fragestellungen

Die Psychologie macht sich zur Aufgabe
- menschliches Erleben und Verhalten zu beobachten, zu beschreiben, zu sammeln und zu ordnen,
- Erklärungen zu erarbeiten, warum sich ein Mensch so oder so verhält,
- Empfehlungen zu geben, wie man das Erleben und Verhalten günstig beeinflussen kann.

Die Psychologie des Alterns (psychologische Gerontologie) fragt u. a. nach
- der psychischen Entwicklung im höheren Alter,
- der Bewältigung des Alltags bei nachlassender Leistungsfähigkeit,
- der Lebenszufriedenheit,
- der seelischen Widerstandskraft alter Menschen in Belastungssituationen,
- dem Umgang mit der Frage nach dem Sinn des Lebens.

Untersuchungsmethoden der Psychologie

Wir alle verfügen über psychologisches Alltagswissen: unsere Menschenkenntnis. Aussagen der Psychologie unterscheiden sich davon durch ihre wissenschaftlichen Methoden (Experiment, Befragung, Statistik) und den Anspruch einer gewissen Allgemeingültigkeit.

▶ **Experiment.** Psychologen fragen z. B., ob und wie erfolgreich alte Menschen noch lernen. Im Experiment werden die Gedächtnisleistung und die körperliche Fitness einer Gruppe alter Menschen getestet; dann folgt eine Trainingsphase und nachher werden Gedächtnisleistung und Fitness abermals gemessen. Die Ergebnisse werden verglichen: Haben die alten Testpersonen etwas dazugelernt, haben sich ihre Leistungen verbessert?

▶ **Quer- und Längsschnittstudien.** Zwei Untersuchungsformen in der Alternspsychologie sind Quer- und Längsschnittstudien. In **Querschnittstudien** werden die geistige und körperliche Leistungsfähigkeit von Menschen der gleichen Altersgruppe (einer „Kohorte") verglichen. In **Längsschnittuntersuchungen** („Longitudinalstudien") wird die Entwicklung von älteren Menschen über eine längere Zeit, z. B. 10 Jahre, mit wissenschaftlichen Methoden verfolgt. In Interviews und durch Beobachtung werden Veränderungen (einzelne Fähigkeiten, Einstellungen u. a.) über diesen Zeitraum festgestellt (Martin 2000a).

Eine Verbindung von Längs- und Querschnittuntersuchungen ist die groß angelegte Berliner Altersstudie (BASE I und II). Sie wurde von 1989–1996 unter der Leitung von Paul Baltes (gestorben 2006) erarbeitet und wird laufend fortgeführt. Älteren Menschen verschiedener Jahrgangsgruppen werden die gleichen Aufgaben und die gleichen Interviewfragen gestellt. Die Ergebnisse der Gruppen werden verglichen. Altersbedingte Veränderungen werden dadurch fassbar (Lindenberger 2010). Die Längsschnittstudie BASE II (Fortsetzung der Berliner Altersstudie, ab 2009) untersucht die körperlichen, geistigen und sozialen Bedingungen, die zu einem möglichst erfolgreichen Altern beitragen, nämlich dazu, dass gewonnene Jahre gesund und aktiv gelebt werden (www.base2.mpg.de).

Die neuen Untersuchungen veränderten die theoretischen Bilder vom Alter und sind Grundlage für weitere gerontologische Forschungen, auch für manche seniorenpolitischen Programme.

Vorwissenschaftliche Vorstellungen vom Alterungsprozess

In verschiedenen Zeiten und Kulturen haben die Menschen unterschiedliche Vorstellungen vom Lebenslauf (i. S. v. Alterungsprozess) ausgebildet. Diese Denkmodelle kann man vereinfacht darstellen
- als Lebenskreis oder Lebensbogen,
- als Wegstrecke vom Beginn des Lebens zu seinem Ende.

Lebenskreis und Lebensbogen

▶ **Aufstieg und Abstieg.** Die Vorstellungen vom Lebenskreis und vom Lebensbogen sehen das menschliche Leben als Aufstieg, dem nach einer Leistungshöhe Abstieg und Tod folgen (▶ Abb. 1.14). Die 2. Lebenshälfte wird unter dem Aspekt der Verluste betrachtet: Der Mensch welkt und stirbt schließlich (Heuft 2000). Im 19. Jahrhundert wurde der Bogen mit den Stufen einer Treppe verbunden, man sprach von den Lebensstufen (▶ Abb. 1.15).

▶ **Kreislauf.** Diesen Modellen liegt die Erfahrung zugrunde, dass vieles in der Natur und im menschlichen Leben zyklischen Rhythmen folgt: dass der Tag aus Morgen, Mittag, Abend und der Ruhe der Nacht besteht und das Jahr aus Wachsen, Blühen, Reifen, Welken (Alterung) und Vergehen in der Pflanzenwelt. Jährlich wiederkehrende Feste lassen uns diese Rhythmen erleben. Die alten Fruchtbarkeitskulte, die Naturreligionen und frühe bäuerliche Kulturen verstanden das Leben als ewigen Kreislauf. „Du bist Erde und sollst zu Erde werden", wie es in der Bibel heißt (1. Mose 3, 19). Das Leben geht physisch und geistig-seelisch wieder in ein großes Ganzes ein, aus dem es gekommen ist und aus dem sich künftiges Leben nährt.

Lineares Denkmodell – Leben als Wegstrecke

Der „Lebensweg" (▶ Abb. 1.16) führt von einem Anfang in die Zukunft und kehrt nicht zum Ausgangspunkt zurück. Der Weg kann verschlungen sein, er verläuft in der Wirklichkeit nie geradlinig. Aber an seinem Ende ist das Leben etwas anderes als am Beginn: ein ganzer Kosmos an Erfahrung, an Bezügen, Verwicklungen und Beziehungen.

Zeitbewusstsein

Ein wesentliches Merkmal des Menschen ist, dass wir in die Zukunft denken, uns künftiges Geschehen vorstellen können. In einem frühen Stadium der Evolution erkannte der Mensch, dass er unweigerlich sterben muss. Dieses Wissen, diese Furcht, öffnete den Blick in die Zukunft des Lebens. Immer hat die Menschen die Frage beunruhigt, was danach sein wird.

Das Zeitbewusstsein des Menschen ist ein zweischneidiges Schwert. „Die Fähigkeit, das Langzeitgedächtnis zur Vorbereitung zukünftiger Handlungen zu nutzen, hat unserer Art in ihrem Kampf ums Überleben ungeheure Vorteile gebracht. Andererseits zahlen wir für diese Vorteile mit einem tiefen Gefühl der Ruhelosigkeit, das in der Gewissheit von Vergänglichkeit und Tod wurzelt. Die Welt und Wirklichkeit eines Tieres ist der Gegenwart verhaftet und öffnet sich nur gelegentlich einer unmittelbaren Zukunft." So der Zeitforscher J. T. Frazer (1988). Vielleicht fühlen sich viele Menschen in der Natur so wohl, weil sie dort vorübergehend in den beruhigenden natürlichen Rhythmus (Modell des Kreises) eintauchen und sich der Ruhelosigkeit des Planens und Vorwärtsstrebens (lineares Modell) entziehen können.

Das Vergehen von Zeit bedeutet Veränderung, damit auch „Verfall" und Auflösung. Dass etwas Neues entstehen kann, setzt voraus, dass Altes unwiederbringlich verloren geht (Kruse 2010).

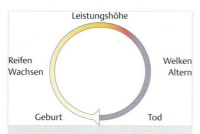

Abb. 1.14 **Der Lebenskreis:** ein zyklisches Modell des Lebenslaufs.

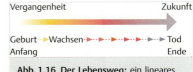

Abb. 1.16 **Der Lebensweg:** ein lineares Modell des Lebenslaufs.

1.4.2 Psychologische Alternsmodelle

Wie in anderen Sozialwissenschaften, so werden auch in der Gerontologie bei der Entwicklung von Theorien keine einheitlichen Bezeichnungen verwendet – es haben sich „Modell", „Theorie", auch „Konzept" und „Konstrukt" eingebürgert, die unabhängig voneinander entwickelt wurden und ohne einheitliche logische Rangordnung nebeneinander verwendet werden. Es überschneiden sich in diesem Abschnitt außerdem psychologische mit soziologischen Alternsmodellen (Klott 2014).

Stufenmodelle

Defizitmodelle des Alterns

In vergangenen Jahrhunderten sah man den Lebenslauf als eine Stufenfolge: aufsteigend werden in der ersten Lebenshälfte Fähigkeiten und Fertigkeiten erworben, dann folgt eine Zeit der Stabilität, die leistungsstarken mittleren Jahre, und schließlich der Abstieg mit Einschränkungen und unaufhaltsamem Abbau (▶ Abb. 1.15). Die Entwicklungspsychologie der ersten Hälfte des 20. Jahrhunderts (u. a. Charlotte Bühler, eine deutsche Psychologin) folgt noch diesem herkömmlichen Denken. Im Nachhinein wird es in der Gerontologie als „Defizitmodell" (Defizit = Mangel) bezeichnet.

Dieses Denkmodell ging von der Annahme aus, dass Lernfähigkeit, Intelligenz und Anpassungsfähigkeit im Alter abnehmen, und zwar gleichermaßen bei allen alten Menschen (universelle Gültigkeit) und alle geistigen Leistungen betreffend (generelle Gültigkeit). Die Einbußen und Verluste wurden gleicherweise für Intelligenzleistungen angenommen wie für die Fähigkeit, sich mit den Anforderungen des Alltags auseinanderzusetzen (Kruse u. Lehr 1996).

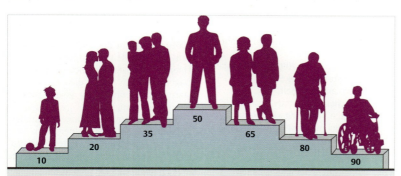

Abb. 1.15 **Lebensstufen.** Die Stufen menschlichen Lebens (in Anlehnung an die Darstellung einer Normalbiografie, wie sie im Bürgertum des 19. Jahrhunderts betrachtet wurde).

Das epigenetische Modell (E. H. Erikson)

Erikson beschreibt die Entwicklung der Persönlichkeit („Ich-Identität") als eine Abfolge (Epigenese) von Anforderungen oder Krisen. Stellt der Mensch sich ihnen, so erwirbt er eine bestimmte, der jeweiligen Altersstufe entsprechende Art der Ich-Stärke, auf der dann die folgenden aufbauen.

In der letzten, der achten Phase im späten Erwachsenenalter, sieht sich der Mensch mit dem Konflikt zwischen Ich-Integrität und Verzweiflung konfrontiert. Integrität bedeutet hier: der alte Mensch akzeptiert seine Begrenztheit und integriert Leistungen und Scheitern in seinem Leben in das Bild, das er von sich hat. Gleichzeitig erfährt er sich als integriert in sein gesellschaftliches Umfeld sowie in den geschichtlichen Ort, an den ihn sein Schicksal gestellt hat – in der Zeitgeschichte ebenso wie in der Generationenfolge. Dieses Integriertsein – eine neue Geborgenheit in der Welt und in der Zeit – wird erworben in der Auseinandersetzung mit den Verlusten des Alters und der Verzweiflung, dem Ende des Lebens näher zu kommen (Erikson 1868).

Auch wenn das Konstrukt Eriksons aufgrund späterer empirischer Untersuchungen infrage gestellt wurde (BOLSA 1987) und in seiner Geschlossenheit nicht als allgemeingültig gelten kann, so gibt es doch eine Antwort auf die Frage, wie Identität im Alter im Idealfall aussehen könnte (Kruse, Wahl 2010).

Aktivitätstheorie und Disengagement-Theorie

Aktivitätstheorie

Die aus den USA kommende und in Deutschland von Rudolf Tartler (1961) vertretene Aktivitätstheorie besagt, dass gutes Altern eng mit dem Gefühl zusammenhängt, aktiv sein zu können und gebraucht zu werden. Es sei wichtig, geeigneten Ersatz für die Aktivitäten zu finden, die beim Ausscheiden aus dem Beruf, der aktiven Familienphase oder aus anderen Gründen wegfallen. Alter sollte danach als Fortsetzung der aktiven Jahre davor gelebt werden (Klott 2014).

Disengagement-Theorie

Als Reaktion auf diesen einseitigen und auch unrealistischen Ansatz wurde die Disengagement-Theorie (1961) entwickelt: Rückzug (disengagement) liege sowohl im Interesse des Einzelnen als auch im Interesse der Gesellschaft. Die körperlichen Kräfte des älteren Menschen und seine „psychische Energie" lassen gleichzeitig nach. Aktivitäten und Kontakte interessieren ihn immer weniger. Langsam möchte sich der alte Mensch auf das Lebensende einrichten (Freund 2003). Gesellschaftlich sei der Rückzug Älterer sinnvoll, damit Jüngere nachrücken und neue Rollen übernehmen können.

Beide Theorien können so nicht aufrechterhalten werden. Nach Untersuchungen der Bonner Gerontologischen Langzeitstudie (BOLSA 1987) ist ein vorübergehender Rückzug häufig zu verstehen als eine Art Atempause, um sich auf neue Anforderungen oder Lebensbedingungen umzustellen. „Nach Abschluss der Auseinandersetzung finden sich vielfach neue Formen von sozialem Engagement, die positive Auswirkungen auf individuelle Anpassung und Lebenszufriedenheit haben" (Kruse 2010).

Das Kompetenzmodell

Heute erkennt man die Chancen für erfolgreiches, selbstverantwortliches Altern. Das Kompetenzmodell (Kompetenz = Fähigkeit) hebt hervor, dass

- geistige Leistungsfähigkeit und Kreativität bis ins hohe Alter trainierbar sind (▶ Abb. 1.17),
- bestimmte geistige Fähigkeiten, Erfahrungen und Wissen zunehmen (psychologische und soziale Kompetenz),
- körperlicher Abbau durch Training verlangsamt wird und verlorene Fähigkeiten zurückerlangt werden können (physiologische Kompetenz),
- innerer Rückzug sich durch gesellschaftliche Integration verhindern oder lindern lässt (soziale Kompetenz).

Das Kompetenzmodell wird dem heutigen Wissen besser gerecht als die älteren Modelle. Es besteht allerdings die Gefahr, dass mit einer Überbetonung der Kompetenzen ein vereinfachtes negatives Bild (Stereotyp) durch ein gleichfalls zu einfaches positives Stereotyp ersetzt wird.

Alte Menschen müssen sich heute anderen Anforderungen stellen als frühere Generationen. Durch die einseitige Betonung von Training, Fitness und Erhaltung der Fähigkeiten kann unterschwellig vermittelt werden, alternde Menschen sollten den Abbau möglichst lange verleugnen oder auf spätere Lebensjahre verschieben. Damit würde aber das bewusste Verarbeiten des Alterns verhindert. Ein wichtiger Reifungsprozess würde unterbleiben (Heuft 2000, Peters 2002).

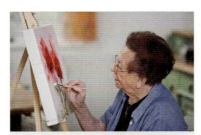

Abb. 1.17 Kreativität im Alter. Freude am Hobby – ein Luxus, den mancher sich im Alter leisten kann. (Foto: G. Sanders, Fotolia.com)

Kontinuitätstheorie und differenzielle Modelle

Koninuitätstheorie

Immer deutlicher wurde im Fortgang gerontologischer Forschungen die Vielfalt der Lebensweisen im Alter. Eine Verbindung von Aktivitäts- und Disengagement-Theorie wurde mit der Kontinuitätstheorie vorgeschlagen: Bei einem Bedürfnis nach Fortdauer (Kontinuität) können sowohl Aktivität als auch Rückzug zur Zufriedenheit führen – wenn in ihnen weitergeführt wird, was den bisherigen Lebenslauf prägte. Atchley (1989) unterscheidet zwischen innerer und äußerer Kontinuität: Die Fortdauer von Einstellungen, Eigenschaften des Temperaments, Vorlieben und Fähigkeiten versteht er als innere Kontinuität; die Erfahrung äußerer Kontinuität ergibt sich aus dem Leben in vertrauter Umgebung, aus der Ausübung vertrauter Tätigkeiten und dem Umgang mit vertrauten Menschen – soweit all diese Aspekte des täglichen Lebens sich unter den erschwerten Bedingungen des Alterns fortführen lassen (Kruse, Wahl 2010).

Differenzielle Modelle

Differenzielle Modelle des Alterns betonen die individuellen Unterschiede und untersuchen, wie diese Unterschiede zu erklären sind. Sie berücksichtigen z. B.

- die große Bedeutung, die der bisherige Lebenslauf und die Ausbildung bestimmter Fähigkeiten für die Leistungsfähigkeit im Alter haben,
- die spezifische Art der Anforderungen, z. B. wie ältere Menschen etwas Neues lernen, wie ihr Gedächtnis arbeitet, wie sie mit Belastungen oder kritischen Ereignissen umgehen,
- die Tatsache, dass Veränderungen, Belastungen und Konflikte die seelische Widerstandskraft stärken und von alten Menschen kreativ genutzt werden können.

Definition

Die **differenzielle Gerontologie** untersucht die Formen des Denkens und Verhaltens, die soziale Rolle, die Erfahrungen und Wissenssysteme älterer Menschen (Freund 2003).

Fallbeispiel

Angelika, Inge und Frieda sind 1940 zusammen eingeschult worden und haben sich seit der Jugend nicht aus den Augen verloren. 2010 treffen sie sich und kommen auf ihre Erfahrungen mit dem Altern zu sprechen. Angelika, Sport- und Techniklehrerin, genießt die Freiheit, ohne berufliche Anforderungen und gesund über ihre Zeit verfügen zu können. Jeden Morgen trifft sie sich mit 2 Nachbarinnen zum Walken. Sie nimmt an der Volkshochschule am Kurs „Biografisches Schreiben" teil und staunt, welches schriftstellerische Talent sie dabei entwickelt. Als Ausgleich für die Kopfarbeit kümmert sie sich intensiv um ihren kleinen Garten, den sie neu angelegt hat. Ab und zu hilft sie auch dem 85-jährigen Nachbarn, seinen Garten in Ordnung zu halten. Inge war nicht berufstätig – sie hat 6 Kinder, von denen 3 noch am Ort leben. Ihr Mann leidet seit 15 Jahren an der Parkinson-Krankheit. Inzwischen ist es eine schwierige Pflege geworden. Zwar wird Inge durch die Sozialstation entlastet und alle 3 Wochenenden vertritt sie eines der Kinder, aber sie hat große Mühe, eine einigermaßen zuversichtliche Stimmung aufrechtzuerhalten. Zum Glück ist sie selbst einigermaßen gesund – nur der hohe Blutdruck macht ihr zu schaffen. Ihr Arzt hat ihr ein Medikament verschrieben, das sie ganz gut verträgt. Frieda hat sich als Buchhändlerin ins Computerwesen eingearbeitet und ist auch jetzt als Rentnerin online. Sie kämpft schon seit sie 50 wurde mit rheumatischen Beschwerden und ging mit 55 vorzeitig in Rente. Mit ihrem Rollator bewältigt sie die notwendigen Wege. Sie lebt in einem dieser neuen gemeinschaftlichen Wohnprojekte mit 20 Menschen zusammen – dort unterstützt man sich gegenseitig, wo Hilfe nötig ist. Frieda kann anderen mit ihren PC-Kenntnissen helfen – so fällt es ihr auch nicht schwer, Hilfe in praktischen Dingen von den Hausgenossen anzunehmen. Und sie ist nicht so isoliert, man trifft sich ab und zu zum Frühstück und verbringt manchen Abend mit anderen. Die Hausgemeinschaft hat häufig Gäste, die sich für diese Wohnform interessieren. Die Gäste willkommen zu heißen, zu informieren und zu beraten, ist für Frieda eine neue Aufgabe geworden, die sie befriedigt. So kommt sie trotz ihrer Krankheit ganz gut zurecht.

Merke

Ein **differenzielles Modell des Alterns** berücksichtigt individuelle Unterschiede.

▶ **Fazit.** Einerseits gibt es Verluste, gleichzeitig treten aber neue Fähigkeiten oder Stärken zutage: **die Chancen des Alters** (Staudinger 2010). Gerontologen weisen mit Nachdruck auf die Ressourcen (Fähigkeiten, auf die ein alter Mensch zurückgreifen kann) hin, über die ältere und auch sehr alte Menschen verfügen. Dieses „Kapital" sollte genutzt werden – zum Wohle der Gesellschaft und der alten Menschen selbst (Werle 2006).

Seit „Rückzug" nicht mehr als typisches Altersverhalten gilt, wirken sich die **theoretischen** Impulse der Gerontologie ganz **praktisch** auf Politik und öffentliches Leben aus. In den meisten Städten gibt es Seniorenbeiräte, Seniorenberatungsstellen oder Aktionen wie „Senioren ans Netz". Alte Menschen engagieren sich ehrenamtlich in den verschiedensten Initiativen. In den Volkshochschulen sind die „Neuen Alten" präsent – als Kunden wie auch als Dozenten.

1.4.3 Lebensabschnitte und die gesamte Lebensspanne

Bis Mitte des vorigen Jahrhunderts wurde Entwicklung in der Jugend mit Verbesserung, Altern mit Verschlechterung gleichgesetzt. Erst in den vergangenen Jahrzehnten werden auch die Veränderungen im Erwachsenenalter als Entwicklung mit positiven Möglichkeiten verstanden. Die Lebensspanne wird als Ganzes gesehen, in dem jeder Abschnitt sein eigenes Recht hat.

Lebensspannenforschung

Die Lebensspannenforschung untersucht
- die Zusammenhänge über den ganzen Lebenslauf: Jeder Lebensabschnitt wirft seine Schatten voraus und wirkt gleichzeitig in den folgenden Abschnitten nach,
- die Entwicklungs- und Lernfähigkeit über die ganze Lebensspanne: Lebenslanges Lernen ist möglich und es liegen hier enorme Entwicklungspotenziale (Staudinger 2010).

Lebensabschnitte

Beim Eintritt in einen neuen Lebensabschnitt nehmen wir immer mit, was wir vorher waren. Was wir als Kind gelernt und erlitten haben, begleitet uns durch die weiteren Lebensabschnitte und bleibt in uns bis ins hohe Alter: „Wir werden älter und bleiben doch die Alten." Deshalb ist es wichtig, die Vernetzung und Verknüpfung der verschiedenen Lebensphasen im Blick zu haben (Kruse 2010). Manche Seiten eines alten Menschen lassen sich nur verstehen, wenn man etwas über die vorhergegangenen Lebensabschnitte weiß, z. B. aufgrund von „Biografiearbeit" (S. 130).

Jeder Lebensabschnitt hat seinen Wert in sich

▶ **Kindheit.** Ein Kind mit seiner Unmittelbarkeit und Echtheit ist ein vollwertiger Mensch, nicht ein noch schwacher und darum unvollkommener Erwachsener. Kindheit hat ihren Sinn in sich, nicht nur als Lebensstufe auf dem Weg zum Erwachsenwerden. Kinder „**leben und bereiten sich nicht erst darauf vor zu leben**" (Maslow 1985).

▶ **Jugend.** Auch ein Jugendlicher mit seiner Opposition (die den Erwachsenen oft große Mühe macht und deren Berechtigung sie doch erkennen), seinem Herumprobieren und seinem radikalen Fragen nach dem richtigen Weg ist ein vollwertiger Mensch, nicht ein noch unreifer und deshalb unvollkommener Erwachsener.

▶ **Erwachsenenalter.** Ebenso ist der Erwachsene ein vollwertiger Mensch. Das wird wohl am wenigsten bezweifelt, aber könnten wir es nicht bezweifeln? Ein Mensch, der seine ganze Lebenskraft in den Dienst von Familie, Karriere und Broterwerb stellt – kann er noch er selbst bleiben, kann er noch echt und menschlich bleiben? Geht da nicht viel verloren? Als Symptome, dass das übliche Erwachsenenleben nicht alles ist, können wir die Aussteiger der 70er- bis 90er Jahre sehen. Aber trotz aller Kompromisse, aller Rücksichten auf Verhältnisse, Macht und Geld, trägt auch das Erwachsenenleben seinen Sinn in sich.

▶ **Alter.** Genauso ist ein alter Mensch nicht bloß der kümmerliche Rest seiner leistungsstarken Jahre, er ist ein vollwertiger Mensch, der seinen letzten Lebensabschnitt gestaltet. Er setzt sich im Rückblick mit Gelingen und mit Scheitern, mit Freudigem und Enttäuschungen seines Lebens auseinander. Einen versöhnlichen Blick auf das gelebte Leben zu gewinnen, ist das Entwicklungsziel des letzten Lebensabschnitts.

Klassifikationen des Alters

Es hat sich als nützlich erwiesen, den Lebensabschnitt „Alter" zu untergliedern. Denn innerhalb dieses Abschnitts gibt es starke Veränderungen: Was hat ein 60-Jähriger mit einem 95-Jährigen gemeinsam? So spricht man von „**älteren**", „**hochaltrigen**", „**langlebigen**" Menschen oder man unterscheidet die „**jungen Alten**" von den „**alten Alten**".

Diese Klassifizierungen richten sich nach dem **kalendarischen Alter**, also nach dem Geburtsjahr. Sie sind eine ganz grobe Gliederung, die z. B. für die Sozialplanung wichtig sein kann.

Möglich wäre auch eine Gliederung nach:
- biologischem Alter (wie frisch oder gealtert sind Zellen und Gewebe?)
- sozialem Stand (im Berufsleben, Rentner, selbstständig/abhängig, von Hilfe lebend)
- Aktivitäten und Interessen (erschließt jemand sich noch Neues? Neue Hobbies, Kontakte, Interessengebiete?)
- Selbsteinschätzung (Wer fühlt sich alt? Wer fühlt sich jung?)

In den USA gibt es die Unterscheidung nach körperlicher Leistungsfähigkeit: „gogo, slowgo, nogo", was man übersetzen kann mit: „die sich leicht bewegen, die sich schwerfällig bewegen, die unbeweglich geworden sind". In dieser Einteilung stecken 2 Wahrheiten, und zwar,
1. dass die körperliche Leistungsfähigkeit nachlässt,
2. dass dieses Nachlassen nicht vom kalendarischen Alter abhängt.

Es gibt über 100-Jährige, die fast beschwerdefrei ein eigenständiges Leben führen. Sie würden als „gogo" oder „slowgo" gelten.

▶ **Drittes und viertes Lebensalter.** In der deutschsprachigen Forschung hat sich heute die Unterscheidung vom 3. und 4. Lebensalter durchgesetzt. Das 3. Lebensalter meint das „frühe Alter", „die „jungen Alten", die aktiv ihr Leben gestalten und am gesellschaftlichen Leben teilhaben. Wie lange dieser Abschnitt dauert, lässt sich nicht am Lebensalter ablesen, sondern hängt von der Gesundheit und Leistungsfähigkeit ab.

Das 4. Lebensalter, das sehr hohe Alter, ist mit deutlichen Einbußen verbunden – das zeigte die Berliner Altersstudie. „Bis Anfang der 1990er Jahre habe ich wie ein Wilder nach der Plastizität (Formbarkeit, Entwicklungsfähigkeit) im Alter gesucht. Doch dann habe ich – nicht ohne innere Widerstände – realisiert, dass man Entwicklungsprozesse nicht immer weiter fortschreiben kann. Das hohe Alter hat seine Grenzen", sagt Paul Baltes, Leiter der Berliner Altersstudie. „Sehr alt zu werden ist kein Zuckerschlecken."

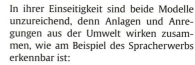

Fallbeispiel

Drei Männer zwischen 57 und 62, die in ihrer Jugend zusammen im Handballverein gespielt haben, kommen auf ihre verschiedenen Zipperlein – Rücken- und Kniebeschwerden, Bluthochdruck – zu sprechen. Plötzlich wendet sich das Gespräch dem Alter zu. Lange ist es nicht mehr bis zur Rente, stellen sie fest. Bis jetzt waren allein die beruflichen Anforderungen wichtig, auch im privaten Bereich der Stolz auf die eigene Leistungsfähigkeit. Und dabei waren alle 3 schlampig mit ihrer Gesundheit umgegangen, wird ihnen in diesem Gespräch bewusst. Nach diesem Zusammentreffen meldet sich Herr Fromm, 59, in einer Männergymnastikgruppe an. Mit seiner Frau, die schon seit längerer Zeit darauf drängt, schließt er sich einer Wandergruppe an. Die beiden sind sich einig: Körperliche Anstrengung ist die beste Vorbereitung, um gesund ins Alter zu kommen und diese Zeit auch genießen zu können.

Lernaufgabe

Suchen Sie Beispiele dafür, dass Menschen sich auf ihr Leben im Alter gedanklich und praktisch vorbereiten.

Entwicklungsmodelle

In der Vergangenheit diskutierte man 2 Modelle zu der Frage, wodurch die menschliche Entwicklung ausgelöst und in Gang gehalten wird:
1. Das „**Anlagemodell**" versteht Entwicklung als Reifung der im Menschen genetisch angelegten Eigenschaften (**endogener Faktor**).
2. Das „**Umweltmodell**" sieht Entwicklung als Ergebnis der Anregungen und der Förderung durch die Umwelt (**exogener Faktor**).

In ihrer Einseitigkeit sind beide Modelle unzureichend, denn Anlagen und Anregungen aus der Umwelt wirken zusammen, wie am Beispiel des Spracherwerbs erkennbar ist:
- der endogene Faktor: Die biologische Reifung der Hirnzellen ist die Voraussetzung dafür, dass ein Kind sprechen lernen kann,
- der exogene Faktor: Laute und Worte, die das Kind hört und mit der Zeit nachsprechen lernt, sind der erforderliche Lernanreiz aus seiner Umgebung.

▶ **Fazit.** Nicht beachtet wird beim „Anlagemodell" sowie beim „Umweltmodell", dass jeder Mensch sein Leben auf eine persönliche Weise selbst gestaltet. Er reagiert aktiv auf seine Umwelt. Es hängt von ihm selbst ab („**autogener Faktor**"), wie weit er seine Anlagen nutzt oder vernachlässigt und wie weit er die Anregungen aus der Umwelt nutzt oder nicht.

„Defizit- und Wachstumsmotivation" – wieso entwickeln wir uns überhaupt?

Der Denkansatz des Amerikaners Abraham A. Maslow hebt den autogenen Faktor der menschlichen Entwicklung hervor. Er fragt, wieso der Mensch sich überhaupt entwickelt (Wirsing 2007).

Die Erklärung liegt für ihn in einem ständigen existenziellen Konflikt zwischen 2 entgegengesetzten Triebkräften: einer Wachstumsmotivation und einer Defizitmotivation, gezeigt in ▶ Tab. 1.5 (Maslow 1985).

Den Wunsch nach Weiterentwicklung, nach Reifung, nennt er „**Wachstumsmotivation**", den Wunsch nach Sicherheit nennt er „**Defizitmotivation**". Jeder Mensch hat beide Bestrebungen in sich: Hat die Wachstumsmotivation die Oberhand, drängt er vorwärts, macht Erfahrungen und entwickelt sich (▶ Abb. 1.18). Bei Mangel an Nahrung, Schlaf oder Zuwendung kann die Defizitmotivation die Oberhand gewinnen und der Mensch bleibt ängstlich auf seine Grundbedürfnis-

Tab. 1.5 Defizit- und Wachstumsmotivation (nach Maslow).

Defizitmotivation	Wachstumsmotivation
Das Bestreben, Defizite (d. h., Mangelzustände, wie Hunger, Unsicherheit, sexuelle Bedürfnisse) auszugleichen und zu vermeiden.	Das Bestreben, die eigenen Kräfte zu nutzen und weiter auszubilden, persönlich zu wachsen.
Anspannung wird als unangenehm empfunden; Streben nach spannungslosem Zustand, nach Sicherheit und Geborgenheit.	Anspannung wird als angenehm empfunden; Streben nach Freiheit und Unabhängigkeit, Anspannung auf selbstgesetzte Ziele hin.
Wunsch, das zu bewahren, was man schon besitzt, und Risiken zu vermeiden.	Neugier, Wunsch, Neues zu erleben und zu erforschen, Einfluss zu nehmen.
Die Grundhaltung ist: Ängstlichkeit und Rückzug.	Die Grundhaltung ist: Genießen und Mut.

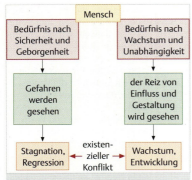

Abb. 1.18 Menschliche Bedürfnisse. Unterschiedliche Bedürfnisse fördern oder bremsen Entwicklung.

se fixiert. Er verteidigt sich und „seine Welt", so wie sie ist, und wehrt sich gegen Veränderungen.

Dieser Denkansatz gibt wichtige Hinweise, wie Menschen in ihrer Alternsentwicklung unterstützt werden können: **Je sicherer ein Mensch sich fühlt, umso freier ist er, neue Erfahrungen mit sich und der Umwelt zu machen, sich auf Veränderungen einzulassen.** Es kommt also darauf an, dass alte Menschen sich so wenig wie möglich bedroht oder eingeengt fühlen, dass sie Spielraum für eigene Entscheidungen – auch „Eigenheiten" – haben. Wenn sie sich in ihrer Art bestätigt fühlen, haben sie genügend Sicherheit und brauchen nicht darum zu kämpfen.

Merke

Es gehört zur Verantwortung von Altenpflegenden, alte Menschen in ihrem persönlichen inneren Wachstum nicht zu behindern, damit sie ihr Leben so zu Ende leben können, wie es der einzelnen Persönlichkeit entspricht:
- Alte Menschen brauchen einen persönlichen Spielraum für ihren eigenen Stil und für eigene Entscheidungen (Wachstumsmotivation).
- Sie müssen sich unserer Achtung sicher sein können und sollten nicht ständig um unsere Anerkennung bangen müssen (Grundbedürfnis nach Sicherheit), s. „Mit existenziellen Erfahrungen des Lebens umgehen" (S. 448).

Ethische Herausforderung

Fallbeispiel

Frau Riedel (87) ist eine eigenwillige Frau mit extravagantem Geschmack. Nach einer Oberschenkelhalsfraktur kam sie in den Wohnbereich des städtischen Altenheims. Sie hat mit der Endoprothese wieder laufen gelernt und bewegt sich mit dem Rollator flink durch die Gänge des Wohnbereichs. Manche Mitbewohner stört es, wie sich Frau Riedel „aufgetakelt", in „grelle" Farben gekleidet, meist mit breitrandigem Hut sehen lässt. Zwischen ihnen und Frau Riedel scheint kein ungezwungener Kontakt zustande zu kommen. In der Dokumentation steht zu lesen, dass einige Bewohner gehässig von ihr als „der Papagei" sprechen. Unter den Mitarbeitern ist die Meinung gespalten: Manchen geht die selbstbewusste Frau mit dem auffälligen Äußeren auf die Nerven, andere sind froh über den frischen Wind, den sie in den Bereichsalltag bringt.

Lernaufgabe

Diskutieren Sie das Beispiel anhand folgender Fragen:
1. Ist das eigenwillige Auftreten von Frau Riedel wünschenswert? Nützt es ihr? Welchen Einfluss hat es auf das Miteinander im Wohnbereich?
2. Welche Lebensgewohnheiten oder Motive sind hinter Frau Riedels Auftreten zu vermuten? Gibt es eine Möglichkeit, sie darauf anzusprechen? Mit welchem Ziel?
3. Ist ein Gespräch mit den anderen Bewohnern sinnvoll? Kann von ihnen Toleranz erwartet werden? Wie könnte man argumentieren?
4. Ist ein gemeinsames Tun denkbar, das die Bewohner einander näher bringt?

Entwicklungsaufgaben und -chancen im Alter

Definition

Unter **Entwicklung im Alter** verstehen wir die Veränderungen eines Menschen, die sich aus seiner **aktiven** Auseinandersetzung mit den Herausforderungen der Umwelt und mit seinem eigenen alternden Körper ergeben (Heuft 2000).

Plastizität des Gehirns – „Mechanik" und „Pragmatik"

Voraussetzung für jede Entwicklung ist die Formbarkeit des Gehirns und des Verhaltens (Plastizität). Nichts ist absolut festgelegt, weder durch die Gene, noch durch den bisherigen Lebenslauf.

Aber es gibt Unterschiede: Deutliche Verluste gibt es im Alter bei den „mechanischen" Fähigkeiten; die „pragmatischen" Fähigkeiten dagegen haben gute Chancen, durch Gebrauch und Übung auch noch im Alter weiterentwickelt zu werden.

Definition

Unter **Mechanik** versteht die Psychologie Fähigkeiten wie Schnelligkeit der Informationsverarbeitung, schlussfolgerndes Denken und räumliche Vorstellung. Diese Leistungen sind abhängig von biologischen Funktionen wie der Geschwindigkeit der Nervenleitungen zwischen vielen Zellen im Gehirn. Solche Prozesse werden im Alter immer mehr verzögert und fehleranfälliger.

Definition

Mit **Pragmatik** sind Fähigkeiten gemeint, die von Gelerntem und Erfahrungen abhängen: berufliches Wissen, Schachspiel, gutes Kochen, politisches Verständnis. Um solche Fähigkeiten zu erwerben, braucht es Zeit, manchmal ein ganzes Leben. Doch sie sind im Alter weiterentwickelbar – ein bis jetzt noch lange nicht ausgeschöpftes Kapital.

„Daseinskompetenz" und „Fachkompetenz"

„Die vergehende Lebenszeit wirkt sich nachteilig auf die geschwindigkeitsbezogenen Leistungen aus und gleichzeitig vorteilhaft auf die Entwicklung von Lebenswissen und Lebenserfahrung." Dass erfahrene alte Arbeitnehmer und leitende Angestellte wertvoll für ihre Betriebe sein können, wird nach der Zeit ausschließlichen Jugendkults heute wieder gesehen (Heuft 2000). Es wird zwischen „**Daseinskompetenz**" (Lebensklugheit) und „**Fachkompetenz**" unterschieden.

Definition

Unter **Fachkompetenz** versteht man die Fähigkeiten und Fertigkeiten zum erfolgreichen Umgang mit beruflichen Anforderungen. Mit **Daseinskompetenz** sind die Fähigkeiten und Fertigkeiten gemeint, die die Anforderungen des Lebens bewältigen helfen.

Erhaltung der Leistungsfähigkeit

Fallbeispiel

Frau Pander (84) hat sich einen PC angeschafft und erarbeitet sich mithilfe eines Studenten die Grundlagen. Sie ist online und genießt es, Kontakte wieder aufnehmen zu können, die abgerissen waren (▶ Abb. 1.19).

Gesunde ältere Erwachsene sind in der Lage, Fähigkeiten zu trainieren, neu zu erlernen und Vergessenes aufzufrischen.

Merke

Neu ist die Erkenntnis, dass körperliches Ausdauertraining (3-mal in der Woche 40 Minuten) nicht nur die Fitness, sondern auch die Hirnleistung verbessert (Staudinger 2007).

In unserer Zeit, da viele Menschen ein hohes Alter erreichen, ist es eine Entwicklungsaufgabe, die eigene Leistungsfähigkeit zu erhalten. Menschen im mittleren Erwachsenenalter, junge und alte Alte, sollten sich ganz bewusst körperlich und geistig in gutem Zustand halten: Durch Bewegung, Gleichgewichtsübungen (zur Vermeidung von Stürzen), gesunde Ernährung und den Mut, sich immer wieder auf Neues einzulassen – auf neue Kontakte, neue Erfahrungen, Lernen auf allen Gebieten.

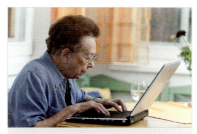

Abb. 1.19 **Anpassung.** Frau Pander ist online. (Foto: E. Wodicka, Fotolia.com)

Weisheit

Wenn ein Mensch seine Erfahrungen erfolgreich verarbeitet, wird Weisheit zum Gewinn des Alters. Der (uns vielleicht altmodisch scheinende) Ausdruck „Weisheit" steht für Einsicht und Urteilsfähigkeit, ein „Expertentum in komplexen Lebensfragen" (Filipp 1996). Seit den 70er Jahren werden die Merkmale von „Weisheit" psychologisch-wissenschaftlich untersucht (Kruse 2010).

Merke

„In der ersten Lebenshälfte sind wir schneller, in der zweiten weiser" (Kruse 2010).

Entwicklungsaufgabe „Anpassung"

Fallbeispiel

- Nach einer Oberschenkelhalsfraktur samt Hüftoperation muss Frau Heinrich lernen, sich mit dem Vierpunktstock zu bewegen.
- Frau Pilow geht der Umgebung auf die Nerven, weil sie den Fernseher sehr laut stellt. Es fällt ihr zunächst schwer, sich an eine Hörhilfe beim Fernsehen zu gewöhnen.
- Freunde machen Herrn Spunt darauf aufmerksam, dass seine Reaktionsgeschwindigkeit für den modernen Straßenverkehr nicht mehr ausreicht. Nach Gesprächen mit seinem Sohn und seinem Arzt entschließt er sich schweren Herzens, den Führerschein abzugeben.

Man kann den Entwicklungsprozess als eine Abfolge von Aufgaben betrachten und jeder Lebensphase bestimmte Aufgaben zuordnen. Die **Anpassung** an Veränderungen gehört zu den Aufgaben des Alters (▶ Abb. 1.20), z. B. Anpassung an

- das veränderte äußere Erscheinungsbild,
- die reduzierte Leistungsfähigkeit,
- den Verlust von Macht,
- die finanzielle Neuorientierung,
- den Aufbau altersgemäßer Wohnverhältnisse,
- das Wahrnehmen neuer sozialer und gesellschaftlicher Verpflichtungen (Freund 2005).

Besonders im hohen Alter ist die Auseinandersetzung mit der zunehmenden Verletzlichkeit des Organismus und mit der Trauer über Verluste eine wichtige Aufgabe (Martin 2000).

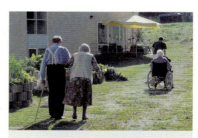

Abb. 1.20 **Wieder gehen lernen.** Der Umgang mit Stock und Rollstuhl fordert die Anpassungsfähigkeit des alten Menschen heraus.

Lernaufgabe

Suchen Sie Beispiele für die Veränderung der Lebensverhältnisse bei Ihnen bekannten alten Menschen. In welcher Weise haben sich diese Personen an die Veränderungen angepasst?

Eine zentrale Aufgabe, nicht nur im Alter, ist es, zu einer grundlegenden Zufriedenheit mit sich selbst und seinem Leben zu finden, Sinn und Glück darin zu sehen. Am Ende des Lebens zieht der Mensch Bilanz. Frieden und Gelassenheit gewinnt er, wenn es ihm gelingt, sich mit sich selbst, mit seinem Leben auszusöhnen, auch Leid, Scheitern und Schicksalsschläge zu akzeptieren (Erikson 1973).

„Organisator" des Lebens im Alter – den Alltag bewältigen

Fallbeispiel

- Der ganze Stolz einer 75-jährigen Frau sind ihre feinen Handarbeiten, mit denen sie großen Anklang findet. Ihre Sehkraft nimmt rapide ab. Sie fragt sich jedes Jahr, ob sie im nächsten Jahr noch in der Lage sein wird, die feinen Stiche zu sehen.
- Ein 79-jähriger Mann hatte in seinem Leben große Bergwanderungen gemacht. In den vergangenen Jahren war es ihm wegen einer schmerzhaften Hüftgelenksarthrose nicht mehr möglich. Nun sieht er sich als alt und blickt zurück auf die Zeit „vor der Arthrose".

Definition

Unter dem **Organisator des Lebens** versteht die Psychologie den Faktor, nach dem sich eine Person in ihrer Lebensgestaltung richten muss.

Im Alter, und insbesondere im hohen Alter, ist der Organisator des Lebens v. a. die Gesundheit. Nach der körperlichen ebenso wie der geistigen Leistungsfähigkeit richtet sich, was man sich vornehmen kann. Um sich nicht zu überfordern und das, was einem wichtig ist, verwirklichen zu können, werden Aktivitäten begrenzt. Die Tages- und Wochenstruktur wird z. B. durch körperliche Übungen am Abend und Morgen, Teilnahme an Gedächtnistraining und an Gymnastikstunden vorgegeben. Auch Besuche beim Arzt, Heilpraktiker oder Physiotherapeuten kosten Zeit und haben Einfluss auf den Tagesablauf.

Für das Wohlbefinden ist die Alltagskompetenz entscheidend – von ihr hängt die Selbstständigkeit der Lebensführung ab.

Definition

Unter **Alltagskompetenz** versteht man die Fähigkeit,
- die grundlegenden alltäglichen Tätigkeiten ausführen zu können, wie Körperpflege und sich ankleiden, Essen zubereiten und essen, Einkäufe machen und sich im Verkehr bewegen,
- die Tätigkeiten ausführen zu können, die zur Gestaltung der Freizeit, zur Interessenpflege und zum Umgang mit den Mitmenschen gehören (Baltes MM 2010).

Alltagskompetenz durch SOK

Mit 3 Strategien, gewissermaßen 3 Tricks, gelingt es alten Menschen, ihren Alltag an neue Situationen anzupassen. Die Anpassung geschieht: durch **S**elektion, durch **O**ptimierung und durch **K**ompensation, kurz „SOK":

1. **Selektion:** Wenn jemand mit der Fülle der Aufgaben nicht mehr fertig wird, wenn er sehr erschöpft ist oder die Übersicht verliert, wählt er aus – er tut nur, was besonders wichtig ist und lässt weniger Wichtiges weg. Diese Strategie wird Selektion, **Auswahl**, genannt. Beispiel: Die Gartenarbeit wird zu schwer. Konsequenz: Der Garten wird nicht mehr ganz bepflanzt, sondern Rasen eingesät und nur eine schmale Rabatte mit Blumen gepflegt.

2. **Optimierung:** Die übrig gebliebenen Tätigkeiten werden in Ruhe durchgeführt, es wird mehr Energie dafür aufgewandt. Dadurch verbessert sich der älter werdende Mensch in diesen wenigen Tätigkeiten. Diese Strategie wird Optimierung, **Verbesserung**, genannt. Beispiel: Der 80-jährige Pianist Arthur Rubinstein übte weniger Stücke, diese aber häufiger – dadurch erhielt er sich seine Virtuosität bis ins hohe Alter.

3. **Kompensation:** Bei manchen Ausfällen muss man Hilfe in Anspruch nehmen oder auf Hilfsmittel zurückgreifen. Diese Strategie wird Kompensation, **Ausgleich**, genannt. Beispiele: Das Nachlassen der Sinnesorgane wird durch Brille und Hörgerät kompensiert. Mit einem Rollator (Gehwagen) kann man auch bei eingeschränktem Gehvermögen einkaufen gehen. Wer nicht mehr alle Dinge im Kopf behält, die eingekauft werden sollen, schreibt einen Einkaufszettel. Ein ambulanter Pflegedienst gleicht Ausfälle aus, sodass eine relative Unabhängigkeit erhalten bleibt (▶ Abb. 1.21).

Die 3 Strategien werden im Alltag kombiniert – je nachdem, welcher Art die Ausfälle sind, erfindet der alte Mensch Lösungen, die ihm helfen, sein Leben möglichst im gewohnten Rahmen weiterzuführen (Baltes MM. 2010).

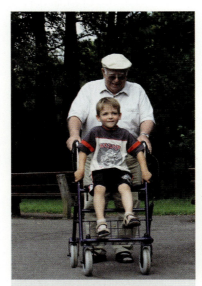

Abb. 1.21 Kompensation. Dieser ältere Mann kompensiert seine nachlassende Bewegungsfähigkeit durch die Nutzung eines Rollators. (Foto: Manu, Fotolia.com)

Merke

Hier liegen kreative Aufgaben für die Altenpflegenden. Wenn die Bewältigung des Alltags für einen alten Menschen schwierig wird, können sie Anregungen geben: Was kann geändert werden?
- **Selektieren** (sich mehr beschränken)?
- **Optimieren** (sich mit mehr Ruhe auf bestimmte Tätigkeiten konzentrieren)?
- **Kompensieren** (ein Hilfsmittel beschaffen, Hilfe heranholen)?

Kritische Lebensereignisse

Definition

Unter einem **kritischen Lebensereignis** versteht die Gerontologie ein Ereignis, das den alten Menschen mit Grenzen und Verlusten konfrontiert.

Beispiele sind:
- Die Kinder werden erwachsen und verlassen das Haus; dadurch verändert sich die Beziehung zu ihnen und zum Partner.
- Durch Scheidung oder durch Tod verliert eine ältere Frau den Partner, mit dem sie den größten Teil ihres Erwachsenenlebens verbracht hat.
- Eine Krankheit im höheren Alter führt zur Einschränkung des Sehens oder der Bewegungsfähigkeit (▶ Abb. 1.22). Die sozialen Kontakte sind in Gefahr.
- Je länger das Leben währt, desto weniger Menschen der gleichen Generation leben noch. Das bedeutet zunehmend seelische Einsamkeit. Der Tod einer nahen Freundin kann, weit mehr als in jüngeren Jahren, ein kritisches Lebensereignis sein.

Eine Anpassung an kritische Lebensereignisse ist mit vielen inneren und äußeren Schwierigkeiten verbunden. Ein Zweig der

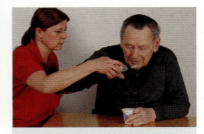

Abb. 1.22 Kritisches Lebensereignis. Auch ein Schlaganfall mit all seinen Konsequenzen kann dazu gehören. (Foto: S. Oldenburg, Thieme)

1.4 Aspekte des Alterns aus psychologischer Sicht

Gerontologie, **die Lebensereignisforschung**, erfasst und definiert die kritischen Lebensereignisse. Depressionen im Alter als Folge von Verlusterfahrungen bis hin zum Suizid (eher bei Männern als bei Frauen) können die Folge sein. Alternde Menschen lernen aber, mit der Begrenztheit und Verletzlichkeit der Existenz umzugehen. Stellt sich ein Mensch dem kritischen Ereignis, so kann er daran innerlich wachsen. Durch das Sprechen über Verluste und kognitives Umstrukturieren (s. u.) kann das Leben neu geordnet werden und wieder sinnvoll erscheinen (Filipp 2005a).

Lernaufgabe

1. Suchen Sie nach Beispielen, die zeigen, dass ein belastendes Erlebnis als starker Impuls für die persönliche Entwicklung wirken kann (in Ihrem eigenen Leben oder im Bekanntenkreis).
2. Diskutieren Sie: Eine ältere Frau ist beim Verlust ihres Partners nicht zur Auseinandersetzung bereit und beharrt auf ihrer bisherigen Lebensweise – welche Folgen könnte das haben?

Kognitives Umstrukturieren

Fallbeispiel

Frau Bormann erlitt einen Schlaganfall mit linksseitiger Lähmung. In einer Rehabilitationsklinik lernte sie wieder, sich selbst zu kleiden und mithilfe eines Vierpunktstocks zu gehen. Nachdem sie es zuerst nur äußerst schwer ertragen konnte, ständig auf Hilfe angewiesen zu sein, veränderte sich im Laufe der Rehabilitation ihre Beurteilung der Lage. Sie bemerkte voller Staunen, dass sie lernen konnte, den gelähmten Arm zu steuern – wenn er auch nicht die alte Kraft zurückerlangte. Nachdem längere Zeit der Rollstuhl die einzige Möglichkeit der Fortbewegung war, gab es ihr ein Hochgefühl, als sie einige Schritte machen konnte: „Jeden Tag geht es etwas besser!" Es schien ihr fast unglaublich – wenn sie auch wusste, dass sie nie wieder so energisch ausschreiten können würde, wie sie es vor dem Schlaganfall getan hatte. Sie sah die anderen Patienten in der Klinik und verglich sich mit ihnen. Nicht mehr das, was sie verloren hatte, sondern das, was ihr geblieben war, und die Möglichkeiten, die sie nun entdeckte, beschäftigten sie von da an. Zum Beispiel hatte sie das Sprachvermögen behalten. Zusammen mit ihrer Tochter und einer Ergotherapeutin begann sie zu planen, wie es nach dem Klinikaufenthalt weitergehen sollte.

Die Anpassung an kritische Lebensereignisse kann gelingen durch eine **intrapsychische** (innerseelische) **Verarbeitung**: Der Verlust wird positiv gedeutet; man erkennt, dass es noch schlimmer hätte kommen können, arrangiert sich und akzeptiert schließlich die neue Lebenslage (Jeggle 2005).

Merke

Eine intrapsychische Verarbeitung gelingt durch „**kognitive Umstrukturierung**" (Kognition = Denken); sie ist das Ergebnis vom Nachdenken über das eigene Leben. Es wird eine neue Sicht der eigenen Person gewonnen, eine neue innere Welt aufgebaut. Angesichts unabänderlicher Verluste können Zufriedenheit und Lebensfreude wiedererlangt werden.

Dies ist eine erhebliche kreative Leistung. Sie braucht Zeit, ist mit Stress und zeitweilig mit Unruhe und Angstzuständen verbunden (Staudinger 2010). Die Mitmenschen (z. B. Altenpflegende) sollten diese Leistung des Umstrukturierens hochschätzen und den alten Menschen ihre Anerkennung deutlich spüren lassen.

Resilienz – ein Zauberwort

„Resilienz ist das Zauberwort, das erklärt, warum manche Menschen mit extremen Belastungen fertig werden, unter denen andere zu zerbrechen scheinen. Diese Lebenskunst kann – wenn sie nicht angeboren ist – in allen Lebensphasen erworben, genauer: eingeübt werden" (Wolter 2005).

Definition

Resilienz bedeutet in der **Biologie**: Elastizität, Spannkraft, Schwung, Beweglichkeit.
In der **Psychologie** meint sie die seelische Widerstandskraft.

Resilienz hilft den Menschen, Krisen zu meistern und Schweres zu bewältigen. In der Resilienz drückt sich der Wille zu überleben aus.
So gewöhnen sich bspw. alte Menschen daran, mit Erschwernissen zu leben, ohne ständig zu klagen. Neue Forschungen zeigen eine ausgeprägte seelische Widerstandskraft Älterer (Kruse 2010).

Resilienzforscher suchen seit fast 30 Jahren nach den Faktoren, die den einen Menschen ertragen lassen, was einen anderen zerbricht.

Merke

Zum psychischen Handwerkszeug, das einen Menschen resilient macht, gehören u. a.:
- Beziehungsfähigkeit
- Kreativität
- Humor
- Mut
- Nachdenken über sich selbst

Wichtig ist, dass der Mensch seine Passivität, die Rolle als Opfer, verlassen kann, dass er Verantwortung für sich übernimmt und in Gelassenheit akzeptiert, dass es ist, wie es ist.

Lernaufgabe

Fragen Sie in Einzelgesprächen alte Menschen, zu denen Sie vertrauensvolle Beziehungen haben, wie er/sie seine körperliche Gesundheit einschätzt. Notieren Sie die Antworten und vergleichen Sie sie mit den folgenden Ergebnissen wissenschaftlicher Untersuchungen:

1. Viele alte Menschen schätzen ihren Gesundheitszustand als gut ein, wenn sie sich mit Gleichaltrigen vergleichen.
2. Die Antworten der 70- und der über 90-Jährigen unterschieden sich nicht, obwohl der tatsächliche Gesundheitszustand sich in 20 Jahren natürlich verschlechtert hat.
3. Es wird vermutet, dass alte Menschen eine Erkrankung oder die Erkenntnis, dauerhaft Medikamente nehmen zu müssen, zu Anfang zwar als schwerwiegend empfinden, dass sie aber mit der Zeit gelassen damit umgehen.

Merke

Resilienz hilft dem alternden Menschen, sich an zunehmende Beschwerden anzupassen. Dadurch wird er davor bewahrt, die körperlichen Einschränkungen als Unglück für sein Leben zu werten (Staudinger et al. 1996).

„Ich traf einen jungen Mann, kerngesund, modisch gekleidet, Sportwagen, und fragte beiläufig, wie er sich fühle. ‚Was ne Frage', sagte er, ‚beschissen.' Ich fragte, ein wenig verlegen, eine schwerbehinderte ältere Frau in ihrem Rollstuhl, wie es ihr gehe. ‚Gut', sagte sie, ‚es geht mir gut.' Da sieht man wieder, dachte ich bei mir, immer hat man mit den falschen Leuten Mitleid" (Zenetti 1994).

Tab. 1.6 Durchschnittliche Lebenserwartung in verschiedenen Altersstufen (nach statistischem Bundesamt 2009/11).

im Alter von	zu erwartende Jahre weiblich	zu erwartende Jahre männlich
0 (Neugeborenes)	82,73	77,82
20 Jahren	63,16	58,25
40 Jahren	43,50	38,93
70 Jahren	16,53	13,89
90 Jahren	4,25	3,84

1.5 Aspekte des Alterns aus soziologischer Sicht

Soziologische Altersforschung beschäftigt sich mit den gesellschaftlichen Strukturen und ihren Veränderungen sowie mit der Bedeutung des Alterns innerhalb der Gesellschaft. Es geht hier also nicht in erster Linie um den einzelnen alten Menschen, sondern um die Einflüsse verschiedener gesellschaftlicher Gruppen und Kräfte.

1.5.1 Veränderungen im Aufbau der Gesellschaft

Die Industriegesellschaften befinden sich zurzeit in einem tief greifenden Umbruch. Die Zusammensetzung der Bevölkerung, besonders der Anteil älterer Menschen, verschiebt sich. In allen Generationen verändern sich die Lebensverhältnisse in vielerlei Hinsicht.

▶ **Demografischer Wandel: eine alternde Gesellschaft.** Die Soziologie liefert Grundlagen für die Aufgabe der Politik, den Umbau der Gesellschaft zu gestalten: Zahlen, Daten und Erklärungen. Ein wichtiges Arbeitsinstrument ist die Bevölkerungsstatistik.

Der folgende Abschnitt gibt einen Einblick in die Bereiche:
- Lebenserwartung
- Bevölkerungsentwicklung
- Merkmale der älteren Bevölkerung

Lebenserwartung

Zu Beginn des 19. Jahrhunderts starben 50 % der Neugeborenen als Säuglinge oder Kinder, und auch Erwachsene starben an Krankheiten, die heute nur noch selten zum Tod führen. Der Tod war allgegenwärtig.

Heute gehören in unseren Breiten Seuchen der Vergangenheit an und viele Krankheiten haben ihren Schrecken verloren. Die Erfolge der Medizin haben die Kindersterblichkeit auf unter 1 % gesenkt. Insgesamt ist die Lebenserwartung erheblich gestiegen.

Mit Lebenserwartung ist die durchschnittliche Lebensdauer gemeint, die eine Person zu erwarten hat. Die Lebenserwartung wird aus Sterbetafeln errechnet, und zwar für jedes Lebensalter und geschlechterspezifisch. Sie gilt nur für den Kulturkreis, für den sie errechnet wurde, denn sie hängt u. a. von den Lebensumständen wie Ernährung, Hygienestandard und ärztlicher Versorgung ab.

Während die durchschnittliche Lebenserwartung eines Neugeborenen um 1800 bei etwa 35 Jahren und um 1900 bei etwa 45 Jahren lag, können Menschen in Deutschland heute mit einem sehr viel längeren Leben rechnen (▶ Tab. 1.6).

Geburtenrückgang

Etwa seit 1970 nehmen viele Frauen die Antibabypille ein und nutzen vermehrt auch andere Verhütungsmittel. Familienplanung hat heute die Tendenz, die Zahl der Kinder zu beschränken. Wie viele Kinder will man sich „leisten"?

Der Geburtenrückgang wirkt sich mittelbar auf die folgende Generation aus: 20–30 Jahre später gibt es weniger junge Erwachsene, die als Eltern infrage kommen – mit dem Effekt, dass die Geburten weiter dramatisch zurückgehen (Birg 2001, 2005). Die Zahl der Geburten liegt heute bei 1,4 Kindern je Frau.

Alterspyramide

Der Altersaufbau in Deutschland in den Jahren 1950, 2009 und 2040 (vorausberechnet) ist in ▶ Abb. 1.23 grafisch dargestellt, unterschieden nach Frauen (grün) und Männern (blau); in den Säulen zwischen den grünen und blauen Flächen ist das Alter eingetragen – an der Breite der Flächen können Sie ablesen, wie viele Frauen und Männer des jeweiligen Alters ungefähr lebten (s. die Zahlen in Tausend unter den Grafiken). Sie erkennen Einschnitte (= wenige lebende Menschen dieses Alters) und Ausbuchtungen (= viele lebende Menschen dieses Alters). Die Veränderungen drücken den Einfluss der Lebensbedingungen und der gesellschaftlichen Einstellungen aus. Ende des 2. Weltkriegs kamen viele Menschen ums Leben oder wurden gar nicht erst geboren. In der Zeit des „Wirtschaftswunders" fassten die Menschen nach überstandener Nachkriegszeit wieder Mut – es wurden viele Kinder geboren (die „Babyboomer"). Beachten Sie auch die Spitzen der 3 Graphen. Sie zeigen, wie viele Menschen ein sehr hohes Alter erreichten oder erreichen werden.

▶ **Beispiel Altersaufbau 1950**
- Starker Einschnitt bei den 5–7-Jährigen – 1943–45 geboren (letzte Kriegsjahre und Nachkriegszeit);
- Ausbuchtung bei den 10-Jährigen – 1940 geboren (das spiegelt die Förderung der „Mutterschaft" in der Nazizeit, wo Frauen mit 4 und mehr Kindern mit dem „Mutterkreuz" geehrt wurden – auf dem Hintergrund des „Menschenverbrauchs" durch den Krieg eine zynische Maßnahme);
- starker Einschnitt bei den 35-Jährigen Männern – während des 1. Weltkriegs (1914–1918) wurden weniger Kinder geboren und: Diese Jahrgänge waren überdurchschnittlich vom 2. Weltkrieg betroffen – als junge Männer fielen sie im Krieg.

Lernaufgabe

Bestimmen Sie in der Alterspyramide von 2009 die Geburtsjahrgänge der 45- und der 66-Jährigen und schätzen Sie die Gesamtstärke der Geburten dieser Jahrgänge. Erarbeiten Sie sich, welche geschichtlichen Ereignisse hinter den Einschnitten und Ausbuchtungen der Grafiken stehen. Beobachten Sie, wie sich die Einschnitte und Ausbuchtungen von 1950 nach 2009 und 2040 grafisch in höhere Jahrgänge verschieben. Suchen Sie in den Grafiken nach dem „Pillenknick" (Rückgang der Geburten aufgrund der Familienplanung).

Zusammensetzung der Bevölkerung

Beim Vergleichen der Grafiken können Sie erkennen:
- Die Zahl der Menschen im mittleren Alter, der 20–65-Jährigen, nimmt ab. Das sind diejenigen, die im Erwerbsleben stehen, durch Sozialabgaben und Steuern die soziale Sicherung für alle mittra-

1.5 Aspekte des Alterns aus soziologischer Sicht

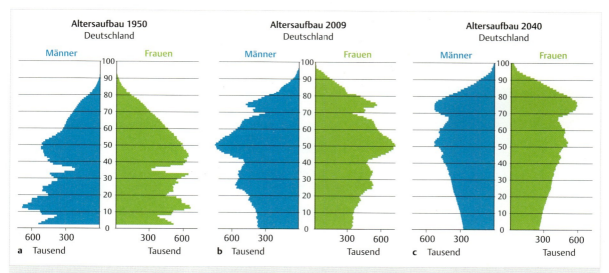

Abb. 1.23 Bevölkerungsentwicklung (geschlechterspezifisch) Deutschlands in den Jahren 1950, 2009 und 2040 (vorausberechnet).
a Altersaufbau 1950.
b Altersaufbau 2009.
c Altersaufbau 2040 (vorausberechnet).

gen und denen die konkrete praktische Sorge für Kinder und Alte (im Privatleben und beruflich, z. B. in Kindertagesstätten und der Altenpflege) obliegt.
- Die Zahl der jungen Menschen unter 20 und der alten über 65 nimmt in der Summe zu. Das sind die, die praktisch und finanziell versorgt werden (Kindergeld und andere öffentliche Ausgaben für Kinder und Jugendliche, Kosten der Ausbildungen; Renten und Pensionen, Grundsicherung).

Merkmale der älteren Bevölkerung

Die Soziologen heben einige Besonderheiten in der Lebenssituation der Älteren hervor. Als Beispiele führen wir an:
- „Verjüngung"
- Langlebigkeit
- Feminisierung
- Altersarmut

„Verjüngung"

Einerseits: Im Vergleich zur Mitte des vorigen Jahrhunderts beginnt heute das Alter früher. Schon mit 40 bedrückt viele die Sorge, alt zu werden. Ab 45 gelten Frauen wie Männer in manchen Berufen als kaum mehr vermittelbar.
Andererseits: Die älter werdenden Menschen bedenken früher, was sie tun können, um möglichst lange leistungsfähig zu bleiben. Die „jungen Alten" sind tatkräftig und unternehmend, sie beteiligen sich, melden sich zu Wort und vertreten sich selbst (▶ Abb. 1.24).

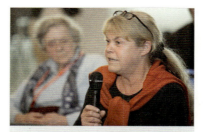

Abb. 1.24 Die jungen Alten sind tatkräftig und melden sich zu Wort. (Foto: BAGSO Fotoarchiv)

Langlebigkeit

Gleichzeitig leben viele Menschen länger, mit steigender Tendenz. Das Durchschnittsalter der Menschen nimmt in Deutschland jedes Jahr um 6 Wochen zu! 1965 gratulierte der Bundespräsident 276 Menschen zum 100. Geburtstag – im Jahr 2000 waren es in Gesamtdeutschland 3 098, im Jahr 2014 waren es 6 611 Menschen, die 100 Jahre alt wurden (Bundespräsidialamt).

Feminisierung

Im Alter leben mehr Frauen als Männer; die Frauen haben eine um ca. 5 Jahre längere Lebenserwartung. Männer werden oft von ihren (auch schon alten) Frauen oder Partnerinnen gepflegt. Frauen dagegen müssen lange Zeit allein zurechtkommen. Wenn eine Frau pflegebedürftig wird, ist sie oft bereits Witwe und auf fremde Hilfe angewiesen.

Der Satz „das Alter ist weiblich" gilt noch in anderer Hinsicht: Die Pflege der Eltern wird meist von den Töchtern oder von den Schwiegertöchtern übernommen, seltener von den Söhnen.

Lernaufgabe

Überlegen Sie: Was bedeutet es für den Lebenslauf einer Frau, wenn sie erst ihre Kinder großzieht, später die Pflege ihrer Eltern, evtl. auch der Schwiegereltern und schließlich des Ehepartners übernimmt? Welche Jahre ihres Lebens sind durch Pflege ausgefüllt? Was heißt das für ihre berufliche Entwicklung?

Altersarmut

Fallbeispiel

Frau Keller (75) hat sich an eine sehr sparsame Lebensweise gewöhnt. Sie ließ sich 1970 scheiden, als Gärtnerin wurde sie mit 52 Jahren berufsunfähig und berentet. Auch danach hat sie gearbeitet, Gemüse für den eigenen Lebensunterhalt angebaut, für Bekannte Gärten angelegt. Aber für eine versicherungspflichtige regelmäßige Tätigkeit reichten die Kräfte nicht. Ihre Rente liegt bei etwa 50 % des mittleren Einkommens (also etwas oberhalb der „absoluten Armut"); ein großer Teil wird von der Miete verschlungen.

Alte Menschen

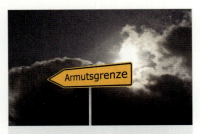

Abb. 1.25 **Armutsgrenze.** Im Jahre 2004 waren 20,3 % der Deutschen von Armut oder von sozialer Ausgrenzung betroffen. (Foto: G. Rohde, Fotolia.com)

Definitionen

Definition der WHO

Als **arm** gelten Personen, deren finanzielle Mittel nicht für den in ihrer Gesellschaft als annehmbar geltenden Lebensstandard ausreichen – das sind laut WHO Personen, die über weniger als die Hälfte des durchschnittlichen Einkommens verfügen.

Definition des Europäischen Rates
- Grenze zur Armutsgefährdung: 60 % des mittleren Einkommens eines Staates – das waren in Deutschland 2012 Einkommen unter 980 €/Monat.
- Absolute Armut: unterhalb 40 % des mittleren Einkommens.

Heute sind 16,1 % der Haushalte ohne Kinder in Deutschland armutsgefährdet (Statisches Bundesamt 2014).

Von den über 65-Jährigen waren 2003 11,4 % armutsgefährdet. Dieser scheinbar geringe Anteil ergibt sich u. a. daraus, dass viele Ältere mittlere und gute Renten haben. Es darf nicht darüber hinwegtäuschen, dass es Altersarmut gibt, v. a. unter den Alleinlebenden. 28 % der allein lebenden Frauen, 18 % der allein lebenden Männer über 65 sind **armutsgefährdet.** Dazu gehören Menschen, die wegen gesundheitlicher Probleme früh aus dem Berufsleben ausgeschieden sind, Frauen, die nach altem Recht geschieden sind, und Frauen, die wegen Kindererziehung spät mit einer Berufstätigkeit anfingen. Der Trend zur Altersarmut wird sich dramatisch verschärfen, wenn die große Zahl der „Babyboomer" mit ihren z. T. lückenhaften Berufsbiografien um 2030 in die Gruppe der Alten aufrückt.

▶ **Scheidungsrecht.** Das Scheidungsrecht wurde 1977 grundlegend neu geregelt. Es sieht einen Versorgungsausgleich vor: Die während der Ehezeit erworbenen Rentenansprüche werden zu gleichen Teilen auf die geschiedenen Partner aufgeteilt. Vor diesem Zeitpunkt geschiedene Frauen, die wegen Kindererziehung nicht selbst sozialversichert waren, hatten keine eigenen Rentenansprüche.

Die aktuelle Diskussion über Altersarmut hat auch die künftigen Rentnergenerationen im Blick. Vielen Erwerbsbiografien fehlt heute die Kontinuität: Zeiten von Arbeitslosigkeit und Teilzeitbeschäftigung sowie Niedriglöhne bedeuten geringe Beiträge in die Rentenversicherung – einmal davon abgesehen, dass die Renten nicht mehr als wirklich sicher gelten. Die Zahl derer, die auf die staatliche Grundsicherung (Rechtsanspruch für über 65-Jährige mit niedriger Rente – anstelle der alten Sozialhilfe) angewiesen sind, steigt. Für die heute 40-Jährigen ist mit einem Rentenniveau zu rechnen, das deutlich unter dem heutigen liegt (in den östlichen Bundesländern aus den genannten Ursachen noch niedriger als in den westlichen).

1.5.2 Gesellschaftliche und politische Bedeutung der Veränderungen

Aus den demografischen Veränderungen ergeben sich Herausforderungen für den Staat, für gesellschaftliche Gruppen und für Einzelne.

Finanzpolitische Aufgabe

Werden in Zukunft die Renten sicher sein? Wird das Gesundheitssystem finanziert werden können? Beides wird angesichts der „Überalterung" infrage gestellt. Die politischen Vertretungen ringen um Lösungen, um Kürzungen und Einschnitte in erträglichen Grenzen zu halten, und werben gleichzeitig um Verständnis für diese Belastungen.

Nach manchen Darstellungen scheint ein gerechter Interessenausgleich unmöglich. Die wirtschaftlichen Probleme werden allein der „Altenlast" zugeschrieben; andere wirtschaftspolitische Fakten werden außer Acht gelassen, z. B.:
- Phasen der Arbeitslosigkeit: Wer kein versicherungspflichtiges Einkommen hat, fällt auch als Beitragszahler in die Rentenkasse aus.
- Die Zins- und Tilgungslast infolge der Staatsverschuldung, die eine große Dauerlast der öffentlichen Haushalte ist.

Bildungspolitische Aufgabe

▶ **Beispiel.** Am 8. November 2010 veranstaltete die BAGSO (Bundesarbeitsgemeinschaft der Seniorenorganisationen) eine Fachtagung „Altersbilder und Engagement in der Zivilgesellschaft". Spitzenvertreter der Kommunalverwaltungen diskutierten darüber, wie der Rahmen für das freiwillige Engagement älterer Menschen verbessert werden kann (BMFSFJ 2010).

Ob der ältere Teil der Bevölkerung Belastung oder Bereicherung für die Gesellschaft ist, hängt von zweierlei ab:
- von den Rollen, die die Gesellschaft alten Menschen zuweist
- vom Bildungsstand der älteren Menschen

Auf beiden Ebenen muss auf eine Kultur eines neuen Alterns (Kruse 2010) hingearbeitet werden – aktives, selbstverantwortliches Altern muss der Normalfall werden und nicht bestaunte Ausnahme:
1. Vor allem die Kommunen dürfen bei ihrer Sozialplanung nicht nur über Pflegebedarf und Heimplätze nachdenken, sondern müssen kreativ das Gespräch mit den Älteren als echte Partner aufnehmen. Ein neues Altersbild ist zu entwickeln, das die überholten Stereotype von Hilfsbedürftigkeit ablöst. Wissen über zeitgemäßes Altern muss in Volkshochschulen, allgemeinbildenden Schulen, praktischen Ausbildungsgängen, in Behörden und Verwaltungen vermittelt werden. Der 6. Altenbericht der Bundesregierung widmet sich diesem Thema. (Unter-)Titel von Taschenbüchern weisen in die gleiche Richtung: „Den Jahren mehr Leben geben" (Haas 2008), „Auf dem Weg zu einem neuen Selbstbewusstsein" (Schenk 2007) oder „Glücksfall Alter" (Gross 2008, ▶ Abb. 1.26).
2. Es ist erwiesen, dass sich ein großer Teil der Menschen mit gehobenem Schulabschluss auf ein aktives Leben im Alter vorbereitet. Heute gibt es erfolgreiche Projekte, um auch bildungsferne Menschen zur Teilnahme an Bewegungsprogrammen und Vorsorge anzuregen. Dabei werden sie ermutigt, Verantwortung für sich zu übernehmen. Mitzuwirken, und sei es im engen Rahmen, gibt allen Menschen die Möglichkeit, noch etwas zu bedeuten,

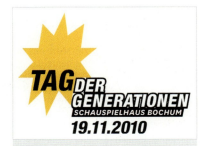

Abb. 1.26 **Generationen gemeinsam.** Der Tag der Generationen in Bochum führt Schüler und die ältere Generation zusammen.

1.5 Aspekte des Alterns aus soziologischer Sicht

wenn das Leben nach der Berufstätigkeit leer zu werden droht.

Merke

Sie sind zu beglückwünschen, dass Sie eine Fachausbildung absolvieren, deren Inhalte sich mit zentralen Zukunftsfragen befassen, und dass Sie mit Ihrem Wissen einen Beitrag zur Entwicklung unserer Gesellschaft leisten können.

Lernaufgabe

Eine 62-jährige Frau, Mutter von 4 erwachsenen Kindern, ist bereit, sich einzusetzen. Sie hat keinen Beruf erlernt und hat keine Teamerfahrung. Überlegen Sie, welche Art von Einsatz Sie sich vorstellen können (im sozialen oder kulturellen Bereich? Als Unterstützung in der Pflege?). Was sollte man unternehmen, um die Frau und das Team auf den Einsatz vorzubereiten?

Gesundheitspolitische Aufgaben

In unserer Bevölkerung erreichen immer mehr Menschen ein hohes Alter. Das bedeutet, dass die Zahl der Menschen, die ständig auf Hilfe und Pflege angewiesen sind, steigt. ▶ Tab. 1.7 zeigt die voraussichtliche Entwicklung. Gleichzeitig sind aufgrund der Bevölkerungsentwicklung immer weniger Menschen da, die diese pflegerischen Aufgaben übernehmen können.

Gesundheitsförderung

Merke

Der Bedarf an Pflege kann durch Gesundheitsförderung verringert werden. Die gefürchtete Abhängigkeit von Pflege kann in vielen Fällen verhindert oder eingeschränkt werden.

1979 machte die Heidelberger Gerontologin Ursula Lehr den Begriff der **Interventionsgerontologie** in Deutschland bekannt.

Ihre zentrale Frage lautete: Welche Faktoren beeinflussen das Altern günstig, damit Menschen angenehm und glücklich alt werden können?

Ursula Lehr unterscheidet 4 Ansatzpunkte für eine Intervention (intervenieren = eingreifen, sich einmischen, ▶ Tab. 1.8):
1. Optimierung
2. Prävention
3. Rehabilitation
4. Management des Status quo (Ist-Zustand)

Die gewonnenen Erkenntnisse wurden teilweise in Gesetze (z. B. Sozialgesetzbuch IX), in Ausbildungspläne (z. B. Altenpflegeausbildung) und Konzepte von Einrichtungen übernommen.

▶ **Zu Prävention (Vorbeugung).** Die Stiftung Deutsche Schlaganfall-Hilfe legt den Schwerpunkt ihrer Öffentlichkeitsarbeit darauf, über das Krankheitsbild aufzuklären, unter dem Motto „Vorbeugen ist besser als Heilen". Durch Früherkennung und durch eine vorbeugende Lebensweise für schlaganfallgefährdete Menschen soll verhindert werden, dass es zu einem Schlaganfall kommt. Krankenkassen und Volkshochschulen bieten Aufklärungs- und Vorsorgekurse an.

▶ **Zu Rehabilitation (Wiederherstellung).** Viele alte Menschen brauchen nach schweren gesundheitlichen Schäden nicht zwangsläufig pflegeabhängig zu werden, sondern erlangen ihre Unabhängigkeit durch geeignetes Training und Schulung zurück. Die Finanzierung von Rehabilitation älterer Menschen ist nicht nur aus humanen, sondern auch aus wirtschaftlichen Gründen zu fordern.

Wer pflegt?

In Zukunft wird die Familie die Aufgaben der Pflege nur noch teilweise erfüllen können: Die Ehepartner sind selbst schon alt, viele alte Menschen leben allein, Töchter und Schwiegertöchter sind berufstätig, wohnen weit entfernt oder sind selbst alt und erschöpft.

Ergänzend bieten verschiedene Einrichtungen ihre Dienste an, siehe „Sich beschäftigen, lernen und entwickeln können" (S. 638) bis „Aufgaben und Organisation von Tagespflegestätten" (S. 1061), u. a.:
- Altenpflege- und Altenwohnheime
- betreutes Wohnen in einer Einrichtung oder betreutes Wohnen zu Hause
- häusliche Pflegedienste
- Sozialdienste
- Essen auf Rädern
- hauswirtschaftliche Hilfen

Wird es in Zukunft genügend Arbeitskräfte für dieses Netz der unterstützenden und pflegenden Dienste geben? Viele Menschen, zunehmend auch Männer, entdecken ihr Interesse an der Arbeit mit alten Menschen und erkennen die Pflege alter Menschen für sich als sinnvolle Aufgabe. Es ist zu hoffen, dass das Netz aus familiärer Hilfe und unterstützenden Diensten weiterhin funktioniert.

Tab. 1.7 Voraussichtliche Pflegebedürftige bis 2030 (nach Statistischem Bundesamt 2009/11).

	Männer	Frauen	insgesamt
	In Mio.		
2010	0,8	1,6	2,4
2020	1,0	1,9	2,9
2030	1,2	2,2	3,4

Tab. 1.8 Interventionsmöglichkeiten zur Erhöhung des psychophysischen Wohlbefindens älterer Menschen (n. Ursula Lehr).

Optimierung	Prävention	Rehabilitation	Management des Status quo
Günstige Entwicklungsbedingungen für den Einzelnen schaffen	• sich bewusst auf das Alter einstellen • dem Altersabbau vorbeugen	Selbstständigkeit und Unabhängigkeit nach Störungen wiedergewinnen	irreversible (= nicht rückgängig zu machende) Problemsituationen bewältigen
Äußere Bedingungen für das Leben im Alter, auch mit Krankheit verbessern		Folgen einer Krankheit/Behinderung so gering wie möglich halten	innere Einstellung verändern – Lösungen finden bei unabänderlichen Krankheiten (Wohnungsanpassung!)
Appell an die Gesellschaft: • Nicht am negativen Altersstereotyp festhalten • Kompetenz und Entwicklungsfähigkeit erwarten	Appell an die Selbstverantwortung des alten Menschen: • lebenslanges körperliches geistiges und soziales Training • gesunde Ernährung	Appell an die Pflege: • fördern durch Fordern • integrieren statt Ausgliedern	Appell an den Einzelnen und an das Umfeld: • äußere Verhältnisse so anpassen, dass Selbstständigkeit unterstützt wird

1.5.3 Das Zusammenleben der Generationen

In jeder Generation muss die Frage beantwortet werden, wie in einer Gesellschaft die Altersgruppen miteinander umgehen. Wie kann jede Altersgruppe eine sinnvolle Rolle spielen, sodass alle voneinander profitieren? In unserer Zeit der demografischen Veränderungen werden diese Fragen zur Herausforderung.

▶ **Diskriminierung oder Reserviertheit.** Vor 30 oder 40 Jahren traf man auf Sprüche wie „Trau keinem über 30" und Ausdrücke wie „Grufties" oder „Friedhofsgemüse". Heute ist im Alltag, z. B. in öffentlichen Verkehrsmitteln, aggressives Verhalten gegenüber alten Menschen nicht häufiger als höfliche und hilfsbereite Verhaltensweisen. Untersuchungen haben gezeigt, dass man nicht mehr von einer allgemeinen „Diskriminierung" im Alltag sprechen kann.

Definition

Unter **Reserviertheit** versteht man Vorbehalte – einen Blick auf das Alter, der eher die Belastungen wahrnimmt als die Chancen und den Gewinn.

Vorbehalte gegen Ältere werden in Stellenanzeigen deutlich, in denen ausdrücklich jüngere Mitarbeiter gesucht werden (was nach dem Antidiskriminierungsgesetz nicht sein darf), am Risiko von Langzeitarbeitslosigkeit, auch an der starren Altersgrenze für die Berentung.

Gerontologen, die bei politischen Weichenstellungen als Berater zugezogen werden, sind besorgt, weil das Umdenken in der Gesellschaft nur langsam vonstattengeht. Es ist für Ältere oft nicht leicht, eine Rolle zu finden, in der sie ihren Beitrag für das Zusammenleben leisten können (Frosch 2007, Kruse 2010). Der 6. Altenbericht von 2010 steht unter der Überschrift **„Altersbilder in der Gesellschaft"**. Er soll dazu beitragen, ein modernes, realistisches und zukunftsgerichtetes Altersbild zu verankern und eine öffentliche Debatte anzustoßen und zu begleiten.

Generationenvertrag

Merke

Die Beziehungen und gegenseitigen Verpflichtungen zwischen Alt und Jung werden als „Generationenvertrag" bezeichnet – das ist nicht ein Vertrag im üblichen Sinne, sondern die Beschreibung der Zusammenhänge und Regelungen zwischen den Generationen:
- Die Pflege und Sorge der Älteren für den Nachwuchs, und die Verantwortung dafür, dass die aufwachsenden Kinder persönlich gesichert, möglichst glücklich und in einer funktionierenden Welt leben können,
- die Sorge der Jüngeren für die Alten – für ihr Auskommen, für ihre Zufriedenheit, für einen friedlichen Tod.

Beide Elemente des Generationenvertrags finden auf 3 Ebenen statt:
1. in den Familien
2. im überschaubaren Wohnumfeld, durch gegenseitige nachbarschaftliche Hilfen bei der Kinderbetreuung oder der Betreuung alter Menschen
3. als öffentliche Verantwortung in Kommune und Staat, z. B. durch die Sozialversicherungen und Neuordnung der Gesundheitsdienste, durch politische Kampagnen zur Vermittlung eines positiven Altersbildes und zur Entwicklung neuer Rollen für alte Menschen in der Gesellschaft (Kruse 2010)

Damit das Zusammenleben von Jung und Alt in der Zukunft gelingen kann, sind wir alle als Bürger und als Mitmenschen gefragt.

Lernaufgabe

Diskutieren Sie mit Ihren Mitschülern: Welchen Platz sollen alte Menschen in Zukunft in unserer Gesellschaft einnehmen? Welche Rollen sollen sie ausfüllen?

Mitverantwortung der Älteren

Das Bundesministerium für Familie, Senioren, Frauen und Jugend (BMFSFJ) legt regelmäßig Berichte über die Lage der älteren Generation vor. Im Oktober 2006 erschien der 5. Altenbericht. Die Kommission, die den Text erarbeitete, hat sich von gesellschaftlichen Visionen eines guten Lebens im Alter leiten lassen. Zu den Leitbildern zählen:
- mitverantwortliches Leben älterer Menschen und Solidarität
- Alter als Innovationsmotor
- Nachhaltigkeit und Generationensolidarität
- lebenslanges Lernen
- Prävention

▶ **Mitverantwortung und Generationensolidarität.** Im Kern hat jeder Mensch das Bedürfnis, ein mitverantwortliches Leben zu führen, d. h. für andere da zu sein und sich für sie zu engagieren. Indem ältere Menschen etwas für jüngere tun, z. B. finanzielle oder emotionale Unterstützung geben, tragen sie zur Generationensolidarität bei.

▶ **Lebenslanges Lernen und Prävention.** Menschen sind über den gesamten Lebenslauf hinweg lernfähig; aus diesem Grund können sie bis in das hohe Alter kulturelle und technische Innovationen in produktiver Weise für sich nutzen und sich auch persönlich (innerlich) weiterentwickeln.

▶ **Alter als Innovationsmotor.** Alter ist nicht nur mit Wissen und Erfahrung zu assoziieren, sondern auch mit Kreativität, d. h. der Fähigkeit, neue Ideen und Lösungsansätze zu entwickeln – sei es in der Arbeitswelt, sei es im bürgerschaftlichen Engagement oder sei es im privaten Lebensumfeld (BMFSFJ 2006).

Etwa jede 3. Frau und jeder 3. Mann im Alter zwischen 60 und 70 Jahren ist ehrenamtlich tätig – erst bei den über 70-Jährigen geht der Anteil, aus v. a. gesundheitlichen Gründen, zurück.

Selbstverantwortung der Älteren

Die einzelnen alternden Menschen sind stärker als in früheren Generationen einem immer schnelleren Wandel der Lebensverhältnisse ausgesetzt. Solange sie aktiv am Leben teilnehmen, sollten sie flexibel und offen mit den Veränderungen umgehen, auch offen gegenüber der Jugend – als Beitrag der Älteren zur Weiterentwicklung der Gesellschaft (▶ Abb. 1.27).

Immer mehr nimmt das Bewusstsein unter Älteren zu, dass sie selbst Verantwortung für ihr Alter tragen: Sie nehmen an Kursen teil, in denen sie körperliche Fitness und Hirnleistung trainieren, und sie sich mit anderen über ihre Erfahrungen mit dem Älterwerden austauschen können. So versuchen sie, möglichst lange den Anforderungen des Alltags gewachsen zu bleiben. Sie werden aktiv, um nicht von

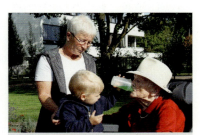

Abb. 1.27 **Generationen.** Gegenseitig aneinander interessiert – Alt und Jung. (Foto: C. Hagen, Fotolia.com)

Unterstützung abhängig zu werden oder in Depression zu verfallen.

Die SOK-Strategie (S. 52) wird erfolgreich eingesetzt, aktives Altern als präventives Konzept gelebt. Sie legen ihre Wünsche für den „Ernstfall" durch Vorsorgevollmacht fest, unterschreiben sie in regelmäßigen Abständen und aktualisieren sie, wenn nötig. Sie passen ihre Wohnsituation krankhaften Veränderungen an (z. B. Hüftleiden, Schlaganfall). Auch wenn sie nicht mehr ganz gesund und leistungsfähig sind, suchen sie für sich neue Rollen in den familiären Netzwerken oder übernehmen Verantwortung im Wohnumfeld. Ein „tägliches Quantum an Bedeutung für andere" (Dörner 2003) ist ihnen wichtig. Sie blicken ohne Illusionen in ihre Zukunft und gestalten nach bestem Vermögen diese letzten Lebensjahre in Würde und mit Sinn (Seitz 2003).

Netzwerke

Die Familie

Fallbeispiel B

Frau Kießling (70) erlitt einen Schlaganfall. Bis dahin hatte sie mit ihrem schwer behinderten Mann zusammengelebt und ihn mit Unterstützung einer Sozialstation gepflegt. Die Tochter, teilzeitbeschäftigt und Mutter von 2 Söhnen im Alter von 11 und 13 Jahren, nahm Urlaub und war auf der Intensivstation fast ständig an der Seite ihrer Mutter. Sie organisierte die folgende Reha-Maßnahme und einen engmaschigen Besuchsdienst aus dem Freundeskreis für ihre Mutter. Frau Kießlings Sohn übernahm die Sorge für den Vater, holte ihn, soweit er es einrichten konnte, zu sich nach Hause und brachte ihn in der übrigen Zeit in einer Kurzzeitpflege-Einrichtung unter. Miteinander berieten sie, wie das Leben der Eltern nach der Rehabilitation der Mutter weitergehen könnte.

▶ **Generationenübergreifende Solidarität.** „Zu den wesentlichen aktuellen Befunden der Generationenforschung gehört, dass Familiengenerationen bis ins hohe Alter in beeindruckendem Maße

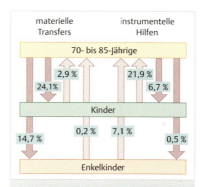

Abb. 1.28 Gegenseitige Hilfe zwischen den Generationen in der Familie. 70–85-jährige Personen und erwachsene Kinder und Enkelkinder außerhalb des Haushalts wurden befragt, ob sie in letzter Zeit materielle oder instrumentelle Hilfe geleistet hatten (nach Alters-Survey 1996).

durch vielfältige Unterstützungsformen miteinander verbunden sind. [...] Die allermeisten Beziehungen zwischen Eltern und erwachsenen Kindern sind heutzutage durch eine ausgeprägte Solidarität geprägt, die lebenslang anhält" (Szydlik 2002, Buber 2007). Dabei werden nachweislich mehr Hilfen von der älteren als von der nachwachsenden Generation geleistet – dies wird in der öffentlichen Diskussion kaum wahrgenommen und anerkannt (Rosenmayr 2005, ▶ Abb. 1.28, ▶ Tab. 1.9).

▶ **Familiäre Grenzen.** Es ist nicht mehr selbstverständlich, dass alte Menschen von ihren Kindern gepflegt werden. Zwischen den Familienmitgliedern müssen Vereinbarungen getroffen werden, mit denen alle Beteiligten leben können. Häufig sind es objektive Lebensbedingungen und Verpflichtungen, die Kinder gegenüber anderen Personen und gegenüber sich selbst haben, wenn sie eine intensive Betreuung oder Pflege der Eltern ablehnen. 45,5 % der Heimbewohner aus der Berliner Altersstudie sind 95 Jahre und älter – die noch lebenden Kinder benötigen möglicherweise selbst bereits Pflege. 55,4 % der Heimbewohner haben keine lebenden Kinder (Mayer et al. 1996). Das Risiko einer Heimunterbringung steigt sowohl mit sehr hohem Lebensalter als auch mit Kinderlosigkeit (Schütze 2000).

▶ **Solidaritätsbereitschaft fördern.** Wichtig ist es, organisatorische Bedingungen herzustellen, die es erlauben, die in den Familien vorhandene Bereitschaft zur Solidarität in die Tat umzusetzen – z. B. Teilzeitarbeitsplätze für Menschen, die einen alten Angehörigen unterstützen oder pflegen wollen (BAGSO 2010). Mit dem Ersten Pflegestärkungsgesetz – PSG I – wurde ein wichtiger Schritt vollzogen.

Lernaufgabe

Überlegen Sie, worin die materiellen Hilfen zwischen den Generationen bestehen könnten und wie die praktischen und emotionalen Hilfen aussehen könnten.

Solidargemeinschaft Nachbarschaft

Die anstehenden Aufgaben werden in der Zukunft nur gelöst werden können, wenn wir uns wieder auf das Nachbarschaftsnetz besinnen. Teilweise muss nachbarschaftliche Vernetzung neu gelernt werden. Klaus Dörner, Reformpsychiater i. R., hat Erfahrungen mit Wohngruppen Behinderter gesammelt. Er macht darauf aufmerksam, dass nachbarschaftliche Anteilnahme und tätige Mithilfe in der Betreuung dem Leben neuen Sinn geben kann:

„Man erlebt die Entlastung von sozialer Verantwortung so lange als positiv, bis man merkt, wie leer das Leben ohne Sorge, ohne Bedeutung für andere geworden ist. Ein gelingendes Leben bedarf auch der Last. [...] Wir können die Augen nicht davor verschließen, dass die Zahl der ‚Unerträglichen' wächst, etwa die der Dementen und Alzheimer-Kranken. [...] Zurzeit sind 400 000 Rund-um-die-Uhr-Pflegebedürftige in Heimen. Wenn man die auf die gesamte Bevölkerung verteilen würde, käme heraus, dass eine ambulante Haushaltsgemeinschaft von acht Altersdementen auf 1 600 Bürger käme. [...] Nur wenn die Bürger die Nachbarschaftsmentalität wiederbeleben, machen sie sich frei, doch

Tab. 1.9 Ältere und alte Menschen leisten und bekommen Hilfe in vielfältiger Form; Stand 2002 (nach Kruse 2010).

Hilfe geben und bekommen	Jüngeren Rat geben	von Jüngeren Rat bekommen	Jüngeren emotionale Unterstützung geben	von Jüngeren emotional unterstützt werden	Jüngeren praktische Hilfe geben	praktische Hilfe von Jüngeren bekommen	Jüngere finanziell unterstützen	von Jüngeren finanziell unterstützt werden
55–69 Jahre	83,4 %	74,2 %	83,4 %	62,4 %	29,1 %	20,7 %	36,6 %	5,5 %
70–85 Jahre	74,7 %	71,1 %	74,2 %	63,1 %	15,6 %	36,3 %	31,0 %	2,7 %

für ‚unsere acht' sorgen zu wollen" (Dörner 2003).

Wohngemeinschaften, in denen demente alte Menschen miteinander leben, gibt es heute in steigendem Maß. Sie werden unterstützt von professionellen Pflegekräften und ehrenamtlichen Kontaktpersonen und sind in ihr Umfeld integriert.

Solidargemeinschaft der Älteren untereinander

Fallbeispiel

Seit 25 Jahren treffen sich in einem kleinen Ort in Bayern (7 800 Einwohner) jeden Donnerstagvormittag etwa fünfzig Frauen in der alten Turnhalle der Schule. Eine Seniorin hat sich in Kursen Kenntnisse über Altengymnastik angeeignet und leitet die Gruppe an. Nach dem sportlichen Teil wandert, wer noch Zeit hat, ins nahe Café. Dort ist Gelegenheit, sich auszutauschen, Freud und Leid zu teilen. Wird eine der Frauen oder ihre Familie von Krankheit getroffen, nimmt man Anteil. Viele Frauen sind inzwischen Witwen; sie fühlen sich in der Gruppe aufgehoben. – Organisiert wird die Initiative der „Hupfdohlen" ausschließlich von einigen der Frauen selbst. Die Gruppe hat sich an die Kirchengemeinde angebunden, um bei eventuellen Unfällen bei der kirchlichen Versicherung Rückhalt zu haben.

An vielen Orten gibt es heute Senioreninitiativen, die sich für Vorsorge im Alter, Selbsthilfe und gegenseitige Hilfen bei Alltagsproblemen einsetzen. In organisierten Gruppen wirken sie der Vereinsamung allein lebender alter Menschen entgegen. Sie bieten Anregungen und Hilfen für ein aktives Altern. Durch einen bundesweiten Zusammenschluss, die BAGSO (Bundesarbeitsgemeinschaft der Seniorenorganisationen), verschaffen sie sich auch politisch Gehör. Programme, wie **Mobilität in jedem Alter** (BAGSO Nachrichten 2/2006) oder **Vereinbarkeit von Beruf und Pflege** (BAGSO Nachrichten 04/2010) erreichen über die Mitgliedsorganisationen eine breite Öffentlichkeit und finden ihren Niederschlag in Projekten der Bundesregierung.

Gemeinschaftliches Wohnen

Das Gemeinschaftliche Wohnen im Alter ist eine Form von selbstbestimmten, meist auch selbst organisierten Hausgemeinschaften. Einzeln lebende alte Menschen oder Ehepaare tun sich zusammen und leben solidarisch miteinander unter einem Dach. Dem Bedürfnis nach Rückzug wird i. d. R. dadurch Rechnung getragen, dass es abgeschlossene Wohnungen gibt. Regelmäßige, meist wöchentliche Treffen dienen dem Austausch und der Verabredungen bei gemeinschaftlichen Aufgaben (Bewirten von Gästen, Reinigungs- und Winterdienste). Ausgangspunkt ist oft, dass man sich nicht vorstellen mag, bei späterem Hilfebedarf in einem Pflegeheim leben zu müssen. Aber der Gewinn ist vielseitig: Die Menschen regen sich gegenseitig an, feiern miteinander, verbringen Teile der freien Zeit miteinander und entlasten sich bei alltäglichen Aufgaben, in manchen Wohnprojekten bis hin zu pflegerischen Hilfeleistungen. Anregend ist v.a. die Herausforderung, sich auf andere Menschen und ihre Lebensgewohnheiten einstellen zu müssen. Auch „Wahlfamilien" aus Jung und Alt haben sich bewährt.

Die Idee wird seit Anfang der 90er Jahre durch einen bundesweiten Verein (FGW = Forum Gemeinschaftliches Wohnen, Bundesvereinigung e. V.) vertreten. Erfahrungen in den Niederlanden zeigen, dass gemeinschaftliches Wohnen den Altersabbau verzögert und die öffentlichen Kassen entlastet.

Es sind selbstbewusste alte Menschen, die den Schritt in diese neue Form der Gemeinschaft wagen. Wenn von ihnen eine ambulante Pflegestation in Anspruch genommen wird, können Altenpflegende mit selbstverantwortlichen Partnern in der Pflege rechnen.

Solidargemeinschaft der Älteren für Jüngere

▶ **Beispiel.** Das Zentrum Aktiver Bürger (ZAB) in Nürnberg startete 2003 das Modellprojekt „Familienpatenschaften". Familienpaten sind Ehrenamtliche, die in der nachberuflichen Phase eine sinnvolle Tätigkeit suchen. Vom Zentrum Aktiver Bürger werden sie begleitet und geschult. Der Familienpate wird angesprochen, wenn's „brennt" und begleitet eine Familie so lange, wie es von beiden Seiten gewünscht wird.

Zwar ist es auch heute noch die Regel, dass Kinder in der „klassischen" Kleinfamilie aufwachsen, aber der Anteil Alleinerziehender mit minderjährigen Kindern nimmt stark zu (etwa 19 % der Familien insgesamt). Familien allein können nicht alles richten, sie sind auf Hilfe von außen angewiesen. Und auch die öffentlichen Einrichtungen wie Kindertagesstätten, Schulen oder Sozialdienste geraten an die Grenzen ihrer Leistungskraft.

Initiativen wie die Familienpatenschaften tragen dazu bei, dass sich die negativen Altersstereotype auflösen und die Generationen unverkrampfter miteinander umgehen. Die Gestaltung der Gesellschaft

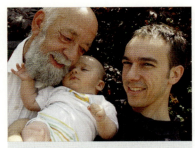

Abb. 1.29 **Urgroßvater mit Enkel und Urenkel.** Viele ältere Menschen sind auf das Wohlergehen der nächsten Generation bedacht. (Foto: U. Hering, Fotolia.com)

ist eine verantwortungsvolle Aufgabe, von der die künftige Lebensqualität für Alt und Jung abhängt. Sozialwissenschaftler und Politologen halten die Probleme für lösbar. Es liegt im Interesse aller, dass alte Menschen einen anerkannten Platz in der Gesellschaft behalten oder finden und dass jede Generation ihren Beitrag zum Ganzen leisten kann (Kruse 2010, ▶ Abb. 1.29). Das Nachdenken über die möglichen Lösungen wird Sie durch die Ausbildung und in Ihrem weiteren (Arbeits-)Leben begleiten.

1.6 Stimmen alter Menschen

Nachdem Sie sich mit den zusammengefassten Aussagen verschiedener Zweige der Gerontologie beschäftigt haben, kommen am Schluss des Kapitels alte Menschen selbst zu Wort. Denn die wissenschaftlichen Aussagen können nie das Erleben von einzelnen alten Persönlichkeiten treffen – es sind immer Aussagen über einen Durchschnitt. Die anschließenden Texte sollen als Abschluss dieses Kapitels einen Eindruck von der Vielfalt der Alternserfahrungen vermitteln (bekannte Persönlichkeiten sind fett markiert).

„So alt wie man sich fühlt?" – Alter ist relativ

Wie wechselhaft und unterschiedlich Menschen das Alter erleben können, sehen wir in der Schilderung der Schriftstellerin und Kabarettistin **Elke Heidenreich**: „Es ist alles so schwierig geworden! Da gibt es nun die neue Feuchtigkeitscreme, und man kriegt überhaupt keine Falten mehr, und dann sagen die Leute: ‚was, du bist schon 40, das hätte ich niiiiie gedacht', ja wofür werde ich denn dann älter, wenn es keiner merkt? … Oma Rapel ist erst Anfang 60 und sieht aus wie 120, weil sie acht Kinder großgezogen hat und immer schwer arbeiten musste, und nun lebt sie – ja, wovon? Wir sagen: von einer Tasse Luft. Frau Fleischhauer ist Anfang 30, hat viel Geld und eine Fußbodenheizung, aber sie fühlt sich wie 60, weil das Leben an ihr vorbeirauscht und sie sitzt in ihrer Eigentumswohnung und wird alt vom Zugucken. ... Gestern hatte ich übrigens meinen 18-Jahre-Tag mit dem neuen Pullover, der guten Nachricht und der blendenden Laune, aber heute bin ich 70, friere, die Hände tun mir weh von meiner falschen Methode zu tippen, die Haare sind klebrig und ich bin lahm und muffig. Mal sehn, wie alt ich morgen bin? ... Ich habe beschlossen, dass ich 16, 35, 60 und 100 bin. Je nachdem" (n. Joschko u. Huntemann 1986).

Sich selbst wechselhaft zu erleben, ist auch eine Erfahrung sehr alter Menschen, wenn sie sich ihre innere Lebendigkeit bewahrt haben. „Das Problem ist nicht, dass man alt wird, sondern dass man jung bleibt" (**Simone de Beauvoir**).

„So jung wie deine Zuversicht"

„Du bist so jung wie deine Zuversicht, so alt wie deine Zweifel, so jung wie dein Selbstvertrauen, so alt wie deine Furcht. So jung wie deine Hoffnungen, so alt wie deine Verzagtheit. Solange die Botschaften der Schönheit, Freude, Kühnheit, Größe, von der Erde, von den Menschen und von dem Unendlichen dein Herz erreichen, so lange bist du jung" (**Albert Schweitzer**).

„Da mir die große Welt endgültig verschlossen ist, lenke ich die Aufmerksamkeit auf Neues in meiner kleinen Welt" (eine chronisch kranke ältere Frau).

Pablo Casals, 90-jährig, übte noch täglich 4–5 Stunden Cello. Gefragt „Wozu?" antwortete er: „Weil ich den Eindruck habe, ich mache Fortschritte." Pablo Casals: „Ich bin jetzt über 93 Jahre alt, also nicht gerade jung, jedenfalls nicht mehr so jung, wie ich mit 90 war. Aber Alter ist überhaupt etwas Relatives. Wenn man weiter arbeitet und empfänglich bleibt für die Schönheit der Welt, die uns umgibt, dann entdeckt man, dass Alter nicht notwendigerweise Altern bedeutet, wenigstens nicht Altern im landläufigen Sinne. Ich empfinde heute viele Dinge intensiver als je zuvor, und das Leben fasziniert mich immer mehr."

Gewinnen, Wachsen – Schätze des Alters

„Altsein ist ein herrlich Ding, wenn man nicht verlernt hat, was anfangen heißt" (**Martin Buber**).

„Wer alt wird, begreift die Köstlichkeit des Lebens tiefer denn je, weil er weiß, dass die Zeit bemessen ist. Und weil er nicht weiß, wie lange sein Tod auf sich warten lässt" (Schönfeldt 1999).

„Der alte Mensch soll sich nicht einfach treiben lassen, sondern sich eine Struktur geben, eine letzte Lebensschicht, eine Mitte, einen Sinn, eine Verpflichtung. Bis zuletzt müssen wir nach dem Lebensganzen trachten" (von Crailsheim 1980).

„Mir ist es noch nie so gut gegangen", sagt eine 82-jährige Landarbeiterin in einer Pflegestation, die zum 1. Mal erlebt, dass andere für sie sorgen. Sie kann ihr Bett nicht mehr verlassen, die Knie sind aufgrund der schweren Feldarbeit geschädigt und geben keinen Halt mehr. Aber sie will auch gar nicht: Sie residiert in ihrem Bett, verschläft teilweise die Tage, weil sie bis tief in die Nacht fernsieht. Das ist ihr Lebensinhalt geworden, sie genießt es, auf diese Weise die Welt zu „erleben". Ihr Umgang sind die Altenpflegenden, die sie mögen, weil sie immer gute Stimmung verbreitet.

Die Lebensbedingungen

„Die größten und bittersten Unterschiede zeigt das Alter. Es kann wahrhaft wunderbar sein. Keine Kinder mehr zu versorgen, kein Zwang zur täglichen Arbeit. Zeit für das, was man immer zu Ende führen wollte. Ja, das Alter ist angenehm, wenn einem die Götter oder der eigene Fleiß genug Geld beschert haben. Das Alter ist angenehm, wenn man nicht darüber nachdenken muss, ob man sich eine Taxe oder noch eine Reise zur Freundin in den Schwarzwald leisten kann" (Schönfeldt 1999).

„Nein, ich meine nicht, dass man verzagen soll. Oder aufgeben, sich aufgeben. ... Nur: Sich nicht von den Jungen verwirren lassen. Sie reden vom Alter wie der Blinde von der Farbe. Da haben natürlich auch viele entdeckt, dass man mit unserem Alter Geld machen kann, vor allem, wenn man es durch das Wort Senioren ersetzt: Seniorenreisen und -residenzen, -kuren und -kleider, -apparate und -stützen, -ernährungsprogramme – zellaufbauprogramme – alles interessant und sicher manchmal auch nützlich. Aber der alte Mensch ist kein Reparaturproblem. Er ist einfach alt. Vor allem alt. Unveränderlich alt. In unserer Zeit oft älter als er sein möchte" (Schönfeldt 1999).

Unaufhaltsamer Verfall

Die Wirbelsäule sackt zusammen: „Ich bin noch immer an das oberste Regal gekommen, und jetzt muss ich um Hilfe bitten, wenn ich an die Gläser will" (Schönfeldt 1999).

„Ich bin in letzter Zeit sehr eng befasst mit liebenswerten Menschen, die sich durch das letzte Stück ihres Lebens hindurchkämpfen. Ja, es ist Kampf – der Versuch, durchzuhalten, weil man seine Menschenwürde bis zum bitteren Ende bewahren möchte. [...] Kannst du dir vorstellen, wie ich aufatme, wenn der 15-jährige David – mein Freund seit seinem vierten Lebensjahr – hereingestürmt kommt und mir atemlos von seinen neuesten Computerexperimenten berichtet?" (aus dem Briefwechsel zweier Frauen, beide über 80, n. Biegel u. Swildens 1989).

„Immer enger, leise, leise
Ziehen sich die Lebenskreise
Schwindet hin, was prahlt und prunkt
Schwindet Hoffen, Hassen, Lieben
Und ist nichts in Sicht geblieben
Als der letzte dunkle Punkt."

(Theodor Fontane)

Bleibende Lasten

„Wer vermöchte völlig zu schweigen, sich so verlassen zu fühlen, dass jedes seiner Worte im Wind verweht? Sprechen erlöst, bricht Dämme und Hemmungen, beruhigt, erleichtert, beschenkt, trifft Entscheidungen, hilft, das Rechte zu tun, Schmerzen zu lindern, Freundschaft und Freude zu bringen, sich aus der Vereinsamung zu lösen. ... Aber das Ungesagte ihres langen Lebens bedrückt sie, das nie Ausgesprochene, ewig Verschwiegene, das auch jetzt, zuletzt, niemand mehr anhören will, das sie mit ins Grab nehmen müssen" (von Crailsheim 1980).

„Uns Zigeunern geht es schlecht. Uns ist es schon immer schlecht gegangen. Aber keiner von uns denkt darüber nach. Unser Glück bestand darin, frei zu sein. Wir zahlten für dieses Glück mit Not, mit Heimatlosigkeit. Wir wurden gejagt und verfolgt. Unsere Flucht, unsere Wanderschaft waren die Suche nach dem Paradies. Aber wir wussten, dass es kein Paradies gibt ... Wir Zigeunerfrauen sind hart geworden durch dieses Schicksal. Und stark. Vielleicht finden wir noch einen Weg in die Zukunft. ... Und bei diesem Punkt will ich immer wieder von vorne anfangen. Bis ich sterbe" (eine „uralte" Sintiza in ihrem Wohnwagen zu einer befreundeten Journalistin, n. Geiges 1979).

Trauer

„Mein Schicksal war, meine ganze Familie zu überleben. Einer nach dem anderen verließ mich. Nun lebe ich allein in einer kleinen Wohnung, die nur noch Kulisse ist. In ihr spielt sich mein armes, verborgenes Leben am Rande der Welt ab. Herr, entbinde mich. Mein Dasein ist gering geworden, meine Möglichkeiten beschränkt, meine Existenz belanglos. Herr, entbinde mich" (von Crailsheim 1980).

„Witwe zu sein bedeutet nicht nur: Ich habe meinen Mann verloren. Es bedeutet: Ich bin allein. Ich muss das Alter allein bestehen. Auch wenn man eine moderne berufstätige Frau war" (Schönfeldt 1999).

Viele alte Menschen trauern geliebten Menschen nach, die vor ihnen gestorben sind. Sie trauern um die Gesundheit ihrer jüngeren Jahre und um die Achtung, die sie in ihrem damaligen Lebenskreis genossen.

Am Ende

Fühlen Sie sich so alt, wie Sie sind? „Eigentlich erst jetzt, seit ich mich innerlich bereithalte und rüste auf meinen Tod. Erst als ich gemerkt hab, dass es einfach das Alter ist und eben keine Krankheit, seit der Zeit fühl ich mich älter. Jetzt merk ich dauernd, dass dies und das nicht mehr geht, zum Beispiel Reisen machen, zu Freunden fahren und so. Weil ich aber jetzt mein Alter akzeptiert hab, darum bin ich so völlig frei, dass ich von meinen Sachen nach und nach was weggeben kann. Ich klammere mich gar nicht mehr daran. Ich fände es wunderschön, wenn ich so lange leben dürfte, bis ich alle meine Sachen an die richtigen Menschen weitergegeben habe. Eins ist überdies merkwürdig. Ich träume enorm viel und wunderschön" (Gedanken einer sehr geschwächten 82-jährigen Frau, festgehalten von A. Joschko 1986).

„Ich lebe in meiner letzten Lebenszeit. Ich erlebe es als Würdigung meiner Person, dass ich noch hier bin auf dieser Erde, ein einmaliger Gedanke der Schöpferkraft ‚Karin'. Gott kennt mich durch und durch. Er bietet mir noch immer an, zu wachsen, zu reifen, auszureifen zu dem hin, wozu ich angelegt bin in dieser Welt. Ich bitte ihn, dass mir dieses starke Gefühl, gewürdigt zu werden, bis an mein Ende erhalten bleibt, und dass ich die Angebote, zu wachsen, erkenne" (80-jährige Frau, früher Krankengymnastin und lange Hausfrau, vor 8 Jahren an Parkinson erkrankt).

„Oh Herr, bitter ist das Brot des Alters und hart. Wie erschien ich mir früher reich – wie arm bin ich nun, einsam und hilflos. Wozu tauge ich noch auf Erden? Schmerzen plagen mich Tag und Nacht, träge rinnen die Stunden meiner schlaflosen Nächte dahin; ich bin nur noch ein Schatten dessen, der ich einmal war. Ich falle den anderen zur Last. Herr, lass genug sein" (**Michelangelo Buonarroti**, der Künstler der sixtinischen Kapelle in Rom, nach Schönfeldt 1999).

Lernaufgabe

Überlegen Sie, welche der Äußerungen Ihren eigenen Vorstellungen vom Altern entsprechen. Wenn Sie daran denken, wie Sie selbst einmal im Alter sein möchten – welche der Aussagen würden Sie sich als alternder Frau/als alterndem Mann gern in den Mund legen? Diskutieren Sie, inwieweit die wiedergegebenen Äußerungen alter Menschen repräsentativ für die Gesamtgruppe alter Menschen sind. Begründen Sie Ihre Meinung.

Film

Um die Inhalte zu vertiefen, können Sie sich den Film „Gedanken zum Älterwerden" ansehen.

1.7 Lern- und Leseservice

1.7.1 Das Wichtigste im Überblick

Was ist Gerontologie?

Gerontologie ist die Wissenschaft vom Altern des Menschen. Innerhalb der Gerontologie tragen verschiedene Fachgebiete, v. a. Biologie, Psychologie und Soziologie dazu bei, die Lebenswirklichkeit alter Menschen zu erfassen.

Vorurteile oder Stereotype – welche Probleme können sich ergeben?

Stereotype beeinflussen das Selbstbild und das tatsächliche Verhalten betroffener alter Menschen. Ein herabsetzendes Stereotyp kann zu einem schwachen Selbstwertgefühl führen.

Warum ist das „Alter" für viele unangenehm?

Die Realität des Alterns wird als Bedrohung oder Verunsicherung empfunden, die Chancen des Alters werden nicht erkannt. Viele Menschen mittleren Alters weichen dem Thema aus, weil ihr Selbstbild sich an Fitness und jugendlicher Schönheit orientiert.

Was heißt Lebenserfahrung?

Lebenserfahrung umfasst **Selbsterkenntnis** (seine eigene Besonderheit, seine Stärken und Schwächen kennen), **Handlungswissen** (wissen, wie Dinge anzupacken sind), **Menschenkenntnis** (wissen, wie mit Menschen umzugehen ist), **Einsicht in Lebenszusammenhänge** (auch mit den Ungewissheiten, die zum Leben gehören, umgehen können; dem eigenen Wesen gemäß unter den Mitmenschen leben können).

Woran können sich Menschen im hohen Alter gut erinnern?

Gut erinnert werden Erlebnisse mit besonderer emotionaler Bedeutung, die mit Freude, Lob, Angst oder Scham verbunden sind.

Wie werden schwere Erlebnisse verarbeitet?

Das Gedächtnis betreibt bei der Rückschau häufig eine Art Schönfärberei, die die Redewendung „Zeit heilt Wunden" bestätigt.

Was ist eine Lebensbilanz?

Man versteht darunter eine zusammenfassende Rückschau auf das Leben mit der Frage „Wie ist mein Leben gelungen, welchen Sinn hatte es, wozu habe ich gelebt?"

Was bedeutet das evolutionsbiologische Altern des Menschen?

Für einfache Arten (z. B. die Stubenfliege) ist die Arterhaltung das Wichtigste. Ihr Einzelleben ist nach der Fortpflanzungsphase bedeutungslos. In komplexen Gesellschaften wird außer der Art auch der Erfahrungsschatz (Kultur) weitergegeben. Das ist Aufgabe der älteren Artgenossen, die den jüngeren ihr Wissen vermitteln. Daher hat eine längere Lebensspanne einen Sinn. Die Natur verhindert den Tod unmittelbar nach der Fortpflanzungsphase durch komplizierte Schutz- und Reparaturmechanismen.

Wie verändert das Alter die Gestalt?

Beispiele: Die Bauchorgane sacken ab – der Mensch wird im Unterleib breiter, im Brustbereich schmaler. Der nachlassende Gleichgewichtssinn führt zu breitbeinigem Stehen und Gang. Der Wassergehalt der Haut wird geringer, die Adern treten hervor, die Haut wird dünn und faltig. Durch Schwund in den Zwischenwirbelscheiben wird der Mensch kleiner (bis zu 15 Zentimeter bei Frauen im 80. Lebensjahr).

Was kennzeichnet Krankheit im Alter?

- chronischer Verlauf
- Multimorbidität
- Gefahren durch Medikamente – Dosierung und Wechselwirkung

Wieso ist die Dosierung von Medikamenten im Alter so wichtig?

Die Durchblutung der Niere geht um 50 % zurück, die Filtrationsleistung um 32 %. Medikamente, die über die Niere ausgeschieden werden, verlassen den Körper langsamer als bei Jüngeren. Werden weitere Medikamente genommen, sammeln sich die Wirkstoffe im Körper an (akkumulieren).

Was sind die überholten psychologischen Modelle des Alterns?

- Das Defizitmodell geht von der Annahme aus, dass die Leistungen von alten Menschen Stück für Stück abnehmen.
- Die Disengagement-Theorie und die Aktivitätstheorie betonen zu einseitig Rückzug bzw. Aktivierung im Alter.
- Nach dem Kompetenzmodell ist die Leistungsfähigkeit bis ins hohe Alter trainierbar, manche Fähigkeiten nehmen sogar noch zu. Dieser Ansatz ist an sich richtig, aber zu einfach – er verharmlost die Einbußen des sehr hohen Alters.

Welche Modelle vertritt heute die gerontologische Forschung?

Die differenziellen Modelle des Alterns; sie betonen die individuellen Unterschiede und untersuchen, wie diese Unterschiede zu erklären sind, z. B. aus den Genen, aus der Ausbildung und den Erfahrungen im Lebenslauf. Sie weisen auf die Ressourcen hin, die bei den älteren und alten Menschen vorhanden sind und zum Wohle der Gesellschaft genutzt werden sollten.

Welche Untergliederung des Alters ist heute üblich?

Die wichtigste Gliederung ist die zwischen dem 3. Lebensalter (die „jungen Alten") und dem 4. Lebensalter (Menschen im hohen Alter). Wann jemand das 4. Lebensalter erreicht, ist nicht am kalendarischen Alter abzulesen, sondern hängt von einem Knick in der Gesundheit und Leistungsfähigkeit ab.

Warum ist es wichtig, alten Menschen mit Achtung zu begegnen und ihren Wunsch nach Unabhängigkeit so wenig wie möglich zu beschneiden?

Damit der alte Mensch sich nicht aus einem Sicherheitsbedürfnis heraus ängstlich verteidigt und verschließt, statt sich seinen Kräften entsprechend aktiv zu verhalten und persönlich weiterzuentwickeln.

Wie verändert sich im Alter die Hirnleistung bzgl. der Mechanik und Pragmatik?

Die Mechanik (Fähigkeiten wie Schnelligkeit der Informationsverarbeitung, schlussfolgerndes Denken und räumliche Vorstellung) ist abhängig von biologischen Funktionen wie der Geschwindigkeit der Nervenleitungen und verschlechtert sich mit dem Alter. Die Fähigkeiten, die als Pragmatik zusammengefasst werden (Gelerntes und durch Erfahrung Angeeignetes, Wissen und Können), bleiben weitgehend erhalten und sind im Alter weiterentwickelbar.

Was bedeutet kognitives Umstrukturieren?

Man versteht darunter die gedankliche Auseinandersetzung mit und Verarbeitung von belastenden Erlebnissen, wodurch eine neue Sicht der eigenen Person und des eigenen Lebens gewonnen wird. Angesichts unabänderlicher Verluste können auf diesem Weg Zufriedenheit und neue Lebensfreude erlangt werden.

Was ist die „SOK"-Strategie?

Selektion, Optimierung, Kompensation:
- Selektion (Auswahl): Der alte Mensch tut nur, was besonders wichtig ist und lässt weniger Wichtiges weg.
- Optimierung (Verbesserung): Der alte Mensch wendet mehr Energie für die ausgewählten Tätigkeiten auf. Dadurch verbessert er sich in diesen wenigen Tätigkeiten oder kann eine weitere Verschlechterung verhindern.
- Kompensation (Ausgleich): Wo es nötig ist, nimmt der alte Mensch Hilfe oder Hilfsmittel in Anspruch, um Leistungsverluste auszugleichen.

Was versteht man unter Resilienz?

Mit Resilienz wird die psychische Widerstandskraft bezeichnet, die Menschen befähigt, mit extremen Belastungen fertig zu werden.

Was zeichnet heute und künftig die ältere Bevölkerung aus?

- „Verjüngung"
- Langlebigkeit
- Feminisierung
- Altersarmut

Sind alte Menschen eine untragbare Last für unsere Gesellschaft?

Diese Behauptung verzerrt die Wirklichkeit, denn
- die wirtschaftlichen Probleme sind auch durch Arbeitslosigkeit (in vielen Berufen) und Staatsverschuldung verursacht,
- alte Menschen leisten ihren Beitrag auf sozialem und kulturellem Gebiet; etwa ein Drittel setzt sich ehrenamtlich für andere ein,
- Selbsthilfe, Selbstständigkeit und gegenseitige Unterstützung werden von vielen alten Menschen praktiziert,
- alte Menschen unterstützen nach ihren Möglichkeiten die jüngere Generation.

Was ist ein wichtiges politisches Ziel für die Entwicklung unserer Gesellschaft?

Im Altersbild in der Bevölkerung muss das überholte Stereotyp der Hilfsbedürftigkeit überwunden werden. Ältere sollen als echte Partner integriert werden. Wir müssen lernen, im Alltag und im Miteinander auf kommunaler Ebene die Fähigkeiten und die Entwicklungsmöglichkeiten älterer Menschen zu erkennen und zu nutzen. Die Bildungspolitik (allgemeinbildende Schulen) und die Medien sollen an der Veränderung des Altersbildes mitwirken.

1.7.2 Literatur

Achterhold G. Resilienz – Krisen können stark machen – aber wie? Hochschulanzeiger 2006; 83

BAGSO (Bundesarbeitsgemeinschaft Seniorenorganisationen e.V.). BAGSO-Nachrichten. Zeitschrift für Multiplikatoren in der Seniorenarbeit und Seniorenpolitik. Bonn 2003; 1 u. 2004; 3 u. 2010; 4: 10–24 u. 2011;1

BAGSO. Beruf und Pflege. BAGSO – Nachrichten. Das Magazin der Bundesarbeitsgemeinschaft der Seniorenorganisationen. Bonn 2010; 4:10–24

BAGSO. BAGSO-Nachrichten. Zeitschrift für Multiplikatoren in der Seniorenarbeit und Seniorenpolitik. Titelthema: Großeltern und Enkel – eine besondere Beziehung. Bonn 2011; 1

Baltes MM et al. Alltagskompetenz im Alter. Theoretische Überlegungen und empirische Befunde. In: Lindenberger U et al. Hrsg. Die Berliner Altersstudie. 3. erweiterte Auflage. Berlin: Akademie GmbH; 2010: 549–566

Baltes PB. Vorurteile und Klischees über alte Menschen. In: Lepenies A, Hrsg. Alt und Jung. Basel: Stroemfeld; 1997

Baudisch A. Altern im Lichte der Evolution. In: Gruss P, Hrsg. Die Zukunft des Alterns. Die Antwort der Wissenschaft. München: C. H. Beck; 2007: 79–100

de Beauvoir S. Das Alter. Reinbek bei Hamburg: Rowohlt; 1977

Behl Ch, Hartl FU. Molekulare Mechanismen des Alterns. In: Gruss P, Hrsg. Die Zukunft des Alterns. Die Antwort der Wissenschaft. München: C. H. Beck; 2007: 101–136

Biegel A, Swildens H. Wo ist denn meine Brille? Briefwechsel zweier Frauen über das Älterwerden. München: dtv; 1995

Birg H. Die demografische Zeitenwende. Der Bevölkerungsrückgang in Deutschland und Europa. München: Beck; 2005

Birg H. Die alternde Republik und das Versagen der Politik. Eine demografische Prognose. Berlin, Zürich: Lit Verlag; 2015

BMFSFJ (Bundesministerium für Familie, Senioren, Frauen und Jugend). Zweiter Altenbericht. Wohnen im Alter. Bonn: 1998

BMFSFJ. Dritter Bericht zur Lage der älteren Generation. Alter und Gesellschaft. Berlin: 2001

BMFSFJ. Newsletter „Selbstbestimmt Wohnen im Alter – Modellprogramm". Bonn: 2002

BMFSFJ. Vierter Bericht zur Lage der älteren Generationen der Bundesrepublik Deutschland: Risiken, Lebensqualität und Versorgung Hochaltriger – unter besonderer Berücksichtigung demenzieller Erkrankungen. Berlin: 2002

BMFSFJ. Die Familie im Spiegel der amtlichen Statistik. Berlin: 2003

BMFSFJ. Fünfter Bericht zur Lage der älteren Generation in der Bundesrepublik Deutschland: Potenziale des Alters in Wirtschaft und Gesellschaft – der Beitrag älterer Menschen zum Zusammenhalt der Generationen. Berlin: 2006

BMFSFJ. Sechster Bericht zur Lage der älteren Generation in der Bundesrepublik Deutschland: Altersbilder in der Gesellschaft. Berlin: 2010

Bovenschen S. Älter werden; Notizen. Frankfurt/Main: S. Fischer; 2008

Buber I, Hank K. Was leisten Großeltern heute? Betreuung von Enkelkindern in Europa unterschiedlich. Demografische Forschung aus Erster Hand, 2007; 4, 4

Bundesarbeitsgemeinschaft der Senioren-Organisationen e.V. (BAGSO). Zukunftsgestaltung in einer alternden Gesellschaft. Eine Herausforderung für alle Generationen. 1. Aufl. Bonn; 2006

Crailsheim C von. Gute Zeit des Alters. München: Georg Müller; 1980

Dandekar T. Warum altern wir? Biologische Aspekte des Älterwerdens. In: Funkkolleg Altern, Bd.1, Die vielen Gesichter des Alterns. Hrsg. Annette Niederfranke. Opladen/Wiesbaden: Westdeutscher Verlag GmbH; 1999: 239–276

Daneke S. Freiwilligenarbeit in der Altenhilfe. Motivieren – organisieren – honorieren. München: Urban & Fischer; 2003

Deutsches Institut für Fernstudienforschung an der Universität Tübingen. Altern 5. Tübingen: 1996

Dörner K. Ein gelingendes Leben bedarf auch der Last. Die Zeit 2003; 11:33

Dörner K. An den Potenzialen des Alters geht kein Weg vorbei – das Dilemma unseres Sozialsystems. In: EafA, Hrsg. Potenziale des Alters; 2004

Dörner K. Leben und sterben, wo ich hingehöre – Dritter Sozialraum und neues Hilfesystem. Neumünster: Paranus; 2007

EafA (Evangelische Arbeitsgemeinschaft für Altenarbeit in der EKD). Potenziale des Alters; 2004

Engstler H. Die Familie im Spiegel der amtlichen Statistik. 2. Aufl. Bonn: Broschürenstelle des Bundesministeriums für Familie, Senioren, Frauen und Jugend; 2003

Erikson EH. Identität und Lebenszyklus. Drei Aufsätze. 27. Aufl. Frankfurt: Suhrkamp; 1973

Etzold S. Alte an die Arbeit, Ursula Staudinger. Die Zeit 2008; 11

Filipp SH. Lebenserfahrung und Lebenssinn. Biographische Aspekte des Alterns In: Funkkolleg Altern, Bd.1, Die vielen Gesichter des Alterns. Hrsg. Annette Niederfranke. Opladen/Wiesbaden: Westdeutscher Verlag GmbH; 1999: 101–136

Filipp SH, Staudinger M. Entwicklungspsychologie des mittleren und höheren Erwachsenenalters. Göttingen: Hogrefe; 2005a

Filipp SH, Aymanns P. Verlust und Verlustverarbeitung. In: Filipp SH, Staudinger M, Hrsg. Entwicklungspsychologie des mittleren und höheren Erwachsenenalters. Göttingen: Hogrefe; 2005b

Frazer JT. Die Zeit, vertraut und fremd. Basel: Birkhäuser; 1988

Freund AM, Baltes PB. Strategien guten Alterns. In: Förstl H, Hrsg. Lehrbuch der Gerontopsychiatrie und -psychotherapie. Grundlagen – Klinik – Therapie. 2. Aufl. Stuttgart: Thieme; 2003

Freund AM, Baltes PB. Entwicklungsaufgaben als Organisationsstrukturen von Entwicklung und Entwicklungsoptimierung. In: Filipp SH, Staudinger M, Hrsg. Entwicklungspsychologie des mittleren und höheren Erwachsenenalters. Göttingen: Hogrefe; 2005

Frosch K. Zu alt für einen neuen Job? Rückkehr ins Erwerbsleben bei jüngeren Arbeitnehmern erfolgreicher. Demografische Forschung aus Erster Hand 2007; 4, 4

Fuchs D, Orth J. Umzug in ein neues Leben – Wohnalternativen für die zweite Lebenshälfte. München: Kösel; 2003

Fürstenberg D. Mein Onkel. Die Zeit 1998; 4:11

Gassmann O, Reepmeyer G. Wachstumsmarkt Alter. Innovationen für die Zielgruppe 50+. München: Hanser; 2006

Geigges A. Die sieben Leben der Katze M. Eine Anklage. In: Geigges A, Wette B. Hrsg. Zigeuner heute. Verfolgung und Diskriminierung in der BRD. Eine Anklageschrift; 1979

Glootz T. Alterssicherung im europäischen Wohlfahrtsstaat. Etappen ihrer Entwicklung im 20. Jahrhundert. Frankfurt/Main: Campus; 2005

Goebel J. Zum Teufel mit dem Generationenkonflikt. In: Lepenies A, Hrsg. Alt und Jung. Basel: Stroemfeld; 1997

Göschel A. Städtebau und demografischer Wandel, Status quo und Perspektiven. In: Neues Wohnen fürs Alter. Was geht und wie es geht. Frankfurt /Main: Anabas; 2004

Gross P, Fagetti K. Glücksfall Alter. Alte Menschen sind gefährlich, weil sie keine Angst vor der Zukunft haben. Freiburg: Herder; 2008

Gruss P. Die Zukunft des Alterns. Die Antwort der Wissenschaft. München: C. H. Beck; 2007

Gunzelmann T, Hessel A. Gesundheit im Alter: Die Bedeutung von Körpererleben, Körperbeschwerden und psychischen Anpassungsprozessen an den alternden Körper. In: Hinz A, Decker O, Hrsg. Gesundheit im gesellschaftlichen Wandel, Altersspezifik und Geschlechterrollen. Gießen: Psychosozial; 2006: 29–46

Haas H. Den Jahren mehr Leben geben. Fantasievoll älter werden. Freiburg: Herder; 2008

Hach I et al. Psychopharmakaverordnungen an ältere Menschen. Zeitschrift für Gerontologie und Geriatrie 2004; 37: 214

Hanna T. Beweglich sein – ein Leben lang. Die heilsame Wirkung körperlicher Bewusstheit. Mit einem Übungsprogramm. München: Kösel; 1990

Hayflick L. Auf ewig jung? Köln: vgs-Verlagsgesellschaft; 1996

Heidenreich E. Ansichten. In: Joschko A, Huntemann H, Hrsg. Die ungekannte Freiheit meines Lebens. 2. Aufl. Weinheim: Beltz; 1986

Heuft G, Kruse A, Radebold H. Lehrbuch der Gerontopsychosomatik und Alterspsychotherapie. München: Ernst Reinhard; 2000

Hinz A, Decker O, Hrsg. Gesundheit im gesellschaftlichen Wandel, Altersspezifik und Geschlechterrollen. Gießen: Psychosozial; 2006

Holsboer F. Altersbedingte Erkrankungen: Das Wechselspiel von Veranlagung und Lebensweise. In: Gruss P, Hrsg. Die Zukunft des Alterns. Die Antwort der Wissenschaft. München: C. H. Beck; 2007: 163–191

Holsboer F, Schöler H. Therapiewege der Zukunft. In: Gruss P, Hrsg. Die Zukunft des Alterns. Die Antwort der Wissenschaft. München: C. H. Beck; 2007: 192–219

Hummel K. Über Wert und Funktion der Freiwilligkeit im späten Leben. In: EafA, Hrsg. Potenziale des Alters. Hannover: 2004

Jaeggi E. Viel zu jung, um alt zu sein – das neue Lebensgefühl ab sechzig. 2. Aufl. Reinbek bei Hamburg: Rowohlt; 2001

Jeggle U. Scheitern lernen. In: Zahlmann S, Scholz S, Hrsg. Scheitern und Biographie. Die andere Seite moderner Lebensgeschichten. Gießen: Psychosozial; 2005: 221–236

Joschko A, Huntemann H. Die ungekannte Freiheit meines Lebens. 2. Aufl. Weinheim: Beltz; 1986

Kellnhauser E et al., Hrsg. Thiemes Pflege. 10. Aufl. Stuttgart: Thieme; 2004

Kempermann G. Nicht ausgeliefert an Zeit und Welt: Die Plastizität des alternden Gehirns. In: Gruss P, Hrsg. Die Zukunft des Alterns. Die Antwort der Wissenschaft. München: C. H. Beck; 2007: 35–50

Klott S. Theorien des Alters und des Alterns. In: Becker S, Brandenburg H, Hrsg. Lehrbuch Gerontologie. Gerontologisches Fachwissen für Pflege- und Sozialberufe – Eine interdisziplinäre Aufgabe. Bern: Hans Huber; 2014: 37–51

Kruse, A, Lehr U. Reife Leistung. Psychologische Aspekte des Alterns. Funkkolleg Altern, Bd.1. Die vielen Gesichter des Alterns. In: Annette Niederfranke Hrsg. Opladen/Wiesbaden: Westdeutscher Verlag GmbH; 1999: 187–238

Kruse A. Altern zwischen Hoffnung und Verzicht: Prävention, Rehabilitation, Irreversibilität. Eine Zusammenfassung. In: Schütz RM, Hrsg. Altern zwischen Hoffnung und Verzicht. Dokumentation der XVIII. Jahrestagung der Deutschen Gesellschaft für Gerontologie (jetzt: Deutsche Gesellschaft für Gerontologie und Geriatrie). Lübeck; 1991: 176–193

Kruse A. Die Endlichkeit des Lebens. In: Scheidgen H, Hrsg. Die allerbesten Jahre. Weinheim: Beltz; 1988: 130–140

Kruse A. Die Potenziale älterer Menschen – zum Stand der empirischen Forschung. In: EafA, Hrsg. Potenziale des Alters. Hannover: 2004

Kruse A. Biografische Aspekte des Alterns – Lebensgeschichte und Diachronizität. In: Filipp SH, Staudinger M, Hrsg. Entwicklungspsychologie des mittleren und höheren Erwachsenenalters. Göttingen: Hogrefe; 2005: 3–34

Kruse A. Was stimmt? Alter, die wichtigsten Antworten. Freiburg im Breisgau: Herder; 2007

Kruse A, Wahl HW. Zukunft Altern. Individuelle und gesellschaftliche Weichenstellungen. Heidelberg: Spectrum; 2010

Lehr U. Interventionsgerontologie. Darmstadt: Dr. Dietrich Steinkopff; 1979

Lehr U, Thomae H, Hrsg. Formen seelischen Alterns. Ergebnisse der Bonner Gerontologischen Längsschnittstudie (BOLSA). Stuttgart: Enke; 1987

Lepenies A. Alt und Jung. Das Abenteuer der Generationen. Basel: Stroemfeld; 1997

Likar R et al. Lebensqualität im Alter. Therapie und Prophylaxe von Altersleiden. Wien: Springer; 2005

Lindenberger U et al. Die Berliner Altersstudie. 3. erweiterte Auflage. Berlin: Akademie GmbH; 2010

Lindenberger U. Technologie im Alter: Chancen aus Sicht der Verhaltenswissenschaften. In: Gruss P, Hrsg. Die Zukunft des Alterns. Die Antwort der Wissenschaft. München: C. H. Beck; 2007: 220–239

Maas I, Staudinger U. Lebensverlauf und Altern: Kontinuität und Diskontinuität der gesellschaftlichen Beteiligung, des Lebensinvestments und ökonomischer Ressourcen. In: Lindenberger U et al., Hrsg. Die Berliner Altersstudie. 3. erweiterte Auflage. Berlin: Akademie GmbH; 2010: 567–596

Marsiske M et al. Sensorische Systeme im Alter. In: Lindenberger U et al., Hrsg. Die Berliner Altersstudie. 3. erweiterte Auflage. Berlin: Akademie GmbH; 2010: 403–428

Martin P, Lehr U et al. Aspekte der Entwicklung im mittleren und höheren Lebensalter, Ergebnisse der interdisziplinären Längsschnittstudie des Erwachsenenalters (ILSE). Darmstadt: Steinkopf; 2000a

Maslow A. Psychologie des Seins. Frankfurt/Main: Fischer; 1985

Mayer KU et al. Wissen über das Alter(n): Eine Zwischenbilanz der Berliner Altersstudie. In: Lindenberger U et al., Hrsg. Die Berliner Altersstudie. 3. erweiterte Auflage. Berlin: Akademie GmbH; 2010: 623–658

Meinhold M, Kunsemüller A. Von der Lust am Älterwerden. Frankfurt/Main: Fischer; 1985

Mika B. Mutprobe. Frauen und das höllische Spiel mit dem Älterwerden. 2. Auflage. München: C. Bertelsmann; 2014

Neulist A, Moll W. Die Jugend alter Menschen. Gesprächsanregungen für die Altenpflege. München: Urban & Fischer; 2005

Oestreicher E et al. HNO, Augenheilkunde, Dermatologie und Urologie für Pflegeberufe. Stuttgart: Thieme; 2003

Peters M. Aktives Altern oder „Die Entdeckung der Langsamkeit". In: Peters M, Kipp J, Hrsg. Zwischen Abschied und Neubeginn. Entwicklungskrisen im Alter. Gießen: Psychosozial; 2002: 87–104

Peters M, Kipp J. Hrsg. Zwischen Abschied und Neubeginn. Entwicklungskrisen im Alter. Gießen: Psychosozial; 2002

Peters M. Psychosoziale Beratung und Psychotherapie im Alter. Göttingen: Vandenhoeck & Ruprecht; 2006

PSG I. Erstes Gesetz zur Stärkung der pflegerischen Versorgung und zur Änderung weiterer Vorschriften (Erstes Pflegestärkungsgesetz - PSG I). Bundesgesetzblatt Jahrgang 2014 Teil I Nr. 61, ausgegeben zu Bonn am 23. Dezember 2014, 2222-30. Im Internet: http://www.bit.ly/1Taoy6F; 9.6.2015

Reitz M. In Alters Frische. Berlin: Sport und Gesundheit; 1996

Radebold H. Brauchen wir eine psychodynamische Sicht des Alterns? In: Peters M, Kipp J, Hrsg. Zwischen Abschied und Neubeginn. Entwicklungskrisen im Alter. Gießen: Psychosozial; 2002: 203–115

Radebold H. Abwesende Väter und Kriegskindheit. Alte Verletzungen bewältigen. Stuttgart: Klett-Cotta; 2010

Rensing L. Die Grenzen der Lebensdauer. Von welchen zellulären Faktoren wird das Altern bestimmt? Biologie Unserer Zeit 2007; 3: 65

Rosenmayr L. Alt und jung – Gegensatz oder Ergänzung? In: Naegele G, Schütze RM, Hrsg. Soziale Gerontologie und Sozialpolitik für ältere Menschen. Wiesbaden: Westdeutscher; 1999: 157–169

Rosenmayr L. Über die Zukunft der Langlebigkeit (Daten und Prognosen). In: Likar, et al., Hrsg. Lebensqualität im Alter. Therapie und Prophylaxe von Altersleiden. Wien: Springer; 2005: 1–15

Schäfer A, Baltes P. Psychologie heute 2007; 2: 38f.

Schenk H. Der Altersangst-Komplex. Auf dem Weg zu einem neuen Selbstbewusstsein. München: C.H. Beck; 2007

Schirrmacher F. Das Methusalem-Komplott. München: Karl Blessing; 2004

Schmid W. Gelassenheit. Was wir gewinnen, wenn wir älter werden. Berlin: Insel; 2014

Schmitt E, Kruse A. Die Gegenwart des Holocaust im Erleben zurückgekehrter jüdischer Emigranten. In: Kruse A, Hrsg. Psychosoziale Gerontologie, Bd. 1: Grundlagen. Göttingen: Hogrefe; 1998: 276–298

Schönfeldt S. Die Jahre, die uns bleiben. Gedanken einer Alten über das Alter. München: Piper; 1999

Seitz M. Langes Leben – Wunsch und Grenzen. Altern in Würde und Sinn? Zeitschrift für Gerontologie und Geriatrie 2003; 36: 104

Spee E. Liebe jenseits der achtzig. Vier autobiografische Geschichten über erotische und platonische Liebe mit jüngeren Männern. 2. Aufl. Paderborn: INSPE; 2014

Statistisches Bundesamt. Armut und Lebensbedingungen. Ergebnisse aus LEBEN IN EUROPA für Deutschland 2005. Wiesbaden: 2006

Statistisches Bundesamt. Statistisches Jahrbuch 2014. Wiesbaden: 2014.

Statistisches Bundesamt. Periodensterbetafeln für Deutschland. Wiesbaden: Destatis; 2012. Im Internet: https://www.destatis.de/DE/Publikationen/Thematisch/Bevoelkerung/ThemaBevoelkerung.html; 9.6.2015

Staudinger UM et al. Selbst, Persönlichkeit und Lebensgestaltung im Alter: Psychologische Widerstandsfähigkeit und Vulnerabilität. In: Lindenberger U et al., Hrsg. Die Berliner Altersstudie 3. erweiterte Auflage. Berlin: Akademie GmbH; 2010: 345–374

Staudinger UM. Lebenserfahrung, Lebenssinn und Weisheit. In: Filipp SH, Staudinger M, Hrsg. Entwicklungspsychologie des mittleren und höheren Erwachsenenalters. Göttingen: Hogrefe; 2005: 739–761

Staudinger U et al. Lebensverlauf und Altern: Kontinuität und Diskontinuität der gesellschaftlichen Beteiligung, des Lebensinvestments und ökonomischer Ressourcen. In: Lindenberger U et al., Hrsg. Die Berliner Altersstudie. 3. erweiterte Auflage. Berlin: Akademie GmbH; 2010: 567–596

Staudinger U, Baumert J. Bildung und Lernen jenseits der 50: Plastizität und Realität. In: Gruss P, Hrsg. Die Zukunft des Alterns. Die Antwort der Wissenschaft. München: C. H. Beck; 2007: 240–257

Szydlik M. Generationen: Wer sorgt sich um wen? In: Burkart G, Wolf J, Hrsg. Lebenszeiten. Erkundung zur Soziologie der Generationen. Opladen: Leske und Budrich; 2002: 147–160

Voges W. Soziologie des höheren Lebensalters. Ein Studienbuch zur Gerontologie. Augsburg: Maro; 2008

Walter U et al. Alt und gesund? Altersbilder und Präventionskonzepte in der ärztlichen und pflegerischen Praxis. Wiesbaden: VS; 2006

Werle J et al. Gesundheitsförderung. Körperliche Aktivität und Leistungsfähigkeit im Alter. Stuttgart: Kohlhammer; 2006

Wettstein A. Mythen und Fakten zum Alter. Zürcher Schriften zur Gerontologie 2005; 3

Weyerer S. Psychopharmakagebrauch und -missbrauch im Alter. In: Förstl H, Hrsg. Lehrbuch der Gerontopsychiatrie und -psychotherapie. Grundlagen – Klinik – Therapie. 2. Aufl. Stuttgart: Thieme; 2003: 507–515

Wirsing K, Kohn K. Psychologie für die Altenpflege: Lernfeldorientiertes Lehr- und Arbeitsbuch. Mit Online-Materialien. 6. Aufl. Weinheim: BeltzPVU, 2007

Wolter B. „Resilienzforschung" – das Geheimnis der inneren Stärke. systema 2005; 3: 299–304

Zenetti L. Die wunderbare Zeitvermehrung. München: Pfeiffer; 1994

1.7.3 Kontakt- und Internetadressen

Akademie für Ältere, Akademie ab 60 – gemeinnützige GmbH
Bergheimer Str. 76–78
69 115 Heidelberg
Telefon: 06 221–97 50–0
http://www.akademie-fuer-aeltere.de
afae@akademie-fuer-aeltere.de

BASE Berliner Altersstudie
https://www.base-berlin.mpg.de
BASE II – Berliner Altersstudie II
http://www.base2.mpg.de
Bundesarbeitsgemeinschaft der Senioren-Organisationen e.V. (BAGSO)
Bonngasse 10
53 111 Bonn
Tel.: 0228–24 999–30
http://www.bagso.de
kontakt@bagso.de

Bundesministerium für Familie, Senioren, Frauen und Jugend
11 018 Berlin
Tel.: 0180–1 907 050
http://www.bmfsfj.de
Veröffentlichungen des Ministeriums werden bestellt über die Pressestelle des BMFSFJ:
Pressereferat
Taubenstr. 42/43
10 117 Berlin
presse@bmfsfj.bund.de

Bundespräsidialamt
Spreeweg 1
10 557 Berlin
Tel. 030–2000–0
Fax 030–2000–1999
http://www.bundespraesident.de
bundespraesidialamt@bpra.bund.de

Deutsches Zentrum für Altersfragen (DZA)
Manfred-von-Richthofen-Str. 2
12 101 Berlin
Tel.: 030–260 740–0
Fax: 030–7 854 350

Forum Gemeinschaftliches Wohnen e.V., Bundesvereinigung (fgw)
Hildesheimer Str. 20
30 169 Hannover
Tel.: 0511–4 753 253
Fax: 0511–4 753 530
http://www.fgw-ev.de
info@fgw-ev.de

Max-Planck-Institut für Biologie des Alterns
Joseph-Stelzmann-Str. 9b
50 931 Köln
Telefon: +49 221 37 970–0
Fax: +49 221 37 970–800
http://www.age.mpg.de

Max-Planck-Institut für evolutionäre Anthropologie Leipzig
Deutscher Platz 6
04 103 Leipzig
Tel.: 0341–3 550–0
Fax: 341, 3 550–119
http://www.eva.mpg.de
info@eva.mpg.de

Institut für Psychogerontologie der Friedrich-Alexander-Universität Erlangen–Nürnberg
Nägelsbachstr. 25
91 052 Erlangen
Tel.: 09 131–8 526 526
Fax: 09 131–8 526 554
http://www.geronto.uni-erlangen.de
psycho@geronto.uni-erlangen.de

Kuratorium Deutsche Altershilfe (KDA)
Wilhelmine-Lübke-Stiftung e.V.
An der Pauluskirche 3
50 677 Köln
Tel.: 0221–931 847–0
Fax: 0221–931 847–6
http://www.kda.de
info@kda.de

Max-Planck-Institut für evolutionäre Anthropologie
Deutscher Platz 6
04 103 Leipzig
Telefon: +49 341 3 550–0
Fax: +49–341 3 550–119
http://www.eva.mpg.de

Netzwerk älterer Frauen in Sachsen e.V.
Hermann-Meyer-Str. 38
04 207 Leipzig
Tel.: 0341–4 203 693
Fax: 0341- 4 251 420

http://www.netzwerk-frauen-sachsen.de
G.Kurtz@Netzwerk-Frauen-Sachsen.de

Statistisches Bundesamt
Gustav-Stresemann-Ring 11
65 189 Wiesbaden
Tel.: 0611–752 405
Fax: 0611–753 330
http://www.destatis.de
info@destatis.de
poststelle@destatis.de

Weltgesundheitsorganisation (WHO)
Büro Deutschland
Europäisches Zentrum für Umwelt und Gesundheit (ECEH)
Platz der Nationen 1
53 113 Bonn

Tel.: 0228–8 150 400
Fax: 0228–8 150 440
http://www.euro.who.int.de
http://www.euro.who.int/ecehbonn
info@ecehbonn.euro.who.int

Zwischen Arbeit und Ruhestand –
ZWAR e. V.
Zentralstelle NRW
Steinhammerstr. 3
44 379 Dortmund
Tel.: 0231–96 13 17–0
Fax: 0231–6 185 172
http://www.zwar.org
info@zwar.org

Zentrum Aktiver Bürger (ZAB)
Gostenhofer Hauptstraße 63
90 443 Nürnberg
Tel.: 0911–929 717–0
Fax: 0911 / 929 717–29
http://www.zentrum-aktiver-buerger.de
zab@iska-nuernberg.de

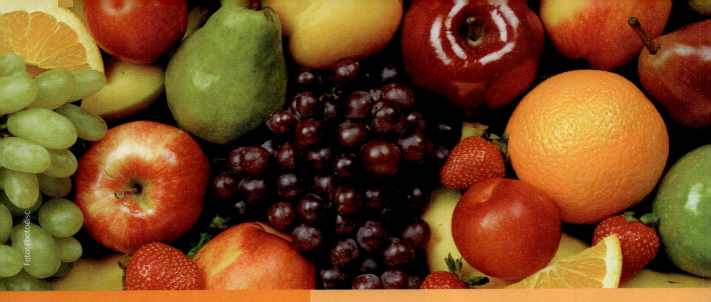

Kapitel 2
Gesundheit, Krankheit, Behinderung, Prävention

2.1	Gesundheit und Krankheit	69
2.2	Behinderung	72
2.3	Pflegebedürftigkeit	75
2.4	Gesundheitsförderung und Prävention als gesundheitspolitische Intervention	77
2.5	Lern- und Leseservice	80

2 Gesundheit, Krankheit, Behinderung, Prävention

Walter Anton

2.1 Gesundheit und Krankheit

In der Geschichte der Menschheit gibt es unzählige Versuche, die Begriffe Gesundheit und Krankheit zu definieren. Abhängig von der jeweiligen Epoche entstanden immer neue Definitionen und Betrachtungsweisen der beiden Begriffe. Zu Beginn dieses Kapitels sollen zunächst einige Definitionen, des Begriffs „Gesundheit" betrachtet werden.

2.1.1 Begriffsklärung

Gesundheit ist ein individuelles Gut, das stark mit der eigenen Betrachtung der jeweiligen Person zusammenhängt. Allgemeingültige Erklärungen des Begriffs „Gesundheit" sind demnach schwierig und hängen mit den unterschiedlichen wissenschaftlichen Betrachtungsweisen zusammen (Hörauf 2005).

Biologisch-medizinische Definition

Innerhalb der biologischen Betrachtungsweise der Begriffe existiert folgende Auffassung über Gesundheit:

Definition

1. **Gesundheit** ist die Abwesenheit körperlicher Erkrankungen.
2. **Gesundheit** ist das sinnvolle Funktionieren der unterschiedlichen biologischen Systeme, die einen Teil des menschlichen Organismus bilden. Sinnvolles Funktionieren hat hier die Bedeutung einer guten Abstimmung, die die unterschiedlichen Strukturen und Systeme des menschlichen Organismus zu einem Ganzen werden lassen. Krankheit wird in der biologischen Betrachtung im Sinne körperlicher Erkrankung oder Funktionsstörung erklärt. Die Grenze zwischen Gesundheit und Krankheit ist innerhalb dieser biologisch-medizinischen Auffassung scharf gezogen (nach Arets et al. 1999).

WHO-Definition von Gesundheit

„Gesundheit für alle – bis zum Jahr 2000" (World Health Organisation, WHO 1978). Das hat die Konferenz der WHO am 10. September 1978 in Alma-Ata (Kasachstan) als Ziel der Weltgemeinschaft beschlossen. Von besonderer Bedeutung ist zugleich die bekannteste Definition für Gesundheit aus der viel zitierten Deklaration von Alma-Ata.

Definition

„**Gesundheit** ist ein Zustand völligen körperlichen, seelischen und sozialen Wohlbefindens und nicht nur die Abwesenheit von Krankheit und Gebrechen. Gesundheit ist ein fundamentales Menschenrecht" (WHO, Declaration of Alma-Ata, § 1, 1978).

Lernaufgabe

Bitte überprüfen Sie, ob nach der biologisch-medizinischen Definition und nach der Definition der WHO die folgenden Menschen krank oder gesund sind:

a) Ein 40-jähriger, beinamputierter Mann, der bereits seit Jahren wieder normal arbeiten kann und behindertengerechten Sport treibt. Der Mann benötigt pflegerische Unterstützung von seiner Ehefrau beim Transfer aus dem Rollstuhl ins Bett.
b) Eine 80-jährige Seniorenheimbewohnerin, die nach einer Darmoperation völlig genesen ist, aber nach eigener Aussage unter starken psychischen Problemen leidet, da sie nun einen künstlichen Darmausgang (Anus praeter) hat.
c) Die 75-jährige Frau Kranz, die seit 3 Wochen in der Seniorenresidenz „Am Waldsee" eingezogen ist. Sie ist eine alte Dame, die nach der Übersiedlungsphase Schwierigkeiten hat, sich in der Einrichtung einzuleben. Sie beobachten, dass Fr. Kranz sich immer mehr in ihr Zimmer zurückzieht. In einem vertraulichen Gespräch berichtet sie, dass ihr die sozialen Kontakte von früher und der Besuch der nachbarschaftlichen Gebetsrunde sehr fehlen. Darunter leide sie sehr … (Fortsetzung folgt).

2.1.2 Kritische Auseinandersetzung der Betrachtungsweisen von Gesundheit und Krankheit – Paradigmenwandel

Definition

Ein **Paradigma** ist ein Denkmuster, das das wissenschaftliche Weltbild, die Weltsicht einer Zeit prägt (Duden 2010).

Seit den 1980er Jahren zeichnen sich gesellschaftliche Tendenzen ab, die die politischen Akteure der Gesundheitsversorgung dazu veranlassten, einen Paradigmenwechsel anzustreben:
- die demografische Entwicklung,
- das gewandelte Krankheitspanorama,
- neue psychische und soziale Belastungen,
- die Entwicklung moderner „Epidemien" (Gostomzyk 1998; Hurrelmann u. Laaser 1998).

Diese Veränderungen stellten neue Herausforderungen für das Gesundheitssystem dar und führten dazu, dass eine kritische Auseinandersetzung mit den bestehenden Definitionen von Gesundheit und Krankheit notwendig wurde.

Das Paradigma der Pathogenese

Nach der **biologisch-medizinischen Betrachtungsweise** führt die Beseitigung der organischen Funktionseinschränkungen zur Gesundung des Individuums. Ein solches naturwissenschaftlich-mechanisch orientiertes Verständnis geht davon aus, dass die Erforschung der Funktionen des Körpers und seiner Organe durch überprüfbare und präzise Methoden der Naturwissenschaften notwendig ist. Die Abweichung von normalen Organfunktionen wird als krankhaft beschrieben. **Gesundheit wird in diesem Sinn als die Abwesenheit von krankhaften Befunden definiert.**

Medizin wird somit als Krankheitswissenschaft verstanden, die sich stark an körperlichen Faktoren der Krankheitsauslösung orientiert, die innerhalb eines Individuums ablaufen (nach Hurrelmann u. Laaser 1998).

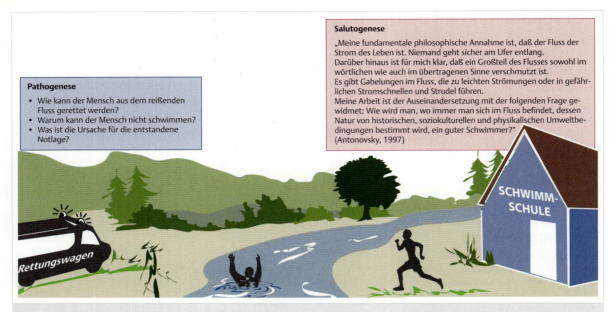

Abb. 2.1 „Fluss-Metapher". Während die Pathogenese der Frage nachgeht „Was hat den Menschen krank gemacht?", stellt die Salutogenese die wichtige Frage „Was erhält den Menschen gesund?" (Anton 2011 nach Antonovsky 1997).

Merke

Eine Sichtweise, die stark naturwissenschaftlich-mechanisch orientiert, die Entstehungsursachen der Krankheit in den Vordergrund stellt, heißt **Pathogenese** (Pathos = Leid, Schmerz; Genesis = Ursprung, Entstehung).

Pathogenese stellt die Ursachen krankhafter Prozesse in den Mittelpunkt mit dem Ziel, diese zu beheben, um Gesundheit zu erlangen. Die Behebung der Ursache für eine psychische oder physische Erkrankung bedeutet Gesundung. Diese strikte Trennung in gesund und krank bewirkt, dass Krankheit Gesundheit ausschließt und umgekehrt.

Fallbeispiel

Frau Kranz ist, bedingt durch langjährige Osteoporose, in ihrer Mobilität eingeschränkt und benötigt einen Rollstuhl, um sich fortzubewegen. Ihre Immobilität macht ihr Sorgen. Sie klagt regelmäßig über Schmerzen. Im Einzelgespräch berichtet Ihnen Frau Kranz, dass sie zu Hause schon einmal gestürzt sei … (Fortsetzung folgt).

Lernaufgabe

Welche Frage müssen Sie aus Sicht der Pathogenese in Bezug auf den Gesundheitszustand und das Wohlbefinden von Frau Kranz stellen?

Erweiterung der Gesundheitsdefinition

Um die gesellschaftlichen Herausforderungen der demografischen Entwicklung bewältigen zu können, erschien die alte, medizinische und an der Pathogenese des Einzelfalls orientierte Betrachtungsweise nicht mehr ausreichend. **Die Überzeugung, dass Gesundheit als eine gelungene Balance zwischen individuellen Ressourcen und sozialen Anforderungen aufzufassen ist, setzte sich durch** (Rosenbrock u. Gerlinger 2004). Es erfolgte eine interdisziplinäre Fokussierung, um die gesundheitliche Kompetenz von Bevölkerungsgruppen zu entwickeln.

Der Paradigmenwechsel wurde in erster Linie durch Initiativen der World Health Organisation (WHO) vollzogen. Die **Gesundheitsdefinition der WHO** (S. 69) ist dabei von entscheidender Bedeutung, da der Begriff Gesundheit **um das seelische und soziale Wohlbefinden ergänzt wurde**. Diese neue Sichtweise stellte eine Grundlage für das weitere Handeln dar, da sie die veraltete defizitorientierte, biologisch-medizinische Betrachtungsweise erweiterte.

Merke

Gesundheit umfasst die körperliche, seelische und soziale Dimension, die sich wechselseitig beeinflussen.

Die WHO-Definition wurde oft kritisiert. Ihr wurde ein utopisch-dogmatischer Charakter unterstellt, vor allem wegen der stark umstrittenen Formulierung des „Zustands" eines „vollständigen" Wohlbefindens (Anton u. Hörauf 2007). **Die berechtigte Frage lautet: Kann Gesundheit als ein starrer und statischer Zustand des vollständigen Wohlbefindens charakterisiert werden**?

Das Konzept der Salutogenese von A. Antonovsky

Während **Pathogenese** der Frage nachgeht: „Was hat den Menschen krank gemacht?", ist die zentrale Frage der **Salutogenese**: „Was erhält den Menschen gesund?" (▶ Abb. 2.1).

Merke

Das Konzept der Salutogenese (Konzept der Gesundheitsentstehung) sucht nicht nach den Entstehungsbedingungen von Krankheit, sondern nach den Bedingungen, wie Gesundheit entsteht bzw. wie der Mensch gesund bleibt (Kickbusch 2003).

Aaron Antonovsky, ein amerikanisch-israelischer Medizinsoziologe, kam in den 1980er Jahren auf den Begriff der Salutogenese, als er mit Überlebenden von Konzentrationslagern arbeitete. Er erkannte, dass ein großer Teil dieser Menschen, die den Holocaust überlebt hatten, trotz dieser grausamen Lebensumstände körperlich und psychisch gesund geblieben waren. Ein bedeutender Teil dieser Menschen war sogar gesünder als Testpersonen aus vergleichbaren Bevölkerungsgruppen, die die Erfahrungen eines Konzentrationslagers nicht erlebt hatten (Antonovsky 1997).

Begriffsklärung

Antonovsky versteht Gesundheit nicht als einen starren Zustand des „vollständigen" Wohlbefindens, sondern als einen Prozess. Dieser Prozess ist vergleichbar mit einem Weg, auf dem der Mensch in Richtung Gesundheit oder in Richtung Krankheit gehen kann. Er spricht in diesem Zusammenhang von einem **Gesundheits-Krankheits-Kontinuum**, auf dem sich der Mensch ein Leben lang hin und her bewegt. Dabei wirken eine Vielzahl von Stressfaktoren, sog. **Stressoren**, auf ihn ein – z. B. Belastungen im Lebensalltag, aber auch außergewöhnliche Schicksalsschläge. Diese lösen im Menschen ein Spannungserleben aus (▶ Abb. 2.2). Antonovkys Ansicht nach ist nicht jeder Stressor in sich schädlich, sondern besitzt auch einen salutogenetischen Anteil. Dieser Anteil ist darauf ausgerichtet, „den Körper zu mobilisieren" und zur Gesundheitsentstehung beizutragen. Je nachdem, wie der Mensch einen Spannungszustand erlebt und bewertet, aktiviert der jeweilige Stressor **Widerstandsressourcen** (der Mensch bleibt eher gesund) oder deckt **Widerstandsdefizite** auf (der Mensch wird eher krank). Das entspricht der individuellen **Bewältigungshandlung** des Menschen. Zu den Widerstandsressourcen zählt Antonovsky:

- Ich-Stärke
- Geld
- soziale Unterstützung
- kulturelle Stabilität

Kohärenzgefühl

Die zentrale Frage der Salutogenese lautet: „**Was veranlasst Menschen dazu, trotz Stressoren gesund zu bleiben bzw. warum befinden sich Menschen auf der positiven Seite des Gesundheits-Krankheits-Kontinuums?**"

Nach vielen Studien kam Antonovsky zu der Erkenntnis, dass jeder Mensch eine allgemeine Fähigkeit zur Bewältigung der Alltags- und Gesundheitsbelastungen besitzen muss. Diese Fähigkeit bezeichnet er als „Sense of Coherence SOC", was im Deutschen mit Kohärenzgefühl (Kohärenz: innerer Zusammenhang) übersetzt wird. Für Antonovsky ist das SOC im Leben eines Menschen richtungsweisend. Je mehr Vertrauen der Mensch in sich selbst, in seine Fähigkeiten und in seine Umwelt hat, je mehr er das Gefühl hat, dass er Einfluss auf seine innere und äußere Welt nehmen kann, dass er Herr der Lage ist, desto ausgeprägter ist sein Kohärenzgefühl.

Merke

Das **Kohärenzgefühl** ist also eine Art persönliche Weltanschauung, die unseren Gesundheitszustand bestimmt. Nach Antonovsky ist das SOC dafür verantwortlich, welche Position der Mensch innerhalb des Gesundheits-Krankheits-Kontinuums einnimmt.

Antonovsky unterteilt das Kohärenzgefühl in 3 Unterkategorien:
- Verstehbarkeit
- Handhabbarkeit
- Bedeutsamkeit

Die Menschen, die in der Lage sind, ihr Unglück zu verstehen (**Verstehbarkeit**), darin handlungsfähig sind (**Handhabbarkeit**) und ihm einen Sinn geben können (**Bedeutsamkeit**), haben ein stark ausgeprägtes Kohärenzgefühl. Das eigene Leiden bzw. Leben bewältigen zu wollen und in der Bewältigung einen Sinn zu sehen, ist ein entscheidender Faktor für ein starkes Kohärenzgefühl. Je ausgeprägter das SOC mit seinen 3 Unterkategorien eines Menschen ist, desto erfolgreicher bewältigt der Mensch die allgegenwärtigen Stressoren des Lebens und bleibt gesund (Antonovsky 1997).

Auch wenn es bislang nicht gelungen ist, das Kohärenzgefühl empirisch nachzuweisen, gibt es aktuelle Studien, die „darauf hinweisen, dass viele ältere Menschen die Fähigkeit haben, sich positiv an gesundheitliche Gegebenheiten anzupassen und damit die eigene Gesundheit besser zu bewerten, als dies eine rein medizinische Betrachtung nahe legen würde" (Wurm u. Saß 2014). Die Studien weisen darauf hin, dass ältere Menschen mit einer guten subjektiven Einschätzung der eigenen Gesundheit länger eine bessere funktionale Gesundheit erhalten können und auch länger leben als Menschen mit einer schlechteren Gesundheitseinschätzung.

Fallbeispiel

Drei Monate nach der Übersiedlungsphase in die Seniorenresidenz „Am Waldsee" beschließt Frau Kranz, ihr Schicksal selbst in die Hand zu nehmen. „Ich habe schon einiges in meinem Leben bewältigt: den Krieg und den Tod meines Mannes. Gott war immer auf meiner Seite." Frau Kranz kontaktiert ihren nachbarschaftlichen Gebetskreis, dieser besucht sie nun jeden Sonntagnachmittag in der Seniorenresidenz. Eine alte Bekannte, die in der Nähe wohnt, geht mit Frau Kranz einmal in der Woche im Stadtpark spazieren. Aus der Biografie von Frau Kranz erfahren Sie, dass sie früher Lehrerin an einem Gymnasium war. Der Wissensdurst von Frau Kranz scheint auch im Alter ungebrochen. „Ich habe mir in der Stadtbibliothek Bücher zum Thema Osteoporose bestellt. Ich möchte ganz genau wissen und verstehen, was bei der Erkrankung in meinem Körper vorgeht. Denn nur so kann ich meinen Alltag optimal bewältigen. Nicht die Krankheit managt meinen Alltag, sondern ich selbst."

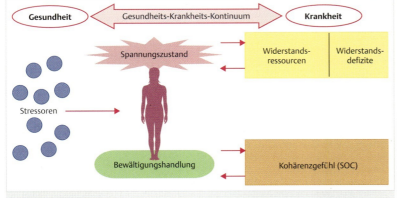

Abb. 2.2 Salutogenese-Konzept von Antonovsky. Was sind die wesentlichen Begriffe?

Lernaufgabe

Welche Widerstandsressourcen aktiviert Frau Kranz nach der Übersiedlungsphase? Welche Subkategorien des Kohärenzgefühls (SOC) erkennen Sie in den Aussagen von Frau Kranz?

2.1.3 Gesundheit und Krankheit im Alter

Immer weniger Nachwuchs wird geboren, alte Menschen werden mittlerweile älter und sterben später. Diese Tatsachen werden in den nächsten Jahrzehnten für eine Verschiebung der Altersstruktur in unserer Gesellschaft sorgen. Der Anteil der älteren Bevölkerung wird immer größer (Hoffmann et al. 2009).

Um den Gesundheitszustand der Weltbevölkerung zu beobachten und darzustellen, wurden in den vergangenen Jahrzehnten Institute der Gesundheitsberichterstattung gegründet. „Die Gesundheitsberichterstattung auf Bundesebene hat sich seit den 1990er Jahren zügig entwickelt. (…) Das Robert Koch-Institut (RKI) erstellt zu relevanten gesundheitlichen Themen Berichte: Themenhefte, Schwerpunktberichte und nationale Gesundheitsberichte" (Schwartz 2012).

Unterschiedliche Studien der vergangenen Jahre kommen nach epidemiologischen Analysen der Gesundheitsentwicklung alter Menschen zu folgenden Kernaussagen:

- Mit fortschreitendem Alter ist ein deutlicher Anstieg der Gesundheitsprobleme zu beobachten, sowohl hinsichtlich der Anzahl erkrankter Personen als auch, dass die vorliegenden Beeinträchtigungen komplexer werden (Saß et al. 2009).
- Das gleichzeitige Auftreten mehrerer Erkrankungen (Multimorbidität) ist ein Merkmal der gesundheitlichen Lage älterer Menschen. Multimorbidität: 59 % der 76- bis 81-Jährigen leiden an 2–4 Erkrankungen, 21 % leiden sogar an 5 oder mehr Erkrankungen (Fuchs et al. 2012).
- Herzinsuffizienz, Hirninfarkt und Angina pectoris stellten im Jahr 2009 die häufigsten Einzeldiagnosen bei Krankenhausaufenthalten älterer Menschen dar (Statistisches Bundesamt 2010).
- In der Altersgruppe ab 80 Jahren entfällt gut die Hälfte aller Sterbefälle auf Krankheiten des Herz-Kreislauf-Systems (Statistisches Bundesamt 2010).
- Die Oberschenkelhalsfraktur war im Jahr 2009 Ursache für mehr als 130 000 Krankenhausaufenthalte bei den 65-Jährigen und älteren (Statistisches Bundesamt 2011).
- Für etwa 11 % der stationären Aufenthalte älterer Menschen im Jahr 2009 waren Krebserkrankungen verantwortlich (Statistisches Bundesamt 2011).
- Tumoren des Darms und der Lunge sind in der Altersgruppe der 65-Jährigen und älteren von besonderer Bedeutung (Saß et al. 2009).
- Ein Viertel der 65-Jährigen und älteren leidet an einer psychischen Störung (Motel-Klingebiel et al. 2010).
- Bei 8–10 % aller älteren Menschen in Deutschland besteht eine Depression (Robert-Koch-Institut, RKI 2010).
- Die Häufigkeit der Demenzerkrankungen liegt bei den 65- bis 69-Jährigen bei etwa 1,5 %. Diese Zahl verdoppelt sich jedoch im Abstand von etwa 5 Altersjahren und steigt bei den 90-Jährigen auf über 30 % an (Robert-Koch-Institut, RKI 2005).
- Einige Erkrankungen haben eine lange Latenzzeit, sie treten erst im höheren Lebensalter auf. Risikofaktoren wie Lärm, Stress, Rauchen, denen Menschen jahre- oder jahrzehntelang ausgesetzt waren, führen zu sukzessiven Schädigungen. Sie verursachen chronische Erkrankungen (z. B. chronische Bronchitis) oder dauerhafte Funktionsverluste (z. B. Verlust der Hörfähigkeit). Erkrankungen, die bereits seit Jahren bestehen (z. B. Diabetes) führen zu Folgekrankheiten (z. B. Nierenversagen) (Wurm, Saß 2014).

Die Erkrankungen des Alters sind zudem häufig chronisch und irreversibel. Liegen mehrere Grunderkrankungen gleichzeitig vor, greifen Krankheiten, Krankheitsfolgen und damit verbundene Funktionsverluste ineinander. Für den Betroffenen können damit Einschränkungen bei der unabhängigen Lebensführung, Selbstbestimmung und Lebensqualität verbunden sein. Es ergeben sich somit eine Pflegebedürftigkeit (s. Kap. 2.3) und ein umfassender medizinischer Behandlungsbedarf.

Der Anstieg von Erkrankungen im höheren Lebensalter ist nicht umkehrbar, allerdings kennen Sie jetzt Entstehungsfaktoren von Gesundheit und Krankheit. Eine der Herausforderungen des Gesundheitssystems ist es demzufolge, diese Faktoren für die Entstehung von Gesundheit positiv zu beeinflussen.

Lernaufgabe

Was können Sie als zukünftige Altenpflegefachkraft dazu beitragen, alte Menschen auf dem Weg zu mehr Gesundheit zu unterstützen?
1. Lesen Sie hierfür noch einmal das Konzept der Salutogenese, einschließlich des Fallbeispiels von Frau Kranz.
2. Was sind nach salutogenetischem Verständnis Ihre Aufgaben in der Begleitung alter Menschen?
3. Welche Möglichkeiten haben Sie, wenn ein alter Mensch Widerstandsdefizite aufweist?
4. Bearbeiten Sie die Fragen in der Kleingruppe, sammeln Sie Ihre Ergebnisse und diskutieren Sie sie in der Großgruppe.

2.2 Behinderung

Menschen mit unterschiedlichen Arten der Behinderung bedürfen vielfältiger Formen der Unterstützung seitens vieler Berufsgruppen. Diese Unterstützung soll ermöglichen,

- dass Menschen mit Behinderung ihre ganz persönlichen Fähigkeiten weiterentwickeln,
- ihr Leben bestmöglich selbst organisieren und
- an allen Bereichen unseres gesellschaftlichen Lebens teilhaben können.

2.2.1 Begriffsklärung

Die einzelnen Definitionen für das Wort „Behinderung" sind sehr verschieden. Diese Tatsache resultiert daraus, dass der Begriff Gegenstand unterschiedlicher wissenschaftlicher Disziplinen ist. Die Medizin betrachtet den Begriff aus einem anderen Winkel als das Sozialrecht oder die Pädagogik. Geschichtlich betrachtet, hat sich in den vergangenen Jahrzehnten ein rasanter Paradigmenwandel abgezeichnet, der seine Auswirkungen auf der internationalen und nationalen Ebene gezeigt hat. An dieser Stelle werden zunächst unterschiedliche Betrachtungsweisen des Begriffs „Behinderung" dargestellt, um anschließend den Paradigmenwandel und die Situation der Menschen mit Behinderung im Alter zu erläutern.

Die Weltgesundheitsorganisation (WHO) hat 1980 ein Begriffssystem verabschiedet, das der damaligen Sichtweise von Behinderung und der Komplexität des Begriffs ansatzweise gerecht wurde.

Definition

Definition der Behinderung nach WHO (1980)

Dass der Begriff mehrere Dimensionen hat, zeigt schon die Tatsache, dass die WHO für die Definition 3 Begriffe verwendet:

- **Schädigung** (impairment): Schädigung eines Körperorgans oder Körperteils, welche infolge eines Geburtsfehlers, einer Krankheit oder eines Unfalls entstanden ist. Bei der Schädigung geht es zunächst um die physiologische oder psychologische Ursache, die eine Behinderung nach sich ziehen kann, jedoch nicht muss.
- **Einschränkung** (disability): Funktionsbeeinträchtigungen, die eine Verminderung oder einen Ausfall körperlicher oder geistiger Fähigkeiten zur Folge haben und die Bewältigung typischer Alltagssituationen behindern oder gar unmöglich machen. Die Einschränkung bezieht sich also vorwiegend auf soziale Entfaltungsmöglichkeiten.
- **Behinderung** (handicap): Benachteiligung der Person auf der gesellschaftlichen Ebene, die durch die Schädigung und Beeinträchtigung resultieren (International Classification of Impairments, Disabilities, and Handicaps, ICIDH 1980).

Definition

Behinderung ist ein Oberbegriff für Schädigungen, Beeinträchtigungen der Aktivität und Beeinträchtigungen der Partizipation (Teilhabe). Er bezeichnet die negativen Aspekte der Interaktion zwischen einer Person (mit einem Gesundheitsproblem) und ihren Kontextfaktoren (International Classification of Functioning, Disability, and Health, ICF 2001, in der deutschen Übersetzung: Internationale Klassifikation der Funktionsfähigkeit, Behinderung und Gesundheit 2005).

Für die WHO-Definition von 2001 sind mehrere Komponenten (▶ Abb. 2.3) relevant. Folgende Komponenten stehen in einem wechselseitigen Verhältnis zueinander:
- **Körperfunktionen**: sind die physiologischen Funktionen von Körpersystemen (einschließlich psychologischer Funktionen).
- **Körperstrukturen**: sind anatomische Teile des Körpers wie Organe, Gliedmaßen und ihre Bestandteile.
- **Schädigungen**: sind Beeinträchtigungen einer Körperfunktion oder -struktur, z. B. eine wesentliche Abweichung oder ein Verlust.
- **Aktivitäten**: beziehen sich auf die praktische Umsetzung einer Handlung durch einen Menschen.
- **Partizipation**: ist das Einbezogensein (Teilhabe) in eine Lebenssituation.
- **Umweltfaktoren**: bilden die materielle, soziale und einstellungsbezogene Umwelt ab, in der Menschen leben und ihr Dasein entfalten.

Paradigmenwandel

Das biopsychosoziale Modell, das der Definition der WHO von 1980 unterlag, wurde mit der Definition von 2001 erheblich erweitert und damit der Lebenswirklichkeit der Menschen mit Behinderung besser angepasst. Wesentliche Unterschiede der beiden Definitionen stellt ▶ Tab. 2.1 dar.

Insbesondere berücksichtigt die aktuelle Definition den gesamten Lebenshintergrund der betroffenen Person, den gesellschaftlichen Kontext sowie ihre Ressourcen. Der Begriff der Funktionsfähigkeit und der Behinderung wird in der neuen Definition im Sinne eines interaktiven und sich entwickelnden Prozesses gesehen. Es besteht eine dynamische Wechsel-

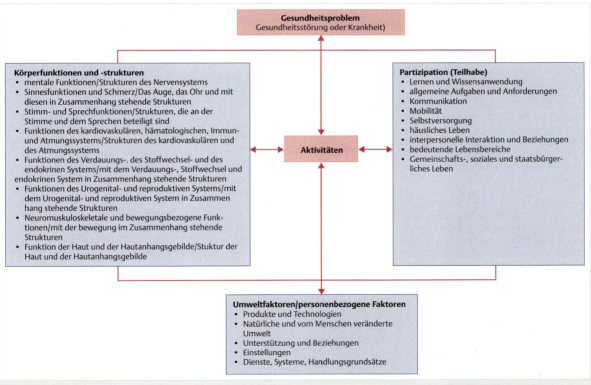

Abb. 2.3 **Modell der Funktionsfähigkeit und Behinderung.** Wechselwirkung zwischen den Komponenten (nach WHO 2001; DIMDI 2005).

Tab. 2.1 Der Paradigmenwandel von der WHO-Definition der Behinderung von 1980 zu der WHO-Definition von 2001 (in Anlehnung an DIMDI 2005).

WHO-Definition von „Behinderung" von 1980 (ICIDH)	WHO-Definition von „Behinderung" von 2001 (ICF)
Krankheitsfolgenmodell: Schädigung eines Körperorgans oder Körperteils steht im Vordergrund.	Ein erweitertes biopsychosoziales Modell der Komponenten von Gesundheit: **Funktionsfähigkeit** steht im Vordergrund.
Defizitorientiert: Es werden Behinderungen klassifiziert.	**Ressourcen- und defizitorientiert**: Es werden Bereiche klassifiziert, in denen Behinderungen auftreten können. Es können positive und negative Auswirkungen der Funktionsfähigkeit entstehen, immer unter der Berücksichtigung der Komponenten von Gesundheit.
Keine explizite Bezugnahme auf die Kontextfaktoren.	Funktionsfähigkeit wird unter der Berücksichtigung der Kontextfaktoren betrachtet.
grundlegende Begriffe sind: • Schädigung • Fähigkeitsstörung • Beeinträchtigung/Behinderung	grundlegende Begriffe sind: • Körperfunktionen und Körperstrukturen (Schädigung möglich) • Aktivitäten (Beeinträchtigung der Aktivität unter der Berücksichtigung der Komponenten der Gesundheit möglich) • Partizipation (Beeinträchtigung der Partizipation unter der Berücksichtigung der Komponenten der Gesundheit möglich)
Soziale Beeinträchtigung wird als Attribut einer Person zugeschrieben. Umweltfaktoren bleiben unberücksichtigt.	Partizipation und deren Beeinträchtigung entsteht durch Wechselwirkung zwischen dem gesundheitlichen Problem einer Person und den gesellschaftlichen und persönlichen Umweltfaktoren.
„Behinderung" als das Problem einer Person, das unmittelbar von einer Krankheit, einem Trauma oder einem anderen Gesundheitsproblem verursacht wird. Das Management von Behinderung zielt auf Heilung, Anpassung und Verhaltensänderung ab.	„Behinderung" ist kein statisches Merkmal einer Person, sondern ein komplexes Geflecht von Bedingungen. Die Verantwortung der gesamten Gesellschaft liegt darin, die Umwelt so zu gestalten, wie es für eine Aktivität und volle Partizipation der Menschen mit Behinderung an allen Bereichen des Lebens erforderlich ist.

wirkung zwischen den Komponenten der Funktionsfähigkeit.

Somit steht nicht mehr die „Behinderung" als ein endgültiger Zustand im Mittelpunkt, sondern der Mensch mit seinen Gesundheitsproblemen und seinem individuellen Kontext, der das Ausmaß der Funktionsfähigkeit und die Möglichkeit zur Teilhabe am gesellschaftlichen Leben bestimmt (▶ Abb. 2.3).

Auf der nationalen Ebene wurden in Deutschland mit dem 9. Buch des Sozialgesetzbuchs (SGB IX) – Rehabilitation und Teilhabe behinderter Menschen – wesentliche Aspekte der WHO-Definition von 2001 aufgenommen. Die sozialrechtliche Definition von Behinderung nach SGB IX, § 2 lautet:

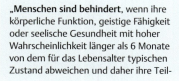

Definition

„Menschen sind behindert, wenn ihre körperliche Funktion, geistige Fähigkeit oder seelische Gesundheit mit hoher Wahrscheinlichkeit länger als 6 Monate von dem für das Lebensalter typischen Zustand abweichen und daher ihre Teilhabe am Leben in der Gesellschaft beeinträchtigt ist."

Der Mensch mit Behinderung im Alter

Gliedert man Menschen mit Behinderung nach Altersgruppen, zeigt sich eine starke Alterslastigkeit. Im Jahr 2009 waren 72 % der behinderten Menschen 55 Jahre oder älter (Statistisches Bundesamt 2012). Ist die Altenpflege auf die Pflege und Begleitung von Menschen mit Behinderungen eingestellt? Studien haben gezeigt, dass das Thema Behinderung in der Altenpflegeausbildung bis jetzt kaum vorkommt. Pflegende fühlen sich nicht vorbereitet auf den Kontakt, die Begleitung und die Pflege von Menschen mit Behinderung (Barr 1990).

Zu folgendem Resümee kommen Rothe und Süß (2000): „Das Handlungsfeld der Arbeit mit behinderten Menschen ist eine große Herausforderung für die Pflege. Entscheidend ist die Grundhaltung, mit der Pflegekräfte Menschen mit Behinderung begegnen. Im Kontext der sich verlagernden Versorgungsstrukturen im Gesundheitswesen hin zu ambulanten Behandlungs-, Rehabilitations- und Pflegeangeboten sowie der Ausdehnung der in der Behindertenhilfe bereits seit Jahren bestehenden heterogenen betreuten Wohnformen auf andere Zielgruppen ist die verstärkte Vorbereitung der Pflegeprofession auf diese Arbeitsfelder längst überfällig."

Konsequenzen für die Pflegeausbildungen

Für eine Integration **pädagogischer** (Heilerziehungspflege) und **pflegerischer** (Altenpflege) Inhalte in einer gemeinsamen Ausbildung spricht v. a.

- das Älterwerden von Menschen mit Behinderung (somit die pflegerische Notwendigkeit der Versorgung) und gleichzeitigem
- Vorliegen altersbedingter, chronisch-degenerativer Erkrankungen alter Menschen mit zunehmendem Beratungs- und Anleitungsbedarf.

Dazu kommt, dass ältere Menschen mit Behinderung, die das Rentenalter erreicht haben und nicht mehr als Mitarbeiter von Behindertenwerkstätten tätig sind, in ihren ursprünglichen Einrichtungen kaum Platz haben, um darin ihren Lebensabend zu verbringen. Auch sei die Versorgungssituation von alten Menschen mit Behinderung völlig unzureichend (Meifort 1993).

Ebenso ist die Ausbildung in der Heilerziehungspflege bisher nur unzureichend auf die Tatsache des Älterwerdens von Menschen mit Behinderungen vorbereitet worden. Weil die Zahl von Einrichtungsbewohnern mit hoher Pflegebedürftigkeit zunimmt, kommt es innerhalb der Heilerziehungspflege zu einer Verschiebung der Arbeitsziele, d. h., dass sich auch das Leistungsspektrum von Behinderteneinrichtungen verändert (Becker 1993). „Die Handlungsprofile Beratung, Assistenz, Anleitung, Unterstützung und Koordinationstätigkeiten nehmen an Bedeutung zu" (Diakonisches Werk der Evangelischen Kirche in Deutschland e. V. 2008).

Fazit

In der berufspolitischen Umstrukturierung der Pflegeausbildungen besteht also die Notwendigkeit, dass zukünftige Pflegekräfte heilpädagogische und kommunikative Kompetenzen erwerben, um dem zunehmenden Betreuungs- und Pflegebedarf der älter werdenden Menschen mit Behinderung gerecht zu werden.

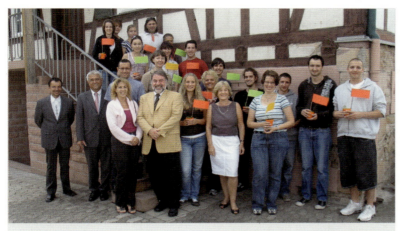

Abb. 2.4 Integrierte Pflegeausbildung Die Auszubildenden der integrierten Ausbildung der Altenpflege- und Heilerziehungspflege (HEPAP) werden dazu befähigt, sowohl Menschen mit Behinderungen (im Alter) als auch Menschen mit Alterserkrankungen pädagogisch und pflegerisch zu betreuen. (Auszubildende und Ausbildungsverantwortliche des Ökumenischen Instituts für Pflegeberufe gGmbH, Offenburg/Ev. Fachschule für Heilerziehungspflege, Kehl.)

Mit dem Ziel, ein neu definiertes, umfangreiches Kompetenz- und Einsatzprofil der professionell Pflegenden zu schaffen und den wachsenden Anforderungen gerecht zu werden, werden in zahlreichen Projekten Pflegeausbildungen modellhaft erprobt. Das Ökumenische Institut für Pflegeberufe in der Ortenau gGmbH in Offenburg qualifiziert im Rahmen der Integrierten Altenpflege- und Heilerziehungspflegeausbildung (HEPAP) Auszubildende dazu, in beiden Arbeitsfeldern tätig zu sein (▶ Abb. 2.4).

Das Kapitel „Pflege und Begleitung alter Menschen mit geistiger Behinderung" (S. 507) gibt Ihnen einen weiteren Überblick zum Thema.

2.3 Pflegebedürftigkeit

Pflegebedürftigkeit bezeichnet einen Zustand, in dem eine Person durch körperliche, kognitive oder psychische Beeinträchtigungen über einen langen Zeitraum nicht in der Lage ist, alltägliche Anforderungen selbstständig zu bewältigen und deshalb eine pflegerische Hilfestellung benötigt.

Bedingt durch die demografische Entwicklung (steigende Zahl hochbetagter, pflegebedürftiger Menschen; Zunahme der Kleinfamilien und Einpersonenhaushalte usw.) unserer Gesellschaft ist die Pflegebedürftigkeit zu einem sozialen Risiko geworden. Pflegebedürftigkeit kann für den Betroffenen und für den Angehörigen eine große physische, psychische und finanzielle Belastung bedeuten. Es war also notwendig, eine eventuelle Pflegebedürftigkeit gesetzlich abzusichern. Zu diesem Zweck wurde am 1. Januar 1995 das deutsche Sozialversicherungssystem um die „fünfte Säule" erweitert. Damit ist die soziale Pflegeversicherung die jüngste, eigenständige Zweig der Sozialversicherungen. Das Sozialgesetzbuch XI (Gesetz zur sozialen Absicherung des Risikos der Pflegebedürftigkeit, Pflegeversicherungsgesetz-Pflege VG) „eröffnete vielen alten Menschen den Zugang zur berufsmäßigen Versorgung und garantiert ihnen ein Mindestmaß an Leistungen und bestimmten Qualitätsstandards" (Grams-Homolova 2000). Im Zeitraum 1995 bis 2017 ist die gesetzliche Pflegeversicherung mehrfach den aktuellen Anforderungen angepasst worden.

2.3.1 Wandel des Pflegebedürftigkeitsbegriffs in den letzten Jahren

Der bisherige Pflegebedürftigkeitsbegriff und das Gutachten zur Feststellung der Pflegebedürftigkeit nach dem SGB XI berücksichtigten folgende Aspekte:
1. Körperpflege
2. Ernährung
3. Mobilität
4. hauswirtschaftliche Versorgung

Diesen vier Schwerpunkten wurden, je nach Häufigkeit der Verrichtung, Zeitwerte zugewiesen, aus denen sich die Stufe der Pflegebedürftigkeit und somit der Anspruch auf Pflegeleistungen ergeben haben. Abhängig von der Stufe der Pflegebedürftigkeit konnte der Betroffene folgende **Leistungen** in einem unterschiedlichen Geldwert erhalten:
- Pflegegeld für häusliche Pflege durch Angehörige
- Pflegesachleistungen für die häusliche Pflege (ambulanter Pflegedienst)
- Pflegehilfsmittel (Geräte und Sachmittel)
- Übernahme der Pflege bei Verhinderung einer Pflegeperson (ab 1. Januar 2015: 6 Wochen im Kalenderjahr)
- teilstationäre Leistungen der Tages- und Nachtpflege
- Leistungen für Pflegebedürftige in ambulant Betreuten Wohngruppen
- Leistungen für wohnumfeldverbessernde Maßnahmen
- Leistungen für vollstationäre Pflege

Aus der Sicht der Pflegewissenschaft waren der gesetzliche Begriff der Pflegebedürftigkeit und das Verfahren zur Feststellung der Pflegebedürftigkeit schon lange überarbeitungsbedürftig. Bereits im Jahr 2000 wurde die bisherige Vorgehensweise von Wingenfeld kritisiert, da aus seiner Sicht **nicht die tatsächliche, individuelle Pflegebedürftigkeit** (Merkmale des pflegebedürftigen Individuums), **sondern der anfallende, professionelle Pflegebedarf** (der zeitliche Aufwand pflegerischer Interventionen) **erhoben wurde**. Der Pflegebedürftigkeitsbegriff war, so der Kern der Kritik, zu eng gefasst, zu verrichtungsbezogen und zu stark an den Defiziten des Betroffenen und an Zeitwerten orientiert (Wingenfeld 2000).

Das „verrichtungsbezogene" Bild des Pflegebedarfs hat die Personen, die Hilfebedarf durch kognitive Einschränkungen hatten, weitestgehend aus dem Anspruch auf Leistungen ausgeschlossen. „Mittlerweile ist jedoch anerkannt, dass auch der Unterstützungsbedarf, der sich aus einer psychischen oder geistigen Erkrankung ergibt, einen wichtigen Bestandteil eines Pflegebedarfs ausmacht" (KDA 2014). Daher hat der „Beirat zur Überprüfung des Pflegebedürftigkeitsbegriffs" in 2006–2009 ein neues Verständnis von Pflegebedürftigkeit im Rahmen der Pflegeversicherung entwickelt. Die Aufgaben des Beirats waren:
- Neudefinition des Begriffs der Pflegebedürftigkeit
- Überarbeitung des Begutachtungsverfahrens zur Feststellung der Pflegebedürftigkeit

Der Beirat entwickelte ein neues Begutachtungsassessment (**NBA**), das wesentliche Veränderungen beinhaltet. **Das Instrument zielt v. a. darauf ab, die Pflegebedürftigkeit umfassend zu berücksichtigen.** Der Beirat schlug bereits 2009 vor, den Grad der Pflegebedürftigkeit nicht von den Hilfebedarfszeiten und -häufigkeiten abhängig zu machen, sondern durch ein komplexes Punktesystem zu ermitteln. Um die Bedarfsgrade festzustel-

len, sollen folgende, erweiterte Aspekte einbezogen werden (Bundesministerium für Gesundheit 2009):
1. Mobilität
2. kognitive und kommunikative Fähigkeiten
3. Verhaltensweisen und psychische Problemlagen
4. Selbstversorgung
5. Umgang mit krankheits-/therapiebedingten Anforderungen
6. Gestaltung des Alltagslebens und sozialer Kontakte
7. außerhäusliche Aktivität
8. Haushaltsführung

2.3.2 Begriffsklärung

Die Pflegestärkungsgesetze (PSG) erneuern seit 2015 tiefgreifend die gesetzliche Pflegeversicherung (SGBXI). Darin wird der Begriff der Pflegebedürftigkeit neu definiert und ein Verfahren zur Einstufung der Pflegebedürftigkeit festgelegt.

Definition

Pflegebedürftig im Sinne des zweiten Pflegestärkungsgesetzes (PSGII §14) „sind Personen, die gesundheitlich bedingte Beeinträchtigungen der Selbständigkeit oder der Fähigkeiten aufweisen und deshalb der Hilfe durch andere bedürfen. Es muss sich um Personen handeln, die körperliche, kognitive oder psychische Beeinträchtigungen oder gesundheitlich bedingte Belastungen oder Anforderungen nicht selbständig kompensieren oder bewältigen können. Die Pflegebedürftigkeit muss auf Dauer, voraussichtlich für mindestens sechs Monate, und mit mindestens der in § 15 festgelegten Schwere bestehen".

2.3.3 Feststellung der Pflegebedürftigkeit

Die Leistungen bei Pflegebedürftigkeit sind bei der Pflegekasse zu beantragen. Die Pflegekasse veranlasst die Prüfung durch den Medizinischen Dienst der Krankenkassen (MDK), um festzustellen, ob die Voraussetzungen der Pflegebedürftigkeit nach SGB XI, § 14 vorliegen. Die Entscheidung über den Antrag trifft die Pflegekasse unter Berücksichtigung des Gutachtens des MDK. Im Regelfall ist der pflegebedürftigen, antragstellenden Person spätestens 25 Arbeitstage nach Eingang des Antrags bei der Pflegekasse die Entscheidung schriftlich mitzuteilen. Befindet sich der Antragsteller zum Zeitpunkt des Antrags im Krankenhaus oder in einer stationären Rehabilitationseinrichtung, so muss eine unverzügliche Begutachtung innerhalb von einer Woche nach Eingang des Antrags erfolgen. Mit einer unverzüglichen Bearbeitung soll die ambulante Weiterversorgung des Antragstellers gewährleistet werden.

Die Begutachtung des Antragstellers erfolgt durch geschulte und qualifizierte Gutachter des MDK. Das SGBXI und die Begutachtungsrichtlinie (BRi v. 31.03.2017) stellen die Grundlage für die Begutachtung dar. Im Vorfeld der Begutachtung übermittelt die Pflegekasse dem MDK folgende wesentliche Informationen über den Antragsteller: Vorerkrankungen, Klinikaufenthalte, Heilmittel- und Hilfsmittelversorgung, Name und Adresse des behandelnden Arztes, aktuellen Aufenthaltsort. Der MDK sichtet die Unterlagen und holt ggf. Informationen bei den behandelnden Ärzten ein. Der Begutachtungsbesuch des MDK wird dem Antragsteller rechtzeitig angekündigt. Bei Verständigungsschwierigkeiten muss der Antragsteller die Möglichkeit bekommen, sich Unterstützung durch Angehörige, Bekannte oder einen Übersetzer heranziehen zu können.

Der tatsächliche Begutachtungstermin findet in der Regel in der Wohnumgebung der antragstellenden Person statt. Der geschulte Mitarbeiter des MDK hat laut der BRi (31.03.2017) zu prüfen:
- ob die Voraussetzungen der Pflegebedürftigkeit erfüllt sind,
- welcher Pflegegrad vorliegt,
- ob und in welchem Umfang geeignete primärpräventive therapeutische bzw. rehabilitative Leistungen in Betracht kommen.

In Ausnahmefällen bei einer eindeutigen Aktenlage, kann die Begutachtung des Antragstellers in seiner Wohnumgebung unterbleiben. Der MDK sendet das Ergebnis seiner Prüfung an die Pflegekasse, welche über das Vorliegen der Pflegebedürftigkeit und den Pflegegrad entscheidet.

2.3.4 Die Pflegegrade

Seit 1.1.2017 gibt es neben einem neuen Pflegebedürftigkeitsbegriff und dem neuen Verfahren der Feststellung der Pflegebedürftigkeit, den neuen Begriff der Pflegegrade. Statt der bisherigen drei Pflegestufen gibt es nun fünf Pflegegrade. Damit der Pflegebedürftige Leistungen der Pflegeversicherung in Anspruch nehmen kann, sind pflegebedürftige Personen nach der Begutachtung des MDK durch die Pflegekasse einem der folgenden Pflegegrade zuzuordnen:

- **Pflegegrad 1:** geringe Beeinträchtigung der Selbständigkeit oder der Fähigkeiten (12,5–27 Punkte)
- **Pflegegrad 2:** erhebliche Beeinträchtigung der Selbständigkeit oder der Fähigkeiten (27–47,5 Punkte)
- **Pflegegrad 3:** schwere Beeinträchtigung der Selbständigkeit oder der Fähigkeiten (47,5–70 Punkte)
- **Pflegegrad 4:** schwerste Beeinträchtigung der Selbständigkeit oder der Fähigkeiten (70–90 Punkte)
- **Pflegegrad 5:** schwerste Beeinträchtigung der Selbständigkeit oder der Fähigkeiten mit besonderen Anforderungen an die pflegerische Versorgung (90–100 Punkte)

Für Menschen, deren Pflegebedürftigkeit bis Ende 2016 festgestellt wurde, gelten unbürokratische Übergangsregeln. So wird bei Pflegebedürftigen mit ausschließlich körperlichen Einschränkungen aus Pflegestufe I automatisch Pflegegrad 2 oder 3

Merke

Die Änderung des bisherigen Pflegebedürftigkeitsbegriffs und die Ersetzung der Pflegestufen durch die Pflegegrade, ermöglicht einen Paradigmenwechsel von einer engen, defizit- und zeitfaktororientierten Sichtweise hin zu einer an der selbstbestimmten Teilhabe (Partizipation) des Pflegebedürftigen orientierten Betrachtung. Die Pflegegrade orientieren sich am Grad der Selbstständigkeit der pflegebedürftigen Person.

2.3.5 Der alte Mensch und die Folgen der Pflegebedürftigkeit

Definition

Die American Nurses Association (ANA) hat Pflege folgendermaßen dargestellt: „**Pflege** ist die Diagnose und Behandlung menschlicher Reaktionen auf aktuelle oder potenzielle Gesundheitsprobleme" (ANA 1980).

Bedient man sich dieser Definition, so wird deutlich, dass eine Klassifizierung aller menschlichen Reaktionen auf aktuelle und potenzielle Gesundheitsprobleme so gut wie unmöglich ist. Pflegebedürftigkeit stellt also ein vielschichtiges Geschehen mit ganz spezifischen, individuellen Folgen dar, die häufig stark mit dem subjektiven Erleben des Betroffenen zusammenhängen. Abhängig von der individuellen Sichtweise der Begriffe „Gesundheit" und

„Krankheit", siehe Gesundheit und Krankheit (S. 69), und von der individuellen Ausprägung des Kohärenzgefühls, siehe Kohärenzgefühl (S. 71), werden auch die Folgen der Pflegebedürftigkeit vom Betroffenen unterschiedlich erlebt. Als Altenpflegefachkraft ist es also wichtig zu wissen, dass die Folgen der Pflegebedürftigkeit verschiedene Dimensionen aufweisen:

- körperliche Dimension
- soziale Dimension
- psychische Dimension
- ökonomische Dimension
- gesellschaftliche Dimension/Dimension der Teilhabe am gesellschaftlichen Leben

Lernaufgabe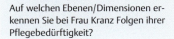

Auf welchen Ebenen/Dimensionen erkennen Sie bei Frau Kranz Folgen ihrer Pflegebedürftigkeit?

2.4 Gesundheitsförderung und Prävention als gesundheitspolitische Intervention

Die WHO-Sichtweise von Gesundheit und Krankheit (S. 69) geht davon aus, dass Gesundheit und Krankheit durch ein komplexes Zusammenwirken von physischen, psychischen und sozialen Faktoren bestimmt werden (Hurrelmann u. Laaser 1998). Der Einfluss des Individuums und seiner Umwelt auf das Krankheits- und Gesundheitsgeschehen stehen dadurch mehr im Mittelpunkt (Schaefer 2002). **Gesundheit kann durch gezielte Interventionen auf unterschiedlichen Ebenen positiv beeinflusst werden, zeitlich weit bevor die Symptome einer Erkrankung auftreten.** Gesundheitsförderung und Prävention (Krankheitsverhütung) als gesundheitspolitische Interventionsformen gewinnen an Bedeutung. Beide Begriffe werden in der Literatur häufig synonym verwendet, haben aber ein unterschiedliches Grundverständnis.

2.4.1 Internationale und nationale Gesundheitsziele

Auf der internationalen Tagung des WHO-Regionalkomitees für Europa im September 2012 verabschiedeten die 53 Länder der Europäischen Region ein Rahmenkonzept mit dem Titel „Gesundheit 2020". Das Konzept hat das Ziel, aktuelle Gesundheitsprobleme in Europa zu bewältigen, Gesundheit und Wohlbefinden gesamtstaatlich zu fördern. Für die europäischen Regierungen legt „Europa 2020" 2 strategische Gesundheitsziele fest:

Gesundheit für alle verbessern und gesundheitliche Ungleichheiten verringern: „Die Verbesserung der Gesundheit und der gesundheitlichen Chancengleichheit muss in der Schwangerschaft und frühkindlichen Entwicklung ansetzen. Gesunde Kinder lernen besser, gesunde Erwachsene sind produktiver und gesunde ältere Menschen leisten weiter aktiv einen gesellschaftlichen Beitrag" (WHO 2012, S. 7).

Führung verbessern und Gesundheit gemeinsam steuern: Die Patienten und Heimbewohner sollen zu einer Teilhabe an ihrer Behandlung ermutigt werden und sich eigeninitiativer um ihre Gesundheit kümmern. „Die volle Nutzung der Instrumente und Innovationen des 21. Jahrhunderts im Bereich der Kommunikation kann durch digitale Aufzeichnungen, Telemedizin und E-Gesundheit eine bessere und kosteneffektive Versorgung schaffen. Die Anerkennung des Patienten als Ressource und Partner sowie seiner Mitverantwortung für das Ergebnis sind hierbei wichtige Grundsätze" (WHO 2012, S. 10).

Das nationale Gesundheitsziel für Deutschland erarbeitete 2012 eine 31-köpfige interdisziplinäre Arbeitsgruppe und es lautet „Gesund älter werden". Die demografische Entwicklung hat dazu geführt, dass lang andauernde und intensive Versorgungs- und Betreuungsbedarfe zunehmen (Kap. 2.1.3). Alle Akteure und Professionen des Gesundheitswesens stehen vor der großen Herausforderung, die Gesundheit älterer Menschen zu fördern und zu erhalten. Um diese Herausforderungen besser zu bewältigen, hat die Arbeitsgruppe nationale Gesundheitsziele für „Gesund älter werden" formuliert (▶ Tab. 2.2). Der Deutsche Bundestag hat am 20. März 2013 den Entwurf eines Gesetzes zur Förderung der Prävention beschlossen. Mit diesem Schritt schafft die Bundesregierung die Grundlagen für noch mehr Gesundheitsförderung. „Für Präventionsleistungen sollen die Krankenkassen insgesamt doppelt so viel ausgeben wie bisher (Bundesministerium für Gesundheit 2013).

2.4.2 Begriffsklärung

Gesundheitsförderung wird als eine **Vorstufe der Prävention** angesehen und auch als **primordiale Prävention** bezeichnet. Gesundheitsförderung ist breit angelegt und richtet sich an alle Bevölkerungsgruppen, vor allem auch an gesunde Menschen. Die gezielte Prävention von Krankheiten richtet sich an bestimmte Risikogruppen. In der Praxis sind die Übergänge häufig fließend. Im Folgenden werden die Begriffe näher erläutert.

Definition

„**Gesundheitsförderung** zielt auf einen Prozess, allen Menschen ein höheres Maß an Selbstbestimmung über ihre Gesundheit zu ermöglichen und sie dadurch zur Stärkung ihrer Gesundheit zu befähigen" (WHO 1986).

Innerhalb der Gesundheitsförderung beziehen sich Interventionen auf
- die Förderung und Stärkung individueller, sozialer, gesundheitsrelevanter Fähigkeiten und Ressourcen,
- planvolles Gestalten von wirtschaftlichen, sozialen und kulturellen Bedingungsfaktoren für Gesundheit, auf der Grundlage des salutogenetischen Verständnisses (Hurrelmann et al. 2004).

Gesundheitsförderung ist also „ein komplexer sozialer und politischer Prozess. Sie schließt nicht nur Handlungen und Aktivitäten ein, die auf die Stärkung der Kenntnisse und Fähigkeiten von Individuen gerichtet sind, sondern auch solche, die darauf abzielen, soziale, ökonomische sowie Umweltbedingungen derart zu verändern, dass diese positiv auf individuelle und öffentliche Gesundheit wirken. Gesundheitsförderung ist der Prozess, Menschen zu befähigen, ihre Kontrolle über die Determinanten von Gesundheit zu erhöhen und dadurch Gesundheit aktiv zu verbessern (Partizipation)" (WHO 1998, ▶ Abb. 2.5).

Definition

„**Krankheitsprävention** umfasst nicht nur Maßnahmen, die dem Aufkommen von Krankheiten vorbeugen, wie z. B. Verringerung von Risikofaktoren, sondern auch solche, die deren Fortschreiten eindämmen und Krankheitsfolgen minimieren" (WHO 1998).

1964 teilte Caplan Prävention in primäre, sekundäre und tertiäre Maßnahmen, diese wurden später von der WHO und anderen Autoren übernommen:

▶ **Primärprävention.** Sie umfasst alle spezifischen Interventionen (Maßnahmen) vor dem Eintritt einer biologischen Schädigung. Als Ziele auf der individuellen Ebene stehen dabei
- die **Früherkennung** und **Senkung** der Risikofaktoren sowie
- die **Aufklärung** über Risikofaktoren im Vordergrund.

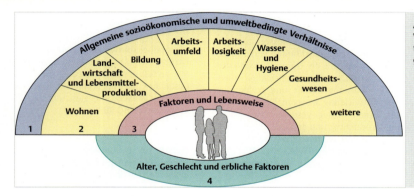

Abb. 2.5 Sozioökonomie und Umwelt. Wichtige Bedingungsfaktoren (Determinanten) der Gesundheit (WHO 1998 nach Dahlgren/Whitehead 1991).

Tab. 2.2 Integration der Salutogenese, Gesundheitsförderung und Prävention in den Pflegeprozess.

Schritte des Pflegeprozesses (nach Fiechter und Meier 1981)	Salutogenese/Gesundheitsförderung und Prävention
1. Informationssammlung	**Gesundheitsförderung:** • Welche Maßnahmen ermöglichen ein höheres Maß an Selbstbestimmung über die Gesundheit der Heimbewohner Ihrer Einrichtung? • Welche institutionellen Rahmenbedingungen schaffen eine gesundheitsfördernde Umgebung für die Heimbewohner Ihrer Einrichtung? **Salutogenese:** • Was erhält den Heimbewohner gesund? Was bewegt ihn auf dem Gesundheits-Krankheits-Kontinuum in Richtung Gesundheit? **Prävention:** • Welche Risikofaktoren liegen beim betroffenen Heimbewohner vor? • Wie lange wirken diese Risikofaktoren auf den Bewohner ein? • Liegt eine klinische Manifestation (Symptome) einer Erkrankung vor? • Drohen Komplikationen bzw. Folgeerkrankungen durch die Einwirkung der Risikofaktoren? → Bei der Informationssammlung ist die Nutzung adäquater Assessmentinstrumente (z. B. Braden-Skala, Bienstein-Skala, usw.) erforderlich, um vorliegende Risiken zu bündeln und zu objektivieren!
2. Erkennen von Problemen und Ressourcen	**Gesundheitsförderung:** • Welche Maßnahmen ermöglichen ein höheres Maß an Selbstbestimmung über die Gesundheit der Heimbewohner Ihrer Einrichtung? • Welche institutionellen Rahmenbedingungen schaffen eine gesundheitsfördernde Umgebung für die Heimbewohner Ihrer Einrichtung? **Salutogenese:** • Was sind konkrete Widerstandsressourcen des Heimbewohners? • Wie ist das individuelle Kohärenzgefühl des Heimbewohners ausgeprägt? • Liegen beim Bewohner evtl. Widerstandsdefizite vor? **Prävention:** • Welche konkreten Ressourcen (z. B. Compliance) hat der Heimbewohner, um die Risikofaktoren zu reduzieren bzw. das Komplikationsrisiko zu senken? • Welche Pflegeprobleme liegen in den einzelnen ABEDLs bereits vor? Welche Pflegeprobleme gilt es zu verhindern?
3. Festlegung der Pflegeziele	**Gesundheitsförderung:** • Welche institutionellen Rahmenbedingungen lassen sich **gezielt** so verändern, dass eine optimale Umwelt zur Mitbestimmung und Gesundheitsförderung des Heimbewohners geschaffen wird? **Salutogenese:** • Welche konkreten Ziele lassen sich aus der Perspektive des Heimbewohners bei der Stärkung individueller Widerstandsressourcen erreichen? • Welche konkreten Ziele lassen sich aus der Perspektive des Heimbewohners bei der Stärkung des individuellen Kohärenzgefühls erreichen? **Prävention:** • Welche konkreten kurz- und langfristigen Ziele lassen sich unter der Berücksichtigung individueller Ressourcen und Probleme des Heimbewohners erreichen?
4. Planung der Pflegemaßnahmen	**Gesundheitsförderung:** • Welche konkreten Maßnahmen der Gesundheitsförderung lassen sich in der Einrichtung umsetzen, dass die Verhältnisse ein Optimum an Gesundheit ermöglichen? **Salutogenese:** • Welche konkreten Maßnahmen lassen sich in Absprache und Abstimmung mit dem Heimbewohner bei der Stärkung individueller Widerstandsressourcen umsetzen? • Welche konkreten Maßnahmen lassen sich in Absprache und Abstimmung mit dem Heimbewohner bei der Stärkung des individuellen Kohärenzgefühls erreichen?

Tab. 2.2 Fortsetzung

Schritte des Pflegeprozesses (nach Fiechter und Meier 1981)	Salutogenese/Gesundheitsförderung und Prävention
	• Welche konkreten Maßnahmen stärken die Subkategorien Verstehbarkeit, Handhabbarkeit und Bedeutsamkeit? **Prävention:** • Welche konkreten Pflegemaßnahmen können gemeinsam mit dem Heimbewohner geplant werden, um die Risikofaktoren zu minimieren bzw. das Komplikationsrisiko zu senken?
5. Durchführung der Pflege	**Gesundheitsförderung:** • Wie können die Umweltfaktoren bewusst in die Pflege integriert werden, um die Gesundheit der Bewohner zu stärken? **Salutogenese:** • Welche Widerstandsressourcen und Fähigkeiten kann der Heimbewohner bei der Durchführung der Pflege einsetzen? **Prävention:** • Wie kann der Heimbewohner im Rahmen der Pflege aktiv mitwirken, um seine individuellen Risikofaktoren bzw. das Komplikationsrisiko zu senken?
6. Beurteilung der Wirkung der Pflege	**Gesundheitsförderung:** • Wie beurteilen die Bewohner die Möglichkeiten der Partizipation (Teilhabe) und die institutionelle und soziale Umweltgestaltung im Hinblick auf die eigene Gesundheit? **Salutogenese:** • Wie beurteilt der Bewohner die geplanten und durchgeführten Maßnahmen der Pflege? • Wie beurteilt der Bewohner die Stärkung der eigenen Widerstandsressourcen und des Kohärenzgefühls? **Prävention:** • Wie beurteilt der Bewohner den Erfolg der Risikofaktorenreduktion?

Gesundheitspolitisch betrachtet, soll das die Neuerkrankungsrate (Inzidenzrate) einer Erkrankung minimieren. Beim einzelnen Individuum senken die Interventionen die Eintrittswahrscheinlichkeit der Erkrankung.

▶ **Sekundärprävention.** Alle sekundärpräventiven Maßnahmen (z. B. Vorsorgeuntersuchungen) dienen dem Erkennen von klinisch symptomlosen Krankheitsfrühstadien sowie deren Behandlung. Sekundärprävention versucht, durch **Früherkennung** und **Frühbehandlung** das Fortschreiten einer Krankheit im Frühstadium zu verhindern. Ziele auf der individuellen Ebene sind
- die **Vermeidung des Fortschreitens** einer Krankheit oder
- die **Verhinderung der klinischen Manifestation.**

Gesundheitspolitisches Ziel ist, die Inzidenzrate manifester oder fortgeschrittener Erkrankungen zu senken.

▶ **Tertiärprävention.** Unter der Tertiärprävention wird **die effektive Behandlung einer manifesten Erkrankung** verstanden. **Komplikationen** und **soziale Funktionseinbußen** einer bereits eingetretenen Erkrankung **sollen vermieden werden.** Das gesundheitspolitische Ziel ist, die Leistungsfähigkeit wieder herzustellen und das Auftreten von Folgeschäden (z. B. Behinderungen) soll gesenkt werden (Laaser u. Hurrelmann 1998; Walter u. Schwartz 2003; Naidoo u. Wills 2003).

Merke

Das Thema **Gesundheitsförderung** betrifft auch Sie als Auszubildende.

„Gesunde Pflege beginnt bereits in der Pflegeausbildung, denn letztendlich führt ein bewusster Umgang mit der eigenen Gesundheit zu einer Sensibilisierung für die Gesundheitspotenziale der Pflegeempfänger" (Bomball et al. 2010). Hierzu zählen z. B. rückenschonendes Arbeiten und persönliche Psychohygiene.

2.4.3 Relevanz der Gesundheitsförderung und Prävention in der Altenpflege

Ältere Menschen nehmen im Durchschnitt mehr medizinische Leistungen in Anspruch als jüngere oder als Menschen im mittleren Alter. Zeitgleich sind die gesundheitlichen Beeinträchtigungen im Alter zeitlich andauernd, oft degenerativ und nicht heilbar (Hurrlmann u. Laaser 1998). Für die Versorgung alter Menschen ergab sich in den vergangenen Jahren ein zunehmender Bedarf der Verzahnung von
- Gesundheitsförderung,
- Prävention,
- Kuration (= Behandlung) und
- Pflege.

Anknüpfend an die Ottawa-Charta der Gesundheitsförderung (1986), in der bereits neben Ärzten auch weitere Professionen thematisiert werden, **schreibt die WHO-Erklärung von München (2000) den Pflegeberufen eine zentrale Rolle in der Gesundheitsförderung und Prävention zu** (Walter u. Patzelt 2009).

Merke

Pflegekräfte werden nach §5 SGBXI (Vorrang von Prävention und Rehabilitation) verpflichtet, auf Prävention und Rehabilitation hinzuwirken, um einen Pflegebedarf zu vermeiden oder nach Eintritt der Pflegebedürftigkeit diese zu überwinden oder eine Verschlimmerung zu verhindern.

Auch im aktuellen Altenpflegegesetz von 2003 gehören Gesundheitsförderung und Prävention zu den Aufgaben von Altenpflegefachkräften. Empfehlenswert ist es daher, die Grundgedanken der Gesundheitsförderung und der Prävention in den gesetzlich verankerten Pflegeprozess zu integrieren (▶ Tab. 2.2).

Ausführliche Inhalte finden Sie in „Geriatrische Prävention und Rehabilitation" (S. 140).

2.4.4 Prophylaxen als ein wesentlicher Bestandteil der Prävention

Prophylaktische Maßnahmen gezielt durchzuführen und dabei die individuelle Lebensweise und die Risikofaktoren des Betroffenen zu berücksichtigen, gehört inzwischen zu einem wichtigen Tätigkeitsmerkmal der Altenpflegefachkräfte. **Prophylaxen sind also alle gezielten präventiven Maßnahmen**, die dazu dienen,
- die Entstehung einer Erkrankung zu verhindern bzw.
- den Komplikationen einer bestehenden Erkrankung vorzubeugen.

In Abhängigkeit individueller Risikofaktoren können folgende Prophylaxen bei den Bewohnern einer Altenpflegeeinrichtung notwendig werden:
- Aspirationsprophylaxe (S. 343)
- Dekubitusprophylaxe (S. 303)
- Intertrigoprophylaxe (S. 322)
- Kontrakturprophylaxe (S. 317)
- Obstipationsprophylaxe (S. 368)
- Pneumonieprophylaxe (S. 276)
- Sturzprophylaxe (S. 229)
- Soor- und Parotitisprophylaxe (S. 298)
- Thromboseprophylaxe (S. 311)

Lernaufgabe

Welche Prophylaxen sind bei Frau Kranz aus pflegerischer Sicht notwendig? Handelt es sich dabei um Maßnahmen der Primär-, der Sekundär- oder der Tertiärprävention?

2.5 Lern- und Leseservice

2.5.1 Das Wichtigste im Überblick

Wie kann man „Gesundheit" und „Krankheit" betrachten?

In der Geschichte der Menschheit gibt es unzählige Versuche, die Begriffe Gesundheit und Krankheit zu definieren. In Abhängigkeit von der jeweiligen Epoche entstanden immer neue Definitionen und Betrachtungsweisen der beiden Begriffe. In diesem Kapitel werden 2 unterschiedliche erläutert:
- biologisch-medizinische Betrachtung
- Betrachtungsweise der WHO

Was bedeutet Pathogenese?

Eine Sichtweise, die stark biologisch-technisch orientiert ist und die Entstehungsursachen der Krankheit in den Vordergrund stellt, wird als Pathogenese (Pathos = Leid, Schmerz; Genesis = Ursprung, Entstehung) bezeichnet. Pathogenese stellt die Ursachen krankhafter Prozesse in den Mittelpunkt mit dem Ziel, diese zu beheben, um Gesundheit zu erlangen.

Was bedeutet Salutogenese?

Das salutogenetische Modell sucht nicht nach den strukturellen Entstehungsbedingungen von Krankheit, sondern stellt die Frage nach den Entstehungs- und Unterstützungsbedingungen von Gesundheit. Die zentrale Frage der Salutogenese lautet: Was erhält den Menschen gesund?

Wie verändert sich der Gesundheitszustand im Alter?

Mit fortschreitendem Alter ist ein deutlicher Anstieg der Gesundheitsprobleme zu beobachten, sowohl bei der Anzahl erkrankter Personen als auch bei der Komplexität der vorliegenden Beeinträchtigung. Die Erkrankungen des Alters sind zudem häufig chronisch und irreversibel. Eine der Herausforderungen des Gesundheitssystems ist es, die Determinanten (bestimmenden Faktoren) für die Entstehung von Gesundheit insofern positiv zu beeinflussen, als dass die Anzahl der Erkrankungen im Alter reduziert werden kann.

Wie lautet die aktuelle Definition von Behinderung?

Die einzelnen Definitionen für das Wort „Behinderung" sind sehr verschieden. Die Medizin betrachtet den Begriff aus einem anderen Winkel als das Sozialrecht oder die Pädagogik. Geschichtlich betrachtet, hat sich in den vergangenen Jahrzehnten ein rasanter Paradigmenwandel in der Begriffsdefinition abgezeichnet, der sich auf internationaler und nationaler Ebene ausgewirkt hat. Die aktuelle Definition der WHO von 2001 lautet: Behinderung ist ein Oberbegriff für Schädigungen, Beeinträchtigungen der Aktivität und Beeinträchtigungen der Partizipation (Teilhabe). Er bezeichnet die negativen Aspekte der Interaktion zwischen einer Person (mit einem Gesundheitsproblem) und ihren Kontextfaktoren.

Wie wird Pflegebedürftigkeit definiert?

Pflegebedürftig (...) sind Personen, die wegen einer körperlichen, geistigen oder seelischen Krankheit oder Behinderung für die gewöhnlichen und regelmäßig wiederkehrenden Verrichtungen im Ablauf des täglichen Lebens auf Dauer, voraussichtlich für mind. 6 Monate, im erheblichen oder höheren Maße der Hilfe bedürfen.

Welche Folgen kann Pflegebedürftigkeit für den Betroffenen haben?

Die Pflegebedürftigkeit kann vielfältige individuelle Folgen auf unterschiedlichen Ebenen/Dimensionen haben:
- körperliche Dimension
- soziale Dimension
- psychische Dimension
- ökonomische Dimension
- gesellschaftliche Dimension/Dimension der Teilhabe am gesellschaftlichen Leben

Was unterscheidet Gesundheitsförderung und Prävention?

Die Adressaten der Gesundheitsförderung sind nicht wie bei der Prävention Risikogruppen, sondern alle Gruppen der Bevölkerung, vor allem auch die gesunden Menschen.

Welche Arten der Prävention gibt es?

Caplan (1964) unterscheidet folgende Arten der Prävention:
- Primärprävention
- Sekundärprävention
- Tertiärprävention

2.5.2 Literatur

Anton W. Suchtgenese und Möglichkeiten der Suchtprävention in der Pflegeausbildung auf der Basis einer gesundheitsförderlichen Gesamtkonzeption. Unterricht Pflege 2007; 1: 15–22

Anton W, Hörauf H. Gesundheitsfachberufe – Berufe ohne Gesundheit? Empfehlungen zur didaktisch-methodischen Implementierung ausgewählter gesundheitsfördernder Konzepte. Saarbrücken: VDM Dr. Müller; 2007

Antonovsky A. Salutogenese. Zur Entmystifizierung der Gesundheit. Tübingen: Deutsche Gesellschaft für Verhaltenstherapie; 1997

Arets J, Obex F, Vaessen J, Wagner F. Professionelle Pflege. Bern: Hans Huber; 1999

Bomball J, Schwanke A, Stöver M, Görres St. Gesundheitsförderung: Gesunde Pflege beginnt in der Ausbildung. Die Schwester, der Pfleger 2010; 11/10: 1048–1054

Bundesministerium für Gesundheit (BMG). Bericht des Beirats zur Überprüfung des Pflegebedürftigkeitsbegriffs. MBG 2009

Bundesministerium für Gesundheit (BMG). Umsetzung des neuen Pflegebegriffs gemäß dem Bericht des Beirats zur Überprüfung des Pflegebedürftigkeitsbegriffs. Antwort der Bundesregierung auf die Anfrage der Abgeordneten Senger-Schäfer K, Bunge M Dr., Höger I. Drucksache 2010; 17/2219

Bundesministerium für Gesundheit (BMG). Gesund länger leben – Bundeskabinett beschließt das Gesetz zur Förderung der Prävention (Pressemitteilung). Berlin, BMG 2013. Im Internet: http://www.bmg.bund.de/ministerium/presse/pressemitteilungen/2013-01/foerderung-der-praevention-beschlossen.html; 28.10.2014

Badura B, Elkeles T, Grieger B, Huber E, Kammerer W, Hrsg. Zukunftsaufgabe Gesundheitsförderung. 2. Aufl. Frankfurt: Mabuse; 1991

Barr O. Knowledge of and attitude towards people with mental handicaps. Mtal Handicap 1990; 18: 109–113

Becker W. Professionalisierung für die Heilerziehungspflege. In: Becker W, Meifort B, Hrsg. Professionalisierung gesundheits- und sozialpflegerischer Berufe. Europa als Impuls? Berichte zur beruflichen Bildung. Bundesinstitut für Berufsbildung. Bonn: BIBB;1993; 159, 139–188

Becker W, Meifort B. Pflegen als Beruf – ein Berufsfeld in der Entwicklung. Berufe in der Gesundheits- und Sozialpflege: Ausbildung, Qualifikationen, berufliche Anforderungen. Berichte zur beruflichen Bildung. Bonn: BIBB 1994; 169

Caplan G. Principles of preventive psychiatry. New York: Basic Books; 1964

Deutsches Institut für Medizinische Dokumentation und Information (DIMDI). Internationale Klassifikation der Funktionsfähigkeit, Behinderung und Gesundheit. Frankfurt am Main; 2005

Diakonisches Werk der Evangelischen Kirche in Deutschland e.V. Zukunftswege Pflegeausbildung. Ein Strukturmodell der Ausbildung in der Diakonie. Berlin: Diakonisches Werk der Evangelischen Kirche in Deutschland e.V.; 2008

Fuchs J, Busch M, Lange L, Scheidt-Nave C. Krankheitsprävalenzen und -muster bei Erwachsenen in Deutschland. Ergebnisse der Studie Gesundheit in Deutschland aktuell (GEDA 2009) des Robert Koch-Instituts. In: Bundesgesundheitsblatt Gesundheitsforschung/Gesundheitsschutz 2012; 55: 576–586

Garms-Homolova V. Pflege im Alter. In: Rennen-Allhoff B, Schaeffer D., Hrsg. Handbuch der Pflegewissenschaft. Weinheim und München: Juventa; 2000: 485–505

Gockenjan G. Stichwort: Gesundheit. In: Deppe HU, Hrsg. Öffentliche Gesundheit – Public Health. Frankfurt am Main: Campus; 1991: 231–245

Gostomzyk J. Neuorientierung in der Gesundheitspolitik. In: Hurrelmann K, Laaser U, Hrsg. Handbuch Gesundheitswissenschaften. Weinheim: Juventa; 1998: 581–594

Hörauf H. Gesundheitsförderung und Prävention in der beruflichen Bildung der Gesundheits- und Krankenpflege. Ein Modul zum Schwerpunkt Stressmanagement. [Diplomarbeit]. Bielefeld: Fachhochschule Bielefeld – Fachbereich Pflege und Gesundheit; 2005

Hoffmann E, Menning S, Schelhase T. Demografische Perspektiven zum Altern und zum Alter. In: Robert Koch-Institut (RKI), Statistisches Bundesamt, Hrsg. Gesundheit und Krankheit im Alter. Gesundheitsberichterstattung des Bundes. Berlin: Robert-Koch-Institut; 2009: 21–30

Hurrelmann K, Klotz T, Haisch J. Prävention und Gesundheitsförderung. Bern: Hans Huber; 2004

Hurrelmann K, Laaser U. Entwicklung und Perspektive der Gesundheitswissenschaften. In: Hurrelmann K, Laaser U, Hrsg. Handbuch Gesundheitswissenschaften. Weinheim: Juventa; 1998: 17–45

Kickbusch I. Gesundheitsförderung. In: Schwartz FW, Badura B, Busse R, Leidl R, Raspe H, Siegrist J, Walter U, Hrsg. Public Health. Gesundheit und Gesundheitswesen. München: Urban & Fischer; 2003: 181–188

Kuratorium Deutsche Altershilfe (KDA). Stellungnahme zum Entwurf eines Fünften Gesetzes zur Änderung des Elften Buches Sozialgesetzbuch – Leistungsausweitung für Pflegebedürftige (Fünftes SGBXI-Änderungsgesetz). Köln: 2014

Labisch A. Homo Hygienicus. Gesundheit und Medizin in der Neuzeit. Frankfurt am Main und New York: Campus; 1992

Medizinischer Dienst der Spitzenverbände der Krankenkassen e.V. (MDS). Richtlinien der Spitzenverbände der Pflegekassen zur Begutachtung von Pflegebedürftigkeit nach dem XI. Buch des Sozialgesetzbuches. Essen: MDS; 2006

Meifort B. Qualitätsmängel in der Altenpflege – oder: Wie professionell ist die Altenpflege. In: Becker W, Meifort B, Hrsg. Professionalisierung gesundheits- und sozialpflegerischer Berufe. Europa als Impuls? Berichte zur beruflichen Bildung. Berlin: Bundesinstitut für Berufsbildung 1993; 159: 97–128

Motel-Klingebiel A, Wurm S, Tesch-Römer C. Altern im Wandel. Befunde des Deutschen Alterssurveys (DEAS). Stuttgart: Kohlhammer; 2010

Naidoo J. Gesundheitsförderung in Settings. In: Naidoo J, Wills J, Hrsg. Lehrbuch der Gesundheitsförderung. Hamburg: Verlag für Gesundheitsförderung. G. Conrad; 2003: 257–322

Rosenbrock R, Gerlinger T. Gesundheitspolitik. Eine systematische Einführung. Bern: Hans Huber; 2004

Rothe S, Süß M. Pflege in der Arbeit mit behinderten Menschen. In: Rennen-Allhoff B, Schaeffer D, Hrsg. Handbuch Pflegewissenschaft. Weinheim und München: Juventa; 2000

Saß AC, Wurm S, Ziesel T. Alter = Krankheit? Gesundheitszustand und Gesundheitsentwicklung. Robert Koch-Institut (RKI), Statistisches Bundesamt, Hrsg. Gesundheit und Krankheit im Alter. Berlin: Gesundheitsberichterstattung des Bundes 2009; 31–61

Schaefer H. Vom Nutzen des Salutogenese-Konzeptes. In: Gostomzyk JG, Hrsg. Vom Nutzen des Salutogenese-Konzeptes. Band 11. Schriftenreihe der Landeszentrale für Gesundheit in Bayern. München: Daedalus; 2002: 15–141

Schulin B. Sozialgesetzbuch (SGB) – Elftes Buch (XI) – Soziale Pflegeversicherung. Beck-Texte im dtv. 10. Aufl. München: dtv; 2010

Schwartz F. W, Schlaud J. S, v. Troschke J. Gesundheit und Krankheit in der Bevölkerung. In: Schwartz, F.W, Walter U. Siegrist J, Kolip P, Leidl R, Dierks M.L, Busse R, Schneider N, (Hrsg.). Public Health – Gesundheit und Gesundheitswesen, München: Urban und Fischer; 2012: 35–69

Statistisches Bundesamt. Todesursachenstatistik 2010. Wiesbaden: 2010

Statistisches Bundesamt. Diagnosedaten der Patientinnen und Patienten in Krankenhäusern 2009. Wiesbaden: 2011

Statistisches Bundesamt. Lebenslagen der behinderten Menschen – Ergebnisse des Mikrozensus 2009. Wiesbaden: 2012

Thelen M, Scheidt-Nave C, Schäffer D, Blüher, S, Mitsche-Neumann A, Saß C, Herweck R. Nationales Gesundheitsziel „Gesund älter werden". Handlungsfeld II: Medizinische, psychosoziale und pflegerische Versorgung älterer Menschen. Bundesgesundheitsblatt: Gesundheitsforschung/Gesundheitsschutz 2012; 55: 991–997

Walter U, Schwartz FW. Prävention. In: Schwartz FW, Badura B, Busse R, Leidl R, Raspe H, Siegrist J, Walter U, Hrsg. Public Health. Gesundheit und Gesundheitswesen. München: Urban & Fischer; 2003: 189–214

Walter U, Patzelt C. Gesundheitsförderung und Prävention. Ziele und Strategien unter besonderer Berücksichtigung der Pflege. In: PADUA – die Fachzeitschrift für Pflegepädagogik. Stuttgart: Thieme; 2009; 4: 6–12

Wingenfeld K. Pflegebedürftigkeit, Pflegebedarf und pflegerische Leistungen. In: Rennen-Allhoff B, Schaeffer D, Hrsg. Handbuch der Pflegewissenschaft. Weinheim und München: Juventa; 2000: 339–361

World Health Organization (WHO). International Classification of Impairments, Disabilities, and Handicaps (ICIDH). 1980

World Health Organization (WHO). Ottawa Charter for Health Promotion. WHO: Genf; 1986

World Health Organization (WHO). Glossar Gesundheitsförderung. Gamburg: G. Conrad Verlag für Gesundheitsförderung; 1998

World Health Organization (WHO). Erklärung von München. Pflegende und Hebammen – ein Plus für Gesundheit 2000

World Health Organization (WHO). International Classification of Functioning, Disability, and Health (ICF). 2001

World Health Organization (WHO). Gesundheit 2020 – europäisches Rahmenkonzept für gesamtstaatliches und gesamtgesellschaftliches Handeln zur Förderung von Gesundheit und Wohlbefinden. WHO: Kopenhagen, 2012

Wurm S, Saß, C. Gesundheit im Alter – eine Einführung. ProAlter Selbstbestimmt älter werden 2014; 46/ 1: 12–15

2.5.3 Internetadressen

Weltgesundheitsorganisation: www.who.int

Europäische WHO: www.euro.who.int

Robert-Koch-Institut: www.rki.de

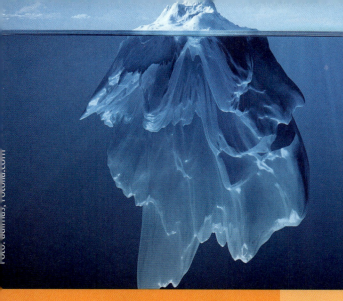

Kapitel 3
Pflegewissenschaftliche Grundlagen

3.1	Wissen und (Pflege-)Wissenschaft	84
3.2	Professionelles Handeln in der Altenpflege	85
3.3	Kennzeichen professionellen Handelns	86
3.4	Die „Domäne" der Pflege	87
3.5	Pflegewissenschaft – eine Praxisdisziplin	88
3.6	Ausgewählte Pflegetheorien großer Reichweite	92
3.7	Theorien mittlerer Reichweite	101
3.8	Pflegeforschung	103
3.9	Lern- und Leseservice	105

3 Pflegewissenschaftliche Grundlagen

Doris Tacke, Michael Haas, Michael Geers

3.1 Wissen und (Pflege-)Wissenschaft

Fallbeispiel

Auf Ihrem Wohnbereich gab es heute Ärger zwischen 2 Kolleginnen: Pflegefachkraft Anna, die erst vor einem halben Jahr ihre Examensprüfung bestanden hat, wurde von ihrer Kollegin Käthe dafür kritisiert, dass sie bei Frau Meier – einer demenziell veränderten und immobilen 97-jährigen Bewohnerin – zu oft Positionswechsel zur Dekubitusprophylaxe durchführe und dass sie zur Pflege dieser Bewohnerin zu viel Zeit aufwände, „die alle anderen Kollegen dann für sie nacharbeiten müssten". Statt dieser Bewohnerin, die ja „eh nur in die Pflegestufe 2 eingestuft wurde" so viel Zuwendung zukommen zu lassen, sollte Anna lieber schneller arbeiten, damit „alle Bewohner pünktlich zum Frühstück mit der Morgentoilette fertig sind und die Medikamente gerichtet werden können". Anna fühlt sich zu Unrecht zurechtgewiesen, schließlich lasse sie Frau Meier nur die Pflege zukommen, die sie auch tatsächlich benötige. Sie antwortet: „Ich habe gelesen, dass man alle 2 Stunden Positionswechsel durchführen muss, um einen Dekubitus zu vermeiden. Außerdem war Frau Meier heute sehr mutlos und niedergeschlagen – darauf muss ich doch eingehen! Wir sollten lieber einmal darüber reden, welche unnützen Routinearbeiten wir so den ganzen Tag erledigen."

Lernaufgabe

Bitte diskutieren Sie folgende Fragen:
- Wer handelt im Fallbeispiel Ihrer Meinung nach „professionell"?
- Warum kommen Sie zu dieser Einschätzung?
- Wie kommt es, dass solche Situationen immer wieder Anlass für Diskussionen in Pflegeteams sind?
- Was könnte Ihrer Meinung nach helfen, solche Situationen grundsätzlich zu klären?

Woher kommt menschliches Wissen? Was ist der Unterschied zwischen Alltagswissen und wissenschaftlichem Wissen? Das sind Fragen, die zu Beginn einer Auseinandersetzung mit dem Thema Wissenschaft und Forschung stehen.

Neugier und Forschergeist wohnt uns Menschen inne. Seit der Kindheit sind wir es gewohnt, Dinge zu hinterfragen. Doch wie kommt Wissen zustande? Gemeinhin werden 4 Wissensquellen unterschieden:
- Intuitives Wissen als ein unbewusster Prozess, bei dem eine Pflegefachkraft das Gefühl hat zu wissen, was in einer bestimmten Situation getan werden muss, ohne dazu eine bewusste Analyse durchführen zu müssen. Intuition hängt mit Erfahrung zusammen (Kirkevold 2002).
- Persönliches Wissen beinhaltet eigene berufliche und private Erfahrungen, die durch Reflexion frei von Meinungen, Vorurteilen oder Zwängen der Realität die Dinge als das erkennt, was sie wirklich sind (Johns 2004).
- Ethisches Wissen bezieht sich auf Normen, was man tun sollte und wie man dies als „gut und richtig" rechtfertigen kann. Ethik ist die wissenschaftliche Betrachtung moralischer Fragen (Chinn u. Kramer 1996).
- Empirisches Wissen ist das Ergebnis wissenschaftlicher Studien. Durch Beschreibung (strukturierte Darstellung von Sachverhalten) und Erklärungen der Wirklichkeit mit wissenschaftlichen Methoden können Prognosen für die Zukunft gegeben werden. Zum Beispiel hat sich durch eine Reihe von Untersuchungen in der geriatrischen Rehabilitation gezeigt, dass Angehörige eine wichtige Aufgabe in der nachstationären Versorgung von Schlaganfallpatienten wahrnehmen. Information, Beratung und Schulung der Angehörigen wirkt sich daher positiv auf die Rehabilitation von Apoplexpatienten aus (Brandenburg u. Dorschner 2008).

Lernaufgabe

Sicherlich haben alle Pflegenden Vorstellungen bezüglich dieser 4 Formen gewonnenen Wissens. Bitte finden Sie jeweils ein Beispiel aus ihrer pflegerischen Praxis.

Merke

Erfahrung ermöglicht es, von einem Problem auf ein anderes zu schließen und es so zu lösen. Erfahrung wird jedoch oft nicht auf ihre Richtigkeit überprüft und ist zu individuell und zu begrenzt, um allgemein gültige Schlüsse daraus ziehen zu können. Darüber hinaus sind Versuch und Irrtum keine für die Praxis geeignete Methode, da sie zeitaufwendig sind und den Patienten Schaden zufügen können (Mayer 2007, S. 13).

Während intuitives, persönliches und allgemeines ethisches Wissen durch kulturelle Prägung, Erziehung und Erfahrung gewonnen wird (sog. Alltagswissen), folgt man zur Bildung empirischen Wissens klaren Methoden und Regeln. Solches durch Forschung gewonnenes Wissen benötigen wir für die Pflege, um Patienten und Bewohner nach dem aktuellen Stand der Erkenntnisse zu pflegen und zu betreuen.

Um Pflege als Wissenschaftsbereich anzuerkennen und damit auch ihre Bedeutung im Gesundheitswesen aufzuzeigen, stellt sich zunächst die Frage, was Wissenschaft ist.

Definition

„Unter **Wissenschaft** kann die Gesamtheit der Erkenntnisse verstanden werden, die gültiges, zuverlässiges und überprüfbares Wissen darstellen" (Kriz et al. 1990).

Das ist nur eine von vielen verfügbaren Definitionen zum Begriff der Wissenschaft. Allen Beschreibungen gemeinsam ist, dass ein Wissenschaftsbereich über einen zu beforschenden Gegenstand verfügt: hier die Pflegepraxis. Dieses Wissensfeld beinhaltet unzählige Phänomene (mit den Sinnen wahrnehmbare Erscheinungen), als sog. Gegenstände der Wissenschaft, die beforscht werden können. Weiter schließt ein Wissenschaftsbereich eine bestimmte Sichtweise auf das eigene Wissensgebiet ein, die anhand der großen Pflegetheorien, siehe Theorien großer Reichweite (S. 90), deutlich werden. Wissenschaftliche Methoden dienen dazu, das eigene Feld zu beforschen und immer neues Wissen hervorzubringen (Shaya et al. 2013). Die Frage, ob Pflege denn nun eine Wissenschaftsdisziplin, eine Profession oder ein Beruf ist, wird v. a. in Deutschland vor dem Hintergrund der Bedeutung des Pflegeberufes im Gesundheitswesen diskutiert.

3.2 Professionelles Handeln in der Altenpflege

Der Aufgabenbereich professionell Altenpflegender besteht in der eigenverantwortlichen und selbstständigen Betreuung alter Menschen in unserer Bevölkerung (§ 3 Altenpflegegesetz). Damit hat die Altenpflege einen großen Versorgungsauftrag, den sie autonom gestaltet. In unserer Gesellschaft wird die Eigenständigkeit der Pflege jedoch bis heute infrage gestellt. Die Ursache liegt u. a. darin, dass (Alten-)Pflegende neben ihrem eigenständigen Aufgabenbereich daran beteiligt sind, den ärztlichen Versorgungsauftrag mitverantwortlich zu gestalten. Dieses arztunterstützende Handeln liegt entsprechend der Einschätzung der Bevölkerung in seiner Bedeutung immer noch vor der Gestaltung des eigenständigen pflegerischen Handlungsbereichs, der bis heute – in der Wahrnehmung der Bevölkerung – nicht klar definiert ist.

Woran man einen „professionalisierten Beruf" erkennt und wie konkretes Pflegehandeln professionell gestaltet wird, soll im weiteren Verlauf des Kapitels erläutert werden. Um diese Fragen klären zu können, betrachten wir zunächst eine Reihe von Herausforderungen, mit denen sich unsere Gesellschaft, unser Gesundheitssystem und im Besonderen die Altenpflege auseinandersetzen müssen.

3.2.1 Muss (Alten-)Pflege als Profession anerkannt werden?

Die Ansprüche an die moderne Altenpflege folgen dem gesellschaftlichen Wandel. Sie erfordern eine permanente Weiterentwicklung der Berufsangehörigen sowie eine enge Kooperation mit den anderen Berufsgruppen im Gesundheitswesen (z. B. Sozialarbeiter oder Ärzte). Nur gemeinsam können wir den aktuellen und zukünftig zu erwartenden Bedarfen unserer Bevölkerung gerecht werden.

Betrachtet man z. B. die demografischen Veränderungen in Deutschland, so fallen folgende Tendenzen auf, die sich unmittelbar auf das Gesundheitssystem auswirken:
- Zunehmende **Hochaltrigkeit** der Bevölkerung; damit verbunden eine Zunahme altersverwirrter Menschen.
- **Singularisierung**: Auflösung traditioneller Familienverbände zugunsten des „Single-Daseins".
- **Individualisierung**: Verwirklichung eigener Sinnvorstellungen steht in unserer Gesellschaft vor der Verwirklichung kollektiver Vorstellungen. Auch wenn alte Menschen so lange wie möglich in ihrem häuslichen Umfeld bleiben möchten, werden in Zukunft immer weniger Menschen mit Pflegebedarf innerhalb der eigenen Familie gepflegt werden (Wingenfeld 2011).
- Entwicklung zu einer **multikulturellen Gesellschaft**.

Hinzu kommen **epidemiologische Veränderungen** (Wandel der Häufigkeit von Krankheiten und Todesursachen in einer Gesellschaft), die weitere Auswirkungen auf das Gesundheitssystem haben:
- Zunahme von Zivilisationskrankheiten (z. B. Diabetes, Herz-Kreislauf-Erkrankungen usw.)
- zunehmende Chronifizierung von Krankheiten und vermehrtes Auftreten von „Multimorbidität"
- Auftreten neuartiger Erkrankungen (z. B. MRSA, virale Infektionserkrankungen usw.)

Die große Herausforderung für die Pflege besteht darin, den individuellen Unterstützungsbedarf alter, kranker Menschen und ihrer Familien zur Bewältigung ihrer Lebenssituationen wahrzunehmen und einzuschätzen und sie unter Berücksichtigung aktueller Erkenntnisse professionell zu pflegen und zu begleiten.

> **Definition**
>
> **Epidemiologische Veränderung:** Epidemiologie ist die Wissenschaft von der Entstehung, Verbreitung, Bekämpfung u. den sozialen Folgen von Epidemien, zeittypischen Massenerkrankungen u. Zivilisationsschäden (Duden 2010).

Zukunftsaufgabe Altenpflege

Welche Auswirkungen haben diese demografischen und epidemiologischen Veränderungen auf die Altenpflege?

Wer pflegt in Zukunft?

Deutlich mehr alte Menschen mit komplexen Krankheitsbildern und altersbedingten Beeinträchtigungen als bisher müssen zukünftig entsprechend ihrer individuellen Bedürfnisse pflegerisch betreut werden. Um diese Aufgabe bewältigen zu können, benötigen wir deutlich mehr beruflich Pflegende. Der Anteil von Pflegefachkräften mit einer 3-jährigen Berufsausbildung und solcher mit akademischer Qualifikation muss angehoben werden – derzeit liegt die Fachkraftquote laut Heimpersonalverordnung (§ 5) bei 50 %. Obwohl die Zahl der Auszubildenden in den vergangenen Jahren angestiegen ist, wird jedoch für die nächsten Jahre ein erheblicher Pflegefachkräftemangel prognostiziert (Bundesministerium für Gesundheit 2014). Der Pflegeberuf muss also zukünftig ein anderes Gesicht bekommen, für junge Menschen attraktiver werden, berufliche Weiterentwicklungen in vielerlei Richtungen ermöglichen, um eine professionelle und menschenwürdige Pflege zu gewährleisten.

Wie werden Pflegedienstleistungen in Zukunft bezahlt?

Die pflegerische Versorgung der alternden deutschen Gesellschaft beschäftigt die Politik schon seit Langem. Schließlich trägt der Staat Verantwortung dafür, seine Bürger in Fällen der sozialen Härte zu unterstützen. Ein Meilenstein, der den Wert der Pflege als Zukunftsaufgabe der Gesellschaft markiert, war die Einführung der Pflegeversicherungsgesetzes, siehe Kap. „Gesetzliche Vorschriften" (S. 1088) und Kap. „Gesetzliche Rahmenbedingungen der Qualitätssicherung in der Pflege" (S. 1123), (SGB XI) im Jahr 1995, dessen Leistungen durch das Pflegeneuausrichtungsgesetz und das Pflegestärkungsgesetz erweitert wurden. Während mit dem Pflegeversicherungsgesetz besonders sog. Verrichtungen (SGB XI) bei körperlichen Problemen refinanziert werden, beziehen sich die Nachbesserungen überwiegend auf Leistungen zur Betreuung von Menschen mit Demenz.

Wer definiert in Zukunft Pflegequalität?

Beruflich erbrachte Pflege ist eine professionelle Dienstleistung, für die der Staat, aber auch der Mensch mit Pflegebedarf bzw. dessen Angehörige, bezahlen. Da also Pflege privat und durch öffentliche Gelder finanziert wird, erwarten diejenigen, die diese Kosten tragen, ein Höchstmaß an Pflegequalität und Transparenz. Auf welchem Wege wird Pflegequalität definiert? Welche Kompetenzen sind dafür erforderlich?

Der Gesetzgeber hat sich zur Frage der Pflegequalität eindeutig positioniert: Im § 3 des Altenpflegegesetzes (AltPflG 2000) wird als Ziel der Altenpflegeausbildung die „Befähigung zur selbstständigen und eigenverantwortlichen Pflege" benannt:
- Das **Bundesverfassungsgericht** hat in seinem Urteil zum Altenpflegegesetz und zur Ausbildungs- und Prüfungsverordnung in der Altenpflege (AltPflAPrV 2002) betont, dass der Bund, und nicht die einzelnen Länder, diese Rechtsvorschriften für den Bereich der Altenpflege erlassen dürfe, da er – nach Art. 74 des Grundgesetzes – die Zulassung zu

ärztlichen und anderen Heilberufen und zum Heilgewerbe zu regeln habe.
- **Altenpflege** ist demnach als ein **„nicht ärztlicher Heilberuf"** zu verstehen.

Es ist die einzelne Pflegekraft, die in der direkten Pflegesituation eine Antwort auf das individuell bestehende Pflegeproblem finden muss. Sie trägt diesbezüglich die Verantwortung und muss ihre Entscheidung an den aktuellen Erkenntnissen ihrer Profession ausrichten. Da nicht jeder über die Kompetenz und Zeit verfügt, aktuelle wissenschaftliche Erkenntnisse zu recherchieren und im Hinblick auf die Relevanz für die eigene Praxis auszuwerten, benötigen wir akademisch qualifizierte Pflegende, die diese Aufgabe übernehmen. Darüber hinaus hat das Deutsche Netzwerk für Qualitätsentwicklung in der Pflege seit 1999 die Aufgabe übernommen, pflegerelevante Themen wissenschaftlich aufzuarbeiten. Die Pflegekassen binden ihre Verträge an die Einhaltung dieser Expertenstandards (Pflegeweiterentwicklungsgesetz 2008). Für die Anpassung der abstrakt gehaltenen Standards an die Erfordernisse der eigenen Pflegepraxis sind wiederum Pflegeexperten erforderlich (Moers u. Schiemann 2006).

Um eigenständig handeln und die Anforderungen, die an einen Heilberuf gestellt werden, erfüllen zu können, **muss sich der Altenpflegeberuf weiterhin „professionalisieren".**

3.3 Kennzeichen professionellen Handelns

Die Beschäftigung mit dem Professionsbegriff erfolgte v. a. in den 1970er Jahren von Soziologen, die Arbeit, Beruf und Profession voneinander abgrenzen und so die Entwicklung von Professionen fördern wollten (Hartmann 1972). Kennzeichnend ist ihr Dienstleistungsgedanke. Sie beziehen sich also auf Bereiche, die für die Gesellschaft bedeutsam sind, wie Medizin (Gesundheit), Jura (Recht) und Theologie (Lebenssinn). Klassische Merkmale von Professionen wurden beschrieben. Grundlage ist ein wissenschaftliches Fundament.

Weiter verfügt eine Profession über die Ausbildungshoheit und legt eine definierte Zeit der Ausbildung und Sozialisierung von Auszubildenden fest, die diese erfolgreich durchlaufen müssen. Außerdem vertritt eine Profession ethische Richtlinien, die für alle Berufsangehörigen verbindlich sind. Kennzeichnend ist darüber hinaus die autonome Kontrolle über ihren eigenen Fachbereich. Wird die Pflege auf diese genannten Elemente einer Profession hin untersucht, zeigt sich, dass sie diese Bedingungen teilweise erfüllt (Schroeter 2005).

Diese eher berufs- oder standespolitische Betrachtungsweise einzelner Professionen, denen vollständige Autonomie und das Wissensmonopol ihres Verantwortungsbereiches oblag, führte zu einer Abhängigkeit der Menschen, für die sie tätig waren. Durch Forderungen der Versorgungsempfänger nach mehr Transparenz, um z. B. selbst über Therapien entscheiden zu können, setzte ein Perspektivwechsel ein. Nicht länger die Profession mit ihren Merkmalen stand im Fokus der Aufmerksamkeit, sondern professionelles Handeln wird seitdem daran gemessen, inwieweit es gelingt, dieses im Sinne des zu versorgenden Menschen zu gestalten, seine Lebensziele zu respektieren und so die Verantwortung für den Umgang mit Empfehlungen dem mündigen alten Menschen, Patienten oder Nutzer zu überlassen (Dewe 2006, Veit 2004).

Das sog. Fallverstehen (Oevermann 1996) – als ein Verstehen und Einschätzen der Situation von Personen in ihrem Lebensumfeld – wird seitdem in den Mittelpunkt der Betrachtung gerückt. Drei Kompetenzbereiche gelten als zentrale Bestandteile professionellen Handelns, die zusammenwirkend für die Pflegepraxis heute gültig sind:

- Die **wissenschaftliche Kompetenz** als Fähigkeit, Theorieentwicklung und wissenschaftliche Erkenntnisse zu verstehen und für die Praxis einzusetzen.
- **Die hermeneutische Kompetenz** des Fallverstehens „als die Fähigkeit, den ‚Fall' in der Sprache des Falles selbst zu verstehen, wie Oevermann es nennt" (Bartholomeyczik 2010, S. 134). Fallverstehen bedeutet, dass man die Angaben zur Geschichte und zum Krankheitsverlauf von Personen in ihrem Kontext in Erfahrung bringt und diese auf dem Hintergrund des beobachteten Verhaltens und der Äußerungen deutet, um daran seine nächsten Interventionen auszurichten. Im Kern ist es ein diagnostisches oder anamnestisches Vorgehen, das sich auf spezielles Fachwissen stützt (Darmann-Finck et al. 2009).
- Die **situative Kompetenz**, die durch die Zusammenführung der beiden ersten Kompetenzen erlangt wird. Ziel ist, dass abstraktes Wissen in der konkreten Situation angemessen zur Anwendung kommt (Bartholomeyczik 2010, ▶ Abb. 3.1).

Definition

Hermeneutik, „hermeneuein" (gr.) bedeutet: aussagen, auslegen, übersetzen. Hermeneutik ist eine Wissenschaft über die Auslegung von Texten und anderen Schriftzeichen, Symbolen, Zeichen und über das Verstehen. Die Grundannahme besteht darin, dass in alle menschliche Schöpfung Sinn eingegangen ist, den herauszulesen hermeneutische Aufgabe ist (Bortz u. Döring 2009).

Unter Hermeneutik verstehen wir ganz allgemein die Leistung, einen Sinnzusammenhang aus einer anderen „Welt" in die eigene zu übertragen (Welter-Enderlin u. Hildenbrand 2004).

Altenpflegende haben es mit wechselnden Situationen ihrer zu pflegenden Menschen und deren Angehörigen zu tun. Der Bedarf des einen Menschen ist nie identisch mit dem eines anderen. Als Basis wird einerseits das theoretische Wissen, wie es im traditionellen Professionsbegriff der 1970er Jahre gefordert wurde, benötigt. Das allein ermöglicht jedoch kein professionelles Handeln. Nur in Verbindung mit den Bemühungen zum Verständnis der Lebenssituation der zu pflegenden Menschen entsteht die situative Kompetenz. Anschließend erfolgt ein gemeinsamer Aushandlungsprozess bezüglich:
- Ziele
- Einsatz gesicherter Interventionen (zur Zielerreichung)
- permanente Evaluation dieses Prozesses entsprechend der Pflegeprozessmethode

Dieses Vorgehen kennzeichnet professionelles Handeln. Dazu gehören aber noch weitere Aspekte.

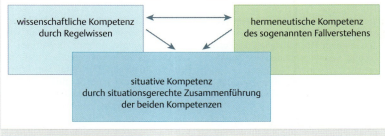

Abb. 3.1 **Professionelle Kompetenz.** Nach Oevermann 1981 (Bartholomeyczik 2010, S. 135).

- **Forschungsverantwortung:** Das in der Pflege angewendete Wissen wird zunehmend durch eigene Forschung entwickelt. Der Ausbau akademischer Standorte (an Hochschulen und Universitäten), an denen eigene Pflegeforschung betrieben wird, hat bis heute enorme Fortschritte gemacht.
- **Selbstverwaltung:** Mit dem Deutschen Pflegerat sind Strukturen geschaffen worden, die die „interne Kontrollfunktion" übernehmen könnten. Fachliche Standards und Qualitätskriterien müssen von der eigenen Profession zumindest mitbestimmt werden. Eine Interessenvertretung für Pflegekräfte wird von Pflegekammern wahrgenommen, die in Rheinland-Pfalz bereits ihre Arbeit aufgenommen haben. Andere Bundesländer werden folgen.
- **Ethisches Selbstverständnis:** Hier ist der ICN (International Council of Nurses) – Ethikkodex für Pflegeberufe zu nennen. Er fließt in das professionsbezogene Selbstverständnis der (Alten-)Pflege ein und ist Basis für pflegerisches Handeln.

▶ **Fazit.** Um die Zukunftsaufgaben an die Altenpflege vor dem Hintergrund des demografischen Wandels bewältigen zu können, brauchen wir ausreichend und adäquat qualifizierte Pflegepersonen, die in ihrem pflegerischen Versorgungsbereich selbstständig und eigenverantwortlich agieren. Richtet sich pflegerisches Handeln sowohl an den aktuellen Erkenntnissen als auch an den individuellen Bedürfnissen und Zielen der zu pflegenden Menschen aus, dann ist es **als professionelles Handeln zu verstehen.**

Merke
Um die sich wandelnden gesellschaftlichen Anforderungen bewältigen zu können, wird mehr und mehr ein eigenständiger Beruf benötigt, der spezielles Fachwissen für die Lösung komplexer Pflegeprobleme bereithält und der dieses Wissen stets aktualisiert: die „professionalisierte (Alten-)Pflege".

Lernaufgabe
Überlegen Sie für das Fallbeispiel, wer streng genommen den Pflegebedarf von Frau Meier definiert hat und wie diese Ermittlung des Pflegebedarfs vollzogen wurde.
Wie kommt es, dass selbst Pflegekräfte den Bedarf an Pflege unterschiedlich beurteilen?

3.4 Die „Domäne" der Pflege

Professionen wird ein eigener Bereich zugestanden, den sie eigenständig wahrnehmen und verantworten müssen. Einen solchen eigenständigen Bereich bezeichnet man als „**Domäne**".

Definition
Eine **Domäne** ist „das Arbeits-/Wissensgebiet, auf dem jemand besonders gut Bescheid weiß, auf dem er sich speziell und besonders intensiv betätigt, das ihm alleine in der Durchführung vorbehalten ist" (Duden 2010).

Mit dem Begriff der „**Domäne der Pflege**" wird
- der „Bereich der Pflichten,
- der Tätigkeit und
- des Wissens in der Pflege" beschrieben (Hunink 1997), bzw. „die Perspektive und das Gebiet einer Disziplin" (Meleis 1999), nämlich der Disziplin der Pflege.

Wie in anderen Professionen auch, umfasst die Domäne der Pflege den Bereich der „**Praxis**", die Bereiche der „**Wissenschaft und Forschung**" sowie den Bereich der „**Lehre**" (Aus-, Fort- und Weiterbildung). Da diese 4 Bereiche untrennbar miteinander verbunden sind (▶ Abb. 3.2), gehören sie alle zum „Bereich" der Pflege und müssen durch die Pflege selbst ausgestaltet werden.
Die Domäne der Pflege unterscheidet sich von der anderer Berufsgruppen im Gesundheitswesen: Während z. B. die Medizin in erster Linie die Krank**heit** bzw. die Heilung kranker Menschen (Kuration; engl.: to cure = heilen) anstrebt, beschäftigt sich Pflege vornehmlich mit dem Einfluss von Gesundheits-, Krankheits- und Alterungsprozessen auf das Erleben und die Selbstpflegefähigkeit der betroffenen Menschen und ihrer Familien – und den dadurch auftretenden Unterstützungsbedarf (engl.: to care = sorgen für). Pflege beschäftigt sich also mit dem Krank- bzw. Alt**sein** (▶ Abb. 3.3).

Merke
Beide Disziplinen haben ihre Berechtigung. Nur im partnerschaftlichen Miteinander aller Disziplinen ist der alte Mensch umfassend versorgt.

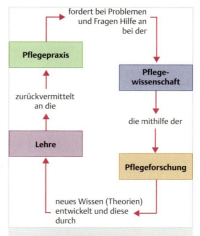

Abb. 3.2 Die Domäne der Pflege. Was gehört bei der Pflege dazu, welche Bereiche und welche Zusammenhänge?

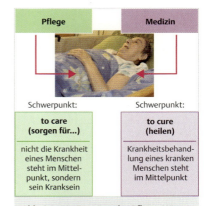

Abb. 3.3 Die Domäne der Pflege. Wie grenzt sie sich zur Medizin ab? (Foto: R. Stöppler, Thieme.)

Lernaufgabe
Überlegen Sie, welche Auswirkungen es auf das Fallbeispiel hätte, wenn der Altenpflege eine Domäne zugesprochen werden würde? Wer allein könnte dann den Pflegebedarf von Frau Meier definieren? Was wäre erforderlich, um für Frau Meier die „richtige Art der Pflege" festlegen zu können?

3.4.1 Was gehört zur Domäne der Pflege?

In den USA, Großbritannien, Skandinavien und Deutschland gibt es zahlreiche Arbeiten, die sich mit dem Kern der Pflege auseinandersetzen (Meleis 1999). Trotz der vielen Definitionen mit unterschiedlichen philosophischen Hintergründen, siehe Pflegewissenschaft, eine Praxisdisziplin (S. 88), kann von einem gemeinsamen Grundverständnis auf internationaler Ebene gesprochen werden.

Die umfassende Definition der Weltgesundheitsorganisation geht über die Beschreibung der Arbeitsfelder auf den klaren Auftrag für die Ausgestaltung pflegerischen Handelns ein.

Definition

„Der **gesellschaftliche Auftrag der Pflege** ist es, dem einzelnen Menschen, der Familie und ganzen Gruppen dabei zu helfen, ihr physisches, psychisches und soziales Potenzial zu bestimmen und zu verwirklichen, und zwar in dem für die Arbeit anspruchsvollen Kontext ihrer Lebens- und Arbeitsumwelt. Deshalb müssen die Pflegenden Funktionen aufbauen und erfüllen, welche die Gesundheit fördern, erhalten und Krankheit verhindern. Zur Pflege gehört auch die Planung und Betreuung bei Krankheit und während der Rehabilitation, und sie umfasst zudem die physischen, psychischen und sozialen Aspekte des Lebens in ihrer Auswirkung auf Gesundheit, Krankheit, Behinderung und Sterben. Pflegende gewährleisten, dass der Einzelne und die Familie, seine Freunde, die soziale Bezugsgruppe und die Gemeinschaft ggf. in alle Aspekte der Gesundheitsversorgung einbezogen werden, und unterstützen damit Selbstvertrauen und Selbstbestimmung. Pflegende arbeiten partnerschaftlich mit Angehörigen anderer, an der Erbringung gesundheitlicher und ähnlicher Dienstleistungen beteiligten Gruppen zusammen" (WHO 1993).

Die mehr als 130 Berufsverbände, die sich im Weltbund der Pflege (International Council of Nurses, ICN) zusammengefunden haben, rücken stärker den Aufgaben- und Verantwortungsbereich der Pflege in den Vordergrund. Neben Familien und sozialen Lebensgemeinschaften wird die Kooperation mit anderen Professionen im Gesundheitswesen benannt und die Bedeutung der Prävention, Gesundheitsförderung, sowie wissenschaftliches und politisches Engagement aufgenommen:

Definition

Pflege umfasst die eigenverantwortliche Versorgung und Betreuung, allein oder in Kooperation mit anderen Berufsangehörigen, von Menschen aller Altersgruppen, von Familien oder Lebensgemeinschaften sowie von Gruppen und sozialen Gemeinschaften, ob krank oder gesund, in allen Lebenssituationen (Settings). Pflege schließt die Förderung der Gesundheit, Verhütung von Krankheiten und die Versorgung und Betreuung kranker, behinderter und sterbender Menschen ein. Weitere Schlüsselaufgaben der Pflege sind Wahrnehmung der Interessen und Bedürfnisse (advocacy), Förderung einer sicheren Umgebung, Forschung, Mitwirkung in der Gestaltung der Gesundheitspolitik sowie im Management des Gesundheitswesens und in der Bildung (ICN, konsentierte Übersetzung durch den Deutschen Berufsverband für Pflegeberufe o. J.).

Die Domäne der Pflege umfasst ein weites Aufgabenfeld, mit vielen unterschiedlichen Bereichen, die es verantwortlich zu füllen, zu entwickeln und mitzugestalten gilt.

3.5 Pflegewissenschaft – eine Praxisdisziplin

Pflegende brauchen gesichertes Wissen als Handlungsgrundlage, das individuell auf die Bedürfnisse und die Lebenssituation des Pflegeempfängers abgestimmt wird. Pflegerisches Handeln kann so nachvollziehbar begründet werden.

Ein „professionalisierter Beruf" muss sein Fachwissen eigenständig mehren und aktualisieren, das – und Wissenschaft und Forschung – gehört zur Domäne eines Berufs. Woher bezieht also die (Alten-)Pflege ihr Wissen?

Die „Verwissenschaftlichung" der Pflege in Deutschland ist verhältnismäßig jung. Erst seit Ende der 1980er Jahre gibt es erste deutsche Forschungsarbeiten im Bereich der Pflege. Erste Studiengänge folgten hierzulande in den 1990er Jahren. Es liegt auf der Hand, dass eine so junge Fachdisziplin wie die Pflegewissenschaft noch nicht für alle Fragen und Probleme der deutschen Pflegepraxis die richtige – wissenschaftlich gesicherte – Antwort entwickeln konnte. Daher nutzen Pflegewissenschaftler gesicherte Erkenntnisse aus anderen Ländern, wie Großbritannien, Skandinavien und den USA, und überprüfen deren Gültigkeit für den nationalen Raum. Ziel ist es, das eigene Pflegehandeln mithilfe breiter, wissenschaftlich gesicherter Erkenntnisse belegen zu können.

Merke

Damit Wissen als Grundlage für das Pflegehandeln und zur Begründung des Handelns herangezogen werden kann, muss es wissenschaftlich gesichert sein. Das heißt: Fachwissen muss selbst „gesichertes Wissen" sein.

Lernaufgabe

Pflegefachkraft Anna beruft sich in der Durchführung der Dekubitusprophylaxe auf Wissen, das sie „irgendwo gelesen hat". Welche Voraussetzungen müsste dieses Wissen erfüllen, damit sie es als Grundlage für ihr Handeln zweifelsfrei nutzen kann?

3.5.1 Der Nutzen theoretischer Erkenntnisse für das praktische Pflegehandeln

„**Pflegende müssen erklären können, was sie tun, wie sie es tun und warum sie es tun**" (Hunink 1997) – so lässt sich zusammenfassen, warum Pflege ohne eigene Wissenschaft zukünftig immer weniger auskommen wird. Die Pflegewissenschaft liefert die Grundlagen, damit professionell Pflegende die eigene Domäne gestalten und verantworten können.

Wie unterstützen nun pflegewissenschaftliche Erkenntnisse Pflegende dabei, professionell zu handeln (▶ Abb. 3.4):

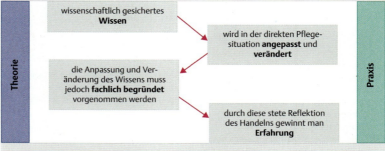

Abb. 3.4 **Gesichert wissen.** Die Logik professionellen Handelns.

- Pflegewissenschaftliche Erkenntnisse erbringen einen **anerkannten Nachweis** darüber, welche Pflegemaßnahmen einen positiven Effekt bewirken (Evidence based Nursing). Sie können das dadurch, dass gezielte Untersuchungen angestellt werden, die Pflegeinterventionen beforschen. Pflegenden helfen wissenschaftliche Erkenntnisse dabei, ihr praktisches Handeln zu sichern und verantworten zu können.
- Insbesondere die sog. „**deskriptiven Pflegetheorien**" (beschreibende Pflegetheorien) können Pflegenden z. B. dabei nützlich sein, **die Lebenswelten der ihnen anvertrauten Menschen verstehen zu können** und so deren Anforderungen besser gerecht zu werden.
- Pflegende können in Situationen, die ihnen nicht vertraut sind, **auf ein durch Forschung gesichertes Handlungsrepertoire zurückgreifen**. Ähnlich wie ein Arzt, der sich zunächst an einem standardisierten Behandlungsablauf orientieren kann, wenn er bisher wenig Erfahrung mit der Therapie bestimmter Erkrankungen hat.
- Mithilfe wissenschaftlich gesicherten Wissens ist es möglich, **Vorhersagen für bestimmte Situationen treffen** zu können. So wissen Pflegende z. B., dass die Immobilität eines Menschen zur Entstehung eines Dekubitus beitragen kann; sie werden deshalb prophylaktisch tätig.
- Pflegewissenschaft und -forschung können helfen, die **bisherige Pflegepraxis zu überprüfen** und **Fehler zu vermeiden**. Der Nachweis z. B., dass „Eisen und Fönen" als Maßnahme zur Dekubitusprophylaxe nicht nur ungeeignet, sondern sogar schädlich ist, wurde in einem der ersten großen deutschen Forschungsprojekte der Pflege erbracht.
- Bereits in den 1990er Jahren wurden zahlreiche Pflegehandlungen und Pflegeroutinen aufgedeckt, die sich wissenschaftlich nicht halten ließen, wie die Blasenspülung oder die Anwendung durchblutungsfördernder Cremes zur Pneumonieprophylaxe (Walsh u. Ford 2000).

3.5.2 Grundbegriffe der Pflegewissenschaft

Wie jede andere Wissenschaft auch, bedient sich die Pflegewissenschaft bestimmter Begriffe. Diese Begriffe müssen zunächst einmal in ihrer Bedeutung geklärt werden, um die Verständigung untereinander und mit anderen Wissenschaften zu ermöglichen.

Häufig trifft man in der pflegewissenschaftlichen Literatur auf die Begriffe „Konzept", „Theorie" und „Modell". Diese Begriffe werden oft nicht klar voneinander unterschieden, sondern bisweilen synonym verwendet. Das führt zu Irritationen.

Ein Grund für diese uneinheitliche Begriffsverwendung liegt u. a. darin, dass zahlreiche pflegewissenschaftliche Veröffentlichungen aus dem angloamerikanischen Raum stammen. Dort werden andere Fachbegriffe verwendet oder es kommt zu schlichten Übersetzungsfehlern. Deshalb sollen uns an dieser Stelle kurze Definitionen Klarheit bringen.

Konzept

Konzepte sind sprachliche Begriffe für wahrgenommene Phänomene (das mit den Sinnen Wahrnehmbare). Sie können gegenständlich sein (wie Stuhl oder Tisch) oder abstrakt wie Krankheit, Gesundheit, Pflege, Umwelt, Hoffnungslosigkeit, Angst oder Hilflosigkeit. Sie bedürfen der genauen Definition, damit diese Begriffe einheitlich genutzt werden. Die so definierten Konzepte dienen als Bausteine einer Theorie (Steppe 2000).

Wesentliche Konzepte der Pflege sind von Pflegewissenschaftlern aus der Schweiz aufgearbeitet worden (Käppeli 1997, 1999, 2000).

Theorie

Eine Theorie soll dazu beitragen, die Wirklichkeit schlüssig und nachvollziehbar zu erklären. Sie besteht aus Konzepten, die miteinander in Beziehung gesetzt, bzw. in eine systematische Ordnung gebracht werden. Theorien werden unter Rückgriff auf
- **Erfahrung** (Interview, Beobachtung oder Versuch usw.),
- **wissenschaftlichen Grundannahmen** (Hypothesen) und
- den **daraus abgeleiteten Gesetzmäßigkeiten** entwickelt (Brandenburg et al. 2008).

Diese können wiederum selbst wissenschaftlich untersucht werden. **Theorien sind also in sich logische Vermutungen oder Erklärungen zu bestimmten Erscheinungen** (Chinn u. Kramer 1996). In einer Interaktionstheorie wird z. B. geklärt, inwieweit Nähe oder Distanz oder auch Blickkontakt und Berührung sich auf eine gelingende Kommunikation zwischen Pflegenden und Patienten auswirken.

Merke

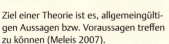

Ziel einer Theorie ist es, allgemeingültigen Aussagen bzw. Voraussagen treffen zu können (Meleis 2007).

Modell

Ein Modell ist eine vereinfachende Darstellung eines Problems, eines Gegenstands oder einer Handlung. Es erleichtert deren Betrachtung oder macht eine Betrachtung überhaupt erst möglich (Brandenburg et al. 2008). Es ist eine symbolische Nachbildung der Wirklichkeit, bestimmter Phänomene oder auch die grafische Darstellung einer Theorie. Modelle tragen zum besseren Verständnis der Wirklichkeit bei (Steppe, 2000). Als Modell der Erde kann z. B. ein Globus angesehen werden, obwohl er nicht alles, was wir mit unserer Erde verbinden, abbildet. Er bietet aber einen Gesamtüberblick über die Erde und erleichtert so tiefer gehende Betrachtungen (Arets et al. 1999).

Fallbeispiel

Eine theoretische Aussage (Hypothese) könnte lauten: „Der Genesungsprozess eines kranken Menschen verläuft schneller, wenn eine Bezugspflegende diesen Menschen ganzheitlich-fördernd pflegt." In einer **Theorie** müssten zunächst einmal die Begriffe (bzw. Konzepte) „Genesungsprozess" und „ganzheitlich-fördernde Bezugspflege" erläutert und deren Zusammenhang dargestellt werden. Die theoretische Aussage selbst kann dann mithilfe der Forschung – z. B. durch vergleichende Untersuchungen zwischen verschiedenen Arbeitsbereichen der Pflege – auf ihre Richtigkeit hin überprüft werden.

Unter dem Begriff „Metaparadigma" der Pflege werden 4 Kategorien zusammengefasst (Fawcett 1999):
- Mensch/Person
- Umwelt
- Gesundheit
- Pflege

Pflegetheorien großer Reichweite treffen Aussagen über diese 4 Kategorien und charakterisieren so das eigene, umschriebene Verständnis von Pflege näher. Vereinfacht ausgedrückt: In Pflegetheorien großer Reichweite werden die Konzepte zu den 4 Kategorien – den „Kernelementen" oder „Grundgedanken" einer Pflegetheorie großer Reichweite – in einen Zusammenhang gebracht. Das in der jeweiligen Pflegetheorie umschriebene Verständnis von Pflege wird dadurch charakterisiert, denn die einzelnen Pflegetheoretikerinnen haben entweder unterschiedliche „Konzepte" zu diesen 4 Kategorien, oder sie setzen diese „Konzepte" jeweils in andere Beziehungen zueinander. Genau diese Unterschiede würden Pflegewissen-

3.5.3 Möglichkeiten der Theorieentwicklung

Um Pflegetheorien zu entwickeln, werden häufig bereits vorhandene (und wissenschaftlich belegte) Erkenntnisse aus anderen Disziplinen übernommen. Allerdings müssen diese Erkenntnisse dann so abgewandelt werden, dass sie als Antwort auf Fragen der Pflegepraxis verwendet werden können. Das Modell der Bedürfnishierarchie von Abraham Maslow z. B. wird in zahlreiche Pflegetheorien integriert, jedoch unter der spezifischen Fragestellung, welche Konsequenzen daraus für das pflegerische Handeln abzuleiten sind.

Wichtige Bezugswissenschaften der Pflege sind neben der Philosophie z. B. die Psychologie, die Biologie, die Medizin, die Soziologie und – mit Blick auf die Pflege und Betreuung alter Menschen – die Gerontologie.

Prinzipiell lassen sich 2 Verfahren der Theorieentwicklung voneinander unterscheiden: die **induktive** und die **deduktive** Theorienbildung:

Induktive Theorienbildung

Induktiv werden Theorien gebildet, **wenn aus der Beobachtung von konkreten Einzelfällen verallgemeinernde Rückschlüsse** gezogen werden. Diese Rückschlüsse können dann als „erklärende Regeln" für die Beobachtungen gelten (Lamnek 1995b).

▶ Beispiel. Auf Ihre Frage, warum er so wenig trinke, antwortet Ihnen ein alter Mensch, dass er „diese ewige Trinkerei von früher nicht gewohnt" sei. Sie könnten dann als allgemeine Aussage bzw. „Theorie" daraus ableiten, dass alle alten Menschen nicht ausreichend trinken, weil sie es von früher nicht gewohnt sind.

Deduktive Theorienbildung

Bei der deduktiven Theorienbildung wird aufgrund theoretischer Vorannahmen (die z. B. aus bereits vorhandenen Theorien gewonnen wurden) eine allgemeine Aussage aufgestellt, die dann zur Vorhersage oder Beschreibung eines konkreten Einzelfalls genutzt wird. **Ausgehend von einer allgemeingültigen Aussage werden schlussfolgernd Aussagen für den Einzelfall abgeleitet** (Lamnek 1995b).

▶ Beispiel. Sie wissen, dass ein Druck, der längere Zeit auf die Haut einwirkt und größer ist als der mittlere arterielle Druck in den Hautkapillargefäßen, zu einem Gewebeuntergang in dem betreffenden Gebiet führt. Bezogen auf einen alten Menschen, der zu einem selbstständigen Positionswechsel nicht in der Lage ist, können Sie dann vorhersagen, dass er dekubitusgefährdet ist.

Ob eine induktiv oder deduktiv entwickelte Theorie wahr oder falsch ist, kann letztlich nur durch eine systematische (wissenschaftliche) Überprüfung der jeweiligen Theorie geklärt werden.

Merke

Induktion = Ableitung des Allgemeinen vom Einzelfall (d. h. Ableitung von Theorien als erklärende Regeln aus der Beobachtung vom einzelnen Fall).

Deduktion = schlussfolgernde Ableitung von Einzelaussagen vom Allgemeinen (Lamnek 2010, Brandenburg et al. 2008).

3.5.4 Funktionen von Pflegetheorien

Der Zusammenhang von „Theorie" und „Praxis" ist nicht immer deutlich. Das liegt u. a. daran, dass oft nicht bekannt ist, welchen Nutzen theoretische Aussagen für das praktische Handeln haben, bzw. wie diese theoretischen Konstrukte im praktischen Handeln genutzt werden können und sollen, siehe Pflegewissenschaft – eine Praxisdisziplin (S. 88). Tatsächlich bieten nicht alle bereits entwickelten Pflegetheorien konkrete Anweisungen darüber, wie wir bestimmte Situationen in der Pflege gestalten können. Eine Vielzahl von ihnen ist abstrakt, es handelt sich also um Beschreibungen der Pflegerealität, die oft nicht direkt in die Praxis umgesetzt werden können.

Eine Theorie kann verschiedene Ziele verfolgen. So kann es z. B. Absicht sein, ein pflegerelevantes Phänomen (z. B. Demenz) zu beschreiben oder zu erklären. Darüber hinaus kann der Anspruch darin liegen, mithilfe der Theorie Voraussagen für die pflegerische Praxis zu ermöglichen oder sogar Vorschriften für die Gestaltung konkreter Pflegesituationen zu bieten.

Man unterscheidet demnach 4 Kategorien von Pflegetheorien (Hunink 1997, Meleis 1999):
1. beschreibende (= deskriptive) Pflegetheorien
2. erklärende Pflegetheorien
3. voraussagende Pflegetheorien
4. vorschreibende (= präskriptive) Pflegetheorien

Abstraktionsniveau von Pflegetheorien

Im Gegensatz zu „abstrakten" Pflegetheorien, die auf den ersten Blick wenig konkrete Handlungsvorgaben bereitstellen, gibt es auch Theorien, die in einem sehr konkreten Verhältnis zur pflegerischen Praxis stehen. Sie geben einem wiederum unmittelbare Handlungsanweisungen an die Hand.

Die amerikanische Pflegewissenschaftlerin Afaf Ibrahim Meleis unterscheidet Pflegetheorien nach ihrem Grad an Abstraktheit (ihrem „**Abstraktionsniveau**"):
- Theorien großer Reichweite (= Haupttheorien oder „grand theories")
- Theorien mittlerer Reichweite (= „middle-range theories")
- Theorien geringer Reichweite (= „situationsspezifische Theorien")

Theorien großer Reichweite

Diese Theorien sind begriffliche Konstruktionen
- „des Wesens der Pflege,
- der Aufgaben der Pflege und
- der Ziele pflegerischer Fürsorge" (Meleis 1999).

Sie bieten einen **übergeordneten Bezugsrahmen für unser pflegerisches Handeln**, indem sie sehr allgemein erörtern, was Pflege ist. Diese Theorien beschränken sich nicht auf einen Ausschnitt der Pflege oder auf eine Altersgruppe von Menschen mit Pflegebedarf. Eine eigene „Altenpflegetheorie" kann daher nicht als Theorie großer Reichweite angesehen werden.

Vielmehr müssen Theorien großer Reichweite auch für den Bereich der Pflege alter Menschen nutzbar sein. Aufgrund der Fülle bereits entwickelter Theorien großer Reichweite ist eine inhaltliche Unterscheidung nach den jeweiligen Schwerpunkten sinnvoll.

Theorien mittlerer Reichweite

Hierunter sind Theorien zu verstehen,
- „die ein begrenztes Gebiet umfassen,
- weniger abstrakt sind,
- spezifische Phänomene oder Konzepte behandeln und
- die Praxis (z. B. die Organisation und Administration der Pflege, Pflegepraxis, Unterrichtspraxis) spiegeln" (Meleis 1999).

Theorien mittlerer Reichweite leisten v. a. einen Beitrag zur **Erhellung bestimmter Phänomene**, denen wir im Bereich der Pflege begegnen.

Interessante Beispiele von derartigen Theorien für den Bereich der Altenpflege sind – um nur einige zu nennen – solche, die sich mit dem Konzept der Vertrautheit bei Menschen mit Demenz befassen (Bosch 1996), die die Beratung und Unterstützung und die Begleitung entlang des Verlaufs einer chronischen Krankheit herausstellen (Corbin u. Strauss 1988) oder die sich mit dem Konzept des „Schmerzes" (McCaffrey et al. 1997) befassen. Darüber hinaus ist die Theorie der Kompetenzentwicklung nach Patricia Benner nicht nur für Lehrende und Auszubildende, sondern auch für „Pflegepraktiker" hochinteressant (1994).

Theorien geringer Reichweite (Praxistheorien)

Hierunter versteht man „Theorien,
- die sich auf ein spezifisches Pflegephänomen konzentrieren,
- die klinische Praxis (= direktes pflegerisches Handeln) widerspiegeln und
- sich auf eine bestimmte Bevölkerungsgruppe oder ein bestimmtes Praxisgebiet beschränken" (Meleis 1999).

Diese Gruppe von Pflegetheorien ist sehr konkret, d. h. unmittelbar auf eine konkrete Pflegesituation bezogen. So können im Rahmen dieser Theoriegruppe z. B. Aussagen zur Dekubitusvermeidung und -behandlung, zum kommunikativen Umgang mit demenziell veränderten alten Menschen gemacht werden. **Pflegetheorien geringer Reichweite erlauben also direkte Rückschlüsse für das Pflegehandeln**, wie dies ja z. B. durch die Nationalen Expertenstandards oder durch Pflegekonzepte ermöglicht wird.

▶ **Fazit.** Obwohl die abstraktesten Pflegetheorien (die Theorien großer Reichweite), die die Domäne der Pflege erklären wollen, scheinbar wenig konkrete Hinweise für das pflegerische Handeln bieten, sollte deren Nutzen für die Pflegerealität nicht unterschätzt werden: **„Nichts ist so praktisch wie eine gute Theorie"** (Lewin, zit. nach Hunink 1997).

Viele Konflikte im Bereich der Altenpflege entstehen z. B. dann, wenn Pflegende untereinander nicht geklärt haben, welches Verständnis von Altenpflege sie ihrer Arbeit zugrunde legen, bzw. woran sie sich in ihrem Tun orientieren. Fehlt dieses gemeinsame Verständnis, so muss es nicht verwundern, wenn es zu unterschiedlichen Vorstellungen bezüglich der Gestaltung konkreter Pflegesituationen kommt, wie das im Fallbeispiel war.

Lernaufgabe

Betrachten Sie die ▶ Abb. 3.6 und überlegen Sie, welchen Beitrag Pflegetheorien unterschiedlichen Abstraktionsniveaus für Ihr pflegerisches Handeln leisten könnten! Überlegen Sie anhand eigener Praxisbeispiele, welche Informationen Sie von den einzelnen „Theoriearten" erwarten würden.

Inhaltliche Unterscheidung Theorien großer Reichweite (nach Afaf I. Meleis)

Das ursprüngliche Bestreben, Pflege in einer einzigen Theorie umfassend zu erklären, ist mittlerweile aufgegeben worden. Denn Pflege ist zu komplex und vielschichtig. Die Folge ist, dass es mittlerweile viele Pflegetheorien gibt, die alle den Anspruch haben, „Pflege" theoretisch zu erklären und zu begründen (Brandenburg et al. 2008).

Diese „Theorienpluralität" erlaubt es uns jedoch, aus der Fülle bestehender Pflegetheorien diejenige(n) auszuwählen, die einen brauchbaren theoretischen Hintergrund für unseren speziellen Arbeitsbereich und die Erfordernisse der uns anvertrauten pflegebedürftigen Menschen geben (▶ Abb. 3.5). Alle bisher erarbeiteten Pflegetheorien hier erläutern zu wollen, würde den Rahmen dieses Buches übersteigen. In ▶ Abb. 3.6 finden Sie unterschiedliche Modelle und Theorien großer Reichweite namentlich dargestellt. Das soll ein Hinweis für die eigene Literatursuche sein.

Um die Fülle von Modellen und Pflegetheorien großer Reichweite überblicken zu können, wurden mittlerweile verschiedene Varianten der Unterscheidung entwickelt (z. B. von Marriner-Tomey). Eine der bekanntesten Unterscheidungen stammt von Afaf Ibrahim Meleis.

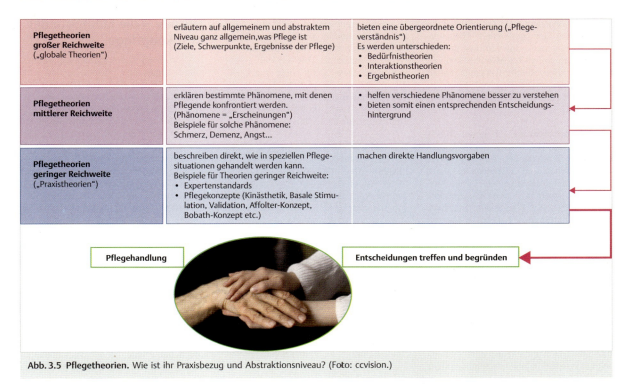

Abb. 3.5 Pflegetheorien. Wie ist ihr Praxisbezug und Abstraktionsniveau? (Foto: ccvision.)

Bedürfnistheoretikerinnen	Interaktionstheoretikerinnen	Ergebnistheoretikerinnen
Virginia Henderson (1955, 1966) „Principles and Practice of Nursing" **Faye G. Abdellah (1960)** „Patient-centered Approaches to Nursing" **Dorothea Orem (1971)** „self-care-deficit-theory"	**Hildegard Peplau (1948, 1952)** „Interpersonal relations in Nursing" **Ida Orlando (1961)** „The Dynamic Nurse-Patient Relationship. Function, Process and Principle" **Josephine Paterson, Loretta Zderad (1961)** „Humanistic nursing" **Ernestine Wiedenbach (1964)** „Clinical nursing: A helping art" **Joyce Travelbee (1966)** „Interpersonal Aspects of Nursing" **Imogene King (1971)** „A theory of nursing: Systems, concepts, process"	**Myra Levine (1969)** „Introduction to clinical nursing" **Martha Rogers (1970)** „Nursing: A science of unitary human beings" **Sr. Callista Roy (1976)** „Adaption model" **Dorothy Johnson (1980)** „One conceptual model of nursing"

Abb. 3.6 Pflegetheorien. Unterscheidung von Pflegetheorien großer Reichweite (n. Afaf I. Meleis 1999), Autorinnen und deren Veröffentlichungen.

Tab. 3.1 Unterscheidung von Pflegetheorien großer Reichweite hinsichtlich der unterschiedlichen Schwerpunktsetzung (nach Afaf Meleis 1999).

	Im Zentrum der Beschreibung des Pflegeverständnisses steht die Frage:
Bedürfnistheorien	Worum kümmern sich Pflegende? Was ist Pflegen?
Interaktionstheorien	Wie tun Pflegende das, was sie tun? Wie soll gepflegt werden?
Ergebnistheorien	Was soll als Ziel der Pflege erreicht werden? Welches Resultat pflegerischer Intervention wird angestrebt?

Je nach Schwerpunkt einer Theorie großer Reichweite unterscheidet Meleis zwischen **Bedürfnis-**, **Interaktions-** und **Ergebnistheorien** bzw. **unterschiedlichen „Denkschulen"**: All diese Modelle und Theorien versuchen, eine Antwort auf die Frage nach dem generellen Pflegeverständnis zu geben – insofern könnten sie als Theorien großer Reichweite gelten. Die jeweiligen Pflegetheoretikerinnen haben in ihren Theorien jedoch jeweils einen Aspekt der Pflege besonders betont (▶ Tab. 3.1).

▶ **„Bedürfnistheorien".** So nennt Meleis all die Pflegetheorien, in deren Mittelpunkt die Befriedigung der Bedürfnisse des Menschen mit Pflegebedarf steht. Pflegetheorien, die sie dieser Denkschule zuordnet, geben in erster Linie Antwort auf die Frage, was Pflegekräfte tun, bzw. welche Funktionen sie haben. Der Mensch mit Pflegebedarf wird zumeist unter dem Fokus seiner Probleme bzw. Bedürfnisse betrachtet, wobei insbesondere diejenigen für die Pflege von Interesse sind, die der betreffende Mensch selbst nicht befriedigen kann (Meleis 1999).

▶ **„Interaktionstheorien".** Sie betonen den Interaktionsprozess in der pflegerischen Beziehung zwischen Pflegenden und Menschen mit Pflegebedarf. Im Mittelpunkt dieser Gruppe von Theorien steht nicht nur die Frage danach, was Pflegende tun, sondern darüber hinaus die Frage, wie Pflegende das tun, was sie tun. Pflegende und Menschen mit Pflegebedarf werden in diesen Theorien überwiegend als interagierende Wesen verstanden, wobei der Person der Pflegenden – ihrem „Selbst" – sozusagen eine therapeutische Funktion zukommt (Meleis 1999). Eine Vertreterin dieser Denkschule ist z. B. Hildegard Peplau, die in ihrer Theorie der „Zwischenmenschlichen Beziehungen in der Pflege" (1948) die Interaktion als **das** Therapeutische an der Pflege bezeichnet.

▶ **„Ergebnistheorien".** Sie heben, stärker als die vorangegangenen Gruppen von Pflegetheorien, den Aspekt der durch Pflege zu erreichenden Ergebnisse und Ziele hervor. Zentrale Frage dieser Gruppe von Theorien ist Meleis zufolge daher die Frage nach dem Warum pflegerischer Fürsorge. Der Blick wird also in erster Linie darauf gelenkt, was am Ende des Pflegeprozesses als Resultat erreicht werden soll. Solche anzustrebenden Resultate sind z. B. die Wiederherstellung von Gleichgewicht und Stabilität. Damit verbunden ist oft die Ansicht, dass Menschen mit Pflegebedarf unzureichend an die aktuelle Situation angepasst sind und dass Pflege sie bei dieser Anpassung hilfreich unterstützt (Meleis 1999).

3.6 Ausgewählte Pflegetheorien großer Reichweite

Einige der im deutschsprachigen Raum bekanntesten Pflegetheorien und -modelle werden im Folgenden auszugsweise vorgestellt. Dabei wird die Funktion dieser Theorien beleuchtet: Diese Pflegetheorien können einen übergeordneten Bezugsrahmen für das Pflegehandeln bieten und dienen der Ausrichtung der Pflege („**Pflegeverständnis**"). Sie werden hier als Pflegetheorien großer Reichweite verstanden.

3.6.1 Roper, Logan, Tierney – die Elemente der Krankenpflege

Das von Nancy Roper, gemeinsam mit Winifred Logan und Alison Tierney, entwickelte Modell über die Elemente der Krankenpflege wurde auch unter dem Namen „**Roper-Logan-Tierney-Modell**" (R-L-T-Modell) bekannt. Es war eine der ersten wissenschaftlichen Betrachtungen über das Wesen der Pflege, die in der deutschen Übersetzung vorlagen (1987). Daher wurden zentrale Aussagen dieses Modells in Deutschland bekannt und (z. B. von Liliane Juchli) übernommen sowie weiterentwickelt. Noch heute dient das R-L-T-Modell in vielen Bereichen der Pflege als Orientierung.

Nancy Roper, die vor ihrem Studium an der University of Edinburgh als Lehrerin für Pflege tätig war, begann im Verlauf der Jahre immer mehr die Begriffe zu hinterfragen, mit denen Pflege bis dahin beschrieben worden war. Während ihres Masterstudiums (1970) beschäftigte sie sich mit der Frage, ob es nicht so etwas wie einen erkennbaren gemeinsamen „**Kern der Pflege**" in den verschiedenen Arbeitsbereichen der Pflege gibt. Also etwas, das als „Wesen der Pflege" allen Pflegenden – unabhängig von deren Spezialwissen, z. B. aus dem Bereich der Gynäkologie, der Orthopädie, der Psychiatrie – gemein ist und über das Pflege letztlich zu definieren ist. In der von ihr durchgeführten Untersuchung fand Roper heraus, dass es tatsächlich einen solchen „Kern der Pflege" gibt: **Pflegende in den unterschiedlichsten Arbeitsbereichen sorgen sich um die Aktivitäten des täglichen Lebens (ATLs) von Menschen mit Pflegebedarf.** Diese Erkenntnis war nicht neu: Abraham Maslow beschäftigte sich bereits 1954 mit den Bedürfnissen des Menschen aus psychologischer Sicht (Maslow'sche Bedürfnispyramide). Auf dieser Grundlage formulierte 1969 Virginia Henderson 14 universelle menschliche Bedürfnisse, die durch Pflege berücksichtigt werden müssten.

Gemeinsam mit Winifred Logan und Alison Tierney wurde dieses Konzept der **„Aktivitäten des täglichen Lebens"** kontinuierlich weiterentwickelt und in ein generelles Lebensmodell eingebettet, das als Pflegemodell Verwendung finden kann. Dabei wurde der Begriff „Aktivitäten des täglichen Lebens" durch den Begriff der **„Lebensaktivitäten"** (LAs) ersetzt, da nicht alle Aktivitäten notwendigerweise täglich ausgeführt werden.

Das **Lebensmodell** von Roper, Logan und Tierney ist der Versuch, die Komplexität und individuelle Unterschiedlichkeit des menschlichen Lebens in wesentlichen, allen Menschen gleichen Merkmalen zu beschreiben. Das Lebensmodell besteht aus den 5 Hauptkomponenten (Konzepten):
1. Lebensaktivitäten (LAs)
2. Lebensspanne
3. Abhängigkeits-/Unabhängigkeits-Kontinuum
4. Faktoren, die die LAs beeinflussen
5. Individualität im Leben

Dieses Lebensmodell drückt weitere zentrale Gedanken („Metaparadigma") der Pflegetheoretikerinnen aus.

Mensch/Person

Jeder Mensch ist ein Individuum, das nach größtmöglicher Unabhängigkeit und Selbstverwirklichung bei der Erfüllung seiner 12 Lebensaktivitäten strebt und zwar während seiner gesamten **Lebensspanne**. Diese beginnt nach Roper, Logan und Tierney mit der Empfängnis und endet mit dem Tod.

Die Individualität des Menschen zeigt sich verschieden, nämlich z. B. dadurch, wie, wie oft, wo, wann oder warum ein Mensch eine bestimmte LA ausführt, was der Mensch über die LA weiß oder glaubt oder dadurch, welche Haltung der Mensch gegenüber der LA hat.

Selbstverständlich ist dabei das Maß an **Abhängigkeit** oder **Unabhängigkeit** in den einzelnen Lebensaktivitäten – je nach Lebensphase – unterschiedlich. Es gibt Lebensphasen, die die Lebensspanne einteilen – das Säuglingsalter, die Kindheit, die Adoleszenz, das Erwachsenen- und das Rentenalter. Jede dieser Phasen der Lebensspanne bringt ein unterschiedlich stark ausgeprägtes Maß an Abhängigkeit bzw. Unabhängigkeit in den LAs mit sich.

Merke

Die individuelle Form, wie jemand seine LAs gestaltet, bildet im Pflegemodell von Roper, Logan, Tierney die Basis für die Planung einer individuumzentrierten Pflege.

Umgebung

Roper, Logan und Tierney messen der Umgebung des Menschen eine wichtige Bedeutung zu. Daher benennen sie in ihrem Lebensmodell ausdrücklich die Faktoren, die sich auf die LAs auswirken: Jeder Mensch erfüllt – je nach Lebensphase im Verlauf seiner Lebensspanne – die LAs mit unterschiedlichen Graden an Abhängigkeit bzw. Unabhängigkeit. Da Menschen jedoch individuelle Wesen sind, deren Lebensstil sich unterscheidet, geschieht die Ausführung der LAs bei jedem auf eine andere Art und Weise. Diese individuellen Unterschiede ergeben sich aus bestimmten Faktoren, die von Roper et al. in 5 Hauptgruppen unterteilt werden:
1. biologische Faktoren (= anatomische und physiologische Leistungsfähigkeit des menschlichen Körpers), die sich im Verlauf der Lebensspanne verändern
2. psychologische Faktoren (intellektuelle und emotionale Entwicklung des Menschen)
3. soziokulturelle Faktoren (= Kultur, Spiritualität, Religion und Ethik, die Gemeinschaft, in der ein Mensch lebt, die soziale Rolle und der soziale Status des Menschen in der Gesellschaft, seine Beziehungen, die sozialen Gruppierungen und die jeweilige Gesellschaftsschicht, der ein Mensch zugehörig ist)
4. umgebungsabhängige Faktoren (= alles, was sich räumlich betrachtet außerhalb des Menschen befindet)
5. wirtschaftspolitische Faktoren (= finanzielle Mittel und Ressourcen)

Gesundheit und Wohlbefinden

Roper, Logan und Tierney deuten Gesundheit so (▶ Abb. 3.7): Je unabhängiger eine Person in der Gestaltung der Lebensaktivitäten ist, umso höher ist der Grad an „Gesundheit". Das Niveau der Gesundheit hängt also ab vom Grad der Selbstverwirklichung und Unabhängigkeit des Menschen. Damit wird deutlich, dass die Pflegetheoretikerinnen ein Gesundheitsverständnis vertreten, das stark vom subjektiven Urteil des betreffenden Menschen und nicht allein vom körperlichen (pathophysiologischen) Befund abhängt, denn wer sich wohl fühlt, der kann als „gesund" betrachtet werden.

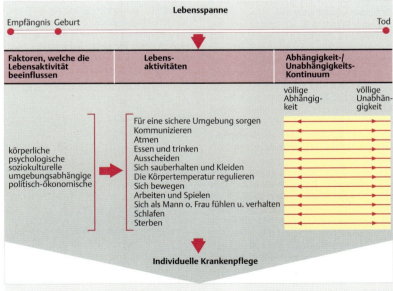

Abb. 3.7 **Lebensaktivitäten.** Das Lebensmodell (n. Roper, Logan, Tierney).

"Gesundheit" wird also immer dann erreicht, wenn der Einzelne in der Lage ist, sich den Herausforderungen der Umwelt anzupassen und sie zu bewältigen. Besitzt er diese Fähigkeit, so ist er zur eigenständigen Erfüllung seiner Lebensaktivitäten in der Lage. Eine klare Abgrenzung zum Status der "Krankheit" kann es somit nicht geben – vielmehr ist Gesundheit ein dynamischer, ständigem Wandel unterliegender Prozess.

Den somatischen Aspekt der Krankheit ignorieren Roper, Logan und Tierney dabei keineswegs. Sie gehen davon aus, dass bestimmte Faktoren dazu beitragen können, dass ein Mensch aus einem Zustand der Unabhängigkeit in einen Zustand der Abhängigkeit geraten kann. Solche Faktoren können sein:

- Der biologische Lebenslauf, der – je nach Lebensphase – eine Hilfsbedürftigkeit nach sich ziehen kann.
- körperliche oder geistige Behinderung
- gestörte oder ausgefallene biologische Funktionen
- krankhafte oder degenerative Gewebeveränderungen
- Unfälle
- Infektionen

Darüber hinaus wirken sich Umgebungsfaktoren auf die Selbstständigkeit in den Lebensaktivitäten aus und können so zu gesundheitlichen Problemen führen.

Pflege

Wenn "Gesundheit" vom Grad der Unabhängigkeit der Person bestimmt wird, so muss das Ziel der Pflege nach Roper, Logan und Tierney die Hilfe beim Erreichen der größtmöglichen Unabhängigkeit in den Lebensaktivitäten sein.

Durch Pflege soll die Selbstständigkeit der Person in den Lebensaktivitäten erhalten, gefördert oder wiederhergestellt werden. Sollte diese eher präventive oder unterstützende Zielsetzung nicht erreichbar sein (weil z. B. das Ausmaß an Abhängigkeit aufgrund krankhafter Organveränderungen zunimmt), so muss Pflege helfen, die mit der Abhängigkeit verbundenen Probleme zu lösen oder mit bleibenden Abhängigkeiten zurechtzukommen (Bewältigung).

"Gesundheit" liegt – subjektiv empfunden – dann vor, wenn sich die betreffende Person wohl fühlt. Somit kann Pflege beim Erreichen dieses Zustandes nur dann Erfolg haben, wenn sie sich klar an den individuellen Bedürfnissen des Menschen mit Pflegebedarf orientiert. Er allein bleibt immer "Experte" seiner selbst, d. h.: Durch die Pflege ist die gefestigte Lebensweise des Betroffenen möglichst wenig zu unterbrechen. Pflege unterstützt bei der Problemlösung, Handhabung und Prävention von Einschränkungen in den Lebensaktivitäten. In die persönliche Lebensgestaltung darf die Pflege jedoch nur dann eingreifen, wenn dies aufgrund gesundheitlicher Probleme unvermeidbar ist (Logan, Roper, Tierney 2002).

▶ **Fazit.** Es liegt auf der Hand, dass eine Förderung der Selbstständigkeit nur dann möglich ist, wenn die Ressourcen der Person berücksichtigt und Pflegemaßnahmen an den Gewohnheiten des Menschen mit Pflegebedarf ausgerichtet werden. Pflege erfolgt also immer "individualisiert". Das bedeutet auch, dass Betroffene an der Pflegeplanung beteiligt werden müssen.

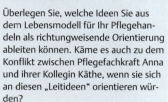

Lernaufgabe

Überlegen Sie, welche Ideen Sie aus dem Lebensmodell für Ihr Pflegehandeln als richtungweisende Orientierung ableiten können. Käme es auch zu dem Konflikt zwischen Pflegefachkraft Anna und ihrer Kollegin Käthe, wenn sie sich an diesen "Leitideen" orientieren würden?

3.6.2 Krohwinkel – fördernde Prozesspflege als System

Die deutsche Pflegewissenschaftlerin Monika Krohwinkel wurde 1988 vom Bundesministerium für Gesundheit damit beauftragt, eine Untersuchung zur Erfassung und Entwicklung "rehabilitierender Prozesspflege" in Akutkrankenhäusern durchzuführen. Aus diesem Grund hat Krohwinkel ein Pflegemodell entwickelt, das als "Bezugsrahmen" für ihre Forschungsarbeit dienen sollte, die sie im Rahmen der Akutbegleitung von apoplexiegeschädigten Menschen durchgeführt hat.

Krohwinkel hat dieses Pflegemodell in den Folgejahren kontinuierlich (induktiv) fortentwickelt. Heute spricht Krohwinkel von einem "System fördernder Prozesspflege" (Krohwinkel 2008), das aus 5 Teilmodellen besteht, in denen bestimmte Konzepte, Kategorien und Prinzipien integriert sind (▶ Abb. 3.8).

Zentrale Konzeptionen und Konzepte

Krohwinkel legt ihren Modellen zentrale Konzeptionen und Konzepte – also begriffliche Vorstellungen – zugrunde. Diese Vorstellungen bilden quasi das gedankliche Fundament, auf dem sie ihre Modelle entwickelt hat.

Person

Dieses Konzept basiert auf einem ganzheitlich-dynamischen Menschenbild. Eng orientiert an Martha Rogers (1970) definiert sie "Person" daher als "[…] einheitliches integrales Ganzes, das mehr und anders ist als die Summe seiner Teile, mit einer eigenen Identität und Integrität" (Krohwinkel 1993).

Darüber hinaus versteht sie unter "Person" nicht nur den Einzelnen, sondern auch Familien und familienähnliche Bezugssysteme. Untrennbar mit ihrer Vorstellung von der "Person" ist für Krohwinkel die Auffassung von der "personalen Unabhängigkeit" verbunden. Ihrer Ansicht nach verfügt jede Person über individuelle Unabhängigkeit und Autonomie. Krohwinkel weist also darauf hin, dass jeder Mensch das Potenzial zur Entwicklung, zum Wachstum und zur Selbstverwirklichung in sich trägt (Krohwinkel 1993).

Damit kann jeder Mensch eigenständig und aktiv entscheiden, handeln und verantworten. Aufgabe der Pflege ist es demnach, diese personale Unabhängigkeit zu würdigen, zu unterstützen und zu fördern (Krohwinkel 2008).

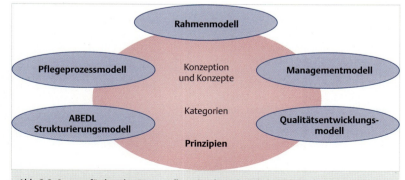

Abb. 3.8 System fördernder Prozesspflege (nach Krohwinkel 2008). Es besteht aus 5 Teilmodellen.

Umgebung

Krohwinkel betrachtet die „Umgebung" als wichtigste externe Komponente für Leben, Gesundheit und Wohlbefinden des Menschen. Die „Umgebung" besteht für Krohwinkel aus:
- Anderen Menschen und Lebewesen,
- ökologischen, physikalischen, materiellen, gesellschaftlichen und kulturellen Ressourcen und Defiziten, welche die Lebens- und Entwicklungsprozesse bzw. Gesundheits- und Krankheitsprozesse sowie die Unabhängigkeit und das Wohlbefinden des Menschen in seinen ABEDLs (**A**ktivitäten, **B**eziehungen, **e**xistenzielle Erfahrungen **d**es **L**ebens) beeinflussen.

Daher begreift Krohwinkel auch die Pflegefach- und -hilfspersonen als Teil der Umgebung einer pflegebedürftigen Person und deren Bezugspersonen (Krohwinkel 2008).

Krohwinkel weist darauf hin, dass die beiden Konzepte „Person" und „Umgebung" offene, aufeinander bezogene Systeme sind, d.h.: Person und Umgebung stehen in ständigem Austausch miteinander, sie beeinflussen sich gegenseitig.

Gesundheit und Krankheit

In ihrem Verständnis begreift Krohwinkel „Gesundheit und Krankheit" als dynamische Prozesse und nicht als (statische) Zustände. Sie betont damit, immer auch die Fähigkeiten eines Menschen in den Blick zu nehmen und nicht seine Defizite. Krohwinkels Gesundheitsverständnis geht also über einen rein medizinischen Befund hinaus.

Im Zentrum der pflegerischen Zielsetzung steht laut Krohwinkel der Teil der Gesundheit, der vom betroffenen Menschen selbst als **Unabhängigkeit** und **Wohlbefinden** erfahren wird (Krohwinkel 1993).

Pflege

Ausgangspunkt des „pflegerischen Handlungsprozesses" („**Pflege**") sind nach Krohwinkel immer:
- die **Bedürfnisse/Probleme** und **Fähigkeiten** des pflegebedürftigen Menschen
- einschließlich deren **Auswirkungen** auf seine **Unabhängigkeit** und sein **Wohlbefinden**

Gleichzeitig weist sie darauf hin, dass Bedürfnisse und Fähigkeiten nicht streng voneinander abgegrenzt werden können in solche, die nur den Körper und seine Funktionen („physisch-funktional"), den Willen bzw. die Gefühle („willentlich-emotional") oder die sozialen Belange („kulturell oder sozial") eines Menschen betreffen. Bedürfnisse und Fähigkeiten wirken sich immer auf den gesamten Menschen aus, sie sind also ganzheitlich zu verstehen. Eine Unterscheidung in einzelne „Bedürfnisaspekte" dient lediglich dem Zweck der besseren Analyse (Krohwinkel 1993):
- „physisch-funktional" (den Körper und seine Funktionen betreffend)
- „willentlich-emotional" (den Willen bzw. die Gefühle betreffend)
- „kulturell oder sozial" (die sozialen Belange betreffend)

Lernaufgabe

Diskutieren Sie in Ihrer Gruppe die Aussagen zu den zentralen Konzepten und überlegen Sie:
1. Ob diese Grundannahmen die Pflege als eigenständige Domäne, siehe Die „Domäne" der Pflege (S. 87), von der Domäne der Medizin abgrenzen helfen.
2. Ob eine Orientierung an diesen Grundannahmen Krohwinkels zu einer Lösung im Konflikt des Fallbeispiels beitragen könnte.

ABEDL-Strukturierungsmodell

Aufbauend u. a. auf den Erkenntnissen von Roper et al. (1980, 1987) übernimmt auch Krohwinkel den Grundgedanken, pflegerische Bedürfnisse in Zusammenhang mit den Lebensaktivitäten eines Menschen zu betrachten. Die Fähigkeit zur Gestaltung dieser ganz normalen Lebensaktivitäten beeinflusst das Leben und die Gesundheit einer Person. „Lebens- und Entwicklungsprozesse, Krankheits- und Gesundheitsprozesse, u. U das Leben selbst, hängen ab von den Fähigkeiten und Ressourcen des Menschen, die es ihm ermöglichen:
- **Lebensaktivität zu realisieren**,
- soziale Beziehungen und Bereiche zu sichern und zu gestalten
- mit existenziellen Erfahrungen des Lebens umgehen und sich dabei entwickeln zu können (Krohwinkel 2008)

Krohwinkel unterscheidet 13 solcher Lebensaktivitäten, die sie diesen **3 ABEDL-Kategorien** zuordnet (▶ Abb. 3.9).

Krohwinkel betont, was sie bereits unter dem Schlüsselkonzept „Pflege" verdeutlicht hat: Die Trennung in die einzelnen ABEDL-Bereiche erfolgt lediglich aus analytischen Gründen. Alle 13 Bereiche stehen untereinander in Beziehung und beeinflussen einander.

Aktivitäten des Lebens realisieren können
Kommunizieren können
Sich bewegen können
Vitale Funktionen des Lebens aufrecht erhalten können
Sich pflegen können
Sich kleiden können
Ausscheiden können
Essen und trinken können
Ruhen, schlafen, sich entspannen können
Sich beschäftigen, lernen, sich entwickeln können
Die eigene Sexualität leben können
Für eine sichere/fördernde Umgebung sorgen können

Beziehungen sichern und gestalten können
- im Kontakt sein und bleiben
- fördernde Kontakte und Beziehungen erhalten, erlangen, wiedererlangen
- mit belastenden Kontakten und Beziehungen umgehen können

Mit existenziellen Erfahrungen des Lebens umgehen können
- **fördernde Erfahrungen machen können**
  - unabhängig sein
  - sich wohl befinden (Wertschätzung, Achtung, Respekt erfahren, sicher sein, vertrauen, Zuwendung erfahren, hoffen, glauben, sich freuen etc.)
- **mit belastenden und gefährdenden Erfahrungen umgehen können**
  - unter Abhängigkeit leiden
  - sich hilflos fühlen (Geringschätzung erfahren, Angst haben, sich sorgen, sich schämen, kraftlos sein, unter Langeweile leiden, Schmerzen haben, Trenung/Verlust erfahren, Hoffnung verlieren)
- **Erfahrungen, die die Existenz fördern oder gefährden, unterscheiden können**
  - z.B. kulturgebundene Erfahrungen wie Weltanschauung, Werte, Glaube, Religionsausübung
- **lebensgeschichtliche Erfahrungen einbeziehen können**

Abb. 3.9 ABEDL-Strukturmodell (nach Krohwinkel 2008). Es enthält 13 Lebensaktivitäten in 3 ABEDL-Kategorien.

Lernaufgabe

Stellen Sie sich vor, Ihr rechter Arm wäre aufgrund eines Unfalls gebrochen und durch einen Gipsverband ruhig gestellt. Überlegen Sie einmal, auf welche der 13 Lebensaktivitäten sich diese körperliche Einschränkung auswirken könnte.

Wie beurteilen Sie, mit Blick auf das ABEDL-Strukturmodell, dass sich Pflegefachkraft Anna im Fallbeispiel um die „Niedergeschlagenheit" der Frau Meier sorgt?

Rahmenmodell fördernde Prozesspflege

In diesem „Teilmodell" (▶ Abb. 3.10) verdeutlicht Krohwinkel ihre Sichtweise von Pflege. Kernelemente des Rahmenmodells fördernde Prozesspflege sind:
1. primäres pflegerisches Interesse
2. primäre Einflussfaktoren
3. primäre pflegerische Zielsetzung
4. primäre pflegerische Handlungen

▶ **Primäres pflegerisches Interesse.** Im Zentrum der Pflege („primäres pflegerisches Interesse") stehen sowohl die **pflegebedürftige Person** als auch **deren persönliche Bezugsperson(en)**, und zwar insbesondere deren Bedürfnisse, Probleme, Defizite sowie Fähigkeiten und persönliche Ressourcen, die dazu beitragen können, Pflegeprobleme zu vermeiden:

- Krohwinkel versteht dabei unter **Fähigkeiten** all das, was ein Mensch kann.
- Ein **Problem** liegt vor, wenn eine Person das, was sie möchte oder benötigt, nicht realisieren kann.
- Wenn eine Person etwas möchte, so nennt Krohwinkel dies ein **Bedürfnis**.
- Als **persönliche Ressourcen** bezeichnet sie die Hilfen, die ein Mensch ggf. aus seiner Umgebung benötigt, um das, was er kann, auch umsetzen zu können.
- Fehlen solche Ressourcen, so liegt ein **Defizit** vor.

Merke

Neben diesen Aspekten gilt die Aufmerksamkeit der Pflegenden dem Bedürfnis der Person nach Unabhängigkeit und Wohlbefinden bei der Realisierung der Lebensaktivitäten (ABEDLs).

▶ **Primäre Einflussfaktoren.** Daneben beachten Pflegende primäre Einflussfaktoren, die sich auf die Person in ihrer Unabhängigkeit und ihrem Wohlbefinden in den ABEDLs auswirken. Der Bedarf an Pflege bzw. das Maß an Selbstständigkeit wird beeinflusst u. a. durch:
- Lebens- und Entwicklungsprozesse (Lebensphase, Lebensgeschichte, Gewohnheiten)
- Lebens- und Pflegesituationen der Personen (pflegerische Vorgeschichte)
- Gesundheits- und Krankheitsprozesse und den ggf. erforderlichen diagnostischen und therapeutischen Maßnahmen
- den hiermit zusammenhängenden Ressourcen und Defiziten der Umgebung (Krohwinkel 2008)

▶ **Primäre pflegerische Zielsetzung.** Als Ziel der Pflege („primäre pflegerische Zielsetzung") bezeichnet Krohwinkel **die Erhaltung, Förderung bzw. Wiedererlangung** von Unabhängigkeit und Wohlbefinden der pflegebedürftigen Person in ihren Lebensaktivitäten (ABEDLs).

Diese allgemeine Zielsetzung der Pflege gilt unabhängig davon, ob ein Mensch gesund ist oder wieder gesund wird, krank oder behindert bleibt oder ob dieser Mensch stirbt (Krohwinkel 2008). Die Verbesserung der Lebensqualität wird von Krohwinkel ebenfalls als Ziel der Pflege benannt (Krohwinkel 1998).

▶ **Primäre pflegerische Handlungen.** Um diese Pflegeziele zu erreichen, sollten Pflegende in ihrem Handeln („primäre pflegerische Handlungen") Personen mit Pflegebedarf und deren primäre Bezugspersonen:
- unterstützen
- anleiten, beaufsichtigen
- informieren und beraten
- begleiten

Dabei ist es wichtig, dass diese Handlungen im Sinne des Betroffenen zu gestalten

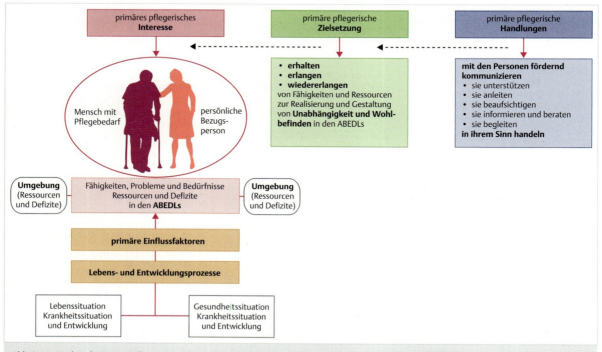

Abb. 3.10 Fördernde Prozesspflege. Das sind die Kernelemente des Rahmenmodells (nach Krohwinkel 2008).

sind. Das heißt, die Bedeutung der Handlung für den Menschen mit Pflegebedarf muss erfasst und dann im direkten Handeln berücksichtigt werden (Krohwinkel 2008).

Alle Handlungen basieren dabei auf einer **kommunikativ-fördernden Einstellung** und einem darauf ausgerichteten Verhalten der Pflegenden.

> ### Lernaufgabe
> Analysieren Sie den Konflikt im Fallbeispiel mithilfe des Rahmenmodells fördernde Prozesspflege und überlegen Sie, wer Krohwinkels „Idee von Pflege" eher realisiert: Pflegefachkraft Anna oder ihre Kollegin Käthe? Begründen Sie Ihre Meinung.

Pflegeprozessmodell

Krohwinkel übernimmt in ihrer Theorie das 4-phasige Pflegeprozessmodell, siehe Kap. Pflegeprozessmodell im Vergleich (S. 170). Sie betont, dass alle Phasen des Pflegeprozesses **personen-, beziehungs- und förderungsorientiert** zu gestalten sind. Dabei gilt es, persönliche Bezugspersonen ebenso zu berücksichtigen wie die pflegebedürftige Person selbst. Die Lebensgeschichte sowie die lebensgeschichtlichen Erfahrungen und Gewohnheiten sind Krohwinkel zufolge in den Pflegeprozess miteinzubeziehen, da sie die gegenwärtige und zukünftige Lebens- und Pflegesituation beeinflussen. Mithilfe des Pflegeprozessmodells soll die Pflege einer Person als Gesamtgeschehen geplant und organisiert werden. Darüber hinaus betont sie, dass die Pflegeprozessphasen in jeder pflegerischen Einzelhandlung – z. B. der morgendlichen Pflege – Anwendung finden müssten, da z. B. die Pflegebedarfssituation kontinuierlich neu erfasst und darauf aufbauend entsprechende Pflegeziele und -maßnahmen abzustimmen sind (Krohwinkel 2008).

▶ **4 Phasen des Pflegeprozesses**
1. **Erhebung** (Pflegeanamnese und Pflegediagnostik)
2. **Planung** (von Pflegezielen und -maßnahmen)
3. **Durchführung** (als kreative Umsetzung der geplanten Pflege)
4. **Auswertung** (Evaluation auf dem Hintergrund einer Ist-Soll-Analyse und Feedback, Krohwinkel 1993)

Sie weist ferner darauf hin, dass sie den Pflegeprozess als „zyklisches" Geschehen versteht: D. h., die einzelnen Phasen des Pflegeprozesses werden nicht einfach hintereinandergereiht, vielmehr schließt sich an jede Auswertung ein erneuter Pflegeprozess-Zyklus an. Auch betont sie, dass die Phasen häufig nicht nacheinander, sondern parallel verlaufen.

Ebenso weist sie der **Pflegeprozessdokumentation** eine wesentliche Funktion innerhalb der ganzheitlich-fördernden Prozesspflege zu. Denn ohne Dokumentation kann die Wirksamkeit und die Kontinuität der geplanten Pflege nicht gewährleistet oder überprüft werden (Krohwinkel 1993).

Management-Modell der Pflege

„Personenorientierte Pflege erfordert immer auch ein entsprechendes personenorientiertes Management", so formuliert Krohwinkel ihre Anforderungen an die Organisation der Pflege (Krohwinkel 2008).

Ihr Anliegen ist es, den spezifischen Aufgaben- und Verantwortungsbereich der Pflege mittels eines eigenen Managementmodells unmissverständlich zu beschreiben. In diesem Modell (▶ Abb. 3.11) benennt sie **3 Hauptbereiche, in denen Pflegende die Gesamtverantwortung tragen**:
1. **Bereich I**: „direkte Pflege"
2. **Bereich II**: „Pflegeprozessdokumentation"
3. **Bereich III**: „Pflegeprozessorganisation/-koordination"

Darüber hinaus benennt sie **Bereiche, in denen Pflegende in Verantwortungsbereichen anderer Berufsgruppen mitwirken** oder kooperieren. Für diese Aufgaben übernehmen Pflegende dann eine Mitverantwortung. Das gilt z. B. für folgende Aufgaben:
- Mitarbeit bei medizinischer Diagnostik und Therapie
- übergeordnete Koordinationsaufgaben (z. B. Case-Management)

Alle Aufgaben- und Verantwortungsbereiche sind in den Pflegeprozess eingebunden. Um sie wahrnehmen zu können, bedarf es entsprechender personeller, materieller, struktureller und zeitlicher Ressourcen.

Grundlegend wichtig ist ferner, dass die Pflege nach dem Modell der **„Bezugspersonenpflege"** („primary nursing") organisiert wird, denn nur dann ist eine umfassende personenorientierte Prozesspflege realisierbar.

Interessant ist, dass man aus diesem Teilmodell Krohwinkels heraus die „Domäne der Pflege", siehe Die „Domäne" der Pflege (S. 87), inhaltlich genauer bestimmen bzw. von anderen Domänen abgrenzen kann. Auch lassen sich Prioritäten in der Dringlichkeit der von Pflegenden zu leistenden Arbeit ableiten.

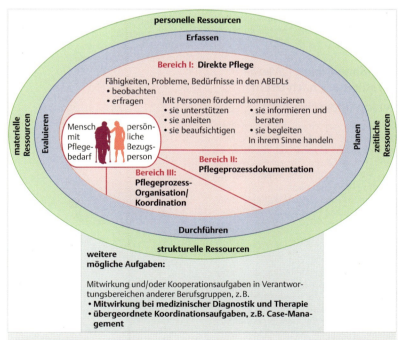

Abb. 3.11 Das Management-Modell der Pflege (nach Krohwinkel 2008). In 3 Hauptbereichen tragen Pflegende die Gesamtverantwortung.

Lernaufgabe

Analysieren Sie den eingangs beschriebenen Konflikt mithilfe des Management-Modells der Pflege und überlegen Sie, welche der von den Pflegefachkräften Anna und Käthe benannten Pflegeaufgaben oberste Priorität haben. Begründen Sie Ihre Meinung.

3.6.3 Dorothea Orem – Selbstpflege-Defizit-Theorie

Die Pflegetheorie von Dorothea Orem entstand Ende der 1950er Jahre und wurde 1971 in ihrem Werk „Strukturkonzepte der Pflegepraxis" veröffentlicht. Andere Bezeichnungen für diese Theorie in der Fachliteratur sind aufgrund unterschiedlicher Übersetzungen und der Fachsprache, die Orem verwendet, vielfältig. Hier einige Beispiele:
- „Selbstfürsorge-Defizit-Konzeption der Pflege" (Botschafter und Moers 1991)
- „Selbstfürsorgedefizittheorie" (Orem 2008)
- „Selbstpflegemodell" oder „Strukturkonzepte der Pflegepraxis" (Lauber 2001)

Letztere Übersetzung scheint dem englischen Originaltitel „Nursing: concepts of practice" von Orem am nächsten zu kommen. Orems Pflegetheorie wird nach Meleis (1985, zit. n. Botschafter und Moers 1991) als Bedürfnistheorie und nach Lauber (2001) als globale Theorie eingeordnet.

Grundannahmen („Metaparadigma") nach Orem

Person (Menschenbild)

Orem geht von einem rationalen Menschenbild i. S. der Aufklärung aus. Menschen handeln zielgerichtet aus freier, innerer Entscheidung. Sie geht davon aus, dass Menschen „immer wieder auf Zuwendung und Unterstützung angewiesen sind, um ihre täglichen Aktivitäten bewältigen zu können" (Botschafter und Moers 1991).

Umgebung

Eine eigenständige Definition der Umgebung nimmt Orem nicht vor. Im Zusammenhang mit der Selbstpflege bzw. Selbstfürsorge wird jedoch bedeutsam, dass auch Umweltfaktoren einen Einfluss auf den Menschen und die Pflege haben. Daher wird auch die Aufgabe der Einrichtung einer förderlichen Umgebung unter Beachtung kultureller Aspekte als Aufgabe für die Pflegenden beschrieben (Botschafter und Moers 1991).

Gesundheit und Krankheit

Gesundheit definiert Orem als einen „Zustand des Menschen, der durch Intaktheit oder Ganzheit entwickelter menschlicher Strukturen sowie körperlicher und geistiger Funktionen gekennzeichnet ist" (Orem, 1985 zit. n. Botschafter und Moers 1991). Im Zusammenhang mit der Gesundheit steht der Begriff des Wohlergehens im Vordergrund, der auch bei eingeschränkten Funktionen erreichbar ist. Der Gesundheitszustand wird in Form eines Kontinuums von ausgezeichnet bis schlecht unterschieden. Krankheit wird als Faktor betrachtet, der die Gesundheit beeinflusst und von leicht bis bedrohlich eingeordnet werden kann (Botschafter und Moers 1991).

Pflege

Die pflegerische Aufgabe und das Ziel der Pflege bestehen nach Orem darin, das Selbstpflegedefizit (Selbstfürsorgedefizit) zu beseitigen und die Selbstpflege (Selbstfürsorge) des Betroffenen und damit seine Autonomie wiederherzustellen. Um das zu erreichen, bedarf es einer Erhebung des Pflegebedarfs (Pflegediagnostik). Die Selbstpflege des Betroffenen kann bei Bedarf auch komplett von den Pflegenden übernommen werden. Dabei kommen verschiedene Methoden zur Anwendung (Botschafter und Moers 1991). Dieses zentrale Pflegeverständnis erörtert Orem anhand dreier „Teiltheorien", die im Folgenden ausführlicher dargestellt werden sollen.

Bestandteile der Theorie nach Orem

Orems globale Theorie besteht aus 3 Theorien mittlerer Reichweite, siehe Abstraktionsniveau von Pflegetheorien (S. 90). Im deutschen Sprachgebrauch scheinen sich folgende Bezeichnungen für diese 3 „Teiltheorien" (▶ Abb. 3.12) etabliert zu haben (Lauber 2001, Sander et al. 2006):
1. Theorie der **Selbstpflege** (auch „Selbstfürsorge")
2. Theorie des **Selbstpflegedefizits** (auch „Selbstfürsorgedefizit")
3. Theorie der **Pflegesysteme**

Die Theorie der Selbstpflege

Grundsätzlich geht Orem davon aus, **dass erwachsene Menschen normalerweise für sich selbst sorgen, um ihre Gesundheit und ihr Wohlbefinden zu erhalten.** Säuglinge, Kinder, Kranke, Menschen mit Behinderungen oder ältere Menschen bedürfen einer teilweisen oder vollständigen Unterstützung.

Bei völliger Abhängigkeit spricht Orem von der sog. **Abhängigenpflege** (Dependenzpflege). Sie kann folglich sowohl einen alten oder behinderten Menschen als auch ein Kind betreffen (Lauber 2001 Dennis 2001).

Merke

Die **Selbstpflege** umfasst sämtliche Handlungen, die erforderlich sind, um eigene **Selbstpflegeerfordernisse** bzw. den eigenen **Selbstpflegebedarf** abzudecken (Dennis 2001, Lauber 2001).

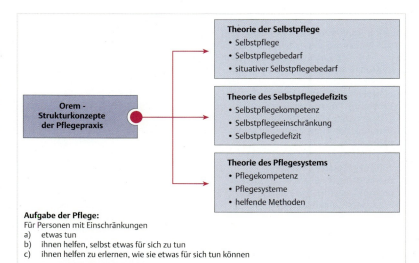

Aufgabe der Pflege:
Für Personen mit Einschränkungen
a) etwas tun
b) ihnen helfen, selbst etwas für sich zu tun
c) ihnen helfen zu erlernen, wie sie etwas für sich tun können

Abb. 3.12 Dorothea Orem. Zentrale Konzepte der Pflegetheorie (nach Lauber 2001).

3.6 Ausgewählte Pflegetheorien großer Reichweite

> **Merke**
>
> Ein **Dependenzpflegesystem** (Abhängigenpflegesystem), also z. B. die Tochter, die ihre an einer Demenz erkrankte Mutter pflegt, zielt auf die **Erfüllung der Selbstpflegeerfordernisse abhängiger Personen** (Dennis 2001).

Selbstpflegeerfordernisse

Orem unterscheidet 3 unterschiedliche Arten von Selbstpflegeerfordernissen (Dennis 2001, Lauber 2001):
1. 8 allgemeine Selbstpflegeerfordernisse
2. entwicklungsbedingte Selbstpflegeerfordernisse
3. gesundheitsbedingte Selbstpflegeerfordernisse

Die **8 allgemeinen Selbstpflegerfordernisse** (▶ Tab. 3.2) sind existenziell und abhängig von verschiedenen Faktoren (Lauber, Dennis 2001):
- Alter
- Geschlecht
- Entwicklungsstand
- soziokultureller Hintergrund
- Lebensstrukturen
- Gesundheitspflegesystem
- allgemeiner Gesundheitszustand
- Ressourcen

In den allgemeinen Selbstpflegeerfordernissen sind auch die menschlichen Grundbedürfnisse enthalten, die die Einstufung der Theorie als Bedürfnistheorie legitimieren (Botschafter et al. 1991).

> **Lernaufgabe**
>
> Vergleichen Sie diese 8 allgemeinen Selbstpflegeerfordernisse mit den ABEDLs von Krohwinkel oder den Lebensaktivitäten bei Roper, Logan und Tierney.

Da Menschen vom Beginn bis zum Ende des Lebens verschiedene Stadien durchlaufen, ergeben sich aus dieser Tatsache **entwicklungsbedingte Selbstpflegeerfordernisse** (Lauber 2001, Botschafter et al. 1991). Durch Krankheit oder Behinderung entstehen **gesundheitsbedingte Selbstpflegeerfordernisse** (Lauber 2001). Hierzu gehört sowohl die Inanspruchnahme medizinischer oder pflegerischer Dienstleistungen als auch die Anpassung des Selbstbildes an den veränderten Gesundheitszustand (Botschafter et al. 1991).

> **Merke**
>
> Alle Maßnahmen, die erforderlich sind, um die individuellen **allgemeinen**, **entwicklungsbedingten** und **gesundheitsbedingten Selbstpflegeerfordernisse** des Menschen zu einem bestimmten Zeitpunkt zu erfüllen, bezeichnet Orem als **situativen Selbstpflegebedarf** (auch therapeutischer Selbstpflegebedarf) (Lauber 2001, Dennis 2001).

Beeinflusst wird der situative Selbstpflegebedarf von **10 Bedingungsfaktoren** (Orem 2008):
1. Alter
2. Geschlecht
3. Entwicklungsstand
4. Gesundheitszustand
5. soziokulturelle Orientierung
6. Faktoren des Gesundheitspflegesystems
7. familiäre Systemfaktoren
8. Lebensstrukturen einschließlich regelmäßiger Aktivitäten
9. Umweltfaktoren
10. Ressourcen

Bei der **Einschätzung des situativen Selbstpflegebedarfs** sind folgende Schritte zu berücksichtigen (nach Lauber 2001):
- Die Selbstpflegeerfordernisse ermitteln und beschreiben.
- Förderliche und hemmende Bedingungen für die Erfüllung der Selbstpflegeerfordernisse analysieren.
- Geeignete Methoden und Techniken zur Erfüllung der Selbstpflegeerfordernisse auswählen.
- Die Handlungsabfolge zur Erfüllung der Selbstpflegeerfordernisse festlegen.

Tab. 3.2 Allgemeine, entwicklungs- und gesundheitsbedingte Selbstpflegeerfordernisse (Lauber 2007).

allgemeine Selbstpflegeerfordernisse	entwicklungsbedingte Selbstpflegeerfordernisse	gesundheitsbedingte Selbstpflegeerfordernisse

1. Aufrechterhaltung einer ausreichenden Sauerstoffzufuhr
2. Aufrechterhaltung einer ausreichenden Flüssigkeitszufuhr
3. Aufrechterhaltung einer ausreichenden Zufuhr an Nahrungsmitteln
4. Gewährleistung einer Versorgung in Verbindung mit Ausscheidungsprozessen und Exkrementen
5. Aufrechterhaltung eines Gleichgewichts zwischen Aktivität und Ruhe
6. Aufrechterhaltung eines Gleichgewichts zwischen Alleinsein und sozialer Interaktion
7. Vorbeugung von Risiken für das Leben, das menschliche Funktionieren und das menschliche Wohlbefinden
8. Förderungen der menschlichen Funktionen und Entwicklungen innerhalb sozialer Gruppen in Übereinstimmung mit den menschlichen Potenzialen, bekannten menschlichen Grenzen und dem Wunsch der Menschen, normal zu sein. Normalität bezieht sich darauf, was menschlich ist, sowie darauf, was in Übereinstimmung mit den genetischen und konstitutionellen Eigenschaften und Talenten von Individuen steht.
	Ergeben sich aus 6 Stadien des Lebenszyklus:
	1. intrauterine Stadien des Lebens und der Prozess der Geburt
	2. neonatales Stadium des Lebens
	  a) termingerechte oder verfrühte Geburt
	  b) normales oder niedriges Geburtsgewicht
	3. frühes Kindesalter
	4. Entwicklungsstadien der Kindheit, Jugend und des Eintritts in das Erwachsenenalter
	5. Entwicklungsstadien des Erwachsenenalters
	6. Schwangerschaft als Jugendliche oder als Erwachsene
	Unterschieden werden 3 Formen entwicklungsbedingter Selbstpflegeerfordernisse:
	1. Gewährleistung von Bedingungen, die die Entwicklung fördern.
	2. Engagement in der Selbstentwicklung
	3. Vorbeugung oder Überwindung der Auswirkungen von Bedingungen und Lebenssituationen, die die menschliche Entwicklung negativ beeinflussen können.
		1. Inanspruchnahme und Sichern einer geeigneten medizinischen Unterstützung bei Gefahr oder bestehender Erkrankung
		2. Bewusstsein über die Auswirkungen von pathologischen Bedingungen, einschließlich der Folgen für die eigene Entwicklung
		3. effektive Ausführung der verordneten diagnostischen, therapeutischen und rehabilitativen Maßnahmen
		4. Bewusstsein über mögliche negative Folgen der medizinischen Maßnahmen
		5. Veränderung des Selbstbildes: Akzeptanz des Gesundheitszustandes und des damit verbundenen Bedarfs an spezifischer Gesundheitspflege
		6. Lernen, mit den Auswirkungen der pathologischen Bedingungen und der medizinischen Diagnostik und Therapie zu leben, und zwar in einem Lebensstil, der die persönliche Entwicklung fördert.

Lernaufgabe

Vergleichen Sie die Schritte zur Einschätzung des situativen Pflegebedarfs mit den Schritten, die Sie im Rahmen der Erstellung einer Pflegeplanung durchführen.

Fallbeispiel

Bei einem alten Menschen mit einer Inkontinenz tritt ein situativer Selbstpflegebedarf im Zusammenhang mit Ausscheidungsprozessen ein (= krankheitsbedingte Einschränkung). Wenn bei ihm keine weiteren Einschränkungen vorliegen, kann er evtl. den situativen Selbstpflegebedarf selbst erfüllen, z. B. eigenständige Versorgung mit Hilfsmitteln, sorgfältige Intimpflege (Drerup 1993). Wenn er dazu nicht in der Lage ist, besteht ein **Selbstpflegedefizit**.

Theorie des Selbstpflegedefizits

Merke

In der Theorie des Selbstpflegedefizits werden „die Gründe, warum Menschen Pflege benötigen" beschrieben (Orem, zit. n. Dennis 2001).

Der Begründungszusammenhang für Pflege ergibt sich nach Lauber (2001) aus 3 wichtigen Konzepten:
1. Selbstpflegekompetenz
2. Selbstpflegeeinschränkungen
3. Selbstpflegedefizit

Unter der **Selbstpflegekompetenz** wird die Fähigkeit des Menschen verstanden, **seine Selbstpflegeerfordernisse zu erfüllen**. Die Selbstpflegekompetenz wird dabei, wie der situative Selbstpflegebedarf, von den bereits beschriebenen 10 Bedingungsfaktoren beeinflusst.

Ähnlich verhält es sich mit dem Konzept der **Dependenzpflegekompetenz**, worunter die Fähigkeit verstanden wird, die Selbstpflegekompetenz anderer Menschen zu erkennen und zu erfüllen (Lauber 2001). Sie kann durch Selbstpflegeeinschränkungen beeinträchtigt sein.

Selbstpflegeeinschränkungen können durch mangelndes Wissen, mangelnde Urteils- und Entscheidungsfähigkeit oder Einschränkungen bei der Durchführung konkreter Handlungen entstehen (Lauber 2001). Dadurch bedingt entsteht ein Selbstpflegedefizit, das auf einzelne oder sämtliche Aspekte der Selbstpflege bezogen sein kann (Lauber 2001).

▶ **Fazit.** Ein **Selbstpflegedefizit** liegt also vor, wenn der situative Selbstpflegebedarf die Selbstpflegekompetenz übersteigt. Im Bereich der Abhängigen- bzw. Dependenzpflege würde man analog von einem Dependenzpflegedefizit sprechen.
In einem solchen Fall benötigt der Mensch professionelle Pflege. Ein Selbstpflege- oder Dependenzpflegedefizit kann vorübergehend oder dauerhaft bestehen. Es kann nur ermittelt werden, wenn zuvor die Selbstpflege- bzw. Dependenzpflegekompetenz eingeschätzt wurde (Dennis 2001).

Theorie der Pflegesysteme

In der Theorie der Pflegesysteme werden 3 Konzepte beschrieben:
1. Pflegekompetenz
2. Pflegesysteme
3. helfende Methoden

Pflegekompetenz

Die **Pflegekompetenz** stellt das zentrale Element dieser Theorie dar. Orem erwartet von Pflegenden zahlreiche wünschenswerte Eigenschaften (Lauber 2001):

- soziale Eigenschaften (z. B. Höflichkeit gegenüber den zu Pflegenden, ihren Angehörigen und Kollegen und Übernahme von Verantwortung)
- interpersonale Eigenschaften (z. B. Interesse der Pflegekraft an der Wahrnehmung und Lösung menschlicher Probleme)
- technologische Eigenschaften (z. B. die Fähigkeit zur Durchführung von Handlungen)

Pflegesysteme

Orem beschreibt dabei **3 Pflegesysteme** (▶ Abb. 3.13), in denen Pflege stattfindet (Botschafter et al. 1991):
- vollständig kompensatorisches Pflegesystem
- teilweise kompensatorisches Pflegesystem
- unterstützend-erzieherisches Pflegesystem

Wenn die zu Pflegenden in ihrer Selbstpflege vollständig eingeschränkt sind, kommt das **vollständig kompensatorische Pflegesystem** zur Anwendung. Die mangelnde Selbstpflegekompetenz des Patienten wird von der Pflegekraft ausgeglichen. Der zu Pflegende wird unterstützt und geschützt. Die Pflegekraft ur-

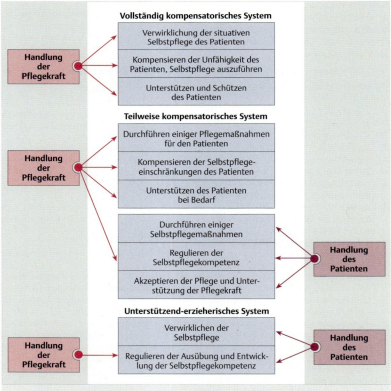

Abb. 3.13 Dorothea Orem. Grundlegende Pflegesysteme im Überblick (nach Lauber 2001).

teilt und entscheidet ggf. dabei für den zu Pflegenden. Eine derartige Situation wäre z. B. bei einem Menschen im Wachkoma, im Endstadium einer Demenz oder einer onkologischen Erkrankung gegeben.

Das **teilweise kompensatorische Pflegesystem** wird angewendet, wenn der pflegebedürftige Mensch noch einzelne Pflegehandlungen selbst ausführen kann, d. h., noch Ressourcen vorhanden sind. In diesem Fall werden die Einschränkungen des Betroffenen kompensiert und er erhält eine bedarfsgerechte Unterstützung. Solche Situationen können z. B. bei einem Menschen nach einem Schlaganfall vorliegen, wenn der Pflegebedürftige z. B. ein Selbstpflegedefizit bei der Körperpflege aufweist, weil er durch eine Hemiplegie nicht in der Lage ist, sich komplett selbst zu versorgen.

Das **unterstützend-erzieherische Pflegesystem** finden wir in der Pflege in zahlreichen Situationen, wo Menschen im Rahmen von Entscheidungsprozessen unterstützt werden müssen oder ein Beratungsbedarf besteht. Ein klassisches Beispiel ist in der Betreuung eines Diabetikers gegeben: Hier bestehen pflegerische Aufgaben ggf. in der Diätberatung, der Anleitung zur selbstständigen Durchführung einer Blutzuckerkontrolle oder im Umgang mit einem Insulin. Bedeutsam ist gerade dieses System auch im Bereich der Gesundheits- und Kinderkrankenpflege, da vielfach elterliche Kompetenzen angebahnt werden müssen (Hohloch 2010).

Helfende Methoden

In den 3 Pflegesystemen kommen **5 Methoden des Helfens** zur Anwendung. Sie zielen darauf ab, die gesundheitsbedingten Einschränkungen des Menschen zu kompensieren, damit er die Selbstpflege wieder übernehmen kann (Lauber 2001):

1. Für andere Menschen handeln und agieren.
2. Andere Menschen führen und anleiten.
3. Anderen Menschen physische oder psychologische Unterstützung geben.
4. Für andere Menschen ein Umfeld errichten und erhalten, das die persönliche Entwicklung fördert.
5. Andere Menschen unterrichten.

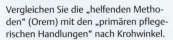

Lernaufgabe

Vergleichen Sie die „helfenden Methoden" (Orem) mit den „primären pflegerischen Handlungen" nach Krohwinkel.

Diese 5 von Orem differenzierten Methoden kommen in den Pflegesystemen je nach Situation des Patienten unterschiedlich zur Anwendung:

- Im vollständig-kompensatorischen System sind es vorwiegend die Methoden 1–3.
- Im teilweise kompensatorischen System können ggf. alle 5 Methoden eingesetzt werden.
- Im unterstützend-erzieherischen System sind es eher die Methoden 3–5 (Lauber 2001).

Dass das nicht immer zwingend so sein muss, zeigt die Übertragung auf die im Abschnitt über die Pflegesysteme beschriebenen Beispiele. Bei Menschen im Wachkoma kommen die Methoden 1 und 3 in Betracht, bei dem Menschen mit einem Schlaganfall können ggf. alle Methoden zum Einsatz kommen, bei dem Diabetiker Methoden 2 und 5. Da sich der Zustand des zu Pflegenden immer wieder ändern kann, ist es erforderlich, dass Pflegende die Methoden des Helfens immer wieder anpassen.

3.7 Theorien mittlerer Reichweite

Der Anspruch, dass die Pflegetheorien sowohl zu einer höheren Pflegequalität und zu besseren Ergebnissen beitragen als auch Orientierung für Ausbildung und Praxis liefern sollen, konnte weitgehend nicht erfüllt werden. Die Gründe liegen u. a. darin, dass mit diesen Theorien das Ziel verfolgt wurde, das ganze Feld der Pflege erklären zu wollen. Spezifische und komplexe Felder der Pflege sind mit diesen abstrakten Theorien allerdings nicht zu fassen, sondern in der Umsetzung werden die Grenzen deutlich. Wie soll z. B. das Streben nach Selbstständigkeit und eigenständigen Entscheidungen bei Bewohnern umgesetzt werden, die an einer fortgeschrittenen Altersverwirrtheit leiden?

Auch wenn die Pflegetheorien zur internationalen pflegewissenschaftlichen Entwicklung einen großen Beitrag geleistet haben, so können sie nur begrenzt Antworten auf Probleme der Praxis geben. Infolgedessen richtete sich die Forschung in den vergangenen Jahrzehnten auf konkretere Felder und Themen der Pflegepraxis (Moers u. Schaeffer 2007, Shaya 2013).

Theorien mittlerer Reichweite befassen sich mit spezifischeren Pflegesituationen oder Konzepten. Sie liefern Erklärungen und zeigen darüber hinaus konkrete Handlungsansätze auf, die für diese Felder gültig sind. Von den vielen Theorien mittlerer Reichweite werden exemplarisch 2 Modelle vorgestellt: Eines zum Erleben und Handeln bei chronischer Erkrankung und ein Interaktionsmodell, das sich mit der Gestaltung nonverbaler Kommunikation zwischen Pflegenden und Patienten beschäftigt.

3.7.1 „Das Leben über die Krankheit erheben"

Die niederländische Pflegewissenschaftlerin Mieke Grypdonck (2005) entwickelte in Forschungsarbeiten aus der Praxis eine Theorie für die Pflege chronisch kranker Menschen. Sie machen einen großen Anteil der zu betreuenden Personen im stationären und ambulanten Bereich der Altenpflege aus. Sie orientiert sich dabei nicht an der Wiederherstellung von Funktionen als Ziel pflegerischen Handelns, wie es z. B. bei Orem der Fall ist, sondern am Erleben der betroffenen Personen und ihrer Familie. Grundlegend sind dabei die bisherigen Erfahrungen und Bedeutungen, die der betroffene Mensch seiner chronischen Krankheit im Hinblick auf sein Leben und seine Ziele verleiht. Er muss mit körperlichen Symptomen wie Schmerzen, Gelenksteifigkeit, Kurzatmigkeit u. v. m. umgehen. Der Körper macht Fehler in entscheidenden Augenblicken, er ist nicht länger verlässlich, das Leben wird unklar und unsicher. Die Endlichkeit des Lebens, Leid und Sorgen machen einen Teil der Lebensperspektive aus. Unter diesen Bedingungen muss der chronisch kranke Mensch lernen, mit dieser Krankheit zu leben. Es gibt kein Entkommen. Er strebt danach, seinem Leben mit der Erkrankung Sinn und Bedeutung zu geben, sodass er nicht für seine Krankheit lebt, sondern dass sie ihren Platz am Rand seines Lebens findet – und das eigentliche Leben ins Zentrum gerückt wird. Je mehr ihm das gelingt, desto besser geht es ihm, und es wird ihm gelingen, mit der Krankheit zu leben. Nicht die Krankheit, sondern die Person mit der Erkrankung, steht also im Vordergrund des pflegerischen Handelns.

Merke

Das Handeln der Pflege nach Grypdonck (2005) soll es chronisch kranken Menschen ermöglichen, sich auf das zu konzentrieren, was ihnen im Leben wichtig ist, wofür sich ihr Leben lohnt. So kann es sein, dass ein chronisch kranker Mensch um pflegerische Unterstützung für die morgendliche Körperpflege bittet, um seine Kraft für einen nachmittäglichen Besuch einzusparen, der ihm wichtig ist. Es geht also darum, das zu tun, was wichtig ist, und zu lernen, das zu lassen oder anderen zu überlassen, was weniger Priorität in seinem Leben hat.

Vier Aufgaben der Pflege stellt Grypdonck (2005) heraus:
- **Dem Kranken helfen, die existenzielle Krise zu überwinden**: Das betrifft die Zeit der Diagnose und jede Phase, in der eine Verschlechterung der Krankheit eintritt oder die Folgen mit bedeutsamen neuen Verlusten für den betroffenen Menschen in Verbindung stehen.
- **Unterstützung beim Kampf des täglichen Lebens**: Er muss täglich angepasst werden an die Bedürfnisse des Augenblicks. In der Regel entwickeln chronisch kranke Personen eine erstaunliche Fachkompetenz und geeignete Vorgehensweisen, um den Alltag zu bewältigen. Sie sind aber auch dankbar für einfache Lösungen, die ihnen Pflegende präsentieren, während ein häufiger Wechsel von Pflegepersonen oder festgelegte Zeitschemata – vorgegeben durch die Institution – sie in ihrer individuellen Lebensgestaltung behindern.
- **Unterstützung beim Management des therapeutischen Regimes**: Dabei fällt der Betroffene die Entscheidungen. Pflegende stehen ihm und seiner Familie beratend zur Seite und helfen, das gewünschte Management in die Tat umzusetzen.
- **Hilfe bei der Organisation der Pflege**: Die betroffene Person selbst oder pflegende Angehörigen koordinieren sie, um die Pflege den Bedürfnissen des Betroffenen und der Familie anzupassen. Pflegende müssen den Tagesplan des zu Pflegenden berücksichtigen und nicht umgekehrt.

Die Beziehung zwischen Pflegeperson und chronisch krankem Menschen ist dadurch gekennzeichnet, dass Pflegende **den Patienten kennen** und seine Reaktionen interpretieren können. Voraussetzungen für ein entstandenes **Vertrauen** sind sowohl die wahrgenommenen Kompetenzen der Pflegenden als auch das Erleben, dass sie kleinen Dingen und Wünschen Beachtung schenken. Über allem steht dabei, **die Autonomie des kranken** Menschen zu wahren.

Mieke Grypdonck fasst ihre Theorie zusammen in einem Prozess des Lernens chronisch kranker Menschen, das Leben über die Krankheit zu erheben, bei dem Pflegende ihm und der ganzen Familie unterstützend zur Seite stehen.

3.7.2 Nicht sprachliche Interaktion und Bewegung in der Praxis

Matthias Zündel (2009) entwickelte aus umfangreichen Beobachtungen die Theorie des interaktionsorientierten Bewegungshandelns, die hier nur ansatzweise vorgestellt werden kann. Hintergrund ist, dass wir uns in der (Alten-)Pflege häufig Personen gegenüber sehen, die nicht mehr in der Lage sind, sich sprachlich mitzuteilen, und die verbal geäußerten Botschaften der Pflegenden zu verstehen. Wie gelingt es uns nun, einen Kontakt zu diesen Menschen aufzubauen? Wie bringen wir ihre Wünsche und Bedürfnisse in Erfahrung? Wie verständigen wir uns bei pflegerischen Interventionen zur Mobilisation oder Positionierung im Bett, um Bewegungen einzuleiten oder zu begleiten?

Grundbedingung

Zündel geht davon aus – er stützt sich dabei auf den Philosophen George Herbert Mead –, dass Menschen trotz eingeschränkter Möglichkeiten die Fähigkeit zur Interaktion haben. Dargebotene Zeichen werden also Bedeutungen zugeschrieben, sie werden nicht als Reflexe oder pathologische Zeichen angesehen. Darüber hinaus entstehen Bedeutungen durch Interaktion und können nur im Kontakt untereinander erschlossen werden: Was bedeuten das Stirnrunzeln oder die angespannten Muskeln? Heißt es: Das habe ich nicht verstanden? Es ist mir zu anstrengend? Oder: Ich habe Schmerzen? Ich habe Angst?

Aus seiner Untersuchung entwickelte Zündel (2009, ▶ Abb. 3.14) ein Modell. Ohne im Einzelnen auf die Kategorien einzugehen, zeigt sich, dass Sprache für die Pflegenden wichtig ist, um die Handlung, und das, was dabei geschieht, zu rahmen. Bei der Kontaktaufnahme wird die Aufmerksamkeit direkt auf den zu Pflegenden gerichtet, es werden keine Bewegungen ausgeführt. Die Pflegenden nehmen Blickkontakt auf, berühren ihn und sprechen den zu pflegenden Menschen direkt an. Durch Berührungen bzw. Veränderungen des Berührungsortes oder der -intensität wird die Handlung strukturiert. Veränderungen werden über die Sinneswahrnehmungen des Sehens, Hörens und des Spürens aufgenommen.

Die Kategorie „Bewegungssituation gestalten" umfasst alle Handlungsabläufe, die im Rahmen der Bewegung erfasst wurden, als 3 zentrale Konzepte, ▶ Abb. 3.15:
- „**Tätig sein**" konzentriert sich auf die Interaktionsangebote der Pflegenden. Sprache nimmt z. B. eine Signalfunktion ein, um anzuzeigen, wann eine Bewegung eingeleitet wird. Berührungen haben die Funktion, zu führen, Bewegungen aufrechtzuerhalten sowie Nähe zu zeigen.
- „**Mit Impulsen der zu Pflegenden umgehen**" erfasst, ob die körperlichen Zeichen der zu Pflegenden in die Bewegungshandlung aufgenommen werden – inwieweit die Pflegenden also auf

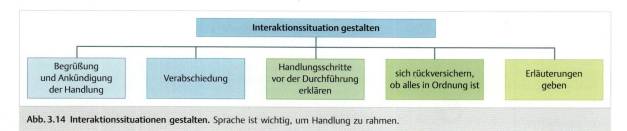

Abb. 3.14 Interaktionssituationen gestalten. Sprache ist wichtig, um Handlung zu rahmen.

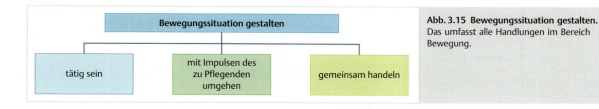

Abb. 3.15 Bewegungssituation gestalten. Das umfasst alle Handlungen im Bereich Bewegung.

die Impulse der Betroffenen reagieren, deren Mimik und Gestik wahrnehmen, Anspannungen erkennen und ihr eigenes Bewegungshandeln an den wahrgenommenen Botschaften ausrichten.
- **„Gemeinsam handeln"** umfasst die Situationen, in denen es Pflegenden und Betroffenen gelingt, eine Bewegungshandlung interaktiv gemeinsam zu gestalten.

Weitere Untersuchungen sind laut Zündel (2009) erforderlich, um zu erforschen, wie die nicht sprachlichen Interaktionsformen gelernt und verfeinert werden können.

3.8 Pflegeforschung

Pflegewissenschaft soll Antworten auf die Fragen der Pflegepraxis entwickeln. Dabei müssen diese „Antworten" (Wissen, Theorien) „gesicherte Erkenntnisse" sein. Nur wenn zweifelsfrei belegt ist, welche Pflegemaßnahmen z. B. in bestimmten Pflegesituationen einen Erfolg bewirken, ist die Anwendung dieser Maßnahmen begründet.

Um nun „gesichertes" neues Wissen zu entwickeln, muss die Pflegewissenschaft eigene Forschung betreiben – die Pflegeforschung.

Definition

Die englische Pflegewissenschaftlerin Lisbeth Hockey versteht unter **„Pflegeforschung"** die „[...] Vermehrung des Wissens auf einem bestimmten wissenschaftlichen Gebiet (nämlich dem Gebiet der Pflege) durch systematische Untersuchungsmethoden (mit denen man) zu neuen Erkenntnissen gelangt, die in der Praxis verwertbar sind" (Hockey 1983, S. 753).

Damit theoretische Erkenntnisse der Pflegewissenschaft als „wissenschaftlich" anerkannt werden, bedarf es eines Nachweises darüber, wie diese Theorien entstanden sind bzw. überprüft wurden. Das methodische Vorgehen muss also transparent dargelegt werden, sodass andere Wissenschaftler es überprüfen können.

Merke

Einer professionellen Pflege muss daran gelegen sein, die Verfahren und Methoden, die im praktischen Pflegehandeln angewendet werden, möglichst objektiv zu überprüfen, um so belegen zu können, dass diese Methoden einen Effekt haben und wie dieser Effekt aussieht.

3.8.1 Gegenstände im Fokus der Pflegeforschung

Bestandteil der Domäne der Pflege – und somit Gegenstand der Pflegewissenschaft allgemein – sind die Bereiche „Pflegepraxis", „Wissenschaft und Forschung" sowie „Lehre".

Pflegeforschung selbst konzentriert sich v. a. auf die Bereiche (Robert-Bosch-Stiftung 1996, Brandenburg et al. 2008):
- **Pflegepraxis**: insbesondere Untersuchungen zur Effektivität pflegerischer Handlungen und Methoden
- **Organisation der Pflege**: insbesondere organisatorische Gestaltung der Pflege und Evaluation unterschiedlicher Organisationsmöglichkeiten)
- **Pflegepolitik**
- **historische Forschung** in der Pflege: insbesondere Fragen zur Identitätsbildung und Professionalisierung der Pflege im geschichtlichen Wandel
- **Pflegebildungsforschung**: insbesondere Erforschung von Lehr- und Lernprozessen

3.8.2 Qualitative und quantitative Forschung in der Pflege

Eine der wichtigsten Unterscheidungen im Rahmen der Forschung ist die zwischen **qualitativer** und **quantitativer** Forschung (▶ Tab. 3.3). Diese Unterscheidung wird für die sozialwissenschaftliche Forschung allgemein vorgenommen. Je nachdem, was im Rahmen eines Forschungsprojektes untersucht werden soll, können Verfahren der qualitativen oder quantitativen Richtung sinnvoll sein. So bedient sich auch die pflegewissenschaftliche Forschung beider Ansätze.

Quantitative Forschung

Charakteristisch für quantitative Studien ist, dass bei einer möglichst großen Anzahl von Personen oder in möglichst vielen Situationen Häufigkeiten von bestimmten Merkmalen untersucht werden sollen. Die Auswertung der gewonnenen Daten erfolgt i. d. R. mithilfe statistischer Verfahren. Damit eine quantitative Studie aussagekräftig ist, wird auf die Größe der ausgewählten Stichprobe (= die Anzahl der Personen oder Situationen, in der die Untersuchung durchgeführt wird) sowie auf deren Repräsentativität großen Wert gelegt (Arets et al. 1999).

Fallbeispiel

Forschungsfrage: Wie viele alte Menschen mit Pflegbedarf entwickeln im Rahmen der durchgeführten Pflege in den stationären Altenpflegeeinrichtungen Deutschlands einen Dekubitus?

Hier bietet es sich an, eine quantitative Studie durchzuführen. Damit eine solche Untersuchung aussagekräftig wird, müssten im Idealfall alle stationären Altenpflegeeinrichtungen Deutschlands in die Forschung einbezogen werden. Das allerdings lässt sich verständlicherweise nicht realisieren. Daher wird man eine Auswahl (Stichprobe) aus allen Altenpflegeeinrichtungen treffen, die repräsentativ ist. Würde die Untersuchung in nur einem Altenpflegeheim durchgeführt, in dem möglicherweise nur Bewohner ohne Bewegungseinschränkungen betreut werden, so könnte keine gültige Aussage darüber getroffen werden, wie hoch die Anzahl der Dekubitalgeschwüre in stationären Einrichtungen ganz Deutschlands ist. Es sollten also möglichst viele Einrichtungen ein-

Tab. 3.3 Unterscheidungskriterien quantitativer und qualitativer Forschung.

quantitative Forschung	qualitative Forschung
Die Häufigkeit von bestimmten Merkmalen oder Aussagen soll bei einer möglichst großen Anzahl von Personen oder in möglichst vielen Situationen gemessen werden.	Das Verhalten einer einzigen Person oder einer kleinen Gruppe soll möglichst im Gesamtzusammenhang der Situation („ganzheitlich") erfasst werden.
Die gesammelten Daten werden meist „statistisch" ausgewertet.	Die Anzahl der untersuchten Fälle ist also geringer, dafür werden diese Fälle möglichst intensiv und umfassend untersucht. Die gesammelten Daten werden – vor dem Hintergrund des Gesamtzusammenhangs der Situation – meistens interpretiert.
Die Aussagekraft hängt im Wesentlichen ab von: • Der **Größe der Stichprobe** (Population), in der die Untersuchung durchgeführt wurde und • der **Repräsentativität** der ausgewählten Population.	Die Aussagekraft von Ergebnissen hängt davon ab, wie stichhaltig Zusammenhänge im untersuchten Einzelfall aufgezeigt werden und wie nachvollziehbar der Weg der Ergebnisgewinnung dargestellt wird.

bezogen werden, die die durchschnittliche Situation in der stationären Altenpflege gut widerspiegeln.

Qualitative Forschung

Im Rahmen qualitativer Forschungsarbeiten kommt es nicht – wie in der quantitativen Forschung – auf die Größe der Stichprobe an, in der eine Studie durchgeführt wird. Vielmehr sollen einige wenige Situationen (evtl. sogar nur eine einzige) in möglichst allen Facetten erfasst werden.

Es geht also nicht primär darum, Häufigkeiten zu ermitteln, sondern eher darum, eine Situation möglichst umfassend, intensiv und in ihrer Komplexität annähernd vollständig zu erfassen – so, wie es in der Praxis tatsächlich gelebt wird.

Diese Art der Forschung ist insbesondere dann von enormer Wichtigkeit, wenn das Erleben oder Verhalten von Menschen erfasst oder wenn bisher unbekannte Gebiete und Phänomene erstmalig erschlossen werden sollen. Zusammenhänge werden gedeutet und aufgedeckt. (Arets et al. 1999, Lamnek 2010).

Im Anschluss an eine qualitative Studie könnten dann z. B. quantitative Untersuchungen zu einzelnen Aspekten der qualitativ beschriebenen Situation erfolgen. Anders als in quantitativen Untersuchungen muss kein Nachweis über die Repräsentativität und Anzahl der untersuchten Stichprobe geleistet werden. Wichtiger ist, dass der Forscher die Art und Weise wie er zu seinen Ergebnissen gelangt ist, möglichst lückenlos und nachvollziehbar in allen Einzelheiten nachweist. Denn die Auswertung der gewonnenen Daten erfolgt meist interpretativ – durch Deutung bzw. Auslegung – und so sind subjektive Einflüsse möglich. Sie sind in der Forschung zu vermeiden.

Fallbeispiel B

Die niederländische Pflegewissenschaftlerin Corry Bosch hat 1996 in einer qualitativen Studie das „Wirklichkeitserleben dementierender alter Menschen" untersucht, indem sie besonders intensive Beobachtungen bei einzelnen demenziell veränderten Menschen durchgeführt und ihre Beobachtungsergebnisse miteinander verglichen hat. Sie konnte zu der Aussage gelangen, dass das Erleben der Wirklichkeit bei demenzkranken alten Menschen maßgeblich dadurch beeinflusst wird, was diesen Menschen aus ihrer Lebensgeschichte heraus vertraut ist.

3.8.3 Forschungsprozess und Forschungsdesign

Damit eine Forschungsarbeit wissenschaftlich anerkannt wird, muss sie bestimmten Kriterien entsprechen. Insbesondere muss deutlich werden, auf welchem Weg ein Forschungsergebnis gewonnen wurde.

Diesen „Weg" eines Forschungsprojekts, der sich aus mehreren Schritten zusammensetzt, bezeichnet man als **Forschungsprozess** (Arets et al. 1999, LoBiondo-Wood et al. 1996, Lamnek 2010, ▶ Abb. 3.16):

1. Die Idee, ein Gebiet zu erforschen, entsteht meist dann, wenn ein ungelöstes Problem in diesem Gebiet sichtbar wird. Dieses **Problem formuliert** ein Forscher zumeist in eine konkrete Forschungsfrage um und macht so deutlich, um welchen Aspekt genau es in seiner Studie gehen soll. Er grenzt sein Vorhaben von anderen möglichen Untersuchungen ab.
2. Ist die Fragestellung für die Untersuchung geklärt, so wird zunächst die **verfügbare Fachliteratur gesichtet**. Dabei ist von besonderem Interesse, ob es bereits Untersuchungen zur Forschungsfrage gibt, welche Ergebnisse diese Untersuchungen hatten, mit welchen Verfahren diese Untersuchungen durchgeführt wurden und welche anderen Aspekte des vorab erkannten Problems bereits untersucht wurden. Neben Fachbibliotheken stehen für die Recherche auch Suchmaschinen und Datenbanken im Internet zur Verfügung.
3. Im Anschluss wird ein **theoretischer Bezugsrahmen entwickelt**, in dem erläutert wird, aus welcher Perspektive das Forschungsthema bearbeitet werden soll. Auch die Vorannahmen (**Hypothesen**), die mithilfe des Forschungsprojektes belegt oder entkräftet werden sollen, müssen beschrieben werden.
4. Als Nächstes wird ein Arbeitsplan erstellt, mit dessen Hilfe man zu den Forschungsergebnissen kommen will. Diesen Plan nennt man „**Forschungsdesign**" (▶ Abb. 3.16). Je nach Forschungsfrage und -schwerpunkt (qualitativ/quantitativ) wird es Unterschiede im Forschungsdesign geben müssen.
5. Vor Beginn der eigentlichen Forschung sollte immer eine **Ethik-Kommission** über das Forschungsprojekt **informiert** und beratend hinzugezogen werden, da Forschung in der Pflege Forschung an und mit Menschen ist!
6. Nach Abschluss aller bisher vorgestellten Schritte des Forschungsprozesses wird dann eine **Pilotstudie** („Pretest") **durchgeführt**, um überprüfen zu können, ob das Forschungsvorhaben wie geplant funktioniert, oder ob Änderungen (z. B. am Forschungsdesign) erforderlich sind.
7. Es folgt die Phase der **Datensammlung und -speicherung** (mithilfe der im Forschungsdesign geplanten Methoden) und schließlich
8. die **Datenanalyse** (Auswertung).
9. Abschließend werden die **Forschungsergebnisse veröffentlicht**, um so einer breiten Masse von Pflegenden bekannt zu werden. Idealerweise werden die gewonnenen neuen Erkenntnisse dann in der Praxis angewendet.

Forschungsdesign
(„inhaltlicher Arbeitsplan" für die Forschung)

Population
- In welcher Gruppe von Menschen („Population") soll die Untersuchung erfolgen?
- Nach welchen Kriterien werden die Teilnehmer ausgewählt?

Methoden
- Mit welchen Methoden sollen Forschungsdaten gesammelt werden?
  – Befragung/Interview
  – teilnehmende/nicht teilnehmende Beobachtung
  – Experiment
- Mit welchen Methoden soll die Analyse der gesammelten Daten erfolgen? (statistische oder interpretative Verfahren?)

Rahmenbedingungen
- Welche Rahmenbedingungen müssen beachtet werden?
  – Finanzierung?
  – zur Verfügung stehende Zeit?
  – eigene Qualifikation?

Abb. 3.16 Kernelemente des Forschungsdesigns. Welchen Anforderungen muss eine wissenschaftliche Arbeit genügen?

3.9 Lern- und Leseservice

3.9.1 Das Wichtigste im Überblick

Warum sollte die (Alten-)Pflege als unabhängige Profession mit eigener Wissenschaft anerkannt werden?

Altenpflege – als vom Bundesverfassungsgericht anerkannter Heilberuf – hat einen eigenen Bereich („Domäne"), den sie laut AltPflG selbstständig und eigenverantwortlich verwalten muss. Um dies leisten zu können, werden die praktisch Pflegenden durch die Pflegewissenschaft und -forschung unterstützt. Aufgrund demografischer und epidemiologischer Veränderungen wird zudem ein hoher Innovationsdruck auf die Pflege ausgeübt: Die Anforderungen an eine qualitativ hochwertige Pflege – und somit die Verpflichtung zum Nachweis der Effektivität pflegerischen Handelns – nehmen mehr und mehr zu.

Was ist die allgemeine und die spezielle Domäne?

Eine Domäne ist „das Arbeits-/Wissensgebiet, auf dem jemand besonders gut Bescheid weiß, auf dem er sich speziell und besonders intensiv betätigt, das ihm alleine in der Durchführung vorbehalten ist".

Auf welche Bereiche erstreckt sich die „Domäne der Pflege"?

Zur „Domäne der Pflege" gehört die Pflege insgesamt, d. h., alle Bereiche der Pflege: die Theorie, die Forschung, die Lehre und die Pflegepraxis selbst. In diesen Bereichen handelt die Pflege selbstverantwortlich. Daher stehen diese 4, in engem Zusammenhang stehenden Bereiche im Zentrum der Aufmerksamkeit der Pflegewissenschaft – sie sind sozusagen der „Gegenstandsbereich" der Pflegewissenschaft.

Welche Bedeutung haben theoretische Konstrukte für das konkrete praktische Pflegehandeln?

Pflegewissenschaftliche Erkenntnisse (theoretische Konstrukte) können einen anerkannten Nachweis darüber erbringen, welche Pflegemaßnahmen einen positiven Effekt bewirken. Sie helfen Pflegenden dabei, ihr praktisches Handeln verantworten zu können. Darüber hinaus helfen insbesondere die sog. „deskriptiven Pflegetheorien" dabei, die Lebenswelten der uns anvertrauten Menschen und bestimmte pflegerelevante Phänomene zu verstehen. Ein durch Forschung gesichertes Handlungsrepertoire kann Pflegenden dabei helfen, unbekannte Pflegesituationen zu bewältigen. Mithilfe wissenschaftlich gesicherten Wissens ist es mitunter möglich, Vorhersagen für bestimmte Situationen treffen zu können. Pflegewissenschaft und -forschung können helfen, die bisherige Pflegepraxis zu überprüfen und Fehler zu vermeiden.

Wie werden diese Konstrukte in einem professionellen Pflegehandeln integriert?

Zu beachten ist stets, dass theoretische Konstrukte in den seltensten Fällen unverändert angewendet/umgesetzt werden können! Die besondere Expertise professionell Pflegender besteht darin, erworbenes Fach- und Methodenwissen individuell auf die Situation jedes einzelnen Menschen zu beziehen, es also reflektiert zur Anwendung zu bringen.

Was unterscheidet die induktive und deduktive Theorienbildung?

Induktiv werden Theorien gebildet, wenn aus der Beobachtung von konkreten Einzelfällen verallgemeinernde Rückschlüsse gezogen werden. Diese Rückschlüsse können dann als „erklärende Regeln" für die Beobachtungen gelten. Bei der deduktiven Theoriebildung wird aufgrund theoretischer Vorannahmen eine allgemeine Aussage aufgestellt, die dann zur Vorhersage oder Beschreibung eines konkreten Einzelfalls genutzt wird. Ausgehend von einer allgemeingültigen Aussage werden so schlussfolgernd Aussagen für den Einzelfall abgeleitet (Lamnek 1995b).

Welche Bezugswissenschaften der Pflegewissenschaft gibt es?

Wichtige Bezugswissenschaften der Pflege sind, neben der Philosophie, die Psychologie, die Biologie, die Medizin, die Soziologie und – mit Blick auf die Pflege und Betreuung alter Menschen – die Gerontologie.

Welche Arten von Pflegetheorien gibt es?

Pflegetheorien können zunächst nach ihrem Abstraktionsniveau unterschieden werden: Pflegetheorien großer, mittlerer und geringer Reichweite.

Pflegetheorien großer Reichweite können inhaltlich unterschieden werden, z. B. nach Afaf I. Meleis: Bedürfnis-, Interaktions- und Ergebnistheorien.

Warum ist es schwierig, eine einzige (große) Pflegetheorie zu favorisieren?

Alle bisher entwickelten Pflegetheorien großer Reichweite erheben den Anspruch, auf einem allgemeinen/abstrakten Niveau zu erklären, was „Pflege" ist. Je nach Schwerpunkt der jeweiligen Pflegewissenschaftlerin wird dabei der Blick mehr oder weniger stark auf einen Aspekt der Pflege gerichtet. Bei der Auswahl einer großen Pflegetheorie, die als oberste Orientierung für das eigene Handeln dienen soll, sollte man die auswählen, die einen brauchbaren theoretischen Hintergrund für den speziellen Arbeitsbereich und die Erfordernisse der uns in diesem Bereich anvertrauten Menschen mit Pflegebedarf abgeben. Häufig werden Erkenntnisse mehrerer Theorien als handlungsleitend für die pflegerische Praxis angesehen.

Welche Bestandteile hat die Theorie von Krohwinkel?

Die „Pflegetheorie" Monika Krohwinkels umfasst:
- das Rahmenmodell fördernde Prozesspflege
- das ABEDL-Strukturierungsmodell
- das Pflegeprozessmodell
- das Management-Modell der Pflege
- das Qualitätsentwicklungsmodell

Darüber hinaus enthält ihre Theorie – wie in „großen Pflegetheorien" üblich – Aussagen zum „Metaparadigma der Pflege", also zu den **zentralen Konzeptionen und Konzepten** „Person", „Umgebung", „Gesundheit/Krankheit" und „Pflege".

Welche Bestandteile weist das pflegetheoretische Konstrukt von Dorothea Orem auf?

Die „Pflegetheorie" Dorothea Orems umfasst:
- die Theorie der Selbstpflege
- die Theorie des Selbstpflegedefizits
- die Theorie der Pflegesysteme

Was versteht man unter Pflegeforschung?

Pflegeforschung ist die „[...] Vermehrung des Wissens auf einem bestimmten wissenschaftlichen Gebiet (nämlich dem Gebiet der Pflege) durch systematische Untersuchungsmethoden (mit denen man) zu neuen Erkenntnissen gelangt, die in der Praxis verwertbar sind" (Hockey 1983, S. 753).

Was unterscheidet quantitative Forschung von qualitativer Forschung?

Charakteristisch für quantitative Studien ist, dass bei einer möglichst großen Anzahl von Personen oder in möglichst vielen Situationen Häufigkeiten von bestimmten Merkmalen untersucht werden sollen. Die Auswertung der so gewonnenen Daten erfolgt in der Regel mithilfe statistischer Verfahren. Damit eine quantitative Studie aussagekräftig ist, wird auf die Größe der ausgewählten Stichprobe (= die Anzahl der Personen oder Situationen, mit denen/in der die Untersuchung durchgeführt wird) sowie auf deren Repräsentativität großer Wert gelegt (Arets et al. 1999).

Im Rahmen qualitativer Forschungsarbeiten kommt es dagegen nicht auf die Größe der Stichprobe an. Vielmehr sollen einige wenige Situationen (evtl. sogar nur eine einzige) in möglichst allen Facetten erfasst werden. Es geht also eher darum, eine Situation möglichst umfassend, intensiv und in ihrer Komplexität annähernd vollständig zu erfassen. Diese Art der Forschung ist insbesondere dann enorm wichtig, wenn das Erleben oder Verhalten von Menschen erfasst oder wenn bisher unbekannte Gebiete und Phänomene erstmalig erschlossen werden sollen (Arets et al. 1999). Hierbei muss kein Nachweis über die Repräsentativität und Anzahl der untersuchten Stichprobe geleistet werden. Wichtiger ist, dass der Forscher die Art und Weise, wie er zu seinen Ergebnissen gelangt ist, möglichst lückenlos und nachvollziehbar in allen Einzelheiten nachweist, da die Auswertung der gewonnenen Daten meist interpretativ – durch Deutung bzw. Auslegung – erfolgt und so subjektive Einflüsse möglich sind.

Was ist der „Forschungsprozess", was sind seine Phasen?

Der „Forschungsprozess" ist der zeitliche Ablauf eines Forschungsprojektes. Er weist folgende Phasen auf:
1. Problemformulierung
2. Literatursichtung
3. Entwicklung des theoretischen Bezugsrahmens bzw. Formulierung von Hypothesen
4. Festlegung des Forschungsdesigns (Population, Methoden, Rahmenbedingungen)
5. Pilotstudie („Pretest")
6. Datensammlung und -speicherung
7. Datenanalyse
8. Veröffentlichung der Forschungsergebnisse

Was ist das „Forschungsdesign"?

Das „Forschungsdesign" ist der Arbeitsplan, auf dessen Grundlage ein Forschungsprojekt durchgeführt wird. In diesem Plan wird festgelegt, in welcher Gruppe von Menschen (Population) eine Untersuchung durchgeführt werden soll, welche Methoden (Beobachtung, Befragung, Experiment) dabei angewendet werden sollen und unter welchen Rahmenbedingungen die Untersuchung erfolgt bzw. erfolgen kann.

3.9.2 Literatur

Arets J, Obex F, Vaessen J, Wagner F. Professionelle Pflege. Theoretische und praktische Grundlagen. Band 1. 3. Auflage. Bocholt: Eicanos; 1999

Bartholomeyczik S. Professionelle Pflege heute. Einige Thesen. In: Kreutzer S, Hrsg. Transformation pflegerischen Handelns. Institutionelle Kontexte und soziale Praxis vom 19. bis ins 21. Jahrhundert. Osnabrück: V&R Unipress; 2010: 133–154

Bortz J, Döring N. Forschungsmethoden und Evaluation. 4. Aufl. Heidelberg. Springer; 2006

Botschafter P, Moers M. Pflegemodelle in der Praxis. 8. Folge: Orem DE – die Selbstfürsorge-Defizit-Konzeption der Pflege. Die Schwester/Der Pfleger 1991; 8: 701–706

Brandenburg H, Dorschner S. Pflegewissenschaft 1. 2. Aufl. Bern: Hans Huber; 2008

Bundesministerium für Gesundheit (2014). Pflegefachkräftemangel. Im Internet: www.bmg.bund.de/pflege/pflegekraefte/pflegefachkraeftemangel.html; 27.6.2015

Chinn P, Kramer M. Pflegetheorie. Konzepte – Kontext – Kritik. Berlin, Wiesbaden: Ullstein Mosby; 1996

Darmann-Finck I, Böhnke U, Straß K. Fallrekonstruktives Lernen in den Berufsfeldern Pflege und Gesundheit. Frankfurt/Main: Mabuse; 2009

Dennis CM, Orem DE. Selbstpflege- und Selbstpflegedefizit-Theorie. Bern, Göttingen, Toronto, Seattle: Hans Huber; 2001

Deutscher Berufsverband für Pflegeberufe (o.J.). Definition der Pflege. International Council of Nurses ICN. Im Internet: www.dbfk.de/de/themen/Bedeutung-professioneller-Pflege.php; 14.09.2015

Dewe B, Ferchhoff W, Scherr A. Professionelles soziales Handeln. Soziale Arbeit im Spannungsfeld zwischen Theorie und Praxis. 3. Aufl. Weinheim. Juventa; 2001

Drerup E. Modelle der Krankenpflege. Freiburg i. Breisgau: Lambertus; 1993

Duden. Das Fremdwörterlexikon. 10. komplett überarbeitete und aktualisierte Auflage. Mannheim: Dudenverlag; 2010

Fawcett J. Spezifische Theorien der Pflege im Überblick. Bern: Hans Huber; 1999

Grypdonck M. Chronisch kranke Menschen in ihrem Alltag. Wien: Wilhelm Maudrich; 2005

Hartmann H. Arbeit, Beruf, Profession. In: Luckmann T, Sprondel WM, Hrsg. Berufssoziologie. Köln: Kiepenheuer und Witsch; 1972

Hesse HA. Berufe im Wandel. Ein Beitrag zum Problem der Professionalisierung. Stuttgart: Enke; 1968

Hockey L. Krankenpflegeforschung: Auftrag und Möglichkeiten. Österreichische Krankenhauszeitung 1983; 24: 753–757

Hohloch E. Die Theorie der Dependenzpflege – ein konzeptioneller Rahmen für die Einschätzung, Stärkung und Förderung elterlicher Kompetenzen. Pflege 2010; 23: 25–36

Hunink G. Pflegetheorien – Elemente und Evaluation. Bocholt: Eicanos; 1997

International Council of Nurses (2014). Definition of Nursing. Im Internet: www.icn.ch/about-icn/icn-definition-of-nursing; 27.6.2015

Johns C. Selbstreflexion in der Pflegepraxis. Gemeinsam aus Erfahrungen lernen. Bern: Hans Huber; 2004

Klie T, Stascheit U. Gesetze für Pflegeberufe. Gesetze, Verordnungen, Richtlinien. 4. Auflage. Frankfurt: Fachhochschulverlag; 1999

Kirkevold M. Pflegewissenschaft als Praxisdisziplin. Bern: Hans Huber; 2002

Kriz J, Lück HE, Heidbrink H. Wissenschafts- und Erkenntnistheorie. Opladen: Leske und Budrich; 1990

Krohwinkel M. et al. Der Pflegeprozess am Beispiel von Apoplexiekranken. Eine Studie zur Erfassung und Entwicklung ganzheitlich-rehabilitierender Prozesspflege. Im Auftrag des Bundesministeriums für Gesundheit. Baden-Baden: Nomos Verlagsgesellschaft; 1993

Krohwinkel M. Fördernde Prozesspflege. Konzepte, Verfahren und Erkenntnisse. In: Osterbrink J, Hrsg. Erster internationaler Pflegetheorienkongress Nürnberg. Bern, Göttingen, Toronto, Seattle: Hans Huber; 1998: 134–154

Krohwinkel M. Rehabilitierende Prozesspflege am Beispiel von Apoplexiekranken. 3. durchgesehene Aufl. Bern: Hans Huber, Hogrefe AG; 2008

Lamnek S. Qualitative Sozialforschung. 5. Aufl. Weinheim: Beltz; 2010

Lamnek S. Qualitative Sozialforschung. Band 1 – Methodologie. Weinheim: Beltz; 1995a

Lamnek S. Qualitative Sozialforschung. Band 2 – Methoden und Techniken. Weinheim: Beltz; 1995b

Lauber A. Grundlagen beruflicher Pflege. Stuttgart, New York: Thieme; 2001

LoBiondo-Wood G, Haber J. Pflegeforschung. Methoden, kritische Einschätzung und Anwendung. Berlin, Wiesbaden: Ullstein Mosby; 1996

Logan W, Roper N, Tierney A. Das Roper-Logan-Tierney-Modell. Basierend auf Lebensaktivitäten (LA). Bern: Hans Huber; 2002

Mayer H. v. Pflegeforschung anwenden. Elemente und Basiswissen für Studium und Weiterbildung. 2. Aufl. Wien: Facultas; 2007

Meleis A. Pflegetheorie: Gegenstand, Entwicklung und Perspektiven des theoretischen Denkens in der Pflege. Bern, Göttingen, Toronto, Seattle: Hans Huber; 1999

Meleis AI. Theoretical nursing: Development and progress. 4th ed. Philadelphia, PA: Lippincott Williams & Wilkins; 2007

Moers M, Schiemann D. (2006). Expertenstandards in der Pflege – Implementation als Strategie des Wissenstransfers. In: Schaeffer D, Hrsg. Wissenstransfer in der Pflege. Bielefeld: Veröffentlichungsreihe des Instituts für Pflegewissenschaft an der Universität Bielefeld (IPW); 2006: 41–62. Im Internet: www.uni-bielefeld.de/gesundhw/ag6/downloads/ipw-133.pdf; 27.6.2015

Moers M, Schaeffer D. Pflegetheorien heute: Wie können sie die Praxisentwicklung fördern? Die Schwester/Der Pfleger 2007; 46, 1: 70–73

Oevermann U. (1996): Theoretische Skizze einer revidierten Theorie professionalisierten Handelns. In: Combe A., Helsper W, Hrsg. Pädagogische Professionalität. Untersuchungen zum Typus pädagogischen Handelns. Frankfurt: Suhrkamp; 1996: 70–182

Orem DE. Eine Theorie der Pflegepraxis. In: Schaeffer D et al., Hrsg. Pflegetheorien. Beispiele aus den USA. 2. Aufl. Bern: Hans Huber; 2008: 86

Robert-Bosch-Stiftung. Pflege braucht Eliten. Denkschrift zur Hochschulausbildung für die Lehr- und Leitungskräfte in der Pflege. Stuttgart: Robert-Bosch-Stiftung; 1996

Sander K, Schneider K. Pflegemodelle, Pflegetheorie, Pflegekonzepte. Unterricht Pflege 2006; 5: 34–42

Schroeter KR. Soziologie der Pflege: Grundlagen, Wissensbestände und Perspektiven. Weinheim, München: Juventa; 2005

Shaya M, Käppeli S, Schnepp W. Die Reichweite von Theorien als Indikator für ihre Umsetzbarkeit in der Praxis. Pflegewissenschaft 2013; 1: 5–16

Veit A. Professionelles Handeln. Bern: Hans Huber Verlag; 2004

Welter-Enderlin R, Hildenbrand B. Systemische Therapie als Begegnung. 4. Aufl. Stuttgart: Klett-Cotta; 2004

World Health Organization. Nursing in Action. Strengthening Nursing and Midwifery to support Health for All. Copenhagen: WHO; 1993

Walsh M, Ford P. Pflegerituale. Deutschsprachige Ausgabe herausgegeben von Angelika Abt-Zegelin. 2. Ausgabe. Bern: Hans Huber; 2000

Wingenfeld K. Pflegerisches Entlassungsmanagement im Krankenhaus. Stuttgart: Kohlhammer; 2011

Zündel M. Interaktionsorientiertes Bewegungshandeln [Dissertation]. Bremen: Universität Bremen; 2009. Im Internet: www.nbn-resolving.de/urn:nbn:de:gbv:46-diss000 113 576; 27.6.2015

Weiterführende Literatur

Ausbildungs- und Prüfungsverordnung für die Berufe in der Krankenpflege (KrPflAPrV) vom 10. November 2003. Bundesgesetzblatt 2003 Teil I Nr. 55, ausgegeben zu Bonn am 19. November 2003

Benner P. Stufen zur Pflegekompetenz. From novice to expert. Bern, Göttingen, Toronto, Seattle: Hans Huber; 1994

Benner P, Tanner C, Chesla CA. Pflegeexperten: Pflegekompetenz, klinisches Wissen und alltägliche Ethik. Bern, Göttingen, Toronto, Seattle: Hans Huber; 2000

Bosch C. Vertrautheit. Studie zur Lebenswelt dementierender alter Menschen. Wiesbaden: Ullstein Medical; 1996

Dewe B, Ferchhoff W. Dienstleistung und Bildung – Bildungstheoretische Betrachtungen über personenbezogene Dienstleistungsberufe. In: Hansmann O, Marotzki W, Hrsg. Diskurs Bildungstheorie I. Systematische Markierungen. Weinheim: Deutscher Studien Verlag; 1988

Evers GCM. Die Selbstpflegedefizit-Theorie von Dorothea Orem. In: Osterbrink J, Hrsg. Erster internationaler Pflegetheorienkongress Nürnberg. Bern, Göttingen, Toronto, Seattle: Hans Huber; 1998: 104–133

Gesetz über die Berufe in der Krankenpflege und zur Änderung anderer Gesetze vom 16. Juli 2003. Bundesgesetzblatt Jahrgang 2003 Teil I Nr. 36, ausgegeben zu Bonn am 21. Juli 2003

Käppeli S. Pflegekonzepte. Phänomene im Erleben von Krankheiten und Umfeld. Bd. 1–3. Bern: Hans Huber; 1997, 1999, 2000

McCaffrey M, Beebe A, Latham J. Schmerz. Ein Handbuch für die Pflegepraxis. Berlin, Wiesbaden: Ullstein Mosby; 1997

Rogers M. Theoretische Grundlagen der Pflege. Eine Einführung. Freiburg: Lambertus; 1995

Roper N, Logan W, Tierney A. Die Elemente der Krankenpflege. Basel: Recom; 1987

Schaeffer D, Moers M, Steppe H, Meleis A. Pflegetheorien. Beispiele aus den USA. Bern, Göttingen, Toronto, Seattle: Hans Huber; 1997

Schwerdt R. Gute Pflege. Pflege in der Beurteilung von Menschen mit Pflegebedarf. Stuttgart, Berlin, Köln: Kohlhammer; 2002

Stähling E. Pflegetheorien. In: Kellnhauser et al, Hrsg. Thiemes Pflege. Stuttgart: Thieme; 2000: 104–120

Steppe, H. Zur Situierung und Bedeutung von Pflegetheorien in der Pflegewissenschaft. Pflege 2000; 13: 91–98

Woog P. Chronisch Kranke pflegen. Das Corbin-Strauss-Pflegemodell. Wiesbaden: Ullstein Medical; 1998

3.9.3 Kontakt- und Internetadressen

Universitätsklinikums Halle (Saale), German Center for Evidence-based Nursing „sapere aude": www.medizin.uni-halle.de//index.php?id=567

Deutsche Gesellschaft für Pflegewissenschaft e. V.: www.dg-pflegewissenschaft.de

Deutsches Institut für angewandte Pflegeforschung e. V.: www.dip.de

Deutscher Pflegerat: www.deutscher-pflegerat.de

Deutscher Berufsverband für Pflegeberufe: www.dbfk.de/de/index.php

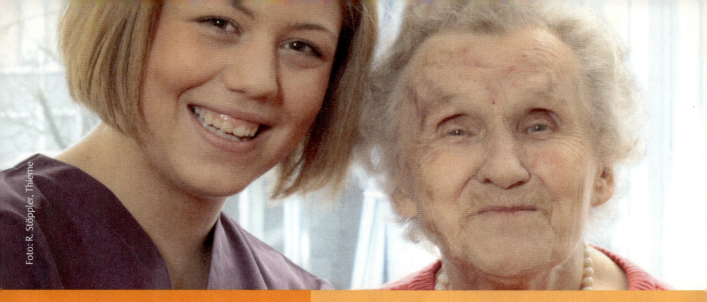

Kapitel 4

Ethisch handeln – Grundlagen und Prinzipien

4.1	Moralisches Handeln und Ethik in der Altenpflege	*109*
4.2	Prinzipienethik	*110*
4.3	Lern- und Leseservice	*125*

4 Ethisch handeln – Grundlagen und Prinzipien

Doris Fölsch

4.1 Moralisches Handeln und Ethik in der Altenpflege

Fallbeispiel

Frau Kistner, eine Bewohnerin mit einer fortgeschrittenen Demenz, lehnt die ihr angebotene Körperpflege häufig ab. Manches Mal lässt sie die Gesichtspflege zu. Gegen die Intimpflege oder das Waschen der Haare wehrt sie sich vehement. Altenpflegerin Sarah ist heute für Frau Kistner zuständig. Sie denkt, dass sowohl die Intimpflege als auch das Waschen der Haare aus pflegerischer Sicht notwendig sind. Frau Kistner wehrt sich auch heute gegen die Versuche von Sarah, die Körperpflege durchzuführen.

Wie sollen Pflegepersonen in solchen Situationen handeln? Was können Sie tun, was sollen Sie tun? Was müssen Pflegepersonen im Umgang mit schwierigen Situationen beachten?

Merke

Pflegen ist moralisches Handeln.

Ethik ist eine wissenschaftliche Teildisziplin der Philosophie und beschäftigt sich mit Fragen des menschlichen Handelns sowie wissenschaftlichen Basisfragen der Ethik: Wie soll ich handeln? Was ist ethisch richtig? Was bedeuten moralische Sätze? Was sind Normen und Werte? Gibt es eine moralische Wahrheit?

Pflegeethik ist ein Bereich der angewandten Ethik und beschäftigt sich mit der Anwendung moralischer Theorien auf konkrete Problemfälle und Konfliktsituationen im Bereich der Pflege: Wie soll ich als Pflegeperson handeln? Wie verhalte ich mich richtig?

Unsere Vernunft, unsere Gefühle und unsere Erfahrungen leiten uns dabei, wie wir in schwierigen Situationen reagieren. In überfordernden Situationen kann es sein, dass wir pragmatisch und emotional handeln, ohne umfassend auf die mitbetroffenen Menschen Rücksicht zu nehmen. Wir fühlen uns schuldig, wenn wir moralisch falsch handeln oder aufgrund äußerer Einflüsse unseren moralischen Ansprüchen nicht gerecht werden können. Wir sind verärgert und empört, wenn andere Menschen unmoralisch handeln oder wir selbst unmoralisch behandelt werden. Unser Handeln kann auch darauf basieren, Anordnungen von Vorgesetzten Folge zu leisten, ohne selbst die Verantwortung für unser Tun zu übernehmen. Handeln wir moralisch, schützen oder unterstützen wir andere Menschen in der Weise, in der wir es mit unserem Gewissen vereinbaren können, so sind wir meist mit uns zufrieden.

Ein wesentlicher Bestandteil der Pflegearbeit ist die Fähigkeit von Pflegepersonen, sich in die Situation des anderen einfühlen zu können. Pflegeethik als weiterer Bestandteil der Pflegearbeit hilft, die eigene Intuition, Gefühle und Situationen zu reflektieren. So sind ethisches Wissen, Intuition, Gefühle und Vernunft gemeinsam die Basis, um in schwierigen Situationen eine Entscheidung zu finden (▶ Abb. 4.1).

Die persönliche Fähigkeit, moralisch zu urteilen und zu argumentieren, kann gefördert werden und sich entwickeln. Durch die Auseinandersetzung mit Pflegeethik lernen Pflegende zunehmend, ihre Intuition zu reflektieren und zu stärken und ihre Entscheidungen zu begründen.

In Ethikkodizes und Chartas werden Regeln und Rechte formuliert, die bei der Entscheidungsfindung beachtet werden und unterstützend wirken sollen.

4.1.1 Ethik, Moral und professionelle Pflege

Professionelle Pflege muss sich der ethischen Dimension ihres Handelns bewusst sein. Sie muss ihr Handeln ethisch reflektieren und moralische Probleme erkennen und sie analysieren können. Die hier ausgeführten Grundgedanken einer Ethik in der Altenpflege sollen dazu beitragen, die ethische Dimension der Altenpflege zu verdeutlichen und Pflegepersonal dafür zu sensibilisieren, wie wichtig Ethik in ihrem täglichen Handeln ist. Es geht um den Umgang, den wir mit den uns anvertrauten Menschen pflegen. Es geht darum, wie wir unsere tägliche Pflege in Hinblick auf viele menschliche Aspekte durchführen. Pflegen ist ethisches Handeln. Doch Ethik dient nicht nur der Reflexion pflegerischen Handelns innerhalb der Beziehung zum alten Menschen, sondern sie kann Pflegenden auch selbst dabei helfen, den täglichen Herausforderungen dieses Berufs besser begegnen und diese bewältigen zu können. Eine persönliche Auseinandersetzung mit Ethik wirkt klärend und unterstützend. Pflegepersonen gewinnen an Selbstbewusstsein und Selbstvertrauen in ihrem pflegerischen Handeln.

Dieses Kapitel verzichtet bewusst auf das sonst übliche einführende und allgemein-theoretische ethische Wissen. Denn Ziel ist es, Altenpflegenden, die täglich im Pflegealltag moralisch handeln, konkret aufzuzeigen, wie man moralischen Problemen in ihrem Bereich begegnen kann, bzw. das eigene Handeln unter ethischen Gesichtspunkten reflektiert. Hierfür wird als Arbeitsinstrument eine konkrete Moraltheorie, die **Prinzipienethik**, vorgestellt und angewendet. Sie enthält wichtige Aspekte für die ethische Reflexion des Pflegealltags. Das Kapitel beschreibt deshalb eine praxisbezogene Vorstellung eines bewährten Ethikkonzepts. Denn angewandte Ethik soll hilfreich und praktikabel sein.

Alltägliche Situationen der Altenpflege werden mithilfe der Prinzipienethik ethisch analysiert. Fallbeispiele verdeutlichen die theoretischen Erläuterungen. Um zu zeigen, wie die Prinzipienethik in der Praxis als Anleitung für ethisches Handeln eingesetzt werden kann, bearbeitet jeder Abschnitt ethische Herausforderungen detailliert. Ein besonderes Augenmerk wird auf die Begleitung demenzkranker Menschen gelegt, denn schließlich bestimmt sie den Alltag der Pflegenden in der Altenpflege.

Wer sich mit Definitionen (Ethos, Moral usw.), Begriffserklärungen (kategorischer Imperativ, goldene Regel usw.) und unterschiedlichen Theorien (teleologische und deontologische Theorien usw.) vertrauter machen möchte, findet dazu viele Informationen in vertiefender Literatur.

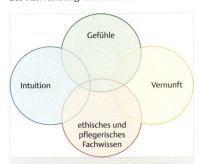

Abb. 4.1 Ethische Entscheidungsfindung. Verschiedene Faktoren beeinflussen unsere ethischen Entscheidungen.

Merke

Die „Wahrheit" wird schwer zu finden sein. Es gibt verschiedene Zugänge der Ethik, die uns Wegweiser sein können, um unser Handeln zu leiten und das Gute zu erreichen.

4.2 Prinzipienethik

Prinzipien beinhalten Werte und Normen und dienen dazu, bei moralischen Entscheidungen Orientierung zu geben bzw. Handeln ethisch zu reflektieren. Es werden im Folgenden die aus der Biomedizin stammenden Prinzipien (Beauchamp u. Childress 2009) vorgestellt und es wird gezeigt, wie diese im konkreten Fall auf die Altenpflege angewendet werden können. Durch die sehr unterschiedlichen Qualitätsstufen in den verschiedenen Einrichtungen werden die angeführten Fallbeispiele teilweise aus eigener Erfahrung bekannt sein, anderenorts werden Problematiken schon gut gelöst sein. Die Fallbeispiele stammen durchgehend aus aktuellen Berichten und aktuellem Anlass. Die 4 ethischen Prinzipien sind in ▶ Abb. 4.2 zusammengefasst.

Prinzipien können keine klaren Antworten geben, sie dienen jedoch als Richtlinien für unser Handeln. Sie helfen durch Anwendung auf den konkreten Fall, Lösungen bei moralischen Konflikten zu finden. Wie sich zeigen wird, sind die genannten Prinzipien eng miteinander verbunden und treten auch häufig in Konkurrenz. Hier liegt es am ethisch geschulten Pflegepersonal, unterschiedliche Standpunkte zu gewichten und durch Analyse eine Lösung zu finden. Im Anhang an jedes der Prinzipien finden Sie Fragen, die bei der Analyse als Hilfestellung dienen können.

4.2.1 Prinzip der Autonomie

Die theoretische Auseinandersetzung mit **Autonomie** und **Würde** des Menschen füllen ganze Bücherregale. Dieser Abschnitt zeigt einige dieser Aspekte der Autonomie und die Bedeutung für die Altenpflegepraxis auf (▶ Abb. 4.2).

Die vier Prinzipien:
- Prinzip der Autonomie
- Prinzip der Fürsorge
- Prinzip des Nichtschadens
- Prinzip der Gerechtigkeit

Abb. 4.2 Ethische Prinzipien. Leitende Aspekte, die bei moralischen Entscheidungen Orientierung geben bzw. dabei helfen, Handeln ethisch zu reflektieren.

Definition

Autonomie in der Altenpflege bedeutet, dass man die Ziele, Wünsche und den Willen des alten Menschen respektiert. D. h., der pflegebedürftige Mensch hat das Recht, über sein Leben selbst zu bestimmen, Entscheidungen zu treffen, und sein Leben gemäß seinem Wertesystem zu gestalten.

Pflege-Charta
Artikel 1: Selbstbestimmung und Hilfe zur Selbsthilfe

„Jeder hilfe- und pflegebedürftige Mensch hat das Recht auf Hilfe zur Selbsthilfe sowie auf Unterstützung, um ein möglichst selbstbestimmtes und selbstständiges Leben führen zu können […].

Sie haben das Recht auf Beachtung ihrer Willens- und Entscheidungsfreiheit sowie auf Fürsprache und Fürsorge. Die an der Betreuung, Pflege und Behandlung beteiligten Personen müssen ihren Willen beachten und ihr Handeln danach ausrichten."

Artikel 5: Information, Beratung und Aufklärung

„Jeder hilfe- und pflegebedürftige Mensch hat das Recht auf umfassende Informationen über Möglichkeiten und Angebote der Beratung, der Hilfe, der Pflege sowie der Behandlung."

Autonomie in der Altenpflege weist besondere Merkmale auf. Altenpflege ist geprägt durch Menschen, die auf Hilfe angewiesen sind. Das heißt, sie sind von der Unterstützung durch andere Menschen abhängig, um ihren Alltag meistern zu können. Daher spielen Abhängigkeit sowie Beziehungen eine wesentliche Rolle. Viele in der Altenpflege zu betreuende Menschen können nicht oder nur eingeschränkt Entscheidungen treffen. Die Vorstellung vom autonomen Menschen, der unabhängig und in jeglicher Hinsicht frei entscheiden kann bzw. entscheidungsfähig ist, ist ein Ideal, das den Anforderungen der Altenpflege nur eingeschränkt entspricht. Diesem wesentlichen Gesichtspunkt muss eine Ethik in der Altenpflege gerecht und im Rahmen des Autonomiekonzepts beachtet werden.

Forderungen im Rahmen des Autonomieprinzips

Monika Bobbert (2002), Diplompsychologin und Pflegeethikerin, differenziert das Prinzip der Autonomie und leitet 4 weitere Forderungen aus diesem Recht ab (▶ Abb. 4.4): Das Recht auf informierte Zustimmung, das Recht auf Selbstbestimmung in Bezug auf das Eigenwohl, das Recht auf Wahl zwischen möglichen Alternativen, das Recht auf möglichst geringe Einschränkung des Handlungsspielraums.

Recht auf informierte Zustimmung

Um für sich entscheiden zu können, ob der hilfe- und pflegebedürftige Mensch eine pflegerische Handlung annehmen will und ob diese für ihn gut ist, ist es notwendig, dass er über Ziele und Gründe der Handlung informiert ist. Weiter muss er die Möglichkeit haben, bestimmen zu können, wie die Handlung durchgeführt wird. Er ist z. B. froh um das Angebot, beim Waschen unterstützt zu werden, will aber keine gegengeschlechtliche Pflegeperson für diese Handlung. Der Gedanke, dass es zu pflegerischen Handlungen einer Zustimmung bedarf, ist noch sehr ungewohnt, da diese Tätigkeiten meist als selbstverständlich hingenommen werden. Viele der pflegerischen Maßnahmen, die im Rahmen der Aktivitäten des täglichen Lebens durchgeführt werden, greifen jedoch tief in die Intimsphäre des Menschen ein und bedürfen gerade deshalb der Zustimmung des Betroffenen.

Lernaufgabe

Überlegen Sie, wie man das Recht auf informierte Zustimmung in Ihren alltäglichen Pflegehandlungen sinnvoll und praktikabel umsetzen kann.

Recht auf Selbstbestimmung in Bezug auf das Eigenwohl

Der hilfe- und pflegebedürftige Mensch hat das Recht, selbst festzulegen, was zu seinem Wohl ist. Die Möglichkeit, dass der Mensch nach seinen eigenen Vorstellungen leben kann, ist entscheidend für das Selbstverständnis des Menschen.

Präambel

Jeder Mensch hat uneingeschränkten Anspruch auf Respektierung seiner Würde und Einzigartigkeit. Menschen, die Hilfe und Pflege benötigen, haben die gleichen Rechte wie alle anderen Menschen und dürfen in ihrer besonderen Lebenssituation in keiner Weise benachteiligt werden. Da sie sich häufig nicht selbst vertreten können, tragen Staat und Gesellschaft eine besondere Verantwortung für den Schutz der Menschenwürde hilfe- und pflegebedürftiger Menschen.

Ziel dieser Charta ist es, die Rolle und die Rechtstellung hilfe- und pflegebedürftiger Menschen zu stärken, indem grundlegende und selbstverständliche Rechte von Menschen, die der Unterstützung, Betreuung und Pflege bedürfen, zusammengefasst werden. Diese Rechte sind Ausdruck der Achtung der Menschenwürde, sie sind daher auch in zahlreichen nationalen und internationalen Rechtstexten verankert. Sie werden in den Erläuterungen zu den Artikeln im Hinblick auf zentrale Lebensbereiche und Situationen hilfe- und pflegebedürftiger Menschen kommentiert. Darüber hinaus werden in der Charta Qualitätsmerkmale und Ziele formuliert, die im Sinne guter Pflege und Betreuung anzustreben sind. Menschen können in verschiedenen Lebensabschnitten hilfe- und pflegebedürftig sein. Die in der Charta beschriebenen Rechte gelten in ihrem Grundsatz daher für Menschen aller Altersgruppen. Um hilfe- und pflegebedürftigen Menschen ihre grundlegenden Rechte zu verdeutlichen, werden sie in den Erläuterungen zu den Artikeln unmittelbar angesprochen.

Zugleich soll die Charta Leitlinie für die Menschen und Institutionen sein, die Verantwortung in Pflege, Betreuung und Behandlung übernehmen. Sie appelliert an Pflegende, Ärztinnen, Ärzte und alle Personen, die sich von Berufs wegen oder als sozial Engagierte für das Wohl pflege- und hilfebedürftiger Menschen einsetzen. Dazu gehören auch Betreiber von ambulanten Diensten, stationären und teilstationären Einrichtungen sowie Verantwortliche in Kommunen, Kranken- und Pflegekassen, privaten Versicherungsunternehmen, Wohlfahrtsverbänden und anderen Organisationen im Gesundheits- und Sozialwesen. Sie alle sollen ihr Handeln an der Charta ausrichten. Ebenso sind die politischen Instanzen auf allen Ebenen sowie die Leistungsträger aufgerufen, die notwendigen Rahmenbedingungen zur Gewährleistung der hier beschriebenen Rechte, insbesondere auch die finanziellen Voraussetzungen, weiterzuentwickeln und sicherzustellen.

Die staatliche und gesellschaftliche Verantwortung gegenüber hilfe- und pflegebedürftigen Menschen entbindet den Einzelnen nicht von seiner Verantwortung für eine gesunde und selbstverantwortliche Lebensführung, die wesentlich dazu beitragen kann, Hilfe- und Pflegebedürftigkeit hinauszuzögern, zu mindern oder zu überwinden.

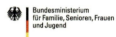
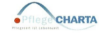
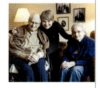

Abb. 4.3 Pflege-Charta/Charta der Rechte hilfe- und pflegebedürftiger Menschen. Die Charta geht zurück auf die Arbeiten des „Runden Tisches Pflege". Er wurde von 2003–2005 vom Bundesministerium für Familie, Senioren, Frauen und Jugend und dem damaligen Bundesministerium für Gesundheit und Soziale Sicherung einberufen, um die Lebenssituation hilfe- und pflegebedürftiger Menschen in Deutschland zu verbessern. Rund 200 Experten aus der Altenpflege, u. a. Länder, Kommunen, Einrichtungsträger, Wohlfahrtsverbände, private Trägerverbände, Heimaufsicht, Pflegekassen, Interessensvertretungen der älteren Menschen, Wissenschaftler, Stiftungen beteiligten sich.
Unter www.pflege-charta.de erhalten Sie nähere Informationen und Kontaktadressen sowie Beispiele für die Umsetzung der Pflege-Charta. Es lohnt sich auch ein Blick auf die Internetseiten des Bundesministeriums: www.bmfsfj.de.

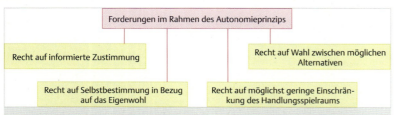

Abb. 4.4 **Prinzip der Autonomie.** Vier Forderungen entstehen für Bobbert aus diesem Prinzip.

Fallbeispiel

Als um 10 Uhr eine neue Pflegekraft das Zimmer von Herrn Pelzer betritt, sitzt er mit Hemd und Pyjamahose im Lehnstuhl und sieht fern. Die Pflegekraft versucht, Herrn Pelzer zu überzeugen, dass er „ja nicht den ganzen Tag in der Pyjamahose bleiben kann". Herr Pelzer hingegen versucht klarzumachen, dass er sich so wohl fühle, und schon seit Jahren den Vormittag in der Pyjamahose verbringe. Und wenn er sein Haus nicht verlassen hätte, auch den ganzen Tag so geblieben sei.

Lernaufgabe ✓

Überlegen Sie, wie eigene Wertvorstellungen bzw. persönliche Prägungen sich auf den Umgang mit dem pflegebedürftigen Menschen auswirken: z. B. „Was gehört sich?", „Was gehört sich nicht?", „Was tut man?", „Wie oft wäscht man sich?", „Was zieht man wann an?", „Wie und wo isst man?", „Was darf, soll man als alter Mensch fühlen?".

Recht auf Alternativen

Die Pflege sollte sich darum bemühen, in ihrem Tun auch Alternativen anzubieten, und so wenige Vorentscheidungen wie möglich zu treffen. Nur wenn ich wählen kann, kann ich autonom entscheiden. Durch den Bezug auf Pflegestandards und durch die alltägliche Routine wird im Pflegealltag häufig nicht darüber nachgedacht, welche weiteren Möglichkeiten in der Pflege angeboten werden können.

Praxistipp ☞

Mögliche Alternativen am Beispiel Inkontinenz: Pflegende können dem Bewohner anbieten, ihn regelmäßig zu Toilettengängen zu begleiten. Andere Möglichkeiten sind Physiotherapie bzw. Beckenbodengymnastik oder der betroffene Mensch möchte nur mit Inkontinenzhilfsmitteln, siehe „Inkontinenzhilfsmittel" (S. 379), versorgt werden (alleine hier gibt es viele unterschiedliche Produkte, zwischen denen der Betroffene wählen kann). Der pflegebedürftige Mensch soll für sich entscheiden können, welches Produkt er benutzen möchte. Ob er ein geschlossenes System, wie eine Inkontinenzhose, oder ein offenes System, wie Einlagen, verwenden möchte oder ein System wie ein Urinalkondom bevorzugt. Möchte der alte Mensch seine eigene Unterwäsche anziehen und fühlt er sich mit einer Netzhose sicherer? Ein Angebot an Alternativen ermöglicht es dem pflegebedürftigen Menschen zu wählen, und er kann für sich bestimmen, welche der Möglichkeiten für ihn die Beste ist.

Recht auf möglichst geringe Einschränkung

Auf dieses Recht ist in der Altenpflege ein besonderes Augenmerk zu legen. Organisatorische Rahmenbedingungen beeinflussen das tägliche Leben des Menschen. Um den Bedürfnissen aller gerecht werden, bzw. die Versorgung aller Betroffenen gewährleisten zu können, sind gewisse Rahmenbedingungen unumgänglich. Häufig richtet sich jedoch der routinemäßige Tagesablauf, bzw. Teile davon, mehr nach den Anforderungen der Pflege und weniger nach den Bedürfnissen der Bewohner. Rahmenbedingungen, die zu Einschränkungen der Lebensgestaltung führen, müssen allerdings gut begründet und moralisch reflektiert werden. Einige der Lebensbereiche, in denen die Rahmenbedingungen beachtet und reflektiert werden müssen, sind Essenzeiten, Bettzeiten, Rauchen, Bewegen, Besuchsmöglichkeiten u. v. m.

Fallbeispiel

Vor seinem Umzug ins Seniorenheim machte Herr Günther, seit nunmehr 20 Jahren, täglich einen Spaziergang. Das Pflegepersonal untersagt nun Herrn Günther, das Seniorenheim zu verlassen, ohne sich zuvor beim Pflegepersonal abgemeldet zu haben. Von der Pflege wird befürchtet, dass sich Herr Günther verirrt oder stürzt, obwohl das in der Vergangenheit nie vorgekommen ist. Herr Günther fühlt sich entmündigt und gemaßregelt.

Lernaufgabe ✓

Überdenken Sie, inwieweit die Rahmenbedingungen ihrer Einrichtung den pflegebedürftigen Menschen einschränken? Wie können Sie diese Einschränkungen begründen, wo sehen Sie Möglichkeiten, bestimmte Rahmenbedingungen anders zu gestalten?

Förderung und Achtung der Autonomie

Der hilfe- und pflegebedürftige Mensch ist häufig davon abhängig, ob seine Wünsche und Vorlieben von anderen Menschen gehört, respektiert und erfüllt werden. Das Verhalten Pflegender und die strukturellen Rahmenbedingungen haben maßgeblich Einfluss auf die Autonomie des hilfe- und pflegebedürftigen Menschen. Daher sind Pflegepersonen aufgefordert, darauf zu achten, wie sie die Autonomie des zu Pflegenden fördern, bzw. einschränkenden Faktoren entgegenwirken und diese vermeiden können.

Die Autonomie des alten Menschen zu respektieren und zu fördern, macht es notwendig, darauf zu achten, wie ich mit ihm umgehe, kommuniziere und in meinem Tun entgegentrete. Meine persönliche Haltung dem alten Menschen gegenüber ist ein wesentlicher Pfeiler, seine Autonomie zu wahren. Auch das bedarf der Eigenreflexion.

Körperliche Faktoren, wie eingeschränkte Sehkraft oder Schwerhörigkeit, müssen beachtet werden. Übliche Routineabläufe, organisatorische Strukturen und bauliche Gegebenheiten wirken sich darauf aus, inwieweit der Bewohner seine Autonomie wahrnehmen kann. Verunsicherung aufgrund der neuen Lebenssituation sowie Abhängigkeit und Angewiesensein auf andere, hemmen die Person, ihre Autonomie wahrzunehmen.

Das Recht auf Autonomie bedeutet auch, dass der betroffene Mensch in den Pflegeprozess mit einbezogen werden sollte und selbst entscheidet, welche Ziele er verfolgt und welche Maßnahmen er zur Erreichung der Ziele annehmen will.

Fallbeispiel

Herr Müller, 72 Jahre, war Universitätsprofessor und lehrte Physik. Nach einem Schlaganfall vor 2 Jahren ist seine Mobilität aufgrund einer Halbseitenlähmung stark eingeschränkt. Vor wenigen Monaten verstarb seine Frau, die ihn zu Hause versorgte, unerwartet. Da die Ehe kinderlos war, musste Herr Müller ins Seniorenheim umziehen. Herr Müller ist sehr zurückgezogen. Die meisten seiner Mitbewohner, die er, wenn überhaupt, dann nur beim Mittagstisch sieht, findet er ungebildet und deren Gespräche über „Krankheit und Stuhlgang" sind ihm zuwider. Herr Müller ist es gewohnt, mit Herr Professor angesprochen zu werden oder zumindest mit „Herr Müller". Diesen Morgen erscheint eine neue junge Pflegekraft und begrüßt ihn mit: „Guten Morgen Andi, ich bin Schwester Nicole." Herr Müller empfindet sein Umfeld sowie die Menschen um ihn als befremdend. Er ist von Menschen umgeben, mit denen ihn nichts verbindet und mit denen er nichts gemeinsam hat. Ferner erlebt er das Verhalten mancher Pflegepersonen als entwürdigend. Sein Wunsch, mit „Herr Professor" angesprochen zu werden, wird abgewiesen, da das in der Einrichtung nicht üblich sei. Den Versuch der Pflegekraft, durch kumpelhafte Vertraulichkeiten Nähe aufzubauen, empfindet Herr Müller als demütigend und respektlos. Er sehnt sich nach einem Menschen, der ihm mit Respekt begegnet und mit dem er ein paar interessante Worte wechseln kann (Fölsch 2008).

Merke

Pflegende müssen dem hilfe- und pflegebedürftigen Menschen mit Respekt begegnen, als einzigartige Person mit seinen Erfahrungen, Erinnerungen und seiner persönlichen Geschichte.

Desorientierte und nicht einwilligungsfähige Menschen

Eine Besonderheit der Altenpflege ist der vielfache Umgang mit desorientierten und nicht einwilligungsfähigen Menschen. Auch bei nicht einwilligungsfähigen Menschen ist es erforderlich, deren Willen zu ermitteln. Patientenverfügungen sind hier grundlegend, um den Willen des aktuell nicht entscheidungsfähigen Menschen herauszufinden. Liegt keine Patientenverfügung vor und ist auch kein juristischer Stellvertreter vorhanden, der den Willen des betroffenen Menschen vertreten kann, so muss der **mutmaßliche Wille** festgestellt werden: Wie würde der Mensch, wenn er in der Lage wäre, für sich selbst entscheiden? Angehörige und nahe Bezugspersonen sollten befragt und müssen in den Entscheidungsprozess mit einbezogen werden. Pflegende müssen sich der moralischen Tragweite eines solchen Entscheidungsprozesses bewusst sein. Es ist besonders darauf zu achten, dass es um den angenommenen Willen des alten Menschen geht und nicht darum, was Angehörige, Pflegende oder andere an der Entscheidung Beteiligte für das Beste halten.

Lernaufgabe

Recherchieren Sie in der medizin- und pflegeethischen Literatur und sammeln Sie eigene Gedanken, nach welchen Kriterien beurteilt werden kann, ob und inwieweit ein Mensch fähig ist, eigene Entscheidungen zu treffen.

Autonomie und Demenz

Die Autonomie des demenzkranken Menschen zu respektieren, und zuallererst seinen Anspruch darauf zu akzeptieren, ist eine Herausforderung, der sich die Altenpflege bewusst stellen muss.

Es ist besondere Sorgfalt geboten, um für aktuelle und zukünftige Lebensumstände Autonomie so weit wie möglich gewährleisten zu können. Hier können nur einige Aspekte angesprochen werden. Jedoch zeigt sich, wie umfassend das Thema Autonomie bei demenzkranken Menschen betrachtet werden sollte und welche vielfältigen Möglichkeiten bestehen, die Autonomie bei desorientierten Menschen zu fördern, bzw. so weit wie möglich zu erhalten.

Die Autonomiefähigkeit des Demenzkranken ist in den Phasen des Erkrankungsverlaufs unterschiedlich. So ist es anfänglich noch möglich, dass der Betroffene viele Bereiche seines Lebens selbst bestimmen kann. Bei fortschreitendem Krankheitsverlauf muss darauf geachtet werden, wo der demenzkranke Mensch noch die Fähigkeit besitzt, Entscheidungen für sich zu treffen. So ist es ihm vielleicht nicht mehr möglich, bestimmte Rechtsgeschäfte abzuschließen, er hat aber klare Vorstellungen davon, wie er seinen Tag verbringen will.

▶ **Für die Zukunft planen.** Nicht das Leben gemäß seinen Wertvorstellungen gestalten zu können, sondern aktuelle Wünsche und Bedürfnisse gewinnen im Laufe der Erkrankung an Bedeutung. Pflegende können viel dazu beitragen, wenn sie den demenzkranken Menschen und dessen Angehörige dabei unterstützen, vorzeitig Entscheidungen zu treffen. Fragen über lebensverlängernde Maßnahmen, wie auch rechtliche und familiäre Belange, können im Vorfeld geklärt werden. Gemeinsam mit Angehörigen kann besprochen werden, wie und wo der Mensch mit fortschreitender Erkrankung leben will. Der betroffene Mensch hat die Möglichkeit, eine Patientenverfügung zu verfassen oder zu entscheiden, wer zu späterer Zeit sein gesetzlicher Vertreter sein sollte. Insbesondere Pflegende im ambulanten Dienst, die häufig auch in der ersten Krankheitsphase agieren, können im Vorfeld Hilfe geben. Sie können den Klienten darauf sensibilisieren, was diese Erkrankung für die Zukunft und seine Autonomie bedeutet und ihn mit ihrem Wissen unterstützen, damit dieser für seine Zukunft selbstbestimmt planen kann und somit im Laufe seiner Erkrankung auch seine Wünsche und Bedürfnisse im täglichen Leben geachtet werden.

▶ **Individuell handeln.** In der alltäglichen Pflege sind es viele Bausteine, die maßgeblich dazu beitragen, wie Autonomie und Würde des dementen Menschen gelebt werden können. Fördernde Maßnahmen können den geistigen Abbau verzögern. Im Laufe eines Tages, abhängig von der Tagesverfassung, gibt es Phasen, in denen der demente Mensch offener auf sein Umfeld reagiert und seine Wünsche und Bedürfnisse eher äußern kann. Es liegt dann an uns, herauszufinden, warum es zu einem anderen Zeitpunkt schwierig ist, Zugang zu diesem Menschen zu finden. Grundlegend ist auch, wie Menschen mit einer Demenzerkrankung in der Altenpflege begegnet wird: Wie wird mit ihnen kommuniziert, welche Wertschätzung wird ihnen entgegengebracht, wie viel Zeit und Geduld stehen zur Verfügung? In der täglichen Routine des Pflegealltags werden Wünsche und Gefühle des demenzkranken Menschen häufig übergangen und es kommt zu Übergriffen und bevormundendem Verhalten.

Fallbeispiel

Altenpflegefachkraft Maria betritt das Zimmer von Frau Wilhelm: „Frau Wilhelm, wir haben im Café Kuchen und Kaffee vorbereitet. Was halten sie davon, dass ich sie hinunterfahre?" Maria wartet auf keine Antwort, sie sieht sich im Zimmer um: „Ah, die Handtasche, aber die brauchen sie ja nicht." Frau Wilhelm streckt die Hand nach der Handtasche aus: „Ich möchte aber ..." Die Pflegerin greift nach der Tasche: „Gut,

> dann nehme ich sie mit." Sie nimmt Frau Wilhelm unter dem Arm, zieht sie hoch und geht mit ihr zur Tür. Dort zieht sie den Schlüssel ab und steckt ihn Frau Wilhelm in die Handtasche.

Obwohl Maria Frau Wilhelm fürsorglich begegnet, bestimmt sie das Geschehen und lässt der Bewohnerin nicht die Möglichkeit, Entscheidungen zu treffen. Selbstverständlich greift sie in die Intimsphäre von Frau Wilhelm ein, indem sie die Handtasche sowie den Schlüssel an sich nimmt und die Handtasche sogar öffnet. Viele dieser „kleinen" Übergriffe führen zur Bevormundung des alten Menschen. Demenzkranke Menschen reagieren auf ein solches Verhalten häufig mit Abwehr. Es gibt Pflegepersonen, die darauf mit Unverständnis und zunehmendem Druck reagieren. Der demente Mensch verliert die Möglichkeit zu bestimmen, was mit ihm geschieht.

▶ **Sicherheit und Autonomie abwägen.** Im Rahmen einer Demenzerkrankung ist die Frage der Sicherheit besonders bedeutend. Wesentlich sind dabei auch die baulichen Gegebenheiten, die den Raum schaffen, in dem sich der demente Mensch sicher bewegen kann.

Fürsorge und Autonomie geraten in diesem Fall häufig in Konflikt. „Dies führt im pflegerischen Alltag oft zu schwierigen Situationen. Der Wille des Patienten entspricht nicht den gegebenen Möglichkeiten. […] Das Einschreiten der Pflegeperson wird als Angriff, Bedrohung und Einschränkung der persönlichen Freiheit empfunden. Den Willen des Patienten in diesem Fall zu respektieren, kann zu selbstgefährdenden Handlungen führen" (Fölsch 2012). Wie hoch ist das Risiko, dass der demente Mensch stürzt, sich verirrt oder sich selbst gefährdet? Wann und wie ist es erlaubt, die Freiheit des dementen Menschen einzuschränken? Was ist angemessen? Was bedeutet die Freiheitseinschränkung für den betroffenen Menschen? Welche Bedingungen führen dazu, dass es zu Freiheitseinschränkung kommt? All diese Fragen sind von wesentlicher moralischer Bedeutung und müssen vom Pflegepersonal reflektiert werden.

Grenzen der Autonomie

Da der Mensch in Beziehungen, in einer Gesellschaft und in einem sozialen Umfeld lebt, sind der Autonomie des Einzelnen auch Grenzen gesetzt. Sie kann nicht absolut gelten. Da der Mensch in der Altenpflege auf Hilfe angewiesen ist, ergibt sich daraus, dass seine Wünsche und Bedürfnisse Auswirkung auf sein Umfeld haben.

So ist es z. B. Angehörigen häufig nur begrenzt möglich, hilfebedürftige Menschen zu Hause zu pflegen, auch wenn dies der Wunsch des Betroffenen ist. Institutionelle Einrichtungen können organisatorische Rahmenbedingungen nur eingeschränkt den vielen unterschiedlichen Bedürfnissen der Bewohner anpassen. Auch im alltäglichen Zusammenleben gibt es gesellschaftliche Regeln, die beachtet werden müssen, d. h., Rechte und Bedürfnisse anderer Bewohner müssen respektiert werden (Prinzip der Gerechtigkeit).

Eine Einschränkung der Autonomie kann auch dann nötig sein, wenn der alte Mensch sich selbst oder andere Personen gefährdet. Die rechtliche Seite weist darauf hin, dass in Fällen, in denen eine Einschränkung unumgänglich ist, das **gelindeste Mittel** eingesetzt werden muss (jenes Mittel, das am wenigsten stark einschränkt).

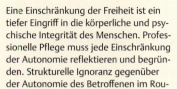

Merke

Eine Einschränkung der Freiheit ist ein tiefer Eingriff in die körperliche und psychische Integrität des Menschen. Professionelle Pflege muss jede Einschränkung der Autonomie reflektieren und begründen. Strukturelle Ignoranz gegenüber der Autonomie des Betroffenen im Routineablauf ist moralisch nicht gerechtfertigt!

Überblick

Autonomie ist ein wesentlicher Bestandteil der Altenpflege und es zeigt sich, worauf Pflegende achten müssen, um dieses Recht zu wahren und zu unterstützen. Mancher hilfe- und pflegebedürftige Mensch fühlt sich mit Entscheidungen, die er für sich selbst treffen sollte, überfordert. Er wird sich eher vertrauensvoll in die Fürsorge der Pflege begeben, trotz der Möglichkeit, seine Autonomie wahrnehmen zu können. In diesem Fall ist die Pflege gefordert, zum Wohle für den auf Hilfe angewiesenen Menschen zu handeln und achtsam mit dem an sie gerichteten Vertrauen umzugehen.

Jeder Mensch kann für sich beschließen, seine Autonomie abzugeben und Pflegepersonal, Mediziner und insbesondere Angehörige damit beauftragen, für sich und für sein Wohl zu entscheiden. Entscheidungen, Ziele und Wertvorstellungen des hilfe- und pflegebedürftigen Menschen müssen von Pflegepersonen respektiert und anerkannt werden. Jeder dieser Menschen hat seine Geschichte, seine Erfahrung und seine Vorstellungen vom „guten Leben".

Es ist Aufgabe des Pflegepersonals, nicht darüber zu werten, sondern dem alten Menschen unter den gegebenen Bedingungen zu helfen, sein Leben nach seinen Vorstellungen so weit wie möglich zu gestalten.

Fragen zur Analyse eines moralischen Konflikts – Autonomie

- Ist der hilfe- und pflegebedürftige Mensch über Sinn und Zweck der pflegerischen Handlung ausreichend und verständlich informiert?
- Ist der hilfe- und pflegebedürftige Mensch mit der pflegerischen Handlung einverstanden? Wenn nein, warum nicht?
- Welche Alternativen gibt es? Wurden diese Alternativen dem alten Menschen angeboten? Hat er die Möglichkeit, zwischen den Alternativen für sich zu wählen?
- Welche organisatorischen und institutionellen Rahmenbedingungen wirken auf den hilfe- und pflegebedürftigen Menschen einschränkend? Wie können diese gerechtfertigt oder verändert werden?
- Was kann ich im konkreten Fall tun, um die Autonomie des Menschen zu fördern?
- Wie wirkt sich mein Verhalten als Pflegeperson auf die Autonomie des Menschen aus?
- Ist der hilfe- und pflegebedürftige Mensch nicht mehr in der Lage, seine Wünsche zu äußern: Welche Möglichkeiten stehen mir zu Verfügung zu erkennen, wie der Mensch aufgrund seiner Wert- und Lebenseinstellungen für sich entscheiden würde?
- Wir rechtfertige ich eine Einschränkung der Autonomie eines Menschen? Wer entscheidet über die Einschränkung?

4.2.2 Prinzip der Fürsorge

Definition

Pflegende müssen zum **Wohle des hilfe- und pflegebedürftigen Menschen** handeln.

Pflege-Charta

Artikel 4: Pflege, Betreuung und Behandlung

„Jeder hilfe- und pflegebedürftige Mensch hat das Recht auf eine an seinem persönlichen Bedarf ausgerichtete, gesundheitsfördernde und qualifizierte Pflege, Betreuung und Behandlung."

Artikel 8: Palliative Begleitung, Sterben und Tod

„Jeder hilfe- und pflegebedürftige Mensch hat das Recht, in Würde zu sterben."

Pflegende sorgen für den Menschen und handeln zu seinem Wohle. Dies ist Basis jeder Pflegehandlung und grundlegend in der Alten- und Krankenpflege. Im Vergleich zur allgemeinen Gesundheits- und Krankenpflege ist in der Altenpflege das Hauptziel nicht die Wiederherstellung der Gesundheit, sondern Bewältigung und Unterstützung im Alltag aufgrund körperlicher und mentaler Einschränkungen sowie die Selbsthilfefähigkeit zu erhalten. Besonderheit der Altenpflege ist auch, dass Gewohnheiten und Biografie sowie Beziehungen des Menschen wesentlich in die Pflege mit einbezogen werden. Auch Sterbebegleitung ist ein wichtiger Bestandteil, da der Mensch in der altenpflegerischen Betreuung häufig in der letzten Phase seines Lebens begleitet wird.

Aufgrund ihrer Ausbildung und ihrer Erfahrung wissen Pflegende oft, wie der auf Hilfe angewiesene Mensch unterstützt und was zu seinem Wohl getan werden kann. Besonders bei pflegebedürftigen Menschen, die sich nicht mehr äußern können, ist eine gute Ausbildung sowie Erfahrung notwendig, um das Beste für den alten Menschen tun zu können. Wichtig ist es jedoch, dass Pflegende ihre Handlungen im Hinblick auf das Wohl des alten Menschen reflektieren. Geht es wirklich um das Wohl des hilfe- und pflegebedürftigen Menschen oder sind es andere Motive, die unser Handeln leiten? Wird ein Bewohner gewaschen, weil es sein Wunsch ist und es zu seinem Wohlbefinden beiträgt? Oder wasche ich ihn, weil es üblich ist, jeden Bewohner täglich zu waschen? Oder weil meine Kollegen von mir erwarten, dass ich bis zum Frühstück mein Pensum geschafft habe? Oder wasche ich, weil ich denke, es ist Teil eines guten Lebens, täglich gewaschen zu sein? Im Rahmen des Fürsorgeprinzips ist es notwendig, dass Pflegende ihre eigenen Wertvorstellungen überdenken.

Was müssen Pflegende im Rahmen der Fürsorge beachten?

Die Grundpfeiler der Fürsorge zeigt ▶ Abb. 4.5.

Pflege State of the Art

Um zum Wohle des Betroffenen handeln zu können, ist es notwendig, dass Pflegende Wissen über den aktuellen Erkenntnisstand der Pflegewissenschaft haben und

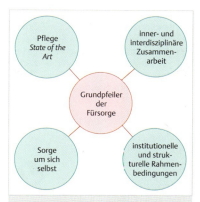

Abb. 4.5 Prinzip der Fürsorge. Vier Aspekte bilden die Basis.

sich Kenntnisse über pflegewissenschaftliche Entwicklungen aneignen (Pflege state of the art = gemäß dem aktuellen Stand der Pflegewissenschaft). Der regelmäßige Besuch von Weiterbildungen bzw. das Lesen von Fachliteratur ist unumgänglich. Nur mit ausreichendem Fachwissen können Pflegende zum Wohle des Patienten handeln. Gefordert ist insbesondere auch die Pflegepädagogik, angehenden Pflegepersonen eine qualitativ hochwertige Ausbildung anzubieten. Das Pflegemanagement sollte darauf achten, dass Mitarbeitern die Möglichkeit für Fort- und Weiterbildung geboten wird.

Inner- und interdisziplinäre Zusammenarbeit

Zusammenarbeit innerhalb des Teams und interdisziplinäre Kooperation sind grundlegend für gute Pflege. So ist es die Pflicht jeder Pflegeperson, ihren Teil für eine positive Teamkultur beizutragen. Wetteifern um die Gunst von Bewohnern oder Klienten und Abwertung anderer Kollegen schafft eine verunsichernde Umgebung für den auf Hilfe angewiesenen alten Menschen. Schwierige Teamstrukturen führen dazu, dass wichtige Informationen nicht weitergegeben werden. Nur wenn Beobachtungen und Informationen Kollegen mitgeteilt werden, können sie bestmöglich für den alten Menschen sorgen. Dies gilt nicht nur innerhalb des Pflegeteams, sondern auch in der Zusammenarbeit mit anderen Bereichen, z. B. Hausärzte, Physio- und Ergotherapeuten, Reinigungspersonal, Küche. Ein wertschätzender Umgang miteinander sowie eine respektvolle offene Kommunikation führen dazu, dass die vielen unterschiedlichen Bereiche, die einen hilfe- und pflegebedürftigen Menschen umgeben, ineinander übergehen und durch positive Zusammenarbeit das Wohl des alten Menschen fördern.

Lernaufgabe

Überlegen Sie, wie Sie persönlich in ihrem Team konkret dazu beitragen können, die Zusammenarbeit zu fördern, und versuchen Sie, ihre Ideen in naheliegender Zeit gezielt umzusetzen. Besprechen Sie in der Gruppe, welche Gründe gute Zusammenarbeit behindern können und wie Sie Problemen bei der Umsetzung Ihrer Ideen begegnen können. Jedes Teammitglied trägt zu einer Teamkultur bei. Veränderungen wird jedoch häufig mit Missfallen begegnet. Welchen Beitrag können Sie dennoch für eine gute Zusammenarbeit leisten?

Institutionelle und strukturelle Rahmenbedingungen

Sie spielen eine entscheidende Rolle dabei, inwieweit das Wohl des Menschen gefördert und geachtet wird. Das betrifft räumliche Gegebenheiten und Möglichkeiten wie: Wie viele Personen müssen sich ein Zimmer teilen? Können Privatgegenstände mitgenommen und der Privatbereich nach eigenen Bedürfnissen gestaltet werden? Wie ist eine Pflegeeinrichtung gestaltet – können die Bewohner das Haus barrierefrei verlassen? Stehen Räumlichkeiten zur Verfügung, sodass Angehörige und sterbende Menschen in Ruhe und nach ihren Wünschen Abschied voneinander nehmen können?

▶ **Ressourcen: Zeit und Personal.** Ein Angelpunkt in der Pflege ist: Wie viel Zeit und Ressourcen stehen für den einzelnen, auf Hilfe angewiesenen Menschen zur Verfügung? Sind ausreichend personelle Ressourcen vorhanden, kann z. B. ein dementer Mensch, der herumwandert und agitiert ist, durch diese Phase mit Zuwendung begleitet werden? Das beeinflusst somit den Bedarf von Freiheitseinschränkungen und in der Folge die Achtung der Würde des alten Menschen. Eine solche Betreuung würde das Problem des Herumlaufens sogar umkehren. „Das Verhalten des Herumlaufens bei kognitiv beeinträchtigten älteren Menschen kann genutzt werden, um Mobilität und Unabhängigkeit zu unterstützen" (Agich 2003, S. 143).

Auch in allen anderen Bereichen, wie Körperpflege, Rehabilitation, Nahrungsaufnahme, ist es grundlegend, wie viel Zeit dem Menschen gewidmet werden kann. Das hat gravierende Auswirkungen auf das Wohl und die Würde des auf Hilfe angewiesenen Menschen. So kann z. B. ausreichend Zeit sein, Essen einzugeben oder der Mensch wird durch eine PEG-

Sonde ernährt, s. Prinzip des Nichtschadens (S. 119).

Des Weiteren kann die Möglichkeit bestehen, den Menschen regelmäßig zur Toilette zu begleiten, bzw. die Inkontinenzhosen zu wechseln, oder es wird Harninkontinenz oder eine Versorgung mit einem transurethralen Blasenkatheter in Kauf genommen. Unzureichende Ressourcen führen in vielen Bereichen des täglichen Lebens zu unethischem und unprofessionellem Verhalten. Betreiber und Führungspersonen von Pflegeeinrichtungen müssen sich ihrer Verantwortung bewusst sein und Rahmenbedingungen schaffen, in denen es möglich ist, professionell und nach ethischen Merkmalen zu pflegen. Pflegende sind gefordert, die ihnen zur Verfügung stehenden Ressourcen bestmöglich einzusetzen und durch überlegtes Setzen von Prioritäten professionelle Pflege zu bieten.

Fallbeispiel B

Frau Becker hat eine Halbseitenlähmung und wird nach einem Schlaganfall von einem ambulanten Pflegedienst bei der täglichen Körperwäsche und beim Anziehen unterstützt. Frau Becker möchte so weit und so lange wie möglich die Dinge, die sie kann, selbst machen. Beim Anziehen braucht sie Unterstützung, sie kann aber einen Großteil noch selbstständig machen. Auch die Pflegefachkraft vertritt die Philosophie der aktivierenden Pflege und möchte Frau Becker in ihrem Bedürfnis unterstützen, ihre Selbstständigkeit so lange wie möglich zu erhalten. Von den zuständigen Behörden wurden jedoch nur 20 Minuten für die Pflege genehmigt. Diese Zeit reicht nicht dafür aus, dass Frau Becker sich so weit wie möglich selbst anzieht, da sie aufgrund ihrer körperlichen Einschränkung sehr lange braucht. Die Pflegeperson ist daher gezwungen, Tätigkeiten zu übernehmen, die Frau Becker noch selbst durchführen könnte. Frau Becker und die Pflegeperson sind über diese Situation verstimmt. Frau Becker hat zunehmend Angst, dass sie auch die noch bestehenden Fähigkeiten verlieren wird und irgendwann nicht mehr weiter zu Hause versorgt werden kann.

Folgendes Vorgehen kann in diesem Fall entlastend wirken:
Frau Becker bereitet so weit wie möglich alle notwendigen Utensilien im Vorfeld vor. Der ambulante Pflegedienst und Frau Becker vereinbaren gemeinsam, nicht täglich eine Ganzkörperwaschung durchzuführen, sondern sich auf Gesicht, Zahn- und Haarpflege sowie den Intimbereich zu beschränken. Bei der Ganzkörperwaschung bleibt weiterhin nicht ausreichend Zeit, sodass die Pflege weiterhin einen Großteil übernimmt. Frau Becker wird ihre Tochter darum bitten, sie 1-mal wöchentlich bei einem Vollbad zu unterstützen. Die Pflegeperson informiert die Pflegedienstleitung, die sich mit konkreter pflegefachlicher und ethischer Begründung erneut an die zuständigen Behörden wendet.

Lernaufgabe ✓

Versuchen Sie, weitere Möglichkeiten und Alternativen zu finden, um die Situation zu entlasten. Besprechen Sie in der Gruppe, warum solche Situationen entstehen und was vonseiten der Pflege getan werden kann, um Veränderungen herbeizuführen (Umgang mit Behörden, öffentliche Meinung).

Sorge um sich selbst

Die Pflege von hilfe- und pflegebedürftigen Menschen ist häufig sowohl psychisch wie auch körperlich belastend. Daher ist es unbedingt notwendig, dass Pflegende auch auf ihr eigenes Wohl bedacht sind.

▶ **Hilfsmittel/arbeitserleichternde Methoden.** Zur Verfügung stehende Hilfsmittel sollten Pflegende einsetzen, z. B. Lifter, die die körperliche Beanspruchung erleichtern. In der Praxis werden solche Hilfsmittel häufig aus Gründen der Zeitersparnis nicht angewendet, obwohl sie verfügbar sind. Pflegende sollten jedoch solche Hilfsmittel im Hinblick auf das Wohl ihres eigenen Körpers nutzen. Um die eigene Gesundheit zu fördern, ist auch das Wissen über arbeitserleichternde Methoden wie Kinästhetik hilfreich.

▶ **Konflikt- und Stressmanagement.** Durch Überlastung und Burn-out kommt es in der Pflege ebenfalls zu Ungeduld und rücksichtslosem Verhalten. Fehler häufen sich. Pflegende fühlen sich überlastet und hilflos. Sie sollten deshalb lernen, mit Konfliktsituationen umzugehen und lösungs- und ressourcenorientiert zu handeln. Das Wissen darüber, wie sie Konflikten und Stresssituationen begegnen können, schützt vor dem eigenen Ausbrennen. Als Teil eines größeren Systems ist es auch wichtig, dass in überfordernden Situationen, in denen Pflegende den Aufgaben nicht mehr gewachsen sind, sie nicht alleine die Verantwortung durch Mehrleistung übernehmen, sondern den größeren Zusammenhang analysieren und Verantwortung an die Entscheidungsträger abgeben. Selbstsorge schützt vor Überforderung und dem Gefühl der Ausbeutung, siehe „Die eigene Gesundheit erhalten und fördern" (S. 1191).

Fürsorge – eine asymmetrische Beziehung

Pflegende begegnen in ihrem täglichen Handeln Menschen, die auf ihre Hilfe angewiesen und von ihrer Unterstützung abhängig sind.

Pflegende sind diejenigen, die **geben**. Der pflegebedürftige Mensch ist der, der die Hilfe **braucht**. Durch diese asymmetrische Beziehung tragen Pflegende eine große Verantwortung dafür, ihr Handeln moralisch begründen und reflektieren zu können. Es erfordert besondere Achtsamkeit im Umgang mit dem auf Hilfe angewiesenen Menschen. Die Machtposition innerhalb dieser Beziehung dürfen Pflegende nicht missbrauchen. Überzogene Ideale der Fürsorge sowie Selbstüberschätzung der eigenen Position als Pflegeperson negieren die Rechte des Bewohners, für sich selbst entscheiden zu können, was gut und richtig für ihn ist. Es kommt zu Bevormundung (Paternalismus) gegenüber dem alten Menschen. Pflegepersonen bestimmen, was für den alten Menschen gut ist, ohne dessen Wertvorstellungen und Wünsche zu beachten.

Professionell Pflegende nehmen das Prinzip der Fürsorge in ihre Pflege auf. Sie bevormunden den alten Menschen nicht. Viele Pflegende arbeiten nach dem Leitsatz: „Ich pflege, so wie ich gepflegt werden will." Er kann jedoch nur begrenzt Gültigkeit haben, denn meine eigenen Vorstellungen, z. B. von Körperpflege oder Gestaltung des Alltags, müssen nicht mit den Vorstellungen der zu pflegenden Person übereinstimmen.

Fallbeispiel

Der Pflegende Kai kommt ins Zimmer von Herrn Keppler. Kai: „So Herr Keppler, jetzt gehen wir duschen und wenn sie dann frisch und sauber sind, können sie sich raus setzen in den Gemeinschaftsraum. Das letzte Mal duschen ist ja schon eine Weile her." Herr Keppler: „Ich hab mich heute Morgen schon gewaschen. Ich brauche keine Dusche. Und außerdem hab ich keine Lust, mich zu den Damen zu setzen, die mir die Ohren vollquatschen." Kai: „Nein, nein. Duschen muss man sich schon regelmäßig und ein bisschen Ansprache tut jedem gut. Sie können ja nicht immer hier im Zimmer versauern. Da wird jetzt nicht rumgejammert. So, kommen sie jetzt und ziehen sie sich aus. Duschen ist gleich vorbei. Das tut ihnen schon einmal gut."

Merke

Sich mit den Vorstellungen des alten Menschen auseinanderzusetzen und andere Lebenskonzepte nicht zu bewerten, sondern zu versuchen, sie zu verstehen, ist in mancher Hinsicht schwieriger, als eigene Wertvorstellungen dem anderen überzustülpen. Die Bereitschaft zu Verstehen und die Akzeptanz anderer Vorstellungen sollte jedoch Teil professioneller Altenpflege sein.

Welche Fürsorge kann oder soll geleistet werden?

Charakteristisch für die Altenpflege ist es, dass die Pflegebeziehung meist von längerer Dauer ist, d. h., der Mensch über Monate oder Jahre hinweg begleitet wird. Altenpflege betrifft das gesamte Leben des Menschen. Diese Besonderheit der Altenpflege muss bei der Frage, welche Fürsorge wir leisten können oder sollten, großes Gewicht beigemessen werden. Welche Lebensbereiche, außer Gesundheit bzw. körperlicher Versorgung, sollen oder können in der Altenpflege einbezogen werden? Das sind z. B.

- psychische Aspekte, wie der Umgang mit Verlusten oder das Bedürfnis nach Sinn und Wertschätzung,
- Fragen der Lebens- bzw. Freizeitgestaltung,
- sexuelle Bedürfnisse,
- wirtschaftliche Belange oder
- das soziale Umfeld (Angelegenheiten innerhalb des Beziehungsgeflechts zu Familienangehörigen oder Freunden).

Eine Fürsorge ausschließlich im Hinblick auf körperliche Defizite und deren Ausgleich scheint nicht ausreichend zu sein. Gerade in die Altenpflege wird ein ganzheitliches Konzept vertreten, d. h., auch psychische und soziale Aspekte des Lebens werden beachtet.

Psychosoziale Aspekte spielen eine wesentliche Rolle für das Wohlbefinden des alten Menschen und sind daher Teil der Fürsorge. Finanzielle und personelle Ressourcen sind jedoch nur beschränkt verfügbar. Auch das Pflegepersonal besitzt fachlich nur begrenzt Fähigkeiten, alle Bereiche abzudecken. Eine umfassende Fürsorge kann auch dazu führen, dass der Mensch seine eigene Verantwortung abgibt. Das zieht die Diskussion nach sich, inwieweit der Mensch für sich selbst verantwortlich ist und wo Gesellschaft und Staat Hilfe und Unterstützung anbieten sollten.

Merke

Altenpflege und politisch Verantwortliche müssen sich mit der Frage beschäftigen, was Pflege umfassen sollte bzw. welche Bereiche des Lebens sinnvoll und möglich sind, in die pflegerische Fürsorge einbezogen zu werden.

Grenzen der Fürsorge

Professionelle Altenpflege bedeutet auch, Grenzen der Fürsorge wahrzunehmen und zu erkennen. Das schützt den auf Hilfe angewiesenen Menschen vor Bevormundung sowie Pflegende selbst vor Überforderung.

Merke

Wem am Wohl des anderen liegt, muss dessen Willen beachten (Geisler 2004).

Pflegende müssen das Recht auf Selbstbestimmung achten. Will der alte Mensch die Fürsorge, die ihm angeboten oder die vonseiten der Pflege als notwendig erachtet wird, nicht annehmen, so muss dies von (den) Pflegenden respektiert werden.

Wie die Erläuterungen des Autonomieprinzips gezeigt haben, kann es Gründe geben, die es rechtfertigen, die Fürsorge über die Autonomie zu stellen. Jedoch muss ein solches Vorgehen gerechtfertigt werden können. In erster Linie zählt der Wunsch des alten Menschen.

Die Fürsorge hat auch dort ihre Grenzen, wenn an Pflegende Erwartungen gestellt werden, die entweder dem alten Menschen selbst schaden oder über den Rahmen einer pflegerischen Fürsorge hinausgehen. So kann von Pflegenden z. B. nicht gefordert werden, dass sie auf Wunsch sexuelle Handlungen durchführen oder Sterbehilfe leisten. Die Integrität des Pflegepersonals muss vonseiten des alten Menschen geachtet und respektiert werden.

Fallbeispiel

Herr Pichel ist Diabetiker und auf fixe Dosen Insulin eingestellt. Seine Blutzuckerwerte schwanken sehr stark und es kam in der Vergangenheit immer wieder zu starken Blutzuckerentgleisungen. Herr Pichel bittet die Pflegende, ihm ein Glas Fruchtsaft zum Mittagessen zu geben. Er besteht auf normalem Fruchtsaft, da ihm der Diabetikersaft nicht schmeckt. Die Altenpflegefachkraft weigert sich. Der Fruchtsaft kann dazu führen, dass die Zuckerwerte von Herrn Pichel wieder entgleisen und es zu einer Hyperglykämie kommt. Sie entspricht dem Wunsch von Herrn Pichel nicht. Es ist ihre Aufgabe, Gesundheit zu fördern und Schaden zu vermeiden. Der Auftrag von Herrn Pichel widerspricht ihrer beruflichen Integrität.

Lernaufgabe

Diskutieren Sie in der Gruppe das Verhalten der Pflegenden. Ist ihr Handeln richtig oder sollte sie den Wunsch von Herrn Pichel ausführen? Welche Alternativen könnten angeboten werden? Diskutieren Sie das Verhältnis zwischen Bevormundung gegenüber Schutz der eigenen Integrität.

Fallbeispiel

Herr Wolf, 72 Jahre, ist seit Kurzem im Seniorenheim. Bis zum plötzlichen Tod seiner Ehefrau führte Herr Wolf ein aktives Sexualleben. Im Seniorenheim fasst Herr Wolf dem weiblichen Pflegepersonal immer wieder ans Gesäß. Es kommt zu Diskussionen innerhalb des Pflegeteams. Das Team ist gespalten. Einige der Pflegepersonen fühlen sich angegriffen, andere sehen es als Lappalie und belächeln ihre Kollegen „Sie sollen sich doch nicht so anstellen. Herr Wolf tut ja niemandem was. Er braucht halt etwas körperliche Zuwendung." Die Pflegedienstleitung weist in einer Teambesprechung darauf hin, dass persönliche Grenzen jedes Menschen akzeptiert werden müssen, sowohl von Kollegen als auch von Bewohnern. Pflegepersonen, die sich durch solche Berührungen angegriffen fühlen, haben das Recht, dass ihre körperlichen Grenzen gewahrt werden.

Fürsorge und Demenz

Mit fortschreitendem Verlauf der Demenz wird es dem Erkrankten immer weniger möglich sein, für sich zu entscheiden. Geistige und körperliche Fähigkeiten nehmen kontinuierlich ab. Der demente Mensch ist zunehmend auf die Fürsorge der anderen angewiesen. Im Rahmen der Autonomie wurde besprochen, wie wichtig und notwendig es ist, die Autonomie des Demenzkranken zu achten und wie das in der Praxis umgesetzt werden kann. „Fürsorge durch andere in Pflege, Begleitung und Betreuung hat ihr Ziel in der Autonomie des Kranken, konkret in der Befähigung des Kranken, sein Leben möglichst weitgehend selbstständig führen zu können" (Red. Mädler 2009). Je mehr jedoch der hilfe- und pflegebedürftige Mensch auf Hilfe angewiesen ist und sich seine kognitiven Fähigkeiten abbauen, desto stärker müssen die ihn pflegenden Menschen auf sein Wohl bedacht sein und in seinem besten Interesse handeln.

▶ **Sicherheit des dementen Menschen.** Ein Kernthema in der Sorge um den dementen Menschen ist dessen Sicherheit. Dabei geht es um die Sicherheit zu Hause, wo etwa die Gefahr besteht, dass der Mensch stürzt oder durch seine Vergesslichkeit (z. B. Herd eingeschaltet lassen) sich selbst und andere gefährdet. Oder um die Sicherheit in einer Institution, wo die Gefahr besteht, dass der demente Mensch sich beim Verlassen des Hauses verirrt, im Straßenverkehr oder durch Witterungsbedingungen zu Schaden kommt. Die Unsicherheit bei der Einschätzung der Gefahr sowie die Suche nach angemessenen Lösungen führen zu moralischem Stress für Angehörige und Pflegepersonen sowohl im ambulanten Dienst als auch in Pflegeeinrichtungen. Wann ist es notwendig zu reagieren? Welche Gefahren erfordern ein fürsorgliches Handeln? Was ist in den Augen der betreuenden Personen das Beste für den dementen Menschen? Welche Bedürfnisse drückt dieser selbst aus, und wie kann das in Einklang gebracht werden?

▶ **Spezielles Wissen und Reflexion.** Wichtige Aspekte in der Betreuung demenzkranker Menschen sind die Art und Weise, wie ihnen begegnet sowie wie in schwierigen Situationen reagiert wird. Hier spielen der **Ausbildungsstand des Pflegepersonals** sowie die **Fähigkeit zur Empathie** ganz wichtige Rollen. Pflegepersonal mit Wissen über Validation, Kenntnis über spezielle Pflegemodelle bei Demenz sowie Erfahrung und Ausbildung in Kommunikation mit desorientierten Menschen können dem Menschen eine angemessene Fürsorge bieten. Sie werden dem kranken Menschen mit Würde begegnen und durch Anwendung ihrer Erfahrung und ihres Könnens viel zu dessen Wohlbefinden beitragen, wenn sie bereit sind, sich mit sich selbst auseinanderzusetzen und ihre Handlungen zu reflektieren.

Durch viel Übung, Mut und Verantwortungsbewusstsein können Konfliktsituationen entschärft oder vermieden werden und der demente Mensch kann in einem Umfeld leben, in dem er sich sicher und als Mensch anerkannt fühlt.

Fallbeispiel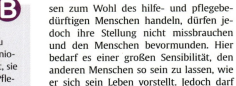

Die demenzkranke Bewohnerin Frau Lindner irrt immer wieder in der Senioreneinrichtung herum und versucht, sie zu verlassen. Das Einschreiten des Pflegepersonals empfindet sie als Bedrohung. Frau Lindner verbrachte ihre Jugend in einem kleinen Ort in Nordbayern und verzog nach ihrer Heirat. In den Phasen der Agitiertheit und des Herumwanderns spricht Frau Lindner immer wieder von ihrer Jugend. Eine Pflegeperson nimmt zu dem Heimatort von Frau Lindner Kontakt auf und erhält von dem Gemeindeamt eine Chronik über den Ort mit vielen alten Bildern vom Ort selbst und alten Schulklassen und Vereinsfotos. Seit Frau Lindner das Buch hat, lässt sie sich in ihren agitierten Phasen meist einfach auf dieses Buch hin ablenken und sitzt danach, ganz vertieft, im Aufenthaltsraum und erzählt aus ihrer Jugend.

Merke

Wie der an Demenz erkrankte Mensch sich selbst erlebt und wie er reagiert, ist auch zu einem großen Maße davon abhängig, wie ihm begegnet wird. Das Selbstbild des Menschen, das Erleben der eigenen Wertigkeit ist abhängig davon, welche Wertschätzung und Anerkennung ihm von anderen Menschen entgegengebracht wird.

Lernaufgabe

Im Kapitel „Pflege und Begleitung dementer und psychisch veränderter alter Menschen" (S. 475) werden viele Aspekte bei der Betreuung dementer Menschen aufgezeigt, die wesentlich zu deren Wohl beitragen und ihre Würde und Autonomie achten und schützen. Beachten Sie beim Erarbeiten des Kapitels bewusst die moralische Dimension, die in jeder der pflegerischen Anleitungen enthalten ist.

Überblick

Das Prinzip der Fürsorge sowie das Prinzip der Autonomie treten in der Praxis häufig miteinander in Konflikt. Wie es sich zeigt, ist es wichtig, beide Prinzipien im konkreten Fall zu analysieren, um zu einer ethisch gerechtfertigten Entscheidung gelangen zu können. Das wird nicht immer einfach sein. Pflegepersonen müssen zum Wohl des hilfe- und pflegebedürftigen Menschen handeln, dürfen jedoch ihre Stellung nicht missbrauchen und den anderen Menschen bevormunden. Hier bedarf es einer großen Sensibilität, den anderen Menschen so sein zu lassen, wie er sich sein Leben vorstellt. Jedoch darf das nicht zu Gleichgültigkeit führen, da der hilfe- und pflegebedürftige Mensch auch ernsthaft Schaden nehmen kann.

▶ **Pflege-Charta.** „Nicht selten kommt es zu Konflikten zwischen dem Anspruch, das Recht auf Selbstbestimmung des hilfe- und pflegebedürftigen Menschen zu beachten, und bestimmten Fürsorgepflichten der Pflegenden und Behandelnden (beispielhaft sind Situationen, wie Nahrungsverweigerung oder Sturzgefährdung). Sollte eine solche Situation auftreten, können Sie erwarten, dass mit allen Beteiligten abwägende Gespräche geführt werden."

Deshalb ist es wichtig, wie wir das Prinzip der Fürsorge jetzt und in Zukunft leben und gestalten wollen, und zwar in allen Bereichen der Altenpflege (in ambulanten Diensten, Alten- und Seniorenheimen und anderen Angeboten, wie der Tagesbetreuung).

Fragen zur Analyse eines moralischen Konflikts – Fürsorge

- Was ist das Wohl des hilfe- und pflegebedürftigen Menschen? Aus Sicht der Pflege, aus Sicht des betroffenen Menschen?
- Wer entscheidet über das Wohl?
- Werden der Wille und die Wünsche des Menschen beachtet und wie kann ich den alten Menschen unterstützen, sein Leben nach seinen Vorstellungen zu gestalten?
- Wie kann ich meine Einschätzung des Wohles des betroffenen Menschen begründen?
- Ist die pflegerische Handlung im Interesse des Menschen oder beruht sie auf strukturellen Routineabläufen?
- Spielen institutionelle oder strukturelle Rahmenbedingungen eine Rolle, die sich auf das Wohl des hilfe- und pflegebedürftigen Menschen auswirken? Wie können die Rahmenbedingungen verändert werden?
- Entsprechen meine pflegerischen Tätigkeiten dem aktuellen Stand der Pflegewissenschaft?
- Habe ich ausreichend fachliches Wissen, um auf Besonderheiten von Erkrankungen im Alter angemessen reagieren zu können?
- Können durch verbesserte inner- und interdisziplinäre Zusammenarbeit Prob-

leme vermieden, bzw. Lösungen gefunden werden?
- Welche Rolle übernehme ich als Pflegeperson im Rahmen des moralischen Konflikts (z. B. Machtinhaber, hilfloser Helfer, Anwalt des hilfe- und pflegebedürftigen Menschen)?

4.2.3 Prinzip des Nichtschadens

Definition

Pflegende sollten dem hilfs- und pflegebedürftigen Menschen keinen Schaden zufügen.

Schädigende Handlungen

Dass Pflegende dem hilfe- und pflegebedürftigen Menschen keinen Schaden zufügen, scheint auf den ersten Blick banal. Im Rahmen des Prinzips des Nichtschadens wird jedoch explizit darauf hingewiesen, da viele Handlungen in der Pflege dem hilfsbedürftigen Menschen schaden können, und Pflegende verpflichtet sind zu vermeiden, dass durch ihr Handeln der alte Mensch Schaden nimmt.

Wesentliche Punkte des Prinzips des Nichtschadens sind die nicht fachgerechte Pflege, Nachlässigkeit und mangelnde Sorgfalt bei Pflegehandlungen, organisatorische Rahmenbedingungen, die dazu führen, dass der alte Mensch zu Schaden kommt, sowie Gewalt in der Pflege (▶ Abb. 4.6).

Nicht fachgerechte Pflege, Nachlässigkeit und mangelnde Sorgfalt

Es ist unumgänglich, dass Pflegepersonen eine gute Ausbildung erhalten und ihr Pflegewissen immer wieder erweitern und aktualisieren. Das Wissen auch in die Praxis umzusetzen, liegt an der Pflegekraft selbst sowie an den Rahmenbedingungen und dem in der Praxis vorherrschenden Ausbildungsverständnis.

Durch unzureichendes Fachwissen, durch Nachlässigkeit oder mangelnde Sorgfalt kann es zur Schädigung des hilfe- und pflegebedürftigen Menschen kommen, z. B.:
- Infektionen der Einstichstelle bei PEG-Sonden oder suprapubischen Kathetern durch das nicht Einhalten von hygienischen Richtlinien
- Entstehung von Kontrakturen und Dekubitalgeschwüren durch unsachgemäße oder unzureichende Lagerungen
- Blutzuckerentgleisungen durch falsche Dosierungen bei der Insulingabe oder Verabreichung falscher Nahrungsmittel bei Diabetikern
- Entstehung von Spastiken oder das Erlernen falscher Kompensationsstrategien durch unsachgemäße Lagerungen und unkorrekten Umgang mit Menschen nach einem Schlaganfall
- Exsikkose durch nicht ausreichende Flüssigkeitszufuhr
- Körperverletzung durch Fehler bei der Durchführung medizinischer Anordnungen, z. B. der Medikamentenverabreichung
- Verbrühungen und Verbrennungen durch das Auflegen zu heißer Wickel oder zu heißes Wasser beim Vollbad oder Fußbad

Merke

Das Prinzip des Nichtschadens betrifft nicht nur die sichtbaren körperlichen Belange, sondern auch die psychosozialen Bereiche eines Menschen. Durch herablassendes Verhalten, Nichtachtung der Intimsphäre, Bevormundung usw. kann es zu seelischen Verletzungen kommen.

Fallbeispiel

Frau Küster bittet, dringend auf die Toilette gebracht zu werden, sie habe Stuhldrang. Die Pflegeperson weist Frau Küster darauf hin, dass sie momentan keine Zeit hat, sie soll doch bitte in die (Inkontinenz-)Einlage machen, sie komme dann und würde die Einlage wechseln. Frau Küster will als erwachsener Mensch nicht in eine „Windel" machen. Für sie ist diese Situation unwürdig, demütigend und zutiefst kränkend. Als Frau Küster noch einmal läutet und um Hilfe bittet, wird sie unwirsch abgewiesen: „Sie sind nicht die Einzige hier, machen sie einfach in die Einlage, jemand kommt dann schon und macht sie frisch. Und hören sie auf zu läuten, denn dann dauert alles nur noch viel länger." Frau Küster fühlt sich in ihrer Abhängigkeit wertlos. Auch wenn sie ihr Leben noch als ausgefüllt erlebt, so sind es solche Momente der Abhängigkeit und des „Im-Stich-gelassen-werdens", in denen sie das Leben in dieser Weise als nicht mehr lebenswert empfindet.

Institutionelle und strukturelle Faktoren

Das Prinzip der Fürsorge zeigte, wie wichtig organisatorische Rahmenbedingungen sind, um zum Wohl des alten Menschen handeln zu können. Sind diese Rahmenbedingungen nicht gegeben, kann es zu Schädigung kommen. So sind es z. B. räumliche Gegebenheiten, u. a. Hindernisse und nicht barrierefreie Einrichtungen, die die Bewegungsfreiheit des hilfe- und pflegebedürftigen Menschen einschränken, bzw. dazu führen können, dass es zu Stürzen und Verletzungen kommt.

Wie sich gezeigt hat, sind Ausbildungsstand der Pflegepersonen, Personalstand und Teamkultur wesentlich dafür, welche Sorge dem hilfe- und pflegebedürftigen Menschen entgegengebracht wird.

Wenn Pflegepersonal unter andauernder psychischer und körperlicher Überforderung und Überlastung arbeiten muss, führt das zum **Ausbrennen**. Infolgedessen kann es zu Nachlässigkeiten, Fehlern und unangemessenem Verhalten in der Pflege kommen. Perrin und Ghee (2006, S. 171) weisen auf Folgendes hin:

Merke

Pflegepersonal, das aufgrund von Personalmangel gezwungen wird, mangelhafte Pflege zu leisten, ist dennoch für die Pflege, die es leistet, **rechtlich** und **moralisch** verantwortlich!

Daher müssen Pflegende die unsicheren und überbelasteten Arbeitsbedingungen an die zuständigen institutionellen Stellen weiterleiten. D. h., Pflegende dürfen Missstände in der Pflege nicht hinnehmen, sondern müssen sich dafür einsetzen, dass Pflegequalität und sichere Pflege möglich ist.

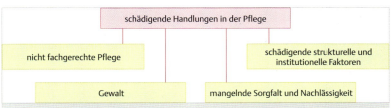

Abb. 4.6 **Prinzip des Nichtschadens.** Pflegende sollten dem hilfs- und pflegebedürftigen Menschen keinen Schaden zufügen.

Fallbeispiel

Eine Altenpflegefachkraft berichtet, dass sie in ihrer Einlernzeit in einem Seniorenheim erlebte, dass die Verabreichung von Insulinspritzen durch Nylonstrümpfe bzw. durch die Hosenbeine geschehe. Begründet wird das Vorgehen damit, dass es Zeit spart. Das An- und Entkleiden, besonders bei Menschen mit starken Bewegungseinschränkungen, ist immer sehr zeitaufwendig. Die betroffenen Pflegekräfte führten ihre Handlungen mit dem Wissen durch, Risiken einzugehen. (Es gibt Studien, die eine Injektion durch die Kleidung als sicher und zeitsparend bewerten, dennoch wird in Pflegestandards, wie auch von Herstellerseite, davon abgeraten.)

Organisatorische Rahmenbedingungen und alltäglich gewordene Routineabläufe führen dazu, dass bewusst das Risiko eingegangen wird, dem hilfs- und pflegebedürftigen Menschen zu schaden. Neue Fachkräfte werden von Beginn an in dieses Verhalten eingeführt. Ein solches Vorgehen widerspricht dem Prinzip des Nichtschadens und darf von Pflegenden nicht einfach akzeptiert werden bzw. muss im Vorfeld hinterfragt werden.

Gewalt in der Altenpflege

Gewalt fängt nicht an, wenn alte Menschen getötet werden. Sie fängt an, wenn einer sagt: „Du bist alt. Du musst tun, was ich sage." (Nach Erich Fried)

Das Wohl des auf Hilfe angewiesenen Menschen ist für Pflegende i. A. Ziel ihrer Tätigkeit. Jedoch ist es leider auch Realität, dass die Prinzipien der Fürsorge und des Nichtschadens missachtet werden und Gewalt gegenüber dem hilfe- und pflegebedürftigen Menschen ausgeübt wird. In der Altenpflege ist es unbedingt notwendig, sich mit dem Thema Gewalt auseinanderzusetzen. Pflegende müssen gegenüber dem Auftreten solcher Handlungen aufmerksam sein.

Merke

Gewaltanwendung und Zwang darf nicht Teil der Pflege sein. Pflegende dürfen ein solches Verhalten nicht akzeptieren, verschweigen oder mittragen.

Gewalt in der Pflege nimmt unterschiedliche Formen an:
- körperliche Gewalt, auch sexuelle Übergriffe
- verbale Gewaltanwendung durch Drohungen, Beleidigungen, Beschimpfungen oder Demütigungen
- missbräuchliche Anwendung von freiheitsbeschränkenden Maßnahmen
- Auslachen von hilfe- und pflegebedürftige Menschen für ihr Verhalten
- Nichternstnehmen oder Herunterspielen von Gefühlen und Bedürfnissen der Menschen
- herablassendes oder respektloses Verhalten gegenüber dem hilfe- und pflegebedürftigen Menschen

Hinsichtlich der Aktivitäten des täglichen Lebens sind es weitere Handlungen, z. B.:
- Zwang zur Körperpflege
- Eingeben von Essen oder Medikamenten unter Zwang
- bewusstes Verweigern von Hilfestellungen, z. B. bei der Bitte um Hilfe beim Gang auf die Toilette
- Patiententötungen als extremste Auswüchse der Gewalt in der Pflege

Fallbeispiel

Eine neue Pflegekraft beobachtet, wie eine ihrer Kolleginnen einer Bewohnerin während des Speiseanreichens immer wieder die Nase zuhält, damit diese den Mund aufmacht. Sie versucht vorsichtig, die Kollegin darauf anzusprechen: „... so ein Verhalten ist doch etwas grob." Die Kollegin erwidert barsch, dass sie schon sehen werde, wie es sei, wenn man hier länger arbeite. Und wenn jeder mit so einer Gefühlsduselei komme, dann würde man nie fertig mit der Arbeit. Was man am allerwenigstens brauche, seien junge Besserwisser, die sich überall einmischen. Die neue Pflegekraft entscheidet, besser nichts mehr zu sagen, da sie befürchtet, dass ihr das Arbeiten im Team sehr schwer gemacht werden könnte.

Lernaufgabe

Überlegen Sie, welche Möglichkeiten die neue Pflegekraft hat, zu reagieren. Wie sollte sie handeln und was denken Sie, wie in der Realität in solchen Fällen meist gehandelt wird?

Nichtschaden und Demenz am Beispiel PEG

In dem Kontext ein Beispiel, das immer wieder aktuelles Thema im Zusammenhang mit fortschreitender Demenz ist: die PEG-Sonde. Auch dabei zeigt sich, dass jedes Prinzip nicht in Reinform als Lösung angewendet werden kann, sondern immer mehrere Aspekte der verschiedenen Prinzipien eine Rolle spielen.

Nutzen und Schaden abwägen

Kann der Mensch selbst entscheiden, bzw. hat er seinen Willen im Vorfeld klar geäußert, so ist das Prinzip der Autonomie vorrangig. Liegt keine Patientenverfügung (S. 826) vor, liegt es bei fortgeschrittener Demenz häufig bei den Angehörigen und dem medizinischen bzw. dem pflegerischen Personal, eine Entscheidung zu treffen bzw. gemeinsam eine Entscheidung herbeizuführen. Charakteristisch für diese Entscheidungen ist das Abwägen von Nutzen und Schaden. Was ist das Beste für den betroffenen Menschen? Was ist zu seinem Wohl? Welche Vorteile, welchen Nutzen, welche Nachteile oder Schäden ergeben sich aus einer Handlung?

▶ **Möglicher Nutzen.** Der Nutzen einer PEG-Sonde würde bzw. wird darin gesehen, dass das Leben verlängert und die Lebensqualität gesteigert werden kann. Mangelernährung und Aspirationspneumonien sollen verhindert sowie der Hautstatus verbessert werden. Im Laufe der Anwendung der PEG-Sonde in den vergangenen Jahren – und in vielen Studien – zeigte sich jedoch, dass der erwartete Nutzen nicht eindeutig bewiesen werden kann. Die fehlende Nahrungs- und Flüssigkeitsaufnahme bei fortgeschrittener Demenz wird oft verbunden mit **verhungern** und **verdursten** lassen. Aufgrund des Fürsorgegedankens scheint es notwendig zu sein, zum Wohle des Betroffenen Aktionen zu setzen. Auch hier wird diskutiert, ob die Wahrnehmung verhungern und verdursten nicht eine Fehleinschätzung ist und ob der Mensch mit fortgeschrittener Demenz durch die künstliche Zufuhr von Flüssigkeit und Nahrung nicht zusätzlich belastet wird.

▶ **Möglicher Schaden.** Nachteile einer PEG-Sonde bzw. Schädigungen, die auftreten können, sind:
- **Komplikationen am Sondensystem**, z. B. Infektion an der Einstichstelle, Undichtigkeit oder Sondenokklusion (Verlegung) sowie Komplikationen infolge des chirurgischen Eingriffs (Peritonitis, intraabdominale Blutung).
- Durch die Sondenernährung selbst kann es zu **Durchfällen** oder **Erbrechen** kom-

men und auch eine **Lungenentzündung** kann aufgrund eines Refluxes entstehen.
- Es kann auch der Fall eintreten, dass der betroffene Mensch fixiert werden muss, um die Nahrung komplikationslos verabreichen zu können bzw. eine Diskonnektion der Sonde zu verhindern. Die **Fixierung** ist eine Einschränkung der Freiheit. Sie führt zu psychischem Stress und kann auch Ursache für Verletzungen sein sowie einen Dekubitus zur Folge haben, da der Fixierte in seiner Beweglichkeit eingeschränkt ist. Das Wehren gegen eine Fixierung kann möglicherweise dazu führen, dass Medikamente zur Sedierung eingesetzt werden.
- Der Einsatz einer PEG-Sonde kann auch bedeuten, dass sich der **persönliche Kontakt zu den Pflegepersonen einschränkt**, da die Verabreichung der Nahrung weniger Zeitaufwand, bzw. nicht im selben Ausmaß persönlicher Zuwendung bedarf. Eine Gefahr besteht darin, dass noch vorhandene Ressourcen zur Nahrungsaufnahme nicht mehr genutzt werden, d. h., dem Menschen oral weder Trinken noch Essen angeboten wird. Der hilfe- und pflegebedürftige Mensch verliert demnach an zwischenmenschlichem Austausch, der mit Essen verbunden ist, wie auch das Erlebnis des Essens (Geschmack, Geruch, Erinnerungen) selbst.

▶ **Entscheidung immer wieder überdenken.** In Einzelfall kann es sein, dass durch Abwägen von Nutzen und Schaden die Entscheidungsträger für das Legen einer PEG-Sonde eintreten, sich im Verlaufe der Krankheit jedoch abzeichnet, dass Komplikationen und Nachteile überwiegen (Nichtschaden). In einem solchen Fall ist es ethisch erforderlich, den Mut zu haben, eine Sondenernährung auch wieder abzusetzen, wenn der Schaden gegenüber dem Nutzen überwiegt. Fürsorge für den Demenzkranken kann auch heißen, den Fokus von Nahrung und Flüssigkeit auf die Betreuung durch körperliche und seelische Zuwendung, empathisches Verhalten und Anwesenheit nahestehender Menschen zu legen (Palliativmedizin). Nicht nur, aber insbesondere in der palliativen Betretung dementer Menschen ist das von Bedeutung.

Merke

Das Legen einer PEG-Sonde als **pflegeerleichternde** Maßnahme für das Pflegepersonal ist nicht gerechtfertigt.

Die kritische Auseinandersetzung mit der PEG-Sonde im Kontext der fortgeschrittenen Demenz und des Prinzips des Nichtschadens ist keine Position für oder gegen diese Intervention. Ob eine PEG-Sonde bei fortgeschrittener Demenz dem Menschen nützt oder schadet, muss im Einzelfall entschieden werden. Die Ausführungen sollen zeigen, dass die ethischen Prinzipien in der Praxis hilfreich sind, um zu einer Entscheidung zu gelangen. Pflegekräfte müssen sich bewusst sein, wie wichtig es ist, Themen in der Pflege ethisch zu reflektieren. In diesem Fall wird auch deutlich, wie bedeutsam es ist, den aktuellen Stand der Wissenschaft zu kennen, um Nutzen und Schaden einer Handlung abschätzen zu können.

Lernaufgabe

Recherchieren Sie in der Fachliteratur Vor- und Nachteile einer PEG-Sonde bei typischen Krankheitsbildern in der Altenpflege (z. B.: Demenz, Schlaganfall, Multiple Sklerose, Morbus Parkinson).

Überblick

Es wird deutlich, dass die als selbstverständlich erscheinende Pflicht, dem hilfe- und pflegebedürftigen Menschen nicht zu schaden, in der Pflegepraxis konkreter Beachtung bedarf. In den Medien stößt man regelmäßig auf Beiträge, die über Vernachlässigung und auch Gewalt gegen Menschen in Alten- und Pflegeheimen berichten. Pflegende Menschen müssen sich ihrer Verantwortung gegenüber den auf ihre Hilfe angewiesenen Menschen bewusst sein.

Merke

Es ist tragisch, traurig und ethisch fragwürdig, wenn die Menschen und Institutionen, deren Auftrag es ist, **für den Menschen zu sorgen**, die sind, die ihm Gewalt antun.

▶ **Pflege-Charta.** „Sie haben das Recht, vor körperlicher Gewalt [...] geschützt zu werden. Niemand darf sich Ihnen gegenüber missachtend, beleidigend, bedrohend oder erniedrigend verhalten. [...] Auch Vernachlässigungen, wie mangelnde Sorgfalt bei der Betreuung, Pflege oder Behandlung, Unterlassung notwendiger Hilfe sowie unzureichende Aufmerksamkeit stellen Formen von Gewalt dar. [...] Ferner können Sie erwarten, dass Pflegende, Ärztinnen, Ärzte und Therapeutinnen sowie Therapeuten im Rahmen Ihrer Pflege, Betreuung und Behandlung, Anzeichen von Gewalt, Misshandlungen und Missbrauch erkennen und – wenn möglich in Absprache mit Ihnen – in geeigneter Weise darauf reagieren."

Fragen zur Analyse eines moralischen Konflikts – Nichtschaden

- Kommt es durch die pflegerische Handlung zu einer Schädigung des hilfe- und pflegebedürftigen Menschen?
- In welchem Verhältnis stehen Schaden und Nutzen einer pflegerischen Handlung?
- Wurden die pflegerischen Handlungen sorgfältig und fachgerecht durchgeführt?
- Wird auf den hilfe- und pflegebedürftigen Mensch Zwang ausgeübt?

4.2.4 Prinzip der Gerechtigkeit

Gerechtigkeit ist genauso komplex wie die bisher vorgestellten Prinzipien und enthält viele unterschiedliche Aspekte (▶ Abb. 4.7).

Definition

In der Pflege bedeutet **Gerechtigkeit** vor allem Gleichbehandlung sowie die gerechte Verteilung der Ressourcen.

Pflege-Charta

▶ **Artikel 7: Religion, Kultur und Weltanschauung.** „Jeder hilfe- und pflegebedürftige Mensch hat das Recht, seiner Kultur und Weltanschauung entsprechend zu leben und seine Religion auszuüben."

Gleichbehandlung

Pflegende haben den Auftrag, alle hilfe- und pflegebedürftigen Menschen gleich zu behandeln, unabhängig von Rasse, Geschlecht, Alter, Religion, Nationalität und sozialem Status. Jedem Menschen muss gleichermaßen Respekt und Achtung entgegengebracht werden. Jedem hilfe- und

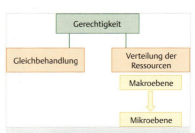

Abb. 4.7 **Prinzip der Gerechtigkeit.** Gleich behandeln, gerecht verteilen.

pflegebedürftigen Menschen sollte, angemessen dem pflegerischen Bedarf, gleichermaßen Zeit und Zuwendung gegeben werden. Eine **absolute** Gleichbehandlung ist höchstwahrscheinlich jedoch nicht immer umsetzbar, da Sympathie und Antipathie auch in der Pflege nicht ignoriert werden können. Bei Bewohnern bzw. Klienten, die als angenehm empfunden werden, nehmen sich Pflegende eher Zeit und geben Zuwendung als bei Menschen, die sie als schwierig oder unangenehm empfinden. Pflegende sollten jedoch bemüht sein, so weit wie möglich Zeit und Zuwendung gleich verteilt einzusetzen. Gleichbehandlung der Bewohner oder der Klienten heißt auch, dass deren Rechte gleichermaßen geachtet werden müssen.

Fallbeispiel

Frau Holz (geistig voll orientiert), Bewohnerin eines Seniorenheims, verhält sich im Gemeinschaftswohnzimmer unwirsch gegenüber anderen Mitbewohnern. Sie beansprucht, das Fernsehprogramm bestimmen zu können sowie einen festen Platz auf dem Sofa. Der Vorschlag, dass Frau Holz in ihrem Zimmer fernsehe, lehnt sie ab. Sie hätte das Recht wie jeder andere, das Gemeinschaftswohnzimmer zu nutzen. Manche der Bewohner meiden seither das Wohnzimmer, weil sie mit Frau Holz keinen Konflikt haben wollen.

Gerechtigkeit bedeutet jedoch nicht nur die Beachtung der Rechte des hilfe- und pflegebedürftigen Menschen, sondern auch Beachtung der Rechte der Personen, die im Rahmen der Pflege ihren Dienst leisten sowie anderer Personen, die betroffen sind, z. B. pflegende Angehörige.

Fallbeispiel

Nach dem Wochenende ruft Herr Winter, der erst seit Kurzem von einem ambulanten Dienst betreut wird, bei der zuständigen Pflegedienstleitung an und beschwert sich, dass am Wochenende eine ausländische Pflegeperson zum Hausbesuch gekommen sei. Er wünsche in Zukunft nicht mehr, dass ausländische Pflegepersonen in sein Haus kommen.
   Hinweis: Pflegende, die hier vorschnell mit der Aussage oder dem Gedanken reagieren: „Herr Winter soll froh sein, dass er überhaupt betreut wird", ignorieren ihre Aufgabe, ethische Probleme analysieren und ihr Handeln reflektieren zu müssen.

Lernaufgabe

Bedenken Sie folgende Aspekte, die in diesem Fall relevant sind, und versuchen Sie je nach Beantwortung der Frage, Handlungsalternativen zu finden:
- Was bedeutet hier Autonomie? Herr Winter möchte für sich bestimmen, von wem er gepflegt wird.
- Trotz gleicher Aussage: Gibt es einen Unterschied, ob Herr Winter sein Anliegen bittend oder fordernd einbringt?
- Gibt es biografische Beweggründe (z. B. traumatische Kriegserlebnisse) für seinen Wunsch?
- Sollte bei der Organisation der Dienstpläne auf den Wunsch von Herrn Winter Rücksicht genommen werden?
- Wie sollte die Pflegedienstleitung reagieren? Was bedeutet das Beachten des Wunsches von Herrn Winter für ausländische Angestellte des ambulanten Dienstes?
- Was bedeutete es sowohl für Herrn Winter als auch für die ausländische Pflegekraft (die dieser Situation ausgesetzt wird), wenn dem Wunsch von Herrn Winter nicht entsprochen wird und bei Bedarf wieder eine ausländische Pflegekraft zu Herrn Winter gesandt wird, ohne ihn vorher darüber zu informieren?

Verteilungsgerechtigkeit

Dabei geht es um die gerechte Verteilung der verfügbaren Ressourcen. Die Verteilung der Ressourcen erfolgt auf 2 Ebenen:
- **Makroebene:** Entscheidungen auf der Makroebene sind z. B., welche finanziellen Mittel dem Gesundheitssystem zugeteilt werden. Innerhalb des Gesundheitssystems sind es Entscheidungen, für welche Bereiche der Gesundheit die Mittel eingesetzt werden: Werden Gelder für Prävention, für Forschung oder eben für die Versorgung hilfe- und pflegebedürftiger Menschen verwendet?
- **Mikroebene:** Pflegende im Alltag müssen Entscheidungen auf der Mikroebene treffen: Wie werden die zur Verfügung stehenden Ressourcen, Zeit und Zuwendung in ihrer täglichen Arbeit eingesetzt?

Zu beachten ist, dass Entscheidungen auf der Makroebene Auswirkungen auf die Mikroebene und somit auf die alltägliche Arbeit des Pflegepersonals und die Lebensbedingungen des hilfe- und pflegebedürftigen Menschen haben. Auf der Makroebene wird entschieden, welche Ressourcen auf der Mikroebene zur Verfügung stehen.

Kriterien zur Entscheidungsfindung

Wie Pflegende ihre Ressourcen verteilen, ist ein ständiger Wegbegleiter ihrer alltäglichen Arbeit und führt auch häufig zu moralischer Unzufriedenheit und Druck. Die verfügbare Zeit, Energie und personellen Ressourcen sind häufig knapp oder nicht ausreichend. Deshalb können die vielen pflegerisch notwendigen Handlungen und die individuellen Bedürfnisse der auf Hilfe angewiesenen Menschen oftmals nicht erfüllt werden. Stehen nun Pflegende vor vielen Aufgaben, die es zu erledigen gilt, müssen sie Prioritäten setzen. Dabei sollten sie sich daran orientieren, welcher **Nutzen** sich für den **Einzelnen** oder für die **Gesamtheit** aus einer Handlung ergibt. Daher bedarf es Kriterien zur Entscheidungsfindung. Auch **Bedürfnisse** können als Kriterium leitend sein.

Merke

Die Verteilung der persönlichen Ressourcen liegt in der Verantwortung jeder einzelnen Pflegeperson.

Fallbeispiel

Das Mittagessen steht bevor: Es müssen noch Bewohner in den Speiseraum gebracht, Medikamente und die Mahlzeiten vorbereitet werden. Einige Bewohner bitten darum, vor der Mahlzeit noch auf die Toilette geführt zu werden. Frau Seifert braucht Unterstützung bei der Essensaufnahme, hat aber an diesem Tag keinen richtigen Hunger. Frau Knippers klagt über starke Schmerzen. Frau Ludwig möchte Hilfe beim Wechseln ihrer Bluse, da sie einen Kaffeefleck darauf entdeckt hat und sie so nicht mit den anderen am Esstisch sitzen will.

Entscheidungsfindung – Analyse der Kriterien:
- **Nutzen des Einzelnen:** Frau Knippers von ihren Schmerzen zu befreien, ist als hoch zu bewerten. Die Auswirkung für andere Bewohner, deren Essen sich dadurch nur um eine geringe Zeitspanne verschiebt, kann im Verhältnis dazu als weniger gewichtig eingestuft werden.
- **Gesamtnutzen:** Im Fall von Frau Ludwig kann der Gesamtnutzen geltend gemacht werden. Das Umkleiden von Frau Ludwig bedarf längerer Zeit, da sie zuerst in ihr Zimmer, danach umgekleidet und wieder in den Speiseraum gebracht werden muss. (D. h., aufgrund des Kriteriums Gesamtnutzen wird zuerst für

alle Bewohner gesorgt und das Mittagessen verteilt, danach wird Frau Ludwig umgezogen. Alternative: Ist es möglich, eine frische Bluse zu holen und Frau Ludwig, unter Wahrung ihrer Intimsphäre, an einem anderen Ort umzuziehen, was zeitsparend wäre?

- **Bedürfnisse:** Frau Seiferts Bedürfnis, jetzt gleich ihr Essen zu erhalten, ist gering. Das Bedürfnis von Frau Ludwig, vor dem Essen umgezogen zu werden, ist hoch. In diesem Fall kann der Wunsch von Frau Ludwig zuerst beachtet werden. Wäre Frau Seifert Diabetikerin und hätte sich bei der Blutzuckermessung vor dem Essen gezeigt, dass Frau Seifert einen sehr niedrigen Blutzuckerwert hat, würde die baldige Nahrungsaufnahme stärker an Bedeutung gewinnen. Unabhängig davon, wie groß das Bedürfnis „Hunger" von Frau Seifert wäre, verglichen zum Bedürfnis von Frau Ludwig, „umgezogen zu werden". Im Hinblick auf den Nutzen bzw., um Schaden von Frau Seifert abzuwenden, wäre es in diesem Fall vorrangig, auf ihre niedrigen Blutzuckerwerte zu reagieren.

Lernaufgabe

Nehmen Sie eine Situation aus Ihrer Praxis, in der Sie aufgrund vieler Anforderungen, die Sie zu erledigen hatten, unter Druck geraten sind. Überdenken Sie, wie Sie entschieden haben. Wie ist es Ihnen dabei gegangen? Wie könnten Sie, in dem selbst erlebten Fall, Ihre Ressourcen nach den vorgestellten Kriterien einteilen?

▶ **Nachteil der Kriterien.** Nutzen, Gesamtnutzen und Bedürfnisse sind in der Praxis in manchen Fällen schwer objektiv zu beurteilen und zu gewichten. Dennoch kann es hilfreich sein, Probleme in diesem Rahmen zu analysieren und schrittweise zu lösen. In der pflegerischen Wirklichkeit führen Situationen, in denen die Arbeitslast schwer zu bewältigen ist, zu Stress. Tätigkeiten werden nur noch schnell abgearbeitet. Was gerade anfällt, wird erledigt, neue Anforderungen führen zu Unmut durch erlebten Druck, ethische Aspekte werden immer weniger beachtet. Am Ende ist zwar viel getan, aber meist nicht so, wie man es gerne erledigt hätte. Es bleiben Unzufriedenheit und Unbehagen. In einer Situation der Überforderung ist es hilfreich, einen Moment innezuhalten, um zu überlegen, wie Sie die Menge an Aufgaben nach diesen Kriterien einordnen können. So ist es möglich, Prioritäten zu setzen und den eigenen Ansprüchen gerecht zu werden.

▶ **Interessen abwägen.** Wesentlich ist es, im Rahmen der Gerechtigkeit zu beachten, welche Interessen im konkreten Fall betroffen sind. Geht es um Interessen des Bewohners bzw. des Klienten oder sind auch Angehörige oder andere Personen betroffen? Auch die Interessen der Pflegepersonen selbst sind im Zusammenhang mit Gerechtigkeit bedeutend.

Fallbeispiel

Pfleger Michael hat Mittagsdienst, der üblicherweise um 14 Uhr endet. Bis spätestens 14:30 Uhr soll er seine Tochter von der Kinderbetreuung abholen. Die Routinearbeiten am Vormittag haben sich verzögert, da es einen Notfall gegeben hat. Die personellen Ressourcen sind ohnehin schon sehr knapp bemessen, sodass auch schon kleine Zwischenfälle Auswirkungen auf den Tagesablauf haben. Auch das Mittagessen verzögerte sich – was dazu führt, dass um 14 Uhr noch nicht alle Bewohner, die üblicherweise am Nachmittag zum Ruhen ins Bett möchten, versorgt sind. Das Pflegepersonal für den Nachmittag hat auch noch einige Arbeiten des Vormittags zu erledigen, da durch den Notfall nicht alles erledigt wurde. Werden die Bewohner sehr spät auf ihr Zimmer gebracht, so lohnt es sich nicht mehr, einen Mittagsschlaf zu machen, bzw. es entfällt dann das Nachmittagsprogramm. Viele Bewohner wünschen sich die Nachmittagsruhe, da sie das Sitzen am Vormittag und während des Mittagessens anstrengt.

Hier sind Interessen der Bewohner betroffen, wie auch Interessen des Pflegepersonals. Hilft Altenpflegekraft Michael länger als im Dienstplan vorgesehen ist, so können manche Bewohner zeitig genug auf ihr Zimmer zur Mittagsruhe gelangen. Auch der Nachmittagsdienst hätte weniger Zeitdruck, was wiederum Auswirkungen auf die Bewohner hätte. Michaels Interesse ist es, den Dienst pünktlich zu beenden, um seine Tochter rechtzeitig von der Kinderbetreuung abzuholen.

▶ **Lastenverteilung und Verantwortung.** Pflegepersonen müssen in besonderen Fällen Mehrleistungen erbringen. Es ist jedoch nicht gerechtfertigt, dass der Einzelne in der Pflege grundsätzlich die moralische, die körperliche sowie seelische Last trägt, weil aufgrund von Entscheidungen auf der Makroebene zu wenige Ressourcen in der Pflegepraxis zur Verfügung stehen. Somit geraten Pflegende in einen immer wiederkehrenden Konflikt, dass die Pflege, die sie leisten, nicht angemessen ist. Solche strukturellen Missstände sind sowohl gegenüber Bewohnern/Klienten als auch gegenüber den Pflegepersonen ethisch nicht gerechtfertigt.

Gerechtigkeit und Demenz

Der Umgang mit demenzkranken Menschen wirft im Pflegealltag immer wieder Fragen der Gerechtigkeit auf. V.a., wenn der kranke Mensch in einer Phase der Agitiertheit und/oder der Regression besonderer Zuwendung und Aufmerksamkeit bedarf und somit einen großen Teil der bestehenden Ressourcen beansprucht. Dann besteht die Gefahr, dass der demente Mensch aufgrund der begrenzten Mittel und der zeitlichen Überforderung der Pflegekräfte nicht die entsprechende notwendige Pflege erhält. Dadurch kann es zu ungerechtfertigten Einschränkungen seiner Freiheit, Einsatz von beruhigenden Medikamenten oder zu inadäquatem Verhalten ihm gegenüber kommen. Möglich ist auch, dass durch die oftmals aufwendige Pflege und Begleitung demenzkranker Menschen weniger Zeit für andere zu betreuende Menschen zur Verfügung steht.

Überblick

Professionelle Pflege sollte sich im Rahmen des Gerechtigkeitsprinzips Gedanken über die Verteilung der eigenen Ressourcen machen. Es ist notwendig, dass sich Pflegende der Problematiken bewusst sind und Probleme, die sich im Rahmen des Gerechtigkeitsprinzips ergeben, auch erkennen und reflektieren können.

Das ist hilfreich, um sich vor eigener Überforderung zu schützen. Gleichsam befähigt Bewusstwerdung auch dazu, gegenüber überhöhten Ansprüchen von Bewohnern und Klienten, Kollegen oder Vorgesetzten rational argumentieren zu können.

Eigene Ressourcen werden nach getroffenen Prioritäten eingesetzt. Insbesondere im Rahmen der Gerechtigkeit wird offensichtlich, dass Faktoren, die auf den ersten Blick nicht von ethischer Grundlage sind, trotzdem ethische Urteile beeinflussen. Wie eigene Ansprüche bzw. Teamstrukturen beschaffen sind, spielt dabei immer wieder eine Rolle.

Zum Beispiel, wenn es darum geht, einem hilfe- und pflegebedürftigen Menschen mehr Zuwendung zu geben (etwa bei der Sterbebegleitung oder der Begleitung eines unruhigen dementen Menschen). Um für diesen Menschen da zu sein, können anfallende Arbeiten nicht wie sonst erledigt werden. Pflegende wägen ab und setzen Prioritäten. Ihre Entscheidung wird durch ihr persönliches Pflegeverständnis, aber auch durch die vorherrschenden Teamstrukturen beeinflusst. Es kann sein, dass Pflegende wissen, was sie in der konkreten Situation tun sollten (Begleitung eines unruhigen, dementen Bewohners), es aber nicht tun, um keine Konflikte im Team auszulösen (Routinearbeiten unerledigt lassen) oder um den eigenen Ansprüchen „alles schaffen zu müssen" gerecht zu werden. Ein bewusstes Anschauen des Sachverhalts hilft dann, dem Gefühl des Versagens entgegenzuwirken.

Im Kontext der Fürsorge stellt sich die Frage, welche Pflege geboten werden sollte. Demgegenüber wird im Kontext der Gerechtigkeit diskutiert, welche Ressourcen für diese Pflege zur Verfügung stehen. Und zwar nicht nur in der Gegenwart, sondern auch in der Zukunft und im Hinblick auf die Generationen, die diese Pflege finanzieren.

Fragen zur Analyse eines moralischen Konflikts – Gerechtigkeit

- Wessen Interessen sind betroffen (hilfe- und pflegebedürftiger Menschen, Pflegepersonen, Angehöriger, Mitbewohnern eines Seniorenheims …)?
- Nach welchen Maßstäben kann ich meine Ressourcen gerecht verteilen (Nutzen für den Einzelnen, Gesamtnutzen, Bedürfnisse)?
- Wem gegenüber bin ich als Pflegeperson verantwortlich?
- Gibt es weitere Ressourcen, auf die ich zugreifen kann?

4.2.5 Abschließender Blick

Unumgänglich ist also, dass sich Pflegende im Altenbereich mit den besonderen ethischen Aspekten und Herausforderungen ihrer täglichen pflegerischen Arbeit auseinandersetzen. Pflegerische Arbeit berührt den Menschen in vielen seiner privaten und identitätsstiftenden Bereichen und hat somit nicht nur fachliche, sondern eine wesentliche moralische Bedeutung. Im Laufe dieses Lehrbuchs werden noch viele Themen und ihre ethischen Besonderheiten, die in diesem einführenden Kapitel nicht besprochen wurden, detailliert bearbeitet. So z.B. die Begleitung sterbender Menschen oder kultursensible Pflege.

▶ **Nutzen pflegeethischer Bildung.** Die Auseinandersetzung mit Pflegeethik hilft, moralische Konflikte und Probleme in der Pflege zu erkennen. Sie schult somit die eigene moralische Urteilsfindung, wobei neue Einsichten und Erkenntnisse entstehen:
- Die Offenheit, den eigenen Standpunkt zu überdenken, die Position des alten Menschen zu verstehen, und neue Erkenntnisse annehmen zu können, tragen maßgeblich dazu bei, dass sich das Miteinander zwischen hilfe- und pflegebedürftigem Menschen und Pflegeperson positiv, menschenwürdig und respektvoll gestaltet.
- Werden ethische Aspekte in der Pflege bedacht und konkret behandelt, so führt das auch zu einer Steigerung der Pflegequalität.
- Das eigene Berufsbild wird in pflegeethischer Auseinandersetzung immer wieder reflektiert, was wiederum zur Professionalisierung der Pflege selbst beiträgt.
- Nicht zufriedenstellende Rahmenbedingungen können analysiert werden und es kann mit Bezug auf eine Ethik der Altenpflege für Veränderungen auf rationaler Ebene argumentiert werden.
- Pflegeethik hilft auch dabei, Konfliktsituationen mit hilfe- und pflegebedürftigen Menschen entgegenzuwirken. Nicht jeder hilfe- und pflegebedürftige Mensch schätzt einen respektvollen Umgang, sondern manchmal kommt es zu Überschreitungen der Integrität von Pflegepersonen. Pflegende können aber innerhalb der Grenzen der möglichen Fürsorge argumentieren. Denn Gerechtigkeit in der Pflege bedeutet, dass auch Interessen der Pflegepersonen gewahrt werden müssen.
- Durch pflegeethische Kompetenzen können Pflegende Grenzen der möglichen Fürsorge begründen.
- Gerechtigkeit in der Pflege bedeutet auch, dass Interessen der Pflegepersonen gewahrt werden müssen.
- Pflegende, die sich der ethischen Dimension ihres Handelns bewusst sind, die ihr moralisches Urteilen schulen und Grundfähigkeiten der Kommunikation beherrschen, können einen sehr wesentlichen Beitrag zur Urteilsfindung in schwierigen Entscheidungen leisten. Sie werden ein wichtiger Gesprächspartner für den alten Menschen, dessen Angehörige und auch für das medizinische Fachpersonal sein.

Merke

In all diesen Bereichen, in denen die Pflegeperson wirken kann, ist es wichtig, dass sie ihre eigene Position kritisch reflektiert. Dass sie offen ist für andere Meinungen und Standpunkte sowie ihre Position als Fachkraft und Helfende nicht missbraucht bzw. überschätzt.

Eine Zusammenfassung der ethischen Prinzipien und ihrer Merkmale sehen Sie in ▶ Abb. 4.8.

Prinzip der Autonomie (Selbstbestimmung)
- Recht auf informierte Zustimmung
- Recht auf Selbstbestimmung in Bezug auf das Eigenwohl
- Recht auf Wahl zwischen möglichen Alternativen
- Recht auf möglichst geringe Einschränkung des Handlungsspielraums

Prinzip der Fürsorge
- Pflege „state of the art"
- inner- und interdisziplinäre Zusammenarbeit
- institutionelle und strukturelle Rahmenbedingungen
- Sorge um sich selbst

Prinzip des Nichtschadens
- nicht fachgerechte Pflege
- schädigende strukturelle und institutionelle Faktoren
- mangelnde Sorgfalt und Nachlässigkeit
- Gewalt (durch Pflegepersonen)

Prinzip der Gerechtigkeit
- Gleichbehandlung
- Verteilung der Ressourcen

Abb. 4.8 **Ethische Prinzipien für die Pflege** (nach Beauchamp und Childress 2009). Fasst die wesentlichen Aspekte zusammen.

4.3 Lern- und Leseservice

4.3.1 Das Wichtigste im Überblick

Warum ist Ethik wichtig für Pflegende?

Pflegen ist an sich moralisches Handeln. Pflegehandlungen betreffen häufig grundlegend das Leben des Menschen, da es um Güter wie Gesundheit und Lebensqualität geht. Viele Pflegehandlungen betreffen die Intimsphäre des Menschen. Pflegeethik wirkt auch klärend und unterstützend, um Herausforderungen der Pflege begegnen zu können.

Was sind die 4 Prinzipien von Beauchamp und Childress?

- Prinzip der Autonomie
- Prinzip der Fürsorge
- Prinzip des Nichtschadens
- Prinzip der Gerechtigkeit

Welche Forderungen ergeben sich bei Bobbert aus dem Autonomieprinzip?

- Recht auf informierte Zustimmung
- Recht auf Selbstbestimmung in Bezug auf das Eigenwohl
- Recht auf Wahl zwischen möglichen Alternativen
- Recht auf möglichst geringe Einschränkung des Handlungsspielraums

Was bedeutet Autonomie bei demenzkranken Menschen?

Autonomie bei demenzkranken Menschen bedeutet, ihre Würde zu achten und die noch möglichen Ressourcen, für sich selbst entscheiden zu können, weitgehend zu fördern und zu nutzen. In der Sorge um die Sicherheit (z. B. bei dem Drang nach Bewegung) bedarf es großer Umsicht, den Menschen so wenig wie möglich einzuschränken.

Worauf müssen Pflegende bei der Fürsorge achten?

- Pflege State of the Art
- inner- und interdisziplinäre Zusammenarbeit
- institutionelle und strukturelle Rahmenbedingungen
- Sorge um sich selbst

Was bedeutet Paternalismus?

Paternalismus ist die Bevormundung des pflegebedürftigen Menschen. Fürsorge ist eine asymmetrische Beziehung. Pflegende sollten die Wünsche und Bedürfnisse des hilfe- und pflegebedürftigen Menschen respektieren. Sie sollten aufgrund ihres fachlichen Wissens den auf Hilfe angewiesenen Menschen beraten, ihm jedoch nicht eigene Wertvorstellungen aufdrängen.

Welchen Bereich sollte Fürsorge umfassen?

Pflegende reflektieren, welche Bereiche des Lebens in die Pflege integriert werden sollten. Folgende Punkte sind zu beachten:

- Welche Ressourcen stehen bzw. sollten zur Verfügung gestellt werden?
- Was kann die Pflege fachlich leisten?
- Welche anderen Berufsgruppen können mit einbezogen werden?
- Was ist sinnvoll – inwieweit ist der hilfe- und pflegebedürftige Mensch für sich selbst verantwortlich (sozial, psychische Aspekte)?

Was bedeutet Fürsorge bei Demenz?

Ein wesentlicher Aspekt in der Fürsorge des demenzkranken Menschen ist die Achtung seiner Autonomie im Laufe seiner Erkrankung. Professionelle Pflege hat Kenntnis über Besonderheiten im Umgang mit demenzkranken Menschen. Sie sorgt für ein Umfeld, in dem der Mensch sich sicher und wohl fühlen kann.

Wie kann Pflege schaden?

Durch nicht fachgerechte Pflege, aufgrund mangelnden Fachwissens sowie durch Nachlässigkeit und mangelnde Sorgfalt bei den pflegerischen Tätigkeiten kann Pflege schaden. Gewalt gegenüber den hilfe- und pflegebedürftigen Menschen kann in der Pflege in jedem Bereich der Aktivitäten des täglichen Lebens stattfinden. Gewalt kann von Pflegenden selbst ausgehen oder durch strukturelle und organisatorische Missstände entstehen.

Was bedeutet Gerechtigkeit in der Pflege?

Gerechtigkeit bedeutet einerseits Gleichbehandlung der zu pflegenden Menschen, andererseits Gerechtigkeit bei der Verteilung der verfügbaren Mittel.

Wobei hilft das Prinzip der Gerechtigkeit?

In Situationen der Arbeitsüberlastung kann es helfen, die eigenen Ressourcen nach Prioritäten einzusetzen. Zudem kann es helfen, nicht ausreichende Rahmenbedingungen konkret aufzuzeigen, Pflegende vor Überforderung zu schützen, bzw. sie vor der Übernahme jeglicher Verantwortung zu bewahren, indem Zusammenhänge im größeren Rahmen bewusst werden.

Was bringt Pflegeethik?

- erkennen, analysieren und bewältigen moralischer Probleme
- Schulung der eigenen moralischen Urteilsfähigkeit
- Gewinn neuer Erkenntnisse und Einsichten
- Steigerung der Pflegequalität
- Analyse und Bewältigung nicht zufriedenstellender Rahmenbedingungen
- Professionalisierung der Pflege
- bewältigen und entgegenwirken von Konfliktsituationen mit hilfe- und pflegebedürftigen Menschen
- Pflege als wichtiger Partner im interdisziplinären Entscheidungsprozess

4.3.2 Literatur

Agich GJ. Dependence and Autonomy in Old Age: an ethical framework for long-term care. 2. Aufl. Cambridge: University Press; 2003

Beauchamp TL, Childress JF. Principles of Biomedical Ethics. 6. Aufl. New York/Oxford: Oxford University Press; 2009

Bobbert M. Patientenautonomie und Pflege. Begründung und Anwendung eines moralischen Rechts. 1. Aufl. Frankfurt/Main: Campus; 2002

Boyle P, Bruce J, Collopy B. New directions in nursing home ethics. The Hastings Center Report 1991; 21: 7

Bundesministerium für Familie, Senioren, Frauen und Jugend. Pflege Charta/Charta der Rechte hilfe- und pflegebedürftiger Menschen. Berlin: Bundesministerium für Familie, Senioren, Frauen und Jugend; 2010. Im Internet: www.pflege-charta.de, 07.05.2015

Fölsch D. Ethik in der Pflegepraxis. Anwendung moralischer Prinzipien im Pflegealltag. 1. Aufl. Wien: Facultas Verlags- und Buchhandel AG; 2012

Fried E. Gründe. Gedichte ausgewählt von Klaus Wagenbach. 1. Aufl. Berlin: Klaus Wagenbach; 1995

Geisler LS. Patientenautonomie. Eine kritische Begriffsbestimmung (März 2004). Im Internet: www.linus-geisler.de/art2004/03 dmw-patientenautonomie.html; 07.05.2015

Mädler M. Nähme ich Flügel der Morgenröte … Handreichung der Evangelisch-Lutherischen Kirche in Bayern zur Begleitung von Menschen mit Demenz und ihren Angehörigen. 2. Aufl. München: Landeskirchenamt der Evangelisch-Lutherischen Kirche in Bayern; 2009

Perrin KO, Ghee Mc. J. Ethics and Conflict. Quick look nursing. 2. Aufl. Ontario: Jones and Bartlett Publishers Canada; 2006

4.3.3 Internetadressen

Handeln statt Misshandeln. Bonner Initiative gegen Gewalt im Alter e. V.: www.hsm-bonn.de

Alzheimer's Association, Chicago: Care and Patient's Rights. Ethical Issues in Alzheimer's Disease. Respect for Autonomy. Im Internet: www.alz.org/alzwa/documents/alzwa_Resource_CG_FS_Patient_Autonomy_ethical_issues.pdf; 07.05.2015

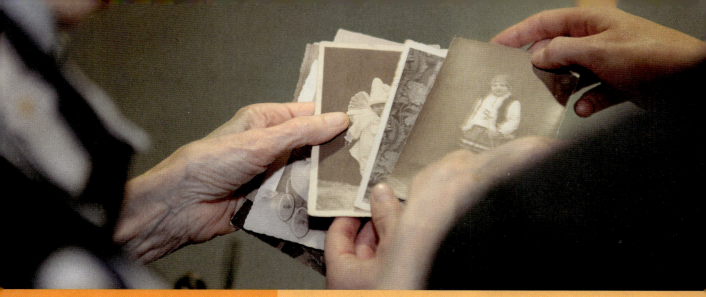

Kapitel 5
Biografisch orientierte Pflege/Biografiearbeit

5.1	Prägung durch die Biografie	128
5.2	Biografiearbeit	130
5.3	Lebensgeschichte und Altenpflege	131
5.4	An der Biografie orientierte Pflegeplanung	132
5.5	Biografische Haltung im Pflegealltag	135
5.6	Lern- und Leseservice	137

5 Biografisch orientierte Pflege/Biografiearbeit

Ursula Pfäfflin

5.1 Prägung durch die Biografie

Professionelle Altenpflege orientiert sich an der Lebensgeschichte eines Menschen, an seiner Biografie. Berücksichtigen wir, was wir über sein Leben erfahren, so gehen wir anders mit ihm um, als wenn wir nur seine Krankengeschichte kennen. Einem Menschen Wertschätzung entgegenbringen heißt auch, sich für ihn und seinen ganzen Lebensweg zu interessieren. Man spricht auch von **reminiszierender Pflege** – erinnernder Pflege.

Jeder Mensch jeden Alters trägt seine bisherige Lebensgeschichte mit sich und in sich – mit ihren Freuden und Leiden, Hoffnungen und Enttäuschungen. Biografie hat nicht nur mit der Vergangenheit zu tun, sondern wirkt weiter in der Gegenwart und in der Zukunft, im ganzen weiteren Leben (Klingenberger 2007).

Wie ein Mensch auf seine individuelle Weise eine Situation erlebt, hängt immer auch davon ab, wie er von der bisherigen Lebensgeschichte geprägt ist. Deshalb soll der Blick auf die möglichen Erlebnisse der heute alten Menschen gerichtet werden, und zwar auf
- die Kindheit,
- die Zeitgeschichte,
- die Verarbeitung des Erlebten,

d. h. darauf, welche positiven oder negativen Gefühle heute mit den Ereignissen verbunden sind.

5.1.1 Kindheit

Was ein Mensch in seiner Lebensgeschichte in sich aufgenommen hat, begleitet ihn. Ob jemand ein „sonniges Gemüt" hat oder besonders „schwerblütig" oder verletzlich ist, dafür sind die Gründe in der Kindheit, z. T. auch schon im vorgeburtlichen Erleben während der Schwangerschaft der Mutter, zu suchen.

Den Streit darüber, wie groß der Anteil der Veranlagung – des Genoms, unserer genetischen Mitgift – ist, lassen wir hier außer Acht. Die Wissenschaft geht heute davon aus, dass z. B. besondere Sensibilität oder seelische Stabilität teilweise genetisch bedingt sind.

Seelische Verwundungen in der Kindheit hinterlassen ihre Spuren. Sie können noch im Alter ein Verhalten zur Folge haben, das für Außenstehende schwer verständlich ist, z. B. übertrieben empfindliches Reagieren bei kleinsten Ungerechtigkeiten. Dahinter stehen vielleicht über 80 Jahre zurückliegende Erfahrungen, bei denen die Kinderseele z. B. durch Zurückgesetztwerden verletzt wurde.

Auch der Platz in einer Geschwisterreihe und die Rolle in der Familie kann den ganzen Lebenslauf bestimmen.

Schon der kleine Mensch „macht etwas" aus seiner Rolle und seinen Erlebnissen. Die kindlichen existenziellen Erfahrungen nimmt er mit in seine Jugend, das Erwachsenenleben und sein Alter, siehe „Mit existenziellen Erfahrungen des Lebens umgehen können" (S. 448).

5.1.2 Zeitgeschichte

Das Erwachsenenleben derer, die jetzt im „4. Lebensalter" sind, siehe „Alte Menschen" (S. 33), war geprägt von der Zeit des Nationalsozialismus, von Erfahrungen des Krieges und der Nachkriegszeit. Bei den Männern kann das bedeuten: Front und Gefangenschaft, bei den Frauen: Bombennächte, Einsatz in der Kriegswirtschaft, z. B. am Band in der Rüstungswirtschaft, Flucht, Vergewaltigungen. Bei Menschen aus dem Osten: Flüchtlingsdasein, als „Eindringling" unter fremden Menschen leben müssen (Böhmer 2014), bei Menschen, die im Westen und Süden Deutschlands lebten: Im eigenen Haus und Hof fremde Menschen aufnehmen müssen, sich mit ihnen auseinandersetzen. Viele erlebten die Schwierigkeiten der Nahrungsbeschaffung und vielleicht die Entnazifizierung. Die „Trümmerfrauen" leisteten Männerarbeit beim Aufräumen der zerbombten Städte. Auf der anderen Seite gab es gegenseitige Hilfe und Zusammenhalten nach dem Krieg, Bedürfnislosigkeit und Wiederaufbau (▶ Tab. 5.1). Auch Glückserlebnisse kamen vor – man war jung, ließ sich vielleicht begeistern von der Aufbruchstimmung der Nationalsozialisten, von der Gemeinschaft, vom zeitbedingten Liedgut, suchte und fand Lebenspartner.

Die jetzt jungen Alten („3. Lebensalter") wuchsen auf zur Zeit des Wirtschaftswunders – in einer im Ganzen optimistischen Zeit –, als Bürger einer Industrienation.

Man weiß heute, dass die Schicksale der vorigen Generationen in das Leben der Nachfolgenden hineinwirken. Beispiel: Die Mutter hat als Kind männliche Gewalt erlitten oder miterlebt, als erwachsene Frau kann sie das Vergangene nicht einfach abschütteln. Vielleicht möchte sie ihren Töchtern Vertrauen und Zuversicht vermitteln und gibt sich größte Mühe – dennoch spüren die Heranwachsenden die Angst, die sie durchlebt hat. Sie haben es schwer, einem Mann fröhlich und offen zu begegnen. Oder: Der Mann hat als Kind Mangel und Sparsamkeit erlebt. Vielleicht möchte er seinen Söhnen diese Erfahrungen ersparen und gibt sich Mühe – dennoch spüren die Heranwachsenden eine Knauserigkeit, die Ängstlichkeit, dass es nicht reicht. Sie haben es schwer, sorglos die Chancen und Freuden anzunehmen, die das Leben ihnen bietet.

Die Spuren der Kriegsvergangenheit zeigen sich also heute bei Nachkriegskindern (den heute etwa 70-Jährigen) und Kriegsenkeln (den heute 35- bis 50-Jährigen). Die Erlebnisse haben sich „transgenerational" auf Erziehung und Entwicklung ausgewirkt. Sie liegen in manchen Familien wie ein undurchdringlicher Nebel über vielen Beziehungen zwischen den Generationen (Bode 2012).

Die Zeitgeschichte kann man als das Generationenschicksal dieser Menschen bezeichnen. Künftige „Normalbiografien" werden durch andere, generationentypische Erfahrungen geprägt sein.

Lernaufgabe

Überlegen Sie: Welche Ereignisse in ▶ Tab. 5.1 haben einschneidenden Einfluss auf das private Leben der Menschen gehabt?

Tauschen Sie Ihre Beobachtungen aus: Welche Bedeutung haben die Kriegs- und Nachkriegserlebnisse für verschiedene alte Menschen, die Sie kennen?

Welche Erlebnisse hatten Menschen nach dem Ende der DDR – in den alten Bundesländern, in den neuen Bundesländern?

Können Sie ▶ Tab. 5.1 um weitere Daten und Fakten ergänzen?

5.1.3 Verarbeiten des Erlebten

Menschen verarbeiten das Erlebte unterschiedlich, siehe „Alte Menschen" (S. 33):
- Bei manchen prägen die Leistungen des Wiederaufbaus das Bewusstsein: Leistung und Besitz sind hohe Werte, ein ausgeprägter Materialismus und das Bedürfnis nach Absicherung bleiben bis ins hohe Alter erhalten. Mangel jeder Art wird als Zumutung empfunden, jedes Risiko als Bedrohung.
- Andere haben aus der entbehrungsreichen Zeit die Erfahrung gezogen, dass der Mensch mit sehr wenig auskommen kann, dass gegenseitige Unterstützung,

5.1 Prägung durch die Biografie

Tab. 5.1 Geschichtliche Ereignisse und Lebensalter.

Jahr	Ereignis	Alter eines 1920 geborenen Menschen (heute 95)	Alter eines 1940 geborenen Menschen (heute 75)
1914–1918	1. Weltkrieg, Ende des Kaiserreichs	–	–
1919–1933	Weimarer Republik	bis 13 Jahre	
1929	Weltwirtschaftskrise, Arbeitslosigkeit und Armut in vielen Familien	9 Jahre	–
1933	Machtübernahme durch die NSDAP. Kinder werden in Jugendgruppen (BDM = Bund deutscher Mädchen und HJ = Hitlerjugend) zusammengefasst. Jugendliche Jungen und Mädchen müssen Arbeitsdienst leisten.	13 Jahre	-
1935	Nürnberger Gesetze werden erlassen, die die Unterdrückung von Juden, Sinti und Roma legalisieren („Rassengesetze").	15 Jahre	-
1939–1945	2. Weltkrieg, Millionen Männer werden als Soldaten eingezogen. Kinder sehen ihre Väter nur in den kurzen Fronturlauben. In den Schulen unterrichten nur noch Lehrerinnen und alte oder behinderte Lehrer. Lebensmittel und Kleidung werden rationiert, d. h. es gibt sie nur gegen Marken zu kaufen, die von offiziellen Stellen ausgegeben werden.	19–25 Jahre	bis 5 Jahre
1940–1945	Bombenangriffe auf viele deutsche Städte, Frauen mit Kindern, auch ganze Schulklassen, werden „evakuiert", d. h. in ländliche Gebiete umgesiedelt, z. T. weit von ihrem Heimatort entfernt. Vernichtung von Juden und anderen Nicht-Ariern.	20–25 Jahre	bis 5 Jahre
1944	Die Rote Armee rückt vor, die Ostfront (Russland bzw. Polen) verschiebt sich nach Westen. Die Menschen fliehen mit ihrer transportablen Habe aus den deutschen Ostgebieten (Ostpreußen, Westpreußen, Pommern, Schlesien). Durch die ostdeutschen Städte ziehen die Trecks der Flüchtlinge.	24 Jahre	4 Jahre
1945	Bedingungslose Kapitulation, Deutschland wird von den Alliierten (USA, Sowjetunion, Großbritannien und Frankreich) in 4 Besatzungszonen eingeteilt. Die Menschen in West- und Mitteldeutschland rücken zusammen, um Wohnungen für die Flüchtlinge frei zu machen. Weiterhin gibt es Lebensmittel und Bekleidung nur auf Marken. In den Städten wird z. T. gehungert. Die Menschen gehen in die Dörfer „hausieren", d. h. sie versuchen, verbliebene Habseligkeiten gegen Kartoffeln und andere Lebensmittel einzutauschen. Nach dem Krieg Vertreibung der Deutschen aus Oberschlesien (1945–47) und aus dem heutigen Tschechien (Sudetendeutsche, 1945).	25 Jahre	5 Jahre
1948 und danach	Währungsreform: Deutsche Reichsmark wird gegen DM 10 zu 1 umgetauscht; man kann wieder etwas kaufen für sein Geld. Danach das „Wirtschaftswunder", der unerwartet schnelle wirtschaftliche Aufschwung in Westdeutschland.	28 Jahre	8 Jahre
1949	Grundgesetz in Westdeutschland als provisorische Verfassung. Wahlen in West- und Ostdeutschland, Adenauer Bundeskanzler der BRD, Grotewohl Ministerpräsident der DDR.	29 Jahre	9 Jahre
1955	Entlassung der letzten deutschen Kriegsgefangenen aus der Sowjetunion.	35 Jahre	15 Jahre
1956	Römische Verträge, Vorläufer der Europäischen Union. Gastarbeiter aus Südeuropa werden angeworben.	36 Jahre	16 Jahre
1961	Bau der Berliner Mauer.	41 Jahre	21 Jahre
ab 1967	Außerparlamentarische Opposition in der Bundesrepublik, Studentenunruhen, „alte Zöpfe" werden abgeschnitten, nicht nur an den Universitäten; auch vieles im Alltagsverhalten wird kritisiert und überdacht.	47 Jahre	27 Jahre
1970–1990	Die Rote-Armee-Fraktion (RAF), eine linksextremistische und terroristische Vereinigung, verbreitet Schrecken in der BRD.	50 Jahre	30 Jahre
1973	Aufnahme der BRD und der DDR in die UNO.	53 Jahre	33 Jahre
April 1986	Atomkraft-Katastrophe von Tschernobyl	66 Jahre	46 Jahre
1989	Fall der Berliner Mauer und der Grenze zwischen der BRD und der DDR; viele Menschen aus dem Westen reisen an Orte, wo sie ihre Kindheit oder Jugend verbracht haben.	69 Jahre	49 Jahre
ab 1990	Große Hoffnungen auf das Leben im wiedervereinigten Deutschland, „Aufbau Ost". Was ist aus den erhofften „blühenden Landschaften" geworden? Menschen in den neuen Bundesländern erleben es unterschiedlich: von Zufriedenheit mit neuen Möglichkeiten und Optimismus bis zu tiefer Enttäuschung. Verstärkter Zuzug von Aussiedlern aus kommunistisch regierten Ländern (bis etwa 2005)	70 Jahre	50 Jahre

Tab. 5.1 Fortsetzung

Jahr	Ereignis	Alter eines 1920 geborenen Menschen (heute 95)	Alter eines 1940 geborenen Menschen (heute 75)
spätestens seit den 90er Jahren	Globalisierung, Internationalisierung, Computerisierung, Medienzeitalter. Schnelle Veränderungen in vielen Bereichen, die einerseits Fortschritte bringen, andererseits dem Einzelnen den Eindruck vermitteln, dass er keinen Einfluss hat (Ohnmachtsgefühle).	70 Jahre	50 Jahre
2001	Terroranschlag auf das WorldTradeCenter in New York.	81 Jahre	61 Jahre
2002	Der Euro wird eingeführt.	82 Jahre	62 Jahre
2011	Das japanische Kernkraftwerk Fukushima wird durch ein Erdbeben mit Tsunami zerstört. Die deutsche Politik plant deshalb den Ausstieg aus der Stromerzeugung durch Atomkraftwerke („Energiewende").	91 Jahre	71 Jahre
Im 3. Jahrtausend (2015)	Weiter rasante Beschleunigung der Veränderungen auf allen Gebieten, besonders auch bei den Regelungen des öffentlichen Lebens, Auswirkungen von Sparpolitik, Aussichtslosigkeit auf dem Arbeitsmarkt. Deutsche Auslandseinsätze in Krisengebieten; Flüchtlinge.	95 Jahre	75 Jahre

Freundschaft und Freundlichkeit wichtiger sind als günstige Lebensumstände und Besitz.

▶ **Bilanzieren.** In jeder Altersstufe legen wir, um handeln zu können und etwas zu wagen, vor uns selbst Rechenschaft ab und ziehen Bilanz. Wir reflektieren und verarbeiten, mehr oder weniger bewusst, was wir erleben und tun. Was habe ich gewollt, wie habe ich mich verhalten, wie bin ich mit anderen umgegangen? Was habe ich geschafft, wo habe ich versagt? Was ist gelungen, was ist misslungen? Was hatte ganz andere Folgen, als ich beabsichtigte? Wofür kann ich dankbar sein? Wie erkläre ich mir selbst mein Verhalten? Dabei werden die eigenen Einstellungen überprüft, innerlich bewegliche Menschen orientieren sich eventuell neu.

▶ **Erfahrungsschatz.** Bei der Verarbeitung von Krisen zeigt sich eine ausgeprägte Kontinuität. Menschen entwickeln im Lauf ihres Lebens ihren individuellen Stil, mit Belastungen umzugehen. Entsprechend sieht der Ertrag eines langen Lebenswegs aus: Ein Schatz an Erfahrungen, der aus bitterem oder aus schönem Erleben gereift ist. Dieser Erfahrungsschatz

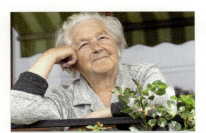

Abb. 5.1 **Verarbeiten.** Die heitere Gelassenheit eines alten Menschen wirkt wohltuend auf seine Umgebung. (Foto: M. Zagorski, Fotolia.com)

trägt das Leben, macht die Persönlichkeit aus und hilft dem Menschen, sich im weiteren Leben zu orientieren und er selbst zu bleiben (▶ Abb. 5.1).

▶ **Ballast.** Ereignisse und Gefühle, die nicht verarbeitet wurden, die nicht wirklich Teil der Persönlichkeit wurden, behindern das Leben als schmerzende Fremdkörper. Harte Schicksalsschläge, bittere Erlebnisse, verheimlichte Schuld oder aus einer strengen Erziehung übernommene Schuldgefühle können bis ins Alter quälen. Auch kann jemand, dem alles ohne eigenes Zutun in den Schoß gelegt wurde, es später schwer haben zu verarbeiten, was er erlebt.

5.2 Biografiearbeit

Definition

Biografiearbeit spürt der Lebensgeschichte und den Lebenserfahrungen nach. In kleinen, geleiteten Gruppen tauschen sich ältere Menschen über das, was sie früher erlebt haben, aus. Biografiearbeit ist **therapeutisch, prophylaktisch** oder **historisch** ausgerichtet. Therapeutische Ausrichtung bedeutet nicht, die Einzelschicksale therapeutisch aufzurollen. Sondern: Die Beschäftigung mit der biografischen Vergangenheit hilft an sich schon, sich selbst und seine Rolle im Leben zu reflektieren und besser zu verstehen.

5.2.1 Ziele und Rahmen

Die Erinnerungsarbeit soll alte Menschen darin unterstützen, sich ihres gelebten Lebens zu vergewissern und damit Frieden zu schließen. Sie wird geplant und findet in einem bestimmten, organisierten Rahmen statt: in der offenen Altenarbeit, in „Erzählcafés" oder in Erinnerungsrunden in Einrichtungen der Altenhilfe. Sie werden von Sozialpädagogen oder Altenpflegern moderiert, manchmal auch von Historikern, die die Alltagsgeschichte des vorigen Jahrhunderts vor dem Vergessen bewahren wollen (Mötzing 2005).

Moderation will gelernt sein

Wer über längere Zeit eine Erinnerungsgruppe begleitet, sollte sich mithilfe von zusätzlicher Literatur (besonders Ruhe 2009), besser noch in Fortbildungen mit Moderation und evtl. mit sozialpsychologischem Krisenmanagement, vertraut machen.

5.2.2 Vorgehen in einer Erinnerungsrunde

Alle Arten der Biografiearbeit werden gründlich vorbereitet.

▶ **Inhalte.** Eine Vorstellung von den Lebensverhältnissen in den Zeiträumen, die die heute Alten durchlebt haben, kann man sich durch das Lesen von Erinnerungen verschaffen (z. B. Zeitzeugen-Reihe, Neulist 2005, Beuys 1980, Blimlinger 1996, Eppler 1997). Nutzen Sie auch ▶ Tab. 1.1 (Alltag vor 100 Jahren und heute).

Erinnerungsarbeit in Gruppen sollte den Respekt vor dem Privaten wahren, wenn nicht die Teilnehmer von sich aus auf Familiengeschichten und persönliche Erlebnisse zu sprechen kommen. Allgemeine zeitgeschichtliche Themen sprechen alle an.

▶ **Organisation.** Zeit und Ort werden festgelegt, der Raum freundlich hergerichtet. Die Menschen, die teilnehmen wollen, werden benachrichtigt. Evtl. wird eine Erfrischung bereitgestellt.

▶ **Beginn.** Begrüßung und Einleitungsphase richten sich danach, ob es ein erstes Treffen ist oder die Teilnehmer schon miteinander vertraut sind. Wenn die erste Fremdheit überwunden ist, ist es gut, einige „Quasselminuten" zuzulassen. Dann aber muss ein klares Signal den Beginn ankündigen.

▶ **Abschluss.** Ein Ritual signalisiert allen Teilnehmern den Abschluss. Das kann ein bekanntes Volkslied, das auswendig gesungen wird, ein Gedicht oder eine gemeinsame Tasse Kaffee sein – die gestalterische Fantasie kann sich hier entfalten.

5.2.3 Themen und Hilfsmittel

Beispiele geeigneter Themen:
- Sparsamkeit früher – Konsumgesellschaft heute
- Ernährung in Notzeiten
- Radio und Zeitungen früher und heute (Wie wurden früher Nachrichten bekannt gemacht?)
- Erinnerungen an Tiere
- alte Schlager, Musik

5.2.4 Anregungen zum Gespräch

Ein Gegenstand aus alter Zeit regt zum Erzählen an: eine Handkaffeemühle, ein Waschbrett für das Thema „Waschtag", ein Butterfass, eine Sense, eine alte Familienbibel, eine alte Ladenkasse oder andere Gegenstände aus Tante-Emma-Läden (▶ Abb. 5.2). Ebenso eignen sich Fotos: eine Wiese mit aufgesetzten Heuhucken, am Straßenrand aufgestellte Milchkannen. Fürs städtische Leben: Straßenszenen mit den alten Autotypen der Jahre vor und direkt nach dem 2. Weltkrieg, evtl. mit Pferdewagen, Dampflokomotiven, ein Klassenraum von damals, Kleidung aus der Zeit von Anfang des 20. Jahrhunderts.

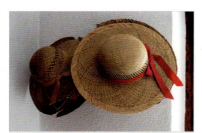

Abb. 5.2 **Alte Zeiten beschwören.** Auch alte Strohhüte können Erinnerungen an vergangene Zeiten wecken. (Foto: B. Bostelmann, Thieme)

Solche Gegenstände locken abgesunkene Erinnerungen aus dem Gedächtnis hervor.

Vorlesen

> **Fallbeispiel** Ⓑ
>
> „Freitagabend war Badetag. Wir waren zu Hause 5 Jungen und 2 Mädchen und alle mussten im selben Wasser in einer Zinkwanne baden. Es waren immer ein paar von uns gleichzeitig drin. Wir wurden ordentlich mit Kernseife abgeschrubbt. Ich weiß noch, wie die Mutter die Ohren rangenommen hat. Damit das Wasser warm blieb, musste man dauernd mit einem Eimer heißes Wasser nachschütten und das kalte herausschöpfen" (Osborn 1997).

Das Beispiel lädt zum Vergleich zwischen dem Baden früher und heute ein. Auf das Gehörte hin möchten alte Menschen häufig mit eigenen Beiträgen zu Wort kommen. Auch wer sich sonst zurückhält, beteiligt sich auf einmal mit vergleichbaren eigenen Erlebnissen am Gespräch. In der Zeitzeugen-Reihe sind 2010 Vorlesebücher für die Altenpflege erschienen (Rath 2010).

Gemeinsames Tun

> **Fallbeispiel** Ⓑ
>
> Gemeinsam wird eine einfache Mahlzeit eingenommen, bei der die alten Menschen normal mit dem Messer hantieren, den Belag wählen und sich ihr Brot streichen.

Bei Erinnerungsrunden mit demenziell veränderten alten Menschen hilft gemeinsames Tun weiter. Das weckt die Erinnerung an frühere Normalität (Blimlinger 1996) – Erwachsene streichen sich ihr Brot selbst – in der Pflegeeinrichtung kommt nicht selten die fertig gestrichene, eventuell in Häppchen geschnittene Scheibe auf den Tisch.

5.3 Lebensgeschichte und Altenpflege

Beim biografischen Interesse in der Altenpflege geht es um die Individualität des einzelnen alten Menschen. Welche Rahmenbedingungen seines Lebens und welche Erlebnisse können helfen, ihn und sein Verhalten besser zu verstehen? Auch hier ist die Grenze zu beachten: Die Intimsphäre ist zu wahren, und die Pflegenden sollen nur in Bereiche vordringen, die der alte Mensch bereitwillig öffnet.

5.3.1 Die Bedeutung des Erinnerns

Erinnerung als einsamer Besitz

Früher war biografisches Arbeiten nicht so notwendig wie heute. Wenn die, die in einer Straße wohnten, zusammen aufgewachsen sind und alt geworden sind, verbindet sie das „Weißt du noch?", die Erinnerungen sind allen gemeinsam. Der 2. Weltkrieg und die dadurch bedingten Ortswechsel (Evakuierung, Flucht) haben dieser Stabilität ein Ende gesetzt – heute haben wir eine mobile Gesellschaft. Ständig verändert sich die Umgebung alter Menschen, Kinder, Enkel, Freunde leben an verschiedenen Orten. Firmen, die früher für einen ganzen Ort der Arbeitgeber waren, sind vom Erdboden verschwunden. Die Gesprächspartner, die die Lebensgeschichte kennen, werden rar. Alte Menschen tragen ihre schönen und ihre schweren Erinnerungen nur noch als einsamen Besitz in sich, Verständigung und Austausch mit Jüngeren ist kaum mehr möglich (▶ Abb. 5.3).

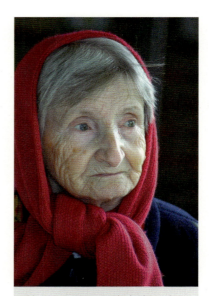

Abb. 5.3 **Generationsschicksal.** Für die heute alte Generation gehören dazu die Kriegsjahre und die Nachkriegszeit. (Foto: L. Carpenter, Fotolia.com)

> **Merke**
>
> Wenn durch einen Umzug in ein Pflegeheim nichts mehr an früher erinnert, sind alte Menschen von ihrer Vergangenheit abgeschnitten. Das, was ihrem Leben Sinn und damit Orientierung gegeben hat, kommt ihnen abhanden. Ihr Leben, und damit sie selbst, sind entwertet. Eine demenzielle Entwicklung wird beschleunigt.

Erinnern regt an

Sich zu erinnern belebt, es berührt alte Emotionen (▶ Abb. 5.4). Dadurch kann der Lebenstrieb wieder geweckt werden, auch bei demenziell veränderten alten Menschen. „Ich finde, dass Emotionen [Liebe oder auch Zorn] ein wichtiges Mittel sind, Geistiges wieder regsam zu machen, um zu agieren und wieder mobil zu werden" (Böhm 2003a). Die Hinwendung zur Lebensgeschichte „löst unter Umständen einen Gedankenfluss aus, eine Beschäftigung mit der Vielfalt des gelebten Lebens, von der wir vielleicht gar nichts oder nur […] einen veränderten Gesichtsausdruck […] wahrnehmen können" (Blimlinger 1996).

Erinnern hilft verarbeiten

Beim Erzählen und Zuhören rückt die Lebensgeschichte eines alten Menschen in den Blick; schwierige Lebensabschnitte werden durch das Aussprechen (noch einmal) verarbeitet. Erinnern und darüber sprechen kann ein Weg sein, Frieden zu machen mit sich und dem, was gewesen ist. Findet der alte Mensch zu einem Einverständnis auch mit dem Misslungenen, stärkt ihn das für das, was noch kommt (Kerkhoff 2002).

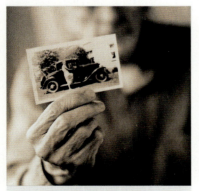

Abb. 5.4 Zeugnis auf Papier. Diese alte Frau erinnert sich noch sehr genau an den Ausflug damals. (Foto: Thieme)

Beschäftigung der Pflegenden mit der eigenen Biografie

Das Zuhören kann schließlich zum Impuls für die Pflegenden selbst werden: Wir brauchen die Auseinandersetzung mit unserer Geschichte. Im Zuhören werden wir zum Reflektieren der eigenen Biografie angeregt. Denn die existenziellen Themen – Geburt, Beziehungen, Erfolg und Misserfolg, Krankheit, Verluste, Tod – sind Alten und Jüngeren gemeinsam (Blimlinger 1996).

> **Merke**
>
> Die biografische Reflexion kann auch in beruflich schwierigen Situationen weiterhelfen – evtl. mit Begleitung des Teams durch Supervision. Möglicherweise finden sich in der Vergangenheit Erklärungen für heutiges Verhalten, für unsere Motivation und unsere Art, Konflikte zu lösen. Was wir verstehen, können wir vielleicht ändern. Jedenfalls belastet es weniger. Und was wir reflektiert haben, können wir beiseitelegen – um für Neues offen zu werden (Specht-Thomann 2009).

5.3.2 Der Nutzen des biografischen Interesses in verschiedenen Pflegesituationen

Mit dem Wissen vom Lebenshintergrund eines alten Menschen können wir ihn besser verstehen. Auch Eigenheiten verlieren ihre Befremdlichkeit. Der alte Mensch, der mit seiner Lebensgeschichte respektiert wird, fühlt sich sicher. Widerstände können sich auflösen, ein guter Einklang bei der Pflege kann sich einstellen (▶ Abb. 5.5).

Insbesondere eine Tatsache kann im Alltag nützlich sein: Viele alte Frauen hatten früher die Rolle des Helfens, sie dachten und handelten für ihre Familie und oft für einen weiteren Kreis von Menschen. Auf diese Denkgewohnheit können wir zurückgreifen: Wenn wir bei zeitlichen Engpässen ihr Verständnis erbitten, begegnet uns oft Mitgefühl. Alte Menschen nehmen auch von sich aus Anteil: „Wie viel haben Sie noch?" oder „Wann haben Sie Feierabend?" fragen sie die Altenpflegenden. Durch dieses Teilnehmen an der Schwere der Pflegearbeit sehen sich die alten Frauen wieder in ihrer früheren Helferrolle. Sie fühlen sich mit den Altenpflegenden verbunden und mit sich selbst identisch.

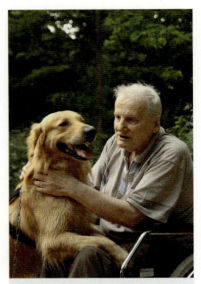

Abb. 5.5 Vertrautes pflegen. Dieser Mann ist den Umgang mit Tieren gewohnt und genießt es, den Hund zu streicheln. (Foto: E. Rawald, Fotolia.com)

Die biografische Orientierung kann man als Arbeits- und Lebenshilfe betrachten:
- „Sie kann Wege aufzeigen, wie Konflikte, unverständliche Verhaltensweisen einzuordnen sind und sich auflösen können.
- Sie fördert die Selbstachtung des alten Menschen, der sich in seiner Persönlichkeit, in seiner ganz einzigartigen Geschichte anerkannt weiß.
- Sie mobilisiert Kräfte im Menschen, wenn er ermutigt wird, an frühere gute Erfahrungen anzuknüpfen und schlechte zu akzeptieren.
- Sie löst die einseitige und verkrampfte Konzentration auf das Schwere in der Gegenwart und öffnet Blicke in die Zukunft" (Blimlinger 1996).

5.4 An der Biografie orientierte Pflegeplanung

> **Merke**
>
> Die **Biografie** ist oftmals der Schlüssel zu noch vorhandenen Fähigkeiten, den **Ressourcen**. Sie hilft, Besonderheiten im Verhalten eines alten Menschen in der Pflegeplanung zu berücksichtigen.

„Ziel der Biografiearbeit ist die Unterstützung der Individualität des Pflegebedürf-

5.4 An der Biografie orientierte Pflegeplanung

tigen durch die Pflegenden. Es werden Informationen aus der Biografie des zu pflegenden und zu betreuenden Menschen gesammelt, um durch die Einbeziehung dieser Informationen in den Pflegeprozess eine persönlichkeitsfördernde und individuelle Pflege und Betreuung zu ermöglichen" (Landespflegeausschuss Bayern 2006). In dem zur Dokumentation gehörenden Erhebungsbogen, dem Biografieblatt, oder auf einem beigelegten Blatt, werden die erhaltenen Informationen festgehalten – entsprechend bei EDV-gestützter Dokumentation.

5.4.1 Informationen sammeln

Gespräch zur Biografie

Bald nach dem Beginn einer Pflegebeziehung, wenn eine Vertrauensbasis angebahnt ist, wird ein Gespräch mit dem Ziel geführt, die Lebensgeschichte und die Lebenswelt des alten Menschen kennenzulernen (▶ Abb. 5.6). In seinem Einzelzimmer oder in einem ruhigen Raum verabredet man sich, erklärt ihm das Ziel, bittet darum, dass er aus seinem Leben erzählt und dass man sich Notizen machen darf. Durch Nachfragen regt man weiteres Erzählen an. Ohne daraus ein punktuelles Abfragen zu machen (Böhm 2003a), versucht man, Informationen zu den folgenden Themen zu bekommen:
- Geburtsort und -zeit, Stellung in der Herkunftsfamilie
- Schulzeit
- Ausbildung und beruflicher Weg
- familiäre Entwicklung, Heirat, Kinder
- Wohnorte und Wohnverhältnisse, regionale Besonderheiten seiner Wohnorte
- gesundheitliche und sonstige Krisen
- Eingebundensein in Freundeskreis und Nachbarschaft (▶ Abb. 5.7)

Dabei sind die erhobenen Daten nur ein Ansatzpunkt: Entscheidend ist, zu erfahren, **wie die Person die Ereignisse erlebt**

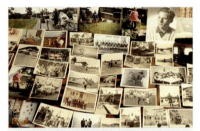

Abb. 5.6 Damals. Das gemeinsame Betrachten von Fotos kann die Lebensgeschichte eines Menschen erschließen helfen. (Foto: T. Stephan, Thieme)

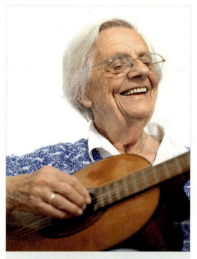

Abb. 5.7 (Lebens-)Rhythmus. Im Leben dieser Frau hat die Musik immer eine große Rolle gespielt. (Foto: N. Lourens, Fotolia.com)

hat. Es bedarf einer sensiblen Gesprächsführung, weil ganz persönliche Fragen betroffen sind und wahrscheinlich auch heikle Punkte berührt werden. Besteht eine gute Beziehung, geben alte Menschen oft gern Auskunft: Sie genießen es, wenn ihnen jemand zuhört.

Unterstützung durch Angehörige

Ist der alte Mensch demenzkrank oder kann selbst nicht Auskunft geben, sind wir auf Informationen von Angehörigen oder Freunden des alten Menschen angewiesen. Manchmal gibt es keine Quelle, aus der wir etwas erfahren können und wir müssen akzeptieren, dass keine biografischen Daten gesammelt werden können. Dann ist aufmerksames Beobachten wichtig, um Hinweise wahrzunehmen.

Hinweise im Pflegealltag

Fallbeispiel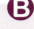

Frau Huber zeigt beim Waschen des Rückens Unbehagen. Auf Nachfragen stellt sich heraus, dass sie sich bisher immer mit eisig kaltem Wasser wusch und dass sie das auch weiter so haben möchte, weil sie davon munter wird.

Beobachtungen im Tageslauf weisen uns auf Vorlieben, Abneigungen und Gewohnheiten eines Menschen hin, die wir berücksichtigen können.

Aufschreiben – nicht festschreiben!

Fallbeispiel

Frau Remmele, neu in der Wohnstation, wurde von den Angehörigen als äußerst misstrauisch beschrieben und erschien auch den Pflegenden zunächst so. Nach der Zeit des Einlebens, aufgelockert durch kleine Freuden im Alltag, ist Frau Remmele zugänglich, ein ungezwungener Umgang mit ihr hat sich eingespielt. Eine alte Freundin, die sie besucht, fragt im Gehen die Altenpflegerin scherzhaft, ob dieses Haus ein Seelensanatorium sei.

Fallbeispiel

Frau May wird zu einer Ausstellungseröffnung mit Lesung von Gedichten ins Foyer des Pflegeheims eingeladen. „Endlich mal etwas Kulturelles! Dazu bin ich nie gekommen, als mein Mann noch lebte."

Die gesammelten Informationen werden im Stammblatt, im Biografieblatt oder in der strukturierten Informationssammlung und evtl. auf einem Zusatzblatt festgehalten. Dabei werden manche existenziell wichtigen Lebensereignisse auf knappe Stichworte für das Formular verkürzt. Das kann die negative Auswirkung haben, dass die erfassten Daten zu Stereotypen gerinnen, auf die ein alter Mensch festgelegt wird. Für die Kollegen sind sie in der Kürze in ihrem Aussagewert nicht verständlich.

Informationen dürfen nicht zu Festschreibungen werden, denn
- die veränderte Lebenssituation kann einen Menschen verändern, sodass eine festgehaltene Aussage nach einiger Zeit überholt ist,
- emotional/soziale Belastungen und Ressourcen lassen sich nicht unbedingt schon beim ersten Gespräch und bei den ersten Kontakten erkennen,
- manche Ereignisse sind ambivalent erlebt worden, d. h. gleichzeitig als schwer und als bereichernd – eine Festschreibung in der Dokumentation gäbe ein einseitiges, evtl. falsches Bild,
- für manche Menschen ist gerade ein neuer Impuls wichtig, ein Inhalt, der im bisherigen Leben fehlte und nun mit Freude nachgeholt wird.

Die Pflegeplanung muss offen sein für neue Entwicklungen und Informationen. Der Bestand an Wissen über eine Person wird sich im Verlauf der Pflege anreichern, ergänzt oder korrigiert werden durch weitere Einblicke. Ob sie in die Dokumentation eingetragen werden oder auch nicht: Entscheidend ist nicht eine auf Vollständigkeit zielende Erfassung von Lebensdaten, sondern das Verstehen eines Menschen mithilfe der Biografiekenntnisse – das bedeutet, dass die Eintragungen gelesen und im Pflegealltag verwertet werden und dass die Dokumentation weitergeführt wird (Abt-Zegelin 2011).

5.4.2 Aktivitäten planen

Fallbeispiel
Regelmäßige Aufenthalte im Freien werden für einen alten Landwirt wichtiger sein als für eine ehemalige Verwaltungsangestellte (▶ Abb. 5.8).

Fallbeispiel
Beim Wäschelegen zu helfen, wird eine Hausfrau befriedigen; eine alte Lehrerin würde sich dabei nicht ernst genommen fühlen (▶ Abb. 5.9).

Fallbeispiel
Als die Sitzwaage auf dem Flur steht, umkreist einer der alten Herren sie, probiert die Hebel aus und untersucht die Waage eingehend. Im Team wird darüber gesprochen, wie schwierig es ist, Tätigkeiten für Männer mit ihrem Interesse an Technik anzubieten.

In der stationären Pflege sind die biografischen Informationen für die Pflegeplanung in den Bereichen „Sich beschäftigen", siehe „Sich beschäftigen, lernen und entwickeln können" (S. 638), und „Soziale Bereiche des Lebens sichern", siehe „Soziale Kontakte, Beziehungen und Bereiche sichern und gestalten können" (S. 638), die wichtigste Grundlage. Welche bisherigen Hobbys können unterstützt werden? Welche Beschäftigungen geben Befriedigung? Was macht Freude und übersteigt nicht die Fähigkeiten?

Lernaufgabe
Überlegen Sie, welche Angebote man alten Menschen machen könnte, die sich in jüngeren Jahren hauptsächlich mit technischen Dingen beschäftigt haben (▶ Abb. 5.10).

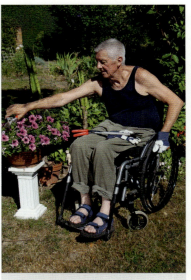

Abb. 5.8 Mobil bleiben. Auch Rollstuhlfahrern kann die Möglichkeit gegeben werden, sich an der Gartenarbeit zu beteiligen. (Foto: E. Adler, Fotolia.com)

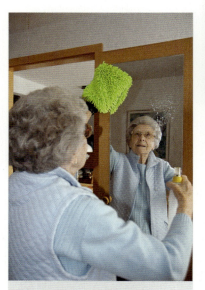

Abb. 5.9 Alte Gewohnheiten pflegen. Dieser Frau macht es Freude, ihren Wohnbereich zu pflegen. Hilfe nimmt sie nur in Anspruch, wo ihre Kraft nicht reicht. (Foto: P. Maszlen, Fotolia.com)

Möglichst zusammen mit dem alten Menschen wird entschieden, welche Gruppenangebote er gerne annehmen würde. In der häuslichen Pflege hat der Pflegedienst in der Regel wenig Einfluss auf die Tagesgestaltung. Umso wichtiger ist die biografische Haltung im pflegerischen Umgang,

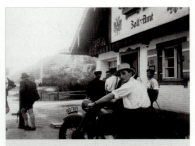

Abb. 5.10 Männer und Technik. Als junger Mann war er mit seiner BMW verwachsen. (Foto: Thieme)

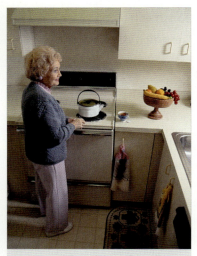

Abb. 5.11 Sich einbringen. Diese alte Frau arbeitet gerne in der Teeküche mit. (Foto: PhotoDisc)

siehe Biografische Haltung im Pflegealltag (S. 135).

5.4.3 „Jung gewohnt ist alt getan!"

Fallbeispiel
Als im Wohnbereich XY regelmäßig zu wenig Löffel aus der Spülküche geliefert wurden, machte man aus der Not ein Konzept: Das Besteck wird nun in der Wohnbereichsküche von 3 alten Damen gespült und abgetrocknet. Geschirrspülen gehörte zum Alltag einer Hausfrau. Die Regelmäßigkeit dieser Pflicht ist keine geringe Anforderung, aber sie kann das Gefühl zurückgeben, für einen Haushalt verantwortlich zu sein (▶ Abb. 5.11).

5.5 Biografische Haltung im Pflegealltag

Die biografische Haltung zeigt sich in der „aufmerksamen Begegnung" (Matthes 2003): Wir sind wach für das, was vom alten Menschen und in seiner Umgebung wahrzunehmen ist. Das hilft, das gelebte Leben eines Menschen zu würdigen mit seinen Lebensleistungen, seinem früheren Status sowie seinen Leiden und Verlusten (Kerkhoff 2002).

5.5.1 Das offene Auge, das offene Ohr

Fallbeispiel

Ich komme zum ersten Mal in die Wohnung, bin neugierig auf den Menschen, dem ich begegnen werde, fahre alle Antennen aus: Wie wird Herr Zolek sprechen? Was verrät seine Umgebung? Herr Zolek öffnet die Tür, die gerötete Haut im Gesicht und auf dem Schädel fällt auf. Nach der Begrüßung und unserer Vorstellung gehe ich darauf ein. „Waren Sie zu lange in der Sonne?" – „Ja, ich vertrage die Sonne nicht mehr. Dabei war ich früher den ganzen Tag draußen – ich war Maurer." Herr Zolek spricht leicht Schlesisch. Beim Anlegen des Kompressionsverbandes frage ich danach: „Kommen Sie aus dem Osten?" Ich erzähle, dass ich meine Kindheit in einem Dorf verbrachte, in dem auch viele Schlesier lebten, dass mir daher der Klang seiner Sprache vertraut ist. Er berichtet, woher er kommt. An der Wand entdecke ich eine gerahmte Gratulation zur 50-jährigen Mitgliedschaft im Kleingartenverein. Nun habe ich einen weiteren Anknüpfungspunkt. Beim nächsten Besuch kann ich Herrn Zolek darauf ansprechen.

Diese Pflegende hat sich vorgetastet: Von dem, was sie sah und hörte, bis zu dem, was die Wohnumgebung verriet. Die Situation enthält noch Weiteres: Auch die Pflegende gibt etwas aus ihrem Leben preis. Dadurch wird eine gegenseitige Offenheit ermöglicht und der Eindruck des Ausfragens vermieden.

Mit den Gegenständen, mit denen sich ein Mensch umgibt, möchte er in Verbindung gebracht werden: Der Konfirmationsschein, das Hochzeitsfoto, der Gesellenbrief und andere gerahmte Urkunden, religiöse Gegenstände, wie Marienfiguren, Rosenkranz, Konfirmationsschein, Bilder von Kindern und Enkeln, die Einrichtung und die Kleidung.

Anderes zeigt der alte Mensch ohne Absicht: seine Sprache, seine Art, sich auszudrücken, Sprichwörter und Redensarten, vielleicht eine alte Brosche (ein Erbstück?, ein Geschenk?). Sein Verhalten verrät etwas über ihn: Wirkt er eher so, als betrachte er die Pflegende als sein Dienstpersonal? Wirkt er so, als habe er große Verantwortung getragen, oder eher ängstlich, als wäre die Pflegende jemand mit Befehlsgewalt? Was für Menschen haben ihn in früheren Jahren umgeben? Wirkt er abgearbeitet?

▶ **Beginn mit stereotypen Fragen.** Stereotype Fragen („Haben Sie gut geschlafen?") leiten häufig die Kommunikation ein, sie sollte sich aber nicht darauf beschränken. Ein wenig Mut erfordert es, nach dem früheren Leben zu fragen und so in ein „unbekanntes Land" einzudringen. Achten wir auf die nonverbalen Zeichen, wie der alte Mensch auf unsere Fragen reagiert – sie zeigen uns, ob er uns gern etwas von sich mitteilt oder sich lieber zurückhält.

▶ **Anknüpfungspunkte.** Im Lebensraum des alten Menschen – sei es in seinem Zimmer im Heim, sei es in seiner Wohnung in der häuslichen Pflege – können wir an konkrete Gegenstände oder Bemerkungen anknüpfen, z. B.
- das Sofakissen: „Haben Sie den Bezug selbst gestickt?" „Früher hat man wohl viel gehandarbeitet?"
- ein Landschaftsfoto: „Sind Sie dort gewesen?", „Sind Sie gern gewandert?",
- eine alte Brosche: „Das sieht aus wie ein Erbstück" und, falls es ein Erbstück von der Großmutter ist, darum bitten, von der Großmutter zu erzählen,
- eine Bemerkung („Wegen der Laufmasche kann man die Strumpfhose doch nicht wegtun"): „Haben Sie früher die Strümpfe gestopft?", um dann weiter auf den Stopfkorb und das Flicken von Bettwäsche zu kommen. Sich so vortastend kann man ohne Zeitaufwand viel erfahren.

▶ **Gewohnheiten.** Auffällige Gewohnheiten können Hinweise sein, die wir vielleicht intuitiv erfassen, oder deren Hintergrund wir im Teamgespräch deuten können.

Fallbeispiel

Herr Reger wischt einer Mitbewohnerin mit einer flüchtigen, fürsorglichen Bewegung über die Schulter. Immer wieder fällt der Altenpflegeschülerin diese Geste des dementen alten Menschen auf. Irgendwoher kennt sie die Handbewegung. Woher? Was bedeutet sie?

Auch im Heim sind Elemente des „normalen" Lebens möglich: Nicht der Altenpfleger richtet morgens das Bett, sondern er regt den alten Menschen an, es selbst zu tun. Wie das Bett hinterher aussieht, wird nicht an einem Standard gemessen – die Vorstellungen, wie ein gemachtes Bett auszusehen hat, sind ja unterschiedlich.

Lernaufgabe

Überlegen Sie, welche Tätigkeiten alten Hausfrauen in einem Heim ermöglicht werden können. Was muss abgeklärt, besprochen werden, und welche äußeren Voraussetzungen müssen geschaffen werden?

5.4.4 Datenschutz

Fallbeispiel

Frau Simon spricht über die schwierige Zeit vor dem 2. Weltkrieg und erwähnt, dass sie damals in Hamburg als Prostituierte gearbeitet habe, um ihre Kinder zu ernähren. Das dürfe aber niemand aus der Familie wissen.

Diese Mitteilung kann zum Verstehen von Zusammenhängen helfen. Sie ist nicht geeignet, als Charakteristikum der Person dokumentiert zu werden. Aus dem Zusammenhang gerissen, stempelt es Frau Simon ab und wird vielleicht von manchen Mitarbeitern moralisch gewertet.

Dass alle gesammelten Informationen dem Datenschutz unterliegen und nur denen zugänglich sind, die für Pflege und Betreuung verantwortlich sind, ist im Sinne der „informationellen Selbstbestimmung" jedes Menschen selbstverständlich, siehe „Rechtliche und institutionelle Rahmenbedingungen altenpflegerischer Arbeit" (S. 1049). Es gibt aber Situationen, in denen wir unsicher sind, wie wir mit dem Gehörten umgehen sollen. Manchmal teilt uns ein alter Mensch aus einem besonderen Vertrauensverhältnis heraus „Herzensgeheimnisse" mit oder Geschehnisse, deren er sich heute schämt. Er tut das in der festen Überzeugung, dass das Gespräch unter 4 Augen bleibt. Dann sollte man darauf verzichten, diese Information schriftlich zu fixieren.

Sie wird von Herrn Reger keine Erklärung bekommen. Aber eines Tages geht ihr ein Licht auf. Die Geste erinnert sie an das Wegwischen der letzten verstreuten Härchen, die abschließende Bewegung des Friseurs, der sein Werk beendet hat. „Waren Sie früher Friseur?", „Ja!", und, so gewürdigt, strahlt Herr Reger.

▶ **Eigensinn.** Hinter bestimmten Gewohnheiten, aber auch stereotypem, unsinnigem Verhalten können wir Verletzungen oder Verlusterlebnisse vermuten, die uns hellhörig machen sollten. Auch Eigensinn, sich nicht helfen lassen wollen oder Zwangshandlungen sind Hinweise. Wer biografisch arbeitet, versucht, Signale zu erkennen und zum Ansatzpunkt der Begegnung zu machen (Ruhe 2009, Böhmer 2014).

Fallbeispiel

Frau Wagner schließt regelmäßig ihren Kleiderschrank ab und versteckt den Schlüssel.

Lernaufgabe

Sammeln Sie aus Ihren Pflegeerfahrungen weitere Beispiele:
- Von Gegenständen, die einen Hinweis auf ein Stück Lebensgeschichte alter Menschen geben.
- Von Verhaltensweisen, die auf eine Prägung im Lebenslauf schließen lassen.

▶ **Belastendes.** Auch das Misslungene gehört zum Leben, und es ist wertvoll, wenn es ausgesprochen wird. Vertraut uns ein alter Mensch etwas an, was ihn belastet, können wir manchmal dazu beitragen, dass er das Erlebte besser akzeptieren kann. Durch die Resonanz darauf kann sich sogar seine eigene Bewertung ändern.

Fallbeispiel

Bewohner: „Ich bin im Krieg degradiert worden. Wegen eines Mädchens bin ich aus einem Urlaub nicht pünktlich zurück bei der Truppe gewesen. Fast wäre ich standrechtlich erschossen worden. Meine Mutter hat gesagt: ‚Hätten sie dich nur erschossen' – es ging gegen ihre Ehre."

Pflegende: „Das verstehe ich nicht, wie eine Mutter so etwas sagen kann. Als Frau ist es mir viel sympathischer, wenn einem sein Mädchen wichtiger ist als die Gesetze des Krieges – als wenn er sie stehen und liegen lässt wie ein Gepäckstück."

Bewohner: „Ja?"

Und als die Pflegende geht, dankt er ihr, dass sie seine Geschichte so aufgenommen hat.

5.5.2 Biografiegestützte Perspektivübernahme

Definition

Unter **Perspektivübernahme** versteht man die Betrachtung aus dem Blickwinkel („der Perspektive") eines anderen Menschen – eine Situation so zu sehen, wie das Gegenüber sie sieht (Kickhöfer 1994, Rogers 1986, 2005), siehe hierzu „Mit existenziellen Erfahrungen des Lebens umgehen können" (S. 448), „Kommunikative Grundhaltung" (S. 203), „Das einfühlende Gespräch" (S. 206) und ▶ Tab. 18.3.

Mit den Augen eines anderen Menschen zu sehen, schließt ein, dass das Verständnis für seine Gefühle wächst. Biografische Kenntnisse erleichtern den Perspektivwechsel und können zur Entspannung schwieriger Situationen beitragen.

Ethische Herausforderung

Fallbeispiel

Frau Schmitt lehnt es ab, am gleichen Tisch wie Frau Wüst zu essen; wegen deren Tischmanieren, wie sie abfällig sagt. Erste Reaktion des Altenpflegenden, der Tischdienst hat: Wie könne sie nur so auf ihre Tischnachbarin herabsehen, die wegen ihrer Parkinson-Erkrankung nicht sauberer essen könne und also gewissermaßen „unschuldig" sei?! Außerdem habe sie selbst einen leichten Tremor und kleckere gelegentlich.

Der biografische Hintergrund in diesem Beispiel: Frau Schmitt kommt aus einem gepflegten Elternhaus und war immer auf gute Umgangsformen bedacht. Heute setzt sie alle Kraft daran, „anständig" zu essen, obwohl es ihr oft schwerfällt. Der Anblick von Frau Wüst steigert ihre Angst, auch so zu werden, und damit ihre Selbstachtung zu verlieren.

Lernaufgabe

Versuchen Sie, die Situation aus der Perspektive von Frau Schmitt und von Frau Wüst zu klären. Welche Lösungen für den Konflikt sind denkbar, die beiden gerecht werden?

5.5.3 Belastungen für die Pflegenden

Das Interesse an der Biografie bereichert in der Regel, aber es ist auch nicht immer ein „Honigschlecken" – es kann mit Belastungen verbunden sein, die die Pflegenden unter Umständen an ihre Grenzen bringen.

▶ **Erschütterndes.** Die mitleidende Teilnahme an erschütternden Erlebnissen alter Menschen kann belasten. Es besteht die Gefahr, solche Nöte „mit nach Haus zu nehmen", vielleicht auch Partei zu ergreifen, z. B. gegen die (angeblich?) „undankbaren Kinder". Hier ist zu klären, ob uns die Klagen alter Menschen in unserer eigenen Lebensgeschichte berührt haben und ob wir deshalb so emotional ansprechbar sind. Wenn wir etwas Derartiges bei uns selbst beobachten, ist es gut, das in einer Supervision zu besprechen. Nötig ist die professionelle Distanz, die zur Gestaltung der Pflegebeziehung gehört, damit unser Mitgefühl nicht eines Tages in Teilnahmslosigkeit umschlägt.

▶ **Belastendes.** Belastend ist auch, mit Einstellungen wie Kriegsverherrlichung, Rassismus oder menschenverachtenden Sichtweisen konfrontiert zu werden. Ein alter Mensch gibt uns unter Umständen Einblicke in Gewalterlebnisse, an denen er als Täter beteiligt war und mit denen er sich brüstet. Auch hier gilt es, Distanz zu gewinnen. Darauf einzugehen, evtl. zu widersprechen, würde den unerwünschten Äußerungen mehr Gewicht geben und weiteres Reden in dieser Richtung hervorlocken. Man schützt sich am besten durch schweigendes Anhören und damit, zur Tagesordnung überzugehen, ohne zu versuchen, Einfluss zu nehmen.

▶ **Uninteressantes.** Allen Menschen und Lebensgeschichten das gleiche, volle Interesse entgegenbringen zu wollen, wäre eine Überforderung. Daher ist diese Grenze ohne „schlechtes Gewissen" hinzunehmen. Bei einer offenen Teamarbeit ist es auch nicht schädlich. Die Beziehungen der Teammitglieder zu den alten Menschen sind unterschiedlich getönt. Wo ich mich zurückhalte, hat ein anderer Kollege eine gute Beziehung. Das erfordert allerdings, dass man Unterschiede zu akzeptieren lernt und aufkommende Eifersucht und Rivalitäten im Team bespricht.

▶ **Ständig Wiederholtes.** Es gibt die „nervigen" Geschichten, die manche alten Menschen ständig wiederholen, was möglicherweise schwer zu ertragen ist. Wenn wir aber alles über uns ergehen lassen, drückt das nicht Respekt für den alten Menschen aus, sondern eher Missachtung. Einen Einstieg in ein echtes Gespräch zu finden, ist anzustreben. Es könnte eine direkte Frage sein, die das Gegenüber auf ein anderes Gleis führt, oder ein anderes Thema, das nicht so simpel abgespult werden kann. Das Ziel sollte sein, dass wenigstens manchmal aus dem farblosen Monolog ein echter Dialog wird.

5.5.4 Grenzen

Einige Reaktionen, in die Berufsanfänger leicht verfallen, sollte man vermeiden. Pflegende sollten sich daher Einiges verdeutlichen.

▶ **Kritisieren.** Kritik oder Zensur darf es bei biografischen Mitteilungen nicht geben. Es steht uns weder zu, Fakten richtigzustellen, wenn wir meinen, es besser zu wissen („im Rothaargebirge sind doch keine Bomben gefallen"), noch ein Verhalten zu kritisieren, das wir nicht akzeptieren können („aber wie konnten Sie auf die Katze schießen!") Wie ein alter Mensch seine Erlebnisse in der Erinnerung speichert, ist seine Sache. Unsere Rolle ist die des mitfühlenden Zuhörers, nicht des moralischen Richters oder des Erziehers.

▶ **Schweigen.** Sprünge beim Erzählen können bedeuten, dass peinliche Ereignisse ausgelassen werden und der Erzählende sich Scham erspart. Er selbst bestimmt das Tempo und die Auswahl dessen, was er mitteilt. Die meisten Menschen finden eine Balance zwischen „für sich behalten" und „mitteilen" und wägen ihre Bereitschaft zum Erzählen situations- und personenbezogen ab (Blimlinger 1996). Manche Erfahrungen in extremen Lebenssituationen (z. B. Gefangenschaft oder Folter) bleiben für immer verborgen, es finden sich keine Worte, um sie auszudrücken.

▶ **Sachlich zuhören.** Wenn ein alter Mensch scheinbar kalt und unbeteiligt von hochemotionalen Erlebnissen erzählt, schützt er sich möglicherweise vor der Flut der Erinnerungen. Wir sollten dann genauso sachlich zuhören. Würden wir verstärktes Mitgefühl zeigen, überschritten wir die Grenze, die er selbst einhält.

▶ **Vorschnell deuten.** Bei „schwierigen" Menschen: Vorsicht vor schnellen Erklärungen aus der Biografie, z. B. eine Verhaltensweise aus früheren Gewohnheiten erklären wollen: „Der war schon immer so herrschsüchtig!" Damit legen wir einen Menschen auf ein Verhalten fest und verstellen ihm den Weg, umzulernen. Hilfreicher ist es, in der momentanen schwierigen Situation eine Lösung zu suchen.

▶ **Übereifrig handeln.** Beim Bemühen, das Leben alter Menschen zu bereichern, könnten wir versucht sein, schöne Erinnerungen in die Gegenwart zu übertragen und für die Alltagsgestaltung zu nutzen.

Fallbeispiel

Frau Merklein erzählt von beglückenden Museumsbesuchen mit ihren Freundinnen. Die Pflegende schlägt dem Sozialdienst einen Besuch im Museum mit einer kleinen Gruppe vor. Nach dem Ausflug wirkt Frau Merklein angestrengt und schlecht gelaunt.

Die Freude der Erinnerung ist an die damalige Lebenssituation gebunden, wie an die Verbundenheit mit den Freundinnen. Solch ein Ereignis wiederholen zu wollen, kann eine erneute Verlusterfahrung bewirken oder zu Überforderung führen. Die passende Reaktion ist eine ehrliche Mitfreude an den schönen Erinnerungen.

5.5.5 Fazit

Durch biografisches Interesse und teilnehmende Begleitung wird die Pflegebeziehung farbig und interessant. An die Stelle von unnötigen Auseinandersetzungen kann Verstehen treten, und Widerstände können sich auflösen, wenn einem alten Menschen Respekt vor seinem Leben entgegengebracht wird. Er wird in seiner Existenz gestärkt. Der Umgang wird lebendiger, was wiederum für die Pflegenden erfrischend ist. In der häuslichen Pflege kann das u. a. wichtig sein, um die (vielleicht schwierigen) Beziehungen des alten Menschen zu seinen Angehörigen besser zu verstehen.

5.6 Lern- und Leseservice

5.6.1 Das Wichtigste im Überblick

Was ist „Biografiearbeit"?

Biografiearbeit spürt Lebensgeschichten und Lebenserfahrungen nach. Sie ist therapeutisch (reminiszierend), prophylaktisch oder historisch ausgerichtet und findet in einem festen Rahmen statt.

Was ist „biografisch orientierte Pflege"?

Professionelle Altenpflege orientiert sich an der Lebensgeschichte und an der Lebenswelt des gepflegten Menschen. Ihm Wertschätzung entgegenzubringen heißt auch, sich für ihn, seinen Lebensweg und für die Fülle seiner Erinnerungen zu interessieren – und nicht nur für seine Krankengeschichte.

Warum ist die Arbeit mit der Biografie so wertvoll?

Die vergangene Biografie wirkt weiter in der Gegenwart und in der Zukunft. Sich den alten Menschen vorzustellen als den, der er war, erleichtert es, ihm auch bei starkem Abbau Achtung entgegenzubringen. In der Praxis der Pflege können so auch schwierige Situationen entschärft werden.

Welche Bedeutung haben biografische Haltung und Kenntnisse für Pflegeplanung und Pflege a) in der stationären b) in der ambulanten Altenpflege?

Die biografische Haltung im pflegerischen Umgang ist wichtig, um individuelle Besonderheiten alter Menschen zu berücksichtigen.
a) In der stationären Pflege sind die biografischen Informationen für die Pflegeplanung in den Bereichen „Sich beschäftigen" und „Soziale Bereiche des Lebens sichern" die wichtigste Grundlage. Welche bisherigen Hobbys können unterstützt werden? Welche Beschäftigungen geben Befriedigung?
b) In der ambulanten Pflege vertiefen sie den Pflegekontakt und helfen evtl., die familiäre Situation besser zu verstehen.

Was versteht man unter „Perspektivübernahme"?

Die Betrachtung aus dem Blickwinkel eines anderen Menschen (seiner „Perspektive") nennt man Perspektivübernahme – eine Situation so zu sehen, wie das

Gegenüber sie sieht. Biografische Kenntnisse erleichtern es, mit den Augen des anderen zu sehen.

5.6.2 Literatur

Abt-Zegelin A. Lebensgeschichte lebendig werden lassen. Biografiearbeit ist Erinnerungsarbeit. Die Schwester/Der Pfleger 2011; 6: 558–561

Beuys B. Familienleben in Deutschland. Neue Bilder aus der deutschen Vergangenheit. Reinbek bei Hamburg: Rowohlt; 1980

Blimlinger E. et al. Lebensgeschichten. Biographiearbeit mit alten Menschen. Hannover: Vincentz; 1996

Bode S. Die vergessene Generation. Die Kriegskinder brechen ihr Schweigen. 18. Aufl. Stuttgart: Klett-Cotta; 2014

Bode S. Nachkriegskinder. Die 1950er Jahrgänge und ihre Soldatenväter. 5. Aufl. Stuttgart: Klett-Cotta; 2014

Bode S. Kriegsenkel. Die Erben der vergessenen Generation. 9. Aufl. Stuttgart: Klett-Cotta; 2012

Böhm E. Alte verstehen. 8. Aufl. Bonn: Psychiatrie-Verlag; 2003a

Böhm E. Ist heute Montag oder Dezember? Erfahrungen mit der Übergangspflege. 8. Aufl. Bonn: Psychiatrie-Verlag; 2003b

Böhmer M. Erfahrungen sexualisierter Gewalt in der Lebensgeschichte alter Frauen. Ansätze für eine frauenorientierte Altenarbeit. 5. Aufl. Frankfurt am Main: Mabuse; 2014

Eppler E. Als Wahrheit verordnet wurde. Briefe an meine Enkelin. Frankfurt a. M.: Suhrkamp; 1997

Eurich K. Die heilende Kraft des Scheiterns. Ein Weg zu Wachstum, Aufbruch und Erneuerung. Petersberg: Via Nova; 2006

Kerkhoff B et al. Biografisches Arbeiten. Beispiele für die praktische Umsetzung. Hannover: Vincentz; 2002

Kickhöfer B. Psychologie, Quellen und Materialien. München: Bayerischer Schulbuch-Verlag; 1994

Klingenberger H. Orientierung und Ermutigung finden durch Biografiearbeit. In: Blasberg-Kuhnke M. Altern in Freiheit und Würde. München: Kösel; 2007: 276-281

Klingenberger H. Lebensmutig. Vergangenes erinnern. Gegenwärtiges entdecken. Künftiges entwerfen. München: Don Bosco; 2003

Matthes W. Pflege als rehabilitatives Konzept. 2. Aufl. Hannover: Vincentz; 1993

Matthes W. Ergotherapie in der Geriatrie. 5. Aufl. Dortmund: modernes lernen; 2007

Mötzing G. Beschäftigung mit alten Menschen. München: Urban & Fischer; 2005

Müller DH et al. Biografiegestützte Arbeit mit verwirrten alten Menschen. Ein Fortbildungsprogramm. Kuratorium Deutsche Altershilfe. Köln: 137; 1998

Neulist A et al. Die Jugend alter Menschen. Gesprächsanregungen für die Altenpflege. München: Urban & Fischer; 2005

Osborn C et al. Erinnern. Eine Anleitung zur Biografiearbeit mit alten Menschen. Freiburg i. Br.: Lambertus; 1997

Pigorsch M et al. RückSchau-Arbeit. Übungen mit demenziell veränderten Menschen. Dortmund: modernes lernen; 2002

Rath B. Momente des Erinnerns. Zeitzeugen erzählen von früher. VorLesebücher für die Altenpflege, Band 1 und 2. Berlin: Zeitgut; 2010

Rogers C, Stevens B. Möglichkeiten, sich und anderen zu begegnen. Paderborn: Junfermann; 1986

Rogers C et al. Die Person als Mittelpunkt der Wirklichkeit. Köln: Klett-Cotta; 2005

Ruhe HG. Methoden der Biografiearbeit. Lebensspuren entdecken und verstehen. 4. Aufl. Weinheim: Juventa; 2009

Ruhe HG. Methoden der Biografiearbeit. Lebensgeschichte und Lebensbilanz in Therapie, Altenhilfe und Erwachsenenbildung. Weinheim: Juventa; 2007

Sichrovsky P. Schuldig geboren. Kinder aus Nazifamilien. Köln: Kiepenheuer u. Witsch; 1987

Specht-Tomann M. Biografiearbeit in der Gesundheits-, Kranken- und Altenpflege. Heidelberg: Springer Medizin; 2009

Stuhlmann W. Demenz – wie man Bindung und Biografie einsetzt. München: Reinhardt; 2004

Zeitgut, Reihe (Hrsg. Kleindienst J). Bd. 5, 7 und 24–28. Berlin: Zeitgut; 1998–2014

5.6.3 Internetadressen

Deutsche Alzheimer-Gesellschaft: http://www.deutsche-alzheimer.de

Alzheimer Angehörigen-Initiative e. V. (dort zu Biografiearbeit): www.alzheimerforum.de

BIOS – Zeitschrift für Biografieforschung: www.budrich-journals.de/index.php/bios

Altenpflegemagazin: http://www.pqsg.de

Staatsministerium für Arbeit und Soziales in Bayern: www.stmas.bayern.de

Zeitgut-Verlag: www.zeitgut.com

Zentrum für Biographik: http://www.zentrum-fuer-biographik.de

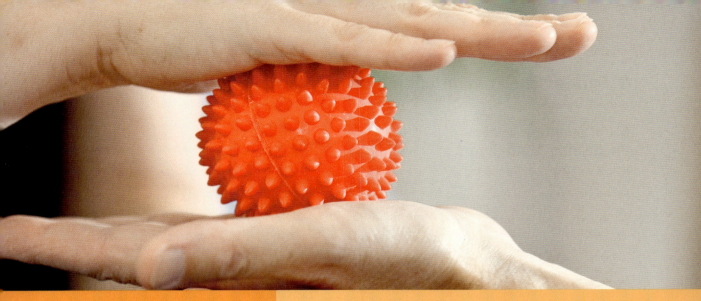

Kapitel 6

Geriatrische Prävention und Rehabilitation

6.1	Prävention in der Pflege alter Menschen	140
6.2	Rehabilitation in der Pflege alter Menschen	142
6.3	Lern- und Leseservice	152

6 Geriatrische Prävention und Rehabilitation

Erika Sirsch, Gabriele Bartoszek

6.1 Prävention in der Pflege alter Menschen

Im Rahmen der 1. Lesung zum Gesetz zur Stärkung der Gesundheitsförderung und der Prävention (Präventionsgesetz) wird in der Pressemitteilung des Bundesgesundheitsministerium im März 2015 der Anspruch formuliert: „Ziel ist, Krankheiten zu vermeiden, bevor sie überhaupt entstehen. Deshalb müssen wir die Umgebung, in der wir leben, lernen und arbeiten, so gestalten, dass sie die Gesundheit unterstützt – in der Kita, der Schule, am Arbeitsplatz und im Pflegeheim. […]" (BMG 2015). Prävention sollte sich, folgt man der Argumentation zum Entwurf dieses Präventionsgesetzes, auf die Lebenswelten der betroffenen Person ausrichten.

Wie diese Leistungserbringung im Detail aussehen wird, ist bei der Drucklegung des Buches noch nicht abschließend geklärt. Geplant ist eine neue Leistung der Pflegekassen zur Prävention in stationären Pflegeeinrichtungen nach § 5 des 11. Buchs Sozialgesetzbuch (SGB XI). In der Pressemitteilung, die das Gesetz ankündigt (BMG 2014), werden als beteiligte Akteure bei der Prävention benannt: „Neben der gesetzlichen Krankenversicherung sollen auch die gesetzliche Rentenversicherung und die gesetzliche Unfallversicherung sowie die Soziale Pflegeversicherung, die erstmals eine Präventionsaufgabe erhält, eingebunden werden […]".

Hier besteht großer Handlungsbedarf, denn ältere Menschen werden zwar als Zielgruppe für Prävention erkannt, die Nutzung der präventiven Gesundheitsangebote bei der primärärztlichen ambulanten Versorgung nimmt allerdings mit steigendem Lebensalter deutlich ab (BAR 2006).

6.1.1 Ebenen der Prävention

Prävention kann zum einen krankheitsbezogen sein, z. B. Ernährungsprogramme bei Stoffwechselerkrankungen, oder kann auf die Gesundheitsförderung durch veränderte Umgebungsfaktoren abzielen. Dem Ansatz der Salutogenese folgend, ist eine Frage entscheidend: Was hält uns gesund?

Umgangssprachlich wird oft nicht zwischen den Ebenen der Prävention unterschieden. Präventive Maßnahmen umfassen alle Maßnahmen und Aktivitäten bei der

- Primärprävention,
- Sekundärprävention und
- Tertiärprävention.

Primär-, Sekundär- und Tertiärprävention werden in der Arbeitshilfe zur geriatrischen Rehabilitation der Bundesarbeitsgemeinschaft für Rehabilitation (BAR 2006) wie folgt definiert.

Definition

- **Primärprävention:** Die Rate von Neuerkrankungen soll reduziert oder sogar gesenkt werden. Das Ziel der Primärprävention ist daher die Erhaltung der Gesundheit. Maßnahmen zur Primärprävention zielen auf einzelne Personen oder Personengruppen ab. Das bedeutet: Beim einzelnen Menschen soll eine Neuerkrankung gar nicht erst auftreten. Die Krankheit, die es zu verhindern gilt, liegt noch nicht vor, möglicherweise aber Risikofaktoren. Maßnahmen der Primärprävention sind z. B. Grippeimpfungen im Herbst, Ernährungsumstellung boder Gymnastikkurse ei Übergewicht.
- **Sekundärprävention:** Bei bereits eingetretener Erkrankung sollen die Dauer der Erkrankung oder der Behandlung verkürzt oder Verläufe abgemildert werden (▶ Abb. 6.1). Frühdiagnostik und Frühtherapie sind Bestandteile der Sekundärprävention. Das Fortschreiten des Krankheitsprozesses soll verhindert bzw. die Beschwerden verringert, ggf. der Prozess umgekehrt werden. Funktionsbeeinträchtigungen oder Beeinträchtigungen der Partizipation sollen möglichst vermieden oder reduziert werden.

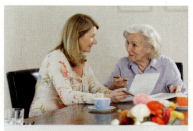

Abb. 6.1 Ebenen der Prävention. Beratung kann eine Maßnahme der Sekundärprävention sein. (Foto: F. Kleinbach, Thieme)

- **Tertiärprävention:** Sie ist im weitesten Sinn die wirksame Behandlung einer symptomatisch gewordenen Erkrankung mit dem Ziel, ihre Verschlimmerung sowie Folgen abzuwenden. Ziel von Tertiärprävention ist im Sinn von Rehabilitation, die Leistungsfähigkeit soweit als möglich wiederherzustellen, zu erhalten und bleibende Einbußen bzw. Behinderungen zu verhüten.

Pflege und Begleitung von alten Menschen kann alle Bereiche von Prävention umfassen. Ein Fallbeispiel soll verdeutlichen, in welchen Bereichen Pflege präventiv tätig werden kann.

Fallbeispiel

Herr Braun ist 75 Jahre alt. Er hat bisher immer selbstständig gelebt, seine Ehefrau ist vor 1 Jahr an Brustkrebs gestorben. Er ist kinderlos und lebt allein in einem kleinen Haus am Rande einer mittelgroßen Stadt. Das Schlafzimmer und das Bad sind im 1. Stockwerk, der Garten über eine Außentreppe zu erreichen.

Herr Braun leidet seit Jahren an Diabetes mellitus und koronarer Herzerkrankung. Der Diabetes ist nicht gut eingestellt, der HbA1c-Wert (der HbA1c-Wert spiegelt den durchschnittlichen Blutzuckerwert und damit die Einstellung der vergangenen 3 Monate wider) liegt meist über 8,0 % (ab 7,5 % grenzwertig). Die Ernährungsempfehlungen, die Herr Braun vor Jahren von der Ernährungsberaterin in der Klinik erhielt, werden von ihm nicht mehr berücksichtigt. Aktuell ist er durch eine Amputation des rechten Vorfußes sehr beeinträchtigt. Eine Verletzung, die er sich beim Schneiden der Zehennägel zuzog, hatte sich stark infiziert und führte letztendlich zu dieser Amputation.

Nach dem Krankenhausaufenthalt ist der eigentlich lebensfrohe und stets optimistische Mann in seine Wohnung zurückgekehrt und wird 1-mal täglich von Mitarbeitenden des ambulanten Pflegedienstes versorgt, auch das Einkaufen wird für ihn erledigt. Obwohl er kurze Distanzen laufen kann, sitzt er fast nur noch im Sessel vor dem Fernseher, verlässt selbstständig kaum noch das Haus und geht auch nur noch selten in den Garten. Herr Braun ist sehr unzufrieden mit seiner Situation und reagiert bei Besuchen durch die Mitarbeitenden des ambulanten Pflegedienstes eher mürrisch und abweisend. Den Pflegenden fällt auf, dass Herr Braun immobiler wird und ihm inzwischen sogar das Aufstehen aus dem Sessel große Mühe bereitet.

Primärprävention am Fallbeispiel
Damit sind Maßnahmen verbunden, die das Neuauftreten von Erkrankungen verhindern oder reduzieren sollen. Im Fall von Herrn Braun könnte Bewegungsförderung die Primärprävention zur Vermeidung einer drohenden Immobilität sein. Pflegende könnten Beratung, Anleitung oder Anregungen zur Mobilitätsförderung geben, z. B. Kontakt zu einer örtlichen Seniorensportgruppe vermitteln.

Sekundärprävention am Fallbeispiel
Das frühzeitige Erkennen von gesundheitlichen Risiken steht im Fokus. Im Fall von Herrn Braun könnte dies bedeuten, eine ausgiebige Diagnostik der Hautveränderungen regelhaft vorzunehmen und die Fußpflege nur von geschulten Personen durchführen zu lassen. Pflegende könnten den Patienten zur Ernährung bzw. Ernährungsumstellung beraten und einen Mahlzeitendienst organisieren, um weitere Folgeerkrankungen des Diabetes mellitus zu vermeiden oder zu reduzieren.

Tertiärprävention am Fallbeispiel
Damit soll u. a. der wiederholte Krankheitseintritt vermieden werden. Im Fall von Herrn Braun könnte das bedeuten, eine Rehabilitationsmaßnahme zu initiieren, bei der krankheitsspezifisch der Diabetes mellitus im Vordergrund steht. Möglicherweise aber auch eine übergreifende geriatrische Rehabilitation, die die Multimorbidität durch die drohende Immobilität, die koronare Herzerkrankung und die Stoffwechselerkrankung gleichermaßen berücksichtigt.

Lernaufgabe

Was könnten hindernde und was fördernde Faktoren sein, die die Prävention auf allen 3 Ebenen bei Herrn Braun beeinflussen?

Diskutieren Sie in der Gruppe mögliche Einflussfaktoren und welchen Einfluss Pflege darauf hat.

Prävention für mehr Lebensqualität

In den 1960er Jahren herrschte noch die Meinung vor, dass präventive Maßnahmen im hohen Alter nicht erfolgreich wären. Diese Sichtweise hat sich verändert, der Gesetzgeber hat die Prävention bei alten Menschen gestärkt. So wurden 2008 die Rehabilitationsträger verpflichtet, präventive Maßnahmen zur Vermeidung oder Verminderung von Behinderung und chronischen Krankheiten zu leisten (§ 3 SGB IX, Vorrang der Prävention). Patientenschulungen wurden bisher eher für indikationsspezifische (auf eine Erkrankung bezogene) Rehabilitation durchgeführt. Nunmehr soll Prävention gezielt zur Förderung der Gesundheit auch älterer, nicht mehr erwerbstätiger Personen sowie hochbetagter Menschen genutzt werden. So wird inzwischen auch von der „präventiven Rehabilitation" gesprochen, die eingesetzt werden kann, um z. B. die Gesunderhaltung im eigenen Wohnumfeld zu ermöglichen oder Vereinsamen und Verwahrlosen zu vermeiden (BMFSFJ 2010: 303).

Wurde das Defizitbild vom Alter (S. 46) noch ausschließlich mit Leistungsabbau gleichgesetzt, ist inzwischen der Nachweis erbracht, dass sowohl im physischen als auch im psychischen Bereich selbst im hohen Alter Veränderung und Wachstum (Plastizität) möglich sind (Boyke 2010). Eine Veränderung in den Lebensumständen und eine Verminderung von Risiken kann auch im hohen Alter zu positiven gesundheitlichen Ergebnissen führen (BMFSFJ 2010).

6.1.2 Leistungen zur Prävention

Die Begutachtungsrichtlinie „Vorsorge und Rehabilitation" des Medizinischen Dienstes der Krankenversicherung (MDK) und der Spitzenverbände der Krankenkassen enthält in der Aktualisierung von 2012 Kriterien zum Leistungsbezug der medizinischen Vorsorge. So können Gutachter der Krankenkassen, z. B. des MKD, durch eine Begutachtung die Notwendigkeit und Zweckmäßigkeit von Leistungen zur medizinischen Vorsorge und Rehabilitation feststellen. Diese können sich dabei sowohl auf eine indikationsspezifische medizinische Rehabilitation als auch eine geriatrische Rehabilitation beziehen.

Demgegenüber steht die gesetzliche Vorgabe der aktuellen Begutachtungs- und Bewilligungssituation. Im 6. Altenbericht wird dazu angemerkt: „Als besonders problematisch erweist sich, dass so gut wie keine Reha-Empfehlungen in der Pflegestufe 1 gegeben werden; gerade die Personen mit besonders guter Prognose fallen also aus einer ressourcenstärkenden Versorgung heraus. Wird das Reha-Potenzial nicht oder nicht hinreichend geprüft und ausgeschöpft, können die Betroffenen oft nicht mehr in der eigenen Wohnung verbleiben und gelangen unnötigerweise vorzeitig in die Dauerpflege" (BMFSJF 2010).

Merke

Im Pflegeversicherungsgesetz wurde zwar bereits 1995 der Grundsatz „Prävention und Rehabilitation vor Pflege" (§ 5, SGB XI) festgeschrieben, aber bislang nur unzureichend umgesetzt.

Ein nicht zu vernachlässigender Problempunkt in der Prävention und Rehabilitation alter Menschen ist die geteilte Leistungserbringung. Leistungen, die zur Vermeidung, bzw. zur Reduktion von Pflegebedürftigkeit erbracht werden, kommen der Pflegeversicherung zugute. Die Rehabilitationsmaßnahmen werden aber in der Regel nicht durch diese Pflegeversicherung finanziert. Rehabilitation als präventive Maßnahmen wirkt sich idealerweise auf die Ausprägung der Pflegebedürftigkeit aus. Dies kann wiederum direkt Auswirkungen auf die Vergabe oder die Höhe einer Pflegestufe und damit der Leistungen aus der Pflegeversicherung haben. Wird eine Empfehlung auf rehabilitative Leistungen, z. B. durch eine Begutachtung des MDK, ausgesprochen, so ist sie wie ein Antrag der versicherten Person auf diese Leistungen anzusehen. Allerdings sind die Pflegekassen in der Regel nicht Träger dieser Rehabilitationsleistung, sie müssen vielmehr bei den zuständigen Krankenkassen eingefordert werden.

Angaben dazu, wie sich das SGB IX – Rehabilitation und Teilhabe behinderter Menschen – auf die Bewilligungspraxis auswirkte und ob dem Grundsatz „Prävention und Rehabilitation vor Pflege" entsprochen wurde, lassen sich allerdings nicht belegen. An Angaben des Statistischen Bundesamtes ist abzulesen, dass – verglichen mit Ausgaben für Behandlung und Krankheitsfolgen – verhältnismäßig sehr geringe Ausgabenteile für präventive Maßnahmen aufgewendet werden (BAR 2006). Das zeigte auch eine Anfrage im Landtag von Baden-Württemberg aus dem Jahr 2008, die eine Stellungnahme des Ministeriums für Arbeit und Soziales zur Sicherung der geriatrischen Rehabilitation einforderte. (Landtag Baden-Württemberg, Drucksache 14/3 579). Hierzu wurden u. a. die folgenden Fragen gestellt:

- Wie viele Anträge wurden auf Maßnahmen der medizinischen Rehabilitation seit 2007 in Baden-Württemberg gestellt?
- Wie hoch war der Prozentsatz der Ablehnungen in diesem Zeitraum?
- Wie viele dieser Anträge bezogen sich auf geriatrische Rehabilitationsmaßnahmen?
- Wie hoch war dabei der Prozentsatz der Ablehnungen?

Die Antwort (Auszug) darauf war:

„Nach dem Gesetz waren die gesetzlichen Krankenkassen bisher nicht verpflichtet, eine Statistik über die Genehmigungspraxis bei Rehabilitationsmaßnahmen zu führen. Erst mit dem GKV-WSG [Anm.: Gesetz zur Stärkung des Wettbewerbs in der gesetzlichen Krankenversicherung] haben die gesetzlichen Krankenkassen ab 1. April 2007 die Aufgabe erhalten, nach Geschlecht differenzierte Statistiken über derartige Anträge und deren Erledigungen zu erheben. [...] Da die gesetzlichen Krankenkassen nicht verpflichtet sind, Antragsverfahren, die sich auf geriatrische Rehabilitationsmaßnahmen beziehen, getrennt zu erfassen, sind Zahlen für den Bereich der geriatrischen Rehabilitation nicht verfügbar. Damit können auch keine Vergleichszahlen mitgeteilt werden."

Inzwischen liegen zwar statistische Angaben zur medizinischen Rehabilitation vor (Deutsche Rentenversicherung Bund 2014), sie lassen allerdings keine Aussagen zur geriatrischen Rehabilitation zu. Im Bundestag wurde 2013 die kleine Anfrage (Bundestag, Drucksache 17/12 131) u. a. zum Thema: „Welche Bedeutung misst die Bundesregierung der geriatrischen Rehabilitation heute bei, und welchen Stellenwert erwartet sie für die Zukunft?" gestellt. Die Antwort auf diese Frage lautete: „[...] Aus Sicht der Bundesregierung können Rehabilitationsmaßnahmen, insbesondere die geriatrische Rehabilitation, gerade auch für pflegebedürftige oder für von Pflegebedürftigkeit bedrohte Menschen von großer Bedeutung sein. Die praktische Durchsetzbarkeit des Grundsatzes „Rehabilitation vor Pflege" wurde daher im PNG [Anm. Pflege-Neuausrichtungs-Gesetz] ebenso wie die Möglichkeiten des Einzelnen, davon Gebrauch zu machen, verbessert. [...]"

6.2 Rehabilitation in der Pflege alter Menschen

Mit der Verabschiedung des SGB IX „Rehabilitation und Teilhabe behinderter Menschen" am 1. Juli 2001 wurde das allgemeine Ziel der Rehabilitation neu definiert: Selbstbestimmung und gleichberechtigte Teilhabe am Leben in der Gesellschaft. Die bis dahin geltende Orientierung an Defiziten wurde durch die Zielsetzung Partizipation ersetzt (BAR 2006).

So beginnt auch das Kapitel zur rehabilitativen Versorgung im 6. Bericht zur Lage der älteren Generation in der Bundesrepublik Deutschland (2010) mit:

Definition
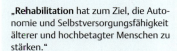

„**Rehabilitation** hat zum Ziel, die Autonomie und Selbstversorgungsfähigkeit älterer und hochbetagter Menschen zu stärken."

Das deutsche Gesundheitssystem war und ist noch stark auf die Behandlung und Heilung von Erkrankungen ausgerichtet, wenn auch ein 1. Entwurf zu einem Präventionsgesetz zur Lesung im Bundestag vorliegt. Die Ziele von Rehabilitation wurden daher auch lange Zeit als Heilung verstanden. So beschrieb Liliane Juchli Rehabilitation 1997 mit: „Rehabilitieren heißt, in den früheren Stand zurückversetzen und sein Ansehen und sein Gesicht wiederbekommen. Der Betroffene gewinnt seine Gemeinschaftsfähigkeit und seine Wohnung unter den Menschen zurück. Rehabilitiert ist ein Mensch, der von sich wieder sagen kann: Das kann ich und das kann ich allein."

Gemeinschaftsfähigkeit ist somit dann wiederhergestellt, wenn der „alte Stand wieder" erreicht ist. Der Mensch hat „gemeinschaftsfähig" zu sein. Mit den gesetzlichen Regelungen im SGB IX wurde 2001 ein Paradigmenwechsel eingeleitet, siehe Rehabilitation und Teilhabe behinderter Menschen (S. 142). Gesetzliche Regelungen zur Rehabilitation wurden da erstmalig im SGB IX zusammengeführt. Bis dahin war das Leitbild für behinderte und auch alte Menschen die Fürsorge. Im Jahr 2001 wurden mit der Neuregelung auch Selbstbestimmung und Teilhabe als Ziel definiert. Galt bis dahin das defizitorientierte Modell auch zum Alter, sollte nunmehr ein Modell, das sich an den Ressourcen und an der Teilhabe der betroffenen Menschen orientierte, gelten.

▶ **Therapie versus Rehabilitation.** In der Pflege und Begleitung von alten Menschen sollten zudem die Begriffe Therapie und Rehabilitation geklärt sein, um Unklarheiten vorzubeugen. Während es primäres Ziel der Therapie ist, z. B. durch Medikamente oder eine Operation die Schädigung des Organs oder der Organsysteme (impairment) weitestgehend zu beseitigen, ist die Zielsetzung der Rehabilitation, die Folgen des verbleibenden Schadens zu minimieren, um Aktivität und Teilhabe zu ermöglichen. Damit werden die jeweils eigenen Schwerpunkte von Therapie und Rehabilitation bereits deutlich (▶ Tab. 6.1).

Merke

Therapiert wird oft der (Organ-)Schaden beim Menschen, rehabilitiert wird der Mensch. Wenn die Therapie eines (Organ-)Schadens allein nicht mehr erfolgversprechend ist, beginnt gleichsam die Rehabilitation des Menschen mit Funktionsbeeinträchtigung oder Behinderung, um Aktivität und Partizipation zu ermöglichen.

6.2.1 ICF-Klassifikation

Die Weltgesundheitsorganisation (WHO) orientiert sich am ICF (International Classification of Functioning, Disability, and Health). Dieses Klassifikationssystem definiert das Verständnis von Gesundheit und

Tab. 6.1 Therapie versus Rehabilitation.

	Therapie	Rehabilitation
Ziele	• Ursache der Schädigung soll beseitigt werden. • Heilung im engeren Sinne erreicht werden. • Schädigung behandeln.	• Schädigung akzeptieren und soweit wie möglich ausgleichen. • Heilung im weiteren Sinne anstreben. • Bewältigungsstrategien entwickeln und Lebensumstände anpassen.
Kennzeichen	• Schädigung wird beeinflusst. • Betroffene Person kann passiv sein (z. B. Operation). • In erster Linie wird die Schädigung therapiert.	• Kontextfaktoren werden beeinflusst. • Betroffene Person ist aktiv beteiligt. • Der Mensch mit der beeinträchtigten Funktionsfähigkeit oder Behinderung wird rehabilitiert.

beschreibt die Kontextfaktoren, die diese beeinflussen. Die ICF-Klassifikation bedeutet ins Deutsche übersetzt „Internationale Klassifikation der Funktionsfähigkeit, Behinderung und Gesundheit".

Die ICF löste im Jahr 2001 die zuvor geltende ICIDH ab. Neu an dieser ICF-Klassifikation war, dass sie sich an einem biopsychosozialen Modell orientierte und das zuvor geltende ICIDH-Modell erweiterte. Die ICF-Klassifikation stellt die Partizipation (Teilhabe) sowie personale und umweltbezogene Kontextfaktoren in den Fokus (▶ Abb. 6.2).

Die ICF teilt Gesundheitsprobleme in 2 Komponenten ein: Der 1. Teil beschreibt die Funktionsfähigkeit und Behinderung mit den Untergruppen Körperfunktionen und -strukturen, Aktivitäten und Partizipation. Den 2. Teil bilden die Kontextfaktoren mit den Untergruppen Umweltfaktoren und personenbezogene Faktoren. Dadurch erfolgt die Klassifikation nicht mit einem einzigen Code, wie es z. B. bei der medizinischen Klassifikation ICD 10 (Internationale Klassifikation der Krankheiten) mit einer Chiffre geschieht. Mittels der ICF wird das Gesundheitsproblem nach Funktionsbeeinträchtigung (impairment), Aktivität (activity), Teilhabe (participation) und den Kontextfaktoren analysiert.

▶ Funktionsbeeinträchtigung. Damit ist die Beeinträchtigung einer Körperfunktion oder der Körperstruktur i. S. einer wesentlichen Abweichung oder eines Verlustes bezeichnet. Die Veränderung der Körperstruktur bezeichnet die Schädigung eines Organes oder Organsystems. Das kann z. B. nach einem Unfall oder einer Erkrankung, die die Amputation eines Beines nach sich zieht, eintreten. Diese Schädigung der Körperstruktur führt dann zu einer Beeinträchtigung von Körperfunktionen.

▶ Aktivität. Die Aktivitäten des täglichen Lebens können nur noch eingeschränkt ausgeführt werden. Mobilität ist nur durch die Hilfe von Dritten und/oder die Unterstützung durch Hilfsmittel möglich.

▶ Partizipation (Teilhabe). Die Teilhabe an öffentlichen, kulturellen Ereignissen und das gesellschaftliche Leben sind beeinträchtigt. Das kann der Besuch von Freunden, aber auch die Erreichbarkeit des Supermarkts sein.

▶ Kontextfaktoren. Darunter werden zum einen Umweltfaktoren verstanden, die die sozialen und materiellen Bedingungen beeinflussen, der Wohnsituation kommt dabei eine wichtige Rolle zu. Mit personenbezogenen Faktoren sind z. B. Vorerfahrungen und die Bewältigungsstrategien der betroffenen Person gemeint. Die individuellen Charaktereigenschaften und die Persönlichkeit eines Menschen spielen eine große Rolle und haben Einfluss auf die Motivation, z. B. bei der Akzeptanz von Hilfsmitteln.

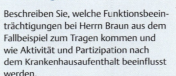

Lernaufgabe

Beschreiben Sie, welche Funktionsbeeinträchtigungen bei Herrn Braun aus dem Fallbeispiel zum Tragen kommen und wie Aktivität und Partizipation nach dem Krankenhausaufenthalt beeinflusst werden.
Welche Kontextfaktoren wirken sich dabei positiv und welche negativ aus?

Die ICF kann beim Deutschen Institut für medizinische Dokumentation und Information bezogen werden: www.dimdi.de.

6.2.2 Leistungsformen der Rehabilitation

Mit der Orientierung am Modell des ICF und der Hinwendung zur Partizipation (Teilhabe) differenzieren sich unterschiedliche Leistungsformen in der Rehabilitation aus. So wird durch den Gesetzgeber in 3 Bereiche der Rehabilitation unterschieden. Auf der Homepage des Bundesministeriums für Gesundheit werden dazu unter dem Stichwort Rehabilitation ausgewiesen (BMG 2015):

- „Leistungen zur medizinischen Rehabilitation mit dem Ziel, möglichen Behinderungen oder möglicher Pflegebedürftigkeit vorzubeugen, sie zu beseitigen oder Verschlimmerungen zu verhüten.
- Leistungen zur beruflichen Rehabilitation, die eine Eingliederung der Patientin oder des Patienten in das Arbeitsleben fördern.
- Leistungen zur sozialen Rehabilitation, welche die Teilhabe am Leben in der Gemeinschaft fördern. Sie zielen auf die Bewältigung der alltäglichen Anforderungen und der Wiedereingliederung in das soziale Umfeld der Patientinnen und Patienten ab."

▶ Berufliche Rehabilitation. Die berufliche Rehabilitation hat die Wiedereingliederung in den Beruf und die Wiederherstellung der Arbeitsfähigkeit zum Ziel. Auch wenn in Deutschland der Eintritt ins Rentenalter schrittweise auf 67 Jahre angehoben wurde, liegt die Quote der im Arbeitsverhältnis stehenden Personen zwischen 55–65 Jahren derzeit allerdings unter 40 % (BAR 2006). Für alte Menschen (> 65 Jahre) spielt die Rückkehr ins Erwerbsleben daher meist eine untergeordnete Rolle. Die medizinische Rehabilitation ist für diese Personengruppe in der Regel von größerer Bedeutung; und eine besondere Rolle kommt der geriatrischen Rehabilitation zu.

6.2.3 Medizinische Rehabilitation

Die medizinische Rehabilitation, die auf eine Indikation bezogen ist, sollte schon während der Therapiephase einsetzen. Die durch den Schlaganfall halbseitig gelähmte Person soll z. B. üben, einen Rollstuhl zu benutzen oder Tätigkeiten einhändig auszuführen. Bereits hier wird deutlich, dass Rehabilitation im Gegensatz zur ausschließlichen Therapie nur durch eine aktive Mitarbeit des Betroffenen gelingen kann. Denn das Verwenden eines Rollstuhls oder das Gehen mit einer Prothese kann nur vom Betroffenen selbst eingeübt werden.

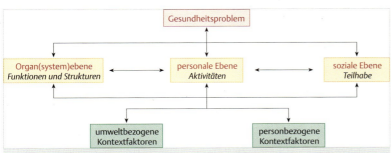

Abb. 6.2 Biopsychosoziales Modell ICF. Sie stellt Teilhabe sowie personale und umweltbezogene Kontextfaktoren in den Vordergrund.

> **Merke**
>
> Pflegende haben Einfluss auf die Motivation alter Menschen. Bereits bei einem evtl. Klinikaufenthalt wird die Basis für die Rehabilitation gelegt. Wenn ein alter Mensch bereits während der Akutbehandlung erfährt, dass eine Rehabilitation sinnvoll sein kann, wird er die Rehabilitation möglicherweise motivierter antreten. Wenn hingegen die Botschaften, die er im Vorfeld erhält, signalisieren, dass es „eh zwecklos" sei, wird sich das negativ auf seine Motivation auswirken.

▶ **Rehabilitationsplan.** Ein Rehabilitationsplan, der für jede Rehabilitation erstellt wird, berücksichtigt nicht nur die Funktionsausfälle oder Behinderungen. Er ist so gestaltet, dass nicht nur einzelne „Schäden" behandelt werden, sondern dass Aktivität und Partizipation die Ziele der Maßnahmen sind und die Kontextfaktoren berücksichtigt werden.

Medizinische oder geriatrische Rehabilitation

Ob eine indikationsspezifische medizinische oder eine geriatrische Rehabilitation zum Tragen kommt, ist abhängig von folgenden Faktoren (BAR 2006):
- Art und Schweregrad des zugrunde liegenden Gesundheitsproblems und der resultierenden Schädigung
- vorhandenes Aktivitätsprofil (Kommunikation, Mobilität und Selbstversorgung)
- personen- und umweltbezogener Kontext (z. B. häusliche und hausärztliche Versorgung, Erreichbarkeit von Leistungsangeboten, Motivation, Entbindung von familiären Pflichten)

6.2.4 Geriatrische Rehabilitation

Für die Zuweisung (Allokation) von Leistungen zur Rehabilitation sind nicht nur die Gesundheitsprobleme der betroffenen Person entscheidend. Neben der Rehabilitationsbedürftigkeit sind die individuelle Rehabilitationsfähigkeit, die Rehabilitationsziele und die Rehabilitationsprognose relevant.

Personen, die Leistungen der geriatrischen Rehabilitation bekommen, sind in der Regel älter als 70 Jahre und multimorbide. Das bedeutet, dass die Gesundheitsprobleme nicht nur durch eine, sondern mind. durch 2 Erkrankungen verursacht sind. Die Bundesarbeitsgemeinschaft für Rehabilitation (2006) definiert die Begriffe wie folgt:

▶ **Rehabilitationsbedürftigkeit.** Rehabilitationsbedürftigkeit besteht, wenn aufgrund einer körperlichen, geistigen oder seelischen Störung alltagsrelevante und nicht nur vorübergehende Beeinträchtigungen vorliegen, die in absehbarer Zeit zu Beeinträchtigungen der Teilhabe führen können. Oder wenn Beeinträchtigungen der Teilhabe bereits bestehen und über die kurative Versorgung ein mehrdimensionaler und interdisziplinärer Ansatz erforderlich ist.

Diese Beeinträchtigungen müssen, unter Beachtung der sozialen Kontextfaktoren (z. B. häusliches Wohnumfeld), für den älteren Menschen alltagsrelevant sein. Das bedeutet, sie schränken seine Selbstständigkeit bei folgenden menschlichen Grundbedürfnissen ein:
- beim Essen und Trinken
- in der persönlichen Hygiene
- in der Mobilität
- in der Kommunikation
- bei der Gestaltung einer angemessenen Beschäftigung
- in der Gestaltung und Aufrechterhaltung der sozialen Integration

▶ **Rehabilitationsfähigkeit.** Zur Rehabilitationsfähigkeit wurden Kriterien definiert. Personen gelten zum einen als rehabilitationsfähig, wenn die körperliche Belastbarkeit die Reha-Maßnahmen zulässt. Zudem müssen die Begleiterkrankungen vom Rehabilitationsteam behandelt werden können. Entscheidend ist allerdings, ob die Motivation und die psychische Belastbarkeit erforderliche Reha-Maßnahmen zulassen. So können z. B. eine schwere Depression oder ausgeprägte Hin- und Weglauftendenzen ein Ausschlusskriterium für eine Rehabilitation sein.

Rehabilitation erfordert ein aktives „Mitmachen" der betroffenen Person. Rehabilitation kann nicht passiv durch Dritte (z. B. Pflegende) geleistet werden. Der Wille und die Bereitschaft der betroffenen Person zur Rehabilitation sind, neben den körperlichen Voraussetzungen, unabdingbar für die Rehabilitationsfähigkeit. Allerdings wird in der geriatrischen Rehabilitation davon ausgegangen, dass die betroffene Person eine reduzierte körperliche, psychische oder kognitive Belastbarkeit und einen erhöhten Unterstützungsbedarf hat. Im Gegensatz zur indikationsspezifischen Rehabilitation sind die Einschlusskriterien insgesamt niedrigschwelliger.

▶ **Rehabilitationsziele.** Die allgemeinen Ziele in der geriatrischen Rehabilitation werden mit der Wiedererlangung, Verbesserung oder dem Erhalt der Selbstständigkeit beschrieben. Insbesondere gilt das für die Verbesserung der Aktivität, der Teilhabe und die Reduktion von Abhängigkeit und/oder Pflegebedürftigkeit.

▶ **Rehabilitationsprognose.** Durch eine Rehabilitationsmaßnahme soll durch eine geeignete Leistung, in einem angemessenen Zeitraum ein realistisches Ziel erreicht werden. Dazu erfolgt eine sozialmedizinische Begutachtung, unter Beachtung der Rehabilitationsbedürftigkeit, der Rehabilitationsfähigkeit, der Rehabilitationsziele, der Kontextfaktoren und des bisherigen Verlaufs. In dieser Begutachtung wird prognostiziert (eine Aussage zur Wahrscheinlichkeit gemacht), ob eine geriatrische Rehabilitation aussichtsreich ist.

6.2.5 Leistungen zur Rehabilitation

Bei der medizinischen Rehabilitation erbringen die Krankenkassen lediglich dann Leistungen, wenn kein anderer Leistungsträger vorrangig und in der Leistungspflicht ist (§ 40 Abs. 4 SGB V). Bei nicht mehr erwerbstätigen Personen erfolgt die Finanzierung im Regelfall durch die Krankenkassen.

Ist eine sofortige geriatrische Rehabilitation notwendig, kann die Pflegekasse auch vorläufig Leistungen übernehmen (§ 32 SGB XI), um eine bestehende Pflegebedürftigkeit zu überwinden, zu mindern oder eine Verschlimmerung der Pflegebedürftigkeit zu verhindern (BAR 2006).

Sollte eine ambulante Krankenbehandlung nicht ausreichen, um eine Behinderung oder Pflegebedürftigkeit abzuwenden, zu beseitigen, zu mindern, auszugleichen, ihre Verschlimmerung zu verhüten oder ihre Folgen zu mindern, kann die Krankenkasse aus medizinischen Gründen erforderliche Rehabilitationsleistungen für eine Rehabilitation erbringen.

Dazu wurden in einem gemeinsamen Positionspapier der Bundesarbeitsgemeinschaft der Klinisch-Geriatrischen Einrichtungen e. V., der Deutschen Gesellschaft für Geriatrie e. V. und der Deutschen Gesellschaft für Gerontologie und Geriatrie e. V. die „Abgrenzungskriterien der Geriatrie" (2004) zu den unterschiedlichen geriatrischen Leistungsbereichen definiert: Eine geriatrische Akutbehandlung sollte erfolgen, wenn bei einem multimorbiden geriatrischen Patienten eine Akutbehandlung erforderlich ist (Indikation zur Krankenhausbehandlung), er aber nicht nach § 39 SGB V; (noch) nicht (früh-)rehafähig ist.

Definition

- Eine **geriatrische Frührehabilitation** sollte erfolgen, wenn ein multimorbider geriatrischer Patient eine Akutbehandlung benötigt, sowie ein (früh-) rehabilitativer Behandlungsbedarf vorliegt und er bedingt rehafähig oder rehafähig mit unsicherer Prognose ist.
- Eine **geriatrische Rehabilitation** sollte erfolgen, wenn über die Akutbehandlung eines multimorbiden geriatrischen Patienten hinaus ein indikationsübergreifender Behandlungsbedarf vorliegt. Der Patient muss dazu rehafähig mit positiver Prognose bei einer realistischen Zielsetzung sein.
- Eine **geriatrische Rehabilitation** kann in Einrichtungen, für die ein Versorgungsvertrag nach § 111 SGB V besteht, erbracht werden. Zum einen kann das, wenn dies bedarfsgerecht ist, ambulant erfolgen (§ 40 Abs. 1 SGB V). Falls ambulante Leistungen nicht ausreichen, kann eine Rehabilitation in stationären oder teilstationären Einrichtungen (§ 40 Abs. 2 SGB V) erforderlich sein.

6.2.6 Leistungsbereiche der geriatrischen Rehabilitation

Die erste geriatrische Klinik in Deutschland entstand 1967 in Hofgeismar (Hessen). Dort wurden in einem Modellvorhaben alte und chronisch kranke Menschen im interdisziplinären Team rehabilitativ behandelt.

Das geriatrische Behandlungskonzept sieht vor, dass es eine Verknüpfung von vollstationären, teilstationären und ambulanten Versorgungseinrichtungen gibt. Die Einbeziehung des Hausarztes und des sozialen Umfelds der betroffenen Person ist erforderlich. Geriatrische Rehabilitation kann vollstationär, teilstationär oder ambulant erfolgen. Da die Gesundheitspolitik z. T. in der Hoheit der Bundesländer liegt, führte das dazu, dass die Strukturen in der geriatrischen Rehabilitation sich auch länderspezifisch entwickelten. Je nach Bundesland findet geriatrische Rehabilitation daher in Krankenhäusern oder in speziellen Rehabilitationseinrichtungen oder auch in beiden Institutionsformen statt.

In den Bundesländern Berlin, Brandenburg, Bremen, Hamburg, Hessen, Sachsen-Anhalt, Schleswig-Holstein und Thüringen findet die stationäre Rehabilitation fast ausschließlich in speziellen Abteilungen von Krankenhäusern statt, entsprechend dem § 39 SGB V. Die Bundesländer Baden-Württemberg, Bayern, Mecklenburg-Vorpommern, Rheinland-Pfalz hingegen erbringen die Leistungen der geriatrischen Rehabilitation überwiegend in speziellen Einrichtungen nach § 40 SGB V. Die Bundesländer Saarland (überwiegender Rehabilitationsanteil), Niedersachsen und Sachsen, Nordrhein-Westfalen (überwiegender Krankenhausanteil) in beiden Versorgungsstrukturen (BAR 2006).

Im Krankenhausbereich kann die geriatrische Rehabilitation in den folgenden Bereichen erfolgen:
- geriatrische Abteilung des Krankenhauses
- geriatrisches Fachkrankenhaus
- teilstationäre Krankenhausbehandlung/ geriatrische Tagesklinik (angegliedert an geriatrische Krankenhäuser oder ein geriatrisches Fachkrankenhaus)

Im Rehabilitationsbereich kann die Leistung erfolgen in:
- geriatrischen Abteilungen an Rehabilitationseinrichtungen
- geriatrischen Rehabilitationseinrichtungen
- ambulanten geriatrischen Rehabilitationseinrichtungen (als selbstständige Rehabilitationseinrichtungen oder in Anbindung an stationäre geriatrische Rehabilitationseinrichtungen)

Für die ambulante Rehabilitation liegen Rahmenempfehlungen vor, die unter www.mds-ev.de heruntergeladen werden können.

6.2.7 Geriatrisches Assessment

> **Merke**
>
> Die Basis der geriatrischen Rehabilitation ist die multidimensionale und interdisziplinäre Diagnostik, das geriatrische Assessment. Zu Beginn, im Verlauf und zur abschließenden Bewertung wird diese standardisierte Einschätzung (Assessment) durchgeführt. Die Zielplanung der geriatrischen Rehabilitation erfolgt anhand der Kriterien der ICF und der aktuellen Befunderhebung mittels des geriatrischen Assessments.

Das Verfahren ist 2-stufig. Dem eigentlichen geriatrischen Basisassessment kann ein Screening (strukturierte Risikoerkennung) z. B. nach Lachs et al. (1990) vorgeschaltet sein.

▶ **Geriatrisches Screening.** Beim geriatrischen Screening nach Lachs et al. (1990) werden die körperlichen Bereiche Sehen, Hören, die Arm- und Beinbeweglichkeit, sowie Angaben zu Urin- und Stuhlkontinenz und zur Ernährung erfasst. Darüber hinaus werden die Bereiche kognitiver Status, Aktivität, Depression, soziale Unterstützung und allgemeine Risikofaktoren fokussiert.

▶ **Geriatrisches Basisassessment.** Das geriatrische Basisassessment umfasst somatische, emotionale und soziale Faktoren (AGAST 1997). Die Behandlungsplanung setzt eine sorgfältige, realistische Zielplanung voraus. Die Informationen aus der ICF und aus dem geriatrischen Basisassessment werden genutzt, um mit der betroffenen Person und ihren Angehörigen ein realistisches Rehabilitationsziel zu definieren.

> **Merke**
>
> Bei der Nutzung von Assessmentinstrumenten, insbesondere für die aufgezeigten Assessmentinstrumente zur Einschätzung der Mobilität, ist zu beachten, dass sie aus gesundheitswissenschaftlicher Sicht nicht alleinig zu empfehlen sind. Aufgrund ihrer z. T. unzureichenden Vorhersagefähigkeit und des nicht belegten klinischen Nutzens bedarf es immer einer Ergebnisinterpretation und eines Abgleichs der Einschätzung mit der fachlichen Expertise durch die einschätzenden Personen.

Testverfahren des geriatrischen Basisassessments

Die Arbeitsgruppe Geriatrisches Assessment (AGAST 1997) hat die aus ihrer Sicht relevanten, zum geriatrischen Basisassessment gehörenden Testverfahren zusammengestellt:
- Barthel-Index (BI)
- Mini mental State Examination (MMSE)
- geriatrische Depressionsskala (GDS)
- soziale Situation (SoS)
- Handkraftmessung
- Geldzählen
- Timed „Up & Go"
- Mobilitätstest nach Tinetti
- Clock Completion (CC) (Uhrentest)

Diese Testverfahren aus dem Basisassessment geriatrische Rehabilitation bilden die Grundlage zur Befunderhebung. Entscheidend für die Güte und die Verwertbarkeit solcher Tests ist es immer, dass sie unter gleichen Bedingungen durchgeführt werden. Für Pflegende kann es allerdings erforderlich sein, diese im interdisziplinären Team definierten Verfahren um weitere zu ergänzen. So sollte bei alten Menschen auch immer die Erfassung von Schmerz, ob als Selbsteinschätzung oder als Fremdeinschätzung, siehe Kap. Pflege und Begleitung alter Menschen mit akuten oder chronischen Schmerzen (S. 688), erfolgen (DNQP 2011, DNQP 2015). Denn Übungen, besonders zur Mobilitätsförderung, sind oft mit Bewegungsschmerzen verbunden und bedürfen einer begleitenden Behandlung.

Barthel-Index (BI)

Dieser Test wurde für den Einsatz in der Geriatrie von der Medizinerin Florence Mahoney und der Physiotherapeutin Dorothea Barthel bereits 1965 entwickelt. Er besteht neben dem eigentlichen Fragenkatalog auch aus einem dazugehörigen Manual und erfasst das Ausmaß der Selbstständigkeit in den Aktivitäten des täglichen Lebens:

- Essen
- Transfer Bett–Rollstuhl und zurück
- persönliche Hygiene
- Toilettennutzung
- selbstständiges Baden
- Gehen auf ebener Fläche
- Fahren mit dem Rollstuhl
- Treppensteigen
- An- und Auskleiden
- Urin- und Stuhlkontrolle

Es können maximal 100 und minimal 0 Punkte erreicht werden. Die einzelnen Items werden dabei in 5-, 10- oder 15-Punkte-Schritten vergeben.

Da allerdings 1965 noch nicht alle Hilfsmittel, die inzwischen zur Verfügung stehen, bekannt waren, gibt es Adaptionen dieses Tests, z. B. das Hamburger Manual zum Barthel-Index. Dieses Manual berücksichtigt auch den Einsatz von aktuellen Hilfsmitteln.

Der Barthel-Index gilt als Goldstandard für die Bewertung der Selbstständigkeit in den Aktivitäten des täglichen Lebens. Ein niedriger Wert im Barthel-Index gilt als niedriges Rehabilitationsergebnis, allerdings muss immer der Ausgangswert als Vergleichsgröße und der individuelle Nutzen bzw. Erfolg für die betroffene Person berücksichtigt werden (▶ Abb. 6.3).

Barthel-Index			
Konrad, Gertrud 12.12.1930 (Name, Vorname, Geb.-Datum)	Punkte	Datum 15.03.2011	Datum 19.04.2011
Essen			
unabhängig, isst selbstständig, benutzt Geschirr und Besteck	10	10	10
braucht etwas Hilfe, z. B. Fleisch und Brot schneiden	5		
nicht selbstständig, auch wenn o. g. Hilfe gewährt wird	0		
Bett/(Roll-) Stuhltransfer			
unabhängig in allen Phasen der Tätigkeit	15		
geringe Hilfen oder Beaufsichtigung erforderlich	10	10	10
erhebliche Hilfen beim Transfer, Lagewechsel, Liegen/Sitzen selbstständig	5		
nicht selbstständig, auch wenn o.g. Hilfe gewährt wird	0		
Waschen			
unabhängig beim Waschen von Gesicht, Händen, Kämmen, Zähne putzen	5	5	5
nicht selbstständig bei o.g. Tätigkeit	0		
Toilettenbenutzung			
unabhängig in allen Phasen der Tätigkeit (inkl. Reinigung)	10	10	
benötigt Hilfe, z. B. wegen unzureichenden Gleichgewichts oder Kleidung/Reinigung	5		5
nicht selbstständig, auch wenn o. g. Hilfe gewährt wird	0		
Baden			
unabhängig bei Voll- und Duschbad in allen Phasen der Tätigkeit	5		
nicht selbstständig bei o. g. Tätigkeit	0	0	0
Gehen bzw. Rollstuhlfahren auf der Flurebene			
unabhängig beim Gehen über 50 m, Hilfsmittel erlaubt, nicht aber Gehwagen	15		
geringe Hilfe oder Überwachung erforderlich, kann mit Hilfsmittel 50 m gehen	10		
nicht selbstständig beim Gehen, kann aber Rollstuhl selbstständig bedienen, auch um Ecken herum und an einen Tisch heranfahren, Strecke mind. 50 m	5	5	5
nicht selbstständig beim Gehen oder Rollstuhlfahren	0		
Treppen steigen			
unabhängig in der Bewältigung einer Treppe (mehrere Stufen)	10		
benötigt Hilfe oder Überwachung beim Treppensteigen	5	5	5
nicht selbstständig, kann auch mit Hilfe keine Treppen steigen	0		
An- und Auskleiden			
unabhängig beim An- und Auskleiden (ggf. auch Korsett oder Bruchband)	10		
benötigt Hilfe, kann aber 50 % der Tätigkeit selbst durchführen	5	5	5
nicht selbstständig, auch wenn o. g. Hilfe gewährt wird	0		
Stuhlkontrolle			
ständig kontinent	10		
gelegentlich inkontinent, max. 1-mal pro Woche	5	5	5
häufiger/ständig inkontinent	0		
Urinkontrolle			
ständig kontinent, ggf. unabhängig bei Versorgung mit DK/Cystofix	10		
gelegentlich inkontinent, max. 1-mal pro Woche, Hilfe bei externer Harnableitung	5	5	5
häufiger/ständig inkontinent	0		
Summe		60	50
der Barthel-Index wird im Team ermittelt die verantwortliche Pflegekraft zeichnet ab	Handzeichen	ES	ES

Abb. 6.3 Barthel-Index. Er beinhaltet 10 Items, die in 5-, 10- oder 15-Punkte-Schritten unterschiedlich gewichtet werden (max. können 100 Punkte erreicht werden).

Mini-Mental State Examination (MMSE)

Der Mini-Mental-Status-Examination-Test nach Folstein u. a. (1975) ist ein Testverfahren zur Einschätzung der kognitiven Leistungsfähigkeit. Der MMSE wird im klinischen Alltag und in der Rehabilitation genutzt. Als sog. Performance-Test muss der Proband (Testperson) Fragen beantworten oder auch kurzen Handlungsanweisungen Folge leisten. Der Test besteht aus 2 Teilen, im 1. Teil werden die Orientierung, das Gedächtnis und die Aufmerksamkeit überprüft, im 2. Teil das Benennen, das Lesen und Schreiben und konstruktive Fähigkeiten. Im Test können maximal 30 Punkte, minimal 0 Punkte erreicht werden. Ab einem Punktwert von < 23 (Ivemeyer u. Zerfaß 2002) wird von einer mittelschweren Beeinträchtigung der Kognition ausgegangen.

Geriatrische Depressionsskala (GDS)

Die Arbeitsgruppe Geriatrisches Assessment (AGAST, 2007) nutzte für das geriatrische Basisassessment 15 Fragen, die mit ja oder nein zu beantworten sind. Maximal können 15 Punkte erreicht werden. Werden 6 und mehr Punkte erreicht, spricht das für das Vorliegen einer Depression. Bei Anwendung dieses Tests sollte beachtet werden, dass bei alten Menschen häufig Symptome auftreten, die zwar auf eine Demenz schließen lassen, allerdings ursächlich durch eine Depression verursacht werden (Perrar et al. 2011).

Soziale Situation (SoS)

Bei diesem Test werden mit offenen Fragen Informationen zur sozialen Situation eingeholt. Er ist zur Einleitung des geriatrischen Assessments geeignet, denn häufig sprechen alte Menschen gern über sich und ihre Situation. Dabei werden soziale Kontakte und ggf. erforderliche Unterstützung erfragt, z. B.: Wie ist die Wohnsituation, gibt es Personen, die Unterstützung leisten (können), wie häufig werden diese Personen gesehen und wie häufig wird die Wohnung verlassen?

Handkraftmessung

Die Handkraft ist bei vielen Aktivitäten des täglichen Lebens erforderlich, z. B. bei der Verwendung von Unterarmgehstützen oder beim Einsatz des Rollators. Bei alten Menschen kann die Handkraft, ebenso wie die allgemeine Muskelkraft, nachlassen. Daher wird empfohlen, diese beim geriatrischen Assessment zu messen.

Die Handkraft wird mit einem sog. Vigorimeter gemessen. Dazu wird ein Gummiballon mit der Hand komprimiert. Die Kraft wird in der SI-Einheit Newton (N) oder Pascal (Pa) angegeben. Die Messung erfolgt 3-mal an der dominanten Hand, im Abstand von mind. 1 Minute. Die Messung mit dem besten Ergebnis wird für das Assessment genutzt. Bei Personen mit Lähmungen (Schlaganfall) wird an der weniger betroffenen Seite gemessen. Als Normwerte der Handkraft gelten (AGAST 1997):

- 331 N (131 kPa) bei 65-jährigen gesunden Männern
- 191 N (76 kPa) bei gesunden 65-jährigen Frauen

Geldzählen

Das Geldzählen erfordert kognitive und feinmotorische Fähigkeiten vom Probanden. Dazu wird eine Geldbörse mit einem zuvor definierten Geldbetrag vorbereitet, die Anzahl der Münzen und ein (zusammengefalteter) Geldschein sind dabei vorgegeben. Dieser Test war ursprünglich auf DM-Beträge ausgerichtet, es existiert inzwischen eine für Euro-Beträge modifizierte Version. Dabei wird ein Betrag von 9,80 €, gestückelt in einen 5-Euro-Schein, eine 2-Euro-Münze, zwei 1-Euro-Münzen, eine 50-Cent-Münze und 3 10-Cent-Münzen zur Verfügung gestellt (Nikolaus et al. 1997). Die Aufgabe der getesteten Person ist es nun, dieses Geld schnellstmöglich zu zählen. Bei einer Zeitdauer von unter 45 Sekunden gilt der Proband bei dieser Übung als selbstständig. Eine Zeitdauer zwischen 45 und 70 Sekunden gilt als Risiko für Hilfebedürftigkeit, bei Werten von mehr als 70 Sekunden gilt der Proband als erheblich hilfsbedürftig für diese Tätigkeit.

Timed „Up & Go"

Dieses Testverfahren erfasst die minimale Beweglichkeit, die in Sekunden gemessen wird. Damit soll u. a. ermittelt werden, ob Menschen sich ungefährdet im Straßenverkehr bewegen können. Zum sicheren Überqueren einer Straße wird z. B. eine minimale Gehgeschwindigkeit von 0,5 m pro Sekunde vorausgesetzt.

Bei diesem Test sitzen die Probanden zunächst in einem Stuhl, stehen aus dem Stuhl auf und legen eine Gehstrecke von 3 Metern zurück, kehren um und setzen sich wieder hin. Gemessen wird die Zeit, die benötigt wird, um den gesamten Vorgang durchzuführen. Das Ergebnis wird durch die AGAST (1997) wie folgt bewertet:

- Bei einer Zeitdauer **unter 10 Sekunden** sind die Probanden in ihrer für den Alltag erforderlichen Mobilität völlig uneingeschränkt.
- Bei einer Zeitdauer **zwischen 11 und 19 Sekunden** sind die Probanden zwar weniger mobil, es bestehen jedoch noch keine Einschränkungen für die Erfordernisse des täglichen Lebens.
- Bei einer Zeitdauer **zwischen 20 und 29 Sekunden** sind die Probanden so weit eingeschränkt, dass funktionelle Auswirkungen wahrscheinlich sind. Die Gehgeschwindigkeit dieser Gruppe liegt im Allgemeinen noch bei 0,5 m pro Sekunde, die als Minimalerfordernis zu einem sicheren Überqueren einer Straße gelten. Die entsprechende Personengruppe ist aber eher gefährdet, weitere Einschränkungen ihrer Beweglichkeit zu erleiden.
- Bei einer Zeitdauer von **über 30 Sekunden** wird angenommen, dass eine ausgeprägte Mobilitätseinschränkung vorliegt, die in der Regel eine intensive Betreuung und eine adäquate Hilfsmittelversorgung erforderlich macht.

Tinetti Score

Der Mobilitätstest nach Tinetti schließt sich meist dem „Timed „Up & Go"-Test an. Durch den Mobilitätstest nach Tinetti können einzelne Funktionen der Mobilität wie Balance- und Standfähigkeit sowie das Gangbild analysiert werden. Wobei das Vorhandensein von Risikofaktoren nicht direkt auf die Sturzgefahr schließen lässt. Denn das Zusammentreffen mehrerer Faktoren und der Umgang der betroffenen Person mit dem jeweiligen individuellen Risiko haben immer Einfluss auf das tatsächliche Sturzereignis. Mittels eines vorgegebenen Punkte-Scores wird ein Wert ermittelt, der zur Verlaufskontrolle genutzt werden kann. Es können maximal 28 Punkte erreicht werden, wobei das Ergebnis immer im individuellen Kontext der betroffenen Person interpretiert werden muss. Beide Verfahren werden zu Verlaufskontrollen (▶ Abb. 6.4) von Balance-, Stand- und Gehfähigkeit genutzt.

Clock Completion (CC) – Uhrentest

Dieses Verfahren wird oft zum Screening von kognitiven Defiziten verwendet. Dabei muss der Proband in einem vorgezeichneten Kreis die Ziffern einer Uhr einzeichnen (▶ Abb. 6.5). Nicht nur Hirnleistungsstörungen, auch Sehfeldeinschränkungen oder Neglect können dabei entdeckt werden (Perrar et al. 2011).

6.2.8 Das therapeutische Rehabilitationsteam

Eine gelungene Rehabilitation älterer Menschen ist das Ergebnis einer erfolgreichen Zusammenarbeit aller Beteiligten. Doch nur durch die aktive Einbindung und Mitarbeit des alten Menschen und seiner Angehörigen kann die geriatrische Rehabilitation gelingen. Für eine funktionierende Zusammenarbeit sind alle Teammitglieder verantwortlich. Keiner kann allein eine Atmosphäre des Vertrauens schaffen und ohne tragfähige Beziehungen wird sich der alte Mensch kaum auf die Anstrengungen rehabilitativer Versuche einlassen. In der Pflege, aber auch bei anderen Therapien, muss eine Grundlage geschaffen werden, indem

- Ziele aushandelt und definiert werden,
- alle Beteiligten einbezogen werden,
- verbindliche Absprachen im Team getroffen werden,
- Konzepte über 24 h angewendet werden,
- Kontinuität für die betroffene Person erlebbar ist,
- Prozesse evaluiert werden, um ggf. Modifikationen (Anpassungen) im Rehabilitationsverlauf vorzunehmen.

▶ **Merkmale des Rehabilitationsteams.** Das geriatrische Rehabilitationsteam zeichnet sich aus durch:

- eine Vielfalt therapeutischer Ansätze
- eine interdisziplinäre Teamarbeit
- eine aktivierende Pflege
- die Berücksichtigung gleichermaßen somatischer wie psychischer und sozialer Aspekte in der rehabilitativen Behandlungsplanung und -durchführung (BAR 2006).

Die Leitung des Rehabilitationsteams hat ein Arzt (§ 40 SGB V). Er muss neben den Kenntnissen der medizinischen Behandlung auch über Kenntnisse auf dem Gebiet der Rehabilitation und der therapeutischen Disziplinen verfügen.

Die Zusammensetzung des therapeutischen Teams variiert, je nachdem, ob es ambulant oder stationär arbeitet. In den großen Rehabilitationseinrichtungen sind, abhängig von der Fachrichtung, nahezu alle Berufsgruppen, die im therapeutischen Bereich arbeiten, vertreten.

Die interdisziplinäre Zusammenarbeit ist eine wesentliche Voraussetzung für den Rehabilitationserfolg. Eine bewusste Teamarbeit braucht klare Ziele und Koordination. Der Koordinator stimmt die verschiedenen Bereiche des Rehabilitationsplanes ab, um Prioritäten festzulegen und für eine ungehinderte Kommunikation im Team zu sorgen. Der Rehabilitationsplan muss mit dem alten Menschen, seinen Angehörigen und allen übrigen Beteiligten abgestimmt werden und an den Rehabilitationszielen orientiert sein.

Teambesprechungen

Die Kommunikationsstrukturen innerhalb des Teams sind von besonderer Bedeutung. Dazu gehören die sog. Teambesprechungen. Hierbei werden die Eingangssituation des alten Menschen, die Zielsetzung der Rehabilitation, der Rehabilitationsverlauf und die Entlassungsplanung im Team in regelmäßigen Abständen erörtert. An Teambesprechungen nehmen Vertreter aller an der Rehabilitation beteiligten Berufsgruppen teil. Meist finden diese Teambesprechungen 1-mal wöchentlich statt. Dabei werden geplante und durchgeführte Behandlungen des Teams evaluiert und ggf. angepasst.

Sturzrisikoerkennung nach Tinetti/Balancetest			
Konrad, Gertrud 12.12.1930 (Name, Vorname, Geb.-Datum)	Punkte	Datum 15.03.2011	Datum 19.04.2011
Hilfsmittel:			
Gleichgewicht im Sitzen			
unsicher	0		
sicher, stabil	1	1	1
Aufstehen von Stuhl in Sekunden			
nicht möglich	0		
nur mit Hilfe	1		1
diverse Versuche, rutscht nach vorne	2	2	
braucht Armlehne, oder Halt (nur 1 Versuch)	3		
in einer fließenden Bewegung	4		
Balance in den ersten 5 Sekunden			
unsicher	0	0	0
sicher, mit Halt	1		
sicher, ohne Halt	2		
Stehsicherheit			
unsicher	0		0
sicher, aber die Füße sind nicht geschlossen	1	1	
sicher, mit geschlossenen Füßen	2		
Balance mit geschlossenen Augen			
unsicher	0	0	0
sicher, ohne Halt	1		
Drehung um 360° mit offenen Augen			
unsicher, braucht Halt	0		0
vor dem nächsten Schritt sind beide Füße am Boden	1	1	
sichere, kontinuierliche Bewegung	2		
Stoß gegen die Brust (3 x leicht)			
würde ohne Hilfe oder Halt fallen	0	0	0
bewegt Füße, behält Gleichgewicht	1		
gibt sicheren Widerstand/hält das Gleichgewicht	2		
Hinsetzen in Sekunden			
lässt sich fallen/plumpsen ist unkonzentriert	0	0	0
flüssige Bewegung	1		
Punktzahl aus Balancetest von zu erreichenden 15 Punkten	Punktzahl	5	2
	Handzeichen	ES	ES

Abb. 6.4 **Tinetti Score.** Er überprüft die physische Mobilität und ermöglicht, Risikofaktoren für Stürze zu identifizieren.

Sturzrisikoerkennung nach Tinetti/Gehprobe			
Konrad, Gertrud 12.12.1930 (Name, Vorname, Geb.-Datum)	Punkte	Datum 15.03.2011	Datum 19.04.2011
Hilfsmittel:			
Schrittauslösung (nach Aufforderung)			
gehen ohne fremde Hilfe nicht möglich	0		
zögert, mehrere Versuche, zu Beginn stockend	1	1	1
fließende Bewegungen/Beginn ohne Zögern	2		
Schritthöhe (Blickrichtung von der Seite)			
kein selbstständiges Gehen möglich	0		
schlurfen, übertriebenes Hochziehen der Füße	1	1	1
Füße völlig vom Boden gelöst, max. 2 – 4 cm über dem Boden	2		
Schrittlänge			
weniger als eine Fußlänge	1	1	1
mindestens eine Fußlänge	2		
Schrittsymmetrie			
Schrittlänge variiert, Hinken	0	0	0
Schrittlänge beidseitig gleich	1		
Gangkontinuität bei geschlossenen Augen			
kein selbstständiges Gehen möglich	0		
Beine sind phasenweise am Boden/diskontinuierlich	1	1	1
beim Absetzen des einen wird der andere Fuß gehoben/ keine Pausen	2		
Wegabweichung			
kein selbstständiges Gehen möglich	0		
Schwanken, einseitige Abweichung	1	1	1
Füße werden an einer imaginären Linie entlang gesetzt	2		
Rumpfstabilität			
Abweichung, Schwanken, Unsicherheit	0		0
Rücken und Knie gestreckt	1	1	
Arme werden nicht zur Stabilisierung benutzt	2		
Schrittbreite			
breitbeinig oder über Kreuz	0		0
Füße berühren sich fast	1	1	
Punktzahl aus Gehtest von zu erreichenden 13 Punkten	Punktzahl	7	5
Gesamtpunktzahl aus Balancetest und Gehtest von zu erreichenden 28 Punkten	Gesamtpunktzahl	12	7
	Handzeichen	ES	ES

Abb. 6.4. Fortsetzung.

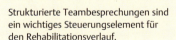

Merke

Strukturierte Teambesprechungen sind ein wichtiges Steuerungselement für den Rehabilitationsverlauf.

Angehörige und andere wichtige Personen

Im englischen Sprachgebrauch wird die Personengruppe der Angehörigen weiter gefasst, dort spricht man auch von „Significant Others" (wichtige Personen). Das trifft auch auf alte Menschen in Deutschland zu. Nicht immer sind die direkten Angehörigen die „wichtigen Personen" für den Lebensalltag der alten Menschen, besonders, wenn sie weit voneinander entfernt wohnen. Es können auch Nachbarn oder Freunde sein, die im Leben der betroffenen Person eine wichtige Rolle spielen.

Angehörige, auch wenn sie nicht anwesend sind, müssen in jedem Fall in die Rehabilitationsmaßnahmen einbezogen werden, ihre Mitarbeit ist zur Motivation des alten Menschen nötig. Angehörige fangen oft verbleibende Behinderungen auf und tragen sie mit. Die betroffene Person und deren Angehörige sind in die Zielplanungen so früh wie möglich mit einzubeziehen. Auch wenn Angehörige nicht anwesend sind, spielen sie für alte Menschen eine wichtige Rolle. Zum Beispiel merken alte Menschen gelegentlich an: Wenn das mein Lebenspartner sehen würde, was würde er dazu sagen und was würde er dann tun?

Merke

Je früher und intensiver Angehörige in Entscheidungen eingebunden werden, desto realistischer sind die Erwartungen und desto weniger driften sie auseinander.

Pflegende

Die rehabilitationsorientierte Hilfe zur Selbsthilfe verlangt von Pflegenden Kreativität und Flexibilität, aber auch Engagement und Selbstdisziplin. Pflegende können oft auch kleine Ressourcen im Alltag erkennen, die dann Ansatzstellen für die rehabilitative Arbeit sein können.

Definition

„Pflege ist Diagnose, Planung, Förderung oder Übernahme der Tätigkeiten, die jemand zur Erhaltung seiner Gesundheit ausüben würde, wenn er dazu genügend Kraft, Wissen und Willen hätte" (Runge u. Rehfeld 2000 n. Henderson).

Merke

„Eine zentrale Rolle bei den einzelnen therapeutischen Behandlungseinheiten kommt den Pflegefachkräften zu. Sie begleiten den älteren Menschen über den ganzen Tag und durch die Nacht und fördern hierbei durch gezielte Anleitung die Übernahme des therapeutisch Erlernten in die alltäglichen Verrichtungen des älteren Menschen" (BAR 2006).

Pflegende verhindern durch präventive Maßnahmen weitere Komplikationen, z. B. Dekubitus, siehe „Dekubitusprophylaxe" (S. 303), Kontrakturen, siehe „Kontrakturenprophylaxe" (S. 317) oder Pneumonien, siehe „Pneumonieprophylaxe" (S. 276). Solche Zweiterkrankungen würden eine Rehabilitation erschweren oder ihren Erfolg einschränken.

Durch positive Verstärkung tragen Pflegende dazu bei, Motivation zu wecken und zu unterstützen. Pflegende stehen dem alten Menschen in stationären Rehabilitationseinrichtungen täglich 24 Stunden als Ansprechpartner zur Verfügung.

Geriatrische Prävention und Rehabilitation

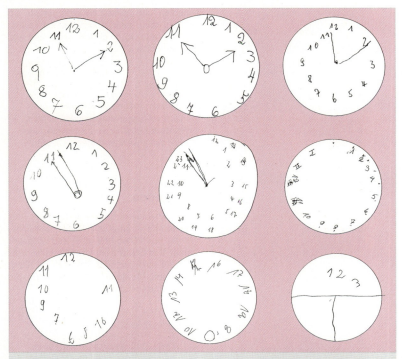

Abb. 6.5 Clock Completion. Sie erfasst kognitive Defizite (Beispiele sind aus Wallesch u. Förstl 2005).

Sie sind dem alten Menschen und seinem Tagesablauf am nächsten, können in den alltäglichen Verrichtungen durch aktivierende Pflege intervenieren und agieren.

Für die Rehabilitation ist entscheidend, dass alle Pflegenden die Ziele kennen und die pflegerischen Maßnahmen kontinuierlich verfolgen. Eine falsch verstandene, möglicherweise überfürsorgliche (overprotective) Pflege kann zunichtemachen, was mühsam geübt und gelernt wurde. Pflegeleistungen werden, wenn möglich, als Anleitung oder Unterstützung erbracht. Vollständig übernommen werden Handlungen dann, wenn es für den betroffenen Menschen keinerlei Möglichkeiten gibt, sie selbst oder mit Anleitung und Unterstützung durchzuführen.

Fallbeispiel

Herr Keller, der nach einem Schlaganfall mit rechtsseitiger Lähmung an einer stationären Rehabilitationsmaßnahme teilnimmt, fühlt sich sehr hilflos. Er hält es nur schwer für möglich, wieder selbstständig laufen und sogar Treppen steigen zu können. Er fährt lieber im Rollstuhl, den er allein fortbewegen kann. Dabei fühlt er sich kompetent. Die Pflegende, die überwiegend im Nachtdienst arbeitet, erfährt, dass Herr Keller von Beruf Bäcker war. Dadurch ist er es gewohnt, früh schlafen zu gehen und in der Nacht aufzustehen. Herr Keller hat seine leistungsfähigste Phase am Morgen um 4 Uhr, während er am Nachmittag dazu kaum in der Lage ist. Morgens ist er ausgeruht und wach. Das therapeutische Team legt fest, dass Herr Keller nachts seinen Toilettengang mit dem 4-Punkt-Gehstock durchführt. Am Tage fährt er mit dem Rollstuhl. Beide Situationen erlebt Herr Keller als selbstbestimmt. Diese kleinen Erfolge ermutigen ihn, es später auch während des Tages zu versuchen.

Pflegende haben hier folgende Aufgaben:
- Herrn Kellers Gehversuche unterstützen, auch zu unkonventionellen Zeiten.
- Gehtraining in Alltagshandlungen einbinden, z. B. Toilettengang in der Nacht.
- Teilerfolge transparent gestalten, seinen Stolz auf vollbrachte Leistungen unterstützen.

Mediziner

In der geriatrischen Rehabilitation übernimmt der Arzt die Leitung des Rehabilitationsteams. Die Diagnostik erfolgt mittels des geriatrischen Assessments und wird ggf. durch weitere spezifische Untersuchungen komplettiert. Gemeinsam mit dem Rehabilitationsteam werden die Ziele festgelegt, ein Rehabilitationsplan erstellt und die Maßnahmen in regelhaften Abständen überprüft.

Physiotherapeuten

Hauptaufgabe der Physiotherapie (Krankengymnastik) in der geriatrischen Rehabilitation ist es, das Ausmaß der Mobilität zu verbessern. Das kann als Einzelbehandlung, aber auch in der Gruppe geschehen. Überwiegend bettlägerige Personen können von Einzeltraining profitieren.

Die motorischen Fähigkeiten, Kraft und Ausdauer werden durch krankengymnastische Übungen unterstützt. Dabei kommen Behandlungskonzepte auf neurophysiologischer Grundlage zur Anwendung, z. B. Bobath. Ebenso zu den Aufgaben der Physiotherapie gehört die Versorgung mit Hilfsmitteln, die zur Mobilitätsförderung erforderlich sind. Der Umgang mit Handstock, Unterarmgehstützen oder Prothesen wird mit den betroffenen Personen eingeübt. Aber auch präventiv, durch Bewegungs- und Entspannungsübungen, Lagerungen und Atemübungen, wird Physiotherapie tätig und kann so z. B. einer Inaktivitätsatrophie und Gelenkkontrakturen entgegenwirken.

Alte Menschen können sich häufig nur langsam umstellen und sind in allen Bereichen – körperlich, geistig, seelisch – auf wiederholtes Üben angewiesen. In der ambulanten und insbesondere in der stationären Rehabilitation ist der Therapeut dabei auf die Mithilfe aller Mitglieder des therapeutischen Teams angewiesen. Was bei der physiotherapeutischen Behandlung angebahnt wird, muss trainiert und zur neuen Gewohnheit werden, wenn es in den Alltag integriert werden soll.

Ergotherapeuten

Das Wort Ergo kommt aus dem Griechischen und bedeutet „Tat/Arbeit", das beschreibt bereits Aspekte dieser Behandlungsform in der geriatrischen Rehabilitation. Ergotherapie setzt den Schwerpunkt auf die Wiedergewinnung von Funktionen im feinmotorischen und koordinativen Bereich. Diese Therapieform wird **ADL-Training** oder auch **Alltagstraining** genannt (ADL: activity of daily life). Wahrnehmungs- und Sensibilitätsstörungen, Beeinträchtigungen der Konzentrationsfähigkeit oder apraktische Störungen (Störungen im Handlungsablauf) werden konzeptionell behandelt, z. B. nach Affolter/Bobath. Die seelische, geistige, körperliche und soziale Beweglichkeit soll in Gang kommen und dem alten Menschen die

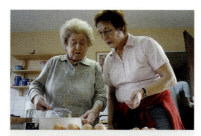

Abb. 6.6 ADL-Training. Das Kochen wieder zu lernen, kann anspornen. (Foto: K. Gampper, Thieme)

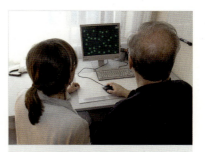

Abb. 6.7 Neuropsychologie. Geeignete Übungen können z.B. mithilfe eines speziellen Computerprogramms ausgeführt werden. (Foto: O. Vogl, Thieme)

Teilhabe am Leben umfassender ermöglichen.

Der Ergotherapeut benötigt neben einer handwerklichen Qualifikation, psychologische und gerontologische Kenntnisse, um den alten Menschen zu fördern und zu motivieren. Die Vielfalt der ergotherapeutischen Behandlungsformen lässt sowohl eine Einzel- wie auch eine Gruppenbehandlung zu. Auch hier kommen Behandlungskonzepte, z.B. zur Wahrnehmungsförderung, zur Anwendung. Alte Menschen benötigen allerdings, insbesondere in der ersten Behandlungsphase, eine ganz individuelle Anregung und Motivation.

Das ADL-Training (z.B. Anziehtraining, Waschtraining) ist zentraler Bestandteil der Ergotherapie. Aber auch das Kochtraining (▶ Abb. 6.6) oder die Bewältigung des Haushalts lässt sich dabei (wieder) einüben. Wichtig bei allen Maßnahmen ist, das die Ziele der Ergotherapie immer mit den tatsächlichen Bedürfnissen des alten Menschen abgeglichen werden, wenn z.B. das Kochen daheim seit 40 Jahren von einem Partner übernommen wurde, macht es wenig Sinn, das zum zentralen Bestandteil der Ergotherapie zu machen.

Logopäden

Logopädie ist die Sprachheilkunde. Dabei stehen Sprech- und Sprachstörungen im Mittelpunkt. In der geriatrischen Rehabilitation sind Logopäden überwiegend bei folgenden Störungen zuständig:
* Störungen der Stimme (Dysarthrophonie)
* Störungen der Sprache (Aphasie)
* Störungen des Sprechablaufs (Sprachapraxie)
* Schluckstörungen (Dysphagie)
* Störungen des Gehörs (bei Auswirkungen auf die Sprache)

Auch hierbei gilt es, die in der Logopädie gesetzten Impulse, z.B. durch Pflegende, in Alltagshandlungen umzusetzen. Das betrifft die Kommunikation im Alltag und auch die Probleme bei der Nahrungsaufnahme.

In Zusammenarbeit mit dem behandelnden Arzt sind Logopäden in ihrem Bereich selbstständig und eigenverantwortlich tätig. Nach einer sorgfältigen, meist zeitaufwendigen Diagnostik baut die Behandlung gezielt auf den verbliebenen intakten Fähigkeiten im Sprachbereich auf. Alles Wiedererlernte muss, wenn es nicht wieder verloren gehen soll, ständig wiederholt werden, bis es automatisiert ist. Wenn eine Störung nicht mehr weiter rückbildungsfähig ist, wird der Logopäde mit dem Betroffenen Kommunikationsstrategien einüben, damit er sich auf diese Weise zumindest verständigen kann.

Gerade im Alter wird das frühere Sprachvermögen i. d. R nicht wieder erreicht. Aber das Ziel, die Kommunikationsfähigkeit zu verbessern und die soziale Integration zu erleichtern, kann dem Betroffenen einen erheblichen Zuwachs an Lebensqualität bringen.

Sozialarbeiter

Die Aufgabenstellung des Sozialdienstes variiert von Einrichtung zu Einrichtung entsprechend der jeweiligen Konzeption und der individuellen Situation. Im Vordergrund stehen Aufgaben der Prävention und der sozialen Rehabilitation des alten Menschen.

Auch aufgrund der inzwischen sehr kurzen Verweildauern in Akutkliniken kommt den Mitarbeitern des Sozialdienstes – gemeinsam mit den Pflegenden – die wichtige Aufgabe bei der Überleitung in weiterbetreuende Institutionen oder in die häusliche Situation zu (DNQP 2009). Es gilt, gemeinsam mit den anderen Mitgliedern des therapeutischen Teams, die Rückkehr in die häusliche Umgebung zu organisieren, Beratung zu den Belangen der Pflegeversicherung abzuklären und die Versorgung mit Hilfsmitteln abzustimmen.

In manchen Einrichtungen hat der Sozialdienst seinen Arbeitsschwerpunkt beim Heimeinzug und allen damit zusammenhängenden Fragen, siehe „Unterstützung beim Heimeinzug" (S. 1010). Sozialarbeiter beraten Mitarbeiter, Bewohner und Angehörige bei der Antragstellung und bei Behördengängen. Mitarbeiter des Sozialdienstes sind auch an der Tagesgestaltung und bei der Organisation von Festen beteiligt.

Neuropsychologen

Diese speziell ausgebildeten Psychologen diagnostizieren und behandeln hirnorganisch verursachte kognitive Fehlfunktionen und Störungen des emotionalen Erlebens, wie sie z.B. nach einem Schlaganfall oder anderen neurologischen Erkrankungen auftreten. Denn damit verbundene Störungen der psychosozialen Beziehungen verhindern unter Umständen eine erfolgreiche Rehabilitation.

Die Neuropsychologie nimmt durch gezielte und methodisch angeleitete Interventionen Einfluss auf die Handlungssteuerung der Betroffenen (▶ Abb. 6.7).

Auch die neuropsychologische Therapie bezieht sich nicht ausschließlich auf die Schädigung, sondern hat immer auch die Aktivität und Teilhabe, und damit den ganzen Menschen im Fokus.

Musiktherapeuten

Kommunikation ohne Worte kann bei Menschen mit Wahrnehmungsbeeinträchtigungen oder bei Personen, die sich nicht mehr in bisher gewohnter Weise mitteilen können, über Musik stattfinden.

Definition

Musiktherapie ist der gezielte Einsatz von Musik, u. a. zur Förderung der Beziehungen. Es ist ein Sammelbegriff für unterschiedliche Zugänge in der Musiktherapie.

Musiktherapeuten arbeiten mit den betroffenen alten Menschen, auch wenn diese bisher nie ein Instrument gespielt haben. Es ist dabei nicht wichtig, dass Musik nach Noten gemacht wird, vielmehr steht die Interaktion über Musik im Vordergrund (▶ Abb. 6.8). Auch Menschen, die bisher nicht aktiv musiziert haben, können diese Form des Ausdrucks nutzen und so ihre Lebensqualität verbessern.

Seelsorger

Für alte Menschen, die existenziell bedrohende Erkrankungen oder Beeinträchtigungen durchleben, stellen sich oft Sinn-

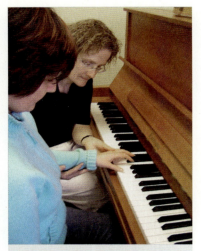

Abb. 6.8 Musiktherapie. Sie kann, z. B. wie hier am Klavier, beziehungsfördernd wirken. (Foto: S. Mainka, Thieme)

fragen. Aus der Biografie heraus lassen sich häufig auch spirituelle Bedürfnisse ableiten. Seelsorge kann unterstützen und die großen Herausforderungen, denen sich alte Menschen stellen müssen, begleiten. Diese Begleitung und der Beistand durch Seelsorger ermöglichen oft erst weitere Schritte.

Lernaufgabe

Diskutieren Sie allein oder in der Gruppe über folgende Fragen:
- Welche der genannten Berufsgruppen sind Ihnen in Ihren Praxiseinsätzen begegnet?
- Welche Aufgaben hatten diese Berufsgruppen in den jeweiligen Einrichtungen?

6.2.9 Qualitätssicherung

Eine der größten Herausforderungen der geriatrischen Rehabilitation ist die erfolgreiche Überleitung der betroffenen Personen – im Idealfall in die häusliche Umgebung, möglicherweise aber auch in eine weiterbetreuende Institution. Die Vorbereitung und Überleitung der Entlassung ist eine der wichtigsten Aufgaben des Teams. Dabei sind besonders die durch das Basisassessment gewonnenen Informationen zur Wohnungs- und sozialen Situation von Bedeutung (z. B. durch das SoS).

Wichtig für den betroffenen Menschen, der die Rehabilitation absolviert, ist die sehr zeitig im Prozess einsetzende Abstimmung über das potenzielle Entlassungsziel. Von Bedeutung ist, dass dies gemeinschaftlich durch das Rehabilitationsteam und die betroffene Person (und ggf. deren Angehörigen) erfolgt.

Merke

Bei der Entlassung aus der Rehabilitation sollte sichergestellt sein, dass der ältere Mensch die (wieder- oder neu-)erworbenen Fähigkeiten auch unter Alltagsbedingungen zu Hause einsetzen kann. Fähigkeiten, die ausschließlich in der „Laborsituation" der Institution nutzbar sind, werden sich auf das weitere Leben der alten Menschen kaum auswirken.

▶ **Informationsweitergabe.** Die für die weitere pflegerische Versorgung relevanten Informationen werden an die weiterbetreuenden Personen (Angehörige oder professionell Pflegende) übermittelt. Damit soll ein möglichst nahtloser Übergang aus der Akutsituation über die Rehabilitation bis hin zur endgültigen Wohnsituation geschaffen werden. Denn häufig bedeutet eine Akuterkrankung für geriatrische Patienten Immobilität und daraus resultierende Pflegebedürftigkeit.

Um diese fatale Situation für alte Menschen zu verhindern, müssen alle Beteiligten, ob Einzelperson, weiterbetreuender Ehepartner, Kinder bzw. andere nahestehende Personen oder alle betreuenden Mitarbeiter von Institutionen, über den gleichen Informationsstand verfügen. Informationen über pflegerische Erfordernisse, Ressourcen und Bewältigungsstrategien der Betroffenen müssen über die Rehabilitation hinaus transparent und nutzbar sein.

Merke

Beratung und Anleitung der alten Menschen und ihrer Angehörigen ist somit elementarer Bestandteil der pflegerischen Versorgung und Entlassungsplanung, nicht nur in der geriatrischen Rehabilitation (DNQP 2009).

6.3 Lern- und Leseservice

6.3.1 Das Wichtigste im Überblick

Worin unterscheiden sich Primär-, Sekundär- und Tertiärprävention?

Die Primärprävention bezieht sich auf die Reduktion von Neuerkrankungen, die Sekundärprävention soll bei eingetretener Erkrankung die Dauer verkürzen oder die Verläufe abmildern. Bei der Tertiärprävention soll sich eine symptomatisch gewordene Erkrankung nicht verschlimmern oder sogar wieder bessern.

Welche Bereiche der Prävention kann Pflege beeinflussen?

Pflege kann an allen 3 Stufen der Prävention beteiligt sein und damit Einfluss nehmen.

Was ist die ICF-Klassifikation?

Die ICF-Klassifikation ist ein Klassifikationssystem, das das Verständnis von Gesundheit definiert und die Kontextfaktoren, die diese beeinflussen, beschreibt. ICF (International Classification of Functioning, Disability, and Health) bedeutet ins Deutsche übersetzt „Internationale Klassifikation der Funktionsfähigkeit, Behinderung und Gesundheit". Die ICF löste im Jahr 2001 die zuvor geltende ICIDH ab.

Welche Ziele hat Rehabilitation?

Rehabilitation hat zum Ziel, die Autonomie und Selbstversorgungsfähigkeit älterer und hochbetagter Menschen zu stärken.

Welche Bedingungen für die Bewilligung geriatrischer Rehabilitation müssen vorliegen?

Der betroffene alte Mensch muss rehabilitationsfähig sein und es muss eine erreichbare und realistische Rehabilitationsprognose gestellt sein.

Was bedeutet der Leitsatz „Rehabilitation vor Pflege"?

Darunter wird das Bemühen verstanden, alle präventiven und rehabilitativen Möglichkeiten auszuschöpfen, um Pflegebedürftigkeit zu verhindern oder einer Verschlimmerung vorzubeugen.

Wie wird geriatrische Rehabilitation finanziert?

Bei nicht mehr erwerbstätigen Personen erfolgt die Finanzierung i. d. R durch die

Krankenkassen. Ist eine sofortige geriatrische Rehabilitation notwendig, kann die Pflegekasse auch vorläufig Leistungen übernehmen.

Welche Formen geriatrischer Rehabilitation sind möglich?

Geriatrische Rehabilitation ist stationär, teilstationär oder ambulant möglich.

Wo kann geriatrische Rehabilitation geleistet werden?

Eine geriatrische Rehabilitation kann in Einrichtungen, für die ein Versorgungsvertrag nach § 111 SGB V besteht, erbracht werden. Das können geriatrische Abteilungen an Krankenhäusern, Rehabilitationseinrichtungen oder eigenständige geriatrische Rehabilitationseinrichtungen sein. Ambulante geriatrische Einrichtungen können sowohl eigenständig als auch an stationäre Einrichtungen angegliedert sein. Die Strukturen sind länderspezifisch unterschiedlich.

Was ist das geriatrische Assessment?

Die Basis der geriatrischen Rehabilitation ist die multidimensionale und interdisziplinäre Diagnostik: das geriatrische Assessment. Zu Beginn, im Verlauf und zur abschließenden Bewertung wird diese standardisierte Einschätzung (Assessment) durchgeführt.

Wer ist an der Zielsetzung und Maßnahmenplanung beteiligt?

Die betroffene Person, seine Angehörigen und das gesamte Rehabilitationsteam.

Was ist das therapeutische Team?

Vertreter aller an der Rehabilitation beteiligten Berufsgruppen bilden das therapeutische Team.

Welche Rolle hat Pflege in der geriatrischen Rehabilitation?

Pflegende haben eine zentrale Rolle in der geriatrischen Rehabilitation. Sie begleiten die betroffene Person über 24 h und können (wieder-)erlernte Fähigkeiten in den Tagesablauf integrieren.

Welche Rolle spielt die Überleitung?

Sie soll einen möglichst nahtlosen Übergang aus der Akutsituation über die Rehabilitation bis hin zur endgültigen Wohnsituation ermöglichen.

Was kann ein Merkmal der Qualitätssicherung in der geriatrischen Rehabilitation sein?

Ein Merkmal der Qualitätssicherung ist die gelingende Entlassungsplanung und Überleitung von der Akutsituation über die Rehabilitation in die endgültige Wohnsituation.

6.3.2 Literatur

Antonovsky A. Salutogenese. Zur Entmystifizierung der Gesundheit. Tübingen: DGVT; 1997

Arbeitsgruppe Geriatrisches Assessment (AGAST). Geriatrisches Basisassessment. 2. Aufl. München: MMV Medizin; 1997

Boyke J. Gesundheit, Qualifikation und Motivation älterer Arbeitnehmer – messen und beeinflussen. In: Marie-Luise-und-Ernst-Becker-Stiftung, Hrsg. Bonn: 2010; 105–109

Bundesarbeitsgemeinschaft der Klinisch-Geriatrischen Einrichtungen e. V., Deutsche Gesellschaft für Geriatrie e. V., Deutsche Gesellschaft für Gerontologie und Geriatrie e. V.: Abgrenzungskriterien der Geriatrie. BAG KGE, DGG, DGGG; 2004. Im Internet: www.geriatrie-drg.de/public/docs/Abgrenzungskriterien_Geriatrie_V13_16–03–04.pdf; Stand: 24.05.2015

Bundesarbeitsgemeinschaft für Rehabilitation. Arbeitshilfe für die Rehabilitation und Teilhabe psychisch kranker und behinderter Menschen. Frankfurt am Main: BAR; 2010 Im Internet: www.bar-frankfurt.de/fileadmin/dateiliste/publikationen/arbeitshilfen/downloads/Arbeitshilfe_Psych.pdf; Stand: 24.05.2015

Bundesarbeitsgemeinschaft für Rehabilitation. Rehabilitation und Teilhabe – Wegweiser für Ärzte und andere Fachkräfte der Rehabilitation. 3. Aufl. Köln: Deutscher Ärzte-Verlag; 2005

Bundesarbeitsgemeinschaft für Rehabilitation. Arbeitshilfe zur geriatrischen Rehabilitation, Schriftenreihe der Bundesarbeitsgemeinschaft für Rehabilitation. Heft 6. BAR; 2006. Im Internet: www.bar-frankfurt.de/fileadmin/dateiliste/publikationen/arbeitshilfen/downloads/Arbeitshilfe_Geriatrie.pdf; Stand: 24.05.2015

Bundesgesundheitsministerium (BMG). Hermann Gröhe: Krankheiten vermeiden, bevor sie entstehen. (17.12.2014). Im Internet: www.bmg.bund.de/fileadmin/dateien/Pressemitteilungen/2014/2014_04/141 217_65_PM_Praeventionsgesetz.pdf; Stand 24.5.2015

Bundesgesundheitsministerium (BMG). Herman Gröhe: Wichtiger Schritt hin zu mehr Gesundheitsförderung (20.3.2015). Im Internet: www.bmg.bund.de/presse/pressemitteilungen/2015-01/praeventionsgesetz.html; Stand 24.05.2015

Bundestag. Kleine Anfrage der Abgeordneten Steffen-Claudio Lemme, Bärbel Bas, Elke Ferner, weiterer Abgeordneter und der Fraktion der SPD – Drucksache 17/12 131 – Entwicklung der Versorgung mit medizinischer Rehabilitation. Im Internet: www.dip21.bundestag.de/dip21/btd/17/122/1 712 264.pdf; Stand: 04.08.2015

Deutsches Netzwerk für Qualitätsentwicklung in der Pflege. Expertenstandard Schmerzmanagement in der Pflege bei akuten Schmerzen. DNQP; 2011

Deutsches Netzwerk für Qualitätsentwicklung in der Pflege. Expertenstandard Schmerzmanagement in der Pflege bei chronischen Schmerzen. DNQP; 2015

Deutsches Netzwerk für Qualitätsentwicklung in der Pflege. Expertenstandard Entlassungsmanagement in der Pflege. DNQP; 2009

Deutsche Rentenversicherung. Reha-Bericht Update 2014 Die medizinische und berufliche Rehabilitation der Rentenversicherung im Licht der Statistik. (2014). Deutsche Rentenversicherung; 2014. Im Internet: www.deutsche-rentenversicherung.de/Allgemein/de/Inhalt/6_Wir_ueber_uns/03_fakten_und_zahlen/04_reha_jahresberichte/downloads_reha_jahresberichte/reha_bericht_update_2014.pdf?__blob=publicationFile&v=2; Stand: 24.05.2015

Bundesministerium für Familie, Senioren, Frauen und Jugend (BMFSFJ). Sechster Bericht zur Lage der älteren Generation in der Bundesrepublik Deutschland. Altersbilder in der Gesellschaft. Bundesministerium für Familie, Senioren, Frauen und Jugend; 2010. Im Internet: www.bmfsfj.de Stand: 18.12.2015

Folstein MF, Folstein SE, McHugh PR. Mini Mental State (a practical method for grading the state of patients for the clinician). Journal of Psychiatric Research 1975; 12: 189–198

Henderson V. Das Wesen der Pflege. In: Schaeffer D, Moers M, Steppe H et al., Hrsg. Pflegetheorien. Beispiele aus den USA. Bern, Hans Huber; 1997: 39–54

Ivemeyer D, Zerfaß R. Demenztests in der Praxis. 2. Aufl. München: Urban & Fischer; 2006

Juchli L. Pflege. Praxis und Theorie der Gesundheits- und Krankheitslehre. Stuttgart: Thieme; 1997

Lachs MS, Feinstein AR, Cooney LM et al. A simple procedure for general screening for functional disability in elderly patients. Ann Intern Med 1990; 112(9): 699–706

Mayer U, Baltes PB. Die Berliner Altersstudie. Berlin: Akademie Verlag; 1996

Medizinischer Dienst der Spitzenverbände der Krankenkassen e.V. Begutachtungs-Richtlinie Vorsorge und Rehabilitation. MDS; 2012

Nikolaus T, Bach M, Specht-Leible N et al. The Timed Test of Money Counting: a short physical performance test for manual dexterity and cognitive capacity. Age Ageing 1995; 24: 257–258

Perrar KM, Sirsch E, Kutschke A. Gerontopsychiatrie für Pflegeberufe. 2. Aufl. Stuttgart: Thieme; 2011

Runge M, Rehfeld G. Geriatrische Rehabilitation im therapeutischen Team. Stuttgart: Thieme; 2000

World Health Organisation (WHO). Internationale Klassifikation der Funktionsfähigkeit, Behinderung und Gesundheit (ICF) der Weltgesundheitsorganisation. WHO; 2005

6.3.3 Internet

Deutsches Netzwerk für Qualitätsentwicklung in der Pflege: www.dnqp.de

Medizinischer Dienst der Spitzenverbände der Krankenkassen: www.mds-ev.org

Deutsches Institut für Medizinische Dokumentation und Information: www.dmdi.de

Landtag von Baden-Württemberg. Antrag der Abg. Ursula Haußmann u.a. SPD und Stellungnahme des Ministeriums für Arbeit und Soziales: Sicherung der geriatrischen Rehabilitation. Drucksache 14/3 579 14. Wahlperiode 14. 11. 2008. Im Internet: www.landtag-bw.de/files/live/sites/LTBW/files/dokumente/WP14/Drucksachen/3 000/14_3 579_D.pdf; Stand 04 008 2015)

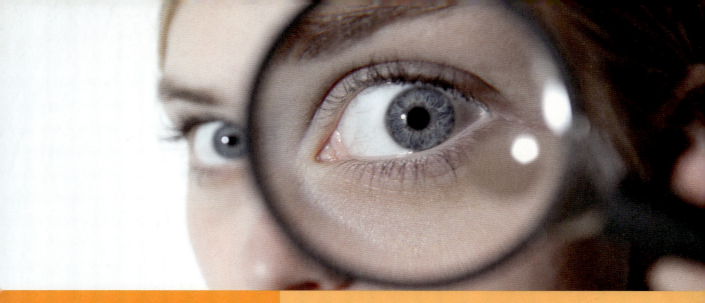

Kapitel 7
Wahrnehmen und Beobachten

7.1	Wahrnehmen und beobachten – Relevanz für pflegerisches Handeln	*156*
7.2	Physiologische Grundlagen der Wahrnehmung	*157*
7.3	Wahrnehmung und Emotionen	*158*
7.4	Von der Wahrnehmung bis zur Handlung	*159*
7.5	Beurteilungs- und Wahrnehmungsfehler	*160*
7.6	Beeinflussung der Wahrnehmung und Beurteilung	*161*
7.7	Beobachtungsprozess	*163*
7.8	Lern- und Leseservice	*166*

7 Wahrnehmen und Beobachten

Ursula Kriesten

7.1 Wahrnehmen und beobachten – Relevanz für pflegerisches Handeln

Fallbeispiel

Altenpflegeschüler Niklas reagiert auf den Heimbewohner Herrn Lebrecht ablehnend und unterhält sich deswegen kaum mit ihm. Herr Lebrecht ist Niklas extrem unsympathisch, da er ihn an seinen gewalttätigen Großvater erinnert. Seine Kollegen bemerken das ablehnende Verhalten von Niklas und weisen ihn darauf hin. Sie sagen: „Niklas, Du musst Dich selbst beobachten und Dein Verhalten korrigieren."

Fallbeispiel

Herr Ackerschott ist nach einem Schlaganfall auf Unterstützung bei der Körperpflege angewiesen. Er sitzt am Waschbecken und die Pflegekraft legt den plegischen Arm von Herrn Ackerschott ins Becken. Aus Unachtsamkeit lässt die Pflegekraft derart heißes Wasser über den Arm fließen, dass es zu Verbrennungen kommt. Herr Ackerschott hat bei diesem Unfall keine Schmerzen verspürt. Der Pflegekraft werden durch die Einrichtungsleitung schwerste Vorwürfe gemacht: „Wieso haben Sie nicht auf den Arm von Herrn Ackerschott geachtet, bevor Sie gehandelt haben?"

Fallbeispiel

Frau Pranz, 89 Jahre, und ihr Mann Alois, 88 Jahre sagen: „Heute nehmen wir die Natur viel bewusster wahr. Als wir jung waren, hatten wir dafür keine Zeit. Heute beobachten wir manchmal eine ganze Stunde die Vögel im Garten" (▶ Abb. 7.1).

Die **Dimensionen von Wahrnehmung und Beobachtung** sind vielfältig. Während Wahrnehmung eher unbewusst verläuft, ist die Beobachtung ein gezielter und bewusster Prozess. Wahrnehmung könnte man als unspezifisch bezeichnen. Sie dient der Gewinnung und Verarbeitung von Informationen aus äußeren und inneren Reizen. Ziel ist die Erzeugung eines (Um-)Weltbildes für jeden Einzelnen. Beobachtung könnte man im Vergleich zur Wahrnehmung als spezifisch bezeichnen.

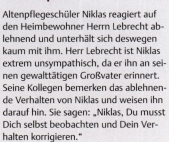

Abb. 7.1 Beobachten und wahrnehmen. Senioren nehmen ihre Umwelt bewusst wahr. (Foto: Doc RaBe, Fotolia.com)

Definition

Beobachtung ist aufmerksame Wahrnehmung, die mit der Zielvorstellung verbunden ist, ein bestimmtes Objekt oder einen bestimmten Vorgang möglichst genau zu erfassen. Beobachtung ist die gezielte Aufnahme von Informationen. Dadurch lassen sich Rückschlüsse ziehen, die zu adäquatem Handeln führen.

Beobachtung in der Pflege kann folgende Zwecke erfüllen:
- Einschätzen von Ressourcen, Bedürfnissen und Veränderungen im Zustand des alten Menschen,
- wahrnehmen von naturwissenschaftlich fassbaren Phänomenen und Daten sowie von Emotionen des alten Menschen,
- Hilfe zur Diagnosestellung und anschließender Therapie sowie zur Pflegeplanung.

Die Pflege eines Menschen kann nur durch aufmerksame Beobachtung und möglichst uneingeschränkte Wahrnehmung gut gelingen. Gerade alte Menschen haben selbst häufig eine eingeschränkte Wahrnehmung. Pflegepersonen sollten sich von daher in die eingeschränkte Wahrnehmung alter Menschen einfühlen können.

Merke

Die Beobachtung unterliegt immer persönlichen Einflussfaktoren und verschiedenen Umwelteinflüssen.

Beobachten heißt, mit wachen Sinnen unsere Umwelt und unsere Mitmenschen bewusst wahrzunehmen. Beobachtung in der Altenpflege ist die aufmerksame Begegnung mit dem zu betreuenden Menschen, um die Summe seiner körperlichen und seelisch-geistigen Äußerungen und Erscheinungen zu erfassen.

Bei allen Wahrnehmungsleistungen, die mit „Erkennen" gleichzusetzen sind, erfolgt eine Zuordnung, also eine Urteilsbildung, die mit emotionaler Bewertung verbunden sein kann. Dem Erkennen liegt eine „Ja-Nein-Entscheidung" zugrunde. Dieses Beispiel (▶ Abb. 7.2) offenbart, wie sich die visuellen Merkmale zweier Gesichter und einer Vase auf ein paar charakteristische Merkmale reduzieren lassen. Das nächste Bild (▶ Abb. 7.3) zeigt, dass nur wenige grafische Informationen reichen, um der Bedeutungsklasse „Hase" oder „Ente" zuzustimmen.

Wir ordnen nach wenigen optischen Informationen diese uns bekannten Bedeutungsklassen zu. Auch das folgende Bild (▶ Abb. 7.4) macht deutlich, wie schwierig

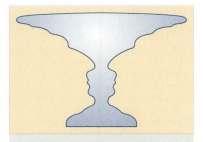

Abb. 7.2 Zwei Gesichter oder Vase. Welche Entscheidung treffen Sie?

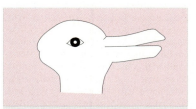

Abb. 7.3 „Kippfigur" nach Jastrow. Wir ordnen dieser Figur entweder der Bedeutungsklasse „Ente" oder „Hase" zu. In jedem Fall trifft unser Sehsystem eine Entscheidung; wir können nicht beide Figuren gleichzeitig erkennen.

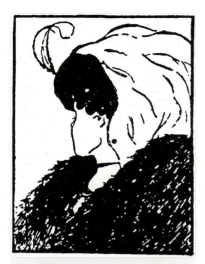

Abb. 7.4 Junge oder alte Frau?
Welche Entscheidung haben Sie getroffen? Ist es Ihnen möglich, beide Frauen, die junge und die alte Frau zu sehen? Glauben Sie, dass der Augenblick der Entscheidung, der Moment der Wahrnehmungsleistung eine Rolle spielt?

es ist, aus einer bereits festgelegten Entscheidung ein erneutes Erkennen zuzulassen.

Lernaufgabe

Überlegen Sie: Wovon ist die Wahrnehmungsentscheidung abhängig?
Denken wir bei der Wahrnehmung von Menschen auch in Bedeutungsklassen? Treffen wir bei der Wahrnehmung von Menschen auch immer eine „Ja-Nein-Entscheidung"?
Diskutieren Sie auch unter ethischen Gesichtspunkten: Wie ist es möglich, Menschen vorbehaltlos wahrzunehmen und sie in ihrer Individualität zu erfassen?

Die Einschränkungen unserer Wahrnehmung werden uns häufig nicht bewusst. Uns muss klar sein, dass die Auswahl bzw. Einschränkungen eine Verfälschung des Ganzen sind. Das ist allerdings notwendig, um überhaupt lebensfähig zu sein! Wahrnehmen und beobachten haben eine hohe Bedeutung für pflegerisches Handeln. Nur mit einer geschulten Wahrnehmung bzw. Beobachtung ist professionelle Pflege möglich.

7.2 Physiologische Grundlagen der Wahrnehmung

Umweltreize werden von den Sinnesrezeptoren aufgenommen und in elektrische Impulse umgewandelt. Über die afferenten (hinführend – zum Gehirn hin) Nervenbahnen werden sie zu den Seh-, Hör-, Geschmacks-, Riech- oder Tastzentren des Gehirns geleitet. Von dort gelangen sie in den präfrontalen Kortex, wo sie eine Zeit lang gespeichert werden. Einige Signale werden im Langzeitgedächtnis gespeichert, andere zur sofortigen Verwendung codiert und wieder andere ausgesondert. Bei der sofortigen Verwendung sendet das Gehirn über die efferenten (herausführend – vom Gehirn weg) Nervenbahnen Impulse an verschiedene Affektoren (z. B. Muskeln, Drüsen), welche eine Reaktion auslösen. Diesen Vorgang nennt man Reflexbogen nach Pawlow.

Lernaufgabe

Erarbeiten Sie die Physiologie des Reflexbogens. Unterscheiden Sie: afferente und efferente Nerven.
Finden Sie Beispiele dafür, wie es durch bestimmte Reize beim Menschen zu Reflexen kommt. Unterscheiden Sie Reflexe und willkürliches Handeln.

7.2.1 Reize und Reizarten

Beim menschlichen Handeln sind Reize Auslöser für Reflexe und Handlungen.

Definition

Reize sind Einwirkungen auf die Zelle durch Veränderung des Energiegleichgewichtes in ihrer Umwelt (z. B. Licht, Druck, Temperatur, Muskelspannung).
Beispiel: Sie nehmen Licht nur als Licht wahr, wenn der Lichtschalter ein- oder ausgeschaltet wird. Diesen Reiz, diese Veränderung des Energiegleichgewichts, nehmen Sie als Reiz wahr.

Naturwissenschaftlich betrachtet gibt es folgende Reizarten:
- optische Reize (Licht)
- akustische Reize (Schall)
- thermische Reize (Abkühlung, Erwärmung)
- mechanische Reize (Druck, Beschleunigung, Lageveränderung des Körpers)
- chemische Reize (gasförmige oder flüssige Stoffe)

Lernaufgabe

Überlegen Sie: Wie gehen Sie mit der Redewendung „das reizt mich" um? Was fällt Ihnen zu dieser Redewendung ein?

7.2.2 Filtern der Reize

Ausgangspunkt ist immer das Eintreffen eines Reizes. Am Beispiel des Sehens nehmen wir entweder etwas Alltägliches ohne Besonderheit für uns wahr, oder unsere Augen treffen auf einen ungewohnten Anblick. Der gewohnte Anblick verursacht im Gehirn eine Elimination. Da der Anblick nichts Neues bringt und sich nicht von den gespeicherten Bildern unterscheidet, wird er uns auch nicht bewusst.

Handelt es sich um einen ungewohnten Anblick ohne außergewöhnliche Besonderheit, wird er erst erkannt und interpretiert und verweilt noch eine Zeit lang im Gehirn, bevor er ausgesondert wird und wir ihn vergessen. Helligkeit nehmen wir z. B. häufig erst dann wahr, wenn das Licht an- oder ausgestellt oder gedimmt wird.

Aber ein Anblick mit außergewöhnlichem Reiz, der sich auffällig vom Üblichen unterscheidet, wird im Gedächtnis gespeichert. Dieses Phänomen ist eng mit der Persönlichkeit, der Kultur und der Affektivität eines jeden Einzelnen verknüpft.

Merke

Jeder Mensch filtert Reize anders.

Was bei dem einen als außergewöhnlich gilt, kann für jemand anderen alltäglich sein. Unsere Vergangenheit bestimmt so unsere Gegenwart. All unsere vergangenen Handlungen, Emotionen und Empfindungen haben unsere Persönlichkeit geformt. Unsere Vergangenheit, unser Erlebtes bestimmen die Deutung unserer künftigen Wahrnehmungen und Erinnerungen. Bestimmte Erinnerungen und Empfindungen holen wir uns gerne wieder ins Bewusstsein zurück.

7.2.3 Die 9 Sinne

Die Wahrnehmung unserer Umwelt ist erst durch die Leistung unserer Sinne möglich. Wir nehmen unsere Außenwelt mithilfe von sensorischen und sensiblen Rezeptoren wahr. Über unsere Sinne nehmen die spezifischen Rezeptoren Reize auf. Die verschiedenen Empfindungen realisieren sodann unser (Um-)Weltbild.

Hiermit sind gleichermaßen unsere Umwelt und unser Weltbild gemeint.

Definition

Sinn ist die Fähigkeit der Rezeptoren (Sinneszellen), adäquate Reize aufzunehmen und dem Organismus Eindrücke von der Umwelt zu vermitteln.

Die Lokalisation und Leistung der verschiedenen Sinne zeigt ▶ Tab. 7.1.

Lernaufgabe

Überlegen Sie, welche Wahrnehmungsleistungen über die einzelnen Sinnesorgane (Haut, Auge, Nase, Mund, Ohr) möglich sind.

7.3 Wahrnehmung und Emotionen

In der Darstellung der ▶ Tab. 7.1 werden Emotionen nicht berücksichtigt, sondern nur naturwissenschaftlich nachgewiesene Parameter aufgeführt. Gefühle spielen jedoch bei der Wahrnehmung und der Informationsspeicherung eine große Rolle. Menschen reagieren auf bestimmte Reize oder Ereignisse mit Emotionen.

Emotionen lassen sich wie folgt unterscheiden:
1. **Stärke** – Wie stark wird die Emotion erlebt?
2. **Richtung** – Handelt es sich um ein positives, angenehmes oder um ein negatives, unangenehmes Gefühl?
3. **Qualität** – Was wird bei diesem Gefühl erlebt? Freude, Trauer, Wut, Neid ...? Was ist der Erlebnisinhalt?
4. **Bewusstsein** – In welchem Maße sind Ursachen und Erscheinungsformen des Gefühls bewusst?

Je nach Rahmenbedingungen, Situation, persönlicher Beteiligung und momentaner Verfassung lassen sich Gefühle nicht immer rational steuern. Bestimmte Komponenten spielen bei dem Entstehen von Gefühlen eine Rolle (▶ Tab. 7.2).

Unsere Sinneseindrücke formen unsere Persönlichkeit. Unser Gedächtnis speichert unsere Empfindungen, entweder durch Wiederholung oder durch starke, intensive Reize. Sobald wir unsere Sinneseindrücke im Gedächtnis speichern, meldet sich unsere Persönlichkeit zu Wort und verändert die Wahrnehmung der Eindrücke (▶ Abb. 7.5).

Lernaufgabe

Haben Sie sich schon einmal überlegt, warum Sie sich gezielt bestimmten Reizen aussetzen? Zum Beispiel
- lauter Musik in der Diskothek oder bei einem Konzert,
- schneller Geschwindigkeit im Auto, mit dem Motorrad oder auf einem Karussell,
- bestimmten Duft- oder Geschmacksstoffen, obwohl sie nach ernährungswissenschaftlichen Erkenntnissen sinnlos oder ungesund sind,
- bestimmten Massagen oder Berührungen,
- bestimmten Bildern, die Sie sich kaufen.

Sie stimulieren sich ganz bewusst mit diesen Reizen und häufig gehen Sie im Erleben-Wollen dieser Reize bis an die Grenzen des Ertragen-Könnens. Sie spielen mit Ihrer Wahrnehmungsfähigkeit. Wird einem Menschen über einen bestimmten Zeitraum die sensorische Wahrnehmung

Tab. 7.1 Übersicht Sinne, Reize, Rezeptoren und Empfindungen.

Sinn	Reiz	Lokalisation der Rezeptoren	Empfindungen
Sehsinn visuelle Wahrnehmung	optische Reize	Netzhaut des Auges (Auge)	• Helligkeitssehen • Farbsehen • Richtungs- und Bewegungssehen • räumliches Sehen
Gehörsinn auditive Wahrnehmung	akustische Reize	Innenohr (Ohr)	• Hören von Tönen
Lage- und Bewegungssinn Propriozeption	mechanische Reize, Lageveränderung des Körpers, Beschleunigung	Rezeptoren, die Zustand und Zustandsänderungen (Lage und Position) des Körpers signalisieren.	• Körperhaltung • Lage des Körpers • Bewegung • Tiefen- und Oberflächensensibilität
Gleichgewichtssinn vestibuläre Wahrnehmung	mechanische Reize	Innenohr und Kleinhirn	• Gleichgewicht
Geruchssinn olfaktorische Wahrnehmung	chemische Reize (gasförmige Stoffe)	Riechschleimhaut (Nase)	Geruch: • blumig, würzig • brenzlig, fruchtig • ätherisch, faulig
Geschmackssinn gustatorische Wahrnehmung	chemische Reize	Geschmacksknospen der Zunge und des Gaumens	Geschmack: • süß, salzig • sauer, bitter • fettig • Wasser • umami (Geschmack von Fleisch und Eiweiß)
Temperatursinn Thermorezeption	thermische Reize	Wärme-, Kältepunkte in der Haut*	• Wärme- und Kälteempfindung
Tast- und Drucksinn taktile, haptische Wahrnehmung	mechanische Reize (Berührung, Druck)	Tast- und Lamellenkörperchen der Haut	• Tast- und Druckempfindung • Empfindung der Spannungsänderung der Haut
Schmerzsinn Nozizeption	alle Reizarten	freie Nervenendigungen in der Haut und den inneren Organen	• Schmerzempfindung

*Ca. 250 000 Kältepunkte sind relativ gleichmäßig über die Haut verteilt. Ca. 30 000 Wärmepunkte sind ungleichmäßig über die Haut verteilt, vermehrt am Augenlid, an der Armbeuge, an Lippe und Wange.

(optische und/oder akustische Reize) entzogen, z. B. durch Einzel-/Dunkelhaft, erleidet er Wahrnehmungsverarbeitungsstörungen, die von einfachen Halluzinationen bis zu schweren Psychosen reichen können, siehe „Hospitalismus" (S. 718).

Lernaufgabe

Überlegen Sie, auf welche Reize und Situationen Menschen, die in einem Altenheim leben, verzichten müssen.

Diskutieren Sie auch unter ethischen Gesichtspunkten: Wenn alte Menschen in Institutionen leben, werden Ihnen bestimmte Reize entzogen. Welche Auswirkungen kann das auf diese Menschen haben? Können sich alte Menschen, die in Institutionen leben, den Reizen aussetzen, die sie erfahren möchten?

Häufig bleibt alten Menschen nichts anderes, als im Gedächtnis gespeicherte Wahrnehmungen zu aktivieren, da sie sich einsam fühlen und nicht ausreichend soziale und kulturelle Teilhabe genießen können. Zwar haben Menschen im Alter und am Ende des Lebens die Möglichkeit, sich an dem Freiraum der Erinnerungen zu erfreuen – welch großer Schatz! Problematisch wird es aber, wenn der Mensch sich aus Mangel an Reizen, ausschließlich in die Welt der Erinnerungen zurückziehen muss (▶ Abb. 7.6). Sich gezielt ausgewählten Reizen, z. B. dem Essen, Trinken, der Musik und Bewegung usw. aussetzen zu können, bedeutet für den Menschen eine große Freiheit, der man sich zumeist nicht bewusst ist. Man nimmt diese Freiheit als

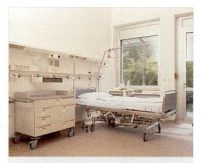

Abb. 7.6 Steriles Bewohnerzimmer. In einem sterilen Kranken- oder Bewohnerzimmer werden dem Menschen kaum Reize geboten. (Foto: Thieme)

selbstverständlich wahr – und mit dem Verlust der Möglichkeit dieser Wahrnehmungsstimulation müssen sich älter werdende Menschen auseinandersetzen.

Merke

Menschen sind auf bestimmte Reize und das Entwickeln von Emotionen angewiesen.

Emotionale Wahrnehmung und Beurteilung sind ganz private Phänomene und damit der naturwissenschaftlichen Betrachtung und Analyse weitgehend unzugänglich.

7.4 Von der Wahrnehmung bis zur Handlung

Wie kommt der Mensch nach der Aufnahme des Reizes und der entsprechenden Empfindung nun zum Handeln (▶ Abb. 7.7)?

Im 1. Schritt trifft ein Reiz, z. B. ein Hammerschlag, auf die rechte Großzehe. Adäquate Rezeptoren, in diesem Fall Mechanorezeptoren, nehmen den Reiz auf. Über Nervenbahnen wird der Impuls zum Gehirn weitergeleitet. Hier finden eine Speicherung und eine detaillierte Analyse der eintreffenden Informationen im Speicher statt, die Informationen werden beurteilt. Je nach Bewertung erfolgt der Impuls für eine Reaktion. Die Reaktion/Handlung erfolgt also, je nach gespeicherten Informationen und nach Einschätzung und Bewertung, im Gehirn.

Lernaufgabe

Welche unterschiedlichen Reaktionen können nach einen Schlag mit dem Hammer auf einen Zeh auftreten? Wovon sind diese verschiedenen Reaktionen abhängig? Sammeln Sie andere Beispiele für die Reiz-Reaktion-Kette. Überlegen Sie sich dabei ebenfalls unterschiedliche Reaktionen.

Wahrnehmen heißt nicht nur, etwas durch die Sinne empfangen, sondern auch, etwas bewusst tun. Wahrnehmen ist mehr als bloßes sinnliches Empfinden. Wahrnehmen bedeutet, etwas als etwas zu erfassen. Die Ja-Nein-Entscheidung, ob es sich um eine Vase oder 2 Gesichter (▶ Abb. 7.2)

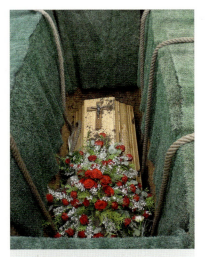

Abb. 7.5 Situationen lösen Emotionen aus. Welche Gefühle entwickeln Sie persönlich beim Anblick dieses Bildes? (Foto: U. Kriesten, Thieme)

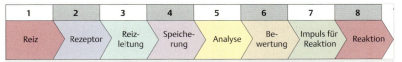

Abb. 7.7 Vom Reiz zur Reaktion. Wie kommt es vom Reiz zur Reaktion?

Tab. 7.2 Komponenten und Merkmale beim Entstehen von Gefühlen.

Komponent	Merkmal
Ereignis/Reiz	Geschehen, Ereignis, Reiz, das die emotionale Reaktion auslöst.
situativer Kontext	Rahmenbedingungen der Situation, in der die emotionale Reaktion auftritt (z. B. allein oder in Anwesenheit bzw. unter Beteiligung anderer Personen), Zeit, Ort usw.
momentane Verfassung	Zustände und Verfassungen der Person, die eine emotionale Reaktion erlebt (emotionaler Zustand, Überzeugungen, Bedürfnisse, Handlungspläne, Hintergrundwissen, körperliche Zustände – Fitness, Wachheit, Alkohol im Blut usw.).
persönliche emotionale Schemata	Strukturen des emotionalen Fühlens und Reagierens, die entweder angeboren natürlich sind (Grundemotionen Liebe und Hass), kulturspezifisch ausgebildet oder individuell entwickelt werden, um emotionale Reaktionen zu vereinfachen bzw. zu automatisieren.

handelt, setzt voraus, dass eine Zuordnung der Bedeutung erfolgt ist. Sinnesempfindungen können lediglich eine kurzfristige Reaktion auslösen. Wahrnehmungen hingegen können gespeichert und zu Erfahrungen verarbeitet werden. Die gespeicherte Erfahrung löst bei Menschen eine erneute Handlung/Reaktion aus. Wie bereits erwähnt, sind Menschen dabei maßgeblich auf gemachte Erfahrungen angewiesen.

> **Merke**
>
> Für das pflegerische Handeln bedeutet das: Die Wahrnehmungs- und Beobachtungsfähigkeit muss durch spezielle Lernerfahrungen geschult werden.

Um unsere Wahrnehmungsfähigkeit und Wahrnehmungsleistung besser kennenzulernen, müssen uns mögliche Beurteilungs- und Wahrnehmungsfehler bekannt sein.

7.5 Beurteilungs- und Wahrnehmungsfehler

Unsere Wahrnehmung wird häufig getäuscht. Unser Wahrnehmungserlebnis ist von unserer Sinnesleistung ebenso abhängig wie von äußeren Einflüssen. In der Psychologie werden **Wahrnehmungsfehler**, **Wahrnehmungsstörungen** und **Wahrnehmungstäuschungen** unterschieden.

Optische Täuschungen stellen dabei eine häufige Ursache für Wahrnehmungsfehler dar. Wie lang ist die blaue Linie auf der linken und rechten Grafik (▶ Abb. 7.8)?

Die blaue Linie ist jeweils gleich lang. Wir lassen uns jedoch durch die Anordnung der sich anschließenden schwarzen Striche optisch beeinflussen. Wir fallen auf Täuschungen herein, weil wir davon ausgehen, dass wir die Welt so wahrnehmen, wie sie wirklich ist. Die Wirklichkeit ist jedoch vollkommen anders. Unsere Wahrnehmung kann sie als solche nur nicht erfassen. Zum Beispiel glauben wir auch, dass Farben existent sind, obwohl es in Wirklichkeit nur Wellen des Lichtes gibt.

> **Merke**
>
> Optische Täuschungen begegnen uns täglich und werden uns selbst meistens nicht bewusst.

> **Lernaufgabe**
>
> Sammeln Sie Beispiele für optische Täuschungen und stellen Sie diese Ihrer Lerngruppe vor.

Unsere Wahrnehmung ist selektiv, d. h. sie trifft eine Auswahl. Beurteilungs- und Wahrnehmungsfehler stellen eine besondere Art der selektiven Wahrnehmung dar. Stimmt die Wahrnehmung nicht, weil der Wahrnehmende seine Sinnesorgane nicht geschärft und geschult hat, kann auch die Beurteilung nicht stimmen. Beurteilung hat natürlich auch immer etwas mit Bewertung zu tun und ist daher subjektiv, d. h. strittig.

Daher soll im Folgenden auf die am häufigsten vorkommenden Wahrnehmungs- und Beurteilungsfehler eingegangen werden, um möglichst objektive, d. h. abgesicherte Beurteilungen zu erhalten.

7.5.1 Häufige Wahrnehmungs- und Beurteilungsfehler

- **Halo-Effekt:** Er wird auch „Hof-Effekt" genannt, d. h. einzelne Eigenschaften einer Person (Leistungen, sozialer Status, Kompetenzen oder Behinderungen) verursachen eine positive oder negative Wahrnehmung, die jede weitere Wahrnehmung beeinflusst. Beispiel: Altenpflegeschüler Ronny ist gut aussehend und zuvorkommend. Die Lehrerin beurteilt Ronny durchweg positiv und wesentlich besser als seine Mitschüler, obwohl diese im objektiven Vergleich ebenso gute Leistungen erbracht haben.
- **Der erste Eindruck:** Meist bleibt der erste Eindruck, den wir von jemandem haben, bei uns hängen. Das hat sehr viel mit Sympathie oder Antipathie zu tun. Ob wir den anderen „riechen" können, wird in Bruchteilen von Sekunden entschieden. Unser Gedächtnis zieht aus verschiedenen Einzeleindrücken sehr schnell so etwas wie ein Gesamtresümee: Unter dem Strich ist der „erste Eindruck" positiv oder negativ.
- **Kontrastfehler:** Werden mehrere Objekte wahrgenommen, wird automatisch das erste als Vergleichsmaßstab genommen. Hier geht es einmal darum, dass konkrete Wahrnehmungen immer vor dem Hintergrund der vorherigen Wahrnehmung gesehen werden. So werden 2 verschiedene Personen nicht unabhängig voneinander wahrgenommen. Die Unterschiede zwischen ihnen verfälschen die Wahrnehmung, indem sie überinterpretiert werden. Es fällt schwer, einen „objektiven" Maßstab zu finden. Beispiel: Die Praxisanleiterin vergleicht die Altenpflegeschülerin Sonja ständig mit Schülerin Karina, die ihren Praxiseinsatz bereits beendet hat und durchweg positiv bewertet wurde. Sonja scheint bei keiner der Beurteilungskriterien an Karina heranreichen zu können und wird verhältnismäßig wesentlich schlechter beurteilt.
- **Logische Fehler:** Hierbei werden Merkmale miteinander verknüpft, die meistens gemeinsam auftreten, also logisch zusammenzugehören scheinen. Beispiel: Altenpflegeschüler Niklas gilt als gutmütiger Schüler. Die Praxisanleiterin vermutet, dass Niklas auch tolerant, ruhig und einfühlsam ist.
- **Milde-Fehler:** Dieser Beurteilungsfehler ist in den sozialen Berufen sehr weit verbreitet. Aus Angst, dem anderen nicht „wehtun" zu dürfen, wird zu milde beurteilt und offensichtliche Schwächen und Defizite übersehen. Die Gefahr des Milde-Fehlers wird umso größer, je enger die persönlichen Kontakte sind.
- **Fehler durch zeitliche oder räumliche Nähe:** Werden Beobachtungen in zeitlicher Nähe oder Abfolge gemacht, besteht die Gefahr, dass ein nicht gegebener Zusammenhang gesehen wird. Die eigene Beurteilungsfähigkeit wird durch die zeitliche und räumliche Nähe eingeschränkt. Beispiel: Altenpflegeschülerin Hella ist kurz vor dem anstehenden Beurteilungsgespräch ein Fehler bei einer Pflegetätigkeit unterlaufen. Die Praxisanleiterin ist davon noch stark beeinflusst und bewertet Hella insgesamt wesentlich schlechter, als wenn sie die Beurteilung gestern durchgeführt hätte.
- **Projektionsfehler:** Eigene nicht akzeptierte und demzufolge abgewehrte Persönlichkeitsanteile oder Wünsche werden auf den anderen übertragen. Dort wahrgenommen, ärgern sie einen, ohne dass man auf die Idee käme, dass es sich um ein eigenes Problem handelt. Dabei spielt die momentane Befindlichkeit des Wahrnehmenden eine große Rolle.

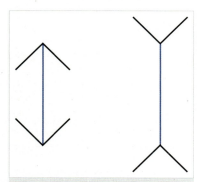

Abb. 7.8 Optische Täuschung. Unser Auge lässt sich täuschen, oder?

- **Sich selbst erfüllende Prophezeihung:** Die eigenen Annahmen und Vorurteile bestimmen nicht nur unsere Wahrnehmung, sondern auch unser Verhalten. Von einer sich selbst erfüllenden Prophezeiung wird gesprochen, wenn die Erwartung an das Verhalten des Gegenübers dazu führt, dass diese Erwartung (Prophezeiung) auch in Erfüllung geht.
- **Stereotypen:** Personen, die Mitglieder einer bestimmten Gruppe sind, werden mit Attributen assoziiert, die man selbst mit der Gruppe assoziiert.

Lernaufgabe

Sammeln Sie Beispiele für die einzelnen Beurteilungs- und Wahrnehmungsfehler.

7.6 Beeinflussung der Wahrnehmung und Beurteilung

Die menschliche Wahrnehmung lässt sich durch unzählige Faktoren beeinflussen (▶ Abb. 7.9). Das kann im pflegerischen Alltag zu fatalen Folgen führen. Was und warum ich wahrnehme und wie ich interpretiere, hängt mit meiner eigenen Entwicklung, Erinnerung, Einstellung, von der momentanen Mode, der Gesellschaft, der Kultur, vom Wetter, usw. zusammen.

Lernaufgabe

Sammeln Sie physiologische, psychologische und weitere Faktoren, von denen Sie glauben, dass sie die menschliche Wahrnehmung beeinflussen.

Was ist eigentlich normal? Häufig benutzen wir bei der Beurteilung von etwas das Wort „normal". Noch häufiger die Redewendung: „Das ist doch nicht normal."

Definition

Normal steht für regelrecht, regelmäßig, vorschriftsmäßig, allgemeinüblich, mit der Norm übereinstimmend.

Wir entscheiden, was normal ist. Ob wir etwas als normal erachten, hat sehr viel mit unserer eigenen Entwicklung, Sozialisation, unserer Meinung, Gesetzesänderungen, dem Zeitgeist und der Kultur, in der wir leben, zu tun. Deutlich wird die Normänderung z. B. bei der Mode.

Lernaufgabe

Betrachten Sie den Baum in ▶ Abb. 7.10. Übernehmen Sie in Gruppen die Position einer der Personen:
- ein Liebespaar
- ein alter Mensch
- ein Baumfäller
- Kinder
- ein Umweltschützer

Notieren Sie die vermutliche Sichtweise. Vergleichen Sie Ihre Ergebnisse mit denen der anderen Gruppen. Nach welchen unterschiedlichen Sichtweisen wird ein und derselbe Baum wahrgenommen?

Lernaufgabe

In der Berufspraxis der Altenpflege arbeiten Menschen. Menschen sind beeinflussbar, was ihre Wahrnehmung angeht. Schildern Sie Beispiele von eingeschränkter Wahrnehmung und von Beurteilungsfehlern, die in Ihrer beruflichen Praxis passiert sind.

Fallbeispiel

Bettina ist Altenpflegeschülerin im 2. Ausbildungsjahr. Sie wird zurzeit in einer geriatrischen Abteilung eines Krankenhauses ausgebildet. Dort macht auch Hanno seinen berufspraktischen Einsatz, er macht die Ausbildung zum Gesundheits- und Krankenpfleger. Bettina findet Hanno sehr sympathisch, mehr noch, sie glaubt, sie hat sich in ihn verliebt. Heute bekommt Bettina den Auftrag, eine Patientin mit rechtsseitiger Hemiplegie in die Röntgenabteilung zu fahren. Sie setzt die Patientin in den Rollstuhl und schiebt den Rollstuhl über den Flur. Dort trifft sie Hanno. Sie bleibt

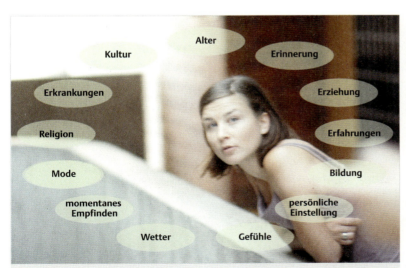

Abb. 7.9 Die Wahrnehmung beeinflussende Faktoren. Dazu gehören Aspekte wie Entwicklung, Erinnerung, Mode, Kultur ... (Foto: A. Fischer, Thieme)

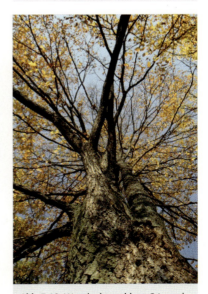

Abb. 7.10 Wer denkt wohl was? Je nachdem, wer diesen Baum betrachtet, entstehen unterschiedliche Sichtweisen. (Foto: U. Kriesten, Thieme)

stehen. Aufgeregt und nervös wechselt sie mit ihm einige Worte. Hanno möchte sie heute Abend treffen. Als Bettina den Rollstuhl wieder schwungvoll in Gang setzt, blockiert ein Rad. Der plegische Arm der Patientin hängt schlaff herab und die Finger stecken in den Speichen. Ein Finger scheint gebrochen zu sein. Die Patientin äußert keine Schmerzen.

Lernaufgabe

Erklären Sie, wie es zu diesem Vorfall kommen konnte. Wie können Sie sich vor den Folgen Ihrer eingeschränkten Wahrnehmung schützen?

7.6.1 Subjektivität der Wahrnehmung und Beurteilung

Definition

Unter **objektiv** versteht man:
- wissenschaftlich nachweisbar, unvoreingenommen, nicht von Gefühlen und Vorurteilen bestimmt
- gegenständlich, wirklich, tatsächlich; unabhängig von einem Subjekt und dessen Bewusstsein existierend

Unter **subjektiv** versteht man die eigene (individuelle) Wahrnehmung eines Menschen. Subjektivität wird oft mit Unsachlichkeit gleichgesetzt, mit Voreingenommenheit und mit der Beeinflussung durch die eigene Meinung, persönliche Gefühle, Interessen oder Vorurteile.

Bewertungen sind immer **subjektiv**, d. h. einseitig. Eigentlich stellen Bewertungen Selbstbiografien dar, weil der Bewertende in ihnen seine eigenen Wert- und Beurteilungsmaßstäbe zeigt. Sie sind insofern mit Vorsicht zu genießen. Sie sind nie „**objektiv**" bzw. wahr.

Lernaufgabe

Sammeln Sie Beispiele für subjektive und objektive Daten.

Jeder kann nur seine subjektive „Wahrheit" sehen. Objektivität können wir nur annähernd erreichen, indem wir unsere eigene Subjektivität klären und uns andere, subjektive Meinungen anhören und unser Urteil so anreichern und absichern. Alle Menschen sehen nur ihre subjektive (Teil-)Wahrheit.

▶ **Feedback-Kultur.** Da Bewertung fast immer auch Kritik beinhaltet, wäre es wahrscheinlich besser, eine allgemeine Feedback-Kultur einzuführen (Konfrontation). Durch die Konfrontation mit der Beobachtung wird so eher eine ergebnisoffene Kommunikation möglich (Sprenger 2004):
- Kritik – Konfrontation
- Person – Problem
- allgemein – spezifisch
- beschuldigen – ändern
- Vergangenheit – Zukunft
- eigener Vorteil – gemeinsamer Vorteil

Kritik kann eigentlich nur persönlich genommen werden, während die Konfrontation sachlich Verhalten beschreibt. Eigenschaften z. B. gehören zur Person, während Verhaltensweisen geändert werden können. Kritik bauscht gerne auf, indem sie generalisiert, während Konfrontation so konkret wie möglich wird. Kritik beschuldigt und will Recht haben oder behalten, während Konfrontation Änderungen bewirken will. Demzufolge ist Kritik an der Vergangenheit orientiert, während sich Konfrontation nur für die veränderbare Zukunft interessiert – ich kann dir einen Stuhl zeigen, einen Fehler kann ich dir nicht zeigen.

7.6.2 Vorurteile

Vorurteile begleiten uns täglich. Wir werten und fällen unbewusst ein Vor-Urteil, häufig über andere Menschen oder deren Verhalten. Das geschieht dann, wenn wir nicht näher darüber nachgedacht oder die eigene Meinung nicht reflektiert haben.

Lernaufgabe

Machen Sie ein Beispiel für ein typisches Vorurteil. Wie entstehen Vorurteile? Welche Motive können die Bildung von Vorurteilen fördern? Was unterscheidet ein Urteil von einem Vorurteil?

Vorurteile zu bilden ist unvermeidlich, da unser Gehirn aus der Summe aller bereits gemachten Erfahrungen einen Durchschnitt bildet und uns einen „Eindruck" vermittelt. Dieser Mechanismus macht Menschen überhaupt lebensfähig und lässt Menschen schnell reagieren. Menschen wären ohne diese Fähigkeit reizüberflutet und würden vor lauter Denken und Reflektieren krank.

Lernaufgabe

Überlegen Sie: Jeder Mensch hat andere Erfahrungen im bisherigen Leben gemacht. Dementsprechend werden verschiedene Durchschnitte der Erfahrungen im Gehirn gebildet, also entstehen verschiedene Modellvorstellungen. Haben Sie die Erfahrung gemacht, dass bei der Bildung von Vorurteilen verschiedene beteiligte Menschen auch verschiedene Vorstellungen zum Vorurteil hatten?

Im Unterschied zum Urteil bildet das wertende Vorurteil für den, der „vor-urteilt" wird, häufig einen Ausgangspunkt für entsprechend motivgesteuerte Handlungen. Häufig bezweckt der „Vor-Urteiler" eine bestimmte Handlung, die anschließend folgt.

Fallbeispiel

Zu Beginn der Altenpflegeausbildung lernen sich alle Mitschüler kennen. Eine Mitschülerin ist Muslimin und trägt ein Kopftuch. Die Pflegeschülerin Kim sagt ihrer befreundeten Klassenkollegin, dass sie Frauen mit Kopftuch bescheuert findet. Während des ersten Ausbildungsjahrs wechselt Kim mit der muslimischen Mitschülerin kein privates Wort.

Nach der Äußerung von Vorurteilen stellt sich häufig das schlechte Gewissen ein. Sobald Zeit zum Reflektieren und genaueren Hinschauen da ist, revidiert man sein „Vorurteil".

Lernaufgabe

Haben Sie jemals überlegt, warum es bewusst gebildete Vorurteile gibt? Warum bildet der Mensch Vorurteile und empfindet bei der Äußerung häufig noch Genugtuung? Überlegen Sie sich Situationen, wo man sich in Gruppen ein Vorurteil bestätigt hat und sich anschließend solidarisch fühlt, man bestätigt sich, Recht zu haben. Fallen Ihnen Gründe dafür ein?

Merke

Die Gruppe hat Macht.

Vorurteile können auch positiv gebildet werden. Verliebte sehen z. B. häufig vieles „unreflektiert" positiv. Sie bilden ein aufwertendes Bild von ihrem „Liebling". Oder es werden pauschal alle Italiener positiv dargestellt, nur weil man gerade einen schönen Urlaub in Italien verlebt hat.

Lernaufgabe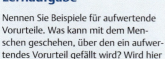

Nennen Sie Beispiele für aufwertende Vorurteile. Was kann mit dem Menschen geschehen, über den ein aufwertendes Vorurteil gefällt wird? Wird hier noch ausreichend reflektiert?
1. Nennen Sie Beispiele für abwertende Vorurteile. Was geschieht mit dem Menschen, über den ein abwertendes Vorurteil gefällt wird? Welche Prozesse kommen in Gang? Unter welchen Bedingungen hat ein Mensch, über den ein Vorurteil gefällt wird, überhaupt noch eine Chance?
2. Überlegen Sie: Kennen Sie Personen, die häufig und schnell Vorurteile bilden? Welche Ursachen vermuten Sie für dieses Verhalten?

Ursachen für Vorurteile

▶ **Gruppendruck.** Dieser Mechanismus ist beim menschlichen Verhalten nicht zu unterschätzen. In der Gruppe solidarisiert man sich. Häufig sind in Gruppen Personen tonangebend. Mit denen will man es sich nicht verscherzen und fragt sich: „Warum soll ich dem jetzt widersprechen? Wenn ich einmal richtig nachdenke, bin ich eigentlich auch der Meinung." Man verhält sich konform mit der Gruppe. Man möchte dazugehören, kein Außenseiter sein und übernimmt das Vorurteil mehr oder weniger stillschweigend.

▶ **Soziale Ungleichheiten.** Häufig entstehen Vorurteile aus Gruppen mit unterschiedlichen ökonomischen Verhältnissen. Oftmals dienen Vorurteile dazu, bestehende Ungleichheiten zu rationalisieren. Ärmere Gruppenmitglieder bilden z. B. Vorurteile gegen reiche Menschen oder umgekehrt.

▶ **Kategorisierung.** Eine schnelle Einteilung in Gruppen oder Kategorien erscheint uns meist logisch und ermöglicht schnelle Entscheidung. Wir sortieren Beobachtetes in Schubladen. Wir machen es uns leichter, indem wir ein vorschnelles Urteil fällen anstatt langwierig und kompliziert Für und Wider abzuwägen.

▶ **Erhöhung des eigenen Status.** Personen mit geringem Stolz auf eigene Werte oder niederem sozialem Status weisen in Umfragen stärkere Vorurteile auf. Ich werte mein Gegenüber ab, um mich selbst zu erhöhen.

▶ **Sündenbocksuche.** Dabei richten sich unsere Vorurteile gegen Ersatzobjekte oder -personen, wenn die wahren Ursachen unserer Frustration entweder unbekannt oder nicht erreichbar sind. Beispiel: Der Pole ist Schuld, dass ich keine Arbeit habe.

▶ **Fokussierung.** Wir tendieren dazu, Menschen nach ihren auffälligsten Merkmalen wahrzunehmen. Dieses auffälligste Merkmal erkennen wir als wichtigstes Wiedererkennungszeichen und meinen, bestimmte Verhaltensweisen, die die angebliche Eigenschaft widerspiegeln, zu erkennen. Beispiel: Lena hat gehört, dass ihr Mitschüler Sven homosexuell ist. Beim gemeinsamen Arbeiten in der Pflegestation, scheint Lena zu erkennen, dass Sven auch bei der Arbeit im Pflegeheim alle typischen Verhaltensweisen eines Homosexuellen zeigt.

Lernaufgabe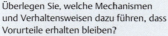

Überlegen Sie, welche Mechanismen und Verhaltensweisen dazu führen, dass Vorurteile erhalten bleiben.
Überlegen Sie, wodurch Vorurteile überwunden werden können.

Überwindung von Vorurteilen

Im pflegerischen Alltag sind Sie nicht davor geschützt, auch Vorurteile gegenüber Mitarbeitern, Bewohnern, Kunden oder Patienten zu entwickeln. Das ist menschlich und ganz natürlich. Es erfordert eine hohe Professionalität, sich seine eigenen Vorurteile bewusst zu machen und zu versuchen, Vorurteile zu überwinden. Menschen mit ähnlichen Vorstellungen, gleichen Schulbildungen, mit gemeinsamen Zielen, gleichen Religionszugehörigkeiten oder vergleichbarem Eigentum haben gegenseitig seltener Vorurteile. Fremdes, nicht Nachvollziehbares fördert die Bildung von Vorurteilen. Das Leben in einem positiven, sozialen Klima und/oder das Interesse am Anderssein, am Fremdsein des Gegenübers können helfen, Vorurteile zu überwinden.

Lernaufgabe

Überlegen Sie, was Ihr Bewohner dafür kann, dass er anderer Nationalität ist und einer anderen Religion angehört als Sie? Sie anderer Nationalität sind und einer anderen Religion angehören? Können Sie sich Personen vorstellen, von denen Sie glauben, dass Sie gegen sie Vorurteile entwickeln würden, wenn Sie mit Ihnen konfrontiert würden? Wie würden Sie sich verhalten, wenn von Ihnen trotzdem professionelle Pflege erwartet wird?

7.7 Beobachtungsprozess

Informationen werden direkt oder indirekt, bewusst oder unbewusst aufgenommen oder gesammelt. Die Informationsauswahl und -verarbeitung geschieht meistens unbewusst. Trotzdem kommt es zu einer Beurteilung dieser Informationen und zu Handlungen. Die Schritte des bewussten Beobachtungsprozesses zeigt ▶ Abb. 7.11.

Der erste Schritt ist die Wahrnehmung über die Sinnesorgane. Elemente dieses Wahrnehmungsprozesses sind:
- **Selektion**: Ist die Auswahl. Aufgrund der Hirnkapazität ist der Mensch nicht in der Lage, alle Informationen aufzunehmen, Gewünschtes wird wahrgenommen – Unerwünschtes verdrängt und zwar individuell unterschiedlich.
- **Ergänzung**: Wahrgenommene Reize werden zu einem Ganzen zusammengeführt, doch das Ganze ist mehr als die Summe seiner Teile.
- **Strukturierung**: Man ordnet die wahrgenommenen Teile derart, dass ein passendes Bild entsteht.

Haben Sie sich jemals Gedanken gemacht um die Auswahl Ihrer Wahrnehmungsobjekte? Ihr Handeln zieht entscheidende Folgen nach sich. Sie entscheiden Ihr Handeln aufgrund der Deutung Ihrer Wahrnehmung.

Merke

Ich richte mein Handeln nach der Deutung meiner Wahrnehmung aus. Mein Handeln beeinflusst meine Um- und Mitwelt. Mein Handeln zieht oft positive, aber auch fehlerhafte und fatale Folgen nach sich.

Eine zu frühe Entscheidung, z. B. in Stufe 3 des Beobachtungsprozesses, kann ohne die Überprüfung und den weiteren Einsatz von Prüf- und Messinstrumenten schlimme Folgen haben und falsche Handlungen nach sich ziehen.

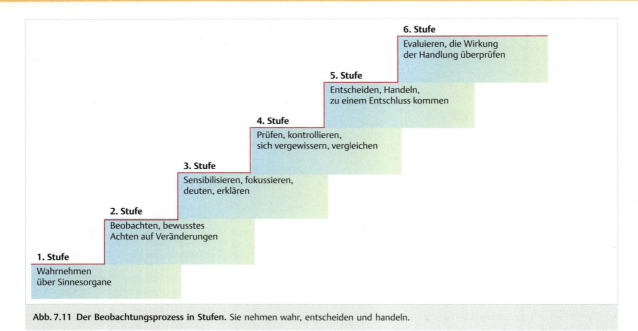

Abb. 7.11 Der Beobachtungsprozess in Stufen. Sie nehmen wahr, entscheiden und handeln.

Merke

Die Einhaltung und Reflektion der einzelnen Schritte steigert Professionalität.

Lernaufgabe

Sie betreten morgens das Bewohnerzimmer von Frau Schmitz. Im Zimmer ist es sehr warm. Sie öffnen die Gardine und bemerken, dass Frau Schmitz einen hochroten Kopf hat.
Analysieren Sie anhand des Beobachtungsprozesses Ihr Vorgehen und erklären Sie alle Schritte, bevor Sie sich zu einer Handlung entscheiden.

7.7.1 Beobachtungsfehler verringern

Folgende Maßnahmen helfen, Beobachtungsfehler zu verringern:
- Eine zu frühe Entscheidung für eine Handlung vermeiden. Erst müssen alle Schritte des Beobachtungsprozesses genau durchlaufen und hinterfragt sein, bevor es zu einer Handlung kommt.
- Bei der Deutung und Interpretation von körpersprachlichen Signalen vorsichtig sein.
- Konsequent am konkreten Verhalten orientieren, keine Bewertung, keine Interpretation.
- Keine verallgemeinernden Aussagen treffen, die man interpretieren kann, sondern klare Beschreibungen von Verhaltensweisen.
- Beobachtung und Interpretation immer voneinander trennen.
- Erklärungen, Beurteilungen, Interpretationen weglassen bzw. sie kenntlich machen durch Aussagen wie „Ich habe den Eindruck ...", „Auf mich wirkte es wie ..."
- Zur Objektivierung eigene Beobachtungen mit anderen vergleichen.
- Selbsteinsicht fördern – sich Vorurteile und Einstellungen bewusst machen.
- Eigenes Einstellungskonzept und Wertmaßstäbe reflektieren sowie Bewusstwerdung des daraus resultierenden Handelns.
- Gespräche mit anderen führen, um über die eigene Wirkung seines Handelns bewusst zu werden.
- Unsicherheitstoleranz trainieren (Unsicherheiten annehmen, nicht überspielen, nicht anderen zuspielen).

Merke

Bei der Interpretation von Beobachtungen sind Irrtümer immer möglich. Professionell Pflegende versuchen aber, Interpretationen zu minimieren.

7.7.2 Formen der Beobachtung

Man unterscheidet folgende Formen der Beobachtung:
- **Freie unsystematische Beobachtung**: Ist ungeplant, ungerichtet, subjektiv, ergebnisoffen und situationsbedingt. Sie dient der Gewinnung eines Gesamteindrucks.
- **Teilnehmende Beobachtung**: Beobachter ist in das Geschehen involviert. Das ist eine oberflächliche Form der Beobachtung.
- **Systematische Beobachtung**: Dient der Reduzierung der Subjektivität. Sie ist gezielt und geplant. Hier systematisieren Vorgaben die Beobachtung, z. B. Qualitätskriterien.
- **Strukturierte/kriterienorientierte Beobachtung**: Orientiert sich an festgelegten Beobachtungskriterien. Die Formulierung der Beobachtungskriterien ist entweder standardisiert oder selbst formuliert, z. B. Pflegeanamnese, Pflegeplanung usw.

Lernaufgabe

- Beschreiben Sie schriftlich unstrukturiert etwas, das Sie bei sich tragen – etwa das Mobiltelefon.
- Erstellen Sie eine sinnvolle Struktur zur Beschreibung Ihres Mobiltelefons.
- Beschreiben Sie nun nach dieser Struktur Ihre und 5 weitere Telefone.
- Welche Form der Dokumentation halten Sie für sinnvoller?

- Nennen Sie Vor- und Nachteile für die freie und unstrukturierte und die strukturierte Beobachtung und Dokumentation.
- Sammeln Sie Beispiele aus dem Pflegealltag, wo eine strukturierte Dokumentation unabdingbar ist.
- Diskutieren Sie die Struktur der Pflegeplanung auf Sinnhaftigkeit.

Damit Beobachtung aus pflegerischer Sicht objektiven Kriterien genügt, müssen folgende Punkte beachtet werden:
- Beobachtung muss möglichst objektiv dokumentiert werden.
- Subjektive Daten müssen als solche kenntlich gemacht werden.
- Kritisches Beobachten im Pflegealltag sollte sich nicht nur auf somatische Merkmale reduzieren.
- Verhalten der Kontaktpersonen sollte einbezogen werden.
- Beobachtungswerte weiterer Mitarbeiter sind oft unabdingbar.

7.7.3 Fremd- und Selbstbeobachtung

Die Welt wird von uns wahrgenommen und wir werden ununterbrochen von der Welt wahrgenommen, die uns umgibt. Egal, ob uns bewusst ist, wie wir wirken oder ob es uns gleichgültig ist, was für ein Bild wir von uns selbst vermitteln. Andere nehmen uns wahr, und wir werden ihnen zu Erinnerungen. Sind 2 Menschen an einer Wahrnehmungssituation beteiligt, so ist das nie ein einseitiger Prozess. Wahrnehmen und beobachten spielt im Pflegeprozess eine übergeordnete Rolle. Sie nehmen als Pflegeperson Ihr Gegenüber wahr, aber auch die zu pflegende Person nimmt Sie wahr. In Sekunden entscheiden Sie über Sympathie, Antipathie, Gefallen oder Ablehnung. Die Psychologie unterscheidet dabei die Selbstbeobachtung und die Fremdbeobachtung. Die Selbstbeobachtung ist eine Methode zur gezielten Wahrnehmung des eigenen Verhaltens und Erlebens.

Zur Bewusstmachung der eigenen Verhaltensmerkmale kann das Johari-Fenster (▶ Abb. 7.12) dienen. Es wurde 1955 von den amerikanischen Sozialpsychologen Joseph Luft und Harry Ingham entwickelt. Aus deren beider Namen wurde der Begriff „Johari" entwickelt. Das Johari-Fenster verdeutlicht den „blinden Fleck" eines Menschen. Das Modell kommt aus der Gruppendynamik und verbildlicht den Umgang mit der Selbst- und Fremdwahrnehmung. Das Modell veranschaulicht, dass „Selbstwahrnehmung" und „Fremdwahrnehmung" sich nicht entsprechen,

Abb. 7.12 Johari-Fenster. Das Johari-Fenster visualisiert den „blinden Fleck."

sondern dass es Bereiche des Verhaltens gibt, in denen anderen unbeabsichtigt Mitteilungen über die eigene Person gemacht werden, während große Bereiche der Eigenwahrnehmung verborgen bleiben.

Die 4 Bereiche können wir genauer beschreiben:
- Zum **Bereich „öffentliche Person"** gehört der Teil unseres Verhaltens, der uns selbst und den anderen Mitgliedern der Gruppe bekannt ist, und in dem uns unser Handeln frei, unbeeinträchtigt von Ängsten und Vorbehalten erscheint.
- **Der Bereich des „blinden Flecks"** bezeichnet den Anteil unseres Verhaltens, den wir selbst wenig, die anderen Mitglieder der Gruppe dagegen recht deutlich wahrnehmen. Dazu zählen: die unbedachten und unbewussten Gewohnheiten und Verhaltensweisen, die Vorurteile, Zu- und Abneigungen. Was diesen Bereich betrifft, können uns die anderen wichtige Hinweise über uns geben.
- **Der Bereich „mein Geheimnis"** umfasst den Bereich unseres Denkens und Handelns, den wir vor anderen bewusst verbergen – die heimlichen Wünsche und die empfindlichen Stellen. Durch Vertrauen und Sicherheit zu anderen kann dieser Bereich erheblich eingegrenzt werden.
- **Der Bereich „Unbekanntes"** dagegen ist als Bereich des Unbewussten weder uns noch anderen i. A. unmittelbar zugänglich. Allerdings kann man zu ihm mithilfe bestimmter psychologischer bzw. psychotherapeutischer Methoden (z. B. in der Tiefenpsychologie) Zugänge finden.

Joseph Luft beschreibt, dass durch das Lernen in Gruppen und das „Sich-Preisgeben" der eigene Handlungsspielraum immer größer wird. Im Johari-Fenster wird dabei das obere linke Fenster immer größer und die anderen Fenster werden zunehmend kleiner. Durch das „Sich-Preisgeben", also durch das Mitteilen und Teilen von persönlichen Geheimnissen mit Dritten, verringert sich der Aufwand, der für die Geheimhaltung betrieben werden muss, und es vergrößern sich die Freiheit und der Handlungsspielraum in der Öffentlichkeit. Durch das Mitteilen von Beobachtungen über blinde Flecke direkt an den Betroffenen, gewinnt dieser Erkenntnisse über sich selbst und kann so seinen privaten und öffentlichen Handlungsspielraum bewusster wahrnehmen und ausfüllen.

Praxistipp

Die Arbeit mit dem Johari-Fenster kann für Pflegepersonal eine gute Feedback-Kultur darstellen.

Merke

Nicht nur Sie nehmen den zu pflegenden Menschen wahr. Auch der alte Mensch nimmt sein Gegenüber, also Sie, wahr.

Lernaufgabe

Überlegen Sie, wie Sie bei einer bestimmten Pflegesituation wohl auf einen Bewohner gewirkt haben. Wie hat dieser Sie wahrgenommen?

Haben Sie jemals überlegt, wie viele Pflegepersonen ein Pflegebedürftiger im Laufe eines Jahres oder gar in 10, 15 oder 20 Jahren, erlebt?

Merke

Sie wünschen sich die ganze Aufmerksamkeit Ihres Gegenübers. Schenken Sie Ihrem Gegenüber immer ihre ganze Aufmerksamkeit?

Die Selbstbeobachtung ist eine Methode zur gezielten Wahrnehmung des eigenen Verhaltens und Erlebens.

Ziele der Selbstbeobachtung

- Das eigene Verhalten und Erleben erkennen und bewerten.
- Aus dem eigenen Verhalten und Erleben Rückschlüsse auf das Verhalten und Erleben anderer Menschen ziehen.
- Das eigene Verhalten bewusst ändern.

Lernaufgabe

Überlegen Sie sich Fragen, die bei rückblickender Selbstbeobachtung hilfreich sein können. Überlegen Sie mit der Methode der Selbstbeobachtung, ob das Verhalten anderer Menschen oder bestimmte Situationsverläufe mit Ihrem eigenen Verhalten zu tun hatten. Beantworten Sie diese Frage kritisch für sich selbst.

Merke

Die Fähigkeit zur Selbstbeobachtung ist eine wesentliche und unverzichtbare Voraussetzung für das Arbeiten mit anderen Menschen, v. a. mit alten, abhängigen und pflegebedürftigen Menschen, die selbst häufig nicht in der Lage sind, Stellung zu beziehen.

7.8 Lern- und Leseservice

7.8.1 Das Wichtigste im Überblick

Wie unterscheiden sich Wahrnehmen und Beobachten?

Wahrnehmung könnte man als unspezifisch bezeichnen. Sie dient zur Gewinnung und Verarbeitung von Informationen aus äußeren und inneren Reizen. Ziel ist, die Gewinnung eines (Um-)Weltbilds für jeden Einzelnen. Beobachtung könnte man im Vergleich zur Wahrnehmung als spezifisch bezeichnen. Es handelt sich dabei um aufmerksame Wahrnehmung, die mit der Zielvorstellung verbunden ist, ein bestimmtes Objekt oder einen bestimmten Vorgang möglichst genau zu erfassen.

Welche Reizarten gibt es?

Es gibt folgende Reizarten:
- optische Reize (Licht)
- akustische Reize (Schall)
- thermische Reize (Abkühlung, Erwärmung)
- mechanische Reize (Druck, Beschleunigung, Lageveränderung des Körpers)
- chemische Reize (gasförmige oder flüssige Stoffe)

Was ist ein Sinn, und welche verschiedene gibt es?

Sinn ist die Fähigkeit der Rezeptoren (Sinneszellen), adäquate Reize aufzunehmen und dem Organismus Eindrücke von der Umwelt zu vermitteln. Die verschiedenen Sinne sind:
- Sehsinn
- Gehörsinn
- Lage- und Bewegungssinn
- Geruchssinn
- Geschmackssinn
- Temperatursinn
- Gleichgewichtssinn
- Tast- und Drucksinn
- Schmerzsinn

Welches sind die häufigsten Beurteilungs- und Wahrnehmungsfehler?

Das sind:
- Halo-Effekt
- der erste Eindruck
- Kontrastfehler
- subjektive Persönlichkeitstheorie oder logische Fehler
- Milde-Fehler
- Fehler durch zeitliche oder räumliche Nähe
- Projektionsfehler
- sich selbst erfüllende Prophezeiung
- Stereotypen

Was kann die Wahrnehmung beeinflussen?

Beeinflussende Faktoren sind z. B.: Erziehung, Kultur, Religion, Mode, Wetter, momentanes Empfinden, Bildung, Erfahrungen, Erinnerung, Alter, Erkrankungen, persönliche Einstellung, Gefühle.

Welches sind die Stufen des Beobachtungsprozesses?

1. Wahrnehmen über Sinnesorgane
2. beobachten – bewusstes Achten von Veränderungen
3. sensibilisieren – fokussieren, deuten, erklären
4. prüfen – kontrollieren, sich vergewissern, vergleichen
5. entscheiden – handeln, zu einem Entschluss kommen
6. evaluieren – die Wirkung der Handlung überprüfen

Welche Formen der Beobachtung gibt es?

Man unterscheidet:
- **Freie unsystematische Beobachtung**: Ist ungeplant, ungerichtet, subjektiv, ergebnisoffen und situationsbedingt. Sie dient der Gewinnung eines Gesamteindruckes.
- **Teilnehmende Beobachtung**: Beobachter ist in das Geschehen involviert. Das ist eine oberflächliche Form der Beobachtung.
- **Systematische Beobachtung**: Dient der Reduzierung der Subjektivität. Sie ist gezielt und geplant. Hier systematisieren Vorgaben, z. B. Qualitätskriterien, die Beobachtung.
- **Strukturierte/kriterienorientierte Beobachtung**: Orientiert sich an festgelegten Beobachtungskriterien. Die Formulierung der Beobachtungskriterien ist entweder standardisiert oder selbst formuliert.

Welches sind die Ziele der Selbstbeobachtung?

Das sind:
- Das eigene Verhalten und Erleben erkennen und bewerten.
- Aus dem eigenen Verhalten und Erleben Rückschlüsse auf das Verhalten und Erleben anderer Menschen ziehen.
- Das eigene Verhalten bewusst ändern.

Wozu dient das Johari-Fenster?

Das Johari-Fenster ist ein Modell aus der Gruppendynamik und wird zur Beleuchtung des blinden Flecks, also des eigenen Unbewussten eingesetzt, zur persönlichen Weiterentwicklung.

7.8.2 Literatur

Attneave, F. (1971): Multistability in perception. Sci. Am 225 (6), S. 63–71

Beckmann JP. Ausgewählte Probleme der Erkenntnistheorie. Fakultät für Kultur- und Sozialwissenschaften. Hagen: Fernuniversität Hagen, 2010

Behrendt JE. Das Dritte Ohr. Vom Hören der Welt. Hamburg: rororo, 1988

Brugger P. One Hundred Years of an Ambiguous Figure: Happy Birthday, Duck/Rabbit. Perceptual and Motor Skills. 3 Pt 1 1999; 89: 973–977

Charlier S. Psychologie, Soziologie und Pädagogik für Pflegeberufe. Stuttgart: Thieme; 2001

Charlier S. Soziale Gerontologie. Stuttgart: Thieme; 2001

Goldstein EB. Wahrnehmungspsychologie. Der Grundkurs. 7. Auflage. Heidelberg: Springer; 2008

Heuwinkel-Otter A et al. Menschen pflegen, Bd. 1. Heidelberg: Springer; 2006

Kriesten U. Fallsammlung für die lernfeldorientierte Altenpflegeausbildung. Hannover: Brigitte Kunz; 2006

Kriesten U. Altenpflegeexamen, Bd. 5. Hannover: Brigitte Kunz; 2005

Lauber A, Schmalstieg P. Wahrnehmen und Beobachten. Verstehen und pflegen, Bd. 2. Stuttgart: Thieme; 2001

Loeber HD. Lerneinheit „Lernen und Gruppe". In: Brokmann-Nooren, Grieb, Raapke, Hrsg. Handreichungen für die nebenberufliche Qualifizierung (NQ) in der Erwachsenenbildung. Sonderausgabe für die Bundeszentrale für politische Bildung. Weinheim/Basel: Beltz; 1994: 187ff

Löser A. Wenn Krebspatienten Fragen stellen. Hannover: Schlütersche; 2002

Luft J, Ingham H. The Johari window, a graphic model of interpersonal awareness. Proceedings of the western training laboratory in group development. Los Angeles: UCLA; 1955; im Internet: www.richerexperiences.com/wp-content/uploads/2014/02/Johari-Window.pdf; Stand 27.08.2015

MDK. Grundsatzstellungnahme „Ernährung und Flüssigkeitsversorgung älterer Menschen". Abschlussbericht Projektgruppe P 39; 2003

Messer B. 100 Tipps für die Validation. Hannover: Brigitte Kunz; 2005

Muster-Wäbs H. Die bewusste Wahrnehmung und der bewusste Umgang mit meinem „inneren Team". Unterricht Pflege 2005; 5: 19–21

Sander K, Schneider K. Wahrnehmen, beobachten, handeln. Unterrichtskonzept und Lernsituation. Unterricht Pflege 2005; 5: 27–30

Seel M, Hurling E. Die Pflege des Menschen im Alter. Ressourcenorientierte Unterstützung nach AEDL. Hannover: Brigitte Kunz; 2005

Schneider K. Wir sehen, was wir sehen wollen. Unterricht Pflege 2005; 5: 14–18

Schierl T. Text und Bild in der Werbung. Bedingungen, Wirkungen und Anwendungen bei Anzeigen und Plakaten. Köln: Halem; 2001

Sprenger R. Das Prinzip der Selbstverantwortung. Frankfurt: Campus; 2004

Stanjek K. Sozialwissenschaften. 3. Aufl. München: Elsevier; 2005

Staschull S. Altenpflege konkret. München: Urban & Fischer; 2003

Stumpf-Parketny T, Tünte A. Wahrnehmen, beobachten, handeln in der Pflege von Menschen mit Schmerzen. Unterricht Pflege 2005; 5: 43–50

Tadié JY, Tadié M. Im Gedächtnispalast. Stuttgart: Klett-Cotta; 2003

Wessel KF. Humanontogenetische Überlegungen zur Pflegewissenschaft. Humanontogenetik 2001; (4)1: 13–20

Ulich D, Mayring P. Psychologie der Emotionen. Stuttgart, Berlin, Köln: Kohlhammer; 1992

Zielke-Nadkarni A. Das Kompetenzentwicklungsmodell nach Benner als Grundlage von Wahrnehmungs- und Beobachtungsschulung. Unterricht Pflege 2005; 5: 2–5

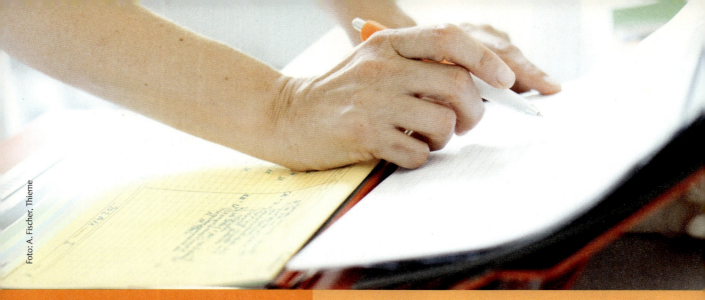

Kapitel 8

Pflegeprozess und Pflegedokumentation

8.1	Einführung	169
8.2	Grundlagen	169
8.3	Pflegeprozessplanung und Pflegedokumentation	172
8.4	Durchführung der Pflegeprozessplanung und -dokumentation	175
8.5	Lern- und Leseservice	195

8 Pflegeprozess und Pflegedokumentation

Michael Haas, Jasmin Schön, Inge Vormann

8.1 Einführung

Besonders im Bereich der Altenpflege wird deutlich, dass die „Pflege" einen Anspruch auf eine eigene „Domäne" (S. 87) hat und sich aus diesem Grund professionalisieren muss. Deutlich wird das v. a. in § 3 AltPflG. Darin heißt es, dass die Pflegefachkräfte durch ihre Ausbildung zu einer selbstständigen und eigenverantwortlichen Pflege – einschließlich der Beratung, Begleitung und Betreuung alter Menschen – befähigt werden sollen. Neben der sach- und fachkundigen Pflegedurchführung bezieht der Gesetzgeber dabei insbesondere eine an den jeweils aktuellen pflegewissenschaftlichen und medizinisch-pflegerischen Erkenntnissen orientierte umfassende Planung der Pflege ein. Gute und kompetente Pflege setzt also eine durchdachte Planung voraus.

Eine wichtige Grundlage zur Sicherung der Pflegequalität ist die Pflegedokumentation. Damit soll die Kommunikation aller an der Pflege Beteiligten sichergestellt werden und dabei auch den Pflegebedürftigen selbst sowie seine Angehörigen einbinden. Weiterhin sorgt die Pflegedokumentation für Transparenz (GKV-Spitzenverband 2014).

Zu Recht hat daher das Pflegeversicherungsgesetz von 1995 die Pflicht zur systematischen Pflegeplanung und -dokumentation aufgegriffen (MDS 2005). Dementsprechend erhebt der Medizinische Dienst der Krankenkassen (MDK) den Anspruch, dass für jeden Leistungsempfänger, der beruflich ausgeübte Pflege in Anspruch nimmt, eine aktuelle, fachlich und methodisch korrekte Pflegeplanung vorliegen muss. Darüber hinaus sieht es der Spitzenverband des Medizinischen Dienstes (MDS) als gegeben an, dass jede Pflegefachkraft aufgrund ihrer abgeschlossenen Berufsausbildung in der Lage sein muss, den Pflegeprozess in Theorie und Praxis zu beherrschen, denn nach dem geltenden Berufsrecht der Pflegeberufe gehören die Realisierung des Pflegeprozesses und seine Dokumentation zu den Sorgfaltspflichten in der Pflege (MDS 2005).

So „unbeliebt" die Anfertigung von Pflegeplanungen oft auch ist – diese Kernaufgabe pflegerischen Handelns ist Ausdruck der Professionalität von Pflegenden. Durch die Pflegeplanung wird einzelfallbezogen die Begründung dafür geliefert, warum der jeweilige Pflegeempfänger welche Art von Pflege in welchem Umfang benötigt.

Da die Pflegedokumentation in den vergangenen Jahren immer umfangreicher wurde, fehlte diese Zeit bei der eigentlichen Pflege (GKV-Spitzenverband 2014). Deshalb erhielt die Ombudsfrau für Entbürokratisierung in der Pflege im Bundesgesundheitsministerium (BMG) 2011 den Auftrag, Ideen und Vorschläge für weniger Bürokratie in der Pflege zu erarbeiten. In diesem Projekt entwickelte die Ombudsfrau gemeinsam mit Experten aus Wissenschaft und Praxis das „Strukturmodell – Effizienzsteigerung der Pflegedokumentation", das 2013/2014 in ambulanten Pflegediensten und stationären Pflegeeinrichtungen erfolgreich erprobt und anschließend der Öffentlichkeit im Februar 2014 vorgestellt wurde (DPR 2015). Da die Implementierung dieses Strukturmodells in der ambulanten und stationären Langzeitpflege freiwillig ist, wird es erst später erläutert, siehe „Einführung des Strukturmodells zur Entbürokratisierung der Pflegedokumentation für die Langzeitpflege" (S. 189).

Im Folgenden sollen die Methode des Pflegeprozesses sowie der Zusammenhang zwischen Pflegeprozess und Pflegedokumentation zunächst allgemein dargestellt werden. Im Anschluss daran werden die einzelnen Phasen des Pflegeprozesses thematisiert und die gebräuchlichen Instrumente und Methoden vorgestellt, die im Rahmen der Pflegeprozesssteuerung Anwendung finden. Gleichzeitig soll anhand eines Beispiels exemplarisch aufgezeigt werden, welche konkreten Auswirkungen die Orientierung an der Pflegetheorie Monika Krohwinkels (S. 94) auf den Pflegeprozess haben kann und wie eine Pflegeplanung formal korrekt zu erstellen und zu dokumentieren ist.

8.2 Grundlagen

8.2.1 Pflegeprozess als Problemlösungsprozess

Die hinter dem Pflegeprozess stehende „Logik" ist eigentlich banal: Immer dann, wenn ein bestehendes Problem geplant, durchdacht und behoben werden soll, wird mehr oder weniger bewusst ein systematisches Vorgehen angestrebt; eine „Problemlösungsmethode" wird angewendet.

Fallbeispiel

Stellen Sie sich vor, Sie möchten ein Haus bauen. Sicher werden Sie zunächst überlegen, ob Ihre finanziellen Mittel ausreichen, um den Hausbau zu finanzieren. Sie werden ferner überlegen, wie groß Ihr Haus werden soll, wo es stehen soll, wie die Gestaltung der Außenanlagen aussehen soll usw.

Nach all diesen Überlegungen werden Sie schließlich – meist in Zusammenarbeit mit einem Architekten – einen Plan von Ihrem Traumhaus erstellen. Sie legen so fest, wie das fertige Haus aussehen soll und aussehen kann, damit es auch finanzierbar ist. Diesem Plan entsprechend werden die beauftragten Handwerker dann hoffentlich tätig: Ihr Traum vom Haus wird Wirklichkeit. Sind alle Bauvorhaben abgeschlossen, so wird der Bau abschließend begutachtet: Ist alles so geworden wie geplant? Hat das Geld gereicht?

Kybernetischer Regelkreis

Seine momentane Situation (Ist-Wert) genau zu analysieren, um davon ausgehend ein realistisches Ziel (Soll-Wert) zu formulieren, das dann durch eine Handlung (Regelgröße) realisiert und abschließend evaluiert wird (Ist-Soll-Abgleich), ist die einfachste Methode einer systematischen Problemlösung. Diesen Prozess der Problemlösung bezeichnet man als „kybernetischen Regelkreis". Das entsprechende Regelkreismodell (▶ Abb. 8.1) bildet eine der Grundlagen des Pflegeprozesses.

Definition

„Kybernetik" (griech. Kybernetike = „Steuermannskunst") ist die Bezeichnung für eine Richtung der Wissenschaft, die Gesetzmäßigkeiten in Steuerungs- und Regelungsvorgängen betrachtet und diese aufzudecken versucht. Kybernetische Verfahren finden überwiegend in technischen Bereichen Anwendung; aber auch in der Biologie und Soziologie wird versucht, Phänomene mithilfe der Kybernetik zu erklären.

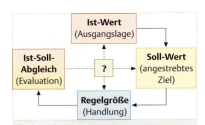

Abb. 8.1 Kybernetisches Regelkreismodell. Es bildet eine der Grundlagen für die unterschiedlichen Verfahren des Pflegeprozesses.

Decken sich das geplante und das tatsächlich erreichte Ergebnis nicht, so beginnt der Prozess von Neuem. Es kann dann überlegt werden, woran der Prozess gescheitert ist: Gab es Fehler in der Umsetzung bzw. wurde nicht richtig gearbeitet (fehlerhafte Regelung)? So wird man in aller Regel zuerst vermuten. Es könnte aber auch sein, dass im Vorfeld nicht alle Informationen richtig erfasst wurden (Fehler in der Ist-Wert-Analyse), oder dass das angestrebte Ziel nicht realistisch war (Fehler in der Soll-Wert-Bestimmung).

Lernaufgabe

Betrachten Sie normale Handlungen Ihres beruflichen und privaten Alltags gezielt daraufhin, ob sich die Phasen eines kybernetischen Regelkreises auch in ihnen auffinden lassen!

8.2.2 Pflegeprozess als Beziehungsprozess

Die gezielte Beobachtung der Pflegenden spielt eine entscheidende Rolle im Pflegeprozess, siehe „Wahrnehmen und Beobachten als Grundlage pflegerischen Handelns" (S. 156). Fachwissen und Erfahrung helfen Pflegenden dabei, die Bedürfnisse und Probleme der ihnen anvertrauten alten Menschen zu erfassen (Ist-Zustand), realistische Pflegeziele (Soll-Zustand) zu formulieren und entsprechend geeignete Pflegemaßnahmen (Regelgrößen) zu planen und schließlich umzusetzen. Dabei darf jedoch nicht vergessen werden, dass unsere Wahrnehmungen und Beobachtungen immer auch subjektiv sind, siehe „Beeinflussung der Wahrnehmung und Beurteilung" (S. 161).

Versucht man also nun – im Sinne eines kybernetischen Regelkreismodells – den „Ist-Wert", also die pflegerischen Bedürfnisse, Gewohnheiten, Besonderheiten und Wünsche eines alten Menschen „von außen" zu erfassen, so wird man feststellen, dass das nur zum Teil möglich ist. Wer kann seine Bedürfnisse schon besser beurteilen als derjenige, der diese Bedürfnisse hat? Prinzipiell kann jeder – selbst ein demenziell veränderter alter Mensch – als „Experte" seiner selbst angesehen werden.

Merke

Der eigentliche Experte für seine Bedürfnisse ist der alte Mensch selbst.

Fachwissen und (berufliche) Erfahrung der Pflegenden bilden immer nur einen Aspekt einer gelingenden Pflege. Von einem Pflegeexperten wird erwartet, dass er aus fachlicher Sicht alle relevanten Bedürfnisse und Probleme korrekt und vollständig erfasst und gleichzeitig seinem eigenen beruflichen Auftrag gerecht wird, z. B. die Förderung von Unabhängigkeit, Lebensqualität und Wohlbefinden (Krohwinkel 2008).

Damit Pflegeexperten aber auch die individuellen, dem pflegebedürftigen alten Menschen subjektiv relevanten Bedürfnisse, Wünsche und Gewohnheiten berücksichtigen können, ist die Beteiligung des betroffenen alten Menschen am Pflegeprozess unerlässlich. Pflege ist eine der intimsten Dienstleistungen! Nur wenn diese, dem Pflegeempfänger subjektiv bedeutsamen Aspekte berücksichtigt werden, kann Pflege einen Beitrag zur Förderung des Wohlbefindens und der Lebensqualität leisten. Damit das geschehen kann, ist der Aufbau einer konstruktiven Beziehung Grundlage für eine professionelle Pflege.

Neben der fachlichen Kompetenz ist die Beziehungsfähigkeit eine notwendige Eigenschaft professionell Pflegender – insbesondere im Bereich der Altenpflege. Nur wer in der Lage ist, die Wünsche und Bedürfnisse eines alten Menschen aus dessen Perspektive zu sehen und zu verstehen und den betreffenden Menschen aktiv in den Prozess der Pflege zu integrieren, wird seine Pflege an diesen einzigartigen Menschen anpassen und somit professionell pflegen können.

Pflegende im Bereich der Altenhilfe sind dabei besonders gefordert, und das nicht nur, weil manche Bewohner kognitiv nicht in der Lage sind, ihre jeweiligen Bedürfnisse zu äußern. Einfühlungsvermögen (Empathie), biografische Informationen und Erfahrung sind zwingend notwendig, um einen alten Menschen, und besonders einen demenziell veränderten alten Menschen, verstehen und seine Wünsche, Gewohnheiten und Bedürfnisse erkennen zu können.

Lernaufgabe

Stellen Sie sich eine Situation vor, in der Sie krank waren und von einer anderen Person betreut wurden. Konnte diese Person Ihre jeweiligen Bedürfnisse immer so erkennen und erfüllen, wie Sie es sich gewünscht haben, oder haben Sie manches „über sich ergehen lassen" müssen, da der andere es „ja gut gemeint hat"?

8.2.3 Pflegeprozessmodell im Vergleich

Das im deutschsprachigen Raum bekannteste Pflegeprozessmodell ist das von Verena Fiechter und Martha Meier (1981). Sie unterscheiden 6 Phasen des Pflegeprozesses (▶ Abb. 8.2):
- Informationssammlung
- Erkennen von Problemen und Ressourcen
- Festlegung der Pflegeziele
- Planung der Pflegemaßnahmen
- Durchführung der Pflege
- Beurteilung der Wirkung der Pflege

Auch Fiechter und Meier betonen – ähnlich wie Krohwinkel (S. 94) – den prozesshaften Verlauf der Pflege. Sie verstehen Pflege als permanenten Entwicklungsprozess, d. h. als ein sich stets fortsetzendes Geschehen (Fiechter u. Meier 1981).

Der Pflegeprozess als Methode wird im angloamerikanischen Raum bereits seit längerer Zeit diskutiert, was u. a. mit der früheren Verwissenschaftlichung der Pflege in diesen Ländern erklärt werden kann (Hammer 2001). Die erste Veröffentlichung über den Pflegeprozess stammt von Yura und Walsh (1967); sie favorisieren ein 4-phasiges Pflegeprozessmodell (▶ Tab. 8.1). Vor allem in den USA ist die Pflegeprozessmethode immer wieder diskutiert und überarbeitet worden. Heute wird dort ein 5-phasiges Modell bevorzugt, wie es z. B. 1975 von Mundinger und Jauron entwickelt wurde (Arets et al. 1999).

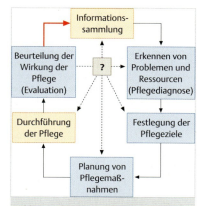

Abb. 8.2 Phasen des Pflegeprozesses (modifiziert nach Fiechter u. Meier 1981). Er besteht aus 6 Schritten.

Tab. 8.1 Pflegeprozessmodelle im Vergleich.

Schritte des Pflegeprozesses	Yura u. Walsh, 1967	WHO	Mundinger u. Jauron, 1975	Fiechter u. Meier, 1981
Schritt 1			Informationssammlung	Informationssammlung
Schritt 2	Erhebung	Einschätzung (Assessment)	Diagnose	Erkennen von Problemen und Ressourcen
Schritt 3	Planung	Planung (Planning)	Planung	Festlegung der Pflegeziele
Schritt 4				Planung von Pflegemaßnahmen
Schritt 5	Durchführung	Durchführung (Intervention)	Durchführung	Durchführung der Pflege
Schritt 6	Auswertung	Bewertung (Evaluation)	Bewertung	Beurteilung der Wirkung der Pflege

Lernaufgabe

Vergleichen Sie die unterschiedlichen Pflegeprozessmodelle (▶ Tab. 8.1) miteinander und versuchen Sie, das Pflegeprozessmodell Monika Krohwinkels (S. 94) einzuordnen.

Berufliche Handlungskompetenz

Pflegeprozessmodelle legen lediglich den Ablauf des Handelns und nicht dessen Inhalt fest, d. h. sie sind eine Arbeitsmethode und strukturieren das Handeln. Die konkrete Ausgestaltung der einzelnen Schritte des Pflegeprozesses ist anhand theoriegeleiteter Entscheidungen zu bestimmen (MDS 2005).

Demzufolge benötigen Pflegefachkräfte:
- **Methodenkompetenz**: Um den Pflegeprozess als Arbeitsmethode zu beherrschen.
- **Fachkompetenz**: Um die einzelnen Pflegeprozessphasen fachlich korrekt auf den Bedarf eines individuellen alten Menschen mit Pflegebedarf anwenden und inhaltlich füllen zu können.
- **Sozial- und Personalkompetenz**: Um die Pflege durch den Aufbau einer konstruktiven Beziehung zum Pflegeempfänger individuell planen und gestalten zu können.

Merke

Die Professionalität der Pflegenden wird erkennbar an der Fähigkeit, Pflegeprozesse korrekt zu steuern und zu planen. Die auf diese Art systematisch geplante Pflege muss ferner inhaltlich korrekt und an den individuellen Bedürfnissen der pflegebedürftigen Person ausgerichtet werden, d. h. professionell Pflegende können die Art der benötigten Pflege fachkompetent festlegen (z. B. durch Auswahl geeigneter Pflegekonzepte) und ausführen (▶ Abb. 8.3).

professionelles Pflegehandeln

Steuerung und Planung des Pflegeprozesses

Methodenkompetenz	Sozial- und Personalkompetenz	Fachkompetenz
• Pflegeprozess • Pflegeplanung • Pflegetechniken • „know how"	• Kommunikation • Empathie • Kongruenz	• Aktualität des Wissens und Könnens • „know what"

Abb. 8.3 Professionelles Pflegehandeln. Die Säulen des konkreten professionellen Pflegehandelns.

8.2.4 Nachteile der Pflegeprozessplanung

Fallbeispiel

Ein Bewohner Ihrer Pflegeeinrichtung meldet sich und gibt an, dass er das Gefühl habe, sich übergeben zu müssen. Was tun Sie? Bedanken Sie sich für diese neue Information, die Sie als neues Pflegeproblem in den Pflegeprozess integrieren, um darauf aufbauend ein geeignetes Pflegeziel zu formulieren, entsprechende Maßnahmen zu planen und durchzuführen?

Dieses einfache Beispiel führt anschaulich vor Augen, welche Grenzen dem streng methodischen Vorgehen nach dem Pflegeprozess gesteckt sind: Situationen, in denen Menschen beteiligt sind, sind niemals genau vorher bestimmbar; sie sind „unberechenbar". Hier wird deutlich, dass Problemlösungsprozesse, die in technischen Bereichen vielleicht hilfreich sind, in Bereichen menschlicher Interaktion nur z. T. anwendbar sind.

Der Pflegeprozess ist ein unflexibles Instrument, das den sich stets wandelnden situativen Besonderheiten nur unzureichend entspricht. Hält man sich streng an das methodische Vorgehen des Pflegeprozesses, so wird ein spontanes Handeln unmöglich. Untersuchungen im Bereich der Altenpflege belegen, dass erfahrene Pflegende in der Altenhilfe ihr Pflegehandeln nicht allein nach der Pflegeprozessmethode gestalten, sondern einer intuitiven und spontanen, der jeweiligen Situation angepassten Pflege den Vorzug geben (Böhle et al. 1997, Schöniger u. Zegelin-Abt 1998, Fischbach 2001).

Lernaufgabe

Der Pflegeprozess ist ein Problemlösungsprozess, dem Grundgedanken der Kybernetik zugrunde liegen. Ordnen Sie die Schritte des kybernetischen Regelkreises (▶ Abb. 8.1) den Phasen des Pflegeprozesses nach Fiechter u. Meier (▶ Abb. 8.2) zu und vergleichen Sie!

8.2.5 Vorteile der Pflegeprozessplanung

Fallbeispiel

Sie gehen mit starken Schmerzen im rechten Unterbauch in ein Krankenhaus. Den Arzt in der Notaufnahme interessiert nicht weiter, welche Ursache hinter Ihren Beschwerden stecken könnte. Er empfiehlt Ihnen dennoch eine OP, schließlich werde man dabei schon feststellen, was Sie haben. Die OP bringt nicht den gewünschten Erfolg. Sie leiden weiterhin unter starken Schmerzen und eine Ursache für Ihr Problem konnte auch nicht gefunden werden. Erbost stellen Sie den Arzt zur Rede; der aber zuckt mit den Schultern und sagt, dass er jederzeit wieder so vorgehen würde, wie in Ihrem Fall.

Dieses überspitzte Beispiel führt uns vor Augen, welchen Vorteil ein systematisches Vorgehen im Sinne des Pflegeprozesses trotz der beschriebenen Grenzen bietet: Die gründliche Analyse der Ausgangslage bzw. der pflegerelevanten Probleme und Ressourcen eines alten Menschen hilft, das Wesentliche in den Blick zu nehmen. Gemeinsam können realistische Ziele gesetzt und Pflegemaßnahmen geplant werden, die den Bedürfnissen des alten Menschen mit Pflegebedarf gerecht werden.

Es werden nur solche Maßnahmen durchgeführt, die auch tatsächlich erforderlich und v. a. effektiv sind. Die schriftlich dokumentierte Planung der Pflege, siehe „Pflegemaßnahmen in der Altenpflege" (S. 184), hilft somit allen Pflegenden eines Teams dabei, die Pflege bei den betreffenden alten Menschen auf einem möglichst gleichbleibenden Qualitätsniveau zu leisten. Die Evaluation der Pflege ist ein Beitrag zur kontinuierlichen Verbesserung des eigenen Pflegehandelns und der Entwicklung der eigenen Kompetenz. Sie hilft darüber hinaus, dass die Qualität der Pflege von Pflegenden selbst verbessert wird und leistet so einen Beitrag zur Professionalisierung der Pflege.

Lernaufgabe

Beobachten Sie einmal gezielt die Arbeitsabläufe in einem Wohnbereich im Altenheim. Erkennen Sie Situationen, in denen eine systematische Arbeit nach dem Pflegeprozess fehlt? Welche Auswirkungen zeigt das Fehlen einer Pflegeprozessplanung? Welche Vorteile würde es bringen, wenn aussagekräftige Pflegeprozessplanungen vorlägen?

8.3 Pflegeprozessplanung und Pflegedokumentation

Dass zu einer umfassenden Pflege nicht nur das unmittelbare Handeln an und mit pflegebedürftigen alten Menschen gehört, sondern auch die schriftliche Dokumentation der Pflege, wird jeder Pflegende, mehr oder weniger begeistert, täglich neu erleben. Tatsächlich nimmt dieser Bereich pflegerischer Arbeit (Krohwinkel bezeichnet ihn als „Bereich II – Pflegeprozessdokumentation", siehe „Pflegeprozessmodell") immer mehr Zeit in Anspruch (Abt-Zegelin et al. 2004a). Zeit, die dann für das direkte Pflegehandeln fehlt. Die Frage, ob dieser enorme Dokumentationsaufwand überhaupt gerechtfertigt ist, muss zu Recht gestellt werden. Dass eine kontinuierliche Pflegedokumentation geführt werden muss, ist unbestritten. Es gilt jedoch genau zu erwägen, was in eine aussagekräftige Pflegedokumentation gehört und wie diese Dokumentation aussehen soll.

Vor allem in stationären Einrichtungen sind 30- bis 40-seitige Pflegeplanungen pro Bewohner keine Seltenheit. Dazu kommen unzählige Risikoformulare, Biografieblätter, Nachweislisten, Tagesstrukturpläne, Assessmentskalen usw. (Erling et al. 2013). Deshalb gibt es mittlerweile verschiedene Projekte oder Empfehlungen zur Entbürokratisierung der Pflegedokumentation, siehe „Möglichkeiten zur Entbürokratisierung der Pflegedokumentation" (S. 189).

Definition

Unter einer **Dokumentation** versteht man die Sammlung, Ordnung, Speicherung und Auswertung von Urkunden.

Damit Pflegeleistungen transparent werden, sollte die Pflegedokumentation den gesamten Pflegeprozess abbilden. Ausgehend von der umfassenden Informationssammlung und Pflegediagnostik kann so der lückenlose Nachweis erbracht werden, warum bestimmte Zielsetzungen in der Pflege eines Menschen angestrebt werden und welche Maßnahmen zur Erreichung dieser Ziele durchzuführen sind. Darüber hinaus sollten die Umsetzung und die kontinuierliche Auswertung der geplanten Pflege nachvollziehbar dargestellt werden. Idealerweise erfasst die Pflegedokumentation daher alle Phasen des Pflegeprozesses (▶ Abb. 8.4).

8.3.1 Ziele und Funktionen der Pflegedokumentation

Durch die Pflegedokumentation soll der Nachweis erbracht werden, dass der Pflegeaufwand zur Erreichung festgelegter Pflegeziele erforderlich war, und dass die geplanten Maßnahmen effektiv durchgeführt wurden. Die schriftliche Dokumentation steht also in unmittelbarer Verbindung zur gesamten Pflegeprozessplanung und dient dazu, Leistungen transparent und für jeden nachvollziehbar darzustellen. Darüber hinaus bildet eine sorgfältige Pflegedokumentation die Basis für eine systematische Evaluation der geplanten Pflege und ermöglicht so eine Verbesserung der Pflegequalität.

Folgende Funktionen und Ziele werden mit dem Dokumentationssystem verfolgt (DS 2005):

- Nachweis der professionellen, systematischen, aktualisierten und auf den Pflegebedürftigen bezogenen individuellen Pflege (= **Dokumentationsfunktion**)
- Sicherung der Kontinuität und Organisation der Pflege durch übersichtliche, konkrete und vollständige Verlaufsdarstellung (= **Organisationsfunktion**)
- Einsatz als intra- und interprofessionelles Kommunikationsmittel – auch im Schnittstellenmanagement (= **Informationsfunktion**)
- rechtssicherer Nachweis der pflegerischen Leistung (= juristische **Nachweisfunktion**)
- Bereitstellung von Informationen für das interne Qualitätsmanagement
- interne und externe Darstellung des Leistungsgeschehens
- Bereitstellung von Informationen für das Personal-Controlling
- Praktikabilität und Reduzierung von überflüssigem Schreibaufwand

Die Funktion der Pflegedokumentation ist also nicht auf das reine Niederschreiben aller pflegerelevanten Informationen beschränkt. Eine fachlich korrekte Pflegedokumentation leistet einen wesentlichen Beitrag zur Qualitätssicherung, nämlich dann, wenn die schriftlich fixierten Informationen direkt in den Prozess der Qualitätssicherung eingebracht und zur Verbesserung der Pflegequalität herangezogen werden (Abt-Zegelin et al. 2004a).

Darüber hinaus sollte die für professionell Pflegende wichtigste Funktion der Pflegedokumentation nicht vergessen werden: „Die Pflegedokumentation ist in erster Linie eine intraprofessionelle Notwendigkeit und nicht eine Leistungsbeschreibung für die Kostenträger, ein Qualitätsnachweis für externe Prüfer oder ein Text für die Juristen" (Abt-Zegelin et al. 2004b).

8.3 Pflegeprozessplanung und Pflegedokumentation

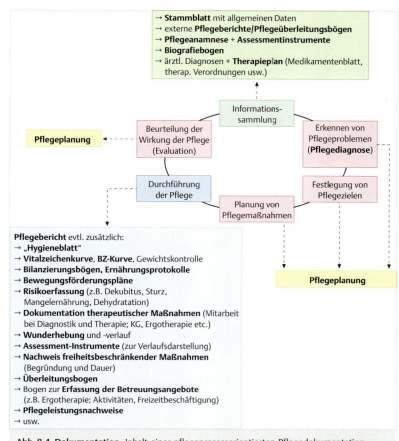

Abb. 8.4 Dokumentation. Inhalt einer pflegeprozessorientierten Pflegedokumentation.

Merke

Pflegedokumentation sollte für Pflegende selbstverständlich sein, da durch sie ein Beitrag zur Professionalisierung und steten Verbesserung der Pflege geleistet wird.

8.3.2 Rechtliche Aspekte zur Pflegedokumentation

Die Pflegedokumentation ist im Pflegealltag die Grundlage vieler Überprüfungen. So wird sie bei der Qualitätsprüfung der Pflegeeinrichtung durch den MDK nach § 114 SGB XI, durch den MDK-Gutachter bei der Einstufung in eine Pflegestufe und durch die Heimaufsicht bei der Überwachung herangezogen und dient als Informationsquelle für alles Weitere. Deshalb ist eine lückenlose und gut nachvollziehbare Dokumentation unerlässlich (König 2014).

Allgemeine Kriterien für die Pflegedokumentation sind:

- Hat die Einrichtung ein standardisiertes Dokumentationssystem?
- Werden alle notwendigen Formblätter verwendet?

Weiterhin erfolgt anhand des zu begutachtenden Pflegebedürftigen eine inhaltliche Überprüfung der Pflegedokumentation durch die Evaluation (Berga u. Pangritz 2011).

Merke

Nicht zu unterschätzen sind die haftungsrechtlichen Aspekte der Pflegedokumentation. Es gilt immer noch der Grundsatz: „Was nicht dokumentiert ist, gilt als nicht durchgeführt."

Vor allem in Schadensersatzprozessen wird von den Gerichten zugunsten des Pflegebedürftigen entschieden, wenn die Pflegedokumentation unzulänglich, lückenhaft und dadurch die Aufklärung des Sachverhaltes nicht oder nur unzureichend möglich ist. Das kann zu Regressforderungen vonseiten der Krankenkassen führen, da bei staatlich anerkannten Altenpflegern oder auch bei anderer entsprechender Qualifikation im strafrechtlichen Sinn von einer Fahrlässigkeit ausgegangen wird (Berga u. Pangritz 2011).

Dokumentation haftungsrechtlich relevanter Informationen zur Beweissicherung im Fall von Schadensersatzforderungen wird empfohlen, folgende haftungsrechtlich relevanten Informationen in der Pflegedokumentation sind zu berücksichtigen (Abt-Zegelin et al. 2004a/b):

- Wahrnehmung von Aufsichtspflichten zur Vermeidung von Stürzen und Selbstgefährdung
- Angaben zur Durchführung ärztlicher Verordnungen (Medikation und „Behandlungspflege") einschließlich der erforderlichen Hygienemaßnahmen
- Angaben zur fachlich korrekten Durchführung von Prophylaxen
- Angaben zum korrekten Umgang mit medizinischen Geräten

8.3.3 Praktische Hinweise zur Gestaltung der Pflegedokumentation

Formale Hinweise

Kern der Pflegedokumentation ist die schriftliche Fixierung des gesamten Pflegeprozesses. In der Dokumentation wird also die Art und Weise des pflegerischen Handelns beschrieben. Dadurch werden die notwendigen Informationen aller am Prozess Beteiligten zugänglich gemacht. Entsprechend eindeutig sind die Anforderungen des MDS: „Das individuelle und aktuelle Bild des Pflegebedürftigen soll sich darin (in der Dokumentation) widerspiegeln, sodass sich theoretisch auch eine nicht in der Einrichtung beschäftigte Pflegekraft ein zutreffendes Bild über die Situation des zu Pflegenden machen und danach pflegen kann, ohne dass ein Schaden für den zu Pflegenden entsteht" (MDS 2005).

Generell sind folgende Hinweise zu beachten (MDS 2005):

- Grundsätzlich gilt, dass immer derjenige, der eine bestimmte Leistung erbracht hat, diese auch dokumentiert. So dokumentiert z. B. der anordnende Arzt seine Verordnung, die ausführende Pflegefachkraft die Ausführung dieser Verordnung.
- Die Nutzung eines dokumentenechten Stifts (z. B. Kugelschreiber) ist empfehlenswert.
- Fehler in der Dokumentation werden mit einem waagerechten Strich als Fehleintragung kenntlich gemacht (gestrichen), der Text bleibt lesbar. Radierungen, Überklebungen und der Gebrauch

- von Tipp-Ex sind ebenso unzulässig wie das Einfügen von Freizeilen. Nachträgliche Änderungen sind als solche zu kennzeichnen und zu datieren.
- Die Aufzeichnungen werden so verfasst, dass alle an der Versorgung, Pflege und Behandlung beteiligten Berufsgruppen sie ohne weitere Nachfrage als Handlungsanleitung verstehen können, wobei natürlich unter Verwendung von Fachbegriffen dokumentiert werden soll.
- Die Formulierungen in der Pflegedokumentation sind klientenbezogen, knapp und dennoch präzise, sie sind differenziert, objektiv, eindeutig, transparent und überprüfbar.
- Bewertungen und Interpretationen von Angaben des Pflegebedürftigen oder der Bezugsperson werden vermieden. Aussagen des Pflegebedürftigen werden ggf. als Zitat dokumentiert.
- Es wird nur dokumentiert, was wichtig ist. Doppeldokumentationen werden vermieden. Die Dokumentierenden fragen sich stets, welche Angaben der Arbeitskollege benötigt, um eine Pflege, Versorgung oder soziale Betreuung weiterführen zu können.
- Es werden allgemein anerkannte pflegerisch-medizinische Begrifflichkeiten verwendet. Stichworte reichen aus, solange Irrtümer ausgeschlossen sind.
- Dokumentiert wird grundsätzlich zeitnah. Das bedeutet, es wird möglichst pflegebegleitend dokumentiert.
- Die verwendeten Handzeichen sind eindeutig zuzuordnen.
- Die Pflegedokumentation sollte – da nach § 199 (2) 1 BGB Schadensersatzansprüche bis zu 30 Jahre rückwirkend geltend gemacht werden können – über einen Zeitraum von 30 Jahren archiviert werden. (Der MDK empfiehlt eine mind. 5-jährige Aufbewahrung nach Ablauf des Kalenderjahrs der Leistungserbringung.)
- In der ambulanten Pflege wird die Pflegedokumentation in der Regel beim Pflegebedürftigen aufbewahrt. Eine Ausnahme des Aufbewahrungsortes der Pflegedokumentation ist in begründeten Fällen möglich, z. B. wenn der Pflegebedürftige desorientiert ist und die Dokumentationen verlegt.
- Die gesamte Pflegedokumentation unterliegt dem Datenschutz. Alle Informationen sind also so aufzubewahren, dass sie nur den jeweils berechtigten Personen zugänglich sind. Der betroffene alte Mensch hat das Recht auf uneingeschränkte Einsicht in seine Pflegedokumentation, jedoch bleibt die angefertigte Dokumentation selbst Besitz der jeweiligen Einrichtung.

Inhaltliche Hinweise

Neben diesen formalen Aspekten bereitet meist die Frage danach, was im Pflegebericht dokumentiert werden muss, größere Probleme. Hier gilt es, um einer überflüssigen Schreibarbeit vorzubeugen, einheitliche Regelungen innerhalb der einzelnen Einrichtung zu schaffen. Prinzipiell muss aber immer das dokumentiert werden, was wichtig ist, d. h. es müssen alle relevanten Punkte der Pflegeanamnese, die Pflegediagnosen und die erforderlichen Pflegemaßnahmen festgehalten werden (Abt-Zegelin et al. 2004b). Ferner müssen alle Abweichungen vom „Normalen" – auch Abweichungen von der Pflegeplanung – sowie die Reaktionen des alten Menschen mit Pflegebedarf auf geplante Pflege- und Betreuungsmaßnahmen schriftlich festgehalten werden.

Darüber hinaus gilt, dass die Anforderungen an die Dokumentation steigen, je gefahrenträchtiger eine Pflegesituation ist. Tritt ein Schadensfall ein, so muss sich aus der Pflegedokumentation ergeben, dass der Schadenseintritt unvermeidlich war, obwohl die Pflege fachlich gemäß dem Stand des Wissens erbracht wurde.

Dokumentation gefahrenträchtiger Sachverhalte

Besondere Sorgfalt ist bei der Dokumentation folgender gefahrenträchtiger Sachverhalte angezeigt (MDS 2005):

- unterbringungsähnliche (freiheitsbeschränkende) Maßnahmen
- Einschränkungen bzw. Veränderungen in der Nahrungs- und Flüssigkeitsaufnahme oder deren Verweigerung
- Medikation: Wirkung, Nebenwirkung, Wechselwirkung
- Behandlungspflege einschließlich Hygienemaßnahmen
- Prophylaxen zur Vermeidung einer Erkrankung
- Einsatz von medizinischen Geräten und Hilfsmitteln

Wenn zu einem bestimmten Sachverhalt ein Standard (z. B. die Nationalen Expertenstandards in der Pflege), eine Richtlinie oder Leitlinie vorliegt, wird im Rahmen des Pflegeprozesses darauf verwiesen; Abweichungen davon werden in der Pflegeplanung ebenso dokumentiert wie beobachtete Auffälligkeiten, atypische Verläufe und Veränderungen.

Grundsätzlich ist aus der Dokumentation ersichtlich, wer welche Maßnahmen wann geplant und wer sie durchgeführt hat. Das bedeutet jedoch nicht, dass der Handelnde alle Einzelmaßnahmen eines zusammenhängenden Maßnahmenkomplexes auch einzeln abzeichnen muss. Bei differenzierter und individueller Pflegeplanung oder bei Anwendung eines Standards genügt es, die Durchführung der Maßnahmen gebündelt zu bestätigen. So kann z. B. die routinemäßige morgendliche Körperpflege, die sich meist aus vielen kleinen Einzelmaßnahmen zusammensetzt, als ein Komplex dokumentiert werden. Die Dokumentation von Regelabweichungen und individuellen Besonderheiten bleibt davon unberührt.

In der zur täglichen Arbeit benötigten Pflegedokumentationsmappe sollten, um einen ausreichenden Überblick über die Versorgungs- und Pflegesituation des Pflegebedürftigen zu haben, die Dokumentationsbögen den Pflegeverlauf der zurückliegenden 3 Monate widerspiegeln. Weiter zurückreichende Dokumentationen können zentral archiviert werden.

Grundsätzliche Wünsche des Pflegebedürftigen sind dokumentiert bzw. hinterlegt, z. B. hinsichtlich lebensverlängernder Maßnahmen, Vorsorgevollmachten, Einsatz von Überwachungstechnologie im Falle einer Demenzerkrankung, Bestattungswünsche.

Bei nicht einwilligungsfähigen Bewohnern werden gemeinsame Entscheidungen von Angehörigen, Pflegenden und Ärzten z. B. über die Verfahrensweise bei nicht ausreichender Flüssigkeitsaufnahme oder zur Schmerztherapie dokumentiert.

Integration von Pflegestandards

Hilfreich und zeitsparend ist zudem die Integration von Pflegestandards in die Pflegedokumentation. Liegen verbindliche Pflegestandards in einer Einrichtung schriftlich vor, so reicht in der Regel der Hinweis auf den entsprechenden Standard in der Pflegeplanung. Individuelle Abweichungen von einem Standard hingegen sollten wiederum gesondert dokumentiert werden (Abt-Zegelin et al. 2004b).

Dokumentation als Sammelpunkt aller relevanten Informationen

Die vollständige Dokumentation aller pflegerischen Maßnahmen und Beobachtungen wird durch die zunehmende Aufgabenteilung in der Altenpflege erschwert: Während Pflegefachkräfte den gesamten Prozess der Pflege eines alten Menschen steuern und die entsprechende Pflegeplanung erstellen, erfolgt die Umsetzung der geplanten Pflege meist durch Pflegehelfer oder -assistenten. Betreuungsleistungen (nach § 87b SGB XI) für Menschen mit eingeschränkter Alltagskompetenz werden mehr und mehr durch

Betreuungskräfte angeboten usw. Um die Gesamtheit der Pflege eines alten Menschen zu erfassen, bildet also die Pflegedokumentation so etwas wie den zentralen Sammelpunkt aller relevanten Informationen.

Merke

Das Gelingen der Pflegedokumentation setzt eindeutige organisatorische Absprachen voraus (klare Strukturierung von Zuständigkeiten, Aufgaben und Befugnissen der einzelnen Mitarbeiter). Daneben müssen alle an der Pflege Beteiligten – auch zusätzliche Betreuungskräfte – von der zuständigen Pflegefachkraft aktiv in den gesamten Pflegeplanungsprozess einbezogen werden (MDK Westfalen-Lippe 2009).

8.3.4 EDV-gestützte Pflegedokumentationssysteme

Zur Erleichterung der Dokumentation werden in Einrichtungen der Altenhilfe zunehmend EDV-gestützte Dokumentationssysteme genutzt, in der Hoffnung, dass die Pflegenden durch diese Art der Datenerfassung Zeit sparen und die Pflegeprozesse der Menschen mit Pflegebedarf effektiver steuern könnten.

Grundsätzlich unterschieden werden stationäre oder mobile Lösungen. Bei stationären Lösungen gibt es einen oder mehrere PCs mit Bildschirm auf der Station, an dem die einzelnen Mitarbeiter je nach Zuständigkeit und Zugang dokumentieren können. Zu den mobilen Lösungen gehören Smartphones, Tablets oder Scanner, über die dann sehr zeitnah dokumentiert werden kann.

Vorteile eines EDV-gestützten Dokumentationssystems

Tatsächlich bieten EDV-gestützte Dokumentationen viele Vorteile. So können die in den Dokumentationen erfassten Daten nicht nur für die Pflege selbst, sondern auch für das interne Controlling und sogar für Vergütungsverhandlungen aufbereitet und genutzt werden (MDS 2005).

Weiterhin ist es den Pflegenden möglich, auf ältere Geschehen der Pflegebedürftigen zurückzugreifen. Insgesamt ist der personelle Aufwand besser zu berechnen, da sich der Pflegebedarf sowohl zeitlich (v. a. bei mobilen Geräten) als auch inhaltlich besser darstellen lässt. Auch die Pflegestandards können schnell aufgerufen werden und in die Arbeit mit einfließen (Berga u. Pangritz 2011).

Nachteile eines EDV-gestützten Dokumentationssystems

Die positiven Effekte (Arbeitserleichterung, Qualitätssteigerung, vereinfachte Archivierung usw.) stellen sich nur dann ein, wenn die Pflegenden die Anwendung des Pflegeprozesses beherrschen und entsprechend gute Basiskenntnisse im Umgang mit der EDV vorhanden sind. Die Mitarbeiter müssen deshalb den Pflegeprozess vor Einführung eines EDV-gestützten Pflegedokumentationssystems verstehen und anwenden können sowie von der Notwendigkeit geplanter und dokumentierter Pflege überzeugt sein.

Neben den Kosten für die Hard- und Software kommen auch die Kosten für die Schulung des Personals in EDV dazu. Weiterhin sind sehr viele organisatorische Dinge im Vorfeld zu klären (Berga u. Pangritz 2011):
- Wie viele Zugänge, Bildschirme oder mobile Geräte werden benötigt?
- Was ist mit dem Datenschutz oder der Absicherung des Stromnetzes?
- Wie werden die Daten gesichert?

Aus Angst vor Datenverlust oder weil das gewählte EDV-Dokumentationssystem bestimmte Elemente nicht enthält, entfällt die handschriftliche Dokumentation oftmals nicht. So werden z. B. Bewegungspläne, Trinkprotokolle usw. meist weiterhin „per Hand" geführt und somit evtl. doppelt geführt, wenn sie anschließend noch in den PC eingegeben werden. Dadurch kommt es zu keiner Zeitersparnis.

Anforderungen an eine EDV-gestützte Pflegedokumentation

Folgende Mindestanforderungen an die Leistung einer EDV-gestützten Pflegedokumentation formuliert der Spitzenverband des Medizinischen Dienstes (MDS 2005):
- Alle Schritte des Pflegeprozesses sind erkennbar dargestellt und miteinander verknüpft.
- Wiederkehrende Arbeiten sind durch Textbausteine abgebildet (hoher Automatisierungsgrad des Dokumentationssystems).
- Die individuelle, auf einen konkreten Menschen bezogene Planung muss durch freie Texteingabe möglich sein.
- Pflegemodelle und geeignete Assessmentverfahren müssen hinterlegt werden können.
- Der Anwender wird durch den gesamten Planungs- und Dokumentationsprozess geführt, es werden z. B. Auswahlmöglichkeiten angeboten, die fachlich möglich und sinnvoll sind.
- In jedem Prozessschritt sind zur Fehlerfrüherkennung Plausibilitätsprüfungen möglich.
- Änderungen und Löschungen müssen für den Anwender erkennbar sein.
- Das System lässt Auswertungen aus Dokumentation und Planung zu, die für intra- und interprofessionelle Kommunikation von hoher Bedeutung sind.
- Es stehen ausreichend viele EDV-Arbeitsplätze zur Verfügung.
- Jede Eintragung wird automatisch mit aktuellem Datum und Handzeichen hinterlegt. Das System lässt keine vorweggenommene Dokumentation zu.

Darüber hinaus muss sichergestellt werden, dass die datenschutzrechtlichen Bestimmungen eingehalten werden und dass keine unberechtigten Eintragungen erfolgen. Das ist z. B. durch einen Kennwortschutz und durch die Vergabe eindeutiger Personalpasswörter und „Kürzel" zu gewährleisten. So bleibt nachvollziehbar, wer wann welchen Eintrag vorgenommen hat (Abt-Zegelin et al. 2004b).

8.4 Durchführung der Pflegeprozessplanung und -dokumentation

Anhand des nachfolgend aufgeführten Fallbeispiels werden – in Anlehnung an das Pflegeprozessmodell von Monika Krohwinkel (S. 94) – die einzelnen Phasen des Pflegeprozesses detailliert vorgestellt. Alle Ausführungen lassen sich jedoch auch auf andere Pflegeprozessmodelle (▶ Tab. 8.1) übertragen.

Beispielhaft werden dabei praktische Hinweise für die formal korrekte Erstellung einer schriftlichen Pflegeplanung geliefert sowie Bezüge zum „Rahmenmodell fördernder Prozesspflege" von Monika Krohwinkel hergestellt, um den praktischen Nutzen pflegewissenschaftlicher Erkenntnisse zu veranschaulichen.

Fallbeispiel

Herr Anton Weiss, ehemaliger leidenschaftlicher Bibliothekar, 76 Jahre alt, verwitwet, 180 Zentimeter groß, 60 Kilogramm schwer, ist vergangene Woche in die stationäre Einrichtung der Altenhilfe „Am Rosengarten" eingezogen.

Vor 6 Monaten ist seine Ehefrau verstorben, die Herrn Weiss nach einem Schlaganfall mit linksseitiger, armbetonter Hemiparese bei der täglichen Pflege unterstützt hatte. Seitdem erledigte das seine Tochter gemeinsam mit der Unterstützung eines ambulanten Pflegedienstes. Herr Weiss hat aufgrund eines Rektumkarzinoms seit 5 Jahren ein Kolostoma, bei dessen Versorgung ihn seine Frau früher sehr unterstützte. Seit ihrem Tod leidet er zunehmend unter akuten Verwirrtheitszuständen. Diese äußern sich v. a. in Gedächtnisstörungen. Er verläuft sich oft und findet Gegenstände (z. B. Brille, Geldbörse, Schlüsselbund) nicht wieder. Zur Person ist er voll orientiert, zeitlich und örtlich ist er phasenweise völlig desorientiert.

In der Einrichtung „Am Rosengarten" wohnt Herr Weiss zusammen mit Herrn Berg, der geistig noch sehr rüstig ist und zu dem er mittlerweile ein vertrauensvolles Verhältnis aufgebaut hat. Sonst ist Herr Weiss eher verschlossen, teilweise sogar ängstlich. Er sieht jedoch ein, dass er alleine nicht zurechtkommt und auch nicht ständig seine Tochter bzw. den Pflegedienst in Anspruch nehmen kann. Trotzdem grübelt er viel und kann sich nur schwer mit der Tatsache anfreunden, dass er jetzt „im Altenheim" lebt und vom Pflegepersonal in seinen Aktivitäten, v. a. bei der Körperpflege und den Ausscheidungen, unterstützt und angeleitet werden muss.

Er denkt viel an seine Frau und an den schönen Rosengarten, den sie gemeinsam gepflegt hatten. Das Seniorenheim ist zwar auch ganz schön, aber er kennt sich dort nicht aus. Auch das eigentlich sehr gute Essensangebot in der Einrichtung schmeckt ihm nicht und er trinkt kaum etwas. Sein körperlicher Zustand ist entsprechend schlecht. Er ist zwar noch mobil, jedoch sehr schlapp und lustlos. Herr Weiss trauert seiner Frau und seiner vorherigen Lebenssituation nach.

Pflegeplanung

Die vollständige Musterpflegeplanung zu diesem Fallbeispiel sowie weitere Beispiel-Pflegeplanungen finden Sie unter www.thieme.de/koether-altenpflege.

8.4.1 Phase 1: Erhebung des Pflegebedarfs und Assessmentverfahren

Die Güte einer jeden Pflegeplanung hängt entscheidend davon ab, ob alle pflegerelevanten Informationen in Bezug auf den betreffenden alten Menschen mit Pflegebedarf ausgiebig und richtig erfasst worden sind. Ohne diese akribische Analyse der Ausgangslage ist die gesamte weitere Pflegeprozessplanung nur schwer möglich.

Merke

Die Qualität der gesamten Pflegeprozesssteuerung und -planung steht und fällt mit der ausführlichen Informationssammlung zu Beginn des pflegerischen Auftrags. Darüber hinaus müssen während des gesamten Pflegeverlaufs kontinuierlich Informationen in den Pflegeprozess eingebunden werden.

Pflegeanamnese und Pflegediagnostik

Neben dem Erstgespräch und der Erhebung der individuellen Lebensgeschichte ist die Pflegeanamnese ein inzwischen übliches Verfahren der Informationssammlung. Die so gesammelten Informationen müssen schließlich zu eindeutigen Aussagen konkretisiert werden, die Aufschluss über den vorliegenden Bedarf an Pflege geben. Diese „auf den Punkt" gebrachten Informationen werden als Pflegediagnosen bezeichnet. Den Prozess der Konkretisierung von Informationen nennt man „Pflegediagnostik". Um solche Pflegediagnosen möglichst zweifelsfrei und objektiv zu erstellen, stehen Pflegenden sog. „Assessmentinstrumente" (Einschätzungshilfen) zur Verfügung (▶ Abb. 8.5).

Informationsquellen

Um eine umfassende Erstanalyse durchführen zu können, sollten zu Beginn möglichst viele Informationen über den alten Menschen mit Pflegebedarf gesammelt werden. Als Informationsquellen nutzen wir dabei
- unsere eigene Beobachtung,
- Gespräche, die wir selbst mit Pflegeempfängern und deren Angehörigen, Bezugspersonen oder Betreuern führen (direkte Quellen),
- Verlegungsberichte anderer Pflegedienste bzw. des Krankenhauses, der Rehaklinik oder Arztbriefe (indirekte Quellen).

Objektive und subjektive Daten

Da wir den Anspruch einer ganzheitlichen Pflege vertreten, beschränken wir uns dabei nicht allein auf äußerlich erkennbare, objektiv mess- und nachvollziehbare Informationen wie z. B. Körpergewicht und Größe eines Menschen (objektive Daten), sondern beziehen auch Aussagen des betreffenden alten Menschen mit Pflegebedarf über seine Empfindungen ein (subjektive Daten).

Erstgespräch – Beginn des pflegerischen Auftrags

Das Erstgespräch, das zu Beginn des pflegerischen Auftrags mit dem zu Pflegenden geführt wird, verfolgt den Zweck, den alten Menschen mit Pflegebedarf kennenzulernen und eine Beziehung zu ihm aufzubauen. Es soll nicht als ein „Ausfragen" des Gegenübers missverstanden werden, sondern dient zunächst der ersten gegenseitigen Information und dem Abbau von Unsicherheiten. Der Gestaltung dieser Situation kommt dabei besondere Wichtigkeit zu.

▶ **Dauer.** Das Erstgespräch sollte nicht zu lange dauern (max. ca. 20 Minuten), dennoch aber ausreichend Raum für die Gesprächsanliegen und Fragen des alten Menschen zulassen.

▶ **Rahmenbedingungen.** Der erste Kontakt sollte in einem geschützten Rahmen erfolgen, also ungestört durch dritte Personen (eine Ausnahme wird dann erforderlich, wenn der betroffene alte Mensch dies wünscht, z. B. die Anwesenheit von Angehörigen). Evtl. müssen dazu die Mitbewohner aus dem Zimmer gebeten oder es muss für einen geeigneten Raum gesorgt werden, wenn das nicht möglich ist.

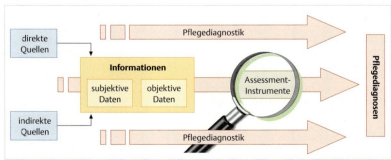

Abb. 8.5 **Pflegediagnosen.** Sie beschreiben den vorliegenden Pflegebedarf als objektiviertes Ergebnis der Informationssammlung.

▶ **Inhalte.** Der alte Mensch sollte Gelegenheit erhalten, seine subjektiven Eindrücke, Unsicherheiten und Ängste mitteilen zu können (möglichst offene Fragen stellen). Organisatorische Aspekte, Fragen bezüglich der physischen und psychischen Verfassung, aber auch individuelle Gewohnheiten bzw. Besonderheiten des alten Menschen mit Pflegebedarf können thematisiert werden.

Erhebung der Biografie

Nicht nur in der Betreuung demenziell veränderter alter Menschen ist eine biografiegeleitete Arbeit unerlässlich. Eine echte bewohner- bzw. klientenorientierte Pflege muss immer auch daran interessiert sein, welche Lebensereignisse, Gewohnheiten und biografischen Besonderheiten des alten Menschen mit Pflegebedarf nachhaltig, d. h. auch jetzt noch prägen, siehe „Biografiearbeit" (S. 130).

▶ **Ziel.** Es geht nicht darum, die Lebensgeschichte des alten Menschen möglichst lückenlos und chronologisch zu erfassen, sondern nachzuvollziehen, wie der alte Mensch zu dem Menschen geworden ist, der er heute ist. Wünsche, Bedürfnisse und Gewohnheiten eines alten Menschen können so gezielt und individuell in die Pflege dieses Menschen integriert werden. Die mit der Biografieorientierung in der Pflege verbundene Absicht ist nicht, evtl. kritische Lebensereignisse zu therapieren. Es geht eher darum, die Auswirkungen dieser Ereignisse auf den alten Menschen zu erkennen und möglichst zu berücksichtigen.

Das echte Interesse an der Lebensgeschichte des alten Menschen fördert nicht nur die Beziehung zwischen ihm und den Pflegenden, es ist auch eine wunderbare Möglichkeit für die Pflegenden, an der Lebenserfahrung alter Menschen teilzuhaben.

▶ **Vertraulichkeit.** Biografiegeleitetes Arbeiten ist ein fortlaufender Prozess und setzt Vertrauen des alten Menschen zu dem jeweiligen Pflegenden voraus. Es versteht sich, dass biografische Informationen nur mit Zustimmung des alten Menschen erhoben und dokumentiert werden und dass sie niemals gegen diesen Menschen verwendet werden. Mitunter geht die Schweigepflicht der Pflegenden hierbei so weit, dass vertrauliche Informationen selbst an Kollegen nicht weitergegeben werden, sondern lediglich Anweisungen über zu beachtende Besonderheiten. Das muss dem alten Menschen im Biografiegespräch auch deutlich vermittelt werden, um ihm Sicherheit zu geben.

Zur Strukturierung und Orientierung für die Pflegenden kann ein Biografiebogen der Einrichtung eingesetzt werden.

▶ **Inhalte.** Neben dem Verlauf des Lebenswegs und den in diesem Verlauf erfahrenen positiven und negativen Erlebnissen können Informationen über wichtige Bezugspersonen im Leben, über das Erleben des Zeitgeschehens, besondere Neigungen und Interessen, sinnstiftende Lebensaspekte und Gewohnheiten in Bezug auf den Lebensrhythmus des alten Menschen wichtige Anhaltspunkte für eine an dessen Lebensgeschichte orientierte Pflege sein.

Lernaufgabe

Lesen Sie das Fallbeispiel zu Herrn Weiss und isolieren Sie alle biografisch relevanten Informationen.

Die Pflegeanamnese als Pflegebedarfseinschätzung

Um eine Einschätzung des Pflegebedarfs vornehmen zu können, wird zu Beginn des pflegerischen Auftrags eine sog. Pflegeanamnese erhoben. Hilfreich sind dazu als Orientierungs- und Strukturierungshilfe die Stammblatt- und Pflegeanamneseformulare des Dokumentationssystems der Einrichtung. Jedoch sollten diese nicht einfach nur „abgefragt" und „abgearbeitet" werden, sondern die einzelnen Aspekte im Gespräch erläutert und besprochen werden. Hierdurch wird der Ist-Zustand zu Beginn der Pflege systematisch erfasst und dokumentiert. Im weiteren Verlauf der Pflege wird die Pflegeanamnese kontinuierlich um alle neu hinzugekommenen Aspekte aktualisiert.

Eine wichtige Frage ist die, welche Informationen im Rahmen der Pflegeanamnese erfasst werden sollen bzw. was genau unter einem Pflegebedarf zu verstehen ist. Die Antwort hierauf bieten u. a. Pflegetheorien großer Reichweite (S. 92).

Orientierung am „Rahmenmodell fördernder Prozesspflege" (Krohwinkel)

In Krohwinkels „Rahmenmodell fördernder Prozesspflege" (S. 96) wird eindeutig formuliert, welche Informationen im Rahmen beruflicher Pflege relevant sind: Im Mittelpunkt des pflegerischen Interesses (primär pflegerisches Interesse) stehen die pflegebedürftige Person und deren primäre Bezugspersonen, und zwar insbesondere deren Bedürfnisse, Probleme, Defizite sowie Fähigkeiten und persönliche Ressourcen in den Aktivitäten, Beziehungen und existenziellen Erfahrungen des Lebens.

Orientiert man sich in einer Einrichtung an Krohwinkels Theorie, so wird man also zu Beginn des pflegerischen Auftrags sowohl die Einschränkungen als auch die Fähigkeiten des alten Menschen und seiner Bezugspersonen in den ABEDLs erfassen. Tatsächlich sind die sog. Stammblätter bzw. Pflegeanamnesebögen dann in der Regel nach den ABEDLs gegliedert. Diese Gliederung bietet den Vorteil, dass der pflegerische Hilfebedarf eines Menschen systematisch und möglichst umfassend erhoben wird, da nicht nur physische, sondern auch psychische, kognitive und soziale Aspekte berücksichtigt werden.

Neben der Erhebung der Probleme, Bedürfnisse bzw. Defizite eines Menschen in den ABEDLs ist die Ermittlung seiner Fähigkeiten und persönlichen Ressourcen von enormer Wichtigkeit, schließlich sollen Pflegende zur Erhaltung, Förderung bzw. Wiedererlangung von Unabhängigkeit und Wohlbefinden der pflegebedürftigen Person beitragen (primär pflegerische Zielsetzung), also aktivierend pflegen.

Das ABEDL-Strukturmodell nach Krohwinkel (S. 95) kann dabei wie ein „Filter" verwendet werden, der unsere Wahrnehmung und Beobachtung präzisiert. Beachtet werden muss allerdings, dass die Pflegebedarfserhebung immer nur in Zusammenarbeit mit dem betroffenen alten Menschen erfolgen kann, schließlich ist niemand besser in der Lage, den eigenen Unterstützungsbedarf einzuschätzen, als die betroffene Person selbst.

Orientierung an anderen Pflegetheorien oder -modellen

Eine Orientierung an anderen Pflegetheorien oder -modellen bedeutet konsequenterweise, dass entsprechende andere Blickwinkel zur Pflegebedarfserhebung genutzt werden: Orientiert man sich z. B. am Modell von Liliane Juchli, so wird man den Pflegebedarf in den „Aktivitäten des täglichen Lebens" (ATLs) erheben. Orientiert man sich an der Theorie von Roper, Logan, Tierney, so steht die Erfassung des Pflegebedarfs in den „Lebensaktivitäten" (LAs) im Vordergrund.

Lernaufgabe

Beschaffen Sie sich Pflegeanamnesebögen und Stammblätter aus verschiedenen Einrichtungen der Altenhilfe. Überprüfen Sie, nach welchen Kriterien diese Bögen gegliedert sind (ABEDLs, ATLs, LAs oder andere).

Fallbeispiel

Bezogen auf Herrn Weiss könnte eine (erste) Pflegeanamnese (auszugsweise) z. B. wie folgt aussehen:

ABEDL „Essen und Trinken können"
Fähigkeiten: Hr. Weiss kann selbstständig (mit der rechten Hand) Speisen und Getränke zu sich nehmen und Wünsche äußern.
- Persönliche Ressourcen: Mahlzeiten werden in der Einrichtung vorbereitet.
- Bedürfnisse: Hr. Weiss wünscht sich (scheinbar) vertraute Mahlzeiten, die seinem Geschmack entsprechend zubereitet sind.
- Probleme: Gefahr der Mangelernährung und der Exsikkose.
- Defizite: Individualisierte „Wunschkost" kann in der stationären Einrichtung nur eingeschränkt angeboten werden.

ABEDL „Ausscheiden können"
Fähigkeiten: Hr. Weiss ist der Umgang mit dem Kolostoma sowie die Versorgung durch Dritte seit Jahren vertraut. Keine Neigung zu Obstipation. Es liegen am Tag der Aufnahme keine Stoma-Komplikationen vor:
- Persönliche Ressourcen: Versorgung des Kolostomas ist in der Einrichtung durch Pflegefachkräfte sichergestellt.
- Bedürfnisse: Hr. Weiss wünscht sich eine Versorgung seines Kolostomas durch vertraute Personen.
- Probleme: Hr. Weiss ist bei der Versorgung des Kolostomas vollständig auf Hilfe anderer angewiesen. Potenziell können Stoma-Komplikationen auftreten.
- Defizite: Am Tag der Aufnahme nicht erkennbar.

Lernaufgabe

Lesen Sie zunächst nach, was Monika Krohwinkel unter „Bedürfnissen", „Problemen", „Defiziten" sowie „Fähigkeiten" und „persönlichen Ressourcen" versteht.
Vervollständigen Sie dann die Pflegeanamnese für Herrn Weiss, indem Sie die Fähigkeiten, die persönlichen Ressourcen, die Bedürfnisse, Probleme und Defizite zu den übrigen ABEDLs aufführen.

Pflegeplanung

Vergleichen Sie anschließend Ihre Ausarbeitung mit der Musterpflegeplanung auf www.thieme.de/koether-altenpflege.

Objektive Pflegebedarfserfassung durch Assessmentinstrumente

Wahrnehmung und Beobachtung sind niemals objektiv, sie unterliegen vielmehr subjektiven Einflüssen. Die Erhebung des Pflegebedarfs steht somit immer in der Gefahr, nicht objektiv zu erfolgen, siehe „Wahrnehmen und Beobachten als Grundlage pflegerischen Handelns" (S.156).

Sicher kennen Sie das Phänomen, dass verschiedene Pflegende den pflegerischen Unterstützungsbedarf eines Menschen unterschiedlich einschätzen. Während die eine Kollegin meint, ein Bewohner sei extrem dekubitusgefährdet, hält ein anderer Kollege diese Gefahr für nicht gegeben. Infolge dieser unterschiedlichen Einschätzung werden beide Pflegende verschiedene Pflegemaßnahmen ergreifen, was fatale Auswirkungen auf den betreffenden alten Menschen und seine Lebensqualität haben kann.

Eine „subjektive" Pflegebedarfseinschätzung kann sich eine professionelle Pflege nicht leisten. Zum einen leidet – wie in dem Beispiel aufgezeigt – der Pflegebedürftige und somit die Qualität der Pflege darunter. Zum anderen werden öffentliche Gelder für die Pflege aufgewendet. Dieser finanzielle Aufwand muss gerechtfertigt sein.

Lernaufgabe

Bei einem alten immobilen Menschen führen Sie regelmäßig alle 2 Stunden eine Positionsveränderung durch. Der Gutachter des MDK möchte von Ihnen wissen, warum Sie diesen Pflegeaufwand betreiben. Was können Sie ihm antworten?

Die möglichst objektive Erhebung der Pflegebedürftigkeit eines alten Menschen ist der Schlüssel für eine gelingende Pflegeplanung und -intervention. „Pflegende müssen erklären können, was sie tun, wie sie es tun und warum sie es tun" (Hunink 1997). Deshalb müssen die durchgeführten pflegerischen Maßnahmen von den Pflegenden auch begründet dargelegt werden.

Die Durchführung von Maßnahmen der Dekubitusprophylaxe z. B. lässt sich nicht hinreichend damit begründen, dass man das Gefühl hat, der betroffene alte Mensch sei dekubitusgefährdet. Wesentlich aussagekräftiger ist der Einsatz von inzwischen weitgehend bekannten Einschätzungshilfen (Assessmentinstrumente) zur Ermittlung des Dekubitusrisikos eines Menschen, z. B. die Braden-Skala, siehe „Maßnahmen zur Druckentlastung, Braden-Skala" (S.306).

Der Einsatz von Assessmentinstrumenten ist für Pflegende mittlerweile verpflichtend und wird u. a. im „Expertenstandard Dekubitusprophylaxe in der Pflege" vom Deutschen Netzwerk für Qualitätssicherung in der Pflege (DNQP 2010) als Grundvoraussetzung für eine gelingende Dekubitusprophylaxe benannt.

Merke

Durch die Feststellung des Pflegebedarfs (Ist-Zustand) stellt die Pflegefachkraft die Weichen für das weitere Vorgehen (Planung realisierbarer Ziele und erforderlicher Maßnahmen). Daher muss diese Feststellung möglichst objektiv und nachweislich erfolgen. Assessmentinstrumente dienen als Einschätzungshilfe, die eine objektivierte Beurteilung von Pflegeproblemen ermöglichen sollen.

Anforderungen an die Entwicklung von Assessmentinstrumenten

▶ **Beispiel.** Bevor ein Arzt seine Diagnose stellt, wird er ein Diagnoseverfahren durchführen. Je nach Krankheitsverdacht setzt er dabei z. B. auf bildgebende Verfahren (Röntgen, CT usw.) oder auch laborchemische Untersuchungen. Er muss sich jedoch darauf verlassen können, dass diese Untersuchungsverfahren auch tatsächlich das messen, was sie messen sollen.

Assessmentinstrumente erfüllen in der Pflege die Funktion der Diagnoseverfahren, wie sie ein Arzt anwendet. Wer aber untersucht, ob diese Instrumente auch tatsächlich das, was sie objektiv erfassen sollen – nämlich den konkreten Pflegebedarf – messen?

Die Entwicklung und Überprüfung von Assessmentinstrumenten, die auch in anderen pflegerelevanten Bereichen eine objektive Einschätzung des Pflegebedarfs ermöglichen, ist Aufgabe der Pflegewissenschaft und -forschung, siehe „Pflegewissenschaftliche Grundlagen altenpflegerischen Handelns" (S.1154). Sie leisten damit ganz konkrete und praktische Hilfestellung bei der Begründung des pflegerischen Handelns.

Merke

Die Genauigkeit von Assessmentinstrumenten hängt davon ab, wie gut deren Zuverlässigkeit (Reliabilität) wissenschaftlich untersucht wurde. Die Frage lautet also: Misst ein Assessmentinstrument tatsächlich und einwandfrei das, was es messen soll?

Mittlerweile stehen eine Reihe solcher Assessmentinstrumente zur Verfügung, mit deren Hilfe möglichst eindeutige Aussagen über die Pflegebedürftigkeit eines Menschen getroffen werden können. Die Schwierigkeit bei der Entwicklung dieser Instrumente besteht jedoch darin, dass die Pflegebedürftigkeit eines Menschen insgesamt nur sehr schwer umfassend ermittelt werden kann. In der überwiegenden Zahl der Fälle beschränken sich die bisher vorliegenden Assessmentinstrumente immer nur auf einzelne Ausschnitte der Pflegebedürftigkeit, z. B. auf die Dekubitusgefährdung oder Mangelernährung (Bartholomeyczik 2004).

Lernaufgabe

Überlegen Sie, für welche der in der Pflegeanamnese von Herrn Weiss isolierten Probleme und Defizite ein differenziertes Assessment erforderlich sein könnte. Welche Assessmentverfahren kennen Sie diesbezüglich?

Pflegeplanung

Vergleichen Sie anschließend die von Ihnen getroffene Auswahl mit der Musterpflegeplanung auf www.thieme.de/koether-altenpflege.

Pflege-Assessmentinstrumente

Trotz der beschriebenen Problematik, die mit einer umfassenden Pflegebedarfseinschätzung verbunden ist, leisten Assessmentinstrumente einen wichtigen Beitrag zur Objektivierung der Wahrnehmung und zur Begründung des Handelns. Darüber hinaus ermöglicht der kontinuierliche Einsatz dieser Instrumente eine gezieltere Verlaufsbeobachtung und hilft so, die Pflegequalität zu erfassen und zu verbessern. Einige der bereits entwickelten Assessmentverfahren, die im Bereich der Altenpflege für ein umfassendes geriatrisches Assessment angewendet werden können, sollen im Folgenden kurz vorgestellt werden:

- **Pflegeabhängigkeitsskala** (**PAS**): Ermittlung der Pflegeabhängigkeit
- **Resident Assessment Instrument** (**RAI**): Einschätzungsinstrument für Langzeitpflegeeinrichtungen

Pflegeabhängigkeitsskala (PAS)

Mithilfe dieses in den Niederlanden entwickelten Instrumentes, das für den Einsatz im Pflegeheim, auf geriatrischen Stationen und im Klinikbereich vorgesehen ist, schätzen Pflegende die Pflegeabhängigkeit eines Menschen in den 15 Grundbedürfnissen nach Virginia Henderson ein:

- Essen und Trinken
- Kontinenz
- Körperhaltung
- Mobilität
- Tag-Nacht-Rhythmus
- An-/Auskleiden
- Körpertemperatur
- Körperpflege
- Vermeiden von Gefahren
- Kommunikation
- Kontakte mit anderen
- Sinn für Regeln und Werte
- Alltagsaktivitäten
- Aktivitäten zur sinnvollen Beschäftigung
- Lernfähigkeit

Dabei wird unterschieden in (▶ Abb. 8.6):
- völlig abhängig
- überwiegend abhängig
- teilweise abhängig
- überwiegend unabhängig
- völlig unabhängig

Es werden jeweils Punktwerte (1–5) vergeben. Die Summe der insgesamt erreichbaren Punkte kann somit zwischen 15 und 75 liegen:
- **Hohe Pflegeabhängigkeit** besteht, wenn 15–44 Punkte erreicht werden.
- **Mittlere Pflegeabhängigkeit** besteht, wenn 45–59 Punkte erreicht werden.

Niedrige Pflegeabhängigkeit besteht, wenn 60–75 Punkte erreicht werden (Lohrmann 2004).

Jedoch gilt es beim Einsatz dieses Instrumentes zu bedenken, dass man dadurch nur wenig differenzierte Informationen erhält und es deshalb nur bedingt zur Feststellung der Pflegebedürftigkeit oder als Grundlage für die Pflegeplanung geeignet ist.

Resident Assessment Instrument (RAI)

Mithilfe dieses in den USA entwickelten Instrumentes soll eine strukturierte Beurteilung des pflegebedürftigen Menschen mittels vorgegebener und definierter Kriterien erfolgen. Etwa 80 % der im Bereich der Langzeitpflege anfallenden Probleme sollen so strukturiert analysiert und der Bearbeitung zugänglich gemacht werden (Gilgen u. Weiss 1998). Das RAI-Instrument besteht aus 3 Teilen:
- **Minimum Data Set** (**MDS**), was das eigentliche Beurteilungsinstrument darstellt.
- **Triggersystem**, das besonders gravierende Probleme verdeutlicht.
- **18 Resident Assessment Protocols** (**RAPs**) als Abklärungshilfen bei den 18 wichtigsten geriatrischen Problembereichen.

An- und Auskleiden		
Beschreibung	Ausmaß, in dem der Patient in der Lage ist, sich alleine an- und auszukleiden.	**Punkte**
Einschätzungskriterien	Der Patient ist nicht in der Lage, sich selbstständig an- und auszukleiden.	1
	Der Patient ist bis zu einem gewissen Grade in der Lage, sich selbstständig an- und auszukleiden; er ist aber nicht in der Lage, dies in einer logischen Reihenfolge zu tun.	2
	Der Patient ist teilweise in der Lage, sich selbstständig an- und auszukleiden; Beobachtungen und/oder kleine Hilfestellungen sind erforderlich.	3
	Der Patient ist in der Lage, sich weitgehend selbstständig an- und auszukleiden; er braucht aber Hilfe bei der Bewältigung feinmotorischer Aufgaben.	4
	Der Patient ist in der Lage, sich ohne Hilfe an- und auszukleiden, er hat Kontrolle über seine Feinmotorik.	5

Abb. 8.6 Assessment. Beispiel für eine Pflegebedarfseinschätzung mithilfe der Pflegeabhängigkeitsskala (PAS, nach Lohrmann 2004).

Das MDS ist ein Dokumentationsbogen, mit dem die Ergebnisse der Informationssammlung zur Situation des betreffenden alten Menschen festgehalten werden. Dabei werden zu ca. 250 Aspekten in insgesamt 19 Bereichen Informationen zusammengetragen (▶ Tab. 8.2).

Die folgenden Instrumente wurden zwar für die Geriatrie und somit als Hilfsmittel für Ärzte zur umfassenden Diagnostik im Rahmen des „geriatrischen Assessments" entwickelt, jedoch eignen sich folgende Teile daraus durchaus auch für die Einschätzung von Risiken des Pflegebedarfs:

- **Functional Independence Measure (FIM):** Messung von Alltagsfähigkeiten (Motorik und Kognition)
- **Barthel-Index (BI):** systematische Erfassung von Pflegebedürftigkeit und Selbstständigkeit
- **Timed-up-and-go-Test, Tinetti-Mobilitätstest:** Mobilitätstests (Beweglichkeit bzw. Körpergleichgewicht) zur Erfassung eines Sturzrisikos
- **Mini-Mental-Status-Test (MMST), Uhrentest:** Erkennung kognitiver Störungen
- **geriatrische Depressionsskala (GDS):** Erfassung einer möglichen Depression

Diese Assessments (bis auf FIM) werden alle näher in Geriatrisches Assessment (S. 145) dargestellt.

▶ **Functional Independence Measure (FIM).** Das 1986 in den USA entwickelte Instrument FIM gibt Auskunft über den tatsächlich vorliegenden Zustand eines Menschen, also nicht darüber, was dieser Mensch in den einzelnen Lebensaktivitäten tun könnte, sondern darüber, was er tatsächlich tut (Isfort 2004). Mithilfe des FIM wird eine systematische Erhebung des vorliegenden Pflegebedarfs in Anlehnung an Aktivitäten des täglichen Lebens durchgeführt. Im Zentrum der Beurteilung stehen dabei 6 Bereiche der Selbstversorgung, in denen insgesamt 18 Aspekte gezielt beobachtet und anhand einer 7-stufigen Skala beurteilt werden (▶ Abb. 8.7).

▶ **Tinetti-Score.** Mit seiner Hilfe werden Gang- oder Gleichgewichtsstörungen ermittelt, um eine vermutete Sturzgefahr zu beweisen und entsprechend prophylaktisch tätig werden zu können (Wettstein 1997).

In den in Deutschland mittlerweile veröffentlichten Nationalen Expertenstandards wird zu den jeweils beschriebenen Pflegephänomenen meist bemängelt, dass es keine hinreichend verlässlichen Assessmentinstrumente gibt. Dennoch sind in den einzelnen Expertenstandards meist „Einschätzungshilfen" benannt, die im Rahmen des Assessments verwendet werden können.

Tab. 8.2 Erhebungsbereiche im Rahmen des Minimum Data Sets (MDS, n. Brandenburg 2004).

Bereich	Inhalt
Bereich A	Angaben zur Person
Bereich B	kognitive Fähigkeiten
Bereich C	kommunikative Fähigkeiten/Hören
Bereich D	Sehfähigkeit
Bereich E	Stimmungslage und Verhalten
Bereich F	psychosoziales Wohlbefinden
Bereich G	körperliche Funktionsfähigkeit/ADL
Bereich H	Kontinenz in den letzten 14 Tagen
Bereich I	Krankheitsdiagnosen
Bereich J	Gesundheitszustand
Bereich K	Ernährungszustand
Bereich L	Mund-/Zahnstatus
Bereich M	Zustand der Haut
Bereich N	Beschäftigungsmuster
Bereich O	Medikation
Bereich P	spezielle Behandlungen
Bereich Q	Entlassungspotenzial
Bereich R	Assessmentinformationen
Bereich T	Ergänzung – Patientenmix

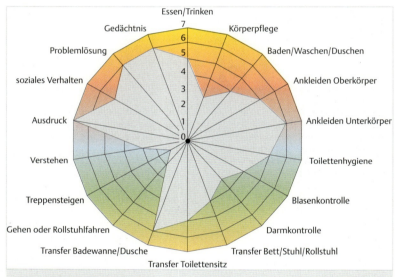

Abb. 8.7 FIM. Grafische Auswertung des Functional Independence Measure (FIM) mithilfe des „FIM-Kreises" (nach Isfort 2004).

Lernaufgabe

Die Expertenstandards liefern eine gute Übersicht über die gängigen Assessmentverfahren zu dem jeweils behandelten Phänomen. Sichten Sie bitte einen Expertenstandard Ihrer Wahl und lesen Sie sich die Beurteilung der Assessmentverfahren (im Anhang des Standards) durch.

Pflegediagnosen als Ergebnis der Pflegebedarfserhebung

Für einen Mediziner ergibt sich der Therapiebedarf aus der gestellten Diagnose. Wurde z. B. eine akute Appendizitis diagnostiziert, so erfolgt in der Regel weltweit dieselbe Therapie, nämlich die sofortige Operation. Der Dreh- und Angelpunkt ist somit die präzise ermittelte Diagnose. Beschwerden und Probleme eines Betroffenen werden in Form einer Diagnose gebündelt und klassifiziert. Hierfür stehen in der Medizin regelrechte „Standard-Diagnosen" zur Verfügung. Jeder Arzt weiß, was mit der Diagnose „akute Appendizitis" verbunden ist und welche Therapie zu erfolgen hat.

Auch in der Pflege kommt der Pflegediagnose eine zunehmend wichtigere Rolle zu. Dafür wird versucht, die bezüglich des Pflegebedarfs gesammelten Informationen in ein konkretes und aussagekräftiges Ergebnis zu überführen. Die Pflegediagnose soll möglichst eindeutig aussagen, wie hoch das Ausmaß an Pflegebedürftigkeit bei einem Menschen ist. Die damit verbundene Absicht ist mit der in der Medizin identisch: Jeder professionell Pflegende weltweit soll wissen, welche Einschränkungen sich hinter einer gestellten Pflegediagnose verbergen und welche pflegerischen Maßnahmen erforderlich sind, um diesen Einschränkungen eines Menschen mit Pflegebedarf zu begegnen.

Im amerikanischen Raum wird seit 1973 versucht, ein einheitliches System von Pflegediagnosen zu erstellen und in einer Art „Regelwerk" zusammenzufassen. Diese Aufgabe hat sich die „North American Nursing Diagnosis Association" (NANDA) gestellt.

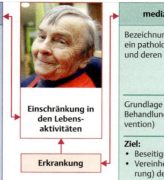

Abb. 8.8 Diagnosen. Unterschiede zwischen medizinischen und pflegerischen Diagnosen (in Anlehnung an Korečić 2005). (Foto: W. Krüper, Thieme)

Definition

Offiziell ist eine **Pflegediagnose**: „Eine klinische [individuell, fallbezogen, praxisorientiert] Beurteilung der individuellen, familiären oder gemeinschaftlichen Reaktionen auf gegenwärtige oder potenzielle Gesundheitsprobleme/Lebensprozesse. Eine Pflegediagnose stellt die Grundlage für die Auswahl an Pflegeinterventionen hinsichtlich der Erzielung von Outcomes (Ergebnisse) dar, für die Pflegende verantwortlich sind" (NANDA 2010).

In Deutschland liegen aktuell noch keine einheitlichen (und verbindlich geltenden) Pflegediagnosen vor. Die bei uns übliche Bezeichnung für das, was unter einer „Pflegediagnose" verstanden wird, lautet bisher „Pflegeproblem".

Ein „**Pflegeproblem**" umfasst sowohl die Probleme, Bedürfnisse und Defizite eines Menschen in der selbstständigen Ausführung seiner Lebensaktivitäten. Neben den Pflegeproblemen müssen aber auch die Ressourcen und Fähigkeiten des pflegebedürftigen Menschen identifiziert werden.

Unabhängig davon, ob bereits vereinheitlichte Pflegediagnosen vorliegen und von Pflegenden gestellt werden oder ob Pflegeprobleme für einen Menschen mit Pflegebedarf ermittelt werden, wird deutlich, dass die Pflege eine eigene Domäne hat.

Es geht in diesem Prozess also nicht darum, eine medizinische Diagnose zu stellen bzw. eine Krankheit zu diagnostizieren, sondern die Reaktionen des betroffenen Menschen auf Gesundheitsprobleme oder Lebensprozesse, z. B. das Alter, festzustellen. Nicht die Krankheit an sich, sondern das „Kranksein" eines Menschen und die daraus oder aus alterstypischen Veränderungen resultierenden Einschränkungen in den Lebensaktivitäten stehen im Zentrum professioneller Pflege. Dadurch unterscheidet sich Pflege grundsätzlich von der Medizin (▶ Abb. 8.8).

Zur Erstellung/Identifizierung von Pflegediagnosen bzw. Pflegeproblemen bedienen sich Pflegende ihres Fachwissens und unterschiedlicher Assessmentinstrumente sowie einer Fachsprache, die für alle an der Pflege beteiligten Personen nachvollziehbar ist.

Im Unterschied zu einer medizinischen Diagnose, bei der der Mediziner für die Therapie verantwortlich ist, erstellen bei einer Pflegediagnose die Pflegenden einen pflegerischen Therapieplan, im Idealfall gemeinsam mit den Pflegeempfängern und evtl. deren Bezugspersonen.

Aufbau von Pflegediagnosen

Die von der NANDA entwickelten Pflegediagnosen weisen bestimmte Bestandteile auf, nämlich das sog. PESR-Format:
- **P** = Problem
- **E** = Ethiology/Ä = Ätiologie
- **S** = Symptom/Anzeichen
- **R** = Ressourcen/Fähigkeiten in Bezug auf Problem

▶ **Problem – Name/Titel und Definition der Pflegediagnose.** Dadurch soll verdeutlicht werden, welches Pflegeproblem (P) genau vorliegt. Das Problem wird beeinflusst durch …

▶ **Ethiology – Ursachen und mögliche (Risiko-)Faktoren.** Faktoren, die ursächlich für das in der Pflegediagnose benannte Pflegeproblem sein können. Diese zeigen sich durch …

▶ **Symptome – subjektive und objektive Anzeichen.** Das sind die Anzeichen (S) einer Pflegediagnose. Unter „subjektiven Merkmalen" werden jene verstanden, die vom betroffenen Menschen selbst angegeben werden. „Objektive Merkmale" sind die, die von außen durch andere Personen beobachtet werden können. Wichtig ist, auf beide Arten von Merkmalen zu achten, schließlich ist der betroffene (alte) Mensch der „Experte" für seine eigene Befindlichkeit.

▶ **Ressourcen – Fähigkeiten.** Hier sind die Fähigkeiten (R) zu benennen, die der pflegebedürftige alte Mensch, die Bezugsperson oder die Gemeinschaft aufbringen kann und will, um die Pflegenden bei der Lösung des vorgenannten Pflegeproblems zu unterstützen (Georg 2014).

▶ **Beispiel-Pflegediagnose**
- (**P**): Flüssigkeitsdefizit
- (**E**): der Pflegeempfänger vergisst zu trinken oder er ist physisch nicht in der Lage, selbstständig Getränke zu sich zu nehmen
- (**S**): trockene Schleimhäute, konzentrierter Urin, herabgesetzter Hautturgor, Verwirrtheitszustände
- (**R**): der Pflegeempfänger weiß um die Notwendigkeit der vermehrten Flüssigkeitsaufnahme, Vorlieben für spezielle Getränke, bei täglichen Besuchen geht die Ehefrau gerne mit dem Pflegeempfänger ins nahe gelegene Café (o. Ä.).

Darüber hinaus umfassen die von der NANDA definierten Pflegediagnosen folgende Angaben (Doenges u. Moorhouse 2014):

▶ **Pflegeziele bzw. „Kriterien zur Evaluation".** Die in den NANDA-Pflegediagnosen zu einzelnen Pflegeproblemen formulierten Pflegeziele bieten eine fachliche Grundlage für die von den Pflegenden im individuellen Einzelfall zu formulierenden Pflegeziele, z. B.: Pflegeempfänger trinkt mind. 1,5 Liter Flüssigkeit/24 Stunden.

▶ **Pflegemaßnahmen.** Das sind Angaben zu den für die Bewältigung der jeweiligen Pflegediagnose erforderlichen Pflegemaßnahmen, wobei die erforderlichen Maßnahmen nach „Prioritäten" geordnet werden (▶ Tab. 8.3). Beispiele:
- **1. Priorität:** Feststellung der aufgenommenen Flüssigkeit, Bereitstellen bevorzugter Getränke, Motivation zur Aufnahme bevorzugter Getränke.
- **2. Priorität:** Hilfsmittel zur selbstständigen Aufnahme von Getränken bereitstellen, Übungen zur Wiedererlangung von Fähigkeiten zur selbstständigen Aufnahme von Getränken.

Hinweise zum Formulieren von Pflegeproblemen in der Pflegeplanung

Beachtet werden muss, dass die Pflege im amerikanischen Raum von den Rahmenbedingungen und Zuständigkeiten/Kompetenzen her nicht mit der Pflege in Deutschland vergleichbar ist. Die von der NANDA erstellten Pflegediagnosen und die daraus abzuleitenden Pflegeinterventionen sind also nicht ohne Weiteres auf die Pflege in Deutschland übertragbar. Einige wichtige Aspekte sollten dennoch im Rahmen einer Pflegeplanung berücksichtigt werden.

Für die Erstellung einer Pflegeplanung (▶ Abb. 8.9) sollten die Pflegeprobleme („Probleme und Ressourcen") eines Menschen mit Pflegebedarf in Anlehnung an das PESR-Format formuliert werden:
- Problem – möglichst eindeutig und präzise benennen.
- Ethiology – die Ursache(n) für die ermittelten Probleme identifizieren.
- Symptome – subjektive u./o. objektive Anzeichen beschreiben.
- Ressourcen – aufführen.

Probleme, Bedürfnisse und Defizite

Neben den **aktuellen**, direkt beobachtbaren **Problemen** (z. B. erhöhter RR-Wert) müssen auch die Probleme berücksichtigt werden, die wissens- und erfahrungsgemäß auftreten können (**potenzielle Probleme**). Beispielsweise ist die Dekubitusgefahr ein potenzielles Problem, das von den Pflegenden durch Anwendung prophylaktischer Maßnahmen angegangen werden muss. Das Auffinden potenzieller Probleme setzt also ein hohes Maß an Fachkompetenz voraus.

Darüber hinaus können auch solche Probleme relevant sein, die hinter beobachtbaren Verhaltensweisen eines alten Menschen vermutet werden (**vermutliche** oder **verdeckte Probleme**). Wenn sich z. B. ein Pflegebedürftiger bei der Intimpflege immer wieder den Intimbereich mit dem Handtuch abdeckt, lässt das auf ein stark ausgeprägtes Schamgefühl schließen. Wobei jedoch darauf geachtet werden muss, dass dabei keine übertriebenen Spekulationen durch die Pflegenden erfolgen, die jeglicher Grundlage entbehren.

Defizite liegen laut Krohwinkel (2008) im Umfeld. Damit sind z. B. fehlende Hilfsmittel oder Umbaumaßnahmen gemeint.

Prinzipiell gilt, dass es sich bei den in einer Pflegeplanung aufgenommenen Pflegeproblemen um solche Probleme handelt, die der betreffende alte Mensch hat und nicht um solche, die die Pflegenden oder z. B. die Mitbewohner der Einrichtung mit diesem Menschen haben. Zur Anordnung nach Priorität für den pflegebedürftigen alten Menschen orientieren sich Pflegende an der Informationssammlung bzw. der Pflegeanamnese. Dabei sind alle Wünsche, Bedürfnisse, Defizite und Gewohnheiten sowie Fähigkeiten und Ressourcen der pflegebedürftigen Person und der Bezugsperson gebündelt erfasst und können in eine „Dringlichkeitsreihenfolge" gebracht werden.

Fähigkeiten und persönliche Ressourcen

Die Aufnahme der Fähigkeiten und persönlichen Ressourcen des betroffenen alten Menschen in der Pflegeplanung ist unverzichtbar, um aktivierend pflegen zu können. Deshalb sollte in diesem Bereich die gleiche Sorgfalt bei der Suche und Formulierung aufgewendet werden wie bei der Exploration der Pflegeprobleme.

Tab. 8.3 Beispiel einer NANDA-Pflegediagnose (nach Doenges u. Moorhouse 1993)

Element der Pflegediagnose	Beispiel
Name und Definition	Mundschleimhaut verändert (= der Zustand, bei dem die Gewebeschichten in der Mundhöhle verändert sind).
mögliche (Risiko-)Faktoren	• Erkrankungen der Mundhöhle (Bestrahlung von Kopf und/oder Hals) • Dehydratation, Mangelernährung • verminderte oder keine Speichelproduktion usw.
Merkmale: • subjektive • objektive	• orale Schmerzen • Xerostomie (Mundtrockenheit) • kein oder verminderter Speichelfluss • belegte Zunge • Mundgeruch, Zahnkaries usw.
Pflegeziele bzw. Kriterien zur Evaluation	Der Betroffene: • spricht aus, die ursächlichen Faktoren zu verstehen, • führt Maßnahmen/Methoden durch zur Wiederherstellung/Aufrechterhaltung einer gesunden Mundschleimhaut, • berichtet über eine Verminderung der Symptome/Beschwerden, die bei den Merkmalen aufgelistet sind usw.
Maßnahmen (geordnet nach Priorität)	1. Pflegepriorität: Erkennen der ursächlichen/begünstigenden Faktoren des aktuellen Zustandes: • Auf das Vorhandensein einer Erkrankung/Traumas achten (z. B. Herpes simplex, Zahnfleischentzündung), • Ernährungszustand/Flüssigkeitszufuhr feststellen usw. 2. Pflegepriorität: Behandeln von erkannten Problemen: • Mundhöhle regelmäßig auf wunde Stellen, Läsionen und/oder Blutungen inspizieren.

8.4 Pflegeprozessplanung und -dokumentation

Pflegeproblem (Probleme und Ressourcen)	Pflegeziel(e)	Pflegemaßnahme(n)	Evaluation
Definition: Aktuelle, potenzielle oder vermutliche Probleme (Einschränkungen) eines Menschen in seinen Lebensaktivitäten und die ihm zur Verfügung stehenden Fähigkeiten.	**Definition:** Die im Rahmen des Pflegeprozesses zu erreichenden Zustände/Ergebnisse, an denen gemessen werden kann, ob die geplanten Pflegemaßnahmen Wirksam waren.	**Definition:** Die pflegefachlich erforderlichen Maßnahmen und Interventionen, die (nachweislich) zum Erreichen der jeweiligen Pflegeziele geeignet sind.	**Definition:** Auswertung der Pflegeplanung
bei der Formulierung zu beachten: · **P**roblem – möglichst eindeutig und präzise benennen · **E**thiology – die Ursache(n) für die ermittelten Problem identifizieren · **S**ymptome – subjektive u./o. objektive Anzeichen beschreiben · **R**essourcen – aufführen	**bei der Formulierung zu beachten:** · realistisch (> *Erreichbarkeit*) · erreichbar · überprüfbar · klientenorientiert, individuelle Ziele · Zeitrahmen angeben, innerhalb dessen das erwartete Ergebnisse eintreten soll	**bei der Formulierung zu beachten:** 1. detailliert Maßnahmebeschreibung: · was erfolgt · wann, · durch wen, · wie oft/wie lange, · wie/womit, · wo 2. Angaben zum erforderlichen Maß an Unterstützung: · vollständige Übernahme · Unterstützung · Beratung, Anleitung und Beaufsichtigung	s. Abb. 8.11
Beispiel: *nicht:* Hemiparese rechts (= medizinische Diagnose) *sondern:* Es besteht die Gefahr entzündlicher Hautveränderungen, da Herr M. aufgrund seiner durch die rechtsseitige Hemiparese eingeschränkten Selbstpflegefähigkeit die Körperpflege nicht selbstständig durchführen kann. Herr M. kann mit der linken Hand Gesicht und Oberkörper unter Anleitung selbstständig waschen und abtrocknen.	**Beispiel:** *nicht:* Bewohner trinkt ausreichend *sondern:* Bewohner trinkt bis zum Ende der Woche mindestens 1,5 Liter/Tag	**Beispiel:** *nicht:* Bewohner immer wieder zu Trinken anbieten *sondern:* Zu jeder Mahlzeit wird dem Bewohner von der jeweiligen Pflegenden ein Becher Saft/Wasser (200 ml) angeboten; der Bewohner wird beim Trinken beaufsichtigt. Die Flüssigkeitsmenge wird dokumentiert (Bilanzbogen).	
Problem und Ursache ←	möglichst Problemursache beheben ← Fähigkeiten erhalten/fördern Überprüfbarkeit	vollständig und geeignet, um die Ziele zu erreichen?	Pflegeziel erreicht?

Abb. 8.9 **Pflegeplanung.** Kriterien, um sie zu erstellen.

Fallbeispiel

Bezogen auf Herrn Weiss könnte ein korrekt formuliertes Pflegeproblem in der Pflegeplanung z. B. wie folgt aussehen.

ABEDL „Essen und Trinken können"
Bei Herrn Weiss besteht die Gefahr der Mangelernährung, da er zu wenig isst, weil ihm das Essen laut eigenen Angaben nicht schmeckt (BMI am Tag der Aufnahme: 18,5). Er ist jedoch in der Lage, vorbereitete Mahlzeiten selbstständig zu sich zu nehmen und Wünsche zu äußern.

Lernaufgabe

Bitte überlegen Sie, warum folgendes Pflegeproblem nicht korrekt formuliert ist: „Herr Weiss isst und trinkt zu wenig, obwohl er vorbereitete Mahlzeiten selbstständig zu sich nehmen kann."

Diskutieren Sie in diesem Zusammenhang über alle Aspekte, die Ihnen zur formal korrekten Formulierung von Pflegeproblemen bekannt sind, siehe „Hinweise zum Formulieren von Pflegeproblemen in der Pflegeplanung" (S. 182), in Ihrer Lerngruppe.

Formulieren Sie dann zu allen weiteren ABEDLs Pflegeprobleme von Herrn Weiss.

Pflegeplanung

Vergleichen Sie Ihre Ergebnisse mit der Musterpflegeplanung auf www.thieme.de/koether-altenpflege.

8.4.2 Phase 2: Planung von Pflegezielen und -maßnahmen

Pflegeziele in der Altenpflege

„Wenn Du nicht weißt wohin Du willst, findest Du nirgends einen guten Wind" – so lautet ein altes griechisches Sprichwort. Dasselbe gilt auch für den Bereich der Altenpflege: Ohne Ziel vor Augen verliert man die Richtung und Orientierung, alle durchgeführten Maßnahmen laufen ins Leere und führen letztlich zu nichts.

Vielleicht haben Sie selbst erleben können, welche Folgen ein zielloses Arbeiten in der Altenpflege hat. Eine Pflegende möchte einen pflegebedürftigen alten Menschen aktivieren und mobilisieren, eine andere möchte mit möglichst wenig Aufwand ihren Arbeitstag bewältigen, eine dritte am Ende ihres Dienstes alles „tipp-topp" für die folgende Schicht hinterlassen, die vierte den betreffenden Bewohner rundum verwöhnen. Die Folgen sind oft Streit und Uneinigkeit unter den Pflegenden und Konfusion seitens des alten Menschen.

Abklären der gemeinsamen Zielsetzung

Grundlage für jedes professionelle Handeln und somit auch für die Pflege ist das Abklären der gemeinsamen Zielsetzung. Hierdurch wird verbindlich für alle in einem Bereich tätigen Pflegenden sozusagen die Richtung vorgegeben und Orientierung geschaffen. Auch in diesem Fall leisten Pflegetheorien großer Reichweite einen wichtigen Beitrag.

Krohwinkel sieht die primäre pflegerische Zielsetzung in der Förderung bzw. Wiedererlangung von Unabhängigkeit und Wohlbefinden der pflegebedürftigen Person in ihren Lebensaktivitäten und in der Verbesserung der Lebensqualität. Die Förderung von Unabhängigkeit, Wohlbefinden und Lebensqualität ist eine Zielsetzung, die auch für den Bereich der Altenpflege durchaus geeignet ist. Sie kann unabhängig vom körperlichen und geistigen Zustand des betroffenen Menschen immer angestrebt werden.

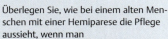

Lernaufgabe

Überlegen Sie, wie bei einem alten Menschen mit einer Hemiparese die Pflege aussieht, wenn man
a) die Zielsetzung Krohwinkels als Orientierung nutzt, oder
b) die „Wiederherstellung von Gesundheit" als oberstes Ziel anstrebt.

Diskutieren Sie anschließend zu zweit ähnliche Beispiele, z. B. die Pflege eines demenziell veränderten oder sterbenden Menschen.

Fern- und Nahziele in der Pflegeplanung

Die in Pflegetheorien großer Reichweite definierten Ziele der Pflege bilden so etwas wie einen übergeordneten Orientierungsrahmen. Die konkrete Planung von Pflegezielen in der Pflege eines einzelnen Menschen muss sich dann immer an dem in einer Einrichtung gewählten Orientierungsrahmen (Pflegeleitbild der Einrichtung) und letztlich auch am beruflichen Selbstverständnis der Altenpflege messen lassen.

▶ **Fernziele.** Es bietet sich an, gemeinsam mit dem betroffenen alten Menschen und evtl. seiner Bezugsperson zunächst ein Ziel zu vereinbaren, das am Ende des Pflegeprozesses in einem bestimmten Bereich (z. B. einer ABEDL) oder bezogen auf ein einzelnes Pflegeproblem erreicht werden soll. Dieses Ziel sollte innerhalb von Wochen oder Monaten zu erreichen sein. Solche Fernziele können darauf abzielen:
- Ein vorhandenes Problem zu beheben (**Rehabilitationsziel**).
- Die Verschlechterung eines bestehenden Zustandes zu verhindern bzw. diesen Zustand zu erhalten (**Erhaltungsziel**).
- Einem alten Menschen bei der Bewältigung eines Zustands zu helfen, der sich nicht verbessern oder erhalten lässt, sondern sich voraussichtlich fortschreitend verschlechtert (**Bewältigungsziel**).

▶ **Nahziele.** In der Pflegeplanung selbst wird dann überlegt, über welche Etappenziele das gemeinsam formulierte Fernziel erreicht werden kann. Nahziele sollten innerhalb von kurzer Zeit oder Tagen erreichbar sein. Werden Nahziele erreicht, so bestätigt dies, dass man mit den gewählten Pflegeinterventionen auf dem richtigen Weg zum Ziel ist. Darüber hinaus wirkt das Erreichen kleiner Etappenziele motivierend auf den Pflegeempfänger und die Pflegenden.

Hinweise zum Formulieren von Pflegezielen in der Pflegeplanung

Für die Erstellung einer Pflegeplanung (▶ Abb. 8.9) sollten die Pflegeziele für die Pflege eines Menschen mit Pflegebedarf:
- Das im individuellen Fall angestrebte Ergebnis, das nach der Pflegeintervention vorliegen soll, beschreiben.
- Einen Zeitrahmen festlegen, innerhalb dessen das Pflegeziel erreicht sein soll.
- Klientenorientiert sein.
- Realistisch und erreichbar sein.
- Möglichst überprüfbar sein, also ein Kriterium enthalten, das im Rahmen der Evaluation der Pflege herangezogen werden kann, um das Erreichen des Pflegeziels möglichst genau beurteilen zu können (Arets et al. 1999).

Es ist wichtig, dass die Pflegeziele nicht die von den Pflegenden beabsichtigten Pflegemaßnahmen beschreiben, sondern das Ergebnis, das durch die Anwendung dieser Maßnahmen erreicht werden soll.

Darüber hinaus kann es durchaus sinnvoll sein, die Fülle an möglichen Pflegezielen für die Pflege eines Menschen durch das Setzen von Prioritäten zu begrenzen, um sich zunächst auf die wichtigsten Pflegeziele zu konzentrieren und nicht den Überblick zu verlieren. Dabei ist selbstverständlich der Pflegebedürftige einzubeziehen.

Fallbeispiel

Bezogen auf Herrn Weiss könnte ein korrekt formuliertes Pflegeproblem in der Pflegeplanung z. B. wie folgt aussehen.

ABEDL „Essen und Trinken können"
Fernziel: Der BMI von Herrn Weiss erreicht einen Wert von > 20 (liegt im Normbereich).
- Nahziel: Herr Weiss hat in 4 Wochen (Datum angeben) 1 Kilogramm Körpergewicht zugenommen.

Lernaufgabe

Bitte überlegen Sie, warum folgendes Pflegeziel nicht korrekt formuliert ist: „Herr Weiss nimmt 6-mal täglich Mahlzeiten zu sich."

Diskutieren Sie in diesem Zusammenhang über alle Aspekte, die Ihnen zur formal korrekten Formulierung von Pflegezielen bekannt sind, siehe „Hinweise zum Formulieren von Pflegeproblemen in der Pflegeplanung" (S. 185), in einer Kleingruppe.

Formulieren Sie dann zu allen weiteren von Ihnen zu den einzelnen ABEDLs ermittelten Pflegediagnosen die entsprechenden Pflegeziele.

Pflegeplanung

Vergleichen Sie Ihre Ergebnisse anschließend mit der Musterpflegeplanung auf www.thieme.de/koether-altenpflege.

Pflegemaßnahmen in der Altenpflege

Krohwinkel beschreibt unterschiedliche Formen der pflegerischen Hilfeleistung („primäre pflegerische Handlungen"): Pflegende können für den pflegebedürftigen Menschen handeln, ihn unterstützen und anleiten, beraten, unterrichten und fördern (S. 96).

Anleitung, Beratung, Förderung und Hilfe bei der Umgebungsgestaltung zählen also ebenso als Pflegetätigkeit, wie die Unterstützung bei oder die stellvertretende Übernahme von Tätigkeiten zur Erfüllung von Bedürfnissen in den ABEDLs. Alle diese Aufgaben finden somit in einer Pflegeplanung Berücksichtigung.

Die detaillierte Beschreibung von Pflegemaßnahmen in einer Pflegeplanung verfolgt das Ziel, dem betroffenen alten Menschen mit Pflegebedarf kontinuierlich ein Höchstmaß an Pflegequalität zu gewähren. Alle Pflegenden, die diesen Menschen pflegerisch begleiten, sollen das auf möglichst gleiche Art und Weise tun. Die Besonderheiten des betreffenden alten Menschen sollen bekannt sein und von allen Pflegenden berücksichtigt werden. Darüber hinaus garantiert die schriftliche Planung von Pflegemaßnahmen, dass bei der Pflege des betreffenden alten Menschen nur solche Pflegemaßnahmen angewendet werden, die zur Erreichung des angestrebten Pflegezieles tatsächlich erforderlich sind.

Lernaufgabe

Stellen Sie sich vor, ein Team von Pflegenden betreut einen alten dekubitusgefährdeten Menschen ohne genaue Absprachen oder gar eine schriftliche Planung von zu ergreifenden Pflegemaßnahmen. Wie könnte die Arbeit der einzelnen Pflegenden im Extremfall aussehen? Welche Folgen hätte das für die Qualität der pflegerischen Versorgung dieses alten Menschen?

Hinweise zum Formulieren von Pflegemaßnahmen in der Pflegeplanung

Die schriftliche Planung von Pflegemaßnahmen soll so aussagekräftig wie nur möglich erfolgen. Jede Pflegende soll in der Lage sein, den betreffenden alten Menschen anhand der Pflegeplanung pflegerisch begleiten zu können und eine kontinuierliche Pflegequalität zu erbringen. Dafür sollten folgende Aspekte in der Pflegeplanung berücksichtigt werden.

Für die Erstellung einer Pflegeplanung (▶ Abb. 8.9) sollten die Pflegemaßnahmen derart beschrieben werden, dass ersichtlich wird
- von wem (erforderliche Qualifikation berücksichtigen!),
- was,
- wann/wie oft/wie lange,
- wie,
- womit,
- wo,

geleistet werden soll. Darüber hinaus können Pflegestandards integriert werden (s. u.), wobei die Individualität des Pflegeempfängers gewahrt werden muss.

Die ausführliche Beschreibung der einzelnen Pflegemaßnahmen dient dazu, die Wünsche, Bedürfnisse und Gewohnheiten sowie die vorhandenen Fähigkeiten eines pflegebedürftigen alten Menschen und evtl. seiner Bezugsperson berücksichtigen zu können. Gleichzeitig orientieren sich Pflegende bei der Planung von Pflegemaßnahmen am aktuellen Stand des pflegerischen Wissens, um Pflegefehler zu vermeiden.

Bei der Auswahl von Pflegemaßnahmen ist die Frage zu stellen, welche der zahlreichen bekannten möglichen Pflegemaßnahmen geeignet und erforderlich sind, um das angestrebte Pflegeziel bei dem jeweiligen alten Menschen zu erreichen.

Die so konkret formulierten Pflegemaßnahmen sind für alle am Pflegeprozess Beteiligten als Pflegeverordnung zu verstehen und somit verbindlich. Abweichungen können klienten- bzw. situationsorientiert vorgenommen werden, müssen jedoch fachlich begründet werden.

Wichtig ist, dass die geplanten Maßnahmen das Maß an Unterstützung durch die Pflegenden widerspiegeln, d. h.: Pflegemaßnahmen können durchgeführt werden als:
- vollständige Übernahme
- teilweise Übernahme
- Unterstützung
- Beratung, Anleitung und Beaufsichtigung

Fallbeispiel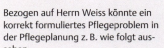

Bezogen auf Herrn Weiss könnte ein korrekt formuliertes Pflegeproblem in der Pflegeplanung z. B. wie folgt aussehen.

ABEDL „Essen und Trinken können"
Fernziel: Der BMI von Herrn Weiss erreicht einen Wert von > 20 (liegt im Normbereich).
- Die Bezugspflegekraft führt am (Datum einfügen) ein Gespräch mit Herrn Weiss und dessen Tochter über die von ihm bevorzugten Nahrungsmittel und klärt anschließend die Möglichkeiten der Einrichtung mit dem hauswirtschaftlichen Bereich.
- Die Bezugspflegekraft ermittelt ggf. in Absprache mit der Hauswirtschaft den täglichen Energiebedarf für Herrn Weiss.
- Die Mahlzeiten werden von den hauswirtschaftlichen Mitarbeitern entsprechend des ermittelten Kalorienbedarfs zubereitet.
- Entsprechend seiner Wünsche und Gewohnheiten werden Herrn Weiss im Speisesaal mind. 6-mal täglich (ggf. Uhrzeiten angeben) von den hauswirtschaftlichen Mitarbeitern appetitlich zubereitete Mahlzeiten ansprechend serviert.
- Die Mahlzeiten nimmt Herr Weiss selbstständig zu sich.
- Pflegende dokumentieren nach jeder Mahlzeit die von Herrn Weiss aufgenommene Nahrungsmenge im Ernährungsprotokoll und vermerken, welche Speisen ihm in besonderer Weise geschmeckt haben.
- Die Pflegefachkraft führt jeweils freitagmorgens nach erfolgtem Toilettengang eine Gewichtskontrolle durch und dokumentiert diese (Ernährungsprotokoll).

Lernaufgabe

Bitte überlegen Sie, warum folgende Pflegemaßnahme nicht korrekt formuliert ist: „regelmäßige Gewichtskontrollen durch Pflegekraft."

Diskutieren Sie in diesem Zusammenhang über alle Aspekte, die Ihnen zur formal korrekten Formulierung von Pflegemaßnahmen bekannt sind, siehe „Hinweise zum Formulieren von Pflegeproblemen in der Pflegeplanung" (S. 182), in einer Kleingruppe.

Formulieren Sie dann Pflegemaßnahmen, die dazu beitragen, die von Ihnen aufgestellten Pflegeziele zu erreichen.

Pflegeplanung

Vergleichen Sie Ihre Ergebnisse anschließend mit der Musterpflegeplanung auf www.thieme.de/koether-altenpflege.

Einsatz von Pflegestandards zur Verbesserung der Pflegequalität

Definition

„**Pflegestandards** sind allgemein gültige und akzeptierte Normen, die den Aufgabenbereich und die Qualität der Pflege definieren. Pflegestandards legen themen- oder tätigkeitsbezogen fest, was die Pflegepersonen in einer konkreten Situation generell leisten wollen/sollen und wie diese Leistung auszusehen hat" (Stösser 1993).

Zur Verbesserung der Pflegequalität sind Einrichtungen in der Altenhilfe aufgefordert, Pflegestandards zu entwickeln und einzuhalten. Solche Pflegestandards geben für die jeweilige Einrichtung verbindlich vor:
- Welche Rahmenbedingungen und Organisationsstrukturen vorhanden sein müssen (Strukturstandards).
- Wie genau der Ablauf der einzelnen Pflegemaßnahmen gestaltet werden muss (Prozessstandards).
- Welche sicht- bzw. messbaren Ergebnisse eine Einrichtung erreichen will (Ergebnisstandards).

Strukturstandards

Sie beschreiben, unter welchen Bedingungen Pflege erbracht werden soll, also z. B. die Organisationsform einer Einrichtung, Kompetenzabgrenzungen, Verfahrenswege innerhalb der Einrichtung, räumliche Mindestanforderungen usw. Somit regeln diese Standards, welche Strukturen für das Gelingen einer qualitativ hochwertigen Pflege vorhanden sein müssen.

Prozessstandards

Sie beschreiben Art und Umfang des pflegerischen Handelns, also das „Wie" der Pflegedurchführung. Solche Prozessstandards können in Form von Standardpflegeplanungen für bestimmte Menschengruppen (z. B. alte Menschen mit Apoplex) erstellt werden, sie können aber auch als Beschreibung für einzelne Pflegemaßnahmen (z. B. Durchführung einer Ganzkörperpflege) oder als Auflistung möglicher Pflegemaßnahmen bei einem speziellen Pflegeproblem angefertigt werden.

Ergebnisstandards

Sie beschreiben die in einer Einrichtung generell angestrebten Pflegeziele (z. B. alle Bewohner sind frei von Dekubitalulzera). Sie liefern so einen Bezugsrahmen, der es erlaubt, die bei einem alten Menschen mit Pflegebedarf erreichten Pflegeergebnisse zu beurteilen, siehe „Pflegeprozess als Problemlösungsprozess" (S. 169).

Pflegestandards in der praktischen Anwendung

Struktur-, Prozess- und Ergebnisstandards sind voneinander abhängig bzw. aufeinander bezogen. Fehlt es an bestimmten räumlichen Voraussetzungen oder Hilfsmitteln (Strukturen), so werden die einzelnen Pflegemaßnahmen (Prozesse) sicher nicht zufriedenstellend durchgeführt werden können. Entsprechend schlecht

---

Mund- und Zahnpflege
(bei einem bewusstseinsklaren alten Menschen)

Das Auftreten von Munderkrankungen beeinträchtigt das Wohlbefinden ebenso, wie Mundgeruch. Besondere Bedeutung kommt daher insbesondere der Verhütung von krankhaften Veränderungen der Mundhöhle und der Speicheldrüsen zu, z.B. der Prophylaxe von Soor- und Parotitis.
Ursachen für Erkrankungen der Mundhöhle können sein:
- unzureichende Zahn- und Mundhygiene (insbesondere fehlende Mundhygiene nach den Mahlzeiten)
- mangelnde Flüssigkeitsaufnahme, Nahrungskarenz, fehlende Anregung der Speichelsekretion

Infolge krankhafter Veränderungen der Mundhöhle treten oft – neben einem gestörten Wohlbefinden – Appetitlosigkeit und Schmerzen auf.

Anwendung:
Dieser Standard gilt für alle alten Menschen, die ihre Mundpflege nicht oder nur eingeschränkt selbstständig durchführen können. Voraussetzung für die Anwendung dieses Standards ist, dass das Bewusstsein des betroffenen alten Menschen nicht eingetrübt ist, dass der Betroffene kooperiert und keine pathologischen Schluckstörungen aufweist.

Ziel: Die physiologische Mundflora bleibt erhalten/wird wiederhergestellt, die Mundschleimhaut ist/wird wieder rosig, gut durchblutet und intakt.

Pflegehinweise:
Vorgehensweise abhängig vom Befinden und den individuellen Gewohnheiten des betroffenen alten Menschen (persönliche Pflegemittel) verwenden, bevorzugte Uhrzeiten beachten, aktuelle Beschwerden erfragen. Generell gilt, dass die Mund- und Zahnpflege – auch wenn sie im Bett durchgeführt wird – in bequemer Sitzposition erfolgt und dass ein ausreichender Kleidungsschutz (z.B. Handtuch) gewährleistet wird.
Im Umgang mit Zahnprothesen ist zu beachten, dass es sich hierbei um Wertgegenstände handelt, für deren Verlust oder Beschädigung gehaftet werden muss (sofern ein Pflegefehler vorliegt).

Die Hilfestellung bei der Mund- und Zahnpflege erfordert ein ausgeprägtes Einfühlungsvermögen und das Bewusstsein, dass der Mund eine der intimsten Regionen des menschlichen Körpers darstellt.

Materialien:
Handtuch (Kleidungsschutz), Handtuch zum Abtrocknen, Becher für die Mundspülung, Spüllösung (Wasser, ungesüßter Kamillen-/Salbeitee o.Ä.), (Nierenschale), Zahnbürste, evtl. Zahnpasta, Lippenpflegestift/Bepanthen-Slb.; Prothesenreiniger/Haftcreme
Durchführung: (keine Zahnprothese vorhanden)
1. 2 x täglich (vor oder nach dem Frühstück, vor der Nachtruhe) gründliche Mundpflege; Mundspülung nach den Mahlzeiten anbieten
2. zu Beginn (und evtl. nach) der pflegerischen Unterstützung: Inspektion der Mundhöhle durchführen
3. Materialien vorbereiten; Zähne wie gewohnt putzen (lassen); Mundspülung ermöglichen
4. bei vorliegenden Munderkrankungen: auf Zahnpasta evtl. verzichten; ggf. spezielle Mundpflegemittel (ärztl. Anordnung) verwenden
5. Lippenpflege anbieten
6. bei eingeschränkter Kautätigkeit/unzureichender Speichelsekretion: Anregung der Kautätigkeit/Speichelsekretion z. B. durch Kaugummi, Bonbon, Zitronenaroma (Pagavit) oder andere stimulierende Mittel (→ basale Stimulation)

Zahnprothese vorhanden:
1. Mund-/Zahnpflege wie beschrieben
2. Zahnprothese über dem Waschbecken reinigen; vorher: Wasser einlaufen lassen (Schutz der Prothese vor Beschädigung)
3. usw.

Abb. 8.10 **Mund- und Zahnpflege.** Beispiel für einen Pflegestandard (in Anlehnung an Stösser 1993).

wird die Qualität und damit das Ergebnis der Pflege ausfallen. Pflegestandards einer Einrichtung sollten daher möglichst alle 3 Aspekte berücksichtigen (▶ Abb. 8.10).

▶ **Vorteile von Pflegestandards.** Die schriftliche Darstellung der pflegerischen Standards einer Einrichtung macht sichtbar, welche Leistung ein alter Mensch, der in dieser Einrichtung gepflegt wird, erwarten kann. Die Leistung wird somit transparent. Darüber hinaus bieten Standards, wenn sie regelmäßig überarbeitet und aktualisiert werden, Pflegenden eine Orientierung für ihre Arbeit, da sie den jeweils aktuellen Stand des pflegerischen Wissens berücksichtigen und aufnehmen.

Liegen in einer Einrichtung verbindliche Pflegestandards vor, so müssen diese Standards im Rahmen der Pflegeplanung Berücksichtigung finden: Insbesondere bei der Planung von Pflegemaßnahmen kann dann auf den jeweils anzuwendenden Standard verwiesen werden, wobei die Prozessstandards hier von besonderer Bedeutung sind. Voraussetzung dafür ist jedoch, dass allen Mitarbeitern einer Einrichtung die Pflegestandards bekannt sind.

Grenzen der Verwendung von Pflegestandards

Vielleicht ist Ihnen aufgefallen, dass es einen scheinbaren Widerspruch in den bisherigen Ausführungen gibt? Geplante Pflegemaßnahmen sollen den aktuellen Stand des pflegerischen Wissens berücksichtigen und eine kontinuierliche Pflegequalität ermöglichen. Das wäre tatsächlich am ehesten durch die konsequente Orientierung an Pflegestandards zu erreichen. Sie selbst werden aber sicher im Rahmen Ihrer beruflichen Tätigkeit festgestellt haben, dass Pflege bei jedem einzelnen Menschen immer wieder anders gestaltet werden muss. Selbst die Durchführung einer Ganzkörperpflege wird, wenn Sie einmal genau beobachten, bei jedem alten Menschen unterschiedlich variiert. Menschen lassen sich nun einmal nicht „standardisieren", wie das vielleicht in technischen Bereichen möglich ist. Pflegende, die sich die Orientierung am individuellen alten Menschen (Bewohnerorientierung) zur Aufgabe gemacht haben, werden in ihrem Handeln immer auch die Besonderheiten, Wünsche und Gewohnheiten des jeweiligen alten Menschen berücksichtigen.

Pflegestandards als Orientierungshilfe

Dieser Widerspruch lässt sich dann überwinden, wenn Pflegestandards als Orientierungshilfe für das pflegerische Handeln verstanden werden, von denen zugunsten einer individuellen Pflege begründbar abgewichen werden kann, ohne dadurch eine Gefährdung des betreffenden alten Menschen zu riskieren. Pflegeprozessstandards, die sehr kleinschrittige Vorgaben über die Durchführung von Pflegemaßnahmen machen, sind daher nicht sinnvoll. Standards sollten sich vielmehr auf die Beschreibung der wichtigsten, unbedingt einzuhaltenden Kriterien bei einer Pflegemaßnahme beschränken. Solche allgemeingültigen Kriterien sind z. B. hygienische Richtlinien, Wahrung der Intimsphäre, Beachten von Sicherheitsaspekten usw.

Lernaufgabe

Vielleicht haben Sie die Durchführung einer Ganzkörperpflege im Rahmen Ihrer Ausbildung auch zunächst in Form eines eher „kleinschrittigen" Standards erlernt („... erst wäscht man den körperfernen Arm, dann den körpernahen Arm; zur Intimpflege liegt der Bewohner auf dem Rücken, die Beine werden angewinkelt und gespreizt ...")? Überlegen Sie einmal ernsthaft, wann Sie einen Bewohner tatsächlich auf diese Weise pflegen, bzw. wie Sie die Ganzkörperpflege bei einem konkreten Bewohner tatsächlich durchführen. Wo weichen Sie von diesem „Schulstandard" ab und wie begründen Sie diese Abweichung? Ziehen Sie auch Krohwinkels „primäre pflegerische Zielsetzung" (S. 96) zur Begründung Ihrer Abweichungen heran.

Nationale Expertenstandards in der Pflege

Eine Besonderheit sind die vom Deutschen Netzwerk für Qualitätssicherung in der Pflege entwickelten sog. „Nationalen Expertenstandards". Diese Pflegestandards gelten nicht nur für eine einzelne Einrichtung, sondern für alle beruflich Pflegenden Deutschlands.

So werden z. B. im „Expertenstandard Dekubitusprophylaxe" verbindliche Vorgaben darüber gemacht, welche Strukturen vorhanden sein müssen, wie Pflegeprozesse/-maßnahmen gestaltet werden sollen und welche überprüfbaren Ergebnisse erreicht werden sollen, um die Entwicklung eines Dekubitus so weit wie möglich zu verhindern. Expertenstandards, die von Pflegetheoretikern und -praktikern gemeinsam erarbeitet werden, können als Minimalanforderung verstanden werden, die Pflegende sich selbst auferlegt haben, um die Qualität der Pflege eigenständig zu fördern. Sie leisten somit einen wesentlichen Beitrag dazu, dass Pflege als Profession mit einer eigenen Domäne anerkannt wird.

Der Nutzen, den die Expertenstandards bieten, liegt darin, dass die in ihnen enthaltenen Aussagen auf dem jeweils aktuellen Stand des pflegerischen Wissens – also wissenschaftlich gesichert – getroffen werden. Somit haben Pflegende, die sich an diesen Standards orientieren, die Gewissheit, dass sie nach dem aktuellen Wissensstand arbeiten.

Die Bedeutung der Expertenstandards wurde mittlerweile auch vom Gesetzgeber erkannt: In der Überarbeitung des SGB XI im Jahr 2009 („Pflegeweiterentwicklungsgesetz") wurde verankert, dass die weitere Entwicklung Nationaler Expertenstandards für die Pflege als Beitrag zur Qualitätsverbesserung fortgeführt werden soll (§ 113a SGB XI).

Merke

Die Nationalen Expertenstandards bilden den (verbindlichen) Rahmen für die Entwicklung einrichtungsinterner Pflegestandards.

Lernaufgabe

Sichten Sie die Ausführungen des Nationalen Expertenstandards zum „Ernährungsmanagement zur Sicherstellung und Förderung der oralen Ernährung in der Pflege" dahingehend, welche Aspekte dieses Standards in den Pflegeprozess des Herrn Weiss einbezogen werden müssen. Ergänzen Sie ggf. die beispielhaft formulierte Pflegeplanung.

8.4.3 Phase 3: Durchführung der Pflege und Umsetzung von Pflegestandards

Unter der Durchführung der geplanten Pflegemaßnahmen versteht man die Umsetzung des Pflegeplanes in die Praxis. Diese Phase des Pflegeprozesses ist darüber hinaus von enormer Wichtigkeit, weil während der eigentlichen Durchführung bzw. Umsetzung der Pflege kontinuierlich neue Informationen über den Zustand des Pflegeempfängers gewonnen werden, die dann wiederum in den Pflegeprozess einzubinden sind. Durch diese Überschneidung zwischen den Pflegeprozessphasen kann es also dazu kommen, dass Teile der Pflegeplanung fortwährend aktualisiert, verworfen, ergänzt oder korrigiert werden müssen.

Dokumentation der Pflegedurchführung

Die Durchführung der Pflegemaßnahmen wird von der durchführenden Pflegeperson mit Handzeichen und Uhrzeit zeitnah (am Tag der Leistungserbringung) auf dem Leistungsnachweis dokumentiert. Solange es sich um die Durchführung von Routinemaßnahmen handelt, können diese am Ende einer Dienstschicht dokumentiert werden.

Alle während der Durchführung auftretenden Besonderheiten sind jedoch unmittelbar zu erfassen, und zwar in der Regel im Pflegebericht, siehe „Praktische Hinweise zur Gestaltung der Pflegedokumentation" (S. 173). Hierbei geht es nicht primär darum, täglich neu zu dokumentieren, dass alle in der Pflegeplanung beschriebenen Maßnahmen durchgeführt wurden (durch die Pflegeplanung selbst ist das ja bereits schriftlich festgehalten). Vielmehr ist interessant, ob und wie die geplanten Maßnahmen überhaupt umgesetzt bzw. warum einzelne geplante Maßnahmen evtl. nicht durchgeführt werden konnten oder wie die Wirkung dieser war.

Auch aktuelle Veränderungen am Zustand eines alten Menschen mit Pflegebedarf finden dabei Berücksichtigung. Der Pflegebericht ist somit sozusagen die Quelle, aus der die Pflegenden Informationen gewinnen können, wenn sie ihre Pflegeplanung im nächsten Schritt evaluieren möchten. Die Pflegeberichte sollten daher aussagekräftig geschrieben werden, neue Informationen über den betreffenden alten Menschen mit Pflegebedarf sowie aktuelle Veränderungen an dessen Zustand aufnehmen und sich mitunter direkt auf die Pflegeplanung beziehen (Stösser 1994b).

8.4.4 Phase 4: Evaluation (Auswertung) der geplanten Pflege als Beitrag zur Qualitätssicherung

Die letzte Phase des Pflegeprozesses dient der Auswertung und Beurteilung der geplanten und durchgeführten Pflege. Um eine solche Beurteilung durchführen zu können, werden Kriterien benötigt, anhand derer man den zum Zeitpunkt der Evaluation erreichten Zustand eines pflegebedürftigen alten Menschen messen und beurteilen kann. Diese Beurteilungskriterien finden sich idealerweise in den Pflegezielen der Pflegeplanung, siehe „Phase 2: Planung von Pflegezielen und -maßnahmen" (S. 183).

Die Evaluation bewertet also die Wirkung der Pflegemaßnahmen, sie dient der Erkennung von Ursachen bestehender Mängel und ist somit die Basis für entsprechende Korrekturen (MDK 2005).

▶ **Beitrag zur Professionalisierung.** Dass Pflegende die von ihnen geplante Pflege selbst einer Beurteilung unterziehen, ist ein wichtiger Beitrag zur Professionalisierung der Pflege. Professionen regeln nämlich ihre Berufsvollzüge selbstständig und sorgen für eine kontinuierliche Verbesserung der von ihnen erbrachten Leistungen, weil sie für diese Leistungen die volle Verantwortung übernehmen. Durch die Pflegeevaluation streben Pflegende eine Optimierung ihrer Pflege an und zwar zunächst mit Blick auf diesen einen betroffenen alten Menschen. Die Effektivität und Qualität pflegerischen Handelns soll so durch Pflegende selbst verbessert werden (Arets e t a. 1999).

▶ **Beitrag zur Wissenserweiterung.** Daneben leistet eine kontinuierliche Auswertung der Pflege einen wesentlichen Beitrag dazu, das eigene pflegerische Wissen und Können zu erweitern und Erfahrungen zu sammeln. Besonders effektiv ist eine gemeinsam durchgeführte Evaluation der Pflegeplanung im Team, das Wissen und die Erfahrung von Kollegen werden so diskutiert und weitergegeben, was besonders für Anfänger in der Altenpflege sehr hilfreich sein kann.

Überarbeitung bzw. Ergänzung der Pflegeplanung

Auf der Grundlage der systematisch durchgeführten Evaluation (▶ Abb. 8.11) wird die erstellte Pflegeplanung überarbeitet oder ergänzt. Sollte sich die erstellte Pflegeplanung als effektiv herausstellen, so kann sie nun nachweislich fortgesetzt werden. Wichtige Quelle für neue, während der Durchführung der Pflege gesammelte Informationen ist dabei der aussagekräftige Pflegebericht.

In welchen Zeitintervallen eine Evaluation der Pflegeplanung stattfinden soll, wird individuell festgelegt. In der Regel sind es 4–6 Wochen oder es ist bereits in der Pflegeplanung für die einzelnen Pflegeziele ein Zeitrahmen festgelegt worden, in dem diese Ziele erreicht werden sollen. Dieser Zeitrahmen dient somit auch als Kontrolldatum, an dem überprüft wird, ob die geplanten Zielsetzungen mittels der geplanten Interventionen erreicht werden konnten.

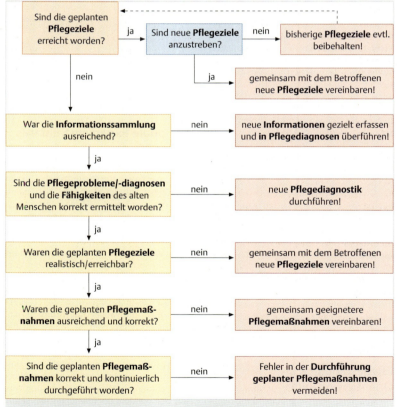

Abb. 8.11 **Leitfragen.** Um eine Pflegeplanung systematisch zu evaluieren.

Für die Evaluation der Pflegemaßnahmen sind folgende Fragen hilfreich:
- Wie ist der aktuelle Zustand des Pflegebedürftigen?
- Sind Fortschritte bezüglich der gesetzten Pflegeziele erkennbar?
- Welche Wirkung haben die Pflegemaßnahmen?
- Hat sich der Zustand verbessert oder verschlechtert?
- Wie fühlen sich der Pflegebedürftige und/oder dessen Bezugsperson derzeit?
- Hat der Pflegebedürftige Aussagen über seine Befindlichkeit gemacht?
- Sind Veränderungen in den Problemen, Bedürfnissen und Fähigkeiten des Pflegebedürftigen aufgetreten?
- Warum konnten die Pflegemaßnahmen evtl. nicht wie geplant durchgeführt werden?
- Sind unvorhergesehene Ereignisse oder Komplikationen aufgetreten? (MDK 2005)

Das Ergebnis der Evaluation wird im Pflegebericht dokumentiert. Immer wenn ein Pflegeziel nicht oder nur teilweise erreicht worden ist, erfolgt eine erneute Informationssammlung und eine Korrektur der Pflegeplanung.

Eine Auswertung der Pflegeplanung erfolgt immer auch dann, wenn sich der Zustand des betroffenen alten Menschen verändert oder wenn ersichtlich wird, dass die erstellte Pflegeplanung konkret nicht umsetzbar ist, dann wird eine Anpassung bzw. Überarbeitung der Pflegeplanung zwangsläufig erforderlich.

8.4.5 Möglichkeiten zur Entbürokratisierung der Pflegedokumentation

Seit vielen Jahren gibt es den Wunsch zur Entbürokratisierung der Pflege, da examinierte Pflegefachkräfte z. T. mehr mit der Dokumentation als mit dem Pflegebedürftigen selbst beschäftigt sind. Viele Pflegefachkräfte wünschen sich deshalb eine Optimierung und Qualitätssteigerung im Umgang mit vorhandenen Pflegedokumentationssystemen. Es gibt mittlerweile verschiedene Projekte und Vorschläge, um dem Dokumentationswahnsinn entgegenzutreten.

Projekt ReduDok

ReduDok ist ein erfolgreich durchgeführtes Projekt zur Entbürokratisierung, an dem verschiedene Münchner stationäre Pflegeeinrichtungen unter der Leitung der Münchner Heimaufsicht zusammengearbeitet haben. Weiterhin fand eine wissenschaftliche Begleitforschung durch das Institut für Fort- und Weiterbildung, Forschung und Entwicklung (IF) der Katholischen Stiftungsfachhochschule München, University of Applied Sciences statt. Kooperationspartner und intensiv an den entwickelten Ergebnissen beteiligt war der MDK Bayern. Des Weiteren waren das Bayerische Staatsministerium für Arbeit und Sozialordnung, Familie und Frauen (StMAS) kontinuierlich mit in den Projektprozess eingebunden sowie die Ombudsfrau zur Entbürokratisierung in der Pflege (Elisabeth Beikirch). Die Ergebnisse des Projekts sollen deshalb im Folgenden kurz dargestellt werden (Erling 2013).

Aufbau der Pflegedokumentation

Das Pflegedokumentationssystem sollte in der Grundstruktur mit einem 4-phasigen Pflegeprozessmodell in Einklang stehen. Folgende Bausteine enthielt es:
- Stammblatt
- anamnestisch-biografische Informationen inkl. wesentliche Maßnahmen
- medizinisch-pflegerischer Bereich
- Pflegebericht
- Evaluation

Für das Stammblatt gab es keine konkrete Vorgabe. Der Komplex „anamnestisch-biografische Informationen inklusive wesentliche Maßnahmen" orientierte sich an der „Charta der Rechte hilfebedürftiger und pflegebedürftiger Menschen". In diesem Bereich wurden auch die Risiken Ernährung, Schmerz, Wunden/Dekubitus, Inkontinenz, Sturz, Kontrakturen qualifiziert eingeschätzt und abgebildet. Wo kein Risiko vorlag, erfolgte auch kein Eintrag. Zum medizinisch-pflegerischen Bereich gehörten die Medikamente, die Kommunikation mit dem Arzt sowie der Bereich der Behandlungspflege. Das Formular Pflegebericht entsprach der allgemein vorhandenen Praxis. Weiterhin einigten sich die Projektteilnehmer auf die Durchführung von Evaluationen, z. B. in der Form von Pflegevisiten oder Fallbesprechungen. Das Ergebnis fand dann wieder Eingang in die Pflegedokumentation, z. B. integriert in den Pflegebericht, als gekennzeichnete Überarbeitung oder als separates Protokoll der Pflegevisite (Erling 2013).

Für Leistungsnachweise gab es keine konkrete Vorgabe. Weitere Instrumente wie Tages- und Nachtstruktur waren nicht Bestandteil der ReduDok-Vereinbarung und separate Wunddokumentationsformulare, Risikoerfassungsbögen, Assessmentskalen oder Biografiebögen kamen im Projektverlauf nicht zur Anwendung. Ebenso regelmäßige Screenings oder Assessments und sonstige auf Dauer angelegte Listen und Formulare, z. B. zur Erfassung der Flüssigkeitsaufnahme, der Bewegungs- oder Ernährungssituation, wurden bis auf Ausnahmesituationen nicht als notwendig erachtet. Deshalb sollte grundsätzlich darauf verzichtet werden. Für die Häufigkeit der Einträge bzw. den Evaluationszeitraum gab es keine konkrete Vereinbarung bestimmter Zeitintervalle. Weiterhin wurde keine „klassische" Pflegeplanung (Problem-Ressource-Ziel-Maßnahme) erstellt (Erling 2013).

Ergebnisse des Projektes

Alle am Projekt Beteiligten erkannten durch ReduDok eine deutliche Verbesserung professioneller Vorgehensweisen in den Einrichtungen. Es kam insgesamt zu einer deutlichen Zeitersparnis (bis zu 40 Stunden im Monat pro Wohnbereich) und einer ruhigeren, weniger hektischen Atmosphäre auf den Wohnbereichen. Dadurch entstanden Freiräume für Aspekte wie Toilettentraining und Aktivierung sowie intensivere Kontrollen körperlicher und psychischer Bedingungen. Weiterhin konnten die Zusammenarbeit und das Verhältnis der Mitarbeiter untereinander, eine bessere Zusammenarbeit mit Angehörigen sowie weiterer Berufsgruppen festgestellt werden. Durch ReduDok verbesserten sich weiterhin der Informationsfluss und die Pflegequalität (Erling 2013).

Einführung des Strukturmodells zur Entbürokratisierung der Pflegedokumentation für die Langzeitpflege

Dieses Projekt wurde im Auftrag des Bundesministeriums für Gesundheit (BMG) in Zusammenarbeit mit der Bundesarbeitsgemeinschaft der Freien Wohlfahrtspflege e. V. (BAGFW) und dem Bundesverband Privater Anbieter sozialer Dienste e. V. (bpa) unter der Leitung der Ombudsfrau zur Entbürokratisierung in der Pflege, Elisabeth Beikirch (Projektsteuerung), Gabriele Breloer-Simon und Friedhelm Rink (Projektkoordination), durchgeführt. Eine wissenschaftliche Begleitevaluation fand durch Prof. Dr. Martina Roes (Universität Witten/Herdecke, Department für Pflegewissenschaft) und Deutsches Zentrum für Neurodegenerative Erkrankungen (DZNE) statt (BMG 2014). Mittlerweile wurde das Strukturmodell kostenlos veröffentlicht und kann von jeder Pflegeeinrichtung implementiert werden. Informationen dazu sind über die Internetseite www.ein-step.de abrufbar.

Aufbau der Pflegedokumentation

Wie bei ReduDok wurde auch hier eine Grundstruktur zur Pflegedokumentation empfohlen. Diese Grundstruktur der Pflegedokumentation (Strukturmodell) baut sowohl ambulant wie auch stationär auf einen Pflegeprozess mit 4 Phasen auf (▶ Abb. 8.13, ▶ Abb. 8.12):

1. Einstieg in den Pflegeprozess mithilfe der strukturierten Informationssammlung (SIS)
2. Maßnahmenplanung auf der Grundlage der Erkenntnisse aus der SIS
3. Berichteblatt mit dem Fokus auf Abweichungen von regelmäßig wiederkehrenden Pflege- und Betreuungsabläufen
4. Evaluation (mit Fokus auf Erkenntnissen aus SIS, Maßnahmenplanung und Berichteblatt) (Beikirch et al. 2015)

Dieses Strukturmodell stellt ein wissenschaftsbasiertes Konzept zur Dokumentation der Pflege dar. Eine Ausrichtung der Pflegedokumentation an einem speziellen Pflegemodell ist möglich, z. B. entlang der Charta pflege- und hilfebedürftiger Menschen oder in der Gerontopsychiatrie, aber nicht zwingend erforderlich. Kernpunkt eines solchen Modells muss jedoch die qualifizierte Personenzentrierung in der Planung unter Einschluss der Darstellung der individuellen Wünsche und Beachtung der speziellen Lebenssituationen der Menschen in der Langzeitpflege sein (Beikirch et al. 2015).

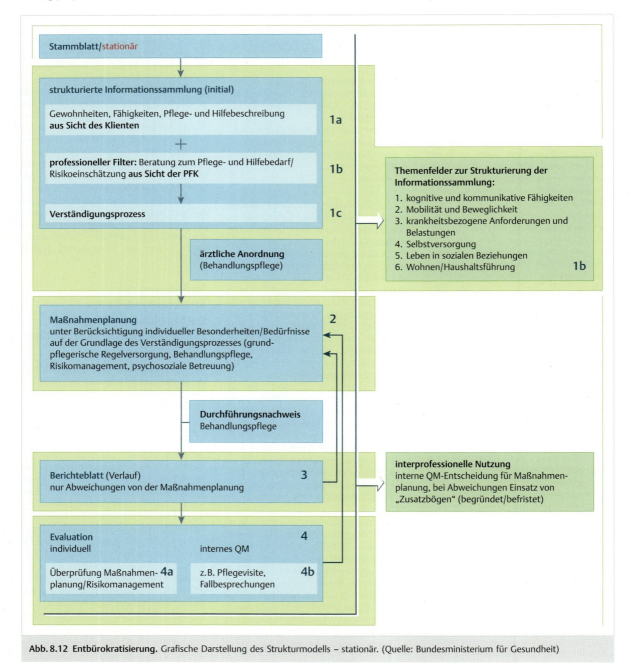

Abb. 8.12 Entbürokratisierung. Grafische Darstellung des Strukturmodells – stationär. (Quelle: Bundesministerium für Gesundheit)

8.4 Pflegeprozessplanung und -dokumentation

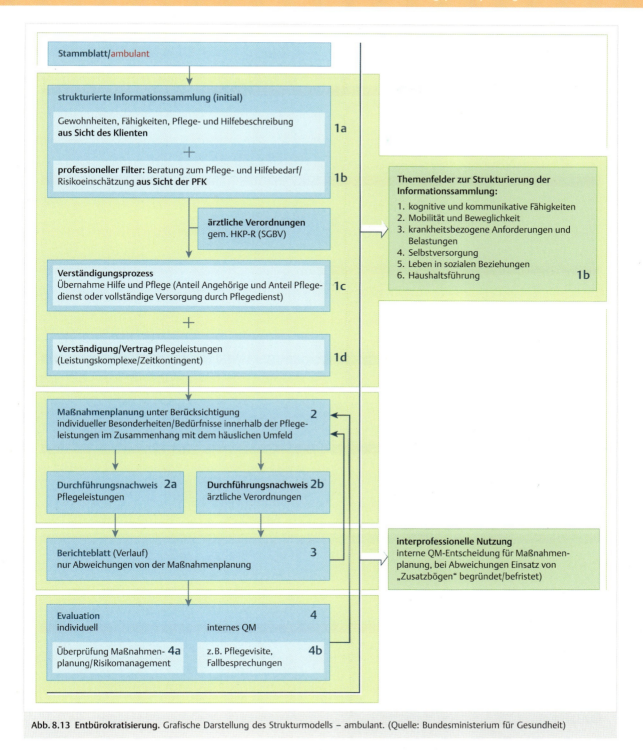

Abb. 8.13 Entbürokratisierung. Grafische Darstellung des Strukturmodells – ambulant. (Quelle: Bundesministerium für Gesundheit)

▶ **1. Phase: die strukturierte Informationssammlung (SIS).** Zunächst wird im Rahmen des Erstgesprächs die strukturierte Informationssammlung (SIS) eingesetzt. SIS ist ein neu entwickeltes Instrument, das auf 5 wissenschaftsbasierten Themen und einem rationalen Verfahren zur Risikoeinschätzung (Matrix) pflegesensitiver Phänomene in der Pflege basiert (▶ Abb. 8.14, ▶ Abb. 8.15). Es wurde außerdem an dem Neuen-Begutachtungs-Assessment (NBA) angelehnt, da es neben der Wissenschaftsbasierung der Themenfelder (gegliedert in 7 bzw. 8 Module) bereits ausführliche Hinweise zur praktischen Nutzung der pflegewissenschaftlichen Literaturrecherchen für die Pflegeplanung gab. So wurden anhand der Module des NBA 5 für das SIS pflegerelevante Themenfelder gebildet:

Abb. 8.14 SIS. Themenfelder für die strukturierte Informationssammlung – stationär. (Quelle: Bundesministerium für Gesundheit)

SIS – ambulant –
Strukturierte Informationssammlung

☐ Erstgespräch ☐ Folgegespräch

Name der pflegebedürftigen Person	Gespräch am	Handzeichen Pflegefachkraft	pflegebedürftige Person/Angehöriger/Betreuer

Was bewegt Sie im Augenblick? Was brauchen Sie? Was können wir für Sie tun?

Themenfeld 1 – kognitive und kommunikative Fähigkeiten

Themenfeld 2 – Mobilität und Beweglichkeit

Themenfeld 3 – krankheitsbezogene Anforderungen und Belastungen

Themenfeld 4 – Selbstversorgung

Themenfeld 5 – Leben in sozialen Beziehungen

Themenfeld 6 – Haushaltsführung

Erste fachliche Einschätzung der für die Pflege und Betreuung relevanten Risiken und Phänomene

	Dekubitus					Sturz					Inkontinenz					Schmerz					Ernährung					Sonstiges				
			weitere Einschätzung notwendig		Beratung			weitere Einschätzung notwendig		Beratung			weitere Einschätzung notwendig		Beratung			weitere Einschätzung notwendig		Beratung			weitere Einschätzung notwendig		Beratung			weitere Einschätzung notwendig		Beratung
	ja	nein	ja	nein		ja	nein	ja	nein		ja	nein	ja	nein		ja	nein	ja	nein		ja	nein	ja	nein		ja	nein	ja	nein	
1. kognitive und kommunikative Fähigkeiten	☐	☐	☐	☐	☐	☐	☐	☐	☐	☐	☐	☐	☐	☐	☐	☐	☐	☐	☐	☐	☐	☐	☐	☐	☐	☐	☐	☐	☐	☐
2. Mobilität und Beweglichkeit	☐	☐	☐	☐	☐	☐	☐	☐	☐	☐	☐	☐	☐	☐	☐	☐	☐	☐	☐	☐	☐	☐	☐	☐	☐	☐	☐	☐	☐	☐
3. krankheitsbez. Anforderungen u. Belastungen	☐	☐	☐	☐	☐	☐	☐	☐	☐	☐	☐	☐	☐	☐	☐	☐	☐	☐	☐	☐	☐	☐	☐	☐	☐	☐	☐	☐	☐	☐
4. Selbstversorgung	☐	☐	☐	☐	☐	☐	☐	☐	☐	☐	☐	☐	☐	☐	☐	☐	☐	☐	☐	☐	☐	☐	☐	☐	☐	☐	☐	☐	☐	☐
5. Leben in sozialen Beziehungen	☐	☐	☐	☐	☐	☐	☐	☐	☐	☐	☐	☐	☐	☐	☐	☐	☐	☐	☐	☐	☐	☐	☐	☐	☐	☐	☐	☐	☐	☐

Abb. 8.15 **SIS.** Themenfelder für die strukturierte Informationssammlung – ambulant. (Quelle: Bundesministerium für Gesundheit)

1. kognitive und kommunikative Fähigkeiten
2. Mobilität und Beweglichkeit
3. krankheitsbezogene Anforderungen und Belastungen
4. Selbstversorgung
5. Leben in sozialen Beziehungen
6. Haushaltsführung (ambulant) bzw. Wohnen/Häuslichkeit (stationär) (BMG 2014)

Die Inhalte von SIS werden im weiteren Pflegeverlauf in Pflegevisiten und Fallbesprechungen zur Aktualisierung immer wieder aufgegriffen. Dabei wird in der SIS explizit der Sichtweise der pflegebedürftigen Person zu ihrer Lebens- und Pflegesituation und ihren Wünschen/Bedarfen an Hilfe und Unterstützung bewusst Raum gegeben. Auf der Basis dieser 5 bzw. 6 wissenschaftsbasierten Themenfelder bildet die Pflegefachkraft ihre fachliche Einschätzung zur Situation des Pflegebedürftigen (Beikirch et al. 2015).

▶ **2. Phase: die Maßnahmenplanung.** Dazu muss jede Pflegeeinrichtung vorab eigene Strukturen und Prozesse entwickeln, um die Ausgestaltung und Umsetzung der Maßnahmen zu gewährleisten. Diese sollten entlang der einrichtungsbezogenen Rahmenbedingungen und Zielgruppen entsprechende Akzente als Ausdruck des Pflegeverständnisses setzen (Beikirch et al. 2015).

Im Rahmen des Strukturmodells unterscheidet sich die Maßnahmenplanung grundlegend von der bisherigen Praxis. Diese soll wesentlich zur Übersichtlichkeit und damit zur Akzeptanz im Alltag beitragen und sich nahtlos in die Erkenntnisse aus der SIS einbinden. Die Pflegefachkraft durchläuft einen gedanklich-fachlichen Prozess (Welche Ressourcen bestehen? Welche Problemkonstellationen sind vorhanden? Welche Zielsetzungen sind anzustreben?) und verknüpft dabei die sich aus SIS ergebenden Risiken in Form der Risikoeinschätzung als Matrix mit pflegesensitiven Phänomenen. Die pflegerischen Interventionen ergeben sich durch das bewusste Zusammenführen der individuellen und subjektiven Sicht des Pflegebedürftigen mit der fachlichen Einschätzung durch die Pflegefachkraft sowie dem Ergebnis des Verständigungsprozesses dieser beiden Personen. Auch wenn im Strukturmodell nicht explizit Ziele dokumentiert werden, sind sie Teil des professionellen Denkens und der Evaluation (Beikirch et al. 2015).

▶ **Möglichkeiten der Maßnahmenplanung in der stationäre Pflege.** Bisher gibt es die folgenden 3 Vorgehensweisen:
- **Variante 1 – Tagesstruktur kompakt:** Individuelle Wünsche und Vorlieben des Pflegebedürftigen werden in der individuellen Tagesstrukturierung als eine Art „Grundbotschaft" vorangestellt. Die pflegerischen Planungen orientieren sich an den o. a. Themenfeldern. Dazu gehören auch die Prophylaxen, die in den Ablauf der Routinepflegemaßnahmen eingebunden sind. Die alltäglichen pflegerischen Handlungen strukturieren sich entsprechend der Themenfelder.
- **Variante 2 – Tagesstruktur ausführlich:** Einmalige tagesindividuelle Schritt-für-Schritt-Beschreibung des gesamten Tagesablaufs in der zeitlichen Reihenfolge.
- **Variante 3 – Leistungsbezogen ohne Tagesstruktur:** Zuordnung der Angebote und Maßnahmen zu den entsprechenden Themenfeldern ohne Zeitangaben. Jede Pflegeeinrichtung kann somit in ihrem Team das eigene Vorgehen entwickeln und entlang der einrichtungsbezogenen Rahmenbedingungen und Zielgruppen die gebotenen Strukturen und Prozesse gestalten.
- **Variante 4 – Mix aus 1 und 2:** Die individuellen Wünsche werden vorangestellt. Dann folgt eine ausführliche Beschreibung des Tagesablaufs, wobei regelhaft wiederkehrende Handlungen im Tagesablauf nur einmal beschrieben und dann mit einem Kürzel eingepflegt werden.

Die Dokumentation der behandlungspflegerischen Maßnahmen bleibt wie bisher (Beikirch et al. 2015).

Die Maßnahmenplanung in der ambulanten Pflege unterscheidet sich von der stationären dadurch, dass sie sich an Art und Umfang der vereinbarten Leistungen (gemäß des abgeschlossenen Vertrags) und der Informationen aus dem Erstgespräch orientiert. Weiterhin ist in diesem Versorgungsbereich die Dokumentation der Beratung (im Sinn von Information und Aufklärung) zu einem oder mehreren Risiken, die bei dem ersten Hausbesuch angesprochen wurden, zu dokumentieren. Dabei sollen jedoch nicht schematisch alle denkbaren Bereiche angesprochen werden, sondern die Information gezielt im Hinblick auf die individuelle Situation ermittelt werden. Weiterhin ist die durch den Pflegebedürftigen möglicherweise eingeübte Praxis zur Kompensation seiner Defizite zu berücksichtigen. Zu Abrechnungszwecken müssen in der ambulanten Pflege die erbrachten Leistungen unabhängig von der Thematik einer schlanken Pflegedokumentation entsprechend abgezeichnet werden (Beikirch et al. 2015).

▶ **Maßnahmenplanung ambulante Pflege.** Hier haben sich folgende 2 Muster herausgebildet:
- **Variante 1:** Hier werden die 6 Themenfelder der SIS zur Strukturierung der Maßnahmenplanung genutzt und können zusätzlich mit den Nummern der Leistungskomplexe verknüpft werden. Zur Erfassung von Veränderungen gibt es eine weitere Spalte für die Evaluation. Die individuelle Maßnahmenplanung erfolgt entlang dieser Strukturierung unter Berücksichtigung aller aus der SIS gewonnenen Erkenntnisse und in Bezug zur Aufgabenteilung zwischen den Angehörigen und dem Pflegedienst.
- **Variante 2:** Möglichkeit zur ausführlichen (oder knappen) Beschreibung des Ablaufs des jeweiligen Einsatzes mit allen individuellen persönlichen und sächlichen Gegebenheiten im häuslichen Bereich.

Die Dokumentation der Behandlungspflege folgt in der ambulanten Pflege entsprechend den Regelungen des SGB V (Beikirch 2015).

Weitere spezielle, ergänzende Dokumentationsbögen zu pflegetherapeutischen Interventionen im Rahmen des Risikomanagements oder zur befristeten Beobachtung im Verlauf sollten in jeder Einrichtung vom internen Qualitätsmanagement im QM-Handbuch hinterlegt werden und dort bei Bedarf abrufbar sein. Sie müssen immer individuell auf der Basis pflegefachlicher Erkenntnisse und Einschätzungen eingesetzt und ggf. zeitlich befristet mit entsprechenden Evaluationsdaten versehen werden (Beikirch et al. 2015).

▶ **3. Phase: Berichteblatt (Verlaufsdokumentation).** Die oben beschriebenen Maßnahmen sind ein Teil der Voraussetzung für ein zeitsparenderes und grundlegend verändertes Vorgehen im Berichteblatt. Im Berichteblatt konzentrieren sich die Aufzeichnungen ausschließlich auf das Auftreten von Abweichungen und nicht auf die Beschreibung der routinemäßigen und wiederkehrenden Handlungen in Pflege und Betreuung. Dort können grundsätzlich alle an der Pflege und Betreuung beteiligten Personen (z. B. Mitarbeitende nach §§ 45a, bzw. 87b SGBXI, andere therapeutische Gesundheitsfachberufe usw.) und gemäß Funktion sowie Verantwortungsbereich Eintragungen vornehmen. Dabei müssen sie natürlich den Datenschutz berücksichtigen. Dieser Aspekt erfordert bei der Einführung des Strukturmodells eine interne Überprüfung und ggf. eine kritische Diskussion der bisherigen Praxis in den Pflegeeinrichtungen (Beikirch et al. 2015).

▶ **Hinweis für die stationäre Pflege.** Es muss nicht jede routinemäßige Handlung einzeln abgezeichnet werden, soweit die Prinzipien des Strukturmodells eingehalten sind.

Die „schichtbezogene Abzeichnung" ist aus haftungsrechtlicher Sicht grundsätzlich nicht empfehlenswert, da an der Versorgung in der Regel immer mehrere Personen beteiligt sind und eine solche Abzeichnung nämlich nur dann erfolgen sollte, wenn sich der Unterzeichner davon überzeugt hat, dass die einzelnen Leistungen auch tatsächlich erbracht worden sind. Aufgrund des hohen administrativen Aufwands ist das in der Praxis nur sehr schwer umzusetzen. Wenn eine Abzeichnung notwendig ist, sollen deshalb die Leistungen von demjenigen abgezeichnet werden, der sie auch tatsächlich erbracht hat (Beikirch et al. 2015).

▶ **4. Phase: Evaluation.** Abhängig von stabilen oder instabilen Gesundheitssituationen und Pflegebedarfen erfolgt in fachlich angemessenen Abständen die Reflexion und ggf. Evaluation der Pflegesituation und eine Reaktion durch entsprechende Angebote. Unabhängig davon können auch anlassbezogene Evaluationen in akuten Situationen oder bei besonderen Ereignissen durchgeführt werden. Ein weiteres Ziel der Evaluation ist, die in der Praxis vorzufindenden „schematischen Routinen" im Umgang mit Assessments, Skalen, Trink- und Essprotokollen usw. kritisch zu hinterfragen und sich ggf. aus fachlicher Sicht davon zu lösen, um gezielter und in Würdigung der Gesamtsituation des Pflegebedürftigen vorzugehen (Beikirch et al. 2015).

Ergebnisse des Projektes

Insgesamt wurde festgestellt, dass die erprobte Grundstruktur eine sehr gute Grundlage zur Ausrichtung einer standardisierten Pflegedokumentation bietet und trotzdem vielfältige Varianten zulässt. Das neu entwickelte Konzept bestätigte, dass die Pflegedokumentation in Art und Umfang zur heute weit verbreiteten Praxis erheblich reduziert werden kann, ohne fachliche Standards zu vernachlässigen, oder ohne dass die Sicherstellung der Kommunikation zwischen allen Beteiligten zur Situation der Pflegebedürftigen nicht mehr zu gewährleisten ist. Damit liegt ein brauchbares Konzept für eine schlanke Pflegedokumentation vor (BMG 2014).

8.5 Lern- und Leseservice

8.5.1 Das Wichtigste im Überblick

Was ist das „kybernetische Regelkreismodell", welche Schritte gehören dazu?

Ein „kybernetisches Regelkreismodell" ist eine vereinfachte Darstellung von Regelungsvorgängen, wie sie z.B. im Rahmen der Problemlösung getroffen werden. Ausgehend von einem „Ist-Wert" und der Festlegung eines „Soll-Wertes" werden z.B. bestimmte Handlungen (Regelungsgrößen) geplant und ausgeführt, mit denen der Soll-Wert erreicht werden soll. Abschließend erfolgt ein „Ist-Soll-Abgleich", um zu beurteilen, ob das angestrebte Ziel erreicht wurde.

Pflegeprozess: Warum ist der Beziehungsaufbau zwischen Pflegenden und Gepflegten so wichtig?

Professionelle Altenpflege orientiert sich am jeweiligen alten Menschen mit Pflegebedarf. Den tatsächlich vorliegenden Bedarf an pflegerischer Unterstützung kennt der, der diesen Bedarf hat, selbst am besten. Er ist „Experte" seiner selbst. Eine pflegerische Zielsetzung ohne aktive Beteiligung des direkt betroffenen alten Menschen kann diesem Menschen nie völlig gerecht werden. Daher respektieren Pflegende die Autonomie (Selbstbestimmung) des alten Menschen und bringen ihr Fachwissen, ihr Einfühlungsvermögen (Empathie) und ihre Erfahrung in den Pflegeprozess ein.

Welche Phasen umfasst das Pflegeprozessmodell von Fiechter und Meier (1981)?

Ihr Modell umfasst Informationssammlung (Phase 1), Erkennen von Problemen und Ressourcen (Phase 2), Festlegung der Pflegeziele (Phase 3), Planung von Pflegemaßnahmen (Phase 4), Durchführung der Pflege (Phase 5), Beurteilung der Wirkung der Pflege (Phase 6).

Was sind Vorteile und Nachteile des Pflegeprozessmodells?

Nachteile: Der Pflegeprozess ist ein unflexibles Instrument, das den sich stets wandelnden, situativen Besonderheiten nur unzureichend entspricht. Ein spontanes Handeln wird mitunter unmöglich.
Vorteile: Die wesentlichen pflegerelevanten Probleme und Ressourcen eines alten Menschen werden gezielt in den Blick genommen. Es werden gemeinsam realistische Ziele gesetzt und Pflegemaßnahmen geplant, die den Bedürfnissen des alten Menschen gerecht werden und die tatsächlich erforderlich sind. Die schriftliche Pflegeplanung hilft dabei, die Pflege auf einem möglichst gleich bleibenden Qualitätsniveau zu leisten. Die Evaluation der Pflege ist ein Beitrag zur kontinuierlichen Verbesserung der Pflegequalität und der Fortentwicklung der eigenen Pflegekompetenz.

Warum und wie sollte der gesamte Pflegeprozess dokumentiert werden?

Die schriftliche Pflegedokumentation erfüllt a) eine Dokumentationsfunktion, b) eine Organisationsfunktion, c) eine Informationsfunktion und d) (juristische) Nachweisfunktion. Sie erfolgt handschriftlich in einem einrichtungsintern einheitlichen Dokumentationssystem, kann aber auch per EDV erfolgen.

Zentrale Elemente einer jeden Pflegedokumentation sind die Pflegeplanung und der Pflegebericht. Daneben liefern zahlreiche ergänzende Dokumentationsformulare (▶ Abb. 8.4) wichtige Informationen für die kontinuierliche Evaluation der Pflegeprozessplanung und fixieren mitunter Ergebnisse, die im Rahmen des Pflegeprozesses erreicht worden sind.

Wie können Pflegende relevante Informationen sammeln?

Zu Beginn des Pflegeauftrags werden Informationen, insbesondere mithilfe des Erstgesprächs, gesammelt. Kontinuierlich fließen weitere Informationen in die Pflegeanamnese und die Biografiearbeit ein und finden dann Berücksichtigung im Pflegeprozess des betroffenen alten Menschen.

Was ist eine „Pflegeanamnese"?

Die Pflegeanamnese ist eine Einschätzung des vorhandenen Pflegebedarfs. Sie wird üblicherweise auf dem sog. „Stammblatt" dokumentiert und ist im weiteren Verlauf der Pflege kontinuierlich zu aktualisieren. Je nach pflegetheoretischer Orientierung einer Einrichtung erfolgt diese Einschätzung systematisch, z.B. anhand der ABEDLs.

Was sind „Assessmentinstrumente", welchen Nutzen haben sie?

Assessmentinstrumente sind Einschätzungsverfahren, die unsere Wahrnehmung und Beobachtung objektiver machen und so möglichst präzise Aussagen ermöglichen sollen. Sie helfen uns ganz konkret dabei, den jeweils vorliegenden Pflegebedarf zu erkennen und nachweisen zu können. Somit dienen Assessmentinstrumente der Verbesserung der Pflegequalität.

Was versteht man unter „Pflegediagnostik"?

Als Pflegediagnostik bezeichnet man den gesamten Prozess der systematischen Erfassung pflegerelevanter Informationen, die, soweit möglich, objektive Erfassung des vorliegenden Pflegebedarfs mithilfe von Assessmentinstrumenten und schließlich die konkrete Formulierung des vorliegenden Pflegebedarfs (der Probleme, Bedürfnisse, Defizite, Fähigkeiten und Ressourcen) in Form von Pflegediagnosen.

Welche Arten von Pflegeproblemen gibt es?

Es kann zwischen aktuellen, potenziellen und vermutlichen Pflegeproblemen unterschieden werden.

Welche ist beim Formulieren von Pflegediagnosen zu berücksichtigen?

Für die Erstellung einer Pflegeplanung sollten Pflegediagnosen in Anlehnung an das PESR-Format formuliert werden: Problem (möglichst eindeutig und präzise benennen), Ethiology (die Ursache[n] für die ermittelten Probleme identifizieren), Symptome (subjektive u./o. objektive Anzeichen beschreiben), Ressourcen und Fähigkeiten des betreffenden alten Menschen aufführen.

Warum sind Fähigkeiten und Ressourcen eines Menschen für den Pflegeprozess relevant?

Eine aktivierende Pflege bzw. die Förderung von Unabhängigkeit knüpft an die vorhandenen Fähigkeiten eines alten Menschen an und bindet dessen persönliche Ressourcen ein. Vernachlässigt man diese Fähigkeiten und Ressourcen, so erfolgt eine passivierende Pflege, die das Wohlbefinden und die Lebensqualität des alten Menschen beeinträchtigen kann.

Was ist der Unterschied zwischen Fern- und Nahzielen in der Pflegeplanung? Welche Fernziele gibt es?

Fernziele sind die Ziele, die am Ende des Pflegeprozesses in einem bestimmten Bereich (z. B. einer ABEDL) oder bezogen auf ein einzelnes Pflegeproblem innerhalb eines längeren Zeitraumes erreicht werden sollen. Nahziele sind „Teilziele", die innerhalb kürzerer Zeiträume nacheinander angestrebt werden müssen, um das geplante Fernziel zu erreichen. Man unterscheidet Rehabilitationsziele, Erhaltungsziele und Bewältigungsziele.

Was ist beim Formulieren von Pflegezielen in der Pflegeplanung zu berücksichtigen?

Für die Erstellung einer Pflegeplanung sollten die Pflegeziele das im individuellen Fall angestrebte Ergebnis (das nach der Pflegeintervention vorliegen soll) beschreiben sowie einen Zeitrahmen festlegen, innerhalb dessen das Pflegeziel erreicht sein soll. Pflegeziele müssen darüber hinaus klientenorientiert, realistisch und erreichbar sein. Auch muss in der Zielformulierung ein Kriterium enthalten sein, das im Rahmen der Evaluation der Pflege herangezogen werden kann, um das Erreichen des Pflegeziels möglichst genau beurteilen zu können (Überprüfbarkeit).

Was ist beim Formulieren von Pflegemaßnahmen zu berücksichtigen?

Für die Erstellung einer Pflegeplanung sollten die Pflegemaßnahmen derart beschrieben werden, dass ersichtlich wird, von wem (erforderliche Qualifikation berücksichtigen!), was, wann/wie oft/wie lange, wie, womit und wo geleistet werden soll. Darüber hinaus können Pflegestandards integriert werden.

Was sind „Pflegestandards", welche Arten gibt es?

„Pflegestandards sind allgemein gültige und akzeptierte Normen, die den Aufgabenbereich und die Qualität der Pflege definieren. Pflegestandards legen themen- oder tätigkeitsbezogen fest, was die Pflegepersonen in einer konkreten Situation generell leisten wollen/sollen und wie diese Leistung auszusehen hat" (Stösser 1993). Man unterscheidet Struktur-, Prozess- und Ergebnisstandards.

Was ist bei der Umsetzung von Pflegestandards im praktischen Pflegehandeln zu bedenken?

Pflegestandards bieten eine verlässliche und verbindliche Orientierungshilfe für die Pflege, da sie idealerweise den jeweils „aktuellen Wissensstand der Pflege" wiedergeben. Im Einzelfall müssen diese Standards an den individuellen Bedarf (an die Gewohnheiten und Wünsche usw.) des Pflegeempfängers angepasst werden. Diese „Kunst", die geltende Regel (den Standard) an den Bedarf einer individuellen Person anzupassen und so beiden gerecht zu werden, zeichnet eine professionelle Pflegekraft aus.

8.5.2 Literatur

Abt-Zegelin A et al. „Patient unauffällig" – rechtliche und pflegefachliche Anforderungen an die Dokumentation unter besonderer Berücksichtigung von DRGs und PQsG. Teil 1. Die Schwester/Der Pfleger 2004a; 2: 132

Abt-Zegelin A et al. „Patient unauffällig" – rechtliche und pflegefachliche Anforderungen an die Dokumentation unter besonderer Berücksichtigung von DRGs und PQsG. Teil 2. Die Schwester/Der Pfleger 2004b; 3: 218

Arets J et al. Professionelle Pflege. Theoretische und praktische Grundlagen. Bd. 1. 3. Aufl. Bocholt: Eicanos; 1999

Bartholomeyczik S. Assessment als Operationalisierung von Pflegebedürftigkeit. Pflege Aktuell 2004; 1: 8

Beikirch E, Kämmer, K, Roes, M. Handlungsanleitung Strukturmodell (Version 1.1). 2015

Berga J, Pangritz R. Pflegedokumentation für Ausbildung und Praxis. Köln: Bildungsverlag Eins; 2011

Böhle F et al. Pflegearbeit als situatives Handeln. Ein realistisches Konzept zur Sicherung von Qualität und Effizienz der Altenpflege. Pflege 1997; 10: 18

Brandenburg H. Das Resident Assessment Instrument (RAI) – eine Chance für die Pflege in Deutschland. In: Bartholomeyczik S, Halek M. Assessmentinstrumente in der Pflege – Möglichkeiten und Grenzen. Hannover: Schlütersche; 2004

Bundesministerium für Gesundheit (BMG). Projekt Praktische Anwendung des Strukturmodells – Effizienzsteigerung der Pflegedokumentation in der ambulanten und stationären Langzeitpflege. Berlin: BMG; 2014

Deutscher Pflegerat e. V. Der DPR unterstützt das Strukturmodell zur Effizienzsteigerung der Pflegedokumentation in der ambulanten und der stationären Langzeitpflege; 2015

Deutsches Netzwerk für Qualitätssicherung in der Pflege. Expertenstandard Dekubitusprophylaxe in der Pflege. Osnabrück: DNQP; 2010

Erling R. Projektbericht ReduDok (Reduzierung der Dokumentation). München: 2013

Fiechter V, Meier M. Pflegeplanung – eine Anleitung für die Praxis. Basel: Recom; 1981

Fischbach A. Einführung der Methodik des „Pflegekonsils" – zur Logik der geplanten Pflege. Pflegezeitschrift, Dokumentation Pflegewissenschaft 2001; 11: 2

Georg J. Pflegediagnosen geordnet nach der Taxonomie II von NANDA International. In: Doenges M, Moorhouse M, Geissler-Murr A (Hrsg.). Pflegediagnosen und Maßnahmen. Bern: Hans Huber; 2014

Gilgen R, Weiss U. Resident Assessment Instrument (RAI). System zur Klientenbeurteilung und Dokumentation in der Langzeitpflege. In: Steinhagen-Thiessen, Hrsg. Das geriatrische Assessment. Stuttgart: Schattauer (Robert-Bosch-Stiftung); 1998

GKV-Spitzenverband. Jetzt wird abgespeckt – Entbürokratisierung in der Pflege kommt; 2014

Hammer A. Pflegeprozess. In: Lauber A, Hrsg. Grundlagen beruflicher Pflege. Stuttgart: Thieme; 2001

Isfort M. Der FIMTM in der Akutpflege. In: Bartholomeyczik S, Halek M. Assessmentinstrumente in der Pflege – Möglichkeiten und Grenzen. Hannover: Schlütersche; 2004

König, J. Dokumentationswahnsinn in der Pflege – es geht auch anders. 2. Aufl. Hannover: Schlütersche; 2014

Krohwinkel M. Rehabilitierende Prozesspflege am Beispiel von Apoplexiekranken. 3. Aufl. Bern: Hans Huber, Hogrefe AG; 2008

Lohrmann C. Die Pflegeabhängigkeitsskala. In: Bartholomeyczik S, Halek M. Assessmentinstrumente in der Pflege – Möglichkeiten und Grenzen. Hannover: Schlütersche; 2004

MDK Westfalen-Lippe, MDK Nordrhein Münster: Gemeinsamer Leitfaden zur qualitätsgesicherten Dokumentation von zusätzlichen Betreuungsleistungen nach § 87b SGB XI in stationären Pflegeeinrichtungen. März; 2009

Medizinischer Dienst der Spitzenverbände der Krankenkassen e.V. (MDS): Grundsatzstellungnahme Pflegeprozess und Dokumentation. Handlungsempfehlungen zur Professionalisierung und Qualitätssicherung in der Pflege. April 2005

NANDA International. Pflegediagnosen: Definitionen & Klassifikation 2009–2011. Kassel: RECOM; 2010

Schöniger U, Zegelin-Abt A. Hat der Pflegeprozess ausgedient? Die Schwester/ Der Pfleger 1998; 4: 305

Stösser von A. Pflegestandards – Erneuerung der Pflege durch Veränderung der Standards, 2. Aufl. Berlin; Springer: 1993

Stösser von A. Qualitätsstandards in der Krankenpflege. Bd. 1. Stösser-Standard, St. Katharinen 1994a

Stösser von A. Maßarbeit bis ins Detail – mit dem Einsatz von Standards die Pflegequalität sichern. Forum Sozialstation 1994b; 67: 44

Wettstein A et al.. Checkliste Geriatrie. Stuttgart: Thieme; 1997

Wieteck P. Vor- und Nachteile einer standardisierten Pflegefachsprache – nicht das „Ob", sondern das „Wie" ist die Frage. Pflegezeitschrift 2004; 3: 57

Rechtsquelle

Bundesministerium für Familie, Senioren, Frauen und Jugend. Gesetz über die Berufe in der Altenpflege (Altenpflegegesetz – AltPflG), 17.11.2000

Weiterführende Literatur

Bartholomeyczik S, Halek M. Assessmentverfahren in der Altenpflege. In: Bartholomeyczik S, Halek M. Assessmentinstrumente in der Pflege – Möglichkeiten und Grenzen. 2. Aufl. Hannover: Schlütersche; 2009

Ehmann M, Völkel I. Pflegediagnosen in der Altenpflege. 4. Aufl. München: Urban & Fischer; 2012

Halek M. Wie misst man Pflegebedürftigkeit? Hannover: Schlütersche; 2003

Lauber A. Grundlagen beruflicher Pflege. 3. Aufl. Stuttgart: Thieme; 2012

Lauber A, Schmalstieg P. Wahrnehmen und Beobachten. 3. Aufl. Stuttgart: Thieme; 2012

Mager HC. Pflegebedürftigkeit im Alter: Dimensionen und Determinanten. In: Mager HC. Pflegebedürftigkeit und Pflegeversicherung in ausgewählten Ländern. Opladen: Leske und Budrich; 2000

Meißner A, Althammer T. Pflegedokumentation mit EDV. Hannover: Vincentz Network; 2012

Wieteck P. Praxisleitlinien Altenpflege. Planen, Formulieren, Dokumentieren mit ENP-Pflegediagnosen. 4. Aufl. Kassel: Recom; 2012

8.5.3 Internetadressen

Deutsches Netzwerk für Qualitätssicherung in der Pflege: www.dnqp.de

IGES Institut GmbH: www.ein-step.de

Medizinischer Dienst des Spitzenverbandes Bund der Krankenkassen e.V. (MDS): www.mds-ev.de

NANDA International: www.nanda.org

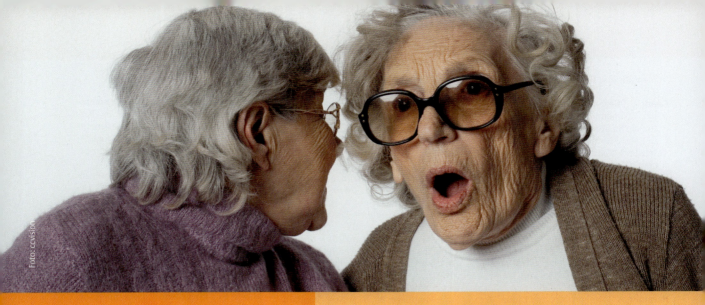

Kapitel 9
Kommunizieren können

9.1	Was ist Kommunikation?	199
9.2	Kommunikation und Pflege	203
9.3	Kommunikation im Alter	207
9.4	Gespräche mit Angehörigen	211
9.5	Basale Stimulation	213
9.6	Lern- und Leseservice	221

9 Kommunizieren können

Gabriele Bartoszek, Sieglinde Denzel, Ursula Kocs, Peter Nydahl

9.1 Was ist Kommunikation?

Eine der am häufigsten zitierten Grundaussagen zur menschlichen Kommunikation stammt von dem Kommunikationspsychologen Paul Watzlawick: „Man kann nicht nicht kommunizieren" (Watzlawick et al. 2011). Immer wenn Menschen aufeinandertreffen, kommunizieren sie miteinander, bewusst oder unbewusst. Zur Kommunikation gehören mind. 2 Personen, die miteinander in Verbindung treten. Pflege ist also immer auch Kommunikation. Pflege eines Menschen ist nicht möglich, ohne mit diesem zu kommunizieren.

Definition

Kommunikation heißt, Botschaften und Signale **senden** und gleichzeitig Botschaften und Signale anderer **empfangen**, entschlüsseln und darauf reagieren.

Immer wenn wir auf einen Menschen treffen, empfangen wir Signale von diesem Menschen und gleichzeitig senden wir Botschaften. Dem Senden und dem Empfangen kommt gleich viel Bedeutung zu. Das wird gerade in der Pflege immer wieder besonders deutlich.

Fallbeispiel

Die Pflegende Birgit betritt ruhig das Zimmer von Frau Altmann, die im Sterben liegt. Mit leiser Stimme begrüßt sie Frau Altmann und stellt sich vor. Frau Altmann dreht etwas den Kopf und schaut Birgit an. Diese möchte Frau Altmann mitteilen, dass sie die nächste Zeit bei ihr bleiben wird: „Ich bin da und werde versuchen, Ihre Wünsche zu erfüllen." Schwester Birgit weiß, dass Frau Altmann es nicht gerne hat, wenn man sie streichelt. Daher legt sie nur die Hand leicht auf ihren Handrücken und sieht ihr in die Augen.

Kommunikation dient nicht nur der Weitergabe von Informationen. Wie in dem Fallbeispiel, werden Beziehung und Vertrauen einzig und allein auf dem Weg der Kommunikation hergestellt. Neben den sprachlichen Mitteilungen der Pflegenden geschieht dabei vieles auf der nicht sprachlichen, der nonverbalen Ebene.

9.1.1 Sender-Empfänger-Modell der Kommunikation

Kommunikation ist immer das Zusammenspiel von einem Sender und einem Empfänger. Der Sender versucht, mehr oder weniger bewusst, dem Kommunikationspartner etwas zu vermitteln. Was er vermitteln will – und wie er es zu tun versucht –, ist immer abhängig von seinem aktuellen Wissen, seinem Ziel, aber auch von seinem momentanen Gefühlszustand.

Lernaufgabe

Sie möchten einen Bewohner zum Kaffeetrinken einladen. Spielen Sie im Rollenspiel folgende Situationen durch. Diskutieren Sie anschließend, wie Ihre eigene Verfassung und Ihr Wissen über den Gesprächspartner Ihr Kommunikationsverhalten beeinflusst hat:
1. Es geht Ihnen momentan gut – Ihr Partner ist eine nette alte Dame.
2. Sie haben eigentlich seit 30 Minuten Feierabend und sind sauer auf Ihre Kollegen – Ihr Partner ist eine sehr verlangsamte alte Dame.
3. Sie haben diese Dame schon vor einer halben Stunde gebeten, zum Kaffee zu kommen – Ihre Kollegin hat Ihnen Vorwürfe gemacht, dass Sie Ihre Arbeit nicht richtig machen, das hat Sie sehr geärgert.
4. Sie sind ganz neu auf der Station – Ihr Partner ist ein ehemaliger Oberstudiendirektor, von dem Sie wissen, dass er sehr schnell ärgerlich reagiert.

Merke

Bewusste Kommunikation erfolgt immer über 3 Schritte:
- Schritt 1: sich selbst wahrnehmen.
- Schritt 2: den anderen wahrnehmen.
- Schritt 3: Beziehung herstellen.

Schritt 1: sich selbst wahrnehmen

- Sich selbst wahrnehmen, auch in der momentanen, emotionalen Verfassung und im Körperausdruck, ein Gespür für sich entwickeln.
- Sich bewusst ausdrücken wollen, im Einklang (kongruent) mit dem Wahrgenommenen sein.

▶ Hilfreiche Fragen
- Wie geht es mir gerade?
- Was spüre ich?
- Was möchte ich ausdrücken?

Schritt 2: den anderen wahrnehmen

- Den anderen mit seinen verbalen und nonverbalen Signalen wahrnehmen und ernst nehmen.
- Versuchen, ihn zu verstehen.

▶ Hilfreiche Fragen
- Was nehme ich beim anderen wahr?
- Wie geht es ihm möglicherweise gerade?
- Was möchte er möglicherweise ausdrücken?
- Stehen vielleicht hinter seinen direkten Botschaften noch andere, die verdeckt sind? Verbirgt er z. B. ein Gefühl von Angst hinter seiner Barschheit?

Schritt 3: Beziehung herstellen

- Wertschätzen, ausdrücken, was man beim anderen wahrnimmt und zu verstehen versucht.
- Sich selbst ausdrücken in einer Weise, die echt und kongruent, dabei aber auch für den anderen verstehbar und hilfreich ist.

Merke

Unbefriedigendes Kommunizieren ergibt sich, wenn einer der Schritte des Kommunikationsaufbaus vergessen oder übergangen wird.

9.1.2 Verbale und nonverbale Kommunikation

Im Beispiel wird deutlich, dass der Austausch zwischen den Kommunizierenden, das Senden und Empfangen, sich nicht nur im Bereich der Sprache vollzieht, sondern genauso auf der nicht sprachlichen Ebene durch die Körpersprache, z. B. durch Berührung, Blickkontakt oder ganz einfach durch die Art des Verhaltens. Frau Altmann, die den Kopf wendet, um die Pflegende Birgit anzusehen, signalisiert ihre Aufmerksamkeit und Zustimmung. Die Betreuerin drückt ihre Zuwendung

durch die Handberührung aus. Bemerkenswert ist, wie es der Begleiterin in dieser eher sprachlosen Situation gelingt, mithilfe ihres Vorwissens und durch Beobachtung, auf die Bedürfnisse der Sterbenden einzugehen, diese zu erfühlen, da sie sie nicht erfragen kann. Kommunikation heißt also, miteinander in Verbindung treten über 3 gleich wichtige, einander begleitende und ergänzende Kanäle:
- verbale Sprache
- paraverbale Sprache
- nonverbale Sprache

▶ **Verbale Sprache.** Die Sprache ist das uns vertrauteste Medium im zwischenmenschlichen Umgang. Sie stellt klare, eindeutige Signale zur Übermittlung von Inhalten der verschiedensten Art zur Verfügung.

▶ **Paraverbale Sprache.** Meistens „macht der Ton die Musik". Die Art und Weise, wie ich etwas sage, bestimmt, was mein Kommunikationspartner versteht. Besonders wichtig sind:
- Tonfall bzw. Betonung
- Sprechgeschwindigkeit
- Sprechlautstärke

Im Fallbeispiel werden Sie wahrscheinlich das Wort „da" betonen: Ich bin da. Dann wäre eine Pause notwendig, bevor der Rest des Satzes geäußert wird. Die Stimme wird wahrscheinlich gedämpft sein, Sie werden leise und langsam sprechen. Tun Sie das nicht, wird Ihre Äußerung die Wirkung verfehlen.

Lernaufgabe

Versuchen Sie den Satz: „Ich bin da und werde versuchen, Ihre Wünsche zu erfüllen" auf unterschiedliche Art und Weise zu äußern. Diskutieren Sie die Wirkung der Äußerung und die Wichtigkeit der paraverbalen Sprache.

Umgekehrt können Sie über einen Menschen sehr viel erfahren, wenn Sie auf Ausdrucksweise, Tonfall und Lautstärke achten. Diese geben Auskunft über Gemütszustand, Motivation, Selbstbewusstsein, Bildungsstand usw.

▶ **Nonverbale Sprache.** Die ebenso wichtige nonverbale Sprache umfasst ein großes Spektrum von Signalen:
- Blickkontakt, Mimik und Gestik
- Körperhaltung
- Objektsprache
- räumliche Distanz

Sie werden z.B. bei einem trostspendenden Gespräch mit einem Bewohner eher eine offene Körperhaltung einnehmen und, wenn erwünscht, ihm nahe sein. Sie werden versuchen, **Blickkontakt** herzustellen, um sicher zu sein, dass Kommunikation besteht. Dann werden Sie wahrscheinlich lächeln (**Mimik**), um Vertrauen herzustellen, und um zu signalisieren, dass alles in Ordnung ist. Vielleicht nehmen Sie die Hand des Menschen, manchmal bedarf es auch einer Umarmung oder Sie winken ihm zu (**Gestik**). In der Regel würden Sie diese Gesten nicht bei Ihrem Vorgesetzten machen.

Wenn Sie einem Menschen begegnen oder das Zimmer eines Menschen betreten, erfahren Sie ganz viel über ihn durch die Art und Weise, wie er sich kleidet, mit welchen Dingen er sich umgibt und wie er sein Umfeld gestaltet (**Objektsprache**).

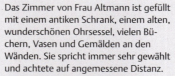

Fallbeispiel

Das Zimmer von Frau Altmann ist gefüllt mit einem antiken Schrank, einem alten, wunderschönen Ohrsessel, vielen Büchern, Vasen und Gemälden an den Wänden. Sie spricht immer sehr gewählt und achtete auf angemessene Distanz.

Frau Adam hingegen trägt nur schwarze Kleidung. Der einzige Schmuck ihres Zimmers ist ein Bild der Muttergottes. Auf ihrem Nachtschrank liegen ein Rosenkranz und ein Foto ihrer Großfamilie. Sie ist sehr schweigsam, liebt es aber, in den Arm genommen zu werden.

Der **räumliche Abstand**, in dem Personen zueinander stehen oder sitzen, gibt Hinweise über die Beziehung der beiden Kommunikationsteilnehmer zueinander.

Die kommunikative Haltung erfordert ein ausgewogenes Verhältnis von Distanz und Nähe zwischen den Kommunizierenden, auf der sprachlichen sowie der nicht sprachlichen Ebene. Zu viel Nähe kann überfordern, ja bedrängend wirken, zu viel Distanz signalisiert Gleichgültigkeit bis Ablehnung.

Wohltuende Distanz dagegen beginnt sprachlich mit der respektierenden Anrede und endet körpersprachlich mit einem vorsichtigen, nicht überstülpenden Umgang mit Berührung. Dazu gehört auch das Einhalten eines angemessenen räumlichen Abstands zum Gesprächspartner, z.B. das Respektieren des Bettes als Intimraum, der nicht ungefragt als Sitzgelegenheit „missbraucht" werden darf.

Wohltuende Nähe wiederum wird in körpersprachlichen Signalen spürbar, wie Zuwendung, Blickkontakt und eventuell Berührung, wo sie vom anderen ge-

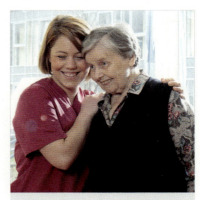

Abb. 9.1 Pflegen heißt kommunizieren.
50 Zentimeter gelten als Intimraum. (Foto: R. Stöppler, Thieme)

wünscht wird und ihm guttut. Denn mit jeder Berührung dringen wir in den Intimraum eines anderen ein, eine „Hülle" von etwa 50 Zentimetern, deren Durchbrechung eigentlich nur besonders nahestehenden Personen erlaubt wird – ein Gedanke, der für die Pflege, die ja aus zahllosen solcher „Übergriffe" besteht, nachdenklich machen sollte (▶ Abb. 9.1).

Lernaufgabe

Eine kleine Übung veranschaulicht, wie wichtig die Sensibilität für das Distanzbedürfnis des anderen Menschen ist:
1. Bilden Sie eine Zweiergruppe und stellen Sie sich in einem Abstand von mehreren Metern einander gegenüber. Person A bleibt stehen und Person B läuft langsam auf A zu (beide wortlos). Person B versucht anhand der körpersprachlichen Signale von A zu erkennen, wann sie stehen bleiben muss, bevor es A unangenehm wird.
2. Anschließend tauschen Sie die Rollen.
3. Nach Beendigung der Wahrnehmungsübung tauschen Sie sich darüber aus, welche Signale Ihres Gegenübers Sie dazu veranlasst haben, stehenzubleiben – was haben Sie auf der körpersprachlichen Ebene bei Ihrem Gruppenpartner wahrgenommen?
4. Beschreiben Sie anschließend Ihre Gefühle, die Sie bei sich selbst wahrgenommen haben, als Ihr Teampartner auf Sie zukam.
5. Zum Abschluss tauschen Sie Ihre Erfahrungen in der Großgruppe aus.

Nicht sprachliche Signale sind für sich allein genommen oft schwer deutbar, ja missverständlich. Die Handberührung im Fallbeispiel könnte eine Aufforderung sein – oder, wie hier, eine beruhigende, tröstliche Geste. Klarheit schafft der begleitende Satz: „Ich bin da." Umgekehrt verstärkt die Handberührung die sprachliche Botschaft „Ich bin da".

Merke

Wir müssen immer darauf achten, dass wir verbal und nonverbal die gleiche Botschaft senden.

9.1.3 Vier Botschaften einer Nachricht (Friedemann Schulz von Thun)

Kommunikation ist ein wechselseitiger, interaktiver Prozess, bei dem jeder gleichzeitig Sender und Empfänger ist. Die Nachrichten oder Botschaften, die dabei auf verbale und nonverbale Weise gesendet und empfangen werden, sind in der Regel vielschichtig.

Nach Schulz von Thun (2014) enthält jede Nachricht 4 Botschaften, die jeweils unterschiedlich stark betont sein können (▶ Abb. 9.2).
- Sachaussage
- Beziehungsaussage
- Appell
- Selbstoffenbarung

▶ **Sachaussage.** Diese umfasst den rein sachlichen Inhalt der Nachricht. Der Satz: „Ich bin da und werde versuchen, Ihre Wünsche zu erfüllen" kann als eine solche Sachinformation verstanden werden.

▶ **Beziehungsaussage.** Zugleich schwingt in dem Satz aber mehr mit: „Ich lasse Sie nicht allein, Sie können sich auf mich verlassen, Sie sind mir wichtig" kann man heraushören. Das sind Botschaften, die etwas über die Beziehung zwischen Pflegerin und Betroffener verraten. Eine Beziehungsaussage kann auch das Suchen

des Blickkontakts durch die Sterbende sein: „Ich möchte Kontakt." Wie stark dieser emotional gefärbte Anteil der Nachricht ist, lässt sich oft weniger aus den Worten als aus dem Tonfall, dem Gesichtsausdruck und der Körperhaltung des Sprechenden ableiten.

▶ **Appell.** In den Worten: „Ich werde versuchen, Ihre Wünsche zu erfüllen" steckt auch eine Aufforderung, ein Appell: „Zeigen Sie mir bitte, was Sie möchten und brauchen, damit ich weiß, was ich tun soll." Ein nicht sprachlicher Appell kann auch im Blick eines Sterbenden oder in der Abwehrhaltung eines erbosten Menschen liegen.

▶ **Selbstoffenbarung.** Schließlich sagt die Sprechende immer auch etwas über sich selbst aus: „Ich bin da, ein wenig unsicher und hilflos vielleicht, aber ich bemühe mich, zu verstehen und das Richtige zu tun." Auch Frau Altmann kommuniziert etwas über sich selbst. Durch das Hinwenden des Kopfes signalisiert sie Aufmerksamkeit und Interesse. Durch ihren Gesichtsausdruck kann sie auch Freude, Schmerz oder Trauer ausdrücken. Ob der sachliche Inhalt einer Nachricht im Vordergrund steht oder der emotionale Anteil wichtiger ist, hängt von der Situation und der Befindlichkeit der Kommunikationspartner ab. Es gibt jedoch keine Situationen im zwischenmenschlichen Umgang, in denen der emotionale Aspekt völlig in den Hintergrund tritt, das gilt selbst für „formelle" Kommunikationssituationen, noch viel mehr aber für die Kommunikation zwischen Pflegenden und Gepflegten.

Lernaufgabe

Achten Sie bei sich selbst auf die verschiedenen Nachrichtenebenen und versuchen Sie, das Nichtsprachliche häufiger ebenfalls in Worte zu fassen.

Sammeln Sie Situationen aus der Praxis, in denen Pflegebedürftige nicht so auf Ihre Äußerungen reagiert haben, wie Sie das erwartet haben. Überlegen Sie, auf welchen Aspekt Ihrer Botschaft diese reagiert haben.
Beispiel:
- Pflegende: „Sie haben ja noch gar nichts gegessen."
- Pflegebedürftiger: „Ich möchte Ihnen nicht zur Last fallen."

Wie hätten Sie sich klarer ausdrücken können? Z.B.: „Ich wundere mich gerade, dass Ihr Teller noch voll ist. Möchten Sie mir sagen, was los ist?"

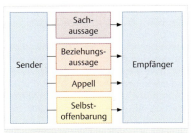

Abb. 9.2 Botschaften einer Nachricht. Kommunikation ist immer vielschichtig.

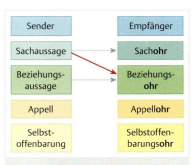

Abb. 9.3 Missverstandene Nachricht. So entstehen Missverständnisse.

Fallbeispiel

Die resolute Frau Bauer spricht die Altenpflegerin Sigrid in gewohnt energischem Ton an: „Ich hätte gerne, dass Sie mir keine Unordnung in meiner Schublade machen, ich finde meine Sachen sonst nicht." Sigrid nickt stumm, ist aber gekränkt. „Auf mir hackt Frau Bauer immer rum", vertraut sie später einer Kollegin an.

So wie der Sender immer 4 Botschaften sendet, kann der Empfänger auf 4 Kanälen gleichsam mit 4 Ohren hören. Missverständnisse entstehen dann, wenn Sender und Empfänger nicht die gleiche Wellenlänge haben, der Empfänger z.B. auf dem „Beziehungsohr" allzu hellhörig ist und sachliche Kritik gleich als Abwertung der Beziehung auffasst („der schätzt mich nicht mehr"), statt sie auf dem „Sachohr" zu empfangen (▶ Abb. 9.3). Missverständnisse entstehen auch, wenn der Sender widersprüchliche Botschaften sendet, z.B. wenn er ein Lob ausspricht (positive Sachaussage) in ungeduldigem Ton und mit ablehnender Körperhaltung (negative Beziehungsaussage), oder ein Lob ausspricht in Verbindung mit einem negativen Appell („eigentlich müssten Sie das ja schon lange können.")

9.1.4 Transaktionsanalyse (Eric Berne)

Im Laufe unserer Entwicklung lernen wir, miteinander zu kommunizieren. Als kleine Kinder kommunizieren wir mit kleinen Kindern oder mit unseren Eltern und anderen Autoritätspersonen. Daraus entwickeln wir einen spezifischen Kommunikationsstil, den wir unser Leben lang beibehalten. So reagieren wir auch später im Leben immer ähnlich, wenn uns z.B. ein Vorgesetzter anspricht. Eric Berne (2002) nennt das unser **Kindheits-Ich**. Wir reagieren aus dieser Position heraus entweder angepasst und brav oder verspielt, unernst, witzig oder weinerlich, hilfesuchend, oder trotzig.

Fallbeispiel

Die resolute Frau Bauer spricht die Altenpflegerin Sigrid in gewohnt energischem Ton an: „Ich hätte gerne, dass Sie mir keine Unordnung in meiner Schublade machen, ich finde meine Sachen sonst nicht." Sigrid antwortet: „Dann machen Sie sich doch selbst Ordnung." Nachdem Sigrid das Zimmer verlassen hat, tut ihr diese Reaktion schon leid. Sie kann sich gar nicht erklären, wie sie so unfreundlich reagieren konnte.

Gleichzeitig übernehmen wir mehr oder weniger bewusst die Verhaltensweisen der Autoritätspersonen aus unserer Kindheit. Wir lernen, wie mit Menschen zu kommunizieren ist, die uns anscheinend unterlegen sind und unsere Hilfe benötigen. Wir entwickeln ein **Eltern-Ich**.

Fallbeispiel

Die resolute Frau Bauer spricht Sigrid in gewohnt energischem Ton an: „Ich hätte gerne, dass Sie mir keine Unordnung in meiner Schublade machen, ich finde meine Sachen sonst nicht." Sigrid antwortet: „Liebe Frau Bauer, Sie wissen doch selbst, dass Sie das mit der Ordnung nicht mehr so richtig hinbekommen. Ich mache das jetzt für Sie, Sie brauchen sich um nichts zu kümmern."

Vom Eltern-Ich können wir uns entweder fürsorglich, beschützend an andere Menschen wenden, oder anklagend, bestrafend.
Im Laufe unserer Entwicklung schaffen wir es zunehmend, ein **Erwachsenen-Ich** zu entwickeln. Das ermöglicht uns, sachlich, objektiv zu kommunizieren.

Fallbeispiel

Die resolute Frau Bauer spricht Sigrid in gewohnt energischem Ton an: „Ich hätte gerne, dass Sie mir keine Unordnung in meiner Schublade machen, ich finde meine Sachen sonst nicht." Sigrid antwortet: „Ja, Frau Bauer, auch mir ist es wichtig, dass Sie Ihre Sachen finden."

Nun ist es so, dass Menschen danach streben, harmonische Beziehungen zu haben.

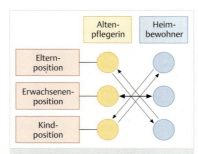

Abb. 9.4 Ampel der Transaktionsanalyse (nach Berne). Kommunikationspartner können aus unterschiedlichen Positionen agieren und reagieren.

Wenn also jemand vom Erwachsenen-Ich unser Kindheits-Ich anspricht, ist die Beziehung harmonisch, wenn wir wie erwartet vom Kindheits-Ich antworten. Ebenso reagiert sofort unser Eltern-Ich, wenn uns jemand vom Kindheits-Ich anspricht. Das führt in allen helfenden Berufen, und insbesondere in der Pflege, zu vielen Komplikationen.
Wie Sie in der ▶ Abb. 9.4 sehen, können Kommunikationspartner aus der Elternposition heraus agieren, aus der Kindposition oder aus der Erwachsenenposition. Sie nehmen mit ihrer Position jeweils Einfluss auf die Ebene, auf der der andere dann reagiert. Wer z. B. wie ein strenges Elternteil mit dem Gesprächspartner spricht, drängt diesen damit automatisch in die Position des – angepassten, braven oder auch trotzigen oder weinerlichen – Kindes. Gerade diese Konstellation findet sich oft zwischen Pflegenden und Gepflegten. Man spricht mit dem alten Menschen wie mit einem Kind, nimmt ihm vieles ab, was er noch selbst gut tun könnte, man traut ihm zu wenig zu: „Kommen Sie mit, Frau Mendel, wir gehen jetzt ins Bett. Sie sind ja schon so müde." Diese Sprache drückt zwar Fürsorge aus, aber sie macht Frau Mendel noch mehr zur Abhängigen, die nicht mehr selbst entscheiden kann, wann sie müde ist und ins Bett will und kann. Eine Altenpflegeschülerin formulierte es einmal so: „Wir Altenpflegerinnen reden oft mit den Bewohnern als wären wir der Chef!"
Häufig findet sich dann auch die umgekehrte Interaktionsrichtung, dass alte Menschen sich diesem Umgang anpassen und aus der Kindposition heraus mit den Betreuenden kommunizieren. Daneben gibt es natürlich auch immer wieder dominante alte Menschen, die die Pflegeperson als eine Art Dienstboten betrachten und herumkommandieren.
Eine kompetente Altenpflegefachkraft setzt sich bewusst mit ihrer (kommunikativen) Grundhaltung anderen Menschen gegenüber auseinander und reflektiert ihr Kommunikationsverhalten.

Lernaufgabe

Üben Sie im Rollenspiel: Wie antworte ich einem Pflegebedürftigen, wenn er äußert:
- „Ach Liebes, was würde ich ohne Sie machen!"
- „Ich schaff das nicht mehr, Sie können das besser, ich weiß nicht weiter."
- „Ihre ganze dämliche Duscherei und Pillenverteilerei geht mir sowas von auf den Nerv – ich hab keinen Bock mehr – bespaßen Sie doch die anderen."
- „Also wirklich, das geht gar nicht, wo haben Sie denn Ihre Ausbildung gemacht?"
- „Ach Mädel, alle hetzten Sie hier so rum, setzen Sie sich einfach einen Moment, ich sag es auch keinem."

Achten Sie dabei darauf, dass Sie vom Erwachsenen-Ich das Erwachsenen-Ich des Pflegebedürftigen ansprechen.

Merke

In der Pflege sollte der pflege- oder hilfebedürftige Kommunikationspartner grundsätzlich als Erwachsener betrachtet und angesprochen werden. Altenpflegefachkräfte sollten sich nicht als „Eltern" aufspielen, zugleich dürfen sie für sich in Anspruch nehmen, ebenfalls als Erwachsene behandelt zu werden.
Tipp: Stellen Sie sich im Umgang mit alten Menschen immer wieder die Frage: Spreche und verhalte ich mich jetzt wie gegenüber einem Erwachsenen? Korrigieren Sie sich gegebenenfalls.

9.1.5 Ich bin o.k. – Du bist o.k. (Thomas A. Harris)

Der amerikanische Psychiater Thomas A. Harris entwickelte die Transaktionsanalyse weiter (Harris 1975). Ihn beschäftigte, wie Menschen an sich arbeiten können, um häufiger vom Erwachsenen-Ich das Erwachsenen-Ich ihrer Kommunikationspartner ansprechen zu können. Er stellte fest, dass Menschen oft an Selbstzweifel und einem negativen Selbstbild leiden (ich bin nicht o.k.). Andere wälzen alle Verantwortung für Unstimmigkeiten auf ihre Kommunikationspartner ab und machen diese für ihre Probleme verantwortlich (du bist nicht o.k.). Diese Lebenseinstellungen finden sich in der Art zu kommunizieren wieder und führen beim Gesprächspartner zu entsprechenden Reaktionen.

Wollen wir vom Erwachsenen-Ich zum Erwachsenen-Ich kommunizieren, müssen wir uns um unser Selbstbild und unser Partnerbild bemühen. Nur wenn wir uns selbst als erwachsenen Menschen wahrnehmen und akzeptieren (**ich bin o.k.**) und es gleichzeitig schaffen, unseren Partner als erwachsenen, kompetenten Menschen wahrzunehmen (**du bist o.k.**), wird die Kommunikation auf dieser Ebene klappen.

Harris beschrieb 4 Grundhaltungen:
- **Ich bin o.k. – du bist o.k.**: Das ist die anzustrebende Lebenseinstellung. Probleme werden vom Erwachsenen-Ich angepackt und gelöst.
- **Ich bin o.k. – du bist nicht o.k.**: Diese Einstellung führt dazu, dass Menschen andere „von oben herab" ansprechen. Sie versuchen, andere Menschen zu lenken oder zu bevormunden. Sie haben zwar ein gutes Selbstwertgefühl, ärgern sich aber häufig über andere Menschen. Durch ihr Verhalten fühlen sich die Gesprächspartner häufig unterdrückt oder auch beschützt, können aber schwer wie erwachsene Menschen reagieren.
- **Ich bin nicht o.k. – du bist o.k.**: Menschen mit dieser Einstellung suchen Fehler immer bei sich selbst und geben die Verantwortung an andere ab. Sie haben wenig Selbstbewusstsein und erhöhen andere. Sie kommunizieren vom Kindheits-Ich und provozieren ihre Gesprächspartner, vom Eltern-Ich zu reagieren. Dadurch werden sie in ihrer negativen Selbsteinschätzung wiederum bestärkt.
- **Ich bin nicht o.k. – du bist nicht o.k.**: Auch diese Einstellung ist bei manchen Menschen zu finden. Diese Menschen haben oft das Vertrauen ins Leben verloren, akzeptieren weder sich noch andere und reagieren daher oft zynisch und ironisch.

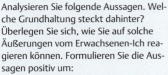

Lernaufgabe

Analysieren Sie folgende Aussagen. Welche Grundhaltung steckt dahinter? Überlegen Sie sich, wie Sie auf solche Äußerungen vom Erwachsenen-Ich reagieren können. Formulieren Sie die Aussagen positiv um:
- „Frau Meier, Ihnen kann man es ja nie recht machen. Sie müssen sich hier schon etwas anpassen."
- „Frau Müller, ich mache Ihnen jetzt einen schönen Tee, dann packe ich Sie schön in Ihren Lehnstuhl und dann geht es Ihnen gleich besser."
- „Entschuldigen Sie Frau Weber, ich bin immer so ungeschickt, ich gebe mir auch wirklich viel Mühe."

9.1.6 Kommunikative Grundhaltung (Carl Rogers)

Kommunikation dient nicht nur dem Austausch von Informationen. Wie in den vorherigen Abschnitten gezeigt, können wir mihilfe der Kommunikation Menschen verletzen oder aber Menschen helfen.

Vergegenwärtigen wir uns das Modell der fördernden Prozesspflege nach Krohwinkel (S. 94), ist fördernde Kommunikation eine primäre, pflegerische Handlung. Doch was bedeutet fördernde Kommunikation?

Der amerikanische Psychologie Carl Rogers (1902–1987) widmete seine gesamte Forschung der Frage, was an einer Psychotherapie dem Menschen wirklich hilft. Seine Ergebnisse waren erstaunlich. Hilfreich sind nicht besondere Techniken, sondern die Beziehung zwischen Hilfebedürftigem und Helfer. Die Art der Kommunikation zwischen diesen beiden kann heilsam sein. Und damit ein Helfer die Kommunikation mit dem Hilfebedürftigen entsprechend gestalten kann, ist „nur" eine entsprechende Grundhaltung erforderlich.

Die Brückenpfeiler einer für alle Teile befriedigenden und hilfreichen Kommunikation sind (Rogers 2014):
- Einfühlungsvermögen (Empathie)
- Wertschätzung (Akzeptanz)
- Echtheit (Kongruenz)

Wenn Pflegen und Kommunizieren zusammengehören, wird der Erwerb einer entsprechenden Grundhaltung aufseiten der Pflegenden zu einem der wichtigsten Bestandteile professioneller Kompetenz. **Die Basis dafür ist zunächst eine erhöhte Bewusstheit und Sensibilität für kommunikative Prozesse.** Es gilt, alle Aspekte der Kommunikation und ihre Nuancen, bei sich selbst und anderen genauer wahrzunehmen, und sich in ihnen zu üben.

▶ **Empathie.** Aus einer unbedingten Wertschätzung der Person des alten Menschen erwächst die Bereitschaft, sich auf seine Befindlichkeit einzulassen und ihn auch emotional zu begleiten. Gefühle werden dabei ernst genommen und nicht vorschnell „weggetröstet". Ein wesentliches Element empathischen Kommunizierens ist das aktive, d. h., bewusste und engagierte Zuhören. Aktives Zuhören bedeutet Hinhören und Hinschauen und zwar auf alle sprachlichen und nicht sprachlichen Signale des alten Menschen. Auch auf die versteckten oder unausgesprochenen Anteile, mit dem Ziel, mitzuschwingen, ihn wirklich zu verstehen und ihm zu antworten, siehe Das einfühlende Gespräch (S. 206).

▶ **Akzeptanz.** Entscheidend für eine gute Beziehung zwischen Pflegenden und alten Menschen ist eine deutlich zum Ausdruck gebrachte Grundhaltung positiver Zugewandtheit. Dadurch wird dem anderen vermittelt, dass er als Person wahrgenommen, unbedingt geschätzt und akzeptiert wird, auch wenn er sich einmal nicht so verhält, wie von ihm erwartet wird.

▶ **Kongruenz.** Um Kommunikation positiv zu gestalten und Missverständnisse zu vermeiden, ist es wichtig, in seinen Botschaften klar, verständlich und eindeutig zu sein.

Unehrlichkeit in der Kommunikation (z. B. geheuchelte Zuwendung) gefährdet die Beziehung. Meist merkt das Gegenüber an den Widersprüchen zwischen Körpersprache und Verbalsprache ohnehin, dass etwas nicht stimmt. Statt die Aussage: „Lassen Sie sich ruhig Zeit!" durch einen ungeduldigen Gesichtsausdruck und entsprechende Körpersignale Lüge zu strafen, ist es besser, die eigene Zeitknappheit einzugestehen: „Ich habe gerade wenig Zeit, aber dafür reicht es noch."

Das Bemühen um Klarheit und Echtheit mündet in ein kongruentes Kommunikationsverhalten: Körpersprache und verbale Aussagen der Pflegenden stimmen überein und bilden ein Ganzes. Widersprüchliche und damit verunsichernde Aussagen werden konsequent vermieden.

9.2 Kommunikation und Pflege

Die Erkenntnis, dass Kommunikation **das auf sprachliche und nicht sprachliche Weise Miteinander-in-Verbindung-treten ist,** macht klar, wie untrennbar Pflege und Kommunikation sind. Vor, während und nach jeder pflegerischen und betreuerischen Handlung läuft Kommunikation zwischen Pflegenden und Gepflegten ab.

Das pflegerische Tun selbst ist im Grunde Kommunikation: Wie sanft oder unsanft ein Verband angelegt, Essen gereicht wird und natürlich auch, wie der Bewohner auf das Verhalten der Pflegeperson reagiert – das alles sagt etwas über die Beziehung zwischen den beiden aus (Beziehungsaspekt) sowie über die Befindlichkeit des Einzelnen (Selbstoffenbarung) und die Äußerung und Berücksichtigung von Bedürfnissen (Appell).

Merke

Pflegen heißt Kommunizieren.

Oft wird fälschlich angenommen, dass kommunikatives Handeln, bewusst miteinander in Beziehung treten und ins sprachliche und nicht sprachliche Gespräch kommen, mehr Zeit kostet. Ein großer Teil der Kommunikation ergibt sich jedoch ganz einfach bei und während der Pflege und Betreuung. Gerade die ganze Palette der positiven nonverbalen Signale, wie körperliche Zuwendung, Blickkontakt, Lächeln, Berührung, aber auch ein begleitendes Gespräch oder eine Frage kosten keine zusätzliche Zeit. Sie helfen aber, Beziehung und Vertrauen aufzubauen und zu festigen, was letztlich allen Beteiligten gleichermaßen wohltut.

Eine empathische, kommunikative Grundhaltung und ein ausgewogenes, erwachsenes Verhältnis von Distanz und Nähe zeigen sich konkret in der Gestaltung von Gesprächen.

9.2.1 Anrede (Kontakt herstellen)

Der Respekt vor dem alten Menschen als reifer Persönlichkeit, der sein Leben gemeistert hat, drückt sich schon in der Anrede aus. Ein Ansprechen mit „Sie" und dem Nachnamen, ggf. auch mit Titel, ist selbstverständlich. Ausnahmen sind allenfalls bei schwer demenziell erkrankten Menschen zulässig, wobei es auch in dem Fall grundsätzlich dem Wunsch und der Entscheidung des betroffenen Menschen überlassen werden muss, ob er sich duzen lassen möchte. In dem Begriff „Anrede" steckt dabei auch, dass das Nennen mit Namen bei jedem neuen Herstellen und Beenden des Kontakts (z. B. beim Ins-Zimmer-Kommen und beim Verabschieden) wichtig ist.

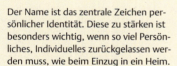

Merke

Der Name ist das zentrale Zeichen persönlicher Identität. Diese zu stärken ist besonders wichtig, wenn so viel Persönliches, Individuelles zurückgelassen werden muss, wie beim Einzug in ein Heim.

9.2.2 Informationen vermitteln

Merke

Pflegerisches Tun ohne begleitendes Sprechen ist für den Menschen, mit dem etwas getan wird, nahezu unerträglich.

Wie unnatürlich eine solche sprachlose Situation wirkt und wie leicht dem durch sprachliche Information abgeholfen werden kann, zeigen Beispiele.

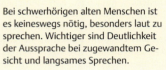

Fallbeispiel

1. Die Altenpflegenden Janine und Kevin kommen ins Zimmer zu Herrn Brandner, begrüßen ihn und sagen: „Wir möchten gern Ihr Bett machen." Ohne Herrn Brandner Zeit zu lassen, nehmen sie ihm die Decke weg. Herrn Brandner ist das peinlich, da sein Nachthemd hochgerutscht ist und er es nicht schnell genug zurückziehen kann. Er sagt aber nichts. Nun wird Herr Brandner wortlos auf eine Seite gerollt, dann auf die andere Seite und nach Entfernen der beschmutzten Unterlage wieder auf den Rücken gelagert. Zum Schluss wird sein Nachttisch wieder zurechtgerückt. Beide Pflegenden wünschen ihm noch eine gute Nacht und verlassen das Zimmer.
2. Die Altenpflegenden Ruth und Tim kommen ins Zimmer zu Herrn Brandner, begrüßen ihn und sagen: „Wir möchten gern Ihr Bett machen, ist das für Sie in Ordnung?" Beide warten auf eine Antwort, bevor sie ich ihrem Tun fortfahren. Während Ruth frische Wäsche bereitlegt, sagt Tim zu Herrn Brandner: „Ich decke Sie jetzt auf, danach helfen wir Ihnen, sich auf die Seite zu drehen, damit wir Ihr Leintuch spannen und die Unterlage frisch machen können. Lassen Sie sich Zeit, damit Ihnen nicht schwindlig wird." Solange Herr Brandner auf der Seite liegt, wird er von Ruth gestützt. Sie erkundigt sich dabei, wie es ihm gehe. Nachdem Herr Brandner wieder auf dem Rücken liegt, wird sein Nachttisch zurechtgerückt. Die beiden Altenpflegenden fragen ihn, ob er gut liegt, und wünschen ihm eine gute Nacht.

Während sich Herr Brandner im 1. Beispiel wie ein Pflegeobjekt fühlen muss, wird er sich im 2. Beispiel sowohl durch die verbale Information als auch durch nonverbale Zeichen (wie das Stützen) ernst genommen, einbezogen und wertgeschätzt fühlen.

Merke

Pflegerisches Tun sollte grundsätzlich – auch bei Menschen, die selbst nicht sprechen können – durch Sprache erläutert und durch Nachfragen ergänzt werden. Auch bei den alltäglich wiederkehrenden Routinemaßnahmen ist es wichtig, dass durch das begleitende Gespräch und unterstützende nonverbale Signale ein Gefühl der Selbstbestimmung und Würde vermittelt wird.

Ein wesentliches Moment der sprachlichen Kommunikation mit alten Menschen ist auch die Verständlichkeit des Gesagten. Fachausdrücke, lange Sätze und viele Verneinungen wirken für den Zuhörer verwirrend. Kurze, klare Aussagen und die Nachfrage, ob man verstanden wurde, erleichtern das gegenseitige Verstehen.

Praxistipp

Bei schwerhörigen alten Menschen ist es keineswegs nötig, besonders laut zu sprechen. Wichtiger sind Deutlichkeit der Aussprache bei zugewandtem Gesicht und langsames Sprechen.

9.2.3 Aktives Zuhören

Viele Altenpflegekräfte glauben, damit die Kommunikation in der Pflegesituation gut ist, müssen sie möglichst viel sprechen. Das ist ein Irrtum. Sie meinen, wenn sie „nur" zuhören, machen sie nichts.

Zuhören wird oft fälschlicherweise als passives Sich-berieseln-lassen verstanden, dem man allenfalls noch ein ab und zu eingeschobenes „Mhm" oder „Ah ja" hinzufügen muss. Viele Pflegende wären nach der Morgentoilette mit einem alten Menschen kaum in der Lage wiederzugeben, was die Person gesagt hat. Das ist ein Zeichen, dass sie nicht zugehört haben. Hier gilt es, im Sinne einer kommunikativen Grundhaltung bewusst gegenzusteuern.

Richtiges Zuhören erst ermutigt einen Menschen, sich zu öffnen, Vertrauen zu entwickeln. Nur wenn es uns gelingt, den alten Menschen zum Sprechen zu ermutigen, werden wir erfahren, wie es ihm wirklich geht. Nur durch richtiges Zuhören können wir erfahren, was der hilfebedürftige Mensch wirklich braucht.

Definition

Zuhören heißt aufnehmen, was der andere sagt, es bündeln, kurz nachfragen, sich der Person mit ganzer Aufmerksamkeit zuwenden. Der Gesprächspartner soll sich geschätzt und verstanden fühlen. Wichtig sind dabei auch die emotionalen Anteile des Gesagten.

Drei Techniken helfen beim aktiven Zuhören:
- **Paraphrasieren**: Indem das Gehörte noch einmal mit eigenen Worten wiederholt wird, erkennt der Gesprächspartner, dass seine Botschaft angekommen ist. Bei Bedarf kann er korrigieren. Der Zuhörer ist sicher, dass er den Sprecher richtig verstanden hat.
- **Verbalisieren**: Der Zuhörer drückt die Gefühle aus, die er beim Sprecher wahrgenommen hat. Dadurch zeigt er dem Sprecher, dass er ihn versteht, empathisch ist und gefühlsmäßig mitschwingt.
- **Offene Fragen**: Indem wir Fragen stellen, auf die **nicht** mit „ja" oder „nein" geantwortet werden kann, ermutigen wir den Gesprächspartner, mehr zu erzählen.

Fallbeispiel

Florian fragt Frau Mendel nach der Begrüßung, ob sie gut geschlafen habe. Es entspinnt sich folgender Dialog:
Frau Mendel: „Ach, die Nächte sind immer schlimm. Da geht alles so im Kopf rum. Und dann immer das Herzstechen."
Florian: „Haben Sie sich Sorgen gemacht?" Er fasst Frau Mendels Aussagen zusammen und zeigt dadurch, dass er verstanden hat. Er paraphrasiert.
Frau Mendel: „Ja, wegen meines Sohns. Er hat doch gerade solche Schwierigkeiten im Geschäft."
Pfleger: „Das bedrückt Sie sehr." Er verbalisiert die emotionale Seite von Frau Mendels Aussage, er ist empathisch, schwingt gefühlsmäßig mit.
Frau Mendel: „Ach ja."
Pfleger: „Und die Herzbeschwerden?" Er stellt eine offene Frage und führt auf die Sachebene.
Die beiden besprechen, dass Frau Mendel ihren Arzt dazu befragt.

Merke

Aktives Zuhören bedeutet keineswegs verlorene Zeit, sondern begleitet die Pflege und gibt ihr wichtige Impulse.

Lernaufgabe

Paraphrasieren und verbalisieren Sie folgende Aussagen von Pflegebedürftigen, um sie dazu zu bringen, Ihnen mehr über ihre Situation zu erzählen:
- „Ach, glauben Sie, ich werde jemals wieder laufen können?"
- „Frau Meier vom Nachbartisch ist ja wirklich eine unmögliche Person!"
- „Hey, wo waren Sie denn die ganze Zeit?"
- „Dieser junge Arzt in der Klinik neulich, der hat mich so lange gequält!"

Üben Sie im Rollenspiel einfach zuzuhören. Versuchen Sie nach solch einer Äußerung, das Gespräch mind. 3 Minuten aufrechtzuerhalten.

9.2.4 Begegnung auf der nonverbalen Ebene

In vielen Pflegesituationen steht die Sprache als Verständigungsmittel nur noch teilweise oder gar nicht mehr zur Verfügung. Zum Beispiel bei Menschen mit Spracheinbußen durch Schlaganfall, bei Demenzkranken im fortgeschrittenen Stadium, bei bewusstlosen oder komatösen Menschen und bei Sterbenden. Aber auch bei wortkargen, stark in sich zurückgezogenen Personen ist das Gespräch im üblichen Sinn oft erschwert. Hier gewinnt die Verständigung über nicht sprachliche Signale noch mehr Bedeutung.

Fallbeispiel

- Frau Kaiser, 60 Jahre, Morbus Alzheimer im weit fortgeschrittenen Stadium
- seit einem ¾ Jahr bettlägerig
- PEG-Sonde
- Verlust der Verbalsprache

Als ich ein paar Wochen zuvor auf dieser Station anfing zu arbeiten, hieß es, Frau Kaiser „vegetiere nur noch so vor sich hin".
„Sie fixiert meinen Blick, führt ihn zum Fenster. Heute wirkt sie anwesend auf mich. Ihr Blick wird glasig, starrend – er wirkt sehnsuchtsvoll. Ich öffne das Fenster, damit sie die Geräusche hören kann und beschreibe ihr, was ich draußen sehe. Ihre Lippen sind aufeinandergepresst und sie beginnt zu weinen. Berührt von ihren Tränen, nehme ich sie in meinen Arm – sie schmiegt sich an mich. Ich sage: „Sie waren schon sehr lange nicht mehr an der frischen Luft, das macht sie traurig." Sie nickt und starrt ins Leere. Ich streichle ihr über die Wangen – sie legt ihren Kopf in meine Hand. Plötzlich reißt sie ihre Augen weit auf und fixiert mich erneut. Ihr Körper verkrampft und sie liegt steif im Bett, ihre Arme sind vor ihrer Brust verschränkt an ihren Körper gepresst. Darauf sage ich: „Sie scheinen aufgebracht und wütend auf mich – verständlich!" Sie zieht ihre Augenbrauen nach oben. „Ich kann nichts versprechen, aber ich rede mit ihrem Arzt und meinen Kollegen. Ich möchte sie aus dem Bett holen und mit ihnen nach draußen gehen." Sie lehnt sich wieder an mich und ich nehme sie in den Arm und wiege sie zur Beruhigung. Ihr Körper entspannt sich und sie lächelt mich an" (Erfahrungsbericht einer Altenpflegefachkraft).

Mit dem Körper Beziehung herstellen

Die empathische kommunikative Grundhaltung, siehe „Kommunikative Grundhaltung" (S. 203), drückt sich sehr stark auf der körpersprachlichen Ebene aus:
- zugewandte Körperhaltung
- Herstellen von Blickkontakt
- Ausdruck des Gesichts
- Berührung und Körperkontakt signalisieren Nähe und Zuwendung

Begleitet werden sollte diese nonverbale Kontaktaufnahme aber grundsätzlich von der sprachlichen Anrede und Mitteilung.

Auf nicht sprachliche Signale achten

In der Zugewandtheit zum anderen werden wir auch sensibel für all das, was uns das Gegenüber durch seine Körperhaltung, Gesichts- und Augenausdruck mitteilt. Das Zurückzucken der Hand vor einer Berührung, das Verziehen der Lippen, das Schließen der Augen, das Weg- oder Hinwenden des Kopfs sind wichtige Botschaften, auf die Pflegepersonen „antworten" sollten. Sie sind genauso ernst zu nehmen wie ein verbal geäußerter Protest oder eine Bitte.

Lernaufgabe

Üben Sie bewusst, nicht sprachliche Äußerungen der Menschen, die Sie betreuen, wahrzunehmen und auf sie zu antworten.

Berührung

Berührung kann einem anderen Menschen Gewalt antun oder ihn stützen und trösten. Pflege besteht letztlich aus Berührung, daher ist ein bewusster Umgang mit diesem Werkzeug entscheidend für die Pflegenden. Ob ein Heimbewohner aus Gereiztheit und Ungeduld unsanft aus dem Stuhl hochgehievt oder freundlich unterstützt wird – er wird die in der Berührung steckende Botschaft spüren und darauf reagieren. Berührung sollte deshalb nie extrem und unvermittelt sein. Sie darf den anderen nicht überfallen oder vergewaltigen. Sein Bedürfnis nach Distanz bzw. Nähe muss leitend sein.

Auch ein allzu zaghaftes Hinfassen, aus dem Berührungsängste sprechen, kann kränkend wirken. Pflegerische Sensibilität für die Bedürfnisse der alten Menschen, aber auch für ihre eigenen Grenzen, ist in höchstem Maße gefordert.

Praxistipp

Wohltuend wirkt für viele Menschen die sanfte, aber feste, flächige Berührung mit der – warmen – Handinnenfläche an Hand, Arm, Schulter oder Rücken. Nur wenn viel Nähe zwischen Pflegenden und Gepflegten da ist, ist auch eine Berührung im Gesicht möglich und angenehm (▶ Abb. 9.5).

Merke

Wo allen anderen Formen der Kontaktaufnahme Grenzen gesetzt sind, wird die Berührung (in einer bewussten, empathischen Weise) zum entscheidenden Ausdrucksmittel für Zuwendung und Nähe, siehe „Basale Stimulation" (S. 213).

„Wir haben ein sehr feines Sensorium, aus einer Berührung herauszuspüren, wie uns jemand begegnet. Unabhängig von kulturellen und sozialen Unterschieden wird eine wohlmeinende Berührung von allen Menschen als solche erkannt und als angenehm empfunden. Bei immobilen oder komatösen Patienten kann über eine angenehme Berührung, der sich der Patient gefühlsmäßig zuwendet, die Tonusregulation, das Atem- und Kreislaufgeschehen angesprochen werden. Auch im Umgang mit apathischen, verwirrten oder dementen Patienten sowie bei sprachlichen Verständigungsschwierigkeiten kann über Berühren nonverbal kommuniziert werden"

(Grossmann-Schnyder 1997).

Lernaufgabe

Analysieren Sie das Fallbeispiel (S. 205) mit Frau Kaiser:
1. Welche Botschaften werden zwischen Frau Kaiser und der Altenpflegefachkraft ausgetauscht – auf welchem Weg?

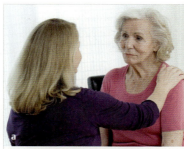
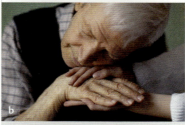

Abb. 9.5 Berührung.
a Wohltuend wirkt für viele Menschen eine sanfte, aber feste, flächige Berührung an der Hand, an Arm, Schulter oder Rücken. (Foto: F. Kleinbach, Thieme)
b Nur wenn viel Nähe zwischen Pflegenden und Gepflegtem da ist, ist auch eine Berührung im Gesicht möglich und angenehm. (Foto: R. Amruth, Thieme)

2. Welche Haltung nehmen Sie bei der Altenpflegefachkraft wahr?
3. Entwickeln Sie daraus Leitlinien für die Kommunikation mit Menschen, die sich schlecht oder gar nicht verbal äußern können.
4. Überlegen Sie sich Möglichkeiten, wie sich Sensibilität trainieren lässt.
5. Tragen Sie Ihre Ergebnisse in der Großgruppe zusammen.

9.2.5 Das einfühlende Gespräch

Wenn wir negativen, belastenden Gefühlen bei anderen begegnen, neigen wir in der Regel dazu, ihnen diese Gefühle möglichst schnell „nehmen" zu wollen, sie zu trösten oder ihr Problem zu lösen. Wir übersehen, dass wir damit eher uns selbst Erleichterung verschaffen. Intensive Gefühle, wie Trauer oder Angst, verflüchtigen sich meist nicht einfach durch Zuspruch von außen. Der andere bleibt vielmehr mit seiner Bedrängnis allein und wird durch vorschnelles Zureden zudem noch zum Schweigen verdammt.

Bei Gefühlen von Angst, Kummer und Traurigkeit kommt dem hilfreichen, stützenden Begleiten durch eine einfühlsame Kommunikation allergrößte Bedeutung zu. Die Befindlichkeit des Betroffenen, seine Bedürfnisse und Signale stehen dabei im Vordergrund, während der Kommunikationspartner (z. B. die Pflegeperson) sich zurücknimmt, um den anderen auffangen zu können.

Einfühlend kommunizieren heißt:

- Am Anfang steht die Botschaft „Ich habe Zeit für dich", die schon in einem ruhigen, entspannten Stehenbleiben, noch mehr aber durch das ausdrückliche Sich-zum-anderen-Setzen, sichtbar wird.
- Senden Sie Ihrem Gesprächspartner Signale, die ihm Geborgenheit und Angenommensein vermitteln.
- Nehmen Sie sich zurück und zeigen Sie Ihrem Gegenüber Interesse und Wertschätzung durch aufmerksames, bejahendes Zuhören („ich höre dir zu, ohne dich zu unterbrechen, oder das, was du sagst, verändern zu wollen").
- Neben der, auch durch Berührung vermittelten Nähe und Zuwendung, wird das Schweigen, das Aushalten von Gesprächspausen, in denen der andere Zeit hat, sich über seine Empfindungen klar zu werden und seine Gedanken zu sortieren, ganz wichtig.
- Eine Hilfe, um in eine einfühlende Gesprächshaltung hineinzufinden, kann sein, weitgehend auf Fragen zu verzichten. Der Leidende möchte in dieser Situation nicht ausgefragt, sondern verstanden werden. Statt zu fragen „Geht es Ihnen schlecht?", sollte die Pflegeperson lieber verbalisieren, was sie wahrnimmt: „Ich habe das Gefühl, es geht Ihnen schlecht." So erkennt der Leidende, dass seine Gefühle wahrgenommen werden und hat den Raum, unbedrängter zu äußern, was ihn bewegt.
- Die eigene Hilflosigkeit angesichts der schwierigen, belasteten Situation des Gegenübers wird dann nicht, wie sonst oft, durch Zerreden und Aktivismus überwunden, sondern durch Aushalten und Dableiben. Wo dies geschieht, kann der Leidende sich zumindest aufgehoben und verstanden fühlen.
- Vielleicht hilft ihm das Äußern seiner Gefühle sogar, sie ein wenig loszulassen und im Gespräch einen Schritt weiterzugehen. In dieser nächsten Phase deutet der Betroffene schon selbst an, was ihm guttun würde.
- Nun können neben dem akzeptierenden Zuhören auch vertrautere Gesprächselemente, wie das Eingehen auf Fragen usw., Raum bekommen.

Unangebrachtes Verhalten:
- Ratschläge („Versuchen Sie doch mal dies oder das.")

- Abwiegeln („Na, na, so schlimm ist es doch auch wieder nicht.")
- Phrasen („Sie werden sehen, morgen sieht die Welt schon wieder anders aus.")
- Zum Schweigen bringen („Na, hören Sie mal, wer wird denn gleich vom Sterben reden. Sie werden noch hundert.")
- Moralisieren („Sie sollten lieber dankbar sein, dass Sie so viele Jahre gesund waren").
- Zusammenreiß-Appelle („Nun lassen Sie sich mal nicht so hängen").
- Klein reden („Also verglichen mit Frau B, sind Sie doch noch fit wie ein Turnschuh").
- Erzählen eigener Erfahrungen („Ich kenne das. Ich hatte auch mal …")
- Nachbohren („Und wie war das genau?")

Merke

Einfühlend kommunizieren heißt: Nicht nehmen, wegnehmen, vereinnahmen, in die Hand nehmen, sondern die Gefühle des anderen zulassen, ihn aussprechen lassen, sich auf ihn einlassen, seine Empfindungen gelten lassen, ihn dabei aber nicht verlassen.

Fallbeispiel

Während einer Nachtwache fällt Altenpflegerin Lena auf, dass die Bewohnerin Frau König ungewöhnlich unruhig ist. Sie klingelt mehrfach und bittet um kleine Handreichungen, bei ihr etwas völlig Unübliches. Als Lena bei einem späteren Rundgang an das Bett von Frau König tritt, sieht sie, dass diese immer noch wach ist und weint.

Lena (knipst eine matte Beleuchtung an, tritt zu Frau König und berührt sie sanft an der Hand): „Heute können Sie gar nicht zur Ruhe kommen, Frau König."

Frau König (schüttelt den Kopf, weint stärker): „Ach, nein."

Lena holt sich einen Stuhl und setzt sich nahe zu Frau König ans Bett, sodass diese ihr Gesicht sehen kann und nimmt still die Hand von Frau König.

Lena (leise): „Sie haben einen ganz schweren Kummer."

Frau König (nickt, kramt nach einem Taschentuch, nach einer Pause): „Es ist wegen meines Sohns. Heute ist sein Todestag."

Lena (leise): „Sie haben ihn verloren."

Frau König: „Er ist verunglückt. Auf der Autobahn. Er wollte mich besuchen kommen." (Sie weint sehr.)

Lena schweigt, drückt die Hand von Frau König.

Frau König: „Er war so ein guter Junge. Und dann klingelte das Telefon und sie sagten, er ist verunglückt. Tot." (Sie weint.)

Lena (nach einer Pause): „Sie haben ihn schrecklich lieb."

Frau König (nickt unter Tränen): „Er war mein Einziger. Und immer so gut zu mir. Damals, nach dem Tod meines Mannes, ich weiß nicht, was ich ohne ihn gemacht hätte. Er hat alles für mich in die Hand genommen. Und immer kam er an den Festtagen, mal nur für ein paar Stunden, mal einen ganzen Tag." (Frau König kommt ins Erzählen.) „Einmal hat er mich an meinem Geburtstag ganz groß ausgeführt, in ein gutes Restaurant und dann ins Theater. Mit so einer gut aussehenden Mutter muss man angeben, hat er gesagt." (Sie lächelt.) „Ach ja, so einen Jungen hat nicht jede Mutter." (Sie verliert sich in Erinnerungen.)

Lena (bleibt still, nickt, lächelt Frau König zu. Nach einer Pause): „Sie hatten viel Freude zusammen."

Frau König: „O ja." (Sie erzählt eine weitere Begebenheit, schweigt eine Weile.) „Das ist es, was bleibt von einem geliebten Menschen. Das kann einem niemand wegnehmen."

Lena: „Ja, das bleibt." (Sie bleibt noch ein Weilchen bei Frau König sitzen, die beiden sprechen nicht mehr. Schließlich verabschiedet sich Lena mit einem Nicken und einer nochmaligen Handberührung von Frau König.)

Lena: „Ich schaue nachher noch mal nach Ihnen."

Frau König lächelt und nickt.

Das Beispiel macht deutlich, wie wichtig Lenas Körpersprache ist, wie wenig sie sagt und wie entscheidend ihr Schweigen ist. Die Gesprächsanteile von Frau König werden größer, sie selbst findet zu einem Annehmen ihres Kummers – „das bleibt".

Lernaufgabe

Frau Bauer muss für einen kleinen chirurgischen Eingriff in die Klinik. Am Abend vor ihrer Verlegung treffen Sie die sonst sehr selbstständige, beherrschte alte Dame völlig aufgelöst in ihrem Zimmer an. Bereits in Nachtkleidung geht sie barfuß rastlos im Zimmer auf und ab und stopft hektisch alle möglichen Dinge in ihre bereits für den Klinikaufenthalt gepackte Reisetasche.
1. Was ist Ihr erster Impuls angesichts dieser Situation?
2. Welche innere Verfassung spiegelt sich in Frau Bauers Verhalten?
3. Gehen Sie in einfühlender Weise auf Frau Bauer ein – was für ein Gespräch könnte sich zwischen Ihnen entwickeln?

9.3 Kommunikation im Alter

Die menschliche Fähigkeit zu kommunizieren, bleibt vom Älterwerden grundsätzlich unberührt. Das Bedürfnis nach Austausch im Gespräch kann durch das Wegfallen anderer Aufgaben und dem Zugewinn an Zeit sogar wachsen. So kommt der Kommunikation im Alter ein mindestens ebenso hoher Stellenwert zu wie in anderen Lebensphasen. Die Möglichkeit zu kommunizieren, bleibt damit ein entscheidender Faktor der Lebensqualität. Das kommunikative Werkzeug steht alten Menschen in gleicher Weise zur Verfügung wie jüngeren und wird auch gleich eingesetzt.

Man könnte meinen, dass ältere Menschen mit ihrer höheren Lebens- und damit Lernerfahrung eher über einen größeren Wortschatz und über eine größere Fertigkeit im Senden wie im Empfangen von Botschaften verfügen. Dass das nicht unbedingt der Fall ist und sich im Gegenteil bei vielen alten Menschen eine Reihe charakteristischer Veränderungen in der Kommunikation beobachten lassen, hängt mit individuellen, psychosozialen und körperlichen Aspekten des Alterns zusammen. So lassen sich große Unterschiede zwischen alten und sehr alten Menschen feststellen, v. a. aber zwischen einigermaßen gesunden und selbstständigen im Gegensatz zu kranken und stark hilfebedürftigen alten Menschen. Im Folgenden werden Veränderungen in der Kommunikation im Alter beschrieben sowie die jeweiligen Aufgaben der Kommunikationspartner erklärt.

9.3.1 Kommunikationsformen und Kommunikationspartner wechseln

Durch die Veränderung des sozialen Umfelds (Kinder ziehen weg, Freunde sterben, man siedelt evtl. ins Heim über) gewinnen, neben der unmittelbaren Kommunikation in der Begegnung, andere Kommunikationsformen, wie Telefonate oder Briefe und neuerdings auch E-Mails, Skype und soziale Netzwerke im Internet, eine neue Bedeutung. Diese anderen Kommunikationsformen werden von vielen alten Menschen als ganz wesentliches Element ihrer Lebenswelt genannt.

Mit der Einengung des Kreises gleichaltriger Gesprächspartner oder gar mit dem Verlust des engsten Partners reduziert sich die Möglichkeit, sich mit Menschen, die dasselbe Erinnerungswissen haben, auszutauschen.

Zugleich müssen sich alte Menschen bei auftretender Hilfebedürftigkeit auf neue Kommunikationspartner einstellen, die sie sich häufig nicht selbst aussuchen können und bei denen andere Kommunikationsformen und Themen im Mittelpunkt stehen. Die hier nur knapp angedeuteten, psychosozialen Umstellungen haben zwangsläufig Folgen für die Art, in der die Betroffenen kommunizieren.

Aufgaben der Kommunikationspartner

Wichtig ist, dass das stark vorhandene Kommunikationsbedürfnis auch bei körperlicher Einschränkung befriedigt wird. Während der selbstständige, aktive alte Mensch eine Vielzahl von Informations- und Kommunikationsmöglichkeiten nutzen kann, ist die Gruppe der hilfebedürftigen Menschen vom Engagement und Einfallsreichtum ihrer Umwelt abhängig. Sie benötigen z. B. Unterstützung bei der Beschaffung technischer Hilfsmittel, wie Hörhilfen oder Ähnlichem. Oder es bedarf sozialer Interventionen, wie das Ermöglichen und Fördern von Telefonaten oder Austausch in sozialen Netzwerken (▶ Abb. 9.6).

9.3.2 Der Blick zurück – Bilanzarbeit

Reduzierte Sozialkontakte, nachlassende körperliche Leistungsfähigkeit und das sich aufdrängende Bewusstwerden der eigenen Endlichkeit rücken im Alter die Beschäftigung mit Themen der Vergangenheit in den Vordergrund. Viele alte Menschen haben ein verstärktes Bedürfnis, Botschaften zu senden, zu erzählen. Sie möchten sich mitteilen, aber auch ihr Leben, ihre Erfahrungen und Ansichten anderen zugänglich machen und etwas weitergeben. Zugleich wünschen sie sich, im Gespräch ihr eigenes Personsein und ein zugewandtes Gegenüber zu spüren.

Die Gedanken und Äußerungen alter Menschen kreisen immer häufiger um Geschehnisse aus der Vergangenheit. Manchmal in der unbewussten Absicht, die Gegenwart zu meistern, oder andere an den eigenen Lebenserfahrungen teilhaben zu lassen (▶ Abb. 9.7). Der Kreis der Gleichaltrigen wird immer kleiner, die Kontakte nach außen werden – oft auch körperlich bedingt – weniger. Deshalb konzentrieren sich die Gesprächsthemen verstärkt auf die noch verbliebenen engeren Kontakte, auf die eigene Person, die eigene Lebensgeschichte und die Auseinandersetzung mit Tod und Sterben.

Gemäß des Stufenmodells der psychosozialen Entwicklung nach Erikson ist es die Entwicklungsaufgabe alter Menschen, Lebensrückschau zu halten, um Ich-Integrität zu erlangen, siehe „Aspekte des Alterns aus psychologischer Sicht" (S. 45). Die Auseinandersetzung mit der eigenen Biografie ist zur Bewältigung der Lebensstufe „Alter" unverzichtbar. Das im Laufe des Lebens Erfahrene, Erlebte und Geleistete kann aus der Distanz des Rückblicks neu geordnet und in einen Zusammenhang gestellt werden. Fällt diese Lebensbilanz im Ganzen positiv aus: „Es war gut in meinem Leben" oder „ich habe doch manches geschafft", kann auch das Altwerden aus einer Haltung der Lebenszufriedenheit (Scheck 2005) heraus angenommen werden. Das Nachdenken über die Vergangenheit, die Bewertung von Lebensereignissen wird somit zur Lebensaufgabe.

Fallbeispiel

Herr Mommsen möchte jeden Morgen als Erstes sein Kalenderblatt lesen. Da die Pflegenden das wissen, sorgen sie immer zuerst für seine Mundpflege (damit er besser sprechen kann), und dann lesen sie zusammen den Spruch für den Tag. Daraus entwickelt sich meist ein Gespräch über die Vergangenheit, über die gemeinsame Zeit mit seiner verstorbenen Frau und die inzwischen erwachsenen Kinder. So wissen die Pflegenden, dass das Ehepaar sehr naturverbunden war, gemeinsam den Garten pflegte und jedes Jahr mindestens einmal im Gebirge wanderte. Daher können sie an dieses Wissen anknüpfen und das Gespräch weiterführen.

Nicht immer jedoch verläuft der Prozess rückschauender Bewertung positiv und nicht immer kann das Belastende der Vergangenheit angenommen werden. Oft bleibt nur die Klage über Versäumtes und Erlittenes. Auch in diesem Fall können Gespräche erleichternd wirken bzw. helfen, eigene Bewertungen zu überdenken und gegebenenfalls zu ändern. Für den Gesprächspartner des in der Phase der Lebensbilanz stehenden alten Menschen wird die Zunahme vergangenheitsbezogener Gesprächsinhalte deutlich, die in diesem Fall jedoch meist nicht nur erzählt, sondern kommentiert und bewertet werden: „Das war die schlimmste Zeit in meinem Leben" oder „das habe ich trotzdem gemeistert!" Es werden in der Regel nicht nur wiederkehrend dieselben Geschichten erzählt, sondern auch unterschiedliche Phasen der Biografie kommen zur Sprache.

Aufgaben der Kommunikationspartner

Angesichts der großen psychohygienischen Bedeutung, die der Bilanzarbeit zukommt, stehen die Kommunikationspartner in dieser Situation vor einer besonderen Aufgabe. Die Auseinandersetzung des alten Menschen mit seiner Lebensgeschichte sollte gefördert und unterstützt werden. Wichtig ist, ein wirklich aktives Zuhören, mit Nachfragen und

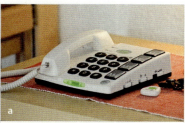
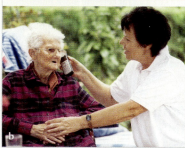

Abb. 9.6 Nachrichten senden und empfangen können.
a Altengerechtes Telefon mit großen Tasten, visuellem Signal beim Läuten und integriertem Hausnotruf. (Foto: F. Kleinbach, Thieme)
b Hier wird einer älteren Dame ermöglicht, mit Ihren Angehörigen Kontakt aufzunehmen. (Foto: J. Sturm, Fotolia.com)

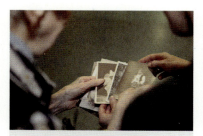

Abb. 9.7 Der Blick zurück. So vieles hat man als alter Mensch zu erzählen. Doch wer versteht einen? (Foto: R. Stöppler, Thieme)

deutlich gezeigtem Interesse, mit Signalen der Wertschätzung für die Lebensleistung der Person.

Auch die Bereitschaft, die „gefilterten" Bilanzergebnisse, die vielleicht als Lebensweisheit weitergegeben werden (z. B. „man sollte im Leben immer nach seiner Überzeugung handeln"), aufgeschlossen anzuhören und zu akzeptieren, ist für den alten Menschen wohltuend und für den Zuhörer kann sich daraus durchaus eine innere Bereicherung ergeben.

Wo die Bilanzarbeit jedoch in die Klage oder Verbitterung führt (z. B. „Hätte ich doch damals nur ..."), kann eine Vertiefung der Auseinandersetzung eher belasten und überfordern. In diesem Fall ist das unwidersprochene Akzeptieren der Enttäuschung oder Klage zwar wichtig, danach sollte aber der Gesprächspartner versuchen, auf andere Themen hin zu lenken.

Diese Bilanzarbeit kann auch durch „Erzählrunden" unter Gleichaltrigen oder Treffen mit Kindern und Jugendlichen unterstützt werden. Zunehmend mehr alte Menschen nutzen die neuen technischen Möglichkeiten (Diktiergeräte, Computer usw.), um ihre Erinnerungen festzuhalten. Diese Bemühungen sollten unterstützt werden, siehe Kap. „Biografiearbeit" (S. 130).

9.3.3 Narrativer Kommunikationsstil

Das häufig kaum stillbare Bedürfnis nach Erzählen geht mit einem narrativen, in die Breite gehenden Kommunikationsstil einher, der von der Umgebung oft als umständlich empfunden wird.

Fallbeispiel

Herr Metrovic fühlt sich heute nicht wohl. Er klagt über Schmerzen im Rücken, die bis ins rechte Bein ausstrahlen. Seine Tochter besucht ihn wie jeden Tag und fragt nach seinem Befinden. Herr Metrovic beschreibt ihr seine Schmerzen und wie er dieselben Schmerzen schon einmal hatte, wie sich der Arzt damals geirrt und er sich selbst damals anders behandelt hat, als der Arzt anordnete. Unmerklich ist er mit seinen Gedanken bei der damaligen Situation und erzählt von seinen Gehübungen und den Vorzügen der Bewegung an frischer Luft. Wie überhaupt das Wandern, besonders in den Bergen, zu seinen schönsten Erlebnissen gehört habe, damals in den Dolomiten ... Bis seine Tochter ungeduldig wird, ihn unterbricht und nochmals nach seinem heutigen Befinden fragt.

Eine Frage wird von Herrn Metrovic mit weitschweifigen Erklärungen und Erzählungen über früher in diesem Zusammenhang Erlebtes beantwortet. Der unmittelbare Bezug zur Ausgangsfrage scheint dabei verlorenzugehen, was zwangsläufig Ungeduld beim Gesprächspartner auslöst. Ganz ähnlich können bei alten Menschen auch in anderen Fällen wichtige Informationen und Aussagen über Geschichten, Erinnerungen oder Anekdoten mitgeliefert werden, aus denen der Zuhörer das Gemeinte erst herausschälen muss.

Auffällig sind dabei die ausufernde, ins Erzählende abgleitende Reden (narrativer Kommunikationsstil) und das scheinbare Sich-verlieren in anderen Inhalten, das Springen von einem Thema zum anderen. Es reihen sich gleichsam Assoziationen aneinander (z. B. heutiges Befinden, früheres Befinden).

Umgekehrt kann das Mitteilungsbedürfnis alter Menschen durch den Mangel an geeigneten Gesprächspartnern oft nur sehr ungenügend befriedigt werden. So drängen sich eine Vielzahl von Mitteilungen: Das Reden an sich wird zum Inhalt, wenn endlich jemand da ist, der fragt und zuhört. Vor diesem Hintergrund wird deutlich, dass der von vielen ratlosen Angehörigen, aber auch von Heimen immer wieder als Kommunikationsersatz angebotene Fernseher, ein höchst ungenügender Lückenbüßer ist. Denn er verdammt den Zuschauer zum passiven Empfänger.

Eine weitere Ursache dieses besonderen Kommunikationsstils hat mit dem Gedächtnis und dem Erleben im Alter zu tun. Der Speicher des Langzeitgedächtnisses alter Menschen ist gleichsam randvoll mit Erinnerungen, Eindrücken und Momentaufnahmen. Wie bei der Berührung eines Spinnennetzes an einer Stelle immer gleich mehrere Fäden in Schwingung geraten, ruft jeder neue Eindruck eine Vielzahl bereits gespeicherter Inhalte auf, die dann nach Ausdruck drängen.

Aufgaben der Kommunikationspartner

Dem Gesprächspartner des alten Menschen wird hier ein gewisses Maß an Geduld und v. a. die Bereitschaft zu echtem Zuhören abverlangt. Das Mitteilungsbedürfnis eines Menschen ernst zu nehmen, ist eine Grundform von Respekt.

Da es für einen alten Menschen zudem geradezu eine Lebensaufgabe ist, noch einmal zurückzublicken, sollte, wo immer es die Bedingungen zulassen, eine solche Auseinandersetzung sogar gefördert werden, z. B. durch interessiertes Nachfragen. Das geht v. a. bei begleitenden Gesprächen während der Pflege.

Wenn rasch eine Auskunft benötigt wird, hilft ein ruhiges Zurückführen auf die Frage hin, evtl. unterstützt durch „Anschauliches" – der Hinweis auf einen Gegenstand, ein Bild, das mit der Frage verbunden wird.

9.3.4 Nachlassen des Gedächtnisses

Fallbeispiel

Frau Bruns unterhält sich gern mit den Pflegekräften über ihre große Leidenschaft, das Reisen. Dabei passiert es ihr immer wieder, dass sie Ortsnamen vergisst oder vertauscht oder plötzlich von einer ganz anderen Reise berichtet. Dann ist sie jedes Mal ganz unglücklich – „Ach nein, das stimmt ja so gar nicht. Jetzt bring ich schon alles durcheinander. Mit meinem Verstand geht's abwärts."

Wenn ein jüngerer Mensch im Gespräch plötzlich nicht mehr weiß, was er eigentlich sagen wollte und den Gesprächsfaden verliert, oder wenn er einen Namen, einen Ort vergessen hat, macht er sich meist keine ernsthaften Gedanken darüber. Gedächtnisstörungen gibt es auch bei jungen Menschen, besonders häufig treten sie bekanntlich in Stresssituationen auf.

Wenn dagegen dasselbe einem älteren Menschen passiert und sich sogar des Öfteren wiederholt, macht er sich Sorgen. Er weiß, dass die Leistungsfähigkeit des Gedächtnisses in der Regel mit zunehmendem Alter nachlässt und besonders das Kurzzeitgedächtnis davon betroffen sein kann. Er wird „vergesslich" für die Dinge des Alltags. Das Altgedächtnis bleibt dagegen länger erhalten. Bei zunehmenden Gedächtnisdefiziten wächst auch die Angst, dass sich damit der Anfang einer demenziellen Erkrankung ankündigt, siehe „Pflege und Begleitung dementer und psychisch veränderter Menschen" (S. 465).

Aufgaben der Kommunikationspartner

Der Kommunikationspartner kann in jedem Fall viel dazu beitragen, dass Gedächtnisprobleme für den alten Menschen weniger fühlbar werden. So ist es durchaus möglich, dem Gedächtnis im Gespräch wieder auf die Sprünge zu helfen (z. B. indem man selbst in eine bildhafte Sprache wechselt oder Beispiele nennt). Wichtig wäre es, den alten Menschen anzuleiten, sich Erinnerungsstützen einzurichten. Das können Kalender sein, in denen wichtige Termine (Geburtstage, Arztbesuche usw.) eingetragen werden. Es

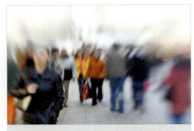

Abb. 9.8 **Kognitive Leistungsfähigkeit.** Zum Beispiel Stress, Hektik, Reizüberflutung oder Reizarmut können die Gedächtnisleitung verschlechtern. (Foto: ccvision GmbH)

kann aber auch schon oft hilfreich sein, z. B. die eigenen Fotoalben zu beschriften.

Unangebracht ist beharrliches Nachfragen oder Korrigieren (z. B. „So kann das aber nicht gewesen sein. Sie müssen sich doch erinnern.") Genauso schädlich ist es, dem anderen ins Wort zu fallen und seinen Satz zu beenden. Auf diese Weise entsteht nur noch mehr Verunsicherung.

Wichtig ist auch das Wissen darüber, welche Faktoren einen Einfluss auf die kognitive Leistungsfähigkeit im Alter haben. Insbesondere Stress, Hektik, Reizüberflutung oder Reizarmut führen zu einer Verschlechterung der Gedächtnisleistung (▶ Abb. 9.8). Aber auch Bewegungsmangel, falsche Ernährung, zu wenig Flüssigkeit, Medikamente, Durchblutungsstörungen und alle Stoffwechselstörungen führen dazu, dass das Gehirn nicht optimal arbeiten kann, was zu Gedächtnisstörungen führen kann. Aufgabe der Pflege ist es, bei der Beobachtung von Vergesslichkeit, alle diese Ursachen zu überprüfen und ggf. auszuschalten.

9.3.5 Sinneseinbußen machen einsam

Da die Kommunikation mit zunehmendem Alter durch ein nachlassendes Hör- und Sehvermögen, manchmal auch durch schlecht sitzende Zahnprothesen (undeutliche Sprachformulierung) anstrengender wird, kann es zur Vermeidung von Gesprächen und zur Abkapselung kommen.

Mit der Hörbehinderung wird auch das soziale Gehör beeinträchtigt, d. h., die Fähigkeit, Sprache im täglichen Umgang mit Menschen zu verstehen. Der Betroffene muss oft rückfragen, gibt falsche oder unpassende Antworten. Unterhaltungen bei Familienfeiern oder in größeren Gruppen kann er nur schlecht folgen, er hat das Gefühl, aus dem Kreis der Hörenden ausgeschlossen zu sein. Sehbeeinträchtigungen führen dazu, dass nonverbale Signale nicht wahrgenommen werden können.

Das führt zu Missverständnissen in der Kommunikation.

Schwerhörige oder Sehbeeinträchtigte verlieren an Selbstvertrauen, ziehen sich zurück und werden durch nachlassende Kontakte in die Einsamkeit gedrängt, was dann zu Misstrauen und Fehldeutungen fremden Verhaltens führen kann.

Aufgaben der Kommunikationspartner

Pflegepersonen sollten auf Veränderungen im Kommunikationsverhalten des alten Menschen reagieren, für intakte Hör- und Sehhilfen sorgen bzw. beim Gebrauch dieser Hilfsmittel Unterstützung geben. Bei Schwerhörigen sollte man deutlich artikuliert in möglichst kurzen Sätzen reden und Geduld signalisieren. Wichtig ist auch, im Blickkontakt zum Zuhörer zu sprechen, ihn möglichst oft in Gespräche einzubeziehen und zum Sprechen zu ermuntern.

Außerdem sollte man den alten Menschen grundsätzlich dazu motivieren, Freunde zu besuchen oder einzuladen und über das Telefon, das Internet Kontakte zu pflegen. Das Hören am Telefon kann dabei mithilfe eines eingebauten Verstärkers verbessert werden. Das Sehen am Computer kann durch entsprechende Bildschirme verbessert werden.

9.3.6 Veränderte Kommunikation durch Krankheit

Fallbeispiel ⓑ

Frau Gross stellt ihre Tochter und auch die Pflegenden manchmal auf eine harte Geduldsprobe (▶ Abb. 9.9). Ganz gleich wie viel Mühe man sich gibt, sie auf andere Gedanken zu bringen – sie spricht nur über ein einziges Thema, ihr Befinden. „Ach Schwester, heute Nacht habe ich schon wieder so schlecht geschlafen. Immer die Schmerzen. Mit mir wird's wohl nicht mehr besser. Und Ihre Kollegin in der Nacht, die wollte mir einfach kein Schmerzmittel geben, unmöglich finde ich das. Diese jungen Dinger kümmern sich einfach nicht, da kann man sterben und verderben. Ich glaube einfach, dass das von meiner Magenoperation vor 10 Jahren kommt, meinen Sie nicht auch? Ich fühle mich oft so fiebrig. Aber bei einer alten Frau kümmern sich die Ärzte halt nicht mehr. Nein, ich möchte nicht essen. Können Sie nicht meiner Tochter ausrichten, dass sie heute schon früher kommen soll, mir ist gar nicht gut."

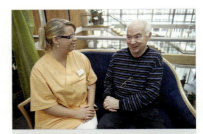

Abb. 9.9 **Kommunizieren.** Die Pflegeperson ist wichtig-(st)er Gesprächspartner. (Foto: W. Krüper, Thieme)

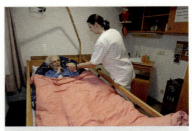

Abb. 9.10 **Interessen halten.** In der Krankheit kann das körperliche Befinden zum zentralen Thema werden. (Foto: R. Stöppler, Thieme)

Mit dem Eintritt ins hohe Lebensalter, aber auch begleitend zu stärkeren gesundheitlichen Beeinträchtigungen, ist häufig eine Einengung des Interessenkreises zu beobachten. Dafür nehmen Themen, die das eigene gesundheitliche Befinden betreffen, einen breiteren Raum ein (▶ Abb. 9.10). Wer krank ist, Schmerzen hat oder sonst in seinem Wohlbefinden beeinträchtigt ist, zeigt zwangsläufig weniger Anteilnahme an seiner Umwelt. Er konzentriert sich stärker auf seinen eigenen Körper und die Auseinandersetzung mit den Beschwerden. Krankheit und Schmerzen sind Bedrohungen, die alle Reserven mobilisieren. So ist es nicht verwunderlich, dass Menschen in dieser Situation charakteristische Kommunikationsmuster zeigen, die von ihrer Umgebung manchmal als befremdlich oder gar belastend erlebt werden.

▶ **Egozentrismus und Hypochondrie.** Der Erkrankte ist im Gespräch ganz auf sich und seinen Zustand zentriert. Seine Gedanken und Aussagen kreisen um seine eigenen Bedürfnisse, die Bedürfnisse anderer werden nicht oder nur wenig wahrgenommen. Zum wichtigen Gesprächsinhalt werden alle medizinischen Daten und das Funktionieren oder Nichtfunktionieren aller Körpervorgänge (z. B. Verdauung, Appetit, Schlaf).

- **Aggression.** Der Kampf gegen die Krankheit und die eigene Wut, Hilflosigkeit und Ohnmacht finden oft ihren Ausdruck in verbaler und nonverbaler Aggressivität. Die Betreuenden erleben den Betroffenen als undankbar, hören leicht auf dem Beziehungsohr und fühlen sich verletzt, statt die Botschaft als Selbstoffenbarung des Erkrankten zu begreifen und entsprechend auf sie zu reagieren, siehe „Die Vier Botschaften einer Nachricht (Friedemann Schulz von Thun)" (S. 201).

- **Regression.** Häufig begibt sich der Betroffene selbst in die Kindposition, kommuniziert vom Kindheits-Ich, siehe „Transaktionsanalyse (Eric Berne)" (S. 201), und möchte vom Betreuenden getröstet, beschützt und verwöhnt werden. Er gibt die Verantwortung für sich ab und lässt die Dinge mit sich geschehen.

- **Depression.** Gerade chronische Erkrankungen und Beschwerden machen mutlos und können sich in einer depressiven Grundstimmung äußern, die oft bedrückend auf die Umwelt wirkt. Aussagen wie „Warum kann ich denn nicht endlich sterben, ich mag nicht mehr", sind für den Gesprächspartner schwer zu ertragen, siehe „Depression bei alten Menschen" (S. 487).

Aufgabe der Kommunikationspartner

Für die Kommunikationspartner stellt sich die Aufgabe, den Leidenden in seiner Situation und seinen Gefühlen zu verstehen und wertzuschätzen, ohne sich von seiner Befindlichkeit anstecken zu lassen und ebenfalls aggressiv oder depressiv zu reagieren.

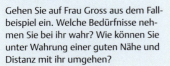

Fallbeispiel

Gehen Sie auf Frau Gross aus dem Fallbeispiel ein. Welche Bedürfnisse nehmen Sie bei ihr wahr? Wie können Sie unter Wahrung einer guten Nähe und Distanz mit ihr umgehen?

9.3.7 Verstummen/ Bewusstlosigkeit

Im Endstadium einer Krankheit, im Sterbeprozess sowie bei bestimmten Krankheitsbildern wirkt der Betroffene oft nicht ansprechbar, wie in einem Dämmerzustand. Er scheint keinen Kontakt mit seiner Umgebung herstellen zu können oder gar nicht bei Bewusstsein zu sein.

Aufgabe der Kommunikationspartner

Wenn vom anderen keine erkennbare Reaktion auf verbale und nonverbale Signale erfolgt, bedeutet das nicht, dass Kommunikation damit überflüssig wird. Auch mit dem verstummten oder bewusstlosen Menschen sollte unbedingt gesprochen werden und er sollte ständig begleitend zu allen Pflegehandlungen darüber informiert werden, was mit ihm geschieht. Einen besonderen Platz nimmt in diesem Fall die einfühlsame Berührung ein, siehe Berührung (S. 205).

Um das Kommunikationsverhalten älterer Menschen bewusster wahrnehmen und auch einschätzen zu können, sollen Ihnen am Ende dieses Kapitels zusammenfassend einige Leitfragen dienen.

Praxistipp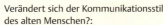

Verändert sich der Kommunikationsstil des alten Menschen?:
- Spricht er mehr oder weniger?
- Kreist er gedanklich um bestimmte Themen aus seiner Vergangenheit, kommuniziert er hauptsächlich über Erinnerungen?
- Zieht er sich aus Gruppensituationen zurück oder verstummt er dann?
- Verändert sich das Bedürfnis nach Berührung?
- Sind Seh- und Hörhilfen funktionstüchtig und richtig angepasst? Sind weitere Hilfen nötig?
- Hat der alte Mensch pflegerische Unterstützung bei der Kommunikation, etwa Mundpflege, Lagerungen usw.?

Film

Um die Inhalte zu vertiefen, können Sie sich das Video „Kommunikation/Aphasie" ansehen.

9.4 Gespräche mit Angehörigen

Die Einbindung der Angehörigen in den Pflegealltag bedeutet in der Regel Entlastung für die Mitarbeiter, übernimmt doch der Angehörige damit ein Stück Verantwortung für den alten Menschen, schenkt ihm Aufmerksamkeit, Zuwendung und Betreuung. Der für alle Seiten positiv zu gestaltende Kontakt zu den Angehörigen ist einer der Grundbausteine partnerschaftlicher Betreuung, bei der alte Menschen, Mitarbeiter und Angehörige „an einem Strang ziehen".

Häufig sind es kleine Dinge, die entscheidend dazu beitragen, dass Mitarbeiter und Angehörige zu einem guten Miteinander finden. Ein ganz wichtiger Punkt ist dabei das offene Gespräch. ▶ Tab. 9.1 zeigt im Überblick, welche Grundhaltung man im Gespräch einnehmen und was man unbedingt vermeiden sollte.

Merke

Wenn Angehörige emotional reagieren, ist das nicht unbedingt ein Angriff auf Sie, sondern oftmals ein Ausdruck von:
- Tiefer Sorge um den geliebten Menschen,
- Überforderung mit der Pflegesituation,
- Hilflosigkeit angesichts der Pflegesituation,
- Schuldgefühle, den eigenen Angehörigen von Fremden pflegen zu lassen oder ins Heim gegeben zu haben,
- Probleme bei der Konfrontation mit der eigenen Endlichkeit und der Endlichkeit der Beziehung zum Angehörigen,
- unverarbeiteten Familienproblemen und -verstrickungen, die in der belastenden Situation aufbrechen.

In der Beziehungsgestaltung zu den Angehörigen sind Sie die Professionellen, nehmen Sie diese Rolle an.

Tab. 9.1 Grundhaltung und Fehler im Angehörigengespräch.

Grundhaltung	Fehler
Grundhaltung der Offenheit und Gesprächsbereitschaft zeigen.	Grundhaltung der Abwehr und des Misstrauens zeigen.
zuhören/nachfragen	unterbrechen
Das Anliegen des anderen ernst nehmen.	Desinteresse, das Anliegen des anderen herunterspielen.
Auf die Gefühle des anderen achten.	Eigene Gefühle in den Vordergrund stellen.
informieren in Sachfragen	keine Information geben
sachlich bleiben	emotional reagieren
Vorwürfe prüfen und ggf. Veränderungen zusichern.	Sich rechtfertigen, verteidigen, falsch Gelaufenes abstreiten oder begründen.
Lösungen suchen	Schuldige suchen

9.4.1 Äußere Rahmen

Um ein für die Gesprächspartner befriedigendes Angehörigengespräch zu führen, braucht man Zeit und v. a. eine einigermaßen ruhige Umgebung. Es macht auch einen großen Unterschied, ob das Gespräch im Sitzen oder Stehen geführt wird. Größere Anliegen werden in der Regel besser im Sitzen besprochen (▶ Abb. 9.11). Für den kürzeren Austausch sollte man zumindest nicht mitten im Gang stehen bleiben, sondern sich eine ruhige Ecke suchen oder ins Dienstzimmer gehen. Angehörigengespräche sollten grundsätzlich nicht im Bewohnerzimmer geführt werden. Falls die Zeit nicht reicht, hilft es beiden Teilen, sofort einen anderen Termin zu vereinbaren.

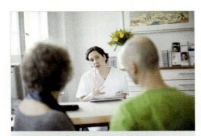

Abb. 9.11 **Gespräche.** Angehörige möchten informiert und ernst genommen werden. (Foto: F. Kleinbach, Thieme)

9.4.2 Gute Information

Die meisten Angehörigen haben ein großes Informationsbedürfnis. Sie möchten einerseits sicherstellen, dass sie alles für ihren Angehörigen getan haben. Andererseits möchten sie in ihrer Sorge um den Angehörigen beruhigt werden, siehe „Anleiten, Beraten und Gespräche führen" (S. 831).

Merke

Gute Information für Angehörige bedeutet:
- Umfassend, aber überschaubar informieren, vom Großen, Allgemeinen (Versorgungsstrukturen) ins Kleine, Besondere (einzelne Betreuungsschritte).
- Fachwörter/Jargon vermeiden oder erklären.
- Information nicht nur auf Nachfrage des Angehörigen, sondern auch von sich aus geben.
- Auf Fragen hören/selbst nachfragen („Haben Sie noch eine Frage?").
- Echte Information, keine beruhigenden Floskeln („Wir kümmern uns hier gut um Ihre Mutter"), kein Abspeisen („Das müssen Sie schon uns überlassen").
- Keine Suggestivfragen („Wir machen das doch gut, oder?").

9.4.3 Einfühlung

Die Angehörigen werden in ihrem Verhalten von einer Vielfalt von Gefühlen (Schuld, Trauer, Scham, Hilflosigkeit, Zorn, Liebe) bestimmt. Diese Gefühle fließen bewusst oder unbewusst in ihre Äußerungen ein. Einfühlung heißt: Sich innerlich so weit von den eigenen Gefühlen (Ärger, Ungeduld, Betroffenheit) frei zu machen, dass man die Gefühle des anderen hören und gelten lassen kann.

Merke

Besonders in emotional belastenden Situationen, aber auch, wenn es um Kritik oder einfach den Wunsch nach beruhigender, guter Information geht, kann die Pflegeperson:
- die Gefühle des anderen verbalisieren („Sie haben Angst, dass Ihre Mutter nicht so liebevoll betreut wird, wie Sie es sich wünschen", „Sie sind traurig, dass Ihr Vater sich so verändert hat"),
- dem anderen Raum geben, dass er seine Gefühle ausdrücken kann, siehe „Das einfühlende Gespräch" (S. 206).

9.4.4 Sachlichkeit

Eine wichtige Ergänzung zu guter Einfühlung ist das Bemühen um Sachlichkeit. Zentrale Bedeutung gewinnt diese Haltung natürlich im Informations- und Kritikgespräch.

Merke

Sachlichkeit bedeutet:
- Sich nicht von den eigenen Emotionen leiten lassen; Höflichkeit und Respekt wahren.
- Bei der Sache bleiben (Hilfsfrage: „Worum geht es?").
- Nicht im Negativen bohren, nach Schuldigen suchen, sondern lösungsorientiert bleiben (Was können wir ändern? Was wünschen Sie sich?).
- Erklären und informieren.

9.4.5 Umgang mit Kritik

Es ist unrealistisch zu erwarten, dass Angehörige immer zufrieden sind. Die Realität des Pflegealltags führt immer wieder zu unvorhersehbaren Situationen und Zwängen. Ressourcen sind begrenzt und niemand ist unfehlbar – auch Pflegepersonen reagieren einmal falsch, ungeduldig oder vergessen etwas. Dazu kommt, wie bereits angesprochen, der emotionale Druck im Angehörigen selbst (z. B. Schuldgefühle: „Ich lasse meine Mutter von Fremden pflegen"). Wichtig ist, dass Gefühle der Unzufriedenheit gefahrlos ausgedrückt werden dürfen und das Personal Bereitschaft signalisiert, Versäumnisse zu korrigieren, siehe „Beschwerdemanagement" (S. 1108).

Merke

Beim Umgang mit Kritik ist Folgendes zu beachten:
- Lassen Sie den Angehörigen aussprechen und hören Sie genau auf den Inhalt (Sachliches und Emotionales trennen), bleiben Sie auf der Erwachsenen-Ich-Ebene.
- Auch wenn Sie sich manchmal vielleicht überfordert oder angegriffen fühlen, prüfen Sie, ob das Anliegen oder die Kritik des Angehörigen nicht berechtigt ist.
- Überlegen Sie gemeinsam mit dem Angehörigen, wie man die Situation in Zukunft besser gestalten kann. Bleiben Sie unbedingt sachlich!
- Beziehen Sie den Angehörigen in Ihre Überlegungen ein, wie man etwas besser machen könnte. Bitten Sie ihn um Vorschläge (die Sie dann natürlich nicht gleich alle als undurchführbar verwerfen sollten).
- Versprechen Sie nichts, was Sie nicht halten können. Argumentieren Sie fachlich und sachlich, wenn Wünsche nicht erfüllt werden können.
- Achten Sie darauf, dass Sie nicht überall Kritik „wittern" und in eine Verteidigungshaltung hineinrutschen. Gemäß der Transaktionsanalyse provoziert das beim Angehörigen noch mehr Angriffsverhalten.
- Auf keinen Fall sollten Sie zum „Gegenangriff" übergehen („Ihre Mutter ist aber auch unmöglich!"). Das könnte zu einer Eskalation der Situation führen oder den Angehörigen verstummen lassen. Eine Lösung wird dann unmöglich.

Lernaufgabe

Versuchen Sie, für die folgenden Fallbeispiele Gesprächslösungen zu finden:
Beispiel 1: Frau Klein hat ihre Mutter jahrelang selbst betreut. Es fiel ihr sehr schwer, sie schließlich ins Heim zu geben, weil sie die Pflege nicht mehr be-

wältigen konnte. Sie besucht ihre Mutter, wenn möglich, jeden Tag und kümmert sich intensiv um sie. Dabei nimmt sie immer wieder auch Pflegepersonen die Arbeit aus der Hand. Heute spricht Sie Frau Klein auf dem Gang an und beklagt sich über eine Pflegeschülerin, die ihre Mutter „richtig rücksichtslos" umgelagert habe. „Außerdem hat meine Mutter wieder nicht ihr Bettjäckchen an. Sie friert doch im Bett, das habe ich doch schon mehrmals gesagt."

Beispiel 2: Der Zustand der demenziell erkrankten Frau Müller verschlechtert sich zunehmend. Ihre Tochter, die sie regelmäßig besucht, ist offensichtlich mit der Situation überfordert: „Es ist einfach nichts mehr mit ihr anzufangen. Ich weiß überhaupt nicht mehr, was ich sagen oder tun soll. Sie so zu sehen, macht mich fix und fertig."

Beispiel 3: Frau Bender ist schon längere Zeit schwer krank. Ihr Sohn, der in einiger Entfernung wohnt, besucht sie, so oft er kann. Auch an diesem Wochenende hatte er seine Mutter besuchen wollen, war dann jedoch beruflich verhindert. Als eine Pflegekraft das Zimmer betritt, um Frau Bender das Frühstück zu bringen, muss sie feststellen, dass die Bewohnerin ganz plötzlich und unerwartet zwischen Morgenpflege und Frühstück verstorben ist. Sie müssen Herrn Bender vom Tod seiner Mutter in Kenntnis setzen.

9.5 Basale Stimulation

Gabriele Bartoszek, Peter Nydahl

Fallbeispiel

Herr Müller ist 70 Jahre alt und lebt bei seinem Sohn. Er ist trotz der Veränderungen, die das Alter mit sich bringt, recht selbstständig. Er hört und sieht zwar nicht mehr so gut wie in jungen Jahren, kann sich auch nicht mehr so flink bewegen, unternimmt aber kurze Spaziergänge und findet sich in seiner Umgebung gut zurecht. Herr Müller kann sich zudem gut mit seinem Sohn oder den Nachbarn unterhalten und sein Leben selbst gestalten (▶ Abb. 9.12). Zu schaffen machen ihm sein Asthma und der Husten, der in letzter Zeit stärker geworden ist. Sein Sohn rät ihm, sich deswegen behandeln zu lassen. Inwieweit Herr Müller infolge seines Erkrankungsverlaufs vom Konzept der Basalen Stimulation profitiert, wird in der nachfolgenden Fallanalyse deutlich.

9.5.1 Einleitung

Die Basale Stimulation ist ein Konzept zur Förderung, Pflege und Begleitung von schwerstbeeinträchtigten Menschen, das 1975 von Prof. Andreas Fröhlich (Sonderpädagogik) in der Zusammenarbeit mit mehrfach geistig und körperlich behinderten Kindern entwickelt wurde. In den 1980er Jahren wurde das Konzept zusammen mit Prof. Christel Bienstein (Pflegewissenschaft) in die Pflege übertragen.

Betroffene sind dabei ebenso Menschen, die unter chronischen Abbauprozessen leiden (z. B. Menschen mit Demenz oder Morbus Parkinson), wie auch Menschen mit akuten traumatischen Ereignissen (z. B. nach einem Unfall oder Infarkt). Dabei wird insbesondere der Tatsache Beachtung geschenkt, dass sich auch Wahrnehmungsbeeinträchtigungen, wie akute Verwirrtheitszustände, durch einen „Verlust von Vertrautheit" einstellen können (Bosch 1998), z. B. durch ein verändertes Umfeld oder fehlende sinngebende Anregungsformen.

Wir verstehen den Betroffenen und seine Angehörigen dabei als gleichwertige Partner, als Menschen in einem familiären System, mit einer individuellen Geschichte.

Durch die Integration der Basalen Stimulation in den Lebensalltag der Betroffenen wird versucht, dem Mangel an eindeutiger Eigenwahrnehmung, Eigenbewegung und Kommunikation entgegenzuwirken. Gerade Menschen, die ihre Umwelt als verwirrend und beängstigend erleben, benötigen eine Kommunikationsform, die sie sinnvoll verstehen können.

Wie gestaltet sich eine alltägliche Begegnung aus Sicht von Herrn Müller?

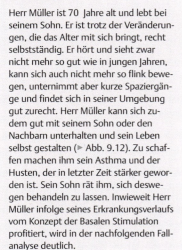

Abb. 9.12 Mobil bleiben. Herr Müller auf seinem Spaziergang (Situation nachgestellt). (Foto: F. Kleinbach, Thieme)

Fallbeispiel

Herr Müller lebt noch zu Hause, obwohl sein Asthma in den vergangenen Tagen schlimmer wurde. Stellen wir uns vor, wir würden ihn zu Hause besuchen (▶ Abb. 9.13). Wir würden bei ihm klingeln und selbstverständlich etwas warten müssen, bis er zur Haustür gelangt ist. Herr Müller wiederum würde seine Hausklingel hören und uns aufmachen und uns zeigen, was er möchte, die Hand schütteln, nur „guten Tag" sagen oder beides. Wir stellen uns vor und wenn er es wünscht, lässt er uns herein. Er führt uns in den Raum, in dem er Besuch empfängt, und bittet uns auf bestimmten Stühlen Platz zu nehmen, sodass er uns gut sehen kann. Der Raum hat eine für ihn bekannte Akustik, er spricht in einer Art und Weise, dass wir ihn gut hören können und wir werden uns seinem Sprachrhythmus ganz selbstverständlich anpassen. Er hustet zwischendurch, gut, aber wir würden ihn nie auffordern, tief Luft zu holen oder ihm plötzlich den Rücken abklopfen. Wir unterhalten uns, und sicherlich erzählt er uns etwas aus seinem Leben. Wir sind bei ihm zu Gast und er wird das Gespräch bestimmen. Würden wir ihm über den Mund fahren, ihn bedrängen, würde er uns vor die Tür setzen – das ist sein gutes Recht. Irgendwann gehen wir wieder und er wird uns zur Tür begleiten, er beendet den Besuch mit uns gemeinsam und schließt die Tür hinter uns.

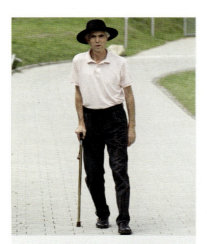

Abb. 9.13 Zu Gast sein. Zu Besuch bei Herrn Müller (Situation nachgestellt). (Foto: F. Kleinbach, Thieme)

Das Beispiel mit Herrn Müller macht deutlich, dass Kommunikation, Bewegung und Wahrnehmung eng miteinander verknüpft sind. Könnte Herr Müller nicht die Tür öffnen, so würde das Gespräch gar nicht erst stattfinden und wir müssten eindringlicher „klopfen", um ihn in ein Gespräch einladen zu können. Ebenso wird das Gespräch von Herrn Müller mitgelenkt und Themen sowie Anfang und Ende des Besuchs werden von ihm mitbestimmt. Herr Müller wird sich dadurch als Persönlichkeit wahrnehmen. Im Alltag sind diese Umstände fast zu selbstverständlich, als dass wir darüber nachdenken würden. Wie wichtig sie aber im Umgang mit Herrn Müller werden können wird deutlich, sobald er in eine veränderte Situation gelangt.

Fallbeispiel

Herrn Müller geht es schlechter, sein Asthma nimmt zu und schließlich wird er ins Krankenhaus eingewiesen. Während des 3-wöchigen Aufenthaltes wird Herr Müller zunehmend unselbstständiger und immobiler, er fällt mehrfach aus dem Bett und wird schließlich derartig verwirrt, dass er vollständig versorgt und ans Bett fixiert wird. Seit der Aufnahme ist zu beobachten, dass Herr Müller kontinuierlich mit der Hand gegen das Bettgitter klopft. Auf alltägliche Angebote reagiert er zum einen mit drastischen Abwehrbewegungen und zum anderen mit freudiger Annahme. Einfache Tätigkeiten kann er nicht mehr ausführen – so blickt er verständnislos seinen eigenen elektrischen Rasierer an, der ihm mit der Aufforderung „rasieren Sie sich bitte" in die Hand gegeben wird. Herr Müller kann mit dieser Anweisung nichts Sinnvolles verbinden – er lässt den Rasierer liegen oder versucht, sich das Kopfhaar zu rasieren.

9.5.2 Wahrnehmung – Veränderungen und Gefahren

Was ist mit Herrn Müller geschehen? Veränderungen der Wahrnehmung können vielfältige Gründe haben. Hier spielen altersbedingte Faktoren und Erkrankungen ebenso eine Rolle wie die Wirkung und Nebenwirkung von Medikamenten oder die Ernährungssituation der Betroffenen. Im Folgenden wird auf Wahrnehmungsstörungen eingegangen, die insbesondere durch den **Mangel an Eigenwahrnehmung und Eigenbewegung** herbeigeführt werden.

Aus der Entwicklungs- und Wahrnehmungspsychologie weiß man, dass der Entzug von sensorischen Reizen (sensorische Deprivation) sich folgenschwer auf die gesamte Persönlichkeit auswirkt. Im Speziellen jedoch werden neuronale Netzwerke deaktiviert (Fröhlich 1995), d.h., der betroffene Mensch kann keinen Bezug zu seinen bisherigen Erfahrungen herstellen. Das kann zur Reduktion des Körperschemas (Vorstellung vom eigenen Körper) ebenso beitragen wie zu einem Orientierungs- und Identifikationsverlust.

Die daraus resultierenden Veränderungen sind u.a.:
- Autostimulation
- taktile Abwehr
- Habituation

▶ **Autostimulation.** Das sind monotone, d.h, sich stereotyp wiederholende Bewegungsabläufe, die häufig eine selbstschädigende Wirkung auf den betroffenen Menschen haben (z.B. Zähneknirschen, Kratzen oder Schaukelbewegungen). Autostimulation kann als eine Information verstanden werden, in der der Betroffene Ihnen zeigt „was er benötigt" (Fröhlich 2010).

▶ **Taktile Abwehr.** Darunter wird eine übermäßige Reaktion auf bestimmte Typen taktiler Reize verstanden (z.B. erschrecktes Abwenden bei Körperkontakt). Taktile Reize werden als drohende Gefahr interpretiert und der Betroffene reagiert in Form einer Abwehrbewegung, z.B. bei bettlägerigen Menschen (Fröhlich 1992).

▶ **Habituation.** Darunter versteht man die Gewöhnung an eine gleichbleibende Wahrnehmungssituation. Habituation bedeutet, dass immer dann, wenn sich Informationen aus der Umwelt nicht mehr verändern, diese aus der aktiven Wahrnehmung ausgeblendet werden.

Was sich nicht mehr ändert, erscheint nicht mehr informativ und wird für unbedeutend gehalten. Manchmal treten dann selbsterzeugte Wahrnehmungen an ihre Stelle: „Halluzinationen" (Fröhlich u. Nydahl 2004).

Lernaufgabe ✓

Diese Wahrnehmungsveränderungen können schon ganz gesunde Menschen erfahren, wenn ihnen nicht ausreichend sinnvolle Reize angeboten werden. Dazu ein Eigenversuch:
Nehmen Sie sich ein weißes DIN-A3-Blatt und halten es sich so dicht vor die Augen, dass sie weder links noch rechts daran vorbeisehen können. Starren Sie nun mind. 5 Minuten auf die weiße Fläche! Welche Veränderungen können Sie wahrnehmen?

Sich verlieren – aus Sicht des Betroffenen

Um die Wirklichkeit sinnvoll realisieren zu können, bedarf es einer komplexen Verarbeitung der Sinneseindrücke und einer auf Bekanntem aufbauenden Wahr-

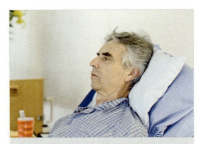

Abb. 9.14 Reizlose Umgebung. Herr Müller im Krankenhaus (Situation nachgestellt). (Foto: F. Kleinbach, Thieme)

nehmung. Erfahrungen beruhen auf der Verarbeitung und Speicherung von Informationen unseres Wahrnehmungssystems. Das Erleben des Betroffenen hängt eng damit zusammen, ob er die Informationen sinngebend (d.h., im Kontext seiner Erfahrungen) verarbeiten kann (Haynert 2012). Fehlt diese Bezugsebene, bleibt das für den Betroffenen nicht ohne Folgen. Betrachten wir nochmals das vorhergehende Bild des Herrn Müller:

Fallbeispiel

Herr Müller liegt in einem spärlich eingerichteten Zimmer (▶ Abb. 9.14). Aufgrund seiner Erschöpfung ist er in seiner Bewegung eingeschränkt und sieht hauptsächlich an die weiße Zimmerdecke. Er nimmt Stimmen und Geräusche wahr, die ihm unbekannt sind. Herr Müller verliert sich.

In dieser Situation erfährt Herr Müller kaum eine sinngebende Orientierung zu sich selbst und zu seiner Umwelt. Daher kann die Umwelt auch nicht mehr sicher wahrgenommen werden. Nichts erinnert mehr an seine alte Umgebung. Der Betroffene kann nicht mehr überprüfen wo, wie und in welcher Zeit oder Wirklichkeit er ist. Seine körperliche und geistige Identität beginnt zu schwinden. Erinnerungen sind eher verwirrend als orientierend. Das betrifft verschiedene Wahrnehmungsbereiche.

▶ **Somatischer Wahrnehmungsbereich.** Die Körpergrenzen zerfließen durch die fehlenden somatischen Reize (z.B. das Verschieben der Kleidung auf der Haut durch Bewegung). Ohne diese grundlegenden Wahrnehmungsfähigkeiten verliert Herr Müller die Bezugsebene zu sich selbst und zu seiner Umwelt.

▶ **Vestibulärer Wahrnehmungsbereich.** Der bettlägerige, immobile Herr Müller ist in erster Linie in seiner Bewegungsfähigkeit eingeschränkt. Diese Einschränkung hat jedoch auch zur Folge, dass seine vestibuläre Wahrnehmung (Lagesinn) nicht mehr ausreichend angeregt wird. Er verliert die Kenntnis darüber, „wo oben, unten, vorn und hinten ist". Aufgrund dieser räumlichen Desorientierung kann auch das visuelle System beeinträchtigt werden. Räumliche Ausmaße können nicht mehr richtig eingeschätzt werden, Konturen beginnen zu verschwimmen und verlieren sich.

▶ **Vibratorischer Wahrnehmungsbereich.** Weiterhin bekommt Herr Müller durch seine Immobilität auch nur verminderte vibratorische Informationen zur Wahrnehmung der Tiefensensibilität, die ihm vermittelt, wo sich z. B. seine Beine oder Arme befinden.

▶ **Auditiver Wahrnehmungsbereich.** Es kann Herrn Müller widerfahren, dass er die Stimmen der Pflegenden als die seiner Schwiegertochter interpretiert. Wenn die Schwiegertochter etwas zu trinken bringt, wird das noch akzeptiert, aber wenn die Schwiegertochter den sich sonst selbst versorgenden Herrn Müller waschen möchte, reagiert dieser mit Empörung und lehnt die Hilfe ab, siehe „Wahrnehmung – Veränderung und Gefahren" (S. 214).

▶ **Visueller Wahrnehmungsbereich.** Herr Müller sieht (zwangsweise) nur die weiße Decke. Um sich nicht gänzlich zu verlieren, beginnt sein Körper, sich selbst zu stimulieren. Die peripheren Nerven senden in ihrer Grundaktivität diffuse Impulse und Herr Müller sieht nun an der Decke kleine schwarze Flecken, die irgendwann anfangen, sich zu bewegen. Diese visuelle Wahrnehmungsveränderung kann die Betroffene als Spinnen interpretieren, die an der Decke krabbeln, siehe „Wahrnehmung – Veränderung und Gefahren" (S. 214). Diese Spinnen sind für ihn bedrohlich, er versucht mit letzter Kraft, das Bett zu verlassen und stürzt (Bienstein u. Fröhlich 2010).

▶ **Oraler und olfaktorischer Wahrnehmungsbereich.** Herr Müller macht nur noch wenig orale Erfahrungen. Er isst kaum, erlebt also nicht mehr die den Tag strukturierenden Mahlzeiten, oder erlebt unterschiedliche Speisen oder Getränke. Die Mundpflege wird von ihm passiv erlebt, er lässt sie eher über sich ergehen, als sie wirklich zu erleben. Orale Erfahrungen bestehen für ihn immer wieder aus hochgehustetem Sekret, das in seinem Mund brodelt, eklig schmeckt und das er ausspucken muss – er weiß nur nicht, wohin. Riechen (olfaktorische Sinneswahrnehmung) tut es in seinem Zimmer auch ganz anders als zu Hause.

▶ **Taktil-haptischer Wahrnehmungsbereich.** Damit Herr Müller sich in dieser Situation noch selbst spüren kann, beginnt er mit stereotypen, sich wiederholenden Bewegungen, z. B. Nesteln in der Bettdecke oder rhythmisches Klopfen auf die Matratze, siehe „Wahrnehmung – Veränderung und Gefahren" (S. 214). Die ggf. selbstverletzende Autostimulation wird vom Betroffenen als sinnvolle Anregung verarbeitet, die ihm Struktur bietet.

Auswirkungen der veränderten Wahrnehmung in der Interaktion zwischen Pflegenden und Betroffenen

Fallbeispiel

Herr Müller kann nicht unterscheiden, ob seine Wahrnehmung auf äußere „echte" Reize oder „impulshafte" Reize (Autostimulation) reagiert. Herr Müller hat sich in eine für ihn sinnhafte Welt zurückgezogen, die mit der realen Wirklichkeit nicht mehr übereinstimmt. Er ist in jedem Fall davon überzeugt, dass seine Wahrnehmung richtig ist und dass er sich daran orientieren kann. Zwangsläufig kommt es zu kommunikativen Missverständnissen zwischen ihm und den Betreuenden.

Die Auseinandersetzung mit den von Verwirrtheit betroffenen Menschen ist für Angehörige wie Pflegende eine tägliche Herausforderung (Mc Donnell 2012). Die Menschen begegnen uns oftmals unruhig und voller wechselnder Gefühle. Sie spiegeln wider, wie wir nicht sein möchten: unkontrolliert, ohne Hemmungen, ohne Verständnis für das Geschehene, gefangen in irrwitzigen Welten und zugleich ohnmächtig und bevormundet. Sie sind oftmals ungepflegt, schmutzig, wirken aggressiv und verantwortungslos.

Als Pflegende sind wir ständig bemüht, Gesundheit und Wohlbefinden der Pflegebedürftigen zu fördern. Verwirrte lehnen das häufig ab. Sie lehnen unser „Gutsein-Wollen" ab, sie lassen uns mit unserer Fürsorge auflaufen und machen uns damit hilflos. Sie bringen unseren Tagesablauf und damit auch uns durcheinander. Sie provozieren Verwirrtheit in uns (Bartoszek u. Nydahl 1996). Die Betroffenen werden unter Umständen für „verrückt" gehalten und medikamentös ruhig gestellt (Buchholz et. al 1998), wodurch sie noch mehr in der Beweglichkeit und Eigenwahrnehmung eingeschränkt werden.

Merke

Förderkonzepte wie das der Basalen Stimulation unterstützen den Betroffenen in einer eindeutigeren Wahrnehmung zu sich selbst und seiner Umwelt, sodass er sich Schritt für Schritt im „Hier und Jetzt" einfinden kann. Es befähigt die Pflegenden zu einem Dialogaufbau auf der Ebene des Betroffenen.

9.5.3 Das Konzept – das Menschsein unterstützen

Fallbeispiel

Wie können wir wieder ein „Gespräch" mit Herrn Müller führen, das er versteht? Wie müssen wir an seine „Tür klopfen", damit er sich angesprochen fühlt und uns öffnet und hereinlässt? Wie können wir uns verhalten, damit er das Gespräch mitbestimmen und sich wieder als Persönlichkeit erleben kann?

Menschen verfügen über unterschiedliche individuelle Erfahrungen. Die Wahrnehmungsqualitäten sind nicht bei jedem Menschen gleich ausgeprägt. Jeder von uns hat ganz unterschiedliche Talente und Interessensgebiete. Wahrnehmung kann als das Resultat eines dynamischen, individuell geprägten Entwicklungsprozesses verstanden werden, der uns bereits vor der Geburt (pränatal) erste Erfahrungen machen lässt, die sich während des ganzen Lebens weiter ausdifferenzieren und unser Überleben sichern (Fröhlich 2008).

▶ **Selbstorganisation des Gehirns.** Wissenschaftliche Erkenntnisse zeigen, dass unsere kontinuierliche Weiterentwicklung auf die enorme Plastizität des Gehirns zurückzuführen ist. Die Fähigkeit des Gehirns, sich selbst zu organisieren, baut auf dem ständigen Erwerb von Erfahrung und Lernen auf. Der wiederholte Gebrauch von Erfahrungen bzw. Fähigkeiten wird als mentale Repräsentation im Gedächtnis registriert (Pickenhain 2000). Diese Prozesse sind sowohl zur Deutung unserer Empfindungen als auch zum Formen abstrakter und kognitiver Gedanken sowie für die Zweckorientiertheit unserer Bewegung notwendig.

Grundannahmen

In der basal stimulierenden Pflege wird versucht, mit dem wahrnehmungsbeeinträchtigten Menschen in eine Beziehung zu treten. Ein grundlegendes Anliegen ist es, nicht zu warten bis der Betroffene eine Reaktion zeigt, sondern ihn durch positive, gezielte Stimulationen aus seiner Isolation zu „locken" (Fröhlich u. Bienstein 2010).

Fallbeispiel

„Ein junger Mann, Anfang 20, nach einem schweren Autounfall, polytraumatisiert mit schwerem Schädel-Hirn-Trauma und apallischem Syndrom. Er atmet spontan über eine Trachealkanüle, hat eine Kieferklemme und Strecksynergismen. Da er spontan atmet, ist sein Stammhirn noch intakt. Im Stammhirn werden u. a. vestibuläre Reize – Veränderungen des Gleichgewichts – registriert und weitergeleitet. Als ich etwas Zeit hatte, stellte ich mich ans Kopfende seines Bettes, sprach beruhigend auf ihn ein und nahm seinen Kopf vorsichtig in meine Hände. Ganz langsam, für nur wenige Zentimeter, begann ich seinen Kopf hin- und herzubewegen. Zuerst machte ich diese Bewegungen eher mechanisch, dann fing ich an, in seinem Atemrhythmus zu atmen und die Bewegungen damit zu synchronisieren. Ich drehte seinen Kopf nach links – wir atmeten ein und aus, ich drehte seinen Kopf nach rechts – wir atmeten ein und aus. Nach kurzer Zeit wurde seine Nackenmuskulatur lockerer und ich konnte die Drehbewegungen ausweiten. Hinter den geschlossenen Augenlidern bemerkte ich Bewegungen – die Augenbrauen hoben sich (Erstaunen?). Nach 5 Minuten legte ich seinen Kopf behutsam nieder und löste langsam meine Hände, um so den Dialog eindeutig zu beenden. Diese Reaktionsmuster der Augenbewegungen wurden bei ihm erstmalig beobachtet und konnte bei späteren vestibulären Stimulationen wiederholt werden" (Nydahl u. Hensel 1997).

Untersuchungen von A. Zieger zeigen Möglichkeiten zum Dialogaufbau mit hirnverletzten Komapatienten auf. Diese bestätigen unsere Beobachtungen, dass es ein Erleben im Koma gibt (Zieger 2008).

Merke

Grundannahmen der Basalen Stimulation sind:
- Wahrnehmung, Bewegung und Kommunikation bedingen einander.
- Jeder Mensch lebt in einer eigenen Wirklichkeit.
- Der Mensch ist in seiner „Ganzheitlichkeit" von Körper und Geist sowie in seinem systemischen Sein zu seiner Umwelt nicht trennbar.
- Entwicklung ist ohne eine Beziehung zur Außenwelt – zu anderen Menschen – nicht möglich.
- Entwicklung ist immer ein Streben nach Autonomie.
- Pflege kann diese Entwicklung in einem anderen Menschen nicht bewirken, wohl aber von außen unterstützen.
- Pflege als Entwicklungsunterstützung hat also immer die Selbstbestimmung des anderen nicht nur zum Ziel, sondern vielmehr als Bedingung!

Sinngebende Angebote

Durch basal stimulierende Maßnahmen lassen wir den Betroffenen seinen Körper spüren, wir fördern sein ganzheitliches Körperbewusstsein, wir vermitteln ihm Nähe und Sicherheit. Alle Pflegetätigkeiten können basal stimulierend umgesetzt werden. Die Wahrnehmung wird dabei in verschiedene Bereiche strukturiert, mit denen die Umsetzung beschrieben wird:
- somatisch
- vestibulär
- vibratorisch
- oral
- auditiv
- visuell
- taktil-haptisch

▶ **Somatische Stimulation.** Das Spüren über die Haut wird gefördert durch:
- therapeutische Waschungen, siehe „Belebende oder beruhigende Waschung" (S. 291)
- körperorientierende Ausstreichungen
- atemstimulierende Einreibung
- körperbegrenzende Lagerungen

▶ **Vestibuläre Stimulation.** Das betrifft die Positionsveränderung im Raum:
- Positionierung, Mobilisierung und Transfergestaltung
- Schwerkrafterfahrungen durch schiefe Ebene
- Schwingen der Extremitäten (Bienstein u. Fröhlich 2010)
- Schaukeln und Wiegen
- Dialogaufbau durch Kopfbewegungen

▶ **Vibratorische Stimulation.** Spezielle Frequenzen können wahrgenommen werden durch:
- Stampfen und Klopfen
- Massagegeräte zur Körpererfahrung
- Summen oder Singen (Buchholz u. Schürenberg 2009)

▶ **Orale Stimulation.** Erfahrungen im Mundbereich können gefördert werden durch:
- Mundpflege (Nydahl und Bartoszek 2012)
- Schlucktraining
- Nahrungsaufnahme unter Berücksichtigung der Wahrnehmungsveränderungen im Alter (Nydahl u. Bartoszek 2012)

▶ **Auditive Stimulation.** Erfahrungen über das Hören können gefördert werden durch:
- Geräuschreduzierung, Musikhören, Singen (Hannich u. Gustorff 2000)
- Gedichte sprechen, Sprichworte nutzen

▶ **Visuelle Stimulation.** Erfahrungen über das Sehen können sein:
- Umgebungsgestaltung
- Arbeiten mit Bildern und Objekten
- Anpassung der Beleuchtung an Tag- und Nachtrhythmus bzw. bei Ruhe- und Aktivitätsphasen

▶ **Taktil-haptische Stimulation.** Durch Greifen zum Be-greifen:
- Greif- und Tastangebote
- Tastpfade
- Finger Food (Biedermann 2011)

Die Angebote orientieren sich zum einen an den Lebenserfahrungen (Biografie) des betroffenen Menschen und zum anderen an seiner aktuellen Befindlichkeit, denn Bekanntes kann vielleicht zzt. nicht erinnert werden oder wird, als der Situation unangemessen, zurückgewiesen.

Daneben gibt es strukturelle Umsetzungsmöglichkeiten, z. B. die Einführung erweiterter Anamnesebögen, die Integration der Angehörigen oder die Anpassung individueller Tagesabläufe.

Konkrete Umsetzung

Wie kann Herr Müller in positiver Weise unterstützt werden, damit er sich wieder in der realen Welt zurechtfindet?

Fallbeispiel

Herr Müller kann mit dem für ihn sinnlosen Gegenstand „Rasierer" nichts anfangen, auch die Aufforderung „rasieren Sie sich bitte" kann er nicht einordnen. Erst als er im Bett aufgesetzt und ihm der Rasierer in die rechte Hand gelegt wird (er ist Rechtshänder), seine Hand langsam zur Wange geführt und diese in kurzen, typischen Rasierbewegungen hin- und herbewegt wird, erhellen sich plötzlich seine Augen und er be-greift, worum es in dieser Situation geht (▶ Abb. 9.15). Wenn er sich mit seinen 70 Jahren seit seinem 15. Lebensjahr

9.5 Basale Stimulation

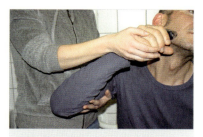

Abb. 9.15 Sinn finden. Die Unterstützung beim Rasieren ist ein Beispiel für ein sinngebendes Angebot (Situation nachgestellt). (Foto: K. Jürgens, Thieme)

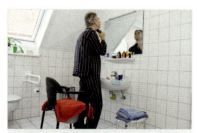

Abb. 9.16 Zurückfinden. Herr Müller rasiert sich wieder selbstständig (Situation nachgestellt). (Foto: F. Kleinbach, Thieme)

täglich einmal rasiert hat, so hat er diese Bewegung ca. 20 000-mal wiederholt. Diese Bewegung erkennt er wieder. Nicht das Wort, nicht den Gegenstand, aber die Bewegung. Und weil er etwas Sinnhaftes wahrnimmt, kann er auch etwas Sinnvolles tun. Er orientiert sich zunehmend. Zu Hause ist er wieder in der Lage, sich selbstständig zu rasieren (▶ Abb. 9.16).

„Ich meine Dich"

> **Merke**
>
> Die innere Haltung, mit der Pflegende den betroffenen Menschen gegenübertreten und seine Lebenswelt zeigen, sie darin begleiten und fördern, ist eines der wesentlichen Merkmale der basal stimulierenden Pflege.

Das dialogische Angebot „ich meine Dich" spiegelt diese Haltung wider. Es lässt sich in jede Begegnung einbinden, z. B. bei der Ganzkörperwäsche, Mundpflege oder beim Positionswechsel. Wichtig ist dabei, dem Betroffenen akzeptierende Nähe zu vermitteln, durch die er Gelegenheit bekommt, die Pflegeperson wahrzunehmen und sich ihr mitzuteilen. Es entsteht häufig eine nonverbale Kommunikation auf gleicher Ebene, erst dann erfolgt von dem Pflegenden ein Handlungsangebot, über das der zu Pflegende entscheiden kann. Nimmt er dies an, so entsteht ein behutsamer Handlungsdialog zwischen Pflegebedürftigem und Pflegendem. Beide respektieren sich als gleichwertig und geben sich Informationen und Hilfen zum weiteren Ablauf. Die Interaktion regt die Erinnerung des Betroffenen an – und damit auch seine Intelligenz und sein Orientierungsvermögen. Er beginnt, sich im Hier und Jetzt wahrzunehmen.

Um den nun entwickelten Dialog im Sinne des Betroffenen fortzuführen, sind die nachfolgenden zentralen Ziele für die Lebensweltorientierung eine gute Orientierung.

9.5.4 Zentrale Ziele – Schwerpunkte pflegerischer Angebote

Andreas Fröhlich und Christel Bienstein (2010) haben die nachfolgenden zentralen Ziele herausgearbeitet, damit die Person des kranken Menschen ganz in den Mittelpunkt gestellt wird und sich an der „Normalität" des Alltäglichen, des „Mensch-Seins" orientiert und weniger an den pflegerischen Aktivitäten aus dem Berufsalltag der Pflegenden. Zentrale Ziele sind:

- Leben erhalten und Entwicklung erfahren.
- Das eigene Leben spüren.
- Sicherheit erleben und Vertrauen aufbauen.
- Den eigenen Rhythmus entwickeln.
- Außenwelt erfahren.
- Beziehung aufnehmen und Begegnung gestalten.
- Sinn und Bedeutung geben.
- Das eigene Leben gestalten.
- Autonomie und Verantwortung leben.
- Die Welt entdecken und sich entwickeln.

Leben erhalten und Entwicklung erfahren

Das Leben erhalten und dabei das Mensch-Sein zu unterstützen, sind wesentliche Aspekte der pflegerischen Angebote. Dabei ist es ebenso wichtig, die Grundfunktionen des Lebens (z. B. atmen, sich bewegen und ernähren) zu erhalten, wie lebensbedrohliche Situationen abzuwenden (z. B. bei der Verlegung der Atemwege) oder durch Präventionen und Prophylaxen den Menschen vor Schaden zu schützen.

Die Entwicklung liegt darin, dass der Mensch einen Sinn in den gegebenen Angeboten erfährt und lernt, diese auf sein Dasein zu beziehen. Entwicklung kann auch bedeuten, das Lebensende zu gestalten. Pflegende können hier unterstützen, den Körper nicht nur als Last zu erleben und die Begleitung über die noch verbleibenden Wahrnehmungsmöglichkeiten sinngebend zu gestalten.

▶ **Unterstützung.** Was kann ich als Pflegender tun, um den Betroffenen in seiner Entwicklung zu begleiten? Darunter kann z. B. verstanden werden:
- Die Atmung zu erleichtern und durch eine atemstimulierende Einreibung (ASE) spürbar werden zu lassen.
- Menschen, die über eine Sonde ernährt werden, durch geschmackliche und geruchliche Stimulationen wieder einen leiblichen Genuss zu vermitteln, z. B. mithilfe eines Kausäckchens.
- Sich mittels geführter Bewegungen im eigenen Körper zu spüren und mit der Umwelt in Kontakt zu kommen (dabei ist an frühere Gewohnheiten anzuknüpfen, damit die Erfahrung im Kontext des Bekannten bzw. Wiedererkennens erlebt werden kann).

> **Fallbeispiel**
>
> Ein hochbetagter Herr war bettlägerig und aufgrund vielfältiger Kontrakturen nicht mehr in der Lage, sich in seiner Position zu verändern. Seine Atemsituation verschlechterte sich zunehmend mit folgenden Symptomen: erschwerte Atmung, zäher Auswurf und hohe Atemfrequenz. Er war nicht mehr in der Lage, sich über die Sprache zu verständigen. Seiner Befindlichkeit gab er, wenn überhaupt, durch Stöhnlaute Ausdruck. Um ihm die Möglichkeit zu geben, seinen Atem besser wahrnehmen zu können, bot ich ihm eine Kontaktatmung an, indem ich jeden 2. Atemzug mit einem leichten Druck im Bereich des oberen Brustkorbs verdeutlichte. Nach einigen Atemzügen vertiefte sich seine Atmung in Richtung meiner Hand. Dann unterließ ich den Druck und er hielt in seiner Atmung inne. Dann ging er wieder in seinen Rhythmus über. Ich nahm seine Atmung wieder auf und er begann, auf meinen Druck zu warten. Es entstand eine Art Dialog, in dem deutlich wurde, dass jeder den anderen bemerkte und auch wahrnahm. Dieses Miteinander führte in seiner Gemeinsamkeit zu einer tieferen Atmung, die es ihm ermöglichte, seinen Schleim auszuwerfen und sich Erleichterung zu verschaffen.

Das eigene Leben spüren

Am Leben zu bleiben, das Leben zu erhalten, ist eines. Das Leben dann, in irgendeiner Form wahrzunehmen, ist der nächste wichtige Schritt. Sich selbst als Einheit im „Hier und Jetzt" zu spüren, d. h., „Körper" und „Ich" in Verbindung zu bringen, als „Körper-Ich" wahrzunehmen und ihn gegen das andere, die unmittelbare Umwelt zu erleben.

▶ **Unterstützung.** Was kann ich als Pflegender tun, damit der Betroffene sich selbst wieder spüren kann? Wesentliche Aspekte, um das eigene Leben zu spüren, sind:
- spürbare Unterschiede, z. B. durch Auswahl verschiedener Materialien
- wahrnehmbare Grenzen, z. B. verrutschende Kleidung, körpermodellierende Waschungen oder Einreibungen sowie kleinste Positionsveränderungen (Mikrobewegungen)

Fallbeispiel

Eine ältere, bettlägerige Dame war nach einem schweren Hinterwandinfarkt sehr unruhig. Sie war ständig in Bewegung und wollte unbedingt das Bett verlassen, um „nach Hause zu gehen". Ich ermöglichte ihr zuerst eine aufrechte Position (Herzbett), damit sie sich besser gegen die Schwerkraft spüren konnte. Da sie vor dem „nach Hause gehen" der Körperpflege zustimmte, bot ich ihr eine körpermodellierende Waschung an, wobei ich bei zunehmender Unruhe die Stärke des Ausstrichs verstärkte. Das lenkte ihre Aufmerksamkeit erst auf die Berührung und dann auf meine Person. Beim Kleidungswechsel und allen nachfolgenden gemeinsamen Aktivitäten behielt ich diese Art des Dialogs bei. Nach ca. 15 Minuten gab mir die ältere Dame zu verstehen, dass sie nun eine Pause benötigte, sie schloss die Augen und schlief für die nächsten 2 Stunden. So entwickelte sich ein Wechselspiel: Sobald sie Unruhe entwickelte und sich zu verlieren drohte, veränderte ich die Situation durch meine Berührungsqualität (▶ Abb. 9.17). Im weiteren Verlauf wurde sie insgesamt immer ruhiger.

Sicherheit erleben und Vertrauen aufbauen

Ein von Wahrnehmungsstörungen betroffener Mensch kann nur dann Sicherheit erleben und Vertrauen aufbauen, wenn er auf seine Reaktionen verlässliche und wiederkehrende Antworten erhält und er erfahren kann: „Ich bin gemeint."

▶ **Unterstützung.** Wie muss ich mich als Pflegekraft verhalten, damit der Betroffene mir vertrauen kann und sich sicher fühlt?

Einer der bedeutendsten Augenblicke ist das „Miteinander-in-Kontakt-kommen". Das kann bei Kontaktaufnahme oder -beendigung durch eine gezielte festgelegte Berührung erfolgen: die **Initialberührung**. Ebenso kann es sinnvoll sein, individuelle Signale abzusprechen.

Fallbeispiel

Mit einem älteren Herrn, der aufgrund seiner Schwerhörigkeit sehr schreckhaft war und daher eine sehr angespannte Körperhaltung einnahm, verabredete ich, beim Betreten und Verlassen des Raums, das Licht kurz an- und auszuschalten, um mein Kommen anzukündigen. Des Weiteren hielt ich stets Körperkontakt. Und sollte ich dennoch den Kontakt lösen und der Blick des Bewohners war nicht auf mich gerichtet, so hatte ich eine kleine Taschenlampe am Bett postiert, mit der ich Veränderungen visuell ankündigen konnte. Das hatte zur Folge, dass sich der ältere Herr fast ganz aus seiner kontrakten Haltung heraus entfalten konnte.

Den eigenen Rhythmus entwickeln

Unser tägliches Leben ist durchzogen von zahlreichen Rhythmen, die wir aufeinander abstimmen.

Es gibt **biologische, körpereigene Rhythmen** z. B. der Wach- und Schlafzyklus mit seinen unterschiedlichen vegetativen Ausprägungen (wie Körpertemperatur, Puls und Blutdruck). Die Eigenrhythmen haben sicher einen sehr großen Einfluss auf unser Befinden und das insbesondere bei Veränderungen, wie Änderung der Aufstehzeiten, der Ruhe, der Mahlzeiten oder der Art und Weise der ganz persönlichen Körperpflege.

Die **sozialen Rhythmen** sind Lebensrhythmen, wenn wir z. B. zusammenkommen, um ein Fest miteinander zu feiern oder wenn festgelegt wird, ab wann jemand erwachsen wird. Wiederkehrende bekannte Rhythmen können zur Unterstützung bei der Anpassung an neue Situationen (z. B. beim Einzug in ein Pflegeheim, aber auch in der Kurzzeitpflege) genutzt werden.

▶ **Unterstützung.** Was kann ich tun, um den Betroffenen in der Entwicklung eines eigenen Rhythmus zu unterstützen?

Hier ist die biografische Anamnese hinsichtlich der tagesspezifischen Abläufe und Lebensgewohnheiten sicher sehr hilfreich. Dabei sollte aber immer mitbedacht werden, dass sich manche Gewohnheiten mit der Zeit verändern oder in bestimmten Situationen nicht passend sind. Deshalb ist stets die Reaktion des Betroffenen abzuwarten.

Fallbeispiel

Einem älteren, an Demenz erkrankten Mann wurde jeden Morgen um 7 Uhr die Unterstützung seiner Morgentoilette angeboten. Er war früher stets zu dieser Zeit aufgestanden. Es war festzustellen, dass er noch sehr müde war, kaum bewegungsfähig und darauf wartete, dass ich die Körperpflege übernahm. Nach dem Ankleiden legte er sich gleich wieder ins Bett, um sich auszuruhen und schlief fest ein. Das Frühstück ließ er unberührt, lediglich den Joghurt aß er am Nachmittag. Ich beobachtete daraufhin, wann er von selbst wach wurde und wie sich dann seine Befindlichkeit einstellte. Am ersten Morgen schien er überrascht davon, um 11 Uhr von selbst aufzuwachen. Er kam etwas irritiert auf den Flur und ich nahm sein „Wachsein" auf. Die Körperpflege übernahm er nun in seinem Sinne und ich unterstützte nur wenige Handgriffe, auch die Kleidung wählte er selbst aus. Ich veränderte für diesen Bewohner die Absprachen dahingehend, dass er bis 12 Uhr aufgestanden sein sollte, damit er zumindest am Mittagessen um 13 Uhr teilnehmen konnte.

Außenwelt erfahren

Den Dingen Bedeutung geben können, d. h., einen Fernseher von einem Spiegel zu unterscheiden oder zu wissen, was eine Toilette ist, erscheint einem gesunden Menschen als vollkommen banal. Wenn jedoch ein verwirrter Mensch an

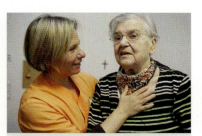

Abb. 9.17 Die Qualität der Berührung. Sie ist für den anderen spürbar. (Foto: W. Krüper, Thieme)

seine Grenzen stößt, seine Orientierung zur Umgebung verliert, ist das ein großer Verlust.

Daher ist es wichtig, die alltäglichen Gegenstände in das gemeinsame Tun einzubinden, sie zu benennen und begreifbar zu machen.

Lernaufgabe

Suchen Sie sich eine 2. Person, mit der Sie die Lernaufgabe durchführen können. Bitten Sie die Person, die Augen zu schließen und die Hand zu öffnen und diese dann still zu halten. Legen Sie einen beliebigen Gegenstand in die geöffnete Hand. Die andere Person soll den Gegenstand beschreiben (Größe, Form, Gewicht, Material, Temperatur), ohne ihn zu betasten und erraten, um was es sich handelt. Machen Sie den Gegenstand erfahrbar, indem Sie ihn in der Hand der anderen Person bewegen. Schließlich kann die Person den Gegenstand auch aktiv be-greifen. Wiederholen Sie das mit anderen Gegenständen und wechseln Sie sich ab:
- Gab es Gegenstände, die Sie sofort erkannt haben?
- Gab es andere Gegenstände, bei denen Sie den Sinn und die Bedeutung völlig missverstanden haben?
- Wie nehmen Sie wahr, wenn der Gegenstand still in Ihrer Hand liegt, wenn er erfahrbar gemacht wird und wenn Sie ihn selbst be-greifen können?
- Welche Informationen brauchen Sie, um einen Gegenstand zu be-greifen?

▶ **Unterstützung.** Wie kann ich den Betroffenen darin unterstützen, seine Umwelt zu erfahren?

Jedes „Ding" hat seine Eigenarten: Eine Zahnbürste hat Borsten, ein elektrischer Rasierer vibriert, ein Waschlappen kann ins Wasser getaucht werden – sonst ist er sinn-los. Wiederkehrende und nachvollziehbare Veränderungen sind hier hilfreich.

Praxistipp

So kann das Nachmodellieren des Körpers durch das Abrollen der Bettdecke für einen schwerstbeeinträchtigten Bewohner ein nachvollziehbares Signal für Aktivität und ein sich „Auseinandersetzen" mit seiner Umwelt darstellen. Hände und Füße können das Bett an den Stellen ertasten, an denen die Grenzen spürbar sind.

Ich beobachtete auf kurzen Spaziergängen mit verwirrten Menschen, die teilweise ihre Angehörigen nicht wiedererkannten, dass diese ganz im Vorbeigehen bestimmte Gräser, Blumen oder Kräuter erkannten und sie teilweise in die Hand nahmen, zerrieben oder daran rochen. Das gibt uns gute Hinweise darüber, was dem anderen von Bedeutung ist.

Beziehung aufnehmen und Begegnung gestalten

Merke

Menschen suchen Menschen. Dabei ist es ganz wesentlich, dass die Beziehungsaufnahme von beiden Seiten gewünscht wird, denn auch schwerstbeeinträchtigte Menschen erleben Zu- und Abneigung. Es bedarf einer echten Begegnung, die sich auf den anderen bezieht. Aufgrund der hohen Anpassungsleistungen, die diese Menschen täglich leisten müssen, sollte eine aufgenommene Beziehung verlässlich sein und wiederkehrende Rituale beinhalten.

▶ **Unterstützung.** Wie kann ich den Betroffenen darin unterstützen, Beziehungen aufzunehmen und Begegnungen zu gestalten?

Die Beobachtung von Merkmalen der gegenseitigen Zu- und Abwendung sollten nicht ignoriert werden. Bezugspersonen stehen auch in der Verpflichtung, sich kontinuierlich mit dem Bewohner auseinanderzusetzen. Einmal gemeinsam erlebte Rituale können sowohl helfen, eine Begegnung zu gestalten als auch, in eine Beziehung zu treten.

Fallbeispiel

Ich konnte einmal beobachten, dass ein Pflegender stets, wenn er einem stark verwirrten, älteren Herrn begegnete, eine stramme Haltung annahm, die Hand zum Gruß an den Kopf nahm und sagte „Tag, Tag, mein Herr". Darauf wandte sich der Herr dem Pflegenden zu und lächelte ihn an. Diesem Pflegenden, der sich bei dem älteren Herrn auf diese Weise in Erinnerung brachte, gelang es, ihn zu einem Kontinenztraining zur Toilette zu begleiten, was sonst von dem Bewohner eher abgelehnt wurde. Er zog sich stattdessen in einem Eckchen im Zimmer zurück.

Lernaufgabe

Schließen Sie sich in kleinen Gruppen zusammen, diskutieren und proben Sie in einem kurzen Rollenspiel, wie ein Mensch Beziehungen aufnehmen, gestalten und beenden kann, wenn er:
- bettlägerig ist und sich nur eingeschränkt bewegen kann,
- sich lediglich über seine Atmung mitteilt,
- mobil ist und ausschließlich summt und singt,
- ständig denkt, er müsse mit seinem Hund spazierengehen.

Diskutieren Sie ebenfalls, wie sich dabei die Pflegekraft verhalten sollte.

Sinn und Bedeutung geben

Niemand kann für einen anderen Sinn und Bedeutung für Erlebtes festlegen. Das gilt i. A., stellt aber Pflegende v. a. im Umgang mit Menschen, die von schwersten Beeinträchtigungen betroffen sind, vor eine große Herausforderung.

Krisen, die zu Veränderungen der Persönlichkeit und körperlichen Integrität führen (seien sie durch Krankheit oder Schicksalsschläge herbeigeführt), erfordern eine neue Deutung des eigenen Lebens. Dabei ist es gleich, ob das zu einem Neuanfang führt oder zu einem Abschiednehmen.

▶ **Unterstützung.** Wie kann ich den Betroffenen in seiner Sinnfindung unterstützen?

Pflegende können als Begleiter Sicherheit und Vertrauen ermöglichen, indem sie vertraute Bewältigungsstrategien unterstützen, selbst wenn diese aus Ablehnung und Verleugnung bestehen. Eine hohe Anforderung bedeutet es für Pflegende auszuhalten, wenn sich ein Mensch für eine Verhaltensweise oder einen Weg entscheidet, den sie selbst so nicht wählen würden.

Sinnfindung kann aber auch heißen, das Interesse des Betroffenen an Dingen oder Situationen zu erkennen und ihm zugänglich zu machen. Das kann z. B. bedeuten, einem türkischstämmigen und bettlägerigen Bewohner seine Tagesgebete zu ermöglichen, indem das Bett in eine bestimmte Richtung positioniert wird.

Sein Leben gestalten

Sich selbst zu erleben, mit Ecken und Kanten, ist eine Ausdrucksform des Mensch-Seins. Wir sind nicht ausschließlich instinktgesteuert, sondern Menschen mit einem Willen und Zielen. Diese Haltung verliert sich auch dann nicht, wenn wir in unserem Bewegungsradius oder unserer verbalen und nonverbalen Ausdrucksform eingeschränkt sind.

▶ **Unterstützung.** Welche Möglichkeiten zur individuellen Gestaltung kann ich dem Betroffenen anbieten?

Für den beeinträchtigten Menschen ist es äußerst wichtig, mitzuentscheiden, wie die eigene Welt gestaltet wird. Die Raumgestaltung kann eine Orientierung darstellen, z. B. um den Weg zur Toilette zu finden. Die ausgewählte Kleidung kann aufzeigen, ob es Werktag oder Sonntag ist. Der Blickwinkel, aus dem der Bewohner seine Umwelt aus dem Bett wahrnimmt, kann sinngebend und informativ sein oder uninteressant.

Fallbeispiel

Ein Bewohner, der seit einem Jahr bettlägerig war, nahm kaum an den ihm angebotenen Aktivitäten (wie Vorlesen aus der Tageszeitung, Leseangebot, Hörkassetten, Fernsehangebote oder kleinere Aktivitäten, die durch den sozialen Dienst angeboten wurden) teil. Wenn er jedoch Besuch erhielt, z. B. von den grünen Damen oder einer früheren Nachbarin, die ganz allgemein „dies und das" erzählten, wurde er aufmerksamer. Aufgrund der wiederkehrenden Beobachtungen – und weil sein Bett leider nicht durch die Tür passte –, wurde dem Bewohner der Vorschlag gemacht, sein Bett zu bestimmten Tageszeiten zur Tür zu drehen und diese offen zu lassen, damit die Besucher aus dem Ort leichter den Weg zu ihm fanden. Der Effekt war ein aufgeschlossener und interessierter älterer Herr, der sehr gut ohne jede Beschäftigungstherapie in regen Kontakt mit den anderen Bewohnern und Besuchern kam.

Autonomie und Verantwortung leben

Das Leben nach den eigenen Ideen zu gestalten, gilt bedingt als Voraussetzung, autonome Entscheidungen treffen zu können, die Regeln mitzubestimmen und die Verantwortung für das eigene Handeln zu übernehmen. Der Lernprozess, dass Autonomie auch Verantwortung übernehmen heißt, begleitet uns ein Leben lang und stellt uns immer wieder vor neue Herausforderungen.

In der Basalen Stimulation gehen wir davon aus, dass jeder Mensch (auch schwer beeinträchtigte Menschen) ein Recht darauf hat, dass seine Entscheidungsfindung wahrgenommen wird, auch wenn sich das in kleinsten Ausdrucksformen widerspiegelt.

▶ **Unterstützung.** Welche Möglichkeiten zur Übernahme von Autonomie und Verantwortung können wir den von Wahrnehmungsbeeinträchtigungen betroffenen Menschen anbieten?

Fallbeispiel

Ein Bewohner musste aufgrund eines ausgeprägten Hirninfarktes regelmäßig endotracheal über eine Kanüle abgesaugt werden. Das bedeutete für ihn einen derartigen Stress, dass er darunter 2-mal einen massiven Bronchospasmus erlitt und der Notarzt gerufen werden musste. Die Bezugspflegende entwickelte mit ihren Kollegen folgenden Ansatz: Der Bewohner bekam vor jedem Absaugen ein Schmerzmedikament, da er starke Schmerzen während des Vorgangs angab. Weiter konnte er durch ein Mitführen des Absaugschlauchs Einfluss nehmen, wie lange der Vorgang andauerte und wie tief der Katheter eingeführt wurde. Das hatte zur Folge, dass der Bewohner die Absaugung besser tolerierte und in den darauffolgenden Wochen keinen so massiven Bronchospasmus erlitt, dass eine ärztliche Unterstützung notwendig wurde.

Lernaufgabe

Diskutieren Sie in der Gruppe:
- Über welche Aktivitäten des Lebens möchten Sie die Kontrolle und Verantwortung haben?
- Können Sie in bestimmten Bereichen Verantwortung abgeben?
- Wen würden Sie damit beauftragen?
- Was müssen Sie unbedingt alleine entscheiden und evtl. auch tun (wie Blumen gießen, einkaufen, saubermachen, anziehen, schminken usw.)?
Finden Sie Gemeinsamkeiten und Unterschiede heraus.

Die Welt entdecken und sich entwickeln

Wir leben nicht für uns alleine, sondern immer in Beziehung zu anderen, in Beziehung zu dieser „Welt". Wir wachsen in diese Welt hinein und entdecken sie. Wir sind neugierig und beginnen, diese Welt mitzugestalten, uns in ihr und mit ihr zu entwickeln. Wir finden so unseren Platz in dieser Welt, auch wenn wir uns immer wieder an Veränderungen – gewollt oder nicht gewollt – anpassen.

Menschen, die eine akute oder chronische Verwirrtheit erleben, sind darauf angewiesen, die Welt neu zu gestalten, da die einstig sicheren Strukturen aufgrund akuter Erkrankungen und/oder degenerativer Prozesse verblassen. Sie finden nur Bruchstücke der alten Welt und müssen eine für sie neue, fremde Welt erkunden. Die Welt entdecken ist nicht nur von Freude, sondern auch von Grenzen gekennzeichnet, die es zu überwinden gilt.

Wie können wir Betroffene unterstützen, damit sie die Welt immer wieder aufs Neue entdecken und sich entwickeln mögen?

▶ **Unterstützung.** Wir können darauf bedacht sein, zu beobachten, welche Begebenheiten für einen Menschen mit Wahrnehmungsveränderungen wesentlich sind. Welche Dinge berührt er immer wieder – will er erkunden. Welchen „Dingen" gibt er Bedeutung?

Fallbeispiel

Eine ältere Dame mit Alzheimer-Demenz erwählte als ihren ständigen Begleiter einen Hund aus Frotteestoff, der mit ihr die Welt erkundete. Oftmals musste sich der Hund, von ihr geleitet, als Erster auf unsicheres Gelände begeben, z. B. wenn unklar war, ob ein Sitzmöbel tatsächlich stabil ist. Zuerst wurde der Hund dort abgesetzt und über den Stoff geführt. Wenn sich eine „Vertrautheit zu diesem Gegenstand" ergab, nahm die ältere Dame dazu Kontakt auf, berührte den Sessel selbst. Sie kniete sich darauf oder setzte sich einfach hin.

Praxistipp

In der Begleitung der Pflege können wir solch einen selbstgewählten Begleiter mit einbeziehen – damit es einen ausreichenden Raum des Entdeckens und Entwickelns geben kann, z. B. bei der Auswahl der Kleidung oder des Essens.

9.5.5 Pflegeverständnis – „in Beziehung treten"

Wahrnehmung ist subjektiv, sie kann sich verändern, und das Erleben ist davon abhängig. Wir können nicht davon ausgehen, dass Menschen sich und ihre Umwelt nach einer erheblichen Veränderung (z. B. während oder nach einer schweren Krankheit, einer längeren Sedierung oder eines Schädel-Hirn-Traumas usw.) genauso erleben wie vor dem Ereignis. Der Mangel an Bewegung, reduzierte Kommunikationsmöglichkeiten und eine fremde und reizarme Umgebung verursachen häufig Motivationslosigkeit, Orientierungsstörungen oder einen psychosozialen Rückzug.

▶ **Pflegeverständnis.** Von den Pflegenden wird die Bereitschaft gefordert, den Betroffenen innerhalb seiner reduzierten Möglichkeiten kennenzulernen. Das beinhaltet Flexibilität und ein erhöhtes Repertoire an Handlungsmöglichkeiten, um auf die Äußerungen des Betroffenen einzugehen und die Aktivität kommunikativ, vertrauenswürdig und interessiert gestalten zu können. Die Angebote selbst sind am Erleben, der Biografie und am „Lernpotenzial" des Menschen orientiert. Sie sind einfach, verständlich und interessant, haben eine Bedeutung für den Betroffenen und laden ihn deshalb ein, mitzumachen und aktiv zu werden (▶ Abb. 9.18).

Grond (2003) verdeutlicht das an der Betreuung von Menschen mit Demenz: „... Demente werden umso eher zu ‚Pflegefällen' je mehr sich die Zuwendung auf die körperliche Versorgung beschränkt." Er beschreibt die Förderung durch die Basale Stimulation als „... entwicklungs-, daseins-, bedürfnis- und beziehungsorientiert".

Fazit

Diese hoch individualisierte Pflege signalisiert dem Betroffenen, dass er gemeint ist – als Mensch mit eigener Geschichte und Persönlichkeit. Dieses Erleben ermöglicht dem wahrnehmungsbeeinträchtigten Menschen nicht nur eine sinnvolle Orientierung zu sich selbst, sondern bewahrt auch seine Autonomie und Menschenwürde (Bartoszek u. Nydahl 2012). Der Betroffene ist Akteur seiner eigenen Entwicklung. Pflege bietet dabei einen unterstützenden, manchmal auch schützenden Rahmen. Oder wie Bienstein u. Fröhlich (2010) schreiben: „Pflege macht nicht gesund, Pflege hilft beim Gesundwerden."

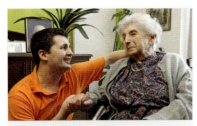

Abb. 9.18 Den anderen meinen. Ohne große Worte. (Foto: W. Krüper, Thieme)

9.6 Lern- und Leseservice

9.6.1 Das Wichtigste im Überblick

Wie läuft Kommunikation ab?

Kommunikation entsteht, wenn 2 Menschen aufeinandertreffen. Sie senden dann automatisch Botschaften und empfangen Botschaften von ihrem Partner.

Worauf ist bei der Kommunikation zu achten?

Bei der Kommunikation ist darauf zu achten, dass wir auf mehreren Kanälen senden und auch unterschiedliche Informationen nutzen können, um unseren Partner zu verstehen. Zu achten ist auf die verbale Sprache, die paraverbale Sprache und die nonverbale Sprache.

Wie verläuft Kommunikation, wodurch können Missverständnisse entstehen?

Gesendet und empfangen wird auf 4 Ebenen: Sach-, Beziehungs-, Appell- und Selbstoffenbarungsebene. Missverständnisse entstehen, wenn der Sender doppeldeutig sendet bzw. der Empfänger die Botschaft auf dem falschen Kanal empfängt.

Was kann Störungen der Kommunikation erklären?

Häufig entstehen Störungen, weil wir nicht wie ein erwachsener Mensch reagieren. Wir fühlen uns entweder in unserem Kindheits-Ich oder in unserem Eltern-Ich angesprochen und reagieren dementsprechend.

Wie können wir als erwachsene Menschen auf unsere Gesprächspartner reagieren?

Das gelingt, wenn wir uns unseres eigenen Wertes und unserer Position bewusst sind. Wenn wir mit uns im Reinen sind (ich bin o.k.). Gleichzeitig müssen wir unseren Gesprächspartner als gleichwertigen, erwachsenen Menschen wahrnehmen und respektieren (du bist o.k.).

Welches sind die Grundsäulen einer hilfreichen Kommunikation?

Echtheit, Kongruenz, Empathie führen dazu, dass sich der Gesprächspartner ernst genommen fühlt, Vertrauen entwickelt, in seinem Selbstwert gestärkt wird und die Kommunikation als hilfreich empfindet.

Worauf muss während der Pflege geachtet werden?

Wichtig sind die persönliche Anrede, das aktive Zuhören und eine kontinuierliche Information über die gerade stattfindende Pflege.

Wie kann man aktiv zuhören, warum ist das wichtig?

Man kann aktiv zuhören, indem man paraphrasiert, verbalisiert und offene Fragen stellt. Dabei ist man ganz auf den Gesprächspartner konzentriert und achtet auf verbale, paraverbale und nonverbale Signale. Das ist wichtig, um möglichst viel über Wünsche und Bedürfnisse des Pflegebedürftigen zu erfahren.

Warum ist kontinuierliche Information über die gerade stattfindende Pflege wichtig?

Die kontinuierliche Information ist wichtig, um dem Pflegebedürftigen das Gefühl der Selbstbestimmung und Würde zu lassen. Er hat die Chance mitzubestimmen, mitzuhelfen und seine Wünsche und Bedürfnisse zu äußern.

Was ist beim nonverbalen Kommunizieren zu beachten, wo wird es besonders wichtig?

Nonverbale Kommunikation wird wichtig in allen Situationen, in denen sich das Gegenüber nicht äußern kann (Sterbebegleitung, Sprachverlust, psychisch belastende Situationen, Bewusstlosigkeit). Sie sollte von Sprache begleitet sein. Bedürfnisse nach Distanz und Nähe sollen beachtet werden. Blickkontakt und Berührung werden behutsam und wohltuend eingesetzt. Dabei ist eine hohe Sensibilität für die nicht sprachlichen Signale des anderen erforderlich.

Was ist das Besondere des einfühlenden Gesprächs?

Der Mensch in einer emotional belastenden Situation wird darin unterstützt, seine Gefühle auszudrücken. Dazu gehören Zeit-Nehmen, Zuwendung, Zuhören, Schweigen-Können, Spiegeln der beim anderen wahrgenommenen Gefühle in Aussagesätzen.

Wie ändert sich der Kommunikationsstil im Alter, wie ist darauf einzugehen?

Das Bedürfnis nach Erzählen wächst, vielfach wirkt die Ausdrucksweise umständlich, Erinnerungen spielen eine große Rolle. Vergesslichkeit, Sinneseinbußen wie Schwerhörigkeit und Krankheit können die Kommunikation einschränken. Die Pflegenden sollten alles tun, um Austausch, Kontakt und die Freude am Kommunizieren bei den alten Menschen zu fördern und zu erhalten.

Warum ist das bilanzierende, biografisch ausgerichtete Gespräch wichtig?

Das rückblickende Ordnen des eigenen Lebens ist eine psychologisch bedeutsame, letzte Entwicklungsaufgabe. Pflege und Verständigung wird durch biografisches Wissen vereinfacht und bereichert.

Was ist bei Gesprächen mit Angehörigen zu beachten?

Angehörigengespräche brauchen einen ruhigen Rahmen. Angehörige bringen ein hohes Informationsbedürfnis, aber auch eine Vielzahl von Gefühlen mit. Dem ist mit einer empathischen Grundhaltung und ausführlicher, in verständlicher Sprache gehaltener Information Rechnung zu tragen. Kritik seitens der Angehörigen sollte immer ernst genommen werden. Es geht dabei nicht darum, sich zu rechtfertigen, sondern – wenn möglich gemeinsam – nach Lösungen zu suchen.

Welche Ziele verfolgt das Konzept der Basalen Stimulation?

Förderkonzepte wie das der Basalen Stimulation unterstützen den Betroffenen in einer eindeutigeren Wahrnehmung zu sich selbst und seiner Umwelt, sodass er sich Schritt für Schritt im „Hier und Jetzt" einfinden kann. Es befähigt die Pflegenden zu einem Dialogaufbau auf der Ebene des Betroffenen.

Was versteht man unter Autostimulation?

Unter Autostimulation versteht man monotone, d. h. sich stereotyp wiederholende Bewegungsabläufe, die häufig eine selbstschädigende Wirkung auf den betroffenen Menschen haben (z. B. Zähneknirschen, Kratzen oder Schaukelbewegungen).

Was versteht man unter Habituation?

Unter Habituation versteht man die Gewöhnung an eine gleichbleibende Wahrnehmungssituation. Immer dann, wenn sich Informationen aus der Umwelt nicht mehr verändern, werden diese aus der aktiven Wahrnehmung ausgeblendet.

Welche Wahrnehmungsbereiche lassen sich unterscheiden?

Man unterscheidet den taktil-haptischen, den visuellen, den auditiven, den oralen (der olfaktorische wird hier dem oralen zugeordnet), den vestibulären, den vibratorischen und den somatischen Wahrnehmungsbereich.

Welche Pflegemaßnahmen stimulieren den somatischen Wahrnehmungsbereich?

Die somatische Stimulation kann erfolgen durch:
- therapeutische Waschungen
- körperorientierende Ausstreichungen
- atemstimulierende Einreibung
- körperbegrenzende Lagerungen

Was können Pflegende tun, damit der Betroffene sich selbst wieder spüren kann?

Wesentliche Aspekte, um das eigene Leben zu spüren sind:
- spürbare Unterschiede, z. B. durch Auswahl verschiedener Materialien
- wahrnehmbare Grenzen, wie verrutschende Kleidung, körpermodellierende Waschungen oder Einreibungen sowie kleinste Positionsveränderungen (Mikrobewegung)

9.6.2 Literatur

Berne E. Spiele der Erwachsenen. Psychologie der menschlichen Beziehungen. Hamburg: Rowohlt; 2002
Harris TA. Ich bin OK – Du bist OK. Wie wir uns selbst besser verstehen und unsere Einstellung zu anderen verändern können. Hamburg: Rowohlt; 1975
Grossmann-Schnyder M. Kommunikatives Berühren – Berühren in der Intensivpflege. intensiv 1997; 5
Petzold H. Mit alten Menschen arbeiten. Bildungsarbeit, Psychotherapie, Soziotherapie. München: Pfeiffer; 1985
Rogers CR, Stevens B. Möglichkeiten sich und anderen zu begegnen. Paderborn: Junfermann; 1986
Rogers CR. Entwicklung der Persönlichkeit. 19. Auflage. Stuttgart: Klett-Cotta; 2014
Scheck S. Das Stufenmodell des Eric H. Erikson. Norderstedt, GRIN; 2005
Schulz von Thun F. Miteinander Reden, Bd. 1–4. Hamburg: Rowohlt; 2014
Watzlawick P, Beavin JH, Jackson DD. Menschliche Kommunikation: Formen, Störungen, Paradoxien, 12. Auflage Bern: Huber; 2011

Weiterführende Literatur

Kirchner H. Gespräche im Pflegeteam. Stuttgart: Thieme; 1996
Rogers CR, Schmid PF. Person-zentriert. Grundlagen von Theorie und Praxis. Mainz: Matthias-Grünewald; 1995
Sachweh S. Noch ein Löffelchen? Effektive Kommunikation in der Altenpflege. 3. Auflage. Bern: Huber; 2012
Weinberger S. Klientenzentrierte Gesprächsführung: Eine Lern- und Praxisanleitung für helfende Berufe. 14. Auflage. Weinheim: Beltz; 2013

Basale Stimulation

Buchholz T. Begegnung – Basale Stimulation in der Pflege – ausgesuchte Fallbeispiele. Bern: Huber; 2009
Buchholz T, Schürenberg A. Lebensbegleitung alter Menschen. Bern: Huber; 2009
Kostrzewa S, Kutzner M. Was wir noch tun können! Basale Stimulation in der Sterbebegleitung. Bern: Huber; 2010
Walper H. Basale Stimulation in der Palliativpflege. München: Ernst Reinhardt; 2012
Schiff A. Schlafförderung durch atemstimulierende Einreibung bei älteren Menschen. Bern: Huber; 2006

9.6.3 Kontakt- und Internetadressen

Internationaler Förderverein Basale Stimulation e. V.
Gärtnergasse 3
D-55 116 Mainz
www.basale-stimulation.de

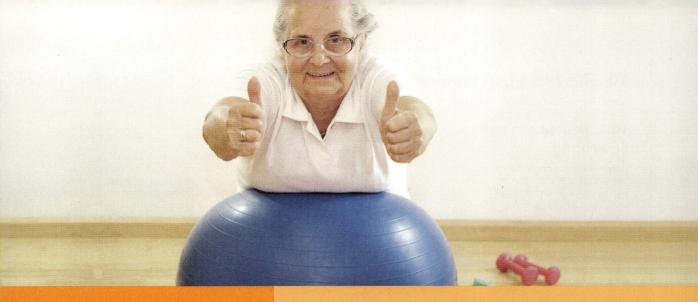

Kapitel 10
Sich bewegen können

10.1	Bedeutung von Bewegung	224
10.2	Beeinträchtigung der Bewegung	225
10.3	Sturz	227
10.4	Bettlägerigkeit	230
10.5	Gestaltung des Lebensumfeldes und der Tagesstruktur	231
10.6	Hilfsmittelanpassung	231
10.7	Bewegungsförderung	235
10.8	Rückenschonendes Arbeiten	238
10.9	Kinaesthetics in der Altenpflege	240
10.10	Lern- und Leserservice	250

10 Sich bewegen können

Gabriele Bartoszek, Gundula Geist, Erika Sirsch

10.1 Bedeutung von Bewegung

„Leben ist Bewegung – Bewegung ist Leben" ist das Motto mancher Senioren-Sportgruppen. Doch nicht nur Gymnastik und Tanz stehen auf dem Programm. Ebenso wichtig ist ihnen das wöchentliche Treffen im Seniorenklub und der regelmäßige Klön- oder Kegelabend.

Das Leben an sich ist Bewegung. Mensch und Umwelt sind durch Bewegung eng miteinander verbunden. Bewegung nicht nur eine Funktion, sondern Ausdruck der ganzen Person – des körperlichen wie seelischen Ausdrucks. Bewegung beeinflusst und wird beeinflusst durch das Zusammenspiel von Wahrnehmen, Erfahrung, Erleben und Handeln (Fischer 2004, Kiphard 2001, NRW). Unser Handeln im Alltagsgeschehen ist erst durch Bewegung möglich. Es ist jedoch auch ebenso nachvollziehbar, dass eine Beeinträchtigung der Eigenaktivität all unser Handeln in Lebensräumen beeinflusst. Daher ist der Erhalt unserer Bewegungsfähigkeit und der damit verbunden Mobilität (sich in der nahen und fernen Umgebung fortzubewegen) eines der vorrangigsten Ziele in der Versorgung älterer Menschen.

10.1.1 Bewegung im Alter

Was lässt uns in Bewegung bleiben? Die Bedarfe und Bedürfnisse in Bewegung zu kommen, können gänzlich unterschiedlich sein. Wer keine Freude am Wandern hat, wird vielleicht lieber Ausflüge mit dem Auto unternehmen, verbunden mit einem Spaziergang. Unser Bewegungsverhalten wird also von unterschiedlichen Faktoren beeinflusst:

- der individuellen Verhaltens- und Lebensweise wie Einstellung, Motivation, Erwartungen, motorischen Fähigkeiten und Fertigkeiten
- dem sozialen Umfeld wie Partnerschaft, Familie, Freunde, Vereine, Netzwerke, Nationalität oder Religion
- den Lebens- und Arbeitsbedingungen wie Schule, Arbeit, Mobilität, Freizeit, Gesundheitsdienste und Sozialversicherung
- der gebauten Umwelt, sozioökonomischem und politischem Umfeld wie Wohnverhältnisse, Wohnregion, öffentliche Anbindung, Wirtschaftslage, Einkommen (Sallis et al. 2006, Dahlgren u. Whitehead 2007)

Die in folgendem Beispiel geschilderte Lebenssituation von Frau Konrad wird uns in diesem Kapitel einige Male begegnen und soll die Einflüsse auf unserer Bewegungsverhalten von verdeutlichen.

Fallbeispiel

Frau Konrad ist 82 Jahre alt. Bis vor Kurzem lebte sie in ihrer Altbauwohnung im Erdgeschoss. Das Küchenfenster ging zur Straße heraus, die Toilette und das Bad waren hingegen auf dem Flur. Nachdem die Schmerzen in den Knien aufgrund ihrer Koxarthrose immer schlimmer wurden, zieht sie zu ihrer Tochter und dem Schwiegersohn, die beide berufstätig sind. Diese haben ein Haus gekauft und für die Mutter das Dachgeschoss im 2. Stock ausgebaut. Alles scheint geklärt, das Essen wird durch einen Mahlzeitendienst gebracht, die Hausarbeit wird durch die Tochter erledigt. Im Verlauf des ersten Monats zeigt sich jedoch, dass die ehemals so rüstige Dame sich jetzt kaum noch bewegt. In ihrem kleinen Zimmer unter dem Dach sitzt sie fast ständig auf der Couch und sieht fern. Etwas, was sie zuvor kaum getan hat. Die Schmerzen verstärken sich und die Gangunsicherheit nimmt weiter zu. Die regelmäßig gebrachten Mahlzeiten stehen unberührt im Hausflur. Frau Konrad meint dazu, es schmecke sowieso nicht, da könne es auch direkt dort stehenbleiben. Wird sie darauf angesprochen, wird sie leicht ungeduldig und zunehmend ärgerlich. Als Frau Konrad beginnt, gelegentlich einzunässen, zieht die Tochter einen ambulanten Pflegedienst hinzu.

10.1.2 Erhaltung der Bewegung durch körperliche Aktivität

Nach dem Stand der Forschung wird geschätzt, dass 70 % der altersbedingten Veränderungen beeinflussbar sind. Vielen der in höchsten Lebensaltersstufen auftretenden spezifischen Risiken, z. B. dem Sturzsyndrom oder Immobilisationssyndrom oder chronischen Erkrankungen, kann durch Verhaltensprävention entgegengewirkt werden (RKI 2002a, KDA 2004). Rehabilitative Maßnahmen bewirken eine nachweisliche Verbesserung der Selbstständigkeit, der sensomotorischen Funktionen sowie der kognitiven und alltagspraktischen Fähigkeiten (RKI 2002a).

Merke

Ein hohes Lebensalter sollte, insbesondere vor dem Hintergrund der zunehmenden Lebenserwartung, nicht automatisch mit Krankheit und Gebrechlichkeit gleichgesetzt werden. Inzwischen gilt die Maxime, dass ein „höheres Lebensalter im gesunden Zustand" erreichbar ist.

Die Erhaltung der Bewegungsfähigkeit durch körperliche Aktivität ist dabei ein wesentlicher Faktor, da es einen nachweislichen Zusammenhang zwischen Gesundheit und körperlicher Aktivität gibt (Hollmann u. Strüder 2003, Hollmann et al. 2006). So kann ein spezifisch abgestimmtes Bewegungstraining bei Menschen mit einer kardialen Erkrankung u. a. die Zunahme kleiner Blutgefäße bewirken und damit zu einer größeren Belastungsfähigkeit des Herz-Kreislauf-Systems führen. Ein spezifisches Krafttraining regt insbesondere den Stoffwechsel an, das wirkt sich positiv auf den Fett- und Zuckerstoffwechsel aus und kann daher mit zur Prävention des Diabetes Typ 2 beitragen. Es muss sich dabei nicht um große Kraftanstrengungen handeln, bereits kleine Aktivitäten mit mittlerer oder geringer Belastungsstufe (z. B. ein Spaziergang im schnellen Schritt) können eine Wirkung erzielen (Pedersen u. Saltin 2006). So führen moderat durchgeführte Sportaktivitäten zu einer höheren Mineralisierung der Knochen und senken das Osteoporoserisiko.

▶ **Körperliche Aktivität und Gehirnfunktionen.** Dass es einen Zusammenhang zwischen körperlicher Aktivität und den Gehirnfunktionen gibt, lässt sich durch moderne Forschungsverfahren zunehmend belegen. Hollmann u. Strüder (2003) benennen u. a. folgende Auswirkungen von Bewegung auf die Hirnfunktion:

- Bewegung steigert die Zahl der Nervenzellen im Gehirn und bremst so die Alterungsprozesse.
- Bewegung steigert die Hirndurchblutung.

Zudem geben wissenschaftliche Untersuchungen Anlass zu der Vermutung, dass es einen Zusammenhang zwischen Bewegung und dem Neuaufbau von Spines, den Dornen auf den Ausläufern der Nervenzellen (Dendriten), gibt. Diese stellen die einzigen Orte des menschlichen Kurzzeitgedächtnisses dar (Hollmann u. Strüder 2003, Hollmann et al. 2006).

Das Kap. „Alltag im Alter" (S. 1016) zeigt, wie die geistige Mobilität differenziert gefördert werden kann.

Praxistipp

Die Wichtigkeit der Bewegung unserer Hände wird daran deutlich, dass diese nur 2 % unserer Körperoberfläche ausmachen, aber in der Großhirnrinde um ein Vielfaches repräsentiert sind. Fingerbewegungen, die wie beim Klavierspielen durchgeführt werden, können in bis zu 60 % der Hirnfläche eine Durchblutungssteigerung bis zu 30 % bewirken (Hollmann 2000). So können wir annehmen, dass für ein effektives Gehirnjogging neben dem mentalen Training auch eine angemessene körperliche Belastung notwendig ist.

Aktivierend zu pflegen ist in der Altenpflege der zentrale Ansatz, mit dem Ziel, die Autonomie und die Selbstpflegefähigkeit alter Menschen zu erhalten.

Fallbeispiel

Für Frau Konrad heißt das:
- Zur Bewegung motivieren.
- Gehfähigkeit unterstützen.

10.2 Beeinträchtigung der Bewegung

Der älter werdende Mensch steht vor der Aufgabe, seine Bewegungsfähigkeiten bestmöglich zu erhalten, obwohl Alterungsprozesse die physischen Fähigkeiten und Fertigkeiten negativ beeinflussen. Die fortschreitende Alterung führt zu Veränderungen des Organismus, wie des Zentralnervensystems, hin zu einer zunehmenden Vulnerabilität (Verletzbarkeit) älterer Menschen. Das macht sich auch in einer Abnahme der Bewegungskompetenzen und Mobilität bemerkbar. So kann die Einschränkung der Gangsicherheit häufig zur Einschränkung der Mobilität bis hin zu Ortsfixierung oder Bettlägerigkeit führen.

▶ **Beispiel.** Jede dritte über 65-Jährige sowie jede zweite über 80-Jährige stürzt mind. 1-mal im Jahr. Dabei führen 10–20 % der Stürze zu Verletzungen, wobei es bei ca. 5 % der Verletzungen zu Frakturen kommt (RKI 2002a).

Definition

Die **NANDA-Pflegediagnosen** definieren beeinträchtigte körperliche Mobilität als: Einschränkung der selbstständigen, zielgerichteten Bewegung des Körpers oder von einer oder mehreren Extremitäten (Berger et al. 2008).

Eine Einschränkung der Mobilität geht fast immer mit dem Verlust einher, alltägliche Verrichtungen selbstständig zu erledigen. Bei Eis und Schnee kann das Haus nicht mehr ohne Hilfe verlassen werden. Das kann beim Betroffenen das Gefühl persönlicher Abhängigkeit und mangelnder Kontrolle über seine unmittelbare Umgebung bewirken (Gordon u. Bartholomeyczik 2001).

10.2.1 Immobilität

Immobilität ist eine der bedeutendsten Funktionsstörungen im Alter. Sie gehört zu den 4 Riesen (four giants), den „4 I's", in der Geriatrie (nach Isaacs):
- Immobilität
- Instabilität (Sturzgefahr, labile Homöostase)
- Inkontinenz
- intellektueller Abbau

Definition

Immobilität kann als eine „Beschränkung der Beweglichkeit in einem beliebigen Lebensbereich verstanden werden" (Zegelin-Abt 2013).

Wenn unter Immobilität nur eine Einschränkung der körperlichen Bewegungsfähigkeit verstanden wird, ist das sehr einseitig gesehen. Von Immobilität können auch kognitive, emotionale und soziale Fähigkeiten betroffen sein.

Ursachen von Immobilität

Immobilität können sehr vielfältige Ursachen zugrunde liegen:
- Erkrankungen des Bewegungsapparates (Arthritis, Arthrose)
- neurologische Störungen (Morbus Parkinson, Synkopen)
- kardiovaskuläre Störungen (Arteriosklerose, Herzinsuffizienz)
- psychische Störungen (Depressionen, Demenz)
- Wirkung und/oder Nebenwirkung von Medikamenten (Neuroleptika, Sedativa)
- Angst vor Schmerzen (freiwillige Selbsteinschränkung)
- sensorische Einschränkungen (Seh- und Hörfähigkeit, sensorische Deprivation)
- physiologische Abbauprozesse (verminderte Muskelmasse, -kraft)
- mechanische Hilfsmittel (Schienen, Gips u. a.)
- ärztlich angeordnete Bettruhe und/oder Fixierung
- Veränderung der Umweltbedingungen (fehlende Möbelstücke auf dem Weg zur Toilette, Orientierungslosigkeit)

Physiologischer Alterungsprozess

Der physiologische Alterungsprozess ist prinzipiell mit einer Schwächung aller Körpersysteme verbunden. Ein inaktiver Lebensstil beschleunigt chronische Einschränkungen und führt zu erheblichen Einbußen der Selbstbestimmtheit, einhergehend mit einer zunehmenden Pflegeabhängigkeit (Rejeski et al. 2006, Rütten et al. 2005). Physiologische Alterungsprozesse wirken sich vielfältig aus.

▶ **Bewegungsapparat.** Die Knochen werden poröser und instabiler. Knorpelgewebe an Gelenken und Bandscheiben verliert an Elastizität, wird dünner und rissig. Die Körpergröße nimmt ab, die Haltung wird gekrümmt. Brüche heilen trotzdem im hohen Alter noch aus, da Knochenzellen reaktiviert werden.

▶ **Muskeln.** Die Muskulatur bildet sich zurück (RKI 2002b). Muskelfasern gehen verloren oder verkürzen sich, die kontraktilen Elemente werden z. T. durch Bindegewebe oder durch Fett ersetzt. Bis zum Alter von 80 Jahren hat sich die Muskelmasse um ungefähr 30 % reduziert. Die Muskelkraft nimmt bis zum 65. Lebensjahr um 20–40 % ab. Durch frühzeitiges Training kann ein Teil des Verlustes an Leistungsfähigkeit ausgeglichen werden.

▶ **Zentrales Nervensystem.** Durch Veränderungen im zentralen Nervensystem kommt es zu einer allgemeinen Verlangsamung des motorischen Verhaltens, einer verlängerten Reaktionszeit und zu leichten Gleichgewichtsstörungen.

▶ **Seh- und Hörbeeinträchtigungen.** Einfluss auf die Mobilität haben auch Seh- und Hörbeeinträchtigungen. Fast 70 % der Menschen mit schweren Sehbeeinträchtigungen sind über 60-Jährige; 90 % dieser Personen sind spät erblindet oder spät sehbehindert. Bei mind. einem Drittel der über 60-Jährigen und der Hälfte der über 70-Jährigen liegen starke Höreinbußen vor. Bei diesen Beeinträchtigungen spielt die Auswahl des richtigen technischen Hilfsmittels eine große Rolle (RKI 2002a).

Weitere Beeinträchtigungen

Neben den Einschränkungen aufgrund des biologischen Alterungsprozesses kommt es zu Beeinträchtigungen, die im Alter häufig auftreten, aber keine normalen Altersveränderungen sind.

▶ **Schmerzen.** Schmerzzustände können im Verlauf vieler Erkrankungen auftreten. In einer Befragung einer geriatrischen Akutklinik gaben 83 % der über 60-Jährigen starke bis sehr starke Schmerzen in 2–4 Schmerzregionen an. Ein erheblicher Teil der befragten Älteren gab an, dass mit diesen Schmerzzuständen Einschränkungen bei Tätigkeiten und sozialen Kontakten verbunden waren (RKI 2002a). Bei einer Untersuchung in den Niederlanden, Finnland und Italien litten 43 % der Bewohner in der stationären Altenhilfe unter Schmerzen (Achterberg et al. 2010). Schmerzen oder die Furcht vor Schmerzen kann zu Mobilitätsbeeinträchtigungen führen.

▶ **Psychische Störungen.** Etwa ein Viertel der Menschen über 65 Jahre leidet an psychischen Störungen (RKI 2002a). Menschen verbleiben dabei unter Umständen in ihrer Wohnung, weil sie unter Angststörungen leiden oder wegen einer akuten oder chronischen Verwirrtheit keine ausreichenden Orientierungsmöglichkeiten haben. Das kann zu einem Verlust der sozialen Bindungen bis hin zu Verwahrlosungstendenzen führen.

Folgen von Immobilität

(Patho-)physiologische Folgen (Immobilisationssyndrom)

Längere körperliche Inaktivität, z. B. durch Bettlägerigkeit, wirkt sich auf alle Organe des alternden Körpers nachteilig aus. Das Herz-Kreislauf-System reagiert mit einer Abnahme der maximalen Sauerstoffaufnahme und Verminderung des Herzminutenvolumens, mit Blutdrucksenkung und mit der Abnahme der allgemeinen Durchblutung, besonders im Bereich des Gehirns und der Extremitäten. Die Verlangsamung des Blutstroms begünstigt die Entwicklung von Thrombosen und Embolien. Eine Veränderung der Lungenfunktion erhöht das Risiko einer Pneumonie (Zegelin 2013).

Die Beweglichkeit von Muskeln und Gelenken kann sich innerhalb 1 Woche verschlechtern. Die Verkürzung der Muskeln führt zu Gelenkkontrakturen (Knie-, Hüftgelenk und Ellenbeuge) und Spitzfußbildung (S. 318). Längere Inaktivität im Liegen oder Sitzen fördert die Entstehung von Dekubitalgeschwüren, Obstipation, Harninkontinenz und chronischen Harnwegsinfekten (Zegelin 2013).

Psychische Folgen

Die psychischen Folgen der Immobilität sind sehr unterschiedlich und abhängig von den individuellen psychischen Mechanismen und Bewältigungsstrategien eines Menschen. Wenn Personen sich nicht mehr selbstständig versorgen oder sich von einem Ort zum anderen bewegen können, können Verhaltensveränderungen auftreten. Die Betroffenen reagieren möglicherweise mit Wut, Feindseligkeit, Aggression, Passivität und Angst. So können bisher eher fröhliche Menschen ihr Verhalten mit einsetzender Immobilität verändern, pflegende Angehörige können so beispielsweise mit völlig neuen oder unbekannten Verhaltensmustern der betroffenen Personen konfrontiert sein.

Merke

Nachlassende Mobilität kann das Selbstwertgefühl und die Selbstachtung so nachhaltig beeinflussen, dass Menschen sich isolieren und vereinsamen (Zegelin 2013).

Fehlende geistige Anregungen führen dann zum Nachlassen von kognitiven und emotionalen Fähigkeiten und begünstigen die Entwicklung von psychischen Veränderungen wie Wahnvorstellungen und Demenzen. Die Entwicklung kann in einem kompletten körperlichen und geistigen Verfall enden (Zegelin 2013).

Soziale Folgen

Immobilität trägt zum allmählichen Zusammenbruch sozialer Beziehungen, zur Isolation und möglicherweise zu Verwahrlosung bei. Um das zu verhindern, kann der Einzug in eine stationäre Altenpflegeeinrichtung erforderlich werden. Oder wenn die Unterstützung durch ambulante Pflege- und Hausdienste nicht mehr ausreicht oder Angehörige sich von der Situation überfordert fühlen.

Alte Menschen mit von Arthrose befallenen Gelenken können sich oft nicht oder nur mühsam mit Gehhilfen fortbewegen. Es ist ihnen nicht mehr möglich, den Haushalt selbstständig zu führen, einkaufen zu gehen oder Besuche zu machen. Sie werden von Personen abhängig, die die Wohnungsreinigung und den Einkauf übernehmen. Der Einkauf z. B. im Supermarkt ist auch mit vielen Sinnesreizen, Anregungen, Entscheidungen und Kontakten verknüpft, die dem alten Menschen jetzt fehlen. Keine Einkäufe oder Besuche machen zu können bedeutet, weniger Kontakte haben, weniger Kommunikation und damit weniger Teilhabe an den Erfahrungen von Mitmenschen und am Leben. Die Lebenswelt wird kleiner, was zur Folge hat, dass auch das Denken und Fühlen eingeschränkt wird oder nur auf sich selbst bezogen ist (Zegelin 2013).

Auswirkungen auf Aktivitäten und existenzielle Erfahrungen des Lebens

Fallbeispiel

Mobilitätsstörungen wirken sich im Fall von Frau Konrad auf Aktivitäten und existenzielle Erfahrungen des Lebens aus:

- Kommunizieren (da sie nicht mehr ihr gewohntes Schwätzchen am Küchenfenster der Erdgeschosswohnung halten konnte).
- Vitale Funktionen des Lebens aufrechterhalten (durch überwiegendes Sitzen ist die Atmung eingeschränkt, ihre Kondition nimmt ab).
- Sich pflegen und sich kleiden (durch ihre Bewegungseinschränkungen benötigt sie jetzt Hilfe beim Waschen und Ankleiden).
- Essen und trinken (sind nicht ausreichend gewährleistet, die Mahlzeiten des Menüservice nimmt sie nicht in Anspruch).
- Ausscheiden (durch ihre Gangunsicherheit ist der Weg zur Toilette nicht sicher und sie ist gelegentlich inkontinent, obwohl die Toilette jetzt in der Nähe ist und nicht mehr auf dem Flur).
- Ruhen und schlafen (Frau Konrad ist am Tage schläfrig und in der Nacht unruhig, da sie nicht mehr schlafen kann).
- Sich beschäftigen (reduziert sich fast ausschließlich auf Fernsehen).
- Für eine sichere Umgebung sorgen (für die körperlichen Bedürfnisse von Frau Konrad ist gesorgt, aber in einer isolierten Situation; soziale Bereiche des Lebens reduzieren sich auf das Zimmer).
- Gewohnte Rituale und existenzielle Erfahrungen des Lebens können nicht mehr in der gewohnten Weise gelebt werden. Frau Konrad ist inzwischen stark sturzgefährdet.

Lernaufgabe

Welche Ressourcen und konkreten Probleme ergeben sich in dem Fallbeispiel aus der Perspektive von Frau Konrad, der Tochter und der professionell Pflegenden des ambulanten Pflegedienstes?
   Welche Komplikationen könnten entstehen, wenn keine pflegerische Intervention erfolgt?
   Welche Informationen werden benötigt, um den Pflegeprozess zu planen?
   Was könnten die ersten Maßnahmen im Pflegeprozess sein?

10.2.2 Erhebung von Bewegungs- und Mobilitätsbeeinträchtigungen

Um die Pflege von alten Menschen zu planen, muss eine Beobachtung und Einschätzung der Situation vorausgehen. Im Rahmen des Anamnesegesprächs werden Informationen gesammelt, geprüft und geordnet, um erste Muster zu erkennen und erste Eindrücke zu testen. Die Informationen werden analysiert und letztlich dokumentiert, siehe Kap. „Geriatrisches Assessment" (S. 145).

Fallbeispiel

Im Fallbeispiel führten die Mitarbeiter des ambulanten Pflegedienstes bei Frau Konrad ein pflegerisches Assessment durch und stellten Folgendes fest:
- Die ehemals selbstständige alte Dame kann ihr gewohntes Schwätzchen am geöffneten Küchenfenster nicht mehr halten.
- In ihrer frisch renovierten kleinen Wohnung kann Frau Konrad wegen der hoch angebrachten Dachfenster nicht aus dem Fenster schauen.
- Da sie die steile Altbautreppe nicht allein bewältigen kann, kann sie am Tage Besuchern die Tür nicht mehr öffnen. Frau Konrad möchte diese Schwäche allerdings nicht eingestehen und erklärt ihren Kindern gegenüber, dass sie lieber fernsieht.
- Die Mahlzeiten, die täglich bis hinter die erste Haustür (so lautet die aktuelle vertragliche Regelung) gebracht werden, können von ihr gar nicht nach oben balanciert werden. Ihrer Tochter hingegen erzählt Frau Konrad, dass sie keinen Appetit auf dieses Essen habe.

Im Fallbeispiel von Frau Konrad hat die eingeschränkte Gehfähigkeit Folgen auf verschiedenen Ebenen:
- Frau Konrad bewegt sich beständig weniger. Durch die eingeschränkte Gehfähigkeit können z. B. die Angebote des Mahlzeitenservice nicht ausreichend genutzt werden.
- Sie ist nicht ausreichend ernährt und dadurch zusätzlich geschwächt (physische Immobilität).
- Frau Konrad ist nicht in der Lage, in dieser veränderten Situation Bewältigungsstrategien zu entwickeln (psychische Immobilität).
- Ihre Kontakte zu Nachbarn und Freunden sind reduziert (soziale Immobilität).

▶ **Individuelle Bedürfnisse erfassen.** In der Pflege und Begleitung von alten Menschen ist es wichtig, einen planvollen und zielgerichteten Überblick über die Bedürfnisse und Bedarfe der betroffenen Personen zu erhalten. Darüber hinaus sollten professionell Pflegende Kenntnisse über mögliche Einflussfaktoren auf die Situation haben. Dazu gehört es auch, systematische und standardisierte pflegerische Diagnostik durchzuführen. Insbesondere im ärztlichen Bereich sowie in der geriatrischen Rehabilitation werden zur Einschätzung der Mobilität unterschiedliche Assessmentinstrumente genutzt, deren Ergebnisse ggf. Anhaltspunkte für die pflegerische Versorgung älterer Menschen geben können.

Expertenstandard „Erhaltung und Förderung der Mobilität"

Der Problematik der Mobilitätsbeeinträchtigung hat sich der Expertenstandard „Erhaltung und Förderung der Mobilität" angenommen. Im Auftrag der Vertragsparteien nach § 113 SGB XI wurde erstmals ein Expertenstandard entwickelt, der nach Abschluss der Implementierungsphase für alle nach § 113a, Abs. 2 Satz 2 SGB XI tätigen Einrichtungen und Dienste verbindlich werden soll. Der durch das DNQP entwickelte und konsentierte Expertenstandard „Erhaltung und Förderung der Mobilität" wurde im Juni 2014 dem GKV-Spitzenverband, der zentralen Interessenvertretung der gesetzlichen Kranken- und Pflegekassen, übergeben; derzeit erfolgt die modellhafte Implementierung. Danach werden die Vertragspartner über die Veröffentlichung entscheiden, denn mit der Veröffentlichung im Bundesanzeiger wird dieser Standard Verbindlichkeit erlangen. Im Internet stehen Informationen unter: www.gkv-spitzenverband.de.

Im Expertenstandard „Erhaltung und Förderung der Mobilität" werden die Einschätzung, die Erhaltung und die Verbesserung der Mobilität als zentrale Themen benannt. Die pflegerischen Aufgaben orientieren sich an den Schritten des Pflegeprozesses, mit der Einschätzung der Ressourcen, der Zieldefinition und der Durchführung sowie der Evaluation der Maßnahmen. Wie in allen Expertenstandards kommt der Beratung durch Pflegende ebenfalls eine wichtige Rolle zu. Der Abschlussbericht zum Standard kann auf der Homepage des GKV eingesehen werden: www.gkv-spitzenverband.de/pflegeversicherung/qualitaet_in_der_pflege/expertenstandards/expertenstandards.jsp (03.08.2015).

10.3 Sturz

Um ein einheitliches Verständnis von Sturz oder Sturzprophylaxe zu haben, ist es erforderlich, einen solchen Sturz zu definieren. Denn möglicherweise verstehen Personen unter einem Sturz unterschiedliche Sachverhalte. Was für den einen bereits ein Sturz ist, ist für den anderen lediglich ein „Heruntergleiten aus dem Stuhl".

Die Expertengruppe zur Entwicklung des Nationalen Expertenstandards „Sturzprophylaxe in der Pflege" hat sich darauf verständigt, den ersten Teil der international anerkannten Definition der Kellog International Group on the Prevention of Falls by the Elderly (1987) zur Definition zu nutzen (DNQP 2013).

Definition

„Ein **Sturz** ist jedes Ereignis, in dessen Folge eine Person unbeabsichtigt auf dem Boden oder auf einer tieferen Ebene zu liegen kommt."

10.3.1 Hauptrisikofaktoren

Im „Nationalen Expertenstandard Sturzprophylaxe in der Pflege" sind Hauptrisiken für Stürze beschrieben (▶ Abb. 10.1). Dazu gehören intrinsische Faktoren, d. h. Faktoren, die in der Person des Betroffenen begründet sind, und extrinsische Faktoren, also äußere Faktoren.

▶ **Intrinsische Faktoren.** Dazu gehören Altersveränderungen, z. B.:
- Veränderungen im Gangbild
- Beeinträchtigung der Balance- und Koordinationsleistung

Name des Bewohners:	Datum		Datum			Datum	
	ja	nein	ja	nein		ja	nein
Risikofaktoren intrinsisch					**Risikofaktoren extrinsisch**		
1. Funktionseinbußen und Funktionsbeeinträchtigungen					**8. Verwendung von Hilfsmitteln**		
– Probleme mit der Körperbalance/dem Gleichgewicht					**9. Schuhe(Kleidung)**		
– Gangveränderungen/eingeschränkte Bewegungsfähigkeit					**10. Medikamente**		
– Erkrankungen, die mit veränderter Mobilität, Motorik und Sensibilität einhergehen					– Psychopharmaka		
• Multiple Sklerose					– Sedativa/Hypnotika		
• Parkinsonsche Erkrankung					– Antiarrhytmika		
• Apoplexie/apoplektischer Insult					**11. Gefahren in der Umgebung**		
• Polyneuropathie					**innerhalb von Räumen und Gebäuden**		
• Osteoathritis					– schlechte Beleuchtung		
• Krebserkrankungen					– steile Treppen		
• andere chronische Erkrankungen/schlechter klinischer Allgemeinzustand					– mangelnde Haltemöglichkeiten		
					– glatte Böden		
					– Stolpergefahren (z.B. Teppichkanten, herum liegende Gegenstände, Haustiere)		
2. Sehbeeinträchtigungen					**außerhalb von Räumen und Gebäuden**		
– reduzierte Kontrastwahrnehmung					– unebene Gehwege und Straßen		
– reduzierte Sehschärfe					– mangelnde Sicherheitsausstattung (z.B. Haltemöglichkeiten, Beleuchtung)		
– ungeeignete Brillen					– Wetterverhältnisse (Glatteis, Schnee...)		
3. Beeinträchtigung der Kognition und Stimmung							
– Demenz							
– Depression							
– Delir							
4. Erkrankungen, die zur kurzzeitiger Ohnmacht führen							
– Hypoglykämie							
– haltungsbedingte Hypotension							
– Herzrhythmusstörungen							
– TIA (Transistorische ischämische Attacke)							
– Epilepsie							
5. Ausscheidungsverhalten							
– Dranginkontinenz, Nykturie							
– Probleme beim Toilettengang							
6. Angst vor Stürzen							
7. Sturzvorgeschichte							

Abb. 10.1 Einschätzung des Sturzrisikos. Strukturierte Information erfassen (DNQP 2013).

- Beeinflussung des Sehvermögens (z. B. durch die veränderte Hell-dunkel-Adaption)
- Schmerzen
- Einschränkungen durch Erkrankungen (z. B. Demenz, Rheuma, Parkinson, Osteoporose oder Apoplex)

Merke

Der als übersteigert empfundene Bewegungsdrang bei Menschen mit Demenz ist als eine kompensatorische Verhaltensweise zu sehen. Betroffene nutzen dieses als Bewältigungsstrategie. Daher benötigen diese Menschen eine individuelle Sturzprophylaxe und Bewegungsplanung, um den Bewegungsdrang als Ressource einsetzen zu können.

▶ **Extrinsische Faktoren.** Das sind Faktoren, die in der Umgebung der Betroffenen anzutreffen sind, z. B.

- nicht angemessene Milieugestaltung wie
  - fehlende Haltegriffe
  - unzureichende Beleuchtung
- Medikamente, z. B.
  - Hangover nach Schlafmitteln
  - speziell vorgeschriebener Einnahmerhythmus
- unangepasste Hilfsmittel wie
  - Bremsen am Rollator lassen sich wegen Arthrose nicht betätigen
  - Toilettenstuhl wackelt
- ungeeignete Kleidung und schlecht sitzendes Schuhwerk, z. B.
  - Schuhe können wegen der dick auftragenden Kompressionsstrümpfe nicht korrekt angezogen werden
  - herunterbaumelnde Hosenträger verursachen Stolpern

Einschätzung des Sturzrisikos

Die Einschätzung des Sturzrisikos orientiert sich in stationären und ambulanten Einrichtungen an den extrinsischen und intrinsischen Risikofaktoren (▶ Abb. 10.1). Es ist jedoch nicht möglich, exakte Vorhersagen für Stürze zu treffen. Bei der Einschätzung des Sturzrisikos werden nur einzelne Risiken bewertet. Zurzeit kann jedoch nicht belegt werden (z. B. durch Studienergebnisse), wie sich das Vorhandensein von mehreren Risikofaktoren sowie die individuellen Strategien im Umgang mit diesen Risiken tatsächlich auf die Entstehung von Stürzen auswirken.

In der wissensbasierten Information für ältere Menschen „Stürze und ihre Folgen: Risiko erkennen und vermeiden" der Ärztekammer Nordrhein und der Universität Witten Herdecke (Icks et al. 2009) wird darauf verwiesen, dass es nicht möglich ist, das ganz genaue Risiko zu bestimmen. „Denn neben den untersuchten Risikofaktoren und Risikoindikatoren gibt es weitere Faktoren, die das Sturzrisiko beeinflussen. Außerdem kann aus keiner Studie die Höhe des Sturzrisikos abgelesen werden, wenn mehrere Risikofaktoren gleichzeitig auftreten."

Häufig wird bei der individuellen Einschätzung des Sturzrisikos nicht bedacht, ob der Sturz selbst vermieden werden soll oder das Eintreten von Schäden nach dem Sturz.

Merke

Nicht nur durch den eigentlichen Sturz kommt es zu den gefürchteten Komplikationen, wie einer Oberschenkelhalsfraktur, sondern erst durch die Einwirkung des Aufpralls. Sturzprävention heißt somit auch nicht immer nur Stürze in der Vorphase zu verhindern, sondern auch die Folgen des Aufpralls in der Ereignisphase zu mindern, z. B. durch den Einsatz von Hüftprotektoren. Aber auch in der Folgephase ist eine schnelle Hilfe durch Hausnotrufe sicherzustellen.

Lernaufgabe

Welche Ressourcen und Probleme ergeben sich aus dem Fallbeispiel von Frau Konrad zu Beginn des Kapitels?

Welche Maßnahmen könnten durch Frau Konrad selbst, Pflegende und die Tochter ergriffen werden, um ein Sturzrisiko und die daraus resultierenden Folgen zu minimieren?

Worauf ist besonders zu achten?

10.3.2 Pflegerische Maßnahmen zur Vermeidung von Stürzen

Nach der Einschätzung des Risikos (▶ Abb. 10.1) erfolgen geeignete Maßnahmen, die auf die intrinsischen oder extrinsischen Faktoren abgestimmt sind.

▶ **Maßnahmen bei intrinsischen Faktoren.** Das können sein:
- Mit Angehörigen und anderen Beteiligten Risikoabwägung treffen.
- Schmerztherapie, wenn erforderlich mit dem behandelnden Arzt absprechen.
- Auf ausreichende Flüssigkeitszufuhr achten.
- Bewegungsübungen zur Erhaltung und Förderung der Mobilität durchführen.
- Regelmäßige Fuß- und Nagelpflege durchführen.
- Balance- und Krafttraining.

▶ **Maßnahmen bei extrinsischen Faktoren.** Das können sein:
- Betthöhe so einstellen, dass bequemes Ein- und Aussteigen möglich ist.
- Relaxierende Wirkung von Psychopharmaka, Schlafmedikamenten und Schmerzmitteln beachten.
- Passendes, evtl. orthopädisches Schuhwerk einsetzen.
- Anregende Umgebung schaffen (nicht fixieren).
- Benutzung von Gehhilfen und Prothesen einüben.
- Ggf. Hüftprotektoren und evtl. Sturzhelm einsetzen.
- Rollstühle und Toilettenstühle immer festsetzen (Bremsen kontrollieren).
- Unebenheiten im/auf dem Fußboden, z. B. Schwellen, herumliegende Kabel, Stolperkanten von Fußbodenbelägen beseitigen (nicht bohnern – blendet!).
- Bewegliche Transportgeräte (z. B. Wäschewagen, Getränkewagen) feststellen und nicht vor Haltegriffen platzieren.
- Rutschgefahr von Teppichen verhindern.
- Auf ausreichende Beleuchtung achten.

Einsatz von Hüftprotektoren

▶ **Wirkprinzip.** Die Gefahr bei Stürzen geht vom Aufprall aus. Durch den Einsatz von Hüftprotektoren wird das Aufprallgebiet vergrößert und abgeleitet. Die Energie des Aufpralls wird durch die Hüftprotektoren aufgenommen. Die Energie des Aufpralls wird in das umgebende Weichteilgewebe abgeleitet.

▶ **Material.** Der Einsatz von Protektoren kann durch geschlossene Hosen erfolgen (▶ Abb. 10.2):
- Hosen, bei denen die Protektoren herausnehmbar sind.
- Hüftprotektoren zum Aufkleben auf die Haut.

▶ **Hinweise.** Beim Einsatz von Protektoren ist zu beachten:
- Hüftprotektoren wirken nur in dem Moment, in dem sie angelegt sind, das ist in der Nacht zu bedenken.
- Korrektes Anziehen bzw. korrektes Einlegen der Schalen in die Hosen ist wichtig, da sonst die Energie ggf. nicht von der Hüfte abgeleitet, sondern gebündelt auf den Oberschenkelhals gelenkt wird.
- Gut informierte und beratene Betroffene und Angehörige haben oft eine höhere Compliance.
- Nach Stürzen kann es zum Post-Fall-Syndrom kommen, das sich durch Gehunsicherheit bis zur Bewegungs- bzw. Mobilitätsverweigerung nach einem Sturz auszeichnet (Wettstein et al. 2001). Hüftprotektoren können diese Angst reduzieren.

Es muss immer ein Abgleich mit den Selbstpflegefähigkeiten der Betroffenen stattfinden, d. h. selbstständige Toilettengänge sollten durch stramm sitzende Hüftprotektoren nicht erschwert oder gar unmöglich sein.

Auf den korrekten Sitz der Hüftprotektorenhosen ist besonders zu achten, da sonst Druckstellen entstehen können.

Dokumentation des Sturzereignisses

Ist eine Person gestürzt, muss das Ereignis dokumentiert werden – in der Pflegedokumentation idealerweise mit einem Sturzereignisprotokoll. Das Protokoll bzw. der weitere Pflegebericht sollten genaue Angaben enthalten zu:
- Art des Sturzes
- Datum und Uhrzeit
- Umstände der Situation
- Zustandsbeschreibung des Betroffenen (Vitalzeichen, Bewusstsein)
- Verletzungen und/oder Wunden
- getroffene Maßnahmen
- bereits durchgeführte präventive Maßnahmen bei bereits bekannter Sturzanfälligkeit
- informierte Personen
- Unterschrift/Handzeichen der Pflegenden

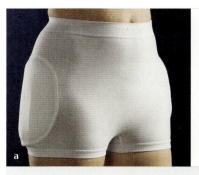 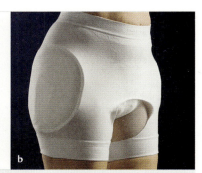

Abb. 10.2 **Hüftprotektoren.** (Foto: Roelke Pharma GmbH)
a Hüftprotektor mit Soft Pads.
b Das offene Modell ermöglicht den Toilettengang, ohne ausgezogen werden zu müssen.

Diese Angaben sind nicht nur aus haftungsrechtlichen Gründen wichtig. Es lassen sich durch die Analyse der Sturzereignisprotokolle wichtige Hinweise auf die Ursachen von Stürzen ermitteln. Die einzuleitenden Maßnahmen lassen sich dadurch individuell ableiten und planen. Unter Umständen können dadurch potenzielle Risiken ausgeschaltet werden.

> **Film**
> Um die Inhalte zu Mobilitätsförderung zu vertiefen, können Sie sich das Video „Kraft- und Balancetraining" ansehen.

10.4 Bettlägerigkeit

> **Definition**
> „Bettlägerigkeit ist ein längerfristiger Daseinszustand, bei dem sich der Mensch die überwiegende Zeit des Tages und in der Nacht liegend aufhält. Es ist übrigens egal, ob man halb sitzt oder aufrecht liegt. Entscheidend ist, dass die Beine oben sind" (Abt-Zegelin 2013).

10.4.1 Auswirkungen und Risiken

Bettlägerigkeit ist neben psychischen und sozialen Folgen auch mit maximaler motorisch-funktioneller Einschränkung verbunden. Durch diese Immobilisierung sind besonders alte Menschen gefährdet. Wird der Immobilität nicht entgegengewirkt, kann daraus das sog. Immobilitätssyndrom entstehen.

Zusätzliche Risiken, die mit dem Immobilitätsrisiko einhergehen, sind bereits seit einigen Jahren bekannt.

▶ **Risiken.** Aktuelle und potenzielle Risiken beim Immobilitätssyndrom sind (Georg u. Frohwein 2001):
- Obstipationsgefahr
- Infektionsgefahr
- Thrombosegefahr
- Verletzungsgefahr
- veränderte Atemfunktion
- Gefahr der Aktivitätsintoleranz
- Gefahr einer beeinträchtigten körperlichen Mobilität
- Verwirrtheit
- Körperbildstörungen
- Machtlosigkeit
- Gefahr einer Hautschädigung/Dekubitusgefahr

10.4.2 Aktivierende Pflege – Mobilisierung

Pflegende können bei bettlägerigen Menschen zur Aktivierung beitragen:
- Alle prophylaktischen Maßnahmen zur Verhinderung von Zweiterkrankungen (S. 303), z. B. Dekubitus, Kontrakturen, Thrombose und weiteren Folgen der Immobilität durchführen.
- Motivation zur Mobilisierung und Mitarbeit der alten Menschen stärken (sie neigen oft eher als Jüngere dazu, sich mit ihrem Zustand abzufinden „das ist eben so").
- Täglich mind. 1-mal (z. B. bei der Körperpflege oder beim Ankleiden) atemgymnastische Übungen durchführen.
- Aktive, passive oder assistive Bewegungsübungen, siehe „Aktive, assistive und passive Maßnahmen" (S. 235), durchführen, die sich an den Ressourcen der Betroffenen orientieren (werden sie regelmäßig durchgeführt, können sie einem Kräfteverlust durch Bettlägerigkeit vorbeugen).
- Auf die spezielle Situation abgestimmtes, gezieltes funktionelles Training durch Krankengymnastik einleiten.

> **Merke**
> Voraussetzung einer individuellen Mobilisierung ist eine detaillierte Erfassung der Fähigkeiten und Beeinträchtigungen im Vorfeld. Mobilisierung meint nicht, die Betroffenen in den Rollstuhl zu setzen und vor dem Aquarium zu „parken", vielmehr ist eine individuell angepasste Mobilisierung in den betroffenen Bereichen erforderlich.

Es ist ein Ziel geriatrischer Pflege, dass alte Menschen den Tag so „normal" wie möglich außerhalb des Bettes und in gewohnter Kleidung verbringen. Es kann ein Anzeichen für defizitäre Pflege sein, wenn in einer stationären Einrichtung viele Menschen überwiegend im Bett liegen (▶ Abb. 10.3).

Besonders bettlägerige Menschen sind kontinuierlich auf Hilfe und Unterstützung durch andere angewiesen. Da professionell Pflegende wiederholt mit Menschen arbeiten, deren Lebensraum auf das Bett beschränkt ist, erscheint diese Situation gelegentlich fast „normal", zumindest für die Pflegenden. Aber bereits geringe Immobilität hat physische, psychische und soziale Beeinträchtigungen zur Folge. Menschen, die überwiegend bettlägerig sind, benötigen besondere Sorgfalt in der Betreuung und Pflege. Es ist hilfreich, hier gelegentlich die Betroffenenperspektive

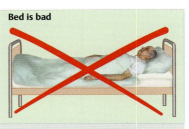

Abb. 10.3 Mobilisierung. „Bed is bad" ist eine Devise in der englischen Geriatrie.

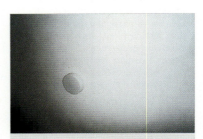

Abb. 10.4 Perspektivwechsel. Sicht an die Decke aus der liegenden Position. (Foto: Thieme)

einzunehmen, um Einschränkungen wahrzunehmen (▶ Abb. 10.4).

10.4.3 Kontrakturen – eine Herausforderung für Pflegende und Betroffene

Menschen, deren Lebensraum überwiegend auf das Bett beschränkt ist, sind besonders gefährdet, Kontrakturen zu entwickeln (S. 317). Die Gelenke alter Menschen sind oftmals durch altersbedingte Degenerationsprozesse in der Funktion beeinträchtigt oder sogar deformiert. Besonders gefährdet sind bei den kleinen Gelenken die Finger- und Zehengelenke sowie die Wirbelsäule, bei den großen Gelenken sind vorwiegend Schulter-, Hüft-, Ellenbogen-, Hand-, Knie- und Sprunggelenke betroffen.

Diese altersbedingten Bewegungseinschränkungen werden durch eine zunehmende Immobilität (wie bei einer Bettlägerigkeit) weiter fortschreiten. Muskeln und Sehnen werden sich aufgrund der fehlenden physiologischen Anreize (wie Zug, Dehnung und Belastung) verkürzen und ihre Struktur verändern mit der Folge, dass das Gelenk in einer Fehlstellung (kontrakte Haltung) fixiert wird. Bewohner mit entzündlichen Gelenkerkrankungen (z. B. Arthritis Rheuma, Gicht) nehmen zur Schmerzreduktion oft eine Schonhaltung ein, die ebenso zu Kontrakturen führen kann.

Im Mittelpunkt des pflegerischen Auftrags zur Vermeidung von Kontrakturen steht die ressourcenerhaltende Bewegungsförderung mit dem Ziel, die Selbstbestimmtheit und Teilhabe an Alltagsaktivitäten zu fördern (Abt-Zegelin 2014, Laksmi 2008).

Merke

Besonders wenn Immobilität durch Ruhigstellung bei Gipsverbänden, Verbrennungen oder Verletzungen im Gelenkbereich, Stürzen und Frakturen sowie Störungen des zentralen Nervensystems (Morbus Parkinson, Schlaganfall mit Hemiplegie) besteht, ist eine differenzierte Kontrakturenprophylaxe erforderlich.

10.5 Gestaltung des Lebensumfeldes und der Tagesstruktur

Die Wohnsituation hat einen entscheidenden Einfluss auf die Lebensgestaltung und die Fähigkeit alter Menschen, sich selbstständig innerhalb des häuslichen Bereiches zu bewegen. Bewohner von stationären Alteneinrichtungen verbringen ca. 90 % ihrer Zeit in der Institution. Durchschnittlich verbringt der alte Mensch 75 % seines Tagesablaufs ausschließlich mit „Wohnen". Der Tagesablauf alter Menschen sollte sich an individuellen Wünschen orientieren:
- Aufsteh- und Zubettgehzeiten
- Mahlzeitengestaltung
- Kontakte und Rückzug
- Intimität
- individuellen Biografie

10.5.1 Wohnen im häuslichen Bereich

Die Wohnsituation alter Menschen hat einen entscheidenden Einfluss auf die Lebensgestaltung und die Fähigkeit, sich selbstständig innerhalb des eigenen häuslichen Bereichs bewegen oder das Haus auch verlassen zu können. Einschränkende Wohnbedingungen, z. B. Kohleheizung, WC im Treppenhaus, Treppen zwischen Wohn- und Schlafbereich, können eine selbstständige Lebensführung unmöglich machen.

Dazu kommen Unfallgefahren durch Stufen, Absätze, Treppen oder fehlende Haltevorrichtungen in Bädern und Toiletten. Untersuchungen haben ergeben, dass ein großer Teil der alten Menschen in Altbauten mit einer schlechteren Ausstattung lebt. Aber auch moderne Wohnungen müssen im Bedarfsfall behindertengerecht umgebaut werden. Eine neue Wohnung ist nicht gleichbedeutend mit einer alten- oder behindertengerechten Wohnung.

Um alten Menschen möglichst lange das Wohnen in ihrer vertrauten Umgebung zu ermöglichen, gibt es finanzielle Unterstützung für Wohnumfeldverbesserung oder Wohnungsanpassung über die Pflegekasse, Sozialämter, Versorgungsämter oder Krankenkasse. Informationen dazu geben die jeweiligen Kranken- und Pflegekassen oder die örtlichen Pflegestützpunkte. In Zukunft sollen im Wohnungsbau mit staatlichen Mitteln mehr altengerechte, barrierefreie Wohnräume geschaffen werden, siehe Kap. „Seniorengerechtes Wohnen" (S. 997).

10.5.2 Wohnen im Altenpflegeheim

Stationäre Altenhilfeeinrichtungen müssen den Anforderungen des Heimgesetzes entsprechen. Die Heimmindest-Bauverordnung legt fest, wie Wohn- und Pflegezimmer, Bäder, Gemeinschaftsräume, Flure, Treppen und Außenanlagen beschaffen und ausgestattet sein müssen, um Unfälle zu vermeiden und eine größtmögliche Sicherheit für die Bewohner des Hauses zu gewährleisten (Heimgesetz, Heimmindest-BauVo).

Die bauliche Ausstattung von Altenpflegeheimen muss folgende Kriterien berücksichtigen:
- Vermeidung von Schwellen oder Niveauunterschieden innerhalb der Wohnungen/Zimmer
- Notrufanlagen in allen Räumen
- ausreichende Bewegungsflächen innerhalb der Zimmer
- unfallsichere Badezimmer, d. h. rutschsichere Böden, Haltegriffe, Notrufanlage, Hausnotruf
- bedienungsfreundliche Aufzüge, auch für Rollstuhlfahrer
- Treppen mit Handläufen und rutschfestem Belag
- helle, gut ausgeleuchtete, überschaubare Flure mit Sitzmöglichkeiten/Sitzecken
- Ausstattung der Flure mit räumlichen Orientierungshilfen
  - unterschiedliche, farbliche Gestaltung der verschiedenen Etagen des Wohnbereichs
  - Hinweisschilder zu WC, Bad, Gemeinschafts- und Diensträumen
  - Bilder, Wandbehänge, Fotos u. a.
- individuelle Gestaltung der Gruppenräume mit Möbeln (Dekoration)
- Grünpflanzen, große Uhren, Kalender
- barrierefreie Zugänge zum Haus
- gepflegte Grünflächen, Gartenanlagen mit Sitzgelegenheiten zum Ausruhen
- Gartenlauben, Sitzecken als Treffpunkt oder Erholungsbereich
- barrierefreie, rollstuhlgeeignete Wege
- spezielle Bezirke des Gartens für demenziell erkrankte Personen mit starken Orientierungsproblemen nach folgenden Kriterien:
  - leichtes Zurückfinden zum Ausgangspunkt
  - Vermeidung des „Gefängnischarakters" (Hecken statt Zäune oder Mauern)
  - barrierefreies Gehen und Rollstuhlfahren
  - Einblick ins Gelände und schnelle Erreichbarkeit für Mitarbeiter

10.6 Hilfsmittelanpassung

Dieses Kapitel zeigt, welche Hilfsmittel zur Fortbewegung genutzt und wie sie eingesetzt werden können. Ein Schwerpunkt ist der Einsatz von Rollstühlen.

10.6.1 Hilfsmittel zur Fortbewegung

Es gibt eine Fülle von Hilfsmitteln für unterschiedliche Beeinträchtigungen. Hilfsmittel können eine beeinträchtigte Mobilität ausgleichen und ermöglichen häufig eine relative Selbstständigkeit. Ihr Gebrauch kann z. B. die Lebensqualität von gehbehinderten Personen entscheidend verbessern.

Bei der Anschaffung von Gehhilfen und anderen Hilfsmitteln zur Fortbewegung sollten Fachleute für Orthopädietechnik, Ergotherapeuten und Krankengymnasten die Beratung übernehmen und zum Umgang mit den Geräten anleiten. Technische Hilfsmittel müssen an den Zustand des beeinträchtigten Menschen angepasst sein. Gehhilfen und andere Hilfsmittel zur Fortbewegung müssen Sicherheit bieten, einfach zu bedienen und sicher im Umgang sein.

Merke

Ein Gehstock, der die Gehfähigkeit unterstützen kann, aber beim Laufen immer zwischen die Beine gerät, schadet mehr als er nutzt.

10.6.2 Einsatz von Gehhilfen

▶ **Gehstock.** Er dient zur Bein- und Gelenkentlastung und vermittelt Benutzern mit instabilem Gang ein Gefühl von Sicherheit, z. B. der Spazier- oder Wander-

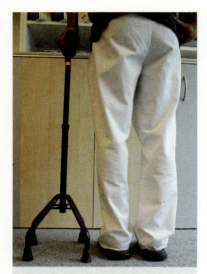

Abb. 10.5 Gehhilfen. Ein 4-Punkt-Gehstock für die Nutzung mit dem linken Arm. (Foto: K. Gampper, Thieme)

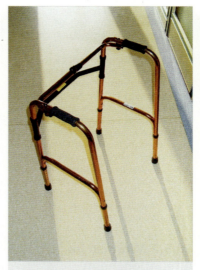

Abb. 10.7 Gehhilfen. Gehbock. (Foto: E. Sirsch, Thieme)

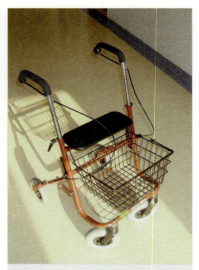

Abb. 10.8 Gehhilfen. Rollator. (Foto: E. Sirsch, Thieme)

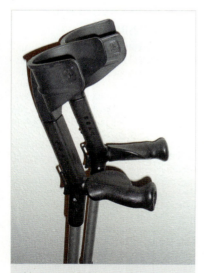

Abb. 10.6 Gehhilfen. Unterarmgehstützen mit ergonomischen Handgriffen. (Foto: E. Sirsch, Thieme)

stock. Ein 4-Punkt-Gehstock bietet eine breitere Auflagefläche und mehr Sicherheit (▶ Abb. 10.5).

Nach Beinfrakturen oder Hüftgelenkoperationen werden zur Entlastung Unterarmgehstützen eingesetzt. Voraussetzung zum Gebrauch ist Muskelkraft in den Armen und keine Beeinträchtigung des Gleichgewichtssystems. Unterarmgehstützen gibt es inzwischen auch mit ergonomischen Handgriffen, die bei eingeschränkter Handkraft günstiger sind (▶ Abb. 10.6).

▶ **Gehbock.** Sie bieten mehr Stabilität und Sicherheit als ein Stock. Die Person kann sich ganz aufstützen, das Zur-Seite-Kippen wird verhindert. Bei der Benutzung muss allerdings die Kraft vorhanden sein, den Gehbock völlig anzuheben und anders zu positionieren (▶ Abb. 10.7).

▶ **Rollator.** Besonders bewährt haben sich auch im häuslichen Bereich Rollatoren mit 4 Rädern. Das Laufen mit ihnen muss mit den Nutzern geübt werden. Wichtig ist, darauf zu achten, dass die Bremsen angezogen sind, wenn alte Menschen sich beim Aufstehen auf den Rollator stützen. Rollatoren mit 4 Rädern sind beim Laufen kippsicherer als sog. Deltaräder (3 Räder). In kleinen Wohnungen können allerdings Rollatoren mit 4 Rädern häufig nicht genutzt werden. Rollatoren haben meistens einen Ruhesitz und/oder einen Ablagekorb (▶ Abb. 10.8).

Film

Um die Inhalte zu vertiefen, können Sie sich den Film „Verwendung von Gehhilfen" ansehen.

10.6.3 Einsatz von Rollstühlen

Rollstühle ermöglichen auch schwer- und schwerstbehinderten Menschen die Teilnahme am öffentlichen Leben. Etwa eine Million behinderter Menschen in Deutschland sind auf einen Rollstuhl angewiesen. Die größtmögliche Autonomie dieser Personen erfordert individuell angepasste sowie fahr- und ausstattungstechnisch sichere Rollstühle. So müssen bei Menschen mit Beinamputationen Rollstühle wegen des veränderten Körperschwerpunktes mit einem Kippschutz ausgestattet sein (s. ▶ Abb. 24.10). Allerdings ereignen sich auch immer wieder Unfälle mit Rollstühlen aufgrund von Bedienungs- oder auch Materialfehlern.

Rollstuhltypen

▶ **Lagerungsstühle.** Sie sind kompakte, nicht zum Selbstfahren geeignete Rollstühle. Sie zeichnen sich aus durch:
- stufenlos verstellbare hohe Rückenlehne
- Sitzwinkelverstellung
- Wadenpolsterung
- individuell einstellbare Beinstützen

▶ **Standardrollstühle.** Sie sind meist aus Stahlrohr und zeichnen sich aus durch:
- einfache Konstruktion
- vorn meist Vollgummiräder, hinten luftbereift,
- wenig Komfort, aber zweckmäßig und preiswert

▶ **Leichtgewichtrollstühle.** Sie sind leicht, leicht gängig, variabler und individuell anpassbar (▶ Abb. 10.9).

▶ **Elektrorollstühle.** Sie sind mit einem Motor und einem Akku ausgestattet. Elektrorollstühle können vom Betroffenen selbst bedient werden und ermöglichen einen größeren Aktionsradius (▶ Abb. 10.10).

10.6 Hilfsmittelanpassung

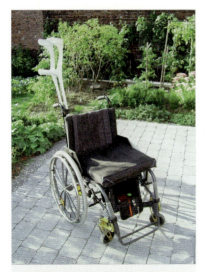

Abb. 10.9 Leichtlauf-Rollstuhl. Er ist variabel und anpassbar. (Foto: E. Sirsch, Thieme)

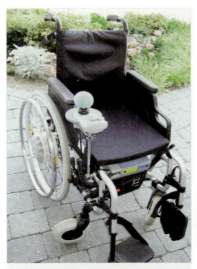

Abb. 10.10 Elektrorollstuhl. Mit einer Einhandbedienung. (Foto: E. Sirsch, Thieme)

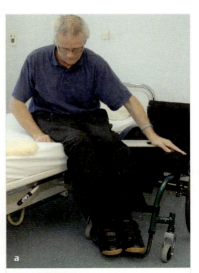

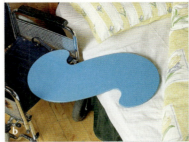

Abb. 10.11 Rutschbrett. Ermöglicht ein Hinein- oder Herausrutschen in oder aus dem Rollstuhl. (Foto: M. Niethammer, Thieme)

Beschreibung eines Standard-Rollstuhls

Das Grundgestell besteht aus der Sitzfläche, Rücken- und Armlehnen, Fußstützen, Rädern (Laufrad, Greifrad, Lenkrad) und Bremsen. Dazu gehören ebenfalls Handgriffe zum Schieben und Fußhebel zum Kippen des Rollstuhls. Die meisten Rollstühle können zusammengeklappt werden und beanspruchen so weniger Platz, z. B. für den Transport im Auto.

Die sichere und bequeme Fortbewegung ist besonders vom Luftdruck der Reifen abhängig, der regelmäßig überprüft werden muss. Mit den Bremsen rechts und links am großen Rad wird der Rollstuhl gesichert. Vor dem Aufstehen werden die Fußstützen zur Seite geklappt. Der Fahrer verlässt den Rollstuhl erst, wenn die Bremsen angezogen sind, er einen sicheren Stand hat und Halt durch die Begleitperson bekommt.

Für viele Menschen mit Gehbehinderung ist der Rollstuhl mehr als nur ein Transportmittel. Er wird deshalb den unterschiedlichen Körperbehinderungen angepasst und „muss sitzen wie ein maßgeschneidertes Kleid".

Zubehör zum Rollstuhl

Für Rollstühle gibt es unterschiedliches Zubehör, z. B.:
- Rutschbrett zum seitlichen Umsteigen auf einen Stuhl, auf das Bett oder den Autositz (▶ Abb. 10.11)
- Therapietisch zum Befestigen an den Armlehnen (▶ Abb. 10.12)
- Einkaufsnetz oder Rucksack (▶ Abb. 10.13)
- Sicherheitsgurte

▶ Zusatzgeräte. Zweckmäßig sind z. B.:
- Rollstuhlrampe (z. B. faltbare Rampen) zum Überwinden von Höhenunterschieden
- Treppenlifter, die im Treppenhaus montiert werden
- Treppensteighilfen wie Treppenraupe oder Treppenmobil

10.6.4 Begleitung von Rollstuhlfahrern

Das Schieben eines Rollstuhls erfordert Übung, Kenntnisse der Handhabung und Einfühlungsvermögen in die Situation der darin sitzenden Person. Ihre Sicherheit ist von der Begleitperson abhängig.

Grundsätzliches zum Umgang mit Rollstühlen und Rollstuhlfahrern

Grundsätzlich gilt:
- Vor der Benutzung die Handhabung des Rollstuhls überprüfen (es gibt viele unterschiedliche Modelle, z. B. sind Armlehnen, Beinstützen und evtl. Kopfstützen häufig abnehmbar. Wie funktionieren die Bremsen? In welcher Stellung des Hebels – nach vorn oder hinten – ist der Rollstuhl gebremst?)
- Funktionstüchtigkeit prüfen (ist genügend Luft in den Rädern, sind die Bremsen in Ordnung?)
- Rollstuhlfahrer beobachten (sitzt die Person richtig? Sitzt ihre Kleidung angemessen, ist Schutz vor Kälte und Regen vorhanden?)
- Bei jedem Anhalten oder Umsteigen Bremsen feststellen.

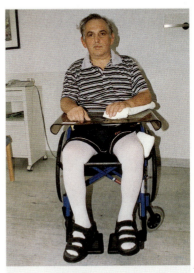

Abb. 10.12 Therapietisch. Er wird auf die Armlehnen geschoben und ermöglicht das Lagern der Arme z. B. bei Menschen mit Schlaganfall. (Foto: Thieme)

- Beim Schieben von Rollstühlen (bei passiven Betroffenen) darauf achten, dass die Füße auf den Fußrasten stehen (sonst besteht Verletzungsgefahr, oder es kann sogar durch schleifende Füße auf dem Boden dazu kommen, dass der Rollstuhl umkippt oder Betroffene herausfallen).
- Fußstützen vor dem Aufstehen unbedingt hochklappen (sonst kippt der Rollstuhl vornüber).
- Zum Heben des Rollstuhls nur die stabilen Rahmenrohre greifen (durch Anfassen an der herausnehmbaren Armlehne können Verletzungen für Rollstuhlfahrer und Begleitperson entstehen).
- Keine Experimente machen, die die Sicherheit des Rollstuhlfahrers gefährden (z. B. verkehrsreiche Straßen nur an Zebrastreifen überqueren).
- Beim Einkaufen darauf achten, dass die Person die zu kaufende Ware auch sehen kann (ihr keine schweren oder eiskalten Waren auf den Schoß stellen).
- Im Gespräch mit dem Rollstuhlfahrer Pausen nutzen und Gelegenheiten suchen, wo Gespräche mit Blickkontakt geführt werden können (für den Rollstuhlfahrer ist ein Gespräch mit der Begleitperson immer anstrengend, weil er den Kopf nach hinten drehen muss).
- Gespräche zu dritt so führen, dass auch der Rollstuhlfahrer am Gespräch teilnehmen und die beteiligten Personen sehen kann.

Überwindung von Hindernissen mit dem Rollstuhl

▶ **Hinunterfahren.** Beim Herunterfahren von Bordsteinkanten oder Stufen gilt – wenn die großen Räder hinten angebracht sind (▶ Abb. 10.14):
- Rollstuhl bis an die Bordsteinkante schieben.
- Die Begleitperson tritt mit einem Fuß auf einen hinten zwischen den Rädern angebrachten Fußhebel. Gleichzeitig drückt sie die Schiebegriffe nach unten und kippt den Rollstuhl leicht nach hinten. Dann lässt sie langsam ohne Ruck die großen Räder an der Bordsteinkante hinuntergleiten.
- Das Manöver ist beendet, wenn die kleinen Räder wieder auf dem Boden stehen.

▶ **Hinauffahren.** Beim Hinauffahren auf Bordsteinkanten oder Stufen gilt – wenn die großen Räder hinten angebracht sind (▶ Abb. 10.15):
- Der Rollstuhl wird vorwärts an die Bordsteinkante herangefahren.
- Nun wird der Rollstuhl leicht nach hinten gekippt, bis die kleinen Räder auf der Stufe stehen. Dann schiebt die Begleitperson an den Schiebegriffen den Rollstuhl hoch, bis auch die großen Räder auf dem Boden stehen.
- Auf Kopfstützen achten!

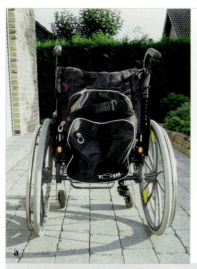
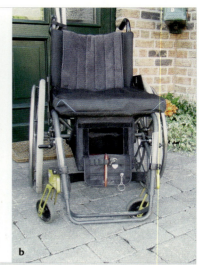

Abb. 10.13 Rucksack. (Fotos: Thieme)
a Zwischen den Schiebegriffen befestigt.
b Vorn am Rollstuhl angebracht.

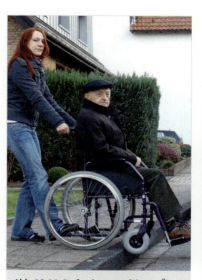

Abb. 10.14 Stufen herunterfahren. Überwinden von Bordsteinkanten oder Stufen mit dem Rollstuhl. (Foto: E. Sirsch, Thieme)

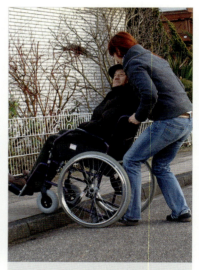

Abb. 10.15 Stufen herauffahren. Überwinden von Bordsteinkanten oder Stufen mit dem Rollstuhl (Stufen hinauffahren). (Foto: E. Sirsch, Thieme)

▶ **Hilfen beim Verlassen des Rollstuhls.** Der Vorgang des Aufstehens ist abhängig von der Art der Behinderung. Im Allgemeinen weiß die behinderte Person, wie der Transfer auf die sicherste und für sie angenehmste Weise durchzuführen ist. Wie das Aufstehen bzw. der Transfer erfolgen kann (S. 588), ist abhängig von der Art der Behinderung (z. B. Hemiplegie), von der Muskelkraft der Arme (z. B. Querschnittlähmung) und der Kooperationsfähigkeit mit dem Helfer.

> **Lernaufgabe** ✓
>
> Setzen Sie sich in einen Rollstuhl und lassen Sie sich 1 Stunde durch die Stadt schieben:
> - Prüfen Sie öffentliche Gebäude und Geschäfte auf rollstuhlgerechte Zugänge, Toiletten, Einkaufsmöglichkeiten und der Freundlichkeit im Umgang mit Behinderten.
> - Reflektieren Sie Ihre Erfahrungen:
>   1. aus der Sicht des Menschen mit Behinderung
>   2. als rollstuhlschiebende Begleitperson
> - Veröffentlichen Sie diese Erfahrungen in der regionalen Tageszeitung.

10.7 Bewegungsförderung

In der Pflege und Begleitung von alten Menschen gilt: Bewegung fördern! Dazu gehört in erster Linie, Informationen zu der Bewegungsfähigkeit und der damit verbunden Mobilität zu gewinnen (Anamnese). Erst daran schließen sich die Zielsetzung und die Planung der Maßnahmen an.

10.7.1 Beobachtungen und Informationen zur Pflegeanamnese

Voraussetzung für die Planung und Durchführung von präventiven, pflegerischen, rehabilitativen Maßnahmen ist eine umfassende Information durch Beobachtung und Befragung zur Bewegungsfähigkeit. In der Pflegeanamnese sollten bei Aufnahme des Pflegeprozesses Ressourcen und Probleme ermittelt werden. Ergänzende Informationen werden durch Beobachtung gewonnen und durch Assessmentinstrumente ergänzt.

Dabei muss Folgendes berücksichtigt werden:
- aktuelle gesundheitliche Situation, aktuell vorliegende Erkrankungen
- individuelle Bedürfnisse und Erfordernisse
- biografischer Hintergrund (ist der Betroffene ein bewegungsaktiver oder eher passiver Mensch?)
- Fähigkeiten und Gewohnheiten des alten Menschen
- potenzielle (mögliche) Risiken, die aus reduzierter körperlicher und geistiger Mobilität resultieren können, z. B.
  - Dekubitus
  - Kontrakturen
  - Sturzgefahr
  - Thrombosen
  - Pneumonie
  - Inkontinenz
  - Obstipation
  - sensorische Deprivation
- aktuell vorliegende Bewegungseinschränkungen
- aktuell vorliegende Bewusstseinseinschränkungen
- Schmerzen
- reduzierte oder erhöhte Muskel- und Körperspannung
- Körperhaltung
- Schritt- und Gangbild
- Umgang mit und Einsatz von Hilfsmitteln
- Umgebungsfaktoren
- aktuelle Veränderungen im Wohnumfeld

Die Informationen und Beobachtungen werden in die Dokumentation eingetragen und in die Informationssammlung/Pflegeanamnese aufgenommen. Es wird darauf geachtet, dass auch Informationen aus anderen Bereichen und von allen beteiligten Berufsgruppen (z. B. Ergotherapeuten, Krankengymnasten, Personen der Hauswirtschaft) in die Pflegeplanung einfließen. Durch gezielte Vernetzung mit allen beteiligten Disziplinen können ergänzende Informationen gewonnen und auch weitergegeben werden, siehe Kap. „Pflegeprozessplanung und Pflegedokumentation" (S. 169).

10.7.2 Pflegeziele und pflegerische Aufgaben

Richtziel pflegerischer und therapeutischer Bemühungen ist es, die Selbstständigkeit alter Menschen so lange und so optimal wie möglich zu erhalten, auch wenn es nur für Teilbereiche der Mobilität oder einzelne Handlungsabläufe realisierbar ist.

Der alte Mensch erfährt Hilfestellung durch Pflegepersonen so, dass er sein lebenslang aufgebautes Verständnis von Bewegung wiedererkennen und weiterhin ausleben kann.

▶ **Pflegeziele.** Dies können z. B. sein:
- Der alte Mensch erreicht für seine Situation eine optimale Mobilität.
- Er beteiligt sich z. B. am Ausflug in den Zoo oder ins Café.
- Er nimmt an der wöchentlichen Gymnastikstunde teil.
- Er akzeptiert seine Behinderung und arbeitet aktiv an der Verbesserung einzelner Fähigkeiten (Rehabilitation) mit.
- Er fühlt sich in seinem individuellen Ruhe- bzw. Bewegungsbedürfnis unterstützt.
- Er fühlt sich in allen Bereichen des Heimes sicher und geborgen.

▶ **Pflegerische Aufgaben.** Das sind z. B.:
- Ressourcen der Personen analysieren.
- Gefahren für die Personen frühzeitig identifizieren.
- Beratungsgespräche mit Betroffenen und Angehörigen führen.
- Pflegerische Maßnahmen planen, durchführen und evaluieren.
- Betroffene und Angehörigen anleiten und beraten.

10.7.3 Aktive, assistive und passive Maßnahmen

Zu den pflegerischen Maßnahmen zur Bewegungsförderung gehören:
- Anlage eines individuellen Bewegungsförderungsplans
- Verstärkung aller, auch kleinster Aktivitäten und Kontaktaufnahmen
- biografiegeleitete Stärkung von Eigenverantwortung auch in Kleinstschritten
- allgemeine und spezielle Milieugestaltung (Dabei die Kommunikation über alle Sinneskanäle fördern und Funktionsbeeinträchtigung der Sinnesorgane und den Hilfsmitteleinsatz beachten [z. B. Brille, Hörgerät].)
- Bewegungsübungen (möglichst in Absprache mit dem Hausarzt und den Krankengymnasten)
- evtl. Abklärung einer Schmerzmitteltherapie mit dem behandelnden Arzt

Individuelle Bewegungsübungen der Extremitäten

Der individuelle Bewegungsförderungsplan richtet sich nach den Präferenzen des Bewohners und den pflegerischen, therapeutischen und medizinischen Empfehlungen. Die täglichen Bewegungsübungen können entweder aktiv (selbstständig), assistiv (mit Hilfe) oder passiv (Übernahme) sein.

Ein gesundheitlicher Nutzen bei körperlichen Aktivitäten wird v. a. beim Erreichen intensiver Belastungsintensität (▶ Abb. 10.16) betont (LIGA.NRW 2010). Für ältere Menschen werden Bewegungsempfehlungen wie folgt aufgezeigt. Demnach „sollten ältere Menschen:
- Mind. 150 Minuten (2½ Stunden) pro Woche Bewegung mit mittlerer Intensität oder 75 Minuten (1¼ Stunden) pro Woche Bewegung mit höherer Intensität oder eine adäquate Kombination aus Bewegung mit mittlerer und höherer Intensität durchführen. Idealerweise sollte die Aktivität auf möglichst viele Tage der Woche verteilt werden. Jede Einheit sollte mind. 10 Minuten durchgehend dauern.
- Für einen zusätzlichen und weiter reichenden gesundheitlichen Nutzen – eine Erhöhung des Bewegungsumfangs

Art der Aktivität	leicht (3 MET bzw. < 3,5 kcal/min)	moderat (3–6 mET bzw. 3,5–7 kcal/min)	schwer (<6 MET bzw. >7 kcal/min)
berufliche Tätigkeit	Büroarbeit sitzend, Arbeit hinter Pult stehend, Berufskraftfahrer, Maschinist	stehend mit Geben oder Heben von Lasten (25kg)	Schwerarbeit (Bergbau, Ladetätigkeit)
Transport	Autofahren, Benutzung öffentlicher Verkehrsmittel	Radfahren zur Arbeit, Gehen zur Arbeit/Busstation, Treppensteigen	Treppensteigen mit Last
Hausarbeit	Staubsaugen, Staubwischen, Betten machen, Kochen, Abwaschen, Bügeln	generelles Reinigen, Fenster-, Boden putzen, Autowäsche, Reparaturarbeiten	Tragearbeiten, Möbel umstellen
Kinderaufsicht	Spielen (sitzend oder stehend), Kinder füttern, wickeln, anziehen, Spazieren mit Kinderwagen	aktives Spiel (gehend und laufend), Tragen, Heben eines Kindes, zügiges Gehen mit Kinderwagen	
Gartenarbeit	Jäten, Säen	Hecken schneiden, Rasenmähen (Motormäher), Schneeschaufeln	Rasenmäher (Handmäher), Erdarbeiten
Freizeitaktivität	Spazieren gehen (< 4 km/h)	zügiges Gehen (4–7 km/h)	Bergangehen mit Last (10–20 kg), Joggen, Laufen
		Treppensteigen, Steppgerät (langsam), Trampolin, Bergwandern, Rad als Transportmittel (Einkauf, Arbeit), Radausflüge mit der Familie (15 km/h)	Treppensteigen mit Last, Steppgerät (schnell), Klettern, Radfahren schnell (>15 km/h), Mountainbiken
	Standfahrrad (25 Watt), Baden	Standfahrrad (50–100 Watt), Längen schwimmen (mäßig schnell)	Standfahrrad (> 100 Watt), Längen schwimmen (schnell)
	Fischen	Schnorcheln, Tauchen, Surfen, Rudern (Rudergerät) (40–100 Watt)	Rudern (schnell), Rudergerät (>100 Watt)
	Stretching	Gymnastik, Krafttraining an Maschinen, Wassergymnastik, Aerobic (low impact), Tanz langsam (Disco, Volkstanz, klassisch)	Circuittraining an Maschinen, Aerobic (high impact), step aerobic, Tanz schnell (Disco, Volkstanz, klassisch)
	Billiard, Kegeln, Dart	Golf, Badminton, Tennis (sozial), Volleyball (Verein), Basketball, Inlineskaten (langsam), Eislaufen, Schilaufen, Schiwandern	Badminton, Tennis (Verein), Beach-Volleyball, Inlineskaten (schnell), Schilanglauf, Touren, Bergwandern

Abb. 10.16 **Bewegungsempfehlung.** Klassifikation der körperlichen Aktivität auf Grundlage der absoluten Intensität (Samitz u. Baron 2002, S. 16).

auf 300 Minuten (5 Stunden) pro Woche Bewegung mit mittlerer Intensität oder 150 Minuten (2½ Stunden) pro Woche Bewegung mit höherer Intensität oder eine entsprechende Kombination aus Bewegung mit mittlerer und höherer Intensität anstreben
- An 2 oder mehr Tagen der Woche muskelkräftigende Bewegungen mit mittlerer oder höherer Intensität durchführen, bei denen alle großen Muskelgruppen beansprucht werden" (Titze et al. 2010, S. 7).

Die pflegerisch unterstützenden Angebote sollten in die alltäglichen Aktivitäten (z. B. bei der Morgen- und Abendtoilette, Freizeitangeboten wie Sitzkegeln oder gesellschaftlichen Aktionen) eingebunden werden. Horn (2011) verweist auf eine verbesserte Mobilität und Beweglichkeit von Armen und Beinen, wie auch einen Zugewinn an Muskelkraft und Gleichgewicht mittels vielfältiger Bewegungsangebote für Bewohner in Altenpflegeeinrichtungen (von 1 Monat bis 1 Jahr, 1-mal oder mehrmals wöchentlich und Dauer ca. 60–75 Minuten) durch:
- Gruppeninterventionen (Programme, z. B.: Tanztraining oder verschiedene Trainingsprogramme/Gymnastikübungen)

- Einzelinterventionen/individuelle Interventionen (auf der Grundlage des individuellen Bedarfs der Bewohner/ihrer gesundheitlichen Situation)

Dabei wurde eine Verbesserung der Beweglichkeit von Armen und Beinen und der Mobilität erzielt, die Erhöhung der Leistungsfähigkeit der unteren Extremitäten, wie auch ein Zugewinn an Muskelkraft und Gleichgewicht.

Die Bewohner sollen aktiv mitbestimmen, wo ihre Präferenzen liegen.

Merke

Beim Durchführen von Bewegungsübungen müssen alle Bewegungsabläufe und deren Wirkung deutlich und nachvollziehbar von den Ausführenden kommentiert werden.

Sensorische Deprivationsprophylaxe

Reizmangelzustände (sensorische Deprivation) werden durch Immobilität begünstigt. Dabei fehlen bettlägerigen Personen Außenreize. Das können zum einen Reize sein, die die betroffene Person sich nicht mehr selbst holen kann, aber auch ein Mangel an Reizen, die ihm von Dritten zugeführt werden können.

Zum Beispiel haben bettlägerige Personen oft schon lange keine Blumen mehr gerochen, einen Apfel oder auch Schnee in der Hand gehalten.

Bezogen auf die Bewegungen kann das heißen, Personen, die gern gelaufen sind, haben ihre Beine schon lange nicht mehr gespürt. Hier gilt es, an gewohnte Bewegungsmuster anzuknüpfen, um Reize zu setzen. Durch biografiegestützte Erlebnisse und positive soziale Erfahrungen werden Erinnerungen wachgerufen und verstärkt. Erzählen, Besuch, Fotos, 10-Minuten-Aktivierung, siehe Kap. „Prägung durch Biografie" (S. 128) und Kap. „Die 10-Minuten-Aktivierung" (S. 1039).

Lernaufgabe

Erstellen Sie eine spezielle Aktivitätenliste für immobile und überwiegend bettlägerige Altenheimbewohner und Klienten eines ambulanten Pflegedienstes unter Berücksichtigung der jeweiligen Biografie.

10.7.4 Qualitätskriterien

Die Checkliste führt Qualitätskriterien zur Aktivität des täglichen Lebens „sich bewegen können" auf, um festzustellen, ob den alten Menschen in diesem Bereich ausreichend Möglichkeiten geboten werden, und um ihre Situation zu verbessern (▶ Abb. 10.17).

Qualitätskriterien zu „Sich bewegen können"	ja	nein
Strukturqualität		
– Werden alte Menschen durch ambulante Pflegedienste über Möglichkeiten zur barrierefreien, behindertengerechten Gestaltung ihres Wohnraumes beraten?	○	○
– Werden die Einrichtungen regelmäßig auf Unfallsicherheit überprüft?	○	○
– Können Flure und Wohnbereiche durch verschiedenartige Gestaltung (Farben, Bilder, Blumen) deutlich voneinander unterschieden werden?	○	○
– Gibt es innerhalb des Hauses ausreichend Möglichkeiten für Gehübungen?	○	○
– Dürfen sich die Bewohner in allen Bereichen des Hauses aufhalten?	○	○
– Können die Bewohner die Einrichtung jederzeit verlassen und betreten?	○	○
– Wird darauf geachtet, dass die Gartenanlagen so gestaltet und gepflegt sind, dass es Freude macht, sich darin aufzuhalten?	○	○
– Gibt es im Garten einen Bereich, in dem orientierungsgestörte Personen ohne Begleitung regelmäßig spazieren gehen können?	○	○
– Werden regelmäßige Fahrdienste durch die Einrichtung angeboten?	○	○
Prozessqualität		
– Ist die Förderung der Mobilität alter Menschen ein primäres Pflegeziel?	○	○
– Werden alle Fähigkeiten des alten Menschen, sich fortbewegen zu können, genutzt und gefördert?	○	○
– Werden die Ursachen für aktuelle Probleme im Bereich „Sich bewegen können" zusammen mit den Hausärzten abgeklärt?	○	○
– Wird mit Krankengymnasten, Ergotherapeuten und orthopädisch geschulten Fachleuten zusammengearbeitet?	○	○
– Sind die Mitarbeiterinnen in der Anwendung von bewegungsfördernden Konzepten wie Bobath, Kinästhetik, physiotherapeutischen Übungen und ergotherapeutischen Maßnahmen geschult?	○	○
– Werden (neue) Mitarbeiterinnen in den Umgang mit Rollstühlen, Gehhilfen und anderen Hilfsmitteln zur Fortbewegung eingewiesen?	○	○
– Wird auf die Sicherheit bei der Anwendung von Gehhilfen geachtet?	○	○
– Wird die Funktionstüchtigkeit/Sicherheit von Rollstühlen regelmäßig überprüft?	○	○
– Wird darauf geachtet, dass sturzgefährdete Personen über gutes Schuhwerk, Brille, Hörgerät und bequeme Kleidung verfügen und diese auch tragen?	○	○
– Wird darauf geachtet, dass auch stark bewegungseingeschränkte Personen mehrere Stunden am Tag in Tageskleidung außerhalb des Bettes verbringen?	○	○
– Ist den Mitarbeiterinnen bewusst, dass dauerhafte Bettlägerigkeit in der Regel vermieden werden kann?	○	○
– Wird darauf geachtet, dass bettlägerigen Personen zum Erhalt ihrer visuellen und kognitiven Wahrnehmungsfähigkeiten anregende Maßnahmen zur Beschäftigung, zum Sehen, Hören, Tasten und Riechen angeboten werden?	○	○
– Kennen die Mitarbeiterinnen den Unterschied zwischen freiheitsentziehenden und freiheitsberaubenden Maßnahmen?	○	○
– Wird im Team über die Anwendung und Notwendigkeit von freiheitsbeschränkenden Maßnahmen gesprochen?	○	○
Ergebnisqualität		
– Fühlen sich die zu Hause lebenden immobilen alten Menschen und ihre Angehörigen durch die Pflegefachkräfte im Blick auf Mobilisations- und Fortbewegungsmöglichkeiten umfassend beraten und versorgt?	○	○
– Haben zu Hause lebende alte Menschen durch Hinweise der Mitarbeiterinnen ihre Wohnungen unfallsicher und bewegungsfreundlich umgestaltet und die finanziellen Mittel zur Wohnraumanpassung in Anspruch genommen?	○	○
– Fühlen sich Heimbewohnerinnen ihren Bewegungsfähigkeiten und -möglichkeiten entsprechend unterstützt und gefördert?	○	○
– Beschränkt sich die Anzahl der Bettlägerigen in der Einrichtung nur auf die Personen, bei denen Bettlägerigkeit nicht vermieden werden kann?	○	○

Abb. 10.17 Checkliste. Qualitätskriterien zur Lebensaktivität „Sich bewegen können".

10.8 Rückenschonendes Arbeiten

Pflegen bedeutet auch körperlich schwere Arbeiten durchführen, die im Zusammenhang mit dem Bewegen und Transfer von immobilen Personen stehen. Rückenschonendes bzw. rückengerechtes Arbeiten zu beherrschen, ist für Pflegende von besonderer Bedeutung. Es handelt sich dabei um Arbeitstechniken zur Bewältigung von Arbeits- und Alltagsbewegung unter größtmöglicher Entlastung der Wirbelsäule. Eine falsche Körperhaltung (zumeist gekennzeichnet durch einen gebeugten Rücken und durchgestreckte Knie) führt zu vorzeitiger Ermüdung, Rückenschmerzen und auf Dauer zu Bandscheibenschäden. Dadurch entstehen nicht nur vorübergehende Ausfälle wie „Hexenschuss" und Muskelverspannung, sondern auch bleibende Schäden am Skelettsystem, die schlimmstenfalls zu einer vorzeitigen Berufsunfähigkeit führen können.

Eine kräftige, ausgeglichene Rückenmuskulatur ist Gewährleistung für einen gesunden, „leistungsfähigen" Rücken (▶ Abb. 10.18). Sie stabilisiert die Bewegungssegmente und entlastet Bandscheiben und Wirbelgelenke. Wichtiger Gegenspieler der Rückenmuskulatur ist die Bauchmuskulatur. Sie hat eine entscheidend entlastende und stabilisierende Funktion beim Heben und Tragen von schweren Gegenständen (▶ Abb. 10.19) und sollte ebenfalls gestärkt werden.

10.8.1 Regeln für eine rückengerechte Arbeitsweise

▶ **Schuhwerk.** Geeignet sind rutschfeste, geschlossene Schuhe mit einem anatomischen Fußbett und einer festen Fersenführung für den seitlichen Halt. Eine dämpfende, evtl. mit Luftpolster versehene Sohle soll Gelenke und Wirbelsäule entlasten. Um Lärmbelästigungen, besonders in der Nacht, zu reduzieren, sollte der Schuh einen weichen, geräuschlosen Auftritt ermöglichen.

▶ **Kleidung.** Die Kleidung muss bequem sein und Bewegungsfreiheit ermöglichen. Hosenanzug und Hose mit elastischem Bund und Kasack erfüllen diese Anforderungen optimal.

▶ **Umgebungsgestaltung.** Dabei gilt:
- Wenn möglich mit Hilfsmitteln arbeiten, z. B. Lifter oder Rutschbrett einsetzen.
- Pflegebetten bei liegenden Personen in Arbeitshöhe stellen (Körpergröße der Pflegeperson und beabsichtigte Bewegung beachten).
- Vor dem Transfer die Anordnung von Stuhl bzw. Rollstuhl zum Bett vornehmen.

▶ **Beinstellung.** Als Ausgangsstellung bieten Schritt- oder Grätschstellung die größte Standfestigkeit und unterstützen das Gleichgewicht. Die Belastung der Beine kann bei der Schrittstellung verlagert werden (Spielbein – Standbein). Die Knie sind dabei mehr oder weniger gebeugt.

▶ **Koordiniertes Arbeiten.** Bevor mit einer Person zum ersten Mal gearbeitet

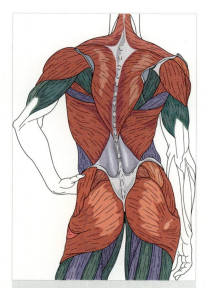

Abb. 10.18 **Stabilisieren.** Eine kräftige, ausgeglichene Rückenmuskulatur gewährleistet einen gesunden, „leistungsfähigen" Rücken.

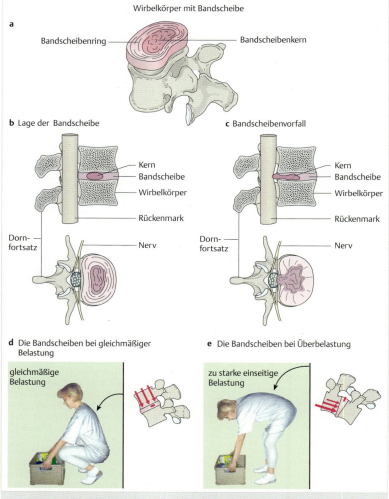

Abb. 10.19 **Bandscheiben.** Bei gleichmäßiger Belastung und bei Überbelastung.

wird, muss herausgefunden werden, welche Ressourcen und Restaktivität vorhanden sind, und wie die Bewegungen gewöhnlich ausgeführt werden. Die Betroffenen sollten vorher Informationen über den Transfer erhalten und der Ablauf sollte kommentiert werden, damit beim Transfer oder Umlagern aktiv mitgearbeitet werden kann.

Merke

Grundprinzipien für das Bewegen von Personen:
- Das Gewicht des Betroffenen zuerst verlagern, die zu bewegenden Körperpartien entlasten, erst dann bewegen.
- Den Betroffenen immer an Körperschwerpunkten (Becken oder Thorax) anfassen.
- Niemals in die Gelenke, z. B. Achselhöhle oder an die Halswirbelsäule, greifen, sondern am Rumpf (Körperschwerpunkt) anfassen.
- Den Körper des Betroffenen abschnittsweise und nicht auf einmal (wie einen Baumstamm) bewegen.
- Das Gewicht des Betroffenen führen, nicht heben.

▶ **Rückenschule.** Die Muskelkraft und Gelenkbeweglichkeit zur Durchführung der rückenschonenden Arbeitsweise muss trainiert werden. Durch Teilnahme an einer speziellen Gymnastik (Rückenschule) wird die Wahrnehmung des eigenen Körpers gesteigert, rückengerechtes Verhalten trainiert und dadurch Rückenbeschwerden vorgebeugt (▶ Abb. 10.20).

Qualifizierte Pflege von Bewegungsbehinderten zeigt sich auch in der fachgerechten Anwendung von Pflegekonzepten, siehe Kap. „Kinaesthetics in der Altenpflege" (S. 247), Kap. „Bobath-Konzept" (S. 572) und dem Aktivitas-Konzept (Beckmann M).

10.8.2 Einsatz von technischen Hilfsmitteln

Die Berufsgenossenschaft für Gesundheitsdienst und Wohlfahrtspflege verpflichtet die Arbeitgeber, den Mitarbeitern im Pflegedienst Patientenlifter, Patientenheber und andere technische Hilfsmittel zur Verfügung zu stellen (Unfallverhütungsvorschrift Gesundheitsdienst VBG 103). Die Mitarbeiter sind verpflichtet, diese Arbeitsmittel i. S. der Arbeitssicherheit einzusetzen.

Voraussetzungen zum Einsatz von technischen Hilfsmitteln sind:
- Der Umgang mit Hebeliftern und anderen Hilfsmitteln muss beherrscht werden.
- Die Bedienung von neuen Geräten muss vor der Anwendung an Betroffenen von den Mitarbeitern geübt werden.
- Neue Mitarbeiter, Schüler u. a. müssen entsprechend geschult werden.
- Die Funktionstüchtigkeit und Sicherheit der Geräte muss regelmäßig geprüft werden.
- Der alte Mensch muss auf den Einsatz des Gerätes vorbereitet werden und Vertrauen zum Gerät entwickeln können.

Lifter, Umsetzhilfen und andere Patiententransportgeräte werden von unterschiedlichen Firmen hergestellt, die z. T. ihre Geräte vorstellen und die Handhabung demonstrieren.

Kleinere Hilfsmittel

▶ **Bettleiter, Bettzügel.** Sie werden jeweils am Fußende eines Bettes befestigt. Bettlägerige Personen können sich mit ihrer Hilfe aus eigener Kraft aufrichten. Der Umgang mit der Bettleiter kräftigt gleichzeitig die Muskulatur in Händen und Armen (▶ Abb. 10.21). Der Bettzügel bzw. das Bettband kann auch mit nur einem Arm genutzt werden.

▶ **Haltegürtel.** Die kleine Hilfe besteht aus einem gepolsterten Gürtel aus waschbarem Nylonmaterial, der der Person um die Taille gelegt und mit einem Schnallenverschluss befestigt wird. Die Pflegeperson erfasst die Haltegriffe am Gürtel und kann den Betroffenen beim Aufstehen, Umsetzen und Gehen unterstützen. Der Betroffene hat seine Arme frei und kann sich damit abstützen, z. B. beim Umsetzen auf den Rollstuhl (▶ Abb. 10.22). Diese Methode ist auch für Angehörige gut geeignet.

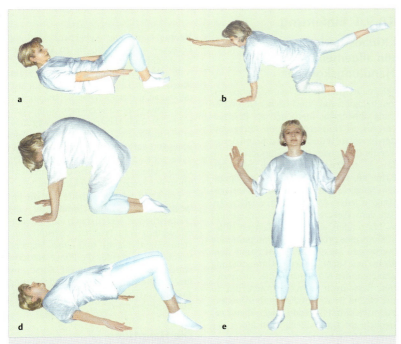

Abb. 10.20 Übungen zur Stärkung der Rückenmuskulatur.
a Übung, um die Bauchmuskulatur zu kräftigen.
b Übung im Vierfüßlerstand zur Stärkung der Rückenmuskulatur.
c Übung, um die Wirbelsäule elastisch zu halten.
d Übung zur Kräftigung der Rumpfmuskulatur.
e Übung zur Stärkung der Schulterblattmuskulatur.

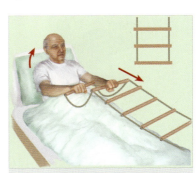

Abb. 10.21 Bettleiter. Sie hilft Personen, sich im Bett mit eigener Kraft aufzurichten.

▶ **Gleitmatte.** Die Gleitmatte besteht aus 2 gegeneinander verschiebbaren Flächen. Sie erleichtert das Bewegen im Bett ebenso, wie das Umsetzen auf einen Stuhl (▶ Abb. 10.23).

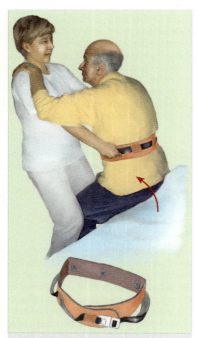

Abb. 10.22 Haltegürtel. Er wird um die Taille des Betroffenen gelegt. Die Pflegeperson umfasst die Haltegriffe am Gürtel und kann den Betroffenen beim Aufstehen, Umsetzen und Gehen unterstützen.

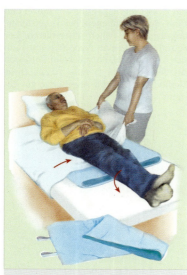

Abb. 10.23 Gleitmatte. Sie erleichtert das Bewegen im Bett ebenso wie das Umsetzen auf einen Stuhl.

Lernaufgabe

Überprüfen Sie einen Tag lang Ihre Tätigkeiten im Pflegebereich. Schreiben Sie auf, bei welchen Tätigkeiten Sie Ihre Wirbelsäule belasten z. B. beim
- Heben von schweren Gegenständen,
- Bücken,
- Stehen in gebeugter Haltung,
- Unterstützen von Personen beim Aufstehen und Umsetzen.

Überlegen Sie:
- Welche Bewegungen müssten Sie verändern, z. B. wenn Sie rückenschonende/kinästhetische Prinzipien beachten?
- In welchen Situationen könnten Hilfsmittel eingesetzt werden?
- Welche Tätigkeiten könnten Sie im Sitzen ausführen?

Diskutieren Sie mit Ihren Kollegen darüber.

10.9 Kinaesthetics in der Altenpflege

Gundula Geist

10.9.1 Einleitung

„Kinaesthetics" – ein allgemeines Handlungskonzept

Pflegende, die die Bewegungskompetenzen betagter, von pflegerischer Unterstützung abhängiger Menschen als Ressourcen für die Unterstützung im Alltag nutzen möchten, brauchen ein differenziertes Verständnis, wie Bewegungsabläufe im Körper strukturiert sind. Sie benötigen Kriterien, die ihnen helfen, die individuellen Möglichkeiten zur Gewichtsverlagerung in jedem Menschen zu analysieren. Mit dem Werkzeug Kinaesthetics gelingt es Pflegenden, aus einer zufälligen Hilfestellung eine professionelle Unterstützung werden zu lassen. Sie geben damit dem Menschen, dem sie eine Unterstützung anbieten, die Möglichkeit, die vorhandenen Ressourcen wahrzunehmen, um so die eigene Bewegungskompetenz weiterzuentwickeln. Pflegende tragen damit erheblich zur Gesundheitsentwicklung des älteren Menschen bei.

In den vergangenen 40 Jahren haben hierzu die 6 Konzepte, die „Kinaesthetics" anzubieten hat, erfolgreich beigetragen. Die nationalen Expertenstandards, z. B. Dekubitus- und Sturzprophylaxe, Schmerz und der ab 2015 zu erwartende Standard zur Förderung der Bewegung, setzen ein Grundverständnis an Kinaesthetics-Denk-Werkzeugen zur Bewegungsanalyse voraus. Seit April 2009 besteht eine Rahmenvereinbarung zwischen einigen Pflegekassen und Kinaesthetics Deutschland. So können auch pflegende Angehörige und ehrenamtlich Tätige an Kinaesthetics-Grund- und -Aufbaukursen teilnehmen, um den Risiken von Überbelastung effektiv gestaltete Unterstützungen entgegensetzen zu können.

Im anschließenden Text werden kurz die Grundlagen dargestellt. Erlernt wird die Anwendung der Kinaesthetics-Konzepte durch die Bewegungserfahrung am eigenen Körper in Grund- und Aufbaukursen unter Anleitung speziell ausgebildeter Kinaesthetics-Trainer.

Der Begriff „Kinaesthetics"

Definition

Das Wort **Kinaesthetics** ist ein Eigenname und von seinen Begründern Dr. Frank Hatch und Dr. Lenny Maietta in den 70er Jahren kreiert worden. Wurzeln sind die griechischen Wörter „Kinesis" = Lehre von der Bewegungswahrnehmung und Bewegungsempfindung und „Aisthesis" = Harmonie, Schönheit.

Neurobiologie und Kybernetik sind die Bezugswissenschaften, die zu Kinaesthetics geführt haben.

In den 1970er Jahren boten Dr. Frank Hatch und Dr. Lenny Maietta Kurse für Studenten an, die ihnen helfen sollten, ihre eigene Bewegung zu verstehen. Grundlagen waren Dr. Frank Hatchs eigene Bewegungserfahrungen als Tänzer und seine Forschungen auf dem Gebiet der Verhaltenskybernetik. In der Zusammenarbeit mit Dr. Lenny Maietta sind Ansätze der humanistischen Psychologie hinzugekommen.

Erst Ende der 1980er Jahre sind die bewegungsanalytischen Grundlagen, die „Kinaesthetics" bietet, durch die Krankenschwestern Frau Prof. Dr. Christel Bienstein (Deutschland) und Frau Suzanne Schmidt (Kanada) für die Pflege entdeckt worden. Seitdem wurden die Kurse und ihre Inhalte ständig weiterentwickelt und sind im Curriculum der Altenpflegeausbildung fest verankert.

Die Hauptidee

Die angebotene Unterstützung ist so gestaltet, dass der ältere Mensch den eigenen Gewichtsverlauf in der Bewegung wahrnehmen und seine eigenen Fähigkeiten mit einsetzen kann. Diese Idee leitet sich aus folgenden Annahmen wissenschaftlicher Forschung ab.

Zunächst sind die Forschungsbereiche der Verhaltenskybernetik (K. U. Smith) und der Neurobiologie (Varela u. Maturana) zu nennen. Die Grundannahme verhaltenskybernetischer Forschung ist: **Lebewesen steuern und regulieren ihre Lebensprozesse von innen durch die eigene Bewegung.**

Dagegen kommen Begrifflichkeiten wie Selbstwirksamkeit und Selbstkontrolle aus dem Forschungsfeld der humanistischen Psychologie, der Schwerpunkt Dr. Lenny Maiettas wissenschaftlicher Arbeit. **Menschen erweitern ihre Bewegungskompetenz, indem sie der Bewegung eines anderen Menschen folgen.**

Die Fortbewegung eines Menschen sollte so unterstützt werden, dass er während des Bewegungsablaufs (z. B. um von der Bettkante in den Rollstuhl zu kommen) die Selbstkontrolle hat, sich sicher fühlt und seine noch vorhandene Bewegungskompetenz einsetzen kann. Die 6 Konzepte sind die praktische Ausführung der oben aufgeführten Bezugswissenschaften.

▶ Abb. 10.24 zeigt die 6 Konzepte. Sie dienen als Denkwerkzeuge, um jede menschliche Aktivität zu analysieren und sie dann effektiver gestalten zu können. Jedes Symbol im Kreis steht für einen speziellen Blickpunkt, mit dem auf die zu unterstützende Alltagsaktivität geschaut werden kann.

Erfahrungsbezogenes Lernen statt Anwendung von Techniken

Kinaesthetics versteht sich als analytisches Denkwerkzeug und nicht als Grifftechnik. Hebe- und Tragetechniken (Griffe) sind Arbeitsweisen, die, egal in welchem Zustand sich der ältere Mensch befindet, welche Ressourcen und Einschränkungen er auch mitbringt, immer gleich angewendet werden. Die verbliebenen Fähigkeiten des alten Menschen werden dabei kaum berücksichtigt. Bei bestimmten Krankheitszuständen oder einem vorhandenen Dekubitusrisiko sind (außerdem) typische Grifftechniken nicht anwendbar, da sie Schmerzen verursachen können oder zu zusätzlichen Scherkräften und Gewebeschäden führen können.

Der Mensch als Bewegungssystem

Der ältere Mensch hat trotz eventueller Einschränkungen über ein Leben lang erworbene Erfahrungen, wie er seine alltäglichen Aktivitäten für sich gestaltet hat. Für Pflegende gilt es, diesen Erfahrungsschatz zu beobachten oder während der angebotenen Unterstützung wahrzunehmen, um ihn wieder mit einbeziehen zu können. Die Unterstützung bedeutet für die Pflegeperson, den Fähigkeiten des anderen zu folgen. Kann der alte Mensch die Gestaltung des Bewegungsablaufs nicht mehr selbst gestalten, so bleibt ihm zumindest die Fähigkeit erhalten, durch Berührung und Bewegung gemeinsam mit der unterstützenden Person sich selbst zu erfahren.

Bewegungsabläufe über Führen und Folgen zu gestalten, ermöglicht Pflegenden, die Bewegungskompetenz des Betroffenen wahrzunehmen und als Ressource wieder einzusetzen. Andererseits erhält der alte Mensch die Möglichkeit, seine Bewegungskompetenz selbst zu entdecken und diese für die eigene Lösungssuche wieder zu verwenden.

10.9.2 Die 6 Konzepte

Das Konzeptsystem ist eine analytische Beschreibung der spürbaren Erfahrungen jeder Bewegung:
- Interaktion
- funktionale Anatomie
- menschliche Bewegung
- Anstrengung
- menschliche Funktion
- Umgebung

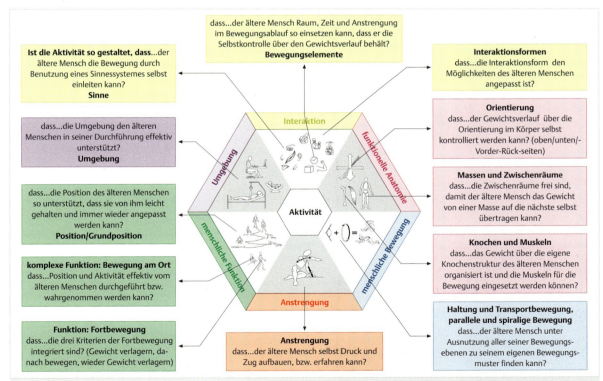

Abb. 10.24 **Analyserundraster.** Jedes Symbol im Kreis steht für einen speziellen Blickpunkt, mit dem auf den durchzuführenden Bewegungsablauf geschaut werden kann.

Einige Konzepte sind weiter untergliedert in einzelne Blickpunkte (▶ Abb. 10.24), die jeweils mit einem eigenen Symbol dargestellt sind.

Die 6 Konzepte der Kinaesthetics bilden die analytische Basis, um jede menschliche Aktivität beschreiben zu können, und daraus mit dem älteren Menschen zusammen angepasste Lösungen zur Alltagsbewältigung zu finden.

1. Konzept: Interaktion

Der Begriff Interaktion meint in diesem Zusammenhang die Wechselwirkung zwischen Menschen oder zwischen Mensch und seiner materiellen Umgebung. Kinaesthetics bietet 3 Blickpunkte an, um diese Interaktion zu beschreiben:
- Sinne
- Bewegungselemente
- Interaktionsformen

Sinne

Ist die Interaktion zwischen dem zu unterstützenden Menschen und der Pflegeperson so gestaltet, dass die Bewegung von ihm selbst über ein Sinnessystem eingeleitet werden kann (z. B. das Auge nutzen, um in die Richtung der Gewichtsverlagerung schauen zu können), wird die Ausführung der Aktivität für beide Beteiligten einfacher.

Die Pflegeperson kann über Berührung und Bewegung die eigene Position nutzen (z. B. durch Mitbewegen am Bett), den Gewichtsverlauf des älteren Menschen so zu unterstützen, dass er leichter folgen kann (Verbindung von Tastsinn und kinästhetischem Sinnessystem, um sich gegenseitig anpassen zu können).

> **Lernaufgabe** ✓
>
> Setzen Sie sich auf einen Stuhl und kommen Sie langsam zum Stehen. Versuchen Sie herauszufinden, welche Sinnessysteme Sie dabei benutzen. Mit welchem leiten Sie die Bewegung ein? Bitte stehen Sie noch einmal langsam vom Stuhl auf, richten Sie Ihre Augen aber dabei nicht in Richtung Gewichtsverlauf, sondern richten Sie diese geradeaus oder schräg nach oben. Haben Sie einen Unterschied gespürt? Was verändert sich im Bewegungsablauf?

Die 5 Sinnessysteme (▶ Abb. 10.24) ermöglichen die Aufnahme von Informationen von außen aus der Umgebung. Das kinästhetische Sinnessystem ermöglicht es dem Menschen von innen heraus, die Anpassung auf von außen wirkenden Reizen im Körper zu kontrollieren. Das Symbol stellt eine Muskelspindel als Zeichen für die sich ständig anpassende Muskelspannung im Körper dar, die für jede menschliche Aktivität gebraucht wird. Die Anpassung von Herz und Kreislauf an die unterschiedlichsten Aktivitäten wird ebenfalls durch den kinästhetischen Sinn gesteuert. Der Gleichgewichtssinn ist auch Teil dieses Sinnessystems, das als Rezeptorensystem im ganzen Körper arbeitet. Unsere Lage im Raum (Propriozeption), d. h., wo wir uns gerade befinden, wird ständig über Rezeptoren im ganzen Körper ermittelt und fordert uns zu ständig neuen Anpassungen heraus.

Bewegungselemente

Die 3 abgebildeten Symbole (▶ Abb. 10.24) stehen für die 3 Bewegungselemente: Raum, Zeit und Anstrengung. Diese 3 Elemente sind in jedem Bewegungsablauf erfahrbar. Eine Bewegung kann mit viel und wenig Raumausnutzung durchgeführt werden. Sie kann schneller oder langsamer, mit mehr oder weniger Anstrengung gestaltet werden.

> **Merke** M!
>
> Verändert sich ein Element (z. B. Zeit), hat das Auswirkungen auf die anderen beiden Bewegungselemente (Raum und Anstrengung).

Pflegende kommen von außen. Sie haben ihre eigenen Erfahrungen gesammelt, diese 3 Elemente für ihre eigenen Bewegungsabläufe zu nutzen. Der ältere Mensch hat ebenfalls sein Leben lang die Wechselwirkung von Raum, Zeit und Anstrengung erfahren und eingesetzt. Ziel ist es, gemeinsam mit dem alten Menschen herauszufinden, in welchem Verhältnis er diese 3 Elemente in seinem Körper effektiv erfahren oder selbst benutzen kann.

> **Lernaufgabe** ✓
>
> Legen Sie sich bitte auf den Boden. Drehen Sie sich von der Rückenlage bis auf eine Seite. Führen Sie diesen Bewegungsablauf einmal schneller, einmal langsamer durch. Haben Sie einen Unterschied erfahren, den Sie mit dem Element Anstrengung oder Raum beschreiben können? Vergleichen Sie Ihre gemachten Erfahrungen mit Reaktionen von älteren Menschen, die in diesem Bewegungsablauf Unterstützung von Ihnen erfahren.

Interaktionsformen

Die Interaktionsformen beschreiben, wie der Kontakt zwischen Betroffenen und Pflegenden gestaltet ist. Hier gibt es 3 unterscheidbare Phänomene. Pflegende sind immer wieder aufgefordert, gemeinsam mit dem älteren Menschen herauszufinden, welche der 3 Formen für die jeweilige Unterstützung effektiv ist bzw. welche Kombinationen sich eignen.

Unterschieden werden:
- einseitige Interaktion
- Schritt-für-Schritt-Interaktion
- gleichzeitige gemeinsame Interaktion

▶ **Einseitige Interaktionsform.** Der alte Mensch führt die Aktivität selbstständig durch oder die Pflegeperson trägt das Gewicht des Betroffenen von der Bettkante bis zum Stuhl (Übernahme).

Die gesamte Aktivität wird von einer bzw. 2 Personen gleichzeitig gesteuert (z. B. Transfer Bettkante–Stuhl). Das Verhältnis von Raum, Zeit und Anstrengung wird nur durch die unterstützenden Personen kontrolliert. Beispiele aus dem Alltag sind Kommandos wie 1, 2, 3 ..., die nur den Helfern gelten. Der Mensch, der die Unterstützung dabei erfährt, ist nicht beteiligt. Die sprachliche Information beinhaltet meist nur das Ziel, nicht die gemeinsame Durchführung selbst. Beispiel: „Ich drehe Sie mal." – „Wir ziehen Sie mal hoch."

▶ **Schritt-für-Schritt-Interaktionsform.** Die Durchführung der gesamten Aktivität geschieht zeitversetzt zwischen allen Beteiligten in mehreren Schritten. Der Pflegende und derjenige, der die Unterstützung erfährt, sind beide abwechselnd für die Gestaltung von Raum, Zeit und Anstrengung verantwortlich. Verbale kleinschrittige Anleitungen, bei denen auf die Reaktionen des zu Pflegenden gewartet wird, sind hier gemeint.

▶ **Gleichzeitig gemeinsame Interaktionsform.** Um z. B. den Transfer von der Bettkante zum Stuhl zu gestalten, bewegen sich Pflegende und derjenige, der die Unterstützung erfährt, gleichzeitig gemeinsam und beziehen sich direkt aufeinander. Für Menschen mit sehr starken Einschränkungen ist die gleichzeitig gemeinsame Interaktionsform eine gute Lernquelle, um wieder mehr Eigenaktivität entwickeln zu können. Das gleichzeitige gemeinsame Bewegen ist nicht unbedingt von der Sprache abhängig, was bei der Unterstützung von Menschen mit einer fortgeschrittenen Demenz von Vorteil sein kann.

2. Konzept: funktionale Anatomie

Dieses Konzept beschreibt die funktional erfahrbaren anatomischen Strukturen für Bewegung und ihre Aufgaben, für die täglich selbst zu leistende Gesundheitsentwicklung. Pflegende brauchen ein klares Verständnis über die Funktion von Körperstrukturen, um konstruktive Unterstützung anbieten zu können.

Knochen und Muskeln

Knochen sind die als stabil erfahrbaren Teile im Körper. Ihre Aufgabe ist es, das Gewicht des Menschen an eine Unterstützungsfläche zu übertragen. Sie speichern Kalzium, um diese Stabilität zu halten, geben eingelagertes Kalzium aber auch wieder für andere Stoffwechselvorgänge im Körper ab. Die Einlagerung von Kalzium in den Knochen ist ein aktiver Prozess, den der Mensch z. B. bei jedem Schritt (Gewichtsverlagerung auf eine Seite beim Gehen) selbst unterstützt.

Muskeln sind als anpassungsfähige, flexible Strukturen im Körper erfahrbar. Ihre Aufgabe ist es, die Knochen zu bewegen und durch ihre ergonomische Arbeit Energie für Stoffwechselprozesse im Körper herzustellen. Um ergonomisch mit Anspannung und Entspannung arbeiten zu können, dürfen sie nicht mit Gewicht belastet sein. Muskeln, die mit zu viel Anstrengung arbeiten, verbrauchen Energie, stellen aber keine neuen Energiereserven her. Nur durch die eigene Anstrengung, Muskeln zu bewegen, trägt der Mensch zu seiner eigenen Energieversorgung bei.

Die Unterstützung für Aktivitäten, z. B. Transfersituationen oder Fortbewegungen, innerhalb des Bettes sollten so gestaltet sein, dass das Gewicht des älteren Menschen über seine eigene Knochenstruktur an eine Unterstützungsfläche abgegeben werden kann (z. B. Matratze/Stuhl/Tisch), damit es nicht über die Muskelkraft der Pflegeperson getragen werden muss. Pflegekräfte sorgen so für die Koordination des Bewegungsablaufs, anstatt das Gewicht zu heben oder zu tragen.

Merke

Gewichte führen, nicht tragen.

Massen und Zwischenräume

Braucht der Mensch im Alter Unterstützung, seine Bewegung zu organisieren, müssen Pflegende ein Angebot machen, das er in seinem Körper spürbar versteht, wie Fortbewegung gestaltet werden kann. Hierbei ist die Unterscheidung von Massen und Zwischenräumen als funktionale Struktur des Körpers hilfreich.

Lernaufgabe

Legen Sie sich bitte auf den Boden. Welche Körperteile spüren Sie am Boden? Welche der in ▶ Abb. 10.25 genannten Teile haben Kontakt zum Boden? Welche Strukturen des Körpers haben keine direkte Auflagefläche zum Boden?

Die Massen leiten das Gewicht des Körpers über ihre jeweiligen Auflageflächen zum Boden weiter. Die Zwischenräume tragen kein Gewicht, weil sie keine Auflagefläche haben, über die sie Gewicht abgeben könnten. Ihre Aufgabe besteht in der Weiterleitung des Gewichts von einer Masse auf die nächste.

Lernaufgabe

Legen Sie sich auf den Boden und bewegen Sie sich seitwärts, indem Sie jede Masse einzeln nacheinander seitwärts verlagern.

Versuchen Sie jetzt, mehrere Massen, z. B. beide Beine, gleichzeitig vom Boden abzuheben und seitwärts zu verlagern. Bewegen Sie jetzt ein Bein nach dem andern. Versuchen Sie den Unterschied zu beschreiben!

Merke

Kontakt an Massen durch die Hände von Pflegenden unterstützt Fortbewegung.

Kontakt durch die Hände von Pflegenden an Zwischenräumen blockiert Bewegung.

Prinzip: Massen einzeln nacheinander bewegen, wenn Fortbewegung gestaltet werden soll. Das Gewicht der Massen immer wieder auf Unterstützungsflächen abgeben und nur die Masse bewegen, die kein Gewicht trägt (▶ Abb. 10.26).

Orientierung im Körper als Bewegungshilfe

Oben und unten, vorn und hinten, Mitte, links und rechts sind die Richtungen, mit denen wir im Raum unseren eigenen

Abb. 10.25 Massen und Zwischenräume. Die Abbildung zeigt die funktionale Anordnung des in Menschen in 7 Massen (Kopf, Brustkorb, Becken, 2 Beine, 2 Arme) und 6 Zwischenräume (Hals, Taille, 2 Achselhöhlen und 2 Hüftgelenke).

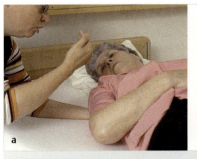
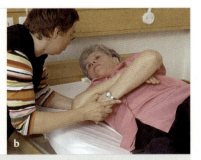

Abb. 10.26 Sich im Bett seitwärts bewegen. (Fotos: T. Stephan, Thieme)
a Auf diesem Bild ist das Zusammenspiel einiger Kinaesthetics-Konzepte gut zu sehen. Die unterstützende Hand liegt unter der Masse Brustkorb (funktionale Anatomie Blickpunkt Massen und Zwischenräume). Die Rückseite des Unterarms (funktionale Anatomie Blickpunkt: Orientierung) der Pflegeperson liegt auf der Matratze und fungiert wie eine Schiene und schafft so Raum für die Gewichtsverlagerung seitwärts (Interaktion Blickpunkt: Bewegungselemente). Sinne wie Augen und Ohr (Sprache) werden für die Bewegungsanleitung mit einbezogen (Interaktion Blickpunkt: Sinne).
b Hier ist gut zu erkennen, wie die peripheren Massen (Arme) die Bewegung der zentralen Masse Brustkorb einleiten (funktionale Anatomie Blickpunkt: Massen und Zwischenräume).

Standort überprüfen können. Zum einen bezeichnen diese Richtungen Eckpunkte unserer Körperhülle und grenzen uns damit von unserer Umgebung ab. Zum anderen bezeichnen wir damit Richtungen im Raum, z. B. Zimmerdecke und Fußboden.

Wenn räumliche Orientierungspunkte fehlen, gibt der eigene Körper Richtungspunkte an, die wir für Bewegung nutzen können.

„Oben" und „unten"

Exemplarisch für die Auswirkungen auf Hilfestellungen bei der Mobilisation soll „oben" und „unten" dargestellt werden. Menschen empfinden intuitiv ihren Kopf als höchsten Punkt im Körper (▶ Abb. 10.27). Unten korreliert mit den Füßen.

Wenn Pflegende einen Menschen in seiner Bewegung unterstützen, so geschieht das meist aus einer stehenden Position heraus.

Der Kopf der Pflegenden zeigt zur Zimmerdecke und stimmt so mit der Zimmerdecke als Punkt für „oben" im Raum überein. Die Füße stehen auf dem Boden, was mit der Richtungsbezeichnung „unten" im Körper und den Fußboden übereinstimmt. Der alte Mensch, der sich in der Rückenlage befindet, hat seinen Kopf bzw. sein „oben" Richtung Kopfende des Bettes liegen. Die Füße haben keine Verbindung zum Boden. Sein höchster und tiefster Punkt liegen in einer horizontalen Ebene, während sich die Pflegende an der Vertikalen orientiert. Hier kommt es zu Verwirrungen im Bewegungsablauf, z. B. beim Aufsetzen im Bett, wenn nicht klar ist, in welche Richtung das Gewicht des im Bett liegenden Menschen verschoben werden muss.

Um vom Liegen zum Sitzen zu kommen, muss das Gewicht vom Kopf Richtung Füße verschoben werden. Die Arme dienen dem alten Menschen als Stütze und helfen das Gewicht, wenn möglich über die gewichttragende Seite, „nach unten" Richtung Füße zu verlagern.

> ### Praxistipp
> Unterstützungen werden effektiver, wenn für die Gewichtsverlagerung, die für den Bewegungsablauf gebraucht wird, die Orientierungspunkte im Körper als Impulsgeber benutzt werden. Statt „rutschen Sie bitte einmal hoch oder runter", ist die Anweisung „bitte bewegen Sie sich kopfwärts oder zum Kopfende oder fußwärts, zum Fußende" einfacher umzusetzen.
>
> **Prinzip:** Durch Gewichtsverlagerung zwischen Kopf und Füßen kann die Anstrengung für Bewegung reduziert werden.

Um jemanden zu unterstützen, aus der Rückenlage zum Sitzen im Bett zu gelangen, haben sich in der Pflege Hilfsmittel wie Bettleiter (▶ Abb. 10.28), Bettzügel oder der Patientenaufrichter etabliert.

▶ **Bettzügel.** Dieser „Strick mit Knoten" verbindet den höchsten Punkt „Kopf" mit dem tiefsten Punkt „Füße" auf einer horizontalen Ebene und reduziert so die Anstrengung, die für den Bewegungsablauf (vom Liegen zum Sitzen zu kommen) nötig ist. Er unterstützt damit die Orientierungspunkte „oben" und „unten" im Körper.

▶ **Patientenaufrichter.** Er ist eine Entwicklung aus dem 1. Weltkrieg. Der Patientenaufrichter war ursprünglich als Trainingsgerät zum Aufbau der Oberarmmuskulatur bei beinamputierten Menschen gedacht und unterstützt die Orientierungspunkte im Raum (Zimmerdecke, Fußboden). Um ihn zu erreichen, wird oft versucht, mit beiden Armen in die Triangel des Patientenaufrichters zu greifen. Sie fallen so zur Gewichtsübernahme durch Abstützen aus. Kopf und Brustkorb müssen gleichzeitig von der Matratze abgehoben werden, um an den Patientenaufrichter heranzureichen. Bezug nehmend auf das Prinzip „Massen einzeln bewegen" werden 4 Massen auf einmal angehoben, was die Anstrengung für diesen Bewegungsablauf sehr erhöht und meist nicht zu einer funktionalen Sitzposition führt. Um das Gewicht beim Aufsetzen mehr Richtung Füße zu führen, ist es hilfreich, nur mit einer Hand in die Triangel zu fassen und den anderen Arm zum Stützen auf der Matratze einzusetzen. Viele Menschen brauchen dabei die verbale Anleitung, um ausprobieren zu können, welche Kombination ihnen den Bewegungsablauf erleichtert.

> ### Praxistipp
> Bewegung wird leichter, wenn sie der Orientierung im Körper folgt. Hilfsmittel, die der räumlichen Orientierung folgen, unterstützen Heben und Tragen und brauchen oft eine höhere Anstrengung.

„Vorn" und „hinten"

An manchen Tagen nicht zu wissen, wo vorn und hinten ist, ist eine durchaus alltägliche Beschreibung für den Verlust von Orientierung. Vorn und hinten gibt es nicht als feste Punkte im Raum. Beide Richtungen werden vom Standort einer Person aus selbst zugeordnet. Am Körper lassen sich an jeder Masse Vorder- und Rückseiten unterscheiden.

> ### Lernaufgabe
> Fühlen Sie bitte die Struktur Ihres Fuß- oder Handrückens (Rückseite) und vergleichen Sie diese mit der Struktur des Gesichtes (Vorderseite) und beschreiben Sie den Unterschied.
>
> Versuchen Sie auch an den anderen Massen Vorder- und Rückseiten zu unterscheiden, anhand der von Ihnen gefundenen Kriterien.

▶ **Rück- und Vorderseite.** Jede Masse hat eine Rückseite und eine Vorderseite (▶ Abb. 10.29). Rückseiten sind eher hart und stabil erfahrbar. Sie leiten Gewicht an Auflageflächen in der Umgebung weiter. Vorderseiten sind eher weich und instabil erfahrbar. Sie ermöglichen uns die Kontaktaufnahme zur Umgebung und sind die stoffwechselführenden Seiten am Körper. Nehmen Pflegende mit ihren Händen

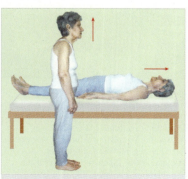

Abb. 10.27 **Orientierung.** Der Kopf als höchster Punkt im Körper.

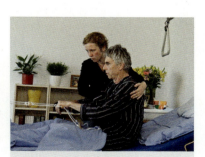

Abb. 10.28 **Aufrichten mit der Bettleiter.** Die Linie zwischen Kopf und Füßen wird individuell verkürzt. (Foto: T. Stephan, Thieme)

Kontakt an den Rückseiten der zu unterstützenden Person auf, können die Vorderseiten mit der an diesen Seiten liegenden Beugemuskulatur zu mehr Eigenaktivität angeregt werden.

> **Praxistipp**
>
> Über den Kontakt an Rückseiten Gewicht führen, damit die Vorderseiten Ihre Steuerungsaufgaben wahrnehmen können.

Dieses Prinzip gilt nicht nur mit Sicht auf den Menschen, der unsere Unterstützung braucht.

Es hilft auch der Pflegekraft, eigene Verletzungen zu vermeiden. Durch Auflegen der rückseitigen Unterarme auf der Matratze, z. B. bei Bewegungsunterstützungen innerhalb des Bettes, kann das Gewicht über die Rückseiten der Arme übernommen werden. Liegen die Rückseiten der Unterarme nicht auf, verlagert sich das Gewicht auf die Vorderseiten (Beugeseiten) der Arme, die für diese Arbeit nicht gewappnet sind und so Verletzungen in den Schultern und in der Halswirbelsäule entstehen können.

3. Konzept: menschliche Bewegung

Während die ersten beiden Konzepte die erfahrbaren Strukturen beschreiben, die für eine effektive Durchführung von Bewegungsabläufen eingesetzt werden, werden im Konzept „menschliche Bewegung" die sich daraus ergebenden Bewegungsmuster unterschieden.

Parallele und spiralige Bewegungen

Bewegungsabläufe können mittels 2 verschiedener Bewegungsmuster durchgeführt werden. Für welches der beiden Muster sich ein Mensch entscheidet oder ob er diese kombiniert, ist abhängig von seinen Fähigkeiten und seiner Sozialisation. Für Pflegende ist es wichtig zu erkennen, welches der beiden Muster (parallel oder spiralig) vom älteren Menschen bevorzugt eingesetzt wird, um ggf. die Unterstützung entsprechend mit ihm gestalten zu können. Gibt es Schwierigkeiten bei der Durchführung von Aktivitäten, können Pflegende durch Anleiten des parallelen oder spiraligen Musters Bewegungsabläufe als neue Lernerfahrung anbieten.

In einem parallel gestalteten Bewegungsablauf verläuft das Gewicht linear über beide Körperhälften gleichzeitig. Die Muskeln müssen hier mehr Arbeit leisten, weil nur wenig Auflageflächen für die Knochen nutzbar sind. Es ergeben sich kaum Variationsmöglichkeiten, die aus diesem Muster entstehen können (▶ Abb. 10.30).

In einem spiraligen Bewegungsablauf wird das Gewicht mehr über eine Körperhälfte (kurvig) geführt. Die andere Körperhälfte wird als Steuerungsseite eingesetzt. Die Aufgaben von Knochen und Muskeln sind hier spürbar deutlicher zu unterscheiden. Es können mehr Varianten gefunden werden, was der individuellen Gestaltung mehr Raum lässt (▶ Abb. 10.31).

Spiralige Bewegungsabläufe bieten oft mehr Selbstkontrolle und werden oft intuitiv eingesetzt. Als Kleinkind haben wir alle den Weg vom Liegen zum Stehen über die Ausnutzung von spiraligen Bewegungsmustern entdeckt. Gerade ältere Menschen setzen bei zunehmenden Ein-

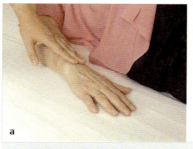
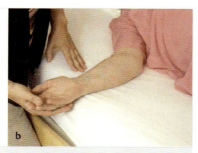

Abb. 10.29 Funktion der Vorder- und Rückseiten im menschlichen Körper. (Fotos: T. Stephan, Thieme)
a In der Rückenlage kontrollieren Menschen ihre Körperspannung mit den Vorderseiten der Unterarme.
b Zur Bewegungseinleitung, z. B. in die Seitenlage, wechselt die Position des Arms auf die stabile Rückseite. Dazu wird die Matratze als Auflagefläche gebraucht, um die Gewichtsverlagerung über die Knochen des Armes kontrollieren zu können.

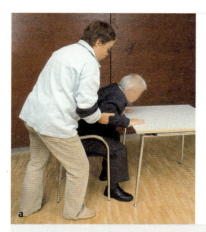
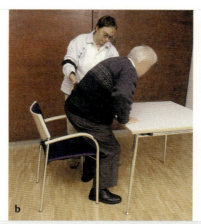
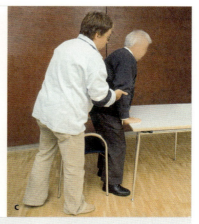

Abb. 10.30 Parallele Bewegung. Im parallelen Bewegungsmuster tragen beide Körperhälften Gewicht. Gewicht wird zwischen Kopf und Füßen verlagert. Beuge- und Streckaktivitäten überwiegen. (Fotos: T. Stephan, Thieme)

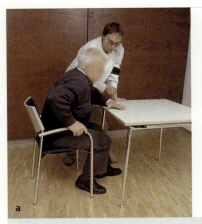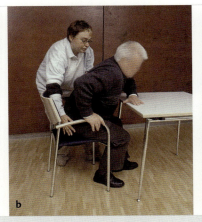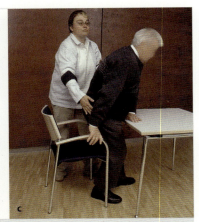

Abb. 10.31 Spiralige Bewegung. Im spiraligen Bewegungsmuster trägt eine Körperhälfte mehr Gewicht. So kann die entlastete Seite leichter die Fortbewegung gestalten. Die Bewegungsrichtungen Beugen und Strecken werden durch Rotation erweitert. (Fotos: T. Stephan, Thieme)

schränkungen das spiralige Bewegungsmuster ein, um ihr Gewicht während eines Bewegungsablaufes sicherer zu kontrollieren.

Lernaufgabe

Legen Sie sich bitte auf den Boden und kommen von der Rückenlage zum Sitzen. Verlagern Sie dazu Ihr Gewicht auf direktem Wege vom Kopf Richtung Füße.

Legen Sie sich bitte noch einmal auf den Rücken und bewegen Sie sich von der Rückenlage zum Sitzen, indem Sie Ihr Gewicht mehr über eine Seite fließen lassen. Benutzen Sie bitte beide Seiten, der Arm dient dabei als Stütze. Versuchen Sie, Ihre erfahrenen Unterschiede zu beschreiben!

4. Konzept: Anstrengung

Anstrengung ist der Motor für Bewegung. Jede Bewegung braucht Anstrengung in Form von Muskelkraft. Das Wort „Anstrengung" ist meistens mit negativen Assoziationen besetzt, weil oft damit ein Zuviel an geleistetem Aufwand gemeint ist.

In diesem Konzept wird beschrieben, wie ein Mensch Anstrengung bzw. Muskelarbeit leistet. Unterschieden wird die Fähigkeit, Zug und Druck im Körper als Wechselwirkung aufzubauen. Um Fortbewegung (z. B. Gehen) gestalten zu können, braucht es beide Anstrengungsarten.

„Kann mir jemand beim Hochziehen helfen?", ist ein im Pflegealltag oft benutzter Ausdruck. Dieser Satz besagt, mit welcher von beiden möglichen Anstrengungsarten Pflegende eine Aktivität am Bewohner durchführen möchten. Über die zu leistende Anstrengung bzw. Ressourcen des Betroffenen sagt dieser Satz nichts aus.

Lernaufgabe

Gehen Sie ganz bewusst ein paar Schritte durch den Raum. Spüren dabei den Wechsel von Ziehen und Drücken, damit Gehen entstehen kann?

Legen Sie sich danach bitte auf den Boden und machen Sie eine gehende Fortbewegung kopfwärts. Wie setzen Sie jetzt die Fähigkeit zu ziehen und zu drücken ein?

Pflegende sollten die Unterstützung für den alten Menschen so gestalten, dass er den Aufbau von Zug und Druck im eigenen Körper selbst entwickeln kann. Ist das nicht möglich, wird die Unterstützung so angeboten, dass er den Wechsel von Druck und Zug im eigenen Körper spüren kann (▶ Abb. 10.32).

5. Konzept: menschliche Funktion

Jede menschliche Funktion ist abhängig von der Fähigkeit, sich zu bewegen. Zellteilung, Atmung, Herz- und Kreislaufaktivitäten brauchen Bewegungsprozesse. Mit dem Konzept „menschliche Funktion" werden die Bausteine beschrieben, die notwendig sind, um jede Aktivität effektiv durchführen zu können.

Einfache Funktion

Die Basis für jede Aktivität ist das Einnehmen einer Position. Menschen wechseln innerhalb von 24 Stunden ständig ihre Position. Zählt man noch die vielen Varianten bzw. Anpassungen innerhalb einer Position dazu, damit sie immer wieder als bequem erfahrbar bleibt, ergibt sich eine

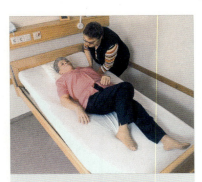

Abb. 10.32 Anstrengung. Zum-Kopfende-Gehen so gestalten, dass die Bewohnerin selbst Druck und Zug im eigenen Körper aufbauen kann. (Foto: T. Stephan, Thieme)

große Vielfalt an Bewegungsabläufen (▶ Abb. 10.24).

Es gibt wenigstens 2 Kriterien, die eine Position beschreiben. Ein Mensch nimmt die Position (z. B. Sitzen) so ein,
- dass er sie mit wenig Anstrengung halten kann,
- dass er in dieser Position selbst noch kleine Gewichtsverlagerungen (Anpassungen) durchführen kann.

Lernaufgabe

Setzen Sie sich bitte auf einen Stuhl. Mit welchen Kriterien würden Sie dieses Sitzen beschreiben?

Setzen Sie sich jetzt bitte im Langsitz auf ein Krankenbett und beschreiben Sie den Unterschied!

Wie gestalten Sie Positionen im Liegen?

▶ **Vom Lagern zur Gestaltung von Fortbewegung.** Das Unterstützen von Positionen im Liegen und Sitzen ist immer wieder eine große Herausforderung für Pflegende. Viele Jahre waren Gradzahlen (30, 90 oder 135 Grad) eine Orientierung für die Positionsgestaltung im Liegen. Mit dem überarbeiteten Expertenstandard Dekubitusprophylaxe 2012 sind alle diese Zahlen aufgegeben worden zugunsten der Individualität, die jeder Mensch selbst bestimmt, um sich bequem und flexibel in einer Position verhalten zu können. Vom Lagern zum Unterstützen von Eigenbeweglichkeit zu gelangen, ist eine große Herausforderung für alle Pflegenden, der wir uns täglich stellen müssen. Dieser Wandel braucht aber nicht nur ein Handling, das Bewegung unterstützt, sondern auch die geeigneten Instrumente innerhalb der Dokumentation, wenn er wirklich gelingen soll. Die Frage ist, wie aus dem vertrauten Lagerungsplan ein individuell geführter Bewegungsplan werden kann.

▶ **Grundpositionen.** Schaut man sich jetzt die modellhaft benutzen Grundpositionen an, ist leicht zu erkennen, dass in jeder Position andere Massen an der Gewichtsübernahme beteiligt sind. Für Pflegende ist es sehr wichtig, die ergonomischste Gewichtsverteilung in der benötigten Position zu kennen, um effektive Unterstützungen geben zu können.

Es gibt 2 Gruppen von Grundpositionen:
- 4 Grundpositionen (Liegen, Sitzen, Einbein-Kniestand, Zweibeinstand) eignen sich besser, um am Ort zu bleiben. Sie sind als **stabil** erfahrbar.
- Die anderen 3 Grundpositionen (Bauchlage, Hand-Knie-Stand und Einbeinstand) sind in sich schon Positionen, in denen besser Fortbewegung möglich ist, weil sie in sich schon **instabiler** sind.

Komplexe Funktion

Jede menschliche Funktion ist komplex. Für jede Aktivität ist das Einnehmen einer Position notwendig, um dann die Aktivität auch durchführen zu können.

▶ **Bewegung am Ort.** Hierunter sind alle Aktivitäten zusammengefasst, die eine stabile Position brauchen, um die Durchführung zu verbessern (z. B. Essen und Trinken).

▶ **Fortbewegung.** Hier gibt es 2 Grundprinzipien. Entweder nutzt der Mensch zur Fortbewegung die Kombination von stabilen und instabilen Positionen oder er gestaltet Fortbewegung innerhalb einer Position. Es wird zwischen den beiden Fortbewegungsarten Gehen und Hüpfen unterschieden. Der Unterschied besteht in der Art der Gewichtsverlagerung. Gehende Fortbewegungen sind meist einfacher durchzuführen wie Hüpfbewegungen.

Schaut man aus einer funktionalen Sicht auf einen Menschen, sind die folgenden 3 Phasen bei der gehenden Fortbewegung erfahrbar:
1. Der Mensch verlagert sein Gewicht auf eine Körperhälfte.
2. Dann erfolgt der Schritt mit der anderen, von Gewicht entlasteten Körperhälfte.
3. Danach erfolgt wieder eine Gewichtsverlagerung, die das Gewicht an den neuen Ort bringt und so den Schritt abschließt.

Dieses Prinzip gilt für jede Grundposition, in der Fortbewegung gestaltet wird.

▶ **Beispiel.** Fortbewegung im Liegen: Das Gewicht wird zuerst auf eine Körperhälfte verlagert und die Seite bewegt, die kein Gewicht trägt, danach folgt der Schritt an den neuen Ort. Beendet wird der Schritt mit der Gewichtsverlagerung an den neuen Ort.

Pflegende entdecken mit dem Betroffenen gemeinsam, welche Grundpositionen für einen Transfer benutzt werden können. Durch Kombination einer stabilen Position mit der nächsthöheren oder -tieferen instabilen Position kann eine Transfersituation vielseitig gestaltet werden.

Lernaufgabe

Setzen Sie sich bitte auf eine Bettkante (stabile Position). Stellen Sie einen Stuhl so in Reichweite, dass Sie ihn zum Abstützen für Ihre Arme einsetzen können (Hand-Knie-Stand, instabile Position), um dann aufzustehen.

6. Konzept: Umgebung

In den vorangegangenen Konzepten sind alle Aspekte analysiert worden, die die menschliche Struktur selbst betreffen. Das Konzept Umgebung beschäftigt sich mit allem, was von außen Einfluss auf die Bewegungskompetenz eines Menschen hat. Hierbei wird davon ausgegangen, dass Umgebungsgestaltung nur dann effektiv ist, wenn sie individuell gestaltet ist. Dieser Forderung ist im Expertenstandard Dekubitusprophylaxe Rechnung getragen worden, der statt eines lange Jahre üblichen schematischen Lagerungsplanes einen individuellen Bewegungsplan (▶ Abb. 12.16) favorisiert.

▶ **Feste und weiche Umgebung.** Menschen verlagern ihr Gewicht über den stabilen Boden. Sie stützen sich an Stühlen und Tischen ab, um ihr Gewicht gegen die Schwerkraft zu kontrollieren. Eine stabile Umgebung unterstützt die Effektivität von Fortbewegung. Instabile, sehr weiche Untergründe schränken die Eigenbeweglichkeit ein und erschweren für Betroffene wie für Pflegende die Gestaltung von Fortbewegung.

10.9.3 Kinästhetik in der pflegerischen Anwendung

Im Folgenden werden einige Beispiele aufgezeigt, wie Kinästhetik im pflegerischen Alltag angewendet werden kann. Vorgestellt werden nacheinander:
- Positionsunterstützung bauchwärts (▶ Abb. 10.33)
- Positionsunterstützung rückwärts (▶ Abb. 10.34)
- zum Kopfende bewegen (▶ Abb. 10.35)
- im Bett sitzen (▶ Abb. 10.36, ▶ Abb. 10.37, ▶ Abb. 10.38)
- Transfer Bettkante–Stuhl (▶ Abb. 10.39)

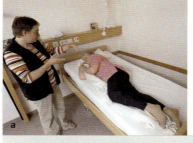 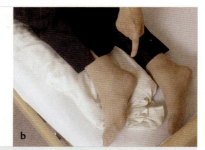

Abb. 10.33 Positionsunterstützung bauchwärts. (Fotos: T. Stephan, Thieme)
a Eine lang aufgerollte Decke oder eine Positionsrolle von 2,5 Meter Länge unterstützt die Vorderseiten jeder Masse. Das Gewicht ist weitestgehend auf die stabilen Rückseiten von Armen und Beinen verlagert.
b Diese Abbildung weist auf eine Kontrollmöglichkeit hin. So kann festgestellt werden, ob das Gewicht auf den Fersen liegt oder nicht. Die Schattenbildung des auf der Matratze liegenden Fußes weist auf das nicht direkte Aufliegen der Ferse hin.

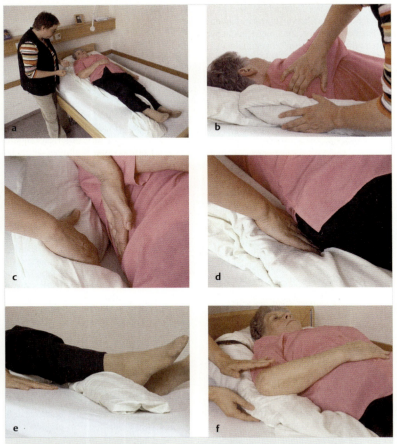

Abb. 10.34 Positionsunterstützung rückwärts. (Fotos: T. Stephan, Thieme)
a Im Folgenden werden die einzelnen Schritte, die zu dieser Position geführt haben, beschrieben.
b Die Masse Brustkorb wird auf Schulterblatthöhe mit der Decke oder Positionsrolle unterstützt.
c Der Zwischenraum Taille/unterer Rippenbogenrand liegt frei, um die Atemfähigkeit nicht einzuschränken.
d Diese Abbildung zeigt die Unterstützung an der Masse Becken.
e Hier wird die Unterstützung der Masse Bein deutlich. Besondere Aufmerksamkeit ist der Vorderseite Wade gewidmet. Sie ist nicht direkt unterlagert, um die Stoffwechselaktivität nicht zu behindern.
f Die Masse Arm bekommt eine stabile Unterstützung am Ellbogen, damit das Gewicht des Brustkorbs über die Arme mit kontrolliert werden kann.

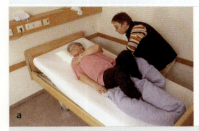
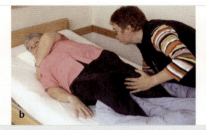
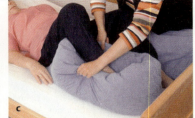

Abb. 10.35 Zum Kopfende bewegen. Eine Variante, um zum Kopfende zu kommen. Die Bewohnerin kann ihre Beine nicht selbst kontrollieren. (Fotos: T. Stephan, Thieme)

10.9 Kinaesthetics in der Altenpflege

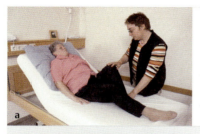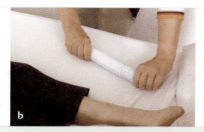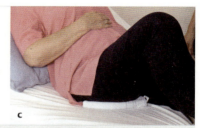

Abb. 10.36 Im Bett sitzen. Wichtige Punkte sind, dass die Beugefähigkeit der Bewohnerin im Hüftgelenk mit der „Beugefähigkeit" des Bettes übereinstimmt. Das oft so beklagte Abrutschen wird durch Ausfüllen der Zwischenräume Hüftgelenke mit einem aufgerollten Waschlappen oder einer Positionsrolle, die beide Hüftgelenke blockiert, vermieden (Konzept funktionale Anatomie Massen und Zwischenräume). Pflegetipp: Die aufgerollten Waschlappen/Positionsrolle zunächst im Liegen in den Zwischenraum Hüftgelenk bringen, dann erst das Kopfteil hochstellen. (Fotos: T. Stephan, Thieme)

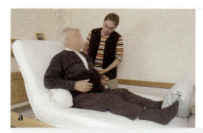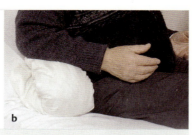

Abb. 10.37 Sitzen im Bett. Hier wird eine Variante gezeigt, um das Sitzen im Bett zu unterstützen. Dieses Mal sind die Massen Arme mit einer langen Positionsrolle abgestützt. Die Vorderseite eines Fußes bekommt eine Auflagefläche, um die Steuerung der Gewichtsverlagerung im Körper mit zu unterstützen. Die stabile Fläche am Fuß ist sehr hilfreich für Menschen mit Schluckstörungen. Sie kann auch als Aspirationsprophylaxe gesehen werden. (Fotos: T. Stephan, Thieme)

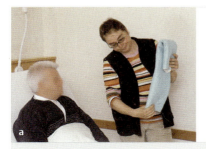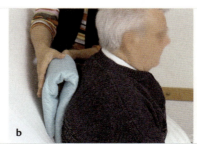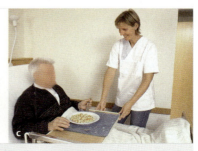

Abb. 10.38 Sitzen im Bett. Gezeigt wird eine weitere Variante, um die Sitzfunktion im Bett zu unterstützen. Hier mit einem gefalteten Handtuch, das wie eine zweite Wirbelsäule wirkt und das Gewicht des Brustkorbes weiter auf das Becken verlagert. Das Essen im Bett wird so verbessert. (Fotos: T. Stephan, Thieme)

Film

Um die Inhalte zu vertiefen, können Sie sich die Filme „Kinästhetik – Aufstehen", „Kinästhetik – Bewegen im Bett", „Kinästhetik – Sitzen ermöglichen" und „Transfer mit Aufrichthilfe" ansehen.

Sich bewegen können

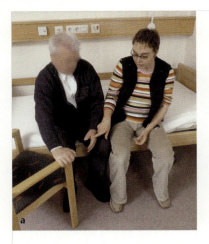 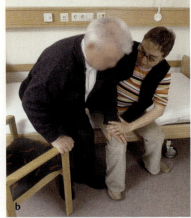 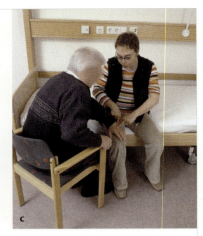
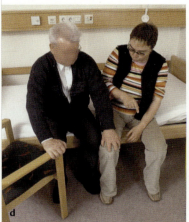 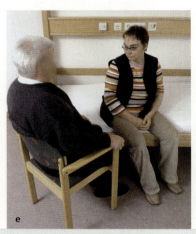 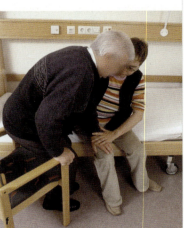

Abb. 10.39 Transfer Bettkante–Stuhl. (Fotos: T. Stephan, Thieme)
a   Ausgangsposition (3. Grundposition Sitzen) als stabile Position von beiden Beteiligten.
b   Vorbereitung Richtung 4. Grundposition (Hand-Knie-Stand) instabile Position, um dem Bewohner Auflageflächen für die 4 Extremitäten zu geben.
c   Gewichtsverlagerung auf die 4 Extremitäten, um die Fortbewegung Richtung Stuhl durchführen zu können. Die Pflegende unterstützt den Transfer, indem ihre Extremitäten als Auflageflächen zur Verfügung stehen und nutzt zusätzlich die eigene Gewichtsverlagerung, um den Bewohner zu führen.
d   Unterschied zwischen der instabilen Position Hand-Knie-Stand des Bewohners und der stabilen Position Sitzen der Pflegenden.
e   Endposition.
f   Vorbereitung für den Rückweg.

10.10 Lern- und Leseservice

10.10.1 Das Wichtigste im Überblick

Was bedeutet Mobilität für Menschen?

Das menschliche Leben ist auf Mobilität, auf die Fähigkeit, sich in der eigenen Umgebung frei zu bewegen angelegt.

Was sind die Hauptkennzeichen für beeinträchtigte körperliche Mobilität?

Die Hauptkennzeichen sind
- Unfähigkeit, sich in der Umgebung zu bewegen
- verminderte Bewegungskontrolle
- verminderte Muskelkraft
- verminderte Muskelmasse
- helfende Personen, um das Haus zu verlassen

Was sind die 4 Riesen (vier I's) in der Geriatrie?

Die 4 I's sind:
- Immobilität
- Instabilität
- Inkontinenz
- intellektueller Abbau

Welche möglichen Ursachen für Immobilität gibt es?

Mögliche Ursachen sind:
- Erkrankungen des Bewegungsapparates
- neurologische Störungen
- kardiovaskuläre Störungen

- psychische Störungen
- Medikamentenwirkungen und/oder -nebenwirkungen
- Schmerzen oder Angst vor Schmerzen
- sensorische Einschränkungen
- Veränderung der Umweltbedingungen
- Fixierungen

Was können physiologische Folgen von Immobilität sein?

Abnahme der maximalen Sauerstoffaufnahme, Verminderung des Herzminutenvolumens, mit Blutdrucksenkung und Verlangsamung des Blutstromes. Das wiederum begünstigt Embolien und Thrombosen. Die veränderte Lungenfunktion erhöht das Risiko für Pneumonien.

Was können psychische Folgen von Immobilität sein?

Sie sind individuell sehr unterschiedlich ausgeprägt. Es kann zu Depressionen, Wut, Feindseligkeit, Passivität und Angst kommen.

Was können soziale Folgen von Immobilität sein?

Dadurch kann es zum Zusammenbruch sozialer Beziehungen und zur Isolation bis hin zur Verwahrlosung kommen.

Welche Sturzrisiken gibt es?

Innere Faktoren, z. B. Veränderungen im Gangbild, Beeinträchtigung der Balancefähigkeit, beeinträchtigtes Sehvermögen, Schmerzen, Medikamente, Einschränkungen durch Erkrankungen, wie Parkinson, Rheuma oder Apoplex.

Äußere Faktoren, z. B. nicht passendes Schuhwerk, ungeeignete Kleidung, nicht angepasstes Milieu, fehlende Haltegriffe, unzureichende Beleuchtung.

Was ist das Wirkprinzip von Hüftprotektoren?

Das Aufprallgebiet wird vergrößert, die Energie wird durch die Protektoren aufgenommen und in das umgebende Weichteilgewebe abgegeben.

Welche potenziellen Risiken gibt es beim Immobilitätssyndrom?

Potenzielle Risiken sind Obstipation, Infektion, Thrombose, veränderte Atemfunktion, Körperbildstörungen, Gefahr einer Hautschädigung, Verwirrtheit.

Was ist eine Kontraktur?

Eine Kontraktur ist eine andauernde Gelenksteifigkeit mit einer unterschiedlich ausgeprägten Bewegungseinschränkung eines Gelenkes.

Was sollte bei der räumlichen Ausstattung von Altenheimen bedacht werden?

Bedacht werden sollte: Vermeidung von Schwellen oder Niveauunterschieden, Notrufanlage in allen Räumen, unfallsichere Badezimmer, bedienungsfreundliche Aufzüge, Treppen mit Handläufen, helle gut ausgeleuchtete Flure, Ausstattung der Räume mit Orientierungshilfen, Hinweisschildern und individuelle Ausstattung der Gruppen- und persönlichen Räume.

Was ist beim Einsatz von Hilfsmitteln zu beachten?

Sie müssen angepasst, sicher sein und leicht zu bedienen.

Was ist sensorische Deprivation und wie ist ihr zu begegnen?

Ein Reizmangelzustand, der durch Immobilität begünstigt wird. Durch Anknüpfen an gewohnte Bewegungsmuster und biografiegestützte Erlebnisse können positive Reize gesetzt, Erinnerungen wachgerufen und verstärkt werden.

Welche Regeln für rückengerechtes Arbeiten gibt es?

- geeignetes Schuhwerk
- bequeme Kleidung
- Umgebungsgestaltung
- wenn möglich mit Hilfsmitteln arbeiten
- Pflegebetten bei liegenden Personen in Arbeitshöhe stellen
- vor dem Transfer Anordnung von Stuhl bzw. Rollstuhl zum Bett vornehmen
- Beinstellung beachten
- koordiniert arbeiten

Was sind Grundprinzipien für das Bewegen von Personen?

- Gewicht des Betroffenen zuerst verlagern, die zu bewegenden Körperpartien entlasten, dann erst bewegen.
- Immer am Körperschwerpunkt anfassen.
- Niemals in die Gelenke, z. B. Achselhöhle oder an die Halswirbelsäule greifen, sondern am Rumpf (Körperschwerpunkt) anfassen.
- Den Körper des Betroffenen abschnittsweise und nicht auf einmal bewegen.
- Das Gewicht des Betroffenen führen, nicht heben.

Was ist die Hauptidee von Kinaesthetics?

Die angebotene Unterstützung ist so gestaltet, dass der ältere Mensch den eigenen Gewichtsverlauf in der Bewegung wahrnehmen, nachvollziehen und seine eigenen Fähigkeiten mit einsetzen kann.

Welches sind die 6 Konzepte der Kinästhetik?

Die 6 Konzepte der Kinästhetik bilden die analytische Basis, um jede menschliche Aktivität beschreiben zu können und daraus mit dem älteren Menschen zusammen angepasste Lösungen zur Alltagsbewältigung zu finden:
- Interaktion
- funktionale Anatomie
- menschliche Bewegung
- Anstrengung
- menschliche Funktion
- Umgebung

10.10.2 Literatur

Sich bewegen können

Abt-Zegelin A, Reuther S. Das „Drei-Schritte-Programm" als Teil eines Interventions- und Erklärungskonzeptes für Mobilitätsförderung im Altenheim. Schritt für Schritt zur Autonomie. Pflege Z 2014; 1: 10–13

Abt-Zegelin A. „Festgenagelt sein". 2. Aufl. Bern: Huber; 2013

Dahlgren G, Whitehead M. Policies and strategies to promote social equity in health. Stockholm: Institute for Future Studies; 2007

Deutsches Netzwerk für Qualitätsentwicklung in der Pflege. Expertenstandard Sturzprophylaxe in der Pflege. Osnabrück: DNQP; 2013

Fischer K. Einführung in die Psychomotorik. 2. Auflage. München, Basel: Reinhardt; 2004

Hollmann W, Strüder HK, Tagarakis CV. Körperliche Aktivität fördert Gehirngesundheit und -leistungsfähigkeit. Nervenheilkunde 2003; 22(9): 467–474

Horn A, Brause M, Schaeffer D. Bewegungsförderung in der (stationären) Langzeitversorgung. In: Landesinstitut für Gesundheit und Arbeit des Landes Nordrhein-Westfalen (LIGA.NRW), Hrsg. Gesundheit durch Bewegung fördern 2001. Empfehlungen für Wissenschaft und Praxis. LIGA.Fokus 12; 90–93). Im Internet: www.zfb.nrw.de

Kiphard EJ. Motopädagogik. 9. Aufl. Dortmund: Modernes Lernen; 2001

Laksmi PW, Harimurti K, Setiati S et al. Management of immobilization and its complication for elderly. Acta medica Indonesiana 2008; 40: 233–240

Landesinstitut des Landes Nordrhein-Westfalen. Alltagsnahe Bewegungsförderung 60+. Wissenschaftliche Grundlagen und Praxisimplikationen. Dokumentation der Regionalkonferenz „Bewegung im Alter": Im Internet: www.lzg.nrw.de/_media/pdf/liga-fokus/LIGA_Fokus_6.pdf; Stand: 15.07.2015

Pedersen BK, Saltin B. Evidence for prescribing exercise as therapy in chronic disease. Scandinavian Journal of Medicine and Science in Sports 2006; 16 (Suppl 1): 3–63.

Rejeski WJ, Ip EH, Katula JA et al. Older adults' desire for physical competence. Medicine & Science in Sports & Exercise 2006; 38, Nr. 1: 100–105

Rütten A, Abu-Omar K. Förderung körperlicher Aktivität durch bevölkerungsbezogene Interventionen – Überblick über Ansätze und Evidenzen. Gesundheitssport und Sporttherapie 2002; 18: 129–134

Sallis JF, Cervero RB, Ascher W et al. An ecological approach to creating active living communities. Annual Reviews of Public Health 2006; 27: 297–322

Titze S, Ring-Dimitriou S, Schober PH et al. Österreichische Empfehlungen für gesundheitswirksame Bewegung. Wien: Eigenverlag; 2010

Kinästhetik

Abt-Zegelin A. „Festgenagelt sein". Der Prozess des Bettlägerigwerdens. Bern: Huber; 2005

Asmussen-Clausen M. Praxisbuch Kinaesthetics. München: Urban u. Fischer; 2006

Klein-Tarolli E. Bewegtes Lagern. 5. Auflage. Aurach: Zimmermann im Auracher Buchversand Brockhaus; 2012

Deutsches Netzwerk für Qualitätssicherung in der Pflege. Expertenstandard Sturzprophylaxe in der Pflege. Osnabrück: DNQP; 2005

10.10.3 Kontakt- und Internetadressen

Europäisches Kinaesthetics Netzwerk: www.kinaesthetics.de

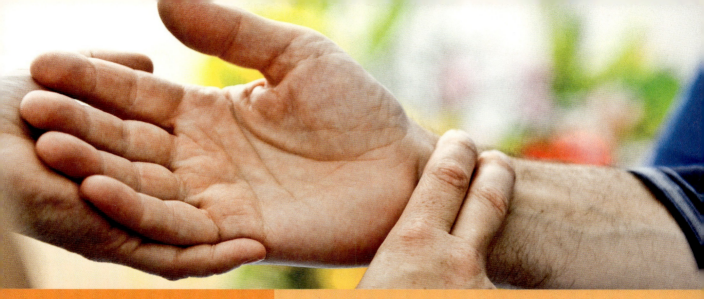

Kapitel 11

Vitale Funktionen des Lebens aufrechterhalten können

11.1	Pflegerische Beobachtung der vitalen Funktionen	254
11.2	Beobachtung der Herz- und Kreislauftätigkeit	255
11.3	Beobachtung der Atmung und des Sputums	263
11.4	Beobachtung der Körpertemperatur	267
11.5	Beobachtung des Bewusstseins	273
11.6	Besonderheiten in der direkten Pflege von Menschen mit Demenz	275
11.7	Pneumonieprophylaxe	276
11.8	Qualitätskriterien	285
11.9	Lern- und Leseservice	285

11 Vitale Funktionen des Lebens aufrechterhalten können

Christina Said, Jasmin Schön

11.1 Pflegerische Beobachtung der vitalen Funktionen

Fallbeispiel

Frau Fuchs, 83 Jahre alt, wird mit einer fortschreitenden Demenz neu ins Pflegeheim aufgenommen. Ihre Tochter, die sie begleitet, gibt an, sie leide im vergangenen Jahr zunehmend unter Atemnot und „Herzklopfen", wenn sie sich körperlich anstrenge. Dabei fühle sie sich dann oft verunsichert, reagiere ängstlich und bleibe lieber im Sessel sitzen, anstatt das Haus zu verlassen.

11.1.1 Bedeutung der vitalen Funktionen

Wie der Name schon sagt, bilden die vitalen Funktionen die Grundlage aller Lebensaktivitäten. Sind sie eingeschränkt, beeinträchtigen sie die Fähigkeiten, Lebensaktivitäten zu realisieren, soziale Beziehungen und Kontakte aufrechtzuerhalten. Damit beeinflussen sie letztlich alle ABEDL (nach Krohwinkel).

Fallbeispiel

Frau Fuchs wird so durch ihre Atemnot belastet, dass Angstgefühle sie daran hindern, ihre Ressourcen zu nutzen und soziale Kontakte zu pflegen. Da sie so weitreichende Auswirkungen haben, spielen die Vitalfunktionen eine wichtige Rolle.

Die Kontrolle der Vitalfunktionen durch Pflegende ist wichtig, um rechtzeitig auftretende Notfallsituationen zu erkennen, insbesondere, weil alte Menschen häufig mehrere Vorerkrankungen haben. Gefährliche Nebenwirkungen oder Wechselwirkungen von Medikamenten, die aufgrund der Multimorbidität eingenommen werden müssen, sollten möglichst schnell erkannt werden. Hier müssen eine enge Zusammenarbeit und ein regelmäßiger Austausch zwischen Pflegenden und ärztlichen Behandlern stattfinden, um eine unnötige Beeinträchtigung des Pflegebedürftigen zu vermeiden.

Aufgrund der Bedeutung der vitalen Funktionen hat die pflegerische Beobachtung einen hohen Stellenwert. Die Beobachtung, die im Gegensatz zur bloßen Wahrnehmung ein zielgerichteter, systematischer und bewusster Vorgang ist, bildet die Grundlage für alles weitere pflegerische Handeln. Gelegenheiten zur Beobachtung bieten sich bei jedem Kontakt zwischen Pflegenden und altem Menschen.

Auf der Hand liegt, dass bei der Neuaufnahme eines alten Menschen ins Pflegeheim oder beim Erstkontakt in der ambulanten Altenpflege eine sorgfältige Beobachtung der vitalen Funktionen erfolgt. Aber auch beim täglichen Kontakt mit schon bekannten Bewohnern sollten Veränderungen sensibel erfasst, bzw. scheinbar Gewohntes regelmäßig überprüft werden. Die gezielte Beobachtung der vitalen Funktionen (v. a. der, die durch Vorerkrankungen oder Medikamenteneinnahme beeinflusst werden können) ergibt dann, gemeinsam mit den Schilderungen, wie sich der alte Mensch fühlt, ein ganzheitliches Bild. Auf dieser Basis können dann weitere Untersuchungen oder Maßnahmen geplant werden.

Zunächst wird eine Übersicht über die Beobachtungskriterien (also einzelne Merkmale, die beobachtet werden können) gegeben. Im Anschluss daran wird ausführlicher beschrieben, wie die einzelnen Merkmale beobachtet werden können.

11.1.2 Beobachtungskriterien

Beobachtungskriterien **beim Puls** sind:
- Pulsfrequenz (Häufigkeit der Pulswellen pro Minute)
- Pulsrhythmus (Regelmäßigkeit des Herzschlags)
- Pulsqualität (Beschaffenheit der am tastenden Finger ankommenden Pulswelle)

▶ **Pulsfrequenz.** Ein normaler Puls hat bei älteren Menschen eine Frequenz von 60–85 pro Minute und ist etwas schneller als bei jungen Menschen, da im Alter Kraft und Schlagvolumen des Herzens nachlassen. Durch mehr Herzschläge pro Minute wird erreicht, dass die Organe dennoch ausreichend mit Sauerstoff versorgt werden. Alte Menschen können sich allerdings weniger gut durch Steigerung der Pulsfrequenz an Belastungen anpassen, sodass gerade bei Belastungen (Mobilisierung, hinzukommender Erkrankung) die Beobachtung des Pulses und des Blutdrucks besonders wichtig ist.

▶ **Pulsrhythmus.** Dieser ist bei Gesunden regelmäßig, wobei einzelne Extrasystolen (Extraschläge) vorkommen dürfen.

▶ **Pulsqualität.** Die Pulswelle ist normalerweise gut gefüllt; durch die abnehmende Elastizität der Blutgefäße und das häufige Auftreten von Arteriosklerose (Verhärtung der Arterien) und Bluthochdruck im Alter beobachtet man allerdings oft einen härteren bis harten Puls (hier ist es dann besonders wichtig, auch den Blutdruck zu messen).

Merke

Pathologisch (krankhaft) ist in Ruhe eine Tachykardie (zu schneller Puls) oder eine Bradykardie (zu langsamer Puls), ein unregelmäßiger Pulsrhythmus oder eine zu weiche bzw. zu harte Pulswelle.

Beobachtungskriterien **beim Blutdruck** sind:
- der systolische Blutdruck (Blutdruck während der Anspannungsphase des Herzens)
- der diastolische Blutdruck (Blutdruck während der Erschlaffungsphase des Herzens)
- die Blutdruckamplitude (Differenz zwischen systolischem und diastolischem Blutdruckwert)
- der Mittelwert (zwischen systolischem und diastolischem Blutdruck; spielt in der Altenpflege eine geringere Rolle)

Der normale Blutdruck liegt beim Erwachsenen zwischen 120/80 mmHg und 140/90 mmHg. Bei älteren Menschen lässt die Elastizität der Blutgefäße nach, oft aufgrund von Ablagerungen in den Gefäßen, sodass es zu einer Erhöhung der Blutdruckwerte auf ca. 150/90 mmHg kommt. Werte, die darüber liegen, werden als **Hypertonie** (Bluthochdruck), Werte unter 110/60 mmHg als **Hypotonie** (zu niedriger Blutdruck) bezeichnet.

Die Blutdruckwerte geben Auskunft über die Kreislauffunktion und müssen immer im Zusammenhang mit dem Puls bewertet werden. Auch das subjektive Befinden des alten Menschen spielt eine wichtige Rolle. So kann z. B. ein alter Mensch mit Vorerkrankungen der Blutgefäße bei für jüngere Menschen normalen Werten ausgeprägte Beschwerden, z. B. Schwindel, haben. Der Grund dafür ist, dass nur bei erhöhtem Blutdruck ausreichend Blut in den kleinen Blutgefäßen ankommt (sog. Erfordernishochdruck).

Im Alter treten oft Störungen der Blutdruckregulation mit ausgeprägten tageszeitlichen Schwankungen auf, sodass durch Hypotonie die Anpassung an körperliche oder seelische Belastungen erschwert ist und es zu Schwindel, Verwirrtheitszuständen oder Stürzen kommen kann. Hier muss der Blutdruck engmaschig beobachtet werden, v. a. vor und bei einer Mobilisation. Wenn ältere Menschen aufgrund eines nachlassenden Durstgefühls wenig trinken, kann es durch Volumenmangel zum Abfallen des Blutdrucks kommen.

Beobachtungskriterien **bei der Atmung** sind:
- der Atemtyp bzw. die Atembewegungen (Brust- oder Bauchatmung)
- die Atemfrequenz
- die Atemtiefe
- der Atemrhythmus
- der Atemgeruch
- das Atemgeräusch
- das Sputum (Auswurf)

Die normale Atmung ist eine Mischung aus Bauch- und Brustatmung, mit ca. 12–20 Atemzügen pro Minute, weder oberflächlich noch vertieft, regelmäßig und ohne pathologische Gerüche oder Geräusche. Im Alter überwiegt jedoch oft die Bauchatmung, da Brustkorb und Lunge nicht mehr so dehnbar sind.

Fallbeispiel

Wenn sie sich anstrengt, leidet sie unter einer Dyspnoe (Atemnot) mit beschleunigter Atmung, die ihr Mühe bereitet und sie beunruhigt. Manchmal sind feine Rasselgeräusche beim Atmen zu hören, und sie muss nachts immer wieder husten.

Beobachtungskriterien **bei der Körpertemperatur** sind:
- die Schalentemperatur (Temperatur der Haut und Extremitäten)
- die Kerntemperatur

Die Temperatur der Haut und der Extremitäten (Gliedmaßen) hängt stark von der Umgebungstemperatur ab und ist in warmer Umgebung normalerweise warm, kann aber z. B. bei Durchblutungsstörungen der Extremitäten oder Unterkühlung deutlich kühler sein. Bei alten Menschen liegen durch Begleiterkrankungen, wie Diabetes mellitus oder arterielle Durchblutungsstörungen, nicht selten „kalte Füße" vor. Die Haut ist dann evtl. auch blass oder blaurot marmoriert.

Die Kerntemperatur im Inneren des Körpers (Kopf, Rumpf) beträgt ca. 37 °C und ist weitgehend konstant, was wichtig für alle Stoffwechselabläufe des Körpers ist. Eine Hypothermie (Untertemperatur) ist oft auf eine Unterkühlung zurückzuführen. Bei erhöhter Körpertemperatur über 37,5 °C unterscheidet man zwischen einer Hyperthermie (durch erhöhte Wärmezufuhr von außen, z. B. bei Hitze) und Fieber, bei dem sich der Sollwert der Körpertemperatur im Gehirn verändert. Bei Fieber muss immer eine Infektionskrankheit ausgeschlossen werden, wobei auch bei Krebserkrankungen, nach Operationen oder Zerstörung von Gewebe ein sog. „aseptisches Fieber" auftreten kann.

Beim alten Menschen ist die Temperaturempfindung herabgesetzt, sodass Pflegende z. B. gezielt auf kühle Extremitäten achten sollten. Ist die Körpertemperatur erhöht, muss nach der Ursache gesucht werden. Aber auch bei Störungen der anderen Vitalfunktionen sollte die Körpertemperatur gemessen werden, da einer Bewusstseinsstörung oder einer erhöhten Pulsfrequenz auch eine Infektion zugrunde liegen kann.

Beobachtungskriterien **beim Bewusstsein** sind:
- quantitative Veränderungen
- qualitative Veränderungen

▶ **Quantitative Bewusstseinsveränderungen.** Sie beziehen sich auf die „Wachheit" des Menschen. Je nach Schweregrad unterscheidet man:
- Benommenheit
- Somnolenz (Schläfrigkeit)
- Sopor (schlafähnlicher Zustand)
- Koma

Die Pflegenden verschaffen sich orientierend bei jedem Kontakt einen Überblick, indem sie den Pflegebedürftigen ansprechen, ihn bei fehlender Reaktion berühren (z. B. seine Hand nehmen). Reagiert der Pflegebedürftige darauf nicht, können sie ihn vorsichtig an den Schultern rütteln. Bei neu aufgetretenen Bewusstseinsstörungen, deren Ursache schwerwiegend oder nicht klar erkennbar ist, sollte sofort der Arzt bzw. Notarzt gerufen werden.

▶ **Qualitative Bewusstseinsveränderungen.** Hierbei sind Wahrnehmung, Orientiertheit, Verarbeitung der Informationen, Denk- bzw. Merkfähigkeit oder die Fähigkeit, angemessen auf eine Situation zu reagieren, eingeschränkt. Das ist bei vielen psychiatrischen bzw. neurologischen Erkrankungen der Fall. Akute qualitative Bewusstseinsänderungen können z. B. bei Fieber, schweren Allgemeinerkrankungen oder nach Operationen auftreten. Chronische finden sich in der Altenpflege häufig bei dementen Pflegebedürftigen, siehe „Pflege und Begleitung dementer und psychisch veränderter alter Menschen" (S. 465).

Fallbeispiel

Bei Frau Fuchs liegt eine fortschreitende Demenz vor. Gezielt kann man mit verschiedenen Tests (z. B. dem Mini mental State) bestimmte Leistungen des Gehirns wie Orientiertheit, Aufnahmefähigkeit, Aufmerksamkeit, Rechnen, Gedächtnis, Sprache oder Schreiben untersuchen.

Die Herzinsuffizienz (Leistungsschwäche des Herzens) bei Frau Fuchs kann behandelt werden, sodass sich die Atemnot bessert, ihre Angstgefühle nachlassen und sie sich wieder traut, soziale Kontakte zu pflegen. Außerdem ist jede Begegnung ein sozialer Kontakt, der die Möglichkeit bietet, Vertrauen zu schaffen, Mut zu geben und Beziehungen zu pflegen.

Die pflegerische Beobachtung der vitalen Funktionen bietet dem Pflegenden aber auch die Möglichkeit, Beobachtungen zu erklären, Befürchtungen ernst zu nehmen und einen bewussten, annehmenden Umgang mit beobachteten Besonderheiten zu unterstützen. Wenn behandlungsbedürftige Befunde vorliegen, kann eine Behandlung oder Veränderung der bisherigen Therapie die Ressourcen des Kranken verbessern.

11.2 Beobachtung der Herz- und Kreislauftätigkeit

Fallbeispiel

Herr Lehmann, 78 Jahre, der sich aufgrund einer rheumatoiden Arthritis nicht mehr alleine versorgen kann, wird täglich einmal von der Sozialstation unterstützt. Eines Tages klagt er über „Herzklopfen". Es fühle sich an, als ob sein Herz manchmal „stolpere". Manchmal, sagt er, sei ihm auch schwindelig und er fühle sich benommen. Die Pflegende fühlt den Puls und misst den Blutdruck.

11.2.1 Puls

Bei jedem Herzschlag wird das Blut mit Druck in die Arterien (Schlagadern) gepumpt. Der Anstoß dieser Blutwelle kann deshalb an Arterien, die in der Nähe der

Körperoberfläche liegen, als Pulsschlag getastet (palpiert) werden. Der Puls wird bei gesunden oder kranken Menschen aus unterschiedlichen Gründen kontrolliert. Meist will man v.a. die Pulsfrequenz (Häufigkeit der Pulswellen pro Minute) ermitteln, bei Kranken sind jedoch auch die Pulsqualität (Spannung, Füllung) und der Pulsrhythmus von Bedeutung.

Medizinische Indikationen zur Pulsmessung sind:
- Feststellung der Vitalsituation des Menschen (z. B. bei Neuaufnahme ins Heim, erstem Kontakt)
- Überwachung der Herzfrequenz bei Gabe bestimmter Medikamente (z. B. Betablocker, Digitalis, Antiarrhythmika)
- Diagnostik arterieller Durchblutungsstörungen
- Notfallsituationen zur Überwachung der Kreislauffunktion
- Kontrolle der Kreislaufbelastbarkeit bei Mobilisation

Routinemäßig wird der Puls an der A. radialis (Speichenschlagader) gefühlt. Es gibt jedoch noch andere Palpationsstellen (▶ Abb. 11.1). Der sog. „zentrale Puls" (herznah) kann an der A. carotis, der A. subclavia und der A. femoralis gefühlt werden. Er ist auch bei schlechter Kreislauffunktion noch eher tastbar als der „periphere Puls", der an den herzfernen Blutgefäßen, z. B. an Armen und Beinen, gefühlt werden kann.

Technik des Pulsfühlens

Man tastet den Puls am besten mit den 3 mittleren Fingern der rechten Hand (▶ Abb. 11.1). Der Daumen ist nicht geeignet, da man evtl. den eigenen Herzschlag in der Fingerkuppe spürt und ihn mit dem Puls des Kranken verwechseln kann. Die Fingerkuppen der Pflegenden drücken leicht gegen die Speichenarterie. Man zählt 15 Sekunden lang, wobei der 1. Anstoß der Pulswelle mit 0 gezählt wird. Dann multipliziert man das Ergebnis mit 4 und erhält so die Pulsfrequenz (Häufigkeit pro Minute).

Bei Neuaufnahme eines Bewohners, sehr langsamem oder unregelmäßigem Puls sollte eine komplette Minute gezählt werden, um ein genaueres Ergebnis zu erhalten. Beim Tasten des Pulses sollte man nicht nur auf die Zahl der Schläge achten, sondern auch auf den Rhythmus und darauf, wie sich der Puls anfühlt (Pulsqualität). Vor der ersten Messung bzw. bei Routinekontrollen sollte der Betroffene ca. eine halbe Stunde keine körperlich anstrengenden Aktivitäten durchführen, damit tatsächlich der Ruhepuls gemessen werden kann.

Fallbeispiel

Bei Herrn Lehmann findet sich ein völlig unregelmäßiger Puls, sodass die Pflegende eine ganze Minute lang misst.

Meist wird man den Puls nur auf einer Seite an der A. radialis fühlen und dort auch routinemäßig weiterhin kontrollieren. Wenn man jedoch zum 1. Mal bei einem kranken Menschen den Puls überprüft, sollte man immer auf beiden Seiten tasten. Denn wenn Erkrankungen der Arterien (Arteriosklerose, arterielle Verschlusskrankheit) vorliegen, sind evtl. Seitenunterschiede zu beobachten.

In diesem Fall empfiehlt es sich auch, einmal einen **Pulsstatus** zu erheben, also alle Pulse zu palpieren und zu dokumentieren, welche gut tastbar sind. Wenn der alte Mensch dann z. B. plötzlich über Schmerzen im Bein klagt, kann man schnell feststellen, ob ein neu aufgetretener Verschluss einer Beinschlagader vorliegt.

Pulsfrequenz

Darunter versteht man die Anzahl der Schläge pro Minute. Bei Erwachsenen wird eine Frequenz zwischen 60 und 80 pro Minute, bei alten Menschen bis 85 pro Minute als normal betrachtet. Abweichungen können nach oben oder unten vorliegen.

Tachykardie

Definition

Von einer **Tachykardie** (zu schneller Puls) spricht man bei über 100 Schlägen pro Minute.

Eine Tachykardie tritt physiologisch auf bei körperlicher Anstrengung (z. B. Sport)

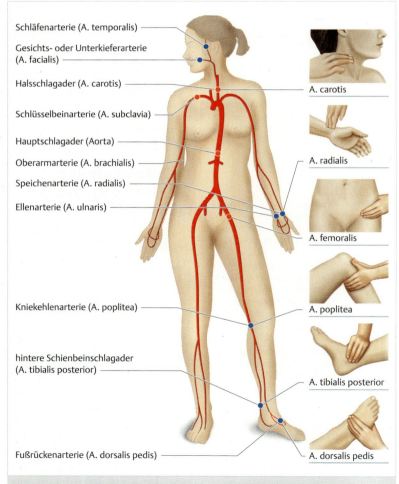

Abb. 11.1 Pulsmessorte. Verlauf der Gefäße an den häufigsten Pulsmessorten.

und bei Aufregung. Das Herz pumpt dann schneller, um den erhöhten Sauerstoffbedarf des Körpers zu decken.

Krankheitsbedingt, also pathologisch, kommt eine Tachykardie bei folgenden Erkrankungen vor:
- Fieber
- Herzinsuffizienz (Herzleistungsschwäche) und anderen Herzerkrankungen
- Blutverlust
- Anämie (Mangel an roten Blutkörperchen oder rotem Blutfarbstoff)
- Hyperthyreose (Schilddrüsenüberfunktion)
- Schock

Hier versucht das Herz, durch häufigeres Schlagen eine Pumpschwäche oder einen Volumenmangel auszugleichen.

Fallbeispiel

Bei Herrn Lehmann wird eine Tachykardie von 104 Schlägen pro Minute gemessen.

Bradykardie

Definition

Bei weniger als 60 Schlägen pro Minute spricht man von einer **Bradykardie** (zu langsamer Puls).

Physiologisch ist sie bei gut trainierten Sportlern (größeres Schlagvolumen) oder im Schlaf. Bei manchen Menschen liegt eine Bradykardie von 50–60 pro Minute ohne erkennbare krankhafte Ursache vor.

Pathologisch ist sie jedoch, wenn ihr eine Erkrankung des Herzens zugrunde liegt, z.B. bei Störungen der Reizbildung (kranker Sinusknoten) oder der Reizleitung. Sie kommt auch bei erhöhtem Hirndruck, z.B. nach Schlaganfall oder Hirnverletzungen, vor. Auch eine Hypothyreose (Schilddrüsenunterfunktion) und manche Vergiftungen können eine Bradykardie hervorgerufen.

Praxistipp

Wichtig ist in der Altenpflege v.a., dass die Bradykardie eines der 1. Symptome (und manchmal das einzige) einer Überdosierung von Herzglykosiden (Digitalis) ist. Bei zu hohem Digoxin- oder Digitoxinspiegel im Blut können außerdem Störungen des Farbensehens, Übelkeit, Bauchschmerzen und Erbrechen auftreten.

▶ **Pulsdefizit.** Eine Bradykardie kann auch scheinbar vorliegen, wenn nicht jeder Schlag des Herzens zu einer tastbaren Pulswelle in den peripheren Gefäßen führt. Man spricht dann von einem Pulsdefizit, da nicht jeder Schlag fortgeleitet wird. Nachweisen lässt sich ein Pulsdefizit, indem man den Puls fühlt und gleichzeitig das Herz mit dem Stethoskop abhört bzw. die elektrische Erregung des Herzens im EKG beobachtet.

Pulsqualität

Beim Fühlen des Pulses ist nicht nur die Zahl der Schläge von Bedeutung, sondern auch, wie sich der Puls beim Tasten anfühlt. Zur Beurteilung der Pulsqualität benötigt man allerdings Erfahrung und Übung. Man unterscheidet die folgenden Pulsqualitäten:
- Spannung (Härte der Pulswelle): hart oder weich
- Füllung: klein oder groß

Die Spannung spürt man als Widerstand gegen den Druck, den man beim Pulsfühlen ausübt. Sie hängt von der Stärke der Herzkontraktionen ab. Die Füllung ist abhängig von der Elastizität der Arterien und der Blutmenge, die mit jedem Herzschlag ausgeworfen wird. Normalerweise ist der Puls gut gefüllt, nicht zu hart und nicht zu weich.

Bei bestimmten Erkrankungen ist die Pulsqualität charakteristisch verändert:
- Ein harter Puls (Puls lässt sich nur schwer unterdrücken) kann durch Hypertonie (erhöhten Blutdruck), arteriosklerotisch veränderte („verkalkte") Gefäße oder erhöhten Hirndruck bei Hirnblutung, Hirntumor oder Hirnödem verursacht sein.
- Ein Druckpuls (verlangsamter, voller, gespannter Puls) ist bei Reizung des Nervus vagus durch erhöhten Hirndruck oder andere Ursachen tastbar.
- Ein weicher Puls (Puls ist leicht zu unterdrücken) findet sich bei Hypotonie (niedrigem Blutdruck), z.B. bei Fieber, Herzinsuffizienz oder bei Sterbenden.
- Ein fadenförmiger Puls (klein, weich und schnell) wird bei Kreislaufversagen, z.B. im Schock durch großen Blutverlust, beobachtet.

Merke

Bei Abweichung der Pulsqualität von der Norm sollte der Blutdruck gemessen werden, um weitere Informationen über den Kreislaufzustand zu erhalten.

Rhythmus

Die Aufeinanderfolge der Herzschläge, der Herzrhythmus, ist normalerweise regelmäßig, d.h. die Abstände zwischen den einzelnen Schlägen sind gleich. Liegen Herzrhythmusstörungen vor, sodass die Schläge unregelmäßig aufeinanderfolgen, bezeichnet man das als Arrhythmie. Physiologisch ist eine gewisse Arrhythmie beim Atmen (sog. respiratorische Arrhythmie), wobei der Puls beim Einatmen etwas schneller, beim Ausatmen etwas langsamer ist. Die in ▶ Tab. 11.1 aufgeführten Rhythmusstörungen sind jedoch pathologisch.

Auf folgende 2 Arten von Rhythmusstörungen soll noch näher eingegangen werden:
- die Kombination aus Tachykardie und Arrhythmie, die sog. Tachyarrhythmien
- Leitungsstörungen im Herzen, den sog. AV-Block (Atrioventrikularblock)

▶ **Tachyarrhythmie.** Sie kann durch sehr schnelle Kontraktionen der Vorhöfe bzw. der Herzkammern zustande kommen.

▶ **Vorhofflattern/Vorhofflimmern.** Beim Vorhofflattern (Frequenz 250–350 pro Minute) wird nur jede 3. oder 4. Vorhofkontraktion auf die Kammern übergeleitet, beim Vorhofflimmern (300–400 pro Minute) kommt eine völlig unregelmäßige

Tab. 11.1 Herzrhythmusstörungen.

Puls	Herzrhythmus	Eigenschaften
regelmäßiger Puls	• • • • • • • •	Es liegt keine Störung vor; physiologischer Rhythmus.
Extrasystolen (Sonderschläge)	• • • • • • • • •	Zusätzlich bzw. versetzt auftretende Herzschläge; je nach Anzahl und Ursache harmlos oder auch sehr gefährlich, eine Abklärung ist erforderlich.
Zwillingspuls (Bigeminus)	• • • • • • • •	Auf jeden Schlag folgt eine Extrasystole, häufig bei Digitalisüberdosierung!
absolute Arrhythmie (völlig unregelmäßiger Herzrhythmus)	• • • • • • • • •	Tritt auf z.B. durch Vorhofflimmern, bei Herzinfarkt oder koronarer Herzkrankheit.

Überleitung zustande. Da hier die Vorhöfe und Herzkammern nicht mehr koordiniert, d. h. zusammenhängend schlagen, verringert sich die Herzleistung. Die Kranken klagen über Leistungsschwäche und Schwindel.

Fallbeispiel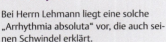

Bei Herrn Lehmann liegt eine solche „Arrhythmia absoluta" vor, die auch seinen Schwindel erklärt.

▶ **Kammerflattern.** Beim Kammerflattern ziehen sich die Herzkammern ca. 300-mal pro Minute zusammen. Beim Kammerflimmern kommt gar keine geordnete Kontraktion des Herzens mehr zustande. Die Folge ist ein Kreislaufschock bzw. beim Flimmern ein Herz-Kreislauf-Stillstand, bei dem kein Puls mehr tastbar ist (sog. **Asystolie**). Diese Störungen treten bei Herzinfarkt oder schweren Herzmuskelerkrankungen auf und sind ohne Reanimation und intensivmedizinische Behandlung fast immer tödlich.

▶ **Überleitungsstörungen.** Störungen der Überleitung, bei denen die Erregung von den Vorhöfen nur unvollständig auf die Herzkammern übertragen wird, sind nur im EKG genau diagnostizierbar. Sie äußern sich jedoch meist durch eine niedrige Pulsfrequenz und sind in der Altenpflege wichtig, da eine Digitalisüberdosierung die Ursache sein kann.

11.2.2 Blutdruck

Das Herz pumpt das Blut bei jeder Kontraktion in die Arterien, sodass dort ein Druck aufgebaut wird, der sich als „arterieller Blutdruck" messen lässt. In der Systole strömt das Blut aus dem Herzmuskel in die Hauptschlagader, in der Diastole füllen sich die entspannten Herzkammern wieder und es gelangt kein Blut in die Arterien. Während der Systole ist der Druck in der Arterie höher, sodass man einen höheren systolischen und einen niedrigeren diastolischen Blutdruckwert beobachten kann.

Der Blutdruck wird in mmHg (Millimeter Quecksilbersäule) oder kPa (Kilopascal) angegeben. Die Angabe des Werts in Kilopascal entspricht zwar der international gebräuchlichen Einheit, im Pflegealltag wird der Blutdruck jedoch meist in mmHg angegeben.

Umrechnung: 1 mmHg = 0,133 kPa bzw. 7,5 mmHg = 1 kPa

Messung des Blutdrucks
Messverfahren

Man kann den Blutdruck durch Hören (auskultatorisch) oder durch Fühlen des Pulses (palpatorisch) messen. Beim Auskultieren wird ein Stethoskop (Hörrohr) auf die Arterie aufgelegt, beim Palpieren der Puls getastet. Mithilfe der Palpation lässt sich nur der systolische Blutdruckwert ermitteln, sodass sie nur zur groben Orientierung geeignet ist und kaum eingesetzt wird.

Ein weiteres Messverfahren ist die oszillometrische Messung, bei der die Schwingungen der Arterienwände (Oszillationen) durch den Blutfluss gemessen werden und aus dem Kurvenverlauf der Blutdruck berechnet wird. Diese Messart ist bei Selbstmessung durch Betroffene üblich, aber auch während Narkosen oder in der Intensivmedizin zur ständigen Überwachung des Blutdrucks.

In der Intensivmedizin wird auch die „blutige Messung" eingesetzt, bei der der Druck direkt in der Arterie ermittelt wird.

Die Ultraschall-Doppler-Methode (Auswertung der Strömung und der Strömungsgeräusche mithilfe des Doppler-Effekts) wird bei Kindern oder zur Diagnostik der arteriellen Verschlusskrankheit an den Beinen eingesetzt. Hierbei wird gemessen, ab welchem Druck nach Aufpumpen der Manschette und anschließendem Ablassen wieder eine Blutströmung stattfindet. Wie bei der palpatorischen Methode wird damit auch nur der systolische Druck gemessen.

Messgeräte

Zur Messung stehen verschiedene Geräte zur Verfügung:
- Blutdruckmessgerät nach Riva Rocci
- Blutdruckmessgerät nach Recklinghausen
- automatisches elektronisches Blutdruckmessgerät
- „blutige" Blutdruckmessung
- Langzeit-Blutdruckmessgerät

▶ **Blutdruckmessgerät nach Riva Rocci.** Nach ihm wird der Blutdruck mit RR abgekürzt. Das System wird heute nicht mehr verwendet.

▶ **Blutdruckmessgerät nach Recklinghausen.** (Das System ist in der Pflege üblich.) Mit der aufblasbaren Manschette ist ein Manometer (Druckmesser) mit Zifferblatt verbunden, von dem die Druckwerte wie von einer Uhr abgelesen werden können (▶ Abb. 11.2a). Hier werden systolischer und diastolischer Wert auskultatorisch ermittelt.

Merke

Geräte, die professionell genutzt werden, müssen alle 2 Jahre geeicht (auf ihre Messgenauigkeit überprüft) werden.

▶ **Automatische elektronische Blutdruckmessgeräte.** Sie werden wie eine Uhr am Handgelenk oder auch am Oberarm befestigt und zeigen die Werte digital an. Sie sind besonders geeignet, wenn Erkrankte regelmäßig den Blutdruck selbst kontrollieren sollen und werden v. a. in der häuslichen Pflege verwendet. Hier wird der Blutdruck oszillometrisch gemessen, und der Messende muss nach Anlegen der Manschette nur den Messvorgang starten (▶ Abb. 11.2b).

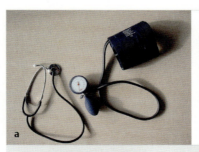
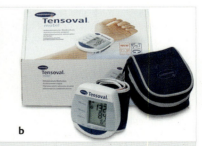

Abb. 11.2 Blutdruckmessgeräte.
a Blutdruckmessgerät nach Recklinghausen. (Foto: Thieme)
b Automatisches (elektronisches) Blutdruckmessgerät für das Handgelenk. (Foto: Paul Hartmann AG)

Merke

Die oszillometrische Messung kann abweichende Werte ergeben bei Erkrankten mit tief liegenden Arterien, schwachem Bindegewebe oder Herzrhythmusstörungen. Hier ist die oszillometrische Messung nicht geeignet. Generell sind Handgelenksgeräte ungenauer als Oberarmmessgeräte.

Praxistipp

Geräte zur Selbstmessung sollten klinisch validiert (in ihrer Messgenauigkeit überprüft) sein bzw. ein Gütesiegel tragen (z. B. durch die Deutsche Hochdruckliga). Bei preiswerten Geräten kommen oft sehr große Abweichungen des Messwerts vor. Private Blutdruckmessgeräte kann man auch im Sanitätshaus eichen lassen.

▶ **„Blutige" Blutdruckmessung.** Hier wird der Blutdruck direkt in der Arterie gemessen, indem ein Katheter mit einem Messfühler eingeführt wird. Dieses Verfahren ist nur zur Überwachung auf Intensivstationen geeignet.

▶ **Langzeit-Blutdruckmessgerät.** Dieses übermittelt die elektronisch gemessenen Werte an ein Aufzeichnungsgerät und wird verwendet, um bei Bluthochdruckkranken die Veränderungen des Blutdrucks über 24 Stunden aufzuzeichnen. Es kann in der Klinik oder zu Hause eingesetzt werden. Das Langzeit-Blutdruckmessgerät wird vom Arzt angelegt, der dann auch informiert, ob und wie die Lage der Blutdruckmanschette kontrolliert werden muss.

Vorbereitung und Durchführung der Blutdruckmessung

Vorbereitung

Der Betroffene sollte einige Minuten vor der Blutdruckmessung geruht haben und in der vorhergehenden Stunde möglichst kein Nikotin oder Koffein zu sich genommen haben, da Anstrengung, Stress oder Genussgifte den Blutdruck erhöhen können. Auch starker Harndrang kann fälschlicherweise zu hohe Blutdruckwerte verursachen.

Die Messung sollte im Liegen oder im Sitzen (Arm abgestützt, leicht gebeugt, Messort auf Herzhöhe gelagert) erfolgen (▶ Abb. 11.4a). In seltenen Fällen, wenn der Verdacht auf eine orthostatische Dysregulation (pathologischer Blutdruckabfall bei aufrechter Haltung) besteht, kann auch eine Messung im Stehen erforderlich sein. Wichtig ist, dass immer unter den gleichen Bedingungen gemessen wird, damit die Werte mit vorherigen Messergebnissen vergleichbar sind. Geräuschquellen (Radio, offenes Fenster) sollten abgestellt werden. Während der Messung soll der Betroffene nicht sprechen und sich nicht bewegen.

Merke

Informieren Sie den Betroffenen vorher über Bedingungen und Zeitpunkt der Blutdruckmessung, damit er sich darauf vorbereiten kann. Eventuelle Fragen klären Sie entweder vor oder nach der Messung.

▶ **Wahl des zu messenden Arms.** Die Messung muss immer am gleichen Arm erfolgen, bei Seitendifferenz an dem Arm mit dem höheren Wert. Bei der ersten Blutdruckmessung sollte immer einmal an beiden Armen gemessen werden, um eine eventuelle Seitendifferenz zu erkennen. Wenn Seitendifferenzen von mehr als 10 mmHg vorliegen, sollte die Ursache abgeklärt werden.

Merke

Der Blutdruck darf **nicht gemessen** werden an einem Arm mit laufender Infusionslösung, venöser oder arterieller Verweilkanüle, am Shunt-Arm bei Dialysepatienten, am gelähmten Arm nach Schlaganfall oder wenn auf derselben Seite die Lymphknoten in der Achselhöhle entfernt wurden.

Lernaufgabe

Überlegen Sie, warum in diesen Fällen jeweils nicht am entsprechenden Arm gemessen werden darf!

▶ **Manschettenwahl.** Bei einem Oberarmumfang bis 32 Zentimeter kann eine normale Manschette (13 Zentimeter breit, 24 Zentimeter lang) verwendet werden. Bei dickerem Oberarm ist eine längere und breitere Manschette (15 x 30 Zentimeter oder 18 x 36 Zentimeter) erforderlich, da sonst falsch zu hohe Werte gemessen werden. Bei einem Armumfang unter 22 Zentimeter sollte entsprechend eine kleinere Manschette verwendet werden,

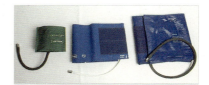

Abb. 11.3 **Blutdruckmanschetten.** Die Manschette wird entsprechend dem Umfang des Oberarms gewählt, um falsche Werte zu vermeiden. (Foto: Thieme)

da sonst falsch zu niedrige Werte resultieren (▶ Abb. 11.3).

Durchführung

Die auskultatorische Blutdruckmessung (▶ Abb. 11.4) wird folgendermaßen durchgeführt:

- Arm frei machen, sodass die Manschette direkt auf die Haut aufgelegt werden kann; darauf achten, dass der Arm nicht durch enge Kleidung oberhalb der Manschette abgeschnürt ist (▶ Abb. 11.4a).
- Blutdruckmanschette überprüfen, ob sie luftleer ist (ausdrücken) und das Ventil am Manometer schließen; Manschette fest um den Oberarm legen (der Unterrand liegt 2,5 Zentimeter oberhalb der Ellenbeuge) und mit einem Klettverschluss oder Haken schließen (▶ Abb. 11.4b).
- Schläuche ordnen, Oliven des Stethoskops in die Ohren stecken, evtl. Membran des Stethoskops an der Handfläche anwärmen und durch Beklopfen überprüfen; Stethoskop an der Stelle aufsetzen, an der die A. brachialis tastbar ist (in der Ellenbeuge, etwas weiter innen liegend).
- Manschette zügig aufpumpen (30 mmHg über den Druck hinaus, bei dem der Radialispuls verschwindet (▶ Abb. 11.4c) bzw. 30 mmHg über den erwarteten RR-Wert hinaus); dann Druckventil öffnen, sodass die Luft **langsam** abgelassen wird (Druck sollte pro Sekunde nur um 2–3 mmHg fallen).

Merke

Ab einem bestimmten Druck hört man sog. Korotkow-Geräusche. Sie sind pulssynchrone Strömungsgeräusche (nicht der Pulsschlag direkt) und entstehen dadurch, dass das Blut in der zusammengedrückten Arterie wieder zu fließen beginnt (Turbulenzen beim Strömen).

Vitale Funktionen des Lebens

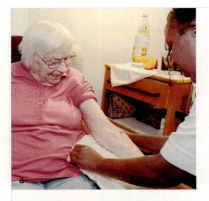
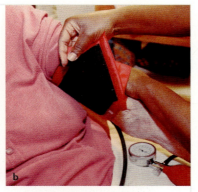
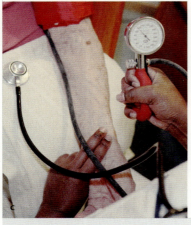
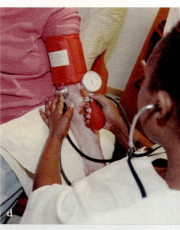

Abb. 11.4 Auskultatorische Blutdruckmessung. (Fotos: R. Stöppler, Thieme)
a Die Bewohnerin wird informiert und legt ihren Arm bequem in Herzhöhe ab. Es wird überprüft, ob die Manschette luftleer ist. Das Ventil am Manometer wird geschlossen.
b Die Manschette wird faltenfrei angelegt, die Klettverschlüsse liegen übereinander.
c Die Manschette wird zügig aufgepumpt bis 30 mmHg über den Druck hinaus, bei dem der Radialispuls verschwindet.
d Das Stethoskop wird an der A. brachialis (körpernahe Hälfte der Ellenbeuge) aufgesetzt. Schließlich wird das Druckventil geöffnet und die Luft langsam abgelassen (pro Sekunde um 2–3 mmHg). Der abgelesene Druckwert beim 1. Ton entspricht dem systolischen Blutdruckwert, der Druckwert beim 2. Ton dem diastolischen.

- Wenn der 1. Ton hörbar ist, den systolischen Wert am Manometer ablesen; beim Verschwinden der Geräusche Druck am Manometer erneut ablesen – der Wert entspricht dem diastolischen Blutdruckwert (▶ Abb. 11.4d).
- Blutdruckmanschette vollständig leeren und entfernen, gemessenen Wert dokumentieren. Soll die Messung wiederholt werden, 2 Minuten warten und dann die leere Manschette erneut aufpumpen.

Merke

Ausnahmen: Bei Schwangeren oder wenn die Geräusche bis unter 40 mmHg hörbar sind, wird der diastolische Wert schon beim Leiserwerden der Töne abgelesen.

▶ **Praktische Hinweise.** Bei der Messung des Blutdrucks sollten folgende Hinweise beachtet werden:
- Bevor das Gerät aufgeräumt bzw. von einer anderen Person benutzt wird, sollte eine Wischdesinfektion der Ohroliven, der Stethoskopmembran und der Manschette durchgeführt werden.
- Werden elektronische Messgeräte verwendet, ist es wichtig, die Gebrauchsanweisung zu beachten.
- Bei Manschetten mit integrierter Membran muss diese direkt über der Arterie liegen (Puls tasten).

Praxistipp

Wenn die Blutdruckmessung wiederholt werden muss, um erhöhte Werte zu kontrollieren, kann es sein, dass die Mitteilung des Blutdruckwerts den Betroffenen beunruhigt und eine weitere Blutdruckerhöhung verursacht. Dann ist es sinnvoll, die Werte erst nach Abschluss der gesamten Messung zu besprechen.

▶ **Fehlerquellen.** Folgende Fehler können die Messung verfälschen:
- ungenügendes Aufpumpen der Manschette (zu niedriger systolischer Wert)
- zu locker angelegte Manschette (zu hohe Werte)
- Restluft in der Manschette
- zu lange Stauung oder zu langsame Reduktion des Manschettendrucks (zu hohe Werte)
- Lagerung des Arms über Herzhöhe (zu niedrige Werte)

Bei Arteriosklerose, insbesondere bei Diabetikern, können durch die Verhärtung der Arterien falsch zu hohe Werte gemessen werden oder der diastolische Wert kann nicht ermittelt werden (Geräusche verschwinden nicht). In diesem Fall, oder wenn eine auskultatorische Messung nicht möglich ist, empfiehlt es sich, den Blutdruck palpatorisch zu messen: anstatt die Korotkow-Geräusche mit dem Stethoskop zu auskultieren, wird der Puls an der Speichenarterie getastet. Bei dieser Methode kann allerdings nur der systolische Wert ermittelt werden.

Beurteilung der Messergebnisse

Aus den Blutdruckwerten (RR) kann man aktuell oder längerfristig auf die Herz-Kreislauf-Funktion schließen. Der **Normalwert** des Blutdrucks ist abhängig vom Alter des Menschen: Während der Durchschnittswert bei 30–40-Jährigen 125/85 mmHg beträgt, liegt er mit 40–60 Jahren bei 140/90 mmHg und über 60 Jahre bei 150/90 mmHg.

Im Alter steigt besonders der systolische Druck an, da die Arterien nicht mehr so elastisch sind. Wird dann die Differenz zwischen systolischem und diastolischem RR-Wert (Blutdruckamplitude) größer, so hat das oft keinen Krankheitswert.

In der Vergangenheit wurde von einer Hypertonie (Bluthochdruck) erst ab Werten von 160/90 mmHg gesprochen. Neuere Forschungsergebnisse zeigen jedoch, dass schon ab 140/90 mmHg das Risiko einer Folgeerkrankung (Herzinsuffizienz, koronare Herzkrankheit und Herzinfarkt, Schlaganfall, Gefäßerkrankung, Nierenerkrankung) erhöht ist, sodass schon ab diesen Werten eine Behandlung empfohlen wird.

Film

Um die Inhalte zu vertiefen, können Sie sich den Film „Blutdruckmessung" ansehen.

Hypertonie (Bluthochdruck)

Einteilung

▶ Tab. 11.2 zeigt die Einteilung der Hypertonie nach europäischen Leitlinien und den Leitlinien der Deutschen Hochdruckliga (DHL).

Die Arzneimittelkommission der deutschen Ärzteschaft empfiehlt, je nach sonstigen Risikofaktoren für Herz-Kreislauf-Erkrankungen schon bei grenzwertig erhöhtem Blutdruck oder Hypertonie Grad 1 und 2 eine Behandlung zu beginnen, wobei bei leichten Formen bzw. geringem Gesamtrisiko zunächst nicht medikamentöse Maßnahmen und eine Veränderung der Lebensgewohnheiten versucht werden sollten.

Ursachen

▶ **Primäre oder essenzielle Hypertonie (90 %).** Die Ursache ist nicht genau bekannt, d. h. alle sekundären Hypertonieformen können ausgeschlossen werden. Risikofaktoren sind:
- Übergewicht
- erhöhter Blutfettspiegel
- erbliche Veranlagung
- Stress
- zu hoher Salzkonsum (NaCl)
- Diabetes mellitus
- Rauchen
- Bewegungsmangel
- erhöhter Alkoholkonsum

▶ **Sekundäre Hypertonie (10 %).** Hypertonie als Folge einer anderen Erkrankung, z. B. bei Verengung der Nierenarterien, chronischer Nierenerkrankung, Schlafapnoesyndrom (nächtliches Aussetzen der Atmung), Schilddrüsenüberfunktion, hormonbildenden Tumoren, hormonellen Veränderungen wie Schwangerschaft, Einnahme von Hormonen (Kortison) oder nicht steroidalen Antirheumatika. Wenn ein Bluthochdruck plötzlich neu auftritt, sollten zunächst immer diese Ursachen bedacht und ausgeschlossen werden, da sie behandelbar sind.

Symptome

Viele Hochdruckkranke bemerken selbst nicht sehr viel von ihrer Erkrankung, da sie oft gar keine Beschwerden macht. Deshalb ist die Bereitschaft zur Therapie auch z. T. nur gering. Mögliche Symptome sind:
- Ohrensausen
- Schwindel
- Rötung des Gesichts
- Nasenbluten
- morgendliche Kopfschmerzen

Komplikationen und Folgeschäden

Der hohe Blutdruck schädigt die Gefäßwände und belastet das Herz, da es ständig gegen einen erhöhten Druck in den Blutgefäßen anpumpen muss. Dadurch entstehen Folgeerkrankungen wie Arteriosklerose, koronare Herzkrankheit und Herzinfarkt, Herzinsuffizienz, Niereninsuffizienz, Schäden an der Netzhaut des Auges mit nachfolgender Erblindung, Durchblutungsstörungen des Gehirns und Schlaganfall, Aneurysma (Aufweitung) der Bauchaorta oder auch Durchblutungsstörungen der Extremitäten.

Therapie

Bei sekundärer Hypertonie erfolgt eine Behandlung der Grundkrankheit. Bei primärer Hypertonie werden zur Senkung des Blutdrucks folgende Maßnahmen durchgeführt:
- Kochsalzzufuhr einschränken (max. 5–6 g/Tag),
- Beseitigen von Risikofaktoren wie Alkoholkonsum > 30 g/Tag, Bewegungsmangel, Übergewicht. Hilfreich sind für Sicherheit sorgen und Stress abbauen, z. B. durch Entspannungsübungen, geregelten Tagesablauf mit Ruhephasen. Falls möglich, vermehrte körperliche Aktivität (2–3-mal 30 Minuten Ausdauertraining pro Woche). Vorbeugung von Folgeerkrankungen des Herz-Kreislauf-Systems durch Nichtrauchen, Senkung eines evtl. erhöhten Cholesterinspiegels, Behandlung eines evtl. erhöhten Harnsäurespiegels, optimale Einstellung eines Diabetes, falls vorhanden, und gesundheitsfördernde Ernährung wie Mittelmeerkost,
- regelmäßige RR-Messung, evtl. Selbstkontrolle des Blutdrucks durch den Erkrankten,
- medikamentöse Behandlung mit Diuretika, ACE-Hemmern, β-Rezeptoren-Blockern, Kalziumantagonisten, AT1-Rezeptor-Blockern, Nitropräparaten und ggf. anderen gefäßerweiternden Medikamenten

Merke

Wichtig dabei ist, den Betroffenen mit einzubeziehen, ihn über Spätfolgen der Hypertonie aufzuklären und nicht zu bevormunden.

Zunächst wird mit einem Medikament begonnen, bei alten Menschen oft mit einem Diuretikum. Kann damit der Blutdruck nicht normalisiert werden, wird eine Kombinationstherapie mit 2, evtl. sogar 3 Medikamenten durchgeführt. Dabei muss bei jedem Betroffenen das geeignete Medikament ausgewählt werden, das seinem individuellen Risiko am ehesten gerecht wird (z. B. ACE-Hemmer bei begleitendem Diabetes oder Herzinsuffizienz) und am wenigsten Nebenwirkungen hat.

Merke

Bei alten Menschen sollte bei der Hypertoniebehandlung Folgendes berücksichtigt werden:
- Es werden zwar normale bis grenzwertige Blutdruckwerte mit der Behandlung angestrebt, aber wenn Herz bzw. Gehirn dadurch zu wenig durchblutet werden, darf der RR-Wert nicht zu schnell und zu stark gesenkt werden. Es zeigte sich, dass eine Senkung des Blutdrucks unter 135/85 mmHg

Tab. 11.2 Einteilung der Hypertonie nach europäischen Leitlinien und den Leitlinien der Deutschen Hochdruckliga.

Kategorie	systolischer RR (mmHg)	diastolischer RR (mmHg)
optimal	< 120 und	< 80
normal	120–129 und/oder	80–84
hochnormal	130–139 und/oder	85–89
Hypertonie Grad 1	140–159 und/oder	90–99
Hypertonie Grad 2	160–179 und/oder	100–109
Hypertonie Grad 3	> 180 und/oder	> 110
Isolierte syst. Hypertonie	≥ 140 und	< 90

das Risiko von Hockdruck-Komplikationen nicht weiter senkt; bei über 80-Jährigen gilt sogar ein Grenzwert von 150 mmHg. Zu bedenken sind v. a. die Probleme, die sich durch Orthostase und Multimorbidität beim alten Menschen ergeben können (Sturzgefahr).
- Bei alten Menschen liegen oft schon Gefäßveränderungen vor, sodass die Therapie einschleichend begonnen werden sollte und auf keinen Fall plötzlich abgebrochen werden darf, da die Blutgefäße nicht mehr so anpassungsfähig sind.
- Bei Beginn einer medikamentösen Behandlung muss genau beobachtet und evtl. erfragt werden, ob Nebenwirkungen auftreten, z. B. Veränderungen des Kaliumspiegels im Blut durch Diuretika (Gefahr von Herzrhythmusstörungen), Herzrhythmusstörungen bei Kalziumantagonisten, Nierenfunktionseinschränkung bei ACE-Hemmern. Auch im weiteren Verlauf muss beobachtet bzw. kontrolliert werden, ob diese Nebenwirkungen auftreten.
- Unbedingt muss die Packungsbeilage des Medikaments gelesen und auf Kontraindikationen und Wechselwirkungen mit anderen Medikamenten geachtet werden, da alte Menschen oft multimorbide sind und schon mehrere andere Medikamente einnehmen müssen.

Hypertensive Krise und hypertensiver Notfall

Bei einer hypertensiven Krise liegen Blutdruckwerte von > 230/130 mmHg vor. Sind gleichzeitig lebensbedrohliche Organschäden vorhanden, spricht man von einem hypertensiven Notfall.

Die hypertensive Krise ist manchmal symptomlos, manchmal klagt der Betroffene über folgende Symptome:
- starke Kopfschmerzen
- Rötung des Gesichts
- Augenflimmern
- Ohrensausen
- Übelkeit
- Schwindel

Bei der hypertensiven Krise soll der Blutdruck nicht stark oder schnell gesenkt werden, es reicht die orale Gabe eines blutdrucksenkenden Medikaments. Arzt benachrichtigen und weiteres Vorgehen absprechen. Wichtig ist, den Betroffenen zu beruhigen, eine Herzlagerung zur Entlastung des Herzens durchzuführen (Oberkörper hoch lagern wie in

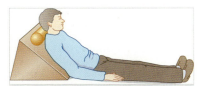

Abb. 11.5 Herzlagerung. Lagerung bei hypertensiver Krise bzw. hypertensivem Notfall.

▶ Abb. 11.5, besser noch Beine tief, z. B. aus dem Bett hängen lassen). Der Blutdruck sollte nach 10 Minuten, dann nach 30 Minuten und weiter im Tagesverlauf kontrolliert werden.

Beim hypertensiven Notfall bestehen folgende Symptome:
- Bewusstseinstrübung, neurologische Ausfälle (Funktionsstörungen des Gehirns) bzw. Symptome eines Schlaganfalls, Angina-pectoris-Beschwerden, Herzinfarkt
- Lungenödem

Dann muss der Betroffene sofort mit Notarzt ins Krankenhaus eingewiesen werden! Falls eine Bedarfsmedikation angeordnet ist, z. B. Nitroglycerinspray oder Nifedipin-sublingual-Zerbeißkapseln, diese nach Rücksprache mit dem Arzt/Notarzt geben. Der Blutdruck darf auch hier nicht zu schnell gesenkt werden!

Puls, Atmung und Bewusstsein beobachten! Vorgehen je nach Symptomen wie beim Schlaganfall, siehe „Schlaganfall" (S.570) oder „Herzinfarkt" (S.555) und „Notfallmaßnahmen" (S.837).

Hypotonie (zu niedriger Blutdruck)

Blutdruckwerte unter 100 mmHg systolisch bezeichnet man als Hypotonie. Man unterscheidet eine behandlungsbedürftige Hypotonie, die Beschwerden macht, von einer physiologischen Hypotonie, wie sie bei gut trainierten Sportlern oder bei Überwiegen des Parasympathikus vorkommt. Eine weitere Unterteilung gliedert die Hypotonie analog zur Hypertonie nach ihren Ursachen in eine essenzielle oder sekundäre Hypotonie auf.

Ursachen

▶ **Essenzielle Hypotonie.** Die Ursache ist unklar. Als orthostatische Hypotonie bezeichnet man eine Kreislaufregulationsstörung, bei der es in aufrechter Körperhaltung zum RR-Abfall kommt. Im Liegen ist der Blutdruck normal, doch beim Aufstehen verspüren die Betroffenen ein Schwindelgefühl, es wird ihnen „schwarz vor Augen" und sie werden evtl. bewusstlos, weil das Gehirn nicht mehr genügend mit Sauerstoff versorgt wird. Diese Regulationsstörung kann auch bei langem Stehen oder nach längerer Bettlägerigkeit vorkommen.

▶ **Sekundäre, symptomatische Hypotonie.** Sie kann durch Flüssigkeitsmangel (Hypovolämie), z. B. bei unzureichender Flüssigkeitszufuhr, Verbrennungen, Überdosierung von Diuretika bzw. anderen Antihypertensiva (blutdrucksenkenden Medikamenten) oder Blutverlust verursacht werden. Auch im Schock entsteht in den Blutgefäßen eine relative Hypovolämie. Das Blutvolumen, das dem Herzen zur Verfügung steht, ist zu gering, um alle Organe ausreichend zu versorgen.

Außerdem kommt es zu erniedrigtem Blutdruck bei Herzinsuffizienz, Aortenklappenstenose (Verengung der Klappe), bestimmten Herzmuskelerkrankungen oder Herzrhythmusstörungen. Dann kann sich das Herz nicht effektiv zusammenziehen und das erforderliche Blutvolumen durch die Aorta in die Körperarterien pumpen. Auch bei hormonellen Veränderungen (z. B. Schwangerschaft, Schilddrüsenunterfunktion) und bei Infektionen mit Fieber kann eine Hypotonie bestehen.

Fallbeispiel

Bei Herrn Lehmann kommt durch die Arrhythmie ein geringerer Druck in den Blutgefäßen zustande als bei regelmäßigem Herzrhythmus, sodass er die Symptome einer Hypotonie verspürt. Bei der RR-Messung war sein Blutdruck 115/60 mmHg.

Jüngere Menschen würden bei solchen Werten unter Umständen noch keine Symptome bemerken, aber bei alten Menschen mit vorgeschädigten Blutgefäßen kann der relativ zu niedrige Druck schon zu kritischer Minderdurchblutung des Gehirns mit der Folge der Bewusstlosigkeit (Synkope) führen.

Praxistipp

Bei neu auftretender Hypotonie zuerst Folgendes abklären:
- Sind blutdrucksenkende Medikamente (v. a. Diuretika und andere Antihypertensiva) überdosiert?
- Leidet der Pflegebedürftige an Flüssigkeitsmangel (durch Flüssigkeitsverlust bzw. nicht ausreichende Flüssigkeitszufuhr)?
- Ist der Herzrhythmus regelmäßig?

Symptome

Mögliche Symptome der Hypotonie sind:
- allgemeine Schwäche
- Müdigkeit
- Schwindel
- „Schwarzwerden" vor den Augen
- Kollapsneigung
- Verwirrtheit (durch Sauerstoffmangel im Gehirn)
- Unruhe
- Übelkeit
- Frieren
- Schlafstörungen
- Herzbeschwerden
- in schweren Fällen: Bewusstlosigkeit oder kritische Minderdurchblutung des Herzens

Therapie

Je nach Ursache, Symptomen und Schweregrad müssen unterschiedliche Maßnahmen getroffen werden. Auch hier sollte die Diagnose erst nach wiederholtem Messen gestellt werden. Liegen keine Beschwerden vor, ist nicht unbedingt eine Therapie erforderlich. Liegt eine organische Ursache zugrunde und sind Herz und Gehirn durch Durchblutungsmangel gefährdet, muss unbedingt eine Behandlung erfolgen. Bei leichteren Regulationsstörungen reichen evtl. nicht medikamentöse Maßnahmen zur Behandlung aus. Auf jeden Fall muss, wenn Beschwerden vorliegen, eine Abklärung der Ursache durch den Arzt erfolgen.

Mögliche Maßnahmen sind:
- Ursache abklären (Regulationsstörung oder zugrunde liegende schwere organische Erkrankung?),
- entsprechende Verhaltensberatung der Betroffenen und ihrer Angehörigen,
- plötzliches Aufrichten aus der Horizontalen vermeiden, evtl. vorher Beine bewegen (Muskelpumpe der Waden fördert venösen Rückstrom zum Herzen),
- physikalische Maßnahmen wie Wechselduschen, Bürstenmassage der Beine, Kompressionsstrümpfe oder Wickeln der Beine (aber: Vorsicht bei arteriellen Durchblutungsstörungen der Beine),
- ausreichende Flüssigkeitszufuhr (aber: bei bestehender Herz- oder Niereninsuffizienz erlaubte Trinkmenge beachten, bei großer Trinkmenge Verschiebung des Elektrolytgehalts im Blut möglich),
- salzreiche Kost (aber: Vorsicht bei bestehender Herzinsuffizienz) und
- Medikamente: gefäßverengende Mittel, z. B. Ergotaminpräparate.

Besonderheiten des Blutdrucks beim älteren Menschen

Wie bereits dargestellt, kommt es zwar im Alter oft zu einer Erhöhung des systolischen und diastolischen Blutdruckwerts, da die Elastizität der Blutgefäße abnimmt und häufig auch schon Herz- und Gefäßerkrankungen (insbesondere Arteriosklerose oder Herzinsuffizienz) bestehen. Insgesamt ist jedoch die Regulationsfähigkeit des Blutdrucks eingeschränkt, sodass es bei Blutdrucksenkung bzw. Blutdruckabfall häufiger als bei jungen Menschen zu einer kritischen Durchblutungsminderung von Gehirn, Herz oder Nieren kommen kann.

Hinzu kommt, dass alte Menschen weniger Durstgefühl verspüren und oft zu wenig trinken, sodass eine Volumenmangelsituation besteht und die Durchblutung zusätzlich verschlechtert wird.

Deshalb sind alte Menschen bei allen Maßnahmen, die zum Blutdruckabfall führen können, sei es die Behandlung einer Hypertonie oder Mobilisation nach längerer Bettlägerigkeit, schwere Erkrankungen wie Operationen oder Infektionskrankheiten, gefährdeter, dass der Blutdruck plötzlich abfällt. Stürze mit hohem Verletzungsrisiko sind die Folge. Deshalb sollten vor anstrengenden Pflegemaßnahmen oder bei Risikopatienten der Blutdruck überwacht und das Befinden sorgfältig beobachtet werden. Da Schwindel und Symptome eines Blutdruckabfalls Angstgefühle auslösen, ist es sehr wichtig, den Kranken nicht alleine zu lassen und ihm Sicherheit zu vermitteln.

Merke

Ältere Menschen sollten, insbesondere nach längerer Bettruhe, nur vorsichtig und kontrolliert mobilisiert werden. Kommt es zu Schwindel oder sogar Bewusstlosigkeit (Kreislaufkollaps), soll der Betroffene sich sofort wieder hinlegen bzw. in Schocklagerung (Kopf tief, Beine ca. 40 Zentimeter anheben, ▶ Abb. 11.6) gebracht werden, um den venösen Rückstrom zum Herzen zu fördern. Außerdem sollte eine ausreichende Sauerstoffversorgung sichergestellt werden, z. B. durch Öffnen des Fensters oder Sauerstoff-Nasensonde.

Ausnahme. Bei Überlastung des Herzens, wie Herzinsuffizienz, Herzinfarkt, wird eine Herzlagerung vorgenommen. Treten Schocksymptome auf, wie kalter Schweiß, Zyanose, Anstieg der Pulsfrequenz über den systolischen RR-Wert, muss der Notarzt gerufen werden, siehe „Erste Hilfe bei Herz-Kreislauf-Notfällen" (S. 837).

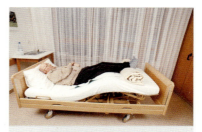

Abb. 11.6 Schocklagerung. Lagerung bei Blutdruckabfall. (Foto: T. Stephan, Thieme)

11.3 Beobachtung der Atmung und des Sputums

11.3.1 Beobachtung der Atmung

Die Atmung gehört neben der Herz-Kreislauf-Tätigkeit zu den wichtigsten Vitalfunktionen. Sie dient der Aufnahme von Sauerstoff und der Abgabe von Kohlendioxid, also dem Gasaustausch, und wirkt bei der Regulierung des Säuren-Basen-Haushalts mit.

Normalerweise atmen wir unbewusst, gesteuert vom Atemzentrum im Hirnstamm, wobei die Atemhäufigkeit und Atemtiefe v. a. vom Sauerstoff- und Kohlendioxidgehalt im Blut bestimmt wird. Allerdings wird die Atmung auch noch von vielen weiteren Faktoren, z. B. der psychischen Verfassung oder Hormonen, beeinflusst und ist außerdem willkürlich steuerbar. Normale Atmung (**Eupnoe** von griech. Eu = gut, pnoe = Atmung) ist gleichmäßig und ruhig, die Atembewegungen sind nur bei genauem Hinsehen erkennbar. Die einzelnen Atemzüge haben eine mittlere Frequenz und Atemtiefe, und man kann keine auffälligen Atemgeräusche oder -gerüche beobachten.

Bei der Beobachtung der Atmung achtet man dementsprechend auf:
- Atemtyp bzw. Atembewegungen (Brust- oder Bauchatmung)
- Atemfrequenz
- Atemtiefe
- Atemrhythmus
- Atemgeruch
- Atemgeräusch

Fallbeispiel

Frau Haller, 85 Jahre alt, antwortet auf den Morgengruß des Pflegenden nur mit schwacher Stimme und sagt, es gehe ihr heute gar nicht gut. Sie habe sich wohl gestern erkältet und jetzt fühle sie sich wie zerschlagen und habe Schmerzen beim Atmen. Dem Pflegenden fällt auf, dass ihr Gesicht gerötet ist, dass sie schwer und vorsichtig atmet und dass sie sich nur mit Hilfe aufsetzen kann. Der Hausarzt, der hinzugezogen wird, stellt die Verdachtsdiagnose Pneumonie (Lungenentzündung).

Um Atemrhythmus und -frequenz zu beobachten, zählt man eine Minute lang (mit einer Uhr mit Sekundenzeiger) die Zahl der Atemzüge (wenn möglich, unbemerkt, da die Atmung willkürlich beeinflusst werden und durch die Erwartungshaltung des Betroffenen verändert sein kann).

Man beobachtet, ob die Atembewegungen des Brustkorbs oder Bauchs und die Tiefe der Atemzüge normal, verringert oder verstärkt ausgeprägt sind. Dabei achtet man auf pathologische Geräusche oder Gerüche.

Atemtyp (Atembewegungen)

Ein Atemzug besteht aus der Einatmung (Inspiration) und der Ausatmung (Exspiration). Man unterscheidet 2 Möglichkeiten der Ein- und Ausatmung (▶ Abb. 11.7):
- Bauchatmung
- Brustatmung

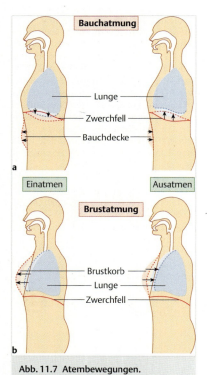

Abb. 11.7 Atembewegungen.
a Bei Bauchatmung.
b Bei Brustatmung.

▶ **Bauchatmung.** Das Zwerchfell wird angespannt und senkt sich beim Einatmen, sodass sich der Brustkorb weitet. Durch den entstehenden Sog wird Luft in die Lungen eingeatmet (aktiver Vorgang). Beim Ausatmen entspannt sich das Zwerchfell wieder und tritt nach oben, sodass der Brustkorb wieder enger wird. Die Luft strömt passiv aus den Lungen heraus.

▶ **Brustatmung.** Die Rippen heben sich (aktiv) durch Kontraktion der Zwischenrippenmuskeln, sodass sich der Brustkorb weitet. Senken sich die Rippen wieder (passiv), wird der Brustkorb wieder enger und die Luft strömt wieder aus.

Meist atmet man mit Brust- und Bauchatmung gemeinsam. Ausnahmen gibt es z. B. in der Schwangerschaft, wenn das Zwerchfell nicht ausreichend nach unten treten kann oder bei Erkrankungen im Bauchraum; hier kommt v. a. die Brustatmung zum Einsatz. Umgekehrt überwiegt die Bauchatmung, wenn Erkrankungen im Brustraum bestehen. Im Alter nimmt die Dehnbarkeit des Brustkorbs und der Lunge oft ab, sodass bei alten Menschen häufig die Bauchatmung überwiegt.

Fallbeispiel

Frau Haller gibt Schmerzen im Brustkorb beim Atmen an. Dadurch wird sie automatisch oberflächlicher und wegen des Sauerstoffmangels auch schneller atmen. Weil häufig das Brustfell, das der Lungenoberfläche anliegt, bei einer Pneumonie mit entzündet ist, sind sowohl Brust- als auch Bauchatmung eingeschränkt.

Atemfrequenz

Die Atemfrequenz ist altersabhängig und beträgt bei gesunden Erwachsenen etwa 14–20 Atemzüge pro Minute. Man unterscheidet folgende Veränderungen der Atemfrequenz:
- Tachypnoe
- Bradypnoe
- Apnoe

▶ **Tachypnoe (beschleunigte Atmung).** Sie findet sich bei erhöhtem Sauerstoffbedarf oder vermindertem Sauerstoffangebot, z. B. bei Anämie (Mangel an roten Blutkörperchen), Herzinsuffizienz, Fieber, Schmerzen, Überfunktion der Schilddrüse (Stoffwechselsteigerung), Schock oder Störungen des Gasaustauschs in der Lunge. Physiologisch ist eine Tachypnoe bei Aufregung, Angst oder großer Freude, da dann die Adrenalinwirkung des Sympathikus überwiegt und der ganze Körper in erhöhte Alarmbereitschaft versetzt wird.

▶ **Bradypnoe (verlangsamte Atmung).** Physiologisch ist eine Bradypnoe bei Entspannung oder im Schlaf. Pathologisch tritt sie bei Hirndrucksteigerung (bei Tumor, Blutung, Entzündung des Gehirns), im Koma oder bei Vergiftungen auf.

▶ **Apnoe (Fehlen der Atmung, Atemstillstand).** Die Apnoe führt innerhalb weniger Minuten zum Sauerstoffmangel des Gehirns mit irreversiblen Schädigungen bzw. Tod.

Hyperventilation und Hypoventilation

Zwei spezielle Veränderungen, bei denen nicht nur die Atemfrequenz, sondern auch die Intensität der Atmung verändert wird, sollen wegen ihrer praktischen Bedeutung noch erwähnt werden:
- Hyperventilation
- Hypoventilation

▶ **Hyperventilation (übermäßig gesteigerte Atmung).** Die Atmung ist im Verhältnis zum Gasaustausch, der eigentlich erforderlich wäre, gesteigert, die Atemzüge sind also zu tief und/oder zu häufig (▶ Abb. 11.8). Meist liegt die Ursache in psychischer Erregung oder Überlastung. Die Folge ist ein verstärktes Abatmen von Kohlendioxid. Der pH-Wert im Blut steigt, wodurch der Kalziumspiegel im Blut sinkt. Menschen, die hyperventilieren, geben ein typisches Kribbeln um den Mund an und es kommt zu einer Verkrampfung der Muskulatur. Typisch ist dabei eine sog. Pfötchenstellung der Hände (Tetanie). Die Therapie besteht darin, den Betroffenen zu beruhigen und ihn anzuleiten, in eine Plastiktüte rückzuatmen. Man fordert den Betroffenen auf, in die Tüte hinein auszuatmen und aus der Tüte wieder einzuatmen. Dadurch steigt der Kohlendioxidspiegel im Blut wieder an. In schweren Fällen kann auch (durch den Arzt) ein Beruhigungsmittel i. v. gegeben werden.

▶ **Hypoventilation (verringerte Atmung).** Bei einer Hypoventilation, wenn zu flach oder zu selten geatmet wird, werden die Lungenbläschen nicht ausreichend belüftet. Dadurch steigt der Kohlendioxidspiegel im Blut, der Sauerstoffgehalt sinkt. Das kann bei Erkrankungen des Brustkorbs, des Atemzentrums im Gehirn oder der Lunge selbst der Fall sein. Es bilden sich unbelüftete Bezirke in der Lunge, sog. Atelektasen, die besonders pneumoniegefährdet sind.

Merke

Im Alter sind Brustkorb und Lungengewebe weniger dehnbar als in der Jugend. Wenn aufgrund von Bettlägerigkeit oder durch schmerzbedingte Schonatmung, z. B. nach einem Sturz, das Lungengewebe weniger belüftet wird, steigt das Pneumonierisiko sehr schnell an. Dann ist eine frühe, sorgfältige Pneumonieprophylaxe mit Aufklärung des Betroffenen und Anleitung zur Atemgymnastik (ggf. unter Schmerztherapie) lebensnotwendig.

Fallbeispiel

Frau Haller, bei der vermutlich eine Pneumonie vorliegt, atmet aufgrund von Schmerzen flacher, wodurch die Lunge noch schlechter belüftet wird und die Situation sich verschlimmert. Deshalb wird sie ins Krankenhaus eingeliefert und bekommt gleichzeitig mit der medikamentösen Therapie der Lungenentzündung (Antibiotika, schleimlösende Medikamente) Atemübungen verordnet.

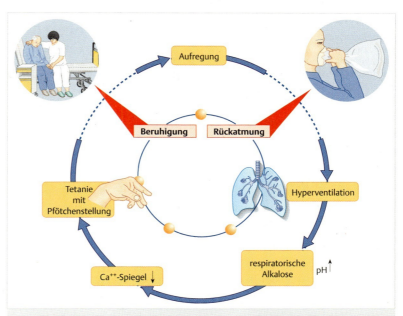

Abb. 11.8 **Hyperventilation.** Schematischer Verlauf des Hyperventilationssyndroms. Der Betroffene darf nicht allein gelassen werden, bis die Symptome abgeklungen sind.

Atemtiefe

Bei Gesunden ist die Atmung in Ruhe gleichmäßig tief. Eine oberflächliche, meist beschleunigte Atmung findet man bei Schmerzen im Brustkorb (Schonatmung), wie sie im Fallbeispiel bei Frau Haller vorliegen. Eine vertiefte Atmung besteht bei Bewusstlosigkeit, evtl. nach Einnahme von Schlafmitteln oder im diabetischen Koma (Kußmaul-Atmung).

Atemrhythmus

Unter dem Atemrhythmus versteht man die Abstände, in denen die einzelnen Atemzüge aufeinanderfolgen. Normalerweise sind die Atemzüge regelmäßig und leicht, der Mensch atmet durch die Nase. Bei manchen Erkrankungen kommen bestimmte **pathologische Atmungstypen** vor, die charakteristisch sind (▶ Abb. 11.9). Die Beobachtung dieser Atemformen kann bei Bewusstlosen Hinweise auf die zugrunde liegende Ursache geben.

Atemgeruch

Folgende Gerüche sind pathologisch:
- obstartig, nach Azeton: beim diabetischen Koma, bei Hungerzuständen
- nach Urin, Harnstoff: bei Nierenversagen (Vorsicht: nicht verwechseln mit Uringeruch bei Inkontinenz.)
- nach Leber, erdig: bei Zerfall des Lebergewebes, bei Leberzirrhose
- eitrig, faulig, jauchig: bei Eiteransammlungen in der Lunge (z. B. Abszess), Zerfallsprozessen (z. B. Bronchialkarzinom, d. h. Krebserkrankung der Bronchien), Bronchiektasen (Aussackungen der Bronchien)

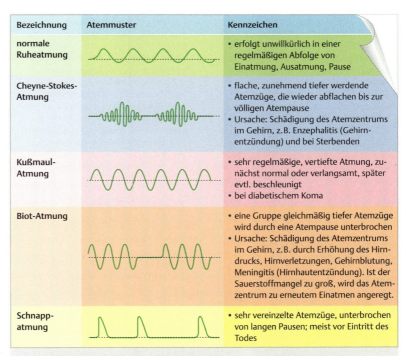

Abb. 11.9 **Pathologische Atmungstypen.** Schematische Darstellung pathologischer Atmungstypen im Vergleich zur normalen Atmung.

Atemgeräusche

Physiologisch ist ein Keuchen bei Anstrengung. Die folgenden Atemgeräusche sind pathologisch:
- **Hörbares Pfeifen beim Einatmen** (inspiratorischer Stridor): Bei Verlegung der Luftwege, z. B. durch einen Fremdkörper, oder bei Verlegung der Stimmritze, tritt meist gemeinsam mit Dyspnoe auf.
- **Hörbares Pfeifen beim Ausatmen** (exspiratorischer Stridor): Bei Verengung der Bronchien, z. B. bei Asthma bronchiale, tritt meist gemeinsam mit Dyspnoe auf.
- **Rasseln, Brodeln**: Feuchte Rasselgeräusche finden sich bei Lungenödem oder Pneumonie. Sie werden verursacht durch Flüssigkeitsansammlung in den Lungenbläschen.
- **Trockene Rasselgeräusche** (Giemen, Pfeifen, Brummen): Sie entstehen durch schwingende Schleimfäden in den Bronchien, bei Asthma oder Bronchitis. Bei Frau Haller können feuchte Rasselgeräusche, trockene oder beide hörbar sein.
- **Schnarchen**: Meist harmlos, entsteht durch atmungsbedingtes Flattern des Gaumensegels. Bestehen allerdings längere Atempausen (> 10 Sekunden), sollte abgeklärt werden, ob ein sog. Schlafapnoe-Syndrom mit gefährlichem Sauerstoffmangel infolge der Pausen vorliegt.
- **Husten**: Husten kann willkürlich vorkommen, aber auch unwillkürlich als Schutzreflex ablaufen. Ursachen sind z. B. Fremdkörper, Sputum in den Atemwegen, Reizung durch Gase und Nervosität. Bei chronisch obstruktiven Lungenerkrankungen (S. 528) tritt Husten durch die vermehrte Schleimmenge auf, bei Herzinsuffizienz mit Lungenstauung durch Flüssigkeitsansammlung in der Lunge.

Sonstige pathologische Atembefunde

Dyspnoe (Atemnot)

Definition

Als **Dyspnoe** werden (im Gegensatz zu Eupnoe) alle Zustände mit erschwerter Atmung zusammengefasst. Der Betroffene empfindet dabei meist Atemnot. Je nach Schweregrad tritt die Dyspnoe nur bei Anstrengung auf oder auch schon in Ruhe.

Die schwerste Ausprägung, bei der der Kranke nur noch in aufrechter Haltung unter Einsatz der Atemhilfsmuskulatur atmen kann, bezeichnet man als Orthopnoe (orthos = griech.: aufrecht, gerade). Man unterscheidet grob nach Ursachen eine kardiale Dyspnoe (Ursache liegt beim Herzen) und eine Dyspnoe, die von den Atmungsorganen herrührt. Kardiale Dyspnoe kann z. B. durch eine Herzinsuffizienz, Angina pectoris, Herzinfarkt, Herzmuskelentzündung oder Erkrankungen des Herzbeutels bedingt sein.

Fallbeispiel

Bei Frau Fuchs besteht eine chronische Herzinsuffizienz (Herzschwäche), die bei alten Menschen häufig ist. Sie hat eine Belastungsdyspnoe. Das bedeutet, bei körperlicher Anstrengung, wie schnellerem Gehen oder Treppensteigen, tritt Atemnot auf.

Weil das Herz das Blutvolumen nicht ausreichend weitertransportieren kann, kommt es zu einem Rückstau in die Venen. Ist v. a. die linke Herzhälfte geschwächt, sammelt sich Gewebeflüssigkeit in der Lunge und führt zu einer Lungenstauung bzw. einem Lungenödem (Flüssigkeitsansammlung in Lunge und Brustfell), sodass beim Atmen auch feuchte Rasselgeräusche zu hören sind. Bei den Atmungsorganen kommen Asthma, Bronchitis, Pneumonie, Tumoren, Pneumothorax, Lungenembolie, Lungenödem, Verletzungen des Brustkorbs und andere Ursachen infrage. Einer Dyspnoe können jedoch auch eine Anämie (Mangel an roten Blutkörperchen), starkes Übergewicht, Störungen des Atemzentrums oder Stoffwechselentgleisungen zugrunde liegen.

Merke

Wichtig sind bei plötzlich auftretender Dyspnoe Sofortmaßnahmen (Arzt bzw. Notarzt rufen, Sofortmaßnehmen je nach Ursache) und psychische Betreuung. Pflegende dürfen Betroffene mit akuter Dyspnoe nicht alleine lassen.

Die BORG-Skala, ein Assessmentinstrument zur Einschätzung einer Dyspnoe, wird in „Pflege und Begleitung alter Menschen mit Erkrankungen des Atemsystems" (S. 523) vorgestellt.

Beurteilung der Lungenfunktion

Wenn die Lungenfunktion beurteilt werden soll, z. B. vor einer geplanten Operation oder bei Vorliegen einer Lungenerkrankung, wird eine **Lungenfunktionsprüfung**, meist mithilfe eines Spirometers, durchgeführt. Man misst die einzelnen **Atemvolumina**. Zusätzlich zum normalen Atemzugvolumen gibt es ein **inspiratorisches Reservevolumen** (Atemvolumen bei maximaler Einatmung) und ein **exspiratorisches Reservevolumen** (Atemvolumen bei maximaler Ausatmung). Die Summe dieser 3 Volumina wird als **Vitalkapazität** bezeichnet und beschreibt die Luftmenge, die nach maximaler Einatmung maximal ausgeatmet werden kann. Die Luftmenge, die auch nach dem Ausatmen in der Lunge verbleibt, damit die Lungenbläschen nicht kollabieren, bezeichnet man als **Residualvolumen**.

Die Vitalkapazität ist vermindert, wenn sich die Lunge nicht mehr so gut ausdehnen kann (z. B. nach vernarbter Rippenfellentzündung) oder wenn die Bronchien verengt sind (z. B. bei Asthma). Dadurch wird sie auch zur Verlaufsbehandlung und Erfolgskontrolle der Behandlung, z. B. bei Asthma, untersucht.

Weitere Informationen erhält man auch durch Untersuchung des Sauerstoff- und Kohlendioxidgehalts im Blut anhand einer Blutgasanalyse oder durch Überwachung der Sauerstoffkonzentration im Blut des Betroffenen mit einem Pulsoxymeter (z. B. während einer Operation oder bei Hypoventilation). Ein Sauerstoffmangel ist oft auch an einer Zyanose (Blaufärbung der Lippen und der Haut) sichtbar. Man unterscheidet zwischen:
- zentraler Zyanose
- peripherer Zyanose

Während bei der zentralen Zyanose (gesamte Haut und Schleimhäute) meist eine kardiale oder pulmonale Störung besteht, wird bei der peripheren Zyanose (Lippen, Hände, Füße) der Sauerstoffgehalt des Blutes in der Peripherie (Hände, Füße) vermehrt ausgeschöpft.

11.3.2 Beobachtung des Sputums

Definition

Sputum (Auswurf) ist ein Sekret, das aus den Atemwegen (Bronchien) stammt und durch Husten nach oben befördert wird.

Sputum ist, bis auf geringe Mengen glasigen, klaren Morgensputums, immer pathologisch. Es kommt bei verschiedenen Erkrankungen der Bronchien und der Lunge vor. Zunächst wird das Sputum nach Menge, Farbe, Geruch, Konsistenz, Zusammensetzung und Zeitpunkt des

Auswurfs beurteilt. Je nach Verdachtsdiagnose ist eine weitere Untersuchung sinnvoll, z. B. mikrobiologische Untersuchung bei Infektionsverdacht, mikroskopische Untersuchung (und Allergietests) bei Allergie oder zytologische Untersuchung bei Krebsverdacht.

▶ **Sputum bei Erkrankungen.** Je nach Erkrankung unterscheidet sich das Sputum in Menge, Farbe, Geruch und Konsistenz wie folgt:
- gelblich-grün, eitrig mit fauligem, jauchigem oder süßlichem Geruch und reichlich bei Bronchiektasen (Aussackungen der Bronchien, hier auch große Menge Sputum), akuter Bronchitis, Pneumonie
- hellrot, schaumig, dünnflüssig bei Lungenödem (infolge einer Herzinsuffizienz Stauung des Bluts in den Lungen und Flüssigkeitsaustritt in die Atemwege)
- schleimig-eitrig oder rostbraun bei Pneumonie
- blutig (Hämoptyse) bei Tumoren der Atemwege (Bronchialkarzinom), und bei pulmonaler Tbc (hier auch reichlich Sputum)
- schleimig-zäh bei Keuchhusten
- zäh, fadenziehend, glasig bei Asthma
- schleimig-durchscheinend, fadenziehend bei leichten Infekten der Atemwege

Merke

Sputum sollte, wenn es zum 1. Mal auftritt oder die Ursache unklar ist, in einem Sputumbecher (am besten durchsichtig, damit Farbe und Menge beurteilt werden können) aufgehoben und dem Arzt gezeigt werden. Falls eine Infektion vorliegt, kann die bakteriologische Diagnostik zum Nachweis des Krankheitserregers und zur richtigen Therapie führen. Sputum ist infektiös! Deshalb beim Umgang mit Sputum immer Handschuhe tragen und Flächen, die damit in Kontakt gekommen sind, desinfizieren.

Merke

Wenn eine mikrobiologische Untersuchung geplant ist, darf der Sputumbecher kein Desinfektionsmittel enthalten, da sonst die Ergebnisse verfälscht werden.

Merke

Beim Neuauftreten von Husten mit Sputum bei alten Menschen muss man immer an eine Infektion, ein Bronchialkarzinom oder eine Herzinsuffizienz denken und die Ursache abklären.

Wichtig ist, dass die Pflegenden den Betroffenen beim Abhusten unterstützen, siehe „Maßnahmen zur Verbesserung der Lungenventilation" (S. 276) sowie „Maßnahmen zum verbesserten Abtransport" (S. 283). Wenn das Sekret nicht abgehustet wird, können sich Infektionen aufpfropfen und die Atemwege verlegt bzw. der Gasaustausch in der Lunge behindert werden. Da Sputum oft mit Ekelgefühl verbunden ist, gehört besonders viel Feingefühl zum Umgang mit dem kranken Menschen und er sollte bei der Entsorgung des Sputums, falls erforderlich, unterstützt werden.

Besonderheiten der Atmung bei älteren Menschen

Im Alter nehmen die Leistungsfähigkeit und Anpassungsfähigkeit des Atmungssystems ab. Die Knorpel der Bronchien sind weniger elastisch, die Reinigungsfunktion der Flimmerhärchen in den Atemwegen lässt nach, die Alveolen werden weiter und das Lungengewebe atrophisch. Außerdem sind durch degenerative Veränderungen an der Wirbelsäule und an den Rippen die Atembewegungen eingeschränkt.

Das führt dazu, dass sich die Lungenflügel nicht mehr so gut entfalten und belüftet werden können. Immobilität und zusätzliche Herz-Kreislauf-Erkrankungen können hinzukommen. Dadurch steigt das Risiko für Bronchitis und Pneumonie, durch Herzerkrankungen das Risiko eines Lungenödems. Deshalb sind bei alten Menschen die sorgfältige Beobachtung der Atmung und die Frage nach Beschwerden, aber auch Pneumonieprophylaxe und Anhalten zum tiefen Durchatmen sehr wichtig. Wird Lungenerkrankungen vorgebeugt oder werden erste Hinweise sofort ernst genommen, können Komplikationen verhindert werden.

11.4 Beobachtung der Körpertemperatur

11.4.1 Bedeutung der Körpertemperatur

Die Körpertemperatur hat nicht nur eine medizinische Bedeutung, sondern das Wohlbefinden des ganzen Menschen

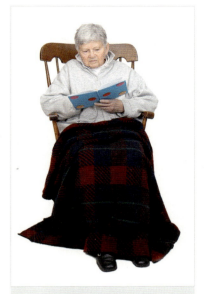

Abb. 11.10 **Wärmeempfinden.** Ältere Menschen frieren häufiger als jüngere und benötigen dann zusätzliche Kleidung, eine Decke oder Wärmespender. (Foto: M. Antonino, Fotolia.com)

hängt in hohem Maß vom Wärmeempfinden ab. „Wohlige Wärme" wird mit Gemütlichkeit und Geborgenheit verbunden, und in einer ungemütlichen, kalten Umgebung oder in Angstsituationen „fröstelt" man. Psychische und emotionale Faktoren spielen beim Wärmeempfinden ebenso eine wichtige Rolle wie die Kleidung, die man gewohnt ist, und die klimatischen Verhältnisse, in denen man sein ganzes Leben verbracht hat (▶ Abb. 11.10).

Alte Menschen frieren oft schneller als jüngere, weil das Unterhautfettgewebe anders verteilt ist, evtl. Durchblutungsstörungen vorliegen oder weil sie weniger körperlich aktiv sind. All dies und auch die persönlichen Vorlieben des betroffenen Menschen müssen bei der Bedeutung der Körpertemperatur berücksichtigt werden. Bei alten Menschen kommt es auch vor, dass die normale Körpertemperatur niedriger ist als bei jüngeren, da die Wärmeregulation nicht mehr intakt ist.

Tritt im Rahmen einer Infektionskrankheit Fieber auf, kann es deutlich niedriger sein als bei jungen Menschen, weil das Immunsystem nicht mehr so schnell und heftig reagiert. Wenn also kein Fieber vorhanden ist, heißt das nicht, dass keine Infektion vorliegt. Oft sind der stark reduzierte Allgemeinzustand oder Funktionsstörungen des Gehirns (z. B. Verwirrtheit, Desorientiertheit, Schläfrigkeit) viel wichtigere Hinweise auf das Vorliegen einer schweren Erkrankung.

11.4.2 Wärmeregulation

Die Körpertemperatur des Menschen liegt normalerweise bei ca. 37 °C. Im Lauf eines Tages schwankt sie um etwa 1–2 °C; in den frühen Morgenstunden ist sie am niedrigsten und abends am höchsten. Außentemperatur, körperliche Aktivität, Hormone (z. B. Gestagene), Stress, Schlaf und Alter des Menschen beeinflussen die Körpertemperatur. An unterschiedlichen Stellen des Körpers variiert die Temperatur in einem gewissen Rahmen: Man unterscheidet die Kerntemperatur (ca. 37 °C), die im Inneren des Kopfs und des Rumpfs (Körperkern) herrscht, und die Schalentemperatur (28–32 °C), die an der Körperoberfläche, z. B. auf der Haut der Extremitäten, gemessen werden kann. Wie groß der Unterschied zwischen Kern- und Schalentemperatur ist, hängt stark von der Umgebungstemperatur ab.

Die Körpertemperatur wird durch den Hypothalamus, einem Teil des Zwischenhirns, reguliert und konstant gehalten. Messfühler im Körperkern und in der Peripherie stellen die aktuelle Temperatur fest, die dann mit dem Sollwert im Hypothalamus verglichen wird. Bei Abweichung vom Sollwert wird Wärme in die Umgebung abgegeben oder im Körper zurückgehalten bzw. produziert. Wärme entsteht im Körper durch die „Verbrennung" von Nährstoffen und bei körperlicher Arbeit (bei Aktivität der Muskeln werden mehr Nährstoffe in Energie umgewandelt). Bei kühler Außentemperatur kann der Körper (durch Wärmeleitung und Wärmeströmung) Wärme abgeben, indem die Haut stärker durchblutet wird. Wenn man schwitzt, entsteht zusätzlich durch die Verdunstung des Schweißes Verdunstungskälte. Bei starker Hitze oder Wärmeeinstrahlung kann aber auch Wärme über die Haut aufgenommen werden, z. B. bei starker Sonneneinstrahlung oder Anwendung einer Wärmflasche. Vor Auskühlen in kalter Umgebung schützt sich der Körper, indem er die Blutgefäße der Haut verengt, durch Aufstellen der Körperhärchen (Gänsehaut) oder durch Muskelzittern.

> ### Film
> Um die Inhalte zu vertiefen, können Sie sich den Film „Handhabung eines Wärmekissens" ansehen.

11.4.3 Messung der Körpertemperatur

Indikationen

Die Körpertemperatur kann im Rahmen einer ausführlichen Befunderhebung als Routineuntersuchung gemessen werden, z. B. bei Aufnahme eines alten Menschen ins Krankenhaus oder ins Heim. Bei schweren Erkrankungen oder plötzlicher Verschlechterung des Allgemeinzustandes gehört die Messung der Temperatur zur Vitalzeichenkontrolle, da bei der Suche nach der Diagnose und Krankheitsursache eine Infektionserkrankung oder andere Fieberursachen ausgeschlossen bzw. bestätigt werden müssen. Oft hat man jedoch schon den konkreten Verdacht auf eine bestimmte Infektion, wie im Fallbeispiel bei Frau Haller.

Thermometerarten und Messorte

Die Körpertemperatur kann an verschiedenen Stellen und mit unterschiedlichen Arten von Thermometern gemessen werden (▶ Abb. 11.11, ▶ Tab. 11.3). Wo und mit welchem Thermometer gemessen wird, hat starken Einfluss auf den beobachteten Temperaturwert. Messungen in der Achselhöhle und auf der Stirn sind oft ungenau, bei Ohrthermometern muss der Gehörgang gestreckt werden, damit man genaue Werte erhält (▶ Abb. 11.12).

Durchführung der Messung

Vor der Messung

Bevor die Körpertemperatur gemessen wird, sollten folgende Punkte beachtet werden:
- Informieren Sie den alten Menschen.
- Körperliche Anstrengung sollte 30 min vor der Messung unterbleiben (Temperatur kann dadurch erhöht werden).
- Nahrungsaufnahme (insbesondere bei sublingualer Messung) sowie Wärme- oder Kälteanwendungen sollten nicht erfolgen.
- Der Messort sollte frei von Zäpfchen- oder Salbenresten (falsche, zu niedere Werte), und Entzündungen (falsche, zu hohe Werte) sein. Leiste oder Achselhöhle müssen trocken sein.
- Bei Verwendung eines Maximalthermometers Stand der Quecksilbersäule vor Gebrauch kontrollieren, ggf. herunterschütteln. Bei anderen Thermometern muss die Gebrauchsanweisung beachtet werden.
- Das Thermometer muss desinfiziert, aber frei von Desinfektionsmittelresten sein, sonst besteht die Gefahr von Hautreizungen.
- Die Dauer der Messung richtet sich nach der Thermometerart: Bei Maximalthermometern muss die Temperatur axillar nach 8–10 min, rektal nach 3–5 min und sublingual nach 5–8 min abgelesen werden. Digitalthermometer oder elektronische Thermometer zeigen das Ende des Messvorgangs durch ein akustisches Signal an. Unbedingt Gebrauchsanleitung beachten.

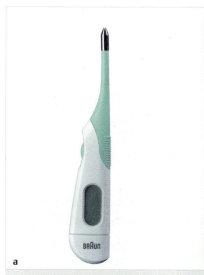 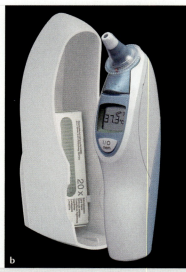

Abb. 11.11 Thermometer. (Fotos: Kaz Europe SA)
a Digitalthermometer.
b Infrarotthermometer.

11.4 Beobachtung der Körpertemperatur

Tab. 11.3 Verschiedene Arten von Thermometern.

Art	Eigenschaften	Vorteile	Nachteile	Sonstiges
Maximalthermometer (Quecksilberthermometer)	• Aus Glas, Steigrohr ist mit Quecksilber gefüllt. Dieses dehnt sich bei Wärme aus, sodass man an der Quecksilbersäule die Temperatur ablesen kann. • Auch mit ungiftigem Galinstan gefüllt erhältlich anstatt mit Quecksilber.	• genaue Messung	• zerbrechlich, gefährlich bei sublingualer Messung (Zerbeißen!) oder unruhigen Kranken. Wenn Quecksilber austritt, Vergiftungsgefahr! • lange Messdauer	• Muss nach Gebrauch „heruntergeschüttelt" werden. • Nicht für Kinder oder unruhige Menschen geeignet. • Nur selten noch in der häuslichen Krankenpflege anzutreffen.
Digitalthermometer	• Temperatur wird durch einen Messfühler gemessen und digital angezeigt, am Ende der Messung Signalton.	• Ist quecksilberfrei, • sehr sicher, • hat eine kürzere Messdauer (30–90 Sek., teils auch länger).	• Batterie ist erforderlich, teils lange Messdauer.	• Empfehlenswert; teils Speicherung des letzten Messwerts möglich. Im Heim oder in der Klinik bleibt Thermometer am Bett des Betroffenen (geringere Gefahr der Infektionsverschleppung), für alte Menschen Ausführung mit großem Display vorteilhaft (z. B. Thermoval).
elektronisches Thermometer	• Teils in Kliniken in Gebrauch, • aufgrund der Geschwindigkeit des Temperaturanstiegs wird nach sehr kurzer Messung der Endwert berechnet. Das wird meist durch einen Signalton angezeigt.	• Ist quecksilberfrei, • hat eine sehr kurze Messzeit (max. 10 Sek.), daher gut geeignet bei unruhigen Menschen.	• Nicht für Privatgebrauch im Handel, z. T. noch in Kliniken, teuer. • Akku und spezielle Schutzhüllen für Sondenspitze erforderlich.	• Gewählter Messort (axillar, rektal, sublingual) sollte vor der Messung eingestellt werden.
Infrarot-Ohrthermometer	• Infrarot- (Wärme-)Abstrahlung des Trommelfells wird durch Sensor im äußeren Gehörgang gemessen. • Ende der Messung wird durch Signalton angezeigt, Wert auf einem Display ablesbar.	• Ist quecksilberfrei, • hat eine sehr kurze Messdauer (1–3 Sek.). • Gemessene Temperatur entspricht der Temperatur im Körperinneren.	• Ist für häuslichen Gebrauch teuer, • Batterie und spezielle Messhüllen erforderlich, • ist schwer, • ungenaue Messwerte, • Verfälschung durch Ohrschmalz.	• Messhüllen nur 1-mal verwenden. • Messung im Ohr wird unter Umständen von alten Menschen als unangenehm empfunden, teils aber auch als angenehm. • Gehörgang strecken, indem man das Ohr nach hinten oben zieht.

• Bei Ohrthermometern und elektronischen Thermometern wird meist eine Einmal-Schutzhülle aus Plastik benutzt, die nach der Messung weggeworfen wird.

Ablauf der Messung

▶ **Orale Messung.** Die Spitze des Thermometers wird links oder rechts neben dem Zungenbändchen unter die Zunge gelegt. Der Betroffene wird aufgefordert, den Mund zu schließen, geschlossen zu halten und nicht zu sprechen. Bei falscher Platzierung der Messspitze oder Kälte- bzw. Wärmeeinfluss durch Speisen, Getränke, Rauchen oder offenem Mund kann es zu Verfälschungen von bis zu 1 °C oder mehr kommen.

▶ **Rektale Messung.** Die rektale Messung wird in Seitenlage, ggf. auch in Bauch- oder Rückenlage durchgeführt. Aus hygienischen Gründen empfiehlt sich die Verwendung einer dünnen Schutzhülle aus Plastik. Die Messspitze des Thermometers vorsichtig unter Zuhilfenahme von wenig (!) Creme oder Wasser mit leichtem Druck oder drehend ca. 2 Zentimeter in den After einführen. Bei Frühgeborenen oder wenn Hämorrhoiden oder andere Erkrankungen im Analbereich vorliegen, sollte wegen der Verletzungsgefahr nicht rektal gemessen werden.

▶ **Axillare oder inguinale Messung.** Die Thermometerspitze wird in den tiefsten, wärmsten Punkt der Achselhöhle bzw. Leiste gelegt. Dabei müssen Thermometer und Haut trocken sein. Der Betroffene soll den Arm an den Oberkörper anlegen bzw. das Bein in der Hüfte anwinkeln und sich nicht bewegen. Überhitzung durch enge Kleidung oder Auskühlen muss vermieden werden. Da die axilläre oder inguinale Messung bei Erwachsenen deutlich niedrigere Werte ergibt als die rektale Messung, ist sie nur zur Orientierung geeignet.

Nach der Messung

Zur Nachbereitung der Körpertemperaturmessung gehört Folgendes:
• Thermometer mit Flüssigkeitssäule in waagerechter Stellung ablesen, bei digitalen Thermometern den Messwert ablesen.
• Wert und Messort, bei Verlaufskontrolle auch Uhrzeit, notieren.
• Maximalthermometer herunterschütteln, andere (mit Batterie oder Akku betriebene) Thermometer ausschalten.
• Thermometer desinfizieren, reinigen und abtrocknen.

Messort	Dauer der Messung	Vorteile/Nachteile	Höhe des Messwertes
rektal – im Enddarm	– 7 Sek. bis 5 Min. je nach Thermometer	– schnell, genaueste Messung (entspricht der Kerntemperatur) – zur genauen Überwachung des Fieberverlaufs oder Messung der Basaltemperatur geeignet – aber: unangenehm, nicht geeignet bei unruhigen Kranken	normal: 36,5 bis 37,4 °C 0,5 °C höher als axillarer Messwert
axillar – in der Achselhöhle – inguinal: in der Leiste	– 40 Sek. bis 10 Min.	– angenehm, aber evtl. lange Messdauer – ungenauer Messwert (durch Reibung) – bei Säuglingen und Kleinkindern entspricht der Messwert der Kerntemperatur	normal: 36,0 bis 36,9 °C
sublingual/oral sublingual – unter der Zunge oral – im Mund	– 30 Sek. bis 8 Min.	– angenehm, aber evtl. lange Messdauer – ungenauer Messwert – bei unruhigen Kranken nicht geeignet – Verfälschung durch Speisen und Getränke, Mundatmung Kaugummikauen, Rauchen	normal: 36,1 bis 37,1 °C
im Ohr – im äußeren Gehörgang	– 1 bis 3 Sek.	– kurze Messdauer, nur mit speziellem Thermometer (s. o.) – z. T. als unangenehm empfunden, evtl. Verfälschung durch Ohrschmalz	normal: 36,5 bis 37,4 °C 0,5 °C höher als axillarer Messwert
auf der Stirn	1 – 3 Sek.	– kurze Messdauer, Infrarottechnik, mit speziellem Thermometer – evtl. ungenau	normal: 36,5 bis 37,4 °C 0,5 °C höher als axillarer Messwert

Abb. 11.12 Messorte der Körpertemperatur. Die Temperatur kann an verschiedenen Körperstellen gemessen werden.

Tab. 11.4 Untertemperatur, Normaltemperatur und Fieberarten.

Körpertemperatur bzw. Fieberarten	Temperaturbereich
Untertemperatur	< 35 °C (25 °C tödlich)
Normaltemperatur	36,5–37,4 °C
subfebrile Temperatur	37,5–37,9 °C
mäßiges Fieber	38–38,9 °C
hohes Fieber	39–40,5 °C
sehr hohes Fieber	über 40,5 °C (ab ca. 42 °C Gerinnung der Körpereiweiße, Tod)

Untertemperatur (Hypothermie)

Eine Hypothermie (Absinken der Körpertemperatur < 35 °C) kann entstehen durch:
- Auskühlung (insbesondere bei nasser Kleidung und unter Alkoholeinfluss)
- Stoffwechselverlangsamung, z. B. Unterfunktion der Schilddrüse (Hypothyreose)
- Unterernährung
- starken Blutverlust
- Kollaps
- Schock
- Schädigung der Wärmeregulationszentren im Hypothalamus
- bei Sterbenden

Merke

Bei alten Menschen kommt die Hypothermie z. B. nicht selten vor, wenn ein Mensch nach einem Sturz nicht selbst aufstehen und Hilfe holen kann, sodass er auf dem Boden liegend auskühlt. Auch wenn ein verwirrter alter Mensch sich bei kalter Witterung im Freien verläuft, besteht häufig eine Hypothermie.

Eine Hypothermie äußert sich zunächst in einer Zyanose (bläuliche Verfärbung) der Lippen und Akren (Zehen, Finger, Nase), Kältezittern oder Gänsehaut. Puls und Blutdruck steigen, die Atmung ist vertieft und beschleunigt. Bei stärkerer Unterkühlung (< 34 °C) verschwindet das Muskelzittern. Es treten Herzrhythmusstörungen auf, Puls und Blutdruck sinken, die Atmung wird flach und unregelmäßig. Es kommt zu Störungen des Bewusstseins und der Schmerzempfindung. Unter 27 °C kommt es zum Koma bzw. Scheintod, bei dem die Vitalfunktionen nur noch minimal aufrechterhalten sind.

Merke

Bei Zerbrechen eines Quecksilberthermometers das Quecksilber sofort beseitigen; es setzt sonst giftige Dämpfe frei. Es kann mit Metallfolie, einem Blatt Papier oder Besen und Schaufel „aufgesammelt" werden und soll bis zur Entsorgung als Sondermüll unter Wasser aufbewahrt werden. Nicht mit der bloßen Hand berühren!

11.4.4 Veränderungen der Körpertemperatur

Weicht die Körpertemperatur vom Normalbereich ab, kann sie zu niedrig i. S. einer Hypothermie sein oder zu hoch. Bei erhöhter Temperatur kann es sich um leicht erhöhte (subfebrile) Temperaturen, um Fieber oder um eine Hyperthermie handeln. Der Unterschied zwischen Fieber und Hyperthermie besteht darin, dass bei Fieber der Sollwert im Gehirn verändert ist, während bei der Hyperthermie keine Sollwertveränderung stattfindet. Einen Überblick über die verschiedenen Bereiche der Körpertemperatur gibt ▶ Tab. 11.4.

▶ **Maßnahmen bei Untertemperatur.** Dazu gehört Folgendes:
- Unterkühlten Menschen in einem warmen Raum langsam aufwärmen; nasse Kleidung ausziehen, in eine Decke hüllen, evtl. warme Getränke anbieten.
- Die Körpertemperatur nicht mehr als 0,5 °C pro Stunde anheben, sonst droht ein Kreislaufkollaps.
- Bei ausgeprägter Unterkühlung unbedingt den Arzt bzw. Notarzt benachrichtigen und nach dessen Angaben weiter vorgehen.

Hyperthermie

Eine Erhöhung der Körpertemperatur, ohne dass der Sollwert im Hypothalamus verändert ist, wird als Hyperthermie bezeichnet. Sie entsteht meist durch zu hohe Wärmezufuhr von außen, z. B. Sonnenstich, Hitzschlag oder durch eine Störung der Wärmeabgabe (schwere körperliche Anstrengung, mangelnde Flüssigkeitszufuhr, zu warme Kleidung). Zu den Hyperthermien gehören der Hitzekollaps, Hitzemuskelkrämpfe, Hitzeerschöpfung und – als ausgeprägteste Form – der Hitzschlag.

Wichtig ist, dass der Wasser- und Elektrolythaushalt ausgeglichen und von außen gekühlt wird. Alte Menschen oder Menschen mit Herz-Kreislauf-Erkrankungen sollten bei derartigen Störungen kurzfristig im Krankenhaus überwacht werden, weil Herzrhythmusstörungen, neurologische Ausfälle und Nierenprobleme drohen können.

Fieber

Bei Fieber ist im Gegensatz zur Hyperthermie der Temperatur-Sollwert im Gehirn verändert. Das wird durch sog. Pyrogene verursacht, Stoffe, die Fieber erzeugen. Bei den Pyrogenen kann es sich um Bestandteile, Stoffwechselprodukte oder Toxine (Gifte) von Bakterien, Viren oder Pilzen handeln. Aber auch körperfremde und körpereigene Eiweiße oder Entzündungsbotenstoffe (Prostaglandine) wirken als Pyrogene. Der Körper befindet sich dann bei erhöhter Temperatur in einer Abwehrsituation: Grundumsatz und Stoffwechsel sind gesteigert, und die Durchblutung ist verstärkt, sodass Abwehrstoffe schneller zu den Orten gelangen können, wo sie benötigt werden. Außerdem können sich bei erhöhter Körpertemperatur manche Krankheitserreger weniger gut vermehren.

Fieber tritt meist gemeinsam mit anderen Krankheitssymptomen auf, kann aber auch als Symptom im Vordergrund stehen. Da sich hinter Fieber sehr viele unterschiedliche Erkrankungen verbergen können, muss bei länger andauerndem, unklarem Fieber immer nach der Ursache geforscht werden. Eventuell wird zur Abklärung sogar eine Krankenhauseinweisung erforderlich.

Ursachen

Zu den Ursachen für Fieber gehört:
- **Infektionserreger** (Bakterien oder andere Mikroorganismen), die Pyrogene freisetzen bzw. durch die Abwehrreaktion die Bildung von körpereigenen Pyrogenen hervorrufen. Das ist in dem Fallbeispiel bei Frau Haller der Fall, bei der vermutlich eine Pneumonie vorliegt. Bei einer Sepsis (Blutvergiftung) gelangen massenhaft Krankheitserreger ins Blut, sodass es zum plötzlichen, starken Fieberanstieg mit Schüttelfrost kommt.
- **Exsikkose** oder **Durstfieber** tritt bei Flüssigkeitsmangel ein.
- Sog. **zentrales Fieber** bei Schädigung oder Verletzung des Gehirns (Wärmezentrum wird geschädigt, sodass die Temperaturregulation im Gehirn gestört ist).
- Sog. **Resorptionsfieber** bzw. **aseptisches Fieber** durch Zerfall körpereigener Zellen (z. B. bei großen Wunden, nach Operationen, nach Blutergüssen oder bei Zerfall eines Tumors). Hier wirken die zerfallenden Zellen als Pyrogene.
- **Aktivierung des Immunsystems** (der körpereigenen Abwehr) bei entzündlichen Systemerkrankungen (z. B. Rheuma, rheumatisches Fieber).
- Sog. **toxisches Fieber** tritt auf bei Kontakt mit körperfremdem Eiweiß oder durch Medikamente.

Fiebertypen

Je nach Verlauf der Fieberkurve kann man aus den Schwankungen der Körpertemperatur evtl. schon auf bestimmte Erkrankungen als Fieberursache schließen. In ▶ Abb. 11.13 sind die wichtigsten Fiebertypen dargestellt.

Da bei Fieber häufig Antibiotika oder fiebersenkende Mittel gegeben werden, sind diese typischen Kurven heute nur noch selten zu beobachten.

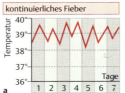
a Gleichmäßige Temperatur, die Tagesdifferenz liegt unter 1 °C. Ursachen: Viruspneumonie, Scharlach, Typhus, Erysipel (Wundrose)

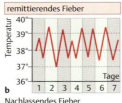
b Nachlassendes Fieber, Tagesdifferenz beträgt ca. 1,5 °C. Der tiefste Wert liegt immer über dem Normalwert (37 °C), Temperatur abends hoch, dann nachlassend und am Morgen niedrig. Ursachen: Tuberkulose, Pyelonephritis (Nierenbeckenentzündung), manche Pneumonien, Sepsis

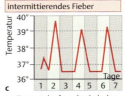
c Im Tagesverlauf wechseln hohe Temperaturen mit fieberfreien Intervallen, stundenweise hohe Fieberanfälle lösen oft einen Schüttelfrost aus, die Tagesdifferenz beträgt 1,5 °C und mehr. Ursachen: Sepsis, Pyelonephritis, Pleuritis (Brustfellentzündung)

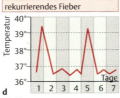
d Wechsel zwischen mehrtägigen Fieberschüben und fieberfreien Intervallen (2 – 5 Tage). Ursachen: Rückfallfieber, Malaria, Borreliose, Cholezystitis (Gallenblasenentzündung)

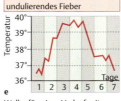
e Wellenförmiger Verlauf mit langsamem Temperaturanstieg, einige Tage hohes Fieber, langsamer Fieberabfall und dann mehrere fieberfreie Tage, dann Wiederholung. Ursachen: bestimmte maligne Lymphome (Lymphdrüsenkrebs), Tumoren

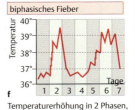
f Temperaturerhöhung in 2 Phasen, Verlauf von Anstieg und Abfall ergeben eine zweigipflige Fieberkurve mit dem Umriss eines Dromedars. Ursachen: Viruserkrankung wie Poliomyelitis (Kinderlähmung) und Hepatitis A, Meningokokkensepsis

Abb. 11.13 Fiebertypen. Je nach Verlauf des Fiebers und den auftretenden Temperaturdifferenzen unterscheidet man verschiedene Verlaufstypen.

Symptome

Fallbeispiel

Frau Haller fühlt sich abgeschlagen und kraftlos. Bei der Beobachtung stellt der Pflegende fest, dass die Haut gerötet und erhitzt ist. Der Puls ist auf 92 Schläge pro Minute erhöht, der Blutdruck beträgt 140/80 mmHg. Die Messung der Körpertemperatur ergibt 38,8 °C rektal. Aufgrund der Begleitsymptome wie Husten, rasselnde Atemgeräusche und Schmerzen beim Atmen hat der Pflegende den Verdacht, dass eine Pneumonie (Lungenentzündung) vorliegt. Er dokumentiert die gemessenen Werte, führt erste Pflegemaßnahmen durch und benachrichtigt den Hausarzt.

Die Symptome des Fiebers werden entweder durch das Fieber selbst hervorgerufen, z. T. aber auch durch Entzündungsstoffe, die der Körper selbst bildet, oder durch Toxine, die von den Krankheitserregern oder zerfallendem Gewebe erzeugt werden.

▶ **Subjektive Symptome.** Wenn ein Mensch Fieber hat, äußert sich das durch verschiedene subjektive Symptome (▶ Abb. 11.14):
- Müdigkeit
- Abgeschlagenheit
- Licht- und Geräuschempfindlichkeit
- Wahrnehmungsstörungen
- Kopf- und Gliederschmerzen
- Durst
- Frösteln oder Wärmegefühl

▶ **Objektive Symptome.** Außerdem treten folgende objektive Symptome auf, die für die Beobachtung, die Dokumentation und die Kontrolle des Krankheitsverlaufs wichtig sind:
- Die Körpertemperatur ist erhöht.
- Die Pulsfrequenz steigt an (um 8–10 Schläge/min je 1 °C Temperaturerhöhung) als physiologische Folge der erhöhten Stoffwechselaktivität.
- Die Atemfrequenz steigt an, da der Sauerstoffbedarf erhöht ist.
- Die Haut ist gerötet und erhitzt, da die Durchblutung gesteigert ist bzw. zur Wärmeabgabe, wenn das Fieber sinkt. Bei Anstieg des Fiebers ist auch Blässe möglich, da ein Wärmeverlust vermieden werden soll, bis der neue Sollwert erreicht ist.
- Die Urinausscheidung ist vermindert und der Urin ist bei Flüssigkeitsmangel konzentrierter.
- Die Zunge ist trocken und belegt, die Lippen sind durch den Flüssigkeitsmangel und das Atmen durch den Mund rissig.
- Schweißausbrüche treten auf (meist großperliger, warmer Schweiß), besonders beim Absinken der Temperatur.
- Die Augen glänzen.
- Verwirrtheit, Halluzinationen, Unruhe oder sogar Fieberkrämpfe treten durch die toxische Wirkung der fiebererzeugenden Stoffe auf.

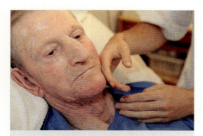

Abb. 11.14 Subjektive Fiebersymptome. Bei Fieber fühlen sich v. a. ältere Menschen schnell müde, abgeschlagen, haben Kopf- und Gliederschmerzen und sind gegen Licht und Geräusche sehr empfindlich. (Foto: R. Stöppler, Thieme)

Merke

Bei alten Menschen entspricht die Höhe des Fiebers nicht unbedingt der Schwere der Erkrankung, insbesondere wenn eine schlechte Abwehrlage des Körpers besteht. Die Komplikationen, die bei Fieber auftreten können, drohen deshalb unter Umständen auch schon bei geringeren Temperaturerhöhungen.

Komplikationen

Je nach Verlauf und Höhe des Fiebers können folgende Komplikationen auftreten:
- **Schüttelfrost:** Bei sehr schnellem Anstieg des Fiebers kommt es durch unwillkürliches Muskelzittern zu starkem Frösteln, Zittern und Schütteln des ganzen Körpers. Dieses Schütteln kann nicht willkürlich beendet werden.
- **Fieberdelir, Fieberkrämpfe:** Durch Toxine, katabole (eiweißabbauende) Stoffwechsellage und evtl. geschädigte Gehirnzellen aufgrund erhöhter Temperatur kann es zu schweren Bewusstseinsstörungen oder zerebralen Krampfanfällen kommen.
- **Kreislaufkollaps bis hin zum Schock:** Je nach Höhe und Dauer des Fiebers, Fieberursache und Vorerkrankungen können auch Ateminsuffizienz und Nierenversagen auftreten. Ein wichtiger Hinweis auf ein beginnendes Schockgeschehen ist kleinperliger, kalter Schweiß.
- **Exsikkose:** Durch das Fieber ist der Flüssigkeitsbedarf des Körpers erhöht, durch Schwitzen verliert der Kranke zusätzlich Flüssigkeit. Durch Volumenmangel im Kreislauf werden Verwirrtheit, Kreislaufstörungen und Nierenversagen begünstigt.
- **Vorsicht bei Diabetikern:** Fieber kann eine Hypo-, aber auch eine Hyperglykämie hervorrufen.

Merke

Beim Schüttelfrost ist das Fieber während des Schüttelns oft noch nicht stark erhöht, deshalb unbedingt nach 5–10 Minuten Messung wiederholen.

Fieberphasen

Der Fieberverlauf lässt sich in 3 Phasen einteilen (▶ Abb. 11.15):
- **1. Phase:** Das Fieber steigt an.
- **2. Phase:** Das Fieber ist hoch (Fieberhöhe).
- **3. Phase:** Das Fieber fällt ab.

Pflegemaßnahmen bei Fieber

Während des Fieberanstiegs

Während des Fieberanstiegs friert der Betroffene und sollte durch Decken, warme Getränke und ggf. durch eine Wärmflasche warm gehalten werden. Steigt das Fieber rasch oder tritt Schüttelfrost auf, sollte der Arzt benachrichtigt werden. In dieser Phase sind bei schweren Infektionen oft massiv Krankheitserreger im Blut vorhanden, die dann durch eine Blutkultur (die der Arzt abnimmt) nachgewiesen werden können. Außerdem werden häufig weitere diagnostische und therapeutische Maßnahmen durch den Arzt erforderlich. Auch Puls, Blutdruck und Atmung sollten engmaschig kontrolliert werden. Wichtig ist, dass die Temperatur noch einmal gemessen wird, wenn das Frösteln nachgelassen hat, da dann die Fieberhöhe erreicht ist.

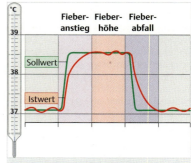

Abb. 11.15 Fieberverlauf. Der Fieberverlauf ist durch 3 Phasen gekennzeichnet.

Während der Fieberhöhe

Während der Fieberhöhe sollten Wärmespender entfernt werden. Falls möglich, sollte die Umgebungstemperatur 17–19 °C betragen, da die Wärmeabstrahlung dadurch erleichtert wird. Häufiges Lüften sorgt für eine gute Versorgung mit Sauerstoff, Zugluft muss jedoch vermieden werden. Die Vitalzeichen (Puls, Atmung, RR, Bewusstseinslage, Aussehen) und die Temperatur sollten regelmäßig (Abstände je nach Schwere der Erkrankung) kontrolliert werden. Pflegende sollten ausreichend (mind. 2 Liter) Flüssigkeit, möglichst kühle Getränke, anbieten (▶ Abb. 11.16). Dabei müssen sie auf eine ausgeglichene Flüssigkeitsbilanz (Ausscheidung) und Anzeichen einer Exsikkose bzw. einer Kreislaufüberlastung bei Herzinsuffizienz achten. Da Fieberkranke oft wenig Appetit haben und der Kreislauf nicht zusätzlich belastet werden soll, sollte leichte, fettarme Wunschkost angeboten werden.

Bei Bedarf können lauwarme Abwaschungen, evtl. auch mit Pfefferminztee oder Essigwasser, durchgeführt werden. Wichtig ist eine sorgfältige Haut-, Lippen- und Mundpflege. Bei feuchter Wäsche sollte diese gewechselt werden; am besten sind leichte Baumwollstoffe geeignet, die die Wärme abstrahlen lassen und Schweiß aufsaugen. Bei hohem Fieber oder im akuten Stadium ist Bettruhe erforderlich, damit der Kreislauf nicht zusätzlich belastet wird. Dann müssen die entsprechenden Prophylaxen (Thrombose-, Pneumonie-, Dekubitus-, Obstipationsprophylaxe, evtl. auch Parotitis- und Soorprophylaxe) durchgeführt werden.

Eine Fiebersenkung kann durch physikalische Maßnahmen wie Wadenwickel (S. 946) oder absteigende Bäder durchgeführt werden. Diese sollten jedoch nur sehr vorsichtig bzw. auf Anweisung des Arztes durchgeführt werden, da sie bei zu schnellem Fieberabfall zum Kreislaufkollaps führen können.

Merke

Auch Medikamente wie Acetylsalicylsäure (z. B. Aspirin®) oder Paracetamol (Benuron®) können das Fieber senken. Vorsicht ist bei Kreislauferkrankungen oder zu schneller Senkung des Fiebers geboten. Acetylsalicylsäure darf bei Allergien, Asthma, Zwölffingerdarm- oder Magengeschwüren, Paracetamol bei Lebererkrankungen nicht gegeben werden. Falls der Verdacht auf eine bakterielle Infektion besteht, wird evtl. auch schon eine Antibiotikatherapie begonnen. In jedem Fall sollten Medikamente aber nur auf ärztliche Anordnung gegeben werden.

Während des Fieberabfalls

Während des Fieberabfalls schwitzt der Betroffene, wobei der Kreislauf stark belastet wird. Man unterscheidet zwischen:
- einem raschen Abfall innerhalb weniger Stunden (**Krisis**)
- einem langsamen Abfall über mehrere Tage (**Lysis**)

Ein lytischer Temperaturrückgang mit großperligem, warmem Schweiß wird meist gut vertragen. Dagegen droht bei einem kritischen Sinken des Fiebers ein Kreislaufkollaps. Anzeichen von Kreislaufstörungen können kleinperliger, klebriger, kalter Schweiß, Blässe und Pulsanstieg sein. Dann muss sofort der Arzt benachrichtigt werden und die Vitalzeichen sind engmaschig zu überwachen. Auch während dieser 3. Phase sollten die Pflegenden die oben angeführten Hinweise zur Körperpflege und Flüssigkeitszufuhr beachten.

Merke

Der Betroffene darf nicht zu früh mobilisiert bzw. körperlich belastet werden, da aufgrund des Flüssigkeitsverlustes und der Kreislaufbelastung eine erhöhte Kollapsneigung besteht. In jedem Fall sollten bei den ersten Mobilisationen Pflegende anwesend sein.

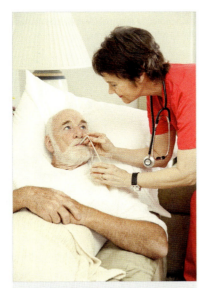

Abb. 11.16 Pflege bei Fieber. Bei Fieber sollte immer wieder Flüssigkeit angeboten werden. Eine entsprechende Bilanzierung und Kontrolle der Vitalzeichen ist v. a. bei alten Menschen sehr wichtig. (Foto: L. F. Young, Fotolia.com)

Auch bei schweren Erkrankungen, starker Unruhe oder während kritischer Phasen sollte immer eine pflegende Person anwesend sein. Die Pflegenden sollten den ganzen Menschen sorgfältig beobachten, um auftretende Komplikationen sofort zu bemerken und entsprechend handeln zu können. Fieber kann bei alten Menschen, die wesentlich mehr Vorerkrankungen und Risiken als jüngere haben, lebensbedrohlich sein. Besonders gefährdet sind Menschen mit Herz-Kreislauf-Erkrankungen, chronischen Erkrankungen, zerebralen Erkrankungen oder gestörter Temperaturregulation.

Praxistipp

Wichtig ist während allen Fieberstadien, dass sich der Betroffene mit seinen Ängsten und Befürchtungen nicht alleine gelassen fühlt und dass, soweit möglich, seine Bedürfnisse und Wünsche beachtet werden. Hilfestellungen sollten den Bedürfnissen und dem individuellen Befinden angepasst werden. Ist der Betroffene sehr erschöpft, sollten pflegerische und ärztliche Maßnahmen, falls möglich, auf später verschoben werden, um die nötige Ruhe zur Genesung zu verschaffen. Auch Krankenbesuche sollten auf ein Minimum reduziert bzw. verschoben werden.

Lernaufgabe

Überlegen Sie, wie Sie sich während einer fieberhaften Erkrankung gefühlt haben. Bedenken Sie, welche Maßnahmen Ihnen gut getan und welche Sie eher gestört haben.

11.5 Beobachtung des Bewusstseins

11.5.1 Definition und Beobachtungskriterien

Definition

Als **Bewusstsein** bezeichnet man die Gesamtheit aller psychischen Vorgänge (Gedanken, Wahrnehmungen, Gefühle) verbunden mit dem Wissen um das eigene „Ich" und die Subjektivität dieser Vorgänge („Ich bin es, der wahrnimmt").

Das Bewusstsein ermöglicht uns, mithilfe der Sinnesorgane Reize aus der Umwelt

wahrzunehmen, sie zu verarbeiten und entsprechend zu reagieren. Es erlaubt uns das Erleben von Stimmungen und Gefühlen und das Einordnen der eigenen Person in der Umwelt. Es erlaubt uns außerdem, unser eigenes Verhalten zu reflektieren und uns selbst zu kontrollieren. Zum Bewusstsein gehören außerdem Funktionen wie:
- Denkfähigkeit
- Vorstellungskraft
- Merkfähigkeit
- Reproduktionsfähigkeit
- Handlungsfähigkeit
- Orientierungsvermögen
- Durchhaltevermögen

Bei klarem Bewusstsein ist der Mensch ansprechbar und zeitlich, örtlich und zur eigenen Person orientiert. Das Bewusstsein ist auch beim Gesunden sehr variabel; im Schlaf z. B. ist das Bewusstsein vorübergehend ausgeschaltet, im Zustand aufmerksamen Wachseins vollständig vorhanden.

Beobachtungskriterien

Die Beobachtung des Bewusstseins geschieht im Normalfall eher beiläufig, in bestimmten Pflegesituationen ist sie jedoch im Vordergrund und lebensnotwendig (▶ Abb. 11.17). Indikationen zur gezielten Beobachtung des Bewusstseins sind z. B. Verletzungen oder Erkrankungen des Gehirns und Nervensystems, schwere Unfälle, Gabe von Schlafmitteln, Psychosen, aber auch Entgleisungen eines Diabetes mellitus und kardiale Notfallsituationen, Einfluss von Arzneimitteln, Drogen oder Alkohol. Einen kurzen Überblick über die Bewusstseinslage kann man sich mithilfe folgender Fragen verschaffen:
- Reagiert der Betroffene auf Ansprache spontan oder muss er geweckt werden?
- Öffnet er die Augen und nimmt Blickkontakt auf?
- Antwortet er verständlich?
- Weiß er seinen Namen, sein Geburtsdatum und seine Adresse?

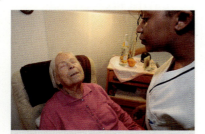

Abb. 11.17 Beeinträchtigungen des Bewusstseins. Sie müssen sorgfältig beobachtet und regelmäßig kontrolliert werden. (Foto: R. Stöppler, Thieme)

- Kennt er Wochentag, Tages- oder Jahreszeit?
- Weiß er, wo er sich befindet?
- Führt er auf Anordnung einfache Bewegungen aus?

Menschen mit Bewusstseinsstörungen können nicht mehr adäquat auf ihre Umwelt reagieren und gefährden evtl. sich selbst oder andere. Deshalb müssen akute Bewusstseinsstörungen abgeklärt und die Kranken sorgfältig beobachtet werden. Man unterscheidet bei gestörtem Bewusstsein quantitative Störungen von qualitativen Störungen.

11.5.2 Quantitative Veränderungen

Definition
Hier ist die **Wachheit** beeinträchtigt und alle Fähigkeiten des Bewusstseins sind gleichzeitig gestört.

Man unterscheidet je nach Schwere der Veränderungen 4 Stufen:
1. **Benommenheit:** Denken und Handeln sind verlangsamt, die Aufmerksamkeit beeinträchtigt, die Orientierung erschwert; ungenaue Reaktion, unzusammenhängende Sprache, Mimik differenziert.
2. **Somnolenz:** Der Betroffene wirkt schläfrig, ist nur durch äußere Reize erweckbar, kaum ansprechbar und kann dann nur einfache Fragen beantworten; Lallen, undifferenzierte Mimik.
3. **Sopo:** schlafähnlicher Zustand; der Betroffene ist nicht mehr ansprechbar und nur durch starke Reize erweckbar; keine spontane Mimik mehr.
4. **Koma:** Der Betroffene ist nicht mehr ansprechbar und zeigt keine Reaktion auf Schmerzreize.

Einzelne Autoren führen das „Wachkoma" (S.607) noch eigenständig in diesem Zusammenhang auf.

Glasgow-Koma-Skala

Um in Notfallsituationen das Ausmaß der Bewusstseinsstörung einordnen und nachvollziehbar dokumentieren zu können, wird oft die „Glasgow-Koma-Skala" zuhilfe genommen. Hier werden die Reaktionen des Betroffenen auf verschiedene Fragen und Reize in den Bereichen Sprache, Sensibilität und Motorik beobachtet. Je nach Antwort auf die Reize werden entsprechend Punkte vergeben (▶ Tab. 11.5), die dann addiert werden und eine Summe zwischen 3 und 15 ergeben. Ein Mensch mit klarem Bewusstsein erreicht 15 Punkte, ab 7 Punkten geht man von einem Koma aus, und ab 3 Punkten kann (muss aber nicht) der Hirntod eingetreten sein.

Quantitative Veränderungen werden in etwa 50% durch neurologische Erkrankungen wie Tumoren, Schlaganfall, Verletzungen, Hirnblutung oder Entzündung des Gehirns verursacht. In der Hälfte der Fälle sind andere Erkrankungen, wie Entgleisung eines Diabetes (Hypo- oder Hyperglykämie), Schockzustand (z. B. nach Herzinfarkt), Vergiftungen, Leberzirrhose, Urämie oder Hypothyreose, für die Bewusstseinsstörung verantwortlich. Auch eine Depression oder Schizophrenie kann manchmal zu quantitativen Bewusstseinsstörungen führen.

Tab. 11.5 Glasgow-Koma-Skala.

neurologische Funktion	(beste) Reaktion des Betroffenen	Bewertung (Punkte)
Augen öffnen	• spontan • auf Ansprechen • auf Schmerzreiz • kein Öffnen	4 3 2 1
verbale Reaktion	• orientiert • verwirrt, desorientiert • unzusammenhängende Worte • unverständliche Laute • keine verbale Reaktion	5 4 3 2 1
motorische Reaktion auf Schmerzreize	• Befolgung von Aufforderungen • gezielte Schmerzabwehr • ungezielte Schmerzabwehr • Beugesynergien (Beugehaltung) • Strecksynergien (Streckhaltung) • keine motorische Reaktion	6 5 4 3 2 1

11.5.3 Qualitative Veränderungen

Definition

Hier sind nicht alle Fähigkeiten des Bewusstseins gleichermaßen eingeschränkt, sondern einzelne Fähigkeiten sind vermindert oder verändert. **Qualitative Bewusstseinsstörungen** sind typisch für Psychosen und kommen bei vielen Krankheitsbildern aus dem neurologischen bzw. psychiatrischen Bereich vor.

Die Störungen können sich als Bewusstseinseinengung (bei Dämmerzustand, Delir) oder als Bewusstseinserweiterung (Intensitätssteigerung der Wahrnehmung bei Drogenkonsum, Schizophrenie, Manie) äußern. Es kann zu Störungen der Wahrnehmung, wie Halluzinationen oder illusionärer Verkennung, kommen, aber auch zur Desorientiertheit hinsichtlich Zeit, Ort und eigener Person (akut oder chronisch, z. B. bei Demenz). Auch Denkstörungen, Aufmerksamkeits- und Konzentrationsstörungen, Gedächtnisstörungen, Apraxien und Störungen des Erkennens zählen zu den qualitativen Bewusstseinsveränderungen.

Die Pflege bei einzelnen Veränderungen im Rahmen neurologischer und psychiatrischer Krankheitsbilder wird im Kap. „Pflege und Begleitung dementer und psychisch veränderter alter Menschen" (S. 465) und im Kap. „Pflege und Begleitung alter Menschen mit Erkrankungen des ZNS" (S. 570) dargestellt.

11.5.4 Spezielle Situation: Bewusstlosigkeit

Definition

Die **Bewusstlosigkeit** ist eine schwere Bewusstseinsstörung, bei der der Mensch nicht ansprechbar ist. Der Bewusstlose hat die Fähigkeit zur zeitlichen und räumlichen Orientierung verloren und reagiert weder auf Fragen zur Person noch auf taktile Reize (z. B. Berühren an der Schulter).

Eine Bewusstlosigkeit kann völlig unterschiedliche Ursachen haben, die evtl. lebensgefährlich sein können. Deshalb sollte man bei Bewusstlosigkeit schnell reagieren und versuchen, die Ursache zu erkennen bzw. schnell eine notärztliche Versorgung in die Wege zu leiten.

Trifft man einen Menschen bewusstlos an, sollte man ihn ansprechen, und, wenn er nicht reagiert, leicht an der Schulter schütteln. Wenn dann immer noch keine Reaktion folgt, sollten Atmung und Kreislauf überprüft werden. Falls möglich, ruft eine 2. Person sofort den Notarzt. Sind Atmung und Puls normal und sprechen nicht Verletzungen dagegen, wird der Bewusstlose in die stabile Seitenlage gebracht, damit er im Fall eines Erbrechens nicht das Erbrochene aspiriert (einatmet).

Ausführliche Informationen zum weiteren Vorgehen finden sich bei „Erste Hilfe in Notfallsituationen" (S. 831).

Eine Bewusstlosigkeit kann im günstigsten Fall nur eine „Ohnmacht" sein, die durch einen orthostatischen Kollaps bzw. eine Schreckreaktion oder psychische Belastung hervorgerufen wurde. Dann endet sie jedoch sehr schnell, da der Betroffene durch die flache Lagerung wieder eine ausreichende Blutversorgung des Gehirns bekommt und das Bewusstsein schnell wiedererlangt. Eine länger anhaltende Bewusstlosigkeit hat praktisch immer ernste Ursachen, die Übergänge zum Koma sind fließend und eine Definitionsfrage.

Praxistipp

Wichtig ist, dass die Pflegenden dem Notarzt ihre Informationen hinsichtlich der möglichen Ursache weitergeben. Die Anamnese des Betroffenen und die Medikamente, die er einnehmen muss, können wertvolle Hinweise auf die Ursache geben. So ist z. B. bei einem Diabetiker eine Blutzuckerentgleisung (meist Hypoglykämie) eine häufige Ursache, oder bei bekannter koronarer Herzkrankheit kann ein Herzinfarkt vorliegen.

Ethische Herausforderung

Fallbeispiel

Herr Paulus, 93 Jahre alt, hatte sich bei einem Sturz den Oberschenkel gebrochen. Nach der Operation, bei der eine Platte mit Schrauben zur Stabilisierung eingesetzt wurde, ist Herr Paulus rasch wieder ins Pflegeheim zurückverlegt worden. Er darf das Bein belasten und soll mit Hilfe Gehübungen machen. Als er nach dem Frühstück mit der Pflegerin den Gang entlanggeht, ringt er plötzlich nach Luft, sein Gesicht läuft blaurot an und er stürzt bewusstlos zu Boden. Als die Pflegende ihn anspricht, reagiert er nicht, sie kann auch keine Atmung mehr beobachten und keinen Puls mehr tasten. Sie will im ersten Moment bei Herrn Paulus eine Herz-Lungen-Wiederbelebung durchführen. Dann erinnert sie sich, dass Herr Paulus eine Patientenverfügung gemacht hat, in der er ausdrücklich keine Wiederbelebung wünscht.

Lernaufgabe

Diskutieren Sie das Fallbeispiel anhand folgender Frage:

Herr Paulus hatte vor Kurzem eine Operation mit hohem Thromboserisiko. Der Verdacht, dass eine Thrombose mit nachfolgender schwerer Lungenembolie vorliegt, liegt nahe. In der letzten Zeit hatte Herr Paulus vermehrt geäußert, dass er sein Leben gelebt habe und akzeptieren könne, dass sich dieses dem Ende zuneige. Es sei auch wegen seiner starken Arthrose und der dauernden Gelenkschmerzen trotz Behandlung sehr beschwerlich geworden.

Dürften Pflegende davon ausgehen, dass Herr Paulus keine Wiederbelebungsversuche wünschen würde, wenn keine Patientenverfügung vorläge?

11.6 Besonderheiten in der direkten Pflege von Menschen mit Demenz

11.6.1 Charakteristische Veränderungen des Bewusstseins

Bei Menschen mit Demenz stehen qualitative Bewusstseinsveränderungen im Vordergrund: Beeinträchtigt sind Frisch- und Altgedächtnis (wobei das Altgedächtnis länger erhalten bleibt), Störungen von abstraktem Denken, Urteilsfähigkeit und anderen kognitiven Funktionen. Am Anfang steht ein vermindertes Auffassungsvermögen; angestrengtes Nachdenken ermüdet die Betroffenen oft schnell und sie können sich nur schwer konzentrieren. Im weiteren Verlauf kommt es oft zu Wortfindungsstörungen und alltägliche Routineaufgaben, wie Ankleiden, Zähneputzen oder Nahrungsaufnahme, können Probleme bereiten. Orientierungsstörungen zu Zeit, Ort und Person sind häufig. Später kommen schwere Wortfindungs- und Sprachstörungen dazu. Manchmal können die Emotionen sehr labil sein, sodass Lachen und Weinen sich abwechseln oder Aggressionen entstehen.

> **Merke**
>
> Wichtig ist es, die Ursache der Demenz zu kennen, und andere Erkrankungen, die eine Demenz vortäuschen können, auszuschließen (z. B. eine Depression, eine Vergiftung oder ein subdurales Hämatom, d. h. einen Bluterguss unter der harten Hirnhaut).
> Auch die Nebenwirkungen verordneter Medikamente können eine Demenz vortäuschen.

Eine ausgiebige Diagnostik und gute Therapie sind unerlässlich, damit der Demenzkranke ein möglichst selbstbestimmtes Leben führen und mit den Krankheitssymptomen zurechtkommen kann. Hier arbeiten bei der Therapieplanung ärztliche Behandler, Pflegende und evtl. Angehörige anderer Heilberufe daran, den Demenzkranken in seiner Persönlichkeit mit seiner ganzen Biografie wahrzunehmen, ihn wertzuschätzen und ihm zu ermöglichen, die ihm verbliebenen Ressourcen möglichst gut zu nutzen, siehe „Pflege und Begleitung dementer und psychisch veränderter alter Menschen" (S. 465).

11.6.2 Nutzung der Ressourcen zur Unterstützung der ABEDL

Auch wenn eine Demenz keine vaskulären Ursachen hat, liegen bei alten Menschen oft Veränderungen des Herz- und Gefäßsystems vor. Daher ist es wichtig, Erkrankungen in diesem Bereich, und auch z. B. einen Diabetes mellitus, möglichst gut zu behandeln. Die Durchblutung und der Blutzuckerspiegel beeinflussen sekundär die Gehirnleistung und eine weitere Beeinträchtigung kann durch gute Einstellung vermieden werden. Manche Demenzkranke können dadurch auch wieder Ressourcen nutzen, die zunächst eingeschränkt waren.

> **Fallbeispiel**
>
> Frau Fuchs kann sich wieder sicherer fühlen, nachdem die Herzinsuffizienz, die ihr zusätzlich zur Dyspnoe auch Angstgefühle bereitet hat, behandelt ist. Sie trifft im Heim eine frühere Nachbarin und kann sich mit dieser über vergangene Erlebnisse unterhalten. Nach einiger Zeit besucht sie mit ihr auch die Singstunde, wo sie große Freude an den alten, ihr noch bekannten Liedern und Versen hat. Hin und wieder gehen die beiden Frauen auch zusammen in den Garten, und Frau Fuchs genießt den Aufenthalt in frischer Luft sichtlich. Ein positiver Nebeneffekt dabei ist, dass Atmung, Kreislauf und die Fähigkeit zur Regulierung der Körpertemperatur durch ausreichende Bewegung an frischer Luft unterstützt werden.

11.6.3 Einfluss auf die pflegerische Beobachtung der vitalen Funktionen

Bei stark fortgeschrittener Demenz ist die genaue Beobachtung der Vitalzeichen besonders wichtig, da sich die Betroffenen immer weniger verbal äußern können. Nonverbale Signale, z. B. Zusammenkrümmen, Abwenden, Verziehen des Gesichts oder Anspannung der Muskeln, können signalisieren, dass es dem Betroffenen nicht gutgeht. Ein freundlicher Gruß, genaues Erklären, welche Handlungen Pflegende vornehmen, und eine vertrauensschaffende Berührung können dem Betroffenen die Akzeptanz der Situation erleichtern.

Den Pflegenden hilft es, Einzelheiten über die Persönlichkeit und die Lebensgeschichte des Betroffenen zu kennen, damit er sich sicher fühlen kann und z. B. die pflegerische Beobachtung von Puls und Blutdruck in vertrauensvoller Atmosphäre stattfindet. Weil ein dementer Mensch im Endstadium seine Beschwerden nicht mit Worten ausdrücken kann, müssen schon kleine Anzeichen einer Veränderung genau beobachtet werden.

11.7 Pneumonieprophylaxe

Jasmin Schön

Pneumonieprophylaktische und atemunterstützende Maßnahmen sollen folgende Pflegeziele erreichen:

- frühzeitiges Erkennen von Komplikationen
- intakte Atemschleimhaut
- Verbesserung der Atemsituation
- Verbesserung der Lungenventilation
- Vertiefung der Bauchatmung
- Erleichterung beim Abhusten
- Verhinderung einer Sekretansammlung im Respirationstrakt
- Verhinderung einer Aspiration

Entsprechend der Pflegeziele werden die prophylaktischen Interventionen eingeteilt in:

- Maßnahmen zur Verbesserung der Lungenventilation
- Maßnahmen zur Sekretolyse
- Maßnahmen zum verbesserten Abtransport
- sonstige atemunterstützende Maßnahmen

11.7.1 Maßnahmen zur Verbesserung der Lungenventilation

Bei gesunden Menschen erfolgt unwillkürlich mehrmals täglich eine vertiefte Ein- und Ausatmung durch Gähnen, Lachen oder körperliche Anstrengung. Bei immobilen Menschen entfällt dies meist. Um jedoch eine ausreichende Belüftung der Alveolen zu gewährleisten, muss eine vertiefte Ein- und Ausatmung in anderer Form erfolgen. Neben der üblichen Mobilisation des Pflegebedürftigen sollte er deshalb täglich selbstständig oder unter Anleitung der Pflegenden verschiedene Übungen durchführen, die die Lungenventilation verbessern.

Folgende Interventionen sind je nach körperlicher Verfassung des Pflegebedürftigen möglich:

- Zwerchfell- und Kontaktatmung
- atemgymnastische Übungen
- Lagerung
- atemstimulierende Einreibung (ASE)

Zwerchfell- und Kontaktatmung

Durch die gezielte Berührung soll der Pflegebedürftige wieder erlernen, tief in den Bauch hineinzuatmen. Durch die Bauchatmung kann der Körper mehr Sauerstoff aufnehmen. Die Übung sollte im Liegen durchgeführt werden – zur Unterstützung kann der Pflegebedürftige die Beine aufstellen. Nun bittet die Pflegende den Pflegebedürftigen eine Hand auf die Bauchdecke unterhalb der Rippen zu legen und an dieser Stelle tief einzuatmen. Die Pflegende kann die Übungen mit ihrer eigenen Hand unterstützen, indem sie bei der Exspiration leichten Druck ausübt (▶ Abb. 11.18).

Die Übung sollte etwa 5-mal wiederholt werden. Dann wechselt die Hand zu einer anderen Stelle. Hierfür bieten sich der Thorax sowie die linke und die rechte Flanke an, bevor zum Abschluss nochmals die Hand auf die Bauchdecke gelegt wird. Der Ablauf erfolgt mit jeweils 5 Wiederholungen.

Atemgymnastische Übungen

Es gibt mehrere Übungen, um die Lungenventilation zu verbessern. Die Pflegenden passen die Auswahl der Übungen an die Belastungsfähigkeit des Pflegebedürftigen an. Dabei können die Übungen von leichtem bis hohem Anstrengungsgrad indivi-

11.7 Pneumonieprophylaxe

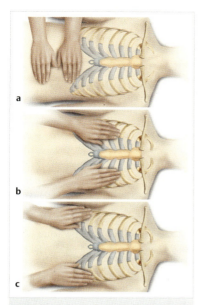

Abb. 11.18 Zwerchfell- und Kontaktatmung.
a Die unterhalb des Zwerchfells liegenden Hände stimulieren die Zwerchfellatmung.
b Zur Anregung der Thoraxatmung werden die Hände seitlich auf den Brustkorb gelegt.
c Bei der Anregung der Flankenatmung liegen die Hände auf den unteren Rippen.

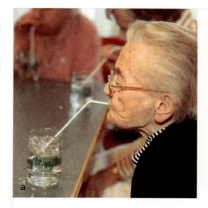
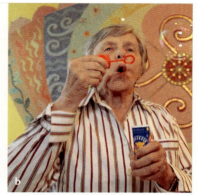
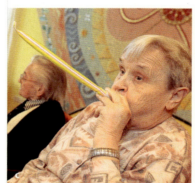
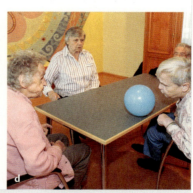

Abb. 11.19 Atemgymnastische Übungen. (Foto: R. Stöppler, Thieme)
a Ausatmen gegen einen Widerstand mithilfe eines Trinkhalms im Wasserglas.
b Forciertes Ausatmen durch Seifenblasen.
c Luftrüssel-Tröte.
d Gegenseitiges Zupusten eines Luftballons.

duell variiert werden. Ebenso ist die Wiederholungsfrequenz an den Pflegebedürftigen anzupassen, empfohlen werden 5–10 Wiederholungen pro Übung.

▶ **Heben und Senken der Arme.** Bei dieser einfachen Übung atmet der Pflegebedürftige beim Heben der Arme tief ein und beim Senken der Arme wieder aus. Dabei bezieht er die Atemhilfsmuskulatur mit ein. Wenn möglich, sollte dabei das Fenster geöffnet und der Atemrhythmus an den des Pflegebedürftigen anpasst werden, um ihn nicht zu überfordern. Insgesamt 5–10 Wiederholungen sind empfohlen.

▶ **Ausatmen gegen einen Widerstand.** Der Pflegebedürftige pustet z. B. einen Luftballon oder eine Tüte auf. Je kleiner der Luftballon, desto größer ist der Widerstand. Eine einfachere Variante dieser Übung ist es, in einen Trinkhalm in einem Glas oder in einer Flasche hineinzupusten und so viele Luftblasen wie möglich zu machen (▶ Abb. 11.19a). Dabei bitte auf einen Kleiderschutz achten!

Merke

Ausatmen gegen Widerstand eignet sich nicht bei Pflegebedürftigen mit Lungenemphysem, da der Überdruck zum Platzen der Alveolen führen kann – im schlimmsten Fall sogar zu einem Pneumothorax.

▶ **Forciertes Ausatmen.** An diesen eher spielerischen Übungen haben ältere Menschen viel Freude – v. a, wenn sie in Kleingruppen durchgeführt werden. Sie können Seifenblasen machen oder in eine Luftrüssel-Tröte pusten (▶ Abb. 11.19c, ▶ Abb. 11.19b). Eine weitere Möglichkeit ist das gegenseitige Zupusten eines Wattebausches auf dem Tisch. Einfacher geht das mit Luftschlangen oder aufgeblasenen Luftballons (▶ Abb. 11.19d), schwieriger ist es mit Kugeltupfern. Bei bettlägerigen Menschen bietet es sich an, einen aufgeblasenen Luftballon wie ein Mobile am Bettaufrichter zu befestigen und ihn zu bitten, diesen wegzupusten.

Das gemeinsame Singen mit den Pflegebedürftigen ist häufig an Kindheitserinnerungen geknüpft und verbindet somit die Biografiearbeit mit einer Verbesserung der Lungenventilation. Durch das Singen werden sowohl Ein- als auch Ausatmung vertieft.

Lagerung

Das Prinzip der verschiedenen Lagerungen zur verbesserten Lungenventilation ist immer gleich: Der Thorax wird erweitert und die Atemhilfsmuskulatur kommt zum Einsatz. Die Lagerungen sind mehrmals täglich durchzuführen. Dabei ist auf die Schmerzfreiheit des Pflegebedürftigen zu achten.

▶ **Oberkörperhochlagerung.** Hierbei besteht die Gefahr, dass der Pflegebedürftige schon nach kurzer Zeit wieder Richtung Fußende des Bettes rutscht und der Oberkörper völlig unphysiologisch abknickt. Abgesehen von den sich negativ auf die Haut auswirkenden Scherkräften beeinträchtigt das erheblich die Atmung. Um das zu verhindern, müssen Pflegende den Pflegebedürftigen entsprechend dem Knickpunkt des Bettes so weit wie nötig im Bett nach oben mobilisieren. Ein zusammengerolltes und unter den Sitzhöckern des Pflegebedürftigen platziertes Frottierhandtuch verhindert dann das Herunterrutschen, wenn das Kopfteil nach oben gestellt wird. Bei den Knien muss auf die physiologische Mittelstellung geachtet werden und ggf. eine Handtuchrolle oder ein kleines Kissen untergelagert werden. Zusätzlich entlastet das die Bauchmuskulatur und erleichtert somit die Atmung. Zur Entlastung des Brustkorbs und zur Unterstützung der Atemhilfsmuskulatur können zusätzlich die Arme auf Kissen hochgelagert werden (▶ Abb. 11.20).

▶ **Dehnlagerungen.** Neben den gängigen Seitenlagerungen (S. 310) gibt es unterschiedliche Arten. Je nach Lage der Kissen werden unterschiedliche Lungenbereiche belüftet. Dehnlagerungen werden von den Pflegebedürftigen meist nicht lange toleriert; deshalb sollte nach etwa 10–20 Minuten ein Lagerungswechsel erfolgen (▶ Tab. 11.6).

Praxistipp

Aufgrund von Arthrose, Osteoporose o. Ä. sind ältere Menschen im Schultergelenk nicht mehr so beweglich. Deshalb muss der Grad der Dehnung individuell angepasst werden.

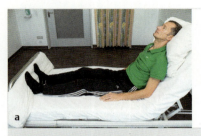
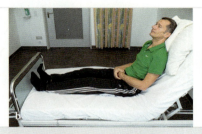
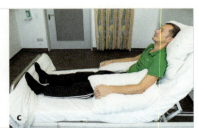

Abb. 11.20 Oberkörperhochlagerung. (Fotos: A. Fischer, Thieme)
a Oberkörperhochlagerung.
b Mit Rutschbremse.
c Unterstützung der Arme bei erschwerter Atmung.

Tab. 11.6 Lagerungsarten zur Verbesserung der Lungenventilation.

Lagerung	Material	Durchführung
Halbmondlagerung	1 Kopfkissen	Pflegebedürftigen in Rückenlage im Bett positionieren. Einen Arm des Pflegebedürftigen zur Dehnung des Thorax unter den Kopf führen. 2. Arm entlang des Körpers liegenlassen. Beine geschlossen zur Verstärkung der Dehnung etwas in Richtung der Seite des zweiten Arms verlagern.
Dreh-Dehnlagerung	1 Kopfkissen	Pflegebedürftiger liegt in Seitenlage. Oben liegender Arm wird unter den Kopf geführt. Oberkörper so weit wie möglich auf den Rücken drehen. Beine verbleiben in Seitenlagerung.
VATI-Lagerung	1–3 zu Schiffchen geformte Kissen (ca. 30 x 80 cm)	Name entspricht der Form, zu der die Kissen gelegt werden: Kissen zu einem V anordnen (Spitze des V im Sakralbereich); Kopf mit einem zusätzlichen Kissen unterstützen. Kissen zu einem A anordnen (Halswirbelbereich auf der Spitze des A aufliegend, Wirbelsäule freiliegend). Arme unterstützend auf den Kissen lagern. Kopf mit einem zusätzlichen Kissen unterstützen. Kissen zu einem T anordnen, Schulterbereich auf dem Querkissen, Wirbelsäule auf dem Längskissen liegend lagern. Kopf mit einem zusätzlichen Kissen unterstützen. Kissen zu einem I anordnen, Wirbelsäule liegt auf dem Längskissen, Kopf bei Bedarf mit einem zusätzlichen Kissen unterstützen.

(Fotos: R. Stöppler, Thieme)

Atemstimulierende Einreibung (ASE)

Definition

Die **atemstimulierende Einreibung (ASE)** ist eine rhythmische und mit unterschiedlichem Andruck der Hände arbeitende Maßnahme zur Atemtherapie.

Für eine ASE eignet sich der Rücken besonders gut. Sie kann aber auch im Brustbereich angewandt werden. Damit die ASE ihre Wirkung entfalten kann, bedarf die korrekte Durchführung einer kontinuierlichen Übung. Durch das Angleichen des Atemrhythmus von Pflegebedürftigem und Pflegendem ist die ASE gleichzeitig ein kommunikativer Prozess, der Sicherheit und Entspannung vermitteln soll.

Ziele

Zu den Zielen gehört:
- Die Atmung ist unterstützt.
- Beruhigung/Einschlafförderung ist erreicht.
- Die Atmung ist rhythmisiert.
- Die Lungenventilation ist verbessert.
- Die Förderung der Wahrnehmung des Pflegebedürftigen ist erreicht.

Für die ASE sind keine Kontraindikationen bekannt. Pflegende müssen darauf achten, dass sie sich während der Durchführung ungestört auf den Pflegebedürftigen einlassen können. Die Durchführung dauert etwa 5–10 Minuten.

Praxistipp

Pflegende sollten auf das Tragen von Handschuhen und jeglichem Schmuck verzichten, damit sie die Hände bewusst einsetzen können. Für die ASE sollte eine möglichst unparfümierte W/O-Lotion verwendet werden.

Prinzipien

Dazu gehört:
- Auf warme bzw. angewärmte Hände der Pflegenden und der Lotion achten.
- Keine ätherischen Öle verwenden.
- Die Hände niemals gleichzeitig vom Rücken nehmen, sondern immer abwechselnd versetzen.

Durchführung

Das geschieht wie folgt:
- Oberkörper des Pflegebedürftigen entkleiden und Hose mit einem Handtuch schützen.
- Pflegebedürftigen so lagern, dass der Rücken frei zugänglich ist, z. B. mit einem Kissen vor dem Oberkörper am Tisch oder im Bett in Seitenlage – bevorzugt in 135°-Lagerung.
- Lotion gleichmäßig von oben nach unten auf dem Rücken verteilen, dabei immer Hautkontakt halten und die Hände abwechselnd nach oben versetzen.
- Beide Hände mit geschlossenen Fingern rechts und links der Wirbelsäule auflegen und in kreisenden Bewegungen entlang der Wirbelsäule nach unten Richtung Steiß, an den Rippen entlang nach außen und dann wieder nach oben gleiten lassen (▶ Abb. 11.21).
- Beim Ausatmen Daumen, Zeigefinger und Handfläche leicht nach außen drehen, dabei unterstützenden Druck ausüben.
- Bei der Einatmung Hände mit weniger Druck zurück zur Wirbelsäule gleiten lassen.
- Kreise langsam, ungefähr gleich groß nach unten versetzen. Darauf achten, dass das Verhältnis zwischen Ein- und Ausatmung 1 : 2 beträgt.
- Am unteren Rippenrand Hände wieder abwechselnd nach oben versetzen, dabei ggf. einen Atemzug Pause ermöglichen.
- Jeden Zyklus ungefähr 8–10-mal wiederholen.
- ASE mit dem Ausstreichen des Rückens von oben nach unten beenden. Pflegebedürftigem Möglichkeit zum Entspannen geben, z. B. durch eine Decke (Bienstein u. Fröhlich 2012, Nydahl u. Bartoszek 2012)

Praxistipp

Der Rhythmus der ASE richtet sich nach dem Pflegeziel. Atmet der Pflegebedürftige z. B. zu schnell und oberflächlich, kann die Pflegende ihn durch das Angleichen des Atemrhythmus zu einer ruhigeren und tieferen Atmung hinführen.

Film

Um Ihr Wissen zu vertiefen, können Sie sich den Film „Atemstimulierende Einreibung" ansehen.

11.7.2 Maßnahmen zur Sekretolyse

Definition

Sekretolyse bedeutet Verflüssigung des zähen Bronchialsekrets, da sich dieses schwer abhusten lässt. In Verbindung mit einer speziellen Hustentechnik kann das verflüssigte Sekret anschließend abtransportiert werden.

Eine Sekretolyse ist durch folgende Maßnahmen möglich:
- Inhalation
- Wickel und Auflagen
- Vibrationsmassage
- Einreibung mit ätherischen Ölen

Eine ausreichende Flüssigkeitszufuhr ist für eine gute Sekretolyse wichtig. Empfohlen werden 2–3 Liter pro Tag. Jedoch sollte die Menge in Absprache mit dem Arzt festgelegt werden, da aufgrund einer anderen Erkrankung (z. B. Herzinsuffizienz) eine Flüssigkeitsmengenbegrenzung notwendig ist. Ebenso kann die zusätzliche Gabe von Medikamenten (z. B. Expektoranzien), die die Sekretolyse fördern, kontrainidiziert sein.

Inhalation

Definition

Inhalation nennt man das Einatmen gasförmiger Wirkstoffe oder Aerosole.

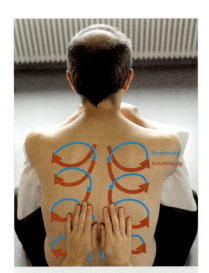

Abb. 11.21 ASE. Die atemstimulierende Einreibung. (Abb. aus: I care Pflege. Thieme; 2015)

Ein großer Vorteil der Inhalation ist die lokale Wirkung an den Schleimhäuten der Atemwege. Die Dosierung ist präziser und die gewünschte Wirkung kann schneller erreicht werden als durch systemische Maßnahmen. Jegliche Form der Inhalation bedarf einer ärztlichen Anordnung. Indikationen sind:
- Sekretolyse
- Medikamentenapplikation zur Therapie von Atemwegserkrankungen
- Befeuchten der Atemwege

Je kleiner die Tröpfchen, desto tiefer gelangen sie in die Atemwege. Dampf hat die größten Tröpfchen und reicht deshalb nur bis in den Rachenraum. Aerosole sind wesentlich kleiner und können bis in die Bronchien vordringen, weshalb sie häufig zur Therapie bei Chronisch obstruktiven Lungenerkrankungen (S. 528) eingesetzt werden. Viele kleinste Tröpfchen zusammen bilden Nebel, der bis in die Alveolen vordringen kann. Da dieser in tiefste Lungenbereiche eindringen kann, muss unbedingt hygienisch gearbeitet werden, um Infektionen vorzubeugen.

Folgende Arten der Inhalation werden unterschieden:
- Dampfinhalation
- Inhalation mit einem Aerosolapparat, z. B. Pari Boy
- Inhalation mit einem Ultraschallvernebler

Merke
Nie unmittelbar vor oder nach den Mahlzeiten inhalieren lassen! Das kann beim Pflegebedürftigen zu Übelkeit und Erbrechen führen.

▶ **Dampfinhalation.** Die einfache Dampfinhalation ist v. a. bei Erkrankungen der oberen Atemwege sinnvoll. Außerdem ist sie älteren Menschen häufig bekannt und stößt deshalb auf große Akzeptanz. Einige Pharmafirmen stellen passend zu ihren Produkten Kleininhalatoren aus Kunststoff her (S. 278). Diese werden meist in Verbindung mit Bronchialsalben vertrieben und entsprechen in ihrer Handhabung und Wirkung der einfachen Dampfinhalation. Eine weitere Variante der Dampfinhalation ist die Durchführung mit einem elektrischen Dampf-Inhalator. Hier vermischt sich der kontinuierliche Strom aus warmem, feuchtem Dampf durch die Öffnungen in der Inhalatormaske mit kühler Luft.

▶ **Aerosolapparate.** Sie werden häufig eingesetzt (S. 278), wenn Flüssigmedikamente zur Therapie einer Atemwegserkrankung inhaliert werden müssen. Der Kompressor erzeugt Druckluft und zerstäubt das Medikament in ein Aerosol.

Der Pflegebedürftige muss so lange angeleitet werden, bis er im Umgang mit dem Gerät sicher ist.

▶ **Ultraschallvernebler.** Ihr Einsatz ist in den vergangenen Jahren zurückgegangen, da bei der Anwendung die Gefahr der Überwässerung der Alveolen besteht. Heute werden Ultraschallvernebler meist nur noch gezielt während einer Therapie und nicht mehr generell zur Anfeuchtung der Einatemluft eingesetzt. Aufgrund der hohen Verkeimungsgefahr sind sie mittlerweile mit Einwegmaterial (Raumluftfilter, Bakterienfilter) ausgestattet. Alle weiteren Teile des Gerätes sind sterilisierbar oder können desinfiziert werden.

Vor Inbetriebnahme eines Aerosolgerätes oder eines Ultraschallverneblers muss die Einweisung der Pflegenden im Umgang gemäß Medizinproduktegesetz (MPG) erfolgt sein. Bei beiden Geräten ist die Einhaltung der Hygienerichtlinien besonders wichtig, da das Aerosol bzw. der Nebel tief in die Lungen gelangt und bei unhygienischer Arbeitsweise zu Infektionen führen kann.

Vorbereitung

Die Vor- und Nachbereitungsmaßnahmen gelten für alle Inhalationsarten. Die Durchführung der verschiedenen Inhalationen wird in ▶ Tab. 11.7 dargestellt.

Tab. 11.7 Durchführung von Inhalationen.

Inhalationsart	Durchführung	Hinweis	Vorsicht
einfache Dampfinhalation	• Schüssel mit heißem/kochendem Wasser auffüllen, als Zusatz ggf. 1–2 Essl. Teeblätter oder Blüten (z. B. Linden- oder Kamillenblüten) zugeben. • Pflegebedürftigen anleiten, den Kopf über die Schüssel zu halten und normal ein- und auszuatmen, zunächst über den Mund, bei Abkühlung des Wassers nach ca. 10 min durch die Nase. • Kopf und Schüssel mit einem größeren Handtuch abdecken. • Pflegebedürftigen so lange inhalieren lassen, wie Dampf aufsteigt und es angenehm für ihn ist. bei Unwohlsein Maßnahme sofort abbrechen.		Wegen der Verbrühungsgefahr nie im Bett bei liegenden oder bei desorientierten oder bei unruhigen Pflegebedürftigen durchführen.
Kleininhalator (Foto: Thieme)	• Kleininhalator mit heißem Wasser bis zur Markierung befüllen. • Nach Arztanordnung einige Zentimeter einer Bronchialsalbe, z. B. Pinimenthol®, Transpulmin® oder Bronchoforton®, auflösen. • Pflegebedürftigen über die Gesichtsmaske die Dämpfe einatmen und wegen der aufsteigenden Dämpfe die Augen geschlossen halten lassen. • Pflegebedürftigen so lange inhalieren lassen, wie Dampf aufsteigt und es angenehm für ihn ist. Bei Unwohlsein Maßnahme sofort abbrechen.	Laut Hersteller sollen Kleininhalatoren die Dampfinhalation vereinfachen und die Wirkung der ätherischen Zusätze intensivieren.	Die in den Salben enthaltenen ätherischen Öle reizen die Augenbindehaut.

Tab. 11.7 Fortsetzung

Inhalationsart	Durchführung	Hinweis	Vorsicht
elektrischer Dampfinhalator	• Dampf-Inhalator nach Gebrauchsanleitung mit Leitungswasser befüllen und einschalten. • Pflegebedürftigen über die Maske inhalieren lassen.	Ist meist nicht für den Gebrauch mit Bronchialsalben geeignet.	

Aerosolapparat
 	
(Foto: PARI GmbH)
	• Gerät entsprechend der Gebrauchsanleitung vorbereiten und das vom Arzt verordnete Sekretolytikum einfüllen.
	• Gerät in Betrieb nehmen.
	• Pflegebedürftigen wie folgt anleiten:
	  ○ Mundstück dicht mit den Lippen umschließen bzw. Maske dicht anlegen,
	  ○ bei gedrücktem Kompressionsknopf tief und langsam durch den Mund einatmen,
	  ○ Knopf wieder loslassen und durch die Nase ausatmen,
	  ○ Vorgang 2-mal hintereinander wiederholen, dann kurz pausieren.
	• Bei Unsicherheit beim Pflegebedürftigen bleiben.
	• Während der Anwendung Pflegebedürftigen auf Wirkung und Nebenwirkung beobachten (zu schnelles Atmen kann zu Schwindel und zu Übelkeit führen!).
	• Dauer der Anwendung: ca. 15 min, jedoch Arztanordnung beachten.
		Je langsamer die Einatmung, desto höher die Medikamentendeposition in den Lungen! Für Pflegebedürftige, die in ihrer kognitiven Leistungsfähigkeit eingeschränkt sind und mit dem Ventil nicht umgehen können, gibt es auch Aerosolapparate mit einem automatischen Ventilsystem.	Die Medikamente können zu Nebenwirkungen wie z. B. Tachykardie, Arrhythmie, Unruhe oder Tremor führen. Deshalb ist eine regelmäßige Pulskontrolle notwendig.

Ultraschallvernebler	• Gerät entsprechend der Herstellerangaben zusammenbauen, Flüssigkeitsbehälter mit Aqua dest. oder sterilem NaCl 0,9 % befüllen bzw. an ein geschlossenes Sterilwassersystem anschließen. • Flüssigmedikamente nur nach Arztanordnung zugeben. • Vor der Inbetriebnahme kontrollieren, ob alle Schläuche korrekt und dicht angeschlossen sind. • Gerät etwa 50 cm vom Pflegebedürftigen entfernt so ausrichten, dass er den Nebel nicht direkt ins Gesicht bekommt. • Gerät einschalten. • Verneblungsgrad nicht zu hoch einstellen, da der Nebel kalt ist und meist als unangenehm empfunden wird (oder Gerät wählen, das den Nebel erwärmt). • Pflegebedürftigen während der Verneblung auf Verträglichkeit und Wohlbefinden beobachten. • Verneblungsdauer nach der ärztlichen Anordnung ausrichten. • Pflegebedürftigen nach der Verneblung zum Abhusten anhalten, um einen Sekretstau zu verhindern.	NaCl 0,9 % ist bei unproduktivem Hustenreiz und empfindlicher Bronchialschleimhaut geeignet, führt jedoch zur Kristallbildung und kann deshalb die Gerätefunktion einschränken.	Wichtig ist ein Kleider-/Bettschutz beim Pflegebedürftigen, da der Nebel sich niederschlägt. Auf dem Boden besteht durch den Niederschlag Rutschgefahr.

▶ **Pflegende.** Hier gilt Folgendes:
- Persönliche Hygiene einhalten, Händehygiene sicherstellen, Zeitbudget planen. Über aktuellen Zustand des Pflegebedürftigen informieren.
- Materialien richten.
- Zellstoff mit Abwurfschale bereitstellen.

▶ **Pflegebedürftiger.** Hier ist zu beachten:
- Über die geplante Maßnahme informieren und Einverständnis einholen.
- Über Gefahren informieren, z. B. Verbrühungen.
- Evtl. zur Toilette begleiten.
- Oberkörperhochlagerung durchführen bzw. an den Tisch setzen.
- Nase schnäuzen lassen, bei Bedarf Nasenpflege durchführen.
- Kleidung vor Nässe schützen.

▶ **Raum.** Für ihn gilt:
- Fenster und Türen schließen, keine Zugluft, angenehme Zimmertemperatur.
- Für gute Lichtverhältnisse sorgen.
- Bei Bedarf Sichtschutz herstellen.

Nachbereitung

▶ **Pflegebedürftiger.** Folgendes ist zu beachten:
- Evtl. Gesicht abwaschen und abtrocknen lassen, bei Bedarf eincremen.
- Zum Abhusten anleiten, anschließend evtl. Mundpflege durchführen lassen.

- Nach Befinden erkundigen, Wünsche und Bedürfnisse berücksichtigen.

▶ **Raum.** Für ihn gilt Folgendes:
- Material aufräumen bzw. entsorgen.
- Arbeitsfläche, Materialien und Geräte desinfizieren.
- Zimmer lüften.

▶ **Pflegende.** Sie sollten Folgendes zu beachten:
- Verabschieden.
- Händedesinfektion durchführen.
- Dokumentation, evtl. Arztinformation vornehmen.

▶ **Wickel und Auflagen.** Alten Menschen ist deren Anwendung noch aus ihrer Kindheit bekannt und vertraut. Die Grundlagen dieser Interventionen erläutert „Wickel und Auflagen" (S. 946). An dieser Stelle werden nur spezielle Wickel und Auflagen zur Sekretolyse dargestellt.
Geeignet dafür sind folgende Wickel bzw. Auflagen:
- Dampfkompresse mit oder ohne Thymian oder Zitrone
- feucht-heiße Brustauflage mit oder ohne Thymian oder Zitrone
- Kartoffelauflage
- Zwiebel-Brustauflage (▶ Tab. 11.8)

Die Durchführung der Dampfkompresse und der feucht-heißen Brustauflage wird in ▶ Tab. 11.7 und in „Wickel und Auflagen" (S. 946) beschrieben.

Vibrationsmassage

Durch die Vibration sollen das Flimmerepithel der Atemwege stimuliert und der Selbstreinigungsmechanismus der Lunge angeregt werden. Kontraindikationen für die Vibrationsmassage sind: COPD, Herzinfarkt, Thrombose, Rippenbruch, Osteoporose, Tumor oder Metastasen im Wirbelsäulenbereich, Lungenembolie, Kopfverletzungen oder erhöhte Blutungsneigung.

▶ **Durchführung.** Sie geschieht wie folgt:
- Hautlotion und eine Nierenschale mit Zellstoff zum Abhusten vorbereiten.
- Oberkörper des Pflegebedürftigen entkleiden.
- Lagerung auf betroffener Seite oder sitzend auf einem Stuhl.
- Aktive Hand auf den äußeren Rippenbogen legen, passive auf die Schulter; während der Durchführung immer Hautkontakt halten.
- Entsprechend des Atemrhythmus des Pflegebedürftigen in der Ausatemphase mit den Handballen der aktiven Hand vibrierenden Druck ausüben:
  - vom äußeren Rippenbogen zum Lungenhilus
  - von Lungenbasis zur Lungenspitze
  - Wirbelsäule und Nieren dabei aussparen
  - Dauer etwa 5 min, dann Seitenwechsel
- Pflegebedürftigen abhusten lassen.

Diese Maßnahme kann auch unter Einsatz eines Vibrationsgerätes durchgeführt werden. Dafür ist aber eine Schulung entsprechend der Medizingeräteverordnung Voraussetzung. Außerdem kann die falsche Handhabung ebenso wie zielloses Abklopfen und Abklatschen dem Pflegebedürftigen schaden. Deshalb sollte die Vibrationsmassage unter Anleitung der Physiotherapie erlernt werden.

Tab. 11.8 Wickel und Auflagen zur Sekretolyse (Sonn 2014).

	Kartoffelauflage	Zwiebel-Brustauflage
Kontraindikationen	<ul><li>akute Schmerzen</li><li>Fieber</li><li>allgemeine Schwäche</li><li>starke Herz- und Kreislaufbeschwerden</li></ul>	<ul><li>Neigung zu heftiger Schleimhautreizung durch Zwiebelaromen</li><li>Abneigung gegen Zwiebelgeruch</li></ul>
Material	<ul><li>500 g in der Schale weich gekochte, noch heiße Kartoffeln</li><li>als Innentuch 1 Geschirrtuch oder 1 Mullwindel</li><li>etwas Küchenpapier oder Zellstoff</li><li>1 Außentuch in entsprechender Größe</li></ul>	<ul><li>1 großes Stofftaschentuch als Innentuch</li><li>1 Zwiebel</li><li>1 Schneidebrett mit Messer</li><li>etwas Rohwolle oder Watte</li><li>etwas Butterbrotpapier oder Alufolie</li><li>2 Wärmflaschen</li><li>1 Außentuch in entsprechender Größe</li></ul>
Durchführung	<ul><li>Innentuch ausbreiten und 1 Blatt Küchenpapier in der Mitte auflegen.</li><li>Ganze, ungeschälte Kartoffeln auf das Papier legen und ein 2. Blatt Küchenpapier darüberlegen.</li><li>Tuchränder so über den Kartoffeln einschlagen, dass ein rechteckiges Päckchen entsteht (dieses darf an der Seite, die auf die Haut kommt, von nur 1 Stoffschicht bedeckt sein).</li><li>Kartoffeln im Päckchen bis zu einer Dicke von 2–3 cm zerquetschen.</li><li>Temperatur vor dem Auflegen mit der Pulsseite des Unterarms kontrollieren.</li><li>Auflage mit dem Außentuch abdecken und darauf achten, dass der Köper des Pflegebedürftigen nicht auskühlt.</li><li>Auflage sofort entfernen, wenn sie für den Pflegebedürftigen zu heiß ist oder er Unwohlsein äußert.</li></ul>	<ul><li>Zwiebel schälen, vierteln und die einzelnen Schichten voneinander ablösen.</li><li>Zwiebelstücke mit der Wölbung nach oben auf das Innentuch legen.</li><li>Tuchränder so über den Zwiebeln einschlagen, dass ein rechteckiges Päckchen entsteht (dieses darf an der Seite, die auf die Haut kommt, von nur 1 Stoffschicht bedeckt sein).</li><li>Päckchen flachdrücken und in geruchsdichtes Butterbrotpapier oder Alufolie einpacken.</li><li>2 Wärmflaschen flach mit heißem Wasser befüllen.</li><li>Zwiebelpäckchen mit der Rohwolle oder Watte einige Minuten zum Anwärmen zwischen die Wärmflaschen legen.</li><li>Angewärmtes Päckchen entnehmen und auf die Brust oder den Rücken des Pflegebedürftigen legen.</li><li>Zwiebelauflage mit dem Außentuch abdecken und dieses zirkulär um den Brustkorb wickeln.</li></ul>
Anwendungsdauer und -häufigkeit	1-mal tgl. solange die Auflage als angenehm empfunden wird.	1–2-mal tgl. für 30 min bis zu mehreren Stunden.
Nachbereitung	<ul><li>Kartoffelauflage abnehmen</li><li>Körper warm halten</li><li>Nachruhen lassen</li></ul>	<ul><li>Zwiebelauflage abnehmen</li><li>Körper warm halten</li><li>Nachruhen lassen</li></ul>

Einreibung

Die Einreibung mit ätherischen Ölen wie Thymian, Melisse oder Eukalyptus kann sich atemunterstützend auswirken. Die pflanzlichen Wirkstoffe sind häufig in Salben und Cremes, z. B. Pinimenthol®, Transpulmin® oder Bronchoforton® enthalten. Die ätherischen Öle wirken lokal über die Haut durch die Anregung der Durchblutung bzw. über die Atemwege durch die Inhalation der Dämpfe und bewirken so die Schleimlösung. Gleichzeitig erfährt der Pflegebedürftige Zuwendung durch die Pflegende, was das Wohlbefinden steigert und die Selbstheilungskräfte anregt. Bei einigen Atemwegserkrankungen, z. B. bei Asthma bronchiale (S. 528), ist eine Einreibung mit Salben auf Alkohol- bzw. Menthol-Basis kontraindiziert, da sie zur Bronchokonstriktion führen.

Merke

Die Einreibung erfolgt am Rücken. Auf der Brust sollte die Einreibung nicht vorgenommen werden, da man im Notfall bei einer Reanimation abgleiten kann und der Strom im Falle einer Defibrillation den Weg über die Haut und nicht durch das Myokard nimmt.

11.7.3 Maßnahmen zum verbesserten Abtransport

Nach einer erfolgreichen Sekretolyse müssen Pflegende darauf achten, dass das Sekret auch abtransportiert wird. Hat der Pflegebedürftige selbst noch genug Kraft zum Abhusten, sollte das unterstützt werden. Wenn er zum Abhusten nicht mehr in der Lage ist, können in Absprache mit dem Arzt verschiedene Drainagelagerungen durchgeführt werden, damit das gestaute Sekret entsprechend der Schwerkraft abfließen kann. Bringt dies keine Erleichterung für den Pflegebedürftigen, muss er von der Pflegenden durch Mund und/oder Nase abgesaugt werden. Bei diesen Maßnahmen sollten Pflegende immer an den Eigenschutz denken und sich nicht vom Pflegebedürftigen anhusten lassen!

Produktives Abhusten (effektive Hustentechnik)

Der Pflegebedürftige wird wie folgt angeleitet:
- Aufrecht hinsetzen und durch die Nase einatmen.
- Knie und Gesäßmuskel zusammendrücken und kurz und kräftig husten.
- So lange husten, bis das Sekret vollständig abgehustet ist.

Um eine Keimverschleppung zu vermeiden, muss abschließend eine Mundpflege durchgeführt werden.

Praxistipp

Bei geschwächten Menschen kann die Pflegende das Abhusten durch leichten Druck auf den Bauchraum verstärken.

Drainagelagerungen

In Abgrenzung zu den oben dargestellten Lagerungen (S. 277) erleichtern diese das Abfließen des Sekrets von den kleinen in die großen Bronchien. Die Auswahl der Drainagelagerung ist abhängig von den Vorerkrankungen und der Beweglichkeit des Pflegebedürftigen und davon, in welchem Teil der Lunge sich das Sekret angesammelt hat (▶ Abb. 11.22). Bei Menschen mit Erkrankungen des Herzens sollten Drainagelagerungen nicht durchgeführt werden. Weiterhin können sie bei Menschen mit starken Bewegungseinschränkungen wie z. B. Kontrakturen oder Arthrose nicht durchgeführt werden.

Die verschiedenen Lagerungen ergeben sich in der Regel aus der ärztlichen Diagnose und dem von einem Physiotherapeuten erarbeiteten Lagerungsplan. Jede Drainagelagerung wird dann entsprechend der festgelegten Reihenfolge für 3–5 Minuten durchgeführt. Wie bei der Inhalation soll eine Drainagelagerung nicht direkt nach dem Essen durchgeführt werden, da dies zu Übelkeit, Erbrechen oder Aspiration führen kann.

11.7.4 Sonstige atemunterstützende Maßnahmen

Schutzfunktion der Nase

Sie trägt dazu bei, dass weniger Keime eindringen. Um den Schutz zu erreichen, sollte der Pflegebedürftige immer wieder darauf aufmerksam gemacht werden,

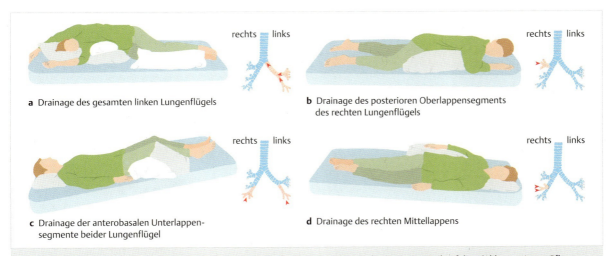

a Drainage des gesamten linken Lungenflügels
b Drainage des posterioren Oberlappensegments des rechten Lungenflügels
c Drainage der anterobasalen Unterlappensegmente beider Lungenflügel
d Drainage des rechten Mittellappens

Abb. 11.22 Drainagelagerungen. Sie wechseln in einer individuell auf die Erkrankung abgestimmten Reihenfolge. (Abb. aus: I care Pflege. Thieme; 2015)
a Drainage des gesamten linken Lungenflügels.
b Drainage des posterioren Oberlappensegments des rechten Lungenflügels.
c Drainage des anterobasalen Unterlappensegments beider Lungenflügel.
d Drainage des rechten Mittellappens.

durch die Nase ein- und langsam durch den Mund auszuatmen.

Lippenbremse

Sie verlängert die Ausatmung und ist daher v. a. für Asthmatiker (S. 528) geeignet.

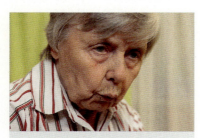

Abb. 11.23 Lippenbremse. Sie dient dazu, die Ausatmung zu verlängern. (Foto: R. Stöppler, Thieme)

Sie kann bei akuter Atemnot oder im akuten Asthmaanfall eingesetzt werden. Der Pflegebedürftige atmet gegen den Widerstand der Lippen aus. Die sich dabei in den Bronchien aufbauende Luftsäule verhindert das rasche Erschlaffen des Brustkorbs und das Kollabieren der Alveolen, die Lungen können sich optimal entleeren. Damit die Lippenbremse ihre Wirkung entfalten kann, muss sie frühzeitig und regelmäßig mit dem Pflegebedürftigen eingeübt werden (▶ Abb. 11.23).

Hilfsmittel einsetzen

Zusätzlich können verschiedene Hilfsmittel bei regelmäßiger Anwendung die Atmung unterstützen (▶ Tab. 11.9).

▶ **VRP$_1$-(Vario-Resistance-Pressure)Gerät.** Das Gerät ist z. B. für Asthmatiker geeignet, da es hilft, das Sekret von der Bronchialwand zu lösen und abzutransportieren (▶ Tab. 11.9).

▶ **SMI-Atemtrainer (sustained maximal inspiration).** Damit kann der Pflegebedürftige eine langsame und vertiefte Einatmung einüben. Es gibt flow- und volumenorientierte Geräte. Der Pflegebedürftige muss den Umgang damit unter Anleitung der Pflegenden erlernen. Voraussetzung ist jedoch, dass er kooperativ ist (▶ Tab. 11.9).

Atemerleichternde bzw. -unterstützende Körperhaltungen einsetzen

Bei akuter Atemnot können atemerleichternde- bzw. unterstützende Körperhaltungen eingesetzt werden. Ihr Ziel ist die Dehnung des Brustkorbs und somit der Einsatz der Atemhilfsmuskulatur. Dies ge-

Tab. 11.9 Hilfsmittel zur Unterstützung der Atmung.

Anwendungstechnik	Wirkmechanismus und Begründung	Kontraindikation bzw. Abbildung
Vario-Resistance-Pressure-(VRP1)Gerät mit „Flutterventil" (trillerpfeifenähnliches Gerät)		
• Kugel wird durch Ausatmungsdruck an der Trichterwand hochgerollt. • Luft entweicht durch Löcher im Kopfteil, wodurch Druck am Mundstück sinkt. • Kugel rollt zurück in den Trichter und verschließt diesen erneut. • Je nach Neigung des VRP$_1$-Gerätes werden unterschiedliche Drücke durch die Ausatmung erzeugt, um die Kugel zu bewegen und den Ausatemstrom freizugeben.	• Kurze Unterbrechungen des exspiratorischen Atemstroms bewirken „Stop-and-go-Mechanismus" (veränderlicher Widerstandsdruck). • Ausatemluft in den Bronchien wird in Schwingungen versetzt. • Viskosität des Schleims, Hustenreiz und Atemwegswiderstand werden vermindert. • Sekretmobilisation wird gefördert. • Positiver Druck verhindert vorzeitigen Verschluss der Bronchien beim Abhusten.	**Merke:** Bei akuter Atemnot VRP$_1$-Gerät nicht einsetzen. 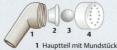 1 Hauptteil mit Mundstück 2 Trichter 3 rostfreie Metallkugel 4 abschraubbares Kopfteil 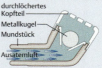
SMI-Atemtrainer		
• Nach der Einatmung soll der Betroffene versuchen, die Einatembemühung vor dem Ausatmen noch ein wenig fortzusetzen. • Einatmungsgrößen Flow oder Volumen werden für den Betroffenen sichtbar gemacht und fördern richtiges Atmen. • Flow kann dosiert reguliert werden.	• Evtl. vorhandene Atelektasen, die nicht schon zu lange bestehen, werden eröffnet. • In der möglichst langen endinspiratorischen Pause kann sich die eingeatmete Luft auf die Alveolen verteilen.	• Atemfrequenz > 24 min in Ruhe • schwere Herzinsuffizienz • Asthma bronchiale • Lungenemphysem mit Dyspnoe und Zyanose
1. atemfluss-(flow-)orientiertes Gerät		
• Tiefe und langsame Atemzüge entsprechen den „Seufzern" von Gesunden in der Ruheatmung.	• Bei floworientierten Geräten werden zur inspiratorischen Strömungserhöhung Bällchen in einer Röhre angehoben.	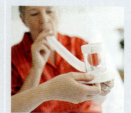 (Foto: A. Fischer, Thieme)
2. volumenorientiertes Gerät		
	• Bei volumenkontrollierten Geräten wird das eingeatmete Volumen angezeigt.	
3. kombinierte Geräte		

schieht am einfachsten durch das Falten der Arme am Hinterkopf.

▶ **Oberkörperhochlagerung im Bett.** Bei akuter Atemnot werden die Arme so gelagert, dass der Betroffene die Atemhilfsmuskulatur optimal einsetzen kann (▶ Abb. 11.20).

▶ **Kutschersitz.** Er kann bei Atemnot im Sitzen Erleichterung bringen. Der Betroffene sitzt mit dem Oberkörper nach vorn gebeugt auf einem Stuhl oder an dem Bettrand. Dabei stützt er die Unterarme auf den Oberschenkeln ab. Eine andere Möglichkeit ist der Reitsitz. Dabei sitzt der Betroffene auf einem umgedrehten Stuhl und stützt die Ellenbogen auf der Rückenlehne ab.

▶ **Torwartstellung.** Dabei stützt sich der Betroffene mit einem Arm an der Wand ab und stemmt den anderen Arm in die Hüfte oder er beugt den Oberkörper nach vorn und stützt sich mit gestreckten Armen auf den Oberschenkeln ab.

Grundsätzlich gilt, dass der Pflegebedürftige selbst am besten weiß, welche Position ihm in dieser Situation am besten hilft und nimmt diese intuitiv ein. Deshalb sollte die Pflegende ihn nicht zu einer bestimmten Lagerung drängen.

11.8 Qualitätskriterien

▶ Abb. 11.24

11.9 Lern- und Leseservice

11.9.1 Das Wichtigste im Überblick

Welche Bedeutung haben die vitalen Funktionen?

Sie bilden die Grundlage für alle körperlichen Lebensfunktionen, beeinflussen aber auch alle Aktivitäten, Beziehungen und existenziellen Erfahrungen des täglichen Lebens (AEBDL). Bei einer Beeinträchtigung kann ein Kranker Ressourcen nur eingeschränkt nutzen.

Welche Kriterien werden beobachtet?

Beobachtet werden die einzelnen Ausprägungen und Anzeichen einer gesunden Funktion. Von der normalen Funktion abweichende Beobachtungen werden unter Beachtung des pflegebedürftigen Menschen in seiner Gesamtheit und seiner persönlichen Vorgeschichte interpretiert.

Qualitätskriterien zu „Vitale Funktionen des Lebens aufrecht erhalten können"	ja	nein
● Strukturqualität		
– Kennen die Pflegenden die „Vitalen Funktionen des Lebens", ihre Bedeutung und sind sie kompetent in deren pflegerischen Beobachtung?	○	○
– Hat das Pflegeteam hat die Möglichkeit, an Fortbildungen zu dieser AEBDL teilzunehmen?	○	○
– Besteht die Möglichkeit zur Supervision und zur Diskussion ethischer Fragen, die die „Vitalen Funktionen" betreffen?	○	○
– Ist die Einrichtung ausreichend ausgestattet mit Geräten bzw. Messinstrumenten (z. B. Thermometern, Blutdruckmessgeräten, Pulsuhr), die dem neuesten Stand der Technik entsprechen?	○	○
– Werden Geräte und Messinstrumente regelmäßig geeicht?	○	○
– Werden die Pflegenden regelmäßig im Umgang mit Notfallsituationen geschult, die sich bei akuten schwerwiegenden Störungen der Vitalfunktionen ergeben können?	○	○
– Ist die Wohnumgebung der Pflegebedürftigen so gestaltet, dass demente Pflegebedürftige optimal in der Entfaltung ihrer Ressourcen unterstützt werden?	○	○
● Prozessqualität		
– Nutzen die Pflegenden die Beobachtung der Vitalfunktionen dazu, durch Kommunikation soziale Beziehungen mit den Gepflegten auszubauen und ein Vertrauensverhältnis zu schaffen?	○	○
– Werden die Pflegebedürftigen vorab ausreichend über die Maßnahmen und das Vorgehen der Pflegenden informiert?	○	○
– Findet eine exakte, nachvollziehbare, informative Dokumentation der Beobachtungen statt?	○	○
– Werden die Beobachtungsergebnisse zuverlässig und zeitnah an andere Pflegende weitergeleitet (z.B. bei der Schichtübergabe)?	○	○
– Nehmen die Pflegenden Ängste und Beschwerden der Pflegebedürftigen wahr und reagieren angemessen darauf?	○	○
– Erkennen die Pflegenden lebensbedrohliche Situationen sofort, und reagieren sie angemessen und schnell darauf?	○	○
– Werden die Gepflegten dabei unterstützt, ihre Ressourcen im Bereich der vitalen Funktionen zu nutzen und ihre Selbstständigkeit zu erhalten? Wird im Fall einer chronischen Erkrankung interdisziplinär (z.B. gemeinsam mit Ärzten, Physiotherapeuten, Diätassistenten u.a.) eine möglichst wirkungsvolle, ganzheitliche Pflege und Behandlung angestrebt?	○	○
– Werden die pflegerischen Beobachtungen im Gesamtzusammenhang mit den Aussagen und dem Befinden des Gepflegten beurteilt und gewertet?	○	○
● Ergebnisqualität		
– Fühlen sich die Pflegebedürftigen sicher und finden sie bei Störungen der vitalen Funktionen sofort einen kompetenten Ansprechpartner in der Pflegenden?	○	○
– Sind die Gepflegten über Maßnahmen der pflegerischen Beobachtung der Vitalen Funktionen vorab informiert?	○	○
– Fühlt sich der alte Mensch in seiner Gesamtheit wahrgenommen und bei der Aufrechterhaltung der vitalen Funktionen des Lebens unterstützt?	○	○
– Wird auf die besonderen Bedürfnisse dementer Pflegebedürftiger durch professionelle Strategien eingegangen?	○	○

Abb. 11.24 **Checkliste.** Qualitätskriterien zur Lebensaktivität „Vitale Funktionen des Lebens aufrechterhalten können".

Wann werden die Vitalfunktionen überprüft bzw. beobachtet?

Die Vitalfunktionen werden routinemäßig, z. B. bei einer Neuaufnahme ins Heim überprüft, um den Ausgangsstand zu kennen und Störungen festzustellen. Sehr wichtig ist die Überwachung jedoch in allen Notfallsituationen und bei allen schweren Erkrankungen, bei denen eine Störung der Vitalfunktion zu erwarten ist.

Mit welchen Messinstrumenten kontrollieren Sie die vitalen Funktionen des Lebens?

- Uhr mit Sekundenzeiger (Puls, Atemfrequenz)
- Fieberthermometer (meist digitales Fieberthermometer)
- Blutdruckmessgerät (nach Recklinghausen oder elektronisches RR-Messgerät)
- Beobachtung ohne Geräte: die Inspektion, die Palpation, Hören, Riechen und

Befragen des alten Menschen nach seinen eigenen Empfindungen

Wie läuft die Beobachtung ab?
- Erkundigen nach dem Befinden des Betroffenen,
- Gesamteindruck vom Gesamtzustand (z. B. Hautfarbe, Kraft, Schwere der Befindensstörung, subjektive Wahrnehmung und Empfindung des Betroffenen),
- bewusste Beobachtung von Atmung, Bewusstseinslage, Puls und Blutdruck,
- bei Notfällen: Mit dem offensichtlich betroffenen Bereich beginnen (z. B. bei plötzlichem RR-Abfall Puls und RR messen), Werte mit Uhrzeit genau dokumentieren (zur Verlaufskontrolle und Weitergabe an andere Mitarbeiter des Pflegeteams bzw. den Arzt).

Wie werden die Ergebnisse interpretiert?
- Befunde im Gesamtzusammenhang betrachten.
- Beobachtungen, Messergebnisse und subjektives Befinden des Betroffenen berücksichtigen.
- Bei älteren Menschen oft wenig Symptome (z. B. kein Fieber wegen schlechter Abwehrlage).
- Anpassungsfähigkeit des Organismus ist geringer, Notfallsituation kann schneller entgleisen.

Welche Maßnahmen müssen Pflegende bei pathologischen Ergebnissen ergreifen?
- In Notfallsituationen sofort Notarzt (besser als Hausarzt) benachrichtigen.
- Vitalfunktionen überwachen und sorgfältig dokumentieren.
- Den Betroffenen auf keinen Fall alleine lassen.
- Ihm Verständnis entgegenbringen, seine Beschwerden erleichtern und ihm Ruhe vermitteln, ist mind. genauso wichtig wie medizinisch richtiges und schnelles Handeln.
- Bei auffälligen Werten, die kein sofortiges Handeln erfordern, Beobachtungsergebnis nach entsprechender Zeit nochmals, evtl. auch mehrmals (z. B. erhöhte RR-Werte), kontrollieren.

11.9.2 Literatur

Altenpflege heute. 2. Aufl. München: Elsevier; 2014
Bienstein C, Fröhlich A. Basale Stimulation in der Pflege. Seelze-Velber: Erhard Friedrich; 2008
Bienstein C, Schröder G, Klein G. Atmen. Stuttgart: Thieme; 2000
Deutsche Gesellschaft der Kardiologie et al. Leitlinien für das Management der arteriellen Hypertonie. Im Internet: www.hochdruckliga.de/tl_files/content/dhl/downloads/2014_Pocket-Leitlinien_Arterielle_Hypertonie.pdf; 27.07.2015
Herold G. Herold Innere Medizin 2014. Köln: Gerd Herold; 2014
Lauber A, Schmalstieg P. Wahrnehmen und Beobachten, 3. Aufl. Stuttgart: Thieme; 2012
Nydahl P, Barthoszek G. Basale Stimulation. 5. Aufl. München: Elsevier; 2008
Paul Hartmann AG. Produktinformationen Tensoval Blutdruckmessgeräte. Heidenheim: Customer Care Center; 2003
Schewior-Popp S, Sitzmann F, Ullrich L. Thiemes Pflege. 12. Aufl. Stuttgart: Thieme; 2012
Silbernagel S, Despopoulos A. Taschenatlas der Physiologie. 8. Aufl. Stuttgart: Thieme; 2012
Sonn A. Wickel und Auflagen. 3. Aufl. Stuttgart: Thieme; 2010

Pneumonieprophylaxe

Bienstein C, Fröhlich A. Basale Stimulation in der Pflege – Die Grundlagen. Bern: Huber; 2012
Bienstein C, Schröder G, Klein G. Atmen. Stuttgart: Thieme; 2000
Nydahl P, Barthoszek G. Basale Stimulation – Wege in der Pflege Schwerstkranker. 6. Aufl. München: Elsevier; 2012
Schewior-Popp S, Sitzmann F, Ullrich L. Thiemes Pflege. 12. Aufl. Stuttgart: Thieme; 2012
Sonn A, Baumgärtner U, Merk B. Wickel und Auflagen – Naturheilkundliche Pflegemethoden erfolgreich anwenden. 4. Aufl. Stuttgart: Thieme; 2014

11.9.3 Internetadressen

Hartmann AG: www.hartmann-online.de

Deutsche Hochdruckliga e. V.: www.hochdruckliga.de

pqsg-Magazin: www.pqsg.de

Patientenportal: www.patienten-information.de

Das Portal der wissenschaftlichen Medizin: www.awmf.org

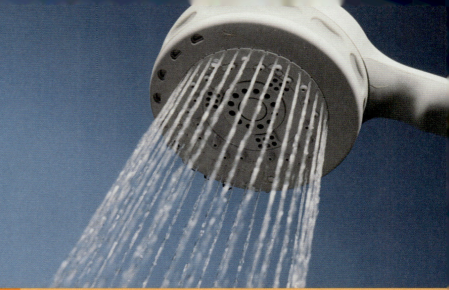

Kapitel 12
Sich pflegen können

12.1	Bedeutung der Körperpflege	288
12.2	Pflegerische Beobachtung bei der Körperpflege	289
12.3	Pflegerische Maßnahmen bei der Körperpflege	291
12.4	Unterstützung beim Waschen, Duschen und Baden	293
12.5	Prophylaxen	303
12.6	Besonderheiten in der direkten Pflege von Menschen mit Demenz	323
12.7	Lern- und Leseservice	323

12 Sich pflegen können

Erika Sirsch, Gabriele Bartoszek

12.1 Bedeutung der Körperpflege

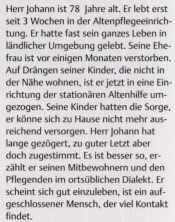

Fallbeispiel

Herr Johann ist 78 Jahre alt. Er lebt erst seit 3 Wochen in der Altenpflegeeinrichtung. Er hatte fast sein ganzes Leben in ländlicher Umgebung gelebt. Seine Ehefrau ist vor einigen Monaten verstorben. Auf Drängen seiner Kinder, die nicht in der Nähe wohnen, ist er jetzt in eine Einrichtung der stationären Altenhilfe umgezogen. Seine Kinder hatten die Sorge, er könne sich zu Hause nicht mehr ausreichend versorgen. Herr Johann hat lange gezögert, zu guter Letzt aber doch zugestimmt. Es ist besser so, erzählt er seinen Mitbewohnern und den Pflegenden im ortsüblichen Dialekt. Er scheint sich gut einzuleben, ist ein aufgeschlossener Mensch, der viel Kontakt findet.

Nach 14 Tagen jedoch gibt es erstmalig Probleme. Er „riecht", wie seine Tischnachbarn befinden. Nach einer Recherche der Wohnbereichsleitung stellt sich heraus, dass er sich nach eigenen Angaben bisher allein gewaschen hat und bei der Körperpflege keine Pflegenden in seiner Nähe geduldet hat. Jetzt, nach 2 Wochen, wird die Geruchsbelästigung der Mitbewohner immer offensichtlicher, alle Versuche seitens der Pflegenden, ihn zum Duschen zu bewegen, scheitern. Dann wird der sonst so lustige und fröhliche Mann sehr ärgerlich.

Die Körperpflege kann aus unterschiedlichen Perspektiven betrachtet werden – aus der der Pflegenden und aus der der davon betroffenen Person.

12.1.1 Bedeutung für Betroffene

Es ist ein elementares menschliches Bedürfnis, sich ohne fremde Hilfe selbst pflegen und versorgen zu können – und das so lange wie möglich. Über die Pflege des eigenen Körpers selbst bestimmen zu können, bedeutet selbstbestimmt zu sein: Was, wann und wie getan wird. Neben der Körperreinigung umfasst Körperpflege auch alle Maßnahmen, die das gesamte Erscheinungsbild prägen. So z. B. die Haarpflege, die Gesichtspflege und die Auswahl der Kleidung. Sorgfältige und individuelle Körperpflege fördert Wohlbefinden und Selbstbewusstsein.

Merke

Ein Verlust von Selbstbestimmung wird in jeder Lebensphase schmerzlich erlebt, im Alter kann er bedrohliche Züge annehmen.

Ängste vor völliger Abhängigkeit und Hilflosigkeit können aufkommen. Besonders hinsichtlich der Unterstützung bei den Ausscheidungen wird die Abhängigkeit oft als beschämend erlebt. Betroffene lassen Hilfe gelegentlich nur langsam und durch taktvolles Handeln der Pflegenden zu.

Hilfestellung bei der Körperpflege erfordert Nähe und Berührung, aber auch Distanz und Respekt vor der Grenzziehung des anderen. Besonders bei der Körperpflege spielt die Art der Berührung eine wichtige Rolle. Berührung kann als Sprache der Hände, als nonverbale Kommunikation beschrieben werden: Sie kann beruhigend, anregend oder grob, unsensibel und verletzend sein.

Umfang, Art und Häufigkeit der Körperpflege werden von unterschiedlichen Faktoren beeinflusst:
- kulturelle und soziale Bedingungen
- ökonomische Rahmenbedingungen
- Bedürfnisse und Selbstpflegestrategie

Die Bedürfnisse des alten Menschen sind in diesem Bereich lebenslang geprägt: Wer sich die längste Zeit seines Lebens am Spülstein in der Küche gewaschen hat und einen sparsamen Umgang mit Wasser und Seife pflegte, wird im Alter andere Bedürfnisse an seine Körperpflege haben als der, der früher täglich mind. einmal geduscht hat.

Ob die Körperpflege durch Duschen, Baden oder am Waschbecken erfolgt, richtet sich nach den Gewohnheiten und Bedürfnissen der betroffenen Menschen. So ist z. B. „alten Bergleuten" das tägliche Duschen sehr vertraut. Andere hingegen würden sich gerne weiter am Spülstein waschen, lehnen duschen ab und möchten stattdessen einmal wöchentlich baden.

Pflegende müssen diese lebenslange Prägung respektieren und den alten Menschen durch die Einbeziehung seiner Selbstpflegestrategien unterstützen. Die Unterstützung muss einfühlsam erfolgen, damit der alte Mensch sie auch annehmen kann, wenn z. B. mehrmals täglich eine Intimpflege bei Harn- und Stuhlinkontinenz notwendig geworden ist.

12.1.2 Bedeutung für Pflegende

„Körpernahe Hilfestellungen", wie Waschungen, Einreibungen und Massagen bedingen auch Nähe in der physischen Pflege-Betroffenen-Beziehung. Pflegende sollten dabei auf saubere Kleidung und ggf. auf beeinträchtigende Gerüche, z. B. durch Nikotin, achten. Die mögliche Verletzungsgefahr durch das Tragen von Schmuck und Armbanduhren durch Pflegende muss ebenfalls bedacht werden.

Auch die Pflegenden unterliegen kulturellen oder sozialen Prägungen. Aber auch finanzielle Ressourcen beeinflussen Routinen bei ihrer eigenen Körperpflege, die sich auf die professionelle Tätigkeit auswirkt. Möglicherweise werden unbewusst manche persönlichen Vorlieben auf die Pflege der zu Betreuenden übertragen. Was bei sich selbst als wohltuend erlebt wird, z. B. ein bestimmtes Pflegemittel oder besonders kräftiges Waschen der Arme, möchte man den Betroffenen auch zugute kommen lassen.

Wenn die eigene Körperpflege als angenehme rituelle Handlung empfunden wird, die am Morgen erfrischt oder am Abend das Einschlafen erleichtert, wird das unter Umständen auch bei alten Menschen als förderliches Element eingesetzt, um damit das Wohlbefinden zu steigern.

Waschen kann beruhigend oder auch anregend durchgeführt werden. Durch bewusstes Gestalten der täglichen Körperpflege kann Waschen, Duschen oder Baden auch als sinnliches Erleben gestaltet werden.

12.1.3 Körperpflege als Beitrag zur Gesunderhaltung

Auch durch veränderte Körperpflegegewohnheiten konnten im Verlauf der Jahrhunderte gesundheitliche Probleme beeinflusst und eingedämmt werden. Verbesserte hygienische Verhältnisse drängten z. B. Infektionserkrankungen zurück. Dazu haben auch professionell Pflegende beigetragen und sie können weiterhin einen wichtigen Beitrag leisten.

Körperpflege ist ein Beitrag zur Gesunderhaltung, z. B. durch:
- **Zahn- und Mundpflege:** Sie kann Erkrankungen des Mundes und der Zähne vorbeugen, z. B. durch die Reinigung der

Zähne, Zahnzwischenräume und der Mundhöhle oder die Überprüfung der Funktionsfähigkeit und des Sitzes von ggf. vorhandenen Zahnprothesen.
- **Hygienische Händedesinfektion der Pflegenden:** Sie reduziert die Keimübertragung. Besonders in stationären Einrichtungen der Altenpflege gilt es, regelmäßige und systematische Händedesinfektion durchzuführen, siehe „Grundlagen der Hygiene und des Arbeitsschutzes" (S. 718). Aktuelles Beispiel für Projekte zur Händedesinfektion ist das Aktionsbündnis „Saubere Hände", das sich die Händedesinfektion in stationären Einrichtungen der Altenhilfe und in Kliniken zum Ziel gesetzt hat (http://www.aktion-sauberehaende.de).

12.2 Pflegerische Beobachtung bei der Körperpflege

Voraussetzung für eine professionelle Unterstützung bei der Körperpflege ist eine systematische Beobachtung der betroffenen Menschen. Bei der Ganzwaschung z. B. ist eine Inspektion des gesamten Körpers möglich.

12.2.1 Beobachtung der Haut und der Hautanhangsorgane

Vor allem die Beobachtung der Haut und ihrer Anhangsorgane (Haare, Nägel) gibt entscheidende Hinweise auf den Pflegebedarf, die Auswahl der pflegerischen Maßnahmen und Interventionen sowie den Einsatz besonderer Pflegemittel.

Eigenschaften der Haut

Die Haut ist das größte Sinnesorgan des Körpers. Über die verschiedenen sensorischen Rezeptoren der Haut werden Berührung, Druck, Wärme, Kälte und Schmerz wahrgenommen.

▶ **Schutzfunktion.** Neben der Sinneswahrnehmung hat die Haut folgende Schutzfunktionen:
- Schutz vor chemischen und thermischen Schädigungen sowie Strahlenschäden
- Schutz vor dem Eindringen von Krankheitserregern
- Schutz des Inneren des Körpers, des Gewebes und der Organsysteme vor Flüssigkeits- und Wärmeverlust

▶ **Aufgaben.** Nach Heymann (2003) hat die Haut folgende Aufgaben:
- Polsterung des Körpers gegen Stoßeinwirkungen durch das Unterhautfettgewebe
- Absonderung von Schweiß (zu 99 % aus Wasser sowie Salzen und Abbauprodukten) und Talg
- Speicherung von energieliefernden Nahrungsstoffen, Kohlenhydraten, Fetten und Proteinen im Unterhautfettgewebe
- Temperaturregulation, d. h. Anpassung der Körpertemperatur an die Umgebungstemperatur durch das Blutgefäßsystem, durch Schweißabsonderung und Muskelarbeit
- Atmung (nur geringe Bedeutung) durch Sauerstoffaufnahme und Abgabe von Kohlendioxid

Merke

Von besonderer Bedeutung für die Pflege der Haut ist der Säureschutzmantel, ein Oberflächenfilm, der mit einem pH-Wert zwischen 5 und 6 schwach sauer ist. Damit wirkt er sich ungünstig auf das Wachstum von Mikroorganismen, besonders auf Pilze, aus (Heymann 2003) und bildet eine Barriere gegen die Besiedelung mit solchen Mikroorganismen.

▶ **Merkmale.** Gesunde Haut trägt in der Regel folgende Merkmale:
- rosige Farbe
- voller, elastischer Turgor (Spannungszustand der Haut)
- physiologisch intakte Schweiß-, Talg- und Duftdrüsenfunktion

Veränderungen der Haut

Pflegende können an der Haut und den Hautanhangsorganen Veränderungen beobachten, die Anzeichen für einen veränderten Allgemeinzustand oder akute bzw. chronische Erkrankungen sind. In der Pflege alter Menschen ist besonders auf Veränderungen der Haut zu achten.
- Hautfarbe
- Hautbeschaffenheit
- Hautanhangsorgane
- Hautalterung

Veränderungen der Hautfarbe

Durch verschiedene Ursachen können folgende Abweichungen von der rosigen Hautfarbe auftreten:
- Blässe
- Rötung
- Blaufärbung (Zyanose)
- Gelbfärbung (Ikterus)

Blässe

Die Blässe der Haut kann u. a. folgende Ursachen haben:
- plötzliche Gesichtsblässe als Folge von Angst und Erschrecken
- Blässe von Gesicht und Körper bei Kreislaufstörungen, Kreislaufversagen, Blutverlust, Nierenerkrankungen
- Blässe eines Körperteils, z. B. Fuß oder Bein, als Symptom einer arteriellen Durchblutungsstörung
- fahlgraue Blässe bei an Krebs erkrankten oder sterbenden Menschen

Rötung

Eine Rötung der Haut kann u. a. folgende Ursachen haben:
- Erregung, Freude, körperliche Anstrengung
- Begleiterscheinung bei Fieber und Bluthochdruck (Hypertonie)
- gerötete Hautstellen durch Verbrennungen, Entzündungen
- nicht wegdrückbare Rötung bei einem Dekubitus Kategorie 1, siehe „Dekubitusprophylaxe" (S. 303)

Blaufärbung (Zyanose)

Eine Blaufärbung der Haut kann u. a. folgende Ursachen haben:
- Zeichen mangelnder Sauerstoffsättigung des Blutes (z. B. durch Herz- und Lungenerkrankungen mit Atemstörungen und Atemnot)
- erstes Zeichen: Zyanose an Lippen und Fingernägeln
- fahlblaue und marmorierte Haut als Kennzeichen sterbender Menschen
- dunkelblaues bis schwarzes Gewebe (Nekrose) bei Dekubitus oder Gangrän (griechisch „fressendes Geschwür")

Gelbfärbung (Ikterus)

Eine Gelbfärbung der Haut einschließlich der Skleren (Lederhaut des Auges/äußere feste Hülle) entsteht durch gestörten Gallenabfluss und Ablagerungen des Gallenfarbstoffs (Bilirubin) in der Haut. Ursachen können Gallenwegs-, Leber- oder Bluterkrankungen sein.

Veränderungen der Hautbeschaffenheit

▶ **Trockene Haut.** Sie ist Folge von Fett- und Wassermangel. Trockene, aufgerissene Lippen und trockene Mundschleimhaut beobachtet man besonders bei Fieber und beim Atmen mit offenem Mund.

▶ **Feuchte Haut.** Warmer, großperliger Schweiß entsteht durch körperliche Anstrengung, bei hohem Fieber oder beim hypoglykämischen Schock (S. 839). Kalter, kleinperliger, klebriger Schweiß ist bei Kreislaufversagen (Alarmsignal) und bei sterbenden Menschen zu beobachten.

▶ **Weißliche Beläge an der Mundschleimhaut.** Dies sind Kennzeichen bei Pilzerkrankungen (Soor).

▶ **Gerötete Mundschleimhaut.** Sie tritt bei Entzündungen im Mund oder an den Zähnen auf.

▶ **Schlaffe, in Falten abhebbare Haut.** „Stehende Hautfalten" sind ein Zeichen des Spannungsverlustes durch mangelnde Flüssigkeit und Abbau des Unterhautfettgewebes.

▶ **Vermehrte Talgabsonderung.** Ursache dafür kann eine Parkinson-Erkrankung sein, die besonders zu stark fettig aussehender Gesichts- und Kopfhaut (Salbengesicht) führt. Die Haare werden dadurch ebenfalls leicht „fettig" und können ausgehen.

▶ **Schwellung der Haut.** Ursachen können gutartige oder bösartige Geschwülste (Tumoren), Blutergüsse (Hämatome), Entzündungen oder Wasseransammlungen (Ödeme) sein. Ödeme sind nachweisbar durch den Fingerabdruck, der als Delle über längere Zeit im Gewebe zu sehen ist. Stauungsödeme sammeln sich an den tiefsten Stellen des Körpers, am Fußrücken und an den Knöcheln, beim liegenden Menschen im Kreuzbeinbereich.

Charakteristisch für eine Nierenerkrankung ist das durch Wasseransammlung aufgedunsene Gesicht mit geschwollenen Augenlidern. Andere Ursachen für Ödeme können Leberzirrhose, Allergien, Hungerödeme bei Eiweißmangel und auszehrende Krankheiten sein.

▶ **Intertrigo.** Das sind entzündete, gerötete, oftmals schmerzende Hautpartien, in Hautfalten, besonders unter den Brüsten, in den Bauchfalten oder Leistenbeugen adipöser Menschen zu beobachten. Vor allem bei hohen Temperaturen durch „Haut-auf-Haut"-Kontakt kann Intertrigo entstehen, siehe Kap. „Intertrigoprophylaxe" (S. 322).

▶ **Vaginaler Fluor.** Bei Frauen tritt bei nicht intakter Scheidenflora verstärkter oder veränderter vaginaler Fluor als Ausfluss aus der Scheide auf. Er ist im Gegensatz zu „normalem" vaginalen Fluor, der bei Frauen auftreten kann, in der Farbe (z. B. bräunlich, blutig), der Konsistenz (z. B. fest, klebrig, bröckelig) und/oder dem Geruch (z. B. säuerlich, fischartig, übel riechend) verändert (Petersen 2011, S. 71–72). Bei so verändertem vaginalem

Fluor ist eine medizinische Abklärung angezeigt.

▶ **Narben, abgeheilte Wunden.** Sie weisen auf Operationen oder Traumen hin. Bei alten Menschen können sie auch Hinweise auf frühere Unfälle geben.

Veränderungen der Hautanhangsorgane

Dazu gehören
- trockenes, brüchiges Haar: durch Mangelernährung oder auch unsachgemäße Haarpflege
- Haarausfall: durch Medikamentennebenwirkung (Zytostatika) oder Anstieg des Androgenspiegels
- brüchige Nägel: durch Kalzium- und/oder Eisenmangel (Mangelernährung)
- Entzündungen bei eingewachsenen Nägeln: durch unsachgemäßes Beschneiden der Fußnägel, besonders am Großzeh
- Parasitenbefall: z. B. bei den Haaren durch Kopfläuse
- Längs- oder Querrillen an den Nägeln: durch Pilzbefall oder Ekzeme

Altersabhängige Veränderungen

Haare und Nägel sind eine Sonderform der Hornschicht der Hautoberfläche.

▶ **Haare.** An den Haaren können ebenfalls altersbedingte Veränderungen auftreten. Die Haardichte nimmt ab, das einzelne Haar ist nicht mehr so elastisch und bricht leichter als in jungen Jahren. Männer bemerken den Haarausfall vorwiegend im Haarwirbelbereich (es entsteht eine Glatze) und an den Schläfen. Frauen beobachten den Haarausfall verstärkt an den Schläfen.

Veränderungen der Haarfarbe wie Grau- oder Weißwerden entstehen durch Abnahme des Farbstoffgehaltes (Pigmentierung) in der Haarrinde. Bei sehr alten Menschen kann eine starke Schuppenbildung auf der Kopfhaut entstehen.

▶ **Nägel.** Das Nagelwachstum ist verlangsamt. Die Fingernägel verdünnen sich und flachen ab, dagegen verdicken sich die Fußnägel und in manchen Fällen verkrümmen die Nagelplatten. Bei fehlender Nagelpflege kann es besonders an der Großzehe zur Krallenbildung kommen.

Hautalterung

Der Alterungsprozess der Haut ist besonders im Gesicht und an den Händen zu sehen (▶ Abb. 12.1). Beeinflusst wird dieser Prozess durch Witterungseinflüsse und psychisches Befinden.

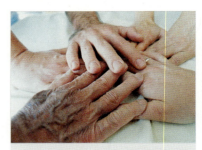

Abb. 12.1 Alterungsprozess der Haut. Er ist besonders an den Händen zu erkennen. (Foto: Thieme)

Altersabhängige Veränderungen sind:
- Verdünnung der Haut, z. B. Durchschimmern der Blutgefäße an den Schläfen und Handrücken; feine, zigarettenpapierähnliche Fältelung
- gestörte Wundheilung durch Abnahme der Teilungsaktivität von Fibroblasten (Zellen im Bindegewebe) und Epidermiszellen (in der Oberhaut)
- Schuppung (Xerosis) durch Rückgang der Talgsekretion; dadurch Juckreiz (Pruritus), besonders im Winter und bei niedriger Luftfeuchtigkeit
- verringerte Thermoregulation durch Reduktion der Schweißdrüsen
- nachlassender Spannungszustand (Turgor) aufgrund verminderter Wasserbindungsfähigkeit des Gewebes
- Einblutung infolge zunehmender Brüchigkeit der Gefäße (Purpura senilis)
- Reduktion der Immunabwehr durch Minderung der Langerhans-Zellen in der Epidermis
- Entstehung von Altersflecken (Lentigo senilis): scharf begrenzte, dunkelbraune Leberflecken, besonders auf den Handrücken und an den Unterarmen
- Alterswarzen (Verrucae senilis): meist gutartig, rundlich bis oval mit zerklüfteter Oberfläche; Auftreten einzeln oder in Gruppen; Vorkommen häufig am seitlichen Körperstamm, an Brust und Rücken

Merke

Sind die Alterswarzen an ungünstigen Stellen, an denen häufig Reibung oder Druck entsteht (z. B. am BH-Verschluss oder zwischen den Zehen), kann es zu bösartigen Entartungen kommen. Beobachtet werden müssen
- Nässen
- Bluten oder Wachsen der Warzen
- Pigmentveränderungen
- Juckreiz
- randbetonte Rötungen

12.3 Pflegerische Maßnahmen bei der Körperpflege

Das Kapitel beschreibt die Voraussetzungen pflegerischer Maßnahmen, sie basieren auf der Beobachtung und Einschätzung von Situationen und den daraus abzuleitenden Zielsetzungen. Diese Ziele können je nach Setting, z. B. in der stationären Altenhilfe oder der häuslichen Umgebung unterschiedlich gelagert sein.

12.3.1 Beobachten und Einschätzen

Der Umfang der Hilfestellung und die individuellen Besonderheiten werden in der Pflegedokumentation festgelegt. Grundlagen sind die gemeinsam mit dem alten Menschen gesammelten Beobachtungen über

- Gesundheitszustand,
- individuelle Bedürfnisse,
- Ressourcen,
- Fähigkeiten sowie
- Gewohnheiten.

So kann z. B. bei Personen mit Diabetes mellitus die Insulininjektion und Nahrungsaufnahme vor der Körperpflege bedeutsam sein, während bei einem an Rheuma erkrankten Menschen die aktive Mitarbeit von der Einnahme seiner Schmerzmedikamente abhängig sein kann.

> **Merke**
>
> Pflegende, die alte Menschen bei der Körperpflege unterstützen, müssen dabei die momentane Situation erfassen:
> - Wie ist das Befinden des Betroffenen aktuell?
> - Wie belastbar ist er gegenwärtig?
> - Sind Veränderungen eingetreten?
> - Sind nonverbale Signale (Händedruck, Stimme oder Blick) zu beachten?
> - Was soll durch die Hilfestellung erreicht werden?
> - Welche Ressourcen sind vorhanden?
> - Wie ist die Beschaffenheit der Haut und der Hautanhangsorgane?
> - Wie kann das Schamgefühl in der aktuellen Situation angemessen respektiert werden?

12.3.2 Ziele pflegerischer Maßnahmen bei der Körperpflege

Die Einschätzung der aktuellen Situation entscheidet über das Ausmaß an Hilfestellung und die erforderlichen Maßnahmen.

Oberste Priorität bei der Körperpflege – Hilfe zur Selbsthilfe

Auch bei der Körperpflege wird Hilfe zur Selbsthilfe geleistet, d. h., der alte Mensch sollte dort unterstützt werden, wo Unterstützung erforderlich ist. Pflegende sollten eine Überversorgung möglichst vermeiden. Zielsetzung sollte sein, größtmögliche Unabhängigkeit, zumindest in Teilbereichen, zu erhalten.

Wenn erforderlich, sollten Hilfsmittel eingesetzt werden, die Pflegemaßnahmen erleichtern, z. B. Verschlusshilfen für Reißverschlüsse zum Anziehen der Kleidung, Verschlusskappenöffner zum Öffnen der Zahnpasta. Die Industrie bietet inzwischen auch Alltagsgegenstände in entsprechender Ausstattung an, z. B. verdickte Griffe an konventionellen Zahnbürsten für eine selbstständige Zahnpflege.

Bei Menschen mit Demenz kann es sinnvoll sein, die Tätigkeiten nicht nur verbal (mündlich) zu erklären, sondern vielmehr die Tätigkeit „vorzumachen". Menschen mit Demenz sind häufig über Worte nicht mehr zu erreichen. Sie können aber Tätigkeiten, die ihnen als Vorbild gespiegelt werden, nachahmen und dadurch möglicherweise einen Teil der Tätigkeiten wieder übernehmen. Das heißt z. B., nicht nur mündlich zum Zähneputzen aufzufordern, sondern vielmehr die Bewegung „vorzumachen".

Zeitpunkt der Körperpflege

Körperpflege kann sowohl belebend als auch beruhigend wirken. Es ist zu klären, welches Ziel der betroffene Mensch neben dem eigentlichen Reinigungseffekt hat:

- Welche Selbstpflegestrategien hat der betroffene Mensch Zeit seines Lebens verfolgt? Kann er sie weiter nutzen?
- Soll die Körperpflege am Morgen, neben der Reinigung, belebend wirken?
- Oder soll sie am Abend, z. B. als Einschlafhilfe, beruhigen?

In stationären Einrichtungen wird die Körperpflege häufig am Morgen durchgeführt. Alte Menschen haben zu Hause dagegen oft auch eine gründliche Reinigung am Abend bevorzugt. Diese Gewohnheiten waren und sind dann oft auch im Alter von der langjährigen beruflichen Tätigkeit geprägt.

> **Praxistipp**
>
> Körperlich schwer arbeitende Menschen wie Landwirte, Gärtnerinnen oder Schlosser haben sich z. B. überwiegend am Abend gewaschen und am Morgen dann z. B. die Zähne geputzt und das Gesicht gewaschen. Auch gibt es unterschiedliche Vorstellungen davon, was eine ausreichende Körperpflege ist. Viele Personen werden diese Selbstpflegestrategien beibehalten wollen und können dadurch Ressourcen in der Selbstpflege oft auch länger erhalten.

Belebende oder beruhigende Waschung

Bei Waschungen sind grundsätzlich eine belebende und eine beruhigende Wirkung zu unterscheiden.

Belebende Waschung

Bei der Körperpflege am Morgen ist eher eine anregende und belebende Wirkung erwünscht. Dies kann nach Erkenntnissen der „Basalen Stimulation" (S. 213) durch die Art des Waschens, gegen die Haarwuchsrichtung (▶ Abb. 12.2), durch eine kühlere Wassertemperatur und ggf. mittels belebender Zusätze (z. B. Zitrone) im Waschwasser erreicht werden.

Beruhigende Waschung

Eine beruhigende Wirkung (am Abend) kann durch das Waschen mit warmem Wasser in Haarwuchsrichtung (▶ Abb. 12.2) und ggf. durch beruhigende Zusätze im Waschwasser (z. B. Fichtennadel, Melisse, Lavendel) erreicht werden.

▶ **Erste Anwendung.** Setzen Pflegende solche gezielten Waschungen ein, sollten sie bei der 1. Anwendung auf ergänzende Zusätze verzichten, um die Wirkung genau beobachten zu können. Bei der Anwendung eines sog. Behandlungsmixes (gleichzeitig veränderte Wassertemperatur, Waschrichtung und verwendete Zusätze) kann eine eindeutige Wirkung einzelner Faktoren nicht mehr vorgenommen werden (Bienstein u. Fröhlich 2012).

▶ **Individuelle Wünsche.** Die meisten älteren Menschen neigen eher zu trockener Haut. Trotzdem sollten individuelle Wünsche bei der Wahl der Pflegemittel berücksichtigt werden. Entscheidend ist, wie und womit sich der alte Mensch seither gepflegt hat und wie er damit zurechtgekommen ist. Die Pflegeperson sollte beraten, besonders, wenn Hautverän-

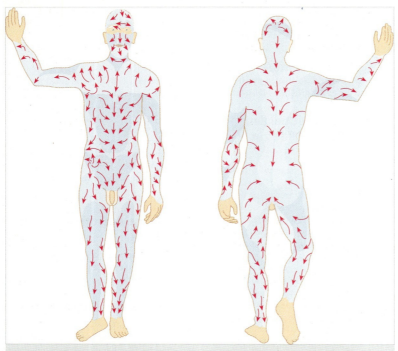

Abb. 12.2 **Haarwuchsrichtung.** Wuchsrichtung der Haare am Körper des Menschen.

derungen auftreten, z. B. Juckreiz oder Spannungsgefühl bei allzu trockener Haut.

> **Praxistipp**
>
> Häufig genügt klares Wasser zur Reinigung und Erfrischung. Die Wassertemperatur bestimmt der Betroffene.

Pflegemittel einsetzen

Auf dem Markt erscheinen kontinuierlich neue Präparate zur Körperpflege. Pflegende müssen deren Einsatz bei alten Menschen kritisch beobachten. Sie beraten die betroffen Personen, bzw. seine Angehörigen, bei der individuellen Auswahl oder müssen die Auswahl auch stellvertretend treffen. Bei speziellen Hauterkrankungen ist immer ein Hautarzt hinzuzuziehen, um eine entsprechende Therapie ggf. mit einzuleiten oder fortzuführen.

Vor dem Einsatz von Pflegemitteln muss wie immer die Frage stehen, was bewirkt werden soll. Bei alten Menschen ist häufig trockene, raue oder rissige Haut zu finden, die besonders intensiver Pflege bedarf. Wobei stets zu prüfen ist, ob hautschädigende Produkte und/oder übermäßig häufige Waschungen tatsächlich erforderlich sind. „Das Vermeiden übermäßiger Körperhygiene und hautschädigender Seife reduziert das Risiko von Hauttrockenheit und Entzündungen" (Kottner et al. 2014).

Häufig werden sog. Wasser-in-Öl-Cremes empfohlen, darin sind winzige Wasserkügelchen in Öl eingeschlossen. Sie gelten für ältere und trockene Haut als besonders geeignet.

Im Gegensatz dazu enthalten Öl-in-Wasser-Emulsionen als Hauptbestandteil Wasser, Emulgatoren und Lipide sowie wasserbindende Zusatzstoffe wie Glyzerin, Harnstoff oder Milchsäure. Diese Cremes werden eher für normale Haut empfohlen. Die in der Öl-in-Wasser-Creme enthaltenen Glyzerine besitzen lipidhaltige Schutzwirkung und können auch Wasser binden. Dadurch „quillt" die Haut auf und erscheint glatter (Heymann 2003).

Diese Aussagen zur praktischen Anwendung in der Pflege alter Menschen basieren zumeist auf Praxiserfahrungen. Derzeit fehlen für die Pflege älterer Haut, für Waschzusätze und auch Hautpflegecremes, belastbare Untersuchungen, die eine evidenzbasierte Aussage zum tatsächlichen Nutzen zulassen (Kottner et al. 2014).

Textile Materialien einsetzen

Über den Gebrauch von Waschlappen und Handtuch gibt es verschiedene Ansichten. Grundsätzlich ist jede Variante richtig, die den hygienischen Anforderungen entspricht. In vielen Einrichtungen werden ein Waschlappen und ein Handtuch (für den einmaligen Gebrauch), einschließlich Einmalwaschlappen für den Genitalbereich, verwendet (besonders bei Stuhlinkontinenz).

Wegen der Gefahr einer Keimübertragung sollten für die Intimpflege nur Einmalgebrauchsartikel oder Waschlappen und Handtücher nur einmalig verwendet werden. Bei älteren Menschen mit verminderter Widerstandskraft und nachlassender Schließmuskelfunktion am Blasenausgang ist z. B. die Gefahr einer Harnwegsinfektion als Folge einer Keimübertragung besonders groß. Frauen sind wegen der Kürze der Harnröhre und der Lage der Harnröhrenmündung in Nähe des Darmausgangs besonders gefährdet.

12.3.3 Ethische Herausforderung

> **Fallbeispiel**
>
> Herr Kluge, ein an Demenz erkrankter Mann, möchte sich seit Längerem nicht waschen. Alle Versuche, den großen, kräftigen Mann zur regelmäßigen Körperpflege am Waschbecken oder gar zum Duschen zu motivieren, scheitern. Er wehrt das Betreten des Badezimmers ab und kann nur in sehr seltenen Momenten von einer Pflegenden dazu „überredet" werden. Da er zudem noch inkontinent ist, riecht er nicht besonders gut, wie v. a. seine Mitbewohner und die Pflegenden bemerken. Er wirkt daher sehr ungepflegt. Da Herr Kluge sich aber körperlich und verbal zu Wehr setzt, wenn er gewaschen werden soll, haben sich einige Pflegende dazu entschlossen, ihn nicht zum Waschen zu zwingen, sondern eine „gute" Gelegenheit abzuwarten.
>
> Die Pflegende, die einen guten Kontakt zu Herrn Kluge hat, und der es auch gelingt, ihn zum Duschen zu motivieren, hat jetzt einen längeren Urlaub. Die Situation droht zu eskalieren, als eine entfernt wohnende Tochter zu Besuch kommt und sich bei der Heimleiterin beschwert, dass sie hier viel Geld für eine völlig unzureichende Leistung bezahle. Ihr Vater wäre jetzt schon seit Tagen nicht gewaschen worden und so in keiner Weise „vorzeigbar". Sie droht mit einer Klage und die Wohnbereichsleitung muss bei einem Termin bei der Heimleiterin das bisherige Vorgehen erklären.

Lernaufgabe

Besprechen Sie das Beispiel anhand folgender Fragen:
- Was ist das Problem?
- Was bedeutet Herrn Kluges ungepflegtes Erscheinungsbild für die beteiligten Gruppen?
- Was bedeutet in diesem Fall Autonomie für Herrn Kluge?
- Wie können die Autonomie und die Fürsorgepflicht für Herrn Kluge in Einklang gebracht werden?
- Welche Rolle nehmen hier die Pflegenden ein?
- Welchen Einfluss auf die Autonomie und Teilhabe von Herrn Kluge haben die Pflegenden?
- Wie könnte eine Lösung aussehen?
- Wer muss an einer Lösung beteiligt sein?

12.3.4 Pflege von Menschen in häuslicher Umgebung

Bei der Pflege und Begleitung von Menschen in der häuslichen Umgebung sind nicht die gleichen Maßstäbe anzulegen wie in der stationären Versorgung. Hier gilt es, die häuslichen Bedingungen zu akzeptieren, es sei denn, es liegen gesundheitliche Risiken oder Infektionen vor. Alte Menschen, die im Heim oder zu Hause wohnen, haben nicht immer infektiöse Erkrankungen. Zur Prophylaxe von Infektionen müssen Pflegende allerdings die Regeln der Hygiene, z. B. Händedesinfektion, einhalten.

Praxistipp

Benutzt der Betroffene seine eigene Waschschüssel, genügt eine Reinigung mit den im Haushalt üblichen Reinigungsmitteln. Liegt eine infektiöse Erkrankung vor, müssen die Waschutensilien entsprechend der Grunderkrankung desinfiziert werden (S. 715).

Der Waschwasserwechsel obliegt dem Verschmutzungsgrad. Waschzusätze, die auf die Haut aufgebracht werden, müssen wieder abgewaschen werden. Duschzusätze sollten nicht großzügig ins Waschwasser gegeben werden, da sie durch eine zweite Waschung mit klarem Wasser (zweite Waschschüssel) wieder von der Haut abgenommen werden müssen.

Zur Intimwäsche und im Umgang mit Körperausscheidungen werden Schutzhandschuhe getragen. Das Tragen von Handschuhen während der anderen Pflegemaßnahmen ist im Einzelfall abzuwägen, da der Hautkontakt stimulierend wirken kann (Bienstein u. Fröhlich 2012). Das ist besonders bei bewusstseinsgestörten oder kontaktarmen Menschen und bei zunehmender Regression wichtig.

12.4 Unterstützung beim Waschen, Duschen und Baden

12.4.1 Grundsätze

Bei der Unterstützung pflegebedürftiger Menschen am Waschbecken, beim Duschen, Baden oder der Körperpflege im Bett gelten stets die gleichen Grundsätze:
- Situation systematisch analysieren.
- Selbstpflegestrategien berücksichtigen.
- Ressourcenorientiert vorgehen.
- Sicherheit vermitteln.
- Orientierung bieten.
- Akute Veränderungen erkennen und adäquat handeln.

Situation systematisch analysieren

Zu Beginn einer Pflegesituation ist der jeweilige Pflegebedarf zu ermitteln und in der Pflegeanamnese zu dokumentieren. So ist eine durchgängig einheitliche Pflege und Betreuung möglich, z. B. muss geklärt werden, ob die komplette Körperpflege am Waschbecken durchgeführt werden kann, oder ob es für die Betroffenen angenehmer ist, den Unterkörper im Bett zu waschen und erst dann aufzustehen.

Durch die eindeutige und systematische Erstellung einer Pflegeanamnese ist ein einheitliches Vorgehen möglich. Dabei ist bei alten, und insbesondere bei multimorbiden Menschen mit ggf. wechselndem Pflegebedarf eine Situationseinschätzung vor jeder Maßnahmen vorzunehmen.

Selbstpflegestrategien berücksichtigen

Zu Beginn einer Pflegesituation sind die Selbstpflegestrategien der Betroffenen zu ermitteln. Es ist für die Planung und Durchführung der Körperpflege relevant, ob ein Mensch täglich geduscht, oder nur einmal wöchentlich gebadet hat. Pflegende sollten individuelle Gewohnheiten berücksichtigen, z. B.:
- Tageszeit
- Intervalle
- Rituale z. B. Vollbad zur Entspannung oder bei Rückenschmerzen
- verwendete Pflegemittel
- Akzeptanz der Hilfestellung durch weibliche oder männliche Pflegende

Pflegende sollten bei Menschen mit Demenz besonders darauf achten, dass gewohnte Abläufe (z. B. beim Waschen am Waschbecken) in vertrauter Weise durchgeführt werden. Ungewohnte Abläufe oder Waschen in der Nacht ohne Bezug zur Biografie können die Verwirrung der Person bestärken.

Ressourcenorientiert vorgehen

Zu Beginn einer Pflegesituation sind neben dem Hilfebedarf auch die Ressourcen eines Betroffenen zu ermitteln. Eine Ressource kann z. B. darin bestehen, dass der Betroffene mit einer Hand die Zähne putzt, wenn die Zahnpasta auf die Zahnbürste aufgebracht wird. So kann der Betroffene einen Teil der Handlung selbst durchführen, auch wenn die Handlung insgesamt durch Pflegende eingeleitet und abgeschlossen wird.

Praxistipp

Wird der betroffene Mensch, z. B. bei der Körperpflege im Bett, so unterstützt, dass er aufrecht sitzen kann, ist es oft möglich, dass er die Zähne im Bett selbst putzen kann (▶ Abb. 12.3).

Sicherheit vermitteln

Bei der Unterstützung der Körperpflege ist häufig ein Verbleiben beim Betroffenen erforderlich.

Bevor eine Pflegemaßnahme begonnen wird, ist zu klären, welche Gegenstände benötigt werden. Alle Dinge sollten bereitstehen, damit ein „Herauslaufen" der Pflegenden aus dem Zimmer oder dem Bad vermieden wird. Sicherheit für die betroffenen Personen in der Pflegehandlung basiert zuerst auf einer sorgfältig durchdachten Arbeitsorganisation.

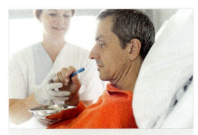

Abb. 12.3 Sitzen im Bett. Erleichtert die Körperpflege und bietet Orientierung. (Foto: A. Fischer, Thieme)

Orientierung bieten

Zunächst ist es erforderlich, dass Pflegende die Personen informieren und die Betroffenen eindeutige verbale (mündliche) und/oder nonverbale (z. B. über Vormachen) Anleitung erhalten. Die benötigten Utensilien liegen im Sichtbereich der betroffenen Personen. Menschen mit Demenz benötigen neben verbalen Anleitungen v. a. auch die Möglichkeit zum Nachahmen (Spiegeln) alltäglicher Handlungen wie Haare kämmen. Sie benötigen ein solches Spiegeln von Handlungsabläufen besonders, da sie verbale (mündliche Anleitungen) oft nicht mehr verstehen.

Bettlägerige Menschen benötigen zur Körperpflege zusätzliche Informationen zu sich selbst, ihrer Position im Bett und zu ihrem Umfeld. Muss die Waschung im Bett durchgeführt werden, ist darauf zu achten, dass der Oberkörper des Betroffenen so weit wie möglich aufgerichtet ist. Denn: Wird die Körperpflege im flachen Liegen durchgeführt, kann der Betroffene den Unterkörper und die pflegerischen Handlungen daran nicht mehr sehen. Unter Umständen haben Menschen über einen langen Zeitraum ihre eigenen Beine nicht mehr gesehen.

Lernaufgabe

Legen Sie sich flach auf den Rücken. Richten Sie jetzt langsam den Oberkörper auf und beobachten Sie, ab welcher Position Sie Ihre Beine sehen können. Diskutieren Sie, wie weit Sie den Oberkörper aufrichten müssen, um die Beine sehen zu können, und was es bedeutet, sie über einen längeren Zeitraum nicht mehr gesehen zu haben.

Akute Veränderungen erkennen und adäquat handeln

Akute gesundheitliche Veränderungen sollten erfasst werden, z. B.:
- Schwindel beim Aufrichten
- Schmerzen
- Übelkeit

Pflegende sollten bei Menschen mit Demenz auf Angst oder Unsicherheit auslösende Faktoren achten. Sie sollten z. B. vermeiden:
- lautes Rufen
- hektische Bewegungen oder Herumlaufen
- nicht nachvollziehbare, weil für den Betroffenen nicht sichtbare, Handlungen (z. B. Suchen im Kleiderschrank)

Fallbeispiel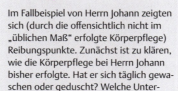

Im Fallbeispiel von Herrn Johann zeigten sich (durch die offensichtlich nicht im „üblichen Maß" erfolgte Körperpflege) Reibungspunkte. Zunächst ist zu klären, wie die Körperpflege bei Herrn Johann bisher erfolgte. Hat er sich täglich gewaschen oder geduscht? Welche Unterstützung brauchte er dazu?

Beim Einzug gab er an, sich völlig selbstständig zu waschen und anzukleiden. Nach der Ergänzung der Pflegeanamnese zeigt sich, dass Herr Johann einmal wöchentlich am Samstagabend badete. Duschen ist ihm unbekannt, in seinem Häuschen gab es keine Dusche. Die Hilfestellung durch die weibliche Pflegekraft bei der Köperpflege lehnt er vehement ab.

In der 3. Woche nach Einzug von Herrn Johann beginnt der Altenpflegeschüler Andreas seine Tätigkeit auf dem Bereich. Es zeigt sich, dass Herr Johann die Nähe zu dem Schüler sucht. Die beiden unterhalten sich angeregt im ortsüblichen Dialekt. In einer Fallbesprechung wird beschlossen, dass der Altenpflegeschüler Herrn Johann, der ein Vertrauensverhältnis zu ihm aufgebaut hat, erneut ein Duschbad anbieten soll. Herr Johann lehnt zwar das Duschen wieder ab, lässt aber erstmalig zu, dass der Altenpflegeschüler ihn ins Bad begleitet. Der Altenpflegeschüler bietet Herrn Johann jetzt am Abend ein Wannenbad an. Das kann Herr Johann akzeptieren. Des Weiteren bringt der Altenpflegeschüler in Erfahrung, dass Herr Johann es nicht gewohnt ist, sich am Morgen ausgiebig zu waschen. Er hat sich immer am Abend unmittelbar vor dem Schlafengehen gewaschen. In einer erneuten Fallbesprechung wird jetzt festgelegt, Herrn Johann am Abend eine Waschung anzubieten.

12.4.2 Waschen am Waschbecken unterstützen

Die tägliche Körperpflege sollte ganz oder zumindest teilweise außerhalb des Bettes, z. B. am Waschbecken erfolgen. Die damit verbundene Aktivierung ist eine Gelegenheit, drohender Immobilität entgegenzuwirken. Kontrakturen- oder Thromboseprophylaxe lassen sich damit verbinden. Durch das Aufstehen werden Kreislauf und Atmung angeregt, die Gelenke bewegt. Nicht zuletzt wird die Selbstständigkeit gefördert, da am Waschbecken eher die Gelegenheit besteht, selbstständige Handlungen, wie z. B. das Zähneputzen zu übernehmen.

Die Reihenfolge der Waschung gibt der betroffene Mensch vor. Durch die Biografie bekannte oder bewährte Selbstpflegestrategien greifen Pflegende auf und integrieren sie in die tägliche Pflege. Die individuelle Vorgehensweise ist zu dokumentieren, um den Betroffenen durchgängig eindeutige und einheitliche Handlungen zu ermöglichen.

Es haben sich einige Ausführungen bewährt. Die Wünsche und individuellen Bedürfnisse der betroffenen Personen oder spezielle räumliche Bedingungen, z. B. im häuslichen Bereich, erfordern möglicherweise eine Modifizierung des Vorgehens.

Praxistipp

Es gibt keine Reihenfolge der Waschung, die für alle Menschen passt. Es ist immer abzuwägen, wie die persönlichen Vorlieben sind. So ist es nicht immer sinnvoll, bei der Körperpflege im Gesicht zu beginnen. Möglicherweise mag der betroffene Mensch zunächst die Zähne putzen und das Gesicht ganz zum Schluss zu waschen.

Vorbereitung

Zu den Vorbereitungen gehört:
- Aktuelles Befinden prüfen, evtl. Blutdruck messen.
- Geplante Unterstützungsmaßnahmen abwägen.
- Vorbeugende Thromboseprophylaxe, Maßnahmen wie Anziehen von Kompressionsstrümpfen, ggf. im Bett durchführen.
- Bequemen Stuhl (evtl. mit Unterlage) ans Waschbecken stellen.
- Beim Aufrichten und Aufstehen orthostatische Probleme (Schwindel) berücksichtigen, evtl. Pausen beim Aufstehen integrieren.
- Rutschfeste Schuhe bereitstellen oder gleich anziehen.
- Frische Wäsche, Pflegemittel und Pflegehilfsmittel in der Nähe des Waschbeckens bereitlegen.
- Bei immobilen, nicht standstabilen Menschen ggf. Rollstuhl vorbereiten, Haltegriffe nutzen.

Durchführung

Wenn erforderlich, Hilfestellung beim Aufstehen geben, an das Waschbecken begleiten oder mit dem Rollstuhl fahren. Dabei sollte die betroffene Person die Handlungen möglichst selbst durchführen und dabei nur unterstützt werden, wenn es erforderlich ist.

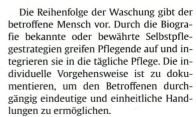

▶ **Waschen von Gesicht und Oberkörper.** Das umfasst Folgendes:
- Mundpflege durchführen oder so viel Unterstützung geben, dass der Betroffene sie selbst durchführen kann.
- Gesicht waschen (häufig genügt fließendes klares Wasser), Gesicht abtrocknen.
- Nachtbekleidung ausziehen, evtl. Rücken damit abdecken.
- Hände, Arme waschen; gleichzeitig Finger im warmen Wasser bewegen lassen, zur Förderung der Beweglichkeit der Gelenke.
- Brust, Hals, Achselhöhle und Rücken waschen, abtrocknen.
- Oberkörper ankleiden.

▶ **Intimtoilette am Waschbecken.** Das umfasst Folgendes:
- Frisches Wasser mit (Einweg-)Material bereitstellen.
- Betroffene Person bitten aufzustehen, sich ggf. an Haltegriffen festzuhalten und die Beine leicht zu spreizen.
- Bauchdecke, Leisten, Oberschenkel und äußeren Intimbereich waschen, trocknen.
- Unterwäsche anziehen.

Merke
Bei nicht standstabilen Menschen sollten die Intimtoilette und das Waschen des Unterkörpers im Bett erfolgen.

▶ **Waschen der Beine und Füße.** Das umfasst Folgendes:
- Unterlage (Handtuch oder Unterlage) unter die Füße legen, mit dem Waschlappen kräftig herzwärts waschen (zur Verbesserung des venösen Rückflusses), Unterschenkel und Knie einbeziehen (Achtung! Nicht bei Personen mit Herzinsuffizienz).
- Zehenzwischenräume sorgfältig abtrocknen und auf mögliche Hautirritationen oder Pilzinfektionen sorgfältig beobachten.
- Bei Pilzbefall nur Einwegmaterial benützen, Antimykotika nach Anordnung des behandelnden Arztes auftragen, Übertragungsmöglichkeiten ausschließen (z. B. durch Handtücher, Strümpfe).
- Alternative: Füße in eine Waschschüssel mit lauwarmem Wasser stellen lassen und waschen (wie oben beschrieben).

Das Fußbad kann auch auf einen späteren Zeitpunkt verlegt und mit der Fußpflege verbunden werden.

Praxistipp
Ein warmes Fußbad kann als Einschlafritual vor dem Zubettgehen hilfreich sein.

▶ **Vorsicht beim Fußbad.** Bei Menschen mit Diabetes (S. 650) sollte das Wasser nur mäßig warm sein, max. 37 °C. Die Füße wegen der erhöhten Verletzungsgefahr nur kurze Zeit im Wasser belassen, damit die Haut nicht aufweicht.

Praxistipp
Der Bauchnabel sollte regelmäßig gereinigt werden. Wird das vernachlässigt, können in den Falten Schmutz-, Schweiß- und Talgreste sowie abgestorbene Hautpartikel zurückbleiben. Es bilden sich dann Krusten, die im Extremfall einen „Nabelstein" verursachen können. Da der Nabel oft mit dem Waschlappen nicht direkt zugänglich ist, sollte er daher mind. 1-mal wöchentlich mit Wasser und Seife, ggf. mit einem Tupfer oder einem Watteträger, gesäubert werden. Körperöl weicht starke Verkrustungen auf.

12.4.3 Ganzwaschung im Bett unterstützen

Bei der Ganzkörperwaschung im Bett sollte die betroffene Person so viel wie möglich selbst übernehmen. Auch hier gilt: Wünsche und spezielle Bedürfnisse sind zu berücksichtigen. Diese und spezifische Umgebungsbedingungen können Veränderungen im folgenden, beispielhaften Ablauf erforderlich machen.
Bewährt hat sich folgendes Vorgehen:
- Alle erforderlichen Gegenstände bereitlegen.
- Betroffene Person im Bett aufrichten/Kopfteil des Bettes hochstellen.
- Mundpflege durchführen, gereinigte Prothese einsetzen.
- Getränk anbieten (gegen die trockene Mundschleimhaut und zur Anregung der Verdauung).
- Decke etwas zurückschieben (einrollen), Nachtbekleidung ausziehen, Oberkörper damit oder mit einem Handtuch abdecken.
- Ggf. großes Kopfkissen aus dem Bett nehmen, Nackenkissen dann allerdings belassen.
- Handtuch unter den Kopf legen.
- Gesicht mit klarem Wasser waschen, Augen von außen nach innen wischen, Nasenflügel und Mundwinkel besonders sorgfältig behandeln.
- Augen bei starker Absonderung aussparen und zum gewünschten Zeitpunkt mit 2 Tupfern und etwas frischem warmem Wasser reinigen.
- Waschzusatz nach individuellem Geschmack und entsprechend der Gebrauchsanweisung verwenden.
- Ohrmuscheln, Bereich hinter den Ohren waschen und abtrocknen.
- Arme und Hände waschen, kräftig frottieren (das Handtuch wird untergelegt).
- Handinnenflächen beachten, Nagelpflege bei Bedarf zu einem günstigen Zeitpunkt vornehmen.
- Hals, Brust, Achselhöhlen und Bauch (einschließlich Nabel) waschen, abtrocknen.
- Zum Waschen des Rückens den Betroffenen aufsitzen lassen (soweit es der körperliche Zustand erlaubt), ggf. Haltegriff reichen.
- Schwerstpflegebedürftige Personen, die nicht aufsitzen können, achtsam auf die Seite lagern, dabei immer auf die bequeme Lage des Kopfes achten.
- Zum Waschen der Beine und Füße Handtuch unterlegen, Zehenzwischenräume beachten, sorgfältig abtrocknen.
- Intimpflege durchführen.

Merke
Häufig empfinden alte Menschen kräftiges Reiben (Abrubbeln) der Haut als angenehm und stimulierend. Bei Menschen, die eine sehr empfindliche Haut haben, z. B. durch Kortison verursachte „Pergamenthaut", kann das kräftige Reiben der Haut jedoch schmerzhaft sein oder sogar Verletzungen verursachen.

Praxistipp
Das Waschen der Extremitäten kann gut mit Übungen zur Mobilitätsförderung und Kontrakturenprophylaxe (S. 317) verbunden werden.

▶ **Waschzusätze.** Waschzusätze, die auf die Haut aufgebracht werden, müssen auch wieder entfernt werden. Daher ist eine sparsame Verwendung von z. B. Duschzusätzen sinnvoll. Pflegende sollten sie nicht großzügig ins Waschwasser geben.

Unter Umständen muss dann eine 2. Waschschüssel mit klarem Wasser verwendet werden, um die Zusätze wieder „abzuwaschen". Oder Pflegende tauschen das mit Duschzusätzen versehene Waschwasser gegen klares Wasser aus.

▶ **Reinigung Material.** Werden Waschschüsseln desinfiziert, ist vor dem Einfüllen des Waschwassers unbedingt darauf zu achten, die Schüssel mit klarem Wasser auszuspülen. Es besteht sonst die Gefahr, dass Desinfektionsrückstände in den Schüsseln verbleiben und auf der Haut der Betroffenen Irritationen auslösen.

> **Merke**
>
> Für das Waschen des Genital- und Analbereichs durch professionell Pflegende sollten grundsätzlich Schutzhandschuhe genutzt werden, um eine Kontamination der Hände und die Übertragung von Keimen auszuschließen.

12.4.4 Duschen unterstützen

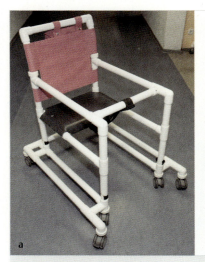
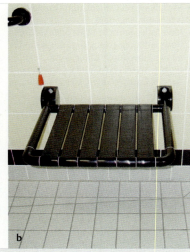

Abb. 12.4 Duschhilfen.
a Spezieller Duschstuhl. (Foto: R. Stöppler, Thieme)
b Fest installierter Duschsitz. (Foto: Thieme)

Duschen ist eine hygienische und für Betroffene zumeist sehr erfrischende Form der Körperpflege.
   Vorteile beim Duschen sind:
- Intensive Erfrischung und Anregung der Hautdurchblutung,
- Schonung der Haut, da sie weniger aufgeweicht wird als beim Baden, schnellere Rückfettung,
- relativ einfache Maßnahme zur Reinigung bei Inkontinenz,
- mögliche Verbindung mit einer Haarwäsche,
- keine Wartezeit, z. B. bis das Badewasser eingelaufen ist,
- geringerer Wasserverbrauch als beim Baden.

Technische Voraussetzungen, die das Duschen erleichtern, sind:
- beweglicher, nicht fest montierter Duschkopf
- funktionierendes Thermostat (vor jeder Anwendung kontrollieren)
- rutschfeste Bodenmatte in der Duschwanne (Sitz überprüfen)
- Duschstuhl mit Rückenlehne und Armlehne oder eine Sitzdusche (▶ Abb. 12.4)
- Haltegriffe
- Schutzkleidung für die Pflegenden

Vorbereitung

Grundsätzliches Vorgehen:
- Raum gut vorheizen.
- Körperlichen Zustand der Betroffenen prüfen.
- Wünsche und Gewohnheiten berücksichtigen.
- Unterstützungsmaßnahmen abwägen, Selbstständigkeit soweit als möglich fördern, bzw. unterstützen.
- Zuvor absprechen, ob eine Haarwäsche erforderlich ist.
- Duschstuhl und eine weitere Sitzgelegenheit (mit Handtuch bedeckt) außerhalb der Duschwanne bereitstellen.
- Rutschfeste Bodenmatte für die Dusche vorbereiten.
- Frische Wäsche und alle sonstigen notwendigen Gegenstände (z. B. Handtücher) bereitlegen.

Bei der Durchführung gilt wieder, dass die Wünsche und Bedürfnisse sowie spezifische räumliche Bedingungen eine Veränderung in der Abfolge mit sich bringen können.
   Folgende Durchführung hat sich bewährt:
- Betroffenen zur Dusche begleiten, entkleiden.
- Wassertemperatur prüfen, bzw. prüfen lassen (Innenseite des Unterarms).
- Gesicht mit einem Waschlappen waschen.
- Danach von den Füßen langsam zum Oberkörper duschen.
- Nach Wunsch Oberkörper, Beine und Füße einseifen und abduschen.
- Zum Waschen des Intimbereichs Betroffenen bitten, wenn möglich aufzustehen, sich festzuhalten, die Beine leicht zu spreizen.
- Intimbereich waschen und nochmals abduschen.
- Wenn die Haare zu waschen sind, Haarwäsche zum Schluss durchführen, dabei die Augen mit einem gefalteten Waschlappen abdecken lassen.
- Nach dem Duschen ein großes, vorgewärmtes Badetuch um die Schultern der Betroffenen legen, ein kleines Handtuch um die nassen Haare.
- Hilfestellung beim Abtrocknen und Ankleiden geben.

12.4.5 Baden unterstützen

Das Bad ist ein Ritual, das sowohl der Sauberkeit dient als auch das gesamte körperliche Wohlbefinden positiv beeinflussen kann. Für behinderte, kranke und alte Menschen kann das Baden zudem eine wichtige therapeutische Maßnahme sein. Warmes Wasser wirkt beruhigend und entspannend, belebt dabei den Kreislauf und damit den gesamten Stoffwechsel. Ein warmes Bad dient der Lockerung der Gelenke, entspannt versteifte Muskelpartien und kann das Einschlafen am Abend fördern. Auch bettlägerige Personen können von einem Vollbad profitieren.

Badezusätze

Damit das warme Wasser die Hautoberfläche nicht entfettet und austrocknet, können Badezusätze verwendet werden, die den Schutzfilm der Haut möglichst nicht angreifen (pH-neutral). Sie enthalten neben reinigenden Waschsubstanzen auch rückfettende, hautpflegende Zusätze. Welcher Zusatz für welchen Hauttyp geeignet ist, muss beobachtet werden (Vorsicht bei Allergiegefahr).

Merke

Zusätzliche Vorsicht ist bei ölhaltigen Bädern geboten: Es besteht erhöhte Rutschgefahr!

Folgende Badezusätze können verwendet werden:
- **Ölbäder oder Ölcremebäder:** Sie überziehen die Haut mit einem feinen Fettfilm, der die Haut geschmeidig hält.
- **Badeöle:** Sie sind in den meisten Fällen ätherische Öle. Sie müssen Zusätze enthalten, die sie wasserlöslich machen. Sie wirken lokal auf die Haut und werden zusätzlich wie ein Inhalat über die Atmung aufgenommen. Je nach Inhaltsstoff können sie aktivierend, entspannend oder ausgleichend wirken.
- **Bademilchen:** Das sind Emulsionen, die v. a. als Duftzusatz dienen.
- **Badesalze:** Sie gibt es als Kristallpulver oder in Tabletten gepresst. Sie enthärten und färben das Wasser. Meist enthalten sie Duftstoffe aus verschiedenen Nadelhölzern mit belebender Wirkung. Besonders als Fußbadezusatz sind sie beliebt und vielen alten Menschen vertraut.

Zweckmäßig eingerichtetes Bad/Badehilfen

Ein zweckmäßig eingerichtetes Bad für hilfebedürftige alte Menschen sollte Folgendes enthalten:
- Halte- und ggf. Hebevorrichtungen in der Wanne
- evtl. Badewannenlifter (▶ Abb. 12.5)
- Sitzmöglichkeit (Stuhl oder Hocker)
- für die Badewanne Nackenkissen und rutschfeste Einlage
- rutschfeste Vorlage vor der Badewanne
- bewegliche Dusche für die Haarwäsche und zum abschließenden Abduschen des Körpers

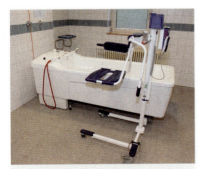

Abb. 12.5 Badewannenlifter. Hilfsmittel erleichtern die Arbeit und bieten Sicherheit für die Betroffenen. (Foto: R. Stöppler, Thieme)

- Ablage für alle notwendigen Utensilien, z. B. frische Wäsche, Toilettenartikel, Inkontinenzvorlagen
- gut zugängliche, freistehende (unterfahrbare) Badewanne für immobile Menschen in stationären Einrichtungen

▶ **Badesysteme.** Es gibt heute verschiedene sog. Badesysteme zur schonenden Körperpflege auch bei Schwerstpflegebedürftigen. Sie haben teilweise höhenverstellbare Badewannen, dazu entweder fest montierte oder bewegliche Badewannenlifter mit verschiedenen Sitz- oder Liegevorrichtungen (▶ Abb. 12.5).

Die betroffene Person kann damit ohne größere Anstrengung und Schmerzen vom Bett abgeholt und ins Bad gefahren werden. Für Pflegende bedeuten diese Badehilfen ebenfalls eine große Entlastung, da sowohl das Hinein- und Herausheben in die/aus der Badewanne als auch die Hilfestellung beim Waschen erleichtert wird. Auch für die Pflege zu Hause gibt es entsprechende Hilfsmittel, wie den in die Badewanne montierten Lifter.

Merke

Bei Menschen mit Demenz ist darauf zu achten, dass die betroffene Person die Situation nachvollziehen kann. Ein Bad in einer für die Person fremd wirkenden Umgebung kann Angst machen. Zudem sollten Menschen mit Demenz nicht ohne Beobachtung in der Badewanne bleiben. Die Gefahr von Unfällen, z. B. beim Versuch aufzustehen, ist sehr groß.

Vorbereitung

Zur Vorbereitung gehört:
- Mit dem Betroffenen den Badetermin absprechen, sein Befinden prüfen, evtl. Blutdruck messen, abklären, ob eine Haarwäsche durchgeführt werden soll.
- Wünsche und Vorlieben berücksichtigen.
- Heizung im Badezimmer einschalten.
- Badewasser einlaufen lassen, Wassertemperatur nach Wunsch (35–38 °C).
- Badezusatz nach Wunsch der Betroffenen (evtl. medizinische Zusätze nach Absprache mit dem Arzt) zugeben.
- Badetuch, Handtücher evtl. vorwärmen.
- Toilettenartikel, Pflegemittel, Pflegehilfsmittel, Nagelpflegeset bereitlegen.
- Frische Wäsche, bei Bedarf Inkontinenzeinlagen und/oder Verbandmaterial bereitlegen.
- „Besetzt"-Schild an die Badezimmertür hängen.

Durchführung

Die Durchführung umfasst:
- Person ins Bad begleiten und, wenn erforderlich, beim Entkleiden unterstützen.
- Hilfestellung beim Einsteigen in die Wanne geben oder mithilfe eines Badewannenlifters in die Wanne heben.
- Vom Gesicht an abwärts sorgfältig waschen.
- Zur Haarwäsche frischen, gefalteten Waschlappen vor die Augen halten lassen, damit kein Shampoo in die Augen kommen kann, Haare abduschen.
- Vor dem Aussteigen bzw. Hochheben aus der Wanne nochmals den ganzen Körper abduschen (um Seifenreste zu entfernen) und sofort mit vorgewärmten Tüchern abdecken.
- Sorgfältig abtrocknen, beim Anziehen unterstützen.
- Nasse Haare abdecken, ins Zimmer begleiten.
- Haare kämmen, trocknen (föhnen), gewünschte Frisur legen, Haut- und Gesichtspflege durchführen lassen.
- Ruhezeit anbieten.

Nachbereitung

Dazu gehört:
- Badewasser ablaufen lassen.
- Badewanne und alle Zubehörteile reinigen und desinfizieren.
- Badezimmer aufräumen, lüften, „Besetzt"-Schild entfernen.

Merke

Bei Personen mit Herz-Kreislauf-Erkrankungen ist ein Bad gut abzuwägen. Durch die Wärme des Badewassers werden die Gefäße weitgestellt. Dadurch kann das Blut in der Peripherie „versacken". Insbesondere beim Aussteigen fällt zudem der hydrostatischen Druck des Wassers weg, der der starken Erweiterung der Gefäße durch die Wärme entgegenwirkt. Zu rasches Aussteigen aus der Badewanne kann daher gefährlich werden. Somit sollen sich Badende langsam aus dem warmen Wasser aufrichten. Bei kreislaufflabilen und herzkranken Menschen ist ein Halb- oder Dreiviertelbad einem Vollbad meist vorzuziehen.

Gefahrenquellen beim Baden sind:
- Kreislaufbelastung
- Abkühlung durch zu lange Badedauer (Erkältungsgefahr)
- Ausrutschen in oder vor der Badewanne

Besondere Vorsicht ist geboten bei
- Gefäßerkrankungen (ausgeprägte Krampfadern)
- Hauterkrankungen

Besonders gefährdete Gruppen sind:
- Personen mit Herz-Kreislauf-Erkrankungen
- Menschen mit Demenz
- Personen mit Krampfleiden

Hier sind Absprachen mit dem behandelnden Arzt obligat. Zudem sollten diese Personen nicht in der Badewanne allein gelassen werden.

Daneben ist die Benutzung elektrischer Geräte, insbesondere von Haartrocknern und mobilen Heizgeräten, im Badezimmer mit Gefahren verbunden. Solche Geräte sind grundsätzlich nicht im Nassbereich zu verwenden.

12.4.6 Intimtoilette unterstützen

Hilfe bei der Pflege des Intimbereichs anzunehmen, verlangt oft große Überwindung vom alten Menschen, v.a. am Anfang einer pflegerischen Beziehung. Gerade in diesem Bereich müssen Pflegende besonders viel Takt- und Einfühlungsvermögen aufbringen.

Da es einer alten Frau meist leichter fallen wird, von einer weiblichen Pflegenden versorgt zu werden, sollte das berücksichtigt werden.

Aus der Biografie relevante oder auch negative Erfahrungen sollten allen Beteiligten bekannt sein. Soweit es möglich ist, sollten Pflegende Strategien mit den Betroffenen vereinbaren und verbindlich einhalten. Die Berücksichtigung von Wünschen und Bedürfnissen sowie die Anforderungen durch die räumlichen Bedingungen können Abweichungen vom Vorgehen erfordern. Soweit wie möglich sollen die betroffenen Menschen die Intimpflege selbst durchführen, oder bei der Durchführung unterstützt werden.

Die Intimregion umfasst folgende Bereiche:
- Bauch, vom Nabel abwärts
- Leisten, oberes Drittel der Oberschenkel
- äußeres Genitale

Vorbereitung der Intimpflege

Dazu gehört:
- Person informieren, Wünsche und Vorlieben berücksichtigen.
- Für Blickschutz sorgen.
- Einweg-Pflegematerial und Handschuhe vorbereiten.
- Ggf. weitere Hilfsmittel bereitlegen, z.B. Inkontinenzhilfsmittel.

Durchführung bei der Frau

Das umfasst:
- Bauchdecke, Leisten und Oberschenkel waschen, abtrocknen.
- Äußere Schamlippen waschen, spreizen, inneren Bereich vorsichtig abtupfen und abtrocknen.
- Bettlägerige Betroffene zum Waschen von Gesäß- und Analregion auf die Seite bewegen.
- Von der Symphyse zur Analregion (von vorn nach hinten) waschen und abtrocknen.
- Auf Hautveränderungen (z. B. Rötungen, weiße Flecken, Wundsein) und Hämorrhoiden achten.

Durchführung beim Mann

Das umfasst:
- Bauchdecke, Leisten und Oberschenkel waschen, abtrocknen.
- Zum Waschen des Penis Vorhaut über die Eichel zurückschieben, Belag (Smegma) vorsichtig entfernen, Vorhaut wieder nach vorn schieben. (Wird das Vorschieben der Vorhaut vergessen, kann eine Paraphimose/Stauungsschwellung entstehen!)
- Hoden (Skrotum) zum Waschen anheben, trocknen.
- Bettlägerige Personen zum Waschen von Gesäß- und Analregion auf die Seite bewegen, vorsichtig von vorn nach hinten waschen und trocknen.
- Auf Hautveränderungen (z. B. Rötungen, weiße Flecken, Wundsein) und Hämorrhoiden achten.

12.4.7 Hautpflege unterstützen

Während der Körperpflege haben Pflegende Gelegenheit, die Haut am ganzen Körper zu inspizieren und bei Bedarf Maßnahmen zu ergreifen. Das ist besonders bei bettlägerigen Personen an den durch Dekubitus gefährdeten Körperstellen und bei adipösen Menschen an den durch Intertrigo gefährdeten Hautpartien (Hautfalten) wichtig.

Pflegemittel auswählen

Die altersbedingten Veränderungen der Haut erfordern eine sorgfältige Auswahl der Pflegemittel. Bei Auftreten von verstärktem Juckreiz, Rötungen, Hautausschlägen o. Ä. ist die Beratung durch einen Hautarzt erforderlich.

Praxistipp

Bei fettenden Hautpflegemitteln darauf achten, dass nur solche organischer Herkunft verwendet werden: Pflanzliche Öle, Wachse oder tierische Fette können in die Haut einziehen. Mineralöl-Abkömmlinge wie Melkfett, Vaseline oder viele einfache Babyöle bleiben als Schicht auf der Hautoberfläche und behindern damit die Hautatmung.

▶ **Trockene Haut.** Sie ist bei alten Menschen häufig zu beobachten. Zur Pflege ist eine Wasser-in-Öl-Emulsion (W/O) zu bevorzugen. Hier sind kleinste Wassertröpfchen mithilfe eines Emulgators in Öl gebunden (Lemke 2013). Eine W/O-Emulsion besteht zu mehr als der Hälfte aus Öl, das bevorzugt pflanzlicher Herkunft sein sollte. W/O-Emulsionen sind schwerer mit Wasser von der Haut abwaschbar. Als sinnvoll werden auch Salben mit Feuchtigkeitsbindern wie Harnstoff empfohlen (Stiftung Warentest 2010). Ihnen wird eine feuchtigkeitsbindende Wirkung zugeschrieben, die auch in der Therapie von Hauterkrankungen genutzt wird (Pan et al. 2013).

▶ **Normale Haut.** Für „normale" Haut eignet sich eine Öl-in-Wasser-Emulsion (O/W-Emulsion), bei der feinste Öl-Tröpfchen mithilfe eines Emulgators in Wasser gebunden sind. Eine O/W-Emulsion besteht bis zu 80% aus Wasser und ist auch leicht mit Wasser abwaschbar (Stiftung Warentest 2010, Lemke 2013).

12.4.8 Mundpflege unterstützen

Die Mundpflege und der Begriff Mundhygiene werden in der pflegerischen Praxis oft synonym genutzt. Beides bezieht sich zumeist auf das Zähneputzen, das Säubern der Mundschleimhaut und Reinigen der Zahnprothese oder des Zahnersatzes.

Zur Mundschleimhaut gehören:
- Lippen
- Zunge
- Mundinnenseite
- Wangentaschen
- Mundboden
- Gaumen

Veränderungen an den Lymphknoten sollten in Zusammenhang mit der Mundgesundheit ebenfalls beobachtet werden.

Eine ungepflegte Mundhöhle und schadhafte Zähne oder Zahnprothesen beeinflussen neben der Zahn- und Mundgesundheit den Ernährungszustand alter

Menschen nachweislich (Posthauer et al. 2014). Aber auch Pneumonien können ihre Ursache in einer unzureichenden Mundpflege, und der damit verbundenen Keimbesiedlung, haben (El-Solh 2011). Ein gepflegter Mund, inkl. der Zähne oder Zahnprothesen, und rechtzeitiges Erkennen von Problemen in diesem Bereich sind Grundvoraussetzungen für eine adäquate und angemessene Ernährung alter Menschen.

In der Gesundheitsberichterstattung des Bundes (Brauckhoff et al. 2009) wird die intakte Mundgesundheit beschrieben als: „[…] uneingeschränkte Funktionalität und Entzündungs- bzw. Beschwerdefreiheit aller Organe der Mundhöhle […]." Sie beinhaltet die „Fähigkeit, ein breites Spektrum an Nahrungsmitteln zu kauen und zu essen, deutlich zu sprechen, ein sozial akzeptables Lächeln, […], sich im Mundbereich wohl zu fühlen, frei von Schmerzen zu sein und einen frischen Atem zu haben."

Grundsätze zur Mundpflege

Dazu gehört:
- Basis der Mundpflege ist 2-mal tägl. Zähneputzen mit einer z. B. fluoridhaltigen Zahncreme. Etwa vor Beginn der Tagesaktivitäten und vor dem Schlafengehen (Deutsche Gesellschaft für Zahn-, Mund- und Kieferheilkunde 2007).
- Gelegenheit zur Mundpflege, z. B. Mundausspülen oder Abspülen der Prothese, sollte nach den Mahlzeiten eingeräumt werden.
- Die tägliche Mundpflege kann ein alter Mensch relativ lange, auch bei Bettlägerigkeit, selbstständig oder mit kleineren Hilfestellungen durchführen.
- Bettlägerige Personen sind zur Mundpflege so weit wie möglich aufzurichten, damit Gelegenheit zur Selbstpflege erhalten bleibt.
- Die Mundpflege ist behutsam durchzuführen; der Mund ist eine der intimsten und empfindlichsten Stellen des Körpers.
- Das Zähneputzen oder die Reinigung des Mundes kann Brechreiz auslösen.
- Bei schwer pflegebedürftigen Menschen erfolgt die Mundpflege in etwa 2-stündlichen Intervallen, abhängig z. B. von der Ausprägung der Austrocknung der Mundschleimhäute.
- Herstellerangaben bei eingesetzten Produkten berücksichtigen, kein Handeln nach der Maxime „viel hilft viel".
- Ausreichende Mundpflege als Prophylaxen (S. 320) nutzen.

Pflegende sollten den Status der Mundgesundheit täglich überprüfen, insbesondere, da er auch Einfluss auf die Ernährungssituation und den allgemeinen Gesundheitszustand alter Menschen hat (Jordan et al. 2012).

Plaque und Zahnstein

Definition

Plaque bezeichnet den zähen, klebrigen Zahnbelag. Plaque besteht größtenteils aus Bakterien, Speiseresten und abgeschuppten Schleimhautzellen.

Unter **Zahnstein** versteht man fest haftende, verhärtete Anlagerungen am Zahn und Zahnfleischsaum. Er entsteht, wenn sich Mineralien aus dem Speichel in die Plaque einlagern und dort verkalken.

Plaque bildet sich besonders in Fissuren, Zahnzwischenräumen und entlang des Zahnfleischsaums. Plaque und Zahnstein entstehen aber nicht nur an den natürlichen Zähnen, sondern auch am Zahnersatz, also an Zahnprothesen und Brücken. Wird Plaque nicht entfernt, entsteht innerhalb von 72 Stunden eine sog. reife, pathogene (= krankheitsauslösende) Plaque.

Um Plaque zu entfernen, werden Zähne bzw. Zahnersatz geputzt. Durch sanftes Abbürsten der Zunge (1-mal täglich) kann zusätzlich deren Belag entfernt werden. Beim Zähneputzen sollte „von rot nach weiß geputzt" werden – d. h. vom Zahnfleisch zum Zahn. Hat sich erst einmal Zahnstein gebildet, kann ihn nur der Zahnarzt oder Dentalhygieniker entfernen.

Merke

Plaque lässt sich nur durch Putzen entfernen. Das Auswischen des Mundes allein, z. B. mit Lemonstäbchen oder Watteträgern, ist gegen Plaque nicht wirksam. Die Bildung von Zahnstein wird durch die Entfernung von Plaque weitgehend verhindert.

Eine mögliche Zahnputztechnik ist:
- An einem Ende eines Zahnbogens innen beginnen und bis zum anderen Ende putzen.
- Außen zurückputzen.
- Abschließend die Kauflächen putzen.
- Dann zum anderen Kiefer wechseln.

Beim Zähneputzen darf der Druck nicht zu hoch sein, um so „Putzschäden" zu vermeiden. Harte Zahnbürsten können ebenfalls einen zu starken Abrieb von Zahnschmelz verursachen. Der Bürstendruck sollte auch bei weichen Zahnbürsten nicht

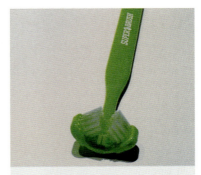

Abb. 12.6 Superbrush-Zahnbürste. Sie reinigt 3 Ebenen gleichzeitig. (Foto: E. Sirsch, Thieme)

höher als ca. 150 g sein. Wie hoch dieser Druck ist, können Pflegende an einer Briefwaage ausprobieren. Ist das Zähneputzen schwierig, kann auch eine Zahnbürste benutzt werden, die 3 Ebenen der zu putzenden Zähne gleichzeitig reinigt (▶ Abb. 12.6).

Plaque setzt sich besonders in den Zahnzwischenräumen ab. Sie sollten, wenn immer möglich, ebenfalls gereinigt werden. Die Nutzung von Zahnseide, bzw. bei großen Zahnzwischenräumen von Flauschzahnseide, ist auch für alte Menschen mit eigenen Zähnen sinnvoll. Kleine Zwischen-Zahnraum-Bürsten (Interdentalbürsten) zur Reinigung der Zahnzwischenräume sind allerdings oft leichter zu führen als Zahnseide.

Alte Menschen haben zunehmend auch festsitzende Zahnprothesen, z. B. Implantate. Solche Implantate benötigen eine besonders sorgfältige Reinigung, die wie bei natürlichen Zähne erfolgt.

Für Menschen, die eine Chemo- oder Bestrahlungstherapie erhalten oder ihre Mundpflege nicht mehr selbstständig durchführen können, wurde von der Projektgruppe Evidence-based Nursing Südtirol/Alto Adige (2008) eine Leitlinie zur Mundpflege entwickelt und veröffentlicht. Diese Leitlinie kann kostenlos bezogen werden unter: www.provinz.bz.it/gesundheitswesen/ebn/leitlinie-mundpflege.asp.

Herausnehmbaren Zahnersatz pflegen

Zahnprothesen und anderer herausnehmbarer Zahnersatz werden mind. 1-mal täglich gründlich durch Abbürsten gereinigt. Nach jeder Mahlzeit sollten allerdings Speisereste, die sich im Mund gesammelt haben, entfernt und ggf. auch die Prothese abgespült werden.

Praxistipp

Spezielle Reinigungstabletten können unterstützend wirken, wenn sie 2–3-mal wöchentlich benutzt werden. Allein angewendet genügen sie zur Reinigung nicht, da eine ausreichende Entfernung von Plaque nur durch mechanisches Reinigen (Putzen mit einer Bürste) erreicht werden kann.

Falls gewünscht, kann die Prothese über Nacht in einer mit Namen versehenen Prothesenschale aufbewahrt werden – je nach Wunsch und Vorliebe mit oder ohne Prothesenreiniger. Vor Beginn der Morgentoilette wird dann die Prothese mit frischem Wasser abgespült und nach der Reinigung der Mundhöhle wieder eingesetzt.

Merke

Eine Zahnprothese/Zahnersatz ist ein Wertgegenstand und erfordert sorgfältige Handhabung. Gelegentlich ist in die Prothesen der Name des Trägers eingraviert, um Verwechslungen zu vermeiden. Bei schwerstpflegebedürftigen Menschen kann es sehr schwierig werden, bei Verlust oder Beschädigung Ersatz zu beschaffen.

Wird die Zahnprothese über dem Waschbecken gebürstet, kann zuvor ein Handtuch in das Waschbecken gelegt oder etwas Wasser in das Becken eingelassen werden, um ggf. beim Herunterfallen der Prothese größere Schäden zu vermeiden (▶ Abb. 12.7).

Film

Um die Inhalte zu vertiefen, sehen Sie sich den Film „Pflege von Zahnprothesen" an.

Lernaufgabe

Lassen Sie sich durch einen Partner oder eine Partnerin die Zähne putzen. Diskutieren Sie danach, was Sie als angenehm und was als unangenehm empfunden haben.

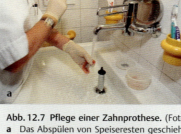
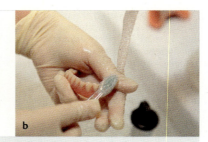

Abb. 12.7 Pflege einer Zahnprothese. (Fotos: R. Stöppler, Thieme)
a Das Abspülen von Speiseresten geschieht unter fließendem Wasser. In das Waschbecken wurde zum Schutz des Materials ein Wasserspiegel eingelassen.
b Beläge werden mit einer Zahnbürste und Zahnpasta entfernt.

Tab. 12.1 Standardisiertes Assessment zur Mundpflege (nach Eilers, Berger u. Petersen 1988).

	normal	verändert
Stimme	klar, unauffällig	• tief oder rau • Schwierigkeiten oder Schmerzen beim Sprechen
Schlucken	ohne Beschwerden	Schluckvorgang schmerzhaft bzw. unmöglich
Lippen	glatt, rosa, intakt	trocken, rissig, blutend oder ulzeriert
Zunge	rosa, feucht mit Papillen	belegt, fehlende Papillen, gerötet, rissig, mit Blasen
Speichel	wässrig	verdickt, zäh oder fehlend
Schleimhäute	rosa, feucht und intakt	gerötet, belegt, ulzeriert oder blutend
Zahnfleisch	rosa und intakt	ödematös, gerötet oder blutend

Beeinträchtigungen der Mundgesundheit

Veränderungen in der Mundhöhle treten insbesondere bei alten und pflegebedürftigen Menschen auf, aber auch bei Personen mit eingeschränkter Immunabwehr oder nach Chemo- und Bestrahlungstherapie. Erkrankungen der Mundschleimhaut, Lymphknotenveränderungen und/oder Mundtrockenheit beeinträchtigen dabei besonders.

Bei allen Veränderungen in der Mundhöhle bzw. an natürlichen oder künstlichen Zähnen ist ein Arzt, ggf. ein Zahnarzt, hinzuzuziehen. Inzwischen haben viele Zahnarztpraxen mobile Behandlungseinheiten, die auch Behandlungen im stationären Umfeld erlauben. Seit Anfang 2013 übernehmen die Krankenkassen die Kosten für eine ambulante Zahnbehandlung, z. B. in stationären Altenhilfeeinrichtungen. Für eine spezifische Kontaktaufnahme stehen die jeweiligen Kassenzahnärztlichen Vereinigungen zur Verfügung, Kontakt unter: www.kzbv.de/beratungsstellen-fuer-patienten.759.de.html. Eine solche mobile zahnärztliche Versorgung kann fast das ganze Spektrum der zahnärztlichen Behandlung abdecken. Besonders für Pflegebedürftige, bettlägerige Betroffene oder auch Menschen mit Demenz kann eine solche ambulante Behandlung erforderlich sein, wenn eine Praxis nicht mehr aufgesucht werden kann.

Bei Personen, die ihre Mundpflege nicht mehr selbstständig durchführen können, sollte in regelmäßigen Abständen ein standardisiertes Assessment zur Mundpflege durchgeführt werden. Einen raschen Überblick bietet z. B. die standardisierte Einschätzung in ▶ Tab. 12.1. Dabei wird geprüft, ob die Stimme, das Schlucken, die Lippen, die Zunge, die Speichelbildung, die Schleimhäute und das Zahnfleisch sich normal oder verändert darstellen. Bei Veränderungen wird ggf. entsprechend der Ursache in Absprache mit dem behandelnden Arzt die Behandlung eingeleitet.

Ein weiteres Instrument zur Einschätzung der Mundgesundheit ist das Assessment „Kayser-Jones Brief Oral Health Status Examination" (1995) in der Übersetzung durch Gottschalck et al. (2003). Es beurteilt neben den oben genannten Merkmalen auch den Zahnstatus und den Zustand des Zahnersatzes.

Die Nutzung solcher Assessments führt zwar nicht unmittelbar zur Verbesserung der Mundgesundheit. Sie trägt aber zur Sensibilisierung für die Mundgesundheit von Pflegebedürftigen bei und kann die Entscheidung, einen Zahnarzt hinzuzuziehen, unterstützen und erleichtern (Jordan 2012)

12.4.9 Augenpflege unterstützen

Zumeist genügt die Pflege der Augenlider und Augenwinkel. Wenn die Augen verstärkt Sekret absondern, etwa bei einer Entzündung der Bindehaut, kann das die Lieder verkleben. Dann ist eine spezielle Augenpflege erforderlich (S. 639).

Die sorgfältige Reinigung der Brille, oder, falls vorhanden, der Kontaktlinsen, ist Bestandteil der Körperpflege. Brillen können mit speziellen Reinigungstüchern gereinigt werden oder unter fließendem Wasser und werden danach mit einem weichen, nicht fusselnden Tuch vorsichtig getrocknet. Brillen sollten immer auf den Bügeln abgelegt werden, damit die Gläser nicht verkratzen (▶ Abb. 12.8).

Zu Maßnahmen beim Umgang mit Augenprothesen und Kontaktlinsen siehe Kap. „Pflege und Begleitung alter Menschen mit eingeschränkter Funktion der Sinnesorgane" (S. 635).

12.4.10 Nasenpflege unterstützen

Wenn Schwerstpflegebedürftige die Nase nicht mehr selbst reinigen können, übernehmen das die Pflegenden. Besondere Sorgfalt ist bei liegenden Nasensonden geboten, siehe „Bei der Ernährung über eine transnasale oder perkutane Sonde unterstützen" (S. 344).

Vorbereitung

Folgende Materialien werden bereitgestellt:
- Nierenschale mit mehreren Watteträgern oder Wattestäbchen
- kleines Gefäß mit physiologischer Kochsalzlösung oder Kamillentee
- Glycerin oder panthenolhaltige Nasensalbe
- Abfallbehälter

Durchführung

Das geschieht wie folgt:
- Watteträger befeuchten.
- Naseneingang vorsichtig reinigen, Borken evtl. aufweichen (z. B. mit Öl).
- Mit trockenem Watteträger nachreinigen.
- Naseneingang eincremen.
- ▶ **Liegende Nasensonde.** Vorgehen:
- Befestigung der Sonde an der Nase lösen.
- Sonde ganz leicht zurückziehen, nur so weit, dass die zuvor befestigte Stelle mit feuchtem Tupfer gereinigt werden kann.
- Ggf. Krusten an der Nase entfernen.

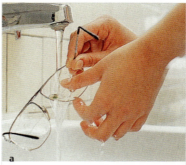
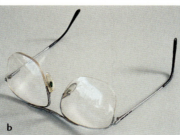

Abb. 12.8 Pflege der Brille. (Fotos: Thieme)
a Brillen können bei intensiver Verschmutzung auch unter klarem Wasser gereinigt werden.
b Um Beschädigungen zu vermeiden, sollte eine Brille immer auf dem Bügel abgelegt werden.

- Nasensalbe dünn auf Nasenschleimhaut auftragen.
- Sonde vorsichtig wieder zurückschieben und erneut befestigen.

12.4.11 Ohrenpflege unterstützen

Die Pflege der Ohren wird zusammen mit der täglichen Gesichtswaschung durchgeführt. Sie beschränkt sich auf die Reinigung der Ohrmuscheln und auf den Bereich hinter den Ohren.

> **Merke**
>
> Der innere Gehörgang soll keinesfalls von Pflegenden gereinigt werden, auch nicht mit Wattestäbchen oder Watteträgern. Das Ohrenschmalz, das hier produziert wird, wird durch einen Eigenreinigungsmechanismus nach außen transportiert.

Gelegentlich löst sich das Ohrschmalz nicht und es bildet sich ein Pfropf. Das kann das Hören stark beeinträchtigen. Das Entfernen des Pfropfes aus dem inneren Gehörgang ist Aufgabe des Ohrenarztes.

12.4.12 Haarpflege unterstützen

Gepflegte Haare kleiden das Gesicht eines Menschen. Auch die Haare verändern sich mit dem Älterwerden, sie fallen aus und werden schütter. Manche älteren Frauen möchten auch im Alter ihre langen Haare behalten, hochgesteckt oder weil sie es so gewohnt sind und weil die langen Haare schon immer zu ihnen gehörten.

Mit zunehmender Hilfebedürftigkeit, Schmerzen in den Schultergelenken oder in den Armen kann jedoch die Haarpflege problematisch werden und bedarf der Unterstützung.

Die gewohnte Haartracht, besonders bei langen Haaren, ist für Menschen sehr bedeutsam. Für eine Person, die z. B. ihre „abstehenden Ohren" stets mit langen Haaren verdeckt hat, kann es fast unmöglich sein, sich selbst mit einem Kurzhaarschnitt zu akzeptieren. Veränderungen der Frisur bedeuten auch immer eine Veränderungen des Erscheinungsbildes. Eine Veränderung der Frisur bedarf der immer der Zustimmung der betroffenen Personen.

Tägliche Haarpflege

Die tägliche Haarpflege ist in der Regel der Abschluss der morgendlichen Körperpflege. Kämmen und Bürsten dient der Massage der Kopfhaut und fördert die Durchblutung. Wegen Schmerzen in den Schultern brauchen manche, sonst relativ selbstständige, alte Menschen Hilfestellung.

Für den alten Menschen ist es hilfreich, wenn er seine Haarpflege im (Hand-)Spiegel verfolgen und seine Wünsche dabei äußern kann. Bettlägerige Betroffene sollten Pflegende soweit wie möglich aufsitzen lassen und ggf. durch Lagerungshilfsmittel stützen.

Haarwäsche

Da die meisten stationären Institutionen über Badeeinrichtungen mit angeschlossener, beweglicher Dusche verfügen, kann die Haarwäsche zusammen mit dem regelmäßigen Baden oder Duschen relativ problemlos durchgeführt werden.

Haarwäsche im Liegen

Bei Schwerstpflegebedürftigen kann eine Haarwäsche im Bett notwendig werden. Da das für die Betroffenen anstrengend sein kann, sollten die Pflegenden sich dazu Unterstützung durch eine zweite Person, evtl. durch Angehörige im häuslichen Bereich, holen.

Vorbereitung

Dazu gehört:
- Vorhaben absprechen, Befinden des Betroffenen prüfen.
- Matratze abdecken (Gummi- oder Kunststofftuch).
- Ggf. Begrenzung am Kopfende des Bettes entfernen.
- Betroffenen entsprechend lagern, evtl. mit Kissen unterstützen.
- Haarwaschvorrichtung (Kopfwaschwanne) unter den Kopf platzieren.
- Handtuch (oder wasserundurchlässiges Tuch) um die Schultern des Betroffenen legen, evtl. mit Klammern befestigen.
- Shampoo (geeignet sind milde Babyshampoos) und Behälter mit warmem Wasser vorbereiten.
- Kamm, Fön, Handtücher und Waschlappen bereitlegen.

Durchführung

Dazu gehört:
- Betroffene Person stützen (durch Lagerungshilfsmittel oder 2. Person).
- Haare waschen, Kopfhaut dabei sanft massieren.
- Mit klarem Wasser nachspülen.
- Haare abdecken, Betroffenen, wenn möglich, aufsitzen lassen.
- Haare frottieren und föhnen (Vorsicht, beim Föhnen kann starke Hitze entstehen!).
- Spiegel anreichen, gewünschte Frisur legen.
- Bett in Ordnung bringen.

12.4.13 Pflege der Hand- und Fußnägel unterstützen

Gepflegte Hände und saubere Fingernägel sind für viele Menschen Voraussetzungen für Wohlbefinden. Vor einem Händedruck versichern wir uns gern, dass unsere Hände auch „sauber" sind.

Schwerstpflegebedürftige Menschen benötigen für ihre Hand- und Fußnagelpflege professionelle Unterstützung. Die Pflege sowie das Schneiden der Hand- und Fußnägel werden meist mit einem (Teil-)Bad verbunden. Die dadurch weicher gewordenen Nägel lassen sich leichter schneiden.

Bei besonderem Reinigungsbedarf (z. B. bei Schmutzrändern unter den Fingernägeln) kann ein Handbad zum „Aufweichen" erforderlich sein.

Merke

Die Hände sind Hauptüberträger von Infektionskeimen! Deshalb sollte vor jeder Mahlzeit Gelegenheit zum Händewaschen gegeben werden. Häufig ist das auch nach dem Essen erforderlich, besonders, wenn mit den Händen gegessen (Fingerfood) wurde.

Vorbereitung

Benötigt wird:
- Nierenschale mit Nagelzange, Nagelschere und Nagelfeile
- Handtuch und Zellstoff

Merke

Jeder Bewohner sollte seine eigenen Nagelpflegeutensilien benutzen!

Durchführung

Merke

Zur Fuß- und Nagelpflege keine spitzen Instrumente verwenden, das erhöht die Verletzungsgefahr.

Die Durchführung umfasst:
- Handtuch oder Zellstoff unter die Hand oder unter den Fuß legen.
- Hand: Nägel runden, nach Form der Fingerkuppe schneiden.
- Fuß: Nägel gerade schneiden, damit sie nicht einwachsen (▶ Abb. 12.9).
- Nagelränder glatt, immer in die gleiche Richtung feilen.

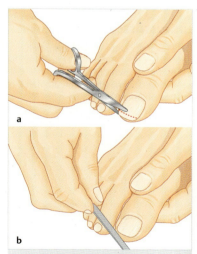

Abb. 12.9 Schneiden und Feilen der Fußnägel. Nagelecken sollten nicht mit der Schere ausgeschnitten werden. Mit einer Nagelfeile können sie sanft gefeilt werden. Die Verletzungsgefahr ist dabei geringer.

- Nagelhaut nicht schneiden, nur zurückschieben (sonst kann es leicht zu Verletzungen und Entzündungen kommen!).
- Alle benutzten Gegenstände hygienisch reinigen, Gegenstände, die bei unterschiedlichen Personen genutzt werden, sind zu desinfizieren.

Merke

Bei Menschen mit Diabetes muss die Fußpflege durch geschulte Personen durchgeführt werden. Hier ist besondere Sorgfalt auf die Pflege und auf das Schneiden der Nägel zu verwenden. Verletzungen oder Abschürfungen sind unbedingt zu vermeiden. Bereits kleine Kratzer oder Läsionen können schwere Wundheilungsstörungen zur Folge haben.

Zu den Beobachtungen bei der täglichen Fußpflege gehört:
- Hautfarbe: gerötet oder blass
- Hautbeschaffenheit: trocken oder feucht
- Zehenzwischenräume: Fußpilzbefall
- Fissurenbildung
- Verletzungen
- Nagelbeschaffenheit
- Verdickungen (Verhornung)
- spröde Haut
- Entzündungen
- eingewachsene Nägel
- weiße oder gelbe Verfärbungen

Praxistipp

Haut der Fußsohlen schuppt nach längerer Druckentlastung, z. B. bei Bettlägerigkeit, sehr heftig ab und kann einreißen. Um das zu vermeiden, sollten die Fußsohlen, und besonders auch die Fersen, bei Bedarf eingecremt werden.

Bei Verdacht auf Nagelpilz- oder Fußpilzinfektionen (▶ Abb. 12.10) ist ein Arzt hinzuziehen!

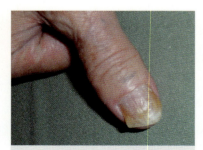

Abb. 12.10 Nagelpilz an den Fingernägeln. Er braucht unbedingt Behandlung. (Foto: E. Sirsch, Thieme)

Film

Um die Inhalte zu vertiefen, können Sie sich den Film „Professionelle Fußpflege" ansehen.

12.4.14 Rasieren unterstützen

Rasur und Bartpflege sind primärer Bestandteil der Körperpflege beim Mann. Durch die hormonelle Umstellung nach den Wechseljahren kann sich allerdings auch bei der älteren Frau ein leichter Bartwuchs zeigen. Daher ist auch bei ihnen gelegentlich eine Rasur notwendig.

So lange wie möglich sollte der Betroffene die Rasur selbst vornehmen. Schwerstpflegebedürftige oder stark verwirrte Menschen müssen von Pflegenden rasiert werden.

Ob eine Nass- oder Trockenrasur bevorzugt wird, entscheidet der Betroffene nach seiner Gewohnheit. Die Nassrasur ist zwar gründlicher, erfordert jedoch mehr Aufwand an Zeit durch Vorbereitung und Aufräumarbeiten sowie Geschicklichkeit in der Durchführung. Des Weiteren können bei der Nassrasur Hautirritationen auftreten.

Merke

Menschen, die an starkem Tremor leiden (Parkinson-Erkrankung) oder blutverdünnende Medikamente einnehmen, sollten sich nach Möglichkeit trocken rasieren, um Verletzungen zu vermeiden.

Vorbereitung

Dazu gehört:
- Günstige Sitzmöglichkeiten am Waschbecken, am Tisch oder evtl. im Bett schaffen.
- Rasierer, Spiegel, Rasierwasser und evtl. Hautcreme bereitstellen.
- Für ausreichendes Licht sorgen.
- Trockenrasur: Rasierapparat anschließen.
- Nassrasur: Rasierpinsel, Rasierschaum und Rasiermesser oder Rasierapparat (evtl. Einmalapparat) bereitstellen.

Durchführung

Zur Nassrasur wird Rasierschaum auf die Barthaare aufgebracht. Die Gesichtshaut wird etwas gespannt, das Rasiermesser bzw. der Rasierapparat in Richtung Haaransatz geführt. Zum Schluss werden der übrige Rasierschaum abgewaschen und ggf. die rasierten Hautstellen mit Rasierwasser benetzt.

12.5 Prophylaxen

Definition

Prophylaxe bedeutet Zuvorkommen und Vorbeugen körperlicher und psychischer Erkrankung.

Prophylaxe enthält alle gesundheitsfördernden Maßnahmen, wie angemessene Ernährung, angepasste Kleidung, Ausgleich zwischen Aktivitäten und Ruhezeiten, Hygiene und Sozialkontakte. Das kann auch bedeuten, mit pflegerischen Maßnahmen gezielt (z. B. herausforderndem Verhalten bei Menschen mit Demenz) vorzubeugen.

Prophylaxe umfasst:
1. Erkennen und Einschätzen der gesundheitlichen Risiken
2. Wahl der infrage kommenden Interventionen
3. Information, Beratung, Anleitung und Begleitung der Betroffenen und ihren Angehörigen
4. Durchführung der Intervention
5. Evaluation (Überprüfung) der Interventionen und Maßnahmen
6. Dokumentation der Interventionen und Ergebnisse des Prozesses

Merke

Prophylaktisch zu denken und zu handeln heißt, gesundheits- und verantwortungsbewusst mit sich selbst und anderen umzugehen.

Bei der Betreuung und Pflege alter Menschen ist prophylaktisches Denken und Handeln besonders wichtig, um bei häufig schon bestehenden Grundleiden (z. B. Immobilität) zusätzliche Komplikationen und Erkrankungen zu vermeiden.

Pflegerische prophylaktische Maßnahmen können alle 3 Stufen der Prävention umfassen:
- primäre Prävention
- sekundäre Prävention
- tertiäre Prävention

▶ **Primäre Prävention.** Die (Information und) Beratung von Betroffenen (und ihren Angehörigen). Sie sollen in die Lage versetzt werden, gesundheitliche Risiken zu erkennen, zu begrenzen, zu verringern und wenn erforderlich, selbst Maßnahmen zu ergreifen.

▶ **Sekundäre Prävention.** Die frühzeitige Erkennung von gesundheitlichen Risiken und Gefahren. Die Risikofaktoren und die daraus resultierenden Gefahren sollen reduziert werden, bevor sie sich manifestieren. Pflegerische Maßnahmen zielen auf eine Risikominderung ab.

▶ **Tertiäre Prävention.** Rehabilitation und/oder Vermeidung eines „wiederholten Krankheitseintrittes". Mit oder für den Betroffenen werden Maßnahmen durchgeführt, die z. B. das Auftreten eines Druckgeschwürs (Dekubitus) verhindern.

▶ **Pflegerische Prophylaxen.** Die nachfolgend beschriebenen Prophylaxen beziehen sich auf die körperliche Situation alter Menschen. Im Verantwortungsbereich professionell Pflegender sind das u. a.:
- Dekubitusprophylaxe (S. 303)
- Thromboseprophylaxe (S. 311)
- Kontrakturenprophylaxe (S. 317)
- Prophylaxen zur Mundgesundheit (S. 320)
- Intertrigoprophylaxe (S. 322)
- Pneumonieprophylaxe (S. 276)
- Sturzprophylaxe (S. 229)

Prophylaxen in diesen Bereichen lassen sich meist in die tägliche Körperpflege integrieren. Der Erfolg der Prophylaxen ist abhängig von
- der individuellen, angepassten Auswahl der Maßnahmen,
- der kontinuierlichen und systematischen Durchführung der Maßnahmen,
- der Sorgfalt in der Durchführung der Maßnahmen,
- der Evaluation der angewendeten Mittel und Maßnahmen.

12.5.1 Dekubitusprophylaxe

Definition

„Ein **Dekubitus** (lat. Druckgeschwür), auch Dekubitalulkus oder Wundliegen genannt, ist eine lokal begrenzte Schädigung der Haut und/oder des darunterliegenden Gewebes, üblicherweise über Knochenvorsprüngen, infolge von Druck oder von Druck- und Scherkräften. Es gibt eine Reihe weiterer Faktoren, welche tatsächlich und mutmaßlich mit Dekubitus assoziiert sind; deren Bedeutung ist aber noch zu klären (NPUAP-EPUAP 2009).

Prävalenz

Zur Häufigkeit (Prävalenz) liegt in Deutschland keine statistische Gesamterhebung zum Dekubitus vor. Studien an der Charité Berlin weisen für den Zeitraum von 2001–2010 für 273 Krankenhäuser (n = 50 000 Patienten) eine durchschnittliche (bundesweite) Prävalenzrate von 9,2 % und für 300 Altenpflegeeinrichtungen (n = 27 000 Bewohner) eine Prävalenzrate von 5,9 % aus (Lahmann u. Kottner 2011). Für die ambulante Versorgung liegen bisher nur regionale Zahlen vor: 3,8 % in Nordrhein-Westfalen (Lindenberg et al. 2003) und 5 % in Bayern (Klein 2005).

Ursachen

Ein Dekubitus ist kein eigenständiges Krankheitsbild, sondern eine Folge- bzw. Sekundärerkrankung. Er hat verschiedene Ursachen.

Druck- und Scherkräfte

Druck- und Scherkräfte können aufgrund einer mechanischen Beanspruchung, die über physiologische Toleranz der Haut hinausgeht, zum Auftreten eines Dekubitus führen. Das kann ein Herunterrutschen oder Heraufziehen eines Bewohners im Bett oder Stuhl sein (▶ Abb. 12.11). Dabei kommt es, wenn die Haut z. B. gegen das Laken verschoben wird, sowohl zur Scherung als auch zur Kompression (Druck) der darunterliegenden Gewebeanteile (Reger et al. 2010). Ein Dekubitus kann aber auch durch den Druck von Sonden und nicht korrekt liegenden Zu- oder Ableitungen (z. B. Urinkatheter) entstehen (Schröder u. Kottner 2012). Die pathologischen Prozesse von Druck und Scherung sind sehr komplex und bisher noch nicht umfassend geklärt (Schröder u. Kottner 2012).

Modelle der Entstehung

Ein Dekubitus kann in unterschiedlichen Gewebeschichten entstehen und verbleiben. Schröder und Kottner (2012) unterscheiden 3 Modelle:

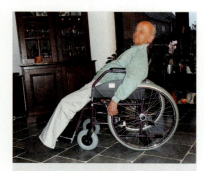

Abb. 12.11 **Scherkräfte.** Sie können beim Herunterrutschen im Rollstuhl auch im Sitzen auftreten. (Foto: E. Sirsch, Thieme)

1. Das **Von-innen-nach-außen–Modell**, d. h. der Dekubitus entwickelt sich von innen heraus. Ausgehend vom Muskel- und/oder dem Fettgewebe hin zu an der Hautoberfläche sichtbar. In der Regel in unmittelbarer Nähe von prominenten Knochenvorsprüngen (Berlowitz u. Brinza 2007).
2. Das **Von-außen-nach-innen-Modell**, der Dekubitus schreitet von der Körperoberfläche (Epidermis) in die Tiefe vor. Als Ursache diskutiert wird v. a. das Mikroklima der Haut, wie Hauttemperatur und Feuchtigkeit. Das Mikroklima wird als ein ausschlaggebender Faktor für die Widerstandsfähigkeit der Haut gegenüber Druck und Scherung benannt (Grefen 2010).
3. Das **Mitte-Modell**, dabei entsteht der Dekubitus zwischen den oberen Hautschichten und dem Knochen, wobei die Haut vorerst intakt bleibt. Dieses Modell wird v. a. mit der Entstehung eines Dekubitus an der Ferse diskutiert (Cichowitz 2009).

Die aufgezeigten Modelle können auch in „**Mischformen**" auftreten.

Dekubitusgefährdete Körperstellen

Grundsätzlich können überall am Körper Druckstellen in sitzender oder liegender Position entstehen. In der Praxis zeigen sich jedoch, je nach Positionierung, einige Stellen (Prädilektionsstellen) als besonders gefährdet (▶ Abb. 12.12). Laut der Prävalenzstudien der Charité tritt bei Bewohnern im Pflegeheim am häufigsten ein Dekubitus im Kreuzbeinbereich (48 %) und den Fersen (24 %) auf (Lahmann et al. 2010).

Risikofaktoren

In der Literatur sind über 100 Risikofaktoren beschrieben (Collier u. Moore 2006), die sich gegenseitig beeinflussen. Diese sind sowohl der Person (intrinsische Faktoren) als auch äußeren Einflüssen (extrinsische Faktoren) zuzuordnen. Die genauen Mechanismen der Dekubitusentstehung sind nur teilweise geklärt.

1. **Einschränkungen der Mobilität**: Die Einschränkung der Mobilität bis hin zu Immobilität kann aufgrund motorischer und sensorischer Einschränkungen (z. B. bei einer Halbseitenlähmung) sowie durch eine gestörte Bewusstseinslage (z. B. im Wachkoma) bedingt sein (Schröder u. Kottner 2012). „Mit Zunahme des Alterungsprozesses der Haut nimmt auch die Fähigkeit der Druckwahrnehmung ab. So lässt es sich z. B. beobachten, dass alte Menschen oft stundenlang ohne Druckausgleichsbewegung sitzen können, obwohl sie dazu in der Lage wären" (Bienstein 1997).

Merke

Eine Dekubitusgefährdung wird angenommen, wenn bei bewegungseingeschränkten Personen weniger als 4 Mikrobewegungen pro Stunde erfolgen (Schröder 2007).

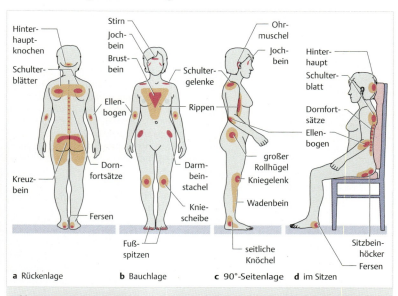

Abb. 12.12 **Dekubitusgefährdete Körperstellen.** Besonders gefährdete Stellen in unterschiedlichen Positionen.

2. **Einschränkungen der Wahrnehmungsfähigkeit**: Im Rahmen neurologischer Erkrankungen kommt es u. a. zu sensorischen und motorischen Beeinträchtigungen des Bewegungsablaufs. Das kann sich auf die Fähigkeit zur Positionsveränderung bis hin zur Immobilität auswirken (z. B. bei Personen mit Hemiplegie).
3. **Herz-Kreislauf-Erkrankungen**: Eine verminderte Durchblutung bzw. eine Behinderung des venösen Rückflusses (bei Herzinsuffizienz, Kreislaufstörungen, Gefäßverengung, Durchblutungsstörungen und niedrigem Blutdruck) beeinflusst die Sauerstoffversorgung des Gewebes (Gewebetoleranz).
4. **Hauterkrankungen und Druckschädigung in der Vorgeschichte**: Es wird angenommen, dass sowohl das Mikroklima der Haut als auch lokale Hautschädigung bzw. -irritation, v. a. im Bereich der dekubitusgefährdeten Körperstellen, oder ein Dekubitus in der Anamnese Einfluss auf die Dekubitusentwicklung haben (Schröder u. Kottner 2012).

Dekubituskategorien

Der Dekubitus wird je nach Ausmaß des Gewebedefekts in 4 Kategorien unterteilt (NPUAP-EPUAP-Klassifikation 2009). Die Bezeichnung „Stadium" oder „Grad" soll in Bezug auf die Entwicklung eines Dekubitus vermieden werden, damit es nicht zu dem Trugschluss kommt, dass sich ein Dekubitus von Grad 1 nach Grad 4 entwickelt (DNQP 2010, ▶ Abb. 12.13).

Kategorie 1

Kennzeichen ist eine deutliche, anhaltende Hautrötung bei intakter Haut. Die Hautrötung lässt sich auch durch den Fingertest nicht „wegdrücken", durch diesen Test lässt sich der Dekubitus von einer vorübergehenden Rötung unterscheiden. Die „nicht wegdrückbare Hautrötung" ist ein Signal für das Risiko der Entstehung von Dekubitalulzera höherer Kategorien (DNQP 2010).

Bei Personen mit dunkler Hautpigmentierung kann die Haut eine andere Farbnuance aufweisen (hellbraun schimmernd). Der Bereich kann gegenüber dem umliegenden Gewebe schmerzend, verhärtet, weich, wärmer oder kälter sein (NPUAP-EPUAP-Klassifikation 2009).

> **Praxistipp**
>
> Durchführung des Fingertests: Drücken Sie mit der Fingerkuppe in die Mitte der Rötung. Bleibt die Haut (wo der Finger auflag) gerötet und wird nicht weiß, liegt ein Dekubitus der Kategorie 1 vor (DNQP 2010).

Kategorie 2

Teilzerstörung der Haut (bis zur Dermis), die als flaches, offenes Ulkus mit einem rot bis rosafarbenen Wundbett ohne Beläge auftritt. Der Defekt kann sich auch als intakte oder offene/rupturierte, serumgefüllte Blase darstellen. Oder er manifestiert sich als glänzendes oder trockenes, flaches Ulkus **ohne** nekrotisches Gewebe oder Bluterguss. Blutergüsse weisen auf eine tiefe Gewebsschädigung hin.

> **Merke**
>
> Diese Kategorie gilt nur für die Beschreibung von Druckulzera! Sie soll **nicht** benutzt werden, um Blasen, Verbands- oder pflasterbedingte Hautschädigungen, feuchtigkeitsbedingte Läsionen, Mazerationen oder Abschürfungen zu beschreiben (Schröder u. Kottner 2012, NPUAP-EPUAP-Klassifikation 2009).

Kategorie 3

Kennzeichen ist ein Defekt aller Hautschichten. Subkutanes Fett kann sichtbar sein, jedoch keine Knochen, Muskeln oder Sehnen. Vorliegender Belag verschleiert ggf. nicht die Tiefe der Gewebeschädigung. Tunnel oder Unterminierungen können vorliegen.

Die Tiefe der „Kategorie-3-Wunde" variiert je nach anatomischer Lokalisation.

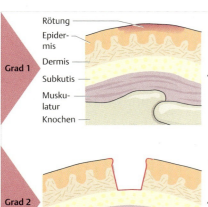
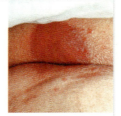
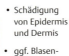

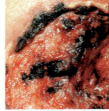
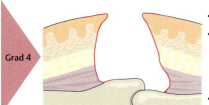
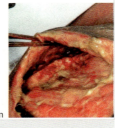

Abb. 12.13 Dekubitusstadien. Dekubitalulzera lassen sich je nach Ausmaß des Gewebedefektes in 4 Kategorien unterteilen. (Fotos: Paul Hartmann AG)

Oberflächliche „Kategorie-3-Wunden" finden sich an Nasenrücken, Ohr, Hinterkopf und Fußknöchel, da hier kein subkutanes Gewebe vorliegt. Extrem tiefe „Kategorie-3-Wunden" treten besonders an adipösen Körperstellen auf. Knochen und Sehnen sind nicht sichtbar oder tastbar (Schröder u. Kottner 2012, NPUAP-EPUAP-Klassifikation 2009).

Kategorie 4

Kennzeichnend ist ein **totaler Gewebsverlust** mit freiliegenden Knochen, Sehnen oder Muskeln. Belag und Schorf können vorliegen. Unterminierungen oder Tunnel liegen oft vor. Die **Tiefe** der „Kategorie-4-Wunde" hängt, wie bei der Kategorie 3, von der anatomischen Lokalisation ab. Kategorie-4-Wunden können sich in Muskeln oder unterstützende Strukturen ausbreiten (Faszien, Sehnen oder Gelenkkapseln) und dabei leicht eine Osteomyelitis oder Ostitis verursachen. Knochen und Sehnen sind sichtbar oder tastbar (Schröder u. Kottner 2012, NPUAP-EPUAP-Klassifikation 2009).

Einschätzung des Dekubitusriskos

Die systematische Einschätzung des Dekubitusriskos wird von allen nationalen und internationalen Leitlinien und Standards empfohlen (▶ Abb. 12.14).

Die klinische Einschätzung besteht aus 2 Schritten:

1. **Initialer Ausschluss eines Dekubitusrisikos**: Bei der Anamnese wird abgeklärt, ob Hinweise für eine Dekubitusgefährdung vorliegen.
2. **Differenzierte Risikoeinschätzung**: Sie erfolgt auf der Grundlage einer umfassenden und direkten Beobachtung (u. a. einer Hautinspektion), den Mitteilungen des Betroffenen, seiner Angehörigen und anderer Berufsgruppen, um die individuellen Risikofaktoren unter besonderer Berücksichtigung von Einschränkungen in der Bewegungsfähigkeit in Bezug auf Aktivität und Mobilität (DNQP 2010) zu ermitteln. Die identifizierten Risikofaktoren sollen dokumentiert werden. Wichtig: Darlegen, worauf sich das Risiko begründet.

Auf Basis der vorliegenden wissenschaftlichen Erkenntnisse kann kein spezifisches Assessmentinstrument (z. B. Braden-Ska-

---

Präambel zum Expertenstandard

Die Vermeidung von Dekubitus stellt nach wie vor eine Herausforderung für die Pflegefachkräfte dar. Dekubitus gehen für die Betroffenen mit schwerwiegenden Einschränkungen der Gesundheit und der Lebensqualität einher, weshalb ihrer Entstehung entschieden vorgebeugt werden muss. In der Literaturstudie zum Expertenstandard werden Dekubitus in Anlehnung an die internationale Definition der NPUAP/EPUAp2 (2009) wie folgt definiert: „Ein Dekubitus ist eine lokal begrenzte Schädigung der Haut und/oder des darunterliegenden Gewebes, in der Regel über knöchernen Vorsprüngen, infolge von Druck oder von Druck in Kombination mit Scherkräften. Es gibt eine Reihe weiterer Faktoren, welche tatsächlich oder mutmaßlich mit Dekubitus assoziiert sind; deren Bedeutung ist aber noch zu klären."

Menschen mit einem Risiko für eine Dekubitusentstehung sind in allen Einrichtungen des Gesundheitswesens zu finden. Der Expertenstandard richtet sich an Pflegefachkräfte in Einrichtungen der ambulanten Pflege, der stationären Altenhilfe und der stationären Gesundheitsversorgung. Für druckgefährdete Personen wurde das Begriffspaar „Patient/Bewohner" gewählt, um Zielgruppen in unterschiedlichen Settings gerecht zu werden. Die Zielgruppe des Standards sind Menschen jeder Altersgruppe, die durch gesundheitliche Einschränkungen, Pflegebedürftigkeit und/oder Einschränkungen in ihrer Aktivität und Mobilität ein erhöhtes Risiko für Dekubitus aufweisen. Der Standard bezieht die Angehörigen ausdrücklich mit ein, denn sie übernehmen insbesondere in der häuslichen Versorgung einen wichtigen Part im Rahmen einer wirksamen Dekubitusprophylaxe.

Der Expertenstandard basiert auf einer umfassenden Literaturanalyse nationaler und internationaler Fachliteratur sowie der Expertise der Mitglieder der Expertenarbeitsgruppe. Auf der Grundlage der aktualisierten Literaturstudie stehen sämtliche Interventionen, die zu einer Druckverteilung führen, im Vordergrund der pflegerischen Dekubitusprophylaxe. Wie in der Vorgängerversion, wird der Bewegungsförderung auch in dem aktualisierten Expertenstandard ein zentraler Stellenwert beigemessen.

Übergreifende Zielsetzung des Expertenstandards (siehe auch Ergebniskriterium 6) ist die Verhinderung eines Dekubitus, da der Entstehung eines Dekubitus in der Regel entgegengewirkt werden kann. Dennoch ist zu konstatieren, dass dieses Ziel nicht bei allen Patienten/Bewohnern erreichbar ist. Einschränkungen bestehen für Personen, bei denen die gesundheitliche Situation gegen eine konsequente Anwendung der erforderlichen prophylaktischen Maßnahmen spricht (z. B. bei lebensbedrohlichen Zuständen), eine andere Prioritätensetzung erfordert (z.B. Menschen in der Terminalphase ihres Lebens) oder eine Wirkung der prophylaktischen Maßnahmen verhindert oder einschränkt (z.B. gravierende Störungen der Durchblutung unter Einnahme zentralisierender Medikamente).

Der vorliegende Expertenstandard beschreibt den originären Beitrag der Pflege zur Dekubitusprophylaxe. Die Versorgung der Patienten/Bewohner findet jedoch in der Regel berufsgruppen- und häufig auch sektorenübergreifend unter Beteiligung von Angehörigen und Hilfskräften statt. Maßnahmen zur Vermeidung eines Dekubitus sollten daher in enger Zusammenarbeit mit allen beteiligten Akteuren, einschließlich des Patienten/Bewohners selbst, erfolgen. Die Delegation von Aufgaben der Pflegefachkraft an Pflegehilfskräfte erfolgt im Rahmen ihrer Verantwortlichkeit. Der Einsatz von Technik und Hilfsmitteln bietet eine sinnvolle Unterstützung, ersetzt aber nicht die notwendige Förderung, Anleitung und Unterstützung bei der körpereigenen Bewegung des Patienten/Bewohners.

Zur Implementierung des Standards bedarf es der gemeinsamen Anstrengung der Betriebsleitung, des Pflegemanagements, der beteiligten Pflegefachkräfte und gegebenenfalls weiterer Gesundheitsberufe. Betriebsleitung und Pflegemanagement tragen Verantwortung für die Bereitstellung von Wissen sowie geeigneten Hilfsmitteln und Materialien. Pflegefachkräfte tragen Verantwortung für den Erwerb von Wissen und die Umsetzung des Standards im klinischen Alltag.

Abb. 12.14 Expertenstandard Dekubitusprophylaxe in der Pflege, 1. Aktualisierung 2010. Herausgeber: Deutsches Netzwerk für Qualitätsentwicklung in der Pflege (DNQP). Autoren: Expertenarbeitsgruppe „Dekubitus, 1. Aktualisierung 2010": Katrin Balzer, Theo Dassen, Johanna Feuchtinger, Gisela Flake, Christa Gottwald, Karla Kämmer, Eva-Maria Panfil, Gerhard Schröder, Thomas Skiba, Eva Steinmetz, Doris Wilborn. Die vollständige Veröffentlichung ist erhältlich beim DNQP (dnqp@hs-osnabrueck.de).

Der Expertenstandard Dekubitusprophylaxe in der Pflege – 1. Aktualisierung 2010

Zielsetzung: Jeder dekubitusgefährdete Patient/Bewohner erhält eine Prophylaxe, die die Entstehung eines Dekubitus verhindert.

Begründung: Ein Dekubitus gehört zu den gravierenden Gesundheitsrisiken hilfe- und pflegebedürftiger Patienten/Betroffener. Das vorhandene Wissen zeigt, dass das Auftreten eines Dekubitus weitgehend verhindert werden kann. Ausnahmen sind in pflegerisch oder medizinisch notwendigen Prioritätensetzungen oder im Gesundheitszustand der Patienten/Bewohner begründet. Von herausragender Bedeutung ist, dass das Pflegefachpersonal systematische Risikoeinschätzung, Schulung von Patienten/Betroffenen, Bewegungsförderung, Druckreduzierung und die Kontinuität prophylaktischer Maßnahmen gewährleistet.

Struktur	Prozess	Ergebnis
Die Pflegefachkraft **S1** – verfügt über aktuelles Wissen zur Dekubitusentstehung sowie Einschätzungskompetenz des Dekubitusrisikos.	**Die Pflegefachkraft** **P1** – beurteilt mittels eines systematischen Vorgehens das Dekubitusrisiko aller Patienten/Bewohner, bei denen die Gefährdung nicht ausgeschlossen werden kann. Dies geschieht unmittelbar zu Beginn des pflegerischen Auftrags und danach in individuell festzulegenden Abständen sowie unverzüglich bei Veränderungen der Mobilität, der Aktivität oder bei Einwirkung von externen Faktoren (z.B. Sonden, Katheter), die zu erhöhten und/oder verlängerten Einwirkung von Druck und/oder Scherkräften führen.	**E1** – Eine aktuelle, systematische Einschätzung der Dekubitusgefährdung liegt vor.
S2 – beherrscht haut- und gewebeschonende Bewegungs-, Lagerungs- und Transfertechniken.	**P2** – gewährleistet auf der Basis eines individuellen Bewegungsplans sofortige Druckentlastung durch die regelmäßige Bewegung des Patienten/Bewohners, Mikrobewegung, scherkräftearmen Transfer, und fördert soweit wie möglich die Eigenbewegung des Patienten/Bewohners.	**E2** Ein individueller Bewegungsplan liegt vor.
S3a – verfügt über die Kompetenz, die Notwendigkeit und die Eignung druckverteilender Hilfsmittel zu beurteilen. **S3b** Dem Risiko des Patienten/Bewohners entsprechende druckverteilende Hilfsmittel (z.B. Weichlagerungskissen und –matratzen, Spezialbetten) sind unverzüglich zugänglich.	**P3** – wendet zusätzlich zu druckentlastenden Maßnahmen die geeigneten druckverteilenden Hilfsmittel an, wenn der Zustand des Patienten/Bewohners eine ausreichende Bewegungsförderung nicht zulässt.	**E3** Der Patient/Bewohner befindet sich unverzüglich auf einer für ihn geeigneten druckverteilenden Unterlage.
Die Pflegefachkraft **S4** – verfügt über Fähigkeiten sowie über Informations- und Schulungsmaterial zur Anleitung und Beratung des Patienten/Bewohners und seiner Angehörigen zur Förderung der Bewegung des Patienten/Bewohners, zur Hautbeobachtung zu druckentlastenden Maßnahmen und zum Umgang mit druckverteilenden Hilfsmitteln.	**P4** – erläutert die Dekubitusgefährdung und die Notwendigkeit von prophylaktischen Maßnahmen und deren Evaluation und plant diese individuell mit dem Patienten/Bewohner und seinen Angehörigen.	**E4** Der Patient/Bewohner und seine Angehörigen kennen die Ursachen der Dekubitusgefährdung sowie die geplanten Maßnahmen und wirken auf der Basis ihrer Möglichkeiten an deren Umsetzung mit.
Die Einrichtung **S5** – stellt sicher, dass alle an der Versorgung des Patienten/Bewohners Beteiligten den Zusammenhang von Kontinuität der Intervention und Erfolg der Dekubitusprophylaxe kennen und gewährleistet die Informationsweitergabe über die Dekubitusgefährdung an externe Beteiligte.	**P5** – informiert die an der Versorgung des dekubitusgefährdeten Patienten/Bewohners Beteiligten über die Notwendigkeit der kontinuierlichen Fortführung der Interventionen (z.B. Personal in Arztpraxen, OP-, Dialyse- und Röntgenabteilungen oder Transportdiensten).	**E5** Die Dekubitusgefährdung und die notwendigen Maßnahmen sind allen an der Versorgung des Patienten/Bewohners Beteiligten bekannt.

Abb. 12.14. Fortsetzung

la) (▶ Abb. 12.15) empfohlen werden. Das bedeutet, derzeit kann durch die Anwendung der bislang bekannten Instrumente zur Risikoerfassung keine Einteilung der Dekubitusrisikofaktoren erfolgen. Eine Einteilung in unterschiedliche Risikostufen ist damit nicht möglich (DNQP 2010).

Daher ist es unabdingbar, dass die kontinuierliche Einschätzung des Dekubitusrisikos eine erfahrene und geschulte Pflegende vornimmt.

Pflegeziel

Jeder dekubitusgefährdete Betroffene erhält eine individuell ausgerichtete Prophylaxe, die der Entstehung eines Dekubitus entgegenwirkt (▶ Abb. 12.14). Das Ziel ist eine individuelle Pflege, die sich bei Bedarf auch an Angehörige richtet. Der nationale Expertenstandard definiert die Ziele so:
1. Dekubitusgefährdung ist eingeschätzt.
2. Individueller Bewegungsplan ist erstellt.
3. Druckumverteilende Unterlagen und Hilfsmittel werden unverzüglich angewendet.
4. Durchgeführte Interventionen werden dokumentiert und evaluiert.
5. Alle an der Versorgung Beteiligten, besonders die Betroffenen und Angehörigen, wissen um die Dekubitusgefährdung, kennen ihre Ursachen, die ge-

Braden-Skala

	1 Punkt	2 Punkte	3 Punkte	4 Punkte
Sensorisches Empfindungsvermögen — Fähigkeit, adäquat auf druckbedingte Beschwerden zu reagieren	**fehlt** • keine Reaktion auf schmerzhafte Stimuli, mögliche Gründe: Bewusstlosigkeit, Sedierung oder • Störung der Schmerzempfindung durch Lähmungen, die den größten Teil des Körpers betreffen (z.B. hoher Querschnitt)	**stark eingeschränkt** • eine Reaktion erfolgt nur auf starke Schmerzreize • Beschwerden können kaum geäußert werden (z. B. nur durch Stöhnen oder Unruhe) oder • Störung der Schmerzempfindung durch Lähmungen, wovon die Hälfte des Körpers betroffen ist	**leicht eingeschränkt** • eine Reaktion auf Ansprache oder Kommandos • Beschwerden können aber nicht immer ausgedrückt werden (z. B. dass die Position geändert werden soll) oder • Störung der Schmerzempfindung durch Lähmung, wovon eine oder zwei Extremitäten betroffen sind	**vorhanden** • Reaktion auf Ansprache, Beschwerden können geäußert werden oder • keine Störung der Schmerzempfindung
Feuchtigkeit — Ausmaß, in dem die Haut Feuchtigkeit ausgesetzt ist	**ständig feucht** • die Haut ist ständig feucht durch Urin, Schweiß oder Kot • immer wenn der Patient gedreht wird, liegt er im Nassen	**oft feucht** • die Haut ist oft feucht, aber nicht immer • Bettzeug oder Wäsche muss mindestens einmal pro Schicht gewechselt werden	**manchmal feucht** • die Haut ist manchmal feucht, und etwa einmal pro Tag wird neue Wäsche benötigt	**selten feucht** • die Haut ist meist trocken • neue Wäsche wird selten benötigt
Aktivität — Ausmaß der physischen Aktivität	**bettlägrig** • ans Bett gebunden	**sitzt auf** • kann mit Hilfe etwas laufen • kann das eigene Gewicht nicht allein tragen • braucht Hilfe, um aufzusitzen (Bett, Stuhl, Rollstuhl)	**geht wenig** • geht am Tag allein, aber selten und nur kurze Distanzen • braucht für längere Strecken Hilfe • verbringt die meiste Zeit im Bett oder im Stuhl	**geht regelmäßig** • geht regelmäßig 2- bis 3-mal pro Schicht • bewegt sich regelmäßig
Mobilität — Fähigkeit, die Position zu wechseln und zu halten	**komplett immobil** • kann auch keinen geringfügigen Positionswechsel ohne Hilfe ausführen	**Mobilität stark eingeschränkt** • bewegt sich manchmal geringfügig (Körper, Extremitäten) • kann sich aber nicht regelmäßig allein ausreichend umlagern	**Mobilität gering eingeschränkt** • macht regelmäßig kleine Positionswechsel des Körpers und der Extremitäten	**mobil** • kann allein seine Position umfassend verändern
Ernährung — Ernährungsgewohnheiten	**sehr schlechte Ernährung** • isst kleine Portionen nie auf, sondern nur etwa 1/3 • isst nur 2 oder weniger Eiweißportionen (Milchprodukte, Fisch, Fleisch) • trinkt zu wenig • nimmt keine Ergänzungskost zu sich oder • darf oral keine Kost zu sich nehmen oder • nur klare Flüssigkeiten oder • erhält Ernährungs-Infusionen länger als 5 Tage	**mäßige Ernährung** • isst selten eine normale Essensportion auf, isst im Allgemeinen etwa die Hälfte der angebotenen Nahrung • isst etwa 3 Eiweißportionen • nimmt unregelmäßig Ergänzungskost zu sich oder • erhält zu wenig Nährstoffe über Sondenkost oder Infusionen	**adäquate Ernährung** • isst mehr als die Hälfte der normalen Essensportionen • nimmt etwa 4 Eiweißportionen täglich zu sich • verweigert gelegentlich eine Mahlzeit, nimmt aber Ergänzungskost zu sich oder • kann über Sonde oder Infusionen die meisten Nährstoffe zu sich nehmen	**gute Ernährung** • isst immer die angebotenen Mahlzeiten auf • nimmt 4 oder mehr Eiweißportionen zu sich • isst auch manchmal zwischen den Mahlzeiten • braucht keine Ergänzungskost
Reibung und Scherkräfte	**Problem** • braucht viel bis massive Unterstützung bei Lagewechsel • Anheben ist ohne Schleifen über die Laken nicht möglich • rutscht im Bett oder im (Roll-)Stuhl ständig herunter, muss immer wieder hochgezogen werden • hat spastische Kontrakturen oder • ist sehr unruhig (scheuert auf dem Laken)	**potenzielles Problem** • bewegt sich etwas allein oder braucht wenig Hilfe • beim Hochziehen schleift die Haut nur wenig über die Laken (kann sich etwas anheben) • kann sich über längere Zeit in einer Lage halten (Stuhl, Rollstuhl) • rutscht nur selten herunter	**kein Problem zur Zeit** • bewegt sich in Bett und Stuhl allein • hat genügend Kraft, sich anzuheben • kann eine Position über lange Zeit halten, ohne herunterzurutschen	geringes Risiko 16 – 15 Punkte mittleres Risiko 14 – 12 Punkte hohes Risiko 11 – 9 Punkte sehr hohes Risiko < 9 Punkte Patient: .... Datum: .... Handzeichen: ....

Abb. 12.15 **Braden-Skala zur Einschätzung des Dekubitusrisikos.** Die Einstufung erfolgt bei Veränderungen und in individuell festgelegten Intervallen.

12.5 Prophylaxen

planten Maßnahmen und wirken auf der Basis ihrer Möglichkeiten an der Umsetzung mit.
6. Der Betroffene hat keinen Dekubitus.

▶ **Individueller Bewegungsplan.** Mit jedem dekubitusgefährdeten Betroffenen wird ein ressourcenorientierter, individueller Bewegungsplan (▶ Abb. 12.16) erstellt, aus dem die Positionswechsel und die Bewegungsintervalle hervorgehen.

> **Merke**
>
> Es gibt keine eindeutige Aussage zu den Positionswechsel-Intervallen. Die lange geltende 2-stündige „Umlagerung" basiert auf Empfehlungen der Krankenschwester Florence Nightingale, die im Krimkrieg (1853–56) mit ihren Mitarbeiterinnen 2 Stunden benötigte, um alle kriegsverletzten Soldaten zu „drehen".

Die Positionswechsel erfolgen in individuellen Bewegungsintervallen, die durch die Hautbeschaffenheit bestimmt werden. Das bedeutet:
- Tritt bei einem 2-stündlichen Positionswechsel ein Dekubitus der Kategorie 1 auf, so sind die Intervalle zu verkürzen.
- Tritt kein Dekubitus der Kategorie 1 auf, können die Intervalle verlängert werden.

Der Dekubitus der Kategorie 1 kann mittels des Fingertestes nachgewiesen werden.

Maßnahmen zur Druckentlastung

Die Druckentlastung (Positionierung) bzw. veränderte Druckverteilung (Weichlagerung) sollen die fehlende Eigenbewegung eines dekubitusgefährdeten Menschen ergänzen oder ersetzen, auf keinen Fall behindern. Daher sollte jede pflegerische Handlung neben der Positionierung auch auf die Förderung der Eigenbewegungen abzielen.

Im Liegen

Zur Druckentlastung im Liegen erfolgen die Positionswechsel in individuellen Bewegungsintervallen. Dabei werden persönliche Vorlieben mit den aktuellen Erfordernissen der Dekubitusprophylaxe abgeglichen.

Abb. 12.16 Bewegungsplan. Beispiel für einen individuellen Bewegungsplan.

Praxistipp

Es ist wichtig zu wissen, ob ein Mensch es gewohnt ist, auf dem Bauch oder auf dem Rücken zu schlafen (Biografie). Für einen Menschen, der immer auf dem Bauch geschlafen hat, wird das gelegentliche Liegen in der 135°-Lage entspannender sein, als z. B. in der völlig ungewohnten Rückenlage.

Lernaufgabe

Überlegen Sie, welche unterschiedlichen Schlafpositionen Sie selbst einnehmen. Was bedeutet es für Sie, in ungewohnter Position einschlafen zu müssen?

▶ **30°-Lagerung.** Die 30°-Lagerung ist die Position mit den geringsten Risiken, denn sie belastet weder das Kreuzbein noch den Trochanter. Der Betroffene liegt auf einer Rolle, bzw. einem oder 2 weichen Kissen, die unter eine Körperhälfte eingebracht werden (▶ Abb. 12.17). Der Kopf ist durch ein kleines Kissen und oder Rolle gestützt.

Bei korrekter Position lässt sich eine Hand leicht unter das Kreuzbein und den Trochanter schieben. Die Position kann abwechselnd links oder rechts eingenommen werden. Damit die Person nicht das Gefühlt hat, aus dem Bett zu rollen, sollte eine Handtuch/Rolle an der nicht „hochgelagerten" Seite anmodelliert werden (kinästhetische Rutschbremse).

▶ **135°-Lagerung.** Die 135°-Lagerung ist die Lagerung, die viele Menschen als entspannte Schlafposition wählen, wenn sie sich selbst lagern können. Sie ist eine Alternative zur Bauchlagerung. Dabei liegt der Kopf auf einem kleinen Kissen. Der Oberkörper wird evtl. leicht unterstützt und das oben liegende Bein wird abgestützt (▶ Abb. 12.18).

Merke

Die 135°-Lagerung ist eine geeignete Position, wenn ein Dekubitus im Rücken oder Gesäßbereich abheilen muss.

▶ **5- bzw. 6-Kissen-Bett.** Der Betroffene wird komplett auf 5 oder 6 Kissen gelagert (▶ Abb. 12.19). Das Ziel dieser Lagerung ist, gefährdete oder bereits geschädigte Körperbereiche komplett frei zu lagern.

▶ **Mikrolagerung.** Das sind Positionsveränderungen durch kleine Polster oder Kis-

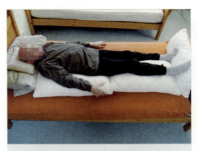

Abb. 12.17 30°-Lagerung. Sie entlastet den Trochanter major und den Sakralbereich. (Foto: E. Sirsch, Thieme)

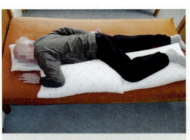

Abb. 12.18 135°-Lagerung. Sie entlastet den gesamten Sakralbereich und entspricht häufig der natürlichen Schlafposition. (Foto: E. Sirsch, Thieme)

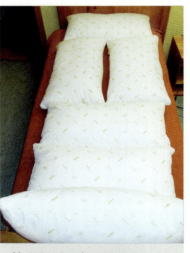

Abb. 12.19 Kissenbett. Diese Lagerung entlastet in Rückenlage die Schulterblattspitzen, den Sakralbereich und die Fersen. (Foto: E. Sirsch, Thieme)

sen (▶ Abb. 12.20), die in individuellen Intervallen verändert werden.

▶ **V-, A- und T-Lagerung.** Die V- und A-Lagerung gilt der Druckentlastung an den Dornfortsätzen der Wirbelsäule. T-Lagerung kann der Druckentlastung an den

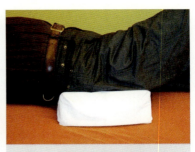

Abb. 12.20 Mikrolagerung. Kleine Polster oder Kissen erzielen Positionsveränderungen. (Foto: E. Sirsch, Thieme)

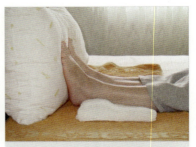

Abb. 12.21 Freilagerung der Fersen. Gerollte oder gelegte Handtücher können bereits ausreichend entlasten. (Foto: E. Sirsch, Thieme)

Schulterblattspitzen und am unteren Rippenrand dienen. Die V-, A- und T-Lagerungen sind primär Lagerungen zur Unterstützung der Atmung (▶ Tab. 11.6). Bei diesen Lagerungen muss bedacht werden, dass es dadurch zu erhöhtem Druck auf das Steißbein (Os sacrum) kommen kann.

Merke

Besteht ein Dekubitus, ist eine völlige Entlastung der betroffenen Bereiche erforderlich. Freilagerung der Fersen kann u. a. durch zusammengerollte Handtücher oder weiche Polster erreicht werden (▶ Abb. 12.21).

Merke

Bei allen Lagerungsmaßnahmen ist zu bedenken: Je weicher die Unterlage, desto geringer die Körperwahrnehmung und desto größer die Gefahr einer Desorientierung bzw. des Verlustes des Körperschemas. Damit der Betroffene sich dennoch spürt und im „Hier und Jetzt" Orientierung findet, sollten die Prinzipien der Basalen Stimulation (S. 213) einbezogen werden.

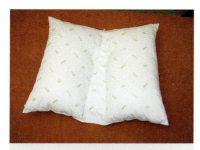

Abb. 12.22 Druckverteilung im Sitzen. Ein solches Gesäßkissen kann den Druck auf das Gesäß mindern. (Foto: E. Sirsch, Thieme)

Im Sitzen

Bei längerem Sitzen im Rollstuhl oder Sessel ist bei Menschen, die ihre Position nur unzureichend selbst verändern können, das Gesäß mit den Sitzbeinhöckern besonders dekubitusgefährdet. Die Maßnahmen zur Druckentlastung im Sitzen müssen je nach individuellem Risiko gewählt werden:

- Positionsveränderungen im Sitzen, z. B. durch kleine Keilkissen oder spezielle Hilfsmittel, können Entlastung schaffen.
- Eine entlastende Position kann z. B. durch spezielle Gesäßkissen erreicht werden (▶ Abb. 12.22).
- Beim Sitzen im Sessel sollten die Füße Bodenkontakt haben. Füße evtl. auf einen Schemel stellen oder Fußrasten des Rollstuhls hochklappen, um guten Halt zu ermöglichen und das Herunterrutschen (Scherkräfte) zu verhindern.
- Akut erkrankte Personen sollten nicht länger als 2 Stunden sitzen und danach 1 Stunde nicht sitzen (DNQP 2010).
- Auch beim Sitzen im Bett können Scherkräfte zu Gewebeschädigungen führen. Um das Herunterrutschen zu vermeiden, können kleine Polster, z. B. zusammengefaltete Handtücher o. Ä., vor die Sitzbeinhöcker gelegt werden.

Spezielle druckverteilende Hilfsmittel

Lagerungshilfsmittel zur Dekubitusprophylaxe müssen nach dem individuellen Risiko des Betroffenen ausgewählt werden. Dazu stehen zur Verfügung:

- bei risikogefährdeten Menschen: keine Lagerung auf üblichen Schaumstoffmatratzen, sondern z. B. auf viskoelastischen Schaumstoffmatratzen
- bei hoch risikogefährdeten Betroffenen: Lagerung auf alternierenden (Wechsel-) Drucksystemen oder anderen hochtechnologischen druckreduzierenden Systemen (DNQP 2010)

Eine Empfehlung für das effektivste druckverteilende Hilfsmittel ist nicht möglich. Es gibt bisher keine zuverlässigen Nachweise (Evidenz), dass die verschiedenen druckverteilenden Lagerungssysteme sich hinsichtlich ihrer Effektivität unterscheiden (DNQP 2010). Wenn Wechseldrucksysteme zum Einsatz kommen sollen, werden großzellige Wechseldrucksysteme empfohlen (DNQP 2010). Ebenso **fehlt** der Nachweis für die Wirkung von speziellen Schaffellen (z. B Australian Medical Sheepskin).

Der Einsatz von speziellen druckverteilenden Hilfsmitteln ist immer in Kombination mit ergänzenden Maßnahmen zu sehen. So soll z. B. auch beim Einsatz von Wechseldrucksystemen eine kontinuierliche Positionsveränderung und Förderung der Eigenbewegung stattfinden.

Ergänzende Maßnahmen

Ergänzende Maßnahmen zur Dekubitusprophylaxe sind:

- Vermeiden von durchblutungshemmenden Faktoren wie beengende Kleidung oder Verbände
- scherkräftearmer Transfer
- saubere faltenfreie Wäsche und saugfähige Unterlagen
- Unterstützung des Mikroklimas der Haut (D. h. Wärme- und Feuchtigkeitsentwicklung durch atmungsaktive Materialien vermeiden. Kein Hautkontakt mit Kunststoff oder Gummi.)

Bei Menschen mit einem sich verschlechternden Gesundheitszustand kommt es häufig zu einer Koexistenz von Dekubitus und z. B. einer Mangelernährung und/oder einem schlechten Hautzustand. Für diese separaten Risikofaktoren sind unabhängig von der Dekubitusprophylaxe die geeigneten Maßnahmen zu treffen (DNQP 2010).

Merke

Nicht mehr zur Dekubitusprophylaxe verwendet werden sollten:

- Eisen und Föhnen
- Massagen im Bereich dekubitusgefährdeter Körperstellen
- hyperämisierende (durchblutungsfördernde) Cremes, Salben oder alkoholische Einreibungen
- hautabdeckende Pasten oder fetthaltige Salben (Beeinträchtigung der Hautatmung durch z. B. Zinkpaste, Vaseline, Melkfett)
- Fersen-, Hacken- und Ellenbogenschoner
- Wasserkissen (einzelne Kissen)
- Watteverbände
- echte und künstliche Felle
- Gummiringe
- kleinzellige Antidekubitusauflagen

Maßnahmen zur Behandlung eines Dekubitus finden Sie im Kap. „Spezielle chronische Wunden" (S. 932).

12.5.2 Thromboseprophylaxe

Definition

Als **Thrombose** wird eine Blutgerinnselbildung innerhalb eines Blutgefäßes bezeichnet (Thrombosis [gr.] = Verschluss des Gefäßvolumens durch ein Blutgerinnsel). Dieses Kapitel beschreibt die venöse Thromboseprophylaxe, mit dem Ziel, die tiefe Beinvenenthrombose (TBVT) zu reduzieren.

Dieses Blutgerinnsel (Thrombus) kann das Gefäßvolumen teilweise oder vollständig verschließen und an der Gefäßwand eine Entzündung hervorrufen. Es kann sich auch lösen und sich an einer anderen Stelle im Gefäßsystem festsetzen mit der Folge einer Embolie.

Prävalenz

In der europäischen Bevölkerung tritt die TBVT bei 100 von 100 000 Einwohnern (0,1 %) auf. Deutlich höhere Raten liegen bei Krankenhauspatienten (ACCP 2008) vor. Eine tief greifende Komplikation der TBVT ist die Lungenembolie. Lungenembolien können zur akuten Bedrohung werden. Schätzungen nach versterben in England jährlich ca. 25 000 Menschen an einer im Krankenhaus erworbenen Lungenembolie (HoCHC 2005).

Ursachen

▶ **Virchow-Trias.** Der Berliner Pathologe Rudolf Virchow hat bereits in der Mitte des 19. Jahrhunderts die Hauptursachen der venösen Thrombose beschrieben. Die Virchow-Trias setzt sich zusammen aus (RKI 2009, AWMF 2009):

- Schädigung der Gefäßwände
- Veränderung der Hämodynamik (Blutströmungsgeschwindigkeit)
- Veränderungen der Blutzusammensetzung

Schädigung der Gefäßwände

Schädigungen der Gefäßwände können entstehen durch:

- sklerotische Veränderungen

- Verletzungen der Gefäßwände: Rupturen/Quetschungen/invasive Maßnahmen
- Infektionen/Operationen
- Wärmeeinwirkungen, Verbrennungen

Veränderung der Hämodynamik

Veränderungen der Blutströmungsgeschwindigkeit und Fließeigenschaften (Viskosität) des Blutes können entstehen durch:
- Flüssigkeitsmangel: bei nicht ausreichender Trinkmenge, vermehrtem Ausscheiden, z. B. bei Diarrhö, aber auch bei Fieber oder andauerndem Erbrechen (Emesis)
- Immobilität/Bettruhe über 24 Stunden
- Varizen, Herzinsuffizienz, Stase

Veränderung der Blutzusammensetzung

Veränderungen der Blutzusammensetzung mit einer gesteigerten Blutgerinnung können z. B. entstehen durch:
- Operationen
- Entzündungen
- Tumoren

Risikofaktoren

Risikofaktoren für die Entstehung einer Thrombose, insbesondere einer TVBT, sind (RKI 2009, AWMF 2009):
- Gefäßwandschädigungen, z. B. ausgeprägte Krampfadern (Varizen)
- durchgemachte Thrombosen
- Insuffizienz der Venenklappen
- Alter (z. B. Gefäßveränderungen durch Alterungsprozesse)
- Immobilität u. a. durch Apoplex oder Querschnittslähmung
- Immobilisierung durch akute Erkrankung, Gipsverband, schmerzbedingte Ruhigstellung, langes Sitzen (z. B. im Rollstuhl, führt zum Abknicken der Gefäße)
- Herzinsuffizienz und Myokardinfarkt
- Übergewicht
- Medikamente, z. B. Sedativa
- Operationen
- Infektionen, Sepsis
- Exsikkose (Austrocknung), auch vermehrte Ausscheidung nach Diuretikagabe
- genetische Faktoren, die mit einer gesteigerten Gerinnbarkeit des Blutes einhergehen (thrombophile Diathese)

Der überwiegende Anteil der alten Menschen weist mehrere bedeutsame Risikofaktoren für eine Thrombose auf. Das Auftreten mehrerer Risikofaktoren hat eine potenzierende Wirkung.

Symptome

Die Mehrzahl der akuten TBVT verläuft symptomlos. Dies gilt v. a. für immobilisierte Bewohner. Neben der akuten und lebensbedrohlichen Komplikationen der Lungenembolie birgt eine überstandene TVBT schwerwiegende Spätfolgen.

Zum einen manifestiert sich in mehr als der Hälfte der Fälle nach 5–10 Jahren eine chronisch-venöse Insuffizienz, das sog. postthrombotische Syndrom mit Hautveränderungen und Ödemen, bis hin zum venösen Unterschenkelgeschwür (RKI 2009, AWMF 2009). Zum anderen kann sich infolge einer Lungenembolie ein Lungenhochdruck (pulmonale Hypertension) entwickeln, bis hin zur pulmonalen arteriellen Hypertonie mit schwerwiegenden Beeinträchtigungen der Lungenfunktion und des Herz-Kreislauf-Systems (Bonderman et al. 2006).

Zeichen einer Venenthrombose sind:
- Schwellung und Wärmegefühl am Fußknöchel, am Unterschenkel oder am ganzen Bein mit Spannungsgefühl
- gerötete und gespannte Haut, eventuell Blaufärbung
- Spannungsgefühl und Schmerzen in Fuß, Wade und Kniekehle (Linderung bei Hochlagerung)
- Überwärmung des geschwollenen Beins

Das Erkennen einer beginnenden TBVT oder Thrombophlebitis (▶ Abb. 12.23) ist eine Grundvoraussetzung für frühzeitig einsetzende Maßnahmen.

▶ Thrombophlebitis

Definition

Eine **Thrombophlebitis** ist die Entzündung einer Venenwand, die mit einer Thrombose einhergehen kann.

Für professionell Pflegende ist es wichtig, die Risikofaktoren und die Anzeichen einer beginnenden Thrombose zu kennen und in Absprache mit dem behandelnden Arzt weitere Maßnahmen zu planen (S. 563).

Thrombosegefährdung einschätzen

Wissenschaftliche Untersuchungen zeigen, dass keine der zur Verfügung stehenden Skalen zur Einschätzung des Thromboserisikos eine zufriedenstellende Voraussage treffen kann (Bartoszek et al. 2011). Das gilt auch für die Skala nach Frowein (▶ Abb. 12.24). Daher ist es unabdingbar, dass die kontinuierliche Einschätzung des Thromboserisikos ggf. mit dem behandelnden Arzt durch eine erfahrene und geschulte Pflegende vorgenommen wird.

Die Einschätzung der Thrombosegefährdung richtet sich nach den thromboseassoziierten (erkrankungsbedingten und dispositionellen) Risikofaktoren und/oder der Therapieform (z. B. ambulanter chirurgischer Eingriff).

Pflegeziel

Ziel der Thromboseprophylaxe durch Pflegende ist es, den Blutrückfluss in den Venen zu unterstützen und dadurch einer Thromboseentstehung entgegenzuwirken.

Maßnahmen

Pflegende können, neben der durch den Arzt verordneten, medikamentösen Therapie, wirkungsvolle physikalische Maßnahmen zur Thromboseprophylaxe anwenden, siehe Kap. „Pflege und Begleitung alter Menschen mit Erkrankungen des Herz-Kreislauf-Systems" (S. 547).

Grundlegende Basismaßnahmen zur Verbesserung des venösen Rückflusses (AWMF 2009) sind:
- Frühmobilisation (u. a. Druck auf die Fußsohle ausüben)
- Bewegungstraining (u. a. Wassertreten in kniehohen Behältnissen), v. a. die Anleitung zu Eigenübungen

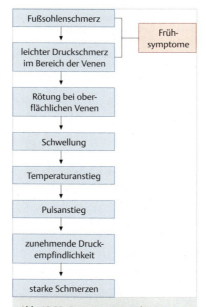

Abb. 12.23 Symptome einer beginnenden venösen Thrombose. Das Ziel ist, eine beginnende TBVT oder Thrombophlebitis früh zu erkennen, um frühzeitig Maßnahmen einzuleiten.

12.5 Prophylaxen

Frowein-TVT-Score							
Risikofaktoren	Kategorie	P	Kategorie	P	Kategorie	P	
Gefäßwandschädigung							
Varikosis	nein	0	leicht	1	stark	4	
frühe Thrombose/Lungenembolie	nein	0	ja	4			
AVK	nein	0	Stadium I – IIa	2	Stadium IIb –IV	4	
Alter	40	1	> 60	2	> 70	3	
Hämodynamik							
Mobilität	mobil	0	teilmobil (bis ca. 12 Std./Tag)	2	immobil (länger als 72 Std. ununterbrochen)	4	
Lähmungen	nein	0	Querschnittlähmung Halbseitenlähmung	3			
Frakturen	nein	0	Unterschenkel	2	Oberschenkel	7	
Stützverband	nein	0	Gehgips	3	Liegegips	7	
Herzinsuffizienz	nein	0	Stadium I – III	3	Stadium IV	6	
Myokardinfarkt	nein	0	ja	4			
Schwangerschaft	nein	0	ja	1			
postpartal	nein	0	ja	2			
Übergewicht	nein	0	>15% (nach Broca)	2	>20% (nach Broca)	2	
Blutzusammensetzung							
schwere Entzündung	nein	0	ja	7			
Sepsis	nein	0	ja	7			
maligner Tumor	nein	0	ja	7			
Operation	kleine Eingriffe < 30 Minuten	1	Allgemeinchirurg. OP > 30 Minuten	3	Malignom-OP, große urol., gyn. u. orthopäd. Eingriffe > 30 Minuten	7	
schwere Verletzungen	nein	0	ja	7			
orale Kontrazeption	nein	0	ja	2			
Rauchen	nein	0	ja	2			
Punkte	**Thromboserisiko**		◄ Spaltensumme		◄ Spaltensumme		◄
0	keines						
1 – 3	gering		Gesamtsumme: _____		Thromboserisiko: _____		
4 – 6	mittel						
7 – maximal	hoch						

Abb. 12.24 Frowein-TVT-Score. Die Skala ist ein Assessmentinstrument zur Einschätzung des Thromboserisikos (nach Frowein 1997, TVT = tiefe Venenthrombose).

Darüber hinaus wird empfohlen:
- entstauendes Hochlagern der Beine bis 20 Grad
- physikalische Maßnahmen, wie Kompression der oberflächlichen Venen mittels eines graduierten Andrucks (von der Fessel zum Oberschenkel hin nachlassend) durch
  - medizinische Thromboseprophylaxestrümpfe (MTS)
  - Kompressionsstrümpfe
  - Kompressionensverbände nach ärztlicher Anordnung

Auf das Ausstreichen der Venen sollte im akuten Krankheitsfall verzichtet werden.

Für die Wirksamkeit liegen keine fundierten Nachweise vor. Zudem kann die Maßnahme zu anderen Komplikationen, wie das Loslösen eventuell bestehender Thromben, führen (EBN Südtirol 2011).

Bewegungstraining durchführen

Individuell angepasste Mobilisierung und Bewegungstraining fördern – durch die Aktivierung der Muskelpumpe – den physiologischen Venenfluss (z. B. Radfahren im Bett, Spaziergang über den Stationsflur, Gang zur Toilette). Die Übungen sollten mind. 3-mal täglich für 5–10 min durchgeführt und mit einer ruhigen und tiefen Ein- und Ausatmung gekoppelt werden.

Beispiele für einfache Übungen (▶ Abb. 12.25):
- Fußspitzen vorwärts und rückwärts bewegen
- Füße im Kreis bewegen, einzeln, später zusammen
- Zehen einkrallen, lockern
- Beine aufstellen und strecken

Beine hochlagern

Nach Expertenmeinung bewirkt die entstauende Hochlagerung der Beine bis ca.

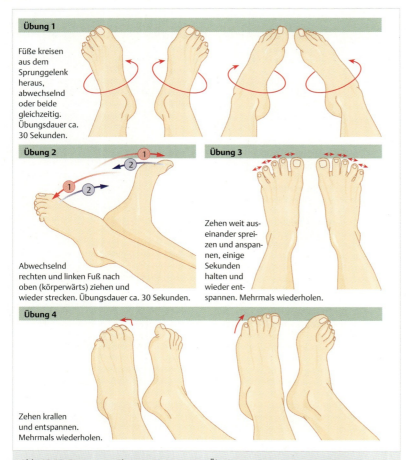

Abb. 12.25 **Bewegungsübungen im Bett.** Die Übungen sollten mehrmals täglich durchgeführt werden.

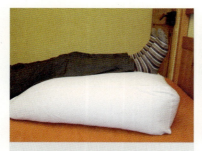

Abb. 12.26 **Entstauende Lagerung.** Bei der Hochlagerung der Beine sind die Knie leicht gebeugt. (Foto: Thieme)

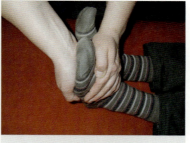

Abb. 12.27 **Fußsohlendruck.** Hierbei können Pflegende passiv unterstützen. (Foto: Thieme)

20°-Stufenlagerung eine Verbesserung des venösen Rückflusses (AWMF 2009). Wichtig ist, dass die Kniekehlen dabei leicht gebeugt sind, da bei ausgestreckten Beinen Schmerzen entstehen können (▶ Abb. 12.26).

Kontraindikationen sind:
- arterielle Durchblutungsstörungen
- AVK (arterielle Verschlusskrankheit)
- Herzinsuffizienz NYHA Stadium III

Ungeklärt ist, ob durch diese Maßnahmen generell TBVT reduziert werden können. Keinen Einfluss auf die Reduktion von TBVT hat die Beinhochlagerung bei orthopädischen Patienten (EBN Südtirol 2011). Hier trägt die Beinhochlagerung, sofern keine Kontraindikationen (z. B. arterielle Verschlusskrankheit, schwere Herzinsuffizienz) vorliegen, zur Steigerung des Wohlbefindens der Betroffenen bei.

Aufstellen der Fußsohlen ermöglichen

Beim Druck gegen die Fußsohlen spannt sich die Beinmuskulatur und komprimiert gleichzeitig auch die Venen. Die Venenklappen schließen sich, das Blut strömt in Richtung des Herzens. Dieser physiologische Vorgang erfolgt normalerweise beim Gehen. Bei bettlägerigen Menschen entfällt er durch den fehlenden Fußsohlendruck.

Fußsohlendruck wird im Liegen ausgelöst, wenn die Füße mehrmals gegen das Bettende gedrückt werden oder ein Ball am Fußende des Bettes befestigt wird, der zu diesen Bewegungen anregt (▶ Abb. 12.27).

> **Merke**
>
> Nach einem Schlaganfall darf kein punktueller Druck auf die Fußsohle ausgeübt werden, da dadurch eine Spastik (Hypertonus der Muskulatur) ausgelöst werden kann. Bei Menschen mit Neigung zur Spastik sollte ebenfalls kein Fußsohlendruck ausgeübt werden.

> **Merke**
>
> Alle Basismaßnahmen zur Thromboseprophylaxe wirken nur in dem Moment, in dem sie angewendet werden. Als Grundsatz gilt deshalb: Lieber Liegen und Laufen, als Stehen und Sitzen.

Kompressionsstrümpfe und medizinische Thromboseprophylaxestrümpfe

Das Tragen von MTS (medizinische Thromboseprophylaxestrümpfen) oder Kompressionsstrümpfen und das Anlegen eines Kompressionsverbands sind häufige Maßnahmen zur Thromboseprophylaxe. In diesen Fällen soll der graduierte (An-)Kompressionsdruck auf die Venen den Rückfluss des Blutes zum Herzen unterstützen.

▶ **Kontraindikation.** Kompressionsstrümpfe und -verbände dürfen nicht angelegt werden bei (Bartoszek u. Meyer 2009):
- fortgeschrittener peripherer Verschlusskrankheit
- dekompensierter Herzinsuffizienz
- septischer Phlebitis

- Phlegmasia coerulea dolens (seltene, schwere Verlaufsform einer Venenthrombose)

Relative Kontraindikationen sind (Wienert et al. 2005):
- massive Beinödeme
- schwere Sensibilitätsstörungen der Extremität
- fortgeschrittene periphere Neuropathie (z. B. bei Diabetes mellitus)
- Unverträglichkeit des Materials vom Thrombosestrumpf

MTS = medizinische Thromboseprophylaxestrümpfe

MTS dienen als elastisches Widerlager und verstärken so den Effekt der Muskel-Venen-Pumpe. Dabei bewirken die elastischen Fasern des rundgestrickten Strumpfs eine Reduktion des Querschnitts der oberflächlichen Venen, mit dem Effekt, dass die Venenklappen in ihrer Funktion unterstützt und der venöse Blutfluss in den tieferen Beinvenen beschleunigt wird (Meyer et al. 2004).

Die **graduierte Kompression**, mit einem Andruck 18 mmHg in der Fesselregion, soll von distal (Fuß) nach proximal (Oberschenkel) kontinuierlich abnehmen (AWMF 2009). Der optimal die Venen unterstützende Andruck (europäische Vornorm 2001, EVN 12719) der MTS ist auf einen **mobilitätseingeschränkten, liegenden** Betroffenen ausgerichtet.

Bei hohen Außentemperaturen oder bei Juckreiz werden MTS oft als sehr lästig empfunden. Die meist ohnehin trockene Haut alter Menschen wird durch MTS noch stärker beansprucht, weil die Luftdurchlässigkeit gering ist und die Hautatmung darunter leidet (Meyer et al. 2004).

▶ **Schaden oder Nutzen.** Insbesondere für chirurgische Patienten ist der Nutzen von MTS zur Reduktion der TBVT, insbesondere in der Kombination mit einer medikamentösen Therapie (z. B. Heparin) belegt (AMWF 2009). Jedoch nicht alle bettlägerigen Personen mit einem Thromboserisiko profitieren von MTS. Neue Erkenntnisse zeigen, dass Betroffene nach einem akuten Schlaganfall mit MTS ebenso häufig eine Thrombose entwickeln wie ohne MTS. Darüber hinaus wiesen MTS-tragende Personen häufiger Verletzungen der Haut (z. B. Blasenbildung, Nekrosen) auf als die, die keine MTS trugen (Dennis 2009).

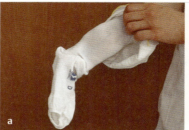
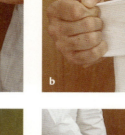
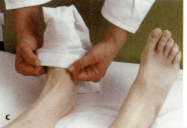
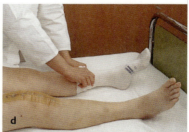

Abb. 12.28 Anziehen von MTS ohne Anziehhilfe. (Fotos: Thieme)
a In den Strumpf greifen, Fersenteil festhalten, Beinteil nach außen stülpen.
b Öffnung weiten, um dem Betroffenen den Einstieg zu erleichtern.
c Strumpf über den Vorfuß bis zur Ferse ziehen.
d Aufgerolltes Beinteil über den Unterschenkel in Richtung Oberschenkel ziehen.

Merke

Wenn das konsequente Tragen der MTS für eine kurze Zeit unterbrochen werden soll, kann das besser am Tage geschehen. Während dieser Zeit könnten z. B. aktive Bewegungsübungen ähnlich wirksam sein (▶ Abb. 12.25).

▶ **Handling.** Fachgerechtes Handling von MTS umfasst:
- MTS werden angemessen. Nur angepasste Strümpfe erzielen die beabsichtigte Wirkung.
- Die Strümpfe werden einmal tägl. zum Waschen, Eincremen und zur Hautinspektion aus- und wieder angezogen (▶ Abb. 12.28).
- Eine 2. Inspektion erfolgt durch die Öffnungen an den Zehenspitzen.
- Herstellerangaben bei der Anwendung und der Pflege der Materialien werden berücksichtigt.

▶ **Ungenügende Passform.** Die ungenügende Passform der MTS bereitet oft Probleme: Sind sie zu weit, ist der Andruck zu gering. Sind sie jedoch zu eng, sind sie äußerst unangenehm beim Tragen, schnüren ein, behindern den venösen Rückstrom und bergen ein zusätzliches Risiko.

Nach zu häufigem Waschen können MTS ausleiern und dadurch ihre Wirksamkeit verlieren. Nach Herstellerangaben lassen sich MTS bis zu 15-mal ohne Einbußen waschen.

Praxistipp

Markieren Sie die MTS vor jedem Waschen mit einem Wäschestift. So ist die Häufigkeit der Waschdurchgänge nachweisbar und die MTS können rechtzeitig ersetzt werden.

Kompressionsstrümpfe

Für stehende bzw. gehende Betroffene wird ein speziell angepasster medizinischer Kompressionsstrumpf benötigt. Sie üben einen wesentlich höheren Druck auf die Venen aus als MTS und entfalten ihre Wirkung beim Gehen (Arbeitsdruck). Sie werden vor dem Aufstehen angezogen, wenn die Beine noch „schlank" sind. Am Abend werden sie wegen des hohen (An-)Drucks ausgezogen. Kompressionsstrümpfe sind verordnungsfähig und werden oft nach Maß im Zweizugverfahren hergestellt (längs- und querelastisch).

▶ **Anziehen.** Bewährt hat sich folgendes Vorgehen:
- Beine zuvor entstauend lagern (▶ Abb. 12.26).
- Im Liegen anziehen.
- Beim Anziehen Gummihandschuhe (Haushaltshandschuhe) benutzen.

- Von oben in den Strumpf fassen, Fersenteil von innen fassen.
- Strumpf über den festgehaltenen Fersenteil stülpen.
- Das so umgestülpten Fußteil über den Vorfuß schieben (nicht ziehen).
- Strumpf über die Ferse schieben (nicht ziehen), die Ferse liegt genau in der Rundung.
- Den Strumpf mit beiden Händen raffen, faltenfrei über Fuß und Knöchel, über die Wade und übers Knie zum Oberschenkel schieben (nicht ziehen).
- Zum Schluss Fußteil faltenfrei ausrichten.

▶ **Kompressionsklassen.** Diese unterscheiden sich voneinander in der Intensität des Druckes (Andruckes) in Ruhe auf die Extremität (▶ Tab. 12.2).

Kompressionsverband

Er wird am häufigsten bei gehfähigen alten Menschen zur Thromboseprophylaxe angewandt und wird am entstauten Bein vor dem Aufstehen angelegt (▶ Abb. 12.29) und mehrmals am Tag auf seinen korrekten Sitz kontrolliert.

Beim Wickeln der Beine (graduierter Kompressionsverband) bleibt jedoch vollkommen offen, ob der gewünschte Andruck erreicht wird.

▶ **Graduierter Kompressionsverband (u. a. Pütter-Verband).** Heute wird in der Regel der Unterschenkelverband u. a. nach

Tab. 12.2 Andrücke im Fesselbereich nach RAL GZG 387 AWMF (2009).

Kompressionsklasse	Intensität	Druck/mmHg	Druck kPA
1	leicht	18–21	2,4–2,8
2	mittel	23–32	3,1–4,3
3	kräftig	34–46	4,5–6,1
4	sehr kräftig	49 und größer	6,5 und größer

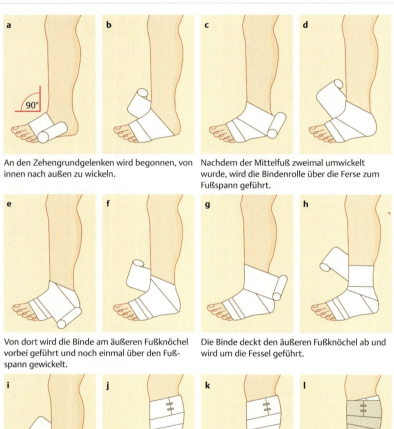
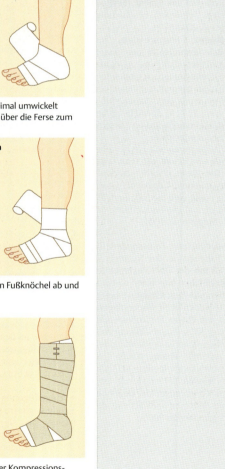

Abb. 12.29 Anlegen eines Kompressionsverbands. Zur Thromboseprophylaxe reicht meist ein Kompressionsverband bis zum Knie aus.

a An den Zehengrundgelenken wird begonnen, von innen nach außen zu wickeln.

c Nachdem der Mittelfuß zweimal umwickelt wurde, wird die Bindenrolle über die Ferse zum Fußspann geführt.

e Von dort wird die Binde am äußeren Fußknöchel vorbei geführt und noch einmal über den Fußspann gewickelt.

g Die Binde deckt den äußeren Fußknöchel ab und wird um die Fessel geführt.

i Die restlichen Bindentouren überdecken sich halb bis zum Knie.

j Zur Erhöhung der Kompression kann ein zweiter Verband in entgegengesetzter Richtung, also von außen nach innen, angebracht werden.

k Der Kompressionsverband wird mit geeignetem Material befestigt.

Pütter angelegt. Dazu sind für jedes Bein 2 Kurzzugbinden mit 8–10 Zentimeter Breite erforderlich, die in 2 gegenläufigen Touren am Bein entlanggeführt werden.

Wesentliche Grundsätze dieser Verbandtechnik sind:
1. Zuerst werden druckempfindliche Bereiche des Beines gepolstert (z. B. Knöchel, Schienbein).
2. Im Liegen wird der Fuß rechtwinklig gestellt und die 1. Bindentour von innen nach außen an den Zehengrundgelenken begonnen.
3. Nach 2–3 zirkulären Touren um den Mittelfuß wird die Ferse eingebunden, die Bindenränder werden fixiert.
4. Die Binde wird nun mit der flachen Hand am Unterschenkel abgerollt und in Abrollrichtung angezogen. Beide Bindenränder müssen die gleiche Spannung haben und dürfen keine Schnürfurchen und keine Druckstellen hinterlassen.
5. Die Binde muss der Form des Beines bis zur Kniekehle folgen und nicht das Bein der Binde.
6. Von der Kniekehle läuft die Binde dann wieder über die Wade zurück und schließt noch vorhandene Lücken.
7. Die 2. Binde wird gegenläufig angesetzt und führt mit ihrer 1. Tour über die Ferse. Der weitere Verlauf entspricht dem der 1. Bindentour.

▶ **Verband bis zur Leistenbeuge.** Ist eine Kompression der Venen bis zur Leiste erforderlich, muss zunächst das Knie in 45°-Beugung mit einer zusätzlichen 12 Zentimeter breiten Binde dachziegelartig eingebunden werden (▶ Abb. 12.30). Daran schließen sich zirkuläre Touren bis zur Leistenbeuge an.

Merke

Bei Schmerzen oder Sensibilitätsstörungen muss die Kompression entfernt werden. Komplikationen erfordern Absprachen mit dem behandelnden Arzt.

Film

Um die Inhalte zu vertiefen, sehen Sie sich die Filme „Anlegen eines Kompressionsverbands" und „Anziehen von Kompressionsstrümpfen" an.

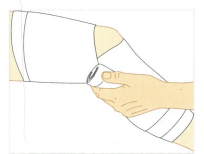

Abb. 12.30 Wickeln des Knies. Wird der Kompressionsverband bis zur Leiste angelegt, muss das Knie mit einer zusätzlichen Binde dachziegelartig eingebunden werden.

12.5.3 Kontrakturenprophylaxe

Zur Beibehaltung der Mobilität und Selbstständigkeit ist die freie Beweglichkeit in den Gelenken eine wesentliche Voraussetzung. Die Beweglichkeit und Funktionsfähigkeit der Extremitäten ist dabei von großer Bedeutung, so werden diese Eigenschaften im Kap. „Geriatrischen Assessment" (S. 145) als eigenständiges Merkmal erfasst. Kontrakturen führen zur Einschränkung zahlreicher Alltagsaktivitäten (Wagner et al. 2008). Ausgeprägte Kontrakturen in den oberen Extremitäten machen die selbstständige Nahrungsaufnahme oftmals unmöglich und werden von den Betroffenen als erhebliche Verschlechterung ihrer Lebensqualität empfunden (Wagner et al. 2008). Eine präzise und nachvollziehbare Definition für eine Kontraktur (lat. contrahere = zusammenziehen) ist für klinisch Tätige eine notwendige Voraussetzung, um bereits bestehende Kontrakturen zu erfassen sowie für die Verlaufsbeobachtung. Das klinische Wörterbuch Pschyrembel definiert die Kontraktur wie folgt:

Definition

„Eine **Kontraktur** ist eine Funktions- und Bewegungseinschränkung bzw. Versteifung eines Gelenkes aufgrund mangelnder Bewegung und ausschließender Verkürzung der Sehnen und Muskeln sowie Schrumpfen der Gelenkkapsel." Seel (1995) ergänzt als pathologische Ursache die Verwachsung der Gelenkflächen.

Prävalenz

Zur Häufigkeit von Kontrakturen liegt in Deutschland keine statistische Gesamterhebung vor. Internationale Veröffentlichungen berichteten über Prävalenzen von 19– >80 % zu Kontrakturen an großen Gelenken bei Bewohnern in Altenpflegeeinrichtungen. Diese erhebliche Variation ist zurückzuführen auf unterschiedliche Erhebungskriterien, z. B. die Bewohnerstruktur, Definition der Gelenkkontrakturen oder Erhebungshebungsinstrumenten (Fergusson et al. 2007, Gnass et al. 2010). Die Erhebungen weisen jedoch darauf hin, dass Gelenkkontrakturen ein häufiges Problem im Alter darstellen.

Ursachen

Kontrakturen können angeboren sein oder im Laufe des Lebens erworben werden. Sie können als eine Sekundärfolge von Erkrankungen entstehen oder entwickeln sich durch Immobilität oder Inaktivität. Alle Gelenke des menschlichen Körpers können betroffen sein. Die Ursache erworbener Kontrakturen können auf Krankheiten wie auch auf altersspezifische degenerative Prozesse zurückgeführt werden (Gnass et al. 2010).

Myogene Kontraktur

Kontrakturen, die vom Muskel ausgehen (myogen), treten häufig im Verlauf neurologischer Erkrankungen auf (Debrunner 2005), z. B. in Form eines
- hypertonen Muskeltonus (z. B. bei spastischer Lähmung einer Extremität). Die Kontraktur entsteht durch die permanente Muskelverkürzung, wodurch das Gelenk in eine Fehlstellung gezogen wird,
- hypotonen Muskeltonus (z. B. bei schlaffer Lähmung einer Extremität).

Die Kontraktur entsteht durch Überdehnung der gelähmten Muskeln. Das Gelenk verliert zunehmend seinen vollen Bewegungsumfang.

Fasziogene Kontrakturen

Die sog. Dupuytren-Kontraktur geht von der bindegewebigen Muskelhülle (Faszie) aus. Infolge der Schrumpfung der Hohlhandfaszie verbleiben ein oder mehrere Finger in einer permanenten Beugekontraktur (Debrunner 2005).

Ischämische Kontraktur

Die sog. Volkmann-Kontraktur tritt nach einer Ellenbogenverletzung infolge einer mehrstündigen Unterbrechung des arteriellen Blutstroms auf.

Als Spätfolge tritt eine Muskelverkürzung im Bereich der Vorderarmmuskulatur auf, bedingt durch einen fibrösen Umwandlungsprozess des Muskelgewebes, wobei das Gelenk in eine permanente irreversible Fehlstellung gezwungen wird (Debrunner 2005).

Knöcherne Kontrakturen

Der Nachweis von knöchernen Kontrakturen (z. B. durch eine überschießende Knochenneubildung, Kalkablagerungen) nach Gelenkverletzungen, Operationen an Gelenken und Endoprothesen wird mittels Röntgendiagnostik dargestellt. Der Vorgang muss nicht schmerzhaft verlaufen (Debrunner 2005), kann jedoch zu maßgeblichen Einschränkungen der Gelenkbeweglichkeit führen.

Im Verlauf einer Arthrose führen pathologische Mechanismen am Gelenk zu degenerativen Veränderungen der knöchernen und knorpeligen Gelenkanteile bis hin zu knöchernen Kontrakturen.

Im Verlauf von schmerzhaften, degenerativen und rheumatischen Gelenkerkrankungen können reflektorische Muskelspasmen auftreten, die das Gelenk ruhig zu stellen suchen. Besteht diese Zustand längerfristig, kann es zu massiven Gelenkfehlstellungen kommen (Debrunner 2005).

Iatrogene Kontrakturen

Kontrakturen können als unerwünschte Folge von Pflege- oder Behandlungsmaßnahmen (iatrogene Folgen) auftreten, z. B. nach Operationen (z. B. nach Kniegelenkersatz) oder Ruhigstellung eines Gelenks (z. B. durch Schienen oder Gips).

Die Ruhigstellung einer Extremität kann eine paraartikuläre (neben dem Gelenk) Verkürzung der Muskulatur und ihrer Sehnen hervorrufen. Infolge können gelenksnahe (periartikuläre) Veränderungen zur Schrumpfung der Gelenkkapsel und Bänder beitragen, ebenso können Verwachsungen der Gelenkflächen (intraartikulär) auftreten (Debrunner 2005).

▶ **Beispiel Spitzfuß.** Der Spitzfuß gilt als spezielles Kontrakturproblem in der Pflege. Er weist eine feststehende Beugung des Fußes im oberen Sprunggelenk in Richtung der Fußsohle auf, wobei die Fußspitze nach unten zeigt. Der Betroffene kann weder die Fußsohle auf den Boden bringen (sog. Zehengang), noch den Fuß in einer normalen oder zum Fußrücken gebeugten (dorsalflektierten) Position halten. Als Ursache wird dabei der Druck der Bettdecke wie auch die fehlende Ausrichtung gegen die Schwerkraft diskutiert.

Mobilitätseinschränkungen begünstigen ebenso Gelenkkontrakturen. Unter der fehlenden Belastung der anatomischen Strukturen erschlafft schon nach ca. 10 Tagen das Kapselgewebe. Innerhalb von 30 Tagen reduziert sich die Belastbarkeit der Sehnen um 20%. Des Weiteren tritt eine Adhäsion der Gelenkkapsel und des Knorpels auf (Tabary 1972). In der Folge klagen die Betroffenen über Belastungsschmerzen bei Positionsveränderungen und Gangunsicherheit. Äußerungen wie „Das Bein rutscht weg" oder „Ich habe Angst zu fallen oder umgestoßen zu werden" sind nicht selten (Abt-Zegelin 2008).

> **Merke**
> Die Einschränkung der Gelenkbeweglichkeit und damit die Beeinträchtigung der funktionalen Fähigkeiten schränken die Betroffenen in ihrem Handlungsspielraum massiv ein. Kontrakturen können auch ein erhebliches Problem in der Betreuung und Pflege von betroffenen Menschen sein.

Einschränkung der Bewegungsebene

Die Einteilung der Kontrakturen kann in Bezug auf die Funktionseinschränkung der Bewegungsebene erfolgen. Aus den möglichen Bewegungen eines Gelenks (▶ Abb. 12.31) kann die Bezeichnung der Einschränkung abgeleitet werden:
- Beugekontraktur = Gelenksteife in Flexionsstellung (Beugung, z. B. des Armes); Extension ist nur eingeschränkt möglich.

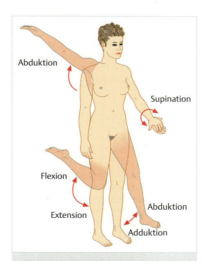

Abb. 12.31 Bewegungsrichtungen des Körpers. Aus den möglichen Bewegungsrichtungen eines Gelenks kann die Bezeichnung der Einschränkung abgeleitet werden.

- Streckkontraktur = Gelenksteife in Extensionsstellung (Streckung, z. B. des Beines); Flexion ist nur eingeschränkt möglich.
- Abduktionskontraktur = Gelenksteife in Abduktionsstellung (z. B. Seitwärtsheben des Beines, Abspreizen der Finger); Adduktion ist nur eingeschränkt möglich.
- Adduktionskontraktur = Gelenksteife in Adduktionsstellung (Senken des seitwärts gehobenen Arms), Abduktion ist nur eingeschränkt möglich.

Darüber hinaus kann die Gelenkbeweglichkeit in der Rotation (Drehung, z. B. des Armes), Ante- und Retroversion (Vor- und Rückneigung des Arms im Schultergelenk) oder Elevation (Armanhebung über Horizontalebene) eingeschränkt sein. Bei der Hand oder am Fuß kann die Supination (Auswärtsdrehung, Hand-, Fußfläche zum Körper hin) oder Pronation (Einwärtsdrehung, Hand-, Fußfläche von Körper weg) beeinträchtigt sein.

Symptome

Häufige Symptome einer Kontraktur sind:
- Mobilitätseinschränkung
- Einschränkung bei aktiver und passiver Bewegung
- unharmonischer Bewegungsablauf
- Verminderung der Gelenkbeweglichkeit
- Steifigkeit
- Einschränkung der Bewegungsgrade eines Gelenks und/oder Reduzierung des Bewegungsausschlags
- Zwangshaltung des Gelenks in einer fixierten Position, die beim Durchbewegen nicht überwindbar ist
- sichtbare Muskelatrophie und Deformierung des Gelenks
- Schmerzen bei Bewegung im betroffenen Gelenk

Kontrakturenrisiko erkennen und einschätzen

Zurzeit liegt keine aussagekräftige (valide, reliable) Skala zur Einschätzung des Kontrakturenrisikos vor. Die nachfolgende Zusammenfassung der Risikofaktoren orientiert sich an den Ursachen, die für eine Kontrakturentwicklung gesehen werden.

Risikofaktoren

Gefährdet sind besonders alte und mobilitätseingeschränkte Menschen bei:
- allgemeinem Bewegungsmangel
- Erkrankungen, die eine Antriebsminderung hervorrufen (z. B. bei Depression, Katatonie oder Autismus)
- Bettlägerigkeit oder Ortsfixierung, z. B. im Sessel oder Rollstuhl
- Fixierung, Weichlagerung

- Bewusstseinsbeeinträchtigung, sedierenden Medikamenten
- Frakturen, Erkrankungen und Verletzungen der Gelenke sowie der Muskeln, Sehnen und Bänder
- Erkrankungen der Gelenke (degenerativ, rheumatisch oder akut-entzündlich)
- Erkrankungen des Nervensystems (z. B. nach einem Schlaganfall, bei Morbus Parkinson oder Multipler Sklerose)
- Schmerzen mit permanenter Schonhaltung

Altersbedingte Veränderungen der Gelenkbeweglichkeit

Völlig ungeklärt ist, wann eine Kontraktur als Erkrankung bzw. als normaler Alterungsvorgang zu bewerten ist. Es ist anzunehmen, dass alte und hochaltrige Menschen völlig verschiedene „Normalbewegungsumfänge" in einzelnen Gelenken haben. Sie sind wiederum von der Prävalenz muskulärer und skeletaler Erkrankungen und dem Funktionsstatus abhängig (Gnass et al. 2010). Die Abnahme der Gelenkbewegungsumfänge können im Alter von 20–25 % reichen (Loeser et al. 2009).

Pflegeziel

Ziel der Kontrakturenprophylaxe ist es, durch Mobilisation, Bewegungsübungen und ggf. unterstützende Lagerung einer drohenden Kontraktur entgegenzuwirken.

Maßnahmen

Das Heraussetzen aus dem Bett, ohne weitere sinn- und zielgerichtete Bewegungsangebote, ist keine ausreichende Mobilisierung, auch wenn sie häufig als Mobilisierung beschrieben wird. Langes Verweilen im Sessel oder Rollstuhl, ohne dass ein Mensch diese Position selbst verändern kann, wird als Ortsfixierung bezeichnet und kann die Entwicklung von Kontrakturen begünstigen (Abt-Zegelin 2008).

Zu den Maßnahmen der Kontrakturenprophylaxe zählen:
- Mobilisation und Bewegungsübungen
- unterstützende Lagerungen

Mobilisation und Bewegungsübungen

Die wichtigste Maßnahme ist Bewegung, aktiv und/oder passiv durchgeführt. So oft wie möglich sollten daher Pflegepersonen gehfähige Personen ermuntern und anleiten, sich zu bewegen, spazieren zu gehen, an der Gymnastik teilzunehmen oder aktiv einer Beschäftigung nachzugehen.

Besonders wichtig ist die Kontrakturenprophylaxe bei bettlägerigen und ortsfixierten Menschen. Sie sollten interessante Aktivitäten mehrmals täglich angeboten bekommen.

Bei Schwerstpflegebedürftigen kann zunächst mit passiven Bewegungsübungen begonnen werden, d. h. die Übungen werden von der Pflegenden ausgeführt, der Betroffene verhält sich passiv (S. 235).

Praxistipp

Wenn immer möglich, sollte zu aktiven Übungsmustern übergegangen werden, d. h. der Pflegebedürftige übernimmt den aktiven Teil, die Pflegeperson gibt Hilfestellung. Besonders wirkungsvoll ist es, wenn der Betroffene zunehmend selbstständig und mehrmals am Tag zu üben beginnt.

▶ **Prinzip.** Bei allen Bewegungsübungen wird grundsätzlich rumpfnah (proximal) festgehalten und körperfern (distal) bewegt, z. B. der Fuß gehalten, die Zehengrundgelenke bewegt.

Beim Waschen oder Anziehen kann durch die Förderung der Aktivierung und Mobilisation der Betroffenen eine wirksame Kontrakturenprophylaxe integriert werden. So fördert z. B. die Anleitung und Unterstützung zum selbstständigen Kämmen oder Bürsten die Beweglichkeit der Arm- und Schultergelenke (▶ Abb. 12.32).

Ein individuelles Bewegungs- und Trainingsprogramm sollte je nach Ursache und Art der Gelenkfehlstellung sowie physischen und kognitiven Fähigkeiten des Betroffenen mit dem behandelnden Facharzt und Physiotherapeuten festgelegt werden.

Lagerung

Lagerungen und Positionen sind unter Berücksichtigung der Erfordernisse der Dekubitusrisiken mit den Betroffenen abzustimmen. Eine feste Matratze unterstützt

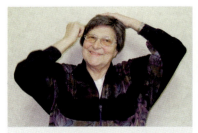

Abb. 12.32 Kontrakturenprophylaxe. Die Anleitung zum Kämmen kann mit der Kontrakturenprophylaxe verbunden werden. (Foto: E. Sirsch, Thieme)

dabei die Eigenbeweglichkeit und Körperwahrnehmung. Je weicher eine Unterlage ist, desto schwieriger ist es, sich darauf selbstständig zu bewegen oder seine Position zu verändern.

Aus der Biografie bekannte „Lieblingspositionen" können in den Bewegungsplan übernommen werden. Bei einer bewussten Planung kann dadurch in der Nacht ein entspanntes Liegen ermöglicht werden.

Lernaufgabe

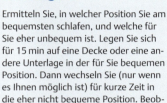

Ermitteln Sie, in welcher Position Sie am bequemsten schlafen, und welche für Sie eher unbequem ist. Legen Sie sich für 15 min auf eine Decke oder eine andere Unterlage in der für Sie bequemen Position. Dann wechseln Sie (nur wenn es Ihnen möglich ist) für kurze Zeit in die eher nicht bequeme Position. Beobachten Sie die Auswirkungen (besonders auf den Muskeltonus) und diskutieren Sie das mit Kollegen.

Beim Positionieren (Lagern) ist darauf zu achten, dass das Körpergewicht der Betroffenen an die Auflagefläche „abgegeben" werden kann. Dabei sollten Hohlräume (wie die Kniekehle) mit Material unterlagert bzw. anmodelliert werden, ohne dass die Gelenke in einer ausgeprägten Beugung verbleiben. So kann eine entspannte Lage eingenommen werden (▶ Abb. 12.33).

Zur Kontrakturenprophylaxe wird die Positionierung von bettlägerigen Menschen in „Neutralstellung" (LiN, Lagerung in Neutralstellung) vorgeschlagen (www.lin-arge.de). Bei LiN werden die Körperabschnitte des Betroffenen so weit wie möglich in Richtung „Neutralstellung" gebracht. Die Neutralstellung vermeidet Verkürzung und Überdehnung der Muskulatur und kann somit als Kontrakturenprophylaxe betrachtet werden. Ein eindeutiger Wirkungsnachweis fehlt bisher.

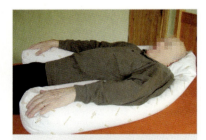

Abb. 12.33 Entspannte Lagerung. In der hohen A-Lagerung sind die Gelenke unterlagert. (Foto: E. Sirsch, Thieme)

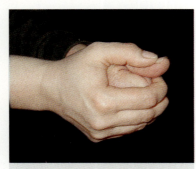

Abb. 12.34 Senkung des Muskeltonus. Spürinformationen können den Muskeltonus der Hand senken. (Foto: E. Sirsch, Thieme)

Lagerungen als einzige Maßnahme können keine Kontraktur verhindern, da die Gelenkbeweglichkeit nicht trainiert wird. Sie sind allerdings dazu geeignet, Mobilitätsförderung zu unterstützen.

▶ **Kontraktur der Hand.** Die Hand ist ebenfalls besonders gefährdet. Hier kommt es sehr häufig zu Verkürzungen im Sehnenbereich. Bälle, Waschlappen oder andere Gegenstände, die in die Hand gelegt werden, führen zu einer höheren Spastizität und einer Versteifung in unphysiologischer Stellung. Es dürfen daher keine Gegenstände dauerhaft in die Handfläche gelegt werden (Beckmann 2000).

Soll bei einem Menschen eine Hand mit hohem Muskeltonus gewaschen werden, ist das „Lospflücken" der Finger wenig erfolgreich. Es ist schonender, einen Spürimpuls – Ausstreichen der Hand – zu geben und dadurch den Muskeltonus zu senken. Alternativ kann die Hand in eine Waschschüssel bzw. ein Waschbecken mit warmem Wasser gelegt werden, um die Hand zu lockern (▶ Abb. 12.34).

> **Film**
>
> Um die Inhalte zu vertiefen, schauen Sie die Filme „Kontrakturenprophylaxe – Hüfte, Knie", „Kontrakturenprophylaxe – Fuß" und „Kontrakturenprophylaxe – Schulter" an.

12.5.4 Prophylaxen zur Mundgesundheit

Neben Plaque und Zahnstein sind insbesondere Karies, Gingivitis (Zahnfleischentzündung), Parodontitis und Veränderungen der Mundschleimhaut für die betroffenen Menschen beeinträchtigend.

Die Prophylaxe von Karies und Parodontitis besteht in einer sorgfältigen Mundhygiene und regelmäßiger Entfernung der Beläge. Ohne Plaque entstehen:
- kein Karies
- keine Gingivitis
- keine Parodontitis

Ein besonderes Risiko für Erkrankungen im Mundraum haben alte Menschen mit:
- gestörter Nahrungsaufnahme, Appetitlosigkeit und fehlendem Speichelfluss
- schlecht sitzenden Prothesen oder lückenhaften Zähnen
- Schluckstörungen, mit Sondennahrung
- geschwächter Abwehrlage, z. B. bei Diabetes mellitus, onkologischen Erkrankungen, AIDS
- überwiegender Mundatmung und Mundtrockenheit
- Medikamentenbehandlung, z. B. Psychopharmaka, Diuretika, Zytostatika, Antibiotika

Die häufigsten Munderkrankungen, ihre Symptome und pflegerische Maßnahmen finden Sie unter „Beeinträchtigungen der Mundgesundheit" (S. 300).

Pflegeziel

Die Mundhöhle soll frei von Speiseresten, Läsionen und Belägen sein. Die Mundschleimhaut ist feucht und intakt.

Maßnahmen

Die regelmäßige Mundinspektion bei schwerstpflegebedürftigen Menschen ist ein elementarer Bestandteil der pflegerischen Tätigkeit. Erkrankungen im Mundraum können das Immunsystem nachhaltig schwächen und besonders bei alten, multimorbiden Menschen Komplikationen bis zur Pneumonie nach sich ziehen (Kreissl et al. 2008).

Bei gefährdeten Personen muss besonders auf die Pflege des Mundes und der Lippen geachtet werden, um diese zusätzlichen Komplikationen zu vermeiden. Die Mundschleimhaut sollte feucht sein. Ausreichendes Trinken ist daher auch eine Maßnahme zur Unterstützung der Mundgesundheit. Lieblingsgetränke, z. B. Fruchtsäfte oder Tees (aus der Biografie ermittelt), werden in der Regel eher angenommen. Die Pflege der natürlichen und künstlichen Zähne ist unabdingbar. Plaque muss durch Zahn- und Mundpflege entfernt werden.

Maßnahmen zur Mundgesundheit, z. B. zur Karies- und Parodontitisprophylaxe, und bei auftretenden Problemen zeigen die folgenden Kapitel.

Prophylaxen bei Veränderungen an Zähnen und Zahnfleisch

Karies

▶ **Symptome.** Karies entsteht durch Bakterien der Zahnbeläge auf der Zahnoberfläche. Die Schmelzoberfläche der Zähne bricht ein und es entstehen „Löcher" im Zahn. Unbehandelt schreitet Karies oft sehr rasch fort und es kommt zur Entzündung der Zahnpulpa (Zahnmark) mit oft heftigen Schmerzen.

▶ **Ursachen.** Zucker und Speisereste werden durch Bakterien in Säure umgewandelt. Diese Säuren greifen den Zahnschmelz an und lösen Mineralien aus dem Zahn (= Demineralisation).

▶ **Prophylaxe und ggf. Maßnahmen**
- sorgfältige Mundpflege
- ggf. Behandlung der Karies durch den Zahnarzt

Gingivitis

▶ **Symptome.** Das Zahnfleisch ist geschwollen, hochrot und hat eine glatte, glänzende Oberfläche. Beim Zähneputzen oder beim „Biss in den Apfel" kommt es schnell zu Blutungen.

▶ **Ursachen.** Durch mangelnde Mundhygiene kommt es durch die freigesetzten bakteriellen Stoffwechselprodukte zu Entzündungen am Zahnfleisch.

▶ **Prophylaxe und ggf. Maßnahmen**
- sorgfältige Mundhygiene
- regelmäßige Entfernung der Beläge
- zahnärztliche Konsultation

Durch sorgfältige Mundhygiene (= möglichst vollständige Entfernung aller Zahnbeläge) kann der Befall rückläufig werden und abheilen.

Parodontitis

▶ **Symptome.** Durch den damit verbundenen Knochenabbau kommt es zur Lockerung der Zähne und letztlich zum Zahnverlust. Dauert die Zahnfleischentzündung an, kann sich der Prozess auf den Zahnhalteapparat (= Parodontium) ausdehnen. Es entsteht eine sog. Parodontitis.

▶ **Ursachen.** In Phasen mit reduzierter Immunabwehr oder bei bestehenden Grunderkrankungen (z. B. Diabetes mellitus) ist das Risiko, an Parodontitis zu erkranken, höher. Auch äußere Einflüsse, z. B. Stress, Nikotin und Medikamente, können den Verlauf negativ beeinflussen. Eine chronische Parodontitis kann zudem

Folgen für die allgemeine Gesundheit haben. Aus Entzündungsherden des Mundes können Bakterien, Bakteriengifte oder Botenstoffe in die Blutbahn gelangen. Dadurch steigt das Risiko für die Entstehung von Herz-Kreislauf-Erkrankungen, wie Herzinfarkt oder Schlaganfall.

▶ **Prophylaxe und ggf. Maßnahmen**
- sorgfältige Mundhygiene
- ggf. entzündungshemmende Mundspüllösungen nach Verordnung des Arztes
- ggf. Sanierung des Zahnhalteapparates durch den Zahnarzt

Veränderungen der Mundschleimhaut

Aphten

▶ **Symptome.** Dazu gehören einzeln oder multipel vorkommende Ulzera mit gelblich-weißem Belag und hochrotem entzündlichem Saum. Diese sind rundlich bis linsengroß, meist leicht geschwollen und schmerzhaft brennend. Sie treten chronisch-rezidivierend, oft als Begleiterkrankung, z. B. bei geschwächter Immunabwehr, onkologischen Erkrankungen oder reduziertem Allgemeinzustand auf.

▶ **Ursachen.** Sie sind meist weitgehend unbekannt.

▶ **Maßnahmen.** Nach Rücksprache und Verordnung durch den behandelnden Arzt:
- Betupfen mit lokalen Desinfektionsmitteln oder antiseptischer Mundspüllösung nach Verordnung.
- Kortikoidhaltige Salben auftragen nach Verordnung.
- Analgesierende oder lokalanästhesierende Mittel (Spray, Lösung oder Lutschtablette) verabreichen bei Schmerzen nach Verordnung.

Pilzinfektionen (Soor)

▶ **Symptome.** Meist handelt es sich um die zur Gattung der Sprosspilze gehörenden Candida albicans. Die Ausbreitung im Mund wird als orale Candidiasis bezeichnet. Dazu gehören flächenförmige, weißliche, abwischbare Beläge auf der Zunge und/oder der gesamten Mundhöhle. Schmerzen treten erst auf, wenn der Pilzbefall eine Entzündung hervorruft.

▶ **Ursachen.** Eine Candidiasis tritt oft bei Prothesenträgern auf, da zwischen der Prothese und der Schleimhaut ein künstlicher Raum besteht, der das Pilzwachstum fördert (relativ saures, anaerobes Milieu). Ein verminderter Speichelfluss begünstigt zusätzlich die Entstehung einer Candidiasis.

▶ **Prophylaxe und ggf. Maßnahmen**
- sorgfältige mechanische Reinigung der Zähne und der Mundschleimhaut
- lokale oder systemisch wirkende Antimykotika nach Verordnung des behandelnden Arztes
- Desinfektion des Zahnersatzes (z. B. Chlorhexidin)

Prothesenstomatitis

▶ **Symptome.** Prothesenstomatitis ist die Bezeichnung für einen Oberbegriff, der für verschiedene Entzündungsformen im Zusammenhang mit herausnehmbarem Zahnersatz steht. Dazu gehören Entzündungen in der Mundhöhle, gerötete, geschwollene Schleimhaut, schmerzhaftes Schlucken, Mundgeruch.

▶ **Ursachen.** Unzureichende Mund- und/oder Prothesenpflege, die dabei entstehenden Plaqueansammlungen begünstigen bakterielle und fungale (Pilz-)Infektionen. Diese führen dann wiederum zu Entzündungen. Selten ist eine allergische Reaktion auf den Prothesenkunststoff die Entzündungsursache.

▶ **Prophylaxe und ggf. Maßnahmen**
- Hinzuziehen eines Zahnarztes
- sorgfältige Mundhygiene
- ggf. entzündungshemmende Mundspüllösungen nach Verordnung des Arztes
- zeitweise oder völlige Prothesenkarenz

> **Merke**
>
> Eine Stomatitis (orale Mukositits) kann auch als Begleiterkrankung, z. B. bei onkologischen Erkrankungen, bei Bestrahlungs- oder Chemotherapie, auftreten.

Ulkusbildung/Prothesendruckstellen

▶ **Symptome.** Neue oder nicht optimal angepasste Prothesen können zu Defekten der Mundschleimhaut führen. Das belastete Gewebe reagiert entzündlich. Es entstehen schmerzhafte Schleimhautveränderungen bis hin zu Ulzerationen und Nekrosen.

▶ **Ursachen.** Als Ursache gilt Scheuer- oder Druckbelastung durch Zahnersatz.

▶ **Prophylaxe und ggf. Maßnahmen**
- Anpassung des Zahnersatzes
- sorgfältige Mundhygiene
- Hinzuziehen des Zahnarztes bei Druckstellen

- ggf. entzündungshemmende Mundspüllösungen nach Verordnung des Arztes

Herpes labialis

▶ **Symptome.** Es zeigen sich brennende schmerzhafte Bläschen auf den Lippen oder in den Mundwinkeln.

▶ **Ursachen.** Als Ursachen gelten Virusinfektion, Stress, Immunschwäche oder Fieber.

▶ **Prophylaxe und ggf. Maßnahmen**
- antivirale Behandlung (z. B. Aciclovir) in Absprache mit dem behandelnden Arzt
- bei der Pflege Handschuhe tragen (Infektionsgefahr)

Rhagaden

▶ **Symptome.** Sie kommen sowohl an der Mundschleimhaut als auch an den Lippen vor. Dazu gehören spröde, aufgerissene Lippen, schmerzhafte Einrisse an den Lippen und/oder den Mundwinkeln.

▶ **Ursachen.** Tritt als Sekundärerkrankung, z. B. bei fieberhaften Grunderkrankungen, Immunschwäche und Flüssigkeitsmangel, auf.

▶ **Prophylaxe und ggf. Maßnahmen**
- sorgfältige Mundpflege
- ausreichende Flüssigkeitssubstitution
- Lippenpflege, z. B. bei trockenen Lippen mit Fettstift (Projektgruppe Evidence-based Nursing Südtirol/Alto Adige 2008)

Beläge und Borkenbildung

▶ **Symptome.** Es kommt an der Mundschleimhaut und auf der Zunge zu Belägen und Borkenbildung. Bei allen Maßnahmen zur Lösung von Belägen und Borken ist auf Schluckstörungen besonders zu achten, ggf. auf fetthaltige Präparate verzichten. Dazu gehören gelbliche bis braune Beläge, die in Schicht aufliegen und nur schwer lösbar sind. Liegen Schluckstörungen vor, ist ggf. auf fetthaltige Präparate zu verzichten, damit diese nicht über das Einatmen in die Lunge gelangen, wo sie nicht resorbiert werden können.

▶ **Ursachen.** Als Ursachen gelten mangelnde Mundpflege, reduzierter Allgemeinzustand, Dehydratation, verstärkte Mundatmung.

▶ **Prophylaxe und ggf. Maßnahmen**
- sorgfältige Mundpflege
- ausreichende Befeuchtung der Mundhöhle

- Borken nicht abreißen (Verletzungsgefahr)
- ggf. Auflösen der Borken mit Butter (Projektgruppe Evidence-based Nursing Südtirol/Alto Adige 2008)

Lymphknotenveränderungen

▶ **Symptome.** Angeschwollene Lymphknoten an Unterkiefer und Hals weisen auf Infektionen des Mund-Rachen-Raums hin. Dazu gehören sicht- oder tastbare Vergrößerung der Lymphknoten am Unterkiefer oder Hals die z. T. schmerzhaft sind.

▶ **Ursachen**
- Resorptive Hyperplasie: Vergrößerte Lymphknoten, da sie Toxine, Bakterien, Abbaustoffe und zerfallene Leukozyten resorbieren (aufnehmen), sie sind meist nicht schmerzhaft.
- Lymphadenitis: Zu sehen sind schmerzhaft vergrößerte Lymphknoten aufgrund akuter oder chronischer Entzündung.
- Lymphknotenabszess: Eine Lymphadenitis ist eitrig eingeschmolzen.

▶ **Maßnahmen**
- Hinzuziehen des Arztes
- je nach Diagnose spezifische Maßnahmen in Absprache mit dem behandelnden Arzt

Mundtrockenheit (Xerostomie)

▶ **Symptome.** Mundtrockenheit ist ein häufig auftretendes Phänomen bei älteren Menschen, die auch medikamentös verursacht sein kann (Villa et al. 2015). Dadurch werden z. B. Zahnprothesen weniger gut toleriert, da sie am trockenen und empfindlichen Gewebe scheuern. Es kann zu Schleimhautdefekten, Problemen beim Kauen kommen, Nahrungsmittel können nicht „eingespeichelt" werden. Die Symptome beeinflussen stark, was und in welcher Konsistenz gegessen wird. Die Störung kann auch zu gestörtem Geschmacksempfinden führen.

▶ **Ursachen**
- Medikamente: z. B. Sedativa, Psychopharmaka, Diuretika, Hypnotika, Antihypertonika (Thürmann et al. 2007)
- radioaktive Bestrahlung der Speicheldrüsen während einer Tumortherapie
- Erkrankungen mit Speicheldrüsenbeteiligung: z. B. Sjögren-Syndrom
- Altersregression: Abnahme der Anzahl der Drüsenzellen durch physiologische Altersveränderungen
- Flüssigkeitsmangel: z. B. durch nachlassendes Durstgefühl, Fieber, Schwitzen

▶ **Prophylaxen und Maßnahmen.** Kausale (ursächliche) Behandlungsmöglichkeiten der Mundtrockenheit fehlen bisher. Medikamente mit xerogener Nebenwirkung werden ggf. in Absprache mit dem behandelnden Arzt ausgetauscht.

Oft können die Symptome nur durch Anfeuchtung des Mundes gelindert werden. Dazu können Wasser und/oder zuckerfreier Kamillen-, Pfefferminz- oder Fencheltee genutzt werden (Projektgruppe Evidence-based Nursing Südtirol/Alto Adige 2008). Das Kauen fester Nahrung (z. B. Brotrinde) oder von Kaugummi regt den Speichelfluss an. Voraussetzung für einen verbesserten Speichelfluss ist natürlich eine ausreichend hohe und regelmäßige Flüssigkeitsaufnahme.

> **Merke**
>
> Folgendes sollte zur Förderung der Speichelproduktion laut Projektgruppe Evidence-based Nursing Südtirol/Alto Adige, 2008 **NICHT mehr** angewendet werden:
> - bei Personen mit Bestrahlungs- oder Chemotherapie:
>   - Ananas- oder Zitronensaft
>   - Glyzerin(-stäbchen) und/oder Lemonsticks
> - bei Personen, die ihre Pflege nicht oder nur teilweise selbst ausführen können:
>   - Glyzerin(-stäbchen)
>   - Malven- oder Salbeitee

Eine zusätzliche Option stellen Speichelersatzmittel dar, die mit natürlichen Speichelbestandteilen auf der Mund- und Rachenschleimhaut einen Feuchtigkeitsfilm bilden. Bei Zahnprothesenträgern können sie die Haftung der Prothese verbessern. Nachteilig ist, dass diese Mittel kaum länger als ½ Stunde wirken und viele Menschen den Geschmack als unangenehm empfinden.

12.5.5 Intertrigoprophylaxe

> **Definition**
>
> Mit **Intertrigo** (intertrigere [lat.] = wundreiben) werden juckende, entzündete und entzündlich veränderte Hautbezirke bezeichnet. Intertrigo tritt v. a. dort auf, wo Haut auf Haut liegt, also ständig Feuchtigkeit und Wärme vorherrschen. Das kann zu einer bakteriellen oder mykotischen (pilzbedingten) Infektion der Haut führen: Sie weicht auf, rötet und entzündet sich. Es kann Wundsekret austreten.

Ursachen

Ursachen der Hautdefekte sind:
- Mazeration (Aufquellen der Haut durch Flüssigkeitsaufnahme)
- Hautreibung (Haut liegt auf Haut bei übergewichtigen Personen)
- Bakterien- oder Pilzbefall

Risikofaktoren

Besonders gefährdet sind Menschen mit Diabetes und alle Personen, die zu starker Schweißbildung neigen. Besonders gefährdete Körperstellen sind:
- Leistenbeugen
- Bereich unter den Brüsten
- Bauchfalten bei adipösen Menschen
- Achselhöhlen
- Zwischenräume zwischen den Fingern und Zehen
- Hautpartien zwischen den Gesäßfalten
- Gliedmaßenstumpf bei Prothesenträgern

Pflegeziel

Ziel der Intertrigoprophylaxe ist die Gesunderhaltung der Oberhaut (Epidermis) an den gefährdeten Stellen.

Maßnahmen

Maßnahmen zur Verhinderung von Intertrigo sind v. a. Reinigen und Trockenhalten der Haut. Nach dem Reinigen müssen die gefährdeten Stellen behutsam und sorgfältig getrocknet werden. Nicht reiben, eher durch sanftes Abtupfen mit einem weichen Tuch die Haut trocknen. Treten bei der betroffenen Person Hautfalten auf, bei denen Haut auf Haut liegt, kann eine dünne Kompresse oder ein dünnes Stofftuch aus Naturfasern (Leinen) faltenfrei eingelegt werden. Dadurch soll der Haut-auf-Haut-Kontakt verhindert werden. Bei Hautdefekten ist das gemeinsame Vorgehen mit dem behandelnden Arzt abzusprechen und ggf. ein Medikament nach ärztlicher Anordnung zu nutzen.

> **Merke**
>
> Keinen Puder verwenden, da Krümel entstehen, die zu Reibung und Hautverletzung führen können. Zinkhaltige Salben decken die Haut ganz ab und lassen keine ausreichende Hautbeobachtung zu.

12.6 Besonderheiten in der direkten Pflege von Menschen mit Demenz

Grundsätzlich unterscheiden sich die Unterstützung bei der Körperpflege und die pflegerischen Prophylaxen bei Menschen mit und ohne Demenz nicht voneinander. Unterschiedlich kann allerdings die Fähigkeit der betroffenen Person sein, die Handlungen zu verstehen, einzuordnen und durchzuführen. Bei der Pflege von Menschen mit Demenz ist daher besonders darauf zu achten, dass die bisher gewohnten Handlungen auch weiterhin in vertrauter Weise durchgeführt werden können.

Viele dieser Informationen können aus der Biografie heraus ermittelt und verstanden werden. Daher kommt der Biografiearbeit ein besonderer Stellenwert zu. Ob sich ein Mensch z. B. immer mit kaltem Wasser gewaschen oder nie geduscht hat, kann von entscheidender Bedeutung sein. Für die Nahrungsaufnahme kann es entscheidend sein, ob die Person es gewohnt war, die Zahnprothese nur zum Essen einzusetzen und sonst nicht zu nutzen. Solche gewohnten Handlungen müssen Pflegenden bekannt sein, um sie weiter nutzen zu können. Menschen mit Demenz erleben in besonderem Maße, wie ihre Lebenswelt ihnen unbekannter wird. Daher müssen Pflegende besonders darauf achten, dass Handlungsabläufe zuverlässig gleichbleibend erfolgen, eine solche ritualisierte Handlung kann Sicherheit im Alltag geben. Das gilt auch für prophylaktische Maßnahmen. Sie müssen in den Alltag der betroffenen Personen passen und von ihnen akzeptiert werden können.

Die Tatsache, dass ein Mensch an Demenz leidet, ist jedoch nicht zwangsläufig gleichbedeutend damit, keine Entscheidungen mehr treffen zu können. Menschen mit Demenz sind durchaus in der Lage, selbst Entscheidungen zu treffen; diese müssen auch berücksichtig werden. Das betrifft ihre Entscheidung, ein bestimmtes Kleidungsstück zu wählen, oder auch nicht baden zu wollen. Nur so kann Autonomie (Eigenständigkeit und Selbstbestimmung) für Menschen mit Demenz gewährleistet sein. Es gilt, nicht Entscheidungen für Menschen mit Demenz zu treffen, sondern im besten Fall mit ihnen oder ihren Angehörigen oder anderen nahestehenden Personen gemeinsam. Weiterführende Information finden Interessierte in der Fachliteratur zur Pflege von Menschen mit gerontopsychiatrischem Behandlungsbedarf sein (Perrar et al. 2010).

12.7 Lern- und Leseservice

12.7.1 Das Wichtigste im Überblick

Was ist bei der Körperpflege alter Menschen zu beachten?

Körperpflege umfasst Maßnahmen, die das gesamte Erscheinungsbild prägen. Art und Umfang werden von folgenden Faktoren mit bestimmt: kulturelle und soziale Bedingungen, ökonomische Rahmenbedingungen, Bedürfnisse und Selbstpflegestrategien eines Menschen.

Welche Bedeutung hat die Körperpflege für alte Menschen?

Es ist ein elementares menschliches Bedürfnis, die Körperpflege so lange wie möglich selbstständig zu gestalten. Professionelle Pflege trägt dazu bei, dass die Selbstbestimmung bei der Körperpflege gelebt werden kann.

Welche Bedeutung hat pflegerische Diagnostik bei der Körperpflege?

Bei der täglichen Körperpflege besteht die Möglichkeit, den gesamten Körper und damit den Hautzustand zu inspizieren. Veränderungen können erfasst und Verläufe verfolgt werden.

Welche Aufgaben hat die Haut?

Die Haut ist das größte Sinnesorgan des Körpers. Sie schützt den Körper vor Schädigungen, polstert den Körper gegen Stoßwirkungen, sondert Schweiß ab, speichert energieliefernde Nahrungsstoffe, reguliert die Temperatur und dient als Atmungsfläche.

Welche Veränderungen sind zu beachten?

Dies sind Hautfarbe, Hautbeschaffenheit und Veränderungen der Hautanhangsorgane wie Haare oder Nägel.

Was ist bei trockener Haut zu beachten?

Ausreichende Flüssigkeitszufuhr, Waschzusätze, die auf die Haut aufgebracht werden, immer abwaschen und die Hautpflege mit W/O-Lotion durchführen.

Was ist vaginaler Fluor?

Ausfluss aus der Scheide oder höher gelegener Genitalregionen, bei nicht intakter Scheidenflora. Häufig durch Infektionen verursacht. Die Farbe und die Konsistenz variieren. Bei blutigem Ausfluss kann ein Karzinom die Ursache sein.

Wie wird eine beruhigende Waschung durchgeführt?

Eine beruhigende Waschung erfolgt mit der Haarwuchsrichtung.

Was ist beim Waschen am Waschbecken zu beachten?

Beim Waschen am Waschbecken sollte der Betroffene standstabil sein, sonst ist es sinnvoll, den Unterkörper im Liegen zu waschen und dann den Betroffenen das Waschen am Waschbecken zu ermöglichen.

Wann sollte ein alter Mensch nicht baden?

Kreislauflabile und herzkranke Menschen sollten eher ein Halb- oder Dreiviertelbad dem Vollbad vorziehen. Das Vorgehen dazu ist mit dem behandelnden Arzt abzusprechen.

Welche Grundsätze gelten bei der Mundpflege?

Aufrechter Sitz, behutsame Durchführung, Prüfen des Mundstatus, Pflege des Mundes am Morgen, nach jeder Maßnahme und vor dem Schlafengehen.

Worauf ist bei der Nagelpflege zu achten?

Nagelbetthaut nicht schneiden, nur zurückschieben. Keine spitzen Instrumente verwenden. An den Füßen die Nägel gerade schneiden. Alle benutzten Gegenstände desinfizieren.

Welche Körperpflegemittel eigenen sich?

Präparate, die die Haut nicht auslaugen und den natürlichen Säureschutzmantel erhalten (ph-Wert 5,5).

Welche individuellen Gewohnheiten sollten berücksichtigt werden?

Tageszeit, Intervalle, Rituale, verwendete Pflegemittel und Akzeptanz der Hilfestellung.

Welche Maßnahmen gehören zur Dekubitusprophylaxe?

Druckentlastung durch Positionsänderungen und Aktivierung, Einsatz druckverteilender Hilfsmittel, scherkräftearmer Transfer sowie ergänzende Maßnahmen.

Welche Maßnahmen gehören zur Thromboseprophylaxe?

Physikalische Maßnahmen wie Bewegungstraining, entstauende Lagerungen, Ausstreichen der Beine, Anlegen von Kompressionsstrümpfen.

Was ist der Unterschied zwischen Ruhe- und Arbeitsdruck bei der Kompression der Beine?

MTS haben einen geringeren Druck (Ruhedruck), der Druck ist nur beim Liegen höher als der Druck der Wadenmuskulatur. Kompressionsstrümpfe haben einen höheren Druck (Arbeitsdruck), er ist größer als der Druck der Wadenmuskulatur bei der „Arbeit".

Was ist bei der Kontrakturenprophylaxe zu beachten?

Bewegungsübungen sind so oft wie möglich durchzuführen. Lagerungen als einzige Maßnahmen reichen nicht aus, um Kontrakturen zu verhindern.

Welche Veränderungen in der Mundhöhle müssen beachtet werden?

Alle Formen von Entzündungszeichen, Beläge und Hautveränderungen, z.B. durch schlecht sitzende Prothesen. Veränderungen am Zahnfleisch, den Zähnen, Innenseiten der Wangen, des Mundbodens, des Gaumens und der Zunge. Ggf. eine Einschätzungshilfe wie den Kayser-Jones Brief Oral Health Status Examination nutzen.

Was gehört zur Intertrigoprophylaxe?

Schonende Hautpflege, sorgfältiges Trocknen der betroffenen Hautstellen. Schutz der aufeinanderreibenden Hautflächen (z.B. Bauchfalten) durch dünne Kompressen.

12.7.2 Literatur

Abt-Zegelin A. Bettlägerigkeit (so lange wie möglich) vermeiden. In: Berg F, Wulf, D, Hrsg. Angewandte Physiologie. Stuttgart: Thieme; 2008: 52–54

ACCP, American College of Chest Physicians: Prevention of venous thromboembolism. Evidence-based Clinical Practice Guidelines (8th Edition). Chest 2008, 133: 381–453.

AWMF (Arbeitsgemeinschaft der Wissenschaftlichen Medizinischen Fachgesellschaften e. V.): Prophylaxe der venösen Thromboembolie. S3-Leitlinie (2009). Im Internet: www.awmf.org/; Stand: 20.05.2015

Bartholomeyczik S, Hardenacke D. Prävention von Mangelernährung in der Pflege. Forschungsergebnisse, Instrumente und Maßnahmen. Hannover: Schlütersche; 2010

Bartoszek G, Blotenberg B. Tiefe Beinvenenthrombose. Prophylaxe der Thromboembolie. Pflegezeitschrift Intensiv 2011; 1(8): 22–27

Beckmann M. Die Pflege von Schlaganfallbetroffenen. Hannover: Schlütersche; 2000

Berlowitz DR, Brienza DM. Are all pressure ulcers the result of deep tissueinjury? A review of the literature. Ostomy Wound Management 2007; 34–38

Bienstein C, Fröhlich A. Basale Stimulation in der Pflege. Grundlagen. Bern: Huber; 2012

Bienstein C et al. Dekubitus. Die Herausforderung für Pflegende. Stuttgart: Thieme; 1997

Bonderman D, Lang, I. Update: Pulmonale Hypertension. Der Mediziner 2006; 11: 10–13

Brauckhoff G, Kocher T, Holtfreter B et al. Mundgesundheit. In: Robert Koch-Institut Hrsg. Gesundheitsberichterstattung des Bundes. Berlin: 2009; 47: 8: im Internet: www.bzaek.de/fileadmin/PDFs/Infos/RKIThemenheft47Mundgesundheit.pdf/ Stand 12.07.2015

Cichowitz A, Pan WR, Ashton M. The heel: anatomy, blood supply, and the pathophysiology of pressure ulcers. Ann Plast Surg 2009; 62 (4): 423–429

Collier M, Moore Z. Etiology and risk factors. In: Romanelli M, Clark M, Cherry G et al., Hrsg. Science and Practice of Pressure Ulcer Management. London; Springer: 2006; 27–36

Debrunner A. Orthopädie/Orthopädische Chirurgie. Bern: Huber; 2005

Dennis M, Sandercock PA, Reid J, Graham C et al. Effectiveness of thigh-length graduated compression stockings to reduce the risk of deep vein thrombosis after stroke (CLOTS trial 1): a multicentre randomised controlled trial. Lancet 2009; 373: 1958–1965

Deutsches Netzwerk für Qualitätssicherung in der Pflege. Expertenstandard Dekubitusprophylaxe in der Pflege. Osnabrück: 2010

Dörfer C, Schiffner E, Stähle HJ. Stellungnahme der Deutschen Gesellschaft für Zahn-, Mund- und Kieferheilkunde (DGZMK) 2007; im Internet: www.dgzmk.de/uploads/tx_szdgzmkdocuments/Haeusliche_mechanische_Zahn_und_Mundpflege.pdf/ Stand 01.07.2015

Diesing P. Prüf- und Bewertungsmethoden für Antidekubitus-Systeme. [Dissertation]. Berlin, Technische Universität; 2006. Im Internet: www.berlincert.de/downloads/dissertation_diesing.pdf; Stand 09.03.2015

El-Solh AA. Association between pneumonia and oral care in nursing home residents. Lung 2011; 189(3): 173–180, doi: 10.1007/s00 408–011–9 297–0

European Pressure Ulcer Advisory Panel (EPUAP) and National Pressure Ulcer Advisory Panel (NPUAP). Prevention and Treatment of pressure ulcers: Quick Reference Guide. Washington DC: National Pressure Advisory Panel; 2009

Fergusson D, Hutton B, Drodge A. The epidemiology of major joint contractures: a systematic review of the literature. Clinical Orthopaedics and Related Research 2007; 456: 9–22

Frowein M. Einschätzung der Thrombosegefährdung – ein Score kann bei der Pflegeanamnese eingesetzt werden. Pflegezeitschrift 1997; 50 (11): 673–677

Gnass I, Bartoszek G, Thiesemann R, Meyer G. Erworbene Kontrakturen der Gelenke im höheren Lebensalter: Eine systematische Literaturanalyse. Zeitschrift für Gerontologie und Geriatrie 2010; 43: 147–15

Gottschalck T, Dassen T, Zimmer S. Assessmentinstrumente zur pflegerischen Beurteilung des Mundes. Pflege 2003; 16: 273-282

Gottschalk T. Mundhygiene und spezielle Mundpflege: Praxishandbuch für Pflegende und Dentalhygienikerinnen. Bern: Huber; 2007

Greve W, Wentura D. Wissenschaftliche Beobachtung: Eine Einführung. Landsberg: Beltz; 1997

Heymann E. Haut, Haar und Kosmetik. 2. Aufl. Bern: Huber; 2003

HoCHC, House of Commons Health Committee (2005): The prevention of venous thromboembolism in hospitalised patients. London: The Stationery Office. Im Internet: http://www.publications.parliament.uk/pa/cm200 405/cmselect/cmhealth/99/99.pdf; Stand 09.03.2015

Jordan R, Sirsch E, Gesch D et al. Verbesserung der zahnmedizinischen Betreuung in der Altenpflege durch Schulungen von Pflegekräften. Pflege 2012; 25 (2): 97–105; doi: 10.1024/1012–5 302/a000 185

Kayser-Jones J, Bird WF, Paul SM et al. An instrument to assess the oral health status of nursing home residents. The Gerontologist 1995; 35(6): 814–824

Klein B. Pflegen ohne Druck. Eine Studie im Auftrag des Bayerischen Staatsministeriums für Arbeit und Sozialordnung, Familie und Frauen. Stuttgart: 2005

Kottner J, Lichterfeld A, Blume-Peytavi U et al (2014). Förderung der Hautgesundheit im Alter. Z Gerontol Geriatr 2014; 48 (3): 231–236

Kreissl ME, Eckardt R, Nitschke I. Mundgesundheit und Pneumonie – der Mund als Keimreservoir für Pneumonien bei pflegebedürftigen Senioren. Quintessenz 2008; 59(10): 89–1096

Lauber A, Schmalstieg P. Verstehen und Pflegen 4. Prävention und Rehabilitation. Stuttgart: Thieme; 2007

Lemke K. Abtrennung und Charakterisierung von Polyelektrolyt-modifizierten Nanopartikeln. [Dissertation] Potsdam: Universität Potsdam; 2013

Lahmann N, Kottner J, Heinze C et al. Pflegeprobeme in Deutschland – Ergebnisse von 10 Jahren Forschung in Pflegeheimen und Kliniken 2001-2010. Institutsbericht. Berlin: 2010.

Lahmann N, Kottner J. Dekubitus: Prävalenz und Inzidenz in deutschen Krankenhäusern. Das Gesundheitswesen 2012; 74 (12): 793–797

Loeser R, Delbono O. Aging of the muscles and joints. In: Halter JB, Hrsg. Hazzard's geriatric medicine and gerontology. Columbus: McGraw-Hill; 2009

Lindenberg E, Mayer, H, Panfil E-M. Die Prävalenz von Dekubitus in der ambulanten Pflege: Eine epidemiologische Erhebung in Nordrhein-Westfalen. PR-InterNet 2003; 3: 1–3

Meyer G, Gellert R, Schlömer G, Mühlhauser I. Thromboseprophylaxestrümpfe in der Chirurgie optional oder obligat? Der Chirurg 2004; 1: 45–48

Otto A., du Plessis J, Wiechers JW. Formulation effects of topical emulsions on transdermal and dermal delivery. International Journal of Cosmetic Science 2009; 31: 1–19

Pan M, Heinecke G, Bernardo, S et al. Urea: a comprehensive review of the clinical literature. Dermatology Online Journal UC Davis 2013; 19 (11; im Internet: www.escholarship.org; Stand 01.07.2015

Perrar KM, Sirsch E, Kutschke A. Gerontopsychiatrie für Pflegeberufe. Stuttgart: Thieme; 2010

Petersen E. Infektionen in Gynäkologie und Geburtshilfe. Stuttgart: Thieme; 2010

Posthauer ME, Dorner B, Friedrich EK. Enteral Nutrition for Older Adults in Healthcare Communities. Nutr Clin Pract. 2014; 29 (4):445–58

Projektgruppe Evidence-based Nursing Südtirol/Alto Adige. Leitlinie Mundpflege. Projektgruppe Evidence-based Nursing Südtirol/Alto Adige; 2008. Im Internet: http://www.ebn.bz.it; Stand: 01.07.2015

Pschyrembel. Klinisches Wörterbuch. Berlin: de Gruyter; 2007

Reger SI, Ranganthan VK, Orsted Hl et al. International review. Pressure ulcer prevention: pressure, shear, friction, and microclimate in context. A consensus document. London: Wounds International; 2010

Rabe E, Bauersachs RM, Pannier F et al. Venenerkrankungen der Beine: Robert Koch-Institut; 2009; Themenheft 44; im Internet: www.rki.de; Stand 1.7.2015

Schröder G. Dekubitusprophylaxe – eine Frage der Zeit und des Druckes. CNE Certified Nursing Education 2007; 3: 7–10

Schröder G, Kottner J. Dekubitus und Dekubitusprophylaxe. Bern: Huber; 2012

Seel M. Pflege des Menschen. Hannover: Brigitte Kunz; 1995

Stiftung Warentest. Eucerin sehr gut – Körperlotionen für trockene Haut. Test 2010; 9: 30–33; 96–97

Tabary JC, Tabary C, Tardieu C et al. Physiological and structural changes in the cat's soleus muscle due to immobilization at different lengths by plaster casts. Journal of Physiology 1972; 224: 231–244

Thürmann PA, Werner U, Hanke F et al. Arzneimittelrisiken bei hochbetagten Patienten: Ergebnisse deutscher Studien. Fortschritt und Fortbildung in der Medizin 2007; 31: 216–224

Villa A., Connell CL, Abati S (2015). Diagnosis and management of xerostomia and hyposalivation. Ther Clin Risk Manag 2015; 11: 45–51

Wagner LM, Capezuti E, Brush BL et al. Contractures in frail nursing home residents. Geriatric Nursing 2008; 29: 259–266

Wienert V, Partsch H, Gallenkemper G et al. Intermittierende pneumatische Kompression. Im Internet: http://www.phlebology.de/leitlinien-der-dgp-main-menu/73-leitlinie-intermittierende-pneumatische-kompression-ipk-oder-aik

Wille B. Leitlinien zur Hygiene im Alten- und Pflegeheim. Pflege aktuell 2000; 5: 286

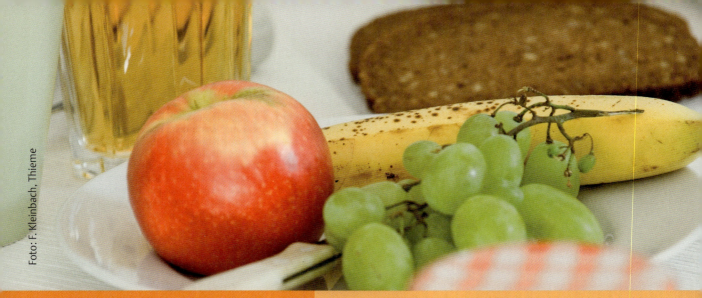

Foto: F. Kleinbach, Thieme

Kapitel 13
Essen und trinken können

13.1	Bedeutung von Essen und Trinken	327
13.2	Rechtliche Rahmenbedingungen	327
13.3	Grundlagen der Ernährungslehre	328
13.4	Häufige Ernährungsstörungen im Alter	333
13.5	Pflege und Begleitung	336
13.6	Qualitätskriterien	352
13.7	Ethische Aspekte bei der Ernährung und Flüssigkeitsversorgung	355
13.8	Besonderheiten in der direkten Pflege bei Menschen mit Demenz	356
13.9	Lern- und Leseservice	357

13 Essen und trinken können

Jasmin Schön

13.1 Bedeutung von Essen und Trinken

Fallbeispiel

Sie arbeiten in einem ambulanten Pflegedienst und betreuen die 80-jährige Frau König bereits seit einigen Jahren zu Hause. Früher brauchte sie nur Hilfe beim Anziehen der Kompressionsstrümpfe. Doch aufgrund ihrer fortschreitenden Demenz braucht Frau König mittlerweile Unterstützung in fast allen Bereichen: Körperpflege, Ausscheidung, Ernährung und Mobilisation. V. a. bei der Ernährung werden die Defizite immer größer.

Bis vor 2 Monaten hat Frau König noch selbstständig gekocht. Mittlerweile riecht es aber nur noch selten nach frisch zubereitetem Essen, wenn Sie die Wohnung betreten. Sie bemerken seit einer Woche, dass bei Frau König kein Rock mehr richtig sitzt, heute ist einer sogar über die Hüften auf den Boden gerutscht. Frau König war zwar schon immer schlank, aber Sie wollen sich doch vergewissern und ermitteln deshalb das aktuelle Gewicht und die Körpergröße: 48 kg, 1,69 m.

Außer einer Nichte, die im gleichen Ort wohnt, hat sie keine Angehörigen mehr. Die Nichte unterstützt Frau König beim Einkaufen, Wäschewaschen und Putzen. Ab und zu kommt eine Nachbarin zu Besuch – sonst bestehen aber keine weiteren Kontakte.

Essen und Trinken bedeutet für viele ältere Menschen nicht nur die Zufuhr von Energie und Nährstoffen. Vielmehr noch beeinflusst es durch das bewusste Genießen ihre Lebensqualität. Durch Sehen, Riechen, Schmecken und Fühlen werden fast alle Sinnesorgane bei der Nahrungsaufnahme angesprochen und können somit auch gezielt gefördert werden, siehe Kap. „Basale Stimulation" (S.213).

Durch die steigende Lebenserwartung wachsen auch die Anforderungen an eine adäquate Ernährung und Flüssigkeitsversorgung älterer und hochbetagter Menschen. Ein Leben lang beeinflusst Essen und Trinken die Gesundheit und das Wohlbefinden und trägt deshalb entscheidend zur Lebensqualität bei (MDS 2014).

Die persönlichen Ernährungsgewohnheiten entwickeln sich im Laufe des Lebens, sodass Veränderungen in diesem Bereich, z. B. durch einen Heimeinzug, zu Störungen führen können. Daneben dient die Nahrungsaufnahme der Tagesstrukturierung. Dies wird v. a. in stationären Pflegeeinrichtungen deutlich und wurde in der Studie zur „Ernährung in stationären Einrichtungen für Senioren und Seniorinnen (ErnSTES)" (2006–2008) belegt.

Ältere Menschen essen oft nicht aufgrund von Hunger, sondern weil sie sich in der Gesellschaft anderer bei der gemeinsamen Nahrungsaufnahme wohlfühlen. Im Umkehrschluss bedeutet dies, dass alleinlebende Senioren die Nahrungsaufnahme eher vernachlässigen, was wiederum häufig zur Unter- und/oder Mangelernährung führt.

Weiterhin sind Feiertage oder besondere Feste immer schon mit gutem Essen und Trinken verbunden gewesen. So kann durch bestimmte Mahlzeiten oder Getränke die Erinnerung an die Höhepunkte im Leben wieder geweckt werden. Je nach Religion bzw. Kultur müssen auch bestimmte Bedürfnisse berücksichtigt und durch Biografiearbeit in Erfahrung gebracht werden.

Merke

Essen und Trinken ist ein multidimensionaler Prozess, der durch soziale, kulturelle und psychologische Aspekte beeinflusst wird.

13.2 Rechtliche Rahmenbedingungen

Bis 2011 war die Verpflegung explizit in §75 Abs. 5 SGB XI geregelt. Darin wurde in Bezug auf die Ernährung Folgendes empfohlen: „Eine ausgewogene Ernährung (einschließlich notwendiger Diätkost) ist anzustreben. Der Pflegebedürftige ist bei der Essens- und Getränkeauswahl sowie bei Problemen der Nahrungsaufnahme zu beraten. Zur selbstständigen Nahrungsaufnahme ist der Einsatz von speziellen Hilfsmitteln zu fördern und zu ihrem Gebrauch anzuleiten. Bei Nahrungsverweigerung ist ein differenzierter Umgang mit den zugrunde liegenden Problemen erforderlich.

Die Ernährung umfasst

- das mundgerechte Zubereiten der Nahrung sowie die Unterstützung bei der Aufnahme der Nahrung; hierzu gehören alle Tätigkeiten, die der unmittelbaren Vorbereitung dienen und die die Aufnahme von fester und flüssiger Nahrung ermöglichen, z. B. portionsgerechte Vorgabe, Umgang mit Besteck sowie
- Hygienemaßnahmen wie z. B. Mundpflege, Händewaschen, Säubern/Wechseln der Kleidung" (Gemeinsame Empfehlung gemäß §75 Abs. 5 SGB XI).

In den aktuellen „Maßstäben und Grundsätzen für die Qualität und Qualitätssicherung sowie für die Entwicklung eines einrichtungsinternen Qualitätsmanagements nach §113 SGB XI in der vollstationären Pflege (2011)" ist der Aspekt der Verpflegung allgemeiner gehalten. Darin heißt es:

„Die Pflege, soziale Betreuung, Unterkunft und Verpflegung sind darauf auszurichten, die körperlichen, geistigen und seelischen Kräfte der Bewohner wiederzugewinnen oder zu erhalten." Weiterhin soll die Verpflegung auf die Wünsche, die Situation und die religiösen Bedürfnisse des Bewohners angepasst sein.

Gleiches gilt entsprechend für die hauswirtschaftliche Versorgung in der ambulanten Pflege (Maßstäbe und Grundsätze für die Qualität und Qualitätssicherung sowie für die Entwicklung eines einrichtungsinternen Qualitätsmanagements nach §113 SGB XI in der ambulanten Pflege, 2011).

In §113a SGB XI „Expertenstandards zur Sicherung und Weiterentwicklung der Qualität in der Pflege" wurde nun die Umsetzung und Einhaltung der Expertenstandards für alle stationären und ambulanten Einrichtungen gesetzlich verankert. Im Bereich der Ernährung ist somit der „Expertenstandard Ernährungsmanagement zur Sicherstellung und Förderung der oralen Ernährung in der Pflege" von 2010 unmittelbar verbindlich. Überprüft wird die Umsetzung und Einhaltung des Expertenstandards in den durch den Medizinischen Dienst der Krankenversicherungen (MDK) durchgeführten Qualitätsprüfungen nach §114 SGB XI.

Weiterhin unterliegen die beruflich Pflegenden der Sorgfaltspflicht. Zu dieser sind sie im Rahmen ihrer Tätigkeit laut den §§276, 277, 278 BGB verpflichtet. In Bezug auf die Ernährung gehört zur Sorgfaltspflicht einer Mangelernährung bei Bewohnern vorzubeugen bzw. diese zu erkennen. Dazu muss regelmäßig der Ernährungszustand erhoben, dokumentiert und ggf. der Arzt informiert werden. Die pflegerischen Sorgfaltspflichten sind verletzt, wenn das Pflegepersonal bei der Pflege gesicherte pflegerische Erkenntnisse, die dem jeweiligen Stand der Pflegewissenschaft und -technik entsprechen, nicht berücksichtigt. Davon ist auszugehen, wenn die Pflegenden das erforderliche Maß an Geschicklichkeit, Sorgfalt oder Fachkenntnis unberücksichtigt lassen (MDS 2003).

13.3 Grundlagen der Ernährungslehre

13.3.1 Energiebedarf im Alter

Alter ist nicht mit Gebrechlichkeit gleichzusetzen. So kann z. B. ein 60-Jähriger pflegebedürftig sein und sich ein 85-Jähriger noch selbstständig zu Hause versorgen. Deshalb ist der Energiebedarf im Alter auch abhängig von der Aktivität (DGE 2014 a).

> **Definition**
>
> Der **Energiebedarf** gibt an, wie viele Kalorien ein Mensch täglich braucht, um die physiologischen Körperfunktionen aufrechtzuerhalten und die tägliche Arbeit zu verrichten können. Über die Nahrungsaufnahme müssen also so viele Kalorien zugeführt werden, dass der Energiebedarf gedeckt ist.

Im Alter nehmen der Wassergehalt und die Knochen- und Muskelmasse ab und der Körperfettgehalt zu, da sich der Stoffwechsel verlangsamt. Zudem bewegt sich der alte Mensch weniger und benötigt deshalb weniger Energie. Die benötigte Menge an nicht energieliefernden Stoffen (Vitamine, Mineralstoffe und Spurenelemente) bleibt jedoch konstant bzw. ist bei bestimmten Erkrankungen sogar erhöht. Diesen Veränderungen kann grundsätzlich durch eine energiearme, aber nährstoffreiche Kost Rechnung getragen werden (DGE 2014 a).

Energiebedarf berechnen

Um genaue Aussagen über den Energiebedarf des alten Menschen zu erhalten, kann der Gesamtenergiebedarf berechnet werden.

> **Definition**
>
> Der **Energieumsatz** setzt sich aus Grundumsatz, Arbeitsumsatz, der Thermogenese nach Nahrungszufuhr sowie dem Bedarf für Wachstum, Schwangerschaft und Stillzeit zusammen.
>
> Mit **Grundumsatz** (= GU oder Basal Metabolic Rate = BMR) wird die Energiemenge bezeichnet, die zur Erhaltung der Organfunktionen im Zustand völliger Ruhe und entspannter Muskulatur notwendig ist.

Der Grundumsatz macht etwa 60–75 % des Gesamtenergiebedarfs aus, erhöht sich z. B. bei Fieber, Tumoren und Schilddrüsenüberfunktion und ist hauptsächlich von der fettfreien Körpermasse abhängig. Alter, Geschlecht, Körperoberfläche, Hormonfunktion und die Art der Ernährung beeinflussen den Grundumsatz zusätzlich. Mit zunehmendem Alter nimmt die fettfreie Körpermasse ab. Weiterhin haben Männer einen um etwa 10 % höheren Grundumsatz als Frauen, da deren Anteil der fettfreien Körpermasse größer ist (MDS 2014). Mit zunehmendem Alter nimmt der Grundumsatz deutlich ab (MDS 2014). Die Weltgesundheitsorganisation (WHO) empfiehlt zur Berechnung des GU für über 60-Jährige die in ▶ Abb. 13.1 dargestellte Regel.

Der Energieumsatz ergibt sich demnach aus einem Mehrfachen des Grundumsatzes. Zur Berechnung wird hierfür das Maß für die körperliche Aktivität, der PAL-Wert (physical activity level), verwendet. Der Grundumsatz muss dazu mit dem entsprechenden Faktor für die körperliche Aktivität (PAL) multipliziert werden. Die Berücksichtigung des Grades an körperlicher Aktivität erlaubt ein gewisses Maß an individuellem Zuschnitt. Da die körperliche Aktivität i. d. R. mit zunehmendem Alter abnimmt, reduziert sich auch die Muskelmasse und somit der Arbeitsumsatz (DGE 2014 a).

Der Multiplikationsfaktor zur Berechnung richtet sich nach der Höhe der körperlichen Belastung:
- ausschließlich sitzende oder liegende Lebensweise (alte, gebrechliche Menschen z. B. bettlägerige Senioren): BMR x 1,2
- ausschließlich sitzende Tätigkeit mit wenig oder keiner anstrengenden Freizeitaktivität (z. B. Büroangestellte, Feinmechaniker): BMR x 1,4–1,5
- sitzende Tätigkeit, zeitweilig auch zusätzlicher Energieaufwand für gehende und stehende Tätigkeiten (z. B. Laboranten, Kraftfahrer, Studierende, Fließbandarbeiter): BMR x 1,6–1,7
- überwiegend gehende und stehende Tätigkeit (z. B. Verkäufer, Kellner, Mechaniker, Handwerker): BMR x 1,8–1,9
- körperlich anstrengende berufliche Arbeit (z. B. Bauarbeiter, Landwirte, Waldarbeiter, Bergarbeiter, Leistungssportler): BMR x 2,0–2,4

Der Gesamtenergiebedarf von vollständig immobilen Menschen beträgt somit das 1,2-fache des Grundumsatzes. Der tatsächliche Energiebedarf kann im Einzelfall durch regelmäßige Gewichtskontrollen festgestellt werden. Besonders zu beachten ist der erhöhte Energiebedarf bei Menschen mit Demenz mit einem verstärkten Bewegungsdrang. Diese Menschen können einen Energiebedarf bis zu 3 500 kcal/Tag haben (MDS 2014). Die Berechnung des Gesamtenergiebedarfs zeigt ▶ Abb. 13.2.

> **Fallbeispiel**
>
> Frau König verlässt die Wohnung nur noch für Arztbesuche oder wenn sie von Ihrer Nichte zum Essen eingeladen wird. Innerhalb der Wohnung bewegt sie sich mit einem Rollator, da sie schon einmal gestürzt ist.

Die Berechnung des täglichen Gesamtenergiebedarfs dient der Orientierung. Ob die vom alten Menschen täglich aufgenommene Energie ausreicht, muss regelmäßig über Gewichtskontrollen überprüft werden, da individuelle Unterschiede bestehen. Ziel ist die Erhaltung des Körpergewichts bzw. die Erreichung des

---

Berechnung des Energieumsatzes (TEE):

Grundumsatz x körperliche Aktivität = Energieumsatz (BMR x PAL = TEE)

Abb. 13.2 Berechnung des Energieumsatzes (TEE).

Männer: GU (kcal/Tag) = (0,0491 x KG (kg) + 2,46) x 239
Frauen: GU (kcal/Tag) = (0,0377 x KG (kg) + 2,75) x 239
(KG = Körpergewicht)

Beispiel Berechnung des GU für Frau König (48 kg):

48 kg KG: GU = (0,0377 x 48 + 2,75) x 239
= 4,5596 x 239 = ca. 1090 kcal/Tag

Abb. 13.1 Grundumsatz. Berechnung des Grundumsatzes bei über 60-jährigen Menschen.

wünschenswerten Körpergewichts bei gleich bleibender Aktivität (MDS 2014).

13.3.2 Flüssigkeitsbedarf

Der Hauptbestandteil des menschlichen Körpers ist Wasser. Es dient als Lösungs- oder Transportmittel für Nährstoffe (z. B. über das Blut zu den Organen) und für Stoffwechselendprodukte (z. B. Ausscheidung über die Nieren). Es wird als Reaktionspartner bei biochemischen Prozessen benötigt, unterstützt die Temperaturregulation (Schwitzen schützt vor Überhitzung) und ist erforderlich zur Quellung des Speisebreies im Darm (DGE 2014 a).

Die Aufnahme von zu wenig Wasser führt zur Dehydratation (S. 335), und bereits nach 2–4 Tagen zu schweren gesundheitlichen Schäden, da harnpflichtige Substanzen nicht mehr ausgeschieden werden können. So kommt es z. B. zu trockener Haut und Schleimhäuten (z. B. rissigen Lippen, Mundtrockenheit), Schwindel, Verwirrtheit, Obstipation oder vermehrten Harnwegsinfekten. Bei älteren Menschen ist das Durstempfinden und somit der Regulierungsmechanismus zur adäquaten Flüssigkeitsaufnahme meist gestört. Verstärkt wird diese Problematik meist durch Angst vor nächtlichen Toilettengängen oder Inkontinenz oder Prostatabeschwerden bei Männern. Nicht zu vergessen sind Dysphagie oder Erziehungsrelikte, z. B. dass in ihrer Kindheit beim Essen i. d. R. nicht getrunken wurde (DGE 2014 c).

Der Körper verliert über Schweiß, Atemluft, Urin und Stuhlgang ständig Wasser. Diese Verluste können je nach Aktivität, Umgebungs- und Körpertemperatur variieren. Die Regulation des Wasser- und Elektrolythaushaltes erfolgt über die Anpassung der Nierentätigkeit. Bei normalen Ernährungsgewohnheiten kommt es i. d. R. zur Flüssigkeitsaufnahme, bevor ein Durstgefühl auftritt. Bei alten Menschen ist das Durstgefühl jedoch abgeschwächt, sodass sie nicht mehr in der Lage sind, ein bestehendes Flüssigkeitsdefizit adäquat wahrzunehmen (MDS 2014).

Flüssigkeitsbedarf berechnen

Der Gesamtflüssigkeitsbedarf kann individuell berechnet bzw. festgelegt werden. Die Deutsche Gesellschaft für Ernährung (DGE) empfiehlt als Richtwert mind. 1,3 l Flüssigkeit am Tag, besser 1,5 l. Das ist eine Orientierungsgröße, mit der die täglich erforderliche Flüssigkeitsmenge im Normalfall abgedeckt wird (DGE 2014 c).

Die genaue Berechnung der täglich erforderlichen Flüssigkeitsmenge ist nur in Ausnahmefällen notwendig. Dazu gibt es verschiedene Berechnungsmethoden. Empfohlen wird eine Zufuhr von 30 Milliliter je kg Körpergewicht. Die Berechnungsbasis ist das Körpersollgewicht (MDS 2014).

Um die Trinkflüssigkeitsmenge zu erhalten, muss der Flüssigkeitsanteil der Nahrung vom Gesamtflüssigkeitsbedarf abgezogen werden (MDS 2014).

Je nach Allgemeinzustand und vorliegenden Grunderkrankungen, z. B. Herz- oder Niereninsuffizienz, muss die Flüssigkeitszufuhr nach Arztverordnung (AVO) eingeschränkt werden. Bei Diarrhö, Fieber oder starkem Schwitzen ist der Flüssigkeitsbedarf allgemein erhöht. In diesen Fällen sollte die Ein- und Ausfuhr protokolliert und täglich eine Bilanzierung erstellt werden (MDS 2014).

13.3.3 Zusammensetzung der Nahrung

Eine früher gebräuchliche Einheit für Wärmeenergie ist Kalorie (cal), die für alle Energieformen verwendet wurde. Obwohl sie offiziell durch Joule (J) abgelöst wurde, ist in der Praxis die Einheit Kalorie zur Bemessung des Energiegehaltes von Nahrungsmitteln gebräuchlicher.

Definition

Eine **Kalorie** ist die erforderliche Wärmemenge, um 1 Gramm Wasser von 14,5 auf 15,5 Grad zu erwärmen. 1000 cal entsprechen einer Kilokalorie (kcal) (MDS 2014).
Joule ist eine Einheit für den chemischen Nährwert und für Energie (Arbeit und Wärme). 4,187 J entsprechen einer cal (MDS 2014).

Nährstoffe

Bei den Nährstoffen unterscheidet man zwischen organischen und anorganischen. Zu den **organischen Nährstoffen** gehören Proteine, Fette, Kohlenhydrate und Vitamine. Wasser und die Mineralstoffe (Mengen- und Spurenelemente) sind die Bestandteile der **anorganischen Nährstoffe**.

Kohlenhydrate und Fette spielen bei der Deckung des täglichen Energiebedarfs die wichtigste Rolle. Deshalb sollte der Großteil der täglichen Energiezufuhr über den Verzehr von Kohlenhydraten erfolgen, was einer Menge von mehreren hundert Gramm (g) pro Tag entspricht. Im Gegensatz dazu benötigt der Körper Vitamine und Mineralstoffe nur in Kleinmengen (mg-/μg-Bereich, Milligramm/Mikrogramm). Deshalb zählen sie zu den **Mikronährstoffen**. Kohlenhydrate, Fette und Eiweiß gehören zu den energieliefernden Nährstoffen.

Folgende Angaben dienen der Beurteilung des Brennwertes pro 1 Gramm der verschiedenen Makronährstoffe:
- Proteine: 4 kcal
- Fette: 9 kcal
- Kohlenhydrate: 4 kcal (MDS 2014)

Diese Nährstoffe sollten laut DGE (2014 a) pro Tag wie folgt verteilt sein:
- Proteine: 11 %
- Kohlenhydrate: > 50 % (bevorzugt stärkehaltige)
- Fett: max. 30 % (überwiegend pflanzlich)

Proteine, Fette und Kohlenhydrate

▶ **Proteine (Eiweiße).** Sie versorgen den Organismus mit Aminosäuren und werden zum Aufbau körpereigener Proteine und weiterer metabolisch aktiver Substanzen wie Enzyme und Hormone benötigt. Vorkommen in Eiern, Fisch, weißem Fleisch (z. B. Geflügel, Kalb, Kaninchen), Wild, Soja, Nüssen und Milchprodukten. Getreideprodukte, Kartoffeln und Hülsenfrüchte sind gute pflanzliche Eiweißlieferanten.

Die DGE empfiehlt eine tägliche Zufuhr von 0,8 g Protein pro kg Körpergewicht. In der Leitlinie der Deutschen Gesellschaft für Ernährungsmedizin (DGEM) zur klinischen Ernährung in der Geriatrie (2013) wird jedoch 1g pro kg Körpergewicht empfohlen, um die fettfreie Körpermasse, die Körperfunktionen und die Gesundheit des alten Menschen zu erhalten. Dies entspricht einem Anteil von 9–10 % an der Energiezufuhr in einer ausgewogenen Mischkost von Erwachsenen (DGE et al. 2013).

▶ **Fette.** Sie sind wichtige Energielieferanten, da ihr Brennwert den von Kohlenhydraten und Proteinen um mehr als das Doppelte übersteigt. Zudem sind sie Träger fettlöslicher Vitamine (Vitamine A, D, E, K), essenzieller Fettsäuren und von Geschmacksstoffen. Fette können durch ihre Konsistenz die Schmackhaftigkeit von Speisen verstärken und haben einen hohen Sättigungseffekt.

Die DGE empfiehlt eine begrenzte Fettzufuhr von 30 % der Nahrungsenergie. In dieser Menge ist eine ausgewogene Zusammensetzung der Fettsäuren im Rahmen einer vollwertigen Ernährung gewährleistet und in Verbindung mit ausreichender körperlicher Aktivität können die kardiovaskulären Risiken (z. B. Schlaganfall, arterielle Verschlusskrankheit, Herzinfarkt) gesenkt werden (DGE et al. 2013).

Bei der Fettzufuhr ist die Zusammensetzung der aufgenommenen Fette entscheidend. Gesättigte Fettsäuren (insbesondere in tierischen Fetten) wirken sich ungünstig auf die Blutfette aus. Deshalb sollten pflanzliche Fette wie Raps-, Soja- und Olivenöl bevorzugt aufgenommen werden, weil sie zu den mehrfach ungesättigten Fettsäuren gehören und einen günstigen Einfluss auf die Blutfettzusammensetzung haben, ebenso Fettfische wie Lachs, Hering oder Makrele (DGE et al. 2013).

▶ **Kohlenhydrate.** Sie sind mengenmäßig der wichtigste Energielieferant für den Organismus. Unterschieden werden einfache Zucker (Mono- und Disaccharide) und komplexe Kohlenhydrate (Polysaccharide). Die verschiedenen Kohlenhydratarten haben unterschiedliche physiologische Wirkungen, die beim älteren Menschen berücksichtigt werden müssen.

Monosaccharide sind Einfachzucker wie z. B. Glucose (Traubenzucker), Fructose (Fruchtzucker), die z. B. in Honig vorkommen. Saccharose (Rohr- und Rübenzucker), Maltose (Malzzucker) und Laktose (Milchzucker) gehören zu den Disacchariden. Sie können im Darm sofort aufgenommen werden und erhöhen deshalb sofort, aber nur kurzzeitig den Blutzuckerspiegel.

Stärke und Ballaststoffe gehören zu den Polysacchariden. Sie kommen z. B. in Getreide, Kartoffeln, Nudeln und Gemüse vor und versorgen den Körper mit Energie, Vitaminen, Mineralstoffen und Ballaststoffen. Stärke wird im Darm aufgespalten, damit sie resorbiert werden kann. Das lässt den Blutzucker langsam ansteigen und sorgt für ein länger anhaltendes Sättigungsgefühl, weil Blutzuckerspitzen vermieden werden. Ballaststoffe können nicht im Darm aufgespalten werden und werden deshalb unverändert wieder ausgeschieden. Jedoch regen sie zum Kauen an und sättigen besser durch ihre längere Verweildauer im Magen. Außerdem binden sie viel Wasser durch ihre Quelleigenschaft und fördern so die Darmperistaltik. Weiterhin liefern sie eine Reihe von Vitaminen und Mineralstoffen. Deshalb beugen Ballaststoffe einigen Erkrankungen bzw. Funktionsstörungen des Darms, z. B. Obstipation, Divertikulose, Darmkrebs, Gallensteine, Übergewicht und Diabetes mellitus, vor. Empfohlen wird eine tägliche Zufuhr von 30 g Ballaststoffen beim Erwachsenen. Ballaststoffe sind v. a. in Obst, Gemüse und Vollkornprodukten enthalten.

Die Empfehlungen für die Kohlenhydratzufuhr müssen den individuellen Energiebedarf, den Bedarf an Proteinen und die Richtwerte für die Fettzufuhr berücksichtigen. Eine vollwertige Mischkost sollte deshalb mehr als 50 % der Energiezufuhr aus stärke- und ballaststoffreichen Kohlenhydraten enthalten (DGE et al. 2013).

Vitamine, Mineralstoffe und Spurenelemente (Mikronährstoffe)

Im Folgenden werden nur die für den alten Menschen besonders wichtigen Mikronährstoffe dargestellt.

Vitamine

Zu den fettlöslichen Vitaminen gehören Vitamin A, D, E und K. Vor allem Vitamin D kommt eine große Bedeutung zu, da es die Kalzium-Aufnahme fördert und somit für den Knochenstoffwechsel wichtig ist. Da die Vitamin-D-Zufuhr mit den üblichen Lebensmitteln bei weitem nicht ausreichend ist, ist gleichzeitig eine ausreichende UV-Licht-Exposition erforderlich. In stationären Einrichtungen ist der regelmäßige Aufenthalt im Freien jedoch oft nicht möglich. Bei Menschen > 65 Jahren wird eine Zufuhr von 20 Mikrogramm Vitamin D täglich empfohlen, um einer Osteoporose, und somit einer erhöhten Frakturgefahr, vorzubeugen. Es kommt in Lebertran, Fettfischen, Leber, Eigelb und mit Vitamin D angereicherter Margarine vor. Dieser Bedarf ist ggf. nicht allein über die Nahrung zu decken. Eventuell muss ein Vitamin-D-Präparat zur Ergänzung eingesetzt werden.

Folat

Unter diesem Oberbegriff werden verschiedene Verbindungen mit Folsäurecharakter zusammengefasst. Folat ist überwiegend an Prozessen der Zellteilung, Zellneubildung, Blutbildung und am Proteinstoffwechsel beteiligt. Es steht mit Eisen und Vitamin B_{12} in enger Verbindung.

Wird zu wenig Folat aufgenommen, kann es zu erhöhten Homocystein-Konzentrationen kommen, was wiederum das Arterioskleroserisiko steigert. Empfohlen wird eine tägliche Aufnahme von 300 Mikrogramm Folsäure-Äquivalent – am besten in Form von Gemüse (Tomaten, Kohlarten, Spinat, Gurken) und Obst (Orangen, Weintrauben) oder durch Brot und Backwaren aus Vollkornmehl. Weiterhin kommt es in Kartoffeln, Fleisch, Leber, Milch, Milchprodukten, einigen Käsesorten und Eiern vor. Weizenkeime und Sojabohnen sind besonders reich an Folat. Die längerfristige Einnahme bestimmter Medikamente wie Zytostatika und Antiepileptika kann zu einer Reduzierung des Folats im Organismus führen (DGE et al. 2013).

Mineralstoffe

Zu den Mineralstoffen gehören Natrium, Chlorid, Kalium, Kalzium, Phosphor und Magnesium. Kalzium und Magnesium sind für ältere Menschen von großer Bedeutung.

▶ **Kalzium.** Kalzium ist ein elementarer Baustein von Knochen und Zähnen sowie ein wichtiger Faktor bei der Nervenreizweiterleitung und Blutgerinnung. Zusammen mit Vitamin D ist es für den Erhalt der Knochensubstanz und -funktion zuständig. Da die Kalziumresorptionsrate mit zunehmendem Alter abnimmt, sollten täglich 1000 mg Kalzium aufgenommen werden. Die Wirkung kann durch körperliche Aktivität und die Aufnahme von Vitamin D gesteigert werden. Kalzium kommt in Milch, Milchprodukten, einigen Gemüsearten wie Brokkoli, Grünkohl, Fenchel, Lauch und in Mineralwasser mit einem Kalziumgehalt von mehr als 150 mg/l vor.

▶ **Magnesium.** Es spielt u. a. bei der Mineralisation der Knochen und der Muskelkontraktion eine Rolle. Männern wird deshalb empfohlen, 300 mg/Tag zu sich zu nehmen; Frauen 350 mg/Tag. Enthalten ist Magnesium in Vollkorngetreideprodukten, Milch, Milchprodukten, Leber, Geflügel, Fisch, Kartoffeln, vielen Gemüsearten, Sojabohnen, Beerenobst, Orangen und Bananen. Sogar Kaffee und Tee tragen zur Bedarfsdeckung bei. Bei gesunden Menschen kommt es i. d. R. nicht zu einem Magnesiummangel, jedoch kann es durch einige Erkrankungen im Magen-Darm-Trakt, durch Alkoholabusus und bestimmte Medikamente (Diuretika, Kortikoide) zu einer Minderversorgung kommen (DGE et al. 2013).

Spurenelemente

▶ **Eisen.** Das ist ein Bestandteil zahlreicher sauerstoff- und elektronenübertragender Wirkgruppen wie z. B. Hämoglobin, an dem der Sauerstoff zum Transport gebunden wird. Erkrankungsbedingte Blutverluste können zu einem Eisenmangel führen. Pro Tag sollten 10 mg Eisen über Brot, Fleisch, Wurstwaren und Gemüse aufgenommen werden. Die Eisenaufnahme im Körper kann durch die gleichzeitige Gabe von Vitamin C gesteigert werden.

▶ **Jod.** Es beeinflusst den Stoffwechsel, da es ein Bestandteil der Schilddrüsenhormone ist. Für eine normale Stoffwechselfunktion müssen täglich 180 Mikrogramm Jod aufgenommen werden. Viel Jod ist in Seefischen und anderen maritimen Produkten enthalten. Deutschland, v. a. Süddeutschland, gilt als Jodmangelgebiet;

deshalb sollte jodiertes Speisesalz verwendet werden.

▶ **Zink.** Das ist ein Bestandteil oder Aktivator von zahlreichen Enzymen. Eine Unterversorgung mit Zink bringt die Albuminsynthese in der Leber zum Erliegen. Dies hat eine schlechte Wundheilung zur Folge. Malnutrition, hypokalorische Ernährung, Dekubitalulzera und Verbrennungsulzera führen häufig zu Zinkmangel. Bei Männern wird eine tägliche Aufnahme von 10 mg und bei Frauen von 7 mg empfohlen. Enthalten ist Zink in Rind- und Schweinefleisch, Geflügel, Eiern, Milch und Käse. Bei Bedarf muss ein Mangel mit organischen Zinkpräparaten ausgeglichen werden (DGE et al. 2013).

13.3.4 Verzehrempfehlungen der Deutschen Gesellschaft für Ernährung (DGE) und des Medizinischen Dienstes der Krankenversicherungen (MDK)

Laut der ErnSTES-Studie (Ernährung älterer Menschen in stationären Einrichtungen, 2008) ist die Aufgabe der stationären Einrichtungen, eine altersgerechte Kost anzubieten. Sie soll eine ausgewogene Ernährung sicherstellen und den Geschmacksvorlieben der älteren Menschen entsprechen sowie z. B. für Menschen mit Kaustörungen, körperlichen Einschränkungen und geistigen Beeinträchtigungen bzw. Krankheiten geeignet sein. Viele dieser Beeinträchtigungen haben erheblichen Einfluss auf Appetit, Verzehrmenge und Kostzusammensetzung.

Die DGE hat deshalb einen „Qualitätsstandard für die Verpflegung in stationären Senioreneinrichtungen" (2013) sowie einen „Qualitätsstandard für Essen auf Rädern" (2011) entwickelt. Beide beinhalten als Orientierung die 10 Regeln der DGE für eine vollwertige Ernährung, die auch für die Ernährung im Alter gültig sind (MDS 2014).

Vor allem bei Bewohnern einer stationären Einrichtung ist die körperliche Aktivität und der Energiebedarf verringert, deshalb müssen die verzehrten Lebensmittel eine hohe Nährstoffdichte aufweisen, d. h. im Verhältnis zum Energiegehalt reich an Proteinen, Vitaminen und Mineralstoffen sein. Diese hohe Nährstoffdichte erlaubt auch das Angebot kleinerer Portionen für Ältere, die nur kleinere Mengen essen und zu große Portionen möglicherweise komplett ablehnen. Grundsätzlich müssen die Lebensmittel leicht kaubar und gut zu schlucken sein sowie hervorragend schmecken. Dafür eignen sich besonders gut die Milchprodukte. Diese nährstoffreichen Lebensmittel werden von alten Menschen gerne und regelmäßig verzehrt und somit auch sehr gut akzeptiert. Ebenfalls gerne verzehrt werden süße und fettreiche Lebensmittel, die zwar zur Energieversorgung beitragen, jedoch durch die geringe Nährstoffdichte nur mäßig zur Versorgung mit essenziellen Nährstoffen geeignet sind. Vollkornprodukte, Obst und Gemüse werden dagegen gar nicht oder nur in kleinen Mengen konsumiert, sodass insgesamt zu wenig Ballaststoffe aufgenommen werden.

Bei nachlassendem Durst- und Hungergefühl ist es wichtig, auf individuelle Wünsche und Bedürfnisse einzugehen. Entsprechend den Vorlieben sollten dann Speisen und Getränke angeboten und auf eine ausreichende Aufnahme von Energie, Nährstoffen und Flüssigkeit geachtet werden (MDS 2014).

Vor allem ältere Menschen, die unter Appetitlosigkeit leiden, tolerieren keine großen Essensportionen. Deshalb sollte die Nahrung auf mehrere kleine, abwechslungsreiche Mahlzeiten über den ganzen Tag verteilt werden. Empfohlen werden 3 Haupt- und 2–3 Zwischenmahlzeiten (DGE 2014 a).

Wichtig sind auch regelmäßige Essenszeiten. In stationären Einrichtungen ist das i. d. R. kein Problem; schwieriger ist dies in der häuslichen Versorgung. Der Abstand zwischen der letzten Mahlzeit am Abend und der ersten Mahlzeit am Morgen sollte nicht mehr als 12 Stunden betragen. Bei Menschen mit Diabetes mellitus oder Demenz liegt die Vorgabe sogar bei 10 Stunden, um Unruhezustände zu vermeiden (MDS 2014).

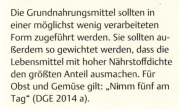

Merke

Die Grundnahrungsmittel sollten in einer möglichst wenig verarbeiteten Form zugeführt werden. Sie sollten außerdem so gewichtet werden, dass die Lebensmittel mit hoher Nährstoffdichte den größten Anteil ausmachen. Für Obst und Gemüse gilt: „Nimm fünf am Tag" (DGE 2014 a).

Die Gewichtung der 7 Lebensmittelgruppen wurde von der DGE im Ernährungskreis dargestellt (▶ Abb. 13.3).

Lebensmittelempfehlungen für ältere Menschen

Die „Qualitätsstandards für die Verpflegung in stationären Senioreneinrichtungen" (DGE 2011) sowie weitere Informationsbroschüren der DGE beschreiben, wie häufig bestimmte Lebensmittel und Lebensmittelgruppen innerhalb einer bestimmten Zeit (z. B. innerhalb einer Woche) in der Einrichtung angeboten werden. Dabei sollen u. a. berücksichtigt werden:

- saisonale Angebote
- regionale und kulturspezifische Essgewohnheiten
- gesundheitsbedingte Einschränkungen wie Diäten, Allergien, Unverträglichkeiten
- beim Mittagessen ein mind. 6-wöchiger Menüzyklus
- beim Frühstück und Abendessen sollte zudem eine warme Komponente angeboten werden
- die Gewohnheiten und Vorlieben der Bewohner

Laut DGE (2011) umfasst das ideale Nahrungsangebot innerhalb einer Woche:

- mind. 21-mal abwechselnd Kartoffeln, Getreide und Getreideprodukte
- mind. 21-mal Salat und Gemüse (davon mind. 7-mal Rohkost oder Salat)
- mind. 14-mal Obst (davon 7-mal frisch oder tiefgekühlt ohne Zuckerzusatz)
- mind. 14-mal Milchprodukte und Milch
- max. 3-mal Fleisch im Mittagessen (davon max. 1-mal Fleischerzeugnisse inkl. Wurstwaren im Mittagessen)
- 2-mal Fisch, davon mind. 1-mal Seefisch

Die Empfehlungen stellen den Idealzustand dar und decken die täglich empfohlenen Mengen ab. Prinzipiell gilt, dass die Umsetzung vom Gesundheitszustand, den Essgewohnheiten und den individuellen Bedürfnissen des alten Menschen abhängen. Kuchen, Süßigkeiten oder Knabbereien dürfen als kleine Extras auch ab und zu gegessen werden.

Vorschlag für die tägliche Mahlzeitenzusammenstellung

Da ältere Menschen lange Mahlzeitenpausen (mehr als 12 Stunden) schlechter überbrücken können, sind sie anfälliger für Kreislaufschwankungen und Unfälle, wie z. B. Stürze. Deshalb sind 5–6 kleinere Mahlzeiten über den Tag verteilt ideal.

▶ **Frühstück.** Wenn keine Kau- oder Schluckstörungen vorliegen, können zum Brot (wenn möglich, aus Vollkorn) Butter oder Pflanzenmargarine sowie Brotaufstrich (Marmelade oder Honig) oder Käse oder fettarme Wurst gereicht werden, zusätzlich ein Stück Obst.

▶ **Zwischenmahlzeit am Vormittag.** Sie kann aus einem Glas Fruchtbuttermilch oder einem Schälchen Quarkspeise oder

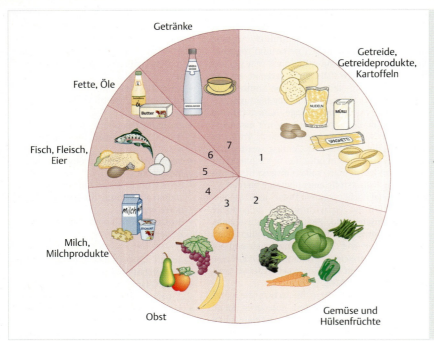

Abb. 13.3 Ernährungskreis. Der Ernährungskreis der DGE.

Naturjoghurt mit Obst oder Knäckebrot mit Kräuterquark bestehen.

▶ **Mittagessen.** Hier sollten die Lebensmittel Fleisch/Fisch/Ei zusammen mit Kartoffeln/Nudeln und Gemüse/Salat so abwechslungsreich und vollwertig wie möglich kombiniert werden. Auch süße Gerichte wie Milchreis oder Griesbrei eignen sich in Verbindung mit frischem Obst oder Obstpüree als Mittagessen.

▶ **Nachmittag.** Da viele ältere Menschen an Kaffee und Kuchen gewöhnt sind, sollte auch hier die Nährstoffdichte berücksichtigt werden. Günstig sind Käsekuchen oder Obstkuchen mit Hefeteig oder Quarkspeisen mit Obst.

▶ **Abendessen.** Hier ist auf eine gute Gemüseportion zu achten. Zudem muss die Menge der Milchprodukte vervollständigt werden. So können zu Brot und Butter Käse und ein kleiner Salat oder eine Portion Hering in Tomatensoße mit Karottensalat gegessen werden.

▶ **Spätmahlzeit.** Vor dem Schlafengehen hilft diese Mahlzeit, dass der Blutzuckerspiegel über die Nacht nicht zu stark absinkt. Geeignet sind Knäckebrot mit Quark und Obst oder Joghurt mit Obst (Wetzel 2010).

Kostformen

Folgende Kostformen werden unterschieden (DNQP 2010):
- allgemeine Verpflegung: Vollkost, leichte Vollkost, passierte Kost und vegetarische Kost
- spezifische Indikationen: energiedefinierte Diäten (z. B. Diabetes mellitus, Adipositas), eiweiß- und elektrolytdefinierte Diäten (z. B. Herzinsuffizienz, Niereninsuffizienz) und Sonderdiäten (z. B. glutenfreie Kost)

Diese Kostformen sind sowohl im stationären Bereich sowie über „Essen auf Rädern" erhältlich.
Über spezielle Kostformen, bedingt durch die religiöse Ansicht oder den kulturellen Hintergrund der alten Menschen, lesen Sie in Kap. „Kultursensible Altenpflege" (S. 982). Im Folgenden sind die am häufigsten vorkommenden Kostformen dargestellt.

Vollkost

Definition

Vollkost ist eine ausgewogene Kostform entsprechend der Vorgaben der Deutschen Gesellschaft für Ernährung und i. d. R. die Basiskost für alle Bewohner stationärer und ambulanter Einrichtungen.

Bei Vollkost bestehen auch verschiedene Wahlmöglichkeiten in Bezug auf die Zusammenstellung des Frühstücks oder des Mittag- und Abendessens. Hier werden häufig 2 verschiedene Menüs zur Auswahl angeboten.

Leichte Vollkost

Definition

Mit **leichter Vollkost** bezeichnet man eine vollwertige und ausgewogene Kost, bei der Lebensmittel und Speisen, die bei vielen Menschen Nahrungsmittelunverträglichkeiten auslösen, nicht verwendet werden. Zu diesen Nahrungsmitteln gehören u. a. Hülsenfrüchte, frittierte Speisen, Kohl oder kohlensäurehaltige Getränke. Früher wurde der Begriff „Schonkost" verwendet.

Vor allem alte Menschen mit Erkrankungen des Magen-Darm-Traktes, z. B. Gastritis, Ulkus duodeni, Leberzirrhose oder chronisch entzündlichen Darmerkrankungen, sollten diese Kostform erhalten.

Passierte Kost

> **Definition**
>
> Als **passierte Kost** wird Vollkost oder leichte Vollkost in ganz oder teilweise breiiger Konsistenz angeboten. Dazu werden die festen und/oder groben Nahrungsbestandteile püriert.

Unterschieden werden folgende Formen der passierten Kost:
- Teilpassierte Kost: Nur harte Bestandteile (z. B. Fleisch) werden passiert oder durch eine weichere Form (z. B. normales Brot durch Toastbrot) ersetzt.
- Vollständig passierte Kost: Die gesamten Nahrungsbestandteile sind passiert.

Diese Kostform wird bei Menschen mit Kau- und/oder Schluckbeschwerden eingesetzt, siehe „Häufige Ernährungsstörungen im Alter" (S. 333).

Diabetikerkost

Da Diabetiker bei ihrer Ernährung verstärkt auf die Menge und Art der Kohlenhydrate achten müssen, ist diese Kostform in ihrer Zusammensetzung meist auf einen geringen Kohlenhydratanteil und einen erhöhten Eiweißanteil ausgerichtet. Weiterhin ist auf den Zuckeranteil in der Nahrung zu achten. Deshalb können industriell gefertigte Produkte häufig nicht gegessen werden, siehe Kap. „Pflege und Begleitung alter Menschen mit Diabetes mellitus" (S. 650).

Vegetarische Kost

> **Definition**
>
> In **vegetarischer Kost** sind keine oder nur eingeschränkt tierische Produkte enthalten.

Prinzipiell verzichten alle vegetarischen Kostformen auf Fleisch und Fisch, sind aber ansonsten eine gemischte Kost. Folgende Formen werden unterschieden:
- Ovo-Lakto-Vegetarier essen tierische Produkte wie Eier und Milch.
- Lakto-Vegetarier verzichten zusätzlich auf Eier, essen aber Milchprodukte.
- Veganer verzehren keinerlei tierische Produkte (Biesalski u. Grimm 2011).

Bei Ovo-Lakto- und Lakto-Vegetariern kommt es eher selten zu Nährstoffdefiziten, wenn die Nahrungsmittelauswahl vielseitig ist. Meist ist die Versorgung mit Mikronährstoffen sogar besser, da energiereiche Lebensmittel durch größere Mengen nährstoffreicher Lebensmittel, z. B. Gemüse, ersetzt werden. Obwohl Veganer keine Milchprodukte verzehren, kommt es nur selten zu Mangelsymptomen. Ernähren sie sich jedoch sehr einseitig („Pudding-Vegetarier") oder nur von Rohkost, kann es zu Mangelernährung kommen (Biesalski u. Grimm 2011).

Vorschlag für die tägliche Getränkezusammenstellung

Im Alter lässt v. a. das Durstempfinden stark nach. Wenn weitere Faktoren wie Fieber, Durchfall, Erbrechen, hohe Umgebungstemperaturen oder starker Bewegungsdrang hinzukommen, steigt der Flüssigkeitsbedarf zusätzlich. Deshalb ist die Sicherstellung der Flüssigkeitsversorgung eine wichtige Aufgabe der Pflegenden. Das kann bei aktiven alten Menschen, gesteigertem Flüssigkeitsbedarf und unzureichender Zufuhr über einen Trinkplan geschehen. Pflegende verteilen dazu in einem Formular die Gesamttrinkmenge über den Tag als Orientierung für den alten Menschen und alle an der Pflege Beteiligten (DGE 2014 c).

Jedem alten Menschen sind über den Tag mind. 1,3 l–1,5 l Getränke zur Verfügung zu stellen. Geeignete Getränke sind Wasser, ungesüßte Früchte- und Kräutertees und verdünnte Säfte. Nicht zum Durstlöschen geeignet sind Kaffee, schwarzer Tee und alkoholische Getränke. Sie haben eine anregende Wirkung auf Herz und Kreislauf, müssen jedoch trotzdem bilanziert werden. Bis zu 4 Tassen Kaffee und Schwarztee sowie gelegentlich ein Glas Bier oder Wein sind nicht schädlich, da es neben dem Genuss auch Flüssigkeit, Energie und sogar einige B-Vitamine liefert. Auftretende Probleme müssen jedoch mit dem Arzt abgeklärt werden. Weiterhin ist bei der Gabe von Alkohol die Wechselwirkung mit Medikamenten zu beachten (MDS 2014).

Je nach Erkrankung, z. B. Demenz, muss die tägliche Trinkmenge überwacht werden. Dazu ist ein Trinkprotokoll anzulegen, in das die eingenommenen Getränke einzutragen sind. Auch immobilen Pflegebedürftigen sind Getränke jederzeit zur Verfügung zu stellen bzw. aktiv anzubieten. Bei bestimmten Erkrankungen, z. B. Herz- oder Niereninsuffizienz, ist Rücksprache mit dem Arzt zu halten. Eventuell sind individuelle und auf den Nutzen und die Bedürfnisse des Pflegebedürftigen angepasste Trinkhilfen anzubieten. Logopäden oder Ergotherapeuten können den Umgang damit trainieren (MDS 2014).

> **Merke**
>
> Grundsätzlich gilt: Weniger geeignete Getränke sind besser als kein Getränk! Deshalb ist der Wunsch des Pflegebedürftigen zu berücksichtigen, auch wenn es sich z. B. um süße Getränke handelt. (DGE 2014 c).

Beispiel für einen Tagestrinkplan für ältere Menschen (MDS 2014):
- Frühstück: 2 Tassen Kaffee oder Tee 250 ml
- Zwischenmahlzeit: 1 Glas Fruchtsaftschorle 200 ml
- Mittagessen: 1 Glas Mineralwasser 200 ml, 1 Teller Suppe 150 ml
- Zwischenmahlzeit: 1 große Tasse Tee oder Kaffee 200 ml
- Abendessen: 2 Tassen Kräutertee 300 ml
- später Abend: 1 Glas Saftschorle, Mineralwasser oder (gelegentlich) 1 Glas Bier bzw. Weinschorle 200 ml

Das macht eine Gesamtmenge von 1500 Millilitern.

13.4 Häufige Ernährungsstörungen im Alter

Das Ernährungsverhalten und der Ernährungszustand werden im Alter durch verschiedene Faktoren beeinflusst. Folgende Ernährungsstörungen kommen im Alter häufig vor:
- Malnutrition
- Kachexie
- Adipositas
- Dehydratation

Über die körperlichen Ursachen lesen Sie unter „Körperliche Ursachen für Ernährungsstörungen im Alter" (S. 335).

13.4.1 Malnutrition (Mangelernährung)

Durch Mangelernährung entstehen in ganz Europa Kosten von rund 170 Mrd. Euro pro Jahr. Das ist laut einer englischen Untersuchung 3-mal so viel wie die Kosten für die Behandlung von Adipositas (Ljungqvist 2010).

Malnutrition liegt bei etwa 60 % der älteren und pflegebedürftigen Menschen vor.

Definition

Der Begriff **Malnutrition** wird häufig synonym mit „Mangelernährung" oder „Fehlernährung" verwendet. Malnutrition kann somit auch bei normal- oder übergewichtigen Menschen auftreten (z. B. bei Alkoholikern oder sehr einseitiger Ernährung). Es fehlen bestimmte Nährstoffe oder sie sind in zu geringer Menge vorhanden. Dazu zählen neben Kohlenhydraten auch Proteine, essenzielle Fettsäuren, Vitamine, Mineralstoffe und Spurenelemente (MDS 2014).

Die DGE (2014 a) unterscheidet die folgenden Formen einer Malnutrition:
- Quantitative Mangelernährung: die aufgenommene Energie ist langfristig geringer als der aktuelle Bedarf.
- Qualitative Mangelernährung: es besteht ein Mangel an Eiweiß oder anderen Nährstoffen, z. B. Vitaminen, Mengen- oder Spurenelementen.

Mit steigendem Alter nimmt die Häufigkeit von Malnutrition. Vor allem bei akut und chronisch kranken älteren Menschen treten Ernährungsdefizite besonders häufig auf. Allgemein sind im Alter der Stoffwechsel verlangsamt, die Muskelmasse nimmt ab und die Fettmasse nimmt zu. Hinzu kommt eine Reduzierung der körperlichen Betätigung. Dadurch sinkt zwar der Energiebedarf, jedoch bleibt der Bedarf an Vitaminen und Mineralstoffen gleich, kann für Vitamin D sogar erhöht sein. Somit steigen die Anforderungen an die Kost, da weniger Nahrung mehr Vitamine und Mineralstoffe enthalten muss. Deshalb muss eine adäquate Ernährung eine hohe Nährstoffdichte beinhalten (MDS 2014).

Häufig treten **Frailty** und **Sarkopenie** im Zusammenhang mit einer Malnutrition auf. **Frailty** (Gebrechlichkeit) bezeichnet die Anfälligkeit eines alten Menschen auf innere und äußere Einflüsse. Sie können durch altersbedingt schwindende Reserven nicht mehr so gut kompensiert bzw. ausgeglichen werden. Frailty wird diagnostiziert, wenn mind. 3 der folgenden Faktoren vorliegen:
- mind. 5 kg Gewichtsverlust innerhalb von 12 Monaten
- empfundene Erschöpfung
- Schwäche bei Handgriffen
- langsame Gehweise
- geringe physische Aktivität (DGE 2014 a)

Der Begriff „**Sarkopenie**" bezeichnet den Verlust an Muskelmasse, der im Verlauf des Alterns eintritt. Der Mensch verliert zwischen dem 30. und dem 80. Lebensjahr über 30 % der gesamten Muskelmasse. Dies wirkt sich nicht nur auf die Beweglichkeit, sondern auch die Atmung oder die Verdauung aus, da auch die inneren Organe aus Muskulatur bestehen (DGE 2014 a).

Folgende Faktoren begünstigen laut DGE (2014 a) eine Mangelernährung:
- **physiologische Veränderungen:** Bedarf an höherer Nährstoffdichte, nachlassendes Durstempfinden, verringerte Magendehnung und gesteigerte Aktivität der Sättigungshormone, Abnahme der Sinneswahrnehmungen, Beeinträchtigung des Kau- oder Schluckvermögens (z. B. durch Probleme im Bereich der Zähne, Mundtrockenheit, Schluckstörungen)
- **körperliche und krankheitsbedingte Veränderungen:** nachlassende Feinmotorik oder andere Einschränkungen (z. B. Lähmungen nach einem Schlaganfall, Zittern bei Morbus Parkinson), bestehende Krankheiten (z. B. Verdauungs- und Absorptionsstörungen), akute oder chronische Krankheiten mit mehrfacher Medikamenteneinnahme
- **Psychische und soziale Veränderungen:** geistige Veränderungen (z. B. Vergesslichkeit, Verwirrtheit oder Demenz), psychische Veränderungen (z. B. mangelnde Motivation zur Essensaufnahme bei Vereinsamung, Depressionen oder fremder Umgebung), soziale Faktoren (z. B. zu geringes Einkommen für qualitativ gutes Essen)

Merke

Je mehr Risikofaktoren bestehen, desto größer ist das Risiko einer Malnutrition!

Da viele Symptome einer Malnutrition große Ähnlichkeit mit üblichen Alterserscheinungen haben, ist es schwierig, sie zu diagnostizieren. Beobachtet und abgeklärt werden sollten folgende Symptome:
- Ödeme
- blasse Hautfarbe
- Hämatome
- allgemeine Schwäche
- Apathie
- Tremor
- Hautläsionen
- schuppige Haut
- Risse oder offene Stellen am Mund (Volkert 1997)

Osteoporose, und somit ein verstärktes Frakturrisiko, ist eine häufige Folge von Malnutrition, wenn zu wenig Kalzium zugeführt wird, siehe Kap. „Pflege und Begleitung alter Menschen mit Erkrankungen des Bewegungssystems" (S. 622).

Weitere mögliche Folgen einer Malnutrition sind:
- erhöhte Sturzgefahr durch Abnahme der Muskelkraft
- erhöhte Infektanfälligkeit, beeinträchtigte Immunfunktion
- Haut- und Schleimhautdefekte
- neurologische und kognitive Beeinträchtigungen
- erhöhtes Dekubitusrisiko und Wundheilungsstörungen
- Beeinträchtigung der Herzleistung und Atemfunktion
- verlangsamte Rekonvaleszenz
- Einschränkungen in der Lebensqualität
- erhöhte Mortalitätsrate (DNQP 2010)

13.4.2 Kachexie, Unterernährung und Untergewicht

Definition

Mit **Kachexie** bezeichnet man die Abnahme des Körpergewichts um mehr als 20 % des Sollgewichts (Pschyrembel 2014). Die WHO hat 1999 die Grenze zum Untergewicht bei einem BMI < 18,5 kg/m² festgelegt. Das kann für ältere Menschen jedoch nicht gelten. Die Grenze für ein erhöhtes Risiko für Unterernährung legt das Deutsche Netzwerk für Qualitätssicherung in der Pflege (DNQP) bei älteren Menschen (> 65 Jahre) auf einem BMI < 20 kg/m² fest, siehe „Ernährungszustand beurteilen" (S. 336) (DNQP 2010).

Die Ursache einer Kachexie, Unterernährung oder von Untergewicht ist aufgrund der häufigen Multimorbidität alter Menschen eine unzureichende Ernährung. Das führt zur Abnahme von Körpermasse, zur Auszehrung und zu einem offensichtlichen Verlust von Unterhautfettgewebe und Muskelmasse.

Erkennbar ist Untergewicht an schlaffen Hautfalten an Gesäß und Abdomen und markant hervorstehenden Knochen, wo sich normalerweise Fettpolster und Muskeln befinden. Leichtes Untergewicht bzw. eine leichte Form der Unterernährung sind jedoch nicht einfach zu erkennen, da sie mit unspezifischen Symptomen wie Schwäche, Müdigkeit oder Antriebslosigkeit einhergehen.

Ausgeprägte Formen müssen stationär behandelt werden. Dabei steht die Therapie der Grunderkrankung im Vordergrund (Biesalski u. Grimm 2011).

13.4.3 Adipositas

Definition

Als **Adipositas** oder Fettsucht bezeichnet man eine übermäßige Akkumulation von Fettgewebe. Erkennbar ist Adipositas durch die Zunahme von viszeralem Fettgewebe, was zu einer Zunahme des Bauchumfangs führt (Biesalski u. Grimm 2011).

Adipositas entsteht durch eine lang andauernde oder rezidivierende positive Energiebilanz. Das bedeutet, es wird mehr Energie zugeführt als verbraucht.

Bei der BMI-Klassifikation werden folgende Adipositas-Grade unterschieden:
- Grad I: 30–34,9 kg/m²
- Grad II: 35–39,9 kg/m²
- Grad III: > 40 kg/m² (Biesalski u. Grimm 2011).

Ein BMI > 30 kg/m² kann mit Begleit- und Folgeerkrankungen wie Diabetes mellitus oder Hypertonie verbunden sein und deshalb Anlass zu ernährungsmedizinischen Interventionen sein (MDS 2014).

13.4.4 Dehydratation (Austrocknung)

Definition

Mit **Dehydratation** bzw. **Exsikkose** bezeichnet man die Abnahme des Körperwassers. Sie entsteht durch eine gesteigerte renale, gastrointestinale, pulmonale bzw. perkutane Wasserabgabe ohne entsprechende Flüssigkeitszufuhr (Pschyrembel 2014).

Flüssigkeitsverluste werden, sobald der Körper mehr als 0,5 % Wasser seines Körpergewichts verloren hat, über das Durstempfinden reguliert. Im Alter lässt das Durstgefühl hormonell bedingt nach und der alte Mensch nimmt somit nicht ausreichend Flüssigkeit zu sich (DGE 2014 c).

Selbst bei bereits nachweisbarem Wassermangel klagen alte Menschen nicht über Durstgefühl. Zudem kann es durch das Befeuchten der Mundschleimhaut im Rahmen der Mundpflege zu einem verminderten Durstgefühl kommen. Deshalb sollten Getränke immer vor der Mundpflege angeboten werden. Hinzu kommt, dass die Nieren nicht mehr in der Lage sind, den Urin ausreichend zu konzentrieren. Dadurch wird vermehrt Flüssigkeit ausgeschieden, was eine größere Störanfälligkeit des Wasserhaushaltes zur Folge hat (MDS 2014).

Auch psychische Faktoren beeinflussen das Trinkverhalten. So lässt z. B. die Angst vor einer Aspiration, vor nächtlichen Toilettengängen bei Prostatabeschwerden oder ungewolltem Urinabgang bei Inkontinenz ältere Menschen weniger trinken. Außerdem wurde „früher" beim Essen nicht getrunken – das entsprechende Verhalten ist daher biografisch verankert (MDS 2014).

Merke

Die Folgen einer zu geringen Flüssigkeitsaufnahme sind Dehydratation, verbunden mit einer erheblichen Minderung der Leistungsfähigkeit, trockener Haut, trockenen Schleimhäuten und einer verminderten Leistungsfähigkeit (MDS 2014).

Mögliche Anzeichen und Folgen der Dehydratation:
- vermehrter Durst
- stehende Hautfalte
- trockene Schleimhäute, fehlender Speichelsee unter der Zunge
- Kopfschmerzen/reduzierte Wahrnehmungsfähigkeit/Unruhe- und Verwirrtheitszustände
- Obstipation
- Gewichtsverlust
- RR-Abfall, Anstieg der Pulsfrequenz
- Schwäche/Schwindel mit Sturzneigung
- Lethargie
- reduzierte Harnmenge, Urin stark konzentriert
- Thrombosen, Lungenembolie
- Elektrolytentgleisungen mit Krampfanfällen
- Anstieg von Harnstoff und Kreatinin (MDS 2014)

13.4.5 Körperliche Ursachen für Ernährungsstörungen

Folgende körperliche Ursachen können zu Störungen der Nahrungsaufnahme führen:
- Kau- und Schluckbeschwerden
- Appetit- und Geschmacksstörungen
- Mundtrockenheit

Altersarmut kann ebenfalls als Ursache für Störungen bei der Nahrungsaufnahme gelten. Lebt ein alter Mensch z. B. von Grundsicherung, sind seine Möglichkeiten, sich adäquat zu ernähren, stark eingeschränkt. Da das nicht zu den körperlichen Ursachen gehört, wird es hier nicht weiter behandelt.

Kaubeschwerden und Schluckstörungen

Etwa 20 % der älteren Menschen haben Kaubeschwerden und 16–22 % Schluckstörungen (Dysphagie).

Kaubeschwerden führen dazu, dass die Nahrung nicht mehr richtig zerkleinert und im Magen-Darm-Trakt nicht richtig resorbiert wird. Sie sind zu etwa einem Fünftel auf Zahnverlust und schlecht sitzende Prothesen zurückzuführen.

Probleme beim Schlucken von Nahrung und/oder Speichel bezeichnet man als Schluckstörung, die als leichte Irritation, aber auch als völlige Schluckunfähigkeit (Aphagie) auftreten kann. Die Symptome sind wiederholtes, angestrengtes Schlucken, Kloß-Gefühl oder ständige Aspiration.

Definition

Bei der **Aspiration** gelangt Flüssigkeit oder Nahrung aufgrund eines unzureichenden Kehldeckelverschlusses in die Luftröhre.

Bei etwa 15–50 % der älteren Menschen liegt eine Schluckstörung vor. Noch höher ist die Anzahl, wenn neurologische Krankheiten, z. B. Apoplex, Morbus Parkinson oder Multiple Sklerose, zugrunde liegen, siehe Kap. „Pflege und Begleitung dementer und psychisch veränderter Menschen" (S. 465) und Kap. „Pflege und Begleitung alter Menschen mit Erkrankungen des ZNS" (S. 570). Zwischen 22 und 65 % dieser Menschen haben eine **Dysphagie** und etwa 70 % der Menschen mit einer Alzheimerdemenz (MDS 2014).

Vor allem Bewohner stationärer Pflegeeinrichtungen sind häufig multimorbid und von den o. g. Erkrankungen betroffen. Deshalb ist davon auszugehen, dass ein hoher Anteil der Bewohner Kau- und Schluckstörungen verschiedener Ausprägung aufweist. Besonders relevant ist das Erkennen und Behandeln von Kau- und Schluckstörungen, weil damit das Risiko einer Mangelernährung und das Auftreten einer Aspirationspneumonie sehr stark verbunden sind.

Eine Dysphagie erschwert sowohl das Essen als auch das Trinken und schränkt somit die Lebensqualität erheblich ein. Vor allem Getränke bereiten aufgrund ihrer hohen Fließgeschwindigkeit große Probleme. Aus Angst vor einer Aspiration haben Menschen mit Schluckstörungen oft erst gar keinen Appetit oder essen und trinken weniger. In der Folge kann es schnell zu Gewichtsabnahme und einer Dehydratation kommen. Verstärkt werden kann eine Dysphagie durch einen schlechten Zahnstatus, Bewusstseinsstörungen oder Medikamente (MDS 2014).

Appetit- und Geschmacksstörungen

Im hohen Alter kommt Appetitverlust sehr häufig vor, da der Körper auf einen geringeren Energiebedarf reagiert. Die Folgen können Malnutrition und Untergewicht sein.

Mögliche Ursachen für den Appetit- und Geschmacksverlust sind
- Erkrankungen im Magen-Darm-Trakt,
- Einnahme von Medikamenten, die die Geschmackswahrnehmung beeinträchtigen, z. B. Digitalis-Präparate,
- chronische Schmerzen,
- Abnahme der Geruchs- und Geschmacksrezeptoren im Alter,
- psychische Erkrankungen, z. B. Depression,
- soziale Isolation,
- schlechte Mundhygiene,
- einseitige Kost,
- Kaubeschwerden,
- Tumoren im Mundbereich.

Mundtrockenheit (Xerostomie)

Viele ältere Menschen leiden aufgrund verminderter Speichelbildung unter Xerostomie. Eine ausreichende Speichelbildung wird jedoch für den Kauprozess, die Freisetzung von Geschmacks- und Geruchsstoffen der Nahrung und den eigentlichen Schluckakt benötigt. Xerostomie führt zum Brennen der Zunge, zu Entzündungen und zu Kaubeschwerden. Merkmale einer Xerostomie sind zäher oder fehlender Speichel, fehlender typischer Glanz der Mundschleimhaut und bei extremer Speichelarmut starker Belag auf der Zunge. Ursachen sind eine verminderte Flüssigkeitszufuhr sowie die Einnahme bestimmter Medikamente, z. B. Antidepressiva, Anticholinergika, und einzelne weitere Psychopharmaka, Anti-Parkinson-Mittel (MDS 2014).

13.4.6 Arzneimittelwirkungen und Nebenwirkungen

Häufig kommt es bei der Einnahme von Arzneimitteln hinsichtlich der Nahrungsaufnahme zu unerwünschten Neben- oder Wechselwirkungen. Das liegt zum einen daran, dass ältere Menschen aufgrund ihrer Multimorbidität meist mehrere Medikamente gleichzeitig einnehmen müssen und zum anderen die Stoffwechselfunktionen verändert sind. Außerdem werden die Beipackzettel der Medikamente i. d. R. nicht gelesen oder Arzt und Apotheker weisen nicht darauf hin.

Vor allem Medikamente aus folgenden Arzneimittelgruppen führen im Zusammenhang mit Nahrungsmitteln zu unerwünschten Wirkungen:
- Psychopharmaka
- Antiparkinsonmittel
- Antibiotika
- Analgetika
- orale Antidiabetika
- Glukokortikoide

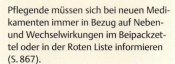

Merke

Pflegende müssen sich bei neuen Medikamenten immer in Bezug auf Neben- und Wechselwirkungen im Beipackzettel oder in der Roten Liste informieren (S. 867).

13.5 Pflege und Begleitung

Das Hauptziel ist, eine bedürfnis- und bedarfsgerechte Ernährung und Flüssigkeitsversorgung des alten Menschen durch die entsprechende Planung der Maßnahmen sicherzustellen. Dazu sollten folgende Fragen geklärt werden:
1. Wo isst der Pflegebedürftige?
2. Wann isst er?
3. Wie isst er?
4. Was isst er?
5. Wie viel isst er?
6. Womit isst er?
7. Wie lange isst er? (MDS 2014)

Weitere Pflegeziele für die ABEDL „Essen und Trinken können" sind laut DGE:
- ausgewogene Ernährung älterer Menschen
- Vermeidung einer Mangel- bzw. Unterernährung
- Vermittlung von Freude beim Essen und Trinken
- Wiederherstellung und Erhaltung von Wohlbefinden und Lebensqualität (DGE 2014 a)

Die Hauptprobleme älterer Menschen im Bereich Essen und Trinken sind die Unterversorgung mit Energie und Nährstoffen. Damit prophylaktische und ernährungstherapeutische Maßnahmen greifen können, ist die frühzeitige Erkennung eines Ernährungsrisikos bzw. einer eingetretenen Unterernährung besonders wichtig. Ein bereits eingetretener Verlust an Muskelmasse ist bei älteren Menschen im Vergleich zu jüngeren Menschen wesentlich schwerer zu beheben (MDS 2014).

Häufige, allgemeine Risiken von Mangelernährung sind:
- Multimorbidität
- Wirkung und unerwünschte Wirkungen von Medikamenten (Multimedikation)
- erhöhter Nährstoff-/Energie-/Flüssigkeitsbedarf aufgrund bestimmter Erkrankungen
- körperliche und kognitive Beeinträchtigungen
- Immobilität
- eingeschränkte bzw. verminderte Sinneswahrnehmung
- Dysphagie (Schluckstörung)
- psychische Erkrankungen
- Isolation
- fehlende Hilfsmittel oder fehlende Unterstützung bei den Mahlzeiten (DNQP 2010)

13.5.1 Ernährungszustand beurteilen

Bei älteren Menschen führen Veränderungen des Ernährungszustandes (EZ) schneller zu Gesundheitsproblemen als bei jüngeren. Weiterhin wird die Lebensqualität bereits bei kurzfristigen Ernährungsdefiziten stark beeinträchtigt und fördert die Krankheitsanfälligkeit sowie möglicherweise die Sterblichkeit (Bartholomeyczik 2009).

Deshalb ist eine wichtige Aufgabe der Pflegenden die Erfassung des Ernährungszustandes. Da der Ernährungszustand eines Menschen eine komplexe Größe ist, kann er nicht durch einen einzelnen Parameter charakterisiert werden.

Folgende Faktoren sind laut der ESPEN-Leitlinie (2004) wichtige Hinweise auf eine Mangelernährung bei älteren Menschen:
- BMI-Werte unter 20 kg/m^2
- unbeabsichtigter Gewichtsverlust
- Albuminwerte unter 35 g/l

Die Erhebung des Ernährungszustandes umfasst eine klinische Untersuchung, anthropometrische Messungen und die Bestimmung ernährungsabhängiger Blutwerte und immunologischer Parameter. Jedoch sollten einzelne anthropometrische Werte nicht überbewertet und müssen stets im Zusammenhang mit anderen Parametern der Risikoerfassung bewertet werden (Volkert 2004).

Erfassung des IST-Zustandes

Pflegende sollen, genauso wie bei einer ärztlichen Anamnese, auffällige Veränderungen und Symptome, wie allgemeine Schwäche, Hautläsionen, schuppige Haut, Ödeme, blasse Hautfarbe, Hämatome, Risse oder wunde Stellen am Mund, erfassen, da sie auf Ernährungsprobleme hinweisen können. Warnhinweise, und somit immer ernst zu nehmen, sind Veränderungen des Appetits, insbesondere Appetitlosigkeit, und auffallende Veränderungen des Körpergewichts. Sind die Menschen selbst nicht mehr in der Lage, Auskunft zu geben, können die Angaben im Rahmen der Fremdanamnese erhoben werden. Da auch Medikamente einen Einfluss auf die Ernährung haben, müssen sie dokumentiert werden, siehe „Arzneimittelwirkungen und Nebenwirkungen" (S. 336) (MDS 2014).

Eine bedarfsgerechte Verpflegung kann nur erfolgen, wenn eine Essbiografie erhoben wurde. Sie enthält folgende Angaben: Herkunft, Religion, üblicher Tagesablauf, kultureller und ethnischer Hintergrund, Essgewohnheiten, Essrituale, besondere Vorlieben, Lieblingsspeisen/-getränke, Krankheiten, individuelle Abneigungen und Unverträglichkeiten (DGE 2013). Kann der Pflegebedürftige selbst keine Auskunft mehr geben, müssen die Angehörigen bzw. Bezugspersonen befragt oder durch Beobachtung eine Essbiografie erstellt werden.

Bei der Anamnese sollten auch **anthropometrische Messungen** durchgeführt werden, da sie objektive Parameter zur Beurteilung des Ernährungszustandes liefern. Diese Parameter sind
- Körpergröße und
- Körpergewicht.

▶ **Körpergröße.** Sie nimmt mit zunehmendem Alter aufgrund der Kompression der Zwischenwirbelscheiben und der sich verstärkenden Rückenkrümmung im Durchschnitt um 4 cm ab. Die Messung sollte am besten stehend erfolgen. Ist das nicht möglich, kann auch liegend gemessen werden (MDS 2014).

▶ **Körpergewicht.** Das ist die wichtigste Größe zur Bestimmung des Ernährungszustandes. Die Messung des Körpergewichts kann je nach körperlicher Verfassung im Stehen, Sitzen (▶ Abb. 13.4) oder Liegen erfolgen. Da Störungen im Wasserhaushalt (z. B. Exsikkose, Ödeme und Aszites) bei älteren Menschen das Körpergewicht deutlich beeinflussen können, sind sie bei der Interpretation zu berücksichtigen (MDS 2014).

Einzelne Gewichtsmessungen sind in Bezug auf das Ernährungsrisiko nicht so aussagekräftig wie der Gewichtsverlauf über einen bestimmten Zeitraum. Wesentlich ist dabei, wie schnell das Gewicht abnimmt.

Von einem bedeutenden Gewichtsverlust spricht man bei einem Gewichtsverlust von
- 5 % in 1–3 Monaten oder
- 10 % in 6 Monaten (DNQP 2010).

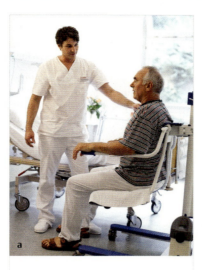

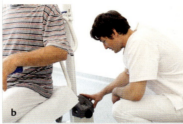

Abb. 13.4 Sitzwaage. (Fotos: A. Fischer, Thieme)
a Damit kann der Bewohner mobilisiert werden und
b gleichzeitig das Gewicht bestimmt werden.

Merke

Bei stabilem Normalgewicht sollte in stationären Einrichtungen eine Gewichtskontrolle in mind. 3-monatigen Abständen erfolgen. Je nach Krankheitsbild (z. B. Herz- oder Niereninsuffizienz, Diarrhö) kann eine häufigere Gewichtskontrolle bis hin zu täglichem Wiegen erforderlich sein.

Im ambulanten Bereich sind regelmäßiges Wiegen (alle 3 Monate) und Screening auf Mangelernährung durch Hausarzt oder Pflegedienst wünschenswert.

Verändert sich das Gewicht auffällig, muss umgehend nach den Ursachen gesucht werden. Jedoch sind Gewichtsverläufe als alleiniger Parameter zur Beurteilung einer Mangelernährung nicht ausreichend (MDS 2014).

BMI-Berechnung:

Körpergewicht in kg
Körpergröße in m^2

Berechnungsbeispiel Frau König:

Gewicht: 48 kg;
Größe: 1,69 m

$$\frac{48 \text{ kg}}{(1{,}69 \text{ m})^2}$$

BMI = 16,8 kg/m^2 = Kachexie

Abb. 13.5 BMI-Berechnung. Dient dazu, den Ernährungszustand zu beurteilen.

Tab. 13.1 Wünschenswerte BMI-Werte nach Lebensalter (nach National Research Council 1989).

Lebensalter	Wünschenswerter BMI
19–24 Jahre	19–24 kg/m^2
25–34 Jahre	20–25 kg/m^2
35–44 Jahre	21–26 kg/m^2
45–54 Jahre	22–27 kg/m^2
55–64 Jahre	23–28 kg/m^2
≥ 65 Jahre	24–29 kg/m^2

Body-Mass-Index

Zur Beurteilung des Ernährungszustandes dient der Body-Mass-Index (BMI), auch Körpermasseindex genannt (▶ Abb. 13.5). Der BMI berücksichtigt im Gegensatz zum früher häufig eingesetzten Broca-Index bei der Beurteilung des Körpergewichts auch die Körpergröße (MDS 2014).

Der BMI steigt im Alter häufig an, da die Körpergröße abnimmt, aber das Körpergewicht gleich bleibt oder zunimmt. Schwierig kann die Bestimmung des BMI bei immobilen Menschen oder Menschen nach einer Amputation werden, da die Gewichts- und Größenbestimmung nicht immer möglich ist. Das National Research Council (USA) veröffentlichte 1989 BMI-Normwerte, die das Lebensalter berücksichtigen (▶ Tab. 13.1).

Merke

Da sich im Alter Körpergröße und -gewicht verändern, werden mit zunehmendem Alter höhere BMI-Werte als wünschenswert angesehen.

Der BMI als Indikator für die Ernährungssituation ist in Bezug auf die Gruppe der älteren Menschen umstritten, da er keine Aussage über die tatsächliche Körperzusammensetzung (Wasser-, Muskel- und Fettmasse) macht (Bartholomeyczik u. Reuther 2009).

Merke

Häufig gibt es Probleme bei der Berechnung des BMI durch eine fehlerhafte Größen- und Gewichtsbestimmung, z. B. bei immobilen Menschen mit Kontrakturen oder nach Amputationen. Deshalb kann eine Beurteilung des Ernährungszustandes oder einer Mangelernährung nicht eindeutig anhand des BMI erfolgen (DNQP 2010).

Weitere anthropometrische Messungen, wie die bio-elektrische Impedanzanalyse (BIA) oder Hautfalten- und Umfangmessungen, werden vom Hausarzt durchgeführt.

Screening-Instrumente zur Erfassung eines Ernährungsrisikos

Grundsätzlich ist die Ernährungsversorgung von Pflegebedürftigen ein Prozess, bei dem die Entwicklung eines umfassenden Ernährungsversorgungsplans auf der Erkennung eines Risikos basiert. Wurde ein solches Risiko erkannt, bedarf es eines tiefer gehenden Assessments, um Behandlungsziele zu definieren und angemessene Interventionen planen zu können. Die in der Praxis durchgeführten Interventionen müssen immer wieder auf ihre Wirksamkeit überprüft und ggf. angepasst werden, bis die Ziele erreicht wurden (MDS 2014). ▶ Abb. 13.6 stellt den Algorithmus zur Qualitätssicherung der Ernährungsversorgung älterer Menschen dar.

Zur Erfassung und zur Risikoeinschätzung der Ernährungssituation sind verschiedene Screening- und Assessment-Instrumente entwickelt worden. Ziel eines **Screenings** ist es, Risiken zu erkennen. Liegt ein Risiko oder ein Gesundheitsproblem vor, bedarf es zur Maßnahmenplanung einer differenzierteren Einschätzung (**Assessment**). Das Screening sollte im Rahmen der Pflegeanamnese bereits bei der Aufnahme eines Pflegebedürftigen im stationären, teilstationären oder ambulanten Bereich durchgeführt werden. Wie oft Pflegende weitere Screenings vornehmen, ist abhängig vom Zustand des Pflegebedürftigen festzulegen (MDS 2014).

Bei Risiken oder einer vorliegenden Mangelernährung wird im „Expertenstandard Ernährungsmanagement zur Sicherstellung und Förderung der oralen Ernährung in der Pflege" lediglich empfohlen, das Screening regelmäßig durchzuführen (DNQP 2010).

Die Screening- bzw. Assessment-Instrumente sollten praktikabel, standardisiert, kostengünstig und nicht zu zeitaufwendig sein. Vor allem sollten damit die Problembereiche, Ressourcen und der tatsächliche Pflegebedarf der Pflegebedürftigen ermittelt werden. Welches Instrument man zur Einschätzung des Ernährungszustands auswählt, hängt von den Zielen, aber auch von den Rahmenbedingungen ab. Aus pflegewissenschaftlicher Sicht kann grundsätzlich keines der Screening- und Assessment-Instrumente vorbehaltlos empfohlen werden. Jedoch können sie einen Beitrag leisten, Menschen mit Mangelernährung zu identifizieren. Bei erkanntem Risiko müssen Pflegende dann die Ursachen abklären und entsprechende Maßnahmen planen (DNQP 2010).

Auch ohne ein spezielles Instrument sollten deshalb im Rahmen eines Screenings zur Mangelernährung folgende Parameter erfasst werden:

- Körpergröße, Gewicht (Gewichtsverluste), BMI
- Veränderungen in der Kleidergröße
- Veränderungen des Appetits und der Verzehrmengen
- Medikamenteneinnahme
- Einschränkungen der Mobilität
- Mund- und Zahnstatus
- vorliegende Wundheilungsstörungen (MDS 2014)

Die European Society for Clinical Nutrition and Metabolism (ESPEN) sowie die „Leitlinie zur klinischen Ernährung in der Geriatrie" (DGEM 2013) empfehlen den Einsatz des aktualisierten MNA in Kurzform für den stationären Bereich, da es das einzige für ältere Menschen entwickelte und validierte Screeninginstrument ist. Neben den üblichen Standard-Screeningparametern (BMI, Gewichtsverlust, reduzierte Essmenge, akute Krankheit) werden 2 wichtige Risikofaktoren (Immobilität und psychische Probleme) für Mangelernährung bei älteren Menschen berücksichtigt (Volkert 2013). Deshalb wird dieses im Folgenden kurz vorgestellt.

Mini Nutritional Assessment (MNA)

Das MNA als Screening-Instrument zur Risikoerfassung einer Mangelernährung gibt es in einer Kurzform (▶ Abb. 13.7) und in einer Langform mit 18 Items. Die Durchführung der Langform dauert etwa 10–15 Minuten und besteht aus einer Voranamnese mit 6 und einer Anamnese mit 12 leicht erhebbaren Fragen, die mit Punkten gewichtet werden (DNQP 2010).

Mithilfe der Voranamnese wird festgestellt, ob „normale Ernährung" oder „Gefahr einer Mangelernährung" vorliegt. Besteht die Gefahr einer Mangelernährung, müssen Pflegende die komplette Anamnese mit 12 weiteren Fragen vornehmen. Mithilfe dieses Ergebnisses kann zwischen „Risikobereich für Unterernäh-

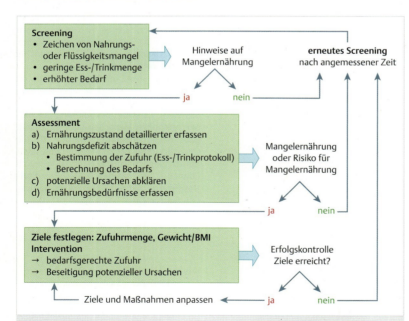

Abb. 13.6 Standards sichern. Algorithmus zur Qualitätssicherung der Ernährungsversorgung älterer Menschen. (Volkert D. Leitfaden zur Qualitätssicherung der Ernährungsversorgung in geriatrischen Einrichtungen. Zeitschrift für Gerontologie und Geriatrie 2007; 42, mit Genehmigung des Springer Verlags)

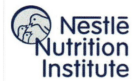

Mini Nutritional Assessment
MNA®- Short Form (MNA®-SF)

Name: _____ Vorname: _____

Geschlecht: _____ Alter (Jahre): _____ Gewicht (kg): _____ Größe (m): _____ Datum: _____

Füllen Sie den Bogen aus, indem Sie die zutreffenden Zahlen in die Kästchen eintragen. Addieren Sie die Zahlen, um das Ergebnis des Screenings zu erhalten.

Screening

A Hat der Patient während der letzten 3 Monate wegen Appetitverlust, Verdauungsproblemen, Schwierigkeiten beim Kauen oder Schlucken weniger gegessen?
0 = starke Abnahme der Nahrungsaufnahme
1 = leichte Abnahme der Nahrungsaufnahme
2 = keine Abnahme der Nahrungsaufnahme ☐

B Gewichtsverlust in den letzten 3 Monaten
0 = Gewichtsverlust > 3 kg
1 = nicht bekannt
2 = Gewichtsverlust zwischen 1 und 3 kg
3 = kein Gewichtsverlust ☐

C Mobilität
0 = bettlägerig oder in einem Stuhl mobilisiert
1 = in der Lage, sich in der Wohnung zu bewegen
2 = verlässt die Wohnung ☐

D Akute Krankheit oder psychischer Stress während der letzten 3 Monate?
0 = ja   2 = nein ☐

E Neuropsychologische Probleme
0 = schwere Demenz oder Depression
1 = leichte Demenz
2 = keine psychologischen Probleme ☐

F1 Body Mass Index (BMI): Körpergewicht (kg) / Körpergröße^2 (m^2))
0 = BMI < 19
1 = 19 ≤ BMI < 21
2 = 21 ≤ BMI < 23
3 = BMI ≥ 23 ☐

WENN KEIN BMI-WERT VORLIEGT, BITTE FRAGE F1 MIT FRAGE F2 ERSETZEN.
WENN FRAGE F1 BEREITS BEANTWORTET WURDE, FRAGE F2 BITTE ÜBERSPRINGEN.

F2 Wadenumfang (WU in cm)
0 = WU < 31
3 = WU ≥ 31 ☐

Ergebnis des Screenings
(max. 14 Punkte) ☐☐

12-14 Punkte: Normaler Ernährungszustand
8-11 Punkte: Risiko für Mangelernährung
0-7 Punkte: Mangelernährung

Abb. 13.7 Mini Nutritional Assessment – Short Form (MNA – SF) Dieses Screening-Tool kann Risiken für eine Mangelernährung aufzeigen. (Abb. von: Nestlé, 1994, Revision 2009. N67200 12/ 99 10 M)

Ref. Vellas B, Villars H, Abellan G, et al. *Overview of the MNA® - Its History and Challenges.* J Nutr Health Aging 2006;10:456-465.
Rubenstein LZ, Harker JO, Salva A, Guigoz Y, Vellas B. *Screening for Undernutrition in Geriatric Practice: Developing the Short-Form Mini Nutritional Assessment (MNA-SF).* J. Geront 2001;56A: M366-377.
Guigoz Y. *The Mini-Nutritional Assessment (MNA®) Review of the Literature - What does it tell us?* J Nutr Health Aging 2006; 10:466-487.
Kaiser MJ, Bauer JM, Ramsch C, et al. *Validation of the Mini Nutritional Assessment Short-Form (MNA®-SF): A practical tool for identification of nutritional status.* J Nutr Health Aging 2009; 13:782-788.

® Société des Produits Nestlé, S.A., Vevey, Switzerland, Trademark Owners
© Nestlé, 1994, Revision 2009. N67200 12/99 10M

Mehr Informationen unter: www.mna-elderly.com

Abb. 13.7 Fortsetzung (Abb. von: Nestlé, 1994, Revision 2009. N67200 12/ 99 10 M)

rung", „schlechter Ernährungszustand" und „guter Ernährungszustand" differenziert werden. Bei alten Menschen im Risikobereich der Unterernährung ist der genaue Grad durch zusätzliche klinische Untersuchungen zu bestimmen. Der Vorteil des MNA ist, dass er Aufschluss darüber gibt, bei welchen Risikofaktoren Korrekturen erforderlich sind (MDS 2014).

▶ **Schwierigkeiten.** Die durch das MNA ermittelten Beeinträchtigungen bei der Nahrungsaufnahme reichen nicht für die Planung der Unterstützungsmaßnahmen aus. Außerdem fließt der BMI-Wert in die Beurteilung mit ein. Er ist aber bei Amputationen oder Wirbelsäulendeformität nicht richtig zu ermitteln (MDS 2014).

Malnutrition Universal Screening Tool (MUST)

Für den ambulanten Bereich empfiehlt die European Society for Clinical Nutrition and Metabolism (ESPEN) das Screening-Instrument Malnutrition Universal Screening Tool (MUST). Es umfasst 3 Items (BMI, ungeplanter Gewichtsverlust und krankheitsbedingte Nahrungskarenz), aus denen ein Gesamt-Scorewert zu ermitteln ist. Davon wird dann ein geringes, mittleres oder hohes Risiko für eine Mangelernährung abgeleitet. Als Einschränkung der Aussagefähigkeit des Instruments gilt das Gleiche wie beim MNA: Wenn der BMI-Wert nicht korrekt ermittelt werden kann, ist die Aussagekraft ungenau (DNQP 2010).

Assessment-Instrumente zur differenzierteren Einschätzung eines Ernährungsrisikos

Wurde ein Risiko erkannt, sollte zur Überprüfung über mehrere Tage ein Ess- und Trinkprotokoll geführt werden, um eine tiefer gehende Untersuchung der Ernährungssituation im Rahmen eines fokussierten Assessments zu ermöglichen. Das Vorgehen soll die Ursachen für das Ernährungsdefizit aufspüren oder eine Begründung finden, weshalb die aktuelle Ernährungssituation so bleiben kann, wie sie ist. Wurden die Probleme identifiziert, müssen diese sowie die Ressourcen präzisiert werden, um die Handlungen davon abzuleiten (DNQP 2010).

Die Frage, die ein Assessment beantworten soll, lautet: „Warum isst bzw. trinkt der Pflegebedürftige so wenig?" Im Folgenden werden dazu die vom DNQP (2010) häufig beschriebene ernährungsrelevanten Problembereiche als Strukturierungshilfe zur systematischen Erfassung und Analyse aufgeführt:

- körperlich oder kognitiv bedingte Beeinträchtigung
- fehlende Lust zum Essen/Trinken, kein Appetit, Ablehnung von Angeboten
- Umgebungsfaktoren
- Essens- und Trinkangebot
- Gründe für einen erhöhten Energie- und Nährstoff-/Flüssigkeitsbedarf (DNQP 2010)

13.5.2 Maßnahmen zur Förderung der oralen Ernährung

Um die Pflegeziele in der ABEDL „Essen und trinken können" erreichen zu können, müssen die Pflegenden u. a. folgende beeinflussende Faktoren berücksichtigen:
- die Interaktionsgestaltung bei den Mahlzeiten
- die Umfeld und Umgebungsgestaltung (DNQP 2010)

Interaktionsgestaltung bei den Mahlzeiten

Die verbale und nonverbale Kommunikation steht bei allen pflegerischen Maßnahmen in Bezug auf die Nahrungsaufnahme im Mittelpunkt. Studien konnten belegen, dass eine positive Interaktion zwischen Pflegendem und Pflegebedürftigem die Verzehrmengen steigen lässt (DNQP 2010).

Zu den Kriterien einer positiven Interaktion gehört:
- aktive Einbeziehung des Pflegebedürftigen in die Planung der Pflegemaßnahmen
- Unterstützung durch verbale Aufforderung und Berührung des Pflegebedürftigen
- Gesellschaft bei den Mahlzeiten
- sinnliche Anreize bei den Mahlzeiten (DNQP 2010)

Einbeziehung in die Pflegeplanung

Die Pflegeplanung sollte eine optimale Ernährung des Pflegebedürftigen im Fokus haben. Dazu gehören zunächst die Erhebung der Bedürfnisse, Ressourcen und Probleme im Rahmen der Pflegeanamnese. Anhand dessen sollten gemeinsam mit dem Pflegebedürftigen die Ziele festgelegt und Maßnahmen geplant werden. Für die Umsetzung der Maßnahmen ist häufig die Abstimmung mit anderen beteiligten Berufsgruppen, z. B. den Diätassistenten, nötig. Dadurch ergibt sich eine optimale Pflegesituation, die zur Verbesserung der Ernährungssituation führt. Außerdem ist durch ein rechtzeitiges Screening die Prävention einer Mangelernährung möglich (DNQP 2010).

Verbale Aufforderung und Berührung

Studien konnten belegen, dass durch verbale Aufforderung und Berührung am Unterarm die Motivation bei der Nahrungsaufnahme gesteigert werden kann (DNQP 2010).

Gesellschaft bei den Mahlzeiten

Die Anwesenheit der Pflegenden bei den Mahlzeiten kann sich günstig auf die Nahrungsaufnahme auswirken. In der häuslichen Umgebung ist das schwierig. In Studien wurde jedoch belegt, dass die Pflegebedürftigen mehr essen, wenn sich die Person, die die Mahlzeit bringt, während des Essens dazusetzt. Somit bestätigt sich die Annahme, dass es in Gesellschaft besser schmeckt und Verzehrmengen von sozialen Aspekten abhängig sind (DNQP 2010).

Sinnliche Anreize bei den Mahlzeiten

Bei den Mahlzeiten ist es durch zusätzliche sinnliche Anreize zur Wahrnehmungsförderung möglich, einen günstigen Effekt auf die Nahrungsaufnahme zu schaffen. Das kann u. a. in Form von visuellen Reizen durch buntes Geschirr oder durch auditive Reize mit entspannender, leiser Musik sein. Auch ein Aquarium mit lebenden Fischen kann sich positiv auf die Verzehrmengen auswirken. Olfaktorische Reize können v. a. bei der Zubereitung der Speisen in unmittelbarer Nähe zum Pflegebedürftigen (z. B. Kochen am Bett oder auf den Wohnbereich) stimuliert werden. Taktile Förderung ist mit „Fingerfood" möglich. Spezielle Darreichungsformen der Nahrung für Menschen mit Demenz sehen Sie unter „Besonderheiten bei der direkten Pflege bei Menschen mit Demenz" (S. 356) (DNQP 2010).

Umfeld und Umgebungsgestaltung

Faktoren, die bei der Nahrungsaufnahme im Umfeld bzw. der Umfeldgestaltung berücksichtigt werden sollen, sind:
- das Speisenausgabesystem
- der Einsatz von Trinknahrung
- die Personalbesetzung und der Ort der Mahlzeiten
- die Esskultur
- Teilhabe und Mitbestimmung der Pflegebedürftigen
- Bewältigungs- und Copingstrategien bei Unzufriedenheit mit den Mahlzeiten (DNQP 2010)

Das Speisenausgabesystem

Ebenfalls einen großen Einfluss auf das Ernährungsverhalten hat die Auswahl des Speisenausgabesystems. Unterschieden werden das Tablett- und das Schöpfsystem. Ein Vorteil des Tablettsystems (zentrale Ernährungsversorgung) ist, dass die verschiedenen Kostformen und Portionsgrößen einfach realisiert werden können. Nachdem die Tabletts befüllt wurden, können sie in beheizbaren oder unbeheizten Essenswagen transportiert werden.

Das Schöpfsystem ist eine Form der dezentralen Ernährungsversorgung in stationären Einrichtungen der Altenhilfe. Dann kommen die einzelnen Komponenten entweder in Schüsseln aus der Küche auf den Wohnbereich oder werden in beheizbaren Speiseausgabewagen transportiert. Diese Form der Speiseausgabe steigert die Verzehrmengen bei den Pflegebedürftigen, da sie der häuslichen Situation viel stärker entspricht.

Es gehört i. d. R. zur Esskultur, die in der Biografie des Pflegebedürftigen verankert ist, dass in familiärem Ambiente mit Schüsseln auf dem Tisch und in netter Gesellschaft gespeist wird (DNQP 2010).

Zu den Vorteilen des Schöpfsystems gehören:
- Die Speisen werden beim Servieren gesehen.
- Die Auswahl des Menüs kann selbst bestimmt werden.
- Das Menü wird nicht kalt, da jederzeit kleine Portionen nachgereicht werden können (DNQP 2010).

Einsatz von Trinknahrung

Bilanzierte Trinknahrung ist ein industriell hergestelltes diätetisches Lebensmittel, das dazu geeignet ist, einen drohenden oder bestehenden Nährstoffmangel auszugleichen. Da Trinknahrung im Vergleich zu den üblichen Zwischenmahlzeiten eine deutlich höhere Nährstoffdichte und sämtliche essenziellen Nährstoffe in einem ausgewogenen Verhältnis beinhaltet, kann durch den Einsatz eine bessere Entwicklung des Körpergewichts und eine Reduktion des Komplikationsrisikos bei akuten Erkrankungen beobachtet werden. Deshalb sollten die Pflegenden bei Bedarf Trinknahrung anbieten und den Verzehr sicherstellen (DNQP 2010).

Personalbesetzung und der Ort der Mahlzeiten

Ist die Personalbesetzung im Speiseraum angemessen, so können die Verzehrmengen der alten Menschen besser wahrgenommen und dokumentiert werden. Weiterhin ist die adäquate Unterstützung der Pflegebedürftigen bei der Nahrungsaufnahme möglich.

Eine angepasste Umgebung und ein angenehmes Ambiente haben einen günstigen Einfluss auf die Lebensqualität und somit auf die Verzehrmengen der Pflegebedürftigen. Zum Ambiente gehört u. a. die Tischgestaltung mit Blumen, Gläsern, Besteck und Porzellangeschirr. Auch der Wohnstil und die Einrichtung der Räume, in denen gegessen und getrunken wird, kann die Nahrungsaufnahme positiv beeinflussen (DNQP 2010).

Esskultur

Große Bedeutung hat für die alten Menschen das Nachahmen von alten Zeiten bei der Nahrungsaufnahme. Sie wünschen sich häufig ein familiäres Ambiente beim Essen, z. B. Tischgemeinschaften aus 6–8 Personen und die Verwendung hochwertiger Lebensmittel. Jedoch kann es auch sein, dass sich ein Pflegebedürftiger nicht wohl fühlt und aus Scham und Zurückhaltung keine Hilfe anfordert. Deshalb ist es für Pflegende wichtig, regelmäßig nachzufragen, wie der Pflegebedürftige die Situation im Speisesaal empfindet, und ggf. weitere Maßnahmen zu ergreifen (DNQP 2010).

Teilhabe und Mitbestimmung der Pflegebedürftigen

Wenn die Möglichkeit besteht, sollten die alten Menschen in die Planung und Gestaltung der Mahlzeiten miteinbezogen werden, um die eigenen Fähigkeiten zu erhalten und das Selbstbewusstsein zu fördern. Das ist beispielsweise im ambulanten Bereich oder in Wohngemeinschaften möglich. Jedoch sollte niemand dazu überredet werden, wenn er eine Mithilfe nicht wünscht (DNQP 2010).

Bewältigungs- und Copingstrategien bei Unzufriedenheit mit den Mahlzeiten

Pflegebedürftige haben häufig das Gefühl, dass sie vom Pflegepersonal bzw. der stationären Einrichtung abhängig sind und trauen sich deshalb häufig nicht, Kritik in Bezug auf das Nahrungs- und Trinkangebot zu äußern. Aufgrund dessen sinkt möglicherweise die Verzehr- und Trinkmenge. Deshalb müssen die Pflegenden evtl. Missstände sensibel erspüren und ggf. weitere Maßnahmen einleiten, um die Zufriedenheit und somit die Verzehrmenge wieder zu steigern (DNQP 2010).

13.5.3 Bei der Nahrungsaufnahme unterstützen

Zu den wesentlichen Voraussetzungen für eine orale Nahrungsaufnahme ohne Aspiration gehören, dass
- der eigene Speichel geschluckt werden kann,
- der Hustenreflex zum Schutz der unteren Atemwege vorhanden ist,
- keine Bewusstseinseinschränkung vorliegt,
- ein guter Allgemeinzustand besteht.

Bestehen bereits Pneumonie oder Fieber, sollte vorübergehend von einer oralen Ernährung abgesehen werden (DGE 2014 b).

Pflegerische Maßnahmen bei der Nahrungsaufnahme

Hinsichtlich der Unterstützung bei der Nahrungsaufnahme im Bett sollten Pflegende bei der Lagerung Folgendes beachten:
- Oberkörper hochlagern (▶ Abb. 13.8), Kopf leicht nach vorn gebeugt.
- Evtl. die Arme unterstützend lagern.
- Bei Bedarf Bettschutz anlegen.

Beim Essen am Tisch gilt:
- Auf eine aufrechte und stabile Sitzhaltung achten.
- Evtl. die Arme unterstützend lagern.
- Bei Bedarf Kleiderschutz anlegen.

Bei der eigentlichen Nahrungsaufnahme ist zu beachten:
- Feste Lebensmittel so darreichen, dass sie ohne Probleme gegessen werden können, z. B. Fleisch klein schneiden, Brot ohne Rinde, Obst ohne Schale usw.
- Mahlzeiten ansprechend anrichten („Das Auge isst mit!").
- Hilfsmittel zur Nahrungsaufnahme einsetzen.
- Evtl. Unterstützung oder Übernahme beim Halten und Zum-Mund-Führen des Bestecks.

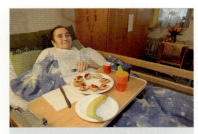

Abb. 13.8 Nahrungsaufnahme im Bett. Bewohnerin beim Frühstück. (Foto: R. Stöppler, Thieme)

- Wird Essen angereicht, darauf achten, dass der Mund ganz leer ist, bevor der nächste Bissen gereicht wird.
- Nach AVO die Mahlzeiten mit hochkalorischer Trinknahrung, Multivitaminsaft oder Nährstoffpräparaten ergänzen (DGE 2014 b).

Bei der Auswahl des Bestecks und Geschirrs sollte darauf geachtet werden, dass die Pflegebedürftigen es möglichst eigenständig nutzen können (z. B. Besteck mit Griffverstärkung, Tellerranderhöhung, ▶ Abb. 13.9, MDS 2014).

Pflegerische Maßnahmen bei der Flüssigkeitsaufnahme

Für die Flüssigkeitsaufnahme gilt Folgendes:
- Oberkörperhochlagerung oder auf aufrechte Sitzhaltung achten, Kopf leicht nach vorn gebeugt.
- Evtl. Unterstützung oder Übernahme beim Halten und Zum-Mund-Führen des Trinkgefäßes.
- Getränke zum Essen anbieten/anreichen.
- Getränke in Sicht-/Reichweite bzw. an häufig frequentierten Stellen des Zimmers, des Wohnbereichs oder der Wohnung stellen.
- Leere Gläser/Becher immer wieder auffüllen.
- Vermehrt farbige und/oder süße Getränke anbieten, da sie häufig bevorzugt werden.
- Trinkrituale, z. B. Nachmittagskaffee, einführen.
- Zum Beispiel über Trinksprüche oder -lieder, die die gesellige Komponente unterstützen, zum Trinken ermuntern.
- Bei geringerer Nahrungsaufnahme die Flüssigkeitszufuhr steigern, da die in der Nahrung enthaltene Flüssigkeit entfällt.
- Vorbildfunktion als Pflegende beim gemeinsamen Trinken erfüllen.
- Spezielle Trinkgefäße zur Erleichterung der Flüssigkeitsaufnahme einsetzen.

- Getränke in ansprechenden Behältnissen darreichen und ggf. andicken, z. B. durch Thick & Easy (Fresenius).
- In stationären Einrichtungen Selbstbedienungsmöglichkeiten anbieten.
- Bei besonders gefährdeten Personen einen Trinkplan erstellen und ein Trinkprotokoll führen (▶ Abb. 13.10, DGE 2014 c).

Kritisch hinterfragt werden sollte der Einsatz von „Schnabeltassen" – v. a. bei Menschen mit Dysphagie oder gerontopsychiatrischen Erkrankungen – da die Flüssigkeit sehr schnell in den Mund fließen kann und der physiologische Schluckvorgang dadurch erschwert wird. Alternative Trinkhilfen sind z. B. Becher mit Griffverstärkung (▶ Abb. 13.9c) oder Griffmulde, Nasenbecher oder Becher mit verschließbarem Trinkhalm (MDS 2014).

> **Merke**
>
> Auch vermeintlich selbstständige Bewohner müssen in Bezug auf ihre Flüssigkeitszufuhr beobachtet werden.

Dokumentation

Nach der Unterstützung bei der Nahrungs- und Flüssigkeitsaufnahme kommt der Dokumentation eine große Bedeutung zu. Das während der Nahrungsaufnahme beobachtete Essverhalten dient sowohl der Identifizierung von Problemen, aber auch der regelmäßigen Kontrolle und Aktualisierung der Kostanordnung und muss daher genau dokumentiert werden. Weiterhin müssen auch negative Auswirkungen von verordneten Medikamenten im Hinblick auf die Nahrungsaufnahme vermerkt werden (MDS 2014).

Zur Erleichterung der Dokumentation bieten verschiedene Hersteller von Dokumentationssystemen spezielle Ess- und Trinkprotokolle an (▶ Abb. 13.10).

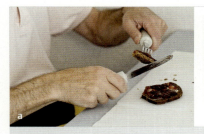
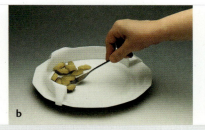
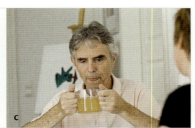

Abb. 13.9 Ess- und Trinkhilfen. (Fotos: F. Kleinbach, Thieme)
a Besteck mit verstärkten Griffen.
b Erhöhter Tellerrand.
c Tasse mit beidseitigem Haltegriff.

Urheberrechtlich geschützt
Nachdruck und Vervielfältigung nicht gestattet
2. Auflage 2011

DAN PRODUKTE Pflegedokumentation GmbH · Postfach 22 34 80 · 57040 Siegen · Tel. (02 71) 880 980 · Fax (02 71) 880 98 98

Vor-/Nachname: Frau König

Abweichende Infos: ○ **AFA** = angebotene Flüssigkeit abgelehnt ○

Monat Juni Jahr 2015 Nr. 1

Flüssigkeiten: (bevorzugte Getränke bitte ankreuzen)
☐ **MW** = Mineralwasser ☒ **SW** = Stilles Wasser ☐ **S** = Saft ☒ **AS** = Apfelsaftschorle
☒ **T** = Tee ☒ K = Kaffee ☐ ☐

Mahlzeiten: ○ = keine, ◔ = 1/4, ◐ = 1/2, ◕ = 3/4, ● ganz (geplante Mahlzeiten bitte ankreuzen)
☒ **Früh** = Frühstück
☒ **Mittag** = Mittagessen
☒ **Abend** = Abendessen
☒ **1. ZW*** = 1. Zwischenmahlzeit ☐ **2. ZW*** = 2. Zwischenmahlzeit ☒ **Spät*** = Spätmahlzeit ☐ **Nacht*** = Nachtmahlzeit

Datum: 10.6.2015

Uhrzeit	Flüssigkeit Mahlzeit	ml kcal	○	◔	◐	◕	●	Hdz.
7⁰⁰	SW	150						ds
8⁰⁰	K+SW	350						ds
	Früh				x			ds
10³⁰	AS	200						ds
12⁰⁰	SW	200						ds
	Mittag			x				ds
15⁰⁰	K	200						WA
	1. ZM						x	WA
16⁰⁰	AS	200						WA
18⁰⁰	T	200						WA
	Abend					x		WA
19⁰⁰	SW	150						WA

Datum: | **Datum:** | **Datum:**

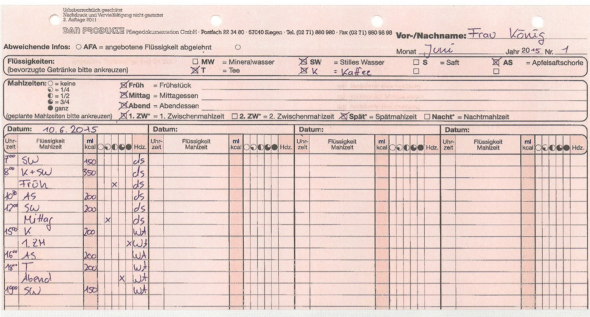

Abb. 13.10 Ess- und Trinkprotokoll. Am Beispiel von Frau König (DAN-Produkte Pflegedokumentation GmbH, 2. Auflage 2011).

13.5.4 Aspirationsprophylaxe

Zur Prophylaxe einer Aspiration ist die Therapie der Dysphagie eine wichtige Voraussetzung. Ziele sind die Sicherstellung der Ernährung, der Schutz der unteren Atemwege und die Erhaltung einer größtmöglichen Lebensqualität des alten Menschen.

Grundsätzlich ist die Behandlung einer Schluckstörung in den Heilmittelrichtlinien der Stimm-, Sprech- und Sprachtherapie (Logotherapie) zugeordnet. Ziel der Logotherapie ist die Verbesserung bzw. die Normalisierung des Schluckaktes, ggf. die Erarbeitung von Kompensationsstrategien, um die orale Nahrungsaufnahme zu ermöglichen.

Jedoch beschränkt sich die Schlucktherapie nicht nur auf die Logotherapie, sondern greift auch auf weiter gefasste Therapiekonzepte der Krankengymnastik, Ergotherapie und Reflexmedizin wie Chirotherapie/Osteopathie zurück. Somit eignen sich auch Elemente der entwicklungsneurologischen Behandlung nach Bobath für die Therapie neurologisch bedingter Dysphagien. An das Bobath-Konzept knüpft F.O.T.T. (Facial-Oral-Tract-Therapy) nach Coombes an, das Pflegende in Fort- und Weiterbildungen erlernen können. Ziel ist die Steigerung der mimischen Bewegungen und des Schluckens und dadurch das Wiedererlernen der gestörten Funktionen.

Vor der Nahrungsaufnahme bei Menschen mit Schluckstörungen sollte entsprechend F.O.T.T. immer eine Stimulierung der Mundhöhle durch die Pflegenden erfolgen. Dadurch wird der Bereich auf die Nahrungsaufnahme vorbereitet. Die Stimulierung sollte immer in der gleichen Reihenfolge und wie folgt geschehen:

- Mit einem Finger (mit übergezogenem Fingerling) das obere Zahnfleisch auf der stärker betroffenen Seite 3-mal nach hinten und 3-mal nach vorn ausstreichen.
- Anschließend die Wange von innen ausstreichen.

Nach der Stimulation des oberen Bereichs und der Wange erhält der Betroffene Zeit, um mit Zungenbewegungen oder durch Schlucken reagieren zu können. Danach wird das untere Zahnfleisch der stärker betroffenen Seite auf die gleiche Art stimuliert und das Ganze auf der weniger betroffenen Seite wiederholt (Steinke u. Elferich).

Während der Nahrungsgabe unter dem Kieferkontrollgriff (▶ Abb. 13.11) kann immer wieder durch die taktile Schluckkontrolle festgestellt werden, ob sich der Kehlkopf beim Schluckakt korrekt bewegt (▶ Abb. 13.12).

Folgende begleitende Maßnahmen sind laut DGE (2014 b) bei Nahrungsaufnahme eines Menschen mit einer Dysphagie zu berücksichtigen:

- die Körperhaltung beim Essen und Trinken (Aufrecht, mit leicht nach vorn gebeugtem Kopf; die aufrechte Körperposition sollte bis zu 20 min nach der Einnahme der Mahlzeiten beibehalten werden.)
- die Atmosphäre bei den Mahlzeiten, siehe „Umfeld und Umgebungsgestaltung" (S. 341)
- der Einsatz von individuell geeigneten Ess- und Trinkhilfen, siehe „Pflegerische Maßnahmen bei der Flüssigkeitsaufnahme" (S. 342)
- der Einsatz von Dickungsmitteln bei Getränken oder flüssigen Speisen

Kieferkontrollgriff

- von vorn falls notwendig beim Essen und Trinken benutzen
- seitlicher Kiefer-Kontrollgriff beim Essen und Trinken anreichen

a

b

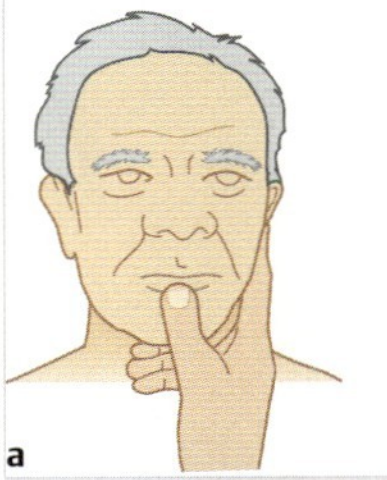

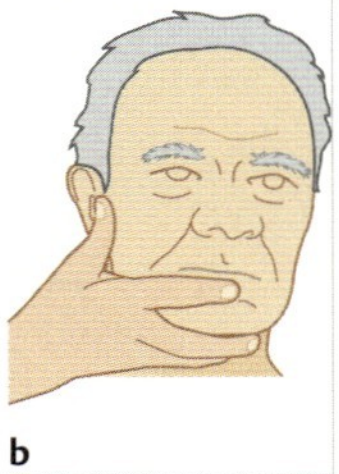

Abb. 13.11 Verschiedene Kieferkontrollgriffe.
a Griff von vorn bei Betroffenen, die die korrekte Kopfstellung halten können.
b Griff seitlich bei Betroffenen, die den Kopf nicht in normaler Stellung halten können (nach Steinke u. Elferich).

Die Ergotherapie hat die gleichen schlucktherapeutischen Prinzipien wie

die logopädische Schlucktherapie zur Grundlage. Wird ein sicherer Schluckakt nicht erreicht, muss in Zusammenarbeit mit Arzt und Ernährungsberatern durch das Ausprobieren verschiedener Konsistenzen (▶ Abb. 13.13) ein optimaler Weg für eine vollwertige Ernährung gesucht werden (MDS 2014).

Darreichungsform der Nahrung

Die Darreichungsform der Nahrung spielt eine sehr große Rolle. Deshalb ist es wichtig, dass die Auswahl der Lebensmittel gezielt erfolgt und die Konsistenz, z. B. durch Kleinschneiden, Raspeln oder Pürieren, angepasst wird. Das beugt gleichzeitig Appetitlosigkeit und Mangelernährung sowie einer Aspiration vor.

Feste Nahrung sollte bei eingeschränkter Zungenbeweglichkeit und -koordination gemieden werden. Schließt sich der Kehldeckel nicht mehr vollständig, dürfen keine dünnen Flüssigkeiten gegeben werden. Auch in diesem Fall sind angedickte Flüssigkeiten und breiige Nahrungsmittel wie Pudding gut geeignet. Bei eingeschränkter Kehlkopfbeweglichkeit und verminderter Kontraktionsfähigkeit der Rachenwand sollten Pflegende festere Nahrungsmittel verabreichen und flüssige meiden (Horst 2005).

Getränke können angedickt werden, um ein Verschlucken zu vermeiden. Für warme und kalte Getränke sind mehrere geschmacksneutrale Dickungsmittel erhältlich. Pflegende sollten jedoch darauf achten, dass sie immer die gleiche Konsistenz herstellen. Die Dosierung muss daher im Team abgesprochen und dokumentiert werden.

In einigen Einrichtungen ist püriertes Essen für Dysphagie-Patienten Standard. Da dies aber nur wenig appetitanregend ist, sollte nach erfolgreichen Schluckversuchen die Konsistenz der Nahrung in Abhängigkeit von der vorliegenden Störung gewählt werden. Empfohlen wird ein 4-stufiger Kostaufbau. Dabei werden folgende Konsistenzformen unterschieden:

1. **Passierte dickflüssige bzw. breiige Kost** muss absolut klümpchen- und faserfrei sein (ist nicht bedarfsdeckend und muss daher durch bilanzierte Zusatz- oder Sondennahrung ergänzt werden), z. B. Creme-, Milch-, Fruchtsuppen, Quark-, Buttermilch- oder Joghurtspeisen oder fein passiertes Obst oder Gemüse.
2. **Pürierte Kost** ist nicht mehr so fein, da sie mit dem Mixer zerkleinert wird, z. B. püriertes Fleisch, Kartoffelpüree, Reisflocken, Milchbrei oder weiches Brot ohne Rinde.
3. **Teilpürierte Kost** kann mit der Zunge zerdrückt werden, z. B. Weiß-, Grau- oder Toastbrot ohne Rinde, weiches Gemüse und Obst, Nudeln oder Streichbelag.
4. **Adaptierte/weiche Kost** (nicht püriert) bei nur noch leichten Schluckstörungen (DGE 2014 b).

Alle Komponenten müssen eine homogene Konsistenz haben; evtl. muss auch Smooth-Food („Schaumkost") angeboten werden (▶ Abb. 13.13).

> **Merke**
> Bei Schluckstörungen ist auf eine homogene Konsistenz der Speisen und Getränke zu achten (DGE 2014 b).

13.5.5 Bei der Ernährung über eine transnasale oder perkutane Sonde unterstützen

Wenn alte Menschen nicht mehr in der Lage sind, Essen und Trinken zu sich zu nehmen, muss die Ernährung auf eine andere Art (künstliche Ernährung) zur Aufrechterhaltung und Wiederherstellung der Gesundheit und der Lebensqualität sichergestellt werden. Grundsätzlich ist eine künstliche Ernährung indiziert, wenn ein tägliches Energiedefizit von > 500 Kilokalorien besteht, das nicht auf Dauer kompensiert werden kann. Die Kompensation kann parenteral durch die Gabe von Infusionen (S. 884) oder enteral über eine transnasale oder perkutane Sonde erfolgen (Reimer 2010).

> **Definition**
> Eine **transnasale Sonde** wird über die Nase bis in den Magen oder je nach Länge bis in den Dünndarm gelegt. Eine **perkutane oder transkutane Sonde** wird unter endoskopischer Kontrolle durch die Bauchdecke oder offen chirurgisch oder laparoskopisch im Magen oder Dünndarm platziert.

Grundlagen der Ernährung über eine Sonde

Das Legen einer Sonde kann erst aufgrund einer ärztlichen Anordnung geschehen. Vorher ist jedoch das Einverständnis des

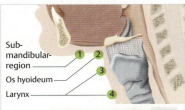
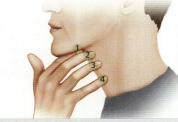

Abb. 13.12 Taktile Schluckkontrolle. Der Zeigefinger spürt die Mundboden- und Zungenbewegung, der Mittelfinger liegt in Höhe des Zungenbeins. Der Ringfinger und der kleine Finger tasten, wie sich der Kehlkopf hebt und senkt.

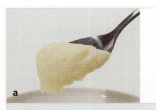
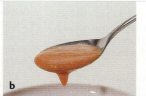
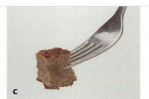
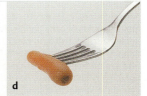

Abb. 13.13 Nahrungskonsistenzen. (Fotos: Thieme)
a Zäh tropfende, dickflüssige Nahrung.
b Fließende, dünn pürierte Nahrung.
c Feste Konsistenz (Fleisch).
d Weiche Konsistenz (gekochte Karotte).

Betroffenen oder seines gesetzlichen Vertreters erforderlich. Bei eingeschränkter oder fehlender Fähigkeit zur normalen Ernährung ist enterale Ernährung verordnungsfähig, wenn die Modifizierung der Ernährung sowie die bisherigen ärztlichen, pflegerischen oder ernährungstherapeutischen Maßnahmen nicht ausreichen (Menebröcker u. Smoliner 2013).

Die Ziele der Ernährung über eine Sonde sind:
- die Vermeidung eines (weiteren) Gewichtsverlusts
- die Korrektur wesentlicher Ernährungsdefizite
- die (Re-)Hydratation (MDS 2014)

Die **Indikationen** und **Kontraindikationen** der Ernährung über eine transnasale Sonde und perkutane Sonde stellt ▶ Tab. 13.2 dar.

Weiterhin kann es zu **Komplikationen** durch die Sonden kommen. Bei einer transnasalen Sonde kommt es häufig zu einem Dekubitus bzw. Drucknekrosen der Nasenschleimhaut. Eine perkutane Sonde kann lokale Wundinfektionen auslösen. Weitere Langzeitkomplikationen sind: die Okklusion der Sonde, Lecks bzw. Materialschäden sowie das Einwachsen der inneren Halteplatte und lokale Hautveränderungen. Ein routinemäßiger Wechsel der Sonden ist nicht vorgesehen (MDS 2014).

Sondenmaterialien

Grundsätzlich sollten Sonden in der enteralen Ernährung aus Polyurethan oder Silikonkautschuk bestehen, da sie ein minimales Fremdkörpergefühl garantieren und auch über lange Liegezeiten gut verträglich sind. **Polyurethan** (PU) hat viele positive Eigenschaften, z. B. optimales Innenlumen und glatte Oberflächenstruktur, sodass die Zufuhr von Sondennahrung problemlos verläuft. **Silikonkautschuk** ist im Vergleich zu Polyurethan weicher und flexibler und kann deshalb nur mit einem vormontierten Mandrin, der die Sonde versteift, gelegt werden (▶ Abb. 13.14). Nach dem Legen wird er dann unter Einspritzen von Gleitmittel entfernt.

Sonden aus **Polivinylchlorid** (PVC) gelten für die enterale Ernährung als obsolet, da sich bereits nach 24 Stunden durch die Körperwärme und das Nahrungsfett Weichmacher herauslösen. Dadurch wird die Sonde hart und kann zu Gewebeverletzungen und -nekrosen führen. PVC sollte nur noch in Form von Absaugsonden für den kurzzeitigen Verbrauch verwendet werden (Reimer 2010).

Je nach Lage bzw. Länge der Sonde werden folgende Bezeichnungen unterschieden:
- gastrale Sonde: Endet im Magen.
- duodenale Sonde: Endet im Zwölffingerdarm.
- jejunale Sonde: Endet im Leerdarm.

Transnasale Sonde

Unterschieden werden die nasogastrale, nasoduodenale und nasojejunale Sonde. Der Außendurchmesser der Sonde ist abhängig von der gewünschten Funktion (z. B. Ernährung oder Ableitung von Magensaft) und beträgt zwischen 8 und 20 CH (1 Charrière = ⅓ mm, Löser u. Keymling 2001).

Nasogastrale Sonde legen

Der Arzt kann das Legen an die Pflegenden delegieren. Ist beim Legen eine endoskopische oder radiologische Kontrolle erforderlich, muss der Arzt selbst die Sonde legen. Die letzte Nahrungsaufnahme sollte 6 Stunden zurückliegen.

▶ **Material.** Folgendes wird benötigt:
- Händedesinfektionsmittel
- Handschuhe
- Bett-/Kleiderschutz
- Nierenschale mit Zellstoff
- Getränk
- Taschenlampe und Mundspatel
- sterile Magensonde, Spritze (20–100 ml Fassungsvermögen), Verschlusskonus
- wasserfester Stift für die Markierung
- Lokalanästhetikum als Gleitmittel und/oder Spray, Watteträger
- Abwurf
- Stethoskop oder Indikatorpapier
- alkoholgetränkter Tupfer, Pflaster zur Fixierung

▶ **Vorbereitung Pflegebedürftiger.** Sie umfasst:
- Oberkörper des Betroffenen hochlagern und Nasen- bzw. Mundpflege durchführen (S. 298).
- Sichtschutz herstellen bzw. die Intimsphäre wahren.
- Mit Handtuch oder Einmalunterlage die Kleidung und das Bett schützen.
- Dem Betroffenen Nierenschale mit Zellstoff in die Hand geben, falls er erbrechen muss.
- Wird die Sonde durch den Mund gelegt, vorher Zahnprothesen entfernen.
- Bei unruhigen Menschen eine 2. Pflegende assistieren lassen.
- Nasenrücken mit alkoholgetränktem Tupfer entfetten, damit die Sonde später problemlos fixiert werden kann.

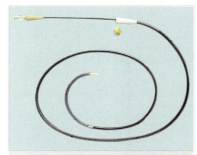

Abb. 13.14 Magensonde. Magensonde aus Silikonkautschuk mit Mandrin. (Foto: Thieme)

Tab. 13.2 Indikationen und Kontraindikationen einer transnasalen und perkutanen Sonde.

transnasale Sonde	perkutane Sonde
Indikationen	
- enterale Ernährung nur für kurze Zeit (2–4 Wochen) notwendig - Krankheitsverlauf noch nicht absehbar - zur Gewinnung von Magensaft - zur Entlastung des Magens (Ablassen von Magensaft)	- enterale Ernährung über längere Zeit (>4 Wochen) - neurogene Schluckstörungen - Tumoren im oberen Magen-Darm-Trakt - entzündliche Darmerkrankungen - nach einer Ösophagus- oder Magenresektion - Störung der Magenentleerung - Bewusstseinsstörungen
Kontraindikationen	
- normale Nahrungsaufnahme möglich - Tumoren im Rachenbereich - Stenose des Ösophagus z. B. durch Tumoren oder Varizen - evtl. Störung der Blutgerinnung - Ablehnung der Ernährung durch eine transnasale Sonde in aufgeklärtem und geistig bewusstem Zustand durch den Betroffenen	- normale Nahrungsaufnahme möglich - kurze Lebenserwartung - schwere Gerinnungsstörung - Aufnahmestörung für Nahrung im Magen, z. B. bei Maldigestion - Passagestörung des Darms, z. B. durch Ileus - Störung der Blutgerinnung - Aszites - Adipositas - Peritonitis - Pankreatitis - ein Katheter zur Peritonealdialyse - Ablehnung der Ernährung durch eine transnasale Sonde in aufgeklärtem und geistig bewusstem Zustand durch den Betroffenen

▶ **Vorbereitungsmaßnahmen Pflegende.** Hier gilt:
- Hygienische Händedesinfektion vornehmen.
- Einmalhandschuhe anziehen.
- Betroffenen über Vorgehensweise informieren, evtl. Signal für Unterbrechung vereinbaren.

▶ **Durchführung.** Sie geschieht wie folgt:
- Nach der Nasenpflege das Nasenloch wählen, das den größten Durchmesser hat bzw. wodurch am besten geatmet werden kann.
- Lokalanästhetikum (Gleitmittel) mithilfe des Watteträgers in der Nasenhöhle verteilen.
- Lokalanästhetikumspray in den Rachen sprühen.
- Ermittlung der Sondenlänge:
  - 1. Abstand von Ohrläppchen zur Nasenspitze
  - 2. Abstand von Nasenspitze zum Schwertfortsatz des Brustbeins (▶ Abb. 13.15)
  - Mit einem Stift kann die Länge der Sonde markiert werden
- Gleitmittel oder Wasser auf dem vorderen Drittel der Sonde verteilen.
- Kopf leicht nach hinten beugen lassen und zur Mundatmung auffordern.
- Magensonde horizontal bis zur 1. Markierung (ca. 10 cm) durch das Nasenloch einführen.
- Kopf leicht nach vorn beugen lassen, damit die Sonde besser in den Ösophagus gleiten kann (▶ Abb. 13.16).
- Zum Schlucken auffordern (evtl. Getränk anbieten).
- Sonde zügig bis zur 2. Markierung vorschieben, da der Würgereiz im Rachen verstärkt auftritt.
- Mit Taschenlampe und Spatel kontrollieren, ob sich die Sonde im Mundraum aufgerollt hat.
- **Lagekontrolle Variante 1:** Mit der Spritze 20 ml Luft eingeben, dabei das Stethoskop über dem Epigastrium (Magengrube) auflegen und auskultieren:
  - blubberndes Geräusch: Lage korrekt.
  - kein Geräusch: Sonde etwas zurückziehen und Prozedere wiederholen.
- **Lagekontrolle Variante 2:** Mit der Spritze etwas Magensaft aspirieren und mithilfe des Indikatorpapiers Säurenachweis durchführen.
- Bei einer Sonde aus Silikonkautschuk Mandrin entfernen; dazu etwas Gleitmittel (MCT-Öl) einspritzen und Mandrin herausziehen.
- Anschließend die Sonde mit einem Pflasterstreifen an Nase und Wange befestigen und mit einem Verschlusskonus verschließen bzw. Sondennahrung oder Ablaufbeutel anhängen.

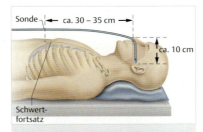

Abb. 13.15 Abmessen der Sondenlänge. Abstände zwischen Ohrläppchen, Nasenspitze und Schwertfortsatz.

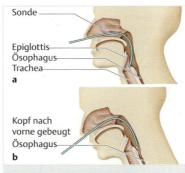

Abb. 13.16 Einführen einer transnasalen Sonde.
a Die Sonde rutscht in die Trachea.
b Der Betroffene beugt den Kopf, um ein Abrutschen der Sonde in die Trachea zu verhindern.

▶ **Nachbereitung.** Sie umfasst:
- Bei Bedarf spezielle Nasen- und Mundpflege (S. 288) durchführen, evtl. Zahnprothese einsetzen.
- Lagerung des Betroffenen nach Wunsch bzw. Plan anbieten.
- Materialien entsorgen, Arbeitsflächen desinfizieren.
- Händedesinfektion vornehmen.
- Art der Sonde, Sondenlänge und CH-Zahl dokumentieren.

Komplikationen beim Legen

Kommt es während des Legens zu starkem Würgereiz, Husten, Zyanose oder Blutungen, muss der Vorgang unterbrochen ggf. abgebrochen werden. Sind die Symptome abgeklungen und hat sich der Betroffene etwas erholt, kann ein neuer Versuch unternommen werden. Weiterhin sind eine Perforation des Ösophagus oder die Reizung des N. vagus möglich. Das kann zu einer Bradykardie oder einem Herzstillstand (selten) führen.

Nasogastrale Sonde entfernen

▶ **Material.** Folgendes wird benötigt:
- Händedesinfektionsmittel
- Handschuhe
- Bett-/Kleiderschutz
- Nierenschale mit Zellstoff
- Spritze (20–100 ml Fassungsvermögen)
- Abwurf
- alkoholgetränkter Tupfer

Die vorbereitenden Maßnahmen für die Entfernung der Sonde entsprechen denen des Legens. Die Sonde sollte nochmals durchgespült und verschlossen werden. Nachdem die Fixierung gelöst wurde, die Sonde zügig entfernen und verwerfen. Anschließend die spezielle Nasen- bzw. Mundpflege durchführen, evtl. Pflasterreste auf dem Nasenrücken entfernen.

Pflege bei liegender transnasaler Sonde

Mehrmals täglich müssen Pflegende die spezielle Mund- und Nasenpflege durchführen, um die Austrocknung der Schleimhäute zu verhindern. Dabei sind die Schleimhäute auf Druckstellen zu inspizieren. Um ihnen vorzubeugen, sollte die transnasale Sonde immer an einer anderen Stelle fixiert werden. Da Sondenträger zur Schonatmung neigen, müssen zusätzlich Maßnahmen zur Pneumonieprophylaxe erfolgen. Weiterhin gehört die Kontrolle der Sondenlage und das Aussehen des Magensafts zu den pflegerischen Maßnahmen. Alle durchgeführten Maßnahmen und Beobachtungen in Bezug auf die Sonde sind zu dokumentieren.

Perkutane Sonde

Eine perkutane Sonde hat im Vergleich zur transnasalen Sonde den Vorteil, dass die mechanische Reizung im Nasen-Rachen-Raum oder eine mögliche Dislokation entfällt. Da eine perkutane Sonde nicht auf den ersten Blick erkennbar ist, kommt es zu keiner Stigmatisierung des Betroffenen. Möglicherweise kann er sogar noch kleine Mengen Nahrung oral aufnehmen, da der Schluckvorgang nicht beeinträchtigt wird (Reimer 2010).

Es kann zwischen verschiedenen perkutanen Systemen und Anlagetechniken unterschieden werden:
- endoskopische Anlage nach der Fadendurchzugmethode
- endoskopische Anlage in Direktpunktion
- Austauschsysteme (z. B. Button oder GastroTube)
- chirurgische Anlage (Löser u. Keymling 2001)

Am häufigsten werden die perkutanen gastralen Systeme mit der Fadenzugmethode gelegt. Dazu gehören folgende Sonden:
- **p**erkutane **e**ndoskopische **G**astrostomie (PEG)
- **p**erkutane **e**ndoskopische **J**ejunostomie (PEJ oder intestinale PEG)
- gastral/intestinale PEG (JET-PEG) (Hat einen Y-Ansatz und besitzt sowohl einen Zugang zum Magen sowie zum Dünndarm. Löser u. Keymling 2001)

Die gastralen perkutanen Sonden besitzen innen eine Silikon-Rückhalteplatte und sichern die Sonde auf der Bauchdecke mit einer äußeren Halteplatte und einer Schlauchklemme (Löser u. Keymling 2001).

Sondennahrung

Bei der Verabreichung von Sondennahrung wird der obere Teil des Verdauungstraktes (Mund, Speiseröhre) umgangen. Somit entfällt auch eine erste Aufspaltung der Nahrung durch die Enzyme des Speichels. Außerdem wird normalerweise die Produktion der Verdauungssekrete durch den Geruch und das Aussehen der Speisen angeregt. Sie entfällt ebenfalls. Deshalb muss sich der Organismus zunächst durch einen langsamen Kostaufbau an die neue Ernährungsform gewöhnen (Löser u. Keymling 2001).

Arten der Sondennahrung

Sondennahrung gehört zu den diätetischen Lebensmitteln. Die Auswahl erfolgt durch den Arzt unter Berücksichtigung der Stoffwechselsituation und der Erkrankungen des alten Menschen. Alle Sondennahrungen entsprechen in ihrer Zusammensetzung den Vorgaben und Empfehlungen der Fachgesellschaften (z. B. DGEM) bzw. sind in einer EU-Richtlinie festgelegt und enthalten entsprechende Mengen an Eiweiß, Fett, Kohlenhydrate sowie Mineralstoffe und Spurenelemente. Meist werden Standardprodukte eingesetzt, jedoch können aber auch krankheitsadaptierte Spezialprodukte angezeigt sein (MDS 2014).

Unterschieden werden folgende Sondennahrungsarten:
- niedermolekulare Substrate
- hochmolekulare Substrate
- stoffwechseladaptierte Spezialdiäten (Löser u. Keymling 2001)

▶ **Niedermolekulare Substrate.** Die Nährstoffe liegen in aufbereiteter Form vor, sodass sie im Verdauungstrakt sofort resorbiert werden können. Deshalb sind sie für Menschen mit stark eingeschränkter Verdauungs- und Resorptionsleistung, z. B. bei chronisch entzündlichen Darmerkrankungen, geeignet. Diese Sondennahrung ist frei von Ballaststoffen. Bei längerer Therapiedauer sollte sie schrittweise auf eine hochmolekulare Sondennahrung umgestellt werden (Löser u. Keymling 2001).

▶ **Hochmolekulare Substrate.** Sie enthalten Eiweiß, Fett und Kohlenhydrate in nativer Form. Voraussetzung für die Gabe ist eine ausreichende Sekretion der Verdauungssäfte, damit die Sondennahrung richtig aufgespalten und resorbiert werden kann. In Form ballaststoffhaltiger Diäten enthalten sie zusätzlich eine Mischung von löslichen und unlöslichen Ballaststoffen. Dadurch wird die natürliche Darmflora erhalten und Obstipation sowie Diarrhö entgegengewirkt. Diese Substrate sind als normokalorische (1 kcal/ml) oder hochkalorische (1,2–1,5 kcal/ml) Variante erhältlich (Löser u. Keymling 2001).

▶ **Stoffwechseladaptierte Spezialdiäten.** Sie werden für Menschen mit speziellen Stoffwechselsituationen angeboten, z. B. für:
- Diabetiker
- Menschen mit Nieren- oder Leberinsuffizienz
- Menschen mit einer Tumorerkrankung
- intensivpflichtige Patienten (Fresenius 2007)

Sondennahrungsmenge und Flüssigkeitssubstitution berechnen

Voraussetzung zur Berechnung der Sondennahrungsmenge ist die Ermittlung des Gesamtenergiebedarfs des alten Menschen (S. 328) (MDS 2014). Mit diesem Ergebnis wird die Sondennahrungsmenge, wie in ▶ Abb. 13.17 dargestellt, berechnet.

Da Sondennahrung den täglichen Flüssigkeitsbedarf nicht vollständig deckt, muss zusätzlich Flüssigkeit substituiert werden. Normokalorische Sondennahrung enthält ca. 80 Milliliter Flüssigkeit pro 100 Milliliter. Deshalb muss von der Gesamtflüssigkeitsmenge die Flüssigkeitsmenge der Sondennahrung abgezogen werden (S. 329). Als Flüssigkeit substituiert werden kann neben Tee auch abgekochtes Leitungswasser oder stilles Mineralwasser. Bei Tee sollten mögliche Nebenwirkungen berücksichtigt werden. Bei Fruchtsäften oder Früchtetees müssen Pflegende die Sonde nachspülen. Grund: Bei einer zeitversetzten Gabe von Sondennahrung und Fruchtsäften oder -tee kann die Kost gerinnen und die Sonde dadurch möglicherweise verstopfen (MDS 2014). Die Berechnung der Flüssigkeitssubstitution ist in ▶ Abb. 13.18 dargestellt.

Hygienemaßnahmen

Sondennahrung ist leicht verderblich und ein sehr gutes Nährmedium für Keime. Die Verabreichung bedarf einer sorgfältigen und sauberen Handhabung, da die Infektabwehr bei den meisten Menschen mit einer Ernährungssonde beeinträchtigt ist bzw. bei einer intestinalen Sonde die keimtötende Wirkung der Magensäure entfällt (Fresenius 2015).

Bei der Vorbereitung und Verabreichung von Sondennahrung müssen folgende Regeln beachtet werden:
- Hände gründlich waschen und desinfizieren.
- Herstellerangaben bei der Lagerung und Vorbereitung der Sondennahrung berücksichtigen.
- Auf Zimmertemperatur der zu verabreichenden Sondennahrung achten.
- Überleitungssysteme entsprechend der Herstellerangaben nicht länger als 24 Stunden verwenden und nach Gebrauch entsorgen (Überleitsysteme sind Einmalartikel!).
- Vor und nach jeder Nahrungsgabe die Sonde gut spülen, damit keine Reste in der Sonde verbleiben und keine Okklusion entsteht.

$$\frac{\text{Gesamtenergiebedarf (kcal)}}{\text{Energiedichte der Sondennahrung (kcal/ml)}}$$

Das Ergebnis entspricht der täglichen Sondennahrungsmenge in ml.

Berechnungsbeispiel Frau König:

$$\frac{\text{Gesamtenergiebedarf 1635 kcal}}{1{,}2 \text{ kcal/ml}}$$

Um den täglichen Energiebedarf zu decken, müssen etwa 1362,5 ml Sondennahrung verabreicht werden.

Abb. 13.17 Berechnung der Sondennahrungsmenge. Wie viel Nahrung ein Mensch braucht, lässt sich präzise berechnen.

Gesamtflüssigkeitsbedarf
- Wassergehalt der Sondennahrung
= zu substituierende Flüssigkeit

Berechnungsbeispiel Frau König:

 1920 ml
- (1362,5 ml/100 ml) x 80 ml
= 830 ml

Um den täglichen Flüssigkeitsbedarf zu decken, müssen zusätzlich 830 ml Flüssigkeit substituiert werden.

Abb. 13.18 Flüssigkeitsbedarf ermitteln. Berechnung der Flüssigkeitssubstitution unter enteraler Ernährung.

- Am Tag bzw. in der Nacht eine mind. 4-stündige Pause einhalten, damit die Magensäure in dieser Zeit ihre bakterienabtötende Wirkung entfalten kann.
- Rest von angebrochenen Sondennahrungsflaschen oder -beuteln mit Anbruchdatum und Uhrzeit versehen, verschlossen entsprechend den Herstellerangaben lagern (z. B. im Kühlschrank) und in der angegebenen Frist (innerhalb von 24 h) verbrauchen.
- Ernährungspumpe regelmäßig nach Gebrauchsanleitung reinigen (Pumpe vorher unbedingt vom Netz trennen) (MDS 2014).

Applikationsmöglichkeiten von Sondennahrung

Die Applikation der Sondennahrung kann per Schwerkraft oder Ernährungspumpe sowohl in Form einer Bolusgabe als auch in kontinuierlicher Zufuhr erfolgen. Zu Beginn der Ernährungstherapie ist ein Kostaufbau notwendig. Vor der erstmaligen Gabe der Sondennahrung sollte die Verträglichkeit mit Wasser getestet werden. Damit kann bei einer transnasalen Sonde sofort nach der Lagekontrolle begonnen werden, bei einer gastralen PEG erst etwa nach 1–2 Stunden.

Bei Funktionsstörungen im Magen-Darm-Trakt ist der Kostaufbau wie folgt:
- kontinuierliche Gabe von 500 ml über 20 h über eine Nahrungspumpe (25 ml/h)
- bei komplikationslosem Verlauf Dosis um 25 ml/h steigern (1000 ml über 20 h, Löser u. Keymling 2001)

Bei Menschen mit intaktem Verdauungstrakt ist individuell zu entscheiden, ob der Kostaufbau auch schneller erfolgen kann (Löser u. Keymling 2001).

> **Merke** M!
>
> Während eines Kostaufbaus ist keine ausreichende Energie- und Flüssigkeitszufuhr gewährleistet. Es muss also eine zusätzliche Substitution erfolgen (Löser u. Keymling 2001).

Schwerkraftapplikation

Diese Methode ist zur Ernährung tagsüber geeignet und wenn keine Störungen im Magen-Darm-Trakt vorliegen. Jedoch ist sie nicht sicher, da die Geschwindigkeit mittels Rollenklemme am Überleitungssystem eingestellt wird. Die Größe der Sonde sollte mind. 12 CH betragen, um eine gute Flussgeschwindigkeit zu gewährleisten. Daher ist eine Schwerkraftapplikation nur für gastrale Sonden und Sondennahrungsgrößen bis 1000 Milliliter geeignet. Bei der kontinuierlichen Schwerkraftapplikation muss eine langsame Zufuhr gewährleistet werden. Die kontinuierliche Gabe muss in regelmäßigen Abständen kontrolliert werden (Einstellung der Rollenklemme am System) (Fresenius 2007).

Orientierungsgrößen sind:
- 25 ml/h entsprechen ca. 9 Tropfen/min
- 50 ml/h entsprechen ca. 16 Tropfen/min
- 100 ml/h entsprechen ca. 33 Tropfen/min (Fresenius 2007)

Bolusgabe

Die Sondennahrung wird in mehreren kleinen Portionen verteilt über den Tag per Spritze verabreicht. Das entspricht am ehesten der physiologischen Nahrungsaufnahme. Die maximale Bolusmenge beträgt 300 Milliliter in 15 Minuten; anschließend muss für 1,5 Stunden pausiert werden. Da diese Verabreichungsart häufig zu Völlegefühl, Übelkeit und Diarrhö führt, wird sie heute eher abgelehnt. Ein weiteres Problem ist die erhöhte Kontaminationsgefahr durch die Spritzenverabreichung. Bei Sondenlage im Duodenum/Jejunum ist die Bolusgabe kontraindiziert (MDS 2014).

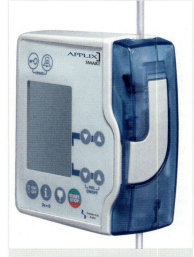

Abb. 13.19 Ernährungspumpe. Sie gewährleistet eine genaue Applikation der Sondennahrung. (Foto: Fresenius SE und Co. KGaA)

Ernährungspumpe

Laut Hilfsmittelverzeichnis ist eine Ernährungspumpe für eine enterale Ernährung erforderlich, wenn die Applikation der Sondennahrung ohne Pumpe aus medizinischer Sicht nicht möglich oder nicht zweckmäßig ist, weil hohe Anforderungen an die Genauigkeit bzw. die Gleichmäßigkeit der Zufuhr der Sondennahrung gestellt werden müssen. Der Vorteil ist hier, dass die gewünschte Zufuhrrate exakt eingestellt werden kann. Das ist v. a. während des Kostaufbaus, bei intestinaler Sondenlage, Diabetikern oder nächtlicher Ernährung wichtig. Weiterhin kann die bereits geförderte Sondennahrungsmenge abgelesen werden. Da die Pumpe bei Unterbrechung, z. B. durch eine abgeknickte Leitung, Alarm auslöst, ist die Nahrungszufuhr über einen bestimmten Zeitraum sichergestellt. Die gewünschte Zufuhrrate kann an der Ernährungspumpe als kontinuierliche Gabe oder Bolus eingestellt werden (MDS 2014, ▶ Abb. 13.19).

Sondennahrung richten und anhängen

▶ **Material.** Folgendes wird benötigt:
- verordnete Sondennahrung in Flasche oder Beutel mit sterilem Überleitungssystem oder 100-ml-Spritze zur Bolusgabe

- bei Bedarf zur Erwärmung der Sondenkost: Gefäß mit warmem Wasser
- bei Pumpenverabreichung: Ernährungspumpe
- für Schwerkraftverabreichung: Infusionsständer
- für Lagekontrolle: 100-ml-Spritze, Indikatorpapier oder Stethoskop
- abgekochtes Wasser, Spritze zum Durchspülen der Sonde
- Abwurf

▶ **Vorbereitung.** Hierzu gehört:
- Betroffenen über Vorgehensweise informieren, Einverständnis einholen.
- Oberkörper zur Aspirations- und Refluxprophylaxe mind. 30 Grad erhöht lagern, bei bewusstseinseingeschränkten Menschen Seitenlagerung vornehmen.

Praxistipp

Vor jeder Gabe von Flüssigkeiten bzw. Sondennahrung muss die Sondenlage überprüft werden.

▶ **Durchführung Schwerkraftverabreichung.** Diese geschieht wie folgt:
- Hygienische Händedesinfektion vornehmen.
- Sondennahrung schütteln und auf Haltbarkeit, Ausflockung, Verklumpung kontrollieren; mit Datum und Uhrzeit versehen.
- Überleitungssystem unter aseptischer Vorgehensweise anschließen, Rollenklemme schließen.
- Flasche/Beutel auf Infusionsständer hängen.
- Überleitungssystem entlüften.
- Bei Verwendung einer Ernährungspumpe: Überleitungssystem nach Herstellerangaben einlegen, Klappe schließen, Gerät einschalten.
- Spritze ansetzen und Schlauchklemme der Sonde öffnen, mit 10–20 ml abgekochtem Wasser durchspülen (Kontamination vermeiden), Schlauchklemme wieder schließen.
- Überleitungssystem mit Sonde konnektieren, Schlauchklemme wieder öffnen.
- Rollenklemme bzw. Ernährungspumpe nach AVO einstellen.
- eingestellte Geschwindigkeit nach einiger Zeit wieder kontrollieren.

▶ **Abhängen der Sondennahrung.** Das geschieht wie folgt:
- Hygienische Händedesinfektion vornehmen.
- Schlauchklemme schließen.
- Überleitungssystem abstöpseln.
- Wenn nicht unmittelbar danach Wasser verabreicht wird, Spritze ansetzen und Schlauchklemme der Sonde öffnen, mit 10–20 ml abgekochtem Wasser durchspülen (Kontamination vermeiden), Schlauchklemme wieder schließen.
- Sonde mit Verschlusskonus schließen.
- Betroffenen lagern.

Art der Sondenkost (Angabe von kcal/ml), Sondenkostmenge (Angabe in ml und Energiemenge in kcal), Zufuhrrate, Komplikationen dokumentieren.

Praxistipp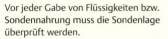

1. Die Schlauchklemme sollte, wenn möglich, nur zur Konnektion und Diskonnektion des Überleitungssystems geschlossen werden. Ansonsten reicht der Verschluss mit dem normalen Konus aus. Ausnahme: Bei desorientierten Pflegebedürftigen sollte die Klemme zur Sicherheit im oberen Drittel des Schlauches an wechselnden Positionen geschlossen werden.
2. Wenn die Sonde verstopft bzw. schwer durchgängig ist, mit einer 10-ml-Spritze und warmem Wasser freispülen oder Verstopfung durch eine Spülung mit isotoner Kochsalzlösung, Ascorbinsäure-Lösung, Enzymlösung oder einem Colagetränk (Einwirkzeit von mind. 3 min einhalten) auflösen.
3. Vor und nach der Gabe von sauren Getränken, wie z. B. Früchtetee oder Fruchtsaft, muss die Sonde gespült werden, da sonst die im Schlauch enthaltene Sondennahrung ausflockt und die Sonde verstopft (Fresenius 2015).

Medikamentenapplikation

Grundsätzlich sollten bei der Medikamentenapplikation per Sonde aus Gründen der Praktikabilität flüssige Arzneiformen wie z. B. Saft, Tropfen oder Brausetabletten bevorzugt eingesetzt werden. Eine Alternative könnten andere Applikationsformen (rektale, sublingual, subkutan oder transdermal) des Medikaments sein. Nicht-retardierte Tabletten oder Dragees sind ebenfalls geeignet, wenn sie gemörsert wurden, jedoch sind Retardtabletten oder -dragees gänzlich ungeeignet. Zu den weniger geeigneten Arzneimittelformen, die über eine PEG verabreicht werden können, gehören Parenteralia, magensaftresistent überzogene Tabletten und Weichkapseln aus Gelatine (Reimer 2010).

Dickflüssige oder stark konzentrierte Flüssigkeiten (Tropfen oder Säfte) vorher mit ausreichend Wasser (ca. 50 Milliliter) verdünnen. Werden Medikamente über eine Sonde appliziert, ist die jeweilige Fach- und/oder Gebrauchsinformation zu beachten sowie die Anweisung des verordnenden Arztes erforderlich sowie die entsprechenden Hilfsmittel vorzuhalten (Mörser, Spatel, Spritzen, Adapter u. a.) (MDS 2014).

Da die Sonden in unterschiedliche Magen-Darm-Abschnitte münden, sind pH-Werte und Resorptionsverhältnisse auch verschieden. Das muss bei der Gabe von Medikamenten über die Sonde berücksichtigt werden. Im Magen (pH-Wert 1–2) werden säureempfindliche Wirkstoffe zerstört. Deshalb dürfen Medikamente mit einem magensaftresistenten Überzug nicht geteilt oder zerkleinert in den Magen appliziert werden. Dagegen können im Duodenum bzw. Jejunum (pH-Wert 7–8) gemörserte säureempfindliche Arzneistoffe verabreicht werden (Fresenius 2015).

Praxistipp

Die Grundregeln zur Medikamentengabe per Sonde lauten:
- Alle Medikamente getrennt voneinander, erst unmittelbar vor der Verabreichung, zerkleinern und aufgelöst bzw. verdünnt verabreichen (werden die Arzneistoffe miteinander gemischt, bedeutet das die Herstellung eines neuen Arzneimittels und ist deshalb unzulässig!)
- Bestimmte Tabletten, die in angemessener Zeit in Wasser zerfallen (suspensieren), können nach AVO in Wasser aufgelöst direkt mit der Spritze in die Sonde appliziert werden.
- Vor und nach der Medikamentengabe die Sonde mit 30 ml Wasser und nach jedem Medikament mit 10 ml spülen.
- Medikamente niemals mit Sondennahrung mischen.
- Tropfen/Saft mit 10–30 ml Wasser verdünnen.
- Viele Darreichungsformen (Kapseln, Retard-Arzneimittel oder magensaftresistente Tabletten) können bzw. dürfen nicht per Sonde verabreicht werden.
- Wechselwirkungen zwischen Medikamenten und Ernährung beachten, z. B. Antidiabetika oder L-Dopa (MDS 2014).

Prinzipiell wird zwischen zerkleinerbaren und nicht zerkleinerbaren Arzneimitteln unterschieden. Die Zerkleinerung kann mithilfe eines Mörsers, Wiegand-Zerklenerers oder Medikamenten-Knusers vorgenommen werden. Bei nicht zerkleinerbaren Arzneiformen sollte auf andere Arzneiformen ausgewichen werden (▶ Abb. 13.20).

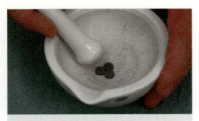

Abb. 13.20 Medikamentengabe. Zerkleinerung und Verdünnung eines Medikaments zur Gabe über die Sonde. (Foto: Thieme)

Pflege und Verbandswechsel einer perkutanen Sonde

Die Körperpflege kann wie gewohnt mit Wasser und Seife durchgeführt werden. Ist die Wundheilung komplett abgeschlossen und das Stoma reizlos, kann der Pflegebedürftige nach einer Woche duschen oder nach 2 Wochen baden. Da meist keine orale Nahrungsaufnahme erfolgt, müssen regelmäßig Prophylaxen zur Mundgesundheit (S. 320) durchgeführt werden (Fresenius 2015).

Um ein dauerhaft reizloses Stoma zu gewährleisten, ist der regelmäßige Verbandswechsel (VW) unerlässlich. Der 1. VW muss am Folgetag der PEG-Anlage erfolgen und während der Wundheilungsphase (7–10 Tage) täglich oder bei Durchfeuchtung erneuert werden, jedoch kann eine tägliche Desinfektion zu Hautirritationen führen. Sind die Wundverhältnisse anschließend reizlos, reicht ein Wechselintervall von 2–3 Tagen. Bevor der neue Verband angelegt wird, müssen das Stoma und die umgebende Haut gut trocknen. Salben (weichen die Haut auf) oder sonstige Lokaltherapeutika sollten nur unter strenger Indikationsstellung und zeitlich begrenzt verwendet werden. Salben mit Polyvidon-Jod-Komplex sollten möglichst nicht verwendet werden, um Materialschädigungen der Sonde zu vermeiden. Bei entzündetem Stoma reicht ein steriler, trockener Verband aus. Weiterhin muss das dokumentiert und der Arzt informiert werden (MDS 2014).

Vorbereitung

▶ **Raum.** Hier gilt:
- Fenster und Türen schließen (angenehme Zimmertemperatur, keine Zugluft).
- Saubere, desinfizierte Arbeitsfläche zur Materialablage schaffen.

▶ **Material.** Folgendes wird benötigt:
- Hände- und Hautdesinfektionsmittel
- Bettschutz
- isotone Kochsalzlösung oder Octenisept
- 2–3 Paar unsterile Einmalhandschuhe
- evtl. lauwarmes Wasser und Einmalwaschlappen oder Einmalzahnbürste
- 1 Paar sterile Einmalhandschuhe (Sind bei reizlosem Stoma nicht unbedingt notwendig.)
- 4–6 sterile Kompressen (7,5 x 7,5 cm)
- 2 sterile Schlitzkompressen (7,5 x 7,5 cm)
- Fixierpflaster (Größe ca. 10 x 10 cm), mit Datum und Handzeichen versehen, Ecken abgerundet
- Abwurf

▶ **Bewohner.** Zu beachten ist:
- Intimsphäre wahren (Sichtschutz bei mehreren Bewohnern).
- Heimbewohner in Rückenlage positionieren.
- Störende Kleidungsstücke entfernen.
- Bei Bedarf Bettschutz anbringen.

▶ **Pflegende.** Hier gilt:
- Pflegebedürftigen über die Maßnahme informieren.
- Bett in rückenschonende Arbeitshöhe bringen.

Durchführung

Diese geschieht wie folgt:
- Hygienische Händedesinfektion vornehmen.
- Unsterile Einmalhandschuhe anziehen.
- Alle Pflaster und Kompressen entfernen und verwerfen (▶ Abb. 13.21a).
- Äußere Halteplatte öffnen, Sonde aus der Halteplatte lösen.
- Halteplatte zurückziehen, sodass Sondenschlauch und Stoma später sorgfältig gereinigt werden können.
- Sondeneintrittsstelle inspizieren.
- Sondenschlauch und Haut auf Pflasterreste kontrollieren (Reste mit einer in physiologischer Kochsalzlösung oder Hautdesinfektionsmittel getränkten sterilen Kompresse entfernen).
- Bei Bedarf Sondenansätze mit lauwarmem Wasser und/oder einer Einmalzahnbürste reinigen.
- Handschuhe ausziehen und verwerfen.
- Halteplatte, Sondenschlauch und die Umgebung des Stomas mit Hautdesinfektionsmittel besprühen (▶ Abb. 13.21b).
- Hygienische Händedesinfektion vornehmen.
- Sterile Materialien öffen und in entsprechender Reihenfolge richten.
- Unsterile Einmalhandschuhe anziehen.
- Stoma, Sondenschlauch und Halteplatte mit Kompressen manuell reinigen; Wischrichtung bei reizlosem Stoma: von innen nach außen, jede Kompresse nur 1-mal benutzen (▶ Abb. 13.21c).
- Stoma nochmals inspizieren und Auffälligkeiten wie Sekretfluss, Rötung oder Zustand der Sonde (Schlauch, Halteplatte, Ansätze) später dokumentieren.
- Stoma, Sonde und Halteplatte erneut mit Hautdesinfektionsmittel besprühen, einwirken und vollständig trocknen lassen.
- Distales Ende der Sonde 3–4 cm in den Stomakanal schieben (bei gastraler PEG-Sonde um 360° drehen) = Mobilisation der Sonde (▶ Abb. 13.21d).
- Anschließend die Sonde bis zum spürbaren Widerstand leicht zurückziehen.
- Handschuhe ausziehen und verwerfen.
- Hygienische Händedesinfektion vornehmen.
- Unsterile bzw. sterile Einmalhandschuhe anziehen.
- Zwei sterile Schlitzkompressen mit dem Schlitz in die gleiche Richtung (zur Vermeidung einer feuchten Kammer) zwischen Haut und Halteplatte um die Sonde legen (nicht entgegengesetzt legen, da es beim Entfernen des Verbands zu Komplikationen kommen kann).
- Äußere Halteplatte zurückschieben und die Sonde mit leichtem Spielraum (5–10 mm) in der äußeren Halteplatte fixieren, damit der Pflegebedürftige spannungsfrei atmen kann und die Schlitzkompresse bequem sitzt (▶ Abb. 13.21e).
- Äußere Halteplatte mit Kompresse abdecken (▶ Abb. 13.21f).
- Kompressen mit Stretchpflaster fixieren und Sonde dabei „tunneln". Wenn die Sonde getunnelt wird, ist sie dadurch so fixiert, dass sie ihre Lage nicht mehr verändern kann (▶ Abb. 13.21g, ▶ Abb. 13.21h, Löser u. Keymling 2001).

Merke

Die Mobilisation der Sonde verhindert das Einwachsen der inneren Halteplatte in die Mageninnenwand (Buried-Bumper-Syndrom),(Löser u. Keymling 2001).

Praxistipp

Bei geröteter Einstichstelle und eitrigem Sekret von außen nach innen reinigen, um eine Keimverschleppung zu verhindern. Weiterhin muss der Arzt informiert und die Nahrungs- und Flüssigkeitszufuhr vorläufig gestoppt werden (Löser u. Keymling 2001).

Nachbereitung

Hierzu gehört:
- Pflegebedürftigen wieder ankleiden und nach Wunsch/Plan lagern.
- Händedesinfektion vornehmen.

13.5 Pflege und Begleitung

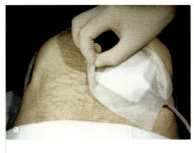
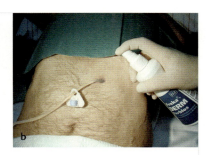
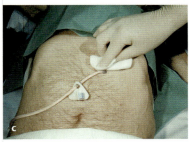
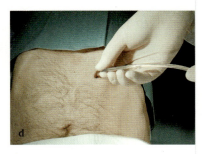
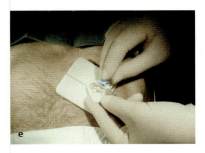
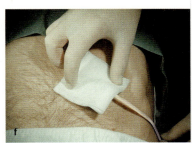
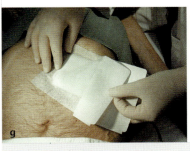
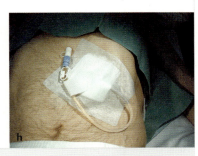

Abb. 13.21 Verbandwechsel PEG-Sonde. (Fotos: Fresenius SE und Co. KGaA)
a Entfernen des alten Verbands.
b Desinfektion mit Hautdesinfektionsmittel.
c Reinigung des Stomas mit sterilen Kompressen von innen nach außen.
d Mobilisation der Sonde.
e Fixierung der Halteplatte.
f Abdeckung der Halteplatte mit Deckkompresse.
g Fixierung mit einem Stretchpflaster.
h Fixierung der Sonde außen am Verband.

- Materialien entsorgen.
- Arbeitsflächen mit Flächendesinfektionsmittel desinfizieren.
- Sekretfluss, Rötung, Zustand der Sonde oder sonstige Auffälligkeiten dokumentieren.

Für alle PEG-Varianten gibt es Reparatursets, damit Sondenansätze, Schlauchklemme und äußere Halteplatte bei Materialdefekten oder Verschmutzungen gewechselt werden können (Fresenius 2007).

Überwachen und dokumentieren

Eine umfassende Dokumentation der enteralen Ernährung ist wichtig, um Komplikationen rechtzeitig zu erkennen und zu vermeiden. Täglich muss Folgendes dokumentiert werden:
- Art und zugeführte Menge an Sondennahrung und Flüssigkeit
- Zufuhrgeschwindigkeit und Applikationsform
- Medikamentengabe
- Urinausscheidungsmenge
- evtl. oral aufgenommene Flüssigkeit und Nahrung (Fresenius 2007)

Folgende Parameter sind zur Beurteilung der Wirkung und Nebenwirkung bei enteraler Ernährung wichtig und deshalb regelmäßig zu dokumentieren:
- Gewicht; mind. 1-mal pro Monat
- Komplikationen (S. 351)
- Bewusstsein
- Stuhlgang
- Hautzustand um das Stoma (Beurteilung bei VW)
- Zustand der Schleimhäute im Nasen-, Mund- und Rachenraum (Fresenius 2007)

Komplikationen

▶ Diarrhö. Das ist die häufigste Komplikation bei Sondennahrungsgabe. Ursache dafür können bestimmte Medikamente, die Grunderkrankung oder die Sondennahrung selbst sein. Typische Arzneimittel, die eine Diarrhö auslösen können, sind Antibiotika, Virustatika oder sorbitolhaltige, magnesiumhaltige, laktulosehaltige oder hyperosmolare Arzneimittel. Auch Grunderkrankungen, wie ein schlecht eingestellter Diabetes mellitus, Laktoseintoleranz oder chronisch entzündliche Darmerkrankungen, verursachen Durchfall. Bei allen Auslösern sollte nach Alternativen (Medikamente) gesucht oder, wenn möglich, die Sondennahrung auf eine Spezialdiät umgestellt werden. Auch Fehler beim Nahrungsaufbau mit Sondenkost oder Fehler bei der Applikation, z. B. zu schnelle Geschwindigkeit, können zu Diarrhö führen. Sind die Auslöser identifiziert, können sie auch behoben werden (Löser u. Keymling 2001).

▶ **Aspiration.** Diese Komplikation entsteht bei enteraler Ernährung durch das Zurücklaufen von Sondennahrung aus dem Magen in die Atemwege, siehe „Aspirationsprophylaxe" (S. 343). Anzeichen dafür sind starker Hustenreiz oder Atemnot. Kann der Pflegebedürftige nicht richtig abhusten, muss die fehlgelaufene Sondennahrung abgesaugt werden. Maßnahmen zur Aspirationsprophylaxe bei enteraler Ernährung:
- Erhöhte Oberkörperlagerung (30°) während der Sondennahrungsgabe und bis zu 1 h nach der Verabreichung beibehalten.
- Magenentleerung bei gastralen Sonden regelmäßig kontrollieren, v. a. während des Nahrungsaufbaus (30 min nach Nahrungsgabe Mageninhalt aspirieren).
- Sondenlage durch Aspiration und Bestimmung des pH-Wertes regelmäßig kontrollieren, um eine Dislokation erkennen zu können (Löser u. Keymling 2001).

Weitere Komplikationen sind Sondenverstopfungen oder Medikamentenwechselwirkungen (Löser u. Keymling 2001).

13.5.6 Hilfestellung beim Erbrechen (Emesis)

Definition
Erbrechen bedeutet die retrograde Entleerung des Magen- und/oder Ösophagusinhaltes durch unwillkürliche Kontraktion von Magen-, Zwerchfellmuskulatur und Bauchpresse (Pschyrembel 2014).

▶ **Ursachen.** Grundsätzlich ist Erbrechen ein Schutzreflex des Körpers, der durch folgende Reize ausgelöst werden kann:
- physikalische Reize: Reizung des Zäpfchens, Zungengrunds, Rachens, Magens oder Innenohrs
- toxische Reize: Medikamente, Alkohol oder Infektionen
- psychische Reize: Ekel, Widerwillen gegen etwas, Geruch, Geschmack, Schmerz oder Angst

▶ **Ablauf.** Erbrechen verläuft in 3 Phasen:
1. Auf eine tiefe Einatmung folgt der Verschluss des Kehldeckels und des Nasenrachens.
2. Die Magenmuskulatur und der obere Ösophagusschließmuskel erschlaffen.
3. Durch die ruckartige Kontraktion des Zwerchfells und der Bauchmuskulatur erhöht sich der intraabdominale Druck

und führt zur Entleerung des Magens (bei zusätzlicher Pyloruserschlaffung evtl. auch Erbrechen von Gallenflüssigkeit).

Auf das Erbrechen folgt meist eine ausgeprägte Muskelschwäche, die sich in Form von Muskelzittern am ganzen Körper zeigt. Weiterhin können Muskelschmerzen auftreten. Nach kurzer Erholungsphase gehen diese Symptome jedoch wieder zurück.

Ein 1-maliges Erbrechen hat i. d. R. keine Folgen. Häufigeres Erbrechen sollte jedoch in Bezug auf Exsikkose oder Störungen des Wasser- und Elektrolythaushalts beobachtet werden. Um korrekte Aussagen zum Flüssigkeitshaushalt treffen zu können, ist das Erbrochene – wenn möglich – abzumessen und zu dokumentieren. Dies ist v. a. bei älteren Menschen mit einem Magen-Darm-Infekt sehr wichtig.

Pflegerische Maßnahmen bei Erbrechen

Bei akutem Erbrechen gilt es, den Betroffenen nicht alleine zu lassen und keine Hektik zu verbreiten. Ist das Bewusstsein vorhanden, sind folgende Maßnahmen durchzuführen:
- Oberkörperhochlagerung und Rücken gut abstützen.
- Beengende Kleidung öffnen.
- Wenn noch möglich, Bett und Kleidung schützen sowie Zahnprothesen entfernen.
- Dem Betroffenen ein Gefäß (Nierenschale oder Schüssel) und Zellstoff in die Hand geben, um das Erbrochene aufzufangen (▶ Abb. 13.22).
- Nach dem Erbrechen Mund- und Zahnpflege sowie ggf. weiter Körperpflege durchführen und Kleidung wechseln.
- Ggf. Bettwäsche wechseln und verschmutzte Böden und Gegenstände reinigen.
- Zimmer lüften; dabei Zugluft vermeiden.

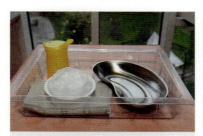

Abb. 13.22 Materialtablett Erbrechen. Nierenschale oder Spucktüte, Zellstoff und Wasser zum Mundspülen. (Foto: R. Stöppler, Thieme)

Anschließend dokumentieren und Arzt informieren. Weitere Maßnahmen nach AVO.

Wenn der Betroffene in bewusstlosem Zustand erbricht, muss er in stabiler Seitenlage gelagert (S. 832) und darf nicht alleine gelassen werden. Die Pflegenden sollten, wenn vorhanden, die Zahnprothese entfernen und eine Auffangschale für das Erbrochene unterlegen. Wichtig ist das Freihalten der Atemwege. Deshalb muss evtl. Erbrochenes aus der Mundhöhle abgesaugt und Sauerstoff verabreicht werden. Weitere Maßnahmen erfolgen analog dem Vorgehen bei Bewusstsein.

Praxistipp

Vor dem Entsorgen das Erbrochene, wenn möglich, abmessen und ggf. auf eine ausgespuckte Zahnprothese durchsuchen. Ist das Aussehen des Erbrochenen ungewöhnlich, sollte es zur Inspektion für den Arzt aufbewahrt werden.

Dokumentation

Kann die Menge nicht gemessen werden, sollten Vergleichsgrößen (z. B. eine Handvoll) angegeben werden. Neben der Menge sind folgende Beobachtungskriterien zu dokumentieren:
- Zeitpunkt, evtl. Abhängigkeit zu bestimmten Tätigkeiten
- Häufigkeit
- Auftreten anderer Phänomene (z. B. Schmerzen, Übelkeit)
- aktuelles Befinden
- Geruch (z. B. leicht säuerlich, jauchig-stinkend)
- Farbe/Aussehen (z. B. „kaffeesatzartig" = braunschwarz; hellrot)
- Bestandteile des Erbrochenen (z. B. Speisereste, Schleim)

13.6 Qualitätskriterien

Die Basis für die Prüfungen durch den MDK hinsichtlich der Ernährung und Flüssigkeitsversorgung alter Menschen bilden
- die Grundsätze und Maßstäbe zur Sicherung und Weiterentwicklung der Pflegequalität nach § 113 SGB XI in den Pflegeeinrichtungen, siehe „Unterstützung beim Heimeinzug" (S. 1010),
- der aktuelle Stand des Wissens, insbesondere im Bereich Ernährung und Flüssigkeitsversorgung, der Expertenstandard „Ernährungsmanagement zur Sicherstellung und Förderung der oralen Ernährung in der Pflege" (DNQP 2010, ▶ Abb. 13.23),

Präambel / Expertenstandard

Essen und Trinken sind menschliche Grundbedürfnisse und spielen daher eine zentrale Rolle für Gesundheit und Wohlbefinden. Kranke und pflegeabhängige Menschen können sich selbst oft nicht angemessen ernähren und benötigen daher besondere Unterstützung. Findet keine adäquate Unterstützung statt, besteht die Gefahr einer Mangelernährung – in Anlehnung an die Definition der Deutschen Gesellschaft für Ernährungsmedizin (DGEM) verstanden als anhaltendes Defizit an Energie und/oder Nährstoffen im Sinne einer negativen Bilanz zwischen Aufnahme und Bedarf mit Konsequenzen und Einbußen für Ernährungszustand, physiologische Funktion und Gesundheitszustand. Die Folgen von Mangelernährung ziehen häufig sehr aufwändige und langwierige Behandlungen und pflegerische Versorgung nach sich.

Der vorliegende Expertenstandard beschreibt den pflegerischen Beitrag zum Ernährungsmanagement und zielt darauf ab, eine bedürfnisorientierte und bedarfsgerechte orale Ernährung von kranken und pflegeabhängigen Menschen zu sichern und zu fördern. Mit einer angemessenen Unterstützung bei der Aufnahme von Speisen und Getränken sowie der Gestaltung der Mahlzeiten ist zu gewährleisten, dass eine Mangelernährung verhindert oder bereits bestehenden Ernährungsdefiziten begegnet wird.

Es kann allerdings die Situation eintreten, dass trotz der Möglichkeit zur oralen Nahrungs- und Flüssigkeitsaufnahme zeitweise oder dauerhaft der Bedarf an Energie, Nährstoffen und Flüssigkeit durch Essen und Trinken alleine nicht ausreichend gedeckt wird. In solchen Fällen und auch in Situationen, die eine spezifische Behandlung erfordern, z.B. eine ergänzende oder vollständige künstliche Ernährung, ist rechtzeitig eine ernährungstherapeutische Beratung und Behandlung durch Fachexperten einzuleiten. Dennoch wird im Expertenstandard als Zielsetzung und Ergebnis formuliert, dass die orale Nahrungsaufnahme des Patienten/Bewohners entsprechend seinen Bedürfnissen und seinem Bedarf sichergestellt ist, da die Fälle, in denen dies nicht möglich ist, begründbare und begründungspflichtige Ausnahmen darstellen.

Ausgerichtet ist der Expertenstandard auf die Zielgruppe der erwachsenen Menschen, die der Pflege bedürfen und ganz oder teilweise in der Lage sind, oral Nahrung und Flüssigkeit zu sich zu nehmen. Die Einbeziehung von Angehörigen bei der pflegerischen Anamnese, der Umsetzung von Interventionen sowie im Rahmen der Information, Beratung und Anleitung zum Thema Ernährung ist dabei von großer Bedeutung.

Es gibt eine Reihe von Gesundheitsproblemen im Zusammenhang mit Ernährung, die in diesem Expertenstandard nicht angesprochen sind. Dazu gehört die Übergewichtigkeit mit therapeutisch indizierter Gewichtsreduktion, denn diese würde völlig andere Maßnahmen als die hier empfohlenen erfordern. Nicht übersehen werden darf dabei allerdings, dass auch übergewichtige Menschen eine Mangelernährung aufweisen können, die nicht selten aufgrund der Gewichtsverhältnisse übersehen wird. Daher ist bei der Erfassung der Ernährungssituation übergewichtiger Menschen ebenso auf Veränderungen von Gewicht, Essverhalten oder krankheitsbedingt erhöhtem Nährstoffbedarf zu achten wie bei normal- oder untergewichtigen Menschen. Im Expertenstandard ebenfalls unberücksichtigt bleiben Säuglinge, Kleinkinder, Kinder und Jugendliche, da sich bei ihrer Ernährungsversorgung im Vergleich zu Erwachsenen deutlich andere pflegerische, medizinische und diätetische Anforderungen ergeben. Darüber hinaus ist das spezielle Ernährungsmanagement bei ernährungsbezogenen Krankheiten (z. B. Diabetes mellitus, Anorexia nervosa) nicht Gegenstand des vorliegenden Expertenstandards. Schließlich gibt es noch einige komplexe ernährungsbezogene Themenbereiche, die im Rahmen einer sinnvollen Themeneingrenzung im Standard nur als Schnittstelle angesprochen werden. Dazu gehören die künstliche (enterale/parenterale) Ernährung, das Erkennen von und der Umgang mit Schluckstörungen sowie Problemen der Mundgesundheit.

Der Expertenstandard richtet sich an Pflegefachkräfte in der Krankenhausversorgung, der stationären Altenhilfe und der ambulanten Pflege. Bei der Ernährungsversorgung und der Unterstützung bei den Mahlzeiten ergeben sich hohe Anforderungen an Pflegefachkräfte. Für die Umsetzung des Expertenstandards ist es daher wesentlich, dass die Wissensbasis von professionell Pflegenden in Aus-, Fort- und Weiterbildungen zum Thema Ernährung vertieft und verbreitet wird. Pflegefachkräften kommt im multidisziplinären Team eine Schlüsselrolle im Rahmen des Ernährungsmanagements zu. Aufgrund der Nähe zu den Patienten/Bewohnern während der täglichen Versorgung nehmen sie weite Einblicke in Risikobereiche, sie kennen die Beeinträchtigungen und den Unterstützungsbedarf und können die Copingstrategien der Patienten/Bewohner in schwierigen Situationen einschätzen und in die Interventionen oder Alltagsbewältigung einbinden.

Aus der Literaturanalyse zum Expertenstandard geht hervor, dass Pflegende großen Einfluss auf das Ernährungsverhalten pflegebedürftiger Menschen nehmen können.

So kann Appetitlosigkeit schwerkranker und alter Menschen durch die Umgebungs- und Beziehungsgestaltung maßgeblich beeinflusst werden. Unzureichende Unterstützung durch die Pflegenden ist in erster Linie auf Zeitmangel und Mangel an qualifiziertem Pflegepersonal einschließlich personaler Kontinuität während der Mahlzeiten zurückzuführen, aber es werden auch unzureichende Qualifikationsangebote für Pflegefachkräfte in diesem Kontext angeführt. Um Patienten bei den Mahlzeiten angemessen unterstützen und ihre Selbständigkeit und Autonomie fördern zu können, bedarf es angemessener personeller und zeitlicher Ressourcen. Ein personenorientiertes Organisationssystem, wie z.B. Primary Nursing, stellt darüber hinaus eine wichtige Voraussetzung für die Kontinuität der Pflege dar.

Eine optimale Ernährungsversorgung ist nur in enger berufsübergreifender Zusammenarbeit erreichbar. Dies sollte in jeder Einrichtung gleich zu Beginn der Einführung des Expertenstandards durch eine multiprofessionell geltende Verfahrensregelung festgelegt werden. Zur Implementierung des Standards bedarf es gemeinsamer Anstrengungen der leitenden Managementebene und der Pflegefachkräfte sowie der Kooperationsbereitschaft der beteiligten Berufsgruppen. Die Managementebene trägt die Verantwortung für die Bereitstellung der erforderlichen Ressourcen (z.B. berufliche Qualifikation, Besprechungszeit, bedürfnis- und bedarfsgerechte Mahlzeiten- und Zwischenmahlzeitenangebote), der Festlegung hausinterner Verfahrensgrundsätze und der Schaffung eines geeigneten Kooperationsklimas. Die Pflegefachkräfte tragen die Verantwortung für den Wissens- und Kompetenzerwerb zur Umsetzung des Standards.

Abb. 13.23 Expertenstandard Ernährungsmanagement zur Sicherstellung und Förderung der oralen Ernährung in der Pflege 2010. Herausgeber: Deutsches Netzwerk für Qualitätsentwicklung in der Pflege (DNQP). Autoren: Expertenarbeitsgruppe „Ernährungsmanagement": Sabine Bartholomeyczik, Siegfried Borker, Gisela Flake, Ute Hansen, Daniela Hardenacke, Maria Henning, Stefan Ott, Barbara Pews, Petra Renz, Maria Magdalena Schreier, Andreas Sommer, Antje Tannen, Dorothee Wiederhold. Die vollständige Veröffentlichung ist erhältlich beim DNQP (dnqp@hs-osnabrueck.de).

Expertenstandard Ernährungsmanagement zur Sicherstellung und Förderung der oralen Ernährung in der Pflege

Zielsetzung: Bei jedem Patienten/Bewohner mit pflegerischem Unterstützungsbedarf oder einem Risiko für oder Anzeichen von Mangelernährung ist die orale Nahrungsaufnahme entsprechend seinen Bedürfnissen und seinem Bedarf sichergestellt.

Begründung: Essen und Trinken beeinflussen die Lebensqualität, sind wichtige Bestandteile sozialer und kultureller Identität und dienen der Gesunderhaltung durch die Nährstoffaufnahme. Die Sicherstellung einer bedürfnisorientierten und bedarfsgerechten Ernährung kann durch die frühzeitige Erfassung und Bewertung ernährungsrelevanter Gesundheitsprobleme, angemessene Unterstützung und Umgebungsgestaltung, spezifische Maßnahmen sowie ein geeignetes Nahrungsangebot eine Mangelernährung verhindern und bestehenden Defiziten entgegenwirken.

Struktur	Prozess	Ergebnis
Die Pflegefachkraft **S1a** – verfügt über Kompetenzen zur Identifikation von Risikofaktoren und Anzeichen für eine Mangelernährung (Screening) und zur tiefer gehenden Einschätzung der Ernährungssituation und der sie beeinflussenden Faktoren (Assessment). **Die Einrichtung** **S1b** – stellt sicher, dass die erforderlichen Instrumente und Hilfsmittel zur Einschätzung und Dokumentation zur Verfügung stehen.	**Die Pflegefachkraft** **P1** – erfasst bei allen Patienten/Bewohnern zu Beginn des pflegerischen Auftrags im Rahmen der Pflegeanamnese, bei akuten Veränderungen und in regelmäßigen Abständen Risiken und Anzeichen einer Mangelernährung (Screening). – führt bei vorliegendem Risiko oder Anzeichen einer Mangelernährung eine tiefer gehende Einschätzung der Ernährungssituation und der sie beeinflussenden Faktoren durch (Assessment).	**E1** – Für alle Patienten/Bewohner liegt ein aktuelles Screening-Ergebnis zur Ernährungssituation vor. Bei Patienten/Bewohnern mit einem Risiko für oder Anzeichen von Mangelernährung ist ein Assessment mit handlungsleitenden Informationen erfolgt.
Die Pflegefachkraft **S2a** – verfügt über Fachwissen zur Planung und Steuerung berufsgruppenübergreifender Maßnahmen zur Sicherstellung einer bedürfnisorientierten und bedarfsgerechten Ernährung einschließlich der Kompetenz zur Entscheidungsfindung bei ethisch komplexen Fragestellungen. **Die Einrichtung** **S2b** – verfügt über eine multiprofessionell geltende Verfahrensregelung zur Berufsgruppen übergreifenden Zusammenarbeit bei Ernährungsmanagement.	**P2** – koordiniert auf Grundlage der Verfahrensregelung in enger Kooperation mit Küche und Hauswirtschaft sowie in Absprache mit anderen Berufsgruppen (z. B. Ärzten, Logopäden, Diätassistenten) Maßnahmen für eine individuell angepasste Ernährung.	**E2** – Die multiprofessionellen Maßnahmen sind koordiniert, gegebenenfalls ethisch begründet und ihre Umsetzung ist überprüft.
Die Pflegefachkraft **S3a** – verfügt über Kompetenzen zur Planung einer individuellen Mahlzeiten- und Interaktionsgestaltung. **Die Einrichtung** **S3b** – verfügt über ein geeignetes Verpflegungskonzept.	**P3** – plant gemeinsam mit dem Patienten/Bewohner und seinen Angehörigen Maßnahmen zur Unterstützung der Nahrungsaufnahme, zur Gestaltung der Umgebung, zu geeigneten, flexiblen Speisen- und Getränkeangeboten sowie Darreichungsformen und bezieht bei Bedarf weitere Berufsgruppen mit ein.	**E3** – Ein individueller Maßnahmenplan zur Sicherstellung einer bedürfnisorientierten bedarfsgerechten Ernährung liegt vor.
S4 a – sorgt für eine angemessene Personalausstattung und -planung zur Gewährleistung eines bedürfnis-und bedarfsgerechten Ernährungsmanagements. – gewährleistet geeignete räumliche Voraussetzungen für eine patienten-/bewohnerorientierte Mahlzeiten- und Interaktionsgestaltung. **Die Pflegefachkraft** **S4b** – verfügt über spezifische Kompetenzen zur Unterstützung der Nahrungsaufnahme einschließlich besonderer Risikosituationen bzw. bei spezifischen Beeinträchtigungen.	**P4** – gewährleistet eine die Selbstbestimmung und Eigenaktivität des Patienten/Bewohners fördernde Unterstützung (z.B. Begleitung zum Speisesaal, genügend Zeit) und eine motivierende Interaktions- und Umgebungsgestaltung (z. B. personale Kontinuität, erwünschte Tischgemeinschaften, Platz für Gehhilfen) während der Mahlzeiten. – unterstützt den Patienten/Bewohner mit spezifischen Gesundheitsproblemen (z.B. Dysphagie, Demenz fachgerecht.	**E4** – Der Patient/Bewohner hat eine umfassende und fachgerechte Unterstützung zur Sicherung der bedürfnisorientierten und bedarfsgerechten Ernährung während und auch außerhalb der üblichen Essenzeiten erhalten. Die Umgebung bei den Mahlzeiten entspricht den Bedürfnissen und dem Bedarf des Patienten/Bewohners.
S5 – verfügt über Informations-, Beratungs- und Anleitungskompetenz zur Sicherstellung einer bedürfnisorientierten und bedarfsgerechten Ernährung.	**P5** – informiert und berät den Patienten/Bewohner und seine Angehörigen über Gefahren einer Mangelernährung und Möglichkeiten einer angemessenen Ernährung (z. B. Art der Unterstützung) und leitet gegebenenfalls zur Umsetzung von Maßnahmen an (z.B. im Umgang mit Hilfsmitteln).	**E5** – Der Patient/Bewohner und seien Angehörigen sind über Risiken und folgen einer Mangelernährung und über mögliche Interventionen informiert, beraten und gegebenenfalls angeleitet.
S6 – verfügt über die Kompetenz, die Angemessenheit und Wirksamkeit der eingeleiteten Maßnahmen zu beurteilen.	**P6** – überprüft gemeinsam mit dem Patienten/Bewohner und seinen Angehörigen in individuell festzulegenden Abständen den Erfolg und die Akzeptanz der Maßnahmen und nimmt gegebenenfalls eine Neueinschätzung und entsprechende Veränderungen im Maßnahmenplan vor.	**E6** – Die orale Nahrungsaufnahme des Patienten/Bewohners ist seinen Bedürfnissen und seinem Bedarf entsprechend sichergestellt.

Abb. 13.23. Fortsetzung.

- die qualitätsrelevanten Inhalte der Verträge der Pflege- und der Krankenkassen mit der jeweiligen Einrichtung (MDS 2014).

Der **Expertenstandard** „Ernährungsmanagement zur Sicherstellung und Förderung der oralen Ernährung in der Pflege" (DNQP 2010) enthält den Pflegebeitrag zum Ernährungsmanagement in den Einrichtungen. Er zielt darauf ab, eine bedürfnisorientierte und bedarfsgerechte orale Ernährung von pflegebedürftigen Menschen zu sichern und zu fördern. Damit soll Malnutrition verhindert bzw. einer bestehenden mit entsprechenden Maßnahmen begegnet werden.

Merke

Jedoch gibt es Situationen, in denen die orale Nahrungs- und Flüssigkeitsaufnahme zeitweise oder dauerhaft nicht mehr möglich ist. Dann müssen Pflegende über die Weitergabe von Information dafür Sorge tragen, dass eine ernährungstherapeutische Beratung und die Behandlung durch Fachexperten eingeleitet werden.

Für die Pflegenden selbst hat der Expertenstandard insofern eine große Bedeutung, dass sie die Verantwortung für den Wissens- und Kompetenzerwerb zur Umsetzung des Standards tragen. Die Managementebene der Pflegeeinrichtung muss in diesem Zusammenhang dafür sorgen, dass die erforderlichen Ressourcen (personelle und zeitliche) sowie ein personenorientiertes Organisationssystem zur Verfügung stehen (DNQP 2010). Die Umsetzung des Expertenstandards wird in allen Einrichtungen durch den MDK überprüft und deshalb im Folgenden dargestellt.

13.7 Ethische Aspekte bei der Ernährung und Flüssigkeitsversorgung

Im Bereich der ABEDL „Essen und trinken können" kommt es v.a. durch Nahrungsverweigerung häufig zu einer ethischen Problemsituation. Sie stellt für die Pflegenden v. a. im Zusammenhang mit der Frage, ob eine künstliche Ernährung in die Wege geleitet werden soll, eine große Herausforderung dar.

Pflegende kommen im Umgang mit dieser Problematik häufig an ihre Grenzen und sind unsicher oder haben Ängste. Die Gesamtthematik „Nahrungsverweigerung" ist überlagert von ethischen und philosophischen Sichtweisen unterschiedlicher Gruppen und Institutionen. Wichtig ist jedoch, dass die Signale der Pflegebedürftigen wahrgenommen und richtig gedeutet werden.

13.7.1 Nahrungsverweigerung

Die Verweigerung von Nahrung kann Ausdruck von in Kauf genommenem Sterben oder bewusstem Sterbenwollen sein. Diese Entscheidung muss von den Pflegenden, Angehörigen und den behandelnden Therapeuten akzeptiert und respektiert werden. Da das für die Pflegenden eine schwierige und belastende Situation ist, hilft es, sie im gesamten Team oder in Einzelgesprächen (S. 1194) aufzuarbeiten und somit einer Überforderung vorzubeugen.

Jedoch ist Nahrungsverweigerung nicht grundsätzlich als Wunsch zu sterben zu verstehen – soweit sie nicht Teil depressiven oder suizidalen Verhaltens ist. Oft liegen die Ursachen in Störungen der Essumgebung und innerhalb der sozialen Beziehungen. Durch einfache pflegerische Korrekturen kann das zu Verhaltensänderungen der Pflegebedürftigen führen. Gerade deshalb kommt der Rolle der Pflegenden eine besondere Bedeutung zu. Laut dem Expertenstandard zum Ernährungsmanagement (DNQP 2010) müssen deshalb die Pflegefachkräfte über eine Steuerungskompetenz bei komplexen ethischen Fragestellungen verfügen (MDS 2014).

Signale von Nahrungsverweigerung sind z. B.
- Zusammenpressen von Lippen und Zähnen beim Anreichen von Nahrung,
- Wegdrehen des Kopfes,
- Nahrung wird im Mund behalten und nicht geschluckt oder wieder ausgespuckt,
- Pflegebedürftiger schlägt den Löffel/das Glas aus der Hand,
- Pflegebedürftiger versteckt Nahrungsmittel in Schränken bzw. wirft sie weg,
- verbale Äußerungen, nichts zu sich nehmen zu wollen.
- Weiterhin hilft es, die Mimik und Gestik des Pflegebedürftigen zu beobachten.

Merke

Bei Anzeichen von Nahrungsverweigerung ist es die Aufgabe der Pflegenden, die Gründe dafür herauszufinden: Ist die Verweigerung bewusst oder unbewusst, z. B. durch eine demenzielle Erkrankung?

Die bewusste Ablehnung von Nahrung kann folgende Gründe haben:
- physische Gründe (z. B. Schmerzen oder Krankheiten)
- psychische Gründe (z. B. Depression)
- soziale Gründe (Pflegebedürftiger ist es z. B. nicht gewohnt, alleine zu essen.)
- kulturelle Gründe (z. B. die Ablehnung von Speisen aufgrund religiöser Vorgaben)

Häufig kommt es durch Überforderung der Pflegenden zur Anwendung von Zwang und Gewalt bei der Nahrungsaufnahme. Jede Handlung oder Maßnahme gegen den Willen einer einwilligungsfähigen, verweigernden Person stellt eine Körperverletzung dar und ist strafbar.

13.7.2 Künstliche Ernährung

Da die künstliche Ernährung und Flüssigkeitsversorgung eine therapeutische Maßnahme ist, ist dafür die Zustimmung des Betroffenen bzw. seines Vertreters Voraussetzung. Es gibt dazu Leitlinien der Bundesärztekammer (Oehmichen et al. 2013) auf Basis der aktuellen rechtlichen Situation, wie damit in der Praxis umzugehen ist. Grundsätzlich ist die Entscheidung über die Einleitung, die Durchführung oder Beendigung einer künstlichen Ernährung ein gemeinsamer Entscheidungsprozess von Arzt und Betroffenem bzw. Vertretern. In diesem Prozess müssen das Behandlungsziel, die Indikation, die Frage der Einwilligungsunfähigkeit des Betroffenen und der maßgebliche Wille erörtert werden. Für die Entscheidungsfindung können neben Angehörigen auch die betreuenden Pflegenden oder eine Patientenverfügung sowie die weltanschaulichen und religiösen Bindungen des Betroffenen hilfreich sein.

Keinesfalls darf eine künstliche Ernährung aus Gründen der Zeit-, Personal- und Kostenersparnis initiiert und durchgeführt werden. Außerdem stellt die Sondenernährung nach aktueller Auffassung der Deutschen Bundesärztekammer eine außergewöhnliche Maßnahme dar, deren Durchführung nicht alleine auf der Grundlage einer vorliegenden medizinischen Indikation erfolgen kann (MDS 2014).

Letztlich ist die Entscheidung zugunsten oder gegen eine künstliche Ernährung immer eine Ermessensfrage. Wenn eine Entscheidung getroffen wurde, aber immer noch Zweifel über deren Korrektheit besteht, kann man diese auch durch ein zuständiges Vormundschaftsgericht klären lassen (Kolb 2004).

13.8 Besonderheiten in der direkten Pflege bei Menschen mit Demenz

Da der Anteil von Menschen mit Demenz in stationären Einrichtungen zunimmt, steigen auch die Herausforderungen an Hauswirtschaft und Pflege im ABEDL „Essen und trinken können". Gerade bei fortschreitender Demenz sinkt der Wunsch nach Nahrungs- und Flüssigkeitsaufnahme. Die gezeigten Symptome werden deshalb oft als Nahrungsverweigerung fehlinterpretiert (MDS 2014).

Im häuslichen Umfeld beginnen die Schwierigkeiten bereits mit dem Einkaufen von Lebensmitteln und deren Zubereitung. Hier kann es, bedingt durch die Demenz, zu Verletzungen kommen, z. B. Verbrühungen oder Verbrennungen. Verdorbene Speisen werden auch häufig nicht mehr als solche erkannt und gegessen (Grond 2009).

13.8.1 Probleme bei der Ernährung identifizieren

Zeichnet sich eine zu geringe Nahrungs- und Flüssigkeitsaufnahme bei Menschen mit Demenz ab, muss zunächst von den Pflegenden identifiziert werden, ob die Nahrung willentlich nicht mehr aufgenommen oder einfach vergessen wird, zu essen. Erst dann können sie sinnvolle Interventionen planen. Die kognitive Einschränkung von Menschen mit Demenz macht es für die Pflegenden schwierig, das Essverhalten einschätzen zu können. Für die Durchführung des MNA müssen Informationen erhoben werden, die der an Demenz Erkrankte u. U. nicht beantworten kann. Deshalb ist der alleinige Einsatz des MNA bei dieser Gruppe umstritten. Wichtig ist, durch genaues Beobachten die individuellen Probleme zu erkennen (MDS 2014).

Zur besseren Erfassung eines ablehnenden Essverhaltens eignet sich die Kombination mit dem Aversive Feeding Behaviour Inventory (AFBI) von Gerald Blandford. Er unterscheidet:

- **Direktes ablehnendes Verhalten** hat mit dem Essen an sich bzw. mit den Schwierigkeiten bei der Verarbeitung im Mund zu tun.
- **Indirektes ablehnendes Verhalten** ist in den Auswirkungen der Demenzerkrankung und/oder der Milieugestaltung (Ort, Ausstattung, Personal) begründet.

Durch diese Erhebung entsteht eine detaillierte Beschreibung der Ess- und Trinkproblematik, aus der entsprechende Maßnahmen abgeleitet werden können (Kolb 2007).

13.8.2 Erhöhter Energie- und Flüssigkeitsbedarf

Menschen mit Demenz verspüren keinen richtigen Appetit und vergessen zu essen und zu trinken. Außerdem neigen sie zu einseitiger Lebensmittelauswahl. Dieser Umstand stellt ein großes Problem dar, da viele aufgrund enormer körperlicher Aktivität einen erhöhten Energie- und Flüssigkeitsbedarf haben. Auch hier kommt dem Screening und dem rechtzeitigen Erkennen einer Mangelernährung eine wichtige Bedeutung zu (Risse 2007).

Die veränderte Wahrnehmung bei Demenz führt zu einer Erschwerung der Nahrungsaufnahme, wenn das Besteck als Gefahr gesehen wird oder die Vorstellung besteht, das Essen sei vergiftet (Risse 2007). In einem fortgeschrittenen Stadium der Demenz treten außerdem oft Schluckstörungen auf. Da die Betroffenen Nahrungsmittel und Getränke nicht mehr erkennen, wissen sie nicht mehr, ob und was sie gegessen und getrunken haben.

> **Praxistipp**
>
> Wenn möglich, sollten v. a. energiereiche, selbst hergestellte Speisen gereicht werden, da der Geschmack und der Genuss bei Fertigprodukten nicht optimal sind. Speisen sind mit pflanzlichen Fetten anzureichern, um die Herz-Kreislauf schädigenden gesättigten Fettsäuren zu meiden (Risse 2007).

13.8.3 Umfeldgestaltung

Während der Nahrungsaufnahme ist eine ruhige, entspannte Atmosphäre wichtig, damit Menschen mit Demenz nicht abgelenkt und Unterbrechungen vermieden werden. Ein großer Speisesaal ist daher nicht geeignet. Günstig ist ein wohnlich gestalteter Raum, in dem nur wenige Personen an einem Tisch zusammensitzen. Jeder sollte auch möglichst einen „Stammplatz" am Tisch haben.

Eine weitere Maßnahme zur Erhaltung der Selbstständigkeit ist der Einsatz von Hilfsmitteln wie Tellerranderhöhung, Griffverstärkung usw., siehe „Pflegerische Maßnahmen bei der Nahrungsaufnahme" (S. 342). Bei der Nahrungsaufnahme unterstützen und Hilfsmittel einsetzen. Verliert der Mensch mit Demenz auch die Fähigkeit damit umzugehen, ist Fingerfood eine gute Möglichkeit, die Nahrungsaufnahme zu gewährleisten (Risse 2007, ▶ Abb. 13.25).

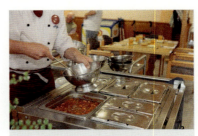

Abb. 13.24 Schöpfsystem. Essen in Schüsseln auszugeben entspricht einer familiären Ess-Situation. (Foto: R. Stöppler, Thieme)

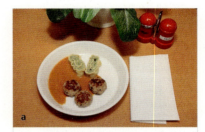

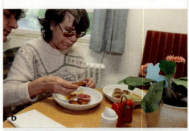

Abb. 13.25 Fingerfood. (Fotos: R. Stöppler, Thieme)
a Angerichtete Fingerfood.
b Bewohnerin beim Essen von Fingerfood.

In einer Interventionsstudie wurde beobachtet, dass buntes Geschirr und Trinkgefäße bei Menschen mit Demenz zu einer erhöhten Nahrungs- und Flüssigkeitsaufnahme führten (DNQP 2010).

Die Verpflegung über ein Schöpfsystem wirkt sich positiv auf die Nahrungsaufnahme aus, da es die Selbstständigkeit länger erhält (Schüsseln werden herumgereicht) und es einer gewohnten familiären Esskultur entspricht (▶ Abb. 13.24). Deshalb das Tablettsystem für Menschen mit Demenz eher weniger geeignet (DNQP 2010).

13.8.4 Interaktion

Vor allem bei Menschen mit Demenz kann sich eine gute Gestaltung der Interaktion positiv auf das Ess- und Trinkverhalten auswirken. So kann durch eine günstige Interaktion und durch gezielte verbale und eingreifende Verhaltensbeeinflussung (z. B. ansprechen und am Unterarm berühren) das Umherwandern von Menschen mit Demenz während des Essens minimiert werden. Das führt zu einer Zunahme der Verzehrmenge (DNQP 2010).

Praxistipp

Eine gute Möglichkeit zur Förderung der Interaktion während der Mahlzeiten ist der „Gesellschaftstisch". Dabei sitzen immer die gleichen Bewohner (wenn möglich, alle mit einer gerontopsychiatrischen Erkrankung) an einem Tisch. Er ist mit einer Auswahl an Speisen und Hilfsmitteln eingedeckt. Eine Pflegende sitzt zu jeder Mahlzeit mit am Tisch und ist zuständig für das Richten und den gemeinsamen Beginn der Mahlzeiten. Sie isst mit und leistet den Bewohnern bei Bedarf Hilfestellung (Risse 2007).

13.8.5 Appetit stimulieren

Da sich aufgrund der Demenz die sinnliche Wahrnehmung des Essens (Sehen, Hören, Riechen, Schmecken und Fühlen) verändert, ist es von Vorteil, wenn die Küche in der Nähe des Speiseraums ist. Dann können sowohl der Geruch, als auch die Geräusche wahrgenommen werden.

Fingerfood kann bei Menschen mit Demenz den Appetit anregen und die Verzehrmenge steigern, da es die vorhandenen Fähigkeiten stimuliert und so weit wie möglich nutzt. Auch bei alten Menschen, die nicht mehr mit Besteck essen können, kann dadurch die Nahrungsaufnahme erleichtert und gefördert werden. „Fingerfood" sind Gerichte, die in mundgerechten Stücken serviert werden und die gut zu greifen, zu kauen und zu schlucken sind, z. B. geschnittene Fleischstücke oder Gemüse, kleine Kartoffeln oder Kroketten, stichfeste Aufläufe, stichfeste Süßspeisen in Stücken oder Gebäck. Zu beachten ist, dass die Stücke nicht größer als ein bis 2 Bissen sein dürfen und sich die Komponenten des Fingerfoods farblich voneinander abheben, um die Wahrnehmung zu fördern (MDS 2014).

Die Speise muss so zubereitet sein, dass sie unkompliziert mit den Fingern gegessen werden kann. Süße Speisen werden bevorzugt, da das Vermögen, süß zu schmecken, lange erhalten bleibt. Da Fingerfood durch Fastfood Hochkonjunktur hat, wird durch diese Form der Nahrungsaufnahme nicht die Würde des Menschen verletzt (▶ Abb. 13.25).

Zu den Vorteilen von Fingerfood gehört:
- Es erhält die Selbstständigkeit bei der Nahrungsaufnahme.
- Die gewünschten Speisen können selbst gewählt werden.
- Es kann auch im Gehen gegessen werden („Eat by Walking", Risse 2007).

Fingerfood ist jedoch nicht generell für Menschen mit Demenz geeignet und muss deshalb individuell ausprobiert werden.

Praxistipp

„Eat by Walking" eignet sich v. a. für die Menschen mit Demenz, die nicht ruhig am Tisch sitzen bleiben können. Das Fingerfood wird für sie dann an häufig frequentierten Stellen platziert, sodass sie sich im Vorbeilaufen daran bedienen können (Biedermann 2007).

Beispiele für Fingerfood sind:
- belegte/bestrichene Brote
- kleine Pizzabrötchen
- kleine Fleisch-, Fisch- und Gemüsefrikadellen
- kleine Würstchen
- Fischstäbchen
- hart gekochte Eier
- Käsewürfel
- Obststücke
- Gemüsesticks
- Mini-Frühlingsrollen
- Kroketten
- Grießschnitten
- Schokoküsse
- gerollte und geviertelte Crêpes (Risse 2007).

13.8.6 Segregation versus Integration

In Wohnbereichen, in denen sowohl Menschen mit und ohne Demenz leben, kommt es häufig zu Differenzen. Den Menschen ohne Demenz vergeht oft der Appetit, wenn sie die Tischmanieren der Menschen mit Demenz beobachten.

Das Problem, vor dem die Pflegenden dann stehen, erscheint nur schwer lösbar: Sollen Menschen mit Demenz und schlechten Tischmanieren alleine in ihrem Zimmer essen? Aufgrund der im vorigen Kapitel dargestellten Faktoren, die die Verzehrmengen positiv beeinflussen, sollte dies nicht geschehen. Da die Bewohner jedoch gezwungen sind, weiterhin miteinander auszukommen, und um die Menschen ohne Demenz nicht zu verärgern, muss nach einer Lösung gesucht werden.

Den Auf- und Ausbau von Toleranz kann die sog. **Perspektivübernahme** fördern. Jeder Bewohner (oder nahe Angehörige des Bewohners) des Wohnbereichs darf verbal formulieren, was ihm das gemeinsame Speisen mit den anderen bedeutet. Menschen ohne Demenz sollen anschließend die Frage beantworten, wie sie sich im Falle einer Erkrankung ihr eigenes Ess- und Trinkverhalten wünschen. Anschließend entwerfen alle Beteiligten einen idealen Speiseraum. Das Ergebnis wird schriftlich festgehalten, erprobt und evaluiert (Schnell 2007).

13.9 Lern- und Leseservice

13.9.1 Das Wichtigste im Überblick

Erklären Sie den Begriff „Energiebedarf".

Der Energiebedarf gibt an, wie viele Kalorien ein Mensch täglich braucht, um die physiologischen Körperfunktionen aufrechtzuerhalten und die tägliche Arbeit verrichten zu können. Über die Nahrungsaufnahme müssen also so viele Kalorien zugeführt werden, dass der Energiebedarf gedeckt wird.

Wie setzt sich der Gesamtenergiebedarf zusammen?

Aus dem Grundumsatz und dem Arbeitsumsatz.

Welche Aufgaben hat Wasser im Körper?

Dient als Lösungs- oder Transportmittel und unterstützt die Temperaturregulation.

Darf jeder Mensch so viel Flüssigkeit zu sich nehmen, wie es seinem täglichen Bedarf entspricht?

Nein, denn je nach Allgemeinzustand und vorliegenden Grunderkrankungen, z. B. Herz- oder Niereninsuffizienz, muss die Flüssigkeitszufuhr nach AVO eingeschränkt werden. Außerdem ist bei Diarrhö, Fieber oder starkem Schwitzen der Flüssigkeitsbedarf allgemein erhöht.

Definieren Sie den Begriff „Kalorie".

Eine **Kalorie** ist die erforderliche Wärmemenge, um 1 g Wasser von 14,5 °C auf 15,5 °C zu erwärmen.

Unterscheiden Sie Makro- und Mikronährstoffe voneinander und nennen Sie jeweils 3 Beispiele dazu.

Makronährstoffe dienen überwiegend der Energieversorgung des Körpers und werden deshalb auch energieliefernde Nährstoffe genannt. Beispiele: Proteine, Fette und Kohlenhydrate.

Mikronährstoffe sind nicht energieliefernde Stoffe: Vitamine, Mineralstoffe und Spurenelemente.

Welches sind die häufigsten Kostformen in Pflegeeinrichtungen?

Vollkost, leichte Vollkost, passierte Kost, Diabetikerkost und vegetarische Kost.

Zu welchen altersbedingten Veränderungen und Störungen kann es bei der Nahrungsaufnahme kommen?

Malnutrition, Kachexie, Adipositas, Dehydratation und körperliche Ursachen wie Kau- und Schluckbeschwerden, Appetit- und Geschmacksverlust, Xerostomie, atrophische Gastritis, Obstipation oder Laktoseintoleranz.

Nennen Sie 5 mögliche Folgen einer Malnutrition.

Sturzgefahr, Infektanfälligkeit, erhöhtes Dekubitusrisiko / beeinträchtige Wundheilung, Verwirrtheit, verlangsamte Rekonvaleszenz.

Definieren Sie den Begriff „Dehydratation".

Mit Dehydratation bzw. Exsikkose bezeichnet man die Abnahme des Körperwassers. Sie entsteht durch eine gesteigerte renale, gastrointestinale, pulmonale bzw. perkutane Wasserabgabe ohne entsprechende Flüssigkeitszufuhr.

Was sind die Pflegeziele im ABEDL „Essen und Trinken können"?

- ausgewogene Ernährung älterer Menschen
- Vermeidung einer Mangel- bzw. Unterernährung
- Vermittlung von Freude beim Essen und Trinken
- Wiederherstellung und Erhaltung von Wohlbefinden und Lebensqualität

Was ist eine Essbiografie?

Sie erfasst die individuellen Wünsche und Vorlieben, z. B. Essgewohnheiten und Abneigungen.

Wie lautet die Formel zur Berechnung des Body-Mass-Index?

Körpergewicht in kg geteilt durch Körpergröße in m².

Welche Faktoren beeinflussen die Nahrungsaufnahme?

- Beziehungsgestaltung
- Darreichungsform der Nahrung
- Gestaltung der Umgebung

Erklären Sie die Stimulation der Mundhöhle vor der Nahrungsaufnahme.

Mit einem Finger (mit übergezogenem Fingerling) wird das obere Zahnfleisch auf der mehr betroffenen Seite 3-mal nach hinten und 3-mal nach vorn ausgestrichen, anschließend die Wange von innen ausgestrichen.

Nach der Stimulation des oberen Bereichs und der Wange muss dem Betroffenen Zeit gelassen werden, damit er mit Zungenbewegungen oder durch Schlucken darauf reagieren kann. Danach wird das untere Zahnfleisch der mehr betroffenen Seite auf die gleiche Art stimuliert und das Ganze auf der weniger betroffenen Seite wiederholt.

Welche Sondenmaterialien werden unterschieden?

Polyurethan (PU) und Silikonkautschuk.

Was sind „gastrale, duodenale und jejunale Sonde"??

- gastral: Endet im Magen.
- duodenal: Endet im Zwölffingerdarm.
- jejunal: Endet im Leerdarm.

Welche Arten der Sondennahrung gibt es?

Niedermolekulare Substrate sind Nährstoffe in aufbereiteter Form, sodass sie im Verdauungstrakt sofort resorbiert werden können. Deshalb sind sie für Menschen mit stark eingeschränkter Verdauungs- und Resorptionsleistung, z. B. bei chronisch entzündlichen Darmerkrankungen, geeignet. Diese Sondennahrung ist frei von Ballaststoffen.

Hochmolekulare Substrate enthalten Eiweiß, Fett und Kohlenhydrate in nativer Form. Voraussetzung für die Gabe ist eine ausreichende Sekretion der Verdauungssäfte, damit die Sondennahrung richtig aufgespalten und resorbiert werden kann. Sie kann bei allen gastralen oder intestinalen Sonden mit voll funktionsfähigem Verdauungstrakt verabreicht werden.

Stoffwechseladaptierte Spezialdiäten eignen sich für Menschen mit speziellen Stoffwechselsituationen.

Was sind die Hygienemaßnahmen im Umgang mit Sondennahrung?

- Hände gründlich waschen und desinfizieren oder Einmalhandschuhe tragen.
- Überleitungssysteme nicht länger als 24 h verwenden und nach Gebrauch entsorgen (Überleitsysteme sind Einmalartikel!).
- Vor und nach jeder Nahrungsgabe die Sonde gut spülen, damit keine Reste in der Sonde verbleiben und keine Okklusion entsteht.
- Am Tag bzw. in der Nacht eine mind. 4-stündige Pause einhalten, damit die Magensäure in dieser Zeit ihre bakterienabtötende Wirkung entfalten kann.
- Angebrochene Sondennahrungsflaschen oder -beutel innerhalb von 24 h aufbrauchen.
- Bei Verwendung einer Ernährungspumpe diese regelmäßig nach Gebrauchsanleitung reinigen (Pumpe vorher unbedingt vom Netz trennen).

Welche Grundregeln gelten bei der Medikamentengabe per Sonde?

- Alle Medikamente getrennt voneinander, erst unmittelbar vor der Verabreichung zerkleinern und aufgelöst bzw. verdünnt verabreichen.
- Nach jedem Medikament die Sonde mit mind. 20 ml abgekochtem Wasser spülen.
- Medikamente niemals mit Sondennahrung mischen.
- Wechselwirkungen zwischen Medikamenten und Ernährung beachten, z. B. Antidiabetika oder L-Dopa.

Nennen Sie die Komplikationen bei der Gabe von Sondennahrung.

Diarrhö (Durchfall) und Aspiration.

Weshalb ist die Mobilisation gastraler Sonden wichtig?

Die Mobilisation der Sonde verhindert das Einwachsen der inneren Halteplatte in der Mageninnenwand (Buried-Bumper-Syndrom).

Was muss dokumentiert werden, wenn ein Pflegebedürftiger erbrochen hat?

- Menge
- Zeitpunkt
- Häufigkeit
- Auftreten von anderen Phänomenen
- aktuelles Befinden
- Geruch (z. B. leicht säuerlich, jauchig-stinkend)
- Farbe/Aussehen (z. B. „kaffeesatzartig" = braunschwarz, hellrot)
- Bestandteile des Erbrochenen (z. B. Speisereste, Schleim)

Was sind die häufigsten Pflegefehler bei der Ernährung und Flüssigkeitsversorgung?

Das Fehlen einer differenzierten Einschätzung.

Was ist das Ziel des Expertenstandards?

Eine bedürfnisorientierte und bedarfsgerechte orale Ernährung von pflegebedürftigen Menschen zu sichern und zu fördern.

Nennen Sie die Signale einer Nahrungsverweigerung.

- Zusammenpressen von Lippen und Zähnen beim Anreichen von Nahrung,
- Wegdrehen des Kopfes,
- Nahrung wird im Mund behalten und nicht geschluckt oder wieder ausgespuckt,
- Pflegebedürftiger schlägt den Löffel/ Glas aus der Hand,
- Pflegebedürftiger versteckt Nahrungsmittel in Schränken bzw. wirft es weg,
- verbale Äußerung, dass Pflegebedürftiger nichts zu sich nehmen will.

13.9.2 Literatur

Bartholomeyczik S. Reuther, S. Die Ernährungssituation von Bewohnern in Altenpflegeheimen. In: KDA, Hrsg. Pro-Alter 2009; 10: 58–61

Bartholomeyczik S. Assessmentinstrumente in der Pflege. 2. Auflage. Hannover: Schluetersche; 2009

Biedermann, M. Selbstständig Essen mit Appetit. Keine Angst vor Fingerfood. In: Kallmeyer, Hrsg. Pflegen: Demenz. Zeitschrift für die professionelle Pflege von Personen mit Demenz 2007; 1: 20–23

Biesalski HK, Grimm P. Taschenatlas Ernährung. 4. Aufl. Stuttgart: Thieme; 2007

Deutsche Gesellschaft für Ernährung e. V. (DGE). ErnSTES-Studie (Ernährung älterer Menschen in stationären Einrichtungen). Bonn: DGE, 2008

Deutsche Gesellschaft für Ernährung e. V. (DGE). Essen und Trinken im Alter. Bonn: DGE; 2014 a

Deutsche Gesellschaft für Ernährung e. V. (DGE). Kau- und Schluckbeschwerden. Bonn: DGE; 2014 b

Deutsche Gesellschaft für Ernährung e. V. (DGE). Mangelernährung im Alter. 2. Aufl. Bonn: DGE; 2011

Deutsche Gesellschaft für Ernährung e. V. (DGE). Qualitätsstandard für die Verpflegung in stationären Senioreneinrichtungen. 2. Aufl. Bonn: DGE; 2013

Deutsche Gesellschaft für Ernährung e. V. (DGE). Qualitätsstandard für Essen auf Rädern. 2. Aufl. Bonn: DGE; 2011

Deutsche Gesellschaft für Ernährung e. V. (DGE) et al. Referenzwerte für die Nährstoffzufuhr. 3., vollständig durchgesehener und korrigierter Nachdruck. Frankfurt am Main: DGE; 2008

Deutsche Gesellschaft für Ernährung e. V. (DGE). Trinken im Alter. Bonn: DGE; 2014 c

Deutsches Netzwerk für Qualitätsentwicklung in der Pflege (DNQP). Expertenstandard „Ernährungsmanagement zur Sicherstellung und Förderung der oralen Ernährung in der Pflege". Witten: DNQP; 2010

Fresenius Kabi Deutschland GmbH. Praxishandbuch Enterale Ernährung. Bad Homburg: Fresenius Kabi Deutschland; 2007

Fresenius Kabi Deutschland GmbH. Sondennahrung. Bad Homburg: Fresenius Kabi Deutschland; 2015 (Im Internet: http://www.ernaehrungstherapie-hilft.de/Sondennahrung.htm, 9.6.2015

Grond E. Pflege Demenzkranker. Hannover: Brigitte Kunz; 2009

Horst R. Motorisches Strategietraining und PNF. Stuttgart: Thieme; 2005

Kolb C. Erfassen mit der Blandford-Skala. Ablehnendes Essverhalten bei demenzerkrankten Menschen. In: Kallmeyer Hrsg. Pflegen: Demenz. Zeitschrift für die professionelle Pflege von Personen mit Demenz 2007; 1: 13–16

Kolb C. Nahrungsverweigerung bei Demenzkranken. PEG-Sonde – ja oder nein?. 4. Aufl. Frankfurt am Main: Mabuse; 2007

Ljungqvist O. Europaweite Problematik: Mangelernährung. In: Deutsche Gesellschaft für Ernährungsmedizin e. V. (DGEM), Hrsg. Newsletter: Juli/August 2010. Berlin; 2010

Löser C, Keymling M. Praxis der enteralen Ernährung. Indikation – Technik – Nachsorge. Stuttgart: Thieme; 2001

Maßstäbe und Grundsätze für die Qualität und Qualitätssicherung sowie für die Entwicklung eines einrichtungsinternen Qualitätsmanagements nach § 113 SGB XI in der stationären Pflege vom 27. Mai 2011

Medizinischer Dienst der Spitzenverbände der Krankenkassen e. V. (MDS). Grundsatzstellungnahme Ernährung und Flüssigkeitsversorgung älterer Menschen. Abschlussbericht Projektgruppe P 39. Essen: MDS; 2003

Medizinischer Dienst der Spitzenverbände der Krankenkassen e. V. (MDS). Grundsatzstellungnahme: Essen und Trinken im Alter – Ernährung und Flüssigkeitsversorgung älterer Menschen. Abschlussbericht der Sozialmedizinischen Expertengruppe „Pflege" (SEG 2) der MDK-Gemeinschaft unter Beteiligung des MDS. Essen: MDS; 2014

Medizinischer Dienst der Spitzenverbände der Krankenkassen e. V. (MDS). Qualitätsprüfungs-Richtlinien. MDK-Anleitung. Transparenzvereinbarung. Grundlagen der MDK-Qualitätsprüfungen in der ambulanten Pflege. Essen: MDS; 2009

Medizinischer Dienst des Spitzenverbandes Bund der Krankenkassen e. V. (MDS). Qualitätsprüfungs-Richtlinien. Transparenzvereinbarung. Grundlagen der Qualitätsprüfungen nach den §§ 114 ff SGB XI in der stationären Pflege. Essen: MDS; 2014

Menebröcker C, Smoliner C. Ernährung in der Altenpflege. 2. Aufl. München: Elsevier; 2013

National Research Council Hrsg. Diet and health. Implications for reducing chronic disease risk. In: National Academy Press. Washington DC 1989; 563–593

Oehmichen F, Ballmer PE, Drum C et al. Leitlinie der Deutschen Gesellschaft für Ernährungsmedizin (DGEM) – Ethische und rechtliche Gesichtspunkte der Künstlichen Ernährung. Aktuell Ernährungsmed 2013; 38: 112–117

Pschyrembel W. Klinisches Wörterbuch 2015. 266. Aufl. Berlin: De Gruyter; 2014

Reimer T. Enterale Ernährung. In: Biesalski, Bischoff u. Puchstein Hrsg. Ernährungsmedizin. 4. Aufl. Stuttgart: Thieme; 2010

Risse T. Ernährung alter Menschen richtig gestalten. Merching: Forum Gesundheitsmedien GmbH; 2007

Schnell MW. Ethik in der Ernährung. Trennen trotz Integration? In: Kallmeyer Hrsg. Pflegen: Demenz. Zeitschrift für die professionelle Pflege von Personen mit Demenz 2007; 1: 18–19

Steinke E, Elferich B. Checkliste bei Verdacht auf eine Schluckstörung. In: Deutsche Gesellschaft für Neurointensiv- und Notfallmedizin (DGNI), Hrsg.

Volkert D. Ernährung im Alter. Wiesbaden: UTB; 1997

Volkert D. Ernährungszustand, Energie- und Substratstoffwechsel. In: Leitlinie Enterale Ernährung der DGEM und DGG, Ernährungsumschau 51, 10; 2004

Volkert D. et al. Klinische Ernährung in der Geriatrie. In: DGEM Hrsg. Leitlinie der Deutschen Gesellschaft für Ernährungsmedizin (DGEM) in Zusammenarbeit mit der GESKES, der AKE und der DGG. Stuttgart: Thieme; 2013

World Health Organization (WHO). Management of severe Malnutrion: A manual for physicians and other senior health workers. Genf: WHO; 1999

Wetzel S. Ernährung im hohen Alter. Ratgeber für Angehörige und Pflegende. In: aid infodienst Ernährung, Landwirtschaft und Verbraucherschutz e. V. und Deutsche Gesellschaft für Ernährung e. V. (DGE), Hrsg. 3. überarbeitete Auflage. Bonn; 2010

13.9.3 Kontakt- und Internetadressen

Dan Produkte Pflegedokumentation GmbH
Birlenbacher Str. 48
D-57078 Siegen
Tel.: 0271–88 098–0
Telefax: 0271–88 098–98

Fresenius Kabi AG
Corporate Communications
61 346 Bad Homburg v. d. H.
Deutschland
Tel.: 06 172–686–0
Telefax: 06 172–686–7 367

Deutsche Gesellschaft für Ernährung e. V.: www.dge.de

Deutschen Gesellschaft für Ernährungsmedizin e. V.: www.dgem.de

Deutsches Netzwerk für Qualitätsentwicklung in der Pflege: www.dnqp.de

Fresenius Kabi Deutschland: www.ernaehrungstherapie-hilft.de

Partner für Esskultur im Alter: www.forum99.ch

European Society for Clinical Nutrition and Metabolism: www.espen.org

Kuratorium Deutsche Altershilfe: www.kda.de

Medizinischer Dienst des Spitzenverbandes Bund der Krankenkassen e. V.: www.mds-ev.de

Nestlé: www.nestlehealthscience.de

Weltgesundheitsorganisation: www.euro.who.int

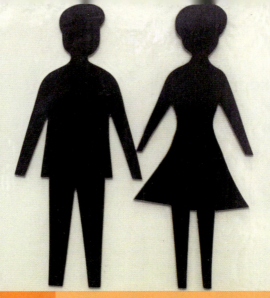

Kapitel 14
Ausscheiden können

14.1	Bedeutung	362
14.2	Pflegerische Beobachtung	363
14.3	Prophylaktische Maßnahmen	367
14.4	Bei den Ausscheidungen unterstützen	369
14.5	Kontinenz/Inkontinenz	372
14.6	Pflege bei Inkontinenz	376
14.7	Stomaversorgung	384
14.8	Qualitätskriterien	392
14.9	Katheterisieren der Harnblase	393
14.10	Besonderheiten in der direkten Pflege von Menschen mit Demenz	402
14.11	Lern- und Leseservice	403

14 Ausscheiden können

Brigitte Sachsenmaier

14.1 Bedeutung

Fallbeispiel

Eine Bewohnerin: „Nachdem meine Tochter sich scheiden ließ, war es für sie nicht mehr möglich, für mich zu Hause zu sorgen. Sie musste nun arbeiten gehen. Die ersten Tage im Heim war ich völlig durcheinander. Ich fand mich sehr schlecht zurecht, mit dem neuen Tagesablauf und mit den Örtlichkeiten. Ich fühlte mich so beobachtet und kontrolliert. Nach allem, was ich für mich selbst benötige, musste ich irgendjemand fragen. Und dann noch diese peinliche Geschichte mit dem Wasserlassen. Zu Hause war das für mich kein Problem, obwohl ich auch sehr schnell zur Toilette musste, wenn ich den Drang verspürte. Hier hatte ich anfangs enorme Probleme. Die Toilette war am anderen Ende des Flurs und ich konnte mit meinem Gehwagen nicht so schnell dorthin kommen. So passierte es, dass ich unterwegs eines Mittags das Wasser verlor. Ich werde diese peinliche Situation nie vergessen. Ich reagierte sehr aggressiv und verfluchte die Schwester, die mir beim Umziehen half. Sie meinte es sehr gut und stellte mir für die Nacht einen Toilettenstuhl ins Zimmer. Gott sei Dank hatte ich ein Einzelzimmer. Nicht auszudenken, wenn man auf dem Toilettenstuhl von den Mitbewohnern beobachtet wird. Es ging auch ein paar Nächte gut, am Tag wusste ich inzwischen, dass ich sehr bald zur Toilette loslaufen musste. Ich ging aus Vorsicht bestimmt 5-mal zu viel zur Toilette. Doch dann wachte ich eines Nachts auf und fand mich nicht zurecht. Ich meinte, verschlafen wie ich war, dass ich zu Hause bin. Beim Aussteigen fiel ich dann über den Toilettenstuhl, zu Hause stand da nämlich nichts. Ich hatte eine kleine Platzwunde am Kopf. Die Schwestern verboten mir, nachts alleine aufzustehen. Ich bekam eine Windel zur Vorsicht und musste, wenn ich zur Toilette wollte, klingeln, damit jemand mitging. Ich konnte mir damals nicht vorstellen, dass ich so weiterleben kann."

Von großer Wichtigkeit für das Wohlbefinden sind regelmäßige Stuhl- und Urinentleerungen. Sie gehören ganz selbstverständlich in den Lebensrhythmus und zum Tagesablauf und werden uns oft erst bewusst, wenn sie nicht normal funktionieren. Dann allerdings fällt es uns nicht leicht, über diese biologisch notwendigen Vorgänge zu sprechen.

Die Ausscheidungen werden hinsichtlich Geruch, Aussehen und Beschaffenheit als unangenehm bis ekelerregend empfunden. Die Ausscheidungsorgane liegen in einem Bereich des Körpers, der den Blicken verborgen ist. Sich nackt zu zeigen, ob für die tägliche Intimpflege oder zur Untersuchung durch den Arzt, fällt den meisten Menschen schwer. Das Schamgefühl des zu Versorgenden darf trotz der von uns gelernten Überwindung nicht verletzt oder außer Acht gelassen werden. Auch – oder gerade – hier zeigt sich unsere Achtung vor der menschlichen Würde.

14.1.1 Auswirkungen auf die Ausscheidung nach Einzug ins Pflegeheim

Der Einzug ins Alten- und Pflegeheim ist eine enorm belastende Situation für den Betroffenen, die häufig Verwirrtheit oder Inkontinenz auslösen kann. Folgende Hinweise sollten deshalb beachtet werden:

- Der Betroffene benötigt gerade in dieser sehr schwierigen Situation Orientierungshilfen und die situationsgerechte Gestaltung der Umgebung, um den Toilettengang möglichst selbstständig durchführen zu können.
- Inkontinenz ist häufig ein Auslöser für Depressionen im Alter.
- Die Reaktionen (z. B. Aggression) auf solch peinliche Situationen (ungewolltes Wasserlassen) sind meist nicht persönlicher Natur. Pflegende können zum Gegenstand werden, gegen den sich die Aggression und Wut richtet. Pflegende sollten sich mit der Möglichkeit dieser Reaktion vertraut machen, sie einschätzen lernen und die Gegebenheit, wenn möglich, als Anlass für ein klärendes Gespräch nutzen.
- Die Selbstständigkeit im Umgang mit Ausscheidungen ist für fast jeden Menschen ein sehr wichtiges Anliegen.
- Der Umgang mit den Ausscheidungen ist ein sehr intimer und tabuisierter Bereich für fast jeden Menschen.
- Hilfsmittel für Inkontinenz dürfen nicht unreflektiert eingesetzt werden, da sie unter ungünstigen Umständen die Situation des Betroffenen sowohl im psychischen wie auch im körperlichen Bereich verschlechtern können.

14.1.2 Bedeutung für Pflegende

Pflegende müssen im Umgang mit Ausscheidungen

- medizinische Hintergründe für verändertes Ausscheidungsverhalten kennen,
- psychosoziale Auslöser für Inkontinenz benennen können,
- individuelle Umgebungsfaktoren in ihre Überlegungen mit einbeziehen können,
- mit dem Betroffenen und seinen Ausscheidungen taktvoll und rücksichtsvoll umgehen können,
- körperliche und psychosoziale Auswirkungen von Inkontinenz kennen,
- beraten, schulen, anleiten können,
- hohe soziale und pflegerische Kompetenz besitzen.

14.1.3 Historische Einflüsse auf das Verhalten im Umgang mit Ausscheidungen

Schon in der Antike gab es sanitäre Einrichtungen mit unterirdischer Kanalisation. Die Ausscheidungsvorgänge akzeptierte man als Endprodukt der Verdauung. So wurden z. B. die Geräusche bei der Notdurft als heiliger Wind der Eingeweide beschrieben und waren erwünscht, da man durch sie Erleichterung und Wohlbefinden erlangte. Im Mittelalter war das Verhältnis zum eigenen Körper, den Bedürfnissen, Trieben und Empfindungen entspannt. Es wurde offen darüber gesprochen, in einer für heutiges Empfinden meist sehr derben Art, sodass Wörter wie „Scheiße" und „Furz" gesellschaftsfähig waren. Die Notdurft wurde von der Fensterbank ins Freie entleert. Die hygienischen Verhältnisse ließen dementsprechend zu wünschen übrig.

Ab Ende des 18. Jahrhunderts setzte ein Umdenken ein. Der erste Lehrstuhl für öffentliche Hygiene wurde in Paris eingerichtet. Die Menschen fingen an, sich Gedanken über gutes Benehmen und Hygiene zu machen. Die Verdauungsvorgänge wurden dabei zunächst mit Fäulnis, die

Exkremente mit Bedrohung gleichgesetzt. Die Menschen hatten Angst vor ihrem Untergang in den eigenen Exkrementen. Das führte zwangsläufig zu Gesetzen, die effektive Kanalisationssysteme vorschrieben. Das öffentliche Ausscheiden wurde unter Strafe gestellt.

Dieses damalige Verständnis über die Ausscheidungsvorgänge und der damit verbundenen notwendigen Hygiene führte dazu, dass in der heutigen Zeit alles darangesetzt wird, die Produkte der menschlichen Verdauung möglichst schnell „verschwinden zu lassen". Man bedenke dabei die Konstruktion des modernen WC, bei dem Stuhl und Urin nicht mehr einsehbar sind. Zwangsläufig musste diese Entwicklung zur Tabuisierung im Umgang mit den Ausscheidungen führen. Das äußert sich u. a. auch in einer umschreibenden Sprache: „Ich muss dorthin, wo der Kaiser zu Fuß hingeht", „das stille Örtchen" usw.

> **Lernaufgabe**
>
> Mit welchen Gefühlen ist für Sie „das Ausscheiden" verbunden? Gibt es Erlebnisse in der Kindheit/Schulzeit, die prägend waren? Gibt es Erlebnisse im Beruf, die Emotionen hervorgerufen haben?

14.1.4 Umgang mit Ekelgefühlen

Ekel ist in der Pflegepraxis häufig verpönt und dadurch tabuisiert. Pflegende entwickeln Strategien, um mit diesen Emotionen umgehen zu können. Sie arbeiten in diesen Situationen sehr schnell, vermeiden den körperlichen Kontakt zum Bewohner, sind gereizt und ungeduldig oder versuchen die Situation zu überspielen.

Der Umgang mit Stuhl und Urin stellt v. a. zu Beginn der Ausbildung ein großes Problem dar, das sich jedoch durch Gewöhnung und Routine meist relativiert. Anders ist es im Umgang mit Erbrochenem oder Sputum. Möglicherweise ist das darauf zurückzuführen, dass wir mit dem Mund schöne Handlungen oder Erlebnisse verknüpfen, z. B. genussvolles Essen und Trinken, Küssen und Liebkosen.

Als schwer zu ertragen erleben Pflegende im Umgang mit dementen und verwirrten alten Menschen das „Spielen" mit Stuhl, beschmierte Wände und Utensilien, das Aufessen von Stuhl. Die pflegerischen Maßnahmen, wie Mundhygiene nach dem Essen von Stuhl, das Säubern der Hände und Nägel, das Reinigen der stuhlverschmierten Wände und Betten, bringt Pflegende an die Grenzen ihrer Belastbarkeit.

Wirksame Strategien im Umgang mit Ekel

Zu diesen Strategien zählen:
- Austausch im Kollegenkreis
- gegenseitiges Abnehmen von ekligen Arbeiten
- Äußerungen von eigenem Unwohlsein gegenüber Kollegen (z. B. bei schlechter eigener Befindlichkeit)
- Supervision
- Thematisierung des Ekels in der Aus-, Fort- und Weiterbildung

14.2 Pflegerische Beobachtung

14.2.1 Physiologie der Urinausscheidung/Miktion

Im Blut werden lebenswichtige Stoffe wie Sauerstoff, Nährstoffe, Mineralien, Vitamine u. a. zu den Endverbrauchsorganen transportiert. Gleichzeitig werden Endprodukte des Stoffwechsels zu den Ausscheidungsorganen Enddarm, Niere und Lunge weitergeleitet.

Der Flüssigkeitsumsatz beträgt bei einem Erwachsenen von ca. 70 kg Körpergewicht ca. 2–2,5 Liter pro Tag. Durch Atmung und Haut werden ca. 36 %, mit dem Stuhl ca. 4 % und mit dem Urin ca. 60 % ausgeschieden. Die Menge des ausgeschiedenen Urins ist von der zugeführten Flüssigkeitsmenge abhängig. Zufuhr- und Abgabemengen halten sich beim gesunden Menschen die Waage.

▶ **Bestandteile des Urins.** Der Urin eines gesunden Menschen enthält:
- Wasser (95–98 %)
- Elektrolyte
- Harnstoff
- Harnsäure
- Kreatinin
- Protein
- Aminosäuren
- Hormone
- Vitamine
- Farbstoffe (Urobilin) u. a.

14.2.2 Veränderung der Urinausscheidung

Jede Veränderung der Urinausscheidung kann ein wichtiger Hinweis auf eine Krankheit sein. Beobachtungspunkte der Urinausscheidung sind in ▶ Tab. 14.1 zusammengefasst.

14.2.3 Miktionsstörungen

Die Entleerung der Blase (Miktion) kann gestört sein durch:
- Schmerzen, z. B. bei Blasenentzündung
- erschwertes oder fehlendes Wasserlassen, z. B. beim postoperativen Harnverhalt oder beim Prostataadenom
- Kontrollverlust über die Blasenfunktion, z. B. bei Inkontinenz, siehe „Kontinenz/Inkontinenz" (S. 372)

Harnverhalten

Verschiedene Erkrankungen können zu einem Harnverhalten (Harnretention) führen. Der Urin in der Blase kann dabei nicht oder nicht mehr vollständig entleert werden. Als Beispiel seien hier das Prostataadenom bei älteren Männern oder die neurogenen Blasenentleerungsstörungen, z. B. bei Multipler Sklerose, Diabetikern oder Paraplegie, genannt. Das rechtzeitige Erkennen einer Harnretention ist lebensnotwendig, da die Rückstauungsschäden am Harnsystem und an den Nieren zu Stauungsnieren bis hin zum völligen Nierenversagen (Urämie) führen können.

Harnverhalten bei Prostataadenom

Das Miktionsverhalten bei Harnabflussstörungen soll am Beispiel des Prostataadenoms erläutert werden.

Zu Beginn sind häufiger Harndrang, häufige Entleerung, Verzögerung des Miktionsbeginns und ein schwacher Strahl typisch. Die zunehmende Einengung der Harnröhre führt dazu, dass der Blasenmuskel selbst Mehrarbeit leisten muss. Seine Wand verdickt sich, um das zu kompensieren. Erst im fortgeschrittenen Stadium versagt die Austreibungskraft des veränderten Blasenmuskels durch Dekompensation. Dadurch wird der Urin nicht mehr vollständig ausgetrieben. Es kommt zu unvollständigen Blasenentleerungen mit hohen Restharnmengen.

Der Betroffene hat das Gefühl, die Blase nicht ganz entleeren zu können. Nach kurzer Zeit verspürt er wieder Harndrang und entleert wiederum nur eine kleine Menge. Besteht die Einengung der Harnröhre über einen längeren Zeitraum, versagt allmählich die Austreibungskraft des Blasenmuskels vollständig. Der Urin läuft bei gefüllter Blase tröpfchenweise ab (Tröpfcheninkontinenz, Überlaufblase). Bei dementen Menschen ist es möglich, dass sich der Harnverhalt in plötzlich auftretender Unruhe oder zunehmender Verwirrtheit äußert.

Tab. 14.1 Beobachtungspunkte der Urinausscheidung.

Normalwerte	physiologische Veränderungen	krankhafte Veränderungen	Ursachen krankhafter Veränderungen
Farbe, Aussehen			
frischer Urin: hell- bis dunkelgelb (je konzentrierter, desto dunkler)	Farbveränderungen durch Nahrungsmittel und Medikamente: • rot (Rote Bete, Phenazon, Pyramidon, Antipyrin) • orange (z. B. Uro-Ganatol)	• dunkelgelb-braun • bierfarben mit gelbem Schaum • fleischwasserfarben bis blutig (makroskopische Hämaturie)	• Flüssigkeitsmangel • Gallenwegs- und Lebererkrankungen (Ikterus) • Blutung bei Nieren- und Blasenerkrankungen, herabgesetzte Blutgerinnung durch Medikamente (Antikoagulanzien)
		• wasserhell ins Grünliche schimmernd • milchig, trüb	• Diabetes mellitus und Diabetes insipidus • Anwesenheit von Blut, Fetten und Eiter
Geruch			
frisch gelassen: unauffällig	• typischer Geruch nach Speisen (z. B. Spargel) • Ammoniakgeruch, wenn der Urin länger steht	• Foetor hepaticus • Azetongeruch (obstartig) • Ammoniak (Pferdestallgeruch)	• Lebererkrankungen • Diabetes mellitus, beim Fasten • Harnwegsinfekte
Menge			
bis 2000 ml	• Abnahme durch Flüssigkeitsverlust bei starkem Schwitzen • Zunahme bei großer Trinkmenge	• Oligurie (weniger als 500 ml/Tag)	• verminderte Flüssigkeitszufuhr oder Flüssigkeitsverlust, z. B. bei Durchfällen, Nierenerkrankungen, Herzinsuffizienz
		• Anurie (weniger als 100 ml/Tag)	• Nierenerkrankungen, Herzinsuffizienz, Nierenversagen im Schock, urämisches Koma
		• Polyurie (mehr als 2000 ml/Tag)	• bei extremer Flüssigkeitszufuhr, Einnahme von Diuretika, Diabetes mellitus und Diabetes insipidus
pH-Wert			
schwach sauer (pH 5–6)	durch Nahrung beeinflusst: • pflanzliche Ernährung: eher alkalische Reaktion (bis pH 7,5) • eiweißreiche Ernährung: eher saure Reaktion (bis pH 4,8)	• pH-Wert eher sauer	• bei starkem Schwitzen, im Fieber, bei starken Durchfällen
		• pH eher neutral bis alkalisch	• stoffwechselbedingte Alkalose, bei Infektionen an Nieren oder ableitenden Harnwegen
spezifisches Gewicht			
zwischen 1,015 und 1,025 g/l	• geringe Urinmenge: höhere Konzentration • große Urinmenge: geringere Konzentration	• hohes spezifisches Gewicht bei normaler bis erhöhter Flüssigkeitszufuhr und hellgelbem Urin (Hypersthenurie)	• bei Zucker- oder Eiweißausscheidung (Albumin- oder Glukosurie)
		• niedriges spezifisches Gewicht bei schwach konzentriertem Urin	• Funktionsstörungen der Niere (Hypersthenurie)
		• gleichbleibende Konzentration trotz Dursten oder hoher Trinkmenge („Harnstarre")	• Niereninsuffizienz (Isosthenurie)

14.2.4 Untersuchungsmethoden

Schnelltests

Zur Unterstützung unserer Beobachtungen und zur eindeutigen Diagnosefindung werden im Altenpflegebereich vorwiegend Schnelltests für Urin- und Blutuntersuchungen eingesetzt, die der Betroffene selbst oder die Pflegende ohne großen Aufwand durchführen kann. Gebräuchlich sind

1. Teststreifen (▶ Abb. 14.1)
2. Teststäbchen (Stix)
3. Reagenztabletten

Diese Tests sind für Einzeluntersuchungen und als Kombinationstests bei verschiedenen Herstellern erhältlich.

Mikroskopische Untersuchung

Die verschiedenen Bestandteile des Urins werden mikroskopisch beurteilt (▶ Tab. 14.2).

Spezifisches Gewicht

Das spezifische Gewicht ist das Eigengewicht des Urins. Es beträgt beim Gesunden zwischen 1015 und 1025 Gramm/Liter. Das Eigengewicht des Wassers beträgt 1000, d. h., ein Milliliter Wasser wiegt 1 g = 1000 Milligramm. Das spezifische Gewicht des Urins von z. B. 1035 Gramm/Liter besagt, dass 35 Milligramm gelöste Stoffe darin enthalten sind.

Harnuntersuchungen auf:
- pH
- Nitrit
- Urobilinogen
- Bilirubin
- Zucker
- Eiweiß
- Blut
- Hämoglobin
- Urozystin
- Ketonkörper

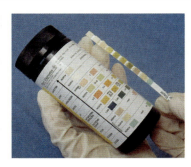
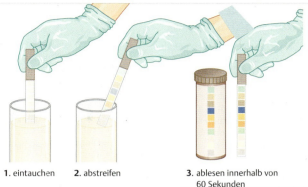

1. eintauchen 2. abstreifen 3. ablesen innerhalb von 60 Sekunden

Abb. 14.1 Urinstreifen-Schnelltest. Mit Harnteststreifen können verschiedene Werte des Urins analysiert werden.

Tab. 14.2 Urinbestandteile.

Bestandteile	normal	krankhaft
Epithelzellen (aus Niere, Harnleiter, Blase, Harnröhre)	vereinzelt	massenhaft
Erythrozyten	fast keine (0–5)	einige bis viele
Leukozyten	fast keine (0–5)	einige bis viele
Bakterien	keine	einige bis viele
Zylinder*	keine	hyaline oder granulierte

* Zylinder sind Eiweißausgüsse der Harnkanälchen der Niere. Sie stellen immer einen krankhaften Befund dar. Hyaline Zylinder sind farblos, nachweisbar bei fieberhaften Erkrankungen, Gelbsucht (Ikterus), Herzschwäche u. a. Granulierte Zylinder haben eine gekörnte Oberfläche. Sie kommen vor bei akuter oder chronischer Nierenentzündung, Herzerkrankungen u. a.

Film

Um die Inhalte zu vertiefen, können Sie sich den Film „Urindiagnostik" ansehen.

14.2.5 Uringewinnung zu Untersuchungszwecken

Die häufigsten Uringewinnungsmethoden zu Untersuchungszwecken sind:
- Mittelstrahlurin
- Sammelurin
- Katheterurin

Bei differenzierteren Urinuntersuchungsmethoden müssen natürlich die genauen Anweisungen des Labors bzw. des Arztes beachtet werden.

Mittelstrahlurin

Die Reinigung des äußeren Genitales wird durch eine sorgfältige Intimtoilette durchgeführt. Der Betroffene wird aufgefordert, Wasser zu lassen und den Strahl zu unterbrechen. Der Urin, nach der Unterbrechung (= Mittelstrahl), wird in einem dafür vorgesehenen sterilen Gefäß gesammelt.

Merke

Menschen mit Kontinenzproblemen sind nicht in der Lage, den Urinstrahl zu unterbrechen. Das muss auf dem Laborzettel vermerkt sein.

Sammelurin

Wenn die Urinuntersuchung auf 24 Stunden bezogen werden soll, ist es notwendig, den Urin zu sammeln. Der Urin wird in einem Gefäß mit Deckel an einem für Angehörige und Besucher nicht einsehbaren Ort aufbewahrt. Vor der Entnahme der Urinprobe muss der Urin durchmischt werden.

14.2.6 Physiologie der Stuhlausscheidung/ Defäkation

Der Stuhl (Fäzes, Kot, Exkremente) ist normalerweise eine weiche, geformte Masse. Die Farbe erhält er von der in den Darm fließenden (von Bilirubin in Sterkobilin umgewandelten) Gallenflüssigkeit und ist je nach Nahrungsaufnahme hell- bis dunkelbraun.

Die Stuhlmenge beim Erwachsenen ist ca. 120–300 g/Tag. Der Stuhl setzt sich aus 75 % Wasser, 10 % Abfallprodukten (Zellulose), 7 % Epithelien, 8 % Salzen, Schleim und Bakterien zusammen. Dieses Mengenverhältnis erklärt, warum bei Nahrungskarenz trotzdem Stuhl ausgeschieden wird.

Die Reaktion des Stuhls ist leicht alkalisch (pH bei 7–8). Die im Darm befindlichen Kolibakterien bewirken die Zersetzungsprozesse Fäulnis (Eiweiß) und Gärung (Kohlenhydrate). Dem entspricht der Geruch. Die dabei entstehenden Darmgase werden als „Winde" ausgeschieden.

Als normal gilt eine Stuhlentleerung in 1–3 Tagen. Der Entleerungsvorgang, siehe „Stuhlinkontinenz – Entleerungsvorgang" (S. 374), geschieht ohne große Anstrengungen und Schmerzen.

Merke

Krankhaft veränderter Stuhl (sowie veränderte Urinausscheidung und Erbrochenes) muss aufgehoben und dem behandelnden Arzt zur Sicherung der Diagnose gezeigt werden!

14.2.7 Stuhlentleerungsstörungen

Probleme bei der Stuhlausscheidung spielen beim älteren Menschen häufig eine große Rolle. Dies ist möglicherweise bedingt durch die Einengung ihrer allgemeinen Aktivitäten und die vermehrte gedankliche Beschäftigung mit dem eigenen Körper. Daraus resultieren häufig enorme Probleme bis hin zum Abführmittelmissbrauch.

Alle vorgetragenen Klagen über bestehende Stuhlprobleme müssen sehr ernst genommen werden. Die Pflegenden sollten sich genaue Information über die tatsächliche Situation einholen. Beobachtungspunkte der Stuhlausscheidung zeigt ▶ Tab. 14.3.

Zu den Stuhlentleerungsstörungen gehören:
- Diarrhö (Durchfall)
- Stuhlinkontinenz
- Obstipation
- Tenesmus

Diarrhö (Durchfall)

Definition

Die **Diarrhö** zeigt sich in der häufigen Entleerung von dünnflüssigem Stuhl (Flüssigkeitsverlust!) meist verbunden mit Krämpfen.

Tab. 14.3 Beobachtungspunkte der Stuhlausscheidung.

Normalwerte	physiologische Abweichungen	krankhafte Veränderungen	Ursachen krankhafter Veränderungen
Farbe, Aussehen			
hell- bis dunkelbraun	• braunschwarz: vorwiegend Fleischernährung • schwarz: Eisen, Rotwein, Kohle • rötlich: Rote Bete	• schwarz und glänzend: „Teerstuhl"	• verdautes Blut aus dem Magen oder aus den oberen Darmabschnitten (typischer Geruch), meist massive Blutung
		• tonig, fettglänzend	• Pankreaserkrankungen
		• grauweiß, entfärbt (acholisch): „Lehmstuhl"	• Fehlen des Gallenfarbstoffs bei Gallenwegs- und Leberkrankheiten
		• grünlich-schwarz-braun: „Hungerstuhl"	• nach schweren Durchfällen, Nahrungskarenz
Geruch			
bei Gesunden nicht übermäßig übel riechend	• abhängig von der Art der Nahrung (Kohlenhydrate: eher säuerlich) und Verweildauer im Darm • bei fleischhaltiger Kost geruchsintensiver	• stechend sauer (Farbe hell, schaumig)	• Gärungsdyspepsie
		• faulig-jauchig (Farbe tiefbraun)	• Fäulnisdyspepsie
		• aashaft-stinkend	• evtl. Zerfallsprozesse im Darm (z. B. Karzinom)
Form/Konsistenz/Menge			
Menge: ernährungsabhängig, beim Erwachsenen etwa 120–300 g/Tag	• größere Mengen bei sehr ballaststoffreicher Ernährung (bis 500 g) • kleinere Mengen bei vorwiegend schlackenarmer eiweißreicher Ernährung	• kleine Mengen	• Hungerstühle
		• große Mengen	• Störung des Nährstofftransports vom Darm in die Blut- und Lymphbahn (Malabsorption)
		• flüssig	• Durchfall bei Darminfektionen u. a.
		• fester als normal	• Obstipation
		• trocken-hart	• „Kotstein", schwere Obstipation
		• bleistiftartig	• Stenosen des Enddarms
Beimengungen			
normalerweise keine	evtl. Unverdautes, z. B. Tomatenschalen und Weintraubenschalen	• Blutauflagen	• Analfissuren; Hämorrhoiden, Rektum- und Analkarzinom
		• Schleim	• gereizte Darmschleimhaut
		• blutiger Schleim	• Colitis ulcerosa, nach schweren Durchfällen
		• unverdaute Nahrung	• bei Durchfällen, nicht zerkauten Speisen
		• Parasiten	• Maden-, Spul- und Bandwürmer (makroskopisch), Wurmeier und pathogene Keime (mikroskopisch)

Eine Diarrhö kann durch Flüssigkeitsverluste bedingt unter Umständen sogar einen akuten Verwirrtheitszustand auslösen.

Ursachen

Zu den Ursachen für eine Diarrhö gehört:
- Darminfektionen
- Lebensmittelvergiftungen
- Nebenwirkung von Medikamenten, z. B. Antibiotika, Zytostatika
- Nahrungsmittelallergien
- unzureichende Kautätigkeit, z. B. aufgrund fehlender Zähne oder schlecht sitzender Zahnprothese
- unkontrollierte Einnahme von Abführmitteln
- psychische Reize wie Angst/Schrecken
- krankhafte Veränderungen des Darmes, z. B. Stenosen im Darm
- Obstipation i. S. einer paradoxen Diarrhö

Stuhlinkontinenz

Definition

Unter **Stuhlinkontinenz** versteht man das Unvermögen, Stuhl zurückzuhalten.

Die Stuhlinkontinenz kann verschiedene medizinische und psychische Ursachen haben, siehe „Ursachen der Stuhlinkontinenz" (S. 375).

Obstipation

Definition

Zeichen einer Obstipation sind trockener, harter Stuhl und Schwierigkeiten bei der Ausscheidung. Begleitet wird die Obstipation häufig durch Völlegefühl, Bauchkrämpfe, Blähungen, Appetitlosigkeit, Zungenbelag, Mundgeruch, Kopfschmerzen, Unruhe und paradoxe Durchfälle, siehe „Ursachen der Stuhlinkontinenz" (S. 375).

Ursachen

Zu den Ursachen einer Obstipation zählt:
- Elektrolytverschiebungen
- Medikamente, z. B. Analgetika, Antidepressiva, Antiparkinsonmittel, Eisenpräparate
- endokrine Störungen (z. B. Hypothyreose)
- Darmerkrankungen (z. B. Erkrankungen, die eine Einengung des Darmlumens verursachen)
- ballaststoffarme Ernährung oder falsche Ernährungsgewohnheiten
- Flüssigkeitsmangel durch unzureichende Trinkmenge oder großen Flüssigkeitsverlust
- Bewegungsarmut oder mangelnde Kraft (eingeschränkte Bauchpresse)
- Motilitätsstörungen des Darmes (z. B. Darmträgheit als Folge von länger währendem Abführmittelmissbrauch)
- Lähmungen des Darmes (z. B. bei neurogenen Störungen)
- Unterdrückung des Stuhlentleerungsreflexes (z. B. bei Schmerzen im Schließmuskelbereich)

Merke

Obstipation, Diarrhö und Inkontinenz sind keine eigenständigen Erkrankungen, sondern immer nur das Symptom einer Erkrankung, das der ärztlichen Abklärung bedarf.

Tenesmus

Definition

Der beständige, schmerzhafte Stuhldrang wird als **Tenesmus** bezeichnet.

Ein Tenesmus lässt sich z. B. auf Erkrankungen des Dickdarms (z. B. Rektumkarzinom, Schließmuskelspastik, entzündliche Veränderungen oder Diarrhö) zurückführen.

14.2.8 Stuhlprobengewinnung

Für die Stuhlprobe stehen Röhrchen mit integriertem Spatel zur Verfügung. Der Spatel dient zur Aufnahme einer kleinen Stuhlmenge, die für die meisten Untersuchungen ausreichend ist (▶ Abb. 14.2).

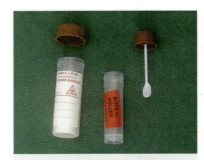

Abb. 14.2 Stuhlprobengewinnung. Behälter mit Deckel, Spatel und Beschriftungsetikett. (Foto: Thieme)

Spezielle Probengewinnungsmethoden können notwendig werden bei:
- Fettmengenbestimmung
- Wurmeiern
- okkultem Blut

Hier sollten die genauen Durchführungshinweise des Labors beachtet werden.

14.3 Prophylaktische Maßnahmen

14.3.1 Prophylaxe von Harnwegsinfektionen

Eine bakterielle Infektion der Harnwege erfolgt meist aufsteigend. Die Bakterien dringen über die Harnröhre ein, vermehren sich in der Harnblase und gelangen über die Harnleiter in die Nieren. Frauen sind wegen ihrer kürzeren Harnröhre häufiger betroffen als Männer. Oftmals sind ältere Menschen zusätzlich gefährdet aufgrund von:
- Inkontinenz
- mangelnder Abwehrkraft (z. B. bei Diabetes mellitus)
- ungenügender Flüssigkeitsaufnahme
- Restharn, Prostatavergrößerung
- mangelnder Intimpflege, seltenem Wäschewechsel
- Unterkühlung, speziell im Genitalbereich
- eines evtl. liegenden Katheters, siehe „Gefahren des Katheterisierens" (S. 401)

Maßnahmen

Zum Schutz vor Harnwegsinfekten dient:
- „Intimpflege nach jedem Toilettengang" (S. 298) unter hautschonenden Prinzipien (d. h., wenn keine Grobverschmutzung vorliegt, nur mit Wasser, evtl. mit etwas Zitronensaft – ein Esslöffel auf eine Waschschüssel)
- täglicher Wechsel der Unterwäsche bzw. der Unterlage im Bett (bei direktem Kontakt)
- angepasster Wechselrhythmus der Inkontinenzvorlage
- Sauberkeit der Bettschüssel und der Toiletten
- Sorgen für warme Unterwäsche und warme Strümpfe (auch bei kurzen Aufenthalten außerhalb des Bettes)
- Vermeiden einer Unterkühlung beim Sitzen auf dem Nachtstuhl oder der Toilette
- Händehygiene (Handschuhe!) zum Schutz vor Keimverschleppung
- Anbieten von säuernden Nahrungsmitteln und Getränken (z. B. Johannisbeersaft, schwarzer Tee, Nierentee, tierische Nahrungsmittel, ansäuerndes Mineralwasser, Cranberries als Saft, Dragees oder als getrocknete/frische Früchte)

Die beste Vorbeugung gegen einen Harnwegsinfekt ist die natürliche Spülung durch eine ausreichende Trinkmenge, falls diese nicht durch ärztliche Anordnungen eingeschränkt wurde (z. B. bei Nierenerkrankungen).

14.3.2 Obstipationsprophylaxe

Ziel der Obstipationsprophylaxe ist, gemeinsam mit dem Betroffenen Lebensweisen und Maßnahmen zu finden, die ihm langfristig geregelte Stuhlgangsgewohnheiten ermöglichen.

Bei bestehender Obstipation muss in erster Linie dafür gesorgt werden, dass der Darm entleert wird. Manchmal kann es erforderlich sein, unterstützend mit manuellem Ausräumen des Darmes oder rektalen Abführmaßnahmen (S. 370) einzugreifen.

Merke

Bei einer bestehenden Obstipation mit Stuhlsteinen im Rektum dürfen keine oralen Abführmaßnahmen durchgeführt werden, da sie lediglich Bauchkrämpfe auslösen und zudem das Problem der Obstipation nicht beseitigen würden.

Maßnahmen

Eine neue Obstipation kann verhindert werden durch:
- Erhöhung der Flüssigkeitszufuhr
- Förderung der Bewegung
- ballaststoffreiche Ernährung
- Aufnahme abführender Lebensmittel und Laxanzien
- Durchführen eines Entleerungstrainings
- Durchführen einer Kolonmassage

Erhöhung der Flüssigkeitszufuhr

Bei älteren Menschen ist die mangelnde Flüssigkeitsaufnahme ein häufiges Problem. Es hat sich gezeigt, dass verschiedene Maßnahmen die Lust aufs Trinken wesentlich steigern können, z. B. durch:
- ansprechendes Geschirr (keine Plastikschnabelbecher)
- wohlschmeckende Getränke
- Trinken in Gesellschaft oder angenehmer Umgebung (in sitzender Position)
- Benutzung größerer Tassen (z. B. für den morgendlichen Kaffee)

Förderung der Bewegung

Die Bewegung kann gefördert werden z. B. durch:
- aktive und passive Übungen (Training für Bauch- und Beinmuskulatur)
- Gehübungen
- kleinere Spaziergänge usw.

Ballaststoffreiche Ernährung

Sie fördert die Verdauungstätigkeit. Zu berücksichtigen ist die besondere Situation des älteren Menschen, z. B. sein schlechtes Gebiss, die mangelnden Kaubewegungen, der fehlende Hunger, der veränderte Geruchs- oder Geschmackssinn usw.

Wenn möglich, sollten ballaststoffarme Nahrungsmittel ausgetauscht werden, z. B. durch Vollkornbrot, Vollkornnudeln, Vollkornkuchen usw. Zusätzlich empfiehlt es sich, ballaststoffreiche Nahrungsmittel so aufzubereiten, dass sie mühelos gegessen werden können, wie z. B. eingeweichte getrocknete Pflaumen oder Feigen, die anschließend passiert und mit Sahne verfeinert werden (sehr wohlschmeckender Nachtisch).

Dem Ideenreichtum sind keine Grenzen gesetzt. Als Ergänzung (z. B. Zwischenmahlzeiten) empfehlen sich Joghurt, Buttermilch, Müsli, frisches Obst usw. Die abführende Eigenschaft von Milchzucker kann beim Nachsüßen von Speisen und Getränken positiv genutzt werden.

Merke

Das Zusetzen von Weizenkleie und Leinsamen empfiehlt sich beim älteren Menschen meist nicht, da es bei ungenügender Flüssigkeitsaufnahme zur Verschlimmerung der Obstipation kommen kann.

Abführende Lebensmittel und Laxanzien

Auch die Auswirkung der „Hausmittel" ist meist enorm, z. B.:
- Sauerkrautsaft
- ein Glas Wasser auf nüchternen Magen
- Bonbons oder Getränke mit Süßstoffen
- trüber Apfelsaft usw.

Praxistipp

Bei der Einnahme von Laxanzien sollten 2 Grundregeln befolgt werden:
- Besser als die Gabe von Laxanzien nach Bedarf ist eine kontinuierliche (tägliche) Einnahme in geringer Dosierung! Dadurch wird der Stuhl weich gehalten und Verstopfungen, die dann wieder durch hohe Laxanziengaben in Durchfälle umgewandelt werden, verhindert.
- Von „natürlichen" Laxanzien, z. B. Abführtees, sollte Abstand genommen werden, da diese den Darm auf Dauer erheblich schädigen.

Entleerungstraining

Bei hilfsbedürftigen Bewohnern in Altenpflegeheimen kann es aus Bescheidenheit, vermeintlicher Rücksichtnahme auf die überlasteten Pflegenden oder aus Abneigung gegen Nachtstuhl und Bettschüssel zum Unterdrücken des Stuhldrangs kommen, mit der Folge einer länger währenden Obstipation. Zudem spielen hier die hemmenden Umgebungsfaktoren meist eine sehr große Rolle, z. B. das Nichtbeachten der Intimsphäre, ungemütliche Toiletten, die Kälte auf „gut belüfteten" Toiletten usw.

Unter Berücksichtigung der individuellen Stuhlgewohnheiten sollte ein geregelter Rhythmus angestrebt werden. Da die Darmbewegungen physiologischerweise am Morgen oder nach dem Essen einsetzen, empfiehlt es sich, den Toilettengang zu diesen Zeiten durchzuführen.

Merke

Mit dem Bewohner über die Bedeutung einer geregelten Stuhlentleerung zu sprechen, erleichtert ihm die Annahme von Hilfe auch in diesem Bereich.

Kolonmassage

Unterstützend eingesetzt kann sie gute Erfolge erzielen. Entlang des Verlaufs des Dickdarms wird, beginnend im rechten Unterbauch bis zum linken Unterbauch, mit massierenden Bewegungen die Darmtätigkeit gefördert. Sanfte drückende Bewegungen im linken Unterbauch können die Peristaltik massiv anregen (▶ Abb. 14.3).

14.3.3 Beckenbodentraining zur Inkontinenzprophylaxe

Eine schwache Beckenbodenmuskulatur ist mitverantwortlich für Harninkontinenz, siehe „Ursachen der Stuhlinkontinenz" (S. 375). Sie begrenzt den Bauchinnenraum nach unten und stellt die Durchtrittspforte für Harnröhre, Scheide und Anus (▶ Abb. 14.4) dar. Durch aktive Anspannung dieser Muskulatur kann z. B. der Harnstrahl während des Wasserlas-

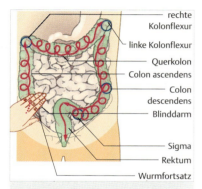

Abb. 14.3 Kolonmassage. Eine Darmmassage regt die Peristaltik des Dickdarms an (Lauber u. Schmalstieg 2004).

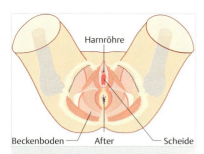

Abb. 14.4 Beckenbodenmuskulatur. Durch Anspannen der Beckenbodenmuskulatur kann der Harnstrahl und der Stuhldrang unterdrückt werden.

14.4 Bei den Ausscheidungen unterstützen

Wann immer es möglich ist, sollten Pflegende es anstreben, dass der hilfsbedürftige Mensch seine Ausscheidungen auf der Toilette durchführen kann. Unterstützend können Hilfsmittel zum Einsatz kommen, die den Weg zur Toilette erleichtern oder die Benutzung der Toilette vereinfachen, z. B.
- Gehhilfen, Orientierungshilfen,
- Kleidung, die der Betroffene selbst aus- und wieder anziehen kann,
- Möglichkeit zum Händewaschen und
- Haltegriffe in der Toilette.

14.4.1 Hilfsmittel für die Harn- und Stuhlentleerung

Sollte die Ausscheidung auf der Toilette nicht möglich sein, so kommen verschiedene Hilfsmittel zum Einsatz. Hilfsmittel für die Harn- und Stuhlentleerung (Urinflaschen, Steckbecken usw.) sollten
- leicht sein (kein Glas oder Porzellan!),
- verschließbar sein,
- eine Betthalterung haben,
- gut zu reinigen sein.

Ein Toilettenstuhl sollte folgende Eigenschaften haben:
- kippsicher und stabil,
- leicht bedienbar (z. B. Bremsen),
- gut zu reinigen,
- warmes Material,
- höhenverstellbar,
- hochklappbare, abnehmbare Armlehnen,
- mühelos verschließbarer Topf.

14.4.2 Anwendung der Hilfsmittel bei bettlägerigen Menschen

Anlegen der Urinflasche

Die Urinflasche liegt in Rückenlage zwischen den Beinen oder in Seitenlage vor dem Mann. Dabei ist Folgendes zu beachten (▶ Abb. 14.5):
- Die Urinflasche muss den Urin sicher auffangen und darf keine Druckstellen erzeugen. Evtl. mit Kissen oder zusammengerollten Handtüchern abstützen.
- Urinflasche sollte nicht länger als für die Ausscheidung benötigt liegen bleiben.
- Wenn möglich, legt der Mann das Glied selbst in den Flaschenhals.
- Nach der Ausscheidung die Möglichkeit zur Händehygiene geben.

sens unterbrochen oder der Stuhldrang unterdrückt werden. Zur Prophylaxe von Harn- und Stuhlinkontinenz kann die Beckenbodenmuskulatur trainiert werden.

Der alte Mensch lernt, durch aktive Anspannung der Beckenbodenmuskulatur die Miktion zu verhindern, indem er die Muskulatur um die Harnröhre kontrahiert. Spezielle Übungsprogramme, die sich auch sehr gut für ältere Menschen eignen, d. h., die auf die Fähigkeiten von älteren Menschen angepasst werden, sollten in keiner Gymnastikstunde für Senioren fehlen. Hier leistet die Physiotherapie einen wesentlichen Beitrag zur Prophylaxe von Inkontinenz. Aber nicht nur in der Seniorengymnastik hat die Beckenbodengymnastik ihren Platz. Sie kann auch als einzelne physiotherapeutische Anwendungen vom Arzt verordnet werden.

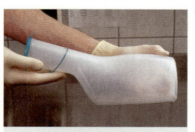

Abb. 14.5 Urinflasche für Männer. Sie eignet sich für die Rücken- oder Seitenlage. (Foto: Thieme)

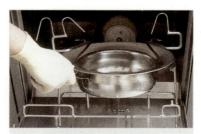

Abb. 14.6 Steckbecken. Nach Benutzung wird das Steckbecken in der Steckbeckenspüle gereinigt. (Foto: Thieme)

Benutzen des Steckbeckens

Das Steckbecken ist möglichst bequem für den alten Menschen unterzuschieben. Falls möglich, hilft er mit, indem er die Beine in Rückenlage anwinkelt und das Gesäß selbst oder mit Unterstützung hochhebt. Sollte das nicht möglich sein, wird durch das Drehen auf die Seite das Steckbecken untergeschoben.

Dabei ist Folgendes zu beachten:
- Sehr leicht entstehen ungewünschte Reibe- und Scherkräfte. Diese gilt es unter allen Umständen zu vermeiden.
- Der alte Menschen sollte nicht länger als für die Ausscheidung notwendig auf dem Steckbecken sitzen.
- Der Oberkörper wird möglichst leicht erhöht, damit die Ausscheidung erleichtert wird.
- Das entfernte Steckbecken sollte aus Hygienegründen niemals auf dem Fußboden abgestellt werden.
- Die hygienische Aufbereitung geschieht zeitnah (▶ Abb. 14.6).

> **Merke**
>
> Bei Benutzung dieser Hilfsmittel für Harn- und Stuhlentleerung ist es selbstverständlich, dass der Bewohner vor den Blicken der Mitbewohner geschützt wird.

14.4.3 Praktische Kleidung

Die Kleidung muss dem Zweck angepasst werden. Sie sollte
- leicht an- und auszuziehen,
- warm,
- bequem,
- aus bunten oder dunklen Stoffen hergestellt sein (falls Nässe durchdringt, ist das nicht gleich zu sehen),
- evtl. getragene Hilfsmittel wie Einlagen usw. gut kaschieren.

Praxistipp

Häufig müssen an der Kleidung kleinere Veränderungen vorgenommen werden, damit sie den Anforderungen des alten Menschen gerecht wird. Der Kreativität sind keine Grenzen gesetzt. Dazu 2 Beispiele:
- Ein Reißverschluss ist für Menschen mit manuell eingeschränkten Fähigkeiten der Hände schwer zu bedienen. Laschen, Schlaufen oder auch Schlüsselanhänger erleichtern das Greifen.
- Hosen mit Reißverschluss fallen beim Toilettengang nach dem Ausziehen auf den Boden. Das Anziehen ist dadurch erschwert. Der Reißverschluss kann, vorausgesetzt die Hose ist nicht zu eng, verschlossen werden und in den Bund wird ein Gummizug eingearbeitet. Die Hose verbleibt während des Sitzens auf der Toilette an den Oberschenkeln und kann mühelos wieder hochgezogen werden.

Fallbeispiel

Eine Bewohnerin zieht ein. Sie trägt ein Mieder, viel zu enge Röcke, Blusen, die im Rock getragen werden. Die Reißverschlüsse sind hinten und die Frau kann sie selbst nicht öffnen. Es empfiehlt sich, zur Erleichterung des Toilettengangs und zur Förderung der Selbstpflege eine Beratung durchzuführen. Ziel sollte es sein, die individuellen (auch finanziellen) Möglichkeiten auszuloten und nach Lösungsmöglichkeiten zu suchen.

14.4.4 Ausscheidungsfähigkeit fördern

Zur Förderung der Ausscheidungsfähigkeit stehen eine Reihe gut wirksamer Mittel zur Verfügung. Der verwirrte Bewohner weiß unter Umständen nicht mehr, weshalb er sich auf der Toilette befindet, und benötigt daher Anregung, um Wasser lassen zu können.

Urinausscheidung fördern

Bei Harnverhaltungen, gleich welcher Natur, können diese Hilfen sehr wirksam sein:
- Wasserhahn laufen lassen (Geräusch von fließendem Wasser).
- Hände in warmes Wasser eintauchen.
- Blasenregion massieren.
- Feucht-heiße Kompressen auf die Blasenregion auflegen (S. 948).

Rektale Abführmethoden – Hilfsmittel und deren Anwendung

Einseitige Ernährung, mangelhafte Flüssigkeitszufuhr, Bewegungsmangel, Missbrauch von Abführmitteln u. a. führen bei alten Menschen zur Obstipation, die oft auch durch prophylaktische Maßnahmen nicht zu vermeiden ist. Hier werden Maßnahmen nötig, die die Stuhlausscheidung unterstützen. Zu den rektalen Abführmethoden gehören:
- Abführ-Suppositorien
- Klistiere
- abführender Einlauf

Abführ-Suppositorien

Definition

Suppositorien sind Zäpfchen aus leicht schmelzenden Stoffen (Fette, Gelatine, Glyzerin), die ein entsprechendes Medikament enthalten.

▶ **Material.** Folgendes wird benötigt:
- verordnetes Zäpfchen
- Fingerling und Handschuh
- Zellstoff
- Krankenunterlage (sofern nicht bereits vorhanden)
- Nachtstuhl oder Steckbecken

Merke

Auch die Applikation eines Abführzäpfchens muss ärztlich angeordnet sein.

▶ **Durchführung.** Sie umfasst:
- Heimbewohner über das Vorhaben informieren.
- Hand der Pflegenden durch Handschuh und zusätzlich Fingerling am Zeigefinger schützen.
- Bei Seitenlage die Beine anziehen lassen oder in Rückenlage die Beine aufstellen (die angewinkelten Beine erleichtern das Arbeiten und entspannen die Bauchmuskulatur).
- Zäpfchen von der Umhüllung befreien und evtl. mit warmem Wasser gleitfähig machen.
- Zäpfchen in den After einführen und genügend weit einschieben (bis hinter den Schließmuskel). Vorsicht: Nicht in eine Hämorrhoidalfalte oder in eine Kotmasse hineindrücken!
- Nach ordnungsgemäßer Applikation den Heimbewohner auffordern, das Zäpfchen einige Zeit zu halten (mind. 5 Minuten).
- Den Heimbewohner bei Stuhldrang auf die Toilette, den Nachtstuhl oder auf das Steckbecken setzen.
- Nach erfolgtem Stuhlgang entsprechende Intimhygiene durchführen, den Stuhl beurteilen und Ergebnis im Dokumentationssystem vermerken.

Klistiere

Definition

Unter **Klistier** verstehen wir die Verabreichung kleinerer Mengen unterschiedlicher Lösungen zur Förderung des Stuhlabgangs (aber auch zur lokalen medikamentösen Behandlung des Darms).

Klistiere führen durch Gleitmittelwirkung oder durch Aufweichen der Stuhlmassen ab. Die hohen Salzkonzentrationen der salinischen Klysmen wirken osmotisch; sie ziehen aus der Darmschleimhaut zusätzlich Flüssigkeit in den Darm und erhöhen damit ihre Wirkung.

Merke

Bei Heimbewohnern mit salzarmer Kost kann es bei Anwendung salinischer Klistiere zu starker Salzresorption kommen!

Heute werden vornehmlich Einmalklistiere verwendet. In einer Plastikampulle mit angeschweißtem Darmrohr befindet sich die fertige Lösung unterschiedlicher Zusammensetzung (▶ Abb. 14.7).

▶ **Material.** Folgendes wird benötigt:
- körperwarmes Klistier
- evtl. Darmrohr
- Vaseline zum Einfetten des Darm- oder Ansatzrohres
- Einmalhandschuhe
- Zellstoff
- Krankenunterlage
- Nachtstuhl oder Steckbecken

14.4 Bei den Ausscheidungen unterstützen

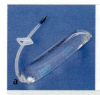

Abb. 14.7 Klistiere zum Einmalgebrauch.
(Fotos: Thieme)
a Practoclyss.
b Mikroklist.

▶ **Durchführung.** Hierzu gehört:
- Den Heimbewohner über das Vorhaben informieren und für Sichtschutz sorgen.
- Linke Seitenlage (Verlauf des Dickdarmes) oder bei Rückenlage die Beine aufstellen lassen, Krankenunterlage vorlegen.
- Einmalhandschuhe überziehen.
- Eingefettetes Darmrohr oder Ansatzrohr vorsichtig weit einführen, Lösung langsam einspritzen (bei zu rascher Eingabe kommt es durch den plötzlichen Dehnungsreiz zur Entleerung des Enddarms und die Lösung wird wieder herausgepresst. Je langsamer die Lösung eingegeben wird, umso leichter wird der Heimbewohner sie einige Zeit halten können).
- Plastikapplikator in komprimiertem Zustand mit Darmrohr bzw. Ansatzrohr herausziehen, Handschuh darüberstülpen und beides in den Abfall geben (bei Applikation kleinerer Mengen mit zusätzlichem Darmrohr ist zu berücksichtigen, dass ca. 15 ml Lösung im Darmrohr verbleiben.)
- Den Heimbewohner auffordern, die Flüssigkeit einige Minuten zu halten.
- Bei Stuhldrang oder nach einigen Minuten den Heimbewohner auf die Toilette, den Nachtstuhl oder das Steckbecken setzen und Klingel griffbereit herrichten.
- Nach dem Stuhlgang Intimtoilette und Lagerung des Heimbewohners durchführen, Stuhl beurteilen, Ergebnis dokumentieren.

Abführender Einlauf

Definition

Ein **abführender Einlauf** kann verordnet werden, um bei hartnäckiger Obstipation die Kotmassen im Enddarm aufzuweichen und zu entfernen. Hierzu wird 0,5–1 Liter körperwarme Flüssigkeit in den Darm eingeleitet. Der mechanische und chemische Reiz führt in der Regel zur spontanen Entleerung des aufgeweichten Stuhls.

Merke

Ein Einlauf darf nie ohne ärztliche Anordnung durchgeführt werden. Das Einlaufenlassen größerer Mengen sehr warmer Flüssigkeit in den Enddarm kann zu starker Erweiterung der Blutgefäße im Unterleib führen. Bei kreislauflabilen Heimbewohnern ist daher mit einem Kollaps zu rechnen. Des Weiteren ist es möglich, dass auch durch die starke Anregung der Peristaltik Kreislaufprobleme entstehen. Einläufe und Klistiere dürfen nur bei liegendem Heimbewohner verabreicht werden, nie im Stehen und bei gebeugter Haltung.

▶ **Einlaufflüssigkeit.** Verwendet wird normales, körperwarmes Leitungswasser (keinesfalls destilliertes Wasser). Der Stuhl wird etwas aufgeweicht und der Dehnungsreiz des Wassers auf die Darmwand löst die Peristaltik aus.

▶ **Zusätze.** Durch folgende Zusätze zum Wasser kann die Wirkung des Einlaufes verstärkt werden:
- 1 Teelöffel Kochsalz auf 1 l Wasser entspricht etwa einer isotonischen Lösung.
- 1 Esslöffel Kochsalz auf 1 l Wasser ergibt eine hypertone Lösung. Durch die osmotische Wirkung wird aus der Darmschleimhaut zusätzlich Flüssigkeit in den Darm gezogen, der Entleerungsreiz wird stärker. Genau dosieren!
- 20 ml Glyzerin auf 1 l Wasser führt durch den Reiz auf die Darmschleimhaut zu stärkerer Peristaltik. Zudem wirkt das Glyzerin als Gleitmittel.
- Durch Zugabe von 20 ml Speiseöl kann die Gleitwirkung erhöht werden; mit Nebenwirkungen ist nicht zu rechnen.

Merke

Die Zusätze für die Einlaufflüssigkeit dürfen nicht kombiniert werden, um bessere Wirkungen zu erzielen. Also keine „Cocktails" nach eigener Rezeptur mischen! Die Zusammensetzung der Lösung bestimmt der Arzt.

Wenn der Heimbewohner exsikkiert ist, kann es vorkommen, dass die Einlaufflüssigkeit fast vollständig vom Darm resorbiert wird. Der Einlauf bleibt dann erfolglos. Auch aus diesem Grunde ist mit Zusätzen größte Vorsicht geboten.

▶ **Temperatur.** Neben Menge und Zusammensetzung der Flüssigkeit spielt die Temperatur eine Rolle:
- Zu warme Flüssigkeit kann zur Schleimhautschädigung und, durch Gefäßerweiterung, zu einem Kreislaufkollaps führen.
- Zu kühle Flüssigkeit bewirkt meist eine starke Kontraktion des Darms, wodurch ein großer Teil sofort wieder herausgepresst wird; die Lösung kann im Darm nicht wirken.

▶ **Geschwindigkeit.** Letztlich ist die Einlaufgeschwindigkeit zu berücksichtigen:
- Rasches Einlaufen führt zu einer starken Dehnung des Darms, wodurch die Peristaltik stark angeregt wird. Oft wird dadurch die Flüssigkeit sofort heraus gepresst.
- Langsames Einlaufen lässt die Flüssigkeit weit in den Darm aufsteigen; unterstützt wird das durch tiefes Durchatmen.

▶ **Material.** Folgendes wird benötigt:
- Irrigator mit Schlauchsystem und verordneter, auf Körpertemperatur erwärmter Lösung (evtl. gebrauchsfertiges Einmalset), Ständer zum Aufhängen des Irrigators bzw. des Beutels
- Nierenschale mit Zellstoff
- weiches Darmrohr (evtl. Dauerkatheter)
- Vaseline
- Einmalhandschuhe
- Schutzunterlage
- Steckbecken oder Nachtstuhl
- evtl. Urinflasche
- Wandschirm für Sichtschutz

▶ **Durchführung.** Hierzu gehört:
- Heimbewohner über das Vorhaben informieren und für Sichtschutz sorgen.
- Bei linker Seitenlage (Verlauf des Dickdarms) Beine anziehen oder in Rückenlage Beine aufstellen lassen.
- Krankenunterlage vorlegen, Steckbecken bereithalten.
- Irrigator am Ständer etwa in 60 cm Höhe über dem Bewohner anbringen; Schlauchsystem volllaufen lassen, damit die Luft entweicht.
- Eingefettetes Darmrohr unter Drehen vorsichtig etwa 10 cm weit in den Enddarm einführen (Vorsicht! Bei Spüren eines Widerstands nicht weiterschieben → Perforationsgefahr).
- Schlauchsystem anschließen und öffnen.
- Heimbewohner zu tiefem Durchatmen anhalten und auf Reaktionen achten. (Durch Absenken des Irrigators kann die Einlaufgeschwindigkeit verringert werden, evtl. vorhandene Bauchkrämpfe lassen nach.)
- Nach Abschluss des Einlaufs Schlauchsystem schließen und Darmrohr entfer-

nen; zur Erhöhung der Wirkung Flüssigkeit ca. 5 Minuten halten lassen.
- Wenn möglich, Heimbewohner auf die Toilette oder den Nachtstuhl setzen, für Sichtschutz sorgen; anderenfalls auf das Steckbecken setzen.
- Nach erfolgter Entleerung Intimtoilette durchführen und Heimbewohner positionieren.
- Durchführung, Erfolg und Stuhlbeurteilung dokumentieren.

▶ **Gefahren.** Bei alten Menschen können sich im unteren Darmabschnitt verschiedene krankhafte Prozesse entwickelt haben, die durch die Manipulationen beim Abführen zu ernsthaften Komplikationen führen können. Häufig leiden alte Menschen unter Hämorrhoiden, die durch mechanische Manipulation perforieren und zu starken Blutungen führen können. Vorhandene Divertikel (Ausstülpungen) der Darmwand, tiefsitzende Geschwüre und Tumoren können durch die recht starren Darmrohre verletzt oder durchstoßen werden.

Merke
Bei Schmerzäußerungen des Heimbewohners ist der Vorgang daher sofort zu unterbrechen und der Arzt ist zu informieren. Tritt im Anschluss an eine Abführmaßnahme Blut im Stuhl auf, so ist der Arzt ebenfalls zu informieren.

Merke
Keine Einläufe bei ungeklärten Beschwerden des Bauchraums, akuten Unterleibserkrankungen oder Darmblutungen! Es besteht die Gefahr der Perforation und der Peritonitis (Bauchfellentzündung).

Hoher Einlauf
Bei hohem Einlauf soll die Flüssigkeit möglichst hoch in den Dickdarm gelangen und einen möglichst großen Abschnitt des Darms säubern.

▶ **Indikation.** Erforderlich werden kann ein hoher Einlauf:
- vor Dickdarmuntersuchungen
- vor medikamentösen Behandlungen
- bei Verdacht auf einen Darmverschluss

Die Durchführung dieser in der Altenpflege nur noch selten angewandten Methode entspricht im Wesentlichen einem abführenden Einlauf, jedoch wird mehr Flüssigkeit benötigt (bis zu 1,5 l); evtl. werden gasbindende Medikamente zugesetzt.

Schaukeleinlauf
Ein Schaukeleinlauf kann angeordnet werden, um die Darmperistaltik anzuregen und den Abgang von Darmgasen zu begünstigen. Das Prinzip besteht darin, dass durch Ein- und Auslaufenlassen einer Spülflüssigkeit der Darm abwechselnd gedehnt und entlastet wird.

Die Vorbereitungen und Materialien entsprechen i. W. dem abführenden Einlauf. Man verwendet jedoch eine möglichst reizarme Lösung, da der Effekt auf mechanischem Wege erreicht werden soll. Durch Anheben des Irrigators lässt man die Flüssigkeit langsam in den Darm einlaufen. Sobald der Heimbewohner den Stuhldrang meldet, wird der Irrigator unter das Niveau des Enddarms gesenkt; die Flüssigkeit läuft zurück. Darmgase gehen evtl. unter Gurgelgeräuschen mit ab. Die gleiche Flüssigkeit wird wiederum in den Darm eingegeben, danach der Irrigator wieder gesenkt.

Der Schaukeleinlauf wird beendet, wenn genügend Darmgase abgegangen sind oder die Flüssigkeit stark verfärbt ist.

Merke
Die Geräte müssen nach der Benutzung gereinigt und desinfiziert werden.

Manuelles Ausräumen des Enddarms
Diese Maßnahme kann nötig werden, wenn der Stuhl sehr verhärtet ist und/oder der Heimbewohner nicht pressen kann.

▶ **Material.** Folgendes wird benötigt:
- Schutzschürze
- Einmalhandschuhe und Fingerlinge für Zeigefinger und Mittelfinger
- Vaseline
- Krankenunterlage, Zellstoff
- Steckbecken

▶ **Durchführung.** Hierzu gehört:
- Den Heimbewohner informieren, für Sichtschutz sorgen.
- Seitenlagerung, evtl. 2. Pflegende halten lassen.
- Einmalhandschuhe und Fingerlinge gut gleitfähig machen und in den After einführen.
- Kotklumpen vorsichtig herausbefördern, dabei die oft einsetzende Peristaltik ausnutzen.

▶ **Gefahren.** Trotz des Einmalhandschuhs können Schäden an der Darmschleimhaut entstehen, darum Fingernägel kurz schneiden! Unerfahrene ertasten im Darm innere Hämorrhoiden, verwechseln diese mit Kotklumpen und versuchen, diese herauszuholen. Es kann zu massiven Blutungen kommen. Tumoren und Ulzera im Enddarm können perforieren und zu gefährlichen Komplikationen führen. Verletzungen am Schließmuskel (Sphinkter) selbst sind nicht selten.

Merke
Das manuelle Ausräumen ist für den alten Menschen meist schmerzhaft und unangenehm. Es greift sehr einschneidend in dessen Intimsphäre ein. Deshalb ist das auch nur im äußersten Notfall und nach Ausschluss anderer Möglichkeiten durchzuführen.

14.5 Kontinenz/Inkontinenz

Kleinen Kindern wird der unbefangene Umgang mit ihren Körperausscheidungen oft mit der Begründung abgewöhnt, diese seien schmutzig. Sie werden zur „Sauberkeit" erzogen und sollen möglichst schnell lernen, ihre Blasen- und Darmentleerung selbst zu kontrollieren, wobei dieser Lernprozess durch Lob und Tadel unterstützt wird. Die Körperregionen, die mit Ausscheidungsvorgängen zu tun haben, werden schamhaft verdeckt, alles spielt sich nach Möglichkeit im Verborgenen ab. Wenn nicht durch Krankheit bedingt, haben sie als Jugendliche und später als junge Erwachsene meist keine Probleme mit ihrer Blasen- und Darmentleerung. Sie können sie kontrollieren und sind kontinent.

Durch Veränderungen (z.B. Senkung des weiblichen Genitals) oder Erkrankungen des Kontinenzorgans selbst kann die Kontinenz gefährdet werden. Schon sehr junge Frauen (z.B. nach der Entbindung) leiden darunter. Die Fähigkeit zur Kontinenz ist besonders im höheren Lebensalter wegen vielerlei Ursachen oftmals nur unzureichend oder gar nicht mehr gegeben. Es kommt zur Inkontinenz, d.h. zum unfreiwilligen Abgang von Harn und/oder Stuhl.

Merke

Die Harninkontinenz ist eines der 4 zentralen geriatrischen Probleme. Dazu gehören:
- Inkontinenz
- intellektueller Abbau
- Immobilität
- Instabilität

Man spricht von den geriatrischen Leitsymptomen, den „Vier I's".

Durch den anerzogenen schamhaften Umgang mit dem eigenen Körper und dessen Ausscheidungsgewohnheiten werden Inkontinenzsymptome häufig so lange wie möglich vom Betroffenen verborgen gehalten. Das kann so weit führen, dass das soziale Umfeld in sich zusammenbricht, weil die Betroffenen Kontakte und Gesellschaft aus Scham meiden. Auch für die Angehörigen fällt dieses Thema meist in den Tabubereich, sodass auch sie mit dem Problem meist überfordert sind. Der dringend notwendige Gang zum Arzt wird nicht unternommen, was zur Folge hat, dass die therapeutischen Maßnahmen nicht zum richtigen Zeitpunkt einsetzen können.

Hier sind die Pflegenden in hohem Maße gefordert. Anzeichen für eine Inkontinenz wie sozialer Rückzug, Desinteresse, Depression, Uringeruch usw. können erkannt werden. Der offene und einfühlige Umgang mit diesem Problem ist dann sehr wichtig. Durch Gespräche mit dem Betroffenen und seinen Angehörigen, die aber keineswegs bagatellisieren dürfen („Das haben viele alte Menschen" usw.), kann dem Betroffenen erklärt werden, dass das vermeintliche Schicksal Inkontinenz häufig sehr gut therapiert werden kann. Die notwendigen diagnostischen Maßnahmen zur Erforschung der Inkontinenzursache und somit die Therapie können eingeleitet werden.

Wichtig dabei ist, dass sich die Pflegenden bewusst machen, dass Inkontinenz kein altersbedingtes und unabwendbares Schicksal ist, sondern ein Symptom, das in vielen Fällen geheilt, zumindest aber durch geeignete Maßnahmen gebessert werden kann. Die Versorgung mit Hilfsmitteln (Inkontinenzvorlagen usw.) steht demzufolge an letzter Stelle nach Ausschöpfung aller therapeutischen Maßnahmen oder ist eine therapiebegleitende Maßnahme. Sie ist deshalb nie die alleinige und einzige Hilfestellung, die dem Betroffenen angeboten werden kann.

14.5.1 Auswirkungen der Inkontinenz

Auswirkungen auf den Betroffenen

Wenn der Betroffene seine Inkontinenz zum 1. Mal bewusst wahrnimmt, wird er anfänglich versucht sein, seine Symptome zu verdrängen, zu leugnen oder gar zu bagatellisieren. Erst mit zunehmendem Leidensdruck, ausgelöst durch die Beschränkungen seines Lebens, wird er bemüht sein, Lösungsstrategien zu entwickeln. Es ist auch nicht unerheblich zu wissen, dass im Vordergrund der inneren Auseinandersetzung des Betroffenen oft die Angst vor dem Verlust sozialer Kontakte steht, der sich häufig auch einstellt.

Der Betroffene wird sich oftmals die sinnentscheidende Frage stellen, ob er auch weiterhin als Mensch akzeptiert wird. Durch die Grunderkrankung, verbunden mit dem Symptom Inkontinenz, gerät er häufig auch in eine Wertkrise. Diese mindert sein Selbstwertgefühl und kann ein starkes Gefühl der Entwürdigung auslösen. Viele inkontinente Menschen versuchen deshalb zum Selbstschutz, ihr Leiden als unkorrigierbaren „Schicksalsschlag" anzusehen, oder verleugnen sogar den Wunsch, wieder kontinent werden zu wollen.

Schließlich wehren viele Betroffene ihre Schuld-, Scham- und Angstgefühle ab und versuchen, ihre Inkontinenz zu verbergen. Unter Umständen entwickeln die Betroffenen, trotz dieser Verdrängungsmechanismen, ein starkes Schuldgefühl und Aggressionen gegen sich selbst. Aus dem Wunsch der Verheimlichung der Inkontinenzbeschwerden entsteht in der Folge häufig die soziale Isolation.

Nicht selten führt die komplexe Problemstellung zu Verlust des Selbstwertgefühls, Angst bis hin zu Angstzuständen, Schlafstörungen, Sinnverlust, daraus folgende Passivität, Reizarmut und Resignation bis hin zu Depressionen.

Merke

Das vorrangige Pflegeziel ist, dem inkontinenten Mensch so viel Hilfestellung zu geben, dass er seine innere Stabilität wiedererlangen kann, um die Bereitschaft bei ihm zu fördern, seine Inkontinenz aktiv anzugehen.

Auswirkungen auf pflegende Angehörige

Häusliche Pflege bedeutet nicht selten für die pflegenden Angehörigen eine maximal physisch und psychisch belastende Aufgabe. Sie leisten neben der tatsächlichen Pflege- und Versorgungstätigkeit zudem einen 24-Stunden-Bereitschaftsdienst, meist ohne freie Wochenenden und ohne Urlaub.

Pflegende Angehörige erkranken durch die körperlich schwere Tätigkeit der Pflege sehr häufig am Haltungs- und Bewegungsapparat. Nicht wenige Angehörige flüchten in Tabletten- und Alkoholabhängigkeit. Emotional sind Angehörige häufig erschöpft durch die Rollenumkehr und Bewältigung von neuen Rollen, Schuldgefühlen, Trauer, Scham und durch die Ambivalenz zwischen Verpflichtung und Ekel. Krisen mit dem Partner und den Kindern sind nahezu vorprogrammiert.

Sozial sind pflegende Angehörige oftmals isoliert, weil sie es nicht wagen, Besucher zu empfangen, oder selbst nicht weggehen können, weil die Versorgung des zu Pflegenden nicht mehr gewährleistet wäre.

Angehörige, die aus Schuldgefühlen übereifrig bemutternd verwöhnen, pflegen den alten Menschen krank, werden selbst immer gestresster und erschöpfter. Das kann sich auch in Gewalt gegen den Betroffenen äußern. Wenn Partner oder Kinder mit dieser Situation nicht zurechtkommen, resultiert daraus häufig der notwendige Umzug ins Alten- oder Pflegeheim.

Auswirkungen auf professionell Pflegende

Beruflich Pflegende reagieren meist verborgen emotional, z. B. fällt es vielen schwer, über ihren Ekel in Bezug auf die Ausscheidungen zu reden. Sie reinigen Verschmutzungen schnell, akzeptieren die Inkontinenz als unvermeidlich. Oftmals wird die Inkontinenz herablassend bagatellisiert, oder aber sie beschuldigen sich selbst, die Inkontinenz nicht verhindert zu haben.

Oftmals fühlen sich professionell Pflegende als Mitglied einer „Putzkolonne", die für das Beseitigen von vermeintlich nicht vermeidbaren „Unfällen" bei Ausscheidungen zuständig sind.

Da das Annehmen der Inkontinenz mit einem prozesshaften Handeln vergleichbar ist, ist es sehr wahrscheinlich, dass es zu Ambivalenzen kommen kann, d. h., dass Reaktionen vonseiten des Betroffenen oft schwer nachvollziehbar sind, irrational erscheinen oder gar beleidigend wirken. Die Pflegende kann zum Gegenstand der Verarbeitung werden, gegen den sich direkt die Aggression und Wut richten. Pflegende sollten sich mit der Möglichkeit dieser Reaktion vertraut machen und sie einschätzen lernen und die Gegebenheit, wenn möglich, als Anlass für ein klärendes Gespräch nutzen.

14.5.2 Harninkontinenz – Aufgabe und Funktion der Harnblase

Die Harnblase hat die Aufgabe, den Harn zu sammeln (Reservoir). Ihr Fassungsvermögen beträgt 200–400 Milliliter. Bei einem bestimmten Füllungszustand, der sehr individuell sein kann, kommt es zum Druckanstieg in der Blase. Dadurch werden sensible Rezeptoren (Dehnungsrezeptoren) in der Blasenwand aktiviert, und die Impulse werden über das Rückenmark an das Gehirn weitergeleitet. In diesem Moment registriert unser Gehirn den Harndrang. Zur Kontinenz gehört also auch, dass sowohl die Blase mit Schließmuskel und Beckenbodenmuskulatur wie auch Rückenmark und Gehirn ihre Funktionen uneingeschränkt ausüben können.

▶ **Miktionsvorgang.** Dieser läuft wie folgt ab (▶ Abb. 14.8):
- Durch die Dehnung der Blasenwand werden Rezeptoren aktiviert.
- Die Meldung von der Blase geht über die Nervenbahnen des Rückenmarks zum Gehirn. Diese Meldung wird als Harndrang wahrgenommen.
- Damit sich die Blase nicht sofort entleert, wird die Entleerung durch das Gehirn unterdrückt (hemmende Impulse).
- Erst nach Erreichen der Toilette wird die Unterdrückung der Blasenentleerung bewusst aufgehoben.
- Der Blasenmuskel (Detrusor) zieht sich als Folge des Befehls zusammen (Kontraktion) und treibt den Harn aus.
- Gleichzeitig mit der Kontraktion öffnet sich unbewusst der innere Schließmuskel im Blasenhals.
- Die Beckenbodenmuskulatur senkt sich – erschlafft – und öffnet damit den äußeren Schließmuskel, der Teil der Beckenbodenmuskulatur ist.
- Zur Verstärkung des Harnstrahls kann zusätzlich die Bauchpresse betätigt werden.
- Beim gesunden Menschen kann die Blase in der Regel vollständig (bis auf eine normale Restharnmenge von max. 30 ml) entleert werden.

14.5.3 Harninkontinenzformen

▶ Tab. 14.4 gibt einen Überblick über die Inkontinenzformen, deren Ursachen sowie mögliche therapeutische Maßnahmen.

Risikofaktoren für Harninkontinenz

Sie sind im Expertenstandard „Förderung der Harnkontinenz in der Pflege" benannt. Pflegende sollten sie kennen, damit schon früh präventive Maßnahmen eingeleitet werden können.

Es wird unterschieden zwischen
- **personenabhängigen Risikofaktoren**, z. B. kognitive Einschränkungen, Erkrankungen und Medikamente, die häufig eine Inkontinenz auslösen, Obstipation, Stürze in der Vorgeschichte oder Harnwegsinfektionen und
- **umgebungsbezogenen Risikofaktoren**, z. B. nicht kontinenzfördernde Umgebung, schlechte Beleuchtung, Stolperfallen auf den Fluren usw.

14.5.4 Stuhlinkontinenz – Entleerungsmechanismus

In der Wand des Enddarms (Submukosa) befinden sich sensible Rezeptoren, die bei Dehnung der Darmwand durch die eintretende Stuhlmasse aktiviert werden. Die Meldung wird an das Gehirn übermittelt (afferente Fasern des vegetativen Nervensystems). Im Rückenmark werden die spinalen Reflexe dazu verwertet, die Peristaltik (Darmbewegungen) in Gang zu setzen. Vom Gehirn steuern als Reflexantwort die efferenten Fasern die glatte Muskulatur des Darms. Es kommt zu Kontraktionen des Darms und der innere Analschließmuskel erschlafft. Der Stuhl tritt nach unten bei noch geschlossenem äußerem Schließmuskel.

Verspüren wir Stuhldrang und können nicht sofort eine Toilette aufsuchen, so treten 2 Nerven in Funktion – der Nervus pudendus und der Nervus levator ani. Sie verhindern willentlich die Stuhlentleerung (▶ Abb. 14.9).

Bei länger bestehendem Stuhldrang fallen die Impulse der Dehnungsrezeptoren weg. Soll die Stuhlentleerung erfolgen, so erschlafft der äußere Schließmuskel durch eine bewusste Aufhebung der zentralen Hemmung. Es entsteht ein offener Kanal für die Stuhlpassage. Die Bauchpresse und die Aufwärtsbewegung der Beckenbodenmuskulatur treiben den Stuhl ins Freie.

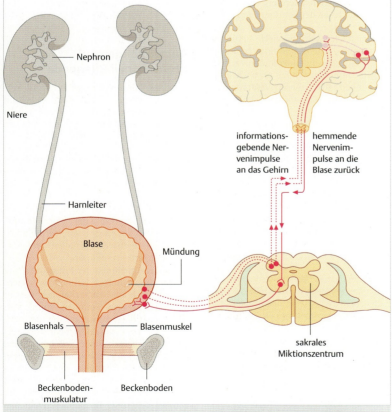

Abb. 14.8 Miktionsvorgang. Der Miktionsvorgang wird durch informationsgebende und hemmende Nervenfasern kontrolliert.

Tab. 14.4 Häufige Formen der Harninkontinenz.

Inkontinenzform	Symptome	Ursachen	Therapie
Belastungsinkontinenz	anfänglich nur tröpfchenweise Verlust von Harn beim Lachen, Husten, Niesen und Lastenheben bis hin zur kompletten Blasenentleerung bei Druckerhöhungen im Bauchraum	vorwiegend Frauen betroffen: • Schwäche der Beckenbodenmuskulatur als Folge von z. B. schweren Geburten oder Übergewicht • Senkung des weiblichen inneren Genitals • Östrogenmangel in den Wechseljahren	• Beckenbodentraining (evtl. unter Verwendung von Hilfsmitteln, z. B. Femcon) • Elektrostimulation • Biofeedback • evtl. Operation • lokale Östrogentherapie • medikamentöse Therapie
Dranginkontinenz (motorisch und sensorisch)	unfreiwilliger Harnverlust mit intensivem Harndrang	motorische Dranginkontinenz: • Störung der zentralen Steuerung z. B. bei degenerativen Erkrankungen des ZNS • Demenz, Morbus Alzheimer • Medikamenteneinnahme (z. B. Barbiturate) sensorische Dranginkontinenz: • Blasenerkrankungen (z. B. Zystitis, Steine, Tumor)	• medikamentöse Therapie • Kontinenztraining • evtl. medikamentöse oder operative Therapie der Blasenerkrankung
neurogene Blasenfunktionsstörungen	unfreiwillige, reflektorische Blasenentleerung meist ohne Harndrang, Blasenentleerungsstörungen mit Restharnbildung	Unterbrechung der überleitenden Nervenbahnen zum Gehirn (z. B. im Rückenmark) bei Querschnittlähmung, MS, Tumor, Bandscheibenvorfall usw.	gezielte Blasenentleerung durch: • medikamentöse Therapie • intermittierenden Selbstkatheterismus • in Einzelfällen: Klopf- und Entleerungstechniken, z. B. Triggern • evtl. Urostomie • instrumentelle Harnableitung
Überlaufinkontinenz	Harndrang, Harnträufeln, häufige Entleerung kleiner Harnmengen, verminderter Harnstrahl bei gefüllter Blase, Komplikation Restharn	vorwiegend Männer betroffen: Einengung der Harnröhre infolge einer Prostatavergrößerung oder Harnröhrenstriktur	Operation, evtl. instrumentelle Harnableitung als Dauer- oder Akutbehandlung, wenn Operation nicht möglich

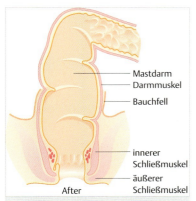

Abb. 14.9 **Rektum und Anus.** Bei erschlafftem äußeren Schließmuskel entsteht ein offener Kanal für die Stuhlpassage.

14.5.5 Ursachen der Stuhlinkontinenz

Die Ursachen der Stuhlinkontinenz bestimmen auch die unterschiedliche Behandlung. Zu den Ursachen zählen:
• Diarrhö (Durchfall)
• Obstipation (Verstopfung) mit Folge einer paradoxen Diarrhö
• neurologische Störungen und Erkrankungen
• Erkrankungen des Kontinenzorgans (z. B. Rektumkarzinom, entzündliche Erkrankungen, Verletzungen)

▶ **Diarrhö.** Bei bestehender Schwäche des Kontinenzorgans kann eine Diarrhö zur Inkontinenz führen. Hier muss auf jeden Fall diagnostisch abgeklärt werden, woher der Durchfall kommt. Es kann sich um eine ernst zu nehmende Erkrankung handeln (z. B. Darmkrebs). Die Grunderkrankung muss behandelt werden. Bei Missbrauch von Abführmitteln müssen diese natürlich eingeschränkt werden. In vielen Fällen kann die Diarrhö durch diätetische Maßnahmen gebessert werden.

▶ **Obstipation (paradoxe Diarrhö).** Durch Stuhlansammlungen (Stuhlsteine) im Enddarm wird der Entleerungsmechanismus ausgelöst (vermehrte Peristaltik), der innere Schließmuskel erschlafft. Wenn der stark eingedickte Stuhl nicht ausgeschieden werden kann (z. B. bei mangelnder Betätigung der Bauchpresse), wird an dem dickeren Stuhl der dünnere, der von höher gelegenen Darmabschnitten kommt, vorbeibefördert. Die Ursache für sog. Schmierstühle ist demzufolge meist eine Obstipation. Hier müssen rektale Abführmaßnahmen (S. 370) angewendet werden. Eine erneute Obstipation sollte verhindert werden (S. 368): durch ausreichende Flüssigkeitszufuhr, angemessene Ernährung, Bewegung, auch passiv. Durch ein Stuhlentleerungstraining kann häufig Normalität erreicht werden. Der Betroffene wird täglich oder jeden 2. Morgen zur gleichen Zeit zur Toilette begleitet. Anfänglich kann man diese Toilettengänge mit einem Klistier oder der regelmäßigen und kontinuierlichen Gabe von Laxanzien unterstützen.

▶ **Neurologische Störungen und Erkrankungen.** Durch Gehirn- und Rückenmarkserkrankungen kann es zur gestörten Entleerungsfunktion kommen, d. h., der Entleerungsmechanismus ist in seiner Funktion beeinträchtigt. Ebenso können sensible Störungen der Darmwand (z. B. Diabetes mellitus) oder muskuläre Störungen des Kontinenzorgans der Auslöser für die Stuhlinkontinenz sein.

▶ **Erkrankungen des Kontinenzorgans.** Rektumkarzinome, entzündliche Erkrankungen oder Verletzungen des Kontinenzorgans führen sehr häufig zur Stuhlinkontinenz. Der Arzt entscheidet dann über den weiteren Verlauf der Therapie.

14.5.6 Psychosoziale Auslöser der Harn- und Stuhlinkontinenz

Die psychische Verfassung eines Menschen hat einen wesentlichen Einfluss auf das Ausscheidungsverhalten. Ein typisches Beispiel stellt der Harndrang im Prüfungsstress dar. Psychisch belastende Situationen können ebenso wie psychische Auffälligkeiten sog. Inkontinenzauslöser darstellen. Beispiele hierfür sind:

- Jeder plötzliche Umgebungswechsel, z. B. ein Krankenhausaufenthalt, kann zu einer Beeinträchtigung der Kontinenz führen.
- Eine unfreiwillige oder unvorbereitete Aufnahme ins Pflegeheim stürzt den Betroffenen in eine tiefe Krise.
- Aufmerksamkeit und Zuwendung werden unbewusst „erzwungen", d. h. eine Verstärkung der Inkontinenz wird vom Betroffenen im Sinne eines positiven Krankheitsgewinns erlebt.
- Neid auf den Mitbewohner im Pflegezimmer, der mehr Pflege benötigt und dadurch mehr Zuwendung durch die Pflegende erhält, kann zur Verstärkung der Symptomatik führen.
- Zurückhaltung, falsche Bescheidenheit oder Angst verhindern, dass der Betroffene rechtzeitig die Klingel betätigt.

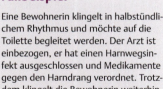

Fallbeispiel

Eine Bewohnerin klingelt in halbstündlichem Rhythmus und möchte auf die Toilette begleitet werden. Der Arzt ist einbezogen, er hat einen Harnwegsinfekt ausgeschlossen und Medikamente gegen den Harndrang verordnet. Trotzdem klingelt die Bewohnerin weiterhin ständig. Die Pflegenden sind dadurch sehr gefordert. Sie beschließen in der Fallbesprechung, die Bewohnerin vermehrt in den Gemeinschaftsraum zu bringen und immer wieder nach ihr zu schauen, wenn sie im Zimmer ist. Die Strategie hat Erfolg, da die Bewohnerin die Aufmerksamkeit nicht mehr durch die Toilettengänge „erzwingen" muss.

14.6 Pflege bei Inkontinenz

Sämtliche pflegerischen Maßnahmen bei Inkontinenz bedeuten ein Eindringen in die Intimsphäre eines Menschen. Wie schwierig das für die Betroffenen aufgrund ihrer Erziehung und ihres Verlusterlebens sein muss, können Außenstehende nur erahnen. Von Angehörigen und Pflegenden verlangt das viel Einfühlungsvermögen und Taktgefühl.

Besonders schwierig gestaltet sich die Pflege, wenn neben der Inkontinenz auch noch ausgeprägte psychische Störungen, Verwirrtheit oder Demenz vorliegen. Hier erfordert die Pflege viel Geduld. Eine gute Beziehung zu dem alten Menschen und verständnisvolle, offene Gespräche können für alle Beteiligten hilfreich sein. Die Situation des Betroffenen kann erleichtert werden durch:

- Hilfe zur Selbsthilfe durch Anpassen der Umgebung
- sorgfältige Haut-, Körper- und Wäschepflege
- individuell gewählte Inkontinenzhilfsmittel
- Durchführung von Kontinenztraining

14.6.1 Kontinenzprofile

Zur Darstellung der Situation und zur Erleichterung der Pflegeplanung und Dokumentation empfiehlt der Expertenstandard „Förderung der Harnkontinenz in der Pflege", Kontinenzprofile anzuwenden. ▶ Tab. 14.5 zeigt sie.

Aus der Ersteinschätzung geht Folgendes hervor:
- aktuelles Kontinenzprofil
- reversible und irreversible Risiken für Harninkontinenz
- Diagnose der Harninkontinenz (sofern vorliegend)
- Symptome und pflegerelevante Befunde
- notwendige weitere diagnostische Maßnahmen
- Auswirkungen auf die persönliche Lebensführung
- Erstmaßnahmen (z. B. Bereitstellung eines Toilettenstuhls oder Vermeidung von Kaffee)

Tab. 14.5 Kontinenzprofile.

Profil	Merkmale
vollständige Kontinenz	Es kommt zu keinem unfreiwilligen Harnverlust. Es ist keine personelle Hilfe und es sind keine Hilfsmittel erforderlich.
unabhängige Kontinenz	Es kommt zu keinem unfreiwilligen Harnverlust. Es ist keine personelle Unterstützung erforderlich. Eine oder mehrere der folgenden Maßnahmen werden selbstständig durchgeführt: • Trainingsmaßnahmen, z. B. Blasentraining • Medikamenteneinnahme • intermittierender Selbstkatheterismus • Gebrauch von mobilen Toilettenhilfen
abhängige Kontinenz	Es kommt zu keinem unfreiwilligen Harnverlust. Personelle Unterstützung ist notwendig bei der Durchführung folgender Maßnahmen: • angebotener oder begleitender Toilettengang zu individuellen, festgelegten Zeiten • Medikamenteneinnahme • intermittierender Fremdkatheterismus • Gebrauch von mobilen Toilettenhilfen
unabhängige kompensierte Inkontinenz	Es kommt zu unwillkürlichem Harnverlust. Personelle Unterstützung bei der Versorgung mit Kontinenzhilfsmitteln (z. B. der Entleerung des Blasenkatheterbeutels, dem Wechsel der aufsaugenden Hilfsmittel oder Anlegen/Wechsel eines Kondomurinals) ist **nicht** notwendig.
abhängige kompensierte Inkontinenz	Es kommt zu unwillkürlichem Harnverlust. Personelle Unterstützung bei der Inkontinenzversorgung ist notwendig.
nicht kompensierte Inkontinenz	Es kommt zu unwillkürlichem Harnverlust. Personelle Unterstützung und therapeutische bzw. Versorgungsmaßnahmen werden nicht in Anspruch genommen.

Fallbeispiel

Frau Kowolik ist neu eingezogen. Sie ist dement – zeitlich, örtlich und zur Person desorientiert. Sie versteht nicht mehr, warum sie auf die Toilette soll, kann es nicht einordnen. Deshalb verschwinden die Vorlagen im Müll, unterm Bett. Sie ist ständig nass, zieht sich aus und läuft ohne Inkontinenzversorgung und Kleidung auf den Flur. Ihr Kontinenzprofil ist: abhängig kompensierte Inkontinenz, da die personelle Unterstützung notwendig ist, um sie zu versorgen. Ziel wäre es, eine „unabhängig kompensierte Inkontinenz" anzustreben. Dazu planen Pflegende die Maßnahmen, wie z. B. Orientierungshilfen anbieten, Hilfsmittelversorgung mit Pull-Ons (S. 379), da diese wie „früher" angezogen werden und kein Nässegefühl entsteht.

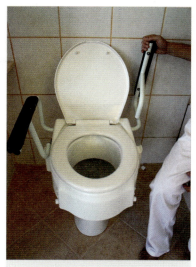

Abb. 14.10 Toilettensitzerhöhung. Hier zusätzlich mit seitlichen Handgriffen. (Foto: K. Gampper, Thieme)

14.6.2 Hilfe zur Selbsthilfe

Die Blasenkapazität kann im Alter abnehmen. Auch gesunde alte Menschen urinieren häufig und empfinden einen beschleunigten Harndrang. Die Toilette muss sofort aufgesucht werden und nicht erst, wenn die Pflegenden die Zeit finden, um auf den Nachtstuhl oder beim Gang zur Toilette zu helfen. Eine neue Umgebung kann sich negativ auf die Kontinenz auswirken, weil die Wege zur Toilette zu weit sind oder die Toilette von den Betroffenen nur schwer gefunden werden kann. Die Umgebung muss so gestaltet werden, dass der ältere Mensch so lange wie möglich selbstständig bleibt, d. h., dass er auch seinen Toilettengang und die evtl. Versorgung mit Hilfsmitteln so lange wie möglich selbst ausüben kann.

▶ **Anforderungen – Umgebung.** An den Wohnbereich im Heim oder in der häuslichen Umgebung müssen deshalb folgende Anforderungen gestellt werden:
- schnell erreichbare Toiletten, möglichst Nasszellen im Zimmer
- keine Stolperfallen auf den Fluren (Absätze, Läufer usw.)
- Haltegriffe auf den Fluren, Benutzung von geeigneten Gehhilfen
- bei Bedarf ein Nachtstuhl im Schlafzimmer (vor Blicken geschützt)
- Urinflasche und Steckbecken in greifbarer Nähe
- deutliche Kennzeichnung der WC-Räume, nachts ausreichende Beleuchtung
- Toilette in angepasster Sitzhöhe, evtl. Toilettensitzerhöhung (▶ Abb. 14.10)
- Raumtemperatur in der Toilette nicht zu kalt
- Handgriffe oder Stützen neben der Toilette

- Schränke für die Aufbewahrung von Inkontinenzartikeln neben der Toilette
- Waschbecken von der Toilette aus erreichbar

▶ **Anforderungen – Kleidung.** Die Kleidung des Betroffenen sollte schnell und ohne Schwierigkeiten zu öffnen sein. Um seine Selbstständigkeit zu erhalten, muss sie aber auch einfach wieder anzulegen sein. Hosen und Röcke können mit Gummizug oder Klettverschlüssen versehen werden, evtl. kann die Kleidung umgearbeitet werden. Sie sollte bequem und leicht sein. Es eignen sich bedruckte, farbige (etwas dunklere) Stoffe. Die Kleidung sollte zudem pflegeleicht sein. Kleidungsgewohnheiten, z. B. die Angewohnheit, mehrere Unterhosen zu tragen, können unter Umständen umgestellt werden.

14.6.3 Hautpflege

Die Haut des Inkontinenten, der sich mit Inkontinenzhilfsmitteln versorgt, ist meist enormen Belastungen ausgesetzt. Der Kontakt der Haut mit Harn und Stuhl, also mit Feuchtigkeit, die häufigen Waschungen, oft mit ungeeigneten Mitteln, und das feuchtwarme Milieu beim Tragen von Inkontinenzvorlagen führen nicht selten zu Hautproblemen. Es gilt also, die Haut zu schützen. Der natürliche Säure- und Fettschutzmantel der Haut muss erhalten bleiben. Sind Hautschäden erst entstanden, bereitet es sehr oft große Probleme, sie wieder zu beseitigen. Deshalb gilt, die größte Sorgfalt auf alle prophylaktischen Maßnahmen zu legen.

Grundsätze zur Reinigung und Pflege des Intimbereiches:
- Mehrmals täglich nur mit Wasser (ohne Seife, da sehr alkalisch) oder mit Zusatz von pH-hautneutraler Waschlotion reinigen, evtl. dem Wasser etwas Essig oder Zitronensaft zufügen, keine Waschlotion mit der Aufschrift „wirkt desinfizierend" verwenden.
- Babypflegeartikel in der Pflege älterer Menschen nur nach sorgfältiger Prüfung anwenden (sie sind sehr häufig stark parfümiert).
- Bei Verwendung von Waschzusätzen die Haut mit klarem Wasser nachreinigen, sorgfältig und schonend abtrocknen.
- Hautpflege mit W/O-Präparaten (Wasser-in-Öl-Emulsionen) durchführen, keine Cremes mit der Aufschrift „zieht schnell ein" verwenden.
- Bei intakter Haut keine abdeckenden Salben, Öle und Pasten (z. B. Präparate mit Zinkpastezusätzen, Vaseline, Melkfett) verwenden.
- Die Haut austrocknende Anwendungen (z. B. Einreibungen mit Franzbranntwein) unterlassen.
- Wenn bei starker Verschmutzung Öl oder Pflegeschaum angewendet wird, immer mit klarem Wasser nachreinigen.
- Inkontinenzvorlagen verwenden, die die Haut vor Feuchtigkeit schützen (z. B. Gelbildner), und diese bei unkontrolliertem Urinabgang wechseln.
- Keine fettigen Salben verwenden (sie dichten die Oberfläche der Inkontinenzsysteme ab. Dadurch entsteht Nässe auf der Haut).

Praxistipp

Zum Hautschutz können Hautprotektoren (z. B. Cavilon) verwendet werden. Da sie einen wasserunlöslichen Film bilden, müssen sie nur jeden 2. bis 3. Tag aufgebracht werden.

14.6.4 Kontinenztraining bei Urininkontinenz

Das Auftreten einer Inkontinenz wurde bisher von den Betroffenen, ihren Angehörigen und auch von Pflegenden wie eine „unheilbare Krankheit" angesehen. Erst in den vergangenen Jahren werden Erfahrungen publiziert, die nachdrücklich darauf hinweisen, dass Inkontinenz in vielen Fällen verhütbar, heilbar oder so zu beeinflussen ist, dass die Betroffenen in relativem Wohlbefinden damit leben können.

Durch gezieltes Training verschiedener Funktionen der Ausscheidungsorgane ist ein Einfluss auf die Entleerungsmechanismen möglich. Dazu sollte eine Atmosphäre geschaffen werden, die es sowohl dem Betroffenen als auch den Pflegenden ermöglicht, dieses Training durchzuführen. Wichtig ist z. B., dass das Kontinenztraining des Bewohners in geschützter Umgebung stattfindet (bei geschlossener Toilettentür oder hinter einer spanischen Wand) und die Entleerung in sitzender Position geschieht.

Kontinenztraining ist erfolgversprechend bei Betroffenen mit einer motorischen Dranginkontinenz, d. h., wenn dem Betroffenen zwischen dem Verspüren des Harndrangs bis zum Erreichen der Toilette nicht genügend Zeit bleibt.

Der Expertenstandard „Förderung der Harnkontinenz in der Pflege" unterscheidet 3 Arten von Kontinenztraining:

- **angebotene Toilettengänge** – zur Stärkung der Blasenkontrolle bei Menschen mit oder ohne kognitive Einschränkung mittels verbaler Aufforderung und positiver Unterstützung
- **Toilettengänge zu individuellen Zeiten** – zur Unterstützung der Ausscheidung nach einem festgelegten Plan, der auf dem individuellen Ausscheidungsmuster basiert
- **Toilettengänge zu festen Zeiten** – zur Vermeidung von inkontinenten Episoden

Die Pflegefachkraft entscheidet nach der Erfassung der Miktionsgewohnheiten mittels Miktionsprotokoll, von welchem Kontinenztraining der Betroffene profitieren kann und leitet die Maßnahmen ein.

▸ **Miktionsprotokoll.** Ziel des Kontinenztrainings ist, die Toilettengänge an die individuellen Ausscheidungsgewohnheiten anzupassen bzw. durch Training die Ausscheidungsintervalle zu vergrößern. Das Training hat zum Ziel, den Toilettengang durchzuführen, bevor der Betroffene einnässt, also bevor der Harndrang spürbar ist. Das kann nur durch Beobachtung der inkontinenten Zeiten über einen längeren Zeitraum erfasst werden (▸ Abb. 14.11).

Das Miktionsprotokoll wird idealerweise 3–5 Tage geführt. Anhand des Protokolls werden dann die Toilettengänge festgelegt. Die Abstände zwischen den einzelnen Toilettengängen werden im Verlauf langsam gesteigert. Abstände von 3–4 Stunden sind erstrebenswert. Wichtig ist, den Intervallabstand nicht zu schnell zu erhöhen. Das kann zu Misserfolgen führen, die in dieser Situation sehr demotivierend sind.

Miktionsprotokoll

Fremdeinschätzung Name: Zeitraum:

		Getränke		Toilettengang				Inkontinenzereignis		Miktionsmenge
Uhrzeit	Hz.	Art	Menge	Selbstständig	Hilfe angefordert	Aufgefordert	Hilfsmittel	nasse Vorlage	Ursache Situation (z.B. Hunger/Aufregung bzw. Drang)	ml
07:										
08:										
09:										
10:										
11:										
12:										
13:										
14:										
15:										
16:										
17:										
18:										
19:										
20:										
21:										
22:										
23:										
24:										
00:										
01:										
02:										
03:										
04:										
05:										
06:										

Art der Vorlage:

Größe der Vorlage:

Bemerkungen:

Hilfsmittel:
T = Toilettenstuhl
U = Urinflasche
S = Steckbecken

nasse Vorlage:
X = kleine Menge
XX = mittlere Menge
XXX = große Menge
KN = Kleidung nass

Abb. 14.11 Miktionsprotokoll. Beispiel für ein Miktionsprotokoll (Hayder 2005).

▸ **Durchführung.** Zur Sicherheit erhält der Betroffene eine kleine Vorlage, die er möglichst selbst anlegen kann. Wichtige Aspekte bei der Durchführung des Kontinenztrainings bei Dranginkontinenz:

- Sich über Inkontinenz und Kontinenztraining informieren und bereit sein, dieses durchzuführen (gilt für alle Pflegenden, den Betroffenen und seine Angehörigen).
- Inkontinenzursache durch den Arzt feststellen lassen.
- Kontinenzgerechte Atmosphäre schaffen.
- Entleerungszeiten und -menge (anhand des Miktionsprotokolls) beobachten und dokumentieren, evtl. Pad-Test durchführen (24-Stunden-Gewicht der Vorlagen ermitteln).
- Zugeführte Flüssigkeitsmenge dokumentieren.
- Individuelle Gewohnheiten feststellen.
- Medikamenteneinnahme überprüfen (Diuretika und Barbiturate z. B. können die Inkontinenz begünstigen).
- Individuellen Toilettenrhythmus immer wieder überprüfen und ggf. verändern.

Der Expertenstandard „Förderung der Harninkontinenz in der Pflege" bietet verschiedene Kopiervorlagen zur Miktionserfassung.

Kontinenztraining bei speziellen Krankheitsbildern

Sensorische Dranginkontinenz

Manche alte Menschen leiden unter dieser speziellen Form der Dranginkontinenz. Verursacht wird sie z. B. durch Blasenentzündung oder interstitielle Zystitis – eine abakterielle Zystitisform, deren Ursache noch ungeklärt ist. Auffallend ist der häufige, quälende und nicht zu unterdrückende Harndrang in kurzen Abständen. Der alte Mensch äußert pausenlos Harndrang, obwohl er vielleicht gerade auf der Toilette war.

Dann sind eine diagnostische Abklärung und eine ursächliche Behandlung zwingend notwendig. Der Arzt wird evtl. mit harndrangunterdrückenden Medikamenten therapieren.

Inkontinenz nach Schlaganfall

Nach einem Schlaganfall sind die Blasenfunktionsstörungen meist nur vorübergehend. Deshalb wird sehr früh mit dem Kontinenztraining begonnen. Der evtl. liegende Dauerkatheter muss demzufolge schnell entfernt werden. Das Kontinenztraining ist an die körperlichen und geistigen Fähigkeiten des akut erkrankten Menschen anzupassen. Das Kontinenztraining nach Schlaganfall ist Teil der Rehabilitationsmaßnahmen.

Blasenentleerung bei neurologischen Erkrankungen

Eine gesunde Harnblase entleert den Urin vollständig bis auf eine normale Restharnmenge von max. 30 Milliliter. Bei vielen neurologischen Erkrankungen (z. B. Multiple Sklerose) ist die Entleerung nur unvollständig oder gar nicht möglich. Der hohe Druck in der Blase und der verbleibende Restharn führen häufig zu Harnstauungen in den Nieren, zu Infektionen und zu Veränderungen der Blasenwand selbst. Diese Komplikationen können für den Betroffenen lebensbedrohlich sein.

Neben den instrumentellen Harnableitungen gibt es verschiedene Techniken, die die vollständige Entleerung bewirken und dem Betroffenen soziale Kontinenz geben. An erster Stelle sei hier der intermittierende Katheterismus (S. 399) genannt. In bestimmten Abständen, die eingeübt werden müssen, wird die Blase entleert. Diese Methode gewährt die Gesunderhaltung der Harnwege.

Immer mehr in den Hintergrund treten Methoden wie das Klopfen zum Auslösen der Blasenentleerung (Triggern) oder das Ausquetschen der Blase von außen (Credé-Handgriff), da es dabei oft zum Rückstau von Harn (der zudem oft infiziert ist) in die Nieren kommt.

Bei diesen Betroffenen ist es besonders wichtig, dass ein kontinuierlicher Kontakt zum Urologen besteht, der regelmäßige Restharnkontrollen und die Überwachung der angewendeten Methoden in Bezug auf Komplikationen usw. vornimmt.

Harninkontinenz bei dementen Menschen

Eine plötzlich auftretende Verwirrtheit kann auch Folge von Inkontinenz sein, z. B. bei einer Harnverhaltung mit Überlaufblase. Es ist deshalb wichtig, auch bei Verwirrten die genaue Ursache ihrer Inkontinenz festzustellen.

Der durch psychische/psychiatrische Alterskrankheiten desorientierte alte Mensch wird häufig inkontinent, weil er sich nicht erinnern kann, die Toilette nicht findet, Räume und Situationen verwechselt oder nicht mehr weiß, wozu er auf der Toilette sitzt.

Dann sollte ein Realitätsorientierungstraining angewendet werden, z. B. durch auffällige Kennzeichnung der WC-Räume, kontinuierliche Hinweise auf die Funktion der Toilette und regelmäßige Toilettengänge. Besonders wichtig ist die kontinuierliche Einhaltung der Toilettenzeiten, weil dadurch der Mensch mit Demenz im Sinne einer Konditionierung an einen festen Rhythmus gewöhnt wird.

Praxistipp

Bei jeder Art des Kontinenztrainings sind einfache Hilfen sehr oft mit Erfolg anwendbar, z. B. das plätschernde Geräusch von einlaufendem Wasser oder das Eintauchen der Hände in warmes Wasser.

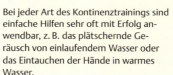

Merke

Pflegerische Handlungen, die zur Versorgung von inkontinenten Menschen notwendig sind (z. B. Abstreifen der Hose, Intimpflege), werden vom Menschen mit Demenz unter Umständen nicht mehr als solche erkannt. Möglicherweise werden Erinnerungen wach, die negative Assoziationen bewirken. Nicht selten erlebt man bei der Versorgung ängstliches, abwehrendes oder gar aggressives Verhalten.

14.6.5 Inkontinenzhilfsmittel

Das Angebot an Inkontinenzhilfsmitteln ist groß und wird ständig durch neue Produkte ergänzt. Zu unterscheiden sind neben den instrumentellen Harnableitungen:
- aufsaugende Inkontinenzhilfsmittel
- aufsammelnde Inkontinenzhilfsmittel

Aufsaugende Hilfsmittel

Es handelt sich bei den Hilfsmitteln um saugfähiges Zellstoffmaterial verschiedener Größe, Stärke und Form, das entweder am Körper direkt oder als Unterlage für Betten und Sitzmöbel verwendet wird. In der Zellstoffmasse ist bei den meisten Produkten ein Granulat eingebracht, das die Flüssigkeit abbindet und speichert (Superabsorber, Gelbildner). Die Zellstoffmasse wird von einem durchlässigen, hautfreundlichen Vliesstoff festgehalten, der bei Verunreinigung relativ trocken bleibt und dadurch eine Schutzschicht zwischen Haut und aufsaugendem Material bildet (▶ Abb. 14.12).

Die körperabgewandte Seite ist mit einer Außenfolie abgeschlossen, die das Durchnässen nach außen verhindert. Fehlt diese Außenschicht (z. B. bei bestimmten Flockenhosen), kann die Vorlage nur mit einer wasserundurchlässigen Schutzhose getragen werden.

Merke

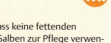

Wichtig ist, dass keine fettenden Cremes oder Salben zur Pflege verwendet werden, denn sie schränken die Aufnahmekapazität von aufsaugenden Hilfsmitteln ein.

Vorlagen

Die Schwere und Form der Inkontinenz (z. B. Tag- und/oder Nachtinkontinenz, Belastungs- oder Reflexinkontinenz), die Situation des Betroffenen (z. B. seine Selbstständigkeit) und das Geschlecht entscheiden bei der Auswahl der Hilfsmittel aus dem großen Angebot (▶ Abb. 14.13). Die Auswahl muss immer individuell getroffen werden. Dazu muss man die ausgeschiedene Urinmenge über den Tag bestimmen und anhand dieser Messung einen ca. 4-maligen Wechsel der Einlage über den Tag anstreben.

Entsprechend kann die Versorgung in der Nacht bestimmt werden. Bei reduziertem bzw. ohne Wechsel der Einlage in der Nacht müssen Einlagen mit höherer Saugkapazität gewählt werden.

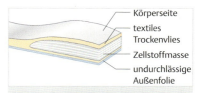

Abb. 14.12 Inkontinenzvorlage. Materialaufbau einer Inkontinenzvorlage.

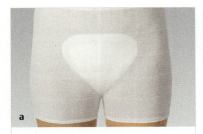

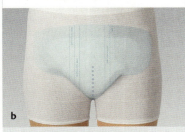

Abb. 14.13 Inkontinenzvorlagen. (Fotos: Hartmann AG)
a Vorlage für die leichte und mittlere Inkontinenz (MoliMed).
b Vorlage für jeden Grad der Inkontinenz, da in 5 Saugstärken erhältlich (Moli-Form). Beide Vorlagen werden mit einer elastischen Fixierhose (MoliPants soft) fixiert.

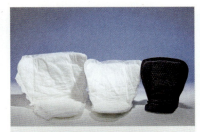

Abb. 14.14 Tropfenfänger. Für leichte Inkontinenzformen beim Mann. (Foto: K. Oborny, Thieme)

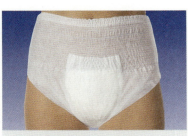

Abb. 14.15 „Pull-Ons". Höschenförmige Inkontinenzvorlagen eignen sich für mobile Menschen (MoliCare mobile). (Foto: Hartmann AG)

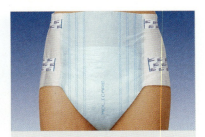

Abb. 14.16 Geschlossene Systeme. Einmalslip für schwere Inkontinenzformen (MoliCare Premium). (Foto: Hartmann AG)

▶ **Auswahl.** Bei der Auswahl der Inkontinenzvorlage sollten zudem einige wesentliche Punkte beachtet werden:
- Die Saugkapazität sollte dem Schweregrad der Inkontinenz angepasst sein.
- Körpergerechte Form und gute Passform sollten gegeben sein.
- Die Zellstoffmasse sollte fixiert sein, damit sie nicht zusammenklumpt.
- Sie sollte möglichst gelbildende Anteile enthalten (bindet die Flüssigkeit ab und verhindert somit das Auslaufen bei Druck, z. B. wenn sich der Betroffene setzt).
- Sie sollte einfach anzulegen sein (erhält die Selbstständigkeit).
- Sie sollte unter der Kleidung nicht auftragen.
- Sie sollte leicht zu entsorgen und wirtschaftlich sein.

Wir unterscheiden verschiedene Formen der Inkontinenzvorlagen, die auch die Anwendungsbereiche bestimmen. Für die leichte bis mittelschwere Inkontinenz, für den Tag oder als Unterstützung beim Toilettentraining eignen sich Inkontinenzvorlagen, die an die jeweilige Ausscheidungsmenge angepasst werden.

Vorlagen sind in geraden oder anatomisch geformten Ausführungen erhältlich. Beispiele sind anatomisch geformte Tag- und Nachtvorlagen und Tropfenfänger. Diese Tropfenfänger sind für Männer geeignet. Es handelt sich dabei um eine flache dünne Tasche aus hochsaugfähigem Material, die über den Penis oder Penis und Hoden gestreift wird und somit den Harn auffängt (▶ Abb. 14.14).

Für mobile Menschen – und wenn die Inkontinenzhose überwiegend zur Sicherheit beim Kontinenztraining getragen wird – können höschenförmige Inkontinenzslips, sog. Pull-Ons oder Pull-Ups, verwendet werden (▶ Abb. 14.15).

Geschlossene Systeme

Für die schwere Harninkontinenz und/oder Stuhlinkontinenz und für die Nachtversorgung eignen sich geschlossene Systeme, die mit Klebestreifen an der Seite zu verschließen sind (▶ Abb. 14.16), und zum Schutz des Bettes die sog. Betteinlagen.

Geschlossene Systeme sollten wegen der erhöhten Gefahr der Hautschädigung bei relativer Luftundurchlässigkeit der Versorgung nur eingesetzt werden
- bei intakter Haut,
- wenn eine stabile Fixierung erwünscht ist (z. B. bei dementen und unruhigen Menschen),
- bei Harn- und Stuhlinkontinenz,
- wenn die Erhaltung der Selbstständigkeit nicht im Vordergrund der pflegerischen Interventionen steht.

Fixierhose

Inkontinenzvorlagen sollten mit einer Netz- oder Fixierhose oder mit eigenen eng anliegenden Unterhosen (Achtung: Die richtige Größe ist wichtig) fixiert werden (▶ Abb. 14.17). Das gewährleistet Sicherheit vor dem Verrutschen und hält die Vorlage am Körper. Durch das dichte Anliegen am Körper kann zudem die aufgesaugte Flüssigkeit nicht abkühlen und stört deshalb das Wohlbefinden des Betroffenen nicht. Wichtig ist, dass die Vorlage vorgefaltet wird (Schiffchen bilden) und von vorn nach hinten eingelegt wird.

Für Heimbewohner eignen sich wasserundurchlässige, wiederverwendbare Hosen aus durchgehendem Plastikmaterial weniger, da sie sehr schwer zu reinigen sind und außerdem das feuchtwarme Milieu begünstigen.

Wiederverwendbare Produkte

Als Alternative zu den herkömmlichen Einmalprodukten werden vermehrt Produkte angeboten, die wiederverwendbar sind. Die Entwicklung auf dem Markt zeigt, dass diese Produkte inzwischen von sehr hochwertiger Qualität sind, z. B. Bettschutzeinlagen (▶ Abb. 14.18) und Hosen für die leichte Inkontinenz der Frau. Vorteile sind:
- angenehmes Trage- oder Liegegefühl
- reduzierter Wechselintervall und höhere Wirtschaftlichkeit bei Bettschutzeinlagen (klumpen nicht zusammen)
- optisch ansprechende Gestaltung

Aufsammelnde Hilfsmittel

Bei den aufsammelnden Hilfsmitteln unterscheidet man:
- Kondomurinale
- externe Urinableiter

Kondomurinale

Für Männer gibt es spezielle, sichere Hilfsmittel – die Kondomurinale. Es sind dünne Hüllen aus Latex oder Silikon, die über

14.6 Pflege bei Inkontinenz

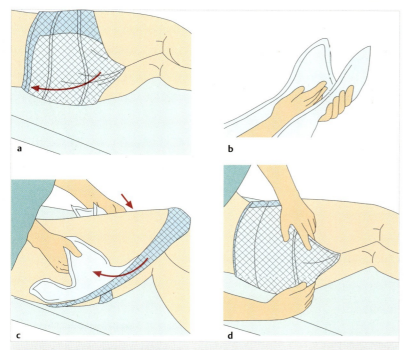

Abb. 14.17 Inkontinenzvorlage mit Fixierhose anlegen.
a Betroffenen auf die Seite legen und gebrauchte Vorlage nach hinten entfernen.
b Neue Vorlage falten.
c Von vorn nach hinten einlegen.
d Vorlage faltenfrei und dicht am Körper anlegen, Fixierhose darüber ziehen.

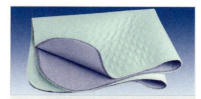

Abb. 14.18 Bettschutzeinlage. Als wiederverwendbares Produkt. (Foto: Hartmann AG)

den Penis gestreift werden und somit den Harn über den Ableitungsschlauch in den Bein- oder Bettbeutel ableiten.

Sie sind zu bevorzugen, da sie die Haut vor der Feuchtigkeit schützen und zudem bequem zu tragen sind. Die Anwendung ist sehr einfach und zeitsparend im Vergleich zu dem häufigen Wechsel der Vorlage.

▶ **Auswahl.** Bei der Auswahl des geeigneten Kondomurinals und der dazugehörigen Auffangvorrichtung sollten einige Punkte beachtet werden:
- Größe bestimmen (zwischen 20 und 40 mm Durchmesser erhältlich).
- Gute Befestigungsmöglichkeit des Kondomurinals (selbstklebend bei normaler Anatomie des Penis oder mit separatem Haftstreifen beim retrahierten Penis).
- Auf abknicksichere, verstärkte Spitze achten.
- Latexfreie Kondomurinale wegen gehäuft auftretender Allergien bevorzugen.
- Unterschenkel- oder Oberschenkelbeinbeutel für den Tag, Bettbeutel für die Nacht oder als Dauerversorgung des bettlägerigen Menschen einsetzen.
- Variablen Ableitungsschlauch (kürzbar oder in verschiedenen Schlauchlängen) bestellen.
- Breite Beinbeutelbänder (nicht abschnürend) mit einer rutschsicheren Schicht versehen.
- Beinbeutel mit Mehrkammersystem (bewirkt gleichmäßige flache Füllung, trägt nicht auf und verhindert glucksende Geräusche bei der Bewegung).
- Beutel mit Ablaufventil und Rückflusssperre einsetzen.

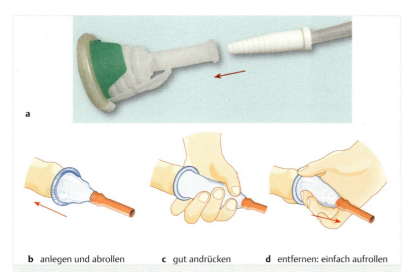

Abb. 14.19 Anlegen und Entfernen eines Kondomurinals.
a Kondomurinal und Adapter eines Auffangbeutels.
b Anlegen und abrollen.
c Gut andrücken.
d Zum Entfernen: Einfach aufrollen.

▶ **Anlage.** Beim Anlegen des Kondomurinals (▶ Abb. 14.19) ist darauf zu achten, dass die Schamregion zuvor rasiert wurde. Die Reinigung des Genitalbereichs ist ausgesprochen wichtig und sollte nach hautschonenden Prinzipien und mit nicht rückfettenden Syndets durchgeführt werden. Selbsthaftende Kondomurinale werden über den Penis gestülpt und festgedrückt. Dabei muss zwischen der Penisspitze und dem Ablaufstutzen des Kondomurinals mind. ein Zentimeter Platz sein. Bei Verwendung von Haftstreifen

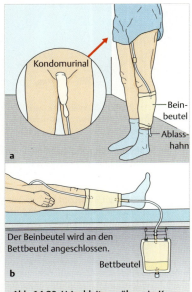

Abb. 14.20 Urinableitung über ein Kondomurinal.
a Kondomurinal mit Unterschenkelbeutel.
b Versorgung zur Nacht mit einem Bettbeutel.

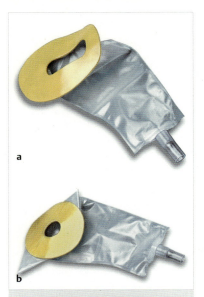

Abb. 14.21 Externe Urinableiter. (Fotos: Hollister)
a Für die Frau.
b Für den Mann mit retrahiertem Penis.

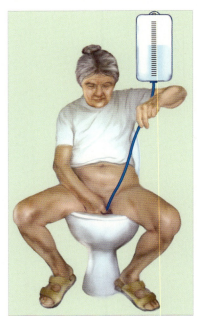

Abb. 14.22 Rektale Irrigation. Über einen Konus wird warmes Leitungswasser in den Enddarm eingeführt.

muss darauf geachtet werden, dass der Streifen nicht abschnürt, also am besten spiralförmig anlegen oder sehr dehnbaren Haftstreifen verwenden.

▶ **Tragezeit.** Nach dem Anlegen des Kondomurinals wird der Ablaufschlauch mit dem Beutel verbunden. Die Tragezeit des Kondomurinals beträgt in der Regel 24 Stunden. Bei Verwenden von Beinbeuteln sollte zur Nacht an das Ablassventil des Beinbeutels ein zusätzlicher Bettbeutel angeschlossen werden, damit die Bettruhe nicht gestört wird (▶ Abb. 14.20). Sowohl Beinbeutel als auch Bettbeutel sollten maximal 2 Tage benutzt werden.

Externe Urinableiter

Für harninkontinente immobile Frauen sowie für Männer mit retrahiertem Penis bietet ein spezieller Hersteller passende Ableitungssysteme an. Diese werden, ähnlich der Stomaversorgung, mit einer Basisplatte aus Hautschutzmaterial angebracht (▶ Abb. 14.21).

14.6.6 Hilfsmittel und Maßnahmen bei Stuhlinkontinenz

Hilfsmittel und Maßnahmen bei Stuhlinkontinenz sind:
- rektale Irrigation
- Analtamponaden
- Fäkalkollektor

Rektale Irrigation

Bei mobilen Betroffenen (z. B. bei Querschnittgelähmten) kann durch die rektale Irrigation Kontinenz erreicht werden. Dabei handelt es sich um eine Methode, die aus der Versorgung des Stomaträgers kommt. Es hat sich gezeigt, dass das Vorgehen bei rektaler Stuhlinkontinenz auch sehr erfolgversprechend ist.

Die Vorgehensweise ist die gleiche wie beim Stomaträger, siehe „Irrigation" (S. 389). Der Konus wird beim Stuhlinkontinenten in den Enddarm eingeführt, worüber das lauwarme Leitungswasser einfließt. Der Betroffene bleibt bis zur vollständigen Entleerung auf der Toilette sitzen (▶ Abb. 14.22). Der Vorgang dauert ca. 45 Minuten, bringt dem Menschen aber 24–48 Stunden Stuhlkontinenz. Für die rektale Irrigation ist ein spezielles System erhältlich (▶ Abb. 14.23).

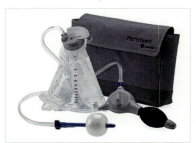

Abb. 14.23 System zur rektalen Irrigation. Abgebildet sind: Rektalkatheter in geblocktem Zustand (vorn), Wasserbehälter mit Zuleitungsschlauch, Pumpe und Ventil, Aufbewahrungstasche (Peristeen). (Foto: Coloplast)

Analtamponaden

Tamponaden aus weichem Schaumstoff, die in unterschiedlichen Größen erhältlich sind, werden bei bestimmten Formen der Stuhlinkontinenz direkt in den Analkanal eingeführt und verbleiben dort (▶ Abb. 14.24). Durch ihre anatomische Form und Weichheit werden sie nicht als Fremdkörper verspürt. Wenn Stuhldrang eintritt, werden die Tampons entfernt und der Betroffene kann den Darm entleeren. Zwischen den Entleerungen hält der eingeführte Tampon den Stuhl zurück.

14.6 Pflege bei Inkontinenz

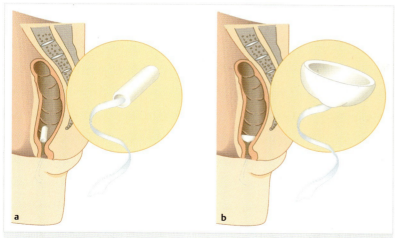

Abb. 14.24 Analtampon.
a Vor der Anwendung.
b Nach Platzierung im Rektum.

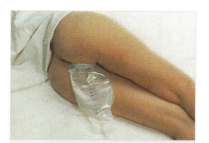

Abb. 14.25 Fäkalkollektor. Er dient zur Ableitung flüssiger Stuhlausscheidungen.

Fäkalkollektor

Der Fäkalkollektor wird mit seiner Haftfläche direkt um den Anus aufgebracht und verbleibt dort ca. 1–2 Tage (▶ Abb. 14.25). Der ausgeschiedene Stuhl kann durch eine Öffnung am unteren Ende des Beutels entleert werden. Bei manchen stuhlinkontinenten Menschen ist diese Versorgung sehr hilfreich, besonders dann, wenn es sich um flüssige und kontinuierliche Ausscheidung handelt. Hautkomplikationen wird somit vorgebeugt, die Pflege wird vereinfacht. Fäkalkollektoren eignen sich für den Einsatz bei mobilen Betroffenen weniger.

14.6.7 Ethische Herausforderung

Fallbeispiel

Frau Sauer ist seit ein paar Tagen im Pflegeheim. Sie ist 97 Jahre alt, Gr. 1,65 Meter, Gew. 56 Kilogramm (BMI 20,7), größtenteils mobil und selbstständig. Vor 3 Monaten verstarb ihre Tochter an Krebs. Die Tochter hatte sie bis dahin gepflegt. Durch den Tod der Tochter und der Berufstätigkeit der Enkelkinder wurde der kurzfristige Heimeinzug notwendig.

Frau Sauer ist sehr gerne im Heim. Sie ist sehr kontaktfreudig, geht viel spazieren und hat schon Freundschaften geschlossen. Außerdem verfügt sie über ein gutes soziales Netz, sodass jeden Tag Besuch kommt (ehemalige Nachbarn, Frauen aus der Seniorengruppe usw.). Sie nimmt an allen Angeboten in der Einrichtung teil. Sie ist sehr bescheiden, da sie auch so gelebt hat, ist für alles dankbar und stellt keine Ansprüche. Sie ist sehr offen und freundlich.

Pflegerische Unterstützung benötigt sie beim Waschen des Intimbereichs, des Rückens und beim Haare hochstecken. Ansonsten wäscht sie sich am Waschbecken alleine. Sie geht mit dem Rollator teilweise selbstständig, benötigt aber zum Toilettengang pflegerische Unterstützung, da sie mit dem An- und Auskleiden nicht zurechtkommt. Zu Hause hatte sie keine Inkontinenzvorlage. Sie hat eine leichte Dranginkontinenz, konnte das jedoch sehr gut kompensieren, indem sie weniger trank zur Nacht und auch sehr häufig vorsorglich zur Toilette ging.

Die Harninkontinenz hat sich seit dem Heimeinzug deshalb verschlimmert, weil sie nicht mehr alleine auf die Toilette gehen kann und warten muss, bis die Pflegenden Zeit haben. Deshalb kam es auch schon zu unfreiwilligen Blasenentleerungen und Wäscheverschmutzungen. Die Pflegenden haben ihr dringend geraten, Vorlagen zu benutzen. Das hat sie jedoch abgelehnt. Nachdem wieder eine Panne passiert ist, wurde sie überredet, doch die Vorlagen zu benutzen. Eine Pflegende sagte zu ihr, dass das dann auch viel einfacher ist, denn sie könnte den Urin in die „Windel" lassen und müsste nicht jedes Mal aufstehen.

Zur Nacht benötigt sie ein Schlafmittel, für die Obstipation nimmt sie Laktulose (täglich). Die Stuhlausscheidung gelingt trotzdem nur unregelmäßig (ca. jeden 3. Tag). Sie benötigt eine Zahnprothese, trägt diese aber wegen Druckstellen nicht immer. Sie bevorzugt weiche, meist süße Speisen und freut sich immer, wenn es Brei oder Pudding gibt. Die Trinkmenge ist stark reduziert (ca. 600–700 Milliliter pro Tag).

Teilweise ist sie, v. a. nachts, räumlich desorientiert, findet z. B. die Klingel und auch die Toilette nicht. Es liegt eine hohe Sturzgefährdung vor (mehrere Stürze zu Hause). Psychisch ist sie stabil und zufrieden. Allerdings verheimlicht sie das Problem der Inkontinenz vor ihren Bekannten. Den Pflegenden gegenüber ist sie jedoch offen und beschreibt auch ihre Symptome. Untersucht wurde sie deshalb noch nie.

Lernaufgabe

Diskutieren Sie das Fallbeispiel anhand folgender Fragen:
- Wie erlebt die Bewohnerin möglicherweise ihre Inkontinenz?
- Warum könnte sie sich weigern, Vorlagen zu tragen?
- Welche Möglichkeiten hätten Sie, dem Wunsch der Bewohnerin, ohne Vorlagen auszukommen, entgegenzukommen?
- Stellen Sie die Sicht der Bewohnerin der Sicht der Pflegenden gegenüber (z. B. Zeitmangel, Personalmangel usw.)
- Wie würden Sie es selbst empfinden, wenn Ihnen jemand sagt, Sie müssten in die „Windel" machen, damit die Versorgung leichter werde?

14.7 Stomaversorgung

14.7.1 Stomaarten

> **Definition**
>
> **Stoma** (= Öffnung) ist der heute gebräuchliche Sammelbegriff für künstliche Ableitungen von Stuhl und Harn. Der Begriff „-stomie" informiert in Verbindung mit der jeweiligen Lokalisationsbezeichnung über die anatomische Lage des Stomas (z. B. Kolostomie → Stoma des Kolons).
>
> „Anus praeter naturalis" (Anus = After, praeter = vor, naturalis = natürlich) war der früher übliche Begriff für den künstlichen Darmausgang.

Je nach Lage des Stomas werden folgende Arten unterschieden:
- Ileostomie (Ileum: unterer Teil des Dünndarms)
- Kolostomie (Kolon: Dickdarm)
- Urostomie (Urogenital: Harnsystem)

Aus der Lage des Stomas lässt sich bereits auf pflegerische Konsequenzen schließen.

Ileostomie

> **Definition**
>
> Eine **Ileostomie** ist die Ableitung von Darminhalt aus dem Dünndarm.

Sie wird notwendig, wenn der gesamte Dickdarm entfernt oder ruhiggestellt werden muss. Nach der Ileostomieanlage entfällt die physiologische Funktion des Dickdarms, dem Stuhl Wasser zu entziehen. Daraus resultiert, dass über die Ileostomie wässrige und aggressive Stühle ausgeschieden werden, die die Haut um das Stoma besonders gefährden. Die endständige Ileostomie wird deshalb, um die Haut zu schützen, prominent angelegt, d. h., der Dünndarm ragt etwas hervor (▶ Abb. 14.26). Das Ileostoma kann auch doppelläufig angelegt werden.

Kolostomie

> **Definition**
>
> Eine **Kolostomie** ist die Ableitung von Darminhalt aus dem Dickdarm.

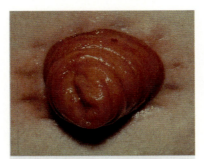

Abb. 14.26 Prominente Ileostomie. Sie dient dem Schutz der Haut um das Stoma. (Foto: Thieme)

Je nach Lage spricht man von einer:
- Zäkostomie (Zäkum = Blinddarm)
- Transversostomie (Transversum = Querkolon)
- Sigmoidostomie (S-förmiger Teil des Dickdarms)

Zäkostomie

Die Zäkostomie fördert (wie die Ileostomie) sehr wässrigen und aggressiven Stuhl, bedingt durch die Nähe zum Dünndarm. Sie dient der Druckentlastung im Dickdarm und wird meist nur als sog. Lippenfistel angelegt, d. h., der Darm wird eröffnet und mit der Haut vernäht (▶ Abb. 14.27). Der Stuhl kann sowohl über das Stoma wie auch auf natürlichem Wege ausgeschieden werden. Wegen der pflegerischen Problematik ist die Anlage der Zäkostomie heute selten geworden.

Transversostomie

Sie wird häufig notwendig, wenn tiefer gelegene Darmabschnitte (Sigma, Rektum) entlastet werden müssen, z. B. nach Operationen am Sigma zur Entlastung der Darmnaht (Anastomose) oder bei inoperablen Dickdarmkarzinomen, die das Lumen des Darmes einengen. Die Stuhlausscheidung ist meist breiig, da der Dickdarm an dieser Stelle schon seine „Eindickfunktion" wahrnehmen konnte.

Die Transversostomie wird fast immer als doppelläufiges Stoma angelegt. Der Darm wird dabei schleifenförmig vor die Bauchwand gezogen und hat eine zuführende und abführende Öffnung (▶ Abb. 14.28). Der Darminhalt entleert sich aus dem zuführenden Teil. Manchmal können allerdings auch einige Absonderungen (vorwiegend Schleim und abgeschilferte Zellen) aus dem abführenden Darmanteil ihren natürlichen Weg gehen. Häufig kann die Transversostomie wieder zurückgelegt werden, z. B. nach Abheilung der Darmnaht.

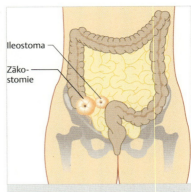

Abb. 14.27 Stomaanlage bei Zäkostomie bzw. Ileostomie. Der entfernte bzw. ruhiggestellte Darmabschnitt ist jeweils dunkler dargestellt.

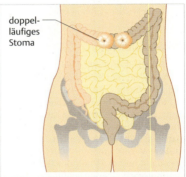

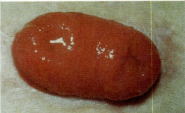

Abb. 14.28 Transversostomie. Doppelläufige Stomaanlage bei Transversostomie. (Foto: Thieme)

Sigmoidostomie

Sie ist die häufigste endgültige Stomaanlage. Sie wird notwendig, wenn das Rektum entfernt werden muss (meistens wegen eines Karzinoms). Es handelt sich dann meist um eine endständige Stomaanlage, d. h., es wird nur der zuführende Darmanteil durch die Bauchwand ausgeleitet. Es ist demzufolge nur eine Öffnung sichtbar (▶ Abb. 14.29).

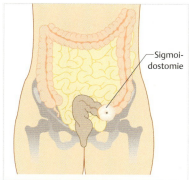

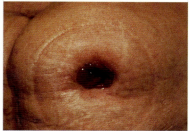

Abb. 14.29 Sigmoidostomie. Endständige Stomaanlage bei Sigmoidostomie. (Foto: Thieme)

Urostomie

Urostomie ist der Sammelbegriff für Stomata zur Harnableitung. Diese können notwendig werden, wenn die Blase erkrankt ist (z. B. Karzinom) und aus diesem Grunde entfernt werden muss, oder bei chronischen Nierenstauungen (z. B. nicht behandelbares Abflusshindernis). Man unterscheidet:
- inkontinente Urostomieanlagen
- kontinente Urostomieanlagen

Inkontinente Urostomieanlagen

Die Harnleiter können direkt durch die Bauchdecke ausgeleitet werden (Harnleiterhautfisteln) oder mithilfe eines zwischengeschalteten Dünn- oder Dickdarmsegmentes (Ileum- oder Kolonconduit, ▶ Abb. 14.30). Hierbei handelt es sich um eine Stomaanlage, die kontinuierlich Urin fördert. Der Betroffene muss deshalb eine Urostomieversorgung tragen.

Kontinente Urostomieanlagen

Bei den sog. kontinenten Urostomieanlagen wird mithilfe von Darmanteilen ein Beutel (Pouch) gebildet, der den Harn speichert. Die Ausleitung erfolgt über die natürliche Harnröhre (z. B. Neoblase nach Hautmann) oder über die Bauchdecke. Bei Letzterem verhindert ein „Ventil"-Mechanismus das kontinuierliche Auslaufen des Harns (kontinente Stomaanlage).

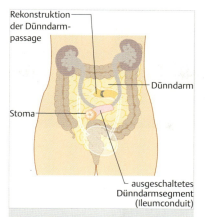

Abb. 14.30 Ileumconduit. Die Harnleiter sind mit dem Ileumconduit verbunden und leiten den Urin kontinuierlich nach außen.

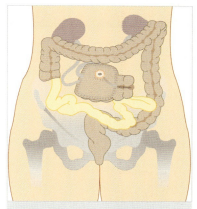

Abb. 14.31 Mainz-Pouch. Mithilfe von Darmanteilen wird ein Beutel (Pouch) gebildet, der den Urin speichert.

Der Betroffene entleert seinen Pouch mittels spezieller Einmalkatheter nach einem festgesetzten und erprobten Zeitintervall. Als Beispiel einer kontinenten Urostomieanlage sei hier der Mainz-Pouch genannt (▶ Abb. 14.31).

14.7.2 Bedeutung der Stomaanlage für die Betroffenen

Für den Betroffenen bedeutet die Anlage eines Stomas neben der Auseinandersetzung mit der Grundkrankheit (z. B. Karzinom, Morbus Crohn, Divertikulitis, Colitis ulcerosa) auch die Annahme seines versehrten Körpers und der dadurch bedingten Veränderungen für die Gestaltung seines täglichen Lebens (z. B. beim Besuch von Veranstaltungen, beim Sport und auf Reisen).

Folgen

Es kann zu operations- und therapiebedingten, für den Betroffenen mit Einschränkungen verbundenen Folgen kommen. Die häufigsten durch den radikalen Eingriff bedingten Folgen sind:
- Blasenfunktionsstörungen (meist in Form von Entleerungsstörungen mit Restharnbildung)
- Sexualfunktionsstörungen
- Wundheilungsstörungen der Sakralwunde

Im intimen Bereich der Ausscheidungsfunktionen ist niemand gerne auf Hilfe angewiesen. Die Angst vor Geruchsbelästigung, Geräuschen, undichten Versorgungssystemen oder einfach davor, dass andere etwas bemerken, treibt besonders ältere Stomaträger sehr leicht in die Isolation und in große psychische Not. Die Tendenz, soziale Kontakte abzubrechen, und die veränderten Verhältnisse im Hygieneverhalten führen u. a. häufig auch zu partnerschaftlichen Problemen.

Viele noch berufstätige Menschen streben wegen der Anlage eines Stomas ihre vorzeitige Berentung an. Dieser Schritt wird oft nachträglich als falsch empfunden, da er gleichzeitig neben der Auseinandersetzung mit der körperlichen Situation auch die Veränderung der sozialen Situation bedingt.

Merke

Für Pflegende bedeutet die Hilfestellung bei der Versorgung von Stomata neben der fachlichen Kompetenz auch ein einfühlsames Begegnen mit dem Betroffenen und seiner Behinderung.

14.7.3 Hilfsmittel

Die Auswahl der Versorgungsartikel betrifft:
- Stomabeutel
- Fixierung und Hautschutz
- Zubehör

Die Auswahl der Versorgungsartikel ist abhängig von:
- Art der Stomaanlage
- Stuhlbeschaffenheit
- Lage und Aussehen (z. B. in der Bauchfalte)
- Hautzustand
- dem Stomaträger mit seinen Wünschen, Gewohnheiten, körperlichen und geistigen Fähigkeiten

Stomabeutel

Die Beutel unterscheiden sich in Material und Ausstattung und tragen damit unterschiedlichen Bedürfnissen Rechnung. Folgende Arten werden unterschieden:
- einteilige geschlossene Beutel
- einteilige Ausstreifbeutel
- einteilige Urostomiebeutel
- Minibeutel und Stomakappen
- 2-teilige Systeme
- konvexe Systeme

Einteilige geschlossene Beutel

Sie werden für die Versorgung der Kolostomie bei normal geformtem Stuhl gewählt. Die Fixierung am Körper wird durch das am Beutel integrierte Hautschutzmaterial gewährleistet (▶ Abb. 14.32). Beim Wechsel wird der gesamte Beutel mit der Haftfläche entfernt.

Das Wechseln ist in der Regel 1–2-mal täglich notwendig, sollte jedoch nicht häufiger als 3-mal am Tag geschehen, da es dadurch zu mechanischen Reizungen der Haut kommen kann. In solchen Fällen sollte lieber ein 2-teiliges System benutzt werden. Der Kolostomiebeutel ist mit einem integrierten Filter ausgestattet und trägt somit der vermehrten Gasausscheidung Rechnung.

Einteilige Ausstreifbeutel

Sie werden für die Versorgung der Ileostomie und bei flüssigen bis breiigen Stühlen bei der Kolostomie (z. B. bei Durchfall) gewählt. Der Boden des Beutels ist offen und wird durch eine spezielle Verschlussklammer verschlossen (▶ Abb. 14.33). Der Betroffene hat somit die Möglichkeit, den Beutel öfter direkt in die Toilette zu entleeren.

Der Ileostomiebeutel kann bis zu 3 Tage belassen werden. Ausstreifbeutel werden bevorzugt auch dann eingesetzt, wenn die Umstände für einen Beutelwechsel schwierig sind (z. B. auf Reisen).

Einteilige Urostomiebeutel

Sie sind mit einem Bodenauslasshahn versehen und eine Rückflusssperre ist integriert (▶ Abb. 14.34). Dadurch wird verhindert, dass im Liegen der Harn zum Stoma zurückläuft. Das dient einerseits der Prophylaxe von Harnwegsinfektionen, andererseits trägt es zu einer längeren Haltbarkeit der Versorgung bei. Nachts wird an den Bodenauslasshahn ein zusätzlicher Urinauffangbeutel angebracht und am Bett mit einer Halterung fixiert. Dadurch wird erreicht, dass der Betroffene durchschlafen kann.

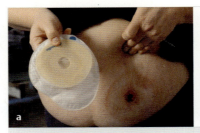
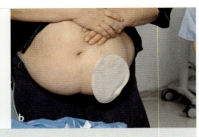

Abb. 14.32 Einteiliger, geschlossener Kolostomiebeutel. Er wird bei jedem Wechsel komplett entfernt. (Fotos: Thieme)

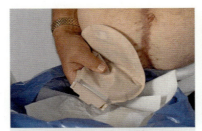

Abb. 14.33 Einteiliger Ausstreifbeutel. Das System eignet sich auch recht gut auf Reisen. (Foto: Thieme)

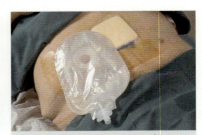

Abb. 14.34 Einteiliger Urostomiebeutel. Er sollte aus hygienischen Gründen täglich gewechselt werden. (Foto: Thieme)

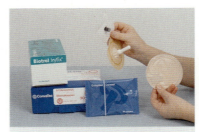

Abb. 14.35 Verschiedene Stomakappen. Sie eignen sich für die kontinente Zeit. (Foto: Thieme)

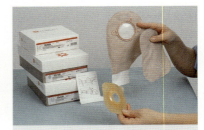

Abb. 14.36 Zweiteiliges System. Die Basisplatte kann mehrere Tage verbleiben. (Foto: Thieme)

Es empfiehlt sich, die Urostomieversorgung aus hygienischen Gründen täglich zu wechseln.

Minibeutel und Stomakappen

Sie eignen sich für die kontinente Zeit nach der Irrigation oder als Kurzzeitversorgung z. B. beim Schwimmen (▶ Abb. 14.35).

Zweiteilige Systeme

Sie bestehen aus einer Basisplatte, die an der Haut fixiert wird, und dem dazugehörigen Beutel (▶ Abb. 14.36).

Wahlweise kann auf dieser Basisplatte ein geschlossener Beutel, Ausstreifbeutel, Urostomiebeutel, Minibeutel oder Stomakappe oder ein Stomaverschlusssystem fixiert werden. Die Basisplatte besteht in der Regel aus durchgehendem Hautschutzmaterial.

Der Vorteil der 2-teiligen Systeme liegt darin, dass der Beutel nach Bedarf häufiger gewechselt werden kann, ohne die Basisplatte entfernen zu müssen. Sie wird nur in 2–5-tägigem Abstand erneuert. Zweiteilige Systeme sind praktisch und hautschonend und werden deshalb vorwiegend bei strapazierter oder geschädigter Haut eingesetzt.

Konvexe Systeme

Für die Versorgung problematischer Stomaanlagen (z. B. Stomaretraktion, Stomarückzug, das Stoma stülpt sich nach innen) gibt es spezielle Versorgungssysteme. Sie zeichnen sich durch eine gewölbte Hautschutzplatte aus (▶ Abb. 14.37). Dadurch erreicht man eine bessere Anpas-

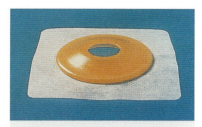

Abb. 14.37 **Konvexes System.** Beutel mit gewölbter Hautschutzplatte. (Foto: Thieme)

sung an die Haut und kann mit zusätzlicher Gürtelfixierung mehr Andruck ausüben.

Fixierung und Hautschutz

Beutel mit haftendem Hautschutz

Das Hautschutzmaterial ist als dünne, flexible Fläche direkt an den Stomaversorgungen integriert (▶ Abb. 14.38). Hautschutzmaterialien haben den Vorteil, dass sie nicht auf der Haut kleben, sondern lediglich haften, d. h., sie gehen mit der Haut keine Verbindung ein, halten aber dennoch sehr gut. Ein weiterer Vorteil ist, dass durch das Hautschutzmaterial irritierte oder geschädigte Haut abheilen kann. Die Materialien können demzufolge auf vorgeschädigte Haut aufgebracht werden. Manche Hersteller haben Beutel mit Hautschutzmaterial und zusätzlichem mikroporösen Kleberand, der auch sehr hautfreundlich ist.

Hautschutzpaste

Sie dient der zusätzlichen Abdichtung ums Stoma oder zum Ausgleichen von Unebenheiten (▶ Abb. 14.39). Hautschutzpaste wird aus den gleichen Grundsubstanzen hergestellt wie die Hautschutzplatten, jedoch wird meist Alkohol (brennt auf entzündeter Haut!) beigesetzt zur besseren Modellierbarkeit.

Der Alkohol verdunstet und somit geht die Paste (nach Austrocknung) eine feste

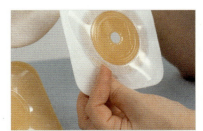

Abb. 14.38 **Beutel mit Hautschutzplatte.** Sie haften nur und kleben nicht auf der Haut. (Foto: Thieme)

Verbindung mit dem Versorgungssystem ein. Dieser Vorgang dauert ca. 24 Stunden, d. h., nach 24 Stunden kann die Versorgung problemlos abgenommen werden.

> **Merke**
>
> Sollte der Beutel einmal vorher gewechselt werden müssen, so lässt sich die noch weiche Paste nur mühevoll mit viel Wasser entfernen. Die Paste sollte deshalb nur angewendet werden, wenn Versorgungssysteme verwendet werden, die länger als einen Tag haltbar sind, also nicht mit einteiligen Kolostomieversorgungen.

> **Praxistipp**
>
> Hautschutzmaterialien sind auch in Ringform, als Modellierstreifen oder als Puder erhältlich.
> Die Produktpalette zum Abdichten der Stomaversorgung und zum Hautschutz ist vielfältig. Jeder Betroffene muss durch Ausprobieren selbst herausfinden, welches Produkt für ihn am verträglichsten und gut zu handhaben ist.

Zubehör

Zum Zubehör der Stomaversorgung gehören:
- Pflegemittel
- Deodoranzien
- Gürtel
- Beutelbezüge

Pflegemittel

Da die Stomaversorgungen heute sehr hautschonend sind, ist es selten nötig, zusätzliche Pflegepräparate zu verwenden.

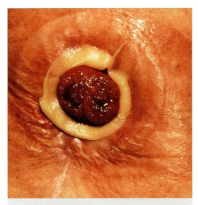

Abb. 14.39 **Hautschutzpaste.** Sie dient der Abdichtung und dem Ausgleich von Unebenheiten. (Foto: Thieme)

Dennoch kann im Einzelfall ein gezielt eingesetztes Präparat gute Dienste leisten, z. B.:
- **Pflasterlöser.** Er wird eingesetzt, um die Haut bei der Entfernung von zu stark haftenden Versorgungen zu schonen. Diese Präparate trocknen allerdings die Haut aus und sollten daher nicht zu häufig angewendet werden.
- **Barrierecreme.** Sie ist fettarm und bildet einen Film zum Schutz der Haut. Vorsicht ist geboten, da die Haftung der Versorgung heruntergesetzt werden kann.
- **Hautschutzfilm.** Er wird im flüssigen Zustand aufgebracht. Er trocknet schnell ab und bildet dann einen dünnen Film auf der Haut, der die Haut schützt.

Aktivkohlefilter

Fast alle Kolostomieversorgungen besitzen integrierte Filter. Die Luft (Darmgas) geht durch den Filter nach außen und kann geruchsfrei entweichen. Aktivkohle wird inaktiv durch Feuchtigkeit, d. h., dass der Filter z. B. vor dem Baden mit den in der Packung liegenden Klebeplättchen abgeklebt werden muss. Aus diesem Grunde besitzen die meisten Ileostomiebeutel keine Filter. Nicht empfehlenswert sind Filter, die im Nachhinein auf den Beutel aufgeklebt werden, da deren Wirkung meist nicht ausreichend ist.

Deodoranzien

Sie sind meist als Tropfen erhältlich und werden direkt in den Beutel eingebracht. Sie reduzieren die Geruchsentwicklung.

Gürtel

Zur zusätzlichen Fixierung kann an vielen Versorgungssystemen ein Gürtel angebracht werden, z. B. wenn es das Sicherheitsbedürfnis des Betroffenen erfordert, oder in Verbindung mit konvexen Systemen, siehe „Konvexe Systeme" (S. 386), falls vermehrter Andruck der Versorgung erwünscht ist. In dafür vorgesehene Laschen wird der Gürtel eingehängt und auf den Bauchumfang des Betroffenen eingestellt.

14.7.4 Grundsätze der Stomapflege

Richtige Beutelöffnung auswählen

Um Hautirritationen und Verletzungen zu vermeiden, ist die Anpassung der Beutelöffnung von großer Bedeutung. Das Stoma schrumpft besonders in der ersten Zeit nach der Operation (mehrmals nachmessen!). Neben den unterschiedlichen vorgefertigten Ringgrößen, die durch die in der Packung beiliegenden Schablonen abgemessen werden können, sind viele Versorgungen individuell ausschneidbar. Hierzu ist es sinnvoll, sich selbst eine Schablone (z. B. aus durchsichtiger Folie) anzufertigen. Damit erhält man einen exakteren Ausschnitt und kann zudem die Versorgung vorbereiten.

Merke

Die richtig gewählte Beutelöffnung soll direkt um das Stoma anliegen, ohne es einzuengen.

Reinigen

Die Reinigung sollte so hautschonend wie möglich durchgeführt werden. Zu verwenden sind pH-neutrale, unparfümierte Waschlotionen oder einfach nur Wasser. Es dürfen keine scharfen Reinigungsmittel (z. B. Benzin) verwendet werden. Stark rückfettende Waschlotionen sind wegen der dadurch verminderten Haftungsfähigkeit zu vermeiden. Die Reinigung der Stomaumgebung erfolgt immer von außen nach innen und mit Einmalmaterial, um einer möglichen Keimverschleppung vorzubeugen.

Rasieren

Haare müssen regelmäßig entfernt werden, am besten mit einem speziell dafür bereitgestellten Elektrorasierer. Einmalrasierer kratzen auf der Haut und setzen häufig kleinste Verletzungen. Bei starkem Haarwuchs sollten keine Systeme verwendet werden, die länger als 3 Tage belassen werden, um regelmäßig nachrasieren zu können.

Merke

Die intakte Haut in der Stomaumgebung ist der Garant für die sichere und zuverlässige Haltbarkeit des Versorgungssystems. Wichtig sind daher die Beobachtung und die Pflege der Haut. Kleinste Hautveränderungen müssen sofort erkannt und behandelt werden.

Eigenständigkeit fördern und erhalten

Soweit möglich, sollte jeder Stomaträger sein Stoma selbst versorgen. Dadurch erhält er sich in diesem Bereich seine Selbstständigkeit und Unabhängigkeit, außerdem kann er dabei evtl. auftretende Veränderungen beobachten.

Bei dem heutigen Angebot an Versorgungsmaterialien ist ein Beutelwechsel relativ einfach durchzuführen und kann bei sachkundiger Anleitung und Übung auch von älteren Menschen erlernt werden.

Fallbeispiel

Frau Pax zieht ins Pflegeheim ein. Sie hat ihre Stomaanlage schon viele Jahre und konnte selbst gut damit umgehen. Sie benutzte ein 2-teiliges System. In letzter Zeit hat die Tochter die Versorgung übernommen, da sie mit dem Rastring immer wieder Probleme hatte. Der Rastring wurde nicht richtig eingerastet, was zu vermehrten „Pannen" geführt hat. Die Pflegenden stellten mit ihrem Einverständnis auf ein einteiliges System um und bereiteten ihr die Beutel vor (Ausschneiden der Haftfläche). Sie übten den Versorgungswechsel mit ihr und sie konnte schon kurze Zeit später die Versorgung alleine übernehmen.

Versorgungsbeutel wechseln

▶ **Material.** Folgendes wird benötigt:
- milde, nicht rückfettende Waschlotion (pH-hautneutral), Wasser
- Mullkompressen oder Einmalwaschlappen
- Einmalhandschuhe
- Rasierapparat
- neues Versorgungssystem
- Schere
- Müllbeutel
- evtl. Zubehör (Gürtel, Hautschutzplatte, Pflasterlöser usw.)

▶ **Durchführung.** Folgendes ist zu beachten (▶ Abb. 14.40):
- Situation analysieren.
- Versorgungsmaterial und Raum vorbereiten.
- Betroffenen informieren und vorbereiten.
- Klebefläche sehr vorsichtig lösen, den gebrauchten Beutel entfernen.
- Mit klarem Wasser nachwaschen.
- Hautfläche abtrocknen (nicht föhnen).

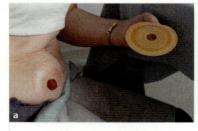
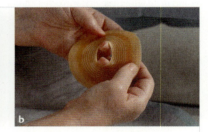
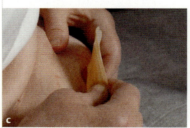
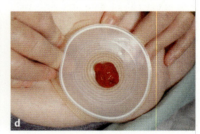
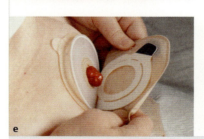
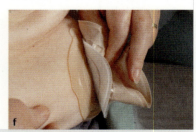

Abb. 14.40 Anbringen einer 2-teiligen Ileostomieversorgung. (Fotos: Thieme)
a Nachdem die peristomale Haut gereinigt wurde, kann die Basisplatte angelegt werden.
b Die Öffnung der Basisplatte wird etwas gedehnt
c und von unten nach oben über das Ileostoma angelegt.
d Die Platte wird abgedichtet.
e Der neue Beutel wird von unten nach oben auf die Basisplatte gesetzt.
f Die angebrachte Stomaversorgung wird abschließend auf Dichtigkeit überprüft.

- Haare entfernen.
- Evtl. Hautpflegemittel auftragen und trocknen lassen.
- Beutel etwas entfalten.
- Frischen Beutel von unten nach oben faltenfrei anlegen (befestigen).

Film

Um die Inhalte zu vertiefen, schauen Sie sich den Film „Stomaversorgung mit Ausstreifbeutel" an.

14.7.5 Spezielle Versorgungssituationen

Reiterversorgung

Doppelläufige Stomata sind durch einen Reiter postoperativ bis zur Abheilung fixiert (▶ Abb. 14.41). Dieser Reiter wird in der Regel spätestens am 10. Tag nach der Operation entfernt. In Ausnahmefällen kann es sein, dass der Betroffene mit Reiter aus der Klinik entlassen wird. Das Entfernen ordnet dann der Hausarzt an.

Postoperative Versorgungssysteme

Diese Systeme werden den Ansprüchen an eine postoperative Versorgung gerecht. Sie sind klarsichtig zur besseren Beobachtung der Ausscheidung, können sehr große Stuhlmengen aufnehmen und sind zum Entleeren, da postoperativer Stuhl meist flüssig und sehr blähungsreich ist. Des Weiteren können diese Systeme ohne Druck auf den frisch operierten Bauch angebracht werden (sog. Ziehharmonikasysteme). Sie verursachen dem Betroffenen weniger Schmerzen (▶ Abb. 14.42).

Bei doppelläufigen Stomata muss der Reiter mit in die Versorgung integriert werden. Das erfordert meist ein hohes Maß an Geschicklichkeit.

▶ **Anbringen der Versorgung.** Das läuft wie folgt ab:
- Nach Standard vorbereiten.
- Angelegte Versorgung abnehmen (Vorsicht – keinen Zug oder Druck auf den Reiter ausüben).
- Hautschutzplatte ausschneiden, dabei Öffnungsgröße nach dem Durchmesser direkt an der Haut ausrichten (postoperative Stomata sind häufig ödematös und daher oben etwas größer im Durchmesser).
- Bei der ausgeschnittenen Platte die Öffnung ggf. etwas überdehnen, damit die Öffnung bei doppelläufigen Stomata über das Stoma mit dem Reiter passt.
- Komplette Versorgung anlegen.

Merke

In den ersten Tagen nach der Operation sollte eine sorgfältige Beobachtung der Ausscheidung, der parastomalen Haut und des Stomas erfolgen. Veränderungen (z. B. farbliche Veränderungen des Stomas) sind dem Arzt unverzüglich mitzuteilen.

14.7.6 Irrigation

Diese Stomaversorgungsart gewinnt immer mehr an Bedeutung. Sie ermöglicht dem Stomaträger ein nahezu normales Leben durch lange ausscheidungsfreie Zeiten. Zur Irrigation eignen sich Stomaträger, die eine Sigmoidostomie haben. Die Indikation zur Irrigation ist vom Arzt zu stellen. So dürfen z. B. Menschen mit Strahlentherapie oder entzündlicher Darmerkrankung wegen der Gefahr der Perforation des Darms auf keinen Fall irrigieren. Der Allgemeinzustand des Betroffenen sollte gut sein (z. B. keine Herz- oder Kreislauferkrankungen).

Wirkungsweise

Durch das Einspülen von lauwarmem Leitungswasser (15–18 Milliliter/Kilogramm Körpergewicht, 37 °C) in den Darm wird über die in der Darmwand liegenden Dehnungsrezeptoren eine Massenperistaltik ausgelöst. Diese Peristaltik veranlasst die Entleerung des gesamten Dickdarms. Die Stuhlsäule braucht 24–48 Stunden, bis sie sich wieder zum Stoma vorgeschoben hat. Das erklärt, dass nur Stomaträger mit einem Stoma im Sigmabereich die Irrigation durchführen können. Diese Zeit ist für den Stomaträger die ausscheidungsfreie Zeit, in der er keinen Beutel tragen muss und auch nicht mit lästigen geräuschvollen Blähungen zu rechnen hat.

Durchführung

In den Wasserbehälter wird die errechnete Menge eingefüllt. Am Schlauch befindet sich eine Rollklemme, mit der die Einlaufgeschwindigkeit reguliert werden kann. Der Stomaträger bereitet alles vor und legt sich dann den Schlauchbeutel an, dessen unteres offenes Ende in der Toilette hängt. Der Schlauchbeutel wird mit einem Gürtel fixiert (▶ Abb. 14.43a).

Der Konus wird durch den oberen Eingriff bis zur Abdichtung in den Schlauchbeutel eingeführt. Jetzt lässt der Stomaträger das gesamte Wasser einlaufen (in der Trainingsphase reichen 400–600 Milliliter, langsam steigernd) (▶ Abb. 14.43b). Der Konus wird entfernt und der obere Beuteleingriff durch Aufrollen verschlossen (▶ Abb. 14.43c).

Die nun folgende Hauptentleerung läuft über den Schlauchbeutel direkt in die Toilette. Die nachfolgenden kleineren Ausscheidungsmengen können durch den hochgeschlagenen und befestigten Schlauchbeutel aufgefangen werden. Die Entleerungsphase dauert ca. 45 Minuten. In dieser Zeit sollte der Schlauchbeutel angelegt bleiben. Die Zeit kann vom Stomaträger für die Morgentoilette benutzt werden. Anschließend wird das benötigte Material entsorgt. Die sehr ästhetische Abdeckung des Stomas erfolgt mit einer Stomakappe, die evtl. austretenden Schleim aufsaugen soll.

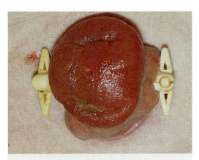

Abb. 14.41 Doppelläufiges Stoma. Es ist postoperativ mit einem Reiter fixiert. (Foto: Thieme)

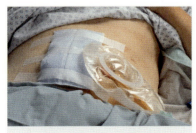

Abb. 14.42 Postoperatives Versorgungssystem. Sie sind durchsichtig, um das Stoma besser beurteilen zu können. (Foto: Thieme)

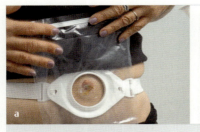 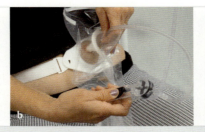 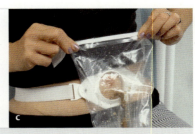

Abb. 14.43 Irrigation. (Fotos: Thieme)
a Der Schlauchbeutel wird angelegt und mit einem Gürtel fixiert.
b Der Konus wird eingeführt, der Einlauf des Wassers kann über die Rollerklemme reguliert werden.
c Der Konus wird entfernt und der obere Beuteleingriff verschlossen. Die Entleerungsphase beginnt.

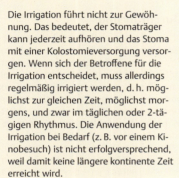

Merke

Die Irrigation führt nicht zur Gewöhnung. Das bedeutet, der Stomaträger kann jederzeit aufhören und das Stoma mit einer Kolostomieversorgung versorgen. Wenn sich der Betroffene für die Irrigation entscheidet, muss allerdings regelmäßig irrigiert werden, d. h. möglichst zur gleichen Zeit, möglichst morgens, und zwar im täglichen oder 2-tägigen Rhythmus. Die Anwendung der Irrigation bei Bedarf (z. B. vor einem Kinobesuch) ist nicht erfolgversprechend, weil damit keine längere kontinente Zeit erreicht wird.

14.7.7 Komplikationen bei Stomaversorgung

Frühkomplikationen wie Ödeme, Nekrosen, akute Retraktionen, Blutungen und Fisteln sowie operationsbedingte Fehlanlagen sollen hier nicht besprochen werden. Pflegende haben es hauptsächlich mit Spätkomplikationen zu tun. Diese zeigt ▶ Tab. 14.6.

14.7.8 Grundregeln der Ernährung

Eine besondere Diät ist für Stomaträger nicht erforderlich. Jedoch sollten einige Grundregeln beachtet werden. Bei Bedarf sind einige Änderungen der Normalkost sinnvoll:

- Wegen der Gefahr einer möglichen Stomablockade sollen Ileostomaträger auf Nüsse, Spargel, Pilze und faserhaltiges Obst (wie Orangen, Grapefruit) verzichten oder sie gut kauen.
- Die Ernährung muss vollwertig sein; bei Ileostomieträgern sind die hohen Wasser- und Elektrolytverluste auszugleichen.
- Regelmäßige Ernährung verhilft zu regelmäßiger Verdauung und gibt Sicherheit.
- Kost, die vor der Operation nicht vertragen wurde, muss gemieden werden.
- Bei problematischer Versorgung reizen besonders Vitamin-C-reiche Zitrusfrüchte oder scharf gewürzte Speisen die Haut.
- Blähende Nahrungsmittel können je nach Verträglichkeit genossen werden: kohlensäurehaltige Getränke, Bier, Kohl, Lauch, Erbsen, Bohnen, frisches Obst, Kohlrabi sowie Vollkornprodukte in Verbindung mit Zucker.
- Blähungshemmend sind Preiselbeersaft und Joghurt.
- Geruchsbildende Nahrungsmittel sind Zwiebeln, verschiedene Sorten Fleisch und Fisch, Spargel, Pilze und Knoblauch.
- Geruchshemmend wirken Spinat, grüner Salat, Preiselbeeren und Joghurt.
- Bei Durchfallleiden helfen in vielen Fällen Bananen, geschälter Reis, Weißbrot, Teigwaren, Kartoffeln, Schokolade, Rosinen, Rotwein und Haferflocken.
- Abführend wirken: rohes Obst, rohes Gemüse und Salate. Leinsamenschrot, Weizenkleie, Bier, Kaffee, Gewürze und Fleischbrühe. Bei bestehender Obstipation sollte meist auch mehr getrunken werden.

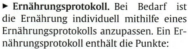

Merke

Die Urinausscheidung soll nicht unter einem Liter pro Tag liegen.

▶ **Ernährungsprotokoll.** Bei Bedarf ist die Ernährung individuell mithilfe eines Ernährungsprotokolls anzupassen. Ein Ernährungsprotokoll enthält die Punkte:

- Nahrungsaufnahme und Zusammensetzung
- Zahl der Stuhlentleerungen
- Zeitpunkt, Beschaffenheit und Gasmenge

Im Laufe eines halben Jahres nach der Operation normalisiert sich eine anfängliche Unregelmäßigkeit der Verdauung von selbst. Der Stomaträger muss durch eigene Beobachtungen selbst herausfinden, welche Nahrungsmittel er verträgt und welche nicht, evtl. genügt es, das eine oder andere Gewürz wegzulassen.

14.7.9 Fachliche Hilfe, Selbsthilfe und Nachsorge

Fachliche Hilfe

Die Berufsverbände WCET, FgSKW (Zusammenschluss aus ECET – European Council of Enterostomatherapie – und FgSKW – Fachgesellschaft Stoma Kontinenz Wunde) sind Zusammenschlüsse von pflegerischem Fachpersonal, das meist eine Weiterbildung im Bereich Stoma, Kontinenz und Wunde absolviert hat. Diese Weiterbildung ist auch examinierten Altenpflegenden zugänglich, siehe „Kontaktadressen" (S. 404).

Selbsthilfegruppe Dt. ILCO e. V.

Die Selbsthilfegruppe ILCO vereinigt Ileo-, Kolo- und Urostomieträger. Sie berät und betreut die Betroffenen und fördert die private und berufliche Wiedereingliederung. Sie bemüht sich auch um bessere Behandlungsmethoden und Versorgungsartikel, Rehabilitation und soziale Hilfen.

Eine ILCO-Gruppe findet sich in fast jeder größeren Stadt der Bundesrepublik. Informationsaustausch, geselliges Beisammensein, Großveranstaltungen und Besuchsdienste im Krankenhaus sind bedeutende Aktivitäten der Mitglieder. Die aktiven Mitglieder sind selbst Betroffene, die durch ihr eigenes Vorbild den akut Betroffenen zeigen, dass man mit dem Stoma gut leben kann.

Die ILCO gibt für viele spezielle Fragen der Stomaversorgung umfassende Informationsschriften ab. Insbesondere für ältere Betroffene wäre dieser Erfahrungsaustausch eine große Hilfe, der leider noch zu wenig in Anspruch genommen wird. Altenpflegende sollten den Kontakt zu Selbsthilfegruppen fördern.

Tab. 14.6 Spätkomplikationen bei Stomaversorgung.

Art der Komplikation	Ursachen	Aussehen	Pflege/Behandlung
Kontaktekzem	Verunreinigung durch Stuhl, zu große Beutelöffnung, undichte Versorgung, mangelnde oder falsche Reinigung der Haut, Durchfälle, Narben und Falten	scharf begrenzte Rötung der Haut, feuchter Glanz, Brennen und starke Schmerzen	Sachgerechtes, sorgsames Beutelwechseln; schonende, gründliche Hautreinigung und Pflege; sorgfältiges Trocknen der Haut; Anwendung von Hautschutzplatten, evtl. in Verbindung mit Hautschutzpaste, die bis zu einigen Tagen belassen werden können; Ringgröße genau anpassen! Empfehlenswert sind dazu: Beutel mit Bodenauslass oder 2-teilige Systeme, Hautschutz, feuchtigkeitsabsorbierende Hautschutzprodukte.
mechanische Hautirritation (Hautreizung)	Verletzungen durch Ablösen der Beutel, zu häufiges Wechseln, falsche Reinigung, zu stark klebende Versorgung	Rötung	Ursache beheben, möglichst 2-teiliges System mit Hautschutzplatte verwenden.
Allergie	Unverträglichkeit gegenüber Hautschutzmaterial, Beutelfolie, Seife, Klebeflächen	Rötung, Knötchen, Bläschen, Nässen, Juckreiz	Produkt eines anderen Herstellers verwenden; Behandlung (nur in hartnäckigen Fällen) evtl. mit kortisonhaltigem Spray nach Anordnung. Nach Entfernen des Allergens verschlimmert sich häufig die allergische Reaktion. Also nicht zu früh wieder das Produkt wechseln.
Infektion (z. B. Abszesse)	Eindringen von Keimen	flammende peristomale Rötung, Schwellung, Druckschmerz, Ödeme	nach Arztanordnung
Kandidamykose (Pilzkrankung)	bestehende Hautschädigung, Diabetes, feuchtwarmes Milieu, mangelnde Pflege und pH-Verschiebung der Haut	weißliche Pünktchen auf der Schleimhaut, satellitenförmige Aussaat auf der Haut, Schmerzen, Juckreiz	Antimykotikum (nach Arztanordnung); Verwendung von fettfreien lokal wirksamen Arzneimitteln (Versorgung hält sonst nicht); Hautschutzplatte täglich wechseln wegen medizinischer Applikation.
Hernie (Bruch), häufigste Spätkomplikation	Schwachstelle durch operationsbedingte Durchtrittspforte	Vorwölbung ums Stoma	Versorgung mit einer maßgefertigten Leibbinde, die nur im Liegen angelegt wird; wenn der Bruch zurückgesunken ist, Arzt konsultieren.

Tab. 14.6 Fortsetzung

Art der Komplikation	Ursachen	Aussehen	Pflege/Behandlung
Prolaps	ein alle Schichten des Darms umfassender Vorfall von mind. 3 cm		Anlegen einer maßgefertigten Prolapsplatte (Sanitätshaus) nach dem Reponieren des Darms. Mit Arzt oder Stomatherapeut ist abzuklären, ob und wie der Prolaps reponiert werden kann; im Notfall, z. B. bei Nekrosegefahr für den Darm, muss operiert werden.
Stenose	Verengung durch Schrumpfung und Vernarbung der parastomalen Haut	nicht mehr durchgängig für den kleinen Finger und Zeichen eines Subileus oder Ileus (Darmverschluss)	Operation. Die tägliche Bougierung (Aufdehnung) mittels spezieller Stifte ist ineffektiv, da sie immer weitere Verletzungen setzt, die dann zu einer Verschlimmerung der Situation führen.
Retraktion	Operationsbedingt kann es sein, dass der Darm sich unter das Hautniveau zurückzieht, als Spätkomplikation z. B. bei Gewichtszunahme.	Die Naht reißt aus, zwischen Haut und Stoma entsteht ein schrumpfender Kanal aus Granulationsgewebe, später Narbe.	Besonderer Hautschutz mit konvexen Systemen, evtl. Hautschutzpaste verwenden, Tragen eines Gürtels zur Fixierung der konvexen Systeme.
Kristallbildung (Urostomie)	alkalischer Harn bei rezidivierenden Infekten, ungenügende Flüssigkeitszufuhr, chronischer Nässekontakt am Urostoma, z. B. bei mangelhafter Versorgung	tastbare Kristalle (wie kleine Glassplitter), leichte Blutungen von Haut und Schleimhaut, Konkrementansammlung	Ursache ausschalten, Spülung des Stomas und der parastomalen Haut mit 5 %igem Essig, evtl. diätetische oder medikamentöse (Arzt!) Ansäuerung des Harns.

(Fotos: Thieme)

Nachsorge

Neben der Beratung und Begleitung durch Pflegende, Familienangehörige die ILCO sind regelmäßige ärztliche Untersuchungen erforderlich. Bei älteren Menschen kann Überwachung und Organisation dieser Kontrolluntersuchungen Aufgabe der Betreuungspersonen (Pflegenden) sein.

Wenn auch Stomaoperationen in der Regel eine Anerkennung auf Minderung der Erwerbsfähigkeit zur Folge haben, so soll noch einmal unterstrichen werden, dass Stomaträger (bis auf wenige Ausnahmen) an allen Aktivitäten persönlicher und gesellschaftlicher Art teilnehmen sollen und können. Passivität und Isolation sind durch ein Stoma nicht gerechtfertigt.

14.8 Qualitätskriterien

Die Checkliste in (▶ Abb. 14.44) führt Qualitätskriterien zur Lebensaktivität „Ausscheiden können" auf, um festzustellen, ob den alten Menschen in diesem Bereich ausreichend Möglichkeiten geboten werden, und um ihre Situation zu verbessern.

Qualitätskriterien zu „Ausscheiden können"

Strukturqualität — ja / nein
- Werden alte Menschen durch die Pflegenden über die Möglichkeiten der Kontinenzerhaltung und Kontinenzförderung aufgeklärt?
- Werden die Einrichtungen kontinenzfördernd gestaltet?
- Werden Fortbildungen zum Thema Toilettentraining, Inkontinenz und Kontinenzförderung angeboten?
- Gibt es Angebote (z. B. Supervision oder Gesprächskreise) in der Einrichtung?
- Sind Ärzte und Krankengymnasten für Inkontinente als Ansprechpartner da, z. B. für Beckenbodentraining?
- Besteht die Möglichkeit der Bestellung von ballaststoffreicher Kost aus der Küche? Kann speziell für Stomaträger eine blähungsarme Kost bestellt werden?
- Gibt es externe Berater und Lieferanten für die Anwendung und Schulung von Hilfsmitteln?
- Sind Pflegestandards bzw. Qualitätsstandards für diese pflegerischen Aufgaben vorhanden?
- Wird ressourcenorientiert, aktivierend gepflegt? Sind die Personalressourcen dafür vorhanden?

Prozessqualität
- Wird Kontinenzerhaltung und -förderung in das Alltagsgeschehen miteinbezogen?
- Sind genügend Hilfsmittel zur Ausscheidung, Inkontinenz- oder Stomahilfsmittel vorhanden?
- Sind die sanitären Anlagen so gestaltet, dass ein ungestörter Toilettengang bzw. Stomaversorgungswechsel durchgeführt werden kann? Bzw. werden Möglichkeiten gesucht?
- Wird auf die genügende Flüssigkeitszufuhr geachtet? Werden verschiedene und abwechslungsreiche Getränke angeboten?
- Wird auf leicht bedienbare Kleidung geachtet und kann vorhandene Kleidung bei Bedarf umgearbeitet werden?
- Existieren pflegepraktikable Alltagskonzepte?

Ergebnisqualität
- Fühlt sich der alte Mensch von den Pflegenden in dieser sensiblen Thematik verstanden?
- Wird die Biographie im Umgang mit Ausscheidungen miteinbezogen?
- Sind alle kontinenzerhaltenden und kontinenzfördernden Therapien und pflegerische Interventionen individuell angewandt?
- Wird der Bewohner in dieser Thematik individuell unterstützt und gefördert?
- Erhält er ein individuelles Hilfsangebot?

Abb. 14.44 Checkliste. Qualitätskriterien zur Lebensaktivität „Ausscheiden können".

14.9 Katheterisieren der Harnblase

Die folgenden 2 Arten der Katheterisierung werden unterschieden:
- transurethral (durch die Harnröhre in die Blase)
- suprapubisch (durch die Bauchdecke in die Blase)

14.9.1 Bedeutung

Durch einen Harnblasenkatheter wird eine künstliche Verbindung zwischen Außenwelt und dem Sterilsystem Blase geschaffen, die häufig zu aufsteigenden Harnwegsinfektionen führt. Deshalb muss der Umgang mit Blasenkathetern und harnableitenden Drainagevorrichtungen unter hygienisch einwandfreien Bedingungen erfolgen.

Merke

Das Legen eines Katheters ist ein massiver Eingriff in die Intimsphäre eines Menschen. Es verlangt äußerst einfühlsames Verhalten und taktvolles Vorgehen.

Das Tragen eines Verweilkatheters beeinträchtigt nachhaltig das physische und psychische Wohlbefinden des alten Menschen. Bei ihm führt eine solche Maßnahme zu einem starken Verlusterleben. Es ist ja nicht immer vorauszusehen, ob es zu einer Wiederherstellung der normalen Harnausscheidung kommt oder ob der Verweilkatheter zu einer Dauerbelastung wird.

Merke

Jedes Legen und auch jeder Wechsel eines Blasenkatheters ist grundsätzlich eine ärztliche Tätigkeit, die im Einzelfall delegiert werden kann. Die Delegation an Pflegende bedarf einer besonders strengen Indikation, weil der Katheterismus als operativer Eingriff gewertet werden muss und besonderes Fachwissen erfordert (Klie 1997). Er muss vom Arzt präzise verordnet werden. Böhme (1991) vergleicht den Katheterismus mit einer i. m.-Injektion, die nur an besonders gut ausgebildete Pflegende delegiert werden darf. Der Heimbewohner muss für die Durchführung grundsätzlich seine Zustimmung geben. Hier sei auf die rechtlichen Hinweise für die Delegation ärztlicher Tätigkeiten hingewiesen.

Es fällt oft schwer, einem alten Menschen den Sinn und die Notwendigkeit eines Blasenkatheters klarzumachen. Seine auftretenden Ängste sind ernst zu nehmen und zu berücksichtigen.

In Einzelfällen ist mit stark veränderten anatomischen Verhältnissen zu rechnen, die das Legen eines Katheters für die Pflegenden unmöglich machen. Gegebenenfalls ist die Maßnahme sofort abzubrechen und dem Arzt zu überlassen.

Das Katheterisieren der Harnblase sollte, wenn möglich, immer von 2 Personen durchgeführt werden, besonders dann, wenn Kontrakturen oder Spastiken vorliegen, bei verändertem psychischem Verhalten oder mangelhafter Compliance.

Wie vor jeder Pflegeverrichtung stellt sich die Pflegende innerlich auf die Situation des betreffenden alten Menschen ein und bedenkt dessen persönliche Erfahrungen, bekannte organische Störungen, die gegenwärtige psychische Verfassung usw.

14.9.2 Transurethrale Katheterarten

Material

Zu wählen und zu verwenden sind ausschließlich Katheter aus Materialien, die das Wohlbefinden des Betroffenen am wenigsten beeinträchtigen. Dazu zählen:
- **PVC-Katheter:** Diese einfachen Katheter aus Polyvinylchlorid dürfen nur als Einmalkatheter verwendet werden.

- **Latexkatheter:** Sie werden aus wenig verändertem Naturkautschuk hergestellt. Die Oberflächen sind verhältnismäßig rau, was leicht zu Verkrustungen und zum Ansammeln von Mikroorganismen führt. Das Material kann im Körper schädliche Substanzen freisetzen (zytotoxisch). Diese Katheter werden deshalb nur bis max. 5 Tage verwendet (Kurzzeitdrainage lt. Robert Koch-Institut).
- **Silikonkatheter:** Sie sind zurzeit wohl am besten verträglich und können (laut Hersteller) am längsten im Körper belassen werden.
- **Katheter mit Hydrogelbeschichtung:** Sie werden zusammen mit Feuchtigkeit sehr gleitfähig. Sie werden hauptsächlich für den intermittierenden Katheterismus verwendet.
- **silberbeschichtete Katheter:** Sie bewirken auf dem Katheter eine Keimminimierung.

Die Entwicklung schreitet fort. Eine Fachkraft muss sich informieren und für Neuerungen auf diesem Gebiet offen bleiben.

Typ

Je nach der Ausformung ihrer Spitze werden die Katheter nach ihren Erfindern benannt (▶ Abb. 14.45).

Als Verweilkatheter wird der Nélaton-Typ bevorzugt. Der Tiemann-Typ mit der gebogenen Spitze findet eher als Einmalkatheter bei Männern Verwendung. Als Verweilkatheter benutzt, könnte die Spitze in der Harnblase zu Nekrosen führen.

Alle Formen können knapp unterhalb der Spitze einen aufblasbaren Ballon besitzen; sie sind dann als Verweilkatheter geeignet. Ohne diesen Ballon werden sie in der Regel als Einmalkatheter verwendet.

Länge

Erhältlich sind Katheter mit einer Länge von 40–44 Zentimeter für die Anwendung bei Männern und solche mit einer Länge von 18–20 Zentimeter speziell für die Anwendung bei Frauen. (Die längeren Katheter können selbstverständlich auch bei der Frau verwendet werden.)

Größe

Als Größenangabe ist bei Kathetern der Außendurchmesser von Bedeutung. Zu Ehren des französischen Instrumentenmachers Charrière ist als Maßeinheit „Charrière" (abgekürzt Ch. oder Charr.) festgelegt worden. Je 3 Ch. entsprechen einem Millimeter Außendurchmesser: 18 Ch. entsprechen demnach 6 Millimeter Außendurchmesser. Auf neueren Produkten aus dem Ausland ist „Ch." und/oder „Fr." (für „French,") angegeben. Die Dimensionierung ist gleich.

Die Größe ist auf dem distalen Katheterende angegeben. Die Angaben des Arztes über die Größe des zu verwendenden Katheters sind maßgebend. Dabei sind die jeweilige Indikation und die Weite der Harnröhre (Meatus urethrae) für die Auswahl entscheidend.

Merke

Zur Harnableitung finden häufig Katheter von 12–14 Ch. Anwendung. Katheter mit zu großem Durchmesser können
- in der Harnröhre Entzündungen und Drucknekrosen hervorrufen,
- die in die Harnröhre mündenden Drüsengänge komprimieren und damit zu Sekretstau führen,
- Harnblasenspasmen provozieren, die sich in Urinabgang neben dem Katheter (Leckagen) äußern.

Ballonkatheter

Dauerkatheter (besser: Verweilkatheter) sind generell mit einem Ballon ausgestattet. Dieser liegt knapp unterhalb der Katheterspitze und kann über einen eingearbeiteten Nebenkanal aufgepumpt werden (▶ Abb. 14.45b). Hierzu wird das distal liegende Ventil mit dem stumpfen Spritzenkonus durchstoßen und steriles Aqua destillata eingegeben (der Katheter wird „geblockt"). Unter normalen Umständen ist die 5–10-Milliliter-Ballongröße zu bevorzugen. Je mehr der Katheterballon geblockt ist, desto größer ist das Fremdkörpergefühl für die Blase, was wiederum Blasenspasmen zur Folge haben kann.

Die Flüssigkeit muss steril sein, damit es bei einem evtl. Platzen des Ballons nicht zu einer Infektion der Harnblase kommt. Zudem wurde festgestellt, dass Flüssigkeit und Keime durch die Ballonwand in die Harnblase übertreten. Es darf keine Luft zum Aufblasen des Ballons verwendet werden, da Luft zusammendrückbar (kompressibel) ist und der Katheter dann zu leicht herausgezogen werden könnte. Die Kapazität des Ballons ist am distalen Katheterende in Milliliter (ml) angegeben.

Vor der Entfernung des Katheters muss der Ballon vollständig entleert (entblockt) werden. Dazu wird eine leere Spritze wieder mit dem Konus auf das Ventil gesetzt und die Flüssigkeit abgezogen.

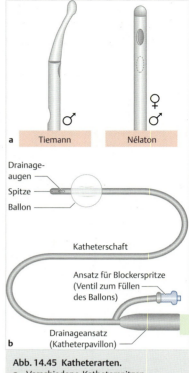

Abb. 14.45 Katheterarten.
a Verschiedene Katheterspitzen.
b Bestandteile eines Blasenverweilkatheters.

14.9.3 Ableitungen

Geschlossenes Ableitungssystem

Das Robert Koch-Institut (RKI) legte in den Empfehlungen zur Verhütung katheterassoziierter Infektionen die Hygienevorschriften für das Katheterisieren genau fest (1999). Sie sind für Pflegende in allen Tätigkeitsbereichen verpflichtend. Zur Ableitung des Harns über einen Verweilkatheter dürfen nur geschlossene Urindrainagesysteme mit Rückflussventil und Tropfkammer verwendet werden (▶ Abb. 14.46).

▶ **Ablassen des Harns.** Der sterile, graduierte Auffangbeutel hat am Einfluss eine Tropfkammer zur Unterbrechung der Harnstraße und eine Rücklaufsperre. Über einen Hahn wird der Harn unten abgelassen. Dabei ist es wichtig, dass es nicht zur Kontamination der Hände der Pflegenden kommt. Die Pflegenden tragen zum Ablassen des Harns flüssigkeitsdichte Einmalhandschuhe. Das Auffanggefäß wird nicht mit der Ablassvorrichtung in Berührung gebracht und soll vorschriftsmäßig gereinigt werden.

14.9 Katheterisieren der Harnblase

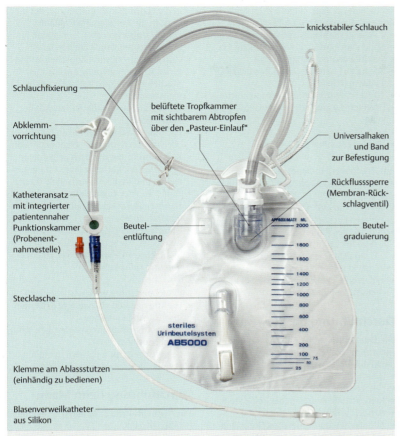

Abb. 14.46 **Geschlossenes Ableitungssystem.** Die Verbindungsstelle von Verweilkatheter und Urindrainage ist gesichert, eine versehentliche Diskonnektion wird verhindert. (Foto: Thieme)

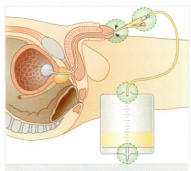

Abb. 14.47 **Eintrittspforten für Bakterien.** Äußere Harnmündung, Verbindung Katheter – Ablaufschlauch, Rückschlagventil des Urinbeutels mit Tropfkammer, Ablassvorrichtung (n. Sökeland 1998).

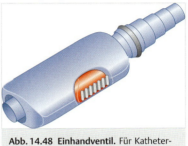

Abb. 14.48 **Einhandventil.** Für Katheterträger ohne Beutelversorgung.

▶ **Wechsel des Systems.** Ordnungsgemäß behandelte Ableitungssysteme können bis zu 14 Tage belassen werden. Muss das Ableitungssystem ausgewechselt werden, wird die Verbindung zwischen Katheter und Ableitung unter streng aseptischen Kautelen gelöst: Die Verbindungsstellen werden vor der Trennung mit einem Desinfektionsmittel (z. B. Octenisept) desinfiziert und das neue System steril angeschlossen. Gründe für einen solchen Wechsel sind, neben dem Katheterwechsel, undichte Systeme, Ansammlung von Sediment im Beutel oder Geruchsbelästigungen.

Beinbeutel
Für mobile Katheterträger werden Ableitungssysteme angeboten, die z. B. mittels Taillengurt am Oberschenkel befestigt werden. Systeme mit Unterschenkelbeinbeutel werden mittels Beinbeutelbändern fixiert.

Beinbeutel sind Ableitungssysteme, die gegen Harnrückfluss gesichert sind. Sie verhelfen dem Katheterträger zu größerer Bewegungsfreiheit.

Merke
Pflegende müssen beim Umgang mit Kathetern und Ableitungssystemen auf hygienisch einwandfreies Arbeiten bedacht sein. Eintrittspforten für Bakterien in das Ableitungssystem sind in ▶ Abb. 14.47 dargestellt.

▶ **Einhandventil.** Als Alternative zum geschlossenen Urinbeutel kann in Ausnahmefällen ein Einhandventil verwendet werden (▶ Abb. 14.48). Das Einhandventil darf nur angewendet werden, wenn keine höhere Infektionsgefährdung besteht (trüber Urin, Geruch, abwehrgeschwächter oder mangelernährter Bewohner usw.).

14.9.4 Indikationen zum transurethralen Katheterisieren

„Das Legen eines transurethralen Katheters ist ein verantwortungsvoller Eingriff, der dem Patienten alles bedeuten kann, was zwischen einer relativ harmlosen diagnostischen oder pflegerischen Routinemaßnahme und einem gefährlichen Abenteuer liegt" (Samberger 1983).

Aus dieser Sicht ist die Indikation für einen Katheterismus sehr eng zu stellen, kann doch ein angeblich harmloser Harnwegsinfekt für einen geschwächten Menschen lebensbedrohlich werden.

Ein transurethraler Katheterismus ist im Altenpflegeheim gerechtfertigt,
- wenn bei akutem Harnverhalten keine suprapubische Blasenfistelmöglichkeit vorhanden oder diese kontraindiziert ist (z. B. bei Betroffenen, deren Blutgerinnung medikamentös beeinflusst ist, z. B. durch Marcumar oder Aspirin oder bei vorhandenem bekanntem Harnwegsinfekt) oder bei Betroffenen, die sich schon mehrfach eine suprapubische Blasenfistel selbst entfernt haben,
- als Einmalkatheterismus zur Gewinnung von Urin zur bakteriologischen Untersuchung,
- bei Blasenentleerungsstörungen (meist neurologisch bedingt). Hier sollte mehrmals täglich der Einmalkatheterismus angewandt werden (geringere Infektionsrate als bei Dauerkatheter und suprapubischer Blasenfistel).

Merke

Früher sind oft Verweilkatheter bei einem bestehenden Dekubitus gelegt worden in der Annahme, man müsste die Wunde trocken halten. Hier fand ein Umdenken statt: Zum einen sind die heute zur Verfügung stehenden Verbandsmaterialien wasserdicht. Zum anderen weiß man inzwischen, dass sich Harnwegsinfekte in Bezug auf die Wundheilung störend bzw. verzögernd auswirken.

14.9.5 Einmalkatheterismus

Vorbereitung

Zur Vorbereitung gehört:
- Heimbewohner informieren.
- Für Sichtschutz sorgen oder Mitbewohner bitten, das Zimmer zu verlassen.
- Intimtoilette durchführen.
- Einmalunterlage unter das Gesäß legen.
- Bei der Frau die Beine aufsetzen, etwas abspreizen und von einer 2. Pflegenden halten lassen; beim Mann die Beine gestreckt lassen.
- Gründlich Hände und Unterarme desinfizieren.

Merke

Auch aus Gründen der Hygiene sollte nach Möglichkeit zu zweit katheterisiert werden.

▶ **Material.** Auf einem Arbeitswagen werden die Materialien einzeln auf einem Tablett hergerichtet, wobei streng eine sterile und eine (nur) saubere Zone unterschieden werden. Besser ist es, passend zusammengestellte und steril verpackte Kathetersets zu verwenden, die im Wesentlichen die hier aufgeführten Materialien enthalten (▶ Abb. 14.49):

- 1 Paar sterile Handschuhe, für die rechte Hand evtl. einen 2. sterilen Handschuh
- 1 sterile anatomische Pinzette
- 2 Schalen (1 sterile Urinauffangschale, 1 Abwurfschale)
- 10 ml Schleimhautdesinfektionsmittel (PVP-Jod-Lösung oder Octenisept-Lösung)
- 6 Mulltupfer
- steriles geschlitztes Lochtuch

Zusätzlich werden benötigt:
- Gleitmittel im Applikator (z. B. Instillagel)
- bei der Frau evtl. Taschenlampe oder andere Leuchte
- evtl. steriles Röhrchen und Begleitschein für Laboruntersuchung
- 2 Einmalkatheter, ca. 8–12 Ch., originalverpackt (einer als Ersatz)
- evtl. sterile Schere zum Öffnen der Katheterhülle

Durchführung bei der Frau

Die Durchführung (▶ Abb. 14.50) umfasst (Achtung: Die Beschreibungen sind für Rechtshänder):
- Hände waschen.
- Evtl. Leuchte einschalten und ausrichten.
- Nierenschale zwischen die Beine stellen.
- Hände desinfizieren.
- Alle sterilen und unsterilen Utensilien richten, ebenso Katheter griffbereit herrichten (Hülle öffnen), den 2. Katheter als Ersatz bereithalten.
- Handschuhe anziehen, über die katheterisierende Hand evtl. 2 (wenn keine sterile Pinzette verwendet wird).
- Genitalbereich mit sterilem Schlitztuch abdecken.
- Mit der linken Hand die Schamlippen spreizen, so lange, bis der Katheter richtig liegt.
- Mit der rechten desinfizieren (die desinfektionsmittelgetränkten Tupfer benutzen): große Schamlippen rechts und links mit je 1 Tupfer, kleine Schamlippen rechts und links mit je 1 Tupfer, Harnröhrenöffnung mit 2 Tupfern (den 2. Tupfer auf die Vaginalöffnung legen).
- Jeden Tupfer nur 1-mal benutzen.
- Jeweils von der Symphyse in Richtung Anus wischen, um Einschleppung von Darmbakterien in das Genitale zu vermeiden.
- Gebrauchte Tupfer abwerfen.
- Oberen Handschuh der rechten Hand ausziehen lassen (2. Person hilft), nun ist die rechte Hand wieder steril.
- Gleitmittel anreichen lassen und instillieren.
- Katheter mit der rechten Hand (steriler Handschuh oder sterile Pinzette oder Sterilität wahrende Verpackung) fassen.
- In die Harnröhre einführen, bis der Harn in die Auffangschale abläuft.
- Erste Harnportion ablaufen lassen, durch leichten Druck auf den Bauch.
- Urin dann im sterilen Röhrchen auffangen, falls Untersuchung angeordnet ist (Katheter und Röhrchen sollen sich nicht berühren).
- Restlichen Harn in die Auffangschale laufen lassen.
- Evtl. Harnblase mit der linken Hand oberhalb der Symphyse leicht anpressen.
- Katheteröffnung mit dem Zeigefinger verschließen, Katheter langsam herausziehen und in die Abwurfschale legen.
- Tupfer von der Vaginalöffnung entfernen.
- Handschuhe ausziehen und in die Abwurfschale legen.
- Unterlage und Lagerungskissen entfernen.
- Richtig lagern, evtl. waschen, abtrocknen und zudecken.

Die Nachbereitung umfasst:
- Harnmenge und ggf. weitere Kriterien ins Protokoll eintragen.
- Hilfsmittel aufräumen (beseitigen, reinigen, desinfizieren).
- Begleitschein für das Labor ausfüllen.
- Harnprobe versandfertig machen.

Durchführung beim Mann

Die Durchführung umfasst Folgendes (▶ Abb. 14.51):
- Katheter (meist auch Nélaton-, evtl. Tiemann-Katheter) griffbereit herrichten (Hülle öffnen), den 2. Katheter als Ersatz bereithalten.
- Gleitmittel herrichten (Applikator öffnen).
- Nierenschale zwischen die Beine stellen.
- Handschuhe anziehen, über die rechte Hand evtl. 2 (!).
- Mit der linken Hand den Penis fassen, die Vorhaut zurückschieben.
- Eichel mit den getränkten Tupfern desinfizieren: mit 3 Tupfern die Eichel selbst abwischen (von der Harnröhrenöffnung weg zur Furche hinter der Eichel), mit 2 Tupfern leicht über die Harnröhrenmündung wischen, 1 Tupfer übriglassen (!), gebrauchte Tupfer in die Abwurfschale legen.
- Applikator mit dem Gleitmittel auf die Harnröhrenmündung aufsetzen und die gesamte Menge langsam instillieren, Einwirkzeit abwarten.
- Sterile Kompresse auf das Skrotum legen und den Penis drauflegen.
- Den oberen Handschuh der rechten Hand ausziehen lassen (die rechte Hand ist nun wieder steril).
- Nach ca. 1 Minute Einwirkzeit mit dem letzten Tupfer nochmals die Harnröhrenmündung desinfizieren, Katheter

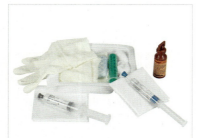

Abb. 14.49 Material zum Legen eines Katheters. Es sind unterschiedlich bestückte Kathetersets im Handel. (Foto: Thieme)

14.9 Katheterisieren der Harnblase

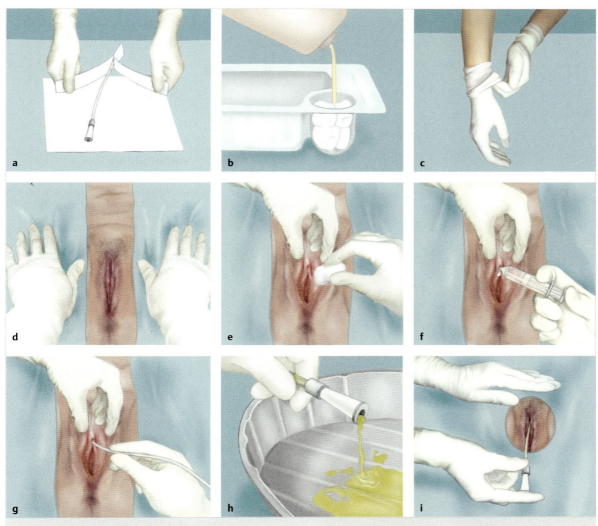

Abb. 14.50 Legen eines Einmalkatheters bei der Frau.
a Sterile Utensilien vorbereiten: Katheter auspacken.
b Sterile Utensilien vorbereiten: Tupfer benetzen mit Desinfektionsmittel.
c Sterile Handschuhe anziehen, rechts 2, links einen.
d Genitalbereich mit einem sterilen Schlitztuch abdecken.
e Schamlippen bleiben gespreizt, bis der Katheter liegt. Von der Symphyse zum Anus mit 6 desinfektionsmittelgetränkten Tupfern desinfizieren.
f Evtl. Gleitmittel instillieren.
g Katheter unter sterilen Bedingungen einführen (mit 2. sterilem Handschuh oder steriler Pinzette).
h Urin auffangen.
i Katheteröffnung steril verschließen und Katheter herausziehen.

mit der rechten Hand fassen (oder mit der sterilen Pinzette, dabei ist das Katheterende zwischen Ringfinger und kleinem Finger fixiert) und ca. 5–7 cm in die Harnröhre einführen.
- Zur Überwindung der ersten Harnröhrenkrümmung den Penis strecken und den Katheter nachschieben.
- Zur Überwindung der zweiten Harnröhrenkrümmung den Penis senken und unter gleichzeitiger Streckung den Katheter nachschieben (Vorsicht bei Widerstand: Verletzungsgefahr).

- 1. Harnportion in die Auffangschale ablaufen lassen (Ausschwemmen des Gleitmittels durch leichten Druck auf den Bauch).
- Restlichen Harn in die Auffangschale ablaufen lassen, evtl. die Harnblase mit der linken flachen Hand oberhalb der Symphyse leicht auspressen.
- Katheteröffnung mit dem Zeigefinger verschließen, Katheter langsam nach unten herausziehen und in die Abwurfschale legen.

- Vorhaut wieder über die Eichel ziehen (sonst Gefahr der Paraphimose).
- Intimbereich abtrocknen, Unterlage und Lagerungskissen entfernen.
- Handschuhe ausziehen und in die Abwurfschale legen.
- Sich um den Heimbewohner kümmern, richtig positionieren, zudecken.

Die Nachbereitung entspricht der bei der Frau.

Ausscheiden können

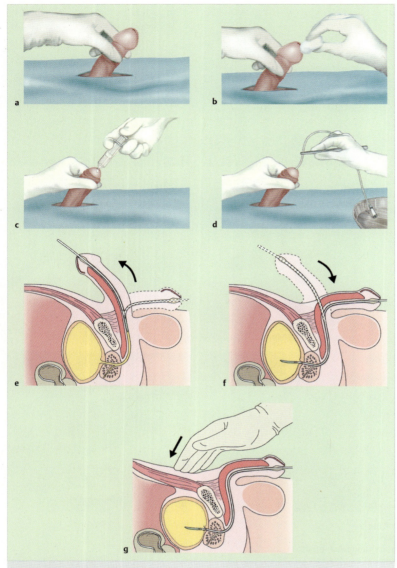

Abb. 14.51 Legen eines Einmalkatheters beim Mann.
a Mit der linken Hand den Penis fassen, die Vorhaut zurückschieben.
b Eichel mit den getränkten Tupfern desinfizieren.
c Gleitmittel instillieren.
d Katheter mit der rechten Hand fassen (oder wie hier mit der sterilen Pinzette), Katheterende zwischen Ringfinger und kleinem Finger fixieren.
e Zur Überwindung der ersten Harnröhrenkrümmung den Penis strecken und den Katheter nachschieben.
f Zur Überwindung der zweiten Harnröhrenkrümmung den Penis senken und unter gleichzeitiger Streckung den Katheter nachschieben.
g Wenn der Katheter gelegt ist, kann durch leichten Druck auf die Blase die Gleitmittelverklebung an den Katheteraugen vom Harn besser überwunden werden.

Merke

Die gekrümmte Spitze des Tiemann-Katheters muss nach oben zeigen und darf während des Legens nicht gedreht werden, weil sonst Verletzungsgefahr besteht!

14.9.6 Verweilkatheter

Vorbereitung

Hier wird im Wesentlichen so verfahren, wie es bei der Verwendung des Einmalkatheters beschrieben wurde, siehe „Einmalkatheterismus" (S. 396).

Wird das Legen des Katheters wegen akuter Harnverhaltung erforderlich, ist zu beachten, dass – bei großer Urinmenge – der Harn nur „fraktioniert" abgelassen werden darf.

▶ **Material.** Auf einem Arbeitswagen bzw. -tisch werden die Materialien einzeln auf einem Tablett hergerichtet, wobei streng eine sterile und eine saubere Zone unterschieden werden. Besser ist es, passend zusammengestellte und steril verpackte Kathetersets zu verwenden, die im Wesentlichen die erforderlichen Materialien enthalten. Alle Materialien bis auf den Einmalkatheter entsprechen denen zum Einmalkatheterismus, hinzu kommen:
- 2 Ballonkatheter ca. 12–16 Ch. (einer als Ersatz)
- Einmalspritze in der geeigneten Größe
- steriles Aqua destillata (wenn in Ampulle, dazu Ampullensäge; wenn in Gummistopfenflasche, dazu Desinfektionsmittel und Kanüle) oder sterile 8–10 % Glyzerin-Wasserlösung
- Urinableitungssystem mit Aufhängung

Durchführung bei Mann und Frau

Das Einführen des Katheters in die Harnröhre erfolgt so, wie es bei der Verwendung des Einmalkatheters beschrieben wurde.

Wenn verlangt, erfolgt auch die Entnahme einer Harnprobe zur Untersuchung. Danach jedoch wird der Katheter in der Harnblase belassen und wie folgt „geblockt" (▶ Abb. 14.52):
- Katheter noch etwa 2 cm weiter einschieben, damit sich der Ballon nicht etwa in der Harnröhre ausdehnt.
- Vorgeschriebene Menge Aqua destillata in der Einmalspritze aufziehen (erforderliche Menge s. Aufdruck am Katheterende).
- Spritzenkonus (ohne Kanüle) auf das Ventil aufstecken und das Aqua destillata einspritzen.

14.9 Katheterisieren der Harnblase

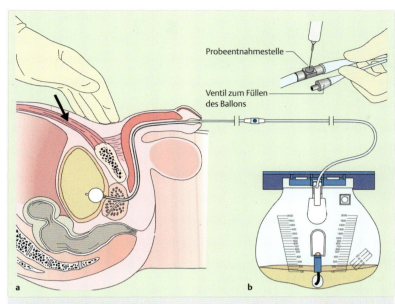

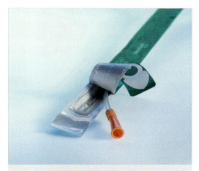

Abb. 14.53 Einmalkatheter. Beispiel für einen gebrauchsfertigen Katheter, der bereits in sterile Flüssigkeit eingebettet ist (SpeediCath). (Foto: Coloplast GmbH)

Abb. 14.52 Blocken des Katheters.
a Leichter Druck auf die Harnblase erleichtert anfänglich die Entleerung. Der mit Aqua dest. gefüllte Ballon muss ganz in der Harnblase vor dem Schließmuskel liegen.
b Das Ableitungssystem ist fest mit dem Katheter verbunden und wird nur nach strenger Indikation geöffnet. Harnproben werden steril nach einer Wischdesinfektion mit Alkohol entnommen.

- Spritze abziehen und den Katheter mit leichtem Zug auf richtige Lage kontrollieren.
- Katheter (sofort und unter sterilen Bedingungen) an das Urinableitungssystem anschließen.

14.9.7 Katheterwechsel

Über kurz oder lang kristallisieren an jedem Harnblasenkatheter Harnsalze aus und führen zur Einengung des Lumens. Auch an Ballon und Katheterspitze lagern sich Krusten ab: Der Harnabfluss wird schlechter und es besteht Verletzungsgefahr beim Entfernen.

Eine große Rolle spielt dabei die Oberflächenstruktur der Katheter. Bei sehr konzentriertem Harn läuft dieser Vorgang rasch ab. Durch eine hohe Flüssigkeitszufuhr, Beseitigung von evtl. aufgetretener Infektion und evtl. medikamentöser Ansäuerung des Harns kann die Verkrustung verzögert werden; ganz verhindern kann man sie meist nicht.

Verweilkatheter können, je nach Materialbeschaffenheit und Verkrustungsneigung, bis zu mehreren Wochen liegen bleiben. Sie werden nur bei Bedarf nach Arztanordnung gewechselt.

Die Vorbereitungen zum Katheterwechsel bzw. zur Entfernung des Katheters erfolgen wie oben beschrieben.

Durchführung

Die Durchführung umfasst Folgendes:
- Nierenschale zwischen die Oberschenkel stellen.
- Mittels einer Einmalspritze geeigneter Größe die Flüssigkeit langsam aus dem Ballon vollständig abziehen (entblocken).
- Katheter herausziehen.

Oft läuft etwas Harn nach. Ist der Katheter an Ballon und Spitze stärker verkrustet, blutet es auch manchmal aus der Harnröhre. Der Katheter ist künftig in kürzeren Abständen zu wechseln und die Flüssigkeitszufuhr zu erhöhen.

Es kann vorkommen, dass sich ein Katheter nicht oder nicht richtig entblocken lässt und seine Entfernung nicht möglich ist. Dann muss der zuständige Arzt benachrichtigt werden (Böhme 1991).

Merke

Keinesfalls darf man versuchen, den Ballon durch Zuspritzen von Lösungsmitteln zur Auflösung zu bringen. Es können schwerste gesundheitliche Schäden entstehen.

14.9.8 Intermittierender Katheterismus

Neurologische Erkrankungen (z. B. bei Querschnittslähmung, Multipler Sklerose, Diabetes mellitus, Bandscheibenvorfall) führen häufig zu Blasenfunktionsstörungen. Es kann zu Blasenentleerungsstörungen und Restharnbildung kommen. Unbehandelt würde dies Harnstauungen in die Niere und Infektionen der Harnwege zur Folge haben. Aus diesem Grund wird dann der intermittierende Katheterismus angewandt.

Die Erfahrung hat gezeigt, dass der mehrmalige Einmalkatheterismus deutliche Vorteile gegenüber dem Verweilkatheter hat. Infektionen der Harnwege werden reduziert, die Verletzungsgefahr bei Verwendung spezieller Einmalkatheter ist geringer und der Betroffene erhält soziale Kontinenz, ohne einen Verweilkatheter tragen zu müssen.

▶ **Gleitbeschichtete Katheter.** Für den intermittierenden Katheterismus werden, um die Verletzungsgefahr beim häufigen Passieren der Harnröhre zu reduzieren, gleitbeschichtete Katheter verwendet. Diese sind entweder gebrauchsfertig oder müssen mit sterilem Aqua dest. aktiviert werden. Nach einer Einwirkzeit von 30 Sekunden wird der Katheter so gleitfähig, dass der Reibungswiderstand deutlich herabgesetzt ist. Als Beispiel zeigt ▶ Abb. 14.53 einen gebrauchsfertigen Katheter, der bereits in der Verpackung in sterile Flüssigkeit eingebettet ist und ohne Wartezeit eingesetzt werden kann.

▶ **Steril oder sauber.** Jahrelang wurde in Deutschland der saubere intermittierende Katheterismus propagiert. Das bedeutet, es wurde auf die Desinfektion der Harnröhrenmündung verzichtet und die Katheter wurden mit normalem Leitungswasser gleitfähig gemacht. Das soll im häuslichen Bereich zu kaum höheren Infektionsraten geführt haben als bei steriler Vorgehensweise – sofern der Betroffene sich selbst katheterisiert hat, also nicht mit Hospitalkeimen in Berührung gekommen ist.

Die Frage „steril oder sauber?" wird von der Fachwelt sehr kontrovers diskutiert. Um eine exogene Kontamination mit Wasserkeimen aus dem Leitungsnetz zu verhindern, empfiehlt Kappstein (1995) steriles Aqua dest. zu verwenden. Die Empfehlung des Robert Koch-Instituts spricht eindeutig für den sterilen Katheterismus. Wir empfehlen dringend, sobald der Betroffene pflegerischer Assistenz bedarf, den sterilen intermittierenden Katheterismus anzuwenden, um kein evtl. vorhandenes Risiko einzugehen.

Die Vorgehensweise beim intermittierenden Katheterismus unterscheidet sich dann lediglich in der Verwendung der dazu benötigten Materialien vom „normalen" Einmalkatheterismus. Bei der Anleitung zum Selbstkatheterismus kann für Frauen ein sog. Beinspiegel sehr hilfreich sein.

14.9.9 Suprapubische Blasenpunktion

Definition

Bei der **suprapubischen Blasenpunktion** wird mittels eines kleinen chirurgischen Eingriffs durch die Bauchdecke oberhalb der Symphyse ein Spezialkatheter in die Harnblase gelegt und an der Bauchdecke fixiert oder ebenfalls durch einen Ballon in der Blase gehalten (▶ Abb. 14.54). Dieser Katheter wird nach seiner Lage benannt (supra = oberhalb, Os pubis = Schambein).

Vorteile des suprapubischen Blasenkatheters (SPDK) sind:
- Vermeidung von Verletzungen und in der Folge Strikturen der Urethra
- Möglichkeit der Spontanmiktion und somit einer Restharnbestimmung trotz Blasenfistel

Der Katheter wird an ein geschlossenes Urinableitungssystem angeschlossen. Zur Vermeidung von Komplikationen muss darauf geachtet werden, dass der dünne Katheter nicht abknickt und der Harn ungehindert ablaufen kann.

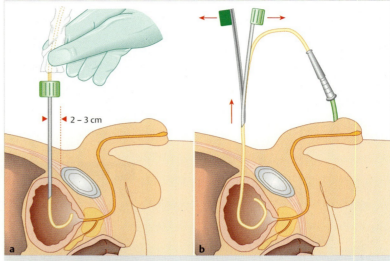

Abb. 14.54 Anlage eines suprapubischen Katheters.
a Einführen.
b Auseinanderklappen des Trokars.

Merke

Gefahren der suprapubischen Blasenfisteln:
- Blutungsgefahr
- Verschleppung von Keimen in die Bauchdecke über die Wunde

Verbandwechsel

Der Wundverband an der Punktionsstelle (▶ Abb. 14.55) wird etwa jeden 2. Tag unter Wahrung der Asepsis wie folgt gewechselt:
- Der alte Verband wird mit aller Vorsicht entfernt, damit die Lage des Katheters nicht verändert wird.
- Die Punktionsstelle wird mit einem Schleimhautdesinfektionsmittel (nicht alkoholisches Desinfektionsmittel) desinfiziert und mit einem sterilen Wundverband abgedeckt.
- Unter dem Verband darf keine feuchte Kammer entstehen.
- Austreten von Urin an der Punktionsstelle oder Entzündungen der Umgebung sind sofort dem Arzt zu melden. Urinaustritt ist in der ersten Zeit, ca. 1–2 Tage nach der Blasenpunktion häufig zu beobachten.
- Bei speziellen Wundverbänden, z. B. Hydrokolloid- oder Folienverbänden, sollte der Verbandwechsel mit dem Arzt abgesprochen werden.

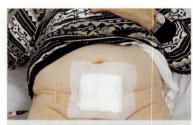

Abb. 14.55 Suprapubischer Blasenkatheter. Steriler Verband. (Foto: Thieme)

Merke

Die Methode, auf die Punktionsstelle PVP-Jod-Salben aufzubringen, ist obsolet.

Laut RKI kann bei reizloser Insertionsstelle und wenn nicht die Gefahr des unbeabsichtigten Herausziehens besteht, auf einen Verband ganz verzichtet werden. Wichtig ist dann aber, den Katheter gut zu fixieren.

14.9.10 Blasenspülung und Blaseninstillation

Blasenspülung

> **Merke**
>
> Routinemäßige Blasenspülungen bei Katheterträgern sind abzulehnen, da die Manipulationen das Infektionsrisiko erhöhen (lt. RKI).

Jedoch kann der Arzt in besonderen Fällen und meist einmalig eine Spülung mit steriler, isotonischer Kochsalzlösung anordnen. Hierzu eignen sich gebrauchsfertige Faltenbalg-Applikatoren, die etwa 100–200 ml Kochsalzlösung enthalten.

▶ **Durchführung mit Faltenbalg-Applikator.** Das geschieht wie folgt:
- Spülflüssigkeit im Applikator im Wasserbad anwärmen.
- Ansatzkonus des Applikators desinfizieren und den Verschlussknebel entfernen.
- Verbindungsstelle zwischen Katheter und Ableitungssystem desinfizieren und Verbindung lösen.
- Applikator ansetzen und die Lösung langsam in die Blase drücken.
- Nach einigen Sekunden die Spüllösung in den Applikator zurücklaufen lassen, den Applikator entfernen.
- Neues Ableitungssystem an den Katheter anschließen.
- Durchführung und etwaige Auffälligkeiten im Dokumentationssystem vermerken.

Kontinuierliche Blasenspülungen über ein geschlossenes System und einen 2-Wege-Spülkatheter sollen hier nicht thematisiert werden.

Blaseninstillation

Bei einer Blaseninstillation werden etwa 20–30 Milliliter eines Medikamentes in die Harnblase gegeben und dort für eine bestimmte Zeit belassen, damit das Mittel einwirken kann.

Trotz der geringen Menge muss die Lösung im Wasserbad angewärmt (und anschließend gut abgetrocknet) werden, da es sonst besonders bei Blasenentzündungen zu Spasmen kommen kann.

Im Wesentlichen wird so vorgegangen wie bei der Blasenspülung beschrieben. Die Art des Medikamentes, die Menge und die Einwirkzeit bestimmt der Arzt. Blasenspülung und Blaseninstillation erfordern strengste Asepsis.

Spülungen und Instillationen dienen nur der Therapie und sind in der Regel als Prophylaxe unnötig und gefährlich. Die innere Spülung durch ausreichendes Trinken ist am besten! Verstopfungen des Katheters müssen urologisch abgeklärt werden. Wichtig in diesem Zusammenhang ist die Ein- und Ausfuhrbilanzierung (S. 770).

Flüssigkeitszufuhr – „Innere Spülung"

Bei Trägern eines Verweilkatheters muss auf ausreichende Flüssigkeitszufuhr geachtet werden. Konzentrierter, dunkler Harn ist meist ein Zeichen ungenügender Flüssigkeitsaufnahme. Der hohe Gehalt an Harnsalzen im konzentrierten Harn führt zu vorzeitiger Verkrustung und erfordert einen häufigeren Katheterwechsel.

14.9.11 Gefahren des Katheterisierens

Schäden durch einen Harnblasenkatheter können für den Betroffenen sowohl während des Legens als auch bei der nachfolgenden Pflege des liegenden Katheters entstehen. Folgende Schäden können auftreten:

- Durch ungeschickte Manipulationen und v. a. aus Unkenntnis der anatomischen Gegebenheiten können Verletzungen der Harnröhrenschleimhaut entstehen, die evtl. später zu Vernarbungen und Verengungen (Strikturen) führen können.
- Nach Durchstoßen der Harnröhre kann es durch nachsickernden Harn zu einer gefährlichen Gewebsvereiterung kommen (Harnphlegmone).
- Infektion: Der äußere Harnröhrenteil ist normalerweise mit Erregern wie Kolibakterien, Staphylokokken und Enterokokken besiedelt. Mit dem Katheter werden diese in die Harnblase geschoben. Zwischen dem Katheter und der Harnröhrenschleimhaut können auch Keime in die Blase wandern. Besonders bei Frauen ist das eine bedeutende Ursache für Harnwegsinfektionen (wegen der vergleichsweise kurzen Harnröhre).
- Weil die Harndrainage nicht absolut geschlossen ist, kann es zu einer Kontamination des Harns im Drainagebeutel kommen. Auch dieser Infektionsweg ruft dann bald eine Blasenentzündung (Zystitis) hervor.
- Der Katheter wird von der Harnröhrenschleimhaut als Fremdkörper empfunden und reizt sie zu verstärkter Sekretion. Der Schleim zwischen Harnröhre und Katheter bildet eine gute Bahn für aufsteigende Keime, zumal sie nun nicht mehr durch den Harnstrahl hinausgeschwemmt werden.
- Die Spitze des Katheters kann bei leerer Harnblase eine Drucknekrose am Blasendach hervorrufen, die Schleimhautblutungen und eine Perforation der Blasenwand zur Folge haben.
- Bei Männern kann es durch den Reiz des Katheters, Sekretstau und Infektion über die Samenleiter zu einer Nebenhodenentzündung kommen. Der Hoden schwillt stark an und ist sehr schmerzempfindlich. Der Arzt kann dann die Hochlagerung des Hodens und Salbenumschläge verordnen.
- Der Ballon bzw. die Katheterspitze fördert in der Blase die Entstehung von Drucknekrosen und Schleimhautreizungen. Die Blase reagiert mit Spasmen, die dann den Harn neben dem Katheter austreiben. Beachten Sie dann: Keinesfalls einen größeren Katheter legen, da sich das Problem dann verstärkt.
- Es ist sehr darauf zu achten, dass bei Männern nach dem Katheterisieren und dem Waschen des Genitals die Vorhaut des Glieds wieder über die Eichel nach vorn geschoben wird. Bleibt sie zurückgeschoben, könnte sie hinter der Eichel zur Stauung der Blutzirkulation und zur Einschnürung führen (Paraphimose).

> **Merke**
>
> Die bei Harnblasenkathetern immer bestehende Gefahr der Infektion kann durch Verwendung geschlossener Ableitungssysteme stark herabgesetzt werden; allerdings nur, wenn exakt steril gearbeitet wird und das System geschlossen bleibt.

14.9.12 Entwöhnungstraining

Angesichts der hohen Komplikationsrate eines Verweilkatheters sollte unbedingt angestrebt werden, ohne Katheter auszukommen. In vielen Fällen ist es möglich, auch einen alten Menschen von seinem Verweilkatheter zu „entwöhnen". Man wird den Katheter in der Regel ohne vorbereitende Übungen entfernen. Am besten abends, da für evtl. nötige Maßnahmen dann der nächste Tag zur Verfügung steht.

Durch die Dauerableitung – die möglichst vermieden werden sollte – hat sich die Harnblase an den leeren Zustand gewöhnt; meist liegt auch eine Blasenentzündung vor. Das führt bereits bei geringer Blasenfüllung zu starkem Harndrang. Daher wird man in der Folgezeit den Bewohner in recht kurzen, gleichmäßigen Zeitabständen zur Toilette führen mit dem Ziel, die Zeitintervalle zu verlängern.

Es handelt sich dann also mehr um ein Toilettentraining als um ein Blasentraining. Das erfordert von Pflegenden bei Heimbewohnern mit einer oft geringen Compliance sehr viel Geduld und Einfühlungsvermögen.

> **Merke**
>
> Ein Blasentraining im Sinne von „Katheter abklemmen – Blase füllen lassen" ist aus Gründen der Infektionsgefährdung unbedingt zu vermeiden. Das Entwöhnungstraining/Toilettentraining darf nicht fälschlicherweise dadurch unterstützt werden, dass man die Flüssigkeitszufuhr für den Heimbewohner einschränkt.

14.9.13 Besonderheiten bei der Pflege

Vor dem Legen eines Verweilkatheters sollte der Betroffene in Ruhe über die Notwendigkeit der Maßnahme aufgeklärt werden, damit er den therapeutischen Hintergrund verstehen und die Durchführung akzeptieren kann. Durch eine individuelle, sinnvolle Lösung im Umgang mit Katheter und Ableitungssystem kann ihm trotzdem eine größtmögliche Beweglichkeit erhalten werden.

Besonders alte Menschen müssen einfühlsam ausreichend Informationen zum Umgang mit ihrer Harnableitung erhalten. Gegebenenfalls ist der Umgang mit dem System zu üben.

Hygiene

Eine wichtige Rolle spielt bei Trägern von Verweilkathetern die Intimhygiene und tägliche Inspektion auf Verschmutzungen. Mindestens einmal am Tag muss die Intimregion mit Wasser und pH-neutraler milder Waschlotion gewaschen werden, dazu gehört auch die Harnröhrenöffnung (Meatus). Dabei muss darauf geachtet werden, dass keine Bakterien aus der Analregion oder von verkoteten Hautbezirken auf den Katheter übertragen werden.

Verkrustungen und Schleim sind vorsichtig am Katheter zu entfernen. An der Katheter-Eintrittsstelle in die Urethra kann ein Manschettenschutz (sterile, trockene Kompresse ohne Antiseptikum) um den Katheter geschlagen werden. Diese Kompresse saugt bakteriell kontaminiertes Sekret auf und begrenzt so die Keimverschleppung. Sie schützt auch vor Verschmutzung nach außen. Bei allen Maßnahmen tragen die Pflegenden Handschuhe.

Vor und nach allen pflegerischen Maßnahmen an Katheter und Ableitungssystem müssen die Hände desinfiziert werden.

Handhabung des Drainagesystems

Die Handhabung umfasst Folgendes:
- Die Leerung des Urinbeutels erfolgt so rechtzeitig, dass das Rückflussventil nicht in den Urin eintaucht.
- Auf den Verweilkatheter darf kein Zug ausgeübt werden (Fixierung am Oberschenkel).
- Auch unnötiges Verschieben des Katheters in der Harnröhre kann zu Reizungen und Entzündungen führen.
- Der Urinbeutel muss sich unterhalb des Blasenniveaus befinden. Bei hochgelegtem Urinbeutel könnte es zum Rückfluss des nicht mehr sterilen Harns in die Blase kommen. Die Infektionsgefahr ist dabei groß. Kurzfristige Anhebung über Blasenniveau, z. B. beim Umlagern, ist jedoch bedenkenlos möglich.
- Die Tropfenkammer arbeitet nur in vertikaler Position einwandfrei.
- Drainageschläuche dürfen nicht durchhängen, damit der Harn im Schlauch nicht stehenbleibt.
- Die Verbindung zwischen Katheter und Ableitungssystem darf nur unter aseptischen Bedingungen getrennt werden, z. B. beim Wechsel des Systems.

> **Merke**
>
> - Damit der Katheter bei der Frau sich nicht vor dem Anus aufrollt, wird er über den Oberschenkel geführt. Der Katheter wird beim Mann unter den Oberschenkel geleitet (Bach u. Panknin 1995).
> - Bei Männern mit Verweilkathetern empfiehlt es sich, unter den Hoden ein etwa faustgroßes Polster zu legen. Mechanische Reizungen durch den Katheter und Infektionen können über den Samenleiter zu einer Nebenhodenentzündung führen. Der Nebenhoden schwillt dabei sehr schmerzhaft an.
> - Bei Fieber, lokalen Entzündungen und Urinveränderungen den Arzt informieren.
> - Wurde ein Katheter wegen akuter Harnverhaltung und hochstehender Harnblase gelegt, darf der Urin nur fraktioniert (in Teilen) abgelassen werden, z. B. in Abständen von ca. 30 Minuten jeweils um 400–500 ml. Eine zu rasche vollständige Entleerung einer „Überlaufblase" kann zu starken Blutungen aus der Blasenschleimhaut führen.

14.10 Besonderheiten in der direkten Pflege von Menschen mit Demenz

Im tabuisierten und schambeladenen Bereich der Ausscheidungen stellt sich die Situation für demente Betroffene und Pflegende oft schwierig dar. Die Übernahme von Pflegehandlungen wird hier wohl als besonders einschneidend, entwürdigend und störend empfunden. Vor allem natürlich dann, wenn der demente Betroffene den Sinn und Zweck der Handlungen nicht mehr verstehen und begreifen kann.

Er versteht nicht mehr, warum ihm die Hose heruntergezogen oder der Rock hochgezogen wird. Biografische Geschehnisse können in den Vordergrund des Erlebens treten. Sexuelle Übergriffe und Vergewaltigungen waren in der Kriegs- und Nachkriegsgeneration leider keine Seltenheit. Davon abgesehen ist der freie Umgang mit dem nackten Körper nicht unbedingt üblich gewesen. Die meisten Eltern dieser Generation haben sich vor den Kindern nicht nackt gezeigt und zum Sex wurde das Licht ausgemacht und das Nachthemd angelassen. Wie muss ein Mensch unsere Pflege empfinden, wenn er nicht mehr versteht, was die Gründe für Handlungen im Intimbereich sind?

> **Merke**
>
> Das Toilettentraining gestaltet sich bei Menschen mit Demenz oft schwierig. Einfühlsames Abwarten, behutsames Vorgehen (nie gegen den Willen des Betroffenen) sowie wertschätzendes Zureden sollten bei unseren Tätigkeiten im Vordergrund stehen.

Demente Menschen empfinden Katheter- und Stomaversorgungen oft als Fremdkörper. So kommt es nicht selten vor, dass der Betroffene die Stomaversorgung entfernt oder der geblockte Katheter gezogen wird. Pflegende sollten versuchen, das Fremdkörpergefühl zu reduzieren.

Dazu ein paar praktische Beispiele:
- Katheter, die nicht am Oberschenkel fixiert sind, werden als störender empfunden, weil sie in der Blase auf den Blasenhals Druck ausüben.
- Je voller der Ballon geblockt ist, umso störender ist er, weil dadurch Harndrang ausgelöst wird.
- Bei der Stomaversorgung wird häufig, eben weil die Versorgung oft abgenommen wird, zusätzlich ein Gürtel angebracht, der dann vom Betroffenen erst recht als Fremdkörper empfunden wird.
- Hautirritationen am Stoma schmerzen und werden als störend empfunden.

Merke

Pflegende sollten einfühlsam versuchen zu erkunden, was den Betroffenen stört, und dann nach Lösungen suchen. Patentrezepte gibt es hier nicht.

14.11 Lern- und Leseservice

14.11.1 Das Wichtigste im Überblick

Was sind die Risikofaktoren für eine Obstipation?

- einseitige und ballaststoffarme Ernährung
- mangelhafte Flüssigkeitszufuhr, Bewegungsmangel
- Einnahme von obstipationsfördernden Medikamenten
- Missbrauch von Abführmitteln
- Darmerkrankungen
- mangelnde Kautätigkeit

Wer stellt die Indikation für abführende Maßnahmen?

Der Arzt.

Welche Gefahren sind beim digitalen Ausräumen vorrangig?

Verletzungen der Darmschleimhaut und des Hämorrhoidalplexus.

Wie gehen Sie bei der motorischen Dranginkontinenz mit dem Kontinenztraining vor?

- Ursachen abklären.
- Miktionsprotokoll erstellen.
- Zeitplan für die Toilettengänge festlegen (bei Bedarf verändern).
- Kontinenzfreundliches Umfeld gestalten.

Was gehört zu einem kontinenzfördernden Umfeld?

- Haltegriffe auf dem Weg zur Toilette,
- Hindernisse beseitigen,
- inkontinenzgerechte Kleidung,
- warme, „gemütliche" Toiletten,
- angepasste Hilfsmittelversorgung,
- Selbstständigkeit fördern.

Was sind Kontinenzprofile, welche Bedeutung haben sie?

Sie erleichtern die Einschätzung, die Dokumentation und die Zielplanung. Aus den Profilen lassen sich Maßnahmen ableiten.

Nach welchen Kriterien wählen Sie eine aufsaugende Inkontinenzversorgung aus?

Die Saugkapazität muss dem Schweregrad der Inkontinenz angepasst sein, eine körpergerechte Form und gute Passform haben. Sie sollte möglichst gelbildende Anteile enthalten (bindet die Flüssigkeit ab und verhindert das Auslaufen bei Druck, z. B. wenn sich der Betroffene daraufsetzt), sie sollte einfach anzulegen sein (erhält die Selbstständigkeit), unter der Kleidung nicht auftragen, leicht zu entsorgen und wirtschaftlich sein.

Was ist eine Ileostomie?

Die operative Ausleitung des Dünndarms. Das erfolgt meist im rechten Unterbauch.

Was ist bei der Ernährungsberatung eines Kolostomieträgers wichtig?

Der Kolostomieträger darf grundsätzlich alles essen, was er verträgt. Er sollte die Mahlzeiten auf mehrere kleine Portionen über den Tag verteilen. Die Art der zugeführten Nahrung richtet sich nach der geplanten Gestaltung des Tagesablaufs (z. B. keine Linsen am Vorabend, wenn ein Messebesuch geplant ist).

Was versteht man unter Irrigation?

Durch Einlaufenlassen von körperwarmem Wasser in den Darm kommt es, ausgelöst durch die Massenperistaltik, zur vollständigen Entleerung des Dickdarmes. Dadurch erhält der Stomaträger Kontinenz von bis zu 48 Stunden.

Was bereiten Sie zum Wechseln eines Stomaversorgungssystems (2-teilige Versorgung, ovales Stoma, Hautunebenheit neben dem Stoma) vor?

- Kompressen (mit Wasser getränkt und trockene)
- Schere, Schablone
- Abwurfbeutel
- Hautschutzpaste
- Versorgungssystem
- Zellstoff

Worauf müssen Sie bei Hautschutzpaste achten?

Sie brennt auf wunder Haut wegen des Alkoholgehalts. Paste sollte nur in Verbindung mit Versorgungssystemen angewendet werden, die länger als 24 Stunden getragen werden.

Was sind die Indikationen für einen transurethralen Verweilkatheter?

- **bei Männern:** Wenn bei akutem Harnverhalten keine suprapubische Blasenfistelmöglichkeit vorhanden oder sie kontraindiziert ist.
- **bei Frauen:** Einmalkatheterismus zur Gewinnung von Urin zur bakteriologischen Untersuchung

Welche Komplikationen können beim Legen des Katheters eintreten?

- Verletzungen
- Keimeinschleppung
- Blocken des Ballons in der Harnröhre

Was tun Sie, wenn Sie einen Widerstand beim Vorschieben spüren?

Abbrechen.

Sind Blasenspülungen heute noch üblich?

Nein, wegen der Infektionsgefahr.

Wie beugt man Harnwegsinfektionen und Verkrustungen am Katheter vor?

- „innere Spülung"
- Ansäuerung des Harns
- geeignetes Kathetermaterial (kein Latex)
- angepasstes Wechselintervall
- Blasen- und Nierentee

Wie entwöhnen Sie vom Blasenverweilkatheter?

- Katheter entfernen.
- Viel trinken lassen.
- Evtl. bei Harnverhalt einen Einmalkatheterismus durchführen.

14.11.2 Literatur

Bach D, Brühl P, Panknin TH. Nosokomiale Harnwegsinfektionen. Prävention und Therapiestrategien bei Katheterismus und Harndrainage. Neckarsulm: Jungjohann; 1995

Böhme H. Das Recht des Krankenpflegepersonals. Teil III Haftungsrecht. 3. Aufl. Stuttgart: Kohlhammer; 1991

Bölker T, Webelluth W. Durch dick und dünn. Menden: Schmücker; 1996

Brühl P. Infektionsprophylaxe in der Urologie. In: Steuer W, Hrsg. Krankenhaushygiene. 4. Aufl. Stuttgart: Fischer; 1992

Bundesgesundheitsblatt 28, Nr. 6. Juni 1985

Deutschsprachiger Arbeitskreis für Krankenhaushygiene. Krankenhaushygiene. 2. Aufl. Wiesbaden: mhp; 1998

Feil-Peter H. Stomapflege. Enterostomatherapie. 5. Aufl. Hannover: Schlütersche; 1993

Juchli L. Pflege. 8. Aufl. Stuttgart: Thieme; 1997

Kappstein I. Epidemiologie und Prävention von Harnwegsinfektionen. In: Daschner F, Hrsg. Praktische Krankenhaushygiene und Umweltschutz. 2. Aufl. Berlin: Springer; 1997

Kendall H. Vermeide Infektionen bei der Katheterdrainage der Harnblase. Neustadt/Donau: Kendall Medizinische Erzeugnisse GmbH

Hayder D, Kuno E, Müller M. Kontinenz – Inkontinenz – Kontinenzförderung. Praxishandbuch für Pflegende. Bern: Hans Huber; 2008

Klie T. Rechtskunde. 6. Aufl. Hannover: Vincentz; 1997

Mölnlycke GmbH. Infektionsprophylaxe durch standardisierte Katheterisierungs-Sets Arbeitsanleitung. Hilden: Mölnlycke GmbH; 1986

Panknin TH. Transurethrales Katheterisieren. Altenpflege 1988; 1

Paul Hartmann AG. Zur Systematik des transurethralen Blasenkatheterismus. Behandlung und Krankenpflege. Paul Hartmann: Heidenheim; 2006

Peters-Gawlik M. Praxishandbuch Stomapflege. Wiesbaden: Ullstein medical; 1998

RKI: Empfehlungen zur Prävention und Kontrolle Katheter-assoziierter Harnwegsinfektionen. Bundesgesundheitsbl.-Gesundheitsforsch.-Gesundheitsschutz 1999; 42: 806

Sachsenmaier B. Inkontinenz. Hannover: Schlütersche; 1991

Sökeland J. Katheterismus. Erlangen: Perimed; 1989

Sökeland J. Katheterismus. 2. Aufl. Balingen: Spitta; 1998

Sowinski C. Seelische Belastungsfaktoren in der stationären Altenpflege. Krankenpflege 1992; 5

Stoll-Salzer E, Wiesinger G. Stomatherapie. Grundlagen und Praxis. Stuttgart: Thieme; 2005

Winkler R. Stomatherapie. Atlas und Leitfaden für intestinale Stomata. 3. Aufl. Stuttgart: Thieme; 1993

Völter D. Kompendium der Urologie. Stuttgart: Fischer; 1984

Weber E, Niederhöfe E. In: Dtsch. Krankenpfl.-Z. Heft 2 Stuttgart: Kohlhammer; 1986 Schwerpunktthema Enterostomapflege

Wenzel M. Stomaversorgung. Arbeitshefte zur Krankenpflege. Melsungen: Bibliomed; 1984

14.11.3 Kontakt- und Internetadressen

B. Braun Melsungen AG
Carl-Braun-Straße 1
34 212 Melsungen
www.bbraun.de

Coloplast GmbH
Kuehnstr. 75
22 045 Hamburg
www.coloplast.de

Convatec
Radlkoferstr. 2
D-81 373 München
www.convatec.de

Dansac GmbH
Kalscheurener Str. 2a
50 354 Hürth
www.dansac.de

Deutsche ILCO e. V.
Thomas-Mann-Str. 40
53 111 Bonn
www.ilco.de

Deutsches Netzwerk für Qualitätssicherung in der Pflege (DNQP)
Fachhochschule Osnabrück
Caprivistr. 30a
49 076 Osnabrück
www.dnqp.de

FgSKW Fachgesellschaft Stoma Kontinenz und Wunde e. V.
Nikolaus-Groß-Weg 6
Postfach 1351
59 371 Selm
www.fgskw.org

FOR LIFE GmbH
Wendenschloßstraße 142
12 557 Berlin

Hollister Incorporated
Niederlassung Deutschland
Riessstr. 25
80 992 München
www.hollister.com/germany

Paul Hartmann AG
Paul-Hartmann-Straße 12
89 522 Heidenheim
www.hartmann.de

Robert Koch-Institut
Nordufer 20
13 353 Berlin
www.rki.de

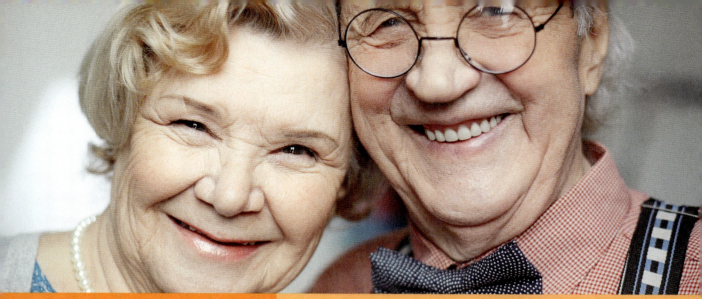

Kapitel 15

Sich kleiden können

15.1	Bedeutung der Kleidung	406
15.2	Berufskleidung	408
15.3	Erscheinungsbild von Pflegenden	408
15.4	Pflege und Begleitung	409
15.5	Kleidung für Menschen mit Behinderungen	413
15.6	Besonderheiten in der direkten Pflege von Menschen mit Demenz	413
15.7	Qualitätskriterien	415
15.8	Lern- und Leseservice	416

15 Sich kleiden können

Ilka Köther

15.1 Bedeutung der Kleidung

Fallbeispiel

Welche Überlegungen haben Sie heute Morgen mit Blick auf Ihre Garderobe für diesen Tag angestellt? Vielleicht haben Sie Folgendes gedacht: Wie ist das Wetter? Was habe ich heute vor? Welches Kleidungsstück trage ich am liebsten? Worin gefalle ich meinem Partner bzw. meiner Partnerin am besten? Was ist bequem, wenn ich das Fahrrad benutze? Vielleicht haben Sie schon überlegt, was Sie bei der Hochzeitsfeier Ihrer Kollegin anziehen werden?

Besonders beim Einkauf neuer Kleidungsstücke wird deutlich, wie wichtig die „2. Haut" für uns ist, welchen Wert wir ihr beimessen. Neben der schützenden Funktion der Sommer- und Winterkleidung achten wir auf die schmückende Funktion, denn das Kleidungsstück soll „uns gut zu Gesicht stehen". Die ausgewählten Sachen, die Art und Weise, wie sie getragen und präsentiert werden, sagen einiges über die Einstellung des Trägers zur eigenen Person und zu anderen Menschen aus.

Kleidung ist auch Mittel der nonverbalen Kommunikation. Von ihr gehen Signale aus, die bewusst oder unbewusst vom Gegenüber aufgenommen werden und seine Einstellung zu dieser Person erheblich beeinflussen können.

15.1.1 Funktionen der Kleidung

Das Kleidungsbedürfnis ist einerseits ein physiologisches Grundbedürfnis der Lebenserhaltung, das lebenslang befriedigt werden muss und andererseits ein soziales Bedürfnis. Die Kleidung, unter der die gestaltete äußere Erscheinung eines Menschen zu verstehen ist, hat im Wesentlichen 3 Funktionen:
- schützen (physiologische Funktion)
- schmücken, auszeichnen (ästhetisch-soziale Funktion)
- verhüllen (sexuelle Funktion)

▶ **Schützen (physiologische Funktion).** Die Entstehung der Kleidung wird aus dem Schutzbedürfnis des Menschen abgeleitet. Ohne Kleidung, die als 2. Haut des Körpers bezeichnet werden kann, ist der Mechanismus der menschlichen Thermoregulierung außerhalb der Tropen nicht funktionsfähig. Kleidung hat eine physiologische Funktion und schützt gegen:
- klimatische Einflüsse
- Verletzungen
- Erkrankungen
- äußere Einwirkungen
- Bakterien und Sonnenstrahlen

▶ **Schmücken, Auszeichnen (ästhetisch-soziale Funktion).** Kleidung dient als Mittel zur:
- individuellen Gestaltung
- Betonung körperlicher Vorzüge
- Abschwächung körperlicher Mängel
- Veränderung der äußeren Erscheinung

Daneben dient Kleidung als Symbol für:
- Gruppenzugehörigkeit
- soziale Stellung
- Alter und Geschlecht

▶ **Verhüllen (sexuelle Funktion).** Hier sind v. a. 2 Funktionen zu nennen:
- Kleidung verhüllt und sichert das Schamgefühl.
- Kleidung enthüllt und unterstreicht den sexuellen Reiz des Körpers.

15.1.2 Kleidung als Ausdruck der individuellen Persönlichkeit

Ein umfangreiches, vielseitiges Sortiment in Bekleidungsgeschäften und Modeboutiquen ermöglicht einen individuellen Bekleidungsstil. Darüber hinaus unterstreichen Tücher, Schmuck (Accessoires) und selbst genähte Kleidung den persönlichen Ausdruck von Selbstverständnis und Selbstverwirklichung.

Im Allgemeinen wird die Kleidung getragen, die gefällt und dem Bild entspricht, das die Träger von sich selbst haben. Die gesellschaftlichen Normen, was getragen wird, verändern sich zunehmend. Die heutigen Senioren sind modebewusster und farbenfreudiger als vorhergehende ältere Generationen.

Die Kleidung hat Rückwirkung auf die Träger und beeinflusst das Selbstwertgefühl positiv und negativ. Dazu folgende Beispiele:
- Ein Ballkleid wird die festliche Stimmung beim Abschlussball erhöhen.
- Bei offiziellen Veranstaltungen kann eine nicht der Situation angemessene Kleidung den Träger verunsichern.
- Ein Krankenhemd (sog. Flügelhemd) oder Nachthemd unterstützt das Gefühl von Kranksein und Hilflosigkeit.

Kleidung/Mode und Frisur sind oft Auslöser von Konflikten zwischen Jugendlichen und Erwachsenen. Häufig signalisieren Jugendliche ihre Rollen- und Statusunsicherheit, ihren Protest und ihr Streben nach Selbstständigkeit durch ein aufsehenerregendes Outfit. Alte Menschen entwickeln häufig Vorurteile gegen Pflegende mit einem punkigen Haarschnitt, sichtbaren Tätowierungen und einem auffallenden Bekleidungsstil.

Kleidung wird allgemein nach ästhetischen Maßstäben wie Schönheit, Harmonie und Geschmack beurteilt. Wichtig sind ebenso ökonomische Werte wie Funktion, Gebrauchswert und Preis eines Kleidungsstücks als auch moralische Maßstäbe von Sittlichkeit und Anstand.

Merke

Ist ein Mensch nicht mehr in der Lage, seine Bekleidung nach eigenen Vorstellungen auszuwählen und zu tragen, geht viel von seiner persönlichen Ausdruckskraft, seiner Identität, verloren.

15.1.3 Kleidung als Ausdruck von Religiosität und Gruppenzugehörigkeit

Einen wesentlichen Einfluss auf das Bekleidungsverhalten haben kulturelle, meistens religiöse Vorschriften. So tragen z. B. Frauen keine Hosen (Männerkleidung), Frauen tragen Kopftücher während des Gottesdienstes und Männer nehmen den Hut ab, wenn sie eine Kirche betreten. Angehörige christlicher Orden tragen Hauben oder Schleier zu einer entsprechenden Tracht (besondere Form von einheitlicher Kleidung dieser Gemeinschaft).

In einer multikulturellen Gesellschaft prägen Kopfbedeckungen unterschiedlicher Art das Straßenbild. Auch in den Einrichtungen der Altenhilfe leben und arbeiten Frauen, die aus vielfältigen Gründen Kopfbedeckungen, meistens Kopftücher oder Hauben, tragen. Gespräche über die verschiedenen Formen von Kopfbedeckungen können helfen, sich gegenseitig zu verstehen und die religiöse oder kulturelle Prägung des Gegenübers zu achten, statt weiterhin an Vorurteilen festzuhalten.

Bedeutung von Hauben, Schleiern und Kopftüchern

▶ **Hauben.** In unterschiedlichen Formen und Größen werden sie meistens von Diakonissen und Krankenschwestern evangelischer Schwesterngemeinschaften getragen. Als Theodor Fliedner und seine Frau Friederike 1836 in Kaiserswerth (heute Düsseldorf) eine Ausbildungsstätte für evangelische Pflegerinnen eröffneten, entwickelten sie für ihre Schwestern eine einheitliche Kleidung (Tracht), die der Kleidung der niederrheinischen gutgestellten verheirateten Bürgerfrauen entsprach. Dadurch verbesserten sie Status und Ansehen der unverheirateten Frauen, die als Diakonissen ganz für ihren Beruf und die Aufgaben ihrer Schwesternschaft zur Verfügung standen.

▶ **Schleier.** Der Nonnenschleier hat die gleiche Symbolik wie der Schleier einer weltlichen Braut, er ist Zeichen der Jungfräulichkeit und der Zugehörigkeit zum Ehemann. Ordensfrauen tragen einen heiligen Schleier als Zeichen, dass sie Gott geweiht und Bräute Christi sind (▶ Abb. 15.1a).

▶ **Kopfbedeckung muslimischer Frauen.** Viele muslimische Frauen bedecken ihre Haare (▶ Abb. 15.1c) oder verschleiern Haare und Gesicht. Der Schleier gilt auch hier, wie in der christlichen Tradition, als Zeichen der Unterordnung der Frau unter den Mann. Form, Farbe, Stoffart und Muster des Schleiers geben Informationen über die Trägerin, z. B., ob sie verheiratet, geschieden oder noch ledig ist, ob ihre Familie wohlhabend oder arm ist.

▶ **Kopftücher von Aussiedlerinnen.** In Russland lebende gläubige deutsche Frauen tragen, wenn sie verheiratet sind, ebenso wie orthodoxe Christinnen ein Kopftuch (▶ Abb. 15.1b). Diese Sitte haben viele, v. a. ältere Frauen nach ihrer Übersiedlung beibehalten. Sie tragen es beim Gebet, d. h. vorwiegend beim Gottesdienstbesuch. Teilweise wird das Kopftuch auch im Alltag getragen als Zeichen der Zugehörigkeit zu einer speziellen christlichen Gemeinschaft.

15.1.4 Kleidung als Schutz der Privatsphäre

Der Körper des Menschen gehört zum innersten Bereich seiner Privatsphäre. Durch die Bekleidung wird die Privatsphäre geschützt oder Grenzen gesetzt. Die Kleidungsart kann Distanz oder Zugänglichkeit signalisieren. So halten z. B. Uniformen und formelle Kleidung andere auf Abstand, wohingegen Freizeitkleidung einen leichteren Zugang zur Privatsphäre erlaubt.

Nacktheit und Schamgefühl

Die meisten Menschen finden es unangenehm, sich vor Fremden auszuziehen. Mann/Frau schämt sich der eigenen Nacktheit. Das Schamgefühl entwickelt sich in der Kindheit und begleitet den Menschen durch sein ganzes Leben.

Definition

Schamgefühl: Ein störendes, unangenehmes Gefühl bei Verletzung der Intimsphäre. Es bezieht sich in erster Linie auf Sexualität und Situationen, die sexuell interpretiert werden können. Das Schamgefühl dient der Aufrechterhaltung sexueller Tabuschranken.

Tabuzonen: Es gibt verschiedene Theorien, die beschreiben, dass der Körper einer Person von einer unsichtbaren Grenze umgeben ist, dem persönlichen Raum, in dem keine Eindringlinge erwünscht sind.

Intimbereich: Dazu gehören Körperteile und Körperregionen, die mit Ausscheidungsvorgängen oder sexuellen Funktionen zu tun haben. Es ist der Bereich, der einen besonderen Schutz nötig hat.

Mit schamauslösenden Pflegeverrichtungen professionell umgehen

Auch alten Menschen ist es peinlich, entblößt bzw. entkleidet zu werden, gewaschen zu werden und Hilfe bei Ausscheidungsvorgängen zu benötigen. Doch in dem Zustand von Hilfebedürftigkeit durch Krankheit oder Behinderung werden diese Handlungen akzeptiert. Dabei ist die Befindlichkeit in diesen Situationen abhängig von Sympathie und Antipathie, von Vertrauen und vom Verhalten der Pflegenden.

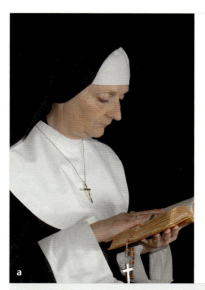 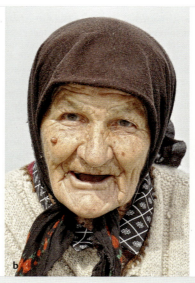 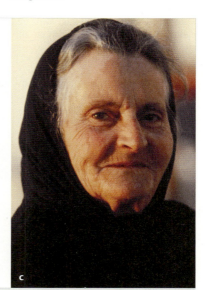

Abb. 15.1 Kopftücher und Hauben verschiedener Religionsgemeinschaften und Nationalitäten.
a Katholische Ordensschwester. (Foto: P. Hermans, Fotolia.com)
b Russlanddeutsche Christin. (Foto: zurijeta, depositphotos.com)
c Muslimische Frau. (Foto: Corel Stock)

Ein professioneller Umgang mit schamauslösenden Pflegehandlungen beinhaltet:
- Sachliches Besprechen der Situation, um ihr den „beschämenden Charakter" zu nehmen.
- Anwesende Personen bitten, den Raum zu verlassen.
- Teile des Körpers angezogen lassen, z. B. zuerst Oberkörper-, dann Unterkörperbekleidung wechseln.
- Aus- und Anziehen von Unterwäsche zügig und mit sicheren Handgriffen durchführen.
- Beschmutzte Unterwäsche sofort entfernen.
- Ablenkende Gespräche beim An- und Auskleiden führen.

15.2 Berufskleidung

Die Kleidung von Pflegenden in der stationären und ambulanten Altenpflege ist maßgeblich durch hygienische und praktische Anforderungen geprägt.

15.2.1 Anforderungen an berufliche Kleidung in der Altenpflege

Bei der beruflichen Kleidung wird unterschieden zwischen
- Schutzkleidung und
- Dienstkleidung bzw. Berufskleidung.

Schutzkleidung

Die Schutzkleidung hat die Aufgabe zu verhindern, dass die Kleidung (auch Berufskleidung) der Beschäftigten mit Krankheitskeimen verunreinigt wird und dadurch unkontrollierbare Gefahren entstehen. Sie ist geeignet, wenn sie
1. die Vorderseite des Rumpfes bedeckt,
2. desinfizierbar ist,
3. in ihren Brenneigenschaften bestimmten Normen entspricht,
4. elektrostatisches Aufladen nicht begünstigt.

Im Allgemeinen ist aus Gründen der besseren Reinigung und Desinfektion der Hände und Unterarme kurzärmelige Schutzkleidung zweckmäßig.

Als Schutzkleidung kann auch eine Schürze verwendet werden, sofern die vorstehenden Eignungsvoraussetzungen erfüllt sind und die vom Beschäftigten getragene Kleidung kurzärmelig ist (Unfallverhütungsvorschriften der Berufsgenossenschaft für Gesundheitsdienst und Wohlfahrtspflege, BGV C8, Durchführungsanweisung zu §7, Abs. 1). Schutzkleidung, z.B. Trägerschürzen und Kittel, werden zusätzlich zur Dienst- oder privaten Kleidung angezogen. Schutzkleidung wird bei der direkten Pflege von Infektionskranken, z.B. mit ORSA oder MRSA (Oxacillin- bzw. Methicillin-resistentem Staphylocossus aureus), sowie bei Arbeiten mit Fäkalien und verschmutzter Wäsche getragen. Schutzkleidung muss vom Arbeitgeber zur Verfügung gestellt werden.

Dienstkleidung und Berufskleidung

Die vom Arbeitgeber zur Verfügung gestellte Dienstkleidung ersetzt die private Kleidung und dient dazu, ein einheitliches Bild der Pflegenden zu erzeugen. An der Dienstkleidung ist zu erkennen, wer zum Personal gehört und welchem Bereich der Einzelne zuzuordnen ist, z. B. Hauswirtschaft, Küche oder Pflege.

Der Pflegeempfänger, die Angehörigen und Besucher sehen an der Art der Kleidung, wen sie ansprechen können. Die Dienstkleidung (Uniform) ist auch ein Statussymbol und verleiht dem Träger Selbstsicherheit und Selbstbewusstsein, besonders wenn sie attraktiv ist und dem Träger Vorteile bringt, z. B. Dienstkleidung von Stewardessen oder Polizisten.

Welche Form von Berufskleidung getragen wird, ist eine Frage der Ideologie und des Leitbilds einer Institution. Pflegende sollten bei der Auswahl ihrer Berufskleidung mitwirken können. Um zu wissen, was erlaubt ist oder nicht, muss die Einrichtung Rahmenvorgaben vorgeben. In Pflegeheimen sollte Berufskleidung so weit wie möglich einer normalen Kleidung entsprechen oder teilweise individuell gestaltet werden können.

▶ **Ästhetische Gesichtspunkte.** Das Altenpflegeheim ist eine Wohnstätte für alte Menschen. Werte wie Normalität und Individualität bestimmen den Heimalltag. Deshalb sollte die Berufskleidung so gestaltet sein, dass sie diese Ziele unterstützt. Pflegepersonen sollten nach Möglichkeit keine Dienstkleidung tragen, wenn sie mit alten Menschen spazierengehen oder sie ins Café begleiten.

„Es müssen nicht immer weiße Kittel sein", meinten Designstudenten der Fachhochschule Hannover, als sie auf einer Altenpflegemesse Dienstkleidung für die Pflegeberufe vorstellten. „Und dass eine harmonisierende, farbenfrohe und in jeder Hinsicht angenehme Kleidung dem ‚seelischen Notstand' in Altenheimen entgegenwirken kann. Die Kleidung des Pflege- und Betreuungspersonals, aber auch die Kleidung der Heimbewohner und Heimbewohnerinnen sollte sowohl in ihrer Optik als auch in den Trageeigenschaften ‚Balsam für die Seele' sein."

Nicht nur Farbenfreudigkeit der Berufskleidung, sondern auch Passform, Pflege-

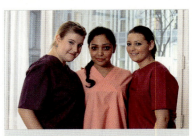

Abb. 15.2 Berufskleidung für Pflegende. Sie muss nicht immer Weiß sein. Kasacks gibt es in vielen Farben. (Foto: R. Stöppler, Thieme)

zustand und das Outfit müssen stimmen (▶ Abb. 15.2). Auch in Dienstkleidung kann eine Person anziehend oder abstoßend wirken.

Kleidung hat auch eine verhüllende, sexuelle Funktion. Leider wird oft nicht beachtet, welche Herausforderung durch kurze und hauteng Kleidung des Personals im täglichen pflegerischen Kontakt für Heimbewohner entstehen kann.

Merke

Aussehen und Ausstrahlung der Pflegenden haben einen großen Einfluss auf das Wohlbefinden der von ihnen zu betreuenden alten Menschen.

15.3 Erscheinungsbild von Pflegenden

Die Art und Weise, wie Pflegende sich präsentieren, prägt ihr Image in der Gesellschaft. Kleidung, Aussehen/Erscheinung, Körpersprache und -haltung sowie Umgangsformen sind die Grundlagen für eine positive Ausstrahlung.

15.3.1 Tipps einer Imageberaterin

▶ **„Eindruck kommt von Ausdruck.** Ein gepflegtes Aussehen und ein freundliches Auftreten lassen Sie sympathisch wirken und öffnen Ihnen Türen. Sie selbst sind die beste Visitenkarte. ‚Für den ersten Eindruck gibt es keine zweite Chance'. Auf die ersten 7 Sekunden kommt es bei der Begegnung mit einem uns nicht bekannten Menschen an. In diesem Zeitraum nehmen wir ihn über unsere Sinne wahr. Zu 56% bestimmt das äußere Erscheinungsbild in dieser Situation den Eindruck von einem Menschen. Wer das positiv zu seinen Gunsten gestalten kann, der hat es im anschließenden Gespräch umso leichter.

▶ **Körpersprache.** Eine kleine Geste sagt oft mehr als viele Worte. Ob Anspannung, Unsicherheit, Gelassenheit oder Überlegenheit, die Sprache des Körpers bringt es an den Tag. In der Körpersprache wird die Umkodierung von Gedanken, Empfindungen und Gefühlen in Materie sichtbar. Keine Bewegung ist zufällig, höchstens unbewusst. Deshalb sollten Sie versuchen, aufmerksam zu werden für diese nonverbale Sprache. Die Körpersprache zu erkennen, gibt uns eine wichtige Information und ein besseres Verstehen.

▶ **Höflichkeit als Arbeitsstil.** Das Gebot der Rücksichtnahme ist Allgemeinbildung. Gute Manieren erleichtern uns den Umgang miteinander. Mangel an Manieren ist Mangel an Menschlichkeit. Höflichkeit meint immer das Wohl des anderen und wir drücken damit unsere Wertschätzung aus. Sie gibt das Gefühl, nicht übersehen zu werden und in seiner Würde respektiert zu sein."

> **Merke**
> Für den ersten Eindruck gibt es keine zweite Chance.

15.3.2 Professionelles Erscheinungsbild

Pflegende sind „Visitenkarten" der Institution, für die sie tätig sind. Vorgesetzte, Klienten, Bewohner, Angehörige und andere Kunden erwarten ein sauberes, ordentliches, ansprechendes und zweckmäßiges Äußeres und freundliches, kompetentes Verhalten.

Durch die körpernahe Arbeit wird der Pflegebedürftige auch mit Gerüchen und Ausdünstungen der Pflegenden konfrontiert, die sie selbst nicht mehr wahrnehmen, aber Unwohlsein, Ekelgefühle und Ablehnung hervorrufen können. Deshalb muss die eigene Atemluft frisch sein und auch die Kleidung frei von Knoblauch- und Zigarettengerüchen, Schweißausdünstungen und stark riechenden Parfums.

Zum zweckmäßigen Äußeren gehören auch saubere und gut sitzende Schuhe. Personen mit Piercings im Gesicht und punkigen Haarfrisuren können bei alten Menschen auf Vorurteile und starke Ablehnung stoßen.

> **Merke**
> Pflegepersonen sollen durch ihr Erscheinungsbild **vertrauenswürdig** wirken.

15.4 Pflege und Begleitung

> **Fallbeispiel**
> Eine Modenschau im Altenpflegeheim Rosenhöhe ist ein besonderes Ereignis im Heimalltag, an dem viele Bewohner gerne teilnehmen. Nicht nur der Wunsch nach Abwechslung ist das Motiv. Schön und gepflegt aussehen ist für die meisten Menschen ein wesentliches Bedürfnis. Wenn die Kleidung dann nicht nur von jugendlichen Models, sondern von den Heimbewohnern selbst präsentiert wird, hat die Modenschau einen besonderen Erfolg.

Auch für pflegebedürftige alte Menschen ist die Möglichkeit, sich so zu kleiden, wie sie es wünschen oder wie sie es gewohnt sind, eine wichtige Voraussetzung für ihr Wohlbefinden. Die Sorge für die eigene Kleidung an andere abgeben zu müssen, macht die Unselbstständigkeit und Abhängigkeit besonders deutlich. Das kann sogar als Verlust der eigenen Identität erlebt werden, z. B. wenn Kleidung nicht mehr in einem Modegeschäft ausgewählt werden kann. Oder wenn Anzughosen gegen Trainingshosen ausgewechselt werden, um eine schnellere Entkleidung für den Toilettengang zu ermöglichen.

> **Fallbeispiel**
> Frau Meel hatte mit Vorliebe einen abgegriffenen, verschmutzten hellblauen Angorapullover getragen. Nach verschiedenen Gesprächen hatte sie sich entschlossen, ihn reinigen zu lassen. Aus der Reinigung kam der Pullover zwar sauber, aber verfilzt und nicht mehr tragbar zurück. Frau Meel schimpfte, weinte und war fast nicht zu beruhigen. Sie trauerte auch nach Wochen immer noch um ihren alten Pullover, was keiner so recht verstand, weil sie doch einen schöneren neuen Pullover bekommen hatte. Erst durch den Besuch des Sohnes wurde bekannt, dass der alte Pullover ein Geburtstagsgeschenk ihres bereits verstorbenen Ehemanns war. Er hatte also einen hohen ideellen Wert.

15.4.1 Rahmenbedingungen für Bekleidung von Heimbewohnern

Eine Institution sollte berücksichtigen, dass folgende Rahmenbedingungen die Lebensqualität und das Wohlbefinden ihrer Bewohner wesentlich beeinflussen können.

Ausstattung der Räume

Folgendes sollte bei der Ausstattung der Räume berücksichtigt werden:
- Jeder Bewohner sollte über einen eigenen, genügend großen Kleiderschrank verfügen.
- Im Wohnbereich müssen große Spiegel vorhanden sein.
- Es sollten Waschmaschinen vorhanden sein, um eigene Wäsche und Kleidung selbst waschen zu können oder waschen zu lassen.
- Bei externen Wäschereien sollte auf schnelles und ordentliches Arbeiten geachtet werden.

Möglichkeiten für alte Menschen, sich individuell zu kleiden

Den alten Menschen sollten die Möglichkeit haben, sich individuell zu kleiden. Auf Folgendes ist zu achten:
- Die Bewohner können jederzeit den eigenen Kleiderschrank öffnen und Wäsche/Kleidung entnehmen.
- Auch Menschen mit Behinderungen wissen, welches Kleidungsstück in welchem Schrankteil aufbewahrt ist.
- Kleidung wird nach Wunsch und Möglichkeit gemeinsam mit dem alten Menschen eingekauft.
- Die Kleidung entspricht dem Status und den Kleidungsgewohnheiten der pflegebedürftigen Person (biografieorientierte Pflege).
- Es ist selbstverständlich, dass individuelle Kleidungsstücke, wie Mieder, Strumpfhalter, Nieren- und Kniewärmer, Kopftücher, Schürzen, Kittel u. a., getragen werden können.
- Der Unterschied zwischen Alltags- und Sonntagskleidung wird beachtet.
- Auch ungewöhnliche Kleidungsgewohnheiten haben ihre Berechtigung.
- Nicht der modische Geschmack der Pflegenden, sondern die individuellen Bedürfnisse und Gewohnheiten der Bewohner bestimmen die tägliche Bekleidungsentscheidung.

Sich kleiden können

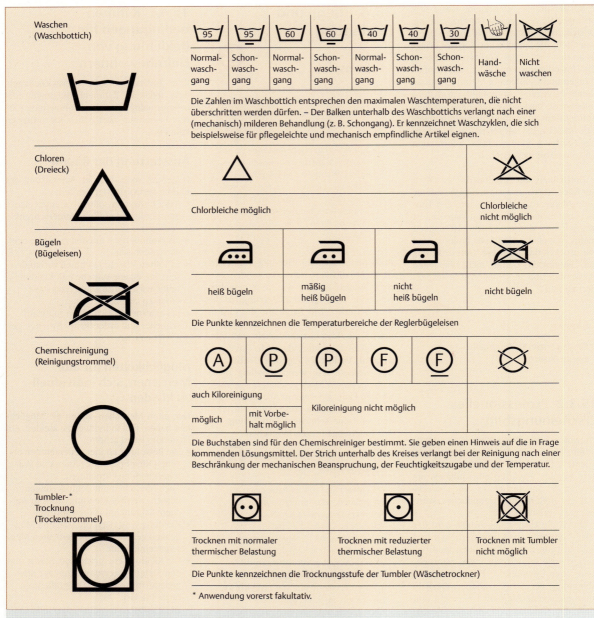

Abb. 15.3 **Pflegeanleitung für Textilien.** Sie hilft vielleicht auch im privaten Haushalt ...?

Wäsche- und Kleiderpflege

Bei der Wäsche- und Kleiderpflege sollte auf Folgendes geachtet werden:
- Private Wäsche und Kleidung muss namentlich gekennzeichnet sein.
- Angehörige und Betreuer sollten nach Möglichkeit Mitverantwortung für Einkauf, Instandhaltung und Reinigung von Bekleidung übernehmen.
- Die Kleidung wird entsprechend dem Textiletikett (Textillabel), das in das Kleidungsstück eingenäht ist, gereinigt und gepflegt (▶ Abb. 15.3, ▶ Tab. 15.1).

15.4.2 Die Fähigkeit, sich kleiden zu können, unterstützen und fördern

Faktoren, die das Bekleidungsverhalten beeinflussen

Die Art, sich zu kleiden oder das Äußere zu vernachlässigen, gibt Hinweise auf die psychische Befindlichkeit und auf körperliche Probleme, aber auch auf eingeschränkte finanzielle Möglichkeiten.

Das zeigen folgende Beispiele:
- Depressive Personen zeigen keinen Antrieb, sich „schön zu machen".
- Vereinsamte Personen sehen keinen Sinn darin, sich zu pflegen.
- Demenzkranke verwechseln Kleidungsstücke oder die Reihenfolge des Ankleidens.

15.4 Pflege und Begleitung

Tab. 15.1 15. Übersicht über die Eigenschaften von Fasern (Bundesausschuss für volkswirtschaftliche Aufklärung e. V., Köln).

Faserart	Festigkeit und Strapazierfähigkeit	Feuchtigkeitsaufnahme (schweißabsorbierend)	Hitzeverträglichkeit (Entflammbarkeit)	Waschfestigkeit	Besonderheiten
Baumwolle	gut	sehr gut	sehr gut	sehr gut (kochfest)	Weich, anschmiegsam, knittert, beult aus, neigt zum Einlaufen, hält nicht sehr warm (Ausnahme: aufgeraute Stoffe, z. B. Biber, Flanell, Molton).
Leinen (Flachs)	sehr gut	sehr gut	sehr gut	sehr gut (kochfest)	Beult nicht aus, läuft kaum ein, raut nicht auf, fusselt nicht, nimmt nicht leicht Geruch an, trocknet rasch, knittert etwas derb, wenig anschmiegsam, hält nicht warm, wirkt kühl.
Wolle	feine Fasern: gut kräftige Fasern: sehr gut	sehr gut	mäßig	gering	Hält warm, hat großen Knitterwiderstand, zeigt gute Knittererholung, filzt bei unsachgemäßer Wäsche, ist mottenanfällig.
Seide	sehr gut	sehr gut	mäßig	gering	Sehr fein, weich, anschmiegsam, hat großen Knitterwiderstand, fällt fließend, wirkt elegant, hält nicht sehr warm.
Viskose, Cupro	gut	sehr gut	mäßig	mäßig	Weich, geschmeidig, mottensicher, einlaufsicher, knittert.
Modal	gut	mäßig	mäßig	gut	Weich, geschmeidig, mottensicher, maßbeständig, knittert.
Acetat Triacetat	gut	gering	gering	gering	Weich, geschmeidig, mottensicher, einlaufsicher, knittert nicht bei sachgemäßer Waschbehandlung, pflegeleicht, leicht entflammbar.
Polyamid Polyacryl Polyester	sehr gut	gering	Polyamid, Polyacryl: gering Polyester: mäßig	mäßig	Weich, geschmeidig, mottensicher, knittert nicht bei sachgemäßer Waschbehandlung, einlaufsicher, pflegeleicht, fäulnis- und verrottungsfest, leicht, beult nicht aus, trocknet rasch, leicht entflammbar, lädt sich elektrostatisch auf.
Polychlorid	sehr gut	gering	sehr gering 50–70 °C	gering	wie bei Polyamid, Polyacryl, Polyester
Elasthan	sehr gut	gering	gering	mäßig	Wie bei Polyamid usw., jedoch zusätzlich sehr dehnbar und vollkommen elastisch.

- Parkinsonkranke leiden unter starken Schweißabsonderungen und Körpergeruch.
- Personen mit Nervenkrankheiten haben häufig ein gestörtes Temperaturempfinden.
- Alte Menschen befürchten, ihre Kleidung durch Einnässen zu beschmutzen, und trinken zu wenig oder versuchen ihre Inkontinenz zu verstecken, z. B. schmutzige Unterhosen zwischen sauberer Wäsche.
- Befleckte, schmutzige Oberbekleidung bei sonst gepflegtem Äußeren ist oft ein Hinweis auf Sehbehinderungen und eine fehlende oder falsche Brille.
- Rheumatische Beschwerden, Gelenkveränderungen und die damit verbundenen Schmerzen verhindern ein normales An- und Ausziehen.
- Alte Menschen, die nur eine geringe Rente oder Sozialhilfe erhalten, können sich ihre Wünsche nach hochwertiger, geschmackvoller Kleidung nicht erfüllen. Altersarmut erlaubt es ihnen nicht, sich ihren persönlichen Vorstellungen entsprechend zu kleiden.

Funktionsminderungen, die das An- und Ausziehen beeinflussen

An- und Ausziehen ist eine komplexe Tätigkeit, für die motorische, sensorische und kognitive Fähigkeiten notwendig sind. Die Durchführung des Ankleidens erfordert mehr Kraft und Geschicklichkeit, als viele durch Behinderung und Krankheit eingeschränkte ältere Menschen aufbringen können (▶ Tab. 15.2).

Das illustrieren folgende Beispiele:
- Das An- und Ausziehen von Schuhen und Strümpfen ist eine Tätigkeit, die nicht mehr ausgeführt werden kann, wenn Rumpf, Hüft- und Kniegelenke nicht ausreichend beweglich sind.
- Um eine Hose im Stehen anziehen zu können, muss man auf einem Bein stehen und das Gleichgewicht halten können.
- Um eine Hose im Sitzen anziehen zu können, muss man sich weit genug nach vorn beugen können.

Bekleidungsverhalten beobachten

Durch gezielte Beobachtung erkennen Pflegende bestehende Probleme rechtzeitig und können entsprechend darauf reagieren. Umfassend zu beobachten bedeutet auch, Selbsthilfefähigkeiten und Ressourcen alter Menschen zu entdecken, um ihnen ein selbstständiges oder teilweise selbstständiges An- und Auskleiden zu ermöglichen.

Merke

Aufmerksame, umfassende Beobachtungen sind das Fundament des Pflegeplans.

Beobachtungskriterien

Auf folgende Beobachtungskriterien sollte geachtet werden:
- In welcher Kleidung fühlt sich die zu betreuende Person wohl?
- Legt sie Wert auf ein gepflegtes Äußeres?

Tab. 15.2 15. Funktionsminderungen, die das An- und Ausziehen behindern (Runge u. Rehfeld 2000).

Befund	Beispiele
motorische Defizite: • Paresen • Tremor • Ataxie • Rigor • Akinese	• Apoplex, neurologische Erkrankungen • essenzieller Tremor • Kleinhirnerkrankungen • Morbus Parkinson • Morbus Parkinson
schmerzhafte Bewegungseinschränkungen	Lumbago, andere Wirbelsäulenerkrankungen
Gelenkschäden	Arthrose, Arthritis, Kontrakturen
Verluste von Gliedmaßen bzw. -abschnitten	Amputationen
Sehstörungen	diabetische Retinopathie, Katarakt (grauer Star)
globale kognitive Störungen	Morbus Alzheimer, vaskuläre Demenz
neurophysiologische Störungen: • räumlich-konstruktive Störungen • ideatorische Apraxie	• Apoplex, sonstiger lokalisierter Hirnschaden • Apoplex, sonstiger lokalisierter Hirnschaden
Neglect-Syndrom	Apoplex, sonstiger lokalisierter Hirnschaden
Sensibilitätsstörungen	Polyneuropathie

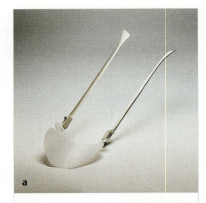
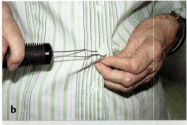

Abb. 15.4 Anziehhilfen.
a Strumpfanziehhilfe (Thomas-Hilfen). (Foto: Thomas Hilfen für Körperbehinderte GmbH und CO. Medico KG)
b Knöpfhilfe. (Foto: Kerstin Jürgens, Thieme)

- Entspricht die Kleidung den klimatischen Verhältnissen?
- Ist die Kleidung sauber und frei von unangenehmen Gerüchen?
- Welchen Einfluss hat eine bestimmte Kleidung auf das Verhalten und Befinden der zu pflegenden Person?
- Werden Zeichen von Vernachlässigung und Desinteresse sichtbar?
- Entspricht das Material der Kleidung einer gesunden Kleiderhygiene?
- Ist die Kleidung zweckmäßig und trotzdem der Situation angemessen?
- Behindert die Kleidung in der Selbstständigkeit?
- Welche Kleidungsstücke kann der Betroffene selbstständig an- und ausziehen, wobei benötigt er Unterstützung?
- Welche motorisch-funktionellen Fähigkeiten sind vorhanden, um Selbstständigkeit beim An- und Auskleiden zu erreichen?

An- und Auskleiden als rehabilitative Maßnahme

Rehabilitative Pflege ermöglicht dem Erkrankten, seine verbliebenen Fähigkeiten in die Pflegehandlung einbringen kann. Das sollte auch dann geschehen, wenn das Ankleiden mehr Zeit in Anspruch nimmt. Seine größtmögliche Eigenbeteiligung wird unterstützt und gefördert. Funktionsminderungen, z. B. der Hände und Arme, werden durch gezieltes Training verbessert und mit technischen Hilfsmitteln kompensiert.

Merke

Rehabilitative Pflege lässt den Erkrankten so viel wie möglich selbst mitwirken, um die Eigenständigkeit zu fördern. Vorhandene (Rest-)Fähigkeiten werden immer in die Pflegehandlung einbezogen.

Anziehhilfen

Mit dem Einsatz von Hilfsmitteln können unterschiedliche körperliche Behinderungen ausgeglichen und damit die Selbstständigkeit und Alltagskompetenz erhalten bleiben, z. B. Schuhanzieher (Schuhlöffel), Strumpfanzieher und Knöpfhilfen (▶ Abb. 15.4).

Anziehtraining

Das Anziehtraining wird am Beispiel eines Betroffenen mit rechtsseitiger Hemiplegie (Runge u. Rehfeld 2000) in ▶ Tab. 15.3 dargestellt. Ziel ist die Förderung von Selbstständigkeit und Alltagskompetenz. Darüber hinaus werden folgende Ziele angestrebt:
- Anbahnen und Wiedererlernen gewohnter Bewegungsabläufe
- Hemmung von Spastik, assoziierten Reaktionen, Massenbewegungen
- Förderung der Wahrnehmung der gelähmten Seite
- Förderung von Oberflächensensibilität, Lage- und Bewegungssinn
- Förderung von Handlungsplanung und Koordination von Handlungen
- Schultermobilisation und Schmerzreduktion

15.4.3 Pflegeziele zur Lebensaktivität „Sich kleiden können"

Folgende Ziele sollen erreicht werden:
- Der alte Mensch fühlt sich in seiner Kleidung wohl.
- Er wählt die Kleidung nach eigenen Vorstellungen und Wünschen aus.
- Er kann sich so weit wie möglich selbstständig aus- und ankleiden.
- Er legt Wert auf ein gepflegtes Äußeres (▶ Abb. 15.5).
- Er akzeptiert die eigene Person und seine äußere Erscheinung.
- Der durch Krankheit und Behinderung eingeschränkte alte Mensch kann eine notwendige Unterstützung durch Pflegepersonen akzeptieren.

Tab. 15.3 15. Anziehen eines Pullovers bei einem Betroffenen mit Hemiplegie (Runge u. Rehfeld 2000).

Handlung	Ziele
Der Betroffene sitzt auf einem festen Stuhl, die Kleidung liegt erreichbar auf einem Bett oder Stuhl.	Fördern von Rumpfstabilität, Sitzbalance
Den Betroffenen auffordern, den Pullover mit dem Rückenteil nach oben auf die Oberschenkel zu legen, sodass der Ärmel für den betroffenen Arm zwischen den Beinen nach unten hängt.	Fördern von Wahrnehmung, Handlungsplanung und Koordination von Handlungsschritten
Sitzhaltung: Becken leicht nach vorn gekippt, dadurch ist der Oberkörper leicht nach vorn geneigt (nicht gebeugt).	Fördern von selektiven Rumpfbewegungen, Sitzbalance
Mit der weniger betroffenen Hand den betroffenen Arm in den hängenden Ärmel führen.	Wahrnehmen der betroffenen Seite, Stimulieren des Lage- und Bewegungssinnes und der Oberflächensensibilität
Weiter mit der weniger betroffenen Hand den Ärmel bis über den Ellenbogen ziehen, der betroffene Arm hängt dabei zwischen den Oberschenkeln.	Vermeiden von Schmerz, Hemmung von Spastizität
Mit der weniger betroffenen Hand den betroffenen Arm auf die Oberschenkel legen.	Vermeiden von Schmerz, Hemmen von Spastizität, Wahrnehmen der betroffenen Seite
Mit dem weniger betroffenen Arm in den Ärmel schlüpfen, dann mit der weniger betroffenen Hand den anderen Ärmel bis hoch über das Schultergelenk ziehen.	Fördern von selektiven Rumpfbewegungen, Sitzbalance
Pullover zusammenrollen, über Kopf und beide Schultern ziehen.	Einbeziehen erlernter und gewohnter Handlungsabläufe
Pullover am Rücken nach unten ziehen.	Fördern von Sitzbalance und Rumpfbeweglichkeit
Dem Betroffenen einen Spiegel vorhalten, um ihm ein eigenes Urteil und eventuelle Korrekturen zu ermöglichen.	Fördern der Selbstwahrnehmung, Selbstkritik, Gewähren eines Erfolgserlebnisses

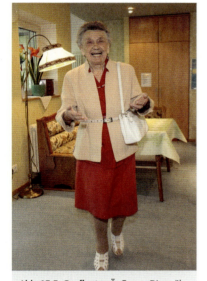

Abb. 15.5 **Gepflegtes Äußeres.** Diese ältere Dame fühlt sich in ihrer Kleidung wohl und legt Wert auf ein gepflegtes Äußeres. (Foto: R. Stöppler, Thieme)

15.5 Kleidung für Menschen mit Behinderungen

Das tägliche An- und Ausziehen fällt leichter, wenn die Kleidung der Behinderung angepasst ist. Inzwischen gibt es die „Mode für jedes Handicap", z. B. für Rollstuhlfahrer, Halbseitengelähmte und inkontinente Personen. Aber auch normale Kleidung kann zum Teil mit wenigen Materialien und geringen Kosten umfunktioniert werden (▶ Abb. 15.6).

Jacken, Blusen, Kleider, Röcke können von vorne angezogen und am Rücken mit Klettverschlüssen geschlossen werden. Weit geschnittene Ärmel und eingearbeitete Falten in der Schulterpartie ermöglichen die nötige Bewegungsfreiheit.

▶ **Bekleidung für Rollstuhlfahrer.** Dazu gehören z. B.:
- Hosen mit verkürztem Vorderteil, damit der Bund nicht auf den Magen drückt
- Kleidung mit ausgespartem Gesäßteil, die man selbstständig an- und ausziehen kann

▶ **Bekleidung für inkontinente Personen.** Dazu gehören z. B.:
- Hosen mit seitlichem Reißverschluss oder leicht zu öffnenden Klettverschlüssen
- Kleider, die hinten übereinander geschlagen sind und beim Toilettengang einfach auseinander genommen werden
- unauffällig eingenähte Urinbeutel in Hosen und Unterröcke

15.6 Besonderheiten in der direkten Pflege von Menschen mit Demenz

Ein wichtiges Ziel in der Pflege Demenzkranker ist die Wahrung ihrer Persönlichkeit. Dazu gehört auch das äußere Erscheinungsbild. Für Pflegende kann es sicherlich einfacher sein, wenn Frau Bega statt der altmodischen Röcke und Strümpfe einfache Schlupfhosen trägt. Es ist vielleicht auch schöner, wenn Herr Arne statt seines Werkstattkittels eine saubere Anzughose und Oberhemd trägt. Kenntnisse aus der Biografie, wie berufliche Tätigkeit, Beschäftigungen, frühere Alltagsgestaltung, Vorlieben und Wünsche in Bezug auf persönliche Kleidung, sind notwendig zur Erhaltung von Würde, Selbstwertgefühl und Wohlbefinden der zu pflegenden Person.

Gerade im Bekleidungsverhalten von demenzkranken Personen gibt es häufig Probleme, die schon bei der Auswahl der Kleidung beginnen. Wenn eine Person sich bei der Kleiderauswahl nicht entscheiden kann oder will, versucht man anhand der Biografie, von Fotos und durch Befragung der Angehörigen den persönlichen Stil zu finden. Häufig sind Demenzkranke nicht mehr fähig, sich der Situation entsprechend – Tag oder Nacht, kalte oder warme Temperaturen – richtig zu kleiden und den Sauberkeitsgrad der Wä-

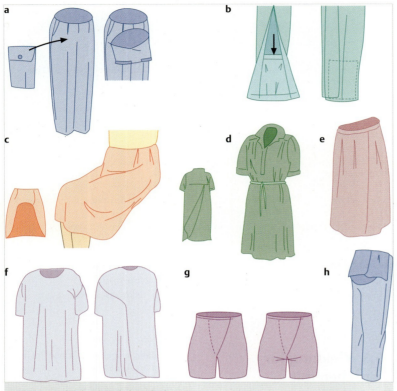

Abb. 15.6 Behindertengerechte Kleidung.
a Hose für Stomaträger bzw. Menschen mit suprapubischem Katheter.
b Katheterbeutel-Tasche für Hosen.
c Aussparung am Gesäß.
d Kleid mit überlappender Rückenpartie.
e Wickelrock mit Klettverschluss.
f Pflegenachthemd.
g Inkontinenzschlüpfer.
h Hose mit aufklappbarem Gesäßteil.

sche und Kleidung zu beurteilen. Auch die logische Abfolge des An- und Auskleidens und häufig auch das Erkennen der Bedeutung der einzelnen Kleidungsstücke gelingen nicht mehr.

15.6.1 Beim An-, Um- und Auskleiden unterstützen

Diese Unterstützung umfasst Folgendes:
- Bewohner motivieren, sich zu äußern, was sie anziehen möchten.
- Mit beratender Unterstützung vor dem offenen Kleiderschrank auswählen lassen.
- Erinnerungen an frühere Situationen anregen: z. B. Sonntags- und Feiertagskleidung.
- Auf Temperaturen, Jahreszeit, Tagesprogramm hinweisen.
- Kleidung in der Reihenfolge des Anziehens zurechtlegen.
- Die einzelnen Kleidungsstücke benennen und beschreiben.
- Ausreichend Zeit für das Ankleiden lassen.
- So viele Kleidungsstücke wie möglich selbstständig anziehen lassen.
- Ehrliches Lob aussprechen für ein gelungenes Ankleiden, für ein gutes Aussehen.

Merke

Noch vorhandene Fähigkeiten müssen so lange wie möglich erhalten bleiben, deshalb darf der gesamte Vorgang des An- und Ausziehens nicht vorschnell übernommen werden.

Merke

Wenn die Auswahl der Tagesbekleidung nicht angemessen erscheint mit Blick auf Zusammenstellung, Temperatur oder Situation, sollte ein Kompromiss gefunden werden, der die Person vor Lächerlichkeit bewahrt und doch ihre Autonomie berücksichtigt.

15.6.2 Ethische Herausforderung

Fallbeispiel

Frau Finke und Frau Koch bewohnen gemeinsam ein Zimmer im Seniorenstift Rosenhöhe. Die beiden Frauen haben Orientierungsschwierigkeiten, trotzdem harmonieren sie gut miteinander. Seit einigen Wochen räumt Frau Koch ihrer beider Kleidung in den Schränken hin und her. Und es kommt vor, dass sie Kleidungsstücke von Frau Finke anzieht und viel Spaß an der neuen Garderobe hat. Mit dem Hin- und Herräumen ist Frau Koch stundenlang beschäftigt, was die Mitarbeitenden des Wohnbereichs sehr begrüßen. In dieser Zeit macht sie ihnen keine Arbeit. Doch wenn Frau Finke versehentlich Kleidungsstücke von Frau Koch trägt, ist sie den ganzen Tag unglücklich und noch desorientierter. Manchmal wehrt sie sich, wenn sie wieder Kleidung ihrer Mitbewohnerin anziehen soll. Die Pflegerin Pamela reagiert mit: „Es ist doch egal, welche Kleidung Sie anziehen. Sie passt Ihnen doch gut. Außerdem gehen Sie doch heute nicht nach draußen und Besuch kommt auch nicht."

Lernaufgabe

Analysieren Sie das Beispiel anhand folgender Fragen:
- Sollte die Autonomie von Frau Koch eingeschränkt werden (das Bedürfnis, die Kleidung umzuräumen), und wenn ja, wie kann eine solche Einschränkung begründet werden?
- Was bedeutet das Verhalten der Pflegerin in Bezug auf Würde, Autonomie, und der persönlichen Integrität von Frau Finke?
- Welche Rolle spielt das Prinzip der Gerechtigkeit (Gleichbehandlung) bzw. des Nichtschadens (das Tragen der fremden Kleidung wirkt sich auf Frau Finke negativ aus)?

- Welche Rolle spielt der positive Effekt des Hin- und Herräumens, wodurch die Arbeit der Pflegepersonen erleichtert wird (evtl. mehr Zeit für andere Arbeiten zur Verfügung steht), für die ethische Entscheidung?

- Welche Alternativen können Frau Koch angeboten werden?

Siehe dazu auch Kap. „Ethisches Handeln – Grundlagen und Prinzipien" (S. 109).

15.7 Qualitätskriterien

Mit der Checkliste zur Lebensaktivität „Sich kleiden können" kann überprüft werden, ob im Pflege- und Betreuungsbereich diese Qualitätsmerkmale vorhanden sind und wo Handlungsbedarf besteht (▶ Abb. 15.7).

Qualitätskriterien zur Lebensaktivität „Sich kleiden können"	ja	nein
Strukturqualität		
– Hat jeder Bewohner einen ausreichend großen eigenen Kleiderschrank?	○	○
– Gibt es große Wandspiegel im Wohnbereich, in denen sich die Bewohner von Kopf bis Fuß sehen können?	○	○
– Können persönliche Kleidungsstücke im Haus gewaschen werden?	○	○
– Legt die Heimleitung Wert auf gepflegte, individuelle Kleidung der Heimbewohner?	○	○
– Werden hausinterne Modenschauen veranstaltet oder Interessenten zum Kleiderkauf begleitet?	○	○
– Gibt es im Haus ein Kleidungsdepot, in dem sich finanzschwache alte Menschen Kleidungsstücke aussuchen können?	○	○
– Erhalten gehbehinderte Personen eine Kleidung, die ihnen größtmögliche Sicherheit gibt und trotzdem ihrem persönlichen Stil entspricht?	○	○
– Wird darauf geachtet, dass eine den Sonn- und Feiertagen entsprechende Kleidung getragen wird?	○	○
– Erhalten die Mitarbeiterinnen Fortbildung zum Thema: AEDL „Sich kleiden können"?	○	○
– Gibt es im Haus eine Dienstkleidungsordnung?	○	○
– Legen die Mitarbeiterinnen bei der Berufsausübung Wert auf eigenes gepflegtes Aussehen?	○	○
– Können Heimbewohner an der Dienstkleidung der Pflegenden einen Sonntag vom Alltag unterscheiden?	○	○
Prozessqualität		
– Wird die Lebensaktivität „Sich kleiden können", z. B. Kleidungsgewohnheiten, bei der Pflegeplanung berücksichtigt?	○	○
– Wird darauf geachtet, dass psychisch und körperlich behinderte Personen eine größtmögliche Selbstständigkeit beim An- und Auskleiden erhalten?	○	○
– Können die Bewohner sich so kleiden, wie sie es wollen, auch wenn es nicht der Situation und den Vorstellungen der Mitarbeiterinnen entspricht, z. B. Kopftücher, Schürzen u. a.?	○	○
– Ist es selbstverständlich, dass verschmutzte Kleidung/Wäsche umgehend gewechselt wird?	○	○
– Haben die alten Menschen genug Zeit beim An- und Auskleiden?	○	○
– Wird darauf geachtet, dass private Kleidung anstelle von „Anstaltskleidung" getragen wird?	○	○
– Werden Bewohner und Angehörige im Blick auf die Qualität, Zweckmäßigkeit, Benutzerfreundlichkeit von Kleidung beraten?	○	○
– Werden behinderte Bewohner und deren Angehörige/Betreuerinnen im Blick auf individuelle, angepasste Kleidung und Hilfsmittel (bei Inkontinenz, Lähmungen, Sensibilitätsstörungen u. a.) beraten?	○	○
– Werden Anzieh- und Selbstständigkeitstraining in der Dokumentation inklusive Durchführung, Hilfsmittel, Zeitaufwand, Probleme und Erfolge erfasst?	○	○
– Werden Demenzkranke ihrer Situation entsprechend gefördert und Kleidung gemeinsam ausgewählt, die ihrer Biografie, ihren früheren Gewohnheiten und der Situation (Klima, Zeitpunkt, Anlass) entspricht?	○	○
Ergebnisqualität		
– Die alten Menschen fühlen sich in ihrer Kleidung wohl.	○	○
– Die individuelle Persönlichkeit jedes Einzelnen wird unterstützt.	○	○
– Die Angehörigen und Betreuerinnen sind zufrieden.	○	○
– Die Mitarbeiterinnen fühlen sich in ihrer Dienstkleidung wohl und wirken angenehm auf Bewohner und Gäste.	○	○

Abb. 15.7 Checkliste. Qualitätskriterien zur Lebensaktivität „Sich kleiden können".

> **Praxistipp**
>
> Prüfen Sie anhand dieser Checkliste, welche Qualitätsmerkmale in Ihrem Arbeitsbereich vorhanden sind.
> Prüfen Sie weiterhin, in welchen Punkten Verbesserungen nötig sind.
> Erweitern Sie den Fragenkatalog um weitere Qualitätskriterien.

> **Film**
>
> Um die Inhalte zu vertiefen, können Sie sich den Film „Gepflegt sein im Alter" ansehen.

15.8 Lern- und Leseservice

15.8.1 Das Wichtigste im Überblick

Welche Bedeutung hat Kleidung für den Menschen?

Sich zu bekleiden ist ein physiologisches und soziales Grundbedürfnis. Kleidung hat im Wesentlichen 3 Funktionen:
1. Zu schützen gegen klimatische Einflüsse, Verletzungen und äußere Einwirkungen.
2. Die Persönlichkeit der Träger zum Ausdruck zu bringen.
3. Den Körper zu verhüllen und das Schamgefühl zu sichern.

Mit spezieller Kleidung oder Kleidungsstücken wird auch die Zugehörigkeit zu einem Kulturkreis, einer religiösen Gemeinschaft, einer Gruppe oder einem Berufsstand ausgedrückt.

Welchen Bedingungen unterliegt Dienstkleidung?

Schutzkleidung, die während der pflegerischen Arbeit getragen wird, muss den Unfallverhütungsvorschriften der Berufsgenossenschaft für Gesundheitsdienst und Wohlfahrtspflege entsprechen. Darüber hinaus kann der Anstellungsträger bestimmen, welche Dienstkleidung vom Personal seiner Einrichtung getragen wird.

Welche Bedeutung hat das Aussehen und Auftreten von Pflegenden?

Das Erscheinungsbild und Auftreten der Pflegeperson prägt das Image der Einrichtung, für die sie tätig ist, und das Image ihres Berufsstandes in der Gesellschaft. Ein gepflegtes Aussehen, freundliches Auftreten und Höflichkeit sind Markenzeichen einer guten Dienstleistung.

Was ist bei der Unterstützung von Bewohnern bei der Bekleidung wichtig?

Bewohner eines Pflegeheims sind im Allgemeinen nicht in der Lage, ihre Kleidung selbstständig einzukaufen oder zu pflegen. Der Heimträger muss für jeden Bewohner ausreichend zugängliche Schränke zur Verfügung stellen und dafür sorgen, dass Wäsche und Bekleidung gereinigt und ggf. repariert wird. Es ist darauf zu achten, dass die Kleidung der Wetterlage und Situation, den individuellen Bedürfnissen und dem Status einer Person entspricht. Die Kleidung hat einen wesentlichen Einfluss auf Wohlbefinden und Lebensqualität.

Welche Funktionen hat das Training des An- und Auskleidens?

Angezogenwerden verhindert die Eigenaktivität des Menschen und verstärkt seine Abhängigkeit von Pflegepersonen und Angehörigen. Aktivierende, rehabilitative Pflege bedeutet, dass vorhandene (Rest-)Fähigkeiten des alten Menschen in die Pflegehandlungen einbezogen und gefördert werden. Durch ein Anziehtraining und den Einsatz von Hilfsmitteln soll selbstständiges An- und Auskleiden erreicht werden, was zur Folge hat, dass auch Selbstwertgefühl und Wohlbefinden steigen.

Was ist benutzerfreundliche Kleidung für Menschen mit Behinderungen?

An- und Ausziehen kann für Menschen mit Behinderungen zum Problem werden. Mit relativ kleinen Veränderungen durch Klettverschlüsse oder Spezialanfertigungen kann diese Alltagskompetenz erhalten bleiben.

Was sind die wichtigsten Ziele bei der Bekleidung von an Demenz Erkrankten?

- Wahrung ihrer Würde und ihrer Persönlichkeit
- Tragen von Klima und Anlass angepasster Kleidung
- Selbstständigkeit beim Aus- und Ankleiden

15.8.2 Literatur

Bauer I. Die Privatsphäre der Patienten. Bern: Huber; 1996
Berges I. Mobile Mode. Marienheide: Escales; 2010
Besselmann K. et al. Qualitätshandbuch Wohnen im Heim. Köln: KDA; 1998
Berufsgenossenschaft für Gesundheitsdienst und Wohlfahrtspflege (BGW). Unfallverhütungsvorschrift Gesundheitsdienst Hamburg
Juchli L. Pflege. 8. Aufl. Stuttgart: Thieme; 1998
Kahler G. Kopftücher. Ein Stück Stoff – viele Bedeutungen (Ausstellung). Dortmund: Referat für Weltmission und Ökumene der Vereinigten Kirchenkreise; 1997
Runge M, Rehfeld G. Geriatrische Rehabilitation im Therapeutischen Team. 2. Aufl. Stuttgart: Thieme; 2000
Schädle-Deininger H. Praktische Psychiatrische Pflege. Bonn: Psychiatrie; 2008
Sowinski Ch. Es müssen nicht immer weiße Kittel sein. Köln: KDA; 1994
Thomashilfen. Ratgeber für Pflege & Reha. Bremervörde; 2010 (Katalog)

15.8.3 Internetadressen

Berufsgenossenschaft für Gesundheitsdienst und Wohlfahrtspflege (BGW) Hamburg: www.bgw-online.de

Kuratorium Deutsche Altershilfe e.V. (KDA), Köln: www.kda.de

Mobile Mode Inge Berges: www.mobile-mode.de

Thomashilfen für Behinderte GmbH & Co. Medico KG, Bremervörde: www.thomashilfen.de

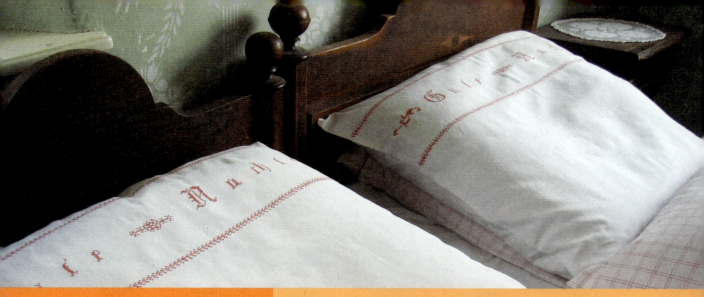

Kapitel 16

Ruhen, schlafen, sich entspannen können

16.1	Bedeutung von Schlaf und Träumen	418
16.2	Pflegerische Beobachtung	421
16.3	Pflege und Begleitung	426
16.4	Besonderheiten in der direkten Pflege von Menschen mit Demenz	431
16.5	Qualitätskriterien	432
16.6	Lern- und Leseservice	433

16 Ruhen, schlafen, sich entspannen können

Walter Anton

16.1 Bedeutung von Schlaf und Träumen

Die Relevanz des Schlafs ist aus der heutigen Sicht unumstritten. Viele Philosophen, Dichter und Wissenschaftler haben sich mit dem Thema Schlaf und Träumen auseinandergesetzt. Was ist eigentlich Schlaf? Was ist der Sinn und Zweck des Schlafens? Diese Frage stellt sich besonders aus dem Grund, da die meisten Menschen mit einer durchschnittlichen Schlafdauer einen großen Teil des Lebens verbringen. Hat der Schlaf also mind. genau so eine Relevanz wie die Phasen, in denen wir wach sind?

Der französische Dichter Marcel Proust betrachtete den Schlaf als einen Zustand, in dem sich der „Geist völlig entspannte" (Proust 1964). Der amerikanische Naturwissenschaftler und Philosoph Benjamin Franklin machte mit dem folgenden, von der Lehre des Puritanismus geprägten Satz die Bedeutung von Schlaf deutlich: „Früh zu Bett gehen und früh aufstehen macht den Menschen gesund, reich und klug" (1758). In einem Gedicht beschrieb der deutsche Schriftsteller Joachim Ringelnatz das morgendliche Aufstehen nach einem erholsamen Schlaf: „Ich bin so knallvergnügt erwacht. Ich klatsche meine Hüften. Das Wasser lockt, die Seife lacht. Es dürstet mich nach Lüften. Aus meiner tiefsten Seele zieht mit Nasenflügelbeben ein ungeheurer Appetit nach Frühstück und nach Leben" (Ringelnatz 1933).

Alle 3 Autoren betonen die ausgleichende, erholsame Wirkung des Schlafs, die uns für die Phasen, in denen wir wach sind, regeneriert. Die Vermutungen der Dichter und der Philosophen bezüglich der positiven Wirkung des Schlafs werden auch durch aktuelle wissenschaftliche Studien belegt. Neben dieser erholenden Wirkung hat der gesunde Schlaf eine entscheidende Bedeutung für die Bildung von Fertigkeiten, für die Regeneration unseres Gedächtnisses und für die Speicherung des Erlebten im Langzeitgedächtnis (Stickgold et al. 2000; Walker et al. 2002; Tsen 2007). Gravierender Schlafmangel hat negative Folgen auf menschliche Funktionen. „Die Auswirkungen sind sowohl körperlich (Müdigkeit, Energielosigkeit, Verlangsamung) als auch psychisch (Gereiztheit, Ungeduld, Stimmungsschwankungen) spürbar" (Holzinger u. Klösch 2013).

Die endgültige Erforschung des Schlafs ist noch nicht abgeschlossen. Sicher ist jedoch, dass der veränderte Bewusstseinszustand, der in griechischen Sagen als „Abbild des Todes" bezeichnet wurde, auf keinen Fall ein passiver Zustand ist. Bis in das 20. Jahrhundert hinein wurde Schlaf als ein passiver Zustand definiert, der durch die Abwesenheit von Wachheit charakterisiert wurde.

Spätestens seit der Anwendung der 3 Methoden EEG (Elektroenzephalogramm), EMG (Elektromyogramm) und EOG (Elektrookulogramm) in der Schlafforschung sind sich die Wissenschaftler sicher, dass der Schlaf eine aktive Leistung ist, bei der sowohl mentale Prozesse weiterhin vorhanden sind wie auch emotionale Gedächtnisinhalte vom Vortag verarbeitet und gespeichert werden (Birbaumer u. Schmidt 2000). Selbst wenn wir tief schlafen, ist das Wachsystem in Betrieb und verarbeitet, was um uns herum geschieht – die Geräusche einer Uhr, die Raumtemperatur, die herunterfallende Decke – und regiert drauf. Es reagiert auf manche Reize stärker als auf andere, je nachdem, wie wichtig es für die Person ist, was in der unmittelbaren Umgebung geschieht (Jacobs 2013).

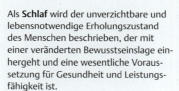

> **Definition**
>
> Als **Schlaf** wird der unverzichtbare und lebensnotwendige Erholungszustand des Menschen beschrieben, der mit einer veränderten Bewusstseinslage einhergeht und eine wesentliche Voraussetzung für Gesundheit und Leistungsfähigkeit ist.

16.1.1 Schlaf im Kontext der Geschichte

Das Thema Schlaf ist bereits seit Jahrhunderten mit einer gewissen Faszination verbunden, sodass die Menschen dem Schlaf schon immer eine zentrale Bedeutung beigemessen haben. Bereits in der griechischen Antike tauchte der Schlaf in einer Göttergestalt auf. Bei den Griechen hieß er Hypnos und war der Sohn der Nacht (Nyx). So war es auch nicht verwunderlich, dass in der griechischen Mythologie Hypnos zusammen mit seinem Bruder, dem Tod (Thanatos), in der Unterwelt lebte. Damals hat man angenommen, dass Schlaf und Tod 2 verwandte Zustände seien.

Im alten Rom galt der Schlaf ebenfalls als eine faszinierende und zudem heilige Erscheinung. Der römische Gott des Schlafs hieß Somnus. Der Schlafende durfte nicht gestört werden, wenn auch der Schlaf zum Teil öffentlich geschah. So ruhte und schlief man zu der damaligen Zeit, wann immer es möglich war, nachts im Schlafzimmer und tagsüber auf einer kleinen Liege. Das Schlafgemach galt damals nicht als ein privater, sondern als ein öffentlicher Bereich.

Der Zeitraum der Industrialisierung im späten 18. und 19. Jahrhundert war dadurch gekennzeichnet, dass der Schlaf als ein überflüssiger Störfaktor angesehen wurde. In der Zeit der unermüdlich tätigen Produktionsmaschinen erschien die menschliche Müdigkeit als etwas Störendes für den Produktionsprozess. Persönlichkeiten wie Napoleon Bonaparte, Thomas Edison und Henry Ford hielten den Schlaf für überflüssig und kamen mit einer sehr kurzen nächtlichen Ruhe aus. Albert Einstein dagegen schlief bis zu 12 Stunden am Tag, der Dichter Johann Wolfgang von Goethe mind. 9 Stunden täglich. Unabhängig von der Zeit und der gesellschaftlichen Einstellung zum Schlaf, gab es also schon immer auch individuelle Unterschiede in der Schlafdauer und bei den Schlafgewohnheiten.

Das industrielle Denkmuster sieht den Menschen als ein immer präsentes und einsatzfähiges Wesen, das auch mit geringer Schlaf- und Erholungszeit auskommen kann. Dieses Denken hat sich in vielen Regionen der Welt (z. B. Japan) etabliert.

Erst langsam zeigt die Schlafforschung, dass der Schlaf kein passiver Zustand ist und auch nicht mit dem Tod vergleichbar ist. Der Schlaf ist ein aktiver Zustand, in dem eine rege Hirnaktivität stattfindet. Dank der Schlafforschung wissen wir, dass der Mensch nur mit ausreichend ungestörtem Schlaf gesund, kreativ und leistungsfähig bleiben kann. Nach dem Modell des amerikanischen Neurobiologen und Psychiater Giulio Tononi (synaptische Homöostase-Hypothese) laufen v. a. im Tiefschlaf im Gehirn aktive Prozesse ab, die das Ziel haben, das hohe Aktivitätspotenzial bestimmter Nervenzellen (die im Wachen besonders beansprucht wurden) und den Kontaktpunkten (Synapsen) wieder herunterzufahren. Der Schlaf ist so etwas wie ein großes „Reinemachen", sowohl auf zellulärer Ebene (durch die Senkung des Aktivitätspotenzials der Nervenzellen und das Wegschaffen von Abfallprodukten) als auch auf mentaler Ebene (durch das Verarbeiten der täglichen Informationsflut) (Holzinger u. Klösch 2013).

Eine Tatsache, die besonders in Anbetracht einer „2. industriellen Revolution" – wie Web 2.0 auch gerne bezeichnet wird – besonderer Beachtung bedarf. Denn der Mensch ist in der heutigen Gesellschaft einer scheinbar unüberwindlichen digitalen Informationsflut ausgeliefert.

E-Mails abzurufen, SMS zu versenden, per Instant Messaging erreichbar zu sein, auf Telefonate zu antworten, in Chats präsent zu sein, Neuigkeiten in die Welt zu „twittern", in sozialen Netzwerken des Internets aktiv zu sein, kurzum, die ständige digitale Präsenz und Erreichbarkeit in Form des Multitasking (Schirrmacher 2009) erfordert gerade in der heutigen Zeit die Möglichkeit, sich in regelmäßigen Schlaf- und Ruhephasen zu erholen.

16.1.2 Physiologie des Schlafs

Der Schlaf stellt einen physiologischen Ausgleich zum Wachsein des Menschen dar. Dieser erholsame Ausgleich findet als aktiver Vorgang statt, wobei der Schlafende in einen Zustand der Bewusstseinsminderung verfällt. Durch eine Wahrnehmungsbereitschaft kann der Mensch mit Reizen von außen geweckt werden.

Zirkadianrhythmus – „innere Uhr"

Der Wechsel zwischen den Phasen des Wachseins und des Schlafens findet nach einem Zirkadianrhythmus statt. Das bedeutet, dass der Rhythmus ungefähr der Dauer eines Tages entspricht (lat.: circa = um, ungefähr + dies = Tag). Bei diesem Rhythmus folgen biologische Prozesse des Körpers einer „inneren Uhr". Diese „innere Uhr" wird in ihrer Periodik durch äußere Zeitgeber (z. B. Hell-dunkel-Wechsel von Tag und Nacht und soziale Umgebung) gelenkt. Diverse Untersuchungen belegen, dass diese „innere Uhr" auch unabhängig von äußeren Taktgebern weiter funktioniert. Die zirkadiane Periodik, und somit das Bedürfnis nach regelmäßigem, erholsamem Schlaf, bleibt auch bei einer Isolation von der Außenwelt erhalten (Birbaumer u. Schmidt 2000).

Der Zirkadianrhythmus ist ein Phänomen, das nicht nur dem Schlaf vorbehalten ist. Viele menschliche Körperfunktionen werden endogen nach einem bestimmten Rhythmus gesteuert: die Körpertemperatur, die Hormonausschüttung usw. Der zirkadiane Schlaf-wach-Rhythmus wird durch das Schlaf-wach-Zentrum in der Formatio reticularis (Retikulärformation) gesteuert.

Schlafdauer

Die optimale Dauer für einen erholsamen Nachtschlaf ist individuell verschieden und hängt von vielen Faktoren ab. Sowohl Gewohnheiten, berufliche Tätigkeit, körperliche Aktivität wie auch die psychische Verfassung beeinflussen nicht nur die tatsächliche Schlafdauer jedes Menschen, sondern auch den Erholungseffekt. Nach einer Umfrage des Robert-Koch-Instituts (RKI 2005) liegt die durchschnittliche Schlafdauer in Deutschland bei 7 Stunden und 14 Minuten. Aktuelle Studien belegen, dass die Notwendigkeit von mind. 8 Stunden Schlaf am Tag ein Mythos ist (Jacobs 2013). Ein für alle Personen verbindliches Maß der Schlafdauer gibt es also nicht.

Im Rahmen der altenpflegerischen Tätigkeit ist es wichtig zu wissen, dass sich die Schlafdauer im Laufe des Lebens verändert. Eine Verringerung der Schlafdauer findet ab dem 50. Lebensjahr statt. Menschen dieses Alters schlafen im Allgemeinen etwas weniger (Menschen über 70 Jahre schlafen ca. 6,0–6,5 Stunden), dazu ist ihr Schlaf durch weniger Tiefschlaf charakterisiert (Bierbaumer u. Schmidt 2000, RKI 2005). Die Dauer des Tiefschlafs geht dabei stärker zurück als die Dauer des Leichtschlafs (▶ Abb. 16.1). Somit kann der Schlaf im Alter durch häufigere Wachphasen unterbrochen sein. Menschen im Alter gleichen die fehlende nächtliche Schlafqualität häufig durch mehrere kurze Schläfchen im Tagesverlauf aus. Diese Veränderungen im Schlafmuster sind vergleichbar mit altersbedingten Veränderungen körperlicher und geistiger Fähigkeiten und spiegeln wahrscheinlich die natürliche Alterung des Schlafsystems im Gehirn wider (Jacobs 2013).

Schlafphasen

Der Einsatz des EEGs erlaubt mithilfe digitaler Elektronik darzustellen, welche Hirnaktivitäten während der scheinbar passiven Bewusstseinsminderung im Zustand des Schlafens stattfinden. Somit lassen sich die mit dem Schlaf verbundenen Veränderungen im menschlichen Organismus durch 2 unterschiedliche Arten des Schlafs genau beschreiben.

> **Merke**
>
> Im Hinblick auf die Schlaftiefe lassen sich 2 Formen des Schlafs unterscheiden:
> - Non-REM-Schlaf (Non-Rapid-Eye-Movement-Schlaf)
> - REM-Schlaf (Rapid-Eye-Movement-Schlaf)

Diese beiden Schlafformen wechseln sich im Laufe der Nacht miteinander ab. Ein Schlafzyklus, in dem der Non-REM-Schlaf und der REM-Schlaf aufeinander folgen, dauert ungefähr 90 Minuten. Er wird als Basic-Rest-Activity-Cycle (BRAC) bezeichnet. Bei einer durchschnittlichen Schlafdauer werden also 4–6 solcher Schlafzyklen durchlaufen. Über die Nacht verteilt nimmt der Anteil des Non-REM-Schlafs gegen Morgen ab, während der Anteil des REM-Schlafs gegen Morgen zunimmt. Das Maximum des Tiefschlafs liegt dabei im ersten Schlafzyklus der Nacht.

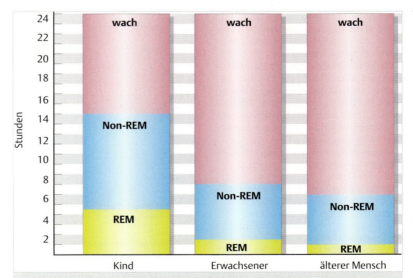

Abb. 16.1 Die tägliche Schlafzeit und das Verhältnis der Schlafphasen. Die Dauer des Tiefschlafs geht im Laufe des Lebens stärker zurück als die Dauer des Leichtschlafs.

Die wesentlichen Unterscheidungskriterien der beiden Schlafformen fasst ▶ Abb. 16.2 zusammen.

Das Traumverhalten verändert sich im Laufe der Nacht. Während die Träume in den Non-REM-Phasen eher gedankenartig und abstrakt sind, werden die Träume in den REM-Phasen eher emotional und geschichtenartig. Träume in den 1. REM-Phasen enthalten meist aktuellere Bezüge zum Tagesgeschehen als Träume der letzten REM-Phasen. Die REM-Phasen nehmen im Verlauf der Nacht ab. Der Schlafzyklus und der Wechsel der Phasen gehen auch mit typischen Veränderungen der Temperatur bzw. mit einem Bewegungsverhalten einher (▶ Abb. 16.3).

Träume

Definition

Ein **Traum** ist eine halluzinatorische, mentale Aktivität während des Schlafs. Sie kann von lebhaften Bildern begleitet werden und mit intensiven Gefühlen verbunden sein, an die sich der Betroffene nach dem Erwachen meist nur teilweise erinnern kann. Erschreckende und angstauslösende Träume werden als **Alpträume** bezeichnet.

Träumen gehört zum normalen Schlafprozess. Warum Menschen träumen, ist jedoch noch nicht endgültig erforscht. Abhängig von der Sichtweise wird dem Träumen eine unterschiedliche Bedeutung zugeschrieben. Die Tiefenpsychologie schreibt den Träumen eine verarbeitete Funktion zu, die als Reflexion des Unbewussten gesehen wird. In der neurologischen Traumforschung werden die Träume als ein ausschließliches Ergebnis neuronaler Prozesse gesehen.

Bezüglich der Funktion der Träume für das menschliche Dasein gibt es in der Forschung noch keine endgültige Aussage. Besonderes Interesse erweckt in der Forschung schon lange die REM-Phase, weil sie von der Hirnaktivität her am meisten dem Wachsein ähnelt.

Folgende Hypothesen existieren über die Funktion der Träume:
- keine Funktion
- Gehirnreifung/Gedächtnisfestigung durch das Träumen in der REM-Phase
- Verarbeitung der Tageserlebnisse
- Verarbeitung unbewusster Konflikte
- Stressbewältigung
- Bereinigungsfunktion (Träumen, um zu vergessen.)
- Schaffung von kreativen Lösungsansätzen
- Träume als Gedächtnistraining

Non-REM-Phase (Non-rapid-eye-movement-Schlaf) = orthodoxer Schlaf	1. Schlafstadium	• Übergangsstadium vom entspannten Wachsein ins 1. Schlafstadium • zunehmende Einschränkung der Klarheit des Bewusstseins • dösender Übergangszustand, ggf. mit optischen, traumartigen Eindrücke • ganz langsame Hin- und Herbewegungen der Augäpfel • ggf. feine Zuckungen der Augenlieder • abrupte Zuckungen einzelner Gliedmaßen durch Umstellung des motorischen Kontrollsystems • Unterbrechung dieses instabilen Zustands durch Wachepisoden	
	2. Schlafstadium	• eigentlicher Zeitpunkt des Schlafbeginns • Auftreten 10–15 Minuten nach dem Zubettgehen • Eintritt zunehmender Entspannung • leichte Erweckbarkeit des Schlafenden	
Schlafzyklus (BRAC) • Dauer ca. 90 Minuten insgesamt 4–6 Schlafzyklen pro Nacht	3. Schlafstadium	• Tiefschlafstadium; erhöhte Weckschwelle für Reize im Vergleich zum 2. Schlafstadium • Erreichen des Stadiums nach ca. 30 Minuten	
	4. Schlafstadium	• erschwerte Erweckbarkeit des Schlafenden • Tiefschlafstadium • Abnahme dieses Stadiums im Alter	
REM-Phase (Rapid-eye-movement-Schlaf) = Traumschlaf/ paradoxer Schlaf	5. Schlafstadium	• Auftreten rascher Augenbewegungen • erschwerte Erweckbarkeit des Schlafenden • Paralyse der quergestreiften Muskulatur • Zunahme der Dauer dieser Phase im Laufe der Nacht von ca. 5–10 Minuten bis auf 20–30 Minuten • Auftreten geschichtenartiger und emotionaler Träume • Speicherung emotionaler Gedächtnisinhalte	

Abb. 16.2 Schlafformen. REM-Schlaf und Non-REM-Schlaf mit ihren wesentlichen Kennzeichen der einzelnen Stadien.

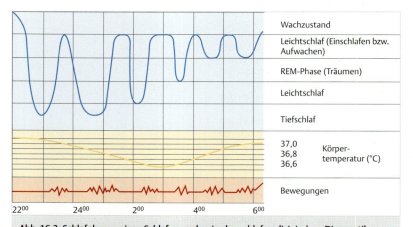

Abb. 16.3 Schlafphasen eines Schlafgesunden in der schlafmedizinischen Diagnostik. Zusammen mit den Schwankungen von Körperkerntemperatur und Körperbewegungen ergibt sich das charakteristische Bild des erholsamen Schlafs. In den Morgenstunden nimmt die Anzahl der REM- Phasen ab (n. Schäffler 2005).

Die philosophische These von Benjamin Franklin (1758), dass Schlaf und Träume „klug" machen, wurde zunächst auch wissenschaftlich von den Neurophysiologen Robert Stickgold et al. (2000) sowie von Denise Cai (2009) belegt. Die Wissenschaftler stellten fest, dass Menschen, die in REM-Phasen intensiv träumen und dabei aufgeweckt werden, Aufgaben viel schneller, gezielter und kreativer lösen können als andere Personen. Die Vermutung der Wissenschaftler war, dass in den Träumen der REM-Phasen das Gehirn neue Informationen mit vorhandenen Gedächtnisinhalten verbindet und mithilfe von Neuronen neue, gedankliche Netze knüpft.

Eine Studie der Universitäten Basel und Lübeck, bei der die REM-Phasen bei Testpersonen medikamentös unterdrückt worden sind, widerlegt diese These. Die Teilnehmer dieser Studie hatten eine verbesserte Gedächtnisleistung auch ohne die Träume der REM-Phase (Rasch u. Pommer 2008). Die Frage nach den tatsächlichen Funktionen der Schlafphasen und nach dem Sinn der Träume scheint also weiterhin offen.

16.2 Pflegerische Beobachtung

Veränderungen des Schlafverhaltens können bei jedem Menschen im Laufe des Lebens stattfinden. Mit zunehmendem Alter können neben den physiologischen Abweichungen im Schlafverhalten auch krankhafte Störungen auftreten. Diese werden vom Betroffenen als sehr belastend empfunden, da der Erholungseffekt nicht mehr gegeben ist.

Besonders in der stationären Altenpflege ist es notwendig, den Schlaf nach genauen Kriterien zu beobachten. Denn neben dem Alter der Senioren können auch die institutionellen Rahmenbedingungen der Einrichtung zu Veränderungen im Schlafverhalten führen. An dieser Stelle sollen zunächst mögliche Beobachtungskriterien der Schlaf- und Schlafverhaltensbeobachtung genannt sowie mögliche physiologische und pathologische Abweichungen des Schlafs erläutert werden.

16.2.1 Kriterien der Schlaf- und Schlafverhaltensbeobachtung

Die pflegerische Beobachtung bezieht sich beim Thema „Ruhen, schlafen, sich entspannen können" auf die Schlaftypen, das Schlafverhalten (Schlafrituale und Schlafbedarf) sowie auf mögliche Begleitsymptome.

Lernaufgabe

Beantworten Sie gemeinsam mit einem Mitschüler folgende Fragen zu Ihrem eigenen Schlafverhalten:
- Um welche Uhrzeit gehen Sie ins Bett?
- Um welche Uhrzeit stehen Sie auf?
- Welche Einschlafrituale haben Sie?
- Stellen Sie sich vor, Sie befinden sich in einer fremden Umgebung (z. B. als Patient in einem Krankenhaus). Welche Einschlafrituale benötigen Sie auf jeden Fall, um gut einschlafen zu können?

Schlaftypen

Durch Untersuchungen wurde festgestellt, dass bei Menschen 2 unterschiedliche Schlaftypen (Chronotypen) unterschieden werden können. Die sind die sog.
- „Morgenmenschen" oder „Lerchen"
- „Abendmenschen" (auch „Eulen" genannt)

Diese Unterscheidung ist wichtig, da sich beide Schlaftypen sowohl im Hinblick auf das Schlafverhalten als auch auf die Wach- und Schlafzeiten gravierend unterscheiden (▶ Abb. 16.4).

Die „Morgenmenschen" sind bereits in den Morgenstunden aktiv, schlafen schnell und früh ein und gelangen schnell in den Tiefschlaf. Die „Abendmenschen" kommen morgens nur schwer aus dem Bett, sind bis kurz vor Mitternacht aktiv und leistungsfähig und gelangen erst spät in den Tiefschlaf. Bei den Schlaftypen scheint es eine Geschlechterabhängigkeit zu geben. Eine Studie von Lehnkering (2009) belegt, dass Frauen eher zu den „Morgentypen" gehören, während Männer eher als „Abendtypen" eingestuft werden können.

Schlafrituale (Gewohnheiten und Erfahrungen)

Jeder alte Mensch hat seine individuellen Schlafrituale, die im Laufe eines langen Lebens entstehen. Sie haben in den meisten Fällen einen biografischen Hintergrund, einzelne sind den Betroffenen bereits aus ihrer Kindheit bekannt. Schon damals wurden die Schlafrituale (meist durch die Mütter) eingeführt, um dem Kind eine sichere Umgebung zu schaffen und ihm das Gefühl der notwendigen Ruhe und Geborgenheit zu vermitteln (Wiegenlied singen, Märchen vorlesen). Die Unterbringung in Institutionen des Gesundheitswesens, insbesondere die Übersiedlung in eine Altenpflegeeinrichtung, kann in vielen Fällen dazu führen, dass gewohnte Schlafrituale nicht mehr eingehalten werden können.

Laut einer Studie des National Institute of Health (1990) leiden rund 60 % der Senioren nach einer Umsiedlung in eine stationäre Altenpflegeeinrichtung an Schlafstörungen. Über Einschlaf- und Durchschlafprobleme berichten auch aktuellere Studien aus deutschen Krankenhäusern (Wiesenäcker 2009) und Altenpflegeeinrichtungen (Simen et al. 1997, Kopke 2010).

Häufig sind die ungewohnte Umgebung sowie das Fehlen gewohnter Einschlafrituale der 1. Schritt in einen Teufelskreis. Der Circulus vitiosus der Schlaflosigkeit ist ein Kreislauf vielfältiger Faktoren, die sich negativ auf das Schlafverhalten auswirken. Sie führen dazu, dass die betroffe-

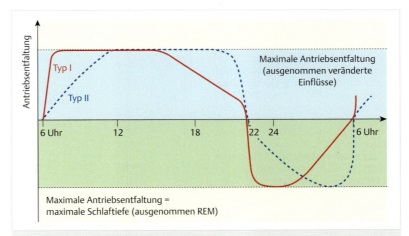

Abb. 16.4 **Morgen- und Abendmenschen.** Diese unterscheiden sich in der Antriebsentfaltung nach dem Aufwachen sowie in deren Schlafverhalten und Schlaftiefe: Typ I – Morgenmensch, Typ II – Abendmensch (n. Brasch 1978).

ne Person die abendliche Auseinandersetzung mit der Schlaflosigkeit als ein großes, belastendes Problem empfindet (▶ Abb. 16.5). Der dargestellte Circulus vitiosus kann unter Umständen zu einer psychophysiologischen Insomnie führen.

Um die Entstehung des Teufelskreises zu vermeiden, ist es unabdingbar, bereits in den ersten Tagen nach der Heimübersiedlung die gewohnten Schlafrituale des Betroffenen zu erfragen oder zu beobachten, um für den Betroffenen eine schlaffördernde Umgebung zu schaffen. Dabei können Schlafrituale diverse Handlungen sein, die der Betroffene vor dem Zubettgehen durchführt. Mögliche Einschlafrituale, die vom Betroffenen als schlaffördernd erlebt werden, können sein:

- Abendspaziergang an der frischen Luft
- warmes Fußbad
- Durchführung abendlicher Körperpflege (z. B. warmes Entspannungsbad, das Anziehen von Bettsocken oder eines Bettjäckchens)
- Gang zur Toilette
- Zurechtlegen der Kleidung für den nächsten Tag
- Bettrichten
- Schaffung einer ruhigen Umgebung
- Schlafraum lüften
- beruhigende Tees (Melisse, Lavendel)
- warme Milch mit Honig
- Anwendung von Entspannungstechniken (autogenes Training)
- Bettlektüre, Buchlesen („Ermüdungslesen")
- Musikhören
- kurzes Gespräch über die Ereignisse des Tages
- Gebet
- Wecker stellen
- Einnahme einer individuellen Schlafposition (Wunschlagerung)

Schlafbedarf

Der Schlafbedarf ist individuell sehr unterschiedlich. In Deutschland liegt die durchschnittliche Schlafdauer bei 7 Stunden und 14 Minuten (RKI 2005). Sowohl die Schlafdauer wie auch die Verteilung der Anteile der REM- und Non-REM-Phasen in der Gesamtschlafzeit machen eine charakteristische Altersentwicklung durch. Der nächtliche Schlafbedarf sinkt im Laufe des Lebens stetig. Ab dem 50. Lebensjahr sinkt der Gesamtschlafbedarf in Stunden nur noch minimal und liegt bei 70-jährigen Menschen bei ca. 6–6,5 Stunden Nachtschlaf. Im Vergleich zu der Kindheit ist der Anteil der REM-Phasen im Alter wesentlich geringer und macht 20–23 % der gesamten Schlafdauer aus. Die Veränderungen des Schlafbedarfs zeigt ▶ Abb. 16.6.

Wichtig für die stationäre Altenpflege ist es jedoch, dass der Schlafbedarf in Stunden nicht isoliert gesehen wird. Ausschlaggebend ist der Erholungseffekt, der durch den Schlaf entsteht. Es sollten also das Befinden nach dem Aufwachen, der Wachheitsgrad des Betroffen am Tag, seine biografischen Gewohnheiten sowie seine täglichen Aktivitäten ins Visier genommen werden und im Zusammenhang mit den Stunden der Nachtruhe gesehen werden. Der stationäre Rahmen muss es dem Betroffenen ermöglichen, seinem individuellen Schlafbedarf nachzukommen, denn ein erholsamer Schlaf ist ein wesentlicher Bestandteil der Lebensqualität im Alter.

> **Lernaufgabe**
>
> Frau Xhemajli ist 68 Jahre alt. Die vergangenen 20 Jahre war sie in der Gastronomie tätig. Die eigene Pizzeria in Frankfurt am Main hatte bis in die Nachtstunden auf. Die Gäste freuten sich nicht nur auf die leckere Pizza, sondern auch auf einen unterhaltsamen Abend bei der Familie Xhemajli. Denn die Hausdame war die gute Seele des Restaurants und sorgte immer für einen gemütlichen Abend. Nach Feierabend wurde die Kasse gemacht und der Laden aufgeräumt und ordentlich hinter-

ungünstige Faktoren
- Veränderung der gewohnten Schlafrituale/veränderte Umgebung
- zu lange Bettzeiten
- langes Wachliegen im Bett
- äußere und innere Faktoren, die den Schlaf beeinträchtigen

mögliche Folgen
- langes Wachliegen und Grübeln im Bett
- Müdigkeit und Erschöpfung am Tag
- verringerte Leistungs- und Konzentrationsfähigkeit
- Verschlechterung der Stimmung
- Zunahme der „Nickerchen" am Tag

Teufelskreis der Schlafstörung

schlafstörende Gedanken
- belastendes Grübeln und das Erwarten einer schlaflosen Nacht
- die Schlaflosigkeit wird zum zentralen Thema
- Angst vor der nächsten Nacht

Stimmungsveränderung/Erregung
- Anspannung vor dem Schlafengehen
- Wut und Ärger über das Nicht-einschlafen-können
- innerliche Unruhe und Gereiztheit
- emotionale, kognitive, motorische Übererregung

Abb. 16.5 Circulus vitiosus (Teufelskreis) der Schlafstörung. Eine Vielfalt an inneren und äußeren Faktoren kann dazu führen, dass ein Circulus vitiosus entsteht. Die Faktoren bedingen sich gegenseitig und führen dazu, dass der Betroffene das gestörte Einschlafen bzw. Durchschlafen als eine massive Belastung erlebt.

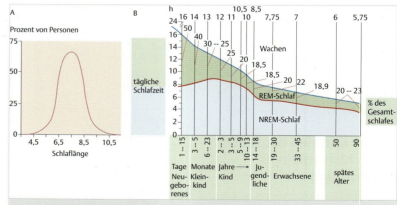

Abb. 16.6 Schlafdauer und Anteile des REM-Schlafs und des Non-REM-Schlafs.
a Die durchschnittliche Schlafdauer Erwachsener zeigt starke individuelle Unterschiede. Zwei Drittel der Bevölkerung schlafen zwischen 6,25 und 8,75 Stunden in der Nacht.
b Die Anteile des REM-Schlafs und des Non-REM-Schlafs verändert sich mit dem Alter: Der REM-Schlaf liegt ab dem 50. Lebensjahr bei 20–23 % (n. Birbaumer u. Schmidt 2003).

lassen. Nach 4–5 Stunden Schlaf stand Frau Xhemajli auf und kümmerte sich um den Haushalt und die Enkelkinder. Als der Ehemann plötzlich verstarb, musste Frau Xhemajli die Pizzeria verkaufen. Die Kinder und Enkelkinder wohnen inzwischen in Hamburg. Die lebensfrohe Dame zog vor 2 Monaten in die Seniorenresidenz „Am Salmen" ein und ist froh, dass sie am Abend Zeit im Nachtcafé der Residenz verbringen kann. In den frühen Morgenstunden steht Frau Xhemajli auf und ist voller Tatendrang auf der Suche nach einer Aufgabe.

Welche Aufgabe könnte Frau Xhemajli in den frühen Morgenstunden übernehmen, um ihrem Wunsch nach sinnvoller Aktivität nachzukommen?

Begleitsymptome des Schlafs

Der Schlafbeginn wird durch eine hormonelle Steuerung in unserem Körper eingeleitet. Der Körper wird hormonell auf den Schlaf vorbereitet. Als äußerer Reiz wird dabei über die Retina der Einbruch der Dunkelheit (Licht-dunkel-Information) an den Nucleus suprachiasmaticus im Hypothalamus gemeldet (Birbaumer u. Schmidt 2000). Als Reaktion wird das Schlafhormon Melatonin ausgeschüttet, das eine schlafanstoßende Wirkung hat und indirekt dafür sorgt, dass viele andere Körpervorgänge auf „Sparflamme" gesetzt werden. Nach dem Schlafbeginn findet ein komplexes Zusammenspiel verschiedener lebenswichtiger Funktionen statt, die auch als Begleitsymptome des Schlafs beobachtet werden können.

Folgende pflegerische Aspekte lassen sich im Schlaf beobachten:
- verlangsamte Atmung in der Non-REM-Phase
- Unregelmäßigkeit der Atmung / Steigerung der Atemfrequenz in der REM-Phase
- Absenkung der Herzfrequenz
- Senkung des Blutdrucks
- leichter Anstieg der Herzfrequenz und des Blutdrucks in der REM-Phase
- erniedrigte Körpertemperatur zwischen 0 und 4 Uhr (▶ Abb. 16.3)
- verminderte Darm- und Blasentätigkeit / reduzierter Stoffwechsel
- eingeschränkte Reizaufnahme (insbesondere in den Schlafstadien 3–5, ▶ Abb. 16.2)
- feine Zuckungen der Augenlider
- phasische, heftige Zuckungen einzelner Gliedmaßen oder des ganzen Körpers (Umstellung motorischer Systeme auf den Tiefschlaf)
- erschlaffte Skelettmuskulatur (eine tonische Hemmung der spinalen Motoneurone während der REM-Phasen führt zur Paralyse – Lähmung – der quergestreiften Muskulatur. Dieser Mechanismus verhindert, dass der Träumende die Trauminhalte tatsächlich ausführt, ▶ Abb. 16.2, ▶ Abb. 16.3.)
- Gliederektion bei Männern durch eine gesteigerte Durchblutung der Sexualorgane in den Morgenstunden
- Schnarchgeräusche
- Zähneknirschen
- mögliche pathologische Begleitsymptome in Form von Parasomnien / Anzeichen einer möglichen Schlafstörung
- Anzeichen einer möglichen körperlichen Erkrankung (z. B. Nykturie bei einer Herzinsuffizienz)

Die physiologischen Begleitsymptome verändern sich in den Morgenstunden. Das Stresshormon Kortisol wird am frühen Morgen durch die Nebennierenrinde verstärkt ausgeschüttet. Körperbewegungen werden häufiger, die Körpertemperatur steigt langsam wieder an.

16.2.2 Physiologische Veränderungen des Schlafes – gesunder Schlaf

Die Physiologie des Schlafs ist bereits in „Physiologie des Schlafes" (S. 419) erläutert worden. Inzwischen ist bekannt, dass sowohl die Schlafgewohnheiten, die Schlafdauer wie auch mögliche Begleiterscheinungen des Schlafes physiologisch einem bestimmten Muster unterliegen. Von Mensch zu Mensch ist jedoch die Variationsbreite dieser Faktoren sehr hoch. Solange keine pathologischen Erscheinungen auftreten und der alte Mensch seine Schlaf- und Lebensqualität subjektiv gut einschätzt, spricht man von physiologischen Veränderungen.

Definition

Als **normaler, gesunder Schlaf** wird im Allgemeinen der Schlaf bezeichnet, der sich kurze Zeit nach dem Zubettgehen einstellt, in der Dauer dem Alter angemessen ist, nicht durch mehrmaliges Aufwachen gestört wird und am nächsten Morgen als erholsam empfunden wird (Weichler-Oelschlägel 2001).

Schlafbeeinflussende Faktoren

Der Schlaf wird von vielen äußeren und inneren Faktoren lang- und kurzfristig beeinflusst. Zu den Einflussfaktoren zählen:
- das Alter
- biografische Gewohnheiten
- die emotionale Befindlichkeit/Stimmung vor dem Einschlafen (z. B. Aufregung, Glücksgefühl, Anspannung, Sorge, Angst, Trauer, belastende Lebensereignisse)
- situative Umgebungsfaktoren (fremde Umgebung, Störung durch Mitbewohner, ungewohnte und ungünstige Schlafposition, ungewohnte Lichtverhältnisse, Lärm, Temperatur und Raumluftqualität usw.)
- Konsum von Genussmitteln vor dem Schlafengehen (z. B. Nikotin, Alkohol, Koffein, ▶ Abb. 16.7)
- Konsum schwerverdaulicher Speisen
- körperliche Anstrengung vor dem Schlaf

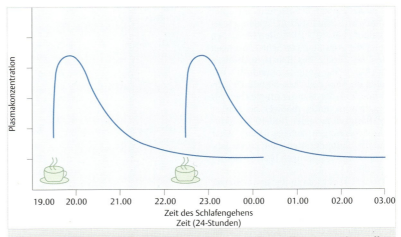

Abb. 16.7 **Plasma-Koffeinspiegel nach dem Konsum von Kaffee.** Koffein, das mit dem Kaffee aufgenommen wird, erreicht im Blut nach etwa einer Stunde seinen höchsten Wirkungsgrad und hat eine Halbwertszeit von 3–7 Stunden. Ein Kaffeekonsum um 22:30 Uhr führt dazu, dass der Kaffeespiegel einen großen Teil der Nacht hoch ist und das Zentralnervensystem stimuliert (Morgan et al. 2000).

- vorliegende Grunderkrankungen (akute und chronische Schmerzen, Herzinsuffizienz mit häufigem nächtlichem Wasserlassen, Depressionen, Demenz mit Desorientierung und nächtlicher Unruhe, Erkrankungen mit Bewegungseinschränkungen usw.)
- Einnahme von Medikamenten (Diuretika, die zu einer Schlafunterbrechung in der Nacht führen können)

Merke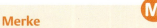

Die wesentlichen Kriterien zur Einschätzung, ob eine Schlafveränderung physiologisch oder pathologisch ist, sind
1. die individuelle Beurteilung des Schlafes und des Erholungseffektes durch den Betroffenen und
2. Einschränkungen in der Lebensqualität des Betroffenen.

Ist der Erholungseffekt nicht gegeben und ist die Lebensqualität eingeschränkt, droht ein Circulus vitiosus (▶ Abb. 16.5).

16.2.3 Pathologische Veränderungen des Schlafes (Schlafstörungen)

Für die meisten Menschen ist ein gesunder Schlaf vollkommen selbstverständlich, sodass sie über seinen Verlauf und seine Entstehung gar nicht nachdenken. Erst wenn der Schlaf gestört ist, rückt er ins Bewusstsein des Betroffenen und wird zu einem Problem. Die Ergebnisse epidemiologischer Studien aus den vergangenen Jahren weisen darauf hin, dass etwa 10 % der erwachsenen Bevölkerung an einer chronischen Schlafstörung leiden (Spiegelhalder et al. 2011). Bei alten Menschen nimmt die Prävalenz von Schlafstörungen laut einer Studie des Robert-Koch-Instituts (RKI 1998) stetig zu. Rund 40 % der Frauen im Alter zwischen 50 und 79 Jahren und 20 % der Männer im gleichen Alter gaben an, unter mäßiger bis starker Schlaflosigkeit zu leiden (RKI 1998). Aktuellen Schätzungen zufolge leidet sogar rund die Hälfte der Menschen ab 60 Jahren unter Schlafstörungen (Garms-Homolova 2009).

Die am häufigsten in der erwachsenen Bevölkerung auftretenden Schlafstörungen sind die **Insomnien**. Mit diesem Begriff werden Einschlafstörungen, Durchschlafstörungen oder ein nicht erholsamer Schlaf bezeichnet. Demgegenüber werden Schlafstörungen, bei denen eine erhöhte Tagesmüdigkeit vorliegt, als **Hypersomnien** bezeichnet (z. B. Narkolepsie). Unter **Parasomnien** versteht man Störungen, die mit dem Schlafen einhergehen und den Schlafprozess unterbrechen können (z. B. Schlafwandeln). Weiterhin gibt es **schlafbegleitende Bewegungsstörungen** (z. B. Restless-Legs-Syndrom), die den Schlaf beeinträchtigen können (Spiegelhalder et al. 2011).

In der aktuellen Klassifikation der Schlafstörungen (International Classification of Sleep Disorders, ICSD-2) der American Academy of Sleep Medicine (AASM) werden die Schlafstörungen in insgesamt 8 Hauptkategorien unterteilt (▶ Tab. 16.1). Exemplarisch sollen an dieser Stelle die für den alten Menschen typischen Schlafstörungen erläutert werden.

Tab. 16.1 Internationale Klassifikation der Schlafstörungen (ICSD-2) der American Academy of Sleep Medicine (AASM) 2005.

Hauptkategorien	Zugeordnete Störungen/Erkrankungen
1. Insomnien	**sog. primäre Insomnien** (psychophysiologische Insomnie, Fehlbeurteilung des Schlafzustandes = paradoxe Insomnie, idiopathische Insomnie)
	Insomnien infolge äußerer Einflüsse (Hitze, Kälte, Lärm, Vibration, Gebrauch von Genussmitteln und Pharmaka sowie andere verhaltensabhängige Faktoren)
	sog. sekundäre oder symptomatische Insomnien bei vorbestehenden organischen Erkrankungen (chronischer Schmerz bei rheumatischen Erkrankungen, endokrinologische Erkrankungen der Schilddrüse usw.) oder bei vorbestehenden psychiatrischen Erkrankungen (Depressionen, Demenzen, Schizophrenie)
2. schlafbezogene Atmungsstörungen	obstruktive Schlafapnoesyndrome (OSAS)
	zentrale Schlafapnoesyndrome (ZSAS)
	zentral-alveoläre Hyperventilationssyndrome
3. Hypersomnien ohne Bezug zu schlafbezogenen Atmungsstörungen	**primäre Hypersomnien** mit genetischer Disposition (z. B. Narkolepsie, idiopathische Hypersomnie)
	verhaltensbedingte Hypersomnien (z. B. durch mangelnde Schlafhygiene, Gebrauch von Medikamenten, Gebrauch von psychoaktiven Substanzen)
	sog. sekundäre oder symptomatische Hypersomnien (bei vorbestehenden körperlichen oder psychiatrischen Erkrankungen)
4. Störungen des zirkadianen Rhythmus	**Störungen des Schlaf-Wach-Rhythmus** (z. B. durch Schichtarbeit, Zeitzonenwechsel, Jetlag, Hospitalisierung, Substanzmittelgebrauch)
5. Parasomnien	**episodische Unterbrechungen des Schlafprozesses durch ungewöhnliche Phänomene oder Verhaltensweisen** z. B. Schlafwandeln, nächtliche Alpträume, schlafbezogene Halluzinationen, Schlaftrunkenheit (und andere Störungen, die jeweils im Schlafablauf auftreten können, ohne in der Regel die Erholungsfunktion des Schlafs zu beeinträchtigen)
6. schlafbezogene Bewegungsstörungen	Restless-Legs-Syndrom (RLS)
	periodische Bewegungsstörung der Gliedmaßen im Schlaf (PLMS)
	schlafbezogene rhythmische Bewegungsstörung
	schlafbezogener Bruxismus (eine durch Zähneknirschen und Zusammenbeißen der Zähne gekennzeichnete stereotype Bewegungsstörung)
7. isolierte Symptome, augenscheinlich normale Varianten und teilweise ungeklärte Phänomene	Langschläfer, Kurzschläfer, Schnarchen, Sprechen im Schlaf, Einschlafzuckungen usw.
8. andere Schlafstörungen	z. B. umweltbedingte Schlafstörungen

Psychophysiologische/primäre Insomnie (nicht organisch)

Definition

Insomnie bedeutet im eigentlichen Wortsinn eine komplette Schlaflosigkeit. Im klinischen Sprachgebrauch werden damit jedoch Ein- und Durchschlafstörungen oder ein nicht erholsamer Schlaf und eine damit verbundene Beeinträchtigung der Leistungsfähigkeit oder Tagesbefindlichkeit bezeichnet (Spiegelhalder et al. 2011).

Die in stationären Altenpflegeeinrichtungen verbreitete psychophysiologische Insomnie ist eine primäre Schlafstörung, deren Grundlage angelernte (konditionierte), schlafverhindernde Assoziationen sind. Sie wird deswegen auch „erlernte" Schlaflosigkeit genannt. Diese Assoziationen können z. T. durch die organisatorischen Rahmenbedingungen der stationären Altenpflegeeinrichtung (Schlafen im Zweibettzimmer, Schnarchproblematik des Mitbewohners, veränderter Rhythmus, veränderte Umgebung nach einer Heimübersiedlung usw.) bedingt sein. Typischerweise stellt sich bei den Betroffenen eine übertriebene körperliche und psychische Anspannung ein, die mit der vergeblichen Anstrengung verbunden ist, einzuschlafen. Es entsteht ein Circulus vitiosus (▶ Abb. 16.5). Diese Insomnieform ist nicht durch eine andere somatische oder psychische Erkrankung erklärbar (daher die Bezeichnung „primäre" Insomnie).

Verhaltensbedingte und sekundäre Hypersomnien

Definition

Hypersomnie bezeichnet ein pathologisch erhöhtes Schlafbedürfnis und übermäßige Tagesschläfrigkeit. Begleitet wird die übermäßige Tagesschläfrigkeit durch Reizbarkeit, Konzentrationsstörungen und Leistungseinbußen.

Merke

Das Halten eines Mittagsschläfchens im Alter ist kein pathologisches Symptom. Dieser Schlaf wird im Alter häufig als erholsam erlebt und ist notwendig, um für die 2. Hälfte des Tages ausgeruht zu sein.

Eine klinisch bedeutsame Hypersomnie verhindert, dass Betroffene am Tage anhaltend wach bleiben können. Die ICSD-2 (2005) unterscheidet eine leichte, mittelschwere und schwere Hypersomnie. Bei einer schweren Hypersomnie kommt es täglich zu unfreiwilligen Einschlafepisoden beim Essen oder im Gespräch. Die soziale Beeinträchtigung einer schweren Hypersomnie ist schwerwiegend. Eine verhaltensbedingte Hypersomnie resultiert häufig aus einer misslungenen Bewältigungsstrategie des Betroffenen mit einer Insomnie (Einnahme von Schlafmedikamenten in den frühen Morgenstunden usw.).

Eine Hypersomnie kann eine Begleiterscheinung einer nächtlichen Insomnie oder ein Zeichen anderer körperlicher oder psychischer Erkrankungen (Krebserkrankungen, zentralnervöse Störungen, z. B. Narkolepsie, depressive Störungen, schlafbezogene Atmungsstörungen) sein. Die Hypersomnien mit einer vorliegenden Grunderkrankung werden als **sekundäre Hypersomnien** bezeichnet. Auch neurologische Erkrankungen können zu Mattigkeit am Tag führen. Plötzliches Einschlafen während des Tages tritt etwa 7-mal häufiger bei Parkinson-Betroffenen als bei gesunden älteren Menschen auf (Happe u. Paulus 2005).

Merke

Sowohl psychophysiologische Insomnien wie auch verhaltensbedingte Hypersomnien können durch die institutionellen Rahmenbedingungen in der stationären Altenpflege bedingt sein! Häufige Ursache für Schlafstörungen bei älteren Menschen sind mangelnde körperliche Bewegung und fehlende geistige Beschäftigung im Pflegeheimalltag bzw. das Fehlen individueller Tagesangebote. Dadurch neigen betagte Menschen tagsüber zu Ruhepausen und sog. „Nickerchen". Wenn diese gehäuft tagsüber auftreten, führt das zu einer gestörten nächtlichen Schlafruhe. Pflegende deuten das meist falsch. Ältere Menschen mit Schlafstörungen werden von den Aktivitäts- und Bewegungsprogrammen eher ausgeschlossen als zusätzlich aufgefordert, daran teilzunehmen (Garms-Homolova 2009). Daher ist es wichtig, besonders bei den Personen mit der beschriebenen Störung ein biografisch orientiertes, individuelles Aktivitäts- und Bewegungsprogramm zu finden.

Obstruktives Schlafapnoesyndrom

Definition

Schlafapnoe steht für nächtliche kurze Atemstillstände während des Schlafs, die häufig mit einer lauten und unregelmäßigen Schnarchproblematik einhergehen.

Das obstruktive Schlafapnoesyndrom ist ein häufiges, jedoch oft nicht diagnostiziertes Krankheitsbild mit vielfältigen Ursachen. Pathophysiologisch können obstruktive Veränderungen der oberen Atemwege dafür verantwortlich sein. Eine schlafbedingte Erschlaffung der Muskulatur der oberen Atemwege führt bei der Einatmung zum Kollaps der Schlundmuskulatur und zu einer mechanischen Verlegung (Obstruktion) der Atemwege. Mit diesen Atempausen gehen eine wiederholte Minderbelüftung der Lunge und ein Abfall des Sauerstoffgehalts im Blut (Sauerstoffmangel = Hypoxie) einher. Der Betroffene wacht häufig wegen des Hypoxie-induzierten starken Atmungsantriebs auf.

Die Problematik hat einen starken Einfluss auf die Schlaf- und Lebensqualität des Menschen. Die Pflegekräfte können bei Betroffenen mit einem obstruktiven Schlafapnoesyndrom ein unregelmäßiges Schnarchen mit Atempausen beobachten. Die betroffenen Senioren haben oft einen trockenen Mund und Kopfschmerzen beim Aufstehen sowie starke Phasen der Hypersomnie im Verlauf des Tages. Epidemiologisch tritt das obstruktive Schlafapnoesyndrom besonders gehäuft mit folgenden Erkrankungen des alten Menschen auf: Adipositas, arterielle Hypertonie, Rechtsherzinsuffizienz, Herzrhythmusstörungen, KHK (RKI 2005). Laut Hafner und Meier (2005) zeigen 70 % der Betroffenen mit einer Schlafapnoe langfristig Demenzsymptome (wegen chronischer Hypoxämie des Gehirns).

Störungen des zirkadianen Rhythmus

Definition

Unter **Störungen des zirkadianen Rhythmus** werden diverse Veränderungen des Schlaf-wach-Rhythmus zusammengefasst. Es liegt eine mangelhafte Synchronität zwischen dem individuellen und dem in der Umgebung erwünschten Schlaf-wach-Rhythmus vor. Das führt entweder zu Beschwerden im Sinne einer Insomnie oder einer Hypersomnie.

Die Ursachen für eine Störung des zirkadianen Rhythmus können sowohl organischen wie auch nicht-organischen Ursprungs sein, wobei die organisch-körperlichen Ursachen sich stark mit psychologischen Komponenten überlagern. Mögliche Ursachen für einen veränderten zirkadianen Rhythmus können sein:
- Besorgnis/Depression
- Ängste
- chronische Schmerzen
- Urininkontinenz
- Atemnot (nächtliche Asthmaanfälle)
- Diuretika-Gabe (Nykturie)
- Laxanzien (und dadurch nächtliche Stuhlentleerung)
- Demenz mit einer Veränderung der zeitlichen Orientierung, siehe „Besonderheiten in der direkten Pflege von Menschen mit Demenz" (S. 431)

Merke

Eine Veränderung des zirkadianen Rhythmus des alten Menschen kann unter Umständen durch institutionelle Rahmenbedingungen mit verursacht werden. Das ist der Fall, wenn der alte Mensch unbedacht in einen ihm nicht angepassten Tag-Nacht-Rhythmus „gezwungen" wird. Der vollkommen unphysiologische Schlafrhythmus, der vielen Altersheimbewohnern mit Gabe von Beruhigungs- und Schlafmitteln sowie Neuroleptika „aufgezwungen" wird, verstärkt häufig die Störung des zirkadianen Rhythmus bzw. führt sogar zu einer Pseudodemenz (Hafner u. Meier 2005).

Restless-Legs-Syndrom (RLS)

Definition

Das **Restless-Legs-Syndrom** (Syndrom der ruhelosen Beine) zählt zu den schlafbezogenen Bewegungsstörungen. Kennzeichnend für dieses Syndrom sind quälende Empfindungen in den Beinen, die meist vor dem Einschlafen oder im Schlaf auftreten. Diese Missempfindungen der Beine (Ameisenlaufen, Brennen, Jucken) gehen mit einem Bewegungsdrang der Beine einher.

Die Symptome der Missempfindung lassen sich durch Bewegung unterdrücken, werden aber wieder spürbar, sobald die Beine ruhen. Die Verbreitung dieses Problems wird durch eine internationale Studie von Trenkwalder et al. (2001) auf 5–10 % der Gesamtbevölkerung geschätzt. Zahlen des RKI (2005) geben eine Verbreitung in Deutschland mit insgesamt 10,6 %

an. Im Alter kommt es zu einer Zunahme dieses neurologischen Erkrankungsbildes.

Das RLS tritt gehäuft bei Eisenmangel, Polyneuropathie, Urämie, Diabetes mellitus und Depressionen auf. Die Betroffenen sind in ihrer Schlaf- und Lebensqualität eingeschränkt, da das RLS Einschlaf- und Durchschlafstörungen (RLS-bedingte Insomnie) mit daraus resultierender Tagesmüdigkeit und Erschöpfung (RLS-bedingte Hypersomnie) verursachen. Wissenschaftler des Universitätsklinikums Freiburg haben in einer Studie gezeigt, dass eine Gruppentherapie zur kognitiven Stressreduktion zu einer Verbesserung der Symptomatik bei RLS führte. Die Autoren belegen, dass dagegen Muskelentspannungsverfahren (z. B. Muskelentspannung nach Jacobson) die Symptomatik des RLS eher verstärken (Hornyak et al. 2010).

16.3 Pflege und Begleitung

Die bisherigen Ausführungen haben die Relevanz eines ausgewogenen Schlafs als Beitrag zur Aufrechterhaltung der Lebensqualität der Menschen in den stationären Altenpflegeeinrichtungen deutlich gemacht. Neben den Betroffenen müssen sich auch Pflegeinstitutionen und die Pflegenden mit dem Thema Schlaf und Schlafstörungen auseinandersetzen. Das wissenschaftliche Projekt „Insomnia" im Berliner Forschungsverbund „Autonomie trotz Multimorbidität im Alter" fand heraus, dass Menschen in Altenpflegeeinrichtungen Schlafstörungen oft fälschlicherweise als naturgegeben und somit unumgänglich hinnehmen. Das Pflegepersonal in Altenpflegeeinrichtungen ist mit dem Thema Schlafstörungen im Alter zu wenig vertraut (Garms-Homolova 2009).

Das Ziel der folgenden Inhalte ist es, mögliche Interventionen zur Optimierung des Schlafverhaltens aufzuzeigen und somit einen Beitrag zur Verbesserung der Lebensqualität der Menschen in der stationären Altenpflege zu leisten. Im Folgenden werden mögliche Pflegeinterventionen (Erstellung einer Schlafanamnese, Führen eines Schlafprotokolls, Durchführung schlaffördernder Maßnahmen, Verabreichung von Schlafmedikamenten, Tätigkeiten im Nachtdienst) detailliert erläutert.

16.3.1 Schlafanamnese erstellen

Im Rahmen des Erkennens von Ressourcen und Problemen eines Menschen kann die genaue Beobachtung des Schlafs zunächst wesentliche Informationen über die individuellen Schlafgewohnheiten des Betroffenen liefern. Weiterhin kann die Auswertung der Schlafanamnese wichtige Hinweise auf organische oder seelisch-geistige Ursachen für gestörtes Schlafverhalten ergeben. Schon im Rahmen der Schlafanamnese ist zu beachten, dass ein verändertes Schlafverhalten auch zu Einschränkungen in anderen ABEDL führen kann.

Orientiert an dem Pittsburgher Schlafqualitätsbogen (PSQI) von Buysse et al. (1989) können für die Altenpflege folgende Kernfragen als Leitfaden für eine Schlafanamnese abgeleitet werden:

1. Wann gehen Sie gewöhnlich ins Bett?
2. Wie lange dauert es gewöhnlich, bis Sie einschlafen?
3. Wann stehen Sie gewöhnlich morgens auf?
4. Wie viele Stunden schlafen Sie tatsächlich pro Nacht? Wachen Sie in der Nacht auf?
5. Was trägt dazu bei, dass Sie gut schlafen? Haben Sie bestimmte Einschlafrituale?
6. Was trägt dazu bei, dass Sie schlecht schlafen?
7. Wie beurteilen Sie insgesamt Ihre Schlafqualität?
8. Nehmen Sie Schlafmittel ein?
9. Schlafen Sie tagsüber? Welche Motivation steckt hinter dem Bedürfnis, tagsüber zu schlafen (Müdigkeit, Schwäche, Langeweile)?
10. Fühlen Sie sich tagsüber fit und leistungsfähig? Fühlen Sie sich in Ihren täglichen Aktivitäten (ABEDL) eingeschränkt?
11. Schlafen Sie alleine in Ihrem Zimmer?
12. Hat ein Mitbewohner oder Partner bei Ihnen schon einmal Folgendes beobachtet: lautes Schnarchen, kurze oder lange Atempausen im Schlaf, Zucken oder ruckartige Bewegungen der Beine im Schlaf, nächtliche Desorientierung, Unruhe?

Lernaufgabe

Benennen Sie die ABEDL, auf die ein gestörtes Schlafverhalten Auswirkungen haben kann. Welche Auswirkungen können bei den Betroffenen in den jeweiligen ABEDL auftreten?

16.3.2 Schlafprotokoll führen

Äußert ein Heimbewohner eine störende Schlafveränderung, die ihn in seiner Schlaf- und Lebensqualität beeinträchtigt, besteht die Möglichkeit, gemeinsam mit dem Betroffenen ein Schlafprotokoll anzulegen. Das Schlafprotokoll wird täglich

16.3 Pflege und Begleitung

Schlafprotokoll	
Name:	Datum:
Fragen:	Antworten:
Um welche Uhrzeit sind Sie gestern Abend zu Bett gegangen?	
Um welche Uhrzeit haben Sie beabsichtigt zu schlafen?	
Wie lange hat es gedauert, bis Sie eingeschlafen sind?	
Wie oft sind Sie zwischendurch aufgewacht?	
Was war der Grund für das nächtliche Aufwachen?	
Was schätzen Sie, wie lange Sie jeweils wach waren?	
Um welche Uhrzeit sind Sie am Morgen aufgestanden?	
Wie haben Sie sich gefühlt, als Sie heute Morgen aufgewacht sind? Bitte machen Sie ein Kreuz (X) in die Kästchen 1 bis 7. (Stanford-Schläfrigkeitsskala)	1: hellwach (sich aktiv und vital fühlen, richtig ausgeschlafen) — 2 — 3 — 4 — 5 — 6 — 7: extrem müde (fast im Traumzustand, gleich wieder einschlafen, Kampf um das Wachbleiben verloren)
Wie würden Sie die Schlafqualität der letzten Nacht einordnen? Bitte markieren Sie eine Stelle auf der Linie (visuelle Analogskala).	bestmöglicher Schlaf ————— schlechteste Nacht überhaupt
Welche Arzneimittel haben Sie gestern eingenommen?	
Welche Genussmittel haben Sie gestern konsumiert (Alkohol, Kaffee, Tee, Cola, etc.)?	
Welchen Aktivitäten sind Sie gestern Abend nachgegangen?	

Abb. 16.8 Schlafprotokoll. Die Abbildung zeigt ein Schlafprotokoll mit einer integrierten visuellen Analogskala und einer Stanford-Schläfrigkeitsskala. Das Schlafprotokoll ist vom Betroffenen unmittelbar nach dem Aufstehen auszufüllen.

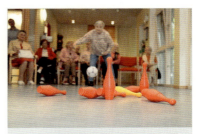

Abb. 16.9 Bewegungsangebote. Ein individuell abgestimmtes Aktivitäts- und Bewegungsprogramm am Tag ist eine gute schlaffördernde Maßnahme. (Foto: R. Stöppler, Thieme)

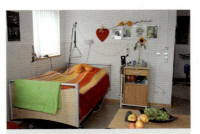

Abb. 16.10 Schlaffördernde Umgebungsgestaltung. Hier am Beispiel eines individuell eingerichteten Schlafplatzes. (Foto: R. Stöppler, Thieme)

nach dem Aufwachen ausgefüllt und dient dazu, die evtl. vorliegende Schlafeinschränkung konkreter zu identifizieren bzw. gemeinsam geeignete Maßnahmen zur Schlafoptimierung zu erarbeiten. Das Schlafprotokoll kann durch eine visuelle Analogskala (nach Bond u. Lader 1974) sowie durch eine Standford-Schläfrigkeitsskala (Hoddes et al. 1972) ergänzt werden. Die ▶ Abb. 16.8 stellt ein mögliches Schlafprotokoll und die beiden Skalen dar.

16.3.3 Schlafförderung in der stationären Altenpflege

Möglichst kurz vor der Heimübersiedlung sollte im Rahmen der Pflegeanamnese eine Schlafanamnese erhoben werden. Sollten nach der Heimübersiedlung störende Schlafveränderungen auftreten, wird ein Schlafprotokoll erstellt. Neben der Schlafanamnese und der pflegerischen Schlafbeobachtung können, nach individuellem Bedarf, folgende pflegerische Interventionen zur Schlafförderung durchgeführt werden:

- Beratungsgespräch mit dem schlafgestörten alten Menschen bzgl. der geplanten Interventionen,
- Einhaltung individueller **Schlafrituale** (Zähneputzen, Abendgebet, Gute-Nacht-Geschichte, einen Kakao trinken, Einschlafuhrzeit usw.),
- biografisch orientiertes, individuelles **Aktivitäts- und Bewegungsprogramm** für den Tag. Dieses Angebot soll fördern, jedoch nicht überfordern (▶ Abb. 16.9),
- Bewegungsangebote sollten nicht am späten Abend stattfinden. Hilfreich sind auch Bewegungsangebote und Aktivitäten an der frischen Luft,
- Schaffung einer individuellen, **schlaffördernden Umgebung** (eigene Bettwäsche, Kuscheltiere, persönliche Fotos oder Bilder, Zimmertemperatur, Ruhe, Ausschalten störender Lichtquellen, individuelle und bequeme Lagerung ermöglichen usw., ▶ Abb. 16.10),
- Angebot **schlaffördernder Ernährung** (z. B. Milch mit Honig),
- **Vermeidung schwer verdaulicher, fetthaltiger, scharfer und blähender Speisen** und anregender Getränke (Kaffee, Tee usw.) am Abend. (Zu bedenken ist, dass Kaffee zusätzlich eine diuretische Wirkung hat und auch deshalb für Menschen mit einem Schlafproblem ungeeignet ist!),
- Anwendung von **Entspannungstechniken** (progressive Muskelentspannung nach Jacobsen, autogenes Training),
- Anwendung **physikalischer Maßnahmen**, die beruhigend und schlaffördernd wirken (warme Vollbäder mit Lavendel oder Melisse),
- Durchführung einer **beruhigenden Ganzkörperwaschung** oder einer beruhigenden Einreibung,
- **aromatische (pflanzliche) Essenzen**, die einen beruhigenden, schlaffördernden Raumduft verbreiten (Duftlampen mit schlaffördernden Ölen),

- **beruhigende Musiktherapie** (ruhige klassische Musik, Meditationsmusik),
- **Bibliotherapie** (Vorlesen oder die Anwendung auf CD vertonter Literatur),
- **Minimierung schlafstörender Faktoren** (Schmerzen, Stress usw.),
- **Vermeidung schlafstörenden Verhaltens durch Pflegekräfte** (Türen geräuscharm öffnen und schließen, Stimmlautstärke im Nachtdienst anpassen, Taschenlampe nutzen, damit das Licht im Zimmer nicht eingeschaltet werden muss, bei der Notwendigkeit von Lagerungen ggf. Minimallagerung durchführen usw., siehe „Nachtdienst" (S. 429),
- Gabe **schlaffördernder Medikamente** nach Arztanordnung (Vorsicht! Einige Schlafmedikamente haben ein hohes Abhängigkeitspotenzial),
- Bewohner mit einem verschobenen Tag-Nacht-Rhythmus sollten die Möglichkeit bekommen, ihrem Wunsch nach eine Aktivität am Abend nachzukommen. Hierfür verfügen viele Einrichtungen der stationären Altenpflege inzwischen über ein Nachtcafé.

16.3.4 Umgang mit Schlafmedikamenten

Ältere Menschen, die an Schlafstörungen, siehe „Pathologische Veränderungen des Schlafes" (S. 424), leiden, erfahren massive Einschränkungen in ihrer Lebensqualität. Nach einem häufig langen Leidensweg erscheint den Betroffenen die Einnahme von Schlafmedikamenten als ein bequemer Weg aus der quälenden Schlaflosigkeit. Schlafmittel setzen jedoch lediglich an den Symptomen der Schlafstörung an und wirken nicht auf mögliche Ursachen. Die ▶ Abb. 16.11 gibt einen Überblick über die als Schlafmittel verwendeten Medikamente.

Hohagen (1995) stellte in einer Untersuchung fest, dass die Einnahme rezeptpflichtiger Schlafmedikamente im Alter extrem ansteigt. Bei Menschen über 65 Jahre sind es mehr als die Hälfte, die zu solchen Arzneimitteln greifen. Vor allem Frauen sind davon betroffen. 76 % der Befragten, die Schlafmittel einnehmen, bestätigen, dass sie langfristig gar keine oder nur geringe schlaffördernde Wirkung durch Schlafmedikamente erhalten. Das erscheint zunächst paradox. Die Erklärung liegt darin, dass die Wirkung einer am Anfang wirkungsvollen Dosis nach Tagen bzw. Wochen nachlässt.

Pflanzliche Präparate

Schwach wirkende, pflanzliche Präparate können für einige Pflegebedürftige eine Alternative bzw. Hilfe sein, besser ein- und durchzuschlafen. Systematisch erforscht wurden Heilpflanzen bereits im Mittelalter und seitdem sind sie wesentliche Bestandteile der Klostermedizin. Baldrian, Johanniskraut, Hopfen, Melisse und Lavendel sind einige dieser Substanzen, die wegen ihrer beruhigenden und schlaffördernden Wirkung eingesetzt werden. Das am besten wissenschaftlich untersuchte pflanzliche Schlafmittel ist Baldrian. Baldrianhaltige Präparate sind keine Substanzen, die den Schlaf erzwingen, sondern sie erhöhen die Einschlafbereitschaft, indem sie entspannend wirken und Nervosität reduzieren. Allerdings müssen Baldrianpräparate – wie fast alle pflanzlichen Schlafmittel – eine Zeit lang genommen werden, bis sie wirken (Holzinger u. Klösch 2013).

Gruppe	Freiname	Präparate (Beispiele)	Halbwertszeit, Wirkdauer
Pflanzliche Sedativa	Baldrianwurzel	u.a. Baldrian Dispert meist in Kombinationen	
	Hopfenzapfen	u.a. Baldriparan, Sedacur	
	Passionsblume	meist in Kombinationen u.a. Moradorm S, Passin	
Antihistaminika	Diphenhydramin	u.a. Dolestan, Halbmond, Sediat	5 – 6 Std.
	Doxylamin	u.a. Gittalun, Hoggar N.	8 – 10 Std.
Benzodiazepine	Triazolam	Halcion	2 – 4 Std., + länger wirkende Metaboliten
	Brotizolam	Lendormin	4 – 7 Std.
	Flurazepam	u.a. Dalmadorm	1 – 2 Std., + länger wirkende Metaboliten
	Temazepam	u.a. Planum, Remestan	7 – 15 Std.
	Lormetazepam	u.a. Noctamid	10 – 14 Std.
	Flunitrazepam	u.a. Rohypnol	10 – 20 Std., + länger wirkende Metaboliten
	Nitrazepam	u.a. Mogadan	20 – 30 Std.
	Oxazepam	u.a. Adumbran, Praxiten	6 – 15 Std.
Benzodiazepin-Analoga	Zolpidem	u.a. Bikalm, Stilnox	2 – 3 Std.
	Zopiclon	u.a Ximovan	4 – 5 Std.
	Zaleplon	Sonata	ca. 1 Std.

Abb. 16.11 Aktuelle als Schlafmittel verwendete Medikamente. Die Indikation stellt der Arzt. Auch die Auswahl der Medikamente geschieht durch den Arzt. Die Verabreichung der Medikamente sowie eine genaue Beobachtung der Wirkung und Nebenwirkung geschehen durch die examinierten Pflegenden (n. Portsteffen aus Köther 2007).

Antihistaminika

Die sog. Antihistaminika haben ihre Bedeutung vornehmlich in der Selbstmedikation. Die ursprünglich als Nebenwirkung aufgetretene Müdigkeit wird somit zur eigentlichen Indikation dieser Präparate, die rezeptfrei und damit in Apotheken zur Selbstmedikation erhältlich sind.

Benzodiazepine

Ärztlich verschriebene, rezeptpflichtige Schlaf- und Beruhigungsmittel gehören überwiegend zu den sog. Benzodiazepinen. Das ist eine Gruppe chemisch verwandter Stoffe, die zur nächtlichen Schlafförderung dienen (Hypnotika) oder zur Beruhigung tagsüber beitragen können (Tranquilizer).

Gefahren

Die Benzodiazepine wirken beruhigend, angstlösend, schlaffördernd und muskelentspannend. Benzodiazepine wirken rasch und sind für die Betroffenen meist gut verträglich. Kurz- und langfristig birgt jedoch die Einnahme von Benzodiazepinen große Nachteile und Gefahren für den Betroffenen:

- **Gefahr durch muskelrelaxierende Wirkung.** Beim älteren Menschen erhöht die stark muskelrelaxierende Wirkung die Gefahr von Stürzen und den damit verbundenen Sturzverletzungen beim nächtlichen und morgendlichen Aufstehen.
- **Gefahr der körperlichen Gewöhnung.** Das hat zur Folge, dass bei gleichbleibender Dosis die bekannten Schlafbeschwerden wiederkehren.
- **Gefahr der psychischen Abhängigkeit.** Die angstlösende Wirkung wird vom Betroffenen positiv erlebt. In Zeiten der Belastung fixieren sich die Betroffenen auf die Schlafmedikamente.
- **Gefahr der Akkumulation und längerer Wirkdauer des Schlafmedikaments.** Hierbei bleibt die hemmende Wirkung auch tagsüber aufrechterhalten. Das führt zur Hemmung der Aufmerksamkeit, Verminderung der Reaktionsfähigkeit, Bewegungs- und Koordinationsunsicherheit und zum erhöhten Sturzrisiko Betroffener. Der Grund für die Akkumulation liegt darin, dass beim alten Menschen die hepatische (über die Leber) und renale (über die Niere) Ausscheidung verlangsamt sein kann.
- **Gefahr von Entwöhnungsprozessen beim Absetzen der Medikamente nach einem längeren Gebrauch.** Mögliche Entwöhnungsprozesse sind: Schlaflosigkeit, Angst- und Unruhezustände sowie Schwindel.

In Anbetracht der potenziellen Gefahren der Benzodiazepine sollten bei Schlafbeschwerden zunächst die nicht medikamentösen Interventionen ausgeschöpft werden. Zunächst steht die Ursachensuche (Schlafanamnese) im Vordergrund. Oft sind Probleme und Sorgen sowie beseitigbare äußere Faktoren die Ursache für Schlafbeschwerden. Diese werden jedoch nicht durch eine Schlaftablette, sondern eher durch ein persönliches Gespräch oder die Reduktion äußerer Störfaktoren beseitigt.

Merke

Ein unkritisches Anbieten einer Schlafmedikation sollte sowohl im Krankenhaus wie auch im Altenheim der Vergangenheit angehören.

Umgang mit Benzodiazepinen

Mitunter sind die Schlafstörungen des alten Menschen so massiv, dass eine ärztliche Indikation zur Gabe von Benzodiazepinen besteht. Für diesen Fall hat die Deutsche Hauptstelle für Suchtfragen e. V. (DHS 2006) in Anlehnung an die Arzneimittelkommission der deutschen Ärzteschaft folgende Regeln für den Umgang mit Benzodiazepinen aufgestellt:

1. Benzodiazepine sollten nur nach sorgfältiger Diagnose und Indikationsstellung verschrieben werden.
2. Kurzzeitig angewendet (maximal 2–8 Wochen) sind Benzodiazepine sichere Medikamente. Längerfristige Behandlung sollte nur in Ausnahmefällen durchgeführt werden.
3. Die Therapiedauer sollte vor Behandlungsbeginn festgelegt werden und die weitere Behandlungsnotwendigkeit anschließend überprüft werden.
4. Wenn nötig, sollte eine möglichst kleine Dosis eingenommen werden.
5. Nach einer längerfristigen Anwendung darf das Medikament nur schrittweise „ausgeschlichen" werden.
6. Heimbewohner mit einer bekannten Abhängigkeitserkrankung in der Vorgeschichte sollten keine Benzodiazepine verordnet bekommen.
7. Benzodiazepine dürfen, wie alle rezeptpflichtigen Medikamente, nicht an Dritte weitergegeben werden.
8. Eindeutige Warnzeichen deuten auf einen Missbrauch der Schlaf- und Beruhigungsmedikamente hin. Sie als Pflegekraft sollten einen Facharzt bzw. den Hausarzt des Betroffenen kontaktieren, wenn Sie folgende Warnzeichen, die auf einen Missbrauch hindeuten könnten, beim Betroffenen beobachten: Indikationserweiterung (Schlafmittel wird auch tagsüber gegen Unruhe eingenommen), Fixierung auf Medikamente („Ohne Schlaf- und Beruhigungstabletten gehe ich nicht mehr aus dem Haus"), Dosissteigerung, Heimlichkeit der Einnahme.

Eine Handlungsempfehlung für die ärztliche Verordnung von Benzodiazepinen besagt, dass jede Verordnung dieser Medikamentengruppe einer kritisch geprüften Indikation, klarer Therapieziele, korrekter und geringstmöglicher Dosierung, begrenzter Zeitspanne (4 Wochen) und regelmäßiger Überprüfungen bedarf (Ärztekammer Hamburg 2011).

16.3.4.4 Benzodiazepin-Analoga

Neuere Präparate mit benzodiazepinähnlicher Wirkung haben wesentliche Vorteile, z. B. ein geringeres Abhängigkeitspotenzial. Sie haben relativ kurze Halbwertszeiten. Aufgrund der zunehmend bekannten Benzodiazepin-Problematik in der Dauermedikation haben sich diese Präparate relativ schnell etabliert.

16.3.5 Nachtdienst

Fallbeispiel

Sie sind als Altenpflegefachkraft im Seniorenheim „Haus Sonnenschein" tätig. Im Rahmen des Spätdienstes machen Sie Ihren letzten Rundgang über den Wohnbereich. In ca. einer Stunde haben Sie Feierabend, auf den Sie sich freuen. Kurz vor Feierabend kommt Frau Hörauf zu Ihnen, die erst seit einer Woche in der stationären Altenpflegeeinrichtung ist. Frau Hörauf scheint angespannt zu sein und fragt Sie: „Wer kommt denn heute zum Nachtdienst?"

Lernaufgabe

Was kann sich hinter dieser Frage von Frau Hörauf verbergen? Welche Sorgen vermuten Sie hinter dieser Frage der Heimbewohnerin? Wie reagieren Sie auf diese Frage?

Tätigkeiten und Aufgaben im Nachtdienst

Die Aufgabe des Nachtdienstes in der stationären Altenpflege umfasst neben der fachlichen pflegerischen Betreuung der Heimbewohner auch die Gewährleistung einer ruhigen und vertrauensvollen Atmosphäre, die den Bewohnern einen ruhigen Schlaf ermöglicht. Weiterhin steht die psychosoziale Betreuung der Bewohner im Vordergrund, die insbesondere nachts Ängste und Unruhe verspüren. Für diese Bewohner ist häufig Zuwendung in Form eines kurzen, vertraulichen Gesprächs notwendig (▶ Abb. 16.12). Eine besondere Herausforderung stellen die Bewohner mit einer zeitlichen Desorientierung dar, da diese zu nächtlichen Aktivitäten neigen. Hier ist es wichtig, eine ausgewogene Balance zwischen dem Ermöglichen nächtlicher Aktivitäten und der Gewähr-

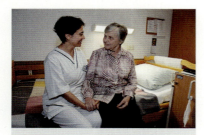

Abb. 16.12 **Anforderungen im Nachtdienst.** Die Tätigkeit im Nachtdienst erfordert eine Menge Empathie und Einfühlungsvermögen. (Foto: R. Stöppler, Thieme)

leistung von ausreichend Schlaf für diese Heimbewohner zu finden.

Formen der Nachtdienste

In der stationären Altenpflege können verschiedene Formen der Nachtdienste unterschieden werden, und zwar:
- Nachtdienste nach Größe des Zuständigkeitsbereichs
- Nachtdienste nach der Arbeitszeit

Nachtdienste nach Größe des Zuständigkeitsbereichs

Dazu gehören verschiedene Instanzen.

▶ **Hauptnachtdienst.** In großen Pflegeinstitutionen übernimmt eine Hauptnachtwache die Planung und Organisation der Mitarbeiter im Nachtdienst. Die Nachtdienstmitarbeiter wechseln je nach Dienstplan den Wohnbereich und sind somit in unterschiedlichen Wohnbereichen eingesetzt. Im Rahmen der stationären Altenpflege, in der die Bewohner einen langen Zeitraum verweilen, hat diese Form des Nachtdienstes den Nachteil, dass die Nachtwache nicht den häufig erforderlichen Bezug zu den Bewohnern aufbauen kann.

▶ **Stations- bzw. Wohnbereichsnachtdienst.** Der Nachtdienstmitarbeiter wird durch die zuständige Wohnbereichsleitung für seinen Dienst eingeplant. Der Zuständigkeitsbereich beschränkt sich auf 1–2 Wohnbereiche, auf denen die Nachtwache kontinuierlich tätig ist. Diese Form hat den großen Vorteil, dass der Bewohner die Möglichkeit hat, eine kontinuierliche Beziehung zum Nachtdienstmitarbeiter aufzubauen.

▶ **Sitzwache.** Die Sitzwache ist eine Ausnahmeform des Nachtdienstes. Bewohner, die eine intensive pflegerische und psychosoziale Zuwendung benötigen, brauchen in Einzelfällen einen Menschen, der sich die ganze Nacht um ihr Wohl bemüht und ihnen die notwendige Sicherheit vermittelt. Die Sitznachwache kann auf Wunsch auch von Angehörigen bzw. von ehrenamtlichen Helfern übernommen werden. Eine starke Verbreitung findet die Sitznachtwache in Hospizeinrichtungen, in denen schwerstkranke und sterbende Betroffene betreut werden. Sollten Angehörige die Sitznachtwache am Bett des Betroffenen übernehmen, so sollte die Fachkraft im Nachtdienst auch den Angehörigen Gesprächs- und Unterstützungsbereitschaft signalisieren.

Nachtdienste nach der Arbeitszeit

Möglich sind verschiedene Formen.

▶ **Dauernachtwache.** Die Pflegende ist dauerhaft im Nachtdienst tätig. Die Heimbewohner haben eine kontinuierliche Betreuung durch 1–2 wechselnde Dauernachtwachen. Zu bedenken sind mögliche gesundheitliche Belastungen, die eine Pflegende erleiden kann, wenn sie über Jahre im Nachtdienst tätig ist. Zusätzlich besteht die Gefahr, dass die Mitarbeiter der Dauernachtwache in eine Außenseiterrolle gelangen. Bei dieser Form muss der Kontakt zwischen dem Tagdienst und dem Nachtdienst gut gefördert werden, um die Kollegen der Dauernachtwache ins Team zu integrieren und Konflikte zu vermeiden.

▶ **„3-Schicht-System".** Die Mitarbeiter wechseln die Dienste. Jeder Mitarbeiter hat so die Möglichkeit, sowohl im Früh- wie auch im Spät- und Nachtdienst tätig zu sein. Diese Form erlaubt ein kooperatives Arbeiten zwischen den Schichten, da der Mitarbeiter im Nachtdienst auch die Abläufe im Tagdienst kennt. Häufig stellen die Mitarbeiter mit Erstaunen fest, dass Heimbewohner im Nachtdienst vollkommen „anders" sind als im Tagdienst.

▶ **„Springer im Nachtdienst".** Bei dieser Form werden einzelne Nachtdienste auf den Wohnbereichen durch sog. „Springer" abgedeckt. Das sind Teilzeitkräfte, die flexibel auf unterschiedlichen Wohnbereichen für einige Nächte eingesetzt werden können. Für den Bewohner bringt diese Form die Gefahr mit sich, dass eine „fremde" Person in der Nacht für Irritationen sorgen kann.

▶ **Teildienste.** Einzelne Institutionen sind dazu übergegangen, den Nachtdienst durch „Teildienst-Mitarbeiter" zu verstärken. Das heißt, dass der Nachtdienst in arbeitseffektiven Phasen durch einen zusätzlichen Mitarbeiter verstärkt wird. Dieser Mitarbeiter unterstützt die Dauernachtwache bis zu einem bestimmten Zeitpunkt und verabschiedet sich dann (evtl. im Rahmen eines anschließenden Bereitschaftsdienstes), sobald die arbeitsintensive Phase der Nacht vorbei ist.

Beobachtungen im Nachtdienst

Die Einrichtungen der stationären Altenpflege können bezüglich des Schlafverhaltens sicherlich nicht die Daten eines Schlaflabors erheben. Wesentliche Informationen können aus den subjektiven Eindrücken und Äußerungen des Bewohners und den Beobachtungen der Pflegekraft während der regelmäßigen Durchgänge gesammelt werden. Folgende Aspekte können durch die Nachtwache beobachtet, dokumentiert und an den Frühdienst weitergeleitet werden:
- Wachphasen der Bewohner während der Nacht
- Ursachen für die Wachphasen
- Zeitpunkt des Erwachens
- Gesamtschlafzeit in der Nacht
- Befinden nach dem Aufwachen
- Symptome für pathologische Schlafveränderungen (Wachphasen durch eine Insomnie, Schlafwandeln, Schnarchen bei einem Schlafapnoesyndrom usw.)

Weitere Aufgaben im Rahmen des Nachtdienstes

Der Nachtdienst beginnt meistens mit einer ausführlichen Übergabe der Kollegen vom Spätdienst. Dabei hat die Nachtwache neben den bewohnerbezogenen Informationen besonders auf die Informationen zu achten, die für den Verlauf des Nachtdienstes relevant sein könnten: Befinden sich noch Besucher im Gebäude? Gibt es Bewohner, die außerhalb der Einrichtung übernachten? Welcher Arzt hat Rufbereitschaft? Bei Bewohnern, die neu in der Einrichtung sind, ist eine vollständige Übergabe einschließlich der Diagnosen und der Medikamente sowie des Pflegebedarfs nach ABEDL notwendig. Als zusätzliche Informationsquelle nutzt die Nachtwache vor Dienstbeginn die Dokumentationsunterlagen und liest die Aufzeichnungen des Tagdienstes.

▶ **Begrüßung.** Nach der Dienstübergabe begrüßt die Nachtwache alle Bewohner. Das trägt zur Vermittlung des Geborgenheitsgefühls bei. Bei neuen Bewohnern stellt sich die Nachtwache vor, erläutert den Ablauf der Nacht und erkundigt sich nach individuellen Bedürfnissen für die anstehende Nacht.

▶ **Vorbereitung zur Nachtruhe.** Nach individueller Gewohnheit werden Bewohner, die noch nicht im Bett sind, für die Nachtruhe vorbereitet. Bei Bedarf werden schlaffördernde Pflegeinterventionen durchgeführt Schlafförderung in der stationären Altenpflege (S. 427). Dazu gehört eine bedarfsgerechte Durchführung der Abendtoilette sowie eine bequeme Lagerung der Betroffenen. Falls notwendig, sollte den Bewohnern die Unterstützung beim Aufsuchen der Toilette angeboten werden. Die Verabreichung der Schlafmedikation geschieht nur nach klarer Indikation und nach ärztlicher Anordnung. Im Rahmen des 1. Rundgangs schaut die Nachtwache auch nach den Bewohnern, die sich im Nachtcafé befinden.

▶ **Tätigkeiten während der Nacht.** Im Laufe der Nacht führt die Nachtwache dann folgende Tätigkeiten durch:
- Wiederholte Rundgänge mehrfach in der Nacht. Die Häufigkeit der Rundgänge und des persönlichen Kontakts zu den einzelnen Bewohnern bestimmt die Hilfsbedürftigkeit der Bewohner.
- Lagerung der Heimbewohner nach individuellem Rhythmus. Falls es möglich ist, sollte eine Mikrolagerung bevorzugt werden, um dem Bewohner einen möglichst ruhigen Schlaf zu ermöglichen.
- Begleitung der Bewohner zur Toilette / Urinbeutel leeren.
- Durchführung notwendiger Prophylaxen und therapeutischer Maßnahmen (z. B. Einhaltung des Bewegungsplans bei dekubitusgefährdeten Bewohnern, Einlagewechsel bei Bewohnern mit Inkontinenz usw.)
- Flüssigkeitsaufnahme/Getränkeangebot sichern.
- Zwischenmahlzeiten bei Diabetikern geben.
- Bei Bedarf Wäsche wechseln.
- Vitalzeichen (RR, P, BZ, T, Bewusstsein, Atmung usw.) kontrollieren.
- Verordnete Bedarfsmedikation verabreichen.

Die durchgeführten Maßnahmen und die Beobachtungen werden möglichst zeitnah dokumentiert und anhand der Dokumentation an die Mitarbeiter im Frühdienst weitergegeben.

▶ **Notfälle.** Der Ablauf des Nachtdienstes kann sich spontan ändern. Notfälle stellen eine Herausforderung für den Nachtdienstmitarbeiter dar, denn häufig ist der Mitarbeiter alleine für einen oder mehrere Wohnbereiche zuständig. Bei einem Notfall muss die Nachtwache (nach telefonischer Absprache mit dem Notarzt) die Situation zunächst alleine und eigenverantwortlich managen. Im Bedarfsfall ist der Nachtdienst dafür zuständig, den Notarzt, die Seelsorge bzw. die Angehörigen über die Zustandsveränderung bei einem Bewohner zu informieren.

Merke

Arbeitsgrundsätze im Nachtdienst:
- Ruhige Arbeitsatmosphäre schaffen.
- Hektik vermeiden.
- Gesprächsbereitschaft signalisieren.
- Sicherheit und Geborgenheit vermitteln.
- Konzentriert und eigenverantwortlich arbeiten.
- Die eigene Gesundheit beachten.

Ethische Herausforderung

Fallbeispiel

Eine Altenpflegerin, die seit Jahren als Dauernachtwache tätig ist, erzählt: „In der Nacht bin ich auf mich selbst gestellt. Das Arbeiten mit den Bewohnern macht mir großen Spaß. Jedoch merke ich, dass sich das Leben tagsüber abspielt. Meine Familie und mein Bekanntenkreis klagen häufig darüber, dass ich sie vernachlässige. Das habe ich lange nicht gemerkt. Mein Bedürfnis nach Kommunikation und gedanklichem Austausch habe ich auch seit Jahren hinten angestellt. Häufig dauert es sehr lange, bis ich nach dem Nachtdienst einschlafen kann. Viele Gedanken kreisen in meinem Kopf. Habe ich auch alles richtig gemacht? Habe ich nichts vergessen? Habe ich in der Notsituation richtig gehandelt? Fragen über Fragen. Bis ich einschlafe, geht meist schon die Sonne auf. Wenn ich aufstehe, ist es bereits duster und ich muss wieder zur Arbeit."

Lernaufgabe

Welche Belastungen äußert die Altenpflegerin?
Wie kann so eine Situation präventiv vermieden werden, sodass eine Altenpflegefachkraft, die als Dauernachtwache tätig ist, weiterhin gesund ihrer Tätigkeit nachgehen kann und Spaß an der Arbeit hat?

16.4 Besonderheiten in der direkten Pflege von Menschen mit Demenz

Charakteristisch für Menschen mit Demenz ist eine vermehrte Schlafneigung tagsüber. Sie ist häufig kombiniert mit Unruhezuständen gegen Abend. In diesem Fall spricht man von einem veränderten Schlaf-wach-Muster oder von einer Tag-Nacht-Umkehr.

Ältere Menschen mit einer Demenz brauchen im Vergleich zu gesunden Menschen der gleichen Altersstufe länger, um einzuschlafen. Sie wachen nachts häufiger auf, bleiben nach dem Aufwachen länger wach und sind während der nächtlichen Wachphasen aktiver (Morgan u. Closs 2000). Zahlreiche Umgebungsbedingungen können sich ungünstig auf einen erholsamen Schlaf auswirken. Frühes Zubettgehen, zu langes Schlafen oder ausgedehnte Schlafphasen von mehr als 30 Minuten am Tag können den nächtlichen Schlaf negativ beeinflussen.

In einer Studie verglichen Allen et al. (1987) Menschen ohne Demenz und Menschen mit Demenz in einer stationären Einrichtung. Die Wissenschaftler fanden heraus, dass die Betroffenen mit einer Demenz nicht nur während des Tages mehr schliefen, sondern dass ca. 10 % von ihnen sogar tagsüber länger schliefen als nachts.

Die Zunahme der Aktivität bei Menschen mit Demenz am späten Abend wird im angelsächsischen Sprachraum als Sundown-Phänomen (▶ Abb. 16.13) bezeichnet. Besonders in den Abendstunden äußern die Betroffenen häufig das Bedürfnis, in eine heimische, vertraute Umgebung gebracht zu werden. Diese Bedürfnisäußerung kann mit einer gesteigerten körperlichen Aktivität und einer zunehmenden Desorientierung einhergehen.

Praxistipp

Folgende pflegerische Grundsätze können bei Menschen mit Demenz schlaffördernd wirken:
- Deutliche Regulierung der Tages- und Nachtaktivitäten,
- Optimierung der individuellen Tagesstimulation,
- Minimierung der „Nickerchen" am Tag,
- Maximierung der Assoziationen zwischen Schlafzimmer und Schlaf (Schaffung einer typischen schlaffördernden Umgebung; Schaffung typischer schlaffördernder Rituale, Anwendung musikalischer Reize usw., Morgan u. Closs 2000),
- eine ruhige Atmosphäre und die Möglichkeit, das Zimmer abzudunkeln,

- Wahrnehmung von Helligkeit und Dunkelheit (Tag und Nacht) als eindeutige Signale zur Zeitorientierung,
- jahreszeitlich angepasste Bettdecken,
- eine angemessene Raumtemperatur und Belüftung (MDS 2009).

Zusätzlich zu diesen Grundsätzen können, in Abhängigkeit von der Phase der Demenz und der Ausprägung der vorliegenden Desorientierung, die Grundsätze der Betreuungs- und Kommunikationskonzepte, u. a. Realitätsorientierungs-Training, Integrative Validation nach N. Richards, Snoezelen sowie Basale Stimulation (S. 213), angewendet werden.

Dabei gilt es zu berücksichtigen, dass Menschen mit einer fortgeschrittenen Demenz eher mit der gezielten sensorischen Gestaltung ihres direkten Umfeldes angesprochen werden. In der Tendenz wird der Berührung und auch der Massage eine entspannende Wirkung zuerkannt. Physiologische Befunde zeigen eine Pulsverlangsamung, Atemberuhigung und Muskelentspannung, sodass der Mensch mit Demenz in einer Wohlfühlumgebung einschlafen kann (Bundesministerium für Gesundheit 2007).

Merke

Die sensorische Intervention durch Berührung und Massage „kostet" zwar Zeit, ist jedoch langfristig effektiver als eine pharmakologische Behandlung mit Schlafmedikamenten. In diesem Sinne sollten nicht-pharmakologische Interventionen der Schlafförderung bei Menschen mit Demenz als eine Alternative bzw. Ergänzung zur Pharmatherapie eingesetzt werden (Fritz u. Mantovan 2008).

16.5 Qualitätskriterien

Mit der Checkliste zur Lebensaktivität „Ruhen, schlafen, entspannen können" ist es möglich, anhand der genannten Qualitätskriterien zu überprüfen, ob alle Aspekte in der stationären Altenpflege ausreichend Berücksichtigung finden oder ob noch Handlungsbedarf besteht (▶ Abb. 16.14).

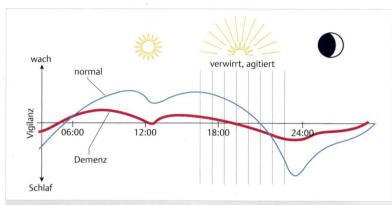

Abb. 16.13 Sundown-Phänomen. Zirkadianer Rhythmus bei Menschen mit Demenz im Vergleich zu Menschen ohne Demenz (Hafner u. Meier 2005).

Qualitätskriterien zu „Ruhen, schlafen, entspannen können"	ja	nein
Strukturqualität		
- Verfügen die Pflegefachkraft sowie die Mitarbeiter im interdisziplinären Team über ausreichend Wissen bzgl. der Schlafphysiologie und der pathologischen Abweichungen?	○	○
- Kennt die Pflegefachkraft die Kriterien zur Schlafbeobachtung?	○	○
- Verfügt der Wohnbereich über einen Erhebungsbogen zur Dokumentation der Schlafanamnese sowie einen Dokumentationsbogen für Schlafprotokolle?	○	○
- Verfügen die Pflegefachkraft sowie die Mitarbeiter im interdisziplinären Team über ausreichend Wissen bzgl. schlaffördernder Maßnahmen?	○	○
- Besteht tagsüber die Möglichkeit, individuellen Beschäftigungsangeboten nachzugehen? Bietet die Institution am Abend eine entspannende Aktivität zum Ausklang des Tages an?	○	○
- Besteht ein enger Kontakt zwischen den Mitarbeitern des Tag- und des Nachtdienstes?	○	○
- Kennen die Pflegefachkräfte Kommunikationskonzepte für die Schlafförderung bei Menschen mit Demenz?	○	○
Prozessqualität		
- Erhebt die Pflegefachkraft entweder vor dem Heimeinzug oder spätestens eine Woche nach dem Heimeinzug eine individuelle Schlafanamnese für jeden Bewohner?	○	○
- Erhebt die zuständige Pflegefachkraft gemeinsam mit dem Bewohner ein Schlafprotokoll, wenn der Bewohner eine störende Schlafveränderung äußert?	○	○
- Hat der Heimbewohner die Möglichkeit, seine individuellen Einschlafrituale und Schlafgewohnheiten in der Einrichtung umzusetzen?	○	○
- Geschieht die Verabreichung der Schlafmedikamente erst nach einer sorgfältigen Indikationsstellung durch einen Arzt?	○	○
- Werden die Mitarbeiter des Nachtdienstes in Fallbesprechungen und Supervisionen eingeladen?	○	○
- Wenden die Pflegefachkräfte spezielle schlaffördernde Techniken auch bei Menschen mit Demenz an?	○	○
Ergebnisqualität		
- Haben die Heimbewohner einen sicheren und erholsamen Schlaf unter der Berücksichtigung individueller Schlafgewohnheiten und Schlafrituale?	○	○
- Fühlen sich die Mitarbeiter sicher im Umgang mit dem ABEDL „Ruhen, schlafen, entspannen können"?	○	○

Abb. 16.14 Checkliste. Qualitätskriterien zur Lebensaktivität „Ruhen, schlafen, entspannen können".

16.6 Lern- und Leseservice

16.6.1 Das Wichtigste im Überblick

Welche Bedeutung haben Schlaf und Träume?

Spätestens seit der Anwendung bildgebender Verfahren (Elektroenzephalogramm, EEG) in der Schlafforschung sind sich die Wissenschaftler sicher, dass der Schlaf eine aktive Leistung ist, bei der sowohl mentale Prozesse weiterhin vorhanden sind wie auch emotionale Gedächtnisinhalte vom Vortag verarbeitet und gespeichert werden. Der Schlaf ist der unverzichtbare und lebensnotwendige Erholungszustand und ist eine wesentliche Voraussetzung für Gesundheit und Leistungsfähigkeit.

Welchem physiologischen Rhythmus unterliegt der Schlaf?

Der Wechsel zwischen den Phasen des Wachseins und des Schlafens findet nach einem Zirkadianrhythmus statt. Das bedeutet, dass der Rhythmus ungefähr der Dauer eines Tages entspricht (lat.: circa = um, ungefähr + dies = Tag). Im Hinblick auf die Schlaftiefe lassen sich 2 Formen des Schlafs unterscheiden:
- Non-REM-Schlaf (Non-Rapid-Eye-Movement-Schlaf)
- REM-Schlaf (Rapid-Eye-Movement-Schlaf)

Welche Kriterien zur Schlaf- und Schlafverhaltensbeobachtung gibt es?

Die pflegerische Beobachtung bezieht sich beim Thema Ruhen, Schlafen, Entspannen auf die Schlaftypen (Chronotypen: „Morgenmenschen" und „Abendmenschen"), das Schlafverhalten (Schlafrituale und Schlafbedarf) sowie mögliche Begleitsymptome (verlangsamte Atmung, Absenkung der Herzfrequenz).

Welche Einflussfaktoren auf den Schlaf gibt es?

Der Schlaf wird von vielen äußeren und inneren Faktoren lang- und kurzfristig beeinflusst. Zu den Einflussfaktoren auf den Schlaf zählen
- das Alter
- biografische Gewohnheiten
- die emotionale Befindlichkeit/Stimmung vor dem Einschlafen (z. B. Aufregung, Glücksgefühl, Anspannung, Sorge, Angst)
- situative Umgebungsfaktoren (fremde Umgebung, Störung durch Mitbewohner, ungewohnte und ungünstige Schlafposition, ungewohnte Lichtverhältnisse, Lärm usw.)
- Konsum von Genussmitteln vor dem Schlafengehen (z. B. Nikotin, Alkohol, Koffein)

Welche pathologischen Veränderungen des Schlafs gibt es im Alter?

Für die meisten Menschen ist ein gesunder Schlaf vollkommen selbstverständlich, sodass sie über seinen Verlauf und seine Entstehung gar nicht nachdenken. Erst wenn der Schlaf gestört ist, rückt er ins Bewusstsein des Betroffenen und wird zu einem Problem. In der aktuellen Klassifikation der Schlafstörungen (International Classification of Sleep Disorders, ICSD-2) der American Academy of Sleep Medicine (AASM) werden die Schlafstörungen in insgesamt 8 Hauptkategorien unterteilt. Typische Schlafstörungen im Alter sind:
- psychophysiologische Insomnie
- verhaltensbedingte und sekundäre Hypersomnien
- obstruktive Schlafapnoesyndrome
- Störungen des zirkadianen Rhythmus
- Restless-Legs-Syndrom (RLS)

Welche pflegerischen Interventionen zur Schlafförderung sind möglich?

Neben den Betroffenen müssen sich auch Pflegeinstitutionen und das Pflegepersonal mit dem Thema Schlaf und Schlafförderung auseinandersetzen. Das Ziel der Pflegeinterventionen ist, durch individuelle Interventionen zur Optimierung des Schlafverhaltens beizutragen und somit einen Beitrag zur Verbesserung der Lebensqualität der Menschen in der stationären Altenpflege zu leisten. Pflegekräfte führen folgende Pflegeinterventionen durch: Erstellung einer bewohnerbezogenen Schlafanamnese, Führen eines Schlafprotokolls, Beobachtung des Schlafs nach festgelegten Kriterien, Durchführung schlaffördernder Maßnahmen, Verabreichung von Schlafmedikamenten nach einer ärztlichen Anordnung, Betreuung der Bewohner im Nachtdienst.

Welche Formen des Nachtdienstes gibt es?

In der stationären Altenpflege können 2 Formen der Nachtdienste unterschieden werden:
- Nachtdienste nach Größe des Zuständigkeitsbereichs:
  - Hauptnachtdienst
  - Stations- bzw. Wohnbereichsnachtdienst
  - Sitzwache
- Nachtdienste nach der Arbeitszeit:
  - Dauernachtwache
  - „3-Schicht-System"
  - „Springer im Nachtdienst"
  - Teildienste

Die einzelnen Formen haben sowohl Vor- wie auch Nachteile für den Bewohner und für den Pflegenden. Daher sollten die Einrichtungen eine bewusste Entscheidung für eine dieser Formen fällen. Mischformen sind in der Praxis gängig.

Welche Besonderheiten gelten bei der Pflege von Menschen mit Demenz?

Charakteristisch für Menschen mit Demenz ist eine vermehrte Schlafneigung tagsüber, sie ist häufig kombiniert mit Unruhezuständen gegen Abend.

Folgende pflegerische Grundsätze können bei Menschen mit Demenz schlaffördernd wirken:
- deutliche Regulierung der Tages- und Nachtaktivitäten,
- Optimierung der individuellen Tagesstimulation,
- Minimierung der „Nickerchen" am Tag,
- Maximierung der Assoziationen zwischen Schlafzimmer und Schlaf (Schaffung einer typischen schlaffördernden Umgebung; Schaffung typischer schlaffördernder Rituale, Anwendung musikalischer Reize usw.),
- eine ruhige Atmosphäre und die Möglichkeit, das Zimmer abzudunkeln,
- jahreszeitlich angepasste Bettdecken,
- eine angemessene Raumtemperatur und Belüftung.

16.6.2 Literatur

Academy of Sleep Medicine. The International Classification of Sleep Disorders (ICSD-2). Westchester: Diagnostic and Coding Manual; 2005

Allen SR, Seiler WO, Stähelen HB, Speigel R. Seventy two hour polygraphic and behavioral recordings of wakefulness and sleep in a hospital geriatric unit. Comparison between demented and non-demented patients. Sleep 1987; 10: 143–159

Ärztekammer Hamburg, Kassenärztliche Vereinigung Hamburg und Apothekenkammer Hamburg. Verordnung von Benzodiazepinen und deren Analoga. Gemeinsame Handlungsempfehlung. Hamburg; 2011

Birbaumer N, Schmidt RF. Wachen. Aufmerksamkeit und Schlafen. In: Schmidt RF et al. Hrsg. Physiologie des Menschen. 28. Aufl. Berlin: Springer; 2000: 141–153

Birbaumer N, Schmidt RF. Biologische Psychologie. 5. Auflage. Berlin: Springer; 2003

Bond A, Lader M. The use of analogue scales in rating subjective feelings. British Journal of Medical Psychology 1974; 47: 211–218

Bundesministerium für Gesundheit (BMGS). Rahmenempfehlungen zum Umgang mit herausforderndem Verhalten bei Menschen mit Demenz in der stationären Altenhilfe. Berlin: Forschungsbericht aus der Gesundheitsforschung; 2007

Buysse D, Reinolds C, Monk T, Berman S, Kupfer D. The Pittsburgh Sleep Quality Index (PSQI). A new instrument for psychiatric practice and research. Psychiatry Research 1989; 28 (2): 193–213

Cai D, Mednick SA, Harrison EM, Kanady JC, Mednick SS. REM, not incubation, improves creativity by priming associative networks. In: Proceedings of the National Academy of Sciences of the United States of America 2009; 16: 10 130–10 134

Deutsche Hauptstelle für Suchtfragen e. V. (DHS). Immer mit der Ruhe … Nutzen und Risiken von Schlaf- und Beruhigungsmitteln. Hamm: DHS; 2006

Franklin B. Der Weg zum Reichtum. Geschichte meines Lebens. Neuauflage von 1758. Zürich: Oesch; 2000

Fritz E, Matovan F, Gasser M, Them C. Nicht pharmakologische Interventionen und Schlafstörungen bei Demenzkranken. Pflegewissenschaft 2008; 6: 263–268

Garms-Homolova V. Schlafstörungen im Alter. Warum die Krankheit unterschätzt wird und was Betroffenen helfen kann. Wissenschaftliches Projekt „Insomnia" im Berliner Forschungsverbund „Autonomie trotz Multimorbidität im Alter". Bundesministerium für Bildung und Forschung (BMBF). Aktuelle Ergebnisse der Gesundheitsforschung. Berlin: Newsletter 2009; 42: 5–6

Hafner M, Meier A. Geriatrische Krankheitslehre. Teil 1 – psychiatrische und neurologische Syndrome. 4. Aufl. Bern: Hans Huber; 2005

Happe S, Paulus W. Schlafstörungen im Alter. In: Deuschl G, Reichmann H. Gerontoneurologie. Stuttgart: Thieme; 2005; 85–96

Hoddes E, Dement WC, Zarcone V. Tof the Stanford Sleepiness Scale. In: Psychophysiology 1972; 9: 150

Hohagen F. Schlafstörungen: Ursachen, Behandlung, Selbsthilfe. Baierbrunn: Wort und Bild; 1995

Holzinger B, Klösch, G. Schlafcoaching. Wer wach sein will, muss schlafen. Berlin: Goldegg; 2013

Hornyak M, Scholz H, Kohen R et al. Bewältigungsstrategien beim Restless-Legs-Syndrom. Achtsamkeitsbasierte kognitiv-behaviorale Gruppentherapie zur Verbesserung der Bewältigungsstrategien beim Restless-Legs-Syndrom. Somnologie. Schlafforschung und Schlafmedizin 2010; 1: 61–66

Jacobs, Gregg D. Schlafen Sie besser! Das Sechs-Wochen-Programm gegen Schlafstörungen – entwickelt an der Harvard Medical School. Bern: Verlag Hans Huber; 2013

Köther I. Thiemes Altenpflege. Reihe Altenpflege professionell. Stuttgart: Thieme; 2007

Kopke K. Die Atemstimulierende Einreibung (ASE) – Eine pflegerische Interventionsstudie zur Schmerzreduktion bei mehrfach erkrankten älteren Menschen [Dissertation]. Berlin: Medizinische Fakultät Charité – Universitätsmedizin; 2010

Lauber A, Schmalstieg P. Wahrnehmen und Beobachten. Stuttgart: Thieme; 2001

Lehnkering HS. Aktivitäts-Ruhe-Rhythmus und Schlafverhalten beim Menschen. Eine aktografische Untersuchung. [Dissertation]. Berlin: Medizinische Fakultät Charité – Universitätsmedizin; 2009

Medizinischer Dienst des Spitzenverbandes Bund der Krankenkassen e.V. (MDS). Grundsatzstellungnahme. Pflege und Betreuung von Menschen mit Demenz in stationären Einrichtungen. Essen: MDS; 2009

National Institute of Health. The treatment of sleep disorders of older people. NIH Consens Statement 1990, 26–28: 1–22

Proust M. Auf der Suche nach der verlorenen Zeit. Frankfurt am Main: Suhrkamp; 1964

Rasch B, Pommer J, Diekelmann S et al. Pharmacological REM sleep suppression paradoxically improves rather than impairs skill memory. Nature Neuroscience Advance Online Publication 2008; 12: 396–397

Ringelnatz J. 103 Gedichte. Berlin: Rowohlt; 1933

Robert-Koch-Institut (RKI). Bundes-Gesundheitssurvey. Berlin: RKI; 1998

Robert-Koch-Institut (RKI). Schlafstörungen. Gesundheitsberichterstattung des Bundes. Heft 27. Berlin: RKI; 2005

Schirrmacher F. Payback – Warum wir im Informationszeitalter gezwungen sind zu tun, was wir nicht tun wollen, und wie wir die Kontrolle über unser Denken zurückgewinnen. München: Karl Blessing; 2009

Simen S, Schlaf G, Hajak G. Epidemiologie von Schlafstörungen. In: Schulz H, Hrsg. Altern und Schlaf. Bern: Huber; 1997: 15–26

Spiegelhalder K, Backhaus J, Riemann D. Schlafstörungen. Fortschritte der Psychotherapie. Göttingen: Hogrefe; 2011

Stickgold R, James L, Hobson JA. Visual discrimination learning requires sleep after training. Nat. Neurosci 2000; 3: 1237–1238

Trenkwalder C, Wetter TC, Stiasny K. Restless-legs-Syndrom and periodic limb movements in sleep. Nervenarzt 2001; 72: 425–436

Tsen J. Die Bedeutung von Schlaf auf das explizite Wissen nach implizitem Lernen [Inauguraldissertation]. Lübeck: Medizinische Fakultät der Universität Lübeck; 2007

Walker MP, Brakfield T, Hobson JA et al. Practice with sleep makes perfect: sleep-dependent motor skill learning. Neuron 2002; 35: 205–211

Wiesenäcker D. Die Schlafqualität im Krankenhaus und der Einfluss von Lärm [Dissertation]. Berlin: Medizinische Fakultät Charité – Universitätsmedizin; 2009

16.6.3 Kontakt- und Internetadressen

Deutsche Gesellschaft für Schlafforschung und Schlafmedizin (DGSM)
www.dgsm.de

Charité – Universitätsmedizin Berlin Interdisziplinäres schlafmedizinisches Zentrum
http://schlafmedizin.charite.de

www.schlafgestoert.de

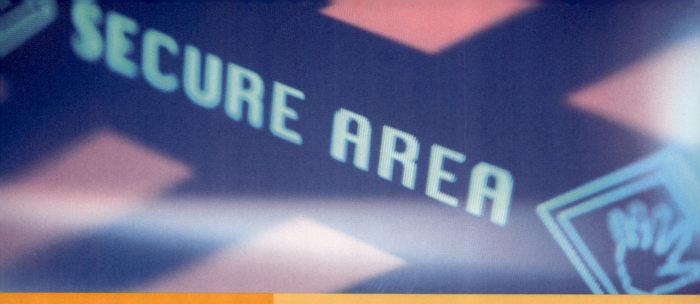

Kapitel 17

Für eine sichere und fördernde Umgebung sorgen können

17.1	Was ist Sicherheit?	*436*
17.2	Gesetze und Rechte zum Schutz von Pflegebedürftigen	*437*
17.3	Pflegen – für eine sichere Umgebung sorgen	*438*
17.4	Unfallverhütung	*443*
17.5	Brandschutz in Pflegeheimen	*443*
17.6	Lern- und Leseservice	*445*

17 Für eine sichere und fördernde Umgebung sorgen können

Ilka Köther

17.1 Was ist Sicherheit?

Fallbeispiel

Frau Kindler ist nach dem Tod ihres Mannes in die Seniorenresidenz „Haus am Park" umgezogen.

Ihrer Nichte berichtet sie, dass ihr das Alleinsein in ihrem großen Haus sehr schwergefallen sei. In den vergangenen Monaten habe sie nicht mehr schlafen können. In der Nachbarschaft sei häufig eingebrochen worden. Als ihr Mann noch lebte, habe sie keine Angst gehabt. Außerdem sei eine gute Freundin nach einem schweren Schlaganfall erst nach 2 Tagen in ihrer Wohnung gefunden worden. Inzwischen habe sie eine sympathische Mitbewohnerin kennengelernt und die Tischgemeinschaft bei den Mahlzeiten sei sehr angenehm. Außerdem kann sie Tag und Nacht Hilfe erhalten, wenn es ihr einmal nicht gutgeht. Dann setzt sie hinzu: „Ich fühle mich hier sicherer – auch wenn ich Heimweh nach meinem Haus und dem Garten habe."

Ein elementares Bedürfnis alter Menschen ist es, sich in ihrem persönlichen Lebensbereich sicher zu fühlen. Sicherheit umfasst Sichersein, Gewissheit, Ruhe, Sorglosigkeit, Geborgenheit, Schutz, Stabilität und Angstfreiheit. An jedem Tag sind viele Handgriffe vom Aufstehen bis zum Schlafengehen notwendig, um für Sicherheit im häuslichen Bereich und am Arbeitsplatz zu sorgen.

Darüber hinaus setzen die meisten Menschen einen großen Teil ihrer Finanzen ein, um sich vor bestimmten Risiken des Lebens zu schützen, z. B. durch Haftpflicht- und Lebensversicherung, Hausrat- und Feuerversicherung. Das Wissen, sich im Krankheitsfall nicht um die Behandlungskosten kümmern zu müssen, entlastet den Betroffenen und seine Familie. Doch die anstehenden Veränderungen in der gesetzlichen Kranken- und Rentenversicherung produzieren bei vielen Älteren erhebliche Gefühle von Unsicherheit und Sorge um die Zukunft.

▶ **Persönliches soziales Netzwerk.** Es besteht in erster Linie aus der Familie und den Beziehungen, in die man hineingeboren wird. Danach entwickeln sich Freundschaften und berufliche Beziehungen. In diesen familiären und partnerschaftlichen Beziehungen finden wir Geborgenheit, Anerkennung und häufig auch Unterstützung in Krisensituationen. Je intensiver und verlässlicher die Verbundenheit zwischen den beteiligten Personen ist, umso mehr fördern sie Sicherheit und Gesundheit. Das persönliche Netzwerk wird für ältere Menschen durch Tod und fehlenden Nachwuchs kleiner und immer weniger tragfähig.

▶ **Soziales Netz.** Eine existenzielle Bedeutung für die Sicherheit hat der Staat, der die Rahmenbedingungen für Leben, Lernen und Arbeit schafft und die Rechte seiner Bürger in den verschiedenen Phasen des Lebens schützt. Ein Paket von sozialpolitischen Maßnahmen in einem Sozialstaat soll den einzelnen Bürger vor dem sozialen Absturz bewahren.

17.1.1 Psychologische Sicherheitsbedürfnisse

Sich-sicher-Fühlen und -Verhalten gehört nach A. Maslow (1981) zu einem Komplex von Bedürfnissen, die miteinander und mit den physiologischen Bedürfnissen in Beziehung stehen. Dazu gehören:
- **Zugehörigkeit und Liebe**: Beziehung, Kommunikation, Glauben, Vertrauen, Geborgenheit, Liebe geben und Liebe empfangen, Teilhabe
- **Achtung**: Wertschätzung, Selbstsicherheit, Selbstachtung, Unabhängigkeit und Freiheit, Würde, Kompetenz (Leistung, Wissen, Können), Status, Anerkennung, Prestige
- **Selbstverwirklichung**: Selbstfindung und Sinnfindung

Gegenpole von Sicherheit sind Unsicherheit, Angst, Unruhe und Sorge. Unsicherheitsgefühle können Menschen in Form von Furcht, Misstrauen und Argwohn ein Leben lang begleiten. Sie entstehen aufgrund von Verlusten naher Bezugspersonen, v. a. der Mutter, und dem damit verbundenen Verlust von körperlicher Nähe, Liebkosungen sowie Ansprache in den ersten Lebensmonaten (Störung des Urvertrauens).

Auch die weitere Lebensgeschichte eines Menschen kann durch tief greifende, die Existenz bedrohende Erfahrungen wie Hungerzeiten, Fluchterlebnisse, Misshandlungen, Enttäuschungen, Verlust von Bezugspersonen, Arbeitsplatzverlust und Krankheiten zu einem von Angst und Misstrauen bestimmten Lebensgefühl führen.

Je nach Persönlichkeitsstruktur und Lebenserfahrungen sind die Sicherheitsbedürfnisse unterschiedlich ausgeprägt, siehe Kap. Biografiearbeit (S. 130).

17.1.2 Ursachen für Schutz- und Fürsorgebedarf

Körperliche und seelisch-geistige Veränderungen

In dem Maße, wie körperliche und geistige Fähigkeiten nachlassen, nehmen Gefühle von Unsicherheit und Angst zu. Beispiele sind das Nachlassen der Sehfähigkeit und die damit verbundene Unsicherheit beim Gehen auf unebenem Boden oder bei Dunkelheit. Menschen mit Hörbehinderungen können mit Misstrauen reagieren, wenn sie Unterhaltungen nicht verstehen und vermuten, dass über sie gesprochen wird, siehe Kap. „Pflege und Begleitung alter Menschen mit eingeschränkter Funktion der Sinnesorgane" (S. 635). Personen mit Harninkontinenz ziehen sich häufig zurück, weil sie fürchten, dass ihr Problem durch auftretende Gerüche offenkundig wird, siehe Kap. „Ausscheiden können" (S. 403).

Besonders einschneidende Folgen für die Sicherheit älterer Menschen haben Einschränkungen der Bewegungsfähigkeit. Keine Treppen steigen zu können hat oft zur Folge, auch das Haus nicht mehr verlassen zu können. Wer sich nur mit Gehstützen oder Rollstuhl im fortbewegen kann, ist nicht mehr in der Lage, seinen Haushalt zu führen. Und wie soll man sich unter solchen Umständen aus der brennenden Wohnung retten und in Sicherheit bringen können?

Merke

Nicht mehr für die eigene Sicherheit sorgen zu können ist ein häufiger Grund für den Umzug in ein Seniorenwohnheim.

Ökonomische Einflüsse

Die finanziellen Ressourcen eines Menschen sind ein bedeutender Faktor, der mit entscheidend ist für ein Leben in Abhängigkeit oder ein möglichst selbstbestimmtes Leben. Besonders Frauen, die nur einen Teil (zzt. 60 %) der Rente ihres verstorbenen Ehemanns zur Verfügung haben, sind von Altersarmut betroffen. Wenn es nicht mehr möglich ist, selbst die Wohnung zu reinigen, das Essen zu kochen und die Wäsche zu pflegen, müssen entsprechende Serviceleistungen in Anspruch genommen werden. Diese können aber häufig nicht finanziert werden.

Verlust von sozialen Kontakten

Je älter ein Mensch wird, umso weniger Bezugspersonen aus seiner Familie und Bekanntschaft leben noch. Häufig hat er seinen Lebenspartner, Freunde und vielleicht auch Kinder überlebt und leidet unter Einsamkeitsgefühlen. Die Fähigkeit, neue Beziehungen aufzubauen, nimmt mit zunehmender Gebrechlichkeit ab.

17.2 Gesetze und Rechte zum Schutz von Pflegebedürftigen

Alte, kranke Menschen und Menschen mit Behinderungen, ob sie in Heimen oder im Privatbereich leben, sind in besonderer Weise auf Schutz angewiesen, weil die Gefahr besteht, dass ihre Rechte übersehen oder missachtet werden. Durch Presseberichte wird immer wieder auf Missstände in Heimen und Ausbeutung von alten Menschen hingewiesen. Wie viele alte Menschen auch in ihrem privaten Umfeld unter Liebesentzug, Mangelernährung, schlechter pflegerischer Versorgung, Eingesperrtsein und Androhung von Strafen leiden, dringt selten an die Öffentlichkeit.

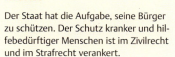

Merke

Der Staat hat die Aufgabe, seine Bürger zu schützen. Der Schutz kranker und hilfebedürftiger Menschen ist im Zivilrecht und im Strafrecht verankert.

17.2.1 Berufliche Schweigepflicht

Wenn Bewohner das Heim, in dem sie leben, als ihr „Zuhause" erleben sollen, dann muss die Privat- und Intimsphäre gewahrt werden, von der Heimleitung ebenso wie vom Personal. Damit ein Vertrauensverhältnis zwischen Heimbewohnern, Klienten oder Gästen zu den Mitarbeitenden entstehen kann, müssen alte Menschen sicher sein, dass diese mit ihren Beobachtungen, Kenntnissen und Informationen verantwortungsvoll und korrekt umgehen.

Pflegende, Ärzte, Therapeuten und andere an der Pflege beteiligte Personen erhalten Informationen über den Gesundheitszustand, aus dem persönlichsten Bereich und der Lebensgeschichte der Betreuten. Dieser Personenkreis ist deshalb nach StGB Art. 203 „Gesetz zum Tatbestand der Verletzung von Privatgeheimnissen" zur Verschwiegenheit verpflichtet.

Auch ohne dieses Gesetz sollte es für jeden Mitarbeiter selbstverständlich sein, über das, was er während seines Berufsalltags über einen Menschen erfährt und was er von ihm weiß, zu schweigen.

Merke

„Am Schweigen oder Nicht-schweigen-Können zeigt sich die Reife der selbstständigen Persönlichkeit" (Juchli 1997).

17.2.2 Heimrecht, Heimgesetze

Bei einer repräsentativen Umfrage zum Image der Altenpflege sind lediglich 27 % der Meinung, dass Pflegebedürftige im Altenpflegeheim respektvoll behandelt werden. Nur 14 % glauben, dass Pflegebedürftige im Heim ein selbstbestimmtes Leben führen. Hingegen finden 83 %, dass Pflegende zu wenig Zeit haben (Altenpflege-Monitor 2010).

Das seit 1975 bestehende Bundes-Heimgesetz ist im Rahmen der Föderalismusreform des Grundgesetzes (2006) in die Verantwortung der einzelnen Bundesländer übergegangen. Das bundesweite Heimgesetz gilt nur so lange weiter, wie die Bundesländer kein eigenes Gesetz verabschieden.

Inzwischen haben mehrere Bundesländer (z. B. Baden-Württemberg, Bayern, Brandenburg, Hamburg) eigene Heimgesetze geschaffen oder Entwürfe eines neuen Gesetzes entwickelt.

Heimgesetz in NRW: Wohn- und Teilhabegesetz

Zu den Bundesländern mit einem eigenen Heimgesetz gehört Nordrhein-Westfalen. Es nennt sein Gesetz über das Wohnen mit Assistenz und Pflege in Einrichtungen „Wohn- und Teilhabegesetz (WTG)".

Merke

Das Ziel dieses Gesetzes ist, dass Menschen in Betreuungseinrichtungen („Heime") der Behindertenhilfe und der Altenpflege möglichst selbstbestimmt wohnen und am Leben in der Gesellschaft teilhaben können.

Das Wohn- und Teilhabegesetz regelt folgende Bereiche:
- **Rechte für die Bewohner stärken:**
  - Recht auf eine am persönlichen Bedarf ausgerichtete, gesundheitsfördernde und qualifizierte Betreuung,
  - das Recht, umfassend über Angebote der Beratung, der Hilfe, der Pflege und der Behandlung informiert zu werden,
  - das Recht, ihrer Kultur und Weltanschauung entsprechend leben zu können und ihre Religion ausüben zu können,
  - Mitbestimmungsrecht bei der Speiseplanung, der Freizeitgestaltung und der Hausordnung.
- **Den Schutz der Bewohner sichern:** Der Mensch, der in einer Betreuungseinrichtung lebt, erhält eine umfassende Versorgung, die vertraglich bis ins Einzelne geregelt ist. Der Staat achtet darauf, dass Bewohner gut versorgt werden.
- **Verbraucherschutz:** Die Kontrolle darüber, ob die Verordnungen des Heimgesetzes eingehalten werden, ist Aufgabe der Heimaufsichtsbehörde. Betreuungseinrichtungen werden grundsätzlich einmal pro Jahr unangemeldet geprüft. Die Ergebnisse der Kontrollen werden veröffentlicht. Heimaufsichtsbehörde und Medizinischer Dienst der Krankenkassen (MDK) arbeiten in Notsituationen eng zusammen.
- **Anforderungen an die Wohnqualität:**
  - Beurteilung der Wohnqualität anhand von anerkannter Standards
  - Grundsatz der Barrierefreiheit
  - Einführung des Rechtes auf Einzelzimmer
  - Selbstbestimmtes und individuelles Wohnen
- **Anforderungen an das Fachpersonal:**
  - Einsatz von Mitarbeitern aus unterschiedlichen Berufsgruppen für die soziale Betreuung
  - Anteil an Pflegefachkräften (Pflegefachkraftquote) von mind. 50 %

17.2.3 Bürgerliche Grundrechte

In unserem Kulturkreis gelten die menschlichen Grundrechte als höchste Werte. Sie beinhalten die Überzeugung, dass alle Menschen von Natur aus „unveräußerliche" Rechte besitzen. Im deutschen Grundgesetz sind die Grundrechte jedes Bürgers formuliert, die zwischen Staat und Bürger gelten. Sie sichern dem einzelnen Bürger einen persönlichen Freiheitsraum, Gleichbehandlung und Rechtsschutz durch unabhängige Gerichte. Dieses „subjektive" Recht jedes Bürgers wird zum „objektiven Recht", wenn Gesetze und Urteile im Widerspruch zu den Grundrechten stehen. Diese sind dann rechtswidrig.

Merke

„Die Würde des Menschen ist unantastbar. Sie zu achten und zu schützen ist Verpflichtung aller staatlichen Gewalt" (GG Art. 1 [1]).

Artikel 1 des Grundgesetzes (GG) schützt den Menschen als eigenverantwortliche Persönlichkeit und gebietet Achtung vor jedem Menschen, unabhängig von seiner Lebenssituation und seinen geistigen und körperlichen Fähigkeiten. Der Schutz der Menschenwürde beinhaltet den Schutz vor Vernichtung und gänzlicher Abhängigkeit.

In allen Bereichen sozialer und pflegerischer Arbeit ist die Wahrung menschlicher Grundrechte eine anerkannte, verbindliche Norm für professionelles Handeln. Von der Beachtung und Umsetzung der Grundrechte in den Pflegealltag werden das Wohlbefinden der Betreuten und damit die Pflegequalität entscheidend beeinflusst.

Merke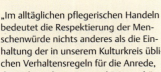

„Im alltäglichen pflegerischen Handeln bedeutet die Respektierung der Menschenwürde nichts anderes als die Einhaltung der in unserem Kulturkreis üblichen Verhaltensregeln für die Anrede, den Schutz der Intim- und Privatsphäre und die Respektierung des ‚Eigensinns' der Bewohner/-innen" (Braun u. Halisch 1996).

Qualitätsmaßstäbe stationärer Einrichtungen in England

Das englische Gesundheitsministerium veröffentlichte 1989 die Prinzipien von „Homes are for living in" (Heime zum Leben) der Pflegeheimregistratur und -inspektion. Diese Prinzipien bzw. Grundsätze sollen dazu beitragen, die Lebensqualität in Heimen lebender Menschen zu sichern. Es sind die Rechte auf Privatheit, Selbstständigkeit, Individualität, Wertschätzung, Wahlfreiheit und ein verantwortbares Risiko. Die Prinzipien sind Wertmaßstäbe und Kriterien für die Qualität stationärer Einrichtungen in England. Inzwischen werden die Grundrechte auch im deutschsprachigen Raum als Modell eines werteorientierten Qualitätsmanagements eingesetzt (▶ Abb. 17.1).

Wie die Grundrechte als Kriterium für die Erfassung der Pflegequalität in unterschiedlichen Bereichen der Altenpflege eingesetzt werden können, zeigt die Checkliste Qualitätskriterien zur Lebensaktivität „Für eine sichere und fördernde Umgebung sorgen können" (▶ Abb. 17.2).

Charta der Rechte hilfe- und pflegebedürftiger Menschen in Deutschland

Seit 2006 gibt es in Deutschland die **Pflege-Charta**. Darin wird konkret beschrieben, welche Rechte Menschen haben, die Hilfe und Pflege benötigen (▶ Abb. 17.3). Damit soll die Rechtsstellung von Pflegebedürftigen, Menschen mit Behinderungen und ihren Angehörigen gestärkt werden. Zugleich soll die Charta Leitlinie für Institutionen und Menschen sein, die Verantwortung in Pflege, Betreuung und Behandlung übernehmen. Alle Personen, die sich von Berufs wegen oder als sozial Engagierte für das Wohl pflege- und hilfebedürftiger Menschen einsetzen, sollen ihr Handeln an der Charta ausrichten.

Leitfaden zur Selbstbewertung aufgrund der Pflege-Charta

Stationäre und ambulante Pflegeeinrichtungen erhalten mit dem Leitfaden zur Selbstbewertung einen Leitfragenkatalog (▶ Abb. 17.4). Durch die selbstevaluierenden Fragen wird die Umsetzung von Anforderungen der Pflege-Charta, d. h. die Umsetzung von Grundwerten und Grundrechten, in den Pflegealltag angeregt.

Die Arbeit mit dem Leitfragenkatalog erfolgt in Arbeitsgruppen wie Qualitätszirkeln, Leitungsrunden oder einer speziellen Charta-Arbeitsgruppe, in der Leitungspersonen, Mitarbeiter der verschiedenen Dienstbereiche, Bewohner, Angehörige vertreten sind. Weitere Informationen zur Pflege-Charta und zum Leitfaden: www.pflege-charta.de oder E-Mail: leitstelle-altenpflege@dza.de.

Eine konsequente Orientierung der Pflege an den menschlichen Grundrechten, siehe „Bürgerliche Grundrechte" (S. 437), muss bereits in der Ausbildung gelernt und geübt werden. Dazu gehört auch die Reflexion des pflegerischen Handelns an ethischen Prinzipien:
- Prinzip der Autonomie
- Prinzip der Fürsorge
- Prinzip des Nichtschadens
- Prinzip der Gerechtigkeit

Lesen Sie hierzu auch Kap. „Ethisch handeln – Grundlagen und Prinzipien" (S. 109).

17.3 Pflegen – für eine sichere Umgebung sorgen

17.3.1 Fürsorgepflicht

Mit dem Nachlassen von körperlichen und geistigen Kräften können die Fähigkeiten verlorengehen, Sicherheitsmaßnahmen selbst zu organisieren oder Gefahren zu erkennen und zu beseitigen. Dazu kommt häufig die fehlende Möglichkeit, Kontrolle auszuüben.

Manche Pflegebedürftige sind aufgrund ihrer geistigen und seelischen Behinderungen in erhöhtem Maß der Gefahr ausgesetzt, sich oder anderen Schaden zuzufügen.

Abb. 17.1 Rechte von Heimbewohnern. Nach den Kriterien von „Homes are for Living in".

1. **Privatheit:** das Recht allein, ungestört und unbeeinträchtigt zu sein sowie öffentlich unbehelligt Beziehungen zu anderen Menschen pflegen zu können.
2. **Würde/Individualität:** die uneingeschränkte Anerkennung der intrinsischen Wertvorstellungen eines Menschen durch die Achtung seiner Einzigartigkeit und seiner persönlichen Bedürfnisse.
3. **Unabhängigkeit:** ohne Rechtfertigungszwang gegenüber irgendeiner anderen Person zu denken und zu handeln, einschließlich des Rechts, ein abgewogenes Risiko einzugehen.
4. **Wahlfreiheit:** die Möglichkeit, unbeeinflusst aus einer Reihe von Möglichkeiten wählen zu können.
5. **Rechtssicherheit:** (Wahrung aller garantierten Bürgerrechte):
   - Glaubens-, Gewissens-, und Meinungsfreiheit,
   - Brief-, Post-, und Fernmeldegeheimnis,
   - Recht auf Leben und körperliche Unversehrtheit,
   - Unverletzlichkeit der Wohnung,
   - Teilnahme an Landtags-, Bundestagswahlen u. a.
6. **Selbstverwirklichung:** die Verwirklichung persönlicher Wünsche und Fähigkeiten in allen Bereichen des täglichen Lebens.

17.3 Pflegen – für eine sichere Umgebung sorgen

Checkliste „Für eine sichere und fördernde Umgebung sorgen können"	
Privatheit	– Können sich Bewohner alleine oder mit ihrem Besuch in ihr Zimmer zurückziehen und die Tür abschließen? – Ist sichergestellt, dass Mitarbeiterinnen nur mit Erlaubnis der Bewohner an deren Privateigentum gehen? – Wie weit werden aus Gründen der Sicherheit Wohnraum und Lebensstil des alten Menschen beeinträchtigt, reglementiert, z.B. keine Teppiche, weil mögliche Stolperfallen? – Kann der alte Mensch etwas zu essen in seinem Schrank aufbewahren, ohne dass er „Razzien" der Pflegekräfte befürchten muss?
Individualität, Würde	– Schützen Mitarbeitende die Intimsphäre der alten Menschen? – Können alte Menschen sicher sein, dass sie würde- und respektvoll behandelt werden (z.B. Anrede mit „Herr/Frau" und Familiennamen und „Sie")? – Wird der alte Mensch bei der Ausübung religiöser Bedürfnisse und Übungen unterstützt, auch wenn die Einrichtung eine andere Weltanschauung vertritt?
Unabhängigkeit, Selbstständigkeit	– Inwieweit können Bewohner selbst bestimmen, was sie tun, wohin sie gehen möchten? – Wie viel selbstbestimmtes Risiko der alten Menschen können die Mitarbeiter aushalten, z. B. wenn Heimbewohner die Medikamenteneinnahme verweigern? – Wie viel Angst vor der Anschuldigung „Verletzung der Aufsichtspflicht" bestimmt das Handeln der Pflegepersonen?
Wahlfreiheit	– Können alte Menschen auch andere als ärztlich verordnete Medikamente einnehmen, wenn sie dies möchten? – Können Bewohner wählen, wo ihre Bargeldbeträge deponiert werden, z. B. Safe der Einrichtung oder Geldinstitut?
Rechtssicherheit	– Ist gewährleistet, dass alte Menschen die ihnen per Gesetz zustehenden finanziellen Mittel und z. B. Hilfen zur Rehabilitation korrekt erhalten? – Ist sichergestellt, dass der „Gesetzliche Betreuer" in allen Situationen die Belange des alten Menschen vertritt und zu seinem Wohle handelt und entscheidet? – Kann der alte Mensch sicher sein, dass z.B. bei der Ausübung seines Wahlrechts, wenn er dazu Hilfe benötigt, ausschließlich seine Entscheidung gilt? – Kann die Heimbewohnerin sicher sein, dass die Einrichtung pflegerisch, wirtschaftlich und juristisch nach dem derzeitigen Wissensstand korrekt und zu ihrem Wohl geführt wird, sind die Heimverträge rechtlich einwandfrei?
Selbstverwirklichung	– Können Bewohner ihre finanziellen Mittel ausschließlich nach eigenen Wünschen verwenden? – Unterstützen Mitarbeiterinnen auch ungewöhnliche Ideen, wenn der alte Mensch die Mittel dazu hat (z.B. Reise nach Mallorca, Anschaffung eines Abendkleides)?

Abb. 17.2 Checkliste. Qualitätskriterien zur Lebensaktivität „Für eine sichere und fördernde Umgebung sorgen können" bezogen auf die menschlichen Grundrechte.

Beispiele dafür sind:
- Eine späterblindete Frau kann nicht nachprüfen, ob sie die richtigen Medikamente bekommt.
- Diabetiker sind darauf angewiesen, eine korrekte (und wohlschmeckende) Diät zu bekommen.
- Heimbewohner müssen sich darauf verlassen, dass die Rauchmelder in Räumen und Fluren funktionieren und die Mitarbeiter sich im Brandfall richtig verhalten können.
- Psychischkranke können oft die Folgen ihres Verhaltens nicht abschätzen und daher nicht entsprechend reagieren.
- Demenzkranke finden sich in ihrer Umgebung nicht zurecht.

Aufgabe der Altenpflegefachkraft ist es, sich die möglichen Gefahrensituationen vorzustellen und sich darauf einzustellen. Sie muss bei jedem einzelnen Kranken oder Menschen mit Behinderung prüfen, ob bei ihm eine besondere Gefahr besteht, sich oder andere zu gefährden oder zu schädigen.

Merke

Bei allen Maßnahmen, die zum Schutz einer Person ergriffen werden, ist das Selbstbestimmungsrecht als überragendes Rechtsgut und als Grenze jeder Maßnahme zu beachten.

Ethische Herausforderung – Fürsorgepflicht contra Selbstbestimmungsrecht

Alle Maßnahmen, die zur Aufrechterhaltung einer sicheren Umgebung erforderlich sein können, reiben sich häufig mit den Maßnahmen, die auf ein selbstbestimmtes und selbstständiges Leben ausgerichtet sind. Es entstehen Konflikte zwischen dem Fürsorgeauftrag der Einrichtung und dem Selbstbestimmungsrecht/Autonomie alter Menschen.

Fallbeispiel

- **Fallbeispiel A:** Frau Marquardt sammelt bei jedem Frühstück Butterpäckchen und Brotscheiben und bewahrt sie in ihrem Kleiderschrank auf, wo sie alt und ranzig werden. Es wurde schon beobachtet, dass sie ein verschimmeltes Brot gegessen hat.
- **Fallbeispiel B:** Frau Oswald ist es gewohnt, täglich allein einen Spaziergang durch ihr früheres Wohnviertel zu machen. In letzter Zeit vergaß sie häufig, sich dem Wetter entsprechend anzuziehen. Mehrere Male wurde sie von Passanten zurückgebracht, weil sie so erschöpft aussah. „Man dürfte doch so eine alte Frau nicht allein herumlaufen lassen!" Soll man ihr das Ausgehen nur noch dann gestatten, wenn Pflegende sie begleiten können?
- **Fallbeispiel C:** Herr Maiwald ist aufgrund eines bösartigen Hirntumors vollständig pflegebedürftig. Er kann nicht sprechen und nicht essen, ohne Gefahr, sich zu verschlucken. Der Arzt verordnet Ernährung über die Magensonde. Nachdem Herr Maiwald sich selbst 3 transnasale Sonden gezogen hat, soll eine PEG-Sonde gelegt werden. Die Pflegenden entnehmen seinen Reaktionen, dass er nicht mehr leben will.

Umgang mit Problemsituationen

Um mit solchen oder ähnlichen Situationen umgehen zu können, gelten folgende Richtlinien:
- Pflegende müssen umfassende Kenntnisse im Bereich Rechtssicherheit und Haftungsfragen besitzen.

Charta der Rechte hilfe- und pflegebedürftiger Menschen
– Pflege-Charta –

Artikel 1: Selbstbestimmung und Hilfe zur Selbsthilfe
Jeder hilfe- und pflegebedürftige Mensch hat das Recht auf Hilfe zur Selbsthilfe sowie auf Unterstützung, um ein möglichst selbstbestimmtes und selbstständiges Leben führen zu können.

- Willens- und Entscheidungsfreiheit,
- Fürsprache und Fürsorge.
- Wahl des Lebensortes, der Pflege und Behandlung, der Gestaltung des Tagesablaufs.
- Regelung finanzieller, behördlicher oder rechtsgeschäftlicher Angelegenheiten.
- Berücksichtigung von Vorausverfügungen.
- Abwägungen zwischen Selbstbestimmungsrechten und Fürsorgepflichten.
- Hilfe zur Selbsthilfe, vorbeugende und gesundheitsfördernde Maßnahmen.

Artikel 2: Körperliche und Seelische Unversehrtheit, Freiheit und Sicherheit
Jeder hilfe- und pflegebedürftige Mensch hat das Recht, vor Gefahren für Leib und Seele geschützt zu werden.

- Schutz vor körperlicher und seelischer Gewalt
- Schutz vor Vernachlässigung
- Schutz vor unsachgemäßer medizinischer und pflegerischer Behandlung
- Schutz vor unangezeigten freiheitsbeschränkenden Maßnahmen
- Hilfe gegen Gewalt

Artikel 3: Privatheit
Jeder hilfe- und pflegebedürftige Mensch hat das Recht auf Wahrung und Schutz seiner Privat- und Intimsphäre

- Beachtung des Privatbereichs
- Möglichkeiten des Rückzugs
- Verwendung privater Gegenstände in stationären Einrichtungen
- Besuche empfangen
- Achtsamer Umgang mit Schamgefühlen
- Wahrung des Briefgeheimnisses
- Schutz der persönlichen Daten
- Respektierung von Sexualität, geschlechtlicher Orientierung und Lebensweise

Artikel 4: Pflege, Betreuung und Behandlung
Jeder hilfe- und pflegebedürftige Mensch hat das Recht auf eine an seinem persönlichen Bedarf ausgerichtete, gesundheitsfördernde und qualifizierte Pflege, Betreuung und Behandlung.

- Kompetente und zugewandte Pflege, Betreuung und Behandlung
- Zusammenarbeit der an der Pflege, Betreuung und Behandlung Beteiligten
- Zusammenarbeit mit Angehörigen und ehrenamtlichen Helfer/-innen
- Individuelle geplante Pflegealltag
- Feste Zuständigkeit
- Beachtung des Lebenshintergrundes und der Gewohnheiten
- Unterstützung von Bewegungsbedürfnissen
- Fachgerechte Behandlung und Linderung belastender Symptome
- Bedarf- und bedürfnisgerechte Speisen- und Getränkeangebote
- Flexibles Bereitstellen der Speisen und Getränkeangebot
- Hilfe beim Essen und Trinken
- Essen und Trinken bei Menschen mit Demenz
- Künstliche Ernährung
- Umgang mit Beschwerden

Artikel 5: Information, Beratung und Aufklärung
Jeder hilfe- und pflegebedürftige Mensch hat das Recht auf umfassende Informationen über Möglichkeiten und Angebote der Beratung, der Hilfe, der Pflege sowie der Behandlung.

- Umfassende Beratung – Voraussetzung für abgewogene Entscheidungen
- Information, Entlastung, Anleitung und Schulung pflegender Angehöriger
- Information über Vertragsinhalte, Kosten und Leistungen
- Medizinische und pflegerische Aufklärung
- Sorgfältige Information über Mitwirkung an Forschungsvorhaben
- Einsicht in Dokumente
- Hinweise, weitere Informationen (siehe Charta der Patientenrechte)

Artikel 6: Kommunikation, Wertschätzung und Teilhabe an der Gesellschaft
Jeder hilfe- und pflegebedürftige Mensch hat das Recht auf Wertschätzung, Austausch mit anderen Menschen und Teilhabe am gesellschaftlichen Leben.

- Beachtung von Bedürfnissen und Erfordernissen zur Verständigung
- Teilhabe am gesellschaftlichen Leben
- Wünsche und Vorstellungen
- Möglichkeiten in der eigenen Wohnung
- Angebote in einer stationären Pflegeeinrichtung
- Mitwirkungs- und Mitgestaltungsmöglichkeiten in stationären Einrichtungen
- Beteiligung an allgemeinen politischen Wahlen

Artikel 7: Religion, Kultur und Weltanschauung
Jeder hilfe- und pflegebedürftige Mensch hat das Recht, seiner Kultur und Weltanschauung entsprechend zu leben und seine Religion auszuüben.

- Berücksichtigung kultureller und religiöser Werte
- Ausübung religiöser Handlungen
- Hilfe bei elementaren Lebensfragen
- Respektierung von Weltanschauungen

Artikel 8: Palliative Begleitung, Sterben und Tod
Jeder hilfe- und pflegebedürftige Mensch hat das Recht, in Würde zu sterben.

- Individuelle Sterbebegleitung
- Zusammenarbeit mit Angehörigen
- Selbstbestimmung am Lebensende
- Vorausverfügungen
- Abschiednahme, Bestattung
- Verfügung über den Körper

Auszug aus: Charta der Rechte der hilfe- und pflegebedürftiger Menschen, Bundesministerium (bmfsfj) Berlin 2007

Abb. 17.3 Pflege-Charta. Rechte zum Schutz von pflegebedürftigen Menschen sind Qualitätskriterien für eine menschenwürdigen Pflege und Betreuung.

17.3 Pflegen – für eine sichere Umgebung sorgen

Artikel 3: Jeder hilfe- und pflegebedürftige Mensch hat das Recht auf Wahrung und Schutz seiner Privat- und Intimsphäre.			
a	Was wird in der Einrichtung getan, …	Konzepte, Methoden und Maßnahmen in der Einrichtung *Was halten wir vor? Wie gehen wir vor?*	Verbesserungsbereiche/-maßnahmen *Was müssen wir verbessern? Wie gehen wir vor?*
21	… damit die Privat- und Intimsphäre sowie Distanz und Schamgrenzen der Bewohner/-innen beachten werden?		
22	… damit sich Bewohner/-innen, die in Doppel- oder Mehrbettzimmern wohnen, auf Wunsch ungestört zurückziehen können?		
23	… um Bewohner und Bewohnerinnen bei Bedarf ein vertrauliches Gespräch mit einer psychologisch oder seelsorgerlich ausgebildeten Person zu ermöglichen?		
24	… damit Bewohner/-innen ihren Wohnraum (in Mehrbettzimmern ggf. Teile des Wohnraums) privat gestalten können (z.B. Möbel, Bilder, Wäsche) und mit den persönlichen Gegenständen seitens des Personals achtsam umgegangen wird?		

Artikel 3: Jeder hilfe- und pflegebedürftige Mensch hat das Recht auf Wahrung und Schutz seiner Privat- und Intimsphäre.			
b	Was trägt der Pflegedienst dazu bei, …	Konzepte, Methoden und Maßnahmen in Pflegedienst *Wie gehen wir vor?*	Verbesserungsbereiche/Maßnahmen *Was können wir verbessern?*
3.6	… dass persönliche Daten und Dokumente, die hilfe- und pflegebedürftige Menschen betreffen, vor dem Zugriff unberechtigter Personen geschützt sind?		
3.7	… dass hilfe- und pflegebedürftige Menschen vor Diskriminierung jeglicher Art geschützt werden?		
3.8	… dass die Mitarbeitenden des Dienstes die erforderlichen Kompetenzen weiterentwickeln, um dem persönlichen Lebensbereich der hilfe- und pflegebedürftigen Menschen mit Achtsamkeit und Respekt zu begegnen?		

Abb. 17.4 Leitfaden zur Selbstbewertung.
a Auszug aus dem Leitfaden zur Selbstbewertung für stationäre Einrichtungen zu Artikel 3 der Pflege-Charta.
b Auszug aus dem Leitfaden zur Selbstbewertung für ambulante Pflegedienste zu Artikel 3 der Pflege-Charta.

- Zur haftungsrechtlichen Absicherung müssen alle Gefahren, Unfälle und Maßnahmen zur Beseitigung (einschl. Gesprächen) vollständig und mit Zeitangaben dokumentiert werden (auch Kontaktaufnahmen mit Ärzten und entsprechende Verordnungen).
- Träger und Leitungen von Einrichtungen müssen ihrer Mitarbeiterschaft „Leitlinien" geben zum Thema „Risikobereitschaft und verantwortbares Risiko in unserer Einrichtung".
- Gespräche über Problemsituationen in den Bereichs- und Stationsteams sind unerlässlich.
- Teilnahme an Balint-Gruppen oder Supervision sollte verbindlich sein.
- Die Konflikte müssen nach ethischen Gesichtspunkten reflektiert und eine ethisch fundierte Lösung getroffen werden.

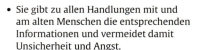

Lernaufgabe

Reflektieren Sie die Fallbeispiele A, B, und C nach ethischen Gesichtspunkten. Lesen Sie dazu Kap. „"Ethisch handeln – Grundlagen und Prinzipien" (S. 109). Orientieren Sie sich an den Fragen zur Analyse eines moralischen Konfliktes im Rahmen des Prinzips Autonomie (S. 110) und des Prinzips Fürsorge (S. 114).

17.3.2 Sicherheit durch professionelles Handeln

Grundvoraussetzung für das Gefühl von Sicherheit und Wohlbefinden der Pflegebedürftigen ist die vertrauensvolle Beziehung zu den Pflegenden. Dieses Gefühl vermittelt die Altenpflegefachkraft folgendermaßen:

- Sie gibt zu allen Handlungen mit und am alten Menschen die entsprechenden Informationen und vermeidet damit Unsicherheit und Angst.
- Sie informiert den Pflegebedürftigen, wenn erforderlich auch seine Angehörigen, über Ziele und Maßnahmen des Pflegeplans.
- Sie spricht den zu Betreuenden mit seinem Familiennamen an, Ausnahmen werden im Team gründlich überlegt und in der Dokumentation vermerkt.
- Sie sorgt dafür, dass persönliche Lebensgewohnheiten bei der Pflege und im Tagesablauf berücksichtigt werden.
- Sie macht sich zum Anwalt für seine besonderen Probleme und individuellen Bedürfnisse.
- Sie achtet darauf, dass Heimbewohner jederzeit das Notrufsystem betätigen können.
- Sie bemüht sich, Termine und Absprachen zuverlässig einzuhalten.

- Sie achtet auf die individuellen Bedürfnisse nach Nähe und nach Alleinsein und wahrt die nötige Distanz, die für eine berufliche Beziehung nötig ist.
- Sie achtet und schützt die Intimsphäre der Betreuten.
- Sie beachtet die Schweigepflicht (§ 203 StGB) und geht verantwortlich mit der Dokumentation um.
- Fremdes Eigentum wird von ihr sorgfältig behandelt.
- Sie stellt zu Angehörigen eine vertrauensvolle Beziehung her.

Maßnahmen zur Sicherheit bei der pflegerischen Versorgung finden sich auch in folgenden Kapiteln:
- sichere Medikamentenversorgung, siehe „Medikamentenvergabe und Arzneimittelaufbewahrung" (S. 859)
- Vermeidung von Bettlägerigkeit durch aktivierende Pflege, siehe Kap. „Sich bewegen können" (S. 224)
- Vermeidung von Stürzen, siehe Kap. „Sturzprophylaxe" (S. 229)
- Verhinderung von Folgeschäden bei Immobilität durch prophylaktische Maßnahmen, siehe Kap. „Sich pflegen können" (S. 288)
- Vermeidung von Infektionen, siehe „Grundlagen der Hygiene und des Arbeitsschutzes" (S. 718)
- sichere Anwendung von medizinisch-technischen Geräten, siehe Kap. „Grundlagen der Hygiene und des Arbeitsschutzes" (S. 718)
- Anwendung von Erste-Hilfe-Maßnahmen, „Erste Hilfe in Notfallsituationen" (S. 831)
- Schutz vor gewaltsamen Übergriffen, siehe Kap. „Arbeitsbelastungen und Methoden zur Bewältigung" (S. 1191)
- präventive Maßnahmen bei demenziell und psychisch Erkrankten, siehe Kap. „Pflege und Begleitung dementer und psychisch veränderter alter Menschen" (S. 465)

17.3.3 Fehlerberichtssysteme

Fallbeispiel

Schülerin Anke verteilt beim Abendessen Medikamente an die Gäste der Kurzzeit-Pflege. In dieser Zeit ist Unruhe auf dem Flur, weil ein neuer Gast den Weg in den Speiseraum nicht findet. Sie begleitet ihn zu seinem Platz und teilt die restlichen Medikamentenbehälter den entsprechenden Personen zu. Als sie zu Herrn Mond kommt, sieht sie, dass er einen leeren Medikamentenbecher in der Hand hält und die Tabletten gerade heruntergeschluckt hat. Die Tabletten von Herrn Mond hat sie aber noch in der Hand. Die Medikamente wurden vertauscht mit denen der Tischnachbarin.

Herr Mond hat irrtümlich eine stark wirkende Schmerztablette und ein blutdrucksenkendes Mittel eingenommen. Anke ist sehr erschrocken. Was soll sie tun? Den Vorfall verschweigen? Die Situation verdrängen? Soll sie den Fehler der Bereichsleitung melden?

Überall, wo Menschen arbeiten, werden Fehler gemacht. Passieren diese Fehler im Umgang mit Gegenständen, dann heißt es: „Das kann schon mal passieren!" Wenn sich jedoch ein Fehler im Umgang mit Menschen ereignet, dann kann das nicht auf die leichte Schulter genommen werden.

Dieser Fehler kann unter Umständen gravierende Folgen für die Gesundheit und die Lebensqualität dieses Menschen haben. Auch ökonomisch betrachtet können kritische Ereignisse teuer werden. In der Kranken- und Altenpflege spricht man dann von einem Pflegefehler.

Definition

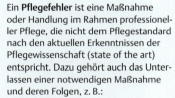

Ein **Pflegefehler** ist eine Maßnahme oder Handlung im Rahmen professioneller Pflege, die nicht dem Pflegestandard nach den aktuellen Erkenntnissen der Pflegewissenschaft (state of the art) entspricht. Dazu gehört auch das Unterlassen einer notwendigen Maßnahme und deren Folgen, z. B.:
- Austrocknung
- Entstehung von Dekubitalgeschwüren
- Kontrakturen
- Verbreitung von Infektionen durch Nichtbeachten der Hygienevorschriften, z. B. durch mangelhafte Händedesinfektion

Auch psychische Veränderungen im Verhalten alter Menschen können auf Pflegefehler zurückzuführen sein, z. B.:
- Nichtachtung der Intimsphäre
- Bevormundung
- fehlende Zuwendung
- Gewalt und Zwang

Nach der Pflege-Charta, Art. 2, haben hilfe- und pflegebedürftige Menschen ein Recht, vor Gefahren für Leib und Seele geschützt zu werden. Eine ethische Regel ist das Prinzip des Nichtschadens (S. 119).

Fehlervermeidungs-Systeme

Definition

„Aus Fehlern lernen", um sie zukünftig zu vermeiden – das ist Ziel der unterschiedlichen **Fehlerberichtsysteme**, der Incident Reporting Systems (IRS).

Zunächst wurden sie für die Luftfahrt und andere Industriezweige entwickelt, in denen vermeintlich kleine Fehler große Auswirkungen haben können, z. B. Atomindustrie oder chemische Industrie.

„Man muss nicht jeden Fehler selbst machen, um daraus zu lernen" ist das Prinzip der Fehlerberichtsysteme. Sie gibt es inzwischen auch für den medizinisch-klinischen Bereich, die Hausarztpraxen und den Altenpflegebereich. IRS ist auch ein Instrument zur Verbesserung der Sicherheit von behandlungs- und pflegebedürftigen Menschen in Krankenhäusern, Pflegeeinrichtungen und Arztpraxen.

Über eigene Fehler zu sprechen, fällt uns schwer, deshalb müssen wir es lernen. Dabei helfen anonyme Berichtssysteme, die über Online-Portale zu erreichen sind. Sie folgen dem Prinzip „Berichten – Bearbeiten – Beheben":
- Berichte über Fehler werden veröffentlicht.
- Zu bestimmten Fehlertypen werden regelmäßig Tipps zur Fehlervermeidung gegeben.
- Alle Fehlerberichte werden in einer Datenbank gespeichert.
- Aus den Analysen gewonnene Erkenntnisse über Wege der Fehlervermeidung werden veröffentlicht.

Vorteile dieser Online-Portale sind, dass der Fehlerberichterstatter anonym bleibt, viele Personen teilnehmen können, die Fehler bearbeiten und kommentieren werden und dass man aus den veröffentlichten, kommentierten Fallbeispielen Erkenntnisse für die eigene medizinische oder pflegerische Arbeit gewinnen kann:
- Das weltweit erste nationale Online-Fehlerberichtssystem für die Pflege wurde vom Kuratorium Deutsche Altershilfe (KDA) entwickelt. Dieses Fehlerberichts- und Lernsystem für die Altenpflege **„Aus kritischen Ereignissen lernen"** besteht seit 2007. Es ist zu finden unter: www.kritische-ereignisse.de.
- Vom Klinikum der Universität Frankfurt wird das Fehlerberichts- und Lernsystem für Hausärzte **„Jeder Fehler zählt"** begleitet. Website: www.jeder-fehler-zaehlt.de.

- Das Aktionsbündnis Patientensicherheit (APS) e. V. mit dem Berichtssystem **"Aus Fehlern lernen"** steht unter der Schirmherrschaft des Bundesgesundheitsministers. Es unterstützt die Vernetzung seiner Mitglieder und vermittelt Kontakte zur Lösung spezifischer Problemstellungen im klinischen Bereich. Website: www.aus-fehlern-lernen.de.
- Zum Thema Händedesinfektion läuft die Aktion „Saubere Hände" unter www.aktion-saubere-haende.de.

Merke

Es gibt fast nie nur **einen** Grund für einen Zwischenfall, es ist immer eine ungünstige, nicht vorhergesehene Kombination von latenten Fehlern und Systemschwächen. Niemand geht morgens zur Arbeit, um Menschen zu schädigen! Es muss also harte Gründe geben, wenn das doch passiert.

Lernaufgabe

- Wie können Sie persönlich in Ihrem Team konkret dazu beitragen, offen mit kritischen Ereignissen umzugehen?
- Was hindert Sie, über eigene Fehlersituationen zu sprechen?
- Was könnte dazu beitragen, dass an Ihrem Arbeitsplatz eine neue „Fehlerkultur" entsteht?

17.4 Unfallverhütung

17.4.1 Unfallverhütung und Sicherheit im häuslichen Bereich

Im privaten Umfeld ist der alte Mensch (oder seine Angehörigen) für seine Sicherheit selbst verantwortlich. Pflegende achten auf Unfallgefahren im Wohnbereich, z. B. defekte Elektrogeräte, ungenügende Lichtquellen und Stolperfallen, und tragen dazu bei, dass sie beseitigt werden.

Besteht eine vertrauensvolle Beziehung, werden Sicherheitsprobleme besprochen und gemeinsam nach Lösungen gesucht, z. B. der Einbau von Sicherungen, die Elektrogeräte selbsttätig ausschalten. Durch die Pflegekasse (PflegVG) werden baulich-technische Veränderungen bezuschusst, damit eine Wohnung behindertengerecht und barrierefrei gestaltet werden kann.

Zur Sicherheit von alleinlebenden Personen geben Pflegende Hinweise auf Rufsysteme und vermittelt fachliche Beratung. Pflegende der ambulanten Pflege sollten jederzeit aktuelles Informationsmaterial und Broschüren zur Verfügung haben, die von den Pflegekassen, den Ministerien und dem Kuratorium Deutsche Altershilfe (KDA) herausgegeben werden.

17.4.2 Unfallverhütung in stationären Einrichtungen

Was als Standard an Sicherheitsvorkehrungen notwendig ist, wird durch das Bundes-Heimgesetz bzw. die Heimgesetze der Länder und die Brandschutz-Verordnung vorgegeben. Der Träger ist gehalten, diese Standards zu erfüllen. Dabei ist er auf die Beobachtungsfähigkeit, die Fachkompetenz und das Verantwortungsbewusstsein der Mitarbeiterschaft angewiesen.

Nach den Vorschriften der Berufsgenossenschaft für Gesundheitsdienst und Wohlfahrtspflege sind in den verschiedenen Bereichen einer Einrichtung Mitarbeiter als Sicherheitsbeauftragte für die Einhaltung der Unfallverhütungsvorschriften (UVV) und für Beratung und Aufklärung der Mitarbeiter und der Bewohner verantwortlich. Weiterhin sollte jede Pflegefachkraft in Notfällen Erste Hilfe leisten können.

17.5 Brandschutz in Pflegeheimen

Fallbeispiel

Altenpflegefachkraft Beate ist am Sonntagnachmittag allein im Dienst. Die Bewohner sind beim Kaffeetrinken. Plötzlich schrillt die Feueralarmglocke, ausgelöst durch einen Rauchmelder und Beate stürzt auf den Flur. Alarm in Zimmer 30. Dort sitzt Frau Gaspari im Rollstuhl, das Kleid brennt. Beate reißt die Wolldecke vom Bett, wickelt Frau Gaspari darin ein und rollt sie auf dem Boden hin und her. Als die Feuerwehr eintrifft, ist der Brand gelöscht. Die bewusstlose Frau Gaspari wird ins Krankenhaus gebracht. Beate wird für ihr schnelles, richtiges Handeln gelobt.

Doch für Beate ist dieses schockierende Ereignis noch nicht abgeschlossen. Die Ursache des Brandes wird rekonstruiert. Es ist bekannt, dass Frau Gaspari raucht, aber aufgrund von Spastiken in den Armen die Zigarette nicht richtig festhalten kann. Sie weiß, dass sie nur dann rauchen kann, wenn ein Mitarbeiter für sie Zeit hat. An diesem Nachmittag hatte ihr ein Mitbewohner die Zigarette angezündet und sie dann allein gelassen.

17.5.1 Brände in Pflegeeinrichtungen

„Jede Woche brennt es in einem Altenheim", das berichtet die Feuerwehr auf der Internetseite FEUERWEHR (www.feuerwehr-ub.de). „Jährlich werden 45–50 Brände in Senioren- bzw. Altenpflegeheimen, in Begegnungs- und Pflegezentren oder ähnlichen Einrichtungen bekannt. Dabei sterben bis zu 20 Personen, 150 werden verletzt." Statistisch gesehen haben Bewohner von Pflegeeinrichtungen ein 5-fach höheres Risiko, bei einem Brand zu sterben, als Menschen, die in Privatwohnungen leben.

Vielleicht hätte die Katastrophe verhindert oder der Schaden verringert werden können, wenn die Einrichtungsträger, die Leitung und das Personal auf den Ernstfall vorbereitet gewesen wären und damit gerechnet hätten. „Auch bei uns kann ein Brand ausbrechen, und was dann?"

17.5.2 Brandursachen

- Einschlafen eines Bewohners mit brennender Zigarette im Bett
- Implosion des Fernsehgerätes oder Brand eines Küchengerätes im Wohnbereich
- Brand einer Kerze oder des Adventsgestecks
- elektrischer Defekt einer Leitungsanlage
- mutwillige Brandstiftungen

Brandursachen sind meistens brennende Zigaretten im Bett oder Papierkorb, fahrlässiger Umgang mit Kerzenlicht, alte technische Geräte wie Wasserkocher, Föhn und selten auch defekte elektrische Motoren an Pflegebetten (▶ Abb. 17.5).

Brandausbrüche nach Uhrzeit

Es hat sich gezeigt, dass die meisten Brände (60 %) in der Zeit zwischen 19:30 und 6 Uhr auftreten, also in der Nacht. 70 % der Brandopfer werden im Schlaf überrascht. Fast alle Brände beginnen in den Zimmern der Bewohner.

Todesursache Rauchvergiftung

Durch Brände entstehen Rauch und Brandgase. Besonders durch Kunststoffelemente im Wohnbereich, in Möbeln, Gardinen und Dekorationen entstehen beim Verbrennen toxische Gase, die zum Tod führen. So sterben 95 % der Brandopfer an den Auswirkungen des Rauchs. Deshalb ist es lebensrettend, dass durch automatische Brand- und Rauchschutztüren der Brandherd vom übrigen Gebäude abgetrennt wird.

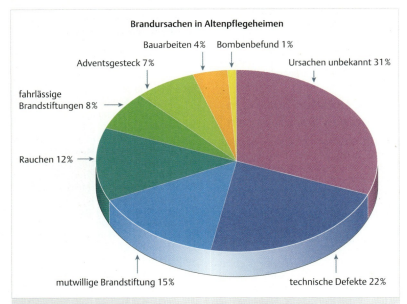

Abb. 17.5 **Brandursachen in Heimen.** Sie sind vielfältig zu finden.

17.5.3 3. Brandschutzmaßnahmen im Pflegeheim

Unter dem Begriff „Brandschutz" versteht man alle Maßnahmen zur Verhinderung von Bränden und zur Verminderung von Brandschäden bei aufgetretenen Bränden. Brandschutz umfasst:
- **Personenschutz**: Schutz des anwesenden Menschen vor Gefahren für Leben und Gesundheit,
- **Sachschutz**: Schutz vor Zerstörung von Eigentum und Besitz sowie vor weiterreichenden finanziellen Schäden,
- **Umweltschutz**: Schutz der Umwelt vor schädigenden Auswirkungen, die durch einen Brand oder die Folgen eines Brands, z. B. Umweltschäden durch Löschwasser, entstehen können.

Ziele des Brandschutzes

- Der Entstehung von Bränden vorbeugen.
- Der Ausbreitung von Feuer und Rauch vorbeugen.
- Rettung von Menschen und Tieren ermöglichen.
- Wirksame Löscharbeiten ermöglichen.

Brandschutzvorschriften

Es gibt keine bundeseinheitlichen Brandschutzvorschriften. Grundforderungen an den Brandschutz werden in den jeweiligen Heimbauverordnungen der Länder definiert. Beispiel Bundesland Hessen: Die Handlungsempfehlungen zum vorbeugenden Brandschutz für den Bau und Betrieb von Gruppeneinheiten für die Gruppenbetreuung in Altenpflegeheimen – HE-Gruppenbetreuung – Stand Dezember 2011.

Diese Handlungsempfehlungen beziehen sich auf die Größe der Grundfläche für eine bestimmte Anzahl von Heimbewohnern, die Rettungswege und Flächen für die Feuerwehr, die Beschaffenheit von Trennwänden und Türen, die Brandfallsteuerung in Aufzügen, Alarmanlagen, Notbeleuchtungen, Brandschutzordnungen, Bauprüfdienste u. v. m.

Die Gesamtverantwortung für den Brandschutz obliegt der Geschäftsleitung des Unternehmens. Sie kann den Brandschutz an geeignetes Personal übertragen. Der **Brandschutzbeauftragte** unterstützt die Geschäftsleitung in allen Fragen rund um den Brandschutz.

Entscheidend für einen guten organisatorischen-betrieblichen Brandschutz ist ein umfassendes Brandschutzkonzept. Dazu gehören:
- **Notfallpläne** mit Anleitungen für das Verhalten bei Bränden, Stromausfall, schweren Unwettern, Blitzeinschlag,
- **Flucht- und Rettungspläne** dienen zur schnellen Orientierung und zeigen den kürzesten Fluchtweg nach draußen und die Standorte von Feuerlöscheinrichtungen,
- regelmäßige **Kontrollen** der Flucht- und Rettungswege, der Notausgänge und Zufahrten für die Feuerwehr durch den Brandschutzbeauftragten.

Schulung des Personals

Jeder Mitarbeiter soll zu Beginn seiner Tätigkeit zum Thema Brandschutz informiert und geschult werden. Dazu gehören Kenntnis über die Brandschutzordnung sowie der Notfall- und Alarmpläne, Fluchtwege und Rettungsmaßnahmen. Mitarbeiter des Nachtdienstes/Nachtwachen werden besonders fortgebildet. Diese Schulungen werden jährlich wiederholt.

Zusätzlich zur theoretischen Unterweisung werden praktische Übungen zum Verhalten im Brandfall geprobt, z. B. Übungen mit Löschdecken, Feuerlöschern und Wandhydranten und Übungen zur Rettung von Personen durch Räumung/Evakuierung aus dem Gefahrenbereich.

> **Definition**
>
> **Räumung** heißt: gefährdete Personen aus dem Gefahrenbereich in Sicherheit zu bringen. Bei der **Evakuierung** werden Personen längerfristig verlegt.

Fluchtwege sind auch Rettungswege (▶ Abb. 17.6). Sie dienen allen Personen als Weg, der über notwendige Flure und Treppen ins Freie führt. Ein häufiges Problem sind verschlossene oder mit Möbeln und Geräten zugestellte Notausgänge. Fluchtwege müssen immer offen sein, da-

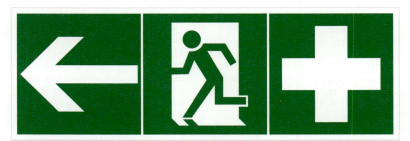

Abb. 17.6 **Fluchtwege.** Symbole und ein Richtungspfeil zeigen den Fluchtweg und die Rettungsstelle an.

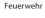

Polizei	Feuerwehr	ärztlicher Notdienst	Rettungswagen/ Notarztwagen	Apotheken- Notdienst
110	112	110	112	s. Tagespresse

Abb. 17.7 Wichtige Notrufnummern. Diese lebenswichtigen Telefonnummern sollte jeder kennen.

mit der Rettung von Menschen durch die Feuerwehr nicht behindert wird.

Merke

- Jeder Mitarbeiter in Hausdienst, Küche, Pflegebereich, Verwaltung, Therapien ist zuständig für den Brandschutz.
- Jeder ist verpflichtet, Brände zu melden.
- Jeder ist verpflichtet, Flucht- und Rettungswege von Hindernissen freizuhalten.
- Jeder ist verpflichtet, festgestellte Mängel abzustellen und/oder den Vorgesetzten zu informieren.

Lebenswichtige Telefonnummern, die jeder im privaten wie im beruflichen Alltag für den Notfall kennen muss sind in ▶ Abb. 17.7 zusammengefasst.

Was jeder Mitarbeiter, besonders in der Nachtwache, wissen muss, und wonach sich Schüler am Anfang des Praktikums erkundigen sollten, geht aus dem Fragebogen einer Heimleiterin hervor (▶ Abb. 17.8).

Lernaufgabe

Machen Sie sich mit den sicherheitstechnischen Gegebenheiten in Ihrem Arbeitsbereich vertraut und nehmen Sie die „Checkliste zum Brandschutz" (▶ Abb. 17.8) als Grundlage.

Fragen zum Brandschutz

Wir möchten Sie mit den sicherheitstechnischen Begebenheiten innerhalb unseres Bereiches vertraut machen. Bitte füllen Sie diesen Fragebogen aus. Unklarheiten besprechen Sie mit Ihrer Anleiterin. Mit weiteren Fragen wenden Sie sich an die/den Sicherheitsbeauftragten oder die Heimleitung.

1. Wie viele Feuerlösch-Trockengeräte gibt es im Haus, und wo befinden sie sich?
2. Welche Rufnummer wählen Sie bei einem Brand?
3. Wann wählen Sie diese Telefonnummer?
4. Was geben Sie bei der Feuermeldung an?
5. Welche Personen sind darüber hinaus zu informieren?
6. Was ist in einem Brandfall als erstes zu tun?
7. Welche Fluchtwege gibt es im Haus?
8. Wie öffnet man eine Toilette, in der eine Person um Hilfe ruft?
9. In einem Brandfall dürfen keine Fenster und Türen ohne zwingenden Grund geöffnet werden. Warum?
10. Wie werden unsere Feuerlöscher betriebsbereit gemacht und wo?
11. Wo befindet sich die Feuerschutzverordnung, der Sie viele Antworten auf diese Fragen entnehmen können?

Datum _____ Unterschrift _____

Abb. 17.8 Fragen zum Brandschutz. Checkliste zum Brandschutz.

17.6 Lern- und Leseservice

17.6.1 Das Wichtigste im Überblick

Warum sind alte Menschen häufig nicht fähig, für ihre eigene Sicherheit zu sorgen?

Körperliche Veränderungen, z. B. Erblindung, Einschränkungen in der Mobilität, geistige Behinderungen und chronische Krankheiten, machen alte Menschen von der Hilfe anderer abhängig.

Was sind die wichtigsten Gesetze, die die Rechte alter Menschen schützen?

Das Gesetz zur beruflichen Schweigepflicht StGB Art. 203, das Heimrecht bzw. die Heimgesetze und das Grundgesetz (GG).

Woran kann die Qualität einer Pflegeeinrichtung gemessen werden?

Die Qualität einer Pflegeeinrichtung kann daran gemessen werden, ob die Grundrechte auf Selbstbestimmung, Hilfe zur Selbsthilfe, körperliche und seelische Unversehrtheit, Freiheit, Privatheit, Information, Wahlfreiheit, Rechtssicherheit und andere Rechte im Pflegealltag beachtet und geschützt werden.

Wann fühlen sich pflegebedürftige Menschen sicher und wohl?

Grundvoraussetzung ist die vertrauensvolle Beziehung zu den Pflegepersonen und Mitarbeitern sowie die fachkompetente (state of the art) und Sicherheit gewährleistende Versorgung in allen Bereichen der Pflege.

Welche Bedeutung haben Fehlerberichtssysteme?

Kritische Ereignisse und Fehler werden als anonymer Bericht auf speziellen Internetseiten vorgestellt. Diese Berichte werden von Fachleuten kommentiert und können von vielen Interessierten gelesen werden. Das Ziel ist, aus den vorgestellten Situationen zu lernen, um weitere Fehler zu vermeiden.

Was muss jeder Mitarbeiter wissen, um bei Ausbruch eines Brandes richtig zu handeln?

Jeder Mitarbeiter einer stationären Pflegeeinrichtung sollte Folgendes wissen:
- Telefonnummer der Feuerwehr und welche Angaben gemacht werden müssen.
- Wo die Feuerlöscher/Wandhydranten sind und wie sie betriebsbereit gemacht werden.
- Wo die Notausgänge, Fluchtwege und Rettungswege im Haus/in der Wohnanlage sind.
- Wie Personen aus dem Gefahrenbereich zu evakuieren sind.

17.6.2 Literatur

Berufsgenossenschaft für Gesundheitsdienst und Wohlfahrtspflege (BGW). Unfallverhütungsvorschriften Gesundheitsdienst. Hamburg: VBG 1997; 103

Braun U, Halisch R. Lehrbuch Altenpflege, Pflegeplanung als Arbeitsstil. Hannover: Vincentz; 1996

Bundesministerium für Familie Senioren Frauen und Jugend (bmfsfj). Charta der Rechte hilfe- und pflegebedürftiger Menschen. Berlin; 2015

Bader W, Link K, Meyer V. Intelligente Konzepte zum Brandschutz für Senioren. Brandschutz-Deutsche-Feuerwehr-Zeitung; 2012: 520–529

Besselmann K. et al. Qualitätshandbuch Wohnen im Heim. Köln: KDA; 1998

Cook et al. Qualität durch Selbstbewertung. Altenheim 1998; 4: 18–25

Deutscher Altenpflege Monitor 2010. Image der Altenpflege. Hannover: Vincentz; 2010

Erikson EH. Kindheit und Gesellschaft. Stuttgart: Klett; 1965

Fillibeck H. Das Fehlervermeidungssystem des Kuratoriums Deutsche Altershilfe. KDA Pro Alter 2010; 1: 43–45

Harris R et al. Heime zum Leben. Hannover: Vincentz; 1995

Juchli L. Pflege. 8. Aufl. Stuttgart: Thieme; 1997

KDA. Brandschutz im Altenpflegeheim. Köln: KDA; 2003

Kleiber A. Brandschutz im Altenpflegeheim. Köln: KDA; 2003

Klie T. Rechtskunde 6. Aufl. Hannover: Vincentz; 2001

Ladewig K. Retten von Menschen mit Pflegebedürftigkeit. Brandschutz-Deutsche-Feuerwehr-Zeitung 2012

Maslow A. Motivation und Persönlichkeit. Reinbek: Rowohlt; 1981

Rall M. Incident-Reporting-Systeme erhöhen die Sicherheit im Gesundheitssystem. KDA Pro Alter 2007; 4

Sowinski Ch. Wie geht die Pflege mit Fehlern um? KDA Pro Alter 2006; 3: 7–15

Stolt FD. Jede Woche brennt es in einem Altenheim. Feuerwehr – Retten Löschen Bergen 2014. Im Internet: Feuerwehrwissen online 2014: www.feuerwehr-ub.de; Stand 28.08.2015

Tschirley B. Brandschutz in Altenpflegeheimen Bachelor-Thesis. Hamburg: HAW 2012

Vereinigung zur Förderung des Deutschen Brandschutzes e.V.: Bestellung, Aufgaben, Qualifikation und Ausbildung von Brandschutzbeauftragten. VdS Schadenverhütung; 2009

Volz S. Den Ernstfall üben. Brandschutz in Pflegeeinrichtungen. Altenpflege 1995; 7

Volz S. Räumen – wann und wie. Maßnahmen bei Ausbruch eines Brandes. Pflegezeitschrift 2009; 3

Wirsing K. Psychologisches Grundwissen für Altenpflegeberufe. Weinheim: Beltz; 2002

17.6.3 Internetadressen

Charta der Rechte hilfe- und pflegebedürftiger Menschen, BMFSFJ:
www.bmfsfj.de

Deutsches Zentrum für Altersfragen:
www.dza.de

Kuratorium Deutsche Altershilfe:
www.kda.de

Fehlerberichts- und Lernsystem für die Altenpflege „Aus kritischen Ereignissen lernen": www.kritische-ereignisse.de

Fehlerberichts- und Lernsystem für Hausärzte und Arztpraxen – „Jeder Fehler zählt": www.jeder-fehler-zaehlt.de

Aktionsbündnis Patientensicherheit (APS) e.V. „Aus Fehlern lernen":
www.aus-fehlern-lernen.de

Feuerwehr-Retten-Löschen-Bergen, Feuerwehrwissen Online:
www.feuerwehr-ub.de

Aktion Saubere Hände:
www.aktion-saubere-haende.de

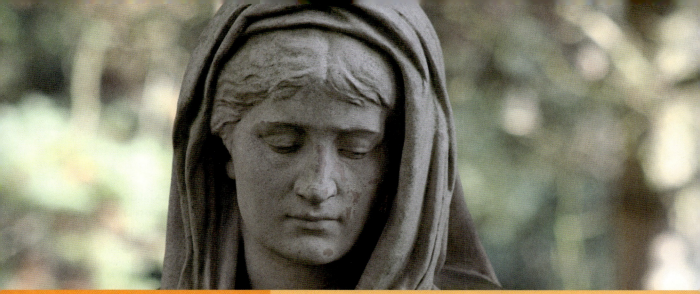

Kapitel 18

Mit existenziellen Erfahrungen des Lebens umgehen können

18.1	Einleitung	448
18.2	Existenzielle Erfahrungen – das Sein als Mensch	448
18.3	Aufgabe der Pflege: Die Fähigkeiten zum Umgang mit existenziellen Erfahrungen unterstützen	450
18.4	Glaube und Religiosität	456
18.5	Qualitätskriterien-Checkliste	460
18.6	Lern- und Leseservice	461

18 Mit existenziellen Erfahrungen des Lebens umgehen können

Ursula Pfäfflin, Bernhard Große-Bölting

18.1 Einleitung

In Einführungen in das ABEDL-Strukturierungsmodell (S. 95) wird darauf hingewiesen, dass die einzelnen Lebensaktivitäten nicht isoliert stehen, sondern als Aspekte der Gesamtsituation eines Menschen zu sehen sind. Das trifft besonders dann zu, wenn es um existenzielle Erfahrungen geht. Denn einerseits strahlt existenzielle Betroffenheit auf das gesamte Erleben aus, andererseits kann das Erleben in jedem Bereich einen Menschen existenziell berühren.

Aufgabe von Altenpflegenden ist es, bei der somatischen Pflegearbeit gleichzeitig auf die Grundstimmung des zu pflegenden Menschen zu achten und die Pflege auch auf diese Ebene zu beziehen. Das ist natürlich nichts Neues: Als Globalziel steht über jeder Pflegeplanung das umfassende Wohlbefinden. Die Maßnahmenplanung meint nur nur die korrekte technische Ausführung einer Pflegehandlung. In diesem Kapitel wird das existenzielle Erleben selbst zum Thema gemacht und rückt ins Zentrum der Aufmerksamkeit.

18.2 Existenzielle Erfahrungen – das Sein als Mensch

„Wie geht's?" Eine konventionelle Frage, auf die meist mit einer Floskel geantwortet wird: „Danke, gut! Und selbst?" Vielleicht deuten wir noch mit einem „es geht" an, dass wir Sorgen haben und uns im Grunde elend fühlen.

In diesem Abschnitt wird auf die Grundbefindlichkeit als Mensch eingegangen, die Tiefendimension, die die innere Basis unseres Lebens ist und den Grundton bildet, der alle Aktivitäten unseres täglichen Lebens begleitet. „Existenziell" (von lat. exsistere = zum Vorschein kommen) meint das, was uns im Kern unseres Wesens betrifft und was unser Lebensgefühl ausmacht.

18.2.1 Unterschied zwischen existenziellen Erfahrungen und anderen Erfahrungen

Fallbeispiel

Frau Endres, damals 35, war eine fröhliche, selbstbewusste Hauswirtschafterin, die eine Stelle bei einem Witwer annahm, seinen Haushalt versah und dessen 3 Kinder im Alter von einem halben bis 5 Jahren betreute. Es war eine schöne Aufgabe für Frau Endres. Die Kinder, die sie vorher schon gekannt hatten, vertrauten ihr und hingen an ihr. Auch mit dem Vater verstand sie sich gut; es war ein harmonisches und lebendiges Familienleben. Nach einem Jahr heiratete der Witwer eine jüngere Frau. Es war ein harter Schlag für Frau Endres, die inzwischen fest damit gerechnet hatte, dass aus dieser Anstellung eine Ehe werden würde, und der die Kinder sehr ans Herz gewachsen waren. Diese Enttäuschung hat Frau Endres bis ins Alter nicht verwunden.

Erfahrungen im Beruf, bei der Freizeitgestaltung oder im Umgang mit anderen bereichern und prägen einen Menschen – sie betreffen aber oft weniger das Innerste des Menschen. Existenzielle Erfahrungen dagegen berühren den Kern der Person. Ob sie belastend oder beglückend sind, immer berühren sie die Tiefendimension eines Menschen. Sie können das Lebensgefühl grundlegend verändern und ihn prägen.

Wenn wir getroffen, betrübt, gekränkt sind oder auch, wenn wir ganz unverhofftes Glück erleben, nehmen wir uns selbst bewusster und tiefer wahr. Durch Störungen der selbstverständlichen Existenz bekommen wir Zugang zu unserem Kern. Wir lernen, unsere eigenen, tiefen Gefühle wahrzunehmen: Enttäuschung, Angst, Schmerz und Trauer, Freude, Glück, Geborgenheit und Dankbarkeit, Scham, Eifersucht und Neid. Auch Empfindungen der Unsicherheit, Verlegenheit oder Ratlosigkeit und widersprüchliche Gefühle – das Hin-und-her-gerissen-Sein – können uns umtreiben. In der Begegnung mit unseren Gefühlen können wir etwas über unsere Existenz erspüren. Wir erfahren, wer wir sind und können das unterschwellige Konzept unseres Lebens erkennen. Gefühle und ihr Ausdruck bleiben ein Leben lang als Kern der Person erhalten, auch wenn jemand durch allgemeine Hinfälligkeit oder Demenz verändert ist (Bär 2003).

18.2.2 Existenzielle Erfahrungen macht jeder einzelne Mensch für sich

„Die Beobachtung eines im Herbstwind dahinwehenden Blattes kann tiefgreifende Trauer oder Verzweiflung über die Vergänglichkeit des Lebens auslösen, aber auch die Erfahrung des Eingebundenseins in den ewigen Kreislauf des Lebens, was durchaus einen ekstatischen oder auch mystisch-religiösen Charakter annehmen kann. Es kann aber auch lediglich den Gedanken entstehen lassen: ‚Aha, es wird Herbst, ich muss mir einen warmen Mantel kaufen.' Die Erfahrung tiefgreifender Trauer und Verzweiflung wird gemeinhin negativ bewertet, kann aber einen Verarbeitungsprozess auslösen, der im Ergebnis dazu führt, dass die Person ihr bisheriges Leben reflektiert, es akzeptiert und auf einer höheren Ebene ein für sie neues und anderes Lebensgefühl der Zufriedenheit entwickelt, welches negative und positive Erfahrungen des bisherigen Lebens integriert. Vielleicht kann man sogar so weit gehen zu sagen, es gibt keine Erfahrungen, und seien sie noch so schrecklich und erschütternd, die nicht auch die Chance für eine Weiterentwicklung der eigenen Existenz und Persönlichkeit beinhalten" (Sowinski 1998).

Ob und wie das vorbeischwebende Herbstblatt oder irgendein anderer Eindruck – ein Wort, ein Blick – wirkt und einen Menschen existenziell berührt, ist ganz persönlich gefärbt. Es hängt von der Prägung durch seine Lebensgeschichte und von seiner momentanen Stimmung ab. Objektivität gilt hier nicht – für die existenzielle Bedeutung ist allein die subjektive Interpretation und Bewertung des Menschen selbst maßgeblich.

Merke

Erfahrungen macht jeder einzelne Mensch für sich, das heißt zugleich:
- Man kann seine eigenen Erfahrungen niemandem einreden.
- Man muss seine Erfahrungen schon selbst machen.
- Man muss anderen ihre Erfahrungen lassen.

18.2 Existenzielle Erfahrungen – das Sein als Mensch

Wer meint, mit Argumenten das existenzielle Erleben und die Bewertungen eines Menschen bestreiten, ihn über Richtig oder Falsch belehren zu dürfen, täuscht sich. Nur der Mensch selbst verfügt über den Schlüssel zu diesem Kern der eigenen Person, zu seinen existenziellen Erfahrungen und Bewertungen. Er allein ist der Experte (Cannaerts 2004).

18.2.3 Ausstrahlen des existenziellen Grundbefindens

Fallbeispiel

Frau Merkmann fährt mit dem Bus zu ihrer Tochter. In den Vorgärten sieht sie die Frühlingsblumen. Sie ist beschwingt und freut sich über das zarte Grün der Sträucher. Gestern hatte sie einen Jugendfreund wiedergetroffen. Die Begegnung hat alte Erinnerungen wachgerufen. Als sie miteinander in der Eisdiele saßen, hatten sie Spaß miteinander wie in jungen Jahren. Eigentlich hatte sie nicht damit gerechnet, dass so etwas wie Verliebtsein in ihrem Leben noch einmal vorkommen würde.

Die Begegnung berührt existenzielle Erfahrungen der Jugendjahre. Frau Merkmann ist in der Tiefe aufgewühlt und beschwingt. So erlebt sie die frühlingshafte Umgebung ganz frisch und neu.

Existenzielle Erfahrungen wirken sich auf das gesamte Befinden und Erleben eines Menschen aus. Sie sind wie eine Brille, durch die die Person das Leben betrachtet – wie sie eingefärbt ist, hell oder düster (▶ Abb. 18.1) –, so bietet sich dem Blick das Geschehen dar.

18.2.4 Existenzielle Dimension von Lebensereignissen

Fallbeispiel

Herr Leibold erleidet eine Oberschenkelhalsfraktur. Das ist nicht nur eine Störung im Bereich der Lebensaktivität „Sich bewegen", die Schmerzen bereitet und bis zur Rehabilitation viele Unbequemlichkeiten mit sich bringt. Sie hat zugleich eine existenzielle Dimension. Die Erfahrung, zu der sie von Herrn Leibold verarbeitet wird, könnte lauten: „Meine Gesundheit ist nichts Selbstverständliches. Ich kann mich nicht absolut auf sie verlassen. Ich muss mich vorsichtiger bewegen, genauer auf den Weg achten. Ich muss mir Gedanken machen, wie ich mein Leben bzw. meine Wohnung verändere, um für Unglücksfälle gerüstet zu sein." Sie könnte auch so aussehen: „Ich bin hilflos, von anderen abhängig. Das Leben ist im Grunde vorbei – jetzt kommen nur noch die Lasten des Alters."

Auch kleine Alltagsbegegnungen können existenzielle Bedeutung gewinnen. Je geschwächter ein Mensch ist, desto mehr ist er ausgeliefert: einem freundlichen oder unfreundlichen Gesicht, dem harmonischen Umgangston oder angespannter Atmosphäre, der aufmerksamen Zuwendung oder der Missachtung durch einen Mitmenschen. Umso wichtiger ist für sein Wohlbefinden ein kleines Gespräch, ein kurzes Eingehen auf ihn, das keine besondere zeitliche Belastung bedeutet, sondern „nebenbei" im Zusammenhang mit der Pflege geschehen kann (Bär 2003).

Merke

Wie Pflegende einem Menschen begegnen – freundlich-aufmerksam oder mürrisch oder gleichgültig – hat für den alten Menschen häufig existenzielle Bedeutung.

18.2.5 Krisensituationen

Man kann das Alter im Ganzen als Krisensituation auffassen, weil es eine Folge von Verlusterlebnissen mit sich bringt (▶ Abb. 18.2). Der alternde und alte Mensch hat ständig damit zu tun, Defizite auszugleichen, sich auf das Nachlassen seiner Kräfte einzustellen und dazu noch die schnellen Änderungen der Umgebung zu verkraften. Oft führen die Veränderungen auch in größere Abhängigkeit und zum Verlust sozialer Bezüge (Heuft 2000).

Als die Existenz gefährdende Erfahrungen nennt Monika Krohwinkel:
- Verlust von Unabhängigkeit
- Isolation
- Trennung von wichtigen Menschen
- Heimatverlust
- Sorge
- Angst
- Sterben

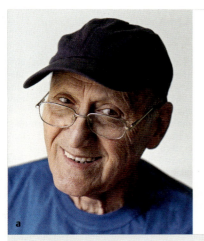
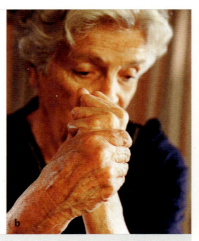

Abb. 18.1 Existenzielle Erfahrungen. Sie wirken sich auf das gesamte Befinden aus. Sie sind wie eine Brille, durch die das Leben betrachtet wird.
a Hell und heiter. (Foto: creativ collection)
b Trüb und düster. (Foto: Dynamic Graphics)

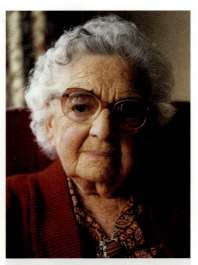

Abb. 18.2 Verluste. Im Alter müssen sie verkraftet werden. (Foto: PhotoDisc)

Zu denken ist auch an mögliche Erfahrungen psychischer oder körperlicher Gewalt bei belasteten häuslichen Beziehungen oder in Institutionen, siehe Kap. „Aggression und Gewalt in der Pflege" (S.1183).

Suizidalität im Alter

Viele alte Menschen entwickeln große Fähigkeiten, die Verluste auszugleichen (▶ Abb. 18.3. Andere Menschen sind weniger fähig zur Anpassung an neue Situationen: Für sie führen Veränderungen in existenzielle Krisen, ihr Selbstwertgefühl und ihr Lebensmut werden infrage gestellt. Sie resignieren und werden depressiv, wenn sie ihre Lage als aussichtslos betrachten (Hirzel-Witte 2002). In keiner anderen Altersgruppe geschehen so viele Selbsttötungen. In jüngeren Jahren oft ein Hilferuf, ist ein Suizidversuch im Alter meist endgültig gemeint, weil der alte Mensch keine Verbesserung seines Lebens für möglich hält. 40% der Menschen, die sich in Deutschland das Leben nehmen, sind 60 Jahre und älter, obwohl ihr Anteil an der Gesamtbevölkerung nur 26% beträgt (AG Suizidpräventionsprogramm 2013), siehe Kap. „Suizidhandlungen alter Menschen" (S.493).

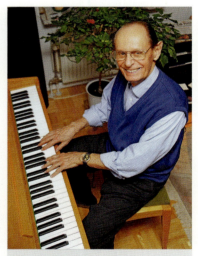

Abb. 18.3 Lebensglück. Dieser Mann pflegt im Alter seine Kunst und verströmt damit Lebensfreude. (Foto: Doc RaBe, Fotolia.com)

18.2.6 Auseinandersetzung mit der eigenen Vergänglichkeit

Fallbeispiel
Die Indianer Alaskas bereiten ihren Abschied vor. Wenn sie den Tod nahen fühlen, laden sie ihre Nächsten ein und feiern mit ihnen ein Fest, bei dem sie geistig und körperlich ganz da sind. Am Abend sterben sie, wie sie es „geplant" oder vorausgefühlt haben (Kübler-Ross 1976). Auf der Insel Nias, westlich von Sumatra, beginnen die Begräbnisrituale für die Oberschicht schon vor dem eigentlichen Sterben und mit dem sterbenden Niasser zusammen (Cipoletti 1989).

Fallbeispiel
Nach dem Besuch bei einem sterbenden alten Freund: „Wozu die monatelange Quälerei? Wie wird es mir ergehen, wenn es einmal so weit ist? Der Tod an sich ist nicht schlimm. Er kann ein Freund sein. Aber das Sterben!" (Westphal 1978)

Alte Menschen sind auch bei uns vom Gedanken an ihr Ende bewegt. Mehr als vor dem Tod fürchten sich viele vor dem Verlust ihrer Unabhängigkeit, vor Krankheit, Schmerzen oder einem langen Siechtum oder Sterben. Sie machen sich Gedanken darüber, was aus ihrem Nachlass wird, vielleicht objektiv wertlosen Dingen, die aber für sie einen Wert haben: „Wird das, was ich geschaffen habe, was ich in der Welt dargestellt habe, geachtet, wenn ich nicht mehr bin, oder landet alles auf dem Sperrmüll?" Menschen, die von einer schweren Krankheit getroffen werden, bevor sie ein hohes Alter erreicht haben, sehen ihr Leben noch nicht als abgeschlossen an und haben die bange Frage „Wie viel Zeit bleibt mir noch?"

In unserer Zivilisation sind Gedanken an das Sterben unbeliebt. Jüngere Menschen oder auch Angehörige alter Menschen können sich oft nur schwer auf solche Überlegungen Älterer einlassen und wehren Gespräche darüber ab. Viele alte Menschen sind deshalb mit dem Wissen von ihrer Vergänglichkeit allein. Sie können Sorgen und Ängste, ihre Todesangst, mit niemandem teilen.

18.3 Aufgabe der Pflege: Die Fähigkeiten zum Umgang mit existenziellen Erfahrungen unterstützen

Aufgabe der Pflege kann nicht sein, alte Menschen stets aufzuheitern und in freudiger Stimmung zu halten. Das würde bedeuten, den alten Menschen in seinen Gefühlen und seiner jeweiligen Stimmung nicht ernst zu nehmen. Es geht vielmehr darum, den Umgang mit existenziellen Erfahrungen zu unterstützen, v.a. das Selbstwertgefühl des alten Menschen zu stärken.

18.3.1 Pflegende unterstützen das Selbsttun und Entscheiden alter Menschen

„Selbsttun"

Fallbeispiel
Die über 90-jährige, psychisch gestörte Frau Scholl klagt ständig und fühlt sich als Opfer. Die Pflegende wäscht ihr den Oberkörper. Dann hält sie ihr die Schüssel mit warmem Wasser hin, sodass sie die Hände hineintauchen kann. Frau Scholl, die sonst keine Tätigkeit mehr selbstständig und zusammenhängend ausführt, wäscht sich gründlich und mit Genuss die Hände und Unterarme und trocknet sie ebenso sorgfältig ab. Dabei wirkt sie aktiv und zufrieden – sie ist selbst und nicht nur ein Häufchen Elend. Zum Schluss verabschiedet sie die Pflegende mit einem offenen Lächeln.

Monika Krohwinkel macht darauf aufmerksam, dass das Wohlbefinden insgesamt durch die Erfahrung von Unabhängigkeit und durch das Zutrauen zum eigenen Können gefördert wird. „Ich kann" – so beginnen Selbstaussagen über zurückgewonnene Hoffnung und Sinnerfahrung. Zu erleben „ich tue es selbst" macht Freude und befreit für den Augenblick von der ständig sich wiederholenden Erfahrung der Abhängigkeit (▶ Abb. 18.4). In einer eigenständigen Handlung kann sich das Selbstbild wiederherstellen, das ein Mensch im früheren, selbstkompetenten Leben von sich hatte.

18.3 Umgang mit existenziellen Erfahrungen

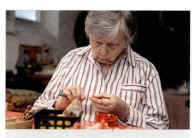

Abb. 18.4 **Unabhängig.** Kleine, notwendige Reparaturen selbst auszuführen, mit Nadel, Faden und Fingerhut zu hantieren, macht Freude. (Foto: R. Stöppler, Thieme)

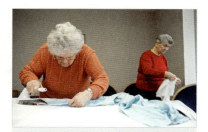

Abb. 18.5 **Mit anpacken.** Die eigene Leistung stärkt das Selbstwertgefühl: beim Bügeln und Zusammenlegen der Wäsche. (Foto: W. Krüper, Thieme)

zeigt, was den befragten Menschen existenziell wichtig war:
- Etwas darstellen zu können und anerkannt zu werden.
- Für andere da sein zu können.
- Für andere etwas zu bedeuten.
- Erfahrungen von früher mitzuteilen und mit anderen zu teilen.
- Sich selbst im Bett bewegen zu können und sich selbst wieder aus dem Bett herausbewegen zu können (selbst tun).

In solchen Erfahrungen von Kompetenz wird das Selbstwertgefühl gestärkt. Ängste und Bedrückungen verlieren ihr Gewicht.

Selbst (mit-)bestimmen

Fallbeispiel

Frau Griesinger hat nach 2 Schlaganfällen das Gehen nicht wieder gelernt. Sie kam in das nahe gelegene Alten- und Pflegeheim und lebte sich schnell ein. Ein partnerschaftlicher Umgang mit den Pflegenden entwickelte sich. Mithilfe der Greifräder bewegte sie sich im Rollstuhl gern außerhalb ihres Zimmers. Frau Griesinger kannte die Mitbewohner, sah und spürte, wo Not am Mann war. „Ich muss ihr zusprechen", sagte sie im Vorbeifahren zu einem Pflegenden und stellte ihren Rollstuhl neben einer Dame ab, die unter Einsamkeit litt.

Im Verhalten von Frau Griesinger ist erkennbar, dass sie ihren Platz in der Gemeinschaft selbst findet und gestaltet. Die Altenpflegenden unterstützen sie lediglich dadurch, dass sie sich mitfreuen, ihre Fähigkeiten anerkennen und würdigen (▶ Abb. 18.5).

Monika Krohwinkel nennt positive Erfahrungen von existenzieller Bedeutung:
- Selbst bestimmen/entscheiden können, wie man etwas tut.
- Gefragt werden, wie man es haben will, wie man etwas nicht haben will (mitbestimmen, mitentscheiden).
- Sicher sein, wann jemand kommt und wie mit einem umgegangen wird (informiert sein, sicher sein können, sich auf Pflegende verlassen können).
- Sich sinnvoll beschäftigen können.
- Menschen haben, die einem zuhören.
- Gefühle zeigen können und dabei nicht zurückgewiesen werden.
- Sich mit seiner Krankheit und seiner Schwäche auseinandersetzen und sich dabei entwickeln können.
- Als Mensch in seinen Problemen und in seinen Bemühungen respektiert werden.

Lernaufgabe

Erinnern Sie sich zu jedem Punkt an positive und negative Beispiele, die Sie selbst erlebt haben. Durchdenken Sie diese Situationen.
Tauschen Sie sich dann darüber aus und diskutieren Sie, wie förderliche Pflege ein lebensbejahendes Grundgefühl alter Menschen stärkt – auch wenn das Leben von Schwäche und Hinfälligkeit gezeichnet ist.

Etwas darstellen

Fallbeispiel

Ilse Adler beginnt als Hilfskraft im Wohn-/Pflegebereich Q. Nach und nach werden ihr die Bewohner bekannt gemacht, und zwar mit ihrer Lebensgeschichte. Altenpflegerin Angela erklärt ihr: Alle, die mit uns arbeiten, müssen wissen, was die Bewohner dargestellt haben, als sie noch voll im Leben standen. Beispielsweise reden wir Frau Renz immer als „Frau Dr." an. Frau Walter war Gärtnerin. Wenn ich Blumen umtopfe, frage ich sie um Rat; sie soll erfahren, dass für ihr Wissen noch Verwendung ist. Herr Petrik war als Techniker beschäftigt und ist immer noch sehr genau. Wenn es um technische Fragen geht, erkennt er die Zusammenhänge besser als wir – wir sprechen dann oftmals zuerst mit ihm, bevor wir die Fachleute von außen heranholen.

Die Untersuchung von Monika Krohwinkel erfasste Menschen mit erheblichen somatischen und/oder psychischen Einschränkungen. Von den Personen war ein Teil stationär untergebracht, die anderen wurden in ihrer häuslichen Umgebung gepflegt (Krohwinkel 1998). Die folgende Liste von Bedürfnissen und Fähigkeiten

18.3.2 Bestätigende Beziehung – oder: das Gegenüber

Fallbeispiel

Sie haben die Tabletts für das Abendessen besonders hübsch angerichtet, und mehrere alte Menschen sagen Ihnen, dass sie sich darüber gefreut haben. Die Anerkennung tut Ihnen gut und Sie gehen innerlich gehoben nach Hause.

Lernaufgabe

Überlegen Sie anhand des vorangehenden kleinen Bedürfnis- und Fähigkeitskatalogs, welche Rolle die Mitmenschen darin spielen.

Von großer Bedeutung für das Selbstwertgefühl ist das Echo der Umgebung. Wir als Menschen – das heißt, auch wir Pflegenden – sind auf Bestätigung und Wertschätzung angewiesen.

Das wissen auch Jüngere aus eigener „existenzieller" Erfahrung. Es erscheint selbstverständlich. Die Brisanz für das existenzielle Erleben wird erst deutlich, wenn wir uns das Gegenteil vor Augen halten: Wie oft werden im Alltag Menschen übersehen, missachtet, nicht gewürdigt?

Lernaufgabe

Machen Sie sich bewusst, welchen Gewinn Sie aus den Beziehungen zu den von Ihnen gepflegten alten Menschen ziehen. Tauschen Sie sich in einer Gesprächsgruppe darüber aus.

„Dialogische Beziehung"

Praxistipp

Bei einem belanglosen Wortwechsel, z. B. über das Wetter, kann das Befinden des Gegenübers wahrgenommen und seine Stimmung intuitiv erfasst werden. Vielleicht erkundigt sich der alte Mensch nach dem Befinden der Pflegenden. Vielleicht wird gegenseitig die Freude über das Wiedersehen ausgedrückt.

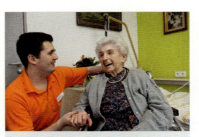

Abb. 18.7 **Kern der Pflegebeziehung.** Das Zwischenmenschliche. (Foto: W. Krüper, Thieme)

Es lohnt sich, die Wahrnehmung dafür zu schärfen, wann eine pflegerische Begegnung uns beglückt oder unsere Stimmung hebt. Zwar sind die Altenpflegenden in ihrer Berufsrolle die Stärkeren, der alte Mensch in seiner Hilfebedürftigkeit der Schwache. Aber auf der zwischenmenschlichen Ebene stehen sich 2 als Menschen Gleichwertige gegenüber. So kann ein echter Dialog entstehen – manchmal in Worten, oft nonverbal, jedenfalls so, dass wir beschenkt werden durch die Teilhabe am Leben und am Wesen eines anderen Menschen. Und so, dass unser Gegenüber spürt, dass auch wir Nehmende sind (Martin Buber n. Schwerdt 1998, ▶ Abb. 18.6).

Die dialogische Beziehung schließt die fachliche Wahrnehmung der Berufsrolle nicht aus, sondern setzt sie voraus. Der berufliche Hintergrund, die Einschätzung des Pflegebedarfs, die notwendige Rollendistanz, sich nicht unfachlich vereinnahmen zu lassen – kurz, die Fähigkeit zur Gestaltung der Pflegebeziehung – das alles gehört zur Professionalität der Altenpflege (S. 1147). Alltägliche Situationen können so im beruflichen Rahmen zwischenmenschlichen Wert bekommen. Gelingt es nicht, die Pflegebeziehungen außer von der fachlichen auch von der mitmenschlichen Seite her zu erleben und zu gestalten, so werden alte Menschen zu Pflegeobjekten, zu sog. „Pflegefällen". Sie erfassen das intuitiv und fühlen sich in der existenziellen Erfahrung ihrer Wertlosigkeit bestätigt (▶ Abb. 18.7). Auch für die Pflegekraft wird sich die Arbeitszufriedenheit durch eine erlebte Beziehung erhöhen; sonst wird die Arbeit zur Routine.

Mit dem Untersuchungsergebnis von Monika Krohwinkel haben wir eine Auflistung von gewünschten Fähigkeiten vor uns. Gleichzeitig hängt jeder einzelne Punkt ganz wesentlich mit der Beziehung zum Gegenüber zusammen:

- Mein Gegenüber schenkt mir Anerkennung.
- Für mein Gegenüber bedeute ich etwas.
- Mein Gegenüber interessiert sich für das, was ich zu sagen habe und wer ich bin.
- Der Altenpflegende traut mir etwas zu, z. B. holt er mich nicht wie einen willenlosen Gegenstand aus dem Bett, sondern lässt mir – soweit irgend möglich – meine Eigentätigkeit.

Lernaufgabe

Stellen Sie sich die in ▶ Tab. 18.1 aufgeführten Situationen (und ähnliche aus Ihren eigenen Beobachtungen) vor.
Bearbeiten und diskutieren Sie jedes der Beispiele unter folgenden Gesichtspunkten:
1. Beschreiben Sie die Situation des alten Menschen.
2. Beschreiben Sie das Verhalten der Altenpflegenden! Wie kommt es zustande?
3. Was bedeutet dieses Verhalten für die Menschenwürde des alten Menschen?
4. Welches Verhalten wäre ermutigend und unterstützend?
5. Erarbeiten Sie Möglichkeiten, dieser Anforderung auch bei Arbeitsstress gerecht zu werden.
6. Schärfen Sie Ihre Wahrnehmung. Achten Sie bei Ihrem nächsten Praxiseinsatz auf ähnliche Situationen, in denen ein alter Mensch durch das Verhalten von Pflegemitarbeitern entmutigt wird. Experimentieren Sie, indem Sie sich in einzelnen Situationen ganz bewusst anders verhalten. Beschreiben Sie die Situation und die Wirkung des veränderten Verhaltens.

Intentionale Bewegungen nicht übersehen!

Fallbeispiel

Im gerontopsychiatrischen Wohnbereich wäscht Altenpflegerin Rosalinde Frau Thomé unter der Dusche. Sie streicht mit dem Waschhandschuh über den Rücken. Frau Thomé hebt den rechten Oberarm. Ein aufmerksamer Beobachter würde erkennen: Sie gibt die Achsel frei in der Erwartung, dass sie jetzt unter dem Arm gewaschen wird (= intentionale Bewegung). Die Pflegeperson ignoriert das Zeichen von Eigentätigkeit und Mitdenken, sie hält konsequent an ihrem „Waschplan" fest. Die existenzielle Erfahrung von Frau Thomé kann nur sein: Entmutigung, Bestätigung der Erfahrung, dass ihr eigenes Tun unnütz ist.

Definition

Intentional = auf ein Ziel gerichtet, Ausdruck einer Absicht

Eine intentionale Bewegung ist eine meist unbewusste Bewegung, an der man eine Erwartung, Absicht oder ein Ziel ablesen kann.

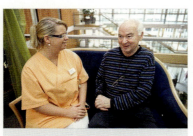

Abb. 18.6 **Dialog.** Die Altenpflegerin ist nicht nur Gebende, sondern auch Nehmende. (Foto: W. Krüper, Thieme)

Tab. 18.1 So kann sich Verhalten von Altenpflegenden auswirken.

Ein alter Mensch erlebt, ...	... und zieht daraus (unbewusst) die Erfahrung:
... dass ihn jemand anspricht, ihn aber dabei nicht ansieht.	„Sie interessiert sich nicht für mich, es ist ihr auch unwichtig, ob ich verstanden habe."
... dass er, nachdem er Wasser gelassen hat, noch 10 Minuten warten muss, bis jemand ihm von der Toilette hilft.	„Sie haben mich vergessen, sie haben sowieso zu viel zu tun, ich bin lästig."
... dass ihn Pflegende belehren, dass seine Mutter schon lange tot sein müsse, nachdem er gejammert hatte, wann denn endlich seine Mutter komme.	„Keiner glaubt mir. Hier sind alle gegen mich."

Gewiss sind oft schwierige Rahmenbedingungen (Zeitdruck) der Grund, dass Ansätze zur Mitwirkung übersehen werden. Dennoch ist es fast immer möglich, Wertschätzung zu vermitteln oder ein missachtendes Verhalten, das man nachträglich erkennt, durch ein entschuldigendes Wort zu korrigieren.

Ausführlich wird an mehreren Stellen in diesem Buch auf wertschätzendes Verhalten in der Pflege eingegangen, siehe z. B. Kap. „Integrative Validation" (S. 477) sowie Kap. „Das einfühlende Gespräch" (S. 206).

Humor als Werkzeug

> **Fallbeispiel**
>
> Eine 93-Jährige: „Spaß muss sein und wenn's auf der Beerdigung ist, hat meine Mutter immer gesagt."

Spaß, Lachen über komische Situationen, Lebensweisheiten in der Form von Sprichwörtern, die bis zum Sarkasmus gehen können oder in ihrer Derbheit vielleicht im privaten Umfeld nicht jedermanns Sache wären – wenn wir sie als Bewältigungsstrategien verstehen, sind sie von höchstem Wert. Sie erlauben dem alten Menschen, sein Gesicht zu wahren, und können bei aller Komik wirklicher Trost sein. Auch für die Mitarbeiter ist das entspannende Lachen wertvoll. Es wirkt entschärfend und mildernd.

Der Psychiater Rolf D. Hirsch: „Humor kann vielfältig und bunt sein […] Er kann laut und deftig, still und sich an eigenen Unzulänglichkeiten und denen der Welt ergötzend sein. Immer ist er lebensbejahend, triumphierend, kritisch, trotzend und gesundheitsfördernd. Humor ist, ein fröhliches bewusstes und unbewusstes Chaos zu schaffen, voller Widersprüche und Absurditäten, sich darin wohlzufühlen, sich zu erkennen, von Beschämungen frei zu machen und das Leben so zu nehmen, wie es ist […] Humor fördert kreative Kräfte, Sensibilisierung für Beziehungen, Lockerung von Beziehungskonflikten und Stärkung des Verstandes. Er eröffnet neue Aspekte" (Hirsch 2001).

Feingefühl ist dabei allerdings vonnöten: Nicht jeder Mensch mag lachen und nicht jede Situation ist dazu geeignet. Lachen darf niemanden ausschließen, es darf nicht verletzen. Befreiendes Lachen ist etwas anderes als Albernheit. Wenn der Humor echt ist und nicht Konflikte damit überspielt werden sollen, ist er das wirksamste präventive Werkzeug gegen das Überhandnehmen eines depressiven Grundgefühls. Eine Kultur des Lachens sollte in der Altenpflege bewusst hochgehalten werden (▶ Abb. 18.8).

18.3.3 Besondere Aspekte des Lebens, die die Fähigkeit zum Umgang mit existenziellen Erfahrungen gefährden

Akute Krisen

Quält sich ein alter Mensch mit einem Problem, kommt es v. a. darauf an, es nicht zu übergehen, „schleifen zu lassen", zu vertrösten. Das würde die Befürchtung bestätigen: „Ich bin nicht wichtig".

Fachliche Beratung vermitteln

Oft kann eine fachliche Beratung alte Menschen von seelischem Druck befreien und unter Umständen auch das bedrängende Problem lösen helfen. Es kann sich z. B. um eine Wohnungsanpassung handeln, um den Kontakt zu einer Selbsthilfegruppe oder zu einem Besuchsdienst, zu einem Rechtsanwalt, Seelsorger, Psychotherapeuten, Schmerztherapeuten oder zu einem sonstigen Facharzt. Dann ist es wichtig, nach Absprache mit dem alten Menschen und im Team schnell und zielbewusst zu handeln. Ist das aus Zeitgründen nicht möglich, so sollte man dem alten Menschen auch Zwischenschritte rückmelden, damit er merkt, dass man „am Ball" ist.

Einsamkeit

Mit zunehmendem Alter wird ein alter Mensch einsam, weil die Gleichaltrigen – Angehörige und Freunde – sterben. Vorher waren Vertraute da, die als Gegenüber dem alten Menschen Bestätigung und dem Leben Halt gaben und die nun fehlen. Diese Verluste, äußere Ereignisse, isolieren den alten Menschen. Isolation gefährdet die Fähigkeit, mit existenziellem Erleben umzugehen (Krohwinkel 1998).

> **Lernaufgabe**
>
> Überlegen Sie: Wie können Sie als Altenpflegende alte Menschen unterstützen, neue Kontakte zu gewinnen?

„Trauert mit den Trauernden!"

Trauer ist eine gesunde Reaktion auf Verluste und darf nicht mit Depression (S. 487) gleichgesetzt werden (s. auch ▶ Tab. 18.2). Vier Aufgaben hat ein Trauernder zu bewältigen:

Tab. 18.2 Wir nehmen die bedrückte Stimmung eines Menschen wahr: Depression oder Trauer?

Depression	Trauer
Der Depressive ist in seiner bedrückten Stimmung gefangen. Weitere Symptome der Depression sind: • Angst • Unsicherheit • Unruhe • Verminderung des Antriebs • Entschlusslosigkeit • Neigung zum Grübeln • Pessimismus • Gleichgültigkeit gegenüber Dingen und Personen, die früher wichtig waren • starrer Gesichtsausdruck • bewegungsarme Körperhaltung Der Depressive hat eingeschränkte Sozialkontakte. Die verbleibenden Bezugspersonen beansprucht er dafür umso intensiver und wünscht sich von ihnen uneingeschränkte Zuwendung. Körperliche Beschwerden können hinzukommen, in der Medizin oft als „vegetative Dystonie" zusammengefasst. Häufig sind ängstliche Selbstbeobachtung und wahnhafte Vorstellungen, unter einer schweren Erkrankung zu leiden. Depressiven fällt oft besonders der Vormittag schwer; jede kleine Aktion ist dann wie ein Berg.	Der Trauernde nimmt im Lauf der Zeit Abschied von dem, was er betrauert. Aber „Gefühle haben Schneckentempo, Trauer zu bearbeiten, dauert Jahre" (Grond 1982). Trauer ist eine Form der Anpassung an einen Verlust. Sie ist eine Phase des Reifens und Wachsens. Die Auseinandersetzung mit dem Verlust geht manchmal mit widersprüchlichen Gefühlen, mit Spannungen und einem Auf und Ab einher. Sie ist oft mit dem quälenden Gefühl verbunden, dem gestorbenen Menschen etwas schuldig geblieben zu sein. Da alte Menschen besonders häufig mit Verlusten verschiedener Art konfrontiert werden, kann Traurigkeit oder bedrückte Stimmung Teil der persönlichen Lebenshaltung werden. Sie ist dann schwer von einer Depression zu unterscheiden. Das Gefühl der Verlassenheit kann durch stumme „Gespräche" mit dem Gestorbenen gelindert werden.

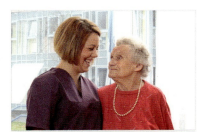

Abb. 18.8 Wichtig bei der Arbeit. Zur Altenpflege gehört eine Kultur des Humors und des Lachens. (Foto: R. Stöppler, Thieme)

- Den Verlust als Realität zu akzeptieren.
- Den Trauerschmerz zu durchleiden.
- Sich anzupassen an das Leben ohne den Gestorbenen oder sonstiges Verlorenes.
- Energien in andere Beziehungen oder neue Aufgaben zu investieren.

Trauerarbeit

Fallbeispiel

Die 90-jährige Frau Wahl, deren Sohn verunglückt ist, fragt immer wieder mit Tränen in den Augen, warum ihr Sohn vor ihr gestorben sei und warum der Herrgott nicht erst sie geholt habe. Die Pflegenden versuchen, sie zu beruhigen, aber niemand wagt es, auf den Kummer wirklich einzugehen.

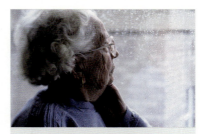

Abb. 18.9 Trauriges bewältigen. Dem Trauernden mit Verständnis zur Seite stehen. (Foto: Photodisc)

Trauer ist eine notwendige Arbeit der Seele. Sie braucht Zeit. Mit Beschwichtigen und Aufmuntern ist einem trauernden Menschen nicht zu helfen.

Belastende Gefühle aushalten

Wir können dafür sorgen, dass Trauernde nicht zu viel allein sind, dass sie ihren Kummer aussprechen können, auch Verzweiflung und Zorn. Wir können sie zum Erzählen ermuntern, wodurch bei dem Trauernden ein Gefühl der Nähe zu dem verlorenen Menschen entstehen kann. Ein Gang zum Friedhof lindert vielleicht die Traurigkeit. Trost ist, wenn die Umwelt dem Trauernden mit Verständnis zur Seite steht (Mitgefühl, „Mit-Schmerz") und nicht schnell mit einem billigen Trost (Ablenken, Aufmuntern, Ratschläge: „Sie dürfen sich nicht hängen lassen!") zur Tagesordnung übergeht (▶ Abb. 18.9).

Mancher alte Mensch trauert um Materielles – den Verlust seiner Wohnung, den Verlust von Gesundheit und Unabhängigkeit. „Gefühle zeigen können und dabei nicht zurückgewiesen werden" wird unter den existenziell wichtigen Bedürfnissen genannt (Krohwinkel 1998). Wir unterstützen den alten Menschen dadurch, dass wir auch belastende Gefühle aushalten, ihm ruhig zuhören und ihn dabei voll ansehen.

Gefährdungen durch Isolation

Außer der Vereinsamung durch den Verlust nahestehender Personen sind die persönlichen Veränderungen zu nennen, die Menschen aus der Gemeinschaft ausschließen. Beispiele sind:
- Schwerhörigkeit
- eingeschränktes Sprechvermögen
- fortgeschrittene Demenz

Schwerhörigkeit

Altersbedingte Schwerhörigkeit isoliert in einem Ausmaß, das sich Außenstehende kaum vorstellen können: sich an einem Gespräch nicht beteiligen können, weil man nur Teile mitbekommt und aufs Erraten angewiesen ist; sich nicht zu antworten trauen, weil man fürchtet, falsch geraten zu haben. Auch Hörgeräte helfen nur bedingt. „Blindheit trennt uns von den Dingen, aber Taubheit trennt uns von den Menschen" (Helen Keller [1880–1968], blinde und gehörlose amerikanische Lehrerin). Bei gehörbehinderten Personen ist besondere Achtsamkeit erforderlich:
- Den Betroffenen direkt anschauen, dabei beobachten, ob das Gesicht Verständnis ausdrückt.
- Betont langsam und deutlich (nicht laut!) sprechen.
- Nebengeräusche vermeiden, Radio aus!, in einen ruhigen Raum gehen.
- Sich durch Nachfragen vergewissern, ob man richtig verstanden wurde.

Gemeinsames Tun, bei dem es nicht aufs Hören ankommt, ist eine Wohltat für Schwerhörige und gibt ihnen das Gefühl von Verbundenheit, siehe Kap. „Einschränkungen des Hörvermögens" (S. 635).

Eingeschränktes Sprechvermögen

Ein Mensch, der seine Wünsche (z. B. wegen Aphasie nach Apoplex) sprachlich nicht klar zum Ausdruck bringen kann, ist in besonderer Weise darauf angewiesen, dass sich Pflegende in ihn hineinversetzen.

▶ **Perspektivübernahme.** Sich in einen anderen hineinzuversetzen heißt, die Situation so zu sehen, wie er sie sieht, oder „seine Perspektive", seine Sicht auf etwas, zu übernehmen. Das erleichtert die Kommunikation: Missverständnisse, Abwehr und mancher Konflikt können vermieden werden. Solch eine Perspektivübernahme findet in der Pflegearbeit ständig statt. Wir nehmen gedanklich vorweg, was z. B. der Kollege vorhat, was er gleich sagen oder tun wird – wir blicken also aus seiner und gleichzeitig aus der eigenen Perspektive auf die Situation – und wir stellen uns beim gemeinsamen Tun aufeinander ein (Geulen n. Kickhöfer 1994).

▶ **Perspektivenwechsel in schwierigen Situationen.** Situationen mit der Tendenz zur Eskalation können durch einen Perspektivenwechsel entschärft werden. Einen Moment innehalten, sich fragen: „Was veranlasst den alten Menschen zu diesem befremdlichen Verhalten?" und versuchen, seine Sicht der Dinge zu erfassen. Als Handelnde wechsele ich danach wieder zu meinem eigenen Blickwinkel, kann nun aber die Motive des Gegenübers einbeziehen (▶ Tab. 18.3).

Die Sicht eines anderen Menschen zu übernehmen, ist möglich, weil Gefühle in den Grundzügen allgemein-menschlich sind. Ärger, Zorn, Aufregung, Sich-in-die-Enge-getrieben-Fühlen, Sorge, Angst, Ent-

Tab. 18.3 Perspektivübernahme.

Situation	Sicht der Altenpflegerin (A.)	Sicht des alten Menschen (Frau B.)	Perspektivübernahme
Eine Altenpflegende fragt Frau Born, die nach einem Apoplex sprachbehindert ist, ob sie zum Friseur gebracht werden möchte. Frau Born antwortet mit einem Wortschwall, der teils unverständlich, teils widersprüchlich ist, dabei gestikuliert sie heftig.	„Was für ein Chaos! Was will sie denn nur?"	„Ich will unbedingt zum Friseur und es ist wieder zu spät, man hat mich wieder vergessen. Wenn ich jetzt erst hingebracht werde, muss ich warten und dann bin ich bis zum Mittagessen nicht fertig. Und ich kann das wieder nicht richtig sagen, was soll ich nur machen?"	Die Pflegende errät den Grund der Aufregung (übernimmt die Perspektive von Frau Born), setzt sich ihr gegenüber, sieht sie an und sagt ruhig: „Der Friseur hat Bescheid gegeben, es ist gerade ein Platz frei. Ich kann Sie sofort hinbringen. Wollen Sie?"

18.3 Umgang mit existenziellen Erfahrungen

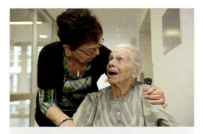

Abb. 18.10 Aphasie. Kann ein alter Mensch nicht mehr verständlich sprechen, kostet es Mühe, ihn dennoch zu verstehen. (Foto: W. Krüper, Thieme)

täuschung – all das kennt jeder Mensch von sich selbst. Das Gemeinsame existenzieller Erfahrungen kann uns helfen, andere zu verstehen. Wenn man dagegen negative Gefühle abwehrt, besteht die Gefahr, dass das Gegenüber sich umso mehr hineinsteigert.

Mancher alte Mensch hat es verlernt (oder nie richtig gekonnt), sich auszudrücken. Auch dieser Mangel isoliert. Altenpflegende können es übernehmen, für ihn zu sprechen („Sie sehen heute bedrückt aus" oder „Der Besuch gestern war wohl recht anstrengend für Sie?") oder ihm durch einen Blickkontakt aus der Isolation zu helfen. Die nonverbale Verständigung (Blicke, Gesten) ist besonders wichtig, wenn zusätzlich das Sprachverständnis gestört ist (▶ Abb. 18.10).

18.3.4 Besonderheiten bei fortgeschrittener Demenz

Fallbeispiel

„An der Tür verabschieden wir uns. Er umklammert meinen Arm. ‚Musst du wirklich gehen? Sag mir, was ich tun muss, damit du hierbleibst.' ‚Tut mir leid, Papa, ich muss wirklich gehen.' ‚Schreibst du bitte deine Telefonnummer auf? Und ein paar Reservenummern, für den Fall, dass ... Oh-Gott-oh-Gott-oh-Gott.' ‚Wovor hast du Angst?' ‚Vor allem. Man begegnet hier seltsamen Leuten. Es macht keinen Spaß, es ist unangenehm. Ich habe keine Ahnung, welche Aufgabe ich hier habe. Was erwartet man von mir? Steht es irgendwo schwarz auf weiß? Kann ich es lesen?' – Ich erkläre ihm, es seien ständig Pflegekräfte in der Nähe, die er fragen könne. Doch er meint: ‚Ich will mit diesen fremden Leuten nichts zu schaffen haben. Das ist verlorene Liebesmühe. Ich muss mich hier ständig allen vorstellen, jeden Tag wieder.' ... Seine Stimme überschlägt sich. ‚Ich will eine einzige feste Person.' – René ist entwurzelt. Er sucht einen Freund. Einsamkeit ist auch einer der Gründe für sein ständiges Herumlaufen. Er ist häufig auf der Suche nach ‚vertrauten Gesichtern', nach ‚Verwandten, Bekannten, jemandem, mit dem er reden kann'. Er sehnt sich nach einer vertrauten Person ... einem Halt in dieser ungreifbaren, beängstigenden Wirklichkeit." (Braam 2010)

Der Text ist einem außerordentlichen Buch entnommen. Der Wissenschaftler und Journalist René van Neer bekommt Alzheimer, nachdem er selbst vorher über Demenz veröffentlicht hatte. Seine Tochter, ebenfalls Journalistin, und er beschließen, daraus ein Projekt zu machen. Die Begleitung ihres Vaters wird zum beruflichen Schwerpunkt. So kann sie täglich – bis zu seinem Tod – um ihn sein und notiert alles: Was er äußert, was an seinem Verhalten auffällt, die pflegerischen Maßnahmen im Heim und wie sie sich bei ihm auswirken. Ihr Bericht sollte Pflichtlektüre sein für Menschen, die demente Menschen pflegen. Viele Ausbildungsträger in den Niederlanden ziehen das Buch für die Ausbildung heran (▶ Abb. 18.11).

Die schwindenden Hirnleistungen führen dazu, dass sich der Demente ständig neu in einer verwirrenden, überfordernden Welt orientieren muss. Aus dem Gefühl der Verlassenheit resultiert Verzweiflung. Dazu kommt die Erfahrung, unbrauchbar zu sein – ständig über seine Fehler zu stolpern und nichts mehr zuverlässig selbst bewältigen zu können.

▶ **Fehler übergehen.** Fehler jeder Art – in der räumlichen oder zeitlichen Orientierung, in sprachlichen Äußerungen, bei all-

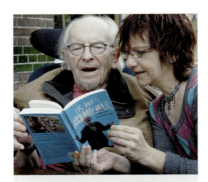

Abb. 18.11 Wie sich die Erkrankung anfühlt. Stella Braam gibt in dem Buch, das sie im Einvernehmen mit ihrem alzheimerkranken Vater geschrieben hat, seine existenziellen Erfahrungen wieder (Foto: Julius Beltz GmbH und Co. KG)

täglichen Hantierungen – sollte man überspielen, nicht korrigieren. Ein dementer Mensch stolpert ohnehin ständig über seine Unzulänglichkeit. Auseinandersetzungen führen nicht weiter – der alte Mensch versteht die Belehrungen nicht und vergisst sie ohnehin. Die meisten Irrtümer kann man unauffällig in Ordnung bringen – das erspart dem alten Menschen Beschämung und dem Pflegenden Kraft.

▶ **Herumlaufen akzeptieren.** Ob das Laufen („Wandering") dementer Menschen einem natürlichen Bewegungsdrang oder der verzweifelten Suche nach etwas Vertrautem entspringt – in jedem Fall kann man es nicht mit „vernünftigen" Begründungen unterbinden. Auch hier ist es wichtig, ihn einerseits nicht zu reglementieren und zu beschämen – auf der anderen Seite für Sicherheit zu sorgen, damit der demente Mensch sich bewegen kann, ohne sich oder andere in Gefahr zu bringen. Ob Fixierung oder medikamentöse Ruhigstellung in extremen Fällen erforderlich ist, muss äußerst kritisch individuell geprüft werden.

▶ **Sprachliche Verständigung.** Häufig macht man sich nicht klar, dass mit fortschreitender Demenz sowohl die Fähigkeiten, Sätze zu verstehen, als auch sich auszudrücken, immer mehr verlorengehen. Einige einfache Regeln helfen, dementen Menschen Missverständnisse, Ängste und daraus resultierende Verzweiflung zu ersparen:

- Bilden Sie kurze Sätze und vermeiden Sie Nebensätze.
- Schauen Sie den Erkrankten beim Sprechen an. Wenn Sie den Eindruck haben, nicht verstanden worden zu sein, machen Sie eine Pause.
- Ergänzen oder ersetzen Sie Aufforderungen durch Blicke, Gesten oder Ihre Körpersprache.
- Vermeiden Sie Ablenkung durch Radio o. Ä.
- Wiederholen Sie Wichtiges.
- Nennen Sie das Wichtigste am Ende des Satzes.
- Äußern Sie keine ironischen Bemerkungen oder sonstige Sätze, die Sie nicht wirklich ernst meinen.
- Nehmen Sie es dem dementen Menschen nicht übel, wenn er Sie kritisiert oder beschimpft. Nehmen Sie dies nicht persönlich (Maier 2010).

Fallbeispiel

Altenpflegerin Maren möchte Frau Harm zum Essen holen. Sie berührt sie am Arm, nimmt ihre Hand (Frau Harm steht zögernd auf) – ein freundlich auffordernder Blick, eine Kopfbewegung zur Tür hin – „Es gibt Essen." (Maren und Frau Harm machen sich zusammen auf den Weg.)

▶ **Blickkontakt.** Auch bei fortgeschrittener Demenz ist ein Mensch nicht ein fühlloses Pflegebündel. Den Grundsatz, dass das Früheste in der menschlichen Entwicklung das Letzte ist, was abgebaut wird, können wir in der Pflege berücksichtigen. Gehalten werden und von der Mutter angeschaut werden, sind die ganz frühen Erfahrungen – Körperkontakt und Blickkontakt. Einen dementen Menschen anzusehen, ein ruhiger, verweilender Blick ist während der Pflege immer wieder möglich. Wenn der Blick nicht nur über ihn hinhuscht, sondern länger ausgehalten wird, nimmt der alte Mensch ihn in sich auf. Er wird zur Begegnung, die die Isolation überwindet, wenigstens für einen kurzen Augenblick.

▶ **Berühren.** Hautkontakt findet in der Pflege sowieso statt. Bei dementen Menschen ist er das grundlegende Mittel, um die Einsamkeit zu überwinden. So bekommt der sonst routinemäßige Hautkontakt eine neue Bedeutung – die Sprache der liebevollen Berührung wird verstanden, wo sonst keine Verständigung mehr möglich ist.

Merke

Durch sorgsames vereinfachtes Sprechen, durch fortdauernden Blickkontakt und bewusste ruhige Berührung erfährt ein dementer Mensch Zuwendung. Er wird in seinem Lebensgefühl gehoben und gestärkt (▶ Abb. 18.12). Hektik dagegen ist für ihn quälend, es treibt ihn noch tiefer in Isolation und Verwirrtheit.

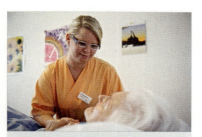

Abb. 18.12 **Berühren.** Blickkontakt und Berührung überwinden Isolation. (Foto: W. Krüper, Thieme)

18.4 Glaube und Religiosität

Das Christentum ist die in Europa vorherrschende Religion; „zu den Christen zählen laut Zensus 2011 gut zwei Drittel der Einwohner" in Deutschland (Statist. Bundesamt 2015). Der Name leitet sich von Christus ab, einem Ehrentitel (=Gesalbter, von Gott geschickter Retter), der dem Juden Jesus von Nazareth von seinen Anhängern, den ersten christlichen Gläubigen, gegeben wurde. Jesus lebte Anfang des 1. Jahrhunderts unserer Zeitrechnung.

In Deutschland sind die wichtigsten christlichen Konfessionen (Bekenntnisse) die römisch-katholische Kirche (ca. 24 Mill. Menschen) und die Evangelische Kirche mit verschiedenen Gliedkirchen (lutherisch, uniert, reformiert u. a., ca. 25 Mill. Menschen – die Zahlen variieren), dazu kommen etwa 1,5 Mill. Mitglieder in orthodoxen Kirchen. Gleichzeitig gehören ca. 100 000 Mitbürger der jüdischen Glaubensgemeinschaft an, ca. 4 Mill. dem Islam.

18.4.1 Alte Menschen in ihrer Religiosität

Fallbeispiel

Frau Fendt, 88, lebt seit 6 Jahren im Wohnbereich, in dem eine Gruppe von dementen Frauen betreut wird. Sie sitzt tagsüber unbeteiligt in der Runde im Wohnzimmer, döst vor sich hin, spricht nicht und reagiert kaum auf Fragen. Zum Hausgottesdienst wird sie in die Kapelle gefahren. Sie beobachten, dass Frau Fendt mit gespannter Aufmerksamkeit dem Geschehen folgt. Bei einem Lied singt sie von Anfang bis Ende auswendig mit, alle Strophen.

Fallbeispiel

Sie haben eine neue Stelle in einem Pflegeheim angetreten. Aus Ihrer Beschäftigung mit den Biografien der Bewohner wissen Sie, dass Frau Gabler eine kämpferische Frau ist, die zusammen mit ihrem Mann in der Arbeiterbewegung aktiv war, und dass sie sich im Alter noch lange für Frauen in der Nachbarschaft engagiert hat. Aus der Kirche ist sie ausgetreten und will damit entschieden nichts zu tun haben. Sie bekommen den Auftrag, die Bewohner zur Andacht in die Kapelle zu begleiten. Die Leitung des Hauses legt Wert darauf, dass sich alle dort versammeln. Sie sind unsicher, wie Sie sich Frau Gabler gegenüber verhalten sollen.

Die meisten der älteren und ältesten Menschen in Deutschland sind in festen kirchlichen Bindungen aufgewachsen. Der Lebenslauf war begleitet von kirchlichen Bräuchen: der Taufe, Erstkommunion und Firmung (katholisch) oder Konfirmation (evangelisch), der kirchlicher Trauung, später der Hochzeit von Kindern und Enkeln. Zu Sterbenden wurde der Pfarrer gerufen, um z. B. die (katholischen) Sterbesakramente zu spenden. Man ging regelmäßig oder zumindest zu bestimmten Anlässen zum Abendmahl (evangelisch) oder zur Kommunion (katholisch). Im Unterricht zur Vorbereitung auf Konfirmation oder Erstkommunion wurde noch bis Ende der 50er Jahre des vorigen Jahrhunderts viel auswendig gelernt. Bibelsprüche, Psalmen, Gesangbuchlieder, Gebete waren oder sind bei den Älteren fest im Gedächtnis verankert. Katholische Christen kennen den „Rosenkranz". Kirchliche Feiertage markieren die Abschnitte im Jahreslauf.

Religiöse Themen und Riten können am Ende des Lebens erneut wichtig werden, Trost und Geborgenheit vermitteln, z. B. bestimmte Gebete oder Lieder: „Der Herr ist mein Hirte, mir wird nichts mangeln ..." (Psalm 23), „so nimm denn meine Hände, und führe mich ..." (Evangelisches Gesangbuch Nr. 376).

Aber auch in der jetzt alten Generation gibt es unterschiedliche Einstellungen dem Christentum und der Kirche gegenüber. In ihrer Jugend wurden von Eltern oder Pfarrern verschiedene Gottesbilder vermittelt: das Bild des liebenden Vater-Gottes, der das Leben schützt und trägt, oder aber eines Gottes, der die Fehler des Menschen hart bestraft. Manche haben sich – vielleicht nach tiefen persönlichen Krisen – im Laufe ihres Lebens dieses Drucks entledigt, haben sich der Kirche entfremdet, sind aus der Kirche ausgetreten oder haben sich anderen Formen der Frömmigkeit zugewandt. Wie jeder Lebenslauf sich unterscheidet, so machen Menschen auch unterschiedliche religiöse Entwicklungen durch. Es formt sich im Lauf des Lebens eine persönliche „Lebens- und Glaubensgestalt" (Feeser-Lichterfeld 2007). Das Spektrum reicht dabei von tief gläubig bis atheistisch, das heißt die Existenz eines (persönlichen) Gottes leugnend. Menschen in bzw. aus den neuen Bundesländern werden christliche Traditionen eher fremd sein, da das öffentliche Leben in der DDR atheistisch geprägt war und Menschen, die sich zu christlichen Gruppen hielten, in mancher Hinsicht benachteiligt wurden (Eckert 2007).

Seit ca. 40 Jahren gibt es eine neue Suche nach Spiritualität: Die Halle der Stille auf den Kirchentagen, Wallfahrten, Besinnungstage, Angebote von Meditation, meditativem Tanz, Segnungshandlungen zeugen davon. Außerchristliche Elemente werden aufgenommen: Yoga aus dem Hinduismus, Tai-Chi und Qi Gong aus dem chinesischen Taoismus, Reiki ist eine japanische Kunst der Handauflegung. Der Dalai Lama und Galsan Tschinag, Stammesoberhaupt der Tuwa in der Mongolei, haben viele Leser. Die spirituelle, auch die körperliche Erfahrung spielt eine größere Rolle als in traditioneller europäischer Religionsausübung. Diesen spirituellen Angeboten ist mit der traditionellen Frömmigkeit gemeinsam, dass sie auch auf das Unsichtbare, das Göttliche, Heilende ausgerichtet sein können.

Definition

Spiritualität (lat.: Geistigkeit) bezeichnet die geistige Ausrichtung eines Menschen oder einer Gruppierung, das innere Leitbild. Dazu gehört auch, wie man diese Lebenseinstellung weiterentwickelt oder sie sich erhält: Welche Zeit man darauf verwendet, welche Anregungen man sich holt, welche Riten oder Übungen man pflegt, um diese innere Orientierung gegenwärtig zu halten.

Neben gewohnten Gebets- und Andachtsbüchern wird neue Literatur zur persönlichen Besinnung angeboten. Im Radio und Fernsehen gibt es täglich und wöchentlich religiöse Sendungen mit hohen Einschaltquoten. Über die Medien nehmen vermutlich sonntags mehr Menschen an solchen Besinnung teil als an den Gottesdiensten in den Gemeinden (Rothermund 2004).

Lernaufgabe

Machen Sie sich bewusst, was Sie über die Religiosität alter Menschen beobachten konnten. Tauschen Sie sich aus über Ihre Beobachtungen und über Aussagen alter Menschen, in denen religiöse Fragen vorkamen.

Lernaufgabe

Um der im vergangenen Vierteljahr gestorbenen Heimbewohner zu gedenken und sich noch einmal von ihnen zu verabschieden, wird in einem Altenheim vierteljährlich eine Abschiedsfeier mit den Bewohnern gehalten. Überlegen Sie, wie solch eine Feier gestaltet werden kann und welche Hilfsmittel (Texte, Bilder, Lieder, z. B. aus Gesangbüchern oder Internet) Sie brauchen.

18.4.2 Das christliche Kirchenjahr

Das Kirchenjahr verbindet die wichtigsten Grundlagen des christlichen Glaubens mit dem Ablauf des Jahres. Es beginnt mit dem ersten Adventssonntag und endet mit dem ev. „Ewigkeitssonntag" bzw. dem kath. „Christkönigsfest". Die wiederkehrenden Feiertage sind:

- die **4 Adventssonntage**. Die Adventszeit war bis in die 1960er Jahre Fastenzeit.
- der **Nikolaustag** am 6. Dezember
- **Weihnachten**, Heiligabend am 24. Dezember, 1. und 2. Feiertag am 25. und 26. Dezember
- **Jahreswende**
- **Epiphanias** (ev., griech.: Erscheinung) bzw. **Heilige Drei Könige** (kath.) am 6. Januar
- **Passionszeit**, 40-tägige Fastenzeit von Aschermittwoch bis Ostern (österliche Bußzeit)
- **Gründonnerstag**, Gedenken an die Einsetzung des heiligen Abendmahls – Donnerstag vor Ostern
- **Karfreitag**: Gedenktag der Kreuzigung Jesu
- **Ostern**, an dem die Auferstehung Jesu gefeiert wird, ist das älteste christliche Fest – der Sieg des Lebens über den Tod; die christlichen Motive vermischen sich mit vorchristlichen Motiven, die das Erwachen der Natur nach dem Winter feiern.
- **Christi Himmelfahrt**, 40 Tage nach Ostern. Immer donnerstags wird gefeiert, dass der auferstandene Jesus als Herr der Welt („Christus", der Gesalbte) allen Menschen nahe sein will und seine Jünger beauftragt, seine Liebe weiterzugeben.
- **Pfingsten**, 50 Tage nach Ostern. Es wird die Entstehung der Kirche gefeiert.
- **Fronleichnam** (Kath.). Es wird nochmals die Einsetzung des heiligen Abendmahls gefeiert.
- **Erntedankfest** am 1. Sonntag im Oktober. Früchte des Gartens und der Felder werden in die Kirche gebracht, um Gott zu danken.
- **Reformationsfest** (Ev.), am 31. Oktober 1517 hat Dr. Martin Luther seine 95 Thesen zu Buße und Ablass an die Kirchentür in Wittenberg angeschlagen – Beginn der Reformation; jährliches Gedenken.
- **Allerheiligen** (Kath.), am 1. November, festliches Gedenken an alle Menschen, die heilig, das heißt endgültig bei Gott sind; häufig verknüpft, mit dem Fest am Folgetag: **Allerseelen**, kath., Gedenken an die Verstorbenen.
- **Buß- und Bettag** (Ev.), Aufforderung, sein Leben wieder neu auf Gott hin zu orientieren.
- **Martinstag** am 11. November. Gedenktag an den heiligen Martin (von Tours), verbunden z. T. mit traditionellen Bräuchen – Martinsgans.
- **Ewigkeitssonntag** am letzten Sonntag vor der Adventszeit, (ev.), Gedenken an die Verstorbenen bzw. **Christkönigsfest** (kath.) Feier zu Christus als Herrn der Zeit und der Welt.

In manchen Regionen bedeutet für katholische Christen der „Namenstag", das heißt die Feier des Vornamens, oft noch mehr als der Geburtstag: Jeder Kalendertag ist mit Namen von bestimmten Heiligen verbunden. In manchen Gegenden feiern katholische Christen außerdem verschiedene Marien- und Heiligenfeste.

Lernaufgabe

Tragen Sie zusammen, was Sie über diese kirchlichen Feste wissen. Teilen Sie die Feste untereinander auf und befragen Sie ältere Menschen dazu. Fragen Sie katholische Christen, was das Beten des Rosenkranzes für sie bedeutet. Suchen Sie in der Literatur nach Informationen. Bereiten Sie die Gestaltung einer kleinen Feier zu einem dieser Feste vor. Hinweise auf Hilfsmittel finden Sie am Ende dieses Abschnitts.

18.4.3 Evangelisches und katholisches Liedgut

Für viele Christen sind die vertrauten Lieder und das gemeinsame Singen Ausdruck ihres Glaubens. Im Internet finden sich Listen verbreiteter Kirchenlieder (▶ Tab. 18.4).

Regelmäßige Gottesdienstbesucher unter den alten Menschen kennen auch moderne Kirchenlieder.

Lernaufgabe

Kennen Sie einige der Lieder? Suchen Sie eines oder mehrere der Lieder in den Gesangbüchern. Vielleicht findet sich eine Gruppe zum Singen zusammen? Oder zum Singen mit alten Menschen? (▶ Abb. 18.13)

18.4.4 Zentrale Gedanken der christlichen Tradition

Die zentrale Aussage des christlichen Glaubens ist die von der Liebe Gottes, die jedes Menschenleben umfasst. „Welch eine Liebe hat uns der Vater erwiesen, dass wir Gottes Kinder sollen heißen" (1. Brief des Johannes Kap. 3, Vers 1). „Ich ha-

Tab. 18.4 Beispiele für evangelisches und katholisches Liedgut.

evangelisch (Evangelisches Gesangbuch, 1996)	römisch-katholisch (Gotteslob, 2013)
In beiden vorhanden:	
Befiehl du deine Wege (361)	(418)
Christ ist erstanden (99)	(318)
Der Mond ist aufgegangen (482)	(93)
Gott liebt diese Welt (409)	(464)
Großer Gott, wir loben dich (331)	(380)
Komm, Herr, segne uns (170)	(451)
Lobe den Herren, den mächtigen König (317)	(392)
Macht hoch die Tür (1)	(218)
Nun danket alle Gott (321)	(405)
O du fröhliche (44)	(238)
Oh Haupt voll Blut und Wunden (85)	(289)
Stille Nacht, heilige Nacht (46)	(249)
Tochter Zion (13)	(228)
Vom Aufgang der Sonne (456)	(415)
Vom Himmel hoch, da komm ich her (24)	(237)
Von guten Mächten (65)	(430 – versch. Melodien)
Wir sagen Euch an den ersten Advent (17)	(223)
Eigengut Evangelisch:	**Eigengut Römisch-katholisch:**
All Morgen ist ganz frisch und neu (440)	Bevor des Tages Licht vergeht (663)
Ein feste Burg ist unser Gott (362)	Ein Haus voll Glorie schauet (478)
Geh aus, mein Herz, und suche Freud (503)	Maria breit den Mantel aus (534)
Ich bin getauft auf deinen Namen (200)	Meerstern, ich dich grüße (524)
Ich singe dir mit Herz und Mund (324)	Mein Hirt ist Gott (421)
Jesu, geh voran (391)	Menschen, die ihr wart verloren (245)
	Heilig, heilig, heilig ist der Herr (388)

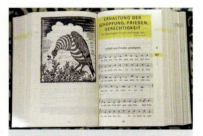

Abb. 18.13 Das Gesangbuch. Es enthält Lieder und Gebete, die vielen alten Menschen vertraut sind. (Foto: U. Pfäfflin, Thieme)

be dich je und je geliebt" (Prophet Jeremia, Kap. 31, Vers 3). Gerade im Versagen, da, wo man sich selbst nicht gut findet – in der traditionellen Frömmigkeitssprache als „Sünden", Schuld gegen Gott erlebt – versteht man, wie weit die Liebe Gottes geht und dass Gott gerade „den Sünder liebt". Es ist damit nicht das billige Hinweggehen über falsches Verhalten gemeint, sich selbst zu entschuldigen und zu verharmlosen, was man anderen Menschen angetan hat. Gemeint ist der Mensch, der sich wegen seiner Fehler als wertlos erlebt; so hat sich Jesus in seinem Wanderleben gerade den Menschen zugewandt, die von anderen ausgegrenzt wurden und in den eigenen Augen verachtenswert waren. Diese Zuwendung zu den „Sündern" und Außenseitern hat letztlich zu den Konflikten mit der Obrigkeit geführt, durch die das Leben Jesu schließlich mit der Kreuzigung endete. „Glaube kommt aus dem Geliebt-Werden" (Ebeling 1967). Vertrauen zu Gott und das Vertrauen, dass das eigene Schicksal in guten Händen ist, entsteht, wenn sich ein Mensch geliebt weiß.

„Ich bin ich, so wie ich bin, mit meinen Fehlern und meinen guten Seiten von Gott akzeptiert" – das kann nicht jeder frei und fröhlich sagen. Einem Menschen, dem ständig Fehler nachgewiesen werden, dem seine unschönen Seiten vorgeworfen werden oder der gemieden wird, sind Sätze über die Liebe Gottes leeres Gerede – zumindest kann nur ein fest verwurzelter Glaube solch negativen Erfahrungen standhalten. Christliche Ethik erwächst daraus, dass Menschen dankbar sind für die erfahrene Liebe von Menschen und von Gott und dass sie diese Liebe an andere weitergeben: „Ertragt einer den andern in Liebe" (Brief an die Epheser Kap. 4, Vers 2); „Lebt in der Liebe, wie auch Christus uns geliebt hat." (Epheser Kap. 5, Vers 2).

▶ **Gebete.** Vertrauen zu Gott zu haben, heißt auch, zu seinen Gefühlen der Angst, der Verzweiflung, der Unsicherheit, der Hoffnung, des Dankes stehen zu können. Den Gefühlen, Gedanken oder Sorgen kann im Gebet Ausdruck gegeben werden. Worte zu finden für das, was im Leben beunruhigt oder aus ganzem Herzen freut, gibt gleichzeitig dem Leben Tiefe und Erleichterung. Ob ein Mensch dabei Gott anredet oder zu sich selbst spricht oder seine Worte dem Tagebuch anvertraut – das kann alles in einem weiten Sinn auch als Gebet aufgefasst werden. Daneben gibt es die Gebete mit festgelegtem Wortlaut wie die Psalmen oder das „Vater unser" – in Gottesdiensten mit anderen Menschen oder allein als Gebet gesprochen. Sie sind ein Angebot, sein Inneres in den vorgegebenen Formulierungen mitschwingen zu lassen.

18.4.5 Besonderheiten religiöser Gruppierungen und anderer Religionen

Fallbeispiel

Frau Beck gehört den Zeugen Jehovas an. Diese religiöse Gruppe untersagt ihren Mitgliedern Transfusionen von fremdem Blut. Das hat Frau Beck auch in ihrer Patientenverfügung ausgeschlossen. Frau Beck soll zu einem operativen Eingriff ins Krankenhaus eingeliefert werden. Die Überleitungspflege obliegt Altenpflegefachkraft Hanna. Oben auf die Papiere (Medikamentenplan, Patientenverfügung usw.) legt sie ein Blatt mit dem Hinweis: „Bitte keine Bluttransfusionen – siehe Patientenverfügung"; außerdem ruft sie zur Sicherheit die übernehmende Krankenhausstation an und informiert die verantwortliche Schwester.

Sollten Sie in der Pflege mit alten Menschen aus einer Gruppe besonderer religiöser Prägung, z. B. Methodisten, Baptisten oder Gruppierungen wie die Zeugen Jehovas zu tun haben, ist es wichtig, dass Sie sich speziell informieren: Gibt es religiöse Formen, besondere Empfindlichkeiten, auf die Sie Rücksicht nehmen sollten? Vielleicht können Angehörige Ihnen etwas mitteilen oder Sie können auf andere Weise, z. B. direkt bei der Glaubensgemeinschaft oder durch das Internet, etwas erfahren.

Aus dem Judentum und dem Islam sollen nun einige Grundgedanken mitgeteilt werden, weil Menschen dieser religiösen Gruppen in Deutschland leben, ebenso aus Buddhismus und Hinduismus, da christliche Gemeinden Gedankengut aus fernöstlichen Religionen aufnehmen, siehe Kap. „Kultursensible Altenpflege" (S. 982).

Judentum

Das Alte Testament, die ursprünglich hebräische Bibel, ist die Heilige Schrift des Judentums. Ein Grundwort im Judentum ist der Begriff der „Mizwa", es meint etwa „sich wie ein Mensch verhalten". „Der Ewige, euer Gott, ... schafft der Waise und der Witwe Recht und liebt den Fremdling." (Altes Testament, 5. Buch Mose,

Kap. 10, Vers 10 und 11). Weil es Verlierer gibt und Gott sie liebt, ist es für Juden eine Mizwa, ebenfalls zu lieben und das ihnen Mögliche zu tun, um den andern ihre Lage zu erleichtern (Ehrlich 2005). Dieser Appell wendet sich gegen Abstumpfung und Gleichgültigkeit.

Außer der Liebe zu Menschen gebietet das Alte Testament die Liebe zu Gott (5. Buch Mose, Kap. 6, Vers 5). Hierher gehört auch das Gebet. Damit ist „ein fester Wohnsitz für das Innerste der Person" gemeint (Ehrlich 2005) – die Seele ist dort zu Hause. Die 150 Psalmen der hebräischen Bibel sind ganz persönliche Äußerungen. Sie drücken oft Dank oder Hoffnung aus: „Ich schaue zu den Bergen hoch, woher kommt mir Hilfe? Meine Hilfe kommt von ihm her, der Himmel und Erde gemacht hat. Er wird dich nicht stolpern lassen, er, der dich bewacht, schläft nicht ..." (Psalm 121). „Lobe den Herrn, meine Seele, und vergiss nicht, was er dir Gutes getan hat. Der dir alle deine Sünde vergibt und heilet alle deine Gebrechen ..." (Psalm 103). Andere Psalmen sind Hilfeschreie in Notsituationen.

Eine Besonderheit im Judentum ist die Scheu, den Namen Gottes auszusprechen. Zur Umschreibung heißt es oft „der Erhabene", „der Name", „der Höchste", „der Allmächtige" oder ähnlich.

Islam

Wie das Christentum steht auch der Islam gewissermaßen auf den Schultern des Judentums; das Alte Testament wird in Teilen vom Islam anerkannt. Das heilige Buch des Islam ist der Koran, die nach muslimischem Glauben dem Propheten Mohammed offenbarte Botschaft Gottes. Das arabische Wort „Islam" bedeutet „Hingabe": „Als einzig wahre Religion gilt bei Gott die Hingabe an Ihn" (Koran, Sure 3, 19). „Es ist zu bedenken, dass viele Formen des Islam nur im Ansatz mit der ursprünglichen Botschaft zu tun haben und vorwiegend von lokalen traditionellen Gepflogenheiten des orientalischen Mittelalters geprägt sind. Wir beobachten große Unterschiede im Benehmen von Muslimen, je nachdem, ob diese aus dem orientalischen, dem afrikanischen oder dem fernöstlichen Raum stammen" (Peter Cunz, Scheich und Vertreter der islamischen Mystik 2005).

Die Praxis der Religionsausübung im Islam steht auf 5 Pfeilern:
- dem Bekenntnis, dass niemand anbetungswürdig ist außer Gott und dass Mohammed der Gesandte Gottes ist (Glaubensbekenntnis),
- den täglichen Gebeten (5-mal am Tag),
- der Abgabe einer Armensteuer (2,5 % des ruhenden Vermögens pro Jahr),
- der Pilgerfahrt nach Mekka (einmal im Leben),
- dem Fasten im Monat Ramadan (kein Essen und Trinken vom Sonnenaufgang bis Sonnenuntergang).

Als entscheidend für die Stellung vor Gott gilt allein die gute oder böse Tat, nicht Hassgefühle oder böse Gedanken. Da Muslime sich bewusst sind, dass sie letztendlich nichts aus eigener Kraft tun können, bitten sie Gott, dass er ihnen die richtigen Gedanken als Grundlage für ihre Entscheidungen schenkt. Die Gebote und Regeln (5 Pfeiler) sind Instrumente, um das Gottesgedenken zu unterstützen, seine Nähe zu suchen und so von seiner unendlichen Barmherzigkeit zu profitieren (Cunz 2005).

Buddhismus

Das Leben ist eine Unterweisung über Vergänglichkeit – alle Dinge in dieser Welt, einschließlich der Menschen selbst, sind vergänglich. Den gegenwärtigen Augenblick soll der Mensch nutzen, um die wertvollsten Qualitäten seines Geistes zu entwickeln – zum eigenen Wohl und zum Wohl vieler anderer Wesen: Konzentration, Erbarmen, Weisheit, liebende Zuneigung. Nach diesem Leben wird nach den Vorstellungen des Buddhismus der Mensch wiedergeboren. Das Erlernte kann man in das nächste Leben mitnehmen (Rimpoche 2005). Ist der Mensch vollkommen, geht er schließlich in das Nirvana ein.

Hinduismus

Das Bestreben im Hinduismus ist, dem Kreislauf von Geburt und Tod zu entkommen. Das späte Erwachsenenleben und das Alter sollen dem Ziel dienen, durch Meditation allmählich das Ego zu verlieren und das wahre Selbst zu finden, das zugleich ein kosmisches Bewusstsein ist. Unter dem Selbst wird die Verwirklichung Gottes im jeweiligen Menschen in seiner Besonderheit verstanden. Wenn der Mensch dieses Selbst, das heißt Gott in sich, erkennt, verschmilzt er mit dem Göttlichen. Es vergehen die Bindungen an die Aufgaben in der Welt und an die eigene Unruhe, der Mensch gewinnt Frieden, Stabilität und Beständigkeit (Giri 2005 – Oberhaupt eines indischen Ashram).

Atheisten, Agnostiker und andere Religionslose

An der Gruppe der religiös nicht gebundenen bzw. Religion ablehnenden Menschen lässt sich ganz besonders verdeutlichen, was für alle anderen auch gilt: Um Menschen wirklich begleiten zu können, muss man als Pflegende erfassen, was die tatsächliche, ganz persönliche Glaubensüberzeugung eines alten Menschen ist; wenn jemand als „katholisch" gemeldet ist, muss er nicht wirklich an Gott glauben, er mag evtl. den Ortspfarrer nicht oder hat keinen Kontakt zu seiner Gemeinde. Andererseits ist womöglich jemand, der aus der Kirche ausgetreten ist, überzeugt, dass Gott der Schöpfer aller Dinge ist, und zu beten ist ihm vertraut. So kann man bei jemandem, der sich als Atheist, also als nicht an Gott glaubend, bezeichnet, dennoch eventuell Grundüberzeugungen darüber wahrnehmen, wie er sein Leben deutet. Das gilt auch für Menschen, die sich als Agnostiker verstehen, das heißt, dass sie über die Existenz eines Gottes nichts Sicheres zu erkennen vermögen und deshalb auch nicht an ihn glauben. Über 35 % der deutschen Bevölkerung sind inzwischen religionslos. Unter ihnen ist auch ein Teil indifferent: Sie haben zu jeglichem Inhalt von Religiösem keinerlei Bezug. Andere, z. B. esoterisch orientierte Personen, kennen dagegen womöglich ausgefeilte Riten, die sie in ihrem Leben begleiten – und die ein Altenpflegender dann im Bedarfsfall stützen sollte.

Definition

Als **Esoterik** werden Lehren bezeichnet, die nur Eingeweihten zugängliche u. a. astrologische oder okkulte (verborgene) Elemente enthalten.

Fallbeispiel

Ein Altenpflegeschüler aus den neuen Bundesländern, religionslos aufgewachsen, besteht als Einziger in seinem Ausbildungskurs darauf, dass es die Hölle gibt. Die Hölle ist für ihn wohl ein Element des Gerechtigkeitsempfindens.

18.4.6 Wie können Pflegende das religiöse Leben alter Menschen unterstützen?

Angesichts der fundamentalen Bedeutung, die Religion für manche Menschen hat, sollten Pflegende etwas über die häufigsten religiösen Gemeinschaften wissen und bereit sein, sich weitere Auskunft oder Unterstützung zu holen. Was jeweils konkret den einzelnen alten Menschen betrifft, werden Sie durch Gespräche mit ihm oder seinen Angehörigen oder durch Beobachtung erfahren – das Spektrum ist zu breit, als dass es hier ausführlicher dargelegt werden könnte.

Keinesfalls kann es darum gehen, wer mit seiner weltanschaulichen Position recht hat. Streitigkeiten – römisch-katholisch oder evangelisch, Jude oder Christ oder Muslim usw. – haben in der Vergangenheit wie auch in unserer Zeit zu Unterdrückung und Kriegen geführt. Heute versuchen die Religionsgemeinschaften teilweise, sich im Dialog zu verständigen. Wie weit ein Nebeneinander gelingt, in dem die Konfessionen/Religionen sich gegenseitig wohlwollend akzeptieren, bleibt abzuwarten.

Merke

Für die Arbeit in der Altenpflege ist nur eins erforderlich: Offenheit für jede Art, den persönlichen Glauben auszudrücken. Pflegende sollten sich darum bemühen, Menschen so zu verstehen, wie sie geworden sind, ihnen aufmerksam zuhören und sie in ihrer Religiosität unterstützen.

Dankbar sind „fromme" alte Menschen in der Regel, wenn sie merken, dass man Interesse hat und vielleicht bestimmte Stücke aus ihrem religiösen „Repertoire" kennt, z. B. das „Vaterunser", das „Gegrüßet seist du, Maria" (Ave Maria), den 23. Psalm „Der Herr ist mein Hirte" oder eine Liedstrophe, z. B. „Befiehl du deine Wege …" (Evangelisches Gesangbuch Nr. 361).

▶ **Mehr erfahren**
- Von den eigenen Großeltern oder anderen alten Menschen.
- Bei der Kirchengemeinde, beim Gemeindepfarrer, bei der örtlichen Religionsgemeinschaft. Viele Gemeinden und Religionsgemeinschaften haben Internetadressen, über die man mit ihnen in Kontakt treten kann.
- Stichwörter in Internetsuchmaschinen sind z. B.: Beten, Gebete (in verschiedenen Sprachen), Bibel, Koran, Kirchenlieder, Kirchenjahr, kirchliche Feiertage, Namenstage, Christentum, Judentum, Islam, Hinduismus, Buddhismus, Baptisten o. a. Religions- oder Konfessionsbezeichnungen.

▶ **Begleitung finden**
- Im Evangelischen Gesangbuch oder im „Gotteslob" (katholisches Gesangbuch), darin sind auch Gottesdienstvorlagen und Gebete; weitere Informationen in anderen Gebetbüchern; im Internet.
- Die Gemeindepfarrer beider christlicher Konfessionen ebenso wie die Vertreter anderer Religionsgemeinschaften werden Sie in der Regel gern beraten und mit der Ausleihe von Hilfsmitteln und Literatur unterstützen.

18.5 Qualitätskriterien-Checkliste

Anhand der folgenden Checkliste mit Qualitätskriterien können Sie in den Praxiseinsätzen überprüfen, wie weit Sie bereits umsetzen, was Sie erarbeitet haben. Bei manchen Aspekten wird Ihnen auffallen, dass die Umsetzung schwierig ist und dass Sie besondere Aufmerksamkeit und Achtsamkeit brauchen, um alte Menschen für den Umgang mit existenziellen Krisen zu stärken (▶ Tab. 18.5).

Tab. 18.5 Qualitätskriterien-Checkliste.

Qualitätskriterium	Kompetenz der Pflegenden
Autonomie im Umgang mit Gefühlen	Dem Pflegenden ist bewusst, dass jeder Mensch Experte ist in Bezug auf seine Gefühle und existenziellen Erfahrungen. Er hört Gefühlsäußerungen mit Empathie zu und verzichtet darauf, alte Menschen zu belehren, wenn er diese Äußerungen als unzutreffend empfindet.
Wunsch nach „etwas darstellen"	Pflegende schärfen ihre Wahrnehmung für Leistungen der alten Menschen – seien es die Lebensleistungen, die aus der Biografie hervorgehen, sei es, was im Alter als Leistung erkennbar ist, z. B. die seelische Leistung, die Verluste des Alters zu verarbeiten; die kommunikative Leistung, jemanden zu trösten oder etwas beizutragen zu einer guten Stimmung in einer Pflegegruppe; oder kleine praktische Aktivitäten. Die Achtung vor der Leistung wird zum Ausdruck gebracht.
Wunsch nach „selbst tun"	Alte Menschen werden in ihrem Bedürfnis unterstützt, selbst zu tun, was sie können, z. B. selbst ihr Brot zu streichen, selbst die Hände zu waschen, und sie bekommen nur so viel Unterstützung, wie notwendig ist, damit sie selbst handeln können. Pflegende beachten intentionale Bewegungen, die anzeigen, dass ein alter Mensch aktiv werden möchte. Auch nicht ausgebildete Personen, die in der Pflege mitarbeiten, werden angehalten, sich so zu verhalten.
Wunsch nach „selbst entscheiden"	Alte Menschen werden nach ihren Vorstellungen gefragt. Das betrifft alle Bereiche, wie die Körperpflege, die Ernährung, die Tagesstrukturierung. Die ermittelten Wünsche und Vorstellungen werden dokumentiert. Auch nicht ausgebildete Personen, die in der Pflege mitarbeiten, werden dazu angehalten, sich entsprechend zu verhalten.
Wunsch nach Zuverlässigkeit	Wurden, besonders in akuten Krisen, einem alten Menschen Maßnahmen zugesagt, so wird zeitnah die Zusage erledigt. Pflegende setzen sich dafür ein, dass bei alten Menschen nicht der Eindruck entsteht, sie (und ihre krisenhafte Situation) seien vergessen. Ist eine schnelle Erledigung nicht möglich, wird der Betroffene nicht im Ungewissen gelassen, sondern über den Stand der Dinge informiert.
Ankündigung von suizidalen Absichten	Suizidabsichten werden von alten Menschen häufig erfolgreich umgesetzt. Pflegende nehmen Ankündigungen ernst und reagieren a) mit besonderer Aufmerksamkeit und Zuwendung und b) indem sie verantwortliche Kollegen einbeziehen und sich um fachliche Unterstützung kümmern.
Trauer nach Verlusterfahrungen	Pflegende nehmen den Schmerz nach Verlusterfahrungen (Verlust eines nahestehenden Menschen, Verlust der gewohnten Umgebung u. a.) ernst. Sie wissen, dass Trauer ein langdauernder Prozess ist und lassen den alten Menschen ihre Anteilnahme spüren. Sie verzichten darauf, ihn oberflächlich aufheitern zu wollen. Sie bieten Beschäftigungen an, die Befriedigung geben können, ohne in den Betroffenen zu dringen.
Leiden unter Einsamkeit	Pflegende achten darauf, welche Kontakte einem Menschen, der unter Einsamkeit leidet, aus der Isolation helfen könnten, und sind bemüht, solche Kontakte zu fördern.
Isolation infolge von Schwerhörigkeit	Wenn Pflegende mit einer schwerhörigen Person sprechen, nehmen sie Blickkontakt auf und sprechen langsam und deutlich (nicht besonders laut). Sie vermeiden möglichst, gegen Radio oder TV anzusprechen, die das Verstehen oft unmöglich machen. Auch nicht ausgebildete Personen, die in der Pflege mitarbeiten, werden dazu angehalten.

Tab. 18.5 Fortsetzung

Qualitätskriterium	Kompetenz der Pflegenden
Isolation infolge eingeschränkter Sprechfähigkeit	Pflegende übernehmen die Perspektive des alten Menschen. Sie gehen ein auf das, was er vermutlich sagen möchte.
Ängste und Orientierungsverlust infolge von Demenz	Pflegende sorgen für ein beruhigendes Umfeld. Sie passen sich sprachlich den Möglichkeiten des dementen Menschen an: kurze Sätze, das Schlüsselwort am Ende des Satzes, Blickkontakt, Wichtiges wiederholen. Sie beziehen Kritik oder Schimpfen des Dementen nicht auf sich persönlich. Sie bieten einfache Tätigkeiten an, die die Person von früher her noch beherrscht und in denen sie sich sicher fühlt.
religiöse Orientierung	Pflegende respektieren die religiöse Orientierung der alten Menschen und wissen um die zentrale Bedeutung, die der Glaube für manche Menschen hat. Sie gehen auf Wünsche ein, z. B. Teilnahme an Gottesdiensten (oder Nichtteilnahme) oder Vermittlung des Besuchs eines Seelsorgers. Sie achten auf besondere Empfindlichkeiten, die sich aus der Zugehörigkeit zu speziellen religiösen Gruppen ergeben, und informieren sich darüber.

18.6 Lern- und Leseservice

18.6.1 Das Wichtigste im Überblick

Was sind existenzielle Erfahrungen?

Existenzielle Erfahrungen berühren den Kern der Person und prägen ihr Selbstverständnis, ihre Grundhaltung. Sie können durch einschneidende Erlebnisse, aber auch durch banale Alltagsereignisse ausgelöst werden. Ob sie belastend oder beglückend sind, immer erreichen sie die Tiefendimension eines Menschen.

Wie wirken sich existenzielle Erfahrungen aus?

Existenzielle Erfahrungen wirken sich auf das gesamte Befinden und Erleben eines Menschen aus. Sie sind wie eine Brille, durch die das Leben betrachtet wird – hell und heiter oder düster und trüb. So wie die Brille gefärbt ist, so bietet sich dem Blick das weitere Geschehen im Leben dar.

Weshalb kann man das Alter selbst als Krisensituation bezeichnen?

Man kann das Alter im Ganzen als Krisensituation auffassen, weil es eine nicht abreißende Folge von Verlusterlebnissen mit sich bringt. Der alternde und alte Mensch hat ständig damit zu tun, Defizite auszugleichen, sich an Veränderungen seines Körpers anzupassen, sich auf ein Nachlassen seiner geistigen Ressourcen einzustellen und dazu noch die schnellen Änderungen der Umgebung zu verkraften. Oft bringen solche Veränderungen auch einen Rückgang der Unabhängigkeit, der sozialen Bezüge und der Wertschätzung durch die Umwelt mit sich.

Wie können Pflegende die Fähigkeit zum Umgang mit diesen Erfahrungen unterstützen?

Der wichtigste Aspekt ist die Stärkung des Selbstwertgefühls des alten Menschen. Dies geschieht v. a. durch
- so viel wie möglich selbst tun lassen,
- die Eigenständigkeit anerkennen,
- den Aufbau einer wertschätzenden Beziehung.

Was halten Pflegebedürftige für existenziell wichtig?

Pflegebedürftigen ist existenziell wichtig:
- etwas darstellen zu können und anerkannt zu werden,
- für andere da sein zu können,
- für andere etwas zu bedeuten,
- Erfahrungen von früher mitzuteilen und mit anderen zu teilen,
- sich selbst im Bett bewegen zu können und sich selbst wieder aus dem Bett herausbewegen zu können (selbst tun).

Wieso kann Schwerhörigkeit isolieren?

Altersbedingte Schwerhörigkeit isoliert und führt alte Menschen leicht in Resignation. Es bedeutet, sich kaum an einem Gespräch beteiligen zu können, weil man nur Teile mitbekommt und aufs Erraten angewiesen ist; sich oft nicht trauen zu antworten, weil man fürchtet, falsch geraten zu haben. Auch Hörgeräte helfen nur bedingt.

Wie kann man sich mit dementen Menschen mit einem eingeschränkten Sprachverständnis verständigen?

Durch vereinfachtes Sprechen: kurze Sätze, das Wichtigste am Ende des Satzes, ruhiger Blickkontakt, bewusste ruhige Berührung; Ablenkung durch andere Geräusche ausschließen.

Was heißt „Perspektivübernahme"?

Sich in einen anderen Menschen hineinversetzen, sodass man eine Situation aus seinem Blickwinkel betrachtet. Das erleichtert die Kommunikation. Missverständnisse, Abwehr und mancher Konflikt können vermieden werden, wenn eine Perspektivübernahme gelingt.

Welche Aufgaben muss ein Trauernder bewältigen?

Ein Trauernder hat 4 Aufgaben zu bewältigen:
- Den Verlust als Realität zu akzeptieren.
- Den Trauerschmerz zu durchleiden.
- Sich anpassen an das Leben ohne den Gestorbenen oder sonstiges Verlorenes.
- Energien in andere Beziehungen oder Aufgaben zu investieren.

Welche Bedeutung hat Religion?

Für viele alte Menschen, die religiös aufgewachsen sind, bekommt ihr Glaube im Alter neue Wichtigkeit. Es ist deshalb Teil des pflegerischen Auftrags, dass sich Pflegende dafür interessieren. Dabei geht es nicht darum, wer recht hat (der gläubige oder der atheistische Mensch), sondern darum, für die Haltung des alten Menschen offen zu sein und ihn darin zu begleiten.

Welche 3 Grundelemente sind im christlichen Glauben wichtig?

1. Gott liebt die Menschen; er liebt sie auch mit ihrem Scheitern. Vertrauen, dass das eigene Schicksal in guten Händen ist, entsteht, wenn sich ein Mensch geliebt weiß.
2. Ein Christ soll die erfahrene Liebe weitergeben, auch schwierige Menschen ertragen.
3. Das Vertrauen zu Gott kann im Gebet seinen Ausdruck finden. Seine Gefühle – Trauer, Dank, Ärger, Verzweiflung – in Worte zu fassen, kann entlasten und trösten.

Wo gibt es Hilfsmittel, um religiöse Feiern zu gestalten?

Die Gebet- und Gesangbücher enthalten außer Liedern auch ausführliche Texte. Alte Menschen selbst, Angehörige und Mitarbeiter der Gemeinden (Pfarrer, Gemeindepädagogen) können Anregungen geben.

18.6.2 Literatur

Albani C et al. Religiosität und Spiritualität im Alter. In: Zeitschrift für Gerontologie und Geriatrie 2004; 37: 43–50

Arbeitsgruppe alte Menschen im Nationalen Suizidpräventionsprogramm für Deutschland. Wenn das Altwerden zur Last wird. Suizidprävention im Alter. 5. Aufl. Rostock: Publikationsversand der Bundesregierung; 2013

BAGSO (Bundesarbeitsgemeinschaft Seniorenorganisationen e. V.). BAGSO-Nachrichten, Zeitschrift für Multiplikatoren in der Seniorenarbeit und Seniorenpolitik 2003; 2: XX

Bär M et al. Emotional bedeutsame Situationen im Alltag demenzkranker Heimbewohner. Zeitschrift für Gerontologie und Geriatrie 2003; 36: 454–462

Bauer A, Gröning K. Verlust und Scham, Protest und Trauer – Bausteine zu einer verstehenden Gerontologie. Zeitschrift für medizinische Ethik 1993; 1: 39–48

Bäurle P et al. Spiritualität und Kreativität in der Psychotherapie mit älteren Menschen. Bern: Huber; 2005

Bäurle P. Was bleibt mir denn noch? In: Bäurle P et al., Hrsg. Spiritualität und Kreativität in der Psychotherapie mit älteren Menschen. Bern: Huber; 2005

Besselmann K et al. Qualitätshandbuch – Häusliche Pflege in Balance. Wege zu einer familienorientierten Pflege. Köln: Kuratorium Deutsche Altershilfe; 2003

Blasberg-Kühnke M, Wittrahm A. Altern in Freiheit und Würde, Handbuch christliche Altenarbeit. München: Kösel; 2007

Böhm E. Alte verstehen. 9. Aufl. Bonn: Psychiatrie-Verlag; 2005

Böhm E. Ist heute Montag oder Dezember? Erfahrungen mit der Übergangspflege. 11. Aufl. Bonn: Psychiatrie-Verlag; 2009

Böhme M. Erfahrungen sexualisierter Gewalt in der Lebensgeschichte alter Frauen. Ansätze für eine frauenorientierte Altenarbeit. 5. Aufl. Hannover: Mabuse; 2014

Braam S. „Ich habe Alzheimer" Wie die Krankheit sich anfühlt. 5. Aufl. Weinheim: Beltz; 2011

Cannaerts N, Bossuyt I. Palliativpflege bei älteren Menschen. In: Milisen K et al., Hrsg. Die Pflege alter Menschen in speziellen Lebenssituationen. Berlin: Springer; 2004: 313–324

Cipoletti MS. Langsamer Abschied. Tod und Jenseits im Kulturvergleich. Frankfurt a. M: Museum für Völkerkunde; 1989

Cunz P. Was sind die spirituellen Ziele im Alter aus Sicht des Islam, und wie können sie erreicht werden? In: Bäurle P et al., Hrsg. Spiritualität und Kreativität in der Psychotherapie mit älteren Menschen. Bern: Huber; 2005

Destatis. „Zensus 2011 – Fakten zur Bevölkerung in Deutschland" (31. Mai 2013). Im Internet: www.destatis.de/DE/PresseService/Presse/Pressekonferenzen/2013/Zensus2011/Statement_Egeler_zensus_PDF.pdf?__blob=publicationFile; 28.7.2015

Ebeling G. Das Wesen des christlichen Glaubens. 3. Aufl. Tübingen: J. C. B. Mohr; 1967

Eckert R. Was stimmt? DDR. Die wichtigsten Antworten. Freiburg im Breisgau: Herder; 2007

Ehrlich EL. Was sind die spirituellen Ziele im Alter aus Sicht des Judentums, und wie können sie erreicht werden? In: Bäurle P et al., Hrsg. Spiritualität und Kreativität in der Psychotherapie mit älteren Menschen. Bern: Huber; 2005

Entzian H. Die Pflege alter Menschen und die professionelle Pflege: Pflegewissenschaft und Lebensweltorientierung. In: Klie T, Schmidt R, Hrsg. Die neue Pflege alter Menschen. Bern: Hans Huber; 1999: 93–120

Eurich C. Die heilende Kraft des Scheiterns. Petersberg: Via Nova; 2006

Evangelisches Gesangbuch (Zu beachten ist, dass es zzt. ca. 14 regional- bzw. landeskirchliche Ausgaben gibt. Der Stammteil der aktuellen Fassungen stammt von 1996.)

Feeser-Lichterfeld U. Mit den Augen des Glaubens auf die Lebensgeschichte blicken. In: Blasberg-Kuhnke M et al., Hrsg. Altern in Freiheit und Würde. München: Kösel; 2007: 104–111

Filipp SH. Lebenserfahrung und Lebenssinn. Biographische Aspekte des Alterns. In: Funkkolleg Altern 1. Opladen/Wiesbaden: Westdeutscher Verlag; 1999: 101–135

Gerner G, Rüsing D. Religionen dieser Welt. Glaubenslehren – Entstehung, Grundlagen, Regeln und Rituale. Seelze: Friedrich; 2010 (Teil des Materialpakets zur Zeitschrift pflegen: Demenz, Heft 17: Spiritualität)

Giri Y. Was sind die spirituellen Ziele im Alter aus Sicht des Hinduismus und wie können sie erreicht werden? In: Bäurle P et al., Hrsg. Spiritualität und Kreativität in der Psychotherapie mit älteren Menschen. Bern: Huber; 2005

Gotteslob. (Zu beachten ist, dass es zzt. ca. 24 regional- bzw. diözesane Ausgaben gibt. Der Stammteil der aktuellen Fassungen: Katholische Bibelanstalt Stuttgart; 2013)

Grond E. Praxis der psychischen Altenpflege. 10. Aufl. München: Werk; 1993

Halek M. Der Drang, sich zu bewegen. Rastloses Umherlaufen bei Menschen mit Demenz. Pflegen 2010; 16: 8–14

Heuft G et al. Lehrbuch der Gerontopsychosomatik und Alterspsychotherapie. 2. Aufl. München: Ernst Reinhard; 2005

Hirsch RD et al. Suizidalität im Alter. Bonn: Schriftenreihe der Deutschen Gesellschaft für Gerontopsychiatrie und -psychotherapie; 2002

Hirsch RD et al. Heiterkeit und Humor im Alter. Bonn: Schriftenreihe der Deutschen Gesellschaft für Gerontopsychiatrie und -psychotherapie; 2001

Hirzel-Wille M. Suizidalität im Alter. Individuelles Schicksal und soziales Phänomen. Bern: Peter Lang AG, Europäischer Verlag der Wissenschaften; 2002

Höpflinger F. Gerotranszendenz und Generativität im höheren Lebensalter – neue Konzepte für alte Fragen. In: Bäurle P et al., Hrsg. Spiritualität und Kreativität in der Psychotherapie mit älteren Menschen. Bern: Huber; 2005

Käßmann M. Wurzeln, die uns Flügel schenken. Glaubensreisen zwischen Himmel und Erde. Gütersloh: Gütersloher Verlagshaus; 2005

Kickhöfer B. Psychologie, Quellen und Materialien. München: Bayerischer Schulbuch-Verlag; 1994

König J et al. 100 Fehler im Umgang mit Menschen mit Demenz und was Sie dagegen tun können. 3. Aufl. Hannover: Schlütersche; 2014

Kramer W. Was sind die spirituellen Ziele im Alter aus Sicht des Christentums, und wie können sie erreicht werden? In: Bäurle P et al., Hrsg. Spiritualität und Kreativität in der Psychotherapie mit älteren Menschen. Bern: Huber; 2005

Krohwinkel M. Fördernde Prozesspflege – Konzepte, Verfahren und Erkenntnisse. In: Osterbrink J. Erster internationaler Pflegetheorienkongress Nürnberg. Bern: Hans Huber; 1998: 134–154

Kruse A. Zur Religiosität und Spiritualität im Alter. In: Bäurle P et al., Hrsg. Spiritualität und Kreativität in der Psychotherapie mit älteren Menschen. Bern: Huber; 2005

Kruse A, Wahl HW. Zukunft Altern. Individuelle und gesellschaftliche Weichenstellungen. Heidelberg: Spektrum Akademischer Verlag; 2010

Kruse A. Jugend und Alter als psychosoziale Kategorien. In: Zeitschrift für medizinische Ethik 1996; 3: 167–185

Kübler-Ross E. Reif werden zum Tode. München: Droemer/Knaur; 2003

Levine PA. Vom Trauma befreien. Wie Sie seelische und körperliche Blockaden lösen. 5. Aufl. München: Kösel; 2011

Maier W et al. Alzheimer & Demenzen verstehen. Diagnose, Behandlung, Alltag, Betreuung. Stuttgart: Thieme; 2010

Mamerow R. Projekte mit alten Menschen, kreativ – praxisorientiert – finanzierbar. München: Urban u. Fischer; 2003

Matthes W. Pflege als rehabilitatives Konzept. Hannover: Vincentz; 2003

Peters M, Kipp J. Zwischen Abschied und Neubeginn. Entwicklungskrisen im Alter. Gießen: Psychosozial-Verlag; 2003

Radebold H. Die dunklen Schatten unserer Vergangenheit. Hilfen für Kriegskinder im Alter. 3. Aufl. Stuttgart: Klett-Cotta; 2009

Radebold H, Schweitzer R. Der mühselige Aufbruch. Eine Psychoanalyse im Alter. 2. Aufl. München: Ernst Reinhardt; 2001

Reblin K. In Glück und Unglück. Wie können Menschen heute zu Gott sprechen? Das Sonntagsblatt – Gott und die Welt. 1996; 19: 21–23

Riedel I. Kreativität und Spiritualität im Alter. In: Bäurle P et al., Hrsg. Spiritualität und Kreativität in der Psychotherapie mit älteren Menschen. Bern: Huber; 2005

Rinpoche G. Was sind die spirituellen Ziele im Alter aus Sicht des Buddhismus, und wie können sie erreicht werden? In: Bäurle P et al., Hrsg. Spiritualität und Kreativität in der Psychotherapie mit älteren Menschen. Bern: Huber; 2005

Rosenmayr L. Die Gefahren des Beherrschens in der Pflege oder die Freuden der „sehenden" Hilfe. In: Petzold Ch et al., Hrsg. Lebenswelten alter Menschen. Hannover: Vincentz; 1992 (2002): 293–304

Rüsing D. Spiritualität. pflegen: Demenz 2010: 17

Rüsing D. Teamverständnis und „Wandering". pflegen: Demenz 2010; 16: 4–7

Scheidgen I. Dem Wunder die Hand hinhalten. Furchtlos mit kleiner Stimme, eine hellwache Einmischerin: Hilde Domin. In: Publik-Forum EXTRA: Wachsen ein Leben lang. Von der Spiritualität des Alterns. Oberursel: Publik-Forum; 2003

Statistisches Bundesamt. Anzahl der Mitglieder in Religionsgemeinschaften in Deutschland im Jahr 2015 (in Millionen). Im Internet: de.statista.com/statistik/daten/studie/37 028/umfrage/mitglieder-in-religionsgemeinschaften-in-deutschland; Stand 29.08.2015

Schweizer Zweig der Internationalen Mevlana Stiftung mit Sitz in Istanbul. Was sind die spirituellen Ziele im Alter aus Sicht des Islam und wie können sie erreicht werden? (Vortrag von Peter Hüseyin Cunz, Juni 2002). Im Internet: www.bit.ly/1WdOxbc; Stand: 28.08.2015

Schwerdt R. Eine Ethik für die Altenpflege. Bern: Hans Huber; 1998

Schmundt H. Gottlose Trendsetter. Spiegel 2011; 30: 106 f.

Seitz M. Langes Leben – Wunsch und Grenzen. Altern in Würde und Sinn? Zeitschrift für Gerontologie und Geriatrie 2003; 36/2: 104–109

Sowinski Ch. Qualitätshandbuch – Wohnen im Heim. Köln: KDA; 1998

Steindl-Rast D. Fülle und Nichts. (Nachdruck) Freiburg im Breisgau: Verlag Herder; 2005

Tesch-Römer C. Einsamkeit. In: Wahl HW et al., Hrsg. Angewandte Gerontologie in Schlüsselbegriffen. 2. Aufl. Stuttgart: Kohlhammer; 2000: 163–167

Tracewell C. Die Löffel-Liste. Eine kleine Philosophie der letzten Dinge im Leben eines Mannes. München: Piper-Verlag; 2008

Westphal G et al. Endstation Pflegeheim oder: Die Zukunft der alten Menschen ist nicht der Tod. Hamburg: Selbstverlag; 1978

Wettstein A et al. Checkliste Geriatrie. 2. Aufl. Stuttgart: Thieme; 2001

Wittrahm A. Lebensqualität durch Beziehungsqualität. In: Behr M et al., Hrsg. Jahrbuch für personenzentrierte Psychologie und Psychotherapie, Bd. 2. Salzburg: Otto Müller; 1990: 159–179

Zander-Schneider G. Sind Sie meine Tochter? Leben mit meiner alzheimerkranken Mutter. Reinbek: Rowohlt Verlag; 2006

18.6.3 Kontakt- und Internetadressen

Bundesarbeitsgemeinschaft der Seniorenorganisationen e. V. (BAGSO)
Bonngasse 10
53 111 Bonn
Tel.: 0228/2 499 930
Fax: 0228/24 999 320
www.bagso.de/

Deutscher Schwerhörigenbund e. V.
Sophie-Charlottenstr. 23A
14 059 Berlin
Tel.: 030/47 541 114
Mail: DSB@schwerhoerigen-netz.de

Kompetenznetzwerk Degenerative Demenzen (KNDD)
Sigmund-Freud-Str. 25
53 105 Bonn
www.knd-demenzen.de
Mail: KNDD@ukb.uni-bonn.de
Tel. 0228–28 715 723

Alten- oder Seniorenberatungsstellen sind in den Kreisen und Städten in der Regel per Mail oder Telefon erreichbar. In den örtlichen Telefonbüchern unter Diakonisches Werk, Caritasverband, Arbeiterwohlfahrt, DRK bzw. BRK: Dort sind in der Regel Altenberatungsstellen, Seniorentelefone, Hausnotruf-Angebote und Psychosoziale Dienste aufgeführt. Die Zentralen helfen auch gern weiter, die richtige Ansprechperson zu finden.

Selbsthilfegruppen sind oft unter dem Dach des Paritätischen Wohlfahrtsverbands zu finden.

Deutsche Alzheimer Gesellschaft: www.deutsche-alzheimer.de

Alzheimer-Forum: www.alzheimerforum.de

Alzheimer Forschung Initiative e. V.: www.alzheimer-forschung.de (Bestellung kostenloser Broschüren)

Deutscher Hospiz- und Palliativverband e. V.: www.dhpv.de

Deutsche Gesellschaft für Suizidprävention e. V.: www.suizidprophylaxe.de (Alle Artikel der Zeitschrift Suizidprophylaxe, die von der DGS seit 1974 herausgegeben wird, stehen zum Ansehen und Download zur Verfügung, inkl. umfangreicher Suchfunktionen.)

Deutschen Expertengruppe Dementenbetreuung (DED) e. V.: www.demenz-ded.de

Telefonseelsorge – bundesweit (Auch im Chat und per E-Mail erreichbar.)
Tel.: 0800/1 110 111 (freecall) und 0800/1 110 222 (freecall)
www.telefonseelsorge.de

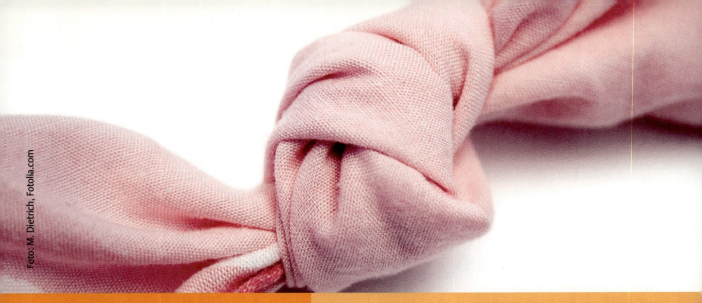

Kapitel 19

Pflege und Begleitung von Menschen mit Demenz und psychischen Veränderungen

19.1	„Verwirrtheitszustände" alter Menschen	465
19.2	Demenzielle Erkrankungen	468
19.3	Wahnhafte Störungen im Alter	484
19.4	Schizophrene Psychosen	486
19.5	Depression bei alten Menschen	487
19.6	Suizidhandlungen alter Menschen	493
19.7	Sucht bei alten Menschen	496
19.8	Verwahrlosung alter Menschen	498
19.9	Lern- und Leseservice	501

19 Pflege und Begleitung von Menschen mit Demenz und psychischen Veränderungen

Ursula Kocs

19.1 „Verwirrtheitszustände" alter Menschen

Fallbeispiel

Frau Berg, 67 Jahre alt, wurde im Altenpflegeheim aufgenommen mit der Diagnose: Zustand nach Oberschenkelhalsbruch und demenzielle Veränderung. Ein Jahr nach ihrer Berentung war ihr Mann plötzlich verstorben. Im Sommer danach hatte ihre Freundin sie überredet, gemeinsam in Spanien Urlaub zu machen. Diesen Urlaub konnte sie nicht so recht genießen, hatte sie doch solche Reisen mit ihrem Mann geplant. Außerdem bekam ihr die Hitze nicht. Die Freundin berichtete, Frau Berg sei schon Tage vor ihrem Sturz leicht depressiv, unkonzentriert und unruhig gewesen. Auch bei einer kurzen Spazierfahrt mit dem Schiff auf dem Meer lief Frau Berg unruhig auf und ab – bis sie auf den Treppen des Schiffs stürzte. Auf dem Schiff gab es große Aufregung, der Kapitän fuhr sofort zurück in den Hafen, Frau Berg wurde ins Krankenhaus gebracht. Sie erkannte ihre Freundin nicht mehr, rief ständig nach ihrem Mann und reagierte auf das spanisch sprechende Pflegepersonal manchmal ängstlich (sie zog die Decke über den Kopf, weinte) oder aggressiv (sie schlug das Essenstablett aus der Hand, schrie, warf die Bettdecke herunter). Um schlimmere Verletzungen zu verhindern, bekam sie zur Beruhigung Medikamente. Frau Berg wurde mit der Diagnose „altersverwirrt" in ein deutsches Krankenhaus geflogen. Ihre Kinder erwarteten sie dort, doch sie erkannte sie nicht. Sie wiederholte nur monoton: „Ich muss jetzt heim!" Da eine Rückkehr in ihre Wohnung in diesem Zustand nicht möglich war, suchten die Kinder einen Heimplatz für sie.

19.1.1 Medizinische Grundlagen

Begriffsklärung

Die Begriffe „altersverwirrt", „Verwirrtheit" oder „Verwirrtheitszustand" werden häufig verwendet, um vage den gesundheitlichen Zustand eines älteren Menschen zu beschreiben. Am häufigsten wird mit dieser Bezeichnung Demenz oder Delir gemeint. Die Vermischung oder Verwechslung dieser Diagnosen kann zu unnötigen und folgenschweren Fehlern bei der Pflege und Begleitung der betroffenen Menschen führen. Während ein Delir grundsätzlich behandelbar ist, führt die evtl. Fehldiagnose „Demenz" dazu, dass der Zustand hingenommen und die eigentliche Ursache der Verhaltensänderung nicht behandelt wird. Aus diesem Grund ist eine Klärung der Begrifflichkeiten dringend erforderlich (Archibald 2007 und Hirsch 2002).

Merke

Ein „Verwirrtheitszustand" darf nie mit einer Demenz gleichgesetzt werden.

In den psychiatrischen Klassifikationssystemen (ICD-10 und DSM-4) ist die Diagnose „Verwirrtheitszustand" nicht mehr aufgeführt, sondern durch den Begriff „Delir" ersetzt (Dilling u. Freyberger 2013, American Psychiatric Association 1998). Viele Autoren sprechen sich dafür aus, die Begriffe „Verwirrtheitszustand" oder „Verwirrtheit" nur noch zur Beschreibung akuter Krankheitsbilder zu verwenden (Hirsch 1992). In der psychiatrischen Praxis wird ein Verwirrtheitszustand auch „akutes organisches Psychosyndrom" (AOPS) oder „akutes hirnorganisches Psychosyndrom" (AHOPS) genannt. Im Krankenhaus, insbesondere nach Operationen spricht man vom sog. Durchgangssyndrom. Damit ist eine akute Bewusstseinsstörung (Psychosyndrom) gemeint, deren Ursache in einer akuten Veränderung des Gehirns zu suchen ist (Koch-Khoury 2006).

Definition

„Verwirrtheit" bezeichnet einen zeitlich begrenzten, reversiblen Zustand und wird synonym mit Delir, Durchgangssyndrom, AOPS oder AHOPS verwendet.

ICD-10 ist die Bezeichnung für die 10., überarbeitete Ausgabe des internationalen Klassifikationssystems der Erkrankungen, das die Weltgesundheitsorganisation (WHO) zusammenstellt. Es enthält für alle Krankheiten die genaue Bezeichnung und einen Zahlencode. Es werden detaillierte Angaben über die Symptome, die Ursachen der Krankheit und deren Verlauf gemacht. Kapitel V (F) enthält die klinisch-diagnostischen Leitlinien für psychische Krankheiten. In Deutschland sind die an der vertragsärztlichen Versorgung teilnehmenden Ärzte und ärztlich geleiteten Einrichtungen laut Satz 1 und 2 des Sozialgesetzbuchs, § 295 Abrechnung ärztlicher Leistungen, verpflichtet, Diagnosen nach ICD-10 GM zu verschlüsseln. DSM-4 ist die 4. Revision des Klassifikationssystems für Psychiatrische Krankheiten der Amerikanischen Psychiatrischen Gesellschaft.

Fallbeispiel

Für Frau Berg bedeutet die Diagnose „Altersverwirrtheit" der spanischen Ärzte einen vorübergehenden Zustand. Grundsätzlich ist es möglich, die Ursachen dieser Störung zu finden und zu beseitigen, um Frau Berg zu einem normalen Altern zu verhelfen.

Symptome

In ▶ Tab. 19.1 finden Sie eine Auflistung der Symptome eines Verwirrtheitszustandes (Delir, Durchgangssyndrom, akutes organisches oder akutes hirnorganisches Psychosyndrom).

Fallbeispiel

Bei Frau Berg ist schon vor ihrem Sturz eine psychomotorische Störung und eine affektive Störung zu beobachten. Ob ihr Schlaf-Wach-Rhythmus gestört ist, müssten wir erst erfragen. Wahrscheinlich ist eine Störung ihrer Aufmerksamkeit verantwortlich für ihren Sturz. Nach dem Sturz verschlimmert sich ihr Zustand dramatisch. Es kommt zu Verkennungen, Desorientierung, Angst und Reizbarkeit. Wie konnte Frau Berg in diesen Zustand geraten?

Lernaufgabe

Erarbeiten Sie die gemeinsamen Symptome von Delir und Demenz. Vergleichen Sie hierzu auch ▶ Tab. 19.3. Wie lassen sich diese beiden Störungsbilder unterscheiden?

Tab. 19.1 Symptome des Verwirrtheitszustands.

Symptome des Delirs (nach ICD-10)	Beobachtungen
Störung des Bewusstseins und der Aufmerksamkeit Beeinträchtigung von Kognition und Wahrnehmung	• leichte Bewusstseinsminderungen, von Somnolenz (Dämmerzustand) bis hin zum Koma • Konzentrationsstörungen • Verzerrungen in der Wahrnehmung • Verkennung von Gegenständen oder Personen bis hin zu Halluzinationen • Beeinträchtigung des abstrakten Denkens • Störung des Kurzzeitgedächtnisses • zeitliche Desorientierung • in schweren Fällen Desorientierung zu Ort und Person
psychomotorische Störungen	• motorische Unruhe • verlängerte Reaktionszeiten • verstärkte Schreckreaktionen • sich wiederholende Bewegungen (z. B. stundenlang Tisch abwischen)
Störung des Schlaf-Wach-Rhythmus	• Schläfrigkeit am Tag • nächtliche Verschlimmerung der Symptome • Alpträume
affektive Störungen	• Depression • Angst • Ratlosigkeit • Reizbarkeit
akuter Beginn, reversibel	• Die Ursachen der Symptome können meist rekonstruiert werden, • Symptome wechseln im Tagesverlauf.

Ursachen

Vergleichen wir unser Gehirn mit einem Computer, so könnten wir einen Verwirrtheitszustand mit einem Versagen der Software gleichsetzen. Es kommt zu einem „Absturz" des Computers. Für einen Absturz des Computers gibt es zahlreiche Ursachen. Es können z. B. Viren im Spiel sein, der Computer kann überlastet oder der Strom ausgefallen sein.

Gerade im Alter ist unser Körper und insbesondere unser Gehirn einer Reihe von extremen Belastungen ausgesetzt. Wir müssen zahlreiche Verluste verarbeiten, wir müssen unser ganzes Leben neuen Herausforderungen anpassen, die körperlicher Verfall mit sich bringt. Alle diese neuen Herausforderungen müssen wir unter Umständen mit einem Gehirn bewältigen, das recht schlechte „Betriebsbedingungen" hat.

Merke

Die Blutversorgung (und damit die Sauerstoffversorgung) ist im Alter um etwa 20 % reduziert. Aber auch Herzfunktionsstörungen und zahlreiche Stoffwechselstörungen bringen das Gehirn an die Grenze seiner physischen Leistungsfähigkeit. Dementsprechend ist auch nur selten ein einzelner Faktor für das Zustandekommen eines Verwirrtheitszustandes entscheidend.

Körperliche Ursachen

Körperliche Ursachen von Verwirrtheitszuständen können sein:
- Verringerung des Nährstoff- oder Sauerstoffangebotes im Gehirn, z. B. durch:
  - mangelnde Flüssigkeitszufuhr (Exsikkose)
  - lange Nahrungspausen (Blutzuckerabfall), v. a. abends und nachts
  - Blutdruckabfall
  - Durchblutungsstörungen (Hirninfarkte)
  - Störungen der Blutversorgung des Gehirns (Herz-Kreislauf-Erkrankungen)
  - Mangelernährung (Mangel an z. B. Kalium, Magnesium, Vitamin B_{12}, Folsäure)
  - Lebererkrankungen, Nierenerkrankungen
  - Harnverhalten (Harnretention)
- Infektionen, z. B.:
  - Harnwegsinfektionen
  - Lungenentzündung
  - Tuberkulose
  - allgemeine Fieberzustände
- Intoxikationen, z. B. durch:
  - medikamentöse Unverträglichkeit
  - Überdosierung von Medikamenten
  - Kumulation verschiedener Wirkstoffe (z. B. Herzmittel, Blutdrucksenker, Schmerzmittel, Beruhigungsmittel, Anticholinergika)
  - Alkohol und Drogen
- Hirntumoren oder Hirntraumata
- Auswirkungen von Narkosen und Operationen

Psychosoziale Ursachen

Daneben kommt auch eine ganze Reihe psychosozialer Ursachen in Betracht:
- Verlust von Bezugspersonen, Einsamkeit
- plötzlicher Krankenhausaufenthalt
- unvorbereiteter Umzug in ein Pflegeheim
- Streit mit Angehörigen oder Nachbarn
- Zukunftsängste (z. B. finanzielle Probleme)
- plötzliche Veränderung der Lebensumstände (z. B. Schlaf-, Essgewohnheiten)
- Schmerzen
- Sehbehinderung
- Schwerhörigkeit
- Einschränkung der Beweglichkeit, Bettlägerigkeit
- Inkontinenz

Merke

Bei der Entstehung eines Verwirrtheitszustandes wirken körperliche und psychosoziale Faktoren meist gleichzeitig und sich gegenseitig verstärkend so zusammen, dass ein akutes Krankheitsbild entsteht.

Fallbeispiel

Bei Frau Berg müsste demnach eine ganze Reihe möglicher Ursachen für die Verwirrtheit medizinisch abgeklärt werden. Wenn sicher ist, dass keine körperliche Ursache vorliegt, muss bedacht werden, dass die Patientin zahlreiche psychosoziale Belastungen zu bewältigen hat. Der Tod ihres Mannes, die neue Umgebung, ein verändertes Klima, der Sturz und der unvorbereitete Krankenhausaufenthalt in einer ihr vollkommen fremden Umgebung.

19.1.2 Pflege und Begleitung

Merke

Akute Verwirrtheitszustände sind die häufigste psychische Störung im höheren Lebensalter. Sie treten besonders oft in Verbindung mit akuten körperlichen Erkrankungen auf. Mit zunehmender Multimorbidität steigt auch das Risiko eines Delirs. Durch die zunehmende Lebenserwartung in unserer Gesellschaft wird dieses Problem noch weiter an Bedeutung gewinnen.

Angesichts der Häufigkeit und der vielfältigen Ursachen des akuten organischen Psychosyndroms (AOPS) stellt die Pflege verwirrter Menschen eine echte Herausforderung für die Pflegenden dar. Erforderlich sind sowohl körperliche als auch psychische und soziale Maßnahmen (Hewer 2003, Ewers et al. 2003).

Prävention

Es sollte nicht vorschnell das Etikett „verwirrt" oder gar „dement" vergeben werden (Pretto u. Hasemann 2006). Immer noch werden alte Menschen, die sich anders verhalten als Angehörige oder Pflegende es sich vorstellen, für verwirrt erklärt. Besonders betroffen sind Menschen, die

- stören, unruhig hin- und herlaufen, aggressiv oder handgreiflich werden, nörgeln oder die Erwartungen der Pflegenden nicht erfüllen,
- ängstlich reagieren, antriebsarm, interesselos oder verlangsamt reagieren,
- undeutlich sprechen und schlecht zu verstehen sind oder Menschen, die falsch verstehen, weil sie schwerhörig sind,
- andere Wertvorstellungen von Essen, Trinken, Waschen haben, die unsympathisch, ungekämmt, zahnlos, verwahrlost sind, die riechen, weil sie inkontinent sind,
- nicht einsehen wollen, dass sie krank sind.

Merke

Kein Schubladendenken! Das Etikett „verwirrt" oder gar „dement" bedeutet für die Betroffenen den Verlust von Identität, Selbstwertgefühl, Lebenssinn, Kontrolle über ihr Leben. Es wird zu tatsächlichen Verwirrtheitszuständen kommen.

▶ **Veränderungen planen.** Veränderungen im Leben des alten Menschen sollen sorgfältig geplant werden. So soll z. B. der Einzug in ein Heim langfristig vorbereitet werden. Der Betroffene sollte ausführlich aufgeklärt und die Bezugspersonen sollten entsprechend eingebunden sein.

▶ **Begleitung.** Bei plötzlichen Veränderungen der Lebensumstände ist der alte Mensch geduldig zu begleiten, um ihm zu helfen, mit der veränderten Situation zurechtzukommen. Beispiele sind: Veränderungen durch Erkrankungen, Krankenhausaufenthalt, Tod von Angehörigen oder Veränderungen im Betreuungsteam.

▶ **Medikamente.** Wichtig ist der verantwortungsvolle Umgang mit Medikamenten: richtige Dosierung, Beachtung des Verfallsdatums und Beobachtung der Nebenwirkungen (▶ Abb. 19.1). Auffälligkeiten müssen dem Arzt gemeldet werden.

▶ **Sorgfältige Beobachtung.** Werden Symptome eines Delirs beobachtet, ist eine sorgfältige Beobachtung und Dokumentation des körperlichen Allgemeinzustandes zwingend erforderlich, um Ursachen der Verwirrtheit festzustellen und therapieren zu können:

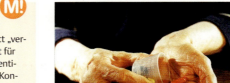

Abb. 19.1 **Medikamente.** Auch Medikamente können zu Verwirrtheitszuständen führen. (Foto: Dynamic Graphics)

- Vitalfunktionen überwachen: Puls, Blutdruck, Atmung, Temperatur, Bewusstsein,
- Austrocknung ausschließen: Getränke anbieten, Ein- und Ausfuhr kontrollieren,
- Harnretention (die Entstehung eines urämischen Komas) durch Kontrolle der Blasenfunktion ausschließen (Überlaufblase aufgrund einer Abflussbehinderung durch Prostataadenom, Uterussenkung oder Blasensteine),
- Verhalten, Haut, Augen, Körperhaltung, Schweiß, Erbrechen oder Krämpfe sorgfältig beobachten,
- den Betroffenen in seiner Umgebung lassen, aber erreichbar bleiben, ihn nicht allein lassen,
- Maßnahmen zur Verhinderung von eigen- und fremdgefährdendem Verhalten einleiten,
- Arzt benachrichtigen und ihn sorgfältig über die beobachteten Symptome informieren.

Die ▶ Tab. 19.2 gibt eine Übersicht über mögliche körperliche Symptome, die bei

Tab. 19.2 Symptome, Ursachen und Maßnahmen bei Verwirrtheitszuständen (Delir).

Symptome	mögliche Ursachen	Maßnahmen
trockene Zunge, beschleunigter Puls, Fieber, Gewichtsabnahme, Erbrechen, Schwitzen, Durchfall	Störung des Wasser- und Salzhaushaltes	sofort durch Pflege: Flüssigkeitszufuhr, evtl. Salz zuführen (z. B. Salzstangen)
Nervenschmerzen, Blässe	Vitaminmangel	auf ärztliche Anordnung: Vitamingabe
lederartige Zunge, Hautjucken, Ödeme, Krämpfe, Erregung, flache Atmung	Nierenversagen, Leberversagen, Blutfetterhöhung	auf ärztliche Anordnung: Einweisung in das Krankenhaus
Bewusstseinsstörungen, Blutdruck-, Pulsveränderungen, Atemnot, Blässe, Schwäche	Sauerstoffmangel des Gehirns durch Hirndurchblutungsstörungen, Herz-Kreislauf-Störungen, Blutarmut	sofort durch Pflege: Frischluft auf ärztliche Anordnung: Durchblutungsmittel, Sauerstoff, Eisen, Vitamin B_{12}
Schwitzen, Heißhunger, Unruhe, Herzklopfen	Störungen im Hormonhaushalt: Unterzuckerung, Schilddrüsenüberfunktion	sofort durch Pflege: Tee mit Traubenzucker, Beruhigung
Halluzinationen, Erbrechen, Ekzem	Vergiftungen durch Alkohol oder Medikamente	auf ärztliche Anordnung: Medikamente absetzen.
Blutdruckabfall, Frieren, Schwindel	physiologische Regulationsstörung des Blutdrucks, der Wärmeregulation, der Entleerung	sofort durch Pflege: Kaffee, Beruhigung, Wärmflasche (Verbrennungsgefahr beachten!), Wollsocken, Wolldecke, Katheter
Stolpern, Unsicherheit, Missverständnisse, Kribbeln	Sehbehinderung, Schwerhörigkeit, Berührungsstörungen	sofort durch Pflege: Brille, Kontrolle Hörgerät, Streicheln, Gehstock

einem Verwirrtheitszustand zu beobachten sind, über die Ursachen und die zu ergreifenden Maßnahmen.

Therapie

▶ **Behandlungsmaßnahmen.** Delirien sind nicht als Stadium eines typischen Krankheitsverlaufs (z. B. Durchgangssyndrom) zu interpretieren oder als Begleiterscheinung einer Therapie zu akzeptieren. Vielmehr müssen Delirien als ein akutes Krankheitsgeschehen angesehen werden, das rasches Handeln erfordert (Hasemann et al. 2007). Die Behandlung bei Verwirrtheitszuständen setzt die Klärung des Grundleidens durch den Hausarzt oder einen Facharzt voraus. Er wird die notwendigen Behandlungsmaßnahmen einleiten. Häufig geht es dabei um die Unterstützung der Herz-Kreislauf-Funktion und eine kritische Überprüfung der bisherigen Medikation.

▶ **Umfeld.** Genauso wichtig ist es, für den Betroffenen eine Umgebung zu schaffen, die ein Höchstmaß an Sicherheit und Orientierung bietet. Das Umfeld sollte möglichst angstfrei und entspannt sein, das heißt,
- die Bezugsperson sollte möglichst nicht wechseln,
- Kommunikation erfolgt klar und eindeutig (verbal und nonverbal, mit Blickkontakt); langsam, in Ruhe, mit einfachen Worten alle Maßnahmen erklären,
- dem Betroffenen Selbstbestimmung, Selbstbild und Lebenskontinuität erhalten,
- Reizüberflutung (viele Personen, Lärm, Hektik), aber auch Reizarmut vermeiden (durch Beschäftigung, Mobilität),
- engen Kontakt zu den Angehörigen halten, dadurch können gegensätzliche Interventionen verhindert werden.

▶ **Einweisung.** Wichtig für das Pflegepersonal ist die Abschätzung, wann eine Krankenhauseinweisung notwendig wird. Obwohl bis zu 40 % der in Allgemeinkrankenhäusern behandelten älteren Patienten bei Aufnahme oder im Verlauf von akuten Verwirrtheitszuständen betroffen sind, sind die Krankenhäuser meist nicht auf die Pflege verwirrter Menschen vorbereitet. Aus diesem Grund empfiehlt es sich, sorgfältig abzuwägen, ob die körperlichen Beschwerden einen Krankenhausaufenthalt dringend notwendig machen oder ob der alte Mensch auch im gewohnten Umfeld behandelt werden kann (Hewer 2003).

Lernaufgabe

Frau Berg aus dem Eingangsbeispiel leidet an einem Delir. Erarbeiten Sie Maßnahmen, wie Sie Frau Berg helfen können, diesen Zustand zu überwinden. Berücksichtigen Sie dabei mögliche körperliche, psychische und soziale Ursachen des Delirs. Gehen Sie davon aus, dass Frau Berg nur alterstypische körperliche Veränderungen aufweist. Außer der Oberschenkelhalsfraktur ist sie körperlich gesund. Erarbeiten Sie Maßnahmen für den Fall, dass sie in ein Heim gebracht wird und einen Plan für den Fall, dass sie ambulant versorgt wird.

19.2 Demenzielle Erkrankungen

Fallbeispiel

Vor einigen Jahren bemerkte Frau Schell, dass ihr Gedächtnis nachlässt. Sie hatte Schwierigkeiten, sich Namen und Begebenheiten einzuprägen. Eines Tages vergaß sie die Erdbeermarmelade, die am Herd kochte. Nach einiger Zeit bemerkten die Menschen in ihrer Umgebung, dass mit Frau Schell etwas nicht stimmte. Beim Kaffeetrinken mit ihrer Freundin wollte sie ein Stück Kuchen haben, aber das Wort „Kuchen" kam nicht über ihre Lippen. Ihr Sohn kam zu Besuch und wunderte sich, dass seine Mutter abgemagert war und nicht so gepflegt aussah wie sonst. Sie wartete nicht wie gewöhnlich mit einem gedeckten Tisch auf ihn. Stattdessen sagte sie: „Vater muss gleich kommen – wo er nur so lange bleibt?" „Aber Mutter", sagte der Sohn, „Vater ist vor 20 Jahren gestorben!" „Aber nein!", erwiderte sie, „er ist gerade einkaufen gegangen." Frau Schell konnte nicht allein in ihrer Wohnung bleiben, sie kam zu ihrem Sohn und ihrer Schwiegertochter. Immer wieder suchte sie nach Sachen und beschuldigte die Schwiegertochter, sie würde sie bestehlen. Sie wollte zu Bäcker Müller einkaufen gehen und reagierte sehr ärgerlich, als die Schwiegertochter ihr erklären wollte, dass es keinen Bäcker Müller gebe. Es gab ihn in dem Ort in Ostpreußen, in dem Frau Schell ihre Kindheit verbracht hatte. Die Schwiegertochter war mit der Pflege ihrer Schwiegermutter zunehmend überfordert. Frau Schell kam ins Pflegeheim. Das Haus ist ihr fremd, doch sie genießt die Gemeinschaft mit Menschen. Im Garten kann sie stundenlang „zur Schule gehen", wie sie es in ihrer Kindheit über die Felder Ostpreußens getan hat. Sie freut sich über jeden Besuch, auch wenn sie nicht weiß, wen sie vor sich hat. Frau Schell singt sehr gerne Volks- und Kinderlieder in der Singgruppe. Sie kennt alle Texte, die sie einst in der Schule gelernt hatte, bis zur letzten Strophe und achtet genau darauf, dass die Texte auch richtig gesungen werden.

19.2.1 Medizinische Grundlagen

Definition

Unter **Demenz** werden fortschreitende Hirnleistungsschwächen verstanden, die sich in einer Beeinträchtigung bei den Aktivitäten des täglichen Lebens niederschlagen und langfristig zu Pflegebedürftigkeit führen.

Während wir uns im vorherigen Abschnitt mit der reversiblen (heilbaren) Störung der Hirnleistung beschäftigten, geht es nun um eine fortschreitende Hirnleistungsstörung. Bei einer Demenz kommt es zu einer nicht umkehrbaren Schädigung der Gehirnmasse.

Merke

Demenz ist klar von einer Verwirrtheit (einem Delir) abzugrenzen! Einige Unterscheidungsmöglichkeiten finden Sie in ▶ Tab. 19.3.

Tab. 19.3 Unterscheidungsmerkmale zwischen Delir und Demenz (n. Perrar et al. 2007).

	Delir bzw. Verwirrtheit	Demenz
Beginn	akut, innerhalb von Stunden oder Tagen	schleichend über Wochen oder Monate
Leitsymptome	Verwirrtheit	Gedächtnisstörung
Bewusstsein	getrübt	klar
Orientierung	gestört (v. a. zu Zeit)	gestört
Halluzinationen	optische und akustische	häufig keine
Wahn	häufig	selten

19.2 Demenzielle Erkrankungen

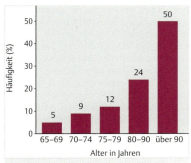

Abb. 19.2 Demenzerkrankungen im Alter. Die Wahrscheinlichkeit, an einer Demenz zu erkranken, steigt mit zunehmendem Alter (n. Deutsche Alzheimer Gesellschaft).

Zurzeit schätzt man die Zahl der Menschen, die in der Bundesrepublik unter Demenz leiden, auf ca. 1,2 Mio. Bis 2050 sollen es mehr als 2 Mio. Betroffene sein. Ein Grund für die steigende Zahl der Menschen, die an einer Demenz erkranken, ist die steigende Lebenserwartung der Bevölkerung. Demenzerkrankungen nehmen mit dem Alter zu. Internationale Studien zeigen übereinstimmende Ergebnisse (▶ Abb. 19.2).

Merke

Für Altenpflegende bedeutet das, dass sie zunehmend mit der Pflege Demenzkranker konfrontiert werden. Die Fähigkeit, das Verhalten von Menschen mit Demenz zu verstehen und damit umgehen zu können, muss zu einer grundlegenden Fähigkeit von Altenpflegefachkräften werden.

Symptome

Um die folgenschwere Diagnose „Demenz" stellen zu dürfen, müssen laut der Weltgesundheitsorganisation (WHO) folgende Kriterien erfüllt sein:
1. Es muss ausgeschlossen werden, dass weder ein Delir noch eine Schizophrenie oder eine Depression vorliegt. Diese Störungsbilder sind leicht mit einer Demenz zu verwechseln, siehe „Schizophrene Psychosen" (S. 486) und „Depression bei alten Menschen" (S. 487). Eine falsche Diagnose hätte jedoch für den Betroffenen katastrophale Folgen. Ihm würde ärztliche Hilfe versagt bleiben, was zu einer Verschlimmerung seines Zustandes führen kann.
2. Es muss eine Gedächtnisstörung vorliegen (▶ Abb. 19.3):

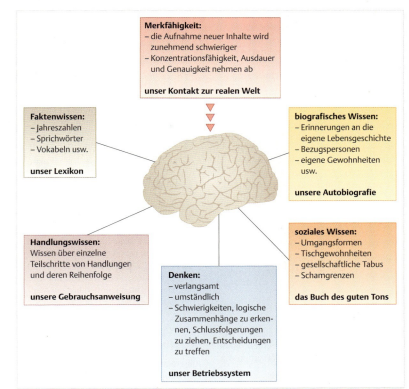

Abb. 19.3 Gehirnleistungsstörungen bei einer Demenz. Fähigkeiten gehen zunehmend verloren.

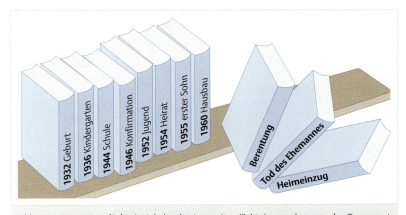

Abb. 19.4 Langzeitgedächtnis. Inhalte des Langzeitgedächtnisses gehen von der Gegenwart zur Vergangenheit verloren.

- Störung des **Kurzzeitgedächtnisses**: z. B. die Unfähigkeit, sich nach 5 Minuten an 3 Objekte zu erinnern.
- Störung des **Langzeitgedächtnisses** (**Amnesie**): z. B. die Unfähigkeit, sich an Ereignisse vom Vortag zu erinnern; dabei ist zu beobachten, dass die Inhalte beginnend mit der Gegenwart weiter zur Vergangenheit hin verloren gehen (▶ Abb. 19.4).

3. Es muss mind. eine weitere Störung vorliegen:
    - Störung des **abstrakten Denkens**: z. B. Unfähigkeit, Synonyme oder Gegensätze zu finden, den Sinn von Sprichwörtern zu verstehen, abstrakte Begriffe zu verstehen.
    - Eingeschränkte **Urteilsfähigkeit**: Unfähigkeit, Handlungen zu planen oder Schlussfolgerungen zu ziehen, die alle relevanten Informationen

berücksichtigen. Wenn z. B. der Betroffene plötzlich Hunger verspürt und Essen sieht, so zieht er die Schlussfolgerung: „Ich nehme mir zu essen", ohne zu berücksichtigen, dass dieses Essen vielleicht einem Mitbewohner gehört oder in einem Geschäft liegt und erst bezahlt werden muss.
- **Aphasie:** Störung des Sprachverständnisses und/oder des Sprechens.
- **Apraxie:** Unfähigkeit, motorische Aktivitäten auszuüben – trotz Verständnis und intakter Motorik.
- **Agnosie:** Unfähigkeit, Gegenstände wiederzuerkennen oder zu identifizieren – trotz intakter sensorischer Funktionen.
- **Akalkulie:** Rechenstörung.
4. Es kommt zu einer Veränderung der Persönlichkeit, z. B. werden bisher sanftmütige Menschen aggressiv oder sehr dynamische Menschen werden träge.

Aufgrund dieser Störungen kommt es zu zahlreichen weiteren Auffälligkeiten, die mit Demenz in Verbindung gebracht werden, allerdings nur Sekundärsymptome darstellen (▶ Tab. 19.4).

Merke

Auffälliges Verhalten von Menschen mit Demenz wird nicht durch die Krankheit ausgelöst, sondern stellt einen Versuch dar, mit den Krankheitssymptomen in unserer Realität zu leben. Dieses Verhalten, das häufig umgangssprachlich als „dementes Verhalten" bezeichnet wird, stellt für uns als Pflegende eine Herausforderung dar. Daher wurde der Begriff **„herausforderndes Verhalten"** geprägt.

Herausforderndes Verhalten bezeichnet Verhaltensweisen von Menschen mit Demenz, mit denen Pflegende Schwierigkeiten haben, weil sie es nicht verstehen, oder weil sie nicht wissen, wie sie darauf reagieren sollen.

Lernaufgabe

Wählen Sie ein reales Beispiel für eine Lebensaktivität (z. B. einkaufen gehen oder Besuch einer Party) und versuchen Sie sich vorzustellen, wie es Ihnen in dieser Situation gehen würde, wenn Sie die kognitiven Defizite eines Menschen mit Demenz hätten. Welches herausfordernde Verhalten könnten bei Ihnen beobachtet werden?

Schweregrad der Demenzen

Allgemein teilt man Demenzen nach ihrem Schweregrad in 3 Gruppen ein (nach DSM IV: diagnostische Kriterien und Differenzialdiagnosen der American Psychiatric Association).

Leichte Demenz

Obwohl Arbeit und soziale Aktivitäten deutlich beeinträchtigt sind, bleibt die Fähigkeit, unabhängig zu leben, erhalten. Die Betroffenen sind fähig, ihr Leben selbstständig zu gestalten, soweit nicht besondere Anforderungen an sie gestellt werden. Angehörigen fällt auf, dass sich der Mensch verändert. Interessen und Hobbys nehmen ab. Die Betroffenen haben Schwierigkeiten, sich in einer neuen Umgebung zurechtzufinden. Sie haben Probleme mit dem Kurzzeitgedächtnis, wodurch Fehlleistungen auftreten, die den Angehörigen meist „merkwürdig" vorkommen. Für die Betroffenen sind diese Veränderungen sehr beängstigend. Sie reagieren mit Rückzug, Depression oder Gereiztheit und Unruhe. Viele entwickeln Wahnvorstellungen (z. B. Bestehlungswahn), um sich die seltsamen Vorgänge erklären zu können.

Mittelschwere Demenz

Bei diesen Menschen ist ein gewisses Ausmaß an Aufsicht erforderlich. Auch ältere Gedächtnisinhalte gehen verloren. Die Betroffenen benötigen zunehmend Hilfestellung bei der Durchführung gewohnter Handlungsabläufe. Komplexere Handlungen sind nicht mehr durchführbar (▶ Abb. 19.5). Das Lernen von neuen Handlungen ist nicht mehr möglich (z. B. die Bedienung neuer Geräte, die den Betroffenen angeblich entlasten sollen). Es treten Sprachstörungen auf, die Kommunikation ist häufig nur auf der Gefühlsebene möglich. Die Betroffenen reagieren auf diese Veränderungen häufig mit Apathie oder motorischer Unruhe. Sie ziehen sich entweder zurück, um nicht mit der für sie unerklärlichen Realität konfrontiert zu werden, oder begeben sich auf die Suche nach Bekanntem, nach Anhaltspunkten, an denen sie ihr Handeln ausrichten können (wie im Eingangsbeispiel Frau Schell, die zu Bäcker Müller einkaufen gehen will – weil dieser die letzte Erinnerungsinsel darstellt, die Frau Schell mit Einkaufen in Zusammenhang bringt).

Tab. 19.4 Primärsymptome der Demenz und daraus entstehenden Sekundärsymptome.

Primärsymptom	Sekundärsymptom/ herausforderndes Verhalten
Durch die Gedächtnisstörung, die Agnosie oder die Störung der Urteilsfähigkeit entsteht:	Orientierungsstörung: örtlich, zeitlich, räumlich, situativ und zur Person
Durch die Wahrnehmung der Symptome und ihrer Folgen entsteht:	reaktive Depression
Aufgrund der Orientierungslosigkeit entsteht:	Angst
Durch die gestörte Einschätzung der Situation, als Reaktion auf Angst, entsteht:	Aggressivität
Durch die Suche nach Orientierung entsteht:	Unruhe
Durch den Versuch, sich die eigene Situation zu erklären (wieso finde ich nichts? – weil andere es verstecken!), entsteht:	Wahnideen, Wahnvorstellungen
Durch die Amnesie, um Lücken auszufüllen, um sich selbst noch wahrzunehmen, entsteht:	Perseverationen, sich monoton wiederholende Bewegungen (z. B. Schaukeln, Nesteln, Sichkratzen, stundenlanges Tischabwischen)
Aufgrund von Resignation in einer unerklärlichen Situation entsteht:	Apathie, Rückzug in die Vergangenheit
Durch die Unfähigkeit, die Toilette zu finden, oder die Unfähigkeit, eigene Bedürfnisse richtig einzuschätzen, entsteht:	Stuhl- und Harninkontinenz

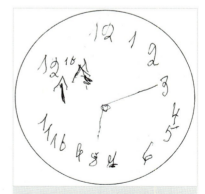

Abb. 19.5 Der Uhrzeichen-Test. Der Betroffene wurde aufgefordert, in den Kreis ein Zifferblatt und die Uhrzeiger für 11.10 Uhr einzuzeichnen.

Schwere Demenz

Menschen mit einer schweren Demenz sind stark in ihrer Selbstständigkeit beeinträchtigt. Es ist eine dauernde Betreuung notwendig. Die Betroffenen können häufig nicht allein gelassen werden und sind nicht mehr in der Lage, auch einfache Handlungen selbstständig auszuführen. Auch die nächsten Angehörigen werden nicht mehr erkannt. Die Fähigkeit, zu sprechen und Sprache zu verstehen, geht verloren. Mit der Zeit verlieren die Betroffenen auch die Fähigkeit, zu gehen, zu sitzen oder zu schlucken. Es kommt zu Inkontinenz, Bettlägerigkeit und schließlich zum Tod.

Demenzformen

Allgemein unterscheidet man je nach Ursache der Störung 3 Demenzformen (▶ Abb. 19.6). Diese Formen der Demenz unterscheiden sich im Erscheinungsbild, in der Häufigkeit und in der Prognose. Während bei den **vaskulären** Demenzen und den andernorts klassifizierten Demenzen durch die medizinische Behandlung des Grundleidens der Verlauf beeinflusst werden kann, gibt es für die Demenz vom **Alzheimer-Typ** keine Behandlungsmöglichkeiten. Es kann nur die Verschlechterung des Zustandes verlangsamt werden. Diese Form der Demenz führt langsam zum Tod.

Ob jemand an einer vaskulären Demenz oder einer Demenz vom Alzheimer-Typ leidet, lässt sich an den in ▶ Tab. 19.5 aufgelisteten Merkmalen unterscheiden.

Vaskuläre Demenzen (MID)

Die Multi-Infarkt-Demenz (MID) oder arteriosklerotische Demenz entwickelt sich aufgrund chronischer Hirndurchblutungsstörungen. Durch Gefäßverschlüsse, die zu kleinen Hirninfarkten führen, kommt es zum lokalen Zerfall von Hirngewebe. Dadurch kann diese Form der Demenz sprunghaft oder episodisch verlaufen. Durch Behandlung von Hypertonie, hohem Cholesterinspiegel, Diabetes mellitus oder anderen Stoffwechselstörungen kann der Verlauf aufgehalten werden. Aufgrund der Plastizität des Gehirns können durch Training andere Hirnbereiche die Funktion der zerstörten Areale übernehmen, sodass verlorene Fähigkeiten wiedererlangt werden.

Demenz vom Alzheimer-Typ (SDAT)

Kurz gesagt: Alzheimer-Demenz. Sie ist begleitet von einer ganzen Reihe von Veränderungen des Gehirns (▶ Abb. 19.7). Über die genauen Ursachen gibt es viele Hypothesen, die allerdings bis heute noch nicht abschließend belegt werden konnten. Die Forschung ist jedoch fieberhaft damit beschäftigt, dieses Rätsel zu lösen, um die Entwicklung wirksamer Medikamente möglich zu machen.

Veränderungen, die bei Menschen mit Alzheimer-Demenz gefunden worden sind (Whitehouse u. George 2009):

- Anhäufung **amyloider Plaques** zwischen den Neuronen im Gehirn. Amyloide sind Spaltprodukte von Eiweiß. Diese werden im gesunden Gehirn zersetzt und vernichtet. Bei Menschen mit Alzheimer häufen sie sich zu harten und unauflöslichen Plaques an.
- Um die Neurone mit Nährstoffen zu versorgen, führen sog. Mikrotubuli (Röhrchen) von der Nervenzelle über das Axon zu den präsynaptischen Endköpfen. Sie bestehen aus Fibrillen, die überwiegend aus dem **Protein Tau** gebildet werden. Bei Menschen mit Alzheimer-Demenz ist das Protein Tau abnormal, dadurch kollabieren diese Röhrchen und die Nährstoffversorgung der Neurone funktioniert nicht mehr, sie sterben ab.
- **Acetylcholin** ist der Neurotransmitter, der für Lern- und Erinnerungsprozesse zuständig ist. Er wird bei Menschen mit Alzheimer-Demenz immer weniger produziert. Dadurch kommt es zu den bekannten Störungen.

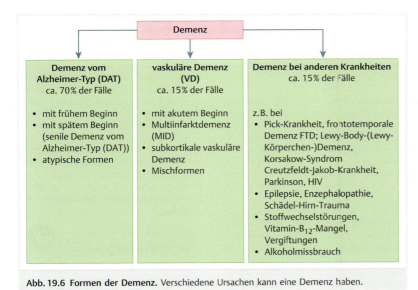

Abb. 19.6 Formen der Demenz. Verschiedene Ursachen kann eine Demenz haben.

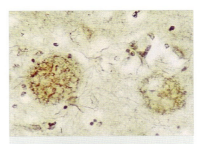

Abb. 19.7 Gehirnatrophie. Unter dem Lichtmikroskop weist dieses Hirngewebe die typischen verklumpten Nervenzellen auf, die auch Alzheimer-Fibrillen genannt werden. (Foto: Thieme)

Tab. 19.5 Unterscheidungsmerkmale zwischen Alzheimer-Demenz und vaskulären Demenzen (n. Perrar et al. 2011).

	Alzheimer-Demenz	vaskuläre Demenzen
Beginn	langsam	plötzlich
Verlauf	gleichmäßig	sprunghaft
Persönlichkeit, Sozialverhalten	geht verloren	bleibt erhalten
Lernfähigkeit, Urteilsfähigkeit	geht verloren	bleibt anfangs erhalten
Kopfschmerzen, Schwindel, Ohrensausen	selten	oft
Depression, Stimmungsschwankungen	selten	oft
Lähmungen, Sprachstörungen	später	oft
Geschlechtshäufigkeit	gleich	mehr Männer

Dass es scheinbar keinen klaren Zusammenhang zwischen dem Grad der neuropathologischen Veränderungen und Demenz gibt, erschwert die Interpretation der Forschungsergebnisse. Es gibt Menschen mit nachweisbaren schweren Schäden des Hirngewebes, die nicht an einer Demenz leiden. Umgekehrt kann eine Demenz ohne signifikante (wesentliche) Hirnatrophien bestehen, und es sind nur alterstypische Veränderungen des Gehirns festzustellen. Laut einigen Forschern können wir noch nicht einmal sicher sein, dass der Ursprung der Alzheimer-Krankheit ausschließlich in den Neuronen liegt (Kitwood 2013). Einige Forscher überlegen, ob das, was wir Alzheimer-Demenz nennen, nicht nur einen normaler Alterungsprozess beschreibt, den wir nicht behandeln, sondern begleiten sollten (Whitehouse u. George 2009).

Ursachen

Verschiedene Autoren haben in den vergangenen Jahren unterschiedliche Ansätze entwickelt, mithilfe deren die Entstehung und der Verlauf demenziellen Verhaltens erklärt werden kann.

Konfliktaufarbeitung

Naomi Feil (2010), die Begründerin der „**Validation**", geht davon aus, dass Desorientierung bei hochaltrigen Menschen dann entsteht, wenn Konflikte, die in früheren Entwicklungsstadien ungelöst blieben, nun im Alter (der Zeit des Rückblicks) aufgearbeitet werden. Sie geht davon aus, dass Menschen, die im Laufe ihres Lebens nie gelernt haben, sich Verlusten zu stellen, sie zu akzeptieren und zu verarbeiten, sich nach innen in die Vergangenheit zurückziehen, um den Stress der unerträglichen Realität zu überstehen. Mit diesem Ansatz regte Naomi Feil in den 80er Jahren fruchtbare Diskussionen, zahlreiche Forschungsprojekte und ein Umdenken in der Pflege von Menschen mit Demenz an.

Interaktion verschiedener Faktoren

Ein Ansatz, der sich auf umfangreiche Forschungsarbeiten stützt, ist der von **Tom Kitwood** (2013). Er zählt folgende Hauptfaktoren auf, die aufgrund eines komplexen Interaktionsmusters zur Entstehung einer Demenz führen können (▶ Abb. 19.8).

▶ **Neurologische Beeinträchtigung.** Neurologische Beeinträchtigungen führen zu einer Veränderung der Funktion und der Struktur des Neuronensystems.

▶ **Persönlichkeit.** Damit sind die im Laufe eines Lebens erworbenen Fähigkeiten, Coping-Strategien (S. 341), d. h. Problembewältigungsfähigkeiten, psychologischen Abwehrmechanismen usw. gemeint. Je nach Persönlichkeit wird jeder Mensch anders mit seinen neurologischen Beeinträchtigungen umgehen.

▶ **Biografie.** Von Bedeutung sind insbesondere die Folgen der Lebensveränderungen, die der betroffenen Person in jüngster Zeit widerfahren sind. Muss ein Mensch viele belastende Lebensereignisse verarbeiten, wird es ihm schwerer fallen, für seine neurologischen Beeinträchtigungen Kompensationsmöglichkeiten zu finden.

▶ **Physische Gesundheit und Sinnesfunktionen.** Hierzu zählen insbesondere Schmerzfreiheit, Sehen und Hören, Beweglichkeit usw. Bei einem geschwächten Allgemeinzustand, bei Schmerzen, Immobilität oder erschwerter Orientierung durch Schwerhörigkeit oder Sehbeeinträchtigungen können leichte neurologische Ausfälle dramatische Folgen haben.

▶ **Sozialpsychologische Umgebung.** Von Bedeutung sind die Muster der Beziehungen einer Person, Interaktionen, Beschäftigung und Entscheidungsmöglichkeiten. Menschen, die in festen, vertrauensvollen Beziehungen leben, können gelassener nach neuen Möglichkeiten suchen, ihr Leben zu organisieren, als solche, die sich in ihren Beziehungen schon immer bedroht oder allein gelassen gefühlt haben.

Aufgrund dieses Ansatzes ist es bedeutsam, ob eine Person mit einer ausgeglichenen und erfahrenen Persönlichkeit neurologische Beeinträchtigungen erfährt, oder ob sie schon eine lange Geschichte von Depression oder erlernter Hilflosigkeit, siehe Soziale Ursachen (S. 490), hinter sich hat. Ebenso ist es bedeutsam, ob diese neurologischen Veränderungen in einer Zeit auftreten, in der diese Person ein ruhiges, geregeltes Leben führt, oder ob verschiedene größere Verluste oder Veränderungen vorangingen.

Da diese von Kitwood isolierten Faktoren nicht nur einen wichtigen Einfluss auf die Entstehung von Demenz haben, sondern auch den Verlauf der Demenz bestimmen, bieten sie zahlreiche Möglichkeiten, **präventiv und rehabilitativ** einzugreifen.

Lernaufgabe

Erarbeiten Sie mit Hilfe dieser Faktoren einen Hilfeplan für einen Menschen mit Demenz aus Ihrer Praktikumsstelle.

19.2.2 Pflege und Begleitung

In den vergangenen Jahrzehnten gab es in vielen Ländern große Bemühungen, geeignete Pflege- bzw. Betreuungskonzepte für Demenzkranke zu entwickeln. Da es sich als sehr schwierig gestaltet, nachzuempfinden, wie sich ein Mensch mit bestimmten kognitiven Einbußen fühlt, gibt es auch immer wieder unterschiedliche Einschätzungen der Probleme und Bedürfnisse dieser Menschen.

Die physische Gesundheit und die Sinnesfunktionen, insbesondere Sehen und Hören, Beweglichkeit etc. Bei einem geschwächten Allgemeinzustand, bei Immobilität oder erschwerter Orientierung durch Schwerhörigkeit oder Sehbeeinträchtigungen können leichte neurologische Ausfälle dramatische Folgen haben.

Die Persönlichkeit: Damit sind die im Laufe eines Lebens erworbenen Fähigkeiten, Coping-Strategien (Problembewältigungsfähigkeiten), psychologischen Abwehrmechanismen usw. gemeint. Je nach Persönlichkeit wird jeder Mensch anders mit seinen neurologischen Beeinträchtigungen umgehen.

Die neurologischen Beeinträchtigungen, die zu einer Veränderung der Funktion und der Struktur des Neuronensystems führen.

Demenz

Die sozialpsychologische Umgebung: die Muster der Beziehungen einer Person, Interaktionen, Beschäftigung, Entscheidungsmöglichkeiten. Menschen, die in festen, vertrauensvollen Beziehungen leben, können gelassener nach neuen Möglichkeiten suchen, ihr Leben zu organisieren, als solche, die sich in ihren Beziehungen schon immer bedroht oder allein gelassen gefühlt haben.

Die Biografie: insbesondere die Folgen der Lebensveränderungen, die der Person in jüngster Zeit widerfahren sind. Muss ein Mensch viele belastende Lebensereignisse verarbeiten, so wird es ihm schwerer fallen, für seine neurologischen Beeinträchtigungen Kompensationsmöglichkeiten zu finden.

Abb. 19.8 Einflussfaktoren auf Demenz. Hauptfaktoren, die aufgrund eines komplexen Interaktionsmusters zu einer Demenz führen können (n. Kitwood 2013).

19.2 Demenzielle Erkrankungen

Merke

Einig ist man sich heute: Das Ziel der Pflege von Menschen mit Demenz ist, ihnen zu helfen, mit ihren kognitiven Einbußen ein würdevolles Leben zu leben, Sekundärsymptome der Demenz zu verhindern oder da, wo sie auftreten, zu bessern.

Fest steht, dass nach heutigem Wissen die neurologischen Abbauprozesse nicht aufgehalten werden können – und damit das Nachlassen der geistigen Kräfte aufgrund von neurologischen Beeinträchtigungen. Das Ziel der Begleitung sollte sein, die weitere Verschlechterung des Zustandes zu vermeiden, indem negative Faktoren ausgeschlossen werden.
Zu den Zielen gehören:
- Unterstützung der körperlichen Gesundheit, der Mobilität, der Sinneswahrnehmung, möglichst Schmerzfreiheit usw.
- Vermeidung von belastenden Lebensveränderungen wie Umzug, Krankenhausaufenthalt, ständig wechselnde Umstände
- Schaffung eines vertrauensvollen, stützenden Lebensumfeldes und Erhalt der persönlichen Wesenheit und Identität des betroffenen Menschen

Zu einem vertrauensvollen, stützenden Lebensumfeld gehört, nach den Forschungsergebnissen Kitwoods, dass folgende Bedürfnisse von Menschen mit Demenz erfüllt werden (▶ Abb. 19.9):

▶ **Bindung.** Menschen mit Demenz haben das Bedürfnis nach festen Bezugspersonen, auf die sie sich verlassen können, denen sie vertrauen, bei denen sie Schutz finden, an die sie sich immer wenden können, wenn sie aufgrund ihrer kognitiven Einschränkungen im Alltag nicht zurechtkommen.

▶ **Einbeziehung.** Wir Menschen sind soziale Wesen und auf unsere Mitmenschen angewiesen. Alleine können wir nicht überleben. Dieses Bedürfnis kann auch bei Menschen mit Demenz erfüllt werden, indem sie an Aktivitäten beteiligt werden, auch wenn sie „nur" als Zuschauer dazugehören, siehe Kap. „Alltag im Alter" (S. 1016).

▶ **Beschäftigung.** Das Verlangen nach Beschäftigung kommt aus dem Antrieb, etwas bewirken zu wollen. Das Gegenteil davon ist Langeweile oder Apathie. Beschäftigt sein kann viele Formen annehmen – von Arbeiten bis hin zu Beobachten oder Nachdenken. Bei Menschen mit Demenz müssen wir uns von unserem Anspruch nach „sinnvoller" Beschäftigung verabschieden. Auch das sorgfältige Verteilen des Frühstücksjoghurts auf der Tischdecke kann für diesen Menschen das Bedürfnis nach Beschäftigung befriedigen und ihn erfüllen.

▶ **Identität.** Das Bedürfnis nach Identität ist das Verlangen zu wissen, wer ich bin. Identität zu haben bedeutet somit, dass ich über mich selbst eine Geschichte erzählen kann: Wo komme ich her? Was zeichnet mich aus? Insbesondere mit der Methode der Integrativen Validation, siehe „Integrative Validation" (S. 477), kann auch bei fortschreitender Demenz dieses Bedürfnis wenigstens ansatzweise gestillt werden.

▶ **Trost.** An Demenz zu erkranken bedeutet, mit unzähligen Verlusten konfrontiert zu werden. Um nicht „untröstlich" und verzweifelt zu werden, benötigen diese Menschen Trost. Trost zu spenden bedeutet, die Situation, in der sich eine Person befindet, empathisch wahrzunehmen, ihr Leiden anzuerkennen und Beistand zu leisten. Das hilft dem Trostbedürftigen, sich seelisch wieder aufzurichten.

▶ **Liebe.** Fasst man alle Bedürfnisse zusammen, ergibt sich das, was wir uns auch alle wünschen: das Gefühl von Nähe, Geborgenheit und bedingungsloser Annahme, emotionaler Zuwendung, ohne Erwartungen erfüllen zu müssen. Kurz gesagt, auch Menschen mit Demenz sehnen sich nach bedingungsloser Liebe.

Kitwood und seine Mitarbeiter erarbeiteten detaillierte Richtlinien für eine positive Arbeit an der Person, die sie in einem umfangreichen Evaluationsinstrument der Pflege von Menschen mit Demenz, dem „Dementia Care Mapping" (DCM-Methode), zusammenfassten.

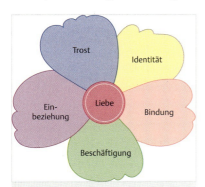

Abb. 19.9 Bedürfnisse von Menschen mit Demenz. Diese Aspekte gehören zu einem vertrauensvollen, stützenden Lebensumfeld.

Beziehungsgestaltung

Die Gestaltung der Beziehung zu einem Menschen mit Demenz stellt Pflegende und Angehörige häufig vor fast unlösbare Probleme. Hier sind einige Grundsätze zusammengefasst, die sich im alltäglichen Handeln bewährt haben (Welling 2005).

Kontaktaufnahme

Wenn Sie zu einem Mensch mit Demenz Kontakt aufnehmen möchten, beachten Sie die folgenden Punkte:

▶ **Blickkontakt.** Stellen Sie erst Augenkontakt her. Gehen Sie ggf. in die Hocke. Dadurch helfen Sie dem Menschen, seine Aufmerksamkeit auf Sie zu richten und die Situation zu verstehen. Achten Sie auf gleiche Augenhöhe. Das vermittelt das Gefühl der Wertschätzung. Wird man von oben oder von hinten angesprochen, kann ein Gefühl der Bedrohung und dadurch Rückzug oder Aggression entstehen.

▶ **Berührung.** Berühren Sie ihn leicht. Das hilft dem Menschen mit Demenz evtl., das Gefühl der Nähe zu einem anderen Menschen zu spüren und sich auf die Situation einzulassen (▶ Abb. 19.10). Beobachten Sie aber genau seine nonverbalen und verbalen Signale. Ziehen Sie Ihre Hand sofort zurück, wenn ihm die Berührung unangenehm ist.

▶ **Hinweisreize.** Verwenden Sie Rituale oder Hinweisreize, die diesem Bewohner signalisieren „Ich will Kontakt mit dir!" Diese Hinweisreize müssen mithilfe der Biografiearbeit gefunden werden (z. B. kann es sein, dass ein Bewohner nur auf „Grüß Gott!", ein anderer auf „Moin moin!" und ein weiterer nur auf „Guten Tag!" reagiert). Es ist wichtig, diese Rituale und Hinweisreize in der Dokumentation festzuhalten, damit alle Pflegenden sie anwenden. Das verhindert beim Betroffenen Verwirrung und Stress.

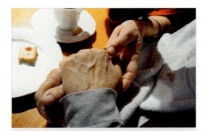

Abb. 19.10 Berührung. Durch eine leichte Berührung spürt der Mensch mit Demenz Nähe und kann sich evtl. leichter auf die Situation einlassen. (Foto: B. Bostelmann, Thieme)

▶ **Wertschätzung.** Sprechen Sie ihn mit Wertschätzung an. Vermeiden Sie unbedingt eine negative Ansprache. Wenn Sie etwas ärgert, atmen Sie tief durch oder verlassen Sie kurz den Raum. Gehen Sie wieder in Kontakt, wenn Sie sich beruhigt haben. Der Mensch mit Demenz versteht den Sinn ihres Ärgers nicht, er bekommt nur die negativen Emotionen mit, auf die er wiederum negativ reagiert.

▶ **Kontaktende.** Denken Sie schon bei der Kontaktaufnahme daran, wie Sie den Kontakt wieder beenden können. Wichtig ist es, eindeutig zu sein und langsam aus dem Kontakt zu gehen, um den Menschen mit Demenz nicht zu verwirren. Lassen Sie die körperliche Distanz größer werden, unterstreichen Sie das Beenden verbal („Ich muss jetzt gehen, ich komme wieder"). Häufig fällt es Pflegenden schwer, die Menschen wieder allein zu lassen. Sie haben Schuldgefühle, sie so verloren und verlassen da sitzen zu lassen. Sie haben Angst, überhaupt Kontakt aufzunehmen, weil sie glauben, aus diesem Kontakt nicht wieder herauszukommen. Planen Sie daher das Ende eines Kontaktes!

Verstehen

Versuchen Sie, einen Menschen mit Demenz zu verstehen, achten Sie dabei auf die folgenden Punkte.

▶ **Signale.** Signale von Menschen mit Demenz müssen stets als Mitteilungen und nicht als „dementes Verhalten" wahrgenommen werden.

▶ **Biografiearbeit.** Versuchen Sie durch Biografiearbeit zu erfahren, welche Bedeutung bestimmte Verhaltensweisen für den demenziell erkrankten Menschen haben (Was bedeutet es, wenn Herr Müller abends nicht schlafen gehen will? Will er signalisieren, „Ich bin noch nicht müde" oder meint er „Ich vermisse beim Schlafengehen meine Ehefrau"). Je gründlicher die Biografie sowie die Rituale und Eigenheiten eines Menschen bekannt sind, umso leichter werden Sie ihn verstehen können. Auch hier sind wieder eine gründliche Dokumentation und eine enge Zusammenarbeit aller an der Pflege beteiligten Personen notwendig.

▶ **Nonverbale Kommunikation.** Da die Fähigkeit zu verbaler Kommunikation eingeschränkt ist, müssen Sie verstärkt auf die anderen Signalebenen achten (Mimik, Gestik, Körperhaltung, Tonfall, Lautstärke usw.). Achten Sie auf begleitende und unterstreichende Gesten des Menschen, denn sie können eine Ahnung vermitteln, was der Mensch mit Demenz meint. Vom Körper wegführende Handbewegungen sind häufig ein Zeichen von Ablehnung (Wegstoßen). Zum Körper hinführende Bewegungen sind Gesten des Nehmens, Holens, Einverleibens, also zustimmende Gesten.

▶ **Gefühle.** Da häufig verbale Äußerungen für uns unverständlich erscheinen, achten Sie auf die Gefühle des Betroffenen. Der Mensch mit Demenz kann mit seiner Logik nichts mehr verstehen, sich nichts mehr erklären. Was er aber immer noch kann, ist v. a. fühlen. Dementsprechend können Sie die Welt des Menschen mit Demenz auch nicht mehr „verstehen", sondern eher „erfühlen". Indem Sie diese Welt der Gefühle ernst nehmen und achten, sind Sie eher in der Lage, die Zeichen des Menschen mit Demenz zu verstehen.

▶ **„Mitmachen".** Um das Verhalten von Menschen mit Demenz zu verstehen, können Sie Bewegungen des Betroffenen „mitmachen", um zu erfühlen, wie es ihm geht. Wenn eine Bewohnerin z. B. in ihrem Schrank kramt und Wäsche immer wieder umordnet, tun Sie es mit ihr. Sie wird sich verstanden fühlen und Sie werden entweder merken, wie geschäftig sich die Frau fühlt oder wie verzweifelt sie etwas sucht.

▶ **Suche nach Worten.** Wenn der an Demenz Erkrankte nach Worten sucht und diese nicht findet, springen Sie ein und helfen Sie ihm (lassen Sie ihm aber genügend Zeit, um evtl. selbst darauf zu kommen).

Vermitteln

Wenn Sie versuchen, einem Menschen mit Demenz etwas zu vermitteln, achten Sie auf die folgenden Punkte.

▶ **Aufmerksamkeit.** Vergewissern Sie sich erst durch Blickkontakt, Ansprache und ggf. Körperkontakt, dass der Mensch mit Demenz seine Aufmerksamkeit auf Sie richtet.

▶ **Signalebenen.** Senden Sie Signale möglichst auf mehr als einer Signalebene. Sagen Sie z. B. „Sie können jetzt essen!", während Sie das körpersprachlich durch symbolische Essbewegungen betonen. Ideal wäre es, wenn Sie ihm gleichzeitig das Essen zeigen können und er Essensgerüche wahrnehmen kann.

▶ **Umgangston.** Finden Sie mithilfe von Biografiekenntnissen heraus, in welchem Ton sich ein Mensch mit Demenz am ehesten angesprochen fühlt. Wollen Sie eine Bewohnerin in ihr Zimmer begleiten, so reagiert die Frau, die ein Leben lang in einer Großfamilie lebte, vielleicht am ehesten, wenn Sie einen vertrauensvollen, warmen Umgangston wählen. Die unverheiratete ehemalige Chefsekretärin fühlt sich vielleicht durch einen distanziert höflichen Ton eher angesprochen. Um den ehemaligen Handwerksmeister auf sein Zimmer zu begleiten, müssen Sie vielleicht in knappen Sätzen sprechen, körperliche Distanz wahren und auf Uhrzeit und Termine hinweisen.

▶ **Aufnahmebereitschaft.** Stellen Sie sich auf den Rhythmus des demenziell Erkrankten ein. Sprechen Sie erst mit ihm, wenn er Ihnen signalisiert, dass er bereit ist, sich auf Sie zu konzentrieren.

▶ **Kurze Sätze.** Sprechen Sie in kurzen Sätzen. Senden Sie immer nur eine Botschaft, jedoch auf möglichst vielen Kanälen. Warten Sie dann, bis sie ein Signal bekommen, dass diese Botschaft verstanden ist. Erst dann folgt die nächste Botschaft.

Fallbeispiel

Sie möchten der an Demenz erkrankten Frau Meier erzählen, dass heute Sommerfest ist, und zum Glück scheint die Sonne, sodass sie ihr Lieblingskleid anziehen und mit ihrem Enkelsohn draußen Bratwürste essen kann. Dieser Satz enthält zu viele Informationen, die Frau Meier wahrscheinlich nicht verarbeiten kann. Besser ist ein Gesprächsablauf, wie Sie ihn in ▶ Tab. 19.6 finden.

▶ **Geschlossene Fragen.** Stellen Sie lieber geschlossene als offene Fragen. Statt zu fragen: „Wie geht es Ihnen?" oder „Warum sind Sie traurig?", fragen Sie lieber „Sind Sie traurig?" oder „Haben Sie Schmerzen?". Vermeiden Sie immer Warum-Fragen. Damit verwirren Sie Menschen mit Demenz, da sie die Begründung entweder nicht wissen oder sie nicht in Worten ausdrücken können. Dadurch bringen Sie sie in Verlegenheit und konfrontieren sie mit ihrer Unfähigkeit, logisch zu denken und sich auszudrücken. Das führt zu Angst, Rückzug oder Aggression.

▶ **Konkrete Themen.** Sprechen Sie mit dementen Menschen möglichst über konkrete Themen, wie Eltern, Tiere, Essen usw. Das wird ihnen sicher leichter fallen, als über abstrakte Themen wie Liebe, Hoffnung oder Gerechtigkeit zu reden.

Tab. 19.6 Gesprächsverlauf mit einem Menschen mit Demenz.

sprachliche (verbale) Signale	nichtsprachliche (nonverbale) Signale
„Frau Meier"	Berühren Sie ihren Arm, versuchen Sie Augenkontakt herzustellen, machen Sie eine Pause, wiederholen Sie, wenn nötig.
Auf eine Reaktion warten.	
„Heute scheint die Sonne."	Zeigen Sie zum Fenster, zur Sonne, machen Sie eine Pause, wiederholen Sie, wenn nötig.
Auf eine Reaktion warten.	
„Sie können Ihr Lieblingskleid anziehen."	Zeigen Sie ihr das Kleid, machen Sie eine Pause, wiederholen Sie, wenn nötig.
Auf eine Reaktion warten.	
„Damit können Sie heute auf das Sommerfest gehen."	Zeigen Sie ihr evtl. die Einladung zum Sommerfest, machen Sie evtl. tanzende Bewegungen, machen Sie eine Pause, wiederholen Sie, wenn nötig.
Auf eine Reaktion warten.	
„Ihr Enkelsohn kommt heute."	Zeigen Sie evtl. ein Foto des Enkelsohns, machen Sie eine Pause, wiederholen Sie, wenn nötig.
Auf eine Reaktion warten.	
„Sie können mit ihm Würstchen essen."	Machen Sie eine Essbewegung oder ein Zeichen für Schlemmen, machen Sie eine Pause, wiederholen Sie, wenn nötig.

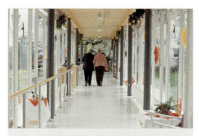

Abb. 19.11 Raumstruktur. Dieser Glasflur lässt ein Blick auf die Natur zu. (Foto: Thieme)

▶ **Raumstruktur.** Die Wohngruppen sollten eher klein sein, mit einer einfachen Raumstruktur, großen Fenstern und Glastüren. Das schafft Überschaubarkeit für die Bewohner und eine bessere Übersicht für das Personal (▶ Abb. 19.11).

▶ **Barrierefreiheit.** Es sollten barrierefreie Wege vorhanden sein, die ein geringes Gefährdungspotenzial aufweisen. Wohnbereiche für Menschen mit Demenz sollten treppenfrei sein und Zugang zu einem Außenbereich bieten. Empfehlenswert sind zudem eingefriedete Außenbereiche, die den Lebensbereich der Bewohner mit Demenz entscheidend erweitern und zahlreiche sinnliche Erfahrungen ermöglichen.

▶ **Raumgestaltung.** Die Raumgestaltung sollte individuell und biografisch orientiert sein, um das Gefühl der Geborgenheit zu ermöglichen. Das räumliche Milieu soll Anregung zur Eigenbeschäftigung und zu Gruppenaktivitäten geben. Möglich sind Regale mit Wäsche, Küchenutensilien und Werkzeugen, Fenster mit interessanten Ausblicken, Kleintiere und Kuscheltiere, Kramkästen, Hochbeete usw.

▶ **Beleuchtung.** Die Beleuchtung sollte ausreichend, nicht blendend und möglichst natürlich sein. Allzu bunte Pastellfarben, Muster oder starke Kontraste an den Wänden und am Boden sollten vermieden werden, damit es nicht zu Verkennungen kommt.

▶ **Musik.** Akustische Anregung sollte durch Musik erfolgen. Zu vermeiden ist eine akustische Überreizung durch einen hohen Lärmpegel (z. B. Telefon) oder eine ständige, überfordernde „Dauerberieselung" durch Radio oder Fernseher.

▶ **Soziale Kontakte.** Die Umgebung soll Voraussetzungen für die Aufnahme sozialer Kontakte schaffen und die Möglichkeit der freiwilligen Teilnahme an Gruppenbeschäftigungen bieten.

19.2.3 Betreuungs- und Therapiekonzepte

Für Demenzkranke gibt es eine ganze Reihe von Betreuungs- und Therapiekonzepten. Mit einigen von ihnen beschäftigen wir uns näher.

Milieutherapie

Die Milieutherapie beruht auf der Erkenntnis, dass die räumliche und soziale Umwelt einen entscheidenden Einfluss auf die menschliche Entwicklung im Allgemeinen und auf den Alternsprozess im Speziellen hat (Lawton 1999). Unsere Umwelt stellt ständig Anforderungen an uns, die wir mithilfe unserer Kompetenzen bewältigen. Mit dem stetigen Rückgang der Kompetenzen im Alter und speziell bei einer demenziellen Erkrankung verringern sich für die Betroffenen die Möglichkeiten, sich der Umwelt anzupassen bzw. die Umwelt nach eigenen Bedürfnissen zu gestalten. Dementsprechend versucht die Milieutherapie, die Umwelt so zu gestalten, dass Menschen mit verminderten Kompetenzen sich nicht bedroht, überfordert oder unterfordert fühlen. Die Bedeutung dieses Ansatzes für die Begleitung von Menschen mit Demenz hat insbesondere Corry F. M. Bosch (1998) in ihrer Studie zur Lebenswelt alter Menschen mit Demenz herausgestellt.

Merke

Die Milieutherapie bei demenziell Erkrankten zielt auf:
1. die Gestaltung der dinglich-räumlichen Umgebung
2. die Gestaltung des sozialen Umfeldes
3. die Strukturierung des Tagesablaufs

Die Ziele der Milieutherapie sind
- Schutz vor Überforderung und dadurch weniger herausforderndes Verhalten (Angst, Unruhe, Aggression),
- Anregung und Stimulation zum Erhalt der Fähigkeiten, den Alltag zu bewältigen,
- eine Verbesserung der Lebensqualität, vermehrte Zufriedenheit und Wohlbefinden bei den demenziell erkrankten alten Menschen.

Wohnraumgestaltung

Die Wohnraumgestaltung für Menschen mit Demenz soll
- anregend wirken und Schutz bieten,
- Orientierung geben,
- überschaubar und
- sicher sein.

Möglichkeiten, diese Anforderungen zu verwirklichen, sind inzwischen in vielen Modellprojekten erprobt worden (Medizinischer Dienst des Spitzenverbandes Bund der Krankenkassen e.V. 2009, Heeg u. Radzey 2002, KDA 2009, Maciejewski et al. 2001, Bosch 1998). Wie kann das gelingen?

Gestaltung des sozialen Umfeldes

Merke

Ein therapeutisches Milieu ist erst möglich, wenn sich alle Mitarbeiter an einem einheitlichen Konzept orientieren, ein gemeinsames Pflegeverständnis entwickeln und alle zusammenarbeiten. Die Milieutherapie ist nicht auf einzelne Berufsgruppen beschränkbar.

Wichtig ist, dass im **Bezugspflegesystem** gearbeitet wird. Für einen Menschen mit geschwächtem Gedächtnis muss es besonders beunruhigend sein, wenn jeden Tag verschiedene Menschen kommen, die er nicht sicher zuordnen kann. Nur durch Bezugspflege kann sich eine persönliche Beziehung entwickeln und dadurch Vertrauen, Geborgenheit und Sicherheitsempfinden entstehen.

Die **Grundhaltung** einem demenziell Erkrankten gegenüber sollte geprägt sein von:
- Respekt
- Partnerschaftlichkeit
- Akzeptanz

Der **Umgang** ist:
- einfühlsam
- verstehend
- wertschätzend

Die Kenntnis der Lebensgeschichte und Lebenssituation des Betroffenen ist unerlässlich. Nur durch eine **biografische Orientierung** kann der einzelne Mensch als Individuum wahrgenommen werden und kann ein Verständnis für sein „dementes Verhalten" entstehen.

Die Mitarbeiter sollen ihr Handeln immer wieder auf den einzelnen Menschen abstimmen. Das bedeutet, dass Schwankungen in der Symptomatik zu berücksichtigen sind.

Auch die **Angehörigen** gehören zum sozialen Umfeld und werden in die Begleitung miteinbezogen, um einen Bruch im bisherigen Beziehungsgefüge zu vermeiden. Sie werden kompetent beraten, informiert, gefördert und unterstützt.

Fazit

Das therapeutische Milieu funktioniert nur dann, wenn auch ein gutes Arbeitsmilieu vorhanden ist. Die Arbeitsbedingungen sollten so gestaltet sein, dass sich die Mitarbeiter bei ihrer Arbeit zufrieden fühlen. Wichtig ist dabei, dass alle Mitarbeiter Einfluss nehmen und mitbestimmen können. **Von großer Bedeutung sind Fortbildungen, Fallbesprechungen und Supervision.** Sie fördern die psychische Balance und die fachliche Kompetenz der Mitarbeiter und wirken sich dementsprechend direkt auf das therapeutische Milieu aus.

Tagesstrukturierung

Es ist davon auszugehen, dass es Menschen mit Demenz nicht möglich ist, ihre Zeit selbst planend und willentlich zu gestalten und sich zu beschäftigen. Deswegen sollte ihnen eine Tagesstruktur gegeben werden, die eine sensorische und soziale Über- oder Unterstimulierung vermeidet.

▶ **Ruhepausen.** Aktivitäten und Ruhepausen sollen abwechseln (▶ Abb. 19.12). Dabei wird die geringe Aufmerksamkeits- und Konzentrationsspanne der Betroffenen berücksichtigt und das soll eine Überreizung und Erschöpfung vermeiden.

▶ **Konstanz.** Der Zeitplan des klar strukturierten Tagesablaufs wiederholt sich täglich. Beständigkeit und Konstanz fördert ein Gefühl der Vorhersagbarkeit und Kontrollierbarkeit. Klare Struktur bedeutet allerdings nicht Zwang, sondern bietet Sicherheit, siehe „Gestaltung des sozialen Umfelds" (S. 476).

▶ **Rituale.** Es werden Rituale eingeführt, die alle Mitarbeiter streng einhalten. Diese festen Rituale helfen Menschen mit Demenz, sich zu orientieren, und sind Hinweisreize für die kommenden Ereignisse.

Merke

Die Biografie, der bisherige Lebensstil und der Lebensrhythmus des jeweiligen Menschen sind bei der Tagesstrukturierung zu berücksichtigen. Das schafft Vertrautheit und gibt Sicherheit.

Biografieorientierte Pflege

Das Wissen um die Lebensgeschichte eines Menschen mit Demenz erleichtert es uns, seine innere Situation zu verstehen, seine Themen aufzugreifen und ihm geeignete Orientierungshilfen zu geben.

▶ **Menschen kennenlernen.** Wir haben die Möglichkeit, ein vorläufiges Bild seiner Persönlichkeit, seiner früheren Lebensführung und seiner sozialen Fähigkeiten zu entwerfen. Das ist möglich, wenn die Fakten aus dem Leben des Menschen (Geburtsort, Berufsausbildung, Heirat, Kinder usw.) mit persönlichen Erfahrungen angereichert werden (wie wurde er in der Kindheit genannt, von welchem Beruf hat er geträumt, wie nannte er seinen Lebenspartner usw.).

▶ **Prägender Zeitgeist.** Darüber hinaus ist es notwendig, ein möglichst umfassendes Wissen über den „Zeitgeist" zu haben, in dem ein Mensch prägende Phasen seines Lebens verbrachte. So können wir erahnen, dass z. B. für eine Frau, die ihre Kinder in einem nationalsozialistischen Arbeitermilieu der 40er Jahre aufzog, ganz andere Lebensprobleme im Mittelpunkt standen als für eine Frau, die ihre Kinder als Witwe und Flüchtling in einer zerbombten Stadt in den 50er Jahren aufzog (▶ Abb. 19.13).

Merke

Bei der Arbeit mit dem an Demenz erkrankten Menschen muss flexibel auf dessen Tagesform eingegangen werden, um ihn nicht zu unter- oder zu überfordern.

Um das umzusetzen, müssen professionell Pflegende ein hohes Maß an Sensibilität für die Bedürfnisse des einzelnen Bewohners mitbringen. Sie müssen **Ruhe und Geduld** ausstrahlen.

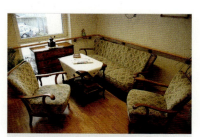

Abb. 19.12 **Pausen.** Nach Aktivitäten müssen Ruhepausen eingelegt werden. (Foto: K. Gamper, Thieme)

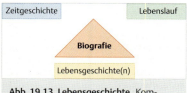

Abb. 19.13 **Lebensgeschichte.** Komponenten der Biografie (n. Holzem 2010).

Merke

Biografieorientierte Pflege Demenzkranker bedeutet nicht, einen Biografiebogen mit Stammdaten auszufüllen. Vielmehr soll herausgefunden werden,
- was für den Menschen in bestimmten Lebensphasen wichtig war,
- wie er sich und seine Umwelt in diesen Phasen erlebt hat,
- welche Gewohnheiten er hatte,
- was ihm Sorgen bereitet hat,
- was ihm Angst gemacht hat,
- was seinem Leben in diesen Phasen Sinn und Richtung gegeben hat.

▶ **Erinnerung ermöglichen.** Eine Möglichkeit, möglichst viele Informationen zu sammeln, die bei der Begleitung des demenzerkrankten Menschen erleichternd wirken, ist das Anlegen eines **Erinnerungsalbums**, einer **Erinnerungsbox** oder einer **Erinnerungstasche**. Das sollte möglichst frühzeitig, zu Beginn der Erkrankung, geschehen. Was dieses Erinnerungsmaterial enthält und wie es gestaltet wird, kann völlig unterschiedlich sein. Es kann Fotos (unbedingt beschriftet), Erinnerungsstücke, Lieblingssprüche, Listen mit Vorlieben, Abneigungen oder Lieblingsmusikstücken enthalten.

▶ **Identität stiften.** Hilfreich ist es auch, die Zimmertür des Menschen mit Demenz mit seinem Lebensthema zu kennzeichnen. So kann jeder Besucher, jede Pflegekraft schnell Schlüsselwörter und Antriebe dieses Menschen erkennen und dementsprechend das Gespräch suchen, siehe „Integrative Validation" (S. 477). Beispielsweise kann bei der ehemaligen Chefsekretärin ein Bild mit dem Logo ihrer Firma, eine Schreibmaschine oder andere Gegenstände, die für diese Frau von Bedeutung waren, an der Türe angebracht werden. Erzählt ein Mann z. B. immer von seinem Lieblingsfußballverein, kann an seiner Türe ein Plakat mit dem Logo des Vereins angebracht werden.

▶ **Erinnerungsarbeit.** Gute Erfahrungen konnten mit gezielter Erinnerungsarbeit, siehe „Reminiszenz-Therapie" (S. 479) gesammelt werden. Dabei geht es darum, bei den betroffenen Menschen durch gezielte Aktivitäten oder Gesprächsthemen noch vorhandene Erinnerungen wieder wachzurufen.

▶ **Angehörige miteinbeziehen.** Hilfreich hat sich Erinnerungsarbeit auch erwiesen, wenn sie zusammen mit den Angehörigen gemacht wird. Für die Mitarbeiter sind Angehörige eine wichtige Informationsquelle. Für die Angehörigen sind solche Angebote eine der wenigen Hilfen, sich mit der Krankheit des einst so vertrauten und nun so fremden Menschen auseinanderzusetzen und wieder Gemeinsamkeiten mit ihm zu finden.

Merke

Wissen über Biografie eines Menschen mit Demenz muss bei jeder Begegnung, jedem Gespräch, jeder Pflegehandlung, jeder Betreuungs- und Beschäftigungsaktivität berücksichtigt und genutzt werden. Dieses Wissen hilft, den Menschen mit Demenz in seinen Reaktionen zu verstehen, und gibt Anhaltspunkte für Hilfsangebote, siehe „Biopsychografisches Pflegemodell" (S. 480).

Gedächtnis- und Gehirntraining

Realitäts-Orientierungs-Training

Eines der ersten Konzepte, das entwickelt wurde, um den Verlauf der Demenz positiv zu beeinflussen, war das Realitäts-Orientierungs-Training (**ROT**). Das Ziel dieser Maßnahmen war, den Menschen mit Demenz Orientierungshilfen zu geben, um sie wieder in die „objektive" Realität zurückzuholen. Mit Hilfsmitteln, wie Kalendern oder Uhren, und konsequenten Hinweisen auf die objektive Realität sollte ein Rückzug in eine eigene Welt verhindert werden (▶ Abb. 19.14).

Merke

Inzwischen wird dieser Ansatz kritisch betrachtet. Das ständige Hinweisen auf die Realität führt bei Menschen mit Demenz leicht zu Überforderung, Versagensgefühlen, Ängsten und Rückzug. Dieser Ansatz kann allerdings bei Menschen mit einer beginnenden Demenz und bei allen Menschen, die nicht an Demenz leiden, hilfreich sein, um sich in der für sie fremden Welt des Pflegeheims orientieren zu können.

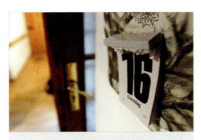

Abb. 19.14 Orientierungshilfe. Der Kalender hält bei leichter Demenz den Bezug zur Realität aufrecht. (Foto: B. Bostelmann, Thieme)

Ganzheitliches Gehirntraining

Merke

Neueste Erkenntnisse zeigen, dass eine Kombination aus Bewegungstraining und unterschiedlichen Methoden der kognitiven Stimulation (Gedächtnistraining, Snoezelen, Musiktherapie) die besten Ergebnisse bringt (Müller u. Staudinger 2010).

Berücksichtigt man auch noch Erkenntnisse der **Lern- und Gedächtnisforschung** (Vester 2007), wird deutlich, dass auch wichtig ist:
- eine entspannte Atmosphäre
- Erfolgserlebnisse
- eine gute Versorgung des Gehirns mit Sauerstoff und Nährstoffen
- soziale Kontakte
- die Aktivierung möglichst vieler Sinneskanäle

Daraus entwickelte sich das klassische Gedächtnistraining zu einem ganzheitlichen „**Brain-Fitness**" (Gehirn-Fitness)-Konzept (Oppolzer 2008). Es geht dabei darum, durch viele unterschiedliche Übungen die Aktivität der Gehirnzellen zu aktivieren, den Hirnstoffwechsel anzuregen und die Ausschüttung von „Luststoffen" (Endorphinen) zu stimulieren, um das Wohlbefinden des alten Menschen zu erhöhen (▶ Abb. 19.15 u. ▶ Abb. 19.16).

Weitere Ansätze

Andere Ansätze des Gedächtnistrainings versuchen, durch gezielte Aktivitäten und Übungen spezielle kognitive Fähigkeiten zu trainieren, siehe Leserservice (S. 505) und ▶ Abb. 19.17).

Integrative Validation (IVA)

Bei diesem Konzept handelt es sich, wie bei der Validation nach Naomi Feil, um eine Kommunikationsform. Für die Pflegenden bietet dieser Ansatz eine Möglichkeit, Kontakt zu Menschen mit Demenz herzustellen und einen Zugang zu ihrem Erleben zu finden. Bei den Betroffenen soll Vertrauen zu den Betreuern entstehen. Sie sollen ihre Angst verlieren und neuen Freiraum zur Entfaltung finden.

Nicole Richard, die Begründerin der Integrativen Validation, betont, dass jeder Versuch, einem Menschen mit Demenz im

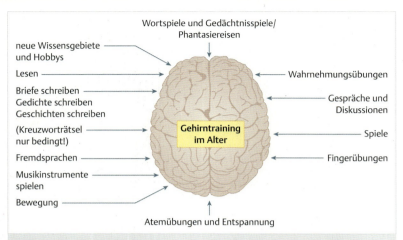

Abb. 19.15 Gehirntraining. Aktivitäten, die unsere Hirnaktivität anregen (n. Oppolzer 1997).

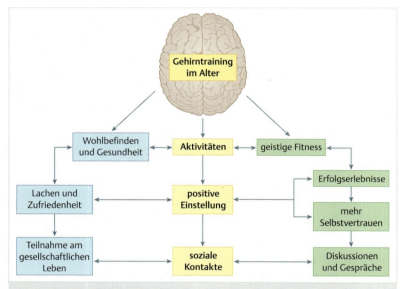

Abb. 19.16 Auswirkungen des Gehirntrainings. Auswirkungen gesteigerter Hirnaktivität: Es kommt zu mehr Lebensfreude (n. Oppolzer 1997).

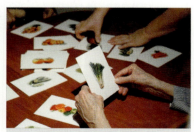

Abb. 19.17 Gedächtnistraining. Spiele mit Bildern sind zum Gehirntraining sehr gut geeignet. (Foto: B. Bostelmann, Thieme)

Gespräch auf der Inhaltsebene zu begegnen, scheitern muss. Der Betroffene wird unfähig sein, sein Erleben zu erklären und sich in der Realität zu orientieren. Durch Integrative Validation wird versucht, auf der Gefühlsebene Zugang zur Erlebniswelt Demenzkranker zu bekommen. Dabei werden die Ressourcen der Menschen mit Demenz genutzt.

Merke

Ressourcen Demenzkranker sind:
1. die Fähigkeit, Gefühle wahrzunehmen und auszudrücken,
2. die Antriebe, nach denen ein Mensch sich ein Leben lang ausgerichtet hat, wie Ordnungssinn, Sparsamkeit, Gerechtigkeit, Fleiß, Pflichtbewusstsein oder Pünktlichkeit.

▶ **Die Schritte der Integrativen Validation**
1. Das Gefühl und den Antrieb des Menschen mit Demenz erspüren.
2. Mit direkten und kurzen Sätzen dem Betroffenen signalisieren, dass diese Gefühle und Antriebe angenommen, akzeptiert und wertgeschätzt werden (die Gefühle und Antriebe werden validiert).
3. Das individuell bestätigte Gefühl wird dann zusätzlich allgemein validiert (wertgeschätzt), z. B. mit Sprichwörtern, Volksweisheiten oder Liedern. Dadurch erhält der Betroffene das Gefühl, dass er mit seinen Gefühlen und Antrieben nicht alleine ist, dass er einer Gemeinschaft angehört, die genauso erlebt, wie er selbst.
4. Mit einem Bezug auf das Lebensthema des Menschen, mit einem Aktivitätsangebot oder mit einem ritualisierten Abschied wird das Gespräch beendet.

Um das umzusetzen, müssen die Betreuer lernen, nicht mehr auf das zu achten, **was** ein Mensch tut, sondern darauf, **wie** er etwas tut (hektisch oder genüsslich, ängstlich oder ärgerlich, sorgfältig oder nebenbei). Unverzichtbar sind auch möglichst genaue Kenntnisse der Lebenswelt und des Zeitgeistes, in dem der einzelne Mensch die für ihn wichtigen Lebensabschnitte erlebte.

Merke

Bei der Begleitung Demenzkranker sollte weniger darauf geachtet werden, **was** er tut, sondern darauf, **wie** er es tut.

Fallbeispiel

Frau Doll, eine 80-jährige Bewohnerin eines Altenheims, war schon immer Hausfrau und Mutter. Dieses **Lebensthema** steht immer noch im Mittelpunkt. Sie beginnt immer nach dem Frühstück damit, Geschirr wegzuräumen, Tische zu wischen usw. Das verursacht Chaos und viel Ärger. Sie trägt anderen Bewohnern die Teller weg, bevor diese mit dem Frühstück fertig sind, oder sie räumt das Geschirr in irgendwelche Ecken, wo es erst viel später gefunden wird.

▶ **Integrative Validation bei Frau Doll.**
1. Schritt: Gefühle und Antrieb erspüren. Wenn wir es schaffen, nicht mehr zu sehen, was Frau Doll macht, sondern wie sie es macht, können wir erkennen, dass sie fleißig und tüchtig ist. Sie ist aufmerksam, flink, gründlich und zufrieden.

2. Schritt: Mit direkten, kurzen Sätzen werden nun diese Gefühle und Antriebe validiert (angenommen und wertgeschätzt). Dies kann durch folgende Äußerungen erfolgen:
- „Sie sind sehr fleißig!"
- „Da ist jemand tüchtig!"
- „Ihren Augen entgeht nichts!"
- „Flott geht das von der Hand!"
- „Sie sehen richtig zufrieden aus!"

3. Schritt: Mit Sprichwörtern, Liedern usw. wird noch einmal allgemein validiert:
- „Ohne Fleiß kein Preis!"
- „Ordnung ist das halbe Leben!"
- Durch das Lied: „Wer will die tüchtigen Hausfrauen sehn?"

4. Schritt: Abschluss:
- „Sie sind eine perfekte Hausfrau!"
- „Sie wissen, was Arbeit ist!"
- „Ich muss jetzt auch wieder an die Arbeit."

Durch diese Vorgehensweise entsteht für die Pflegenden ein neues Verständnis für Frau Doll. Frau Doll erfährt: Da ist jemand, der meine Gefühle versteht, diese Gefühle zulässt, sie nicht wegleugnet oder klein macht, der mich unterstützt und mich begleitet.

Fazit

Durch Integrative Validation können Betreuende zwar nicht die Probleme der Betroffenen lösen, doch sie können ihnen eine wertvolle, menschliche Unterstützung geben. Menschen mit Demenz entwickeln dadurch Vertrauen und Sicherheit. Deshalb können sie große Anteile Angst verlieren und neue Möglichkeiten der Entfaltung finden. Vielleicht kann dadurch ermöglicht werden, dass z.B. Frau Doll ein „Arbeitsplatz" eingerichtet wird, an dem sie ihre Antriebe ausleben kann, wo sie Geschirr abtrocknen oder umräumen kann, ohne andere Bewohner zu stören oder den Mitarbeitern Mehrarbeit zu verursachen.

Personenzentrierter Pflegeansatz

Merke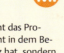

Nach Tom Kitwood besteht das Problemfeld der Demenz nicht in dem Betroffenen, der die Demenz hat, sondern aus der gestörten Interaktion und Kommunikation zwischen neurologisch Behinderten und Menschen, deren Kulturtechnik intakt ist (Kitwood 2013).

Durch Missverständnisse und Störungen entsteht bei den Menschen mit Demenz ein Verhalten, das zum eigentlichen „Problem" wird. Dieses Verhalten wird nun als „Symptom" fehlbeschrieben und führt zu Maßnahmen, die das „Personsein" des Betroffenen bedrohen (z.B. Ruhigstellung).

Kitwood geht davon aus, dass die neurologischen Beeinträchtigungen unaufhaltsam voranschreiten. Abhängig vom Grad der neurologischen Beeinträchtigungen sind die Betroffenen darauf angewiesen, **in ihrem Personsein gestützt zu werden.** Sie benötigen zunehmend Unterstützung, indem
- ihnen Wertschätzung gespiegelt wird,
- sie Beschäftigung und Arbeit angeboten bekommen,
- sie in Gemeinschaft geführt und begleitet werden,
- sie Konstanz von Personen, Strukturen und individuellen Routinen,
- Sicherheit und Geborgenheit erfahren.

In einem so gestalteten Milieu nehmen auch Verhaltensweisen ab, die von gesunden Menschen als „dement" erlebt werden.

Interaktionsformen

Kitwood beschreibt 12 Interaktionsformen, die dem Betroffenen helfen, sich selbst als Person zu erfahren. Einige Grundsätze dieses Pflegeansatzes können wie folgt zusammengefasst werden.

▶ **Beziehung.** Grundlage der Pflege ist die Beziehung zwischen Pflegenden und dem Menschen mit Demenz. Diese Beziehung ist geprägt von Wertschätzung, Echtheit und Empathie. Es geht darum, den anderen einfühlend zu verstehen, ihn in seiner Welt zu begleiten und nicht alleinzulassen.

▶ **Neugier.** Jeden Tag muss neu herausgefunden und erarbeitet werden, was jetzt und hier für diesen Menschen sinnvoll ist. Die Pflegenden müssen bei ihrer Arbeit immer eine Suchhaltung mit viel Neugier und Fantasie aufrechterhalten, um „Schlüssel" zu den Welten der dementen Menschen zu gewinnen.

▶ **Pflege als Prozess.** Nicht das „objektive Pflegeresultat" ist entscheidend (die soziale Präsentabilität der Menschen), sondern das „Wie" der Pflege – der Pflegeprozess. Die Qualität der Pflege wird bestimmt durch das Ausmaß, in dem es den Pflegenden gelingt, während der Pflege ein Milieu zu schaffen, in dem sich die Menschen mit Demenz wohlfühlen und in ihrer Identität und Subjektivität unterstützt werden.

▶ **Keine zwanghaften Rituale.** Es wird auf zwanghafte Sauberkeits- und Beschäftigungsrituale verzichtet. Nicht jedes chaotische und anarchische Verhalten wird sofort unterbunden. Gegen das herausfordernde Verhalten (z.B. Schreien oder Kotschmieren) zu arbeiten (Verbieten, Unterbinden, Ruhigstellen) ist ein Pflegefehler. Jedes Verhalten ist als Kommunikationsversuch zu verstehen, der verstanden werden will.

▶ **Teamarbeit.** Kitwood geht speziell auf die Anforderungen an die Betreuenden und die Organisationen ein. Pflege von Menschen mit Demenz im oben beschriebenen Sinne ist nur in starken Teams möglich, die sich von der Organisation unterstützt fühlen. Starke Teams entstehen, wenn sich alle Mitarbeiter an hermeneutischer (ständig reflektierender) Fallarbeit beteiligen. Ebenso sind Reflexionsschulungen wichtig, um es den Pflegenden zu ermöglichen, ihre eigenen Gefühle zu verstehen, angstbesetzte Themen zu bearbeiten und organisationsdynamische Prozesse in der Institution zu verstehen und zu steuern.

Reminiszenz-Therapie (REM)

Die Reminiszenz-Therapie ist eine **spezielle Ausrichtung der Erinnerungsarbeit** und wurde von Robert N. Butler speziell für Menschen mit Demenz und Depression entwickelt.

Merke

Dieser Ansatz geht davon aus, dass Erinnerung und Lebensrückschau kreative Prozesse sind, die auf das Erlangen der „Ich-Integrität" ausgerichtet sind. Die Aufarbeitung ungelöster Lebenskonflikte ist die zentrale Aufgabe des hohen Alters (entsprechend dem psychosozialen Entwicklungsmodell nach Erikson).

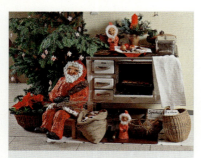

Abb. 19.18 **Reminiszenztherapie.** Für sie können die vielfältigsten Gegenstände eingesetzt werden.

Diese Aufarbeitung kann heilsam sein, aber auch schmerzhaft. Sie kann in Depression, Schuldgefühlen und Panik münden. Butler geht davon aus, dass es sinnvoller ist, diese Erinnerungen zu begleiten, als sie zu übergehen, da das Rückblicken auf jeden Fall stattfindet.

Die Reminiszenz-Therapie kann sehr unterschiedlich durchgeführt werden. Denkbar sind Gruppensitzungen mit Themenvorgaben, die an den chronologischen Lebenslauf angelehnt sind. Mögliche Themen wären, z. B. aus der Zeit der Kindheit:
- mein Spielzeug
- Weihnachten zu Hause
- mein Schulweg
- Kleidung in meiner Kindheit
- mein Lieblingsessen

Als Erinnerungshilfe wird möglichst viel Material zur Verfügung gestellt. Erinnerungshilfen sind Gegenstände, z. B. Spielzeug, Haushaltsgegenstände, Werkzeug oder Kleider (▶ Abb. 19.18). Dazu kommen Musik, Filme, Zeitungsausschnitte, alte Fotos oder Erzählungen. Falls möglich können Museen, alte Bauernhöfe oder andere erinnerungsträchtige Orte besucht werden.

Psychobiografisches Pflegemodell

Der Pflegewissenschaftler Erwin Böhm entwickelte in Österreich das psychobiografische Pflegemodell. Er prägte den Begriff der „reaktivierenden Pflege", was für ihn die Wiederbelebung der Altersseele bedeutet. Pflegende sollen nicht nur während der Grund- und Behandlungspflege versuchen, die Selbstständigkeit der alten Menschen weitestgehend zu erhalten. „Vor den Beinen muss die Seele bewegt werden!" ist der Grundgedanke dieses Pflegemodells. Pflegende sollen nicht nur versuchen, die Beweglichkeit der alten Menschen zu erhalten, sie sollen bei ihnen auch wieder die Lebenslust wecken (Böhm 2009).

Das psychobiografische Pflegemodell orientiert sich an den emotionalen, triebhaften Ressourcen des Menschen (der Thymopsyche, dem Gefühlsanteil der Seele), in die sich der Mensch mit Demenz zurückzieht. Ziel der reaktivierenden Pflege ist es, diesen Rückzug zu verhindern, die Symptome der Krankheit zu lindern und die Lebensqualität zu erhöhen. Das geschieht durch Erinnerungsarbeit, Biografiearbeit und indem die Pflegenden aufgrund der biografischen und historischen Daten versuchen, das Verhalten der Menschen mit Demenz zu verstehen.

Mäeutisches Pflegekonzept

Ein Konzept, das sich speziell mit dem Erleben der Pflegenden bei der Begleitung der Demenzkranken beschäftigt, entwickelte Cora van der Kooij (IMOZ-Institut) aus den Niederlanden. Sie stellte fest, dass Pflegende häufig Schwierigkeiten haben, das Konzept der Validation konsequent anzuwenden. Pflegende reagieren sehr individuell auf Bewohner. Fragt man sie nach dem Grund dafür, so nennen sie: „mein Gefühl". Die Pflege Demenzkranker verläuft demzufolge häufig intuitiv richtig (van der Kooij 2012).

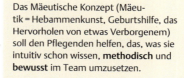

Merke

Das Mäeutische Konzept (Mäeutik = Hebammenkunst, Geburtshilfe, das Hervorholen von etwas Verborgenem) soll den Pflegenden helfen, das, was sie intuitiv schon wissen, **methodisch** und **bewusst** im Team umzusetzen.

▶ **Kommunikationsverhalten.** Es soll eine gut funktionierende Kommunikation im Team aufgebaut werden. Alle Mitarbeiter werden aufgefordert, ihre Intuitionen auf Pflegekarten zu versprachlichen, damit sie im Team diskutiert werden können. Die Wohnbereichsleitung sorgt für die Teamarbeit und für eine reibungslose Kommunikation auf allen Ebenen. Die Heimleitung kennt die Erfahrungen und Überlegungen des Teams, berücksichtigt sie in ihren Entscheidungen und sucht mit dem Team nach Lösungen (Schindler 2003).

▶ **Empathie.** Auch bei diesem Konzept geht es darum, dass sich die Pflegenden in die Welt der Betroffenen einfühlen. Sie sollen versuchen, das zunächst unverständliche Verhalten zu deuten, nachzuvollziehen und zu verstehen. Cora van der Kooij beschrieb die Arbeit der Pflegenden auf einer Tagung wie folgt: „Es ist, als ob man nach einem Schlüssel suchte, um in die versunkene Dementen-Welt hineinzukommen. Je mehr Schlüssel man hat, desto besser" (zit. nach Jonas 2000).

▶ **Individualität.** Ziel dieser Arbeit ist, wie auch in den vorher angesprochenen Konzepten, dass sich die Menschen mit Demenz aufgehoben und geborgen fühlen. Dafür wird für jeden Menschen eine persönliche, individuell abgestimmte Pflege als Kombination aus verschiedenen Methoden und Fertigkeiten zusammengestellt. Intuitiv entscheiden sich Pflegende für ROT, Validation, Biografiearbeit oder Snoezelen.

Türöffnungskonzept

Aufbauend auf diesem Konzept, entwickelte Willi Rückert vom Kuratorium Deutsche Altershilfe (KDA) mit anderen Mitarbeitern das „Türöffnungskonzept". Es soll die verwirrende Vielzahl von Verfahren zur Begleitung Demenzkranker bündeln. Das Ziel ist, die geschlossene, immer kleiner werdende Welt der Menschen mit Demenz und ihrer Betreuer zu öffnen, zu erweitern und erträglicher zu machen. Als Türöffner werden genannt:
- gute Angehörigenarbeit
- Bezugspersonenpflege
- gute Pflegeplanung und -dokumentation
- kleine Organisationseinheiten
- das Vertrautheitskonzept (Bosch 1998)
- Haustiere
- Heiterkeit/ Humor

Medikamentöse Behandlung von Demenz

Ein Jahrhundert, nachdem Alois Alzheimer im Jahr 1906 die „Plaques" genannten Eiweißablagerungen im Gehirn von Demenzkranken beschrieb, verstehen Wissenschaftler immer noch nicht vollständig, wie einzelne Veränderungen im Gehirn und Symptome der Demenz zusammenhängen. Wirksame Medikamente, die diese Krankheit aufhalten oder gar rückgängig machen können, gibt es nicht. Trotz vieler Rückschläge auf diesem Forschungsgebiet herrscht aber Optimismus. Es wird sogar über Medikamente nachgedacht, die vorbeugend wirken sollen. Im Moment können durch Medikamente lediglich Symptome der Demenz gelindert werden.

Therapie der Hirnleistungsstörungen

▶ **Acetylcholin-Esterase-Hemmer.** Sie normalisieren die Menge des Hirnbotenstoffs Acetylcholin, der bei Alzheimer vermindert ist. Die Medikamente hemmen den Abbau des Botenstoffs, indem sie ein

Enzym (die Esterase) behindern. Sie gelten derzeit als die Medikamente der ersten Wahl. Moderne Vertreter sind besser verträglich und einfacher anwendbar, und einige sollen zusätzliche Wirkmechanismen besitzen. Sie sind für leichte bis mittelschwere Alzheimer-Fälle zugelassen.

▶ **NMDA-Antagonisten.** Sie sind außer für mittelschwere auch für schwere Fälle zugelassen. Bei Alzheimer ist die Konzentration einiger Moleküle, die an der Signalübertragung beteiligt sind, krankhaft erhöht. Der Wirkstoff Memantin schützt die Hirnzellen vor diesem erhöhten „Hintergrundrauschen", indem er ein NMDA-Rezeptor genanntes Molekül blockiert.

▶ **Nootropika.** Dazu gehört eine Reihe von Arzneien mit ganz unterschiedlichen Wirkmechanismen, die traditionell zur Steigerung der Hirnaktivität eingesetzt werden. Einige Vertreter, etwa Ginkgo-Extrakte, werden derzeit in Studien auf ihre spezifische Wirkung bei Alzheimer erprobt. Die Ergebnisse sind noch nicht eindeutig.

Therapie der Begleitsymptome und Begleitkrankheiten

▶ **Schmerztherapie.** Eine häufige Ursache von Verhaltensauffälligkeiten bei Demenz sind Schmerzen, die von den Betroffenen nicht mehr als solche geäußert und lokalisiert werden können. In diesen Fällen ist ein systematisches Schmerzassessment durchzuführen, z. B. mit dem BESD (Beurteilung von Schmerzen bei Demenz) oder dem ECPA (www.dgss.org). Vor der Gabe von Psychopharmaka sollte unbedingt versucht werden, ob durch Schmerzmittel der Zustand der Betroffenen verbessert werden kann.

▶ **Neuroleptika.** Sie bessern typische Begleiterscheinungen der Krankheit, wie Unruhe, Angst, Feindseligkeit, Misstrauen und Aggression bis hin zu Sinnestäuschungen (Halluzinationen) und Wahnvorstellungen. Bei Unruhe und Getriebenheit sollte der behandelnde Arzt vor dem Einsatz von Neuroleptika jedoch alle Möglichkeiten einer nicht medikamentösen Therapie ausschöpfen.

▶ **Antidepressiva.** Depressionen häufen sich bei Alzheimer-Patienten. Weil die Niedergeschlagenheit selbst mit Symptomen wie Konzentrationsstörungen oder verminderter Merkfähigkeit einhergeht, kann eine Depression den Zustand des Betroffenen zusätzlich verschlechtern. Der Arzt wählt bevorzugt Wirkstoffe, die bei älteren Patienten weniger Nebenwirkungen entfalten oder zusätzlich angstmindernd wirken.

▶ **Blutdruck- und Cholesterinsenker, Antidiabetika.** Häufig vermischt sich eine Alzheimer-Krankheit mit Gedächtnisstörungen, die von Erkrankungen der Blutgefäße im Gehirn herrühren. Darum ist eine konsequente Therapie von Krankheiten wichtig, die Blutgefäße schädigen. Dazu zählen u. a. Bluthochdruck, erhöhtes Cholesterin oder Diabetes mellitus.

Lernaufgabe

Stellen Sie aus den beschriebenen Betreuungs- und Therapiekonzepten die Punkte zusammen, die Ihnen für die Pflege von Menschen mit Demenz wichtig erscheinen. Begründen Sie jeweils die ausgewählten Punkte ausführlich. Entwickeln Sie so Ihr eigenes Betreuungskonzept.

19.2.4 Menschen mit Demenz im Krankenhaus

Fallbeispiel

Herr Kunert litt seit 2 Jahren an einer Demenz und wurde liebevoll von seiner Frau unterstützt. Gemeinsam bewältigten sie gut ihren Alltag. Nun musste Herr Kunert zu umfangreichen Untersuchungen ins Krankenhaus. Seine Frau begleitete ihn zu allen Untersuchungen, beruhigte ihn immer, wenn die Untersuchungen ihm Angst machten. Sie führte die Gespräche mit den Ärzten und Pflegenden und leitete ihren Mann an, wenn er stillhalten musste oder Bewegungen durchführen sollte. Abends begleitete sie ihn beim Abendessen, brachte ihn zu Bett und musste dann völlig erschöpft selbst nach Hause fahren. Nachts begann Herr Kunert nach seiner Frau zu rufen. Von der Nachtwache ließ er sich nicht beruhigen. Er stand auf und begann laut am Flur nach seiner Frau zu schreien. Die Nachtwache wollte ihn ins Zimmer begleiten, doch Herr Kunert schlug nach ihr. Die Nachtwache fühlte sich völlig überfordert und verabreichte Herrn Kunert ein Beruhigungsmittel. Herr Kunert schlief und wachte nicht auf, als er zur Toilette musste. Als seine Frau morgens kam, lag Herr Kunert eingekotet im Bett. Sie konnte ihn kaum wecken, er erkannte sie nicht. Da er nüchtern zu Untersuchungen musste, bekam er kein Frühstück. Während des Wartens auf die Untersuchung wurde er immer unruhiger. Auch seine Frau konnte ihn nicht mehr beruhigen. Da er wieder um sich schlug und laut schrie, bekam er wieder ein Beruhigungsmittel. Spät am Nachmittag erwachte er, als seine Frau gerade in der Cafeteria eine Erfrischung zu sich nahm. Herr Kunert versuchte aus dem Bett zu steigen, stürzte und brach sich das Schlüsselbein. Nun musste er erst recht sediert werden. Zu seiner bekannten Demenz kam ein Delir. Nach 2 Wochen Krankenhaus war Herr Kunert nicht mehr in der Lage, das Bett zu verlassen. Er erkannte seine Frau nicht mehr. 3 Wochen später erkrankte er an einer Lungenentzündung und verstarb.

Lernaufgabe

Erklären Sie mithilfe Ihres bisher erworbenen Wissens, wie es zu dieser sehr dramatischen Entwicklung kommen konnte. Erarbeiten Sie Maßnahmen, um dieser Entwicklung vorzubeugen.

Für Menschen, die an einer Demenz leiden, sind Krankenhausaufenthalte ein großes Problem, weil sie sich nur schlecht in den straff organisierten Arbeitsalltag einfügen können. Besonders Menschen mit Demenz oder Depression sind zusätzlich stark gefährdet, ein Delir zu entwickeln, was wiederum zu Komplikationen führen kann, bis dahin, dass der Betroffene verstirbt (Raabe 2007). Die Ursachen für diese Missstände sind vielfältig:

- Mangelndes Wissen über das Krankheitsbild Demenz und Delir bei Ärzten und Pflegenden im Krankenhaus,
- mangelndes Wissen über den Umgang mit herausforderndem Verhalten von Menschen mit Demenz,
- fehlende Personalressourcen und fehlende Zeit, um den Bedürfnissen von Menschen mit Demenz gerecht zu werden,
- fehlende räumliche Ressourcen (Orientierungshilfen, wohnliche Gestaltung mit Beschäftigungsmöglichkeiten, Möglichkeiten für Angehörige – Rooming-in),
- fehlende Informationen, um angemessen auf die Eigenheiten des Menschen mit Demenz eingehen zu können (fehlende Überleitungspflege, kein Schnittstellenmanagement),
- fehlende Informationen, um Versorgungsbrüche im Behandlungs- und Pflegeverlauf des Patienten zu vermeiden – was wiederum Delire vermeiden könnte,
- fehlendes Wissen bei Angehörigen und Betroffen, um sich selbst helfen zu können.

In den vergangenen Jahren wurde in zahlreichen Projekten versucht, diesen Missständen entgegenzuwirken. Im Wesentlichen beinhalteten diese Projekte Schulungen von Mitarbeitern, von ehrenamtlichen Helfern und Angehörigen. Dazu kommen Projekte, in denen Rooming-in für Angehörige angeboten wird (Angehörige können im Krankenhaus übernachten), verbesserte Schmerzbehandlung für Menschen mit Demenz, verbesserte Prävention bzw. Erkennung und Behandlung von Delir oder Anpassung von Krankenhausabläufen an die Bedürfnisse von Menschen mit Demenz (weniger Wartezeiten, keine Verlegungen, schnellere Entlassung usw.). Alle diese Projekte vermindern bisher nur sehr regional eingeschränkt die Lage der alten Menschen bei einer Einweisung in ein Krankenhaus. Dazu kommt, dass es unklar bleibt, wie nachhaltig diese Projekte wirken. Aufgrund der sehr begrenzten Ressourcen ist es fraglich, ob Maßnahmen weitergeführt werden können, wenn Projektgelder versiegen.

Dennoch können Pflegende in der stationären und ambulanten Altenpflege ihren Beitrag dazu leisten, dass Menschen mit Demenz nicht unnötig durch einen Krankenhausaufenthalt belastet werden:

1. **Vermeiden Sie eine Einweisung in ein Krankenhaus:** Sie bedeutet für einen Menschen mit Demenz ein traumatisches Lebensereignis, da er sich aufgrund seiner kognitiven Beeinträchtigungen den Grund dafür nicht erklären kann. Er wird sich auf das veränderte Milieu (räumlich, tagesstrukturell, sozial) nicht einstellen können. Der Aufenthalt in der fremden Umgebung wird zu einer hohen Belastung führen. Diese Belastung kommt zu der körperlichen Krankheit (Ursache für den Klinikaufenthalt) und der Belastung durch die Demenz hinzu. Die Folge ist mit hoher Wahrscheinlichkeit ein Delir. Das bedeutet, dass zu dem herausfordernden Verhalten durch die Demenz noch zahlreiche Symptome hinzukommen, die die Beziehung zwischen Pflegenden und kranken Menschen belasten. Für Pflegende wir es immer schwieriger, hilfreich eingreifen zu können.
2. **Die Einweisung des Betroffenen muss sorgfältig vorbereitet werden:** Achten Sie auf ausführliche und gewissenhaft ausgefüllte Überleitungsformulare. Überlegen Sie genau, was der Mensch mit Demenz im Krankenhaus benötigt, um sich möglichst sicher zu fühlen. Vergessen Sie nicht Hilfsmittel wie Brille, festes Schuhwerk, Gehhilfen usw. Kennzeichnen Sie alle Gegenstände namentlich, um Verluste zu vermeiden. Besonders wichtig können auch bestimmte Gegenstände sein (Kuschelkissen), die dem Menschen mit Demenz Trost und Sicherheit vermitteln.
3. **Unterstützen Sie das Pflegepersonal im Krankenhaus mit aussagekräftigen Informationen:** Besonders wichtig sind Informationen über demenzspezifische Fähigkeiten und Einschränkungen in allen ABEDLs. Vermerken Sie, wie der Betroffenen angesprochen werden möchte und welche Gesprächsinhalte ihm wichtig sind, um dem Klinikpersonal zu helfen, eine Beziehung zu diesem Menschen mit Demenz aufzubauen. Besondere Bedeutung haben Informationen über Pflege- und Essgewohnheiten. Das kann unnötige Belastungen für den Betroffenen und die Pflegekräfte vermeiden helfen. Geben Sie Informationen über Vorlieben und Abneigungen. Geben Sie den Kollegen im Krankenhaus Tipps, wie mit schwierigen Situationen (z. B. Intimpflege) umgegangen wird und wie der Mensch mit Demenz evtl. beruhigt werden kann. Idealerweise verfügt jede Einrichtung der Altenpflege über einen Standard, in dem Checklisten und Überleitungsbögen helfen, eine Einweisung ins Krankenhaus (auch wenn sie überraschend und schnell erfolgen muss) möglichst reibungslos zu gestalten. Eine Übersicht mit Tipps zur Bewältigung der „Krisensituation Krankenhausaufenthalt" gibt Christine Sowinski (2007), siehe auch „Merkblatt für Angehörige" unter: www.sozialprojekte.de; Projekt „Blickwechsel – Verbesserung der Versorgung demenzkranker Patienten im Krankenhaus").
4. **Begleiten Sie den Menschen mit Demenz während seines Aufenthaltes im Krankenhaus:** Im Idealfall bietet das Krankenhaus Rooming-in an, sodass Sie evtl. Angehörige ermutigen können, den Kranken zu begleiten (Kutschke 2007). Dadurch können Engpässe bei der Nahrungsaufnahme, bei Toilettengängen, bei Unruhezuständen oder Bewegungsdrang stressfrei bewältigt werden. Evtl. können auch ehrenamtliche Helfer eingebunden werden. Bei Betroffenen, die in stationären Einrichtungen leben, sind regelmäßige Besuche der Bezugspflegekraft dringend zu empfehlen, um den Kontakt zwischen Pflegenden und Demenzkranken nicht zu verlieren.
5. **Sorgen Sie für ein gutes Schnittstellenmanagement:** Pflegen Sie den Kontakt mit den Pflegenden im Krankenhaus. Erfragen Sie alle Informationen, die Sie für die weitere Pflege des Kranken benötigen (Stehling 2007).

Praxistipp

Vermeiden Sie, wo immer möglich, einen Krankenhausaufenthalt für Menschen mit Demenz.

Lässt sich ein Krankenhausaufenthalt nicht vermeiden, informieren Sie sich, wo in Ihrer Nähe geriatrische Stationen sind oder welches Krankenhaus auf die Behandlung von Menschen mit der Nebendiagnose Demenz eingestellt ist. Es sollte sichergestellt werden, dass Menschen mit Demenz nicht lange Wartezeiten vor Untersuchungen zugemutet werden.

19.2.5 Qualitätskriterien

Um die Qualität der Arbeit mit Menschen mit Demenz zu bestimmen, bemüht sich die Deutsche Expertengruppe Dementenbetreuung (DED). Sie hat mit Unterstützung des Bundesministeriums für Frauen, Senioren, Familie und Jugend (BMFSFJ) ein Verfahren entwickelt, das sowohl den aktuellen Wissensstand als auch Rahmenbedingungen und Anforderungen des Medizinischen Dienstes der Krankenkassen berücksichtigt. Mithilfe des integrierten Qualitätsmanagements Demenz (IQM-Demenz) können Einrichtungen ihren Qualitätsstand überprüfen und weiterentwickeln. Wie vielschichtig dieses QM-Instrument ist, zeigt ▶ Abb. 19.19.

Eine weitere Möglichkeit, Qualitätskriterien für die Begleitung von Menschen mit Demenz festzulegen, sind die Empfehlungen, die das KDA 2001 im „Qualitätshandbuch Leben mit Demenz" zusammengetragen hat (▶ Abb. 19.20).

In der Checkliste (▶ Abb. 19.21) finden Sie eine Zusammenstellung von Qualitätskriterien in Anlehnung an die vorgestellten Instrumente. Diese Checkliste hat nicht den Anspruch auf Vollständigkeit. Diese Forderungen sind eher als Minimalstandard für eine dem aktuellen Wissensstand entsprechende professionelle Pflege und Begleitung von Menschen mit Demenz zu verstehen.

19.2.6 Ethische Herausforderung

Fallbeispiel

Frau Schneider lebt seit einem Jahr in einer stationären Altenpflegeeinrichtung. Sie war Inhaberin einer Gärtnerei und half ihrem Sohn und ihrer Schwiegertochter, als diese den Betrieb übernahmen. Durch ihre Demenz wurde das Zusammenwirken in der Gärtnerei im-

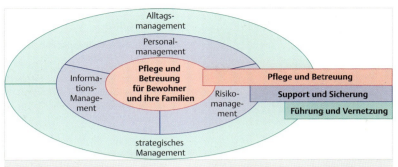

Abb. 19.19 Aufbau und Struktur des IQM – Integriertes Qualitätsmanagement (aus Deutsche Expertengruppe Dementenbetreuung e. V.: Entwicklung eines Qualitätssicherungs- und Prüfinstrumentes für die spezialisierte Dementenbetreuung. Abschlussbericht. (n. Riesby 2007).

mer schwieriger. Frau Schneider mischte sich vermehrt in den betrieblichen Ablauf ein, tätigte unsinnige Geschäfte und vergraulte Kunden und Mitarbeiter. Da sich ihr Zustand weiter verschlimmerte, übernahm ihr Sohn ihre Betreuung in allen Angelegenheiten. Da die Kinder Frau Schneider nicht im Haus einsperren wollten, wurde ihr Umzug ins nahegelegene Altenheim veranlasst. Frau Schneider war die erste Zeit sehr aufgeregt, verfiel dann in eine depressive Verstimmung. Sohn und Schwiegertochter machten sich massive Vorwürfe, sahen aber keine andere Möglichkeit für sich und ihre Mutter. Seit einiger Zeit beteiligt sich Frau Schneider vermehrt am Stationsalltag. Sie erkundet Gänge, Ecken und schließlich auch den Außenbereich der Demenzstation. Vor einigen Tagen begann sie, die Blumen der Außenanlage auszureißen und in ihr Zimmer zu tragen. Die Blumen samt Erde deponierte sie in der Dusche. Auf das Entfernen der Blumen aus ihrer Dusche reagierte sie sehr erregt, trotz Schlafmittel fand sie in der Nacht keine Ruhe. Seit diesem Zwischenfall ist Frau Schneider nicht zu bremsen. Sie „arbeitet" an Blumen, Topfpflanzen, Hecken und reagiert sehr verärgert, wenn Pflegende sie von dieser Arbeit abhalten wollen. Etliche Kunstpflanzen und Blumendekorationen auf dem Wohnbereich wurden von Frau Schneider zerstört. Gestern schlug sie mit einem Stock nach Herrn Grün, der sich in ihre „Arbeit" einmischen wollte. Er stürzte und zog sich erhebliche Prellungen zu. Es gab bereits Beschwerden von den Hausmeistern, den Angehörigen und den Pflegenden. Heute kommt der Sohn von Frau Schneider, um sie zu besuchen. Er findet sie völlig aufgelöst in ihrem abgeschlossenen Zimmer. Er sucht das Gespräch mit der PDL, diese erzählt, dass die Mutter trotz Regen unbedingt in den Garten wollte. Das ginge nicht. Sie habe sich nicht beruhigen lassen und musste daher in ihr Zimmer eingesperrt werden. Außerdem sei der Arzt benachrichtigt worden, der Frau Schneider medikamentös neu einstellen solle – so gehe es nicht weiter. Der Sohn bekräftigte, dass er es ablehne, seine Mutter „abzuschießen". Daraufhin teilt ihm die PDL mit, dass seine Mutter entweder mit Medikamenten beruhigt werden müsse oder er ein anderes Heim suchen müsse. Die Pflegenden sehen sich nicht in der Lage, ständig auf Frau Schneider aufzupassen.

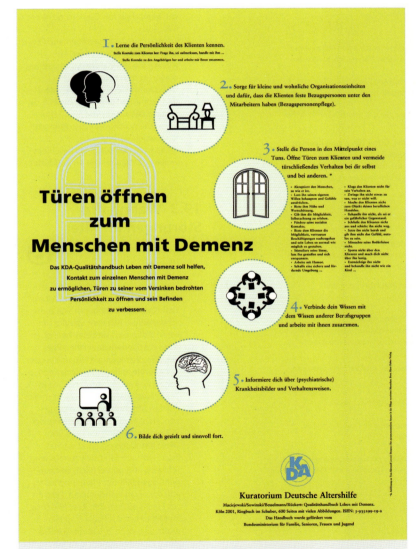

Abb. 19.20 Anforderungen an die Begleitung und Pflege von Menschen mit Demenz. Begleitposter des „Qualitätshandbuchs Leben mit Demenz" (KDA 2001).

Qualitätskriterien zur Pflege von Menschen mit Demenz	ja	nein
1. Lerne die Persönlichkeit des Klienten kennen		
- Vor Einzug in die Einrichtung werden systematisch Informationen über den Klienten gesammelt, um den Umzug so stressfrei wie möglich zu gestalten.	○	○
- Es gibt eine intensive Zusammenarbeit zwischen Angehörigen und professionell Pflegenden, um die Beziehungen möglichst aufrecht zu erhalten.	○	○
- Biografische Daten werden kontinuierlich erhoben, dokumentiert, in der Pflegeplanung berücksichtigt.	○	○
- Es existieren Hilfsmittel, um schnell mit den Klienten in Kontakt zu kommen (aussagekräftige Türschilder oder Erinnerungskisten etc.). Diese werden systematisch von allen Mitarbeitern genutzt.	○	○
- Erinnerungsarbeit ist ein fester Bestandteil der Begleitung und wird in der Pflegeplanung berücksichtigt.	○	○
- Es werden regelmäßig Assessmentinstrumente eingesetzt, um die Situation der Klienten zu erfassen (Schmerzskalen, Skalen zur Einschätzung des Wohlbefindens wie H.I.L.DE, MMST etc.). Die Ergebnisse werden zeitnah in der Pflegeplanung berücksichtigt.	○	○
- Für alle Bewohner existieren gesicherte Diagnosen.	○	○
2. Sorge für kleine und wohnliche Organisationseinheiten und dafür, dass die Klienten feste Bezugspersonen bei den Mitarbeitern haben.		
- Es besteht ein Bezugspersonensystem.	○	○
- Der Mitarbeiterschlüssel ist an 7 Tagen in der Woche gleich.	○	○
- Die Mitarbeiterfluktuation und der Krankenstand ist gering.	○	○
- Es existieren Wohngruppen von 6–12 Personen.	○	○
- Jede Wohngruppe verfügt über eine Wohnküche.	○	○
- Jede Wohngruppe ist ebenerdig und hat Zugang zu einem beschützten Außenbereich.	○	○
- Zimmer und Gemeinschaftszimmer können individuell gestaltet werden, je nach den Bedürfnissen der Klienten.	○	○
- Es gibt Rückzugsmöglichkeiten für die Klienten und ihre Angehörigen.	○	○
- Die Wohngruppen organisieren sich weitgehend selbst, sie passen die Arbeitsabläufe den Bedürfnissen der Klienten an.	○	○
- Es gibt eine klar definierte Tages- und Wochenstruktur, die sich jedoch bei veränderten Bedürfnissen der Klienten ändern kann.	○	○
3. Stelle die Person in den Mittelpunkt deines Tuns. Öffne Türen zum Klienten		
- In allen ABEDLs sind die Pflegestandards auf die speziellen Bedürfnisse der Menschen mit Demenz eingestellt und entsprechen dem aktuellen Stand der Pflegeforschung.	○	○
- Mindestens folgende Konzepte sind Standard und in der Pflegeplanung individuell für den Bewohner geplant: • Basale Stimulation • (integrative) Validation • 10 Minuten Aktivierung • Sterbebegleitung	○	○
- Kulturelle und religiöse Eigenheiten werden bei der Begleitung und Pflege berücksichtigt	○	○
- Jeder Klient hat die Möglichkeit, sich seinen Vorlieben und Bedürfnissen entsprechend zu beschäftigen oder zurückzuziehen.	○	○
4. Verbinde dein Wissen mit dem Wissen anderer Berufsgruppen und arbeite mit ihnen zusammen		
- Es gibt ein multiprofessionelles Team.	○	○
- Es gibt regelmäßig Übergaben, Teamsitzungen und Fallbesprechungen.	○	○
- Es besteht eine Kooperation mit einem geriatrischen Krankenhaus, so dass Verlegungen ins Krankenhaus und zurück reibungslos und für den Klienten minimal belastend ablaufen.	○	○
5. Informiere dich über psychiatrische Krankheitsbilder und Verhaltensweisen. **6. Bilde dich gezielt und sinnvoll fort.**		
- Es existiert für jede Wohngruppe ein Fortbildungsplan.	○	○
- Alle Mitarbeiter haben eine Grundausbildung zum Thema Demenz, Basale Stimulation, Validation.	○	○
- In Fallbesprechungen werden regelmäßig neue Lösungswege für herausfordernde Situationen vermittelt und ihre Umsetzung reflektiert.	○	○
- Es findet regelmäßige Supervision statt.	○	○
- Fachzeitschriften und Fachliteratur sind für alle Mitarbeiter problemlos zugänglich.	○	○
- Die Arbeit auf der Wohngruppe wird regelmäßig evaluiert (DCM oder IQM-Demenz). Die Ergebnisse führen zu Qualitätsverbesserungsprozessen.	○	○
Ergebnisqualität		
- MmD zeigen kein herausforderndes Verhalten	○	○
- MmD zeigen in ihren Aktivitäten Wohlbefinden	○	○
- Angehörige sind in die Pflege und Begleitung einbezogen	○	○
- Mitarbeiter sind mit ihrer Arbeit zufrieden	○	○

Abb. 19.21 Qualitätskriterien zur Struktur- und Prozessqualität. Eine Checkliste für eine dem aktuellen Wissensstand angepasste, professionelle Pflege und Begleitung von Menschen mit Demenz.

Lernaufgabe

Bearbeiten Sie das Fallbeispiel nach folgender Vorgehensweise:
1. Analysieren Sie die Situation aus Sicht aller Beteiligten:
   • Frau Schneider
   • Sohn Schneider
   • Bezugspflegekraft
   • Hausmeister
   • Herr Grün
   • andere Angehörige
   • PDL
2. Vergegenwärtigen Sie sich die Prinzipien ethischen Handelns (S. 109) und entwickeln Sie Lösungen für Frau Schneider.
3. Überprüfen Sie, welche Qualitätskriterien für die Pflege und Betreuung von Menschen mit Demenz nicht erfüllt sind.
4. Erfassen Sie die Ressourcen und Probleme von Frau Schneider. Entwickeln Sie Maßnahmen, um ihre Bedürfnisse zu erfüllen.
5. Diskutieren Sie in der Klasse, wie es dazu kommen kann, dass die PDL die weitere Betreuung von Frau Schneider, ohne medikamentöse Ruhigstellung, ablehnt.
6. Beraten Sie den Sohn, bezüglich des weiteren Umgangs mit seiner Mutter.

19.3 Wahnhafte Störungen im Alter

Fallbeispiel

1. Frau Müller ist eine „schwierige" Bewohnerin. Fast täglich kommt sie zur Wohnbereichsleitung, um sich zu beschweren. Sie sammelt ständig Hinweise dafür, dass sie benachteiligt wird, dass andere Bewohner, Pflegekräfte, Reinigungskräfte und sogar Angehörige anderer Bewohner etwas gegen sie im Schilde führen. Seit im Team beschlossen wurde, nicht mehr auf ihre Anschuldigungen einzugehen, steht Frau Müller täglich bei der Pflegedienstleitung vor dem Büro. Diese bittet den Hausarzt um Rat.
2. Frau Hermann fühlt sich zunehmend schwach und gebrechlich. Seit einigen Tagen fällt der Pflegerin Paula auf, dass Frau Hermann nur Teile ihres Essens aufisst, den Rest findet sie im Mülleimer. Als Paula Frau Hermann anspricht, bricht diese in Tränen aus und berichtet, dass sie regelmäßig vergiftetes Fleisch bekomme, weil ihre Tochter schneller erben will. Daher isst sie das Fleisch nicht mehr.

19.3 Wahnhafte Störungen im Alter

19.3.1 Medizinische Grundlagen

Definition

Ein **Wahn** ist eine Überzeugung, an der starr festgehalten wird, trotz gegenteiliger Informationen.

Symptome

> **Merke**
>
> Wahnhafte Störungen (paranoide Störungen) haben nur ein typisches Symptom: **einen anhaltenden Wahn.**

Wahnformen

▶ Tab. 19.7 gibt eine Übersicht über die häufigsten Formen von Wahn.

Ursachen

Wahnideen entstehen im Alter meistens aufgrund folgender Ursachen.

▶ **Schwerhörigkeit.** Ein funktionierendes Gehör ist an zahlreichen Alltagsaktivitäten maßgeblich beteiligt. Schwindet es, so kann der Betroffene Gesprächen nicht mehr folgen, nicht telefonieren. Alles, was nicht gesehen werden kann, taucht für den Schwerhörigen plötzlich wie aus dem Nichts auf. Das kann zu starkem Erschrecken führen. Die fehlenden Informationen aus der Umwelt führen meist zu Misstrauen. Der Schwerhörige denkt, dass schlecht über ihn gesprochen wird, oder er bezieht Handlungen und das, was er hören kann, wahnhaft auf sich.

▶ **Eingeschränkte Sehfähigkeit.** Mithilfe der Sehfähigkeit orientieren wir uns in unserer Umwelt. Mit abnehmender Sehfähigkeit kommt es häufiger zu Verkennungen. Schatten können fremde Personen oder Tiere vortäuschen. Das unerwartete Auftauchen von Personen oder Gegenständen kann zu Schrecken und Fehlinterpretationen führen.

▶ **Verändertes Riech- und Geschmacksempfinden.** Geruchs- und Geschmackssinn sorgen dafür, dass wir ungenießbare Sachen nicht essen. Schwinden diese Sinne, wird das Essen fad. Ist dann aufgrund des nachlassenden Sehsinns nicht zu erkennen, worum es sich handelt, wird das unbekannte Essen eher nicht gegessen. Es könnte ja schaden oder vielleicht vergiftet sein.

▶ **Körperliche Veränderungen.** Symptome, die nicht erklärbar sind: Schwinden die Kräfte auf eine für den alten Menschen unerklärliche Weise, kann es passieren, dass er zu einer irrealen Überzeugung kommt, die seine Situation scheinbar erklärt (Krankheitswahn, Vergiftungswahn).

▶ **Schicksalsschläge.** Schwere Verluste, Krisen und Traumata können zu Schuldwahn, Verarmungswahn, Beziehungswahn oder auch religiösem Wahn führen.

▶ **Geistige Veränderungen (Demenz).** Wenn ich merke, dass ich mir nichts mehr merken kann, werde ich versuchen, eine Erklärung dafür zu finden. So lässt sich der häufige Vergiftungswahn von Menschen mit Demenz erklären. Genauso kommt es bei diesen Menschen häufig zu einem Bestehlungswahn (wenn ich meine Geldbörse nicht finde, muss sie gestohlen worden sein) oder Verfolgungswahn (die sperren mich hier ein).

▶ **Psychische Krankheiten.** Wahn ist ein Symptom bei zahlreichen anderen psychischen Erkrankungen wie Delir, Depressionen, Psychosen, Suchterkrankungen (▶ Tab. 19.7).

19.3.2 Pflege und Begleitung

Wenn differenzialdiagnostisch abgeklärt ist, dass der Wahn kein Begleitsymptom einer anderen psychischen Erkrankung, z. B. einer Demenz oder eines Delirs ist, sind folgende Regeln zu beachten:

- Ziehen Sie niemals das Erleben eines Wahnkranken in Zweifel, sondern verbalisieren Sie die Gefühlsinhalte des Betroffenen („Ich sehe, Sie fühlen sich bedroht").
- Bezweifeln Sie nie den Wahninhalt vor dem Betroffenen, sondern äußern Sie kongruent Ihr eigenes Erleben („Sie befürchten, dass schlecht über Sie gesprochen wird. Ich habe noch nichts dergleichen gehört").
- Versuchen Sie nicht, dem Betroffenen den Wahn auszureden, sondern stehen Sie dem neutral gegenüber („Für Sie ist das so, ich sehe es anders").
- Überprüfen Sie Wahnideen mit hoher logischer Struktur auf ihren Realitätsgehalt, oft haben sich Wahnideen als durchaus wirklich erwiesen!!! (Frau Müller, die immer so liebenswürdig ist, beschimpft tatsächlich heimlich Frau Mayer.)
- Helfen Sie dem Menschen mit Wahn, wieder in die Realität zu finden, indem Sie ihn in eine möglichst „normale" Umwelt einbeziehen. Insbesondere bei Menschen mit Sinneseinschränkungen ist für Hilfsmittel und einen angemessenen Umgang zu sorgen.

Tab. 19.7 Formen von Wahn und deren Inhalt (Perrar 2009).

Form	Inhalt	Vorkommen
Beziehungswahn	Selbst belanglose Ereignisse werden auf sich bezogen. Ein zufälliger Blick eines Fremden wird als wichtige Botschaft gewertet.	schizophrene Psychosen, Intoxikation
Verfolgungswahn	Der Kranke fühlt sich als Ziel von Feindseligkeiten. Alle trachten nach seinem Besitz, Leben oder Gesundheit.	schizophrene Psychosen, Demenz, Intoxikation, Schwerhörigkeit
Verarmungswahn	Im Gegensatz zur realen Situation ist der Kranke überzeugt, nicht genügend Geld zum Lebensunterhalt zu besitzen. Er befürchtet für sich und die Angehörigen Hunger und Obdachlosigkeit.	Depression, Demenz
Schuldwahn	Der Kranke ist überzeugt, nicht wiedergutzumachende Schuld auf sich geladen zu haben. Er fühlt sich minderwertig und erwartet die Bestrafung.	Depression
Erkrankungswahn	Im Gegensatz zur Realität ist der Kranke überzeugt, unheilbar krank zu sein.	Depression
Eifersuchtswahn	Der Kranke ist überzeugt, vom Partner betrogen und hintergangen zu werden.	Alkoholkrankheit, Demenz
Größenwahn	Der Kranke fühlt sich allen anderen Menschen an Begabung und Fähigkeit weit überlegen.	manische Psychosen, Intoxikationen

- Bei Größenwahn überlassen Sie verbindliche Abmachungen mit dem kranken Menschen hierarchisch höhergestellten Personen im Team.
- Bei Beeinträchtigungs- und Verfolgungswahn ist es wichtig für, eine dem Kranken angemessen erscheinende, Sicherheit zu sorgen. Vereinbarungen sind strengstens einzuhalten, um das Vertrauen des Betroffenen nicht zu verlieren. Stellen Sie dem kranken Menschen eine von ihm gewählte Bezugsperson als ständige Ansprechperson zur Verfügung, das muss nicht unbedingt eine Pflegekraft sein.
- Suchen Sie in der Biografie des Betroffenen nach psychosozialen Stressoren und Belastungen (Streit in der Familie, traumatische Erlebnisse wie Flucht, Vergewaltigung, Hunger usw.)
- Vermeiden Sie unbedingt Ablenkungs- oder Täuschungsmanöver. Der Mensch mit Wahn wird sich in seinem Wahn bestätigt fühlen und Sie in seinen Wahn mit einbeziehen.
- Sollten Sie in das Wahnsystem eines Patienten einbezogen werden, brechen Sie den Kontakt zu ihm ab und überlassen ihn jemand anderem!

19.4 Schizophrene Psychosen

Fallbeispiel

Herr Phillipp, 55 Jahre alt, kam in ein Heim, nachdem seine Mutter plötzlich verstarb. Herr Phillipp leidet seit seinem 21. Lebensjahr an einer schizophrenen Psychose. Nach dem Einzug in das Heim zog er sich komplett zurück und ließ nur zu einzelnen Pflegern einen Kontakt zu. Er erscheint sehr verlangsamt. Morgens kommt er schwer aus dem Bett und vernachlässigt seine Körperpflege, obwohl er keine körperlichen Einschränkungen hat. Er scheint an gar nichts Freude zu haben, bei Gruppenangeboten geht er meist schon nach wenigen Minuten wieder weg und sitzt lieber alleine rauchend im Raucherbereich oder beschäftigt sich in seinem Zimmer mit esoterischen Büchern, die er mitgebracht hatte. Bisher kam es 2-mal vor, dass Herr Phillipp sich mehrere Tage lang in seinem Zimmer einschloss und niemanden zu sich ließ. Nachts konnte man ihn in seinem Zimmer auf und ab gehen hören. Jedes Mal wurde der behandelnde Arzt gerufen, der die Medikamente umstellte, wonach sich der Zustand von Herrn Phillipp wieder normalisierte.

Lernaufgabe

Vergleichen Sie das Verhalten von Herrn Phillipp mit dem Verhalten von Menschen mit Demenz. Was spricht gegen eine Demenz bei Herr Phillipp?

19.4.1 Medizinische Grundlagen

Definition

Unter den Begriff der **schizophrenen Psychosen** werden unterschiedliche Erkrankungen gefasst, bei denen es einen Verlust des Realitätsbezugs gibt.

Schizophrene Psychosen unterscheiden sich von allen anderen psychischen Störungen, da sie für gesunde Menschen nicht nachvollziehbar sind. Während jeder schon einmal traurig, ängstlich oder vergesslich war, erleben Menschen mit schizophrenen Psychosen eine völlig andere Realität. Die gesamte Persönlichkeit scheint zu zerfallen, alle Bereiche der Seele und der Psychomotorik können betroffen sein.

Symptome

Damit die Diagnose Schizophrenie gestellt werden kann, muss mind. eins der folgenden Symptome vorliegen:
1. Gedankenlautwerden, Gedankeneingebung, Gedankenentzug oder Gedankenausbreitung
2. Beeinflussungswahn
3. Kommentierende oder dialogische Stimmen, die über den Betroffenen sprechen
4. völlig unangemessener Wahn
5. anhaltende Halluzinationen
6. Gedankenabreißen, Zerfahrenheit, Wortneuschöpfungen
7. katatone Symptome, stereotype Bewegungen

Fallbeispiel

1. **Gedankenlautwerden, Gedankeneingebung, Gedankenentzug oder Gedankenausbreitung:**
   Herr Phillipp erlebt, dass in der Gruppe seine Gedanken von den anderen Teilnehmern aufgesaugt, ihm entzogen werden. Er hat keine Kontrolle über seine Gedanken, es „befallen" ihn Gedanken, von denen er überzeugt ist, dass sie von anderen Gruppenmitgliedern kommen.
2. **Beeinflussungswahn:**
   Herr Phillipp hat das Gefühl, dass seine Bewegungen, Gedanken oder Empfindungen von außen beeinflusst werden – häufig spürt er, dass er von den Taliban gegen seinen Willen zu Tätigkeiten gelenkt wird.
3. **Kommentierende oder dialogische Stimmen, die über den Betroffenen sprechen:**
   Herr Phillipp ist schon sehr vertraut mit der Stimme, die ihn immer vor Gefahren warnt. Eine andere Stimme taucht manchmal auf und beschimpft ihn aufs Übelste. Diese Stimme fürchtet er sehr.
4. **völlig unangemessener Wahn:**
   Herr Phillipp ist überzeugt, von den Taliban „angezapft" zu sein, um die kapitalistische Weltordnung zu zerstören. Dagegen wehrt er sich mit langen esoterischen Sitzungen, in denen er seinen Körper von den Strahlen der Taliban säubert.
5. **anhaltende Halluzinationen:**
   Manchmal sieht Herr Phillipp die Strahlen der Taliban. So erhält er auch geheime Botschaften – meist Drohungen. Sehr eindeutig spürt er, wenn die guten Geister seine inneren Organe reinigen. Er spürt deutlich, wie sie mit Kehrbesen durch seine Blutgefäße ziehen. Er verspürt tiefe Befriedigung bei dem Schmerz, der entsteht, wenn der ganze Müll im Kopf gesammelt wird und schließlich durch die Ohren entfernt wird.
6. **Gedankenabreißen, Zerfahrenheit, Wortneuschöpfungen:**
   Insbesondere wenn die Taliban oder die esoterischen Kräfte bei ihm sind, spricht Herr Philipp inhaltlich wirr.
7. **katatone Symptome, stereotype Bewegungen:**
   Manchmal muss Herr Philipp ganz starr in einer Position verharren. Er kann sich dann nicht weiter bewegen. Auch gibt es bestimmte Bewegungen (Kopfschütteln), die helfen, wenn andere Menschen seine Gedanken entziehen wollen.

Formen und Ursachen

Schizophrene Psychosen treten meistens vor dem 40. Lebensjahr erstmals auf. Es gibt sehr unterschiedliche Erscheinungsformen dieser Krankheit und unterschiedliche Hypothesen über die Ursachen dieser Störung (Perrar et al. 2011, Schädle-Deininger 2013).

Verlauf

Kommen die Menschen in Einrichtungen der Altenpflege, handelt es sich häufig um Menschen, die seit vielen Jahren an dieser Störung leiden und ein **Rezidiv** (einen Rückfall in eine akute Krankheitsphase) erleben oder an einem **Residualzustand** (Restzustand) bei einer chronisch verlaufenden Störung leiden.

In einer Akutphase einer schizophrenen Episode stehen meist Halluzinationen, Ich-Störungen und Wahn im Vordergrund. Das Geschehen ist meist dramatisch – „produktiv".

Klingt die Akutphase ab, bleibt meist ein Residualzustand zurück. Die sog. „**Minussymptomatik**" ist in diesem Fall
- Antriebsarmut,
- Rückzug,
- verflachte Gefühle (keine Freude, keine Trauer),
- wenig Interessen,
- geringe Aufmerksamkeit, Merkfähigkeit, Konzentrationsfähigkeit.
- Oft besteht ein chronifiziertes Wahnsystem und anhaltende Halluzinationen, die aber nicht so präsent sind, wie in der akuten Phase.

Fallbeispiel

Herr Phillipp leidet an einem Residualzustand einer schizophrenen Psychose. Zweimal wurden die Symptome akuter, konnten jedoch ambulant vom Arzt erfolgreich behandelt werden.

19.4.2 Pflege und Begleitung

Für die Pflege dieser Menschen gelten alle Regeln, die für Menschen mit Wahn gelten. Folgende Regeln sollten zusätzlich beachtet werden.

▶ **Nicht über- oder unterfordern.** Beides kann zu einer Verstärkung der Symptome und somit zu einer Akutphase führen. Daher muss der Bewohner ständig genau beobachtet werden. Rückzugstendenzen sollte entgegengewirkt werden. Bemerken Sie allerdings eine Verschlechterung des Zustands (vermehrte Unruhe, Aggression, Angst), müssen Sie den Rückzug unterstützen. Ebenso sollten alle noch vorhandenen Ressourcen aktiv gefördert werden. Diese können durch die Antriebslosigkeit des Betroffenen schnell abnehmen.

▶ **Bezugspflege.** Die engmaschige Beobachtung ist nur möglich, wenn eine Kontinuität bei der Pflege und Betreuung möglich ist. Dazu kommt, dass die betroffenen Menschen oft ängstlich oder misstrauisch sind. Eine tragfähige Beziehung kann den Verlauf der Erkrankung positiv beeinflussen.

▶ **Medikamenteneinnahme.** Häufig ist die Bereitschaft, die Medikamente einzunehmen, eher gering. Daher muss das Team eindeutige Regelungen finden. Diese Menschen müssen meist lebenslang Neuroleptika einnehmen, mit denen viele gut weiterleben können. Auch Krisensituationen lassen sich durch eine enge Zusammenarbeit mit dem behandelnden Arzt leichter überstehen, wenn er die Medikation dem Zustand des Bewohners anpasst. In manchen Fällen bietet sich der Einsatz von Depotpräparaten an.

▶ **Aggression.** Bei Aggression ist auf Rückzugsmöglichkeiten bzw. ausreichende Bewegungsfreiheit zu achten. Der Rückzug dient meist der Reizabschirmung. Die Situationen eskalieren, wenn der Betroffene sich eingeengt und bedroht fühlt.

▶ **Suizidalität.** Durch Befehle von Stimmen, quälende Missempfindungen (Halluzinationen), aber auch durch Depressionen oder das Gefühl der Hoffnungslosigkeit besteht erhöhte Gefahr eines Suizides. Das sollte den Pflegenden immer bewusst sein, siehe „Suizidhandlungen alter Menschen" (S. 493).

19.5 Depression bei alten Menschen

Fallbeispiel

Frau Tanner kann nicht mehr. Sie schafft es nicht mehr, aufzustehen, sich zu waschen oder sich zu kämmen. Schon seit längerer Zeit geht sie nicht mehr aus dem Haus, um einzukaufen. Ihr einst so schmuckes Häuschen ist völlig verschmutzt. Sie sieht den Schmutz, doch hat sie den Eindruck, eine schwere Last auf den Schultern zu tragen. Sie weiß nicht, wo sie mit dem Aufräumen beginnen soll. Alles erscheint ihr ausweglos und sinnlos. Andererseits hat sie das bedrückende Gefühl zu versagen und sich vor den Nachbarn und ihren Kindern zu blamieren. Sie plagen Schuldgefühle, weil sie es nicht schafft, sich zusammenzureißen und ihr Leben wieder zu ordnen. Doch nach jedem Versuch, die Probleme anzupacken, war das Scheitern nur noch schmerzhafter. Sie hat das Gefühl, „ihr Kopf platze gleich". Nicht einmal nachts kann sie schlafen. Ständig muss sie an die hoffnungslose, entwürdigende, trostlose, verzweifelte Situation denken, aus der es scheinbar keinen Ausweg für sie gibt. Immer wenn die Kinder zu ihr kommen, ihr Essen bringen, für sie aufräumen, ihr gut zureden oder auch mal schimpfen: „Lass dich doch nicht so hängen!", wird ihr ganz übel und schwindlig. Am liebsten würde sie niemanden mehr sehen, am liebsten wäre sie tot. So hatte sie auch nichts einzuwenden, als ihre Tochter eines Tages ganz entnervt sagt: „Wenn du dich nicht zusammenreißt, musst du ins Heim!" Fast erleichtert zieht die ungepflegt aussehende und abgemagerte Frau ins Heim. Doch auch hier braucht sie Unterstützung bei allen Alltagsverrichtungen, klagt über Völlegefühl und Kopfschmerzen, obwohl der Arzt keine Störung feststellen kann. Sie ist kaum ansprechbar, scheint ständig abwesend und in Gedanken versunken; sie ist nicht dazu zu bewegen, an Aktivitäten teilzunehmen.

19.5.1 Medizinische Grundlagen

Definition

Depressionen sind affektive Störungen (Störungen des Gefühlslebens). Der dabei auftretende Stimmungswechsel ist in der Regel mit einer Veränderung des allgemeinen Aktivitätsniveaus verbunden.

Symptome

Jeder von uns kennt Tage, an denen scheinbar alles schiefläuft, wo die Welt nur trostlos aussieht und man den Eindruck hat, alles falsch gemacht zu haben. Es gibt für jeden von uns Tage, an denen man am liebsten nicht aus dem Bett aufsteht, wo die täglichen Pflichten sich wie ein Berg vor einem auftürmen. Die Glieder scheinen aus Blei, es ist nicht möglich, einen klaren Gedanken zu fassen; das ganze Leben erzeugt Übelkeit. Am liebsten wäre man überhaupt nicht da. Hält dieser Zustand jedoch länger als 2 Wochen an, spricht man von einer Depression. Man unterteilt die Symptome der Depression in:
- psychische Symptome
- psychomotorische Symptome
- körperliche Symptome

Psychische Symptome

Auch die psychischen Symptome werden unterteilt:
- **Wahrnehmung:** Es werden nur noch negative Aspekte der Realität wahrgenommen. Erfreuliches wird übersehen.
- **Denken:** Im Bereich des Denkens kommt es zu
  - Gedankenkreisen, Grübeln,
  - Konzentrationsstörungen,
  - verlangsamtem Denken, Einfallsarmut,
  - einem negativen Bild der Gegenwart, der Zukunft und der Vergangenheit (sog. kognitive Triade),
  - einem „Schwarz-Weiß-Denken"; entweder alles ist gut oder alles ist schlecht,
  - falsch gezogenen Schlussfolgerungen: aus einem Fehler wird gefolgert, dass man ein Versager ist.
- **Fühlen:** Die Gefühle des Depressiven sind schmerzhaft schwermütig,
  - es besteht eine innere Leere („Losigkeits-Syndrom"), z. B. trostlos, freudlos, hoffnungslos, lustlos, ziellos, kraftlos usw.,
  - es existieren tiefe Schuldgefühle,
  - der Betroffene ist von tiefen Minderwertigkeitsgefühlen beherrscht,
  - er fühlt sich unverstanden, ausgestoßen, abgelehnt, einsam.

Psychomotorische Symptome

Der an einer Depression erkrankte Mensch ist immer auch in seinem Antrieb gestört. Er ist entweder gehemmt-apathisch oder aber agitiert-ängstlich.

Der **gehemmt-apathische** Depressive ist:
- antriebslos, verlangsamt
- wortkarg
- klagend
- kraftlos
- zu keinem Blickkontakt fähig
- mimisch starr und schlaff

Der **agitiert-ängstliche** Depressive
- ist erregt und gereizt, der Antrieb ist erhöht,
- klammert sich an,
- weint und jammert laut,
- ist angespannt und ruhelos,
- ringt mit den Händen,
- ist verkrampft,
- kratzt und reibt,
- ist fahrig und zittrig,
- bewegt ständig unruhig die Beine.

Körperliche Symptome

Bei den körperlichen Symptomen gibt es folgende Auffälligkeiten:
- Störung der Vitalgefühle: fühlt sich müde, erschöpft und schlaff,
- Schlafstörungen (besonders Durchschlafstörungen),
- Appetitlosigkeit führt zu Gewichtsverlust,
- Schmerzen können ohne körperliche Ursache in Kopf, Brust, Bauch oder Rücken auftreten,
- Kloßgefühl,
- Verdauungsstörungen führen zu Verstopfung,
- Schwindel, Frieren, Schwitzen,
- Libidoverlust.

Charakteristisch für Depressionen im Alter ist die Tatsache, dass häufiger als bei jüngeren Menschen die körperlichen Symptome im Vordergrund stehen. Die betroffenen Menschen berichten eher über Schwindel und Schwäche als über Hoffnungslosigkeit und Schuldgefühle. Ältere Menschen vermuten eher Kreislaufprobleme oder eine andere körperliche Krankheit als Grund für ihren Zustand. Diese körperlichen Klagen werden von der Umgebung auch eher akzeptiert und ernst genommen als Gefühle wie Angst, Trauer und Schuld.

> **Merke**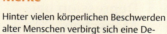
>
> Hinter vielen körperlichen Beschwerden alter Menschen verbirgt sich eine Depression.

> **Fallbeispiel**
>
> Frau Tanner klagt nach einigen Tagen im Heim über Völlegefühl, sie meint, nicht mehr auf die Toilette zu können. Sie bekommt Abführmittel und kann auch abführen. Am nächsten Tag lässt sie ihr Frühstück stehen. Auf Nachfrage der Altenpflegefachkraft sagt sie: „Es staut sich alles in mir an! Ich kann nicht mehr essen, alles ist voll!"

▶ **Depression und Demenz.** Eine weitere Schwierigkeit besteht bei alten Menschen darin, eine Depression von einer Demenz zu unterscheiden. Häufig wird die Unfähigkeit alter Menschen, ihr Leben selbstständig zu bewältigen, vorschnell als erstes Anzeichen einer Demenz gewertet und entsprechend falsch behandelt. Die typischen Symptome der Depression, wie Konzentrationsstörungen, Denkhemmung und Entscheidungsunfähigkeit, unterstützen diese Annahme.

Konzentrationsstörungen und Vergesslichkeit im Alter sind nicht unbedingt Anzeichen einer Demenz. Sie können auf eine Depression oder den Residualzustand einer schizophrenen Psychose hinweisen (▶ Tab. 19.8).

Gleichwohl ist es auch möglich, dass durch die ersten Anzeichen einer Demenz ein Mensch in eine Depression verfällt. In allen diesen Fällen ist eine Behandlung der Depression dringend erforderlich, um den Allgemeinzustand und das Wohlbefinden des alten Menschen zu bessern.

Dass wir meinen, gewisse depressive Symptome im Alter seien normal, ist eine weitere Gefahr, die dazu führt, dass Depressionen bei den alten Menschen nicht ernst genommen und behandelt werden. Die Vorstellung, dass alte Menschen „nichts mehr zu lachen haben", sich zurückziehen und ihrem körperlichen und geistigen Verfall ausgeliefert sind (Defizit- und Disengagement-Modell des Alters) führt dazu, eine Depression als eine normale Begleiterscheinung des Alters anzusehen. Dadurch wird den Betroffenen jede Hoffnung auf Hilfe und Besserung des Zustandes genommen.

> **Merke**
>
> Eine Depression wird häufig nicht erkannt, weil ein normaler Alterungsprozess, eine Demenz oder eine körperliche Erkrankung vermutet wird.

Klassifikation der Depression

Die WHO unterscheidet im ICD-10 zwischen Episoden (einzelnen Vorkommen von Depression) und rezidivierenden Störungen (wiederholtes Vorkommen von depressiven Episoden). Hinzu kommen die bipolaren Störungen, bei denen Episoden tiefster Niedergeschlagenheit mit Episoden höchster Glücksgefühle wechseln (▶ Abb. 19.22). Die Schwere der Depression wird mit leicht, mittelgradig oder schwer bezeichnet. Hinzukommen können somatische (körperliche) oder psychotische Symptome (Verlust des Realitätsbezuges – vgl. schizophrene Psychosen).

Ursachen

Weshalb verfallen zwischen 10 und 26 % der älteren Menschen in Verzweiflung und Sinnlosigkeit? Warum werden sie interesselos, bewegungslos, schweigen stumpfsinnig vor sich hin und lassen sich kaum noch zu einer Tätigkeit motivieren? Der Grund für die große Zahl der Depressionen im Alter wird deutlich, wenn wir

Tab. 19.8 Unterscheidungsmerkmale zwischen Demenz, schizophrener Psychose und Depression.

	Demenz	schizophrene Psychose	Depression
Beginn	schleichend über Wochen oder Monate	meist vor dem 40. Lebensjahr	kurzfristig
Grundstimmung	launisch	verflacht	traurig, verzweifelt
Orientierung	gestört	unverändert	unverändert
Halluzinationen	selten	häufig	keine
Wahn	selten: Vergiftungswahn, Bestehlungswahn	häufig	selten: Schuldwahn, Verarmungswahn
Gedächtnis	gestört	unverändert	unverändert
Konzentration, Auffassung	Antwortet fehlerhaft, unkonzentriert, versucht, Fehler zu überspielen.	unkonzentriert, zerfahren	Gestört, antwortet: „Ich weiß nicht!"
Alltagsbewältigung	Versucht, das Versagen zu überspielen oder zu verbergen.	antriebsarm, unkonzentriert, „Alles ist zu viel!"	Versagens- bzw. Schuldgefühle
soziales Verhalten	unkooperativ, uneinsichtig	Rückzug, isoliert sich	kooperationsbereit
motorische Leistung	erstarrt, desorientiert	verlangsamt, Stereotypien	verlangsamt
Schlaf	Schlafumkehr	häufig Schlafstörungen	Durchschlafstörungen
Suizidgefahr	gering	hoch	hoch

uns die Ursachen dieser Störung genauer ansehen. Als Ursachen von Altersdepressionen unterscheidet man:
- lebensgeschichtliche Ursachen
- psychische Ursachen
- soziale Ursachen
- Umweltfaktoren
- körperliche Ursachen
- Nebenwirkungen von Medikamenten

Lebensgeschichtliche Ursachen

Depressionen können aufgrund von Verlusten, die nicht verarbeitet werden, entstehen. Im Alter häufen sich Verluste. Das Alter als Lebensabschnitt beginnt meist mit dem altersbedingten Verlust des Arbeitsplatzes oder dem Auszug der Kinder. Die Rolle in der Gesellschaft ändert sich für den alternden Menschen. Es folgen häufig der Verlust der körperlichen Attraktivität und Leistungsfähigkeit oder gar der körperlichen Gesundheit. Freunde und Nachbarn sterben, und irgendwann kommt der Verlust des Partners. Mit fortschreitendem Schwinden der körperlichen und geistigen Kräfte gehen immer mehr soziale Kontakte, Selbstständigkeit und Betätigungsmöglichkeiten verloren. Wird ein Heimeinzug notwendig, so verliert man auch noch die eigene Wohnung und die Selbstbestimmung über sein Leben.

Je mehr Belastungen zu bewältigen sind, umso weniger gelingt es, traumatisierende Erlebnisse im Verlauf des Lebens zu unterdrücken. Das Gefühl der Hilflosigkeit aufgrund körperlicher Gebrechen kann zu einer Retraumatisierung im Alter führen (ProAlter 2013, Maikäfer Flieg …! Kriegserinnerungen im Alter).

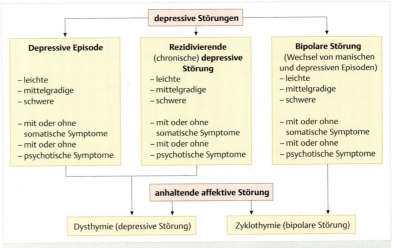

Abb. 19.22 Formen depressiver Störungen. Die WHO unterscheidet im ICD-10 verschiedene Bilder.

Es wird deutlich, dass es einer sehr gefestigten Persönlichkeit bedarf, um zuversichtlich zu altern, ohne am Leben zu verzweifeln. Je nach psychischer Konstitution werden mehr oder weniger Belastungen ertragen.

Psychische Ursachen

An einer Depression erkranken eher Menschen, die im Laufe ihres Lebens die Fähigkeit nicht erlernt haben, Probleme anzupacken und zu lösen. Sie fühlen sich belastenden Situationen hilflos ausgeliefert, werden passiv und versuchen nicht, sich die Situation zu erleichtern. Seligman (2000) nannte dieses Phänomen „erlernte Hilflosigkeit".

Typisch für Menschen, die eher an einer Depression erkranken, sind bestimmte Denkmuster und Einstellungen:
- Sie werten sich ab, unterschätzen eigene Erfolge und überschätzen eigene Fehler. Ihr Selbstbild ist extrem negativ.
- Sie meinen, nichts an der gegenwärtig schlechten Situation ändern zu können. Sie meinen, ihrem Schicksal hilflos ausgeliefert zu sein und dieses erdulden zu müssen.
- Sie bewerten die Vergangenheit negativ, wodurch Schuldgefühle und Selbstvorwürfe entstehen.

- Sie erwarten von der Zukunft nichts Gutes. Sie haben keine Ziele und keine Hoffnungen.
- Sie verallgemeinern willkürlich: Wenn ich einen Fehler begangen habe, bin ich immer schlecht. Wenn einer mich nicht mag, bin ich kein liebenswerter Mensch. Gut bin ich nur, wenn ich immer erfolgreich bin, wenn ich von allen geliebt werde. Mit diesem hohen Ich-Ideal kommt es zwangsläufig zu ständigem Scheitern.

Soziale Ursachen

Von Depressionen sind Menschen bedroht, die von ihrer Umwelt keine Rückmeldung mehr bekommen. Wenn Menschen kein Lob, keine Anerkennung, keine Anregung oder Ermutigung bekommen, erscheint für sie jede Handlung sinnlos. Fühlen sie sich zudem auch noch abgelehnt, abgeschoben, ungebraucht, unnütz und nur noch als Last für die Familie oder gar die Gesellschaft, steigt das Risiko, an einer Depression zu erkranken, dramatisch an.

Häufig können auch Konflikte mit Angehörigen, Mitbewohnern oder Pflegenden zu Resignation, Überforderung, Rückzug und zu einer Depression führen.

Umweltfaktoren

Für Menschen, die aufgrund ihrer Einschränkungen in einem Heim leben, können institutionelle Faktoren zu einer Depression führen oder diese aufrechterhalten. Besonders gefährdend sind Einrichtungen, die den Bewohnern Selbstbestimmung und Privatheit vorenthalten, um reibungslose Arbeitsabläufe zu ermöglichen. Negative Bedingungen herrschen auch da, wo die Bewohner keine Ansprechpartner haben, wo ihnen alles abgenommen wird, wo sie ruhiggestellt und zur Ruhe gezwungen werden. Hier entsteht das Gefühl, keine Kontrolle über die eigene Situation zu haben, der Institution hilflos ausgeliefert zu sein, nichts mehr zu können und deshalb alles erdulden zu müssen.

Auch die Gestaltung der Räumlichkeiten kann Einfluss auf die Gemütslage der Bewohner haben. So fördern dunkle, anregungsarme und enge Räume die Depressivität.

Ein weiterer gewichtiger Faktor können finanzielle Schwierigkeiten oder Armut sein („Ich habe ein Leben lang gearbeitet und jetzt bin ich auf Sozialhilfe angewiesen!").

Körperliche Ursachen

Depressionen können auch aufgrund von Hirnschädigungen unterschiedlicher Ursache entstehen. Häufig treten sie nach einem Schlaganfall oder Hirntumoren auf (Schlöndorf 2013). Auch bei einer Erkrankung an Alzheimer-Demenz, Morbus Parkinson oder Multipler Sklerose kann eine Depression die Grunderkrankung verstärken und die Behandlung erschweren.

Weitere körperliche Erkrankungen, die eine **symptomatische Depression** auslösen können, sind:
- Hormonstörungen (z. B. während des Klimakteriums)
- Leberinsuffizienz
- Niereninsuffizienz
- Fehl- und Mangelernährung
- Herzinsuffizienz
- Infektionen oder Entzündungen
- Rheuma
- Anämie
- Krebsleiden
- und andere (Perrar et al. 2011)

In all diesen Fällen erschwert die Depression die Behandlung der Grunderkrankung und schränkt die Lebensqualität des Betroffenen noch weiter ein.

Nebenwirkungen von Medikamenten

Beruht die Depression auf Nebenwirkungen von Medikamenten, spricht man auch von **pharmakogener Depression**.

Aufgrund von Multimorbidität sind alte Menschen häufig gezwungen, zahlreiche Medikamente zu nehmen. Etliche Medikamente verursachen jedoch affektive Störungen. Bei einer auftretenden Depression muss daher immer überprüft werden, ob der Auslöser nicht eines der verordneten Medikamente ist. Ist dies der Fall, sollte der Arzt versuchen, eine alternative Medikation zu finden.

▶ Tab. 19.9 fasst einige Medikamente zusammen, die eine Depression auslösen oder verstärken können.

19.5.2 Pflege und Begleitung

Die Pflege depressiver alter Menschen stellt hohe Anforderungen an die Pflegenden. Die Hoffnungslosigkeit, Mutlosigkeit und Hilflosigkeit der Betroffenen ist häufig kaum auszuhalten. Depressive Menschen lösen in uns das Bedürfnis aus, sie aufzuheitern, ihnen ihre Last abzunehmen, für sie zu handeln und ihnen zu helfen. Doch trotz (oder aufgrund) dieser Bemühungen verbessert sich der Zustand der Betroffenen nicht.

Unterstützung in den ABEDLs

Im Folgenden werden typische Probleme von Menschen mit Depression in den einzelnen ABEDLs angeführt und einige Möglichkeiten, die Pflege dieser Menschen zu erleichtern (Schädle-Deininger 2010).

Kommunizieren können

Depressive Menschen haben das Gefühl, von niemandem verstanden zu werden und niemandem erklären zu können, wie hoffnungslos, sinnlos und unerträglich ihre Situation ist. Entweder geben sie es auf, mit anderen zu kommunizieren und sitzen die meiste Zeit schweigend da, oder sie beklagen sich ununterbrochen über dieselben Sachen, jammern und weinen. In beiden Fällen fällt es Pflegenden schwer, ein Gespräch mit diesen Menschen zu führen. Im Folgenden einige gute Verhaltensregeln.

Tab. 19.9 Medikamente und Substanzen, die Depressionen auslösen oder verstärken können.

Medikamentenklasse	Wirkstoffe
Schmerzmittel, Entzündungshemmer	Ibuprofen, Indomethazin, Phenybutazon, Opiate (fast alle, besonders bei übermäßigem regelmäßigem Gebrauch)
Antibiotika	Penicillin, Sulfonamide, Ampicillin, Cycloserin, Dapson, Ethambutol, Griseofulvin, Isoniazid (INH), Streptomycin, Tetrazykline
Herzmedikamente	ACE-Hemmer, Betablocker, Clonidin, Reserpin, Digitalis, Hydralazin, Thiaziddiuretika, Methyldopa, Procainamid
Parkinson-Medikamente	Levodopa, Amantadin, Bromocriptin Dopaminagonisten
Antiepileptika	Carbamazepin, Ethosuximid, Clonazepam, Phenobarbital, Valproinsäure, Vigabatrin
Stimulanzien	Kokain, Amphetamine, Koffein, Methylphenidat (Ritalin)
Sedativa	Barbiturate, Clomethiazol, Benzodiazepine, Baclofen, Chloralhydrat, Alkohol
Steroide	Kortisonpräparate (auch lokal auf der Haut), ACTH
Neuroleptika	prinzipiell alle
Zytostatika	fast alle
andere Medikamente	Cimetidin, Ranitidin, Flunarizin, Statine, Acetazolamid

19.5 Depression bei alten Menschen

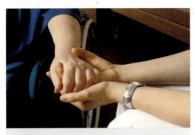

Abb. 19.23 Nähe signalisieren. Einem depressiven Menschen sollte Nähe signalisiert werden, wenn das erwünscht ist, auch durch das Halten der Hand. (Foto: T. Stephan, Thieme)

▶ **Zuwendung.** Signalisieren Sie Nähe, Geduld und Akzeptanz durch Körpersprache und Blicke. Setzen Sie sich einfach zum depressiven Menschen, halten Sie seine Hand (wenn erwünscht), zeigen Sie ihm, dass Sie für ihn da sind (▶ Abb. 19.23).

▶ **Ermutigung.** Ermutigen Sie ihn, über seine Stimmungslage zu sprechen, ohne ihn zu drängen. „Wollen Sie mir erzählen, was Sie so sehr bedrückt?"

▶ **Verbalisierung.** Zeigen Sie ihm, dass Sie ihn wahrnehmen, indem Sie seine Gefühle verbalisieren (aussprechen). So z.B.: „Sie sehen heute ganz niedergeschlagen aus!"

▶ **Keine Bewertungen.** Bewerten Sie nie das, was der kranke Mensch fühlt oder denkt. Das ist Ausdruck seiner Krankheit. Durch Äußerungen wie „Aber Sie haben es ganz gut hier!" oder „So schlimm ist es doch gar nicht!" fühlt sich der depressive Mensch wieder unverstanden und ganz alleine. Durch Äußerungen wie „Denken Sie doch positiv!" oder „Reißen Sie sich doch zusammen!" fördern Sie bei dem kranken Menschen noch mehr Versagens- und Schuldgefühle.

▶ **Akzeptanz.** Versuchen Sie alles, was der Kranke sagt, als seine momentane Sicht der Dinge zu akzeptieren (auch wenn Sie die Situation anders wahrnehmen). Um sein Selbstwertgefühl zu stärken und seine Selbstwahrnehmung zu verbessern, behandeln Sie einen depressiven alten Menschen als einen mündigen, selbstständigen, eigenverantwortlichen Menschen, denn so wertschätzen Sie ihn als Menschen.

▶ **Kein falsches Mitleid.** Depressive Menschen lösen bei den Pflegenden Mitleid aus und den Wunsch, alle Probleme für den Betroffenen zu lösen, ihm alle Last abzunehmen, ihn zu trösten und „aufzubauen". Durch jeden Trost fühlt sich der depressive Mensch jedoch noch unverstandener. Jeder Versuch, ihn „aufzubauen", löst bei ihm wieder Versagensgefühle und schlechtes Gewissen aus, weil er den Ansprüchen der Umwelt nicht gerecht wird.

▶ **Abgrenzung.** Sie können bei dem Versuch, einem Depressiven durch „gutes Zureden" zu helfen, nur scheitern. Aus dem Mitleid wird dann Hilflosigkeit. Es entsteht das Gefühl, in die Depression mit hineingezogen zu werden. Es entsteht Resignation oder Wut. Die negative Sicht der Situation des Kranken wird von den Pflegenden übernommen.

> **Merke**
>
> Sie können depressive Menschen nur durch ihre Depression hindurch begleiten. Der depressive Mensch muss alleine einen Weg aus seiner Situation finden.

Sich bewegen können

Depressive Menschen haben häufig ausgeprägte Antriebsstörungen und neigen dazu, sich ins Bett zurückzuziehen. Das sollte durch eine aktivierende Pflege verhindert werden. Achten Sie darauf, dass die depressiven Menschen zu einer angemessenen Uhrzeit aufstehen und sich nicht wieder ins Bett zurückziehen, da das zu nächtlichen Schlafstörungen führen kann. Stattdessen sollten Aktivitäten angeboten werden, ohne den Kranken zu drängen.

Sich pflegen können / Sich kleiden können

Depressive Menschen haben aufgrund ihrer Antriebsstörung häufig Schwierigkeiten, sich selbstständig zu pflegen und erscheinen dann verwahrlost. Sie fühlen sich hilflos und geben jede Initiative an Pflegende ab. Bei den Pflegenden entsteht der Eindruck, sie ließen sich hängen oder ließen sich verwöhnen. Einige Verhaltensregeln erleichtern den Umgang mit diesen Situationen.

▶ **Unterstützung.** Unterstützen Sie den Betroffenen, ohne ihm alles abzunehmen. Erklären Sie jede gewünschte Handlung kurz und langsam. Lassen Sie dem depressiven Menschen Zeit. Loben Sie ihn auch für kleinste Handgriffe oder Entscheidungen. Kritisieren Sie ihn nie, auch wenn Ihnen das vielleicht manchmal schwerfallen mag!

> **Merke**
>
> Wenn Sie einem depressiven Menschen Aufgaben abnehmen, bestätigen Sie ihm, dass er hilflos ist. Je mehr sie ihn „bemuttern", umso stärker wird seine Depression.

▶ **Wünsche ernst nehmen.** Nehmen Sie alle seine Wünsche ernst und versuchen Sie, diese zu erfüllen. So erlebt der depressive Mensch, dass er seine Umwelt positiv verändern kann.

▶ **Genuss.** Benutzen Sie ätherische Öle, duftende Seife usw. Machen Sie die Körperpflege zu einem Genuss für alle Sinne, siehe Kap. „Basale Stimulation" (S. 213). Das fördert die Selbstwahrnehmung und die Genussfähigkeit.

▶ **Schmuck.** Ermutigen Sie den depressiven Menschen, Schmuck, Parfüm oder Make-up anzulegen. Auch durch einen Friseurbesuch kann das Selbstwertgefühl aufgerichtet werden.

Essen und Trinken können

Depressive leiden häufig an Appetitlosigkeit. Pflegende müssen daher darauf achten, dass diese Menschen genügend essen und trinken. Hilfreich ist es, Lieblingsgerichte anzubieten. Ist dem Betroffenen aus Lebensüberdruss „alles egal" und verweigert er die Nahrung vollständig, muss gemeinsam mit ihm und einem Arzt entschieden werden, ob Sondenernährung sinnvoll ist.

Ausscheiden können

Häufig ist Inkontinenz mit ein Auslöser für eine Depression. Geht unkontrolliert Harn oder Stuhlgang ab, entstehen Versagensgefühle, Ängste, Scham und Ekel.

Erklären Sie ausführlich den Gebrauch von Inkontinenzhilfen, damit die Betroffenen sie akzeptieren können. Sprechen Sie über Ekel und Scham mit dem Betroffenen. Akzeptieren Sie diese Gefühle, versuchen Sie nicht, ihm diese Gefühle auszureden.

Ruhen, schlafen und sich entspannen können

Ausgeprägte Schlafstörungen sind ein wesentliches Symptom depressiver Erkrankungen. Beachten Sie bei der Pflege depressiver Menschen das Folgende, siehe auch Kap. „Ruhen, schlafen, sich entspannen können" (S. 418).

▶ **Entspannung.** Bei Schlafstörungen helfen ruhige Phasen am Abend, Entspannungsübungen, abendliche Zuwendung mit Gesprächen und Schlafrituale.

▶ **Schlaffördernde Mittel.** Warme Milch, pflanzliche Schlafmittel und Tees fördern das Durchschlafen.

▶ **Natürlicher Rhythmus.** Unterstützen Sie den natürlichen Tag-Nacht-Rhythmus und versuchen Sie, den depressionsfördernden Schlaf am Vormittag zu verhindern.

▶ **Beschäftigung.** Beschäftigen Sie den Betroffenen nachts, statt ihn grübeln zu lassen, das hebt die Stimmung und den Lebenswillen (Wachtherapie).

Sich beschäftigen, lernen und entwickeln können

Depressive Menschen sehen häufig keinen Sinn in irgendwelchen Beschäftigungen. Sie haben keine Interessen, verspüren keine Freude. Im Folgenden einige Anregungen für Sie.

▶ **Einladen.** Mit Beschäftigungen erhalten Sie bei dem Betroffenen Fähigkeiten, Sie können seine Sinne anregen, lenken vom Sinnlosigkeitsgefühl ab und lassen den Hilflosen erleben, dass er noch etwas kann. Laden Sie den depressiven Menschen daher immer wieder ein, sich an Tätigkeiten zu beteiligen. Tun Sie das, auch wenn er desinteressiert erscheint und die Beteiligung ablehnt. Die Einladung ist wichtig, damit er sich nicht ausgegrenzt fühlt.

▶ **Nicht drängen.** Drängen Sie nie zu einer Aktivität. Fühlt sich der depressive Mensch tatsächlich überfordert, bestätigt ihn das in seiner negativen Selbstwahrnehmung. Geben Sie ihm nie das Gefühl, persönlich verletzt zu sein, wenn er nicht mitmacht. Benutzen Sie keinesfalls Äußerungen wie „Kommen Sie doch mit, sonst bin ich ganz traurig!" So würden Sie seine Schuldgefühle, seine Selbstvorwürfe und sein negatives Selbstbild nur steigern („Die Schwester tut so viel für mich und ich mache sie auch noch traurig!").

▶ **Würdigen.** Würdigen Sie auch kleinste Aktivitäten, das stärkt das Selbstwertgefühl des Depressiven.

Für eine sichere und fördernde Umgebung sorgen können

Depressive fühlen sich in ihrer Umgebung häufig ausgeliefert und ungeliebt. Sie haben den Eindruck, nichts verändern zu können und von niemandem verstanden zu werden. Alles erscheint ihnen grau, düster, unerfreulich und sinnlos. Ziel der Umgebungsgestaltung ist daher, den depressiven Menschen Sicherheitsgefühl, Geborgenheitsgefühl, ein Gefühl der Kontrolle über ihre Umgebung zu geben und Farbe in ihr Leben zu bringen.

▶ **Bezugspflege.** Organisieren Sie Bezugspflege und einen klaren, sich immer wiederholenden Tagesablauf. Das gibt Sicherheit und Kontrollgefühle.

▶ **Mitbestimmung.** Beziehen Sie den Depressiven immer in Entscheidungen mit ein. Ist er nicht fähig, Entscheidungen zu treffen, informieren Sie ihn ausführlich, erklären Sie ihm die Entscheidungen. Erklären Sie ihm immer, was mit ihm geschieht bzw. welche Pflegehandlungen Sie vornehmen möchten.

▶ **Atmosphäre.** Sorgen Sie für viel Licht. Lassen Sie den Kranken nicht allein in einem verdunkelten Zimmer sitzen. Sorgen Sie für eine freundliche Atmosphäre, Zimmerschmuck, Blumen usw.

▶ **Orientierungshilfen.** Erleichtern Sie durch Orientierungshilfen die Orientierung des Bewohners. Wenn er sich leichter zurechtfindet, fühlt er sich weniger hilflos und der Situation ausgeliefert.

Soziale Bereiche des Lebens sichern können

Depressive fühlen sich von allen Menschen unverstanden und aus der Gesellschaft ausgestoßen. Sie fühlen sich allein, wie in einem tiefen „Loch", in dem kein Rand, kein Lichtstreifen zu sehen ist, aus dem es kein Entrinnen gibt.

▶ **Einfühlen.** Pflegende können für den depressiven Menschen zu einer verlässlichen, konstanten Bezugsperson werden, wenn sie es schaffen, sich ab und zu in dieses tiefe Loch zu begeben und ihn da nicht alleine zu lassen. Dazu müssen Sie dem depressiven Menschen zuhören, sich in seine Situation einfühlen und ihn akzeptieren. Gelingt diese schwere Aufgabe, so können Pflegende zum ersten Lichtblick werden, den der Betroffene in seinem „Loch" wahrnimmt.

▶ **Beziehungsaufbau.** Bauen Sie eine verlässliche Beziehung auf, mit festen Besuchszeiten, die auch unbedingt von Ihnen eingehalten werden.

▶ **Aufklärung.** Klären Sie Angehörige oder Mitbewohner über den Umgang mit depressiven Menschen auf. Auch sie müssen wissen, dass sie den Kranken durch ständiges Mitleid und Bemuttern noch hilfloser machen.

▶ **Rückzugsmöglichkeiten.** Ermöglichen Sie dem depressiven Menschen Rückzugsmöglichkeiten. Laden Sie ihn jedoch immer wieder in eine überschaubare, konstante Gruppe ein.

Merke

Angehörige müssen in die Begleitung depressiver Menschen mit einbezogen werden. Ihre Bemühungen sind ergebnislos, wenn Angehörige (mit guter Absicht) die Hilflosigkeit des Depressiven verstärken.

Mit existenziellen Erfahrungen des Lebens umgehen können

Existenzielle Erfahrungen sind häufig eine Ursache für depressive Störungen. Die Aufgabe der Pflegenden ist es, den Betroffenen zu helfen, mit diesen Erfahrungen zu leben, ohne depressiv zu werden. Die folgenden Regeln können dabei hilfreich sein.

▶ **Probleme ansprechen.** Es ist nötig, die Erfahrungen offen anzusprechen, um dem Betroffenen die Möglichkeit zu geben, sich mit diesem Thema auseinanderzusetzen und über seine Probleme zu sprechen. Dadurch gelingt es möglicherweise, einen Teil der Last, die auf ihm liegt, abzulegen.

▶ **Grenzen erkennen.** Machen Sie sich klar, dass Sie ein als verpfuscht erlebtes Leben nicht für die alten Menschen rückgängig machen können. Sie können den Ekel oder die tiefe Verzweiflung wegen eines Stomabeutels oder eines Dekubitus nicht einfach abstellen. Sie können eine tödliche Diagnose nicht wieder aufheben und keine Kinder dazu zwingen, ihrem Vater seine Gewalttätigkeit zu verzeihen und ihn zu besuchen. Sie können dem alten, depressiven Menschen nur helfen, trotz aller Schwierigkeiten noch einen Lebenssinn zu finden, Selbstachtung und Selbstwert aufzubauen, sich an kleinen Dingen des Alltags zu erfreuen.

▶ **Unterstützung holen.** Hilfe können sich Pflegende bei Seelsorgern, Psychotherapeuten, Beratungsstellen oder Selbsthilfegruppen holen. Machen Sie davon Gebrauch!

▶ **Selbstpflege.** Auch Pflegende brauchen Unterstützung. Die Pflege depressiver Menschen kann sehr belastend sein. Sprechen Sie über Ihre Schwierigkeiten im Umgang mit diesen Menschen im Team.

Fallbesprechungen können helfen, geeignete Maßnahmen im Team zu planen, sodass der Einzelne Entlastung erfährt. Reichen Fallbesprechungen nicht aus, sollte Supervision in Anspruch genommen werden. Keinem depressiven Menschen ist geholfen, wenn Pflegekräfte bei der Betreuung dieser Menschen selbst krank werden!

19.5.3 Therapie

Die allgemeinen Therapieziele für Menschen mit Demenz fasst ▶ Tab. 19.10 zusammen. Hinzukommen körperlich orientierte Interventionen.

▶ **Antidepressiva (wirken je nach Präparat unterschiedlich stark)**
- stimmungsaufhellend
- antriebssteigernd oder antriebsmindernd
- angstdämpfend

▶ **Weitere Interventionen**
- Lichttherapie
- therapeutischer Schlafentzug
- Elektrokrampftherapie
- Psychotherapie

19.6 Suizidhandlungen alter Menschen

Fallbeispiel

Herr Gall, ein ehemaliger Schreinermeister, verlor schon früh seine Frau und kümmerte sich alleine um sein Geschäft, seinen Haushalt und um die Erziehung seines Sohnes. Er hat seit einem Schlaganfall vor 10 Jahren eine Schwäche im linken Arm und Bein. Auch mit diesem Schicksalsschlag wurde er gut fertig. Sein Sohn übernahm das Geschäft und Herr Gall half bei den Büroarbeiten. Später musste der Sohn die Schreinerei verkaufen und zog in eine andere Stadt, wo ihm eine gute Arbeitsstelle angeboten wurde. Herr Gall weigerte sich, sein Haus zu verlassen, wollte dem Sohn bei dem Neustart nicht zur Last fallen und meinte auch alleine gut zurechtzukommen. Ein ambulanter Hilfsdienst versorgte ihn mit Essen und half im Haushalt. Einige Monate später findet die Mitarbeiterin des ambulanten Dienstes Herrn Gall erhängt in seiner Wohnung. Im Abschiedsbrief an seinen Sohn bittet Herr Gall um Verständnis. Das Leben habe keinen Sinn mehr für ihn. Er habe den Eindruck, seine Aufgabe erfüllt zu haben und nun lediglich anderen zur Last zu fallen. Er wolle nicht so enden wie zahlreiche andere Alte – sinnlos und würdelos dahinsiechend, völlig abhängig vom guten Willen anderer Menschen: „Wenn ein Mann sich nicht mehr den Hintern wischen kann, ist es Zeit für ihn zu gehen!"

In Deutschland versucht etwa alle 3 Minuten ein Mensch, sich umzubringen. Dabei sind es wesentlich mehr alte als junge Menschen, die ihrem Leben ein Ende setzen wollen. Die Suizidrate (Anzahl der Suizide bezogen auf 100 000 Personen der jeweiligen Altersgruppe) steigt mit dem Alter stark an und ist bei Männern wesentlich höher als bei Frauen (Pappenberger 2010). In dieser Statistik sind all jene nicht enthalten, die einen **indirekt** Suizid begehen. Damit gemeint ist z. B. die bewusste Verweigerung von Nahrung, das bewusste Unterlassen der notwendigen Medikamenteneinnahme oder bewusst gesundheitsschädigende Verhaltensweisen, z. B. Alkoholmissbrauch.

Merke

Je älter Menschen werden, umso größer wird die Wahrscheinlichkeit, dass sie einen Suizid begehen.

19.6.1 Medizinische Grundlagen

Definition

Suizid ist eine gegen das eigene Leben gerichtete Handlung mit tödlichem Ausgang (Erlemeier 1992).

Anzeichen und Symptome

Es ist schwer nachzuvollziehen und wirkt geradezu skandalös, wenn Menschen, die ihr Leben gemeistert haben, es am Ende nicht mehr aushalten können und gewaltsam beenden. Oder sollte dieses selbst bestimmte Sterben als ein Zeichen von Größe und Charakterstärke gewertet werden? Ist ein Suizid das Zeichen einer krankhaften Persönlichkeitsstruktur oder der Versuch, bis zum letzten Moment, Kontrolle über sich zu wahren und nicht fremden Entscheidungsmächten und Kontrollinstanzen ausgeliefert sein zu müssen?

Tab. 19.10 Behandlungsmethoden depressiver Störungen (nach Schädle-Deininger 2010).

Was braucht der Mensch mit Depression?	Wie kann die Pflegekraft es vermitteln?
Empathie (Einfühlungsvermögen)	Nähe, Verständnis vermitteln (aktives Zuhören).
Akzeptanz (Wertschätzung)	Der Depressive darf depressiv sein. Klagen werden zugelassen, sie werden als sinnvoll anerkannt.
Hoffnung	Es wird vermittelt: Besserung ist möglich, sie braucht Zeit.
Verstärkung	Nicht-depressive Äußerungen werden verstärkt, gelobt, belohnt.
Kompetenz	Der Depressive wird über sein Krankheitsbild aufgeklärt. Er versteht seine Krankheit und weiß, was seinen Zustand positiv und negativ beeinflussen kann.
Aktivierung	Tagesstruktur und Aktivitäten werden gemeinsam geplant und besprochen.
Realitätsprüfung	Eigenes Erleben und die Diskrepanz zur Realität werden regelmäßig besprochen.
Motivation	Der Kranke wird motiviert, Lebensbedingungen und Gewohnheiten zu verändern, die eine Depression bedingen können. Er wird motiviert, sich und die Welt neu zu entdecken, eine längerfristige Psychotherapie in Anspruch zu nehmen.
Suizidprävention	Suizidgefahr wird offen angesprochen. Zukunftsperspektiven werden thematisiert.

Lernaufgabe

Diskutieren Sie im Klassenverband über Ihre Einstellung zum Suizid im Alter. Was spricht dafür, was spricht dagegen? Unter welchen Umständen könnten Sie es verstehen, wann könnten Sie eine solche Entscheidung auf keinen Fall akzeptieren?

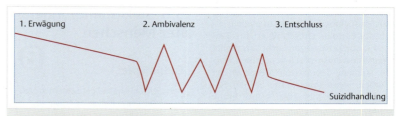

Abb. 19.24 Suizidale Entwicklung. Stadien der suizidalen Entwicklung grafisch dargestellt.

Was hat ein alter Mensch noch vom Leben, wenn er krank und hilflos ist? Ist die Selbsttötung für ihn nicht eine Erlösung? Leider werden Suizide alter Menschen pauschal als erlösende Bilanzsuizide betrachtet, was jedoch nicht stimmt (Hirsch et al. 2014).

Auch alte Menschen haben das Recht auf Früherkennung, Vorbeugung und Hilfe bei Suizidgefährdung. Pflegende müssen Hilfe anbieten, damit diese Menschen möglichst nicht in eine derart kritische Lage geraten, die ihnen die Selbsttötung als einzige Lösung erscheinen lässt. Die frühzeitige Erkennung von suizidalen Neigungen ist eine der Möglichkeiten, rechtzeitig Hilfe anzubieten.

Merke

Versuche, sich das Leben zu nehmen, sind immer Ausdruck extremer Verzweiflung. Um diese Krise zu meistern, brauchen die Menschen Hilfe von außen.

Hohes Suizidrisiko

Das Suizidrisiko ist besonders hoch bei Menschen,
- die schon Suizidversuche unternommen haben,
- in deren Familie oder Umgebung Suizide begangen wurden (es kommt häufig zu Nachahmungseffekten),
- die an Depressionen, Suchterkrankungen, lang andauernden Schlafstörungen, chronischen Schmerzen oder unheilbaren Krankheiten leiden,
- die vor kurzer Zeit die Diagnose einer unheilbaren Krankheit mitgeteilt bekommen haben (z. B. Krebs, Demenz oder Parkinson),
- die sich in biologischen Krisenzeiten befinden (Pubertät, Gravidität, Klimakterium),
- die sozial isoliert sind, deren Familien zerrüttet sind, die entwurzelt oder enttäuscht wurden,
- die keine Aufgabe und kein Lebensziel mehr haben,
- die berufliche und finanzielle Schwierigkeiten haben,
- denen eine tragfähige religiöse Bindung fehlt,
- bei denen sich schlimme Ereignisse im Leben jähren,
- die einen runden Geburtstag haben oder aufgrund anderer Ereignisse (z. B. Weihnachten) Lebensbilanz ziehen.

Präsuizidales Syndrom

Bei allen Menschen, bei denen ein erhöhtes Suizidrisiko vermutet wird, muss vermehrt auf Anzeichen geachtet werden, die auf einen möglichen Suizidversuch hinweisen. Ringel (1969) beschrieb das „präsuizidale Syndrom". Er schildert typische Veränderungen der Persönlichkeit vor einem Suizidversuch. Eine weitere Möglichkeit, auf suizidale Neigungen aufmerksam zu werden, ist die suizidale Entwicklung nach Schädle-Deininger (2010), (▶ Tab. 19.11 u. ▶ Abb. 19.24).

19.6.2 Pflege und Begleitung

Wird eine Suizidgefährdung vermutet, sollte dieses Thema durch die Pflegenden angesprochen werden. Ein Gespräch über Todeswünsche entlastet den alten Menschen. Es befreit ihn aus seiner Isolation, es zeigt ihm, dass seine Gedanken und Gefühle von anderen Menschen noch wahrgenommen werden.

Merke

Sie können keinen Suizid verhindern, indem Sie das Thema verdrängen und möglichst nicht ansprechen.

Gespräche führen

▶ **Nachfragen.** Scheuen Sie sich nicht, einen Menschen zu fragen:
- „Was meinen Sie damit, wenn Sie sagen, das ganze Leben ist sinnlos?"
- „Halten Sie Ihre Situation für aussichts- und hoffnungslos?"
- „Haben Sie in letzter Zeit daran denken müssen, sich das Leben zu nehmen?"
- „Haben Sie Vorbereitungen getroffen?"
- „Gibt es etwas, woran Sie hängen? Gibt es etwas, das Ihnen Lebensmut gibt?"
- „Können Sie uns versprechen, dass Sie uns ansprechen, wenn Suizidgedanken aufkommen?"

▶ **Vertrauen.** Reagieren Sie auf das, was der alte Mensch Ihnen erzählt, einfühlend, nicht wertend. Versuchen Sie nicht, ihm seine Probleme auszureden. Geben Sie ihm keine Ratschläge, beschuldigen Sie ihn oder andere nicht. Reden Sie ihm nicht ins Gewissen, drohen Sie ihm nicht. Dieser verzweifelte Mensch braucht einen Menschen, dem er vertrauen kann, bei dem er das Gefühl hat, akzeptiert und wertgeschätzt zu werden, der ihm hilft, das Leben zu ertragen, einen Lebenssinn zu finden.

▶ **Informationsweitergabe.** Dokumentieren Sie alle Beobachtungen und reden Sie mit den Kollegen darüber. Auch die nächste Schicht muss von der Suizidgefährdung wissen, um für den lebensmüden Menschen einen Ansprechpartner bereitzustellen.

▶ **Einzelbetreuung.** Häufig ist Einzelbetreuung notwendig. Lassen Sie den gefährdeten Menschen nicht alleine oder vereinbaren Sie möglichst kurzfristige Termine („Ich gehe jetzt, wir treffen uns in 15 Minuten im Speisesaal!").

▶ **Hilfsplan.** Erstellen Sie einen Hilfsplan, um
- **den Gefährdeten von der Krise zu distanzieren.** Bieten Sie Aktivitäten an, die ablenken, entlasten, entspannen (Spazierengehen, Geschirrspülen, Spiele, Vorlesen, einfach da sein, auch wenn jeder für sich Zeitung liest oder Briefe schreibt),
- **Bezugspersonen zu mobilisieren.** Vermitteln Sie Gespräche mit Angehörigen, Seelsorgern, Beratungsstellen oder Selbsthilfegruppen (nur in Absprache mit dem alten Menschen),
- **dem Kranken zu helfen,** einen Ausweg aus seiner Situation oder einen Sinn in seinem Leben zu finden.

Tab. 19.11 Die suizidale Entwicklung (n. Schädle-Deininger 2010).

Phase	Symptome	Alarmsignale
Erwägung: nach einschneidenden Ereignissen	zunehmende Einengung: • des Verhaltens • der Gefühle und Gedanken • der sozialen Beziehungen • der Werte	• Der alte Mensch zieht sich zurück, er schränkt seine sozialen Kontakte und Aktivitäten ein. • Sein ganzes Denken und Fühlen dreht sich zunehmend nur noch um eine „ausweglose" Situation. • Er verliert den Glauben und die Hoffnung auf eine Besserung seiner Situation. • Sein Leben erscheint ihm zunehmend wertlos und sinnlos. Es gibt nichts mehr, wofür es sich zu leben lohnt.
	Aggressionshemmung und Wendung der Aggression gegen die eigene Person	• Der alte Mensch sucht für alle negativen Situationen die Verantwortung bei sich (wenn seine Kinder ihn nicht besuchen, entschuldigt er sie, wertet sich ab). • Er fühlt sich schuldig, auch dann, wenn er unangemessen behandelt wird: „Das habe ich nicht anders verdient, wo ich doch allen nur noch zur Last falle." • Angestaute Aggressionen zeigen sich auch in gespannter Körperhaltung, gereizter Redeweise, anklagender Sprache.
Ambivalenz: Betroffener ringt mit sich selbst um einen Ausweg aus der Situation.	Hilferufe/Kontaktsuche	• Es gibt direkte und indirekte Suizidandrohungen: „Ich esse nicht mehr, bis ihr mich besuchen kommt!", „Ihr werdet schon sehen, wie es ist, wenn ich einmal nicht mehr bin!" • Es werden Hilferufe losgeschickt: „Ich kann nicht mehr!", „Es hat alles keinen Sinn!"
	Todesfantasien	• Der alte Mensch berichtet über Katastrophenträume („Ich bin aus dem Fenster gestürzt") oder über Treffen mit lieben Verstorbenen („Letzte Nacht war mein Mann bei mir") oder von Träumen von der eigenen Beerdigung. • Er erzählt von Todesfantasien: wie schön es sein wird, wenn er keine Schmerzen mehr hat, wenn er mit seinen verstorbenen Angehörigen zusammen sein wird, wenn er nicht mehr um jeden Handgriff betteln muss.
Entschluss	Vorbereitungshandlungen	Es werden persönliche Angelegenheiten geregelt (Testament). Persönliche Gegenstände werden verschenkt.
	Ruhe vor dem Sturm	Sehr angespannte, unruhige Menschen werden ruhig und entspannt. Sehr apathische Menschen werden aktiv. Der alte Mensch spricht nicht mehr von Suizid, die Pflegenden haben häufig den Eindruck, „er ist über den Berg", es geht ihm besser.

▶ **Sicherheitsmaßnahmen.** Ergreifen Sie Maßnahmen zur Sicherheit des Gefährdeten. Diese Maßnahmen sollten in Absprache mit dem alten Menschen erfolgen, sie sollten ihm zumindest ausführlich erklärt und begründet werden. Alle Maßnahmen dürfen für den Betroffenen nicht entwürdigend und kränkend sein. Um Konflikte oder gegenseitige Schuldzuweisungen zu vermeiden, sollten diese Maßnahmen vom gesamten Team gemeinsam entschieden und getragen werden.

▶ **Einweisung.** Für akut suizidale Menschen, bei denen evtl. auch eine psychotische Störung vorliegt (z. B. Stimmen, die befehlen, aus dem Fenster zu springen), ist eine Einweisung in ein gerontopsychiatrisches Krankenhaus notwendig.

Merke

Bloße Überwachung eines lebensüberdrüssigen Menschen, ohne weitere vertrauensbildende und entlastende Maßnahmen, ist kein Weg aus der Suizidalität.

Verhalten nach einem Suizid

Der Pflege suizidaler Menschen sind, wie jeder anderen Pflege, Grenzen gesetzt. Nicht jeder Suizid lässt sich verhindern. Wurde ein Suizid begangen, gilt:
- Nicht kopflos werden! Nach Lebenszeichen suchen, Wiederbelebungsmaßnahmen einleiten.
- Sofort den zuständigen Arzt rufen.
- Kümmern Sie sich sofort um die am meisten betroffenen Mitbewohner (Zimmernachbar, Bewohner, die den Suizid miterlebt haben).
- Machen Sie den Ort des Geschehens für andere unzugänglich.
- Informieren Sie die Angehörigen.

Nach einem „gelungenen" Suizid braucht das Team Raum und Zeit für Gespräche, in denen es sich mit Trauer, Angst und Schuldgefühlen auseinandersetzen kann. Hilfreich ist dann Supervision. Unbedingt zu vermeiden sind gegenseitige Schuldzuweisungen. Alle Mitarbeiter sollten sich vom Team mitgetragen fühlen. Aussprache und Einigkeit im Team ist auch wichtig, um sich gemeinsam evtl. Vorwürfen durch Angehörige, Mitbewohner oder Behörden zu stellen.

Erst mit einem angemessenen Abstand sollte im Team reflektiert werden, ob es Möglichkeiten gibt, zukünftig ähnliche Ereignisse zu vermeiden.

19.6.3 Ethische Herausforderung

Fallbeispiel

Frau Selig lebt seit 5 Jahren in dem Altenpflegeheim. Sie ist wegen eines Apoplex eingezogen, hat sich sehr gut eingelebt und viel Selbstständigkeit wiedererlangt. Vor einem Jahr erhielt sie die Diagnose Krebs. Eine Chemotherapie hat sie sehr geschwächt. Den größten Teil des Jahres hat sie im Bett verbracht, was zu beginnenden Kontrakturen geführt hat. Zwei ihrer engsten Vertrauten im Heim sind in dieser Zeit verstorben. Die Pflegerin, zu der sie den besten Kontakt hatte, die sie immer trösten konnte, ist in Mutterschutz gegangen. Bei der Kontrolluntersuchung letzte Woche musste Frau Selig hören, dass sich in mehreren Organen Metastasen gebildet haben. Eine Operation ist nicht mehr möglich.

Altenpflegerin Paula kommt heute zur Grundpflege. Um die Haarbürste zu nehmen, öffnet sie eine Schublade und entdeckt auffallend viele Tabletten. Frau Selig bricht in Tränen aus und fleht Paula an, niemandem etwas davon zu erzählen. Ihr Leben sei schön gewesen, doch nun sei es vorbei. Sie will weder dem Gesundheitssystem noch den Pflegenden, schon gar nicht ihrer Tochter zur Last fallen. Auch sich selbst will sie die lange, quälende Sterbephase ersparen. Sie hat keine Angst vor dem Tod, dafür aber umso mehr vor Schmerzen, Hilflosigkeit und langsamem Verfall.

Lernaufgabe

1. Analysieren Sie die Situation aus Sicht aller Beteiligten:
   - Frau Selig
   - Altenpflegerin Paula
   - Paulas Kollegen
   - Frau Seligs Angehörige
1. Vergegenwärtigen Sie sich die Prinzipien ethischen Handelns (S. 109) und entwickeln Sie Lösungen für Altenpflegerin Paula und Frau Selig.
   a) Spielen Sie gedanklich die Konsequenzen jeder Lösungsmöglichkeit für alle Beteiligten durch.
2. Diskutieren Sie in der Klasse, welche Folgen ein Suizid von Frau Selig für Altenpflegerin Paula hätte,
   a) wenn Paula ihr Team nicht über die Absichten von Frau Selig informiert,
   b) wenn Paula ihr Team über die Absichten von Frau Selig informiert.

19.7 Sucht bei alten Menschen

Fallbeispiel

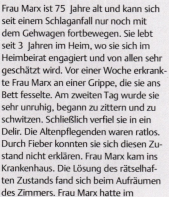

Frau Marx ist 75 Jahre alt und kann sich seit einem Schlaganfall nur noch mit dem Gehwagen fortbewegen. Sie lebt seit 3 Jahren im Heim, wo sie sich im Heimbeirat engagiert und von allen sehr geschätzt wird. Vor einer Woche erkrankte Frau Marx an einer Grippe, die sie ans Bett fesselte. Am zweiten Tag wurde sie sehr unruhig, begann zu zittern und zu schwitzen. Schließlich verfiel sie in ein Delir. Die Altenpflegenden waren ratlos. Durch Fieber konnten sie sich diesen Zustand nicht erklären. Frau Marx kam ins Krankenhaus. Die Lösung des rätselhaften Zustands fand sich beim Aufräumen des Zimmers. Frau Marx hatte im Schrank einen großen Vorrat an Likör. Durch die Krankheit konnte sie ihn aber nicht erreichen. Es traten Entzugserscheinungen der Alkoholabhängigkeit auf.

19.7.1 Medizinische Grundlagen

Definition

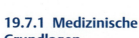

Sucht oder **Abhängigkeit** bezeichnet das unbeherrschbare Verlangen eines Menschen, sich eine bestimmte Substanz zuzufügen, obwohl er sich selbst oder anderen dadurch schadet.

Alterstypologie

Es gibt nicht den typischen Suchtkranken. Jedoch hat sich in den vergangenen Jahren eine Alterstypologie der Suchterkrankungen herauskristallisiert, die auch sinnvoll erscheint, um pflegerische Maßnahmen zu planen.

▶ **Gruppe 1 (Early-onset-Trinker).** Die überlebenden und alt gewordenen Abhängigen, die lange vor dem 60. Lebensjahr abhängig wurden, leiden meist unter großen körperlichen und psychischen Schädigungen. Zu dieser Gruppe gehören auch Menschen, die schon jahrelang Alkohol oder Medikamente nahmen, ohne sozial auffällig zu werden. Reduzieren sie jedoch ihren Konsum im Alter nicht, werden sie aufgrund der Toleranzminderung (altersbedingte verringerte Verträglichkeit) zu Abhängigen.

▶ **Gruppe 2 (Late-onset-Trinker).** Ein anderer Personenkreis reagiert auf die im Alter auftretenden belastenden Situationen, wie Verlust von sozialen Rollen oder körperliche Beschwerden, mit dem Griff zu Alkohol oder Medikamenten. Es handelt sich also um Menschen, die erst im Alter mit den Sucht erzeugenden Mitteln in Kontakt kamen.

▶ **Gruppe 3.** Die dritte Gruppe sind Menschen, die über einen längeren Zeitraum abstinent waren (keine Suchtmittel konsumiert haben) und nun unter den Altersbelastungen rückfällig werden.

Häufigkeit

Nach amerikanischen Studien ist Sucht, nach Demenz und Depression, die dritthäufigste psychische Erkrankung im Alter (Gehl 1995).

Nach Schätzungen sind etwa 2–6 % der älteren Menschen alkoholabhängig. In Alten- und Pflegeheimen soll dieser Anteil noch höher sein (Gehl 1995).

Die Zahl der medikamentenabhängigen alten Menschen wird noch viel höher geschätzt. Die Einnahme von Medikamenten steigt im Alter drastisch an. Untersuchungen belegen, dass ca. 80 % aller suchtgefährdenden Langzeitverordnungen an Patienten über 50 Jahre gehen, zwei Drittel davon sind Frauen. Umfragen zufolge (Weyerer u. Zimber 1996) bekommen je nach Einrichtung 32–73 % der Alten- und Altenpflegeheimbewohner regelmäßig Psychopharmaka.

Die wichtigsten Gruppen von Medikamenten, die ein Suchtpotenzial enthalten, sind im Folgenden aufgelistet (in Anlehnung an eine Studie der WHO von 1992, siehe auch Statistiken der Deutschen Hauptstelle für Suchtfragen e. V.)

▶ **Schmerzmittel.** Schmerzmittel, einschließlich Hustenmittel (Analgetika und Antitussiva)
- opioidartige Schmerzmittel: Sie enthalten Morphin oder Codein und haben ein hohes Suchtpotenzial,
- nicht opioidartige Schmerzmittel: z. B. Aspirin und Ben-u-ron. Diese Mittel können zum analgetikainduzierten Schmerzmittelkopfschmerz führen.

▶ **Beruhigungsmittel.** Benzodiazepin-Tranquilizer: Es kann schon nach wenigen Wochen zu paradoxen Wirkungen in Form von Erregung und innerer Unruhe kommen. Bei plötzlichem Absetzen können schwere Entzugssymptome, wie Krampfanfälle und Delirs, auftreten.

▶ **Schlafmittel.** Hypnotika, Sedativa: Auch hier spielen Benzodiazepine eine wichtige Rolle. Sie haben die Barbiturate abgelöst, die ein noch höheres Suchtpotenzial besaßen.

▶ **Aufputschmittel/Appetitzügler.** Zu den Psychostimulanzien zählen Amphetamine, die leistungssteigernd wirken. Sie verleiten zur Überschätzung der eigenen Kräfte. Nach dem Absetzen kommt es zu einer Art „Katerstimmung", was zu einer erneuten Einnahme verleitet. Die Wirkung der Appetitzügler entspricht in abgeschwächter Form den Amphetaminen.

Merke

Typisch für das Phänomen „Sucht und Alter" ist, dass es mit Depressivität einhergeht und sich in der Einsamkeit abspielt. Daher muss mit einer hohen Dunkelziffer gerechnet werden (Gehl 1995).

Entstehung von Sucht

Grundsätzlich unterscheidet man zwischen physischer und psychischer Abhängigkeit von einer bestimmten Substanz:
- **Physische Abhängigkeit:** Reaktion des Körpers auf das plötzliche Absetzen der Substanz. Der Körper reagiert mit Entzugserscheinungen.
- **Psychische Abhängigkeit:** Eine bestimmte Substanz wird eingenommen, um Probleme zu verdrängen bzw. um sich positive Gefühle zu verschaffen.

Stadien

Suchtkrankheit muss nicht immer mit einer physischen Abhängigkeit verbunden sein. Gross (1992) unterteilt die Stadien, die zu einer Suchtkrankheit führen, wie folgt (▶ Abb. 19.25):
1. **Genuss:** Wir empfinden bestimmte Substanzen als angenehm, brauchen sie aber nicht unbedingt. Zu den in unserem Kulturkreis häufigsten Genussmitteln gehören Alkohol, Nikotin, Koffein, Zuckerstoffe und andere.
2. **Missbrauch:** Diese Substanzen werden auf selbstschädigende Weise genommen.
3. **Gewöhnung:** Ein eingeschliffenes Verhaltensmuster wiederholt sich in gewissen Abständen. Beispielsweise erfolgt bei Problemen automatisch der Griff zu Alkohol, zu Schokolade oder zu Medikamenten.
4. **Abhängigkeit:** Zunehmende körperliche oder psychische Gewöhnung führt zu Abhängigkeit. Dazu zählt die dauerhafte Problemlösung mit Alkohol oder Medikamenten.
5. **Suchtkrankheit:** Sucht beginnt, wenn das ganze Leben des Betroffenen von dieser Substanz beherrscht wird. Im Vordergrund des Alltagslebens steht die Beschaffung des Suchtmittels. Es gilt, Entzugserscheinungen zu vermeiden und die Sucht gegenüber anderen zu verheimlichen. Die Persönlichkeit verändert sich schleichend. Häufig gehen soziale Bedürfnisse und Aktivitäten zurück, es können Unzuverlässigkeit, Kritikschwäche oder Konzentrationsstörungen entstehen.

19.7.2 Pflege und Begleitung

Prävention

Bei Suchterkrankungen im Alter sollte die Prävention im Vordergrund stehen. Pflegende sollten darauf achten, dass nicht leichtfertig Schmerz- oder Schlafmittel genommen werden. Sie sollten den alten Menschen helfen, andere Möglichkeiten als Alkohol oder Betäubungsmittel zu finden, um die innere Leere und Sinnlosigkeit zu füllen (▶ Abb. 19.26).

Bestehende Abhängigkeit

Bei einer bestehenden Abhängigkeit ist die Behandlung schwierig. Alte, zum Teil bewegungsbehinderte Menschen gehen so gut wie nie in Beratungsstellen für Suchtkranke. Es ist schwierig, alte Menschen zur Enthaltsamkeit zu motivieren. Für sie stellt sich die Frage, warum sie auf die entlastenden Medikamente verzichten sollten, warum sie Schmerzen aushalten oder einen Entzug über sich ergehen lassen sollten. Pflegende können begleiten und unterstützen (Kutschke 2013).

Entzug

Am Anfang jeder Suchtbehandlung steht der Entzug, also die Entgiftung des Körpers, und damit die Befreiung von der physischen Abhängigkeit. Dieser sollte im Alter nur stationär durchgeführt werden, da zahlreiche Komplikationen auftreten können. Bei jedem Entzug kann es zu epileptischen Anfällen, zu Herzschwäche oder zum Delirium kommen. Bei alten Menschen können diese Begleiterscheinungen noch häufiger als bei jungen Patienten tödliche Folgen haben.

Merke

Der Entzug sollte bei alten, suchtkranken Menschen nur stationär durchgeführt werden!

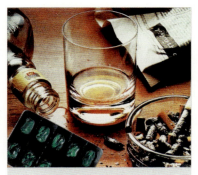

Abb. 19.26 Belastung und Sucht. Viele alte Menschen versuchen, belastende Situationen, wie körperliche Beschwerden oder Verluste, durch Medikamente oder Alkohol zu bewältigen. (Foto: Thieme)

Entwöhnung

Die Entwöhnung, also die Befreiung von der psychischen Abhängigkeit, kann nur mit therapeutischer Hilfe durchgeführt werden. Angebote für alte Menschen gibt es jedoch so gut wie nicht (Gehl 1995). Ein Entzug alleine kann aber keinem Suchtkranken helfen. Es müssen die hinter der Suchtkrankheit stehenden Sehnsüchte erfüllt werden (Grond 1994). Es gilt, dem alten Menschen zu helfen, einen Sinn zu finden, sich nicht selbst aufzugeben. Es muss eine Umgebung geschaffen werden, in der sich der alte Mensch wohlfühlt, wo er sich akzeptiert und anerkannt fühlt.

Merke

Ein Entzug alleine kann keinem Suchtkranken helfen, auf Dauer ohne ein Suchtmittel zu leben.

Begleiterscheinungen

Pflege von Suchtkranken bedeutet, die Begleiterscheinungen der Sucht zu verbessern. Dabei geht es insbesondere um:
- Depressionen, siehe „Depression bei alten Menschen" (S. 487)
- Suizidgefahr, siehe „Suizidhandlungen alter Menschen" (S. 493)
- Verwahrlosung, siehe „Verwahrlosung alter Menschen" (S. 498)
- „aggressives Verhalten" (S. 819)
- Demenz, siehe „Demenzielle Erkrankungen" (S. 468)
- körperliche Folgeerkrankungen, Folgen von Stürzen.

Beratung

Insbesondere in der ambulanten Altenpflege sollten auch Angehörige beraten und ihnen Beratungsstellen und andere

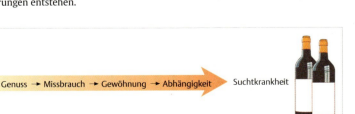

Abb. 19.25 Stadien der Suchtkrankheit. Phasen, die zu einer Suchterkrankung führen können.

spezialisierte Hilfen genannt werden. Partner oder Kinder leiden oft mehr unter der Abhängigkeit ihres Angehörigen als dieser selbst. Ohne ihre Hilfe wird es auch der kranke Mensch nicht schaffen, sich von seiner Sucht zu befreien.

Wichtig ist es, das Thema Sucht in den Einrichtungen der Altenhilfe oder der Wohnung der Betroffenen nicht zu tabuisieren aus Angst, dem Ruf des Hauses zu schaden. Vielmehr sollte sich das betreuende Team Hilfe suchen (z. B. bei der Bundeszentrale für gesundheitliche Aufklärung oder bei der Deutschen Hauptstelle gegen die Suchtgefahren), um dem alten Menschen helfen zu können.

19.8 Verwahrlosung alter Menschen

Fallbeispiel

„Am 11. August 2003 wurde die allein lebende Hanna B. in ihrer Lübecker Dachgeschosswohnung nahe der Fußgängerzone aufgefunden. Eine Nachbarin hatte die Polizei alarmiert. Die 81-Jährige war schon mind. 24 Stunden tot. In der Wohnung herrschte Gluthitze, die Leiche der alten Frau lag auf Bergen von Müll, der Gestank war unerträglich. Wie konnte es so weit kommen?" Auf diese Frage im „Mindener Tageblatt" vom 10. September 2003 folgte eine Recherche bei allen Kontaktpersonen der Hanna B. Der Vermieter beschrieb sie als „Seele des Hauses", als seine langjährige Mieterin, die schon immer gerne gesammelt hat (rund 1 000 Geschirrtücher, 500 Blusen usw., alles bestens verpackt). In der letzten Zeit sei sie wohl ein „bisschen durcheinander" gewesen. Eine Nachbarin berichtet, dass sich Müll auch vor ihrer Wohnungstür stapelte, dass dieser dann von den anderen Mietern beseitigt wurde. Sie wusste, dass Frau B. keinen Strom mehr in der Wohnung hatte, da sie die Sicherung nicht einschrauben konnte. Hilfsangebote der Nachbarn habe sie immer strikt abgelehnt: „Kümmert euch um euren eigenen Mist!" Von Hilfsangeboten, die ausgeschlagen wurden, berichten auch das Kreisgesundheitsamt, das Ordnungsamt und der Leiter der Sozialstation. Vor etwa 3 Jahren habe Frau B. selbst einen Antrag auf Betreuung bei der Sozialstation gestellt. Sie bekam täglich das Essen nach Hause – es musste jedoch unten im Hausflur abgestellt werden. Eine Zeit lang besuchte sie die Tagespflege, wo sie badete. Doch dann kam sie nicht mehr. „Sie war intelligent, kannte sich sehr gut mit den ihr zustehenden gesetzlichen Leistungen aus", berichtet eine Mitarbeiterin. Wenn es aber um Privates gegangen sei, dann habe sie sofort abgeblockt, sei regelrecht aggressiv geworden.

Lernaufgabe ✓

Was ist im Fall der Hanna B. passiert? Nachbarn, Vermieter, Sozialstation, Ordnungsamt, Gesundheitsamt, Hausarzt – alle wussten, dass etwas nicht stimmt. Hätte Frau B. geholfen werden können? Wie hätte ihr geholfen werden können?

19.8.1 Medizinische Grundlagen

Definition

Verwahrlosung ist ein Zustand mangelnder Pflege bzw. Vernachlässigung der Wohnung und/oder der Kleidung und Körperpflege. Durch Verwahrlosung geraten die Wohnung, die Kleidung oder der eigene Körper in einen unordentlichen, schlechten, heruntergekommenen Zustand.

Symptome

Wie verbreitet Verwahrlosung in unserer Gesellschaft ist, lässt sich schlecht einschätzen. Wo beginnt Verwahrlosung? Ab wann ist eine Wohnung unordentlich? Ab wann ist mangelnde Körperpflege nicht mehr zu tolerieren? Wie lange ist eine unordentliche Wohnung einfach ein individueller Lebensstil und ab wann kann man von Verwahrlosung sprechen? Eine klare Abgrenzung gibt es nicht. Die Unsicherheit aller Instanzen, ab wann eingegriffen werden darf, zeigt sich auch im Eingangsbeispiel.

Symptome einer Verwahrlosung beziehen sich auf die Person selbst, ihre Wohnung und ihr soziales Umfeld. ▶ Tab. 19.12 fasst Erscheinungsformen der Verwahrlosung zusammen. Im einzelnen Fall können unterschiedliche Kombinationen von Symptomen auftreten.

Von Verwahrlosung betroffen sind insbesondere ältere Menschen. Frauen leiden häufiger unter Verwahrlosung als Männer. Typisch sind starke Selbstisolationstendenzen. Diese Menschen leben meistens alleine und wehren auch jegliche Kontakte oder Hilfsangebote ab (Klosterkötter u. Peters 1985).

Ursachen

Zu Verwahrlosung kann es durch **körperliche Beeinträchtigungen** kommen, z. B. durch Immobilität oder reduzierte Sehfähigkeit. Eine weitere Ursache können **gerontopsychiatrische Erkrankungen** sein. In solchen Fällen ist der alte Mensch z. B. aufgrund von Hirnleistungsdefiziten (Demenz, Sucht) oder aufgrund von Antriebsstörungen (Depression, Sucht) nicht in der Lage, sich selbst oder seine Wohnung in Ordnung zu halten.

Des Weiteren kann Verwahrlosung aufgrund des sog. „**Vermüllungssyndroms**" (auch Messie-Phänomen, Diogenes-Syndrom genannt) erfolgen. Hierbei handelt es sich um eine spezifische Form von Verwahrlosung, siehe Vermüllungssyndrom (S. 499).

Fallbeispiel

1. Frau Curtis, die jeden Tag ein Pfund Kaffee kauft, vergisst immer, auch Brot zu kaufen. Sie vergisst, mit ihrem Hund „Gassi" zu gehen, sodass dieser sein Geschäft in der Wohnung erledigen muss. Sie zieht sich das an, was sie gerade findet, auch wenn es das Sommerkleid über dem Winterpulli ist. Sie hat sich schon lange nicht mehr daran erinnert, dass sie sich waschen muss oder die Unterwäsche wechseln könnte. Sie und die ganze Wohnung stinken nach Urin und Hundekot. Ihr Haar ist verfilzt, sie ist abgemagert und blass.
2. Ganz anders geht es Herrn Melchior. Er war Kraftfahrer und kam nach seiner Berentung in das elterliche Haus zurück, das jahrelang leer gestanden hatte. Das Haus war stark renovierungsbedürftig, doch Herr Melchior verbrachte seine Zeit lieber in der Dorfkneipe, als an seinem Häuschen zu arbeiten. Im Winter musste er immer mehr trinken, da sein Haus schlecht heizbar war und er nur im betrunkenen Zustand die Kälte aushielt. Irgendwann wurde ihm der Strom abgestellt, weil er nie nüchtern genug war, um die Rechnungen zu bezahlen. Nach und nach verkaufte er die Habseligkeiten seiner Eltern, um Geld für Alkohol und Zigaretten zu haben. Irgendwann lebte er in einem völlig kahlen Haus, ohne Sanitäranlagen (die waren kaputt), ohne funktionierende Heizung, mit kaputten Fenstern und Türen.

Ähnliche Phänomene können auftreten, wenn Menschen aufgrund von Sehbehinderung, Bewegungseinschränkungen oder

19.8 Verwahrlosung alter Menschen

Tab. 19.12 Symptome einer Verwahrlosung.

Person	Wohnung	Umfeld
Gepflegte Person: Die Verwahrlosung betrifft nur die Wohnung oder das Umfeld.	Die Wohnung ist baufällig, verschmutzt, keine Sanitäranlagen, Heizung usw. vorhanden.	Person hat keine Behördenkontakte. Es wurde keine Rente beantragt, keine Sozialhilfe. Die Person gehört keiner Krankenkasse an, evtl. ist sie auch nicht behördlich gemeldet.
Normabweichender Mangel an Sorgfalt und Pflege: • Legt keinen Wert auf das Äußere, Kleidung ist verschmutzt, verschlissen, stinkt, zieht mehrere Schichten Kleidung übereinander. • Stinkt, Haare verfilzt, Schmutzränder am Körper, Fuß- und Fingernägel eingewachsen, keine Zahnpflege.	Die Wohnung ist vollgestopft mit allen möglichen Sachen, durch die nur noch schmale Gänge hindurchführen. Die Gegenstände scheinen aber geordnet. Der Bewohner weiß, wo er was findet. Die Wohnung ist im herkömmlichen Sinne unbewohnbar.	Die Person lebt als „Unikum" in der Gesellschaft. Sie wird als „Sonderling" in der Nachbarschaft toleriert und unterstützt (Nachbarn bringen Essen, Supermarkt an der Ecke „schenkt" z. B. Brot und Milch).
Sich stetig verschlechternder körperlicher Zustand: • Schlechter Ernährungszustand, • nicht heilende Wunden, • chronische Krankheiten, die nicht behandelt werden.	Die Wohnung gleicht einer Müllhalde. Sie ist vollgestopft mit Müll, sodass Sanitäranlagen nicht mehr benutzbar sind. Häufig bleibt kaum ein Plätzchen zum Leben frei.	Die Person grenzt sich von der Gesellschaft ab. Sie verweigert Kontakte zu Nachbarn, Angehörigen usw. Diese versuchen auch, die Person aus ihrer Nachbarschaft loszuwerden.

chronischen Schmerzen nicht in der Lage sind, sich und ihre Wohnung zu säubern.

Fallbeispiel

Frau Kern lebt alleine in ihrer 4-Zimmer-Wohnung im 4. Stock eines Mehrfamilienhauses. Seit einem halben Jahr ist sie auf den Rollstuhl angewiesen. Sie bekommt Essen auf Rädern, das sie immer an der Tür entgegennimmt. Als sie wegen einer schweren Grippe doch die Hilfe der Sozialstation anfordern muss, sind die Mitarbeiter entsetzt über den Zustand der Wohnung. Überall türmen sich Sachen, die sie nicht wieder in die Schränke einräumen konnte. Seit einem halben Jahr wurde in der Wohnung nicht gekehrt. Den Müll sammelte sie in Müllbeuteln, da sie ihn nicht mehr zur Mülltonne bringen konnte. Aus Scham über den Zustand ihrer Wohnung und aus Angst, bei Versagen nicht in ihrer Wohnung bleiben zu können, zog sie sich immer mehr zurück, ließ niemanden mehr in ihre Wohnung hinein.

19.8.2 Pflege und Begleitung

Menschen wie Frau Curtis, Herr Melchior und Frau Kern reagieren in ihren verwahrlosten Wohnungen häufig zunächst mit Scham und Abwehr, wenn es um eine Offenbarung ihrer desolaten Wohnsituation geht. Ist jedoch der erste Kontakt und Vertrauen hergestellt, sind sie in der Regel erleichtert, wenn der Müll beseitigt und die Wohnung gesäubert und renoviert wird. Um dieses Vertrauensverhältnis zu den verwahrlosten alten Menschen aufbauen zu können, müssen die Pflegekräfte fähig sein, Andersartigkeit zuzulassen. Nur dann wird es möglich sein, dem älteren Menschen mit Wärme, Verständnis und Wertschätzung zu begegnen. Diese Haltung ermöglicht es, den zu betreuenden Menschen im Pflegeprozess mitentscheiden zu lassen, damit er sich ernst und angenommen fühlt. Dadurch festigen sich sein Vertrauen und seine Beziehung zum Pflegenden. Er gewinnt Sicherheit und schließlich die Kraft und den Mut, Veränderungen zuzulassen.

Merke

Um ein Vertrauensverhältnis herzustellen, muss der Pflegende fähig sein, Anderssein zuzulassen.

Fallbeispiel

Frau Curtis sollte nicht sofort von ihrem Hund und ihrer Wohnung getrennt werden, um in einem Heim optimal betreut werden zu können. Es muss ihr auch weiterhin ermöglicht werden, ihr bisher erfülltes Leben weiterzuführen.
Herr Melchior wird auch weiterhin jede Hilfe ablehnen, wenn man ihn aus seinem Rückzugsort herausreißen will. Er wird jede Kooperation verweigern, wenn Sie sofort von ihm verlangen, auf den Alkohol zu verzichten, eine Entziehungskur zu machen, in ein Heim zu ziehen und sich da der Heimordnung anzupassen.
Frau Kern wird auf eventuelle Vorwürfe oder den Vorschlag, ins Heim zu ziehen, mit Versagensgefühlen reagieren. Sie wird entweder depressiv werden und einem Heimeinzug zustimmen oder sich aktiv dagegen wehren und aggressiv und feindselig wirken.

Soziales Umfeld

Wichtig bei der Pflege verwahrloster Menschen ist die Einbeziehung der Familie und der Nachbarschaft in die Pflege. Auch bei ihnen muss um Verständnis für die Probleme des alten Menschen geworben werden.

Merke

Der ambulant Pflegende muss das gesamte Umfeld des Pflegebedürftigen in die Arbeit mit einbeziehen.

Zu diesem Umfeld gehören auch Ärzte, fachspezifische Angebote, z. B. Physiotherapie oder Ergotherapie, Sozialstationen, Tagespflegeeinrichtungen, Seniorenclubs, Angehörigengruppen oder ehrenamtliche Helfer, siehe „Soziale Kontakte, Beziehungen und Bereiche sichern und gestalten können" (S. 968).

19.8.3 Vermüllungssyndrom

Ein spezifischer Fall von Verwahrlosung betrifft Menschen, die an einem Vermüllungs-Syndrom (sog. Messies) leiden.

Symptome

Laut Experten (Dettmering u. Pastenaci 2004) wird von einem Vermüllungssyndrom dann gesprochen, wenn:
• Eine häusliche und persönliche Verwahrlosung vorliegt,
• Unrat, gekaufte und gesammelte Gegenstände gehortet werden (▶ Abb. 19.27),
• sozialer Rückzug und Isolation vorliegen,

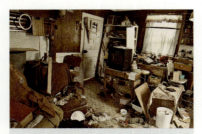

Abb. 19.27 „Vermülltes" Zimmer. Für das Diogenes-Syndrom müssen verschiedene Punkte zusammenkommen. (Foto: iStockfoto LP)

- Müll als Entlastung von seelischen Problemen empfunden wird,
- Hilfsangebote verweigert werden,
- die offenkundige Verwahrlosung vom Betroffenen nicht gesehen und nicht akzeptiert wird,
- bei Entmüllungsaktionen Panik entsteht.

Diese Menschen werden in den Erfahrungsberichten z. B. als furchtsam, ängstlich, verstört, unfreundlich, widerspenstig, starrsinnig, misstrauisch, vorwurfsvoll, reizbar, aggressiv und feindselig beschrieben.

Ursachen

Es ist schwer nachzuvollziehen, wie ein Mensch zu einem „Messie" (mess = englisch: Chaos, Unordnung, Schwierigkeit) wird. Diese Menschen leiden darunter, im privaten Bereich keine zeitliche und räumliche Ordnung herstellen zu können. Häufig sammeln sie Papiere, Zeitungen und Gegenstände, kaufen zwanghaft ein und stapeln alles, ohne sich von etwas trennen zu können. Meist leben sie äußerlich relativ unauffällig, bis sie sich im Alter nicht mehr alleine versorgen können und das Chaos ihrer Wohnung durch Hilfsdienste offenkundig wird. Laut klinischen Berichten leiden sie an keinen hirnorganischen Schädigungen oder psychiatrischen Erkrankungen. Auch körperliche Erkrankungen können ihren Zustand nicht erklären.

Es gibt noch keine wissenschaftliche Erklärung für dieses Phänomen. Vermutet wird, dass Überforderung der Auslöser ist. Die betroffenen Menschen schotten sich mit der Zeit systematisch von ihrer als Belastung empfundenen Umwelt ab. Sie lehnen alles ab, was sie als Forderung an sie selbst erleben. Sie reagieren schnell mit Verunsicherung, Misstrauen und Ablehnung, bis hin zu Feindseligkeit. Müll scheint für sie zu einem Bollwerk gegen die Außenwelt zu werden.

Einige Theorien gehen davon aus, dass all die gesammelten Gegenstände stellvertretend sind für Gefühle und Aktivitäten, die nie verarbeitet worden sind. Das äußere Chaos ist dementsprechend ein Spiegelbild des inneren Chaos. Etwas einfach wegzuräumen oder zu entsorgen, käme einer inneren Verletzung gleich. Es nimmt der betroffenen Person die Möglichkeit, diesen Aspekt ihres Lebens noch irgendwann zu ordnen.

Andere Autoren bezeichnen die Vermüllung als eine „Anpassungsstörung" nach einem sehr belastenden Erlebnis. Da häufig Frauen nach dem Verlust ihres Partners „vermüllen", sprechen sie von „fehlgelaufener Trauerarbeit". Vermüllung kann auch als ein Versuch beschrieben werden, die Vergangenheit in Form von Gegenständen festzuhalten.

Merke

Die Vermüllung ist wahrscheinlich die Folge eines Traumas, also einer seelischen Verwundung oder eines Schicksalsschlags, der den Betroffenen aus der Bahn warf.

19.8.4 Pflege und Begleitung

Hilfe für die Betroffenen

▶ **Unwillkommene Helfer.** Zunächst sollte man sich im Klaren sein, dass man als Helfer nicht willkommen ist. Jeder Helfer wird als lästig empfunden, da er etwas ändern will. Oft wird die Tür nicht geöffnet. Kommt dennoch ein Gespräch zustande, behauptet der Betroffene, die Lage jetzt sicherlich in den Griff zu bekommen, aufzuräumen und zu ordnen. Für viele ist schon die Vorstellung, dass fremde Menschen etwas wegräumen, mit Panik verbunden, weil unter dem Müll all die „wertvollen" Gegenstände sind, die unbedingt aufbewahrt werden müssen.

▶ **Zwangsmaßnahmen.** Eine amtlich angeordnete Entrümpelung, eine Zwangsräumung der Wohnung oder ein Einzug in ein Heim führen zu einem Verlust, der für den Betroffenen nicht wiedergutzumachen ist. Jede Grundlage für eine Beziehung wird zerstört. Eine radikale Säuberung wird als traumatisch, als Katastrophe erlebt. Sie hilft **uns**, die Realität und Normalität wiederherzustellen und das Chaos nicht mehr aushalten zu müssen. Die **betroffene Person** steht jedoch schutzlos einer Wirklichkeit gegenüber, mit der sie schon früher nicht fertig wurde.

Lernaufgabe

Stellen Sie sich vor, es kommt ein Beamter in Ihre Wohnung, behauptet, Sie hätten zu viel herumstehen, und räumt ihre Wohnung vollständig aus. Wie würde es Ihnen gehen, wenn er plötzlich alle ihre Erinnerungsfotos, Urlaubsandenken, Lieblingskissen, Telefonnummern, Terminkalender etc. einfach auf den Müll brächte?

▶ **Beziehungsaufbau.** Der Aufbau einer vertrauensvollen Beziehung ist das erste Ziel bei der Betreuung und Pflege „vermüllter" Menschen. Das kann anfangs auch bedeuten, sie vor Kündigung und Zwangsräumung zu schützen.

▶ **Akzeptanz.** Wichtig ist die Anerkennung der Messie-Symptomatik als tiefgreifende psychische Störung. So kann der Mensch mit seinem Leid und Unvermögen empathisch wahrgenommen werden, auch wenn die Verhältnisse nicht akzeptiert werden können. Nimmt der Messie wahr, dass seine Situation empathisch wahrgenommen wird, eröffnet sich ihm die Möglichkeit, seine Störung neu zu deuten. Er muss sich nicht mehr gegen Bevormundung und Angriffe wehren, sondern kann sich mit seiner Problematik auseinandersetzen. Nur durch Akzeptanz, Empathie und Wertschätzung kann Vertrauen und Sicherheit geschaffen werden. Nur so kann eine pflegerische Beziehung aufgebaut werden, die dem Pflegeempfänger ermöglicht, Veränderungen zuzulassen.

▶ **Undankbarkeit.** Der „vermüllte" Mensch wird nicht gleich mit Dankbarkeit und Verständnis reagieren. Pflegende müssen sich davor schützen, sein Verhalten als Provokation zu interpretieren, ihn als unzugänglichen oder gar böswilligen Asozialen abzustempeln.

▶ **Pflegeziele.** Die Pflegeziele müssen realistisch sein. Es ist unrealistisch, aus einem Einzelgänger einen sozial offenen Menschen zu machen. Die Ziele sollten den Lebensstil, die Biografie, die Stärken und Schwächen des Betroffenen einbeziehen.

▶ **Gemeinsames Tun.** Versuchen Sie durch gemeinsames Tun, den verwahrlosten Menschen zur Auseinandersetzung mit seinen gesammelten Gegenständen zu bewegen (gemeinsam Tisch decken, essen, abwaschen usw.)

▶ **Ekel.** Bei der Pflege „vermüllter" Menschen gilt es nicht nur, soziale Abschottung und feindselige Haltungen zu überwinden und gegen Misstrauen und Gleichgültigkeit anzukämpfen, sondern auch, Gefühle des Ekels zu überwinden. Es ist anstrengend, sich angesichts einer ekelerregenden Umgebung und einer feindseligen oder gleichgültigen Haltung des alten Menschen zurückzunehmen. Die Pflege von verwahrlosten Menschen zu Hause erfordert viel Sozialkompetenz und Umsicht. Es ist eine Herausforderung, mit der Ablehnung des alten Menschen zurechtzukommen und den eigenen Gefühlen, wie Aggression und Ekel, standzuhalten.

▶ **Therapie.** Menschen mit einer Messie-Problematik brauchen eine begleitende therapeutische Behandlung. Doch die Anerkennung dieses Syndroms als psychische Störung steht noch aus. Obwohl man in Deutschland von bis zu 1,5 Mill. Betroffenen ausgeht, ist es kein Thema in der öffentlichen Diskussion. Dabei könnte die Anerkennung des Syndroms als Krankheit den Betroffenen Entlastung von Scham- und Schuldgefühlen verschaffen und Zugang zu therapeutischen Hilfen ermöglichen (Schröter 2010).

19.8.5 Ethische Herausforderung

Fallbeispiel

Frau Meier wird seit 2 Jahren vom ambulanten Pflegedienst betreut. Sie ist stark adipös, sodass sie das Haus nicht mehr verlassen kann. Auch sind ein ausgeprägter Alkohol- und Medikamentenmissbrauch bekannt. Immer wieder beteuert Frau Meier, dass sie lieber sterben will, als aus ihrem vertrauten Haus – mit Katze, Vogel und Meerschweinchen – auszuziehen. Trotz erheblicher Intertrigogefahr lässt sie sich sehr selten bei der Körperpflege helfen. Etliche defekte Hautstellen sind dokumentiert. Selten ist sie zu einem Kleiderwechsel zu bewegen. Auch im Haushalt lässt sie sich nur sehr eingeschränkt helfen. Außer den Mitarbeitern des ambulanten Pflegedienstes, die auch Essen auf Rädern organisiert haben, lässt Frau Meier keinen Menschen in ihr Haus. Aufgrund einer Lungenentzündung musste Frau Meier ins Krankenhaus. Die Pflegekräfte waren über den Allgemeinzustand von Frau Meier erschrocken und machten dem Pflegedienst schwere Vorwürfe. Nun soll Frau Meier aus dem Krankenhaus entlassen werden. Sie wehrt sich heftig gegen einen Einzug in ein Heim und droht mit rechtlichen Schritten, wenn ihr Wille nicht respektiert wird.

Lernaufgabe

1. Analysieren Sie die Situation aus Sicht aller Beteiligten:
   - Frau Meier
   - die Mitarbeiter des Pflegedienstes
   - der soziale Dienst des Krankenhauses
   - Frau Meiers Angehörige
2. Vergegenwärtigen Sie sich die Prinzipien ethischen Handelns (S. 109) und entwickeln Sie Lösungen für Frau Meier.
3. Entwickeln Sie einen Hilfeplan für Frau Meier, für den Fall,
   a) dass sie zu Hause bleibt,
   b) dass sie gegen ihren Willen in ein Heim gebracht wird.
4. Diskutieren Sie die möglichen rechtlichen Konsequenzen
   a) für den ambulanten Pflegedienst, wenn bei Frau Meier ein Dekubitus entsteht,
   b) für das Heim, das Frau Meier gegen ihren Willen aufnimmt.
5. In welchem Fall kann eine Betreuung für Frau Meier beantragt werden? Welche Folgen hätte dieser Schritt?

19.9 Lern- und Leseservice

19.9.1 Das Wichtigste im Überblick

Was ist ein Delir?

Ein Delir (Verwirrtheitszustand, AOPS oder AHOPS) ist ein zeitlich begrenzter, reversibler Zustand, bei dem es zu Störungen des Bewusstseins, Beeinträchtigungen der Kognition und Wahrnehmung, zu psychomotorischen und affektiven Störungen und zu Schlafstörungen kommen kann.

Wodurch entsteht Verwirrtheit?

Verwirrtheit entsteht durch ein Zusammenspiel von körperlichen und psychosozialen Ursachen. Diese führen dazu, dass es zu einer Überforderung der Hirnfunktion kommt. Das Gehirn, als zentrales Steuerungsinstrument, ist den Anforderungen nicht mehr gewachsen.

Wie kann man Verwirrtheit vorbeugen?

Verwirrtheit kann man vorbeugen, indem man dem alten Menschen hilft, alle Faktoren zu vermeiden, die seine Hirnfunktion beeinträchtigen können. Dazu gehören Krankheiten, Medikamente, Gifte und Lebensbedingungen, die den alten Menschen überfordern.

Wie verhält man sich bei einem akuten Verwirrtheitszustand?

Man beobachtet genau die Symptome und versucht, die Ursache zu finden, um das Grundleiden zu lindern (z. B. Flüssigkeitszufuhr bei trockener Zunge und Fieber). Der Arzt wird verständigt. Man sorgt für ein Umfeld, in dem sich der kranke Mensch sicher fühlt.

Was bedeutet „Demenz"?

Demenz ist eine fortschreitende Hirnleistungsschwäche. Sie führt dazu, dass die Betroffenen zunehmend Schwierigkeiten haben, sich in unserer Welt zurechtzufinden und den Anforderungen unserer Welt zu genügen.

Welche Prinzipien gelten bei der Pflege von Menschen mit demenziellen Erkrankungen?

- Aufbau einer einfühlsamen, wertschätzenden, akzeptierenden Beziehung,
- Biografiekenntnisse, um „die Welt des Betroffenen" besser verstehen bzw. erahnen zu können,
- Milieugestaltung, um die Umwelt seinen individuellen Bedürfnissen und Fähigkeiten anzupassen,
- ständige Reflexion des eigenen Handelns und der Beziehung zum Betroffenen; ständige Anpassung des eigenen Handelns an die sich verändernden Bedürfnisse des Betroffenen,
- gute Teamarbeit, um sich selbst und den Betroffenen zu entlasten.

Wie verhalte ich mich bei schwierigem Verhalten bei Demenz?

- Ich versuche, nicht so sehr zu beachten, *was* der Kranke tut, sondern *wie* er es tut.
- Ich versuche herauszufinden, welche Botschaft hinter dem „dementen" Verhalten steckt. Ich versuche, die Gefühle und Bedürfnisse des Betroffenen zu erspüren.
- Ich gehe wertschätzend auf den Betroffenen ein, um ihn zu beruhigen.
- Ich suche nach Möglichkeiten der Milieugestaltung, die bei dem Betroffenen Wohlbefinden und Vertrautheit hervorrufen.
- Ich dokumentiere genau, was vorgefallen ist. Ich informiere meine Kollegen oder die Angehörigen, bespreche mit ihnen meine Wahrnehmung und die Maßnahmen.
- Wenn ich mich überfordert fühle oder den Menschen mit Demenz nicht verstehen kann, bitte ich Kollegen um Hilfe. Ich entferne mich kurz aus der Situation, um mich zu sammeln, bevor ich

wieder zum betroffenen Menschen gehe.
- Ich werde nie den Menschen mit Demenz beschimpfen, ihm Vorwürfe machen, ihn ausfragen oder belehren. Das kann er nicht verstehen, ich verschlimmere seinen Zustand dadurch noch weiter.

Was ist eine wahnhafte Störung?

Eine wahnhafte Störung ist eine Störung des Denkens. Trotz gegenteiliger Beweise halten die Betroffenen an Überzeugungen fest.

Wer ist besonders gefährdet, einen Wahn auszubilden?

Besonders gefährdet sind Menschen, die
- unter Sinneseinschränkungen leiden,
- schwere Schicksalsschläge oder Traumata nicht verarbeiten können,
- an einer Depression, einer schizophrenen Psychose oder unter Demenz leiden.

Was ist bei der Pflege von Menschen mit Wahn zu beachten?

- Wahn nicht ausreden oder infrage stellen, aber immer auf die Realität hinweisen.
- Sicherheit vermitteln, aber auch in tagesstrukturierende Maßnahmen mit einbeziehen.
- Kontakt abbrechen, wenn die Person die Pflegekraft in ihren Wahn mit einbezieht.

Was ist eine schizophrene Psychose?

Eine schizophrene Psychose ist eine massive Störung der gesamten Persönlichkeit, die mit einem Realitätsverlust einhergeht. Hauptsymptome sind Wahn, Halluzinationen und Ich-Störungen

Was ist eine depressive Störung?

Eine depressive Störung ist eine Störung des Gefühlslebens. Sie führt zu einer negativen Wahrnehmung der Wirklichkeit, zu negativen Gedanken und gedrückten Gefühlen, zu Antriebsstörungen und zahlreichen körperlichen Missempfindungen.

Wer ist besonders gefährdet, eine Depression auszubilden?

Besonders gefährdet sind Menschen, die
- Verluste erleiden,
- sich als hilflos erleben, keine Möglichkeiten sehen, ihre Situation zu ändern,
- ein negatives Selbstbild haben,
- mit Verbitterung auf ihre Vergangenheit sehen,
- keine Hoffnung auf eine positive Zukunft haben,
- keine Ziele haben,
- von ihrer Umwelt keine Anerkennung, keine Rückmeldung erhalten,
- sich aus der Gesellschaft ausgeschlossen fühlen,
- in einer reizarmen, restriktiven, düsteren Umgebung leben,
- an verschiedenen körperlichen Krankheiten leiden,
- unterschiedliche Medikamente einnehmen.

Was ist bei der Pflege depressiver Menschen zu beachten?

- Bauen Sie eine Beziehung auf, die auf Akzeptanz, Empathie und Wertschätzung beruht.
- Zeigen Sie dem betroffenen Menschen, dass Sie seine Verzweiflung, seinen Kummer wahrnehmen.
- Ermutigen Sie ihn, über seine negativen Gefühle zu sprechen.
- Versuchen Sie nie, ihm diese Gefühle auszureden.
- Bieten Sie ihm immer Aktivitäten an, die ihn ablenken, ihm Erfolgserlebnisse verschaffen, ihm vielleicht einen Funken Freude vermitteln, ihm vielleicht einen Hoffnungsschimmer vermitteln, ihn in eine Gemeinschaft einbeziehen.
- Schützen Sie sich selbst davor, diesem Menschen helfen zu wollen. Sie werden dieselben Hilflosigkeitsgefühle empfinden wie der Kranke. Sie werden in die Depression mit hineingezogen. Der Kranke kann sich nur selbst aus seiner Lage befreien, Sie können ihn dabei begleiten.
- Holen Sie sich Hilfe bei der Betreuung depressiver Menschen, durch Beratungsstellen, Psychotherapeuten, Seelsorger, Ärzte.

Wer ist besonders suizidgefährdet?

Das Suizidrisiko ist besonders hoch bei Menschen, die schon Suizidversuche unternommen haben, in deren Familie oder Umgebung Suizide begangen wurden, die an Depressionen, Suchterkrankungen, lang andauernden Schlafstörungen, chronischen Schmerzen oder unheilbaren Krankheiten leiden, die sich in biologischen Krisenzeiten befinden, die sozial isoliert sind, die keine Aufgabe, kein Lebensziel mehr haben, denen eine tragfähige religiöse Bindung fehlt oder die durch besondere Ereignisse (z. B. ein runder Geburtstag) Lebensbilanz ziehen.

Woran erkenne ich eine Suizidgefährdung?

Der Mensch zieht sich zurück, seine Gedanken und Gefühle drehen sich nur noch um seine ausweglose Situation. Sein Leben scheint ihm zunehmend wertlos. Seinen ganzen Ärger und seine Enttäuschung „frisst" dieser Mensch in sich hinein. Seine Anspannung zeigt sich evtl. in seiner Körperhaltung oder Sprache. Der Mensch berichtet, dass er in Träumen oder in der Fantasie den Tod als eine Lösung seiner Situation schon erlebt hat. Schließlich wird er ruhiger, regelt seine Angelegenheiten und verabschiedet sich manchmal.

Was ist bei der Pflege suizidgefährdeter Menschen zu beachten?

Bei Verdacht auf Suizidgefährdung wird der Betroffene auf dieses Thema angesprochen. Dabei soll er sich verstanden und akzeptiert fühlen. Ansonsten wird er seine Suizidabsichten verschweigen. Der Betroffene wird nicht über längere Zeit allein gelassen. Es werden mit ihm konkrete Absprachen über kurze Zeiträume getroffen. In Absprache mit dem Betroffenen werden Maßnahmen zu seiner Sicherheit ergriffen, diese dürfen nicht entwürdigend sein. Mit dem Kranken, und evtl. auch mit seinen Angehörigen, wird ein Hilfsplan erstellt, um ihn aus seiner Situation herauszuhelfen. Ist die Situation zu gefährlich, ist eine Einweisung ins Krankenhaus notwendig. Alle Maßnahmen werden sorgfältig dokumentiert.

Warum sollte man Suizidgedanken offen ansprechen?

Suizidgedanken sollten offen angesprochen werden, um dem suizidgefährdeten Menschen zu zeigen, dass jemand da ist, der sich um ihn Sorgen macht, der wahrnimmt, wie schlecht es ihm geht und wie hoffnungslos er sich fühlt. So hat man eine Chance, das Vertrauen des verzweifelten Menschen zu gewinnen, um rechtzeitig zu erfahren, wenn seine Suizidpläne konkreter werden.

Was ist zu beachten, wenn ein Suizid begangen wurde?

Nach einem Suizidversuch muss Erste Hilfe geleistet werden. Der zuständige Arzt wird gerufen. Dann kümmern sich Pflegende um die Mitbewohner und machen den Ort des Geschehens unzugänglich. Die Angehörigen werden informiert. Die Reflexion des Geschehens sollte ohne gegenseitige Vorwürfe geschehen, mit dem Ziel, zukünftig ähnliche Ereignisse vielleicht zu vermeiden.

Was ist eine Sucht?

Als Sucht wird das unbeherrschbare Verlangen eines Menschen nach einer bestimmten Substanz bezeichnet. Man unterscheidet zwischen psychischem Verlangen (psychischer Abhängigkeit) und physischem Verlangen (physicher Abhängigkeit). Abhängige Menschen meinen, körperliche oder psychische Missempfindungen nur durch diese bestimmte Substanz lindern zu können.

Wer ist besonders suchtgefährdet?

Besonders suchtgefährdet sind alte Menschen, die
- schon früher häufig Suchtmittel nahmen,
- sich mit der Bewältigung ihrer Probleme überfordert fühlen,
- Medikamente verschrieben bekommen, die ein hohes Suchtpotenzial haben.

Wie kann man Suchtkranken helfen?

Um eine Sucht zu heilen,
- muss die physische Abhängigkeit durch Entzug beseitigt werden,
- muss die psychische Abhängigkeit durch Entwöhnung beseitigt werden,
- sowohl Entzug als auch Entwöhnung müssen im Alter mit professioneller Hilfe (Arzt, Psychotherapeut) durchgeführt werden.

Was versteht man unter Verwahrlosung?

Verwahrlosung ist ein Zustand mangelnder Pflege bzw. Vernachlässigung der Wohnung und/oder der Kleidung und der Körperpflege.

Wer ist besonders von Verwahrlosung bedroht?

Von Verwahrlosung bedroht sind:
- Menschen mit gerontopsychiatrischen Erkrankungen, wie Demenz, Depression oder Sucht,
- alleinstehende Menschen, die aufgrund von Bewegungseinschränkungen nicht in der Lage sind, ihre Wohnung und/oder ihren Körper zu pflegen,
- Menschen, die ein traumatisches Erlebnis nicht verarbeiten konnten und deswegen ein Vermüllungssyndrom entwickeln.

Was ist das Spezifische des Vermüllungssyndroms?

Das Spezifische am Vermüllungssyndrom ist der Zwang dieser Menschen, alles zu sammeln. Sie sind nicht fähig, etwas zu entsorgen. Sie haben keine Krankheitseinsicht und lehnen jede Hilfe ab. Sie isolieren sich von der Gesellschaft und reagieren auf Kontaktangebote eher feindselig.

Was muss man bei der Betreuung verwahrloster Menschen beachten?

- Unabhängig vom Grund der Verwahrlosung ist der Aufbau eines Vertrauensverhältnisses das erste Ziel der Pflege.
- Veränderungen der Situation sollten mit dem Einverständnis des Betroffenen vorgenommen werden. Dabei sollten der Lebensstil, die Biografie, die Stärken und Schwächen des Menschen beachtet werden.
- Das Umfeld (Nachbarn, Angehörige, Hilfsdienste) müssen in die Pflege verwahrloster alter Menschen mit einbezogen werden.
- Die Pflege verwahrloster alter Menschen stellt hohe Ansprüche an den Pflegenden. Ekel und Unverständnis für die Lebensweise des alten Menschen müssen überwunden werden. Ablehnung und Misstrauen durch den hilfebedürftigen Menschen müssen ausgehalten werden.

19.9.2 Literatur

Verwirrtheit

American Psychiatric Association. Diagnostisches und statistisches Manual psychischer Störungen (DSM-IV). Dt. Bearbeitung von Saß H, Wittchen HU, Zaudig M. 2. Aufl. Göttingen: Hogrefe; 1998

Archibald C. Menschen mit Demenz im Krankenhaus. Ein Lern- und Arbeitsbuch für Pflegefachkräfte. Aus der Reihe: Türen öffnen zum Menschen mit Demenz, Band 5. Köln: KDA; 2007

Dilling H et al. Internationale Klassifikation psychischer Störungen ICD-10 Kapitel V (F). Bern: Hans Huber; 1994

Ewers A, Osterbrink J. Ein bekanntes Phänomen mit großen Unbekannten. Akute postoperative Verwirrtheit. In: Pflegezeitschrift 2003; 5: 349

Hasemann W, Kressing RW, Pretto M et al. Delir-Management am Universitätsspital Basel. In: palliativ-ch. Zeitschrift der Schweiz. Gesellschaft für Palliative Medizin, Pflege und Begleitung 2007; 3: 4–7

Hewer W. Versorgung des akut verwirrten alten Menschen – eine interdisziplinäre Aufgabe. In: Deutsches Ärzteblatt 2003; 30: 1573

Hirsch RD. Verwechslung bei Diagnosen führen zu folgenschweren Fehlern. In: ProAlter 2002; 4: 62

Koch-Khoury N. eMagazin: MEDIZIN ASPEKTE. www.arzt-aspekte.de/06/06/goldene_regeln/durchgangssyndrom.html; Stand: 2006

Lindesay JA., MacDonald K, Rockwood: Akute Verwirrtheit – Delir im Alter. Praxishandbuch für Pflegende und Mediziner. Bern: Huber; 2009

Pretto M, Hasemann W. Delirium – Ursachen, Symptome, Risikofaktoren, Erkennung und Behandlung. Pflegezeitschrift 2006; 3: 9–16

Demenz

Alzheimer Europe. Liebe Oma. Buch für Jugendliche. Berlin: Deutsche Alzheimer-Gesellschaft; 1999

American Psychiatric Association. DSM IV – Diagnostische Kriterien und Differentialdiagnosen.

Archibald C. Menschen mit Demenz im Krankenhaus. Ein Lern- und Arbeitsbuch für Pflegefachkräfte. Aus der Reihe: Türen öffnen zum Menschen mit Demenz, Band 5. Köln: KDA; 2007

Andreae S. Krankheitslehre für Altenpflegeberufe. Stuttgart: Thieme; 2001

Becker J. „Gell, heut gehts wieder auf die Rennbahn". Die Handlungslogik dementer Menschen wahrnehmen und verstehen. 2. Aufl. Darmstadt: Arbeitszentrum Fort- und Weiterbildung Elisabethenstift Darmstadt; 2002

Becker J. Die Wegwerf-Windel auf der Wäscheleine. Die Handlungslogik dementer alter Menschen verstehen lernen. 6. Aufl. Darmstadt: Arbeitszentrum Fort- und Weiterbildung Elisabethenstift Darmstadt; 2000

Berghoff I. Förderpflege mit Dementen. Das Selbst-Erhaltungs-Therapie-Konzept (SET). Wiesbaden: Ullstein Medical; 1999

Böhm E. Psychobiografisches Pflegemodell nach Böhm. Bd. 1: Grundlagen. 4. Aufl. Wien: Wilhelm Maudrich; 2009

Böhm E. Psychobiografisches Pflegemodell nach Böhm. Bd. 2: Arbeitsbuch. 4. Aufl. Wien: Wilhelm Maudrich; 2009

Bradford Dementia Group. Demenzpflege evaluieren. Die DCM-Methode. 7. Aufl. Bradford: University of Bradford; 1997

Bosch CFM. Vertrautheit. Studie zur Lebenswelt dementierender alter Menschen. Wiesbaden: Ullstein Medical; 1998

Deutsche Alzheimer-Gesellschaft. Stationäre Versorgung von Alzheimer-Patienten. 3. Aufl. Berlin: Deutsche Alzheimer-Gesellschaft; 2001

Dilling H, Freyberger HJ, WHO: Taschenführer zur Klassifikation psychischer Störungen. Bern: Hans Huber; 2013

Diakonisches Werk Württemberg. Demenzkranke Menschen im Pflegeheim besser begleiten. Arbeitshilfe für die Entwicklung und Umsetzung von Pflege- und Betreuungskonzepten. Hannover: Schlütersche; 2004

Feil N. Trainingsprogramm Validation – Grundkurs. 2. Aufl. München: Reinhard; 2010

Haupt WF et al. Neurologie und Psychiatrie für Pflegeberufe. 9. Aufl. Stuttgart: Thieme; 2002

Heeg S, Radzey B. Milieutherapie – Einführung milieutherapeutisch orientierter Demenzwohngruppen im stationären Bereich mit begleitender Evaluation. Ergebnisse eines Modellprojekts. Stuttgart: MIDEMAS; 2003

Holzem D. Der biografische Anker in der Kitteltasche. In: Die Schwester Der Pfleger 7/2010; 49: 672–676

Jonas I. Türen in eine verschlossene Welt öffnen. KDA-Tagung zum Umgang mit Demenzkranken. Pro Alter 2000; 2

KDA. „Wie geht es Ihnen?" Konzepte und Materialien zur Einschätzung des Wohlbefindens von Menschen mit Demenz. Köln: KDA; 2005

KDA. Menschen mit Demenz im Krankenhaus. Pro Alter 2007; 1

KDA. Home, sweet Home? Innenarchitektur für mehr Lebensqualität. Pro Alter 2009; 3

Kellnhauser E et al. Thiemes Pflege. 10. Aufl. Stuttgart: Thieme; 2004

Kitwood T. Demenz. Der person-zentrierte Ansatz im Umgang mit verwirrten Menschen 6. Aufl. Bern: Hans Huber; 2013

Knoll Deutschland GmbH. Ein Tag mit Opa Karl. Ein neues Miteinander mit älteren Familienangehörigen. Ludwigshafen o. J. (zu beziehen über die Knoll Deutschland GmbH, s. Adressverzeichnis)

Knoll Deutschland GmbH, Hrsg. Ratgeber für Angehörige und Klinikpersonal: Opa Karl geht ins Krankenhaus. Ludwigshafen o. J. (zu beziehen über die Knoll Deutschland GmbH, s. Adressverzeichnis)

Kooij van der C. „ein Lächeln im Vorübergehen". Erlebnisorientierte Altenpflege mit Hilfe der Mäeutik. Göttingen, Huber 2012

Kutschke A. Rooming-in für Angehörige. Mit der Bezugsperson ins Krankenhaus. Pflegen: Demenz 2007; 3: 21–23

Maciejewski B et al. Qualitätshandbuch Leben mit Demenz. Köln: Kuratorium Deutsche Altershilfe; 2001

Medizinischer Dienst des Spitzenverbandes Bund der Krankenkassen e.V. (MDK). Grundsatzstellungnahme: Pflege und Betreuung von Menschen mit Demenz in stationären Einrichtungen. Mühlheim an der Ruhr: BestPage Kommunikation GmbH & Ko. KG; 2009

Müller B, Staudinger B. Evaluation eines stationären multimodalen Behandlungskonzepts für Menschen mit Demenz. In: Pflegewissenschaft 2010; 5: 273–282

Müller-Hergl C. Demenz zwischen Angst und Wohlbefinden: Positive Personenarbeit und das Verfahren des Dementia Care Mapping. In: Tackenberg P, Abt-Zegelin A, Hrsg. Demenz und Pflege. Frankfurt/M: Mabuse; 2000

Oppolzer U. Ganzheitliches Gehirntraining mit Phantasie und Entspannung. In: Mertens K, Hrsg. Aktivierungs-Programme für Senioren. Dortmund: Verlag modernes lernen; 1997: 283

Oppolzer U. Das große Brain Fitness Buch. Für ein besseres Gedächtnis und höhere Konzentration. 3. Aufl. Hannover: Humboldt; 2008

Perrar KM; Sirsch E, Kutschke A. Gerontopsychiatrie für Pflegeberufe. Stuttgart: Thieme; 2011

Raabe H. Patienten mit Demenz – von neuen Konzepten, aktuellen Modellen und vielen Erfahrungen. Kuratorium Deutsche Altershilfe ProAlter 2007; 1: 7–15

Rabe M. Ethik in der Pflegeausbildung. Bern: Hans Huber; 2008

Schädle-Deininger H. Fachpflege Psychiatrie. Frankfurt/ Main: Mabuse; 2010

Schindler U. Die Pflege demenziell Erkrankter neu erleben. Mäeutik im Praxisalltag. Hannover: Vincentz; 2003

Stehling H. Begleiten statt Entlassen. Entlassungsmanagement für Patienten mit Demenz. In: Pflegen: Demenz 2007; 3: 35–38.

Stiftung Wohlfahrtspflege NRW. Demenzkranke Patienten im Krankenhaus. Hannover: Schlütersche; 2009

Sowinski C. Krisensituation Krankenhausaufenthalt. Tipps für beruflich Pflegende. Pro Alter 2007; 1: 29–32

Trieschmann J. Brücken bauen. Schnittstellenmanagement – notwendiger denn je! Pflegen: Demenz 2007; 3: 8–12

Vester F. Denken, Lernen, Vergessen. Was geht in unserem Kopf vor, wie lernt das Gehirn, und wann lässt es uns im Stich? 32. Aufl. München: Deutscher Taschenbuch Verlag; 2007

Vollmar H. Leben mit Demenz im Jahr 2030. Ein interdisziplinäres Szenario-Projekt zur Zukunftsgestaltung. Weinheim: Beltz-Juventus; 2014

Welling K. Interaktion in der Pflege von Menschen mit Demenz. Grundlagen für die Aus-, Fort- und Weiterbildung 2005; Prodos: 30–31

Whitehouse PJ, George D. Mythos Alzheimer. Was Sie schon immer über Alzheimer wissen wollten, Ihnen aber nicht gesagt wurde. Bern: Hans Huber; 2009

Wahn und schizophrene Psychosen

Perrar KM. Wahn und Halluzinationen. faszinieren, irritieren, bizarr. Pflegen – Demenz 2009; 11: 8–12

Perrar KM, Sirsch, E, Kutschke A. Gerontopsychiatrie für Pflegeberufe. Stuttgart: Thieme; 2011

Schädle-Deininger H. Psychiatrische Pflege. Köln: Psychiatrie-Verlag; 2013

Themenheft: Wahn, Halluzination und Lügen. Pflegen: Demenz 2009; 11

Depression

Grond E. Die Pflege und Begleitung depressiver alter Menschen. Hannover: Schlütersche; 1993

Hautzinger M. Depression im Alter. Weinheim: Beltz; 2000

Hautzinger M. Wenn Ältere schwermütig werden. Hilfe für Betroffene und Angehörige. Weinheim: Beltz; 2006

Hiss B. Depression – Allgemeines. In: Wettstein A. et al, Hrsg. Geriatrie. 2. Aufl. Stuttgart: Thieme; 2001: 139

Meyer KC. Organische Ursachen einer Depression und Beachtung anderer Erkrankungen in der Behandlung. www.neuro24.de/d10.htm; Stand: 28.08.2015

Schädle-Deininger H. Fachpflege Psychiatrie. Frankfurt am Main: Mabuse 2010

Schlöndorf H. NiedergeSCHLAGen. Poststroke-Depression. Die Schwester Der Pfleger 2013; 12: 1194–1196

Seligman MEP, Rockstroh B. Erlernte Hilflosigkeit. Weinheim: Beltz; 2000

Suizid

Erlemeier N. Suizidalität im Alter – Bericht über den aktuellen Forschungsstand. Studie im Auftrag des Bundesministeriums für Familie und Senioren. Stuttgart: Kohlhammer; 1992

Hirsch RD, Lindner R, Wächtler C. Mein Tod gehört mir – Suizid und würdevolles Sterben. Psychotherapie im Alter 2014; 1/11: 5–10

Pappenberger M. Suizid im Alter. Die Schwester. Der Pfleger 2010; 8: 774–780

Reiner N. Ich sehe keinen Ausweg mehr. München: Kaiser-Grünewald; 1974

Ringel E. Selbstmordverhütung. Bern: Hans-Huber; 1969

Teisig M. Alt und lebensmüde – Suizidneigung bei alten Menschen. München: Reinhardt; 1992

Wolfersdorf M, Kaschka WP. Suizidalität – die biologische Dimension. Berlin: Spinger; 1996

Sucht

Gehl G. Alter und Sucht. Freiburg: Sozia; 1995

Grond E. „Aber ich brauche das doch". Altenpflege 1994; 8: 489

Grond E. Sucht im Alter. In: Grond E, Hrsg. Praxis der psychiatrischen Altenpflege. 9. Aufl. München-Gräfelfing: Werk-Verlag Dr. Edmund Banaschewski; 1991: 158

Hamburgische Landesstelle gegen die Suchtgefahren e.V. Abhängigkeit im Alter – Möglichkeiten und Grenzen der Hilfe. Hamburg: Hamburgische Landesstelle gegen die Suchtgefahren; 1989

Kutschke A. Wissen gibt Sicherheit. Sucht im Alter. Altenpflege 2013; 7: S. 17–26

Senatsverwaltung für Arbeit und Soziales. Alkohol und Medikamente im Alter. Berlin: Senatsverwaltung für Arbeit und Soziales; 1993

Weyerer S, Zimber A. Psychopharmakagebrauch und -missbrauch im Alter. In: Förstl H, Hrsg. Lehrbuch der Gerontopsychiatrie. Stuttgart: Enke; 1996: 453

Verwahrlosung

Dettmering P, Paastenaci R. Das Vermüllungssyndrom. Theorie und Praxis. 4. Auflage. Frankfurt/Main: Dietmar Klotz; 2004

Klosterkötter J, Peters UH. Das Diogenes-Syndrom. Fortschritte der Neurologie und Psychiatrie 1985; 53: 427

Schröter V. Das Messie-Phänomen. Herausforderungen und Grenzen im Umgang mit den Betroffenen. ProAlter 2010; 3: 37–42

19.9.3 Kontakt- und Internetadressen

Bundeszentrale für gesundheitliche Aufklärung (BZgA)
Ostmerheimer Str. 220
51109 Köln
Tel: 0221/8 992–0

Informationstelefon zur Suchtvorbeugung, Informationen über Drogenberatungsstellen
Tel: 0221/892 031
www.bzga.de

Deutsche Hauptstelle gegen die Suchtgefahren e.V. (DHS)
Westring 2
59065 Hamm
Tel.: 02 381/90 150
www.dhs.de
www.unabhaengig-im-alter.de

Deutsche Alzheimer-Gesellschaft e.V.
Friedrichstr. 236
10969 Berlin
Tel.: 030/31 505 733
www.deutsche-alzheimer.de

Knoll Deutschland GmbH
67 006 Ludwigshafen
www.knoll-deutschland.de

Gesellschaft für Gehirntraining:
www.gfg-online.de

Karl C. Mayer, Facharzt für Neurologie, Psychiatrie und Facharzt für Psychotherapeutische Medizin, Psychoanalyse:
www.neuro24.de/d10.htm

Basler Demenz-Delir-Programm:
www.delir.info

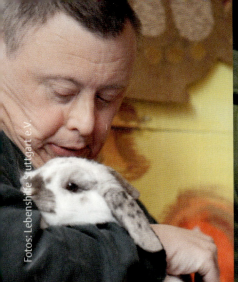
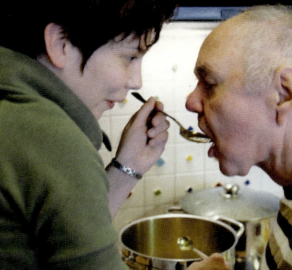
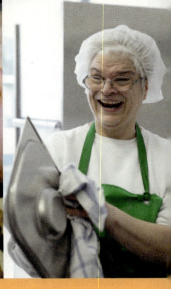

Fotos: Lebenshilfe Stuttgart e.V.

Kapitel 20

Pflege und Begleitung alter Menschen mit geistiger Behinderung

20.1	Grundlagen	507
20.2	Leben mit geistiger Behinderung	513
20.3	Pflegekompetenz und pflegetherapeutische Maßnahmen	514
20.4	Lern- und Leseservice	520

20 Pflege und Begleitung alter Menschen mit geistiger Behinderung

Dorothea Meudt-Nottbrock, Michaela Flechsenberger

20.1 Grundlagen

Fallbeispiel

Janina ist im 3. Jahr ihrer Ausbildung zur Altenpflegerin. Heute beginnt ihr Praktikum in der Behindertenhilfe. Sie ist sehr aufgeregt, denn sie hat bisher nie mit geistig behinderten Menschen gearbeitet. Zum Glück gibt es im Fachseminar inzwischen ein Lernfeld, das ein wenig darauf vorbereitet, zumindest theoretisch. Beim Bewerbungsgespräch hat sie die Wohngruppe schon gesehen und einige Bewohner kurz kennengelernt. Das war schon komisch: anders als sonst mit alten Leuten im Heim oder in ihren Wohnungen. Ein Bewohner trug wegen seiner Epilepsie einen Helm, ein anderer lief gestikulierend um einen Tisch herum und schien sich mit einem unsichtbaren Gegenüber zu unterhalten, dabei lief ihm der Speichel in langen Fäden am Kinn herab. Solche Selbstgespräche kennt sie von demenziell Erkrankten teilweise auch – aber trotzdem hat sie ein ungutes Gefühl: Irgendwie ist das hier anders. Und das mit der Spucke war etwas eklig. Hoffentlich geht das gut, denkt Janina. Die neuen Kollegen sind fast nur Erzieher. Eine Krankenschwester soll sie anleiten und einen Heilerziehungspfleger gibt es noch. Der war ganz nett und meinte, eigentlich ist das alles ganz lustig hier. Sie ist gespannt ...

Die Begriffe, die diese Personengruppe bezeichnen, sind momentan sehr unterschiedlich und reichen von „Menschen mit geistiger oder kognitiver Behinderung/Einschränkung (cognitive disability)" über Menschen mit Lernschwierigkeiten bis hin zu Begriffen wie Menschen mit besonderen Fähigkeiten oder anders Begabte". Allen gemeinsam ist, dass sie mit wenigen Worten eine äußerst heterogene Gruppe von Menschen bzw. ein komplexes Phänomen zu beschreiben versuchen. Der Begriff „geistige Behinderung" wurde Ende der 50er Jahre aus dem Angloamerikanischen übernommen und von der Lebenshilfe eingeführt. Inzwischen wird diese Bezeichnung von verschiedenen Seiten, z. B. der Selbstvertretung „People First" als diskriminierend gesehen und die Umbenennung in „Menschen mit Lernschwierigkeiten" gefordert. Im Bereich der Fachwissenschaften (Heil- und Sonderpädagogik) wird der Denkanstoß der Diskriminierung durchaus positiv gesehen. Gleichzeitig wird darauf hingewiesen, dass für das grundlegende Phänomen der Begriff der Lernschwierigkeit zu unklar und nicht ausreichend ist. Aus einer historischen Perspektive wird argumentiert, dass es letztlich nicht der Begriff selbst ist, der die Diskriminierung macht, sondern der gesellschaftliche Umgang mit den Begriffen (Theunissen et al. 2007). Im Bereich der verschiedenen Bezugswissenschaften wird weiterhin überwiegend der Begriff „geistige Behinderung" oder auch „kognitive Beeinträchtigung" gewählt, dem schließt sich dieser Text in seiner Wortwahl an.

Ein neuer Aufgabenbereich in der Altenpflege gewinnt zunehmend an Bedeutung: Die Pflege von alten Menschen mit geistiger Behinderung. Lange Zeit war die Arbeit mit behinderten Menschen ausschließlich Domäne der Behindertenhilfe. Pflege wurde selten und nur zu konkreten Fragestellungen hinzugezogen. Aufgrund der derzeitigen Veränderungen der Bevölkerungsstruktur ergibt sich nun auch für die Pflegeberufe zunehmender Handlungsbedarf.

Nach den Massentötungen im Nationalsozialismus, bei denen viele Menschen mit geistiger Behinderung ermordet wurden, wächst nun die erste Generation alter Menschen mit geistiger Behinderung in Deutschland heran. Die Lebenserwartung dieser Menschen ist durch medizinische Fortschritte deutlich gestiegen. Dadurch nehmen gleichzeitig die Schwere der Behinderungen und die Zahl der Folgeerkrankungen zu. Es entsteht ein erhöhter Bedarf an pflegerischer Unterstützung und Versorgung, besonders im ambulanten Bereich. Um die Gruppe der geistig behinderten Menschen geht es in diesem Kapitel.

Dass die Pflege von Menschen mit geistiger Behinderung bisher kein „Pflege-Thema" war, zeigt sich an der Forschungslage und der Ausbildungssituation: Aus der deutschsprachigen Pflegewissenschaft gibt es bisher wenig Literatur oder gar Konzepte und auch in der Ausbildung der Pflegeberufe wurde dieses Thema bisher vernachlässigt (Tiesmeyer 2003). Das führt dazu, dass Altenpflegende ältere Menschen mit geistiger Behinderung pflegen und betreuen sollen, aber letztlich nicht wissen, was auf sie zukommt. Unsicherheit und Ängste entstehen.

20.1.1 Geistige Behinderung im Wandel der Zeit

Lernaufgabe

Erinnern Sie sich: Wie reagierten Sie beim ersten Zusammentreffen auf Menschen mit geistiger oder mehrfacher Behinderung? Was haben Sie gedacht oder gefühlt?

Warum verhalten sich viele Menschen unsicher oder sogar ablehnend, wenn sie Menschen mit Behinderungen sehen?

Geistige Behinderung in der Vergangenheit

Ein Blick zurück in die Vergangenheit soll diese Frage ansatzweise beantworten.

▶ **Vorchristliche Zeit und Mittelalter.** Menschen mit geistigen oder körperlichen Behinderungen gehörten seit Beginn der Menschheit zu den Randgruppen der Gesellschaft. Im Mittelalter galt Behinderung als selbstverschuldet, oft auch als „Strafe Gottes" oder Menschen schienen „vom Teufel besessen". Es war erlaubt, behinderte Neugeborene zu ertränken und erwachsene Behinderte wurden vielfach im Rahmen der Hexenprozesse verfolgt und verbrannt.

▶ **17.–20. Jahrhundert.** Geistige Behinderung wurde als Krankheit gesehen und beschäftigte nun die Medizin. Menschen mit geistiger Behinderung wurden in psychiatrische Einrichtungen aufgenommen. Erste Klassifizierungen wurden geschaffen, geistige Behinderung wurde dann aber als unheilbar definiert und das Interesse verlor sich schnell wieder. Allerdings verblieben die meisten Betroffenen in der Psychiatrie. In diesen „Irrenhäusern" lebten sie gemeinsam mit psychisch erkrankten Menschen. Geistige Behinderung wurde als unheilbar definiert. Der Begriff des „Wärters" lässt anklingen, wie Pflege zu dieser Zeit überwiegend aussah: Verwahrung statt Förderung. Es entstanden aber auch erste (heil-)pädagogische Ansätze, um Menschen mit geistiger Behinderung in die Gesellschaft einzubinden. Im Zuge der Industrialisierung und durch die außerhäusliche Erwerbsarbeit blieb in den Familien wenig Zeit, sich um die behinderten Familienmitglieder zu kümmern. Für behinderte Menschen, die dem Leistungsanspruch der Gesellschaft nicht genügten, war wenig Platz. Kirchliche Einrichtungen wollten dieser Randgruppe eine Bleibe und Förderung ermöglichen. Es entstanden Anstalten und dort bot sich die Möglichkeit, z. B. in eigenen Betrieben mitzuarbeiten.

▶ **Nationalsozialismus.** Mit dem Nationalsozialismus begann ein dunkles Kapitel in der Geschichte von behinderten Menschen. Kurz nach Hitlers Machtergreifung 1933 wurde das „Gesetz zur Verhütung erbkranken Nachwuchses" erlassen: Dies ermöglichte die Zwangssterilisation von mehr als 350 000 behinderten Mädchen und Frauen (Theunissen et al. 2007). Partnerschaft und Familiengründung wurden für behinderte Menschen unmöglich. Es kam im Rahmen der Euthanasie zur geplanten Tötung geistig behinderter Menschen. Fast eine gesamte Bevölkerungsgruppe wurde ausgelöscht (KDA 2008). Nur wenige Menschen mit Behinderung überlebten. Dies waren primär Kinder oder junge Erwachsene. Die Frage der Pflege alter Menschen mit geistiger oder schwerer Behinderung stellte sich in Deutschland lange Zeit nicht.

▶ **Nachkriegszeit.** Aufgrund der historischen Entwicklung lebten Menschen mit schweren oder geistigen Behinderungen nach dem 2. Weltkrieg entweder in ihren Familien, in Anstalten oder häufig in psychiatrischen Einrichtungen. In der Gesamtbevölkerung waren behinderte Menschen weiterhin wenig präsent. (Vor-)Urteile und Berührungsängste wurden mangels gemeinsamer Berührungspunkte kaum abgebaut.

Geistige Behinderung in der Gegenwart

Mit Gründung der Bundesvereinigung Lebenshilfe 1958 wurden die Interessen von Menschen mit geistiger Behinderung zunehmend nach außen vertreten. Es folgte 1975 die Psychiatrie-Enquete. Folgende Forderungen führten zu einer Verbesserung der Situation von Menschen mit geistiger Behinderung:
- getrennte Versorgung von geistig Behinderten und psychisch Kranken
- ortsnahe Versorgung
- Versorgung psychisch Kranker und Behinderter als Teil der allgemeinen Gesundheitsversorgung

Bedürfnisse wurden zunehmend berücksichtigt und Langzeiteinrichtungen aufgelöst. Aus der „Verwahrung" geistig behinderter Menschen entstand eine Eingliederungshilfe mit Förderung und Entwicklung hin zu mehr Normalität, Selbstbestimmung und Lebensqualität. Insbesondere Menschen mit leichter geistiger Behinderung profitierten von diesem Wandel und konnten im Rahmen des Ausbaus ambulanter Wohneinrichtungen in betreute Wohngruppen ziehen (Tiesmeyer 2003). Selbsthilfe-Gruppen wie People First entstanden.

In Deutschland werden Gesetze zur Gleichstellung verabschiedet. 2010 veröffentlichte die Bundesregierung einen Behindertenbericht, in dem die Lage von Menschen mit Behinderungen in Deutschland dargestellt wird und das weitere geplante Vorhaben zur Integration auf der Basis der UN-Konventionen skizziert wird (▶ Abb. 20.1). Die Sonderrolle von Menschen mit Behinderungen soll weiter aufgehoben werden. Begriffe wie Integration, Inklusion (Fortführung der Integration), Teilhabe und Selbstbestimmung kommen im allgemeinen Sprachgebrauch an, mit dem Ziel ein Zusammenleben in allen gesellschaftlichen Bereichen (z. B. Schule, Arbeit, Wohnen, Einkaufen, Freizeit usw.) zu verwirklichen. Trotzdem vollzieht sich der Wandel an vielen Stellen nur langsam, da Vorurteile in der Gesellschaft tief verwurzelt und Berührungsängste stark ausgeprägt sind. An manchen Orten, wo die Arbeit mit Menschen mit Behinderungen über lange Zeit Tradition hat, entstehen jedoch „modellhafte" Strukturen der Integration.

20.1.2 Modelle und Definitionen

▶ **Medizinisches Modell.** Bedingt durch die geschichtliche Entwicklung, herrschte in Deutschland lange Zeit eine Defizit-orientierte Sicht insbesondere auf den Be-

Abb. 20.1 Rechte von Menschen mit Behinderung. Zusammenfassung des Übereinkommens der Vereinten Nationen über die Rechte von Menschen mit Behinderung (Bodelschwinghsche Stiftungen Bethel 2008).

griff der geistigen Behinderung (medizinisches Modell), verbunden mit Stigmatisierung und Diskriminierung. Geistige Behinderung wurde als unheilbares Krankheitsphänomen betrachtet, die Versorgung gestaltete sich demnach oft als eine Verwahrung statt Förderung der Betroffenen.

▶ **Soziales Modell.** Angestoßen durch den sozialen Wandel Ende des 20. Jahrhunderts begann die Diskussion über den Begriff der (geistigen) Behinderung, die bis heute nicht endgültig abgeschlossen ist. Als Gegenpol zum medizinischen Modell entwickelte sich nun das „soziale Modell", wonach Behinderung als mangelnde Integrationsleistung der Gesellschaft gesehen wurde. Man ist nicht behindert, sondern man wird – durch die Gesellschaft – behindert, so lautet die Ansicht im sozialen Modell. Ein Paradigmenwechsel begann.

Modell der WHO

Die WHO veröffentlichte 2001 mit der Internationalen Klassifikation der Funktionsfähigkeit, Behinderung und Gesundheit (ICF) ein Modell, das zur Erklärung des Behinderungsbegriffs von beiden Seiten zunehmend akzeptiert wird, siehe Kap. „Krankheit, Gesundheit, Behinderung, Prävention" (S.69) und Kap. „Geriatrische Prävention und Rehabilitation" (S.140). Der „biopsychosoziale Ansatz" des WHO-Modells versucht, medizinisches und soziales Modell zu einem gemeinsamen Modell zusammenzufassen. Behinderung wird dann als „interaktiver und sich entwickelnder Prozess" dargestellt, der abhängig von Gesundheitsproblem und Kontextfaktoren ist (DIMDI 2005). Neu an diesem Modell ist die Einbeziehung der Kontextfaktoren (= Umweltfaktoren). Während zuvor Behinderung als eine Art Charaktermerkmal des Einzelnen gesehen wurde, werden nun bewusst – neben den personenbezogenen Faktoren wie Alter, Geschlecht oder Lebensstil – auch Umweltfaktoren einbezogen.

Ein Mensch mit leichter geistiger Behinderung wird Schwierigkeiten haben, die Tageszeitung zu lesen bzw. zu verstehen. Die Sprache der Tageszeitung ist dann ein „behindernder" Umweltfaktor. Auf einer entsprechenden Internetseite mit leichter Sprache dagegen verstehen auch viele geistig behinderte Menschen die Inhalte. Dieses Modell wird inzwischen als Grundlage von vielen Bereichen (z.B. Medizin, Gesetzgeber …) auch für eigene Definitionen herangezogen. Das Modell bezieht sich allerdings auf den Behinderungsbegriff im Allgemeinen, nicht nur auf geistige Behinderung. Dadurch bleibt das Modell sehr weit gefasst und erfordert spezifischere Definitionen.

Heilpädagogische Definition der geistigen Behinderung

Ähnliche Wege geht daher die Heilpädagogik, die sich seit langem als Bezugswissenschaft der Behindertenarbeit versteht. Sie diskutierte früh die Abkehr von der Defizitorientierung hin zu einer mehrdimensionalen und relationalen Sichtweise (Lindmeier 2001) und bezieht sich u. a. auf folgende Definition der American Association of Mental Retardation (AAMR) von 1992:

Definition

„**Geistige Behinderung** bezieht sich auf substanzielle Einschränkungen der situativen Handlungsfähigkeit. Die intellektuellen Fähigkeiten sind signifikant unterdurchschnittlich; gleichzeitig liegen damit zusammenhängende Erschwernisse in zwei oder mehreren […] Bereichen des täglichen Lebens vor: Kommunikation, Selbstversorgung, Wohnen, Sozialverhalten, Benutzung der Infrastruktur, Selbstbestimmung, Gesundheit und Sicherheit, lebensbedeutsame Schulbildung, Arbeit und Freizeit" (zit. n. Lindmeier 2001).

Mit dieser Definition wird nachvollziehbar, dass geistige Behinderung ein sehr individuelles Phänomen mit verschiedenen intellektuellen Fähigkeiten ist. Dieses ist eng mit dem sozialen Umfeld verknüpft. Aus der Betrachtung der „situativen Handlungsfähigkeit" des täglichen Lebens leiten sich nach Erstellung eines „Kompetenzinventars" Unterstützungsgrade für den behinderten Menschen ab. Dies gleicht einer Auflistung der vorhandenen Fähigkeiten (▶ Tab. 20.1). Für die Pflegeberufe ist die kompetenz- und ressourcenorientierte Sichtweise des AAMR-Modells interessant. Sie berücksichtigt die Stärken und Fähigkeiten eines Menschen stärker als seine Defizite, auch wenn die Ressourcen bei Menschen mit ausgeprägter geistiger Behinderung manchmal minimal erscheinen.

Merke

„Geistige Behinderung muss als eine besondere Situation von Gesundheit angesehen werden." (Neuhäuser, Steinhausen 2003)

20.1.3 Medizinische Grundlagen

Lernaufgabe

Lesen und wiederholen Sie die Ausführungen über Gesundheit, Krankheit und Behinderung (S. 69) sowie Geriatrische Prävention und Rehabilitation (S. 140).

Definition und Einteilung

Unter dem Begriff **geistige Behinderung** findet sich kein einheitliches Krankheitsbild. Die geistige Behinderung wird aus medizinischer Perspektive meist anhand der organischen Schädigungen und Störungen sowie der dazugehörigen Syndrome beschrieben. Die Einteilung nach Schweregraden der geistigen Behinderung (leichte bis schwere geistige Behinderung, z. B. in der internationalen Klassifikation von Krankheiten ICD-10) wird kritisiert, ist aber insbesondere im alltäglichen Sprachgebrauch noch häufig zu finden. Ausgangspunkt sind die Messungen des Intelligenzquotienten. Die Messinstrumente gelten in Bezug auf Menschen mit geistiger Behinderung als äußerst fragwürdig, weil sie selten auf diese Personengruppe abgestimmt sind.

Tab. 20.1 Unterstützungsgrade der AAMR (n. Lindmeier 2001).

Unterstützungsgrad	Beschreibung	Beispiel
1. periodische Unterstützung	zeitweise, vorübergehend	• akute Erkrankung • Verkehrstraining
2. begrenzte Unterstützung	regelmäßig in einzelnen Lebensbereichen	finanzielle Unterstützung
3. ausgedehnte Unterstützung	permanent, zeitlich unbegrenzt, in mehreren Lebensbereichen	langfristige Haushaltshilfe, gleichzeitige Unterstützung am Arbeitsplatz
4. umfassende Unterstützung	zeitliche Konstanz und hohe Intensität	Unterstützung in vielen Lebensbereichen, meist lebenserhaltend

Als Erklärungsmodell wird zunehmend das ICF-Modell der WHO herangezogen.

Da die Gruppe der geistig behinderten Menschen verschieden ist, kann hier nur ein kurzer Überblick über die wichtigsten Grundlagen gegeben werden. In der Literaturliste finden sich Anregungen zum Ein- und Weiterlesen.

Praxistipp

Wenn Sie mit Menschen mit geistiger Behinderung arbeiten, informieren Sie sich bei erfahrenen Mitarbeitern oder anhand der Literatur über vorhandene Syndrome und deren Auswirkungen für den Betroffenen im Alltag. Umso leichter fällt Ihnen hinterher die Erstellung von Pflege- und Therapieplänen.

Ursachen

Nicht bei allen geistigen Behinderungen lassen sich die Ursachen genau bestimmen. Generell werden Strukturen oder Funktionen des Gehirns **vor** (prä-), **während** (peri-) oder kurz **nach** der Geburt (postnatal) geschädigt (▶ Abb. 20.2).

Als Folge treten frühkindliche Hirnschädigungen auf. Sie sind oft mit anderen Folgeerkrankungen oder zusätzlichen körperlichen Behinderungen verbunden. Die geistige Entwicklung, und damit auch die Persönlichkeitsentwicklung, ist beeinträchtigt (Hensle u. Vernooij 2000).

Hirntumoren, Morbus Korsakow und Wachkoma treten als Hirnschädigungen im Erwachsenenalter auf und können zu Formen kognitiver Beeinträchtigung führen, siehe Kap. „Pflege und Begleitung alter Menschen mit Erkrankungen des ZNS" (S. 570). Diese Personengruppe stellt eine wachsende Zahl der Pflegeempfänger in der Altenpflege dar. Allerdings führte diese Gruppe bis zum Eintreten der Schädigung üblicherweise ein normales Leben mit regulärer geistiger und körperlicher Entwicklung (z. B.: Lern- und Sprachentwicklung). Die Beeinträchtigung ergibt sich konkret aus der jeweiligen Hirnschädigung. Pflege kann üblicherweise auf die ehemals erworbenen Fähigkeiten sowie reguläres Lernverhalten aufbauen und z. B. leichter an frühere Denkvorstellungen, Interessen, Sprachvermögen usw. anknüpfen. Ein Mensch mit M. Korsakow vergisst z. B. schlichtweg, im Winter eine Jacke anzuziehen, vielleicht ist auch das Temperaturempfinden abhanden gekommen. Früher wusste er das. Ein Mensch mit geistiger Behinderung kann – ähnlich wie bei Kindern – nicht einschätzen, welche Kleidung für die augenblickliche Temperatur angemessen ist. Daher unterscheidet sich die Pflege von Menschen mit Hirnschädigungen im Erwachsenenalter von der erstgenannten Gruppe.

Symptome

So unterschiedlich die Schädigungen des Gehirns und dessen Folgen sein können, so unterschiedlich sind auch die gesundheitlichen Auswirkungen für die Betroffenen. Es gibt aber auch gemeinsame Aspekte, die auf viele Menschen mit geistiger Behinderung seit dem Kindesalter zutreffen. Typisch ist, dass die kognitive (= geistige) Entwicklung langsamer und oft nicht so linear verläuft wie normal. Oft wird in diesem Zusammenhang auch von einer Lernbehinderung gesprochen. Auf Grundlage des Entwicklungsmodells des schweizerischen Entwicklungspsychologen Piaget ergibt sich, dass Kinder und Erwachsene mit geistiger Behinderung

- **mehr Zeit** benötigen, „um ihre Informationsverarbeitungsprozesse zu automatisieren, sich Speicher-, Bearbeitungsstrategien und Wissen anzueignen",
- sensomotorische Entwicklungen und die Sprachentwicklung schwerer erwerben können. Das bedeutet, dass der **Entwicklungsverlauf nicht linear** ist,
- mehr **instabile Leistungen** zeigen, das heißt, sie müssen ihre Fähigkeiten immer wieder üben, damit sie sie nicht verlernen,
- sich **schwerer konzentrieren** können, umso schwerer und komplexer die Aufgabe ist,
- **auf Veränderungen schlechter reagieren** können und lieber im gewohnten Verhalten verharren,
- **Transferleistungen schwerer** bis gar nicht erbringen können. Das bedeutet, eine gelernte Strategie nicht auf neue Aufgaben übertragen zu können.

Andere Aspekte der Entwicklung, wie das Merken von Gesichtern, Dinge wiederfinden, motorische Abläufe, scheinen nicht oder deutlich weniger beeinträchtigt (Sarimski in Neuhäuser u. Steinhausen 2003, S. 45).

Merke

Diese Aspekte der Entwicklung bedeuten, dass Menschen mit geistiger Behinderung auf **lebenslanges Lernen** angewiesen sind, um einmal Gelerntes nicht wieder zu verlernen! Außerdem benötigen sie lebenslang klare Anleitung, Strukturierungshilfe und oft Rituale bei ihren Alltagsaufgaben. Je ausgeprägter die Behinderung ist, desto umfassender muss diese Hilfe erfolgen.

Bei leichter geistiger Behinderung und frühzeitiger Förderung kann eine fast durchschnittliche Intelligenz mit angemessenen kommunikativen Fähigkeiten (Sprechen, Schreiben und Lesen) erreicht werden. Bei schweren Schädigungen des Gehirns kann es sein, dass verbale Kommunikation kaum möglich scheint. Fröh-

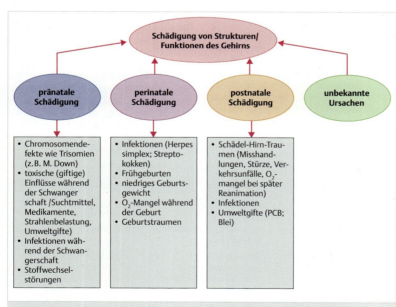

Abb. 20.2 Ursachen geistiger Behinderung. Verschiedene Ereignisse können zu einer geistigen Behinderung führen (Neuhäuser u. Steinhausen 2003).

lich (Begründer des Konzepts der Basalen Stimulation) geht aber davon aus, dass Fähigkeiten zur „basalen Kommunikation" gegeben sind. Darüber kann Wahrnehmung und Lernen gefördert werden, siehe Kap. „Basale Stimulation" (S. 213). Die Basale Stimulation stellt eine wichtige Kommunikationsbasis für Menschen mit ausgeprägter geistiger und körperlicher Behinderung dar.

Begleit- und Folgeerkrankungen

Zerebraler Anfall und Epilepsie

Bei Menschen mit geistiger Behinderung kommt es als Begleiterkrankung häufig zu zerebralen Krampfanfällen. Das wird vereinfacht oft als „Gewitter im Gehirn" bezeichnet.

Definition

„Epileptische Anfälle sind Störungen des Gehirns aufgrund kurz dauernder vermehrter und gleichzeitiger Entladungen von Nervenzellen" (Krämer 2000). Unter einer Epilepsie versteht man das **wiederholte** Auftreten von Krampfanfällen ohne erkennbaren Auslöser (z. B. Fieber).

Auch andere Erkrankungen mit Schädigungen des Gehirns können zu Epilepsien führen, ohne dass eine geistige Behinderung vorliegt, z. B. Hirntumoren, ein Apoplex und Diabetes mellitus.

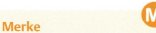

Merke

Viele Menschen mit einer geistigen Behinderung haben zusätzlich eine Epilepsie. Aber: Nicht jeder Mensch mit einer Epilepsie ist geistig behindert!

Die Internationale Liga gegen Epilepsie unterscheidet je nach Entstehungsort zwischen generalisierten und fokalen Anfällen. Während beim fokalen Anfall das Krankheitsgeschehen zunächst in einer umschriebenen Region der Hirnrinde stattfindet, sind beim generalisierten Anfall beide Gehirnhälften von Anfang an gleichzeitig betroffen. Beide Formen können sich in unterschiedlichen Anfallsformen äußern, abhängig von der betroffenen Hirnregion (▶ Abb. 20.3).

▶ **Fokaler Anfall.** Je nachdem, an welcher Stelle des Gehirns die Funktion durch die Anfallsaktivität gestört ist, kommt es bei einfach fokalen Anfällen z. B. zu Zuckungen, Versteifen oder unkontrollierten Bewegungen. Manche Menschen sehen Blitze, andere haben akustische Wahrnehmungen („visuelle oder akustische Aura"), ein verändertes Körpergefühl oder ganz andere Symptome wie ein gestörtes Sprachverständnis oder unwirkliche Erinnerungen. Es gibt fokale Anfälle mit und ohne Bewusstseinsstörung. Manche fokalen Anfälle gehen im Verlauf des Anfallsgeschehens in einen generalisierten Anfall über (sekundär generalisiert).

▶ **Generalisierter Anfall.** Generalisierte Anfälle beginnen in beiden Gehirnhälften gleichzeitig. Für Beobachter am dramatischsten und einprägsamsten zeigt sich der generalisierte tonisch-klonische Anfall (früher Grand mal genannt). Er verläuft üblicherweise in 3 Phasen (▶ Tab. 20.2).

▶ **Absencen.** Absencen dagegen wirken wie eine kurze geistige Abwesenheit des Betroffenen ohne Krampfen. Er ist nicht ansprechbar und hat hinterher Erinnerungslücken. Oft werden Absencen von ungeschulten Beobachtern gar nicht wahrgenommen. Auch sie gehören zu den generalisierten Anfällen.

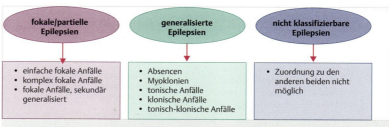

Abb. 20.3 Epilepsie. Klassifizierung epileptischer Anfallsformen (Internationale Liga gegen Epilepsie 1998).

Tab. 20.2 Phasen eines generalisierten tonisch-klonischen Anfalls mit Haupt- und Nebensymptomen (Krämer 2000).

Hauptsymptome (stets vorhanden)	Nebensymptome (teilweise vorhanden)
tonische Phase • Bewusstlosigkeit (Amnesie) • Hinstürzen/Umfallen (sofern Anfall im Stehen) • Versteifen des ganzen Körpers • weite, lichtstarre Pupillen • kurzer Atemstillstand	• Vorwarnung • Schrei zu Beginn des Anfalls • Verletzungen
klonische Phase • grobes Zucken (Krampfen) im Gesicht sowie an Armen/Beinen und Rumpf	• Blauverfärben der Haut (Zyanose) • Zungenbiss und sonstige Verletzungen • Einnässen
Nachphase • Wiederbeginn der Atmung • Wiedererlangen des Bewusstseins • Erschöpfungszustand	• Erregungszustand • Kopfschmerz • Harndrang

Definition

Absencen sind zumeist wenige Sekunden anhaltende, plötzlich beginnende reine Bewusstseinsstörungen.

Daneben gibt es die nicht klassifizierbaren Anfälle, die sich keiner der beiden vorherigen Gruppen zuordnen lassen (Klassifikation Internationale Liga gegen Epilepsie 1998).

Definition

Beim **Status epilepticus** dauert ein Anfall länger als 15 Minuten oder das Bewusstsein wird zwischen mehreren Anfällen nicht wiedererlangt. Der Status epilepticus ist ein Notfall und erfordert entsprechendes Handeln. Bei einem generalisierten klonisch-tonischen Anfall kann ein Status epilepticus lebensbedrohlich werden! Eine schnellstmögliche Unterbrechung ist notwendig. Üblicherweise geschieht das mit einem Benzodiazepin auf Anordnung des Arztes.

Praxistipp

Informieren Sie sich über die Epilepsieform des von Ihnen betreuten Bewohners. Was bedeutet das für ihn: Welche Anfälle bekommt er? Wie wird er therapiert? Bestehen ein Sturzrisiko und eine Helmpflicht? Darf er schwimmen gehen?

Diagnose und Therapie

Die Diagnosestellung erfolgt üblicherweise über Eigen-/Fremdanamnese, Anfallsbeschreibung und -beobachtung, EEG, Laboruntersuchungen sowie weitere bildgebende Verfahren (MRT, PET-CT, eine spezielle CT-Untersuchung ...) und neuropsychologische Tests. Neben der medikamentösen Therapie können bei fokalen Anfällen teilweise auch die betroffenen Hirnareale operiert werden (epilepsiechirurgischer Eingriff).

Bei alten Menschen mit geistiger Behinderung ist die jeweilige Epilepsieform üblicherweise mit Medikamenten eingestellt. Eine regelmäßige Einnahme ist wichtig. Einen Helm müssen nur die tragen, die trotz Medikamenten anfalls- und dabei auch sturzgefährdet sind.

Verhalten bei einem epileptischen Anfall

Das Verhalten der Helfer während eines Anfalls zeigt ▶ Abb. 20.4. Nach einem Anfall wird dieser genau dokumentiert.

Eine genaue Anfallsbeschreibung umfasst die Dokumentation folgender Sachverhalte:
- Wie lange dauerte der Anfall?
- Vorboten und Auslöser, die kann der Betroffene ggf. hinterher berichten (Beispiel: „Mir wurde übel" oder „Ich hatte eine Aura").
- Situationsbeschreibung darüber, was passiert ist. So kann z. B. notiert werden „stürzte wie ein Baum" oder „zuckte rhythmisch mit dem rechten Arm".
- Bewusstseinslage während des Anfalls: Betroffenen mit Namen ansprechen, z. B. „Herr Müller, hören Sie mich?" Hinterher fragen, was er gehört hat. Abhängig vom Schweregrad des Anfalls ggf. Vitalzeichenkontrolle durchführen (bei Status epilepticus).
- Postiktale Phase (= Nachschlaf-Phase) erfassen.

Die Anfallsbeschreibung gehört selbstverständlich in die Verlaufskurve des Betroffenen (▶ Abb. 20.4).

Ein Anfall – was soll ich tun?
- Ruhe bewahren, auf die Uhr schauen (Anfallsbeginn); genau beobachten, was passiert
- Schutz vor Verletzung (Stühle, Nachtschrank etc. aus dem Weg; weg von der Bordsteinkante usw.)
- weichen Gegenstand unter den Kopf legen
- ggf. überprüfen, Freiräumen bzw. Sichern der Atemwege (Zahn-Prothesen nur im Notfall entfernen → sie sollten bei Anfallspatienten immer sehr gut angepasst sein!)
- wenn nach 2–5min nicht beendet: Bedarfsmedikation/Notarzt!

STOP Was nicht hilft, sondern schadet:
- Gummikeil / Beißkeil zwischen die Kiefer → Verletzungen im Mundbereich
- Festhalten, fixieren → Luxationen, Frakturen

Abb. 20.4 Epileptischer Anfall. So verhalte ich mich richtig bei einem epileptischen Anfall.

Praxistipp

Bei Erkrankten, die trotz Therapie anfalls- oder statusgefährdet sind, sollte die Bedarfsmedikation in der Akte vermerkt sein!

Merke

Die Anfallsbereitschaft kann durch Schlafentzug, Fieber, flackerndes Licht (z. B. in Diskotheken), Stress und andere individuelle Faktoren gesteigert werden.

Bewegungsstörungen

Bedingt durch die Hirnschädigung kommt es neben der geistigen Behinderung oft zu unterschiedlichen Bewegungsstörungen, die sich z. B. in **Zerebralparesen** äußern. Bei Zerebralparesen liegen – durch die Hirnschädigung – Störungen im Nerven- und Muskelsystem vor, die eine willentliche Bewegungskoordination beeinträchtigen oder unmöglich machen. Der Muskeltonus ist häufig erhöht, kann aber gelegentlich auch schlaff sein. Es kommt zu unterschiedlich stark ausgeprägten Lähmungen der betroffenen Gliedmaßen. Sind alle 4 Extremitäten betroffen, spricht man von einer **Tetraplegie**. Die motorische Entwicklung dieser Menschen ist deutlich verlangsamt: Krabbeln, Gehen und Stehen wird meist nicht erlernt.

Menschen mit geistiger Behinderung und Tetraplegie werden häufig als schwerstbehindert bezeichnet. Dieser Begriff ist jedoch nicht klar definiert und sollte vermieden werden. Auch andere Bewegungsstörungen wie **Ataxien** sind häufig. Dabei kommt es je nach Art der Ataxie zu Gangunsicherheiten mit breitbeinigen – auch unsicher wirkenden oder überschießenden – Bewegungen.

Ebenso haben viele Menschen mit geistiger Behinderung einen ausgeprägten **Bewegungsdrang**, der gut durch leichten Sport oder Spaziergänge ausgeglichen werden kann. Wichtig zur Behandlung von Bewegungsstörungen, sowohl zur Linderung als auch zur Prävention, sind kontinuierliche physio- und ergotherapeutische Maßnahmen, aber auch das permanente Training im (Pflege-)Alltag.

Psychiatrische Erkrankungen

Vielfach treten neben der geistigen Behinderung im Laufe des Lebens psychiatrische Erkrankungen auf: **Ängste** und **Depressionen** sind häufig anzutreffen. Auch **Schizophrenien** und **Psychosen** liegen in der Prävalenz (= Häufigkeit) über der Normalbevölkerung. **Demenzielle Erkrankungen** treten insbesondere beim Down-Syndrom gehäuft auf. Gründe für die Häufung psychiatrischer Erkrankungen können in der eigenen Persönlichkeit, familiären und sozialen Faktoren liegen (z. B. Selbstkonzept, Versagenserlebnisse, elterliche psychische Störungen, soziale Stigmatisierung ...) oder ergeben sich aus biologischen Faktoren (Neuhäuser, Steinhausen 2003).

Außerdem treten häufig sog. **Stereotypien** auf: sich wiederholende, gleichförmige Bewegungen von Kopf, Händen und Körper. Sie äußern sich durch rhythmisches Bewegen des Kopfes oder auch Automanipulationen am eigenen Körper wie Beißen, Zupfen, Kratzen. Die Therapie ist wie bei Menschen ohne Behinderung, allerdings muss deutlich mehr auf Nebenwirkungen der Medikamente geachtet werden. Die Verträglichkeitsgrenze für Medikamente ist hier generell oft niedriger, insbesondere psychiatrische Nebenwirkungen treten schneller auf. Verhaltenstherapeutische Maßnahmen müssen von allen Mitarbeitern konsequent im Alltag umgesetzt werden.

Funktionelle Harninkontinenz

Viele Menschen mit geistiger Behinderung leiden unter **Enuresis**. Darunter versteht man eine funktionelle Harninkontinenz, also wiederholtes Einnässen ohne organische Schädigung ab dem 5. Lebensjahr. In der Anamnese ist zu erheben, ob ein spezielles Sauberkeitstraining durchgeführt wird oder besondere Inkontinenzhilfsmittel genutzt werden.

Essstörungen

Als weiteres Symptom treten häufig Essstörungen auf. Manche Menschen essen nicht essbare Substanzen oder essen abnorme Mengen. Auch vermehrter Speichelfluss tritt häufiger auf.

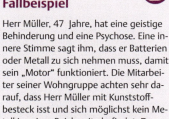

Fallbeispiel

Herr Müller, 47 Jahre, hat eine geistige Behinderung und eine Psychose. Eine innere Stimme sagt ihm, dass er Batterien oder Metall zu sich nehmen muss, damit sein „Motor" funktioniert. Die Mitarbeiter seiner Wohngruppe achten sehr darauf, dass Herr Müller mit Kunststoffbesteck isst und sich möglichst kein Metall in seiner Reichweite befindet. Da Herr Müller gut zu Fuß ist, ist das nicht immer einfach. Neulich hat er beim Tischabräumen doch einen kleinen Löffel erwischt und ihn verschluckt. Im Röntgenbild war er deutlich zu erkennen. Nun muss Herr Müller einige Tage Abführmittel nehmen und Sauerkraut essen. Die Mitarbeiter haben ihm ein Steckbecken in die Toilette gehängt, um zu überprüfen, ob der Löffel den Körper wieder verlassen hat. Eines Tages zupft Herr Müller dann die Mitarbeiter am Arm und bedeutet ihnen, mitzukommen: Stolz zeigt er das Metallobjekt im Steckbecken.

Syndrome am Beispiel des Down-Syndroms

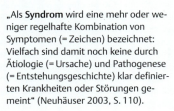

Definition

„Als **Syndrom** wird eine mehr oder weniger regelhafte Kombination von Symptomen (= Zeichen) bezeichnet: Vielfach sind damit noch keine durch Ätiologie (= Ursache) und Pathogenese (= Entstehungsgeschichte) klar definierten Krankheiten oder Störungen gemeint" (Neuhäuser 2003, S. 110).

Bei den geistigen Behinderung werden inzwischen zahlreiche Syndrome beschrieben. Sie basieren auf Stoffwechselstörungen, Genmutationen oder Fehlbildungen des Nervensystems. Die frühzeitige Diagnostik der Syndrome ist sinnvoll, um angemessene Therapie- und Förderungsmöglichkeiten zu erarbeiten. Exemplarisch soll hier das Down-Syndrom beschrieben werden, da es die häufigste Genmutation darstellt.

Ursachen und Symptome

Das Down-Syndrom ist eine **Chromosomenanomalie**. Es gehört zu den Trisomien (Tri = 3 oder 3-fach). Das heißt, dass ein Chromosom 3-fach statt doppelt vorhanden ist. Hier ist es das Chromosomenpaar 21, daher auch die Bezeichnung **Trisomie 21**. Es kommt zu Veränderungen der Erbinformation, die wiederum bestimmte Wachstums- und Funktionsveränderungen zur Folge haben:

- erhöhtes Risiko für Leukämie, Hepatitis B, Herzfehler, Herzerkrankungen oder Magen-Darm-Störungen
- Instabilität der oberen Halswirbelsäule mit Gefahr der Luxation (= Verrenkung, Auskugeln)
- vorzeitiges Altern
- deutlich erhöhtes Risiko für Alzheimer-Demenz

Typisch sind, neben anderen Symptomen, die schräg stehenden Lidachsen, weiter Augenabstand, flache Nasenwurzel und eine große, furchige, oft etwas vorgestreckte Zunge und Minderwuchs (Neuhäuser 2003, S. 178). Geistige und körperliche Entwicklung verlaufen eher verzögert. Bewegungen sind oft ungeschickt, unkoordiniert und auch die sprachliche Entwicklung bleibt teils unvollkommen und wirkt mitunter wie bei Kindern. Das kann dazu führen, dass Menschen mit Down-Syndrom in ihren (geistigen) Fähigkeiten unterschätzt werden, denn sie können durchaus eine fast durchschnittliche Intelligenz erreichen. Auch hier gibt es eine große Spannbreite, wie sich das Syndrom ausprägt. Menschen mit Down-Syndrom haben oft sehr ausgeprägte soziale Fähigkeiten, sind sehr einfühlsam und verfügen über ein gutes Imitationsvermögen. So werden beim Erzählen von Erlebtem Mitarbeiter schon mal täuschend echt nachgemacht. Unter günstigen Umständen und frühzeitiger gezielter Förderung sind einige Menschen mit Down-Syndrom in der Lage, ein fast selbstständiges Leben mit nur geringer Hilfestellung zu führen.

20.1.4 Geistige Behinderung und Altern

Das Altern von Menschen mit geistiger Behinderung entspricht dem „normalen" Alterungsprozess, findet aber ggf. schon frühzeitiger statt (z. B. beim Down-Syndrom). Es treten auch ähnliche geriatrische Probleme wie Seh- oder Hörstörungen, arthritische Beschwerden oder gerontopsychiatrische Erkrankungen auf, allerdings oft häufiger als bei Menschen ohne geistige Behinderung. In vielen Fällen (z. B. Demenz, Schmerzen) sind die Symptome jedoch nicht so offensichtlich, sondern wirken verschleiert oder schwächer ausgeprägt. Hinzu kommt, dass Menschen mit geistiger Behinderung ihre „Altersbeeinträchtigungen" entweder nicht so wahrnehmen oder nicht angemessen kommunizieren können. Wenn alte Menschen mit geistiger Behinderung z. B. plötzlich Rückzugstendenzen zeigen (ungewohnt aggressiv reagieren oder sich in sonstiger Weise anders verhalten als üblich), muss man immer auch an gesundheitliche Veränderungen oder Schmerzen denken und mögliche Ursachen abklären.

Merke

Geistige Behinderung ist kein Krankheitsbild! Menschen mit geistiger Behinderung sind eine völlig heterogene Personengruppe mit individuellen Einschränkungen und Stärken. Jeder dieser Menschen braucht daher individuelle Unterstützung in seiner täglichen Lebensgestaltung. Je genauer Sie über den Menschen informiert sind, desto besser können Sie ihn unterstützen.

20.2 Leben mit geistiger Behinderung

20.2.1 Leben und wohnen

Viele Menschen mit geistiger Behinderung lebten bisher entweder bei ihren Familien, in großen stationären Einrichtungen der Behindertenhilfe oder in kleineren Wohngruppen. Die hochbetagten Eltern der nun selbst alt gewordenen Menschen mit geistiger Behinderung versterben oder sind nicht mehr in der Lage, die Versorgung vollständig zu übernehmen. Damit stellt sich die Frage nach neuen Wohnmöglichkeiten. Grundsätzlich stehen alten Menschen mit geistiger Behinderung dieselben Wohnmöglichkeiten zur Verfügung wie anderen alten Menschen auch, siehe Kap. „Wohnen im Alter" (S. 989). Sie haben genauso das Recht, über ihren Wohnsitz zu entscheiden. Trotzdem muss anhand der Fähigkeiten und Bedürfnisse des Einzelnen die richtige Wahl herausgearbeitet werden.

Eine eigene Wohnung oder andere offene Wohnformen mögen verlockend erscheinen. Die neue Freiheit und damit neue, selbstständige Verpflichtungen können schnell zu Überforderung und schlimmstenfalls zur Verwahrlosung führen. Hier gilt es, gemeinsam nach den besten Möglichkeiten für den Einzelnen zu suchen und solche sehr bedeutsamen Schritte wie einen Wohnungswechsel gut zu planen und zu begleiten. Was für alte Menschen ohne Behinderung schon als große Veränderung gilt, ist für Menschen mit geistiger Behinderung oft ein Meilenstein.

20.2.2 Arbeit und Freizeit

Die meisten Menschen mit geistiger Behinderung haben viele Jahre lang in Werkstätten für behinderte Menschen (WfbM) zu festen Zeiten und in regelmäßigen Strukturen gearbeitet. Mit zunehmendem Alter steht auch für diese Menschen der Wechsel in den Ruhestand bevor. Menschen ohne Behinderung freuen sich, endlich Zeit für Hobbys oder Partner zu haben. Für Menschen mit geistiger Behinderung öffnet sich vielleicht ein riesiges Loch: Die gewohnten Strukturen und Kontakte fallen plötzlich weg. Eine neue Tagesstruktur muss geschaffen werden. Vielleicht müssen auch erst Interessen und Hobbys entdeckt werden. Menschen mit geistiger Behinderung haben oft großes Interesse an Aktivitäten, die die Sinne ansprechen: Musizieren, Tanzen, Malen, kreatives Gestalten, Sport, Arbeiten in der Natur (gärtnern) (▶ Abb. 20.5).

Diese Menschen benötigen individuelle und phantasievolle, manchmal unkonventionelle Unterstützung (Schwarte 2009, Bleeksma 2009). Es kann z. B. sinnvoll sein, einen langsamen, stufenweisen Ausstieg aus der WfbM zu planen. Wer sich ohne die WfbM „nutzlos" fühlt, kann vielleicht Aufgaben in der Wohngemeinschaft übernehmen.

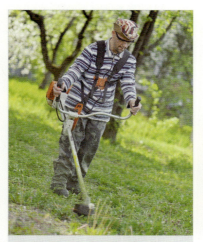

Abb. 20.5 Arbeiten in der WfbM. Wie vielen Menschen gibt die Arbeit einem Tag Struktur. (Foto: muro, Fotolia.com)

20.2.3 Finanzen

Problematisch ist die relative Armut dieser Menschen, da oft nur ein kleines Taschengeld zur Verfügung steht, um die persönlichen Bedürfnisse zu befriedigen. Die eigentliche Rente wird als Lohnersatzleistung vom Sozialhilfeträger einbehalten. Die Lebensqualität dieser Menschen wird dadurch eingeschränkt und im Vergleich zur Restbevölkerung entsteht eine deutliche Benachteiligung (Schwarte 2009). Staatliche finanzielle Unterstützung stehen Menschen mit geistiger Behinderung nach dem SGB IX (Sozialgesetzbuch; Rehabilitation und Teilhabe behinderter Menschen) und der Eingliederungshilfe nach BSHG § 39 (Bundessozialhilfegesetz; Eingliederungshilfe) zu. Bei pflegerischen Leistungen sollte die Pflegeversicherung greifen. Die Schwierigkeit im Alltag besteht darin, dass die Zuständigkeiten oft nicht klar geregelt sind und somit lange Zeit vergeht, bis geklärt ist, welcher Kostenträger für die Leistungen letztlich zuständig ist. Das bedeutet eine zusätzliche Belastung und finanzielle Einschränkung für die Betroffenen und deren Helfer und widerspricht Art. 3 des Grundgesetzes, wonach niemand wegen seiner Behinderung benachteiligt werden darf.

20.2.4 Soziale Beziehungen

Menschen mit geistiger Behinderung brauchen soziale Kontakte wie jeder Mensch. Durch ihre besondere Lebens- und Entwicklungssituation sind sie meist mehr als jeder andere auf Stabilität der Beziehungen angewiesen: Vertraute Personen sind wichtig. Bedingt durch Umzug in andere Wohnverhältnisse und den Ausstieg aus der WfbM brechen bei alten Menschen mit geistiger Behinderung oft gewohnte soziale Kontakte weg. Das betrifft häufig auch die Betreuung und Unterstützung durch vertraute Personen. Auch hier gilt es, sensibel auf die individuellen Bedürfnisse einzugehen, soziale Kontakte nach Möglichkeit aufrechtzuerhalten oder sich als neuer Mitarbeiter geduldig und einfühlsam mit dem neuen Bewohner vertraut zu machen, ihn und seine Lebensgeschichte kennen und verstehen zu lernen (▶ Abb. 20.6).

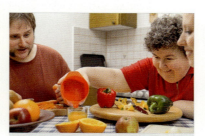

Abb. 20.6 Soziale Beziehungen. Gemeinsame Mahlzeiten geben dem Alltag Struktur. (Foto: M. Dörr, Fotolia.com)

20.3 Pflegekompetenz und pflegetherapeutische Maßnahmen

20.3.1 Welche Kompetenzen benötigen Pflegende?

Menschen mit geistiger Behinderung zählen zu den verletzbarsten Gruppen im Gesundheitsbereich. Aus den vorangegangenen Grundlagen klingt bereits an, dass die Betreuung und Pflege von Menschen mit geistiger Behinderung sehr anspruchsvoll und vielschichtig ist und auch nicht von einer Berufsgruppe allein gewährleistet werden kann. Das Gutachten zu Gesundheit und Behinderung (BeB 2001) spricht an dieser Stelle von **interdisziplinärer** bis hin zu **transdisziplinärer** Zusammenarbeit.

> **Definition**
>
> **Interdisziplinär** bedeutet die Zusammenarbeit verschiedener Berufsgruppen. **Transdisziplinär** meint, „dass Handlungselemente einer bestimmten Disziplin durch eine andere Disziplin in deren eigenen Handlungskontext übernommen und integriert mitvollzogen werden müssen (z. B. pflegerische Handlungen durch pädagogisches Personal)" (BeB 2001, S. 23).

Befragt man erfahrene Pflegende zu ihrer Arbeit mit Menschen mit geistiger Behinderung, ergibt sich neben Fachwissen und anderen berufstypischen Kompetenzen ein anspruchsvolles Kompetenzprofil, das Auszubildende zunächst erschrecken mag (Lettau 2003, Tiesmeyer 2003, ▶ Tab. 20.3).

Diese Kompetenzen sind aber größtenteils erlernbar. Die Bereitschaft, sich gerade als Neuling immer wieder neues Wissen anzueignen, ist neben zunehmender Erfahrung eine wichtige Grundlage zum Kompetenzerwerb.

▶ **Rollenkonflikte durch Supervision vermeiden.** Die meist umfassende Betreuung und Unterstützung in vielen Bereichen der Lebens- und Alltagsgestaltung kann schnell zu einem Rollenkonflikt führen. Persönlichkeitsstruktur, gesundheitliche Situation und Lebensgeschichte der Bewohner können dazu führen, dass die Mitarbeiter eine Art Ersatzfamilie werden. Regelmäßige Reflexion über die eigene

Tab. 20.3 Welche Voraussetzungen sind wichtig für die Pflege von Menschen mit geistiger Behinderung?

Fähigkeiten	Begründung
• Bereitschaft und Motivation, mit diesen Menschen zu arbeiten.	• Ideen einbringen, „Motor sein, ... um so ein Leben zu gestalten". • Fürsprecherrolle einnehmen und „aktives Widersetzen" gegen Strukturen und Vorurteile (Lettau 2003, S. 82–84, Tiesmeyer 2003, S. 66).
• Sich Zeit nehmen, • Einfühlungsvermögen.	• Bei oft eingeschränkter verbaler Kommunikation und verminderten kognitiven Fähigkeiten benötigen Menschen mit geistiger Behinderung für vieles mehr Zeit, Aufklärung, Einfühlungsvermögen, sie haben eine besondere Vulnerabilität.
• Umfassende Beobachtungs- und Analysefähigkeit – „Wachsamsein"; „ein Gefühl entwickeln".	• „Mikroskopische Veränderungen" wahrnehmen können, z. B. verschleierte Symptome. • Fachwissen mit dem Beobachteten und dem Wissen über den Menschen verknüpfen und daraus Schlussfolgerungen ziehen.
• Verlässliche, stabile Beziehungen gestalten, den Menschen „kennen".	• Fürsprecherrolle einnehmen, sodass Verletzbarkeit und Abhängigkeit der Bewohner und ihre Bedürfnisse adäquat wahrgenommen werden. • Bezugspflege und primäre Pflege ist Voraussetzung: häufiger Wechsel schadet der Lebensqualität der Bewohner.
• Professionelle Beziehungen gestalten.	• Beziehung ist durch die Lebensumstände oft enger in der Alltags-/Lebensgestaltung. • Auf Ausgewogenheit von Nähe und Distanz achten.
• Ausgeprägte Kommunikationsfähigkeit (verbal und nonverbal) haben.	• Lebenslanges Anleiten, Beraten und Begleiten akzeptieren. • Mimik, Gestik etc. angemessen einschätzen können. • Basale Kommunikation teils als einzige Möglichkeit der Körpererfahrung vorhanden. • Anleitung von anderen Mitarbeitern und • Austausch im Team ist wichtig (besitzt bei Menschen mit eingeschränkter Kommunikation hohen Stellenwert!)
• (Selbst-)Reflexionsfähigkeit und Teamarbeit pflegen.	• Verletzbarkeit/Schutzbedürftigkeit der Bewohner achten. • Selbstpflege (z. B. Nähe – Distanz) achten.
• Bereitschaft zu „pädagogischer" und psychiatrischer Pflege haben.	• Aufgrund der kognitiven Entwicklung und möglichen Folgeerkrankungen beinhalten Pflegemaßnahmen immer auch Anteile aus der psychiatrischen Pflege und Pädagogik.

Rolle, die Arbeit sowie die Beziehung zu den Bewohnern ist unerlässlich, um eine professionelle Beziehung zu gestalten. Die momentanen Strukturen des Gesundheitswesens sind mit immer knapperen zeitlichen und personellen Ressourcen auf die Bedürfnisse dieser Menschen nicht eingestellt. Daher stellt die Arbeit in der Behindertenhilfe für die Mitarbeiter eine große Belastung dar. Die Selbstpflege der Mitarbeiter bekommt einen besonderen Stellenwert.

20.3.2 Therapeutische Konzepte für die Pflege

Lernaufgabe

Erarbeiten Sie sich die Grundlagen der 4 unten aufgeführten Konzepte (Basale Stimulation, Kinästhetik, Biografiearbeit und Validation) anhand der Ausführungen in diesem Buch.

Im Bereich der Pflegewissenschaft gibt es bisher kein besonderes Konzept zur Pflege von alten Menschen mit geistiger Behinderung. Im Bereich der Behindertenarbeit werden Konzepte genutzt, die auch in der Pflegewissenschaft etabliert sind:

- **Basale Stimulation** ist in die pflegerischen Alltagshandlungen zu integrieren. Das geschieht, um bei Menschen mit eingeschränkten kognitiven und kommunikativen Fähigkeiten eine gezielte Förderung basaler Wahrnehmungsfähigkeiten zu erreichen.
- **Kinästhetik** fördert die Selbstständigkeit und Wahrnehmungsfähigkeit insbesondere im motorischen Bereich. Sie ist zum Erhalt der Fähigkeiten für Menschen mit geistigen und körperlichen Behinderungen wichtig.
- **Biografiearbeit** schafft eine Vertrauensbasis. Sie hilft gleichzeitig, Lebenssituationen und Verhaltensweisen von Menschen mit geistiger Behinderung besser verstehen und unterstützen zu können.
- **Validation** kann nicht nur bei demenziellen Erkrankungen, sondern auch Menschen mit geistiger Behinderung angewendet werden.

Insbesondere bei den beiden letztgenannten Konzepten muss eine Anpassung an die kognitiven und kommunikativen Fähigkeiten der Bewohner geschehen.

▶ **Assistenz und Empowerment.** In der Behindertenhilfe kommen immer mehr auch die Konzepte Assistenz und Empowerment zum Tragen. Assistenz beinhaltet die Unterstützung in allen notwendigen Lebensbereichen von beratender bis hin zur durchführenden Hilfe. Wichtig dabei ist die größtmögliche Selbstständigkeit und Entscheidungsfreiheit des betroffenen Menschen. „Empowerment" meint die Strategien und Maßnahmen, die zu eigenständigen und selbstbestimmten Entscheidungen bzw. Gestaltungsmöglichkeiten im eigenen Leben befähigen. Beide Konzepte sind unter dem Aspekt der Autonomie sehr bedeutsam, führen aber im Alltag mitunter in ein Spannungsfeld von Selbstständigkeit und Überforderung.

Lernaufgabe

Informieren Sie sich anhand der Literatur über die Konzepte „Assistenz" und „Empowerment". Diskutieren Sie mit Ihren Mitschülern, ob und wie diese Konzepte mit dem Modell der ABEDL verknüpfen lassen.

Praxistipp

Informieren Sie sich genau über die Fähigkeiten und die Lebensgeschichte eines Bewohners. Stimmen Sie Ziele und Maßnahmen im Therapieplan gut mit ihm ab: Je genauer Sie den Bewohner kennen, desto leichter fällt es Ihnen, angemessene Ziele mit ihm zu entwickeln und seine Fähigkeiten realistisch einzubringen.

20.3.3 Unterstützung im Bereich der ABEDL

Die Aufgaben und Ziele in der Pflege von alten Menschen mit geistiger Behinderung ergeben sich aus den grundlegenden pflegerischen Aufgabenfeldern:
- Gesundheit fördern und wiederherstellen,
- Krankheit verhindern,
- Leiden lindern.

Sie sind immer dem individuellen Unterstützungsbedarf der Bewohner angepasst.

Dabei nimmt das Fördern und Erhalten von Gesundheit und Selbstständigkeit einen besonderen Stellenwert ein. So ist bei Menschen mit geistiger Behinderung das Bewusstsein für die Notwendigkeit regelmäßiger Vorsorgeuntersuchungen meist nur gering vorhanden. Gleichzeitig besteht aber ein erhöhtes Risiko, Folgeerkrankungen zu erleiden. Pflegende haben die Aufgabe, Bewusstsein für Gesundheit zu schaffen und zu fördern. Wichtig ist die regelmäßige Einhaltung von vorbeugenden und gesundheitserhaltenden Maßnahmen.

Anhand der ABEDL soll nun verallgemeinernd dargestellt werden, welche pflegetherapeutischen Aufgaben und Maßnahmen für alte Menschen mit geistiger Behinderung wichtig sind. Grundlegende, bereits beschriebene Maßnahmen treffen auch bei Menschen mit geistiger Behinderung zu. Durch die ausgeprägte Heterogenität dieser Gruppe ist eine genaue und individuelle Anamnese zwingende Voraussetzung für einen angepassten Pflege- und Therapieplan.

Kommunizieren können

Menschen mit geistiger Behinderung benötigen eine leichte Sprache mit einfachen Wörtern und Sätzen. Ähnlich der Kommunikation mit demenziell erkrankten Menschen kann es sinnvoll sein, Sätze zu wiederholen. Sie werden dann leichter verstanden. Gleichzeitig bieten sich nonverbale Signale, Bilder und Symbole zur Verwendung an. Bewohner mit geistiger Behinderung wirken in Sprache und Verhalten mitunter wie Kinder. Trotzdem sind es erwachsene Menschen mit individueller Lebensgeschichte und Erfahrung. Sie sollten als solche behandelt und angesprochen werden. Die Tatsache, dass ein Mensch mit geistiger Behinderung einen Mitarbeiter duzt, ist kein Grund, ihn ebenfalls zu duzen. In langjährigen Betreuungssituationen oder Einzelfällen kann es sein, dass Bewohner sich beim „Siezen" nicht angesprochen fühlen und nicht reagieren. Das sind immer Einzelfälle, die auf Basis professionellen und ethischen Pflegehandelns getroffen werden!

Fallbeispiel

Frau Römer hat eine geistige Behinderung und eine Tetraplegie. Sie benötigt Übernahme und Unterstützung bei fast allen Pflegemaßnahmen im täglichen Leben. Sprechen kann sie nicht. Aber beim Baden juchzt sie immer und schlägt mit den Händen ins Wasser. Schon bei der Ankündigung der Mitarbeiter „Monika, heute geht's in die Badewanne!" schlägt sie vor Freude mit den Händen und lacht.

Praxistipp

Menschen mit ausgeprägter geistiger und körperlicher Behinderung können sich auf basaler Ebene wahrnehmen. Auch wenn sie sich wenig bis gar nicht verbal oder nonverbal äußern können. Achten Sie hier besonders auf den Einsatz basalstimulierender Maßnahmen. Oft ist es für diese Menschen die einzige Möglichkeit zur Körper- und Selbstwahrnehmung und Beziehungsgestaltung.

Eine angepasste verbale und nonverbale Kommunikation ist ein grundlegender Aspekt, der sich auf alle anderen Pflegemaßnahmen und letztlich die gesamte Lebensqualität auswirkt. Bedingt durch den lebenslangen, kontinuierlichen Anleitungsbedarf und die umfassende Beziehungsgestaltung hängt professionelle Pflege von Menschen mit geistiger Behinderung stark von der Gestaltung der Kommunikation ab. Menschen mit geistiger Behinderung sind – je nach geistiger Entwicklung – nicht immer in der Lage, alle Situationen, die sie betreffen, sofort einzuschätzen und zu verstehen. **Ängste** und **Verunsicherung** entstehen, die sich in Rückzug, Unsicherheit oder auch Aggression äußern können. Einfühlsames Verstehen und verständliches Erklären darüber, was gerade geschieht, sind unerlässlich.

Hinzu kommt bei den alten Menschen mit geistiger Behinderung, dass sie noch die Zeit des Nationalsozialismus und der Langzeitinstitution erlebt haben. Teilweise existenzielle, lebensbedrohliche Erfahrungen prägen diese Menschen und führen im Alltag zu Situationen, die ohne entsprechendes Wissen und sensibles Verhalten schnell zur Eskalation führen können.

Mit den Worten „duschen gehen" wurde im Nationalsozialismus der Weg in die Gaskammer umschrieben. Menschen dieser Generation erleben oft auch heute noch panische Ängste, wenn sie z. B. durch unbedachte Wortwahl daran erinnert werden.

Sich bewegen können

Bedingt durch körperliche Behinderungen oder neurologische Funktionsstörungen kommt es häufig zu unterschiedlichen Einschränkungen der Beweglichkeit. Viele Bewohner besitzen individuell angepasste Hilfsmittel: orthopädische Schuhe, speziell angepasste Rollstühle oder Lagerungsmaterial. Diese speziell angepassten Hilfsmittel sind kein Luxus, sondern helfen zum einen, größtmögliche Selbstständigkeit zu fördern und zu erhalten, und zum anderen, Folgeerkrankungen wie Muskelkontraktionen und Dekubiti vorzubeugen.

Praxistipp

Nutzen Sie in jedem Fall die angepassten Hilfsmittel und überprüfen Sie regelmäßig Passgenauigkeit und Funktionstüchtigkeit wegen möglicher Sturz- oder Dekubitusgefahr! Notwendige Reparaturen sollten unverzüglich durchgeführt werden. In dieser Zeit ist erhöhte Aufmerksamkeit für „Unfall-Situationen" oder mögliche Folgeschäden wichtig.

Vitale Funktionen des Lebens aufrechterhalten können

Die Beobachtung und Erhebung von Vitalzeichen ist aufgrund von Folgeerkrankungen oft unerlässlich. Gleichzeitig ist es wichtig, „Ausgangswerte" zu besitzen, um Abweichungen zu erkennen, die oft nicht den „klassischen" Symptomen und Werten entsprechen.

Fallbeispiel

Als Peter Schneider heute Morgen in das Zimmer von Frau Römer kommt, um sie zu waschen, hat er das Gefühl, dass etwas anders ist als sonst. Aufmerksam beobachtet er sie, ihre Atmung scheint normal, aber sie wirkt sehr schläfrig. Blutdruck und Puls sind unauffällig, die Messung der Körpertemperatur ergibt einen Wert von 37,4 °C. Normalerweise kein Grund zur Sorge, aber Peter Schneider weiß, dass Frau Römer normalerweise höchstens eine Körpertemperatur von 36,5 °C hat. Für sie bedeutet dieser Wert Fieber. Im Verlauf des Tages nimmt er ein leichtes Rasseln und Brodeln bei der Atmung wahr. Zusammen mit der erhöhten Temperatur, vermutet er eine Erkrankung der Atemwege und informiert den Hausarzt.

Merke

Lungenentzündung und andere Atemwegserkrankungen sowie Darmverschluss und andere Darmerkrankungen gehören zu den häufigsten Todesursachen, insbesondere bei Menschen mit ausgeprägter mehrfacher Behinderung (Neuhäuser 2003, S. 220).

Schmerz ist ein weiteres wichtiges „Vitalzeichen", auf das es zu achten gilt, siehe Kap. „Pflege und Begleitung alter Menschen mit akuten und chronischen Schmerzen" (S. 688) (Lettau 2003). Bedingt durch Behinderung und Folgeerkrankungen erleben alte Menschen mit geistiger Behinderung häufiger schmerzhafte Situationen als Menschen ohne Behinderung. Gleichzeitig sind sie oft nicht in der Lage, Schmerzen angemessen zu äußern. Eine adäquate Schmerzbehandlung findet kaum statt. Schon minimale Änderungen in Mimik, Gestik oder Verhalten können ein Hinweis auf Schmerzen sein. Besteht der Verdacht auf Schmerzen, müssen Ursachen gesucht und behandelt werden. In Absprache mit dem Team sollte eine Schmerztherapie begonnen und evaluiert werden.

Praxistipp

Bei bevorstehenden schmerzhaften Prozeduren verabreichen Sie nach Absprache mit dem zuständigen Arzt ein angemessenes Schmerzmittel (Expertenstandard Schmerzmanagement). Das hilft zum einen, Schmerzen zu verhindern, und verringert zum anderen Ängste vor dieser und folgenden Prozeduren.

Essen und trinken können

Spezielle Essstörungen können bei Menschen mit geistiger Behinderung auftreten und eine gezielte Pflege erfordern.

Praxistipp

Bei notwendigen Diätplänen (z. B. Diabetes mellitus) berücksichtigen Sie in Absprache mit dem interdisziplinären Team in besonderem Maße die Vorlieben des Bewohners und die Realisierbarkeit der Maßnahmen. Es kann für das grundsätzliche Pflegeziel (z. B. stabile Blutzuckerwerte) durchaus sinnvoll sein, z. B. die Tafel Schokolade offiziell zu erlauben. Dadurch erlangt man zwar etwas höhere, dafür aber stabile Blutzuckerwerte und verhindert permanente Blutzuckerschwankungen durch „heimliche" Naschaktionen.

Insbesondere bei Mehrfachbehinderungen ist die normale Nahrungsaufnahme oft gestört. Es kommt zu Aspirationen (häufigste Todesursache!), die oftmals nur durch das Legen einer PEG-Sonde verhindert werden können. Mitunter kommt es zu einem „Hochwürgen" der Nahrung. Eine umfassende und gezielte Beobachtung gehört neben den typischen Maßnahmen der Aspirationsprophylaxe wie Andicken oder Pürieren der Nahrung selbstverständlich dazu.

Ausscheiden können

Funktionelle Inkontinenz und die Gefahr von Magen-Darm-Erkrankungen treten gehäuft auf und erfordern die entsprechenden medizinischen und pflegetherapeutischen Maßnahmen.

Praxistipp

Informieren Sie sich in der Anamnese über die bisherigen Pflegemaßnahmen. Achten Sie bei der Ernährung auf ausreichende Flüssigkeitszufuhr: Damit vermindern Sie das Risiko eines mechanischen Darmverschlusses.

Sich pflegen und kleiden können

Die Unterstützung im Bereich Körperpflege und Kleiden kann von leichter Anleitung und Unterstützung bis zur vollständigen Übernahme reichen. Ein besonderes Augenmerk ist auf die Hautpflege und Mundhygiene zu richten. Basalstimulierende Maßnahmen sollten besonders bei mehrfacher Behinderung in die Körperpflege integriert werden: „Pflegemaßnahmen besitzen stets einen wichtigen kommunikativen Aspekt. Bei schwerstbehinderten Menschen sind sie oftmals lebenslang eine Hauptquelle von Körpererfahrung und der Hauptweg der Beziehungsaufnahme zu Dritten" (BeB 2001, S. 39).

Sich beschäftigen können, lernen, sich entwickeln können

Dieser Bereich ist ein weiterer „roter Faden" in der Pflege von alten Menschen mit geistiger Behinderung. Lebenslanges Lernen ist durch die Lernbehinderung auch im Alter von besonderer Bedeutung. Auf diese Weise werden erlernte Fähigkeiten nicht verlernt und so lange wie möglich trainiert. Das Lernen betrifft alle alltags- und lebensgestaltenden Aufgaben für den Einzelnen. Tagesstrukturierende Aufgaben müssen erarbeitet und begleitet werden, insbesondere nach dem Ende des Arbeitslebens in einer Werkstatt für Menschen mit Behinderung (=WfbM). Die Zusammenarbeit mit Tagesstätten und entsprechend qualifizierten Mitarbeitern und Therapeuten ist selbstverständlich (▶ Abb. 20.7).

Die eigene Sexualität leben können

Alte Menschen mit geistiger Behinderung haben das gleiche Recht darauf, sich als Mann oder Frau zu verhalten, wie jeder Mensch. Das beginnt mit dem Tragen geschlechtsspezifischer Kleidung und führt bis zur (intimen) Partnerschaft mit einem anderen Menschen (▶ Abb. 20.8). Pflegende müssen dabei individuell und sensibel unterstützen: Sexualität wurde Menschen mit geistiger Behinderung in der Vergangenheit lange Zeit abgesprochen. Viele alte geistig behinderte Menschen wurden im Nationalsozialismus zwangssterilisiert. Besonders in Institutionen wurde früher kaum auf Wahrung der Intimsphäre geachtet: Wie selbstverständlich wurden mehrere Menschen gleichzeitig in großen Badezimmern gewaschen und nackt zum Anziehen in ein anderes Zimmer geschickt. Die Traumata bestehen bis heute und führen in vielen Alltags- und Pflegesituationen zu Problemen, z. B. beim Führen einer Partnerschaft, Intimpflege oder einer nötigen Katheterisierung. Diese Situationen erfordern einfühlsames und verständnisvolles Handeln der Pflegenden.

Spannungsfeld sexuelle Gewalt

Menschen mit geistiger Behinderung haben oft nicht gelernt, mit Sexualität unseren kulturellen Werten entsprechend umzugehen. Das führt dazu, dass sie mitunter Grenzen nicht angemessen einhalten. Dieses Verhalten wird von anderen als

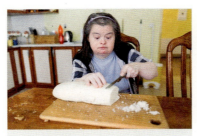

Abb. 20.7 **Tagesstrukturierung.** Hilfe bei der Küchenarbeit strukturiert den Tag. (Foto: muro, Fotolia.com)

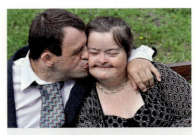

Abb. 20.8 **Beziehungen gestalten.** Eine Partnerschaft kann glücklich machen. (Foto: muro, Fotolia.com)

schamverletzend oder sexuell herausfordernd empfunden.

Gleichzeitig werden sie leicht Opfer sexueller Gewalt. Befasst man sich näher mit dem Thema, erfährt man, dass viele Bewohner in ihrer Vergangenheit vergewaltigt wurden. Menschen mit geistiger Behinderung benötigen einfühlsame Unterstützung, um zu lernen, mit diesem Spannungsfeld umzugehen und ihre Sexualität angemessen leben zu können, aber auch, um sexuelle Übergriffe erkennen und sich dagegen wehren zu können.

Die Abhängigkeit zu professionellen Betreuern kann hier eine weitere Problematik bergen. Zum einen kommt für Pflegende auch wieder die Fürsorge für die Bewohner zum Tragen, zum anderen kann eine Grenzüberschreitung des Bewohners schnell an die eigenen Grenzen führen. Damit ist diese ABEDL eine besondere Herausforderung an die Professionalität Pflegender, da hier wohl mehr als in jeder anderen ABEDL **immer** die eigene Intimität betroffen wird. Es erfordert u.a. Wissen und Auseinandersetzung über eigene und kulturelle sexuelle Werte sowie das Wissen über professionelles Verhalten bei (Verdacht auf) Missbrauch und permanente Reflexion allein und im Team, um sich in diesem Spannungsfeld professionell zu verhalten.

Für eine sichere und fördernde Umgebung sorgen können

Aufgrund der geistigen und mitunter körperlichen Behinderung ist auch dieser Aspekt von zentraler Bedeutung und wirkt sich auf alle Lebens- und Pflegesituationen aus. Sicherheit, Fördern und Lernen sind notwendige Alltagsaufgaben, die neben der Pflegehandlung immer auch pädagogisches Handeln erfordern.

Sicherheit geben bei pflegerischen Handlungen

Bedingt durch die geistige Behinderung geht es aber nicht nur um die sichere Umgebung, sondern auch um **Sicherheit** als „Gefühl" von Sicherheit in Situationen, die nicht immer sofort verstanden werden. Sicherheit geben:

- **Ritualisierte (Pflege-)Handlungen.** Mitunter sind es sogar die täglich gleichen Worte bei der Umsetzung einer Aufgabe, die dem Bewohner Sicherheit geben und helfen, die Aufgabe (z. B. Anziehen) zu lösen.
- **Klare Strukturen** bei der Gestaltung und Anleitung von (Pflege-)Maßnahmen und Alltags- und Tagesaktivitäten.
- **Einfache und eindeutige Kommunikation.** Darunter fällt auch das Aufklären über bevorstehende Tätigkeiten, Situationen oder eventuelles Nachbesprechen von erlebten Situationen.
- **Zeit nehmen** für die jeweiligen Maßnahmen und dem Bewohner ausreichend Zeit geben, sich auf die jeweilige Situation oder Maßnahme einzustellen.

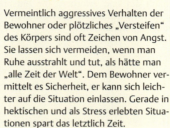

Praxistipp

Vermeintlich aggressives Verhalten der Bewohner oder plötzliches „Versteifen" des Körpers sind oft Zeichen von Angst. Sie lassen sich vermeiden, wenn man Ruhe ausstrahlt und tut, als hätte man „alle Zeit der Welt". Dem Bewohner vermittelt es Sicherheit, er kann sich leichter auf die Situation einlassen. Gerade in hektischen und als Stress erlebten Situationen spart das letztlich Zeit.

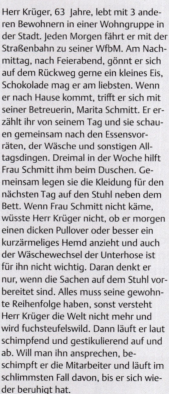

Fallbeispiel

Herr Krüger, 63 Jahre, lebt mit 3 anderen Bewohnern in einer Wohngruppe in der Stadt. Jeden Morgen fährt er mit der Straßenbahn zu seiner WfbM. Am Nachmittag, nach Feierabend, gönnt er sich auf dem Rückweg gerne ein kleines Eis, Schokolade mag er am liebsten. Wenn er nach Hause kommt, trifft er sich mit seiner Betreuerin, Marita Schmitt. Er erzählt ihr von seinem Tag und sie schauen gemeinsam nach den Essensvorräten, der Wäsche und sonstigen Alltagsdingen. Dreimal in der Woche hilft Frau Schmitt ihm beim Duschen. Gemeinsam legen sie die Kleidung für den nächsten Tag auf den Stuhl neben dem Bett. Wenn Frau Schmitt nicht käme, wüsste Herr Krüger nicht, ob er morgen einen dicken Pullover oder besser ein kurzärmeliges Hemd anzieht und auch der Wäschewechsel der Unterhose ist für ihn nicht wichtig. Daran denkt er nur, wenn die Sachen auf dem Stuhl vorbereitet sind. Alles muss seine gewohnte Reihenfolge haben, sonst versteht Herr Krüger die Welt nicht mehr und wird fuchsteufelswild. Dann läuft er laut schimpfend und gestikulierend auf und ab. Will man ihn ansprechen, beschimpft er die Mitarbeiter und läuft im schlimmsten Fall davon, bis er sich wieder beruhigt hat.

Sicherheit geben bei der Medikamenteneinnahme

Menschen mit geistiger Behinderung nehmen oft eine Vielzahl von Medikamenten ein. 6–8 Tabletten pro Gabe sind dabei keine Seltenheit. Auch daraus ergibt sich ein Sicherheitsrisiko. Niemand weiß, wie die Medikamente untereinander wirken. Auch bei der Dosierung wird meist von allgemein gültigen Dosierungsempfehlungen ausgegangen. Gerade bei älteren Menschen mit geistiger Behinderung sind diese aber nicht ausreichend erforscht, leicht kommt es zu Überdosierungen, weil Menschen mit geistiger Behinderung oft eine geringere Verträglichkeitsgrenze haben. Durch Stoffwechselverschiebungen, Ernährungsgewohnheiten oder Begleiterkrankungen, z. B. Leber- und Nierenerkrankungen, kann es zu weiteren Verschiebungen der Medikamentenwirkung kommen.

Auch Nebenwirkungen, gerade aus dem psychiatrischen Bereich, treten häufiger auf. Problematisch ist, dass die Symptome von Überdosierung oder Nebenwirkungen bei Menschen mit geistiger Behinderung in vielen Fällen nicht erkannt werden: Der Bewohner äußert Beschwerden nicht angemessen, Symptome stellen sich verschleiert und nicht so deutlich dar, auffälliges Verhalten oder Verhaltensänderungen werden oft, gerade wenn man den Bewohner nicht so gut kennt, seiner Behinderung zugeschrieben. Pflegende müssen regelmäßig mit dem Arzt überprüfen, ob Medikamente abgesetzt oder niedriger dosiert werden müssen. Vor allem bei Psychopharmaka ist auf Nebenwirkungen oder Überdosierung zu achten.

Merke

Die sichere Gestaltung der Umgebung ergibt sich aus der jeweiligen individuellen Behinderung und entspricht den Maßnahmen bei körperlicher Behinderung (z. B. Barrierefreiheit) oder psychischer Erkrankung.

Soziale Kontakte, Beziehungen und Bereiche sichern und gestalten können

Alte Menschen mit geistiger Behinderung benötigen Unterstützung bei der Gestaltung sozialer Beziehungen. Beim Wechsel der Wohnsituation oder Ausscheiden aus der WfbM gilt es, gewohnte Beziehungen möglichst aufrechtzuerhalten. Wenn das nicht möglich ist, muss beim Aufbau eines neuen sozialen Netzwerks unterstützt werden.

Praxistipp

Berufskleidung und das Tragen eines Namensschilds sind ebenso wie das „Siezen" der Bewohner kleine, aber oft effektive Maßnahmen. Damit werden die Beziehung auf professioneller Ebene gehalten und eigene Grenzen gewahrt.

Mit existenziellen Erfahrungen des Lebens umgehen können

Das Ausscheiden aus der WfbM oder ein Wohnungswechsel kann eine existenzielle Erfahrung sein. Diese muss umfassender unterstützt werden als bei Menschen ohne geistige Behinderung. Alte geistig behinderte Menschen machen vielleicht erstmals die Erfahrung, dass vertraute Menschen in ihrem sozialen Umfeld versterben. Der Umgang mit Trauer, Tod und Sterben muss dann gemeinsam erarbeitet oder verarbeitet werden. Aufgrund der Lebensgeschichte und den Erfahrungen von Diskriminierung ist es wichtig, existenzfördernde Erfahrungen zu unterstützen. Oft sorgen schon Kleinigkeiten für Wohlbefinden und Freude. Da die geistigen Möglichkeiten zur Angstminderung oder zum Verstehen einer Situation oft eingeschränkt sind, werden existenzgefährdende Erfahrungen oft als sehr bedrohlich wahrgenommen.

Fazit

Es wird deutlich, dass die Pflege und Betreuung alter Menschen mit geistiger Behinderung sehr komplex ist und über die üblichen Pflegemaßnahmen deutlich hinausgeht. Die Zusammenarbeit im Team und der kontinuierliche fachliche Austausch sind zwingend notwendig für professionelles Arbeiten. Insbesondere in Arbeitsfeldern der Behindertenhilfe zeigt sich, dass die Forderung nach transprofessioneller Arbeit des BeB (= die Integration berufsfremder Tätigkeiten in den eigenen Aufgabenbereich) oftmals gut umgesetzt werden (Tiesmeyer 2003): Altenpflegende integrieren pädagogische Aspekte in ihre pflegerischen Aufgaben. Oftmals werden aber auch allgemeine Pflegeaufgaben von pädagogischen Mitarbeitern oder Heilerziehungspflegenden übernommen. Altenpflegende haben dann die Aufgabe, diese Mitarbeiter für pflegerische Besonderheiten zu schulen, z. B. die Haut bei der Körperpflege zu beobachten, den pflegerischen Therapieplan zu erstellen, Arzttermine zu koordinieren. Die Aufgaben ähneln dann eher dem Case-Management (Fallmanagement).

20.3.4 Ethische Herausforderungen/ Spannungsfelder

Ein Blick in die Geschichte von Menschen mit geistiger Behinderung macht deutlich, warum diese Menschen nach wie vor oft Vorurteilen und Stigmatisierungen ausgesetzt sind. Die Lebensgeschichte und die Lebenserfahrung dieser Menschen machen zusammen mit ihren gesundheitlichen Einschränkungen und Besonderheiten die außerordentliche Verletzlichkeit dieses Personenkreises aus. Ethische Prinzipien und eine eigene professionelle ethische Grundhaltung bestimmen daher die Arbeit mit diesen Menschen. Häufig kommt es im Alltag zu Spannungsfeldern wie „Selbst- und Fremdbestimmung" oder „Strukturen gegenüber Freiheit".

Selbst- und Fremdbestimmung

Einerseits soll möglichst viel selbstbestimmtes Handeln und Entscheiden ermöglicht werden, andererseits ist das mitunter aufgrund der Behinderung oder Folgeerkrankungen nicht möglich. Entscheidungen müssen von Mitarbeitern möglichst im Sinne des Bewohners getroffen werden. Mitarbeiter müssen häufig eine Fürsprecherrolle einnehmen, um die Interessen der Bewohner zu wahren und durchzusetzen. Oder sie müssen, z. B. unter Sicherheitsaspekten, Wünsche der Bewohner ablehnen.

Gewähren Mitarbeiter unrealistische Selbstbestimmungsmöglichkeiten, kann es zunächst zu Überforderung der Bewohner, schlimmstenfalls bis zur Verwahrlosung kommen. Andererseits sind auch Menschen mit ausgeprägter geistiger Behinderung zu manchmal klein erscheinenden Entscheidungen in der Lage. So kann die Pflege ihnen z. B. die Entscheidung über Tee oder Kakao auf jeden Fall ermöglichen. Dieser Komplex stellt ein Spannungsfeld mit hohem Konfliktpotenzial dar, auch im Team.

Strukturen gegenüber Freiheit

Strukturen geben Menschen mit geistiger Behinderung Sicherheit in der Alltags- und Lebensgestaltung. Strukturen, insbesondere institutionelle, können aber auch einengen und die Individualität beschneiden. Auch in diesem Spannungsfeld gilt es, individuell und angemessen zu agieren. Ethische Grundlagen und Prinzipien (S. 109) können eine Entscheidungshilfe bieten, um gemeinsam mit Bewohner und Team zu individuellen Lösungen auf professioneller Ebene zu kommen.

Lernaufgabe

Bearbeiten Sie das folgende Beispiel anhand folgender Fragen:
- Wo sehen Sie das Problem?
- Welche ethischen Prinzipien und deren Aspekte erkennen Sie?
- Welche Aspekte haben Vorrang vor anderen?
- Sammeln Sie in Ihrer Lerngruppe oder Klasse Ideen, wie die Situation anders hätte gelöst werden können und diskutieren Sie die Vorschläge gemeinsam!

Fallbeispiel

- Zivi Sven hat es eilig heute Morgen: Er ist mit Margaritha alleine zur Betreuung in der Wohngruppe. Prima! Jetzt kann Sven einmal zeigen, was er alles kann. Er soll Herrn Meyer beim Waschen und Anziehen helfen. Herr Meyer soll pünktlich in die WfbM gehen. „Und vergiss nicht, ihn hinterher einzucremen, besonders die Hände. Da musst du drauf achten", gibt Margaritha Sven mit auf den Weg. Herr Meyer hat ein Down-Syndrom und wirkt auf Sven wie ein kleines Kind – er spricht auch so. Dabei ist er schon 59 Jahre alt. Er ist eigentlich ganz freundlich und lacht auch gern. Aber stur ist er. Immer will er seinen Kopf durchsetzen. Wenn das nicht klappt, kommt es auch vor, dass er sich vor Ärger in den Handrücken beißt. Herr Meyers Haut ist ganz empfindlich und reißt leicht ein. Kollegin Christa kann gut mit ihm umgehen. Sie bietet ihm oft Kompromisse oder kleine „Belohnungen" an. Wenn das für ihn verlockend erscheint, macht er auch mit. Herr Meyer duscht gerne lange. Eine halbe Stunde kann Herr Meyer unter der Dusche stehen und sich gründlich einseifen. Jeder winzige Hautflecken muss mit Seife bedeckt sein und alles schön der Reihe nach. Eigentlich muss Sven nur daneben stehen, aufpassen, dass er nicht ausrutscht und ihm beim Füße und Rücken waschen helfen. Aber dafür hat Sven jetzt keine Zeit, er weiß genau, wie es heute laufen soll. Schnell muss es gehen, da muss eine Katzenwäsche am Waschbecken ausreichen. Herr Meyer hat ja auch gestern erst geduscht. Also stürmt Sven voller Tatendrang in Herrn (Herrmann) Meyers Zimmer: „Moin, Herrmann. Aufstehen, gleich gibt's Frühstück. Wir müssen uns beeilen, sonst kommst du zu spät zur Arbeit!" Herr Meyer brummt unwillig.

> Er ist noch müde, denn er hat schlecht geträumt: „Herrmann will nicht aufstehen!" Sven greift nach der Bettdecke: „Ach komm schon, zum Frühstück gibt's auch Kakao." Christa hat ihn schon oft mit Kakao zum Aufstehen überreden können. Aber Herr Meyer will nicht und zieht sich die Decke wieder über den Kopf: „Christa kommen!" hört man ihn unter der Decke grummeln. Christa mag er am liebsten. „Christa ist krank, die kommt heute nicht", sagt Sven. Er versucht es noch einmal mit dem Kakao. Endlich taucht er unter der Bettdecke hervor: „Aber Herrmann duschen will!" „Ja, wir gucken mal", antwortet Sven. Sven nimmt ihn bei der Hand und zieht ihn zum Waschbecken. Als Herr Meyer merkt, dass es nicht zur Dusche geht, versteift er sich. „Nein, nein, Herrmann nicht waschen, Herrmann duschen!", ruft er immer wieder. Sven hält ihn fest. Schließlich reißt er sich mit aller Kraft los und saust zurück in sein Bett. Dort sitzt er wimmernd unter der Decke und beißt sich mit ruckartigen Bewegungen in die Hand. Sven ist verzweifelt, schon 20 Minuten ist er im Zimmer und noch keinen Schritt weiter. In einer Mischung aus Wut und Verzweiflung redet er auf Herrmann ein: „Hör auf zu beißen, komm, wir müssen uns doch beeilen. Ich will dir doch nur helfen!" Aber Herr Meyer beißt immer weiter …

20.4 Lern- und Leseservice

20.4.1 Das Wichtigste im Überblick

Was ist geistige Behinderung?

Geistige Behinderung entsteht durch Schädigungen des Gehirns vor, während oder kurz nach der Geburt. Lern- und Persönlichkeitsentwicklung sind verzögert und eingeschränkt. Intellektuelle Fähigkeiten sind unterdurchschnittlich und es kommt zu Einschränkungen in der selbstständigen Lebens- und Alltagsgestaltung.

Wie leben alte Menschen mit geistiger Behinderung?

Alte Menschen mit geistiger Behinderung leben entweder in ihren Familien oder in Einrichtungen der Behindertenhilfe, manchmal auch in Altenheimen. Ambulante oder stationäre Wohnmöglichkeiten sollten selbstbestimmt anhand der Fähigkeiten gewählt werden. Mit zunehmendem Alter muss das Ausscheiden aus der WfbM geplant und begleitet werden.

Welche Begleit- oder Folgeerkrankungen treten auf?

Begleit- und Folgeerkrankungen ergeben sich aus den hirnorganischen Schädigungen bzw. Störungen. Häufigste Begleiterkrankung ist die Epilepsie. Außerdem treten Bewegungsstörungen wie Plegien oder Ataxien auf. Psychiatrische Erkrankungen wie Ängste, Depressionen, Psychosen oder Demenz können sich im Laufe des Lebens entwickeln. Auch Kontinenzprobleme oder Essstörungen sind häufig. Atemwegserkrankungen und Magen-Darm-Erkrankungen gehören zu den häufigsten Todesursachen. Die Krankheitssymptome sind oft nicht deutlich zu erkennen.

Altern Menschen mit geistiger Behinderung anders als andere?

Menschen mit oder ohne geistige Behinderung altern ähnlich. Jedoch tritt das Altern bei Menschen mit geistiger Behinderung oft früher ein. Folgeerkrankungen und Schmerzen treten insgesamt häufiger auf. Aufmerksames Beobachten und eine gute Kenntnis der Bewohner hilft, Veränderungen frühzeitig wahrzunehmen und angemessen zu handeln.

Warum brauchen alte Menschen mit geistiger Behinderung eine andere Pflege?

Bedingt durch die geistige und eventuelle zusätzliche körperliche Behinderung sind Lernmöglichkeiten, Persönlichkeitsstruktur und oft auch motorische Fähigkeiten anders als bei den meisten Menschen. Das erfordert einen angepassten Umgang in allen Bereichen der Alltags- und Lebensbegleitung.

Warum sind Gesundheitsförderung und Prävention auch im Alter besonders wichtig?

Menschen mit geistiger Behinderung leiden oft unter zahlreichen Begleit- und Folgeerkrankungen. Gerade im Alter besteht hierfür ein erhöhtes Risiko. Der Erhalt des Gesundheitszustandes durch gesundheitsfördernde und präventive Maßnahmen ist besonders wichtig.

Was ist wichtig in der Pflege alter Menschen mit geistiger Behinderung?

Die Pflege muss unterschiedliche Konzepte wie Basale Stimulation, Biografiearbeit oder Validation parallel und kontinuierlich in den Alltag einbringen. Angemessene Kommunikation, das Sorgen für Sicherheit, der fachliche Umgang mit individuellen Hilfsmitteln sind wichtige Grundlagen. Pädagogische Aufgaben wie strukturierende Alltagsgestaltung müssen in die Pflege integriert werden.

Warum spielt die ethische Reflexion eine besondere Rolle?

Menschen mit geistiger Behinderung gehören zu den verletzbarsten Personengruppen. Die Geschichte zeigt, dass sie häufig Diskriminierung und Stigmatisierung bis hin zu Verfolgung und Tötung ausgesetzt waren. Sie besitzen die gleichen Menschenrechte wie jeder, können dies aber oft nicht für sich nutzen oder einfordern. Sie sind auf Fürsprecher angewiesen. Durch die geistige Behinderung ergeben sich oft Spannungsfelder wie Selbst- und Fremdbestimmung. Ein sensibler und ethisch reflektierter Umgang ist Voraussetzung für die Arbeit in der Behindertenhilfe.

20.4.2 Literatur

Antor G, Bleidick U. Handlexikon der Behindertenpädagogik. Schlüsselbegriffe aus Theorie und Praxis. Stuttgart, Berlin, Köln: Kohlhammer; 2001

Bielefeldt H. Zum Innovationspotenzial der UN-Behindertenrechtskonvention. 3. Aufl. Berlin: Deutsches Institut für Menschenrechte; 2009

Bleeksma M. Mit geistiger Behinderung alt werden. 3. Aufl. Weinheim München: Juventa; 2009

Bundesministerium für Arbeit und Soziales. Behindertenbericht 2009. Bonn: Bundesministerium für Arbeit und Soziales; 2009

Bundesministerium für Arbeit und Soziales. Übereinkommen der Vereinten Nationen über die Rechte von Menschen mit Behinderungen. Bonn: Bundesministerium für Arbeit und Soziales; 2010

Bundesverband evangelische Behindertenhilfe (BeB). Expertise Gesundheit und Behinderung. 2. Aufl. Reutlingen: Diakonieverlag; 2001

Bundesvereinigung Lebenshilfe für Menschen mit geistiger Behinderung e.V. Marburger Appell. Marburg: Bundesvereinigung Lebenshilfe für Menschen mit geistiger Behinderung e. V.; 2006

Bodelschwingh'sche Stiftungen Bethel. Poster: Rechte von Menschen mit Behinderung. Zusammenfassung des Übereinkommens der Vereinten Nationen über die Rechte von Menschen mit Behinderung; 2008

Deutsches Institut für Medizinische Dokumentation und Information, World Health Organization Genf. ICF. Internationale Klassifikation der Funktionsfähigkeit, Behinderung und Gesundheit. Neu-Isenburg: Deutsches Institut für Medizinische Dokumentation und Information, World Health Organization (Genf); 2005

Droste T. Die Geschichte der Geistigbehindertenpädagogik in fachlicher Abhängigkeit von der Psychiatrie. Geistige Behinderung 2000; 39/1: 5–19

Hellmann M, Borchers A, Olejniczak C. Perspektiven alternder Menschen mit schwerster Behinderung in der Familie. Abschlussbericht. ies Bericht: 101/07. Hannover; 2007

Hensle U, Vernooij M. Einführung in die Arbeit mit behinderten Menschen. 1. Band. Theoretische Grundlagen. 6. Aufl. Wiebelsheim: Quelle & Meyer; 2000

Krämer G. Epilepsie. Antworten auf die häufigsten Fragen. Stuttgart: TRIAS; 2000

Kuratorium Deutsche Altershilfe. Altgewordene Menschen mit geistiger Behinderung. Sonderdruck, Köln: KDA; 2008

Lebenshilfe Landesverband Bayern. In Würde alt werden. Lebensqualität im Alter für Menschen mit einer geistigen Behinderung in Einrichtungen und Diensten der Lebenshilfe. Positionspapier der Lebenshilfe für Menschen mit geistiger Behinderung – Lebenshilfe Bayern e. V. Erlangen: Lebenshilfe Landesverband Bayern; 2004

Lettau M. Dann reicht der Schmerz bis an den Horizont. Das Erleben und Handeln Pflegender zum Thema Schmerz in der Arbeit mit mehrfachbehinderten Menschen. HEP Informationen. Berufsverband Heilerziehung 2004; 3: 3–52

Lindmeier C, Lindmeier B. Professionelles Handeln in der Arbeit mit geistig behinderten Erwachsenen unter der Leitidee der Selbstbestimmung. Behinderte in Familie, Schule und Gesellschaft. Graz: Eigenverlag; 2002: 63–74

Lindmeier C. Behinderung – Phänomen oder Faktum. Bad Heilbrunn: Klinkhardt; 1993

Lindmeier C. in: Familienhandbuch des Staatsinstituts für Frühpädagogik (2001) Im Internet: www.familienhandbuch.de/behinderung/formen-von-behinderung/geistige-behinderung; Stand 07.09.2015

Mayer A. Eine Geschichte der Behinderten. Jubiläums-Dokumentation 40 Jahre Lebenshilfe. Fürth: Eigenverlag; 2001

Neuhäuser G, Steinhausen H. Geistige Behinderung. Grundlagen, klinische Syndrome, Behandlung und Rehabilitation. 3. Aufl. Stuttgart: Kohlhammer; 2003

Niehoff U. Care Ethics oder Ethik der Achtsamkeit. Fachdienst der Lebenshilfe 2005; 3: 1–10

Ratzka A. Die schwedische Assistenzreform von 1994. Im Internet: www.independentliving.org/docs6/ratzka200302.html; Stand 05.09.2015

Rothe S, Süß M. Pflege in der Arbeit mit behinderten Menschen. In: Rennen-Allenhof B, Schaeffer D, Hrsg. Handbuch Pflegewissenschaft. Weinheim, München: Juventa; 2000: 507–534

Sarimski, Klaus Psychologische Diagnostik. In: Neuhäuser G, Steinhausen H, Hrsg. Geistige Behinderung. Grundlagen, klinische Syndrome, Behandlung und Rehabilitation. 3. Aufl. Stuttgart: Kohlhammer; 2003: 55–70

Schwarte N. Qualität 60 Plus. Konzepte, fachliche Standards und Qualitätsentwicklung der Hilfen für Menschen mit Behinderungen. Bielefeld: Bethel; 2009

Statistisches Bundesamt. Statistik der schwerbehinderten Menschen. Kurzbericht 2013. Wiesbaden: Statistisches Bundesamt; Im Internet: www.destatis.de/DE/Publikationen/Thematisch/Gesundheit/BehinderteMenschen/SchwerbehinderteKB.html

Steppe H. Krankenpflege im Nationalsozialismus. 9. Aufl. Frankfurt: Mabuse Verlag; 2001

Tacke D, Ott-Ordelheide P. Behinderte Menschen profitieren von pflegerischer Bezugsperson. Die Schwester Der Pfleger 2010; 5: 430–435

Theunissen G. Empowerment als Handlungsorientierung für die Arbeit mit schwerstbehinderten Menschen. Marburg: Bundesvereinigung Lebenshilfe; 2005

Theunissen G, Kulig W, Schirbort K. Handlexikon geistige Behinderung. Stuttgart: Kohlhammer; 2007

Tiesmeyer K. Selbstverständnis und Stellenwert der Pflege in der Lebensbegleitung von Menschen mit schwerer Behinderung. Veröffentlichungsreihe des Instituts für Pflegewissenschaft an der Universität Bielefeld. Bielefeld: Institut f. Pflegewissenschaft; 2003

Tröster H. Einstellungen und Verhalten gegenüber Behinderung. Konzepte, Ergebnisse und Perspektiven sozialpsychologischer Forschung. Bern, Stuttgart, Toronto: Huber; 1990

Wolf P. Klassifizierung von Epilepsie-Syndromen. Informationszentrum Epilepsie (IZE) der Dt. Gesellschaft für Epileptologie. 1996/2008. Im Internet: www.dgfe.info/home/showdoc,id,431,aid,1319.html; Stand 7.9.2015

20.4.3 Kontakt- und Internetadressen

Bundesvereinigung Lebenshilfe für Menschen mit geistiger Behinderung e. V.
Raiffeisenstraße 18
35 043 Marburg,
Telefon: 06 421/491–0
www.lebenshilfe.de

Bundesministerium für Arbeit und Soziales (BMAS) Projektgruppe „eGovernment-Strategie Teilhabe"
Wilhelmstraße 49
10 117 Berlin
www.einfach-teilhaben.de

Bundesverband evangelische Behindertenhilfe e. V. (BeB)
Invalidenstraße 29
10 115 Berlin
Telefon: 030/83 001–270
www.beb-ev.de

Bundesgeschäftsstelle Interessenvertretung Selbstbestimmt Leben e. V. (ISL)
Krantorweg 1
13 503 Berlin
Telefon: 030/4 057–1409
www.isl-ev.de

Deutsches Down-Syndrom InfoCenter
Hammerhöhe 3
91 207 Lauf
Telefon: 09 123/982 121 oder 989 890
www.ds-infocenter.de

Forum selbstbestimmter Assistenz behinderter Menschen (ForseA) e. V.
Hollenbach, Nelkenweg 5,
74 673 Mulfingen
Telefon: 07 938/515
www.forsea.de

Mensch zuerst – Netzwerk People First Deutschland e. V.
Samuel-Beckett-Anlage 6
34 119 Kassel
Telefon: 0561 – 728 85 320
www.people1.de/index.html

v. Bodelschwinghsche Stiftungen Bethel
Zentrale Öffentlichkeitsarbeit
Dankort, Quellenhofweg 25
33 617 Bielefeld
Telefon: 0521/1 443 599
www.bethel.de

Aktion Mensch e. V.:
www.aktion-mensch.de

Kapitel 21

Pflege und Begleitung alter Menschen mit Erkrankungen des Atemsystems

21.1	Anatomische und physiologische Grundlagen	523
21.2	Medizinische Grundlagen	525
21.3	Häufige Erkrankungen der Atmungsorgane im Alter	526
21.4	Pflege und Begleitung bei Atemwegserkrankungen allgemein	531
21.5	Lern- und Leseservice	544

21 Pflege und Begleitung alter Menschen mit Erkrankungen des Atemsystems

Jasmin Schön

21.1 Anatomische und physiologische Grundlagen

Fallbeispiel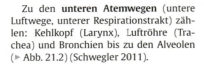

Morgens gegen 7 Uhr gehen Sie in das Zimmer von Frau Streibich, da sie geläutet hat. Sie finden Frau Streibich mit hochgestelltem Kopfteil schräg im Bett liegend, mit bläulich verfärbten Lippen und nach Luft ringend vor (▶ Abb. 21.1). Außerdem ist die Vase mit den Blumen, die sie am Vortag geschenkt bekam, auf ihrem Nachttisch umgefallen und das Wasser läuft auf den Boden. Als Frau Streibich Sie sieht, ruft sie: „Hilfe! Hilfe! Ich ersticke! Helfen Sie mir!" Plötzlich muss sie stark husten und spuckt zähen Schleim in ein Taschentuch. Ihnen fällt auf, dass sie die Schultern beim Atmen nach oben zieht und beim Ausatmen ein pfeifendes Geräusch von sich gibt.

Zu den **unteren Atemwegen** (untere Luftwege, unterer Respirationstrakt) zählen: Kehlkopf (Larynx), Luftröhre (Trachea) und Bronchien bis zu den Alveolen (▶ Abb. 21.2) (Schwegler 2011).

Den Gasaustausch mit der Umgebung bezeichnet man als **äußere Atmung**. Dabei wird Sauerstoff aus der Atemluft aufgenommen und Kohlendioxid an die Ausatmungsluft abgegeben. Von der **inneren Atmung** spricht man bei der Verbrennung von Nährstoffen in den Körperzellen unter Verbrauch von Sauerstoff. Die äußere Atmung ist Voraussetzung für innere Atmung. Sie findet in den Alveolen der Lungen statt – die innere Atmung in jeder Zelle (Faller 2012).

21.1.1 Aufgaben des Atemsystems

Zu den Aufgaben des Atemsystems gehören:
- Aufnahme von Sauerstoff
- Abgabe von Kohlendioxid
- Erwärmung, Reinigung, Anfeuchtung und Kontrolle der Einatmungsluft
- Mithilfe bei der Stimmbildung

21.1.2 Einteilung und Aufbau

Die **oberen Atemwege** werden auch als obere Luftwege oder oberer Respirationstrakt bezeichnet. Dazu gehören: Nase, Nasennebenhöhlen und Rachen (Pharynx).

▶ **Lungen.** Grundsätzlich gleicht sich der Aufbau beider Lungen. Jedoch besteht die rechte Lunge aus 3 Lappen und die linke Lunge nur aus 2 Lappen, da die Position des Herzens leicht nach links verschoben ist. Die Lungenlappen teilen sich noch-

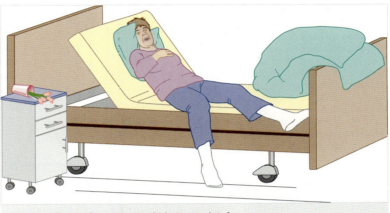

Abb. 21.1 Akute Luftnot. Frau Streibich ringt nach Luft.

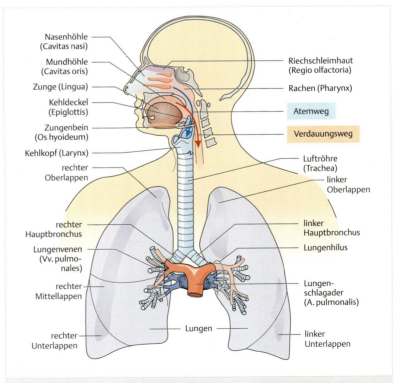

Abb. 21.2 Atmungsorgane. Schematische Übersicht über die Atmungsorgane.

mals in Segmente (links: 9 und rechts: 10) auf.

▶ **Bronchien.** Der Aufbau der Bronchien entspricht dem eines Baumes, weshalb auch oft vom Bronchialbaum gesprochen wird. Ausgekleidet ist er mit Flimmerepithel, dessen Dicke in Richtung der Alveolen kontinuierlich abnimmt. Durch die Bewegung des Flimmerepithels in Richtung Rachen werden ständig Bronchialsekret, eingedrungene Keime und Fremdkörper wieder aus den unteren Atemwegen heraus transportiert. Weiterhin feuchtet das Flimmerepithel die Atemluft an.

▶ **Trachea.** Die Trachea teilt sich an der Luftröhrenbifurkation in die beiden Hauptbronchien auf. Diese gabeln sich zunächst in die Lappenbronchien und anschließend in die Segmentbronchien auf. Die Bronchialwände bestehen aus glatter Muskulatur und Knorpel, der sie stabilisiert. Von Bronchiolen spricht man, wenn der Durchmesser der Bronchien kleiner als 1 mm ist. Sie haben keinen Knorpel mehr, der sie offen hält.

▶ **Alveolen.** Die Bronchiolen münden in die Alveolargänge, an denen die Alveolen (Lungenbläschen) traubenförmig hängen. Die Innenfläche der Alveolen ist mit dem Surfactant (Oberflächenfaktor) überzogen, damit sie bei Druckschwankungen nicht zusammenfallen. In den Alveolen sind Blut und Luft durch die Blut-Luft-Schranke getrennt. Sie besteht aus Alveolar- und Kapillarendothel, damit der Sauerstoff aus der Alveolarluft rasch ins Kapillarblut übertreten kann. Kohlendioxid nimmt den umgekehrten Weg (Faller 2012, ▶ Abb. 21.2).

21.1.3 Atemmechanik und Atemtyp

Ein Atemzug besteht aus einer Einatmung (Inspiration) und einer Ausatmung (Exspiration) und dient dem Gasaustausch zwischen Lungen und äußerer Umgebung.

Mit der Atemfrequenz werden die Atemzüge pro Minute angegeben. Beim Erwachsenen liegt sie bei 12–16/min.

Bei der Inspiration kontrahiert sich das Zwerchfell und somit senkt sich die Zwerchfellkuppel. Durch den im Brustkorb vorherrschenden Unterdruck werden die Lungen mit dem Zwerchfell nach unten gezogen und gedehnt. Zur Unterstützung der Inspiration kontrahieren sich die Zwischenrippenmuskeln und erweitern den Brustkorb zusätzlich nach vorn und etwas zur Seite. Die Luft kann dann aufgrund des sinkenden Drucks in den Alveolen in die Lungen hineinströmen.

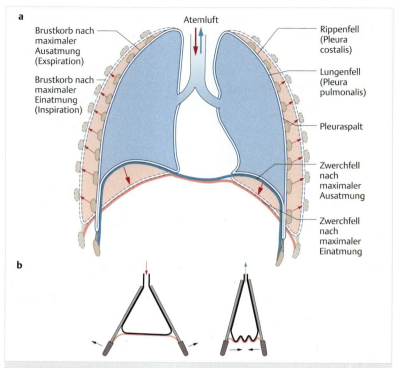

Abb. 21.3 Atemmechanik.
a Frontalschnitt der Lunge während Einatmungs- (rot) und Ausatmungsphase (blau).
b Schematische Darstellung der Volumenvergrößerung anhand eines Blasebalgs (n. Faller u. Schünke aus Andreae 2011).

Die Ausatmung geschieht überwiegend passiv. Dabei erschlaffen zunächst die Zwischenrippenmuskeln und das Zwerchfell. Infolgedessen hebt sich die Zwerchfellkuppel wieder an und der Brustkorb verkleinert sich wieder (▶ Abb. 21.3, Andreae et al. 2011).

▶ **Atmungstypen.** Es werden 2 Typen unterschieden:
- „Bauchatmer". Bei diesem Typ erfolgt die Atmung überwiegend durch Senkung des Zwerchfells und Vorwölbung des Bauches.
- „Brustatmer". Hier hebt und senkt sich bei der Atmung überwiegend der Thorax.

Merke

Aufgrund der zunehmenden Starre des Thorax im Alter ist es wichtig, regelmäßig die Bauchatmung zu trainieren.

21.1.4 Lungen- und Atemvolumina

Die Luft, die in Ruhe bei jedem Atemzug in den Körper gelangt, beträgt beim Erwachsenen etwa 0,5 Liter (l) und wird **Atemzugvolumen** (AZV) genannt. Ein Drittel der Atemluft erreicht jedoch nicht die Alveolen, sondern verbleibt im sog. Totraum.

Im Durchschnitt hat ein Erwachsener 12–16 Atemzüge pro min. Dies entspricht einem **Atemminutenvolumen** von ca. 7,5 l in Ruhe.

Als **inspiratorisches Reservevolumen** bezeichnet man die Luft, die zusätzlich bei einer verstärkten Einatmung eingeatmet werden kann. Beim Erwachsenen sind dies etwa 3 l. Weiterhin ist es möglich, zusätzlich 1,7 l Luft zur normalen Ausatmung auszuatmen (**exspiratorisches Reservevolumen**).

Vitalkapazität nennt man das Luftvolumen, das maximal ein- und ausgeatmet werden kann. Dazu werden Atemzugvolumen, inspiratorisches und exspiratorisches Reservevolumen miteinander addiert (0,5 l + 3 l + 1,7 l = 5,2 l).

Die Luft, die nach stärkster Ausatmung noch in den Lungen verbleibt, heißt **Resi-**

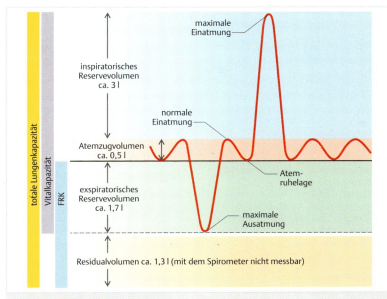

Abb. 21.4 Lungen- und Atemvolumina. Während eines Atemzyklus strömen verschiedene Luftmengen durch die Lungen.

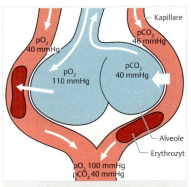

Abb. 21.5 Alveolärer Gasaustausch. Die linke Hälfte der Abbildung zeigt den Austausch von Sauerstoff, die rechte den von Kohlendioxid in den Alveolen. Für Sauerstoff besteht ein viel größerer Unterschied in den Partialdrücken (40–100 mmHg) als für Kohlendioxid. Dieser kleine Unterschied reicht aber wegen der guten Diffusion von CO_2 aus, um das entstehende Kohlendioxid auszuscheiden.

dualvolumen und beträgt ca. 1,3 l. Das Residualvolumen und das exspiratorische Reservevolumen ergeben zusammen die **funktionelle Residualkapazität** (FRK).

Die totale Lungenkapazität, auch **Totalkapazität** genannt, ist das von der Lunge maximal aufnehmbare Luftvolumen und ergibt sich aus der Summe von Vitalkapazität und Residualvolumen (Silbernagl u. Despopoulos 2012, ▶ Abb. 21.4).

21.1.5 Steuerung der Atmung

Das Atemzentrum liegt im verlängerten Mark (Medulla oblongata). Es steuert die gesamte Atemmuskulatur und somit die Atemtiefe und die Atemfrequenz. Die Atmungskontrolle erfolgt zum einen mechanisch-reflektorisch über die Dehnungsrezeptoren in den Alveolen und zum anderen über die Blutgase. Ständig werden im Blut über die Chemorezeptoren der O_2- und CO_2-Partialdruck sowie der pH-Wert gemessen. Bei einem erniedrigten pH-Wert, einem erhöhten Kohlendioxidgehalt und einem erniedrigten Sauerstoffgehalt wird eine zusätzliche Atemtätigkeit ausgelöst (Andreae et al. 2006).

21.1.6 Gasaustausch in den Alveolen

Der Gasaustausch in den Alveolen erfolgt entlang eines Konzentrationsgefälles (▶ Abb. 21.5). Da jedes Gas einen eigenen Partialdruck (Teildruck) besitzt, kann das Gas vom Ort mit hoher Konzentration (hoher Partialdruck) zum Ort mit niederer Konzentration (niedriger Partialdruck) diffundieren. Als Schranke dient in den Alveolen die Blut-Luft-Schranke, die jedoch kein großes Diffusionshindernis darstellt (Faller 2012).

21.1.7 Altersbedingte Veränderungen

Auch vor alternden Nichtrauchern machen die physiologischen Veränderungen des Atmungsapparates nicht halt. Im Alter kommt es z. B. durch den Untergang von Alveolen-Zwischenwänden zu einer Vergrößerung der Alveolen und einem Rückgang der Anzahl der Lungenkapillaren. Ebenso nehmen die elastischen Fasern ab und der Thorax wird zunehmend starrer.

Diese Veränderungen bewirken folgende Einschränkungen der Lungenfunktion:
- Abnahme der Vitalkapazität durch die geringere Dehnungsfähigkeit der Lungen und der eingeschränkten Brustatmung
- Zunahme des Atmungswiderstandes
- Reduzierung der Diffusionskapazität der Alveolen

Weitere typische Veränderungen im Alter sind der eingeschränkte Hustenreflex und durch den Rückgang des Flimmerepithels ein verminderter Schleimtransport. Außerdem ist allgemein das Immunsystem im Alter herabgesetzt, was im Infektionsfall eine verzögerte Antikörperproduktion zur Folge hat (Schmidt et al. 2010).

21.2 Medizinische Grundlagen

21.2.1 Einteilung

Die Erkrankungen der Atemwege werden eingeteilt in:
- **infektiöse Erkrankungen der Atemwege**, z. B. akute Bronchitis, Pneumonie und Tuberkulose
- **chronisch obstruktive Lungenerkrankungen**, z. B. chronisch obstruktive Bronchitis, Asthma bronchiale und Lungenemphysem
- **interstitielle Lungenerkrankungen**, z. B. Lungensarkoidose (kann zu einer Entwicklung einer Lungenfibrose führen)
- **Tumoren der Atemwege**, z. B. Bronchialkarzinom und Lungenmetastasen
- **gefäßbedingte Lungenerkrankungen**, z. B. Lungenembolie und Cor pulmonale
- **Erkrankungen der Pleura**, z. B. Pleuritis und Pleuraerguss
- **sonstige Erkrankungen der Atemwege**, z. B. Pneumothorax, Mukoviszidose und akute respiratorische Insuffizienz (Gerlach et al. 2011).

21.2.2 Leitsymptome

Viele Symptome können auf eine Erkrankung des Atemsystems hinweisen:
- **Dyspnoe** (erschwerte Atemtätigkeit, die mit einer vom Betroffenen subjektiv empfundenen Atemnot einhergeht). Es werden verschiedene Schweregrade differenziert:
  ○ Belastungsdyspnoe: Beschwerden treten bei körperlicher Anstrengung auf.

- Sprechdyspnoe: Beschwerden treten während des Sprechens auf.
- Ruhedyspnoe = Orthopnoe: Beschwerden treten bereits in Ruhe auf.
- **Apnoe** (= Atemstillstand)
- **Zyanose** (violette bis bläuliche Verfärbung der Haut, Schleimhäute, Lippen und Fingernägel, meist aufgrund geringer Sauerstoffsättigung im Blut). Unterschieden werden folgende Formen:
  - Zentrale Zyanose: Zunge, Lippen und Nagelbett sind bläulich verfärbt.
  - Periphere Zyanose: Das Nagelbett an Finger- und/oder Fußnägeln ist verfärbt.
- **Veränderungen der Atemfrequenz:**
  - Tachypnoe: erhöhte Atemfrequenz; > 20 Atemzüge pro Minute
  - Bradypnoe: verlangsamte Atemfrequenz; < 12 Atemzüge pro Minute
- **Veränderungen der Atemtiefe und des Atemrhythmus:**
  - Kußmaul-Atmung: Ein- und Ausatmung sind sehr tief, aber regelmäßig; Vorkommen z. B. bei diabetischem oder urämischem Koma.
  - Biot-Atmung: Wechsel zwischen mehreren tiefen Atemzügen und plötzlichen Atempausen; Vorkommen z. B. bei Störungen des Atemzentrums durch Gehirnverletzungen oder bei erhöhtem Hirndruck.
  - Cheyne-Stokes-Atmung: Atemzüge vertiefen sich zunächst und flachen dann wieder ab, es folgt eine Atempause, bevor der Zyklus wieder von Neuem beginnt; Vorkommen bei schweren Schädigungen des Atemzentrums.
  - Schnapp-Atmung = agonale Atmung: Vereinzelt schnappende Atemzüge mit langen Atempausen dazwischen treten auf; Vorkommen meist kurz vor Eintritt des Todes aufgrund schwerster Schädigung des Atemzentrums.
- **Veränderungen der Atemintensität**
  - Hypoventilation: Das Atemminutenvolumen ist vermindert durch zu geringe Belüftung der Alveolen.
  - Hyperventilation: Atemminutenvolumen ist gesteigert, oft als Reaktion auf einen Sauerstoffmangel, eine psychische Störung, Angst oder Schmerz möglich.
- **Atemgeruch**
  - Azetongeruch: Riecht nach Obst, in Verbindung mit Kußmaul-Atmung bei diabetischem Koma.
  - Ammoniakgeruch: Riecht nach Salmiakgeist, bei schwerer Beeinträchtigung der Leberfunktion.
  - Foetor hepaticus: Riecht nach frischer Leber bei Leberversagen.
  - Fäulnisgeruch: Riecht stinkend-jauchig, bei Zerfallsprozessen in den Atemwegen z. B. bei Lungenkarzinom.
  - Foetor uraemicus: Reicht nach Urin, meist im Endstadium einer Niereninsuffizienz.
  - Fade-süßlicher Eitergeruch: Tritt auf bei bakteriellen Infektionen der Atemwege.
  - Foetor ex ore: D. h. übler Mundgeruch, bei Erkrankungen im Mund- und Rachenraum, im Verdauungstrakt oder durch längeres Fasten sowie durch knoblauchreiche Ernährung.
- **Atemgeräusche**
  - Schnarchen entsteht im Schlaf durch atmungsbedingtes Flattern des Gaumensegels.
  - Husten (= Tussis) ist ein Schutzreflex zur Freihaltung der Atemwege (Vorkommen: akut bei Infekten der Atemwege, chronisch bei Bronchialkarzinom, rezidivierend bei Asthma bronchiale, produktiv bei Auswurf von Sputum).
  - Stridor (Giemen, Pfeifen) entsteht aufgrund einer Verengung der Atemwege, z. B. bei Asthma bronchiale.
  - Rasselgeräusche entstehen durch das Hin- und Herbewegen von Sekret in den Bronchien (Schewior-Popp et al. 2012).
- **Sputum:** Bedeutet Sekret, Expektoration, Auswurf, siehe „Beobachtung des Sputums" (S. 266).

21.2.3 Diagnostik

Folgende Untersuchungsmethoden stehen zur Verfügung:
- **körperliche Untersuchung:** Inspektion, Perkussion und Auskultation
- **bildgebende Verfahren:** Röntgenaufnahme des Thorax, MRT, CT, Lungenperfusionsszintigrafie, Ventilationsszintigrafie, Angiografie, Bronchografie und Sonografie
- **endoskopische Untersuchungen:** Bronchoskopie evtl. mit Zangenbiopsie, bronchoalveoläre Lavage, Thorakoskopie und Mediastinoskopie
- **Lungenfunktionsdiagnostik:** Lungenfunktionsprüfung, Spirometrie, Ergospirometrie und Peak-Flow-Meter
- **Pleurapunktion**
- **Labor:** Blutgasanalyse und Analyse von gewonnenem Material wie z. B. Sputum
- **Pulsoximetrie** (Gerlach et al. 2011)

Film

Um die Inhalte zu vertiefen, können Sie sich die Filme „Bronchoskopie", „Spiroergometrie" und „Ergometrie" ansehen.

21.3 Häufige Erkrankungen der Atmungsorgane im Alter

Zu den häufigsten Erkrankungen der Atmungsorgane im Alter gehören:
- infektiöse Erkrankungen der Atemwege
- obstruktive Lungenerkrankungen

21.3.1 Infektiöse Erkrankungen der Atemwege

Etwa zwei Drittel aller akuten Infekte sind Infekte der Atemwege und Lungen. Sie treten bei Erwachsenen in der Regel 3–4-mal pro Jahr auf. In über 90 % der Fälle ist eine Infektion mit Viren die Ursache. Die Übertragung findet über die Tröpfcheninfektion statt. Nach wenigen Tagen kann es zusätzlich zu einer bakteriellen Infektion kommen (Super- oder auch Sekundärinfektion genannt). Erkennbar ist dies an eitrigem Sekret/Auswurf.

Je nach Ort der Infektion werden folgende Erkrankungen unterschieden:
- Schnupfen = Rhinitis
- Nasennebenhöhlen-Entzündung = Sinusitis
- Entzündung der Gaumenmandeln = Angina tonsillaris
- Entzündung der Luftröhre = Tracheitis
- Kehlkopfentzündung = Laryngitis
- Entzündung der Schleimhäute der Bronchien = Bronchitis

Häufig sind jedoch mehrere Orte von der Infektion betroffen. In diesem Fall spricht man von einem grippalen Infekt. Wenn Influenza-Viren der Auslöser für die Infektion sind, ist es eine Virusgrippe (Andreae et al. 2011).

Influenza und grippaler Infekt der Atemwege

Definition

Die **Influenza** ist eine durch Influenza-Viren Typ A, B oder C verursachte, akut auftretende, fieberhafte Infektionskrankheit, die häufig nach 1 Woche abklingt. Sie wird auch Virusgrippe oder „echte Grippe" genannt.

Der **grippale Infekt** ist eine meist durch Viren verursachte akute Infektion der oberen und unteren Atemwege, die in der Regel nur wenige Tage dauert.

Ursachen

Die Erreger werden durch Tröpfcheninfektion oder direkten Kontakt übertragen. Sie schädigen dann das Epithel der Atemwege.

Symptome

Bereits nach einer Inkubationszeit von 1–3 Tagen kommt es zu einem ausgeprägten Krankheitsgefühl mit Fieber (bei Influenza hohes Fieber), Kopf- und Gliederschmerzen, Husten, Schnupfen, Halsschmerzen und Heiserkeit.

Komplikationen

Die Erkrankung führt bei schwerem Verlauf zur Schädigung anderer Organe, z. B. des Herzens. Weiterhin kann es zu einer Sekundärinfektion kommen, z. B. einer Pneumonie durch Bakterien. In schweren Fällen führt die Infektion zu einer respiratorischen Insuffizienz.

Merke

Zu berücksichtigen ist auch, dass viele alte Menschen bereits durch andere Erkrankungen (Multimorbidität) vorgeschädigt sind. Das führt bei einer akuten Erkrankung der Atemwege häufig zu Komplikationen und zu Krankheitsketten. So kann es z. B. zu einer Verstärkung der Herzinsuffizienz (kardiale Komplikation) oder zu akuter Verwirrtheit (zerebrale Komplikation) kommen. Außerdem ist die Rekonvaleszenzzeit bei multimorbiden Menschen verlängert.

Therapie

Die symptomatische Behandlung steht im Vordergrund. Zur Unterstützung der medikamentösen Therapie sollte der Erkrankte Inhalationen oder Einreibungen mit ätherischen Ölen durchführen und die Flüssigkeitszufuhr erhöhen. Günstig ist immer, für eine kühle und feuchte Atemluft zu sorgen.

In der Regel wird je nach Symptomen eine Kombination aus den folgenden Medikamenten verordnet:

- fiebersenkende und schmerzlindernde Arzneimittel, z. B. Paracetamol (Ben-u-ron®)
- schleimlösende Präparate, z. B. Ambroxol (Mucosolvan®)
- abschwellende Nasentropfen, z. B. Oxymetazolin (Nasivin®)
- Antitussiva, z. B. Noscapin (Capval®)
- bei Verdacht auf eine bakterielle Superinfektion zusätzlich ein Antibiotikum (Andreae et al. 2011)

Merke

Präparate zum Schleimlösen sollten tagsüber eingenommen werden, da sonst der Schlaf durch Hustenanfälle gestört wird. Umgekehrt erfolgt die Verabreichung von Antitussiva zur Nacht, weil diese auch sedierend wirken können.

▶ **Prophylaxe der Influenza.** Ab einem Alter von 60 Jahren empfiehlt die Ständige Impfkommission (STIKO) am Robert Koch-Institut die jährliche Durchführung der Influenza-Impfung mit dem von der WHO empfohlenen aktuellen Impfstoff als Standardimpfung (STIKO 2010).

Pflege und Begleitung

Neben der Beobachtung der Symptomatik mit regelmäßiger Vitalzeichenkontrolle und Dokumentation erfolgt die Pflege entsprechend den Symptomen:

- Bei Fieberanstieg zunächst Wärme zuführen,
- in der Phase der Fieberhöhe und des Fieberabfalls für ausreichend Flüssigkeitszufuhr sorgen und nach Bedarf Unterstützung bei der Körperpflege und beim Wäschewechsel anbieten, ggf. Maßnahmen übernehmen,
- bei der Durchführung von Inhalationen und Einreibungen anleiten und unterstützen,
- leicht verdauliche und vitaminreiche Kost, evtl. Wunschkost ermöglichen,
- Dekubitus-, Thrombose-, Pneumonie- und Obstipationsprophylaxe durchführen, solange der Betroffene gefährdet ist,
- beim Abhusten von Sekret unterstützen,
- Unterstützung bei der Medikamenteneinnahme nach Arztverordnung,
- Besucher über Ansteckungsgefahr informieren; ggf. Betroffene isolieren.

Pneumonie

Definition

Die **Pneumonie** (Lungenentzündung) ist eine meist durch Bakterien verursachte Infektion des Lungengewebes, in seltenen Fällen ist sie auch durch Viren oder Pilze hervorgerufen.

Ursachen

Die Ursache einer Pneumonie kann infektiös, allergisch oder physikalisch-chemisch sein. Ein erhöhtes Risiko, an einer Pneumonie zu erkranken, liegt vor bei:

- Verschleppung von Keimen aus der Mundhöhle in die Lungen durch schlechte Mundhygiene
- Aspiration durch einen eingeschränkten Schluckreflex
- Verminderung der Lungenbelüftung, z. B. durch Bettlägerigkeit
- vermehrter Sekretansammlung in den Bronchien, z. B. bei chronischer Bronchitis
- einer Lungenstauung, z. B. bei Linksherzinsuffizienz
- einem geschwächten Immunsystem im Alter

▶ **Pneumonieformen.** Grundsätzlich werden voneinander unterschieden:
- **Primäre Pneumonie:** Sie tritt ohne Vorerkrankung beim gesunden Menschen auf.
- **Sekundäre Pneumonie:** Sie entsteht aufgrund von Vorerkrankungen, z. B. Herzinsuffizienz, Bronchitis oder nach einer Aspiration.

Eine weitere Unterscheidung erfolgt nach der Ausdehnung und den anatomischen Kriterien:
- Lobärpneumonie: Hier ist ein ganzer Lungenlappen betroffen.
- Bronchopneumonie: Davon spricht man bei einer herdförmigen Entzündung der Bronchien und des umliegenden Gewebes.
- Alveoläre Pneumonie: Hier sind überwiegend die Alveolen entzündet.
- Interstitielle Pneumonie: Diese ist häufig durch Viren verursacht und betrifft das Lungeninterstitium.
- Pleuropneumonie: Hierbei sind die Pleurablätter beteiligt.

Symptome

Nach einer Inkubationszeit von 12–24 Stunden entwickelt sich ein schweres Krankheitsbild mit hohem Fieber, Husten mit gelblich-eitrigem Sputum (evtl. auch rostbraun durch Blutbeimengungen), Dyspnoe evtl. mit Schmerzen beim Atmen durch Pleuritis, Tachypnoe mit Mitbewegung der Nasenflügel. Bei Sauerstoffmangel kommt es zur Zyanose der Haut und Schleimhäute.

Merke

Beim alten Menschen ist die Symptomatik meist weniger stark ausgeprägt. So ist z. B. nur ein leichter Temperaturanstieg messbar und ein leichter Husten oder nur die Verschlechterung des Allgemeinzustands beobachtbar.

Komplikationen

Sie treten v. a. bei Menschen mit Herz-Lungen-Erkrankungen auf. Die Hauptkomplikation ist die respiratorische Insuffizienz. Dadurch wird im Alter besonders das Gehirn beeinträchtigt. Weiterhin kann es zu einem Pleuraerguss oder einem Pleuraempyem, einer Herzinsuffizienz oder einer Thrombose aufgrund der Bettlägerigkeit und des Flüssigkeitsmangels durch das Fieber kommen. Ebenso sind ein Lungenabszess und eine Sepsis möglich, wenn die Erreger ins Blut gelangen.

Therapie

Die antibiotische Behandlung steht im Vordergrund. Es ist deshalb von Vorteil, wenn vor Beginn der Therapie über das Sputum eine Bestimmung der Erreger veranlasst wird. Falls die primäre antibiotische Therapie nicht wirksam ist, kann dann die durch ein Antibiogramm gefundene passende Therapie weitergeführt werden.

Bei einer durch Pilze verursachten Pneumonie wird ein Antimykotikum verabreicht. Virustatika nützen nur, wenn sie innerhalb von 48 Stunden nach Beginn der Pneumonie verabreicht werden, ansonsten wird analog des grippalen Infekts, siehe „Influenza oder grippaler Infekt der Atemwege" (S. 526), therapiert.

Weiterhin werden je nach Symptomen fiebersenkende Arzneimittel, z.B. Paracetamol, schleimlösende Präparate (z.B. Ambroxol) und Antitussiva (z.B. Noscapin) verordnet. Bei der Behandlung einer Pneumonie sind auch die Vorerkrankungen wie Herzinsuffizienz und Diabetes mellitus (Gefahr der Stoffwechsel-Entgleisung!) zu berücksichtigen und deren Therapie ggf. anzupassen (Andreae et al. 2011).

Pflege und Begleitung

Die Pflege erfolgt wie bei den Maßnahmen bei Influenza und grippalem Infekt. Ergänzend sollte darauf geachtet werden, dass der Erkrankte sich körperlich schont und eine gelockerte Bettruhe einhält. Wichtig ist die Anleitung und Unterstützung bei der Durchführung von leichten atemgymnastischen Übungen, um die Lungenbelüftung gezielt zu fördern. Bei kardial vorgeschädigten Menschen sollte bereits frühzeitig das Fieber gesenkt werden, um das Herz zu entlasten. Tritt eine respiratorische Insuffizienz auf, muss sofort der Arzt informiert werden und Sauerstoff nach Anordnung verabreicht werden.

21.3.2 Obstruktive Lungenerkrankungen

Bei obstruktiven Lungenerkrankungen steht zwar genügend Lungenvolumen zur Verfügung, jedoch muss der Betroffene beim Ausatmen einen höheren Atemwegswiderstand überwinden. Zu den obstruktiven Lungenerkrankungen gehören z. B. Asthma bronchiale und die chronisch-obstruktive Lungenerkrankung.

Asthma bronchiale

> **Definition**
>
> Das **Asthma bronchiale** ist eine anfallsweise auftretende Atemnot durch eine reversible Obstruktion (Verengung) der Atemwege. Männer sind doppelt so häufig betroffen wie Frauen.

In Abgrenzung dazu gibt es auch das **Asthma cardiale**. Das liegt bei Menschen mit einer Linksherzinsuffizienz vor, wenn es durch die Lungenstauung zu asthmaähnlichen Symptomen kommt.

▶ **Formen.** Es werden 2 Formen des Asthma bronchiale unterschieden:
- **allergisches Asthma**: Meist bei Kindern und jungen Erwachsenen; wird durch eingeatmete Allergene ausgelöst, z. B. Pollen, Hausstaub usw.
- **nicht allergisches Asthma**: Meist in der 2. Lebenshälfte; wird durch unspezifische Reize ausgelöst, z. B. Infekte, Kälte, Medikamente usw.

Ursachen

Drei Faktoren (▶ Abb. 21.6) verengen die Atemwege und sind ursächlich für die plötzlich auftretende Atemnot:
- Übermäßige und zähe Schleimbildung (Hyper- und Dyskrinie) in den Bronchien,
- Entzündungsreaktion der Bronchialschleimhaut, die zu einem Schleimhautödem führt,

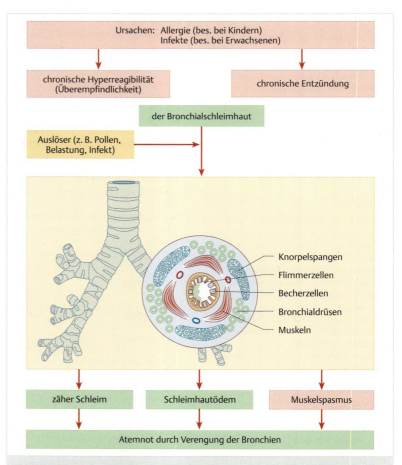

Abb. 21.6 **Asthma bronchiale.** Verschiedene Mechanismen sind an der Entstehung eines Asthmas beteiligt (aus Andreae 2011).

- Verkrampfung der Muskulatur der Bronchien, die zu einem Bronchospasmus führt.

Symptome

Häufig tritt nachts oder frühmorgens anfallsweise auftretende Atemnot mit Zyanose auf. Je nach Schweregrad zeigen sich Dyspnoe oder Orthopnoe, Unruhe, Tachykardie, sichtbarer Einsatz der Atemhilfsmuskulatur, Husten mit zähem, glasigem Sekret und ein exspiratorischer Stridor. Auskultatorisch sind Giemen und Brummen hörbar.

Komplikationen

Wenn die Symptome besonders schwer sind und über 12 Stunden anhalten, spricht man von einem Status asthmaticus (= schwerer Asthmaanfall). Dies ist ein Notfall und muss in einem Krankenhaus intensivmedizinisch behandelt werden (Gerlach et al. 2011).

Therapie

Meiden der Anfallsauslöser, evtl. Hyposensibilisierung, Gabe von Expektoranzien, z. B. Acetylcystein (ACC®) mit reichlich Flüssigkeitszufuhr, evtl. Inhalationen, Atemgymnastik, medikamentöse Therapie (▶ Tab. 21.1) und evtl. psychotherapeutische Behandlung (Andreae et al. 2011, Hahn 2003).

Merke

Asthmatiker dürfen bei Schmerzen oder Fieber keine Acetylsalicylsäure einnehmen, da es Asthmaanfälle provozieren kann.

Sofortmaßnahmen bei akutem Asthmaanfall

Dazu gehören:
- Den Betroffenen nie alleine lassen! Sicherheit vermitteln und Ruhe ausstrahlen.
- Zweite Pflegende bitten, den Arzt zu informieren.
- Einengende Kleidung und Fenster öffnen (Vorsicht: Im Winter kann Kälte den Bronchospasmus verstärken!).
- Asthmatiker beim Einnehmen einer atemerleichternden Lagerung unterstützen, z. B. Oberkörperhochlagerung, Kutschersitz (S. 285).
- Hilfe und Unterstützung bei der Einnahme des für den Notfall vom Arzt verordneten Dosieraerosols.
- Zur Lippenbremse anleiten.
- Bei Bedarf O_2-Gabe und Atemluft anfeuchten (vermindert Schleimhautödem).

Tab. 21.1 Die wichtigsten Asthmamedikamente (aus Andreae et al. 2011).

Präparat	Wirkstoff (Beispiel)	Handelsname (Beispiel)	Wirkung	Nebenwirkungen	zu beachten
Beta-Sympathomimetika	kurz wirkende Sprays (4–6 h): z. B. Fenoterol, Salbutamol, Berotec	Sultanol, Salbutamol-ratio	Am besten geeignete Medikamente zur Behandlung der Atemnot bewirken eine Entspannung der Bronchialmuskulatur. Basismedikament bei der Behandlung der chronisch-obstruktiven Bronchitis	evtl. zu sehen: Tachykardie (Anstieg der Herzfrequenz), selten leichter Tremor (Zittern der Hände)	
	lang wirkende Sprays (12–24 h): z. B. Formoterol, Salmeterol	Oxis, Serevent			
Parasympathikolytika (Anticholinergika)	kurz wirksam: Ipratropiumbromid	Itrop, Atrovent	Ähnliche Wirkung wie Beta-Sympathomimetika. Wird besonders bei chronisch-obstruktiver Bronchitis eingesetzt, beim Asthma eher seltener.	Mundtrockenheit, Obstipation, Erhöhung Augeninnendruck bei grünem Star (!), Harnverhalt (bes. bei vergrößerter Prostata), Tachykardie	Wird oft mit Beta-Sympathomimetika kombiniert (Wirkungsverstärkung), z. B. Berodual.
	lang wirksam: Tiotropiumbromid	Spiriva			
Theophyllin	Theophyllin	Bronchoretard, Euphylong	erweitert die Bronchien, Schutz gegen bronchienverengende Reize	Unruhe, Tachykardie, Schlafstörungen (Abendliche Dosis erst spät einnehmen, da der Betroffene die Nebenwirkungen verschlafen kann.)	Besonders eingesetzt bei nächtlicher Atemnot.
Glukokortikoide (Kortison)	inhalative Präparate: z. B. Budenosid, Fluticason	Novopulmon, Budesonid-ratio	Mittel der ersten Wahl zur Dauertherapie des Asthmas, bewirkt eine Eindämmung der chronischen Entzündung in den Bronchien.	Nur geeignet bei langfristiger Einnahme oraler Kortikoide, siehe Kap. „Arthritis" (S. 629)	Nach Kortisonspray Mund ausspülen (verhindert Mundsoor); Einnahme oraler Kortikoide bevorzugt morgens, siehe Kap. „Zirkadianrhythmus" (S. 419).
	orale Präparate: z. B. Prednison, Prednisolon	Decortin, Decortin H, Predni H;			
Leukotrien-Rezeptor-Antagonisten	Montelukast	Singulair	Entzündungshemmende Wirkung, Zusatzmedikament, wenn inhalatives Kortison und Betasympathomimetika nicht ausreichend sind.		

Praxistipp

Vorsicht bei der Sauerstoffverabreichung! Das Atemzentrum bei Asthmatikern hat sich an den ständig erhöhten Kohlendioxidgehalt im Blut gewöhnt, deshalb wird die Atmung über einen niedrigen Sauerstoff-Partialdruck (pO$_2$) des Blutes geregelt. Wenn dieser nun durch die Sauerstoffgabe erhöht wird, fehlt der Atemantrieb und es kann zur Kohlendioxid-Narkose (Eintrübung des Bewusstseins) führen.

Pflege und Begleitung

Oberstes Ziel der Pflege ist es, die Atmung für den Betroffenen zu erleichtern. Entsprechend der Therapie müssen Pflegende darauf achten, dass die Medikamente richtig und regelmäßig eingenommen werden. Unterstützend wirkt sich die ausreichende Flüssigkeitszufuhr darauf aus, sofern sie nicht aufgrund anderer Erkrankungen kontraindiziert ist.

▶ **Atmungserleichternde Pflegemaßnahmen.** Dazu gehört Folgendes:
- Kontaktatmung
- atemgymnastische Übungen
- atemstimulierende Einreibung (ASE)
- Vibrationsmassage
- Mobilisation und Lagerung
- Inhalationen
- Lippenbremse
- Training mit dem Vario-Resistance-Pressure-Gerät (S. 284)
- Wickel und Auflagen (S. 946)

Um die Compliance des Betroffenen zu erhöhen, sollte er in den Auswahlprozess der Interventionen miteinbezogen werden.

▶ **Atemgymnastische Übungen.** Diese Übungen zielen bei Asthmatikern darauf ab, die Ausatmung zu verlangsamen und zu vertiefen. Dies kann auch durch regelmäßige Bewegung erreicht werden. Ein Asthmatiker sollte Atemgymnastik, Lippenbremse und Kutschersitz in symptomfreien Zeiten erlernen und üben, damit er diese Hilfen bei akuter Atemnot nutzen kann.

Außerdem müssen die Räume, in denen sich der Pflegebedürftige oft aufhält, mehrmals am Tag stoßgelüftet werden. Im Winter ist darauf zu achten, dass die Raumluft angefeuchtet wird.

▶ **Unterstützung bei der Körperpflege.** Ein Asthmatiker benötigt in beschwerdefreien Zeiten meist keine oder wenig Unterstützung. Doch während bzw. nach einem Asthmaanfall stellt die Körperpflege eine Belastung dar. Deshalb müssen Pflegende den Betroffenen dann bei der Körperpflege und beim An- und Auskleiden nach Bedarf unterstützen bzw. diese Tätigkeiten ganz übernehmen. Dabei ist es wichtig, keine Hektik zu verbreiten und die Maßnahmen entsprechend dem Tempo des Asthmatikers durchzuführen. Die Kleidung sollte nicht einengend und leicht zu öffnen sein.

COPD

Definition

Die **COPD (chronic obstructive pulmonary disease)** ist eine progrediente Erkrankung der Lunge mit Verengung (Obstruktion) der Atemwege. Sie wird auch COLD (chronic obstructive lung disease) genannt.

Eine COPD liegt laut WHO vor, wenn Husten und Auswurf über mind. 3 Monate in 2 aufeinanderfolgenden Jahren auftreten.

Ursachen

Aufgrund der chronischen Bronchitis (Ursache meist Rauchen) wird die Bronchialschleimhaut dauerhaft gereizt und führt so zur Verengung der Bronchien. Die chronisch-obstruktive Bronchitis kann sich bei Infektionen mit Viren oder Bakterien verschlimmern (Exazerbation).

Symptome

Vor allem am Morgen zeigt sich Husten mit Auswurf, das Sekret ist weißlich-dünnflüssig oder zäh. Zuerst treten Belastungsdyspnoe, dann Ruhedyspnoe sowie Zeichen eines Sauerstoffmangels (Hypoxie) auf. Besonders auffallend ist eine Zyanose. Bei der Auskultation sind ein Giemen und Brummen sowie bei Schleimansammlungen feuchte Rasselgeräusche zu hören.

Komplikationen

Wenn die Alveolarmembranen durch die fortschreitende Entzündung zerstört werden, führt das zu einem Lungenemphysem. Es zieht zunehmend eine respiratorische Insuffizienz nach sich, was die Erhöhung des Blutdrucks im Lungenkreislauf zur Folge hat. Langfristig kann dies zu einem Cor pulmonale und damit zu einer Rechtsherzinsuffizienz führen (Gerlach et al. 2011, Richling 2006).

Die Therapie erfolgt nach dem Stufenplan der Deutschen Atemwegsliga e. V. und der „Global Initiative for Obstructive Lung Disease" (GOLD). Die Therapieoptionen bei COPD sind in ▶ Tab. 21.2 dargestellt.

Tab. 21.2 Therapieoptionen bei COPD (Leitlinien der Deutschen Atemwegsliga e. V.)

Prävention	medikamentös	nicht medikamentös	apparativ/operativ
• Nikotinkarenz • Schutzimpfung gegen Pneumokokken und Influenza • Arbeitsplatzhygiene	• β$_2$-Sympathomimetika, z. B. Fenoterol (Berotec®) • Anticholinergika, z. B. Ipratropiumbromid (Atrovent®) • Methylxanthine, z. B. Theophyllin (Euphyllin®) • inhalative Kortikoide, z. B. Fluticason (Flutide®) • Expektoranzien, z. B. Acetylcystein (ACC®) • Antitussiva bei Bedarf • Antibiotika bei Gefahr der Exazerbation	• Patientenschulung (Aufklärung über Risikofaktoren, Inhalationshilfen, Inhalationstechniken) • Physiotherapie (Beeinflussung der Atmung und der Sekretmobilisation) • körperliches Training (Lungensport) • Physiotherapie • Ernährungsberatung	• Langzeit-O$_2$-Therapie bei chronischer Hypoxie • nicht invasive Beatmung (zur Unterstützung der Atemmuskulatur) • Emphysemchirurgie • Lungentransplantation

21.4 Atemwegserkrankungen allgemein

> **Praxistipp**
>
> Bei der Sauerstoffverabreichung gilt die gleiche Vorsicht wie bei Asthma bronchiale, d. h. es besteht die Gefahr einer CO_2-Narkose.

Pflege und Begleitung

Oberstes Ziel der Pflege ist es, dem Betroffenen zu einer ökonomischen Atmung zu verhelfen. Vorrangig müssen die Pflegenden den Betroffenen in Phasen der Dyspnoe sowie bei der Sekretlösung und -entleerung unterstützen.

Die pflegerischen Maßnahmen umfassen
- die Beobachtung von Atmung, Körpertemperatur, Puls, RR, Bewusstseinslage, Hautfarbe, Sputum und Husten,
- die Anleitung und Unterstützung bei atemgymnastischen Übungen und Lagerungen, siehe Kap. „Maßnahmen zur Verbesserung der Lungenventilation" (S. 276),
- Anleitung und Unterstützung bei der Durchführung von Inhalationen und Einreibungen,
- die Anleitung zur richtigen Anwendung der verordneten Medikamente, z. B. Dosieraerosolen oder Pulverinhalatoren,
- Dekubitus-, Thrombose-, Pneumonie- und Obstipationsprophylaxe durchführen, solange der Betroffene gefährdet ist,
- im fortgeschrittenen Stadium Gabe von Sauerstoff nach Arztverordnung, evtl. Beatmung.

> **Film**
>
> Um die Inhalte zu vertiefen, können Sie sich den Film „COPD" ansehen.

21.4 Pflege und Begleitung bei Atemwegserkrankungen allgemein

Bei Menschen mit Atemwegserkrankungen stehen verschiedene pflegerische Interventionen zur Verfügung.

21.4.1 Beobachten und dokumentieren

Die Beobachtung der Atmung hat eine große Bedeutung, da sie den Pflegenden Aufschluss über den Zustand des älteren Menschen gibt. Durch die gezielte Beobachtung können lebensbedrohliche Situationen schnell erfasst und entsprechende Maßnahmen zur Verbesserung eingeleitet werden.

Die pflegerische Beobachtung umfasst:
- Atemfrequenz
- Atemrhythmus
- Atemtiefe
- Atemtyp
- Atemgeruch
- Atemgeräusche
- Sputum (Menge, Farbe, Beimengungen)
- sonstige pathologische Befunde, z. B. Dyspnoe (Blunier 2005)

Siehe hierzu auch „Leitsymptome" (S. 525).

Atemfrequenz messen

Da die Atmung willkürlich beeinflusst werden kann, ist es wichtig, dass der Pflegebedürftige die Ermittlung der Atemfrequenz nicht bemerkt. Daher kombiniert man diese Beobachtung am besten mit der Pulsmessung. Die Pflegende informiert den Pflegebedürftigen über die Pulsmessung und „tastet" den Puls. Dabei schaut sie auf den Brustkorb des Pflegebedürftigen und zählt eine Minute lang, wie oft er sich hebt. Daraus ergibt sich die Menge der Atemzüge pro Minute.

Mit Blick auf die frühzeitige Erkennung von Komplikationen ist die Erhebung dieser Werte, bzw. die Beobachtung der Leitsymptome, unerlässlich. Die Beobachtungen müssen zeitnah und objektiv im Dokumentationssystem vermerkt werden. Unterstützend kann zur Ermittlung des individuellen Pneumonierisikos die **Atemskala nach Bienstein** (▶ Abb. 21.7) eingesetzt werden.

Je mehr Risikofaktoren der Pflegebedürftige aufweist, desto höher ist die Gesamtpunktzahl und somit das Pneumonierisiko. Ab einer erreichten Punktzahl von 7 müssen Pflegende prophylaktische Maßnahmen durchführen, siehe „Pneumonieprophylaxe" (S. 276).

Dyspnoe einschätzen

Mithilfe der BORG-Dyspnoe-Skala (▶ Tab. 21.3) kann der Pflegebedürftige ausdrücken, wie er selbst momentan seine Atemnot empfindet. Wenn diese Skala regelmäßig angewandt wird, erleichtert sie den Pflegenden die Beurteilung und Dokumentation der Dyspnoe beim Betroffenen.

21.4.2 Bei den ABEDL unterstützen

Auch bei alten Menschen mit Erkrankungen der Atemwege hat die Erhaltung der Selbstständigkeit oberste Priorität. Im Folgenden werden deshalb die möglichen pflegerischen Interventionen im Bereich der einzelnen ABEDL dargestellt.

Tab. 21.3 Modifizierte Borg-Dyspnoe-Skala zur Ermittlung der subjektiven Atemnot (aus Schewior-Popp 2012 nach Gugger 2001).

Beurteilung	Ausmaß der Dyspnoe-Empfindung
0	überhaupt keine Dyspnoe
0,5	sehr, sehr mild (knapp wahrnehmbar)
1	sehr mild
2	mild
3	mäßig
4	recht schwer
5	schwer
6	
7	sehr schwer
8	
9	sehr, sehr schwer (fast maximal)
10	maximale Dyspnoe

Kommunizieren können

Die Anstrengung beim Sprechen führt bei Menschen mit Erkrankungen der Atemwege häufig zur Dyspnoe. Deshalb müssen die Pflegenden Geduld beim Zuhören aufbringen und dem Betroffenen Zeit beim Sprechen lassen. Er darf nicht durch zu viele Fragen nacheinander überfordert werden. Eine weitere Aufgabe der Pflegenden ist es, die Angehörigen bzw. Bekannten für die Erkrankung zu sensibilisieren und um Rücksicht und Verständnis für die aktuelle Situation zu bitten.

Erleichterung für den Pflegebedürftigen kann der Einsatz von Hilfsmitteln bei der Kommunikation, wie z. B. Symboltafeln oder Zettel und Stift, bringen. Eventuell ist eine Verständigung durch Zeichensprache mit dem Pflegebedürftigen möglich.

Sich bewegen können

Aufgrund der Symptomatik von Atemwegserkrankungen ist die Bewegung der Pflegebedürftigen häufig stark reduziert bzw. eingeschränkt. Vor allem bei Bettlägerigkeit besteht die Gefahr von Dekubitus, Pneumonie, Thrombose und Kontrakturen. Entsprechend der möglichen Komplikationen müssen die Pflegenden rechtzeitig mit den prophylaktischen Maßnahmen beginnen, siehe Kap. „Pneumonieprophylaxe" (S. 276).

Auch die Vermeidung von Bewegung, z. B. aufgrund starker Schmerzen, führt meist zu einer Verschlechterung der Lungenleistung. Deshalb ist es wichtig, täglich ein leichtes körperliches Training – aktiv, passiv oder assistiv – mit den Pflegebedürftigen durchzuführen.

Atemskala

	0 Punkte	1 Punkt	2 Punkte	3 Punkte	Beispiel Punkte
Bereitschaft zur Mitarbeit	☐ hoch	☐ nach Aufforderung	☐ teilweise, jedoch nur nach Aufforderung	☐ keine oder kann sie nicht deutlich machen	
vorliegende Lungenerkrankung	☐ keine	☐ leichter Infekt im nasalen und oralen Bereich	☐ Infekt auch im bronchialen Bereich	☐ Lungenerkrankungen	
bereits durchgemachte Lungenerkrankung	☐ keine	☐ leichte (z. B. bronchopulmonale Infekte aufgrund grippaler Infekte im letzten Vierteljahr)	☐ schwere Verläufe	☐ schwere Lungen- oder Atemorganerkrankungen, die eine wahrnehmbare Atemfunktionseinschränkung hinterlassen haben	
Immunabwehrschwäche	☐ keine	☐ leicht (aufgrund einer nicht generalisierten Infektion)	☐ erhöht	☐ völlig	
manipulative Maßnahmen oro-tracheal	☐ keine	☐ spezielle Nasen- oder Mundpflege	☐ zusätzlich oral-nasale Absaugung	☐ orale/nasale/endotracheale Absaugung ohne oder mit liegendem Tubus	
Rauchen/ Passivrauchen	☐ Nichtraucher, nur geringfügig rauchexponiert	☐ ca. 6 Zigaretten mit < 10 mg Kondensat tägl. oder regelmäßiger Passivraucher	☐ ca. 6 Zigaretten mit 10 – 13 mg Kondensat tägl. und regelmäßiger Passivraucher	☐ > 6 Zigaretten mit 15 - 28 mg Kondensat oder ebenfalls aktiver Passivraucher durch ständigen Rauchkonsum (Zigaretten mit 15 - 28 mg Kondensat)	
Schmerzen	☐ keine	☐ leicht, kontinuierlich	☐ hauptsächlich Schmerzen im Bereich, der die Atmung beeinflusst	☐ ständige Schmerzen, die wahrnehmbar die Atmung beeinflussen	
Schluckstörungen	☐ keine	☐ bei flüssiger Nahrungsaufnahme	☐ auch bei breiiger Nahrungsaufnahme	☐ komplett, bei allen Nahrungsaufnahmen, auch bei Schlucken von Speichel	
Mobilitätseinschränkungen	☐ keine	☐ verlangsamt oder eingeschränkt, durch Gehstützen und Hilfen kompensierbar oder veränderte Körperhaltung, die sich auch im Bett äußert	☐ hauptsächlich Bettruhe, Mobilisierung nur im Sessel oder Stuhl möglich	☐ völlig	
lungengefährdender Beruf	☐ keinen	☐ 1 - 2 Jahre	☐ 2 - 10 Jahre	☐ > 10 Jahre	
Intubationsnarkose	☐ keine in den letzten 3 Wo.	☐ kurz (< 2 Std.)	☐ lang (> 2 Std.)	☐ > 1 Intubationsnarkose o. > 12 Std. Intubation o. Beatmung	
Bewusstseinseinschränkungen	☐ keine	☐ leicht, reagiert auf Ansprache folgerichtig	☐ reagiert auf Ansprache nicht folgerichtig	☐ zeigt keine Reaktion	
Atemtiefe	☐ ohne Anstrengung Zwerchfell- und Thoraxatmung	☐ mit Anstrengung Zwerchfell- und Thoraxatmung	☐ mit großer Hilfestellung Zwerchfell- und Thoraxatmung	☐ keine Zwerchfell- oder Thoraxatmung im exponierten Sinne selbst mit großer Unterstützung	
Atemfrequenz	☐ 14 – 20/Min.	☐ Atmung unregelmäßig, d.h. abweichend von der Norm bradypnoeisch oder tachypnoeisch	☐ Atmung anhaltend bradypnoeisch oder tachypnoeisch	☐ regelmäßig abnorme Atmung, die sowohl sehr tief wie oberflächlich sein kann oder zw. bradypnoeisch oder tachypnoeisch wechselt	
Medikamente, die die Atmung sedieren	☐ keine	☐ unregelmäßige Einnahme von Medikamenten, die die Atmung dämpfen	☐ regelmäßige Einnahme von Medikamenten, die die Atmung dämpfen	☐ Einnahme spezifischer Medikamente, die deutlich auf die Atmung wirken (z. B. Morphine, Barbiturate)	

0 – 6 Punkte = nicht gefährdet
7 – 15 Punkte = gefährdet
16 – 45 Punkte = hochgradig gefährdet, bzw. Atemstörungen vorhanden

Gesamtzahl: ....
Patient: ....
Datum: ....
Handzeichen: ....

Abb. 21.7 **Atemskala nach Bienstein.** Score, um das Pneumonierisiko einzuschätzen (n. Bienstein 2000).

Vitale Funktionen des Lebens aufrechterhalten können

Die gezielte Beobachtung der Atmung und der Symptomatik der Atemwegserkrankungen durch die Pflegenden hat im Hinblick auf das rechtzeitige Erkennen von Veränderungen eine große Bedeutung. Dazu gehören auch die regelmäßige Kontrolle der Körpertemperatur, des Pulses, des Blutdrucks und des Bewusstseins. Im Notfall und bei Bedarf müssen entsprechende Maßnahmen, z. B. die Sauerstoffverabreichung, ergriffen werden, siehe „Sauerstoff verabreichen" (S. 536). Ist der Pflegebedürftige nicht mehr in der Lage, selbst abzuhusten, muss er evtl. abgesaugt werden, siehe „Absaugen" (S. 534). Dabei sollten Pflegende immer steril arbeiten, um keine Keime in die unteren Atemwege zu verschleppen.

Die tägliche Anleitung zur Durchführung von Atemgymnastik, um die Lungen des Pflegebedürftigen zu trainieren, gehört ebenfalls zu den Aufgaben der Pflegenden, siehe Kap. „Maßnahmen zur Verbesserung der Lungenventilation" (S. 276).

Sich pflegen können

Je nach Bedarf sollte der Pflegebedürftige mehrmals täglich zur Mundhygiene angeleitet bzw. angehalten werden, um Keimverschleppungen zu vermeiden. Evtl. müssen die Pflegenden eine spezielle Mundpflege durchführen. Dabei ist es wichtig, die Schleimhäute zu beobachten und Sekret im Mundraum zu entfernen. Häufig kommt es bei Pflegebedürftigen mit Mundatmung zum Antrocknen des Sputums oder zu trockenen Schleimhäuten. In diesen Fällen muss die „Durchführungsfrequenz der speziellen Mundpflege erhöht werden" (S. 35).

Je nach körperlicher Verfassung benötigen die Pflegebedürftigen Unterstützung bei oder die volle Übernahme der Körperpflege durch Pflegende. Der Grad an Pflegebedürftigkeit kann sich von Tag zu Tag ändern. Bei Fieber können auch spezielle Waschungen ihre Anwendung finden und der regelmäßige Wäschewechsel darf nicht vergessen werden.

Für Pflegebedürftige, die das Sekret selbst abhusten können, ist es wichtig, dass sie immer einen Vorrat an Zellstoff/Taschentüchern und die Möglichkeit zum Abwerfen haben – evtl. kann auch ein Sputumbecher eingesetzt werden.

Essen und Trinken können

Dyspnoe oder plötzliche Hustenanfälle erschweren die Nahrungsaufnahme des Pflegebedürftigen. Dabei kommt der Aspirationsprophylaxe eine große Bedeutung zu. Deshalb sollten Pflegende darauf achten, dass zum Abendessen oder als Spätmahlzeit keine schleimfördernden Nahrungsmittel, wie Milchprodukte oder stark gesüßte Speisen, gereicht werden. Weiterhin sollten sie nach der Nahrungsaufnahme auf die Oberkörperhochlagerung für ca. 1 Stunde achten und die Mundpflege durchführen.

Damit der Schleim nicht zäh und die medikamentöse Therapie unterstützt wird, müssen die Pflegenden auf die ausreichende Flüssigkeitszufuhr achten. Bei Erkrankungen, wie einer Herz- oder Niereninsuffizienz, kann jedoch eine Trinkmengenbeschränkung bestehen. Dann muss Rücksprache mit dem behandelnden Arzt gehalten werden.

Ausscheiden können

Da Menschen mit Erkrankungen der Atemwege häufig im Bett liegen und wenig Flüssigkeit zu sich nehmen, besteht auch die Gefahr einer Obstipation. Ihr kann mit prophylaktischen Maßnahmen rechtzeitig entgegengewirkt werden, siehe Kap. „Obstipationsprophylaxe" (S. 35).

Sich kleiden können

Prinzipiell gilt: Falsche und zu enge Kleidung führt zu oberflächlicher Atmung. Das kann unter Umständen zu einer Verschlechterung der Atemsituation des Pflegebedürftigen führen. Die Pflegenden müssen deshalb bei der Kleiderauswahl auf bequeme und nicht einengende Kleidung achten. Wählt der Pflegebedürftige seine Bekleidung selbst aus, weisen ihn die Pflegenden auf die Folgen zu enger Kleidung hin.

Ruhen, schlafen, sich entspannen können

In diesem Bereich müssen Pflegende unbedingt die Biografie des zu Pflegenden berücksichtigen. Wenn er z. B. seit der Kindheit unter Asthma bronchiale leidet, es aber gewohnt ist, auf dem Bauch zu schlafen, sollte das ermöglicht werden.

Um dem Pflegebedürftigen einen guten Schlaf zu gewährleisten, müssen die Pflegenden für eine ruhige Umgebung sorgen, Hektik vermeiden und bei Bedarf Maßnahmen zur Beruhigung, wie eine „Atemstimulierende Einreibung, ASE" (S. 279), anbieten.

Häufig ist die Nachtruhe durch Hustenanfälle gestört, deshalb dürfen keine schleimlösenden und -produzierenden Maßnahmen vor dem Schlafengehen des Pflegebedürftigen durchgeführt werden. Eventuell können nach Arztverordnung Medikamente zur Linderung des Hustenreizes verabreicht werden. Kann der Pflegebedürftige trotzdem nicht schlafen, sollten die Pflegenden gemeinsam mit ihm und dem Hausarzt neue Lösungsansätze suchen.

Auch durch Dyspnoe kann der Schlaf des Pflegebedürftigen gestört werden. Für diesen Fall ist z. B. das Dosieraerosol in Reichweite zu positionieren, um möglichst schnell Linderung schaffen zu können.

Für eine sichere, fördernde Umgebung sorgen können

Das Richten der Medikamente sowie die Überwachung und die Unterstützung bei der Einnahme gehört zu den Aufgaben der Pflegenden. Evtl. müssen die Pflegebedürftigen zur richtigen Medikamenteneinnahme angeleitet werden, wenn ein Dosieraerosol oder Pulverinhalator neu verordnet wurde (▶ Abb. 21.8). Dabei kann auch ein Spacer zur einfacheren Handhabung eingesetzt werden. Weiterhin ist nach der Einnahme eines Dosieraerosols oder Pulverinhalators darauf zu achten, dass der Mund ausgespült wird, um Medikamentenrückstände zu entfernen.

Film

Um die Inhalte zu vertiefen, können Sie sich den Film „Anwendung Dosieraerosol" und „Pulverinhalator" ansehen.

Mit existenziellen Erfahrungen des Lebens umgehen können

Plötzliche Dyspnoe ist für den Pflegebedürftigen eine existenzielle und erschütternde Erfahrung. Diese kann, je nach Ausprägung der Atemwegserkrankung, unterschiedlich stark sein. Oftmals stellt es für den Betroffenen eine lebensbedrohliche Situation dar. Deshalb äußern viele Angstgefühl oder sogar Todesangst. Das Angstgefühl verstärkt wiederum die Atemnot. Unsicheres und aufgeregtes Pflegepersonal kann dies intensivieren. Wird dieser Teufelskreis (Circulus vitiosus, ▶ Abb. 21.9) aus Angst und Dyspnoe nicht mithilfe der Pflegenden unterbrochen, verstärken sie sich weiter gegenseitig.

Praxistipp

Bei orientierten Pflegebedürftigen können die Notfallmedikamente in ihrer Nähe, z. B. auf dem Nachttisch, platziert werden, um ihnen die Angst zu nehmen und ein Gefühl von Sicherheit zu geben.

Aufgrund ihrer Erkrankung fühlen sich die Betroffenen häufig nutzlos bzw. zu

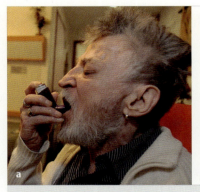 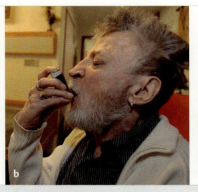 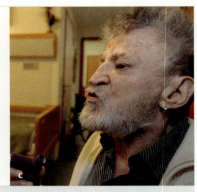

Abb. 21.8 Anwendung eines Dosieraerosols. (Fotos: R. Stöppler, Thieme)
a Der Bewohner nimmt die Schutzkappe des Dosieraerosols ab, schüttelt es kurz und führt es in Richtung Mund.
b Nachdem er ausgeatmet hat, umschließt er das Mundstück mit den Lippen. Während der Einatmung löst er durch Drücken des Mechanismus die Zerstäubung des Medikaments aus.
c Der Bewohner hält für einige Sekunden die Luft an und verlängert durch die Lippenbremse seine Ausatmung: Er verbessert somit die Wirkung des Medikaments.

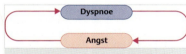

Abb. 21.9 Circulus vitiosus. Teufelskreis aus Dyspnoe und Angst.

nichts zu gebrauchen. Dieses Gefühl sollte von den Pflegenden nicht einfach abgetan, sondern empathisch aufgenommen und in Gesprächen aufgearbeitet werden. Um beiden Aspekten (Angst und Nutzlosigkeit) begegnen zu können, kann auch eine professionelle psychologische Beratung und Betreuung notwendig sein.

21.4.3 Absaugen

Definition

Absaugen bezeichnet das Entfernen von Bronchialsekret oder aspirierten Fremdsubstanzen mit einem biegsamen Absaugkatheter unter Sog aus den Atemwegen.

Diese Intervention ist dann notwendig, wenn der Pflegebedürftige nicht in der Lage ist, selbstständig genügend Sekret abzuhusten. Grundsätzlich bedarf das Absaugen einer ärztlichen Verordnung (AVO), außer im Notfall, und es darf nur von Pflegefachkräften durchgeführt werden.

Soweit vom Arzt nicht anders angeordnet, wird in der Regel 1-mal pro Schicht, bei hörbarem „Rasseln" (Anzeichen einer Sekretansammlung in den Atemwegen) und nach allen Maßnahmen zur Sekretolyse abgesaugt.

Unterschieden werden folgende Absaugarten:
- **oral** (durch den Mund)
- **transnasal** (durch die Nase)
- **endotracheal** (über Endotrachealtubus oder Trachealkanüle)
- **bronchoskopisch** (während einer Bronchoskopie durch das Endoskop)

Orales Absaugen kann einen Brechreiz auslösen, wenn der Absaugkatheter zu tief eingeführt wird, deshalb sollte nur die Mundhöhle über diesen Weg abgesaugt werden. Die bessere Methode zum Absaugen des Rachenraums ist deshalb transnasal. Absaugen über Mund und Nase wird auch als „blindes Absaugen" bezeichnet.

Das endotracheale Absaugen in Trachea oder Bronchien darf nur von speziell ausgebildetem Pflegepersonal oder einem Arzt unter aseptischen Bedingungen erfolgen, da die Gefahr der Verschleppung von Krankheitserregern in die unteren Atemwege sehr groß ist. In Pflegeheimen und ambulanten Pflegediensten kommt es in der Regel eher selten vor, außer es werden z. B. Wachkoma-Patienten betreut. Bronchoskopisches Absaugen führen Ärzte durch.

▶ **Gefahren und Komplikationen.** Während bzw. nach dem Absaugvorgang kann es durch unsterile Materialien und eine Keimverschleppung in die oberen und unteren Atemwege zu einer Infektion kommen. Zu starker Sog oder ein an der Schleimhaut festgesaugter Absaugkatheter führen zu Verletzungen und Blutungen bis hin zur Perforation. Reizt man durch das Absaugen den Nervus vagus, kann es zu Bradykardie oder Herzrhythmusstörungen kommen. Eine Reizung des weichen Gaumens führt zu Würgen, Übelkeit und/oder Erbrechen und damit möglicherweise zur Aspiration. Eine letzte mögliche Komplikation ist der Sauerstoffmangel durch zu langsames (länger als 15 Sekunden) oder unsachgemäßes Absaugen.

Pflegeziele

Folgende Ziele sollen durch das Absaugen erreicht werden:
- Bronchialsekret ist entfernt.
- Die Lungenventilation ist verbessert.
- Der Pflegebedürftige kann ruhig und entspannt atmen.
- Die Schleimhaut ist intakt.
- Die Gefahr einer Aspiration ist verringert.
- Ausreichende Versorgung des Organismus mit Sauerstoff.
- Eine Keimverschleppung ist verhindert.

Praxistipp

Beim Absaugen sollte eine 2. Pflegende assistieren, um die Maßnahme möglichst schnell durchführen zu können. Außerdem kann sie beruhigend auf den Pflegebedürftigen einwirken.

Im Bereich der Altenpflege kommen zum Absaugen fahrbare oder tragbare Absauggeräte (▶ Abb. 21.10) zum Einsatz, da meist kein zentraler Druckluftanschluss vorhanden ist. Die meist elektrisch angetriebene Membranpumpe (Stromanschluss oder Akku) erzeugt das erforderliche Vakuum zum Absaugen. Durch einen Regler kann das Vakuum zwischen -0,05 und -0,8 bar eingestellt werden. Um den Sog einzustellen, muss das Gerät zunächst eingeschaltet werden. Dann den Fingertip (▶ Abb. 21.11) am Ende des Ab-

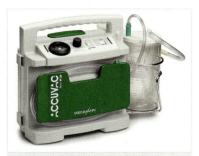

Abb. 21.10 Tragbares Absauggerät. Spendet Sog, wenn kein Wandanschluss verfügbar ist. (Foto: Weinmann Geräte für Medizin GmbH + Co. KG)

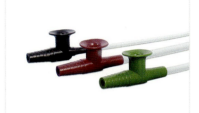

Abb. 21.11 Fingertip. Baut Sog auf, wenn der Tip geschlossen ist. (Foto: medi1one medical gmbh)

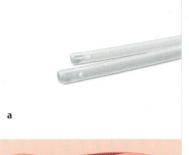

Abb. 21.12 Atraumatisches Absaugen.
a Atraumatischer Absaugkatheter. (Foto: medi1one medical gmbh)
b Schematische Darstellung des Absaugvorgangs mit atraumatischem Absaugkatheter.

saugschlauches so lange verschließen, bis das Manometer ein konstantes Vakuum anzeigt. Bei Bedarf mit dem Regler den Sog erhöhen oder herunterregulieren. In der Regel wird beim Absaugen ein Sog von -0,2 bar eingestellt. Der Fingertip ist während des Absaugvorgangs geschlossen, um das Sekret aus den Atemwegen zu befördern. Durch Öffnen des Fingertips während des Absaugvorgangs wird der Sog unterbrochen. So lässt sich ein evtl. festgesaugter Absaugkatheter von der Schleimhaut lösen. Das Sekret gelangt beim Absaugen über den Absaugschlauch in den Sammelbehälter. Nach dem Absaugvorgang muss der Absaugschlauch mit einer Desinfektionslösung oder Aqua dest. durchgespült werden, damit das Sekret nicht antrocknet und Keimwachstum verhindert werden kann. Es gibt für einige Geräte bereits Einmal-Absaugbeutel, die nach dem Gebrauch entnommen und komplett entsorgt werden können. Die Mehrweg-Sammelbehälter müssen entsprechend den Herstellerangaben entleert, gereinigt und desinfiziert werden.

Absaugen vorbereiten

▶ **Material.** Folgendes wird benötigt: Materialien zur speziellen Mund- und Nasenpflege, siehe Kap. „Mundpflege unterstützen" (S. 298)

- Händedesinfektionsmittel
- sterile und unsterile Einmalhandschuhe
- Handtuch
- Absauggerät (Sog einstellen) mit Fingertip
- Behälter mit Spülflüssigkeit
- 2 Absaugkatheter (atraumatisch, d. h. mit endständiger und seitlicher Öffnung; für orales Absaugen: 14–20 CH, für nasales Absaugen: 12–16 CH) (▶ Abb. 21.12)
- Mund-Nasen-Schutz (wegen der Infektionsgefahr, bei hohem Infektionsrisiko zusätzlich Schutzkittel und Schutzbrille)
- evtl. Aqua dest., Salbe oder Gel als Gleitmittel, z. B. Xylocain®-Gel (zusätzlich anästhesierend für die Schleimhäute)
- Zellstoff und Nierenschale (bei Erbrechen)
- Abwurf

▶ **Pflegende.** Hier ist zu beachten:
- Persönliche Hygiene einhalten, Händehygiene sicherstellen, Zeitbudget planen.
- Über aktuellen Zustand des Pflegebedürftigen informieren.
- Materialien richten.
- 2. Pflegende instruieren.

▶ **Pflegebedürftiger.** Hier ist zu beachten:
- Über die geplante Maßnahme informieren und Einverständnis einholen.
- Oberkörperhochlagerung, Bett auf Arbeitshöhe stellen.
- Spezielle Mund- und Nasenpflege durchführen.
- Kleidung vor Verschmutzung schützen.

▶ **Raum.** Hier gilt:
- Fenster und Türen schließen, keine Zugluft, angenehme Zimmertemperatur.
- Für gute Lichtverhältnisse sorgen.
- Bei Bedarf Sichtschutz herstellen.

▶ **Durchführung.** Sie geschieht wie folgt:
- Händedesinfektion, Mund-Nasen-Schutz anziehen.
- Kleidung des Pflegebedürftigen mit Handtuch abdecken.
- Absaugkatheter an einer Seite öffnen und mit Fingertip verbinden.
- Pflegebedürftigen auffordern, mehrmals tief einzuatmen oder Sauerstoff nach ärztl. Verordnung verabreichen.
- Absauggerät einschalten.
- Unsterile Einmalhandschuhe anziehen, an die absaugende Hand zusätzlich einen sterilen Einmalhandschuh anziehen.
- Absaugkatheter steril entnehmen, evtl. 2. Pflegende um Hilfe bitten, und mit Aqua dest. oder Gel benetzen.
- Absaugkatheter während der Einatmung ohne Sog, d. h. mit geöffnetem Fingertip in den abzusaugenden Bereich einführen, bei Widerstand etwa 1 cm zurückziehen.
- Sog herstellen (Fingertip schließen) und Katheter unter leichten Drehbewegungen zurückziehen, bei Bedarf wiederholen.
- Jeder Absaugvorgang darf maximal 15 Sekunden dauern, dann 1 Minute Pause, damit sich der Pflegebedürftige erholen kann.
- Die Atmung, die Hautfarbe des Pflegebedürftigen und das Sekret auf Farbe, Menge, Konsistenz und Beimengungen beobachten.
- Wird der abzusaugende Bereich gewechselt, einen frischen Absaugkatheter verwenden, um eine Keimverschleppung zu verhindern, außerdem den Absaugschlauch zwischendurch durchspülen.
- Ist der Vorgang beendet, Absaugkatheter um die Hand wickeln, Handschuh darüberstülpen und abwerfen.
- Absaugschlauch nochmals durchspülen.

Praxistipp

Zur Orientierung beim transnasalen Absaugen vorher den Abstand zwischen Nasenspitze und Ohrläppchen abmessen (ca. 10–12 Zentimeter) und den Absaugkatheter nur so weit einführen, um Komplikationen zu vermeiden. Beim oralen Absaugen sollte der Katheter etwa 3–5 Zentimeter eingeführt werden.

Absaugen nachbereiten

▶ **Material.** Hier ist vorgesehen:
- Fingertip entsprechend der Vorrichtung am Absauggerät aufhängen.
- Material auffüllen.
- Mind. 1-mal täglich Sekretauffangbehälter leeren und desinfizieren.
- 1-mal täglich Geräteaufbereitung nach Herstellerangaben.
- Flächendesinfektion durchführen.

▶ **Pflegebedürftiger.** Hier ist zu beachten:
- Vitalzeichenkontrolle vornehmen.
- Spezielle Mund- und Nasenpflege durchführen.
- Lagerung nach Wunsch/Plan anbieten.
- Nach Befinden erkundigen, Bedürfnisse berücksichtigen.

▶ **Raum.** Hier gilt:
- Abwurf leeren.
- Zimmer lüften.

▶ **Pflegende.** Hier ist zu beachten:
- Verabschieden.
- Händedesinfektion durchführen.
- Dokumentation vornehmen (Farbe, Menge, Konsistenz, Geruch und Beimengungen des Sekrets, Häufigkeit und Komplikationen, Vitalzeichen, Reaktion des Pflegebedürftigen), evtl. Arztinformation.

Merke

So oft wie nötig, so selten wie möglich absaugen! Absaugen fördert die Schleimproduktion, d. h. je mehr man absaugt, desto mehr Sekret wird produziert. Es entsteht ein Teufelskreis (Circulus vitiosus).
Weiterhin besteht eine erhöhte Infektionsgefahr der unteren Atemwege durch unsteriles Arbeiten.

Film

Um die Inhalte zu vertiefen, können Sie sich den Film „Endotracheales Absaugen" ansehen.

21.4.4 Sauerstoff verabreichen

In Ruhe verbraucht ein Mensch etwa 200–300 ml Sauerstoff pro Minute. Durch Bewegung oder schwere körperliche Arbeit jedoch 10-mal so viel und mehr. Da der Köper keine Möglichkeit hat, Sauerstoff zu speichern, muss eine ständige und ausreichende Zufuhr gewährleistet werden. Kommt es z. B. durch eine Atemwegserkrankung zum Sauerstoffmangel, können die Organe und Gewebe des Körpers ihre Arbeit nicht mehr ausreichend erfüllen. Typische Symptome eines Sauerstoffmangels sind Zyanose und Dyspnoe, siehe „Leitsymptome" (S. 525). Aber auch Angst, Unruhe, Müdigkeit und Abgeschlagenheit können auf eine Sauerstoffunterversorgung hinweisen (Weinmann 2010a).

Merke

Da Sauerstoff ein Medikament ist, muss die Sauerstoffgabe ärztlich verordnet werden – außer im Notfall. Die Verordnung enthält neben den personenbezogenen Daten Folgendes:
- Dosierung in Liter pro Minute
- Dauer der Sauerstoffgabe (intermittierend oder kontinuierlich)
- Insufflationssystem (Sauerstoffnasensonde, -brille, oder -inhalationsmaske)

Im Notfall dürfen, bis der Arzt eintrifft, bis zu 2 Liter/min verabreicht werden.

Nur wenige stationäre Einrichtungen haben eine zentrale Gasversorgung über einen Wandanschluss in jedem Zimmer. Deshalb ist in den meisten Einrichtungen eine Sauerstoffverabreichung über mobile Sauerstoffflaschen üblich. Zur Sauerstoff-Langzeittherapie werden häufig mobile Sauerstoffkonzentratoren eingesetzt, ebenso wie in der häuslichen Pflege. Da Sauerstoff trocken ist und die Schleimhäute der Atemwege austrocknen können, muss er immer mit Aqua dest. angefeuchtet werden. Hierfür können sterile Mehrweg-Befeuchterflaschen oder sterile Einmalbefeuchter, z. B. AquaPak®, verwendet werden.

Systeme zur Sauerstoffverabreichung

Zur Sauerstoffverabreichung stehen verschiedene Systeme zur Auswahl.

▶ **Sauerstoffwandanschluss.** Besteht in der Einrichtung eine zentrale Sauerstoffversorgung, so kann über die Nutzung des Wandanschlusses im Zimmer (▶ Abb. 21.13) Sauerstoff verabreicht werden. Dafür müssen lediglich ein Flowmeter (Durchflussströmungsmesser) mit Feinregulationsventil, eine Befeuchterflasche und das Insufflationssystem angeschlossen werden.

▶ **Mobiler Sauerstoffkonzentrator.** Er ist in der Lage, angesaugte Raumluft zu Sauerstoff von 95 Vol % zu verdichten (▶ Abb. 21.14). Da die Geräte in der Regel

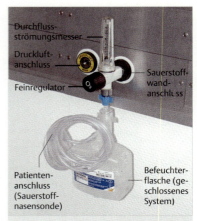

Abb. 21.13 Sauerstoffwandanschluss. Mit Befeuchterflasche und Zubehör. (Foto: Thieme)

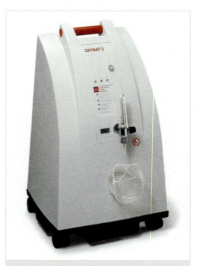

Abb. 21.14 Mobiler Sauerstoffkonzentrator. Er verdichtet Raumluft zu Sauerstoff. (Foto: Weinmann Geräte für Medizin GmbH + Co. KG)

nicht größer als ein Koffer und fahrbar sind, können sie gut transportiert werden, wenn der Betroffene den Raum wechseln oder das Haus verlassen möchte. Ebenso wie beim Sauerstoffwandanschluss werden vor dem Gebrauch entsprechend den Herstellerangaben ein Flowmeter und eine Befeuchterflasche angeschlossen (Weinmann 2010a).

▶ **Mobile Sauerstoffflaschen.** Sie sind durch Schutzkappen geschützt und fest auf Fahrgestellen montiert (▶ Abb. 21.15). Sie kommen häufig im Notfall zum Einsatz, da sie nur eine begrenzte Menge an Rauminhalt besitzen. Er wird in Liter (l) angegeben. Wie viel sich maximal in der

21.4 Atemwegserkrankungen allgemein

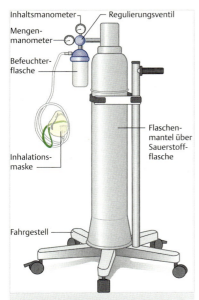

Abb. 21.15 Mobile Sauerstoffflasche. Mit Druckminderer, Flowmeter und Befeuchterflasche. (Foto: Weinmann Geräte für Medizin GmbH + Co. KG)

a) Wie viel Sauerstoff ist in der Flasche vorrätig?

Beispiel:
Rauminhalt der Flasche: 10 l,
Manometeranzeige: 60 bar

10 Liter x 60 bar = **600 l Sauerstoff**

Ergebnis: Der Vorrat der Flasche beträgt 600 Liter.

b) Wie lange reicht der Sauerstoffvorrat?

Beispiel:
Der Vorrat beträgt 600 l,
die Anordnung lautet 2 l/Min.

600 l : 2 l/Min. = 300 Minuten
300 Minuten : 60 Minuten = **5 Stunden**

Ergebnis: Der Vorrat der Flasche reicht für 5 Stunden.

Abb. 21.16 Sauerstoff-Vorrat. Wie viel Sauerstoff noch in einer Flasche ist, lässt sich recht leicht berechnen. (Foto: Weinmann Geräte für Medizin GmbH + Co. KG)

Flasche befindet, kann am Flaschenhals abgelesen werden, z. B. 10 l. Weiterhin muss dort das TÜV-Prüfzeichen eingestanzt sein. Medizinische Sauerstoffflaschen sind äußerlich an ihrer weißen Lackierung erkennbar.

Für die Langzeittherapie eignen sich die Flaschen aufgrund ihres begrenzten Rauminhalts und der Gefahren im Umgang nicht unbedingt. Außerdem ist der Sauerstoff in den Flaschen unter hohem Druck komprimiert. Um den Sauerstoff aus der Flasche verabreichen zu können, muss eine Armatur, bestehend aus einem Druckminderer mit Inhaltsmanometer, einem Flowmeter mit Regulierungsventil und einer Befeuchterflasche, angeschlossen werden. Über das Inhaltsmanometer am Druckminderer kann bei geöffnetem Hauptventil der aktuelle Flaschendruck in Bar abgelesen werden (Weinmann 2010a).

Sauerstoffflaschenvorrat berechnen

Um die Menge an Sauerstoff in der Flasche zu berechnen, muss der verfügbare Rauminhalt der Sauerstoffflasche in Litern mit dem am Monometer angezeigten Flaschendruck in Bar multipliziert werden (▶ Abb. 21.16).

Lernaufgabe

Berechnen Sie den Inhalt einer Sauerstoffflasche, wenn der Rauminhalt der Flasche 10 l beträgt und das Manometer 125 bar anzeigt.
Wie viele Stunden reicht dieser Vorrat, wenn der Arzt 3 Liter Sauerstoff pro Minute anordnet?

Sicherheitshinweise

Da Sauerstoff ein sehr guter Brandbeschleuniger ist, müssen folgende **Sicherheitshinweise im Umgang mit Sauerstoffflaschen** unbedingt eingehalten werden:

- TÜV-Fristen (Überprüfung alle 10 Jahre) und das Verfallsdatum (3 Jahre ab Fülldatum) müssen beachtet werden.
- Die Hände müssen vor dem Flaschenwechsel gewaschen werden.
- Flaschenwechsel außerhalb des Zimmers durchführen.
- Die Sauerstoffflasche
  ○ muss gegen Umfallen gesichert werden (Lagerung am besten im Liegen),
  ○ darf nur mit geschlossenem Ventil transportiert werden,
  ○ muss fett- und ölfrei gehalten werden,
  ○ darf nicht gerollt oder geworfen werden,
  ○ muss vor starker Erwärmung geschützt werden, da sich sonst das Gas in der Flasche ausdehnt und der Flaschendruck steigt,
  ○ darf wegen der erhöhten Brandgefahr nicht in einem geschlossenen Raum entleert werden und
  ○ darf an der Armatur nur von außen und mit einem sauberen trockenen oder mit Wasser befeuchteten Tuch gereinigt werden.
- Druckminderer und Flowmeter müssen nach jeder Anwendung wieder geschlossen werden.

- Offenes Feuer und Rauchen in der Nähe von Sauerstoffflaschen sind strengstens verboten.
- Die Anschlüsse dürfen nur per Hand angezogen werden, nie Gewalt oder Werkzeuge anwenden.
- Es muss immer ein Restdruck in der Flasche vorhanden sein, damit keine Umgebungsluft und Feuchtigkeit eindringen können (Weinmann 2010b).

Insufflationssysteme

Es gibt mehrere **Insufflationssysteme zur Sauerstoffverabreichung**: Sauerstoffnasensonde, -brille oder -inhalationsmaske. Je nach Indikation und Atmungstyp (Nasen- oder Mundatmung) muss der Arzt abwägen, welches besser geeignet ist (▶ Tab. 21.4).

Die Verabreichung von Sauerstoff per Flasche birgt im Gegensatz zum Wandanschluss oder Sauerstoffkonzentrator große Gefahren und ist in ihrer Durchführung wesentlich komplexer. Deshalb werden im Folgenden die Vorbereitung, Durchführung und Nachbereitung der Sauerstoffgabe über eine Sauerstoffflasche detailliert beschrieben.

Sauerstoffverabreichung vorbereiten

▶ **Pflegende.** Hier ist zu beachten:
- Persönliche Hygiene einhalten, Händehygiene sicherstellen (Hände waschen), Zeitbudget planen.
- Über aktuellen Zustand des Pflegebedürftigen informieren.
- Materialien richten.

▶ **Material.** Folgendes wird benötigt:
- Materialien zur speziellen Mund- und Nasenpflege, siehe Kap. „Mundpflege unterstützen" (S. 298)
- Sauerstoffflasche (mit Schutzkappe auf Fahrgestell)
- Armatur (Druckminderer mit Inhaltsmanometer, Flowmeter mit Regulierungsventil)

Tab. 21.4 Sauerstoff-Insufflationssysteme.

Sauerstoffnasensonde mit Schaumstoffpolsterung	Sauerstoffbrille	Sauerstoffinhalationsmaske
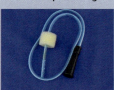 (Foto: N. Schwabbauer, Thieme)	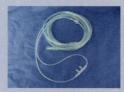 (Foto: N. Schwabbauer, Thieme)	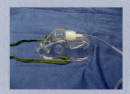 (Foto: N. Schwabbauer, Thieme)
• Nasensonde etwa 1 cm in das Nasenloch einführen. • Mit Pflaster an der Nase und evtl. seitlich an der Wange fixieren. • Nasenloch bei kontinuierlicher Verabreichung 2-mal tgl. wechseln, um Druckstellen zu vermeiden. • Mund möglichst geschlossen halten, damit kein Sauerstoff entweichen kann.	• Beide Plastikstutzen in die Nase einführen (können bei Bedarf gekürzt werden). • Schläuche wie Brillenbügel hinter die Ohren klemmen und unterhalb des Kinns oder seitlich fixieren. • Mund sollte geschlossen bleiben, damit kein Sauerstoff entweichen kann. • Verwendung mit Schaumstoffpolster möglich.	• Maske auf Mund und Nase aufsetzen. • Metallbügel am Nasenrücken leicht zusammendrücken, damit die Maske möglichst dicht anliegt. • Mit Gummiband über den Hinterkopf fixieren. • Verschiedene Ausführungen: einfache Maske, Maske mit Ventil oder Maske mit Reservoirbeutel.
Vorteil: • Durch den Schaumstoff hält das System gut und beugt einem Dekubitus an der Schleimhaut vor. • Pflegebedürftiger wird dadurch kaum eingeschränkt: er kann essen, trinken und sprechen. • Es besteht keine Strangulationsgefahr.	Vorteil: • gut geeignet zur Langzeit-Therapie und für Sauerstoffmengen bis zu 6 l/min	Vorteil: • O_2 kann hochdosiert verabreicht werden. • Für Menschen mit Mundatmung geeignet.
Nachteile: • Druckstellen, wenn Nasenloch nicht gewechselt wird. • Nasale Reizungen, wenn mehr als 4 l/min verabreicht werden. • Nur für ruhige und kooperative Pflegebedürftige geeignet. • Nicht für Menschen mit Mundatmung geeignet.	Nachteile: • Es besteht Dekubitusgefahr. • Strangulationsgefahr, deshalb nicht für desorientierte Menschen geeignet. • Schränkt beim Essen, Trinken und Sprechen ein. • Bei Verwendung ohne Schaumstoffpolster geht viel Sauerstoff in die Umgebungsluft. • Nicht für Menschen mit Mundatmung geeignet.	Nachteile: • Schränkt beim Essen, Trinken und Sprechen ein. • Evtl. entsteht ein CO_2-Stau unter der Maske. • Häufig entstehen Angst- und Beklemmungsgefühl durch die Maske.

- Befeuchterflasche mit Aqua dest. oder sterilen Einmalbefeuchter
- steriles Insufflationssystem nach AVO, evtl. Verbindungsschlauch zur Verlängerung und Pflaster zum Fixieren
- evtl. Zellstoff und Abwurf

▶ **Pflegebedürftiger.** Hier ist zu beachten:
- Über die geplante Maßnahme informieren und Einverständnis einholen.
- Evtl. zur Toilette begleiten.
- Oberkörper hochlagern.
- Spezielle Mund- und Nasenpflege durchführen (keine fettende Nasensalbe!).

▶ **Raum.** Hier gilt:
- Fenster und Türen schließen, keine Zugluft, angenehme Zimmertemperatur.
- gute Lichtverhältnisse herstellen.

Sauerstoffverabreichung durchführen

Pflegende sollten die Sauerstoffflasche so neben dem Bett platzieren, dass sie nicht im Weg steht, aber frei zugänglich ist. Dann:
- Schutzkappe entfernen.
- Ventil der Sauerstoffflasche kurz öffnen und wieder schließen, um mögliche Schmutzpartikel zu entfernen. Dabei den Anschluss vom Körper weghalten und nicht auf andere Personen richten, da schnell wegfliegende Staubpartikel ins Auge gelangen können – an den Anschlussgewinden dürfen sich keine Verschmutzungen befinden.
- Druckminderer mit der geriffelten Überwurfmutter senkrecht am Flaschenventil handfest anziehen.
- Hauptventil der Sauerstoffflasche langsam und mit max. einer Umdrehung im Uhrzeigersinn öffnen.
- Flascheninhalt ablesen und berechnen, ob der Inhalt für die ärztliche Verordnung ausreicht, bei weniger als 50 bar die Flasche wechseln, leere Flasche beschriften und getrennt von den vollen lagern.
- Dichtigkeitskontrolle durchführen (Flaschenventil wieder verschließen, Zeiger des Inhaltsmanometers ca. 1 min beobachten, bleibt die Zeigerstellung konstant, ist das System dicht, fällt sie ab, liegt eine Undichtigkeit vor).
- Aqua dest. in die Befeuchterflasche bis zur Markierung füllen oder sterilen Einmalbefeuchter auspacken und anschließen.
- Erneut das Hauptventil der Sauerstoffflasche langsam und mit max. einer Umdrehung im Uhrzeigersinn öffnen.
- Insufflationssystem am Befeuchter anschließen.
- Funktionsprüfung durchführen (Regulierungsventil öffnen, verordnete Sauerstoffmenge einstellen, Durchfluss am Ende des Insufflationssystems prüfen, Regulierungsventil wieder schließen).
- Insufflationssystem beim Pflegebedürftigen anlegen (▶ Tab. 21.4).
- Regulierungsventil öffnen und auf die verordnete Sauerstoffmenge einstellen,

evtl. Kurzzeitwecker für intermittierende Verabreichung stellen.
- Beobachten und dokumentieren: Vitalzeichen, Bewusstsein, Haut und Schleimhaut, Allgemeinzustand, eingestellte Literzahl/min, Menge des Aqua dest. in der Befeuchterflasche und Sauerstoffvorrat.
- Nach Beendigung der Verabreichung Hauptventil schließen und warten, bis das Inhaltsmanometer „0" anzeigt.
- Regulierungsventil schließen und Insufflationssystem abnehmen.

Praxistipp

Das Insufflationssystem nie anlegen, wenn der Sauerstoff bereits eingeschaltet ist, da es für die Pflegebedürftigen unangenehm ist. Desorientierte Menschen können sogar Abwehrreaktionen zeigen, wenn das Gas plötzlich in ihr Gesicht strömt.

Sauerstoffverabreichung beenden

▶ **Material.** Hier ist vorgesehen:
- Mehrweg-Befeuchterflasche abnehmen und nach Herstellerangaben reinigen, desinfizieren bzw. sterilisieren, Einmalbefeuchter, wenn er leer ist, oder nach Herstellerangaben (bis zu 100 Tage haltbar) verwerfen.
- Insufflationssystem wegen Infektionsgefahr der Atemwege nach Herstellerangaben (meist 24–48 Stunden) oder bei Verschmutzung verwerfen.
- Material auffüllen.

▶ **Pflegebedürftiger.** Hier ist zu beachten:
- Spezielle Mund- und Nasenpflege durchführen.
- Lagerung nach Wunsch/Plan anbieten.
- Beobachtung, siehe Durchführung, nach Befinden erkundigen, Bedürfnisse berücksichtigen.

▶ **Raum.** Hier gilt:
- Abwurf leeren.
- Zimmer lüften.

▶ **Pflegende.** Hier ist zu beachten:
- Verabschieden.
- Händedesinfektion durchführen.
- Dokumentation, siehe Durchführung, evtl. Arztinformation.

Merke

Trübt der Pflegebedürftige plötzlich ein, kann das ein Anzeichen einer CO_2-Narkose sein! Symptome für eine stark erhöhte Sauerstoffzufuhr: Krämpfe, Schwindel und Bradykardie. Weiterhin können die Durchblutung von Gehirn und Nieren eingeschränkt werden.

21.4.5 Tracheostoma- und Kanülenpflege

Bei malignen Erkrankungen im Mund-, Rachen- oder Kehlkopfbereich muss der Larynx teilweise oder vollständig entfernt werden. Um anschließend die Atmung sicherstellen zu können, ist es notwendig, ein Tracheostoma anzulegen. Auch nach der Verletzung des Nervus recurrens, mit nachfolgendem Auftreten von Dyspnoe, kann die Anlage eines Tracheostomas über einen bestimmten Zeitraum, in seltenen Fällen lebenslang, notwendig sein (Ullrich et al. 2010).

Definition

Eine **Tracheotomie** ist die operative Eröffnung der Trachea (= Luftröhrenschnitt) (▶ Abb. 21.17).
Mit **Tracheostoma** wird eine operativ angelegte Verbindung der Luftröhre nach außen (= Stoma) bezeichnet. Eine im Stoma platzierte Trachealkanüle stabilisiert es und hält es offen.

Bei einem Tracheostoma werden Luft- und Speiseröhre vollständig voneinander getrennt, da der Kehldeckel zur Lenkung des Speisebreis entfällt und das sonst zu einer Aspiration führen würde. Über Größe, Ausführung und Material der Trachealkanüle entscheidet der Arzt – entsprechend der medizinischen Notwendigkeit

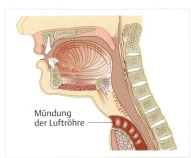

Abb. 21.17 Tracheostoma. Zustand nach Entfernung des Kehlkopfs. Die Luftröhre mündet jetzt in die vordere Halshaut.

und den individuellen Bedürfnissen des Betroffenen.

Wenn die Operationswunde abgeheilt ist, kann problemlos geschluckt und mithilfe einer Trachealkanüle selbstständig geatmet werden. Abgesehen von den offensichtlichen Einschränkungen durch das Tracheostoma, ist es für viele Betroffene dennoch möglich, selbstständig einen normalen Alltag zu führen (Andreae 2011).

Mit dem Eintritt des Betroffenen in die Pflegebedürftigkeit, bzw. nach der Anlage eines frischen Tracheostomas, müssen aber auch Pflegefachkräfte in der Lage sein, diese Menschen adäquat zu versorgen.

Indikationen für ein Tracheostoma

Dazu gehören:
- Entfernung des Kehlkopfs (= Laryngektomie)
- Schädigung des Nervus recurrens
- Funktionsverlust des Kehlkopfs
- Notfallmaßnahme bei Verlegung der Atemwege
- bei längerer Beatmung zur Vermeidung einer Larynxschädigung durch Langzeitintubation, z. B. Wachkoma (S.607).

Vorteile eines Tracheostomas

Trachealkanülen sind relativ kurz und großlumig, deshalb sind der Atemwegswiderstand und der Totraum kleiner als bei einem normalen Endotrachealtubus. Außerdem werden Mund und Nase dadurch nicht beeinträchtigt und die Fixierung ist sicherer und einfacher (Ullrich et al. 2010).

Ein Tracheostoma kann für den Betroffenen sowohl Folgen auf der physiologischen als auch auf der psychosozialen Ebene haben.

Komplikationen und Nachteile

Ein Tracheostoma kann folgende Komplikationen bzw. Nachteile mit sich bringen:
- Infektionen
- Blutungen
- Wundheilungsstörungen
- Vernarbungen
- Tracheastenosen
- Fistelbildungen

Physiologische Folgen

▶ **Wegfall der Nase.** Das Tracheostoma umgeht die oberen Atemwege und somit fallen der Geruchssinn und die Reinigung, Erwärmung und Anfeuchtung der Atemluft weg. Das hat eine erhöhte Infektanfälligkeit zur Folge. Weiterhin wird die Schleimhaut durch die Einlage der Trachealkanüle gereizt und kann sich entzünden. Das führt zur vermehrten Sekretproduktion. Durch trockene Umgebungsluft kann es jedoch zäh werden und Borken bilden. Die Borken und das Sekret können die Atmung beeinträchtigen und einen Hustenreiz auslösen.

Ist das Tracheostoma plötzlich aufgrund von Borken verschlossen, kommt es zur akuten Dyspnoe mit der Gefahr des Erstickens. Durch den Verlust des Geruchssinns kann der Betroffene keine Gerüche mehr wahrnehmen, wodurch der Geschmackssinn ebenfalls beeinträchtigt wird. Das hat für ihn auch zur Folge, dass er verdorbene Speisen oder Getränke nicht mehr am Geruch und Geschmack erkennen kann.

▶ **Erschwertes Abhusten.** Da die Betroffenen aufgrund des Tracheostomas nur einen geringen trachealen Innendruck aufbauen können, ist das Abhusten erschwert. Dieser Druck ist allerdings notwendig, um effektiv Sekret aus der Trachea abtransportieren zu können.

▶ **Stimmverlust.** Durch den Verlust des Kehlkopfs ist die normale Lautbildung nicht mehr möglich. Der Betroffene kann nur unter Verwendung von Hilfsmitteln, bzw. durch bestimmte Stimmbildungstechniken, ohne Kehlkopf gesellschaftliche Kontakte aufrechterhalten. Falls der Kehlkopf noch intakt ist, kann eine Sprechkanüle eingesetzt werden, damit er wieder stimmhaft sprechen kann.

▶ **Verkürzung des Totraums.** Der Totraum nimmt Einfluss auf die Atemtiefe und die Atemintensität. Eine Verkürzung durch das Tracheostoma führt dazu, dass der Betroffene ein neues Atemgefühl bekommt und er in dessen Folge einen neuen Atemrhythmus für sich finden muss.

▶ **Verbrennungen des Mundraums und der Speiseröhre.** Heiße Speisen und Getränke können nicht mehr abgekühlt werden, da Pusten und Hecheln nicht mehr möglich sind.

Psychosoziale Folgen

▶ **Soziale Isolation.** Ein Tracheostoma ist äußerlich sichtbar und somit wird die Krankheit für andere Menschen offensichtlich. Aus Scham und Angst, mit den plötzlichen Hustenanfällen und dem Sekretauswurf andere Menschen zu verängstigen bzw. zu belästigen, ziehen sich Betroffene häufig zurück.

▶ **Identitätskrise.** Häufig verändert sich durch die Diagnose von einem auf den anderen Tag das Leben. Plötzlich ist der Betroffene in Bezug auf das Tracheostoma auf die Hilfe anderer Menschen angewiesen. Er muss lernen, mit seiner Beein-

trächtigung zu leben und den Alltag neu zu organisieren. Erschwerend kommt hinzu, dass die neu erlernte oder durch technische Hilfsmittel entstandene Stimme nicht mit dem Klang seiner bisherigen Stimme übereinstimmt. Aufgrund dieser Veränderung fällt es vielen schwer, sich damit zu identifizieren.

▶ **Angst.** Meist ist eine schwere Erkrankung die Ursache für das Tracheostoma. Die Auseinandersetzung mit der eigenen Diagnose kann Ängste, z. B. vor dem Tod, auslösen.

▶ **Erstickungsgefühl.** Falls die Betroffenen nicht in der Lage sind, das anfallende Sekret selbstständig abzuhusten, kann das zu einem Erstickungsgefühl führen, das unter Umständen Todesängste auslösen kann.

▶ **Minderwertigkeitsgefühl.** Aufgrund der Einschränkungen durch das Tracheostoma und durch die häufig bestehende Überforderung mit dessen pflegerischer Versorgung leiden die Betroffenen unter einem Minderwertigkeitsgefühl. Teilweise ekeln sie sich vor dem eigenen Sekret. Da sich die Betroffenen selbst als Belastung und Zumutung für andere Menschen sehen, führt das dazu, dass sie sich immer weiter isolieren.

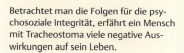

Merke
Betrachtet man die Folgen für die psychosoziale Integrität, erfährt ein Mensch mit Tracheostoma viele negative Auswirkungen auf sein Leben.

Trachealkanülen

Trachealkanülen sind häufig 2-teilig. Sie bestehen aus einer Halteplatte, an der das Halteband befestigt werden kann, und aus einer Innen- (Seele) und Außenkanüle. Zur Minderung der Schleimhautreizung ist es möglich, nur die Innenkanüle zur Reinigung zu entnehmen, somit kommt es zu keinen Manipulationen am Tracheostoma.

Material und Funktion

Trachealkanülen werden nach Material und Funktion unterschieden. Hinsichtlich des Materials sind Trachealkanülen aus Silber bzw. Kunststoff erhältlich. In Bezug auf die Funktion werden Kanülen zur Stimmbildung von blockbaren Kanülen unterschieden.

Hierdurch ergeben sich verschiedene Kombinationen:
- Silberkanüle ohne Fensterung
- Silberkanüle mit Fensterung zur Stimmbildung
- Kunststoffkanüle ohne Fensterung
- Kunststoffkanüle mit Fensterung zur Stimmbildung
- Kunststoffkanüle mit Blockung (immer einteilig) (Servona 2010)

Die ▶ Tab. 21.5 bietet eine Übersicht über verschiedene Trachealkanülen.

Auswahl der Trachealkanüle

Zu den Kriterien gehören:
- Stabilität des Tracheostomas
- Stärke der Sekretbildung
- Empfindlichkeit der Trachea

Wird noch eine Strahlentherapie durchgeführt, dürfen weder die Kanüle noch die Hilfsmittel, wie Trageband oder Kompressen, aus Metall verwendet werden. Ist der Träger möglichen Verletzungsgefahren, z. B. einem Unfall beim Autofahren, ausgesetzt, sollte auch keine Silberkanüle eingesetzt werden.

Praxistipp
Prinzipiell gilt, dass der Betroffene immer 2 Kanülen zur Verfügung haben soll. Eine Kanüle zum Tragen und die 2. sollte immer für einen Austausch vorbereitet sein. Günstig ist es außerdem, wenn die beiden unterschiedlich lang sind, um Druckstellen in der Trachea zu vermeiden.

Ersatzsprache

Die wichtigste Rehabilitationsmaßnahme nach der Entfernung des Kehlkopfs ist das Erlernen einer Ersatzsprache mithilfe eines Logopäden. Ohne die verbale Kommunikationsmöglichkeit ist die psychische und soziale Integration äußerst erschwert.

Es gibt unterschiedliche Arten der Ersatzsprache:
- Flüstersprache (stimmlose Sprachlaute)
- Ösophagusersatzsprache (= Ruktussprache, Speiseröhrensprache)
- Sprechkanüle
- Stimmprothese durch die operative Anlage eines Shunt-Ventils zwischen Trachea und Speiseröhre
- elektronische Sprechhilfe, z. B. Servox® digital

▶ **Ösophagusersatzsprache.** Mit dem Erlernen dieser Sprechtechnik kann schon etwa 1 Woche nach der Operation begonnen werden. Beim Sprechvorgang wird Luft angesaugt und in die Speiseröhre weitergeleitet. Der Ringmuskel am oberen Ende der Speiseröhre kann so trainiert werden, dass er sich willkürlich kontra-

Tab. 21.5 Übersicht Trachealkanülen.

Übersicht Trachealkanülen	Eigenschaften
Silberkanüle 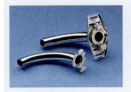	Kanülen aus Silber sind sehr dünnwandig gearbeitet, da sie eine hohe Materialfestigkeit besitzen und sichern somit einen hohen Luftdurchlass. Jedoch sind Silberkanülen im Vergleich zu Kunststoffkanülen relativ schwer, können aber problemlos sterilisiert und aufgearbeitet werden.
Kunststoffkanüle 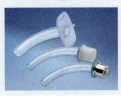	Kunststoffkanülen haben ein geringes Eigengewicht. Es gibt sie aus thermosensiblem Material oder Silikon. Thermosensible Kanülen passen sich der individuellen Anatomie der Luftröhre an und werden deshalb von Dauerträgern bevorzugt. Außerdem verfügen sie über ein Sortiment an Innenkanülen. Trachealkanülen aus Silikon sind grundsätzlich ohne Innenkanüle, besitzen aber auch einen hohen Tragekomfort aufgrund ihrer Flexibilität.
Kanüle zur Stimmbildung (Phonationskanüle) 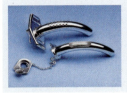	Wenn der Kehlkopf nicht vollständig entfernt wurde und der Betroffene in der Lage ist, darüber oder über ein Shunt-Ventil Stimme zu bilden, kann eine Sprechkanüle eingesetzt werden. Sie besitzt eine Öffnung im Kanülenbogen.
Kanüle zur Blockung 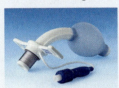	Blockbar sind Kanülen mit einem aufblasbaren Ballon am unteren Ende. Wird der Betroffene noch beatmet, kann die Luftröhre mit dem Ballon abgedichtet werden, damit keine Luft entweichen oder Flüssigkeit in die unteren Atemwege eindringen kann.

(Fotos: Servona GmbH)

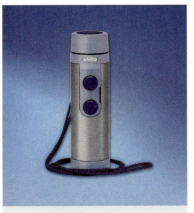

Abb. 21.18 Elektronische Sprechhilfe. Sie ersetzt die Stimmlippen. (Foto: Servona GmbH)

hieren und entspannen lässt. Zusammen mit den Schleimhautfalten dieses Bereichs ist der Ringmuskel an der Lautbildung beteiligt, indem die wieder hinausströmende Luft diese in Schwingungen versetzt.

Das Einüben der Ösophagusersatzsprache erfordert viel Disziplin, Compliance und Geduld. Ist der Ringmuskel zu eng, liegt eine Nervenschädigung vor oder ist der Leistungsdruck für den Betroffenen zu groß, verhindert dies das Erlernen dieser Ersatzstimme. Wird sie auch nach mehreren Monaten nicht beherrscht bzw. angenommen, kann eine elektronische Sprechhilfe eingesetzt werden. Frauen lehnen die Ösophagusersatzsprache häufig ab, da die neue Stimme sehr tief ist und verwenden stattdessen die **Flüstersprache**.

▶ **Sprechkanüle oder Stimmprothese (Shunt-Ventil).** Sie kann verwendet werden, falls der Kehlkopf nicht komplett entfernt wurde. Eine Sprechkanüle besteht aus einer Innenkanüle mit Fenster und einer Außenkanüle mit siebartigen Löchern. Um mit der Sprechkanüle reden zu können, muss der Betroffene während der Ausatmung die Öffnung des Tracheostomas verschließen. Das kann aktiv durch das Zuhalten mit einem Finger oder passiv durch ein spezielles Sprechventil geschehen.

Das Shunt-Ventil wird zwischen Tracheastumpf und oberem Ösophagusabschnitt eingesetzt. Das Ventil besteht entweder aus körpereigenem Gewebe oder einem Plastikröhrchen und dient der Luftfüllung des oberen Ösophagus. Gleichzeitig verhindert es den Übertritt von Speiseröhreninhalt in die Trachea. Wie bei der Ösophagusersatzsprache wird diese Luft dann zum Sprechen genutzt. Das Sprechen mit Stimmprothese kann schnell erlernt werden, da wie gewohnt mit der Lungenluft gesprochen wird. Häufig ist die Stimme sogar lauter und die Luft reicht für längere Sprechphasen als bei der Ösophagusersatzstimme (Servona 2010).

▶ **Elektronische Sprechhilfe.** Deren Einsatz ist dann sinnvoll, wenn die oben aufgeführten Möglichkeiten nicht erlernt werden können oder wollen. Die elektronische Sprechhilfe (▶ Abb. 21.18) ersetzt die Stimmlippen und ist in der Regel schnell zu erlernen. Das Gerät wird dazu an eine geeignete Stelle am Mundboden angesetzt, die die durch Knopfdruck erzeugten Schallschwingungen in den Mundraum weiterleitet. Durch normale Sprechbewegungen wird der elektronische Ton dann zur verständlichen Sprache geformt. Die elektronische Sprechhilfe ist eine sinnvolle Ergänzung zur Ösophagusersatzstimme oder Stimmprothese, da sie in ihrer Funktion unabhängig von der körperlichen Befindlichkeit des Betroffenen ist (Servona 2010).

Hilfsmittel und Zubehör

Dem Kanülenträger stehen verschiedenes Zubehör und Hilfsmittel zur Verfügung.

▶ **Kanülenzubehör.** Das **Kanülentrageband** muss regelmäßig ersetzt werden. Das Band gibt es 1-, 2- oder 3-teilig, mit Haken- oder Klettverschluss, gepolstert oder ungepolstert. Die **Trachealkompresse** polstert die Kanüle gegenüber dem Stoma ab. Sie besteht aus weichem, saugfähigem Material und saugt je nach Stärke mehr oder weniger Sekret auf. Es gibt sie mit oder ohne Aluminiumbeschichtung, geschlitzt oder ungeschlitzt.

▶ **Reinigungszubehör.** Die Häufigkeit der Reinigung und des kompletten Kanülenwechsels orientieren sich an der Stärke der Sekretbildung, der Konsistenz des Sekrets und des Zustands des Tracheostomas und der Luftröhre. Zur Reinigung der Kanüle gibt es von den Herstellern in der Regel einen **Reinigungsbehälter** und spezielles **Reinigungspulver**. Zusätzlich ist auch ein **Kanülendesinfektionspulver** erhältlich. Speziell zur Reinigung der Silberkanülen gibt es ein **Silbertauchbad**. Mit **Kanülenreinigungsbürsten** können die Kanülen auch von innen schonend gereinigt werden. Durch die Anwendung von **Stoma-Öl** wird die Trachealkanüle gleitfähig gemacht. Es wird häufig angewandt, da es die Haut nicht reizt. Statt Stoma-Öl kann auch **Silikonspray** verwendet werden.

>
> **Merke**
>
> Für die Pflege des äußeren Tracheostomas dürfen nur **fusselfreie Kompressen** eingesetzt werden. Hersteller bieten bereits fertige **Reinigungstücher** an, die sofort verwendet werden können.

▶ **Spezialkanülen.** Kurzkanülen und Stomabutton sind für Tracheostomaträger mit geringer bis mittlerer Sekretbildung geeignet. Sie besitzen einen hohen Tragekomfort und sind zur Abdichtung bei der Stimmbildung mit einem Shunt-Ventil geeignet.

Sind der Kehlkopf noch erhalten, die oberen Atemwege durchgängig und die Kanüle nicht geblockt, kann ein **Sprechventil** konnektiert werden. Das öffnet sich bei jeder Einatmung und verschließt sich aufgrund des Überdrucks bei der Ausatmung. Dadurch kann der veränderte Luftweg nach der Tracheotomie korrigiert und die Stimmbildung durch den Kehlkopf wieder ermöglicht werden.

▶ **Zubehör zum Schutz der Atemwege.** Da die Funktion der oberen Atemwege entfällt, muss sie bei einem Tracheostoma auf eine andere Art und Weise sichergestellt sein. Zum Schutz vor Fremdkörpern wurden **Larynx-Schutztücher**, **-Schutzlätzchen** und **-Schutzrollis** entwickelt. Sie sind waschbar und können aufgrund unterschiedlicher Formen, Farben und Materialien auf die Kleidung abgestimmt werden. Zur Anfeuchtung der Atemluft können eine „**künstliche Nase**" oder ein **Wärme- und Feuchtigkeitstauscher** angebracht werden.

Damit beim Duschen kein Wasser in das Tracheostoma eindringen kann, gibt es einen speziellen **Duscheschutz** aus Naturkautschuk oder Kunststoff.

▶ **Weiteres Zubehör.** Dazu gehören:
- Absauggerät mit Absaugkatheter zum Absaugen
- Inhalationsgerät und/oder Ultraschallverneber zur Sekretolyse
- Gerät zur Luftbefeuchtung (Damit die Atemwege nicht austrocknen.)
- Borkenpinzette und Tracheostomaspreizer
- Tracheostomaleuchte
- Wassertherapiegerät
- Cuffdruckmessgerät für geblockte Kanülen
- Zubehör zur Pflege des Shunt-Ventils
- für den Notfall: Notrufgerät, Beatmungsbeutel, Atemmaske (Servona 2010)

Wassertherapie

Durch den Einsatz eines Wassertherapiegeräts ist der Betroffene in der Lage, wieder schwimmen zu gehen und somit seine körperliche Fitness zu trainieren. Das Gerät ist eine Kombination aus blockbarer Kanüle und flexiblem Schlauch mit Mundstück. Der Ballon dichtet die Trachea gegen eindringendes Wasser ab und durch das Mundstück wird in einer Art Bypass die Nasenatmung wieder ermöglicht. Das Gerät sollte aber nur nach einer fachgerechten Einweisung durch einen Wassertherapiebeauftragten des Bundesverbands der Kehlkopfoperierten e. V. eingesetzt werden (Servona 2010).

Pflegerische Maßnahmen

Aufgrund des Tracheostomas müssen die pflegerischen Maßnahmen darauf ausgerichtet sein, dass die physiologischen und psychosozialen Folgen reduziert werden bzw. nicht auftreten.

Vitale Funktionen des Lebens aufrechterhalten können

Um die physiologischen Folgen zu verringern, müssen v. a. die Schleimhäute der Atemwege feucht gehalten werden. Das kann über die Inhalation (S. 279), die „künstliche Nase" oder einen Luftbefeuchter geschehen. Nach einiger Zeit haben sich die Betroffenen an die veränderte Atemsituation gewöhnt und diese Maßnahmen können dann entfallen bzw. reduziert werden.

Durch die ständige Schleimhautreizung und die damit verbundene Sekretproduktion kann es, v. a. in den ersten Wochen und Monaten, vorkommen, dass der Betroffene nicht genügend abhustet. In diesem Fall muss über die Trachealkanüle abgesaugt werden (nur nach ärztlicher Anordnung und vorheriger Einweisung und Anleitung durchführen!), um die Atmung zu erleichtern.

Der physiologische Vorgang beim Husten ist nicht mehr möglich. Der Betroffene muss von den Pflegenden wie folgt zum Abhusten angeleitet werden: Tief einatmen und mit einem fusselfreien Tuch das Tracheostoma zuhalten (entspricht dem Schließen des Kehlkopfs). Beim Abhusten das Taschentuch kurz vor das Stoma halten und das Sekret damit auffangen. Dabei muss die Kanüle festgehalten werden, damit sie nicht zu stark an der Schleimhaut der Trachea scheuert oder herausrutscht.

Sich pflegen können

Während der Körperpflege dürfen kein Wasser und keine Fremdkörper ins Tracheostoma gelangen. Ein spezieller Duscheschutz hilft, das beim Duschen zu verhindern. Die Pflegenden sollten außerdem darauf achten, dass der Brausekopf oberhalb des Betroffenen hängt. Beim Baden darf die Wanne nur bis max. zur Hälfte des Oberkörpers gefüllt werden. Der Betroffene muss in der Wanne sitzen und darf nicht alleine gelassen werden. Größte Vorsicht ist auch bei der Rasur geboten. Damit keine Bartstoppeln hineingelangen, sollte am besten nass und vom Stoma weg rasiert werden.

Essen und Trinken können

Kurz nach der Tracheostomaanlage kann der Betroffene Schwierigkeiten beim Schlucken haben. In diesem Fall ist breiige oder weiche Kost vorzuziehen. Weiterhin sollte der Bissen nicht zu groß sein und gründlich gekaut werden, damit der Schluckvorgang reibungslos erfolgt. Auf heiße Speisen und Getränke muss der Betroffene aufmerksam gemacht und evtl. beim Abkühlen unterstützt werden. Die Temperatur kann er durch Fühlen mit den Lippen kontrollieren. Durch den Wegfall des Geruchssinns nimmt der Betroffene verdorbene Nahrungsmittel nicht mehr so gut wahr. In der häuslichen Umgebung muss deshalb regelmäßig die Haltbarkeit der Lebensmittel bzw. deren Aussehen kontrolliert werden.

Ausscheiden können

Da die Fähigkeit des Pressens beim Stuhlgang eingeschränkt ist, sollte der Stuhlgang durch Maßnahmen zur Obstipationsprophylaxe (S. 368) weich gehalten werden.

Trachealkanülenwechsel und Tracheostomapflege

Die regelmäßige und sorgfältige Tracheostomapflege ist notwendig, um die Atmung zu gewährleisten und Komplikationen zu verhindern. Hierbei ist es wichtig, den Betroffenen, und nach Möglichkeit auch sein direktes soziales Umfeld, in die pflegerische

Versorgung des Tracheostomas miteinzubeziehen. Mittels einer entsprechenden Einführung durch die Pflegenden lernt er den Umgang damit und kann die Pflege dann selbstständig durchführen. Somit erreicht man gleichzeitig eine größere Akzeptanz des Tracheostomas.

Die Tracheostomapflege und die Reinigung der Innenkanüle sollte mind. 1–2-mal täglich durchgeführt werden. Bei einer 2-teiligen Kanüle genügt es, wenn die Außenkanüle 2-mal pro Woche entfernt und gereinigt wird. Prinzipiell gilt es, die Reinigungsintervalle entsprechend der Erkrankung und dem Pflegezustand anzupassen.

Im Folgenden werden die Tracheostomapflege und der Wechsel der Trachealkanüle durch Pflegende erläutert. Der Kanülenwechsel wird normalerweise vom Arzt durchgeführt, kann aber an die Pflegenden delegiert werden.

▶ **Pflegeziele Tracheostomapflege und -kanülenwechsel**
- intakte Schleimhaut der Trachea
- Schutz der Trachea vor Austrocknung, Verschmutzung, Infektionen und Verletzungen
- intakte Haut in unmittelbarer Umgebung des Tracheostomas
- korrekte Fixierung der Kanüle am vorgesehenen Ort

Maßnahme vorbereiten

▶ **Pflegende.** Hier ist zu beachten:
- Persönliche Hygiene einhalten, Händehygiene sicherstellen, Zeitbudget planen.
- Über aktuellen Zustand des Pflegebedürftigen informieren.
- Material richten.
- Evtl. Mundschutz anziehen.
- Arbeitsfläche schaffen und desinfizieren.

▶ **Material.** Benötigt werden:
- Händedesinfektionsmittel
- 2 Paar unsterile Handschuhe
- Handtuch
- Nierenschale
- desinfizierte Trachealkanüle mit Halteband und frischer (geschlitzter) Trachealkompresse
- Behälter mit Reinigungslösung, Reinigungsbürste
- unsterile fusselfreie Kompressen 10 x 10 cm
- sterile fusselfreie Kompressen 10 x 10 cm mit NaCl 0,9 % oder Aqua dest. oder spezielle Reinigungstücher
- Stoma-Öl
- Borkenpinzette, Tracheostomasspreizer, evtl. Cuffdruckmesser für geblockte Kanüle
- Absauggerät mit Absaugkatheter
- evtl. Zellstoff
- Abwurf

▶ **Pflegebedürftiger.** Hier ist zu beachten:
- Über die geplante Maßnahme informieren und Einverständnis einholen.
- Oberkörperhochlagerung, Kopf leicht überstrecken lassen.
- Kleidung mit Handtuch schützen.

▶ **Raum.** Hier gilt:
- Fenster und Türen schließen, keine Zugluft, angenehme Zimmertemperatur, für Sichtschutz sorgen.
- Gute Lichtverhältnisse herstellen.

Tracheostomapflege durchführen

Maßnahmen sind:
- Händedesinfektion, Handschuhe anziehen.
- Bei 2-teiliger Kanüle die Innenkanüle am Ansatz herausziehen, grob mit einer unsterilen Kompresse reinigen und in der Nierenschale ablegen.
- Reinigung der Innenkanüle: Unter fließendem Wasser vorreinigen und dann in die Reinigungslösung einlegen (wenn sich Sekretreste im Inneren der Kanüle nicht von selbst lösen, diese vorsichtig mit der Kanülenreinigungsbürste entfernen), mit viel Wasser abspülen und trocknen lassen.
- Kanülenhalteband auf einer Seite lösen und kontrollieren, ob es verschmutzt ist, ggf. auswechseln.
- Kanüle vorsichtig einige Millimeter herausziehen und in der Position festhalten, da es einen Hustenreiz auslösen kann.
- Alte Trachealkompresse am Stoma entfernen.
- Grobe Verschmutzungen mit unsteriler Kompresse entfernen, evtl. absaugen.
- Handschuhe verwerfen, Händedesinfektion, frische Handschuhe anziehen.
- Trockene Innenkanüle mit einem Tropfen Stoma-Öl oder Silikonspray benetzen und wieder einführen.
- Evtl. Halteband zur Tracheostomapflege etwas lockern.
- Stomawulst und die umliegende Haut mit einer sterilen, mit NaCl 0,9 % oder Aqua dest. angefeuchteten Kompresse (Non-Touch-Technik), oder einem Reinigungstuch vom Stoma weg reinigen und Kompresse/Reinigungstuch verwerfen, Vorgang mit frischer Kompresse/Reinigungstuch so oft wie nötig wiederholen (Kompresse darf nicht zu feucht sein!), Haut wieder trocknen, vorhandene Borken mit Borkenpinzette entfernen.
- Wundränder kontrollieren, bei verstärkter Borkenbildung, Entzündungen oder Blutungen den Arzt informieren.
- Hautpflege nach AVO durchführen (keine fettenden Cremes oder Salben verwenden, da sie die Haut aufweichen können).
- Frische Trachealkompresse um die Kanüle anlegen.
- Kanüle vorsichtig wieder zurückschieben.

Trachealkanülenwechsel durchführen

Dazu gehören die Maßnahmen:
- Frische Kanüle vorbereiten und bereitlegen:
  ○ Desinfektionslösung abspülen.
  ○ Innen- und Außenkanüle trocknen lassen.
  ○ Auf Materialveränderungen und Schäden kontrollieren.
  ○ Innenkanüle mit einem Tropfen Stoma-Öl oder Silikonspray benetzen und in Außenkanüle einführen.
  ○ Halteband auf einer Seite befestigen.
  ○ Trachealkompresse über Kanüle ziehen.
  ○ Ballon von blockbaren Kanülen auf seine Dichtigkeit überprüfen.
- Kanülenhalteband auf einer Seite lösen, alte Trachealkompresse am Stoma entfernen, grobe Verschmutzungen mit unsteriler Kompresse entfernen und in Nierenschale ablegen, evtl. absaugen.
- Komplette Kanüle (blockbare Kanüle entblocken) während der Ausatmung herausziehen (dies kann Hustenreiz auslösen) und in Reinigungslösung einlegen.
- Handschuhe verwerfen, Händedesinfektion, frische Handschuhe anziehen.
- Stomaöffnung reinigen.
- Vorbereitete Trachealkanüle entsprechend ihrer Krümmung während der Einatmung langsam einführen (Vorsicht: Hustenreiz), dabei die Stomaöffnung mit 2 Fingern der anderen Hand etwas spannen.
- Kanüle mit 2 Fingern an der Halteplatte festhalten, das Kanülenhalteband um den Hals legen und zügig auf der anderen Seite fixieren (blockbare Kanüle wieder blocken und Cuffdruck überprüfen).
- Sitz der Kanüle und des Haltebands überprüfen (es müssen 2 Finger zwischen Halteband und Hals passen).
- Entfernte Kanüle entsprechend Herstellerangaben reinigen und für den nächsten Wechsel aufbereiten.

Es gibt Betroffene, die die Tracheostomapflege und den Kanülenwechsel weder in der Klinik noch in der Rehabilitationseinrichtung erlernt haben, obwohl sie kognitiv dazu in der Lage sind. Dann ist es die Aufgabe der Pflegenden, diese schrittweise, unter einfühlsamer Anleitung und Benutzung eines Spiegels, an die Durchführung heranzuführen. Es empfiehlt sich, den Betroffenen die Schritte zur Tracheostomapflege und zum Kanülenwechsel zunächst probeweise als Trockenübung durchführen zu lassen (Rüsch 2010).

Maßnahme nachbereiten

▶ **Material.** Hier ist vorgesehen:
- Arbeitsfläche desinfizieren.
- Material fachgerecht ver- und entsorgen, evtl. auffüllen.

▶ **Pflegebedürftiger.** Zu beachten ist:
- Sitz der Kanüle und des Haltebands nochmals überprüfen und Tracheostomaschutz anbringen.
- Vitalzeichen kontrollieren (evtl. Vagusreizung).
- Lagerung nach Wunsch/Plan anbieten.
- Nach Befinden erkundigen, Bedürfnisse berücksichtigen.

▶ **Raum.** Hier gilt:
- Abwurf leeren.
- Zimmer lüften.

▶ **Pflegende.** Hier ist zu beachten:
- Verabschieden.
- Händedesinfektion durchführen.
- Vorgang dokumentieren, evtl. Arztinformation.

Merke

- Die aseptische Vorgehensweise ist einzuhalten, um Infektionen vorzubeugen.
- Bei aluminiumbeschichteten Trachealkompressen muss die silberne Seite auf der Haut aufliegen.
- Es kann zur Beschädigung der Kanüle durch unsachgemäße Reinigung kommen. Deshalb muss die Kanüle täglich auf einwandfreien Zustand überprüft werden, um Schleimhautverletzungen der Trachea zu vermeiden.
- Die Silberkanüle sollte alle 6 Monate in einer Fachwerkstatt kontrolliert und aufbereitet werden.

Pflegerische Maßnahmen bei psychosozialen Folgen

Prinzipiell ist dem Betroffenen mit genügend Zeit, Ruhe und Empathie entgegenzutreten, damit er sich wahrgenommen und verstanden fühlt. Durch die Beobachtung von Mimik und Gestik kann die Pflegende auch auf die individuellen Bedürfnisse des Betroffenen eingehen. Besonders wichtig ist die Gestaltung der Kommunikation. Sie muss den Möglichkeiten des Betroffenen entsprechen, um ihn nicht zu überfordern. So ist es zu Beginn sinnvoll, Zettel und Stift bereitzustellen.

Um der sozialen Isolation und dem Minderwertigkeitsgefühl vorzubeugen, muss von Anfang an der Kontakt zum direkten sozialen Umfeld hergestellt und gepflegt werden. Hilfreich kann es außerdem sein, sich in Selbsthilfegruppen mit anderen Betroffenen auszutauschen. Möglicherweise muss aber auch psychologische Beratung und Betreuung in Anspruch genommen werden, um die veränderte Lebenssituation bewältigen zu können.

Hilfe und Information bietet auch der „Bundesverband der Kehlkopfoperierten e.V.". Betroffene können sich auch direkt bei den Unternehmen, die medizinische Hilfsmittel für ein Tracheostoma vertreiben, informieren und beraten lassen. Einige dieser Unternehmen haben dafür speziell ausgebildete Pflegefachkräfte und bieten neben Prospektmaterial und einem Internet-Informationsportal sogar eine kostenlose Kunden-Hotline an.

21.5 Lern- und Leseservice

21.5.1 Das Wichtigste im Überblick

Welche Aufgaben hat das Atmungssystem?

- Aufnahme von Sauerstoff
- Abgabe von Kohlendioxid
- Erwärmung, Reinigung, Anfeuchtung und Kontrolle der Einatmungsluft
- Mithilfe bei der Stimmbildung

Wie ist das Atmungssystem eingeteilt und aufgebaut?

- Einteilung: obere und untere Atemwege
- Aufbau: rechte Lunge hat 3 Lappen und linke Lunge 2 Lappen. Lungenlappen teilen sich nochmals in Segmente, Aufbau der Bronchien entspricht einem Baum, ist mit Flimmerepithel ausgekleidet, Trachea teilt sich an Luftröhrenbifurkation in 2 Hauptbronchien, dann gabeln sie sich in Lappen- und in Segmentbronchien auf. Bronchialwände bestehen aus glatter Muskulatur und Knorpel, Bronchiolen sind kleiner als 1 Millimeter und münden in Alveolargänge, an denen Alveolen hängen.

Was geschieht bei der Ein- und Ausatmung?

- Inspiration: Zwerchfell kontrahiert sich, Zwerchfellkuppel senkt sich, die Lungen werden mit nach unten gezogen und gedehnt, die Luft kann in die Lungen hineinströmen.
- Exspiration: geschieht überwiegend passiv, Zwischenrippenmuskeln und Zwerchfell erschlaffen, Zwerchfellkuppel hebt sich wieder an, Brustkorb wird wieder verkleinert.

Was bedeuten die Abkürzungen „AZV" und „FRK"?

- AZV = Atemzugvolumen
- FRK = funktionelle Residualkapazität

Wie erfolgen die Steuerung der Atmung im Gehirn und der Gasaustausch in den Alveolen?

- Atmungssteuerung: Atemzentrum in Medulla oblongata steuert die gesamte Atemmuskulatur, die Atmungskontrolle erfolgt mechanisch-reflektorisch und über die Blutgase.
- Gasaustausch in den Alveolen erfolgt entlang eines Konzentrationsgefälles, jedes Gas hat eigenen Partialdruck, deshalb ist es möglich, dass das Gas vom Ort mit hoher Konzentration durch die Blut-Luft-Schranke zum Ort mit niederer Konzentration diffundiert.

Wie verändert sich die Atmung im Alter?

- Abnahme der Vitalkapazität
- Zunahme des Atmungswiderstandes
- Reduzierung der Diffusionskapazität der Alveolen

Was sind typische Symptome für Erkrankungen der Atemwege?

- Dyspnoe
- Apnoe
- Zyanose
- Veränderungen der Atemfrequenz
- Veränderungen der Atemtiefe und des Atemrhythmus
- Veränderungen der Atemintensität
- Atemgeruch
- Atemgeräusche
- Sputum

Wie können Erkrankungen der Atemwege diagnostiziert werden?

- körperliche Untersuchung
- bildgebende Verfahren
- endoskopische Untersuchungen
- Lungenfunktionsdiagnostik

- Pleurapunktion
- Untersuchungen von Proben im Labor
- Pulsoximetrie

Welche Erkrankungen der Atemwege kommen im Alter häufig vor?

- Influenza
- grippaler Infekt
- Pneumonie
- Asthma bronchiale
- COPD

Was müssen Pflegende beobachten und dokumentieren?

- Atemfrequenz
- Atemrhythmus
- Atemtiefe
- Atemtyp
- Atemgeruch
- Atemgeräusche
- Sputum
- sonstige pathologische Befunde

Zu welchen Komplikationen kann es beim Absaugen kommen?

- Infektion der Atemwege
- Verletzungen und Blutungen bis hin zur Perforation der Schleimhaut
- Bradykardie oder Herzrhythmusstörungen bei Reizung des N. vagus
- Reizung des weichen Gaumens führt zu Würgen, Übelkeit und/oder Erbrechen und evtl. zur Aspiration
- Sauerstoffmangel durch zu langsames oder unsachgemäßes Absaugen

Worauf ist bei der Sauerstoffverabreichung zu achten?

- Insufflationssystem nie anlegen, wenn der Sauerstoff bereits eingeschaltet ist, da es für den Pflegebedürftigen unangenehm ist und sogar Abwehrreaktionen erfolgen können.
- Auf Anzeichen einer CO_2-Narkose achten.

Welche physischen und psychosozialen Folgen kann ein Tracheostoma haben?

- physische Folgen: Wegfall der Nase, erschwertes Abhusten, Stimmverlust, Verkürzung des Totraums, Verbrennungen des Mundraums und der Speiseröhre
- psychosoziale Folgen: soziale Isolation, Identitätskrise, Angst, Erstickungsgefühl, Minderwertigkeitsgefühl

21.5.2 Literatur

Andreae S, von Hayek D, Weniger J. Gesundheits- und Krankheitslehre für die Altenpflege. 3. Aufl. Stuttgart: Thieme; 2011

Bienstein C, Fröhlich A. Basale Stimulation in der Pflege – Die Grundlagen. Bern: Huber; 2012

Bienstein C, Schröder G, Klein G. Atmen. Stuttgart: Thieme; 2000

Blunier E. Lehrbuch Pflegeassistenz. 3. Aufl. Bern: Huber; 2005

Deutsche Atemwegsliga e.V., Global Initiative for Obstructive Lung Disease (GOLD). Leitlinien. Aktuelle Therapie der COPD. 2010

Faller A, Schünke M, Schünke G. Der Körper des Menschen. 16. Aufl. Stuttgart: Thieme; 2012

Gerlach U, Wagner H, Wirth W. Innere Medizin für Gesundheits- und Krankenpflege. 7. Aufl. Stuttgart: Thieme; 2011

Hahn JM. Innere Medizin. 4. Aufl. Stuttgart: Thieme; 2003

Richling F. COPD. Stuttgart: Thieme; 2006

Rüsch Care. Tracheotomie/Tracheostomie. Kernen: Teleflex Medical GmbH; 2010

Schewior-Popp S, Sitzmann F, Ullrich L. Thiemes Pflege. 12. Aufl. Stuttgart: Thieme; 2012

Schmidt R, Thews G, Heckmann M. Physiologie des Menschen mit Pathophysiologie. 31. Aufl. Berlin: Springer; 2010

Schwegler J. Der Mensch: Anatomie und Physiologie. 5. Aufl. Stuttgart: Thieme; 2011

Silbernagl S, Despopoulos A. Taschenatlas der Physiologie. 8. Aufl. Stuttgart: Thieme; 2012

Servona GmbH. Servox Produkte-Katalog. Troisdorf: Servona GmbH; 2008

Ständige Impfkommission (STIKO) am Robert Koch-Institut. Epidemiologisches Bulletin Nr. 30. Berlin: Robert Koch-Institut; 2010

Ullrich l, Stolecki D, Grünewald M. Intensivpflege und Anästhesie. 2. Aufl. Stuttgart: Thieme; 2010

Weinmann Geräte für Medizin GmbH & Co KG. Der Stoff, der Leben möglich macht. Hamburg: Weinmann; 2010a

Weinmann Geräte für Medizin GmbH & Co KG. Wichtige Sicherheitshinweise zum Umgang mit Sauerstoff. Hamburg: Weinmann; 2010b

21.5.3 Kontakt- und Internetadressen

medi1one medical grosshandels GmbH
Andreas-Stihl-Str. 19
71 336 Waiblingen-Neustadt
Tel: 07 151/910 606–0

Robert Koch-Institut
Postfach 650 261
13 302 Berlin
Tel.: 030/187 543 400

Servona GmbH
Postfach 31 09
53 831 Troisdorf
Tel.: 02 241/9 322–0
Fax: 02 241/9 322–277

Teleflex Medical GmbH
Willy-Rüsch-Str. 4–10
71 394 Kernen
Tel.: 07 151/406–0
Fax: 07 151/406–520

Weinmann Geräte für Medizin GmbH + Co. KG
Kronsaalsweg 40
22 525 Hamburg
Tel.: 040/54 702–0
Fax: 040/54 702–461

Deutsche Atemwegsliga e.V.:
www.atemwegsliga.de

Global Initiative for Chronic Obstructive Lung Disease: www.goldcopd.com

Bundesverband der Kehlkopfoperierten e.V.: www.kehlkopfoperiert-bv.de

Robert-Koch-Institut: www.rki.de

Teleflex Medical: www.ruesch-care.de

medi1one medical GmbH:
www.sanabelle-medical.com

Servona Medizintechnik: www.servona.de

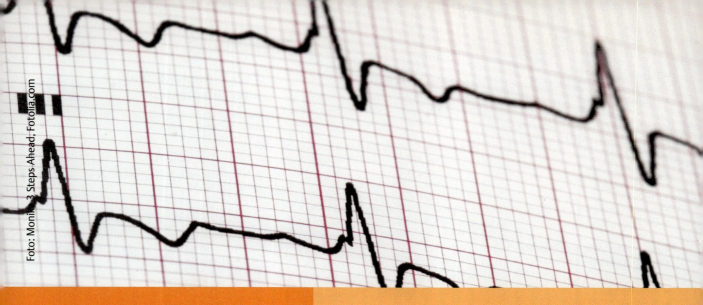

Kapitel 22

Pflege und Begleitung alter Menschen mit Erkrankungen des Herz-Kreislauf- und Gefäßsystems

22.1	Herzinsuffizienz	547
22.2	Koronare Herzkrankheit	551
22.3	Herzinfarkt	555
22.4	Chronisch arterielle Verschlusskrankheit (pAVK)	558
22.5	Gefäßerkrankungen des venösen Systems	562
22.6	Lern- und Leseservice	567

22 Pflege und Begleitung alter Menschen mit Erkrankungen des Herz-Kreislauf- und Gefäßsystems

Elke Kobbert

22.1 Herzinsuffizienz

Fallbeispiel

Frau Mittermeier ist 84 Jahre alt und schon seit Jahren herzkrank. Sie leide an „Herzinsuffizienz", hatte ihr Hausarzt gesagt. Sie wird bereits seit Jahren von ihm behandelt. Sie nimmt regelmäßig Herzmedikamente und Diuretika ein, weil ihr sonst die Füße anschwellen, sodass sie fast nicht mehr in ihre Schuhe hineinpasst. Auch ihr Blutdruck wird aufgrund einer Hypertonie seit vielen Jahren behandelt.

Frau Mittermeier wohnte 25 Jahre in einem Mietshaus im 3. Stock. In den vergangenen Monaten fiel es ihr immer schwerer, nach dem Einkaufen die Treppen zu ihrer Wohnung hinaufzukommen. Nach wenigen Stufen kam sie außer Atem, musste ihre Einkaufstaschen abstellen und sich ganz aufs Atmen konzentrieren. Da sie sich schließlich nicht mehr aus der Wohnung traute, weil sie fürchtete, die Treppen nicht mehr überwinden zu können und die immer wieder auftretende Atemnot sie beängstigte, hat sie sich zu einem Umzug in eine Altenhilfeeinrichtung entschlossen.

Den Umzug ins Heim organisierten ihre 3 Kinder und deren Partner und sie befindet sich seit 4 Wochen in der Einrichtung. Es hat sie alles sehr angestrengt. Sie fühlt sich müde und kraftlos und auch jetzt kommt sie bei der geringsten Anstrengung außer Atem. Selbst nachts hat sie Probleme, genügend Luft zu bekommen. Sie kann dann nicht gut schlafen und muss das Kopfteil des Bettes hochstellen, damit sie besser Luft bekommt. Es beruhigt sie zu wissen, dass sie nachts nach der Nachtwache klingeln kann und sie nicht alleine ist. Auch bei der Morgentoilette braucht sie jetzt Hilfe. Sie hat nicht mehr genug Kraft, sich selbstständig zu pflegen und anzuziehen.

22.1.1 Medizinische Grundlagen

Definition

Bei einer **Herzinsuffizienz** kann der Herzmuskel die zugeführte Blutmenge nicht mehr mit ausreichender Kraft (unzureichende Herzleistung) in den Organismus pumpen. Dadurch kann der Energiebedarf des Organismus nicht mehr im notwendigen Ausmaß gewährleistet werden und es kommt zu einer verminderten körperlichen Belastbarkeit.

Herzinsuffizienz ist keine eigenständige Diagnose, sondern die Bezeichnung für ein Syndrom (Symptomenkomplex).

Häufigkeit

Weltweit sind mit steigender Tendenz etwa 15 Millionen Menschen betroffen. Die Herzinsuffizienz ist der häufigste Grund für eine Krankenhauseinweisung bei über 65-Jährigen.

Einteilung

Die Herzinsuffizienz wird unterschieden nach betroffenen Herzkammern, zeitlichem Verlauf der klinischen Symptome und Auswirkung auf die Leistungsfähigkeit.

▶ **Betroffene Herzkammern.** Bei Schädigung der linken bzw. rechten Herzkammer spricht man von einer Links- bzw. Rechtsherzinsuffizienz. Ist das gesamte Herz betroffen, handelt es sich um eine Globalinsuffizienz.

▶ **Zeitlicher Verlauf der klinischen Symptome.** Je nach Dauer der Entwicklung der Herzinsuffizienz wird unterschieden zwischen:

- **Akuter Herzinsuffizienz**: Sie kann sich in wenigen Stunden entwickeln, z. B. bei einem myokardialen Pumpversagen (z. B. Herzinfarkt, Myokarditis, hypertone Krise).
- **Chronischer Herzinsuffizienz**: Sie entwickelt sich im Verlauf von Monaten oder Jahren (z. B. durch arterielle Hypertonie, Kardiomyopathie).

▶ **Auswirkung auf die Leistungsfähigkeit.** Treten die Symptome nur bei Belastung auf, handelt es sich um eine kompensierte Herzinsuffizienz. Kommt es bei fortschreitendem Schweregrad der Erkrankung bereits in Ruhe zu Symptomen, wird von einer dekompensierten Herzinsuffizienz gesprochen.

Merke

Die schwerste Form der Herzinsuffizienz ist der **kardiogene Schock**. Die Pumpleistung des Herzens ist dann so stark vermindert, dass die Durchblutung der inneren Organe nicht mehr gewährleistet wird. Der Organismus versucht, durch Aktivierung hormoneller und vegetativer Systeme gegenzusteuern. Es kommt zur Engstellung peripherer Gefäße (Zentralisation), damit lebenswichtige Organe (Gehirn, Lunge und Herz) ausreichend mit Sauerstoff versorgt werden. Kann die Herzleistung nicht verbessert werden, kommt es zum Herz-Kreislauf-Stillstand.

Ursachen

Am häufigsten wird die Herzinsuffizienz durch eine Hypertonie oder/und KHK ausgelöst. Die Ursachen der Erkrankung sind in ▶ Tab. 22.1 dargestellt.

Tab. 22.1 Mögliche Ursachen für eine akute und chronische Herzinsuffizienz.

akute Herzinsuffizienz	chronische Herzinsuffizienz
- akuter Myokardinfarkt - Myokarditis - hypertensive Krise - Perikardtamponade - Lungenembolie - Herzrhythmusstörungen - Intoxikationen - Papillarsehnenabriss (akute Mitralinsuffizienz)	- KHK - chronisch arterielle Hypertonie - Herzklappenfehler (Spätstadium) - dilatative Kardiomyopathie (Herzmuskelerkrankung) - Zustand nach Peri- oder Myokarditis - Herzrhythmusstörungen - pulmonale Hypertonie

Symptome

Abhängig von der Grunderkrankung kann die Herzinsuffizienz im Anfangsstadium häufig noch kompensiert werden und symptomarm verlaufen. Verschlechtert sich die kardiale Situation, nehmen die Symptome zu. ▶ Tab. 22.2 zeigt die Einteilung in vier Schweregrade.

Die klinischen Symptome werden in der Regel durch die Organsysteme bestimmt, die dem Herzabschnitt nach- bzw. vorgeschaltet sind. Aufgrund der mangelnden Pumpfunktion des Herzens kann es im Blutkreislauf zu einem Rückwärts- oder Vorwärtsversagen kommen. Um ein „Rückwärtsversagen" handelt es sich, wenn Vorhöfe, Lungenkreislauf und venöses Gefäßsystem betroffen sind. Durch den Rückstau des Blutes kann es zu einem Druckanstieg in den Blutgefäßen kommen, wodurch vermehrt Flüssigkeit aus den Gefäßen in das Gewebe gepresst wird. Die Folge können Ödeme sein, z. B. in der Lunge oder in den Beinen.

Ein „Vorwärtsversagen" betrifft das arterielle System. Bei einem Vorwärtsversagen wird der Körper (Muskeln/Organe) nicht mehr ausreichend mit sauerstoffreichem Blut versorgt. Als Folge kann es z. B. zu Atemnot bei Belastung oder gar in Ruhe kommen. Ebenso zu Schwächegefühl und verminderter Belastbarkeit.

Linksherzinsuffizienz

Die mangelhafte Pumpleistung des linken Ventrikels führt zum Rückstau des Blutes in die Lungengefäße. Die Folge ist eine Stauungslunge. Leitsymptom der Linksherzinsuffizienz ist die Atemnot. Der Rückstau führt zu:

- Dyspnoe (Belastungs-, Ruhe- bzw. Orthopnoe)
- Asthma cardiale (nächtlicher Husten und anfallsweise Orthopnoe)
- Rasselgeräusche über der Lunge, hartnäckiger Husten mit weißlichem Auswurf (bis zum Lungenödem)
- Zyanose
- Leistungsverminderung und zerebrale Symptome wie Konzentrations- und Gedächtnisschwäche bis hin zu Angst- und Verwirrtheitszuständen

Rechtsherzinsuffizienz

Die ungenügende Pumpleistung des rechten Ventrikels führt zu einer venösen Stauung im großen Kreislauf. Zu Beginn der Herzmuskelschwäche stehen Stauungszeichen und Magen-Darm-Beschwerden im Vordergrund. Atembeschwerden treten erst im fortgeschrittenen Stadium auf. Typische Merkmale der Rechtsherzinsuffizienz sind:

- gestaute Halsvenen mit erhöhtem Venendruck
- Bildung von Ödemen (Abdomen, Unterschenkel, Füße) mit Gewichtszunahme
- Leberschwellung (Stauungsleber) mit Störung der Leberfunktion bis zur Ausbildung eines Aszites und Ikterus
- Magen-Darm-Störungen (Stauungsgastritis) mit Appetitlosigkeit, Übelkeit, Völlegefühl und Obstipation
- Abnahme der Harnmenge (Stauungsniere), Proteinurie

Begleitsymptome bei Links- und Rechtsherzinsuffizienz

Folgende Begleiterscheinungen können hinzukommen:

- eingeschränkte Leistungsfähigkeit
- starkes Müdigkeits- und Schwächegefühl (bedingt durch eine Abnahme der Durchblutung der Muskulatur bzw. durch vermehrte Atemarbeit)
- Gewichtsabnahme durch Appetitstörungen bzw. Gewichtszunahme durch Ödembildung
- Nykturie (vermehrte nächtliche Harnausscheidung durch vermehrte Rückresorption der Ödeme)
- evtl. Hypotonie mit kompensatorischer Tachykardie
- evtl. Herzrhythmusstörungen
- evtl. Pleuraergüsse (stauungsbedingt)

Komplikationen

Folgende Komplikationen sind möglich (Herold 2011):

- Herzrhythmusstörungen (Sie können Ursache und Komplikation für eine Herzinsuffizienz sein – in den NYHA-Stadien III–IV versterben 80 % der Betroffenen an tachykarden Rhythmusstörungen.)
- Lungenödem (Rückwärtsversagen)
- kardiogener Schock (Vorwärtsversagen)
- venöse Thrombosen – Gefahr einer Lungenembolie
- kardiale Thrombenbildung – Gefahr von arteriellen Embolien (z. B. Hirninfarkt)

Diagnostik

Bei der Diagnostik spielt die Ursachenforschung eine wichtige Rolle, da die Prognose von der Behandlung der Grunderkrankung abhängig ist. Folgende Untersuchungen werden durchgeführt:

- Anamnese und körperliche Untersuchung
- Ruhe- und Belastungs-EKG
- Röntgen-Thorax in 2 Ebenen
- Echokardiografie (Ultraschalluntersuchung des Herzens)
- Kardio-MRT und CT (Technik zur Darstellung innerer Organe und Gewebe mittels Magnetfeldern und Radiowellen)
- Herzkatheteruntersuchung mit Koronarangiografie (Darstellung der Herzkranzgefäße mittels Kontrastmittel) und Ventrikulografie (röntgenologische Darstellung der Ventrikelfunktion)

Therapie

Im Vordergrund steht die Behandlung der Grunderkrankung, z. B. die Therapie der Hypertonie oder von Herzrhythmusstörungen oder die operative Behandlung eines Herzklappenfehlers. Die unzureichende Auswurfleistung des Herzens wird mit gezieltem körperlichem Training und medikamentös behandelt. Dabei verfolgen die verschiedenen Arzneimittelgruppen unterschiedliche Therapieziele:

- Senkung der Vor- und Nachlast durch
  - ACE-Hemmer, AT-1-Rezeptoren-Blocker und Nitrate
  - Diuretika (Steigerung der renalen Natriumchlorid- und Wasserausscheidung)
- Steigerung der Herzkraft (Kontraktilität) und des Herzschlagvolumens durch
  - Digitalispräparate wie Digitoxin (z. B. Digimerck) oder Digoxin (z. B. Lanitop, Novodigal)
- Dämpfung der Sympathikus-Aktivität und Verringerung des myokardialen Sauerstoffverbrauchs mittels Betablockern

Tab. 22.2 NYHA-Kriterien (New York Heart Association) und deren Symptome (nach AWMF).

NYHA-Kriterien	Symptome
NYHA I	- Leistungsfähigkeit: normal - nur EKG und Echokardiogramm zeigen Störungen an
NYHA II	- Leistungsfähigkeit: leicht eingeschränkt - Spaziergänge bis ca. 5 km möglich - Alltägliche körperliche Belastungen, z. B. Treppensteigen, führen über das normale Maß hinaus zu Erschöpfung und Atemnot.
NYHA III	- Bereits geringe körperliche Belastungen verursachen Erschöpfung, Atemnot oder Rhythmusstörungen. Leistungsfähigkeit: erheblich eingeschränkt
NYHA IV	- Leistungsfähigkeit bei allen Aktivitäten erheblich eingeschränkt – vorwiegende Einhaltung von Bettruhe - Beschwerden auch in Ruhe

- Herzrhythmusnormalisierung mittels Digitalispräparaten, Antiarrhythmika bzw. Schrittmacherimplantation

22.1.2 Pflege und Begleitung

Einerseits kann sich eine Herzinsuffizienz nach einem akuten Ereignis, z. B. nach einem Infarkt, ganz plötzlich entwickeln. Andererseits kann sie sich auch über Jahre hinweg als chronischer Prozess, z. B. auf der Grundlage einer Lungenerkrankung, ganz langsam herausbilden.

Im Anfangsstadium der Erkrankung verspürt der Betroffene meist nur wenige Einschränkungen, die er selbst häufig als normale Alterserscheinungen interpretiert. Doch bei zunehmendem Schweregrad der Herzschwäche stehen die geringe Belastbarkeit und schnelle Erschöpfung des Erkrankten im Vordergrund. Zu spüren, wie die eigenen Kräfte nach und nach weniger werden, und dass auch eingehaltene Erholungsphasen nicht mehr die erhofften Kraftreserven mobilisieren können, ist für viele Menschen eine schmerzliche Erfahrung. Das Leitsymptom der Atemnot, der geringen Belastbarkeit oder der Magen-Darm-Beschwerden sowie die weiteren Begleitsymptome können den betroffenen Menschen in seiner subjektiven Befindlichkeit sehr belasten und seine Lebensqualität stark einschränken.

Im fortgeschrittenen Stadium der Erkrankung, wenn die Herzfunktion weiter nachlässt, können sich die Symptome dramatisch steigern und nicht selten muss sich der Betroffene immer häufiger einer Krankenhausbehandlung unterziehen. Bei Menschen im höheren Lebensalter wird die Erkrankung häufig zur Ursache ihres Todes.

Für die Pflegenden stehen folgende Schwerpunkte im Vordergrund:
1. Symptome und Medikamentenwirkungen bzw. -nebenwirkungen kontinuierlich überwachen,
2. entlastende Pflege bei den ABEDLs,
3. beim Auftreten eines Lungenödems professionell handeln.

Symptome und Medikamentenwirkung überwachen

Zu Beginn des Behandlungs- und Pflegeverlaufs gilt es, die Ausgangssituation der subjektiven und objektiven Befindlichkeit sowie die kardiale Belastungsgrenze des Betroffenen zu erfassen und den aktuellen Pflegebedarf einzuschätzen. Im weiteren Pflegeverlauf müssen auftretende Veränderungen mit der Ausgangssituation verglichen und eine potenzielle Gefährdung eingeschätzt werden. Die zu beobachtenden Symptome sind abhängig von der Form der Herzinsuffizienz (Rechts-, Links- oder Globalinsuffizienz) sowie dem Schweregrad der Erkrankung (NYHA-Stadien I–IV). Im fortgeschrittenen Krankheitsstadium (NYHA III–IV) sind die krankheitsspezifischen Symptome in der Regel permanent vorhanden. Der Kreislauf des Betroffenen wird anhand folgender Parameter beobachtet und dokumentiert:
- Atmung
- Blutdruck und Puls
- Flüssigkeitshaushalt
- Bewusstseinslage

Überwachung der Vitalzeichen

▶ **Atmung.** Atemnot (Dyspnoe) tritt zu Beginn der Erkrankung meist nur bei Belastung auf (ab NYHA II). Wichtig ist, die Aktivitäten zu identifizieren, die die Belastungsdyspnoe auslösen. Eine Ruhedyspnoe dagegen kann Zeichen einer dekompensierten Linksherzinsuffizienz sein, mit der eine vitale Gefährdung einhergehen kann. Kommt es v. a. nachts zur anfallsartigen Dyspnoe, muss an ein **Asthma cardiale** gedacht werden. Diese Symptomatik kann Anzeichen eines **Prälungenödems** sein!

Hartnäckiger, trockener Husten oder Husten mit weißlichem Auswurf kann auf eine **Stauungsbronchitis** hinweisen. Hierbei ist auf Konsistenz, Farbe und auf Beimengungen des Sekretes zu achten. Schaumiges, „fleischwasserfarbiges" bzw. blutiges Sekret sind Anzeichen für ein **Lungenödem**. Zyanotische Veränderungen (bläuliche Verfärbung von Haut und Schleimhäuten) zeigen eine Beeinträchtigung des Gasaustauschs und der damit verbundenen verminderten Sauerstoffaufnahme an.

▶ **Blutdruck und Puls.** Blutdruck, Herzfrequenz und Herzrhythmus werden in individuell festgelegten Zeitintervallen kontrolliert. Kommt es zu einem hypotonen Kreislaufzustand (schleichend oder akut) in Kombination mit einer Tachykardie, kann das auf eine Hypovolämie (z. B. aufgrund der Diuretikatherapie) bzw. auf einen Kompensationsversuch des Herzens hinweisen und somit Ausdruck einer zunehmenden kardialen Dekompensation sein! Bei Menschen mit zu hohen Blutdruckwerten muss auf eine hypertensive Blutdruckkrise geachtet werden.

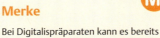

> **Merke**
>
> Bei Digitalispräparaten kann es bereits bei geringer Überdosierung zu schweren Nebenwirkungen kommen. Kopfschmerzen, Übelkeit, Erbrechen und Sehstörungen sind erste Symptome. Eine Überdosierung kann aber auch Arrhythmien, Bradykardien, Extrasystolen (Bigeminus) und im schlimmsten Fall Kammerflimmern auslösen. Auch Betablocker und Diuretika (Kaliummangel) können zu brady- und tachykarden Arrhythmien und Extrasystolen führen. Bei der Gabe von Nitraten und ACE-Hemmern ist ebenfalls eine Überwachung der Vitalzeichen erforderlich.

▶ **Bewusstsein.** Aufgrund einer schlechten Auswurfleistung des Herzens, durch die Diuretikatherapie (mögliche Exsikkose) oder durch eine Digitalisüberdosierung können zerebrale Hypoxien auftreten. Das kann sich durch Konzentrations- und Gedächtnisschwächen, Angst- und Verwirrtheitszustände bemerkbar machen. Infolgedessen müssen die kognitive Leistungsfähigkeit und die Bewusstseinslage kontrolliert werden. Regelmäßig wird überprüft, ob der Betroffene zur Person, zur Situation sowie zeitlich und örtlich orientiert ist.

Flüssigkeitsbilanzierung

Um die Funktionsfähigkeit der Nieren zu überprüfen, wird eine Ein-/Ausfuhrbilanzierung durchgeführt. Der Bewohner sollte, wenn er mobil ist, täglich vor dem Frühstück gewogen werden. Des Weiteren beobachtet die Pflegeperson
- wie der Betroffene auf die Diuretikagabe reagiert,
- wie häufig er zur Toilette geht,
- ob er durch die häufigen Toilettengänge körperlich und psychisch stark belastet wird.

Es kann zu einer vermehrten **nächtlichen Harnausscheidung** kommen, da bei körperlicher Entlastung die Auswurfleistung des Herzens, und damit auch die Nierendurchblutung, verbessert werden.

Im Stadium der kardialen Dekompensation sollte die **Flüssigkeitszufuhr** 1–1,5 Liter pro Tag nicht überschreiten. Eine Trinkmengenbeschränkung kann wesentlich zur Entlastung des Organismus beitragen. Pflegende achten auf die vom Arzt empfohlene Trinkmenge und bieten dem Erkrankten erfrischende und durststillende Mundpflegemittel an.

Ödeme sind ein charakteristisches Symptom der Herzinsuffizienz und können in fast allen Körperregionen auftreten (z. B. Haut-, Bein-, Hirn-, Lungenödem). Der Körper wird auf Wasseransammlungen im Gewebe inspiziert. Ödeme werden anfänglich erst gegen Abend wahrgenommen und bilden sich meist über Nacht durch eine forcierte Ausscheidung zurück. Sie treten zuerst an den Knöcheln auf, im späteren Stadium kommt es zu Unter-

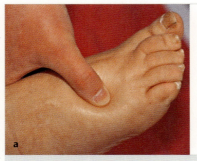 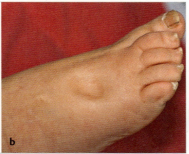

Abb. 22.1 Drucktest Ödem. (Fotos: Thieme)

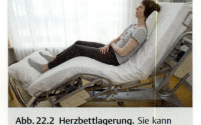

Abb. 22.2 Herzbettlagerung. Sie kann den venösen Rückfluss zum Herzen vermindern und das Herz entlasten. (Foto: Thieme)

schenkelödemen (▶ Abb. 22.1). Bei Bettlägerigen muss auf Sakralödeme geachtet werden. Im fortgeschrittenen Stadium können generalisierte Unterhautödeme auftreten (Anasarka).

Entlastende Pflege bei den ABEDL

Der Betroffene ist in der Regel durch die Symptome der Herzinsuffizienz in seinen Aktivitäten, Beziehungen und existenziellen Erfahrungen des Lebens eingeschränkt, siehe Kap. „ABEDL-Strukturierungsmodell" (S. 95), und benötigt v. a. bei stark eingeschränkter Herzleistung gezielte pflegerische Unterstützung. Eine entlastende Pflege steht dabei im Vordergrund.

> **Praxistipp**
>
> Bei allen aktivierenden Maßnahmen ist die Atmung der Überwachungsparameter, dem eine ganz besondere Aufmerksamkeit zukommen sollte. Treten Atembeschwerden auf, ist die Belastungsgrenze des Betroffenen erreicht! Eine Erholungspause ist sofort erforderlich.

Ruhen, schlafen, sich entspannen können

Viele Menschen mit einer Herzinsuffizienz leiden unter eingeschränkter Leistungsfähigkeit sowie starkem Müdigkeits- und Schwächegefühl. Der Bewohner sollte auch tagsüber die Möglichkeit haben, gezielte Erholungsphasen einzuhalten. Die unterschiedlichen Pflegeverrichtungen werden nach kräfteschonenden Gesichtspunkten über den Tag verteilt (z. B. Unterstützung bei der Körperpflege nach dem Frühstück).

> **Merke**
>
> Bei der Gabe von Diuretika muss darauf geachtet werden, wie der Erkrankte auf die Medikation reagiert. Bei einer zu späten Verabreichung der Diuretika kann die Nachtruhe auch durch zu häufiges Wasserlassen beeinträchtigt werden.

Sich bewegen können

Strenge Bettruhe ist in der Regel nur bei schwerster kardialer Insuffizienz indiziert (NYHA-Stadium IV). Bei allen anderen Krankheitsstadien wird der Bewohner zu gezieltem körperlichem Training motiviert und während des Mobilisationsverlaufs angehalten, seine körperlichen Belastungsgrenzen bewusst wahrzunehmen und Erholungsphasen eigenverantwortlich zu bestimmen.

▶ **Herzbettlagerung.** Ist eine Mobilisation nur noch eingeschränkt oder nicht mehr möglich (NYHA-Stadien III und IV), kann eine Herzbettlagerung hilfreich sein. Dabei wird der Oberkörper hoch gelagert und die Arme werden zur Entlastung des Schultergürtels abgestützt, damit die Atemhilfsmuskulatur ungehindert eingesetzt werden kann. Gleichzeitig werden die Beine tief nach unten gelagert. Der dadurch verminderte venöse Rückfluss zum rechten Herzen entlastet das Herz. In einem Pflegebett mit 3-teiligem, stufenlos verstellbarem Lattenrost können Pflegende die Herzbettlagerung am besten einrichten (▶ Abb. 22.2). Ist das Bett darüber hinaus mit einem Motor ausgestattet, der sich über eine Tastatur bedienen lässt, kann der Betroffene zwischendurch seine Position selbstständig seinen Wünschen anpassen.

> **Merke**
>
> Die Herzbettlagerung erfolgt in Rückenlage und sollte zeitlich begrenzt werden, da die Gefahr eines Dekubitus (insbesondere Steißregion) besteht. Die Unterschenkel müssen so unterpolstert werden, dass die Fersen freiliegen und keinem Druck ausgesetzt werden.

Sich pflegen und sich kleiden können

Das Ausmaß der Hilfestellung ist abhängig von der Belastbarkeit des Bewohners. So kann es vonseiten der Pflegenden z. B. sinnvoll sein, die Beine, Genitalbereich, Rücken und Gesäß des Betroffenen im Sinne einer entlastenden Teilkörperpflege im Bett zu waschen. Nach einer Erholungsphase kann der Erkrankte z. B. seine übrige Körperhygiene am Waschbecken selbstständig fortsetzen.

> **Merke**
>
> Angehörige, die die Pflege unterstützen bzw. übernehmen werden, müssen frühzeitig einbezogen werden. Sie sollten auf potenzielle Pflegeprobleme aufmerksam gemacht und bei der Durchführung von prophylaktischen Pflegehandlungen angeleitet werden.

Essen und Trinken können

Es können gastrointestinale Störungen wie Appetitlosigkeit, Übelkeit und Völlegefühl auftreten. Der Bewohner erhält kleine, leicht verdauliche und appetitlich angerichtete Mahlzeiten, um die Verträglichkeit zu verbessern und das Verdauungssystem nicht zu überlasten. Die Angehörigen können nach Wunsch Lieblingsspeisen zur Appetitsteigerung von zu Hause mitbringen.

Bei schwerer Herzinsuffizienz und ausgeprägten Ödemen sollte im Stadium der Dekompensation eine streng natriumarme Kost eingehalten werden. Die tägliche Kochsalzmenge sollte etwa bei 2–3 g liegen. Salz erhöht das Durstgefühl und bindet Wasser und kann so die Ödembildung verstärken. Gleichzeitig ist bei einer kaliumausschwemmenden Diuretikatherapie eine kaliumreiche Kost (frisches Obst und Gemüse) ratsam. Bei Erkrankten mit nur mäßig ausgeprägter Herzinsuffizienz oder nach der Erholung von einer Dekompensationsphase kann eine Salzreduktion auf etwa 6 g am Tag bereits ausreichen, um die Symptomatik günstig zu beeinflussen.

Merke

Vor allem ältere Menschen nehmen aufgrund eines geringeren Durstempfindens manchmal zu wenig Flüssigkeit zu sich. Deshalb sollten die Trinkgewohnheiten bei der Pflegeanamnese erfasst und anhand dieser Informationen kritisch überprüft werden, ob eine Trinkmengenbeschränkung bei kardialer Stabilität sinnvoll erscheint.

Ausscheiden können

Stauungsbedingte gastrointestinale Beschwerden können sich infolge von Immobilität, Flüssigkeitsentzug und faser- und ballaststoffarmer Kost verstärken. Eine dadurch bedingte verzögerte Darmpassage führt nicht selten zu akuten Obstipation. Bei einer akuten Obstipation verschaffen motilitätsbeeinflussende Abführmittel (z. B. Dulcolax oder Laxoberal) bzw. rektal anzuwendende Darmeinläufe (z. B. Klysma) schnell Abhilfe und Erleichterung.

Beim Lungenödem professionell handeln

Definition

Beim **Lungenödem** staut sich das Blutvolumen in den Lungenkreislauf. Es ist die Folge eines akuten Linksherzversagens, bei dem es zu einer schweren Behinderung des Gasaustausches und zum Sauerstoffmangel kommt.

Symptome

Der Betroffene hat folgende Symptome:
- starker Husten mit schaumig-blutig-tingiertem Auswurf
- brodelndes Rasselgeräusch (das auch ohne Stethoskop wahrnehmbar ist und deshalb als Distanzrasseln bezeichnet wird)
- akute Atemnot mit ausgeprägter Erstickungsangst
- Schweißausbruch
- Zyanose (violette bis bläuliche Verfärbung der Haut, der Schleimhäute, der Lippen und der Fingernägel)
- Tachykardie

Sofortmaßnahmen

Der Erkrankte befindet sich in einem lebensbedrohlichen Zustand. Es muss sofort gehandelt werden:
1. Notruf auslösen (Tel. 112).

Bis zum Eintreffen des Rettungsdienstes:
2. Betroffenen zur Atemerleichterung in die sog. **Herzbettlagerung** bringen, um den venösen Rückfluss zu verlangsamen und das Herz zu entlasten (▶ Abb. 22.2). Arme ggf. durch Kissen abstützen (ungehinderter Einsatz der Atemhilfsmuskulatur).
3. **Sauerstoff verabreichen**, wenn Sauerstoff zur Verfügung steht. Die Sauerstoffaufnahme über die Alveolen ist durch die Flüssigkeitsansammlung gestört, deshalb muss der Sauerstoffanteil der Einatemluft erhöht werden. Die subjektive Atemnot wird gelindert und einer Hypoxie entgegengewirkt.
4. Betroffenen beruhigen und **Sicherheit vermitteln** durch klare Informationen und ruhiges Auftreten.
5. In kurzen Zeitabständen **Kontrolle der Vitalzeichen** (Atmung, Blutdruck, Puls, Bewusstseinslage, Hauttemperatur) und Verlauf dokumentieren.

Beim Eintreffen des Rettungsdienstes erfolgt die weitere kardiale Stabilisierung und der Transport in ein Krankenhaus, da die Herzleistung in der Regel unter intensivpflegerischer und intensivmedizinischer Behandlung fortgeführt werden muss.

Lernaufgabe

Frau Mittermeier leidet unter ihrer zunehmenden Abhängigkeit aufgrund ihrer kardial schlechten Verfassung. Stellen Sie einen Tagesplan für Frau Mittermeier auf, in dem Sie die Aktivitäten des Tages in Verbindung mit gezielten Entlastungsphasen planen. Identifizieren Sie die belastenden Aktivitäten, bei der Sie Frau Mittermeier unterstützen würden, und welche Aktivitäten sie womöglich selbst übernehmen kann.

22.2 Koronare Herzkrankheit

Fallbeispiel

Frau Simon, eine 83-jährige alte Dame, lebt seit 4 Jahren in einem Altenheim bei Frankfurt. Sie ist nicht sehr groß, leidet an Übergewicht (BMI 31), ist aber insgesamt noch recht beweglich. Gerne nimmt sie die Freizeitangebote der Einrichtung an. Heute nach dem Mittagessen ist ein kleiner Herbstspaziergang von ca. 1 Stunde geplant, an der Frau Simon teilnehmen möchte.

Es ist ein schöner, aber kalter Herbsttag. Nachdem die Gruppe bereits eine halbe Stunde unterwegs ist, spürt Frau Simon ein zunehmendes Unbehagen. Sie ist kurzatmig, verspürt eine leichte Übelkeit und einen Druck in der Magengrube, der sich nach hinten in den Rücken zieht. An einer Bank angekommen, setzt sie sich und versucht, gleichmäßig und ruhig durchzuatmen. Daraufhin lassen der Schmerz und auch die Übelkeit langsam nach. Die Wandergruppe beschließt, mit ihr langsam in die Wohnanlage zurückzukehren. Dort legt sie sich in ihrem Zimmer auf das Sofa und gegen Abend fühlt sie sich wieder etwas besser.

Als 2 Tage später ihr Hausarzt zur routinemäßigen Visite kommt, spricht sie ihre zunehmende Unpässlichkeit an, da sie sich in der letzten Zeit des Öfteren nicht so wohl fühlt. Der Hausarzt leitet daraufhin einige Untersuchungen ein. Die Ergebnisse dieser Untersuchungen weisen darauf hin, dass Frau Simon an einer koronaren Herzkrankheit leidet.

22.2.1 Medizinische Grundlagen

Definition

Bei der **koronaren Herzkrankheit** (KHK, ischämische Herzkrankheit) kommt es in den Arterien, die den Herzmuskel durchbluten (= Koronararterien) durch Arteriosklerose zu einer Verengung (Stenose). Diese Stenose führt in den Herzmuskelbezirken zur Durchblutungsstörung mit einem Missverhältnis zwischen Sauerstoffbedarf und Sauerstoffangebot. Die Schwere dieses Missverhältnisses ist abhängig vom Ausmaß und der Lokalisation der arteriosklerotischen Veränderungen. Bedingt durch den Sauerstoffmangel kann es zur Übersäuerung im Herzmuskelgewebe kommen und Schmerzen verursachen, was als Angina pectoris bezeichnet wird (lat. = Brustenge).

Die Koronararterien entspringen aus einer Einbuchtung der Aorta kurz oberhalb der Aortenklappe und sind für die Durchblutung der Herzmuskulatur mit sauerstoffreichem Blut zuständig (▶ Abb. 22.3).

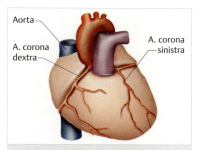

Abb. 22.3 **Koronararterien.** Der Herzmuskel wird durch ein eigenes Versorgungssystem, die Herzkranzarterien (Koronargefäße), durchblutet.

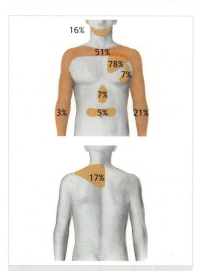

Abb. 22.4 Ein **Leitsymptom.** Häufigste Schmerzlokalisation des Angina-pectoris-Schmerzes.

Definition

Die **Arteriosklerose** (auch Atherosklerose) ist eine Systemerkrankung der Arterien, in denen es zu Ablagerung von Blutfetten, Thromben und zu bindegewebigen Verhärtungen kommt. Dieser Prozess kann den normalen Elastizitätsverlust der Gefäße im Alter beschleunigen und nahezu in allen Gefäßen des Körpers zu Engstellen und Verschlüssen führen, die die Durchblutung einschränken. Diese chronisch fortschreitende Veränderung der Gefäßwände kann in großen und kleinen arteriellen Gefäßen auftreten und z. B. bei Befall zerebraler Arterien zum Schlaganfall, beim Befall der Koronararterien zur KHK oder beim Befall der Beinarterien zu einer peripheren arteriellen Verschlusskrankheit (pAVK) führen. Kommt es zum Aufbrechen eines Plaques und zur Thrombusablagerung in einem Koronargefäß, kann das Gefäßinnere verstopft und die Koronardurchblutung dramatisch eingeschränkt bzw. komplett unterbrochen werden (Herzinfarkt).

Häufigkeit

Die Anzahl der KHK-Neuerkrankungen (Inzidenzrate) nimmt mit dem Alter zu. In Deutschland sind schätzungsweise 1,5 Millionen Menschen betroffen. Davon sind ca. 80 % über 65 Jahre alt. In den Industrienationen ist die KHK die häufigste Todesursache. In Deutschland werden jährlich 20 % der Todesfälle durch KHK verursacht.

Einteilung

Man unterscheidet die latente KHK, die ohne Symptome verläuft (stumme Ischämie), von der manifesten KHK mit Symptomen.

Ursachen

Die KHK kann durch vielfältige Einflüsse verursacht werden, die immer noch erforscht werden. Verschiedene Faktoren tragen dazu bei, dass es zu Ablagerungen in den Herzkranzgefäßen kommt, ihre Wände an Elastizität verlieren und sich das Gefäßlumen verengt. Wichtige Faktoren, die für die Entstehung einer KHK verantwortlich gemacht werden, sind die kardiovaskulären Risikofaktoren.

Definition

Kardiovaskuläre Risikofaktoren betreffen das Herz und das Gefäßsystem und erhöhen die Wahrscheinlichkeit, an einer kardiovaskulären Erkrankung, z. B. Herzinfarkt, Schlaganfall oder pAVK, zu erkranken.

Symptome

Erst ab einer Gefäßlumeneinengung von über 70 % kommt es unter Belastung zur Unterversorgung des Herzmuskels (Myokard). Deshalb treten Symptome erst in einem fortgeschrittenen Stadium der Gefäßverengung auf.

Angina pectoris

Das Leitsymptom der koronaren Herzkrankheit ist der Angina-pectoris-Schmerz (Stenokardie), hervorgerufen durch den Sauerstoffmangel im Herzmuskel. Der Angina-pectoris-Schmerz wird folgendermaßen beschrieben:

- **Zeitpunkt**: im Anfangsstadium der KHK, v. a. bei körperlicher bzw. psychischer Belastung, durch Kältereiz oder nach einer opulenten Mahlzeit
- **Empfinden**: vernichtendes Engegefühl in der Brust, Druck oder Engegefühl retrosternal (hinter dem Brustbein), evtl. ausstrahlend in den linken Arm, den Hals, Unterkiefer, Rücken oder Oberbauch (▶ Abb. 22.4)
- **Intensität**: bohrend, brennend, drückend
- **Dauer**: Nachlassen meist bei körperlicher Entlastung innerhalb weniger Minuten

Merke

Der akute Brustschmerz kann bei älteren Menschen und bei Menschen mit Diabetes mellitus völlig fehlen (stumme Ischämie).

Merke

Frauen können im Vergleich zu Männern andere Symptome der KHK zeigen. Bei ihnen ist die Diagnosestellung häufig erschwert, weil nicht selten unspezifische Magen-Darm-Beschwerden im Vordergrund stehen.

Es gibt verschiedene Formen der Angina pectoris.

▶ **Stabile Angina pectoris.** Sie ist belastungsabhängig, d. h. der Angina-pectoris-Anfall tritt bei körperlichen oder seelischen Belastungssituationen auf (z. B. beim Treppensteigen oder in Konfliktsituationen). Die Beschwerden vergehen nach wenigen Minuten in Ruhe oder durch den Einsatz von Medikamenten (z. B. Nitrospray). Diese Form der Angina pectoris kann über viele Jahre „stabil" bleiben.

▶ **Instabile Angina pectoris.** Nehmen die Beschwerden gegenüber den vorausgegangenen Angina-pectoris-Anfällen in ihrer Intensität oder Dauer zu, bzw. hat die Auslöseschwelle abgenommen oder handelt es sich um einen erstmaligen Angina-pectoris-Anfall, dann wird von einer instabilen Angina pectoris gesprochen. Ebenso kann sich die instabile Situation auch dadurch auszeichnen, dass der Angina-pectoris-Schmerz spontan in Ruhe auftritt, z. B. nachts aus dem Schlaf heraus. Häufig liegt eine fortgeschrittene koronare Mehrgefäßerkrankung vor. Die Betroffenen sprechen nur verzögert auf nitrathaltige Medikamente an. Intensität, Anfallsdauer und Häufigkeit der Schmerzen nehmen zu. Es besteht eine erhöhte Herzinfarktgefahr!

Schweregrad der Angina pectoris

Der Schweregrad einer Angina pectoris wird nach einer internationalen Klassifikation eingeteilt (Canadian Cardiovascular Society):
- **Klasse 1**: keine Angina pectoris bei Alltagsbelastungen (Laufen, Treppensteigen), jedoch bei plötzlicher oder längerer körperlicher Belastung
- **Klasse 2**: Angina pectoris bei stärkerer Anstrengung (schnelles Laufen, Bergaufgehen, Treppensteigen nach dem Essen, in Kälte, Wind oder unter psychischer Belastung)
- **Klasse 3**: Angina pectoris bei leichter körperlicher Belastung (normales Gehen, Ankleiden)
- **Klasse 4**: Ruhebeschwerden oder Beschwerden bei geringster körperlicher Belastung

Kardiovaskuläre Risikofaktoren

Eine Reihe von kardiovaskulären Risikofaktoren können zur Schädigung der Gefäßinnenwand beitragen. Bestimmte Verhaltensweisen (Lebensstil), Umwelteinflüsse und charakteristische Körpermerkmale werden hierfür verantwortlich gemacht. Hauptrisikofaktoren sind:
- Fettstoffwechselstörungen (Hypercholesterinämie) – Gesamtcholesterin und LDL-Cholesterin erhöht, HDL-Cholesterin erniedrigt.
- Bluthochdruck (arterielle Hypertonie)
- Diabetes mellitus (> 50 % aller KHK-Betroffenen haben eine gestörte Glukosetoleranz oder leiden an Diabetes mellitus.)
- Rauchen
- familiäre Disposition – KHK bei erstgradigen Familienangehörigen
- Lebensalter (Männer über 45, Frauen über 55 nach der Menopause)

Weitere Risikofaktoren sind:
- arterioskleroseförderndes Ernährungsverhalten, z. B. Übergewicht (bauchbetonte Fettspeicherung)
- Bewegungsmangel
- Thromboseneigung
- Hyperfibrinogenämie (Erhöhung u. a. bei Entzündungsprozessen, erhöht die Thrombozytenaktivität und Blutviskosität)

Komplikationen

Folgende Erkrankungen können durch die Koronarverengung bei symptomatischer (manifester) KHK entstehen:
- Angina-pectoris-Schmerzen
- Herzinfarkt
- Herzrhythmusstörungen
- Herzinsuffizienz
- Herzklappenfehler
- plötzlicher Herztod

Diagnostik

Die Diagnostik der koronaren Herzkrankheit erfolgt durch:
- Anamnese: Erhebung der Angina-pectoris-Symptomatik und KHK-Risikofaktoren
- Bestimmung der Herzenzyme
- Ruhe-, Belastungs- und Langzeit-EKG (Elektrokardiogramm)
- Echokardiografie (Ultraschalluntersuchung des Herzens)
- Myokardperfusionsszintigrafie (Darstellung der Durchblutung des Herzmuskels durch nuklearmedizinisches Verfahren)
- Kardio-MRT und CT (Technik zur Darstellung innerer Organe und Gewebe mittels Magnetfeldern und Radiowellen)
- Herzkatheteruntersuchung mit Koronarangiografie (Darstellung der Herzkranzgefäße mittels Kontrastmittel) und Ventrikulografie (röntgenologische Darstellung der Ventrikelfunktion)

Therapie

Eine KHK ist mit einem erhöhten Sterblichkeitsrisiko verbunden. Zudem vermindern die häufig auftretenden Angina-pectoris-Beschwerden die Lebensqualität des betroffenen Menschen. Deshalb sind die wesentlichen Ziele der Therapie, die Beschwerden zu lindern, die Belastungsfähigkeit zu erhalten und den Verlauf der Krankheit positiv zu beeinflussen.

Sofern möglich sollten alle Risikofaktoren der koronaren Herzkrankheit ausgeschaltet werden, um das Fortschreiten der atherosklerotischen Gefäßerkrankung aufzuhalten und die Gefahr von ernsten Komplikationen wie einem Herzinfarkt, lebensbedrohlichen Herzrhythmusstörungen sowie einer Herzschwäche entgegenzuwirken.

Das Therapiekonzept umfasst folgende Maßnahmen:
- Ausschalten kardiovaskulärer Risikofaktoren
- Therapie der Angina-pectoris-Beschwerden und medikamentöse Langzeittherapie
- Revaskularisation (Wiederherstellung der Blutversorgung durch die Beseitigung der Gefäßverengung bzw. eines Gefäßverschlusses)

▶ **Medikamentöse Therapie.** Durch die medikamentöse Therapie sollen der Sauerstoffverbrauch des Herzens gesenkt, das Missverhältnis zwischen Sauerstoffverbrauch und -angebot positiv beeinflusst und somit die Prognose der KHK verbessert werden. Es werden folgende Substanzen verabreicht:

Hierzu gehören: die Thrombozytenaggregationshemmer (z. B. ASS, Clopidogrel), Statine (Cholesterinsenker), ACE-Hemmer und in besonderen Fällen auch Betablocker. Davon zu unterscheiden sind Medikamente, die die Angina-pectoris-Beschwerden – also die Symptome der KHK – lindern. Dazu zählen unter anderem Nitrate, Kalziumantagonisten, Betablocker und neuere Substanzen wie Ranolazin und Ivabradin.

▶ **Invasive Maßnahmen.** Die Wahl der invasiven therapeutischen Maßnahmen ist davon abhängig, welche und wie viele Koronargefäße verengt sind, welchen Schweregrad die Verengungen aufweisen und ob der ältere Mensch bereit ist, eine invasive Maßnahme durchführen zu lassen (z. B. Herzoperation).

Eine Revaskularisation kann unterschiedlich erfolgen:
- Ballonkatheterdilatation: Erweiterung der Koronarstenose mittels eingeführtem Ballonkatheter, der innerhalb der Stenose mit Druck aufgeblasen wird, evtl. mit Stentimplantation (Gefäßprothese).
- Operative Therapie: Bypass-Operation, verengte Herzkranzgefäße werden durch einen Gefäßersatz überbrückt, um die Blutversorgung zu gewährleisten.

22.2.2 Pflege und Begleitung

Ziel ist es, ein Fortschreiten der Arteriosklerose und damit eine Verschlechterung der chronischen Erkrankung vorzubeugen. Der Betroffene ist gefordert, seine Lebensführung anzupassen und muss Medikamente einnehmen, die die Koronardurchblutung verbessern. Die medikamentöse Therapie führt bei vielen Menschen zur Beseitigung von Angina-pectoris-Beschwerden und zur Erhöhung der körperlichen Belastbarkeit. Eine vollständige Heilung erfolgt in der Regel nicht.

Treten plötzlich zunehmend instabile Angina-pectoris-Anfälle auf, steigt das Herzinfarktrisiko. Dann wird in der Regel eine Krankenhausbehandlung notwendig. Folgeerkrankungen, z. B. das akute Auftreten eines Herzinfarktes, können zum Tod führen bzw. die kardiale Belastbarkeit und damit die Lebensqualität des Menschen weiter einschränken.

Der von der KHK betroffene Mensch ist in Abhängigkeit seiner Risikofaktoren gefordert, eine gesundheitsbewusste Lebensführung anzustreben. Er sollte Verhaltensweisen, die bei ihm Angina-pectoris-Schmerzen auslösen (z. B. Spazierengehen an kalten Tagen), meiden und durch andere gesundheitsfördernde Verhaltensweisen (z. B. Besuch einer Gymnastikgruppe) ersetzen.

Pflegende haben folgende Aufgaben:
- Medikamentöse Behandlung gewährleisten und Wirkung überwachen,
- beim Angina-pectoris-Anfall professionell handeln,
- zur Vorbeugung eines Angina-pectoris-Anfalls und zur Ausschaltung kardiovaskulärer Risikofaktoren beraten.

Medikamentöse Behandlung gewährleisten und überwachen

Der Mensch mit KHK erhält in der Regel individuell abgestimmte Medikamentenkombinationen, deren Wirkung der behandelnde Hausarzt überwacht. Sie müssen – in Abhängigkeit vom klinischen Befund und der subjektiven Befindlichkeit – ggf. im Laufe der Behandlung umgestellt oder ergänzt werden. Die Aufgaben der Pflegeperson sind folgende:
- Über die zeit- und dosisgerechte Medikamenteneinnahme bei Therapiebeginn aufklären,
- die zeit- und dosisgerechte Medikamenteneinnahme bei alten Menschen überwachen, die aufgrund einer kognitiven oder körperlichen Leistungsverminderung nicht mehr allein dazu in der Lage sind,
- Medikamentenwirkungen und mögliche Nebenwirkungen überwachen.

Mögliche Nebenwirkungen

▶ **Thrombozytenaggregationshemmer.** Unter dieser Medikation kann es zu Magen-Darm-Beschwerden, wie Sodbrennen, Übelkeit, Erbrechen, Bauchschmerzen und Durchfällen, kommen. Auch geringfügige Blutverluste aus dem Magen-Darm-Bereich (Mikroblutungen) sind zu beobachten.

▶ **Statine.** Unter der Einnahme von Statinen kann es zu Kopfschmerzen und Muskelschmerzen kommen.

▶ **Nitrate.** Zu Beginn der Nitrateinnahme kann es aufgrund der gefäßerweiternden Wirkung zu sog. „Nitrat-Kopfschmerzen" kommen. Sie werden mit schwach wirkenden Analgetika (z. B. Ibuprofen, ASS, Paracetamol) therapiert. Außerdem können durch die Senkung von Vor- und Nachlast Hypotonien (Blutdrucksenkungen) und Tachykardien (beschleunigte Pulsfrequenzen) auftreten, die in manchen Fällen Schwindel- und Schwächegefühl auslösen.

Zur Dauerbehandlung können Nitratpflaster eingesetzt werden. Das Pflaster sollte wegen der möglichen Toleranzentwicklung nicht länger als 12 Stunden auf der Haut kleben. Mögliche Platzierungen sind Brust-, Bauch- oder Schulterbereich, Oberarm bzw. Oberschenkel. Die ausgewählte Hautstelle sollte gesund, faltenarm, wenig behaart sowie frisch gereinigt und trocken sein. Der Ort der Platzierung sollte täglich gewechselt werden.

▶ **Kalziumantagonisten.** Sie senken den arteriellen Blutdruck und können Brady- bzw. Reflextachykardien auslösen. Deshalb erfolgt eine regelmäßige Kontrolle von Blutdruck und Pulsfrequenz. Auch nach der Einnahme von Kalziumantagonisten kann der betroffene Mensch unter Kopfschmerzen oder Schwindel leiden und eine Gesichtsröte (Flush) sowie ein allgemeines Wärmegefühl auftreten. Manche Präparate können zu einer Obstipation führen, sodass eine Obstipationsprophylaxe notwendig wird.

▶ **Betarezeptorenblockern.** Die Wirkungen bzw. Nebenwirkungen der Betarezeptorenblocker sowie die daraus resultierenden pflegerischen Überwachungsmaßnahmen werden in ▶ Tab. 22.3 dargestellt.

Tab. 22.3 Wirkungen bzw. Nebenwirkungen von Betarezeptorenblockern.

Organ	Wirkung bzw. Nebenwirkung	Pflegemaßnahme
Herz	• Herzfrequenz sinkt. • Herzkraft ist vermindert.	• Blutdruck und Puls überwachen.
Bronchien	• Betarezeptoren der Bronchien können blockiert werden, d. h., Asthmazustände können ausgelöst und verstärkt werden.	• Atemfrequenz und Atemtiefe überwachen. • Bei der Exspiration auf spastische Atemgeräusche achten.
Stoffwechsel	• Sympathikolytische Wirkung kann bei Menschen mit Diabetes Hypoglykämiezeichen verschleiern.	• Regelmäßige Blutzuckerkontrolle durchführen.
psychische Befindlichkeit	• Depressive Verstimmungen, Albträume, • Verwirrtheitszustände können ausgelöst werden.	• Subjektive Befindlichkeit und Bewusstseinszustand überwachen.

Merke

Betarezeptorenblocker sowie einige andere herzwirksame Medikamente, bei denen es zur Blutdrucksenkung kommt, können zu Verwirrtheitszuständen führen. Bei plötzlich auftretenden Veränderungen des Bewusstseinszustands werden die Vitalzeichen überprüft und der behandelnde Arzt unverzüglich informiert.

Beim Angina-pectoris-Anfall professionell handeln

Merke

Bei Menschen, die unter Angina-pectoris-Beschwerden leiden, wird mit dem behandelnden Arzt die Bedarfsmedikation und das genaue Vorgehen im Schmerzanfall abgesprochen und schriftlich in der Pflegedokumentation festgehalten.

Menschen mit einer KHK sollten darauf hingewiesen werden, dass sie die geringsten pektangiösen Beschwerden angeben. Kommt es trotz verordneter Medikamente zu einem Angina-pectoris-Anfall, wird der Betroffene dabei unterstützt, eine aufgerichtete Entlastungsposition einzunehmen, beengende Kleidung wird geöffnet, die Frischluftzufuhr sichergestellt und die Vitalzeichen gemessen (▶ Abb. 22.5).

Liegt der Blutdruck systolisch über 110 mmHg erhält der Erkrankte die vom Arzt angeordnete Bedarfsmedikation (Glyzeroltrinitrat als Spray oder Kapsel).

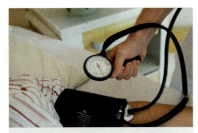

Abb. 22.5 **Professionell handeln.** Beim Angina-pectoris-Anfall werden umgehend die Vitalzeichen kontrolliert. (Foto: P. Blåfield, Thieme)

Merke

Im Akutfall wird Nitrolingual als Spray (sublingual – unter die Zunge) oder als Zerbeißkapsel gegeben. Die Wirkung erfolgt innerhalb von 1–5 Minuten und hält ca. 30 Minuten an.

Der Betroffene sollte ruhig und tief atmen. Die Pflegeperson bleibt bei ihm und wirkt beruhigend auf ihn ein, bis die Schmerzen nachlassen. Lassen die pektanginösen Beschwerden nach wenigen Minuten nach, werden der Anfall dokumentiert und der Arzt informiert.

Merke

Bei einem Blutdruck unter 110 mmHg und einer Tachykardie ist Glyzeroltrinitrat kontraindiziert. Der behandelnde Arzt bzw. ein Notarzt muss unverzüglich informiert werden! Bis zu dessen Eintreffen werden die Vitalzeichen weiter überwacht!

▶ **Gefahr des Herzinfarkts.** Lässt der Schmerz nach wenigen Minuten nicht nach oder nimmt die Intensität der Angina-pectoris-Beschwerden zu, besteht die Gefahr eines Herzinfarktes und der behandelnde Arzt oder ein Notarzt muss unverzüglich verständigt werden. Wie Sie sich bis zum Eintreffen des Notarztes verhalten, lesen Sie unter „Notfallmaßnahmen einleiten und Klinikeinweisung veranlassen" (S. 558).

Zur Vorbeugung eines Angina-pectoris-Anfalls und zur Ausschaltung kardiovaskulärer Risikofaktoren beraten

Bei der koronaren Herzkrankheit handelt es sich um eine chronisch Erkrankung, deren Fortschreiten durch eine Lebensanpassung aufgehalten werden soll. Im Vordergrund der Pflege und Begleitung steht demnach die Gesundheitsberatung zur Ausschaltung kardiovaskulärer Risikofaktoren (▶ Abb. 22.6), darüber hinaus sind die Lebensaktivitäten so zu gestalten, dass Stenokardien vorgebeugt wird bzw. so wenig wie möglich ausgelöst werden.

Bei der Pflege von älteren Menschen mit einer KHK stellen sich für Pflegende im Rahmen des pflegediagnostischen Prozesses folgende Fragen:
- Welches Wissen hat der Erkrankte zu Ursachen, Symptomen und Therapie der KHK?
- Ist er über die Wichtigkeit der regelmäßigen Medikamenteneinnahme informiert?
- Können Situationen und Verhaltensweisen identifiziert werden, die bei dem Erkrankten Stenokardien auslösen?
- Kann er symptomspezifische Körpersignale frühzeitig wahrnehmen und interpretieren?
- Wie beschreibt er Schmerzintensität, Lokalisation und Schmerzdauer?
- Welche Selbstpflegestrategien hat er im akuten Anfall bislang angewendet? Müssen bisherige Verhaltensweisen korrigiert werden?
- Welche kardiovaskulären Risiken hat der Erkrankte? Wie konnte er diese bisher beeinflussen?

Lernaufgabe

Überlegen Sie bitte, wie Sie Frau Simon aus dem Fallbeispiel bezüglich der notwendigen Lebensanpassung mit ihrer KHK beraten und unterstützen würden.

22.3 Herzinfarkt

Fallbeispiel

Als Herr Deter eines Morgens gegen 7 Uhr aufwacht, nimmt er wahr, dass etwas anders ist als sonst. Er spürt einen heftigen Druck im Brustkorb. Der Druck zieht in den Rücken hinein und es fühlt sich an, als würde eine schwere Last auf seinem Brustraum liegen. Er versucht, tief ein- und auszuatmen und es kommt ihm in den Sinn, dass er schon lange nicht mehr zur Kontrolle bei seinem Internisten gewesen ist. Er wartet einige Minuten ab, in der Hoffnung, dass die Schmerzen nachlassen, und versucht dann aufzustehen. Doch das Druckgefühl wird zunehmend stärker und ihm wird schwarz vor den Augen. Er kann gerade noch nach einer Pflegenden klingeln. Als die Altenpflegefachkraft zu ihm ins Zimmer kommt, hat Herr Deter kalten Schweiß auf der Stirn und sein Gesichtsausdruck ist schmerzverzerrt. Der Druck auf dem Brustkorb ist unerträglich geworden und Herr Deter hat Todesangst.

22.3.1 Medizinische Grundlagen

Definition

Bei einem **Herzinfarkt** kommt es zu einem akuten Verschluss eines Koronargefäßes. Das setzt die Durchblutung des zu versorgenden Herzmuskelgewebes kritisch herab oder hebt sie komplett auf, siehe „Koronare Herzkrankheit" (S. 551).

Als **Infarkt** wird die Nekrose bezeichnet, die sich durch das nicht mehr durchblutete Muskelgewebe bildet. Das entstehende Narbengewebe kann sich dann nicht mehr aktiv an der Pumpleistung des Herzens beteiligen.

Häufigkeit

In Deutschland erleiden ca. 205 000 Menschen im Jahr einen Herzinfarkt und ca. 85 000 Menschen sterben jährlich an dieser Erkrankung. Damit stellt die chronische koronare Herzkrankheit die häufigste und der akute Myokardinfarkt die zweithäufigste Todesursache in Deutschland dar.

Erkrankungen des Herz-Kreislauf- und Gefäßsystems

Gesundheitsberatung zum Abbau kardiovaskulärer Risikofaktoren

Ziel ist es, den Patienten bei der Auseinandersetzung mit seiner bisherigen Lebensführung und der Entwicklung von Verhaltensalternativen zu unterstützen. Damit soll dem Fortschreiten der koronaren Herzerkrankung entgegengewirkt und die Lebensqualität des Betroffenen verbessert werden. Im Rahmen des pflegediagnostischen Prozesses können folgende Fragen aufschlussreich sein:

- Welchen Kenntnisstand hat der Betroffene zu den Ursachen seiner Erkrankung und welche Risikofaktoren macht er selbst dafür verantwortlich? Gibt es Risikofaktoren und Begleiterkrankungen, die im Gespräch verdeutlicht werden können?
- Wurden bereits lebensstilverändernde Maßnahmen eingeleitet? Wie erfolgreich waren diese? Hatte der Betroffene in der Vergangenheit Schwierigkeiten, Verhaltensveränderungen einzuhalten? Wenn ja, welche Faktoren können hierfür verantwortlich gemacht werden?
- Welche Motivation besteht aktuell, gesundheitsschädigende Verhaltensweisen zu verändern?

Mit diesen Fragen können die Situation des Betroffenen erfasst und der Beratungsbedarf eingeschätzt werden. Generell gilt es, die Risikofaktoren und Begleiterkrankungen (z. B. Hypertonie, Diabetes mellitus oder Fettstoffwechselstörungen) des Betroffenen individuell zu erfassen und bei der Beratung zu berücksichtigen.

Fettstoffwechselstörungen

Zahlreiche angeborene und erworbene Erkrankungen können zu hohen Blutfettwerten führen. Dabei ist es wichtig, dass nicht nur auf den Gesamtcholesterinwert geachtet wird, sondern auf das Verhältnis zwischen LDL/HDL (**LDL** = langkettiges Cholesterin mit geringerer Dichte; **HDL** = kurzkettiges Cholesterin mit höherer Dichte). LDL-Cholesterine können sich an der Gefäßwand ablagern und dadurch eine Arteriosklerosebildung begünstigen. HDL-Cholesterine wirken diesem Prozess eher entgegen.

Bei hohen Cholesterinwerten mit ungünstigem LDL-HDL-Verhältnis muss im Rahmen von nicht medikamentösen Maßnahmen neben der Einschränkung der Gesamtfettmenge auf die Zusammensetzung der Fettbestandteile in der Nahrung geachtet werden:

- Reduzierung tierischer Fette = gesättigte Fettsäuren (z.B. Milch, Käse, fette Wurst und Fleisch)
- Verwendung von pflanzlichen Fetten = einfach und mehrfach gesättigte Fettsäuren (Pflanzenöle)
- ballaststoffreiche Kost, um die Cholesterinausscheidung über den Darm zu fördern
- Meidung von zuckerhaltigen Nahrungsmitteln und hohem Alkoholkonsum zur Entlastung des Fettstoffwechsels
- Vermeidung von Überernährung und Normalisierung des Körpergewichts.

Zigarettenkonsum

Menschen, die rauchen, haben ein erhöhtes Risiko, an einer KHK zu erkranken bzw. der Krankheitsverlauf kann dadurch negativ beeinflusst werden. Dauer der Rauchgewohnheiten und Einstiegsalter liefern Hinweise für den Grad der Abhängigkeit und der gesundheitlichen Gefährdung. Das Nikotin schädigt auf direktem Weg die Gefäße und verstärkt andere Risikofaktoren. Es kommt

- zur Erhöhung von Blutdruck und Herzfrequenz mit der Steigerung des Sauerstoffverbrauchs des Herzens
- zur Engstellung der Blutgefäße (auch der Koronargefäße)
- zur Beeinflussung des Fettstoffwechsels: LDL-Cholesterin wird erhöht und HDL-Cholesterin gesenkt
- zur gesteigerten Thrombozytenablagerung mit der Gefahr, einen Herzinfarkt zu begünstigen.

Mit dem Rauchen aufzuhören, lohnt sich in jedem Lebensalter. Es sollte über Raucherentwöhnungskurse informiert und, wenn es der Mobilitätsgrad erlaubt, die aktive Teilnahme unterstützt werden. Auch auf den Besuch einer Rauchersprechstunde kann hingewiesen werden, die bestimmte Gesundheitszentren anbieten.

Bewegungsmangel

Eine verminderte körperliche Aktivität gilt als Faktor, der Herz-Kreislauf-Erkrankungen begünstigt. Regelmäßige körperliche Aktivität verbessert auch im Alter die Herz-Kreislauf-Funktion indem

- Blutdruck und Herzfrequenz gesenkt und die Leistungsfähigkeit des Herzens gesteigert werden
- Organe und Muskeln besser durchblutet und damit Stoffwechselprozesse angeregt werden
- das Normalgewicht gehalten und das allgemeine Wohlbefinden verbessert werden.

Ältere Menschen mit stabiler Angina pectoris können leichte und gleichmäßig belastende Aktivitäten durchführen. Geeignet sind alle dynamischen Bewegungen, die bis ins hohe Alter durchgeführt werden können, wie z.B. Spazierengehen, schwimmen, Radfahren auf einem Fahrradergometer, das ein wetterunabhängiges Training auch in Altenpflegeeinrichtungen ermöglicht. Es sollten gezielte Ruhephasen eingehalten werden und die sportlichen Betätigungen sollten Spaß machen. Eine Überlastung kann den positiven Effekt aufheben.

Stress

Bei vielen Menschen mit KHK scheinen Stressfaktoren für die Krankheitsentwicklung eine Rolle zu spielen. Persönliche und unbewältigte Konflikte sowie unterdrückter Ärger können sich negativ auf die Herzgesundheit auswirken. Entspannungstechniken, wie z.B. autogenes Training und progressive Muskelentspannung, wirken stressreduzierend und fördern das allgemeine Wohlbefinden.

Abb. 22.6 Gesundheitsberatung bei koronarer Herzkrankheit. Das ist eine Aufgabe der Pflegenden.

Einteilung

Abhängig davon, welches Gefäß betroffen ist und welcher Abschnitt des Herzmuskels von dem jeweiligen Gefäß mit Blut versorgt wird, spricht man von einem

- Vorderwandinfarkt,
- Seitenwandinfarkt oder
- Hinterwandinfarkt.

Je näher der Verschluss am Abgang der jeweiligen Arterie von der Aorta liegt, also proximal, umso größer ist das Infarktareal. Und je weiter distal der Verschluss oder die Engstelle sich befindet, desto kleiner ist das Infarktareal. Tritt ein weiterer Infarkt noch in der Akutphase des ersten auf, so handelt es sich um einen Zweitinfarkt. Kommt es mehrere Wochen nach dem ersten Infarkt zum erneuten Verschluss eines Koronargefäßes, wird von einem Reinfarkt gesprochen.

Ursachen und Symptome

Die Ursache für einen Herzinfarkt liegt meist in einer bestehenden KHK, siehe „Koronare Herzkrankheit" (S. 551).

Bei den Symptomen des Herzinfarktes wird zwischen Leit- und Begleitsymptomen unterschieden.

22.3 Herzinfarkt

▶ **Leitsymptome.** Leitsymptome des Herzinfarktes sind:
- akut auftretender retrosternaler (hinter dem Brustbein lokalisierter) Schmerz
- ausstrahlender Schmerz in den linken Arm, Hals, Unterkiefer, Rücken oder Oberbauch
- Angstgefühl hin bis zur Todesangst (Vernichtungsgefühl)
- Beengungsgefühl, Atemnot und Unruhe

Bei etwa 15–20 % der Betroffenen verläuft der Infarkt „stumm", da z. B. bei Menschen mit Diabetes mellitus aufgrund von Nervenveränderungen die Schmerzempfindung herabgesetzt sein kann.

Merke
Der Herzinfarktschmerz unterscheidet sich vom „gewöhnlichen" Angina-pectoris-Anfall durch
- die Dauer des Schmerzes (er kann über mehrere Stunden anhalten),
- das Nichtansprechen auf Glyzeroltrinitrat (z. B. Nitrospray) und
- eine gleichbleibende Schmerzintensität bei körperlicher Entlastung.

▶ **Begleitsymptome.** Folgende Anzeichen können die Leitsymptome des Herzinfarktes begleiten:
- Schweißausbrüche
- Übelkeit und Erbrechen
- Blutdruck: häufig hypoton oder bei erhöhtem Sympathikotonus (stressbedingter Erregungszustand des sympathischen Nervensystems mit Blutdruckanstieg und Herzfrequenzsteigerung) hypertone bzw. normale Werte
- Puls: normal, Tachykardie, Bradykardie, evtl. ventrikuläre Rhythmusstörungen (bis zum Kammerflimmern)

Risikofaktoren und Komplikationen

Die Risikofaktoren entsprechen denen der koronaren Herzkrankheit.

Merke
Die Todesrate beim Myokardinfarkt ist sehr hoch; in den ersten 48 Stunden ist die Sterblichkeitsrate am höchsten!

Die häufigste Komplikation des Herzinfarktes sind Herzrhythmusstörungen (in 95 % der Fälle). Ventrikuläre Tachykardien und Kammerflimmern treten am häufigsten in den ersten 4 Stunden auf. Außerdem kann sich durch die Einschränkung der Pumpfunktion eine akute Linksherzinsuffizienz mit Lungenstauung und Lungenödem entwickeln, die bis zum kardiogenen Schock führen kann (Herold 2011).

Merke
Kammerflimmern ist die häufigste und ein kardiogener Schock die zweithäufigste Todesursache beim Herzinfarkt.

Diagnostik

Mit folgenden Untersuchungsmethoden wird der Herzinfarkt diagnostiziert:
- Infarktsymptomatik und Anamnese
- EKG (Infarktausmaß, Alter des Infarktes)
- Enzymdiagnostik
- Echokardiografie (Untersuchung der Pumpleistung)
- Herzkatheteruntersuchung (zur Infarktlokalisation bzw. therapeutisch zur PTCA)

Definition
Bei einer **PTCA (= Perkutane Transluminale Coronare Angioplastie)** wird ein Ballonkatheter zum Herzen in ein verengtes Herzkranzgefäß geschoben und innerhalb der Stenose mit Druck aufgeblasen und erweitert. Sie wird auch koronare Ballondilatation genannt.

Therapie

Ziele der therapeutischen Maßnahmen sind:
- Begrenzung des Infarktgebietes
- Vorbeugen eines Zweitinfarktes
- Reperfusionstherapie: Auflösen des Gerinnsels mittels Lysetherapie oder PTCA
- Schmerzfreiheit und Reduzierung der Angst
- Verhindern bzw. Therapie von Komplikationen

Neben der medikamentösen Therapie und der Reperfusionstherapie werden bei der Therapie des Herzinfarktes folgende Sofortmaßnahmen eingesetzt.

▶ **Sofortmaßnahmen.** Der ärztliche Notdienst sorgt für:
- körperliche Entlastung
- O_2-Verabreichung
- Gabe von Nitraten
- Schmerzmittel- und evtl. Sedativagabe
- unfraktioniertes Heparin i. v. und Acetylsalicylsäure
- EKG und Vitalzeichenkontrolle – Defibrillationsbereitschaft

Medikamentöse Therapie beim Herzinfarkt

Die medikamentöse Therapie in der Akutphase des Herzinfarkts erfolgt durch:
- Nitrate zur Vor- und Nachlastsenkung und Verbesserung der Durchblutung der Herzkranzgefäße
- Analgetika (z. B. Morphin) und Sedativa (z. B. Diazepam) zur Verminderung des Angstgefühls, der inneren Anspannung und der Schmerzen
- Betarezeptorenblocker zur Verminderung der Herzarbeit und Stabilisierung des Herzrhythmus
- ACE-Hemmer bzw. AT-1-RezeptorAntagonisten (z. B. Valsartan) bei Herzinsuffizienz
- Antikoagulanzientherapie
- Cholesterin-Aufnahmehemmer (CSE-Hemmer, z. B. Sortis, sollen die Plaquestabilisierung begünstigen.)

▶ **Reperfusionstherapie.** Vordringliches Therapieziel ist die Wiederherstellung der Durchblutung im Infarktgebiet, was als Reperfusionstherapie bezeichnet wird. Innerhalb der ersten Stunde bestehen gute Aussichten, den Gefäßverschluss durch eine Lysetherapie oder Herzkatheterbehandlung rückgängig zu machen:
- systemische Thrombolysetherapie zur Wiedereröffnung des verschlossenen Koronargefäßes durch Auflösung des Thrombus (mittels Fibrinolytika, Thrombolytika)
- Akut-PTCA mit oder ohne Stentimplantation

Je früher eine Reperfusionstherapie einsetzt, umso besser kann eine Infarktausdehnung verhindert werden („time is muscle"). Gelingt das in der ersten Stunde nach Infarkteintritt, können gegebenenfalls viele Infarkte verhindert werden.

Im weiteren Verlauf werden langfristig zur Prävention eines Reinfarktes und zur Letalitätssenkung (Senkung der Sterblichkeit) folgende Medikamente eingesetzt:
- Betablocker und ACE-Hemmer/AT-1-Rezeptor-Antagonist (senken die Frühsterblichkeit und verbessern die Langzeitprognose)
- Acetylsalicylsäure oder Clopidogrel (verhindert eine Thrombozytenverklebung und reduziert die Gefahr eines erneuten Koronarverschlusses)
- medikamentöse Cholesterinsenkung

22.3.2 Pflege und Begleitung

Besteht bei einem Menschen der Verdacht eines Herzinfarktes, stehen folgende Maßnahmen im Vordergrund:

- Beim Auftreten lebensbedrohlicher Komplikationen Notfallmaßnahmen einleiten,
- Vitalzeichen überwachen,
- Klinikeinweisung veranlassen.

Nach der Infarktbehandlung im Krankenhaus stehen die Betreuung des alten Menschen und die Stabilisierung des Allgemeinzustands in der häuslichen Umgebung im Mittelpunkt der pflegerischen Bemühungen.

Notfallmaßnahmen einleiten und Klinikeinweisung veranlassen

Besteht der Verdacht eines Herzinfarktes, müssen die Pflegenden in stationären bzw. ambulanten Altenhilfeeinrichtungen oder in der ambulanten Pflege unverzüglich einen Rettungswagen verständigen (Tel. 112). Vor allem in den ersten Stunden können lebensbedrohliche Komplikationen auftreten, die eine hohe Verantwortung hinsichtlich einer aufmerksamen Krankenbeobachtung und eines schnellen Kombinations- und Reaktionsvermögens vonseiten der Pflegenden verlangen.

Folgende Maßnahmen müssen eingeleitet werden:
- Sofortige körperliche Entlastung gewährleisten.
- Beengende Kleidungsstücke öffnen, Oberkörper erhöht lagern, damit der Betroffene besser Luft bekommt.
- Sauerstoff verabreichen (sofern Sauerstoff zur Verfügung steht), ansonsten Fenster öffnen und Frischluftzufuhr ermöglichen.
- Vitalzeichen (Blutdruck, Puls, Kontrolle der Bewusstseinslage, Temperatur, Atmung) kontrollieren und dokumentieren.
- Ggf. die angeordnete Bedarfsmedikation (z. B. Nitrospray oder Nitrokapseln) verabreichen, wenn der Blutdruck systolisch nicht unter 110 mmHg liegt.
- Pflegeempfänger nicht mehr alleine lassen und beruhigend auf ihn einwirken.

> **Merke**
>
> In den ersten 48 Stunden nach einem Herzinfarkt treten bei 95–100 % der Betroffenen Herzrhythmusstörungen auf. Beim Anruf in der Notrufzentrale (Tel. 112) sollte diese über auffällige Veränderungen der Herz-Kreislauf-Situation informiert werden, damit die Dringlichkeit entsprechend eingestuft werden kann.
>
> Bei der Pulsmessung muss auf folgende Aspekte geachtet werden:
> - Liegt die Herzfrequenz im Normbereich (60–100 Schläge pro Minute) oder liegt eine Tachykardie (Pulsschläge über 100 Schläge pro Minute) oder eine Bradykardie (Pulsschläge unter 60 Schlägen pro Minute) vor?
> - Ist die Herzfrequenz rhythmisch oder besteht eine Arrhythmie (unregelmäßige Schlagfolge)?

Sollte noch vor dem Eintreffen des Notarztes bzw. der Rettungshelfer bei dem Betroffenen ein Herzstillstand eintreten, müssen unverzüglich lebenserhaltende Sofortmaßnahmen eingeleitet werden, siehe „Erste Hilfe in Notfallsituationen" (S. 831).

> **Merke**
>
> Liegt eine Patientenverfügung des betroffenen Menschen vor, in der eine Herz-Lungen-Wiederbelebung in Bezug auf die bestehende Vorerkrankung ausdrücklich nicht mehr gewünscht wird, sollte das im Vorhinein mit dem behandelnden Arzt, den Angehörigen und den Teammitgliedern besprochen, im Dokumentationssystem als Handlungsanweisung schriftlich festgehalten und in einer Notfallsituation respektiert werden.

Nach der Behandlung eines Herzinfarktes begleiten

Kommt der Bewohner nach der Herzinfarktbehandlung aus dem Krankenhaus zurück, ist es wichtig abzuklären, welche Mobilisationsstufe er erreicht hat und wie seine körperliche Belastungsgrenze eingestuft werden kann. Jede weitere Aktivierung ist vom erreichten Trainingszustand und der Konstitution des alten Menschen abhängig und muss unter Kontrolle der Vitalzeichen individuell auf ihn abgestimmt werden.

Der Herzinfarkt wird von vielen Menschen als ein schwerwiegendes Ereignis erlebt. Je nach Intensität der Symptomatik wurde der Erkrankte mit Todesangst konfrontiert. Diese bedrohliche Situation kann eine tiefe seelische Verunsicherung hervorrufen. Nicht selten gesteht der Betroffene sich und seinen Bezugspersonen seine Ängste und beunruhigenden Gefühle nicht ein. Einige entwickeln depressive Verstimmungen, andere wiederum verdrängen ihre Gefühle und überspielen ihre Ängste durch eine betonte Heiterkeit. Manche Erkrankte neigen dazu, ihre körperlichen Beschwerden und ihre Ängste nicht wahrhaben zu wollen, was sich dann unbewusst in Ungeduld oder Aggression ausdrücken kann.

> **Merke**
>
> Die Unterstützung des Betroffenen bei der Auseinandersetzung mit seiner Erkrankung ist auch noch nach der Rückkehr in die häusliche Umgebung von Bedeutung.

Nach einem Herzinfarkt erfolgt die Unterstützung bei der Lebensanpassung des älteren Menschen, wie in „Koronare Herzkrankheit" (S. 551) beschrieben.

> **Lernaufgabe**
>
> Stellen Sie sich vor: Sie kommen zu Herrn Deter, der geklingelt hat, ins Zimmer und finden ihn kaltschweißig, mit schmerzverzerrtem Gesicht vor.
>
> Beschreiben Sie, was Sie tun werden. Achten Sie auf eine sinnvolle Reihenfolge des Handlungsablaufs.

22.4 Chronisch arterielle Verschlusskrankheit (pAVK)

> **Fallbeispiel**
>
> Herr Schobert ist 72 Jahre alt, geschieden und lebt alleine in einer Zweizimmerwohnung. Zu Herrn Schobert kommen täglich Mitarbeiter eines ambulanten Pflegedienstes, um einen Verbandwechsel durchzuführen, da bei ihm vor 3 Wochen der Unterschenkel des rechten Beines amputiert wurde. Seit mehreren Jahren leidet Herr Schobert an einer arteriellen Gefäßerkrankung. Vor 2 Jahren hatte er sich eine kleine Wunde an der rechten Großzehe zugezogen, die nicht mehr abheilte. Trotz regelmäßiger Behandlung wurde die Wunde größer und tiefer. Im Laufe der Zeit hatten sich dann alle 5 Zehen des Fußes zunehmend schwärzlich verfärbt. Später war der gesamte Fuß betroffen. Herr Schobert litt unter unsäglichen Schmerzen.
>
> Herr Schobert hat fast sein ganzes Leben geraucht. Unzählige Male hatte er versucht, das Rauchen aufzugeben, doch es war ihm nie gelungen. Bereits vor Wochen hatte ihm sein behandelnder Arzt mitgeteilt, dass der Fuß abgenommen werden muss. Lange wehrte er sich gegen eine Amputation und lehnte den Eingriff entschieden ab. Als sein Allgemeinzustand sich zunehmend verschlechterte, er das Bein nicht mehr

belasten konnte und die Nekrose fortschritt, sah er ein, dass es keine andere Lösung mehr gab. Jetzt hofft er, dass die Operationswunde am Unterschenkelstumpf ohne Probleme zuheilt. Er hat Angst, dass er auch noch den Unterschenkel verlieren könnte.

22.4.1 Medizinische Grundlagen

Definition

Bei der **peripheren arteriellen Verschlusskrankheit** (pAVK) handelt es sich um eine Verengung der arteriellen Gefäße, v. a. im Bereich der Aorta, der Becken- und Beinarterien und der Unterschenkel. In sehr seltenen Fällen sind die arteriellen Gefäße des Schultergürtels betroffen, die dann zu einer Durchblutungsstörung in den Armen führen.

Häufigkeit

Die Prävalenz (Erkrankungshäufigkeit) der chronischen pAVK liegt bei 3–10 % und steigt bei Menschen im Alter von über 70 Jahren bis 15–20 % an. Männer sind 4-mal häufiger betroffen als Frauen. Besonders gefährdet sind Raucher und Menschen mit Diabetes mellitus. Letztere haben ein 6-fach erhöhtes Risiko für pAVK im Vergleich zu Menschen, die nicht an Diabetes leiden.

Einteilung

Man unterscheidet zwei Verlaufsformen der pAVK:
- **Chronische periphere arterielle Verschlusskrankheit**: Die Erkrankung entwickelt sich meist langsam und über Jahre. Erst im fortgeschrittenen Stadium treten Beschwerden auf.
- **Akute periphere arterielle Verschlusskrankheit**: Sie entwickelt sich plötzlich durch einen thrombotischen Verschluss, bei bereits bestehenden Gefäßstenosen oder durch eine Embolie, z. B. durch einen Embolus. Die Durchblutung, z. B. des betroffenen Beines, wird in diesem Fall komplett unterbrochen. Bei einer Embolie ist die Emboliequelle häufig im linken Herzen angesiedelt. Kann das Gefäß nicht innerhalb weniger Stunden wieder eröffnet werden, droht der Verlust der betroffenen Extremität.

▶ **Lokalisation der pAVK.** Abhängig von der Anzahl und von dem Ort der Engstellen wird bei arteriellen Durchblutungsstörungen der Extremitäten zwischen Einetagen- bzw. Mehretagenerkrankungen unterschieden. Während bei einer Einetagenerkrankung nur ein bestimmter Gefäßabschnitt von der Verengung betroffen ist, bestehen bei der Mehretagenerkrankung mehrere Engstellen oder Verschlüsse in verschiedenen Bereichen der Arterien mit entsprechend ausgeprägten Durchblutungsstörungen der Extremitäten.

Die Einetagenerkrankung kann verschiedene Gefäßabschnitte betreffen, sodass 3 Typen unterschieden werden: Die Gefäßverengungen (Stenosen) können im Bereich des Beckens (35 %), der Oberschenkel (50 %) und der Unterschenkel (15 %) auftreten (▶ Abb. 22.7). An folgenden Arterien kann es dann zu Stenosen kommen:
- **Beckentyp**: Aorta und A. Iliaca – fehlender Puls in der Leiste, Kniekehle und am Fuß, Schmerzen in Gesäß, Oberschenkel und Wade.
- **Oberschenkeltyp**: A. iliaca oder A. femoralis – fehlender Puls in der Kniekehle und am Fuß. Schmerzen bestehen hauptsächlich in der Wade.
- **Unterschenkeltyp**: Unterschenkelarterien – kein Puls am Fuß tastbar – die Fußsohle kann schmerzen.

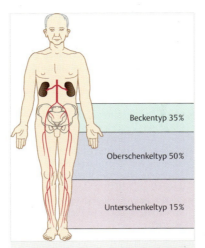

Abb. 22.7 pAVK. Stadien und Lokalisation der pAVK (nach Lindner 2006).

Merke

Verengungen der Aorta im Bauchbereich, meist vor der Bifurkation in die Beckenarterien (Leriche-Syndrom), können zu Durchblutungsstörungen beider Beine mit Schmerzen im Gesäß- und Beinbereich führen.

Ursachen und Risikofaktoren

Ursache für eine chronische pAVK ist in 95 % der Fälle die Arteriosklerose, siehe „Chronisch arterielle Verschlusskrankheit" (S. 558).

Merke

Raucher haben ein 3-fach erhöhtes Risiko für die Entstehung einer pAVK. Die Betroffenen sollten auf die verschiedenen Präventionsprogramme hingewiesen und bei der Raucherentwöhnung unterstützt werden.

Symptome

Die Symptome sind abhängig von der Lokalisation und dem Ausmaß der Gefäßverengung. Viele Betroffene entwickeln erst bei einer Gefäßstenose von mehr als 90 % Symptome. Außerdem können sog. Kollateralgefäße, die von einem Hauptgefäß abzweigen und zum gleichen Versorgungsgebiet ziehen, gebildet werden, die dann die Gewebedurchblutung vorübergehend noch aufrechterhalten.

Die häufigsten Symptome sind:
- **Schmerzen** beim Gehen in Abhängigkeit der Lokalisation der pAVK: krampfartige Schmerzen in Gesäß, Oberschenkel, der Wade, Fußsohle oder in den Zehen
- **Missempfindungen** und **Hautveränderungen**: Kältegefühl, Missempfindungen in den Beinen, Hautveränderungen an den Füßen (vermehrte Hornhautbildung, Nagelveränderungen), Blässe der Haut bei der Hochlagerung der Beine, blaurote Veränderungen bei der Beintieflagerung
- **Muskelschwäche** bei Belastung

Merke

Schmerzen treten bei der pAVK meist bei Belastung auf und sind ein Zeichen für einen stenosebedingten Sauerstoffmangel in der Muskulatur. Der Schmerz lässt nach, wenn der Betroffene seine Bewegungsaktivität einstellt.

Die pAVK wird in Abhängigkeit der bestehenden Symptome in die sog. Fontaine-Stadien eingeteilt, die nach dem französischen Arzt René Fontaine (1899–1979) benannt werden.

▶ **Stadium I (asymptomatische pAVK).** Es liegen Stenosen oder Verschlüsse vor, der Betroffene hat jedoch keine Beschwerden.

▶ **Stadium II (Belastungsschmerz).** Es treten Schmerzen beim Gehen auf, die zu regelmäßigen Pausen zwingen. Dieses Krankheitsstadium wird auch als Claudicatio intermittens bezeichnet (= unterbrochenes oder intermittierendes Hinken):
- Stadium IIa: Beschwerden bei einer Gehstrecke ab 200 m
- Stadium IIb: Beschwerden bei einer Gehstrecke unter 200 m

▶ **Stadium III (Ruheschmerz).** Wird die Durchblutung der Gewebe hinter dem Engpass immer schlechter, treten Schmerzen in Ruhe auf. Besonders, wenn die betroffene Extremität zum Ruhen oder Schlafen in horizontale Lage gebracht wird.

▶ **Stadium IV (Gewebezerstörung).** Infolge der schlechten Durchblutung kommt es zu Gewebeschäden (Nekrose, Gangrän, Ulkus). Kleinste Verletzungen können nicht mehr heilen und zu schweren Entzündungen führen.

> **Merke**
>
> Ist das Gewebe durch eine Mangeldurchblutung im Stadium IV der pAVK so stark geschädigt, dass ein Gangrän entstanden ist, ist eine Amputation meist nicht mehr abwendbar.

Komplikationen

In der Regel ist die Arteriosklerose nicht alleine auf die Extremitäten beschränkt. Daher haben diese Erkrankten ein 2- bis 3-fach erhöhtes Risiko für einen Schlaganfall und ein 4-fach erhöhtes Risiko für einen Herzinfarkt.

Eine chronische pAVK kann unbehandelt rasch fortschreiten und schwerwiegende Komplikationen auslösen. An der Gefäßverengung können sich Blutgerinnsel bilden und zu einem akuten, arteriellen Gefäßverschluss führen. Durch infizierte Wunden und Nekrosen kann eine lebensgefährliche Blutvergiftung (Sepsis) auftreten.

Diagnostik

Folgende Untersuchungsmethoden kommen zur Diagnosestellung einer pAVK zum Einsatz:
- Anamnese (Erfassung der Risikofaktoren)
- körperliche Untersuchung und Inspektion der Extremitäten (Hautveränderungen, Temperaturunterschiede, Tasten des Pulses an den Beinarterien, Gefäßauskultation = Erfassen von Strömungsgeräuschen mit dem Stethoskop)
- Blutdruckmessung an Armen und Beinen (Je niedriger der am Unterschenkel gemessene Blutdruckwert im Vergleich zu dem am Arm gemessenen ist, umso schlechter ist die Durchblutung des Beines.)
- standardisierter Gehtest auf dem Laufband (Ermittlung der Gehstrecke)
- Messung der transkutanen Sauerstoffsättigung (Vergleich der Messwerte an den unterschiedlichen Extremitäten)
- Doppler-Sonografie (Ultraschalluntersuchung zur Messung der Fließgeschwindigkeit des Blutes in den Gefäßen)
- Becken-Bein-Angiografie (Arteriografie – röntgenologische Darstellung der Arterien)

Therapie

Je früher die pAVK diagnostiziert wird, desto aussichtsreicher ist die Behandlung. Die Therapie ist abhängig von den bestehenden Symptomen und damit vom Stadium der Erkrankung.

Ziel der Therapie ist die Behandlung kardiovaskulärer Risikofaktoren, siehe „Kardiovaskuläre Risikofaktoren" (S. 553), der Begleiterkrankungen sowie die Verbesserung der arteriellen Durchblutung. Damit sollen die Beschwerden gelindert werden. Ein multidisziplinärer Behandlungsansatz steht im Vordergrund.

▶ **Konservative Behandlung.** Nicht invasive Maßnahmen werden als konservative Therapie bezeichnet. Zu ihnen gehören:
- Gesundheitsberatung zum Ausschalten der Risikofaktoren
- Behandlung der Begleiterkrankungen (z. B. Therapie des Diabetes mellitus oder der arteriellen Hypertonie)
- gezieltes Gehtraining und Gefäßtraining zur Verbesserung der Durchblutung, der Förderung der Kollateralenbildung und zum Aufbau der Muskulatur
- medikamentöse Behandlung: gerinnungshemmende (z. B. Acetylsalizylsäure und Clopidogrel (z. B. Plavix) und gefäßerweiternde (vasoaktive) Substanzen

▶ **Operative Therapieverfahren.** Ab dem Stadium IIb kommen zusätzlich invasive Therapieverfahren zum Einsatz:
- Perkutane transluminale Angioplastie (PTA): In die verengte Arterie wird ein Katheter mit einem aufblasbaren Ballon eingeführt. An der Engstelle wird der Ballon mit Luft gefüllt und das Gefäß mit Druck eröffnet. Bei Bedarf kann eine Gefäßstütze (Stent) eingesetzt werden, um so ein Wiederverschließen der Arterie zu verhindern.
- Bypass-Operation: Die verengte oder verschlossene Stelle wird operativ mit einem anderen Blutgefäß oder mit künstlichem Material überbrückt.
- Thrombendarteriektomie (TEA): Arteriosklerotische Ablagerungen werden zusammen mit der Gefäßinnenhaut ausgeschält.

22.4.2 Pflege und Begleitung

Der Alltag von Menschen mit fortgeschrittener pAVK ist vielfach geprägt durch Schmerzen, Beeinträchtigung des Schlafs und eine eingeschränkte Mobilität usw. Zur Verbesserung der Durchblutung der betroffenen Extremitäten und zur Linderung der Beschwerden stehen folgende pflegerische Aufgaben im Vordergrund:
- Gesundheitsberatung, um einem Fortschreiten der Erkrankung und einem Verletzungsrisiko an den Extremitäten entgegenzuwirken.
- Mobilität durch Gehtraining fördern.
- Schmerzen lindern und Folgeschäden verhindern.
- Bestehende Wunden und Nekrosen fachgerecht versorgen.
- Symptome eines akuten arteriellen Verschlusses erkennen und Notfallmaßnahmen einleiten.

Gesundheitsberatung

Eine chronische arterielle Verschlusskrankheit kann meist nicht geheilt werden, jedoch soll deren Fortschreiten durch eine Lebensanpassung aufgehalten werden. Demnach ist eine auf den Bewohner abgestimmte Beratung zum Abbau kardiovaskulärer Risikofaktoren notwendig, siehe „Kardiovaskuläre Risikofaktoren" (S. 553). In Kooperation mit dem behandelnden Arzt muss für eine gute Einstellung der Blutzucker-, Blutdruck- und Blutfettwerte gesorgt und die verordneten Medikamente von den Betroffenen regelmäßig eingenommen werden. Raucherentwöhnungsprogramme können auch im fortgeschrittenen Lebensalter zu einer verbesserten Leistungsfähigkeit und zum Wohlbefinden des Menschen beitragen.

Bein- und Fußpflege

Selbst kleine Verletzungen, besonders an den Füßen, sind für einen pAVK-Betroffenen eine große Gefahr und können zu chronischen Wunden führen. Bei der Körperpflege sollte entweder der Betroffene selbst oder die ausführende Pflegeperson folgende Maßnahmen beachten:
- Füße täglich mit einer milden Seife und mit lauwarmem Wasser waschen, sorgfältig abtrocknen, besonders auch die Zehenzwischenräume.

- Trockene Haut von Beinen und Füßen mit einer Fettcreme geschmeidig halten (zur Vermeidung feuchter Kammern werden Zehenzwischenräume nicht eingecremt).
- Im Rahmen der Fußpflege täglich die Beine, Füße, Fußsohlen, Zehen und Zehenzwischenräume inspizieren, auf Druckstellen, Entzündungen und Verletzungen achten, geringste Verletzungen antiseptisch behandeln und verbinden.
- Füße mit Woll- oder Baumwollsocken warm halten und diese täglich wechseln.
- Monatliche Pediküre von Spezialisten durchführen lassen (Podologen führen medizinische Fußpflegen durch).

Merke
Auf einer durchblutungsgestörten Haut keine Pflaster und Klebeverbände aufkleben, um eine zusätzliche Hautschädigung zu vermeiden.

pAVK-Betroffene sollten Folgendes unterlassen:
- Tragen von einschnürenden Strümpfen oder zu engen Schuhen
- Übereinanderschlagen der Beine
- Barfußlaufen (Verletzungsgefahr)
- zu heiße und zu lange Fußbäder (Aufweichen der Haut, Verletzungsgefahr erhöht sich
- Wärmflaschen oder Heizkissen (Verletzungs-/Verbrennungsgefahr)

Gehtraining
Eine wichtige Maßnahme in pAVK-Stadien I und II ist ein zielgerichtetes Gehtraining, das mehrmals in der Woche bis täglich durchgeführt wird. Damit sollen die Bildung von Kollateralgefäßen gefördert, die schmerzfreie Gehstrecke erhöht und einem Übergang der pAVK in das Stadium III oder IV vorgebeugt oder dieser zumindest verzögert werden.

Merke
Vor dem Einsatz des Gehtrainings sollte abgeklärt werden, wie lang die Gehstrecke des Betroffenen ist, bevor der Belastungsschmerz auftritt. Mögliche Gegenanzeigen für das Training müssen im Vorhinein mit dem behandelnden Arzt abgeklärt werden. Ein Gehtraining kann in den Stadien III und IV nicht mehr durchgeführt werden, da der durch das Gehen gesteigerte Durchblutungsbedarf der Muskulatur, dem umliegenden Gewebe und der Haut das erforderliche Blut entzieht, das zur Wundheilung benötigt wird. Folgen sind Hautgeschwüre, die schlechter abheilen und mehr Schmerzen.

Praxistipp
Bei dem Gehtraining gilt: Gehstrecke, Gehgeschwindigkeit und Gehdauer müssen der individuellen Leistungsfähigkeit angepasst werden. Spürt der Betroffene beim Gehen, dass der Schmerz beginnt, wird eine kurze Ruhepause von ca. 3–5 Minuten eingelegt und danach erst weitergegangen (Intervalltraining).

In stationären Einrichtungen können Bewegungstherapeuten das Gehtraining überwachen und mit gymnastischen Übungen, die zusätzlich dem Gefäßtraining dienen, ergänzen. Ist der ältere Mensch noch in der Lage, Treppen zu steigen, sollten solche körperlichen Herausforderungen in das tägliche Trainingsprogramm einbezogen werden.

Das Führen eines „Trainingstagebuchs", mit Angaben zu Datum, Dauer und zurückgelegter Gehstrecke, kann die Motivation des Pflegeempfängers fördern. Das Gehtraining sollte dauerhaft in den Alltag des Betroffenen verankert werden.

Merke
Angehörige sollten einbezogen und über die Bedeutung des Gehtrainings aufgeklärt werden. Für die gesamte Bewegungstherapie gilt: Regelmäßigkeit ist wichtiger als Intensität.

Schmerzen lindern und Folgeschäden verhindern
Bei bestehendem Ruheschmerz im Stadium III müssen erst invasive Therapieverfahren erfolgreich zum Einsatz kommen, um bei verbesserter Durchblutung im Anschluss daran das Gehtraining aufzubauen. Bis dahin sind körperliche Anstrengungen zu vermeiden und es stehen Maßnahmen zur Schmerzlinderung im Vordergrund, siehe Kap. „Pflege und Begleitung alter Menschen mit akuten oder chronischen Schmerzen" (S. 688). Denn krampfartige, brennende und einschießende Schmerzen sind häufig Grund für die Einschränkung der Mobilität und einer mangelnden Erholung. Die Pflegenden haben folgende Aufgaben:

- kontinuierliche Einschätzung der Schmerzintensität mithilfe eines Schmerzassessments (S. 697)
- zeit- und dosisgerechte Verabreichung der verordneten Analgetika
- Überprüfung der Wirkung der Schmerzmedikation

Unter Berücksichtigung der Schmerzfreiheit muss in Stadium III mittels passiver krankengymnastischer Übungen die Beweglichkeit der Gelenke erhalten werden (Kontrakturenprophylaxe).

Das von der Durchblutungsstörung betroffene Bein wird unter Herzniveau gelagert. Optimal ist eine Neigung des Bettes um 20–30 Grad nach unten. Der Oberkörper wird erhöht gelagert. Durch den Höhenunterschied zwischen Herz und Beinen wird die Durchblutung der unteren Extremitäten verbessert und die Schmerzen können gelindert werden. Außerdem sollte auf eine Weichlagerung der Beine und auf eine Freilagerung der Fersen geachtet werden (Dekubitusprophylaxe). Der Erkrankte kann auch regelmäßig auf Wunsch in einen Lehnstuhl gesetzt werden.

Merke
Menschen, die an einer pAVK erkrankt sind, erhalten keine Kompressionsverbände, -strümpfe oder MT-Strümpfe. Eine zusätzliche Kompression kann die arterielle Durchblutung weiter minimieren und zur Ischämie führen.

Wundbehandlung bei bestehenden Wunden und Nekrosen
Sind durch die Mangeldurchblutung an den Extremitäten Wunden oder gar Nekrosen entstanden, kommt es zu einer weiteren Beeinträchtigung der Lebensqualität der Betroffenen. Diese chronischen Wunden heilen in der Regel schlecht ab, die Extremitäten schwellen häufig an und die Beweglichkeit der Betroffenen wird zusätzlich durch Verbände und weitere Schmerzen eingeschränkt. Durch die Immobilität und einer meist sehr aufwendigen Wundbehandlung steigen der Pflegebedarf und die Einschränkung der Lebensqualität.

Symptome eines akuten arteriellen Verschlusses erkennen und Notfallmaßnahmen einleiten
Bei einer bestehenden chronischen pAVK kann es zu einem akuten arteriellen Ver-

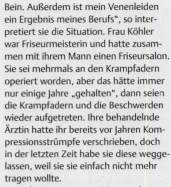

Die sechs „P" (nach Pratt)	
Pain	plötzlich einsetzender Schmerz von höchster Intensität im Bereich des Versorgungsgebietes der verschlossenen Arterie
Paleness	Blässe als Zeichen der Minderdurchblutung im Bereich des Versorgungsgebietes der verschlossenen Arterie
Paraesthesia	Sensibilitätsstörungen und Missempfindungen im Bereich des Versorgungsgebietes der verschlossenen Arterie
Pulslessness	Pulslosigkeit distal des Arterienverschlusses
Paralysis	Bewegungseinschränkung oder -unfähigkeit der betroffenen Extremität
Prostration	Erschöpfungszustand/Schock

Abb. 22.8 **Akuter Verschluss.** Die typischen 6 P-Symptome des akuten Arterienverschlusses nach Pratt.

schluss kommen. Folgende Symptome (6 „P" nach Pratt 1954, ▶ Abb. 22.8) weisen auf das akute Geschehen hin:
- Pain = Schmerz (sehr starke Schmerzen im Bereich des Verschlusses)
- Pulselessness = Pulslosigkeit (Es ist kein arterieller Puls unterhalb des Arterienverschlusses zu tasten.)
- Paleness = Blässe (Das Bein ist blasser und kälter im Vergleich zu der nicht betroffenen Extremität.)
- Paraesthesia = Gefühlsstörung und Missempfindungen
- Paralysis = Bewegungsunfähigkeit der betroffenen Extremität
- Prostration = Erschöpfungszustand oder Schock

Diese Krankheitszeichen sind typisch für einen kompletten Verschluss. Ist die Arterie nicht vollständig verschlossen, können die Symptome abgeschwächt sein. Verfärbt sich die betroffene Extremität bläulich, ist der Blutstrom auch in den kleinsten Blutgefäßen, den Kapillaren, zum Erliegen gekommen.

▶ **Sofortmaßnahmen.** Ein akuter peripherer Verschluss ist ein Notfall, bei dem sofort eine Klinikeinweisung veranlasst werden muss. Folgende Sofortmaßnahmen müssen eingeleitet werden:
- Verständigung des Notdienstes (Tel. 112)
- kontinuierliche Kontrolle der Vitalzeichen bis zum Eintreffen des Rettungsdienstes
- Tieflagerung der Beine zur Verbesserung der Durchblutung und Druckentlastung durch Abpolsterung
- kontinuierliche Betreuung und Beruhigung des Betroffenen (Nicht alleine lassen!)

Merke

Sowohl Kälte- als auch Wärmeapplikationen an der ischämischen Extremität sind kontraindiziert. Kälte könnte eine Restdurchblutung gänzlich aufheben. Eine Wärmezufuhr könnte den Stoffwechsel erhöhen und so die Ischämietoleranz des Gewebes verkürzen.

Lernaufgabe

Bei Herrn Schobert wurde eine Unterschenkelamputation aufgrund einer chronischen pAVK durchgeführt. Beschreiben Sie, welchen Risiken Herr Schobert durch seine chronische Erkrankung weiterhin ausgesetzt ist und was er bei seiner weiteren Lebensführung beachten sollte.

22.5 Gefäßerkrankungen des venösen Systems

Fallbeispiel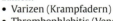

Frau Köhler, eine 74-jährige Dame, lebt mit ihrem Mann am Stadtrand von München. Frau Köhler ist 163 cm groß und wiegt 81 Kilogramm. Insgesamt fühlte sie sich in den vergangenen Jahren noch ganz leistungsfähig. Nur ihre Beine machen ihr zu schaffen. Bereits seit vielen Jahren leidet sie an einer Venenerkrankung. „Das ist ein Familienerbe von meiner Mutter. Sie litt auch unter Venenproblemen und hatte zuletzt ein offenes Bein. Außerdem ist mein Venenleiden ein Ergebnis meines Berufs", so interpretiert sie die Situation. Frau Köhler war Friseurmeisterin und hatte zusammen mit ihrem Mann einen Friseursalon. Sie sei mehrmals an den Krampfadern operiert worden, aber das hätte immer nur einige Jahre „gehalten", dann seien die Krampfadern und die Beschwerden wieder aufgetreten. Ihre behandelnde Ärztin hatte ihr bereits vor Jahren Kompressionsstrümpfe verschrieben, doch in der letzten Zeit habe sie diese weggelassen, weil sie sie einfach nicht mehr tragen wollte.

In den vergangenen Monaten hat sich die Situation mit ihren Beinen sehr verschlechtert. Beide Unterschenkel sind bräunlich verfärbt, ödematös stark angeschwollen und die Haut ist trocken. Sie fühlt sich, als hätte sie „Blei" an den Beinen. Außerdem passen ihr keine Schuhe mehr. Deshalb verlässt sie kaum noch das Haus. Ihr Mann erträgt die zunehmende Immobilität seiner Frau nur noch schwer.

Seit 2 Wochen kommt täglich gegen 7:30 Uhr eine Altenpflegerin eines ambulanten Pflegedienstes. Sie ist ihr bei der Fußpflege behilflich und legt ihr jeden Morgen an beiden Beinen einen kniehohen Kompressionsverband an.

22.5.1 Medizinische Grundlagen

Nicht nur Erkrankungen an arteriellen Gefäßen führen zu Durchblutungsstörungen, sondern auch Erkrankungen der Venen können den Blutfluss einschränken. Venenerkrankungen sind sehr häufig. Ca. 70 % der Bevölkerung weisen leichte Veränderungen am Venensystem auf, 15 % leiden unter einem ausgeprägten Krampfaderleiden und 13 % sind von einer fortgeschrittenen Venenkrankheit betroffen. Zu den häufigsten venösen Erkrankungen zählen:
- Varizen (Krampfadern)
- Thrombophlebitis (Venenentzündungen)
- Phlebothrombose (tiefe Venenthrombose)
- chronisch-venöse Insuffizienz (CVI) bzw. postthrombotisches Syndrom
- Ulcus cruris venosum

Definition

Venen haben die Funktion, das Blut zum Herzen zurückzutransportieren. Um den Blutfluss auch gegen die Schwerkraft zu ermöglichen, spielen die Venenklappen, die Muskulatur und die

Atemmechanik eine wichtige Rolle. Im Bein gibt es ein **oberflächliches** und ein **tiefer gelegenes Venensystem**, die durch die sog. Perforansvenen miteinander in Verbindung stehen.

Wenn alle Venen in den Beinen gesund sind und die Venenklappen richtig schließen, fließt das Blut ausschließlich von unten nach oben zum Herzen. Wenn bei einer Venenerkrankung die Venenklappen zerstört oder Teile des tiefen Venensystems durch eine Thrombose verschlossen werden, staut sich das Blut zurück und kann nur noch verzögert zum Herzen zurückgeführt werden. Diese Störung kann zu schwerwiegenden Folgeproblemen führen, die im Weiteren erklärt werden.

Diagnostik

Bei der Diagnostik venöser Gefäßerkrankungen stehen die Anamnese und klinische Untersuchung sowie die Erfassung des arteriellen und venösen Gefäßstatus durch den Einsatz der apparativen Basisdiagnostik im Vordergrund.

Folgende Untersuchungsmethoden kommen z. B. zum Einsatz:
- **Duplex-Sonografie**: durch Ultraschall wird die Durchgängigkeit der tiefen Venen und die Schlussfähigkeit der Venenklappen untersucht.
- **Phlebografie**: röntgenologische Darstellung der Venen
- **D-Dimer-Tests**: Bluttest zur Feststellung einer überschießenden Gerinnungsaktivität im Blut
- **Computertomografie** und Magnetresonanztomografie

22.5.2 Varizen

Definition

Varizen oder **Krampfadern** sind bläulich schimmernde, überdehnte, geschlängelte oberflächliche Venen, in denen die Venenklappen nicht mehr funktionsfähig sind. Die erweiterten Venen sind Zeichen einer venösen Überlastung. Das Krankheitsbild nennt man Varikose und Varikosis. Es handelt sich um die häufigste Venenerkrankung. Die Erkrankungsrate (Prävalenz) steigt mit fortschreitendem Alter an. Frauen sind 4-mal häufiger betroffen als Männer.

Einteilung und Ursachen

Je nachdem, welche Venen in den Beinen eine Varikosis aufweisen, unterscheidet man unterschiedliche Formen:

- **Besenreiser-Varikose**: funktionsgestörte kleinste Venen, dicht unter der Haut – häufig am Oberschenkel
- **retikuläre Varikose** (Retikulum = kleines Netz): Funktionsstörung oberflächlicher Venen, häufig in der Kniekehle und an der Außenseite von Ober- und Unterschenkel
- **Perforansvarikose**: Funktionsstörung der Verbindungsvenen zwischen dem oberflächlichen und tiefen Venensystem
- **Stammvarizen und Seitenastvarizen**: treten bevorzugt im Bereich der Unter- und Oberschenkelinnenseite (Vena saphena magna), an der Rückseite des Unterschenkels (Vena saphena parva) und deren Seitenästen auf. Eine Stammvarikosis kann längerfristig zu einer chronisch-venösen Insuffizienz und somit zu einer schweren venösen Erkrankung führen.

Definition

Die Venen der Unterschenkel- und der Oberschenkelinnenseite werden auch als **Stammvenen** bezeichnet.

Je nach Entstehung unterteilt man die Krankheit in
- **Primäre Varikosis** (95 % der Fälle): Es handelt sich vermutlich um eine erblich bedingte Bindegewebsschwäche der Venenwände, die z. B. durch stehende und sitzende Tätigkeiten, Adipositas, chronische Obstipation oder durch Schwangerschaften begünstigt wird. Schließen die Venenklappen durch die Bindegewebsschwäche nicht mehr richtig, kommt es zur Strömungsumkehr und das Blut fließt der Schwerkraft folgend nach unten und nicht Richtung Herz. Durch den Rückfluss wird ein Stau verursacht und mit der Zeit kommt es zur Ausweitung der Venenwände der fußwärts liegenden Seitenäste.
- **Sekundäre Varikosis** (ca. 5 % der Fälle): Sie entsteht infolge anderer Venenerkrankungen, z. B. nach einer tiefen Bein- oder Beckenvenenthrombose. Der Abfluss des oberflächlichen Venensystems wird durch die Thrombose behindert. Der Rückstau überlastet das oberflächliche Beinvenensystem und es kommt zur Varikosis.

Symptome

Je nachdem, welche Venen von der Varikosis betroffen sind, und wie fortgeschritten die Störung des venösen Rückflusses ist, kommt es zu:

- Schwere- und Spannungsgefühl in den Beinen insbesondere abends; im Liegen verbessern sich die Beschwerden.
- nächtlichen Fuß- und Wadenkrämpfen
- Neigung zu abendlichen Ödemen im Knöchelbereich (variköses Ödem)
- Schmerzen beim Stehen

Im fortgeschrittenen Stadium der venösen Stauung kommt es zu Hautveränderungen:
- Entzündungen der Haut im Unterschenkelbereich, verbunden mit Juckreiz (Unterschenkelekzem)
- vermehrte Hautpigmentierung (bräunliche Verfärbung) infolge von kleinen Einblutungen und pergamentartige Verhärtung (stärkere Verhornung)
- Ulcus cruris venosum

Komplikationen

Unbehandelt führt die medizinisch bedeutsame Varikose, insbesondere mit Stammvenen- und Perforansveneninsuffizienz, häufig zur chronisch venösen Stauung und zu Entzündungen im Bereich der Varikosis. Es besteht die Gefahr einer Phlebothrombose sowie der Ruptur einer Krampfader.

Therapie

Krampfadern sind eine ernst zu nehmende Erkrankung. Auch wenn sie nicht geheilt werden können, soll durch eine Therapie das Fortschreiten der Venenerkrankung verhindert sowie einer Chronifizierung und dem Auftreten von Komplikationen entgegengewirkt werden.

▶ **Konservative Behandlung**
- Bewegungsaktivitäten anpassen: Laufen und Liegen sind günstiger als Sitzen und Stehen!
- Kompressionsbehandlung

▶ **Interventionelle Behandlung.** Bei der Sklerosierung (Verödung) werden die Krampfadern mit einem injizierten Wirkstoff verödet oder bei der Lasertherapie mit dem Laser behandelt. Dabei kommt es zu einer Schädigung der Gefäßinnenwand und zur Thrombosierung der Venen.

▶ **Operative Therapieverfahren**
- Krossektomie: Kleine Seitenäste (oberflächliche Venen) werden in der Leiste (Krosse) unterbunden.
- Venenstripping: Oberflächliche Venen werden über Hautinzisionen (kleine Schnitte) mittels Sonde herausgezogen (= gestrippt).

- Alle insuffizienten Perforansvenen werden unterbunden (ligiert).

Merke

Werden insuffiziente oberflächliche Venen ausgeschaltet oder entfernt, kann das zu einer Verbesserung des venösen Rückflusses führen, da es nicht mehr zu einer Strömungsumkehrung kommt.

22.5.3 Thrombophlebitis (Venenentzündungen)

Definition

Bei einer **Thrombophlebitis** handelt es sich um eine Entzündung und Thrombosierung einer oberflächlichen Vene.

Ursachen

Die meisten oberflächlichen Venenentzündungen an den Beinen entstehen auf der Basis von Krampfadern (abakterielle Entzündung). An den oberen Extremitäten hingegen ist eine Thrombophlebitis meist durch eine infizierte Venenverweilkanüle oder durch intimareizende intravenös verabreichte Medikamente oder Infusionen (=Infusionsthrombophlebitis) verursacht (▶ Abb. 22.9).

Merke

Venenverweilkatheter werden nur so lange belassen, wie unbedingt erforderlich. Bei Anzeichen einer beginnenden Thrombophlebitis wird die Kanüle unverzüglich entfernt und bei Bedarf ein neuer venöser Zugang gelegt.

Symptome

Es treten typische Entzündungszeichen wie Rötung und Überwärmung, Schwellung, Schmerz und eine Verhärtung auf.

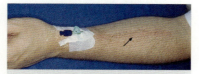

Abb. 22.9 **Thrombophlebitis.** Nach einer Infusionsbehandlung ist die Vene gereizt, sie ist gerötet und schmerzt. (Foto: Thieme)

Therapie

Eine Thrombophlebitis kann von den oberflächlichen Venen über die Perforansvenen auf die tieferen Beinvenen übergehen und dort eine tiefe Venenthrombose auslösen. Deshalb muss unverzüglich eine Therapie eingeleitet werden. Dies geschieht durch
- Kompressionsbehandlung (am Bein) bei gleichzeitiger Mobilisierung (S. 230),
- physikalische Maßnahmen zur Linderung der Entzündungszeichen und Schmerzen, z. B. Kühlung (S. 947) und Behandlung mit heparinhaltiger Creme oder Gel (am Bein und am Arm).

Merke

Bei einer Thrombophlebitis am Bein ist eine Kompressionsbehandlung in Verbindung mit einer Bewegungsförderung bedeutsam. Bei einer Immobilisierung besteht die Gefahr, dass es zu einem Thrombuswachstum ins tiefe Venensystem und somit zur Phlebothrombose kommt.

22.5.4 Phlebothrombose (= tiefe Venenthrombose)

Definition

Bei einer **Phlebothrombose** handelt es sich um einen teilweisen oder kompletten Verschluss einer tiefen Vene durch ein Blutgerinnsel (Thrombus). In der Regel sind Bein- oder Beckenvenen betroffen und der venöse Rückfluss zum Herzen wird behindert. Diese Thromboseform ist deshalb so gefährlich, weil sich solche Thromben lösen und zu einer lebensbedrohlichen Lungenembolie führen können.

Ursachen

Zu einer Phlebothrombose kann es mit zunehmendem Alter (> 70 Jahre), nach größeren Operationen oder Verletzungen oder durch Immobilität sowie bei einer angeborenen Thromboseneigung kommen. Der Mechanismus, der die Entstehung einer Thrombose begünstigt, wurde bereits von dem Pathologen Rudolf Virchow (1821–1902) beschrieben, siehe „Thromboseprophylaxe" (S. 311).

Symptome

Die meisten Phlebothrombosen betreffen die unteren Extremitäten (meist das linke Bein) und das Becken. Je nachdem, in welcher Höhe des Venenverlaufs sich ein Thrombus gebildet hat und je nach Stauungsgrad, kommt es zur Flüssigkeitsansammlung im Gewebe. Die Betroffenen können folgende Symptome haben:
- einseitige Schwellung des Beines, Überwärmung und ggf. verstärkte Venenzeichnung
- bläulich-rot verfärbte, glänzende und warme Haut
- Schwere- und Spannungsgefühl
- Schmerzen in der Wade, in der Kniekehle, am Oberschenkel oder in der Leiste (Die Schmerzintensität reicht von leichtem Ziehen, über Muskelkater bis hin zum heftigen „Zerreißschmerz".)

Merke

Bei immobilisierten Menschen verläuft eine Phlebothrombose häufig ohne Symptome.

Komplikationen

Bei 20 % der Betroffenen kommt es innerhalb von 5 Jahren zu einem Rezidiv. Werden durch die Thrombose die Venenklappen zerstört, kann aus der daraus resultierenden Abflussstörung ein postthrombotisches Syndrom und als weitere Komplikation ein Ulcus cruris venosum entstehen.

▶ **Lungenembolie.** Dabei wird ein Blutgerinnsel aus den peripheren Venen gelöst und gelangt als Embolus über die untere Hohlvene zum rechten Vorhof, zum rechten Ventrikel in eine der beiden Lungenarterien (A. pulmonales). Dort bleibt der Embolus stecken und verschließt teilweise oder komplett eine Lungenarterie. Infolgedessen wird ein Teil des Lungengewebes nicht mehr durchblutet und die sauerstoffaustauschende Fläche durch die Durchblutungsstörung der Lunge verkleinert. Es können sich auch mehrere Thromben lösen und beide Lungenflügel betroffen sein. Je nach Ausmaß der Durchblutungsstörung kommt es zu folgenden Symptomen:
- plötzliche Atemnot, evtl. mit Zyanose
- Tachykardie
- Brustschmerzen
- Angst, Unruhe
- evtl. Synkope (kurze Bewusstlosigkeit durch die Hypoxie)

Eine Lungenembolie kann aufgrund der plötzlichen Druckerhöhung in der Lungenstrombahn zu einem akuten Rechtsherzversagen (akutes Cor pulmonale) und somit zum Herz-Kreislauf-Versagen führen. Für die Sofortmaßnahmen lesen Sie Kap. „Lebensrettende Sofortmaßnahmen einleiten" (S. 35).

Therapie

Das Ziel der Akutbehandlung einer tiefen Venenthrombose besteht darin
- das Risiko für eine Lungenembolie zu minimieren,
- das Wachstum des entstandenen Thrombus zu begrenzen bzw. die Durchgängigkeit der betroffenen Vene wiederherzustellen,
- das Auftreten bzw. den Schweregrad eines postthrombotischen Syndroms zu vermindern.

▶ **Allgemeine Maßnahmen**
- Kompressionsbehandlung (S. 314) bei tiefer Phlebothrombose oberhalb des Kniegelenks, bis zur Leiste, bei einer Unterschenkelphlebothrombose bis zum Knie
- Hochlagerung der Beine zur Verbesserung des venösen Rückstroms (▶ Abb. 22.10)
- schonende Mobilisierung – keine strenge Bettruhe erforderlich – nur zur Linderung stark schmerzhafter Beinbeschwerden
- Stuhlregulierung, da starkes Pressen verhindert werden soll (durch die Erhöhung des intraabdominellen Drucks könnte es zur Thrombusablösung kommen, Herold 2011).

▶ **Antikoagulanzientherapie.** (Heparin) Zur Gerinnungshemmung, um ein Thrombosewachstum und die Bildung neuer Thromben zu verhindern.

▶ **Rekanalisationstherapie**
- Thrombolysetherapie: medikamentöse Auflösung des Thrombus, sofern die Thrombose nicht älter als 7 Tage ist und das Lebensalter < 65 Jahre,
- Thrombektomie: operative Entfernung des Thrombus bei frischer Thrombose.

▶ **Nachbehandlung.** Der Betroffene wird zur Thromboembolieprophylaxe mit oralen Antikoagulanzien über mehrere Monate nachbehandelt.

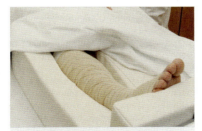

Abb. 22.10 Extremitäten hochlagern. Bei einer ausgedehnten akuten Thrombose der unteren Extremität dient die Beinhochlagerung der Abschwellung des Beins und der Schmerzlinderung. (Foto: Thieme)

22.5.5 Chronisch venöse Insuffizienz – postthrombotisches Syndrom

Definition

Die **chronisch venöse Insuffizienz – postthrombotisches Syndrom** – ist ein dauerhafter Schaden des Venensystems, bei dem die Venenklappen der betroffenen Venen angegriffen oder zerstört wurden. Die Funktionsfähigkeit der Venenklappen ist aufgehoben.

Bis zu 50 % der Betroffenen der verschiedenen Venenerkrankungen (insbesondere nach einer Phlebothrombose) entwickeln ein postthrombotisches Syndrom.

Der Schweregrad der chronisch venösen Insuffizienz ist abhängig von der Ausdehnung der tiefen Beinvenenthrombose und den weiteren Risikofaktoren, z. B. langes Stehen im Beruf, Übergewicht, weibliches Geschlecht.

Symptome

Die Symptome entsprechen einer fortgeschrittenen primären Varikosis mit folgenden Krankheitszeichen:
- chronisch venöse Stauung an den Knöcheln und dem gesamten Unterschenkel
- sekundäre Varizen als Zeichen der Stauung in dem Umgehungskreislauf
- dumpfe, ziehende Wadenschmerzen
- braun-bläuliche Verfärbung sowie Verhärtungen der Haut und des Unterhautfettgewebes
- juckende, entzündliche Hautausschläge (Stauungsekzem)
- Entstehung von Hautulzerationen (Ulcus cruris venosum)

Therapie

Die Behandlung orientiert sich an den Beschwerden und sieht folgende Maßnahmen vor:
- Kompressionsbehandlung und Bewegungsförderung: Durch eine optimale Kompression der venösen Gefäße und durch ein Gehtraining zur Aktivierung der Muskelpumpe sollen der venöse Rückfluss verbessert und das Bein entstaut werden.
- physikalische Maßnahmen: physiotherapeutische Maßnahmen zur Verbesserung der Gelenkbeweglichkeit und manuelle Lymphdrainage
- operative Maßnahmen: Behandlung einer primären Varikosis, siehe Therapie (S. 563), oder klappenrekonstruierende Verfahren
- medikamentöse Therapie: venentonisierende und lokal abschwellende Arzneimittel; Medikamente, die die Fließeigenschaft des Blutes verbessern
- Wundbehandlung des Ulcus cruris

Nicht selten kann bei der chronisch venösen Insuffizienz die venöse Durchblutungsstörung nicht mehr vollständig normalisiert werden, sodass eine lebenslange Kompressionstherapie notwendig wird.

22.5.6 Ulcus cruris venosum

Definition

Beim **Ulcus cruris venosum** handelt es sich um eine nicht spontan abheilende Wunde, die häufig sehr schmerzhaft ist. Es ist nicht selten, dass ein Ulcus cruris venosum über Wochen und Monate schlecht oder gar nicht mehr abheilt (keine Heilung der Wunde nach > 12 Monaten = therapieresistent).

Häufigkeit

In Deutschland leiden etwa 80 000 Menschen an einem Ulcus cruris venosum. Frauen sind doppelt so häufig betroffen wie Männer.

Einteilung

Es gibt unterschiedliche Formen des Ulcus cruris (▶ Abb. 22.11):
- Ulcus cruris venosum: Etwa 60–80 % der Ulcera crures gelten als venös bedingt.
- Ulcera crures arteriosum: 4–30 % sind bedingt durch arterielle Durchblutungsstörungen.
- Ulcus cruris mixtum: eine Mischform aus Ulcus cruris venosum und Ulcus cruris arteriosum, besteht in 10 % der Fälle.

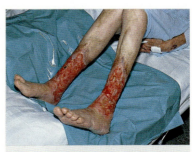

Abb. 22.11 Ulcus cruris. Das abgebildete Ulkus zieht sich um den gesamten Unterschenkel. (Foto: Thieme)

Ursachen

Infolge einer chronisch venösen Insuffizienz und der damit einhergehenden erhöhten Drücke in den venösen Gefäßen kommt es zur Stauung und zur Ödembildung. Im weiteren Verlauf verhärtet das Bindegewebe (Sklerose) und die Durchblutung in den kleinsten und größeren Gefäßen ist zunehmend gestört. Der dadurch hervorgerufene Ernährungsmangel im Gewebe führt zum Absterben von Zellen und zu einem Verlust an Gewebesubstanz. Am häufigsten findet sich der Substanzdefekt im oberen Sprunggelenk des betroffenen Unterschenkels.

22.5.7 Pflege und Begleitung

Im fortgeschrittenen Alter kann das Krankheitsbild einer venösen Erkrankung häufig nicht mehr dauerhaft beseitigt werden. Dann gilt es, das Fortschreiten der Erkrankung bzw. das Auftreten von Komplikationen möglichst zu verhindern und die Beschwerden zu lindern. Ziel der pflegerischen Betreuung ist es, den Menschen zu unterstützen, die venöse Durchblutung zu verbessern und alle Faktoren zu beheben, die diesem Ziel entgegenwirken bzw. sein Wohlbefinden einschränken. Folgende pflegerische Aufgaben stehen im Vordergrund:
- Durch eine Gesundheitsberatung den Pflegeempfänger bei der Lebensanpassung unterstützen.
- Kompressionsbehandlung durchführen (S. 314).
- Anzeichen einer Phlebothrombose erkennen und Sofortmaßnahmen einleiten.
- Wundbehandlung bei einem Ulcus cruris venosum (S. 936) ausführen.

Gesundheitsberatung

▶ **Bekleidung.** Die Betroffenen sollten möglichst bequeme, passgenaue Schuhe mit flachem Absatz tragen (Absatzhöhe nicht über 3 cm), da der Fuß bei höheren Absätzen nicht gut abgerollt und die Muskelpumpe nicht gut eingesetzt werden kann. Einschnürende Kleidung, z. B. Miederhosen oder abschnürende Strümpfe oder Socken, sind zu vermeiden.

▶ **Ernährung und Ausscheidung**
- ausgewogene Ernährung
- ausreichende Flüssigkeitszufuhr
- bei Übergewicht Gewichtsreduktion
- „Obstipationsprophylaxe" (S. 368)

▶ **Bewegung.** Mit der Förderung der Bewegung sollen die Beinmuskulatur gestärkt, die Beweglichkeit der Gelenke erhalten und der venöse Rückfluss verbessert werden.

Merke

Generell gilt: Laufen und Liegen ist besser als Sitzen und Stehen!

Zu folgenden Aktivitäten kann der Betroffene motiviert werden:
- regelmäßige Spaziergänge
- altersentsprechende Sportarten in Abhängigkeit der körperlichen Belastungsfähigkeit, z. B. Nordic Walking, Schwimmen, Radfahren, Wandern
- Venentraining

Praxistipp

Beispielübungen zum Venentraining:
- Im Stehen: Auf die Zehenspitzen stellen und Fersen anheben – Stellung halten und Wadenmuskulatur anspannen – dann absetzen; mehrmals im Wechsel.
- Im Sitzen: Im Wechsel mit den Zehenspitzen und anschließend mit der Ferse den Boden berühren.
- Im Liegen: Füße kreisen, auf und ab wippen; oder: in Rückenlage gerade hinlegen, Arme entspannt neben dem Körper ablegen – Fußspitzen zum Körper heranziehen und Gesäßmuskulatur anspannen – Spannung einige Sekunden halten und dann wieder lockern; mehrmals im Wechsel.
- Wassertreten: Fußwanne kniehoch mit kaltem Wasser füllen; auf der Stelle treten und immer einen Fuß aus dem Wasser ziehen.

▶ **Entspannung.** Ruhephasen sollten eher liegend als sitzend eingehalten werden. Im Sitzen sollte das Übereinanderschlagen der Beine vermieden werden. Im Liegen keine Knierolle verwenden, um eine Venenkompression in der Kniekehle zu vermeiden.

Merke

Bei einer venösen Erkrankung wird das Fußteil des Bettes ca. 20° nach oben gestellt, um den venösen Blutfluss zu verbessern.

Wärmeanwendungen sollten möglichst vermieden werden, das gilt besonders für heißes Baden und Temperaturen über 28 °C, dazu zählen auch Sonnenbäder und Saunagänge. Die Wärme führt zu einer Weitstellung der Gefäße sowie zur Schlussunfähigkeit der Venenklappen und zur Verminderung des venösen Rückflusses. Beim Duschen empfehlen sich Kaltwasseranwendungen an Füßen und Beinen.

▶ **Hautpflege.** Die Prinzipien der Fuß- und Beinpflege ähneln den Maßnahmen, wie bei der pAVK beschrieben, siehe „Chronisch arterielle Verschlusskrankheit" (S. 558). Besonders wichtig ist es, Verletzungen zu vermeiden, da diese bei einer chronisch venösen Insuffizienz zu chronischen Wunden führen können.

Kompressionsbehandlung

Viele Menschen leiden sehr unter den Symptomen, die venöse Erkrankungen mit sich bringen. Schweregefühl, Schmerzen und Spannungsgefühle, unterschiedlich stark ausgeprägte Ödeme und die beschriebenen Hauterscheinungen können eine erhebliche Beeinträchtigung für den Pflegeempfänger darstellen. Alle diese Beschwerden sind mithilfe der Kompressionsbehandlung (S. 314) in Verbindung mit der Erhöhung der Eigenbewegung wesentlich zu beeinflussen.

Merke

Medizinische Antithrombosestrümpfe (MTS) werden für die Behandlung von venösen Erkrankungen als nicht geeignet angesehen. Bei mobilen Pflegeempfängern weisen sie keine ausreichende Kompression auf.

Die Kompressionstherapie und die Stärke der Kompression, siehe „Kompressionsklassen" (S. 316), wird vom behandelnden Arzt festgelegt. Vor Beginn der Behandlung müssen die Durchblutungssituation geklärt und eine arterielle Durchblutungsstörung ausgeschlossen werden.

Durch einen Kompressionsverband oder durch Kompressionsstrümpfe wird von außen Druck auf die Venen ausgeübt und der Venenquerschnitt verengt. Dadurch
- erlangen noch nicht vollständig zerstörte Venenklappen wieder ihre Schließfähigkeit und das Blut kann wieder in die richtige Richtung zum Herzen zurückfließen,
- kann die Beinmuskulatur besser arbeiten und das venöse Blut schneller abfließen,
- werden Wassereinlagerungen resorbiert und einer Neubildung von Ödemen wird entgegengewirkt,
- wird einer Bildung von Thromben vorgebeugt.

Merke

Eine Kompressionsbehandlung hat nur Erfolg in Verbindung mit der Förderung der Bewegung.

Anzeichen einer Phlebothrombose erkennen und Sofortmaßnahmen einleiten

Menschen mit einer venösen Gefäßerkrankung sind generell einem höheren Thromboserisiko ausgesetzt. Pflegende sind gefordert, auf Anzeichen einer Phlebothrombose zu achten. Bei der Körperpflege, oder wenn ein zu Pflegender Beschwerden an den Extremitäten angibt, sollte eine gründliche Inspektion erfolgen. Werden Anzeichen einer Phlebothrombose (S. 564) festgestellt, wird der Betroffene gebeten, strenge Bettruhe einzuhalten, die betroffene Extremität zunächst ruhig gestellt und unverzüglich der behandelnde Arzt verständigt. Kann auch er den Verdacht nicht ausschließen, wird er weitere diagnostische und therapeutische Maßnahmen veranlassen.

Fachgerechte Wundbehandlung

Menschen, bei denen es aufgrund einer Venenerkrankung zu einem Ulcus cruris gekommen ist, sind besonderen Belastungen ausgesetzt und weisen erhebliche Einschränkungen in ihrer Lebensqualität auf. Die Wunde heilt in der Regel sehr schlecht und muss in vielen Fällen über Monate oder sogar jahrelang behandelt werden. Durch die Wunde kommt es, zusätzlich zur Grunderkrankung, zu folgenden erheblichen Belastungsfaktoren (Perini et al. 2006):

- **Schmerzen**: Es treten häufig starke Schmerzen auf, die aufgrund der Chronifizierung das Leiden in besonderer Weise erhöhen; auch Einschlaf- und Durchschlafschwierigkeiten können schmerzbedingt auftreten.
- **Einschränkungen in der Mobilität**: Schmerzen, Angst, sich an der Wunde anzustoßen, geschwollene Beine und die Beeinträchtigung durch den Verband gehören zu den mobilitätshemmenden Faktoren.
- **Tagesablauf**: Er ist eingeschränkt durch die festgelegten Verbandzeiten.
- **Veränderung der körperlichen Integrität**: Die von der Wunde betroffene Extremität kann sich im Aussehen sehr verändern, sodass bei dem Pflegeempfänger Ekelgefühle auftreten und das Bein nicht mehr als zu sich zugehörig empfunden wird.
- **Psychische Folgen**: Bei den Betroffenen können sich unterschiedliche Gefühle und psychische Zustände ergeben, z. B. Angst, Wut, Aggression, Depressionen.

Die Behandlung der chronischen Wunde darf deshalb nie isoliert betrachtet werden. Eine den Schmerzen des Betroffenen angepasste, kontinuierliche und fest angesetzte Schmerztherapie ist indiziert. Oft fällt es Erkrankten aus Scham schwer, über die Wunde und die psychischen und körperlichen Belastungen zu sprechen. Sie sollten durch einfühlsame Gesprächsangebote ermutigt werden, sich mitzuteilen. Die Unterstützung des Pflegeempfängers, seine Motivation, mit den Belastungsfaktoren und den erschwerten Alltagsbedingungen umzugehen, steht vielfach im Vordergrund der Pflegebeziehung. Dabei gilt es, die Bewältigungsstrategien des Pflegeempfängers im Umgang mit seiner chronischen Wunde systematisch zu erfassen, ihn positiv zu bestärken und ihn bei der Wundbehandlung ernst zu nehmen und ihn kontinuierlich fachkompetent zu informieren.

Ziele der Wundbehandlung bei einem Ulcus cruris venosum sind die Reepithelisierung des Hautdefektes und die Verbesserung der Durchblutung im umliegenden Gewebe. Ausschlaggebend dafür ist die konsequente Therapie der chronisch venösen Insuffizienz mittels Kompressionstherapie. Der Kompressionsverband wirkt zusätzlich schmerzlindernd. Alle Maßnahmen zur Behandlung von chronischen Wunden finden Sie im Kap. „Wundversorgung" (S. 908).

22.6 Lern- und Leseservice

22.6.1 Das Wichtigste im Überblick

Was ist eine Herzinsuffizienz?

Bei der Herzinsuffizienz kann der Herzmuskel aufgrund unzureichender Herzleistung die zugeführte Blutmenge nicht mehr mit ausreichender Kraft in den Organismus pumpen. Dadurch kann der Energiebedarf des Organismus nicht mehr im notwendigen Ausmaß gewährleistet werden und es kommt zu einer verminderten körperlichen Belastbarkeit.

Welche Ursachen hat eine chronische Herzinsuffizienz?

- KHK
- chronisch-arterielle Hypertonie
- Herzklappenfehler (Spätstadium)
- dilatative Kardiomyopathie (Herzmuskelerkrankung)
- Zustand nach Peri- oder Myokarditis
- Herzrhythmusstörungen
- pulmonale Hypertonie

Wieso und wie hilft eine Herzbettlagerung in den NYHA-Stadien III und IV?

Bei der Herzbettlagerung werden der Oberkörper erhöht gelagert und die Arme mit Kissen abgestützt, damit die Atmung erleichtert und die Atemhilfsmuskulatur gut eingesetzt werden kann. Gleichzeitig werden die Beine tief nach unten gelagert, damit der venöse Rückfluss vermindert und das Herz entlastet wird.

Was ist eine KHK?

Bei einer KHK handelt es sich um eine koronare Herzkrankheit. Durch arteriosklerotische Ablagerungen kommt es in einer oder in mehreren Koronararterien zur Stenosebildung und zu einem Missverhältnis zwischen Sauerstoffbedarf und Sauerstoffangebot im Herzmuskel.

Welche Fragen sollten Pflegende KHK-Kranken im pflegediagnostischen Prozess stellen?

- Welches Wissen hat der Erkrankte zu Ursachen, Symptomen und Therapie der KHK?
- Ist er über die Wichtigkeit der regelmäßigen Medikamenteneinnahme informiert?
- Können Situationen und Verhaltensweisen identifiziert werden, die bei dem Betroffenen Stenokardien auslösen?
- Kann er symptomspezifische Körpersignale frühzeitig wahrnehmen und interpretieren?
- Wie beschreibt er Schmerzintensität, Lokalisation und Schmerzdauer?
- Welche Selbstpflegestrategien hat er im akuten Anfall bislang angewendet? Müssen bisherige Verhaltensweisen korrigiert werden?
- Welche kardiovaskulären Risiken hat der Betroffene? Wie konnten diese bisher beeinflusst werden?

Wie sind die Leitsymptome bei einem Herzinfarkt?

- akut auftretender retrosternaler (hinter dem Brustbein lokalisierter) Schmerz
- ausstrahlender Schmerz in den linken Arm, Hals, Unterkiefer, Rücken oder Oberbauch
- Angstgefühl hin bis zur Todesangst (Vernichtungsgefühl)
- Beengungsgefühl, Atemnot und Unruhe

Was sind die Sofortmaßnahmen bei Verdacht auf Herzinfarkt?

Besteht der Verdacht eines Herzinfarktes, müssen die Pflegenden unverzüglich ei-

nen Rettungswagen verständigen (Tel. 112). Vor allem in den ersten Stunden nach einem Herzinfarkt können lebensbedrohliche Komplikationen auftreten:
- Pflegeempfänger nicht mehr alleine lassen und beruhigend auf ihn einwirken.
- Beengende Kleidungsstücke öffnen, Oberkörper erhöht lagern, damit der Betroffene besser Luft bekommt.
- Sauerstoff verabreichen (sofern Sauerstoff verfügbar), ansonsten Fenster öffnen und Frischluftzufuhr ermöglichen.
- Sofortige körperliche Entlastung gewährleisten.
- Vitalzeichen (Blutdruck, Puls, Kontrolle der Bewusstseinslage, Temperatur, Atmung) kontrollieren und dokumentieren.
- Ggf. die angeordnete Bedarfsmedikation (z. B. Nitrospray oder Nitrokapseln) verabreichen, wenn der Blutdruck systolisch nicht unter 110 mmHg liegt.

Was ist eine pAVK und welche Stadien hat sie (nach Fontaine)?

Bei einer pAVK handelt es sich um eine periphere arterielle Verschlusskrankheit. Die Stadien einer pAVK werden in Abhängigkeit der bestehenden Symptome benannt:
- **Stadium I (asymptomatische pAVK)**: Es liegen Stenosen oder Verschlüsse vor, der Betroffene hat jedoch keine Beschwerden.
- **Stadium II (Belastungsschmerz)**: Es treten Schmerzen beim Gehen auf, die zu regelmäßigen Pausen zwingen. Dieses Krankheitsstadium wird auch als Claudicatio intermittens bezeichnet.
  - Stadium IIa: Beschwerden treten bei einer Gehstrecke ab 200 m auf.
  - Stadium IIb: Beschwerden treten bei einer Gehstrecke unter 200 m auf.
- **Stadium III (Ruheschmerz)**: Wird die Durchblutung der Gewebe hinter dem Engpass immer schlechter, treten Schmerzen in Ruhe auf. Besonders wenn die betroffene Extremität zum Ruhen oder Schlafen in horizontale Lage gebracht wird.
- **Stadium IV (Gewebezerstörung)**: Infolge der schlechten Durchblutung kommt es zu Gewebeschäden (Nekrose, Gangrän, Ulkus). Kleinste Verletzungen können nicht mehr heilen und zu schweren Entzündungen führen.

Warum sind Kompressionsverbände, -strümpfe oder MT-Strümpfe bei pAVK kontraindiziert?

Eine Kompression kann die arterielle Durchblutung weiter minimieren und zur Ischämie führen.

Was sind Varizen?

Varizen oder Krampfadern sind bläulich schimmernde, überdehnte, geschlängelte oberflächliche Venen, in denen die Venenklappen nicht mehr funktionsfähig sind. Die erweiterten Venen sind Zeichen einer venösen Überlastung.

Was ist eine Phlebothrombose, warum ist sie gefährlich?

Bei einer Phlebothrombose handelt es sich um einen teilweisen oder kompletten Verschluss einer tiefen Vene durch einen Thrombus. In der Regel sind Bein- oder Beckenvenen betroffen und der venöse Rückfluss zum Herzen wird behindert. Diese Thromboseform ist gefährlich, weil sich Thromben lösen und zu einer lebensbedrohlichen Lungenembolie führen können.

Was ist die chronisch venöse Insuffizienz bzw. das postthrombotische Syndrom?

Dabei handelt es sich um einen dauerhaften Schaden des Venensystems, bei dem die Venenklappen der betroffenen Venen angegriffen oder zerstört wurden. Die Funktionsfähigkeit der Venenklappen ist dann aufgehoben.

Welche Ziele hat bei chronisch venöser Insuffizienz die Kompressionstherapie?

Durch einen Kompressionsverband oder durch Kompressionsstrümpfe wird von außen Druck auf die Venen ausgeübt und der Venenquerschnitt verengt. Dadurch
- erlangen noch nicht vollständig zerstörte Venenklappen wieder ihre Schließfähigkeit und das Blut kann wieder in die richtige Richtung zum Herzen zurückfließen,
- kann die Beinmuskulatur besser arbeiten und das venöse Blut schneller abfließen,
- werden Wassereinlagerungen resorbiert und einer Neubildung von Ödemen wird entgegengewirkt,
- wird einer Bildung von Thromben vorgebeugt.

22.6.2 Literatur

AWMF. Leitlinien der Deutschen Gesellschaft für Phlebologie – Diagnostik und Therapie des Ulcus cruris venosum. Nr. 037/009. Im Internet: http://www.awmf.org/leitlinien/detail/ll/037–009.html; Stand: 14.07.2015

AWMF. Leitlinien der Deutschen Gesellschaft für Phlebologie – Leitlinien Diagnostik und Therapie der Venenthrombose und der Lungenembolie. Nr. 065/002. Im Internet: http://www.awmf.org/leitlinien/detail/ll/065–002.html; Stand: 14.07.2015

AWMF. Leitlinien der Deutschen Gesellschaft für Phlebologie – Leitlinien Medizinischer Kompressionsstrumpf (MKS). AWMF-Register Nr. 037/004. Im Internet: www.phlebology.de/leitlinien-der-dgp-mainmenu/8-leitlinie-medizinischer-kompressionsstrumpf-mks-version-15 102 006; Stand: 29.07.2015

AWMF. Leitlinien zur Diagnostik und Therapie der peripheren arteriellen Verschlusskrankheit (pAVK) AWMF-Register Nr. 065/003. Im Internet: http://www.awmf.org/leitlinien/detail/ll/065–003.html; Stand: 14.07.2015

Herold G. et al. Innere Medizin. Köln: Herold; 2011

Huppert P, Farzin A, Bauersachs R. Die S3-Leitlinien zur Diagnostik und Therapie der peripheren arteriellen Verschlusskrankheit (pAVK). Hessisches Ärzteblatt 2010; 2: 85–102. Im Internet: http://www.laekh.de/upload/Hess._Aerzteblatt/2010/vollst._Ausgaben/HA-EBL_02_2010.pdf; 14.7.2015

Lindner UK. Symptomorientierte Krankheitslehre. Vom Gesunden zum Kranken. Neckargemünd: UKL; 2006

Löwel H, Meisinger C, Heier M et al. Herzinfarkt und koronare Sterblichkeit in Süddeutschland. Dtsch Ärztebl 2006; 103: A616–A622

Pratt GH. Cardiovascular Surgery. London: Kimpton; 1954

Protz K. Moderne Wundversorgung. München: Urban & Fischer; 2009

Perini C et al. Die Bedeutung von Caring aus der Sicht von Patienten mit chronischen Wunden bei peripheren arteriellen Verschlusskrankheiten. In: Pflege 2006; 6

22.6.3 Internetadressen

Deutsche Gefäßliga e. V.:
www.deutsche-gefaessliga.de

Deutsche Gesellschaft für Phlebologie:
www.phlebology.de

Deutsche Herzstiftung e. V.:
www.herzstiftung.de

Dr. med. Jörg Piper:
www.gefaesserkrankung.de

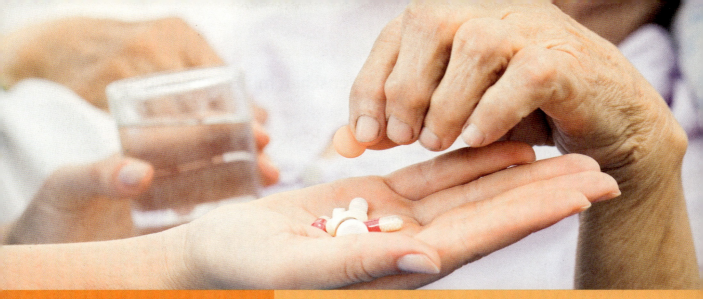

Kapitel 23

Pflege und Begleitung alter Menschen mit Erkrankungen des zentralen Nervensystems (ZNS)

23.1	Schlaganfall	570
23.2	Parkinson-Syndrom	595
23.3	Multiple Sklerose	601
23.4	Das Syndrom reaktionsloser Wachheit (Wachkoma)	607
23.5	Herpes zoster (Gürtelrose)	615
23.6	Lern- und Leseservice	617

23 Pflege und Begleitung alter Menschen mit Erkrankungen des zentralen Nervensystems (ZNS)

Michaela Friedhoff

23.1 Schlaganfall

23.1.1 Medizinische Grundlagen

> **Definition**
>
> Zum **Schlaganfall** kommt es durch eine Störung der Hirndurchblutung.

Anstelle des Begriffs „Schlaganfall" werden häufig auch folgende Bezeichnungen verwendet: Hirninfarkt, zerebrovaskulärer Insult, zerebrale Ischämie (Apoplexie oder apoplektischer Insult sind veraltete Begriffe).

▶ **TIA.** Ein Schlaganfall kündigt sich häufig durch eine sog. TIA (transitorisch ischämische Attacke) an. Das bedeutet, dass eines oder mehrere der frühen Warnzeichen auftreten und sich binnen einer Stunde wieder zurückbilden (Diener et al. 2012). Häufig dauern diese Attacken nur wenige Minuten. Ein Arzt sollte unbedingt aufgesucht werden. Der Begriff TIA wird zunehmen weniger genutzt, da die TIA als der Vorbote des Schlaganfalls gilt. Auch wenn sich Symptome, die über eine Stunde andauern, vollständig zurückbilden, können heute im Gehirn Veränderungen nachgewiesen werden. Unbehandelt zieht die TIA in 10–30 % der Fälle innerhalb von 5 Jahren einen Schlaganfall nach sich (Stiftung deutsche Schlaganfallhilfe 2014).

▶ **Schlaganfall.** Bildet sich die Symptomatik nicht nach wenigen Minuten zurück, so liegt ein Schlaganfall vor. Der komplette Schlaganfall ist durch ein akut auftretendes und anhaltendes neurologisches Defizit gekennzeichnet.

Häufigkeit und Prognose

Etwa 270 000 Bundesbürger erleiden jährlich einen Schlaganfall. Die Wahrscheinlichkeit „vom Schlag getroffen" zu werden, erhöht sich mit zunehmendem Alter.

In den ersten 4 Wochen nach dem Schlaganfall stirbt jeder 4. Betroffene, über 37 % versterben innerhalb des ersten Jahres. Ein Jahr nach dem Ereignis bleiben bei 70 % der Überlebenden körperliche Beeinträchtigungen zurück, über 50 % davon bleiben dauerhaft pflegeabhängig (Stiftung Deutsche Schlaganfall Hilfe 2014).

Je früher die Behandlung erfolgt, desto besser sind die Erfolge und führen zu einer Reduzierung der Spätfolgen. Deshalb haben sich spezielle Schlaganfalleinheiten (Stroke Units) etabliert, die sich auf die akute Versorgung der Patienten mit einem Schlaganfall spezialisiert haben. 200 Stroke Units wurden in Deutschland bisher von der deutschen Schlaganfallhilfe und der deutschen Schlaganfallgesellschaft zertifiziert.

Rehabilitation, insbesondere die therapeutische Pflege und Mobilisation, ist schon in der Akutphase sinnvoll und verbessert das Outcome (Diserens et al. 2006). Unabhängig vom Alter des Betroffenen sollte frühestmöglich mit aktivierenden Maßnahmen begonnen werden, um die Lernmöglichkeiten (die Plastizität des Gehirns) auszuschöpfen.

Früherkennung

Zahlreiche Fachkliniken und Universitäten machen auf die ersten Symptome des Schlaganfalls aufmerksam und bemühen sich, möglichst große Teile der Bevölkerung zu informieren. Durch die Früherkennung des Schlaganfalls hat sich die Anzahl der Überlebenden erhöht. Dem schnellen Erkennen der Symptome, z. B. durch Angehörige, folgt die Entscheidung, mit einem Notruf zu reagieren, um den raschen Transport ins Krankenhaus zu gewährleisten. Bei Verdacht auf einen Schlaganfall, geäußert durch den Angehörigen oder den Rettungssanitäter, können erste Maßnahmen schon während des Transportes beachtet werden und der Patient unmittelbar in eine Klinik mit entsprechend angegliederter Stroke Unit gefahren werden.

▶ **Frühe Warnzeichen.** Plötzlich auftretende Symptome eines drohenden Schlaganfalls können sein:
- Schwäche oder Gefühlstörungen, besonders im Gesicht oder Arm
- Probleme beim Sprechen oder Verstehen gesprochener Worte
- Sehstörungen, v. a. nur auf einem Auge
- Schwindel, Gangunsicherheit
- sehr heftige Kopfschmerzen

Ursachen

Obwohl das Gehirn nur 2 % des Körpergewichtes ausmacht, benötigt es 15 % des Herzminutenvolumens (die Menge Blut, die vom Herzen in einer Minute durch den Körper gepumpt wird). Dementsprechend wird das Gehirn reichlich mit Blut und somit mit Sauerstoff und Glukose versorgt. Schon nach wenigen Minuten Unterversorgung des Gehirns kommt es zu bleibenden Schäden, d. h. zum Untergang von Hirngewebe (Poeck u. Hacke 2006, ▶ Abb. 23.1).

Ursache eines Schlaganfalls ist eine plötzliche Durchblutungsstörung des Gehirns als Folge
- einer mangelnden Durchblutung (70–80 % der Fälle) oder
- einer Hirnblutung (20–25 % der Fälle).

Mangelnde Durchblutung

Sie ist bedingt durch:
- Thrombose
- Embolie
- hämodynamische Entgleisung

▶ **Thrombose.** Ein Blutgefäß, das das Gehirn mit Sauerstoff versorgt, wird durch einen Blutpfropf (Thrombus) verschlossen. Der Verschluss eines Hirngefäßes entsteht meist dort, wo die Wand der Arterie schon vorgeschädigt ist. Das heißt, Ablagerungen von Fetten und Kalk verhärten (sklerosieren) die Gefäßwand, verengen sie und begünstigen somit die Bildung eines Thrombus und den Verschluss des Gefäßes.

▶ **Embolie.** Von einem Blutgerinnsel, das im Herzen oder oft auch an der Gabelung der Halsschlagader entsteht, können sich Teile lösen und über den Blutstrom zum Gehirn gelangen und dort ein Gefäß verschließen. Ausschlaggebend für die Bildung eines Blutgerinnsels im Herzen sind häufig Herzrhythmusstörungen. Durch den unregelmäßigen Herzschlag (oft

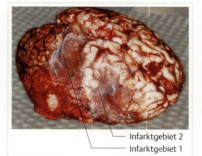

Abb. 23.1 Gehirn mit 2 Schlaganfällen. Organpräparat mit 2 Infarktgebieten. (Foto: Thieme)

durch Vorhofflimmern) kommt es zur Bildung kleiner Thromben, die dann über den Blutkreislauf in das Gehirn gelangen und dort ein Gefäß verstopfen.

▶ **Hämodynamische Entgleisung.** Durch mangelnde Pumpleistung des Herzens (z. B. Herzinsuffizienz, frischer Herzinfarkt, Rhythmusstörungen) kann der Druck des fließenden Blutes zu gering werden, um nachfolgende Gebiete ausreichend mit Blut und somit mit Sauerstoff zu versorgen.

Hirnblutung

Durch Ruptur (Zerreißung) eines Gefäßes kommt es zur Blutung ins Gehirngewebe mit nachfolgendem Gewebezerfall. Gefährdet sind besonders ältere Menschen mit hohem Blutdruck oder Menschen mit angeborenen Veränderungen der Hirngefäße.

Symptome

Bei den ersten Warnzeichen eines drohenden Schlaganfalls („TIA") zeigen sich die gleichen Symptome wie bei einem Schlaganfall, halten jedoch in der Regel nur wenige Minuten an. Eine Einweisung in eine Neurologische Klinik/Stroke Unit und eine entsprechende Behandlung sind unbedingt erforderlich, da die TIA sich wiederholen und in einen Schlaganfall übergehen kann. Das gilt besonders in den ersten 3 Tagen nach einer TIA, bei einer Symptomdauer von über 10 Minuten und bei Betroffenen, die älter als 60 Jahre sind.

Das Ausmaß der Schädigung nach einem Schlaganfall ist abhängig von:
- der Größe des thrombosierten Gefäßes (ist ein kleines Hirngefäß vom Schlaganfall betroffen oder ein großes?)
- der Lokalisation der Schädigung
- der Größe des Hirnödems
- dem Ausmaß der Blutung, die Druck auf das Hirngewebe ausübt und somit die Blutversorgung unterbindet
- der Zeitdauer der Schädigung (nach 4 min beginnt der Untergang von Nervenzellen, nach 9 min ist das betroffene Hirngewebe abgestorben)

Motorische und sensorische Ausfälle

Vom Großhirn ausgehende Bahnen (Pyramidenbahnen) ziehen zum Rückenmark und geben Impulse für die willkürliche Motorik. Diese Bahnen kreuzen zu 70–90 % auf die gegenüberliegende Körperseite. Das bedeutet, dass die rechte Großhirnhemisphäre überwiegend für die linke Körperhälfte und die linke Großhirnhemisphäre für die rechte Körperhälfte zuständig ist. Aus diesem Grund kommt es bei einem Schlaganfall in der linken Hirnregion zu Ausfällen auf der rechten Körperseite und umgekehrt.

Hier wird auch deutlich, dass die Schädigung nicht auf eine Körperseite begrenzt ist, da 15 % der Bahnen vom Gehirn zur gleichen Körperseite ziehen. Es kann demzufolge nicht von einer „gesunden" und einer „kranken" Seite gesprochen werden, sondern besser von einer „mehr" und einer „weniger betroffenen Seite". Diese Begriffe werden im weiteren Text benutzt.

Bei einem Schlaganfall sind nie nur motorische Anteile betroffen. Die Lähmung einer Körperseite ist das, was zunächst am deutlichsten auffällt. ▶ Abb. 23.2 zeigt anhand des Versorgungsgebietes im Bereich einer Hirnarterie, dass auch immer sensorische Anteile des Gehirns betroffen sind. Das Ausmaß der motorischen oder sensorischen Anteile ist dabei sehr unterschiedlich.

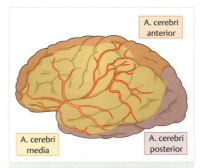

Abb. 23.2 Arterien der Hirnaußenseite. Die A. cerebri media versorgt sowohl motorische wie auch sensorische Anteile des Gehirns.

Mögliche Störungen

Nach einer Schädigung des zentralen Nervensystems durch einen Schlaganfall kann es zu Störungen in mehreren Bereichen kommen (Welter u. Schönle 1997, ▶ Abb. 23.3):
- Störungen der körperlichen Funktionen (Motorik und Sensorik)
- Störungen der geistigen Funktionen
- Störungen der psychischen Funktionen

Die Symptome, die nach einem Schlaganfall auftreten können, lesen Sie ausführlich unter „Störungen der Motorik und Sensorik" (S. 573).

Diagnostik

Da es nicht „den" Schlaganfall gibt, ist eine rasche Diagnose für die weitere gezielte Therapie dringend erforderlich. Durch die ärztliche Untersuchung, Computertomografie, Kernspintomografie, Laborparameter und Ultraschall-Untersuchungen können die Ursachen des Schlaganfalls unterschieden und eine entsprechende Weiterversorgung eingeleitet werden.

Therapie

TIA

Die Behandlung kann nach einer konkreten Diagnostik erfolgen und bezieht sich dann unmittelbar auf die Ursachen. Liegt dem Schlaganfall eine thromboembolische Ursache zugrunde, so wird in den meisten Fällen die Blutgerinnung medikamentöse beeinflusst (bei den Patienten häufig als „Blutverdünnung" bekannt). Das bedeutet, dass Medikamente wie ASS (oral) oder Heparin (s. c.) die Blutgerinnung verzögern und somit die Neigung zu Thrombosen oder Embolien verhindern.

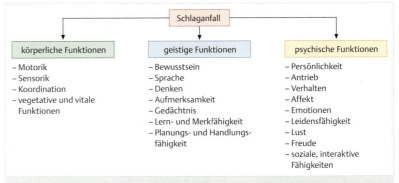

Abb. 23.3 Störungen nach einem Schlaganfall. Bei diesem Schema sind Körper, Geist und Psyche getrennt voneinander dargestellt, um eine Übersicht über die Vielzahl der Auswirkungen zu geben. In der pflegerischen Betreuung von Betroffenen nach einem Schlaganfall ist diese Trennung auf keinen Fall möglich und schon gar nicht förderlich (Welter u. Schönle 1997).

Das Blut kann besser durch die vorgeschädigten, verengten Gefäße fließen.

Schlaganfall

„Time is brain" – wenn die Therapiemaßnahmen einsetzen, ist schon ein Teil des Hirngewebs zerstört. So richtet sich alle Konzentration auf die Verhinderung weiterer Schäden. Der rasche Beginn der weiteren Diagnostik spielt zur Behandlung des Schlaganfalls die wesentliche Rolle.

Das unterversorgte Gebiet ist umgeben von sog. „Schatten" (Penumbra), die zu einer Funktionsstörung führen. Diese geschädigten Hirnareale können sich bei zügig eingeleiteter Therapie wieder erholen und somit auch nach Tagen noch zu einer deutlichen Verminderung der funktionellen Ausfälle führen.

▶ **Wiederherstellung der Blutzirkulation.** Die medizinische Behandlung richtet sich nach aufgetretenem Schlaganfall auf die möglichst rasche Wiederherstellung der Blutzirkulation und somit der Versorgung des Gehirns mit Sauerstoff und Glukose.

▶ **Überwachung.** Die Überwachung und Regulierung der Vitalwerte (RR, Puls, Temperatur), des Sauerstoffgehaltes im Blut und des Blutzuckers stehen zunächst im Vordergrund. Die Überprüfung der Bewusstseinslage macht eine Einschätzung der Verschlechterung im weiteren Verlauf möglich.

▶ **Veränderung der Blutgerinnung.** Die bei der TIA genannte medikamentöse Möglichkeit, die Blutgerinnung zu verzögern, ist bei einem „echten" Schlaganfall nur wenig hilfreich. Sie wird jedoch zeitweise zu Ergänzung der Lysetherapie (Thrombolyse) eingesetzt. Eine absolute Kontraindikation für diese Therapie ist die Hirnblutung als Ursache für einen Schlaganfall.

▶ **Thrombolyse.** Bei der Thrombolyse wird die Auflösung des Thrombus mit einem Medikament angestrebt.

▶ **Weitere Behandlungsmöglichkeiten.** Dazu zählen das Erweitern von Gefäßen über einen Ballonkatheter und anschließendem Herausziehen des Thrombus mittels eines Spezialkatheters (Thrombektomien) sowie das operative Ausräumen von Verengungen der Gefäße.

Steigender Hirndruck

Bei steigendem Hirndruck besteht die Gefahr, dass weitere Areale des Gehirns komprimiert werden und der Gewebetod fortschreitet. Um das zu verhindern, wird zur Therapie (v. a. bei großen Mediainfarkten) zunehmend ein Teil des Knochendeckels des Schädels (Hemikraniektomie) entfernt, um dem angeschwollenen Hirn mehr Platz zu bieten. Die Schädelknochen werden konserviert und können in der Regel zu einem späteren Zeitpunkt wieder eingesetzt werden.

Hirnblutung

Zur Therapie einer Hirnblutung kann bei vorhandener Gefäßmissbildung eine Operation zur Ausschaltung der Blutungsquelle durchgeführt werden. Kann die Ursache für die Blutung nicht gefunden werden, wird der Patient auf der Intensivstation überwacht und evtl. eine Hemikraniektomie zur Entlastung durchgeführt.

23.1.2 Pflege und Begleitung

Für den unvorbereitet Betroffenen kommt es durch das plötzliche und lebensbedrohliche Ereignis des Schlaganfalls zu einer physischen und psychischen Notsituation. Er wird, je nach Ausprägung des Schlaganfalls, in nahezu allen Aktivitäten und existenziellen Erfahrungen des Lebens beeinträchtigt sein. Hilflosigkeit, Abhängigkeit, Angst und Sorge stehen nun im Vordergrund. Radikal werden Lebenslauf und Lebensqualität für den Betroffenen sowie für die Angehörigen verändert. Dabei kommt es neben körperlichen Beeinträchtigungen als Folge der Halbseitenlähmung oft auch zu Wahrnehmungs-, Denk- und Orientierungsstörungen.

Der Betroffene sowie die Angehörigen benötigen in dieser Situation Unterstützung. Informationen über die Erkrankung und das weitere Vorgehen können Sicherheit geben. Im Anschluss an den Aufenthalt im Akutkrankenhaus sollte sich bei noch vorhandener, alltagseinschränkender Symptomatik eine Rehabilitationsmaßnahme anschließen. Hier kann dann entschieden werden, ob der Betroffene von seinen Angehörigen mit Unterstützung ambulanter Pflege zu Hause versorgt werden kann oder sich die Verlegung in ein Pflegeheim anschließt.

Bobath-Konzept

Die Pflege und Begleitung eines Menschen nach einem Schlaganfall orientiert sich eng am Bobath-Konzept. Werden die Prinzipien des Konzeptes eingehalten und die individuelle Übertragbarkeit auf den jeweiligen Betroffenen beachtet, so bietet es eine enorme Entwicklungsmöglichkeit für den kranken Menschen, schafft für Pflegende kräftesparende und rückenschonende Arbeitsweisen und v. a. Motivation im Berufsalltag durch eine Verstärkung ihrer Kompetenzen.

Grundlagen

Das Bobath-Konzept basiert auf der lebenslangen Fähigkeit des Nervensystems, sich zu verändern und anzupassen. Die Fähigkeit des zentralen Nervensystems, sich als eine Antwort auf eine veränderte Umwelt oder eine Schädigung zu adaptieren, nennt man **Plastizität** des Gehirns.

Merke

Plastizität bedeutet die Möglichkeit zu lernen. Lernen setzt Aufmerksamkeit und Motivation voraus.

Das bedeutet, dass wir nur einen Teil unserer Nervenzellen im Gehirn zu einem bestimmten Zeitpunkt nutzen. Die Anzahl und die Struktur der Verbindungen der Nervenzellen werden durch unser Denken und Handeln beeinflusst. Die Konzentration von Pflege und Therapie liegt auf den gesunden Anteilen des Hirngewebes, die erneut aktiviert werden oder andere Aufgaben mit übernehmen.

Entstehung und Entwicklung

Das Bobath-Konzept wurde in den 1940er Jahren durch die Physiotherapeutin Berta Bobath entwickelt. Sie stellte in der Behandlung eines hemiplegischen Patienten fest, dass sich Spastik beeinflussen lässt. Diese Behauptung war zum damaligen Zeitpunkt eine Revolution und sehr umstritten. Berta Bobath begründete ihre Aussage auf rein empirischen Erfahrungen. Karel Bobath, ihr Ehemann, war Neurologe und hatte sich zur Aufgabe gemacht, die von seiner Frau aufgestellten Thesen wissenschaftlich zu untermauern.

Das Bobath-Konzept lehnte sich in den folgenden Jahren an die aktuellen Erkenntnisse der Neurophysiologie an. Zu diesem Zeitpunkt ging man davon aus, dass die Betroffenen unter pathologischen Reflexen leiden und dementsprechend in reflexhemmende Lagerungen gebracht werden müssen. Das „Verhindern" kompensatorischer Bewegungsmuster stand mehr im Vordergrund; die Selbstständigkeit des Betroffenen wurde stark eingeschränkt. Das waren Entwicklungen, die Berta Bobath in dieser Form nie gelehrt und schon gar nicht gewollt hat.

Berta Bobath hielt es schon sehr früh für notwendig, auch Pflegende entsprechend zu schulen, da sie viel Zeit mit dem Betroffenen verbringen und wesentlich am Rehabilitationsprozess beteiligt sind. Bei Beachtung der Prinzipien des Bobath-

Konzeptes haben Pflegende in ihrem Alltag eine Vielzahl an Möglichkeiten, den Betroffenen zu fördern und Sekundärschäden zu verhindern. Aktuelle neurophysiologische Zusammenhänge und zahlreiche Erfahrungen Pflegender haben eine Grundlage zur Versorgung und Betreuung neurologisch Kranker geschaffen.

Bobath-Konzept in der Pflege

Der Schwerpunkt des Bobath-Konzepts in der Pflege liegt heute darin, Gelenke in Positionen zu bringen, die möglichst aktive Bewegungen ermöglichen. Das aktuelle Wissen über muskuläre Zusammenhänge unterstützt das. Wird z. B. das betroffene Bein vor einer Fehlstellung im Gelenk geschützt, so werden Verkürzungen von Bändern und Muskulatur verhindert und Aktivierung der Beinmuskulatur gefördert. Der Kranke erhält die Möglichkeit, bei Wiedererlangung von Muskeltonus, diesen auch zu nutzen, da nicht Schmerzen oder Verkürzungen den Bewegungsablauf und das Bewegungsausmaß einschränken.

Die Absprachen im interdisziplinären Team bilden eine ebenso wichtige Grundlage wie die Einhaltung der Pflegeplanung. Der Betroffene benötigt Sicherheit im Alltag, um mit seiner häufig veränderten Wahrnehmung an alte Bewegungsfähigkeiten anknüpfen zu können oder neue zu erlernen.

Die Angehörigen können in diesen Prozess von Beginn an einbezogen werden. Sie stellen eine wichtige Unterstützung für den kranken Menschen dar, benötigen in dieser für sie neuen Lebenssituation jedoch ebenfalls verständnisvolle Begleitung und Anleitung.

Merke
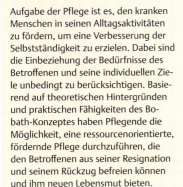

Aufgabe der Pflege ist es, den kranken Menschen in seinen Alltagsaktivitäten zu fördern, um eine Verbesserung der Selbstständigkeit zu erzielen. Dabei sind die Einbeziehung der Bedürfnisse des Betroffenen und seine individuellen Ziele unbedingt zu berücksichtigen. Basierend auf theoretischen Hintergründen und praktischen Fähigkeiten des Bobath-Konzeptes haben Pflegende die Möglichkeit, eine ressourcenorientierte, fördernde Pflege durchzuführen, die den Betroffenen aus seiner Resignation und seinem Rückzug befreien können und ihm neuen Lebensmut bieten.

Betroffene fördern

Im Mittelpunkt des Bobath-Konzeptes steht die Unterstützung des Betroffenen bei den Aktivitäten des täglichen Lebens. Das Bewegen während aller pflegerischen Tätigkeiten (▶ Abb. 23.4) geschieht zur:
1. Aktivierung
2. für eine bessere Haltungskontrolle
3. eine bessere Körperwahrnehmung (Körperschema) bei Alltagsaktivitäten, z. B. Waschen und Kleiden

▶ **1. Aktivierung des Betroffenen.** Schlaganfallbetroffene haben in der Regel einen veränderten Muskeltonus. Die Muskulatur auf der betroffenen Seite ist völlig schlaff und zeigt keine Reaktion oder sie spannt sich in unangepasstem Maße an. In beiden Fällen kann die Extremität nicht für eine Aktivität, z. B. das Greifen von Besteck, nutzbar sein. Durch Aktivierung, also eine positive Beeinflussung des Muskeltonus, können normale Bewegungsabläufe ermöglicht werden.

▶ **2. Verbesserte Haltungskontrolle.** Die Voraussetzung der Rumpfaufrichtung ist ein stabiles Becken (unterer Rumpf und Beckenboden). Die Stabilität im Becken wird auch als Kernstabilität bezeichnet. Nur wenn es gelingt, die Muskulatur im unteren Rumpf und Beckenboden aufzubauen, kann der Körper sich im Schwerkraftfeld halten (Haltungskontrolle). Werden die Arme zum Festhalten benötigt, sind sie nicht frei für Bewegungen. Erst wenn das Sitzen frei oder mit wenig Unterstützung durch Material gelingt, können die Arme für Alltagsaktivitäten eingesetzt werden. Fehlende Haltungskontrolle führt häufig zu einer vermehrten Muskelanspannung in den Extremitäten, was sich nicht selten in Form von Beugung in den Armen und/oder Beinen zeigt.

▶ **3. Körperwahrnehmung.** Der größte Anteil unserer Bewegungen im Alltag verläuft automatisch. Wir können gehen, ohne immer wieder auf unsere Füße schauen zu müssen. Selbst wenn Treppenstufen gegangen werden, funktioniert unser Körper automatisch und setzt die Muskulatur und das Gleichgewicht in das dafür notwendigen Zusammenspiel ein. Auch im Stuhl sitzend mit geschlossenen Augen wissen wir genau, ob unsere Füße so stehen, dass wir aufstehen könnten. Um das gewährleisten zu können, benötigt unser zentrales Nervensystem Rückmeldung über unseren Körper im Raum. Daraus wird das Körperschema errechnet, sodass wir uns ständig den Erfordernissen anpassen können. Verantwortlich dafür sind Rezeptoren, die bei kleinsten Bewegungen eine Rückmeldung an das zentrale Nervensystem (ZNS) weiterleiten.

Merke

Das Körperschema spielt eine Voraussetzung für die Haltungskontrolle und für normale Bewegung.

Störungen der Motorik und Sensorik

Nach einem Schlaganfall kommt es häufig zu einer Halbseitenlähmung (Hemiparese), wobei auf einer Körperseite Arm und Bein betroffen sein können.

Der Muskeltonus (Spannungszustand der Muskulatur) spielt für normale, koordinierte Bewegungsabläufe eine wesentliche Rolle. Die Möglichkeit, sich ständig verändernden Bedingungen anzupassen, ist dabei von besonderer Bedeutung. Das kann nur ein ungestörter sensomotorischer Kreislauf gewährleisten (Schmidt 2005) (▶ Abb. 23.5).

Über die Sinnesorgane z. B. werden Informationen aufgenommen und zum ZNS weitergeleitet, dort verarbeitet und es kommt zu einer Reaktion. Ein ungestörter Kreislauf ist für normale Bewegungen notwendig.

Informationen von den Sinnesorganen sowie von Rezeptoren an Muskeln, Sehnen und Gelenken (Propriozeptoren) und viszeralen Rezeptoren (innere Organe) werden an das ZNS weitergeleitet – **Input**. Dort werden die Reize aufgenommen, verglichen und interpretiert. Als nächster Schritt erfolgt die Planung bzw. der Impuls der nächsten Handlung. Der **Output** ist dann eine motorische Handlung oder eine vegetative Reaktion (z. B. Schwitzen). Unmittelbar darauf erfolgt die Kontrolle der Reaktion, Rezeptoren leiten Informationen an das zentrale Nervensystem weiter. Der Kreislauf beginnt von vorn.

Fallbeispiel

Saft einschenken. Wir greifen mit einer Hand zu einer Safttüte und heben sie an. Während des Anhebens bekommen wir Informationen über den Füllungszustand der Safttüte, also „wie schwer sie ist". Sofort stellt sich unsere Muskulatur darauf ein und bringt genau so viel Spannung in die beteiligte Muskulatur, dass die Safttüte gerade angehoben werden kann, aber nicht mit Schwung nach oben schießt. Dieses gelingt uns völlig unabhängig davon, ob die Safttüte voll oder fast leer ist. Durch die sensorischen Möglichkeiten (u. a. das Spüren unserer Hände) werden diese wich-

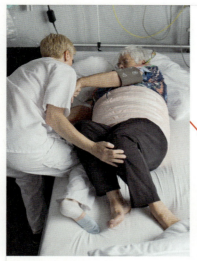
Bewegen im Bett

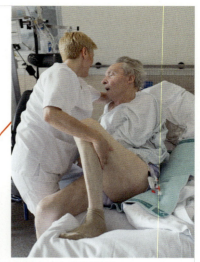
Aufsetzen auf die Bettkante

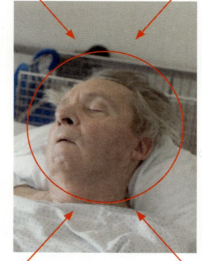
Einfluss auf das zentrale Nervensystem

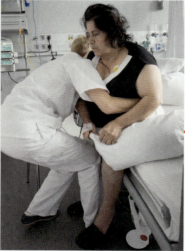
Transfer

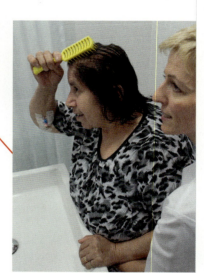
Körperpflege und kleiden

Abb. 23.4 Fundamente des Bobath-Konzepts. Das Bewegen des Betroffenen während aller pflegerischen Tätigkeiten hat Einfluss auf das zentrale Nervensystem und bestimmt somit das Lernangebot des Betroffenen. (Abb. aus: M. Friedhoff, D. Schieberle. Praxis des Bobath-Konzepts. Thieme; 2014)

tigen Informationen zum zentralen Nervensystem weitergeleitet, dort verarbeitet und beantwortet (**sensomotorischer Kreislauf**).

Beeinflussung des Muskeltonus

Der Muskeltonus ist abhängig von allgemeinen und spezifischen Faktoren.

Allgemeine Faktoren

Zu den allgemeinen Faktoren, die den Tonus beeinflussen, gehören:
- **psychische Faktoren**: Angst, Unsicherheit, fremde Umgebung, fremde Situation, Freude, Trauer, Erwartungen
- **Temperatur**: Kälte steigert, Wärme senkt den Tonus.
- **Zeit**: Geschwindigkeit – schnelle Bewegungen steigern den Tonus.
- **Funktion**: Welches Ziel soll erreicht werden?
- **Schmerz**: Ist Schmerz vorhanden? Wird Schmerz auftreten? Angst vor Schmerz…
- **Vorstellung von Bewegung**: Ist sie bekannt, unbekannt, ist sie leicht, schwer?

23.1 Schlaganfall

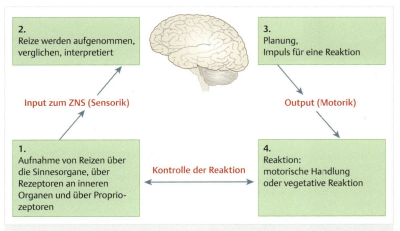

Abb. 23.5 Sensomotorischer Kreislauf. Nur ein ungestörter sensomotorischer Kreislauf kann die Anpassung an sich ständig ändernde Bedingungen gewährleisten.

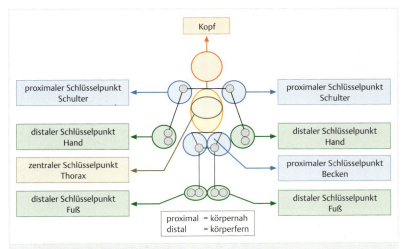

Abb. 23.6 Schlüsselpunkte. Proximale und distale Schlüsselpunkte zur Erkennung der Tonuseinstellung in Beugung oder Streckung.

Spezifische Faktoren

Zu den spezifischen Faktoren, die den Tonus beeinflussen, gehören:
- Unterstützungsfläche
- Lage im Raum/Verhältnis zur Schwerkraft
- Stabilität/Mobilität
- Stellung der Schlüsselpunkte zueinander

▶ **Unterstützungsfläche (USF).** Die Muskelspannung ist abhängig von der Größe der Unterstützungsfläche. Im Stehen wird mehr Tonus benötigt als im Sitzen, da Gewicht an die Unterstützungsfläche Stuhl abgegeben werden kann. Die USF im Stehen ist der Boden unter den Füßen, im Sitzen die Sitzfläche des Stuhls, die Rückenlehne und die Armlehnen. Noch niedriger wird der Tonus in Liegen. Die angebotene Unterstützungsfläche vergrößert sich noch mehr, sodass der gesamte Körper sich ablegen kann und der Tonus absinkt. Die Größe der Unterstützungsfläche reicht aber allein nicht aus, um den Tonus herabzusetzen.

Das Annehmen-Können der Unterstützungsfläche ist ebenso wichtig. Es kann sein, dass sich eine Person in Rückenlage auf den Boden legt, also eine größtmögliche USF hat, und trotzdem ihr Muskeltonus nicht nachlassen kann. Sie liegt dann vielleicht im Hohlkreuz, der Kopf ist überstreckt und die Knie hängen etwas in der Luft. Der Rücken schmerzt und sie steigert den Tonus, um sich in dieser Position zu halten. Eine andere Person legt sich ebenfalls auf den Rücken auf den Boden und kann bequem ihre Wirbelsäule ablegen und sich entspannen. Das bedeutet, die Größe der USF ist ein wichtiger Faktor zur Beeinflussung des Tonus, sie muss aber auch angenommen werden können, siehe „Rückenlage" (S. 585).

▶ **Lage im Raum/Verhältnis zur Schwerkraft.** Ob viel oder wenig Kraft zur Ausführung einer Bewegung benötigt wird, hängt unmittelbar von der Position, also der Lage im Raum, ab. In Rückenlage den Kopf anheben bedeutet, gegen die Schwerkraft zu arbeiten und ist entsprechend anstrengend. Die gleiche Bewegung in einer anderen Ausgangsstellung durchgeführt, bedeutet wesentlich weniger Anstrengung. Im Stehen mit dem Kopf nicken ist z. B. genau die gleiche Bewegung, jedoch kann mit der Schwerkraft gearbeitet werden und die Bewegung ist leicht. Dieses spielt u. a. beim Anziehen der Betroffenen eine große Rolle.

▶ **Stabilität/Mobilität.** Um einen Teil des Körpers bewegen zu können, muss ein anderer Teil des Körpers ausreichend stabil sein. Wenn z. B. im Sitzen der Oberkörper nach vorn gebracht werden soll, um auf einem etwas entfernt stehenden Tisch ein Glas zu greifen, dann müssen die Beine die Stabilität für diese Bewegung anbieten. Haben die Beine keine Möglichkeit, Muskeltonus aufzubauen, also Stabilität zu bieten, so würde man bei dieser Bewegung nach vornüber fallen, oder den Oberkörper nicht ausreichend weit nach vorn bringen können, um das Glas zu erreichen. Wird der Kranke aufgefordert, sein weniger betroffenes Bein von der Fußraste eines Rollstuhls anzuheben, so können wir das nur erwarten, wenn das betroffene Bein ausreichend Stabilität bieten kann.

▶ **Stellung der Schlüsselpunkte zueinander.** Das Bobath-Konzept bezeichnet bestimmte Körperregionen als Schlüsselpunkte. Dort befindet sich eine hohe Dichte an Rezeptoren (▶ Abb. 23.6). Die Stellung der Schlüsselpunkte zueinander gibt Auskunft darüber, welche Tonuseinstellung vorliegt, also Beugung oder Streckung. Über die Schlüsselpunkte können Bewegungen am einfachsten und effektivsten eingeleitet und verändert werden. Rotation ist eine Kombination von Beugung und Streckung und erleichtert die Anbahnung von Bewegungen.

▶ **Bedeutung der Schlüsselpunkte im Alltag.** Liegen die proximalen Schlüsselpunkte der Schultern hinter dem zentralen Schlüsselpunkt, so ist die Muskulatur des Betroffenen für Streckung vorgeschaltet. Das kann in Rückenlage der Fall sein (▶ Abb. 23.7). Soll der Kranke bei der Körperpflege sein Becken anheben, um die

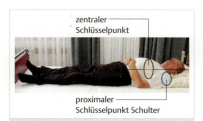

Abb. 23.7 Stellung der Schlüsselpunkte zueinander. Der Betroffene liegt in Rückenlage in ungünstiger Streckung. (Foto: HELIOS Kliniken Holthausen)

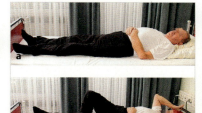

Abb. 23.8 Assoziierte Reaktion. (Fotos: HELIOS Kliniken Holthausen)
a Schlaganfallbetroffener mit einer schlaffen Hemiplegie auf der linken Seite.
b Bei Anstrengungen mit der weniger betroffenen Seite kommt es zu assoziierten Reaktionen auf der betroffenen Seite. Hüfte und Knie springen in Beugung.

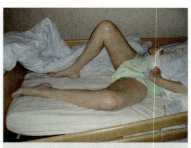

Abb. 23.9 Spätschäden der Hüfte. Bedingt durch fehlende Korrektur des Beins in der Hüfte können diese Folgeschäden entstehen. Verkürzungen der Muskeln lassen eine Bewegung nicht mehr zu. Der Betroffene kann nicht mehr sitzen, da das Becken nicht mehr über die Hüfte bewegt werden kann. (Abb. aus: M. Friedhoff, D. Schieberle. Praxis des Bobath-Konzepts. Thieme; 2014)

Hose hochzuziehen, so wird ihm diese selektive Beckenbewegung schwerfallen, da er dafür Hüftbeugung benötigt. Die Aufgabe lösen die Betroffenen dann mit einer gesamten Streckung des Körpers, wobei dann die Gefahr des Streck- oder Beugetonus auch im betroffenen Bein besteht.

Assoziierte Reaktionen

Auf der hemiplegischen Seite des Betroffenen kommt es im frühen Stadium zu einer schlaffen Lähmung. Das heißt, es ist zunächst kein Muskeltonus vorhanden. Arm und Bein liegen schlaff auf der Matratze und können nicht oder nur unzureichend bewegt werden. Im weiteren Verlauf kann es, insbesondere bei Bewegungen, zu unkontrollierten Tonuserhöhungen bis hin zur Spastizität auf der betroffenen Seite kommen (Paeth-Rolfs. 2010, ▶ Abb. 23.8). Derartige Muskelanspannungen machen kontrollierte Aktivitäten unmöglich.

Der Kranke hat nicht die Möglichkeit, seine Tonusverhältnisse an die Erfordernisse anzupassen. Das Wechselspiel von Anspannung und Entspannung, das für einen harmonischen Bewegungsablauf notwendig ist, gelingt nicht. Die Bewegungen mit der betroffenen Seite sind häufig sprunghaft und unkontrolliert. So kann es sein, dass beim Gähnen, Husten, Niesen, Lachen oder bei Anstrengung mit der besseren Seite, z. B. der betroffene Arm in Beugung springt und anschließend wieder in seine Ausgangsposition zurückfällt. Diese unkontrollierten Bewegungen heißen: **assoziierte Reaktionen**.

> **Merke**
>
> Assoziierte Reaktionen sind Antworten auf einen Stimulus, der die hemmende Kontrolle übersteigt. Sie sehen beim jeweiligen Betroffenen immer gleich aus, sind dynamisch und deuten auf einen erhöhten Muskeltonus hin, der nicht funktional nutzbar ist.

▶ **Ausbildung von Spastiken.** Unser Gehirn hat noch eine Vielzahl schlafender Nervenzellen, die bereit sind, Verbindungen einzugehen, also Synapsen zu bilden, siehe Grundlagen (S. 572). Solche Verbindungen entstehen durch Reize, die über die Sinnesorgane vom Gehirn aufgenommen werden. Dabei unterscheidet das Gehirn nicht in „gute" oder „nicht gute" Reize, sondern nimmt alles auf, was angeboten wird. Führt der Kranke eine Bewegung aus, die zu einer assoziierten Reaktion führt, und wiederholt er diese mehrmals am Tag, so wird die assoziierte Reaktion gelernt.

Das kann bedeuten, dass das mehr betroffene Bein, z. B. beim Hochziehen im Bett, an einer Bettleiter, am Bettgalgen oder Kopfende, in Beugung springt. Das Gehirn lernt nun, dass das betroffene Bein bei jeder Streckung über Ziehen mit dem weniger betroffenen Arm in Beugung geht – also auch beim Aufstehen, wenn der Kranke sich an einem Griff hochzieht. Hat der Kranke anschließend nicht die Möglichkeit, sein mehr betroffenes Bein wieder zu strecken, so wird sich im Laufe weniger Tage die assoziierte Reaktion in ein spastisches Muster verwandeln.

> **Merke**
>
> Spastik bedeutet, dass Bewegungen nicht mehr möglich sind und der entsprechende Körperabschnitt nicht mehr verändert werden kann. Die beteiligte Muskulatur hat sich verkürzt, die Gefahr von Kontrakturen ist besonders groß.

Spastik tritt nicht unmittelbar als Konsequenz der Hirnschädigung auf, sondern ist ein Lernprozess im Sinne der Reorganisation aller beteiligten Systeme nach einer Schädigung. Assoziierte Reaktionen können zur Ausbildung einer Spastik führen. Achten Pflegende nicht auf die auslösenden Faktoren einer assoziierten Reaktion, kommt es zu dauerhaften Einschränkungen und damit zu zunehmender Pflegeabhängigkeit (▶ Abb. 23.9).

Störungen der Sensibilität

Das Gefühl (die Sensibilität) für die betroffene Seite kann gestört bzw. verändert sein. Das äußert sich in
- Taubheitsgefühlen
- Missempfindungen
- unkoordinierten Bewegungsabläufen

▶ **Taubheitsgefühl.** Die Betroffenen berichten über Taubheitsgefühle. D. h., sie haben auf der betroffenen Seite kein Gefühl. Die Betroffenen bemerken keine Berührungen, keine Kälte oder Wärme und keine harten oder spitzen Gegenstände. Sie müssen von der Pflege besonders geschützt werden, da die Gefahr von Verbrennungen und Verletzungen besteht.

▶ **Missempfindungen.** Ein weiteres Symptom bei Schlaganfallpatienten können Missempfindungen sein. Sie können sich in unterschiedlicher Weise äußern, z. B. Kribbeln, Stechen, stark verminderte Wahrnehmung von Berührungen oder Schmerzempfinden schon bei minimalen Berührungen. Diese Betroffenen „stellen sich nicht an", oder sind „besonders empfindlich", sondern der Reiz auf der Haut, der normalerweise als nicht schmerzhaft empfunden wird, wird mit einer deutlich höheren Intensität an das Gehirn weitergegeben und bereitet somit Schmerzen.

Ein behutsamer und verständnisvoller Umgang mit den Betroffenen ist besonders wichtig. Ziel ist es, die gesteigerte Sensibilität auf ein normales Maß zu reduzieren. Für die Pflege bedeutet das, den Betroffenen vorsichtig zu berühren, vielleicht die Hand auf der Haut einmal ruhen zu lassen, bis sich die Rezeptoren adaptiert haben. Nichtberühren führt zu einer Verschlechterung der Symptomatik.

▶ **Unkoordinierte Bewegungsabläufe.** Sind die Sensibilität und/oder der Muskeltonus verändert, kann es zu unkoordinierten Bewegungsabläufen kommen. Das zeitliche Zusammenspiel der einzelnen Muskelgruppen ist gestört und kann bei Betroffenen nach einem Schlaganfall Bewegungen abgehackt und unkoordiniert aussehen lassen.

Neuropsychologische Störungen

Nach einem Schlaganfall sind die körperlichen Symptome, wie die Halbseitenlähmung und damit der Verlust der Bewegung einer Körperhälfte, so dominant, dass die Veränderungen der geistigen Hirnleistungen erst später erkannt werden. Wie in „Störungen der Sensorik und Motorik" (S. 573) deutlich wurde, sind neben den motorischen Ausfällen immer auch sensorische Anteile betroffen. Ausgangspunkt der neuropsychologischen Störungen ist eine Störung im sensomotorischen Kreislauf. Die Leistung der Sinnesorgane ist weiterhin intakt; Informationen werden an das zentrale Nervensystem weitergeleitet. Dort jedoch fehlt die Verarbeitung und/oder Interpretation dieser Reize. Die motorische Antwort bleibt aus oder ist nicht der Situation entsprechend (▶ Abb. 23.10).

Die geschädigten Strukturen im Gehirn haben unterschiedliche Ausfälle zur Folge. Zu den allgemeinen neuropsychologischen Störungen gehören:
- Verlangsamung
- Antriebsstörungen (Kranke ergreifen keine Initiative für Handlungen.)
- Affektlabilität (Lachen und Weinen ist nicht immer der Situation angepasst.)
- Gedächtnisstörungen (Kurz- und/oder Langzeitgedächtnis sind gestört.)
- Aufmerksamkeits- und Konzentrationsstörungen (Können isoliert auftreten, sind jedoch häufig in Kombination mit anderen neuropsychologischen Störungen zu erkennen. Da sie sehr häufig auftreten, werden sie unten detaillierter beschrieben, siehe „Störungen der Aufmerksamkeit" (S. 577).

Weitere spezifischere neuropsychologische Störungen sind u. a.:
- allgemeine räumliche Störungen
- Neglektphämomen
- Pusher-Syndrom
- Agnosie
- Apraxie bzw. Dyspraxie
- Aphasie

▶ **Umgang mit Betroffenen.** Für alle Beteiligten ist der Umgang mit Menschen, die von neuropsychologischen Störungen betroffen sind, nicht einfach. Nicht selten werden diese Bewohner als dement oder unkooperativ wahrgenommen. Reaktionen von Pflegenden, die das Verhalten missverstehen, sind z. B.: „Der Bewohner ist faul", „hilft nicht mit", oder „arbeitet immer genau dagegen". Der folgende Abschnitt soll das Verständnis für diese Betroffenen verbessern und den Umgang im Alltag erleichtern.

Im Umgang mit neuropsychologischen Störungen ist „Wahrnehmung" ein Schlüsselbegriff. Die Umwelt und sich selbst wahrzunehmen, ist eine Grundvoraussetzung für kognitive Leistungen. Wahrnehmung ist ein aktiver Prozess des Gehirns: Über die Sinnesorgane werden Informationen aufgenommen. Erst wenn das Gehirn diese Eindrücke gespeichert, verglichen und in einen Sinnzusammenhang gebracht hat, spricht man von Wahrnehmung (S. 156).

Merke

Ohne die Aufmerksamkeit auf etwas zu lenken, nimmt unser Sinnesorgan kaum Reize auf, Eindrücke können nicht zum Gehirn weitergeleitet und gespeichert werden, was die Voraussetzung für Lernen darstellt.

Störungen der Aufmerksamkeit

Aufmerksamkeit, Wahrnehmung und Lernen sind abhängig von der Motivation des Betroffenen. Ein einfühlsamer Umgang, unter Beachtung der Individualität, ist von großer Bedeutung bezüglich des Rehabilitationsverlaufs.

Bei ca. 80 % der Betroffenen nach einem Schlaganfall kommt es zu Störungen der Aufmerksamkeit (Sturm 2005). Betroffene nach einer zentralen Schädigung sind oft nicht in der Lage, ihre Aufmerksamkeit zu filtern und auf einen Reiz zu lenken. So sind sie z. B. im Speiseraum so abgelenkt, dass sie selbst das Essen vergessen und nur umherschauen. Es ist wichtig, sie in eine ruhige Atmosphäre zu bringen, um die Konzentration auf die eigene Aktivität zu lenken.

▶ **Dauer der Aufmerksamkeit.** Ebenso kann es sein, dass die Betroffenen beim Essen immer wieder „einnicken" und somit ebenfalls keine ausreichende Aufmerksamkeit für die Nahrungsaufnahme gegeben ist. Auf Ansprache oder durch Berührung wachen sie wieder auf, beißen vom Brot ab und kauen 1- oder 2-mal, um dann mit dem Bissen im Mund wieder einzuschlafen. D. h., dass für die Alltagsaktivitäten keine ausreichende Dauer der Aufmerksamkeit zur Verfügung steht. Pflege hat die Aufgabe, die Konzentration

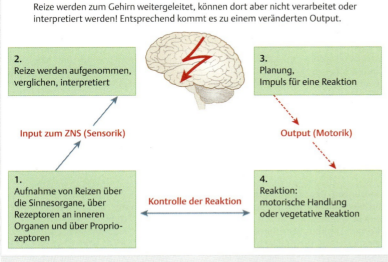

Abb. 23.10 **Neuropsychologische Störungen.** Die Reize werden zum Gehirn weiterleitet, dort jedoch nicht, oder in veränderter Form verarbeitet. Dementsprechend handeln oder reagieren Bewohner nach einer zentralen Schädigung häufig nicht situationsgerecht.

für wichtige Dinge zu bewahren, die Körperpflege evtl. abzunehmen, damit der Betroffene dann ausreichend „Kraft" für das Frühstück hat.

> **Merke**
>
> Für den Betroffenen kann eine stundenlange Nahrungs- und Flüssigkeitsaufnahme zur Qual werden. Hier kann die Anlage einer PEG durchaus sinnvoll sein und hat nichts mit mangelndem Fleiß oder Motivation der Pflegenden zu tun. So ist eine ausreichende Nahrungs- und Flüssigkeitszufuhr gewährleistet und das Ess- und Schlucktraining ist weiterhin möglich.

▶ **Pflegerische Maßnahmen.** Zu den Maßnahmen, um Menschen mit gestörter Aufmerksamkeit zu unterstützen, gehört:
- Angemessene Umgebung während der Pflege und der Mahlzeiten schaffen (z. B. allein am Tisch, im Zimmer oder mit einem ruhigen Menschen zusammen),
- beim Waschen nicht das Waschwasser ununterbrochen laufen lassen (lenkt ab),
- nicht so viele Gegenstände in der Umgebung stehen haben (z. B. am Waschbecken Cremetöpfe, Fön, Waschlotion usw.),
- Pflegesequenzen auswählen, die auch für den Betroffenen von Bedeutung sind (z. B. Gesicht waschen und Zähne putzen),
- während der Pflege nicht viel sprechen, kurze klare Anweisungen geben.

Allgemeine räumliche Störungen

Bei den räumlichen Störungen liegen Störungen in Bezug auf die dreidimensionale Welt vor. Der eigene Körper oder auch Objekte können nicht in räumliche Beziehungen gebracht werden.

Beispiele für räumliche Störungen sind:
- Die Betroffenen können z. B. die Winkel der Zeiger einer analogen Uhr nicht einschätzen, können also die Uhr nicht lesen. Eine Digitaluhr können sie hingegen ohne Probleme lesen.
- Die Entfernung zum Wasserhahn kann nicht eingeschätzt werden. Die Hände werden vor den Wasserstrahl gehalten.
- Der eigene Körper kann nicht in Bezug zum Objekt gebracht werden. So wird z. B. der Arm beim Ankleiden in den Halsausschnitt gebracht.
- Die Wahrnehmung der eigenen Körperlängsachse ist gestört, d. h. Betroffene drücken sich zur kranken Seite hin, siehe „Kompensation" (S. 579).

Neglektphänomen

> **Definition**
>
> Mit **Neglektphänomen** ist die Vernachlässigung einer Raum- und/oder Körperhälfte gemeint, ohne dass primär motorische oder sensorische Ursachen vorliegen (engl. to neglect: vernachlässigen, nicht beachten) (Karnath 2003).

Meist liegt eine rechtshirnige Läsion mit linksseitiger Hemiplegie vor (Karnath 2003). Das Neglektphänomen beschreibt eine Zusammenfassung von Vernachlässigungen visueller, akustischer oder somatosensorischer Reize. Sind alle Sinnesqualitäten betroffen, so spricht man von einem **multimodalen Neglekt**.

Charakteristisch für das Neglektphänomen ist, dass
- Reize über die betroffene Seite nicht beachtet werden,
- die Betroffenen sich ihnen nicht zuwenden und
- gar nicht oder verzögert darauf reagieren.

Einteilung

Die Einteilung des Neglekts erfolgt in 3 Gruppen, die in unterschiedlicher Ausprägung wie folgt auftreten können:
- Vernachlässigung
- Störungen der Repräsentation
- Anosognosie

▶ **Vernachlässigung.** Sämtliche Reize werden von der betroffenen Seite nicht beachtet. Die Betroffenen „hängen" mit dem Rollstuhl am Türrahmen fest, rollen vor und zurück und haben keine Möglichkeit, sich aus dieser Position zu befreien. Der betroffene Arm hängt z. B. in den Speichen oder der Kranke sitzt darauf und empfindet keinen Schmerz. Die Ansprache über die betroffene Seite wird gar nicht oder nur sehr verzögert wahrgenommen. Der Erkrankte sucht dann die Stimme auf der weniger betroffenen Seite. Wut und Aggression begleiten diese Begegnungen häufig, da der Kranke die Situation nicht einschätzen kann und den „Fehler" nicht findet.

▶ **Störungen der Repräsentation.** Diese Störungen können den Körper oder den Raum betreffen:
- **Körper:** Die betroffene Körperhälfte existiert nicht. Der Kranke wäscht oder rasiert nur eine Körperhälfte. Der betroffene Arm „gehört" ihm nicht. Er erkennt ihn nicht als seinen Arm, sondern z. B. als den Arm der Pflegenden. Er betrachtet ihn als Fremdkörper und schafft eine Distanz, in dem er ihm einen Namen gibt.
- **Raum:** Es existiert nur der Raum auf der weniger betroffenen Seite. Der Teller wird exakt zur Hälfte leer gegessen und der Betroffene schimpft über die unzureichende Mahlzeit. Wird der Teller dann gedreht, bedankt der Betroffene sich bei ihnen, dass sie ihm noch etwas zu essen besorgt haben. Die Kaffeetasse wird nur auf der weniger betroffenen Seite gesucht, ebenso die Klingel.

▶ **Anosognosie (kann auch unabhängig vom Neglekt auftreten).** Der Kranke nimmt die eigene Erkrankung nicht wahr. Er kann sie nicht richtig einschätzen, auch wenn schwere Beeinträchtigungen vorliegen. So hat der Betroffene vielleicht eine die gesamte linke Körperseite betreffende Halbseitenlähmung und möchte aufstehen und zur Toilette gehen. Der Versuch, ihm zu erklären, dass er das nicht kann, endet nicht selten im Streit. Einige Betroffene projizieren dann das Problem auf die Pflege oder auf äußere Umstände, die das nicht möglich machen. Sätze wie: „Lassen sie nur erst meine Frau kommen, dann klappt das wieder", oder „ das Bett ist schuld daran, dass ich nicht aufstehen kann", sind Beispiele für eine schwere Anosognosie. Die Betroffenen sind nicht demenziell verändert, sondern haben eine neuropsychologische Störung nach ihrem Schlaganfall, die sich durchaus wieder verbessern kann.

Umgang mit Neglektkranken

Der Umgang mit Neglektkranken bedarf einer guten Aufklärung des Teams und der Angehörigen über das Krankheitsbild und die Symptome. Ansonsten kommt es in pflegerischen Situationen zu Auseinandersetzungen, die von Unverständnis füreinander geprägt sind, und die weder dem Betroffenen noch den Pflegenden zum Ziel verhelfen.

> **Merke**
>
> Neglektpatienten sind stark sturzgefährdet und müssen besonders geschützt werden.

▶ **Orientierung und Aufmerksamkeit.** Bei ausgeprägtem Neglekt wird der Zugang zum Erkrankten zunächst über die weniger betroffene Seite gewählt. Getränke und Klingel müssen auf der weniger betroffenen Seite stehen, da der Kranke sie sonst nicht finden kann. Ist eine Kontaktaufnahme möglich, so werden Reize über die betroffene Seite gegeben, möglichst mit Einbeziehung des Erkrankten. Die Pflegenden sollten immer wieder versuchen, die Aufmerksamkeit über die Sprache, über taktile oder kinästhetische Reize auf die betroffene Seite zu lenken.

▶ **Körperpflege.** Zunächst sollte die Körperpflege von Pflegenden übernommen werden. Der Kranke liegt in A-Lage, siehe „Rückenlage" (S.585), um eine günstige Voraussetzung für diese Pflegemaßnahme zu haben. Die Pflegende sitzt auf der betroffenen Seite auf dem Bett und wäscht den Betroffenen von der weniger betroffenen zur betroffenen Seite hin, siehe Kap. „Basale Stimulation" (S.213). So kann der Kranke die Informationen auf der weniger betroffenen Seite zunächst spüren und sie dann auf die betroffene Seite übertragen. Der Blick des Betroffenen kann dabei der Waschlappenführung folgen.

Kann der Kranke schon vor dem Waschbecken sitzen, steht die Pflegende auf der mehr betroffenen Seite. Sie kann über Sprache, über taktile Reize (z. B. Streichen über den betroffenen Arm) oder über Führen des weniger betroffenen Arms auf die gesamte vernachlässigte Seite die Situation des Waschens begleiten.

▶ **Ankleiden.** Die Pflegende sollte die Belastbarkeit des Betroffenen einschätzen können und abwägen, ob sie das Ankleiden übernimmt oder es ebenfalls mit dem Betroffenen gemeinsam übt. Der betroffene Arm wird möglichst im Sichtbereich des Erkrankten gelagert und muss besonders beobachtet werden.

Praxistipp

Das Umfeld des Neglektkranken sollte so gestaltet sein, dass Aktionen mittig vor dem Betroffenen ablaufen, aber auch die Möglichkeit besteht, dass z. B. der Betroffene eine Zeitung von der linken Tischhälfte nehmen kann.

▶ **Transfer in den Rollstuhl.** Bei starker Ausprägung des Neglekts geschieht der Transfer in den Rollstuhl über die weniger betroffene Seite. So erfährt der Kranke zunächst ausreichende Sicherheit, da er die Bewegungsrichtung mit einsehen kann. Zu einem späteren Zeitpunkt kann auch der Transfer über die betroffene Seite geübt werden, um darüber eine weitere Verbesserung der Raumwahrnehmung und der Bewegungsmöglichkeiten zu erzielen.

Merke

Menschen mit Neglekt dürfen nicht mit der weniger betroffenen Seite an die Wand gestellt werden mit der Idee, dass sie dann ihre Aufmerksamkeit schon auf die betroffene Seite bringen. Ist das Phänomen sehr ausgeprägt, so ist das einer Isolationshaft gleichzusetzen, da der Kranke nicht die Möglichkeit hat, den Kopf und seine Aufmerksamkeit auf die betroffene Seite zu lenken.

Kompensation („Pusher-Symptomatik")

Merke

Das Kardinalsymptom der **Pusher-Symptomatik** ist das Wegstoßen von der weniger betroffenen Seite auf die betroffene Seite (Karnath 2003).

Betroffene drücken im Sitzen oder im Stehen ständig zu einer Seite, sodass man als Pflegende mit umfällt, oder nicht die Kraft hat, den Menschen zu halten. Es entsteht der Eindruck, die Betroffenen „machen nicht mit" oder „arbeiten immer genau dagegen".

Es liegt eine Orientierungsstörung des eigenen Körpers im Raum vor. Dabei kommt es zu einer Verschiebung oder gar Aufhebung der Mittellinie und damit des Gleichgewichts (▶ Abb. 23.11). Durch die fehlende Rückmeldung an das ZNS kann der gesamte Haltungshintergrund gestört sein. Rumpfkontrolle, Rumpfaufrichtung und v. a. der freie Sitz sind Leistungen, für die eine räumliche Orientierung notwendig sind.

Der Muskeltonus auf der betroffenen Seite kann stark herabgesetzt sein, oder die Muskeln können aufgrund fehlender Repräsentanz für diese Aktivität nicht rekrutiert werden. Das führt zu einer Verlagerung der Aktivität auf die weniger betroffene Seite. Der Oberkörper wird im Sitz zur betroffenen Seite gedrückt, der Muskeltonus auf der weniger betroffenen Seite ist erhöht; Arm und Bein stützen auf der Unterfläche und versuchen, den Rumpf zu stabilisieren. Es ist dem Erkrankten kaum möglich, den Arm oder das Bein der weniger betroffenen Seite vom Untergrund zu lösen.

Die gesamte Raumorientierung bezieht sich ausschließlich auf die rechte Seite, sodass auch alle Aktivitäten mit der gesamten rechten Seite ausgeführt werden. Dadurch kommt es zu der charakteristischen Änderung der Körperhaltung.

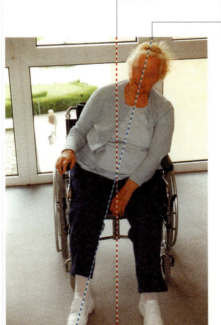

Abb. 23.11 Pusher-Symptomatik. Eine Pusher-Patientin in „typischer" Sitzposition. (Foto: HELIOS Kliniken Holthausen)

– das Gewicht ist auf der betroffenen Seite
– der Rumpf ist nach rechts rotiert
– der rechte Arm drückt auf der Armlehne den Oberkörper noch weiter nach links
– der Kopf ist ebenfalls nach links geneigt
– linker Arm und linkes Bein werden nicht beachtet

▶ **Therapeutische Pflege bei Pusher-Symptomatik.** Dazu gehört:
- Der Betroffene sollte zunächst nur für kurze Zeit im Rollstuhl sitzen.
- Verstärkt sich im Sitzen das Drücken, sollte er in eine stabilere Sitzposition gebracht werden (Rumpf deutlicher unterstützen, siehe „Sitzen" (S. 590), oder sich wieder hinlegen.
- Eine stabile Basis für den Sitz wird geschaffen.
- Pflegende sitzen auf der weniger betroffenen Seite daneben, um den Rumpf auf die weniger betroffene Seite zu bringen.
- Der Betroffene bekommt Orientierungspunkte auf der weniger betroffenen Seite, z. B. einen Tisch, um sich dorthin zu orientieren, sich das Wasserglas oder die Zeitung dort zu holen.
- Der Transfer wird über die weniger betroffene Seite durchgeführt, so wird die Bewegungsmöglichkeit zur weniger betroffenen Seite verbessert.
- Der Betroffene wird in die Bewegungsrichtung „gelockt", durch verbale Ansprache und durch deutliche Orientierungspunkte, z. B. soll er die weniger betroffene Hand auf die Schulter der knienden Pflegenden legen.
- Pflegende sollten ihn nicht in „die andere" Richtung drücken wollen (das verstärkt die Symptomatik).
- Die Pflegenden sollten den Pflegeplan unbedingt einhalten, da es sonst zu Verwirrung im Ablauf der Alltagshandlungen kommt und sich dadurch das Drücken verstärken kann. Routine erleichtert die Bewegungsmöglichkeiten für den Betroffenen durch Wiederholung einzelner Handlungen und führt damit zu einem Lerneffekt, der sich positiv auf die Pusher-Symptomatik auswirkt.

Agnosie

Definition

Agnosie bedeutet die Unfähigkeit, Gegenstände in ihrer Funktion zu erkennen.

Der Betroffene hat möglicherweise keinerlei Einschränkungen im motorischen Bereich, nimmt aber seine Zahnbürste, um sich die Haare zu kämmen. Oder er versucht, mit dem Löffel sein Brot zu schmieren. Die Abgrenzung zur Apraxie ist nicht immer eindeutig. Die Pflege führt auch hier den Betroffenen in seinen Alltagsaktivitäten und unterstützt ihn bei der richtigen Auswahl der Gegenstände.

Zur Agnosie gehört auch das Phänomen der Anosognosie (nosos, griech: Krankheit), das Nichtwahrnehmen der eigenen Erkrankung. Der Kranke erlebt sich nicht als krank, auch wenn deutliche körperliche Beeinträchtigungen vorliegen. Die Anosognosie ist häufig ein Bestandteil des Neglektphänomens.

Apraxie

Definition

Unter **Apraxie** versteht man die Schwierigkeit, mit Gegenständen zu hantieren und eine angepasste Bewegung für eine bestimmte Situation auszuwählen. Des Weiteren kann eine Unfähigkeit bestehen, Tätigkeiten ihrer Reihenfolge entsprechend auszuführen.

Diese Störung tritt meist bei linkshirnigen Infarkten auf, also bei einer Hemiplegie auf der rechten Seite (Karnath 2003). Die Betroffenen können sich z. B. kein Glas Wasser einschenken, obwohl sie dazu mind. einen funktionsfähigen Arm besitzen. Sie haben keine Idee, wie die Flasche gekippt werden muss, um das Wasser in das Glas zu schenken. Oder sie nehmen den Waschhandschuh in die Hand und sitzen regungslos vor dem Waschbecken. Wie sie nun ihren Körper mit dem Waschhandschuh waschen können, daran können sie sich nicht erinnern.

Beim Frühstück kann es sein, dass der Kranke die Tasse in die Hand nimmt, aber sie nicht zum Mund führen kann – oder das Messer hält, ohne zu wissen, wie das Brötchen aufgeschnitten wird. Es kann auch sein, dass der Kranke seinen Angehörigen zum Gruß mit dem weniger betroffenen Arm zuwinkt, bei Aufforderung durch die Angehörigen jedoch keine Möglichkeit hat, diese Bewegung zu wiederholen.

Bei Betroffenen mit einer Apraxie kommt es zu massiven Einschränkungen der Selbstständigkeit. Die Probleme müssen sich nicht bei allen Alltagsaktivitäten zeigen. Der Betroffene kann sich vielleicht vor dem Waschbecken gut waschen, hat aber keinerlei Idee bezüglich des Anziehens.

▶ **Pflegerische Maßnahmen.** Das Einfühlungsvermögen und die Geduld der Pflegenden und Angehörigen sind gefragt. Zunächst sollten Pflegesequenzen ausgewählt werden, die für den Betroffenen von Bedeutung sind, und die dann täglich geübt werden. Kleine Handlungssequenzen sollten den Beginn der therapeutischen Pflege darstellen. Ein komplettes Wasch- oder Anziehtraining stellt eine Überforderung für den Betroffenen dar.

Verharrt der Kranke in einer Bewegung, so führt die Pflegende den Arm und begleitet die Maßnahme. Dazu kann z. B. die eigene Hand mit in den Waschhandschuh gesteckt werden, um den Betroffenen in seiner Bewegung zu begleiten. Startet durch diesen Impuls der Kranke wieder selbst mit der Aktivität, so tritt die Pflege in den Hintergrund und steht für die nächste Bewegungsunterbrechung bereit.

Praxistipp

Das Sprechen, Erklären und Zeigen der anstehenden Maßnahme hilft dem Betroffenen in dieser Situation nicht weiter. Es führt nur zur Verwirrung und nicht zum gewünschten Erfolg, da der Kranke gerade auf dieser Ebene Probleme hat. Behutsames Führen ermöglicht Bewegungslernen und fördert die Wahrnehmung.

Aphasie

Definition

Aphasien sind Sprachstörungen nach bereits vollzogenem Spracherwerb. Es können alle 5 sprachlichen Modalitäten betroffen sein (sprechen, verstehen, lesen, schreiben, nonverbale Kommunikation), das Ausmaß der einzelnen Probleme kann sehr unterschiedlich sein.

Aphasische Störungen betreffen ausschließlich die Sprache. Der Intellekt ist nicht eingeschränkt. Betroffene, die sich nicht sprachlich äußern können oder Worte falsch benutzen, werden häufig als hirnorganisch oder verwirrt bezeichnet.

Die Ursache der Sprachstörung liegt in der Regel in einer umschriebenen Störung der linken Hirnhälfte (Karnath 2003). Das bedeutet, dass Menschen mit einer Hemiplegie auf der rechten Seite nicht selten auch Probleme im sprachlichen Bereich haben. Man unterscheidet:
- motorische Sprachstörungen (Broca-Aphasie)
- sensorische Sprachstörungen (Wernicke-Aphasie)

▶ **Motorische Sprachstörungen.** Dabei kommt es zu einem Verlust oder einer deutlichen Einschränkung des Sprechens. Die Betroffenen haben keine Möglichkeit, sich verbal zu äußern oder nur mit wenigen Worten. Das Sprachverständnis kann erhalten sein, sodass Handlungen auf Aufforderungen vollzogen werden.

▶ **Sensorische Sprachstörungen.** Diese betreffen das Verstehen der Sprache. Betroffene handeln nicht entsprechend der gestellten Aufgabe. Diese Betroffenen können sprechen. Der Satzbau ist aber völlig fehlerhaft, Wörter werden verwechselt oder der Zusammenhang kann nicht hergestellt werden. Diese Menschen haben häufig kein Störungsbewusstsein und reagieren demzufolge nicht selten mit Aggression und Unmut.

Weitere Begleitsymptome können sein:
- amnestische Aphasie (Wortfindungsstörungen)
- globale Aphasie (Automatismen, d. h. ständig wiederkehrende Äußerungen)
- Leitungsaphasie (Nachsprechen schlecht oder unmöglich)

Es besteht selten eine „reine Form" dieser Aphasien, die einzelnen Leitsymptome sind nur unterschiedlich stark ausgeprägt.

▶ **Pflegerische Maßnahmen.** Eine ruhige Umgebung, vertraute Personen und Abläufe erleichtern den Alltag. Langsam und deutlich in einfachen Sätzen sprechen, Gesagtes durch Mimik und Gestik unterstützen und dem Betroffenen Zeit lassen, zu verstehen oder Wege der Kommunikation zu suchen. Kommunikationstafeln sind nur sinnvoll, wenn der Kranke ein Lese-Bildverständnis hat. Insgesamt sind Geduld und Einfühlungsvermögen die wichtigsten Eigenschaften für die Pflegenden.

Weitere Symptome nach einem Schlaganfall

Störungen im Mund- und Gesichtsbereich

Durch den Schlaganfall kann es zu einer Fazialisparese auf der betroffenen oder aber auch auf der weniger betroffenen Seite kommen. Sie ist gekennzeichnet von einem herabhängenden Mundwinkel und einem herabhängenden Augenlid. Das Augenlid kann evtl. nicht geschlossen werden und muss in diesem Falle unbedingt mit geeigneten Salben und einem Uhrglasverband versorgt werden (Schutz vor dem Austrocknen).

Der herabhängende Mundwinkel geht häufig mit einer herabgesetzten Sensibilität einher. Der Betroffene spürt diese Seite nicht und kann sie nicht motorisch einsetzen. Daraus resultiert ein unvollständiger Mundschluss mit evtl. Speichelfluss aus dem Mund. Auch das Spüren im Mund ist beeinträchtigt und führt zu einer Ansammlung von Speiseresten in der Wangentasche. Hier besteht eine große Gefahr des Verschluckens, wenn der Betroffene ohne Ausspülen des Mundes ins Bett gelegt wird.

▶ **Schluckstörungen.** Sie sind ein häufiges Pflegeproblem nach einem Schlaganfall. Bedingt durch die Fazialisparese, aber auch unabhängig davon, können einzelne Sequenzen des Schluckens gestört sein. Eine Absprache mit der Logopädie ist dann angezeigt.

Merke
Ist das Schlucken nicht beeinträchtigt, so kann der Betroffene evtl. ohne Unterstützung essen, eine gute Sitzposition ist als Voraussetzung für einen sicheren Schluckvorgang jedoch unabdingbar, siehe „Sitzen" (S. 590).

Schmerzhafte Schulter

Bei zahlreichen Betroffenen tritt nach einem Schlaganfall eine schmerzhafte Schulter auf. Die Kennzeichen sind ein stechender oder bohrender Schmerz im Bereich des Schultergelenks. Die Symptome treten zunächst bei Bewegungen des Arms auf, später stellt sich Schmerz auch schon in Ruhe ein. Dieses Pflegeproblem entsteht durch unsachgemäßen Umgang mit dem betroffenen Arm durch das Personal, die Angehörigen oder bei Unruhe durch den Erkrankten selbst.

Der Schultergürtel hat nur eine sehr kleine Gelenkpfanne zur Verfügung. Die enormen Bewegungsausmaße des Arms werden durch haltende Bänder, die Gelenkkapsel und Muskulatur ermöglicht.

Merke
Kommt es zu einer Hemiplegie nach einem Schlaganfall, können Teile oder auch die gesamte Muskulatur des Schultergürtels mit betroffen sein. Das bedeutet, dass bei Bewegungen des Arms kein Schutz und keine Stabilität für die anatomischen Strukturen gegeben sind.

Durch die Schwerkraft bedingt, kommt es zu einem Absinken des Oberarmkopfs aus der Pfanne heraus (Subluxation der Schulter, ▶ Abb. 23.12). Ein unsachgemäßes Bewegen durch Pflegende oder Angehörige (z. B. beim T-Shirt-Anziehen) führt zu Verletzungen, die sich im weiteren Verlauf zu Entzündungen ausweiten können. Hat der Betroffene erst einmal eine schmerzhafte Schulter, so ist der weitere Umgang mit ihm erschwert, da zu diesem Zeitpunkt die Angst vor dem Schmerz genauso schwerwiegt wie der Schmerz selbst. Die Betroffenen klagen schon, bevor Pflegende mit der Handlung begonnen haben.

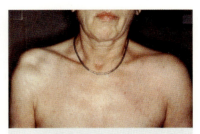

Abb. 23.12 Schmerzhafte Schulter. Subluxation der rechten Schulter bei einer Hemiplegie der rechten Körperseite. (Abb. aus: M. Friedhoff, D. Schieberle. Praxis des Bobath-Konzepts. Thieme; 2014)

Dieses Ausmaß muss unbedingt durch richtiges Handling vermieden werden.

Schmerzhafte Hüfte

Eine ähnliche Problematik wie bei der schmerzhaften Schulter liegt bei der schmerzhaften Hüfte vor. Die Betroffenen klagen bei der Mobilisation oder beim Bewegen im Bett über Schmerzen in der Hüfte auf der betroffenen Seite. Häufig ist das betroffene Bein in Rückenlage in starker Außenrotation (Außendrehung) und im Knie gebeugt. Auch hier sinkt durch die Schwerkraft der Oberschenkelkopf ab. Das Fehlen des Gesäßmuskels lässt das Becken zur betroffenen Seite kippen. Beide Faktoren zusammen bedeuten, dass Kopf und Pfanne nicht so zueinander stehen, dass eine normale Bewegung möglich ist (Friedhoff u. Schieberle 2014, ▶ Abb. 23.13).

Wird das Bein nun von der Pflege aufgestellt, so kommt es, wie bei der Schulter, zu Einklemmungen und/oder Verletzungen von Strukturen. Deshalb ist es wichtig, das betroffene Bein vor jeder Bewegung in eine günstige Ausgangsposition zu bringen: Die Pflegende umfasst mit beiden Händen den Oberschenkel und dreht ihn nach innen, sodass das Bein wieder gerade liegt. Eine Hand hält den Oberschenkel in dieser Position, die andere Hand geht an den Fuß, um das Bein aufzustellen, siehe „Aufstellen des Beins in Rückenlage" (S. 583).

Gesichtsfeldausfälle

Gesichtsfeldausfälle entstehen durch eine Unterbrechung der Sehbahnen und sind **nicht** mit dem Neglekt zu verwechseln. Die Betroffenen können die Ausfälle durch Drehen des Kopfes kompensieren, was der Neglektbetroffene nicht kann.

Bewusstseinsstörungen

Bewusstseinsstörungen treten in der Akutphase unmittelbar nach dem Schlaganfall in Form von komatösen Zuständen auf. Später tritt dann die Phase der Somnolenz auf, in der der Erkrankte für kurze Zeit erweckbar ist. Auch im späteren Verlauf der Rehabilitation kann der Bewusstseinszustand des Betroffenen noch auf kurze Wachphasen beschränkt sein. Eine Veränderung in Richtung Eintrübung des Bewusstseins ist ein Zeichen für eine Verschlechterung und dem Arzt unverzüglich mitzuteilen. Es kann zu einem Re-Infarkt, einer Nachblutung oder zur Ausbildung eines Hydrozephalus (Stauung des Liquors im Gehirn) kommen.

Inkontinenz

Urin- und Stuhlinkontinenz sind nicht unmittelbare Folgeerscheinungen des Schlaganfalls. In der Akutphase werden die Betroffenen aufgrund notwendiger Flüssigkeitsbilanzierung mit einem transurethralen Dauerkatheter versorgt. Er sollte so schnell wie möglich wieder gezogen werden, da es zu Blasenentzündungen und dauerhaften Schäden in der Blase kommen kann. Liegt eine neurogene Blasenentleerungsstörung vor (meist eine erhöhte Restharnbildung), so kann mittels Einmalkatheterismus als erste Wahl oder durch die Anlage eines suprapubischen Fistelkatheters das Blasentraining weitergeführt werden. Urininkontinenz ist kein Kriterium für die Anlage eines Verweilkatheters!

Merke

Auf die regelmäßige Darmentleerung muss unbedingt geachtet werden, da es durch starkes Pressen zu einer weiteren Steigerung des Blutdrucks und letztendlich auch zu einer Nachblutung kommen kann.

Pflegetherapeutische Maßnahmen nach dem Bobath-Konzept

Unmittelbar nach dem Ereignis beginnen die pflegetherapeutischen Maßnahmen. Ein abwartendes Verhalten kann zu weiteren Komplikationen und Sekundärschäden bei den Betroffenen führen, z. B.:
- Aspiration beim Essen und Trinken (insbesondere im Liegen)
- Pneumonie (durch Aspiration oder durch mangelnde Belüftung der Lunge)
- Dekubitus (insbesondere an der Ferse und dem Fußaußenknöchel des betroffenen Beins)
- Thrombose
- Verletzungen von Schulter- und Hüftgelenk
- geschwollene Hand
- kompensatorische Bewegungsmuster durch veränderte Körperwahrnehmung und ungünstige Bewegungsabläufe
- assoziierte Reaktionen (S. 576) sowie Gefahr von Kontrakturen

Die Betroffenen sind in vielen ABEDL eingeschränkt (▶ Tab. 23.1).

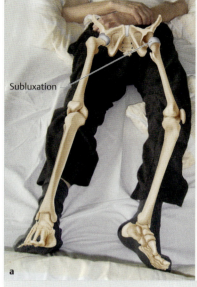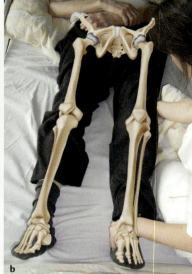

Abb. 23.13 Schmerzhafte Hüfte. (Abb. aus: M. Friedhoff, D. Schieberle. Praxis des Bobath-Konzepts. Thieme; 2014)
a Typische Beinposition bei Hemiparese. Der Hüftkopf liegt nicht zentriert in der Pfanne, das mehr betroffene Bein dreht nach außen (Außenrotation) und fällt seitwärts vom Körper weg (Abduktion).
b Günstige Position des Beins. Der Kopf ist in der Gelenkpfanne zentriert, die Muskulatur ist in günstiger Position für Bewegung.

Tab. 23.1 Mögliche Einschränkungen der ABEDL nach einem Schlaganfall.

ABEDL	Einschränkungen nach einem Schlaganfall
sich bewegen können	Willkürliche Bewegungen sind eingeschränkt durch: • Hemiplegie (Lähmungen einer Extremität oder einer Körperseite) • erhöhter oder erniedrigter Muskeltonus • Somnolenz (Bewusstseinseintrübung) • neuropsychologische Störungen (gestörte Bewegungs- und Handlungsplanung, veränderte Raumorientierung und Körperwahrnehmung) • Störungen des Gleichgewichts
kommunizieren können	• Somnolenz (Bewusstseinseintrübung) • Aphasie (Sprachstörung) • Störungen der Sprechmotorik (z. B. durch Fazialisparese) • neuropsychologische Störungen (Konzentration, Aufmerksamkeit, Gedächtnis)
sich pflegen können, sich kleiden können	Hemiplegie: • erhöhter oder erniedrigter Muskeltonus • neuropsychologische Störungen (Konzentration, Aufmerksamkeit, Raumorientierung, Bewegungs- und Handlungsplanung)
essen und trinken können	• Störungen der Gesichtsmuskulatur (z. B. Fazialisparese) • Störungen des Schluckvorgangs durch Nervenlähmungen, Aufmerksamkeit, Konzentration
mit existenziellen Erfahrungen des Lebens umgehen können	• Schmerzen • Verlust der Unabhängigkeit • Verlust von Hoffnung und Motivation • Verlust von Partizipation

Sich bewegen können

Bewegen im Bett und Lagerung

> **Merke**
>
> Das Bewegen im Bett bietet die Möglichkeit, Aktivitäten anzubahnen und Sekundärprobleme zu verhindern. Zur Förderung des Betroffenen ist der Weg in eine Position ebenso wichtig, wie die Lagerung, in der er letztendlich zu liegen kommt.

Das Bewegen im Bett ist bei Schlaganfallbetroffenen eine Maßnahme, die sich häufig wiederholt. Sie bietet ihm somit eine enorme motorische und kognitive Lernmöglichkeit. Der Tast- und Bewegungssinn werden angesprochen und übermitteln diese Informationen weiter zum Gehirn. Die Abläufe müssen richtig gestaltet werden, um einen größtmöglichen Lernerfolg zu ermöglichen.

Die dargestellten Lagerungen können nicht hierarchisch eingeteilt werden im Sinne von besser oder schlechter. Das Wichtigste ist, dass die Betroffenen so häufig wie möglich bewegt werden und Lageveränderungen erfahren (Ausnahme nachts). Dann ist eine unterschiedliche Einstellung der Schlüsselpunkte erreicht und somit ein Wechsel zwischen Beugung und Streckung.

> **Merke**
>
> Die 30°-Lagerung hat bezüglich der Schlüsselpunkte die gleiche Einstellung wie die Rückenlage. D. h., dass der Kranke in Streckung eingestellt ist, da die proximalen Schlüsselpunkte hinter dem zentralen liegen. Es kann also aus pflegerischer Gesamtsicht (therapeutische Pflege und Dekubitusprophylaxe) nicht ausreichen, dem Betroffenen nur einen Wechsel zwischen der Rückenlage und der 30°-Lagerung zukommen zu lassen.

Beim Bewegen im Bett und den anschließenden Lagerungen ist das Kopfteil möglichst flach gestellt. Positionsveränderungen, z. B. Erhöhung des Kopfes, sollten Pflegende mit einem Kissen ausgleichen. Das Lagerungsmaterial wird möglichst nah an den Betroffenen gebracht, um Stabilität und Sicherheit zu bieten.

Pflegende stehen überwiegend auf der betroffenen Seite des Betroffenen. Sie können so die betroffene Seite unterstützen und in die Abläufe mit einbeziehen.

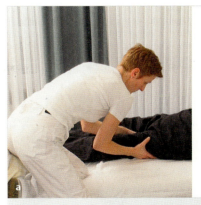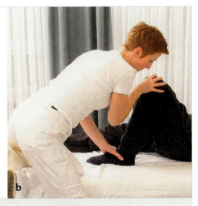

Abb. 23.14 Bein aufstellen. (Fotos: HELIOS Kliniken Holthausen)
a Beide Hände führen das Bein leicht nach innen, bis der Oberschenkel grade liegt.
b Die rechte Hand wechselt vom Oberschenkel zum Knie und schützt das Bein vor dem Fallen nach außen.

▶ **Prinzipien der Lagerung.** Lagerungen haben u. a. folgende Aspekte zu erfüllen:
- Wohlbefinden
- Schmerzfreiheit
- Normalisierung des Muskeltonus (Unterstützungsfläche anbieten)
- ausreichend Stabilität für Bewegung (z. B. an das Telefon gelangen)
- Aktivierung der betroffenen Seite
- Förderung der Wahrnehmung durch Bewegung und Berührung
- Prophylaxen (Dekubitus, Kontrakturen, Ödeme, Pneumonie)
- Sicherheit
- Krankenbeobachtung
- sozialer Aspekt (Ansprache und Begegnung durch Pflege, Betroffene, Angehörige)

Es gibt kein Lagerungsschema, das für alle Betroffenen gleichermaßen gilt. Die o. g. Prinzipien sollten berücksichtigt werden und das Hervorheben einzelner Aspekte ergibt sich durch die individuelle Anpassung an den erkrankten Menschen.

Aufstellen des Beins in Rückenlage

Durch die Hemiplegie bedingt, kommt es bei einer schlaffen Lähmung in Rückenlage häufig zu einem „Fallen" des betroffenen Beins nach außen. Diese Außenrotation des Beins geht einher mit einer ungünstigen Stellung im Hüftgelenk. Der Oberschenkelkopf ist nicht mehr in der Gelenkpfanne zentriert und somit ist keine günstige Ausgangsposition für Bewegung gegeben. Wird das Bein nun angestellt, kommt es zum Reiben von Gelenkflächen aneinander und/oder zur Einklemmung von Bändern und Muskulatur (▶ Abb. 23.13). Aus diesem Grund ist das Gelenk zunächst wieder in die richtige Position zu bringen, um dann Bewegungen mit dem Bein auszuführen.

Pflegende stehen auf der mehr betroffenen Seite des Betroffenen. Nach Möglichkeit sollte immer ein Bein kniend ins Bett genommen werden, um den Rücken zu entlasten. Mit beiden Händen wird der Oberschenkel umschlossen. Die untere Hand hebt den Oberschenkel leicht an und beide Hände führen das Bein nach innen, bis der Oberschenkel gerade liegt. Ziel ist, dass der Oberschenkelkopf wieder in der Pfanne zentriert wird (▶ Abb. 23.14a).

Die untere Hand bleibt am Oberschenkel und hält das Bein in dieser Position, die andere Hand wechselt zum Fuß und stellt über den Fuß das Bein auf. Während dieser Bewegung wechselt die Hand vom Oberschenkel zum Knie und schützt das Bein vor dem Fallen nach außen (▶ Abb. 23.14b).

Becken zur Seite bewegen

Anschließend kann der Kranke das weniger betroffene Bein aufstellen und mit Unterstützung der Pflegenden das Becken anheben. Dabei ist darauf zu achten, dass das betroffene Bein in der „Spur" bleibt und nicht nach außen oder innen fällt. Eine weitere Gefahr besteht darin, dass das instabile Sprunggelenk nach außen knickt und es auf Dauer zu Verletzungen mit einer Schwellung kommt (Gefahr besteht auch beim Transfer).

Pflegende unterstützen das mehr betroffene Bein, indem sie es unter ihre Achsel bringen. Durch Druck auf das betroffene Bein in Richtung Bettende kann Stabilität gegeben werden, damit nun das Becken angehoben werden kann (▶ Abb. 23.15). Die Hände der Pflegenden können am Gesäß die Bewegung unterstützen. Dabei ist darauf zu achten, dass der Betroffene **nicht** mit dem Becken in die Höhe schießt. Die Bewegung bedeutet ein Einrollen des Beckens durch Aktivität der Bauchmuskulatur, die Wirbelsäule wird lang.

Diese Situation kann zum An- und Auskleiden genutzt werden, um eine Schutzhose unter den Betroffenen zu bringen oder um das Becken nach rechts oder links zu verschieben, als Vorbereitung für weitere Bewegungen im Bett.

Oberkörper zur Seite versetzen

Um aus der Rückenlage in eine andere Position zu gelangen, muss der Oberkörper zur Seite gebracht werden. Das wird möglichst gemeinsam mit dem Betroffenen aktiv durchgeführt.

Die Beine liegen ausgestreckt oder werden von der Pflegenden unterstützt. Die Pflegende legt eine Hand an die weniger betroffene Schulter. Der Betroffene legt seine weniger betroffene Hand auf die ihr zugewandte Schulter der Pflegenden. Durch Anheben des Kopfes und Aktivität der Rumpfmuskulatur, unterstützt der Betroffene das diagonale Vorkommen des Oberkörpers (▶ Abb. 23.16).

Die Pflegende kann das Anheben des Kopfes durch leichten Druck auf das Sternum unterstützen, dann wechselt die Hand zur mehr betroffenen Schulter und bewegt den Oberkörper durch Hervorholen der Schulter zur Seite.

Seitenlage auf der mehr betroffenen Seite

Hierbei ist Folgendes zu beachten:
- Den Betroffenen so weit wie möglich an die Bettkante der weniger betroffenen Seite bringen (▶ Abb. 23.15, ▶ Abb. 23.16),
- beide Beine beim Drehen auf die Seite beugen (▶ Abb. 23.17b),
- **kein** Kissen unter der betroffenen Schulter und dem Oberarm,
- Kopf ausreichend unterlagern, Gewicht des Kopfes abnehmen,
- Rücken mit einer Handtuchrolle oder einer Deckenrolle unterstützen,

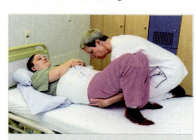

Abb. 23.15 **Becken anheben.** Die Betroffene hebt mit Unterstützung der Pflegenden das Becken an und versetzt es zur Seite. (Foto: W. Krüper, Thieme)

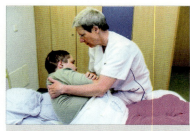

Abb. 23.16 **Oberkörper zur Seite versetzen.** Durch Anheben des Kopfs und Aktivität der Rumpfmuskulatur unterstützt die Betroffene das diagonale Vorkommen des Oberkörpers. (Foto: W. Krüper, Thieme)

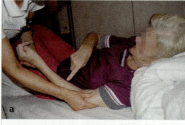
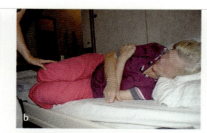
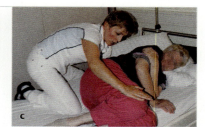
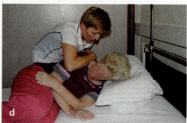
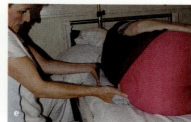
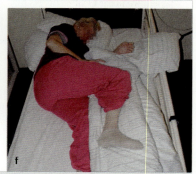

Abb. 23.17 **Seitenlagerung auf der mehr betroffenen Seite.** (Fotos: HELIOS Kliniken Holthausen)
a Zur Vorbereitung zur Lagerung wird der mehr betroffene Arm in Außenrotation gebracht und somit vor Verletzungen während des Drehens geschützt.
b Während des Drehens sind beide Beine gebeugt, der mehr betroffene Arm bleibt in Außenrotation liegen oder wird durch den Betroffenen gehalten.
c Zurückbewegen des Unterkörpers: Die linke Hand unterstützt am Unterbauch, die rechte Hand gibt Stabilität und sorgt für leichte Gewichtsverlagerung nach vorn unten an den Knien. Der Betroffene drückt sich mit der weniger betroffenen Hand auf der Matratze ab.
d Zurückbewegen des Oberkörpers: Die linke Hand ist am unteren Achselrand der mehr betroffenen Seite, die rechte Hand umfasst den oberen Schultergürtel. Pflegende verlagern ihr Gewicht nach hinten, der Betroffene hebt den Kopf an und unterstützt die Bewegung mit der weniger betroffenen Hand.
e Zur Stabilisierung der Position wird eine Handtuchrolle am Rücken unter den Betroffenen gelegt.
f Der mehr betroffene Arm ist möglichst in Außenrotation gebracht, der Kopf wird mit reichlichen Kissen unterlagert, die Streckung des unteren Beines ist den Bewegungsmöglichkeiten der Patientin angepasst.

23.1 Schlaganfall

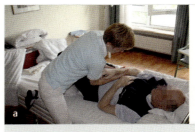
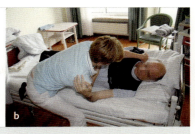

Abb. 23.18 Seitenlagerung auf der weniger betroffenen Seite. (Fotos: B. Schulte, Thieme)
a Vorbereitung zum Drehen auf die weniger betroffene Seite. Beide Beine sind zum Schutz des mehr betroffenen Beins und zur besseren Stabilität angebeugt.
b Während des Drehens auf die weniger betroffene Seite wird der mehr betroffene Arm unterstützt. Der Betroffene nimmt den Kopf auf die Brust und leitet die Drehung ein.

Abb. 23.19 Seitenlagerung weniger betroffene Seite. Die betroffenen Extremitäten werden ausreichend mit Lagerungsmaterial unterstützt, um eine Subluxation zu vermeiden. Der Betroffene liegt, wenn möglich, etwas über 90° auf der Seite. (Foto: B. Schulte, Thieme)

- Beine nach Möglichkeit vereinzeln, d. h. die Beine nicht übereinanderlegen, um eine andere Position als z. B. im Rollstuhl anzubieten,
- betroffenen Arm **nicht** von der Schulter ausgehend herausziehen; darauf achten, dass der Betroffene so auf der Schulter liegt, dass er ausreichend Stabilität bekommt, um den Kopf anzuheben,
- Arm nah am Körper und in Außenrotation (Außendrehung) lagern,
- Hand bzw. Unterarm nur unterlagern, wenn der Arm im Ellbogen überstreckt ist oder das Ellbogengelenk keine ausreichende Streckung mehr zulässt,
- Handgelenk nicht gebeugt lagern; darauf achten, dass die Streckung des Handgelenks Vorrang vor der Streckung der Finger hat,
    - Handinnenfläche zur Decke schauen lassen; wenn das nicht mehr möglich ist, die Daumenseite zur Decke zeigen lassen.

Seitenlagerung auf der weniger betroffenen Seite

Folgendes ist zu beachten:
- Den Betroffenen so nah wie möglich an die Bettkante der betroffenen Seite bringen,
- beim Drehen drauf achten, dass beide Beine gebeugt sind (▶ Abb. 23.17a),
- den Betroffenen zu sich drehen (▶ Abb. 23.17b),
- den betroffenen Arm bei der Drehung unterstützen, sodass er nicht fällt,
- nach der Drehung den Betroffenen nochmals zur Bettkante bringen.

Die Lagerung wird durch folgende Maßnahmen unterstützt:
- Betroffenes Bein mit einem Kissen oder einer Decke unterlagern, Lagerungsmaterial nah an den Körper heranlegen, um den Oberschenkelkopf ausreichend zu unterstützen,
- betroffenen Fuß unbedingt unterlagern,
- nach Möglichkeit das Becken weit nach vorn kippen, betroffenen Arm angebeugt auf dem Bett lagern (je weiter das Becken nach vorn kommt, umso geringer ist die Unterstützung unter dem oberen Bein!, ▶ Abb. 23.18),
- liegt das Becken in ca. 90°, betroffenen Arm mit einem Kissen unterstützen (▶ Abb. 23.19),
- die betroffene Schulter mit einer Decke im Rücken vor dem Zurückfallen schützen,
- die betroffene Hand separat unterstützen,
- auch dem weniger betroffenen Arm eine Möglichkeit zum Ablegen bieten (in Streckung oder Beugung).

Film

Um die Inhalte zu vertiefen, können Sie sich den Film „Bobath – Seitenlagerung 1" und „Bobath – Seitenlagerung 2" ansehen.

Rückenlage

Wie in ▶ Abb. 23.7 deutlich wird, ist die Muskulatur in Rückenlage häufig in Streckung eingestellt. Der proximale Schlüsselpunkt Schulter liegt hinter dem zentralen Schlüsselpunkt. Das Ziel der Rückenlagerung ist, die Schlüsselpunkte in eine neutrale Position zu bringen, sodass der zentrale Schlüsselpunkt absinken kann und beide Schlüsselpunkte (proximal und zentral) auf eine Höhe kommen.

Der Kopf wird erhöht gelagert, ohne dass das Kopfteil angestellt wird. So kann der Kranke seine Umwelt und seinen Körper sehen, ein falsches Abknicken des Oberkörpers wird verhindert.

Film

Um die Inhalte zu vertiefen, können Sie sich den Film „Bobath – Rückenlagerung" ansehen.

▶ **A-Lagerung.** Bei der A-Lagerung eines Hemiplegiepatienten ist Folgendes zu beachten:
- Der Betroffene liegt in der Mitte des Bettes.
- Oberkörper wird über Rotation leicht nach vorn gebracht, um zunächst ein Kissen schräg unter den Erkrankten auf der weniger betroffenen Seite zu bringen, der Kranke unterstützt die Bewegung durch Anheben des Kopfes (▶ Abb. 23.20a).
- Ein zweites Kissen wird schräg unter die mehr betroffene Seite gebracht, sodass die Kissen unter dem Kopf übereinander liegen (▶ Abb. 23.20b).
- Kopf muss anschließend evtl. noch mit einem kleinen Kissen unterstützt werden.
- Zentraler Schlüsselpunkt sinkt zwischen die beiden Kissen ab (▶ Abb. 23.21a).
- Betroffener Arm liegt nah am Körper.
- Ellbogen werden unterlagert, liegen aber tiefer als der Oberarm, sonst kommt es zu unerwünschter Innenrotation des Oberarmes.
- Die mehr betroffene Hand wird unterstützt und liegt neben oder auf dem Körper.
- Das mehr betroffene Bein wird am Becken (Trochanter) mit einem Kissen unterstützt, um eine Außenrotation zu verhindern und den Oberschenkelkopf in der Gelenkpfanne zu halten (▶ Abb. 23.21b).
- Knie können bei Überstreckung leicht unterlagert werden.

585

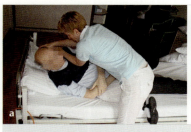 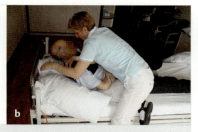

Abb. 23.20 A-Lagerung. (Fotos: B. Schulte, Thieme)
a Der Betroffene wird diagonal nach vorn bewegt und nimmt dabei den Kopf auf die Brust. Pflegende bewegen dabei ihren Körper nach hinten und können mit der rechten Hand das Kopfkissen schräg unter den Betroffenen bringen.
b Nun wird der Betroffene diagonal zur anderen Seite bewegt und unterstützt diese Bewegung wieder durch Anheben des Kopfes. Pflegende legen das 2. Kissen schräg unter den Kopf, sodass die Spitzen beider Kissen (die Spitze des A) unter dem Kopf liegen.

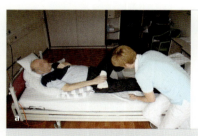 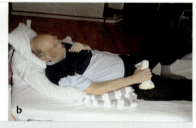

Abb. 23.21 Rückenlagerung in A-Lagerung. (Fotos: B. Schulte, Thieme)
a Der Oberkörper liegt in A-Lagerung, der Kopf ist zusätzlich mit einem Kissen unterstützt. Der Betroffene kann in den Raum blicken und seine Umwelt wahrnehmen.
b Das Becken sollte möglichst nach hinten gekippt sein, sodass die Lendenwirbelsäule aufliegen kann. Die Beine werden bei Bedarf unter den Knien unterstützt, um den Hohlraum der Kniegelenke zur Unterlage auszugleichen.

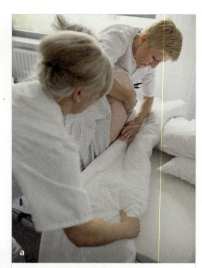

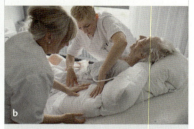

Abb. 23.22 Aufsetzen im Bett. (Abb. aus: M. Friedhoff, D. Schieberle. Praxis des Bobath-Konzepts. Thieme; 2014)
a Aufsetzen über Rotation.
b Stabilisierung des Rumpfs.

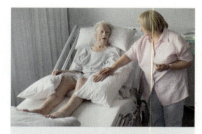

Abb. 23.23 Sitzen im Bett. (Abb. aus: M. Friedhoff, D. Schieberle. Praxis des Bobath-Konzepts. Thieme; 2014)

- Bei starkem Druck auf die Fersen kann an der Achillessehne ein dünnes Handtuch liegen.

Praxistipp

Zur Spitzfußprophylaxe kann ein festes Kissen oder eine gerollte Decke vor die Fußsohlen gelegt werden. Reagiert der Kranke mit erhöhtem Tonus, so ist das Lagerungsmaterial an den Füßen wieder zu entfernen.

Sitzen im Bett

Das Sitzen im Bett bietet vielfältige Möglichkeiten für den Betroffenen und die Pflege. In dieser Position kann die Körperpflege stattfinden, können Mahlzeiten eingenommen werden, kann der Betroffene lesen oder Besuch empfangen. Sie ist eine gelungene Alternative zum Sitzen im Rollstuhl/Stuhl. Ist der Kranke noch sehr schwach oder hat kaum Rumpfstabilität, so ist das Sitzen im Bett weniger anstrengend für ihn und er kann in dieser Position leichter unterstützt und somit stabilisiert werden.

Der enorme Druck auf den Steiß stellt hierbei eine hohe Dekubitusgefahr dar. Auf die Haut- und Durchblutungsverhältnisse beim jeweiligen Erkrankten ist unbedingt zu achten. Durch ein Handtuch oder ein kleines Kissen unter einer Gesäßhälfte im Wechsel können Pflegende diese Gefahr jedoch minimieren.

So wird der Betroffene beim Sitzen im Bett unterstützt:
- Er wird möglichst hoch an das Kopfende gebracht.
- Die Beine werden mit einer Decke oder einem dicken Kissen unterlagert.
- Der Kranke wird über die Rotation zum Sitz gebracht (▶ Abb. 23.22a).
- Eine lange Decke wird in Höhe des Lendenwirbelbereiches hinter den Betroffenen gelegt, bei guter Rumpfstabilität reicht ein Kissen (▶ Abb. 23.22b).
- Kopfteil wird hochgestellt.
- Ein Kopfkissen unterstützt bei Bedarf den Kopf.
- Decke wird an den Seiten aufgerollt und deutlich an den Rumpf gebracht (so bietet sie Stabilität für den Oberkörper).
- Betroffener Arm wird am Ellbogen unterstützt.

- Druck kann durch ein Handtuch von den Fersen genommen werden.
- Zur Spitzfußprophylaxe kann ein Kissen oder eine Decke vor die Fußsohlen gelegt werden, reagiert der Kranke mit Erhöhung des Muskeltonus, so ist das Lagerungsmaterial an den Füßen wieder zu entfernen.

Kriterien zur Überprüfung der Lagerung sind (▶ Abb. 23.23)
- Gesichtsausdruck
- Atmung

- Überprüfung auf Entspannung der Muskulatur durch die Hände der Pflegenden
- Unruhe (z. B. ist der Betroffene mit einer Hand oder einem Bein unruhig und „sucht" einen bequemen Platz zum Ablegen)

Der Nachtschrank sollte wenn möglich der Position des Betroffenen angepasst werden, sodass er in den verschiedenen Seitenlagen auch an das Telefon kommt. Die Klingel muss unbedingt in den Sichtbereich bzw. an die weniger betroffene Seite gelegt werden.

Aufsetzen an die Bettkante und Hineinlegen ins Bett

Liegen keine zusätzlichen Schäden an der Wirbelsäule vor, so sollte das Aufsetzen auf die Bettkante über die Diagonale erfolgen. Das herkömmliche Aufsetzen über eine Seite des Betroffenen ist nicht falsch und kann in einzelnen Fällen durchaus sinnvoll sein, z. B. bei starken Pusher-Patienten. Hier ist es wichtig, die Betroffenen in Seitenlage „klein" zu halten, d. h. die Beine gebeugt liegen zu lassen und den Betroffenen mit Beugung des Oberkörpers aufzusetzen. Häufig ist es so, dass die Pflegende die gesamte Last des Betroffenen trägt und somit sehr viel Kraft benötigt. Der Kranke hat nur geringe Möglichkeit, aktiv mitzuhelfen, indem er sich mit dem oberen Arm am Bett abstützt.

▶ **Aufsetzen über die Diagonale.** Das Handling über die mehr betroffene Seite ist deutlich leichter, da Pflegende auf der mehr betroffenen Seite stehen und diese besser unterstützen können. Bei einigen Erkrankten kann es aber sinnvoll sein, den Weg über die weniger betroffene Seite zu wählen (z. B. bei einer Gelenks-TEP oder starken Hüftschmerzen auf der mehr betroffenen Seite):
- Der Betroffene liegt in A-Lagerung.
- Becken wird an die Bettseite der mehr betroffenen Seite gebracht.
- Oberkörper wird zur weniger betroffenen Seite gebracht, sodass der Kranke diagonal liegt (▶ Abb. 23.24a).
- Je inaktiver der Kranke ist, desto höher wird das Kopfteil gestellt, um den Weg zu verkürzen.
- Beide Beine sind zunächst angestellt.
- Betroffenes Bein wird auf den Boden gestellt (Vorsicht: keine Abduktion/Außenrotation!).
- Weniger betroffenes Bein sollte angebeugt stehenbleiben (so wird eine Überstreckung des gesamten Körpers verhindert).
- Aktivität des Betroffenen geschieht über die Anspannung der gesamten vorderen Rumpfmuskulatur.
- Der Betroffene unterstützt die Bewegung durch Auflegen der weniger betroffenen Hand auf die Schulter der Pflegenden und durch Anheben des Kopfs (▶ Abb. 23.24b).
- Die Pflegende unterstützt den Betroffenen in der Rotation, d. h. die Schulter der weniger betroffenen Seite kommt zunächst vor, dann erst richtet sich der Oberkörper auf.
- Der Kranke nimmt sein weniger betroffenes Bein selbstständig mit aus dem Bett.
- Der mehr betroffene Arm kann auf dem Bauch liegenbleiben oder neben den Körper gelegt werden.

Das Aufsetzen auf die Bettkante kann ebenso über die Seitenlage erfolgen. Insbesondere bei Betroffenen mit wenig Rumpfstabilität und wenig Bewegungsmöglichkeiten im Rumpf ist dieser Bewegungsablauf eine sinnvolle Alternative. Dabei ist der Kranke so aktiv wie möglich, indem er sich mit dem Arm auf dem Bett abstützt und seinen Oberkörper in Aufrichtung bringt (▶ Abb. 23.24c).

Film

Um die Inhalte zu vertiefen, schauen Sie sich den Film „Bobath – Sitzen an der Bettkante" an.

▶ **Hineinlegen ins Bett.** Diese Aktivität verläuft in umgekehrter Reihenfolge:
- Der Betroffene wird schräg auf das Bett gesetzt.
- Pflegende stehen neben dem mehr betroffenen Bein, um ein Nach-außen-Fallen des Beins (Außenrotation und Abduktion) zu verhindern.
- Über eine Rotationsbewegung wird der Betroffene langsam abgelegt (ein gestrecktes nach hinten Fallen des Betroffenen ist unbedingt zu verhindern!).
- Das weniger betroffene Bein nimmt der Betroffene während des Bewegungsablaufs mit ins Bett.
- Das mehr betroffene Bein liegt nun für einige Sekunden in Hüftstreckung, was die Gelenkbeweglichkeit erhält, es wird von den Pflegenden anschließend ins Bett gestellt.

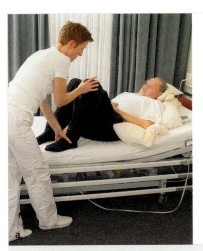 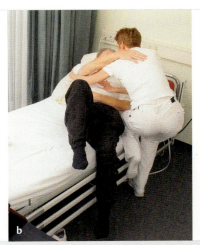 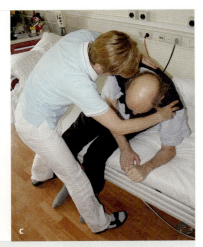

Abb. 23.24 Transfer an die Bettkante. (Fotos: HELIOS Kliniken Holthausen)
a Vorbereitung.
b Aufsetzen an die Bettkante.
c Eine Alternative zum Aufsetzen auf die Bettkante ist der Bewegungsablauf über die Seite.

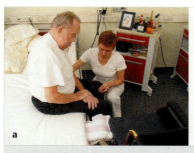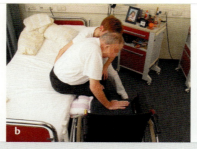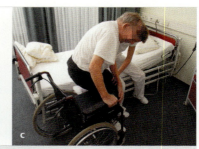

Abb. 23.25 Tiefer Transfer. (Fotos: HELIOS Kliniken Holthausen)
a Pflegende unterstützt das betroffene Bein am Knie.
b Die andere Hand ist am Gesäß des Betroffenen.
c Das Gesäß wird frei und er kann in kleinen Schritten zur Seite versetzt werden.

Tab. 23.2 Kriterien für den Transfer aus dem Bett in den Stuhl.

Transfer über die weniger betroffene Seite	Transfer über die mehr betroffene Seite
• schnellere Selbstständigkeit des Betroffenen, insbesondere bei schlechter Prognose • Spitzfuß des mehr betroffenen Beins • kein Muskeltonus im mehr betroffenen Bein und somit keine Stabilität • ausgeprägter Neglekt • Kompensation (Pusher-Syndrom)	• Muskeltonus im mehr betroffenen Bein • leichter Neglekt

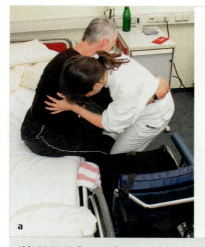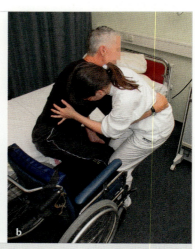

Abb. 23.26 Tiefer Transfer. Der tiefe Transfer bei einem schwer Betroffenen. (Fotos: HELIOS Kliniken Holthausen)
a Ausgangsposition.
b Transfer.

Transfer aus dem Bett in den Rollstuhl/Stuhl

Bevor der Betroffene in den Rollstuhl gesetzt wird, muss entschieden sein, über welche Seite der Transfer durchgeführt werden soll. Dementsprechend ist das Zimmer zu organisieren. Das Aufsetzen auf die Bettkante erfolgt überwiegend über die mehr betroffene Seite. Der Transfer in den Stuhl kann über beide Seiten durchgeführt werden (▶ Tab. 23.2). Das hängt von unterschiedlichen Kriterien ab.

Unterschieden werden:
• tiefer Transfer
• Transfer über den Stand

Der Transfer über den Stand bedeutet, dass der Betroffene Schritte machen muss. Andernfalls kommt es zum Verdrehen der Füße mit Abknicken des Sprunggelenks des mehr betroffenen Beines. Stehen ist absolut wichtig für Betroffene, der Transfer über den Stand ist jedoch eine hohe Anforderung an den Erkrankten und die Pflegenden. Voraussetzung für einen Transfer über die Füße ist mind. ein stabiler Fuß mit Beweglichkeit im Sprunggelenk.

Das Umsetzen vom Bett in den Stuhl und zurück sollte möglichst mit einer Gewichtsübernahme auf die Füße einhergehen. Das entspricht der normalen Bewegung. Für die Betroffenen ist der Bewegungsübergang nicht nachvollziehbar, wenn sie schwebend in ein anderes Sitzmöbel gebracht werden. Der Lerneffekt bleibt dann völlig aus. Des Weiteren bietet die Gewichtübernahme auf die Füße eine enorme Spitzfußprophylaxe.

▶ **Beispiel 1 – tiefer Transfer.** Der tiefe Transfer wird anhand von 2 Beispielen teilaktiver Betroffener dargestellt:
• Rollstuhl vorbereiten.
• Seitenteil abnehmen.
• Mit Handtuch oder kleinem Kissen Lücke zwischen Rollstuhl und Bett ausfüllen (▶ Abb. 23.25a).
• Neben den Betroffenen setzen.
• Das mehr betroffene Bein am Knie unterstützen.
• 2. Hand der Pflegenden ans Gesäß des Betroffenen legen (▶ Abb. 23.25b)
• Ihn unterstützen, mit dem Oberkörper vorzukommen, um das Gewicht auf die Beine zu bringen.
• Das dadurch frei werdende Gesäß in kleinen Schritten zur Seite versetzen (▶ Abb. 23.25c).
• Darauf achten, dass der Transfer in mind. 2 Schritten erfolgt; dabei die Fußstellung kontrollieren und ggf. korrigieren.
• Den neben dem Körper hängenden betroffenen Arm mit kontrollieren.

▶ **Beispiel 2 – tiefer Transfer.** Das Gesäß muss beim tiefen Transfer nur minimal von der Unterlage angehoben werden, um das Gesäß zu versetzen. Bei schwer Betroffenen erfolgt die Unterstützung wie im 2. Beispiel dargestellt (▶ Abb. 23.26). Eine 2. Person geht an das Gesäß des Erkrankten und unterstützt die Seitwärtsbewegung.

Der Oberkörper muss ausreichend weit nach vorn gebracht werden, dann kommt das Gewicht auf die Füße und das Gesäß wird frei für Bewegung!

Film

Um die Inhalte zu vertiefen, können Sie sich den Film „Bobath – Transfer Bett–Rollstuhl" ansehen.

▶ **Beispiel 3 – Transfer zur Toilette.** Folgendes Vorgehen ist zu empfehlen:
- Seitlich zum Betroffenen stehen.
- Mit einer Hand das Knie stabilisieren, mit der anderen das Gesäß (▶ Abb. 23.27a).
- Betroffenen darin unterstützen, sich am Griff festzuhalten, wenn er sich nicht hochzieht und den Oberkörper ausreichend nach vorn bringt.
- Darauf achten, dass der Transfer tief erfolgt, ohne zu stehen.
- Betroffenen auf den geschlossenen Toilettendeckel setzen (▶ Abb. 23.27b).
- Beide Hände an den Rumpf, an den zentralen Schlüsselpunkt nehmen und das mehr betroffene Bein mit den Knien unterstützen (▶ Abb. 23.27c).
- Betroffenen unterstützen, den Oberkörper vorzubringen, das Gewicht auf beide Beine zu verlagern und in den Stand zu kommen.
- Toilette öffnen (▶ Abb. 23.27d).
- Hose des Betroffenen herunterziehen.
- Betroffenen auf die Toilette absetzen.

Stehen

> **Merke** M!
>
> Stehen bedeutet, dass das Gleichgewicht gehalten und das Körpergewicht auf mind. ein Bein gebracht werden kann. Jeder Bewegungsübergang zum Stehen hat einen großen Lerneffekt für den Betroffenen, beugt einem Spitzfuß vor und erhält die notwendige Beweglichkeit und Streckung in der Hüfte.

Im pflegerischen Alltag sollte aus diesem Grund das Stehen so häufig wie möglich mit einbezogen werden, z. B. zum Hose hochziehen, zum Austauschen von Rollstuhl und Toilettenstuhl, zum Austauschen von Rollstuhl und Stuhl bei den Mahlzeiten.

Zum Aufstehen stehen die Pflegenden vor oder seitlich neben dem Erkrankten.

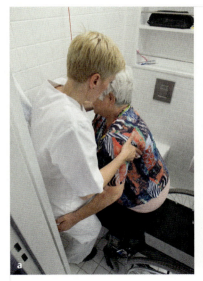
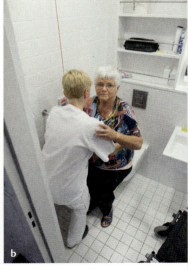
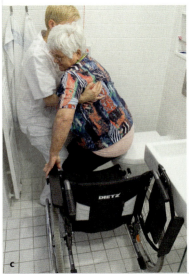
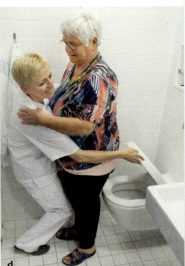

Abb. 23.27 Transfer zur Toilette. (Abb. aus: M. Friedhoff, D. Schieberle. Praxis des Bobath-Konzepts. Thieme; 2014)
a Eine Hand stabilisiert das Knie.
b Die Kranke wird auf dem Toilettendeckel abgesetzt.
c Beim Aufstehen unterstützt die Pflegende das mehr betroffene Bein mit ihren Knien.
d Die Pflegende öffnet den Toilettendeckel.

Das ist abhängig von der notwendigen Unterstützung. Benötigt der Betroffene noch mehr Hilfestellung, so stehen die Pflegenden vor ihm und sichern das betroffene Knie. Beide Füße müssen mit der gesamten Fußsohle Bodenkontakt haben.

Beide Hände gehen an den Thorax und leiten die Bewegung über den zentralen Schlüsselpunkt ein. Es ist darauf zu achten, dass zunächst der Oberkörper nach vorn kommt, um das Gewicht auf die Füße zu bringen (▶ Abb. 23.28a). Die Pflegenden stabilisieren das mehr betroffene Bein und bringen es beim Bewegungsübergang mit in die Streckung (▶ Abb. 23.28b).

Eine weitere Möglichkeit, den Betroffenen beim Bewegungsübergang in den Stand zu unterstützen, bietet sich bei Erkrankten mit mehr Aktivität und gutem Gleichgewicht an. Pflegende stehen seitlich und stabilisieren das mehr betroffene Bein. Die Bewegung wird zusätzlich am Gesäß begleitet.

Kommt es im mehr betroffenen Bein zu einer starken Tonuserhöhung mit einer Überstreckung des Knies als Folge, so ist

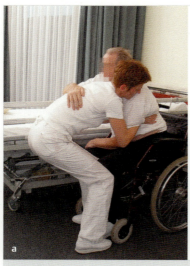 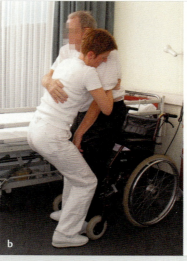 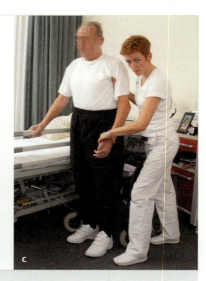

Abb. 23.28 Stehen. (Fotos: HELIOS Kliniken Holthausen)
a Der Betroffene kommt zunächst mit dem Oberkörper nach vorne, um das Gewicht auf die Füße zu bringen.
b Die Pflegende stabilisiert das mehr betroffene Bein und bringt es in Streckung.
c Eine seitliche Orientierung kann die Ausrichtung des Gleichgewichts beim Betroffenen unterstützen.

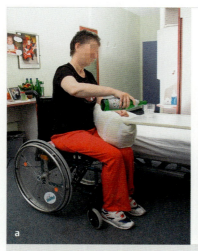 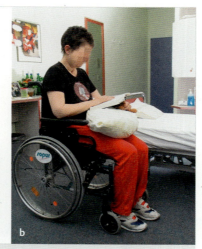

Abb. 23.29 Sitz. (Fotos: HELIOS Kliniken Holthausen)
a Aktiver Sitz.
b Angelehnter Sitz.

das Bein wieder leicht in Beugung zu bringen. Der Erkranke wird aufgefordert, seinen Oberkörper aufzurichten und die Balance zu halten. Eine seitliche Orientierung (z. B. durch ein Bett) auf der mehr oder auf der weniger betroffenen Seite kann die Ausrichtung des Gleichgewichtes unterstützen.

Im Stehen kann sich dann die weniger betroffene Hand vorn oder seitlich festhalten (▶ Abb. 23.28c). Zum Aufstehen selbst sollten möglichst keine Griffe genutzt werden. Es kann zu assoziierten Reaktionen kommen, die eine Sekundärproblematik hervorrufen. Nutzt der Betroffene einen Griff, ohne sich über den Arm hochzuziehen, so kann es hilfreich sein, als Orientierung, den Oberkörper vorzubringen.

Sitzen

Nach einem Schlaganfall ist es für den Betroffenen von großer Bedeutung, wieder aus dem Bett zu können und am aktiven Leben teilzuhaben. Eine günstigere Ausgangsposition für die Nahrungsaufnahme ist gegeben und eigene Aktivitäten, z. B. bei der Körperpflege, sind gut möglich.

Die Sitzfläche sollte ausreichend stabil sein und nicht nach hinten geneigt. Armlehnen geben dem Erkrankten Sicherheit und können vielleicht benötigte Kissen halten. Ein Stuhl ist dem Rollstuhl in der Regel vorzuziehen, da er diese Komponenten bietet.

Bleibt der Betroffene im Rollstuhl sitzen, so sind die Fußstützen unbedingt zu entfernen. Fußstützen bringen den Unterschenkel weiter vor, die Knie höher und bewirken somit eine Kippung des Beckens nach hinten. Mit dieser Beckenstellung ist es kaum möglich, den Oberkörper aufzurichten. Der Betroffene lehnt passiv an der Rückenlehne.

Ist der zentrale Schlüsselpunkt hinter den proximalen Schlüsselpunkten, so sitzt der Erkrankte gebeugt (der Rücken ist rund). Mit gebeugtem Oberkörper lassen sich nur mit viel Kraft die Arme gegen die Schwerkraft anheben. Wird also Aktivität gewünscht, so ist auf eine aufrechte Position des Betroffenen zu achten. Die Schlüsselpunkte sind annähernd auf einer Höhe. Nach der Handlung kann sich der Kranke an der Rückenlehne anlehnen. So ist ein Wechselspiel von Beugung und Streckung erreicht, mit einer positiven Auswirkung auf die gesamte Beweglichkeit und den Muskeltonus und es kommt zu einer Gewichtsverlagerung und somit Druckverteilung am Gesäß (▶ Abb. 23.29).

Das Gesäß des Betroffenen wird so weit nach hinten in den Stuhl gebracht, dass beide Füße mit der gesamten Fußsohle auf dem Boden stehen. Das Becken wird aufgerichtet und kann in dieser Position mit einer Handtuchrolle unterstützt werden.

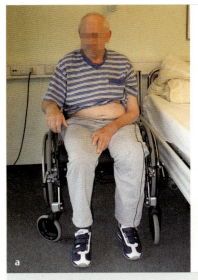 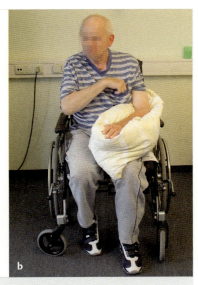

Abb. 23.30 Unterstützung des Sitzes. (Fotos: HELIOS Kliniken Holthausen)
a Unkorrigierter Sitz: Der Betroffene fällt mit seinen Gewichten auf die mehr betroffene Seite, das Becken ist deutlich tiefer. Das Gewicht des mehr betroffenen Arms zieht den Körper weiter auf die mehr betroffene Seite.
b Korrigierter Sitz: Das Becken ist symmetrisch ausgerichtet und das Gewicht des mehr betroffenen Arms unterstützt.

▶ Voraussetzungen für den Sitz. Ein symmetrisch ausgerichtetes Becken ist Voraussetzung für einen stabilen Sitz. Durch fehlende Gesäßmuskulatur kann es zu einer Beckenkippung kommen: Im Sitzen fällt der Kranke zur mehr betroffenen Seite, wenn das Becken auf dieser Seite tiefer steht. Der Kranke versucht an einer anderen Stelle seines Körpers, dieses Ungleichgewicht auszugleichen und spannt die Muskeln an (▶ Abb. 23.30a). Durch ein gefaltetes Handtuch, das unter die tiefer stehende Gesäßhälfte gelegt wird, kann dieser Problematik begegnet werden (▶ Abb. 23.30b). In einigen Fällen sind auch 2 Handtücher notwendig, um das Becken auszugleichen.

Der Rumpf muss sich im Schwerkraftfeld halten können. Durch eigene Muskulatur oder durch stabilisierende Faktoren von außen (ein Kissen oder eine Decke rechts und links an den Rumpf gebracht). Der mehr betroffene Arm muss das Armgewicht abgeben können, der Oberarm ist möglichst nah am Körper. Der Arm wird neben dem Rumpf auf einem Kissen oder Rollstuhltisch positioniert. Die mehr betroffene Hand wird etwas erhöht gelagert, sodass das Handgelenk nach oben gebeugt ist (Dorsalextension).

Merke

Grundsätzlich gilt: Der Betroffene darf in der Auseinandersetzung mit dem Schwerkraftfeld nicht überfordert werden. Aufgabe der Pflege ist es, ausreichend angepasste Unterstützungsfläche anzubieten. Bei Aufkommen assoziierter Reaktionen, Vorschieben des Beckens, Unruhe oder Verlust von Kopf- und Rumpfkontrolle ist unbedingt die Position zu verändern. Der Sitz wird korrigiert oder der Kranke muss ins Bett zurückgelegt werden.

Sich pflegen und sich kleiden können

Durch die Hemiplegie bedingt, aber auch durch neuropsychologische Störungen, kann der Erkrankte seinen gewohnten Ritualen bezüglich der Körperpflege nicht selbstständig nachkommen. Unterstützung durch Pflegende ist notwendig. Mit hoher Sensibilität sollten die Gewohnheiten des Betroffenen berücksichtigt werden. Die durchzuführenden Maßnahmen mit gutem Handling sind von großer therapeutischer Bedeutung. Durch die Bewegung des Betroffenen und durch die Berührungen der Pflegenden wird die Körperwahrnehmung verbessert. Sich selbst wieder waschen und ankleiden zu können, ist für viele Betroffene ein gewünschtes Ziel.

▶ Pflegeziele. Ziele der Pflege bei der Körperpflege und beim Kleiden sind:
- Förderung der Selbstständigkeit und somit Steigerung der Motivation
- Anbahnung normaler Bewegungsabläufe (Der Kranke kann auf einen Erfahrungsschatz zurückgreifen und daran anknüpfen.)
- Tonusregulation durch Veränderung der Ausgangsstellung und Förderung von Bewegung
- Schutz der betroffenen Schulter vor Verletzungen
- Verbesserung der Wahrnehmung der mehr betroffenen Seite durch Einbeziehung in Bewegungsabläufe und durch Berührung
- Erkennen neuropsychologischer Störungen und Verbesserung durch kontinuierliche Begleitung

Die Ressourcen des Erkrankten entscheiden, welche Ausgangsposition gewählt wird (▶ Tab. 23.3). Hierbei ist auch der aktuelle körperliche und seelische Zustand zu berücksichtigen.

Körperpflege im Sitz im Bett

Im frühen Stadium nach einem Schlaganfall wird der Erkrankte vorwiegend im Bett gewaschen und angekleidet. Der Sitz im Bett (▶ Abb. 23.23) ermöglicht, dass der Betroffene die Sequenz mit seinen Augen verfolgen kann, auch wenn er noch keine eigene Aktivität abrufen kann. Pflegende können ihn bei allen Handlungen mit einbeziehen und ihn auffordern, den Waschlappen zu übernehmen oder den Arm durch das T-Shirt zu stecken.

Merke

Je instabiler der Rumpf ist, umso mehr Halt muss ihm von außen gegeben werden. Eine Decke im unteren Lendenwirbelbereich und eingerollt an die Rumpfseiten gebracht, ermöglicht das.

Körperpflege in Seitenlage – mehr betroffene Seite

Das Waschen des Unterkörpers kann in Seitenlage auf der mehr betroffenen Seite erfolgen (▶ Abb. 23.31). Der Erkrankte wird im Rücken ausreichend stabilisiert, sodass er bei eigener Aktivität nicht gleich auf den Rücken rollt. Der betroffene Arm liegt wie in Seitenlagerung und ist somit im Sichtfeld. Den Genitalbereich kann der Betroffene selbst waschen und wird von den Pflegenden nur übernommen, wenn

Erkrankungen des zentralen Nervensystems

Tab. 23.3 Körperpflege unter Berücksichtigung der Ressourcen des Betroffenen.

Ausgangspositionen	Voraussetzungen	mögliche Aktivitäten
Sitzen im Bett (Langsitz)	keine	• Waschen und Ankleiden des Oberkörpers • Waschen des mehr betroffenen Arms • Waschen des Genitalbereichs vorn • Waschen der Oberschenkel • Mund- und Zahnpflege • Kämmen der Haare
Seitenlage, mehr betroffene Seite	keine	• Waschen des Oberkörpers, des mehr betroffenen Arms, des Genitalbereichs vorn und hinten • Waschen der Oberschenkel • Ankleiden mit Unterstützung der Pflegenden • Mund- und Zahnpflege • Kämmen der Haare
Sitz vor dem Waschbecken	• Kopf- und Rumpfstabilität • stabiler Kreislauf • gewisse Aufmerksamkeit und Konzentration • Idee für die linke Körper- u. Raumhälfte • Augenstellung mind. bis zur Mitte möglich • gewisse Beweglichkeit in Becken, Hüfte und Knien	• Waschen und Ankleiden des Oberkörpers • Mund- und Zahnpflege • Kämmen der Haare • Rasur
Stehen vor dem Waschbecken	zusätzlich zum Sitz: • Beweglichkeit im Sprunggelenk • Gleichgewicht • Stehen auf mind. einem Bein • ausreichend Aufmerksamkeit und Konzentration	• Waschen des Genitalbereichs, • Haare kämmen, • Rasur.

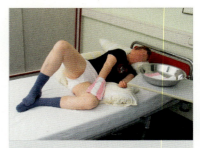

Abb. 23.31 Körperpflege im Bett. In dieser Position hat der Betroffene alle Voraussetzungen, um sich selbstständig zu waschen, wenn er noch keine ausreichende Rumpfstabilität für das Sitzen besitzt. (Foto: HELIOS Kliniken Holthausen)

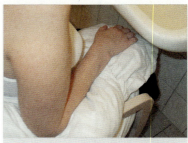

Abb. 23.32 Körperpflege im Sitzen. Sitz zur Körperpflege mit Unterstützung des betroffenen Arms auf einem Kissen. (Abb. aus: M. Friedhoff, D. Schieberle. Praxis des Bobath-Konzepts. Thieme; 2014)

der Erkrankte aus motorischen oder neuropsychologischen Gründen absolut keine Möglichkeit dazu hat.

Merke

Den Unterkörper in Rückenlage zu versorgen, ist die ungünstigste Position, da der Betroffene weder etwas sehen noch aktiv sein kann. Jede Arm- oder Beinbewegung erfolgt gegen die Schwerkraft und erfordert einen enormen Kraftaufwand. Ist sie dennoch aus wichtigen Gründen erforderlich, so ist der Erkrankte in die A-Lagerung zu bringen.

Körperpflege am Waschbecken

Das Waschen des Oberkörpers am Waschbecken hat einen hohen therapeutischen Wert. Voraussetzung für das Waschen im Sitz ist, dass der Betroffene frei sitzen kann oder durch ausreichendes Lagerungsmaterial so stabilisiert wird, dass die Arme frei sind. Muss der Erkrankte sich mit der weniger betroffenen Seite halten, da sonst sein Oberkörper zu einer Seite fällt, kann er sich nicht aktiv mit seinen Armen und seiner Aufmerksamkeit am Geschehen beteiligen.

Die Fußstützen des Rollstuhls sind vor dem Waschbecken zu entfernen, um eine aktivere Sitzposition zu erreichen. Der mehr betroffene Arm wird auf einem Kissen unterstützt und hat somit ausreichenden Schutz bei allen Aktivitäten des Erkrankten (▶ Abb. 23.32). Pflegende stehen auf der mehr betroffenen Seite; Ausnahme bei Pusher-Patienten (S. 579). Sie unterstützen den Betroffenen, wenn er in seiner Bewegung verharrt, nicht weiter weiß oder mit seinem weniger betroffenen Arm Körperstellen nicht erreichen kann. Auf korrektes Handling des mehr betroffenen Armes ist unbedingt zu achten.

Armhandling

Durch die inaktive Muskulatur des Schultergürtels kommt es zu einer Fehlstellung des Gelenkes, siehe „Kontrakturenprophylaxe" (S. 317). Im Sitzen wirkt ebenfalls die Schwerkraft auf den Arm ein und zieht den Oberarmkopf aus der Pfanne. Ist der Arm in dieser Position ruhig, so ist er vor Verletzungen geschützt. Wird der Arm jedoch bewegt (z. B. die Hand angehoben, um den Arm in das T-Shirt zu stecken oder die Achsel zu waschen), so reiben Knochen aneinander und Bänder werden eingeklemmt.

Die Unterstützung des Ellbogens durch ein Kissen/Tisch oder die Hand der Pflegenden bewirkt ein Ablegen des Gewichtes und verhindert das Entstehen von Zügen im Gelenk und der entsprechenden Muskulatur. Ist der Ellbogen nicht unterstützt, so gehen Pflegende mit der flachen Hand unter die Achsel des Betroffenen, sodass der Handrücken am Brustkorb (Thorax) ist (▶ Abb. 23.33). Durch leichtes Anheben der Hand kommt es zu einer Korrektur des Gelenks. Das Handgelenk sollte möglichst in Dorsalextension liegen oder von der Pflegenden gehalten werden. So können die Pflegenden den Betroffenen bei der Körperpflege und beim Anziehen begleiten (▶ Abb. 23.34).

Wie in ▶ Abb. 23.34 zu sehen ist, wird der Arm etwas aktiv und schiebt sich vor. Durch die bekannten Bewegungsabläufe kommt es zu dieser Aktivität, die der Erkrankte zu diesem Zeitpunkt noch nicht willentlich abrufen kann. Durch regelmäßiges Üben kann die bewusste Steuerung jedoch erreicht werden (▶ Abb. 23.35).

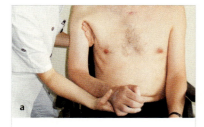
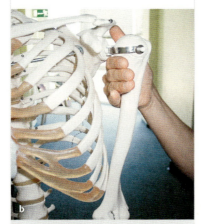

Abb. 23.33 Unterstützung des Arms in der Achsel. (Abb. aus: M. Friedhoff, D. Schieberle. Praxis des Bobath-Konzepts. Thieme; 2014)
a Am Betroffenen.
b Verdeutlichung der Lage der Hand am Skelettmodell.

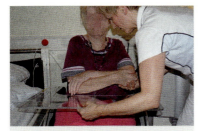

Abb. 23.34 Armhandling. Um ein Kissen oder einen Tisch unter den Arm zu bekommen, wird der mehr betroffene Arm auf den weniger betroffenen abgelegt. Vorsicht: Die Arme nur leicht anheben, um den Schutz des Schultergelenks zu gewährleisten. (Foto: HELIOS Kliniken Holthausen)

Film

Um die Inhalte zu vertiefen, können Sie sich den Film „Bobath – Hilfe beim Ankleiden" ansehen.

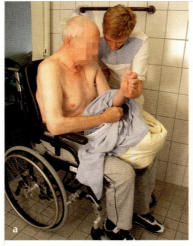
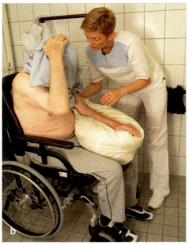
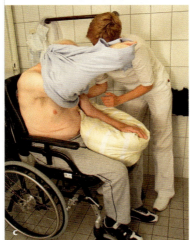
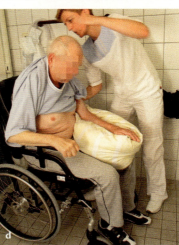

Abb. 23.35 Ankleiden. (Fotos: HELIOS Kliniken Holthausen)
a Der Arm liegt auf einem Kissen oder auf einem Rollstuhltisch. Pflegende nehmen das Armgewicht ab und der Betroffene streift sich das Kleidungsstück über.
b Während der Betroffene sich das Shirt über den Kopf zieht, achten die Pflegenden auf den Schutz des mehr betroffenen Arms.
c Anschließend wird der weniger betroffene Arm durch das Ärmelloch gebracht.
d Der Betroffene bewegt sich aktiv nach vorn, so kann er selbst oder die Pflegenden das Shirt am Rumpf korrigieren.

Merke

Die Prinzipien des Handlings des mehr betroffenen Armes sind auf den Sitz im Bett übertragbar.

Waschen des Unterkörpers im Stand

Ist es dem Betroffenen möglich zu stehen und für einen kurzen Moment das Gleichgewicht zu halten, so sollte das Waschen des Unterkörpers vor dem Waschbecken stattfinden. Dabei ist die Einschätzung des Abstands von großer Bedeutung. Ist der Erkrankte zu nah, so kann er den Oberkörper nicht weit genug vorbringen. Ist der Abstand zu groß, reicht er nicht mehr an das Waschbecken und seine Utensilien heran. Pflegende sollten den Betroffenen im Stand am Becken unterstützen, sodass er sich selbst waschen kann. Hält er sich mit der weniger betroffenen Hand am Waschbecken fest, wird ihm die Möglichkeit genommen, die Intimpflege selbst zu übernehmen.

▶ **Duschen.** Das Duschen von Schlaganfallbetroffenen ist aus pflegetherapeutischer Sicht nur wenig sinnvoll. Zur Reinigung und für das Wohlbefinden hat es aber durchaus seinen Stellenwert. Die Betroffenen wollen häufig duschen, da es für sie die einfachste Lösung der Körperpflege ist. Mit dem Betroffenen sollten Kompromisse vereinbart werden, dass vielleicht 1- oder 2-mal pro Woche die Körperpflege unter der Dusche stattfindet, an den anderen Tagen jedoch das Waschen vor dem Waschbecken therapeutisch genutzt wird. Unter der Dusche ist unbedingt auf einen korrekten Sitz zu achten, siehe „Sitzen" (S. 590).

Kommunizieren können

Die Sprache ist unser hauptsächliches Kommunikationsmittel und bewirkt, dass wir mit anderen Menschen in Verbindung treten können. Zwischenmenschliche Beziehungen gestalten sich in erster Linie über die Sprache und werden von Gestik und Mimik begleitet. Über die Absprache bestimmter Zeichen lassen sich Alltagsfragen beantworten und dringende Bedürfnisse darstellen, sie machen jedoch keinen ausgiebigen Austausch möglich.

Betroffene mit einer stärkeren Aphasie im sensorischen Bereich haben häufig keine Krankheitseinsicht und können nicht nachvollziehen, warum sie nicht verstanden werden. Sie haben entsprechend wenig Leidensdruck. Betroffene mit verstärkter motorischer Aphasie hingegen erleben die Situation adäquat und fühlen sich wie in einem Käfig. Stimmungen können nicht beschrieben und nur sehr einseitig gezeigt werden. Kleine Bedürfnisse mit Hand und Fuß zu erläutern, ist oft mühselig, insbesondere, wenn die Pflegenden täglich wechseln.

Auch für die Angehörigen ist der Umgang mit dem Betroffenen erschwert. Sie können zeitweise die deutlichen Ausfälle nicht erkennen und überschätzen ihren Angehörigen, was zu Missverständnissen führen kann.

▶ **Pflegeziele.** Aufgaben bei Aphasie sind:
- Kommunikation erhalten (Ja-nein-Code festlegen, um die wichtigsten Bedürfnisse zu klären),
- zügig Zeichen festlegen, die für alle Berufsgruppen und den Betroffenen eindeutig sind (z. B. Alphabettafeln, Symboltafeln oder schriftlich festgelegte Handzeichen), trotzdem immer wieder auffordern, zu sprechen und das Sprechen zu üben,
- den Betroffenen vor dem Rückzug bewahren (sprachlich), ihn zur Teilnahme an Aktivitäten einladen,
- Beziehungen erhalten und ermöglichen.

Allgemeine Regeln

Die Kommunikation mit Aphasiekranken lässt sich durch folgende allgemeine Regeln erleichtern:
- Angehörige unbedingt umfassend informieren.
- Keine „Baby"-Sprache anwenden (Betroffene werden dadurch gedemütigt).
- Den Betroffenen unbedingt akzeptieren und wertschätzen (eine Aphasie ist nicht mit einer Verwirrtheit oder Demenz zu verwechseln).
- Ihn in Gespräche mit einbeziehen.
- Nicht über ihn hinweg sprechen.
- Mit Aphasiekranken singen (Singen liegt in einer anderen Hirnregion als Sprache und ist für viele Aphasiker möglich), z. B. können Singkreise stattfinden oder auch mit dem Ehepartner kann gesungen werden.
- Dem Betroffenen Geduld entgegenbringen, auch wenn er zunächst nicht verstanden wird (er soll das Gefühl haben, sich Zeit lassen zu können).
- Aphasiker mit stärkerer motorischer Störung zum Sprechen anregen, möglichst Ja-nein-Fragen stellen (Nachsprechen von Worten hat keinen Lerneffekt).
- Den Betroffenen nicht unterbrechen und erst für ihn weitersprechen, wenn es unbedingt erforderlich ist.
- Langsam und in kurzen Sätzen sprechen, den Satz bei Nichtverstehen langsam wiederholen.
- Den Betroffenen vor jeder Pflegemaßnahme informieren, komplexe Handlungen in kurze Sätze aufteilen, d. h. schrittweise informieren.
- Möglichst geringen Wechsel der Pflegenden einhalten.
- Informationen zusätzlich durch Gestik und Mimik unterstreichen.

> **Merke**
>
> Lautes Sprechen fördert nicht die Kommunikation, der Betroffene ist nicht hörgeschädigt.

> **Film**
>
> Hierzu können Sie sich das Video „Kommunikation/Aphasie" ansehen.

Essen und Trinken können

Unterschiedliche Gründe können zu Einschränkungen der Nahrungs- und Flüssigkeitsaufnahme führen:
- Hirnnervenschädigungen, die unmittelbar an der Innervation des Schluckaktes und der Gesichtsmuskulatur beteiligt sind:
  - Lähmung der Gesichtsmuskulatur, sodass der Mund nicht geschlossen werden kann.
  - Lähmung der Zungenmuskulatur, sodass es zu mangelnder oder fehlender Zungenbewegung kommt.
  - Verlust der Sensibilität im und um den Mundbereich.
  - Lähmungen im Bereich des Rachens, sodass es zu unzureichendem Verschluss der Speiseröhre kommt und so Teile der Nahrung in die Luftröhre gelangen.
- Bewusstseinseintrübungen, die keine Nahrungsaufnahme ermöglichen.
- Der Betroffene ist antriebsarm.

Essen und Trinken können ist von hohem Genusswert. Menschen verabreden sich zum Essen oder bereiten sich selbst etwas zu und decken den Tisch entsprechend ihrer persönlichen und kulturell bedingten Gewohnheiten. Die Nahrungsmittel, die wir zu uns nehmen, werden sehr speziell nach dem eigenen Geschmack ausgewählt. Nach dem Essen wird der Mund gereinigt, von außen mit der Zunge oder der Serviette, den Mundraum innen reinigt sehr erfolgreich die Zunge. Zusammen mit dem Speichel holt sie kleinste Teile zwischen den Zähnen hervor.

▶ **Aspirationsgefahr.** Schlaganfallbetroffene haben häufig Nahrungsreste an den Lippen oder am Mundwinkel hängen. Öffnen sie den Mund, ist die Wangentasche noch voll. Das ist immer ein Hinweis darauf, dass der Erkrankte seinen Mund nicht ausreichend spürt. Er würde sonst mit der Zunge über die Lippe fahren und die Reste aus der Wangentasche holen. Gefährlich ist diese Situation, wenn der Kranke nach dem Essen ins Bett gelegt wird, ohne zuvor den Mund auszuspülen. Die in der Wangentasche verbliebenen Nahrungsreste rutschen Richtung Rachen und es kann zu einer Aspiration kommen (Nahrung gelangt in die Luftröhre).

> **Merke**
>
> Betroffene mit einer Fazialisparese und/oder Schluckstörungen müssen sich vor dem Hinlegen den Mund ausspülen. Im Mund verbliebene Nahrungsreste gelangen sonst in den Rachen und in die Luftröhre: **Aspirationsgefahr!**

Bei starken Sensibilitätsstörungen im Mund bemerken die Betroffenen nicht, dass der Mund schon voll ist und geben den nächsten Löffel dazu. Die Nahrung läuft aus dem Mundwinkel, das Kauen wird nicht durchgeführt und es kann auch hier zum Verschlucken und Husten kommen.

▶ **Anlage einer PEG.** Können Schlaganfallbetroffene aufgrund starker Schluckstörungen keine Nahrung und Flüssigkeit zu sich nehmen, ist kurzfristig eine Magensonde zu legen. Ist abzusehen, dass der Betroffene über einen längeren Zeitraum über Sonde ernährt wird, so ist eine PEG anzulegen (perkutane endoskopische Gastrostomie).

Eine nasale Magensonde schmerzt im Rachen und hindert somit beim Schlucken. Der Betroffene wird versuchen, die Schluckfrequenz zu reduzieren, um den Schmerz zu verringern. Das Wiedererlernen normaler Schluckvorgänge wird deutlich beeinträchtigt und ein Schlucktraining ist nicht sinnvoll. Bei liegender PEG hingegen kann die Logopädie mit dem Schlucktraining fortfahren.

Ist der Schluckvorgang intakt und der Erkrankte hat einen fehlenden Antrieb für Essen und Trinken, so können Pflegende die Nahrungsaufnahme üben.

▶ **Pflegeziele.** Ziele der Pflege bei Schluckstörungen sind:
- Aspiration vermeiden.
- Verschlucken mit anschließendem starkem Husten vermeiden.
- Ausreichende Nahrungs- und Flüssigkeitsaufnahme gewährleisten.
- Intakte Mundschleimhaut anstreben.
- Sensibilität und Motorik im und um den Mundbereich verbessern.

Pflegemaßnahmen

Maßnahmen, um den Schlaganfallbetroffenen bei der Nahrungsaufnahme zu unterstützen, sind:
- Korrekte Sitzposition: aufrechter, leicht nach vorn gebeugter Oberköper (Gibt es keine Möglichkeit, den Betroffenen in den Stuhl zu mobilisieren, so ist auch im Bett auf eine korrekte Sitzposition zu achten (S.586).
- Kopf leicht nach vorn beugen (erleichtert das Schlucken und verhindert Aspirationen).
- In Kopfhöhe gegenüber des Betroffenen sitzen (Stehen der Pflegenden bewirkt eine Überstreckung des Kopfes des Betroffenen).
- Zahnprothese einsetzen (möglichst auch in der Nacht, um Deformierungen des Kiefers zu verhindern).
- Bei Sensibilitätsstörungen auf langsame und kontrollierte Nahrungsaufnahme achten.
- Den Erkrankten evtl. an das Kauen und Schlucken erinnern.

- Beim Verbleib von Speiseresten in der Wangentasche auffordern, mit dem eigenen Finger oder der Zunge zu spüren.
- Auswahl der Speisen beachten, **kein** Gemüse oder Fleisch wählen, das „Fäden" zieht (frischer Spinat, Rindfleisch usw.).
- Getränke, Suppen evtl. andicken (Pulver steht von der Industrie zur Verfügung).

▶ **Mund- und Zahnpflege.** Dem Betroffenen ist nach der Nahrungsaufnahme ausreichend Zeit zu geben, seinen Mund zu reinigen. Pflegende bieten dann eine Mundspülung vor dem Waschbecken an. Noch verbliebene Nahrungsreste können mit der Zahnbürste aus der Wangentasche entfernt werden.

Das Putzen der Zähne 2-mal täglich ist Grundlage zu Erhaltung eines intakten Mundmilieus. Bürstet der Erkrankte seine Zähne nicht ausreichend, so übernehmen die Pflegenden. Mit der Zahnbürste können zusätzlich vorsichtig die Zunge und der Gaumen gebürstet werden, wodurch eine deutliche Verbesserung der Sensibilität erreicht wird. In Apotheken sind Zungenbürsten erhältlich, die durch ihre flache Form das Bürsten der Zunge erleichtern.

▶ **Einbeziehung der Angehörigen.** Die Angehörigen sind dankbar für die Einbeziehung in die Nahrungsaufnahme. Nach Absprache können sie auch Speisen mitbringen und ihren Angehörigen anreichen, wenn es erforderlich ist. Über dringend zu beachtende Besonderheiten bei Schluckstörungen oder Sensibilitätsstörungen werden die Angehörigen aufgeklärt. Pflegende leiten an und überzeugen sich, ob eine sichere Nahrungsaufnahme gewährleistet ist.

Mit existenziellen Erfahrungen des Lebens umgehen können

Der vom Schlaganfall betroffene Mensch ist in seinen Lebensgewohnheiten und -qualitäten mehr oder weniger eingeschränkt. Angewiesen sein auf fremde Hilfe, intime Bereiche nicht mehr selbst versorgen können, Essen und Trinken angereicht bekommen oder keinerlei verbale Kommunikationsmöglichkeiten zu haben, ist ein tief greifender Einschnitt in die eigene Lebensführung und Lebensplanung.

▶ **Einbeziehung der Lebenspartner.** Auch und insbesondere bezogen auf die Beziehung mit dem Lebenspartner müssen gemeinsam neue Wege gefunden werden. Durch die frühzeitige Einbeziehung der Partner in den Pflegeprozess und durch Unterstützung der Pflegenden, insbesondere bei der Information über die Symptome der Erkrankung, können Ängste genommen werden. Die Partnerschaft sollte eine gleichwertige Beziehung bleiben, die Abhängigkeit in der Versorgung darf nicht zu einem Mangel an Wertschätzung führen.

▶ **Anleitung und Beratung.** Pflegende sollten dem Betroffenen aufgrund ihrer theoretischen und praktischen Kompetenz Anleitung zu den individuell angepassten Maßnahmen geben. Die Konsequenzen sind für die Betroffenen in ihrer Lage nicht immer unmittelbar zu erkennen, sodass sie sich vielleicht auf einzelne therapeutische Pflegemaßnahmen nicht einlassen möchten.

Informationen und v. a. Vertrauen führen zu einer Beziehung zwischen Pflegenden und Betroffenen, die eine partnerschaftliche Kommunikation und Kompromisse ermöglichen. Pflegende haben keinen erzieherischen Auftrag den Erkrankten gegenüber, sollten jedoch durch ihre fachlichen und sozialen Kompetenzen eine aktive Zusammenarbeit mit dem Betroffenen, und somit eine fördernde Pflege, ermöglichen.

▶ **Schmerzfreiheit.** Die Maßnahmen zur Pflege von Schlaganfallbetroffenen haben gleichzeitig das Ziel, Schmerzen zu verhindern oder zu lindern. Kommt es zu Hüft- oder Schulterschmerzen, so ist der Erkrankte in allen Aktivitäten eingeschränkt. Für Schmerzfreiheit, insbesondere in der Nacht, ist zu sorgen. Bei Schmerzmedikamenten besteht die Gefahr, dass der Betroffene sich selbst (oder von den Pflegenden) über die Schmerzgrenze hinaus bewegt wird und es zu weiteren Schäden kommt, die wiederum die Schmerzsymptomatik verstärken.

▶ **Einbeziehung ins aktive Leben.** Die Interessen des kranken Menschen bestimmen auch nach einem Schlaganfall die Freizeitaktivitäten. Eine Einbeziehung ins aktive Leben ist unbedingt erforderlich und wird von den Pflegenden und Angehörigen ermöglicht.

23.2 Parkinson-Syndrom

Gisela Steudter

Fallbeispiel

Herr Gollhöfer ist 66 Jahre alt. Zusammen mit seiner Frau macht er gerne Busreisen, aber in letzter Zeit fällt ihm das lange Sitzen schwer. Zudem hat er beim Ein- und Aussteigen häufig das Gefühl, er müsste irgendwo in seinem Körper einen Schalter betätigen, um die erste Stufe zu treffen. Er stellt sich schon immer als Letzter an, denn mit anderen Fahrgästen „im Nacken" fühlt er sich blockiert. Auch Altstädte mit ihrem historischen Kopfsteinpflaster werden ihm zur Qual.

Er fühlt sich oft seltsam „ausgelaugt", spürt fast ständig eine Art Muskelkater, v. a. im Rücken, und kann manchmal nur noch leise, heiser und verwaschen sprechen. Kürzlich war er unfähig, ein Formular auszufüllen: Seine Finger hatten sich ganz steif, wie erfroren, um den Stift geschlossen, und die Schrift wurde von Wort zu Wort immer kleiner und unleserlicher. Er bekam Angst und bat seine Frau, ihn zum Hausarzt zu begleiten. Der vermutete ein Parkinson-Syndrom und empfahl ihm, einen Neurologen aufzusuchen. „Es gibt inzwischen so viele Möglichkeiten, da sollten Sie mit einem Spezialisten reden", sagte er. „Aber nehmen Sie das hier schon einmal mit, diese Broschüre von der Selbsthilfegruppe. Die kennen sich aus, gerade auch mit so praktischen Dingen wie Busfahren." – „Ach, dann meinen Sie also, das wird wieder?", fragte Frau Gollhöfer.

23.2.1 Medizinische Grundlagen

Definition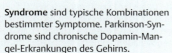

Syndrome sind typische Kombinationen bestimmter Symptome. Parkinson-Syndrome sind chronische Dopamin-Mangel-Erkrankungen des Gehirns.

Der englische Arzt James Parkinson beschrieb 1817 die „Shaking Palsy" (Schüttellähmung). Seit dem Ende des 19. Jahrhunderts heißt die „Parkinson'sche Krankheit". In den 1950er Jahren entdeckte man die zugehörigen biochemischen Vorgänge im Gehirn. Seitdem werden Arzneimittel entwickelt, um diese Vorgänge gezielt zu beeinflussen.

▶ **Neurotransmitter Dopamin.** Dopamin ist ein Transmitter (Überträgerstoff) im Gehirn. Wichtig für die Funktion ist nicht die absolute Menge einzelner Transmitter, sondern deren ausgewogenes Mengenverhältnis untereinander (▶ Abb. 23.36). Dopamin reguliert den Muskeltonus und ermöglicht koordinierte Bewegungsabläufe. Dadurch kann das Gehirn blitzschnell und sehr flexibel reagieren und Bewegungsabläufe in Gang setzen – sogar im Schlaf.

Dopamin entsteht aus dem Eiweißprodukt Dopa, das auch als Vorstufe für Adrenalin und Noradrenalin dient. Wegen dieser chemischen Ähnlichkeit wirken beide auch im sympathischen Nervensystem (▶ Abb. 23.36). Dopamin ist an der Blutdruckregulation, der Verdauung, der Harn- und Stuhlausscheidung beteiligt, und es hemmt die Produktion von Schweiß und Talg. Die Bedeutung einzelner Transmitter für das „seelische Gleichgewicht" kennt man noch nicht genau. Dopamin ist wichtig für den Antrieb und die Genussfähigkeit, evtl. auch als „Belohnungshormon" bei Suchtkrankheiten.

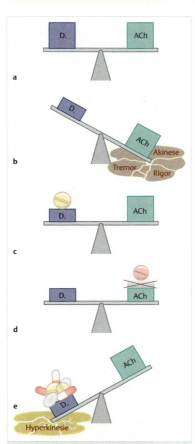

Abb. 23.36 Transmitter-Gleichgewicht. Das Modell „Wippe" veranschaulicht verschiedene Beziehungen zwischen Dopamin (D.), Acetylcholin (ACh) und Anti-Parkinson-Mitteln. ACh ist mengenmäßig der wichtigste natürliche Dopamin-Antagonist.
a D. und ACh sind im ausgewogenen Verhältnis.
b Dopamin-Mangel.
c Therapie mit L-Dopa, Dopamin-Agonisten oder -Wirkungsverstärkern.
d Therapie mit Anticholinergika.
e Überdosierung von Anti-Parkinson-Mitteln.

Lernaufgabe

Beobachten Sie sich selbst beim Gehen und beim Schreiben. Zerlegen Sie die Bewegungsabläufe in kleinste Einheiten und überlegen Sie, welche Reize und Reaktionen nötig sind, um flüssig zu gehen bzw. zu schreiben.

Ursachen

Man unterscheidet den Morbus Parkinson (Parkinson-Krankheit, idiopathisches, primäres Parkinson-Syndrom) und verschiedene sekundäre Parkinson-Syndrome.

▶ **Morbus Parkinson.** Dopaminproduzierende Neuronen degenerieren, vermutlich infolge eines normalen Alternsprozesses, der bei manchen Menschen schon sehr früh beginnt. Am stärksten betroffen ist meist der schwarze Kern im Mittelhirn, der den Muskeltonus und die motorische Koordination reguliert.

▶ **Léwy-Körper-Demenz.** Ein degenerativer Prozess im Mittel- und Großhirn verursacht ein Parkinson-Syndrom und gleichzeitig eine Demenz. Die Krankheit führt in wenigen Jahren zur Immobilität und zum Tode. Ähnlich, aber langsamer, verläuft der „Morbus Parkinson mit Demenz".

▶ **Medikamentös bedingte Parkinson-Syndrome.** Sie sind gefürchtete Nebenwirkungen fast aller Neuroleptika. Als Frühdyskinesien (Dyskinesie = „falsche Beweglichkeit") treten sie zu Beginn der Therapie auf und verschwinden, wenn die Dosis reduziert wird. Als Spätdyskinesien beginnen sie erst nach Monaten bis Jahren und sind irreversibel. Seit man das weiß, verwendet man in der psychiatrischen Langzeittherapie Neuroleptika mit größter Vorsicht, sodass Spätdyskinesien in Zukunft immer seltener werden dürften.

▶ **Toxisch bedingte Parkinson-Syndrome.** Diese akuten Formen schreiten sehr schnell fort und werden gelegentlich nach dem Konsum synthetischer Drogen beobachtet. Ob sie auch als Spätfolge des Konsums solcher Drogen vorkommen, bleibt abzuwarten.

▶ **Infektiös bedingte Parkinson-Syndrome.** Diese waren nach der Spanischen Grippe (1917–1927) so verbreitet, dass 1937 in Kassel eine Spezialklinik gegründet wurde. Heute gehört sie zu den führenden Therapie- und Forschungseinrichtungen für Parkinson-Syndrome.

▶ **Weitere Formen.** Ob es **traumatisch bedingte** Parkinson-Syndrome gibt, ist umstritten, denn der schwarze Kern ist zu tief verborgen, um durch Erschütterungen erreicht zu werden. Die Erkrankung des Boxers Muhammad Ali beweist nichts.

Auch ob es **erbliche** Parkinson-Syndrome gibt, ist umstritten. Das Risiko, dass Verwandte erkranken, wird natürlich umso größer, je mehr von ihnen ein hohes Alter erreichen.

Epidemiologie

Schon in Texten der Antike kommen alte Menschen mit starrer Haltung, leerer Mimik und grobem Zittern vor. Der Morbus Parkinson gehört zu den häufigsten Erkrankungen im Alter: Mind. 2 % der Bevölkerung über 65 Jahre sind betroffen. Ob Männer ein höheres Risiko tragen oder ob lediglich die Symptome bei „männlichen" Berufen früher auffallen, ist umstritten.

Der Morbus Parkinson beginnt meist zwischen dem 50. und 70. oder um das 80., selten vor dem 40. Lebensjahr. Die meisten Betroffenen bleiben heute so lange mobil, dass sie ein Alter erreichen, in dem auch andere chronische Krankheiten häufig vorkommen, sog. Multimorbidität (S. 44). Unter den sekundären Parkinson-Syndromen sind medikamentös bedingte mit großem Abstand die häufigsten.

Merke

Auch Demenz und Depression lassen Haltung, Gestik und Mimik starr werden. Nur die neurologische Untersuchung bewahrt vor Verwechslung und damit vor ungeeigneten Therapiemaßnahmen!

Symptome und Diagnostik

Merke

Die alte Bezeichnung „Schüttellähmung" ist irreführend: Das Parkinson-Syndrom ist keine Lähmung, sondern eine Koordinationsstörung, und das auffällige „Schütteln" ist relativ selten.

Grob- und Feinmotorik, vegetative und psychische Funktionen sind beeinträchtigt. Die Veränderungen greifen ineinander und ergeben das typische Bild des Parkinson-Syndroms:
- starre Körperhaltung mit gebeugtem Rumpf und hängenden Schultern
- kleine, schlurfende Schritte ohne Mitbewegung der Arme

- Rücken-, Nacken- und Schulterschmerzen, „Muskelkater"
- „Kopfkissen-Phänomen": Verharren in unbequemer Körperhaltung, auch im Liegen
- Verlust der manuellen Geschicklichkeit bei alltäglichen Handgriffen
- Mikrografie („kleine Schrift"): im Zeilenverlauf immer winziger und unleserlicher werdend
- Starthemmung vor Bewegungen
- Freezing („Einfrieren") im Bewegungsablauf
- Tremor oder andere unwillkürliche Bewegungen, v. a. in Ruhe
- „Salbengesicht": von Schweiß und Talg glänzende Haut
- „Maskengesicht": ausdruckslose Mimik
- ständig leicht geöffnete Lippen, Speichelfluss
- monotone, leise, heisere, verwaschene Sprache
- Kreislaufregulationsstörungen (Schwindel, Ohnmachtsanfälle, Blutdruckschwankungen)
- Obstipation
- Harnverhalt
- Depression mit starker Antriebshemmung
- zögerliches Verhalten, langsame Reaktionsweise

Die motorischen Symptome lassen sich zusammenfassen als Rigor, Akinese und Tremor (▶ Abb. 23.37). Sie beginnen häufig einseitig:

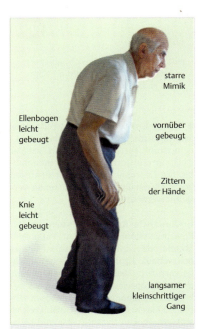

Abb. 23.37 **Hauptsymptome des Morbus Parkinson.** Hier sind Störungen der Grob- und Feinmotorik dargestellt.

- **Rigor** („Starre") ist ein erhöhter Muskeltonus mit „modellierbaren" Gelenken und gleich bleibendem Widerstand gegen passive Bewegung.
- **Akinese** („Unbewegtheit") bezeichnet zögerliche, roboterhafte, klein bemessene Bewegungen.
- **Tremor** („Zittern") in Form von grobschlägigem Ruhetremor ist ein auffälliges, relativ grobes Schlottern, besonders, wenn der entsprechende Körperteil „eigentlich in Ruhe" ist. Bei Willkürbewegungen kann er völlig verschwinden, im Gegensatz zu dem feinschlägigen, kaum sichtbaren Alterszittern und zum Intentionstremor, der immer stärker wird, je mehr man sich auf eine Bewegung oder Haltung konzentriert.

Merke

Die meisten Symptome lassen sich durch Rigor und Akinese erklären. Grob- und feinmotorische, vegetative und psychische Veränderungen greifen ineinander.

Parkinson-Syndrome beginnen meist so schleichend, dass jahrelange „Arzt-Odysseen" häufig und vielleicht sogar üblich sind. Viele Betroffene bemerken selbst erst sehr spät, dass sie sich nicht nur langsamer, sondern v. a. „eckiger" bewegen. Beängstigend (und eindeutig) sind die Starthemmung oder das Freezing („Einfrieren") mitten im Bewegungsablauf. Die Handschrift verändert sich (▶ Abb. 23.38), die Sprache wird monoton, heiser und verwaschen. Die Nachtruhe ist gestört, der Tag von Müdigkeit überschattet, denn die wichtigen „im Schlaf" koordinierten Bewegungsabläufe wie Lagewechsel, Muskelentspannung im Tiefschlaf und morgendliches Räkeln fehlen: Akinese und Rigor lassen den Betroffenen starr auf dem

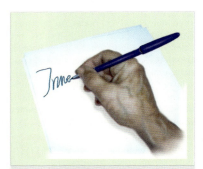

Abb. 23.38 **Handschrift eines Parkinson-Betroffenen.** Die Schrift wird immer kleiner und unleserlicher, und sie weicht von der Zeile ab. Der Betroffene wäre kaum fähig, z. B. ein Formular auszufüllen oder eine Unterschrift zu leisten.

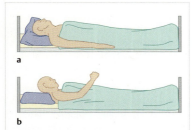

Abb. 23.39 Kopfkissen-Phänomen.
a Bei entspannter Muskulatur fällt der Kopf in das Kissen, die Arme liegen auf der Unterlage.
b Der Rigor hält Kopf und Arme gegen die Schwerkraft „in der Schwebe".

Bett liegen, häufig mit „Kopfkissen-Phänomen" (▶ Abb. 23.39). Vermutlich haben viele ältere „Rückenpatienten" ein Parkinson-Syndrom.

Typisch für viele sekundäre Parkinson-Syndrome sind Tremor und Dyskinesien der mimischen Muskulatur, der Hände und des Rumpfs, z. B. Kauen, Schmatzen, Nesteln, Schaukeln, oft mit schmerzhaften Muskelverspannungen.

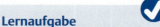

Lernaufgabe

Heben Sie im Bett den Kopf und die Arme nur gerade eben so weit an, dass sie nicht schwer aufliegen. Wie ginge es Ihnen, wenn Sie stundenlang in dieser Haltung verharrt hätten?

Vegetative und psychische Symptome ähneln denen einer Herzinsuffizienz, einer zerebralen Durchblutungsstörung, einer beginnenden Demenz oder Depression, aber auch dem, was häufig als „normale Alterserscheinungen" hingenommen wird. Auffällig ist jedoch die vermehrte Schweißabsonderung, die man sonst bei alten Menschen nicht findet. Die Speichelproduktion scheint nur gesteigert: Bei einer Akinese im Mund-Rachen-Bereich erfordert jede Schluckbewegung volle Absicht und wird daher manchmal „ausgelassen", und der Rigor der Lippenmuskulatur verhindert einen wulstig-dichten Verschluss der Lippen. So rinnt immer wieder Speichel aus dem Mund.

Merke

Körperhaltung, Bewegungsabläufe, Mimik, Sprechweise und verlangsamte Reaktion lassen den Betroffenen kognitiv eingeschränkt erscheinen. Man sollte dies nicht mit „Senilität" verwechseln!

Computertomografie und Szintigrafie zeigen die Lokalisation und Größe degenerierter Hirnbezirke, beweisen aber nicht, dass z. B. die Rückenschmerzen Folge eines Parkinson-Syndroms sind. Manchmal müssen Anti-Parkinson-Mittel ausprobiert werden, um die Diagnose zu sichern.

Komplikationen

▶ **Sturz- und Kontrakturrisiko.** Im Vordergrund steht die Sturzgefahr, denn trotz Therapie bleibt immer ein Rest von Akinese, der das blitzschnelle Reagieren verhindert. In der Schonhaltung nach einem Sturz verursacht der Rigor schnell Kontrakturen, was das Sturzrisiko weiter erhöht – ein Teufelskreis, der sich immer weiter aufbaut.

▶ **Schwindel.** Parkinson-Betroffene können sich bei Kreislaufregulationsstörungen nicht „mal eben schnell" setzen oder legen. Neben der orthostatischen Dysregulation (Schwindel beim Aufstehen) kommen auch plötzliche Ohnmachtsanfälle vor, sogar aus dem Stand heraus. Zudem verursachen manche Anti-Parkinson-Mittel Schwindelanfälle.

▶ **Erhöhter Flüssigkeits- und Nährstoffbedarf.** Rigor ist ein dauerhafter Kraftaufwand. Gleichzeitig erschwert die Akinese die Nahrungsaufnahme von den Handbewegungen bis hin zum Schluckvorgang. Daher besteht ein hohes Kachexie- und Exsikkoserisiko.

Merke

Jede sonst harmlose Gewichtsabnahme ist bei Parkinson-Betroffenen als Alarmsignal zu werten!

▶ **Soziale Isolation.** Wem das Parkinson-Syndrom „ins Gesicht geschrieben steht", dem droht ein Teufelskreis aus sozialer Isolation und fortschreitender Immobilität. Die Depression trägt zusätzlich dazu bei, dass rehabilitative Maßnahmen versäumt werden.

▶ **Akinetische Krise.** Unterdosierung oder Resorptionsstörung von Anti-Parkinson-Mitteln oder (seltener) Schübe im Krankheitsverlauf können akinetische Krisen hervorrufen. Hier finden nicht einmal mehr Mikrobewegungen statt, sodass Dekubitus, Pneumonie und Thrombosen sehr schnell folgen. Die absolute Unfähigkeit zu schlucken begünstigt Exsikkose und Kachexie. Häufig besteht hohes Fieber, was den Flüssigkeits- und Energiebedarf noch weiter erhöht und das Herz belastet. Der Zustand ist lebensbedrohlich, die Therapie erfolgt intensivmedizinisch im Krankenhaus.

Therapie

Die wichtigste Säule der Therapie ist die individuelle medikamentöse Einstellung. Da **Dopamin** nicht durch die Blut-Hirn-Schranke dringt, wird die Vorstufe **L-Dopa** verabreicht, wegen der kurzen Wirkungsdauer mehrmals täglich.

Merke

L-Dopa muss eingenommen werden, während das Transportsystem in der Dünndarmschleimhaut nicht von Nahrungseiweißen besetzt ist, d. h. eine halbe Stunde vor oder sehr lange nach den Mahlzeiten und keinesfalls zusammen mit Milchprodukten.

Dopamin-Agonisten wirken ähnlich wie Dopamin, durchdringen aber die Blut-Hirn-Schranke. **Wirkungsverstärker** (z. B. COMT-Hemmer) verzögern den Abbau von „gebrauchtem" Dopamin, sodass der Dopamin-Bedarf sinkt. **Anticholinergika** wirken antagonistisch zum Acetylcholin und erhöhen damit das relative Gewicht des Dopamins. Die Wirkungsstärke aller Antiparkinson-Mittel ist individuell sehr verschieden und kaum vorhersagbar. Umso wichtiger ist die sorgfältige Beobachtung.

Merke

Alle Antiparkinson-Mittel wirken sympathomimetisch bzw. parasympatholytisch: Herzrasen, Blutdruckschwankungen, Verdauungsstörungen, Glaukom und Harnsperre sind häufige Nebenwirkungen.

▶ **Hyperkinesien.** L-Dopa, das wirksamste Mittel gegen Akinese und Rigor, verursacht häufig Hyperkinesien („Überbeweglichkeit") mit „Fuchteln" und „Zappeln". Manche Betroffenen belastet diese Form der Immobilität weniger als die Akinese. In der hyperkinetischen Krise ist der ganze Körper in fahriger, weit ausgreifender, unkontrollierbarer Bewegung. Wer dies in Kauf nimmt, um danach einige Stunden lang frei beweglich zu sein, wartet nach der L-Dopa-Einnahme im Bett, bis die Krise abklingt. Das Risiko für Hyperkinesien steigt mit der Dauer der Therapie. Daher versucht man, die Verordnung von L-Dopa in ein möglichst hohes Alter hinauszuschieben.

Ein Übergewicht von Dopamin löst Unruhezustände aus, von diffuser Getriebenheit bis hin zu Halluzinationen (meist in Form von Personen, die „herumstehen"). Manchen Betroffenen gelingt es, das als Nebenwirkung zu akzeptieren.

Bei allzu starken unerwünschten Wirkungen werden Antiparkinson-Mittel zur Nacht nur sehr gering dosiert. Der Preis dafür sind Rigor und Akinese mit allen ihren Folgen für die Qualität des Nachtschlafs. Viele Kranke brauchen mehrmals in jeder Nacht die Hilfe von Angehörigen, um sich zu lagern.

Mit der Zeit gewöhnt sich das zentrale Nervensystem (ZNS) an die Antiparkinson-Mittel, sodass deren Wirkung abnimmt. Eine Kombinationstherapie zögert diesen Gewöhnungseffekt hinaus und hält die unerwünschten Wirkungen gering: Verschiedene niedrig dosierte Medikamente ergänzen oder verstärken sich gegenseitig. Die Einnahme von 4 Arzneimitteln, verschieden kombiniert, zu 6 Tageszeiten, ist daher keine Seltenheit!

Praxistipp

Die Pflegeplanung muss berücksichtigen, dass der Umgang mit den Medikamenten wesentlich die Tagesstrukturierung bestimmt.

Operative Therapieverfahren (implantierte Sonde zur Elektrostimulation) bessern v. a. den Tremor. Für alte Menschen spielen sie kaum eine Rolle.

Physiotherapie

Möglichst viel Selbstständigkeit soll möglichst lange erhalten bleiben. Dazu dienen z. B. Gehtraining, Greifübungen, Sprach- oder Schlucktraining. Unter Anleitung des Physiotherapeuten, Ergotherapeuten oder Logopäden werden alltägliche Bewegungsabläufe, das Sprechen, Durchatmen und ggf. der Umgang mit Hilfsmitteln neu eingeübt, um Sicherheit im Alltag zu gewinnen.

Selbsthilfegruppen

Selbst organisierte Hilfen zur Alltagsgestaltung und die gegenseitige Beratung sind für viele Betroffene von existenzieller Bedeutung.

23.2.2 Pflege und Begleitung

Die konsequente medikamentöse Therapie, Hilfsmittel und Tricks im Alltag helfen, sicher und selbstständig zu leben und soziale Kontakte zu wahren. Wenn jedoch trotz aufwendiger, nebenwirkungsreicher Medikation die Behinderung fortschreitet, wirkt sich das als existenzielle Erfahrung auf alle Lebensaktivitäten und sozialen Beziehungen aus. Pflegende motivieren daher den Betroffenen, solange er kognitiv dazu in der Lage ist, seine Krankheit „in die Hand zu nehmen".

Alle Interventionen erfolgen aktivierend, die Zeiten für die Medikamenteneinnahme werden sorgfältig geplant. Vermehrter Aufwand bei Schwankungen der körperlichen oder seelischen Verfassung wird ggf. eingeplant, auch für die Überprüfung der Pflegestufe. Die sorgfältige Beobachtung umfasst alle ABEDL, um drohende Komplikationen oder unerwünschte Arzneimittelwirkungen frühzeitig zu erkennen. Die Beratung regt zur Beteiligung an einer Selbsthilfegruppe an und bezieht Broschüren zum Thema „Tipps und Tricks für den Alltag" ein.

Lernaufgabe

Besorgen Sie sich Informationsmaterial. Überlegen Sie, welche Broschüren Sie wem empfehlen.

Kommunizieren können

Die Akinese erlaubt kein „zwangloses" Plaudern. Führen Sie daher keine Gespräche nebenbei und versuchen Sie nicht, „mal eben schnell Bescheid zu sagen", sondern geben Sie dem Betroffenen die Möglichkeit, sich in sicherer, bequemer Körperhaltung ganz auf das Gespräch zu konzentrieren.

Sich bewegen und für eine sichere, fördernde Umgebung sorgen können

Die Sturzprophylaxe (S. 229) hat oberste Priorität. Nutzen Sie jede Gelegenheit zum Stehen und Gehen auf eigenen Füßen, denn atrophierte Beinmuskeln erhöhen die Sturzgefahr!

▶ **Unterstützung beim Gehen.** Sie erfolgt nach kinästhetischen Grundsätzen (S. 247). Nonverbale Starthilfe geben Sie mit Ihrem Bein am „Innenbein" und mit Ihrer Hand am „Außenbein". Wenn weniger Unterstützung nötig ist, gehen Sie dicht hinter dem Betroffenen und umfassen seine Hüften. Manchmal hilft eher der rhythmische Impuls über die Oberarme. Wichtig ist immer die aufrechte Haltung, damit der Körperschwerpunkt auf und nicht vor den Füßen liegt. Das Führen von vorn her an den Händen wirkt passivierend, verstärkt die Rumpfbeugung und versperrt die Sicht.

Praxistipp

Bitten Sie den Physiotherapeuten, Sie zur individuellen Unterstützung Ihrer Klienten anzuleiten.

▶ **Rollator.** Er ist hilfreich, solange er als Stütze und nicht als „Karre" genutzt wird, fördert allerdings den Rigor im Oberkörper. Bei ausgeprägter Starthemmung besteht die Gefahr, dass Oberkörper und Rollator nach vorn schnellen, während die Füße noch auf der Stelle stehen. Zur Unterstützung beim Üben fassen Sie den Rumpf, nicht die Arme, und v. a. niemals den Rollator!

▶ **Aufstehen und Sitzen.** Jedes Aufstehen erfordert gut koordinierte Gewichtsverlagerung: Man „schubst" sich nach vorn, kippt ein wenig und bremst den Fall im richtigen Moment durch einen Schritt nach vorn und das Aufrichten des Rumpfes. Tiefe und weiche Sitze erfordern mehr Schwung, d. h. man kippt stärker. Sinnvoller als „gemütliche" Sessel sind daher relativ hohe Sitzmöbel mit stabilen Armlehnen, festen Sitzpolstern, kurzer Sitzfläche und vertikaler Lehne. Sehr leichte Stühle (z. B. Gartenstühle aus Kunststoff) sollten nur mit Hilfestellung genutzt werden.

▶ **Bewegungsübungen.** Zupacken, stemmen und andere „Kraftübungen" machen starr. Dagegen fördern rhythmisch wechselnde Muskelaktivitäten wie gehen, schwimmen, tanzen, teigkneten, malen oder der Umgang mit „Kleinkram" die Mobilität. Sinnvoller als zeitaufwendige „Gehübungen" ist es, den Betroffenen regelmäßig in Ruhe zum Esstisch, ins Bad usw. zu begleiten und damit aktivierende Unterstützung im Alltag zu leisten. Auch für die Feinmotorik bietet der Alltag viele Übungsfelder. Moderne Ergotherapie und Krankengymnastik verzichten auf „Übungen" und orientieren sich am individuellen Alltag, damit der Betroffene selbstständig – mit oder ohne Hilfsmittel – z. B. seine eigenen Treppen überwinden und seine eigenen Verschlüsse betätigen kann.

Merke

Bei schwerer Akinese sind Kontrakturen nicht mehr vermeidbar. Umso wichtiger ist es dann, für eine möglichst angenehme und sichere Körperhaltung zu sorgen.

Ruhen, schlafen, sich entspannen können

Der Schlaf ist wenig erholsam, weil Akinese und Rigor keine automatische Veränderung der Position erlauben. Zudem ist der Nachtschlaf vieler alter Menschen ohnehin durch Nykturie (S. 548) „zerhackt". Anti-Parkinson-Mittel verstärken dieses Problem: Sie hemmen die Harnausscheidung, sodass diese verstärkt in der Einnahmepause während der Nacht erfolgt. Akinese und Rigor machen es schwer, nach dem Toilettengang in einer bequemen Lage Ruhe zu finden. Schlaf- oder Beruhigungsmittel können gefährliche Wechselwirkungen mit Anti-Parkinson-Mitteln eingehen. Im Übrigen wären nächtliche Toilettengänge unter dem Einfluss sedierender Medikamente mit höchster Sturzgefahr verbunden.

Manche Betroffenen brauchen tagsüber mehrere Pausen zum Schlafen. Ein Zeitplan hilft, den Transfer zum Bett aktivierend im wachen Zustand, statt passivierend im Halbschlaf, zu gestalten. Das „Einnicken" im Sitzen vermindert die Gehirndurchblutung, belastet die Wirbelsäule und verstärkt die Dekubitus-, Pneumonie- und Thrombosegefahr. Helfen Sie Ihrem Klienten in Ruhe ins Bett, ohne Fernseher und ohne den „heimlichen Blick" auf die Uhr. Bringen Sie ihn in eine möglichst bequeme Haltung, wobei Sie besonders auf das „Kopfkissenphänomen" (▶ Abb. 23.39) achten: Korrigieren Sie vorsichtig die Haltung der Halswirbelsäule und polstern Sie alle Körperteile ab, die „in der Luft hängen".

Sich beschäftigen, lernen, sich entwickeln können

Selbsthilfegruppen gibt es inzwischen flächendeckend. Das Gespräch im geschützten Rahmen und der Austausch von Tipps und Tricks zur Bewältigung des Alltags helfen, mit der Krankheit zu leben. Gemeinsame Unternehmungen tragen zur physischen, psychischen und sozialen Rehabilitation bei.

Alle Aktivitäten erfordern viel Zeit und Ruhe ohne Nebenbeschäftigungen. Beim bloßen Zuschauen (z. B. Film) hat man keinen Einfluss auf das Tempo und die Komplexität des Geschehens – das kann sehr anstrengend sein! Jede manuelle Betätigung fördert die Mobilität, aber nicht jeder will mit etwas konfrontiert werden, das er „nicht mehr hinkriegt". Achten Sie deshalb auf offene und versteckte Botschaften: Hat die ehemalige Floristin Freude daran, Blumengestecke herzustellen – oder schämt sie sich, weil das Ergebnis jetzt so plump ausfällt? Hat der ehemals virtuose Hobbymusiker Lust, im Singkreis die Lieder zu begleiten – oder leidet er darunter, dass unter seinen Händen das Klavier nur noch allzu schlichte Akkorde produziert?

Sich pflegen, sich kleiden können

Körperpflege und Kleidung dienen v. a. dazu, ansprechend und unverwechselbar zu erscheinen und sich „in seiner Haut wohlzufühlen". Die Akinese macht es aber unmöglich, „mal eben zwischendurch" die Zähne zu putzen, die Frisur zu ordnen, das Gesicht zu waschen oder den Pullover zu wechseln. Ihre Möglichkeiten zur Unterstützung sind hier begrenzt, v. a. in der ambulanten Pflege. Aber Sie können jede geplante Körperpflege- und Umkleidemaßnahme so gestalten, dass Aktivierung und Wohlbefinden im Vordergrund stehen und nicht eine lästige Reinigungsaktion. Beachten Sie die Intertrigo- und Dekubitusprophylaxe, auch wenn noch keine Kontrakturen bestehen. Haltegriffe und Sitze für Waschbecken, Badewanne und Dusche sollten schon sehr früh angeschafft werden. Das Baden ohne Sitz ist als gefährlich abzulehnen!

> **Merke**
>
> Das „Salbengesicht", der leicht geöffnete Mund, Speichelfluss und ein strenger Körpergeruch machen einen ungepflegten Eindruck. Die Unterstützung bei der Körperpflege erfordert größtes Einfühlungsvermögen, denn gerade das Thema „Körpergeruch" berührt ja aufs Tiefste unsere Intimsphäre.

Hinsichtlich praktischer Kleidung ist die gegenseitige Beratung in einer Selbsthilfegruppe am effektivsten. Wichtig sind fest sitzende, geschlossene, luftdurchlässige Schuhe. Knöpf- und Anziehhilfen nutzen dem, der damit umzugehen versteht, Sporthosen sind bequem für den, der sich darin nicht selbst fremd wird.

> **Praxistipp**
>
> Ermuntern Sie zum „Schummeln": Wer z. B. Klettverschlüsse nicht mag, kann sie innen anbringen und die Knöpfe außen auf die Knopflöcher aufnähen (lassen).

Die eigene Sexualität leben können

Die Sexualität im Alter ist noch wenig erforscht, zumal viele ältere Menschen ohne Partner leben. Zur Sexualität gehören – auch in einer langjährigen Partnerschaft – Attraktivität und Erotik. Krankheitsbedingte Veränderungen können so sehr stören, dass jegliches Interesse an sexueller Betätigung erlischt. Es kann aber auch gelingen, hinter einer von Krankheit gezeichneten „Fassade" Neues aneinander zu entdecken.

Bei Männern mit Parkinson-Syndrom sind Erektionsstörungen häufig, bei Frauen wird die Scheide trocken. Der Orgasmus entwickelt sich verzögert und hält nur kurz an, längere Ruhezeiten werden nötig. Ähnliche Veränderungen treten aber im Alter ohnehin auf und werden, je nach Qualität der Partnerschaft, sehr unterschiedlich erlebt. Auch Medikamente (z. B. zur Blutdrucksenkung) beeinflussen die Sexualität, indem sie vegetative Funktionen, den Muskeltonus, die Stimmungslage oder die Vigilanz verändern.

> **Praxistipp**
>
> Nehmen Sie alle Andeutungen ernst und regen Sie Ihre Klienten ggf. dazu an, sich einer Selbsthilfegruppe anzuschließen oder eine Beratungsstelle aufzusuchen.

Vitale Funktionen des Lebens aufrechterhalten können

Sowohl das Parkinson-Syndrom selbst als auch Anti-Parkinson-Mittel verursachen Störungen der Kreislaufregulation. Führen Sie alle Lagewechsel so durch, dass der Blutdruck sich schrittweise anpassen kann. Besonders beim Aufstehen aus dem Liegen hilft längeres Sitzen und Räkeln auf der Bettkante.

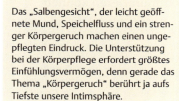

> **Merke**
>
> Maßnahmen zur „Kreislaufstärkung" (z. B. nach Kneipp) sind ungeeignet, denn jeder plötzliche Temperaturreiz kann ein „Freezing" auslösen.

Da die Akinese auch den Rumpf betrifft, muss die Pneumonieprophylaxe schon sehr früh einsetzen, z. B. indem man öfter in aufrechter Haltung mit ausgebreiteten Armen tief durchatmet. Solche Rituale beizubehalten, fällt später leichter, als „Atemübungen" neu zu erlernen. Auch Sitztänze und Bewegungsspiele für Oberkörper und Schultern sind günstig. Der Effekt des gemeinsamen Singens wird häufig überschätzt. Nur ausgreifende Bewegung führt automatisch zur tiefen Atmung.

> **Merke**
>
> Bei zunehmender Immobilität liegt der Schwerpunkt auf der Dekubitusprophylaxe. Pflegerischen Maßnahmen zur Pneumonie- und Thromboseprophylaxe setzen die Kontrakturen deutliche Grenzen.

Essen und Trinken können

Kachexie-, Exsikkose- und Aspirationsprophylaxe müssen sehr früh beginnen. Regen Sie den Betroffenen dazu an, sich über Hilfsmittel zu informieren, aber achten Sie ebenso sein Bedürfnis nach „normaler" Esskultur. Trinkhalme sind billig, aber sie fallen auf, erfordern im Mundbereich viel Kraft und Koordination, verstärken die Rumpfbeugung und halten die Hände passiv. Ideal sind Becher mit unsichtbar versenktem, gelochtem Deckel. Vorsicht mit Schnabeltassen: Sie erlauben keinen normalen Schluckvorgang!

Wichtige Gesichtspunkte für die Gestaltung der Mahlzeiten:

- Servieren Sie kalorienreiche Lieblingsgerichte. Hochkalorische Zusatznahrung bedarf der ärztlichen Anordnung.
- Vermeiden Sie zähe, krümelige und faserige Nahrungsmittel ebenso wie solche, die zum Mund balanciert werden müssen.
- Schaffen Sie eine ruhige Umgebung, richten Sie Speisen (auch pürierte) appetitlich an, servieren Sie nach und nach und stellen Sie den Rest warm.
- Das Andicken von Getränken hilft zur Aspirationsprophylaxe, wenn es nicht irritiert. Wegen des faden Geschmacks muss Kaffee dann evtl. stärker angesetzt werden.
- Füllen Sie Trinkgefäße nur zur Hälfte.
- Feste Nahrungsmittel müssen von flüssigen getrennt aufgenommen und sorgfältig zu Brei zerkaut werden, um die Koordination des Schluckvorganges zu erleichtern. Niemals „nachspülen"!

> **Merke**
>
> Schaffen Sie einen Essplatz mit der diskreten Möglichkeit, auch einmal etwas auszuspucken, das nicht zerkaut werden konnte.

Ausscheiden können

Viele alte Menschen leiden unter Beeinträchtigungen der Harn- und Stuhlausscheidung. Immobilität, vegetative Störungen und Nebenwirkungen von Anti-Parkinson-Mitteln führen zusätzlich zur Darmträgheit. Hausmittel und pflegerische Maßnahmen reichen meist nicht aus, faserreiche Nahrungsmittel sind kontraindiziert wegen Aspirationsgefahr und Flüssigkeitsverlust. Daher sind die meisten Parkinson-Betroffenen dauerhaft auf (ärztlich verordnete) Laxanzien angewiesen.

> **Merke**
>
> Jede Veränderung der Darmtätigkeit kann sich auf die Resorption der Anti-Parkinson-Mittel auswirken. Daher sollten Parkinson-Betroffene Laxanzien nicht selbstständig ausprobieren.

Häufig wird die Toilette zu spät erreicht oder die Akinese verhindert das zügige Ablegen der Kleidung. Regelmäßige Gänge zur Toilette fördern gleichzeitig die Kontinenz und die Mobilität.

23.3 Multiple Sklerose

Gudrun Blinten

> **Fallbeispiel**
>
> Frau Gräfe lebte mit ihrem Mann und den gemeinsamen Söhnen in ihrem Einfamilienhaus in wirtschaftlich gut gesicherter Existenz. Sie hatte die Berufstätigkeit zugunsten der Familienarbeit aufgegeben. In ihrer Partnerschaft und der Erziehung der Söhne gab es keine nennenswerten Schwierigkeiten. Im Alter von 38 Jahren wurde bei Frau Gräfe eine Multiple Sklerose (MS) diagnostiziert. Leider entwickelte sich ein schwerer, chronisch-progredienter Verlauf mit zunehmenden Ausfällen unterschiedlicher Organsysteme.
>
> Nach 3 Jahren Erkrankung war die häusliche Pflege nicht mehr gewährleistet. Frau Gräfe musste ihre Familie und ihr Zuhause verlassen und lebt seitdem in einem MS-Wohnheim. Zum Zeitpunkt des Umzugs war sie seh- und sprachbehindert, litt an Schluck- und massiven Sensibilitätsstörungen, hatte eine komplette Lähmung der unteren Extremitäten mit starker Spastik und beginnende Ausfälle in den oberen Extremitäten. Erschwert wurde diese Symptomatik durch ihre kognitiven Ausfälle und ihre emotionale Labilität. Diese kann sowohl als Krankheitssymptom wie auch als Reaktion auf den Zusammenbruch ihrer Lebensplanung und den Verlust ihrer sozialen Beziehungen gewertet werden.
>
> Bis zu ihrem Tod – 10 Jahre später – verschlechterte sich ihre gesundheitliche Situation durch leider nicht therapierbare Schmerzen und die ständig zunehmenden Sprechstörungen. Den Verlust ihrer sozialen Beziehungen hat sie nie verwunden, und so war es ihr nicht möglich, die Lebensqualität zu nutzen, die ihr in den Jahren des Zusammenlebens in einer MS-Wohngruppe ermöglicht worden wäre.

23.3.1 Medizinische Grundlagen

> **Definition**
>
> Die **Multiple Sklerose (MS)** ist eine entzündliche Erkrankung des zentralen Nervensystems. Wissenschaftlich wird sie Enzephalomyelitis disseminata genannt. Encephalon = Gehirn; Myelon = Rückenmark, ...itis = Entzündung; disseminata = verstreut.

Ursachen

Vom Gehirn werden über Nervenfasern Signale über das Rückenmark zum Körper gesandt. Die Nervenfasern werden von den Markscheiden umhüllt, die durch ihre Isolierfähigkeit die schnelle elektrische Signalausbreitung gewährleisten (▶ Abb. 23.40). Bei einer Entzündung im Rahmen der Multiplen Sklerose zerfallen die Markscheiden durch den Verlust des Myelins herdförmig in unterschiedlicher Ausprägung, verstreut an verschiedenen Stellen des Gehirns und des Rückenmarks. Bildet sich die Entzündung zurück, können im ungünstigsten Fall Narben entstehen, die die Nervenimpulse verlangsamen, unvollständig oder gar nicht mehr weiterleiten.

Die Ursache der MS ist nach wie vor ungeklärt. Es ist von einer multifaktoriellen Genese auszugehen. Derzeit gewinnen Befunde über eine autoimmune Ursache zunehmend an Bedeutung. Bei einer **Autoimmunerkrankung** erklärt der Körper eigenes Gewebe als fremd und richtet fatalerweise die Immunreaktion gegen sich selbst. Lymphozyten können, nachdem sie aktiviert worden sind, die defekte Blut-Hirn-Schranke passieren und einen Autoimmunprozess initiieren, der als Entzündung mit Ödembildung darstellbar ist.

Zusätzlich zur erblichen Immundisposition werden auch exogene Faktoren diskutiert.

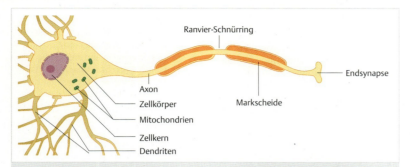

Abb. 23.40 Nervenzelle. Die Nervenfasern werden von den Markscheiden umhüllt, die durch ihre Isolierfähigkeit eine 20-mal schnellere Signalausbreitung gewährleisten als nicht umhüllte Nervenfasern.

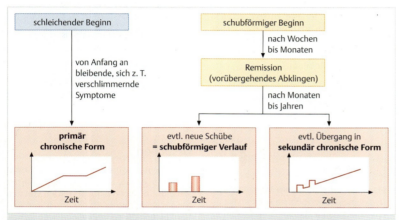

Abb. 23.41 Verlaufsformen der Multiplen Sklerose. Darstellung der 3 möglichen Formen primär chronisch, schubförmig, sekundär chronisch (Schäfer 2004).

Häufigkeit und Prognose

Die Multiple Sklerose ist die häufigste chronisch-entzündliche Erkrankung des ZNS in unserem Kulturkreis. In Deutschland kommt man nach letzten Erhebungen auf 122 000 MS-Patienten (Befragung aller involvierten Arztgruppen, DMSG 2008). Jährlich wird bei 3 000–5 000 Menschen in Deutschland die MS-Diagnose neu gestellt. Frauen erkranken häufiger als Männer, die Manifestation liegt in der Regel zwischen dem 20. und 40. Lebensjahr.

Die höhere Lebenserwartung, die Symptombehandlung und die Veränderung von schubförmiger Verlaufsform in eine sekundär progrediente Form lässt die Zahl der älteren, stark körperbehinderten MS-Betroffenen kontinuierlich steigen. Zunehmend können sie, ebenso wie die jungen pflegebedürftigen MS-Betroffenen, nicht mehr im häuslichen Umfeld betreut werden. Ihr Leben wird durch den Umzug – unabhängig vom Alter – in ein Pflege- oder Altersheim bestimmt.

Diagnose

> **Merke**
>
> Die Diagnose MS ist für die Betroffenen und deren Angehörige ein einschneidendes, das Leben grundsätzlich veränderndes Ereignis.

Dank der neuen McDonald-Kriterien kann die Diagnose heute früh gestellt werden.

Früher galt die Multiple Sklerose als eine Krankheit jüngerer Menschen, die stets vor dem 40. Lebensjahr begann. Heute sind auch Frauen im Klimakterium betroffen und selbst 60-jährige Männer und Frauen können noch an Multipler Sklerose erkranken.

Symptome

Die Symptome der Multiplen Sklerose können einzeln, in verschiedenen und wechselnden Kombinationen sowie in unterschiedlicher Zahl und Dauer auftreten. Sie können sich völlig oder teilweise zurückbilden oder aber in ihrer Intensität bestehen bleiben. Die Vielfältigkeit der Symptomatik macht eine kontinuierliche Betreuung und Behandlung notwendig, um u. a. auch Komplikationen und Sekundärerkrankungen zu verhindern, zu heilen oder zu lindern. Letztendlich sind sie ausschlaggebend für den Grad der Behinderung und damit Grundlage zur Pflegeplanung und -handlung.

Man unterscheidet:
- Rückenmarksymptome
- Hirnstammsymptome
- Kleinhirnsymptome
- Großhirnsymptome

▶ **Rückenmarksymptome.** Dazu zählen:
- Lähmungen – häufiger der unteren als der oberen Extremitäten, oft beginnend als Schwäche oder Kraftlosigkeit
- Spastik (erhöhter Muskeltonus)
- Sensibilitätsstörungen sowohl der Oberflächen- als auch der Tiefensensibilität
- Blasenstörungen
- Darmstörungen
- sexuelle Störungen

▶ **Hirnstammsymptome.** Diese können sich manifestieren als:
- Sehstörungen (z. B. Doppelbilder, Blickbewegungsstörungen)
- Gleichgewichtsstörungen, z. B. Dreh- und Schwankschwindel, Störungen der Körperwahrnehmung in Bezug zur Umgebung, Gangunsicherheit, Fallneigung
- Sprechstörungen
- Schluckstörungen
- Gesichtslähmungen
- Trigeminusneuralgien

▶ **Kleinhirnsymptome.** Das Kleinhirn steuert die Abstimmung der Muskelgruppen bei Bewegungsabläufen und die Erhaltung des Gleichgewichts. Sind Kleinhirnbahnen betroffen, äußert sich das in Symptomen wie:
- Ataxie (Störung der Koordination von Bewegungsabläufen)
- Intensionstremor (Zittern)
- Gleichgewichtsstörungen

▶ **Großhirnsymptome.** Sie äußern sich u. a. als:
- Sehschwäche, Schleier- und Verschwommensehen durch eine Optikusneuritis
- psychomentale Störungen
- Fatigue (Ermüdung)

Krankheitsverlauf

Die MS ist nicht nur in ihrer Erscheinungsform und Prognose, sondern auch in ihrem zeitlichen Verlauf sehr variabel. Grundsätzlich lassen sich Verlaufsformen mit akuten Verschlechterungen (primär schubförmig) von solchen mit schleichendem Beginn und langsamem Fortschreiten (primär chronisch progredient) sowie Mischformen (sekundär chronisch progredient) unterscheiden (▶ Abb. 23.41).

Durch die breite Einführung wirksamer Immuntherapien ist davon auszugehen, dass die Prognose deutlich besser wird.

Therapie

Die Therapie der MS umfasst:
- medikamentöse Behandlungen (kausal und symptomatisch)
- Körpertherapien
- pflegetherapeutische Aspekte

▶ **Medikamentöse Behandlung.** Der akute Schub wird mit der i. v. Gabe von Kortison in einer Dosierung von 1000 mg/Tag bis zu 5 Tagen oder 2000 mg/Tag bis zu 3 Tagen behandelt. Zur schubprophylaktischen Therapie stehen Interferonpräparate, Glatirameracetat, Mitoxantron und Natalizumbad mit Cladribin und Fingolimod 2 Oraltherapeutika zur Verfügung.

2014 sind 4 neue Medikamente zugelassen worden. Dimethylfumarat und Teriflunomid zur oralen Gabe, Alemtuzumab als Infusion. Mit Peginterferon-beta-1a ist ein Interferon verfügbar, das alle 2 Wochen subkutan injiziert wird.

Bei der medikamentösen Therapie werden zwischen der milden, moderaten Verlaufsform der MS und der hochaktiven Form unterschieden und entsprechende Präparate eingesetzt.

Die Therapie der sekundär chronisch progredienten Verlaufsform besteht in der Gabe von Interferon-beta-1b und/oder Mitoxantron. Zur Behandlung der primär chronisch progredienten Verlaufsform steht bisher keine gesicherte medikamentöse Therapie zur Verfügung.

▶ **Körpertherapien.** Dazu werden Krankengymnastik, Ergotherapie, Logopädie, Hippotherapie (therapeutisches Reiten) sowie unterschiedliche Entspannungstechniken gezählt. Gerne angewandte Entspannungs- und Bewegungstechniken sind Feldenkrais, Eutonie, autogenes Training, Yoga, Muskelentspannung nach Jacobson u. a. Diese werden in der Regel in Selbsthilfegruppen angeboten.

▶ **Weitere Ansätze.** In der stationären und ambulanten Langzeitpflege liegt der Schwerpunkt sicherlich auf der Gabe symptomatischer Medikamente, der Durchführung von Krankengymnastik, Ergotherapie und Logopädie sowie im Alltagssetting und der Pflegetherapie.

Die Fortschritte in den Konzepten der Physiotherapie, der Ergotherapie und der Logopädie sind beachtlich. Es können bei konsequenter, regelmäßiger Therapie auch noch nach Jahren positive körperliche Veränderungen erzielt werden.

> **Lernaufgabe**
>
> Informieren Sie sich über die Ziele und Grenzen der einzelnen Therapien, um sie bei den Pflegekonzepten berücksichtigen zu können.

23.3.2 Pflege und Begleitung

In der Langzeitpflege stellt der schwerstpflegebedürftige MS-Betroffene durch seine multiple Behinderung hohe pflegerische Anforderungen an das Pflegepersonal. Ausschlaggebend sind die bestehende Symptomatik, deren Auswirkung im Alltag, die Wechselwirkung einzelner Symptome untereinander, die vorhandenen Komplikationen, altersbedingte Veränderungen, Nebenwirkungen der medikamentösen Therapien sowie auftretende Zweiterkrankungen.

> **Merke**
>
> Im Pflegealltag sind folgende Symptome am problematischsten:
> - Spastik
> - Fatigue
> - Sensibilitätsstörungen
> - Koordinationsstörungen
> - Blasen- und Darmstörungen
>
> Erschwert und überdeckt werden sie zusätzlich durch psychomentale Störungen und beeinträchtigte Kommunikationswege. Lösungen können nur gefunden werden, wenn die Pflegenden unterschiedliche Konzepte beherrschen, deren Grenzen akzeptieren und neue Lösungen suchen.

Als Grundlagen der Pflege kommen folgende Konzepte zum Tragen:
- Bobath-Konzept (S. 572)
- Kinästhetik (S. 247)
- Inkontinenztherapie (S. 374)
- Spastikkonzepte (S. 604)
- Prophylaxenprogramme (S. 80)
- Basale Stimulation (S. 213)
- Entspannungstechniken (S. 1195)

> **Merke**
>
> Durch kontinuierliche Berufsfortbildung wird die Umsetzung der aktuellen Pflegeprogramme gewährleistet. Der Bundesverband der DMSG bietet die Fachfortbildungen „Pflege bei MS" (Gütesiegel) und „MS – Therapiemanagement" (Zertifikat) an.

Chronische Müdigkeit

> **Fallbeispiel**
>
> Eine Altenpflegeschülerin wurde am Morgen mit der Grundpflege Herrn Pfeiffers beauftragt. Sie duschte ihn, wusch die Haare, trocknete ihn sorgfältig ab, föhnte die gewünschte Frisur und cremte ihn ein. Die tägliche Versorgung des Urinals und der morgendliche Stuhlgang waren selbstverständlich. Das Zähneputzen sowie die Rasur und das Anziehen folgten. Da die Zeit es zuließ, schnitt sie noch die Fingernägel. Nach der morgendlichen „Rundumpflege" saß Herr Pfeiffer sauber und adrett in seinem Rollstuhl. Sein Kommentar: „Ich bin müde und möchte ins Bett."

> **Definition**
>
> Fatigue (franz.: Ermüdung, Mattigkeit) ist ein früh auftretendes, häufiges Symptom. Im Vordergrund steht eine rasche psychische, mentale und physische Erschöpfung. Die Ursache liegt wahrscheinlich in der Schädigung des Marklagers und des Balkens.

Die Fatigue wird bisher in der Theorie und Praxis zu wenig berücksichtigt. In den vergangenen Jahren wurde eine medikamentöse Behandlung mit stimulierenden Substanzen (Amantadin, Modafinil, Diaminopyridin) entwickelt. Den Nebenwirkungen – vermehrte Unruhe, Schlaflosigkeit, Verwirrtheitszustände – ist Rechnung zu tragen.

Für die Beteiligten steht die Müdigkeit in keinem Verhältnis zu der vorausgegangenen Tätigkeit. Die Betroffenen leiden darunter, die Pflegenden sind verunsichert. Im Pflegealltag ist die Berücksichtigung dieser Symptomatik das Kriterium der Pflege und der Tagesstruktur. Wärme, erhöhte Luftfeuchtigkeit, Eile, Schlafstörungen, Flüssigkeitsmangel, Überforderung und Beziehungsprobleme können die Fatigue auslösen oder verstärken. Für das Pflegekonzept sind der Tagesablauf, die notwendige Grundpflege, die Behandlungspflege und die sozialen Kontakte täglich individuell abzustimmen.

Spastik

Die Muskelaktivität wird durch die Vorspannung der Muskulatur über Rückenmark, Hirnstamm und Großhirn sowie über chemische Überträgerstoffe zwischen Nervenzellen bzw. zwischen Nerven und Muskel gesteuert. Kommt es in diesem komplexen System zu Störungen, kann die Regulation aus dem Gleichgewicht geraten und hemmende Systeme können ausfallen.

Definition

Die **Spastik** ist ein dynamischer Prozess und wird durch Stress, Angst und Überforderung sowie Wechselwirkungen anderer Symptome verstärkt. Sie ist abhängig vom allgemeinen Wohlbefinden, Betroffenen-Betreuer-Beziehungen, Mobilität und kognitivem Leistungsvermögen.

Symptome

▶ **Hauptsymptome.** Das sind:
- erhöhte Spannung der Muskulatur
- ungleiche Verteilung der Muskelspannung
- Verlust des Zusammenspiels eines Muskels und seines Gegenspielers
- erhöhte Eigenreflextätigkeit
- Wiederaufleben von erloschenen Reflexen
- Verlust der selektiven Bewegung
- erschwerte Bewegungsumkehr
- Muskelkrämpfe

▶ **Weitere Symptome.** Zu den Symptomen, die den sinnvollen Einsatz des Spastikkonzeptes stören und die Spastik somit beeinträchtigen bzw. verstärken können, gehören:
- Obstipation
- Blasenstörungen
- Ataxie (Beeinträchtigung der Lagekorrektur)
- Gleichgewichtsstörungen
- Sehstörungen (Verlust der Sehkontrolle)
- Tiefensensibilitätsstörungen (Verlust der Lagekontrolle)
- Oberflächensensibilitätsstörungen (Schmerzen)

Komplikationen

Vermehrt auftretende Komplikationen bei Spastiken sind:
- Bronchial- und Lungenerkrankungen durch Verminderung der Atemkapazität
- Schmerzen durch Fehlstellung oder Fehlbelastung der Gelenke
- Gelenkerkrankungen
- Kontrakturen (Fehlstellungen)
- Muskelzerrungen, Muskelrisse, Knochenbrüche durch Fehlfixierung
- Osteoporose durch Immobilität
- Dekubitus

▶ **Maßnahmen.** Dazu gehören:
- kontinuierliche krankengymnastische Behandlung
- Gabe von spasmuslösenden Medikamenten
- Hippotherapie
- richtige Handhabung im häuslichen und pflegerischen Bereich
- konsequent angewandte Pflegekonzepte

Spezielle Pflegekonzepte

Spezielle Pflegekonzepte (Bobath, Basale Stimulation, Kinästhetik) sind im Umgang mit der Spastik unerlässlich. Sie müssen jedoch häufig individuell angepasst werden, da das gesamte Behinderungsbild, das häusliche Umfeld, die Akzeptanz der Behinderung und der Einsatz von Hilfsmitteln als Gesamtheit berücksichtigt werden müssen.

▶ **Grundsätzliche Regeln.** Prinzipiell sollte Folgendes immer beachtet werden:
- Langsames Bewegungstempo des Betroffenen (aktiv und passiv) als Richtlinie für alle Handlungen,
- Eigeninitiative fordern und fördern,
- geschlossenes Schuhwerk tragen,
- ausreichende Lichtverhältnisse schaffen,
- tägliches Stehtraining (60 min tgl.) durchführen,
- Beuge- und Streckmuster über den Tag verteilt im Wechsel einhalten,
- Menschen mit Streckspasmus vermehrt in Beugeposition lagern,
- Menschen mit Beugespasmus vermehrt in Streckposition lagern,
- bei Lagerungen Beuge- und Streckmuster diagonal mischen (▶ Abb. 23.42),
- punktuelle Belastungen vermeiden,
- elastische Fixierungen auswählen,
- vor jeder Lagerungsänderung, jedem Transfer und jeder Mobilisation bestehenden Spasmus lösen,

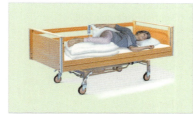

Abb. 23.42 Lagerung bei Spastik. Zur Spastikbehandlung wird bei Lagerungen das Beuge- und Streckmuster diagonal gemischt.

- Medikamentengabe individuell auf das Tagesprogramm abgestimmt flexibel gestalten.

Fallbeispiel

Frau Böhm ließ sich mehrmals beim Landesverband der MS-Betroffenen beraten, weil bei ihr die starke Spastik das Hauptproblem war. Gemeinsam versuchten wir, ihren Alltag und die Therapien umzugestalten. Nach wenigen Wochen der Umsetzungsphase zeigten sich die ersten Erfolge, die ihre Motivation festigten und sich positiv auf ihren Alltag auswirkten. Grundlage des erstellten Programms waren: Stehtraining, diagonale Mischung der Muster in den Ruhephasen, Lagerung im Stufenbett vor Verlassen desselben, häufigere kürzere Ruhephasen und Änderung des Rollstuhlsitzes. Einer der wichtigsten Pfeiler war die Einstellung der Einnahmezeiten des Lioresals (spasmuslösendes Medikament) auf ihre persönliche „Spastikschwankung". Für sie war es sehr schwer, ihr Bewegungstempo zu verlangsamen. Aber der eintretende Erfolg war eine große Belohnung.

Merke

Eine erfolgreiche Therapie ist nur möglich, wenn eine interdisziplinäre Zusammenarbeit gewährleistet ist und Beobachtung, Erfahrung, fachliches Wissen und pflegerisches Können mit gesundem Menschenverstand und Mut zu unkonventionellen Lösungen kombiniert werden.

Sensibilitätsstörungen

Sensibilitätsstörungen sind ein häufiges, frühes und progredientes Symptom der Multiplen Sklerose. Je nach Körperwahrnehmung und Intensität werden sie äußerst unterschiedlich empfunden. Weder medikamentös noch physiotherapeutisch können diese Symptome grundlegend beeinflusst werden.
Folgende 2 Grundformen werden unterschieden:
- Oberflächensensibilitätsstörungen (Parästhesien), die als verfälschte Wahrnehmung (Dysästhesien) empfunden werden.
- Tiefensensibilitätsstörungen, die durch Verlust der Selbstwahrnehmung Ausfälle und Funktionsstörungen imitieren.

Die Missempfindungen können so stark sein, dass sie als schmerzhaft wahrgenommen werden. Vielen Betroffenen fällt es schwer, ihre Befindlichkeit verbal zu vermitteln. In der Pflege sind diese Körperwahrnehmungen zu berücksichtigen und bei den Aktivitäten des täglichen Lebens als erschwerender Faktor mit einzubeziehen.

Lernaufgabe

Beobachten Sie, ob Tageszeit, Temperatur, Luftfeuchtigkeit, Kleidung und Lagerung einen Einfluss haben. Erstellen Sie Protokolle für die Betroffenen, um zu objektiver Beurteilung zu kommen und Pflegekonzepte zu entwickeln.

Koordinationsstörungen

Den Koordinationsstörungen werden Bewegungsstörungen zugeordnet, die sich als Ataxie, Tremor, Unsicherheit in beabsichtigter, gezielter Bewegung und dem Unvermögen, Folgebewegungen geordnet auszuführen, manifestieren. Der Muskeltonus ist vermindert, Muskelkraft und Sensibilität können erhalten sein. Starke Koordinationsstörungen können die Betroffenen völlig pflegeabhängig werden lassen. Leider haben die Koordinationsstörungen eine schlechte Prognose. Mit einer bleibenden Symptomatik in unterschiedlicher Ausprägung ist zu rechnen.

Je nach Sitz des Krankheitsherds treten unterschiedliche Formen der Koordinationsstörungen auf. Zu berücksichtigen ist, dass Betroffene mit einer spinalen Ataxie (Krankheitsherd im Rückenmark im LWS-Bereich) ihre Bewegungen durch Augenkontrolle besser beherrschen können, was bei einer zerebellärataktischen Form (Herd im Kleinhirn) nicht möglich ist.

Merke

Je stärker eine Bewegungsbehinderung ausgeprägt ist, desto mehr Platz benötigt der Betroffene für eine Bewegung.

Koordinationsstörungen können durch sensomotorische Ausfälle, psychomentale Störungen und Sehstörungen überdeckt werden. Alle Beteiligten müssen bestimmte Regeln berücksichtigen, um mit dieser gravierenden Behinderung auch nur im Ansatz umgehen zu können.

Merke

Die Koordinationsstörungen können dazu verleiten, unnötig Handlungen für den Betroffenen zu übernehmen und ihn damit unselbstständiger werden zu lassen, als er ist.

▶ **Grundsätzliche Regeln.** Die Symptomatik lässt sich durch folgende Maßnahmen positiv beeinflussen:
- Muskelspannung aufbauen (Isometrie, Basale Stimulation).
- Eisbehandlung nutzen.
- Muskulatur kurzfristig mit Gewichten belasten (Bleimanschetten, schwere Schuhe).
- Bewegungsabläufe in kleine Abschnitte aufteilen.
- Augenkontrolle einsetzen.
- Für gute Lichtverhältnisse sorgen.
- Mit Unterlagen arbeiten.
- Konzentration fördern.
- Raum und Zeit berücksichtigen (z. B. überbreite Betten, Ruhepausen).
- Hilfsmittel frühzeitig nutzen.
- Ersatzfunktionen trainieren.

Fallbeispiel

Bei einer Fortbildungsveranstaltung in einem Pflegeheim entstand der Wunsch, durch eine Pflegeberatung die Situation einer Bewohnerin, Frau Alberts, zu stabilisieren oder sogar zu verbessern. Hauptproblem war ihre Extremitäten- und Rumpfataxie. Die Stand- und Gangataxie machte im Pflegealltag fast keine Probleme, da Frau Alberts rollstuhlpflichtig war. Jedoch behinderte sie die Armataxie stark. An dem Beratungsgespräch nahmen Frau Alberts, das Pflegeteam und die Referentin der Fortbildungsveranstaltung – Angestellte des MS-Selbsthilfeverbandes AMSEL – teil. Das Team erarbeitete folgendes Konzept:
- Die Physiotherapie wird gebeten, Frau Alberts in die Isometrie einzuweisen und mit ihr den Transfer in Alltagssituationen einzuüben sowie Eisbehandlungen durchzuführen.
- Das Pflegeteam wendet die aktivierende Waschung aus der Basalen Stimulation an.
- Es wird versucht, mit Unterlagen zu arbeiten und kurze Bewegungswege zu ermöglichen, z. B. Arme, Hände und Essgeschirr in Schulterhöhe auf einem Podest abzulegen und somit die Ataxie zu unterbinden und damit ein selbstständiges Essen zu ermöglichen.

- Den Teamteilnehmern wurde nahegelegt, kurze Anweisungen und Erklärungen vor der Pflegehandlung zu geben, um die hohe Konzentration, die Frau Alberts für ihre Tätigkeiten aufwenden muss, nicht zu stören. Frau Alberts kann sich z. B. beim Essen nicht unterhalten, weil das Essen an sich ihre ganze Konzentration erfordert.

Merke

Menschen mit Koordinationsstörungen benötigen zu ihrer Bewegungskontrolle ein hohes Maß an Konzentration. Dies bedeutet, dass sie nur eine Tätigkeit ausführen sollten (z. B. nicht anziehen und gleichzeitig reden).

Blasenstörungen

Blasenstörungen gehören zu den häufigsten und schwersten Symptomen der Multiplen Sklerose. Oft treten sie als Erstsymptome auf. Sie werden im Gesamtverlauf von 90 % der Erkrankten angegeben. Die Symptome können entweder phasenweise oder manifest auftreten. Die Spannweite reicht vom Tröpfeln über Belastungsinkontinenz und Harnverhalt bis hin zur absoluten Unfähigkeit, die Blasenfunktion zu kontrollieren.

Neben den medizinischen Aspekten stellen die Störungen der Blasenfunktion ein tief greifendes soziales und psychisches Problem dar. Für Frauen sind die Schwierigkeiten häufig gravierender als für Männer, da ihre Hilfsmittelsituation bis heute nicht befriedigend gelöst werden konnte.

Merke

Blasenstörungen lösen Ängste und Unsicherheit aus. Aktivitäten werden aus Angst vor „peinlichen Situationen" vermieden. Versuchen Sie, den Betroffenen mit Verständnis und umsichtiger Planung die Situation zu erleichtern.

Am Anfang der Behandlung steht die neurologische und urologische Diagnostik zur Festlegung des Behandlungskonzepts. Bei Frauen sollte evtl. der Gynäkologe hinzugezogen werden, bei Männern ist eine Veränderung der Prostata abzuklären.

Einteilung

Die Blasenstörungen bei Multipler Sklerose werden in 3 Typen eingeteilt:
- Detrusor-Hyperreflexie (überaktive, ungehemmte Blase)
- Detrusor-Sphinkter-Dyssynergie (komplexgestörte Blase)
- Detrusor-Hyporeflexie (inaktive Blase)

▶ **Detrusor-Hyperreflexie.** Hier liegt eine Unterbrechung zwischen Stirnhirn und Ponsregion vor. Die hemmenden Einflüsse der Stirnregion des Großhirns auf das pontine Miktionszentrum sind beeinträchtigt. Die Folge ist ein ständiger Harndrang mit daraus resultierender Dranginkontinenz. Die Miktionsfrequenz ist deutlich erhöht. Bisweilen wird die Blase stündlich entleert.

Die Behandlungsmöglichkeiten sind:
- Änderung der Trinkgewohnheiten
- medikamentöse Dämpfung
- Kontinenztraining (S. 377)

Bei der Detrusor-Hyperreflexie sind große Trinkmengen zu vermeiden, da die Dehnungsfühler der Blasenwand geschwindigkeitsabhängig reagieren. Die Flüssigkeitszufuhr von 1,5 Liter sollte kontinuierlich auf kleine Tagesportionen verteilt werden, um das Fassungsvermögen der Blase bis zur Wahrnehmung des Harndrangs zu erhöhen.

▶ **Detrusor-Sphinkter-Dyssynergie.** Darunter versteht man eine Störung der Koordination zwischen der Blasenaustreibungsmuskulatur und dem muskulären Harnröhrenverschlussmechanismus. Ursache dafür sind Entmarkungsherde im Rückenmark, die sich in einer Erhöhung des Muskeltonus des Beckenbodens manifestieren. Es entsteht ein erhöhter Auslasswiderstand, die Blase entleert sich in der Regel unvollständig und stoßweise, es bleibt Restharn zurück. Im Extremfall kann Harnverhalten auftreten.

Für das Verständnis dieser Blasenstörung ist es wichtig, auf den Zusammenhang zwischen Blasenstörungen und Spastik hinzuweisen. Eine zunehmende Füllung der Blase verstärkt die Spastik im Bereich Beckenboden/Beine, starke Spastik im Beckenbodenbereich steigert wiederum die Hemmung der Detrusoraktivität.

Merke

Das vordringlichste Behandlungsziel ist die Senkung bzw. Eliminierung (Ausscheidung) des Restharns.

▶ **Detrusor-Hyporeflexie.** Dieser Blasenstörung liegt eine Schädigung der Rückenmarkabschnitte im Sakralmark zugrunde. Die Blasenfüllung wird nicht wahrgenommen, und die Blase entleert sich nach dem Überlaufprinzip. Es bleibt eine hohe Restharnmenge (bis zu 800 ml) zurück. Durch die hohe Restharnmenge besteht eine erhöhte Refluxgefahr und damit ein hohes Infektionsrisiko. Erste therapeutische Maßnahme ist die Restharnminderung durch taktile Stimulanz und manuelles Ausdrücken der Blase oder intermittierender Selbstkatheterismus (▶ Tab. 23.4).

Lernaufgabe

Versetzen Sie sich in die Situation eines Betroffenen und benutzen Sie zu Ihrer Blasenentleerung Inkontinenzhilfsmittel. Diskutieren Sie diese Situation im Unterricht.

Psychomentale Störungen

Psychomentale Störungen treten bei mehr als 40 % der MS-Betroffenen auf (dmsg-aktiv 3/2004).

Sie werden wie folgt eingeteilt:
- psychische emotionale Störungen:
  - emotionale Labilität
  - neurotische Reaktionen
  - Depressionen
  - kombinierte Störungen
- mentale Störungen:
  - kognitive Störungen
  - Kritikminderung, Euphorie
  - Demenz
  - kombinierte Störungen

Die Symptomatik ist durch die Variabilität und die Komplexität der Entwicklung schwer zu erfassen und zu verstehen. Die Neuropsychologie ist durch Testprogramme in der Lage, die Störungen zu qualifizieren und computergestützte Trainingsprogramme anzubieten.

In der Pflege stellen die psychomentalen Störungen oft unüberwindliche Hürden beim Erlernen von Programmen und beim Umsetzen der gelernten Fähigkeiten auf geänderte Alltagssituationen dar. Hier können Konzepte aus der Geriatrie, z. B. Einsatz von Symbolen, Standardisierung des Pflegeablaufs, kontinuierlicher Personaleinsatz und Einbeziehung vertrauter Personen, hilfreich sein.

Praxistipp

Arbeiten Sie mit Neuropsychologen, Ergotherapeuten und Betroffenen eng zusammen, um befriedigende, alltagsrelevante Lösungen zu erzielen.

Stehtraining

Das Stehtraining ist ein Grundpfeiler der Prophylaxen und der Symptombehandlung.

▶ **Prophylaxe.** Stehtraining dient zur Prophylaxe folgender Komplikationen:
- Dekubitus
- Pneumonie
- Thrombose
- Kontraktur
- Restharn
- Osteoporose

Tab. 23.4 Störungen des autonomen Systems bei Multipler Sklerose (Seidel u. Bach 1999).

Funktionsstörung	Läsionsort	Symptome	Häufigkeit
Detrusor-Hyperreflexie	zwischen Großhirn und Brücke	• unwiderstehlicher Harndrang • Dranginkontinenz • erhöhte Miktionsfrequenz • normaler Restharn	zu Beginn der Erkrankung häufig (ca. 40–70 %)
Detrusor-Spinkter-Dyssynergie (DSD)	Rückenmark, unterhalb der Brücke	• Starthemmung • kleine Urinportionen • Restharn bis 100 ml • Beckenbodenplastik	im Verlauf der Erkrankung häufiger (ca. 20–50 %)
Detrusor-Hyporeflexie	tiefes Rückenmark	• Harnverhalt • Deafferenzierung • sehr hoher Restharn • Überlauf/Reflux	eher selten (10–20 %)

- Schmerzen
- Wahrnehmungsstörungen

▶ **Indikation.** In der Behandlungspflege ist Stehtraining unverzichtbar bei:
- Dekubitus
- Thrombose
- Kontrakturen
- Restharn
- Osteoporose
- Schmerzen
- Spastik
- Verstopfung
- Atemwegserkrankungen
- Wahrnehmungsstörungen

▶ **Hilfsmittel.** Zur Auswahl stehen:
- kniegelenkstabilisierende Schienen
- Stehbrett
- Stehtisch
- Aufrichterollstuhl (▶ Abb. 23.43)
- Stehbett

Lernaufgabe

Prüfen Sie, welche Hilfsmittel in Ihrer Einrichtung und bei der Krankengymnastik vorhanden sind. Entwickeln Sie gemeinsam mit der Physiotherapie das geeignete Stehtraining.

Immobile Betroffene können das Stehen nur im Stehbrett oder Stehbett erlernen, da diese stufenlos in jeder Position arretiert werden können. Nach Erlernen ist das Stehen ins tägliche Alltagstraining zu integrieren. Es sollten dabei 45 min nicht unterschritten werden (wünschenswert wäre 1 Stunde). Diese Zeit kann bei Bedarf erhöht werden. Zeitliche Verkürzungen sind nur in Ausnahmefällen zu akzeptieren (z. B. Grippeerkrankungen, Schub).

Die Zeit des Stehtrainings kann zu unterschiedlichen Aktivitäten genutzt werden – Gesellschaftsspiele, Essen, Fernsehen, Lesen. Wird der „Ort" des Stehens variiert, können neue Eindrücke gewonnen werden. Im Aufenthaltsraum ist immer etwas los, bei gutem Wetter kann das Training nach draußen verlegt werden und auf Fluren findet man immer einen Ansprechpartner. Hin und wieder kann die Zeit des Stehtrainings, je nach Aufgabenstellung, auch für die Ergotherapie genutzt werden.

Fallbeispiel

Herr Rudolf nahm an einer 3-wöchigen Sommerfreizeit teil. Seit 15 Jahren war er Rollstuhlfahrer und hatte seit 10 Jahren nicht mehr gestanden. Der Arzt verordnete ihm zum Stehtraining einen Stehtisch. Das Freizeitheim besaß ein Stehbrett, sodass es uns möglich war, Herrn Rudolfs Körper während der 3 Wochen an das Stehen zu gewöhnen. Herr Rudolf benutzte täglich 2-mal mithilfe seines Zivildienstleistenden die Trainingsmöglichkeit. Die Stehzeiten begannen mit 5 Minuten und 20-Grad-Stehposition, die alle 3 Tage gesteigert wurden. Am Ende der Freizeit hatte der Körper gelernt, 30 Minuten in Stehposition zu verweilen. Nach Rückkehr in sein Appartement wurde das Training am Stehtisch täglich eingesetzt.

23.4 Das Syndrom reaktionsloser Wachheit (Wachkoma)

Thomas Olschewski, Ralf Krämer, Beatrix Döttlinger

Fallbeispiel

Herr Uhland verlor im Mai 2010 im Alter von 52 Jahren auf dem Weg zur Arbeit plötzlich das Bewusstsein und stürzte dabei mit dem Kopf gegen einen Bordstein. Nach intensivmedizinischer Versorgung und mehrmonatiger Rehabilitation wurde Herr Uhland im Herbst 2010 mit der Diagnose „Syndrom reaktionsloser Wachheit" in eine Einrichtung zur neurologischen Langzeitrehabilitation (Rehabilitationsphase F) verlegt.

Aufgrund der vegetativen Instabilität mit ausgeprägter Hypersalivation, starkem Schwitzen und motorischer Unruhe wurden in den ersten Wochen die Tagestruktur und der Beziehungsaufbau gestaltet. Die Mobilisation von Herrn Uhland in den Rollstuhl gelang problemlos, er konnte so sein Lebensumfeld kennenlernen. Die ersten Wochen waren aber geprägt von langen Erholungspausen und Phasen, in denen sich Herr Uhland zurückzog.

Es dauerte trotz eines klar strukturierten Tagesablaufs, einer kontinuierlichen Übernahme der täglichen Pflege durch eine Bezugspflegegruppe und detaillierter Handlungsanleitungen bei Pflege und Therapie mehrere Monate, bis sich Herr Uhland in seinem Umfeld sicher zu fühlen schien.

Nach fast 2 Jahren intensiver Begleitung durch Pflege und Therapie kann Herr Uhland kleine Teile seiner Morgenpflege wie Rasieren und Haare kämmen eigenständig übernehmen. Er scheint sich in seiner Umgebung orientieren zu können. Auch ist Herr Uhland zunehmend emotional schwingungsfähig. Er kann seine Empfindungen über die Gesichtsmimik ausdrücken.

Im Rahmen der Ergotherapie konnte sein Interesse an handwerklicher Arbeit entdeckt und seine Fertigkeit gefördert werden. Er arbeitet konzentriert und aufmerksam mit. Seine Aufmerksamkeitsspanne hat sich in den vergangenen Monaten von anfangs 5–10 min auf 30 min verlängert. Aufgrund dieser Entwicklung soll Herr Uhland langfristig in eine Einrichtung für Menschen mit Mehrfachbehinderung umziehen, wo er durch spezielle Therapieangebote weiter gefördert werden kann.

23.4.1 Medizinische Grundlagen

Definition

Das **Syndrom reaktionsloser Wachheit** (ehem. Wachkoma, apallisches Syndrom) beschreibt den Zustand und die Symptome einer schwersten Schädigung der Hirnfunktion. Die Lokalisation und der Grad der Schädigung können sehr unterschiedlich sein.

Im deutschsprachigen Raum wurde der Begriff „Apallisches Sydrom" von Kretschmer (1940) erstmalig eingeführt. Wie auch bei den Beschreibungen „Coma Vigile" von Gerstenbrand (1967) oder „persis-

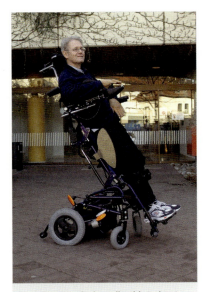

Abb. 23.43 Aufrichterollstuhl. Stehtraining im Aufrichterollstuhl. Wichtig sind Fersenbelastung, gestreckte Haltung und Rumpfkontrolle. (Foto: M. Niethammer, Thieme)

Tab. 23.5 Neurologische Behandlungs-/Rehabilitationsphasen.

Phase	Behandlung
Phase A	Akutbehandlung, ggf. intensivmedizinische Behandlung
Phase B	Postakutbehandlung, Frührehabilitation in spezialisierten Einrichtungen bei Notwendigkeit (intensiv-)medizinischer Krankenhausbehandlung
Phase C	neurologische Frührehabilitation von Betroffenen ohne Notwendigkeit (intensiv-)medizinischer Krankenhausbehandlung
Phase D	Anschlussrehabilitation (Patient ist frühmobilisiert, mobil und in der Lage, die Therapien selbstständig aufzusuchen.)
Phase E	medizinische/berufliche Rehabilitation, berufliche Wiedereingliederung
Phase F	Langzeitrehabilitation zu Hause oder in stationärer/ambulantisierter Pflegeeinrichtung

tent/permanent vegetative state" durch Jennet u. Pulm (1972) handelt es sich um Definitionsbeschreibungen eines Krankheitsbildes. Der Ausdruck „vegetative state" steht für ein Krankheitsbild, das den Gegensatz zwischen schweren kognitiven Defiziten und gleichzeitig erhaltenen autonomen und/oder vegetativen Funktionen beschreibt. „Persistent" steht für eine vorübergehende Erscheinung der Symptomatik, „permanent" für deren Dauerhaftigkeit. Die Begriffe erscheinen in sich widersprüchlich und stellen zudem als ausschließliche Beschreibung einer Diagnose die Möglichkeiten einer Gesundheitsentwicklung betroffener Menschen nicht ausreichend dar. Neue bildgebende Verfahren lassen begründete Hoffnungen zu, dass betroffene Menschen, die bei geöffneten Augen keinerlei willkürliche motorische Reaktionen auf eine Aufforderung zeigen, trotzdem Hirnfunktionen haben und vermutlich Gedanken verarbeiten und Vorstellungen entwickeln können. Zeigen sie zudem ein wiederholbares, zielgerichtetes Verhalten auf einen Reiz oder einfache Aufforderungen, dann spricht man von Zustand eines minimalen Bewusstseins, „minimally consciousness state" (MCS). Dieser, von Giacino (1997) geprägte Begriff, beschreibt betroffene Menschen, die nach einem Koma oder einer Zeit im apallischen Syndrom wieder zu einfachen kognitiven Reaktionen in der Lage sind. Die Reaktionen treten allerdings selten auf und sind nicht vorhersehbar. Nur eine lange und intensive Begleitung der betroffenen Menschen und die differenzierte Verlaufsdokumentation helfen, zwischen dem Apallischen Syndrom mit Verlust kognitiver Fähigkeiten und dem MCS (minimally consciousness state) mit geringfügigem Erhalt kognitiver Fähigkeiten unterscheiden zu können.

Häufigkeit und Prognose

Durch Fortschritte in der Akutversorgung überleben immer mehr Menschen auch schwerste Hirnschädigungen. Damit verbunden ist eine stetig steigende Zahl von Menschen, die sich mit dem Krankheitsbild „Syndrom reaktionsloser Wachheit" in einer dauerhaften pflegerischen Versorgung befinden. In Deutschland geht man von 800–1000 Neuerkrankungen pro Jahr aus.

Eine sichere Aussage zum Krankheitsverlauf und zur Prognose kann nicht getroffen werden. Ein geringerer Grad der Schädigung oder ein traumatisches Ereignis gegenüber einer Schädigung durch Hypoxie scheinen sich positiv auf die Prognose auszuwirken. Das Alter stellt keine direkte Einschränkung dar, doch im Zusammenhang mit der oft vorhandenen Multimorbidität älterer Menschen treten häufiger Komplikationen auf. Bei der überwiegenden Zahl der Betroffenen bleibt trotz intensiver und langjähriger Förderung eine schwerste Pflegebedürftigkeit bestehen. Das „Wiedererwachen" oder eine weitgehende Rückbildung der Krankheitssymptome wird nur in ganz seltenen Einzelfällen beschrieben. Ein hoher Stellenwert wird der Frührehabilitation (Phase B) und der neurologischen Langzeitrehabilitation (Phase F) in spezialisierten Einrichtungen zugesprochen (▶ Tab. 23.5). Neben der fachlichen Ausrichtung wird besonders in der Langzeitrehabilitation der psychosozialen Einbindung der Betroffenen viel Raum gegeben. Gerade die individuell angemessene soziale Teilhabe am Leben bietet den Betroffenen die Möglichkeit, eigene Ressourcen zu erkennen und zu nutzen. Dieses wird auch in verschiedensten Gremien gefordert (WHO ICF Gesundheitsmodell, BAR 2003, SGB XI, UN-Behindertenkonvention 2008).

Ursachen

Das Wachkoma wird verursacht durch:
- traumatische Schädel-Hirn-Verletzungen (Schädel-Hirn-Trauma)
- hypoxische oder ischämische Hirnschäden (Schlaganfall, Hirnblutung, Herz-Kreislauf-Stillstand)

Symptome

Bedingt durch die Schwere der Hirnschädigung verringern sich der Grad der Bewusstheit (Wachheit) und der Inhalt der Bewusstheit (Bewusstsein). Im Syndrom der reaktionslosen Wachheit sind die betroffenen Menschen zwar erweckbar und erscheinen bei geöffneten Augen wach, es ist aber gleichzeitig kein „bewusstes" oder „gewolltes" Verhalten erkennbar. Erst beim Beobachten einer wiederholbaren und absichtsvollen Reaktion wird von einem minimalen Bewusstseinszustand gesprochen. Folgende Defizite schränken die Selbstständigkeit des Betroffenen ein:
- gestörte oder fehlende Beweglichkeit mit ausgeprägten schlaffen oder spastischen Lähmungen
- gestörte oder fehlende Kommunikationsfähigkeit
- gestörte oder fehlende Schluckfunktion
- gestörte oder fehlende sensorische Wahrnehmung
- Abhängigkeit von lebenserhaltenden Hilfsmitteln

Die für das Wachkoma charakteristischen Symptome betreffen folgende Bereiche:
- Vitalzeichen
- Blickkontakt/Augenbewegungen
- Schlaf-Wach-Rhythmus
- Motorik
- Reaktionen
- Wahrnehmung
- Schmerzempfinden

▶ **Vitalzeichen.** Zu Beginn der Erkrankung sind vegetative Funktionen oftmals dysreguliert. Herzfrequenz und Blutdruck können stark schwanken, die Atmung verändert sich in Frequenz und Tiefe deutlich, Schweiß- und Speichelproduktion nehmen zeitweise deutlich zu. Liegt eine Störung des Schluckens (Dysphagie) vor, kann es notwendig sein, die Betroffenen mit einer geblockten Trachealkanüle vor Aspiration und den daraus entstehenden Komplikationen (Pneumonie) zu schützen. Im Verlauf stabilisiert sich der vegetative Zustand in der Regel und die beschriebenen Verhaltenssymptome treten nur noch in unklaren „Stress- und Erschreckenssituationen" auf.

▶ **Augenbewegungen.** Während einer Wachphase sind die Augen des betroffenen Menschen geöffnet, sein Blick fixiert jedoch keine Gegenstände oder Personen.

▶ **Schlaf-Wach-Rhythmus.** Die Betroffenen haben häufig keinen an die Tageszeit adaptierten Schlaf-Wach-Rhythmus. Sie schlafen aus Erschöpfung oder Müdigkeit ein. Durch das Angebot einer klaren Tagesstruktur kann dies aber positiv beeinflusst werden.

▶ **Motorik.** In der Betreuung der Betroffenen ist der nicht angepasste Muskeltonus das vorrangige Pflegeproblem. Der Muskeltonus in einzelnen Körperteilen kann von schlaff bis sehr hoch verändert sein. Körperstamm und Extremitäten können unterschiedlich stark betroffen sein. Die Betroffenen sind häufig nicht in der Lage, den Muskeltonus selbstständig zu regulieren.

▶ **Reaktionen.** Reaktionen der Betroffenen auf äußere Reize sind oft nur als Veränderung in ihrer Ausdrucksweise zu erkennen. Auch wenn keine deutliche Mimik oder Bewegungen erkennbar sind, können Veränderungen der Atmung, der Muskelspannung in einem Körperteil oder der Umfang der Salivation (Speichelproduktion) als Reaktion auf einen Reiz gedeutet werden.

▶ **Wahrnehmung.** Es wird davon ausgegangen, dass der Betroffene über alle Sinne wahrnimmt. Seine Entwicklung ist weitgehend von den Angeboten abhängig, die er durch sein Umfeld bekommt. Dabei steht die menschliche Zuwendung im Mittelpunkt, da sie für jeden Menschen lebenswichtig ist.

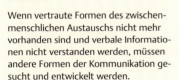

Merke

Wenn vertraute Formen des zwischenmenschlichen Austauschs nicht mehr vorhanden sind und verbale Informationen nicht verstanden werden, müssen andere Formen der Kommunikation gesucht und entwickelt werden.

▶ **Schmerzempfinden.** Es wird kontrovers diskutiert, ob Betroffene Schmerz wahrnehmen können, da die Schmerzverarbeitung aufgrund der Schwere der neurologischen Schädigung nicht eindeutig zu interpretieren ist. Trotzdem ist zu bedenken, dass das Empfinden von Schmerzen in der Regel mit einem Gefühl des Leidens einhergeht und Gedanken nur darum kreisen, diesen Schmerz aushalten zu müssen. Die Interpretation von Schmerzäußerungen kann selten eindeutig erfolgen. Die Schmerzeinschätzung durch ein Schmerzassessment ist oft schwierig. Wichtig ist eine regelmäßige Erhebung relevanter Parameter, um Abweichungen von einer stabilen Situation erkennen zu können.

Komplikationen

Die Komplikationen für die Betroffenen ergeben sich aus dem Krankheitsbild und der langjährigen schwersten Pflegebedürftigkeit mit Abhängigkeit von zu- und ableitenden Systemen, Trachealkanüle oder angepassten Orthesensystemen. Exsikkosen und Mangelernährung sollten durch eine angepasste (Sonden-)Ernährung und entsprechende Kontrolle des Ernährungszustandes (Bilanz, Gewicht, BMI, BIA-Messung) kein Problem darstellen. Gleiches gilt für Dekubiti. Hier ist durch eine tonusregulierende Lagerung, angepasste Lagerungssysteme und eine regelmäßige Mobilisation als unverzichtbare Teile der aktivierenden und rehabilitierenden Versorgung eine sehr gute Prophylaxe möglich. Komplikationen ergeben sich durch:

- Harnwegsinfektionen durch Versorgung mit suprapubischen/transurethralen Blasenkathetern
- Verstopfungen des Blasenkatheters durch hohen Sedimentgehalt im Urin
- Obstipation, Transportstörungen im gastrointestinalen Bereich, häufig durch mangelnde Mobilisation
- Zunahme der Spastik und Bewegungseinschränkung mit Ausbildung von Kontrakturen
- (Sub-)Luxation von Gelenken durch fehlenden Muskeltonus und mangelnde Stabilität der Bänder
- Spontanfraktur durch Entkalkung der Knochenstruktur wegen Bewegungsmangels
- „stille" Aspiration und daraus resultierend eine Pneumonie durch Dysphagie trotz geblockter Trachealkanüle
- geschwächtes Immunsystem
- Veränderungen des Hirndrucks mit daraus resultierenden Vigilanzänderungen bei liegendem Shuntventil

Aus der langjährigen Abhängigkeit von Pflege, Therapie und sozialer Unterstützung können folgende Probleme entstehen:

- emotionales Verhungern bis zur Depression
- Deprivation
- mangelnde (Verlaufs-)Dokumentation und Evaluation
- unzureichende hausärztliche und fachärztliche Behandlung
- mangelnde Kooperation und Koordination unter den an der Pflege, Therapie und Förderung beteiligten Personen

Therapie und Rehabilitation

Die neurologischen Behandlungs- und Rehabilitationsphasen sind in ▶ Tab. 23.5 dargestellt.

Teammitglieder haben unterschiedliche Arbeitsweisen, entwickeln aber auch vielfältige, manchmal ungewöhnliche Therapieansätze. Daher sind Absprachen des therapeutischen Teams in engmaschigen Fall- und Teambesprechungen ein wichtiger Baustein für einen an den Bewohnerressourcen abgestimmten Pflege- und Behandlungsplan. So ist z. B. angepasstes Sitzen im Rollstuhl ein wichtigstes Ziel, um Teilhabe am gesellschaftlichen Leben zu ermöglichen.

Gerade bei älteren Betroffenen lassen körperliche Kräfte im Verlauf der Erkrankung nach. Es gilt zu entscheiden, ob Pflege- und Therapieziele (noch) realistisch und die daraus ableitenden Belastungen und der Aufwand vertretbar sind. Viele Angehörige haben den Wunsch, „alles zu tun" und „niemals aufzugeben". Daraus entsteht ein Spannungsfeld, das ein hohes Konfliktpotenzial birgt. Grenzen therapeutischer Möglichkeiten oder eine Verschlechterung bis hin zum Versterben des Betroffenen sollten als Thematik ebenfalls angesprochen werden.

23.4.2 Pflege und Begleitung

Pflegeleitbild

Der Mensch steht mit seinen Bedürfnissen und Fähigkeiten im Mittelpunkt unserer Betrachtung. Er kann sich nur entwickeln, wenn mit ihm angemessene Förderangebote entwickelt werden. Dabei haben körpernahe Interaktionen und die Beobachtung von Ausdrucksmöglichkeiten und Fähigkeiten des Betroffenen (Veränderung der Gesichtsmimik, des Muskeltonus, der Atmung, des Speichelflusses) einen hohen Stellenwert. Oftmals entwickelt sich in einer pflegerischen Beziehung eine Körpersprache, in der Pflegende spüren, was dem Betroffenen gut tut und was nicht. Dabei ist die Gestaltung biografisch orientierter Angebote unerlässlich, da Bekanntes einfacher wahrgenommen wird.

Mitentscheidend ist die Analyse des eigenen Krankheitsverständnisses aller Beteiligten. Beobachten wir beim Betroffenen eine nachvollziehbare Reaktion (Lächeln, Augen öffnen) auf ein Angebot, wird rasch eine generelle Reaktions- und Kommunikationsfähigkeit aus dieser Situation abgeleitet. Der Zustand wird als lebenswert erachtet und die Einstellung zur weiteren pflegerischen und rehabilitativen Versorgung ist positiv.

Wenn der Betroffene augenscheinlich nicht auf Angebote seiner Umwelt reagiert und in der Therapie keine Fortschritte erzielt, wird schnell von einem fehlenden Bewusstsein gesprochen. Der Betroffene bekommt scheinbar nichts mit, er kann sich zur Situation und seinen Bedürfnissen nicht äußern. Dieser Situation wird wenig Lebenswert beigemessen. Die Einstellung der Beteiligten zum derzeitigen Zustand und der weiteren Versorgung ist eher von Zweifeln geprägt.

Merke

Leben im Wachkoma ist kein statischer Zustand, sondern eine dynamische Existenzform, die Veränderung eines Menschen, ein Entwicklungsprozess (Ciarrettino 2005).

Der Betroffene kann sich aber nur durch soziale Kontakte, Dialogaufbau, Interaktion und Kommunikation entwickeln. Diese Aufgabe müssen die ihn betreuenden Personen übernehmen.

▶ **Pflegeziel.** Ziele professioneller Pflege für den Betroffenen sind:
- Beziehungen gestalten, die Sicherheit und Vertrauen vermitteln.
- Das Leben spüren lassen.
- Eine Entwicklung erleben lassen.
- Das Leben in seinem Rhythmus zu gestalten.
- Begegnungen und Handlungen bedeutungsvoll gestalten.

Fähigkeiten der Pflegenden

Die Fähigkeit, sich in die Situation der Betroffenen und deren Angehörigen aus „deren Sichtweise" einfühlen zu können, bedarf ein hohes Maß an Sensibilität und Empathie. Pflegende müssen lernen, den Rhythmus der Betroffenen zu erkennen und in ihm zu interagieren. Möglichkeiten nonverbaler Kommunikation sollten ihnen bekannt sein.

▶ **Fachliche Kompetenz.** Fachwissen über neurologische Krankheitsbilder, Neurorehabilitation und den Umgang mit therapeutischen und medizinischen Diagnosen (z. B. Tracheostoma, Dysphagie, neuropsychologische Veränderungen, Pneumonie) sind Voraussetzungen für die Betreuung eines Menschen in der neurologischen Rehabilitationsphase F.

Kenntnisse aus den Konzepten
- Basale Stimulation (S. 213) in der Pflege®,
- Bobath-Konzept (S. 572),
- Kinästhetik (S. 247) und
- Fazio-Oral-Trakt-Therapie (S. 343)

sollten vorhanden sein oder in entsprechenden Kursen erworben werden. Wichtig ist, dass sich erst aus der Schnittmenge professioneller Pflege, ärztlicher und fachärztlicher Therapie sowie den unterschiedlichen Therapiebereichen eine optimale Förderung gestalten lässt.

Kommunikation

Im Mittelpunkt der Begleitung steht die Kommunikation mit stark wahrnehmungsbeeinträchtigten Menschen. Wie jedem Menschen muss auch den Betroffenen die Möglichkeit gegeben werden, mit ihrer sozialen Umwelt in Kontakt zu treten und sich mitteilen zu können. Hierfür müssen die betreuenden Menschen lernen, welche „Sprache" der Betroffene spricht.

Einen ersten Schritt stellen die angepasste Art der Kontaktaufnahme und das Herstellen einer für den Betroffenen nachvollziehbaren Beziehung dar. Es umfasst die Hinwendung zum Betroffenen, seine Begrüßung mithilfe der Initialberührung, Halten des Körperkontaktes und Erkennen und Deuten der körperlichen Ausdrucksformen als „Körpersprache". Er endet mit einer körpernahen Verabschiedung und Lösen des Körperkontaktes.

Oft zeigen Betroffene trotzdem weder sinnvolle Reaktion auf Ansprache oder Angebote von außen, noch sind sie zu adäquaten emotionale Reaktionen in der Lage. Schmatzen, Kaubewegungen oder Veränderungen im Muskeltonus können einfachste Reaktionen auf Reize darstellen, aber auch Zeichen der schweren neurologischen Schädigung. Angehörige und Pflegende versuchen, von „außen betrachtete", subjektiv wahrgenommene Reaktionen objektiv zu deuten, um ihnen „einen Sinn" zu geben. Gelingt das nicht, verliert der betroffene Mensch manchmal seine Bedeutung als Individuum.

Wichtig ist deshalb, den Betroffenen und seine individuellen Reaktionen als gegeben zu sehen. Im Laufe der Förderung entwickeln manche Betroffenen die Fähigkeit, mit kleinen Veränderungen der Muskelspannung oder vegetativen Reaktionen auf Reize und Angebote von außen zu reagieren. Manchmal entwickeln sich deutlich sichtbare Hin- und Abwendebewegungen bis hin zu deutlich erkenn- und nutzbaren Verständigungscodes (Handdrücken, Augencode, Stirnrunzeln usw.) Grundlage für das Erkennen der beschriebenen Veränderungen ist eine aussagekräftige, fachlich versierte Verlaufsdokumentation.

Praxistipp

Wichtig ist, dass im Dialog mit den Betroffenen anfangs auf feine Veränderungen im Bereich der Atmung, Mimik, oder Bewegung geachtet wird. Zeichen der Hinwendung können Augenöffnen, vertiefte Einatmung oder Entspannen des Körpers sein, ein Schließen der Augen, Erhöhen der Körperspannung, Abwenden des Kopfes oder Schließen der Lippen können Ablehnung signalisieren.

▶ **Pflegeziel.** Ziele können aus den Pflege- und Behandlungsempfehlungen der Bundesarbeitsgemeinschaft für Rehabilitation (BAR) abgeleitet werden und umfassen die Wiederherstellung, Erhaltung, Verbesserung der Funktionen in verschiedenen Bereichen.

Folgende Empfehlungen der BAR zur stationären Langzeitpflege und Behandlung von Menschen mit schweren und schwersten Schädigungen des Nervensystems in der Phase F sollten als Ziele definiert werden:

- In der Phase F soll der bisher in der vorausgegangenen Phase der neurologischen Behandlung/Rehabilitation erreichte Funktionszustand gebessert oder mind. erhalten werden.
- Ziel ist die Wiederherstellung, Erhaltung und Verbesserung der Fähigkeiten insbesondere in den Bereichen:
  - Verhalten (z. B. durch Förderung der Wahrnehmung, der Aufmerksamkeit, des Bewusstseins, des Erinnerungsvermögens und der Emotionen),
  - Selbstversorgung und Fortbewegung (z. B. durch Förderung der aktiven und passiven Beweglichkeit, der Sensorik, Regulierung des Muskeltonus, Förderung der Koordination, Verbesserung oder Vermeidung von Kontrakturen),
  - Förderung der Kommunikation (z. B. durch Förderung der Sprachfunktion und des Sprechens),
  - Beseitigung oder Minderung der Abhängigkeit von lebenserhaltenden Hilfsmitteln (z. B. von Ernährungssonden oder Beatmungsgeräten).

Kommunikationsmöglichkeiten entwickeln

Der in seiner Wahrnehmung beeinträchtigte Mensch hat nonverbale Kommunikationsmöglichkeiten, z. B.:
- Mimik und Gestik,
- Augen öffnen und schließen/Blick fixieren/Blick folgen,
- Lautäußerungen (Seufzen, Stöhnen, Wimmern, Weinen usw.),
- Körperhaltung und Körperspannung,
- vegetative Reaktionen (Speichelfluss, Schwitzen, Sekretproduktion).

▶ **Assessmentinstrument.** In einer mehrjährigen Projektarbeit wurden für die Weltgesundheitsorganisation (WHO) Assessments auf ihre Möglichkeit hin untersucht, bei Menschen alle körperlichen, geistigen und sozialen Aspekte von Gesundheit, Krankheit und Behinderung zu erfassen. Daraus entstand 2001 die International Classification of Functioning, Disability, and Health (ICF), siehe Kap. „Behinderung" (S. 72). Diese „Internationale Klassifikation der Funktionsfähigkeit, Behinderung und Gesundheit" ist auch für Einschätzungen im Bereich der neurologischen Rehabilitation nutzbar. Empfehlungen können auch für die Koma-Remissions-Skala (KRS) und die Early-Funktion-Abilities-Skala (EFA) ausgesprochen werden.

Vegetative Reaktionen wahrnehmen und beurteilen

Die Veränderungen vegetativer Zeichen der Betroffenen müssen wahrgenommen und richtig beurteilt werden. Dazu zählen:
- Speichelfluss
- Schwitzen
- Verdauung
- Vitalzeichen
- Muskeltonus

▶ **Speichelfluss.** Verstärkter Speichelfluss (Hypersalivation) kann Zeichen von Aufregung, Unwohlsein, Schmerz, unangenehmer Lagerung, aber auch Stuhldrang sein. Beim Betroffenen entsteht in dieser Phase mehr Speichel als er abschlucken kann. Er tritt aus dem Mund und, wenn vorhanden, der Einstichstelle des Tracheostomas aus. Wichtig ist hier, neben der guten Hautpflege, zu erkennen, wann die Veränderungen der Salivation auftreten und wie man die Situation einschätzt und an das Erleben des Betroffenen anpassen kann.

Merke

Speichel ist eine verdauungsaktive Substanz. Besonders um das Tracheostoma herum und im Gesichtsbereich muss darauf geachtet werden, dass die Haut immer trocken ist.

▶ **Schwitzen.** Schwitzen ist ebenfalls eine vegetative Reaktion. Es gelten dieselben Ursachen wie beim Speichelfluss. Schwitzen kann aber auch eine Nebenwirkung von Medikamenten (z. B. Schmerzmittel) sein, die der Betroffene erhält.

Merke

Die Haut ist ein sehr großes Organ. Schwitzen bedeutet immer einen sehr großen Verlust von Flüssigkeit, der über die Bilanz erfasst und ausgeglichen werden sollte.

▶ **Verdauung.** Durchfälle können ein Zeichen für eine Sondenkost-Unverträglichkeit sein. Treten sie in Verbindung mit auffälligem Geruch auf, sollte an eine Infektion mit Clostridien gedacht werden (dann sind besondere Hygienemaßnahmen erforderlich). Besonders, wenn wegen eines Infektes eine mehrtägige Antibiotikagabe verordnet wurde.

Verstopfungen und Stuhlverhalt sind oft ein Zeichen von Bewegungsmangel und/oder fehlendem Tonus der Bauchmuskulatur zum Pressen. Auch kann sich durch die gestörte Tonusregulierung im Körper bei Stuhlgang durch den Reiz der Analsphinkter krampfartig verschließen. Oft muss in diesen Fällen eine digitale Enddarmentleerung durchgeführt werden.

▶ **Veränderung der Körpertemperatur.** Ein Anstieg der Körpertemperatur ist gerade bei Betroffenen mit liegenden Sonden oft ein Zeichen für eine Infektion. Aber auch durch die Hirnschädigung können Temperaturregulationsstörungen auftreten. Hier kann die rektale Temperatur rasch über 39 °C ansteigen. Sie ist mit Suppositorien, Tropfen oder Tabletten nur schwer oder gar nicht zu therapieren. Dann muss, auch wegen des hohen Flüssigkeitsverlustes, immer eine Krankenhausbehandlung erwogen werden.

Starkes Schwitzen, Temperaturregulationsstörungen, aber auch die niedrige oder fehlende Muskelaktivität können rasch zu Unterkühlung führen, auch wenn die Raumtemperatur und die Kleidung augenscheinlich angepasst sind.

Praxistipp

Die Perspiratio insensibilis (Flüssigkeitsverlust über die Haut und Atmung) wird mit 10–12 Milliliter pro Kilogramm Körpergewicht (Kg/KG) pro Tag berechnet (ca. 770 ml /Tag bei 70 kg/KG). Pro 0,1 °C Temperaturerhöhung über 38 °C kommen etwa 0,5 ml/kg/KG pro 24 Stunden hinzu (plus ca. 350 Milliliter bei 39 °C bei 70 kg/KG). Also benötigt der betroffene Mensch bei 70 kg/KG zusätzlich zu seiner ausgeglichenen Urinbilanz ca. 1000 Milliliter Flüssigkeit bei 39 °C Fieber.

▶ **Vitalzeichen.** Blutdruck, Puls und Atemfrequenz sind wichtige Parameter, um Veränderungen beim Betroffenen zu erkennen und einzuschätzen. Wichtig ist, Vitalwerte auch in entspannten Ruhesituationen und bei Belastung, durch z. B. Mobilisation/Physiotherapie, zu erheben und zu dokumentieren, um Abweichungen besser einschätzen zu können. Während sich Blutdruck und Puls, z. B. bei Anstrengung oder Aufregung, unwillkürlich verändern können, kann die Atmung willentlich beeinflusst werden. Hier muss auch immer an eine willentliche Äußerung des Betroffenen gedacht werden.

▶ **Atmung.** Zur Beobachtung und Beurteilung der Atmung siehe Kap. „Beobachtung der Atmung" (S. 263).

Visuelle Wahrnehmungsangebote

Neben Blickkontakt innerhalb des Wahrnehmungsbereichs des betroffenen Menschen bei Ansprache versucht man, das Umfeld für ihn auch visuell erfahrbar zu machen. Klare Formen der Kommunikation helfen, die Aufmerksamkeit des Betroffenen bei jeder Kontaktaufnahme auf sich zu lenken. Einige Augenblicke wird auf seine Reaktion gewartet (Reaktionen sind zeitlich oft sehr verzögert), um ihm die Möglichkeit zu geben, sich auf die Kontaktaufnahme hin zu äußern, wenn er kann oder will. Wenn er beginnt, mit den Augen zu fixieren und bemüht ist, den Blickkontakt aufrechtzuerhalten, beginnen Pflegende, Betreuungsteam und Angehörige mit gezielten visuellen Angeboten, die Förderung zu erweitern. Für einzelne Angebote wird der Betroffene in eine sitzende Position gebracht, um das Fixieren mit den Augen zu erleichtern. Angebote können sein:
- Gewohnte Gegenstände und Bilder in sein Blickfeld stellen,
- während Aktivitäts-/Wachphasen Angebote gestalten, die ihn interessieren könnten (z. B. zusehen bei Kochen, Backen, handwerklichen Tätigkeiten),
- gemeinsam mit Angehörigen Ideen entwickeln, welche visuellen Angebote das Interesse des Betroffenen wecken könnten.

Allgemeine Verhaltensregeln

Wichtig ist, den betroffenen Menschen **von Anfang an** die Möglichkeit zu geben, sich mitzuteilen. Das gelingt in erster Linie, indem ich ihnen die Zeit gebe, zu reagieren. Einige grundlegende Elemente der Kommunikation sind:
- Zeit, Zeit und nochmals Zeit für die Betroffenen haben. Sie benötigen für einfachste Reaktionen sehr viel Zeit.
- Einfache Signalwörter wie „Achtung", „Hallo", „Stopp" lenken die Aufmerksamkeit auf die anwesende Person.
- Verbale Information und taktiler Reiz müssen zusammenpassen. Die Aussage „Ich halte deine Hand" sollte auch vom Halten der Hand des Betroffenen begleitet werden.
- Sichtbar unangenehme Handlungen (z. B. Absaugen) können verbal begleitet werden: „Achtung, ich sauge den Schleim ab, noch 3, 2, 1, fertig." Das ver-

mittelt einen Anfang und ein erkennbares Ende.
- Bei Lagewechsel reicht es oft zu sagen: „Ich drehe Sie auf die Seite." Begleitet wird die Handlung von einer Ausstreichung der Seite, auf der der Betroffene zu liegen kommt und der langsamen Drehung in „seinem" Tempo. Die Spürerfahrung und die Veränderungen im Raum und Blickumfeld nimmt der Betroffene auf seine Weise wahr.
- Eine Auswahl zwischen 2 Möglichkeiten ist einfacher als die „freie Wahl" mehrerer verfügbarer Handlungen.
- Zeigt der Betroffene Interesse an Gegenständen, sollten Sie ihm angeboten werden, auch wenn sie augenscheinlich keinen Sinn machen oder für uns als unpassend erscheinen.

Beziehung

Beziehung aufnehmen

Den zu pflegenden Menschen und seine Angehörigen kennen und verstehen zu lernen, steht für professionell Pflegende im Vordergrund. Wichtig und hilfreich ist umfangreiches Wissen über die biografische Anamnese. In der Begleitung von wahrnehmungsbeeinträchtigten Menschen ist dieses Wissen Voraussetzung, um zu erkennen, wo man an bisherige Lebenserfahrungen, Vorlieben, Gewohnheiten und bekannte Dinge anknüpfen kann. Die biografische Anamnese bestimmt zum großen Teil Pflegeplanung, Pflegezielsetzung und Lebensgestaltung. Die altersspezifische Lebensgestaltung ist wichtig.

Mit den Angehörigen gemeinsam wird eine Strategie entwickelt, welche lebensgestaltenden Vorlieben wieder aufgenommen werden in der Hoffnung, für den zu pflegenden Menschen Sicherheit und Vertrautheit zu schaffen und seine Lebensqualität zu steigern.

Biografische Anamnese

Eine biografische Anamnese erleichtert den Pflegenden die Planung verschiedener Aktivitäten. Sie sollte in Form eines Fragebogens den Angehörigen mitgegeben werden und benötigt für eine Erfassung der Informationen meist mehrere Wochen. Die Anamnese bildet den Menschen ab – wie er vor dem Ereignis war, bzw. welche Interessen, Vorlieben oder Abneigungen er zu dem Zeitpunkt hatte. Durch die Schwere der neurologischen Schädigung kann es sein, das Dinge verändert wahrgenommen werden, Abneigungen jetzt eher positive Auswirkungen haben oder Vorlieben gar nicht mehr wahrgenommen werden. Daher sollten die Daten, die erfasst werden, auf Sinnhaftigkeit und dem Nutzen für die derzeitige Alltagssituation hin überprüft und angepasst werden. Dieser fortlaufende Entwicklungsprozess ist für die Qualität der Biografiearbeit sehr wichtig. Neben grundständigen Fragen zu Vorlieben, z. B. bei der Körperpflege, bevorzugten Positionen zum Einschlafen, sollte auch das Verhalten bei Veränderungen des Gewohnten erfasst werden:

- Wie verhält sich der Betroffene, wenn es ihm nicht gutgeht oder er sich krank fühlt?
- Sucht der Betroffene bei Krankheiten eher Kontakt zu vertrauten Menschen oder zieht er sich zurück?
- Was hat früher geholfen, dass er entspannen kann?
- Was macht ihm Angst und wie hat er sie geäußert?
- Hört er in jeder Stimmungslage seine „Lieblingsmusik" oder passte er sie seiner emotionalen Situation an?

Sicherheit

Sicherheit wird erlebt, wenn man von anderen als Mensch wahrgenommen wird und wenn Äußerungen Beachtung finden. Pflegende sollten die Äußerungsmöglichkeiten eines betroffenen Menschen erkennen. Äußerungen werden als Signal verstanden und mit einer Reaktion beantwortet, damit der wahrnehmungsbeeinträchtigte Mensch Sicherheit erleben kann.

▶ **Vertrauen aufbauen.** Wenn der Betroffene bei einer Waschung plötzlich den Körper anspannt, werden die Pflegenden innehalten und einen Augenblick warten, um ihm zu zeigen, dass sie seine Reaktion wahrgenommen haben, bevor sie mit der Waschung fortfahren. Dadurch hat der Pflegebedürftige Einfluss auf ihr Tun. Er kann sich somit sicher fühlen und Vertrauen aufbauen. Wenn der zu pflegende Mensch plötzlich bei einer pflegerischen Maßnahme hustet, halten die Pflegenden inne, bis das Husten vorüber ist, bevor sie fortfahren. So kann er ihre Tätigkeit nachvollziehen und wird nicht unruhig und unsicher.

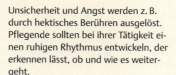

> **Merke**
>
> Unsicherheit und Angst werden z. B. durch hektisches Berühren ausgelöst. Pflegende sollten bei ihrer Tätigkeit einen ruhigen Rhythmus entwickeln, der erkennen lässt, ob und wie es weitergeht.

▶ **Schmerzen und Angst erkennen.** Wenn Schmerz, Angst und Unsicherheit eines Pflegebedürftigen erkannt werden und ein hilfreiches Angebot folgt, wird er sich sicher fühlen.

Erhöhte Körperspannung, vermehrte Schleimproduktion, Schweißausbrüche, Zittern, hektische oder oberflächliche Atmung können Zeichen für Schmerz, Angst und Unsicherheit sein. Doch auch wenn man sich freut, ist man erst einmal angespannt und atmet hektischer (besonders, wenn man einen geliebten Menschen trifft und die Mitteilungsbedürfnis groß ist). Diese Anspannung löst sich, wenn Sicherheit in der Begegnung erlebt wird und der zu Pflegende sich mitteilen konnte.

▶ **Bedürfnisse erkennen.** Pflegende erleben manchmal, dass der zu Pflegende trotz beruhigender Ausstreichung (Basale Stimulation) unruhig ist. Erst später bemerkt man, dass z. B. Stuhldrang die Ursache war.

Umfeldgestaltung

Durch die körperlichen Einschränkungen werden zahlreiche Hilfsmittel benötigt. Neben Pflegebett, angepasstem Therapierollstuhl, Schienen und Orthesensystemen, Absauggerät, Ernährungspumpe, kommen Patientenlifter, Duschliegen sowie verschiedenste Kipptische, Stehgeräte oder andere therapeutische Geräte im Bewohnerzimmer zum Einsatz. Die Zimmergröße, aber auch die Gestaltung der Zimmereinrichtung, sollte den Einsatz dieser oft raumfordernden Geräte nicht einschränken. Das Bad und andere Räumlichkeiten sollten mit Hilfsmitteln einfach zu befahren sein.

▶ **Gestaltung des Zimmers.** Bei der Einrichtung des Zimmers steht die persönlichkeitsbezogene Gestaltung im Vordergrund. Der Betroffene sollte durch einige markante, persönliche Dinge und Einrichtungsgegenstände das Gefühl bekommen, in „seinem" Zimmer zu sein. Hilfsmittel sollten nach Gebrauch weggeräumt werden, um im Bewohnerzimmer keine Krankenhausatmosphäre zu vermitteln.

Aber auch der veränderten Wahrnehmung der Betroffenen muss Rechnung getragen werden. So sollten Bilder auf ihren klaren Informationsgehalt hin ausgewählt und im Blickfeld des Bewohners aufgehängt werden. Oft registriert er das kleine Foto mit zahlreichen Angehörigen nicht, das im optisch aufwendigen Bilderrahmen auf dem Nachttisch steht. Aber ein markantes Gesicht, ein Möbelstück, ein Baum oder das Lieblingstier als kontrastreiche Schwarz-Weiß-Aufnahme im DIN-A-2-Format an der Zimmerdecke oder so über dem Boden an der Wand befestigt, um es in Seitenlage im Bett sehen zu können, regen das Interesse an.

23.4 Das Syndrom reaktionsloser Wachheit (Wachkoma)

23.4.3 Bei den ABEDL unterstützen

Pflegende sollten sich darüber bewusst sein, dass der Betroffene nur das erlebt, was ihm die Menschen in seinem Umfeld anbieten. Deshalb sollten Angebote immer von klarer Struktur sein und im Sinne des Betroffenen für ihn gestaltet werden.

Vitale Funktionen des Lebens aufrechterhalten können

Atmung

Wenn Sie beobachten, wie der Betroffene atmet, können Sie besser einschätzen, wie es ihm geht. Die folgenden Faktoren können einen Einfluss auf die Atmung haben:
- nicht angepasster Muskeltonus
- Schmerzen
- Krampfanfälle
- Trachealkanüle
- Wahrnehmung von Faktoren aus der Umgebung

▶ **Nicht angepasster Muskeltonus.** Eine stark angespannte Muskulatur, z. B. durch nicht angepasste Lagerung, kann unangenehm bis schmerzhaft sein. Die Atmung ist in diesem Fall oft beschleunigt, eine Lageveränderung kann hier hilfreich sein.

▶ **Schmerzen.** Eine oberflächliche schnelle Atmung kann ein Hinweis auf Schmerzen sein. Oft helfen ein Positionswechsel, eine Lageanpassung, aber auch Bedarfsmedikation.

▶ **Krampfanfälle.** Im Rahmen eines Krampfanfalls kann es zu Veränderungen der Atmung kommen. Hier ist als Erstes die antikonvulsive Therapie einzuleiten.

▶ **Trachealkanüle.** Eine liegende Trachealkanüle kann durch Reizung der Atemwege, Sekretverlegung oder Sekret in der „feuchten Nase" die Atmung behindern. Eine Veränderung der Atmung kann Hinweis auf eine notwendige Intervention sein.

▶ **Wahrnehmen von Faktoren aus der Umgebung.** Eine Veränderung der Atmung kann auch eine Reaktion auf Reize von „außen" sein, siehe „Kommunikation" (S. 610).

Maßnahmen zum Schutz der Atmung

Atemwegserkrankungen sind immer noch eine der häufigsten Todesursachen bei schwerer Behinderung. Ein sorgfältiger Umgang mit dem Tracheostoma (S. 539) ist ebenso wichtig wie die Kenntnis über Schluckstörungen (Dysphagie), deren Therapie, pflegerische Begleitung sowie der Schutz vor Aspiration.

Der bewegungseingeschränkte Mensch ist auf Bewegungsunterstützung und Hilfe beim Positionswechsel angewiesen. Mangelnde Mobilisation wirkt sich negativ auf die Funktionsfähigkeit der Muskulatur aus, die eigentlich die Atmung unterstützen sollte. Durch atemunterstützende Lagerungen kann die Aktivität der Atemhilfsmuskulatur verbessert werden. Mobilisation nach dem Konzept der Kinästhetik unterstützt nachhaltig. Tagsüber sollte mind. einmal ein Transfer ins Sitzen oder Stehen erfolgen.

Blutdruck und Puls

Die Faktoren, die die Atmung beeinflussen, können auch Veränderungen des Blutdrucks oder der Herzfrequenz hervorrufen. Deutliche oder plötzliche Veränderungen, z. B. ein Hypertonus oder eine Bradykardie, können Hinweis auf eine neurologische Verschlechterung (z. B. Hirndruck) sein und müssen sofort dem Arzt mitgeteilt werden

Temperatur

Schwerste neurologische Störungen können auch das Temperaturregulationszentrum betreffen. Die Menschen haben dann z. B. eine stark erhöhte Körpertemperatur, teilweise > 39 °C, die mit Medikamenten in Tropfen- oder Zäpfchenform nicht zu therapieren ist. Wegen der Notwendigkeit einer angepassten Flüssigkeitszufuhr und der intravenösen Gabe von Medikamenten ist oft eine Krankenhausbehandlung notwendig.

Ruhen, schlafen, sich entspannen können

Jeder Mensch entwickelt seinen eigenen Schlaf- und Wachrhythmus, seinen eigenen Rhythmus zwischen Aktivität und Entspannung. Der stark wahrnehmungsbeeinträchtigte Mensch hat einen veränderten Schlaf- und Wachrhythmus, der sich nicht an Gewohnheiten vor dem Geschehen orientiert.

Eine klare Tagesstruktur und klar definierte Belastungs- und Ruhephasen helfen dem Betroffenen, einen an die Tageszeit angepassten Schlaf-Wach-Rhythmus zu finden. Die Pflegenden müssen unterscheiden, ob der Betroffene aus Erschöpfung (z. B. nach der Pflege/Therapie) einschläft oder im Rahmen seines Schlaf-Wach-Rhythmus. Nur durch genaue Beobachtung und mithilfe der Angehörigen ist der Rhythmus dieser Menschen im Hier und Jetzt zu erkennen. Sie erkennen, ob die zu pflegende Person eine Ruhephase nach einer gemeinsamen Aktivität wie dem Ankleiden benötigt, oder ob sie in eine weitere Aktivität übergehen können. Schlaf-Wach-Phasen wechseln häufig kurzfristig ab. Es kann sich manchmal um Minuten handeln, die der zu Pflegende schläft und dann wieder aufnahmefähig ist. Diesen Rhythmus gilt es zu erfahren, ja teilweise zu erahnen.

Aus dem biografischen Wissen können wir z. B. erfahren, ob der zu Pflegende vor dem Geschehen einen sehr konkreten Tagesablauf hatte und sich aus der Bahn geworfen fühlte, wenn dieser Rhythmus gestört wurde. Dann bedeutet das, dass spontane Aktivitäten außerhalb der erstellten Tagesstruktur gut bedacht sein müssen.

Sich pflegen und sich kleiden können

Welche Waschgewohnheiten der Betroffene hatte und welche Kleidung er bevorzugte, erfahren wir von den Angehörigen. Ausgewählte Kleidungsstücke oder eine angemessene Kleidung zu besonderen Anlässen unterstützen alte Gewohnheiten. Im Alltag sollte die Kleidung hingegen zweckmäßig sein, um Pflege und Therapieangebote zu unterstützen. Durch die neurologische Schädigung und die begleitenden Medikamente kann sich z. B. eine ausgeprägte Schuppenflechte an behaarten Hautarealen ausbilden, die sich medikamentös nicht therapieren lässt. Manche Männer müssen deshalb auf ihren lange Jahre vertrauten Bart verzichten.

Waschen

Das Angebot einer Teil- oder Ganzkörperwaschung sollte immer eine deutliche Information zur Wahrnehmung des eigenen Körpers beinhalten. Nicht Reinigung und Pflege, sondern auch die Förderung der Eigenwahrnehmung sind wichtiger Bestandteil der angebotenen Waschung. Handlungen werden somit immer klar und eindeutig gestaltet, der betroffene Mensch, wenn möglich, einbezogen. Zum Beispiel können Pflegende ihre Hand gemeinsam mit der Hand des Betroffenen in einen Waschhandschuh stecken und die Waschung eines Körperteils gemeinsam (mit der **geführten Bewegung**) durchführen. Dieses Einbeziehen in eine gewohnte Handlung gibt dem betroffenen Menschen die Möglichkeit nachzufühlen, wie es wäre, die Handlung selbst auszuführen. Auch können Pflegende in dieser Phase Eigenaktivitäten des Betroffenen erkennen und einbeziehen, siehe Kap. „Basale Stimulation" (S. 213).

Kleiden

Die Kleidung bei den Betroffenen sollte zweckmäßig sein. Baumwollstoffe, die dehnbar gewebt sind, ermöglichen es, ein Kleidungsstück auch bei starker Spastik anziehen zu können. Wegen der besseren Handhabbarkeit und der häufigen Wäsche sollte die Kleidung immer etwas größer gewählt werden als nötig, damit ein Einlaufen keine Probleme bereitet.

Anders als die Pflegenden, die durch die körperliche Arbeit die Raumtemperatur als angemessen oder hoch interpretieren würden, neigt der Betroffene mit einem niedrigen Muskeltonus und wenig Aktivität häufig zum Frieren. Pflegende sollten bei der Auswahl der Kleidung entsprechend Rücksicht nehmen.

Bei vegetativer Instabilität kann es zu starkem Schwitzen kommen. Da die Bewohner durch die dann feuchte Kleidung noch schneller zum Frieren neigen, ist es hilfreich, wenn ein Wäschewechsel auch mehrmals täglich problemlos durchgeführt werden kann.

Sich bewegen können

Lange Immobilität führt zu Komplikationen. Für die Betroffenen ist eine individuell angepasste regelmäßige Mobilisation im Rahmen aller Lage- und Positionswechsel obligat (S. 240). Ziel ist, Bewegungsabläufe, Positionswechsel und Mobilisation für den Betroffenen nachvollziehbar, fördernd und motivierend zu gestalten.

Aus der konzeptionell kinästhetischen Arbeit beobachten die Pflegenden die Bewegungsausführung des Betroffenen und schätzen Auswirkungen von Bedingungsfaktoren ein. Mithilfe von an die Situation des Betroffenen angepasster Handlungsschemata unterstützen sie seine Bewegungsentwicklung. Dieser Prozess schließt Prophylaxen und Prävention vor Folgeerkrankungen und Abhängigkeit von Unterstützung mit ein.

Ausscheiden können

Durch den ausgeprägten Verlust der Eigenbewegung haben die Betroffenen oft Probleme mit der Darmentleerung. Neben fehlender Bauchpresse durch zu niedrigen Tonus kann es, bedingt durch das spastische Bewegungsmuster, besonders bei Stuhldrang, zu einer Verkrampfung des Schließmuskels (Sphinkter) kommen. Die wirksamste Methode, die Tonusregulation und somit die Ausscheidung zu unterstützen, ist die Mobilisation. Sie sollte in jeden Lage- und Positionswechsel eingebunden sein. Das Konzept der Kinästhetik leistet hier große Hilfe.

Essen und Trinken können

Im Regelfall werden Menschen im Verlauf über eine PEG-Sonde (S. 346) ernährt. Oft begleitet das Krankheitsbild eine hochgradige Schluckstörung (Dysphagie). Häufig muss wegen der hohen Aspirationsgefahr auf eine orale Nahrungszufuhr verzichtet werden. Je nach Krankheitsverlauf gelingt es mit therapeutischer Unterstützung, eine Entwicklung der Schluckfunktion erfolgreich zu unterstützen. Dann kann es evtl. gelingen, die Betroffenen schrittweise an eine orale Nahrungsaufnahme heranzuführen. Dieser Prozess kann sich aber über Monate bis Jahre hinziehen und ist eng mit der allgemeinen Entwicklung des Betroffenen verknüpft.

Die bekannteste Therapie des Schluckens und der Förderung der Mundmotorik ist die Therapie des faziooralen Traktes (FOTT). Sie erfordert eine einheitliche Vorgehensweise aller beteiligten Pflegenden und Therapeuten, z. B. bei einer Mundpflege, dem möglichen Entwöhnen von einer Trachealkanüle oder einer Geschmacksstimulation.

Sich beschäftigen, lernen, sich entwickeln können

Für die betroffenen Menschen ist die Einbindung in ihr bekanntes soziales Lebensumfeld von großer Bedeutung. Menschen, die ihnen emotional nahe sind, können Stimmungen und Gefühle vermitteln, die auf anderer Ebene nicht angeboten werden können. Den Betroffenen gelingt so eine Teilhabe am gesellschaftlichen Leben, die für sie einen hohen individuellen Stellenwert besitzt und starker Anreiz sein kann, in ein „normales" Leben zurückkehren zu wollen.

Entscheidend ist, dass sich Angehörige, Freunde und Begleiter darauf verständigen, für den Betroffenen in seiner derzeitigen Lebensphase da zu sein, sich an seine Wünsche, Ressourcen und Bedürfnisse anzupassen. Nicht die ständige therapeutische Förderung allein hilft, sondern auch die – wie eine Einladung wirkende – bedingungslose Anwesenheit eines nahestehenden Menschen. Sie lädt den Betroffenen ein, sich mitzuteilen und vermittelt das Gefühl, gehört und verstanden zu werden.

Fallbeispiel

Herr Keller, 61 Jahre, lebt seit 1 Jahr in einer stationären Pflegeeinrichtung. Er war selbstständig und hatte eine Kfz-Werkstatt, in der auch seine Frau und sein Sohn mitarbeiten. Aufgrund eines Herzinfarktes mit einer anschließenden Reanimation befindet sich Herr Keller seitdem im Syndrom reaktionsloser Wachheit. Seine Familie hat ihn während des Aufenthalts im Krankenhaus und in der Frührehabilitation intensiv begleitet und ist froh, einen Platz in einer stationären Einrichtung zur Langzeitversorgung in ihrem Wohnort gefunden zu haben. Eine häusliche Versorgung kam aufgrund der Belastung durch den Familienbetrieb, den der Sohn zwischenzeitlich übernommen hat, nicht infrage. Herr Keller zeigt während der pflegerischen Maßnahmen eine Erhöhung der Atemfrequenz und eine Zunahme der Gesichtsmimik, bei Neupositionierungen erfolgt eine deutliche Zunahme des Muskeltonus. Bei den täglichen Besuchen der Ehefrau können bei Herrn Keller in letzter Zeit eine starke Zunahme des Speichelflusses und Kaubewegungen beobachtet werden. Bei den letzten 3 Besuchen hat Herr Keller zum Ende des Besuchs jeweils erbrochen. Nach der Visite des Hausarztes, bei der eine Krankenhauseinweisung zur Diagnostik des Erbrechens beschlossen wurde, sucht Frau Keller das Gespräch mit der Bezugspflegenden. Sie ist sehr aufgeregt, ob ihr Mann den Krankenhausaufenthalt wohl verkraftet. Dann berichtet sie von finanziellen Schwierigkeiten des Familienbetriebs und ihrer großen Sorge, in Zukunft den Pflegeplatz ihres Mannes nicht mehr bezahlen zu können. Zum Ende ihrer Ausführungen fängt Frau Keller an zu weinen und fragt: „Wo soll mein Mann denn dann hin? Ich weiß gar nicht, wie ich ihm das erklären soll."

Lernaufgabe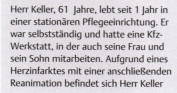

1. Versetzen Sie sich in die Lage der Beteiligten und beschreiben Sie deren Situation:
   - Herr Keller
   - Frau Keller
   - Hausarzt
   - Bezugspflegekraft
2. Benennen Sie Vor- und Nachteile der Situation und zeigen Sie geeignete Maßnahmen auf, um die Situation positiv zu verändern.
3. Beraten Sie Frau Keller, damit sie Lösungsstrategien für sich entwickeln kann.
4. Besteht die Möglichkeit, dass Herr Keller sinnhaft versteht, was ihm seine Frau erzählt?
5. Lebensqualität beinhaltet auch den sozialen Kontakt zu anderen Menschen. Beschreiben Sie die Möglichkeiten für das Ehepaar Keller.

23.5 Herpes zoster (Gürtelrose)

Beate Kammerer

Fallbeispiel

Frau Kamm macht ein merkwürdiges Gefühl im Gesicht Sorgen. Die Stelle, die sie zuerst für einen Mückenstich gehalten hat, ist etwas angeschwollen und die Haut gerötet. Als sich ein ziehender Schmerz über die Gesichtshälfte zieht und dieser Schmerz auch nach 2 Tagen nicht verschwindet, geht sie zum Arzt. Bis in die Haare hat sich der Ausschlag bereits ausgedehnt. Da die Nervenbahnen im Gesicht anders als am übrigen Körper verlaufen, sieht man hier eine Quadranten-Ausbreitung, bei der das Auge mit betroffen ist. Ein Abstrich aus dem infizierten Gewebe und der Immunfluoreszenztest bestätigen die Diagnose: Gürtelrose.

23.5.1 Medizinische Grundlagen

Definition

Herpes zoster ist eine durch das Varizella-zoster-Virus (VZV) bedingte, neurokutane Erkrankung, die gehäuft bei älteren Menschen ab dem 50. Lebensjahr in Erscheinung tritt.

Häufigkeit

In Deutschland wird die Zahl der jährlichen Zosterfälle auf 350 000 geschätzt. Zoster ist eine häufige Erkrankung älterer Menschen. Während das Auftreten (Inzidenz) bis zum Ende des 40. Lebensjahres mit 0,2 % relativ niedrig ist, kommt es nach dem 50. Lebensjahr zu einem Anstieg auf 1 %.

▶ **Impfung.** 2009 wurde in Deutschland zur Prävention ab einem Alter von 50 Jahren der erste Zosterimpfstoff (Zostavax®) zugelassen. Die Einmalgabe, in der Regel subkutan am Oberarm, wird in manchen Bundesländern empfohlen. Der Zoster-Impfstoff verhindert die endogene Reaktivierung einer latent vorhandenen Infektion. Nach derzeitigem Wissensstand hält der Impfschutz mind. 7 Jahre an. Eine Impfung aller über 50-Jährigen würde die Anzahl der Zoster-Erkrankungen halbieren und die schweren Zoster-Fälle sogar um 61 % senken. Sie verringert das Risiko einer postzosterischen Neuralgie um 67 %.

Ursache

▶ **Erreger und Übertragung.** Die Gürtelrose wird durch das Varizella-zoster-Virus (VZV) ausgelöst. Nach der Erstinfektion (Varizellen), die in über 90 % der Fälle meist im Kindesalter erfolgt, bleibt (persistiert) das VZV lebenslang in den sensorischen Spinal- und Hirnnervenganglien. Die Reaktivierung dieser Viren kann symptomlos verlaufen oder mit dem typischen Bild des Zosters einhergehen (▶ Abb. 23.44).

Die Gürtelrose selbst wird nicht von Mensch zu Mensch übertragen, jedoch können Erkrankte die Varizellenviren auf nicht immune Personen übertragen. Diese bekommen dann die Windpocken. Beim Zoster kann die Übertragung der Viren nur durch Schmierinfektion über den Bläscheninhalt erfolgen, nicht über Husten und Niesen, wie es bei den Windpocken der Fall ist.

▶ **Inkubationszeit.** Bei Aktivierung einer latent persistierenden Infektion nicht angebbar.

Symptome

Als erste Symptome treten bei dieser Erkrankung Kopfschmerzen, Krankheitsgefühl und Fotophobie auf (Prodromalstadium).

▶ **Juckreiz und Schmerzen.** An den erkrankten Stellen besteht zunächst nur eine Überempfindlichkeit, die innerhalb weniger Stunden bzw. Tage in Juckreiz und/oder Schmerzen übergeht. Die Schmerzen können den Effloreszenzen auch einige Tage vorausgehen.

Merke

Eine Zosterneuralgie ist dann anzunehmen, wenn die Schmerzen länger als 4 Wochen anhalten.

▶ **Hautveränderungen.** Sie zeigen sich häufig als segmentales, meist einseitiges Erythem, dann bilden sich gruppiert stehende Papeln, aus denen sich innerhalb weniger Stunden Bläschen entwickeln. Die Bläschenbildung hält 1–5 Tage an. Danach trocknen diese über 7–12 Tage aus, sodass der Zoster bei immungesunden Menschen nach 2–4 Wochen abgeheilt ist. Schwellungen lokaler Lymphknoten können hinzukommen.

Die Hautmanifestationen beschränken sich auf 1 oder 2 Dermatome (d.h. von

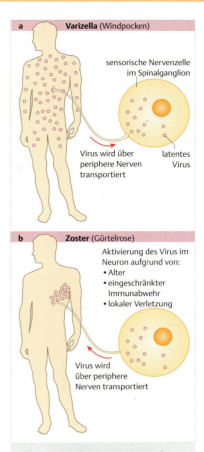

Abb. 23.44 **Pathogenese von Windpocken und Herpes zoster.** Die Viren überleben in den Spinalganglien sensibler Hautnerven nahe des Rückenmarks und können reaktiviert werden.

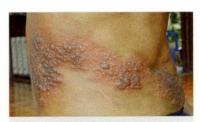

Abb. 23.45 **Hautmanifestation.** Herpes zoster mit typischer Anordnung einer „Gürtelrose" im Bereich des Oberkörpers zwischen Th 2–4. (Foto: koolsabuy, Fotolia.com)

hinterer Wurzel eines Rückenmarksegments innervierte Hautbereiche) (▶ Abb. 23.45). Insbesondere bei Befall von mehreren Dermatomen bleiben therapieresistente Schmerzsyndrome im Sinne einer Zosterneuralgie zurück (bis 20 % der Betroffenen).

Merke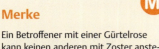

Ein Betroffener mit einer Gürtelrose kann keinen anderen mit Zoster anstecken. Wenn eine Kontaktperson ebenfalls einen Zoster entwickelt, ist das Zufall. Es besteht ein zeitlicher, aber kein ursächlicher Zusammenhang. Ein Zoster entsteht immer „von innen heraus", ist keine Neuinfektion.

Wenn bei einer Person nach Kontakt zu einem Windpocken-Erkrankten eine Gürtelrose auftritt, ist dies ebenfalls Zufall.

Komplikationen

Relativ häufig treten akute oder chronische Komplikationen an Haut, Auge, Ohr und am zentralen Nervensystem auf:
- **Haut:** hämorrhagische, gangränose Veränderungen oder ein „**Zoster generalisatus**" mit Auftreten segmentunabhängiger Bläschen. Zudem sind bleibende Hautveränderungen wie Narben, Pigmentstörung und Granulombildung möglich.
- **ZNS:** postzosterische Neuralgie (häufigste Komplikation), Enzephalitis, Meningitis, granulomatöse Arteriitis, Paresen, Bauchwandhernien, Zwerchfelllähmung und Harnblasendysfunktion.
- **Auge/Ohr:** Zoster ophthalmicus/Zoster oticus sind stets als komplizierte Verläufe anzusehen. Dabei besteht die Gefahr von akuten oder chronischen Entzündungen bis hin zur Uveitis (Entzündung der mittleren Augenhaut) mit Sekundärglaukom, akuter Netzhautnekrose, Atrophie des Nervus opticus, Vestibularisstörungen und Fazialisparese.
- **Innere Organe:** in seltenen Fällen Pneumonie, Ösophagitis, Enterokolitis oder Hepatitis.

Therapie

Die Behandlung des Herpes zoster lässt sich gliedern in:
- systemische (antivirale) Therapie
- lokale Therapie
- Phytotherapie
- Schmerztherapie

Systemische Therapie

Bei immunkompetenten Betroffenen ist neben der sorgfältigen Hautpflege eine frühzeitige orale antivirale Therapie indiziert (▶ Tab. 23.6). Für Erkrankte mit einem schweren Krankheitsbild (insbesondere Immunsupprimierte) wird eine intravenöse Therapie empfohlen.

Tab. 23.6 Antivirale Therapie des Herpes zoster.

Virustatikum	Handelsname	Dosierung	Behandlungsdauer
Aciclovir (i. v., Infusion)	Zovirax (Generika)	**immunkompetente Erkrankte:** 3-mal tgl. 5–7,5 mg/kg KG **immundefiziente Erkrankte:** 3-mal tgl. 8–10 mg/kg KG	7 Tage 7–10 Tage
Aciclovir (oral)	Zovirax 800	**Erwachsene:** 5-mal tgl. 800 mg	7 Tage
Brivudin (oral)	Zostex	immunkompetente Erkrankte: 1-mal tgl. 125 mg	7 Tage
Famciclovir (oral)	Famvir Zoster 250 mg	immunkompetente Erkrankte: 3-mal tgl. 250 mg bei Zoster ophthalmicus: 3-mal tgl. 500 mg **immunsupprimierte Erkrankte:** ab dem 25. Lebensjahr 3-mal tgl. 500 mg	7 Tage 10 Tage
Valciclovir (oral)	Valtrex	immunkompetente Erkrankte: 3-mal tgl. 1000 mg	7 Tage

Lokale Therapie

Die Lokalbehandlung erfolgt je nach Stadium der Hautveränderungen:
- Bei Bläschen austrocknende Behandlung mit z. B. Schüttelmixtur (Lotio alba) oder einer Cremepaste. Bei Bläschen im Gesicht ist ein transparentes farbloses Zinkgel empfehlenswert. Der Zusatz von Antiseptika ist nicht notwendig.
- Die Lokaltherapeutika werden 3–4-mal täglich auf die Bläschen aufgetragen.
- Bei Krustenbildung können indifferente, desinfizierende oder antiphlogistische Cremes oder Salben zur Aufweichung empfohlen werden.

Praxistipp

Vorsicht bei der Hautpflege: Benutzen Sie während der Krankheit keine parfümierten Duftstoffe, Cremes oder Seifen. Ausgedehnte Bäder sollte man vermeiden.

Schmerztherapie

Die Therapie der Zosterneuralgie sollte über Schmerzambulanzen erfolgen. Zu den Grundsätzen gehört Folgendes:
- **Externa:** Capsaicin Creme; Versatis (Lidocain 5 % in Hydrogelpflaster) 12 Stunden auftragen, 12 Stunden pflasterfreies Intervall, bis zu 3 Pflaster gleichzeitig sowohl als Monotherapie als auch in Kombination mit anderen Medikamenten.
- **Analgetika:** In Anlehnung an das WHO-Stufenschema zur Schmerzbehandlung werden zunächst nicht steroidale Analgetika und Antiphlogistika wie Paracetamol und Ibuprofen eingesetzt; bei ungenügendem Ansprechen folgen schwach wirksame Opioid-Analgetika wie Tramadol oder Codein. In der 3. Stufe ist zusätzlich zu dem peripheren Analgetikum ein stark wirksames Opioid wie Buprenorphin oder Morphin indiziert.
- **Koanalgetika:** Antidepressiva (Clomipramin), Neuroleptika (Levomepromazin), Antikonvulsia (Carbamazepin oder Gabapentin).
- **Weitere Maßnahmen:** Neurostimulation (reduziert chronische Schmerzen durch elektrische Impulse in der Nähe des Rückenmarks), Ultraschallbehandlung im Segment, Akupunktur oder Sympathikusblockade.

Praxistipp

Capsaicin-Präparate sollen vorsichtig appliziert werden und dürfen nicht mit den Augen in Berührung kommen. Nach der Anwendung muss man die Hände sehr gut waschen.

23.5.2 Pflege und Begleitung

Für den Betroffenen stehen die Hauterscheinungen und seine Schmerzen im Vordergrund. Eine angemessene Pflegeplanung setzt die entsprechenden Schwerpunkte.

▶ **Hautpflege.** Die vom Ausschlag betroffenen Hautpartien sollten möglichst trocken bleiben und dürfen daher nicht gewaschen werden. Insbesondere Hautfalten sind vor Stauungswärme zu schützen. Wundabdeckungen, Bekleidung und Bettzeug sind so zu wählen, dass der Erkrankte nicht ins Schwitzen gerät und die betroffenen Stellen nicht einengt. Hautveränderungen, die auf zusätzliche Infektionen schließen lassen, müssen aufmerksam registriert, dokumentiert und an den behandelnden Arzt weitergeleitet werden.

Merke

Pflegende sollten bei der Körperpflege des Betroffenen Handschuhe tragen. Die Bläschen sollte der Erkrankte nicht berühren, auch wenn es juckt.

▶ **Wundbehandlung.** Die Wundbehandlung wird 2-mal täglich entsprechend den ärztlichen Anordnungen vorgenommen. Abends unterstützt der schmerz- und juckreizlindernde Effekt dieser Maßnahmen den Betroffenen dabei, Ruhe für die bevorstehende Nacht zu finden.

▶ **Schmerzbehandlung.** Äußert der Betroffene Schmerzen, muss das angemessen berücksichtigt werden. Neben der Gabe von Analgetika bedeutet das auch, ihn bei Tätigkeiten zu unterstützen, die ihm Schmerzen bereiten. Das gilt insbesondere für die Körperpflege und das Ankleiden. Sollten über das befallene Hautareal hinaus Schmerzen auftreten, ist unverzüglich der behandelnde Arzt zu verständigen. Gleiches gilt für Beeinträchtigungen des Hör- und Sehvermögens sowie bei Anzeichen von Schwindel.

▶ **Hygiene.** Die erforderlichen hygienischen Maßnahmen, wie das Tragen von Einmalhandschuhen bei der Hautpflege, dienen nicht nur dem Schutz vor einer Weiterverbreitung des VZV, sondern auch dem Schutz des Betroffenen vor Sekundärinfektionen der Haut. Die häufigsten Keime sind Staphylococcus aureus und Streptococcus pyogenes.

▶ **Ruhe.** Der Körper bekommt zwar das Medikament, muss aber letztlich selbst gegen die Krankheit ankämpfen und sie überwinden. Dafür braucht er v. a. Ruhe. Bettruhe, ausreichend Schlaf, sich beim Spazierengehen erholen und ein gesunder Lebensstil, d. h. wenig Alkohol, kein Nikotin und eine vitaminreiche Ernährung helfen zusätzlich, damit die Gürtelrose rasch abheilt.

▶ **Kontakte.** Nach § 34 (1) Infektionsschutzgesetz dürfen erkrankte Personen in Gemeinschaftseinrichtungen keine Lehr-, Erziehungs-, Pflege- oder Aufsichtstätigkeit ausüben. Entsprechend dürfen Erkrankte, die in Gemeinschaftseinrichtungen betreut werden, die gemeinschaftlichen Räume und Einrichtungen nicht benutzen und an Veranstaltungen der Gemeinschaftseinrichtung nicht teilnehmen. Kinder und andere gefährdete Personen (z. B. HIV-positive Menschen, ältere Menschen mit beeinträchtigtem Gesundheitszustand, Tumorpatienten nach Chemotherapie oder Bestrahlung, Menschen unter einer Glukokortikoidtherapie) sollten den Kontakt mit Herpes-zoster-Erkrankten meiden, bis die Hauterscheinungen der Gürtelrose abgeheilt sind. Danach besteht keine Ansteckungsgefahr mehr, selbst wenn andere Symptome noch nicht abgeklungen sind.

▶ **Präventive Maßnahmen.** Seit 2004 ist die Windpockenimpfung als Standardimpfung empfohlen. Für Beschäftigte in Risikobereichen des Gesundheitswesens, die seronegativ sind (kein Nachweis spezifischer Antikörper) ist diese aktive Immunisierung sinnvoll. 2009 wurde der Zosterlebendimpfstoff zur Prävention des Zoster und der postzosterischen Neuralgie bei über 50-Jährigen eingeführt. Die Impfung ist in manchen Bundesländern bereits in den Impfempfehlungen etabliert.

23.6 Lern- und Leseservice
23.6.1 Das Wichtigste im Überblick

Was verursacht einen Schlaganfall?

Ursache eines Schlaganfalls ist eine plötzliche Durchblutungsstörung des Gehirns als Folge:
- einer mangelnden Durchblutung (70–80 % der Fälle)
- einer Hirnblutung (20–25 % der Fälle).

Welches sind die frühzeitigen Symptome eines Schlaganfalls?

- Schwäche oder Gefühlstörungen, besonders im Gesicht oder Arm
- Probleme beim Sprechen oder gesprochene Worte zu verstehen
- Sehstörungen, v. a. nur auf einem Auge
- Schwindel, Gangunsicherheit
- sehr heftige Kopfschmerzen

Welche medizinischen Therapien gibt es beim akuten Schlaganfall?

Die medizinische Behandlung richtet sich nach aufgetretenem Schlaganfall auf die möglichst rasche Wiederherstellung der Blutzirkulation und somit der Versorgung des Gehirns mit Sauerstoff und Glukose. Zu den Therapiemöglichkeiten zählen:
- Veränderung der Blutgerinnung
- Thrombolyse
- Erweiterung von Gefäßen über einen Ballonkatheter und anschließendem Herausziehen des Thrombus
- operative Ausräumung von Verengungen der Gefäße

Was sind die Fundamente des Bobath-Konzeptes?

Im Mittelpunkt des Bobath-Konzeptes steht die Unterstützung des Betroffenen bei den Aktivitäten des täglichen Lebens. Das Bewegen des Betroffenen während aller pflegerischer Tätigkeiten geschieht zur:
1. Aktivierung
2. für eine bessere Haltungskontrolle und
3. eine bessere Körperwahrnehmung (Körperschema) bei Alltagsaktivitäten wie z. B. Waschen und Kleiden.

Was sind die häufigsten neuropsychologischen Störungen (Hirnleistungsstörungen) nach einem Schlaganfall?

Dazu zählen:
- Störungen der Aufmerksamkeit
- Apraxie
- Agnosie
- räumliche Störungen
- Neglektphänomen
- Aphasie

Welche Prinzipien der Lagerung gelten bei schlaganfallbetroffenen Menschen?

Lagerungen haben u. a. folgende Aspekte zu erfüllen:
- Wohlbefinden
- Schmerzfreiheit
- Normalisierung des Muskeltonus (Unterstützungsfläche anbieten.)
- ausreichend Stabilität für Bewegung (z. B. um an das Telefon zu kommen)
- Aktivierung der betroffenen Seite
- Förderung der Wahrnehmung durch Bewegung und Berührung
- Prophylaxen (Dekubitus, Kontrakturen, Ödeme, Pneumonie)
- Sicherheit
- Krankenbeobachtung
- sozialer Aspekt (Ansprache und Begegnung durch Pflege, Betroffene, Angehörige)

Welche Pflegeziele können Sie bei der Körperpflege und dem Kleiden von schlaganfallbetroffenen Menschen erreichen?

Ziele der Pflege bei der Körperpflege und Kleiden sind:
- Förderung der Selbstständigkeit und somit Steigerung der Motivation
- Anbahnung normaler Bewegungsabläufe

- Tonusregulation durch Veränderung der Ausgangsstellung und Förderung von Bewegung
- Schutz der betroffenen Schulter vor Verletzungen
- Verbesserung der Wahrnehmung der mehr betroffenen Seite durch Einbeziehung in Bewegungsabläufe und durch Berührung
- Erkennen neuropsychologischer Störungen und Verbesserung durch kontinuierliche Begleitung

Welche Ressourcen hat Herr Gollhöfer, um mit seiner Krankheit umzugehen?

Interesse am „Rausgehen", Vertrauen in der Ehe, aufmerksame Selbstbeobachtung, Arztbesuch.

Welcher Teufelskreis baut sich auf zwischen Akinese und sozialer Isolation?

Mimik, Sprache und Körperhaltung wirken „abweisend", auf freundliche Ansprache erfolgt keine lebhafte Reaktion. Man kann „mit ihm nichts anfangen". Der Betroffene mag sich selbst nicht in diesem Zustand, zieht sich zurück, hat keinen Anreiz mehr, sich zu beschäftigen, treibt keine Kontrakturprophylaxe mehr. Die gebeugte, „verschlossene" Haltung und damit die Akinese nehmen zu, der Aktionsradius wird immer kleiner, was die soziale Teilhabe weiter erschwert usw.

Was sind die Vor- und Nachteile verschiedener Hilfestellungen beim Gehen?

Unterhaken schafft das Gefühl, „dass jemand da ist", gibt aber keine wirkliche Sicherheit. Wer von vorn beide Hände fasst und selbst rückwärts geht, hält Blickkontakt, versperrt aber dem Partner die Sicht und zieht ihn am Oberkörper nach vorn. Sicher und mobilisierend ist das gemeinsame Gehen Hüfte an Hüfte oder das Führen von hinten, aber nicht jeder fühlt sich wohl im engen Körperkontakt.

Worin liegt der Wert von Selbsthilfegruppen (SHG)?

SHG ermöglichen ein stressfreies Miteinander in gemeinsamem Tempo und gegenseitige Beratung, z. B. über unkonventionelle Tricks, Strategien und selbst erfundene Hilfsmittel. Bewegung in der Gruppe, mit oder ohne Musik, schafft Rhythmusgefühl und trainiert automatische Abläufe. Reisen mit Rollstuhltransport, Kontakt zu Experten, Bücher, Videos und andere Hilfen werden gemeinsam organisiert und finanziert. SHG haben Lobbyfunktion, z. B. für barrierefreie Stadtplanung, sind kritische Begleiter in der Evaluation medizinischer und pflegerischer Standards und tragen wesentlich zur Aufklärung der Bevölkerung bei.

Was ist Multiple Sklerose?

MS ist eine chronisch-entzündliche, degenerative Erkrankung des Gehirns und des Rückenmarks auf autoimmunologischer Grundlage.

Welche Verlaufsformen der MS gibt es?

Man unterscheidet die primär chronische, die schubförmige und die sekundär chronische Form. Bei einer starken multiplen Behinderung stehen jedoch nicht die Verlaufsformen, sondern die Symptomatik im Vordergrund.

Welche therapeutischen Konzepte sollten Altenpflegende beherrschen und anwenden?

Durch die multiple Symptomatik kommen folgende Konzepte zum Tragen: Bobath-Konzept, Kinästhetik, Inkontinenzprogramme, Spastikkonzepte, Prophylaxen-Konzepte, Basale Stimulation, die in der Pflege MS-Betroffener überprüft und integriert werden.

Welche Prophylaxen sind notwendig?

Sie müssen individuell auf die Situation des Betroffenen abgestimmt werden. Die wichtigsten sind: Dekubitus-, Pneumonie-, Thrombose-, Kontraktur-, Restharn-, Osteoporose-, Schmerzprophylaxe. Hierzu gehören auch die kontinuierlichen Anwendungen der Krankengymnastik und der Ergotherapie.

Weshalb müssen die grundsätzlichen Regeln des Spastikkonzeptes eingehalten werden?

Nur durch die kontinuierliche Umsetzung und die interdisziplinäre Zusammenarbeit ist ein befriedigendes Ergebnis möglich.

Warum ist das Stehtraining so wichtig?

Es dient zur vielfältigen Prophylaxe und zur Behandlung von Symptomen und Komplikationen. Außerdem steigert es das Selbstwertgefühl des Betroffenen.

Was leisten die Selbsthilfegruppen der DMSG?

Die bundesweit länderorientierten Selbsthilfegruppen bieten Beratung durch Betroffene, Angehörige und Fachpersonal an. Es werden Kurse in unterschiedlichen Körpertherapien durchgeführt und Fachvorträge angeboten. Freizeitprogramme und Reisen vervollständigen das Angebot. Im Mittelpunkt steht der Austausch der Betroffenen über Therapien, Schwierigkeiten des Alltages und vieles mehr. Der Bundesverband betreibt eine umfangreiche aktuelle Webseite. Außerdem können dort Broschüren und Videos bestellt werden. Nicht zu unterschätzen sind der Bekanntheitsgrad und die gute Öffentlichkeitsarbeit der DMSG.

Was ist ein Wachkoma?

Wachkoma (apallisches Syndrom = „ohne Hirnmantel", engl.: vegetative state) ist die Gesamtbezeichnung für die entstehenden Krankheitssymptome, die bei schweren neurologischen Schädigungen entstehen.

Welche Symptome treten bei Hirnschädigung auf?

Die vegetativen Funktionen sind gestört: Niedriger Blutdruck, erhöhte Atem- und Herzfrequenz, vermehrter Speichelfluss und Schweißausbrüche sind häufig. Während einer Wachphase sind die Augen eines Menschen im Wachkoma geöffnet, der Blick fixiert jedoch keine Gegenstände oder Personen. Die Pflegebedürftigen haben einen Erschöpfungs-schlaf-wach-Rhythmus. Zielgerichtete Bewegungen sind nicht erkennbar. Der Muskeltonus ist oft spastisch erhöht. Für Außenstehende zeigt der Betroffene keine sichtbaren Reaktionen auf Ansprache oder Berührung.

Was sind die häufigsten medizinischen Komplikationen?

Exsikkose und Ernährungsmangel führen zu Abwehrschwäche, körperlicher Schwäche, Thromboseneigung, Embolie und Wundliegen. Dekubitus, Harnwegsinfektionen, Verstopfung und Durchfall, spastische Haltung, Kontrakturen, Hüftluxation und Muskelentzündungen mit Verkalkung der Muskulatur und des Bindegewebes sind weitere Folgen.

„Stille" Aspiration, Infektionen durch ein geschwächtes Immunsystem oder Fehlfunktion eines ventrikuloperitonealen Ventils oder Shunts sind weitere gefürchtete Komplikationen.

Welche nonverbalen Kommunikationsmittel gibt es?

Der Mensch im Wachkoma kann sich durch Mimik, Gestik, Augen öffnen und schließen, Blick fixieren und Blick folgen, Lautäußerungen (Seufzen, Stöhnen, Wimmern, Weinen usw.), Körperhaltung und

Körperspannung und durch vegetative Reaktionen ausdrücken.

Welche ersten Zeichen von Symptomen deuten auf eine Veränderung im Wachkoma hin?

Wenn der Pflegebedürftige mit den Augen zu fixieren beginnt, den Blickkontakt aufrechtzuerhalten versucht und emotionale Reaktionen zeigt, sind das Zeichen für eine Veränderung im Wachkoma.

Wie kann aus pflegerischem Handeln Lebensgestaltung für den Betroffenen werden?

Was dem zu Pflegenden angeboten wird, wird im Sinne des Erlebens angeboten. Er wird so weit wie möglich in die Handlung einbezogen, so, als ob er es selbst tun könnte (geführte Bewegung).

Welches pflegerische Angebot kann einem wahrnehmungsbeeinträchtigten Menschen die Position, in der er sich befindet, erfahrbar machen?

Durch eine orientierungsgebende Ganzkörperausstreichung aus dem Konzept der Basalen Stimulation kann man einen zu pflegenden Menschen die Position erfahrbar machen, in der er sich gerade befindet.

Welche Symptome stehen bei einer Gürtelrose im Vordergrund?

Als erste Symptome treten bei dieser Erkrankung Kopfschmerzen, Krankheitsgefühl und Fotophobie auf (Prodromalstadium). Charakteristisch sind später die Hautveränderungen, Juckreiz und Schmerzen (Zosterneuralgie).

Wie wird der Herpes zoster therapiert?

Die Behandlung des Herpes zoster lässt sich gliedern in:
- systemische (antivirale) Therapie
- lokale Therapie
- Schmerztherapie

Wonach richtet sich die Lokalbehandlung bei Herpes zoster?

Die Lokalbehandlung erfolgt je nach Stadium der Hautveränderungen:
- austrocknende Behandlung mit antiseptikahaltigen Pasten bzw. Pudern bei Bläschen
- antibiotikahaltige Cremes bei Erosion
- antibiotikahaltige Salbe nach Krustenbildung

23.6.2 Literatur

Schlaganfall

Biewald F. Das Bobath Konzept. München: Urban u. Fischer; 2004
Gjelsvik B. Die Bobath-Therapie in der Erwachsenenneurologie. Stuttgart: Thieme; 2007
Diserens et al. Early Mobilisation after Stroke: Review of the Literature. Cerebrovasc Dis 2006; 22:183–190
Diener et al. Leitlinien für Diagnostik und Therapie in der Neurologie. Stuttgart: Thieme; 2012
Friedhoff M, Schieberle D. Praxis des Bobath-Konzepts. Stuttgart: Thieme; 2014
Isermann H. Neurologie und neurologische Pflege. Stuttgart: Kohlhammer; 2001
Karnath HO, Thier P. Neuropsychologie. Berlin: Springer; 2003
Paeth Rohlfs B. Erfahrungen mit dem Bobath-Konzept. Stuttgart: Thieme; 2010
Poeck K. Neurologie. 12. Auflage. Berlin: Springer; 2006
Prosiegel M. Neuropsychologische Störungen. München: Pflaum; 1998
Schmidt R. Neuro- und Sinnesphysiologie 5. Aufl. Berlin: Springer; 2005
Schwegler JS. Der Mensch. Anatomie und Physiologie. 3. Auflage. Stuttgart: Thieme; 2002
Sturm W. Aufmerksamkeitsstörungen. München: Hogrefe; 2005
Welter F, Schönle P. Neurologische Rehabilitation. Jena: Gustav Fischer; 1997

Kontakt- und Internetadressen

Stiftung deutsche Schlaganfallhilfe: www.schlaganfall-hilfe.de/der-schlaganfall

Bobath-Initiative für Kranken- u. Altenpflege: www.bika.de

Parkinson-Syndrom

Ludwig E, Annecke R, Löbring E. Der große TRIAS-Ratgeber Parkinson-Krankheit. 2. Aufl. Stuttgart: Trias; 2007
Thümler R. Die Parkinson-Krankheit. Mehr wissen – besser verstehen. Diagnose, Verläufe und Therapien: Hilfreiche Antworten auf die 172 häufigsten Fragen. 3. Aufl. Stuttgart: TRIAS; 2006

Kontakt- und Internetadressen

Deutsche Parkinson Vereinigung e. V.: www.parkinson-vereinigung.de

Lundbeck GmbH: www.lundbeck.com/de/gehirnerkrankungen/parkinson
www.lundbeck.com/de/gehirnerkrankungen/patienten-und-angehoerige/parkinson/

Hexal AG: www.parkinson.hexal.de

Multiple Sklerose

DMSG. Psychomentale Störungen. Hannover: dmsg-aktiv; 3/2004
DMSG. Prävalenz. Hannover: dmsg-aktiv; 2008
Henze T. Multiple Sklerose – Symptome besser erkennen und behandeln. 2. Auflage München: W. Zuckschwert; 2010
Krämer G, Besser R. Multiple Sklerose. Antworten auf die 111 wichtigsten Fragen. 6. Aufl. Stuttgart: TRIAS; 2006
Schäfer U et al. Multiple Sklerose. Mehr wissen – besser verstehen. 8. Aufl. Stuttgart: TRIAS; 2005
Schwegler JS. Der Mensch. Anatomie und Physiologie. 4. Aufl. Stuttgart: Thieme; 2006
Seidel D, Bach D. Störungen des autonomen Systems bei Multipler Sklerose. Hannover: DMSG; 1999

Kontakt- und Internetadressen

Deutsche Multiple Sklerose Gesellschaft Bundesverband e. V.
Küsterstraße 8
30 519 Hannover
Tel. 0511/96 834–0, Fax 0511/96 834–50
www.dmsg.de

Syndrom reaktionsloser Wachheit (Wachkoma)

Bundesarbeitsgemeinschaft für Rehabilitation (BAR). Empfehlungen zur neurologischen Rehabilitation von Patienten mit schweren und schwersten Hirnschädigungen in den Phasen B und C. Frankfurt/Main: BAR; 2003
Bienstein C, Fröhlich A. Basale Stimulation. Bern: Huber; 2010
Bundesgesetzblatt Jahrgang 2008 Teil II Nr. 35. Gesetz zu dem Übereinkommen der Vereinten Nationen vom 13. Dezember 2006 über die Rechte von Menschen mit Behinderungen sowie zu dem Fakultativprotokoll vom 13. Dezember 2006 zum Übereinkommen der Vereinten Nationen über die Rechte von Menschen mit Behinderungen Bonn: Bundesanzeiger; 2008
Ciarrettino M. Zustand vs. Prozess Wachkoma. Intensiv 2005; 13: 1–5
Gerstenbrand F. Das traumatische apallische Syndrom. Wien: Springer; 1967
Giacino JT. The minimally conscious state. Neurology-journal of the American Academy of Neurology 2002; 58: 349–353
Meier U, Diener HC. Integrierte Versorgung in der Neurologie. Stuttgart: Thieme; 2007

Spicker I, Schopf A. Betriebliche Gesundheitsförderung erfolgreich umsetzen. Praxishandbuch für Pflege- und Sozialdienste. „Gesundheitsbegriffe und Gesundheitsmodelle". Wien: Springer; 2007

Wild K von, Laureys S, Dolce G. Apallisches Syndrom, vegetativer Zustand: Unangemessene Begriffe. Dtsch Arztebl 2012; 109(4): A-143/B-131/C-131

Zieger A. Körpernaher Dialogaufbau – Informationen und Hinweise für Angehörige von Schädel-Hirn-Verletzten und Menschen im Koma und Wachkoma. Oldenburg: Eigenverlag; 2002 (zu beziehen über http://www.a-zieger.de)

Weiterführende Literatur

Eisenschink AM, Bauder Mißbach H, Kirchner E. Kinästhetische Mobilisation. Hannover: Schlütersche; 2003

Gröne B. Schlucken und Schluckstörungen. Eine Einführung. Berlin: Elsevier; 2009

Höfling W. Das sog. Wachkoma – rechtliche, medizinische und ethische Aspekte, 2. Auflage. Berlin: LIT; 2007

Kleih S et al. Jemand zu Hause? Koma und daraus folgende Bewusstseinsstörungen. Fortbildung. Neurologie 2009; 3: 1–5

Laureys S et al: Bewusstseinsstörungen – Diagnose und Prognose. In: Junginger T et al, Hrsg. Grenzsituationen in der Intensivmedizin. Berlin: Springer; 2008

Nusser-Müller-Busch R. Die Therapie des Facio-Oralen-Traktes. 3. Auflage. Berlin: Springer; 2011

Nydahl P. Wachkoma. Betreuung, Pflege und Förderung eines Menschen im Wachkoma. 3. Aufl. München: Elsevier; 2010

Warnecke T, Dziewas R. Neurogene Dysphagie: Diagnostik und Therapie. Stuttgart: Kohlhammer; 2013

Wild von KRH, Laureys S, G. Dolce G et al. Syndrom reaktionsloser Wachheit. Zur Begriffsbestimmung „Apallisches Syndrom" – „Wachkoma" – „permanenter vegetativer Zustand". Neurol Rehabil 2011; 17: 4

Zegelin A. Festgenagelt sein – Der Prozess des Bettlägerigwerdens durch allmähliche Ortsfixierung. Pflege 2005: 18; 281–288

Kontakt- und Internetadressen

Bobath-Initiative für Kranken- und Altenpflege e. V: www.bika.de

Internationaler Förderverein Basale Stimulation e. V.: www.basale-stimulation.de

VIV-ARTE® Kinästhetik-Plus Bewegungsschule und Verlag:
www.kinaesthetik-plus.de

Bundesverband Schädel-Hirn-Patienten in Not e.V., Deutsche Wachkoma Gesellschaft: www.schaedel-hirnpatienten.de

Hannelore-Kohl-Stiftung:
www.hannelore-kohl-stiftung.de

Bundesarbeitsgemeinschaft BAG Phase F e. V. Dachverband von Einrichtungen, die schädelhirngeschädigte Patientinnen und Patienten langfristig versorgen:
www.bag-phase-f.de

Bundesarbeitsgemeinschaft für Rehabilitation: Empfehlungen zur stationären Langzeitpflege und Behandlung von Menschen mit schweren und schwersten Schädigungen des Nervensystems in der Phase F. Frankfurt, 2003, www.bar-frankfurt.de

Prof. Dr. med. Andreas Zieger, Facharzt für Neurochirurgie – Rehabilitationswesen: www.a-zieger.de

Herpes zoster

AMT Arzneimitteltherapie, unabhängige Informationen zur Pharmakotherapie. 25. Jahrgang Heft 5, Mai 2007

RKI-Ratgeber Infektionskrankheiten – Merkblätter für Ärzte. Internet (www.rki.de) 1/2010

RKI Ratgeber für Ärzte – Windpocken/Herpes zoster 1/2010, aktualisiert 6/2013

Kellnhauser E et al. Thiemes Pflege. 9. Aufl. Stuttgart: Thieme; 2000

Menche N. Pflege Heute. 6. Aufl. München: Urban & Fischer; 2014

Robert Koch-Institut. Empfehlungen der ständigen Impfkommission (STIKO) am RKI/Stand: 7/2009. Epidem. Bulletin 2009; 30

Schewior-Popp S. Thiemes Pflege. 11. Aufl. Stuttgart: Thieme; 2009

Tyring S et al. A randomized, double-blind trial of famciclovir versus acyclovir for the treatment of localized dermatomal herpes zoster in immunocompromised patients. Cancer Invest 2001; 19: 13

Kontakt- und Internetadressen

Herpes-zoster-Fachportal:
www.guertelrose-infektion.de

Dermatologie-Informationsdienst:
www.dermis.net

Leitlinien der deutschen dermatologischen Gesellschaft: Zoster und Zosterschmerzen: www.awmf.org/leitlinien

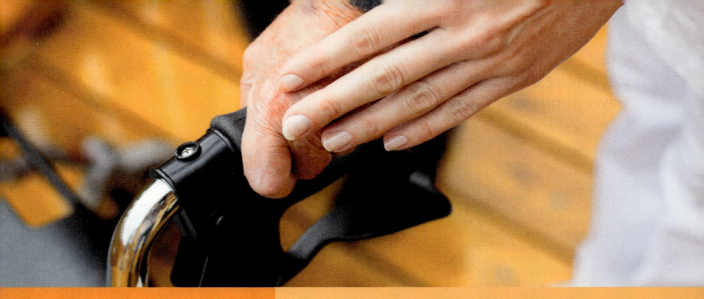

Kapitel 24
Pflege und Begleitung alter Menschen mit Erkrankungen des Bewegungsapparates

24.1	Osteoporose	622
24.2	Arthrose (degenerative Gelenkerkrankungen)	626
24.3	Arthritis (entzündlich-rheumatische Erkrankungen)	629
24.4	Amputationen	631
24.5	Lern- und Leseservice	632

24 Pflege und Begleitung alter Menschen mit Erkrankungen des Bewegungsapparates

Gabriele Bartoszek, Erika Sirsch

24.1 Osteoporose

Fallbeispiel

Frau Boers ist 85 Jahre alt und hat ihr ganzes Leben auf einem Bauernhof verbracht. Vor einigen Jahren wurde bei ihr Osteoporose diagnostiziert. Seit einiger Zeit leidet sie unter starken Schmerzen, die sie fast bewegungsunfähig machen. Sie ist kinderlos und hat sich, wie sie sagt, aus freien Stücken dazu entschlossen, ins Seniorenstift zu ziehen. Auslöser war ein Sturz zu Hause, bei dem sie sich eine Oberschenkelhalsfraktur zuzog. Diese ist mit einer zementierten Endoprothese versorgt. Kleinere Distanzen, z. B. den Weg aus ihrem Zimmer in den Speiseraum oder zur Toilette, bewältigt sie mithilfe einer Gehhilfe. Die kleine zierliche Frau lebte nach dem Lebensmotto: „Wer viel arbeitet, darf auch gut essen", was sie auch Zeit ihres Lebens so hielt. Sie bevorzugt gut geräucherte Lebensmittel. Ihre Neffen versorgen sie damit ausgiebig aus der eigenen Hofschlachtung. Sie isst neben selbstgeräucherter Wurst auch gerne Käse, besonders Schmelzkäse.

24.1.1 Medizinische Grundlagen

Die Osteoporose ist eine systemische Skeletterkrankung, die sich durch eine niedrige Knochenmasse und Verschlechterung des Knochengewebes auszeichnet (DVO 2014, S. 18). Die Osteoporose bleibt lange symptomlos, bzw. Symptome im Vorfeld sind nicht belegt. Im Verlauf bzw. im höheren Lebensalter wird die Erkrankung durch eine verminderte Bruchfestigkeit der Knochen klinisch relevant (DVO 2014, S. 25). Die Fraktur ist die klinisch relevante Folge der Osteoporose.

Definition

Die **Osteoporose** ist eine systemische Skeletterkrankung, die gekennzeichnet ist durch eine niedrige Knochenmasse und eine Verschlechterung der Mikroarchitektur (Knochenstabilität) des Knochengewebes. Infolgedessen kommt es zum Anstieg der Knochenfragilität (Knochenbrüchigkeit) und der Neigung zu Frakturen. Sind bereits eine oder mehrere Frakturen als Folge der Osteoporose aufgetreten, spricht man von einer manifesten Osteoporose (DVO 2014).

Häufigkeit

Osteoporose ist eine Erkrankung, die gehäuft bei älteren Menschen auftritt. Im Rahmen einer Befragung gaben 13,1 % (n = 284 von 2093) der Frauen und nur 3,2 % (n = 70 von 2007) der Männer zwischen 50–79 Jahren eine Osteoporose an (Fuchs et. al. 2013).

Osteoporoseassoziierte Frakturen vermindern maßgeblich die Lebensqualität der Betroffenen. Zudem führen sie u. a. zu chronischen Schmerzen, zu funktionellen Einschränkungen und gehen mit einer erhöhten Mortalität (Sterblichkeitsrate) einher (DVO 2014:26).

Definition

Mithilfe der **Knochendichtemessung** (Osteodensitometrie) wird der Knochenmineralgehalt gemessen. Bei der Knochendichtemessung mithilfe eines speziellen Röntgenverfahrens (Dual-X-Ray-Absorptiometrie, DXA) lässt sich messen, wie stark die Knochendichte die den Knochen durchdringenden Röntgenstrahlen abschwächt. Die Messwerte werden als T-Werte angegeben, wobei der T-Wert die Abweichung des Patientenwertes zu einem Mittelwert eines (knochen-)gesunden 30-Jährigen gleichen Geschlechts darstellt.

Eine Osteoporose liegt nach WHO vor, wenn der Wert des Gesunden (T-Wert = 0) um das 2,5-Fache unterschritten wird (T-Wert ≤ –2,5) (DVO 2014).

Einteilung

Es werden 2 Formen der Osteoporose unterschieden:
- Die **primäre Osteoporose** (ohne erkennbare Krankheitsursache), zu denen auch die postmenopausale Osteoporose (Osteoporose nach den Wechseljahren) und die senile Osteoporose (im Alter auftretende Osteoporose) zählen.
- Die **sekundäre Osteoporose** (ausgelöst durch eine andere Erkrankung oder deren Therapie, u. a. hervorgerufen durch die Überfunktion der Schilddrüse oder Einnahme von Steroiden (DVO 2014).

Pathophysiologie

In unserem Körper laufen gleichzeitig knochenaufbauende und -abbauende Prozesse ab. Verantwortlich dafür sind:
- Osteoklasten (knochenabbauende Zellen)
- Osteoblasten (knochenaufbauende Zellen)

Auf- und Abbau gleichen sich normalerweise aus. Osteoblasten bilden dabei das Bindegewebsgerüst, in dem das Kalzium eingelagert wird. Im Alter überwiegt jedoch der Knochenabbau. Die Ursache dafür ist bisher nur unzureichend geklärt (van den Berg 2010, Berg u. Wulf 2008).

Die Veränderungen an der Knochensubstanz beginnen etwa ab dem 35. Lebensjahr. Die Abnahme der Knochenmasse beträgt ca. 0,5 % pro Jahr, nach der Menopause 2–8 %. Männer haben eine größere Knochenmasse als Frauen (Berg u. Wulf 2008).

Je nach Ursache der Osteoporose kommt es zu unterschiedlichen Veränderungen der Knochenbeschaffenheit:
- Knochenbälkchen und -rinde werden dünner.
- Es kommt zum Mangel bzw. Abbau (Schwund) von Knochengewebe bei erhaltener Knochenstruktur.
- Die Knochengesamtmasse vermindert sich (Knochenatrophie).
- Die Knochendichte nimmt ab und damit die Knochenbelastbarkeit.
- Der Kalziumgehalt vermindert sich (Entmineralisierung).

Der Verlauf der Osteoporose ist nicht nur von alters- bzw. geschlechtsbedingten Faktoren abhängig. Zahlreiche Ursachen und Faktoren erhöhen das Risiko einer Fraktur.

Ursachen und Risikofaktoren

Frakturen, werden bei Osteoporose u. a. durch folgende Risikofaktoren begünstigt (modifiziert nach DVO 2014, S. 30–68):
- **Lebensalter**, kontinuierliche Abnahme der Knochendichte nach dem 35. Lebensjahr,
- **Geschlecht**, Frauen sind durch eine geringere Knochenmasse und die Menopause häufiger von einer Osteoporose betroffen,
- **Rauchen**. Nikotin beschleunigt den Knochenabbau
- chronische Atemwegserkrankungen (**COPD**), aufgrund von Bewegungsman-

gel, ggf. kortisonhaltigen Medikamenten
- **Kalzium**- und/oder **Vitamin-D-Mangel**, z. B. bei altersbedingter verminderter Kalziumresorption aus dem Dünndarm. Ein Vitamin-D 3-Mangel kann bei älteren, bewegungseingeschränkten Menschen entstehen, wenn die Tageslichteinwirkung zu gering ist, da der Organismus Vitamin D unter Beteiligung von UV-Strahlen aus dem Sonnenlicht synthetisiert.
- **Mobilitätseinschränkung**, Bettruhe bzw. Immobilität vermindert die Knochensubstanz (trotz Kalziumzufuhr). Das kann bei Raumfahrern beobachtet werden. Durch die fehlende Belastung des Knochengerüstes in der Schwerelosigkeit verlieren sie bis zu 30 % der Knochenmasse (pro Monat 4 %). Mobilität fördert den Knochenerhalt beim jungen wie älteren Menschen, da dem Knochen Wachstumsreize vermittelt werden. Inaktivität und mangelnde Bewegung vermindern die Zug- und Druckbelastungen auf das Skelettsystem und fördern den Knochenabbau.
- wiederholte **Sturzereignisse** mit intrinsischer Ursache
- **Wirbelkörperfrakturen**, und nicht vertebrale Frakturen nach dem 50 Lebensjahr
- **Essstörungen** (Bulimie, Anorexia nervosa), Untergewicht (BMI < 20)
- verminderte **Handkraftstärke**
- **Folsäure** und **Vitamin-B$_{12}$-Mangel**

Merke

Die Beeinträchtigungen, insbesondere Mobilitätsstörungen, führen häufig zu einer erhöhten Pflegebedürftigkeit und damit zu einer starken Einschränkung der Lebensqualität. Bei starker Ausprägung von Mobilitätsstörungen, kann das im Alter mit einem Umzug in eine stationäre Altenhilfeeinrichtung verbunden sein. Der Sturzprävention für ältere Menschen kommt im Rahmen der Mobilitätsförderung ein hoher Stellenwert zu.

Auch bei Frau Boers aus dem Fallbeispiel war das Sturzereignis für den Heimeinzug ausschlaggebend.

Besondere Risiken bei bestehenden Grunderkrankungen

Folgende Erkrankungen können u. a. eine Osteoporose begünstigen (DVO 2014, S. 69–88):
- Überfunktion der Nebennierenrinde (Überproduktion von Kortisol = Morbus Cushing)
- Akromegalie (Hypophysentumor), Hypophyseninsuffizienz
- Überfunktion der Schilddrüse (Hyperthyreose)
- Überfunktion der Nebenschilddrüse (Parathormon erhöht: Parathormon reguliert den Serumkalziumspiegel; ist zu wenig Serumkalzium vorhanden, fördert Parathormon den Abbau von Kalzium aus den Knochen.)
- Diabetes mellitus Typ I und Typ II
- Herzinsuffizienz
- rheumatoide Arthritis
- chronische Darmentzündung (Morbus Crohn, Colitis ulcerosa) sowie die Entfernung des Magens (Gastrektomie, führt zu einer Kalzium-Resorptionsstörung.)
- Alkoholabusus: Schädigung der Knochenzellen

▶ **Frakturrisiken als Nebenwirkung von Medikamenten.** Nachfolgende Therapien können u. a. einer Fraktur bei Osteoporose Vorschub leisten (DVO 2014; S. 88–102):
- Hormontherapien
- Aromatasehemmer bei Therapie nach Brustkrebs (Aromatasehemmer verhindern die Östrogenbildung im Muskel- und Fettgewebe)
- Glukokortikoidtherapie (Kortison), z. B. bei rheumatoider Arthritis, chronischen Darmentzündungen oder obstruktiver Atemwegserkrankung (Glukokortikoide führen zu einer Stoffwechselstörung des Knochens)
- Thiazolidindionen-Therapie (Glitazonen) bei Diabetes mellitus Typ II (nur Frauen)
- Heparine bei langfristiger Anwendung
- Protonenpumpenhemmer (Magenschutz, z. B. Pantoprazol), das sind Arzneistoffe, die die Bildung von Magensäure über die Hemmung der H$^+$/K$^+$-ATPase – einer sog. Protonenpumpe – in den Belegzellen des Magens unterdrücken.
- Antidepressiva
- Medikamente, die Stürze begünstigen (z. B. Sedativa, orthostaseauslösende Medikamente und Neuroleptika)
- Schleifendiuretika

Ein einzelner Risikofaktor für sich alleine betrachtet, kann das Osteoporoserisiko, und das damit verbundene Frakturrisiko, in der Regel nicht ausreichend für das tatsächliche Risiko abbilden. Daher bedarf es der ärztlichen Diagnostik und Beratung, inwieweit die Risikofaktoren und ihre Gewichtung zum individuellen Frakturrisiko beitragen und welche weitere Diagnostik- bzw. Therapiemaßnahmen erforderlich werden (DVO 2014).

▶ **Frakturvorhersagemodelle.** Eine Einschätzung der Wahrscheinlichkeit, eine Fraktur innerhalb der nächsten 10 Jahre zu erleiden, bietet das computerbasierte Rechenprogramm FRAX (mit deutschsprachiger Oberfläche). Es wurde von der Weltgesundheitsorganisation (WHO) entwickelt, um das Frakturrisiko von Patienten zu evaluieren. Das Resultat ist die 10-Jahres-Wahrscheinlichkeit einer Hüftfraktur sowie die 10-Jahres-Wahrscheinlichkeit irgendeiner der folgenden wichtigen Osteoporosefrakturen: klinische Wirbelfraktur, Vorderarmfraktur, Hüft- oder Schulterfraktur. Die FRAX-Risikoanalyse berücksichtigt aber nur einen Teil der Risikofaktoren und ist daher in Bezug auf die Frakturvorhersage begrenzt. Weitere Frakturvorhersagemodelle zeigt die S3-Leitline auf (DVO 2014).

Symptome und Verlauf

Typische Symptome im klinischen Verlauf der Osteoporose, die Frakturen vorausgehen, sind nicht eindeutig belegt (DVO 2014, S. 25), allerdings spüren oder bemerken betroffene Personen häufig:
- Einschränkung der Lebensqualität
- akute und chronische Schmerzen
- Haltungsveränderungen
- Frakturen

▶ **Schmerzen und Haltungsveränderungen.** Die ausgeprägte Osteoporose ist gekennzeichnet durch:
- Schwierigkeiten und Schmerzen beim Aufstehen und Nach-vorn-Beugen
- Allmählich zunehmende Brustkyphose und Größenverlust bis zu 10 cm durch Einbrüche von Wirbelkörpern (diese Veränderungen wurden früher als „Witwenbuckel" [▶ Abb. 24.1] oder als „Hexe" bezeichnet), bei der Brustkyphose reichen die unteren Rippen evtl. bis zum Beckenknochen: Dies scheuert und schmerzt.
- Kugelbauch als Folge der Größenabnahme
- An der Rückenmuskulatur ist der sog. Tannenbaumeffekt zu beobachten (typische Faltenbildungen, die von der Wirbelsäule seitlich nach unten ziehen, ▶ Abb. 24.2).
- Rückenschmerzen in der Nacht: Die Rückenmuskulatur wird druckempfindlich und verspannt (Schonhaltung durch

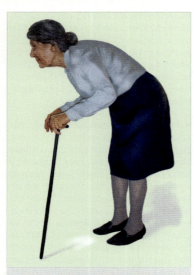

Abb. 24.1 **Witwenbuckel.** Bei der ausgeprägten Osteoporose kommt es zu allmählich zunehmender Brustkyphose und zum Größenverlust.

Abb. 24.2 **Tannenbaumeffekt.** Die bei Verlust an Körpergröße überflüssig gewordene Haut zieht sich in Falten entlang der Wirbelsäule nach unten.

Merke

Eine Fraktur als Folge geringer Krafteinwirkung ist ein Hinweis auf eine mögliche Osteoporose (DVO 2014).

Diagnostik

Die Diagnosestellung ist durch die Vielfältigkeit der Osteoporoserisikofaktoren erschwert. Die Hauptrisikogruppe für Frakturen sind v. a. Frauen, die mehrere Risikofaktoren bei niedriger Knochendichte aufweisen (DVO 2014).

Eine regelmäßige Anamneseerhebung, die körperliche Untersuchung einschließlich des Messens von Körpergröße und Gewicht und ggf. die Sturz- und Frakturrisikoabklärung stellen die Basis der Osteoporosediagnostik dar (DVO 2009). Bei Schmerzen ist ein kontinuierliches Schmerzassessment einzubeziehen (DNQP 2011, DNQP 2015).

Folgende Untersuchungen können hilfreich beim Ausschluss sekundärer Osteoporoseformen sein bzw. den Osteoporoseverdacht nachweisen (DVO 2014):

- Messung der Knochendichte
- Röntgen (Befund der Knochenatrophie zeigt sich erst bei ca. 30 % Kalksalzverlust, daher ist das Verfahren eher zum Ausschluss von Frakturen geeignet.)
- Laborwerte zur Abklärung der sekundären Osteoporose (u. a. Blutbild, spezifische Elektrolyte, Leber- und Nierenwerte, Eiweißelektrophorese und Schilddrüsenhormone)

Ein Ausweis bei bestehender Osteoporose soll den Verlauf, die diagnostischen Werte und ggf. die Therapie aufzeigen.

Therapie

Die Therapie der Osteoporose gliedert sich in:
- Basistherapie
- osteoporosespezifische medikamentöse Therapie
- Schmerzmanagement

Basistherapie

Bei allen Risikopersonen sollte eine grundsätzliche Beratung zur Osteoporose erfolgen. Folgende Themenschwerpunkte sollten dabei Berücksichtigung finden (DVO 2014):

- Eine Zufuhr von 1 g Kalzium täglich mit der Nahrung ist ausreichend und kann z. B. durch Milch, Milchprodukte, Haselnüsse, Obst und Gemüse, wie Brokkoli, Grünkohl, Lauch und weiße Bohnen, erfolgen. Eine erhöhte Kalziumzufuhr (> 1,5 g) kann Schaden herbeiführen, beispielsweise die Entstehung von Nierensteinen.
- Eine Zufuhr von 800–2 000 IE Vitamin D pro Tag. Eine tägliche Sonnenbestrahlung von 30 Minuten an Gesicht und Armen soll einem Vitamin-D-Mangel vorbeugen.
- Eine ausreichende Zufuhr von Vitamin B_{12} und Folsäure mit der Nahrung wird empfohlen. Vitamin B_{12} spielt eine wichtige Rolle für die Aktivität der Osteoblasten. Eine erniedrigte Konzentration wird mit einer niedrigen Knochendichte assoziiert. Ein Mangel an Folsäure stimuliert die Osteoklastenaktivierung.
- Nikotin ist zu vermeiden.
- Medikamente sollten auf ihre sturz- bzw. osteoporosefördernde Wirkung hin abgeklärt werden.
- Eine sekundäre Osteoporose als Ursache sollte ausgeschlossen und ggf. therapiert werden.

Osteoporosespezifische medikamentöse Therapie

Die medikamentöse Osteoporosebehandlung ist eine Langzeittherapie. Die nachfolgend aufgeführten Medikamente haben eine frakturensenkende Wirkung zum Ziel (DVO 2014).

▶ **Biphosphonate.** Z. B. Risedronat (Actonel), Alendronat (Fosamax) oder Ibandronat (Bonviva). Die Einnahme sollte 30–60 Minuten vor dem Frühstück mit einem Glas Leitungswasser erfolgen. Danach sollte bis zum Frühstück nichts weiter zu sich genommen bzw. sich nicht mehr hingelegt werden, da es bei falsche Handhabung zu Entzündungen der Speiseröhre (u. a. durch den Reflux von Mageninhalt) kommen kann. Biphosphate können je nach Präparat und Verabreichungsform weitere unerwünschte Nebenwirkungen aufzeigen, z. B. Hypokalzämie, grippeähnliche Symptome oder Magen-Darm-Beschwerden bis hin zu Kiefernekrosen. Ebenso sind zahlreiche Kontraindikationen zu beachten, z. B. eine fortgeschrittene Niereninsuffizienz (DVO 2014).

▶ **Selektive Östrogenrezeptor-Modulatoren.** Z. B. Raloxifen (Evista, Optruma). Diese Medikamente werden zur Vorbeugung und Behandlung von Knochenschwund bei postmenopausalen Frauen angewendet. Die unerwünschten Nebenwirkungen reichen u. a., je nach Präparat, von Hitzewallungen bis hin zu einem erhöhten Schlaganfallrisiko. Die Kontraindikationen sind umfänglich, u. a. Leber- und Niereninsuffizienz.

▶ **Parathormon.** Z. B. Parathyroidhormon (Preotact) oder Teriparatid (rhPTH 1–34,

---

Muskelverspannung führt zu Schmerzen).
- Schmerzen in der Leistengegend, Watschelgang
- Schmerz führt zur Veränderung der Haltung
- Schmerzen v. a. beim Wechsel von Ruhe zu Bewegung (da Liegen keine Schmerzen bereitet, besteht die Gefahr, dass die Betroffenen freiwillig eine Immobilität herbeiführen).

▶ **Frakturen.** Da der Knochenschwund lange Zeit ohne Anzeichen fortschreitet, kommt es nicht selten zu unerwarteten Knochenbrüchen. Häufig wird die Osteoporose jedoch erst durch eine Komplikation (Fraktur) bemerkt. Typische Bruchstellen sind Wirbelsäule, Hüfte oder Handgelenk. Das Heben eines Gegenstandes oder kräftiges Husten können hierfür schon ausreichen.

Forsteo). Die Nebenwirkungen reichen u. a. von Hyperkalzämie, über Gliederschmerzen bis zu Magen-Darm-Beschwerden. Die Kontraindikationen sind umfänglich zu berücksichtigen, u. a. Leber- und Niereninsuffizienz, metabolische Knochenerkrankungen.

▶ **Strontiumranelat.** Zum Beispiel Protelos zur Behandlung der postmenopausalen Osteoporose. Das Granulat wird jeweils abends 2 Stunden nach dem Essen oder vor dem Zubettgehen eingenommen. Danach sollte nichts mehr zu sich genommen werden. Als Nebenwirkung werden u. a. Hautveränderungen, Magen-Darm-Beschwerden bis hin zu einer seltenen Arzneimittelinteraktion zwischen Haut und Leber (DRESS-Syndrom, Drug Rash with Eosinophilia and Systemic Symptoms) berichtet. Kontraindikationen bestehen u. a. bei fortgeschrittener Niereninsuffizienz oder Thromboseneigung.

Reservetherapeutika für Betroffene, die nicht mit diesen Medikamenten behandelt werden können, sind u. a. Fluoride, Etidronat, Vitamin-D-Analoga, Nadrolon-Decanoat, Kalzitonin oder Östrogene. Ihre Wirkung ist jedoch schlechter belegt als die der anderen Medikamente (DVO 2014).

Schmerzmanagement

Die Schmerztherapie muss individuell festgelegt werden. Sie richtet sich nach der Indikation:
- akute Schmerzereignisse (z. B. bei einer Fraktur)
- Prophylaxe von Schmerzereignissen (z. B. vor der Mobilisation)
- chronischer Schmerz

Bei lang anhaltenden starken Schmerzen, wie im fortgeschrittenen Stadium der Osteoporose, sind die Optionen des medikamentösen und nicht medikamentösen Schmerzmanagements zu nutzen, wobei v. a. die Wechsel- und Nebenwirkungen der Medikamente zu beachten sind. Grundsätzlich sollte von einer Bedarfsmedikation – zugunsten einer kontinuierlichen Therapie im zirkadianen Rhythmus (im Tagesverlauf) – abgesehen werden (DNQP 2011, DNQP 2015).

> **Merke**
>
> Bei wiederkehrenden Schmerzen muss eine abgestimmte Schmerztherapie mit festem Zeitschema (zirkadianer Rhythmus) angestrebt werden. Eine alleinige Bedarfsmedikation ist unzureichend und kann die Entwicklung einer Schmerzchronifizierung unterstützen (DOP 2014, DNQP 2015).

▶ **Nicht medikamentöse Schmerztherapie.** Zu den nicht medikamentösen Therapieformen des Schmerzmanagements zählen (DNQP 2011, DNQP 2015):
- Massage, Kälte- oder Wärmeanwendungen
- Atemtherapie
- Elektrotherapie
- Entspannungstechniken
- Ablenkung

Die Anwendung von nicht medikamentösen Maßnahmen muss immer im Kontext der möglichen individuellen Risiken angewendet werden.

24.1.2 Pflege und Begleitung

Ziel der Osteoporose-Prophylaxe ist, Sturzereignisse und Frakturen möglichst zu vermeiden. Sie muss in Absprache mit allen betroffen Personen im interdisziplinären Team (z. B. Pflege, Arzt, Therapeuten) und in Absprache und Abgleich mit den individuellen Bedürfnissen des Betroffenen geplant und durchgeführt werden. Eine wesentliche Aufgabe der Pflegenden ist, den Bewohner und seine Angehörigen zu einem vorliegenden Risiko für eine primäre und sekundäre Osteoporose sowie der damit verbunden Wahrscheinlichkeit eines Frakturereignisses zu beraten. Eine hohe Priorität nimmt dabei die Ermutigung und Anleitung zur körperlichen Aktivität, zur Vermeidung bzw. Verminderung von Sturzereignissen ein. Hier können Selbsthilfegruppen durch Informationen unterstützen und Kontaktbörse zu Experten sein.

Maßnahmen zur körperlichen Aktivität

Die Maßnahmen zur körperlichen Aktivität sollten (DVO 2014, S. 138)
- den Knochenaufbau fördern, z. B. durch Zug- und Druckbelastung des Knochengewebes, wie das beim Stehen, Gehen und Tragen der Fall ist,
- die Muskelkraft und Koordination fördern i. S. einer effizienten Sturzprophylaxe.

▶ **Physio- und ergotherapeutische Maßnahmen (DVO 2014):**
- Muskeln und Knochen sollten dauerhaft trainiert werden (2–3-mal pro Woche), sonst sind die Effekte rückläufig. Das Training sollte alle großen Muskelgruppen einbeziehen und aufbauend (progressiv) angelegt sein.
- Ein isoliertes, niedrig dosiertes Krafttraining der Rückenmuskeln vermindert Wirbelkörperfrakturen.
- Das Krafttraining der Rückenstrecker (mit 30 % der Maximalkraft) erfolgt 1-mal täglich über 24 Monate.
- Zur Verbesserung und/oder zum Erhalt der Teilhabe kann auch ein Training der Handlungsfähigkeiten durch ergotherapeutische Maßnahmen in den individuellen Lebensbereichen beitragen.

Eine differenzierte Darstellung der Behandlungsformen zur nicht medikamentösen Therapie bezüglich Wirkung, unerwünschte Wirkung und Kontraindikationen sind der Leitlinie „Physiotherapie und Bewegungstherapie bei Osteoporose" (2008) zu entnehmen.

Zusätzlich zu den physio- und ergotherapeutischen Maßnahmen können Pflegende folgende Maßnahmen einsetzen bzw. den Betroffenen zu folgenden Angeboten motivieren:
- Täglich eine gewisse Zeit im Freien verbringen (z. B. Spazierengehen mit dem Hund), um Vitamin D in der Haut bilden zu können. Ggf. müssen Pflegende den Betroffenen dabei unterstützen.
- Wassergymnastik kräftigt die Muskulatur, entlastet die Wirbelsäule und aktiviert den Stoffwechsel; das fördert den Knochenaufbau und wirkt sich deshalb besonders günstig aus (▶ Abb. 24.3).
- Angepasste Hilfsmittel zur Verfügung stellen.
- An Gymnastik und Bewegungsübungen teilnehmen, Angebote im Heim oder in der Gemeinde wahrnehmen, z. B. Seniorengymnastik durch die Volkshochschule oder den örtlichen Sportverein.
- Isometrische Übungen durchführen (Muskelanspannung ohne Bewegung).
- Der Besuch einer Selbsthilfegruppe kann förderlich sein.
- Nach Sturz- und/oder Frakturereignissen sollte der Angst vor weiteren Ereignissen und deren Vermeidung durch Inaktivität (z. B. Angst, die eigene Wohnung zu verlassen) durch eine gezielte psychosoziale Betreuung entgegengewirkt werden.

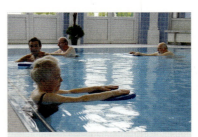

Abb. 24.3 **Bewegung im Wasser.** Sie fördert den Knochenaufbau und kann auch noch Spaß machen. (Foto: K. Gampper, Thieme)

Bei stark mobilitätseingeschränkten Bewohnern gilt:
- Aktivierende Pflege (z. B. durch kinästhetische Angebote) beim Aufstehen aus dem Sessel, beim Stehen und Gehen anbieten.
- Positionswechsel ermöglichen, Betroffenen die Gelegenheit zum Verlassen des Bettes bieten, z. B. querschnittgelähmten oder MS-kranken Menschen täglich mind. 30 Minuten eine aufrechte Haltung ermöglichen (z. B. Stehen in Stehbett).
- Im Lebensraum Bett durch Mikrolagerungen und Spürelemente Eigenbewegungen spürbar und nachvollziehbar gestalten.
- Ernährung anpassen (Kalziumräuber vermeiden, eine an die spezielle Situation angepasste Ernährung anbieten (Bauer u. Mertel 2010).

▶ **Sturzprophylaxe.** Bei der Sturzprophylaxe (S. 229) sind auch externe Faktoren zu berücksichtigen (DNQP 2013), z. B. Stolperfallen aus dem Weg räumen, glatte Flächen, wie nasse Badezimmerfliesen oder gebohnerte Fußböden, meiden. Gehhilfen müssen auf die Bedürfnisse von Betroffenen abgestimmt sein. Sie sollten kippsicher sein und die Bremsen sollten sich leicht bedienen lassen (S. 231). Hier ist es sinnvoll, mit den Fachkollegen der Sanitätshäuser zu kooperieren. Wartung und Instandsetzung können z. B. diese Mitarbeiter leisten.

Film
Um die Inhalte zu vertiefen, können Sie sich den Film „Verwendung von Gehhilfen" ansehen.

Lernaufgabe
Diskutieren Sie in der Gruppe:
- Welche Risiken drohen Frau Boers aus dem Fallbeispiel?
- Welche Prophylaxen sind sinnvoll?
- Wie könnte die Ernährungssituation gestaltet werden?
- Wie sind die Angehörigen mit in die Pflege einzubinden?

24.1.1.1 Maßnahmen bei Frakturen

Bei der konservativen Behandlung von Frakturen wird eine Versorgung mit Gips oder Kunststoffverbänden eingesetzt. Kunststoff härtet sehr viel schneller aus als Gips. Besondere Beachtung ist bei der Pflege und Betreuung von diesen Verbänden erforderlich:

- Der Verband soll fest sitzen, aber nicht einschneiden oder drücken.
- Klagen von Betroffenen über Schmerzen oder Gefühllosigkeit sind immer ernst zu nehmen, die Ursache ist zu ergründen und zu beseitigen. Der Betroffene hat in seinem Befinden zu Schmerzen oder Gefühllosigkeit immer Recht!
- Die Haut an eingegipsten Händen, Fingern, Füßen oder Zehen darf keine blässliche oder zyanotische (Haut wirkt bläulich) Verfärbung aufzeigen.
- Ruhig gestellte Gelenke dürfen nicht bewegt werden. Der Verband darf dort nicht zu locker sitzen oder gar rutschen.

24.2 Arthrose (degenerative Gelenkerkrankungen)

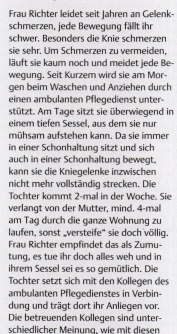

Fallbeispiel

Frau Richter leidet seit Jahren an Gelenkschmerzen, jede Bewegung fällt ihr schwer. Besonders die Knie schmerzen sie sehr. Um Schmerzen zu vermeiden, läuft sie kaum noch und meidet jede Bewegung. Seit Kurzem wird sie am Morgen beim Waschen und Anziehen durch einen ambulanten Pflegedienst unterstützt. Am Tage sitzt sie überwiegend in einem tiefen Sessel, aus dem sie nur mühsam aufstehen kann. Da sie immer in einer Schonhaltung sitzt und sich auch in einer Schonhaltung bewegt, kann sie die Kniegelenke inzwischen nicht mehr vollständig strecken. Die Tochter kommt 2-mal in der Woche. Sie verlangt von der Mutter, mind. 4-mal am Tag durch die ganze Wohnung zu laufen, sonst „versteife" sie doch völlig. Frau Richter empfindet das als Zumutung, es tue ihr doch alles weh und in ihrem Sessel sei es so gemütlich. Die Tochter setzt sich mit den Kollegen des ambulanten Pflegedienstes in Verbindung und trägt dort ihr Anliegen vor. Die betreuenden Kollegen sind unterschiedlicher Meinung, wie mit diesen Forderungen umzugehen ist.

24.2.1 Medizinische Grundlagen

Definition

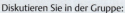

„**Arthrose** (…) ist eine Erkrankung des Muskel-Skelett-Systems. Sie ist durch die degenerative Zerstörung des Gelenkknorpels und der Schädigung angrenzender Strukturen wie Knochen, Muskeln, Kapseln und Bänder charakterisiert. Die krankhaften Veränderungen der Gelenkeinheit äußern sich insbesondere bei fortgeschrittenen Stadien durch Schmerzen und Funktionsstörungen" (Rabenberg 2013, S. 7).

Häufigkeit

Arthrose ist die häufigste Gelenkerkrankung des erwachsenen Menschen. Frauen leiden häufiger unter Arthrose als Männer. Bei einer Studie, in der betroffene Personen Selbstangaben zur Diagnose „Arthrose" machen, gaben 22,3 % der Frauen (n = 1018 von 2914) und 18,1 % (n = 715 von 2847) der Männer an, dass eine solche Diagnose bei ihnen durch einen Arzt gestellt worden war. Mit steigendem Alter nimmt die Prävalenz von Arthrose zu (Fuchs 2013).

Pathophysiologie

Die Ernährung eines Knorpels ist generell problematisch, durch Bewegungsmangel und Missbildungen an den Gelenkflächen wird die Nährstoffversorgung weiter reduziert. Die Folge ist eine Verminderung der Knorpelelastizität, zudem raut die Knorpeloberfläche auf. Dadurch verstärkt sich die Reibung auf den Gelenkflächen. Einwirkende Druckkräfte übertragen sich unmittelbar auf die Knochen und führen zum Knorpelabrieb, wobei der Knorpel bis zum Knochen abgerieben wird.

Gewissermaßen als Abstützreaktion wächst der Knochen um das kranke Gelenk herum und bildet Ausläufer, die sog. Osteophyten. Hier kommt es dann zu Deformierungen und knotigen Verdickungen der betroffenen Gelenke. Abgeriebenes Knorpel- und Knochenmaterial verursacht eine Entzündung der umgebenden Gelenkhaut (Detritussynovitis). Dadurch können die Gelenke immer wieder überwärmt und gerötet sein. Außerdem kann ein Gelenkerguss entstehen. Man nennt das auch aktivierte Arthrose (Martin u. Jund 1990, Rabenberg 2013).

Einteilungen der Arthrose

Einteilung nach möglicher Ursache

Man unterscheidet bei der Arthrose nach unterschiedlichen Ursachen (Rabenberg 2013, S. 8):
- **Primäre Arthrose**: Der Erkrankung kann keine eindeutige Ursache zugeordnet werden.
- **Sekundäre Arthrose**: Tritt infolge einer angeborenen oder erworbenen Erkrankung auf:

- Fehlstellung wie Hüftdysplasie
- erworbene Deformationen und daraus resultierende unphysiologische Gelenkbelastung
- Knochenerkrankungen wie Rachitis
- posttraumatische Arthrose nach einer Verletzung
- rheumatisch bedingt
- nach Operationen

Einteilung nach Lokalisation

Arthrose betrifft häufig die Hüft- und Kniegelenke als große gewichttragende Gelenke, aber auch alle anderen Gelenke können betroffen sein, z. B. Gelenke an Händen und Füßen. Die Einteilung erfolgt auch nach der jeweiligen Lokalisation (Martin u. Jund 1990, Rabenberg 2013):

- Fingergelenk-Polyarthrose:
  - Fingerendgelenke (Heberden-Arthrose)
  - Mittelgelenke (Bouchard-Arthrose)
  - Daumensattelgelenk (Rhizarthrose)
- Hüftgelenksarthrose (Coxarthrose)
- Kniegelenksarthrose (Gonarthrose, häufigste Form der Arthrose, altersabhängig und bei fast jedem Menschen zu finden.)
- Arthrose der kleinen Wirbelsäulengelenke (Häufig zusammen mit anderen degenerativen Wirbelsäulenerkrankungen wie Bandscheibenleiden, Gefügelockerungen der Wirbelsäule, Wirbelgleiten, Einengungen des Nervenkanals der Wirbelsäule u. a.)

Risikofaktoren

Risikofaktoren sind aufgrund der zahlreichen Ursachen ebenso zahlreich. Es kann eine grobe Unterteilung in systemische (betreffen den ganzen Organismus) und mechanische (einzelne Gelenke betreffend) vorgenommen werden (Rabenberg 2013, S. 15). Als häufig anzutreffende Risiken konnten beobachtet werden:

- hohes Lebensalter, altersbedingte Degeneration
- Gelenkverletzungen mit bleibenden Schädigungen
- Gelenkentzündungen und rheumatische Erkrankungen
- Abweichungen der gelenkbildenden Teile von der normalen Gelenkform (z. B. bei O-Beinen)
- Missverhältnisse (auch angeborene) zwischen den knöchernen Gelenkflächen
- Übergewicht
- hormonelle Umstellung in den Wechseljahren
- einseitige und unphysiologische Belastungen

Symptome (und Verlauf)

Die Erkrankung beginnt meist mit moderaten Beeinträchtigungen und nimmt einen fortschreitenden Verlauf. Erste Veränderungen können in der Anfangsphase von den betroffenen Personen fast unbemerkt bleiben. Erste Anzeichen einer Arthrose können sein (Martin u. Jund 1990, Rabenber 2013):

- Schmerzen bei Bewegung und unter Belastung
- akut schmerzhafte Phasen
- Steifheit, Start- und Anlaufschmerz, Gelenkschmerz (Arthralgie)
- Fehlstellung der Gelenke
- Beeinträchtigung der Mobilität
- Dauerschmerzen im fortgeschrittenen Stadium

Diagnostik

Diagnostik hat zum Ziel, den eindeutigen Nachweis einer Arthrose zu führen oder sie auszuschließen, diagnostische Maßnahmen dazu sind (Martin u. Jund 1990, Rabenberg 2013, S. 12):

- Klinische Untersuchung.
- Arthroskopie (Gelenkspiegelung, z. B. Kniegelenk). Der Zustand des Gelenkknorpels und der Gelenkinnenhaut kann dabei inspiziert werden.
- Bildgebende Verfahren, mit Einteilung der Schweregrade. Die Röntgenuntersuchung gilt als Goldstandard, so lassen sich knöcherne Veränderungen im Gelenk identifizieren:
  - Verdichtungen des Knochens (subchondrale Sklerosierung) und Gelenkspaltverschmälerung lassen auf Abrieb des Knorpels schließen. Durch die geringe Dichte ist Knorpel in der Röntgenaufnahme nicht erkennbar, daher wird die Verschmälerung des Gelenkspaltes als Hinweis auf Knorpelabrieb gewertet.
  - Weitere Anzeichen können unregelmäßige Gelenkflächen sein, wie Osteophyten (knöcherne Strukturveränderungen/knöcherne Ausläufer) und sog. Geröllzysten (mit Flüssigkeit gefüllte Vertiefung im knöchernen Anteil des Gelenks).
- Seltener kommen weitere bildgebende Verfahren zur Anwendung, wie Magnetresonanztomografie (MRT), Computertomografie (CT), Szintigrafie oder Sonografie.
- Laboruntersuchungen, z. B. Blutuntersuchung, können lediglich Hinweise auf begleitende Entzündungen geben. Die Untersuchung der Gelenkflüssigkeit kann bei Ein- oder Ausschluss möglicher entzündlich-rheumatischer Erkrankungen genutzt werden.

Therapie

Die Therapie bei Arthrose setzt sich zusammen aus:

- konservativer Therapie
- medikamentöser Therapie
- nicht medikamentöser Therapie
- operativer Therapie

Für die Entscheidungsfindung in Zusammenarbeit mit dem Betroffenen und seinen Angehörigen bzgl. der geeigneten Therapie können die nachfolgenden Orientierungskriterien hilfreich sein (Rabenberg 2013):

- Stadium der Erkrankung
- Beeinträchtigungen durch Schmerz
- Einschränkung der Lebensqualität
- individuelle Lebenssituation des Betroffenen
- Lebensalter
- Allgemeinzustand
- Begleiterkrankungen
- Aktivitätsgrad
- Compliance
- bisheriger Krankheitsverlauf

Konservative Therapie

Die Betroffenen und ihre Angehörigen sind über den natürlichen Krankheitsverlauf, die Möglichkeiten der Schmerz- und Krankheitsbewältigung sowie der dazu notwendigen Patientenschulungen und der Unterstützung durch Selbsthilfegruppen zu informieren.

Medikamentöse Therapie

Da Arthrose nicht heilbar ist, stehen Schmerzmanagement und Entzündungshemmung zur Verbesserung der Lebensqualität an erster Stelle. Entscheidend ist die Linderung des Schmerzes auf ein für die betroffenen Personen erträgliches Maß, um eine (schmerzbedingte) Ruhigstellung der Gelenke zu vermeiden, denn lang anhaltende Immobilität verschlechtert den Knorpelstoffwechsel und führt zu Muskelatrophie und zu Kontrakturen (Rabenberg 2013, DNQP 2015).

Nicht medikamentöse Therapie

Ziel ist es, die Mobilität und Funktionalität so weit wie möglich wiederherzustellen.

Zur nicht medikamentösen Therapie zählen (Rabenberg 2013, DNQP 2011, DNQP 2015):

- Thermotherapie (Wärmeanwendungen, z. B. Fango)
- Hydrotherapie (Wassertherapie, z. B. Aqua-fit)
- Balneotherapie (Bäderanwendungen, z. B. Moorbäder)
- Elektro- und Ultraschalltherapie sowie die pulsierende Magnetfeldtherapie

- krankengymnastische Bewegungsübungen
- Orthopädietechnik (Hilfsmittelversorgung: Handstock, Pufferabsätze, Schuhaußen- bzw. -innenranderhöhungen)

Operative Therapie

Beim Einsatz einer Endoprothese werden die zerstörten Gelenkanteile durch künstliche Gelenkanteile ersetzt mit dem Ziel der Schmerzbefreiung/-linderung sowie einer Funktionsverbesserung des betroffenen Gelenkes. Da mit zunehmender Liegedauer der Implantate das Lockerungsrisiko steigt, ist der Eingriff in erster Linie für ältere Betroffene mit schweren Arthrosen geeignet (Rabenberg 2013).

Die künstlichen Gelenke sind zwischen 10 und 15 Jahre funktionsfähig, dann müssen sie ausgetauscht werden. Im Allgemeinen ist das nur einmal und mit kürzerer Funktionsdauer möglich. Daher versucht man, besonders bei jüngeren Menschen, den Zeitpunkt des Gelenkersatzes so lange wie möglich aufzuschieben.

Über den richtigen Zeitpunkt für einen künstlichen Gelenkersatz bei Arthrose entscheiden die Schmerzen des Betroffenen und weniger das Röntgenbild, das manchmal auch schon bei nur wenig beeinträchtigten Menschen sehr stark verändert sein kann.

Beim künstlichen Gelenkersatz unterscheidet man:
- **Totalendoprothese (TEP):** mit künstlichem Gelenkkopf und Gelenkpfanne
- **Hemiendoprothese (HEP):** mit künstlichem Gelenkkopf, aber ohne künstliche Pfanne

Des Weiteren werden unterschieden:
- **zementfreie Prothesen** (Dabei soll der Knochen in die Prothese „einwachsen", jedoch bedarf es dazu einer mehrwöchigen Teilentlastung.)
- **zementierte Prothesen** (Meist bei Betroffenen über 65 Jahren oder solchen, denen eine mehrwöchige Teilbelastung nicht zuzumuten ist.)
- sog. **Hybridimplantation** (z. B. zementierter Schaft und zementfreie Pfanne oder umgekehrt)

Allgemeine Risiken und Komplikationen der operativen Therapie:
- Hämatome und Wundheilungsstörungen, Wundinfektionen
- oberflächliche und tiefe Beinvenenthrombosen
- Blutverlust mit der Notwendigkeit von Blutersatz
- Gefäß- und Nervenverletzungen
- allgemeine OP-Risiken (kardiopulmonal, Pneumonien, Lungenembolien)

Spezielle Risiken und Komplikationen je nach Art des Gelenkersatzes sind:
- intraoperative Frakturen, Fettembolien
- aseptische und septische Früh- und Spätlockerungen, Endoprothesenluxationen, Endoprothesenbruch
- heterotope Ossifikationen, Pseudarthrosen (nach gelenkerhaltenden Eingriffen)
- Bewegungs- und Funktionseinschränkungen, u. a. durch postoperative Beinlängendifferenzen, postoperatives Hinken, bleibende Muskelatrophien, Narbenbildung,
- keine Verbesserung der Schmerzen (S3-Leitlinie 2009).

24.2.2 Pflege und Begleitung

Von Pflegenden werden zumeist nicht medikamentöse Maßnahmen angewendet. Bei den konservativen Behandlungsangeboten wirken insbesondere Wärmeanwendungen wohltuend und entspannend auf die Muskulatur. Das führt zu einer gesteigerten Durchblutung, erwärmt das Gewebe und lindert den Schmerz.

Der Einsatz von Hilfsmitteln wie Rollatoren, angepasste Gehstöcke, aber auch der Einsatz von Hilfsmitteln, die eingeschränkte Handfunktionen kompensieren, ermöglichen den Betroffenen relative Selbstständigkeit und damit einen Zugewinn an Lebensqualität. Die Beratung von Betroffenen und Angehörigen, in Kooperation mit den Fachkollegen der Sanitätshäuser, über den Einsatz von erforderlichen Hilfsmitteln ist daher eine Kernaufgabe von Pflegenden.

Maßnahmen, die von Pflegenden angewendet werden, sind
- Beratung von Betroffenen und Angehörigen,
- Schmerztherapie in Absprache mit dem behandelnden Arzt,
- Wärmeanwendungen, z. B. Bewegungen im warmen Wasser mit einem angepassten Bewegungsprogramm (z. B. warme Wannen- oder Teilbäder) (▶ Abb. 24.4),
- bei akuten Schüben evtl. Kälteanwendungen:
  - Wickel und Auflagen (S. 946),
  - Einreibungen,
- Hilfsmittel, um eingeschränkte Handfunktionen zu kompensieren oder die Gehfähigkeit zu unterstützen (z. B. Rollator mit leicht bedienbaren und gut zu handhabenden Bremsen (▶ Abb. 24.5),
- abgestimmte Bewegungsübungen, um die Gelenkbeweglichkeit zu erhalten (z. B. Unterstützung bei Toilettengängen statt Nutzung des Rollstuhls).

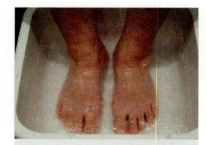

Abb. 24.4 Teilbäder. Sie können leicht durchgeführt werden und verschaffen Erleichterung. (Foto: Thieme)

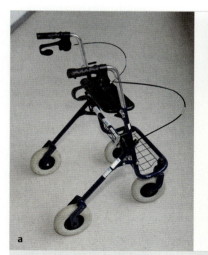
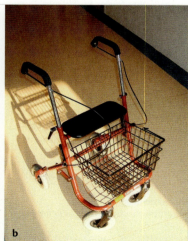

Abb. 24.5 Gehhilfen.
a Breite Bremsen lassen sich leichter bedienen. (Foto: R. Stöppler, Thieme)
b Seilzugbremsen sind häufig schlecht zu nutzen. (Foto: E. Sirsch, Thieme)

Lernaufgabe

Überlegen Sie folgende Fragen zum Fallbeispiel:
- Welche Maßnahmen stehen bei Frau Richter im Vordergrund?
- Welche Maßnahmen könnten in häuslicher Umgebung bei Frau Richter zur Kontrakturenprophylaxe eingesetzt werden?
- Welche Hilfsmittel könnten Frau Richter unterstützen und wo könnten Sie sich informieren?
- Was würden Sie der Tochter raten?

Film

Um die Inhalte zu vertiefen, können Sie sich den Film „Verwendung von Gehhilfen" ansehen.

24.3 Arthritis (entzündlich-rheumatische Erkrankungen)

24.3.1 Medizinische Grundlagen

Definition

„Die **rheumatoide Arthritis** ist eine systemische Autoimmunerkrankung, die bei unzureichender – das heißt auch verzögert beginnender – Behandlung durch Befall der Gelenke zu chronischen Schmerzen, Funktionseinschränkungen und eingeschränkter Lebensqualität führt" (Schneider et al. 2011, S. 7, ▶ Abb. 24.6).

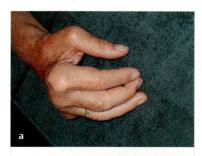

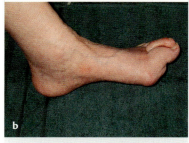

Abb. 24.6 Arthritis. (Fotos: Thieme)
a An der Hand.
b Am Fuß.

Häufigkeit und Prognose

Die rheumatoide Arthritis (RA) tritt bei ca. von 0,5–1 % der Bevölkerung auf, wobei Frauen etwa doppelt so häufig betroffen sind wie Männer. Die Neuerkrankungsrate (Inzidenz) schwankt zwischen 34/100 000 pro Jahr bis zu 83/100 000 pro Jahr (Angaben für Frauen). Typisches Manifestationsalter ist das 5.–7. Lebensjahrzehnt (Schneider et al. 2011, S. 7).

Pathophysiologie

Bei der Arthritis ist in erster Linie die das Gelenk umhüllende Gelenkhaut entzündet.
Degenerative Gelenkerkrankungen wie Arthrosen können durch die Abreibung des Knorpel- und Knochenmaterials zur Arthritis führen. Die Entzündung ist dann Folge, aber nicht Ursache der Erkrankung.

Entzündlich-rheumatische Erkrankungen führen zu einer Arthritis aufgrund einer Autoimmunreaktion an einem bisher gesunden Gelenk. Die Entzündung der Gelenkhaut kann auf Knorpel und Knochen übergehen und zur Zerstörung der Gelenkoberfläche und des Knochens führen. Die chronische Arthritis verläuft meistens in Schüben und kann langfristig zu einer degenerativen Gelenkerkrankung führen (Zink et al. 2010).

Einteilung

Es können entweder nur ein einzelnes Gelenk (Monoarthritis), wenige (Oligoarthritis) oder viele Gelenke (Polyarthritis) betroffen sein.

Ursachen

Ursachen für entzündlich-rheumatische Erkrankungen (Autoimmunerkrankung) können sein:
- Arthrose (entzündlich aktivierte Arthrose)
- Gicht
- Infektionen

Symptome und Verlauf

Es ist belegt, dass Betroffene mit rheumatoider Arthritis im zeitlichen Verlauf eine fortschreitende Gelenkzerstörung entwickeln, die zu Funktionsverlust und Einschränkungen der Lebensqualität führt (Schneider et al. 2011).

Bei der rheumatoiden Arthritis sind in der Frühphase meistens Hand-, Fingergrund- und/oder Fingermittelgelenke sowie Zehengrundgelenke (sog. Querdruckschmerz) betroffen. In Schubsituationen bestehen eine deutliche Leistungsminderung und Abgeschlagenheit. Begleitend treten oftmals grippeähnliche Symptome auf (Schneider 2011). Typische Beschwerden sind (Schneider et al. 2011, Rheuma-Online 2010):
- Morgensteifigkeit an Hand- und Fingergelenken
- typischer „schmerzhafter Händedruck" an beiden Händen bis hin zur Berührungsempfindlichkeit
- Beeinträchtigung der Mobilität sowie Anlauf- und Belastungsschmerz
- Schwellung und Deformierung der Gelenke (subkutane Rheumaknoten)
- später auch schmerzhafter Befall der Füße, der Wirbelsäule und der großen Gelenke
- Fehlstellungen und Funktionseinbußen der Gelenke (wegen Knorpel- und Knochenveränderungen)

Diagnostik

Zu den diagnostischen Maßnahmen gehören (Schneider et al. 2011):
- Klinische Untersuchung (klinisch richtungsweisender Befund: symmetrisches Verteilungsmuster und Dauer der Morgensteife 60 Minuten und länger)
- Radiologie: degenerative Gelenkveränderungen
- Labor: Rheumafaktornachweis, Antikörper gegen zyklische zitrullinierte Peptide (anti-CCP), serologische Entzündungszeichen, u. a. erhöhte Blutsenkungsgeschwindigkeit (BSG)
- ergänzende Diagnostik Gelenkpunktion: Erguss.

Überweisung zu einem internistischen Rheumatologen unter dem Verdacht einer frühen Arthritis bei einer bestehenden Gelenkschwellung (Schneider et al. 2011, S. 18–19):
- wenn mehrere Gelenke betroffen sind/ die Schwellung länger als 6 Wochen besteht und andere Ursachen ausgeschlossen sind.

Eine Überweisung sollte zügiger erfolgen (ca. innerhalb von 2. Wochen) wenn:
- die Alltagsfähigkeit beeinträchtigt ist und deutlich humorale Entzündungszeichen bestehen,
- die Selbstpflegefähigkeiten massiv beeinträchtigt sind,
- ausgeprägte Allgemeinsymptome, wie Anämie, Fieber, vaskulitische Hautver-

änderungen und starke Schmerzen, bestehen.

Therapie

Die Behandlung kann symptomatisch mit Medikamenten, physikalischer Therapie und operativ erfolgen (Rheuma-Online 2004). Die Versorgung von Betroffenen mit rheumatoider Arthritis sollte möglichst von Beginn an fachgruppenübergreifend koordiniert, symptom- und problemorientiert erfolgen. Die Information, Beratung und Schulung der Betroffenen und ihrer Angehörigen steht dabei im Mittelpunkt. Anregungen und Informationsmaterial zur Patientenschulung stellt z. B. die Deutsche Rheuma-Liga zur Verfügung (Schneider et al. 2011).

Medikamentöse Therapie

Die ärztliche Therapie richtet sich nach Art und Ursache der Erkrankung. Im Folgenden soll auf die entzündlich-rheumatischen Erkrankungen eingegangen werden.

Bei der medikamentösen Therapie rheumatischer Erkrankungen werden u. a. nachfolgende Medikamentengruppen unterschieden (Rheuma Online 2010, Schneider et al. 2011):

- medikamentöse Schmerztherapie
- kortisonfreie Entzündungshemmer (nicht-steroidale Antirheumatika = NSAR)
- Kortison (Steroide, Kortikosteroide)
- lang wirksame Antirheumatika (Basistherapeutika, krankheitsmodifizierende Medikamente)

Die aufgezeigten Medikamentengruppen verfügen über unterschiedliche Wirkungen und therapeutische Zielsetzungen. Ihre Anwendung erfolgt deshalb oft gleichzeitig, z. B. gibt man häufig neben Basistherapeutika, die bis zum Wirkungseintritt über Wochen oder Monate eingenommen werden müssen, zusätzlich Kortison oder kortisonfreie Entzündungshemmer, die kurzfristig die schmerzhaften Symptome lindern. Neben der oralen Applikation können intraartikuläre Injektionen zur schnellen und ggf. anhaltenden Besserung der Symptome im „Zielgelenk" führen (Schneider et al. 2011).

▶ **Basistherapeutika.** Als krankheitsmodifizierende Medikamente (DMARDs, disease modifying antirheumatic drugs, sog. Basistherapeutika) wird eine Medikamentengruppe bezeichnet, die über symptomatische Effekte hinaus das Ziel hat, einer Gelenkzerstörung vorzubeugen bzw. diese zu verzögern und somit die Funktionsfähigkeit der Gelenke zu erhalten. Zu dieser Medikamentengruppe zählen beispielsweise MTX (Methotrexat), Leflunomid, Sulfasalazin, Chloroquin und Hydroxychloroquin (ursprünglich als Anti-Malaria-Medikamente entwickelt), Cyclosporin A, Azathioprin oder Goldsalze (Schneider et al. 2011, S. 20–21).

Zu Beginn der Erkrankung bewirken DMARDs häufiger ein Nachlassen der Krankheitssymptome (Remission) als in späteren Phasen. Die Leitlinie der „Deutsche Gesellschaft für Rheumatologie" (Schneider et al. 2011) verweist darauf, dass die DMARD-Therapie in etwa 30 % der Fälle (in den ersten 24 Monaten) wegen Nebenwirkungen oder Ineffektivität modifiziert wird. Insgesamt wird die Toxizität nicht über der von den primär symptomatisch wirkenden nicht-steroidalen Antirheumatika angesehen. Zur Gewährleistung einer bestmöglichen Therapie gehört die regelmäßige Erfassung und Dokumentation der Krankheitsaktivität (DAS, disease activity score) und der radiologischen Progression (jährliche Röntgenkontrolle) (Schneider et al. 2011).

Operative Therapie

Zur operativen Behandlung gehören (Rheuma-Online 2010):

- Korrekturoperationen bei Gelenkfehlstellungen oder Funktionseinschränkungen
- Gelenkersatz

Nicht medikamentöse Therapie

Mithilfe physikalischer Maßnahmen soll der Betroffene auch im akut entzündlichen Stadium seine Gelenke bewegen können, um damit einer Schrumpfung der Gelenkkapsel und Muskulatur vorzubeugen.

Eingesetzt werden (Rheuma-Online 2010):

- Bewegungstherapien, Krankengymnastik und Thermotherapien
- orthopädietechnische Maßnahmen wie Schuhzurichtung und orthopädisches Schuhwerk
- Orthesen zur Unterstützung der Funktion und Prophylaxe von Fehlstellungen (Einlagen, Schienen, Halsorthesen)

24.3.2 Pflege und Begleitung

Ähnlich wie bei Menschen, die an Arthrose leiden, steht für Pflegende die nicht medikamentöse Therapie im Vordergrund. In Abstimmung mit dem behandelnden Arzt ist zunächst Schmerzfreiheit anzustreben. Auch hier steht danach die Beratung von Betroffenen und Angehörigen im Fokus. Häufig kennen Angehörige und Betroffene gar keine speziellen Hilfsmittel, die die eingeschränkte Handfunktion kompensieren können, z. B. Griffverdickungen bei Besteck und Schreibgeräten (▶ Abb. 24.7), spezielle Tassen mit großen Henkeln, Antirutschfolien oder Aufsteckhilfen für Wasserarmaturen.

Weitere pflegerische Maßnahmen sind:
- Beratung von Betroffenen und Angehörigen
- Schmerztherapie in Absprache mit dem behandelnden Arzt
- Beobachtung der Wirkung und unerwünschten Wirkungen der medikamentösen Therapie
- Hilfsmittelanpassung wie Griffverdickungen, Greifhilfen, Rollatoren mit bedienfreundlichen Bremsen (Seilzugbremsen können dabei oft nicht mehr bedient werden)
- Bewegungen im warmen Wasser in der chronischen Phase
- „Baden" der betroffenen Hände und Füße in einer Schüssel mit angewärmten Trockenlinsen oder -erbsen (▶ Abb. 24.8)
- im akuten Stadium Kälteanwendung, z. B. Kühlkissen oder kurzfristiges „Baden" der betroffenen Hände und Füße in Wasser, dem Eiswürfel zugesetzt sind
- angepasstes Bewegungsprogramm, d. h. auch kleine Gänge wie das Laufen in den Tagesraum oder die Küche unterstützen

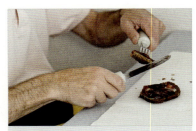

Abb. 24.7 **Griffhilfen.** Besteck mit Griffverdickungen kann besser genutzt werden und ermöglicht selbstständiges Essen. (Foto: F. Kleinbach, Thieme)

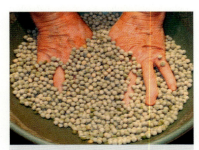

Abb. 24.8 **Wärme.** Ein Bad in Trockenerbsen kann Erleichterung verschaffen und ist einfach zu besorgen. (Foto: Thieme)

- Tätigkeiten ermöglichen, die die Beweglichkeit der Hände unterstützen. Dabei sollten Vorlieben, die aus der Biografie bekannt sind, berücksichtigt werden.

24.4 Amputationen

Eine Amputation stellt eine schwere körperliche Verletzung dar, die tief in den Wahrnehmungs- und Empfindungsbereich des Menschen eingreift. Das körperliche und psychosoziale Gleichgewicht geht verloren und der Betroffene benötigt vielfältige Hilfestellungen, um wieder einigermaßen unabhängig zu werden.

24.4.1 Medizinische Grundlagen

Definition

Amputation ist das vollständige Abtrennen eines Körperteils in seinem Verlauf an der Stelle, die durch Ausdehnung der Verletzung (schweres Trauma) oder der Erkrankung (z. B. maligner Tumor, schwere Durchblutungsstörung) bestimmt ist (Hentsch u. Willburger 2013).

Ursachen

Ursachen für eine Amputation bei alten Menschen sind:
- Diabetes mellitus
- Rauchen
- Unfall
- Durchblutungsstörungen oder Gangrän

▶ **Diabetes mellitus.** In Deutschland wurden die meisten Amputationen bei Menschen mit Diabetes mellitus durchgeführt. Im Jahr 2001 waren es 29 000 (damit ca. 70% aller Amputationen). Das betrifft große und kleinere Operationen, z. B. Amputationen an Beinen oder einzelnen Zehen (Icks et al. 2005). Da inzwischen die Bedeutung einer konsequenten Therapie bei einer Diabeteserkrankung bekannt ist und Schulungen für Betroffene zunehmend an Bedeutung gewinnen, besteht die Hoffnung, dass diabetesbedingte Amputationen in Zukunft seltener werden.

▶ **Rauchen.** Die Amputation ist hier Folge der pathologischen Gefäßveränderungen.

▶ **Unfall.** Bei einem Unfallereignis muss die Entscheidung meist ohne die Einwilligung des Betroffenen fallen. Das erfordert eine intensive psychosoziale Betreuung vonseiten der Angehörigen und Therapeuten nach dem Unfallgeschehen.

▶ **Durchblutungsstörungen oder Gangrän.** Lang anhaltende Durchblutungsstörungen und/oder eine Gangränbildung können ebenfalls dazu führen, dass eine Amputation des nicht ausreichend durchbluteten, und damit nicht mit Nährstoffen versorgten, Körperteils erforderlich wird.

Komplikationen bei Amputationen

Stumpfschmerzen und Wundheilungsstörungen sind häufig die Ursache für einen verzögerten Start der Prothesenversorgung. Oft schmerzt der Stumpf direkt, auch wenn er keinen unmittelbaren Kontakt mit der Prothesenversorgung hat.

▶ **Phantomgefühl.** Dieses Gefühl beschreibt aus Sicht der Betroffenen eine Sinnesempfindung, das verlorene Körperteil oder Teile davon bei Bewegungen oder in bestimmten Positionen zu spüren.

▶ **Phantomschmerzen.** Sie sind eine weitere häufige Komplikation und werden oft sehr intensiv empfunden. Dabei werden dem Gehirn Impulse von Nerven zugeleitet, die ehemals die amputierten Extremitätenbereiche versorgten. Die Betroffenen werden dabei von Schmerzen in den nicht mehr vorhandenen Körperteilen gequält. Die bisher gängigen Möglichkeiten, diesen Phantomschmerzen zu begegnen, sind:
- Nervenblockaden während der Operation (geplante Amputation), um diese Schmerzmuster gar nicht erst auftreten zu lassen.
- Nicht medikamentöse Therapien wie Elektrostimulationsverfahren/Tens,
- Spiegeltherapie.

24.4.2 Pflege und Begleitung

Zu den Aufgaben der Pflegenden bei der Betreuung von Menschen mit Amputationen zählen:
- Schmerztherapie in Absprache mit dem behandelnden Arzt
- Stumpfversorgung durch direkte Wundversorgung oder daran anschließendes Wickeln des abgeheilten Stumpfs
- tägliche Inspektion der Stumpfhaut, der Hautdurchblutung und der Narbe
- Gehtraining, das die Bedürfnisse der Betroffenen berücksichtigt (integriertes Gehtraining)
- angepasste Rollstuhlanpassung (Kippschutz) in Kooperation mit den Kollegen der Ergotherapie oder der Sanitätshäuser

Merke

Amputationsstümpfe müssen für eine Prothesenversorgung vorbereitet sein. Dazu müssen sie in „Form" gebracht werden (▶ Abb. 24.9), d. h. nach der Operation gewickelt oder mit einem Stumpfstrumpf versorgt werden. Darüber hinaus muss der verwendete Rollstuhl, wegen des veränderten Körperschwerpunktes, stets mit einem Kippschutz versehen sein (▶ Abb. 24.10).

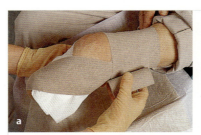
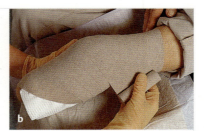
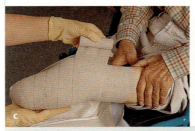
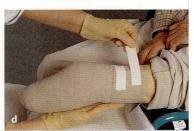

Abb. 24.9 Stumpfbehandlung. Das Wickeln des Stumpfs nach Unterschenkelamputation. (Fotos: Thieme)

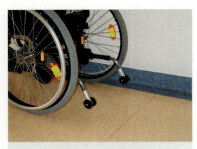

Abb. 24.10 Kippschutz am Rollstuhl. Er ist wegen des veränderten Körperschwerpunkts wichtig. (Foto: Thieme)

24.5 Lern- und Leseservice

24.5.1 Das Wichtigste im Überblick

Welche Einteilung gilt bei der Osteoporose?

Die primäre Osteoporose (ohne erkennbare Krankheitsursache), zu denen auch die postmenopausale Osteoporose (Osteoporose nach den Wechseljahren) und die senile Osteoporose (im Alter auftretende Osteoporose) zählen.

Die sekundäre Osteoporose (ausgelöst durch eine andere Erkrankung oder deren Therapie), u.a. hervorgerufen durch die Überfunktion der Schilddrüse oder die Einnahme von Steroiden (DVO 2014).

Was können die Ursachen für Osteoporose sein?

Hormonelle Erkrankungen, die zum Knochenabbau führen, sind z.B. Überfunktion der Nebenniere, der Nebenschilddrüse und der Schilddrüse. Diabetes mellitus und hormonelle alters- und erkrankungsbedingte Veränderungen wie Östrogenmangel bei Frauen und Testosteronmangel bei Männern.

Was ist bei der Pflege von Menschen mit Osteoporose zu beachten?

Die Knochendichte nimmt ab und damit auch die Knochenbelastbarkeit. Frakturen können die Folge sein. Durch die veränderte Knochendichte und durch die u.U. reduzierte Beweglichkeit können auch Spontanfrakturen ohne äußere Einwirkungen oder Belastungen entstehen. Angemessene und angepasste Bewegungsübungen oder Gymnastik fördern den Knochenaufbau.

Welche besonderen Risiken haben Menschen mit Osteoporose?

Menschen, die an Osteoporose leiden, sind besonders beeinträchtigt durch Frakturen und Schmerzen. Besondere Beachtung sollten daher die Sturz- und die Schmerzprophylaxe haben.

Was ist Arthrose?

Arthrose ist eine irreversible Erkrankung des Gelenkknorpels, die mit der Umbildung des knorpelnahen Knochens einhergeht.

Welche Faktoren begünstigen besonders eine Arthrose?

Die wichtigsten Faktoren sind:
- hohes Lebensalter
- Gelenkverletzungen mit bleibenden Schädigungen
- Gelenkentzündungen und rheumatische Erkrankungen
- Abweichungen der gelenkbildenden Teile von der normalen Gelenkform (z.B. bei O-Beinen)
- Missverhältnisse (auch angeborene) zwischen den knöchernen Gelenkflächen
- Übergewicht
- hormonelle Umstellung in den Wechseljahren
- einseitige und unphysiologische Belastungen

Was beeinträchtigt die Betroffenen besonders?

Betroffene mit Arthrose sind besonders durch Schmerzen und Bewegungseinschränkungen beeinträchtigt.

Welche pflegerischen Interventionen lindern die Beschwerden?

Maßnahmen zur Linderung der Beschwerden bei Arthrose sind:
- Schmerztherapie in Absprache mit dem behandelnden Arzt
- Wärme- oder Kälteanwendungen
- Wickel und Auflagen
- abgestimmte Bewegungsübungen

Was ist Arthritis?

Arthritis ist eine entzündliche Gelenkerkrankung. Sie kann sich auf ein Gelenk oder auch auf eine ganze Gelenkgruppe erstrecken.

Was sind die führenden Symptome einer Arthritis?

Hauptsymptome bei einer Arthritis sind Ergussbildung, Schwellung, Rötung, Erwärmung und Schmerzhaftigkeit.

Welche pflegerischen Interventionen lindern die Beschwerden?

Pflegerische Interventionen der Beschwerdenlinderung sind:
- Schmerztherapie in Absprache mit dem behandelnden Arzt
- Hilfsmittelanpassung, z.B. Griffverdickungen
- angepasste Bewegungsübungen
- angepasste Wärme- (chronische Phase) oder Kälteanwendung (akute Phase)

Was ist der Phantomschmerz?

Bei Bewegungen oder in bestimmten Positionen kann das Phantomgefühl dazu führen, dass das fehlende Körperteil oder Teile davon sinnlich wahrgenommen werden.

Kann ein amputierter Körperteil schmerzen?

Ja, bei Phantomschmerzen leitet das Gehirn immer noch Impulse von Nerven, die ehemals die amputierten Gliedmaßen versorgt haben, weiter.

Was ist wichtig bei der Stumpfversorgung?

Der Stumpf wird täglich gewickelt oder mit einem speziellen Strumpf versorgt. Dabei müssen die Stumpfhaut, die Durchblutung und die Narbe sorgfältig auf Veränderungen hin inspiziert werden.

Was ist bei der Rollstuhlversorgung zu beachten?

Der Rollstuhl muss individuell angepasst werden und einen Kippschutz haben.

24.5.2 Literatur

Berg F, Wulf D. Angewandte Physiologie. Stuttgart: Thieme; 2008

Dachverband Deutschsprachiger Osteoporose-Selbsthilfeverbände-Organisationen e.V. (DOP). Osteoporose-Patientenleitlinie 2010. Im Internet: www.osteoporose-dop.org/fileadmin/user_upload/Pll_2010.pdf; Stand: 26.05.2015

Fuchs J, Rabenberg M, Scheidt-Nave C. Prävalenz ausgewählter muskuloskeletaler Erkrankungen: Ergebnisse der Studie zur Gesundheit Erwachsener in Deutschland (DEGS 1). Bundesgesundheitsblatt Gesundheitsforschung Gesundheitsschutz 2013: 56(5–6), 678–686

Bauer R, Mertel KG. Ernährung Bewegung und Balance. Ein Leitfaden zur knochenstarken Ernährung bei Osteoporose. Netzwerk-Osteoporose e. V. (NWO), Organisation für Patientenkompetenz e. V. Osteoporose Selbsthilfegruppen Dachverband e. V. (OSD). Paderborn; 2010. Im Internet: www.netzwerk-osteoporose. de/images/stories/Aktuelles/2014/ Maerz/EBB_Ernaehrung.pdf; Stand: 18.8.2015

Dachverband Osteologie e. V. (DVO). Prophylaxe, Diagnostik und Therapie der Osteoporose bei Männern ab dem 60. Lebensjahr und bei postmenopausalen Frauen, Kurzfassung und Langfassung. S3-Leitlinie des Dachverbands der Deutschsprachigen Wissenschaftlichen Osteologischen Gesellschaften e. V: Dachverband Osteologie e. V. Bad Kreuznach: DVO; 2014. Im Internet: www.dv-osteologie.org/uploads/Leitlinie%202014/DVO-Leitlinie%20Osteoporose%202014%20Kurzfassung%20und%20Langfassung%2018.%2009.%202014. pdf; Stand: 26.05.2015

Deutsches Netzwerk für Qualitätsentwicklung in der Pflege (DNQP). Expertenstandard Schmerzmanagement in der Pflege bei akuten Schmerzen. Osnabrück: Deutsches Netzwerk für Qualitätsentwicklung in der Pflege; 2011

Deutsches Netzwerk für Qualitätsentwicklung in der Pflege (DNQP). Expertenstandard Sturzprophylaxe in der Pflege. Osnabrück: Deutsches Netzwerk für Qualitätsentwicklung in der Pflege; 2013

Deutsches Netzwerk für Qualitätsentwicklung in der Pflege (DNQP). Expertenstandard Schmerzmanagement in der Pflege bei chronischen Schmerzen. Osnabrück: Deutsches Netzwerk für Qualitätsentwicklung in der Pflege; 2015

Martin E, Junod JP. Lehrbuch der Geriatrie. Bern: Huber; 1990

Hentsch v. S., Willburg RE. Pschyrembel Orthopädie und Unfallchirurgie. 259. Aufl. Berlin: De Gruyter; 2013

Rabenberg M. Arthrose. Gesundheitsberichterstattung des Bundes. Berlin: Robert Koch-Institut; 2013

Langer HE. Rheumatoide Arthritis/chronische Polyarthritis. Im Internet: www.rheuma-online.de/krankheitsbilder/rheumatoide-arthritis; Stand: 18.8.2015

Robert Koch-Institut (RKI). Osteoporose (September 2014). Im Internet: www.rki.de/DE/Content/Gesundheitsmonitoring/Zahl_des_Monats/Archiv/2014_09_Zahl_des_Monats.html. Stand 26.05.2015

Runge M, Rehfeld G. Geriatrische Rehabilitation im Therapeutischen Team. Stuttgart: Thieme; 2000

Schneider M, Lelgemann M, Abholz HH et al. Interdisziplinäre Leitlinie Management der frühen rheumatoiden Arthritis. Berlin, Heidelberg: Deutsche Gesellschaft für Rheumatologie e. V.; 2011

Schmidt RF, Florian L, Heckmann M. Physiologie des Menschen mit Pathologie. Heidelberg: Springer; 2010

Icks A, Rathmann W, Rosenbauer et al. Diabetes mellitus. In: Gesundheitsberichterstattung des Bundes. Berlin: Robert Koch-Institut; 2005: 1–38

Berg van den F. Angewandte Physiologie: Band 1: Das Bindegewebe des Bewegungsapparates verstehen und beeinflussen. Stuttgart: Thieme; 2010

Zink A, Minden K, List SM. Entzündlich-rheumatische Erkrankungen. Berlin: Robert Koch-Institut; 2010

24.5.3 Kontakt- und Internetadressen

Osteoporose

Es empfiehlt sich, als Betroffener einer Selbsthilfegruppe beizutreten. In Deutschland gibt es ca. 200 Osteoporoseselbsthilfegruppen.

Dachverband Deutschsprachiger Osteoporose-Selbsthilfeverbände-Organisationen e. V.
Im Kilian
Schuhmarkt 4
35 037 Marburg
www.osteoporose-dop.org

Arthrose

Deutsche Arthrose Hilfe e. V.
Postfach 110 551
60 040 Frankfurt a. Main
www.arthrose.de

Arthritis

Deutsche Rheuma-Liga Bundesverband e. V.
Maximilianstr. 14
53 111 Bonn
www.rheuma-liga.de

Das FRAX-Frakturvorhersagemodell mit deutschsprachiger Oberfläche ist kostenlos und frei zugänglich: www.shef.ac.uk/FRAX/faq.aspx?lang = de. Stand 26.05.2015

Leitlinie „Physiotherapie und Bewegungstherapie bei Osteoporose":
www.dv-osteologie.org/uploads/Leitlinie%20Physiotherapie/Kurzfassung_Physiotherapie-Leitlinie.pdf. Stand 26.05.2015

Dachverband Osteologie:
www.dv-osteologie.org

OSD Osteoporose Selbsthilfegruppen-Dachverband e. V.:
www.osd-ev.org/serviceinfo/index.php

Kapitel 25

Pflege und Begleitung alter Menschen mit eingeschränkter Funktion der Sinnesorgane

25.1	Einführung	635
25.2	Einschränkungen des Sehvermögens	635
25.3	Einschränkungen des Hörvermögens	641
25.4	Einschränkungen des Geruch- und Geschmacksinns und der Empfindung über die Haut	643
25.5	Qualitätskriterien	644
25.6	Technische Hilfen für Schwerhörige	644
25.7	Lern- und Leseservice	647

25 Pflege und Begleitung alter Menschen mit eingeschränkter Funktion der Sinnesorgane

Nadia Bayer, Felix Hahn, Hans Georg Kimmerle

25.1 Einführung

Fallbeispiel

Vor einigen Wochen zog der 85-jährige Herr Kunze in ein Altenpflegeheim, da sich sein Sehvermögen aufgrund seines grauen Stars rapide verschlechterte und er in seiner Wohnung mehrfach stürzte. Mittlerweile findet er sich in seiner neuen Umgebung dank spezieller Orientierungshilfen gut zurecht. Sogar eine neue Beschäftigung hat Herr Kunze wieder gefunden: Er lauscht dem wöchentlich stattfindenden Lesekreis, hier werden immer wieder spannende Romane vorgelesen und er kann sich mit seinen neuen Bekanntschaften austauschen.

▶ **Bedeutung der Sinneswahrnehmung für den Menschen.** „Wahrnehmung ist die sinngebende Verarbeitung von Reizen unter Einbezug von Erfahrung, Lernen und Empfindung" (Fröhlich 1996).

Durch die Sinnesorgane nimmt der Mensch sich und seine Umwelt wahr. Wahrnehmung geschieht dabei in einem komplexen Prozess der Aufnahme von Reizen über Sinnesrezeptoren und deren Umwandlung in Nervenimpulse. Wahrnehmung ist immer ein individueller und subjektiver Vorgang und gleichsam Resultat persönlicher Verarbeitungs- und Erfahrungsprozesse. Unterscheiden lassen sich:
- Umwelt- oder Fernsinne
- Körpersinne

Zu den Umwelt- oder Fernsinnen zählt man das Sehen, Hören, Riechen, Schmecken und Fühlen/Tasten. Die Körpersinne umfassen den vibratorischen (Wahrnehmen von Vibration), den somatischen (Tiefensensibilität) und den vestibulären (Gleichgewicht-/Raum-Lage-Empfinden) Sinn.

▶ **Veränderung der Sinneswahrnehmung im Alter.** Die Sinneswahrnehmung kann im Alter aus unterschiedlichen Gründen eingeschränkt sein. Die Umwelt- oder Fernsinne können dabei früher betroffen sein, womit die Wahrnehmung über die (basalen) Sinnesbereiche (Vibration, Körper- und Lageempfinden) an deutlicher Wichtigkeit gewinnt.

25.2 Einschränkungen des Sehvermögens

25.2.1 Erkrankungen des Auges

Presbyopie („Alterssichtigkeit")

> **Definition**
>
> **Presbyopie** bezeichnet ein altersbedingtes, physiologisches Nachlassen der Akkommodationsfähigkeit (Einstellung der Linse auf die Sehweite) ab etwa dem 50. Lebensjahr.

Ursache ist die mangelnde Elastizität der Linse (Hansen 2007). Durch eine entsprechend angepasste Sehhilfe lässt sich die Alterssichtigkeit behandeln.

▶ **Pflegerische Beobachtung.** Betroffene Menschen versuchen häufig, die nachlassende Sehkraft mit einer Veränderung des Sehabstandes zu kompensieren („mit ausgestreckten Armen Zeitung lesen"). Das Lesen in gewohnter Entfernung wird als anstrengend und ermüdend empfunden.

Katarakt

> **Definition**
>
> Unter **Katarakt** (Cataracta senilis, „Grauer Star") versteht man eine Trübung der Augenlinse, die bis hin zur vollständigen Erblindung führen kann. Häufig tritt die Katarakt altersbedingt etwa ab dem 60. Lebensjahr auf.

Neben der Alterskatarakt existieren weitere Starformen, denen Allgemeinleiden (z. B. Diabetes mellitus), äußere Einwirkungen (z. B. Kontusionen, Strahlenschäden) oder auch genetische Defekte zugrunde liegen. Die Therapie einer Katarakt erfolgt entweder durch die operative Implantierung einer Linse oder durch die Korrektur mittels Starbrille oder Kontaktlinse.

▶ **Pflegerische Beobachtung.** Eine Visusverschlechterung entwickelt sich bei der Alterskatarakt meist schleichend und beidseits. Betroffene klagen über eine erhöhte Blendungsempfindlichkeit, Doppelbilder, mangelhafte Farbeindrücke und störende Lichterscheinungen. Die Pupille erscheint im weiteren Fortgang einer Katarakt grau-weiß, die Einschränkungen im Sehvermögen nehmen bis zur Erblindung zu (meist nur noch Erkennen eines Lichtscheins).

Glaukom

> **Definition**
>
> Unter dem Begriff **Glaukom** („Grüner Star") werden Erkrankungen zusammengefasst, deren Leitsymptom ein individuell zu hoher Augeninnendruck ist, der meist durch eine Abflussstörung des Kammerwassers entsteht. Man unterscheidet dabei primäre und sekundäre Glaukomformen.

Primäre Glaukome

Zu diesen, im Alter auftretenden Glaukomen zählen
- das Offenwinkelglaukom (Glaucoma chronicum simplex) und
- das Winkelblockglaukom (akutes Glaukom, „Glaukomanfall").

Sekundäre Glaukome

Diese treten als Folge von anderen Augen- oder Allgemeinerkrankungen (Diabetes mellitus, Durchblutungsstörungen, Entzündungen, Missbildungen oder durch traumatische Einwirkung am Auge) auf. Durch die Erhöhung des Augeninnendrucks kommt es zu einer fortschreitenden Schädigung des N. opticus (Sehnerv).

Die therapeutischen Möglichkeiten liegen bei einer medikamentösen Drucksenkung (Betablocker, Prostaglandin-Derivate in Augentropfenform), der Abflussverbesserung mittels Laserbehandlung und der Druckregulierung mithilfe eines operativen Verfahrens.

> **Merke**
>
> Die regelmäßige Kontrolle des Augeninnendrucks durch den Augenarzt ist die einzige Möglichkeit, ein beginnendes Glaukom zu diagnostizieren und zu behandeln. Die Gabe eines Augentherapeutikums ist Basis für eine effektive Therapie. Betroffene benötigen daher

eine gezielte Aufklärung, Anleitung und Motivationsförderung.

▶ **Pflegerische Beobachtung.** Bei der häufigsten Form, dem Offenwinkelglaukom, zeigt sich bis ins Spätstadium ein asymptomatischer Verlauf. Dann setzen Gesichtsfeld- und Sehverluste (▶ Abb. 25.1) bis hin zur Blindheit ein. Erkrankte sehen ihre Umwelt wie durch eine Röhre und sind somit in hohem Maße unfall- oder sturzgefährdet. Ein erhöhter Augeninnendruck kann nur durch eine Messung beurteilt werden, in Einzelfällen können Betroffene farbige Ringe um Lichtquellen sehen.

Beim akuten Winkelblockglaukom sind allgemeine Symptome (Kopfschmerzen, Übelkeit, Erbrechen) und lokale Symptome am Auge (starke pulsierende Schmerzen, plötzliche ein- oder beidseitige Sehstörung (farbige Ringe, Nebel), weite und reaktionsarme Pupille, Schmerzausstrahlung in den Trigeminusbereich) zu beobachten. Der akute Anfall führt, v. a. beim älteren Menschen, nicht immer sofort zu den typischen o. g. Symptomen. Die Begleitsymptomatik kann zunächst im Vordergrund stehen, sodass fälschlicherweise ein akutes Abdomen vermutet werden kann!

Sekundäre Glaukome weisen i. d. R. ähnliche Symptomatiken auf wie beim primären Offenwinkelglaukom. Zusätzlich können Augenschmerzen und Lichtempfindlichkeit auftreten.

Merke

Besteht der Verdacht auf ein akutes Glaukom, muss sofort der Notarzt verständigt werden! Eingetretene Nervenschädigungen sind irreversibel!

Altersbedingte Makula-Degeneration

Definition

Bei der altersabhängigen **Makula-Degeneration** (AMD, senile Makulopathie) wird das Netzhautzentrum durch Anhäufung von Stoffwechselprodukten (Drusen) zerstört (Grehn 2008).

Die AMD ist eine der häufigsten Erblindungsursachen bei den über 65-Jährigen, wobei nicht beide Augen gleich stark betroffen sein müssen. Die AMD kommt in 2 verschiedenen Formen vor:
- der trockenen und
- der feuchten Form.

Die **trockene Form** weist eine Atrophie der lichtempfindlichen Zellen auf. Meist bleibt die Lesefähigkeit jedoch erhalten.

Bei der **feuchten Form**, die häufig im weiteren Verlauf aus der trockenen Ausprägung entsteht, bildet sich durch Eindringen von Flüssigkeit unter der Netzhaut ein Ödem. Dies hat Narben- und Gefäßneubildungen zur Folge.

Die Therapie der AMD umfasst die Behandlung von Grunderkrankungen (z. B. Hypertonie), Nikotinkarenz und die Substitution von Substanzen, die der Rückbildung von Neovaskularisationen (Gefäßneubildungen) dienen. Auch fotodynamische Therapien mittels Laser können im Einzelfall angewendet werden. Der Einsatz vergrößernder Sehhilfen und die Schulung des monokularen Sehens kommen ebenfalls in Betracht (Damms u. Guzek 2014).

▶ **Pflegerische Beobachtung.** Betroffene Menschen klagen über einen grauen Schatten, der sich genau im Blickfeld befindet (▶ Abb. 25.2). Die Sehverschlechterung kann schleichend oder auch plötzlich einsetzen und ist häufig auch mit einem „Verzerrtsehen" (Dinge erscheinen größer/kleiner, Linien werden wellig wahrgenommen) verbunden.

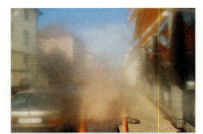

Abb. 25.2 Sichtweise bei AMD. Ein an AMD erkrankter Mensch kann im Zentrum des Bildes nichts erkennen. (Foto: Thieme)

Diabetische Retinopathie

Definition

Die **diabetische Retinopathie** (Retinopathia diabetica) stellt in den Industrieländern die häufigste mikrovaskuläre Folgeerkrankung dar und ist die Hauptursache für Erblindungen im Alter von 30–60 Jahren. Etwa 90 % der Diabetiker weisen nach 20 Jahren retinale Veränderungen auf. Typ-I-Diabetiker sind besonders gefährdet. Je nach Diabetestyp kommt es im Verlauf u. a. zu Kapillaraneurysmen, Kapillarblutungen, Gefäßsklerose und Gefäßneubildungen (Damms u. Guzek 2014).

Dauer und Schwere der Diabetes-Erkrankung haben einen maßgeblichen Einfluss auf die Prognose der diabetischen Retinopathie. Starke Blutzuckerschwankungen (auch Hypoglykämien und starke HbA1c-Abfälle) sowie Rauchen und ein schlecht eingestellter Blutdruck wirken sich ungünstig aus. Beim Diabetes Typ II liegt, aufgrund des oft bereits jahrelang schleichenden Krankheitsverlaufs, zum Diagnosezeitpunkt häufig schon eine diabetische Retinopathie vor. Therapeutisch lässt sich neben der Optimierung der Blutzuckerwerte eine Laserbehandlung vornehmen.

▶ **Pflegerische Beobachtung.** Im Anfangsstadium verläuft die Erkrankung meist symptomlos. Im weiteren Verlauf haben betroffene Menschen bei Auftreten eines Makulaödems einen zunehmenden Sehschärfeabfall, der sich durch „Verzerrtsehen" äußern kann.

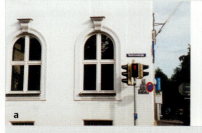
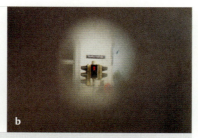

Abb. 25.1 Gesichtsfeldeinschränkung bei Glaucoma simplex. (Abb. aus: Kellnhauser et al. Thiemes Pflege. Thieme; 2004)
a Sichtweise eines Normalsichtigen.
b Gesichtsfeldeinschränkung: Zentrale Punkte werden noch wahrgenommen, die Umgebung jedoch nicht.

25.2 Einschränkungen des Sehvermögens

> **Merke**
>
> Regelmäßige (mindestens jährliche, bei fortgeschrittener Retinopathie bis zu ¼-jährliche) Kontrollen und eine optimale Blutzuckereinstellung können die Prognose und somit die Lebensqualität des Erkrankten deutlich verbessern.
>
> Beim Typ-II-Diabetiker sollte bei Diagnosestellung, beim Typ-I-Diabetiker spätestens nach 5 Jahren Erkrankungsdauer eine augenärztliche Kontrolle erfolgen (Damms u. Guzek 2014).

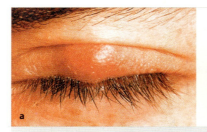
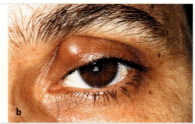

Abb. 25.3 Liddrüsenerkrankungen. (Abb. aus: K. Lang, Augenheilkunde. Thieme; 2014)
a Gerstenkorn.
b Hagelkorn.

Sonstige Augenerkrankungen
Basaliom

Definition

Das **Basaliom** an den Augenlidern stellt einen der häufigsten malignen (bösartigen) Augentumoren beim alten Menschen dar. Das Wachstum geschieht langsam, entweder in die Tiefe der Augenhöhle oder sichtbar als erhabene Ulzeration. Eine Metastasierung ist selten.

Therapeutisch stehen Vereisung, Bestrahlung und vollständige Exzisionen mit lidplastischer Operation (Transplantat) zur Verfügung. Näheres zum „Basaliom" (S. 793).

▶ **Pflegerische Beobachtung.** Beobachtbar ist ein erhabener Knoten (Ulkus), der bei der Entfernung der Kruste bluten kann oder eine flache, narbenartige Läsion, die meist am inneren Lidwinkel angesiedelt ist (▶ Abb. 31.12). Auch wenn das Basaliom häufig schmerzfrei verläuft, sollte es dennoch operativ entfernt werden.

Liddrüsenerkrankungen

Definition

Das **Hordeolum** (Gerstenkorn) ist eine akute, begrenzte, eitrige Entzündung in den Haarbälgen der Wimpern (▶ Abb. 25.3a). Erreger sind meist Staphylokokken. Spontane Perforationen sind möglich.
Das **Chalazion** (Hagelkorn) ist eine tumorartige Läsion (▶ Abb. 25.3b). Ursächlich ist ein chronischer Sekretstau der Meibom-Drüsen.

Therapeutisch stehen beim Hordeolum in erster Linie antibiotische Salben zur Verfügung, welche auch beim Chalazion zunächst angewendet werden können. Die operative Entfernung ist bei nicht vorhandener Rückbildung des Hagelkorns häufig notwendig. Differenzialdiagnostisch ist beim Chalazion an ein Talgdrüsenkarzinom zu denken.

▶ **Pflegerische Beobachtung.** Beim Hordeolum ist neben Schmerz und Rötung eine Anschwellung des Lidrandes zu beobachten, die bis hin zum Abszess führen kann. Beim Chalazion entwickelt sich die Symptomatik über einen längeren Zeitraum entsprechend langsamer.

Konjunktivitis

Definition

Die **Konjunktivitis** ist eine durch Erreger (Bakterien, Viren, Chlamydien), exogene Reize oder allergische Ursachen verursachte Entzündung der Bindehaut. Sie kann auch als Begleiterscheinung von Infektionskrankheiten (z. B. Tuberkulose) auftreten.

Behandelt wird je nach Schwere und Ursache, z. B. lokal mit kalten Kompressen, kortisonhaltigen oder antibiotischen Augentropfen, künstlichen Tränen oder mittels systemischer Medikation.

▶ **Pflegerische Beobachtung.** Betroffene Menschen leiden, je nach Ausprägung, häufig unter einem Fremdkörpergefühl, Lichtempfindlichkeit, Tränenfluss mit Sekretbeimengung, krampfhaftem Lidschluss, Rötung, Brennen, verklebten Lidern und Juckreiz. Beim Auftreten von Symptomen einer Konjunktivitis ist auf sorgfältige Hygiene zu achten. Dazu gehört das Tragen von Schutzhandschuhen bei der Augenpflege. Liegt eine infektiöse Ursache zugrunde, besteht Ansteckungsgefahr! Deshalb sollte der Pflegebedürftige in jedem Fall zeitnah zur Abklärung einem (Augen-)Arzt vorgestellt werden, um die entsprechende Therapie zügig einzuleiten.

> **Merke**
>
> Im Alter kann die sog. Conjunctivitis sicca, oder auch „trockenes Auge" genannt, auftreten. Dies liegt i. d. R. an einer mangelnden Benetzung der Bindehaut infolge mangelnder Tränensekretion und wird deshalb häufig mit dem Einsatz künstlicher Tränen behandelt.

25.2.2 Pflege und Begleitung bei eingeschränkter Sehfähigkeit

Definition

Von **Blindheit** spricht man, wenn die Sehschärfe auf dem besseren Auge nicht mehr als 1/50 beträgt. Bei einer hochgradigen Sehbehinderung haben Betroffene Anspruch auf zahlreiche gesetzliche Vergünstigungen. Grundlagen der Beurteilung ergeben sich aus § 72 SBG XII.

Bei den ABEDL unterstützen
Kommunizieren können

Bei der Kommunikation mit sehbehinderten und/oder blinden Menschen ist eine einfühlsame (geduldige) Zuwendung wichtig. Um die Orientierung zu fördern, Sicherheit zu vermitteln und die Vertrauensbasis positiv zu stärken, gehört es dazu, dass die Pflegenden Betroffene stets mit Namen ansprechen und sich auch selbst namentlich vorstellen. Erklärungen und Beschreibungen im Handeln und auch z. B. bei der Anleitung müssen konkret und eindeutig erfolgen. Es ist wichtig zu wissen, ob eine Sehbehinderung erworben wurde oder angeboren war. Dies muss bei der Kommunikation beachtet werden. Eine verbale, empathische Ausdrucksform ersetzt hier „ein Lächeln"! Sind spezielle therapeutische Maßnahmen notwendig (z. B. hygienischer Umgang bei infektiöser Konjunktivitis, Gabe von Augentherapeutika usw.) ist eine Aufklärung und Edukation des Betroffenen ein wichtiger Bestandteil der Kommunikation.

Sich bewegen können

Im Bereich der Mobilität steht v. a. die Sicherheit an erster Stelle. Pflegende achten auf sämtliche sturzprophylaktischen Maßnahmen (S. 229). Dies betrifft v. a. die Umfeldgestaltung.

▶ **Orientierung geben.** Dazu dienen bei sehbehinderten Menschen kontrastreiche Farben an Türen, Hilfsmitteln u. Ä. Bei Blinden können vertraute „tastbare" Gegenstände und Hilfen Einsatz finden (▶ Abb. 25.4, ▶ Abb. 25.5). Bei einer Neuaufnahme in eine Pflegeeinrichtung ist – wie auch bei sehenden Bewohnern – an eine Führung und gleichzeitige Ertastung zu denken.

▶ **Begleitung anbieten.** Beim Begleiten oder Führen eines sehbehinderten/blinden Menschen hat es sich bewährt, dass sich der Geführte am Ellbogen der führenden Person festhält bzw. dort einhängt. So kann er sicher etwa einen halben Schritt hinter der Begleitperson gehen. Einen Impuls, etwa zum Hinsetzen, gibt man dem sehbehinderten/blinden Menschen am besten, indem dessen Hand zum Ertasten auf Stuhllehne oder Sitzfläche gelegt wird.

▶ **Ordnung respektieren.** Die individuelle Ordnung und Gewohnheiten des sehbehinderten Menschen sind dabei unbedingt zu erhalten und zu respektieren (z. B. Schrankordnung). Veränderungen erfolgen nur in Absprache mit dem Betroffenen.

Essen und Trinken können

Ziel der Unterstützung ist hier, dass sich der sehbehinderte/blinde Mensch beim Essen und Trinken weitgehend selbstständig zurechtfindet. Um die Orientierung auf dem Teller zu erleichtern, kann die Beschreibung der Mahlzeit nach dem „**Uhrprinzip**" stattfinden. Liegt das Gemüse z. B. in der unteren Mitte des Tellers, heißt es: „Das Gemüse liegt auf 6 Uhr."

Das Essen muss ggf. mundgerecht zubereitet werden. Hilfreich ist auch, wenn der Essplatz kontrastreich gestaltet ist, so kann z. B. eine (rutschfeste) Unterlage helfen, Geschirr und Besteck zu erkennen. Es sollte darauf geachtet werden, dass Trinkgefäße nicht voll befüllt werden (das gilt

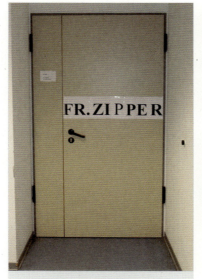

Abb. 25.4 Orientierungshilfe. Eine kontrastreiche Gestaltung oder ein vertrautes Tastangebot stellen für den sehbehinderten/blinden Menschen eine Orientierungshilfe dar. (Foto: R. Stöppler)

insbesondere auch für warme Getränke!). Das Anlegen einer großen Serviette ist zum Kleidungsschutz sinnvoll.

Sich beschäftigen, lernen, sich entwickeln können

Oftmals können bei zunehmendem Verlust des Sehvermögens gewohnte Aktivitäten (z. B. Handarbeiten, Lesen …) nicht mehr oder nur mit Hilfsmitteln getätigt werden. Wichtig ist es, vorhandene Ressourcen, Gewohnheiten und Vorlieben der Tagesstrukturierung weitestgehend zu erhalten. Pflegende müssen ggf. den sehbehinderten/blinden Menschen mit dem Einsatz geeigneter Hilfsmittel vertraut machen. Literatur (Bücher in Großdruckschrift, Zeitungen, Zeitschriften) und auch Hörbücher sind für sehbehinderte und blinde Menschen erhältlich.

Wenn die Sehkraft nachlässt, kann aus der Biografie Bekanntes und Vertrautes durch Tasterfahrungen wieder aktiviert werden. Verinnerlichte Abläufe (z. B. Kochen, Backen) können eventuell mit Hilfe wieder durchgeführt werden.

Wichtig ist es, dass beim Ausfall eines Sinnesorganes die verbleibenden Sinne, wie etwa das Tasten, gefördert werden (▶ Abb. 25.5). Auch wenn betroffene Menschen sich zunächst an die neue Situation gewöhnen müssen, lassen sich durchaus auch im Alter noch neue, sinngebende Fähigkeiten erlernen und erfahren (z. B. Spiele, Bewegung, Ausflüge, Gesprächskreise usw.).

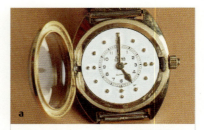
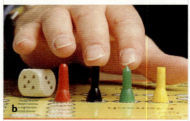
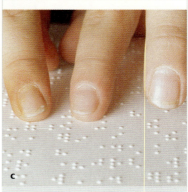

Abb. 25.5 Taktile Wahrnehmung. Hilfsmittel für stark sehbehinderte und blinde Menschen. (Abb. aus: E. Oestreicher et al. HNO, Augenheilkunde, Dermatologie und Urologie für Pflegeberufe. Thieme; 2003)
a Uhr zum Ertasten der Zeit (geöffnet).
b Taktiles Brettspiel.
c Buch in Braille-Schrift

Soziale Kontakte, Beziehungen und Bereiche sichern und gestalten können

Ältere sehbehinderte und blinde Menschen sind oftmals auf Hilfe der Pflegenden angewiesen, um in die soziale Gemeinschaft integriert zu sein. Dazu gehört, dass die betroffenen Personen z. B. darüber aufgeklärt werden, mit welchen weiteren Personen sie an einem Tisch sitzen, die ihrerseits auch über die Einschränkung aufgeklärt werden. Bei Veranstaltungen ist es wünschenswert, wenn dem Sehbehinderten/Blinden jemand gelegentlich einen optischen Eindruck vermitteln kann (Schulze 2003). Dies gilt auch für andere Aktivitäten, wie z. B. das begleitete Spazierengehen. Telefone mit großen Tasten oder Computer mit Sprachausgabe können es den Betroffenen erleichtern, soziale Kontakte selbstständig aufrechtzuerhalten.

Für eine sichere, fördernde Umgebung sorgen können

Wie bereits im Kap. „Sich bewegen können" (S. 224) dargestellt, haben Maßnahmen zur Sturz- und Unfallprophylaxe einen hohen Stellenwert. Im häuslichen und stationären Bereich ist insbesondere auch auf eine optimale Beleuchtung und kontrastreiche Gestaltung zu achten (z. B. Flurbereich, Nasszelle). Der weiße Blindenstock und die gelbe Armbinde mit 3 Punkten erhöhen die Aufmerksamkeit der Umwelt und tragen so auch zur Minimierung der Unfallgefahr bei.

Pflege
Pflegende sollten generell auf mögliche Anzeichen einer sich anbahnenden Sehbehinderung achten.

Unabhängig von den bereits geschilderten Aspekten der pflegerischen Beobachtung können darüber hinaus noch folgende Fragestellungen hilfreich sein (die allerdings auch für eine demenzielle Entwicklung sprechen könnten):
- Werden das Lesen oder andere Hobbys plötzlich aufgegeben?
- Werden bekannte Menschen noch erkannt/verwechselt?
- Können Gegenstände gezielt gegriffen werden?
- Kommt es öfters zu Zusammenstößen mit Hindernissen?
- Ist zu beobachten, dass der betroffene Mensch dicht an der Wand entlanggeht?
- Werden plötzlich Kleidungsstücke getragen, die farblich nicht zueinander passen oder gar schmutzig sind?
- Hat der betroffene Mensch Schwierigkeiten bei der Nahrungsaufnahme?
- Irrt er sich in der Zeit, weil er die Uhr nicht mehr lesen kann? (Schulze 2003)

▶ **Hilfsmittel.** Sehhilfen werden individuell vom Augenarzt verordnet und angepasst. Es gibt eine Vielzahl von optischen Hilfsmitteln, so stehen beleuchtete und unbeleuchtete Stand- oder Stiellupen, Lupenbrillen und Fernrohrbrillen zur Verfügung.

Das Spektrum elektronischer Lesehilfen erstreckt sich von Bildschirmlesegeräten über Lesecomputer, die Text direkt in Sprache ausgeben. Erhältlich sind auch Alltagsgegenstände in Großdruck (Telefone, Bücher) und spezielle Utensilien zur taktilen Wahrnehmung (Uhr, Brettspiele).

Pflegetherapeutische Maßnahmen

Zu den pflegetherapeutischen Maßnahmen gehören:
- spezielle Augenpflege
- Verabreichen von Augentropfen/-salben
- Umgang mit Augenprothesen
- Umgang mit Kontaktlinsen

Die Anleitung des Pflegebedürftigen steht bei der Durchführung von augentherapeutischen Maßnahmen im Vordergrund. Ist er noch in der Lage, diese teilweise oder vollständig adäquat selbst zu übernehmen, sollte dies gefördert werden. Ein Spiegel kann hier hilfreich sein.

▶ **Augenverbände.** Es existieren diverse Formen von Augenverbänden, die z. B. nach operativen Eingriffen angebracht werden, um Wundauflagen zu fixieren oder das Auge ruhig zu stellen. Der Uhrglasverband (▶ Abb. 25.6) ist eine spezielle Abdeckung des Auges, der die Hornhaut mittels einer „feuchten Kammer" vor dem Austrocknen schützt (z. B. bei unvollständigem Lidschluss).

Spezielle Augenpflege

Die Augenpflege dient der speziellen Reinigung des Auges von Sekreten, Salben- und Tropfenresten (▶ Abb. 25.7).

▶ **Material.** Folgendes wird benötigt:
- Händedesinfektionsmittel
- ggf. Einmalhandschuhe
- sterile Kugeltupfer oder Kompressen
- sterile 0,9 % NaCl-Lösung oder Ringer-Lösung (je nach ärztl. Verordnung)
- Nierenschale

▶ **Durchführung.** Die Augenpflege wird wie folgt durchgeführt:
- Den Betroffenen über die Maßnahme informieren.
- Hände desinfizieren.
- Betroffene Person am besten in eine halb liegende Position bringen und ggf. Einmalhandschuhe anlegen.

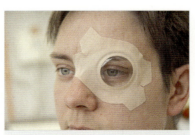

Abb. 25.6 Uhrglasverband. Er schützt die Hornhaut vor dem Austrocknen. (Foto: W. Krüper, Thieme)

- Kugeltupfer mit steriler Feuchtigkeit befeuchten.
- Oberlid bei geschlossenem Auge reinigen.
- Unterlid bei geöffnetem Auge mit einem neuen Tupfer reinigen (nicht reiben!).
- Ggf. hartnäckige Verkrustungen mit angefeuchteten Kompressen zunächst lösen, indem diese auf die Lider aufgelegt werden.

Merke
Generell erfolgt die Reinigung des Auges von außen nach innen. Beim Vorliegen einer Infektion sollten sie jedoch vom Tränenkanal weg nach außen gereinigt werden (z. B. infektiöse Konjunktivitis).

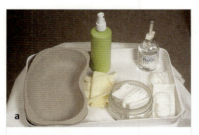
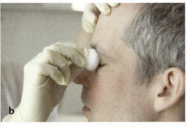
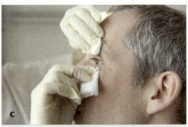

Abb. 25.7 Augenpflege. (Fotos: W. Krüper, Thieme)
a Gerichtetes Material.
b Ober- und Unterlid werden bei geschlossenem Auge gereinigt.
c Das Unterlid wird mit einem neuen Tupfer bei geöffnetem Auge gereinigt.

Augentropfen/-salben verabreichen

▶ **Material.** Folgendes wird benötigt:
- Händedesinfektionsmittel
- sterilisierte Zellstofftupfer, Abwurfschale
- verordnetes Augentherapeutikum
- ggf. Einmalhandschuhe

▶ **Durchführung.** Sie umfasst folgende Punkte (▶ Abb. 25.8):
- Den Betroffenen über die Maßnahme informieren.
- Hände desinfizieren.
- Betroffenen Menschen dazu anleiten, den Kopf leicht in den Nacken zu legen.
- Unterlid mithilfe eines Tupfers leicht nach unten ziehen.
- Applizierende Hand an der Stirn der Person abstützen, um Verletzungen durch unkontrollierte Bewegungen zu vermeiden.
- Augentropfen aus dem senkrecht gehaltenen Fläschchen in den unteren Bindehautsack träufeln, dabei mit dem Fläschchen weder Lidrand noch Wimpern berühren (Kontaminationsgefahr!).
- Zur Applikation der Augensalbe einen etwa 0,5 cm langen Salbenstrang aus der Tube in den Bindehautsack einbringen.
- Danach den Betroffenen zur Verteilung des Medikamentes die Augen schließen lassen (Nicht zukneifen!).

Merke

Müssen Augensalben und -tropfen zur selben Zeit verabreicht werden, sollte die Salbenapplikation mit einem kurzen Zeitabstand zuletzt erfolgen, um die Aufnahme der Tropfen nicht zu beeinträchtigen.

Praxistipp

Wenn mehrere Augentropfen nacheinander verabreicht werden, sollte dies mit jeweils kurzem Abstand erfolgen. Vom Pflegebedürftigen als unangenehm empfundene (z. B. brennende) Augentropfen sollten am besten zum Schluss verabreicht werden. Augentherapeutika werden unterschiedlich aufbewahrt und angewendet, daher sollten die Fachinformationen stets beachtet werden.

Umgang mit Augenprothesen

Augenprothesen sollten etwa 2-mal täglich mit lauwarmem Wasser abgespült werden. Bei hartnäckigen Verkrustungen eignet sich das Einlegen in physiologischer Kochsalzlösung für 10 Minuten. Die Augenhöhle muss i. d. R. nach der Akutphase nicht weiter behandelt werden.

▶ **Einsetzen der Augenprothese.** Dies umfasst:
- Prothese mit lauwarmem Wasser befeuchten.
- Prothese mit Daumen und Zeigefinger oder Mittel- und Zeigefinger (▶ Abb. 25.9a) greifen; Ausbuchtung zeigt zur Nase.
- Mit der anderen Hand das Oberlid nach oben schieben; gleichzeitig den betroffenen Menschen nach unten blicken lassen.
- Prothese unter das Oberlid schieben (▶ Abb. 25.9b).
- Betroffenen nach oben blicken lassen, das Unterlid herunterziehen, sodass die Prothese in den Bindehautsack gleiten kann.
- Abschließend Lage kontrollieren (stimmt der Geradeausblick?).

▶ **Herausnehmen der Prothese.** Dies umfasst (▶ Abb. 25.10):
- Betroffenen nach oben blicken lassen.
- Unterlid nach unten ziehen.
- Mit dem Zeigefinger oder einem Glasstäbchen unter den unteren Prothesenrand fahren und die Prothese herausheben.

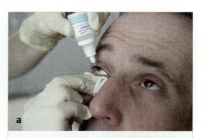
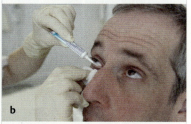
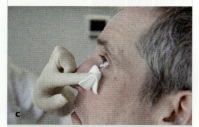

Abb. 25.8 Instillation von Augentropfen und -salben. Zunächst wird das Unterlid mithilfe eines Tupfers leicht nach unten gezogen. (Fotos: W. Krüper, Thieme)
- **a** Beim Einträufeln von Augentropfen darf das senkrecht gehaltene Fläschchen nicht den Wimpern- oder Lidrand berühren.
- **b** Zur Instillation von Augensalbe wird ein ca. 0,5 cm langer Salbenstrang in den Bindehautsack eingebracht.
- **c** Der Patient wird gebeten, nach rechts, links und nach unten zu blicken. Anschließend werden überschüssige Tropfen oder Salbe mithilfe des Tupfers abgewischt.

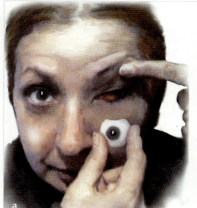
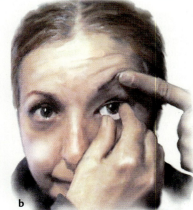

Abb. 25.9 Selbstständiges Einsetzen der Glasaugenprothese. (Abb.: V. Constantinescu, Thieme)
- **a** Zum Einsetzen werden die Glasaugenprothese gefasst und das Oberlid angehoben.
- **b** Anschließend wird die Glasaugenprothese unter das Oberlid geschoben.

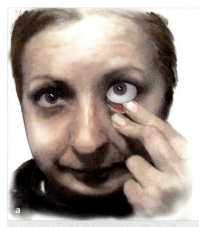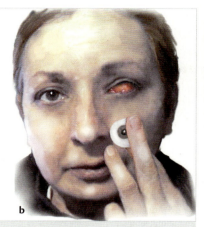

Abb. 25.10 Selbstständiges Herausnehmen der Glasaugenprothese. (Abb.: V. Constantinescu, Thieme)
a Zum Herausnehmen wird die Glasaugenprothese mit dem Zeigefinger gelöst.
b Dann wird das Oberlid angehoben.

Umgang mit Kontaktlinsen

Merke

Kontaktlinsen werden immer in einem geeigneten Behältnis z. B. mit Reinigungslösung aufbewahrt!

▶ **Einsetzen der Kontaktlinsen.** Dies geschieht wie folgt:
- Kontaktlinse auf die Zeigefingerkuppe nehmen.
- Mit der anderen Hand Ober- und Unterlid spreizen.
- Kontaktlinse auf die Hornhaut des Auges tippen, die betroffene Person dabei geradeaus blicken lassen.

▶ **Herausnehmen der Kontaktlinsen.** Dies geschieht bei möglichst weit geöffnetem Auge, z. B. mittels eines speziellen Saugers (nur bei harten Kontaktlinsen).

25.3 Einschränkungen des Hörvermögens

25.3.1 Erkrankungen des Innenohres

Presbyakusis (Altersschwerhörigkeit)

Definition

Unter **Presbyakusis** versteht man eine altersbedingte, beidseitige, symmetrische und langsam fortschreitende Innenohrschwerhörigkeit, die ab dem 50. Lebensjahr auftreten kann, aber nicht gleichzeitig nur physiologisch ist. Vor allem die höheren Frequenzen sind betroffen.

Die Presbyakusis ist die im Alter am häufigsten auftretende Einschränkung. Neben einer physiologischen Degeneration, die auch genetisch bedingt sein kann, spielen exogene Ursachen wie Umwelteinflüsse, Ernährung, Noxen, internistische und neurologische Erkrankungen eine Rolle (Reiß 2003). Die einzige therapeutische Maßnahme ist in diesem Fall die Versorgung mit einem Hörgerät oder einem Kochlea-Implantat.

▶ **Pflegerische Beobachtung.** Betroffene Altersschwerhörige können Gesprochenes nicht mehr richtig verstehen. In geräuschvoller Umgebung kann eine deutliche Unbehaglichkeit bestehen. Beobachtbar sind ein angespannter Gesichtsausdruck, das Drehen des Kopfes in „Lauschstellung" und das Vergrößern des Schalltrichters des Ohres durch das Anlegen einer Hand (▶ Abb. 25.11). Es können in ruhiger Umgebung Ohrgeräusche auftreten.

Morbus Menière

Definition

Morbus Menière ist eine anfallartig auftretende, meist einseitige Erkrankung des Innenohrs aufgrund einer Drucksteigerung der Innenohrflüssigkeit. Sie verursacht Drehschwindelanfälle mit Hörminderung und Ohrgeräuschen. Begleiterscheinungen sind Nausea und Emesis.

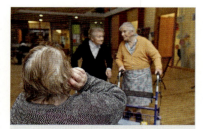

Abb. 25.11 Schwerhörigkeit. Damit der Schwerhörige etwas besser hören kann, legt er seine Hand als Schalltrichter ans Ohr. (Foto: W. Krüper, Thieme)

Therapeutisch stehen die Drucksenkung und Anfallsprophylaxe im Vordergrund, gefolgt von operativen Maßnahmen.

Merke

Morbus Menière stellt durch die immer wiederkehrenden Schwindelanfälle eine große Einschränkung im Alltag der Betroffenen dar! Die Erkrankung ist nicht zu verwechseln mit dem gutartigen Lagerungsschwindel!

▶ **Pflegerische Beobachtung.** Symptome sind Dreh- oder Schwankschwindelanfälle mit einseitigem Ohrensausen, Druckgefühl und Hörminderung, begleitet von Übelkeit und Erbrechen. Die Schwindelanfälle können bis zu Stunden anhalten und sind unregelmäßig wiederkehrend.

Hörsturz (akuter Hörverlust)

Definition

Der **Hörsturz** ist eine plötzlich eintretende, meist einseitige Schwerhörigkeit unbekannter Genese (idiopathisch) oder er tritt als Symptom einer anderen Grunderkrankung auf. Mögliche Ursachen können neben Durchblutungsstörungen u. a. auch infektiöse und stoffwechselbedingte sowie stressabhängige Faktoren sein.

Zur Therapie werden je nach Ursache z. B. durchblutungsfördernde Maßnahmen eingesetzt.

▶ **Pflegerische Beobachtung.** Bei den Betroffenen tritt eine plötzlich einsetzende einseitige Schwerhörigkeit oder Taubheit auf, sie klagen über Druck, Ohrgeräusche und ein „Wattegefühl".

25.3.2 Erkrankungen des Mittelohrs

Otitis media acuta

> **Definition**
>
> Die **Otitis media acuta** (Mittelohrentzündung) ist eine akute Entzündung der Paukenhöhlenschleimhaut. Sie wird meist durch über die Eustachische Röhre aufsteigende Erreger des Nasen-Rachen-Raumes verursacht.

Therapeutisch kommen Antibiotika, Antiphlogistika und abschwellende Nasentropfen zum Einsatz.

▶ **Pflegerische Beobachtung.** Betroffene leiden unter starken, stechenden Ohrenschmerzen, Ohrgeräuschen und Hörminderung, Fieber und reduziertem Allgemeinbefinden.

25.3.3 Erkrankungen des äußeren Ohres

Perichondritis

> **Definition**
>
> Die **Perichondritis** ist eine Entzündung der Ohrknorpelhaut, meist verursacht durch eine bakterielle Infektion oder infolge einer Verletzung der Ohrmuschel.

Neben der Behandlung mit Antibiotika werden therapeutisch auch alkoholische Umschläge eingesetzt.

▶ **Pflegerische Beobachtung.** Neben einer schmerzhaften Schwellung und Rötung der Ohrmuschel kann ggf. auch ein Verschwinden des Ohrmuschelreliefs beobachtet werden.

25.3.4 Pflege und Begleitung bei eingeschränkter Hörfähigkeit

Alte Menschen mit Schwerhörigkeit bzw. Gehörlosigkeit benötigen eine einfühlsame Begleitung. Veränderungen im Bereich des Hörens können zu Entfremdung der Umwelt, geringer Selbstachtung und Depression führen. Sie können Misstrauen („Es wird hinter meinem Rücken gesprochen") und Halluzination auslösen (Buchholz u. Schürenberg 2003).

Bei den ABEDL unterstützen

Kommunizieren können

Bei der Kommunikation mit gehörlosen und hörgeschädigten Menschen spielt insbesondere die nonverbale Ebene eine große Rolle. Die Verständigung kann hier mittels Gebärden (DGS = Deutsche Gebärdensprache) oder lautsprachbegleitender Gebärden (LBG) erfolgen, sich aber auch anderer Wege bedienen (Symbole usw.).

Bei hörgeschädigten/schwerhörigen Menschen ist eine ruhige und geräuscharme Umgebung Voraussetzung für eine gelingende Kommunikation. Nebengeräusche sollten z. B. bei den Mahlzeiten ausgeschaltet werden (Radio usw.). Die Untermalung verbaler mit nonverbaler Kommunikation ist von großer Bedeutung, Gestik und Mimik sollen unterstützend eingesetzt werden. Um das Lippenlesen zu ermöglichen, sollte man das Verdecken des Mundes während des Sprechens vermeiden.

Anleitungen erfolgen Schritt für Schritt, klar nachvollziehbar und ggf. mithilfe der Technik des Vormachens und Nachahmens. Die Kontaktaufnahme sollte immer von vorne erfolgen, um ein Erschrecken zu vermeiden.

> **Merke**
>
> „Schreien" sollte bei hörgeschädigten bzw. schwerhörigen Menschen vermieden werden. Es empfiehlt sich eher, eine tiefere Tonfrequenz zu wählen.

> **Merke**
>
> Hörgeräte erfüllen ihren Zweck nur, wenn sie korrekt angepasst und getragen werden. Nicht funktionierende Hörgeräte fungieren als „Ohrstöpsel" und verschlimmern die Höreinschränkung.

Hilfsmittel und Hinweise zum Umgang mit Hörhilfen finden Sie im Kap. „Technische Hilfen für Schwerhörige" (S. 644).

Sich beschäftigen, lernen, sich entwickeln können

Angebote und Aktivitäten sollten im Bereich der Beschäftigung besonderen Wert auf die Stimulation der restlichen Sinne legen. Für betroffene Menschen mit Demenz eignen sich spezielle Angebote zur Sinnesanregung, so lassen sich z. B. vertraute Gegenstände, Gerüche usw. einsetzen, um das Interesse zu wecken.

Soziale Kontakte, Beziehungen und Bereiche sichern und gestalten können

Da die Gefahr besteht, dass sich hörgeschädigte und gehörlose Menschen isolieren oder ausgegrenzt werden, sind der Erhalt sozialer Kontakte und die Einbindung in das gesellschaftliche Leben ein wichtiger Anteil in der Pflege und Betreuung Betroffener. Dazu gehört auch eine entsprechende Information der Gesprächspartner, um Missverständnissen vorzubeugen. Feste Bezugs- und Vertrauenspersonen geben zusätzliche Sicherheit und Struktur.

Pflegetherapeutische Maßnahmen

Zu den pflegetherapeutischen Maßnahmen gehört die Verabreichung von Ohrentropfen oder das Auftragen von Ohrensalben. Die Durchführung einer Ohrenspülung, z. B. zum Entfernen eines Zerumenpfropfens, erfolgt durch einen Arzt.

Ohrentropfen verabreichen

Vor der Anwendung werden die Ohrentropfen in der Hand erwärmt. Die betroffene Person wird gebeten, den Kopf zur Seite zu drehen. Durch ein sanftes Nachhinten-Ziehen der Ohrmuschel (▶ Abb. 25.12) wird der Gehörgang gestreckt. Die verordnete Tropfenanzahl

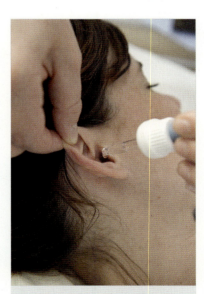

Abb. 25.12 Applikation von Ohrentropfen. Zum Strecken des Gehörgangs wird die Ohrmuschel sanft nach hinten gezogen und die verordnete Anzahl Ohrentropfen in das Ohr geträufelt. (Foto: W. Krüper, Thieme)

wird eingebracht und der Betroffene sollte noch einige Minuten auf der Seite liegen bleiben.

Besonderheiten bei der Pflege von Menschen mit Demenz

Bei Menschen, die an Demenz erkrankt sind, kann der Verlust des Hörvermögens den Effekt der Demenz verstärken. Es kann zu herausfordernden Verhaltensweisen kommen, die sich als akustische Selbststimulation, eingeschränkte verbale Kommunikationsfähigkeit, Apathie, Abwehrverhalten, Hinlauftendenz usw. äußern (KDA 2008). Insbesondere wenn Schmerzen auftreten, können diese u. U. nicht verbalisiert werden!

Es besteht die Gefahr der sozialen Isolation und Stigmatisierung der Betroffenen. Pflegende erfahren hier eine besonders große Herausforderung, die Integration zu erhalten und auch bestehende Anzeichen wahrzunehmen und zu deuten. Ein wichtiger Schritt ist hier, der Hörverminderung entgegenzuwirken.

Lernaufgabe

Stellen Sie Körbe mit unterschiedlichen Materialien zusammen, die zum Aus- und Umräumen sowie zum Mitnehmen einladen und gleichsam eine sinngebende (Selbst-)Beschäftigung bieten. Gestalten Sie die Angebote biografisch orientiert mit Alltagsgegenständen, Stiften, Karten, Taschen, Büchern, Tüchern usw.

Ethische Herausforderung

Fallbeispiel

Die 85-jährige Frau Lipps war zeit ihres Lebens sehr aktiv. Neben der Gärtnerei, die sie selbst führte, war sie gerne in der Gemeinschaft, sang im Chor und engagierte sich in der Gemeinde. Sie lebte auch nach dem Tod ihres Ehemanns längere Zeit alleine. Aufgrund zunehmender Hilfsbedürftigkeit gestaltete sich der Alltag immer schwieriger. Dazu kam, dass Frau Lipps immer wieder Orientierungsprobleme hatte. So entschlossen sich die Kinder von Frau Lipps dazu, einen Heimplatz zu suchen. Die Angehörigen berichten bei der Aufnahme, dass ihre Mutter immer apathischer werde. Sie reagiere oftmals nicht auf Ansprache und sei zunehmend desorientiert. Ihnen fällt auf, dass Frau Lipps sich in Gesellschaft anderer Bewohner unwohl fühlt.

Lernaufgabe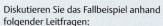

Diskutieren Sie das Fallbeispiel anhand folgender Leitfragen:
- Welche Auswirkungen können die beschriebenen Einschränkungen bei Frau Lipps haben?
- Welche Interventionsmöglichkeiten haben Sie aus Sicht der Pflegenden?
- Woraus könnte sich eine ethisch relevante Herausforderung ergeben?

25.4 Einschränkungen des Geruch- und Geschmacksinns und der Empfindung über die Haut

▶ **Einschränkungen der Tastempfindungen.** Da die Haut das größte Sinnesorgan des Menschen darstellt, können im Alter auch Einschränkungen der Tastempfindung auftreten. Ursachen hierfür sind:
- Verletzungen
- Narbengewebe
- Neuropathien (z. B. bei Diabetikern)
- reduzierte Nervenleitgeschwindigkeit (Buchholz u. Schürenberg 2003) und Gefäßreaktionen
- zentrale Störungen, die eine Fehlinformation der Berührungsempfindung zur Folge haben können

▶ **Störungen der Geschmacksempfindung.** Verzerrte Geschmacksempfindungen und auch Appetitlosigkeit können die Folge folgender Veränderungen sein:
- mechanische Abnutzung der Geschmacksknospen
- herabgesetzter Speichelfluss
- zerebrale Veränderungen (z. B. bei demenziellen Entwicklungen)

▶ **Einschränkungen der Geruchsempfindung.** Riechstörungen (Dysosmien) können in unterschiedlicher Ausprägung auftreten:
- Eine **Anosmie** stellt einen vollständigen, eine **Hyposmie** einen unvollständigen Verlust der Geruchswahrnehmung dar.
- **Parosmie** bezeichnet eine Fehlwahrnehmung über die Nase.

Dysosmien können folgende Ursachen haben:
- physiologischer Altersprozess
- Einschränkungen der Nasenatmung
- Schäden des Riechepithels durch Infektionen
- Hirntumoren, traumatische Einwirkungen (z. B. Schädelbasisfrakturen, Abriss der Riechfäden), neurologisch bedingt (z. B. Morbus Parkinson)

25.4.1 Pflege und Begleitung

Im Umgang mit Menschen mit Einschränkung der Empfindung über die Haut sollten verschiedene Aspekte Berücksichtigung finden.

▶ **Berührungen.** Allgemein sollte die Qualität von Berührungen bedacht werden. Dies bedeutet, dass deutliche und großflächige Berührungen und weitere unterstützende und orientierungsfördernde Elemente der Basalen Stimulation (S. 213) zum Einsatz kommen können.

Der Unterstützungsbedarf und die Wahl von Hilfsmitteln müssen besonders bei einer reduzierten Feinmotorik evaluiert werden. Betroffenen Personen sollte zur Erhaltung ihrer Selbstständigkeit trotz Einschränkungen z. B. bei alltäglichen Tätigkeiten (wie Knöpfe schließen) genügend Zeit eingeräumt werden.

Merke

Miss- und Fehlempfindungen können zu unerwarteten Reaktionen führen und erfordern in der Betreuung eine erhöhte Sensibilität (z. B. Schmerzempfindung, Dekubitusentstehung usw.).

▶ **Ernährung.** Bei der Pflege und Betreuung von Menschen mit Einschränkungen in der Geruch- und Geschmackempfindung gilt es v. a., im Bereich der Ernährung sensibel vorzugehen. Klare, nicht überfordernde und orientierende Gerüche helfen dem betroffenen Menschen, diese besser auszudifferenzieren (▶ Abb. 25.13).

Um dem Problem des reduzierten Speichelflusses zu begegnen, bieten sich Maßnahmen wie die visuelle und olfaktorische

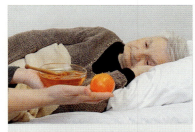

Abb. 25.13 Geschmacksempfindung im Alter. Die Geschmacksempfindung kann sich im Alter verändern. Speisen können als besonders salzig oder fad schmeckend erlebt werden. (Foto: M. Ocskay, Fotolia.com)

Stimulation an (S. 213). So kann der Anblick bekannter und gemochter Speisen oder das Riechen ebensolcher Gerüche sowie eine Massage der Parotis die Speichelsekretion positiv beeinflussen und den Appetit steigern.

Bei einer reduzierten Geschmacksempfindung kann ein stärkeres Würzen u. U. helfen. Eine optisch erkennbare und ansprechende Gestaltung der Mahlzeiten wirkt hierbei unterstützend.

Einschränkungen im Geruchssinn können zur Folge haben, dass z. B. allein lebende Betroffene verdorbene Lebensmittel oder andere Gefahrenquellen nicht erkennen (riechen) können. Auch die Wahrnehmung der Körperhygiene kann beeinträchtigt sein.

Merke

Metallhaltige Zahnprothesen können zu einem verzerrten Geschmackempfinden führen. Die Verwendung von Geschmackverstärkern (wie Glutamat) kann das sog. „China-Restaurant-Syndrom" (Kopfschmerzen, Schweißausbrüche, Lähmungsgefühl) auslösen. Auch diverse Medikamente können im Bereich der Geschmackempfindung zu Beeinträchtigungen führen!

Qualitätskriterien zur Pflege von Menschen mit Einschränkungen der Sinnesorgane	ja	nein
Strukturqualität		
– Gibt es in der Einrichtung Angebote an Aktivitäten für Bewohner mit Einschränkungen der Sinnesorgane?	○	○
– Hält die Einrichtung spezielle Hilfsmittel bereit oder besteht Kontakt zu Sanitätshäusern und anderen Institutionen, wo diese verfügbar sind?	○	○
– Bestehen regelmäßige Arztkontakte (Augenarzt, Ohrenarzt)?	○	○
– Sind die Mitarbeiter im Bezug auf Einschränkungen der Sinnesorgane und dem Umgang mit Betroffenen ausgebildet und werden regelmäßig geschult?	○	○
– Ist die Umgebungsgestaltung für sehbehinderte und blinde Menschen optimal gewählt?	○	○
Prozessqualität		
– Wird die Lebensaktivität „Kommunizieren können" bei Menschen mit Einschränkung der Sinneswahrnehmung im Pflegeprozess berücksichtigt?	○	○
– Werden Sicherheitsaspekte (z. B. Sturzprophylaxe) eingehalten?	○	○
– Erhalten die Bewohner mit eingeschränkter Sinnesfunktion Förderung im Erhalt und der Anregung der restlichen Sinne?	○	○
– Werden Angehörige und Betreuer in den Pflegeprozess miteinbezogen?	○	○
– Werden Betroffene im Sinne einer aktivierenden Pflege zum Erhalt der größtmöglichen Autonomie betreut und gepflegt?	○	○
– Beobachten die Pflegenden die Bewohner auf mögliche Anzeichen von beginnenden/fortschreitenden Anzeichen einer Einschränkung der Sinneswahrnehmung und leiten sie entsprechende Maßnahmen ein?	○	○
Ergebnisqualität		
– Sind Betroffene nach ihren Wünschen und Bedürfnissen in das soziale Miteinander integriert?	○	○
– Ist jeder betroffene Bewohner bedarfsgerecht und individuell mit Hilfsmitteln versorgt?	○	○
– Ist ein Fortschreiten oder Auftreten von Einschränkungen der Sinnesorgane dokumentiert und an den behandelnden Arzt weitergeleitet?	○	○

Abb. 25.14 Checkliste. Qualitätskriterien zur Pflege von Menschen mit Einschränkungen der Sinnesorgane.

25.5 Qualitätskriterien

Um die Qualität der Pflege von Menschen mit eingeschränkten Empfindungen der Sinnesorgane zu gewährleisten, kann eine Checkliste, wie sie ▶ Abb. 25.14 zeigt, hilfreich sein.

25.6 Technische Hilfen für Schwerhörige

Hans Georg Kimmerle, Felix Hahn

Durch die ständige Weiterentwicklung technischer Hörhilfen kann Schwerhörigen heute entscheidende Hilfe angeboten werden. Es sind inzwischen so hochentwickelte und individuell anzupassende Hörsysteme auf dem Markt, dass „die Korrektur eines Hörschadens kein technisches, sondern nur noch ein menschliches (oder finanzielles) Problem darstellt" (Fördergemeinschaft Gutes Hören).

Ein modernes, digitales Hörsystem (▶ Abb. 25.15) verstärkt die Sprachsignale und unterdrückt in hohem Maße störende Hintergrundgeräusche oder andere störende Signale. Dadurch wird die Sprache des Gesprächspartners hervorgehoben und verständlicher. Wichtig zur erfolgreichen Gewöhnung sind die regelmäßige Benutzung, Geduld und Übung. Nur durch regelmäßiges Tragen kann ein befriedigender Erfolg erzielt werden, der dem Schwerhörigen die Welt der Kommunikation und des Hörens wieder weitgehend erschließt.

Merke

Besonders bei alten Menschen ist der rechtzeitige Einsatz von Hörhilfen besonders wichtig, um der Gefahr einer Isolation vorzubeugen. Das Ausgeschlossensein von den täglichen Informationen kann Misstrauen, Verwirrtheit und Rückzug fördern.

25.6.1 Hörgeräte-Akustiker

Der wichtigste Gesprächspartner bei der Anschaffung und beim Gebrauch eines Hörsystems ist der Hörgeräte-Akustiker (HA). Er ist der Fachmann für den Einsatz von allen technischen Hörhilfen und deren Zubehör. Mit präzisen Messgeräten ermittelt er Art und Ausmaß der Schwerhörigkeit und sorgt für eine individuelle Anpassung der Hörsysteme und deren Wartung. Er ist Berater und Helfer bei allen auftretenden Fragen und Störungen. Der Hörakustiker klärt gerne die Angehörigen über die Situation des Schwerhörigen auf und schafft Verständnis für dessen Situation.

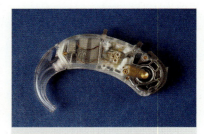

Abb. 25.15 Digitales Hörsystem. Blick in den technischen Aufbau. (Foto: T. Stephan, Thieme)

25.6.2 Übersicht verschiedener Hörsysteme

Hörsysteme lassen sich in ihrer Funktionsweise in 3 Hauptgruppen einteilen:
- Luftleitungssysteme
- taktile Systeme
- elektroneurale Systeme

Luftleitungssysteme

Bei den Luftleitungssystemen erzeugt ein elektroakustischer Wandler (Lautsprecher) einen Luftschall, der durch den Gehörgang, über das Mittelohr zum Innenohr und zum Hörnerv geleitet wird. Zu den Luftleitungssystemen gehören:
- Hinter-dem-Ohr-Systeme (HdO)
- Im-Ohr-Systeme (IO)
- Gehörgang-Hörsysteme (GG)

Hinter-dem-Ohr-Systeme

Das heute noch gebräuchlichste Hörsystem ist das Hinter-dem-Ohr-System (HdO, ▶ Abb. 25.16). Es sitzt direkt hinter dem Ohr und ist mit dem Maßohrstück, der sog. Otoplastik, verbunden.

Das HdO-System ist einfach einzusetzen und leicht zu bedienen. Es lässt sich sehr genau auf das individuelle Hörproblem einstellen. Die Kosten werden anteilmäßig von den Krankenkassen übernommen (Festbeträge).

Bei HdO-Geräten wird zwischen 2 Bauweisen unterschieden – Ex-Hörer und klassische Schlauchgeräte. Sie unterscheiden sich durch die Lage des Lautsprechers, auch Hörer genannt. HdOs, deren Hörer in der Otoplastik eingearbeitet sind, heißen Ex-Hörer. Die Schallabgabe des Hörsystems findet im Ohr statt.

Bei klassischen Schlauchgeräten findet die Schallabgabe über den Hörer im Hörgerät hinter dem Ohr statt. Maßohrstücke dieser Bauweise sind einfacher zu reinigen, da keine elektronischen Bauteile in der Otoplastik stecken.

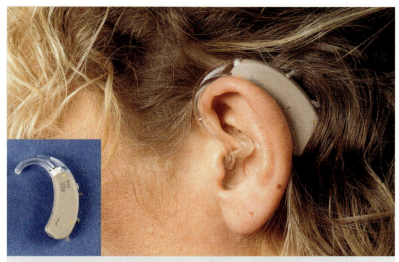

Abb. 25.16 HdO-System. Sitzposition am Ohr. (Foto: T. Stephan, Thieme)

Im-Ohr-Systeme

Das IO (Im-Ohr-System) ist so klein, dass es in der Ohrmuschel Platz findet (▶ Abb. 25.17). Der entscheidende akustische Vorzug ist die optimale Lage der Mikrofone direkt am Ort der natürlichen Schallaufnahme, in der Ohrmuschel. Dadurch wird das für das Sprachverständnis so wichtige „Richtungshören" erleichtert und verbessert. Im-Ohr-Systeme eignen sich jedoch nicht für alle Fälle von Hörminderungen.

Gehörgang-Hörsystem

Das GG (Gehörgang-Hörsystem) wird mehr oder weniger komplett im Gehörgang getragen (▶ Abb. 25.18). Es besitzt den besten kosmetischen Aspekt und ist am unauffälligsten für die Umgebung. Die Schallaufnahme befindet sich an einer physiologisch optimalen Stelle.

Hauptproblem der meisten IO- und GG-Hörgeräte ist die Reinigung von Zerumen (Ohrschmalz). An der Gehörgangseite dieser Hörgeräte befinden sich die

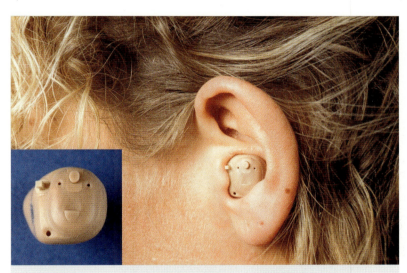

Abb. 25.17 IO-System. Sitzposition im Ohr. (Foto: T. Stephan, Thieme)

unterschiedlichsten Zerumenschutzfilter, die allesamt eine intensive Pflege benötigen (siehe Pflegeanleitung des jeweiligen Gerätes).

Taktile Systeme

Bei den taktilen Systemen leitet ein elektromechanischer Wandler das Signal direkt auf den Knochen hinter dem Ohr, das Mastoid (Warzenfortsatz, Teil des Felsenbeins) und erzeugt einen Körperschall, der über das Innenohr zum Hörnerv geleitet wird. Zu den taktilen Systemen gehören folgende:
- Knochenleitungsbrille
- knochenverankertes Hörsystem (BAHA)

Knochenleitungsbrille

Der elektromechanische Wandler ist in einem Brillenbügel verankert. Auf diese Weise kann über die anatomische Anpassung des Brillenbügels Druck auf den Mastoid-Knochen erzeugt werden. Das Signal wird über den Knochen zum Innenohr und anschließend zum Hörnerv weitergeleitet.

BAHA

Das BAHA-System (bone ancered hearing aid – knochenverankertes Hörsystem) wird mit einer Titanschraube mit Schnapp- oder Klickmechanismus hinter der Ohrmuschel getragen. Von Vorteil ist,

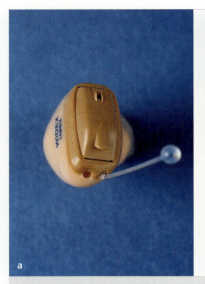
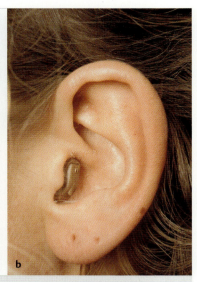

Abb. 25.18 GG-System. Sitzposition im Gehörgang. (Foto: T. Stephan, Thieme)

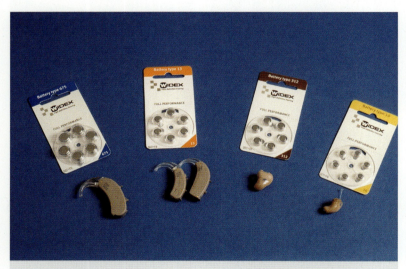

Abb. 25.19 Batterien für Hörsysteme. Hier stehen unterschiedliche Größen zur Verfügung. (Foto: T. Stephan, Thieme)

25.6.3 Bedienung von Hörsystemen

Hörsysteme sind empfindliche Instrumente und müssen je nach Gerätetyp sorgfältig eingesetzt, gewartet und gepflegt werden. Die Bedienungsanleitung ist dabei eine wichtige Hilfe und sollte genau gelesen und sorgfältig (und griffbereit) aufbewahrt werden.

Besondere Geduld und Mühe kann der Umgang mit Hörhilfen bei verwirrten alten Menschen erfordern. Es ist hier besonders wichtig, dafür zu sorgen, dass das Hörsystem wirklich getragen, die Batterie rechtzeitig ersetzt und das System nach Vorschrift gewartet und gepflegt wird.

Grundsätze

Folgende Punkte müssen beim Gebrauch von Hörsystemen unbedingt beachtet werden:
- Hörgeräte nicht mit Wasser in Berührung bringen, z. B. beim Duschen
- größere Wärmestrahlung vermeiden, wie z. B. Nähe von Heizgeräten, Haartrocknern, Bestrahlungsgeräten
- harte Stöße vermeiden, z. B. nicht auf den Fußboden fallen lassen
- nicht mit chemischen Lösungsmitteln (wie z. B. in Haarspray oder Parfüm) in Berührung bringen
- vor Beginn einer Strahlentherapie herausnehmen, verordnete Maßnahmen vorher besprechen
- rechtzeitige Erneuerung der Batterien veranlassen (▶ Abb. 25.19)

Bei Veränderungen, Störungen oder nachlassender Leistungsfähigkeit den Hörgeräte-Akustiker aufsuchen. Gehäuse sollte nicht selbstständig geöffnet werden.

Komplikationen und Ursachen

Reizungen, Entzündungen und Schmerzen können durch Druck auf die Ohrmulde oder durch einen nicht korrekten Sitz des Hörsystems verursacht worden sein. Bei Allergien, hervorgerufen durch den Kontakt des Hörsystems mit dem Ohr, können andere Materialien für das Hörsystem Abhilfe schaffen. Bei Absonderungen im Ohr oder anderen auffälligen Reaktionen sollte unbedingt der Facharzt aufgesucht werden.

▶ **Hörsystembedingte Störungen.** Bei verschiedenen Störungen, die durch das Hörsystem verursacht werden, können der Schwerhörige selbst oder die Pflegenden Abhilfe schaffen. Einige Beispiele dafür sind in ▶ Tab. 23.7 dargestellt.

dass der Gehörgang bei Überempfindlichkeit oder bei sekretbildenden Erkrankungen frei bleibt, da es keine Otoplastiken gibt.

Elektroneurale Systeme

Bei den elektroneuralen Systemen leitet die Elektronik modifizierte, physiologisch kodierte Spannungsimpulse über die in das Innenohr implantierte Elektrode direkt an den Hörnerv. Zu den elektroneuralen Systemen gehört das Cochlea-Implantat.

Cochlea-Implantat (CI)

Das Cochlea-Implantat (engl.: cochlear implant, CI) wurde bis heute schon vielfach erfolgreich implantiert, besonders bei praktischer Taubheit oder Resthörigkeit, wenn ein Hörgerät ineffizient ist. Inwieweit zukünftige Altenpflegerinnen und Altenpfleger damit konfrontiert werden können, lässt sich zurzeit sehr schwer voraussagen, geschweige denn beurteilen.

Tab. 23.7 Übersicht der Störungen am Hörsystem mit Fehlersuche und Abhilfe.

Was ist, wenn ...	Ursachen	Abhilfe
... das Hörgerät schweigt	• Gerät ist nicht eingeschaltet	• Batterie einsetzen, Gerät einschalten
	• Batterie ist verbraucht	• Batterie wechseln
	• Ohrpassstück ist verstopft	• Ohrpassstück reinigen
	• Mikrofon ist nicht eingeschaltet	• Mikrofon am Gerät einschalten (Stellung M)
	• Hörgerät ist beschädigt	• Hörgeräte-Akustiker aufsuchen
... das Hörgerät zu leise ist	• Batterie ist verbraucht	• Batterie wechseln
	• Ohrpassstück ist verstopft	• Ohrpassstück reinigen
	• Hörvermögen hat sich verändert	• Arzt oder Hörgeräte-Akustiker aufsuchen
	• Gehörgang ist durch Zerumen verstopft	• Arzt oder Hörgeräte-Akustiker aufsuchen
... das Hörgerät pfeift	• Ohrpassstück ist nicht richtig eingesetzt	• Ohrpassstück korrekt anbringen
	• Ohrpassstück ist zu klein (z. B. durch Veränderung des Ohres)	• neues Ohrpassstück beim Hörgeräte-Akustiker anfertigen lassen
	• Schlauch ist zerrissen/hart	• Schlauch wechseln
	• Haken/Winkelstück ist zerrissen	• Haken/Winkelstück vom Hörgeräte-Akustiker wechseln lassen
	• Gehörgang ist durch Zerumen verstopft	• Arzt oder Hörgeräte-Akustiker aufsuchen
... das Tragen des Gerätes unangenehm ist	• Ohrpassstück passt nicht richtig	• Hörgeräte-Akustiker aufsuchen
... das Hörgerät aussetzt	• Schwitzfeuchtigkeit durch Kondenswasser/Schweiß	• Trocknungssysteme verwenden, Hörgeräte-Akustiker fragen
	• technischer Defekt	• Hörgeräte-Akustiker aufsuchen

Film

Um die Inhalte zu vertiefen, können Sie sich die Filme „Anpassung eines Hörgerätes", „Pflege von Hörgeräten" und „Herstellung von Hörgeräten" ansehen.

25.7 Lern- und Leseservice

25.7.1 Das Wichtigste im Überblick

Welche Bedeutung hat die Sinneswahrnehmung für den Menschen?

Die Sinneswahrnehmung ist ein komplexer Prozess der Wahrnehmung und Verarbeitung von Reizen. Sie bringt den Menschen in Interaktion mit seiner Umwelt.

Wie verändert sich die Sinneswahrnehmung im Alter?

Die Sinnesorgane können im Alter aus unterschiedlichen Gründen Einschränkungen erfahren. Die Umwelt-/Fernsinne (Sehen, Hören, Riechen, Tasten, Schmecken) können dabei früher betroffen sein als die Körpersinne (vibratorischer, vestibulärer und somatischer Sinn).

Welche Einschränkungen der Sinnesorgane sind im Alter am häufigsten?

Im Bereich der Augen treten im Alter neben einer Altersweitsichtigkeit häufig die Katarakt, das Glaukom, eine Makula-Degeneration, die diabetische Retinopathie sowie sonstige Augenerkrankungen (Konjunktivitis, Basaliome, Liddrüsenentzündungen) auf. Das Gehör kann durch Erkrankungen des Innen-, Mittel- und äußeren Ohrs beeinträchtigt sein. Das Geruchs- und Geschmacksempfinden kann durch diverse alters- und krankheitsbedingte Faktoren verändert sein. Die Empfindsamkeit der Haut als größtes Sinnesorgan des Menschen kann ebenfalls durch das Auftreten verschiedenster Ursachen verändert sein.

Nennen Sie Pflegeschwerpunkte bei Menschen mit eingeschränkter Funktion der Sinnesorgane!

Bei Einschränkungen der Augen sind neben pflegetherapeutischen Maßnahmen, wie der Gabe von Augentherapeutika, dem Umgang mit Augenprothesen, Kontaktlinsen und der speziellen Augenpflege, besonders im Bereich der Kommunikation, der Orientierungsförderung und dem Beachten der Sicherheitsaspekte, Schwerpunkte zu setzen.

Bei Menschen mit Hörverlusten und Taubheit/Schwerhörigkeit sind pflegetherapeutische Maßnahmen u. a. die Gabe von Ohrentropfen und eine sensible Kommunikation. Die Förderung und Stimulation der restlichen Sinne kommt bei jeder Einschränkung eine enorm wichtige Bedeutung zu.

Liegen Einschränkungen des Geruch- und Geschmacksinnes vor, ist dem Bereich Ernährung besonderes Augenmerk zu widmen. Einschränkungen der Empfindung der Haut erfordern einen bewussten Umgang mit der Berührung an sich. Insgesamt nimmt die pflegerische Beobachtung einen großen Stellenwert ein.

25.7.2 Literatur

Buchholz T, Schürenberg A. Lebensbegleitung alter Menschen. Basale Stimulation in der Pflege alter Menschen. Bern: Huber; 2003

Damms T, Guzek B. Kurzlehrbuch Augenheilkunde. München: Urban & Fischer; 2014

Grehn F. Augenheilkunde. Heidelberg: Springer Medizin; 2008

Hansen LL. Augenheilkunde systematisch. Bremen: Uni-Med; 2007

Kuratorium Deutsche Altershilfe. DazugeHÖREN. Türen öffnen zu hörgeschädigten Menschen mit Demenz. Köln: KDA; 2008

Lenarz T, Boenninghaus H. HNO. Berlin: Springer; 2012

Mehrle G. Augenheilkunde für Pflege- und Gesundheitsfachberufe. München: Urban & Fischer; 2010

Oestreicher E. et al. HNO, Augenheilkunde, Dermatologie und Urologie für Pflegeberufe. Stuttgart: Thieme; 2003

Schewior-Popp S, Sitzmann F, Ullrich L. Thiemes Pflege. 12. Aufl. Stuttgart: Thieme; 2012

Schulze HE. Sehbehinderten und blinden alten Menschen professionell begegnen und helfen. Ratgeber für medizinische Dienste und für Studierende. Köln: KDA; 2003

25.7.3 Kontakt- und Internetadressen

Deutscher Schwerhörigenbund e. V.
Bundesgeschäftsstelle
Sophie-Charlotten-Str. 23 A
14 059 Berlin
Tel.: 030/47 54 11 14
www.schwerhoerigen-netz.de

Deutscher Blinden- und Sehbehindertenverband e. V.
Rungestraße 19
10 179 Berlin
Tel.: 030/28 53 87–0
Email: info@dbs.org

Deutsche Tinnitus-Liga e. V.
Am Lohsiepen 18
42 369 Wuppertal
Tel.: 0202/24 65 20
www.tinnitus-liga.de

Deutscher Gehörlosen-Bund e. V.
Prenzlauer Allee 180
10 405 Berlin
Tel.: 030/49 90 22 66
Email: info@gehoerlosen-bund.de
www.gehoerlosen-bund.de

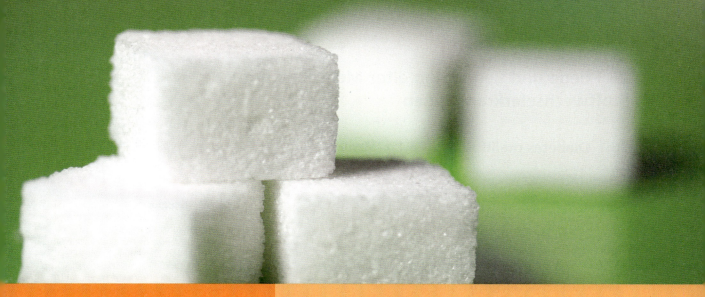

Kapitel 26

Pflege und Begleitung alter Menschen mit Stoffwechselerkrankungen

26.1	Diabetes mellitus	650
26.2	Fettstoffwechselstörungen	667
26.3	Hyperurikämie und Gicht	671
26.4	Lern- und Leseservice	675

26 Pflege und Begleitung alter Menschen mit Stoffwechselerkrankungen

Christina Said, Hannelore Seibold

26.1 Diabetes mellitus

Hannelore Seibold

Fallbeispiel

Frau Neumann, 83 Jahre alt, ist seit mehreren Jahren insulinpflichtige Diabetikerin vom Typ 2. Mithilfe ihrer Tochter konnte sie sich bis vor Kurzem noch komplett selbstständig versorgen. Doch vor einiger Zeit musste ihr die rechte Großzehe amputiert werden, da akute Durchblutungsstörungen als Spätfolge des Diabetes mellitus auftraten. Ihre Sehkraft wurde von Tag zu Tag schlechter, da die Durchblutungsstörungen auch ihre Netzhaut angriffen.

Zudem wurde Frau Neumann immer vergesslicher. So vergaß sie zu essen oder versäumte es, sich vor den Mahlzeiten Insulin zu spritzen. Außerdem war es ihr nicht mehr möglich, ihren Haushalt in Ordnung zu halten. Da ihre Tochter selbst berufstätig ist und Frau Neumann nur am Wochenende unterstützen kann, führten die körperlichen Einschränkungen der Gehfähigkeit und das reduzierte Sehvermögen als Spätfolgen des Diabetes mellitus dazu, dass Frau Neumann professioneller Unterstützung bedurfte und ein Umzug ins Altenpflegeheim unumgänglich wurde.

26.1.1 Medizinische Grundlagen

Definition

Der **Diabetes mellitus** (honigsüßer Durchfluss) ist eine chronische Stoffwechselerkrankung, die dadurch entsteht, dass die Insulinproduktion in den β-Zellen der Langerhans-Inseln in der Bauchspeicheldrüse gestört ist. Die Folge dieser gestörten Insulinproduktion sind erhöhte Blutzuckerwerte (Hyperglykämie).

Vorkommen und Häufigkeit

Diabetes mellitus zählt zu den häufigsten Stoffwechselerkrankungen in den industrialisierten Ländern mit hohem Lebensstandard. Im Gesundheitsbericht 2014 der Deutschen Diabeteshilfe ist zu lesen: „Etwa 6 Mio. Menschen in Deutschland geben derzeit an, dass bei ihnen ein Diabetes diagnostiziert wurde. Mit einem Anteil von etwa 95 % sind die meisten an einem Typ-2-Diabetes erkrankt (…) Weitere 2–5 Mio. Menschen haben Diabetes ohne ärztliche Diagnose!" (Rathmann u. Tamayo 2014, S. 8).

Mit steigender Lebenserwartung kommt es zu einem Anstieg der Blutzuckerwerte. In einer Studie des Robert Koch-Instituts (2012) wurde in der Altersgruppe der 50-Jährigen ein sprunghafter Anstieg der Diabeteserkrankungen festgestellt. Bei den 70–79-Jährigen betrug der Anstieg noch einmal 20 %. (Rathmann u. Tamayo 2014). Daher hat sich (1995) eine Arbeitsgruppe der Deutschen Diabetes Stiftung mit Unterstützung der Heinz-Nixdorf-Gesellschaft zum Ziel gesetzt, die medizinische und soziale Situation von Heimbewohnern mit einer Diabeteserkrankung zu erforschen. Die Gruppe nennt sich „ProDiAL" (Ärzte und Psychologen). Ein vorläufiger Bericht wurde veröffentlicht (erstellt von Dr. Claus Hader). Um die Anliegen dieser Gruppe in die Praxis umsetzen zu können, wurde „Fodial" gegründet, ein interdisziplinäres Bildungsangebot zur Verbesserung der Lebensqualität. Im Heft „Pro Alter" 5/2011 des KDA wurde diese Einrichtung ausführlich vorgestellt.

Diabetesarten

Die Weltgesundheitsorganisation (WHO) teilt die verschiedenen Diabetesformen seit 1997 wie folgt ein (▶ Tab. 26.1):

- Gruppe 1 (oder Typ 1) – alle Diabetestypen mit absolutem Insulinmangel (mit 2 Untergruppen)
- Gruppe 2 (oder Typ 2) – alle Formen mit relativem Insulinmangel
- Gruppe 3 – alle anderen Formen des Diabetes zusammen, stark untergliedert (Gruppen 3A–3H)

Tab. 26.1 26. Klassifikation der Diabetesarten nach der Weltgesundheitsorganisation (WHO) von 1997 (Kennzeichen und Ursachen).

Gruppe 1	Gruppe 2	Gruppe 3	Gruppe 4
oder Typ 1	oder Typ 2	alle anderen Formen	Betroffene nur Frauen
Absoluter Insulinmangel entsteht durch eine Zerstörung der β-Zellen. Typ 1 A wird bezeichnet als immunologisch vermittelter Diabetes, d. h. Diabetes wird durch eine Immunabwehr des Körpers z. B. auf virale Infekte gefördert. Typ 1 B ist ein idiopathisch vermittelter Diabetes und tritt selbstständig auf. Er ist keine Folge einer anderen Krankheit.	Mit dieser Bezeichnung werden alle Formen benannt, die durch vorwiegende Insulinresistenz mit relativem Insulinmangel bis hin zu vorwiegend sekretorischen Defekten, einschließlich einer Insulinresistenz, gekennzeichnet sind. Die frühere Aufteilung in einen Typ 2 a (Normalgewichtige) und 2 b (Übergewichtige) ist nicht mehr aktuell.	3A genetische Schädigung der β-Zellen 3B genetische Schädigung der Insulinwirkung 3C Krankheiten der exokrinen (nach außen absondernden) Bauchspeicheldrüse 3D Endokrinopathien (Krankheiten, die durch hormonelle Störungen entstehen) 3E Diabetes durch Drogen oder Chemikalien 3F Diabetes infolge von Infektionen 3G seltene Formen von Diabetes, die immunologisch vermittelt wurden 3H andere genetische Syndrome, die gelegentlich mit Diabetes zusammen auftreten	Gestations- oder Schwangerschaftsdiabetes

Tab. 26.2 Unterschiede zwischen dem Diabetes der Gruppe 1 (Typ 1) und der Gruppe 2 (Typ 2) zu Beginn der Erkrankung.

Typ-1-Diabetes absoluter Insulinmangel	Typ-2-Diabetes Insulinmangel/Insulinresistenz
Auslöser der Erkrankung	
β-Zellen in der Pankreas werden zerstört durch: • Autoimmunerkrankung • Virusinfektion	Insulinwirkung an der Zelle ist gestört durch: • Adipositas und Umweltbedingungen • Erbanlagen
Auftreten	
• plötzlich • massive Zeichen einer Hyperglykämie	• schleichend • oft ohne Beschwerden
Körpergewicht zu Beginn der Erkrankung	
• normal • eher niedrig	• meist Adipositas
Alter zu Beginn der Erkrankung	
• Kinder • Jugendliche • junge Erwachsene	• häufig erst ab dem 40. Lebensjahr • Altersdiabetes • (umgangsspr. „Alterszucker")
therapeutische Maßnahmen	

• Diät (vollwertige Ernährung, Kohlenhydrate berechenbar)
• Insulin
	• Gewichtsreduktion:
	  ○ Diabeteskost (= vollwertige, ballaststoffreiche Ernährung/ Reduktionskost) und Bewegung
	  ○ Diabeteskost, Bewegung und Tabletten
	  ○ Diabeteskost, Bewegung und Insulin

klassische Symptome	
vorhanden, z. B.: • hohe BZ-Werte • Durst und vermehrtes Wasserlassen • Gewichtsverlust	• selten vorhanden • zumeist Zufallsbefund

• Gruppe 4 – nur Frauen (Schwangerschaftsdiabetes)

Alte Menschen leiden vorwiegend an einem Diabetes aus der Gruppe 2, selten aus der Gruppe 1. Im Folgenden wird daher ausschließlich auf die Krankheitsbilder der Gruppen 1 und 2 Bezug genommen (▶ Tab. 26.2).

▶ **Typ-1-Diabetes.** Beim Typ-1-Diabetes liegt ein absoluter Insulinmangel vor. Er tritt plötzlich und mit massiven Anzeichen einer Hyperglykämie (S. 661) auf. Die meisten jugendlichen Diabetiker sind normalgewichtig.

▶ **Typ-2-Diabetes.** Die Erkrankung tritt meist ab dem 40. Lebensjahr auf. Seit einiger Zeit wird beobachtet, dass bereits Kinder und junge Menschen an einem Diabetes vom Typ 2 erkranken. Diese Kinder sind schwer adipös und meist weiblich.

Der Typ-2-Diabetes wird durch einen relativen Insulinmangel bzw. eine Insulinresistenz verursacht. Liegt ein relativer Insulinmangel vor, erschöpft sich allmählich die körpereigene Insulinproduktion. Bei einer Insulinresistenz geht die blutzuckersenkende Wirkung des zunächst noch ausreichend gebildeten Insulins zurück.

Ein Typ-2-Diabetes tritt meist schleichend und oft ohne Beschwerden auf. Die meisten Diabetiker des Typs 2 sind übergewichtig.

> **Merke**
>
> Blutzuckerschwankungen bei beiden Gruppen ergeben sich auch durch seelische Stresssituationen und körperliche Anstrengungen. So können seelische Belastungen sowohl bei der Entstehung und Manifestation der Erkrankung als auch beim Auftreten von Komplikationen eine Rolle spielen.

Pathophysiologie

▶ **Typ-1-Diabetes.** Die bestehende Autoimmunerkrankung oder Virusinfektionen bewirken, dass der Organismus Antikörper gegen die β-Zellen bildet, die sich in den Langerhans-Inseln in der Bauchspeicheldrüse befinden. Im Laufe der Zeit werden die β-Zellen vollständig zerstört, was einen absoluten Insulinmangel zur Folge hat.

▶ **Typ-2-Diabetes.** Beim Typ-2-Diabetes liegt zunächst kein Insulinmangel vor. Aufgrund von Bewegungsmangel, genetischen Faktoren und Übergewicht steigt die Insulinkonzentration im Blut an. Dadurch werden die Rezeptoren an der Zellwand insulinresistent, sodass die β-Zellen immer mehr Insulin produzieren müssen, um den Blutzuckerspiegel im Gleichgewicht zu halten.

Hält dieser Zustand über längere Zeit an, können die geschwächten β-Zellen nicht mehr genügend Insulin produzieren, es entsteht ein Insulinmangel. Er hat zur Folge, dass der Blutzucker ansteigt.

Risikofaktoren

Folgende Risikofaktoren können zu einem Typ-2-Diabetes führen:
• Übergewicht (Adipositas) und Überernährung bei ca. 90 % der Typ-2-Diabetiker
• Bewegungsmangel
• Operationen
• akute bedrohliche Zustände
• schwere Erkrankungen
• erbliche Belastungen

Symptome

Die Leitsymptome des Diabetes mellitus sind die eines Insulinmangels. Dazu gehören z. B.:
• Hyperglykämie
• großer Durst (Polydipsie)
• vermehrte Harnausscheidung (Polyurie)
• Glykosurie
• Exsikkose
• Azeton im Urin

Häufig leiden die Betroffenen auch unter Gewichtsabnahme, weil die zugeführten Kohlenhydrate nicht verwertet werden können. Die weiteren Symptome des Diabetes mellitus unterscheiden sich je nach Diabetestyp.

▶ **Typ-1-Diabetes.** Die Erkrankung tritt akut auf. Neben den genannten Leitsymptomen zeigen die Patienten u. a. auch:
• Müdigkeit und Abgeschlagenheit
• Infektanfälligkeit
• Übelkeit
• Muskelkrämpfe
• Hauterkrankungen (Pilzinfektionen)

▶ **Typ-2-Diabetes.** Die Erkrankung tritt langsam und schleichend auf. Sie wird oft „zufällig" im Rahmen der Behandlung von bereits eingetretenen Spätfolgen erkannt. Die Leitsymptome sind weniger stark ausgeprägt wie beim Typ-1-Diabetiker. Außerdem werden sie bei älteren Menschen häufig falsch interpretiert. So werden z. B. die Polyurie als Inkontinenz oder Herzinsuffizienz angesehen, die Appetitlosigkeit und die Müdigkeit eher dem Alter zugeschrieben als einem Diabetes.

Folgende Symptome weisen deutlicher auf eine Typ-2-Diabetes-Erkrankung hin:
- Juckreiz, besonders im Genitalbereich
- schlecht heilende Wunden
- Anfälligkeit für Infektionen
- Sensibilitätsstörungen (Taubheitsgefühle und Missempfindungen, v. a. an den Füßen)
- Verwirrtheitszustände bei Stoffwechselentgleisungen (Hypoglykämie)
- Sehstörungen
- Austrocknung (Exsikkose)

Diagnostik

Die Bestimmung des Blutzuckerwertes im Kapillar- oder Venenblut ist die wichtigste diagnostische Maßnahme. Der Blutzucker wird sowohl nüchtern als auch 1–2 h nach den Mahlzeiten ermittelt.

Merke

Der Blutzucker-Normalwert liegt zwischen 60 und 140 mg/dl Blut bzw. 3,47–7,8 mmol/l (nüchtern 80–120 mg/dl bzw. 6,8 mmol/l). Für die Umrechnung gilt:
- mg/dl × 0,056 = mmol/l
- mmol/l × 18,02 = mg/dl

Merke

Ein Diabetes mellitus liegt vor, wenn der nüchtern-BZ über 126 mg/dl liegt und der BZ, unabhängig vom Essen, zu jeder beliebigen Tageszeit bei ca. 200 mg/dl liegt.

Blutzuckerkontrolle

Zur Bestimmung der Glukose im Blut ist ein handelsübliches Blutzucker-Messgerät (BZ-Messgerät, ▶ Abb. 26.1) mit Teststreifen ein unverzichtbares Instrument für jeden insulinpflichtigen Diabetiker. Die Möglichkeit, schnell und problemlos den Blutzucker bestimmen zu können, ist auch für Pflegende wichtig, weil damit rasch Entgleisungen und unklare Situationen erkannt werden können. BZ-Messgeräte funktionieren alle ähnlich.

▶ **Durchführung.** Der Blutzucker wird mithilfe eines BZ-Messgerätes wie folgt gemessen (▶ Abb. 26.2):
- Hände desinfizieren und die Hände des alten Menschen waschen und trocknen.
- Lanzette auf die Stechhilfe setzen und Teststreifen einlegen. Die meisten Geräte kodieren den Teststreifen automatisch.
- Codierung prüfen und Handschuhe anziehen.
- Den Finger des Diabetikers desinfizieren und die Einwirkzeit (i. d. R. 15–30 Sekunden) abwarten.
- Einstichtiefe an der Einstichhilfe einstellen, an der seitlichen Fingerbeere aufsetzen und Auslöser drücken.
- Finger sanft drücken und den Bluttropfen an den Teststreifen führen, die benötigte Menge wird angesaugt.
- Ein kurzer Signalton zeigt an, wenn das Ende des Ansaugprozesses erreicht ist.
- Nach wenigen Sekunden wird der gemessene Wert auf dem Display angezeigt.
- Finger reinigen, BZ-Wert dokumentieren.

Die korrekteste Messmethode ist die laborchemische Blutzuckerbestimmung. Das Messen mit Teststreifen (mit und ohne Gerät) ist weniger genau. Die Abweichungen können 10 % und mehr betragen. Diese „Ungenauigkeit" spielt aber keine relevante Rolle, da mit dem ermittelten Wert die Höhe des Blutzuckers gut abzuschätzen ist. Mehr wollen und können diese Geräte nicht leisten.

Lernaufgabe

Holen Sie sich aus der Apotheke und vom medizinischen Fachhandel Prospekte von Blutzuckermessgeräten. Vielleicht bekommen Sie ein solches Gerät auch kostenlos mitgeliefert, denn nicht die Geräte, sondern die Teststreifen, die vom Arzt verschrieben werden müssen, verursachen die hohen Kosten. Vergleichen Sie die unterschiedlichen Geräte und wählen Sie das Gerät aus, das für alte Menschen besonders geeignet ist. Begründen Sie Ihre Entscheidung!

▶ **HbA1c.** Der HbA1c-Wert gibt Auskunft über die Blutzuckereinstellung während der letzten 8–12 Wochen. Unter dem sog. Zuckerhämoglobin-Wert, der nur im Labor bestimmt werden kann, versteht man den prozentualen Anteil der Verbindung von in Blut gelöstem Zucker mit dem Hämoglobin der roten Blutkörperchen (▶ Tab. 26.3). Der HbA1c-Wert sollte bei Diabetikern, die älter als 65 Jahre alt sind

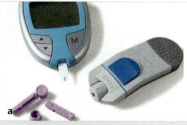 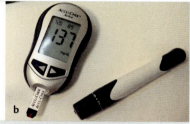

Abb. 26.1 Blutzucker-Messgeräte. Beispiele für Geräte zur Bestimmung des Blutzuckers, inkl. Stechhilfen.

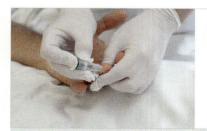 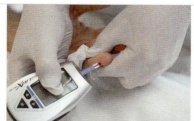 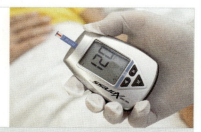

Abb. 26.2 Blutzucker messen. Die Blutzuckerkontrolle kann vom alten Menschen selbst durchgeführt werden oder wie hier durch eine Pflegende. (Abb. aus: I care Pflege. Thieme; 2015)

Tab. 26.3 26. Beurteilung der Stoffwechseleinstellung nach dem HbA1c-Wert.

HbA1c	Blutzuckereinstellung
< 6,5 %	sehr gut
6,5–7,0 %	gut
7,0–7,5 %	mäßig
7,5–8,0 %	mäßig, für Hochbetagte befriedigend
> 8,0 %	ungenügend, für über 80-Jährige mäßig

und keine diabetischen Folgeschäden haben, zwischen 7 und 7,5 % sein. Bei hochbetagten Menschen (> 85 Jahre und mehr) sind Werte von > 7,5 % in Ordnung, hier sollte die Freude am Essen und die dadurch bedingte bessere Lebensqualität vor der „korrekten BZ-Einstellung" stehen.

Merke

Der HbA1c-Wert kann auch als „Blutzuckergedächtnis" bezeichnet werden.

Harnzuckerkontrolle

Die Harnzuckerkontrolle mit Teststreifen (z. B. Glukotest, Diaburtest 5000) ist eine sehr einfache und effektive Testmethode, besonders für ältere Typ-2-Diabetiker. Ist der Blutzucker höher als 160–180 mg% (der sog. Nierenschwelle), wird er von der Niere ausgeschieden.

Eine Harnzuckerkontrolle kann der Betroffene meist selbstständig durchführen. Sie empfiehlt sich besonders für nicht insulinpflichtige Kranke. Idealerweise sollte der Urin 2 Stunden nach dem Essen zuckerfrei sein. Heute wird die Harnzuckerkontrolle in der alltäglichen Praxis jedoch kaum mehr angewandt.

Film

Schauen Sie sich das Video „Blutzuckermessung" an, um die Inhalte zu vertiefen.

26.1.2 Pflege und Begleitung

Ein neu diagnostizierter Diabetes mellitus stellt für den Betroffenen eine große Umstellung seiner bisherigen Lebensgewohnheiten dar. Doch mithilfe einer fachkompetenten Diabetesschulung wird dem Betroffenen die Chance geboten, mit seiner Erkrankung selbstständig umgehen zu können.

Merke

Das oberste Ziel ist es, dass der Kranke in der Lage ist, alle Maßnahmen zur Behandlung des Diabetes mellitus eigenverantwortlich durchzuführen und dabei die größtmögliche Lebensqualität erreichen zu können.

▶ **Eigenverantwortung.** Jüngeren Menschen fällt naturgemäß eine solche Umstellung leichter, aber auch ältere Menschen sind in der Lage, sich auf die neuen Anforderungen zum Umgang mit einer diabetischen Erkrankung einzustellen. Pflegende müssen dabei berücksichtigen, dass ältere Menschen ihre Ess- und Lebensgewohnheiten über viele Jahre eingeübt haben. Je mehr es gelingt, die bisherigen Gewohnheiten des Erkrankten beizubehalten, desto besser wird die Compliance des alten Menschen sein.

Bisherige Lebensgewohnheiten zu verändern, bedeutet eine große Anstrengung. Pflegende dürfen nicht erwarten, dass die Mitarbeit bei der Umstellung von Lebensstil und Ernährung gerne und ohne Bedenken akzeptiert wird. Behutsam und mit viel Einfühlungsvermögen müssen sie mit dem Erkrankten und dessen Angehörigen einen Weg suchen, mit der Krankheit leben zu lernen.

Der eigenverantwortliche Umgang des alten Menschen mit seiner Erkrankung kann im Alter erschwert sein aus folgenden Gründen:

- psychische Veränderungen, z. B. zunehmende Anpassungsschwierigkeiten, Beharren auf eingefahrenen Verhaltensweisen
- geistige Veränderungen (häufig bedingt durch Durchblutungsstörungen), z. B. Verwirrtheit, nachlassende Merkfähigkeit
- körperliche Veränderungen, z. B. Sehstörungen, Gehbehinderungen, chronische Verdauungsstörungen, Herz-Kreislauf-Erkrankungen, Nierenfunktionsstörungen
- Bewegungsmangel, bedingt durch mangelnde Belastbarkeit, chronische Erkrankungen des Bewegungsapparates und Schmerzen (z. B. durch Neuropathien an den Füßen)
- Wechselwirkung der Antidiabetika mit anderen Medikamenten, die wegen zusätzlicher Erkrankungen eingenommen werden müssen

Lernaufgabe

Wie schwierig es ist, sich in die Lage einer Diabetikerin hineinzuversetzen, merkt man erst, wenn man selbst versucht, seine Essens- und Lebensgewohnheiten zu ändern. Zum Beispiel das Rauchen aufzugeben, sich mehr zu bewegen, um einige Kilogramm abzunehmen oder auf Süßigkeiten oder andere liebgewordene Dinge zu verzichten.

Vielleicht sollten Pflegende dies bei den selbstverständlichen Forderungen bedenken, die sie gegenüber einem Erkrankten erheben. Gespräche zum Thema „Disziplin des Diabetikers in Sachen Essen" sollten immer unter dem Aspekt der 4 ethischen Prinzipien stattfinden (S. 110).

26.1.3 Behandlungsstrategien

Die Behandlungsstrategien richten sich nach der Art der Erkrankung und den sonstigen Lebensumständen des alten Menschen. ▶ Abb. 26.3 zeigt verschiedene Strategien und die Bedingungen, unter denen sie angewendet werden sollten.

Im Bereich der stationären Altenpflege finden sich vorwiegend Typ-2-Diabetiker. Das Krankheitsbild des Typ-1-Diabetes kommt hier noch relativ selten vor. Das wird sich in den kommenden Jahren ändern, da die Behandlungsmöglichkeiten in den vergangenen Jahrzehnten so verbessert wurden, dass auch Typ-1-Diabetiker ein höheres Lebensalter erreichen können.

Typ-1-Diabetiker leben seit vielen Jahren mit der Krankheit und sind kompetent im Umgang mit ihr. Sie sollten ihre Behandlung, wenn irgend möglich, weiterhin selbstständig durchführen. Das bedeutet, dass sie alle Utensilien, die sie benötigen, wie z. B. BZ-Messgerät und Insulinpens, in ihrem Zimmer haben.

Typ-1-Diabetiker messen den Blutzucker selbst, berechnen und injizieren selbstständig das Insulin. Pflegende müssen nur eingreifen, wenn der alte Mensch so hilfebedürftig ist, dass er nicht mehr eigenverantwortlich handeln kann. Sie achten jedoch darauf, dass die Mahlzeiten, die den älteren Menschen angeboten werden, die individuell ermittelte Menge an Kohlenhydraten enthält.

Praxistipp

Pflegebedürftige benötigen ausreichend Traubenzucker oder Apfelsaft und Kekse in greifbarer Nähe, um mögliche Unterzuckerungen vermeiden zu können.

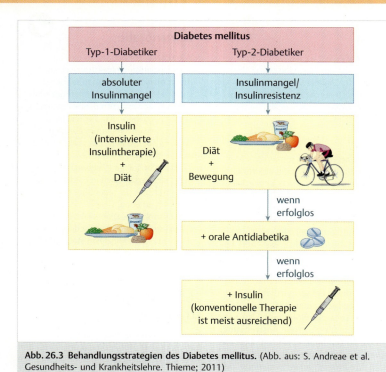

Abb. 26.3 Behandlungsstrategien des Diabetes mellitus. (Abb. aus: S. Andreae et al. Gesundheits- und Krankheitslehre. Thieme; 2011)

26.1.4 Medikamentöse Behandlung

Zur medikamentösen Therapie gehören:
- Insulin-Therapie
- orale Antidiabetika-Therapie

Insulin-Therapie

Bei absolutem Insulinmangel (Typ 1) oder bei ausbleibender Normalisierung des Blutzuckerspiegels durch Tabletten, Bewegung und Diät beim Typ-2-Diabetiker muss Insulin gespritzt werden. Um die Schwankungen des Blutzuckerspiegels dabei möglichst physiologisch nachahmen zu können, stehen unterschiedliche Therapieformen (▶ Tab. 26.4) und verschiedene Insulinsorten (▶ Tab. 26.5) zur Verfügung.

Der Vorteil der Insulintherapie liegt darin, dass der Blutzucker bei guter Einstellung auf Normalwerte gesenkt werden kann. Ihr Nachteil besteht in der Gefahr von Hypoglykämien. Außerdem erleben alte Menschen die Notwendigkeit regelmäßiger Injektionen und die Häufigkeit der BZ-Kontrollen oft als Problem, das sie in ihrer Selbstständigkeit und Unabhängigkeit beeinträchtigt.

Tab. 26.4 Insulintherapieformen (aus Andreae 2015).

Therapieform	Anwendung	Prinzip
konventionelle Insulintherapie	Typ-2-Diabetiker nach Versagen anderer Therapieformen	1 oder 2 Injektionen von Misch- oder Verzögerungsinsulin mit konstanter Dosierung. Aufteilung der Insulindosis meist ⅔ morgens, ⅓ abends. Zur Vermeidung von Hypoglykämien Zwischenmahlzeiten nötig – Gewichtsreduktion schwierig!
intensivierte Insulintherapie	Typ-1-Diabetiker, junge Typ-2-Diabetiker	1–2-mal täglich Injektion von Verzögerungsinsulin, je nach Blutzuckerspiegel vor jedem Essen Injektion von Normalinsulin
supplementäre Insulintherapie (SIT)	ältere Typ-2-Diabetiker, die nur zum Essen Insulin brauchen	Wenn möglich feste Insulindosen zu den Hauptmahlzeiten

Tab. 26.4 Fortsetzung

Therapieform	Anwendung	Prinzip
basal-orale Therapie (BOT)	Übergang Typ-2-Diabetiker zur Insulintherapie	zusätzlich zur oralen Therapie abendliche Gabe eines Basalinsulins
Insulinpumpentherapie	Typ-1-Diabetiker	kontinuierliche Insulininfusion über tragbare Pumpen, vor jeder Mahlzeit je nach Blutzuckerspiegel zusätzliche Abgabe

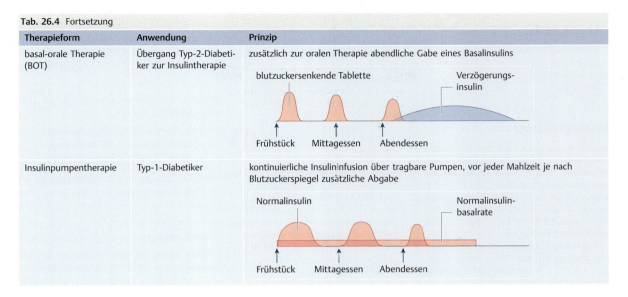

Tab. 26.5 Auswahl einiger der zurzeit verfügbaren Insulinarten.

Insulinart	Hersteller-Beispiel	Konzentration	Wirkeintritt in min	Wirkdauer in h	Spritz-Ess-Abstand in min	Besonderheiten
sehr kurz wirksame Insuline						
Humalog Analog-Insuline (AI)	Lilly	U 100	sofort	2–3	keiner	für die intensivierte und Pumpentherapie
Novo Rapid (AI)	Novo Nordisk	U 100	sofort	2–3	keiner	für die intensivierte und Pumpentherapie
Apidra (AI)	Sanovi aventis	U 100	sofort	2–3	keiner	für die intensivierte und Pumpentherapie
kurz wirksame Insuline						
Actrapid HM	Novo Nordisk	U 40	20–30	bis 8	15–30	genaue Dosisberechnung, sonst Gefahr der Hypoglykämie
Humaninsulin Normal 100	Lilly	U 100	20–30	bis 8	15–30	für den Pen
mittellang wirksame verzögerte Basalinsuline (Insulin ist an Substanzen gebunden, die es nur langsam ins Blut abgeben)						
Insuman Basal	Aventis	U 40	60	8–20	30–60	schlecht zu steuern, daher Gefahr einer Hypoglykämie, besonders nachts
Humaninsulin Basal 100	Lilly	U 100	45–60	8–20	30–60	geeignet als Basalrate, kein Mahlzeiteninsulin
mittellang wirksame verzögerte Kombinationsinsuline (Verzögerungsinsulin wird bereits bei der Herstellung mit kurz wirksamem Insulin in unterschiedlichen Konzentrationen gemischt)						
Actraphane 30/70 HM	Novo Nordisk	U 40	45–60	bis 18	30–45	für die konventionelle Insulintherapie
Actraphane	Novo Nordisk	U 40	30	bis 12	20–30	–
Humaninsulin Profil III 100	Lilly	U 100	30–45	bis 14	30	–
lang wirksame Verzögerungsinsuline (werden als Basalinsuline verwendet)						
Lantus Analog-Insulin	Aventis	U 100	150–240	bis 28	–	–
Levemir Analog-Insulin	Novo	U 100	120–150	bis 26	–	nach jeder Injektion Kanüle wechseln; Medikament verstopft die Kanüle sehr schnell!

Lernaufgabe

Informieren Sie sich über die Wirkweise von Insulin und klären Sie die Frage, warum Insulin nicht oral verabreicht werden kann!

Insulinpräparate

Insulin wurde früher aus den Bauchspeicheldrüsen von Rindern und Schweinen hergestellt. Heute wird **Humaninsulin** von gentechnisch speziell dafür kodierten Bakterien gebildet. Dieses Humaninsulin ist in seinem Aminosäurenaufbau mit dem menschlichen Insulin identisch und daher besser verträglich.

Seit einigen Jahren gibt es außerdem sog. **analoge Insuline**. Diese Insuline werden künstlich hergestellt und sind dem menschlichen Insulin noch ähnlicher als das Humaninsulin. Analog-Insuline gibt es als kurz wirksame Mahlzeiteninsuline und lang wirkende Basisinsuline.

Eine Auswahl einiger der zurzeit verfügbaren Insulinarten stellt ▶ Tab. 26.5 dar.

Die Dosierung wird in internationalen Einheiten (IE) angegeben. Für das Injektionssystem Pen (▶ Abb. 26.5) werden Insuline in Ampullen zu 3 ml benötigt. Pro ml enthält dieses Insulin 100 IE. Es sind U-100er Insuline.

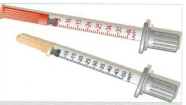

Abb. 26.4 **Insulinspritzen.** Eine U-40er (rote Kappe) und eine U-100er (orange Kappe) im Vergleich.

Die bisher verwendeten Insulinpräparate für die gebräuchlichen Einmalinsulinspritzen (▶ Abb. 26.4) enthalten in Deutschland 40 IE/ml, es sind U-40er Insuline (z. B. sind 32 IE in 0,8 ml Insulin enthalten). Die Konzentration des Insulins in den Pen-Ampullen ist gegenüber den U-40er Ampullen um das 2,5-Fache erhöht!

Merke

Aus den U-100-Insulinampullen, die für den Gebrauch in Insulinpens bestimmt sind, darf nie mit den normalen Insulinspritzen (für U-40er Insulin) Insulin entnommen werden. Sollte für einen defekten Pen kein Ersatzpen zur Verfügung stehen, muss das Pen-Insulin mit einer U-100er Spritze injiziert werden (▶ Abb. 26.4).

Insulin lagern

Insulinvorräte müssen im Kühlschrank gelagert werden. Dagegen werden angebrochene Insulinfläschchen bei Zimmertemperatur, vor direktem Sonnenlicht geschützt, aufbewahrt.

Bei Anbruch muss das neue Fläschchen mit Datum versehen werden, im Heim auch mit Namen. Angebrochene Insulinfläschchen sind je nach Herstellerangaben ca. 3–4 Wochen bei Zimmertemperatur haltbar.

Merke

Auch die Insulinvorräte für den Insulinpen und Pens zum Einmalgebrauch werden im Kühlschrank aufbewahrt. Der im Gebrauch befindliche Pen wird bei Zimmertemperatur gelagert.

Insulin verabreichen

Insulin kann je nach Applikationsmöglichkeit entweder mithilfe eines Insulinpens oder mithilfe einer Insulinpumpe verabreicht werden.

Merke

Die Technik, bei der mit einer Insulinspritze aus einer U-40er Insulinampulle das Insulin aufgezogen und dann injiziert wird, ist heute fast nicht mehr üblich. Vereinzelt halten aber manche alte Menschen aus Gewohnheit daran fest.

Insulinpen

Alte Menschen sollten, solange die Beweglichkeit ihrer Hände, die Sehkraft ihrer Augen und ihre geistige Kontrollfunktion ausreichen, die Injektionstechnik erlernen bzw. selber durchführen. Eine besondere Hilfe ist der Insulinpen. Er ähnelt einem Füllfederhalter und wird mit einer Insulinpatrone (300 IE U-100) geladen (▶ Abb. 26.5). Ein Insulinpen ist jederzeit spritzbereit. Das umständliche Vorbereiten einer Injektion entfällt.

▶ **Durchführung.** Die nachstehenden Anweisungen zur Durchführung einer Insulininjektion mit dem Pen beziehen sich auf das „Konsensuspapier zur Mehrfachverwendung von Injektionsnadeln bei Insulinpens und Insulin-Einmalspritzen und Hautantiseptik (Hautdesinfektion) vor der subkutanen Insulininjektion" der Deutschen Gesellschaft für Krankenhaushygiene (DGKH), Sektion „Hygiene in der ambulanten und stationären Kranken- und Altenpflege/Rehabilitation" (2010).

Die Insulininjektion mit einem Pen wird folgendermaßen durchgeführt:
- Neue Kanüle aufschrauben.
- Kontrollieren, ob sich das verordnete Insulin im Pen befindet.
- Bei Verzögerungs- oder Mischinsulinen den Pen ca. 20-mal vorsichtig schwenken, nicht schütteln.
- Den Pen auf Funktionalität kontrollieren: Am Dosierknopf 1–2 Einheiten einstellen und senkrecht nach oben hinausspritzen, Luftblasen werden dabei automatisch entfernt.
- Pen entriegeln, wie in der Gebrauchsanweisung beschrieben.
- Dosieren mit dem Dosierknopf.
- Durch Drehen des Dosierknopfes angeordnete Dosis einstellen.
- Diabetiker informieren.
- Injektionsstelle desinfizieren, ca. 15 Sekunden Einwirkzeit abwarten.

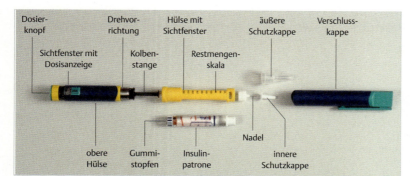

Abb. 26.5 **Insulinpen.** Die einzelnen Bestandteile eines Insulinpens. (Foto: Thieme)

- Hautfettfalte bilden und senkrecht (90°-Winkel) einstechen, bei schlanken Personen im Winkel von 45°.
- Ist die Nadel tief genug im Gewebe, mit dem Daumen auf den Dosierknopf drücken.
- Langsam bis 10 zählen, vor allem die Abgabe größerer Mengen benötigt etwas Zeit.
- Hautfalte lösen und Kanüle rasch herausziehen.
- Mit einem Tupfer ca. 1 min auf die Einstichstelle drücken und leicht verreiben.
- Spritz-Ess-Abstand (abhängig von der Insulinart) beachten und dem alten Menschen rechtzeitig die Mahlzeit servieren.

▶ **Hygienischer Umgang mit Pen-Kanülen.** Die Kanüle auf dem Pen muss auch in der häuslichen Umgebung nach jeder Injektion verworfen werden. Pen-Kanülen sind medizinische Produkte zum Einmalgebrauch. Sie dürfen aus folgenden Gründen nicht mehrmals benutzt werden:

- Die Kanülen sind nach der Nutzung nicht mehr steril.
- Die Kanülenspitze ist hauchdünn und verbiegt sich beim Einstechen in die Haut, es kann sich ein Widerhaken bilden.
- Der Silikonfilm, der die Kanüle überzieht, ist nach einmaliger Nutzung verbraucht, dadurch wird die Injektion schmerzhafter.
- Bei Mehrfachnutzung kann es zum Abbrechen der Kanüle kommen.
- Es können feinste Gewebereste an der Kanüle hängen bleiben, die Komplikationen an der Einstichstelle auslösen (Blutungen und Hämatome).
- Wiederholte Kontaminationen mit Gewebsresten und Mikroorganismen, die in den Injektionskanal eingeschleust werden, können Hautprobleme und Infektionen auslösen.
- Die Injektion mit verformten Kanülen beschädigt das Gewebe stärker.
- Die Einstiche werden schmerzhafter.
- Wachstumsfaktoren werden freigesetzt und führen in Verbindung mit Insulin zu Fettgewebewucherungen (Lipohypertrophien).
- Durch die aufgesteckte Kanüle kann Luft in die Patrone eindringen oder Insulin auslaufen.

▶ **Hautdesinfektion.** Die Hautantiseptik mit einem Hautdesinfektionsmittel dient der Inaktivierung von Mikroorganismen, die sich an der potenziellen Einstichstelle auf der Haut befinden. Bei den meisten Hautdesinfektionsmitteln beträgt die Einwirkzeit nur 15 Sekunden. Die Gefahr, dass Mikroorganismen in den Stichkanal gelangen und dort Infektionen auslösen, kann dadurch erheblich reduziert werden. Daher ist eine Hautdesinfektion vor jeder Injektion zwingend erforderlich.

Merke

Die ausführende Fachkraft macht sich strafbar, wenn sie die Hautdesinfektion nicht anwendet und die Pen-Kanülen mehrfach verwendet (siehe Medizinproduktegesetz/Medizinproduktebetreiberverordnung).

Praxistipp

Die Injektionsstelle wird nach einem Plan regelmäßig gewechselt. Dieser Wechsel (bei jeder Injektion eine neue Stelle am Bauch oder am Oberschenkel) ist nötig, um Verhärtungen und Fettgewebswucherungen in den Spritzarealen zu vermeiden.

Insulinpumpe

Manche Typ-1-Diabetiker können mithilfe einer programmierbaren und batteriebetriebenen Insulinpumpe (▶ Abb. 26.6a) relativ konstante Blutzuckerwerte erreichen. Das Normalinsulin wird dabei durch einen dünnen, weichen Kunststoffschlauch („Infusionsset") vom Pumpenreservoir in den Körper geführt. Infusionssets haben eine dünne Kanüle an ihrem Ende, durch die das Insulin in das Unterhautfettgewebe, meist der Bauchhaut, gegeben wird. Die Pumpe muss tagsüber und nachts am Körper getragen werden, z. B. an der Kleidung (▶ Abb. 26.6b). Beim Duschen oder Baden bleibt die Kanüle im Körper, während die Pumpe entfernt werden kann.

Im Gegensatz zur Insulinspritze wird bei der Insulinpumpen-Behandlung ständig ein Grundbedarf an Insulin in den Körper abgegeben (Basalrate). Vor dem Einnehmen einer Mahlzeit wird zusätzlich ein Bolus (lat.) an Insulin abgerufen, der den nahrungsbedingt höheren Insulinbedarf ausgleicht. Da der Grundbedarf an Insulin durch die Pumpe automatisch abgedeckt wird, kann der Diabetiker den Zeitpunkt des Essens selbst bestimmen.

Die Pumpentherapie ist allerdings sehr aufwendig. Daher bleibt sie einem kleineren Personenkreis, z. B. Schwangeren und (meist jüngeren), labilen Diabetikern, die häufig zu schweren Unterzuckerungen neigen, vorbehalten.

Orale Antidiabetika-Therapie

Während bei absolutem Insulimangel (Typ-1-Diabetes) eine Substitution (medikamentöser Ersatz) mit Insulin zwingend erforderlich ist, kann bei reduzierter Insulinproduktion oder verminderter Insulinwirksamkeit (Typ-2-Diabetes) eine Normalisierung des Stoffwechsels meist

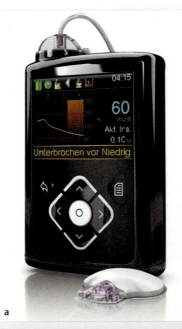
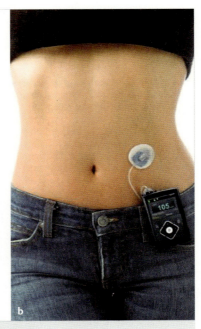

Abb. 26.6 Insulinpumpe. (Fotos: Medtronic GmbH)
a Modell einer Insulinpumpe.
b Am Körper getragene Insulinpumpe.

Tab. 26.6 Orale Antidiabetika – Wirkstoffe, Wirkungen und Gefahren.

Wirkstoff/Präparate (Beispiele)	Beispiele	Wirkung	Besonderheiten/Gefahren
Biguanide	Metformin Glucophage	• behindern Zuckerneubildung in der Leber • verbessern die Zuckerverwertung in der Muskulatur • verlangsamen die Zuckeraufnahme im Darm	• kann zu Diarrhö und Bauchschmerzen führen
Sulfonylharnstoffe	Glibenclamid, Glimepirid, Gliclazid, Gliquidon	• wirken direkt an den β-Zellen • verbessern die Insulinproduktion	• Gefahr der Unterzuckerung, besonders bei multimorbiden älteren Diabetikern
Alpha-Glucosidasehemmer	Acarbose, Miglitol	• der Abbau der Kohlenhydrate zu Einfachzucker im Darm wird gehemmt, dadurch verzögert sich der Übertritt von Zucker aus dem Darm ins Blut, Zuckeranstieg nach den Mahlzeiten wird verlangsamt	• Gefahr der Unterzuckerung, Korrektur nur durch gelösten Traubenzucker • negative Begleiterscheinung: Blähungen
Glinide	Repaglinid, Nateglinid	• fördern die Insulinsekretion aus den β-Zellen	• schneller Wirkbeginn, kurze Wirkdauer, daher Einnahme direkt vor der Mahlzeit • Gefahr einer Unterzuckerung ist gering

durch Tabletten verschiedener Wirkstoffgruppen erreicht werden.

Wirkungen und Gefahren der Antidiabetika sind in ▶ Tab. 26.6 dargestellt. Grundsätzlich unterscheiden sich die verschiedenen Medikamentengruppen in ihrer Wirkweise wie folgt:
- Biguanide: Sie verzögern die Glukose- bzw. Kohlenhydratresorption aus dem Darm.
- Sulfonylharnstoffe: Sie steigern die Insulinsekretion in der Bauchspeicheldrüse.
- Glinide: Sie stimulieren kurzzeitig die Insulinproduktion in der Bauchspeicheldrüse.
- Glitazone: Sie sollen v. a. die Körperzellen empfindlicher machen für die Insulineinwirkung.

Richtlinien

Erhalten ältere Menschen orale Antidiabetika, müssen sie immer wieder auf folgende Dinge hingewiesen werden:
- Die Medikamente müssen zum angegebenen Zeitpunkt und in der verordneten Dosierung eingenommen werden.
- Nach der Einnahme der Medikamente müssen die Mahlzeiten in der richtigen Zusammensetzung und zum genauen Zeitpunkt eingenommen werden.
- Die Konsequenzen einer nicht korrekten Einnahme von Medikamenten und Mahlzeiten sind Unter- oder Überzuckerungen (Hypo- oder Hyperglykämien).
- Die Symptome und Behandlungsmöglichkeiten einer möglichen Unterzuckerung müssen bekannt sein.
- Zur schnellen Behandlung einer Unterzuckerung sollten Typ-1- und Typ-2-Diabetiker neben Traubenzucker vorsorglich eine Glukagon-Fertigampulle (z. B. GlucaGen HypoKit) mit sich führen.

▶ Wechselwirkungen. Es gibt Medikamente, die die blutzuckersenkende Wirkung der Tabletten vom Typ der Sulfonylharnstoffe verstärken können, dazu zählen neben „blutverdünnenden" Substanzen (z. B. Marcumar):
- β-Blocker
- einige Rheuma-Medikamente
- Sulfonamide
- verschiedene Schmerzmittel
- fiebersenkende Medikamente

Lernaufgabe

Studieren Sie die Beipackzettel der Antidiabetika. Beachten Sie v. a. Wirkprinzipien und Nebenwirkungen der Substanzen. Notieren Sie sich die Medikamente, bei denen die Gefahr von Unterzuckerungen besteht, und beobachten Sie alte Menschen, die mit diesen Medikamenten behandelt werden, besonders aufmerksam.

26.1.5 Ernährung

Die Ernährung versorgt den Körper mit den lebensnotwendigen Nährstoffen, hat aber auch eine große psychische Bedeutung. Essen gehört zu den angenehmen Dingen im Leben. Bei besonderen Anlässen, bei Festen und Feiern hat der kulinarische Genuss einen ganz besonderen Stellenwert. Gut und gepflegt essen ist ein wichtiges Stück Lebensqualität.

Auch der Diabetiker hat ein Anrecht auf diese Lebensqualität. Gleichzeitig hat die Ernährung großen Einfluss auf den Verlauf der Krankheit mit ihren möglichen Komplikationen. Lebensqualität und die Gefahr von Komplikationen müssen sich nicht ausschließen. Beachtet der Diabetiker einige Grundvoraussetzungen, so kann auch er Freude am Essen haben.

Gesunde Ernährung

Eine gesunde Ernährung ist reich an Kohlenhydraten (mehr als 50 % der Kalorienzufuhr), arm an Fetten (weniger als 35 %), normal im Eiweiß (nicht mehr als 15 %) und reich an Ballaststoffen (mind. 20 g pro 1 000 Kalorien).

Die früher übliche Meinung, der Diabetiker müsse Kohlenhydrate sparen, weil diese den Blutzucker in die Höhe treiben und dafür fette und eiweißreiche Kost essen, ist längst überholt. Fette und eiweißreiche Kost fördern das Risiko der Gefäßerkrankungen (Herzinfarkt, Schlaganfall, Gicht, Nierenerkrankungen usw.).

Definition

Diabeteskost entspricht einer abwechslungsreichen, vollwertigen, gesunden und fettarmen Ernährung.

Merke

Diabetiker müssen nicht Kohlenhydrate sparen! Sie müssen nur den Kohlenhydratgehalt der Speisen und Getränke hinsichtlich ihrer Blutzuckerwirksamkeit richtig einschätzen können.

Ernährung und Diabetes

Im Normalfall wird die Ernährung des Diabetikers berechnet nach dem Körpergewicht, der körperlichen Betätigung und dem daraus resultierenden Kalorienbedarf. Sie richtet sich nach:
- Art des Diabetes (Typ 1 oder Typ 2)
- Schwere der Krankheit
- Alter
- Konstitution

Die Ernährung muss im Hinblick auf eine ausgeglichene Stoffwechsellage den Bedürfnissen des alten Menschen angepasst werden. Bei einer erforderlichen Umstellung müssen die bisherigen Essgewohnheiten erfragt werden. Sie sollten möglichst wenig verändert werden und falls erforderlich, nur schrittweise und in Absprache mit dem alten Menschen und seinen Angehörigen.

Lernaufgabe

In Ihren Praxiseinsätzen, ob im Heim oder in der häuslichen Pflege, erleben Sie die Ernährungssituation mancher Diabetiker. Tragen Sie Ihre Erfahrungen zusammen und bewerten Sie, ob die Praxis den Anforderungen an eine ausgewogene, diabetesgerechte Ernährung und den Bedürfnissen des betagten Menschen entspricht. Falls nicht, suchen Sie nach Möglichkeiten, die Situation zu verbessern.

Ernährung und Kohlenhydrate

Kohlenhydrate sind die wichtigsten Energieträger, sie werden im Körper zu Traubenzucker umgebaut, gelangen ins Blut und erhöhen den Blutzuckerspiegel. Bei der Berechnung der Kohlenhydratmenge hat sich in Deutschland die BE (Brot-Einheit bzw. Berechnungseinheit) bewährt.

Die verwertbare Kohlenhydratmenge einer 30 g schweren Schwarzbrotscheibe beträgt 12 g, dies entspricht 1 BE. In Zukunft soll der Begriff BE-Einheit durch KE-Einheit ersetzt werden (KE = Kohlenhydrat-Einheit), 1 KE = 10 g Kohlenhydrate.

Das Nebeneinander der verschiedenen Bezeichnungen (BE/KE) führt immer wieder zu Unsicherheiten. Mit Beschluss des Bundesrats 2010 wurde der Begriff Broteinheit aus allen gesetzlichen Regelungen entfernt. „Zwar ist die BE/KE in der Diätverordnung nun abgeschafft. BE und KE können jedoch weiterhin als didaktisches ‚Schätzmittel' in der Patientenschulung und -beratung eingesetzt werden" (Behnke 2009).

Merke

1 BE (Brot- oder Berechnungseinheit) entspricht einer Kohlenhydratmenge von 12 g.

1 KE (Kohlenhydrat-Einheit) entspricht 10 g Kohlenhydraten.

Nahrungsmittel mit Kohlenhydraten

Alle Nahrungsmittel, die Kohlenhydrate enthalten, müssen bei der Menge der blutzuckerwirksamen Lebensmittel berechnet werden. Dazu gehören z. B.:
- Getreideprodukte wie Backwaren oder Nudeln
- Kartoffeln, Reis
- Zucker
- Milch, Joghurt, Buttermilch
- Hülsenfrüchte und Mais
- frisches Obst, Trockenobst
- Obstsäfte, Diabetikerfruchtsäfte
- Nüsse

▶ **Alkohol.** Er liefert viele Kalorien und macht dick. Nach dem Alkoholgenuss kann eine Unterzuckerung sehr gefährlich werden. Der Diabetiker sollte, wenn überhaupt, nur kleine Mengen zu sich nehmen. In Grenzen erlaubt sind trockener Rotwein und klare Schnäpse. Süßweine, Liköre, Sekt u. Ä. sind nicht geeignet (sie enthalten 50 g Zucker/dl) und sollten daher nicht konsumiert werden.

▶ **Zucker und Zuckeraustauschstoffe.** Haushaltszucker, Rohrzucker und Honig sind Zuckerarten, die den BZ schnell in die Höhe treiben. Trotzdem sind sie für Diabetiker nicht mehr verboten, sollten aber nur in geringen Mengen verzehrt werden.

Zuckeraustauschstoffe sind ebenfalls Kohlenhydrate und müssen nach der derzeitig gültigen Fassung der Diätverordnung als Brot-Einheiten (BE) berechnet werden. Aber Zuckeraustauschstoffe (z. B. Fructose und Sorbit) sollten grundsätzlich nicht mehr verwendet werden, da sie den Fettstoffwechsel ungünstig beeinflussen, außerdem schon bei geringem Verzehr Blähungen und Durchfall verursachen. Die in Obst enthaltene Fructose ist unbedenklich. Die Lebensmittelindustrie darf keine Diabetikerprodukte mehr herstellen.

Praxistipp

Zum Süßen eignen sich für Diabetiker am besten Süßstoffe, die ganz ohne Kohlenhydrate auskommen, wie z. B. Saccharin, Cyclamat, Aspartam und Acesulfam K.

▶ **Stevia.** Seit Dezember 2011 ist Stevia (Stevia rebaudiana Bertoni) als Süßungsmittel europaweit zugelassen. Stevia wird aus einer südamerikanischen Blattpflanze gewonnen und ist nach Angaben der Hersteller 30-mal süßer als gewöhnlicher Haushaltzucker, enthält keine Kalorien und keine für Diabetiker anrechnungspflichtigen Kohlenhydrate. Noch werden seine Vor- und Nachteile kontrovers diskutiert. Für weitere Informationen s. Flemmer 2011, Summ 2013 oder http://www.freestevia.de.

Die verschiedenen Süßungsmittel werden in ▶ Tab. 26.7 vorgestellt.

Nahrungsmittel ohne Kohlenhydrate

Nahrungsmittel, die keine Kohlenhydrate enthalten, müssen nicht mit eingerechnet werden. Dazu gehören z. B.:
- Fleisch, Wurst und Fisch
- Eier, Quark, Käse, Butter und Margarine
- die meisten Gemüse und Salate bis zu 200 g pro Portion
- alle Sorten Tee, Kaffee, Mineralwasser und Limonaden mit Süßstoff

Säfte und normal gesüßte Getränke sind für Diabetiker ungeeignet, da sie i. d. R. große Mengen Zucker enthalten und durch ihre flüssige Konsistenz den BZ sehr schnell in die Höhe treiben.

▶ **Vitamine und Mineralstoffe.** Diese Nahrungsbestandteile sollten in Form von

Tab. 26.7 Wirkung der Süßungsmittel auf den Blutzucker.

nicht BZ-erhöhend	geringfügig BZ-erhöhend	BZ-erhöhend
Süßstoffe	Zuckeraustauschstoffe	Zucker
• Acesulfam K • Aspartam • Cyclamat • Saccharin • Stevia	• Fruchtzucker • Isomalt • Lactit • Sorbit • Mannit • Xylit • Polydextrose • Maltit Diese Produkte müssen mit 12 g (= 1 BE) im Tagesplan berücksichtigt werden. Sie sollten aber nicht mehr verwendet werden, da sie den Fettstoffwechsel ungünstig beeinflussen und schon in geringen Mengen Blähungen und Durchfall verursachen können.	• Haushaltszucker • Traubenzucker • Honig • Milchzucker

Obst und Gemüse reichlich gegessen werden. Weintrauben, Feigen und Datteln sind wegen ihres hohen Zuckergehaltes nicht empfehlenswert. In Deutschland sind die Hersteller von Nahrungsmitteln verpflichtet, die Inhaltsstoffe auf der Verpackung genau zu deklarieren. Das ist eine gute Hilfe für Diabetiker.

Austauschtabellen

In Tabellen kann nachgelesen werden, wie viel Gramm eines Nahrungsmittels jeweils dem Wert einer BE bzw. KE entspricht. Diese sog. Austauschtabellen, die im Internet oder in Apotheken erhältlich sind, ermöglichen eine individuelle Anpassung an die jeweiligen Essgewohnheiten, die speziell für ältere Menschen von Bedeutung sind.

Wie ein Tagesplan für einen Typ-2-Diabetiker aussehen kann, dem der Arzt eine Kohlenhydratzufuhr von 16 BE (= 192 g) verordnet hat, zeigt beispielhaft ▶ Tab. 26.8.

Für die Information älterer Menschen zum Thema Berechnung der BE hat sich die sog. **Einer-Regel** bewährt. Dies bedeutet, von allen wesentlichen kohlenhydrathaltigen Nahrungsbestandteilen entspricht 1 Stück = 1 BE.

> **Merke**
>
> Die Ernährung des Typ-2-Diabetikers erfordert eine Reduktion der Kalorien, v. a. der Fettmenge. Die Kohlenhydrate sollen gleichmäßig über den Tag verteilt werden (▶ Tab. 26.8, ▶ Abb. 26.7). Das hat zur Folge, dass sich der BZ oft von selbst reguliert.

Ernährung und Adipositas

Die Mehrzahl der Typ-2-Diabetiker ist übergewichtig, die Gewichtsreduktion steht deshalb im Vordergrund. Normalisiert sich das Körpergewicht, sinken häufig auch die Blutzucker- und Blutfettwerte. Mit zunehmendem Alter sinkt auch der Kalorienbedarf, er liegt dann bei 20–25 kcal pro Kilogramm Körpergewicht. Grundprinzipien der Ernährung eines Typ-2-Diabetikers sind:
- Gewichtsreduktion in Richtung Normalgewicht anstreben
- bedarfsgerechte Energiezufuhr
- gleichmäßige Verteilung der Nahrungszufuhr (3–4 Mahlzeiten) über den Tag
- Vermeiden von reinem Zucker und schnell resorbierbaren Zuckerarten
- Verwenden von wenig verarbeiteten Nahrungsmitteln mit hohem Ballaststoffanteil
- ausgewogene Zusammensetzung der Nahrungskomponenten (ca. 50 % Kohlenhydrate, ca. 15 % Eiweiß, ca. 35 % Fett)

Adipöse Typ-2-Diabetiker müssen nicht ängstlich BE oder KE zählen. Die Angaben sind Schätzhilfen und vor allen Dingen für insulinspritzende Diabetiker wichtig, weil sie die erforderliche Insulindosis auf die Zahl der benötigten Kohlenhydratmengen einstellen müssen.

Ernährung und Ballaststoffe

Zur gesunden Diabeteskost gehören ballaststoffreiche Lebensmittel wie Vollkornbrot, Getreideprodukte aus Vollkornmehl, Kartoffeln, Obst und Gemüse. Ballaststoffe verzögern die Aufnahme des Zuckers aus dem Darm. Daher steigt der Blutzuckerspiegel langsamer an und hohe Blutzuckerspitzen können vermieden werden. Daneben aktivieren Ballaststoffe die Darmtätigkeit und helfen, die häufig vorhandenen Verdauungsprobleme im Alter zu reduzieren. Außerdem senken sie die Blutfettwerte.

Alte Menschen essen im Normalfall meistens wenig Ballaststoffe, da sie Mühe haben, diese zu kauen. Außerdem wirken Ballaststoffe blähend, wenn der Organismus nicht daran gewöhnt ist. Deshalb ist es wichtig, die Ballaststoffe so zuzubereiten, dass sie für den alten Menschen

Tab. 26.8 Beispiel für einen Tagesplan mit 16 BE (KE).

Mahlzeit	Lebensmittel	BE	BE insgesamt
Frühstück	• Kaffee oder Tee (evtl. mit Süßstoff und 1–2 TL Milch) • 90 g Vollkornbrot • Butter, Margarine oder Quark, Käse, Wurst • 1–2 TL Diätmarmelade (braucht nicht berechnet werden)	3	3
Zwischenmahlzeit	• 1 kleiner Apfel • 250 g Naturjoghurt	1 1	2
Mittagessen	• 240 g Kartoffeln • Gemüse, Salate • 150 g Schweinesteak • 1 kleine Apfelsine	3 1	4
Zwischenmahlzeit	• 60 g Vollkornbrot • Butter, Margarine, Quark	2	2
Abendessen	• 90 g Vollkornbrot • Butter oder Margarine, Käse, Wurst, Fisch • Essiggurke, Tomate • oder Salat	3	3
Spätmahlzeit	• 1 mittelgroße Banane oder ein Früchtejoghurt	2	2
insgesamt			16 BE/Tag

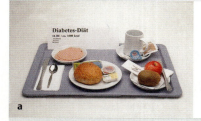
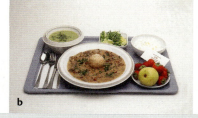
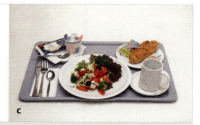

Abb. 26.7 Diabeteskost. Beispiele für die Hauptmahlzeiten eines Diabetikers, der gut eingestellt ist. (Fotos: Thieme)
a Frühstück.
b Mittagessen.
c Abendessen.

schmackhaft und trotzdem verträglich sind: Vollkornbrot kann z. B. aus ganz fein gemahlenem Getreide hergestellt und Gemüse zu fein pürierten Suppen verarbeitet werden.

Ernährung hochbetagter Diabetiker

Die Begleitung hochbetagter Diabetiker erfordert viel Einfühlungsvermögen.

▶ **Zu Hause.** Oft können alleine lebende Diabetiker sich nicht mehr ausreichend selbst versorgen. Hier ist die Zusammenarbeit mit ambulanten Diensten, z. B. „Essen auf Rädern" eine wichtige Hilfe. Für die Randmahlzeiten (Frühstück und Abendbrot) und die Zwischenmahlzeiten sollten Pflegende oder Angehörige die Mahlzeitenkomponenten verzehrfertig vorbereiten.

Auch die Menge an Flüssigkeit (Mineralwasser, Kaffee, Tee) muss in Tagesrationen (1,5–2 Liter pro Tag) leicht erreichbar bereitgestellt sein. Wird der alte Mensch mit Insulin oder Sulfonylharnstoffen behandelt, also mit Substanzen, die Unterzuckerungen auslösen können, muss er vorab gut informiert werden.

Erlebt ein Diabetiker einmal in Anwesenheit einer Pflegenden eine Unterzuckerung, ermöglicht ihm diese Situation die Symptome, die ihm diesen Zustand signalisieren, richtig einzuordnen. Zur Behebung einer Hypoglykämie müssen 1 Glas Apfelsaft getrunken oder 3–4 Täfelchen Traubenzucker gegessen werden.

> **Merke**
>
> Der Diabetes allein lebender hochbetagter Menschen sollte nicht grenzwertig eingestellt werden, damit die Gefahr einer Unterzuckerung verringert wird.

▶ **Im Heim.** In Senioren- und Pflegeheimen ist die Situation oft problematischer. Leider sind die Großküchen häufig nicht in der Lage, eine geeignete Diabeteskost anzubieten. Außerdem besteht die Gefahr, dass alten Menschen Sonderkost (Schonkost) serviert wird und sie deshalb vom normalen Essen ausgeschlossen werden bzw. sich ausgeschlossen fühlen.

Eine ausgewogene, abwechslungsreiche, vollwertige Normalkost mit hoher Nährstoffdichte, ohne allzu viel Haushaltszucker, mit viel Obst und Gemüse ist auch für alt gewordene Diabetiker geeignet. Beim Kaffeetrinken am Nachmittag sollten keine Unterschiede gemacht werden.

> **Merke**
>
> Ein hochbetagter Diabetiker kann ruhig ein Stück Kuchen essen, die Frage nach der Lebensqualität hat hier einen höheren Stellenwert als die nach der korrekten Diabeteskost.

26.1.6 Komplikationen und Folgeschäden

Zu den Komplikationen des Diabetes mellitus gehören:
- Hypoglykämie
- Hyperglykämie
- diabetische Folgeschäden

In der Pflege von alten Menschen gehört es zu den pflegerischen Aufgaben, die Komplikationen und Folgeschäden zu erkennen und zu vermeiden.

Hypoglykämie und Hyperglykämie

Eine große Gefahr für alte Menschen stellen die akute Unterzuckerung (Hypoglykämie) und die schleichend entstehende Überzuckerung (Hyperglykämie) dar.

In ▶ Tab. 26.9 sind die Symptome der akuten Situationen beschrieben und die Maßnahmen, mit denen man ihnen begegnen kann.

Hypoglykämiegefahr im Alter

Ältere Menschen sind aufgrund folgender Faktoren in mehrfacher Weise gefährdet, eine Hypoglykämie zu erleiden:
- fehlendes Hungergefühl
- zerebrovaskuläre Insuffizienz
- Nebenwirkung anderer Medikamente
- soziale Isolation
- Multimorbidität

▶ **Fehlendes Hungergefühl.** Das oft fehlende Hungergefühl kann zu einer reduzierten Kohlenhydrataufnahme oder zum völligen Weglassen einer Mahlzeit führen. Dadurch überwiegen bei insulinspritzenden oder sulfonylharnstoffbehandelten Diabetikern die blutzuckersenkenden Effekte, die zur Hypoglykämie führen können.

▶ **Zerebrovaskuläre Insuffizienz.** Aufgrund der häufig vorhandenen zerebrovaskulären Insuffizienz werden die Frühsymptome der Hypoglykämie weder vom alten Menschen noch von seiner Umgebung rechtzeitig bemerkt, dadurch unterbleiben entsprechende Interventionen (z. B. leichte bis mittelschwere akute Verwirrtheitszustände können sowohl Symptom einer Hypoglykämie als auch einer zerebrovaskulären Störung sein).

▶ **Nebenwirkung anderer Medikamente.** Ältere Typ-2-Diabetiker nehmen oft in hohen Dosen stark wirksame Sulfonylharnstoffe (Glibenclamid) ein. Und gerade diese Medikamente können zu schweren und vor allem rezidivierenden Hypoglykämien führen.

▶ **Soziale Isolation.** Die soziale Isolation älterer Menschen begünstigt die Hypoglykämie, Hilfe durch Angehörige oder Nachbarn steht dann nicht zur Verfügung.

▶ **Multimorbidität.** Bei älteren und multimorbiden Menschen kann eine Hypoglykämie einen apoplektischen Insult oder einen Herzinfarkt auslösen, mit einer recht ungünstigen Prognose.

> **Praxistipp**
>
> Medikamentös behandelte Diabetiker müssen besonders aufmerksam beobachtet und alle Veränderungen genau dokumentiert werden. Im Zweifel sollte dem Diabetiker ein Glas Apfelsaft angeboten und eine Blutzuckerkontrolle durchgeführt werden. In unklaren Situationen darf niemals Insulin injiziert werden.

Hyperglykämiegefahr im Alter

Die Hyperglykämie entwickelt sich langsamer und nimmt daher keinen so dramatischen Verlauf wie eine nicht erkannte Hypoglykämie. Doch auch eine Hyperglykämie kann für ältere Menschen zu großen Problemen führen, wenn sie nicht richtig erkannt oder die Symptome falsch interpretiert werden.

> **Merke**
>
> Ältere Menschen leiden häufiger an relativem als an absolutem Insulinmangel. Daher führt eine schwere Überzuckerung meist zu den Krankheitszeichen eines hyperosmolaren Komas.

Die Symptome eines hyperosmolaren Komas sind:
- Austrocknung (Exsikkose)
- krankhaft gesteigerter Durst (Polydipsie)
- krankhaft vermehrte Harnausscheidung (Polyurie)
- Krampfanfälle
- Nackensteifigkeit

Tab. 26.9 Hypoglykämie und Hyperglykämie in der Gegenüberstellung.

Hypoglykämie	Hyperglykämie
Definition	
• Blutzucker < 50 mg% (2,8 mmol) • schneller Verlauf mit stärker werdenden Symptomen	• Blutzucker > 200 mg% (11,0 mmol) • langsamer Verlauf mit stärker werdenden Symptomen
Ursachen	
• zu geringe Nahrungszufuhr • Auslassen von Zwischenmahlzeiten • ungewohnte starke körperliche Belastung • zu hohe Insulin- oder Sulfonylharnstoffgabe • zu langer Spritz-Ess-Abstand • reichlicher Alkoholgenuss ohne gleichzeitige Kohlenhydratzufuhr	• fehlende oder zu geringe Insulingabe • Weglassen von oralen Antidiabetika • erhöhter Insulinbedarf bei Infekten • exzessive Kohlenhydratzufuhr • Stress
Symptome	
• Heißhunger • starkes Schwitzen • Müdigkeit • Unruhe • Zittern • Pelzigkeitsgefühle um den Mund • Sehstörungen • Verwirrtheit • Bewusstseinstrübung bis zur Bewusstlosigkeit • ständiges Gähnen • lallende Sprache • Tachykardie • blasse Haut • Atmung normal, Reflexe gesteigert Beim alten Menschen fehlen häufig die klassischen Symptome. Hier zeigen sich v. a. nachts Stürze und Verwirrtheitszustände sowie auffallende Verhaltensstörungen	• Polyurie (verstärkter Harndrang) • Polydipsie • Müdigkeit • Schwäche • Bewusstseinstrübung bis zur Bewusstlosigkeit • Exsikkose • trockene Haut • Übelkeit, Erbrechen, Leibschmerzen • schlecht gefüllter, beschleunigter Puls • RR-Abfall • BZ-Anstieg • beim ketoazidotischen Koma: • Azetongeruch in der Ausatemluft • Kußmaul-Atmung • Nachweis von Ketonkörpern im Urin • beim hyperosmolaren Koma (vor allem bei älteren Menschen): • keine Ketonkörper im Urin • Krampfanfälle • Nackensteifigkeit • verstärkte Exsikkose mit schlechter Prognose
Behandlung	

• BZ- und Vitalzeichenkontrolle
• ist der Kranke ansprechbar, schnell wirkende Kohlenhydrate (z. B. Traubenzucker) zuführen, nach ca. 15 min langsam wirkende BE (z. B. Butterbrot)
• 2-stdl. BZ-Kontrolle
• bei Bewusstlosigkeit:
  ○ Atemwege freihalten
  ○ stabile Seitenlagerung
• bei Menschen „auf der Straße":
  ○ Kopf tief lagern wegen Aspirationsgefahr
  ○ schnellstmöglich Arzt oder Rettungswagen rufen
  ○ wenn vorhanden, Glukagon s. c. injizieren
	• Vitalzeichenkontrolle
	• Blutzuckerkontrolle
	• Urinzuckerkontrolle
	• viel Wasser zum Trinken geben
	• bei Bewusstlosigkeit:
	  ○ Atemwege freihalten
	  ○ stabile Seitenlagerung
	  ○ Vitalzeichen kontrollieren
	  ○ Blutzucker kontrollieren
	  ○ mit Normalinsulin substituieren (auf Arztanordnung)
	  ○ Arzt rufen

• halbseitige, leichtere Lähmungen (Hemiparese)

Wegen der oftmals vorhandenen Begleiterscheinungen ist das hyperosmolare Koma sehr gefährlich, die Letalität (tödlicher Ausgang) im Vergleich zum ketoazidotischen Koma etwa doppelt so hoch.

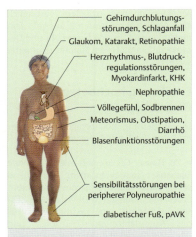

Abb. 26.8 Diabetische Folgeschäden. Viele Menschen mit Diabetes mellitus erleiden im Laufe der Zeit verschiedene Folgeschäden.

Lernaufgabe ✓

Notieren Sie typische Symptome eines ketoazidotischen und eines hyperosmolaren Coma diabeticum. Suchen Sie zu den Symptomen Interpretationsmöglichkeiten aus Ihrem altenpflegerischen Alltag, die das eigentliche Problem verschleiern, z. B.: Polyurie = Inkontinenz. Diskutieren Sie mögliche Konsequenzen.

Diabetische Folgeschäden

Eine über lange Zeit unzureichende Blutzuckereinstellung führt zu Störungen im Organismus des Diabetikers. Die Auswirkungen sind oft erst nach Jahren sichtbar. Die Ursachen liegen in einer Schädigung der großen und v. a. der kleinen Blutgefäße und Nerven. Zuckermoleküle verbinden sich mit Eiweißkörpern, die sich an den Innenwänden der Blutgefäße ablagern und dadurch zu einer Verengung der Gefäße führen (▶ Abb. 26.8).

Makro- und Mikroangiopathie

Sind die großen Gefäße betroffen, wird von einer Makroangiopathie gesprochen. In Verbindung mit einer Hypertonie sind die gefürchteten Krankheiten der Schlaganfall (S. 570) oder der Herzinfarkt (S. 555). Eine Schädigung der kleinen Gefäße wird als Mikroangiopathie bezeichnet.

Mikroangiopathien führen zu folgenden Krankheitsbildern:
• Retinopathie
• Nephropathie
• Infektionen
• Neuropathie
• diabetische Gangrän

Merke

Das beste Mittel zur Vermeidung von Folgeschäden ist eine konsequent normoglykämische Einstellung des Diabetes – eine Einstellung, die der des gesunden Menschen entspricht.

Retino- und Nephropathie

▶ **Retinopathie.** Die Retinopathie ist eine Netzhauterkrankung mit kleinsten Blutungen im Gewebe. Sie tritt als Spätfolge des Diabetes auf und kann zu Netzhautablösungen und Sehstörungen bis hin zur Erblindung führen. Allen Diabetikern wird deshalb empfohlen, in regelmäßigen Abständen die Augen untersuchen zu lassen.

▶ **Nephropathie.** Der Diabetes mellitus kann zu einer Nephropathie (allgemeine Bezeichnung für Nierenleiden) mit zunehmender Nierenfunktionsstörung und Eiweißausscheidung führen. Ein Nierenversagen als Spätfolge des Diabetes führt inzwischen dazu, dass heute ca. die Hälfte der Dialysepatienten Diabetiker sind; s. Kap. „Medizinische Grundlagen" (S. 772).

Infektionen und Neuropathie

▶ **Infektionen.** Die Hautveränderungen, eine schlechte Durchblutung und der hohe Zuckergehalt in Gewebe und Urin begünstigen das Wachstum von Bakterien und Pilzen. Es besteht eine Neigung zu Furunkulosen und eitrigen Hauterkrankungen. Der Pilzbefall tritt häufig mit Juckreiz (besonders am Abend) im Anal- und Genitalbereich auf. Frauen leiden oft an Harnwegserkrankungen.

▶ **Neuropathie.** Die Neuropathie, die durch eine Schädigung der Nerven hervorgerufen wird, führt zu schmerzhaften Missempfindungen, Taubheitsgefühlen oder Sensibilitätsstörungen. Die Schmerzempfindlichkeit an den Füßen wird ausgeschaltet; siehe „diabetischer Fuß" (S. 663).

Die motorische Neuropathie ist bei älteren Diabetikern oft die Ursache von Immobilität und Stürzen. Die autonome Neuropathie kann ebenfalls zu Stürzen, aber auch zu Darm- und Blasenfunktionsstörungen führen. Sie ist im Rahmen der multimorbiden Erkrankungen der Altersdiabetiker sehr zu beachten.

Diabetische Gangrän

Die diabetische Gangrän entsteht meist durch eine Kombination von Sensibilitätsstörungen, Durchblutungsstörungen und erhöhter Infektanfälligkeit. Sie führt längerfristig zu Gewebszerstörung, zu Nekrosen und infizierten Wunden im Bereich der Unterschenkel und der Füße. In schweren Fällen kann es zur Amputation des erkrankten Körperteiles kommen (z. B. der Großzehe).

Diabetischer Fuß

Der sog. diabetische Fuß (▶ Abb. 26.9) entsteht durch das Zusammenspiel der verschiedenen diabetischen Folgeerkrankungen:
- Die Durchblutung ist gestört durch makro- oder mikroangiopathische Gefäßveränderungen und eine oft extrem trockene und rissige Haut.
- Die Veränderungen an den Nerven, die Neuropathie, führt dazu, dass der Diabetiker keine Schmerzempfindung an den Füßen wahrnimmt.

Pflege der Füße bei Diabetes mellitus

Alte Menschen können ihre Füße auch nicht mehr regelmäßig inspizieren, weil sie körperlich weniger beweglich sind. So entstehen oft unbemerkt schwere Ulzera oder Läsionen. Diese können, wenn sie nicht rechtzeitig entdeckt und behandelt werden, zu schweren Gehbehinderungen bis hin zur Amputation der unteren Extremitäten führen. Aus diesem Grund sind eine gründliche Inspektion der Füße durch die Pflegepersonen und eine behutsame Pflege zur Vermeidung von Komplikationen unverzichtbar.

Verhaltensregeln und Empfehlungen für die Pflege der Füße bei Diabetes mellitus sind in ▶ Abb. 26.10 dargestellt.

Merke

Bei allen Diabetikern müssen Sie regelmäßig, mind. 1-mal pro Woche, die Haut auf Rötungen, Druckstellen, Verletzungen (Schrunden) und möglichen Pilzbefall untersuchen. Bei Diabetikern, die Missempfindungen und Gefühlsstörungen an den Füßen haben, muss eine solche Fußinspektion täglich durchgeführt werden.

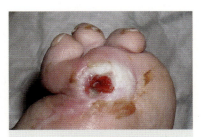

Abb. 26.9 Diabetisches Fußulkus. Hier ein sog. „Mal perforans", d. h. ein Geschwür, das sich häufig im Bereich des Vorfußes unter einer Hornhautschwiele oder an mechanisch belasteten Stellen aufgrund der verminderten Druckempfindlichkeit entwickelt. (Abb aus: I care Pflege. Thieme; 2015)

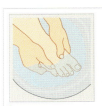   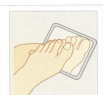

▶ Die Füße in lauwarmem Wasser mit wenig Seife waschen.

▶ Füße sorgfältig abtrocknen, besonders zwischen den Zehen. Feuchtigkeit begünstigt die Ausbreitung von Bakterien und Fußpilz.

▶ Nägel werden leicht rund geschnitten, scharfe Kanten anschließend gefeilt.

▶ Die Fußsohlen sind regelmäßig auf Verletzungen zu kontrollieren. Auch kleinste Wunden müssen desinfiziert werden.

   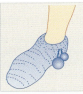

▶ Nicht heilende Wunden und Verletzungen sollten vom Arzt untersucht werden.

▶ Vorteilhaft ist es, wenn der Diabetiker warme und bequeme Socken trägt, die außerdem den Fuß trocken halten.

▶ Der beste Fußschutz ist das Tragen von gut passenden Schuhen aus weichem Leder.

▶ Weiche Bettsocken halten die Füße auch nachts warm.

Abb. 26.10 Empfehlungen zur Fußpflege bei Diabetes mellitus. Die Pflege der Füße ist ein „Muss" für jeden Diabetiker.

Fußpflege bei Diabetikern gehört in die Hände von fachlich kompetenten und sorgfältig arbeitenden Fußpflegern (Podologe). Zu den Aufgaben der Altenpflege gehören
- regelmäßige Inspektion,
- fachlich professionelle tägliche Pflege und
- Sorge für eine individuell angepasste Blutzuckerlangzeiteinstellung.

26.1.7 Unterstützung in Bereichen der ABEDL

Der an Diabetes mellitus erkrankte ältere Mensch ist je nach Schweregrad der Erkrankung und nach Allgemeinzustand in verschiedenen Bereichen der ABEDL teilweise oder vollständig eingeschränkt und bedarf der professionellen pflegerischen Beratung, Anleitung und Unterstützung.

Zu beachten sind besonders folgende Bereiche:
- sich bewegen können
- sich pflegen können
- vitale Funktionen aufrechterhalten können
- essen und trinken können
- ausscheiden können
- soziale Kontakte, Beziehungen und Bereiche sichern und gestalten können

Die Einschränkungen sind unterschiedlich stark ausgeprägt. Die Selbstständigkeit der alten Menschen, die am Anfang der Erkrankung noch besteht, kann im Laufe der Zeit durch auftretende Komplikationen vorübergehend oder ganz verloren gehen.

Sich bewegen können

Körperliche Betätigung führt zu Blutzuckersenkung. Daher sollten alle Diabetiker zur regelmäßigen körperlichen Aktivität motiviert werden, ohne sie zu überfordern. Beim Typ-2-Diabetes mit Adipositas fördert körperliche Betätigung neben der Diät die Normalisierung von Körpergewicht und Blutzuckerwerten.

Gefahren im täglichen Leben

Folgende Gefahren können sich beim Bewegen ergeben. Pflegende müssen die alten Menschen deshalb sorgsam beobachten und im Bedarfsfall Hilfen in folgender Hinsicht anbieten:
- intensives Bewegen und zu wenig essen
- Sensibilitätsstörungen
- Sehstörungen und Polyneuropathien

▶ **Intensives Bewegen und zu wenig essen.** Die Kombination dieser beiden Aspekte kann zu Unterzuckerungen führen. Alte Menschen müssen die Symptome einer Unterzuckerung genau kennen und wissen, wie sie darauf reagieren müssen. Auf Spaziergängen, bei Gymnastikstunden u. Ä. müssen Diabetiker immer 4–6 Täfelchen Traubenzucker in der Tasche haben.

▶ **Sensibilitätsstörungen.** Sensibilitätsstörungen können beim Gehen, besonders mit ungeeignetem Schuhwerk, zu Druckstellen und Verletzungen an den Füßen führen. Auf keinen Fall sollte ein Diabetiker barfuß gehen. Schuhe müssen innen und außen gründlich inspiziert werden, bevor sie angezogen werden. Steinchen, Nägel u. Ä. müssen vorher entfernt werden.

▶ **Sehstörungen und Polyneuropathien.** Diabetiker mit Sehstörungen und Polyneuropathien sind sturzgefährdet. Es gibt eine Reihe von Hilfen, die in Wohnungen und Pflegeheimen angebracht werden können, um das Risiko von Stürzen zu reduzieren. Dies sind z. B.:
- deutlich sichtbare Orientierungshilfen
- Haltegriffe und Geländer
- gute, nicht blendende Beleuchtung
- Flure und Wohnräume ohne Stolperfallen

Darüber hinaus sollten Pflegende darauf achten, dass alte Menschen ihre Brille tragen und diese täglich reinigen.

Nicht selten benötigt ein Diabetiker einen Rollator, einen Rollstuhl oder er hat eine Beinprothese. Die Pflegenden müssen sich dann mit den Hilfsmitteln vertraut machen, um diese fachgerecht einsetzen zu können bzw. um sachkundig anzuleiten.

Sich pflegen können

Im Hinblick auf die Körperpflege stehen beim Diabetiker besonders 2 Problembereiche im Vordergrund:
- Infektanfälligkeit
- Sensibilitätsstörungen

Infektanfälligkeit

Eine verminderte Resistenz gegenüber Infektionen der Haut erfordert besondere Sorgfalt in allen Bereichen der Körperpflege. Besonders die Beobachtung von möglichen Veränderungen ist wichtig. Unbemerkte Bagatellverletzungen (z. B. bei der Fußpflege) können in Verbindung mit Wundheilungsstörungen schwerwiegende Folgen haben.

Merke

Besonders infektanfällig sind Stellen, auf denen Haut auf Haut liegt. Das kommt häufig bei adipösen Menschen vor, die zu Dermatosen neigen. Die Pflegepersonen müssen hier auf eine gute und schonende Pflege achten.

▶ **Pilzinfektionen.** Eine veränderte Flora im Genitalbereich führt häufig zu Pilzinfektionen. Diese müssen rechtzeitig erkannt und behandelt werden. Vorbeugend hierfür ist eine gründliche Intimhygiene mit Pflegemitteln, die dem pH-Wert der Haut weitestgehend entsprechen.

Auch im Mund- und Rachenraum neigen Diabetiker zu Pilzinfektionen (Soor). Die tägliche Mund- und Zahnhygiene sowie die regelmäßige Kontrolle dienen der Prophylaxe.

▶ **Trockene Haut.** Ältere Diabetiker haben in den meisten Fällen eine sehr trockene Haut, die sorgfältig gepflegt werden muss. Zur Hautpflege müssen milde, pH-neutrale Waschlotionen und feuchtigkeitsspendende Pflegemittel verwendet werden. Dazu eignen sich z. B. Körperlotionen mit einem Gehalt von 3-, 5- bzw. 10%igem Zusatz von Urea, einer Harnstoffverbindung, die die Feuchtigkeit in der Haut festhält. Zur Pflege von trockener Haut siehe auch Wasser-in-Öl-Emulsionen (S. 298).

Sensibilitätsstörungen

Die Probleme bei der Pflege der Füße wurden bereits beschrieben (S. 663). Die Füße der Diabetiker erfordern ganz besonders viel Aufmerksamkeit. Kleinste Verletzungen an Füßen oder Fußnägeln können zu schlecht heilenden großen Wunden führen, die eine Amputation erforderlich machen.

Die Dekubitusgefahr bei bettlägerigen Diabetikern ist besonders hoch. Die Dekubitusprophylaxe muss konsequent an allen gefährdeten Körperpartien durchgeführt werden. Alle Veränderungen an der Haut werden korrekt und umfassend dokumentiert und entsprechend behandelt.

Vitale Funktionen des Lebens aufrechterhalten können

Diabetiker, die mit Insulin oder Antidiabetika behandelt werden, neigen zu Blutzuckerschwankungen. Im Extremfall erleiden die Betroffenen einen hypoglykämischen Schock oder fallen in ein diabetisches Koma (S. 840). Pflegende müssen daher den Betroffenen sorgfältig beobachten und ihn informieren, damit dieser in der Lage ist, die Symptome zu erkennen, um entsprechend reagieren zu können. In vielen Fällen kann jedoch ein älterer Diabetiker die Situation selbst nicht richtig einschätzen.

Es besteht außerdem die Gefahr einer diabetischen Entgleisung, s. „Hypo- oder Hyperglykämie" (S. 661).

Essen und Trinken können

Essen und trinken erfordert von Diabetikern ein gewisses Maß an Aufmerksamkeit und Disziplin. Besonders Typ-2-Diabetiker müssen mit gewissen Einschränkungen leben; s. „Ernährung" (S. 658). Die Erkrankung ist zwar nicht heilbar, aber wenn der Kranke seine Essgewohnheiten nach den Regeln einer Diabeteskost organisiert, kann er über viele Jahre ohne Folgeerkrankungen und bei guter Lebensqualität leben.

Essgewohnheiten

Alte Menschen ändern ihre Essgewohnheiten nur ungern. Eine intensive Einbeziehung der Betroffenen und ihrer Angehörigen schafft eine Basis, auf der auch einschneidende Änderungen erreicht werden können. Angehörige und Pflegende sollten ihren Umgang mit Diabetikern an den 4 ethischen Prinzipien (S. 110) ausrichten.

Meist ist eine radikale Änderung aller bisherigen Gewohnheiten nur dann erforderlich, wenn der Betroffene schwere Folgeerkrankungen hat. Der Blutzucker sollte z. B. immer dann im Normbereich sein, wenn ein Dekubitalgeschwür oder ein Ulcus cruris im Bereich des Unterschenkels abheilen soll.

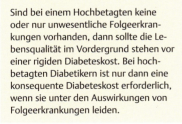

Merke

Sind bei einem Hochbetagten keine oder nur unwesentliche Folgeerkrankungen vorhanden, dann sollte die Lebensqualität im Vordergrund stehen vor einer rigiden Diabeteskost. Bei hochbetagten Diabetikern ist nur dann eine konsequente Diabeteskost erforderlich, wenn sie unter den Auswirkungen von Folgeerkrankungen leiden.

▶ **Aufgaben der Pflege.** Pflegefachkräfte haben die Aufgabe, die Mahlzeiten, die für den Diabetiker vorbereitet wurden, auf Qualität, Quantität und optisches Aussehen zu überprüfen. Die Pflegenden sind verantwortlich für die individuelle und korrekt berechnete Diabeteskost. Sie müssen kontrollieren, was dem Diabetiker serviert wurde und was nach dem Essen auf dem Teller verblieben ist. Hat der insulin- oder tablettenbehandelte Diabetiker die Portion der Kohlenhydrate nicht aufgegessen, so muss die Pflegende dem alten Menschen eine Alternative bieten.

Süßigkeiten und ungeeignete Nahrungsmittel, die die Angehörigen mitbringen, dürfen dem alten Menschen nicht weggenommen werden. Auch der alt gewordene Diabetiker ist für sich selbst verantwortlich und hat ein Recht darauf, so zu leben und das zu essen, was er gerne möchte. Beeinflusst das Essverhalten die Therapie zu sehr, muss im persönlichen Gespräch, zusammen mit den Angehörigen, nach einer einvernehmlichen Lösung gesucht werden. In diesem Gespräch sollten die „Prinzipien ethischer Pflegepraxis" (Autonomie, Fürsorge usw.) die Grundlage bilden (S. 110).

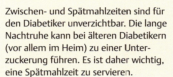

Merke

Zwischen- und Spätmahlzeiten sind für den Diabetiker unverzichtbar. Die lange Nachtruhe kann bei älteren Diabetikern (vor allem im Heim) zu einer Unterzuckerung führen. Es ist daher wichtig, eine Spätmahlzeit zu servieren.

Pflege bei Fieber

Leidet ein Diabetiker an einem fieberhaften Infekt und lehnt er die Nahrungsaufnahme ganz oder teilweise ab, ergibt sich ein Problem bezüglich der Verabreichung von Insulin oder oralen Antidiabetika, sofern sie Unterzuckerungen verursachen können. Dem Körper fehlt die sonst übliche Menge an Kohlenhydraten. Der fiebernde Diabetiker benötigt trotzdem sein Insulin, der Insulinbedarf kann sogar erhöht sein. Der Kranke benötigt auf alle Fälle Insulin und wenn möglich eine bestimmte Menge an Kohlenhydraten.

Folgende Richtlinien sollten von der Pflegenden und nach ärztlicher Anweisung beachtet werden, wenn Diabetiker an fieberhaften Infekten erkranken:
- Insulin nie weglassen, mindestens die übliche Basalrate bei ICT (intensivierte Insulin-Therapie) injizieren, auch wenn nichts oder nur wenig gegessen wird.
- mit dem behandelnden Arzt klären, ob eventuell kurzfristig statt oraler Antidiabetika Insulin verabreicht werden kann.
- häufigere Blutzuckerkontrollen als üblich (etwa alle 2 h).
- üblichen Ernährungsplan so weit wie möglich einhalten.
- bei Appetitlosigkeit Kohlenhydrate in Form von Obst oder Fruchtsäften, Salzbrezeln oder Salzstangen anbieten; Wünsche des Kranken berücksichtigen.
- viel Flüssigkeit anbieten, um fieberbedingten Flüssigkeitsverlust auszugleichen.

Pflege bei Durchfall und Erbrechen

Bei unstillbarem Erbrechen oder Durchfall ist eine ausreichende Resorption der Kohlenhydrate nicht gewährleistet. Dies kann bei insulinbehandelten Diabetikern zu schweren Hypoglykämien führen. Bei Typ-2-Diabetikern, die mit Antidiabetika behandelt werden, ist zudem die Medikamentenresorption nicht sichergestellt, in diesem Fall muss mit Hyperglykämien (S. 661) gerechnet werden.

Pflegende sollten folgende Richtlinien beachten, wenn Diabetiker an Durchfall und Erbrechen leiden:
- Kohlenhydratzufuhr durch leicht resorbierbare Nahrungsmittel gewährleisten (z. B. Haferflockensuppe, Grießbrei, Kartoffelbrei, Salzstangen) oder kohlenhydrathaltige Getränke (z. B gesüßter Tee).
- Flüssigkeitszufuhr erhöhen, um die verloren gegangene Flüssigkeit zu ersetzen.
- regelmäßig Blutzucker kontrollieren (häufiger als üblich, etwa alle 2 h).
- tablettenbehandelte Diabetiker müssen evtl. kurzfristig mit Insulin behandelt werden (nach ärztlicher Anordnung).

Ausscheiden können

Häufiges Wasserlassen als Zeichen von erhöhtem Blutzucker kann auf eine Entgleisung im Sinne einer Hyperglykämie hindeuten. In diesem Fall sollte unbedingt eine Blutzuckerkontrolle durchgeführt werden. Weitere Probleme entstehen durch Harnwegsinfekte. Vorbeugende Maßnahmen wurden bereits im Kap. „Prophylaxe von Harnwegsinfektionen" (S. 367) erwähnt.

Pflegende müssen die Symptome von Infektionen im Urogenitalbereich beobachten und rechtzeitig erkennen, indem sie
- Urin beobachten,
- auf Beschwerden beim Wasserlassen achten und
- nach ärztlicher Anordnung den Urin regelmäßig untersuchen lassen.

Soziale Kontakte, Beziehungen und Bereiche sichern und gestalten können

Erkrankt ein älterer Mensch an Diabetes mellitus, beeinflusst diese Diagnose sein gesamtes weiteres Leben. Die Fragen nach dem was und wie viel er essen kann und ob er z. B. noch an wöchentlichen Treffen seines Vereins oder seiner Freunde teilnehmen kann, verunsichert ihn oft so sehr, dass er sich komplett aus dem gesellschaftlichen Leben zurückzieht. Auch in Einrichtungen der stationären Altenhilfe besteht für Diabetiker die Gefahr, ausgegrenzt zu werden, weil die spezielle Ernährung und Anzahl der Mahlzeiten bei anderen Missgunst und Neid bewirken kann.

▶ **Diabetesschulung.** Pflegende und Angehörige müssen gemeinsam nach Möglichkeiten suchen, um den alten Menschen wieder in sein Umfeld zu integrieren. Gute Informationen, am besten eine Diabetesschulung, können helfen, Sicherheit im Umgang mit der Krankheit zu bekommen und damit die Angst vor „Fehlern" auszuschalten.

Diabetes mellitus ist eine Krankheit, bei der jeder Betroffene Fachmann in eigener Sache sein sollte. Auch ältere Menschen können dies noch erlernen. Die Fachkompetenz gibt ihnen Sicherheit und Selbstvertrauen. Pflegende sollten die Informationen über entsprechende Angebote an den Kranken und seine Angehörigen weitergeben.

26.1.8 Qualitätskriterien

Über die Qualität einer Diabetesbetreuung und Pflege im Altenheim gibt die vor einiger Zeit veröffentlichte Studie der Deutschen Diabetes-Stiftung „ProDiAL" kompetent Auskunft. Ein Ergebnis dieser Forschungsarbeit ist die Zusammenstellung von Kriterien, nach denen die Versorgung von Diabetikern im Alten- und Pflegeheim beurteilt werden kann.

Diese Liste wurde in ▶ Abb. 26.11 leicht modifiziert und als Checkliste für Pflegende und Hausärzte abgedruckt. Sie sollte in stationären Einrichtungen Standard sein.

26.1.9 Ethische Herausforderung

Fallbeispiel

Frau Hauser ist eine 85-jährige Dame an Ihrem Praktikumsplatz, die vor Kurzem erfahren hat, dass sie einen Typ-2-Diabetes hat. Sie ist sehr adipös, hat ein Ulcus cruris am linken Unterschenkel und starken Pilzbefall an beiden Füßen. Laut Arztanweisung soll Frau Hauser Antidiabetika und eine entsprechende Diabeteskost erhalten. Da sie sehr gerne Süßigkeiten und Kuchen isst, reagiert sie auf diese Ankündigung uneinsichtig und depressiv. Sie zieht sich zurück, verkriecht sich in ihrem Bett und will nichts mehr hören und sehen.

Lernaufgabe

Diskutieren Sie miteinander folgende Fragen:
- Wie konsequent muss die Therapie durchgeführt werden?
- Wie können Sie Frau Hauser helfen, ihre Krankheit zu akzeptieren und möglichst aktiv bei der Behandlung mitzuarbeiten?
- Wie könnten Sie Frau Hauser dazu bringen, Fachfrau ihrer eigenen Erkrankung zu werden?
- Was bedeutet für diese Bewohnerin Lebensqualität?
- Berücksichtigen Sie bei Ihren Überlegungen die „Prinzipien ethischer Pflegepraxis" (S. 110), besonders Autonomie und Fürsorge.
- Welche Bedeutung haben außerdem sozialethische Fragen, z. B. Kosten für das Gesundheitswesen durch diabetische Spätfolgen?

Qualitätskriterien zur Pflege von Menschen mit Diabetes mellitus	ja	nein
● Gute ärztliche Versorgung		
– Werden die Therapieziele zusammen mit Bewohner, Angehörigen und Pflegepersonal erarbeitet?	○	○
– Werden die Wünsche des Bewohners bei der Therapie berücksichtigt?	○	○
– Erfolgen die ärztlichen Besuche in regelmäßigen Abständen und ohne Zeitdruck? Zieht jeder Arztbesuch ein kurzes Gespräch mit den Pflegenden nach sich? Verordnet der Arzt die notwendigen Hilfsmittel in ausreichender Menge, z.B. Blutzuckerteststreifen, Kanülen für schmerzarme Injektionen und orthopädische Hilfsmittel?	○	○
– Erfolgen halbjährlich augenärztliche Untersuchungen?	○	○
● Fachlich hochwertige pflegerische Versorgung		
– Gelten auf allen Stationen des Pflegeheimes die gleichen Therapierichtlinien?	○	○
– Werden interne Pflegestandards zusammen mit den betreuenden Hausärzten entwickelt?	○	○
– Hat jeder Bewohner eine namentliche Ansprechpartnerin, die sich für Bewohner und Erkrankung verantwortlich fühlt und die Planung der durch das Team zu leistenden Aufgaben übernimmt?	○	○
– Sind keine ungelernten oder angelernten Kräfte mit der medizinischen Betreuung von Diabetikern beauftragt?	○	○
– Nehmen die Pflegenden regelmäßig an Fortbildungen teil?	○	○
– Erfolgen regelmäßig Blutzuckermessungen und werden sie im Dokumentationssystem festgehalten?	○	○
– Werden die Mahlzeiten nur von geschultem Personal serviert? Überprüft die zuständige Pflegekraft nach den Mahlzeiten die Menge der noch auf dem Teller verbliebenen Lebensmittel zur Hypoglykämieprophylaxe?	○	○
– Gibt es Beratungen, Gesprächskreise, Kursangebote und schriftliches Informationsmaterial für chronisch Kranke und ihre Angehörigen?	○	○
● Gesunde und schmackhafte Ernährung		
– Ist die Küche flexibel, kann sie sich auf Ernährungsverordnungen des Arztes einstellen?	○	○
– Werden die Empfehlungen der Deutschen Gesellschaft für Ernährung berücksichtigt?	○	○
– Wird bei der Ernährung der Pflegebedürftigen auch der Flüssigkeitshaushalt berücksichtigt?	○	○
– Stehen 6 Mahlzeiten am Tag zur Verfügung, sind die Zwischenmahlzeiten abwechslungsreich?	○	○
– Verfügt mindestens ein Koch über spezielle Kenntnisse der Diätetik?	○	○
– Sind am Buffet die Speisen gekennzeichnet, wird bei der Auswahl beraten?	○	○
– Ist Missgunst vermieden, da sich das Diabetikeressen kaum von der anderen Kost unterscheidet?	○	○

Abb. 26.11 Checkliste. Qualitätskriterien zur medizinischen und sozialen Betreuung von Diabetikern in stationären Einrichtungen (mod. n. DDG ProDiAL-Bericht 2006).

26.2 Fettstoffwechselstörungen

Christina Said

Fallbeispiel

Herr Stiller, 75 Jahre alt und übergewichtig, hat vor 2 Monaten einen Schlaganfall (S. 570) erlitten. Nach der akuten Krankenhausbehandlung und einem Aufenthalt in einer geriatrischen Rehabilitationsklinik kommt er mit einer noch bestehenden leichten Hemiparese rechts und einer schon zurückgebildeten Sprachstörung wieder nach Hause. Die Folgen des Schlaganfalls haben sich zwar schon deutlich gebessert, aber Frau Stiller, die selbst schon 75 Jahre alt ist, bittet den ambulanten Pflegedienst, sie bei der Pflege und Begleitung ihres Mannes zu unterstützen. Im Krankenhaus wurden zusätzlich zu den vorbestehenden Erkrankungen Bluthochdruck, Diabetes mellitus Typ 2 und Erhöhung der Blutfettwerte und eine Erhöhung des Harnsäurespiegels festgestellt. Herr Klein vom ambulanten Pflegedienst sucht das Ehepaar Stiller heute das erste Mal auf.

26.2.1 Medizinische Grundlagen

Fette werden im Körper an vielen Stellen benötigt: als Energiereserve, Kälteschutz, Polsterfett, zum Aufbau von Zellstrukturen, im Nervensystem und zur Bildung von Hormonen und Gallensäuren. Die fettlöslichen Vitamine A, D, E, K aus der Nahrung können nur, wenn gleichzeitig Fett aufgenommen wird, verwertet werden. Fette sind also für unseren Körper lebensnotwendig. Sind der Fettstoffwechsel aber gestört und die Blutfettwerte erhöht, steigt das Risiko für verschiedene Erkrankungen.

In der Darmschleimhaut werden die wasserunlöslichen Fette zu Triglyceriden zusammengesetzt, die dann zusammen mit dem Cholesterin an Transporteiweiße, die sog. Lipoproteine, gebunden werden. So können die Fette zu ihren jeweiligen Zielzellen befördert werden. Dabei sind verschiedene Transporteiweiße für die unterschiedlichen Fette zuständig. So wird z. B. das Cholesterin von den LDL- (Low Density Lipoprotein-) und HDL- (High Density Lipoprotein-)Partikeln befördert, während die VLDL- (Very Low Density Lipoprotein-)Partikel hauptsächlich Triglyceride transportieren. Die Lipoproteine gelangen nun über die Darmlymphe in das Blutplasma. Kurzkettige Fettsäuren sind relativ gut wasserlöslich und gelangen deshalb in freier Form über die Pfortader in die Leber.

Die Lipoproteine lassen sich im Blut einzeln nachweisen und sind bei Fettstoffwechselstörungen erhöht. Bei der Untersuchung im Serum werden meist Triglyceride und Gesamtcholesterin bestimmt. Das Gesamtcholesterin lässt sich noch weiter unterteilen, v. a. in LDL-Cholesterin (niedrige Dichte) und HDL-Cholesterin (hohe Dichte).

▶ **LDL-Cholesterin.** LDL transportiert das Cholesterin aus der Leber in die Körperzellen. Ist es erhöht, kann es zu gefährlichen Ablagerungen in den Blutgefäßen führen. Deswegen gilt es als das sog. „böse" Cholesterin (Eselsbrücke: „**L**ass **d**as **l**ieber").

▶ **HDL-Cholesterin.** HDL, das „gute" Cholesterin (sog. „Schutzlipoprotein"), bewirkt den Transport von Cholesterin aus Zellen und Gewebe in die Leber, in der das Cholesterin anschließend verstoffwechselt wird. Es verhindert also Cholesterinablagerungen in den Gefäßen (Eselsbrücke: „**H**ab **d**ich **l**ieb").

Definition

Unter einer **Hyperlipidämie** bzw. **Hyperlipoproteinämie** versteht man eine Erhöhung der Blutfettwerte, wobei die Triglyceride, das Cholesterin oder beides im Nüchternserum erhöht sein können. Demnach wird unterschieden zwischen:
- Hypertriglyceridämie: Triglyceride > 150 mg/dl
- Hypercholesterinämie: Cholesterin > 200 mg/dl
- kombinierte Hyperlipidämie: Triglyceride und Cholesterin erhöht

Der Begriff „Hyperlipidämie" bzw. „Hyperlipoproteinämie" beschreibt eigentlich ein Symptom, keine Diagnose, da er nur einen auffälligen Laborwert beschreibt, aber nichts über die Ursache und die genaue Art der Störung aussagt.

Ursachen und Formen der Hyperlipidämien

▶ **Reaktiv-physiologische Form bei Überlastung des Stoffwechsels.** Triglyceride sind nach hohem Alkoholkonsum oder unter zucker- und kalorienreicher Ernährung erhöht, Cholesterin nach zu viel tierischen Fetten in der Nahrung. Bewegungsmangel kann dies verstärken.

▶ **Sekundäre Form bei anderen Erkrankungen.** Triglyceride können bei Alkoholkrankheit oder Adipositas (Fettsucht), Cholesterin bei Hypothyreose (Schilddrüsenunterfunktion) erhöht sein. Bei schlecht eingestelltem Diabetes, Nierenerkrankungen, Schwangerschaft oder Einnahme mancher Medikamente (z. B. Cortison, Östrogene) können beide Blutfettwerte ansteigen.

▶ **Primäre oder erbliche Form.** Meist wird nur die Veranlagung zu Hyperlipidämie vererbt. Es gibt aber auch seltene erbliche schwere Hyperlipidämien, bei denen die Kranken schon im jungen Alter sehr hohe Blutfettwerte mit Herzinfarkt oder Schlaganfall als Folge haben.

Merke

Die meisten Fettstoffwechselstörungen sind Mischformen, bei denen mehrere Ursachen zusammenkommen. Auch bei erblicher Veranlagung hat der Lebensstil großen Einfluss darauf, wann und wie stark ausgeprägt die Blutfettwerte erhöht sind.

Folgen erhöhter Blutfettwerte

Symptome

Erhöhte Blutfettwerte machen an sich keine Symptome. Bei starker Erhöhung können typische Fettablagerungen im Gewebe, Xanthome, Xanthelasmen oder ein Arcus Lipoides Corneae (▶ Abb. 26.12) vorkommen. Meist wird der auffällige Wert aber zufällig bei einer Laboruntersuchung festgestellt oder wenn schon Folgeschäden aufgetreten sind.

Folgeschäden

Sind die Blutfette chronisch erhöht, kann das zu folgenden Erkrankungen führen:
- **Arteriosklerose** (▶ Abb. 26.13): Cholesterin wird in die Gefäßwände eingelagert und die Gefäßwand verdickt sich. Durch eine Entzündungsreaktion, Bindegewebswucherung und Kalkeinlagerung wird die Arterie immer enger und kann schließlich ganz verschlossen werden. Die Folgen sind **Herzinfarkt, Schlaganfall** oder **periphere Arterielle Verschlusskrankheit** (pAVK).
- **Pankreatitis** (Bauchspeicheldrüsenentzündung): bei sehr hohem Triglyceridspiegel
- **Fettleber**: bei Hypertriglyceridämie, Adipositas (Fettsucht)

Auswirkungen auf das kardiovaskuläre Risiko

▶ **Metabolisches Syndrom.** Als Metabolisches Sydrom (▶ Abb. 26.12) wird das Zusammentreffen mehrerer, „wohlstandsbedingter" Krankheiten bezeichnet, die – wenn sie gemeinsam vorliegen –, das Risiko von Herz- und Gefäßerkrankungen stark erhöhen. Dazu gehören außer der Hyperlipidämie die stammbetonte Adipositas („Apfeltyp" mit großem Bauchumfang), Diabetes Typ 2 mit Insulinresistenz der Zellen und arterielle Hypertonie. Manche Autoren zählen auch die Hyperurikämie (S. 671) dazu.

Merke

Die Risiken der einzelnen Grunderkrankungen addieren sich beim Metabolischen Syndrom nicht nur, sondern sie potenzieren sich. Das Risiko, in den nächsten 10 Jahren einen Schlaganfall zu erleiden, wenn alle Bestandteile des Metabolischen Syndroms vorliegen, beträgt 10–20 %!

Praxistipp

Für die Pflegenden ist es wichtig, den Kranken in seiner Gesamtheit zu begreifen und zu unterstützen. Wie sieht er selbst seine Situation? Welche liebgewordenen Gewohnheiten sind ihm besonders wichtig, und wo wäre er bereit, etwas zu ändern? Pflegende müssen auch alle bestehenden Erkrankungen berücksichtigen.

Fallbeispiel

Herr Stiller hatte auf Anraten seines Hausarztes hin mit dem Rauchen vor 5 Jahren aufgehört, hatte aber daraufhin stark an Gewicht zugenommen. Vor 4 Jahren war der Diabetes mellitus Typ 2 (Insulinresistenz) festgestellt und mit oralen Antidiabetika eingestellt worden. Die Behandlung der erhöhten Blutfettwerte hatte er bisher nicht so ernst genommen und seine Medikamente nur unregelmäßig eingenommen.

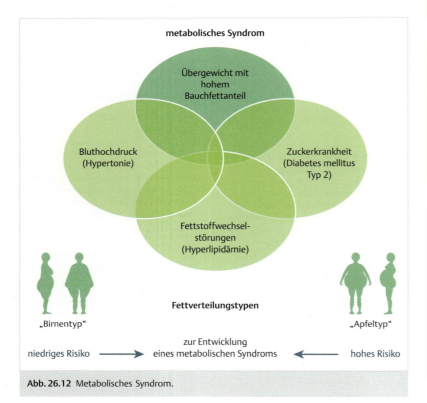

Abb. 26.12 Metabolisches Syndrom.

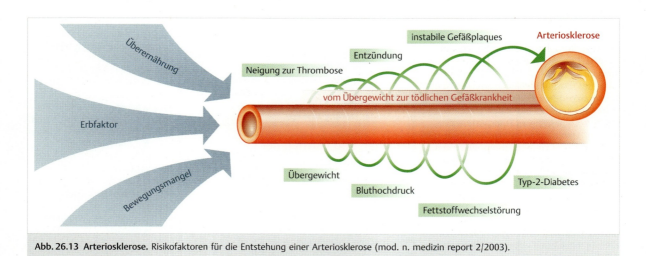

Abb. 26.13 Arteriosklerose. Risikofaktoren für die Entstehung einer Arteriosklerose (mod. n. medizin report 2/2003).

Lernaufgabe

- Informieren Sie sich im Internet über das Metabolische Syndrom!
- Schildern Sie den Zusammenhang zwischen Bauchumfang und kardiovaskulärem Risiko.
- Schätzen Sie das kardiovaskuläre Risiko von Herrn Stiller mithilfe des Procam-Tests (S. 677) ein.

Diagnostik (Untersuchungen)

- Die wichtigste Untersuchung ist die Bestimmung des Gesamtcholesterins und der Triglyceride im Nüchternserum. Bei Erhöhung des Gesamtcholesterinwerts oder bekannter Hyperlipidämie werden HDL-Cholesterin, evtl. auch LDL-Cholesterin zusätzlich bestimmt. Normal sind folgende Werte:
- Triglyceride < 150 mg/dl
- Gesamtcholesterin < 200 mg/dl, davon
  - LDL-Cholesterin < 160 mg/dl
  - HDL-Cholesterin > 40 mg/dl

Wird zum ersten Mal eine Hyperlipidämie festgestellt, müssen Ärzte und Pflegende ausschließen, dass eine sekundäre Hyperlipidämie durch Medikamente oder andere Erkrankungen vorliegt. Bei sehr hohen Werten, wenn der Verdacht auf eine schwere erbliche Fettstoffwechselstörung vorliegt, sollte ein spezialisierter Arzt weitere Diagnostik durchführen. Wenn andere Erkrankungen des Metabolischen Syndroms oder weitere Risikofaktoren für Herz- und Gefäßerkrankungen vorliegen, müssen diese manchmal im Einzelnen weiter untersucht und ebenfalls behandelt werden.

26.2.2 Pflege und Begleitung

Die Behandlung hängt davon ab, welche weiteren Herz-Kreislauf-Risiken der Betroffene hat. Ziel sind möglichst niedrige Werte von Triglyceriden, Gesamtcholesterin und LDL-Cholesterin, wobei das HDL-Cholesterin gleich bleiben oder sogar ansteigen sollte. Grundsätzlich ist bei jeder Erhöhung der Blutfettwerte eine Besserung zu erreichen, wenn der Kranke seinen Lebensstil ändert.

Im Einzelnen bedeutet dies:
- vorhandenes Übergewicht reduzieren
- wenig tierische Fette zu sich nehmen, insgesamt fettarm essen (reduziert Cholesterin)
- sich ausreichend bewegen (wenn möglich, mehrmals wöchentlich 30 Minuten)
- Zuckerkonsum einschränken, Alkohol meiden (erhöht Triglyceride)
- ballaststoffreich essen, d. h. viel Salat, Obst, Gemüse und Vollkornprodukte
- nicht rauchen
- Stress meiden

Da das Cholesterin im Blut aber nicht nur durch Nahrung aufgenommenes Cholesterin ist, sondern auch vom Körper selbst in der Leber gebildet wird, lässt sich manchmal auch bei gesundheitsbewusstester Lebensführung der Cholesterinspiegel nicht senken. Dann, aber auch, wenn eine Lebensstiländerung für den Betroffenen nicht möglich ist, muss die Hyperlipidämie mit Medikamenten behandelt werden.

Fallbeispiel

Der Schlaganfall war jetzt ein starkes Warnsignal für Herrn Stiller. Er will seine Medikamente für den Diabetes und die erhöhten Blutfettwerte jetzt regelmäßig und zuverlässig einnehmen. In der Reha hatte er auf 90 kg bei 1,80 m Körpergröße abgenommen. Er möchte, dass sich die Restsymptome weiter verbessern und ist bereit, seine Ernährungsgewohnheiten zu ändern, um das Risiko eines erneuten Schlaganfalls zu verringern und weiter an Gewicht abzunehmen. Frau Stiller bittet Herrn Klein, den Pfleger des Ambulanten Pflegedienstes, ihr zu erklären, worauf sie in Zukunft bei der Ernährung und Zubereitung der Mahlzeiten achten soll, damit er nicht noch einmal einen Schlaganfall erleidet und sich weiter erholt. Herrn Stillers Tochter, die für die Eltern einkauft, möchte die Eltern unterstützen und an den Beratungen teilnehmen.

Ernährung bei erhöhten Blutfettwerten

Die wichtigste Therapiemaßnahme und Grundlage jeder Behandlung bei Hyperlipidämie ist eine Umstellung der Ernährungsgewohnheiten. Die meisten Menschen nehmen zu viel Fett und Eiweiß zu sich, v. a. in Fleisch und Wurst, und zu wenig Kohlenhydrate. Die Ernährung sollte zu 55 % aus Kohlenhydraten bestehen, zu 30 % aus Fett und nur 15 % aus Eiweiß.

Bei den **Kohlenhydraten** sind aber Produkte aus hellem, ausgemahlenem Mehl weniger geeignet, da sie „leere" Kalorien und wenig wertvolle Stoffe enthalten. „Gute" Kohlenhydrate sind Vollkornprodukte, Salat, die meisten Obstsorten und Gemüse, da in ihnen viele Mineralien, Vitamine, Ballaststoffe und sekundäre Pflanzenstoffe stecken.

Auch bei den **Fetten** macht es einen großen Unterschied, welche Art Fette man isst. Fette tierischen Ursprungs sind reich an Cholesterin, weshalb man sie bei Hyperlipidämie vermeiden sollte. Außerdem bestimmen Anteil und Art der Fettsäuren die Eigenschaften und den Gesundheitswert eines Speisefettes. **Gesättigte Fettsäuren** sind in tierischen Lebensmitteln mehr enthalten als in pflanzlichen Fetten und erhöhen den Cholesterinspiegel im Blut. **Einfach ungesättigte Fettsäuren**, die v. a. in pflanzlichen Fetten (z. B. Rapsöl, Olivenöl, Erdnussöl) enthalten sind, senken den Gesamtcholesterinspiegel und das LDL, das schützende HDL bleibt konstant. **Mehrfach ungesättigte Fettsäuren** können vom Körper nicht selbst hergestellt werden, sondern müssen mit der Nahrung aufgenommen werden (essenzielle Fettsäuren). Sie sind v. a. in pflanzlichen Lebensmitteln (z. B. Distelöl, Sonnenblumenöl) enthalten und senken das Gesamtcholesterin und das LDL, aber zum Teil auch das HDL. **Omega-3-Fettsäuren**, mehrfach ungesättigte Fettsäuren, (in Leinöl, Chia, Olivenöl, vielen Seefischen) senken das Arterioskleroserisiko noch zusätzlich. **Transfettsäuren** entstehen z. B. bei der Härtung von Fetten und finden sich z. B. in Margarine, Speiseeis, Schokoladenglasur oder Frittierfett. Fastfood und Fertiggerichte, aber auch Chips haben einen hohen Anteil an Transfettsäuren. Sie erhöhen das Gesamtcholesterin und das LDL und senken das HDL. Deshalb sollten Menschen mit erhöhten Blutfettwerten auf solche Lebensmittel möglichst verzichten. Ideal ist es, wenn man jeweils ⅓ gesättigte, ⅓ einfach ungesättigte und ⅓ mehrfach ungesättigte Fettsäuren zu sich nimmt.

Praktische Ernährungstipps

Praxistipp

Die Beratung, wie ein Kranker mit Hyperlipidämie seine Ernährungsgewohnheiten ändern kann, muss auf seine bisherigen Gewohnheiten, Vorlieben und Abneigungen abgestimmt sein. Damit erhöhte Blutfettwerte gesenkt werden, informiert der Beratende am besten ganz konkret, welche Veränderungen sehr wichtig sind, bespricht aber auch mit dem Kranken und evtl. den Angehörigen, welche tatsächlich umsetzbar sind.

Konkrete Tipps zur Senkung des Cholesterinspiegels sind u. a. folgende:
- Cholesterinreiche Lebensmittel wie Innereien, Schalen- und Krustentiere,

- Räucherfisch und Eier meiden (max. 3 Eier pro Woche). Auch auf „versteckte" Eier, z. B. in Nudeln oder Kuchen achten. Insgesamt maximal 300 mg Cholesterin pro Tag zu sich nehmen.
- Wenig Fleisch und Wurst essen, möglichst nur fettfreies Fleisch bzw. fettarme Wurst, eher mageren Fisch oder Seefisch mit Omega-3-Fettsäuren (senkt auch den Triglyceridspiegel).
- Fettarme Milchprodukte statt Vollmilchprodukte verwenden, fettarme Käsesorten bevorzugen.
- Zum Kochen und Backen nur hochwertige Pflanzenöle verwenden (Olivenöl, Rapsöl).
- Speisen fettarm zubereiten, d. h. grillen und dünsten, in der Folie braten, aber nicht frittieren!
- Fett bei der Zubereitung von Speisen mit dem Teelöffel abmessen.
- Ballaststoffreich ernähren: Vollkorngetreide, viel Gemüse, Salat und Obst. Ballaststoffe, v. a. Haferkleie und das Pektin in Äpfeln und Beeren verringern den Cholesterinspiegel zusätzlich. Salat, Gemüse, Obst und Vollkorngetreide sollten über 50 % des Essens ausmachen.
- Statt Butter dünn Diätmargarine (ohne gehärtete Fette) aufs Brot streichen.
- Soßen und Suppen entfetten. Keine Sahne oder Eier verwenden, sondern püriertes Gemüse oder Kartoffelpüreeflocken zum Binden nehmen.
- Reichlich mit frischen Kräutern, Zwiebeln, Knoblauch würzen statt mit Salz oder Flüssigwürze.
- Wenn auch die Triglyceride erhöht sind, Süßigkeiten, Alkohol und süße Getränke meiden.
- Mediterrane Kost mit viel Gemüse, Salat, Fisch und hochwertigen Pflanzenölen ist, wenn sie fettarm zubereitet wird, ideal.

Lernaufgabe

Beurteilen Sie Ihren eigenen Lebensstil und tauschen Sie sich mit Kollegen aus: Wo dient er der Prävention von Herz- und Gefäßerkrankungen, wo ist er eher schädlich?

▶ Tab. 26.10 stellt die Eignung einzelner Lebensmittel bei Hypertricyeridämie dar.

Tab. 26.10 Eignung verschiedener Lebensmittel bei Hypertriglyceridämie (mod. n. Biesalski et al 2004).

Lebensmittel	empfehlenswert	in Maßen geeignet	weniger geeignet
Speiseöle	Olivenöl, Rapsöl, Erdnussöl	Distelöl, Sonnenblumenöl, Keimöl, Nussöl	Butter, Schmalz, Kokosfett
Fleisch	Kalbfleisch, Kaninchen, Wild, Tartar	mageres Rind-, Schweine- oder Lammfleisch, mageres Hackfleisch	durchwachsenes, fettes Fleisch, Fleischkonserven, Speck, Schweinemett, Innereien
Geflügel	Hähnchen, Pute ohne Haut, Wildgeflügel		Gans, Ente
Wurstwaren	deutsches Corned Beef, Rind- oder Geflügelsülze, magere Geflügelwurst	magerer Schinken, fettreduzierte Wurstsorten (<15 % Fett)	normale bzw. fettreiche Wurstsorten
Fisch	magere Fische (Seelachs, Kabeljau, Scholle, Heilbutt, Hecht), fettreiche Fische (Hering, Lachs, Makrele, Thunfisch)	panierter Fisch, Fischkonserven in Soße	Krusten- oder Schalentiere (Krabben, Muscheln, Garnelen), Aal, Kaviar, Bückling, Fischfrikadellen
Eier	Eiweiß	bis zu 2 Eier pro Woche	über 3 Eigelb pro Woche
Milch und Milchprodukte	fettarme Milch, Milchprodukte (z. B. Naturjoghurt) mit 1,5 % Fett, Magerquark	Kondensmilch mit 4 % Fett, Quark mit 10 % Fett	Vollmilch mit 3,5 % Fett, Kaffeesahne und Kondensmilch 7 %, Schlagsahne, Sahnequark, Crème fraîche
Käse	Sauermilchkäse, Harzer Käse, Magerkäse (<10 % Fett)	fettarmer Käse bis 30 % Fett i. Tr.	fettreiche Käsesorten mit über 30 % Fett i. Tr.
Obst	Frischobst und Tiefkühlobst, ungezuckertes Obstkompott	Avocado, gezuckerte Obstkonserven, Trockenobst	
Gemüse	alle Arten, gedünstet oder als Rohkost, frisch oder TK-Kost, fettarm zubereitet	Gemüsekonserven	
Kartoffeln	Pellkartoffeln, Folienkartoffeln, Kartoffelklöße, Kartoffelpüree	mit geeigneten Fetten zubereitete Bratkartoffeln, Pommes frites	Kartoffelchips, mit ungeeigneten Fetten zubereitete Kartoffeln, z. B. mit Frittierfett
Getreide und Getreideprodukte	Vollkornbrot, Vollkornteigwaren, Haferflocken, Hafermehl, Mais, Grünkern, Buchweizen, Hirse, Vollkornreis	helle Auszugsmehle, helle Brotsorten, handelsübliches gezuckertes Müsli, weißer Reis, helle eifreie Teigwaren	fetthaltige Feinbrote (z. B. Croissants), eihaltige Teigwaren
Backwaren	Vollkornzwieback	Zwieback, Backwaren aus Quark-Öl-Teig, Hefegebäck	Backwaren aus Mürbeteig, Biskuitteig, Rührteig, Blätterteig, Brandteig, Salz- und Käsegebäck
Nüsse		Nüsse aller Art außer Kokosnüsse	Kokosnuss
Süßwaren		Süßstoffe, Zuckeraustauschstoffe, Marmelade, Honig, Bonbons, Fruchtgummi, Milcheis, Fruchteis	Nuss-Nugat-Creme, Schokolade, Pralinen, Nugat, Sahneeis, Softeis
Getränke	Mineralwasser, Kräuter- oder Früchtetee und andere Getränke ohne Zuckerzusatz, naturreine Obst- und Gemüsesäfte	fettarmer Kakao, zuckerhaltige Erfrischungsgetränke, Malzbier, alkoholische Getränke	ungefilterter Kaffee, Trinkschokolade
sonstige Produkte	Kräuter, Gewürze, Senf, Essig	Salz, Ketchup, Flüssigwürze	Mayonnaise, Remoulade

Behandlung sekundärer Erkrankungen

Besteht gleichzeitig ein Diabetes mellitus, sollten die Blutzuckerwerte optimal eingestellt werden. Falls eine Hypothyreose (Schilddrüsenunterfunktion) die erhöhten Blutfettwerte hervorruft, muss diese behandelt werden. Auch andere mögliche Auslöser (S. 667) sollten ausgeschlossen werden.

Bewegung

Regelmäßige Bewegung, z. B. mehrmals wöchentlich Spazierengehen oder Schwimmen, senkt den Gesamtcholesterinspiegel und die Triglyceride. LDL-Cholesterin sinkt, das schützende HDL-Cholesterin steigt. Außerdem beeinflusst die Bewegung auch die anderen Bestandteile des Metabolischen Syndroms und damit das Risiko für Herz- und Gefäßkrankheiten insgesamt günstig.

Medikamentöse Therapie

Reichen Ernährungsumstellung und Änderung der Lebensgewohnheiten nicht aus oder sind die Blutfettwerte stark erhöht, ist eine medikamentöse Behandlung erforderlich. Man unterscheidet mehrere Medikamentengruppen:
- sog. „**Statine**" (z. B. Simvastatin), die den LDL-Spiegel am wirksamsten senken und das Arterioskleroserisiko zusätzlich verringern, sind Mittel der 1. Wahl,
- **Cholesterinabsorptionshemmer**, die die Aufnahme von Cholesterin aus dem Darm hemmen,
- **Ionenaustauscher**, die Gallensäuren im Darm binden und damit die Cholesterinausscheidung erhöhen,
- „**Fibrate**" (z. B. Bezafibrat), die den Lipoproteinabbau erhöhen.

Praxistipp

Bei allen Lipidsenkern muss die Pflegekraft sorgfältig auf Nebenwirkungen achten, bei Statinen und Fibraten v. a. auf Leber- und Muskelschäden. Treten ungewohnte Verdauungsbeschwerden oder Muskelschwäche bzw. -schmerzen auf, soll die Pflegekraft den Arzt kontaktieren. Der verordnende Arzt muss auch die sonstigen Erkrankungen, z. B. Diabetes, Niereninsuffizienz, Gicht, und die anderen Medikamente, die der Kranke einnimmt, bei der Verordnung berücksichtigen.

▶ **Angestrebte Zielwerte der Blutfette.** Je nach Arterioskleroserisiko des Kranken werden mit der medikamentösen Therapie unterschiedliche Zielwerte für die Blutfette angestrebt. Die optimalen Werte zeigt ▶ Tab. 26.11. In der Praxis sind solche Werte allerdings – v. a. bei alten Menschen – oft nicht erreichbar.

Tab. 26.11 LDL-Cholesterin-Zielwerte unter Berücksichtigung des Arterioskleroserisikos (mod. n. Herold 2014).

kardiovaskuläres Risiko	Anzahl der Risikofaktoren	LDL-Cholesterin-Zielwert
mäßig	0–1	< 115 mg/dl
hoch	2 und mehr	< 100 mg/dl
sehr hoch	Koronare Herzkrankheit, Herzinfarkt, Schlaganfall, pAVK, Diabetes mellitus	< 70 mg/dl

Fallbeispiel

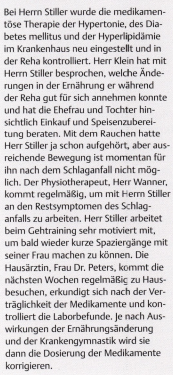

Bei Herrn Stiller wurde die medikamentöse Therapie der Hypertonie, des Diabetes mellitus und der Hyperlipidämie im Krankenhaus neu eingestellt und in der Reha kontrolliert. Herr Klein hat mit Herrn Stiller besprochen, welche Änderungen in der Ernährung er während der Reha gut für sich annehmen konnte und hat die Ehefrau und Tochter hinsichtlich Einkauf und Speisenzubereitung beraten. Mit dem Rauchen hatte Herr Stiller ja schon aufgehört, aber ausreichende Bewegung ist momentan für ihn nach dem Schlaganfall nicht möglich. Der Physiotherapeut, Herr Wanner, kommt regelmäßig, um mit Herrn Stiller an den Restsymptomen des Schlaganfalls zu arbeiten. Herr Stiller arbeitet beim Gehtraining sehr motiviert mit, um bald wieder kurze Spaziergänge mit seiner Frau machen zu können. Die Hausärztin, Frau Dr. Peters, kommt die nächsten Wochen regelmäßig zu Hausbesuchen, erkundigt sich nach der Verträglichkeit der Medikamente und kontrolliert die Laborbefunde. Je nach Auswirkungen der Ernährungsänderung und der Krankengymnastik wird sie dann die Dosierung der Medikamente korrigieren.

Wichtige Aspekte beim alten Menschen

Bei alten Menschen stellt sich die Situation oft anders dar als bei jüngeren Kranken:
- Aufgrund ihres Alters sind sie nicht mehr so anpassungsfähig als jüngere Menschen. Der Pflegebedürftige muss in seiner Persönlichkeit respektiert werden und darf nicht das Gefühl haben, dass Pflegende, Angehörige oder Ärzte ihn bevormunden oder gar erziehen wollen.
- Sie möchten oft liebgewordene Gewohnheiten nicht ablegen – „Ich muss doch noch an irgendetwas Freude am Leben haben", hören Angehörige, Pflegende oder Ärzte öfters.
- Die Möglichkeiten, Risikofaktoren durch mehr Bewegung abzubauen, sind bei manchen alten Menschen aufgrund von Erkrankungen des Bewegungsapparats, durch pAVK oder, wie bei unserem Fallbeispiel, nach Schlaganfall eingeschränkt.
- Therapieziele, z. B. Zielwerte des Cholesterinspiegels, können manchmal nicht erreicht werden, weil bei der Medikamenteneinnahme im Alter mehr Nebenwirkungen auftreten können. Durch andere, schon bestehende Erkrankungen (z. B. Niereninsuffizienz, Diabetes, Hyperurikämie, Prostatahypertrophie) bestehen Kontraindikationen für manche Medikamente oder treten Wechselwirkungen zwischen 2 Medikamenten auf.
- Wichtig ist es, den Pflegebedürftigen ausreichend zu informieren und dann mit ihm gemeinsam und evtl. noch mit anderen Angehörigen medizinischer Berufe Lösungsmöglichkeiten zu entwickeln.

26.3 Hyperurikämie und Gicht

Christina Said

Fallbeispiel

Herr Stiller, 75 Jahre alt, dessen Fallbeispiel bereits im Rahmen der Fettstoffwechselstörungen (S. 667) angesprochen wurde, war wegen eines Schlaganfalls im Krankenhaus und in der Rehabilitationsklinik gewesen und lebt jetzt wieder zu Hause bei seiner Frau. Nachdem bei ihm Übergewicht, ein erhöhter Blutdruck, Diabetes mellitus und eine Hyperlipidämie festgestellt worden waren, wurde jetzt im Krankenhaus auch noch eine Hyperurikämie diagnostiziert.

26.3.1 Medizinische Grundlagen

Definition

Eine **Hyperurikämie** (= erhöhter Harnsäurespiegel im Blut) besteht, wenn der Harnsäurespiegel im Blut > 6,4 mg/dl (> 380 µmol/l) Serum liegt. Von **Gicht** spricht man, wenn Symptome auftreten. Beim erhöhten Harnsäurespiegel kann es durch Harnsäurekristalle zum **akuten Gichtanfall** (Arthritis urica) kommen oder zur **chronischen Gicht** mit Schädigung von Gelenken, Niere und Bindegewebe durch Ablagerung der Harnsäurekristalle und nachfolgende Entzündung.

Häufigkeit und Pathogenese

In den Industrieländern haben 20 % der Männer einen erhöhten Harnsäurespiegel > 7 mg/dl. Bei Frauen steigt der Harnsäurespiegel erst nach der Menopause an, da Östrogene die Harnsäureausscheidung verbessern. Aber auch ältere Frauen haben seltener eine Hyperurikämie als Männer.

Harnsäure entsteht im Körper beim Abbau von Purinen, die im Zellkern in der DNA enthalten sind. Harnsäure kann aus Purinen aus der Nahrung oder aus dem eigenen Körper entstehen. Purinreich sind z. B. Fleisch, v. a. Innereien, aber auch bestimmte Fische und Hülsenfrüchte. Aber auch bei Übergewicht oder Zytostatikatherapie fallen im Körper vermehrt Purine an. Diese werden in Harnsäure umgewandelt, die dann zu ⅔ über die Niere und zu ⅓ über den Darm ausgeschieden wird.

Ursachen und Formen der Hyperurikämie

Man unterscheidet zwischen primärer und sekundärer Form:

- **primäre Hyperurikämie und Gicht:**
  - Ursachen sind u. a. Störung der Harnsäureausscheidung durch die Niere, erbliche Veranlagung; die Erkrankung kommt erst bei purinreicher Ernährung und/oder Übergewicht zur Ausprägung. Es ist die am häufigsten vorkommende Form, sie tritt oft gemeinsam mit dem Metabolischem Syndrom („Wohlstandssyndrom") auf (S. 668).
  - Bei einigen seltenen Erbkrankheiten kommt es zur Überproduktion von Harnsäure.
- **sekundäre Form** (durch andere Ursachen):
  - verminderte Harnsäureausscheidung der Niere bei Nierenerkrankungen, Laktatazidose (z. B. durch Alkohol), Ketoazidose (Fasten, Diabetes mellitus), durch Medikamente (v. a. Diuretika = entwässernde Medikamente)
  - vermehrte Harnsäurebildung durch Zelluntergang (z. B. wenn Tumorzellen absterben oder bei Zytostatikatherapie)

Merke

Klinisch am häufigsten ist die anlagebedingte, familiär gehäufte Hyperurikämie, die durch zu viel purinreiche Nahrung zustande kommt. Pflegende sollten aber immer auch daran denken, dass bei Diabetikern, durch Gabe von Diuretika, bei Tumorkranken oder durch Fasten bzw. Zelluntergang akut ein erhöhter Harnsäurespiegel und damit auch ein Gichtanfall ausgelöst werden kann.

Folgen erhöhter Harnsäurewerte

Eine Hyperurikämie im Serum macht an sich keine Beschwerden und wird meist zufällig bei einer Blutuntersuchung entdeckt. Steigt der Harnsäurespiegel im Blut aber plötzlich stark an, bilden sich unlösliche Harnsäurekristalle, die dann zur Gicht führen können. Das Risiko eines akuten Gichtanfalls liegt, wenn die Harnsäurewerte > 9 mg/dl erhöht sind, bei 5 % pro Jahr.

▶ **Akuter Gichtanfall.** Ein akuter Gichtanfall wird meist durch üppige Festessen und/oder Alkohol, Fasten oder den Beginn einer harnsäuresenkenden Behandlung ausgelöst. Die Harnsäurekristalle (Uratkristalle) in der Gelenkflüssigkeit bewirken eine Aktivierung von Leukozyten (Granulozyten, Monozyten/Makrophagen), die Entzündungsbotenstoffe freisetzen und eine akute Gelenkentzündung hervorrufen. Am häufigsten (in 60 % der Fälle) betroffen ist das Großzehengrundgelenk, sog. Podagra (▶ Abb. 26.14, ▶ Abb. 26.15), das dann gerötet, geschwollen und hoch schmerzhaft ist. Betroffene Kranke ertragen nicht einmal die Bettdecke auf den Füßen. Oft tritt der akute Gichtanfall nachts oder in den frühen Morgenstunden aus voller Gesundheit heraus auf. In 40 % der Fälle können statt des Großzehengrundgelenks andere Gelenke betroffen sein (Knöchel, Zeh, Knie, Fingergrundgelenk, Hand- oder Ellenbogengelenk). Die Gelenkentzündung klingt nach einigen Tagen bis 3 Wochen spontan ab.

▶ **Chronische Gicht.** Diese Form der Gicht ist heute seltener als früher, weil eine Hyperurikämie meist behandelt wird. Es kann dabei zu Ablagerungen von Harnsäurekristallen, sog. Tophi (Gichtknoten, Einzahl: Tophus) in den Weichteilen (Ohrmuschel, Sehnen oder Schleimbeuteln) oder in den Gelenkknochen kommen (▶ Abb. 26.16), die dann eine chronische Entzündung verursachen. Im Röntgenbild sieht man bei Gelenktophi dann Knorpelschäden, Knochenzacken und Gelenkverformungen (der Tophus selbst ist beim Röntgen nicht sichtbar). Die Harnsäurekristalle können aber auch zu Nierensteinen (diese sind nicht im Röntgen sicht-

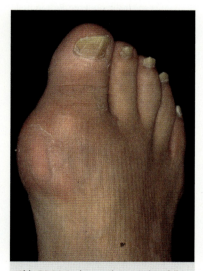

Abb. 26.14 **Podagra.** Akuter Gichtanfall am Großzehengrundgelenk. (Abb. aus: H. Füeßl, M. Middeke. Anamnese und klinische Untersuchung. Thieme; 2014)

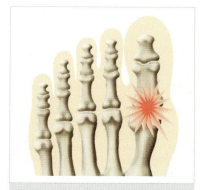

Abb. 26.15 Die häufigste Lokalisation für einen akuten Gichtanfall ist das Großzehengrundgelenk.

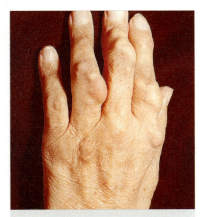

Abb. 26.16 Chronische Gicht. Massive Uratablagerungen führen hier zu schmerzhaften Gelenkdeformierungen an Fingern und Fingergelenken der linken Hand. (Abb. aus: K. Arastéh et al. Duale Reihe Innere Medizin. Thieme; 2012)

hier sind die Auswirkungen der Gichttophi als Knorpel- und Knochenschäden sichtbar. In seltenen Fällen kann man ein MRT oder eine Biopsie (Gewebeentnahme) machen oder die Kristallablagerungen direkt im Dual-Energy-CT sehen. Bei Verdacht auf Urat-Nierensteine bringt ein i. v. Pyelogramm (Kontrastmitteldarstellung der ableitenden Harnwege im Röntgenbild) Klarheit. Die Nierenfunktion sollte auf jeden Fall bestimmt werden. Wenn genauer untersucht werden soll, ob zu viel Harnsäure gebildet oder zu wenig ausgeschieden wird, kann die renale Harnsäure-Clearance (Ausscheidung) gemessen werden.

bar!) oder einer chronischen Nierenentzündung, selten sogar zum Nierenversagen führen.

Stadien der Gicht

Klinisch unterscheidet man 4 Stadien der Gicht:
- **Stadium I:** asymptomatische Hyperurikämie (viel häufiger als symptomatische Gicht)
- **Stadium II:** akuter Gichtanfall
- **Stadium III:** symptomloses Intervall zwischen 2 Gichtanfällen
- **Stadium IV:** chronische Gicht mit Tophusbildungen und irreversiblen Gelenkveränderungen

Diagnostik

Anamnese und Risikofaktoren, aber auch die Familienanamnese (meist findet sich in der Familie häufiger Gicht) geben schon Hinweise auf die Erkrankung. Der Harnsäurespiegel im Serum ist im anfallsfreien Intervall erhöht (bei Männern > 7,0 mg/dl, bei Frauen > 6 mg/dl). Beim akuten Gichtanfall sind deutliche Entzündungszeichen wie Fieber, Leukozytose, BSG-Erhöhung vorhanden. Der Harnsäurespiegel ist während des Anfalls nicht immer erhöht, sodass er nach 2–3 Wochen nochmal untersucht werden sollte. Die Diagnose „akuter Gichtanfall" wird meist aufgrund der typischen Klinik gestellt. Im Zweifelsfall lässt sich die Diagnose bei unklarer Monarthritis (Entzündung nur eines Gelenks) beweisen, indem man Colchicin gibt. Dieses Medikament wirkt nur beim akuten Gichtanfall. Bei chronischen Gelenkveränderungen kann das Gelenk mit Sonografie oder Röntgen untersucht werden;

26.3.2 Pflege und Begleitung

Therapie

▶ **Änderung der Ernährungsgewohnheiten.** An erster Stelle steht die Änderung der Ernährungsgewohnheiten: Die Kranken sollten vorhandenes Übergewicht langsam abbauen und ausreichend trinken, um die Harnsäureausscheidung zu verbessern. Aber Vorsicht: Fasten kann einen akuten Gichtanfall auslösen. Die Ernährung sollte purinarm sein, d. h., die Betroffenen sollten purinreiche Nahrungsmittel wie Innereien, Sardinen, Meeresfrüchte, Hülsenfrüchte, Fleischextrakt und Bier meiden. Alkohol allgemein hemmt durch eine Laktatazidose die Ausscheidung von Harnsäure, sodass Gichtpatienten Alkohol nur in Maßen genießen sollten. Den Purinwert einiger Nahrungsmittel zeigt ▶ Tab. 26.12.

Tab. 26.12 Eignung einzelner Lebensmittel bei Hyperurikämie (Angabe des Puringehalts pro 100 g).

Lebensmittel	empfehlenswert	in Maßen geeignet	weniger geeignet
Fleisch		Wild, Geflügel ohne Haut, mageres Rind-, Schwein- oder Kalbfleisch 50–90 mg	Innereien 120–350 mg, durchwachsenes, fettes Fleisch, Fleischbrühe
Wurst		Wurst 40–55 mg	Schweineschinken 80 mg, fette Wurst (wegen des Fetts)
Fisch		Fisch gegart (Kabeljau, Schellfisch, Seezunge, Wels, Seelachs) ohne Haut 45–65 mg	Ölsardinen, Sprotten, Muscheln, Makrele, Fisch mit Haut 200–350 mg
Gemüse	alle nicht rechts genannten Gemüse < 20 mg	Spinat, Kohlarten, grüne Bohnen 20–25 mg	Hülsenfrüchte (Erbsen, Linsen, Bohnenkerne) 60–80 mg
Obst	alle Sorten < 20 mg	Trockenfrüchte 20–30 mg	
Milch und Milchprodukte, Käse	alle Sorten < 20 mg		
Getreide und Getreideprodukte	Reis, Roggen Weizen und deren Mehl, Stärke, Vollkornmehl 0–35 mg	Buchweizen, Gerstenflocken, Haferflocken, Hirse 35–60 mg	Keimflocken 200–300 mg
Brot	alle Brotsorten 9–25 mg		
Sojaprodukte	Sojasoße, Tofu unter 30 mg	Sojaschrot 84 mg	Sojabohnenmehl, Sojafleisch 125–155 mg
Nüsse	Mandeln, Walnüsse, Haselnüsse 10–13 mg	Mohn 70 mg, Erdnüsse 42 mg	Sonnenblumenkerne 65 mg
Getränke	Mineralwasser, Kräuter- oder Früchtetee und andere Getränke ohne Zuckerzusatz, naturreine Gemüsesäfte, Kaffee	Fruchtschorlen	
sonstige Produkte	Eier 2 mg		Bier 5–7 mg, Fleischextrakt 125 mg, Hefe, Bierhefe, Getreidekeimflocken 200–300 mg

▶ **Therapie beim akuten Gichtanfall.** Der akute Gichtanfall wird mit NSAR (nicht steroidalen Antrheumatika wie Diclofenac, Ibuprofen), evtl. auch mit Kortison behandelt. Wenn der Betroffenen es verträgt, wird zusätzlich das betroffene Gelenk mit Eis gekühlt. Colchicin, das Gift der Herbstzeitlosen, wirkt im Gichtanfall schnell entzündungshemmend, wird aber wegen seiner Nebenwirkungen (Magen-Darm-Beschwerden, Diarrhö, selten Muskelschäden) nur als Mittel der 2. Wahl gegeben. In unklaren Fällen kann es in niedriger Dosis aus diagnostischen Gründen gegeben werden, um zu klären, ob ein Gichtanfall vorliegt.

▶ **Medikamentöse Dauertherapie.** Bei chronischer Gicht bzw. bei Harnsäurewerten > 9 mg/dl oder wenn Diät nicht ausreicht, wird dauerhaft medikamentös behandelt. Hier ist das Urikostatikum *Allopurinol*, das die Bildung von Harnsäure verhindert, das Medikament der 1. Wahl. Aber Vorsicht: Zu Beginn der Behandlung kann es zur Mobilisierung von Harnsäuredepots kommen und somit ein Gichtanfall ausgelöst werden! Gegebenenfalls werden dann NSAR zusätzlich gegeben. Wegen möglicher Nebenwirkungen (Hautreaktionen, Leberschäden) und Wechselwirkungen mit anderen Medikamenten (Theophyllin, Phenprocoumon, Captopril) ist unbedingt die Packungsbeilage zu beachten! Das neue Urikostatikum *Febuxostat* (es hat viele Nebenwirkungen und ist teuer) kommt infrage, wenn Allopuronol nicht vertragen wird. Die Urikosurika *Benzbromaron* und *Probenecid* erhöhen die Harnsäureausscheidung im Urin. Hier kann es aber zu Urat-Nierensteinen kommen, wenn der Harnsäurespiegel stark erhöht ist.

Praxistipp

In folgenden Situationen kann es zu einem akuten Anstieg des Harnsäurespiegels kommen und damit ein Gichtanfall ausgelöst werden:
- Diuretikagabe: sie hemmen die Ausscheidung von Harnsäure durch die Nieren
- „Festessen": zu viel Fleisch, purinreiche Nahrungsmittel, Bier
- zu viel Alkohol, der die Harnsäureausscheidung hemmt und durch Lactatazidose die Bildung von Harnsäurekristallen fördert
- Fasten
- Untergang von körpereigenen Zellen, v. a. bei Tumorzerfall, Zytostatikatherapie
- Hyperglykämie mit Ketoazidose

- Therapiebeginn mit Allopurinol, wenn abgelagerte Harnsäurekristalle aufgelöst werden

Fallbeispiel

Nachdem Herr Stiller schon Medikamente gegen Hypertonie, Diabetes mellitus und Hyperlipidämie einnimmt und noch übergewichtig ist, verzichtet die Hausärztin, Frau Dr. Peters, in Absprache mit ihm auf eine medikamentöse Behandlung der Hyperurikämie. Herr Stiller hatte bei der letzten Kontrolle in der Reha einen Harnsäurewert von 8 mg/dl und bisher noch keinen Gichtanfall. Er möchte seine Ernährungsgewohnheiten schon von sich aus ändern, um weiter abzunehmen und sein kardiovaskuläres Risiko zu verringern. Herr Klein, der Pfleger vom ambulanten Pflegedienst, berät Herrn und Frau Stiller und die Tochter, die für sie einkauft, welche Lebensmittel in Anbetracht von Herrn Stillers Erkrankungen bevorzugt, welche vermieden werden sollten.

Lernaufgabe

Stellen Sie Ernährungstipps für Herrn Stiller zusammen. Berücksichtigen Sie hierbei den Diabetes, die Hyperlipidämie und die Hyperurikämie. Hilfen bieten „Ernährungstipps bei Hypercholesterinämie und Hyperurikämie" (S. 674) sowie ▶ Tab. 26.10 und ▶ Tab. 26.12. Auch im Internet finden sich Empfehlungen sowie cholesterin- und purinarme Kochrezepte.

Praktische Ernährungstipps bei Hyperurikämie

Konkrete Tipps zur Senkung des Harnsäurespiegels sind u. a.:
- Sehr purinreiche Lebensmittel wie Innereien, Ölsardinen, Fleischextrakt (Fleischbrühe), Hefe, Schalen- und Krustentieren, manche Fische ganz meiden. Hülsenfrüchte (Erbsen, Bohnen, Linsen) und manche Gemüse (Spargel, Kohl, Rosenkohl, Spinat) meiden bzw. einschränken und bei aufgenommener Purinmenge berücksichtigen. Pro Tag sollte man max. 500 mg Purine aufnehmen, bei akutem Gichtanfall nur 300 mg.
- Maximal 150 g Fleisch, Wurst oder Fisch pro Tag verzehren, insgesamt wenig Fleisch und Wurst essen, Haut von Fleisch und Fisch nicht mitessen.
- Fettarm ernähren, denn viel Fett begünstigt die Entstehung von Ketonkörpern und hemmt damit die Ausscheidung von Harnsäure.
- „Alles in Maßen": Schlemmen, aber auch Hungern und Dursten vermeiden.
- Reichlich Flüssigkeit zuführen, ca. 2–3 Liter pro Tag. Als Getränke sind v. a. Mineralwasser, Gemüsesäfte, Saftschorlen, Tee und Kaffee geeignet.
- Auf künstlich mit Fruktose gesüßte Lebensmittel (z. B. Limonaden) verzichten – sie vermindern die Harnsäureausscheidung durch die Niere.
- Alkohol einschränken oder, beim akuten Gichtanfall, ganz darauf verzichten. Vor allem Bier (auch alkoholfreies) enthält viel Purin.
- Täglich frisches Obst, Rohkost und Salat, aber auch Gemüse, Kartoffeln, Milch, Eier und Milchprodukte verzehren, da diese Lebensmittel purinfrei sind bzw. relativ wenig Purine enthalten und zudem wichtige Vitamine, Mineralstoffe, Spurenelemente und Ballaststoffe liefern.
- Kochen laugt Purine aus Lebensmitteln wie z. B. Fleisch aus, deshalb die Fleischbrühe nicht mitverwenden. Diese kann bei einer anderen Mahlzeit, z. B. als Suppengrundlage (unter Anrechnung des Harnsäuregehaltes) Verwendung finden. Gemüsebrühe statt Fleischbrühe zum Kochen verwenden.
- Fettarme Zubereitungsarten wählen, z. B. Garen im Römertopf, Braten in beschichteten Pfannen, Dünsten, Dämpfen, Grillen.
- So oft wie möglich bewegen, da z. B. regelmäßig betriebener Ausdauersport hilft, den Harnsäurespiegel zu senken.

▶ Tab. 26.12 zeigt die Eignung einzelner Lebensmittel und ihren Puringehalt in mg pro 100 g auf.

Besonderheiten im Alter

Sind die betroffenen Patienten mit Hyperurikämie und Gicht schön älter, gilt es, einige Besonderheiten bei der Pflege zu berücksichtigen:
- Wie auch bei Hypercholesterinämie und den anderen Erkrankungen des Metabolischen Syndroms gilt auch bei der Gicht, dass der wesentliche Baustein der Behandlung die Lebensstiländerung bzw. die Änderung der Ernährungsgewohnheiten ist. Viele alte Menschen möchten oder können hier ihre Gewohnheiten nicht ändern. Umso wichtiger ist es, dass Pflegende den Kranken nicht bevormunden oder belehren, sondern eine Vertrauensbasis aufbauen und sachlich und adressatengerecht informieren, um mit der Zeit eine gute Zusammenarbeit und Adhä-

renz (Mitarbeit des Kranken) zu erreichen.
- Die Möglichkeiten, Risikofaktoren durch mehr Bewegung abzubauen, sind bei manchen alten Menschen aufgrund von Erkrankungen des Bewegungsapparats, durch pAVK oder – wie in unserem Fallbeispiel – nach Schlaganfall eingeschränkt.
- Therapieziele, z. B. Zielwerte des Harnsäurespiegels, werden manchmal nicht erreicht, weil bei der Medikamenteneinnahme im Alter durch Multimorbidität mehr Nebenwirkungen auftreten können. Deshalb müssen Pflegende auch ganz genau auf Nebenwirkungen achten.
- Durch andere, schon bestehende Erkrankungen (z. B. Niereninsuffizienz, Diabetes, Hyperurikämie, Prostatahypertrophie) bestehen Kontraindikationen für manche Medikamente, die Dosis einzelner Medikamente muss reduziert werden oder es treten Wechselwirkungen zwischen 2 Medikamenten auf. In unserem Fallbeispiel wären Wechselwirkungen zwischen den oralen Antidiabetika, Antihypertonika (Captopril, Diuretikum) und Urikostatika wahrscheinlich.
- Wichtig ist es, den Pflegebedürftigen ausreichend zu informieren und dann mit ihm gemeinsam, und evtl. noch anderen Angehörigen medizinischer Berufe, Lösungsmöglichkeiten zu entwickeln.
- Beim akuten Gichtanfall: bei klinischem Verdacht (Anamnese, typischer Befund) sollten Pflegende den Arzt benachrichtigen. Falls es für den Kranken wohltuend ist, das betroffene Gelenk kühlen. Der Kranke sollte viel trinken, um die Harnsäure auszuschwemmen und streng purinarme Kost essen, um die Harnsäurekristalle möglichst aufzulösen. Die Pflegeperson informiert den Arzt und verabreicht dem Kranken NSAR (S. 630) zur Entzündungshemmung nach ärztlicher Anordnung.
- In den seltenen Fällen, in denen Kranke Gelenkveränderungen durch chronische Gicht haben, werden die verformten, schmerzenden Gelenke wie bei Arthrose (S. 626) bzw. Arthritis (S. 629) behandelt. Physikalische Therapie (Kälte, Wärme, Reizstrom), Krankengymnastik mit Beweglichkeitsübungen oder Hilfsmittel (z. B. Greifhilfen) können den Kranken den Alltag erleichtern und Beschwerden lindern.

26.4 Lern- und Leseservice

26.4.1 Das Wichtigste im Überblick

Was unterscheidet den Typ-1- vom Typ-2-Diabetes?

Die beiden Diabetesarten unterscheiden sich in der Form des Insulinmangels. Beim Typ-1-Diabetes besteht ein absoluter Insulinmangel, was dazu führt, dass Insulininjektionen notwendig sind. Beim Typ-2-Diabetes besteht ein relativer Insulinmangel in Verbindung mit einer Insulinresistenz, die häufig mit Medikamenten oder diätetisch eingestellt werden können.

Worauf müssen Diabetiker bei der Ernährung achten?

Eine gesunde Mischkost mit Vollkornprodukten, Obst und Gemüse ist für den Diabetiker geeignet. Lebensmittel, die Kohlenhydrate enthalten, müssen von ihrem BE-Gehalt her im Gesamttagesplan berücksichtigt werden. Zuckerhaltige Produkte und Süßwaren aller Art sind für den Diabetiker weniger geeignet. Ca. 50 g eines normalen Haushaltszuckers können im Laufe eines Tages genossen werden.

Wie wird der BZ-Wert bestimmt und warum?

Mit Teststreifen und/oder einem Blutzuckermessgerät kann der Blutzucker bestimmt werden. Die regelmäßige Messung ist besonders bei insulinpflichtigen Diabetikern erforderlich, damit der BZ im normnahen Bereich bleibt und Abweichungen nach unten oder oben frühzeitig erkannt werden.

Welche Pflegeschwerpunkte ergeben sich bei Diabetikern?

Die aufmerksame Pflege der Haut ist besonders wichtig. In feuchten und dunklen Hautbereichen entwickeln sich sehr leicht Pilzerkrankungen und Soor. Besondere Beachtung gilt den Füßen. Neuropathien und Durchblutungsstörungen können sehr schnell zu offenen, schlecht heilenden Wunden führen, häufig müssen deswegen Amputationen der Beine erfolgen.

Wie reagieren Sie bei akuten BZ-Entgleisungen des Diabetikers?

Bei alten Menschen sind Unterzuckerungen besonders schwer zu erkennen, deshalb ist eine aufmerksame Beobachtung und Dokumentation auffälliger Verhaltensweisen wichtig. Eine Blutzuckermessung ist nötig, um die richtigen Maßnahmen einzuleiten.

Was ist bei einem Diabetiker mit akutem Brechdurchfall zu tun?

- Vitalwerte und Blutzucker kontrollieren.
- Den alten Menschen nach seinen Mahlzeitenwünschen befragen (Zwieback, Schwarztee, Hafersuppe, Bouillon, Salzstangen usw.).
- Arzt informieren, falls wenig oder gar nichts gegessen werden kann, dann müssen evtl. Insulin und/oder orale Antidiabetika reduziert werden.
- Blutzucker engmaschig, ca. alle 2 Stunden, kontrollieren.
- Reichlich zu trinken geben, Wunschgetränke anbieten.

Wann spricht man von einer Hyperlipidämie?

Eine Hyperlipidämie (erhöhte Blutfettwerte) liegt vor, wenn Triglyceride, Cholesterin oder beide im Nüchternserum erhöht sind.

Welche Folgen hat eine Hyperlipidämie?

Die Symptome sind nicht spürbar, aber das Risiko für Herz- und Gefäßerkrankungen wie Herzinfarkt, Schlaganfall, periphere Arterielle Verschlusskrankheit (pAVK) erhöht sich stark, besonders wenn noch andere Risikofaktoren vorhanden sind (Rauchen, Bewegungsmangel, Stress) bzw. ein Metabolisches Syndrom (Kombination aus Hyperlipidämie, Diabetes mellitus Typ 2, Hypertonie, Adipositas mit großem Bauchumfang) vorliegt.

Wie werden erhöhte Blutfettwerte therapiert?

Die Basis der Behandlung ist eine Anpassung der Ernährungsgewohnheiten: viel Salat, Gemüse und Obst, weniger tierische, dafür mehr pflanzliche Fette, insgesamt weniger Fett essen (mediterrane Kost). Reicht dies und eine Umstellung der Lebensgewohnheiten (viel Bewegung, Behandlung anderer Grunderkrankungen wie Diabetes) nicht aus, müssen Medikamente zur Senkung der Blutfettwerte eingenommen werden.

Wie können alte Menschen mit Hyperlipidämie unterstützt werden?

Wesentliche Aspekte sind:
- Den Betroffenen in seiner Gesamtheit und mit seiner Lebensgeschichte erfassen, d. h., ernst nehmen, was dem Kranken wichtig ist.

- Verständlich erklären, welche Auswirkungen erhöhte Blutfettwerte haben (bessere Motivation zur Mitarbeit).
- Weitere Risikofaktoren für Herz-Kreislauf-Erkrankungen berücksichtigen.
- Beraten, welche Veränderungen in der Ernährung und im Lebensstil wichtig und sinnvoll sind.
- Abwägen, welche Therapieziele in der Situation des Pflegebedürftigen erreichbar sind.
- Mit dem Betroffenen gemeinsam erreichbare Therapieziele festlegen.
- In Kooperation mit anderen (Angehörigen, Physiotherapeut, Arzt) die aktuelle Situation überprüfen und ggf. die Therapie anpassen.

Was bezeichnet man als Hyperurikämie, was als Gicht?

Von Hyperurikämie spricht man, wenn die Harnsäurewerte über 6,5 mg/dl im Serum sind, von Gicht, wenn ein Gichtanfall oder chronische Schäden durch Harnsäurekristalle auftreten.

Welche Folgen hat eine Hyperurikämie?

- akuter Gichtanfall
- chronische Gicht der Weichteile und Gelenke mit Schmerzen, Gelenkverformungen
- chronische Nierenschäden oder Nierensteine durch Ablagerung von Harnsäurekristallen

Wie werden erhöhte Harnsäurewerte behandelt?

- Änderung des Lebensstils und Gewichtsreduktion, mehr Bewegung
- purinarme Ernährung
- Medikamente: Urikostatika (z. B. Allopurinol) hemmen Harnsäurebildung, Urikosurika (z. B. Probenecid) erhöhen Harnsäureausscheidung
- weitere Ursachen verhindern bzw. gleich abfangen, z. B. Ketoazidose, Fasten, Alkoholexzess, Zelluntergang

Wie können Pflegende alte Menschen mit Hyperurikämie unterstützen?

- Den Betroffenen in seiner Gesamtheit und mit seiner Lebensgeschichte erfassen, d. h. ernst nehmen, was dem Kranken wichtig ist. Die Pflegenden sollten, auch wegen der medikamentösen Behandlung, alle Grunderkrankungen und die Medikamente des Kranken reflektieren und auf Neben- und Wechselwirkungen achten.

- Verständlich erklären, welche Auswirkungen erhöhte Harnsäurespiegel haben (bei symptomatischer Gicht meist gute Krankheitseinsicht, sonst schwierig).
- Beraten, welche Veränderungen in der Ernährung und im Lebensstil wichtig und sinnvoll sind.
- Abwägen, welche Therapieziele in der Situation des Pflegebedürftigen erreichbar sind.
- Mit dem Betroffenen gemeinsam erreichbare Therapieziele festlegen.
- In Kooperation mit anderen (Pflegeteam, Angehörigen, Physiotherapeut, Arzt) die aktuelle Situation überprüfen und ggf. die Therapie anpassen.

26.4.2 Literatur

Altenpflege in Lernfeldern. 2. Aufl. Stuttgart: Thieme; 2012

Andreae S, von Hayek D, Weniger J. Gesundheits- und Krankheitslehre für die Altenpflege. 4. Aufl. Stuttgart: Thieme; 2015

Behnke T. Diabetes Lexikon. Broteinheit (BE). Diabetologisches Kompetenz Zentrum in Neuwied 2009. Im Internet: http://www.diabetes-zentrum-neuwied.de/Impressum.2.0.html; Stand: 21.07.2015

Biesalski HK et al. Ernährungsmedizin. Stuttgart: Thieme; 2004

Deutsche Diabetes-Hilfe (Hrsg.). Deutscher Gesundheitsbericht Diabetes 2014. Im Internet: http://www.diabetesde.org/fileadmin/users/Patientenseite/PDFs_und_TEXTE/Infomaterial/Gesundheitsbericht_2014_kl.pdf; Stand: 21.07.2015

Deutsche Gesellschaft für Krankenhaushygiene (DGKH), Sektion „Hygiene in der ambulanten und stationären Kranken- und Altenpflege/Rehabilitation: Konsensuspapier zur Mehrfachverwendung von Injektionsnadeln bei Insulinpens und Insulin-Einmalspritzen und Hautantiseptik (Hautdesinfektion) vor der subkutanen Insulininjektion. DGKH 2010. Im Internet: http://www.krankenhaushygiene.de/Nutzerdaten/File/empfehlungen/2010_09_01_pen_papier.pdf; Stand: 18.06.2015

Flemmer A. Echt Süß! Gesunde Zuckeralternativen im Vergleich. Kirchzarten: VAK-Verlag; 2011

Friedl A. FODIAL „Diabetes in der Altenpflege". Kompendium Diabetes 2008; 3: 63–65

Füeßl H, Middeke M. Duale Reihe. Anamnese und klinische Untersuchung. 5. Aufl. Stuttgart: Thieme; 2014

Fölsch D. Ethik in der Pflegepraxis. Anwendung moralischer Prinzipien im Pflegealltag. Wien: Facultas 2008

Hauner H. Diabetesepidemie und Dunkelziffer aus Deutscher Gesundheitsreport 2009. Mainz: Kirchheim; 2008

Hader C. Der ältere Mensch mit Diabetes im Alten- oder Pflegeheim. Zusammenfassung aus einem vorläufigen Bericht der ProDiAL-Studie der Deutschen Diabetes-Gesellschaft. Im Internet: http://diabetesstiftung.de/fileadmin/docs/ProDiAl_Studie_01.pdf; Stand: 19.08.2015

Herold G. Herold Innere Medizin 2014. Köln: Gerd Herold; 2014

Juchli L. Pflege. Praxis und Theorie der Gesundheits- und Krankenpflege. 8. Aufl. Stuttgart: Thieme; 1997

Keikawus A et al. Duale Reihe. Innere Medizin. 3. Aufl. Stuttgart: Thieme; 2013

Köther I, Hrsg. Altenpflege. Stuttgart: Thieme; 1990, 2005, 3. Aufl. 2011

Lexikon der Krankheiten und Untersuchungen. Stuttgart: Thieme; 2006

Loczenski B. „Einfach statt mehrfach" Mehrmalige Verwendung von Penkanülen in der Diabetes-Therapie. In Pflegezeitschrift 2011; 64 (1)

Rathmann W, Tamayo T. Epidemiologie des Diabetes in Deutschland. In: diabetesDE – Deutsche Diabetes-Hilfe (Hrsg.). Deutscher Gesundheitsbericht Diabetes 2014. Im Internet: http://www.diabetesde.org/fileadmin/users/Patientenseite/PDFs_und_TEXTE/Infomaterial/Gesundheitsbericht_2014_kl.pdf; Stand: 21.08.2015

Robert Koch-Institut. RKI-Richtlinie Krankenhausinfektionen. Kap. 5.1 Anforderungen der Krankenhaushygiene bei Injektionen und Punktionen

Robert Koch-Institut. RKI-Empfehlung Infektionsprävention in Heimen. Anlage C 5.9, 6.2.3 Punktionen und Injektionen

Scherbaum WA, Kiess W, Hrsg. Diagnostik Therapie und Verlaufskontrolle des Diabetes mellitus im Alter. Evidenzbasierte Leitlinie der Deutschen Diabetes Gesellschaft (DDG) und der Deutschen Gesellschaft für Geriatrie (DGG) in Diabetes und Stoffwechsel 2004; 13

Schewior-Popp S, Sitzmann F, Ullrich L. Thiemes Pflege. 12. Aufl. Stuttgart; Thieme; 2012

Summ U. Das Stevia-Buch für Diabetiker. Stuttgart: Trias; 2013

Walosek P. Diabetes in der Altenpflege. Interdisziplinäres Bildungsangebot zur Verbesserung der Lebensqualität. Pro Alter 2011; 5: 47–49

Wirth A. et al. Das Metabolische Syndrom. herzmedizin 2006; 23; Nr. 3: S.140–144

26.4.3 Internetadressen

http://bundesrecht.juris.de (zu Medizinproduktegesetz und Medizinproduktebetreiberverordnung)

http://www.deutsche-diabetes-gesellschaft.de (Deutsche Diabetesgesellschaft)

http://www.diabetikerbund.de (Zusammenschluss der Landesverbände-Selbsthilfegruppen auf Bundesebene)

http://www.diabetes-journal-online.de (Archiv, Adressen, Termine u. a.)

http:/www.freestevia.de (Informationen zum Süßungsmittel Stevia)

http://www.fodial.de (Fortbildung Diabetes in der Altenpflege)

http://www.minimed.de

http://www.meditronic.de (Firmeninformationen zur Insulinpumpe Minimed)

http://www.rki.de (zum Umgang mit Pen-Kanülen und zur Hautdesinfektion lt. Medizinproduktegesetz/Medizinproduktebetreiberverordnung)

Fettstoffwechselstörungen

http://www.assmann-stiftung.de/procam-studie/procam-tests (Procam-Test)

http://www.diabetes-risiko.de/

http://www.ernaehrung.de

http://www.internisten-im-netz.de/de_was-ist-ein-metabolisches-syndrom_647.html

http://www.lipid-liga.de

http://www.metabolischessyndrom.info/diagnose

Hyperurikämie und Gicht

http://www.apotheken-umschau.de/Gicht

http://www.ernaehrung.de

http://www.internisten-im-netz.de/de_empfehlungen-zur-ernaehrung-bei-hyperurikaemie-gicht_1656.html

http://www.internisten-im-netz.de/de_purin-gehalt-von-lebensmitteln_1658.html

http://www.medizinfo.de/rheuma/purine/gesamttabelle_purine.pdf

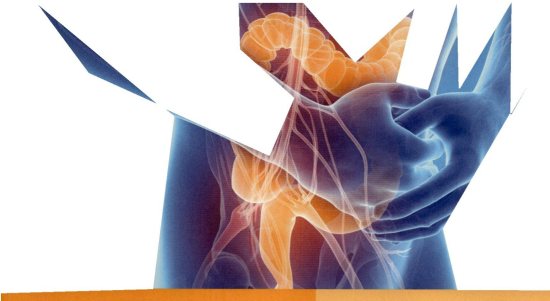

Kapitel 27
Pflege und Begleitung alter Menschen mit akutem Abdomen

27.1	Medizinische Grundlagen	679
27.2	Pflege und Begleitung	685
27.3	Lern- und Leseservice	686

27 Pflege und Begleitung alter Menschen mit akutem Abdomen

Christina Said

27.1 Medizinische Grundlagen

Definition

Mit der Bezeichnung „akutes Abdomen" fasst man alle akuten Schmerzen im Bauchraum zusammen, die eine unverzügliche Diagnostik und Therapie benötigen. Oft liegt dabei eine lebensbedrohliche Erkrankung zugrunde.

Der Begriff „akutes Abdomen" ist eine vorläufige Bezeichnung, eine „Arbeitsdiagnose", hinter der sich ganz unterschiedliche Krankheitsbilder verbergen können. Allen möglichen Krankheitsbildern ist die herrschende Zeitnot gemeinsam; aufgrund der möglichen Lebensgefahr sind sofortige Maßnahmen erforderlich. Sehr oft, aber nicht immer, ist eine chirurgische Behandlung (Operation) notwendig.

Merke

Beim akuten Abdomen muss sofort ein Arzt, oft sogar ein Notarzt hinzugezogen werden!

27.1.1 Symptome

Typische Kennzeichen

Die typischen Kennzeichen eines akuten Abdomens sind:
- Schmerz
- Motilitätsstörung (verstärkte oder verminderte Darmperistaltik)
- Peritonismus (Abwehrspannung der Bauchdecken)
- Schocksymptome

Nicht immer äußern alte Menschen beim Vorliegen eines akuten Abdomens Schmerzen. Das kann daran liegen, dass sich der Kranke nicht äußern kann, aber auch daran, dass das Schmerzempfinden, z. B. bei einer Neuropathie (Nervenschädigung) bei Diabetes mellitus, stark eingeschränkt ist. In solchen Fällen beobachtet die Pflegende, dass es dem Kranken plötzlich sehr schlecht geht, er „eingefallen", grau und blass wirkt und Schocksymptome entwickelt, ohne dass vorher eine längere Krankheitsentwicklung erkennbar war.

Praxistipp

Häufig geht bei alten Menschen eine schwere Erkrankung mit Bewusstseinseinschränkungen einher (z. B. mit einem akuten hirnorganischen Psychosyndrom oder einer Eintrübung des Bewusstseins), sodass die Lage möglicherweise als „Verwirrtheitszustand" verkannt wird!

Wie akut die Situation ist, ob also unverzüglich gehandelt werden muss, lässt sich am besten an den Schocksymptomen und am Peritonismus erkennen. Sind diese nicht vorhanden, besteht ein „unklares Abdomen", das zwar schnell abgeklärt werden muss, aber nicht akut lebensgefährdend ist. Manchmal stehen auch als Differenzialdiagnose eine massive Obstipation oder eine Magen-Darm-Infektion im Raum. Wenn der Allgemeinzustand des Kranken jedoch schlecht ist oder er starke Beschwerden angibt, sollte immer zunächst von einem ernsten Zustand ausgegangen und der Arzt hinzugerufen werden. Bei alten Menschen sind die Symptome eher schwächer, und es droht die Gefahr, eine akute Notfallsituation zu spät zu erkennen.

Fallbeispiel

Der 78 Jahre alte Herr Merk, der seit 3 Monaten im Altenheim lebt, klagt seit dem Vorabend über Übelkeit und Bauchschmerzen. Am Morgen hat er 2-mal erbrochen, obwohl er schon zum Abendessen nichts mehr gegessen hatte. Als der Altenpfleger, Herr Breisacher, am Vormittag in das Zimmer des Bewohners kommt, liegt dieser blass im Bett und kämpft gegen den Brechreiz an. Das Abdomen ist aufgetrieben, schon ohne Stethoskop ist ein Glucksen als Zeichen einer verstärkten Peristaltik zu hören. Herr Merk gibt auf Nachfrage an, dass die Schmerzen im rechten Mittelbauch am stärksten seien.

Leitsymptome

Beim akuten Abdomen lassen sich die folgenden Leitsymptome beobachten:
- Schmerz
- Peritonismus (Abwehrspannung)
- Erbrechen
- Änderung der Darmperistaltik
- Schocksymptome und Verschlechterung des Allgemeinbefindens
- Bewusstseinsstörungen
- ggf. gastrointestinale Blutungen

▶ **Schmerz.** Je nach Ursache des akuten Abdomens sind die Schmerzen diffus im gesamten Bauchraum oder an einer bestimmten Stelle lokalisiert. Die Art des Schmerzes – ständig gleich bleibend oder kolikartig (wellenförmig zu- und abnehmend), stechend scharf oder dumpf – und seine Ausstrahlung in verschiedene Richtungen geben mitunter einen Hinweis auf die mögliche Ursache (▶ Tab. 27.1).

▶ **Peritonismus (Abwehrspannung).** Sobald die Wand eines Hohlorgans nicht mehr intakt ist und sich Flüssigkeit, Speisebrei oder Darminhalt in die Bauchhöhle ergießt, oder sobald sich ein Entzündungsprozess ausdehnt, kann eine Peritonitis (Entzündung des Bauchfells) entstehen. Eine ausgedehnte Entzündung des Bauchfells ist für 50 % der Erkrankten tödlich. Bei dieser Erkrankung kommt es zu einer reflektorischen Verhärtung der Bauchdecke mit Abwehrspannung („bretthartem Bauch") und starker Schmerzempfindlichkeit schon bei leichtem Beklopfen des Bauches. Ein beginnender Peritonismus besteht, wenn der Patient einen sog. „Loslassschmerz" empfindet, der für eine lokale Bauchfellreizung spricht und z. B. bei fortgeschrittener Appendizitis (Entzündung des Wurmfortsatzes am Blinddarm) auftritt. Der Untersucher drückt die Bauchdecke auf der linken Seite (also nicht auf der „Blinddarmseite") tief ein. Wenn er dann abrupt loslässt, empfindet der Patient Schmerzen auf der rechten Seite (der „Blinddarmseite"). Man spricht daher auch vom „kontralateralen Loslassschmerz".

▶ **Erbrechen.** Übelkeit und Erbrechen treten bei vielen Erkrankungen des Gastrointestinaltraktes auf, z. B. bei akutem Abdomen, Gastritis (Magenschleimhautentzündung), Infektionen im Magen-Darm-Trakt, Magen- oder Darmgeschwüren, aber auch bei Medikamentenunverträglichkeit und Passagestörungen des Speisebreies. Bei Diabetes kommt aufgrund der Schädigung des autonomen Nervensystems häufig eine Passagestörung vor, bei der die Kranken über Völlegefühl klagen und auch manchmal erbrechen müssen. Unstillbares Koterbrechen im Schwall kann auf einen Darmverschluss hinweisen, Erleichterung nach dem Erbrechen bei Schmerzen im rechten Oberbauch auf eine Gallenkolik.

Tab. 27.1 Häufige Erkrankungen, die ein akutes Abdomen verursachen, geordnet nach ihrer Lokalisation.

Erkrankung	Schmerzcharakter	Übelkeit, Erbrechen	Peristaltik	Sonstiges/typische Hinweise
rechter Oberbauch				
perforiertes Ulcus ventriculi (Magengeschwür) o. duodeni (Zwölffingerdarmgeschwür)	stechender Schmerz, dann Besserung bis zum Beginn einer Peritonitis	selten	normal bis vermindert	• Ulkus in der Anamnese? • Risikofaktoren für Ulzera (Nikotin, Alkohol, Schmerzmittel, Rheumamedikamente, Kortison) in der Anamnese?
Gallenkolik	ziehender, wellenförmiger Schmerz, evtl. Ausstrahlung in rechte Schulter	ja, danach Erleichterung	normal bis vermindert	• Gallensteine, heller Stuhl, Ikterus (Gelbsucht) in der Anamnese? Auslöser oft fette, süße Speisen
Cholezystitis (Gallenblasenentzündung)	dumpfer Dauerschmerz	ja	normal bis vermindert	• Anamnese s. o., Entzündungszeichen, wie z. B. Fieber, Schüttelfrost, vorhanden?
Lebererkrankungen, z. B. Hepatitis	dumpfer Dauerschmerz	häufig	normal	• Ikterus? Infektionsmöglichkeit in der Anamnese?
Ileus (Darmverschluss) Hauptursachen: Darmtumor (v. a. Kolonkarzinom), postoperative Verwachsungen, eingeklemmte Hernie	Dauerschmerz, v. a. nach Nahrungsaufnahme, evtl. Zunahme über Stunden/Tage	ja, im Schwall, evtl. Koterbrechen	verstärkt	• aufgetriebenes Abdomen, Stuhlverhalt, sehr schlechter Allgemeinzustand • bei Karzinom: in der Anamnese rezidivierende Beschwerden, Änderung der Stuhlgewohnheiten (Diarrhö und Obstipation im Wechsel), Leistungsknick, Gewichtsabnahme • bei Verwachsungen: anamnestisch OP? Diätfehler (faserreiche Kost, wie Orangen, Bohnen)?
Pyelonephritis (Nierenbeckenentzündung)	Dauerschmerz, in den Rücken ausstrahlend	selten	vermindert	• Harnwegsinfekt in der Anamnese? • Entzündungszeichen? Farbe, Aussehen, Geruch des Urins? Fieber?
Nierenkolik rechts	ziehender, wellenförmiger Schmerz, evtl. Ausstrahlung in Leiste, Unterbauch	evtl. ja	vermindert	• Nierensteine in der Anamnese? • Patient ist unruhig, Schmerzen beim Umhergehen besser
akute Pankreatitis (Bauchspeicheldrüsenentzündung)	Dauerschmerz im Oberbauch, gürtelförmig ausstrahlend	evtl. ja	vermindert, verstärkt im Wechsel	• Auslöser oft Alkohol, üppiges Essen • Entzündungszeichen?
chronisch-entzündliche Darmerkrankungen (Morbus Crohn, Colitis ulcerosa)	ziehende bis stechende Schmerzen, z. T. ausstrahlend, je nach Lokalisation der Entzündung	selten, bei Ileus	verstärkt	• selten erstmaliges Auftreten beim alten Menschen, meist Erkrankung bekannt • Hauptsymptome: Gewichtsabnahme, Diarrhö, evtl. mit Blutbeimengung; Entzündungszeichen • als Notfälle können Ileus, Abszess im Bauchraum oder Darmperforation auftreten
linker Oberbauch				
Milzinfarkt	dumpfer Dauerschmerz	selten	vermindert	• erhöhtes Risiko bei zu hoher Blutzellzahl, v. a. bei Thrombozytose • Thromboseneigung?
Milzruptur	stechender Schmerz, dann Dauerschmerz	evtl. ja	vermindert	• Gefahr besteht bei Milzvergrößerung (z. B. durch Lymphom, Blutkrankheiten) und durch Trauma (Sturz)
Erkrankungen der linken Niere	s. rechte Niere – rechter Oberbauch			
akute Pankreatitis	s. rechter Oberbauch			
perforiertes Ulkus	s. rechter Oberbauch			
rechter Unterbauch				
Appendizitis (Entzündung des Wurmfortsatzes)	zunächst Schmerzen in der Nabelgegend, später im rechten Unterbauch. Loslassschmerz auf der Gegenseite?	ja, aber nicht immer, Appetitlosigkeit	normal	• Fieber (Temperaturdifferenz axillar-rektal über 0,5 °C), oft vorangegangener Infekt; beim alten Menschen oft wenig ausgeprägte Symptome! • Gefahr des Durchbruchs (führt zu Abszess, Peritonitis)
Erkrankungen der Eierstöcke (im Alter v. a. Tumoren)	Dauerschmerz, langsame Entstehung	nein	normal	• tastbarer Tumor? • an gynäkologische Erkrankungen denken!
Ureterkolik rechts (bei Harnleiterstein)	wellenförmiger Schmerz, in Leiste oder Hoden ausstrahlend	evtl.	vermindert	• s. Nierenkolik

Tab. 27.1 Fortsetzung

Erkrankung	Schmerzcharakter	Übelkeit, Erbrechen	Peristaltik	Sonstiges/typische Hinweise
Perforation von Magen, Duodenum, Gallenblase, Darm	s. rechter Oberbauch			
inkarzerierte Hernie (eingeklemmter Leisten- oder Schenkelbruch)	zunehmende, ziehende bis stechende Schmerzen, Beginn oft beim Bewegen oder Heben	ja	zuerst verstärkt, dann vermindert	• sichtbare oder tastbare Vorwölbung in der Leiste? Hernie bekannt? • Inhalt des Bruchsacks meist Darminhalt: Ileus-Symptome • nicht versuchen, den Bruch zurückzuschieben!
linker Unterbauch				
alle Erkrankungen bei paarigen Organen links	s. rechter Unterbauch			
Sigmadivertikulitis (Entzündung bei Ausstülpungen des S-Darms)	ziehende, teilweise stechende Schmerzen	evtl. ja	verstärkt, dann vermindert	• Bei alten Menschen häufige Erkrankung! wird durch chronische Obstipation gefördert • in der Anamnese oft rezidivierende Schmerzen im linken Unterbauch; Fieber, Entzündungszeichen, Symptome und Komplikationen ähnlich wie bei Appendizitis (sog. „linksseitige Appendizitis") • Perforationsgefahr! (kann durchbrechen)
Mittelbauch				
Perforation von Magen, Duodenum, Ösophagus	s. rechter Oberbauch			
akute Pankreatitis	s. rechter Oberbauch			
Ileus	s. rechter Oberbauch			
inkarzerierte Bauchwandhernie oder innere Hernie (z. B. Zwerchfellbruch)	ziehende bis stechende Schmerzen im Oberbauch oder in der Bauchwand, Auslöser oft Heben, Bewegen	ja	verstärkt, dann vermindert	• In der Anamnese schon ähnliche Schmerzen, die nahrungsunabhängig, eher bei Bewegungen auftraten? • Sicht- oder tastbare Vorwölbung der Bauchwand? Bruchsackinhalt Darm, Magen oder andere Bauchorgane
Ileus	s. rechter Oberbauch			
chronisch-entzündliche Darmerkrankungen	s. rechter Oberbauch			
Erkrankungen des Uterus bzw. der Prostata (im Alter v. a. Tumoren)	meist langsamer Schmerzbeginn	nein, evtl. bei Ileus	normal oder vermindert	• Auch an Erkrankungen der Geschlechtsorgane denken! • Anhalt für Tumorwachstum (Blutungen aus der Vagina, Harnverhalt beim Mann)? • Tastbare Tumoren unter der Bauchdecke?
Harnverhalt	Druckschmerz über der Blase	nein	normal	• Vorwölbung der Blase unter der Bauchdecke? • Wann letzte Miktion? • Prostataerkrankung in der Anamnese? • Einmalkatheterismus, falls keine Kontraindikation vorliegt
Mesenterialinfarkt (Verschluss der Arterien, die den Darm versorgen)	zunehmende Schmerzen, dann Besserung („fauler Friede"); nach 24 h wieder Schmerzzunahme	evtl.	normal, dann vermindert	• zunächst Schmerzbesserung („fauler Friede"), dann nach 24 h blutige Stühle, Peritonitis, rasche Verschlechterung des Allgemeinzustands (durch Untergang des Darmgewebes) • Hinweise können Gefäßerkrankungen in der Anamnese und unklare Schmerzen nach den Mahlzeiten (Angina abdominalis) sein.
Aortenaneurysma mit drohender Ruptur (Zerreißung) oder gedeckter Ruptur	dumpfer Schmerz, in den Rücken ausstrahlend, bei Ruptur plötzlich starker Schmerz	nein	evtl. reflektorisch vermindert	• Evtl. in der Anamnese schon mehrere Tage lang „Kreuzschmerzen", Diagnose Aortenaneurysma bekannt? • Höchste Gefahr, da bei Ruptur in die freie Bauchhöhle nur wenig Überlebenschancen bestehen.

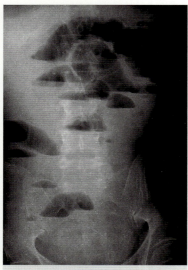

Abb. 27.1 Ileus. Die horizontalen Spiegelbildungen (luftgefüllte Darmschlingen) sind typisch für einen Ileus. (Abb. aus: B. Paetz. Chirurgie für Pflegeberufe. Thieme; 2013)

▶ **Änderung der Darmperistaltik.** Eine verstärkte Peristaltik (Darmgeräusche, mit dem Stethoskop hörbar) mit Glucksen und „metallischen, klingenden" Darmgeräuschen weist auf eine Reizung des Darms oder ein mechanisches Hindernis hin, wie es beim mechanischen Ileus (Darmverschluss) vorliegt (▶ Abb. 27.1). Bei einem paralytischen Ileus (Darmlähmung), z. B. nach einer Blutung oder bei Peritonitis, aber auch nach großen Bauchoperationen, sind keine Darmgeräusche zu hören. Beim paralytischen Ileus besteht zudem Stuhl- und Windverhalt.

▶ **Schocksymptome und Verschlechterung des Allgemeinbefindens.** Bei einer Peritonitis, z. B. nach Durchbruch von Magen oder Darm oder nach starkem Blut- oder Flüssigkeitsverlust, treten ein schweres Krankheitsgefühl und eine deutliche Verschlechterung des Allgemeinzustandes auf. Es kommt zu Unruhe, Blässe, „spitzem Gesicht", kaltem Schweiß, evtl. Fieber, Exsikkose, Tachykardie und schließlich zum Kreislaufversagen (Schock). Im Schock zentralisiert der Körper den Kreislauf, das bedeutet, dass nur die lebenswichtigen Organe, wie Gehirn, Herz, Nieren, Lunge und Leber, durchblutet werden. Mithilfe der Tachykardie versucht der Körper, den relativen Durchblutungsmangel auszugleichen. Durch die gestörte Durchblutung und pathologische Gerinnungsvorgänge in den kleinsten Blutgefäßen kommt es jedoch zu Stoffwechselstörungen im Gewebe und schließlich zum Zusammenbruch des Kreislaufs mit Blutdruckabfall und Versagen der einzelnen Organe. Wenn nicht rechtzeitig durch die Infusion von Flüssigkeit (z. B. Ringer-Laktat-Lösung) und die Verabreichung von Medikamenten gegengesteuert wird, entsteht eine Kettenreaktion, die schließlich zum Tod führt.

> **Merke**
>
> Beim Auftreten der typischen Schocksymptome (kalter Schweiß, Blässe oder auch Marmorierung/Rötung der Haut, Übelkeit, Pulsanstieg und Blutdruckabfall, bei ausgeprägtem Schock Puls höher als systolischer RR-Wert) muss sofort der Notarzt gerufen werden!

▶ **Bewusstseinsstörung.** Bei alten Menschen kann sich, wie oben schon erwähnt, die Verschlechterung des Allgemeinzustands auch als Bewusstseinsstörung äußern. Das Gehirn wird bei beginnendem Schockgeschehen schlechter durchblutet, und oft sind die hirnversorgenden Arterien schon vorgeschädigt, sodass es zu einer kritischen Durchblutungsstörung oder Funktionsstörung des Hirngewebes kommt. Dies äußert sich als akute Verwirrtheit oder Benommenheit bis hin zum Koma.

▶ **Gastrointestinale Blutungen.** Bei fortgeschrittenen Entzündungen, Geschwüren oder Tumoren kann es zu Blutungen in die Speiseröhre, den Magen oder den Darm kommen. Blut im Magen verursacht einen starken Brechreiz, sodass frisches bzw. angedautes, dunkles Blut erbrochen wird (Hämatemesis bzw. „Kaffeesatzerbrechen"). Bei Blutungen im Magen oder den oberen Darmabschnitten tritt durch das verdaute Blut schwarzer „Teerstuhl" auf, bei Blutungen in den unteren Darmabschnitten blutiger Stuhl (Hämatochezie). Werden kleine Mengen Blut mit dem Stuhl abgesetzt, können verschiedene Ursachen zugrunde liegen; die häufigsten Ursachen sind Hämorrhoiden, ein Kolonkarzinom oder eine Dickdarmentzündung. Hier sollte innerhalb der nächsten Tage abgeklärt werden, welche Erkrankung vorliegt. Bei einer stärkeren Blutung liegt jedoch ein Notfall vor. Der Blutverlust kann insbesondere beim alten Menschen sehr schnell zur dekompensierten Herzinsuffizienz, zum Kreislaufversagen und zum Schock führen.

27.1.2 Lokalisation und Ursachen

Je nach Lokalisation der Beschwerden (▶ Abb. 27.2 u. ▶ Abb. 27.3), Anamnese und charakteristischen Begleitsymptomen kann man mitunter schon auf die Ursache eines akuten Abdomens schließen (▶ Abb. 27.4).

Die häufigsten Ursachen für ein akutes Abdomen sind:
- Entzündungen von Bauchorganen, bei weiterem Fortschreiten Peritonitis (Bauchfellentzündung)
- Verschluss eines Hohlorgans
- Perforation (Durchbruch) eines Hohlorgans (▶ Abb. 27.5)
- Blutungen in die Bauchorgane oder in die freie Bauchhöhle (▶ Abb. 27.6)
- akute arterielle oder venöse Durchblutungsstörungen der Bauchorgane
- Verletzungen (z. B. Milz-, Nieren-, Leber- oder Darmeinriss nach Sturz bzw. Unfall)

Bei Patienten mit akutem Abdomen wird (ohne Berücksichtigung des Alters) eine Appendizitis (Entzündung des Wurmfortsatzes) als häufigste Ursache (30–50 %) angegeben, gefolgt vom mechanischen Ileus (Darmverschluss, 10–25 %) und der akuten Cholezystitis (Gallenblasenentzündung, 10 %). Bei alten Menschen ist die Häufigkeit der einzelnen Ursachen zugunsten von Entzündungen des Darms und der Gallenblase, von Durchblutungsstörungen und von Darmverschlüssen aufgrund einer Krebserkrankung verschoben.

▶ Tab. 27.1 gibt eine Übersicht über Erkrankungen der Bauchorgane, die sich in Form eines akuten Abdomens äußern können; die Auflistung ist nach der Lokalisation des Schmerzes im Bauchraum geordnet. Schmerzen im Bauchraum können allerdings auch durch Erkrankungen verursacht werden, die nicht direkt im Abdomen liegen, wie z. B.:
- Herzinfarkt (v. a. Hinterwandinfarkt), akute Herzinsuffizienz, Perikarditis (Herzbeutelentzündung)
- Pneumonie (Lungenentzündung), Pleuritis (Rippenfellentzündung), Lungenembolie (Verlegung einer Lungenarterie), Pneumothorax (Luft zwischen Lunge und Brustwand)
- Aneurysma dissecans der Brustaorta (Blutung zwischen die Wandschichten) mit Gefahr der Ruptur und einer Blutung in den Brustkorb
- Erkrankungen der Wirbelsäule und der Bandscheiben
- Stoffwechselerkrankungen (ketoazidotisches Koma bei Diabetes mellitus, Überfunktion der Schilddrüse oder Nebenschilddrüsen)

27.1 Medizinische Grundlagen

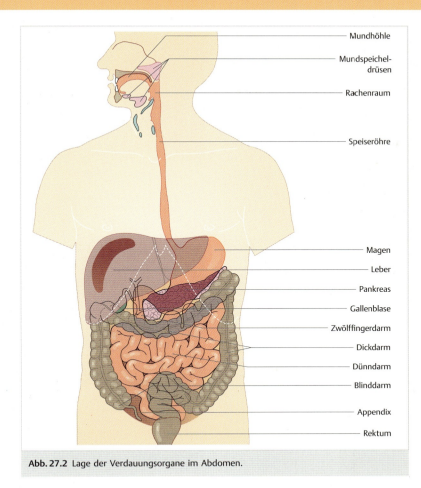

Abb. 27.2 Lage der Verdauungsorgane im Abdomen.

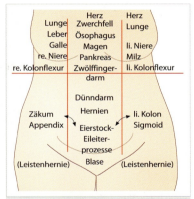

Abb. 27.3 Schmerzlokalisation beim akuten Abdomen.

- Bluterkrankungen (Leukämie, Hämoglobinopathien, Porphyrie)
- Vergiftungen
- Nebenwirkungen von Medikamenten

27.1.3 Diagnostik

Da beim akuten Abdomen sehr häufig eine chirurgische Behandlung erforderlich ist, sollte keine Zeit verloren und möglichst schnell der Hausarzt oder der Notarzt informiert werden. Bis zum Eintreffen des Arztes bzw. parallel zu den ärztlichen Maßnahmen können die Pflegenden bereits wichtige diagnostische Maßnahmen ergreifen:
- Erfragen der aktuellen Anamnese (Art der Beschwerden, erstes Auftreten, Schmerzcharakter, Schmerzausstrahlung, Begleitsymptome wie Übelkeit, Atemnot oder Harndrang, Veränderung der Beschwerden bei bestimmten Körperhaltungen, Zeitpunkt und Beschaffenheit des letzten Urins bzw. Stuhlgangs) und deren Dokumentation

- Messung von Puls, Blutdruck und Temperatur, dann engmaschige Puls- und Blutdruckkontrollen
- Beobachtung und Kontrolle der Atmung
- Beobachtung der Hautfarbe (Blässe, Rötung, Marmorierung), Schwitzen, Anzeichen einer Kreislaufzentralisierung (blasse, kühle Extremitäten)
- Beobachtung des psychischen Befindens (Unruhe, Angst)
- Beobachtung des Bewusstseins (Desorientiertheit, Bewusstseinstrübung)
- Beobachtung der Ausscheidungen, für den Arzt pathologisch veränderten Urin, Stuhlgang oder Erbrochenes aufbewahren
- Inspektion, evtl. Auskultation (Abhören) der Darmgeräusche, vorsichtiges Beklopfen der Bauchdecken (Perkussion); Falls schon Schmerzempfindlichkeit bei leichtem Beklopfen besteht, weist dies auf eine Peritonitis hin, sodass höchste Eile geboten ist.
- evtl. Katheterisierung der Harnblase

Praxistipp

Beobachtung und Dokumentation des Geschehens durch Pflegende sind die Basis für die weiterführende ärztliche Diagnostik und Therapie! Deshalb ist eine sorgfältige Dokumentation (z. B. das Anlegen eines Überwachungsbogens) sehr wichtig für alle weiteren Maßnahmen. Außerdem sollten die derzeit aktuellen Medikamente und eine kurze Anamnese schriftlich dokumentiert werden (Vorerkrankungen!). Dies ist für den gerufenen Arzt, besonders aber für die weiteren Behandler und Pflegenden im Krankenhaus sehr wichtig.

Zur Klärung der Ursache und zur Stellung der Diagnose ist immer eine schnelle und gründliche Diagnostik durch den Arzt erforderlich. Dieser führt eine erste klinische Untersuchung durch. Da zur weiteren Behandlung und Überwachung und für spezielle diagnostische Maßnahmen meist eine Einweisung ins Krankenhaus erforderlich ist, werden die weiteren Untersuchungen dort gemacht (▶ Tab. 27.2).

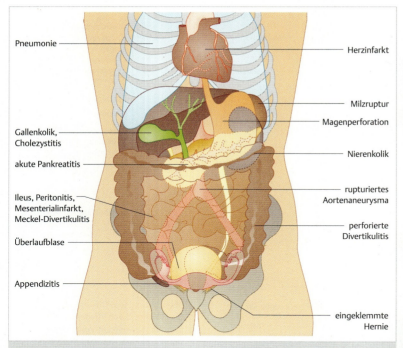

Abb. 27.4 Die wichtigsten Krankheitsbilder bei einem akuten Abdomen. (Abb. aus: B. Paetz. Chirurgie für Pflegeberufe. Thieme; 2013)

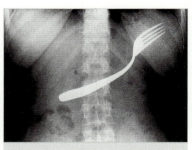

Abb. 27.5 Dieses akute Abdomen wurde durch eine verschluckte Gabel verursacht, die zu einer Magenperforation geführt hat. (Abb. aus: B. Paetz. Chirurgie für Pflegeberufe. Thieme; 2013)

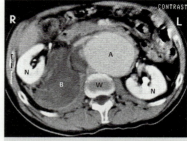

Abb. 27.6 In diesem CT-Bild ist deutlich ein rupturiertes Aneurysma der Bauchaorta zu sehen, A: erweiterte Aorta, B: Blutung, N: Niere, W: Wirbelkörper. (Abb. aus: B. Paetz. Chirurgie für Pflegeberufe. Thieme; 2013)

Tab. 27.2 Diagnostische Maßnahmen und ihre Indikation bei akutem Abdomen.

Untersuchung	Indikation
körperliche Untersuchung (Inspektion, Auskultation, Palpation)	• Stellen einer Verdachtsdiagnose
Laboruntersuchungen	• Blutbild: Entzündungszeichen? Anämie (bei Blutungsverdacht)? • Elektrolyte: Veränderungen? • Gerinnungswerte: Blutgerinnungsstörung? Schock? OP-Vorbereitung • Leberwerte: Lebererkrankung? Gallenblasenerkrankung? • Nierenwerte: Nierenerkrankung? OP-Vorbereitung • Pankreasenzyme: akute Pankreatitis? • Blutgruppe/Kreuzblut: vor OP, bei Verdacht auf Blutung
EKG	• Ausschluss eines Herzinfarktes, zur OP-Vorbereitung
Sonografie (Ultraschalluntersuchung)	• Nachweis der Diagnose oder Hinweise darauf bei Gallensteinen, Cholezystitis, Appendizitis, Ileus, freier Flüssigkeit, Abszessen im Bauchraum, Harnblasen- und Nierenerkrankungen, evtl. Pankreatitis, Sigmadivertikulitis, Tumoren
Röntgen-Abdomenübersicht im Stehen oder in Linksseitenlage	• Spiegelbildung im Darm (bei Ileus), freie Luft unter der Zwerchfellkuppel
Röntgen-Thoraxaufnahme	• Ausschluss von Lungen- und Pleuraerkrankungen, zur OP-Vorbereitung
Computertomografie (CT = Röntgenschichtaufnahme mit digitaler Bildaufarbeitung), evtl. mit Kontrastmittel	• fast alle pathologischen Prozesse im Abdomen darstellbar, v. a. Tumoren, Abszesse, Steine; akute Pankreatitis evtl. nur im CT erkennbar
Röntgenaufnahmen mit Kontrastmittel	• Urografie: Darstellung der Harnwege • Angiografie: Darstellung der Gefäße, v. a. der Mesenterialarterien • Magen-Darm-Passage: Darstellung von Speiseröhre, Magen, Darm (Hindernis?, Ileus?) • Kolon-Kontrasteinlauf: Darstellung von Rektum, Sigmaschleife, Kolon • Achtung: Magen-Darm-Passage und Kolon-Kontrasteinlauf meist erst nach Abklingen des Akutzustands
endoskopische Untersuchung	• Gastroskopie, Koloskopie: zur Suche nach Blutungen, Tumoren, Entzündungen

Fallbeispiel

Bei Herrn Merk aus unserem Eingangsbeispiel wurde eine Sonografie durchgeführt, die erweiterte Darmschlingen im Bereich des Dünndarms und des Colon ascendens (aufsteigender Dickdarm) zeigte. Auf dem Röntgenbild des Abdomens im Stehen waren luft- und stuhlgefüllte erweiterte Darmschlingen in diesem Bereich erkennbar. Sichtbare Flüssigkeitsspiegel in den Darmschlingen sprachen für einen Ileus (Darmverschluss, ▶ Abb. 27.1). Bei der Auskultation der Darmgeräusche war die Peristaltik verstärkt, bei der rektalen Untersuchung befand sich kein Stuhl in der Ampulle. All diese Befunde wiesen auf einen Ileus durch ein Passagehindernis im Verlauf des Darms hin, sodass Operationsvorbereitungen getroffen wurden. Zur Vorbereitung und zum Ausschluss einer anderen Ursache für ein akutes Abdomen wurden noch Laboruntersuchungen durchgeführt und ein EKG angefertigt.

27.2 Pflege und Begleitung

Im Folgenden sind die wichtigsten pflegerischen Maßnahmen bei einem akuten Abdomen aufgelistet.

▶ **Vitalzeichenkontrolle.** Wichtig ist die Kontrolle der Vitalzeichen, insbesondere bei einer Blutung bzw. bei dem Verdacht auf einen Volumenmangelschock.

▶ **Bettruhe.** Auf das Einhalten der Bettruhe muss geachtet werden; Ausnahme: Bei einer Nierenkolik bringt das Umhergehen Erleichterung.

▶ **Prophylaxen.** Bei strenger Bettruhe sind Prophylaxen, also Pneumonie- und Thromboseprophylaxe (meist dann erst im Krankenhaus), aber auch eine Dekubitusprophylaxe erforderlich.

▶ **Lagerung.** Für eine entlastende Lagerung ist zu sorgen, die die Spannung von der Bauchdecke nimmt (Rückenlage mit leicht angehobenem Oberkörper und angewinkelten Beinen); evtl. Knierolle anbieten, Kopfteil hochstellen.

▶ **Nahrungskarenz.** Je akuter die Symptomatik und je schlechter der Zustand des Patienten, desto wichtiger ist absolute Nahrungskarenz. Auch bei Exsikkose sollte keine Flüssigkeit oral gegeben werden, falls eine Operation erforderlich wird. Flüssigkeitsersatz und Ausgleich der Elektrolyte sollten mit einer rasch eingeleiteten Infusionstherapie erfolgen. Medikamente sollten nur in Absprache mit dem Arzt oral gegeben werden. Insbesondere bei oralen Antidiabetika droht die Gefahr der Hypoglykämie bzw. Laktatazidose, wenn der Kranke nichts zu sich nimmt.

▶ **Katheterisierung.** Manchmal verbirgt sich hinter einem „akuten Abdomen" nur eine Blasenentleerungsstörung mit maximal gefüllter Harnblase. Der Verdacht lässt sich bei der Untersuchung durch Perkussion (Beklopfen) des Unterbauchs, sicher jedoch durch eine Sonografie des Unterbauchs erhärten. Vorsicht jedoch bei Kontraindikationen (z. B. massiv vergrößerte Prostata mit starker Einengung der Harnröhre)! Hier ist statt des transurethralen Katheters ein suprapubischer Blasenkatheter angezeigt.

▶ **Bilanzierung.** Bei liegendem Katheter bzw. liegender Magensonde werden die Flüssigkeiten bilanziert.

▶ **Keine Abführmaßnahmen.** Es dürfen keine Einläufe oder Abführmaßnahmen ergriffen werden, da z. B. bei einer Sigmadivertikulitis Perforationsgefahr besteht.

▶ **Unterstützung beim Erbrechen.** Durch Aufrichten des Oberkörpers bzw. durch Seitenlagerung wird verhindert, dass das Erbrochene aspiriert wird. Eventuell beengende Kleidung und Zahnprothese werden entfernt (aber ins Krankenhaus mitgegeben), Nierenschale und Zellstoff werden angereicht. Erbrochenes in einer Nierenschale auffangen und dem Arzt zeigen. Den Patienten beim Spülen des Mundes unterstützen (Hinweis: nicht trinken!), zum ruhigen und tiefen Atmen anhalten.

▶ **Sauerstoffgabe.** Bei sehr schlechtem Allgemeinzustand oder Zyanose wird Sauerstoff verabreicht, wobei Kontraindikationen, wie Asthma bronchiale, beachtet werden müssen.

▶ **Keine Analgetika.** Analgetika (Schmerzmittel) oder Spasmolytika (krampflösende Medikamente) dürfen bis zum Eintreffen des Arztes nicht verabreicht werden! Sie können die Symptome verschleiern und die weitere Diagnostik erschweren. Wenn die Diagnose geklärt ist bzw. der Arzt den Patienten untersucht hat, bekommt der Kranke dann sofort Schmerzmittel nach ärztlicher Anordnung.

▶ **Psychische Unterstützung.** Die psychische Situation des alten Menschen muss berücksichtigt werden. Dazu gehört: Ängste ernst nehmen (Lebensgefahr!), aber Ruhe vermitteln. Den Kranken nicht alleine lassen und angemessen informieren, indem man alle Maßnahmen erklärt. Wenn möglich, soll eine vertraute Person den Kranken begleiten, um ihm Sicherheit zu geben.

▶ **Rechtzeitiges Handeln.** Bei akutem Abdomen darf keine Zeit verloren gehen! Kann nicht unverzüglich ein Arzt die Lage beurteilen, muss sofort der Notarzt gerufen werden. Bei einer Peritonitis, einer akuten Blutung, einem Gefäßverschluss oder der drohenden Ruptur eines Aortenaneurysmas kann eine Zeitverzögerung den Kranken das Leben kosten.

27.2.1 Wichtige Aspekte beim alten Menschen

▶ **Symptomatik.** Bei alten Menschen sind die Symptome des akuten Abdomens oft nicht so ausgeprägt wie bei jüngeren, da das Immunsystem weniger stark reagiert und trotz Entzündungsvorgängen im Körper kein Fieber auftritt. Sehr schwierig ist, dass Schmerzen manchmal nicht empfunden oder geäußert werden können, sodass die Krankheitssituation erst erkennbar wird, wenn sie weit fortgeschritten ist. Die Multimorbidität, die bei vielen alten Menschen vorliegt, macht es noch schwerer, die Krankheitsursache auf den ersten Blick zu erkennen.

▶ **Aktuelle Anamnese und Dokumentation.** Eine sorgfältige Anamnese und Dokumentation der aktuellen Symptomentwicklung ist hier sehr wichtig. Sie umfasst Appetit und Nahrungsaufnahme, Stuhlgang, Miktion, Fieber, Schmerzbeginn und sonstige Auffälligkeiten in den vorhergehenden Stunden und Tagen.

▶ **Vorerkrankungen und Medikamente.** Die Einnahme bestimmter Medikamente (z. B. Schmerzmittel, Dauermedikation mit Antirheumatika), bestimmte Lebensgewohnheiten und bekannte Vorerkrankungen können Hinweise auf die Krankheitsursache geben. Bei alten Menschen, die an Arteriosklerose erkrankt sind, kann dies z. B. einen Hinweis auf einen akuten Gefäßverschluss oder einen Herzinfarkt geben. Eine sorgfältige Anamnese ist für die Stellung der Diagnose und für eine ganzheitliche Therapie des Kranken unerlässlich. Hier kommt den Kenntnissen und Beobachtungen der Pflegenden, die den Betroffenen in seiner Gesamtheit kennen, eine große Bedeutung zu, insbesondere, wenn der alte Mensch nicht mehr selbst Auskunft geben kann.

Fallbeispiel

Von Herrn Merk konnte Herr Breisacher auf seine Fragen hin erfahren, dass er schon seit 5 Monaten eine Änderung der Stuhlgewohnheiten bemerkt habe. Durchfall und Verstopfung seien abwechselnd aufgetreten, in den letzten Tagen habe er keinen Stuhlgang mehr gehabt. Außerdem sei er in der letzten Zeit oft sehr müde gewesen, habe 6 kg an Gewicht abgenommen und immer wieder ein Ziehen im rechten Mittelbauch gespürt. Leichte Blutbeimengungen im Stuhl habe er auf seine Hämorrhoiden zurückgeführt. So konnte recht schnell die Verdachtsdiagnose eines Karzinoms im Bereich des Darms gestellt werden, das durch sein zunehmendes Wachstum den Darm verschloss und zu einem mechanischen Ileus führte. Sehr hilfreich war für eine schnelle Diagnosestellung und Therapie, dass Herr Breisacher schon die entsprechenden Informationen erfragt hatte und an den Arzt weitergab. Die Vorerkrankungen von Herrn Merk, Diabetes mellitus und ein Herzinfarkt vor einem Jahr sowie die derzeitigen Medikamente und eine Jodallergie konnten dem Arzt sofort mitgeteilt werden. Die Informationen wurden auch schriftlich (mit Telefonnummer für Rückfragen) mitgegeben, als Herr Merk ins Krankenhaus eingeliefert wurde. Im Krankenhaus wurde der alte Herr nach entsprechender Vorbereitung operiert (OP nach Hartmann), wobei der Tumor entfernt wurde und vorübergehend ein künstlicher Darmausgang angelegt wurde.

27.3 Lern- und Leseservice

27.3.1 Das Wichtigste im Überblick

Wann liegt ein „akutes Abdomen" vor?

Wenn akute Schmerzen im Bauchraum auftreten, die eine sofortige Diagnostik und Therapie erfordern, spricht man von einem akuten Abdomen. Wird nicht sofort gehandelt, kann Lebensgefahr bestehen.

Welche Symptome stehen im Vordergrund?

Die Leitsymptome des akuten Abdomens sind abdomineller Schmerz, (beginnender) Schock, Abwehrspannung und Motilitätsstörung des Darms. Außerdem können Erbrechen, Fieber oder Blutungen aus dem Gastrointestinaltrakt vorliegen.

Welche Erkrankungen können zum akuten Abdomen führen?

Entzündungen, Verschluss oder Perforation eines Hohlorgans, Blutungen aus Bauchorganen, Durchblutungsstörungen oder Verletzungen von Bauchorganen, außerdem einige Erkrankungen außerhalb des Bauchraums, die jedoch im Bauchraum Symptome hervorrufen.

Welche Pflegemaßnahmen müssen ergriffen werden?

Der Arzt bzw. der Notarzt muss benachrichtigt werden. Die Unterstützung der Diagnostik erfolgt durch:
- Erheben der Anamnese und Dokumentation
- engmaschige Überwachung der Vitalparameter
- Aufbewahren von Ausscheidungen und Erbrochenem
- Inspektion
- vorsichtige Auskultation und Perkussion der Bauchdecke
- evtl. Katheterismus der Harnblase

Wichtige pflegetherapeutische Maßnahmen sind:
- auf Bettruhe achten
- Prophylaxen durchführen
- psychische Begleitung des Patienten gewährleisten
- entlastende Lagerung durchführen
- beim Erbrechen unterstützen
- evtl. Sauerstoff verabreichen
- Ein- und Ausfuhr bilanzieren
- Schmerzmittel nur nach ärztlicher/notärztlicher aktueller Anordnung verabreichen!

Nie dürfen Getränke oder Speisen verabreicht oder eigenmächtig abführende Maßnahmen ergriffen werden!

27.3.2 Literatur

Duchmann R. Der gastroenterologische Notfall. Hessisches Ärzteblatt 2013; 4: 256–262

Gerlach U et al. Innere Medizin für Pflegeberufe. 7. Aufl. Stuttgart: Thieme; 2011

Klinikmanual Chirurgie. Internetforum der Abteilung für Allgemein- und Viszeralchirurgie der Klinik Weilheim i.OB, 2013: Akutes Abdomen: Behandlungsrichtlinien. Im Internet: http://www.klinikmanual.de (Stand: 04.08.2015)

Largiadèr F, Saeger HD, Trentz O. Checkliste Chirurgie. 10. Aufl. Stuttgart: Thieme; 2012

Niedergethmann M, Post S. Differenzialdiagnose des Oberbauchschmerzes. Dtsch Arztebl 2006; 13 (103): A862–71

Paetz B. Chirurgie für Pflegeberufe. 22. Aufl. Stuttgart: Thieme; 2013

Pilars de Pilar M, Jachmann-Jahn U. Klinikleitfaden Nachtdienst. 4. Aufl. München: Urban & Fischer/Elsevier; 2012

Schwegler JS. Der Mensch – Anatomie und Physiologie. 5. Aufl. Stuttgart: Thieme; 2011

Teichmann W. Akutes Abdomen – eine interdisziplinäre Herausforderung. Chirurgische Gastroenterologie 2002; 18: 272

27.3.3 Internetadressen

http://www.altenpflegeschueler.de/krankheiten/akutes-abdomen.php

http://flexikon.doccheck.com/de/Akutes_Abdomen

http://www.gesundheit.de/krankheiten/magen-darm/bauchschmerzen-und-bauchkraempfe/akutes-abdomen

http://www.klinikmanual.de

www.klinikum.uni-heidelberg.de

http://www.medizin.uni-greifswald.de/inn_a/fileadmin/user_upload/lehre/vorlesungen-alt/AB_Bauchschmerz_und_Akutes_Abdomen_druck.pdf

http://www.pflegewiki.de/wiki/Akutes_Abdomen

www.uke.de

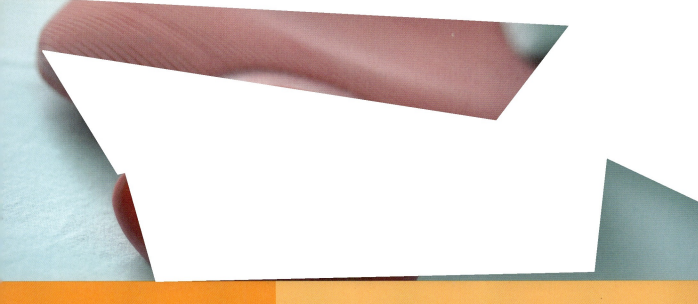

Kapitel 28

Pflege und Begleitung alter Menschen mit akuten und chronischen Schmerzen

28.1	Grundlagen	688
28.2	Schmerz und seine Bedeutung	690
28.3	Schmerzmanagement	697
28.4	Lern- und Leseservice	710

28 Pflege und Begleitung alter Menschen mit akuten und chronischen Schmerzen

Jasmin Schön, Michaela Flechsenberger

28.1 Grundlagen

Fallbeispiel

Herr Rustig ist 73 Jahre alt, Witwer und lebt allein zu Hause. Er geht fast täglich in den nahe gelegenen Kleingarten, um seine Pflanzen zu versorgen und Gartenfreunde zu treffen. Er hat seit vielen Jahren eine Arthrose in den Fingern und den Knien, die ihn aber durch regelmäßige Medikamenteneinnahme und tägliche Spaziergänge zum Garten bisher nur wenig einschränkte. Allerdings kann er aufgrund der Arthrose in den Fingern seine Medikamente nicht mehr selbst richten, deshalb kommt 1-mal wöchentlich der ambulante Pflegedienst zu Herrn Rustig.

Als Sie heute zum Richten der Medikamente bei ihm sind, ist er entgegen seiner sonst sehr optimistischen Stimmung eher gedrückt und traurig. Auf Nachfrage von Ihnen berichtet er von schlaflosen Nächten aufgrund starker Schmerzen. Herr Rustig habe sich deshalb schon viele Gedanken gemacht und vermute, dass die Schmerztabletten (bisher 3-mal tgl. Ibuprofen 600 mg) nicht mehr ausreichen würden. Außerdem habe er Angst, seine Gartenparzelle zu verlieren, weil er sie nicht mehr pflegen könne und vor dem Kontaktverlust zu seinen Freunden. Dann, so sagt er, mache ihm das Leben keinen Spaß mehr.

28.1.1 Definition Schmerz

Es gibt inzwischen viele Definitionen für Schmerz. Die wohl bekannteste ist sicher die von McCaffery:

Definition

„Schmerz ist das, was die Person, die ihn erfährt, über ihn angibt; er ist vorhanden, wenn sie sagt, dass er da ist" (McCaffery 1997).

Diese Definition bedeutet für professionell Pflegende, dass einem Menschen, der Schmerz äußert, immer geglaubt werden soll; jedoch sagt sie wenig über die Schmerzerfahrung an sich aus.

Schmerz ist ein mehrdimensionales Geschehen, das in der folgenden Definition der International Association for the Study of Pain (IASP) deutlich wird:

Definition

„Schmerz ist ein unangenehmes Sinnes- und Gefühlserlebnis, das mit aktueller oder potenzieller Gewebeschädigung verknüpft ist oder mit Begriffen einer solchen beschrieben wird" (IASP 1994).

Grundsätzlich unterscheidet man **akuten** und **chronischen Schmerz** voneinander. Im pflegerischen Kontext gibt es von der North American Nursing Diagnosis Association (NANDA) (Herdmann u. NANDA 2011) eine Definition in Form einer Pflegediagnose zu chronischem Schmerz. Diese orientiert sich an der IASP und erweitert deren Definition um die Merkmale: plötzlicher oder langsamer Beginn mit leichter bis schwerer Intensität, dauerhaft oder intermittierend ohne erwartetes oder vorhersagbares Ende und mit einer Dauer länger als 6 Monate (DNQP 2014).

Zur Unterscheidung von akutem und chronischem Schmerz stehen keine speziell entwickelten Instrumente zur Verfügung. Verschiedene Leitlinien empfehlen daher als Kriterium eine Differenzierung anhand der Dauer und weiterer schmerzbildspezifischer Kriterien. Laut der Deutschen Interdisziplinären Vereinigung für Schmerztherapie (DIVS 2012) liegt **chronischer Schmerz** in mehreren Körperregionen vor, wenn Schmerzen länger als 3 Monate in spezifischen Lokalisationen bestehen.

28.1.2 Schmerzentstehung und Reizweiterleitung

Die folgenden Theorien zur Entstehung des Schmerzes und zur Weiterleitung des Schmerzreizes bilden eine wichtige Wissensgrundlage, um Schmerzen professionell einschätzen und behandeln zu können:

- Konzept der Nozizeption
- Endorphine und Opioid-Rezeptoren
- Gate-Control-Theorie

Konzept der Nozizeption

Schmerz wurde lange Zeit als eine Erfahrung angesehen, die bewusste Denkfähigkeit voraussetzt. Man ging davon aus, dass z. B. ein Mensch unter Narkose oder Neugeborene, die ja noch nicht bewusst denken können, demnach auch keine Schmerzen empfinden. In manchen Vorurteilen und Mythen gegenüber kognitiv eingeschränkten Menschen scheint diese Ansicht zumindest unterschwellig oft noch vorhanden. Physiologie und Verhaltenskunde haben inzwischen nachweisen können, dass die Nozizeption über freie Nervenendigungen und verschiedenste Neurotransmitter geschieht. Wie funktioniert das?

Als **Nozizeption** bezeichnet man die Aufnahme, Weiterleitung und Verarbeitung noxischer Signale durch das **nozizeptive System** (= schmerzleitendes System). Sobald an einem **Nozizeptor** (= freie Nervenendigung) mechanische, chemische, elektrische, infektiöse oder thermische Reize ankommen, werden diese Reize über A-delta-Fasern oder C-Fasern zum Rückenmark geleitet. A-delta-Fasern leiten die Reize schneller weiter: So wird die reflexhafte Reaktion, wenn man die Hand von der heißen Herdplatte zurückzieht, über die A-delta-Fasern geleitet. Unmittelbare, lokalisierte und scharfe Schmerzen sind für die **Reizleitung** über A-delta-Fasern typisch. Die C-Fasern leiten den Reiz langsamer weiter. Der dumpfe, bohrende oder klopfende Schmerz, der sich an das akute Schmerzereignis anschließt, wird von den C-Fasern gesteuert. Für die Therapie ist dabei von Bedeutung, dass A-delta-Fasern keine Opioid-Rezeptoren besitzen, d. h., akuter Schmerz, z. B. ein Einstich durch eine Spritze, wird trotz der Einnahme von Opioiden als schmerzhaft wahrgenommen. Schmerzereignisse, die über die C-Fasern weitergeleitet werden, lassen sich mit Opioid-Analgetika meist gut kontrollieren (Carr u. Mann 2014).

Im Hinterhorn des **Rückenmarks** erfolgt die Umschaltung auf das 2. Neuron. Der Schmerzreiz wird dann über die aufsteigenden Bahnen bis in den **Thalamus** weitergeleitet und dort auf das 3. Neuron umgeschaltet. Nun kann die Weiterleitung zur **sensorischen Zentralwindung** (bewusste Wahrnehmung) oder in das **limbische System** (kognitive Einordnung und Bewertung des Schmerzes) erfolgen (Agarwal 2013).

Endorphine und Opioidrezeptoren

Einen weiteren Erklärungsansatz zum körpereigenen Umgang mit Schmerz stellt die Theorie der Opioidrezeptoren dar. An den Oberflächen von Nervenzellen befinden sich verschiedene Rezeptoren, die an der Reizleitung beteiligt sind. Diese Substanzen beeinflussen die Schmerzempfindlichkeit eines Menschen. Zu den Substanzen gehören u. a. die Endorphine (körpereigene, morphinähnliche Stoffe). Endorphine sind in der Lage, die Schmerzempfindlichkeit eines Menschen zumindest zeitweise zu senken, indem sie sich an die Narkotikarezeptoren im Gehirn und Rückenmark setzen. Im Rahmen eines Schmerzereignisses kommt es häufig zur Ausschüttung von Endorphinen und damit zur ersten Schmerzminderung. In der Medizin nimmt diese Theorie einen hohen Stellenwert ein.

Gate-Control-Theorie

Die Gate-Control-Theorie gilt unter Pflegenden inzwischen als der wichtigste konzeptuelle Rahmen für das Verständnis von Schmerzweiterleitung und -wahrnehmung, weil sie der Komplexität des Phänomens Schmerz am ehesten gerecht wird. Die Theorie wurde bereits 1965 von Melzack und Wall entwickelt und wurde durch kontinuierliche Forschung fortgeführt. Die Gate-Control-Theorie spiegelt die physiologischen, kognitiven und emotionalen Aspekte des Schmerzes und somit dessen Mehrdimensionalität wider (Carr u. Mann 2014).

Die Theorie geht davon aus, dass es im Bereich des Hinterhorns im Rückenmark eine Art „Schmerztor" gibt.

Kommt es durch einen Gewebsschaden zur Zell- bzw. Gewebsreaktion, führt dies zu einer Flut nozizeptiver Impulse. Zunächst wird die Schmerzempfindung über die A-delta-Fasern und C-Fasern zum Hinterhorn des Rückenmarks geleitet. Diese Impulse werden dort verschaltet und „öffnen das Tor". Über afferente Nervenfasern werden die Schmerzreize dann durch das verlängerte Mark, den Thalamus bis in die sensorische Hirnrinde geleitet. Dies geschieht so lange, bis aus der Peripherie oder aus dem Gehirn hemmende Impulse gesendet werden, um „das Tor zu schließen". Schmerzverstärkende Faktoren wie Aufregung, Angst oder Vorahnung können ebenfalls „das Tor öffnen" und somit die Schmerzwahrnehmung beeinflussen (Carr u. Mann 2014).

Umgekehrt ist es durch örtliche Stimulation des geschädigten Gewebes (z. B. durch eine kalte Kompresse oder Reiben der Stelle) oder kognitive Aktivitäten (z. B. Ablenkung oder Entspannung) möglich, das „Tor zu schließen" und so die sensorische Übertragung des Schmerzes zu verhindern (Carr u. Mann 2014).

Stimulation durch Berührung

Ein beeinflussender Faktor, der das „Tor schließen" kann, ist z. B. die Stimulation durch Berührung. Wohl jeder kennt dieses Phänomen von sich selbst: Wenn man sich z. B. den Ellbogen gestoßen hat, reibt man automatisch die Stelle, bis der Schmerz nachlässt. Ähnliches passiert, wenn man bei Kopfschmerzen die Schläfenpunkte leicht drückt. A-beta-Fasern sind für die Weiterleitung solcher Berührungs- und Empfindungsreize verantwortlich. Sie werden aktiviert und sind somit in der Lage, das „Tor zu schließen". Sowohl die Akupunktur als auch die Wirkungsweise von Massagen oder der transkutanen elektrischen Nervenstimulation, TENS (S. 710), lassen sich so erklären.

Ablenkung

Neben den eben beschriebenen sensorischen Komponenten spielen aber auch emotionale und kognitive Faktoren eine Rolle. Der emotionale Zustand, also die „Tagesform", in der sich ein Mensch befindet, beeinflusst seine Schmerzwahrnehmung. Auch diesen Aspekt kennt jeder aus seinem Alltag: Bei einem spannenden Krimi, einem dramatischen Fußballspiel, konzentrierter Arbeit oder schöner Musik vergisst man alles um sich herum und nimmt kaum anderes wahr. Vorhandene Schmerzen vermindern sich für die Dauer der Ablenkung.

Ist man übermüdet, traurig oder einsam (alte Menschen, besonders Heimbewohner, fühlen sich oft einsam), werden Schmerzen stärker empfunden. Damit wird es nachvollziehbar und glaubhaft, warum sich Schmerzpatienten manchmal offensichtlich in guter Stimmung und „schmerzfrei" mit Angehörigen unterhalten, um sofort nach Ende des Besuches um ihre Schmerzmedikation zu bitten. Langeweile, Konzentration auf den Schmerz durch wenig Ablenkung können das Schmerzempfinden somit erhöhen (▶ Abb. 28.20).

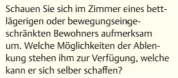

Praxistipp

Schauen Sie sich im Zimmer eines bettlägerigen oder bewegungseingeschränkten Bewohners aufmerksam um. Welche Möglichkeiten der Ablenkung stehen ihm zur Verfügung, welche kann er sich selber schaffen?

Schmerzunterdrückung und Schmerzgedächtnis

Die kognitive Komponente ergibt sich aus Wertvorstellungen oder Schmerzerfahrungen, die bereits gemacht wurden. Wenn z. B. ältere Menschen gelernt haben, dass man „die Zähne zusammenbeißt und sich zusammenreißt", werden sie eher versuchen, sich Schmerzen nicht anmerken zu lassen und sie zu unterdrücken. Hat jemand dagegen einmal schmerzhafte Erfahrungen, z. B. beim Zahnarzt, gemacht, wird er bei jedem nächsten Mal wieder erwarten, dass es schmerzt. Tatsächlich auftretender Schmerz wird dann mitunter als deutlich stärker empfunden als beim vorherigen Mal.

Merke

Der Körper entwickelt ein Schmerzgedächtnis, das zu chronischer Schmerzkrankheit führen kann.

Kombiniert man die 3 Theorien miteinander, ergeben sich also recht umfassende Erklärungsansätze zum Verständnis des Phänomens Schmerz.

28.1.3 Schmerzarten

▶ **Akuter Schmerz.** Akuter Schmerz hat eine Schutz- und Warnfunktion für den Körper. Er zeigt eine (drohende) Gewebeschädigung und den damit verbundenen Untergang von Zellen auf. Ein Beispiel für eine drohende Schädigung wäre, wenn ich die Finger von der heißen Herdplatte ziehe, bevor es zu einer Zerstörung der tieferen Hautschichten kommt. Oder ich gehe wegen seit mehreren Tagen bestehender Halsschmerzen zum Arzt, um die Ursache herauszufinden. Mit einsetzender Heilung verliert sich dieser Schmerz wieder (meist innerhalb von 3 Monaten) (Agarwal 2013).

Wird akuter Schmerz ignoriert, über einen längeren Zeitraum nicht oder nur unzureichend behandelt, kann er chronifizieren.

▶ **Chronischer Schmerz.** Er hat seine Warnfunktion verloren, wenn er
- kontinuierlich besteht oder immer wiederkehrend ist,
- seit mindestens 3 Monaten vorhanden ist,
- oft schlecht lokalisierbar und diffus ist, sich im Verlauf evtl. die Schmerzregion vergrößert und
- auf aktuelle Behandlungsmethoden schwerer oder gar nicht anspricht.

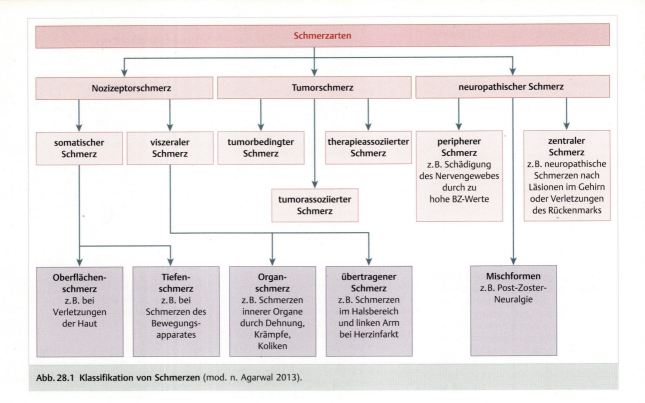

Abb. 28.1 Klassifikation von Schmerzen (mod. n. Agarwal 2013).

Chronischer Schmerz kann für den Rest des Lebens fortbestehen. Diese sog. **Schmerzkrankheit** gilt es durch frühzeitige Therapien zu verhindern.

▶ **Weitere Schmerzarten.** Neben der Unterscheidung in akuten und chronischen Schmerz lassen sich verschiedene weitere Schmerzarten beschreiben. Diese werden in mehrere Qualitäten unterschieden, die einen Rückschluss auf dessen Entstehungsmechanismus bzw. das betroffene Gewebe geben können. Für die Kommunikation im multiprofessionellen Team ist die Klassifizierung von Schmerz wichtig. Bewährt hat sich eine Einteilung nach der Pathophysiologie von Schmerz (Agarwal 2013), ▶ Abb. 28.1.

Durch eine direkte Gewebsschädigung entsteht der **Nozizeptorschmerz**. Dieser wird in den somatischen und viszeralen Schmerz unterteilt. **Somatischer Schmerz** kann an der Oberfläche (Haut) oder in der Tiefe (Knochen) entstehen, ist deshalb gut lokalisierbar und wird meist als dumpf, drückend, bohrend oder ziehend beschrieben. **Viszeraler Schmerz** ist der sog. Eingeweideschmerz. Er kann direkt am Organ lokalisiert sein, ist aber eher schlecht lokalisierbar und kann evtl. auf entfernte Hautareale projiziert sein (übertragener Schmerz). Dies ist z. B. oft bei einem Herzinfarkt der Fall. Die Schmerzen entstehen am Herz, werden jedoch auf den linken Arm, den Unterkiefer oder zwischen die Schulterblätter projiziert (Agarwal 2013).

Im Gegensatz zum nozizeptiven Schmerz wird der **neuropathische Schmerz** durch die direkte Verletzung oder Irritation eines Nervs verursacht. Dadurch kommt es zu Veränderungen der peripheren oder zentralen Reizweiterleitung und damit zu überschießenden Reaktionen auf Reize. Die Schmerzen werden oftmals als einschießend, stechend oder brennend beschrieben und sind gut lokalisierbar. Jedoch sprechen sie eher mäßig auf eine medikamentöse Therapie an und gehen häufig mit vegetativen, motorischen oder sensiblen Störungen einher. Man unterscheidet beim neuropathischen Schmerz periphere und zentrale Schmerzen. Zu den **peripheren Schmerzen** zählen die Neuralgien, (Poly-)Neuropathien und Nerven- oder Wurzelkompressionen. Läsionen im ZNS, z. B. nach einem Apoplex oder einer Rückenmarksverletzung, können **zentrale Schmerzen** hervorrufen. Weiterhin gibt es **Mischformen** wie z. B. die Schmerzen bei einer Post-Zoster-Neuralgie (Agarwal 2013).

Eine Sonderstellung nehmen **Tumorschmerzen** ein, da die Zuordnung nach den o. a. Kriterien häufig schwierig ist und diese im zeitlichen Verlauf variieren können. Deshalb unterscheidet man (Agarwal 2013):

- tumorbedingte Schmerzen (z. B. durch Infiltration/Kompression des Tumors von Knochen, Weichteilen oder Nerven)
- tumorassoziierte Schmerzen (z. B. Aszites oder Infektionen)
- therapieassoziierte Schmerzen (z. B. Osteoradionekrose oder Neuropathie durch Chemotherapie)

28.2 Schmerz und seine Bedeutung

Schmerz zählt zu den existenziellen Erfahrungen im Leben des Menschen. Jeder Mensch erlebt im Laufe seines Lebens unterschiedliche Arten von Schmerzen: Kopfschmerzen, Zahnschmerzen, Bauchweh, Abschiedsschmerz, Heimweh usw. Und dennoch geht jeder Mensch anders mit Schmerzen um, erlebt jeder „seinen" Schmerz als einzigartig, individuell.

Obwohl sich die Schmerzforschung in den letzten 15 Jahren deutlich weiterentwickelt hat, werden die Wissenslücken gerade im Bereich der Geriatrie erst langsam geschlossen und wird Schmerz wohl noch einige Zeit eines der großen Rätsel der Menschheit bleiben. Einigen Bedeutungen von Schmerz für die Betroffenen einerseits, für Pflegende im Schmerzmanagement andererseits, soll in diesem Kapitel nachgegangen werden.

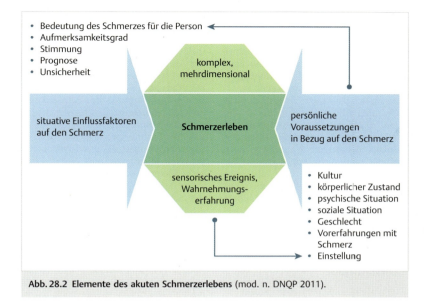

Abb. 28.2 Elemente des akuten Schmerzerlebens (mod. n. DNQP 2011).

28.2.1 Schmerz als multidimensionales Geschehen

Das Schmerzerleben ist ein multidimensionales, individuelles, komplexes, sensorisches Ereignis, das Einfluss auf alle Aspekte der Person hat und zugleich durch die individuellen Charakteristika einer Person (physische, psychische, kulturelle und soziale Faktoren) beeinflusst wird. Weiterhin sind vorangegangene Schmerzereignisse, die Einstellung zu Schmerz sowie die aktuelle Stimmung und die Situation, in der Schmerz erlebt wird, wichtige Einflussfaktoren (DNQP 2011). ▶ Abb. 28.2 zeigt Elemente des akuten Schmerzerlebens auf.

28.2.2 Perspektive der Betroffenen

Lernaufgabe

Bevor Sie weiterlesen, denken Sie an eine konkrete, von Ihnen erlebte Schmerzsituation. Was haben Sie empfunden? Wie fühlten Sie sich? Welche Auswirkungen hatte dieses Erlebnis für Sie? Tauschen Sie sich über Ihre Gedanken aus.

Grundsätzlich sind ältere Menschen eher Empfänger von Schmerz verursachenden Interventionen (z. B. OPs) als jüngere. Jedoch ist deren Schmerztherapie häufig inadäquat, obwohl sie mit steigendem Alter eine sinkende Schmerztoleranz aufweisen und oft auch zeitgleich an akuten und chronischen Schmerzen leiden. Hinzu kommt, dass alte Menschen oft nicht in der Lage sind, ihren Schmerz zu verbalisieren und davon überzeugt sind, Schmerz gehöre zum Altern dazu (DNQP 2011).

Komponenten der Schmerzempfindung

Das **Schmerzempfinden** eines Menschen wird durch viele Faktoren beeinflusst. Dazu unterscheidet man 4 Komponenten der Schmerzempfindung (Agarwal 2013):
- sensorisch-diskriminativ (beschreibt Ort, Dauer und Intensität der Reizung)
- kognitiv (Bewertung der Reizung unter Einbeziehung des Schmerzgedächtnisses und zukünftiger Erwartungen)
- affektiv (verleiht dem Schmerzereignis einen eigenen Charakter)
- autonom und somatomotorisch (reflektorisches Verhalten des Organismus als Folge der kognitiven und affektiven Verarbeitung)

Verlust an Lebensqualität

Vor allem chronische Schmerzen wirken sich schwerwiegend auf die verschiedenen Lebensbereiche aus und können zum alles beeinflussenden Faktor werden. Dadurch kommt es häufig neben den vielen physischen Beeinträchtigungen auch zu verschiedenen psychischen Problemen wie Angststörungen, depressive Störungen und Schlafstörungen. Weiterhin können die sozialen Aktivitäten und Beziehungen betroffen sein. Dadurch sinkt die Lebenszufriedenheit und somit die Lebensqualität (DNQP 2014).

So ist z. B. bei Zahn- oder Prothesenschmerzen das Essen erschwert. Bei arthritischen Schmerzen fallen Bewegungen schwer, die Mobilität der Betroffenen ist eingeschränkt. Hinzu kommt oft der Schmerz über verlorene Fähigkeiten, wie bei Herrn Rustig. Psychische Schmerzen, z. B. bei Trauer durch den Tod des langjährigen Partners, lähmen die Antriebskraft des Betroffenen. Schmerz ist also immer auch ein subjektives Empfinden und kann auch ohne offensichtliche organische Schädigung vorhanden sein. Weiterhin wird die „gleiche" Schmerzart von jedem Menschen anders wahrgenommen, anders gedeutet und anders geäußert.

Ängste

Die Gedanken schmerzgeplagter Menschen kreisen hauptsächlich um den Schmerz und wie man sich von ihm befreien oder ihn zumindest lindern kann. Schmerz – insbesondere bisher unbekannter Schmerz – verunsichert und verängstigt den alten Menschen. Er konfrontiert ihn mit seiner Verletzbarkeit, der Schwäche, seinem Alter und in manchen Fällen sogar mit dem Tod. Aus diesem Grund äußern gerade ältere Menschen Schmerzen nicht immer. Der Schmerz könnte ja auch auf eine schwere, tödliche Krankheit hinweisen. Schmerz wird immer „ganzheitlich" erlebt, d. h. unabhängig davon, ob eine körperliche, sichtbare Verletzung oder Schädigung vorhanden ist, wird die psychische Komponente beim Schmerzerleben vom Betroffenen miteinbezogen. Schmerz ist ein höchst komplexes Phänomen, das den Menschen auf biophysischer und psychosozialer Ebene betrifft (S. 688).

Weiterhin kann die Verschreibung von Opioiden bei alten Menschen dazu führen, dass sie aus Angst vor einer Abhängigkeit diese dann nicht einnehmen. Hier kommt der Aufklärung über die Wirkung und Nebenwirkung von Betäubungsmitteln und somit der Förderung der Compliance eine große Bedeutung zu.

Isolation

Chronischer Schmerz ist die häufigste Schmerzform bei alten Menschen und führt die Betroffenen in eine Spirale aus Angst, Schmerz, Inaktivität, Depression und schließlich Isolation, die sich gegenseitig verstärken (▶ Abb. 28.3). Im Beispiel von Herrn Rustig führt der Schmerz dazu, dass er evtl. Freunde nicht mehr besuchen kann, sein Hobby und seine sozialen Kontakte für ihn nur noch schwer aufrechtzuerhalten sind. Die Angst vor diesem Szenario verschlimmert die Situation für ihn noch. Gleichzeitig möchten die Betroffenen es sich vielleicht nicht anmerken

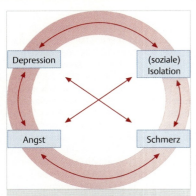

Abb. 28.3 Auswirkungen von Schmerz. Schmerz hat verschiedene Auswirkungen, die sich gegenseitig beeinflussen.

lassen, dass sie Schmerzen haben. Gerade die jetzige Generation alter, pflegebedürftiger Menschen hat teils von Kindheit an gelernt, sich diszipliniert zu verhalten, ihre Gefühle nicht nach außen zu zeigen und niemandem zur Last zu fallen.

Ursachensuche

Diese Vorurteile haben zur Folge, dass Schmerz gerade bei alten Menschen oft übersehen oder als Begleiterscheinung des Alters vernachlässigt wird. Aber auch bei alten Menschen gilt wie für jeden: Wenn Schmerzen auftreten, muss neben der Schmerztherapie zunächst nach der Ursache gesucht und diese behandelt werden.

28.2.3 Perspektive der Pflege

> **Lernaufgabe**
>
> Erinnern Sie sich, wie in Ihrer Familie mit Schmerzen umgegangen wurde? Was wurde gesagt, wie wurde gehandelt? Welche Sprichwörter fallen Ihnen ein? Vergleichen Sie das Ergebnis mit Ihrem eigenen Handeln im beruflichen Alltag.

Vorurteile

Wissenschaftliche Untersuchungen zeigen, dass das theoretische Wissen zum Thema „Schmerz" bisher in der Pflegepraxis nur unzureichend angekommen ist. Nach wie vor gibt es viele Vorurteile und Mythen über Schmerzen bei anderen Menschen, gerade auch bei alten oder kognitiv beeinträchtigten Menschen. Ein Grund dafür liegt in den eigenen Werten und Vorstellungen, die jeder Mensch durch familiäre, gesellschaftliche, kulturelle und ggf. berufliche Sozialisation entwickelt und dann oft auf sein Gegenüber überträgt. So hört man im Stations- oder Heimalltag Pflegender leider immer noch häufig Sätze wie: „Das kann doch gar nicht weh tun. Reißen Sie sich mal zusammen. Der stellt sich ja wieder an …" oder sogar: „Das kriegt die doch eh nicht mehr mit, die ist doch so durch den Wind." Dabei gilt als gesichert, dass alte oder demenziell erkrankte Menschen ebenfalls Schmerzen empfinden, auch wenn sie diese nicht immer adäquat äußern und lokalisieren oder als etwa „Wund"-Schmerzen wahrnehmen können. Und die gängige Meinung, Schmerz gehöre zum Alter dazu, ist dank angemessenem Schmerzmanagement zum bloßen Vorurteil geworden.

> **Lernaufgabe**
>
> Überlegen Sie, wie oft in Ihrem Arbeitsalltag alte Menschen über Schmerzen klagen. Tauschen Sie sich darüber aus. Wie häufig vermuten Sie Schmerzen bei einem Bewohner, obwohl er sie nicht äußert?

Epidemiologie und Kosten, Ethik und Recht

Rücken-, Kopf- und Tumorschmerzen zählen derzeit zu den häufigsten Schmerzarten und verursachen immense Kosten für das Gesundheitswesen: Ungefähr 80 % aller bundesdeutschen Bürger leiden unter Schmerzen. Die wenigsten von ihnen sind in angemessener medizinischer Behandlung. Aus volkswirtschaftlicher Perspektive entstehen daraus Kosten von schätzungsweise 27 Milliarden Euro pro Jahr (Robert Koch-Institut 2003).

> **Merke**
>
> 50 % Menschen in der stationären Altenhilfe leiden an Schmerzen. 60–80 % berichten über Schmerzen, die ihre Lebensaktivitäten beeinflussen (Achterberg et al. 2010).
>
> 12–15 Millionen Menschen in Deutschland leiden an länger andauernden oder wiederkehrenden Schmerzen (Deutsche Schmerzliga e. V. 2010).

Mit adäquatem Schmerzmanagement ließen sich diese Kosten senken und gleichzeitig die Lebensqualität der Betroffenen verbessern. Nach ethischen Verhaltenskatalogen haben Pflegende die Aufgabe, „Leiden zu lindern" und „Gesundheit zu fördern". Pflegende sind es, die insbesondere im stationären Bereich der Altenpflege die meiste Zeit mit den Pflegeempfängern verbringen. Schaut man sich die aktuellen Zahlen zur Schmerzproblematik in der Geriatrie an, ergibt sich auch aus ethischer Perspektive eine Fürsprecherrolle der Pflegenden für ihre Klienten. Das bedeutet, dass Pflegende die Schlüsselposition und Koordination im Schmerzmanagement übernehmen müssen. Mit gutem, effizientem Schmerzmanagement können so Leiden gelindert, die Lebensqualität der Betroffenen verbessert und ihre Gesundheit erhalten bzw. gefördert werden.

Die Deutsche Gesellschaft zum Studium des Schmerzes (DGSS) betont in ihrer Ethik-Charta, dass Schmerztherapie ein fundamentales Menschenrecht ist und alle Menschen das gleiche Recht auf angemessene Schmerzlinderung haben. Schmerz soll neben Blutdruck, Puls, Temperatur und Atmung als 5. Vitalzeichen regelmäßig kontrolliert werden (DGSS Ethik-Charta 2007). Bereits 2004 wurde vom Deutschen Netzwerk für Qualität in der Pflege (DNQP) ein Expertenstandard zum Schmerzmanagement in der Pflege veröffentlicht, um der unzureichenden Erfassung und Behandlung von Schmerzen entgegenzuwirken. Neben der ethischen Basis stellt der Expertenstandard inzwischen sowohl eine fachliche als auch juristische Grundlage für das Schmerzmanagement dar (auch der MDK bezieht sich darauf). Um eine bessere Qualität in der Pflege von Menschen mit Schmerzen zu erlangen, gilt der Expertenstandard inzwischen als verbindliche Grundlage und gibt die Aufgaben für das Schmerzmanagement als Qualitätskriterien vor.

Mittlerweile wurde dieser Expertenstandard überarbeitet und es entstanden 2 neue daraus:

- Expertenstandard Schmerzmanagement in der Pflege bei akuten Schmerzen (DNQP 2011, ▶ Abb. 28.4)
- Expertenstandard Schmerzmanagement in der Pflege bei chronischen Schmerzen (DNQP 2015, ▶ Abb. 28.5)

Präambel / Akute Schmerzen

Das Erleben von akuten Schmerzen hat Auswirkungen auf das physische, psychische und auch das soziale Befinden von Patienten/Bewohnern. Die negativen Auswirkungen von nicht oder nicht ausreichend gelinderten Schmerz reichen von einer momentanen Belastung und Beeinträchtigung der Lebensqualität bis zu lang andauernden Einschränkungen der Qualität der gesamten Lebenssituation. Das Ausmaß des Leids, das beim Einzelnen durch Schmerzen entsteht, wird häufig durch die Risiken der Chronifizierung und deren volkswirtschaftliche und gesundheitsökonomische Folgen in Zahlen gefasst. Doch für das individuelle Leiden unter akutem Schmerz bspw. in einer Notfallsituation gibt es bisher kein praktikables Maß, weder ökonomisch noch neuro-biologisch.

Zudem haben Schmerzereignisse erheblichen Einfluss auf Heilungs- oder Genesungsprozesse. Schmerzbedingte Komplikationen können eine Leiderfahrung verlängern und bei einer damit einhergehenden Verweildauerverlängerung im Krankenhaus Kosten für das Gesundheitswesen verursachen. Vor allem jedoch formt jede Schmerzerfahrung eines Menschen seine nächste.
Die Schmerzgeschichte und insbesondere die psycho-sozialen Elemente sind daher Faktoren, die zunehmend in das Interesse der Forschung rücken. Für den pflegerischen Auftrag des Schmerzmanagements besteht in diesen Dimensionen des Schmerzerlebens eine besondere Herausforderung, die sich auf die Wahrnehmung relevanter Einflussfaktoren, aber auch auf den Umgang mit Schmerzsituationen in verschiedenen Versorgungsbereichen bezieht.

Übergreifende Zielsetzung des Expertenstandards ist, Patienten/Bewohnern mit akuten oder zu erwartenden Schmerzen durch ein angemessenes Schmerzmanagement unnötiges Leid zu ersparen sowie einer Chronifizierung von Schmerzen vorzubeugen. Der Expertenstandard richtet sich an Pflegefachkräfte in der ambulanten Pflege, der stationären Altenhilfe und in Krankenhäusern, die durch ihr Handeln und ihre Interaktion mit dem an Schmerzen Leidenden auf sein Schmerzerleben nehmen und es aktiv und positiv im Sinne des Patienten/Bewohners mitgestalten. Dabei setzt das pflegerische Schmerzmanagement unmittelbar zu Beginn des pflegerischen Auftrags ein. Im Zentrum steht die Wahrnehmung von Anzeichen und typischen Risikofaktoren für Schmerz. Dabei kann nicht davon ausgegangen werden, dass alle an Schmerz leidenden Patienten/Bewohner diese Empfindung unmittelbar zu äußern in der Lage sind.

Um allen Personengruppen mit Bedarf für ein pflegerisches Schmerzmanagement sowohl alters- als auch bedürfnisbezogen gerecht werden zu können, sind die Empfehlungen der Expertenarbeitsgruppe dort zielgruppenspezifisch formuliert, wo neben allgemein empfohlenen Vorgehensweisen besondere Aspekte des Schmerzmanagements zu berücksichtigen sind.

Dies geschieht vor dem Hintergrund, dass Patienten/Bewohner jeder Altersgruppe, die unter akuten Schmerzen leiden oder durch geplante potentiell schmerzhafte diagnostische oder therapeutische Maßnahmen der Gefahr akuten Schmerzerlebens ausgesetzt sind, Zielgruppe dieses Expertenstandards sind.

Menschen, die an chronischen Schmerzzuständen leiden, zählen nicht zur Zielgruppe des aktualisierten Expertenstandards. Die Chronifizierung von Schmerzen wird aktuell nicht mehr nur als ein zu einem exakten Zeitpunkt eintretender Zustand diskutiert, sondern der Übergang wird mehr und mehr als fließend und am individuellen Schmerz- und Krankheitserleben ausgerichtet erkannt. Ist die Schmerzchronifizierung einmal eingetreten, unterscheidet sich das pflegerische Schmerzmanagement erheblich. Daher sind für das pflegerische Schmerzmanagement bei Menschen mit chronischem Schmerzerleben andere Herangehensweisen notwendig als beim Akutschmerz. Diesen unterschiedlichen Herausforderungen trägt die Aktualisierung dieses Expertenstandards Rechnung, indem sie das Schmerzmanagement bei akutem Schmerz in den Mittelpunkt stellt und den chronischen Schmerz ausklammert.

Zur Identifikation der Zielgruppe des aktualisierten Expertenstandards ist es daher notwendig, Patienten/Bewohner, die unter akuten Schmerzen leiden, von solchen mit chronischen Schmerzen unterscheiden zu können. Akuter Schmerz ist ein plötzlich auftretender und einen begrenzten Zeitraum andauernder Schmerz, der in einem offensichtlichen und direkten Zusammenhang mit einer Gewebe- oder Organschädigung steht. Er nimmt eine lebenserhaltende Alarm- und Schutzfunktion ein, die sich auch durch physiologische Begleiterscheinungen zeigt. Dazu gehören u. a. der Anstieg des Blutdrucks, des Pulses und der Atemfrequenz. Chronischer Schmerz hingegen wird als ein Schmerz beschrieben, der länger als drei bis sechs Monate anhält. Weitere Prädiktoren sind physische und psychische Komorbiditäten und Angststörungen. Zudem ist der Chronifizierungsprozess durch Multidimensionalität und die Bedeutung des sozialen Umfeldes charakterisiert. Im Verlauf der Chronifizierung können Betroffene immer schwerer einen verstehbaren Zusammenhang zwischen einem Auslöser von Schmerz und dem Auftreten von Schmerz herstellen.

Der Aktualisierung dieses Expertenstandards zum Akutschmerz liegt eine Analyse aller relevanten internationalen Guidelines und nationalen Leitlinien und Standards zugrunde, die seit dem Abschluss der Recherche zur Vorgängerversion 2005 veröffentlicht wurden. Die einbezogenen Leitlinien stellen ihrerseits eine Zusammenstellung von Evidenz dar. Bei der Bewertung einer Leitlinie wurde diese als umso hochwertiger eingestuft, je transparenter erkennbar wird, wie hochwertig die Literatur ist, die zum Aussprechen von Empfehlungen herangezogen wurde.

Nur zu ausgewählten Themen wurde in der Folge eine vertiefte Analyse von Primärstudien an die Leitlinienanalyse angeschlossen. In die Einschätzung und Bewertung der Praxisrelevanz und Anwendbarkeit sind die klinischen Erfahrungen der Mitglieder der Expertenarbeitsgruppe eingeflossen.

Grundvoraussetzung für ein gelingendes pflegerisches Schmerzmanagement ist die enge Zusammenarbeit mit behandelnden Ärzten und anderen patientennah tätigen Berufsgruppen. Dies bezieht sich nicht nur auf die Gestaltung der Therapie, Schulung und Anleitung, sondern auch auf das Erfassen von Schmerzen. Dabei hat sich die berufsgruppenspezifisch pflegerische Aufgabe seit der Einführung des Expertenstandards 2005 verändert. Pflegefachkräften wird z. B. im Rahmen von Akutschmerzdiensten mehr Verantwortung zugesprochen. Auch dieser Tendenz wird die Aktualisierung insofern gerecht, als dass eine konkrete Aufgabenbeschreibung für pflegerische Schmerzexperten aus der Praxisperspektive heraus formuliert wurde.

Für die Weiterentwicklung des pflegerischen Schmerzmanagements in der Praxis steht neben der üblichen einrichtungsspezifischen Konkretisierung der Standardaussagen die Entwicklung pflegerischer Expertise zum Thema im Vordergrund. Hier zeigt sich bereits eine vielfältige mit Zertifizierungen arbeitende Weiterbildungslandschaft, vor allem für den klinischen Bereich. Ambulantes pflegerisches Schmerzmanagement hat dabei bisher noch einen geringen Anteil, obwohl sich zeigt, dass Spezialisierung in diesem Versorgungsbereich zur Verbesserung der Versorgungsqualität beitragen kann.

Die Einführung und Umsetzung des aktualisierten Expertenstandards Schmerzmanagement bei akuten Schmerzen muss als gemeinsame Aufgabe der Betriebsleitung, des Pflegemanagements und der beteiligten Pflegefachkräfte sowie weiterer beteiligter Berufsgruppen in den verschiedenen Versorgungszusammenhängen erkannt werden. Hier gilt es besonders der konsequenten sektorenübergreifenden Umsetzung weitere Aufmerksamkeit zu widmen. Das Ergebnis eines auf dem Stand der Pflegewissenschaft wie auch ihrer Bezugswissenschaften basierenden Akutschmerzmanagements sollte eine kontinuierliche Schmerzfreiheit oder -linderung sein, die dem Patienten/Bewohner zugleich ein höchstmögliches Maß an Autonomie und Lebensqualität ermöglicht.

Abb. 28.4 Expertenstandard Schmerzmanagement in der Pflege bei akuten Schmerzen, 1. Aktualisierung 2011. Herausgeber: Deutsches Netzwerk für Qualitätsentwicklung in der Pflege (DNQP) 2011. Autoren: Expertenarbeitsgruppe „Schmerzmanagement in der Pflege bei akuten Schmerzen 1. Aktualisierung 2011": Jürgen Osterbrink, Andrea Besendorfer, Lars Bohlmann, Gisela Flake, Annett Franke, Katja Himpler, Bettina Hübner-Möhler, Kirsten Kopke, Elisabeth Leuker, Gabriele Müller-Mundt, Nadja Nestler, Nada Ralic, Monika Thomm. Die vollständige Veröffentlichung ist erhältlich beim DNQP (www.dnqp.de; dnqp@hs-osnabrueck.de). (Quelle: DNQP 2011)

Expertenstandard Schmerzmanagement in der Pflege bei akuten Schmerzen
1. Aktualisierung 2011

Zielsetzung: Jeder Patient/Bewohner mit akuten Schmerzen erhält ein angemessenes Schmerzmanagement, das dem Entstehen von Schmerzen vorbeugt, sie auf ein erträgliches Maß reduziert oder beseitigt.

Begründung: Eine unzureichende Schmerzbehandlung kann für Patienten/Bewohner gravierende Folgen haben, z. B. physische und psychische Beeinträchtigungen, Verzögerungen des Genesungsverlaufs oder Chronifizierung der Schmerzen. Durch eine rechtzeitig eingeleitete, systematische Schmerzeinschätzung, Schmerzbehandlung sowie Information, Anleitung und Schulung von Patienten/Bewohnern und ihren Angehörigen tragen Pflegefachkräfte maßgeblich dazu bei, Schmerzen und deren Auswirkungen zu kontrollieren bzw. zu verhindern.

Strukturkriterien	Prozesskriterien	Ergebniskriterien
Die Pflegefachkraft S1a – verfügt über aktuelles Wissen zur systematischen Schmerzeinschätzung. **Die Einrichtung** S1b – stellt zielgruppenspezifische Einschätzungsinstrumente und Dokumentationsmaterial zur Verfügung	**Die Pflegefachkraft** P1a – erhebt zu Beginn des pflegerischen Auftrags mittels eines initialen Assessment, ob der Patient/Bewohner zu erwartende Schmerzen, Schmerzen oder schmerzbedingte Probleme hat. Ist dies der Fall, wird die Einschätzung in individuell festzulegenden Zeitabständen wiederholt. – führt bei festgestellten Schmerzen, zu erwartenden Schmerzen oder schmerzbedingten Problemen eine differenziertes Schmerzassessment mittels geeigneter Instrumente durch. – wiederholt die Einschätzung der Schmerzen sowie der schmerzbedingten Probleme in Ruhe und bei Belastung oder Bewegung in individuell festzulegenden Zeitabständen.	E1 – Eine aktuelle, systematische und zielgruppenspezifische Schmerzeinschätzung und Verlaufskontrolle liegen vor.
Die Pflegefachkraft S2a – verfügt aktuelles Wissen zur medikamentösen Schmerzbehandlung. **Die Einrichtung** S2b – verfügt über eine interprofessionell geltende Verfahrensregelung zur medikamentösen Schmerzbehandlung.	P2 – setzt spätestens bei einer Ruheschmerzintensität von mehr als 3/10 oder einer Belastungs-/Bewegungsschmerzintensität von mehr als 5/10 analog der Numerischen Rangskala (NRS) die ärztliche Verordnung zur Einleitung oder anpassung der Schmerzbehandlung nach dem patienten-/bewohnerbezogenen interprofessionellen Behandlungsplan um. – überprüft den Behandlungserfolg in den Zeitabständen, die dem eingesetzten Analgesieverfahren entsprechen. – sorgt dafür, dass bei zu erwartenden Schmerzen präventiv ein adäquates Analgesieverfahren erfolgt.	E2 – Der Patient/Bewohner ist schmerzfrei bzw. hat Schmerzen von nicht mehr als 3/10 in Ruhe bzw. 5/10 unter Belastung oder Bewegung analog der Numerischen Rangskala (NRS).
Die Pflegefachkraft S3 – verfügt über aktuelles Wissen zu schmerzmittelbedingten Nebenwirkungen, deren Prophylaxe und Behandlungsmöglichkeiten.	P3 – erfasst und dokumentiert schmerzmittelbedingte Nebenwirkungen und führt in Absprache mit dem zuständigen Arzt Maßnahmen zu ihrer Prophylaxe und Behandlung durch.	E3 – Eine aktuelle Dokumentation schmerzmittelbedingter Nebenwirkungen liegt vor. Schmerzmittelbedingte Nebenwirkungen wurden verhindert bzw. erfolgreich behandelt.
Die Pflegefachkraft S4a – verfügt über zielgruppenspezifisches, aktuelles Wissen zu nicht-medikamentösen Maßnahmen der Schmerzlinderung sowie deren möglichen Kontraindikationen. **Die Einrichtung** S4b – stellt sicher, dass nicht-medikamentöse Maßnahmen umgesetzt werden können.	P4 – bietet in Absprache mit den beteiligten Berufsgruppen dem Patienten/Bewohner und seinen Angehörigen als Ergänzung zur medikamentösen Schmerztherapie nicht-medikamentöse Maßnahmen an und überprüft ihre Wirkung.	E4 – Die angewandten Maßnahmen haben sich positiv auf die Schmerzsituation oder die Eigenaktivität des Patienten/Bewohners ausgewirkt.
Die Pflegefachkraft S5a – verfügt über die notwendigen Schulungskompetenzen in Bezug auf Schmerz und schmerzbedingte Probleme für Patienten/Bewohner und Angehörige. **Die Einrichtung** S5b – stellt die erforderlichen Informations-, Anleitungs- und Schulungsunterlagen zur Verfügung.	P5 – gewährleistet eine zielgruppenspezifische Information, Anleitung und Schulung für den Patienten/Bewohner und seine Angehörigen.	E5 – Der Patient/Bewohner und ggf. seine Angehörigen sind über die Bedeutung systematischer Schmerzeinschätzung informiert, können Schmerzen mitteilen und sind befähigt, situationsgerechte Maßnahmen zu ihrer Beeinflussung anzuwenden.

© Deutsches Netzwerk für Qualitätsentwicklung in der Pflege (DNQP) 2011

Abb. 28.4 Fortsetzung. (Quelle: DNQP 2011)

Präambel / Chronische Schmerzen

Chronische Schmerzen können für Betroffene tiefgreifende und umfassende Auswirkungen haben, die den Schmerz dauerhaft zum Lebensmittelpunkt werden lassen. Für ca. 12 Millionen Patienten/Bewohner[1] in Deutschland geht chronischer Schmerz einher mit Angst, Bedrohung, Stress und dem Kampf zur Erhaltung eines Mindestmaßes an Lebensfreude und –qualität[1]. Erfahrungen von Unter- und Fehlversorgung gehören zu langfristigen Leidensgeschichten mit hohen wenn gleich schwer zu bestimmenden volkswirtschaftlichen Kosten. Pflege im multiprofessionellen Kontext spielt eine zentrale Rolle im erfolgreichen Management chronischer Schmerzen. Dieser Expertenstandard gilt für die professionelle Pflege von Menschen mit chronischen Schmerzen und Tumorschmerzen in allen vorstellbaren pflegerischen Versorgungszusammenhängen.

Definition
Als Orientierung jeder Definition von chronischen Schmerzen gilt die Schmerzdefinition der International Association for the Study of Pain (IASP). Die Chronifizierung von Schmerzen wird nicht mehr nur als ein zu einem exakten Zeitpunkt eintretender Zustand diskutiert, sondern der Übergang wird mehr und mehr als fließend und am individuellen Schmerz- und Krankheitserleben ausgerichtet erkannt. Eine kontinuierliche Betrachtung der Kriterien Intensität der Pathologie und Dauer sowie das wechselseitige und dynamische Zusammenspiel physiologischer und psychologischer Faktoren werden als wichtige Besonderheit der Chronifizierung identifiziert. Die Expertenarbeitsgruppe legt Wert darauf, dass pflegerisches Schmerzmanagement stets unter Berücksichtigung des bio-psycho-sozialen Modells erfolgen muss. Damit ist gemeint, dass die Vermittlung, Förderung und Einnahme einer bio-psycho-sozialen Sichtweise bzw. eines Krankheitsverständnisses sowohl für den Patienten/Bewohner als auch für die an der Behandlung beteiligten Berufsgruppen notwendig ist. Damit rückt die Autonomie des Patienten/Bewohners und deren Förderung in den Mittelpunkt pflegerischen Schmerzmanagements und die multifaktorielle Betrachtungsweise des Phänomens Schmerz stellt die Grundlage für die pflegerische Planung und Handlung dar. Eine Anpassung des pflegerischen Handelns an die Zielgruppe wird beispielsweise bei Menschen mit höherem Lebensalter, mit kognitiven Einschränkungen oder bei Kindern und Früh- und Neugeborenen nötig. Die Abgrenzung von chronisch-tumorbedingten zu nicht-tumorbedingten Schmerz wird in der Literatur kontrovers diskutiert. Zwar zeigen sich in der Versorgung Unterschiede von Menschen mit Tumorschmerzen und chronisch nicht-tumorbedingten Schmerzen, dennoch werden in diesem Standard die Phäno-mene gleichzeitig angesprochen. Wenn also in einem Expertenstandard von chronischen Schmerzen die Rede ist, wird darunter der andauernde oder intermittierende Schmerz jedweder Genese verstanden. Unterschiede in der Versorgung werden in der Literaturanalyse und den Kommentierungen der Standardkriterien explizit ausgewiesen.

Zielsetzung
Dieser Expertenstandard fordert von Pflegefachkräften, bei Vorliegen chronischer Schmerzen, eine Unterscheidung zwischen stabiler und instabiler Schmerzsituation vorzunehmen. Herstellung und der Erhalt einer stabilen Schmerzsituation wird sogar als Ziel pflegerischen Schmerzmanagements formuliert. Diese Begrifflichkeit ist an Theorien zu Verlaufskurven-Modellen chronischer Erkrankung und Stress-Bewältigungsmodellen angelehnt.

Es gibt zurzeit kein Assessmentinstrument, das dabei unterstützen könnte, die Stabilität einer Schmerzsituation objektiviert einzuschätzen. Es sollten jedoch stets die Elemente Schmerzerleben, Funktionsfähigkeit, Lebensqualität und soziale Teilhabe Berücksichtigung finden.
Die folgenden definitorischen Aspekte entstammen einer Sammlung der Experten und dienen in erster Linie dazu, pflegerisches Handeln an individuellen Bedürfnissen und Möglichkeiten des Patienten/Bewohners auszurichten und falsche Hoffnungen zu vermeiden. Die Einschätzung der Stabilität einer Schmerzsituation richtet sich maßgeblich an den Selbstmanage-mentkompetenzen eines Betroffenen aus. Handelt es sich um einen Patienten/Bewohner mit stark eingeschränkten Selbstmanagementkompetenzen, muss die Schmerzsituationsbeurteilung anhand von Verhaltensweisen und in enger Abstimmung mit pflegenden Angehörigen und dem multiprofessionellen Team erfolgen.

Eine stabile Schmerzsituation herrscht demnach, wenn
- der Patient/Bewohner mit chronischem Schmerz seine Schmerzsituation subjektiv als akzeptabel und nicht veränderungsbedürftig erlebt.
- Zielkriterien für Stabilität sich konkret an der Lebenswelt des Patienten/Bewohners orientieren und mit dem Betroffenen ausgehandelt wurden.
- die Kriterien für die Stabilität mit dem Patienten/Bewohner unter fachlicher Beratung der Bezugspflegefachkraft ermittelt wurden. Dadurch werden potentielle Bedrohungen der subjektiv stabilen Situation besprochen und antizipiert. Für mögliche Krisen und Komplikationen liegen gemeinsam entwickelte Strategien zur Prävention vor. Angehörige sind in diesen Prozess ebenfalls mit einzubeziehen.

Eine instabile Schmerzsituation herrscht, wenn
- die Schmerzsituation und -linderung dauerhaft nicht einer akzeptablen Situation entspricht.
- gesundheitsbezogene oder alltagsbezogene Krisen auftreten oder noch nicht wieder durch eine akzeptable Situation abgelöst wurden.
- Versorgungsbrüche entstehen, die nicht mit Hilfe von Selbstmanagementkompetenz, familialer oder professioneller Unterstützung überbrückt werden können.
- Komplikationen mit der oder durch die Therapie oder deren Nebenwirkungen auftreten. Lebensqualität, Funktionalität oder soziale Teilhabe entstanden ist, die nicht mehr dem direkt geäußerten oder mutmaßlichen Willen des Betroffenen entspricht. Besonders der Prozess der langsamen Verschlechterung des Gesundheitszustandes fordert von Pflegefachkräften, eine regelmäßige kritische Reflektion der Schmerzsituation vorzunehmen.

Anwender des Expertenstandards
Anwender dieses Expertenstandards sind Pflegefachkräfte ohne spezielle Weiterbildung im Schmerzmanagement. Sind für die Durchführung spezielle Kompetenzen im Schmerzmanagement nötig, wird dies ausgewiesen. Eine spezielle pflegerische Expertise zum Schmerzmanagement bei chronischen Schmerzen erlangen beispielsweise Pflegefachkräfte, die eine Weiterbildung zur Pain Nurse oder zur algesiologischen Fachassistenz absolviert haben. Im Expertenstandard wird deutlich, dass es einige Bereiche des pflegerischen Schmerzmanagements bei chronischen Schmerzen gibt, die ohne eine besondere Expertise zum Thema nicht bewältigt werden können. Die Expertenarbeitsgruppe hat sich dezidiert für diese Vorgehensweise entschieden, weil insbesondere in vorangeschrittenen Stadien chronischer Schmerzkrankheit die Anforderungen an das Assessment sowie die Steuerung und Durchführung der Therapie die Möglichkeiten der regulären Pflegefachkraft überschreiten können. Bestehende Weiterbildungsmöglichkeiten bedürfen hier jedoch einer weiteren Differenzierung für die Anforderungen des Schmerzmanagements bei chronischen Schmerzen im ambulanten Versorgungsbereich, der Abstimmungsprozesse mit niedergelassenen Ärzten sowie für Menschen am Lebensende und Menschen mit psychischen Erkrankungen. Pflegefachkräfte, die in spezialisierten Versorgungseinheiten, wie Schmerzambulanzen oder -kliniken tätig sind, eignen sich im Rahmen von Einarbeitung und Berufserfahrung besonderes Wissen und Kompetenzen an, die ebenfalls bei einer Pflegefachkraft ohne diesen besonderen Erfahrungshintergrund nicht vorausgesetzt werden können.

Voraussetzungen für die Anwendung des Expertenstandards
Grundvoraussetzung für ein erfolgreiches pflegerisches Schmerzmanagement ist die enge Zusammenarbeit mit anderen patientennah tätigen Berufsgruppen. Der Pflegefachkraft kommt in diesem Zusammenhang eine wichtige integrative und koordinierende Aufgabe zu, und zugleich stellen nicht zuletzt die vielen psycho-sozialen Herausforderungen im Umgang mit chronischem Schmerz die Pflegefachkräfte in eine kontinuierliche therapeutische Beziehung zum Patienten/Bewohner. Neben der Pflegefachkraft, die im Schmerzmanagement bei chronischen Schmerzen diesen Expertenstandard anwendet, bestehen außerdem Anforderungen an Mitarbeiterinnen und Mitarbeiter des (Qualitäts-)Managements von Leistungserbringern aller Bereiche, die für ein erfolgreiches Schmerzmanagement unerlässlich sind. Hierzu zählt die Bereithaltung von besonderer pflegerischer Expertise zum Schmerzmanagement als Rücksprachemöglichkeit für die Pflegefachkräfte, jedoch auch die Einführung oder Anpassung von Verfahrensregelungen für die Zusammenarbeit mit anderen Berufsgruppen. Pflegefachkräfte stehen ohne die Kooperationsbereitschaft durch Allgemeinmediziner und ggfs. Fachärzte oft vor Hindernissen, nicht nur im medikamentösen Schmerzmanagement. Hier sind Einrichtungen, Träger und politisch Verantwortliche gefordert, die Zusammenarbeit unter den Berufsgruppen zu optimieren und an die Forderungen dieses Expertenstandards anzupassen.

Literaturgrundlage und Stand der Forschung
Die Empfehlungen dieses Expertenstandards traf die Expertenarbeitsgruppe unter Einbezug einer Analyse relevanter internationaler und nationaler Leitlinien und Guidelines sowie in Einzelfällen auf Basis von Primärliteratur. Viele Empfehlungen mussten jedoch wegen eines Mangels an literatur-basierter Evidenz, die auf die deutsche Versorgungssituation anwendbar wäre, überwiegend auf Basis einer professionellen Expertise getroffen werden. Es ergeht daher die wichtige Aufforderung an die Berufsgruppe der Pflegenden, sich kritisch und systematisch mit dem eigenen Handeln am Menschen mit chronischen Schmerzen auseinanderzusetzen und Forschungsvorhaben sowohl zur Wirkung von Interventionen, als auch auf der Versorgungssystemebene anzustreben und zu unterstützen.

[1] Deutsche Schmerzliga e.V. (2013). Schwarzbuch Schmerz - über die Versorgungsrealität von Schmerzpatienten in Deutschland - Fakten und Erlebnisse, Oberursel, S.1

Abb. 28.5 Expertenstandard Schmerzmanagement in der Pflege bei chronischen Schmerzen. Herausgeber: Deutsches Netzwerk für Qualitätsentwicklung in der Pflege (DNQP) 2015. Autoren: Expertenarbeitsgruppe „Schmerzmanagement in der Pflege bei chronischen Schmerzen": Jürgen Osterbrink, Andrea Besendorfer, Axel Doll, Thomas Fischer, Irmela Gnass, Markus Heisel, Bettina Hübner-Möhler, Gabriele Müller-Mundt, Nadja Westler, Nada Ralic, Erika Sirsch, Monika Thomm, Susanne Wüste. Die vollständige Veröffentlichung ist erhältlich beim DNQP (www.dnqp.de; dnqp@hs-osnabrueck.de). (Quelle: DNQP 2015)

Expertenstandard Schmerzmanagement in der Pflege bei chronischen Schmerzen
DNQP 2015

Zielsetzung: Jeder Patient/Bewohner mit chronischen Schmerzen erhält ein individuell angepasstes Schmerzmanagement, zu Erhalt und Erreichung einer bestmöglichen Lebensqualität und Funktionsfähigkeit sowie zu einer stabilen und akzeptablen Schmerzsituation beiträgt und schmerzbedingten Krisen vorbeugt.

Begründung: Chronischer Schmerz wirkt beeinträchtigend auf die Lebenssituation der Betroffenen und ihrer Angehörigen ein. Durch das Schmerzerleben sinkt die Lebensqualität, wird die Funktionsfähigkeit und die soziale Teilhabe erheblich eingeschränkt und es kann zu gesundheitlichen Krisen aufgrund von Destabilisierungen der Schmerzsituation kommen. Ein individuell angepasstes pflegerisches Schmerzmanagement leistet einen wichtigen Beitrag in der interprofessionell abgestimmten Schmerzbehandlung.

Strukturkriterien	Prozesskriterien	Ergebniskriterien
Die Pflegefachkraft S1a – verfügt über aktuelles Wissen zur Differenzierung zwischen akutem und chronischem Schmerz und zur systematischen Schmerzeinschätzung. **Die Einrichtung** S1b – verfügt über aktuelle zielgruppenspezifische Assessment- und Dokumentationsmaterialien und sorgt für die Verfügbarkeit von pflegerischen Schmerzexperten.	**Die Pflegefachkraft** P1a – erhebt zu Beginn des pflegerischen Auftrags mittels eines initialen Assessment, ob der Patient/Bewohner akute oder chronische Schmerzen, zu erwartende Schmerzen oder schmerzbedingte Einschränkungen hat. Ist dies der Fall, wird die Einschätzung in versorgungsspezifischen individuell festzulegenden Zeitabständen wiederholt. P1b – führt bei allen Patienten/Bewohnern mit stabiler Schmerzsituation ein differenziertes Assessment durch und erfasst individuelle Faktoren, die die Schmerzsituation stabilisieren oder destabilisieren können. P1c – informiert bei instabiler Schmerzsituation den behandelnden Arzt und zieht einen pflegerischen Schmerzexperten zu differenzierten Assessment hinzu.	E1 – Für alle Patienten/Bewohner mit chronischen Schmerzen liegt eine aktuelle, systematische und zielgruppenspezifische einschätzung der Schmerzsituation vor. Diese stellt handlungsleitende Informationen zu Weiterführung, Ergänzung oder Entwicklung eines individuellen Behandlungsplans zur Verfügung.
Die Pflegefachkraft S2a – verfügt über Planung- und Koordinationskompetenzen bezogen auf das pflegerische Schmerzmanagement bei chronischen Schmerzen. **Die Einrichtung** S2b – verfügt über eine interprofessionell gültige Verfahrensregelung zum Schmerzmanagement für Patienten/Bewohner mit chronischem Schmerz.	P2 – beteiligt sich aktiv und gemeinsam mit den an der Versorgung beteiligten Berufsgruppen und dem Patienten/Bewohner unter Berücksichtigung dessen Selbstmanagementkompetenzen an der Entwicklung oder Überprüfung • von individuellen Therapiezielen • eines individuellen medikamentösen Behanldungsplans • von nicht-medikamentösen Maßnahmen nach dem individuellen Bedarf des Patienten/Bewohners	E2 – Ein individueller Behandlungsplan, der die Schmerzsituatio, die individuellen Therapieziele und die Selbstmanagementkompetenzen des Patienten/Bewohners berücksichtigt, liegt vor.
Die Pflegefachkraft S3a – verfügt über notwendige Informations-, Schulungs- und Beratungskompetenzen. **Die Einrichtung** S3b – stellt sicher, dass Information, Schulung und Beratung unter Wahrung personeller Kontinuität umgesetzt werden können und stellt die norwendigen Materialien zur Verfügung.	P3a – informiert, schult und berät den Patienten/Bewohner und ggf. seine Angehörigen in enger Abstimmung mit den an der Versorgung beteiligten Berufsgruppen versorgungsbereichsspezifisch und auf Basis individuell ausgehandelter Ziele zu seiner Schmerzsituation und trägt zur Stärkung seiner Selbstmanagementkompetenzen bei. P3b – zieht bei speziellem Beratungsbedarf einen pflegerischen Schmerzexperten hinzu.	E3 – Der Patient/Bewohner und ggf. seine angehörigen sind individuell über seine Schmerzsituation informiert, geschult und beraten. Sein schmerzbezogenes Selbstmanagement ist unterstützt und gefördert.
Die Pflegefachkraft S4a – verfügt über aktuelles Wissen zu • medikamentöser und nicht-medikamentöser Schmerzbehandlung • schmerzmittelbedingten Nebenwirkungen, deren Behandlungsmöglichkeiten und Prohylaxen • Kontraindikationen • schmerzauslösenden Faktoren und schmerzvermeidenden Verhaltensweisen **Die Einrichtung** S4b – stellt sicher, dass medikamentöse und nicht-medikamentöse Maßnahmen umgesetzt werden können.	P4 – • koordiniert die Maßnahmen des multiprofessionellen Teams • stellt die Durchführung der medikamentösen Maßnahmen sicher • setzt die pflegerischen nicht medikamentösen Maßnahmen des Behandlungsplans um • vermeidet schmerzauslösendes Vorgehen bei pflegerischen Interventionen	E4 – Die pflegerischen Maßnahmen des individuellen Behandlungsplans sind durchgeführt und dokumentiert. Die Maßnahmen des multiprofessionellen Teams sind koordiniert.
Die Pflegefachkraft S5 – verfügt über die Kompetenz, den Verlauf der Schmerzsituation und die Wirksamkeit der pflegerischen Maßnahmen zu beurteilen.	P5a – beurteilt anlassbezogen und regelmäßig die Wirksamkeit der pflegerischen Maßnahmen und das Erreichen der individuellen Therapieziele. P5b – zieht bei instabiler Schmerzsituation einen pflegerischen Schmerzexperten hinzu.	E5 – Eine Verlaufskontrolle und Wirkungsüberprüfung aller pflegerischen Maßnahmen haben zur Stabilisierung der Schmerzsituation und dem Erreichen der individuellen Therapieziele des Patienten/Bewohners beigetragen. Im Falle einer Destabilisierung ist eine Anpassung des Behandlungsplans eingeleitet.

© Deutsches Netzwerk für Qualitätsentwicklung in der Pflege (DNQP)

Abb. 28.5 Fortsetzung. (Quelle: DNQP 2015)

28.3 Schmerzmanagement

Fallbeispiel

Pfleger Maik Winter vom ambulanten Pflegedienst hat einen neuen Patienten bekommen. Herr Ebert, 79 Jahre, hat einen insulinpflichtigen Diabetes. Bisher hat er sich selbst gespritzt. Nach einer frischen Unterschenkelamputation links soll nun der Pflegedienst kommen, um die weitere Wundversorgung und Stumpfpflege durchzuführen. Gemeinsam mit der Pflegedienstleitung Silke Mertens macht Maik nun die erste Pflegevisite bei Herrn Ebert. Dabei führen Maik und Silke auch eine Schmerzanamnese durch. Herr Ebert berichtet, dass es im Krankenhaus noch ging, ihn diese bohrenden Schmerzen jetzt aber fast wahnsinnig machen, obwohl der Unterschenkel ja nicht mehr da ist. Nachts könne er kaum schlafen und auch tagsüber würden seine Gedanken immer wieder um die Schmerzen kreisen.

Das Erheben einer Schmerzanamnese erfolgt „... zu Beginn des pflegerischen Auftrags" (DNQP 2004). Das heißt, wenn ein neuer Bewohner im Heim einzieht oder der ambulante Pflegedienst einen neuen Klienten erhält, wird neben der regulären Pflegeanamnese auch eine Schmerzanamnese erhoben (▶ Abb. 28.6).

Vor allem die Pflegenden übernehmen beim Schmerzmanagement eine wichtige zentrale Aufgabe, da sie den meisten Kontakt zu den Betroffenen haben und dadurch Veränderungen als Erste wahrnehmen können. Außerdem koordinieren und organisieren sie i.d.R. die schmerztherapiebezogenen Prozesse und haben somit den Gesamtüberblick darüber (DNQP 2011).

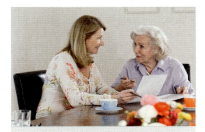

Abb. 28.6 Schmerzanamnese. Bei Pflegeempfängern, die sich äußern können, basiert die Schmerzanamnese auf dem direkten Gespräch. (Foto: F. Kleinbach, Thieme)

Definition

Schmerzmanagement umfasst
- das gezielte und strukturierte Erfassen von Schmerzen,
- die Planung und Umsetzung geeigneter Therapien,
- Beratung und Schulung des Betroffenen und
- die kontinuierliche Überprüfung der Maßnahmen im therapeutischen Team.

Der Betroffene sollte so weit wie möglich aktiv an diesem Prozess beteiligt sein.

Das therapeutische Team besteht üblicherweise aus Pflegekräften, Ärzten, Psychologen, Physio- und Ergotherapeuten. Weitere Berufsgruppen, z.B. Seelsorge oder Sozialdienst, sind möglich.

Schmerzmanagement kann gerade in der Altenpflege in manchen Fällen eine hohe emotionale Belastung nicht nur für die Betroffenen, sondern auch für die Pflegenden bzw. das Team darstellen. Der Umgang mit der eigenen Hilflosigkeit und Ohnmacht sollte daher regelmäßig durch angemessene Reflexionsmöglichkeiten (z.B. Teamgespräche, Supervision) verbessert werden. Die Kosten für Supervisionen sind langfristig gesehen günstiger als die Kosten durch Ausfallzeiten wegen Krankheit, Überbelastung und erhöhter Fluktuation beim Personal.

28.3.1 Schmerzmanagement bei akuten Schmerzen

Nun könnte man davon ausgehen, dass akute Schmerzen hauptsächlich im Krankenhaus nach einer Operation des alten Menschen anzutreffen sind und in der Altenpflege kaum eine Rolle spielen. Jedoch kommen alte Menschen aufgrund der immer kürzer werdenden Verweildauer immer früher in den häuslichen Bereich oder die stationäre Einrichtung zurück, so dass akute Schmerzen auch eine Herausforderung für die ambulante und stationäre Altenpflege darstellen (DNQP 2011).

Merke

Oberstes Ziel bei akutem Schmerz ist die **Schmerzfreiheit** (DNQP 2011). Ist dieses nicht erreichbar, so soll zumindest eine Schmerzlinderung erfolgen.

Informationssammlung bei akutem Schmerz

Akuter Schmerz benötigt eine an die Akutsituation angepasste Vorgehensweise zur Informationssammlung für ein systematisches und effektives Schmerzmanagement. Der erste Schritt ist die Durchführung eines Schmerzassessments.

Definition

Als **Schmerzassessment** bezeichnet man die systematische Erhebung und Einschätzung von Schmerzen mithilfe geeigneter Instrumente.

Zum Schmerzmanagement gehören das **initiale** und das **differenzierte Assessment** (siehe P1 im Expertenstandard Schmerzmanagement in der Pflege bei akuten Schmerzen, ▶ Abb. 28.4).

Initiales Schmerzassessment

In einer Akutsituation (z.B. einem Sturz) muss die Pflegende in der Lage sein, den Schmerz mit angemessenen Methoden zu erfassen und adäquat zu reagieren, sodass die Schmerzursache bekämpft und kein unnötiger Schmerz erlitten wird. Folgende Aspekte sollten deshalb erfasst und dokumentiert werden:
- Schmerzintensität in Ruhe (Quantität)
- Schmerzbeginn
- Schmerzdauer
- Schmerzfrequenz
- Lokalisation (▶ Abb. 28.7)

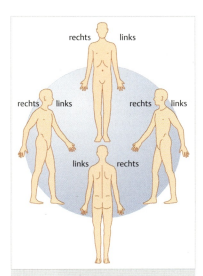

Abb. 28.7 Körperschema. In einer solchen Skizze kann der Betroffene den Ort des Schmerzes einzeichnen.

- Schmerzqualität (brennend, stechend, drückend, klopfend, einschießend …)
- schmerzauslösende und verstärkende Faktoren

Gibt es keinen unmittelbaren Handlungsdruck in der Situation (z. B. wenn nur eine Prellung und kein Knochenbruch nach einem Sturz vorliegt), kann das initiale Assessment mit dem Brief Pain Inventory (BPI) in Kurzform durchgeführt werden. Dies ist ein Kurzfragenbogen zur Erfassung von akutem Schmerz (s. Internetadressen). Anschließend sind Maßnahmen zur Schmerztherapie (S. 704) einzuleiten, bevor die Informationssammlung weitergeführt wird (DNQP 2011).

Differenziertes Schmerzassessment

Mit dieser multidimensionalen Methode ist es möglich, den Schmerz des betroffenen alten Menschen für andere interpretierbar zu machen. Zum differenzierten Schmerzassessment gehören die Schmerzanamnese (inkl. Schmerzvorgeschichte) und die standardisierte systematische Messung der Schmerzintensität (DNQP 2011).

Das DNQP (2011) weist jedoch darauf hin, dass eine ausführliche Schmerzanamnese nur bei Hinweisen auf ein länger andauerndes Schmerzgeschehen durchgeführt werden soll. Weiterhin besteht die Möglichkeit, dass die Betroffenen neben den akuten Schmerzen bereits unter einem chronischen Schmerzgeschehen leiden. Deshalb wäre es für ein erfolgreiches Schmerzmanagement wichtig – wenn möglich – zwischen dem akuten und chronischen Schmerz zu unterscheiden.

Zusätzlich sollen beim differenzierten Assessment neben den im initialen Assessment erhobenen Aspekten der kognitive Status, die Effekte des Schmerzes auf die Lebensqualität, der Gebrauch von Schmerzmedikamenten, die Identifikation der Schmerzursache und die Stimmungslage erhoben werden. Außerdem sind folgende Faktoren wichtig, um eine umfangreiche Schmerzgeschichte erheben zu können (DNQP 2011):
- frühere Erfahrungen mit Schmerz
- Effektivität und Verträglichkeit früherer Schmerztherapien
- früherer Gebrauch und Effektivität von nicht medikamentösen Therapien
- Einstellung und Erfahrung mit komplementär-medizinischen Maßnahmen
- ältere Schmerzgeschehen und deren Behandlungserfolg
- subjektive Theorie zur Schmerzursache
- eigenes Wissen zum Schmerzmanagement

- Erwartungen zum Schmerzverlauf und der Schmerztherapie
- Ausmaß der notwendigen Schmerzreduktion, um Betroffenen zufriedenzustellen
- Konsum von Alkohol
- Darm- und Blasenfunktion

Viele dieser Aspekte finden sich in Assessmentinstrumenten wieder, die eigentlich zur Erfassung chronischer Schmerzen, wie z. B. der Deutsche Schmerzfragebogen (DSF) der Deutschen Gesellschaft zum Studium des Schmerzes (DGSS) entwickelt wurden (DNQP 2011). Weiterhin müssen bei akuten Schmerzen die Risikofaktoren für eine mögliche Chronifizierung wie z. B. Depressivität, Hilf- und Hoffnungslosigkeit, Somatisierung, höheres Alter, hohe Schmerzintensität zu Beginn des Schmerzgeschehens, schlechter Gesundheitszustand usw. beobachtet werden, um dieser rechtzeitig entgegenwirken zu können (DNQP 2014).

Messung der Schmerzintensität

Die Stärke des Schmerzes (**Schmerzquantität**) wird, wenn möglich, vom Betroffenen selbst anhand von standardisierten Skalen eingeschätzt, um den Behandlungsverlauf deutlich zu machen. Grundsätzlich sollten dafür valide (zuverlässige) Instrumente eingesetzt werden. Eine Einschätzung der Schmerzintensität durch eine unsystematische Beobachtung des Gesichtsausdruckes oder des Verhaltens bei Menschen mit kognitiven Beeinträchtigungen ergeben keine gültige Aussage und sollten deshalb unterlassen werden (DNQP 2011); siehe „Fremdeinschätzung" (S. 699).

Folgende **Zeitintervalle** werden zur Schmerzverlaufskontrolle empfohlen (DNQP 2011):
- bei parenteraler und intravenöser Therapie alle 30 Minuten
- bei oraler Schmerztherapie alle 60 Minuten
- bei nicht medikamentösen Maßnahmen 30–60 Minuten vor und nach der Maßnahme
- ohne prozeduralen Anlass bei kontrollierter Schmerzsituation alle 8 Stunden

▶ **Nutzung von Schmerzskalen.** Zur standardisierten Schmerzerfassung haben sich verschiedene Verfahren, sog. Schmerzskalen, bewährt, um den Schmerz eindeutig und nachvollziehbar wiederzugeben. Grundsätzlich werden Gesichter- und Rangskalen (Ratingskalen) unterschieden (DNQP 2011).

Bei der Nutzung der Schmerzskalen sind folgende Grundregeln zu beachten:

- Vor der ersten Einschätzung dem Betroffenen das Instrument erklären und sicherstellen, dass er es versteht.
- Immer dieselbe Skala für den Betroffenen nutzen, um einheitliche Ergebnisse zu erhalten.
- den Schmerz sowohl im Ruhezustand als auch in Bewegung einschätzen (gerade bei älteren Menschen ist der Schmerz in Ruhe oft kaum messbar, verstärkt sich aber bei Bewegung!).

Praxistipp

Wenn Sie selbst noch keine Erfahrung mit den Schmerzskalen haben, bitten Sie Ihre Praxisanleitung oder erfahrene Kollegen darum, Ihnen dem Umgang zu erklären, um eine einheitliche Vorgehensweise sicherzustellen.

Gesichterskalen (Smiley-Skalen)

Da die Ergebnisse der Gesichterskalen nicht mit denen aus numerischen Skalen vergleichbar sind, ist es als Pflegende deshalb wichtig, diese dem Betroffenen vor der Nutzung zu erklären. Er soll auf der Skala eine Darstellung auswählen, die seinem Schmerzempfinden und nicht dem tatsächlichen Aussehen seines Gesichts entspricht. Die bekannteste Gesichterskala ist die Wong-Baker Faces Pain Rating Scale (▶ Abb. 28.8). Zu beachten ist beim Einsatz auch der kulturelle und ethnische Hintergrund der Betroffenen. Liegen Verständigungsprobleme vor, können diese möglicherweise mithilfe der Skala überwunden werden (DNQP 2011).

Rating-Skalen

Folgende eindimensionale Skalenarten werden hier unterschieden:
- Verbale Rating-Skala (VRS)
- Numerische Rating-Skala (NRS)
- Visuelle Analog-Skala (VAS)

▶ **Verbale Rating-Skala (VRS).** Eine gute Akzeptanz bei den Betroffenen hat die Verbale Rating-Skala. Bei dieser benennt der Betroffene seine aktuelle Schmerzintensität (kein leichter, mäßiger, starker,

kein Schmerz — stärkster Schmerz

Abb. 28.8 Wong-Baker-Skala. Bei dieser Smiley-Skala wählt der Betroffene das Gesicht aus, das am ehesten seinem Schmerzempfinden entspricht.

28.3 Schmerzmanagement

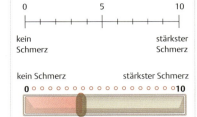

Abb. 28.9 Rating-Skalen zur Erfassung der Schmerzintensität.
a **Numerische Rating-Skala.** Auf einer Skala von 0 (= kein Schmerz) bis 10 (= maximal vorstellbarer Schmerz) kann der Betroffene seine aktuelle Schmerzintensität zuordnen.
b **Visuelle Analog-Skala.** Mittels Schiebemechanismus kann der Betroffene die Schmerzintensität anzeigen.

stärkster Schmerz). Jedoch hat diese Art der Schmerzerfassung eine hohe Fehlerquote und ist daher nicht so gut für die Abbildung des Schmerzes über einen längeren Zeitraum geeignet (DNQP 2011).

▶ **Numerische Rating-Skala (NRS).** Im Gegensatz zur VRS zeigt die Numerische Rating Skala (▶ Abb. 28.9a) eine geringe Fehlerquote und ebenfalls einen hohen Zuspruch bei den Betroffenen. Die Handhabung ist ebenfalls einfach und kann den Verlauf der Schmerzintensität (0 = kein Schmerz, 1–4 = leichter Schmerz, 5–6 = mittelstarker Schmerz, 7–10 = stärkster Schmerz) bzw. Schmerzlinderung (0 = keine Linderung, 10 = vollkommene Linderung) gut darstellen. Ab einem Schmerzskalenwert in Ruhe von 3–4 und in Bewegung ab 5 muss eine Intervention erfolgen, wenn mit dem Betroffenen keine anderen Ziele vereinbart wurden (DNQP 2011).

Praxistipp

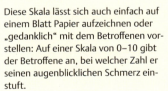

Diese Skala lässt sich auch einfach auf einem Blatt Papier aufzeichnen oder „gedanklich" mit dem Betroffenen vorstellen: Auf einer Skala von 0–10 gibt der Betroffene an, bei welcher Zahl er seinen augenblicklichen Schmerz einstuft.

▶ **Visuelle Analog-Skala (VAS).** Hier kann der Betroffene auf einer Linie einzeichnen oder mittels Schiebemechanismus anzeigen, wie stark er seine Schmerzen empfindet (▶ Abb. 28.9b). Bei manchen dieser Schiebeskalen befindet sich auf der Rückseite eine numerische Skala, anhand derer dann die Schmerzintensität in Zahlen abgelesen werden kann. Es ist somit eine Kombination aus VAS und NRS.

Die VAS und die NRS sind vielfach überprüfte Instrumente und gelten in der Anwendung als sehr sicher. Bei Menschen, die ihren Schmerz angemessen äußern können, sind diese beiden Skalen somit gut zu verwenden. Voraussetzung für den Einsatz ist jedoch ein ausreichendes Zahlen- bzw. Mengenverständnis. Die VAS ist auch in der Anwendung bei Menschen mit Sprachproblemen geeignet – auch hier gilt wieder, vorher zu klären, ob das Anwendungsprinzip der Skala verstanden wurde.

Bei älteren Menschen ist bei den Instrumenten darauf zu achten, dass sie auch bei beeinträchtigtem Seh- und Hörvermögen damit umgehen können. Das bedeutet für die Pflegenden, dass sie eine einfache Sprache (Begriffe auswählen, die der alte Mensch selbst gebraucht), große Schriftart, große Zeilenabstände, kein glänzendes Papier und keine stechenden Farben verwenden. Außerdem gelten auch hier die Prinzipien, Zeit zum Verstehen und Antworten lassen (DNQP 2011).

Erfassung von Funktionseinschränkungen

Neben der Messung der Schmerzintensität ist die Erfassung der Funktionseinschränkung des Betroffenen ein wichtiges Kriterium, um die Schmerzsituation umfassend darstellen zu können. Hierfür gibt es auch einige Assessmentinstrumente, die bisher jedoch nur in englischer Version existieren. Hierzu gehören u.a. der Functional Status Index oder das Human Activity Profile bzw. die Katz ADL Scale (DNQP 2011).

Fremdeinschätzung

Ist eine Selbsteinschätzung der Schmerzen mithilfe der o.g. Rating-Skalen aufgrund von Bewusstseinsstörungen nicht möglich, ist eine Fremdeinschätzung notwendig. Hierzu ist es wichtig, auf folgende physische Merkmale zu achten, denn sie können auf Schmerz hindeuten:

- Veränderungen des RR, Puls und der Atmung
- Schwitzen, Blässe und/oder Übelkeit

Diese Parameter dürfen jedoch nicht die einzige Messgröße sein, da sich der Körper schnell an Schmerzen gewöhnt und sich somit die Symptome wieder normalisieren. Sind alte Menschen zwar bei Bewusstsein, aber nicht in der Lage, verbal zu kommunizieren oder möchten sich nicht dazu äußern, müssen die Pflegenden auf andere sichtbare Anzeichen von

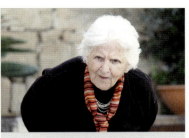

Abb. 28.10 Schmerzbeobachtung. Manchmal sind es feinste Änderungen in der Mimik, die auf vorhandene Schmerzen deuten. (Foto: Frantab, Fotolia.com)

Schmerz zurückgreifen. Dazu können folgende Anzeichen gehören (Carr u. Mann 2014):

- Veränderungen der Körpersprache (eingeschränkte Bewegung, abnorme Haltung, Veränderung des Gangs, Unruhe, Nesteln usw.)
- veränderter Gesichtsausdruck (verminderter oder verstärkter Gesichtsausdruck, angespannte Muskulatur, Tränen, ängstlicher Blick usw., ▶ Abb. 28.10)
- stimmlicher Ausdruck (weinen, stöhnen, seufzen, fluchen usw.)
- Distanzierung (wirkt in sich gekehrt, wird still, ist plötzlich unkommunikativ usw.)
- Gefühlsleben (ist wütend oder traurig, sieht besorgt aus, Stimmungswechsel usw.)
- plötzlich fehlendes Interesse an der Nahrungsaufnahme, der Umgebung oder Schlafprobleme

Weiterhin sind die Fragen wichtig: Wie verhält sich die Person normalerweise, wenn sie schmerzfrei ist? Gibt es Ursachen, die auf mögliche Schmerzen hinweisen? Möglicherweise können auch die Angehörigen oder Bezugspersonen Erkenntnisse über ein Schmerzgeschehen liefern. Wenn der Verdacht auf Schmerzen, aber Unsicherheit in der Einschätzung bestehen, kann in Absprache mit dem Arzt auch versuchsweise ein Schmerzmittel gegeben werden. Ändert sich das Verhalten danach positiv (die Person wird z.B. ruhiger), kann man von einer Schmerzsituation ausgehen und eine angemessene Therapie planen.

Zur Einschätzung von Schmerzen bei Menschen mit Demenz siehe Kap. „Schmerzassessment bei Menschen mit Demenz" (S. 701).

28.3.2 Schmerzmanagement bei chronischen Schmerzen

Das pflegerische Management von akuten und chronischen Schmerzen unterscheidet sich hinsichtlich ihrer Ziele und rechtfertigt daher die Existenz eines gesonderten Expertenstandards für chronische Schmerzen – auch wenn es einige Schnittmengen gibt (DNQP 2014).

Ziele des chronischen Schmerzmanagements

Der „Expertenstandard Schmerzmanagement in der Pflege bei chronischen Schmerzen" (DNQP 2014, ▶ Abb. 28.5) wurde notwendig, da sich in den letzten 10 Jahren in diesem Bereich vieles weiterentwickelt hat – v. a. die pflegerische Zielsetzung. Die Ziele des chronischen Schmerzmanagements sind laut DNQP (2014):

- Reduzierung der Schmerzen (Schmerzsituation ist stabil bzw. erträglich)
- Förderung der funktionalen Fähigkeiten bzw. deren Erhaltung
- Verbesserung der Lebensqualität
- Förderung der körperlichen Aktivität und Coping-Fähigkeiten
- Verringerung des Analgetikabedarfs
- ggf. Verbesserung der psychischen Situation

Informationssammlung bei chronischem Schmerz

Chronischer Schmerz belastet den Betroffenen immer ganzheitlich. Deshalb sollte hier immer ein multidimensionales Assessment durchgeführt werden. Eindimensionale Skalen zur Bestimmung der Schmerzintensität sind nicht für die Einschätzung konkreter Schmerzsituationen geeignet. Beim Erstkontakt mit dem Betroffenen sollte daher ein multidimensionales Instrument verwendet werden, um einen umfassenden Eindruck zu bekommen. Dieses sollte auch bei der Verlaufskontrolle verwendet werden. Weiterhin sollten für bestimmte Schmerzarten spezifische Instrumente eingesetzt werden, wie z. B. beim neuropathischen Schmerz. Die Informationssammlung zu chronischem Schmerz teilt sich in die ärztliche Anamnese mit Diagnostik sowie das schmerzanamnestische Gespräch mit Schmerzanamnese durch die Pflegenden auf. Auch hier gilt das Prinzip: Selbsteinschätzung geht vor Fremdeinschätzung (DNQP 2014).

Bei der Schmerzanamnese werden die gleichen Aspekte wie im initialen Assessment bei akutem Schmerz (S. 697) erfragt, jedoch gehen sie in Umfang und Informationstiefe darüber hinaus und werden um Folgendes ergänzt (DNQP 2014):

- schmerzassoziierte Symptome (z. B. emotionaler Disstress)
- Komorbidität (z. B. Herz-Kreislauf-Erkrankungen)
- psychosoziale Faktoren (z. B. Familiengeschichte in Bezug auf Suchterkrankungen)
- bestehende Risiken (z. B. Kontrakturgefahr)
- schmerzbedingte Belastungen (z. B. Schlafstörungen)
- Funktionseinschränkungen auf den Organismus

Assessmentinstrumente chronischer Schmerzen

Zur Messung der Schmerzintensität empfiehlt das DNQP (2014) die gleichen Schmerzskalen wie beim akuten Schmerz (S. 698). Es ist jedoch nur ein eindimensionales Verfahren, da es nur die Schmerzquantität erfasst. Dies reicht aber bei chronischen Schmerzen nicht aus. Deshalb ist ein multidimensionales Instrument notwendig. Dieses misst die physische, psychische und soziale Komponente des Schmerzerlebens und wird daher für ältere Menschen mit chronischen Schmerzen empfohlen. Hierfür eignen sich die „multidimensionale Schmerzempfindungsskala (SES)" und das „geriatrische Schmerzinterview" (Basler et al. 2004; s. Internetadressen). Weiterhin gibt es auch multidimensionale Instrumente für spezielle Schmerzarten.

Die Instrumente zur Einschätzung von Schmerzen bei Menschen mit Demenz s. Kap. 28.3.4 (S. 701).

Verlaufsbeobachtung chronischer Schmerzen

Bereits mit der Erfassung der Risikofaktoren für eine Chronifizierung akuter Schmerzen (S. 698) beginnt die Verlaufsbeobachtung chronischer Schmerzen (▶ Abb. 28.10). Besonders die Risiken für einen schweren Verlauf akuter Schmerzen und Funktionseinschränkungen (S. 699) müssen überwacht und dokumentiert werden. Wenn die Schmerztherapie bereits 3 Monate dauert, sollte der behandelnde Arzt eine Re-Evaluierung und ggf. eine Anpassung der Therapie vornehmen (DNQP 2014).

Bei Tumorschmerzen hängt die Häufigkeit der Schmerzassessments vom Schweregrad und den assoziierten Belastungen ab. Das DNQP (2014) empfiehlt ein Schmerzassessment:

- mind. 1-mal tgl., wenn der Schmerz nicht adäquat kontrolliert ist,
- mind. 1-mal pro Schicht in der stationären Langzeitversorgung,
- mind. bei jedem Besuch in der ambulanten Versorgung und
- immer bei neu auftretenden Schmerzen, da diese als Notfall eingestuft werden.

Weiterhin sollte während der Langzeittherapie mit opioidhaltigen Analgetika (S. 702) eine regelmäßige Evaluation folgender Aspekte erfolgen:

- erreichte Schmerzlinderung (z. B. durch das Führen eines Schmerztagebuchs),
- Lebensqualität und Funktionseinschränkungen,
- mögliche Entwicklung einer Abhängigkeitserkrankung oder einer anderen unerwünschten Wirkung des Medikamentes,
- unzulässige Beschaffung oder Weitergabe des Medikamentes, da opioidhaltige Medikamente oft dem Betäubungsmittelgesetz (BtMG) unterliegen (S. 863),
- Abschätzung der Auswirkungen auf den Betroffenen (Verhalten, Denken, Fühlen) nach jeweils 4–6 Wochen bei einer auf 3 Monate angesetzten Therapie und
- ¼-jährliche Überprüfung der Wirksamkeit bei länger als 3 Monate andauernder Therapie (DNQP 2014).

Unterstützend können hierfür von der Industrie oder von Fachgesellschaften bereitgestellte kompakte und gut strukturierte Schmerztagebuchvarianten verwendet werden (s. Internetadressen). Dieses ist auch ein gutes Kommunikationshilfsmittel für das multiprofessionelle Team. Für die standardisierte Verlaufsbeobachtung durch die Pflegenden können die oben aufgeführten Assessmentinstrumente eingesetzt werden (S. 700). Um den Verlauf von Tumorschmerzen zu dokumentieren, bietet sich ebenfalls die Führung eines Schmerztagebuchs an. Darin werden die Ergebnisse der Schmerzeinschätzung mit VAS, NRS oder VRS eingetragen (DNQP 2014).

28.3.3 Handlungsstruktur pflegerisches Schmerzassessment

Zusammenfassend ergibt sich aus den o. g. Empfehlungen der beiden Expertenstandards für Pflegende der in ▶ Abb. 28.11 dargestellte Handlungsablauf bei der Pflege eines Menschen mit Schmerzen.

28.3 Schmerzmanagement

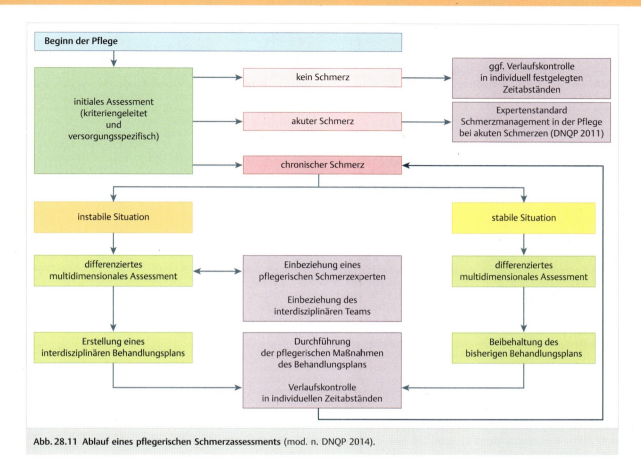

Abb. 28.11 Ablauf eines pflegerischen Schmerzassessments (mod. n. DNQP 2014).

Lernaufgabe

Führen Sie bei Herrn Ebert die Schmerzanamnese durch. Zu welchem Ergebnis kommen Sie in Bezug auf die Schmerzart, die Lokalisation, die Schmerzqualität und -quantität, gibt es weitere Einschränkungen/Beeinträchtigungen? Welches Assessmentinstrument würden Sie bei ihm anwenden? Begründen Sie kurz. Tauschen Sie sich dazu in einer Kleingruppe aus.

28.3.4 Schmerzassessment bei Menschen mit Demenz

Fallbeispiel

Frau Duhm, 92 Jahre alt, lebt seit 4 Jahren in einem Heim für demenziell erkrankte Menschen und scheint sich dort wohl zu fühlen. Mit ihrer ruhigen, in sich gekehrten Art, war sie bisher eher unauffällig. Sprachliche Äußerungen von ihr bestehen aus den Worten „Ja" und „Nein", die aber nicht immer situationsangemessen scheinen. Frau Duhm ist etwas umtriebig und motorisch unruhig. Dabei ist sie in der Vergangenheit schon 2-mal gestürzt. Bisher schien sie diese Stürze ohne Verletzungen überstanden zu haben.

Seit 2 Tagen wehrt sie sich durch wildes Um-sich-Schlagen massiv gegen das morgendliche Aufstehen aus dem Bett und ruft schrill: „Nein, nein, ja, nein!". Weiterhin sitzt sie oft im Fernsehraum. Als ihre Bezugspflegende Sabine Meier aus dem freien Wochenende kommt, wundert sie sich über dieses Verhalten. Ihr wurde in der Übergabe mitgeteilt, dass Frau Duhm vor 3 Nächten gestürzt war. Am nächsten Morgen zeigte sie dann laut Pflegebericht erstmals ihr verändertes Verhalten. Schwester Sabine fragt Frau Duhm, ob sie Schmerzen habe. Frau Duhm klammert sich an Sabine und ruft: „Neinjajanein!"

Sabine ist sich nicht sicher, was sie tun soll, nimmt Kontakt zum Hausarzt auf und schildert ihm die Situation. Bei der Röntgenkontrolle zeigt sich eine frische Schenkelhalsfraktur.

Immer mehr Menschen erkranken an Demenz, deshalb tritt diese Personengruppe stärker ins Blickfeld klinischer Untersuchungen – so auch in Bezug auf Schmerz. Internationale Studien deuten auf eine Unter- bzw. Fehlversorgung von Menschen mit Demenz hinsichtlich der Schmerzerkennung und -bekämpfung hin, da sie Schmerzen häufig nicht mehr verbalisieren können. Somit werden Schmerzen bei den Betroffenen seltener vermutet bzw. diagnostiziert und sie erhalten weniger Schmerzmittel als vergleichbar erkrankte Personen ohne kognitive Einschränkung (Fischer 2012).

Gerade bei Menschen mit einer fortgeschrittenen Demenz kann es aber gut sein, dass sie z. B. bei einer drückenden Zahnprothese zwar den Schmerz an der Druckstelle empfinden, ihn aber nicht als Druckschmerz wahrnehmen, den Zusammenhang zwischen Schmerz und Prothese nicht herstellen können oder ihn nicht in Begriffe fassen können. So verweigern sie das Essen, die Mundpflege und zeigen plötzlich ein verändertes Verhalten wie Frau Duhm im Fallbeispiel oder ziehen sich zurück.

> **Merke**
>
> Wenn sich ein Mensch mit einer Demenz plötzlich anders verhält als vorher, sollte man immer auch an Schmerzen denken und mögliche Ursachen überprüfen.

Wie aber können Pflegende erkennen und einschätzen, dass ein Mensch Schmerzen hat, wenn er es nicht sagt, vielleicht selbst nicht zuordnen kann? Denn oft sind die Zusammenhänge von verändertem Verhalten und Schmerzsituationen bei dieser Klientel für Außenstehende nicht einfach nachzuvollziehen.

Deshalb wurden in den vergangenen Jahren viele Projekte durchgeführt, um ein in der Praxis anwendbares Verfahren zur Schmerzerkennung und -einschätzung bei Menschen mit Demenz und gestörter verbaler Kommunikation zu entwickeln. Alle (meist für die Langzeitpflege) entwickelten Instrumente stützen sich auf die Fremdbeobachtung und -einschätzung des Betroffenen meist durch Pflegende (S. 699). Eine wichtige Voraussetzung für die Einschätzung ist die Vertrautheit der Pflegenden mit den Betroffenen, damit bereits kleine Veränderungen erkannt werden können. Jedoch ist es keine zwingende Voraussetzung zur Verwendung dieser Instrumente, da es in manchen Pflegesettings nicht möglich ist, dauerhaft jemanden zu pflegen und zu begleiten (Fischer 2012).

Selbsteinschätzung

Auch bei demenziell erkrankten Menschen gilt zunächst der Gold-Standard der Selbsteinschätzung. Die Deutsche Schmerzgesellschaft (DGSS) gibt für das „Strukturierte Schmerzinterview für geriatrische Patienten" an, dass es auch bei Menschen mit leichter und mittlerer kognitiver Einschränkung noch gute Ergebnisse zeigt. Erst bei starker Beeinträchtigung (MMSE < 10) gab es Grenzen, weil z. B. Fragen nicht mehr verstanden wurden (DGSS). Bei Menschen mit Demenz ist es deshalb wichtig, öfter nach Schmerzen zu fragen (DNQP 2011).

> **Praxistipp**
>
> Gerade wenn die Vermutung besteht, dass Schmerzen vorhanden sind, sollte in unterschiedlichen Situationen, mehrmals pro Schicht gefragt werden. „Haben Sie jetzt Schmerzen? Tut etwas weh?" Der Begriff „Schmerz" scheint auch bei Menschen mit Demenz noch lange verstanden zu werden.

Wenn die Selbstaussage des Betroffenen verbal gar nicht oder nur sehr eingeschränkt möglich ist, wird der Informationsaustausch mit Angehörigen oder anderen Bezugspersonen, die ihn gut kennen, umso wichtiger. Sie können wichtige Informationen zur Schmerzeinschätzung liefern, da sie den Betroffenen oft am besten kennen und sein Verhalten einzuordnen wissen oder sie geben Hinweise auf (minimale) Körpersignale. Der Austausch innerhalb des multiprofessionellen Teams kann wichtige Hinweise darauf geben, ob die Situation des Betroffenen von allen Teammitgliedern ähnlich eingestuft wird (DNQP 2011).

Assessmentinstrumente

In den letzten Jahren sind Assessmentinstrumente speziell für Demenzkranke entwickelt und untersucht worden, die eine recht verlässliche Einschätzung ermöglichen können. Dabei wurde festgestellt, dass Smiley-Skalen bei Menschen mit leichter bis mittlerer kognitiver Einschränkung weniger effektiv sind als VRS, NRS (S. 698) oder die Anwendung von grafischen Körperdarstellungen zum Einzeichnen oder Anzeigen. Grundsätzlich empfiehlt das DNQP (2011 und 2014) folgende Fremdeinschätzungsinstrumente zur standardisierten Schmerzbeobachtung bei Menschen mit Demenz:
- Beurteilung von Schmerzen bei Demenz (BESD)
- Beobachtungsinstrument für das Schmerzassessment bei alten Menschen mit Demenz (BISAD)
- Zurich Observation Pain Assessment (ZOPA)

ZOPA basiert auf verschiedenen Verhaltensmerkmalen. Tritt eines davon auf, wird von Schmerz bei dem Betroffenen ausgegangen. Außerdem wird der Einsatz von ZOPA am Grad der Beeinträchtigung von Kognition und Bewusstsein ausgerichtet. Jedoch ist dieses Instrument in Deutschland nicht sehr weit verbreitet (DNQP 2011).

BESD und BISAD werden seit vielen Jahren klinisch beforscht und weisen bisher eine recht hohe Validität bei der Schmerzerfassung demenziell erkrankter Menschen auf. Die DGSS bietet auf ihrer Homepage beide Instrumente kostenfrei an (http://www.dgss.org). Auch hier gilt, dass ein dem Betroffenen bereits bekanntes Instrument unbedingt weiter verwendet und es am besten im Rahmen einer Schulung eingeführt werden soll. Denn die Aussagekraft ist nur so hoch, wie die Sicherheit der Anwender.

BESD

Für die Beurteilung von Schmerzen bei Demenz (BESD) wurde die amerikanische PAINAD-Skala (Pain Assessment in Advanced Dementia) von der Arbeitsgruppe Schmerz und Alter der DGSS ins Deutsche übertragen und in verschiedenen Studien überprüft. Der Vorteil ist, dass sie nur wenige Kategorien beinhaltet und damit ein Instrument ist, das sich in der praktischen Arbeit gut und schnell anwenden lässt.

Erfasst werden die Kriterien Atmung, Lautäußerung, Gesichtsausdruck, Körpersprache und Trost (▶ Abb. 28.12). Es wird ein maximaler Punktwert von 10 für Schmerzverhalten erreicht. Ab einem erzielten Punktwert von 6 in einer Mobilisationssituation ist der Betroffene laut DGSS analgetisch behandlungsbedürftig. Die Kategorie „Trost" hat sich in der Anwendung bisher als schwierig erwiesen. Verhaltensweisen oder Lebensaktivitäten werden in dieser Skala nicht erfasst.

BISAD

Das Beobachtungsinstrument für das Schmerzassessment bei alten Menschen mit Demenz (BISAD, beziehbar über http://www.dgss.org/fileadmin/pdf/BISAD_1111.pdf) wurde von Fischer (2012) aus der französischen ECPA-Skala ins Deutsche übersetzt und teilweise validiert. Sie ist umfangreicher als die BESD und bezieht auch Pflegesituationen und Interaktion in die Einschätzung mit ein. Dadurch benötigt sie insbesondere anfangs einen etwas höheren Zeitaufwand. Untersuchungen haben auch hier eine relativ hohe Verlässlichkeit ergeben.

Die BISAD unterteilt sich in 2 Beobachtungsschritte vor und während der Mobilisation (gemeint ist die Bewegung innerhalb oder außerhalb des Bettes, sie kann also z. B. auch bei der Ganzkörperpflege bettlägeriger Patienten angewendet werden). Dazu gibt es jeweils 4 Unterpunkte, die mit definierten Punktwerten von 0–4 beurteilt werden. Zum Beispiel: Gesichtsausdruck: entspannt = 0, sorgenvoll = 1, [...] vollkommen erstarrter Ausdruck = 4. Außerdem wird bei einigen Items der Vergleich zum normalen Verhalten des Bewohners gezogen.

> **Merke**
>
> Die DGSS weist ausdrücklich darauf hin, dass beide Instrumente (BESD und BISAD) ausschließlich für die Arbeit mit demenziell erkrankten Menschen entwickelt und erforscht und für andere Patientengruppen nicht sicher anwendbar sind.

28.3 Schmerzmanagement

BESD (nach Schuler 2007)

Beobachten Sie den Patienten/die Patientin zunächst zwei Minuten lang. Dann kreuzen Sie die beobachteten Verhaltensweisen an. Im Zweifelsfall entscheiden Sie sich für das vermeintlich beobachtete Verhalten. Setzen Sie die Kreuze in die vorgesehen Kästchen. Mehrere positive Antworten (außer bei Trost) sind möglich. Addieren Sie nur den jeweils höchsten Punktwert (maximal 2) der fünf Kategorien.

Name des/der Beobachteten: ....

○ Ruhe
○ Mobilisation und zwar durch folgende Tätigkeit: ....

Beobachter/in: ....

1. Atmung (unabhängig von Lautäußerung)	ja	nein	Punkwert
– normal	○	○	0
– gelegentlich angestrengt atmen	○	○	
– kurze Phasen von Hyperventilation (schnelle und tiefe Atemzüge)	○	○	1
– lautstark angestrengt atmen	○	○	
– lange Phasen von Hyperventilation (schnelle und tiefe Atemzüge)	○	○	2
– Cheyne Stoke Atmung (tiefer werdende und wieder abflachende Atemzüge mit Atempausen)	○	○	

2. Negative Lautäußerung	ja	nein	Punkwert
– keine	○	○	0
– gelegentlich stöhnen oder ächzen	○	○	1
– sich leise negativ oder missbilligend äußern	○	○	
– wiederholt beunruhigt rufen	○	○	
– laut stöhnen oder ächzen	○	○	2
– weinen	○	○	

3. Gesichtsausdruck	ja	nein	Punkwert
– lächelnd oder nichts sagend	○	○	0
– trauriger Gesichtsausdruck	○	○	
– ängstlicher Gesichtsausdruck	○	○	1
– sorgenvoller Blick	○	○	
– grimassieren	○	○	2

Zwischensumme 1

4. Körpersprache	ja	nein	Punkwert
– entspannt	○	○	0
– angespannte Körperhaltung	○	○	
– nervös hin und her gehen	○	○	1
– nesteln	○	○	
– Körpersprache starr	○	○	
– geballte Fäuste	○	○	
– angezogene Knie	○	○	2
– sich entziehen oder wegstoßen	○	○	
– schlagen	○	○	

5. Trost	ja	nein	Punkwert
– trösten nicht notwendig	○	○	0
– Ist bei oben genanntem Verhalten ablenken oder beruhigen durch Stimme oder Berührung möglich?	○	○	1
– Ist bei oben genanntem Verhalten trösten, ablenken, beruhigen nicht möglich?	○	○	2

Zwischensumme 2
Zwischensumme 1
Gesamtsumme von maximal 10 möglichen Punkten __/10

Andere Auffälligkeiten: ....
....
....
....

Abb. 28.12 Schmerzbeurteilung bei Demenz. Kategorien der Beurteilung von Schmerzen bei Demenz (BESD) nach Schuler 2007. Die BESD und eine Anleitung für dieses Instrument können auf der Internetseite der DGSS (Deutsche Gesellschaft zum Studium des Schmerzes) abgerufen werden (http://www.dgss.org/fileadmin/pdf/BESD_Fassung_Dezember_2008.pdf; Stand: 15.06.2015).

28.3.5 Fazit

Generell gilt bei Fremdeinschätzungsinstrumenten Folgendes:
- Die Anwendung muss erlernt werden (Selbstauskunftsskalen sind einfacher zu handhaben).
- Bei fehlerhafter Anwendung sinkt die Sicherheit des Ergebnisses.
- Erreichter Punktwert von „0" bedeutet nicht zwangsläufig keinen Schmerz! Es kann aus verschiedenen Gründen sein, dass Schmerz an Verhalten oder Mimik nicht offensichtlich ablesbar ist (z. B. bei fortgeschrittener Demenz, Lähmungen).
- Unruhe oder Lautäußerungen können aber auch andere Ursachen als Schmerz haben.

Aus diesen Gründen wird in der Literatur immer wieder betont, dass die Skalen alleine zur Einschätzung nicht ausreichen.

Merke

Schmerzassessment setzt sich bei demenziell Erkrankten zusammen aus
- zielgerichteter Beobachtung mithilfe geeigneter Beobachtungsinstrumente (z. B. BESD/BISAD),
- permanenter Beobachtung von Verhalten und möglichen Schmerzsignalen/-äußerungen auch außerhalb der regelmäßigen Einschätzungssituationen,

- Informationsaustausch mit Kollegen und Angehörigen (wie erleben die anderen den Bewohner, was fällt ihnen auf?),
- Diagnostik zu möglichen Schmerzursachen (besteht z. B. eine Arthrose?),
- Vergleich mit Schmerzanamnese bei Aufnahme und früheren Skalen-Werten sowie der
- abschließenden Situationsanalyse aller gewonnenen Ergebnisse.

Ein Schmerzassessment ist bei Menschen mit kognitiven Einschränkungen nicht einfach und erfordert hohes (pflege-)fachliches Wissen, oft gepaart mit langjähriger Berufserfahrung und Intuition (Benner 1994). Die Auswertung von Beobachtungen, objektivierbaren Kriterien (z. B. Blutdruck und Puls, Ergebnisse der angewendeten Skala) und Informationen von Bezugspersonen hilft bei einer gezielten Schmerzerfassung.

Beziehungskonstanz ist ein wichtiger Faktor im Schmerzmanagement bei alten, kognitiv eingeschränkten Menschen (DNQP 2014). Schmerzassessment stellt hier hohe Ansprüche an Pflegende, die mit derzeitigen strukturellen Bedingungen der Pflege kaum leistbar scheinen. Trotzdem haben demenziell erkrankte Menschen Anspruch auf angemessenes Schmerzmanagement – insbesondere, wenn sie für sich selbst nicht mehr eintreten und sprechen können, brauchen sie Pflegende als Fürsprecher und Vermittler zum ärztlichen Dienst.

Lernaufgabe

Wählen Sie aus Ihrem Pflegealltag einen Schmerzpatienten aus, der Schmerzen nicht verbal äußern kann. Führen Sie anhand der o. g. Kriterien ein Schmerzassessment durch. Zu welchem Ergebnis kommen Sie? Tauschen Sie sich mit Kollegen oder Angehörigen des Pflegeempfängers über ihre Eindrücke aus.

28.3.6 Schmerztherapie

Merke

„Schmerztherapie ist ein fundamentales Menschenrecht. [...] Alle Menschen haben das Recht auf angemessene Schmerzlinderung" (DGSS 2007).

Aktuellen Studien zufolge beeinträchtigen Schmerzen bei alten Menschen die körperlichen und geistigen Fähigkeiten stärker als bei jüngeren. Das bedeutet, dass alte Menschen noch stärker auf eine frühzeitige und angemessene Schmerzbehandlung angewiesen sind. Jedoch hat sich in Bezug auf die Tätigkeitsbereiche/ Zuständigkeiten von Pflegenden (§ 3 Abs. 1 Nr. 2 AltPflG) seit dem Expertenstandard 2005 nichts geändert. Somit beschränkt sich das Aufgabenspektrum der Pflegenden im Rahmen der Schmerztherapie weiterhin auf:

- die Erfassung des Bedarfs zur Schmerzbehandlung,
- die frühzeitige Information des behandelnden Arztes über akute Schmerzen bzw. eine veränderte Schmerzsituation,
- die Einholung und Umsetzung einer ärztlichen Anordnung zur Einleitung bzw. Anpassung einer Schmerztherapie,
- das Vorbereiten, Richten und die zeitgerechte Applikation von Schmerzmitteln, deren Überwachung und Evaluation sowie
- die Vorbeugung bzw. das Erkennen und die Therapie von unerwünschten Medikamentenwirkungen (Strohbrücker 2005).

Bei akuten Schmerzen liegt der Schwerpunkt auf der medikamentösen Therapie (S. 704). Bestimmte Maßnahmen der nicht medikamentösen Therapie, z. B. Kälteanwendungen (S. 708) sind jedoch auch bei akuten Schmerzen sinnvoll. Zur Qualitätssicherung (s. Expertenstandard Schmerzmanagement in der Pflege bei akuten Schmerzen, ▶ Abb. 28.4) müssen neben der Struktur- und Prozessqualität auch die Parameter der Ergebnisqualität (Schmerzquantität, Funktionseinschränkungen und Nebenwirkungen) erfasst und dokumentiert werden (DNQP 2011).

Liegen chronische Schmerzen vor, so wird eine sog. **multimodale Schmerztherapie** durchgeführt. Dies bedeutet, dass die Behandlung neben der medikamentösen Therapie aus mindestens 3 weiteren Therapieverfahren besteht, wie z. B. spezielle Physiotherapie, Psychotherapie, Ergotherapie, Entspannungsverfahren, medizinische Trainingstherapie, Kunst- oder Musiktherapie oder sensomotorisches Training (DNQP 2014).

Durch diese Verfahren soll der Zyklus von Schmerz, Angst, Stress und Isolation unterbrochen und den Betroffenen zu mehr Lebensqualität verholfen werden. Pflegende haben daher bei der nicht medikamentösen Therapie viele Möglichkeiten zur praktischen Durchführung sowie zur Schulung und Beratung von Betroffenen.

Medikamentöse Therapien

Merke

„Die Pflegefachkraft [...] setzt spätestens bei einer Ruheschmerzintensität von mehr als 3/10 oder einer Belastungs-/Bewegungsschmerzintensität von mehr als 5/10 analog der Numerischen Rating-Skala (NRS) die ärztliche Anordnung zur Einleitung oder Anpassung der Schmerzbehandlung [...] um" (DNQP 2011).

Stufenschema der WHO

Die Wahl der Analgetika (= schmerzlindernde Medikamente) basiert auf dem WHO-Stufenschema (▶ Abb. 28.13). Abhängig von der Schmerzstärke (mäßige bis stärkste Schmerzen) werden peripher wirkende Analgetika (z. B. Paracetamol) bis hin zu stark zentral wirkenden Opioiden (z. B. Morphin) verabreicht. Voraussetzung für die korrekte Anwendung des Stufenschemas ist somit die korrekte Einschätzung der Schmerzen für eine effektivere Behandlung.

Peripher wirkende Analgetika (▶ Tab. 28.1) werden auch als nicht steroidale Antirheumatika (NSAR) bezeichnet, weil sie bei rheumatischen Schmerzen helfen, aber kein Kortison (Steroid) enthalten. Sie wirken durch die Hemmung der Prostaglandinbildung am Schmerzort schmerzlindernd, entzündungshemmend und fiebersenkend. Zu dieser Arzneimittelgruppe gehören neben Paracetamol z. B. auch ASS, Ibuprofen, Metamizol oder Diclofenac (Carr und Mann 2014).

Bei den **zentral wirkenden Analgetika** unterscheidet man schwache von starken zentral wirkenden Opioiden (▶ Tab. 28.2). Zentrale Wirkung heißt, sie binden sich an die Opioidrezeptoren des Rückenmarks und lindern so den Schmerz. Ein Opioid ist die abgewandelte Form des Morphins. Damit es zu keiner Entzugssymptomatik kommt, müssen diese Analgetika nach einem festen Zeitschema eingenommen werden, um den Wirkstoffspiegel (▶ Abb. 28.15) konstant zu halten (Andreae u. a. 2011).

Die schwach wirksamen Opioide (▶ Abb. 28.16) unterliegen nicht dem Betäubungsmittelgesetz (S. 863). Im Gegensatz dazu fallen die stark wirksamen Opioide (▶ Abb. 28.17) darunter, d. h. sie müssen dementsprechend verordnet, bestellt und bei Ausgabe dokumentiert werden. Dieser „Aufwand" an Formalitäten sollte der Verordnung nicht entgegenstehen (▶ Abb. 28.14).

Die Darreichungsform v. a. der zentral wirkenden Analgetika hat sich in den vergangenen Jahren erheblich verändert, da es häufig Probleme mit der oralen Verabreichung gab. Mittlerweile gibt es viele topische Darreichungsformen wie z. B. Pflaster, bei denen der Wirkstoff über die Haut regelmäßig ins Gewebe abgegeben wird. Vorteil des **„Schmerzpflasters"**: Es muss kein festes Zeitschema eingehalten werden. Das Pflaster wird alle 2–3 Tage gewechselt (Carr und Mann 2014).

28.3 Schmerzmanagement

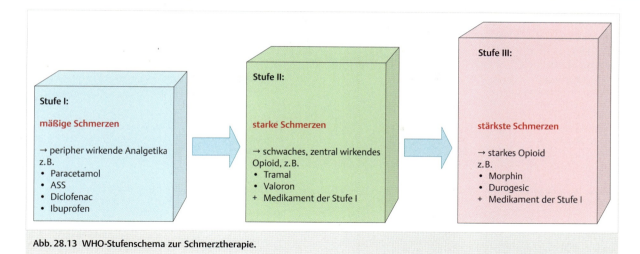

Abb. 28.13 WHO-Stufenschema zur Schmerztherapie.

Tab. 28.1 Peripher wirkende Analgetika gegen leichte bis mäßige Schmerzen (NSAR; Quelle: Andreae von Hayek u. Weniger 2011).

Wirkstoff/ Präparat-beispiel	Dosierung	Anwendung	Nebenwirkungen	zu beachten
Acetylsalicylsäure (Aspirin, ASS)	Einzeldosen 100–500 mg Maximaldosis: 6 g/Tag	• Gelenk-, Knochen-, Muskel-, Zahn- und Kopfschmerzen • Blutverdünnung (z.B. als Dauertherapie nach Herzinfarkt)	• Beschwerden im Magen-Darm-Trakt	• nicht anwenden bei bekanntem Magenleiden oder bei Asthma bronchiale (kann Asthmaanfall auslösen) • es gibt besser magenverträgliche Darreichungsformen, z.B. Aspirin protect
Paracetamol (Benuron, Paracetamol ratio)	Einzeldosen 500–1000 mg Maximaldosis: 4 g/Tag	• Fieber • Tumorschmerzen • Kopf- und Zahnschmerzen • Arthrose	• besser verträglich als Aspirin • bei längerfristiger hochdosierter Einnahme (>4 g/Tag) Gefahr von Leber- und Nierenschäden	• Vorsicht bei Leber- und Nierenschäden • Mittel der 1. Wahl bei Fieber oder grippalen Beschwerden!
Ibuprofen (Dolgit, Dolormin, Ibuprofen ct)	Einzeldosen 200–800 mg Maximaldosis: 2400 mg/Tag	• Fieber • Kopf-, Zahn- und Gelenkschmerzen • Arthrose	• Beschwerden im Magen-Darm-Trakt	• geringstes Risiko schwerer Magenprobleme, trotzdem nicht auf nüchternen Magen einnehmen
Metamizol (Novalgin, Novaminsulfon ratio)	Einzeldosen 500–1000 mg, 20–40 Trpf. Maximaldosis: 2,5–4 g/Tag; 4-mal 40 Trpf.	• mittelstarke Schmerzen nach Verletzungen und Operationen • Arthrose • Tumorschmerzen • Koliken • hohes Fieber, wenn andere Maßnahmen nicht wirken	• kaum Nebenwirkungen im Magen-Darm-Trakt • selten Blutbildveränderungen (Häufigkeit 1:2–4 Mio.!), Hypotonie oder allergischer Schock	• bei längerer Anwendung sind regelmäßige Blutbildkontrollen notwendig
Diclofenac (Voltaren, Diclofenac ratio)	Einzeldosen 50–100 mg Maximaldosis: 150 mg/Tag	• besonders bei rheumatischen Beschwerden und Gelenkschmerzen • Arthose	• Beschwerden im Magen-Darm-Trakt	• nicht anwenden bei bekanntem Magenleiden • im Alter meist zusätzlich Gabe eines Magenschutzmittels nötig!

Praxistipp

Nach dem Entfernen des alten Pflasters die Haut gründlich reinigen. Das neue Pflaster berührungsfrei auf eine neue fettfreie Hautstelle (nicht auf Narben oder Hornhaut) anbringen. Es darf nicht zerschnitten werden!

Eine weitere parenterale Verabreichungsmöglichkeit ist der **Schmerzkatheter**. Das Analgetikum wird über eine Pumpe („Schmerzpumpe"/PCA) entweder als subkutane Infusion, i.v. über einen Port oder intrathekal über einen Katheter im Rückenmark verabreicht (Carr und Mann 2014), siehe PCA (S. 708).

Merke

Auch bei der Gabe von Opioiden werden akute Schmerzen wahrgenommen, weil die Reizleitung über unterschiedliche Nervenfasern läuft. Man muss also nicht befürchten, durch Opioide akute Schmerzen zu verdecken.

Tab. 28.2 Zentral wirkende Opioide (Quelle: Andreae von Hayek u. Weniger 2011).

Wirkstoff (Präparatebeispiel)	BtM	Dosierung	Wirkdauer	Anwendung	zu beachten
schwache Opioide					
Tramadol (Tramal, Tramadolor, Tramagit)	nein	Einzeldosis: 20–40 Trpf., 50–100 mg Maximaldosis: 400 mg/Tag	2–4 h	mäßig starke bis starke Schmerzen	• häufige NW: Übelkeit und Erbrechen
Tilidin/Naloxan (Valoron N, Tilidin ratio plus)	nein	Einzeldosis: 20–40 Trpf., 50–100 mg (bis zu 6-mal tägl.) Maximaldosis: 600 mg/Tag	3–5 h	starke bis sehr starke akute und chronische Schmerzen	• nicht mit anderen Opioiden kombinieren (heben sich in der Wirkung auf)
Codein (Codeintropfen von ct)	ja	Einzeldosis 15–40 mg Maximaldosis: 200 mg/Tag	4–6 h	als Schmerzmedikament nur in Kombination mit peripher wirkenden Analgetika wirksam	• häufig Obstipation • starke Hemmung des Hustenreizes • bei Einsatz als reiner Hustenblocker nicht BtM-pflichtig
Dihydrocodein (DHC Munidpharm)	ja	Einzeldosis: 60–120 mg Maximaldosis: 240 mg/Tag	8–12 h	chronische Schmerzen, 60 mg entsprechen ca. 5–10 mg Morphin	• nicht bei Akutschmerzen, da Retardpräparat (verzögerte Wirkung) • starke Hemmung des Hustenreizes
starke Opioide					
Morphin (Sevredol)	ja	Einzeldosis: 10–30 mg Maximaldosis: 300 mg/Tag	4–5 h	schwere und schwerste Schmerzen	• Langzeittherapie möglich, evtl. mit sehr hohen Dosen!
Oxycodon (Oxygesic)	ja	Einzeldosis: 5–10 mg Maximaldosis: 400 mg/Tag	4–5 h	starke bis sehr starke akute und chronische Schmerzen	• s. Morphin
Buprenorphin (Temgesic, Transtec Pro Pflaster)	ja	Pflaster in unterschiedlicher Wirkstärke, Wechsel alle 3 Tage; sublinguale Tabl. 0,2–0,4 mg als Einzeldosis Maximaldosis: 1,6 mg/Tag	6–8 h, Pflaster max. 3 Tage	schwere und schwerste Schmerzzustände	• bei Umstellung von oraler Morphintherapie zu Pflaster • Wirkstärke anhand von Umrechnungstabellen errechnen!
Fentanyl (Actiq, Fentanyl Hexal TTS Pflaster)	ja	Actiq wird in Wangentasche gelegt, Dosierung je nach Schmerzstärke Pflaster in unterschiedlichen Wirkstärken	Pflaster max. 3 Tage	Actiq zur Durchbrechung stärkster Schmerzspitzen	• Pflaster nicht auseinanderschneiden!
Targin (enthält Oxycodon und Naloxon)	ja	Mit 5/2,5 bis 40/20 mg unterschiedliche Wirkstärken vorhanden Maximaldosis: 80/40 mg	12 h	schwere und schwerste Schmerzen	• weniger Obstipation, da Naloxan die Opioidrezeptoren im Darm blockiert

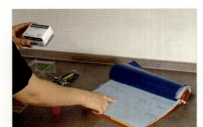

Abb. 28.14 Gabe von Schmerzmitteln. Pflegende beachten hierbei die Regelmäßigkeit, das feste Schema und den genauen Zeitpunkt. (Foto: T. Stephan, Thieme)

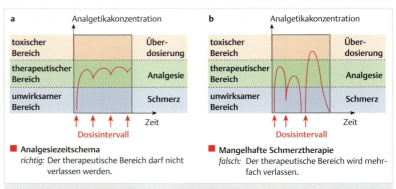

■ Analgesiezeitschema
richtig: Der therapeutische Bereich darf nicht verlassen werden.

■ Mangelhafte Schmerztherapie
falsch: Der therapeutische Bereich wird mehrfach verlassen.

Abb. 28.15 Wirkspektrum von Schmerzmedikamenten.
a Bei regelmäßiger Analgetikagabe.
b Bei Bedarfsmedikation.

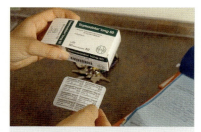

Abb. 28.16 Schwach wirksame Opioide. Tramadol (z. B. in Tramadolor) fällt nicht unter das Betäubungsmittelgesetz (BtMG) und muss deshalb auch nicht im Betäubungsmittelschrank aufbewahrt werden. (Foto: T. Stephan, Thieme)

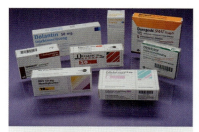

Abb. 28.17 Stark wirksame Opioide. Sie fallen unter das Betäubungsmittelgesetz. (Foto: P. Blåfield, Thieme)

Nebenwirkungen medikamentöser Schmerzmedikamente

Bei alten Menschen muss in der Schmerztherapie berücksichtigt werden, dass sich aufgrund von Stoffwechselveränderungen, Nahrungsgewohnheiten oder chronischen Erkrankungen Medikamentenwirkungen verschieben können. So erhöhen sich die unerwünschten Medikamentenwirkungen häufig, während der analgetische Effekt reduziert ist. Dieses Phänomen verstärkt sich, weil alte Menschen oft zu wenig trinken.

Praxistipp

Überprüfen Sie in regelmäßigen Abständen die Medikamentenverordnungen Ihrer Patienten. Sind noch alle Medikamente aktuell und notwendig? Kann evtl. etwas abgesetzt oder auf ein besseres Präparat umgestellt werden? In der nächsten Visite diskutieren Sie das mit dem behandelnden Arzt.

Durch die Einnahme von NSAR kommt es, wie in ▶ Tab. 28.1 ersichtlich, häufig zu Nebenwirkungen (NW) im Magen-Darm-Trakt – v. a. zur Gastritis. Deshalb müssen die Pflegenden auftretende Symptome an den behandelnden Arzt weiterleiten, um rechtzeitig gegensteuern zu können.

In der Regel werden Opioide gut vertragen, jedoch treten bei bis zu 30 % unerwünschte Medikamentenwirkungen auf. Unter stabiler Therapie lassen diese jedoch wieder innerhalb weniger Tage bzw. Wochen nach. Vor allem zu Beginn oder bei einer Dosissteigerung können folgende NW auftreten (DNQP 2014):
- Obstipation
- Übelkeit/Erbrechen
- Benommenheit/Sedierung

Weiterhin kann es zu einem Harnverhalt oder einer Atemdepression kommen. Deshalb sollten Pflegende den Betroffenen daraufhin beobachten und ggf. geeignete prophylaktische Maßnahmen (z. B. Obstipationsprophylaxe, Maßnahmen bei Übelkeit, Erbrechen, Prophylaxe einer Unterernährung oder Sturzprophylaxe) einleiten (DNQP 2014).

Adjuvante medikamentöse Therapie

Neben der Schmerzmittelgabe ist die Gabe von anderen Medikamenten, die zwar keine offensichtliche analgetische Wirkung haben, jedoch je nach Ursprung einer Schmerzart für Linderung sorgen können, ein wichtiger Bestandteil der medikamentösen Schmerztherapie.

Zu dieser Begleittherapie (adjuvante Therapie) gehören (Carr und Mann 2014):
- Antidepressiva (z. B. Amitriptylin)
- Antikonvulsiva (z. B. Tegretal)
- Spasmolytika (z.B Buscopan)
- Antihypertonika (z. B. Catapresan)
- Kortikosteroide
- zentrale Muskelrelaxanzien wie Benzodiazepine (z. B. Valium)
- Ketamin
- Capsaicin (z. B. Finalgon)
- Lokalanästhetika (z. B. Lidocain)
- Bisphosphonate (z. B. Fosamax)
- Chemotherapie
- Strahlentherapie

Plazebos

Definition

Ein **Placebo** ist ein pharmakologisch unwirksames Medikament.

In der Pflegewissenschaft besteht die Meinung, dass die Gabe von Plazebos unethisch ist und die Vertrauensbasis zum Patienten zerstören kann, weil dieser über die Therapie belogen wurde (s. McCaffery et al. 1997). Das DNQP (2011 und 2014) spricht sich deshalb eindeutig gegen die Verabreichung von Placebos aus, wenn der Patient darüber nicht aufgeklärt und informiert wurde (z. B. im Rahmen von klinischen Studien).

In verschiedenen Studien konnte belegt werden, dass die alleinige Gabe eines Placebos keine Schmerzen reduziert. Grundsätzlich ist das Zusammenspiel von möglichem Placeboeffekt, Schmerzmedikament und Erwartungshaltung noch nicht gänzlich entschlüsselt und muss deshalb weiter erforscht werden (DNQP 2011).

Bei ethisch begründeten Zweifeln an der Anordnung eines Arztes haben Pflegende das Recht, die Durchführung dieser Anordnung abzulehnen, solange der Betroffene nicht aufgeklärt wurde und keine Einwilligungserklärung vorliegt (DNQP 2014).

Verabreichung und Überwachung der medikamentösen Therapie

Schmerzmittel werden nach Plan bzw. in Absprache mit dem Betroffenen frühzeitig verabreicht, da sonst die Gefahr der Chronifizierung von Schmerzen besteht und somit ein Schmerzgedächtnis entsteht. Schmerzmittel müssen immer individuell an den Bedarf eines Patienten angepasst sein. Bei chronischen Schmerzen erfolgt der Beginn der Therapie mit einer geringen Dosis innerhalb der therapeutischen Breite (=Wirkungsspektrum eines Medikamentes von minimaler Wirksamkeit bis zum Überwiegen von Nebenwirkungen, ▶ Abb. 28.15). Gerade bei alten Menschen gilt die angelsächsische Regel: „Start low, go slow" – beginne mit einer niedrigen Dosis, steigere langsam. Bei Neueinstellung auf ein Opioid müssen außerdem die Vitalzeichen regelmäßig kontrolliert werden (▶ Abb. 28.18).

Fest verordnete Medikamente werden zeitlich so verabreicht, dass ein kontinuierlicher Wirkstoffspiegel vorhanden ist. Eine Gabe nur zu den Mahlzeiten ist daher bei Schmerzmitteln nicht sinnvoll. Vor allem bei chronischen Schmerzen sollten regelmäßige Schmerzmittelgaben zu festen Zeiten erfolgen und zusätzlich sollte ein Bedarf für Schmerzspitzen angeordnet sein.

Nicht invasive Verabreichungsformen sind bei der Schmerzmedikation zu bevorzugen, damit der Patient möglichst schnell selbstständig die Kontrolle über seine Medikation übernehmen kann. Orale (Tropfen, Tabletten) oder transdermale (über die Haut wirkende) Pflaster sind deshalb Injektionen oder Infusionen vorzuziehen (S.704). Bei alten Menschen ist die Akzeptanz der Therapie umso höher, je weniger aufwendig und kompliziert die Therapie

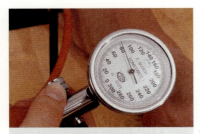

Abb. 28.18 Vitalzeichenkontrolle. Bei der Neueinstellung auf ein Opioid müssen regelmäßig die Vitalzeichen kontrolliert werden. (Foto: T. Stephan, Thieme)

ist. Oft kommen sie zu Hause mit dem Zählen von Tropfen oder der Kindersicherung an der Flasche nicht zurecht oder vergessen die Einnahme schlichtweg.

Schmerzmedikamente sollten nicht intramuskulär injiziert werden, da es für den Betroffenen schmerzhaft ist, die Resorptionszeit verzögert ist und es bei nicht fachgerechter Durchführung zu Infektionen kommen kann, s. Kap. „Intramuskuläre Injektion" (S. 890).

Der Erfolg und die Nebenwirkungen (S. 707) des verabreichten Schmerzmittels müssen durch die Pflegenden regelmäßig überprüft werden. Je nach Ergebnis muss der behandelnde Arzt informiert werden.

Merke

Selbstverständlich sollten alle durchgeführten Maßnahmen und Beobachtungen zeitnah dokumentiert werden. Nur so ist das gesamte (interdisziplinäre) Team über den aktuellen Stand informiert.

Kontinuität

In der Behandlung sollte eine Kontinuität gewährleistet sein, d. h., dass z. B. bei der Entlassung eines Patienten aus der Kurzzeitpflege sichergestellt ist, dass seine Schmerzbehandlung anschließend auch korrekt weitergeführt wird.

Gerade im Bereich der stationären und ambulanten Altenpflege, wo Pflegende mit vielen verschiedenen Ärzten verhandeln müssen, ist es wichtig, dass auf Leitungsebene (Stationsleitung, Pflegedienstleitung) verbindliche Zuständigkeiten auf ärztlicher Ebene verhandelt werden.

Praxistipp

Klären Sie frühzeitig mit den zuständigen Personen die folgenden Fragen:
- Welche Schmerzmedikation kann Schmerzpatienten – auch bei Bedarf – angeordnet und verabreicht werden?
- Welcher Arzt ist am Wochenende in akuten Situationen erreichbar? – Gibt es eine Vertretung, die den Patienten bereits kennt?
- Ist im stationären Bereich ein geringer Vorrat an Schmerzmitteln (insbesondere Betäubungsmittel) vorhanden, der zunächst an den betroffenen Patienten verabreicht werden kann?
- Woher können am Wochenende oder an Feiertagen Schmerzmittel besorgt werden?
- Wo ist die nächste Schmerzambulanz oder Schmerzpraxis, die kontaktiert werden kann?

Schmerzambulanzen und Schmerztherapeuten

Inzwischen gibt es in Deutschland vermehrt Schmerzambulanzen oder Facharztpraxen mit speziell geschulten Ärzten und Schmerztherapeuten. Hier arbeiten Experten, die sich mit der Behandlung von Schmerzen auskennen. In vielen Fällen ist es sinnvoll, einem Betroffenen eine solche Einrichtung zu empfehlen oder sich dort Rat zu holen.

▶ **Patientenkontrollierte Analgesie (PCA).** Eine weitere medikamentöse Möglichkeit, die dem Betroffenen dort geboten werden kann, ist die patientenkontrollierte Analgesie oder PCA (S. 705), ▶ Abb. 28.19. Der Patient kann sich hier über eine Schmerzpumpe selbst die Schmerzmittelgabe verabreichen. Eine einprogrammierbare Sperre verhindert eine (versehentliche) Überdosierung.

Sucht, Toleranz und Abhängigkeit von medikamentösen Schmerztherapien

Vor allem in der langfristigen Opioidtherapie von Menschen mit nicht tumorbedingten Schmerzen scheint Sucht ein größeres Problem zu sein. Pflegefachkräfte müssen deshalb im Rahmen einer Opioidtherapie den Unterschied zwischen Sucht (psychische Anhängigkeit), Toleranz, Abhängigkeit (physische Abhängigkeit) und Pseudoabhängigkeit kennen, damit es nicht zu einer negativen Stigmatisierung der Betroffenen kommt (DNQP 2014).

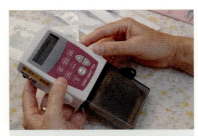

Abb. 28.19 PCA-Pumpe. Sie gibt das Schmerzmittel kontinuierlich ab. (Foto: K. Gampper, Thieme)

Sucht (psychische Abhängigkeit)

Sucht ist eine primäre, chronische und neurobiologische Erkrankung und wird durch ein überwältigendes Verlangen nach einer bestimmten Substanz charakterisiert. Sie wird durch psychosoziale, genetische und Umweltfaktoren beeinflusst. Man kann einen legitimen Konsum von einem abhängigen unterscheiden. Der Betroffene ist süchtig, wenn er unter Kontrollverlust zwanghaft die Substanz konsumiert, obwohl er sich durch die Einnahme der Substanz selbst schädigt. Jedoch ist die Suchtgefahr durch die Einnahme von Opioiden zur Schmerzlinderung sehr gering (< 1 %) (Carr und Mann 2014).

Toleranz

Wenn sich die Menschen unter Opioidtherapie an die Substanz gewöhnen und höhere Dosen zur Schmerzlinderung benötigen, spricht man von einer Toleranzentwicklung. Jedoch ist dies kein größeres pflegerisches Problem, v. a. nicht, da sich ebenfalls eine Toleranz gegen die Opioidnebenwirkungen entwickelt. Dies ermöglicht es, höhere Dosen zu verabreichen, um eine bessere Analgesie zu erreichen (Carr und Mann 2014).

Physische Abhängigkeit

Durch eine plötzliche Reduktion der Opioiddosis oder durch abruptes Absetzen der Therapie kann es zu körperlichen Entzugssymptomen wie z. B. Unruhe, Zittern, Hitzewallungen, Appetitlosigkeit, Muskel- und Knochenschmerzen, Schlaflosigkeit oder erhöhtem Puls kommen. Alle Menschen in einer langfristigen Opioidtherapie können eine körperliche Abhängigkeit entwickeln, aber nur wenige davon eine Sucht. Deshalb darf das Opioid nicht plötzlich abgesetzt werden, sondern muss nach einem ausschleichenden Dosierungsplan reduziert werden, wie bei anderen Substanzklassen (z. B. Kortisontherapie) auch üblich. Dadurch wird die körpereigene Morphinproduktion wieder angekurbelt (Carr und Mann 2014).

Als Risikofaktor für eine Abhängigkeit gilt eine aktuelle oder ehemalige Missbrauchs- oder Abhängigkeitsgeschichte. Deshalb muss dieser Aspekt auch mithilfe eines validen Screening-Instruments bei Menschen mit nicht tumorbedingten Schmerzen erhoben werden (DNQP 2014).

Pseudoabhängigkeit

Bei einer unzureichenden Therapie kann es auch bei einem nicht süchtigen, legitimen Schmerzpatienten zu Täuschungshandlungen kommen, um Opioide zu erhalten. Typischerweise sind diese Patienten auf den Verabreichungszeitpunkt fokussiert und fordern dann ihre Medikamente ein. Bei diesen Anzeichen muss deshalb an eine mögliche Unterdosierung gedacht und entsprechend gehandelt werden, damit es nicht zur Sucht-Stigmatisierung kommt (DNQP 2014).

Nicht medikamentöse Therapie

Die nicht medikamentöse Therapie ist eine wichtige Unterstützung der medikamentösen Behandlung, auch wenn die dafür heranziehbare Evidenz nicht sehr umfangreich ist. In internationalen Leitlinien werden hier psychologische, physikalische und edukative Maßnahmen voneinander unterschieden. Grundsätzlich sind die nicht medikamentösen Maßnahmen jedoch nicht als Ersatz für eine medikamentöse Therapie zu sehen. Wichtig ist, dass die Vorerfahrungen und Präferenzen des Schmerzpatienten in die Auswahl der nicht medikamentösen Therapie miteinzubeziehen sind (DNQP 2011).

> **Praxistipp**
>
> Gerade alte Menschen kennen oft noch viele Hausmittel, die sich auch im Pflegealltag gut bei akuten Beschwerden nutzen lassen (z. B. Zwiebelsäckchen oder warme Kartoffel bei Ohrenschmerzen, Wadenwickel bei Fieber (S. 946)). Versuchen Sie solche Maßnahmen umzusetzen. Oft ist der Erfolg verblüffend, die Bereitschaft zur Mitarbeit der Betroffenen ist oft höher als bei Medikamenten.

Psychologische Maßnahmen

▶ **Vorbereitung und Information.** Vor allem bei akuten Schmerzen, wie z. B. bei geplanten OPs oder invasiven Untersuchungen, spielt die psychologische Vorbereitung und die ausreichende Information des Betroffenen eine wichtige Rolle, um Angst und Schmerzen reduzieren zu können (Carr und Mann 2014).

Außerdem ist es nicht sinnvoll, die Betroffenen immer wieder an ihren Schmerz zu erinnern. Ziel bei chronischen Schmerzen ist die Gestaltung eines möglichst „normalen" Alltags für die Betroffenen (▶ Abb. 28.20). Diese Art der Ablenkung (S. 689) bringt die Aufmerksamkeit des Betroffenen von den Schmerzen und negativen Emotionen weg und bringt angenehme Stimuli und Gedanken zurück (Carr und Mann 2014).

▶ **Entspannungstechniken.** Ähnliches geschieht auch bei den Entspannungstechniken (▶ Abb. 28.21). Progressive Muskelentspannung (PMJ), Imagination oder autogenes Training werden inzwischen zur begleitenden Schmerzbehandlung, insbesondere bei chronischen Schmerzen, erfolgreich eingesetzt. Diese Techniken haben gleichzeitig den Vorteil, dass sie den Kreislauf von Schmerz, Angst und Stress durchbrechen können. Gerade die PMJ zeigt sich bei alten Menschen als gut akzeptiert und leicht erlernbar. Sie kann später auch selbstständig durchgeführt werden, ebenso wie das Snoezelen (S. 1140), wenn ein entsprechender Raum vorhanden ist (Carr und Mann 2014).

▶ **Operante und kognitive Verhaltenstherapie.** Diese Form der Verhaltenstherapie ist ein wichtiger Bestandteil der multimodalen Schmerztherapie bei chronischen Schmerzen. Sie versucht, Schmerz durch positive bzw. negative Verstärkung zu beeinflussen, um das Schmerzmanagement zu verbessern und zu positiven Schmerzbewältigungsstrategien zu ermutigen (Carr und Mann 2014).

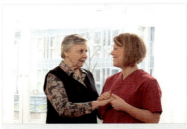

Abb. 28.20 **Ablenkung.** Ein einfühlsames Gespräch und Zuwendung können vom Schmerzerleben ablenken. (Foto: R. Stöppler, Thieme)

Weitere psychologische Maßnahmen sind Biofeedback, Hypnose, geleitete Imagination oder Musiktherapie (Carr und Mann 2014).

▶ **Trost spenden.** Auch das Trostspenden ist eine wichtige psychologische Maßnahme. Besonders bei Menschen mit Demenz ist dies hilfreich, da diese oft selbst den Schmerz nicht mehr ausdrücken können. Durch Trost kann ihrer Angst und Furcht vor einer Verschlimmerung vorgebeugt werden (Carr und Mann 2014).

Physikalische Maßnahmen

Viele physikalische Maßnahmen verwenden den ganzheitlichen „Geist-Körper-Ansatz" und funktionieren deshalb auch bei der Schmerztherapie. Die Maßnahmen kontrollieren „das Tor" (S. 689) im Rückenmark und im Gehirn, da sie die schnell leitenden Schmerzfasern stimulieren. Zusätzlich bewirken sie eine Endorphinausschüttung sowie eine Reduktion der Schmerzwahrnehmung durch die Förderung von Entspannung und Wohlbefinden (Carr und Mann 2014).

Jeder weiß wie wohltuend z. B. eine **Massage** bei Verspannungsschmerzen ist (▶ Abb. 28.21). Physikalische Anwendungen wie **Wärme- und Kältepackungen** oder Wickel und Auflagen (S. 946) können ebenso hilfreich sein wie **Akupunktur oder Akupressur**. Beachten Sie auch hier: Wichtig ist, was dem Betroffenen guttut. Und scheinbar „harmlose" Anwendungen können Nebenwirkungen hervorrufen. So sind z. B. Wärmeanwendungen bei Entzündungen kontraindiziert, da sie den Schmerz verstärken und die Entzündung verschlimmern. Umgekehrt sind Kälteanwendungen bei chronischen Schmerzen nicht empfehlenswert, da sie ebenfalls den Schmerz verstärken können. Auch bei kognitiv eingeschränkten Menschen oder Menschen mit Lähmungen oder Sensibilitätsstörungen ist bei einigen Anwendungen Vorsicht geboten (z. B. Verbrennungsgefahr bei Wärmeanwendung) (DNQP 2014).

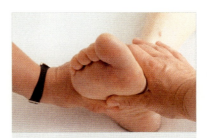

Abb. 28.21 **Entspannungsmethoden.** Eine Fußreflexzonenmassage kann u. a. auch Verspannungsschmerzen lindern.

Eine weitere Maßnahme ist die **TENS** (= transkutane elektrische Nervenstimulation). Sie funktioniert über ein kleines Gerät, das über Hautelektroden einen elektrischen Impuls weitergibt und somit die sensiblen Nervenendigungen stimuliert. TENS ist besonders hilfreich bei rheumatischen Schmerzen in Muskeln/Gelenken oder im Bereich der Lendenwirbelsäule sowie bei einer Neuralgie und Stumpfschmerzen (Carr und Mann 2014).

Die Wirkung der **Aromatherapie** erfolgt über den Duft, der auf das limbische System wirkt, um Spannung und Stress abzubauen. Das Öl kann über die Haut einmassiert, auf ein Tuch/Kompresse getropft, als Raumspray, in Brennern verdampft oder als Badewasserzusatz verwendet werden (Carr und Mann 2014).

Edukative Maßnahmen

Hierunter versteht man die Information, Schulung, Beratung und Anleitung von Betroffenen und deren Bezugspersonen. Dadurch sollen die Erfahrungen der Schmerzpatienten sowie deren Wissen und/oder der Gesundheitszustand beeinflusst werden. Auch die Kompetenzen zur Krankheitsbewältigung können dadurch verbessert bzw. neu gewonnen werden. Es gibt in Bezug auf akuten und chronischen Schmerz jedoch keine spezielle Leitlinie zur Schulung der Patienten. Grundsätzlich empfiehlt das DNQP (2014), dass die Pflegenden den Betroffenen bezüglich Strategien zur Prävention und Therapie von unerwünschten Medikamentenebenwirkungen informieren sollen. Weiterhin müssen die Begriffe „Sucht", „Toleranz" und „Abhängigkeit" erläutert werden, um eine optimale medikamentöse Therapie zu ermöglichen.

Dokumentation

Zur Dokumentation sollen standardisierte Vordrucke verwendet werden, die die Schmerzerfahrung des Betroffenen erfassen und gruppen- und settingspezifischen Anforderungen gerecht werden.

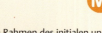

Merke

Alles, was im Rahmen des initialen und differenzierten Assessments oder im Schmerzanamnesegespräch erhoben wird, muss auch dokumentiert werden.

Inhalte der Dokumentation von chronischen Schmerzen sind: Schmerzassessment, Behandlungsplan, Interventionen und ihre Wirksamkeit sowie evtl. angebotene Schulungen für Betroffenen bzw. Bezugspersonen. Grundsätzlich gilt: Die Dokumentation muss für alle Mitglieder des multiprofessionellen Teams zugänglich sein (DNQP 2014).

Lehnt der Betroffene die Schmerztherapie ab, so sind die verweigerte Therapie und die Begründung für die Ablehnung dieser zu dokumentieren (DNQP 2011).

Im Rahmen einer Opioidtherapie bei Tumorschmerzen müssen weitere Unterlagen (z. B. Vorgehen nach dem WHO-Stufenschema) beigefügt und folgende Parameter erfasst werden (DNQP 2014):
- Name, Stärke, Dosierung und Applikationsform des Medikaments
- jede Abweichung vom Therapieplan unter Angabe des Grundes
- unerwünschte Arzneimittelwirkungen, evtl. benötigte Bedarfsmedikation
- Vitalzeichen
- ärztliche Untersuchungen
- Überwachung und Kontrolle von möglichen Abhängigkeitssymptomen

Die Dokumentation ist durch Befindlichkeits- und Aktivitätsparameter des Betroffenen zu ergänzen. Dazu gehören z. B. die Compliance des Betroffenen, die zeitliche Stabilität der Schmerzlinderung, die Lebensqualität, die soziale Kontaktpflege, das emotionale Befinden oder die Schlafqualität (DNQP 2014).

28.3.7 Pflegeschwerpunkte bei Menschen mit Schmerzen anhand der ABEDL

Die Pflegeschwerpunkte im Schmerzmanagement ergeben sich in erster Linie in Bezug auf die Ziele der beiden Expertenstandards (s. ▸ Abb. 28.4, ▸ Abb. 28.5).

Im Bereich der indirekten Pflege des Schmerzmanagements ist ein Pflegeschwerpunkt die Kooperation im multiprofessionellen Team, insbesondere mit dem behandelnden Arzt und anderen Therapeuten. Sowohl im ambulanten wie auch im stationären Bereich der Altenpflege müssen die Pflegenden somit die Kommunikation zwischen behandelndem Arzt, Pflegeteam und Pflegeempfänger (Angehörigen) herstellen, ein geeignetes Schmerzmanagement einfordern und dieses koordinieren.

Die bereits in den vorangegangenen Kapiteln aufgeführten direkten Pflegemaßnahmen werden in ▸ Tab. 28.3 anhand der ABEDL von Krohwinkel strukturiert und teilweise ergänzt.

28.4 Lern- und Leseservice

28.4.1 Das Wichtigste im Überblick

Definieren Sie den Begriff „Schmerz"

Schmerz ist ein unangenehmes Sinnes- und Gefühlserlebnis, das mit aktueller oder potenzieller Gewebeschädigung verknüpft ist, oder mit Begriffen einer solchen beschrieben wird. Schmerz ist das, was die Person, die ihn erfährt, über ihn angibt; er ist vorhanden, wenn sie sagt, dass er da ist.

Erklären Sie die nozizeptive Schmerztheorie

An einem Nozizeptor kommen mechanische, chemische, elektrische, infektiöse oder thermische Reize an. Diese Reize werden über A-delta-Fasern oder C-Fasern zum Rückenmark geleitet. Im Hinterhorn des Rückenmarks erfolgt die Umschaltung auf das 2. Neuron. Der Schmerzreiz wird dann über die aufsteigenden Bahnen bis in den Thalamus weitergeleitet und dort auf das 3. Neuron umgeschaltet. Nun kann die Weiterleitung zur sensorischen Zentralwindung oder in das limbische System erfolgen.

Nennen Sie die verschiedenen Schmerzarten

Akuter Schmerz, chronischer Schmerz, Nozizeptorschmerz, somatischer Schmerz, viszeraler Schmerz, neuropathischer Schmerz, peripherer Schmerz, zentraler Schmerz, Mischformen aus peripherem und zentralem Schmerz, Tumorschmerzen.

Was bedeutet Schmerz für den Betroffenen?

Schmerzerleben ist ein multidimensionales, individuelles, komplexes, sensorisches Ereignis, das Einfluss auf alle Aspekte der Person hat und zugleich durch die individuellen Charakteristika einer Person (physische, psychische, kulturelle und soziale Faktoren) beeinflusst wird. Weiterhin sind vorangegangene Schmerzereignisse, die Einstellung zu Schmerz sowie die aktuelle Stimmung und die Situation, in der Schmerz erlebt wird, wichtige Einflussfaktoren.

Tab. 28.3 Pflegeschwerpunkte bei Schmerzen nach dem ABEDL-Strukturmodell.

ABEDL	Pflegeschwerpunkte
1. Kommunizieren können	• Gespräche anbieten bzw. Gesprächsbereitschaft zeigen • vertrauensvolle Beziehung herstellen, in der Schmerz geäußert werden kann • auf nonverbale Schmerzzeichen achten • nach Möglichkeit den Betroffenen schulen und beraten (s. ABEDL 13)
2. Sich bewegen können	• Kontrakturen- und ggf. Sturzprophylaxe durchführen, wenn die Bewegungsfähigkeit des Betroffenen durch Schmerzen eingeschränkt ist • evtl. Hilfsmittel zur sicheren Fortbewegung einsetzen
3. Vitale Funktionen des Lebens aufrechterhalten können	• Nebenwirkungen und Auswirkungen auf andere Grunderkrankungen beobachten (z. B. veränderte Stoffwechsellage bei Diabetes mellitus) • bei Änderung der Medikation oder bei starker Opioidgabe regelmäßig die Vitalzeichen überprüfen • in regelmäßigen Abständen die Schmerzanamnese durchführen • Schmerzen mit geeignetem Assessment einschätzen • die Schmerzintensität regelmäßig erheben und dokumentieren
4. Sich pflegen können	• Hilfestellung bei der Körperpflege bei schmerzbedingten Einschränkungen geben
5. Essen und Trinken können	• auf eine ausreichende Flüssigkeitszufuhr bei medikamentöser Schmerztherapie achten • Ernährungssituation beobachten, da diese durch die Gabe von Schmerzmitteln beeinträchtigt sein kann (Nebenwirkungen!)
6. Ausscheiden können	• Obstipationsprophylaxe durchführen, insbesondere bei der Gabe von Opioiden, ggf. sollten Laxanzien verordnet sein
7. Sich kleiden können	• Hilfestellung beim An- und Auskleiden bei schmerzbedingten Einschränkungen geben, ggf. Hilfsmittel einsetzen
8. Ruhen, schlafen, sich entspannen können	• je nach Schmerzsituation dem Betroffenen individuelle Ruhephasen ermöglichen (z. B. bei nächtlichen Schmerzattacken morgens ausschlafen lassen) • Schmerzen sind reduziert, sodass Ruhe- bzw. Schlafzeiten möglich sind (nicht medikamentöse Methoden bedenken, z. B. atemstimulierende Einreibung, Auflage mit Lavendelöl, Entspannungsübung) • Regelmedikation wird an Schlafenszeiten des Betroffenen angepasst
9. Sich beschäftigen, lernen, sich entwickeln können	• Betroffener kann sich durch Hobbys usw. ablenken und seinen Interessen nachgehen
10. Die eigene Sexualität leben können	• auf geschlechtsspezifisches Verhalten in Bezug auf Schmerz achten und es ernst nehmen (Frauen achten eher auf die inneren Signale des Körpers als Männer)
11. Für eine sichere, fördernde Umgebung sorgen können	• Betroffener erhält/nimmt seine Schmerzmedikamente entsprechend des Zeitschemas • Betroffener ist in der Lage, sich Bedarfsmedikation selbst zu verabreichen • auf Nebenwirkungen wie Müdigkeit bzw. Sedierung achten (erhöhtes Sturzrisiko!) und ggf. weitere Maßnahmen einleiten
12. Soziale Kontakte, Beziehungen und Bereiche sichern und gestalten können	• wichtige Bezugspersonen sind ins Schmerzmanagement einbezogen • die Teilnahme an gewohnten Tagesaktivitäten und Kontakten ist soweit möglich gewährleistet
13. Mit existenziellen Erfahrungen des Lebens umgehen können	• Betroffener fühlt sich in seinem Schmerz ernst genommen • Anleitung, Schulung und Beratung des Betroffenen in Bezug auf seine individuelle Situation durchführen

Was gehört zum Schmerzmanagement?

- gezieltes und strukturiertes Erfassen von Schmerzen
- Planung und Umsetzung geeigneter Therapien
- Beratung und Schulung des Betroffenen
- kontinuierliche Überprüfung der Maßnahmen im therapeutischen Team

Nennen Sie Ziele des akuten Schmerzmanagements

Oberstes Ziel ist die Schmerzfreiheit, ist dieses nicht erreichbar, so soll zumindest eine Schmerzlinderung erfolgen.

Erklären Sie den Begriff „Schmerzassessment"

Als Schmerzassessment bezeichnet man die systematische Erhebung und Einschätzung von Schmerzen mithilfe geeigneter Instrumente.

Welche Aspekte gehören zum initialen Schmerzassessment?

Schmerzintensität in Ruhe (Quantität), Schmerzbeginn, Schmerzdauer, Schmerzfrequenz, Lokalisation, Schmerzqualität sowie schmerzauslösende und -verstärkende Faktoren.

Nennen Sie die 3 Ratingskalen

Verbale Rating-Skala (VRS), Numerische Rating-Skala (NRS) und die Visuelle Analog-Skala (VAS).

Nennen Sie Ziele des chronischen Schmerzmanagements

- Schmerzreduktion (die Schmerzsituation ist stabil bzw. erträglich)
- Förderung der funktionalen Fähigkeiten bzw. deren Erhaltung
- Verbesserung der Lebensqualität
- Förderung der körperlichen Aktivität und Coping-Fähigkeiten
- Verringerung des Analgetikabedarfs
- ggf. Verbesserung der psychischen Situation

Wie setzt sich das Schmerzassessment bei demenziell Erkrankten zusammen?

- zielgerichtete Beobachtung mithilfe geeigneter Beobachtungsinstrumente (z. B. BESD/BISAD)
- permanente Beobachtung von Verhalten und möglichen Schmerzsignalen/-äußerungen, auch außerhalb der regelmäßigen Einschätzungssituationen

- Informationsaustausch mit Kollegen und Angehörigen (Wie erleben die anderen den Bewohner, was fällt ihnen auf?)
- Diagnostik zu möglichen Schmerzursachen (besteht z. B. eine Arthrose?)
- Vergleich mit Schmerzanamnese bei Aufnahme und früheren Skalen-Werten
- abschließende Situationsanalyse aller gewonnenen Ergebnisse

Wie unterscheidet sich die Therapie bei akuten und chronischen Schmerzen?

Bei akuten Schmerzen liegt der Schwerpunkt auf der medikamentösen Therapie. Bestimmte Maßnahmen der nicht medikamentösen Therapie (z. B. Kälteanwendungen) sind jedoch auch hier sinnvoll. Liegen chronische Schmerzen vor, so wird eine sog. *multimodale Schmerztherapie* durchgeführt. Dies bedeutet, dass die Behandlung neben der medikamentösen Therapie aus mindestens 3 weiteren Therapieverfahren besteht, z. B. spezielle Physiotherapie, Psychotherapie, Ergotherapie, Entspannungsverfahren, medizinische Trainingstherapie, Kunst- oder Musiktherapie oder sensomotorisches Training.

Wovon hängt die Auswahl der Analgetika ab?

Sie basiert auf dem WHO-Stufenschema und ist abhängig von der Schmerzstärke. Bei mäßigen Schmerzen werden peripher wirkende Analgetika und bei starken Schmerzen zentral wirkende Opioide verabreicht.

Nennen Sie 4 Beispiele für die adjuvante medikamentöse Therapie

- Antidepressiva (z. B. Amitriptylin)
- Antikonvulsiva (z. B. Tegretal)
- Spasmolytika (z. B. Buscopan)
- Antihypertonika (z. B. Catapresan)

Was sind edukative Maßnahmen und deren Ziel im Zusammenhang mit Schmerz?

Darunter versteht man die Information, Schulung, Beratung und Anleitung von Betroffenen und deren Bezugspersonen. Dadurch sollen die Erfahrungen der Schmerzpatienten sowie deren Wissen und/oder Gesundheitszustand beeinflusst werden. Kompetenzen zur Krankheitsbewältigung sollen verbessert bzw. neu gewonnen werden.

28.4.2 Literatur

Achterberg WP et al. Pain in European long-term care facilities: cross-national study in Finland, Italy and The Netherlands. Pain 2010; 148(1): 70–74

Agarwahl K, Hrsg. Ganzheitliche Schmerztherapie – Praxiswissen kompakt. Stuttgart: Karl F. Haug; 2013

Andreae S, von Hayek D, Weniger J. Altenpflege professionell. Krankheitslehre. 3. Aufl. Stuttgart: Thieme; 2011

Basler HD et al. Beurteilung von Schmerz bei Demenz (BESD). Untersuchung zur Validität eines Verfahrens zur Beobachtung des Schmerzverhaltens. Der Schmerz 2006; 6: 519ff.

Basler HD et al. Komorbidität, Multimedikation und Befinden bei älteren Patienten mit chronischen Schmerzen. Der Schmerz 2003; 17: 252ff.

Carr ECJ, Mann EM. Schmerz und Schmerzmanagement. Praxishandbuch für Pflegeberufe. Bern: Huber; 2014

Bundesministerium für Familie, Senioren, Frauen und Jugend. Gesetz über die Berufe in der Altenpflege (Altenpflegegesetz, AltPflG) 17.11.2000

Deutsche Gesellschaft zum Studium des Schmerzes (DGSS). Schmerz in Deutschland. Ethik-Charta der DGSS. Köln: Deutscher Ärzteverlag; 2007

Deutsche Gesellschaft zum Studium des Schmerzes (DGSS). Schmerz im Alter. Im Internet: http://www.dgss.org/patienteninformationen-start/besonderheiten-bei-schmerz/schmerz-im-alter/; Stand: 01.09.2015

Deutsche Gesellschaft zum Studium des Schmerzes (DGSS). Arbeitskreis „Alter und Schmerz: Strukturiertes Schmerzinterview für geriatrische Patienten". Im Internet: www.dgss.org/fileadmin/pdf/Schmerzinterview_Geriatrie.pdf; Stand: 01.09.2015

Deutsche Interdisziplinäre Vereinigung für Schmerztherapie (DIVS), Hrsg. Definition, Pathophysiologie, Diagnostik und Therapie des Fibromyalgiesyndroms. In: AWMF-Leitlinienregister 041/004; Im Internet: http://www.awmf.org/uploads/tx_szleitlinien/041-004l_S3_Fibromyalgiesyndrom_2012-04_01.pdf; Stand: 01.09.2015

Deutsches Netzwerk für Qualitätssicherung in der Pflege (DNQP), Hrsg. Expertenstandard Schmerzmanagement in der Pflege. Einschließlich Kommentierung und Literaturanalyse. Schriftenreihe des Deutschen Netzwerkes für Qualitätssicherung in der Pflege. Osnabrück: Sonderdruck; 2004

Deutsches Netzwerk für Qualitätssicherung in der Pflege (DNQP), Hrsg. Expertenstandard Schmerzmanagement in der Pflege bei akuten Schmerzen einschließlich Kommentierung und Literaturanalyse. 1. Aktualisierung. Schriftenreihe des Deutschen Netzwerkes für Qualitätssicherung in der Pflege. Osnabrück: Sonderdruck; 2011

Deutsches Netzwerk für Qualitätssicherung in der Pflege (DNQP), Hrsg. Expertenstandard Schmerzmanagement in der Pflege bei chronischen Schmerzen, einschließlich Kommentierung und Literaturanalyse. Schriftenreihe des Deutschen Netzwerkes für Qualitätssicherung in der Pflege. Osnabrück: 2014

Deutsche Schmerzliga e.V. Chronischer Schmerz – Daten, Fakten, Hintergründe. Dossier; 2013. Im Internet: www.schmerzliga.de/download/Dossier_Schmerzliga.pdf; Stand: 01.09.2015

Fischer T. Skalen alleine reichen nicht aus. Schmerzeinschätzung bei Menschen mit schwerer Demenz. pflegen: demenz 2010; 13: 32ff.

Fischer T. Multimorbidität im Alter – Schmerzeinschätzung bei Menschen mit schwerer Demenz: Das Beobachtungsinstrument für das Schmerzassessment bei alten Menschen mit schwerer Demenz (BISAD). Bern: Huber; 2012

Hüper C. Schmerz in der Pflege und Pflegeforschung. Pflege und Gesellschaft 1996; 1: 8

Herdmann T. North American Nursing Diagnosis Association (NANDA). Nursing diagnoses, definitions, & classification 2012–2014. Hoboken: John Wiley & Sons; 2011

International Association for the Study of Pain (IASP). Classification of chronic pain: descriptions of chronic pain syndromes and definitions of pain terms. Seattle: IASP Press; 1994

Kunz R. Palliative Medizin für ältere Menschen. Schweiz Med Forum 2002; 5: 100

McCaffery M et al. Schmerz. Ein Handbuch für die Pflegepraxis. Wiesbaden: Ullstein Mosby; 1997

McGrath PJ et al. Behaviours caregivers use to determine pain in non-verbal cognitively impaired individuals. Developmental Medicine and Child Neurology 1998; 40: 340

Nauck F. Klaschick E. Schmerztherapie. Ein Kompendium für Ausbildung und Praxis. Stuttgart: Wissenschaftliche Verlagsgesellschaft; 2002

Strohbücker B. Medikamentöse Schmerzbehandlung. Deutsches Netzwerk für Qualitätssicherung in der Pflege (DNQP), Hrsg. Expertenstandard Schmerzmanagement in der Pflege bei akuten oder chronischen tumorbedingten Schmerzen. Entwicklung – Konsertierung - Implementierung. Schriftenreihe des Deutschen Netzwerkes für Qualitätssicherung in der Pflege. Osnabrück: Sonderdruck; 2005 S. 76–80

28.4.3 Kontakt- und Internetadressen

Deutsche Schmerzgesellschaft e. V.
Bundesgeschäftsstelle
Alt-Moabit 101 b
10 559 Berlin
http://www.dgss.org

Deutsche Schmerzliga e. V.
Adenauerallee 18
61 440 Oberursel
http://www.schmerzliga.de

http://www.dgss.org/fileadmin/pdf/LONTS_Praxiswerkzeug_03.pdf (deutsche Übersetzung Brief Pain Inventory)

http://www.dgss.org/fileadmin/pdf/BESD_Fassung_Dezember_2008.pdf (BESD)

http://www.dgss.org/fileadmin/pdf/BISAD_1111.pdf (BISAD)

http://www.dgss.org/fileadmin/pdf/12_DSF_Anamnese_Muster_2012.2.pdf (Deutscher Schmerzfragebogen)

http://www.physio-akademie.de (Geriatrisches Schmerzinterview)

http://schmerzliga.de/download/Schmerztagebuch.pdf (Schmerztagebuch)

http://wegeausdemschmerz.de/fileadmin/pdf/EuropaeischesWeissbuchSchmerz.pdf

Kapitel 29
Pflege und Begleitung alter Menschen mit Infektionskrankheiten

29.1	Infektionserkrankungen allgemein	715
29.2	Grundlagen der Hygiene und des Arbeitsschutzes	718
29.3	Pulmonale Tuberkulose	739
29.4	Hepatitis	741
29.5	Harnwegsinfekte	743
29.6	Salmonelleninfektion	746
29.7	Gastrointestinale Virusinfektion, Norovirus	747
29.8	Tetanus	749
29.9	Pilzinfektion der Haut (Dermatomykose)	751
29.10	Krätze	753
29.11	AIDS	754
29.12	Multiresistente Erreger	759
29.13	Lern- und Leseservice	763

29 Pflege und Begleitung alter Menschen mit Infektionskrankheiten

Tilo Freudenberger, Beate Kammerer, Ilka Köther, Christina Said, Andreas Schwarzkopf, Erika Sirsch, Franz Sitzmann

29.1 Infektionserkrankungen allgemein

Christina Said

In der Pflege kommen Infektionen der Harnwege, der Atmungsorgane, des Verdauungstrakts und der Haut häufig vor. Sie spielen eine wichtige Rolle, da Pflegende und Menschen, die gepflegt werden, ansteckungsgefährdet sein können. Um eine Übertragung der Krankheitserreger auf gesunde Personen zu vermeiden, sind bei der Pflege besondere Hygienemaßnahmen (S. 718) erforderlich.

Altenpfleger werden mit völlig unterschiedlichen Infektionserkrankungen konfrontiert. In der ambulanten Pflege treffen sie völlig andere Bedingungen an als im Heim und wiederum andere bei Kranken, die aufgrund schwerer Grunderkrankungen sehr intensiv gepflegt werden müssen. Auch in der Schwere des Krankheitsbilds gibt es große Unterschiede. Eine Bagatellinfektion mit Erkältungsviren oder ein Fußpilzbefall erfordern ganz andere Pflegemaßnahmen als schwere Infektionserkrankungen oder Infektionen bei abwehrgeschwächten Menschen.

Einige wichtige Infektionskrankheiten und die speziellen Pflegemaßnahmen werden ab Kap. 29.3 (S. 739) vorgestellt. Hier sollen zunächst allgemeine Prinzipien der Entstehung von Infektionserkrankungen und ihrem Verlauf, wichtige Leitsymptome und erste diagnostische Maßnahmen dargestellt werden.

Fallbeispiel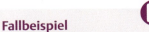

In einem Altenheim wird ein Sommerfest gefeiert, bei dem ein großes Salatbuffet aufgebaut ist. Am nächsten Morgen klagen mehrere Bewohnerinnen und Bewohner über Bauchschmerzen und Übelkeit, und einige haben Durchfall und Fieber. Auch von den Pflegerinnen und Pflegern, die am Fest teilgenommen haben, geben einige ähnliche Beschwerden an. Das plötzliche Auftreten dieser Symptome und die Tatsache, dass sie bei mehreren Personen gleichzeitig auftreten, legen nahe, dass sich die Erkrankten bei der Feier infiziert haben.

Definition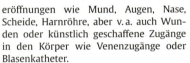

Infektionserkrankungen sind Krankheiten, die entstehen, wenn Krankheitserreger in den Körper eindringen, sich dort vermehren und Zellen und Gewebe des Körpers schädigen. Bei den Krankheitserregern handelt es sich um Mikroorganismen (Kleinstlebewesen) wie Bakterien, Viren, Pilze und Protozoen (Einzeller) oder Würmer.

Man unterscheidet pathogene (krankmachende) Mikroorganismen von apathogenen (nicht krankmachenden), z. B. Milchsäurebakterien in der Scheide. Manche Bakterien sind fakultativ (möglicherweise) pathogen, z. B. wenn eine Abwehrschwäche vorliegt oder wenn sie andere Körperstellen besiedeln, z. B. wenn Darmbakterien Harnwegsinfekte verursachen.

29.1.1 Entstehung und Verlauf von Infektionen

Entstehung einer Infektion

Krankheitserreger können auf unterschiedliche Art und Weise in den Körper gelangen. Man unterscheidet verschiedene Übertragungswege:

- Tröpfcheninfektion, z. B. durch Anhusten, Anniesen, keimhaltige Sekrettröpfchen
- kontaminierte (verunreinigte) Gegenstände, z. B. Handtücher, Waschlappen, unzureichend desinfizierte medizinische Instrumente
- direkter Kontakt von Mensch zu Mensch, z. B. über die Hände, durch Berühren, Umarmen
- infektiöse Körperflüssigkeiten, z. B. Blut, Speichel, Erbrochenes, Wundsekret, Ausscheidungen
- Nahrungsmittel oder Trinkwasser, z. B. kontaminierte (mit Krankheitserregern verseuchte) Lebensmittel
- Zwischenwirte als Überträger, z. B. Zecken bei FSME (Frühsommer-Hirnhaut- und Gehirnentzündung)

Im obigen Beispiel ist die infektiöse Gastroenteritis (ansteckende Magen- und Darmentzündung) vermutlich durch Salmonellen oder andere Durchfallerreger hervorgerufen worden. Die Infektion wurde durch kontaminierte Nahrung, vermutlich Kartoffelsalat, übertragen.

Die Eintrittspforten für Krankheitserreger in den Körper sind natürliche Körperöffnungen wie Mund, Augen, Nase, Scheide, Harnröhre, aber v. a. auch Wunden oder künstlich geschaffene Zugänge in den Körper wie Venenzugänge oder Blasenkatheter.

Ob ein Mensch nach Kontakt mit Krankheitserregern erkrankt, hängt von unterschiedlichen Faktoren ab: wie viele Krankheitserreger in den Körper gelangt sind, wie virulent (wie stark krankmachend) die Erreger sind und ganz besonders von der persönlichen Abwehrlage des Betroffenen. In unserem Fallbeispiel sind viele Personen erkrankt, sodass die Erreger wahrscheinlich sehr virulent sind. Besonders gefährdet sind Bewohner mit einer Schwächung der Infektionsabwehr.

Praxistipp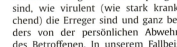

Hände der Pflegenden (und der Ärzte) sind im Pflegealltag die häufigsten Infektionsquellen. Deshalb ist die gründliche und richtig durchgeführte Händedesinfektion zum Schutz der Gepflegten enorm wichtig! Beim Umgang mit Körperausscheidungen, besonders aber bei der Pflege von infektiösen (ansteckenden) Kranken sind Handschuhe, auch für den eigenen Schutz, unerlässlich.

Abwehrmechanismen des Körpers

Der menschliche Körper schützt sich vor Infektionen durch verschiedene Abwehrmechanismen, die das Eindringen von Erregern bzw. ihre Vermehrung im Körper verhindern sollen. Man unterscheidet dabei zelluläre (durch Abwehrzellen wie Leukozyten [weiße Blutkörperchen]) und humorale Abwehr (in Körperflüssigkeiten), spezifische (gegen bestimmte Krankheitserreger gerichtete) und unspezifische Abwehr (gegen alles, was fremd ist). Im Körper gibt es dadurch verschiedene Möglichkeiten:

- **unspezifische humorale Abwehr**, z. B. bakterientötende Stoffe im Speichel, Tränenflüssigkeit, Säureschutzmantel der Haut, saurer pH-Wert des Magensaftes, Spülung der Harnwege durch Urin, Sekret und Flimmerhärchen in den Atemwegen zur Reinigung
- **spezifische humorale Abwehr**, z. B. Antikörper (Abwehrstoffe) gegen bestimmte Infektionskrankheiten im Blut
- **unspezifische zelluläre Abwehr**, z. B. durch Phagozyten (Fresszellen in Blut oder Gewebe, die Krankheitserreger oder Fremdstoffe „auffressen")

- **spezifische zelluläre Abwehr**, z. B. spezialisierte Leukozyten, die infizierte Zellen bekämpfen oder die Abwehrreaktion durch andere Zellen unterstützen
- Reaktion mit **Fieber** als eine wichtige Abwehrmöglichkeit; s. u. und Kap. „Beobachtung der Körpertemperatur" (S. 267).

Veränderungen der Abwehr im Alter

Bei alten Menschen ist die Abwehrlage aus unterschiedlichen Gründen oft schlechter als bei jungen Menschen:
- Ihr Immunsystem ist nicht mehr so aktiv und evtl. durch chronische Grunderkrankungen wie z. B. Diabetes mellitus geschwächt.
- Bestimmte Medikamente (z. B. Kortison) und Ernährungsfehler (Vitamin-, Spurenelemente- oder Eiweißmangel) dämpfen die natürliche Abwehr des Körpers.

Dies hat eine erhöhte Anfälligkeit für Infektionen von außen (sog. **exogene Infektionen**) zur Folge. Aber auch Krankheitserreger, die schon im Körper sind, können unter diesen Bedingungen leichter zu einer Infektion führen. Bei diesen sog. **endogenen Infektionen** wirken Erreger aus dem Darm oder dem Mund-, Nasen- und Rachenraum, die dort nicht pathogen (krankmachend) sind, an anderer Stelle (z. B. in der Harnröhre oder in Wunden) pathogen. Bei geschwächter Abwehrlage, wie sie oft bei alten Menschen besteht, können sich auch Erreger von abgelaufenen Infektionserkrankungen, die im Körper geblieben sind (z. B. Tuberkulose, Herpes Zoster oder bestimmte Virusinfektionen) erneut vermehren und im Alter nochmals zum Aufflammen der Krankheit führen.

> **Praxistipp**
>
> Vorsicht! Eine Infektionserkrankung kann auch bestehen, wenn nicht alle klassischen Anzeichen dafür sprechen. Bei schwacher Abwehrreaktion können typische Anzeichen wie Fieber oder eine Erhöhung der Leukozytenzahl im Blut nur diskret oder gar nicht vorhanden sein. Besonders wichtig ist die pflegerische Beobachtung, wenn ein Pflegebedürftiger selbst keine Schmerzen oder Beschwerden äußern kann.

Krankheitsverlauf

Eine Infektionserkrankung verläuft in mehreren Phasen:
- Invasionsphase (Ansteckung)
- Inkubationsphase
- Krankheitsausbruch und Phase des Krankseins
- Überwindungsphase
- Immunität

▶ **Invasionsphase.** Die Krankheitserreger dringen in den Körper ein. Im obigen Beispiel geschah dies durch die Aufnahme eines Kartoffelsalats, der mit Durchfallerregern kontaminiert (verseucht) war.

▶ **Inkubationsphase.** Die Erreger vermehren sich im Körper. Dies ist die Zeit, die vom Eindringen der Erreger bis zum Ausbruch der Erkrankung verstreicht. Im Beispiel dauerte sie nur einen Tag, sie kann jedoch bei anderen Infektionskrankheiten einige Wochen dauern.

▶ **Krankheitsausbruch und Phase des Krankseins.** Diese Phase verläuft, je nach Art der Erkrankung und Abwehrlage des Kranken, unterschiedlich. Es können leichte oder schwere Symptome auftreten, manchmal bemerkt man auch keine Symptome (sog. stumme oder inapparente Infektion).

▶ **Überwindungsphase.** Die Krankheit wird durch die körpereigenen Abwehrkräfte und/oder durch medikamentöse Therapie überwunden.

▶ **Immunität.** Einige Erkrankungen hinterlassen eine anhaltende Immunität (Schutz vor erneuter Erkrankung durch den gleichen Krankheitserreger). Dabei hat das Abwehrsystem des Betroffenen sog. Gedächtniszellen gebildet, die die Krankheitserreger bei erneutem Eindringen in den Körper erkennen und sofort die Produktion von Antikörpern (Abwehrstoffen) bewirken, sodass die Erkrankung kein zweites Mal auftritt (z. B. bei Masern, Röteln und anderen „Kinderkrankheiten").

Immunität kann aber auch durch eine Impfung (aktive Immunisierung) bewirkt werden: Wenn man einem Gesunden abgetötete Erreger oder Erregerbestandteile spritzt, bildet sein Körper ebenfalls Gedächtniszellen. Steckt sich dieser Mensch später an, ist er immun und erkrankt nicht (z. B. nach Hepatitis B-Impfung oder Pneumokokken-Impfung). Bei der passiven Immunisierung („Heilimpfung") werden jemandem, der schon angesteckt oder erkrankt ist, Antikörper verabreicht, damit er nicht krank bzw. schneller wieder gesund wird.

29.1.2 Leitsymptome

Leitsymptome, die generell auf eine Infektionserkrankung hinweisen können, sind:
- Fieber
- Entzündungszeichen und Zeichen der Gewebeschädigung
- Schmerzen
- ggf. psychische Symptome

Fieber

Die Höhe des Fiebers und der Verlauf der Temperaturkurve sind je nach Art der Erreger und Abwehrlage des Körpers unterschiedlich; siehe „Fiebertypen" (S. 271). Der Körper setzt nach dem Kontakt mit Erregern und bei Entzündungsvorgängen bestimmte Stoffe frei (sog. Pyrogene), die den Sollwert für die Körpertemperatur im Gehirn erhöhen. Fieber wirkt auf 2 verschiedene Arten infektionenbekämpfend: Es steigert die Durchblutung und sorgt dafür, dass vermehrt Leukozyten zum Ort der Infektion transportiert werden können, und es hemmt die Vermehrung mancher Krankheitserreger.

> **Praxistipp**
>
> Fieber sollte nicht immer automatisch gleich bekämpft werden. Zuerst muss die Ursache geklärt sein. Bei manchen Infektionen ist eine gewisse Fieberhöhe notwendig, um die Krankheitserreger zu bekämpfen, falls keine wirksame andere Therapie zur Verfügung steht. Pflegende müssen immer die gesamte Situation des Kranken berücksichtigen und dabei sonstige bestehende Erkrankungen, Kreislaufbelastung, Fieberhöhe und weitere beeinflussende Faktoren im Blick haben.

Fieber spricht immer für eine Ausbreitung der Krankheitserreger im ganzen Körper und eine darauffolgende systemische Abwehrreaktion. Bei Schüttelfrost und hohem Fieber muss an eine Sepsis (Blutvergiftung) gedacht werden, bei der Lebensgefahr bestehen kann. So kann z. B. bei Ausbreitung einer Harnwegsinfektion aus einer Nierenbeckenentzündung durch ungehemmte Vermehrung der Bakterien eine sog. Urosepsis entstehen, die in vielen Fällen tödlich ist. Als Anhaltspunkt gilt: Bakterielle Infektionen rufen meist höheres Fieber hervor als Virusinfektionen.

Bei stark geschwächtem Abwehrsystem kann aufgrund der verminderten Reaktionsfähigkeit des Körpers die Temperaturerhöhung wesentlich geringer ausfallen, als es der Schwere der Erkrankung entsprechen würde. Dann wird die Ernsthaftigkeit der Lage oft nur dadurch sichtbar, dass der Allgemeinzustand des Kranken sehr schlecht ist.

Entzündungszeichen und Zeichen der Gewebeschädigung

Eine Entzündung ist der Versuch des Körpers, schädigende Einflüsse zu bekämpfen. Dabei kann die Schädigungsursache auch in Hitze, Kälte, Chemikalien, Verletzungen oder inneren Ursachen bestehen, sehr oft sind aber Erreger von Infektionskrankheiten der Grund für eine Entzündungsreaktion des Körpers. Entzündungen werden (bis auf einige Ausnahmen) meist benannt, indem an das betroffene Organ die Endung **-itis** angehängt wird (z. B. Bronchitis = Entzündung der Bronchien, Hepatitis = Entzündung der Leber).

Das Abwehrsystem des Erkrankten reagiert bei einer Entzündung, indem das betroffene Gebiet stärker durchblutet wird (sog. Hyperämie). Flüssigkeit tritt aus den Blutgefäßen ins Gewebe aus und Abwehrzellen, also Leukozyten (weiße Blutkörperchen) wandern aus den Blutgefäßen ins Entzündungsgebiet ein, um die Entzündungsursache zu bekämpfen. Gleichzeitig wird Histamin als Schmerzbotenstoff freigesetzt. Er reizt die Nervenenden und signalisiert durch Schmerz, dass etwas nicht in Ordnung ist. Dadurch entstehen die 5 klassischen Symptome, die bei Entzündungen zu beobachten sind:
- Rötung (Rubor)
- Schwellung (Tumor)
- Schmerz (Dolor)
- Überwärmung (Calor)
- Funktionseinschränkung (Functio laesa)

Je nach Erregerart und befallenen Organen äußern sich die Entzündungszeichen in typischen Krankheitssymptomen, z. B.
- kann sich auf der Haut z. B. eine Schwellung, eine Rötung, ein Abszess (eitergefüllter Hohlraum) oder ein Exanthem (Ausschlag) bilden,
- im Magen-Darm-Trakt äußert sich die Entzündung durch Übelkeit, Brechreiz, Bauchschmerzen oder Diarrhö,
- im Atemtrakt stehen Husten, Auswurf und evtl. Atemnot im Vordergrund,
- im Harntrakt Schmerzen oder Brennen beim Wasserlassen und Veränderungen des Urins.

Schmerzen

Lokalisation und Art der Beschwerden können auf den Ort der Infektion und z. T. auch schon auf die Art der Krankheitserreger hinweisen. Ein brennender Schmerz in einem bestimmten Hautbezirk, dem nach einigen Tagen ein Exanthem an derselben Stelle folgt, weist z. B. auf Herpes Zoster (Gürtelrose) hin.

Psychische Symptome

Bei alten Menschen kann sich eine Infektionskrankheit auch dadurch äußern, dass das Bewusstsein getrübt ist bzw. der Kranke verwirrt und desorientiert erscheint. Bei unklaren Bewusstseinseinschränkungen sollten Pflegende immer auch an eine Infektion denken.

29.1.3 Diagnostik

Um eine Infektion angemessen behandeln zu können, muss die genaue Ursache bekannt sein und, falls möglich, der Krankheitserreger genau identifiziert werden.

▶ **Blutuntersuchungen.** Bei schweren Infektionen oder schlechtem Zustand des Kranken bei unklarem Krankheitsbild können verschiedene Blutuntersuchungen durch den Arzt mehr Klarheit bringen: Bei Infektionen sind normalerweise die Zahl der Leukozyten (weißen Blutkörperchen) und bestimmte Entzündungseiweiße (CRP = C-Reaktives Protein) im Blut erhöht. Genauere Hinweise bringt der Nachweis bestimmter Erreger oder Antikörper im Blut. Je nach Art der Infektion, Begleiterkrankungen und Allgemeinzustand des Kranken muss auch evtl. die Funktion bestimmter Organe durch Laboruntersuchungen überprüft werden.

▶ **Erreger nachweisen.** Nachdem immer mehr Resistenzen (Wirkungslosigkeit eines Antibiotikums) bei Bakterien auftreten, sollte man anstreben, gleichzeitig mit dem Nachweis der Erreger ein Antibiogramm zu erstellen. Hier wird nach Anzüchten der Erreger untersucht, welche Antibiotika gegen die nachgewiesenen Bakterien wirksam sind.

> **Merke**
>
> Proben, die zur genauen Festlegung des Erregers entnommen werden müssen (z. B. Katheterurin), sollten möglichst steril entnommen und weiterversorgt werden, um eine Verunreinigung der Probe mit anderen Keimen aus der Umgebung zu vermeiden. Dabei ist es sehr wichtig, sich selbst und die Umgebung vor Kontakt mit kontaminiertem (mit Krankheitserregern verseuchtem) Material zu schützen.

29.1.4 Pflege und Begleitung

Die Einhaltung von hygienischen Vorschriften sowie die pflegerische Beobachtung spielen eine große Rolle bei der Pflege und Begleitung alter Menschen mit Infektionskrankheiten.

Hygienevorschriften einhalten

Wichtig ist, dass möglichst frühzeitig die Hygienevorschriften, die bei speziellen Infektionskrankheiten angewandt werden müssen, beachtet werden. In unserem Fallbeispiel müssen im Umgang mit den an Durchfall Erkrankten bei Kontakt mit Stuhlgang oder Erbrochenem unbedingt Handschuhe getragen werden, und die Hände müssen nach Durchführen der Pflege gründlich desinfiziert werden. Bei Verdacht auf eine Infektion mit Noroviren (S. 729) sollte bei Umgang mit Erbrochenem auch ein Mund- und Nasenschutz getragen werden, da die Viren beim Erbrechen durch Aerosol (Tröpfchen-Luft-Gemisch) übertragen werden können. Eventuell ist auch das Tragen eines flüssigkeitsdichten Einmalschutzkittels sinnvoll. Außerdem müssen Durchfallerkrankungen, die in Einrichtungen (z. B. Altenheimen) bei mehreren Personen auftreten und vermutlich durch eine Infektion bedingt sind, nach dem Infektionsschutzgesetz dem Gesundheitsamt gemeldet werden. Auf einzelne Hygienemaßnahmen und -vorschriften wird in Kap. 29.2 und bei den einzelnen Infektionskrankheiten genauer eingegangen.

Pflegerische Beobachtung

Bei Vorliegen oder Verdacht einer Infektion ist eine sorgfältige Krankenbeobachtung und Dokumentation erforderlich. Symptome einer Infektionserkrankung, die ja z. T. durch die Abwehrreaktion hervorgerufen werden, können schwächer ausgeprägt sein als bei jungen Menschen.

Alte Menschen, deren Wahrnehmung oder Kommunikationsfähigkeit eingeschränkt ist, bemerken die Veränderungen u. U. nicht selbst oder scheuen sich, darauf hinzuweisen. Hier ist viel Einfühlungsvermögen erforderlich, um Infektionen rechtzeitig zu erkennen, ohne die persönliche Intimsphäre der Betroffenen zu verletzen. Das frühzeitige Erkennen und eine rasche Behandlung sind jedoch wichtig, um eine Ausbreitung der Infektion beim Betroffenen selbst und eine Ansteckung der Mitbewohner und des Pflegepersonals zu verhindern.

▶ **Veränderungen wahrnehmen.** Wenn Pflegebedürftige „sich nicht wohl fühlen", über Übelkeit oder Schwächegefühl klagen, kann dies ein erster Hinweis auf eine Infektion sein. Die Abwehrsysteme reagieren bei alten Menschen, wie schon erwähnt, oft nicht so deutlich, sodass nicht unbedingt Fieber oder eine starke Entzündungsreaktion auftreten müssen. Das Bemerken von Veränderungen ist der erste Schritt, zu einer Diagnose zu gelangen und dem Kranken helfen zu können.

▶ **Veränderungen dokumentieren und weitergeben.** Je sorgfältiger Auffälligkeiten beachtet, im Pflegeteam bzw. an ärztliche Behandler weitergegeben und dokumentiert werden, desto schneller können verursachende Krankheitserreger identifiziert und bekämpft werden. Deshalb ist es wichtig, auffällige Veränderungen der vitalen Funktionen zu dokumentieren. Aber auch Änderungen des Appetits, der Ausscheidungen oder Übelkeit müssen ernst genommen werden. Sind Körperausscheidungen verändert (Erbrochenes, Urin, Stuhl oder Auswurf, evtl. auch Magensaft), sollten diese möglichst aufgehoben und dem Arzt gezeigt werden. Sie geben oft schon erste Hinweise auf die Ursache der Erkrankung.

29.2 Grundlagen der Hygiene und des Arbeitsschutzes

Ilka Köther, Andreas Schwarzkopf

29.2.1 Hospitalismus

Ilka Köther

> **Fallbeispiel**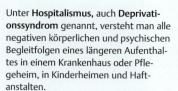
>
> Frau Martens, 79 Jahre alt, lebt im „Heim am Park". Vor ihrem Umzug ins Heim hatte sie ihren Haushalt selbstständig versorgt und Einkäufe getätigt. Doch bei einem Sturz auf der Kellertreppe erlitt sie eine Oberschenkelhalsfraktur. Im Krankenhaus erhielt sie ein künstliches Hüftgelenk. Bei ihrer Entlassung konnte sie mit einer Gehhilfe und in Begleitung einer Pflegeperson die wenigen Schritte zur Toilette gehen. Nach Angaben der Krankengymnastin ist noch ein intensives Gehtraining nötig, damit sie ihre Angst verliert und sicherer wird. Es war ihr bewusst, dass sie nicht in der Lage war, allein in ihrer Wohnung zu leben. Deshalb entschloss sie sich, in das Altenpflegeheim zu ziehen.
>
> Frau Martens hat Mühe, sich in der neuen Umgebung einzuleben. Nachdem sie gefragt hat, ob die im Krankenhaus begonnenen Gehübungen hier fortgesetzt werden, kommt sehr unregelmäßig zu unterschiedlichen Zeiten eine Helferin, die einige Schritte mit ihr geht. Sie ermüdet jedoch rasch, und die Helferin, die die Belastbarkeit von Frau Martens nicht einschätzen kann, begleitet sie nach kurzer Zeit wieder ins Zimmer. Sie ist 3 Monate nach ihrem Sturz noch nicht in der Lage, allein zur Toilette zu gehen. Morgens wird sie am Waschbecken gewaschen. Sie möchte dies gern so weit wie möglich selbst tun, doch sie bekommt zur Antwort, dass es schneller gehe, wenn sie sich waschen lasse. Wenn ihr ihre Unselbstständigkeit bewusst wird, fängt sie an zu weinen. Im Laufe der Zeit wird Frau Martens immer stiller. Bei den Mahlzeiten isst und trinkt sie wenig, das meiste wird von der Stationshilfe abgeräumt. Aufgrund ihrer Klagen über Müdigkeit bleibt sie häufig auch tagsüber im Bett.
>
> Die Nachtwache berichtet bei der Dienstübergabe: Frau Martens sei in der Nacht unruhig und schlafe wenig. Sie habe häufig eingenässt und melde sich nicht mehr, wenn sie zur Toilette müsse. Als die Tochter zu Besuch kommt, findet sie ihre Mutter im Bett liegend vor. Die Augen sind glänzend und abwesend. Frau Martens erkennt ihre Tochter erst nach längerem Besinnen. Nach Auskunft einer Mitarbeiterin besteht der Verdacht einer Lungenentzündung. Außerdem sind beide Füße wegen einer Pilzinfektion verbunden. Die Tochter ist erschrocken über den starken körperlichen Verfall und das apathische Verhalten ihrer früher so aktiven und selbstsicheren Mutter.

> **Definition**
>
> Unter **Hospitalismus**, auch **Deprivationssyndrom** genannt, versteht man alle negativen körperlichen und psychischen Begleitfolgen eines längeren Aufenthaltes in einem Krankenhaus oder Pflegeheim, in Kinderheimen und Haftanstalten.

Besonders jeder kranke, behinderte oder altersschwache Mensch ist gefährdet, aufgrund eines Krankenhaus- oder Heimaufenthaltes zu seiner Krankheit weitere körperliche und seelische Schäden zu erleiden. Diese negativen Folgen der Pflegesituation, z. B. aufgrund von Pflegefehlern, werden als Hospitalismus bezeichnet.

Ursprünglich bezeichnete man mit dem Begriff „Hospitalismus" (klassischer Hospitalismus) die Infektionskrankheiten, die ein Kranker während eines Hospitalaufenthaltes erworben hat, z. B. Kindbettfieber der Wöchnerinnen, „Hospitalbrand" (Gasödemerkrankung), Wundrose und Sepsis. Im Mittelalter verstarben die meisten der im Hospital versorgten Kranken an einer Sepsis oder übertragbaren Infektionskrankheit wie Typhus, Cholera, Tuberkulose.

Man unterscheidet 3 Formen von Hospitalismus:
- physiologischer Hospitalismus (Zweiterkrankungen, die durch prophylaktische Maßnahmen und aktivierende Pflege vermieden werden könnten)
- psychischer Hospitalismus (psychische Schäden, die infolge fehlender Zuwendung bei Langzeitpatienten in Krankenhäusern und Heimen vorkommen)
- infektiöser Hospitalismus (Auftreten von nosokomialen Infektionen durch Hospitalkeime)

Physiologischer Hospitalismus

Der physiologische Hospitalismus ist gekennzeichnet von körperlichen Veränderungen aufgrund von Bewegungsmangel, falscher Lagerung und fehlenden prophylaktischen Maßnahmen, z. B.
- Atrophie (Schwund) der Beinmuskulatur,
- Verkümmern von bis dahin noch gesunden Funktionen (z. B. an den Händen) oder
- Entstehen eines Spitzfußes.

Dazu gehören Zweiterkrankungen wie Dekubitus, Thrombose, Kontrakturen der Gelenke, Obstipation, Zystitis oder Pneumonie; siehe auch „Immobilitätssyndrom" (S. 230). Weiter können auch Folgen einer Mangelernährung (Malnutrition) und nicht ausreichender Flüssigkeitsversorgung (Dehydratation und Exsikkose) dazugerechnet werden.

> **Merke**
>
> Pflege, die aufgrund von Unkenntnis, Fahrlässigkeit oder Zeitmangel körperliche oder psychische Schäden hervorruft, die verhütet werden können, wird in der Skala der Pflegequalität als „gefährliche Pflege" (S. 1123) beschrieben.

Psychischer Hospitalismus

Der psychische Hospitalismus, auch **Deprivationssyndrom** (lat. deprivare = berauben in Bezug auf Zuwendung und Reize) genannt, wurde zuerst an Heimkindern beobachtet und beschrieben. Er äußert sich durch eine verlangsamte, gestörte körperliche, sprachliche und geistige Entwicklung und Auffälligkeiten im Verhalten der Kinder. Die Ursachen liegen in der mangelhaften psychischen Betreuung der Kinder. Ihnen fehlen individuelle und persönliche Zuwendung, Liebe und Geborgenheit aufgrund einer „Massenpflege".

Symptome des psychischen Hospitalismus beobachtet man auch an alten und behinderten Menschen in Langzeit-Pflegeeinrichtungen. Die Bewohner sind ihrer Selbstständigkeit „beraubt". Sie haben keine Aussicht, das Heim zu verlassen. Ihre Rechte sind eingeschränkt, sie verlieren ihre Rolle, Besitz, Identität, Handlungsspielraum, Privatheit und Intimität. Sie haben keine Möglichkeit, ihren individuellen Lebensraum mitzugestalten. Es ist zu beobachten, dass auch neue Bewohner bald ihre eigenen „Bedürfnisse" vergessen. Sie gehen früh zu Bett, obwohl das ihrem früheren Lebensrhythmus widerspricht. Sie sind auffallend lieb und dankbar für jeden Handgriff. Der Abbau von körperlichen und geistigen Fähigkeiten, z. B. Verwirrtheit, schreitet schnell voran.

„Man weiß, dass unter total reizarmen Bedingungen Menschen auf diese Reizlosigkeit dadurch reagieren, dass sie anfangen, etwas mit sich selbst zu machen. Das kann Gesang, Gelalle, Onanieren, Angst, Schreien, Sich-Kneifen u. Ä. sein" (Dörner u. Plog 1996).

Die schlimmste Form der sensorischen Deprivation (Reizverarmung) ist der Marasmus, der Tod aus völligem Reizmangel.

Symptome

Zu den Symptomen des psychischen Hospitalismus bei Heimbewohnern zählen:
- **Passivität**: Gleichgültigkeit gegenüber der Umwelt; fehlende Bereitschaft, bei der Körperpflege mitzuhelfen oder sich an einer Aktivität zu beteiligen.
- **Apathie**: Auffallende Teilnahmslosigkeit; Ansprechbarkeit und Reaktionen sind herabgesetzt.
- **Vernachlässigung des Äußeren**: Die Körperpflege wird nicht oder nur unregelmäßig durchgeführt, die Kleidung ist unwichtig, oft zieht man sich nicht richtig an, auch beim Essen lässt man sich gehen.
- **Depressionen**: Der Kranke fühlt sich niedergeschlagen, mutlos, hoffnungslos, er wacht früh auf, ohne wieder einzuschlafen. Gleichzeitig klagt er über körperliche Beschwerden, ohne dass sich objektiv etwas feststellen lässt.
- **Feindseligkeit, Reizbarkeit**: Diese Gefühle sind oft Ausdruck von Neid und Eifersucht.
- **Verweigerung der Nahrungsaufnahme**: Ist meist verbunden mit der Äußerung „Es hat ja doch alles keinen Sinn mehr." Die Folgen sind starke Abmagerung (Kachexie) und Austrocknung (Exsikkose).

- **Regression**: Dies ist der Rückzug in einer Konflikt- oder Überforderungssituation auf frühere Entwicklungsstufen, z. B. Wiederauftreten frühkindlicher Verhaltensweisen als Abwehrmechanismus.
- **regressives Verhalten**: Dies äußert sich in scheinbar kindlichen Verhaltensweisen, z. B. möchten die Bewohner „gefüttert" werden, sie machen sich hilflos, um die gleiche Pflege und Zuwendung zu bekommen wie die schwerkranke Zimmernachbarin.
- **Einnässen und Einkoten**: Ohne dass organische Gründe für eine Inkontinenz vorliegen, gehören sie ebenfalls zu den Symptomen der Regression. Von Kindern kennt man das nächtliche Bettnässen (Enuresis) als Ausdruck einer seelischen Störung.

Merke

Hospitalismussymptome sind Zeichen gefährlicher Pflege.

Ursachen

Nach Grond (1999) sind Pflegemängel in stationären Einrichtungen die Ursache für das Deprivationssyndrom. Dazu gehören folgende Aspekte:
- Es bestehen Qualifikationsmängel (zu wenig Fachkräfte, Hilfskräfte werden nicht angeleitet).
- Es besteht Personal- und Zeitmangel.
- Zuwendung erhalten nur Personen, die intensive Pflege brauchen.
- Eigeninitiative wird nicht gefördert, man macht alles für die Bewohner, selbst die Brote kommen gestrichen und belegt aus der Küche (Überversorgung).
- Wegen fehlender Beschäftigung und Anregung wird Langeweile gefördert.
- Die Kommunikation ist einseitig; man spricht über den Bewohner, nicht mit ihm.
- Die Sprache der Pflegenden ist nicht angemessen, z. B. „*Wir* gehen jetzt zur Toilette."
- Die Atmosphäre im Pflegebereich bzw. Heim ist gespannt, die Mitarbeiter wirken bedrückt und ängstlich.

Infektiöser Hospitalismus

Definition

Von **infektiösem Hospitalismus** (auch Hospitalinfektion oder nosokomiale Infektion genannt) wird gesprochen, wenn die Infektion bei der Aufnahme ins Krankenhaus weder vorhanden noch in der Inkubationsphase war.

Nach dem Infektionsschutzgesetz (IfSG) ist eine **nosokomiale Infektion (NI)**, auch Krankenhausinfektion genannt, eine Infektion mit lokalen oder systemischen Infektionszeichen als Reaktion auf das Vorhandensein von Erregern oder ihrer Toxine, die im zeitlichen Zusammenhang mit einer stationären oder ambulanten medizinischen Maßnahme steht, soweit die Infektion nicht bereits vorher bestand.

Die Identifizierung von Mikroorganismen als Krankheitsursache, die Möglichkeit, sie sichtbar zu machen und sich durch antiseptische Maßnahmen und Impfungen vor ihnen zu schützen, rettete vielen Menschen das Leben. Aber erst die Entdeckung und Entwicklung der Sulfonamide und Antibiotika brachte wirklichen Erfolg in der Behandlung von Volksseuchen, den sog. Geißeln der Menschheit.

Doch man hat nicht mit der „Intelligenz" der Mikroorganismen gerechnet. Bakterien können eine „angeborene" (primäre) und/oder eine „erworbene" (sekundäre) Resistenz (Widerstandsfähigkeit) gegen antibakteriell wirkende Arzneimittel (Antibiotika) besitzen. Durch Veränderung ihrer Erbanlagen (Gene) können die meisten Krankheitserreger neue Keimtypen bilden, die mit der klassischen Chemotherapie nur schwer oder nicht zu bekämpfen sind.

Die Folge dieser sekundären Resistenzen sind die nosokomialen Infektionen (NI) durch sog. Krankenhauskeime, die auch in Pflegeheimen zu finden sind und sich immer mehr ausbreiten, z. B. der Methicillinresistente Staphylococcus aureus (MRSA (S. 759)).

Ursachen

Die Hauptursachen für die immer wieder auftretenden nosokomialen Infektionen sind:
- falsche Handhabung von Antibiotika (ungeeignetes Medikament, Unterdosierung, zu frühes Beenden der Therapie)
- Zunahme von abwehrgeschwächten, hospitalisierten Problempatienten
- Vernachlässigung der klassischen Hygienevorschriften (z. B. Händedesinfektion)

Nosokomiale Infektionen werden vorwiegend durch pflegerische und medizinische Tätigkeiten verbreitet. Hospitalkeime befinden sich an den Händen, auf der Haut und in der Schleimhaut des Nasen-Rachen-Raumes von gesunden Pflegenden, Ärzten und Mitarbeitern der Pflegedienste. Sie haften an Gebrauchsgegenständen wie Matratzen und Bettdecken, in Badezimmern, Toiletten und an Haaren und Kleidung der Pflegenden.

Häufigkeit

Die häufigsten nosokomialen Infektionen (NI) in Krankenhäusern sind:
- Harnwegsinfektionen (42 %)
- Infektionen der unteren Atemwege (21 %)
- postoperative Wundinfektionen (16 %)
- primäre Sepsis (8 %)

Praxistipp

Das Fallbeispiel von Frau Martens (S. 718) zeigt, wie an einer Person zur selben Zeit alle Formen von Hospitalismus auftreten können.
- Welche Zeichen von psychischem, physiologischem und infektiösem Hospitalismus sind in diesem Beispiel enthalten?
- Was könnten nach Ihrer Meinung die Ursachen für diesen Zustand sein?
- Entwickeln Sie einen „Pflegeplan" für Frau Martens.

29.2.2 Grundbegriffe der Hygiene

Andreas Schwarzkopf

Gesundheit

Der Verlauf des Lebens eines Menschen und wie er sein Leben selbst empfindet, hängt von verschiedenen Faktoren ab. Jeder von uns wird mit einem „Programm" geboren, das in unseren Genen festgeschrieben ist. Die Gene entscheiden über das grundlegende Profil an Fähigkeiten, über das mögliche Auftreten späterer Erkrankungen (z. B. verstärkte Neigung zu Bandscheibenvorfällen) und sogar über die Empfindlichkeit gegen bestimmte Erreger wie z. B. Tuberkulose oder Schimmelpilze, Malaria oder Virusinfektionen.

Jeder ist aufgerufen, seine Fähigkeiten und Talente maximal zu entwickeln und einzusetzen. Menschen sind völlig verschieden, und das ist das Geheimnis des Erfolges unserer Gattung. Wenn in der Gesellschaft alle zusammenarbeiten, können auch alle ein auskömmliches Leben führen. Dies ist ein aktiver Beitrag zum Infektionsschutz, denn das Gehirn kommuniziert mit dem gesamten Organismus und bei Wohlbefinden, Sinnhaftigkeit des Lebens und einer positiven Grundstimmung werden die Mechanismen der körpereigenen Abwehr optimiert. Diesen Zustand so weit wie möglich zu erhalten, ist eine wichtige pflegerische Aufgabe und ein aktiver Beitrag zum Infektionsschutz, der gelegentlich auch als „Dispositionsprophylaxe" bezeichnet wird. Zur Dispositionsprophylaxe gehören aber auch Impfungen, z. B. gegen Pneumokokken, die im Alter gefährliche, auch zum Tode führende Lungenentzündungen auslösen können.

Merke

Wichtig ist, sich so früh wie möglich selbst kennenzulernen und seinen eigenen Fähigkeiten und Bedürfnissen entsprechend zu leben. Dies erzeugt eine hohe Zufriedenheit und die wiederum ist fast ein Garant für Gesundheit.

Die noch relativ junge Wissenschaft der Psychoneuroimmunologie beweist es: Die Psyche entscheidet mit über die Infektabwehr. Menschen, die mit ihrem Leben zufrieden sind, werden aber auch sonst deutlich seltener krank.

Gesundheit im Alter

Wir alle werden älter und müssen lernen, mit altersbedingten Einschränkungen zu leben. Diese zeichnen sich v. a. durch Nachlassen verschiedener Körperfunktionen und -systeme aus. Welche betroffen sind, ist dabei individuell höchst unterschiedlich. Während bei dem einen vielleicht die Zähne brüchig werden, leiden andere im Alter zunehmend an Rückenschmerzen. Dieses Schicksal bleibt keinem erspart, aber wie rasch der Prozess voranschreitet, hängt wieder mit unserer Einstellung zum Leben zusammen. Wer im Alter sein Leben als sinnlos erlebt, leidet oft häufiger an chronischen und schweren Erkrankungen. Für manche kommt es auch sehr plötzlich zu Einschränkungen, z. B. durch Unfälle, Schlaganfälle oder Herzinfarkte. Aber auch Krebserkrankungen oder chronische Infektionen können Lebenspläne schnell ändern und auch schon in relativ jungen Jahren zur Pflegebedürftigkeit führen.

Auch wenn die WHO Gesundheit als einen Zustand vollkommenen körperlichen, geistigen und sozialen Wohlbefindens definiert, so wird doch jedem klar, dass dieses Ideal – falls überhaupt – nur kurzzeitig erreicht werden kann. Besser ist daher die Definition von Juchli (1997):

Definition

Gesundheit ist die Kraft, mit Einschränkungen zu leben.

Jeder, der in einem Altenpflegeheim gearbeitet und die verschiedenen Bewohner beobachtet hat, kann sehen, wie unterschiedlich und individuell die verschiedenen Personen auf ihren aktuellen Zustand reagieren. Auch im Alter kann also der Körper ein Gleichgewicht finden zwischen genetischer Disposition, aktueller Lebensführung und Umgebung, das auch von Menschen mit Einschränkungen als „Gesundheit" empfunden werden. Sie reagieren zufrieden und vielleicht sogar dankbar. Gerät der Körper dennoch aus dem Gleichgewicht oder das Gleichgewicht stellt sich gar nicht erst ein, so sprechen wir von Krankheit.

Im Kap. „Krankheit, Gesundheit, Behinderung und Prävention" (S. 69) finden Sie eine grundlegende Einführung in diese Thematik.

Krankheit

Der Thematik dieses Kapitels entsprechend wollen wir die Entstehung von Krankheit am Beispiel der Infektionskrankheiten beleuchten. Jeden Tag nehmen wir Tausende, wenn nicht Millionen potenziell menschenpathogener Erreger über die Luft und über unsere Lebensmittel sowie durch Kontakt mit anderen Menschen auf. Mikroorganismen leben in Massen auf uns und in uns, mindestens 700 g des Körpergewichts eines durchschnittlichen Erwachsenen sind reine Bakterienmasse! Dennoch weiß unsere körpereigene Abwehr die Erreger in Schach zu halten. Hierbei wird sie durch die körpereigene Flora – unsere „Hauskeime" – unterstützt, weswegen Desinfektionen im Haushalt i. d. R. nicht notwendig sind.

Aber unser Körper ist ein hochkomplizierter und entsprechend störanfälliger Mechanismus. Auch völlig gesunden Menschen geht es nicht jeden Tag gleich gut. Aus der Sicht der Mikrobiologie bedeutet das, dass es durchaus Tage gibt, an denen Menschen empfänglicher für Krankheitserreger sind. Treffen sie gerade an einem solchen Tag auf entsprechende Krankheitserreger, vermögen diese sich im Körper anzusiedeln und eine Infektion auszulösen. Die Anwesenheit dieser unerwünschten Gäste bleibt der körpereigenen Abwehr nicht lange verborgen und eine heftige Reaktion beginnt. Halsschmerzen, Fieber sind z. B. typische Erstsymptome einer Erkrankung der oberen Luftwege nach Virusaufnahme und ein Mensch mit Halsschmerzen und Fieber fühlt sich krank – ist krank.

Wirtsdisposition und Verhalten

Der Verlauf der Erkrankung freilich ist nicht hundertprozentig vorgegeben, sondern hängt ab von der Wirtsdisposition. Diese wiederum hängt ab von dem Allgemeinzustand und dem Verhalten des Wirtes. Um bei unserem Beispiel zu bleiben: Wer sich mit Halsschmerzen und Fieber ins Bett legt, sich entsprechend ernährt und unterstützende Medikamente einnimmt – es müssen und sollten nicht immer Antibiotika sein! – ist schnell wieder gesund. Wer weiter einer stressreichen Tätigkeit nachgeht, sich nicht schont, riskiert Komplikationen wie eine eitrige Bronchitis nach bakterieller Zweitinfektion oder sogar eine Lungenentzündung.

Die natürlichen Abwehrmechanismen lassen im Alter allgemein nach. Die „Reparaturmechanismen" des Körpers funktionieren nicht mehr so gut, die Zahl der Abwehrzellen nimmt ab, die Wundheilung dauert immer länger. Dies ist ein völlig natürlicher Prozess, macht aber klar, warum gerade in der Altenpflege auf Hygiene und Infektionsschutz geachtet werden muss. Die Maßnahmen umfassen die bereits erwähnte Dispositionsprophylaxe, aber v. a. die Expositionsprophylaxe z. B. durch Händedesinfektion, also die Vermeidung der Übertragung von Krankheitserregern von einem Menschen auf den anderen.

Die Erreger von Infektionskrankheiten bringen definierte Eigenschaften mit, die es ihnen prinzipiell ermöglichen, sich im Körper anzusiedeln und eine Infektion auszulösen. Ob aber eine Infektion tatsächlich zustande kommt und wie sie verläuft, hängt von der Wirtsdisposition bzw. vom Verhalten der Betroffenen in Bezug auf Schonung und Therapie ab.

> **Merke**
>
> Im Alter sinkt die Infektionsdosis, d. h. die Anzahl von Erregern, die benötigt wird, um eine Infektion auszulösen. Daher sind in der Altenpflege sorgfältig durchgeführte Hygienemaßnahmen Pflicht. Vor allem auf die Basishygiene (Händehygiene) kommt es an!

Was für die Infektionskrankheit gesagt wurde, gilt mit entsprechenden Einschränkungen auch für alle anderen Erkrankungen. Die Ursachen mögen genetisch bedingt gewesen sein oder durch früheres Verhalten – etwa starkes Rauchen – ausgelöst worden sein, der weitere Verlauf hängt aber vom jetzigen Verhalten und der aktuellen Einstellung zum Leben ab.

Prävention

Die Bevölkerung der Bundesrepublik Deutschland wird im Durchschnitt immer älter, da immer weniger Kinder geboren werden. Auch die geburtenstarken Jahrgänge kommen allmählich in die Jahre und haben damit einen erhöhten Krankheitsanfall. Das Gesundheitswesen wird so finanziell immer mehr belastet, schließlich können die Kosten nicht mehr getragen werden. Daher ist es Pflicht, Krankheiten durch Prävention möglichst zu verhindern.

Maßnahmen der Prävention sind gegenüber Infektionskrankheiten eine ausgewogene Ernährung, ausreichend Erholungszeiten und Schlaf sowie die eigene persönliche Hygiene und Körperpflege. Hinzu kommt Bewegung, da einige Abwehrmechanismen von der Körperbewegung abhängen.

▶ **Psychohygiene.** Allerdings gehört auch etwas „Psychohygiene" dazu. Aktivierende Pflege, Gruppenaktivitäten, Tierbesuche und gemeinsame Aktivitäten beschäftigen alte Menschen, regen sie an und sorgen mit geistiger Auseinandersetzung für eine verbesserte Infektionsabwehr.

▶ **Persönliche Zuwendung.** Trotz der heute oft unzureichenden und schwierigen Personalsituation in Pflegeeinrichtungen ist auch die persönliche Zuwendung ein sehr wichtiges Element der Prävention. Die investierte Zeit rechnet sich: Jeder, der durch Zuwendung Infektionskrankheiten besser widersteht, bietet natürlich weniger Pflegeaufwand als akut Infizierte mit all ihren Problemen. Tiere können hier nützliche Pflegehelfer sein, ihre Wirkung auf die Psyche und damit den Körper ist in vielen Publikationen belegt. Krankheiten durch Tiere können dagegen leicht verhindert werden. Vor allem bei angstauslösenden Zuständen, wie der Besiedlung mit multiresistenten Erregern, ist eine Aufklärung der Angehörigen wichtig, um eine möglichst unbelastete Begegnung zu ermöglichen.

Medizinische Mikrobiologie

Die medizinische Mikrobiologie ist die Lehre von Mikroorganismen und Viren, die Menschen krank machen können. Neben der Grundlagenforschung für Eigenschaften von Krankheitserregern umfasst sie auch die mikroskopische, serologische (durch Nachweis von Antikörpern), molekularbiologische (Erregernachweis durch Entdeckung von erregerspezifischen Genen) und kulturelle (durch Anzüchten von Krankheitserregern) Diagnostik von Infektionen.

Epidemiologie

Die Epidemiologie ist die Wissenschaft von der Ausbreitung von Krankheiten. Insbesondere die Infektionsepidemiologie bemüht sich, Übertragungswege von Krankheitserregern zu finden. Statistiken zeigen, wie häufig die entsprechenden Infektionskrankheiten in der Bevölkerung vorkommen. Damit werden wichtige Hinweise zur Verhinderung von Erkrankungen, z. B. auch durch Impfung, gewonnen.

Immunologie

Die Immunologie ist die Lehre von der körpereigenen Abwehr. Sie beschreibt die Abwehrmechanismen des Menschen sowie deren Beeinflussung durch unterschiedliche Faktoren. Daten aus der Immunologie helfen, das Infektionsrisiko für Patienten mit bestimmten Erkrankungen und Vorschädigungen zu schätzen.

Hygiene

Hauptaufgabe der Hygiene ist die Prävention, d. h., Krankheiten sollen verhindert werden. In den Krankenhäusern und Pflegeeinrichtungen sind damit in erster Linie Infektionskrankheiten gemeint.

▶ **Umwelthygiene.** Die Umwelthygiene hilft, Gefahrenpotenzial aus der Umwelt des Menschen zu minimieren. Die Aufgaben sind vielseitig: die Beurteilung von Trinkwasser z. B. oder eine Risikobewertung zu toxischen Substanzen in Lebensmitteln. Auch Umwelteinflüsse auf den Menschen wie etwa Lärm, Strahlung, Schadstoffe in der Atemluft oder das Klima (z. B. Temperatur und Luftfeuchtigkeit) sind Themen der Umwelthygiene.

▶ **Sozialhygiene.** Ein Anliegen der Sozialhygiene ist es, den Menschen das Leben in der Gesellschaft so angenehm wie möglich zu machen. Hierzu gehören u. a. Unterstützung in Notlagen, Arbeit in sozialen Brennpunkten und Suchtbekämpfung.

▶ **Psychohygiene.** Die bereits kurz erwähnte Psychohygiene wird heute wieder vermehrt angewendet, z. B. bei der Farbgestaltung im Krankenhaus oder dem möglichst wohnungsnahen Eindruck in einer Pflegeeinrichtung sowie in der aktivierenden Pflege (S. 230) und der Validation bei Demenz (S. 468).

Wie man sieht, sind diese Bereiche schwer auseinanderzuhalten, so dass Hygiene durchaus ganzheitlich zu verstehen ist.

Hospitalismus

Unter Hospitalismus werden heute alle diejenigen Schäden verstanden, die dem Menschen allein durch den Aufenthalt in einem Krankenhaus oder in einem Heim zustoßen können. Die einzelnen Facetten des Hospitalismusbegriffs sind im Kap. 29.2.1 (S. 718) dargestellt.

Nosokomiale Infektion

Definition

Als nosokomiale Infektion (S. 719) werden nach dem Griechischen „im Haus erworbene" Infektionen bezeichnet, also Infektionen, die während des Aufenthalts und im Zusammenhang mit Pflegemaßnahmen erworben wurden.

Merke

Hygienemaßnahmen, die in Krankenhäusern und Pflegeeinrichtungen getroffen werden, dienen in erster Linie der Verhinderung nosokomialer Infektionen. Hierzu muss neben dem physischen auch auf das psychische Wohl der Bewohner geachtet werden. Die Folgen von physischem und psychischem Hospitalismus können das Infektionsrisiko stark erhöhen!

29.2.3 Grundlagen der medizinischen Mikrobiologie

Die Krankheitserreger des Menschen werden in 5 Gruppen eingeteilt:
- Bakterien
- Pilze
- Parasiten
- Viren
- Prionen

Bakterien

Bakterien sind einfach strukturierte Lebewesen mit vollständig eigenem Stoffwechsel (▶ Abb. 29.1). Sie sind etwa 2–20 μm groß (1 μm ist ein tausendstel Millimeter) und haben – im Gegensatz zu unseren Zellen – keinen Zellkern. Ihr Erbgut ist ein ringförmiges DNA-Chromosom, auch als Kernäquivalent oder Nukleosid bezeichnet. Allerdings sind sie in der Lage, z. B. in der Form sog. Plasmide zusätzliche Gene zu bekommen und anzuwenden. Dies spielt eine große Rolle bei der Ausbreitung von Resistenzen gegen Antibiotika.

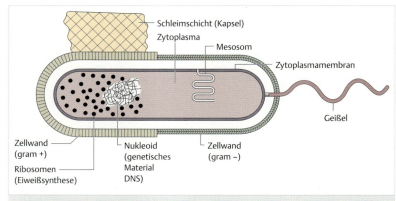

Abb. 29.1 Schematischer Aufbau einer Bakterienzelle. Die grampositiven Bakterien haben eine dickere Zellwand als die gramnegativen.

▶ **Stoffwechsel.** Da Bakterien keinerlei Organe besitzen, müssen sie ihren Stoffwechsel nach außen tragen. Sie sind dazu in der Lage, verschiedene Enzyme an ihre Umgebung abzugeben. Ihrer Ernährung und Vermehrung dienen dabei Proteasen (eiweißspaltende Enzyme), Lipasen (fettspaltende Enzyme) und Nukleasen (DNA und RNA spaltende Enzyme). Mit diesen Enzymen spalten sie das Gewebe ihres Wirtes und verleiben sich die kleinen Einzelteile (Aminosäuren, Fettsäuren und Nukleotide sowie Basen) ein.

Vermehrung

Ihr erklärtes Ziel ist eine möglichst rasche Vermehrung. Und viele von ihnen sind auch wirklich flott dabei: Bei einer Generationszeit von 20 Minuten können sie sich unter Idealbedingungen innerhalb von 8 Stunden von einem einzigen auf 16,7 Mio. vermehren (▶ Abb. 29.2)! Zum Glück finden sie aber so gut wie nie Idealbedingungen vor, so dass in der Praxis die Vermehrung deutlich langsamer verläuft. Die rasche Vermehrung ermöglicht ihnen, durch vergleichsweise häufige Mutationen sich veränderten Umweltbedingungen anzupassen. So erwerben sie schnell Resistenzen gegen Antibiotika und einige Umweltgifte. Ihr Lebensbedarf umfasst Wasser sowie Elemente wie Kohlenstoff, Wasserstoff, Stickstoff, Eisen, Magnesium u. a., dagegen kommen die meisten menschenpathogenen Erreger ohne Sauerstoff aus (fakultative Anaerobier), für den größten Anteil der Darmflora ist Sauerstoff sogar ein tödliches Gift (obligate Anaerobier).

Um ihr Überleben möglichst überall auf Erden zu sichern, haben sich die Bakterien bemerkenswerte Tricks zugelegt. Einige dieser Eigenschaften sind in ▶ Tab. 29.1 dargestellt.

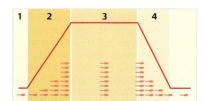

Abb. 29.2 Leben und Sterben von Bakterien. Nach einer Anlauf-Phase, in der sich die Bakterien auf die Umgebung einstellen (1), beginnt eine Phase exponentiellen Wachstums (2). Mit Erschöpfung der Nährstoffe stellt sich eine Plateauphase ein (3), die schließlich in die Absterbephase (4) übergeht.

Was macht Bakterien zu Krankheitserregern?

▶ **Pathogenitätsfaktoren.** Obwohl alle die in ▶ Tab. 29.1 dargestellten Eigenschaften den Bakterien nutzen, hat man für Krankheitserreger typische Pathogenitätsfaktoren herausgearbeitet. Diese sind nachfolgend näher dargestellt.

Haftorgane

Haftorgane sind längere Pili und kürzere Fimbrien auf der Oberfläche der Bakterienzelle. Sie werden z. B. von Escherichia coli beim Harnwegsinfekt verwendet, um nicht mit dem Urin herausgespült zu werden. Das klappt nicht immer, denn sonst könnten wir die Bakterien im Urin nicht finden. Aber Erreger ohne Haftorgane oder Eiweiß-Klebstoffe (wie sie z. B. Staphylokokken) haben praktisch überhaupt keine Chance, eine Infektion auszulösen, es sei denn, sie verwenden andere Tricks.

Intrazelluläre Vermehrung

Die intrazelluläre Vermehrung ermöglicht den Bakterien, in körpereigenen Fresszellen (Makrophagen) zu überleben und sich sogar zu vermehren. Anstatt nach der Aufnahme in ein Bläschen (Vakuole, auch als Phagosom bezeichnet) und Kontakt der Vakuole mit einem Lysosom (kleine Blase mit Verdauungssäften) zersetzt und damit vernichtet zu werden, verhindern sie das Zusammenkommen der Bläschen, vermehren sich und nutzen die Beweglichkeit der Zellen, um sich auszubreiten.

Kapseln

Das Kapselmaterial wird von der körpereigenen Abwehr nicht ohne weiteres als fremd erkannt und kapseltragende Bakterien gewinnen so getarnt einen wertvollen Vorsprung vor der körpereigenen Abwehr. Dieser Effekt hält freilich nicht ewig an, auch Infektionen mit kapseltragenden Bakterien können von der körpereigenen Abwehr mit der Zeit bekämpft werden.

Ein anderer Tarnmechanismus ist die Koagulase des Staphylococcus aureus: Hier wird eine Schicht von körpereignem Fibrin um die Bakterien gelegt. So werden sie nicht gleich als fremd erkannt.

Toxine

Toxine sollen die Vermehrung der Erreger unterstützen. Sie können den Wirt immobilisieren und letztendlich töten (Clostridium tetani oder Clostridium botulinum). Andere begünstigen die Verbreitung der Erreger, wie z. B. die durchfallerregenden Toxine von Clostridium difficile.

Eine „späte Rache" verstorbener Bakterien stellen die Endotoxine dar. Sie werden v. a. beim Bakterienzerfall freigesetzt und können beim Menschen Fieber und Schüttelfrost auslösen. Daher werden sie auch als Pyrogene bezeichnet und in Europa müssen Infusionen nicht nur steril (frei von lebenden, vermehrungsfähigen Mikroorganismen), sondern auch pyrogenfrei (frei von Endotoxinen) sein, um Kreislauf und Abwehr der Patienten nicht zu belasten. Auch Dialyseeinrichtungen führen regelmäßig Tests in der Dialysierflüssigkeit durch, um Patienten vor Endotoxinen zu schützen.

Siedlungsmodell Biofilm

Biofilm ist eine schleimige Schutzhülle, die Bakterien vor Antiseptika und Antibiotika schützt. Biofilm findet sich z. B. auf chronischen Wunden wie Dekubitus oder Ulcus cruris. Die Behandlung besteht in einer mechanischen Wundreinigung zur Entfernung des Biofilms und anschließender antiseptischer Behandlung.

Kleiner Blick ins mikrobiologische Labor

Eintreffende mikrobiologische Proben werden auf verschiedene feste und flüssige Nährböden verimpft (▶ Abb. 29.3). Meist wird auch ein mikroskopisches Präparat angelegt. Hierzu wird ein Teil der Probe auf einem sterilen Glasobjektträger verteilt. Anschließend folgt die Einfärbung der Bakterien.

Gramfärbung

Zum Einsatz kommt meist die Gramfärbung, die nach dem dänischen Pathologen Gram benannt ist. Nach ihrem Färbeverhalten und ihrer Form werden 4 Gruppen unterschieden:
1. grampositive Kokken
2. gramnegative Kokken
3. grampositive Stäbchen
4. gramnegative Stäbchen

Die in der Altenpflege auftretenden wichtigen Repräsentanten der einzelnen Gruppen sind in ▶ Tab. 29.2 zusammengefasst.

▶ **Spezialfärbungen.** Daneben gibt es noch eine Reihe von Bakterien, die sich

Tab. 29.1 „Sonderausstattungen" für potenziell menschenpathogene Bakterien.

Eigenschaft	Beschreibung
Enzyme	Zusätzlich zu den Verdauungsenzymen, die alle Bakterien brauchen, verfügen einige über weitere Enzyme und Eigenschaften, die ihnen erweiterte Fähigkeiten ermöglichen. Damit stellen sie auch Pathogenitätsfaktoren dar. • Leukozidin (Staphylokokken): Es behindert Leukozyten der Abwehr. • Hyaluronidase (Streptokokken): Sie ermöglicht Ausbreitung in Gewebe. • Streptokinase (Streptokokken): Sie löst Blutgerinnsel auf. • β-Lactamase (verschiedene Bakterien): Sie verleiht Resistenz gegen Antibiotika.
Kapsel	• Dies ist eine gallertartige Hülle für Bakterien (z. B. Klebsiellen, Pneumokokken, Meningokokken), s. ▶ Abb. 29.1. • Sie tarnt das Bakterium gegenüber der körpereigenen Abwehr.
intrazelluläre Vermehrung	• Erreger überleben in Makrophagen (Fresszellen) und können sich sogar darin vermehren (Legionellen).
Toxine	Hier werden unterschieden: • Exotoxine: Sie werden von lebenden Erregern abgegeben (z. B. Tetanustoxin, Botulismustoxin, Enterotoxin der Staphylokokken). • Endotoxine: Sie setzen v. a. beim Zerfall nach dem Zelltod gramnegativer Stäbchen frei. Sie werden auch als Pyrogene bezeichnet.
Sporenbildung (kein Pathogenitätsfaktor)	• Sporen sind resistente Dauerformen von Bakterien, die Hitze bis 120 °C, Trockenheit und vielen Desinfektionsmitteln widerstehen können. • Aerobe Sporenbildner sind die Staubkeime der Bacillusgruppe, zu denen auch der Erreger des Milzbrands gehört. • Anaerobe Sporenbildner sind die Clostridien (Tetanus, Botulismus, Gasbrand, antibiotikaassoziierte Kolitis).
Pili und Fimbrien	• Die kurzen Fimbrien und die längeren Pili sind Haftorgane, die Infektionserreger benötigen, um sich z. B. auf Schleimhäuten anzusiedeln.
Geißeln (kein Pathogenitätsfaktor)	• Dies sind lange Proteinfäden, die eine aktive Fortbewegung in Flüssigkeiten ermöglichen, auch als Flagellen bezeichnet (s. ▶ Abb. 29.1).
obligate Anaerobiose (kein Pathogenitätsfaktor)	Diese Keime wachsen am besten in Abwesenheit von Sauerstoff: • Clostridium botulinum, perfringens, tetani, difficile • Bacteroides aus der Flora des Dickdarms und der Zahntaschen • Peptokokken, Peptostreptokokken und andere werden bei Mischinfektionen (z. B. Hirnabszess) gefunden.
Multiresistenz	• Jede Bakteriengattung kann multiresistente Stämme hervorbringen, was dann die Therapie erschwert, nicht aber die Pathogenität erhöht. • Am bekanntesten sind derzeit die Methicillin-resistenten Staphylococcus aureus, MRSA (S. 759), aber sie sind nicht die einzigen.

Abb. 29.3 Mikrobiologisches Labor. Die medizinisch-technische Assistentin verteilt mit einer sog. Impföse die Probe auf verschiedene Nährmedien. Diese werden verwendet, damit möglichst alle Erreger angezüchtet werden können. (Foto: T. Stephan, Thieme)

Tab. 29.2 Beispiele für Erreger in Altenpflegeeinrichtungen.

Erreger	Infektion
grampositive Kokken	
Staphylococcus aureus	Abszesse, Wundinfektionen, Katheterinfektionen, Lungenentzündung, Sepsis und andere eitrige Prozesse
Streptococcus pyogenes	Mandelentzündung, Erysipel (Wundrose), Scharlach
Streptococcus pneumoniae (Pneumokokken)	Lungen- oder Bindehautentzündung
Enterococcus faecium, faecalis	Harnwegsinfektionen, Wundinfektionen
gramnegative Kokken	
Moraxella catarrhalis	Bronchitis, Lungenentzündung
grampositive Stäbchen	
Bacillus cereus	Lebensmittelintoxikationen, Wundinfektionen (selten)
Clostridium difficile	antibiotikaassoziierte Dickdarmentzündung (meist im Krankenhaus erworben)
Clostridium perfringens	Lebensmittelintoxikationen, Wundinfektionen
Listeria monocytogenes	Meningitis (Hirnhautentzündung, heute sehr selten)
gramnegative Stäbchen	
Escherichia coli	Harnwegsinfektionen, Wundinfektionen
Klebsiella pneumoniae	Lungenentzündung, Bronchitis
Salmonella enterica	Lebensmittelinfektionen
Campylobacter jejuni, coli	Lebensmittelinfektionen
Pseudomonas aeruginosa	Bronchitis, Wundinfektionen
Legionella pneumophila	schwere Lungenentzündung
sonstige	
Chlamydophila pneumoniae	atypische Lungenentzündung
Mycoplasma pneumonia	atypische Lungenentzündung
Mycobacterium tuberculosis	Tuberkulose (selten)

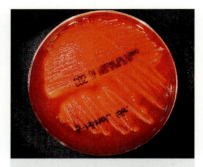

Abb. 29.4 Bakterien auf Blutnährboden. Die hier angewachsenen Streptokokken haben mit ihren Hämolysinen die roten Blutkörperchen im gelblichen Nährboden aufgelöst, daher die hellen Höfe der Kolonien. (Foto: T. Stephan, Thieme)

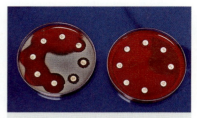

Abb. 29.5 Agardiffusionstestung von Bakterien. Nährbouillon mit Bakterien wird auf dem Nährboden ausgestrichen. Anschließend werden die Antibiotikablättchen aufgelegt. Nach der Bebrütung (links) kann festgestellt werden, inwieweit die Bakterien durch die aufgelegten Antibiotikablättchen und das daraus diffundierende Antibiotikum gehemmt wurden. (Foto: T. Stephan, Thieme)

nicht nach Gram färben lassen. Zu ihnen gehören z. B. Treponema pallidum (Erreger der Syphilis), Borrelia (Erreger der durch Zecken übertragenen Borelliose), Leptospiren (sehr selten, typische Krankheitsbilder mit Leberschaden hervorrufend), Mykoplasmen, die keine Zellwand haben (verursachen Lungenentzündungen und Wundinfektionen) und die immer in Wirtszellen lebenden Chlamydien (Chlamydophila), deren wichtigste Manifestation im Alter die Lungenentzündung ist.

Auch die Erreger der Tuberkulose (S. 739), Mycobacterium tuberculosis, bovis, africanum u. a., werden nicht nach Gram gefärbt. Hier werden – wie für die gerade genannten anderen Erreger – Spezialfärbungen verwendet, um sie sicher im Patientenmaterial zu entdecken.

Beurteilung der Nährböden

Über Nacht sind die Keime auf den Nährböden angewachsen. Je nachdem, auf welchen Nährboden das Bakterium gut gewachsen ist und wie die Kolonie aussieht, kann der Mikrobiologe schon etwas mehr über die Keime sagen. Eine der in ▶ Abb. 29.4 sichtbaren, etwa stecknadelkopfgroßen Kolonien enthält etwa 100 Mio. Keime, die durch Teilung aus einem einzigen Bakterium entstanden sind.

Antibiotikatestung

Aber damit ist die Untersuchung noch nicht beendet. Schließlich muss man wissen, welche Antibiotika zur Therapie geeignet sind. Dazu wird das zu untersuchende Bakterium auf der Testplatte verteilt und Antibiotikablättchen aufgelegt. Das sind Papierblättchen, die unterschiedliche Antibiotika in geeigneten Konzentrationen erhalten. Nach einer weiteren Nacht im Brutschrank kann man erkennen, ob das Bakterium auf das Antibiotikum sensibel oder resistent reagiert (▶ Abb. 29.5). Nach 48 Stunden kann der Befund fertig gestellt und den behandelnden Ärzten mitgeteilt werden.

Problem Multiresistenz

In der Vergangenheit wie auch heute noch werden zunehmend immer breiter wirksame Antibiotika zur Bekämpfung von Infektionen eingesetzt. Dies beschränkt sich nicht allein aufs Krankenhaus, auch bei den niedergelassenen Ärzten werden Antibiotika oft schnell und unkritisch verordnet. Ein großes Problem ist die Massentierhaltung, die sich in den letzten Jahren als Quelle für multiresistente Erreger herausgestellt hat.

Jedes Antibiotikum kommt aber mit zahlreichen Keimen aus der körpereigenen Flora zusammen. Antibiotikareste gelangen automatisch auch ins Abwasser, wo Wasserkeime Resistenzen erwerben können. Da die Bakterien teilweise in der Lage sind, Resistenzgene untereinander über Plasmide auszutauschen, haben wir es mit einer zunehmenden Resistenzsituation zu tun.

Bakterien, die besonders viele Resistenzen auf sich vereinen konnten, werden als „**multiresistent**" bezeichnet. Dabei haben die multiresistenten gramnegativen Stäbchen (Darmbakterien, Wasserkeim Pseudomonas und Umweltkeim Acinetobacter) eine neue Einteilung erfahren, nämlich 3MRGN und 4 MRGN (= Multi-Resistente Gram Negative). Geprüft wird die Resistenz gegenüber 4 ausgewählten Antibiotikagruppen. Wenn eine noch sensibel ist, wird von 3MRGN gesprochen, ansonsten von 4MRGN (▶ Tab. 29.3). Sie sind zwar

Tab. 29.3 Einteilung der MRGN nach der Empfindlichkeit auf Antibiotika.

Antibiotikum	Enterobakterien		Pseudomonas aeruginosa		Acinetobacter species	
	3MRGN	4MRGN	3MRGN	4MRGN	3MRGN	4MRGN
Piperacillin	R	R	nur eines von vier S noch	R	R	R
Ciprofloxacin	R	R		R	R	R
Ceftriaxon/Cefotaxim, bei Pseudomonas Ceftazidim	R	R		R	R	R
Meropenem/Imipenem	S	R		R	S	R

S = sensibel, R = resistent

Tab. 29.4 Übertragungsarten pathogener Mikroorganismen.

Übertragungsart	Beispiele
direkte Übertragung	
Kontakt-/Schmierinfektion (fäkal-orale Übertragung)	durch Ausscheidungen: • Harnwegsinfektionen, Durchfallerkrankungen (z. B. Rota-/Noro-Viren, Salmonellen)
Tröpfcheninfektion, Aerosole (aerogene Übertragung)	durch Niesen, Husten, Sprechen: • Erkältungskrankheiten, Grippe, auch Tuberkulose (S. 739)
über die verletzte Haut	Hautverletzungen bieten eine Eintrittspforte für Keime durch Berührung von infizierten Körperflüssigkeiten und Ausscheidungen (Hepatitis, AIDS u. a.), z. B. Stichverletzungen mit kontaminierten Kanülen: Spritzenabszess
über die Plazenta (während der Schwangerschaft)	von der Mutter auf den Fetus, z. B.: • Röteln, Syphilis, Toxoplasmose
perinatale Übertragung (während der Geburt)	Infektionen im Geburtskanal: • eitrige Bindehautentzündung durch Gonokokken • Streptokokken Gruppe B mit nachfolgender Sepsis
genitale Übertragung (beim Geschlechtsverkehr)	• Pilzinfektionen (Pingpong-Effekt) • bakterielle Infektion: Gonorrhö, Syphilis • Virusinfektionen: AIDS, Herpes genitalis, Hepatitis B
indirekte Übertragung	
durch Lebensmittel	sog. Lebensmittelvergiftungen: • Durchfall und Erbrechen durch Salmonellen, Staphylokokken, Clostridien u. a.
durch Trinkwasser, Erde, Staub	verseuchtes Trinkwasser: • Ruhr, Typhus, Schimmelpilzinfektionen, Tetanus
durch Vektoren (tierische Zwischenwirte)	Beispiele: • Malaria, Gelbfieber, Zecken-Enzephalitis, Borreliose, Toxoplasmose, Würmer
durch kontaminierte Gegenstände	fehlende oder mangelhafte Desinfektion von kontaminierten Gegenständen, Medizinprodukten (z. B. multiresistente Bakterien)
durch Menschen, z. B. durch Hände vom Pflegepersonal	Keime haften an Gegenständen und werden durch Anfassen aufgenommen und weitergegeben. Durch Berühren mit ungewaschenen bzw. nicht desinfizierten Händen kommt es zur Übertragung (alle von Mensch zu Mensch übertragbaren Erreger)

heutzutage „prominent", stellen aber im Grunde nur die Spitze des Eisberges dar. Aktuell gehören zu den Multiresistenten v. a.
- Staphylococcus aureus; MRSA/ORSA (S. 759)
- vancomycinresistente oder glycopeptidresistente Enterokokken (VRE/GRE)
- multiresistente gramnegative Stäbchenbakterien wie Darmbakterien (Enterobakterien), Pseudomonas aeruginosa,

Acinetobacter baumanii; diese werden in ▶ Tab. 29.3 nach folgendem Schema als 3MRGN und 4MRGN bezeichnet: S = sensibel, R = resistent.

Die Resistenzen gegenüber ausgewählte Antibiotika entscheiden über die Einstufung, die vom Labor bereits auf den Befund gedruckt wird.

Übertragung bakterieller Infektionen

Bakterien steht praktisch jeder Übertragungsweg offen. Die wichtigsten sind in ▶ Tab. 29.4 dargestellt.

Pilze

Pilze sind genauso allgegenwärtig wie Bakterien. Sie sind jedoch größer und besitzen einen Zellkern. Pilzinfektionen treten in Europa immer dann auf, wenn eine lokale oder generelle Abwehrschwäche besteht. Nach ihrem Verhalten und ihren Eigenschaften werden Pilze in 3 Gruppen eingeteilt:
- Schimmelpilze
- Dermatophyten
- Sprosspilze oder Hefepilze

Schimmelpilze

Schimmelpilze sind vor allem als lästige Besiedler von Lebensmitteln bekannt. Sie vermehren sich durch Sporen, die jedoch nicht so resistent wie bakterielle Sporen sind (▶ Abb. 29.6). Über die Luft verbreiten sich die Sporen und der Pilz findet so neue Siedlungsmöglichkeiten. Ideal für ihn sind feuchte, nährstoffreiche Gebiete wie eben nicht so trockene Lebensmittel und feuchte Wände, z. B. in innen liegenden Nasszellen.

▶ **Nährmyzel.** Ist eine Spore auf einen fruchtbaren Nährboden gefallen, sprießen Pilzfäden wie Wurzelwerk aus ihr heraus. Dieses Wurzelwerk wird als Nährmyzel bezeichnet. Der Pilz vermehrt sich und auch das Nährmyzel wird immer mehr.

▶ **Luftmyzel.** Irgendwann hat die Kolonie eine Größe erreicht, die es nicht mehr erlaubt, ausreichend Sauerstoff zu akquirieren. Jetzt kommt ein neues Myzel ins Spiel, das sog. Luftmyzel. Das Luftmyzel verleiht den Schimmelpilzen ihr typisches „flauschig-pelziges" Aussehen.

▶ **Vermehrungsmyzel.** Schließlich entsteht Vermehrungsmyzel mit Sporenträgern. Diese Sporenträger sind charakteristisch für die verschiedenen Gattungen. Eingefärbt ermöglichen sie den medizinischen Mikrobiologen, den Pilz zu bestimmen (▶ Abb. 29.6).

Daneben wird aber auch die Farbe und die Form der Kolonie beurteilt. Wachstum des Pilzes bei 36 °C weist ihn als potenziell menschenpathogen aus.

Infektionen

Infektionen des Menschen durch Schimmelpilze nehmen leider zu. Sie betreffen abwehrgeschwächte Patienten, von denen

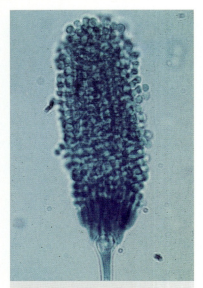

Abb. 29.6 Vermehrungsmyzel (Sporenträger) von Aspergillus fumigatus. Die langen Sporenketten sorgen für eine rasche Verbreitung des Sporen, die auf geeigneten Nährmedien rasch zu neuen Pilzkolonien führen können.

es durch die Überalterung, aber auch durch die moderne Medizin immer mehr gibt. Zielort ist dann meist die Lunge. Eingeatmete Sporen sprießen in der Lunge aus und der Pilz wächst aktiv in das Lungengewebe ein (Aspergillose). Hat die Lunge bereits einen Vorschaden, z.B. eine alttuberkulöse Kaverne, kann auch der Pilz hierin wachsen und ein in einem Röntgenbild sichtbares Pilzbällchen bilden (Aspergillom).

In neuerer Zeit werden immer wieder Haut- und Wundinfektionen mit Schimmelpilzen beschrieben, sehr selten Einwachsen in den Körper entlang von Nerven oder Blutgefäßen.

Allergien und neurogene Beschwerden

Pilze auf Wänden und unter Teppichen vermögen bei disponierten Menschen Allergien oder neurogene Beschwerden wie Kopfschmerzen auszulösen. Mit Schimmelpilzen befallene Räume müssen daher immer saniert werden.

Einige der Schimmelpilze (z.B. Aspergillus flavus) sind in der Lage, Toxine in Lebensmittel einzubringen. Daher müssen auch verschimmelte Lebensmittel verworfen werden.

Dermatophyten

Diese Gruppe von Pilzen hat sich spezialisiert auf Keratin als Nahrungsstoff, daher besiedeln sie besonders gerne Haut, Haare und Nägel von Menschen. Sie lassen sich gerne auf Mensch und Tier übertragen, daher sind Haustiere nicht selten Pilzträger.

Haben sich die Pilze einmal auf einen Körper niedergelassen, sind sie extrem „anhänglich". Dies muss bei der Therapie (unbedingt ausreichend lang!) und bei Hygienemaßnahmen berücksichtigt werden.

▶ **Fußpilz.** Im Altenheim bzw. Altenpflegeheim sind Dermatophyten am häufigsten als Fußpilz präsent. Alte Menschen haben oft auch befallene Zehennägel. Dabei ist zu beachten, dass aus diesen Zehennägeln die Sporen der Dermatophyten austreten und neue Infektionen auslösen können. Dermatophyten sind relativ leicht von Mensch zu Mensch zu übertragen und besiedeln dann besonders die empfindlichen Zehenzwischenräume. Prinzipiell können sie aber jede Hautfalte als Wohnort nutzen. Näheres hierzu s. Kap. 29.9 (S. 751).

Sprosspilze

Im Gegensatz zu den beiden erstgenannten Gruppen ähneln die Spross- oder Hefepilze in ihrem Verhalten eher den Bakterien. Allerdings vermehren sie sich nicht durch Teilung, sondern durch Abschnürung von Tochterzellen. Sie verfügen über Haftorgane, die es ihnen ermöglichen, sich im Organismus anzusiedeln.

▶ **Pseudomyzel.** Sie sind nicht in der Lage, Myzel zu bilden, dennoch vermeint man bei Sprosspilzinfektionen Pilzfäden zu sehen. Um diese zu erzeugen, machen sich die Sprosspilzzellen normalerweise eher ovalkugelig, ganz lang und dünn. Dies wird dann als „Pseudomyzel" bezeichnet. Das Pseudomyzel gilt als Pathogenitätsmerkmal und ermöglicht den Sprosspilzen in seltenen Fällen, bei abwehrgeschwächten Patienten tiefer in Gewebe einzudringen (Soor-Ösophagitis des schwer Abwehrgeschwächten).

Genau wie bei den Bakterien gibt es auch bei den Spross- oder Hefepilzen für den Menschen sehr nützliche Gattungen. Typisches Beispiel ist Saccharomyces cerevisiae, die Bier- oder Bäckerhefe, ohne die unsere Nahrungsmittelvielfalt deutlich geringer wäre.

Infektionen

Aber auch die als pathogen eingestuften Pilze (z.B. Candida) sind eigentlich von ihrem Wesen her eher „Trittbrettfahrer". Viele gesunde Menschen tragen kleine Mengen an Candidapilzen im Darm. Beschwerden haben sie erst, wenn die Pilze sich plötzlich stark vermehren. Das tun sie dann, wenn die Darmflora nachhaltig durcheinander geraten ist, z.B. nach einer Antibiotikagabe. Das empfindliche Gleichgewicht der Mikroorganismen wird dann gestört und erlaubt den Sprosspilzen eine rasante Vermehrung. Die Beschwerden sind Unwohlsein, Blähungen und gelegentlich leichte Durchfälle.

▶ **Windeldermatitis.** Pathogene Sprosspilze können sich aber auch auf der Haut ansiedeln, wenn die Hautabwehr vorgeschädigt ist. Ein hierfür typisches Krankheitsbild ist die sog. Windeldermatitis, bei der die aus dem Darm ausgetretenen Pilze die feuchte und leicht mazerierte Haut eines Säuglings oder Kleinkinds, der Einmalwindeln trägt, oder eines Menschen, der mit Inkontinenzmaterial versorgt wird, infizieren können. Genau wie die Dermatophyten können aber auch die Sprosspilze Hautfalten und selten die Nägel nutzen.

▶ **Hygienemaßnahmen.** Bei der Bekämpfung ist auf eine ausreichend lange Therapie zu achten. Die Hygienemaßnahmen entsprechen den üblichen Hygienemaßnahmen, alle Desinfektionsmaßnahmen wirken wie üblich. Sprosspilzinfektion wie Windeldermatitis oder Soor sind praktisch nicht von einem Menschen auf den anderen zu übertragen. Denn sie können sich nur ansiedeln, wenn eine entsprechende Abwehrschwäche vorliegt. Die einzige Ausnahme von dieser Faustregel ist die Mykose der Sexualorgane. Durch den sexuellen Kontakt werden die Sprosspilze fast regelhaft auf den Partner übertragen. Bei sexuell aktiven Menschen muss also, wenn eine Genitalmykose diagnostiziert wurde, der Partner mitbehandelt werden.

Dimorphe Pilze

Der Vollständigkeit halber seien auch die dimorphen Pilze kurz angesprochen. „Dimorph" heißt „2-förmig" und bezieht sich darauf, dass diese Pilze bei Raumtemperatur wie Schimmelpilze aussehen, sich bei Körpertemperatur jedoch wie Sprosspilze verhalten. In Mitteleuropa spielen Infektionen mit dimorphen Pilzen keine Rolle, dies ist jedoch in den USA, Mexiko sowie Südamerika anders.

Parasiten

Die Parasiten sind die am höchsten entwickelten Mikroorganismen unter den Infektionserregern. Einige von ihnen kann man nicht einmal als Mikroorganismus bezeichnen, da sie für das bloße Auge schon sehr gut sichtbar sind. Höchst unterschiedliche Lebensformen werden unter dem Begriff „Parasit" zusammenge-

fasst. Zum besseren Verständnis werden die Parasiten zunächst einmal in 2 große Gruppen unterteilt:
- Endoparasiten
- Ektoparasiten

Endoparasiten

Diese haben ihren Wohn- und Wirkort im Menschen und können weiter unterteilt werden in:
- einzellige Endoparasiten (Protozoen)
- mehr- bzw. vielzellige Endoparasiten (Würmer)

Protozoen

Zu den Protozoen gehören z. B.:
- Toxoplasma gondii (Toxoplasmose)
- Giardia lamblia
- Cryptosporidien
- Endolimax nana
- Blastocystis hominis

▶ **Toxoplasma gondii.** Es besiedelt besonders das Gehirn, wo es Zysten zu bilden vermag. Schwere Krankheitsbilder entstehen jedoch i. d. R. nur, wenn die Infektion einer werdenden Mutter im 2. oder 3. Drittel der Schwangerschaft erfolgt. Dann können die Protozoen die Plazenta passieren und den Embryo befallen. Dies kann zu Hirnschädigungen und Hydrozephalus (Wasserkopf) führen. Auch bei schwerer Abwehrgeschwächten kann die Toxoplasmose sehr ernst verlaufen. Von diesen Ausnahmen abgesehen, verläuft die Infektion relativ harmlos. Übertragen werden die Protozoen durch infizierte junge Katzen, die den Erreger etwa 20 Tage lang ausscheiden, sowie durch rohes Fleisch, aber auch verschiedene andere Haus- und Nutztiere.

▶ **Giardia lamblia.** Es gehört zu den Flagellaten und ist im Wasser zu finden. Dieser Einzeller siedelt sich v. a. im Dünndarm an, wo er die Dünndarmwand besetzt. Die daraus folgenden Resorptionsstörungen führen zu Durchfällen und Unwohlsein.

▶ **Cryptosporidien.** Sie können bei Mensch und Tier zu Durchfallerkrankungen führen und werden v. a. bei AIDS-Patienten häufiger gefunden.

▶ **Endolimax nana.** Die Amöbe Endolimax nana ist offensichtlich für die meisten Menschen apathogen, führt jedoch bei einzelnen Disponierten auch zu Darmbeschwerden und Unwohlsein. Nur in diesen Fällen ist eine Therapie indiziert, wenn sie bei einer Stuhluntersuchung gefunden werden.

▶ **Blastocystis hominis.** Es ist bisher nicht klassifiziert, für diesen Einzeller gilt das Gleiche wie für Endolimax nana. Auch hier ist nur in seltenen Fällen eine Therapie sinnvoll.

Würmer

Durch die konsequente Lebensmittelaufsicht und -hygiene sind Wurminfektionen in der Bundesrepublik Deutschland heute selten geworden.

Über Haustiere können Infektionen mit Spulwürmern (z. B. Toxocara species) übertragen werden. Gelegentlich werden auch noch Infektionen mit Ascaris lumbricoides beobachtet.

▶ **Spulwürmer.** Spulwürmer (Toxocara) werden v. a. über Haustiere akquiriert und können regelrecht durch den Körper wandern.

▶ **Echinokokken.** Echinokokken (Hundebandwurm, Fuchsbandwurm) sind gefürchtet. Echte Infektionen sind in Deutschland jedoch relativ selten. Die Prävention besteht darin, Waldbeeren, Pilze usw. nur heiß zuzubereiten und dann zu genießen. Eine Infektion mit Echinokokken manifestiert sich in der Leber, entweder in Form von blasigen Zysten oder aber durch invasives Wachstum.

Therapie

Bis auf Toxocara- oder Echinokokkeninfektionen sind praktisch alle bisher genannten Endoparasitosen gut medikamentös zu behandeln.

Ektoparasiten

Ektoparasiten sitzen auf der Körperoberfläche des Menschen. Ektoparasiten im Altenheim sind Läuse und die Krätzmilbe Skabies, seltener einmal Flöhe. Ektoparasitosen gelten immer noch als „unsauber" und „asozial", obwohl dies definitiv nicht stimmt. Da Ektoparasiten nicht mit der körpereigenen Abwehr direkt in Kontakt kommen und sich weder durch tägliches Duschen noch durch Desinfektionsmittel nennenswert beeindrucken lassen, können sie jeden befallen. Genau deswegen können sie sich rasch in Gemeinschaftseinrichtungen ausbreiten, weswegen effiziente Gegenmaßnahmen erforderlich sind; s. „Krätze" (S.753).

Läuse

In Deutschland sind noch folgende Läuse heimisch:
- Kleiderläuse
- Filzläuse
- Kopfläuse

▶ **Therapie.** Die Übertragung erfolgt durch Kontakt, auch mit befallenen Stofftieren oder Kleidungsstücken. Gegen Kopfläuse hilft der Läusekamm, der auch eine leichte Diagnosestellung erlaubt. Kopfläuse befestigen ihre Eier an den Haaren, wo sie sehr fest kleben. Die Eier werden als „Nissen" bezeichnet. Präparate mit dem Wirkstoff Primethrin können erfolgreich auch gegen die anderen Läusearten eingesetzt werden. Aktuelle Hinweise zur Therapie und zur Vermeidung der Verbreitung von Läusen finden sich unter www.rki.de Infektionskrankheiten A–Z. Läuse sind hitze- und kälteempfindlich, was man sich bei der Bekämpfung zunutze machen kann.

Flöhe

Flöhe werden heute meistens durch Haustiere eingeschleppt. Der Menschenfloh (Pulex irritans) selbst ist in Deutschland praktisch ausgestorben. Häufig werden Menschen also heute von Katzen- oder Hundeflöhen gequält. Flöhe stechen relativ häufig und oft in einer Linie oder spiralförmig, was als Indiz gewertet werden kann. Oft jucken auch die alten Stiche wieder, wenn neue hinzugekommen sind. Allerdings gibt es auch Menschen, die auf Flohbisse überhaupt nicht reagieren.

▶ **Therapie.** Bekämpfungsmaßnahmen sind Wäschewaschen und Körperpflege. Die entscheidende Maßnahme ist die Sanierung der betroffenen Haustiere.

Krätzmilbe

Die Krätzmilbe Sarcoptes scabiei hominis breitet sich alle 10–15 Jahre epidemieartig aus. Maßnahmen gegen die Skabies sowie Details zum Befall sind in Kap. 29.10 dargestellt (S.753).

Viren

Viren sind die allerkleinsten Krankheitserreger mit eigenem Genom oder Erbgut und besitzen keinen eigenen Stoffwechsel. Dennoch sind sie als Infektionserreger ausgesprochen erfolgreich und neben der bakteriellen Tuberkulose weltweit führend. Nach ihrem Aufbau unterscheidet man 2 übergeordnete Gruppen:
- behüllte Viren
- unbehüllte bzw. „nackte" Viren

▶ **Behüllte Viren.** Die behüllten Viren lassen sich gerne von Mensch zu Mensch möglichst direkt (z. B. über Körperflüssigkeiten) weitergeben und ihre Hülle ist sehr empfindlich auf Umwelteinflüsse und Desinfektionsmittel. Sie neigen z. T. dazu, chronische Infektionen auszulösen, einige Herpesviren sind besonders „anhänglich". Zu den behüllten Viren gehören:

- Hepatitis B (S. 741)
- Hepatitis C (S. 741)
- Influenza-Viren (S. 729)
- HI-Viren (S. 754)
- Herpes-Viren (S. 728); einschließlich Varizella-Zoster-Virus

▶ **Unbehüllte Viren.** Die unbehüllten Viren dagegen nutzen auch Infektionswege über die Umwelt und können sehr widerstandsfähig gegenüber Umwelteinflüssen und Desinfektionsmitteln sein. Beispiele für unbehüllte Viren sind:
- Hepatitis A (S. 741)
- Hepatitis E (in Deutschland nicht heimisch)
- Gastroenteritis-Viren, v. a. Noro- und Rotaviren (S. 747)
- Adeno-Viren (Keratokonjunktivits epidemica)
- Papillom-Virus (Dornwarzen)

▶ **Vermehrung.** Beide Virusgruppen benötigen, um überhaupt eine Vermehrung starten zu können, einen Rezeptor, der sie quasi in die Zelle einlässt. Denn sie sind darauf angewiesen, sich den Zellstoffwechsel zu leihen, um ihre eigene Vermehrung betreiben zu können. In der Zelle selbst durchlaufen sie einen typischen Zyklus (▶ Abb. 29.7).

Im Folgenden sollen Viren vorgestellt werden, die in der Altenpflege und in der Allgemeinbevölkerung eine besondere Rolle spielen.

Adenoviren

Adenoviren treten vereinzelt als Durchfallerreger auf, in Gemeinschaftseinrichtungen ist jedoch das Adenovirus, das die Keratoconjunctivitis epidemica erregt, am meisten zu beachten. Typischerweise tritt eine schwere einseitige Augenentzündung auf. Die Erreger sind sehr leicht zu übertragen über Handtücher, Hände, Waschlappen usw., so dass sich beim gleichen Patienten auch das andere Auge infiziert. Beim Versorgen der betroffenen Augen müssen Handschuhe getragen werden.

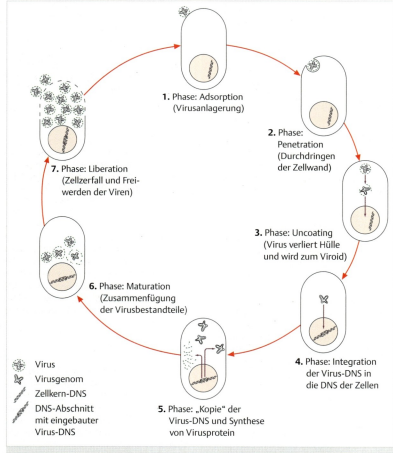

Abb. 29.7 Virenvermehrung. Vermehrungsvorgang von Viren mit Zerstörung der Wirtszelle.

Hepatitis-B-Virus

Das Hepatitis-B-Virus gehört zu den behüllten Viren und ist von den blutübertragbaren Viren das infektiöseste. Nach einer Inkubationszeit von 1,5–6 Monaten beginnen die Symptome der Hepatitis mit Müdigkeit, Abgeschlagenheit, hellem Stuhl und ggf. Gelbsucht. Diese typische, auch als Ikterus bezeichnete Gelbfärbung der Skleren und der Haut tritt jedoch nicht immer auf.

Die Hepatitis-B-Infektion verläuft zu etwa 30–36 % chronisch, wobei die chronisch persistierende Form (der Zustand von Betroffenen verschlechtert sich nicht oder nur gering, sie sind aber infektiös) an der chronisch aggressiven Form (Zustand der Betroffenen verschlimmert sich allmählich bis hin zur Leberzirrhose oder zum hepatozellulären Karzinom) unterschieden werden muss.

Hepatitis-C-Virus

Die Übertragungswege entsprechen dem Hepatitis-B-Virus, jedoch ist das Hepatitis-C-Virus 10-mal weniger infektiös. Anders als bei Hepatitis-B-Virus steht hier jedoch keine Impfung zur Verfügung. Hepatitis-C-Infektionen werden jedoch erfolgreich mit Interferon in Kombination mit einem Virusstatikum behandelt.

Auch die Hepatitis-C-Infektion führt unbehandelt und gelegentlich bei Nichtansprechen der Behandlung zu einem chronisch aggressiven oder chronisch persistierenden Verlauf. Die Diagnose erfolgt über einen Antikörpernachweis, die Viruslast wird mit molekular-biologischen Methoden (Polymerase-Kettenreaktion) ermittelt.

Hepatitis-D-Virus

Hepatitis D kann nur dort auftreten, wo Hepatitis B bereits vorhanden ist. Es handelt sich nämlich um ein inkomplettes Virus, das sich Teile des Hepatitis-B-Virus „leihen" muss. Es findet sich bei Drogenabhängigen, die „spritzen", und manchmal bei Dialysepatienten.

Herpes-Viren

Die Herpes-Viren sind eine Familie behüllter Viren, die neben dem klassischen Herpes-simplex-Virus Typ I und Typ II auch das Epstein-Barr-Virus, Zytomegalie-Virus, Varizella-Zoster-Virus u. a. umfasst.

Herpes-simplex-Viren erregen die typischen Bläschen in den Mundwinkeln, Aphthen auf dem Zahnfleisch und erzeugen Bläschen im Genitalbereich. Die Durchseuchung mit Herpes-simplex-Viren in der Bevölkerung in der Bundesrepublik Deutschland beträgt schätzungsweise

98 %. Jeder erwirbt dabei sein Herpes-simplex-Virus bereits im Kleinkindalter und beherbergt es in den Ganglien der Gesichtsnerven oder im Genitalbereich bis zu seinem Tod. Von der individuellen Wirtsdisposition hängt es ab, ob ein Mensch z. B. immer wieder rezidivierende Episoden von z. B. Herpes labialis hat oder nicht. Wegen der hohen Durchseuchungsrate wirkt eine Herpesinfektion in einem Altenheim nicht mehr ansteckend, bei schwerer Abwehrschwäche ist aber eine Herpessepsis (Herpes generalis) denkbar.

▶ Therapie. Die Behandlung erfolgt lokal durch geeignete Präparate, die falsche Bausteine für das Virus-Erbgut enthalten und damit die Vermehrung schließlich unmöglich machen.

Varizella-Zoster-Virus

Dieses zur Familie der Herpes-Viren gehörige Virus löst bei der Infektion als Erstmanifestation die Windpocken (Varizellen) aus. Auch dieses Virus mag seinen Wirt gar nicht mehr verlassen und nistet sich in den Ganglien des Rückenmarks ein. Im Alter kann er in Form der Gürtelrose (Herpes Zoster) wieder erscheinen. Das Bläschensekret der Gürtelrose ist hochinfektiös. Wer sich ansteckt, wird jedoch Windpocken bekommen.

Influenza-Viren

Influenza-Viren A und B sind die Erreger der echten Grippe. Die Grippe ist ein mit Komplikationen behaftetes schweres Krankheitsbild, das gerade bei alten Menschen sehr leicht zum Tode führen kann. Todesursache sind dabei verkomplizierende Lungenentzündungen oder Herzversagen in Folge der Kreislaufbelastung.

▶ Grippeschutzimpfung. Gegen die Influenza steht eine Impfung zur Verfügung, die allerdings jedes Jahr wiederholt werden muss. Nicht weil sich die Antikörper so schnell verbrauchen würden, sondern weil das Influenza-Virus ausgeprägt dazu neigt, die Kombination seiner beiden Pathogenitätsfaktoren Hänagglutinin (H) und Neuraminidase (N) zu verändern, die auch namensgebend sind (z. B. H1N1 „Schweinegrippe", H5N1 „Vogelgrippe"). Damit passen die Antikörper des Vorjahres nicht mehr und die Impfung muss erneut appliziert werden. Für Personal einer Altenpflegeeinrichtung wird die Grippeschutzimpfung dringend empfohlen, zum einen, um sich selbst zu schützen, zum anderen, um auch die Bewohner vor dieser gefährlichen Infektion zu bewahren.

Norovirus

Das Norovirus, das früher Norwalk-like-Virus hieß, erregt eine heftige Gastroenteritis und ist als unbehülltes Virus relativ resistent gegen Desinfektionsmaßnahmen. Seine Infektionsdosis ist extrem gering. Da es sich auch während des Erbrechens aerogen verbreiten lässt, gibt es oft bereits mehrere Infizierte, bevor Hygienemaßnahmen effektiv begonnen werden können.

Papillom-Virus

Das Papillom-Virus gehört zur Familie der Papovaviren und ist der Erreger der Dornwarzen. Als unbehülltes Virus ist es relativ umweltresistent, was eine regelmäßige Desinfektion der gemeinsam genutzten Stationsbäder erforderlich macht.

Rota-Viren

Auch die Rota-Viren gehören zu den Gastroenteritis-Erregern. Auch ihre Infektionsdosis ist niedrig und sie sind unbehüllt. In Altenheimen sind sie jedoch seltener als die Noroviren.

Prionen

Diese als infektiös geltenden Eiweißmoleküle sind Erreger der Creutzfeldt-Jakob-Erkrankung (CJK), die es einmal in erblicher Form als Folge eines Gendefekts, aber auch in infektiöser Form gibt. Die veränderten Eiweiße lagern sich im Gehirn ab und führen über unspezifische Symptome schließlich zu schwerer Demenz und zum Tod. Die Infektion stellt man sich so vor, dass die physiologischen Prionproteine von den pathogenen so umgefaltet werden, dass sie den pathogenen Prionen entsprechen – damit haben sich die pathogenen Prionen vermehrt.

Tatsächlich haben Prionen ihr „Erbgut" also im humanen Genom, denn ähnliche Moleküle steuern normalerweise wesentliche Teile der Hirnfunktion. Daher richtet sich die Empfänglichkeit für Prioneninfektionen nach den entsprechenden Genen des Menschen.

▶ Bovine Spongiforme Enzephalopathie (BSE). Die neue Variante der Erkrankung (vCJK) beim Menschen wird mit der Aufnahme des Erregers der Bovinen Spongiformen Enzephalopathie (BSE) assoziiert. Die Infektion mit Prionen kann theoretisch über unsterile OP-Instrumente erfolgen, bewiesen sind aber nur Übertragungen über kontaminierte Lebensmittel oder Implantate wie harte Hirnhaut oder Augenhornhaut von anderen Menschen. Die CJK hat in Deutschland die Häufigkeit von 1,5 : 1 000 000, von der vCJK ist bisher kein Fall aufgetreten, was durch die bei der Bevölkerung weitestgehend fehlende Genform für Empfänglichkeit erklärt werden kann.

Verschiedene Übertragungswege für Viren, aber auch Mikroorganismen finden sich in ▶ Tab. 29.4. Ziel des Hygienerechts und der Hygienemaßnahmen ist es, diese Übertragungswege zu unterbinden. Wichtiges hierzu wird in den folgenden Abschnitten abgehandelt.

29.2.4 Normative Grundlagen von Hygiene und Arbeitsschutz

In einer Altenpflegeeinrichtung gibt es Bewohner, die von Mitarbeitern versorgt werden. Hierzu wenden die Mitarbeiter Medizinprodukte und Arzneimittel an. Lebensmittel, auch diätetische, werden in der Küche zubereitet, aber manche werden auch auf Station hergestellt, z. B. geschmierte Brote.

Jede dieser Maßnahmen unterliegt bestimmten rechtlichen Auflagen, die neben Grundsätzlichem auch Hygienefragen regeln. Rechtsvorgaben hierzu sind Gesetze, die allgemeine Anforderungen stellen, und Verordnungen, die ein Gesetz im Hintergrund haben und etwas detaillierter sind. Hinzu kommen technische Normen, Richtlinien und Empfehlungen. Die folgende Aufstellung hilft etwas durch den „Paragraphendschungel".

Betreuung und Pflege der Bewohner

Pflegequalitätssicherungsgesetze der Bundesländer geben vor, dass ein Heim nur betrieben werden darf, wenn das Personal über den Infektionsschutz für die Bewohner informiert ist. Das Infektionsschutzgesetz regelt das Meldewesen (§§ 6 bis 9) von gefährlichen Infektionskrankheiten, fordert einen Hygieneplan von Gemeinschaftseinrichtungen (§ 36) und enthält verschiedene andere Regelungen, auf die im Folgenden eingegangen wird. Immer mehr Bundesländer erlassen zusätzlich Hygieneverordnungen, in denen Anforderungen und Details zum Management festgelegt sind.

Personalschutz

Besonderer Wert wird vom Gesetzgeber, aber auch den Berufsgenossenschaften auf den Personalschutz gelegt. In Umsetzung vom Europäischen Recht wurde hierzu 1999 die 2013 überarbeitete Biostoffverordnung (BiostoffV) in Kraft gesetzt.

▶ **BiostoffV.** Diese regelt den Umgang von Mitarbeitern mit „biologischen Arbeitsstoffen". Biologische Arbeitsstoffe im Sinne der BiostoffV sind Mikroorganismen und Viren, auch potenzielle Krankheitserreger, die einen Ausnahmefall im Pflegealltag darstellen. Die Biostoffverordnung wird ergänzt durch sog. „Technische Regeln für biologische Arbeitsstoffe" (TRBA), die die praktische Umsetzung der Biostoffverordnung im Alltag einer Altenpflegeeinrichtung darstellen. Die Verordnung zur arbeitsmedizinischen Vorsorge (ArbMedVV) regelt das Angebot arbeitsmedizinischer Versorgung.

▶ **TRBA.** So fordert die TRBA 400 vom zuständigen Betriebsarzt eine Gefährdungsbeurteilung für die Mitarbeiter in Abhängigkeit von ihrem Arbeitsplatz und ihrer Tätigkeit durchzuführen. In der TRBA 250 ist die Pflicht der Arbeitgeber, den Arbeitnehmern entsprechende Schutzmittel und stichsichere Arbeitsmittel (z. B. Lanzetten, deren Spitze sich nach Nutzung sofort einziehen lässt) zur Verfügung zu stellen sowie entsprechende Arbeitsanweisungen (Hygieneplan) in Kraft zu setzen, verankert. Von den Arbeitnehmern wird erwartet, dass sie die Arbeitsanweisungen befolgen und die Schutzmittel entsprechend anwenden. Hygienebeauftragte halten den Hygieneplan aktuell und schulen die Mitarbeiter mindestens einmal im Jahr auf die korrekte Umsetzung. Verstöße gegen die TRBA können als Ordnungswidrigkeit oder Straftat gewertet und bestraft werden.

▶ **BGR 250.** Die Versicherung für Berufsunfälle und Berufskrankheiten ist für Personal in der Altenpflege die Berufsgenossenschaft für Gesundheitsdienst und Wohlfahrtspflege. Die BGR 250 (auch GUV-R 250) ist identisch mit der TRBA 250 und ersetzt alte Unfallverhütungsvorschriften. Neben bereits genannten Pflichten werden z. B. gut ausgestattete Handwaschplätze beschrieben, welche Schutzkleidung wann anzulegen ist und wie Abfall korrekt entsorgt wird. Im Rahmen von Berufsunfall- oder Berufskrankheitsmeldungen wird die korrekte Anwendung geprüft, falls sie nicht umgesetzt wurden, können Regresse gegen Arbeitgeber oder Arbeitnehmer verhängt werden.

▶ **Gefahrstoffverordnung.** Aber Mitarbeiter können nicht nur mit biologischen Arbeitsstoffen, sondern auch mit chemischen in Berührung kommen. Hier gelten die Bestimmungen der Gefahrstoffverordnung. Gefahrstoffe sind an der roten Raute mit einem Gefahrstoffsymbol zu erkennen. Zu jedem in der Pflege eingesetzten Gefahrstoff (z. B. Konzentrate von Reinigern und Desinfektionsmitteln) gibt es ein Sicherheitsdatenblatt sowie eine Betriebsanweisung gemäß §14 Gefahrstoffverordnung. Hier wird geregelt, welche Schutzmaßnahmen zu ergreifen sind (z. B. Handschuhe) und welche Erste-Hilfe-Maßnahmen sinnvoll sind, wenn doch einmal etwas auf die Haut gelangt ist oder ins Auge spritzt. Auch die Gefahrstoffverordnung wird durch „Technische Regeln für Gefahrstoffe" (TRGS) praxisnah erläutert. Der Vollzug der Gefahrstoffverordnung obliegt normalerweise der Fachkraft für Arbeitssicherheit.

Medizinprodukte

▶ **Medizinproduktegesetz.** Alle beim Bewohner eingesetzten Medizinprodukte müssen dem Medizinproduktegesetz (MPG) entsprechen. Sie tragen das CE-Zeichen und im Falle steriler Medizinprodukte bzw. aktiver Medizinprodukte auch eine Prüfnummer. Die Anforderungen an Medizinprodukte, die Hersteller und Betreiber erfüllen müssen, sind allgemein geregelt im Medizinproduktegesetz, das in der gesamten Europäischen Union Gültigkeit hat.

▶ **Medizinproduktebetreiber-Verordnung.** Welche Pflichten der Anwender (z. B. die Pflegekraft) und die Betreiber (die Einrichtung, der die Medizinprodukte gehören) haben, regelt die Medizinproduktebetreiber-Verordnung (MPBetreibV) im Detail. In § 4 MPBetreibV wird z. B. gefordert, dass jedes Medizinprodukt einwandfrei nach einem festgelegten und überprüften (bei bestimmungsgemäß keimarm oder steril anzuwendenden validierten) Verfahren aufzubereiten ist.

▶ **Medizinprodukte-Sicherheitsplanverordnung.** Sie regelt das Meldewesen, wenn Medizinprodukte doch einmal nicht funktioniert haben, wie sie sollten, und Bewohner, Mitarbeiter oder Dritte dadurch beinahe oder tatsächlich geschädigt wurden.

▶ **Medizinproduktebeauftragte.** Jeder, der ein Medizinprodukt anwendet, muss mit seiner Funktion vertraut sein (eingewiesen) und es vor der Anwendung überprüft haben. Diese Überprüfung kann naturgemäß sehr einfach (z. B. bei Toilettenstühlen) oder aber auch etwas aufwendiger (Kalibrierung eines Blutzuckermessgerätes) sein. Medizinproduktebeauftragte kümmern sich um die regelmäßige Wartung und weisen neue Mitarbeiter ein. Ist ein Medizinprodukt mal kaputtgegangen und muss zur Reparatur, ist es vorher zu desinfizieren. Diese Maßnahme muss in der Reparaturanforderung mitgeteilt werden und dient dem Schutz der Medizintechniker (BGR 250).

Arzneimittel

Auf den ersten Blick scheint der Vollzug des Arzneimittelrechtes, das aus dem Arzneimittelgesetz mit den dazugehörigen Deutschen und Europäischen Arzneimittelbüchern besteht, in der Altenpflege sehr leicht und unkompliziert umsetzbar zu sein. Händedesinfektionsmittel und Hautdesinfektionsmittel sind aber gleichfalls Arzneimittel und dürfen entsprechend nicht einfach umgefüllt oder für andere Zwecke genutzt werden.

Geregelt wird auch dort der korrekte Umgang mit Injektions-, Infusionslösungen und die korrekte Anwendung von Mehrdosisbehältern (aus denen entweder für einen Bewohner mehrfach oder für mehrere Bewohner Dosen zur Injektion oder Wundspülungen entnommen werden). Hier gilt die Pflicht der Heimleitung, entsprechende Lagermöglichkeiten für Arzneimittel zur Verfügung zu stellen.

Lebensmittel

Für die Lebensmittelhygiene gibt es ein ganz eigenes Rechtsgebäude, das aus dem Lebensmittel-, Bedarfsgegenstände- und Futtermittelgesetzbuch (LFGB) sowie der EG-852/2004-Verordnung, deren Inhalte sich komprimiert auch in der 2007 erlassenen Lebensmittelhygieneverordnung (LMHV) finden, besteht. Das Infektionsschutzgesetz fordert in § 43 eine Belehrung für Personen, die Lebensmittel für andere zubereiten. Dieses Rechtsgebäude wird v. a. dann greifen, wenn Pflegekräfte auf der Station Essen lagern, ausgeben oder sogar zubereiten. Bei haushaltsähnlicher Lebensmittelzubereitung (z. B. gemeinsames Backen der Bewohner) greift das Lebensmittelrecht nicht, natürlich muss aber auf eine haushaltsübliche Hygiene geachtet werden.

RKI-Empfehlungen

Das Robert Koch-Institut (RKI) hat 3 ständige Kommissionen:
- Impfkommission (STIKO)
- Kommission für Krankenhaushygiene und Infektionsprävention (KRINKO)
- Antiinfektiva, Resistenz und Therapie (ART)

Diese Kommissionen haben die Aufgabe, Empfehlungen zum Infektionsschutz auszusprechen.

▶ **STIKO.** Die ständige Impfkommission (STIKO) gibt Impfempfehlungen für Säuglinge bis hin zum Erwachsenenalter sowie reise- und berufsbedingte Impfempfehlungen ab.

▶ **KRINKO.** Die Kommission für Krankenhaushygiene und Infektionsprävention (KRINKO) gibt evidenzbasierte Empfehlungen heraus, in denen sich durch Studien unterstützte Hygienemaßnahmen für verschiedene Situationen wiederfinden. Die KRINKO hat dabei sowohl den Personalschutz als auch den Schutz der Bewohner im Auge. Leider existieren nur relativ wenige Studien zu hygienischen Fragestellungen. Die Empfehlungen sind daher mit Kategorien versehen (Ia – IV), aus denen man ersehen kann, inwieweit sie wissenschaftlich fundiert, also durch Studien belegt sind oder theoretische Ableitungen darstellen, die durch praktische Erfahrungen erhärtet werden. Für Pflegeeinrichtungen gilt die KRINKO-/RKI-Empfehlung „Infektionsprävention in Heimen".

▶ **ART.** Diese Kommission entwickelt Strategien zur Vermeidung der Ausbreitung von Multiresistenzen und gibt Empfehlungen zum Antibiotikamanagement in medizinischen Einrichtungen aus.

Weitere Expertengremien

Neben den RKI-Empfehlungen gibt es auch noch Empfehlungen anderer Expertengremien, z. B. der Deutschen Gesellschaft für Hygiene und Mikrobiologie (DGHM), der Verbund für angewandte Hygiene (VAH) und der Deutschen Gesellschaft für Krankenhaushygiene (DGKH), die auch eine Sektion Altenpflege hat.

Eine Arbeitsgruppe aus dem öffentlichen Gesundheitsdienst der „neuen" Bundesländer hat einen Rahmenhygieneplan erstellt, der viele nützliche Hinweise enthält. Ähnlich stehen der im Juni 2014 neu gefasste bayerische Rahmenhygieneplan und die Empfehlungen verschiedener MRE-Netzwerke zur Verfügung.

Hygieneplan

Die Zeiten, in denen ein Hygieneplan letztlich nur aus einem Reinigungs- und Desinfektionsplan bestand, sind längst vorbei. Heute muss jede im Infektionsschutzgesetz genannte Einrichtung ein Hygienekonzept basierend auf den gerade aufgezählten Regeln sowie den Verhältnissen vor Ort entwickeln. Daraus entsteht ein Hygienehandbuch, das den heutigen Anforderungen an das Qualitätsmanagement entspricht und alle wichtigen Hinweise für die Pflegekräfte vor Ort enthält.

▶ **Risikobewertung.** Um über die richtigen Maßnahmen entscheiden zu können, muss eine Risikobewertung vorgenommen werden. Diese umfasst die folgenden Punkte:
1. Erreger
2. Risiko für Bewohner/Personal
3. Maßnahmen
4. Praktikabilität

Erreger

Welche Erreger kommen in der Altenpflegeeinrichtung regelmäßig vor? Welche Erreger kommen nur selten vor und welche prophylaktischen Maßnahmen sind erforderlich damit das so bleibt? ▶ Tab. 29.2 zeigt Beispiele für verschiedene Erreger.

Bewohner/Personal

Altenpflegeheime können Menschen in ganz unterschiedlichen Allgemeinzuständen beherbergen. Das Hygienekonzept der Einrichtung kann nicht allen Bedürfnissen gerecht werden, daher wählt man einen „goldenen Mittelweg". In einigen Einrichtungen sind Bewohner unterschiedlicher Infektionsgefährdung oder Infektiösität in Bereichen zusammengefasst.

Für solche „Schwerstpflegebereiche" muss unter Umständen ein von der restlichen Einrichtung abweichendes Hygienekonzept, mehr wie im Krankenhaus, etabliert werden. Herangezogen werden kann ergänzend die 2010 veröffentlichte KRINKO-/RKI-Empfehlung „Anforderungen der Hygiene an die medizinische Versorgung von immunsupprimierten Patienten", die Hinweise auch für den häuslichen Bereich enthält. Für Pflege und Therapie notwendige Maßnahmen können zumindest lokale Abwehrschwächen hervorrufen. Beispiele hierfür zeigt ▶ Tab. 29.5. Beim Personal kann man von einer guten Abwehr ausgehen, aber auch hier gibt es Risiken (▶ Tab. 29.6).

Maßnahmen

Zur Erstellung eines angemessenen Hygienekonzeptes ist es auch notwendig, die Möglichkeiten zur Anwendung von Hygienemaßnahmen zu prüfen. Liegt z. B. ein Teppich in einem Zimmer mit einem MRSA-besiedelten Bewohner, wird dessen Aufbereitung nicht mit einem Flächendesinfektionsmittel möglich sein.

Zur Verfügung stehen aber prinzipiell Reinigung, Desinfektion und – im Falle von Instrumenten – auch Sterilisation. Im Hygieneplan muss nun festgelegt werden, was, wann, wie und womit gereinigt, desinfiziert oder sterilisiert wird. Dazu muss man wissen, was diese Verfahren in Bezug auf die Verminderung potenziell menschenpathogener Keime leisten können.

Tab. 29.5 Pflege- und Therapiemaßnahmen, die die natürlichen Abwehrmechanismen stören können.

Beispiele	Schutzmechanismen	Ursachen für Störungen
Haut	• Hautschicht, Zellverband, Hydrolipidfilm • Standardflora (resident)	• zu häufiges Waschen • scharfe Seife • ungeeignete Desinfektionsmittel • häufige Injektion/Blutabnahmen • Katheter (Eintrittsstelle) • zu spät gewechseltes Inkontinenzmaterial
Atemwege	• Schleimhautflora • Sekret • Flimmerepthel • Reflexe	• Exsikkose • Nähr- und Sauerstoffsonden • Intubation und Tracheostoma • zu häufiges und unsteriles Absaugen • Antibiotika (nicht indiziert) • Sedativa (Reflexreduktion)
Harnwege	• Urethralschleim • Blasenschließmuskel • Urinfluss	• Katheter (transurethral, suprapubisch) • Intimwäsche (falsche Waschrichtung bei Frauen) • Rückfluss des Urins (falsche Beutelposition) • überflüssige Blasenspülungen
Darm	• physiologisches Floragleichgewicht • Peristaltik	• Immobilität • Sondennahrung (keimarm, eiweißreich) • Spülen der Sonde mit kontaminiertem Wasser oder Tee • Magensäureblocker
Blutkreislauf	• Abwehrzellen (Makrophagen, Granulozyten, Lymphozyten) • Gerinnung für schnellen Verschluss von Wunden • Komplementsystem • Antikörper	• Gefäßkatheter • kontaminierte Infusionen • Zytostatika • Kortikoide

Tab. 29.6 Gefährdung durch berufsbedingte Infektionen.

Infektion	Übertragungsweg
Hepatitis B und C, HIV	**parenteral** • direkt in die Blutbahn (z. B. Verletzung) • Aufnahme über die Schleimhäute • Aufnahme über die geschädigte Haut
Tuberkulose	**aerogen** • Inhalation erregerhaltiger Tröpfchen • Inhalation erregerhaltiger Staubpartikel
Hepatitis A, Salmonellen, Rotaviren, Noroviren	**Kontakt- oder Schmierinfektion** • Aufnahme über den Magen-Darm-Trakt • virale Gastroenteritis: Aerosol bei Erbrechen des Bewohners
Krätze, Keratokonjunktivitis, Herpes, MRSA	• Aufnahme über Haut- oder Schleimhautkontakt

Siehe hierzu Abschnitt „Keimreduzierende Verfahren" (S. 732).

Praktikabilität

Gewählte Verfahren, Reinigungs- und Desinfektionsmittel müssen einen praktikablen Arbeitsablauf ermöglichen. So nutzt es z. B. nicht so viel, die Badewanne mit einem Desinfektionsmittel in einer Konzentration zu desinfizieren, die 4 Stunden Einwirkzeit hat, wenn mehrere Bewohner hintereinander gebadet werden müssen. Genauso unsinnig wäre es, vorzugeben, dass Türklinken alle 10 Minuten desinfiziert werden müssen, um die Ausbreitung von „Erkältungs-Viren" in der Einrichtung zu verhindern.

Ein modernes Hygienemanagement muss also der Situation angemessen sein und sich mit den Möglichkeiten der Einrichtung verwirklichen lassen, ohne Abstriche an der Sicherheit der Bewohner zuzulassen.

Um dieses Ziel zu erreichen, muss man Grundkenntnisse zu den 4 eben genannten Punkten haben. Über Erreger und deren Ausbreitung ist in Kap. 29.2.3 (S. 722) einiges zu erfahren. Der folgende Abschnitt liefert Informationen zu den Maßnahmen und Methoden der Hygiene, im Rahmen des Qualitätsmanagements auch als Verfahren bezeichnet.

29.2.5 Hygienische Verfahren und Maßnahmen

Keimreduzierende Verfahren

Verschiedene Verfahren reduzieren Keime auf den Oberflächen von Möbeln, Medizinprodukten und Instrumenten. Folgende Verfahren werden unterschieden:
- Reinigung
- Desinfektion
- Sterilisation

Je nach zu erwartender Effizienz und Zielvorgabe werden sie eingesetzt. Um jeweils die Maßnahme auszuwählen und korrekt anzuwenden, sind einige Grundkenntnisse notwendig. Was also leisten die genannten Verfahren?

Reinigung

Die Reinigung dient in erster Linie der Entfernung von optisch sichtbarem Schmutz. Dies ist Staub (Hautschuppen, Kleiderfasern, Industrie- und Erosionsstaub sowie kosmischer Staub), der an sich aus unbelebten Partikeln besteht, jedoch mit Erregern besiedelt sein kann. Jeder Mensch, der etwas anfasst, hinterlässt Spuren von Hautfett auf der Fläche, in die Keime eingebettet sind und in denen sie eine Zeitlang überleben können. Daneben können sich auf Flächen Lebensmittelreste sammeln wie Krümel oder Getränkereste.

▶ **Keimreduktion.** Werden nun durch eine Reinigung solche Anschmutzungen entfernt, werden automatisch auch bis zu einem gewissen Grad die anhaftenden Keime von der Fläche genommen. Die Keimreduktion auf der Fläche nach der Reinigung kann nach Angaben des RKI 60–80 % betragen. Allerdings ist zu berücksichtigen, dass verbleibende Keime auf der Fläche überleben, auch die im zur Reinigung verwendeten Lappen oder Mopp befindlichen Keime nur zu einem geringen Teil absterben werden und sie so auch in das Wischwasser gelangen und weiter verteilt werden können. Werden die Lappen nur einmal verwendet, kann durch mehrfache Reinigung kurz hintereinander eine der Desinfektion vergleichbare Keimreduktion erreicht werden, dies wird als Abreicherung bezeichnet. Möbelpolitur kann, wenn sie ätherische Öle wie z. B. Teebaumöl enthält, Bakterien abtöten. Dies macht man sich bei MRSA-Sanierungen im häuslichen Bereich zunutze, da die Sanierung nur bei einer gleichzeitigen Umgebungssanierung nachhaltig gelingen kann.

▶ **Fußböden und Flächen.** In einem Altenheim und auch in Altenpflegeheimen ist jedoch die Reinigung von Fußboden und Flächen vollkommen ausreichend. Anders als im Krankenhaus leben die Bewohner über relativ lange Zeit in einer Gemeinschaft zusammen, nur selten befinden sich Schwerstkranke darunter. Desinfiziert werden daher nur öffentliche Toiletten, gemeinsam genutzte Bäder (außer Doppelzimmern) und in den Zimmern von infektionsverdächtigen bzw. infektiösen Patienten, falls möglich und nötig. Gelangen Urin, Erbrochenes, Blut oder Stuhl auf Flächen, ist eine gezielte Desinfektion vorzunehmen, um einer Ausbreitung von Keimen entgegenzuwirken.

▶ **Reinigungsutensilien.** Alle Reinigungsutensilien müssen arbeitstäglich gewaschen werden, zweckmäßig ist eine desinfizierende Wäsche bei 60 °C mit entsprechendem Waschmittel oder eine Kochwäsche. Wichtig ist auch, dass Putzutensilien wie Lappen oder Mopps richtig trocken werden können, um eine Ansammlung von Wasserkeimen, die beim Klarspülgang auf die Putzutensilien gelangen, zu vermeiden. Natürlich müssen auch die Eimer innen sauber sein, um die Reinigungslösung nicht zu beeinträchtigen.

▶ **Reinigungsmittel.** Reinigungsmittel sind frei wählbar, es gibt keine Standards bezüglich der Anforderungen. In Regionen mit stark kalkhaltigem Wasser empfiehlt sich für den Sanitärbereich ein saurer Sanitärreiniger, der nicht nur die Kalkflecken befriedigend löst, sondern auch durch seinen niedrigen pH-Wert zur Keimreduktion beiträgt.

Desinfektion

Desinfektion vermag die Keime auf einer Fläche meist um über 99,9 % zu reduzieren.

▶ **Desinfektionsmittel.** Präparate, die als Desinfektionsmittel gelten wollen, müssen eine Laborprüfung absolvieren. In Einrichtungen des Gesundheitswesens sollten ausschließlich begutachtete Desinfektionsmittel zum Einsatz kommen, z. B. durch eine Listung des Verbunds für angewandte Hygiene (VAH). Desinfektionsmittel wirken auf einigermaßen sauberen Flächen am allerbesten, moderne Desinfektionsmittel haben jedoch durchaus auch einen brauchbaren reinigenden Effekt. Zu beachten ist das Spektrum, z. B.: bakterizid (Bakterien abtötend), fungizid (Pilze abtötend), begrenzt viruzid (für behüllte Viren wie Hepatitis B, C, HIV, Influenza), viruzid (für unbehüllte Viren wie Noroviren, Rotaviren, Adenoviren, Papillomviren), sporozid (gegen Sporen von Clostridium), tuberkulozid (gegen Tuberkuloseerregende Mykobakterien). In Einrichtungen der Altenpflege werden normalerweise in der Routine bakterizide, fungizide und begrenzt viruzide Desinfektionsmittel eingesetzt. So wird im Einzelfall oder z. B. bei einem Norovirus-Ausbruch geprüft, ob das Mittel passt, und ggf. ein Austausch auf Zeit durchgeführt. Üblicherweise werden quarternäre Ammoniumverbindungen (QUATS) in der Routinedesinfektion für Flächen eingesetzt, Alkohole für die Händedesinfektion. Nur Aldehyde und Sauerstoffabspalter wirken auf Flächen viruzid und sporozid, viruzide Händedesinfektionsmittel sind meist durch einen hohen Ethanolanteil gekennzeichnet.

▶ **Wirkung.** Die Wirkung eines Desinfektionsmittels wird von der Konzentration und der Einwirkzeit bestimmt. Die Hersteller ordnen dabei bestimmten Gebrauchsverdünnungen bestimmte Einwirkzeiten zu, z. B. 0,5 % vom Konzentrat in Leitungswasser mit einer Einwirkzeit von einer Stunde. Da die Desinfektionswirkung bereits in den ersten Minuten einsetzt, braucht i. d. R. die Einwirkzeit nicht abgewartet zu werden. Eine Ausnahme sind sog. Schlussdesinfektionen und die Instrumentendesinfektion. Bei der Flächendesinfektion in der Altenpflege gilt im Allgemeinen der Grundsatz, dass die Fläche nach dem Trocknen auch wieder genutzt werden kann.

Sterilisation

Die Sterilisation muss eine Keimreduktion von einer Million auf einen erreichen (RF 6). In der Praxis bedeutet dies i. d. R., dass sterilisiertes Material vollständig keimfrei ist, also auch alle apathogenen Keime im Gegensatz zur Desinfektion abgetötet wurden.

Sterilität wird z. B. für Instrumente der Wundversorgung gefordert. Im Pflegealltag wird viel mit sterilen Medizinprodukten umgegangen. Die Einmalspritzen, Kanülen, Infusionsflaschen, Lanzetten usw. sind als Sterilgut sorgfältig zu lagern und unter Wahrung der Sterilität zu bedienen. Zum Einsatz kommt meist die Dampfsterilisation mittels gesättigten Wasserdampfs in Überdruck bei 121 °C, 1 Atmosphäre Überdruck (2,05 bar) oder – mit noch kürzerer Abtötungszeit – 134 °C mit 2 Atmosphären Überdruck (3,04 bar).

Moderne Modelle haben zusätzlich ein Display oder einen Schreiber, die mitteilen, ob die Desinfektion ordnungsgemäß verlaufen oder ob eine Störung aufgetreten ist. Diese Sterilisation wird z. B. in Krankenhäusern und manchen Arztpraxen durchgeführt, in der Altenpflege nur noch extrem selten.

Wer in anderen Einrichtungen sterilisieren lässt, muss einen Vertrag haben, aus dem die Verantwortung für die einzelnen Aufbereitungsschritte klar hervorgeht. Der gesamte Sterilisationsprozess muss überprüft und nach § 4 MPBetreibV validiert sein.

Industriell hergestelltes Sterilgut kann auch mittels Gamma-Strahlung, Formaldehydgas oder mit ionisiertem Wasserstoffperoxid (Plasma) sterilisiert sein, Flüssigkeiten werden oft sterilfiltriert.

29.2.6 Aufbereitung von Medizinprodukten

Das Medizinprodukterecht macht keinen Unterschied zwischen Pflegeeinrichtung und Krankenhaus. Medizinprodukte müssen gemäß der Einteilung in der gemeinsamen Empfehlung des Robert Koch-Instituts und des Bundesinstituts für Arzneimittel und Medizinprodukte (BfArM) aufbereitet werden, wobei alle 3 im vorherigen Abschnitt genannten Verfahren zum Einsatz kommen können.

▶ **Unkritische Medizinprodukte.** Sogenannte unkritische Medizinprodukte, die nur mit intakter Haut in Berührung kommen (z. B. Stethoskop, Blutdruckmessmanschette), können im Allgemeinen gereinigt werden, heute wird meist eine Desinfektion bevorzugt, was für die Vermeidung der Übertragung von multiresistenten Erregern sinnvoller ist.

▶ **Semikritische Medizinprodukte.** Semikritische Medizinprodukte, die mit intakter Schleimhaut in Berührung kommen (z. B. Inhalatormundstück, Klemme für Tupfer zur Mundpflege, „Nasenbrille" zur Sauerstoffinsufflation), müssen desinfizierend aufbereitet werden. Dabei wird „semikritisch A" für leicht aufzubereitende und zu kontrollierende Instrumente vergeben, „semikritisch B" für schwer zu kontrollierende mit Lumen.

▶ **Kritische Medizinprodukte.** Kritische Medizinprodukte, die intakte Haut oder Schleimhaut durchstoßen bzw. regelmäßig mit Blut in Kontakt kommen, müssen steril sein. Neben Kanülen, Spritzen, „Butterfly-Nadeln", Absaugkathetern und anderen Einmalmaterialien wird steriles Instrumentarium in der Altenpflege eigentlich nur für die Wundversorgung benötigt, daneben fordert die Deutsche Gesellschaft für Krankenhaushygiene (DGKH) auch für die Fußpflege sterile Instrumente.

Eine Einrichtung, die noch selber sterilisiert, sollte dies mit einem Dampfsterilisator und mit entsprechenden Arbeitsanweisungen durchführen (§ 4 Medizinprodukte-Betreiber-Verordnung). Das für die Versorgung einer Wunde benötigte Material soll dabei im sogenannten Set-System gepackt sein. „Scheren- oder Pinzettenkästen" sowie „Tupfertrommeln" sind mit den gültigen Anforderungen nicht mehr vereinbar. Wie bei den semikritischen Instrumenten gilt auch hier die Ergänzung A oder B.

Hinweise zur Aufbereitung

Heute werden Medizinprodukte, auch die unkritischen, in aller Regel desinfiziert. Die Desinfektion wirkt nur auf sauberen Flächen optimal, daher geht eine Vorreinigung (z. B. Abwischen von sichtbaren Kontaminationen) voraus, Personalschutz beachten! Anschließend erfolgt die Desinfektion durch Wischen oder Tauchen in ein Desinfektionsmittelbad. Nach Abschluss der Desinfektion erfolgen eine Funktionsprüfung und die korrekte Lagerung, die geschützt vor Spritzwasser und Staub erfolgen muss.

Bei industriell gepackten Sterilgut ist zu beachten, dass die Haltbarkeit nicht überschritten werden darf, mechanische Belastungen zu vermeiden sind, um die Verpackung nicht zu schädigen und die Lagerung auch hier staub- und lichtgeschützt zu erfolgen hat. Offen – z. B. auf einem Verbandwagen oder in einem Fahrzeug – gelagertes Sterilgut ist nur 48 Stunden haltbar.

Maschinelle Desinfektionsverfahren für Steckbecken und Urinflaschen werden jährlich auf Wirksamkeit überprüft. Fällt eine mangelnde Reinigungsleistung auf, muss das Gerät gesperrt und sofort überprüft und ggf. gewartet werden.

Für jedes aufzubereitende Medizinprodukt muss es in der Einrichtung eine Aufbereitungsanweisung geben, die entweder eine Zeile im Reinigungs- und Desinfektionsplan (▶ Abb. 29.11) oder ein eigenes Dokument im Hygieneplan darstellt. Gleiche, häufig vorhandene Medizinprodukte (z. B. Steckbecken, Scheren) werden dabei als Gruppe zusammengefasst. Unterscheidet sich die Bauart (z. B. bei Absauggeräten), muss für jeden Typ eine Anweisung da sein.

29.2.7 Hygieneplan im Alltag

Der Hygieneplan regelt – neben den wichtigen Schnittstellen Bewohner- und Personalschutz (▶ Tab. 29.7) – in einzelnen Dokumenten oder in einer tabellarischen Darstellung neben der Aufbereitung von Medizinprodukten Zeitpunkt, Ablauf und zu verwendende Materialien für verschiedene Hygienemaßnahmen. Im Folgenden werden einige typische Inhalte aufgezählt.

Tab. 29.7 Hygienemanagement und Arbeitsschutz, Übersicht Schnittstellen Bewohner- und Personalschutz.

Thema	Rechtsgrundlage	Inhalt
internes Meldewesen, Ausbruchsmanagement	IfSG, BGR 250[1], RKI-Empfehlung	• Hygienebeauftragte, Pflegedienst- und Hauswirtschaftsleitung sowie Heimleitung werden zeitnah über Infektionen informiert und veranlassen notwendige Maßnahmen
Anlegen erreger- und situationsabhängiger Schutzkleidung	BGR 250, RKI-Empfehlung	• Selbstschutz und Schutz vor Übertragung auf andere Bewohner
Kontamination der Bindehäute	BGR 250, RKI-Empfehlung	• Augenspülung (Augenspülflasche mit frischem Leitungswasser; ggf. Desinfektion mit 2,5%iger PVP-Jod-Lösung)
Stichverletzung (stichsichere Arbeitsmittel verwenden – BGR 250)	BGR 250, BGV A1, BGV A5	• Blutung fördern • desinfizieren (Hautdesinfektionsmittel) • ggf. Arzt aufsuchen • dokumentieren
Händehygiene	BGR 250, RKI-Empfehlung	• Pflegetätigkeit: Hände waschen, desinfizieren, pflegen • Kontamination wahrscheinlich: Handschuhe tragen, Wundversorgung • Harnwegskatheter: sterile Handschuhe tragen • Desinfektions- und Reinigungsarbeiten: mehrfach verwendbare Handschuhe mit Stulpen tragen
Medizinprodukte	MPG, MPBetreibV	• korrekte Handhabung, Aufbereitung und Lagerung von Medizinprodukten schützt Personal und Bewohner
Reinigung, Desinfektion	BGR 250, TRGS 525, RKI-Empfehlung	• Einteilen von Risikobereichen, Erstellen des Reinigungs- und Desinfektionsplans
Abfallentsorgung	BGR 250, Merkblatt Länderarbeitsgemeinschaft Abfall (LAGA)	• Hausmüll (A-Müll, AS 1501 xx) • B-Müll (AS 180 104): Handschuhe, Verbände • Sharps (AS 180 101): Kanülen, Skalpellklingen in durchstich- und bruchsicheren Behältern • C-Müll (AS 180 103*): blutige Abfälle bei inf. Hepatitis B, C und HIV in BAM-geprüften Spezialbehältern
externe Dienstleister	BGV A1, BGR 250	• Gebäudereinigung bei Infektionen informieren • Wäscherei: Wäschefraktionen richtig sortieren • Medizinprodukte: Desinfektion vor Wartung und Reparatur

[1] BG-Regel 250 ist identisch mit der technischen Regel für biologische Arbeitsstoffe (TRBA) 250.

Personalhygiene

Arbeits- oder Dienstkleidung

Je nach dem Konzept der Einrichtung kann die Arbeitskleidung komplett gestellt oder von den Mitarbeitern selbst beschafft werden. Sie sollte mit 60 °C gewaschen werden können und von heller Farbe sein, um Kontaminationen gut erkennen zu können. Außer dieser Empfehlung gibt es keine Vorgaben an Dienstkleidung. Allerdings muss der Arbeitgeber kontaminierte Dienstkleidung waschen (BGR 250).

Schutzkleidung/Schmuck

Schutzkleidung muss vom Arbeitgeber gestellt werden und umfasst Handschuhe, Einmalschürze, Kittel, Mund-Nase-Schutz und ggf. Hauben. Schutzkleidung muss vom Arbeitgeber gewaschen werden.

Lange Haare müssen hochgesteckt werden. Schmuck muss sich aus Sicherheitsgründen beschränken auf Ohrstecker (keine hängenden Ohrringe) und eng am Hals liegende Ketten. Ein Nasenflügelpiercing ist Geschmackssache und kann höchstens bei einer MRSA-Sanierung stören, solange es nicht entzündet ist. Künstliche Fingernägel sowie lange eigene Fingernägel bergen die Gefahr von erhöhten Mikroperforationen bei Einmalhandschuhen und sind deutlich stärker mit Pilzen und Darmkeimen kontaminiert. Sie sind wie Freundschaftsbänder, Ringe, Armbänder, Uhren und Piercing an Händen und Unterarmen verboten (TRBA/BGR 250).

Händehygiene

Auch in der Altenpflege kommt der Händehygiene maßgebliche Bedeutung zu.

Die BGR 250 schreibt vor, dass bei vermuteter Kontaminationsgefahr (z. B. beim Wechseln von Inkontinenzmaterial) von vornherein keimarme Einmalhandschuhe anzulegen sind. Diese sind auch dann anzuwenden, wenn die Möglichkeit eines Kontaktes mit Blut oder Körpersekreten besteht.

Ansonsten beruht die Händehygiene (▶ Tab. 29.8) auf 3 wesentlichen Säulen:
• Händewäsche
• Händedesinfektion
• Hautschutz

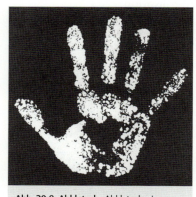

Abb. 29.8 Abklatsch. Abklatsch einer keimbesiedelten Hand.

Händewäsche

Werden die Hände mit einer modernen Waschlotion gründlich gewaschen, können Keime der transienten Flora (Keime, die momentan auf der Haut sind, ohne zur Hautflora zu gehören, z. B. Darmkeime) um etwa 99 % reduziert werden. Das hört sich gut an, ist aber keineswegs ausreichend: 0,1 mg Stuhl enthält z. B. 100 Mio. Keime, nach Waschen bleiben 1 Mio.!

29.2 Grundlagen der Hygiene und des Arbeitsschutzes

Tab. 29.8 Hautschonende Händehygiene.

Hautpflege	Womit? Wodurch? Was ist zu vermeiden?
Vermeiden von Kontamination und Verletzungen	• puderfreie Schutzhandschuhe (unterschiedlicher Materialien) zum Selbstschutz nutzen, bei längeren Desinfektionsarbeiten Chemikaliendurchschlagssicherheit beachten • hygienische Händedesinfektion nach Handschuhnutzung durchführen • Schutzhandschuhe nicht länger als erforderlich tragen • bei verletzungsgefährdenden Tätigkeiten, z. B. Gartenarbeit, Schutzhandschuhe tragen • vor längerem Kontakt mit Wasser und Putzmitteln Hände schützen
schonende Händewaschung	• keine Fingerringe (Seifenreste unter Ringen wirken hautschädigend) tragen • Wassertemperatur soll angenehm sein • mit milden Flüssigseifen (nicht überdosieren) waschen • auf gründliches Abspülen der Tenside (Seifenreste) achten • ggf. kontaminierten Wasserhahn desinfizieren
korrektes Abtrocknen der Hände	• hautschonende Einmalpapierhandtücher verwenden • Hände sorgfältig, ohne Restfeuchte trocknen
hygienische Händedesinfektion	• nur absolut trockene Hände desinfizieren • keinen Schmuck an Händen und Unterarmen tragen (einschließlich künstlicher Fingernägel) • möglichst nur farbstoff- und parfümfreie Produkte verwenden
wirksamer Hautschutz vor und nach der Arbeit	• rechtzeitig vor Kälte schützende Handschuhe im Freien tragen (nicht erst bei Frost!) • Nacht-Handpackung mit fettreicher Hand-Hautcreme und Baumwollhandschuhen anwenden • spezielle Hautschutzsalben nutzen • schonende Nagelpflege durchführen
konsequente Hautpflege	• heilungsfördernde, feuchtigkeitsregulierende Cremepflege durchführen: möglichst keine Silikon- oder Erdölprodukte, sondern Naturkosmetik verwenden) • Hautpflege vor der Arbeit, in Arbeitspausen, nach der Arbeit und zu Hause anwenden

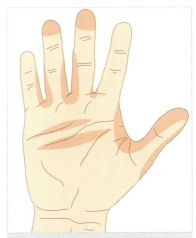

Abb. 29.9 Desinfektions-(Benetzungs-)Lücken. Die rot eingezeichneten Stellen werden bei der hygienischen Händedesinfektion häufig nur unzureichend oder gar nicht mit Desinfektionsmittel benetzt.

Merke

Gegenüber Ektoparasiten und Sporenbildnern besteht nicht die gewohnte Desinfektionswirkung, hier hilft man sich am besten durch Handschuhe und folgt den Anordnungen der Hygienebeauftragten.

Händewäsche entfernt Schmutz, überflüssige Hautschuppen und Fette wie z. B. Lebensmittelrückstände und macht die Hände so einer Desinfektion erst optimal zugänglich. Eine Händewäsche sollte daher durchgeführt werden
- bei Arbeitsantritt,
- vor und nach Pausen,
- vor dem Arbeitsende,
- nach dem Toilettengang sowie
- bei unvorhergesehener sichtbarer Kontamination der Hände.

Händedesinfektion

Eine korrekt durchgeführte Händedesinfektion reduziert die transiente Flora um weitere 2 Zehnerpotenzen auf 99,99 %. Auch die residente Flora (für die jeweilige Körperregion charakteristische Keimbesiedlung) wird für kurze Zeit vermindert. Die Hände müssen komplett benetzt werden, um Lücken zu vermeiden (▶ Abb. 29.9). Bei Noro- und Rotaviren z. B. wird eine viruzide Desinfektion benötigt, die mit zeitgemäßen Produkten auch innerhalb der gewohnten 30 Sekunden gelingt.

Um Hautschäden zu vermeiden, müssen vor einer Händedesinfektion die Hände vollständig trocken sein. Vor und nach jeder Pflegemaßnahme sollte nur noch desinfiziert und möglichst wenig gewaschen werden, da die Haut leidet, wenn oft gewaschen und desinfiziert wird. Vor dem Anlegen von Handschuhen Alkohol vollständig verdunsten lassen, um Hautschäden zu vermeiden!

Die gezeigten Schritte (▶ Abb. 29.10) müssen nicht penibel eingehalten werden; wichtig ist die vollständige Benetzung der Haut. Sie ist durchzuführen
- vor und nach Pflegemaßnahmen, auch wenn Handschuhe getragen wurden,
- nach dem Toilettengang und der folgenden Händewäsche,
- nach jeder vermuteten Kontamination, auch im Bereich der bewohnernahen Umgebung,
- vor der Zubereitung oder Ausgabe von Lebensmitteln und
- bei Arbeitsende vor Verlassen der Einrichtung.

Hautschutz

Die Handpflege mit geeigneten Emulsionen hat den Zweck, den Hydrolipidfilm der Haut zu erhalten. Die Hautflora spaltet die Fette in Fettsäuren und erzeugt so den leicht sauren Haut-pH (ca. 5,5), der es pathogenen Erregern schwieriger macht, auf der Haut zu verweilen. Daneben vermeidet die sorgfältige Handpflege Entzündungen und lässt damit Infektionserregern weniger Nischen.

Handschuhe

Bei der Wundversorgung (mit direkter Berührung der Wunde), beim offenen Absaugen und der Portpunktion sollen sterile Handschuhe getragen werden. Zu beachten ist, dass Handschuhe generell Mikroperforationen (mikroskopisch kleine Löcher, die man nicht sieht, für Erreger aber Zugangswege zur Haut sind) aufweisen oder erhalten können. Daher müssen die Hände vor und nach dem Ablegen der Handschuhe desinfiziert werden!

Weiterhin sollten auch bei der Arbeit mit Handschuhen lange oder künstliche Fingernägel vermieden werden, da sie die

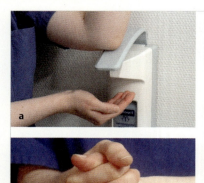
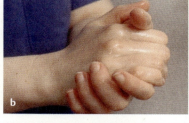
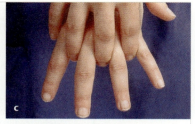
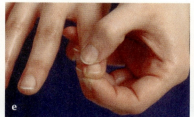
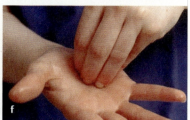

Abb. 29.10 Hygienische Händedesinfektion. (Fotos: T. Stephan, Thieme)
a Mithilfe des Ellenbogens wird ausreichend (3–5 ml) Desinfektionsmittel in die trockene Hand gegeben …
b … und zwischen den Händen verrieben.
c Mit der rechten Hand werden Handrücken und Fingerinnenseiten der linken Hand eingerieben und umgekehrt.
d Mit kreisenden Bewegungen wird der linke Daumen mit der umschließenden rechten Handfläche desinfiziert und umgekehrt.
e Es erfolgt eine Desinfektion des Fingernagelbereichs an jedem Finger.
f Zur Desinfektion der Fingerkuppen erfolgt ein kreisendes Reiben der geschlossenen Fingerkuppen in der rechten Handinnenfläche und umgekehrt.

Wahrscheinlichkeit von Scherkräften mit Mikroperforation im Bereich der Fingerspitzen erhöhen. Bei Reinigungs- und Desinfektionsarbeiten sind flüssigkeits- und chemikaliendichte Handschuhe mit Stulpen zu tragen.

Unvorhergesehene Kontamination

Gelangt eine Kontamination auf die ungeschützte Haut, wird sie erst so weit wie möglich mit desinfektionsmittelgetränkten Einmaltüchern gereinigt, dann gewaschen und abschließend desinfiziert.

Hautdesinfektion – auch bei der Insulin-Injektion durch Pflegende

Jeder Injektion oder Punktion muss eine Hautdesinfektion vorausgehen, wenn sie durch eine Pflegeperson – und nicht durch den Bewohner selbst – durchgeführt wird. Dabei muss die Einwirkzeit eingehalten werden, am besten lässt man das Präparat auf der Haut vollständig eintrocknen. Soll das Desinfektionsmittel doch durch Wischen beim Ablauf der Einwirkzeit (15 Sek.–3 min je nach Hersteller und Lokalisation der Desinfektion; talgdrüsenreiche Regionen müssen länger desinfiziert werden) entfernt werden, sind keimarme Tupfer, im Falle einer Portpunktion, einer Subkutaninfusion oder einer i. m.-Injektion bei Risikobewohnern sterile Tupfer zu verwenden.

Ausgenommen ist die Kapillarblutgewinnung zur Blutzuckerbestimmung, wenn bei einem Teststreifensystem laut Herstellerangaben die alkoholische Hautdesinfektion zur Werteverfälschung führen kann. Dann wird die Haut entweder mit Octenidin (Einwirkzeit 1 min) desinfiziert oder, wenn der Hersteller des Testsystems auch das ablehnt, mit einem sterilisierten Tupfer, der befeuchtet wurde, gereinigt und gleichzeitig hyperämisiert. Bei der nachfolgenden Kapillarblutgewinnung mit steriler Lanzette ist eine Infektion dann praktisch ausgeschlossen.

Wäschehygiene

Wäsche wird nur noch selten vollständig in der Pflegeeinrichtung gewaschen, sondern von einer externen Wäscherei mit Hygienezeugnis. Nach den Vorgaben der BGR 250 wird sie in Wäschesäcke nach verschiedenen Fraktionen sortiert:
- Wäsche bei Tätigkeiten der Schutzstufe 2 (z. B. „normale" Bewohner, Wachkomapatienten)
- Wäsche zur besonderen Aufbereitung (z. B. bei übertragbaren Erkrankungen)
- mit Exkreten stärker durchtränkte Wäsche

Natürlich muss auch nach Waschverfahren sortiert und die Entfernung von Fremdkörpern wie Kugelschreibern, Scheren, Zellstoff usw. sichergestellt sein. Da nur trockene Wäschesäcke als ausreichend keimdicht gelten, ist feuchte (exkretgetränkte Wäsche) und auch infektiöse Wäsche nach Anweisungen des Gesundheitsamtes in zusätzlichen, keimdichten Behältern (z. B. Plastiksäcken) zu transportieren.

Die Oberbekleidung der Bewohner, die sie teilweise noch selber zur Beschäftigung mit waschen, obliegt keinen besonderen Anforderungen, hier können normale Haushaltwaschmaschinen zum Einsatz kommen.

> **Lernaufgabe**
>
> ▶ Tab. 29.9 ist eine Vorlage zur Vorbereitung eines Desinfektionsplanes. Nehmen Sie eine „Ist-Erfassung" Ihrer Einrichtung vor. Welche Mittel werden eingesetzt? Ein Beispiel für einen Reinigungs- und Desinfektionsplan im Sanitärbereich gibt ▶ Abb. 29.11.

Küche, Lebensmittel

Die Küche unterliegt dem Lebensmittelrecht und muss ein Qualitätsmanagementsystem (HACCP – Hazard Analysis Critical Control Points) konsequent durchführen. Der Weg des Lebensmittels von der Anlieferung, Lagerung über die Zubereitung bis zur Ausgabe an den Verbrau-

Tab. 29.9 Vorlage zur Vorbereitung eines Desinfektionsplans.

Desinfektionsgegenstand (Was?)	Präparat (Womit?) Konzentration (falls zu verdünnen)	Durchführung (Wie?)	Häufigkeit (Wann und wie oft?)
Händereinigung			
Händedesinfektion			
Händepflege			
Hautdesinfektion			
Schleimhautdesinfektion			
Instrumente (Pinzetten u. a.)			
Inventar (Bewohnerzimmer)			
Hilfsmittel (Toilettenstuhl, Lagerungshilfen)			
Badewannen (Pflegebad)			
Toiletten			
Urinflaschen, Steckbecken			
Waschschüsseln			
Blutdruckmanschette, Thermometer, Stethoskop			
Fußboden, Wohnbereich			
Fußboden, Sanitärbereich			
Arbeitsflächen			
Ausscheidungen			
Wäsche (Schmutzwäsche)			

Tab. 29.10 Hygienerelevante Aspekte für Leitungspersonen und Möglichkeiten der Unterstützung durch Hygienebeauftragte (nach Bergen 2004, Schwarzkopf 2011).

Leitungspersonen	hygienerelevante Aspekte	Unterstützung durch Hygienebeauftragten
Heimleitung	• Umgang mit Behörden, Ämtern usw. • Festlegung von Rahmenbedingungen gegenüber Fremdfirmen (Leistungsverzeichnis) • Wahrnehmung der Gesamtverantwortung • Veranlassung von Bauten, Umbauten und Neuanschaffungen • Qualitätssicherung	• hauseigene Hygienepläne, Hygienestandards, Desinfektionspläne erarbeiten • über den Hygienestatus des Hauses berichten, Hygienekommissionsitzungen vorbereiten • bestimmte Infektions- und Kolonisationsfälle statistisch erfassen und auswerten • bei der Abklärung hygienerelevanter Regelungspunkte gegenüber externen Dienstleistern mitwirken • behördliche Begehungen begleiten • bei Vertragsgestaltungen, baulichen Maßnahmen und Neuanschaffungen hygienerelevanter Geräte, Einrichtungsgegenstände usw. beraten
Pflegedienstleitung	• Infektionsprophylaxe bei medizinisch-pflegerischen Maßnahmen • pflegerisches Management bei Infektionsausbrüchen • Aufbereitung medizinisch-pflegerisch genutzter Geräte, Instrumente usw.	• Hygienepläne, Desinfektionspläne und Hygienestandards des Pflegebereiches erarbeiten • bei der Erstellung von Pflegestandards beraten • bei Infektionsausbrüchen beraten, an der Organisation mitwirken und Informationsfluss sichern, schulen • Pflegebereich begehen • medizinisch-pflegerische Maßnahmen auditieren • Pflegepersonen routinemäßig hygienebezogen schulen
Hauswirtschaftsleitung	• Einkauf von Desinfektions- und Reinigungsmitteln • Organisation der Hausreinigung, Abfallbeseitigung • Wäscheaufbereitung	• bei der Auswahl von Desinfektions- und Reinigungsmitteln beraten • bei der Erstellung von Abfall- und Wäscheentsorgungsplänen beraten • Wäscherei und Einrichtungen zur Abfallentsorgung begehen • Arbeitsabläufe in der Wäscherei auditieren • Koordination mit externen Dienstleistern • bei Infektionsausbruch Hauswirtschaftspersonal schulen
Leiter der Haustechnik bzw. Hausmeister	• Wartung und Überprüfungen von hygienerelevanten Einrichtungen und Geräten • bauliche Instandhaltung • Veranlassung von Schädlingsmonitorings bzw. Schädlingsbekämpfung	• in Wartungspläne Einsicht nehmen • in Pläne zum Schädlingsmonitoring Einsicht nehmen • mikrobiologische Geräteüberprüfungen durchführen • Schutzmaßnahmen für Haustechniker in infektionsbelasteten Zimmern

Tab. 29.10 Fortsetzung

Leitungspersonen	hygienerelevante Aspekte	Unterstützung durch Hygienebeauftragten
Küchenleitung	• Gewährleistung einer hygienegerechten Lebensmittelherstellung, -austeilung, -lagerung usw. • Erstellung und Management des HACCP-Konzepts	• bei der Erstellung des HACCP-Konzepts beraten • in HACCP-Kontrollpläne Einsicht nehmen • Küchenbereich begehen, Personal schulen • Arbeitsabläufe in der Küche auditieren • festlegen, wie lange Lebensmittel in den Wohnbereichen gelagert werden dürfen und stichprobenartig kontrollieren

Was?	Wie oft?	Wie?	Womit?	Wer?
Arbeitsflächen, Abstellflächen, Fliesen	täglich, nach Kontamination	Feuchtreinigung, desinfizierende Feuchtreinigung im Wischverfahren	Reiniger Flächendesinfektionsmittel	
Badewannen Duschwannen, Matten	nach jedem Gebrauch	Feuchtreinigung, keine Holzbürsten verwenden	Haushaltsreiniger	
	bei Hautinfektionskrankheiten, nach Kontamination, nach Bedarf	desinfizierende Feuchtreinigung, Matten abwischen oder einlegen	geeignetes Desinfektionsmittel	
Fußboden in Sanitärbereichen	täglich, nach Bedarf, nach Kontamination	Feuchtreinigung, grobe Verunreinigungen mit Toilettenpapier oder Zellstoff von der Fläche entfernen, anschließend desinfizierende Feuchtreinigung	Haushaltsreiniger Desinfektionsmittel	
Urinflaschen, Steckbecken	nach Gebrauch, bei Patientenwechsel	desinfizierende Feuchtreinigung	Reinigungs-/Desinfektionsgerät (Steckbeckenspüle)	
Fäkalienspüle	bei Bedarf 1 mal monatlich entkalken	Entkalker einwirken lassen, mechanisch reinigen	Entkalker oder Essig	
Toilettensitz	mind. 1 mal täglich	Feuchtreinigung	Haushaltsreiniger	
	nach Kontamination	desinfizierende Feuchtreinigung im Wischverfahren, bei Infektionsfällen und bei meldepflichtigen Erkrankungen, Rücksprache mit dem Arzt bzw. Hygienebeauftragten	Flächendesinfektionsmittel	
Nacht-/Toilettenstuhl/Lifter	bei Bedarf	bei personenbezogener Verwendung, Feuchtreinigung	Haushaltsreiniger	
	nach Benutzung, grober Verschmutzung, Kontamination	wird ein Toilettenstuhl von mehreren Patienten benutzt, nach jeder Benutzung desinfizierende Feuchtreinigung im Wischverfahren	Flächendesinfektionsmittel	
Duschvorhang	nach Bedarf, mind. 2 mal jährlich	waschen	Waschmittel	

Abb. 29.11 Reinigungs- und Desinfektionsplan im Sanitärbereich. Hygienepläne werden für jeden Bereich nach Risikobewertung festgelegt.

cher wird auf kritische Kontrollpunkte hin untersucht, die immer dann vorliegen, wenn ein Lebensmittel biologisch (durch Mikroorganismen oder Viren), chemisch (z. B. durch Reiniger, Desinfektionsmittel, Entkalker) oder physikalisch (Fremdkörper) verdorben werden kann.

Für jeden kritischen Kontrollpunkt wird ein geeignetes Prüfverfahren (Anschauen, Abtasten, Abschmecken, Temperaturmessen usw.) bestimmt und festgelegt, wie bei Abweichung von den geforderten Werten vorzugehen ist. Dazu gehört korrekte Lagerung (z. B. Beachtung der Verfallsdaten und des „First in–first out"-Prinzips) und die tägliche Kontrolle der Kühleinrichtungen.

Arbeitsanweisungen legen fest, wie die Küchengeräte und das Geschirr richtig aufbereitet werden. Die Verantwortung der Küchenleitung endet, wenn die Lebensmittel in den Wohnbereich gelangen, der weitere Umgang hier ist im Hygieneplan durch Leitung und Hygienebeauftragte geregelt (▶ Tab. 29.10).

Praxistipp

„Therapeutisches Kochen" mit Bewohnern und dem Pflegepersonal entspricht haushaltsähnlichen Bedingungen, so dass die EG 852/2004 nicht zur Anwendung kommt.

Pflegende und Hilfskräfte, die in der Wohnbereichsküche Lebensmittel zubereiten – auch Brote schmieren – benötigen in vielen Bundesländern die Belehrung und Bescheinigung gemäß § 43 Infektionsschutzgesetz.

Möglichkeiten der Psychohygiene

Wer das vielleicht etwas altmodische Wort „Psychohygiene" nicht mag, kann es „Psychoneuroimmunologie" oder „Dispositionsprophylaxe" nennen. Die Abwehr der Bewohner soll durch Erhöhung der Lebensfreude und Sinngebung des Lebens gestärkt werden. Unter dem Begriff „Aktivierende Pflege" werden die Bewohner zu einer aktiven Gestaltung ihres Alltags angehalten und können sogar noch nicht genutzte Fähigkeiten schulen. Dies führt zu einer subjektiven Verbesserung der Gesundheit, was sich bald auch objektiv durch geringere Medikamenteneinnahme (v. a. Schmerzmittel, blutdrucksenkende Mittel und Psychopharmaka) messen lässt. Möglichkeiten der Psychohygiene sind z. B. Tierbesuche oder Tierhaltung.

▶ **Tierbesuchsdienst.** In den letzten Jahren werden zunehmend Tiere wie Hunde, Katzen, Kaninchen, Fische, Vögel und andere eingesetzt. Beim Tierbesuchsdienst besucht ein Tier zusammen mit Herrchen oder Frauchen die Einrichtung. Praktischerweise wird ein fester, 1-mal oder 2-mal wöchentlicher, Termin festgelegt. Dies ermöglicht den Bewohnern, sich frühzeitig darauf einzustellen und zu freuen. Auf Bewohner, die allergisch sind oder keine Freude an Tieren haben, wird Rücksicht genommen, indem das Treffen in einem separaten Raum oder im Sommer im Freien stattfindet. Das Risiko von Unfällen, Infektionen (hier v. a. pathogene Darmbakterien und Dermatophyten) ist zwar prinzipiell gegeben, bei den heutigen gepflegten, erzogenen oder sogar ausgebildeten und geimpften Haustieren aber minimiert.

Weitere Infos hierzu siehe A. Schwarzkopf „Tiere in Einrichtungen des Gesundheitsdienstes und der Pädagogik" (2015) und Heft 19 der Gesundheitsberichterstattung des Bundes (RKI, Hrsg. 2003): „Heimtierhaltung – Chancen und Risiken für die Gesundheit".

▶ **Tierhaltung.** In einer Pflegeeinrichtung ist es auch ohne weiteres möglich, Tiere zu halten. Platz, Futter- und Wasserbehälter werden in den Hygieneplan mit regelmäßigen Reinigungsintervallen aufgenommen und eine Dokumentation belegt fortlaufend Impfstatus und Tierarztbesuche. Eine weitergehende Änderung des Hygienekonzepts, etwa mehr Desinfektion, ist nicht erforderlich.

Wie Tiere in den Hygieneplan eingebunden werden können, zeigt die KRINKO-/RKI-Empfehlung „Infektionsprävention in Heimen" (2005).

Film

Schauen Sie sich die Filme „Hygienische Händedesinfektion", „Instrumente aufbereiten" und „Instrumente verpacken" an, um die Inhalte zu vertiefen.

29.3 Pulmonale Tuberkulose

Franz Sitzmann

Fallbeispiel

Seit 3 Wochen liegt Herr W., ein 65-jähriger Frührentner, schon im Krankenhaus, als das bakteriologische Labor den Befund „Mycobacterium tuberculosis" aus dem bei der Bronchoskopie gewonnenen Trachealsekret meldet. Die Aufregung bei den Pflegenden ist groß, hatten sie doch zu ihm und seinem Mitpatienten im Zimmer bei der morgendlichen Pflege und dem Bettenmachen vielfach sehr nahen Körperkontakt und fürchten die Infektionsübertragung. Der seit langem bestehende Husten und die langsam sich entwickelnde Leistungsschwäche von Herrn W. waren für die Internisten keine ausreichenden Verdachtssymptome.

Jetzt werden alle Mitarbeiter, differenziert nach Nähe des Körperkontakts, dem Gesundheitsamt und dem Betriebsarzt zu geeigneten Untersuchungen gemeldet.

29.3.1 Medizinischer Überblick

Definition

Die **Tuberkulose (TB)** ist eine generalisierte oder auf ein Organ begrenzte Infektionserkrankung, am häufigsten durch Mycobacterium tuberculosis ausgelöst. Man unterscheidet die pulmonale TB von der extrapulmonalen Form, die andere Organsysteme (z. B. ZNS, Niere oder Lymphknoten) betrifft.

Formen

Es gibt 2 Formen der pulmonalen TB:
- **geschlossene TB**: Sie kann nur klinisch oder histologisch gesichert werden.
- **offene TB**: Der Tuberkuloseherd hat direkten Anschluss an die Bronchien, so dass Mikroben durch Husten übertragen und direkt nachgewiesen werden können.

Häufigkeit

Jedes Jahr erkranken 8,6 Mio. Menschen weltweit neu an TB, mehr als an jeder anderen behandelbaren Infektionskrankheit. Geschätzt werden 1,3 Mio. Todesfälle jährlich (WHO 2013). Der in den letzten Jahren in Deutschland beobachtete deutlich rückläufige Trend ist nahezu zum Erliegen gekommen. Trotzdem weisen wir mit 4 220 Erkrankten im Jahr 2012 eine niedrige Zahl an Neuerkrankungen auf (RKI 2014). Die Lunge war mit einem Anteil von 80 % das am häufigsten von der Tuberkulose betroffene Organ.

Obwohl sie in Westeuropa als beherrschbar galt, hält die TB in multiresistenter Variation (MDR-Tuberkulose) neu Einzug. Ursache hierfür sind z. B. globale Mobilität, Armut, Kriege und Migration.

Merke

Tuberkulose ist weltweit die am häufigsten zum Tode führende heilbare Infektionskrankheit.

Ursachen

Infizierte Personen geben beim Abhusten eine große Zahl von Mykobakterien ab und schleudern dabei Tröpfchen mit einem Durchmesser von 100 µm in die Umgebung. Die Infektiosität großer, ausgehusteter Tröpfchen ist gering, da sie nur kurze Strecken in der Luft zurücklegen können und verdunsten. Zurück bleiben kleinste Tröpfchenkerne (infektionskeimhaltige Aerosole mit Durchmesser < 5 µm). Dank ihrer wachsartigen Oberfläche können die Mykobakterien darin das Austrocknen überstehen und schweben in der Luft bis zu 24 Stunden (Sitzmann 2012). Die Wahrscheinlichkeit einer Ansteckung, bei der Tröpfchenkerne mit Tb-Bakterien in die Alveolen inhaliert werden müssen, steigt mit der Häufigkeit, Dauer und Enge des Kontakts mit Erkrankten, der Anzahl der Mikroben in der eingeatmeten Luft und der Empfänglichkeit der betroffenen Person (aerogene Infektion).

Symptome

Die Primärinfektion verläuft gewöhnlich symptomlos und wird, wenn überhaupt, meist zufällig entdeckt. Die Tb-Keime siedeln sich in der Lunge an. Nach Jahren oder Jahrzehnten ist eine Reaktivierung latenter Herde möglich. Diese ist u. a. abhängig von der
- Virulenz der Erreger,
- Infektionsdosis,
- Abwehrlage sowie dem
- Alter des Infizierten.

Die reaktivierten Mykobakterien führen häufig zu einer entzündlichen Reaktion im Bereich der Lungenspitze mit zunächst eher unspezifischen Symptomen wie
- subfebriler Temperatur,
- Nachtschweiß,

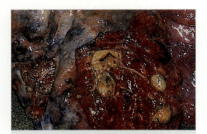

Abb. 29.12 **Geschlossene TB.** Rundherde bei pulmonaler TB, hier direkt im Präparat.

- Inappetenz,
- Husten (meist trocken) und
- Leistungsschwäche.

Meistens kommt es zu einer Zerstörung von Lungengewebe und zur Bildung einer Kaverne (geschlossene TB, ▶ Abb. 29.12). Gewinnt diese Anschluss ans Bronchialsystem, wird der Patient infektiös (offene TB). Der Auswurf beim Husten kann produktiver und blutig werden.

> **Praxistipp**
>
> Jeder länger als 3 Wochen bestehende Husten sollte unbedingt ärztlich untersucht werden, insbesondere bei blutigem Auswurf.

Diagnostik

Untersuchungsmethoden zum Nachweis einer Infektion sind:
- immunologisches Testverfahren mittels Laborblutprobe (γ-Interferon-Gamma Release Assays = IGRA)
- Röntgendiagnostik
- bakteriologische Diagnostik zur Verlaufsbeurteilung (Mikroskopie, Kultur mit Antibiogramm, Nukleinsäurenachweis) aus (Morgen-)Sputum (kein Speichel), Urin, Bronchialsekret, Magensaft u. a.

Der intrakutane Tuberkulinhauttest (Mendel-Mantoux-Methode) wird bei Erwachsenen nicht mehr empfohlen (Diel 2011).

Therapie

Der Behandlungserfolg nimmt bei höheren Altersgruppen ständig ab und beträgt bei Patienten ab 70 Jahren nur noch ca. 60% (Diel 2013). Üblich ist eine Kombination von verschiedenen Tuberkulostatika: Isoniazid, Rifampicin, Ethambutol, Pyrazinamid und Streptomycin. Die Medikamente haben eine Vielzahl von Nebenwirkungen (▶ Tab. 29.11), die eine sorgfältige Beobachtung bedingen.

Tab. 29.11 Gebräuchliche Antituberkulotika mit Nebenwirkungen.

Nebenwirkungen	Rifampicin	Isoniazid	Pyrazinamid	Streptomycin	Ethambutol
Schwindel	X	X	X	X	X
Allergien	X	X		X	X
Leberschäden	X	X	X		
Nierenschäden				X	
Polyneuropathie Krämpfe		X			
Thrombopenie Blutungsgefahr	X				
hämolytische Anämie	X	X			
Harnsäureretention Gelenkschmerzen			X		
Hautexanthem Fotosensibilisierung			X		
Hörminderung				X	
eingeschränktes Gesichtsfeld und Sehvermögen					X

Bei empfindlichen Stämmen sind Patienten unter wirksamer Therapie meist nach 2–3 Wochen nicht mehr infektiös. Doch müssen die Medikamente in wechselnden Kombinationen mindestens über 6 Monate eingenommen werden. Die Gefahr der Resistenzentwicklung ist besonders hoch, da sich die Mykobakterien nur sehr langsam teilen und im tuberkulös entzündeten Gewebe lange Zeit ruhen können.

Prävention

Hinsichtlich des beruflichen TB-Infektionsrisikos gibt es in Deutschland keine Empfehlung zur TB-(BCG-)Impfung mehr. Sie begründet sich mit Impfkomplikationen und umstrittener Effektivität.

Die Biostoffverordnung (Anonym 2013) schreibt vor, jeden Arbeitsplatz auf die Infektionsgefährdung hin zu beurteilen und für geeigneten Infektionsschutz zu sorgen. Es gilt inzwischen als gesichert, dass viele der TB-Erkrankungen bei Beschäftigten im Gesundheitswesen beruflich bedingt sind (Nienhaus 2009). Ein hohes berufliches TB-Risiko besteht u. a. für Pflegende in der Altenpflege.

Daher muss dem Mitarbeiter nach einem Kontakt zu einem TB-Patienten vom Arbeitgeber eine Vorsorgeuntersuchung angeboten werden. Zudem besteht eine Beweiserleichterung: Mitarbeiter in der Altenpflege und Geriatrie müssen im Berufskrankheitenverfahren keine Indexperson mehr nachweisen, da die Suche im Nachhinein meist sehr problematisch ist.

Meldepflicht besteht nach § 6.1 Infektionsschutzgesetz bei Erkrankung und Tod. Vor erstmaliger Aufnahme in ein Altenpflegeheim muss durch ärztliches Attest bestätigt werden, dass keine ansteckungsfähige Lungen-TB vorliegt (§ 36.4 IfSG).

> **Merke**
>
> Die Hälfte der an Tuberkulose Erkrankten ist über 65 Jahre!

29.3.2 Pflege und Begleitung

Maßnahmen zur Infektionsprophylaxe und Hygiene

Infizierte Personen (Infektionsquelle) mit offener TB husten eine große Zahl von Mykobakterien ab und schleudern dabei Tröpfchen mit einem Durchmesser von > 100 μm in die Umgebung. Die Infektiösität großer, ausgehusteter Tröpfchen ist für TB jedoch gering. Die Tröpfchen sedimentieren langsam und verdunsten. Zurück bleiben kleinste Tröpfchenkerne (Durchmesser < 5 μm) mit Infektionskeimen. Dank ihrer wachsartigen Oberfläche können die Mykobakterien das Austrocknen überstehen und in der Luft bis zu 24 Stunden schweben. Zur Übertragung kommt es beim Einatmen des Aerosols (aerogene Infektion).

Daraus lassen sich 2 Pflegeprinzipien ableiten:
1. Dispositionsprophylaxe
2. Expositionsprophylaxe

Dispositionsprophylaxe

Säuglinge, Kleinkinder, ältere Menschen und Patienten mit Diabetes mellitus, in Dialysebehandlung, immunsuppressiver Therapie u. a. haben ein höheres Erkrankungsrisiko. Zudem sind untergewichtige Menschen (durch Armut, Alkoholismus, maligne Tumoren) stärker infektionsgefährdet. Weiter zählt die TB als Ko-Infektion bei HIV. Soziale Indikatoren wie der Aufenthalt in Gefängnissen, Arbeitslosigkeit, Alkoholismus und Rauchen beeinflussen das Auftreten von Resistenzen (Otto-Knapp 2014). Durch Förderung hygienischer und positiver Lebensbedingungen soll ein Infektionsrisiko möglichst gering gehalten werden.

Expositionsprophylaxe

Im Vordergrund steht die Reduktion des direkten und körpernahen Kontaktes mit dem TB-Kranken:
- Isolierung (nur bei offener Lungentuberkulose!) mit häufigem Lüften des Zimmers bei geschlossener Tür
- Hygieneprinzip der Distanzierung beachten, d. h. möglichst Abstand bei der Pflege, nicht anhusten lassen
- Tragen einer dicht sitzenden Partikelmaske der Schutzstufe FFP2 (besonders bei körpernaher Pflege und dem Entstehen mikrobenhaltiger Sekrete, ▶ Abb. 29.13)
- Realisieren der Bezugspflege (begrenzte Zahl an Mitarbeitern, die das Isolierzimmer betreten)

> **Praxistipp**
>
> Effektiv sind Partikelmasken (▶ Abb. 29.13) nur, wenn sie dicht am Gesicht anliegen.

Maßnahmen, um die Compliance zu steigern

Möglich ist eine ambulante Therapie, bei der die Patienten die Tabletten unter Aufsicht einnehmen (DOT = engl.: directly observed treatment = direkt überwachte Therapie). Das müssen der Krankheitsverlauf, die sozialen Verhältnisse und die Patientencompliance zulassen. Insbesondere bei Obdachlosen, Menschen mit Alkoholabusus, Kindern von Asylbewerbern und älteren Menschen ist eine stationäre Therapie häufig vorzuziehen.

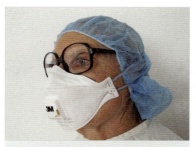

Abb. 29.13 Partikelmaske der Schutzstufe FFP2. Eine höherwertige Atemmaske der Schutzstufe FFP 2 ist bei der Betreuung von Menschen mit offener Lungen-TB angebracht.

29.4 Hepatitis

Beate Kammerer

> **Fallbeispiel**
>
> Frau M. Kuhn ist eine 78-jährige Bewohnerin eines Pflegeheimes. Mit 40 Jahren hatte sie einen schweren Verkehrsunfall und damals etliche Blutkonserven erhalten. Das Symptom einer Gelbsucht hatte sie nie. Vor ein paar Monaten klagte sie über Müdigkeit, Gelenkschmerzen sowie einen Druck im rechten Oberbauch. Eine Blutuntersuchung ergab eine Erhöhung des Leberwertes GPT. Zusätzlich verschlechterte sich ihr Allgemeinzustand und sie nahm an Gewicht ab. Die weitere Untersuchung ergab: eine chronische Hepatitis C (durch die Blutübertragung), die jetzt nach Jahrzehnten in ein Leberzellkarzinom übergegangen ist.

29.4.1 Medizinische Grundlagen

Hepatitis

Hepatitis bezeichnet die Entzündung der Leber (griech.: hepar).

Häufigkeit

In Deutschland haben etwa eine halbe Million Menschen eine chronische Hepatitis B oder C. Aber nur bei jedem fünften Infizierten wird die Erkrankung erkannt, und nur jeder Zehnte wird behandelt. Die Wahrscheinlichkeit, sich bei Kontakt mit infiziertem Blut durch Stich- oder Schnittverletzungen zu infizieren, beträgt bei der Hepatitis B bis zu 30 % und bei der Hepatitis C ca. 1 %. Jährlich werden in Deutschland ca. 800 Hepatitis-B- und ca. 5 000 Hepatitis-C-Fälle neu gemeldet.

Ursache

Auslösende Faktoren einer Leberentzündung sind:
- Viren (die wichtigsten sind die sog. Hepatitis-Viren A, B, C, D und E)
- toxische Substanzen (Alkohol, Medikamente)
- selten Stoffwechselerkrankungen, Autoimmunerkrankungen oder Bakterien

In Deutschland sind zurzeit die Virustypen A–C bedeutsam (▶ Tab. 29.12).

Therapie

Die Behandlung sieht Bettruhe sowie eine kohlenhydratreiche und fettarme Kost vor. Alkohol und alle nicht lebensnotwendigen Medikamente sind zu meiden.

▶ **Interferontherapie.** Bis ca. 2013 bestand die Standardtherapie über mindestens 6 Monate aus subkutan injiziertem pegyliertem Interferon-alpha (Eiweißstoffe, die die Immunabwehr unterstützen) in Kombination mit Ribavirin (Virustatikum). Die Erfolgschancen einer Therapie hängen von viralen Faktoren wie Genotyp und Viruslast, aber auch von Wirtsfaktoren wie z. B. Ethnizität, Geschlecht, Alter, Insulinresistenz, Diabetes mellitus und BMI ab.

▶ **Hemmung der Virusvermehrung – orale Therapien.** Grundsätzlich gibt es zunächst 2 Möglichkeiten, in die Vermehrung des Virus einzugreifen. Es wurden Protease-Hemmer hergestellt, die verhindern, dass aus einem langen Vorläufereiweißmolekül die fertigen Proteinbauteile für das Virus herausgetrennt werden. Solche Hemmstoffe sind z. B. Telprevir (Incivio), Boceprevir (Victrelis). Seit Anfang 2014 steht auch ein Polymerase-Hemmer, das Sofosbuvir (Sovaldi), für die Therapie zur Verfügung. Es hemmt die Aktivität eines bestimmten Virusenzyms, das dessen Erbgut-RNA synthetisiert.

Zudem sind noch weitere neue Kombinationstherapien im Zulassungsprozess. Welche Kombinationen sinnvoll sind, hängt davon ab, mit welcher der 6 HCV-Genotypen der Patient infiziert ist. Dank der neuen Substanzen stehen effektive Behandlungsmöglichkeiten für alle Genotypen des Hepatitis C Virus zur Verfügung, die mit einer verkürzten Therapiedauer, wesentlich weniger Nebenwirkungen und einer fast 100 %igen Heilungsrate verbunden sind.

Tab. 29.12 Übersicht über die wichtigsten Hepatitisformen.

	Hepatitis A	Hepatitis B	Hepatitis C
Erreger	HAV	HBV	HCV
Hauptübertragungsweg	Schmierinfektion /fäkal-oral • mangelnde Hygiene • infiziertes Essen oder Trinkwasser • anale/orale Sexpraktiken	durch Blut- und Schleimhautkontakte • sexuell • parenteral (z. B. Verletzung) • perinatal	durch Blutkontakt • i. v. Drogenkonsum • Blutprodukte • perinatal • selten sexueller Kontakt
Inkubationszeit	2–6 Wochen	1–6 Monate	2 Wochen bis 5 Monate
Dauer der Infektiosität	bis 4 Wochen nach Auftreten der ersten Symptome	solange HBV-DNA, HBsAg oder HBeAg nachweisbar sind	solange HCV-RNA nachweisbar ist
serologische Routine-Diagnostik	Anti-HAV-IgM	erhöhte Transaminasen, HbsAg, Anti-HBc-IgM	Anti-HCV (nach 6 Wochen – 6 Monate positiv), HCV-RNA
Symptome	• meist ohne • in 10 % kommt es zu Müdigkeit, Fieber, Übelkeit, Erbrechen, Dunkelfärbung des Urins, Gelbfärbung der Haut (Ikterus)	• ⅓ asymptomatisch • ⅔ Symptome wie Müdigkeit, Fieber, Übelkeit, Dunkelfärbung des Urins, Hellfärbung des Stuhls • nur ⅓ mit Ikterus	• grippeartig wie Müdigkeit, Übelkeit, Druck im Oberbauch, Appetitlosigkeit typische Zeichen einer Hepatitis fehlen meist
Besonderheiten des Verlaufs	• in 0,1 % der Fälle fulminantes Leberversagen (Leberkoma) • keine chronischen Verläufe	• fulminantes Leberversagen < 1 % • vollständige Heilung > 90 % • 5–10 % chronische Verläufe bei Erwachsenen	• fulminante Verläufe ca. 1 % • 55–85 % chronische Verläufe bei Erwachsenen
Impfung	• passiv und aktiv	• passiv und aktiv	• keine

Prophylaxe

Zur Prophylaxe wird eine aktive Impfung gegen Hepatitis B von der Ständigen Impfkommission als Standard für Säuglinge, Kinder und Jugendliche empfohlen. Für Dialysepatienten, Personal im Gesundheitswesen oder Personen mit möglichem Kontakt mit infizierten Körperflüssigkeiten ist die Impfung ebenfalls empfohlen.

Sofortmaßnahmen bei Stich- oder Schnittverletzung

Bluten lassen (ausdrücken, aber nicht quetschen > 1 Minute), nach 5–10 Minuten desinfizieren. Eine Meldung beim Betriebsarzt bzw. einer für Unfälle zuständigen Person ist wichtig.

Nach der Meldung wird der infektiologische Status mit Einverständnis des Patienten schnellstmöglich geklärt. Die weiteren Maßnahmen hängen davon ab. Sind keine Daten bekannt, sollte durch einen Schnelltest beim Beschäftigten anti-HBs und beim Patienten HBsAG bestimmt werden. Besteht keine Immunität des Betroffenen, sollte simultan geimpft werden.

29.4.2 Pflege und Begleitung

Maßnahmen zur Infektionsprophylaxe und Hygiene

Grundsätzlich gilt bezüglich der Hygienevorschriften wie bei allen infektiösen Erkrankungen, dass die Pflegenden bei allen pflegerischen Tätigkeiten Handschuhe zu tragen haben. Die Maßnahmen sollten dem Patienten erklärt werden, um Ängste und Unsicherheit abzubauen. Zu den Maßnahmen gehören folgende Aspekte:
- Bei Kontakt mit möglicherweise virushaltigen Körperflüssigkeiten muss die Pflegeperson Schutzhandschuhe tragen. Wenn ein Kontakt mit virushaltigen Tröpfchen möglich ist, sollten zusätzlich Mundschutz und Schutzbrille verwendet werden. Auch angetrocknetes Blut ist infektiös!
- Nach dem Besuch bei dem Kranken und nach Ablegen der Einmalhandschuhe muss eine hygienische Händedesinfektion durchgeführt werden.
- Infizierte Bewohner können alle Gemeinschaftsräume nutzen.
- Bei Patienten mit Hepatitis A ist die Unterbringung im Einzelzimmer mit separater Toilette sinnvoll. Bei Infektion mit Hepatitis B und C ist ein Einzelzimmer nicht notwendig.
- Bei der Desinfektion müssen v. a. WC-Sitzflächen, Duschen, Badewannen, Armaturen, Türklinken und Handwaschbecken lückenlos behandelt werden.
- Wäsche wird in speziell gekennzeichneten Säcken gesammelt, kontaminierte Bettwäsche gekennzeichnet und gesondert entsorgt.
- Alle Instrumente müssen sorgfältig desinfiziert, gereinigt und sterilisiert werden.
- Gebrauchte Kanülen dürfen nicht in ihre Hülle zurückgesteckt werden (Verletzungsgefahr), sondern werden sofort in einen als infektiös gekennzeichneten Abfallbehälter geworfen.
- Meldepflicht besteht bei Krankheitsverdacht, Erkrankung sowie Tod an akuter Virushepatitis.

Patientenbeobachtung und -beratung

▶ **Patientenbeobachtung.** Im Rahmen der Pflege eines an Hepatitis Erkrankten ist die aufmerksame Beobachtung des Patienten besonders wichtig, um auftretende Verschlechterungen sofort dem Arzt melden zu können. Kontrolliert werden müssen:
- allgemeines Befinden, Gewicht
- Kreislauf, Atmung, Bewusstseinszustand, Körpertemperatur
- Ausscheidungen, insbesondere Dunkelfärbung des Harns und Entfärbung des Stuhls
- Hautfarbe und Farbe der Skleren (Lederhaut) des Auges
- Blutungen der Haut und der Schleimhaut (Zeichen für Gerinnungsstörung bei Leberversagen)

▶ **Patientenberatung.** Empfehlungen, die zur Beratung von Patienten bei chronischer Hepatitis gehören, sind:
- kompletter Verzicht von Alkohol; Kaffeekonsum nur in geringen Mengen
- fettarme, ballaststoffreiche Vollwertkost, pflanzliche Eiweiße
- körperliche Aktivität im Rahmen der individuellen Fähigkeiten
- Anstreben von Normalgewicht
- optimale Einstellung des Blutzuckers bei bestehendem Diabetes mellitus

- umfassende Versorgung mit Vitamin B und C
- Weglassen aller unnötigen Medikamente nach Rücksprache mit dem Arzt
- bei Hepatitis-C-Infizierten wird Impfung gegen Hepatitis B und A empfohlen

29.5 Harnwegsinfekte

Christina Said

Fallbeispiel

Frau Ritter, 86 Jahre, ist noch sehr selbstständig und lebt mit ihrem Ehemann in einer betreuten Seniorenwohnung. Eines Tages erzählt sie der Pflegerin, Frau Kiehl, die täglich ihren Mann wegen seines Morbus Parkinson versorgt, sie habe seit einigen Tagen Brennen beim Wasserlassen und müsse häufiger zur Toilette. Ansonsten fühle sie sich eigentlich gesund, wahrscheinlich habe sie sich verkühlt. Wenn sie etwas Blasentee trinke und ein Heizkissen auf den Bauch lege, werde das schon wieder besser. Frau Kiehl ist froh, dass sich Frau Ritter ihr anvertraut hat und bestätigt, dass ihre Maßnahmen richtig seien. Sie empfiehlt der alten Dame aber doch, beim Hausarzt den Urin untersuchen zu lassen und erklärt Frau Ritter, dass vermutlich eine Infektion vorliegt.

29.5.1 Medizinische Grundlagen

Definition

Unter **Harnwegsinfekten** versteht man eine meist durch Bakterien (selten Viren, Pilze oder Parasiten) verursachte Infektion der ableitenden Harnwege. Man unterscheidet **unkomplizierte** Harnwegsinfekte und **komplizierte**.

▶ **Unkomplizierte Harnwegsinfektion.** Dies sind nach der S3-Leitlinie von 2010 diejenigen Harnwegsinfekte, die außerhalb des Krankenhauses erworben wurden und die Patienten betreffen, die keine relevanten Nierenfunktionsstörungen, funktionelle bzw. anatomische Anomalien des Harntraktes oder Begleiterkrankungen, die Komplikationen begünstigen, haben. Auch Harnwegsinfekte bei gut eingestellten Diabetikern (HbA1c unter 7,5 %) zählen zu den unkomplizierten Harnwegsinfektionen.

▶ **Komplizierte Harnwegsinfektion.** Hinweise hierauf sind angeborene oder erworbene anatomische Veränderungen wie Ureterstenose (Engstelle des Harnleiters), Nierensteine, Prostatavergrößerung, Niereninsuffizienz, Blasenentleerungsstörungen, schlecht eingestellter Diabetes (HbA1c > 7,5 %), Immunstörungen oder Harnblasenkatheter. Hier kann (muss aber nicht) eine komplizierte Harnwegsinfektion vorliegen. Harnwegsinfekte bei Männern gelten fast immer als kompliziert, da sie entweder bei Kindern oder älteren Männern auftreten und fast immer mit urologischen Anomalien einhergehen. Auch Harnwegsinfekte bei Diabetikern mit Spätschäden werden als kompliziert eingestuft.

▶ **Asymptomatische Bakteriurie.** Bei dieser liegen trotz Erregern im Urin keine Beschwerden vor (Keimbesiedelung, aber keine Infektion). Die Häufigkeit der asymptomatischen Bakteriurien nimmt bei Frauen nach der Menopause zu, da die Scheide vermehrt von Darmbakterien und Anaerobiern (Bakterien, die ohne Sauerstoff leben) besiedelt wird. Dies begünstigt eine Verschleppung der Keime in die Harnröhre. Bei Altenheimbewohnerinnen beträgt die Prävalenz (Vorkommen) der asymptomatischen Bakteriurie 25 bis 50 %.

Ursachen

Bei Harnwegsinfektionen sind in über 80 % der Fälle Darmbakterien die Krankheitserreger, wobei bei chronischem Harnwegsinfekt oft besonders resistente Keime, gegen die viele Antibiotika nicht mehr wirken, für die Infektion verantwortlich sind. Am häufigsten findet man Escherichia coli als Verursacher. Andere mögliche Erreger sind aber auch Enterokokken, Klebsiella, Proteus und andere Bakterien. Die Erreger können durch bakteriologische Untersuchungen (Anzüchten auf einem Nährboden) in einem Labor nachgewiesen werden, und bei einem sog. Antibiogramm kann man genau feststellen, welches Antibiotikum dagegen wirksam ist.

Pathophysiologie

Harnwegsinfektionen gehören, v.a. bei Frauen, zu den häufigsten Infektionskrankheiten überhaupt. Bakterien aus dem Darm gelangen zur daneben liegenden Harnröhrenmündung und können durch die kurze Harnröhre leicht zur Blase aufsteigen.

Zunächst entsteht eine Zystitis (Blasenentzündung) und Urethritis (Harnröhrenentzündung). Bei Ausbreitung der Infektion über den Ureter (Harnleiter) in Richtung Nieren kommt es zur Pyelonephritis (Nierenbeckenentzündung).

Risikofaktoren

Erhöhte Anfälligkeit für Harnwegsinfekte besteht bei Diabetes mellitus, Missbildungen der Harnwege, Blasenentleerungsstörungen durch neurologische Ursachen oder Prostatahypertrophie (Vergrößerung der Vorsteherdrüse), Inkontinenz und Katheterismus der Harnblase. Stress, Unterkühlung und Nässe (mit Schwächung des Immunsystems als Folge) oder falsche Intimhygiene (mit Verschleppung von Darmkeimen in die Harnröhre) begünstigen das Auftreten einer Zystitis.

Frauen sind durch die räumliche Nähe von Harnröhrenöffnung und After und durch die kurze Harnröhre wesentlich gefährdeter als Männer. Bei Blasenkathetern ist ein Aufsteigen der Keime über das Kathetersystem möglich.

Symptome

Im Vordergrund stehen Pollakisurie (häufiges Wasserlassen), imperativer Harndrang (schon bei geringer Blasenfüllung), Dysurie bzw. Algurie (Brennen und Schmerzen beim Wasserlassen), evtl. auch Schmerzen oberhalb des Schambeins durch Verkrampfen der entzündeten Harnblase. Normalerweise tritt kein Fieber auf. Der Urin kann getrübt, flockig verändert oder verfärbt sein. Je nach Art der Erreger ist er meist übelriechend (Darmbakterien!).

Bei Aufsteigen der Entzündung und Beteiligung der Nieren, wenn eine Pyelonephritis (Nierenbeckenentzündung) vorliegt, kommt Fieber bis zum Schüttelfrost hinzu, einhergehend mit Schmerzen im Bereich beider Nieren, besonders beim Beklopfen des Nierenlagers im Rücken. Das Fieber kann, je nach Abwehrlage des Kranken, auch fehlen. Durch die Nähe zum Darm kann es reflektorisch zum Subileus (Darmlähmung) und zu Übelkeit und Erbrechen kommen. Die Betroffenen sind schwer krank. Wird eine Pyelonephritis nicht behandelt, kann es zur gefürchteten Urosepsis kommen, einer Blutvergiftung, die lebensgefährlich ist.

Diagnostik

Die Verdachtsdiagnose wird durch die typischen Beschwerden, Aussehen und Geruch des Urins gestellt. Allerdings können Pollakisurie und imperativer Harndrang, manchmal auch krampfartige Schmerzen ebenso bei einer Reizblase auftreten. Zur Orientierung kann ein sog. Streifen-Schnelltest gemacht werden, der aber die Diagnosesicherheit nicht nennenswert erhöht:

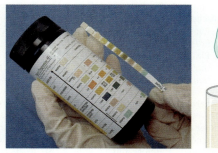
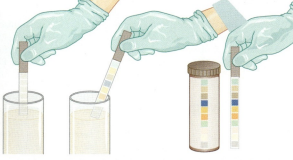

Harnuntersuchungen auf:
- pH
- Nitrit
- Urobilinogen
- Bilirubin
- Zucker
- Eiweiß
- Blut
- Hämoglobin
- Urozystin
- Ketonkörper

1. eintauchen 2. abstreifen 3. ablesen innerhalb von 60 Sekunden

Abb. 29.14 Urinstreifen-Schnelltest. Der in Urin eingetauchte und abgestreifte Teststreifen wird nach ca. 1 Minute mit der Farbskala am Behälter verglichen. Dadurch wird das Ergebnis des Schnelltests ermittelt.

▶ **Streifen-Schnelltest.** Zum Schnelltest wird ein Teststreifen, der an mehreren Feldern mit Trockenchemikalien zum Nachweis bestimmter Substanzen im Urin beschichtet ist, in einen Becher mit frischem, steril entnommenem Urin (oder Mittelstrahlurin, s. u.) getaucht und am Rand abgestreift. Nach einer bestimmten Zeit (meist 1 min) vergleicht man die Verfärbung der Felder mit der Vorlage auf der Verpackung und kann so ablesen, welche Veränderungen des Urins vorhanden sind (▶ Abb. 29.14).

Typischerweise enthalten die Streifen folgende Testfelder:

- **pH-Wert (Säurewert):** Eine Verschiebung in den alkalischen Bereich spricht für eine Infektion.
- **Leukozyten (weiße Blutkörperchen):** Hier kann man ablesen, ob sich weiße Blutkörperchen, also Entzündungszellen, im Urin befinden. Zum Teil ist eine grobe Schätzung der Anzahl anhand der Farbintensität möglich.
- **Nitrit:** Da viele Bakterien Nitrit als Stoffwechselprodukt bilden, weist der Nachweis von Nitrit auf eine Infektion hin.
- **Erythrozyten (rote Blutkörperchen) bzw. Hämoglobin (roter Blutfarbstoff):** Sie können bei einer Zystitis vorhanden sein, v. a. aber bei einer Pyelonephritis.
- **Eiweiß:** Vorhandenes Eiweiß im Urin sollte immer weiter abgeklärt werden, da eine Nierenerkrankung vorliegen kann.
- **Glukose:** Der Glukosenachweis kann bei Zuckerausscheidung im Urin (Diabetes!) positiv sein.
- **Ketone:** Sie kommen bei Diabetes oder beim Fasten vor.
- **Bilirubin und Urobilinogen:** Sie können bei Leber- und Gallenblasenerkrankungen auftreten.

Der Urin sollte ganz frisch entnommen sein und nicht gelagert werden, da er sich sonst verändert. Die Röhrchen sollten nur kurz zu Entnahme des Teststreifens geöffnet werden und sonst immer gut verschlossen aufbewahrt werden, da sich sonst die Reaktionen verändern können. Problematisch ist auch, dass die Ergebnisse des Schnelltests verfälscht sein können, sodass ein sicherer Ausschluss oder Nachweis einer Harnwegsinfektion nicht möglich ist: Durch Leukozyten aus der Scheide kann das Ergebnis der Leukozyten falsch positiv sein; wenn der Urin kürzer als 4 Stunden in der Harnblase war, kann das Ergebnis des Nitritwerts falsch negativ sein.

▶ **Urinkultur.** Um die Bakterienart zu bestimmen, kann auch eine einfache Urinkultur mit dem sog. „Uricult"-Test angelegt werden, bei dem ein vorbereiteter Eintauch-Nährboden in Urin getaucht wird und in der Plastikhülle für 24 Stunden bei 37 °C bebrütet wird. Damit lässt sich auch die Keimzahl pro ml Urin grob bestimmen.

▶ **Weitere Untersuchungen.** Tritt zum ersten Mal ein Harnwegsinfekt auf, sollte immer eine symptombezogene ärztliche Untersuchung mit Urinuntersuchung erfolgen. Liegt ein rezidivierender (wiederholt auftretender) Harnwegsinfekt vor oder besteht der Verdacht auf einen komplizierten Infekt, wird weitere Diagnostik erforderlich. Der Urin wird nicht nur mikroskopisch untersucht (Urinsediment), sondern es wird auch eine Urinkultur auf einem Nährboden angelegt, um den Infektionserreger zu identifizieren. Im mikrobiologischen Labor kann die Art und Menge der Bakterien bestimmt und ein Antibiogramm (Test, welches Antibiotikum wirksam ist) durchgeführt werden. Bei Keimzahlen über 100 000 pro ml Urin ist von einem Harnwegsinfekt auszugehen; wenn der Urin aus einem suprapubischen Blasenkatheter entnommen wurde, schon bei Keimzahlen über 100 pro ml, wenn typische Harnwegsinfektionserreger angezüchtet werden können.

Merke

Bei alten Menschen, die ihre Beschwerden nicht mehr äußern können, sollte bei dringendem Verdacht (z. B. trüber, übelriechender Urin) auf eine Infektion eine ärztliche Untersuchung durchgeführt und eine Urinkultur angelegt werden.

Bei Verdacht auf Nierenbeteiligung werden zusätzlich zur Urinkultur Blutuntersuchungen und eine Sonografie (Ultraschalluntersuchung) der Nieren erforderlich, evtl. auch eine Zystoskopie (Blasenspiegelung) oder eine Röntgendarstellung der Harnwege. In jedem Fall sollten rezidivierende oder komplizierte Harnwegsinfektionen durch einen Urologen abgeklärt und behandelt werden.

Therapie

Die Behandlung sieht bei erstmaligem, unkompliziertem Harnwegsinfekt eine Kurzzeittherapie mit Antibiotika für 1–3 Tage vor. Dabei ist Fosfomycin, evtl. Nitrofurantoin (5–7 Tage) Mittel der ersten Wahl; Fluorchinolone (Ciprofloxacin, Ofloxacin) und Cephalosporine wirken zwar gut, sollen aber für andere Indikationen aufgespart werden, da die Erreger von Harnwegsinfekten zum Teil gegen häufig verwendete Antibiotika Resistenzen aufgebaut haben (über 20 % bei Trimethoprim/Cotrimoxazol bzw. Ampicillin). Das geeignete Antibiotikum muss der behandelnde Arzt unter sorgfältiger Abwägung der Resistenzlage, der Nebenwirkungen und der gesamten Situation des Kranken auswählen.

Bei kompliziertem Harnwegsinfekt, resistenten Erregern (Unwirksamkeit der Antibiotika) oder Pyelonephritis wird eine längere Therapie mit Antibiotika (nach Uringewinnung für den Nachweis des Erregers und Prüfung der Wirksamkeit im Labor) durchgeführt. Für die Pyelonephritis ist eine stationäre Therapie mit Antibiotika für 2 Wochen (z. B. mit Fluochinolonen) erforderlich. Durch Kontrolluntersuchung des Urins im Labor wird der Therapieerfolg dann überprüft. Blasenspülungen sind nicht sinnvoll, da dabei Keime in die oberen Harnwege verschleppt werden können.

Wichtig ist die Zufuhr einer ausreichenden Flüssigkeitsmenge. Durch die erhöhte Urinmenge werden die Harnwege durchgespült und die Keimmenge reduziert. Lokale Wärmeanwendung kann die Heilung unterstützen. Bei Bedarf (Schmerzen in der Harnblase) können evtl. Spasmolytika (krampflösende Medikamente) gegeben werden.

Bei einer asymptomatischen Bakteriurie (unter 100 000 Keime/ml Mittelstrahlurin) ist, wenn keine komplizierenden Risikofaktoren vorliegen, keine Antibiotikatherapie erforderlich.

Fallbeispiel

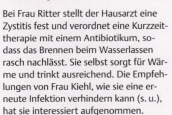

Bei Frau Ritter stellt der Hausarzt eine Zystitis fest und verordnet eine Kurzzeittherapie mit einem Antibiotikum, sodass das Brennen beim Wasserlassen rasch nachlässt. Sie selbst sorgt für Wärme und trinkt ausreichend. Die Empfehlungen von Frau Kiehl, wie sie eine erneute Infektion verhindern kann (s. u.), hat sie interessiert aufgenommen.

29.5.2 Maßnahmen zur Infektionsprophylaxe und Hygiene

Die Pflegenden haben bei der Vorbeugung und Erkennung von Harnwegsinfekten, aber auch bei der Begleitung der Diagnostik und Therapie wichtige Aufgaben (s. u.). Bei alten Menschen, die verstärkt gefährdet sind, z. B. durch Inkontinenz, Blasenentleerungsstörungen, Dauerkatheter oder Diabetes mellitus, ist ein erklärendes Gespräch wichtig.

Bei der Intimhygiene ist es entscheidend, darauf zu achten, dass nach dem Wasserlassen oder Stuhlgang nie vom After in Richtung Harnröhrenmündung gewischt wird, da sonst Darmkeime in die Harnröhre verschleppt werden. Die Unterwäsche sollte möglichst aus kochfester Baumwolle bestehen, da diese luftdurchlässig ist, wärmt und keine feuchten Kammern entstehen, in denen sich Keime vermehren können.

Bei Themen, die den Intimbereich des Pflegebedürftigen betreffen, ist viel Verständnis, Feingefühl und Diskretion erforderlich. Wichtig ist, dass die Pflegenden den Kranken bei der sorgfältigen Durchführung der Intimhygiene einfühlsam unterstützen, falls es erforderlich ist, aber auch die vorhandenen Ressourcen bei der Selbstpflege achten und fördern. Die Pflegebedürftigen können, soweit möglich, aktiv mitarbeiten, eine Infektion zu verhindern, indem sie Unterkühlung vermeiden, ausreichend trinken und häufig genug Wasser lassen, um die Vermehrung von Bakterien in der Blase durch Spülen zu verringern.

Bei herzinsuffizienten Menschen muss die Trinkmenge abhängig von der Belastbarkeit des Herzens mit dem Arzt abgesprochen werden, da es bei zu großer Flüssigkeitszufuhr zur akuten Dekompensation der Herzinsuffizienz mit Lungenödem oder Einflussstauung kommen kann!

Bei Kranken, die Beschwerden nicht selbst bemerken und äußern können, ist eine besonders sorgfältige Beobachtung des Urins erforderlich, um bei verändertem Aussehen oder Geruch weitere Untersuchungen in die Wege zu leiten. Blasenkatheter müssen absolut steril versorgt werden, damit nicht durch unsachgemäße Pflege eine Infektion hervorgerufen wird (▶ Abb. 29.15). Ein Wechsel des Blasenkatheters sollte alle 8–10 Wochen, bei Abflussbehinderung oder Verdacht auf eine Infektion sofort durchgeführt werden. Das Risiko einer Keimverschleppung aus der Scheide kann durch lokale Östrogentherapie verringert werden; dadurch wird auch das Gewebe lokal gestrafft und weniger verletzlich.

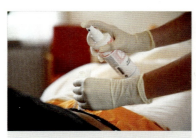

Abb. 29.15 Umgang mit Urinableitungssystemen. Hier muss hygienisch gearbeitet werden, z. B. durch das Tragen von Handschuhen und Desinfektion von Konnektionsstellen. (Foto: A. Fischer, Thieme)

29.5.3 Pflege und Begleitung

Hier sind v. a. pflegerische Maßnahmen zu nennen, die die Diagnostik und Therapie unterstützen.

▶ **Sterile Uringewinnung.** Ist eine Harnwegsinfektion vorhanden, wird der Urin zur Untersuchung häufig mit Unterstützung der Pflegenden gewonnen. Bei liegendem Katheter wird der Urin steril an der dafür vorgesehenen Stelle des Ableitungssystems abpunktiert.

▶ **Mittelstrahlurin.** Ansonsten wird ein sog. Mittelstrahlurin gewonnen, wobei alte Menschen oft Unterstützung benötigen: Bei Frauen werden die Schamlippen gespreizt und Vulva bzw. Harnröhrenöffnung werden mit steriler physiologischer Kochsalzlösung oder Wasser gereinigt. Beim Mann wird die Eichel entsprechend gereinigt. Dann lässt man beim Wasserlassen das erste Drittel des Urins ablaufen, das zweite Drittel wird in einem sterilen Gefäß aufgefangen und das dritte Drittel wird wieder verworfen. Das Gefäß wird mit Name, Datum und Uhrzeit beschriftet und der Urin innerhalb von 30 Minuten untersucht. Dauert der Zeitraum bis zur Untersuchung länger, muss das Gefäß sofort bei 4 °C gekühlt werden und der Entnahmezeitpunkt dem untersuchenden Labor mitgeteilt werden.

▶ **Medikamenteneinnahme.** Wichtig ist auch, dass im Gespräch mit dem Kranken die Therapie erklärt wird und, falls Antibiotika verordnet wurden, deren sorgfältige und ausreichend lange Einnahme sichergestellt wird. Wenn man die Therapie zu früh abbricht, werden resistente Keime gezüchtet, sodass eine weitere Behandlung erschwert ist. Die Pflegenden erklären dem Kranken, warum eine Trinkmenge von mindestens 1,5 Liter pro Tag erforderlich ist (Vorsicht Begleiterkrankungen!) und finden gemeinsam mit dem Erkrankten Wege, die Therapieempfehlungen einzuhalten (z. B. Wunschgetränke, genaues Beobachten, ob Nebenwirkungen der Antibiotikatherapie auftreten).

Eine Nierenbeckenentzündung wird meist im Krankenhaus behandelt. Auf jeden Fall sollte der Betroffene etwa 2 Wochen Bettruhe halten und ebenso lange Antibiotika (nach Antibiogramm) einnehmen.

▶ **Hygienische Maßnahmen.** Beim Umgang mit Urin ist darauf zu achten, nur mit Handschuhen zu arbeiten und alle Flächen mit Urinkontakt sorgfältig zu desinfizieren. Die Wäsche sollte bei 60 °C gewaschen werden. Besondere Schutzmaßnahmen für Mitbewohner oder Pflegende zum Schutz vor Ansteckung sind nicht erforderlich.

29.6 Salmonelleninfektion

Andreas Schwarzkopf

Fallbeispiel

„Ach, mir ist so übel", jammert die sonst gar nicht wehleidige, rüstige Frau Aklam. Zu ihrem 75. Geburtstag vor 2 Tagen hatte sie Tiramisu, das ihre Enkelin mitgebracht hatte, gegessen. Kurz darauf musste sie erbrechen, wenig später stellte sich Durchfall ein. Schwester Renate verständigte die Hygienebeauftragte. Diese ordnete den Aufenthalt auf dem Zimmer für die Bewohnerin und Schutzkleidung für das Personal an.

29.6.1 Medizinische Grundlagen

Definition

Die Gattung **Salmonella** gehört zu den obligat pathogenen Darmbakterien und zur Gruppe der gramnegativen Stäbchenbakterien.

Ausgehend von genetischen Merkmalen, der Infektionsdosis und den klinischen Bildern werden 2 Gruppen unterschieden:
- Salmonellen der Typhusgruppe
- Salmonellen der Enteritisgruppe

Salmonellen der Typhusgruppe

Häufigkeit

Diese Gruppe umfasst 4 Serotypen: Salmonella enterica Biovare Typhi und Paratyphi A, B und C. Derzeit sind die „Typhus-Salmonellen" in Deutschland nicht heimisch, werden jedoch regelmäßig aus dem Ausland eingeschleppt (2013 wurden in Deutschland 90 Fälle von Typhus und 56 Fälle von Paratyphus gemeldet). In Einrichtungen der Altenpflege sollte Typhus und Paratyphus eigentlich nicht auftreten.

Symptome

Leitsymptome des Typhus sind Fieber, Kopfschmerzen und evtl. Gelenkschmerzen kombiniert mit Verstopfung. Der Durchfall tritt erst später auf. Paratyphus verläuft im Prinzip genauso, nur klinisch deutlich leichter. Eine Impfung steht oral und i. m. zur Verfügung, geht aber nur in 60% der Fälle an und hält maximal 3 Jahre.

Infektionsdosis und Inkubationszeit

Die Infektionsdosis (Menge an Erregern, die man aufnehmen muss, um zu erkranken) ist bei Typhus mit 50 bis 100 Bakterien recht gering. Die Inkubationszeit beträgt 3–60, im Mittel 10 Tage.

Salmonellen der Enteritisgruppe

Häufigkeit

In ganz Europa, auch in Deutschland, sehr stark verbreitet ist dagegen die zweite Gruppe, die Enteritisgruppe. Im Jahr 2013 wurden 18 946 Fälle gemeldet. Damit nehmen Salmonellen hinter Campylobacter Platz 2 der bakteriellen Gastroenteritiserreger ein. Zurzeit sind etwa 2 000 verschiedene Serotypen bekannt.

Infektionsdosis und Inkubationszeit

Die Salmonellen-Enteritis ist gekennzeichnet durch eine Inkubationszeit von ca. 5 Std. bis max. 3 Tagen. Die Infektionsdosis ist mit ca. 100 000 für gesunde Menschen relativ hoch. Sie sinkt jedoch deutlich, wenn ältere oder kranke Menschen betroffen sind. Die Übertragung erfolgt über Lebensmittel, Wasser und fäkal-oral, z. B. durch Stuhl kontaminierte Hände.

Symptome

Nach einer 1–2-tägigen Inkubationszeit bricht die Krankheit aus, praktisch immer mit Durchfall, der schleimig und blutig sein kann, und Bauchschmerzen. Gelegentlich gesellt sich Erbrechen dazu, v. a. in der Anfangsphase. Das Krankheitsbild ist i. d. R. nach 5–7 Tagen selbstlimitierend. Bei abwehrgeschwächten und sehr alten Menschen sind jedoch letale Verläufe beobachtet worden, allerdings selten (0,1%).

Selten werden Salmonelleninfektionen in Form von Knochenmarksabszessen oder z. B. bei AIDS-Patienten (Pneumonien) beobachtet.

29.6.2 Maßnahmen zur Infektionsprophylaxe und Hygiene

Umgang mit Lebensmitteln

Zur Vermeidung von Salmonelleninfektionen ist v. a. eine gute und sinnvolle Lebensmittelhygiene sehr wichtig. Mit folgenden Lebensmitteln gelangen die Salmonellen in die Küche:
- rohe Eier
- frisches Geflügel
- tief gekühltes, rohes Fleisch, insbesondere auch Hackfleisch

Seltener sind andere Lebensmittel betroffen, z. B. Mayonnaisen, Süßspeisen, Speiseeis und andere Produkte, denen Rohei zugesetzt wurde. Prinzipiell können auch Meeresfrüchte betroffen sein.

Bei tiefgekühltem Geflügel ist zu beachten, dass das Geflügel selbst i. d. R. ordentlich durchgegart und damit einer „Thermodesinfektion" unterzogen wird. Salmonellenhaltig ist das Auftauwasser, das daher schnellstmöglich in den Ausguss entsorgt werden sollte. Gefäße, die zum Auftauen benutzt wurden, sollten nach der Liste der Deutschen Veterinärmedizinischen Gesellschaft (DVG) desinfiziert werden. Eier und Fleisch sollten gut durchgegart werden, auf eine ausreichend lange Erhitzungszeit ist zu achten.

Entscheidend ist auch die korrekte Lagerung von Speisen, im Allgemeinen ist direkt nach der Produktion der Keimgehalt nicht sehr hoch und steigt erst mit der Zeit, weil die Keime sich bei Raumtemperatur oder unzureichender Kühlung in den Lebensmitteln sehr gut vermehren können.

Hygienemaßnahmen

▶ **Schutzkleidung.** Bei akut auftretenden Brech-Durchfällen ist der Erreger zunächst nicht bekannt. Als Schutzkleidung für das Personal werden Schutzkittel (ggf. dazu flüssigkeitsdichte Einmalschürzen) und natürlich Handschuhe empfohlen. Zusätzlich wird in der Altenpflege ein Mund-Nase-Schutz angelegt (wegen Noro- oder Rotaviren), bis der Erreger sicher bekannt ist oder kein Erbrechen mehr auftritt. Die Schutzkleidung wird bei der Versorgung der betroffenen Bewohner und bei potenziellen Stuhlkontakten getragen. Auch beim Bettenmachen und Waschen empfehlen sich diese Schutzmaßnahmen. Da Einmalhandschuhe Mikroperforationen haben können, durch die Keime auf die Finger gelangen, ist eine Händedesinfektion nach dem Ausziehen zum Selbstschutz und zum Schutz der anderen Bewohner sehr sinnvoll.

> **Merke**
>
> In der Pflege ist zu beachten, dass die Erreger auch noch mehrere Wochen nach völliger Symptomfreiheit ausgeschieden werden können.

▶ **Toilettenbenutzung.** Betroffene Bewohner sollten möglichst ihre eigene Toilette erhalten. Bewohner im Doppelzimmer erhalten einen Nachtstuhl zum individuellen Gebrauch. Steckbecken werden wie üblich im Steckbeckenspülapparat desinfiziert.

▶ **Essgeschirr.** Das Essgeschirr sowie Speisereste müssen normalerweise nicht besonders behandelt werden. Hat sich der Bewohner über das Essgeschirr erbrochen, empfiehlt es sich, dieses gesondert in die Küche zu transportieren, die Rückstände in die Speiserestetonne zu geben und es anschließend unmittelbar in die heutzutage meist desinfizierend spülende Spülmaschine zu geben.

▶ **Desinfektionsmaßnahmen.** Gegenstände und Flächen, die der Patient berührt hat, sowie der patientennahe Bereich (Waschschüsseln, Toilettenstuhl, Handgriffe, Toilettenspüle usw.) sind zu desinfizieren, hierbei kann ein VAH-gelistetes Flächendesinfektionsmittel (S. 732) oder auch bei sehr kleinen Flächen alkoholisches Flächendesinfektionsmittel genommen werden. Wenn die Symptomatik beendet ist, kann eine abschließende Flächendesinfektion mit einem üblichen VAH-gelisteten Flächendesinfektionsmittel erfolgen.

▶ **Wäscheversorgung.** Kontaminierte Wäsche ist nach TRBA (BGR) 250 (S. 730) als Wäsche zur besonderen Aufbereitung zu deklarieren. Sie wird in keimdichten Behältern transportiert. Die Forderung ist im Allgemeinen erfüllt, wenn der Wäschesack mit einem zusätzlichen Plastiksack umgeben ist.

Bewohnereigene Wäsche, die nicht in der gewerblichen Wäscherei gewaschen wird, wird bei 60 °C gewaschen. Bei 40°C-Wäsche kann die Wäscherei gefragt werden, ob ein desinfizierendes 40°C-Waschverfahren zur Verfügung steht. Ansonsten ist eine maschinelle 40°C-Wäsche meist so keimreduzierend, dass die Infektionsdosis unterschritten wird. Bei Ausbrüchen (2 oder mehr Fälle) sind die Anweisungen des Gesundheitsamtes zu beachten (s. u.).

▶ **Meldepflicht.** Nach § 6 Infektionsschutzgesetz ist die Enteritis infectiosa bei Verdacht, Erkrankung und Tod zu melden. Allerdings nur dann, wenn 2 oder mehr Fälle, die in einem Zusammenhang stehen, in einer Einrichtung auftreten. Im Einzelfall wird nur dann eine Meldung abgegeben, wenn die betreffende Person mit der Herstellung von Lebensmitteln betraut ist. Das diagnostizierende Labor meldet gemäß § 7 Infektionsschutzgesetz jeden Fall.

29.6.3 Pflege und Begleitung

▶ **Schutz vor Exsikkose.** Die betroffenen Patienten müssen vor Exsikkose und Elektrolytverschiebungen geschützt werden. Hierzu bietet sich frisch zubereiteter Tee, Bouillon und evtl. Schleimsuppe an. Bei Akzeptanz können auch trockene Salzkekse verabreicht werden. Bei Temperaturerhöhung und verstärkten Exsikkosezeichen ist eine Rehydrierung durch (subkutane) Infusion zu erwägen. Gegebenenfalls ist eine Flüssigkeitsbilanz erforderlich.

▶ **Kostaufbau.** Auf Wunsch der Patienten kann dann mit einem Kostaufbau begonnen werden. Alte Hausmittel wie der frisch geriebene Äpfel ohne Schale (Vitamine, Pektine, Kohlenhydrate) oder die zerdrücke Banane (Elektrolyte, Vitamine, Kalorien) können angeboten werden. Auf jeden Fall ist das mehrfache Angebot kleiner Portionen über den Tag verteilt sinnvoll.

▶ **Hautpflege.** Der dünnflüssige Stuhl sowie die mechanische Einwirkung durch vermehrtes Abputzen führt zur einer Reizung der Analschleimhaut. Daher ist es sinnvoll, das Klopapier vor dem Abwischen mit Leitungswasser zu befeuchten. Mindestens 3-mal täglich sollte die Analhaut z. B. mit Panthenolsalbe geschützt und gepflegt werden. Häufiges Waschen oder gar Schleimhautdesinfektionen in diesem Bereich sind jedoch kontraindiziert.

▶ **Bettruhe.** Bewohnern, die dies wünschen, sollte Bettruhe ermöglicht werden. Bei Bauchkrämpfen können feucht-warme Bauchwickel helfen. Bei Bewohnern, die trotz ihres Durchfalls herumgehen möchten, ist auf die erhöhte Sturzgefahr infolge einer möglichen Kreislaufbeeinträchtigung zu achten. Bei bettlägerigen Bewohnern ist an Dekubitus-, Pneumonie- und Thromboseprophylaxe zu denken.

▶ **Soorprophylaxe.** Werden aufgrund des schweren Verlaufs Antibiotika verabreicht, ist auf Zeichen einer Sprosspilzinfektion (Soor) zu achten (S. 726).

29.7 Gastrointestinale Virusinfektion, Norovirus

Franz Sitzmann

> **Fallbeispiel**
>
> Als die Warnung kam, war das Virus längst verbreitet. Mehr als 1 Woche dauerte es, bis im Altenwohnheim auf die gehäuften Brechdurchfälle von Mitarbeitern und Bewohnern reagiert wurde. Weder der Heimleitung noch der Hygienebeauftragten des Heimes wurde darüber berichtet. Erst der Anruf des Altenpflegers Hans Jürgens bei der Hygienebeauftragten führte zum Einberufen eines kurzen Treffs (Ausbruchmanagement-Team). Daraufhin wurde der Bereich als Isoliereinheit geschlossen und verstärkte Hygienevorkehrungen getroffen (Flächendesinfektion, geänderte Händedesinfektion u. a.). Der Ausbruch dauerte 2 Wochen, in denen 13 Mitarbeiter sowie 8 Bewohner erkrankten.

29.7.1 Medizinischer Überblick

> **Definition**
>
> Bei **Noroviren** handelt es sich um die bei Kindern und Erwachsenen führende Ursache nicht bakterieller Gastroenteritiden (Magen-Darm-Infektionen) mit den markanten Symptomen akute Diarrhö (Durchfall), Übelkeit und schwallartiges Erbrechen.

Übertragungswege

Die Infektion erfolgt überwiegend durch direkte Personenkontakte (infizierte Person). Die Virusaufnahme kann per oral erfolgen über kontaminierte Nahrung und Wasser oder beim Erbrechen. Studien weisen zudem auf einen aerogenen Übertragungsweg in (Bonifait 2015).

Die nachfolgenden Faktoren begünstigen die Ausbreitung von Noroviren in Einrichtungen wie Klinik und Heimen sowie der Touristik (s. ▶ Tab. 29.13):

- hohe Viruskonzentrationen in Stuhl und Erbrochenem ($>10^6$ Viren/g Stuhl)
- extrem hohe Stabilität des Virus in der Umwelt (angetrocknet bei 20 °C über 14–21 Tage)
- Infektion sehr ansteckend: eine geringe infektiöse Dosis ist ausreichend (10–100 Viruspartikel)

Tab. 29.13 Wichtige Hintergründe zur Norovirus-Infektion (mod. n. Sitzmann 2012).

Aspekte	Hinweise
Alter der Betroffenen	• jedes Alter betroffen
Jahreszeit	• Infektionen sind das ganze Jahr möglich • saisonaler Häufigkeitsgipfel für Krankheitsausbrüche in Wintermonaten
Umgebung	• Ausbrüche bevorzugt an Orten, die eine Übertragung von Mensch zu Mensch begünstigen (Altenheime, Krankenhäuser, Kreuzfahrtschiffe, Schulen usw.)
Übertragung	• fäkal-orale Übertragung über die Hände • Übertragung per Tröpfchen möglich bei Erbrechen und Kontakt sowie aerogen • Quelle: kontaminiertes Essen (Meeresfrüchte, Erdbeeren usw.) oder durch Abwasser verunreinigtes Trinkwasser
Auswirkungen	• erhöhte Klinikeinweisungen und Gesamtsterblichkeit bei Ausbrüchen
Reservoir	• Mensch

Tab. 29.14 Klinische Charakteristika einer Norovirus-Infektion

Aspekte	Charakteristika
Inkubationszeit	• 6–50 Stunden
Symptome	• akutes Erbrechen und Durchfall • Erbrechen ist häufiger bei Kindern, Durchfall bei Erwachsenen • asymptomatische Infektionen bei etwa einem Drittel der infizierten Personen
Schweregrad	• i. d. R. weniger schwer als andere akute infektiöse Durchfallerkrankungen • Dehydratation und Notwendigkeit zur Klinikeinweisung vor allem bei Kleinkindern (<5 Jahre) und älteren Personen (>65 Jahre)
Krankheitsdauer	• 12–60 Stunden, selten länger als 3 Tage (vorwiegend bei Immunsuppression oder vorbestehender Krankheit)
Virusausscheidung	• Höhepunkt 1–3 Tage nach Krankheitsausbruch • verlängerte Virusausscheidung bei Immunsuppression (bis 2 Monate möglich)
Therapie	• keine spezifische antivirale Therapie • Dehydratation verhindern oder korrigieren • bisher existiert keine Impfmöglichkeit
Meldepflicht	Ein Ausbruch ist gegenüber dem Gesundheitsamt meldepflichtig, d. h. ein Auftreten von 2 oder mehr gleichartigen Erkrankungen.

- Virus relativ unempfindlich gegen Desinfektion: Wirksamkeit erst bei langer Einwirkzeit
- Fehlen einer länger dauernden Immunität (Noroviren scheinen ihren Genotypus rasch zu verändern)
- Virusausscheidung bereits 12 Stunden **vor** Symptombeginn und noch 7–14 Tage nach akuter Erkrankung

Merke

Beim Norovirus handelt es sich um ein besonders „überlebensfrohes" Virus. Es kann selbst über Aufzugknöpfe oder eine Türklinke übertragen werden.

Die Häufigkeit anschließender Infektionsfälle nach einem primär Erkrankten ist die Folge

- unzureichender Händedesinfektion,
- einer oft intensiven Umgebungskontamination und
- in seltenen Fällen einer Tröpfchenübertragung beim Erbrechen.

Symptome

Norovirus-Erkrankungen zeigen sich durch abrupt einsetzendes („explosionsartiges") heftiges Erbrechen (▶ Tab. 29.14). Häufig ist dies begleitet durch wässrigen Durchfall, Übelkeit, Bauchschmerzen mit Krämpfen als führende Symptome. In einzelnen Fällen tritt mäßiges Fieber auf.

Praxistipp

Bereits beim ersten Hinweis auf einen norovirusbedingten Gastroenteritis-Ausbruch müssen in Heim und Klinik – ohne eine Laborbestätigung abzuwarten – unverzüglich sinnvolle Maßnahmen zur Verhütung weiterer Infektionen eingeleitet werden.

Diagnostik

Eine Norovirus-Infektion lässt sich u. a. mittels PCR (Polymerase-Kettenreaktion) und Immunassays (Methoden zur Bestimmung selbst kleinster Mengen biologisch aktiver Substanzen durch Antigen-Antikörper-Reaktion) aus Stuhlproben nachweisen.

Bei Ausbrüchen sollte eine Virusdiagnostik bei ausgewählten Erkrankten angestrebt werden (max. 5 Erkrankte). Es genügt, bei den anderen Erkrankten aus den klinischen Symptomen die Diagnose einer Norovirus-Infektion zu stellen.

Therapie

Es existiert keine spezifische Therapie. Im Vordergrund steht eine symptomatische Behandlung mit Flüssigkeits- und Elektrolytersatz: Meist ist eine orale Flüssigkeitsgabe ausreichend (genügend Flüssigkeit wie Tee, Wasser).

Wichtig sind bei einem Norovirus-Ausbruch geeignete Hygienemaßnahmen (▶ Tab. 29.15):
- Betroffene sollen nicht erforderliche Personenkontakte meiden.
- Auf eine sorgfältige Händehygiene muss geachtet werden, besonders nach Erbrechen und Toilettenbesuch (Händedesinfektion).
- Ebenfalls größte Sorgfalt ist bei der Zubereitung von Nahrung zu gewährleisten.

Dauer und Komplikationen

Meist dauert die Erkrankung nur 1–3 Tage und klingt dann spontan wieder ab (selbstlimitierend). Sie verläuft kurz, aber heftig. Kleine Kinder und ältere Menschen können durch den massiven Flüssigkeitsverlust lebensgefährlich bedroht sein (Gefahr von Arrhythmien und akutem Nierenversagen).

Merke

Die Infektion ist wegen des Flüssigkeitsverlusts v. a. für Senioren, Kranke und Kinder gefährlich.

Prävention

Bei Verdacht auf den Ausbruch einer Norovirus-Gastroenteritis gilt es, sofort zu handeln, auch wenn noch kein Laborbefund (Virusnachweis) vorliegt. Es müssen rasch Präventionsmaßnahmen zur Verhütung weiterer Infektionen eingeleitet werden.

Praxistipp

Zu den wichtigsten Sofortmaßnahmen gehört die kurzfristige Einberufung eines Ausbruchteams (z. B. Hygienebeauftragte, Heimarzt mit Bereichsleitung, Hauswirtschaftsleitung) mit (kurzen) täglichen Treffen, um Absprachen mit dem Ziel treffen zu können, den Ausbruch so schnell wie möglich in den Griff zu bekommen (Sitzmann 2007).

29.7.2 Pflege und Begleitung

Von grundsätzlicher Bedeutung ist die konsequente Einhaltung der Standardhygiene, insbesondere die Händehygiene (Wendt 2015). Maßnahmen für Patienten und Kontaktpersonen sind in ▶ Tab. 29.15 aufgelistet.

Praxistipp

Bei krampfartigen Bauchschmerzen wirken feucht-warme Wickel (S. 947) lindernd.

▶ **Information der Besucher.** In offener, motivierender Kommunikation sollten Besucher auf die angewendeten Isoliervorschriften hingewiesen werden. Dazu eignen sich schriftliche Hinweise für Bewohner und Besucher in allgemein verständlicher Sprache mit dem Schwerpunkt Händehygiene.

29.8 Tetanus

Beate Kammerer

Fallbeispiel

Martin arbeitet seit Kurzem in einem Altenheim. Letzte Woche hatte sich ein Bewohner bei der Gartenarbeit am Finger verletzt. Der Impfstatus war nicht bekannt. Bei der Wundversorgung hat Martin keine Handschuhe getragen. Daher hat er sich durch eine winzige Abschürfung an seiner Hand mit Tetanus infiziert. Drei Wochen später ist nur der Bewohner an Tetanus erkrankt.

29.8.1 Medizinische Grundlagen

Definition

Tetanus ist eine schwere akute bakterielle Infektionskrankheit.

Häufigkeit

Tetanus ist weltweit verbreitet mit großen regionalen Unterschieden. Nach Schätzungen der WHO sterben weltweit jährlich über eine Million Menschen an Tetanus. In Deutschland wurden in den letzten Jahren, dank umfassender Impfkontrollen, unter 15 Erkrankungsfälle jährlich verzeichnet, überwiegend bei älteren Erwachsenen.

Ursachen

Der Erreger des Tetanus ist Clostridium (C.) tetani, ein anaerobes, bewegliches, grampositives, sporenbildendes Stäbchenbakterium. Die im Erdreich überall vorkommenden Sporen sind widerstandsfähig gegen Hitze und Desinfektionsmittel. Optimale Wachstumsbedingungen bestehen bei 37 °C in anaerober Atmosphäre. C. tetani kann 2 Exotoxine (Tetanolysin und Tetanospasmin) bilden, wobei das letztere durch die Enthemmung der spinalen Motoneurone in den Vorderhörnern und motorischen Hirnnervenkernen die typischen klinischen Symptome einer Lähmung mit erhöhtem Muskeltonus und tonisch-klonischen Krämpfen hervorruft.

Tab. 29.15 Erweiterte Standardhygiene bei Norovirus-Infektion (mod. n. Sitzmann 2012).

Prävention	Anmerkungen
Mitarbeiterbezogene Maßnahmen	
Händedesinfektion mit viruzid wirksamen Händedesinfektionsmitteln (gründlich und ausreichend lange, d. h. 1 min oder 2-maliges Desinfizieren)	• bevorzugt ethanolhaltige Präparate nutzen • Viren werden über den Stuhl des Menschen noch bis 2 Wochen nach einer Erkrankung ausgeschieden, daher sollte nach Abschluss der Durchfälle die sorgfältige Händehygiene für ca. 2 Wochen fortgeführt werden
Pflege mit Schutzhandschuhen, Schutzkittel	
Hand-Gesichts-Kontakte vermeiden	• zumindest solange Hände nicht desinfiziert sind, da Hände als Virusüberträger gelten
Pflege mit Mund-Nasen-Schutz, z. B. bei Erbrechen oder Kontaktmöglichkeit mit Erbrochenem	• aerogene Übertragung durch Bildung virushaltiger Aerosole während des Erbrechens ist möglich
Händedesinfektion nach Ablegen der Schutzhandschuhe und vor Verlassen des Isolierzimmers	• Hände gelten als Virusüberträger
Arbeitsbefreiung erkrankter Mitarbeiter bis mind. 2 Tage nach Beendigung der Krankheitszeichen	• Ansteckungsfähigkeit dauert mind. 48 Stunden nach Beendigung klinischer Symptome
Bewohnerbezogene Maßnahmen	
Isolierung in Zimmer mit eigenem WC, auch möglich als Gruppenisolierung	• sehr hohe Infektiosität bei minimaler Infektionsdosis
(kooperationsfähige) Bewohner in korrekte Händehygiene, insbesondere nach Toilettengang einweisen	• verschmutzte Hände und Erbrochenes gelten als Virusüberträger
tägliche, evtl. mehrmalige Flächendesinfektion aller patientennahen Kontaktflächen inkl. WC-Brille und Türgriffen	• der Kontakt zu kontaminierten Gegenständen kann Übertragung ermöglichen
gezielte Desinfektion kontaminierter Flächen sofort mit viruzid wirksamen Präparat, z. B. Sauerstoffabspalter (Perform)	• Kontaktübertragung des Virus vermeiden
Dauer der Isolierung	• mindestens für bis 2 Tage nach Beendigung der klinischen Symptomatik
Schlussdesinfektion	• nach Abschluss der Isolierung durchführen • alle Flächendesinfektionsarbeiten mit viruzid wirksamen Präparat, z. B. Sauerstoffabspalter und Schutzhandschuhen ausführen; Zimmer danach gut lüften (mind. 6 Std.)

Übertragung

Die Vorbedingung für eine Infektion ist eine Verletzung. Dabei werden durch Verunreinigungen Sporen oft zusammen mit Fremdkörpern (z. B. Holzsplitter, Nägel, Dornen) unter die Haut gebracht. Die Wunden müssen nicht offen sein, auch kaum sichtbare Bagatellverletzungen können gefährlich sein.

Symptome

▶ **Prodromi.** Nach einer Inkubationszeit von 3 Tagen bis 3 Wochen beginnt die Erkrankung mit Mattigkeit, Kopf- und Gliederschmerzen, Frösteln und Schwitzen.

▶ **Tonische Spasmen.** Dann kommt es zu tonischen Spasmen der Skelettmuskulatur. Primär sind die mimische Muskulatur (mit grinsend, weinerlichem Gesichtsausdruck = „Risus sardonicus") und die Kaumuskeln (Kieferklemme = Trismus) betroffen. Diese Muskelkrämpfe breiten sich über Nacken und Rumpf aus. Die Körperhaltung ist **opisthoton** (Überstreckung des Rumpfes und Rückwärtsbeugung des Kopfes).

Komplikationen

Die Komplikationen bei Tetanus sind Erstickung durch Glottiskrampf oder muskuläre Ateminsuffizienz, Aspiration, Pneumonie und Wirbelkörperfrakturen. Die Letalität liegt bei moderner Intensivtherapie zwischen 10 und 20 %. Todesursachen sind v. a. respiratorische Insuffizienz und kardiovaskuläre Komplikationen.

Prophylaxe

Zur Prophylaxe ist die aktive Immunisierung die Methode der Wahl. Besonders wichtig ist ein aktueller Impfschutz für ältere Menschen mit gestörten Durchblutungsverhältnissen, für Diabetiker und Personen mit Erkrankungen der Hautoberfläche (Ulcus cruris, offenes Ekzem).

Die **Tetanus-Grundimmunisierung** wird meist gleichzeitig mit der gegen Diphtherie, Polio, Keuchhusten, Haemophilus und Hepatits B als Kombinationsimpfung verabreicht. Die 1. Auffrischimpfung gegen Tetanus erfolgt zwischen dem 5. und 6. und eine weitere zwischen dem 9. und 17. Lebensjahr. Danach sollte bis ins hohe Alter eine routinemäßige Auffrischimpfung alle 10 Jahre erfolgen, i. d. R. mit dem Kombinationsimpfstoff gegen Tetanus, Diphtherie und Pertussis (Tdap); bei entsprechender Indikation als Tdap-IPV-Kombinationsimpfung mit zusätzlicher Poliomyelitis-Impfung.

Die **aktive Immunisierung** erfolgt mit Tetanustoxoid (Tetanol) 2-mal im Abstand von 4–8 Wochen und einer 3. Injektion nach 6–12 Monaten. Bei nicht oder nicht ausreichend Geimpften wird im Falle einer gefährdeten Verletzung eine Tetanus-Immunprophylaxe empfohlen (▶ Tab. 29.16).

Tab. 29.16 Tetanus-Immunprophylaxe im Verletzungsfall nach den Empfehlungen der Ständigen Impfkommission (STIKO) am Robert Koch-Institut vom März 2010.

Vorgeschichte der Tetanus-Immunisierung (Anzahl der Tetanus-Impfungen)	saubere, geringfügige Wunden		alle anderen Wunden[1]	
	DTap/Tdap[2]	TIG[3]	DTap/Tdap[2]	TIG[3]
unbekannt	ja	nein	ja	ja
0 bis 1	ja	nein	ja	ja
2	ja	nein	ja	nein[4]
3 oder mehr	nein[5]	nein	nein[6]	nein

[1] Tiefe und/oder verschmutzte (mit Staub, Erde, Speichel, Stuhl kontaminierte) Wunden, Verletzungen mit Gewebszertrümmerung und reduzierter Sauerstoffversorgung oder Eindringen von Fremdkörpern (z. B. Quetsch-, Riss-, Biss-, Stich-, Schusswunden)
- schwere Verbrennungen und Erfrierungen
- Gewebsnekrose
- septische Aborte

[2] Kinder unter 6 Jahren erhalten einen Kombinationsimpfstoff mit DTaP, ältere Kinder Tdap (d. h. Tetanus-Diphtherie-Impfstoff mit verringertem Diphtherietoxoid-Gehalt und verringerter azellulärer Pertussiskomponente). Erwachsene erhalten ebenfalls Tdap, wenn sie noch keine Tdap-Impfung im Erwachsenenalter (≥ 18 Jahre) erhalten haben oder sofern eine aktuelle Indikation für eine Pertussis-Impfung besteht (s. RKI, Epid. Bull. 30; 09: 289).

[3] TIG = Tetanus-Immunglobulin, im Allgemeinen werden 250 IE verabreicht, die Dosis kann auf 500 IE erhöht werden; TIG wird simultan mit **DTap/Tdap-Impfstoff** angewendet.

[4] Ja, wenn die Verletzung länger als 24 Stunden zurückliegt.

[5] Ja (1 Dosis), wenn seit der letzten Impfung mehr als 10 Jahre vergangen sind.

[6] Ja (1 Dosis), wenn seit der letzten Impfung mehr als 5 Jahre vergangen sind.

Merke

Ein überstandener Tetanus hinterlässt keine Immunität, deshalb sollten auch Personen nach einer Erkrankung geimpft werden.

Therapie

Bei Ausbruch der Erkrankung wird dem Patienten humanes Tetanus-Immunglobulin (HTIG, bis 10 000 IE i. m.) appliziert. Außerdem muss schnellstmöglich eine gründliche chirurgische Wundversorgung erfolgen. Eine antibiotische Behandlung (über 10 Tage) verringert nicht das zirkulierende Toxin, tötet jedoch erreichbare Tetanusbazillen als Quelle der Toxinbildung ab.

Die weitere Behandlung besteht v. a. in der Einleitung einer umfassenden Intensivtherapie, die der Erhaltung der vitalen Funktionen und der Relaxierung der Muskulatur dient. Das Freihalten der Atemwege (notfalls Tracheotomie und künstliche Beatmung) ist oft lebensrettend.

29.8.2 Pflege und Begleitung

Bei der Pflege und Begleitung von alten Menschen mit Tetanus muss Folgendes beachtet werden:

▶ **Überwachung auf der Intensivstation.** Das Licht sollte gedämpft werden. Unnötige Reize (Geräusche, Besucher, aber auch Injektionen) müssen vermieden werden, da diese beim Patienten sofortige Muskelkrämpfe auslösen können.

▶ **Ernährung.** Der Patient wird hochkalorisch durch eine Sonde oder parenteral ernährt, da er nicht schlucken kann.

▶ **Ausscheidung.** Zur Überwachung der Ausscheidung legen die Pflegenden einen Dauerkatheter und achten auf die regelmäßige Darmentleerung.

▶ **Mundpflege.** Eine sorgfältige Mundpflege ist besonders wichtig, da die Selbstreinigung durch den Speichel entfällt.

▶ **Kontaktpersonen.** Besondere Maßnahmen für Kontaktpersonen sind nicht erforderlich, da eine Übertragung von Mensch zu Mensch nicht möglich ist.

▶ **Desinfektion.** Zur Desinfektion sind in jedem Fall Mittel der Liste der Deutschen Gesellschaft für Hygiene und Mikrobiologie (DGHM) anzuwenden, die auch in der

Liste des RKI verzeichnet sind; siehe „Literatur" (S. 766). Normalerweise reicht die übliche Konzentration entsprechend einer Einwirkzeit von 1 Std. aus (wenn nicht anders angeordnet). Die Desinfektion erfolgt üblicherweise als Wischdesinfektion.

▶ **Meldepflicht.** Eine Meldepflicht bei Erkrankung und Tod ist nach dem Infektionsschutzgesetz nicht festgelegt. In einigen Bundesländern wurde diese jedoch eingeführt.

29.9 Pilzinfektion der Haut (Dermatomykose)

Beate Kammerer, Tilo Freudenberger

Fallbeispiel

Eine 65-jährige Diabetikerin klagt über Juckreiz im Bereich der Brüste. Die klinische Untersuchung zeigt eine ausgedehnte Rötung submammär beidseits mit randbetonter Schuppung. Im Nativpräparat zeigen sich Pilzfäden, in der Kultur wird Candida albicans nachgewiesen. Die Therapie wurde bereits bei der Erstvorstellung mit Nystatin-Creme eingeleitet. Nach Fortführen der Therapie über eine Woche ist die Patientin fast beschwerdefrei und das Hautbild normalisiert.

29.9.1 Medizinische Grundlagen

Definition

Pilze werden im Allgemeinen dem Pflanzenreich zugeordnet. Die Struktur der Zellwände und die Art ihrer Ernährung als chlorophyllfreie Organismen berechtigt jedoch, sie als ein eigenes Reich abzugrenzen. Pilze gehören zu den Eukaryoten, d. h., sie besitzen echte Zellkerne mit einer Kernmembran. Sie pflanzen sich auf zweierlei Arten fort: geschlechtlich und/oder ungeschlechtlich. Eine ungeschlechtliche Vermehrung ist allen Pilzarten möglich.

Medizinisch relevant sind 3 Gruppen von Pilzen:
- Dermatophyten = Fadenpilze (Epidermophyton, Microsporum, Trichophyton) ca. 70 %
- Hefepilze = Sprosspilze (Candida albicans, Cryptococcus, Trichosporon) ca. 25 %
- Schimmelpilze = Fadenpilze (Aspergillus, Mucor) ca. 5 %

Begünstigende Faktoren

Voraussetzung für eine symptomatische Pilzinfektion ist, dass der Erreger in die Haut eindringt und sich dort vermehrt. Das Gleichgewicht zwischen normaler Hautflora und Aggressivität des Erregers ist bei der Entstehung der Erkrankung ausschlaggebend. Verletzte, minderdurchblutete Areale sind besonders anfällig. Nagelpilzerkrankungen setzen obligat eine mechanische Beeinträchtigung des Nagels voraus (Sport, Maniküre, enges Schuhwerk). Doch auch auf gesunden Hautarealen wird durch Faktoren wie Feuchtigkeit, Wärme und Reibung die Entstehung der Infektion gefördert. Darüber hinaus spielt ein geschwächtes Immunsystem bei Grunderkrankungen wie Diabetes mellitus, HIV oder bei der Einnahme von Immunsuppressiva oder Antibiotika eine Rolle.

Kutane Mykosen

Definition

Tinea ist eine durch Dermatophyten verursachte oberflächliche, d. h. auf die Epidermis beschränkte Mykose.

Der Pilz lebt vom Baustoff der Haut, dem Keratin. Es kann eine Übertragung von Haustieren auf den Menschen und umgekehrt stattfinden. Die verschiedenen Tinea-Formen werden nach ihrem Ort mit einer zusätzlichen lateinischen Bezeichnung versehen.

Lokalisation und Effloreszenz (Hautveränderung)

Bei der **Tinea pedis** (Fußmykose) finden sich schuppende, mazerative Hautveränderungen im Bereich der Zehenzwischenräume. Die Fußsohlen können mitbetroffen sein. Hier finden sich häufiger hyperkeratotische Areale mit randbetonter Schuppung (▶ Abb. 29.16).

Bei der **Tinea corporis** (am Rumpf und an Extremitäten auftretende Mykose) sieht man meist kreisförmige erythematöse Herde mit einer randbetonten Schuppung. Es besteht Juckreiz. Das Zentrum der Herde kann abgeblasst sein. Die Erscheinungen können einem Ekzem ähnlich sein. Grundsätzlich muss daher bei der Verdachtsdiagnose Ekzem differentialdiagnostisch ein Pilzbefall ausgeschlossen werden.

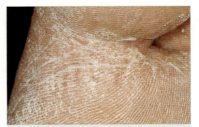

Abb. 29.16 **Fußpilz.** Befall mit Dermatophyten im Zehenbereich.

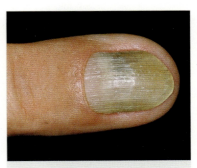

Abb. 29.17 **Nagelpilz.** Nagelpilzerkrankung mit Verfärbung der Nagelplatte.

Die **Tinea barbae** (Pilzinfektion in der Bartregion des Mannes) ist eine tiefe Trichophytie. Die Pilze gelangen entlang der Haarwurzeln in die Tiefe und verursachen Knoten und Papeln.

Bei der **Tinea unguium,** auch Onchomykose genannt, sind die Nägel befallen. Die Nagelplatte ist getrübt, oftmals verformt und unter dem Nagel finden sich krümelig zerfallene Nagelreste (▶ Abb. 29.17). Erschwerend für die Therapie ist, dass sich in der aufgelockerten Nagelsubstanz Lufträume befinden, die ein Reservoir für die Dermatophyten darstellen, aber von Pilzmitteln nicht erreicht werden.

Therapie

Die Therapie der Nagelpilzinfektion besteht in der längerfristigen oralen Gabe eines Antimykotikums, das beim Herauswachsen des Nagels in die Platte eingelagert wird. Diese Behandlung kann bis zu eineinhalb Jahren erforderlich sein, da der Nagel nur ca. 1 mm im Monat wächst. Auch kann ein Antimykotikum in einem Nagellack, der die Nagelplatte durchdringt, eingesetzt werden, wobei hier die klinische Erfolgsrate deutlich geringer ist. Die chirurgische Entfernung des betroffenen Nagels gilt als verlassen.

Candida-Mykosen der Haut

Lokalisation und Effloreszenz (Hautveränderung)

▶ **Mund-Soor.** Hauptsächlich beim Säugling oder bei Menschen mit gestörter Immunabwehr. Es bilden sich weiße Beläge auf der Wangenschleimhaut oder der Zunge, die schwer abwischbar sind.

▶ **Candida-Intertrigo.** Typischerweise treten perianal, perigenital, inguinal oder submammär großflächige Erosionen oder einzelnstehende Pusteln mit gerötetem Hof in der Umgebung auf (▶ Abb. 29.18).

> **Merke**
>
> Candidapilze finden sich auch auf der gesunden Haut und Schleimhaut, ohne eine Infektion auszulösen. Abwehrgeschwächte Personen hingegen sind infektionsgefährdet. Besonders warme, feuchte Regionen, in denen Haut auf Haut liegt, sind für eine Intertrigo anfällig. Diese Hautpartien infizieren sich dann leicht mit Candida, gelegentlich auch mit Bakterien.

Diagnostik

Das Erkennen einer Hautpilzerkrankung beruht außer auf der *Anamnese* meist auf der **klinischen Inspektion.** Zusätzlich kann ein **Nativpräparat** zur sofortigen Diagnosestellung angefertigt werden. Das gewonnene Untersuchungsmaterial wird mittels 10–30%iger Kalilauge mazeriert und dann auf einem Objektträger mit Deckgläschen bei ca. 10- und 40-facher Objektivvergrößerung unter dem Mikroskop betrachtet. Zuletzt bleiben noch die Anzüchtung auf geeigneten Nährböden, die **Pilzkultur** oder **serologische Untersuchungen**.

Therapie

Zur Therapie der Pilzerkrankungen steht dem Dermatologen eine Vielzahl von hochwirksamen Antimykotika zur Verfügung. Die wichtigste Gruppe ist die der Imidazolderivate, doch auch chemisch anders aufgebaute Präparate stehen in vielfältigen Darreichungsformen zur Verfügung. Die dort angeführten Medikamente wirken sowohl bei Faden- als auch bei Sprosspilzen. Die lokale Anwendung der Präparate ist für leichtere Infektionen indiziert. Sie werden 1–2-mal pro Tag auf die befallenen Stellen aufgetragen. Häufig ist eine länger dauernde topische Anwendung indiziert, i. d. R. über 3 Wochen nach dem Abklingen der Symptome hinaus. Manche Erkrankungen erfordern eine zusätzliche systemische Therapie. Bei gleichzeitiger topischer Basistherapie kann eine Dosierung mit 200 mg Fluconazol erfolgen: an den Tagen 1–3 täglich, danach je eine Dosis pro Woche über bis zu 2 Monate, um einen nachhaltigen Heilerfolg zu erreichen.

▶ Tab. 29.17 gibt einen Anhalt über einige gängige Präparate. Die dort angeführten Medikamente wirken sowohl bei Faden- als auch bei Sprosspilzen. Die lokale Anwendung der Präparate ist für leichtere Infektionen indiziert. Sie werden 1–2-mal pro Tag auf die befallenen Stellen aufgetragen. Häufig ist eine länger dauernde topische Anwendung indiziert, i. d. R. über 3 Wochen nach dem Abklingen der Symptome hinaus. Manche Erkrankungen erfordern eine zusätzliche systemische Therapie. Bei gleichzeitiger topischer Basistherapie kann eine Dosierung mit 200 mg Fluconazol erfolgen: an den Tagen 1–3 täglich, danach je eine Dosis pro Woche über bis zu 2 Monate, um einen nachhaltigen Heilerfolg zu erreichen.

29.9.2 Pflege und Begleitung

Die Pflege und Begleitung von Menschen mit Hautpilzerkrankungen umfasst:
- prophylaktische Maßnahmen
- Maßnahmen zur Hygiene
- Pflegemaßnahmen bei Soorbefall

Prophylaktische Maßnahmen

Zur Vorbeugung von Hautpilzerkrankungen sind folgende Maßnahmen zu empfehlen:
- jede unnötige Druckbelastung vermeiden, d. h. möglichst offene bequeme Schuhe tragen
- Gebiss/Zähne nach jeder Mahlzeit reinigen
- Mundpflege bei Schluckstörungen und Sondennahrung durchführen
- auf ausgewogene Ernährung achten (z. B. möglichst wenig „Zucker pur")
- nach jedem Baden und Waschen die Füße sorgfältig abtrocknen
- Durchblutungssituation abklären, insbesondere bei Diabetikern und Rauchern
- kochbare Baumwollkleidung und -socken bevorzugen
- Wäsche, die direkt auf der Haut getragen wird, täglich wechseln
- bei gefährdeten Personen Hautfalten, Finger- und Zehenzwischenräume kontrollieren
- je nach Arztanordnung prophylaktisch antimykotische Cremes oder Salben anwenden

Hygienische Maßnahmen

Hier sollten folgende Hinweise beachtet werden:
- **Desinfektion des Schuhwerks:** Weisen Sie die Patienten darauf hin, dass zur Desinfektion des getragenen Schuh-

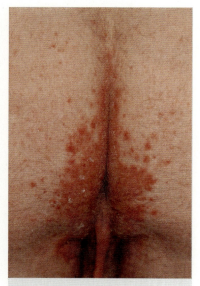

Abb. 29.18 Candida albicans. Intertriginöser Befall mit Candida albicans.

Tab. 29.17 Medikamente zur Behandlung von Pilzerkrankungen.

Wirkungsweise	Substanz	Handelsname (Beispiele)
Bildung von Poren in der Plasmamebran von Pilzen	Nystatin	Adiclair, Biofanal
	Amphotericin B	Ampho-moronal, Abelcet
Hemmung der Ergosterinsynthese	Imidazole: Clotrimazol, Econazol	Canesten, Canifug, Epi-Pevaryl
	Triazole: Fluconazol, Voriconazol	Diflucan, VFend
	Alylamine: Terbinafin	Lamisil
Störung der Zellwandsynthese	Caspofungin	Cancidas
Störung der RNA Synthese	Flucytosin	Ancotil
Stoffwechselinterferenz	Ciclopirox	Batrafen, Sebiprox

werks ein Antimykotikum oder ein geeignetes Desinfektionsspray als Puder eingesetzt werden sollte (z. B. Pedesin).
- Bei Pflegemaßnahmen und Kontakt mit kontaminiertem Material müssen **Handschuhe** getragen werden. Mund- und Nasenschutz sowie Schuhwechsel sind nicht nötig.
- Die **Flächen** der Umgebung des Patienten sollten routinemäßig mit einem Desinfektionsmittel, das gegen Pilze wirksam ist, desinfiziert werden. Ähnlich wird bei der Schlussdesinfektion verfahren.
- **Instrumente** werden sofort nach der Benutzung (auch für den Transport) in einen geschlossenen Behälter gegeben und dann wie üblich desinfiziert, gereinigt und sterilisiert.
- **Essgeschirr und Textilien**: Es reichen routinemäßige Reinigungsverfahren aus.
- **Wäsche** (Leib-, Bettwäsche) sollte bei mind. 60 °C in der Waschmaschine gewaschen werden.
- **Meldepflicht** besteht bei gehäuftem Auftreten in Krankenhäusern oder Heimen gemäß dem Bundesseuchengesetz.

Pflegemaßnahmen bei Soorbefall

Bei Soorbefall können folgende Pflegemaßnahmen helfen:
- sorgfältige Krankenbeobachtung gewährleisten (z. B. bei Soor im Mund täglich Mund inspizieren)
- auf gründliche Mundpflege achten (Patient soll bei Infektion im Mund alle 2 Std. den Mund mit Myrrhentinktur o. Ä. spülen und die Zähne putzen bzw. ein Mundpflegeset verwenden)
- nach ärztlicher Anordnung antimykotische Medikamente lokal anwenden und auf Wirksamkeit kontrollieren (entsprechend der ärztlichen Anweisung über das Verschwinden der Beläge hinaus therapieren)
- Lippenpflege durchführen (z. B. mit Panthenol-Creme)

29.10 Krätze

Tilo Freudenberger, Beate Kammerer

> **Fallbeispiel** Ⓑ
>
> Eine 66-jährige Frau klagt in der Sprechstunde über starken Juckreiz im Bereich des Oberkörpers. Es finden sich wenige Bläschen und ein Exanthem. Nach der Anamnese hatte die Patientin vor 4 Wochen Besuch von ihrer 3-jährigen Enkelin. Es werden bei Verdacht auf Krätze die Fingerzwischenräume untersucht und eindeutige Gangstrukturen im 2. Fingerzwischenraum gefunden. Die Patientin wird mit einem Skabizid therapiert. Die Kontaktpersonen werden ebenfalls zur Untersuchung einbestellt.

29.10.1 Medizinische Grundlagen

Pathophysiologie

Krätze ist eine Hauterkrankung, die durch die Krätzmilbe (Sarcoptes scabiei) verursacht wird. Sie gräbt im Stratum corneum der Epidermis Gänge, legt dort Eier und setzt Kot ab. Nach der Eiablage geht die Milbe zugrunde und es findet ein erneuter Lebenszyklus der nächsten Generation statt. Nur weibliche Tiere leben in der Haut. Übertragen werden sie von Mensch zu Mensch durch direkten Hautkontakt, z. B. beim Kuscheln, Spielen oder bei der Körperpflege von Kranken. Eine Übertragung über Textilien ist weniger wahrscheinlich, da die Milben nur einige Stunden vom Wirt getrennt infektiös bleiben. Die Prävalenz der Krätze beträgt in Deutschland ungefähr 1 %. In Heimen und Krankenhäusern kommt es gelegentlich zur Epidemien.

Symptome

Bei Erstinfektion erscheinen die ersten Symptome nach ca. 4 Wochen. Erstes Symptom sind die kommaartigen Milbengänge, bevorzugt an warmen Stellen mit dünner Hornschicht: zwischen Fingern und Zehen, in Achseln oder Leisten. Gut 2 Wochen nach der Infektion kommt es durch Immunreaktionen gegen Milbeneier oder Kot zu Ekzemen mit Bläschen sowie Juckreiz, der sich besonders in der Bettwärme verstärkt. Auch nach erfolgreicher Therapie findet sich der Juckreiz im Bereich des seitlichen Abdomens (postskabiotischer Juckreiz). Bei Letzterem handelt es sich um eine Immunreaktion auf die Milbenantigene und nicht um einen persistierenden Milbenbefall an den juckenden Stellen.

Diagnostik

Gesichert wird die Diagnose durch den Nachweis von Milben, Eiern oder Kot. Für die Mikroskopie muss ein Milbengang eröffnet werden und der Inhalt entnommen werden. Nicht invasiv geht es mit dem Auflichtmikroskop, dabei sucht man nach einem bräunlichen Dreieck, dem Vorderleib der Milbe und lufthaltigen Gängen. Die Diagnostik sollte in jedem Fall von einem Dermatologen vorgenommen werden. Oftmals ist eine eindeutige Identifizierung nicht mehr möglich, da aufgrund des starken Juckreizes massive Kratzspuren vorzufinden sind (▶ Abb. 29.19).

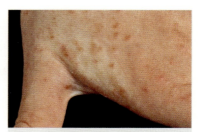

Abb. 29.19 Scabies-Infektion. Krätze mit charakteristischer Gangstruktur und Entzündungsreaktion in der Haut.

Tab. 29.18 Skabizide.

Substanz	Handelsname (Beispiel)
Permethrin	Infectoscab
Ivermectin	Mectizan, Ivermec
Allethrin	Spregal (2. Wahl)
Benzylbenzoat	Antiscabiosum (2. Wahl)

Therapie

Eine medikamentöse Behandlung kann durch die in ▶ Tab. 29.18 genannten antiparasitär wirksamen Mittel durchgeführt werden.

Vor dem Eincremen sollten sich die Patienten die Nägel schneiden, baden oder duschen. Im Normalfall wird die gesamte Körperoberfläche lückenlos vom Unterkiefer abwärts eingecremt. Helfer sollten Handschuhe benutzen, bei Borkenkrätze zusätzlich einen Schutzkittel. Bei Patienten über 60 Jahre mit Immunsuppression oder Borkenkrätze wird auch der Kopf samt Kopfhaut eingerieben.

Die Patienten tragen während der Einwirkzeit möglichst Baumwollhandschuhe. Das Mittel bleibt 8–12 Stunden auf der Haut, am besten über Nacht, und wird am Morgen abgeduscht. Danach sollte die Wäsche gewechselt und die Betten frisch bezogen werden. Tritt keine Besserung ein, muss die Behandlung nach 2 Wochen wiederholt werden. Der Juckreiz geht allerdings erst innerhalb von 4 Wochen zurück, die Ekzeme bleiben noch länger.

29.10.2 Pflege und Begleitung

Die Pflege und Begleitung von Menschen mit Krätze umfasst:
- Maßnahmen zur Hygiene
- pflegetherapeutische Maßnahmen

Hygienemaßnahmen

Bei Krätze müssen folgende Hygienehinweise berücksichtigt werden:
- **Handschuhe und Schutzkleidung:** Sie sind immer bei möglichem Kontakt mit infizierter Haut, erregerhaltigem Material oder kontaminierten Gegenständen notwendig. Mund- und Nasenschutz, Haarschutz und Schuhwechsel sind nicht nötig.
- **Reinigung und Desinfektion:** Die patientennahen Flächen der Umgebung werden routinemäßig gereinigt. Die Schlussdesinfektion verläuft ebenso wie die laufende Desinfektion.
- **Essgeschirr:** Hier sind Standardhygienemaßnahmen ausreichend.
- **Leib- und Bettwäsche:** Sie müssen bei mind. 60 °C in der Waschmaschine gewaschen werden. Die Wäsche sollte alle 24 Std. gewechselt werden. Chemische Reinigung ist möglich. Wäsche gilt als nicht mehr infektiös, wenn sie in einem verschlossenen Plastiksack 5 Tage lang trocken und warm gelagert wurde.
- **Textilien, Schuhe, Blutdruckmanschetten:** Auch sie sollten 5 Tage trocken und warm in Plastiksäcken gelagert werden.
- **Polster und Teppiche:** Sie werden mit dem Staubsauger gereinigt oder mind. 5 Tage nicht benutzt.
- **Isolierung:** Erkrankte Heimbewohner sollten strikt isoliert werden (keine gemeinsamen Mahlzeiten, Einschränkung der Kontakte untereinander, kein Besuch von Familienangehörigen).
- **Meldepflicht:** Bei gehäuftem Auftreten im Krankenhaus oder in Heimen besteht Meldepflicht gemäß dem Bundesseuchengesetz.
- **Kontakt:** Personen, die Körperkontakt zum Kranken hatten, müssen ebenfalls behandelt werden.

Pflegetherapeutische Maßnahmen

Die Pflege kann bei Krätze folgende Maßnahmen anwenden:
- **Vorgehen in einer Einrichtung:** Hier sollten alle Heimbewohner, Pflegepersonal und Angehörige (die engen Kontakt zu Bewohnern oder Pflegepersonal hatten) zeitgleich behandelt werden, z. B. mit Ivermectin (hat den Vorteil der einmaligen oralen Einnahme).
- Die Anweisungen des Arztes und die Gebrauchsanweisung für das Antiparasitikum sind genau einzuhalten.
- Generell sind nach Auftreten von Skabieserkrankungen in einer Gemeinschaftseinrichtung nach § 33 IfSG oder einer der in § 36 (1) bzw. § 23 (5) und (6) IfSG genannten Einrichtungen alle behandelten sowie potenziellen Kontaktpersonen für 6 Wochen einer ständigen Überwachung zu unterziehen. Für die Koordinierung der Überwachung ist gemäß § 36 (1) bzw. § 23 (5) und (6) IfSG das jeweils zuständige Gesundheitsamt verantwortlich.

29.11 AIDS

Beate Kammerer

> **Fallbeispiel** B
>
> Der 83-jährige Hans K. bekam vor 20 Jahren eine Bypass-Operation. Jahre später hatte er nach einer Auslandsreise eine Darminfektion, mit der der Körper nicht fertig wurde. Die Diagnose HIV-positiv war ein Schock. Die Erkrankung wurde nicht durch homosexuelle Kontakte oder Drogenkonsum übertragen, sondern durch ein verunreinigtes Blutgerinnungsmittel bei der Operation damals. Seit 10 Jahren ist er verstärkt anfällig für Infektionen. Schnupfen oder Bronchitis sind behandlungsbedürftige Krankheiten, Menschenansammlungen meidet er. Zum Arzt muss er wegen relativ häufig auftretender Haut- und Augenentzündungen.

Viele ältere HIV-Patienten werden schon sehr lange behandelt, manche erst seit kurzer Zeit. So etwa Bewohner aus Pflegeheimen, bei denen ein HIV-Test gemacht wurde, weil man sich die Krankheitssymptome nicht anders erklären konnte, wie in diesem Fallbeispiel.

29.11.1 Medizinische Grundlagen

> **Definition**
>
> Die Krankheit **AIDS** (engl. = Acquired Immune Deficiency Syndrome) ist ein Immundefektsyndrom mit zunehmender allgemeiner Abwehrschwäche.

Der auslösende Erreger ist das HIV (Humanes Immunschwäche Virus) Typ 1 und 2. Es gehört in die Gruppe der Retroviren und ist ca. 1/10 000 mm groß. In Deutschland ist bisher nur das HIV 1 von epidemiologischer Bedeutung.

AIDS stellt das Endstadium der HIV-Infektion dar. Es ist gekennzeichnet durch opportunistische Infektionen wie:
- Pneumocystis-jirovecii-Pneumonie (PCP)
- Enzephalopathie
- Tumorerkrankungen (Kaposi-Sarkom, ▶ Abb. 29.20, Lymphome)

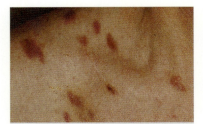

Abb. 29.20 Kaposi-Sarkom. Als opportunistische Erkrankung bei AIDS äußert es sich durch bräunlich-livide Hauteffloreszenzen.

- chronische Diarrhöen mit schnellem Gewichtsverlust

Pathophysiologie

Da Viren keinen eigenen Stoffwechsel besitzen, brauchen sie eine Wirtszelle. Das HI-Virus dringt in Körperzellen, die in ihrer Zellwand eine bestimmte Eiweißstruktur, den CD4-Rezeptor besitzen, ein. Solche Rezeptoren tragen die T-Helferzellen sowie u. a. auch Zellen in Nervengewebe, Haut und Lunge. Sobald das Virus in eine Zelle gelangt, schreibt es seine Erbinformation, die RNA, so um, dass sie zum menschlichen Erbgut, der DNA, passt. Dies geschieht mit Hilfe eines anderen Enzyms (Reverse Transkriptase), das das Virus selbst mitbringt. Ist die RNA des Virus schließlich in DNA umgewandelt, baut es sie mit Hilfe eines anderen Enzyms, der Integrase, in das menschliche Erbgut ein. Mit diesem Schritt werden die Eiweiße, die in der Zelle vorhanden sind, irregeführt. Sie können das Erbgut der Zelle nicht mehr als fremdes erkennen und lesen es wie eigene DNA ab. Es entstehen Vorstufen von Viren, die durch das Enzym Protease zu reifen HI-Viren umgebaut werden. Sie verlassen explosionsartig die Zelle und vermehren sich binnen Stunden milliardenfach. Zuletzt zerstört sich auch noch die Ursprungszelle, in die sie eingedrungen sind.

Die T4-Zellen können somit ihre eigentliche Aufgabe, die Stimulation der Antikörperproduktion, nicht mehr wahrnehmen. Zudem werden die von HI-Viren befallenen Zellen von Killerzellen abgebaut (▶ Abb. 29.21).

Diagnostik

Nach einer Infektion bildet das Immunsystem Antikörper gegen die Erreger. Die Bildung von HIV-Antikörpern dauert bei jeder Person unterschiedlich lange. Es sollten deshalb 12 Wochen nach einem Infektionsrisiko vergangen sein, um ein sicheres Testergebnis zu erhalten. In der medizinischen Diagnostik gibt es 2 Testverfahren.

29.11 AIDS

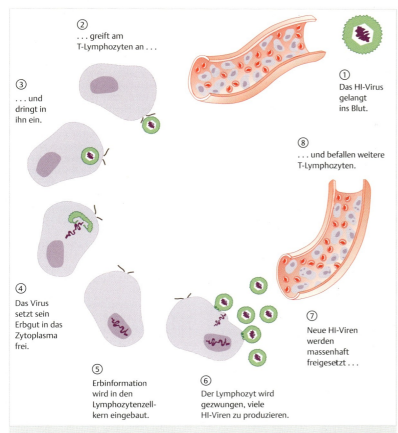

Abb. 29.21 Pathophysiologie des HI-Virus. Das HI-Virus dringt in die Wirtszelle ein, vermehrt sich und breitet sich aus (nach Schäffler et al. 1998).

- < 1 % Neugeborene infizierter Mütter vor und während der Geburt oder durch Stillen
- ca. 0,3 % Schnitt- oder Stichverletzungen mit infizierten Nadeln
- ca. 0,03 % direkter Kontakt mit geschädigter Haut
- Transfusion von Blut oder Blutprodukten (1:5 Mio.)

Ein geringes Risiko stellt der Oralverkehr dar, da im Speichel virushemmende Enzyme vorhanden sind. Eine Übertragung von HIV im medizinischen und pflegerischen Bereich kann durch Kontakt mit infektiösen Körperflüssigkeiten erfolgen. Blut, Liquor und Genitalsekrete gelten als hochinfektiös, während Urin, Kot, Speichel, Erbrochenes oder Tränenflüssigkeit als wenig infektiös eingestuft werden.

Nicht möglich ist eine Übertragung durch normale soziale Kontakte, z. B.:
- Husten und Niesen
- gemeinsames Benutzen von Wohnung und Toiletten
- Pflege von Menschen, die an AIDS erkrankt sind, sofern die üblichen Desinfektionsmaßnahmen beachtet werden
- gemeinsamer Gebrauch von Geschirr, Besteck, Gläsern, Wäsche usw.
- Händeschütteln, Umarmen, Streicheln, Massieren und Küssen
- in öffentlichen Schwimmbädern und Saunen
- beim Friseur oder bei der Kosmetikerin
- durch Piercing oder Tätowieren unter Einhaltung der Hygieneregeln
- im Krankenhaus und in Arzt- oder Zahnarztpraxen, wenn die übliche Hygiene eingehalten wird

Merke

HIV-positive Patienten können in Mehrbettzimmern liegen, auch im Vollbild der Erkrankung. Isolationsgründe sind nur Sekundärerkrankungen, die auch bei Nicht-HIV-Patienten zur Isolation führen würden (z. B. offene Tbc).

Mit einem **Suchtest** (**ELISA** oder **Determine**) werden Antikörper nachgewiesen. Man spricht hier von einem indirekten Nachweis, da nicht die HI-Viren nachgewiesen werden, sondern eine körperliche Reaktion auf die Viren. Weil dieser hochempfindliche Test auch auf andere Antikörper reagieren kann, muss ein reaktives (positives) Testergebnis immer mit einem 2. Testverfahren bestätigt werden. Erst wenn auch dieser Bestätigungstest (nach dem Western-Blot-Testverfahren) reaktiv ist, kann man sagen, das Testergebnis ist positiv, eine HIV-Infektion liegt vor.

Der **direkte Nachweis des HI-Virus** ist auch möglich, wird jedoch fast ausschließlich zu wissenschaftlichen Zwecken oder bei den Blutspenden durchgeführt. Seit 2006 ist in der Europäischen Union der **Schnelltest** (engl.: Point-of-care-Test, POCT) zugelassen, der mit Kapillarblut innerhalb einer halben Stunde das Ergebnis anzeigt.

Übertragung

Pro Jahr gibt es in Deutschland rund 3 000 Neuinfektionen mit HIV. Für eine Übertragung des HI-Virus müssen bestimmte Voraussetzungen erfüllt sein, die zu einer Infektion führen:
- Zum einen muss ein Kontakt mit Körperflüssigkeiten, die eine hohe Viruslast haben, stattgefunden haben (Blut, Sperma, Vaginalsekret und Muttermilch).
- Zum anderen muss eine „Eintrittspforte" in den Körper existieren. Eintrittspforten können offene Wunden und Schleimhäute (Vagina, Penis, Mund, After/Enddarm, Auge) sein.

Sexuell übertragbare Infektionen können an der potenziellen Eintrittspforte für HIV die Barrierefunktion der Schleimhaut schwächen und durch die Aktivierung von Immunzellen zur Erhöhung der lokalen HIV-Konzentration bei HIV-Infizierten (höhere Infektiosität) führen.

▶ **Übertragungswege.** Übertragungswege des HI-Virus sind:
- 71 % ungeschützter Vaginal- sowie Analverkehr mit infiziertem Partner
- 3 % gemeinsamer Gebrauch von Spritzenutensilien, meist unter Drogenabhängigen

Stadien der HIV-Infektion

Kurze Zeit nach der Erstinfektion kann – muss aber nicht – ein akutes HIV-Syndrom auftreten, das oft als grippaler Infekt verkannt wird, wenn Patient oder Arzt entscheidende Verdachtsmomente übersehen. Auf diese akute Phase, die selten länger als 4 Wochen dauert, folgt in aller Regel eine Periode von mehreren Jahren, in denen die Patienten klinisch asymptomatisch sind (▶ Abb. 29.22).

Danach können Beschwerden oder Erkrankungen auftreten, die nach der heute geltenden Klassifikation der klinischen Kategorie B zugeordnet werden (▶ Tab. 29.19). Sie sind zwar nicht AIDS-definierend, sind jedoch ursächlich auf die HIV-Infektion zurückzuführen oder weisen auf eine Störung der zellulären Immunabwehr hin.

Noch später treten dann AIDS-definierende Erkrankungen auf, im Durchschnitt 8 bis 10 Jahre nach der Erstinfektion. Sie führen – ohne ART (s. Therapie) – nach individuell unterschiedlich langer Zeit schließlich zum Tod.

▶ **Viruslast.** Wie aus ▶ Abb. 29.22 ersichtlich ist, steigt die Viruslast (Anzahl der HIV-RNA-Kopien pro Milliliter Plasma) wenige Tage (meist 11–15) nach der Infektion steil an, um kurze Zeit darauf exorbitant hohe Werte zu erreichen. Parallel dazu nimmt die Zahl der CD4-Zellen deutlich ab.

Zeitgleich mit dem Auftreten von Antikörpern 4–6 Wochen nach der Infektion reduziert sich die Viruslast i. d. R. auf weniger als 1 % des initialen Peakwertes und bleibt anschließend jahrelang auch ohne Behandlung weitgehend stabil auf einem Niveau, was auch als „viraler Setpoint" bezeichnet wird. Die Höhe der Viruslast kann hierbei allerdings individuell erheblich variieren. Je höher die Viruslast bzw. der virale Setpoint ist, umso rascher fallen die CD4-Zellen in der Folgezeit ab. Viele immunologische Therapieverfahren wie Impfungen, aber auch die Behandlung der akuten HIV-Infektion zielen darauf ab, den individuellen viralen Setpoint zu verringern und so mittel- bis langfristig den CD4-Zellabfall zu verlangsamen.

▶ **CDC-Klassifikation.** Bis heute setzt sich die CDC-Klassifikation (Center for Disease Control) der HIV-Erkrankung durch. Man unterscheidet 3 klinische Kategorien (▶ Tab. 29.19):
- A = asymptomatisches Stadium
- C = Patienten mit AIDS
- B = alle anderen Patienten

Weiterhin werden 3 CD4-Zellzahlbereiche (Labor-Kategorien) unterschieden:
- Kategorie 1: > 500 CD4-Zellen/µl
- Kategorie 2: 200 bis 499 CD4-Zellen/µl
- Kategorie 3: < 200 CD4-Zellen/µl

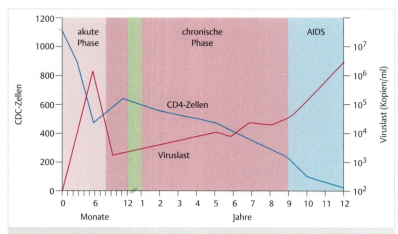

Abb. 29.22 **Natürlicher Verlauf einer HIV-Infektion.** Auf die akute Phase folgt i. d. R. eine Periode von mehreren Jahren, in denen die Patienten klinisch asymptomatisch sind.

Tab. 29.19 Klinische Kategorien (A–C) zur Einteilung des natürlichen Verlaufs der HIV-Infektion[1].

Kategorie A	Kategorie B	Kategorie C
HIV-positiv, Neuinfektion und/oder asymptomatisch - als HIV-positiv wird jede Person bezeichnet, bei der HIV direkt oder indirekt im Blut nachgewiesen wurde - asymptomatisch bedeutet, dass keine subjektiven Beschwerden vorliegen - nach erfolgter Infektion kann sich das sog. Lymphadenopathie-Syndrom (LAS) ausbilden, das mit einer Schwellung der Lymphknoten in verschiedenen Körperregionen einhergeht - Unabhängig davon kommt es 1–6 Wochen nach der Infektion zur sog. akuten HIV-Erkrankung, die ähnlich einem grippalen Infekt verläuft. Es treten Symptome auf wie: Müdigkeit, Kopf- und Gliederschmerzen, Durchfälle, Erbrechen, Appetitlosigkeit, Fieber, Halsentzündung, geschwollene Lymphknoten, Hautausschlag, der sich hauptsächlich im oberen Körperbereich zeigt. Die bis zu 1 cm großen Flecken können geschwollen sein und leicht jucken. Dieser Hautausschlag verschwindet innerhalb von 1–2 Tagen.	HIV-positiv, HIV-assoziierte Erkrankungen. Das mittlere Stadium einer HIV-Infektion hat folgende Symptome: - bakterielle Infektion von Blutgefäßen (bazilläre Angiomatose) - Beckenentzündungen, z. B. mit Abszess im Eileiter oder in den Eierstöcken - Herpes Zoster an mehreren Stellen oder wiederholt auftretend - idiopathische thrombozytopenische Purpura - Durchfälle, die länger als einen Monat auftreten und keine andere Ursache haben - wiederholt Fieber über 38,5 °C, das keine andere Ursache hat - bakterielle Infektion mit Listerien - orale Haarleukoplakie (OHL, weißliche, behaart wirkende Mundschleimhautveränderungen) - oropharyngeale Candidose (Pilzbefall des Mund-Rachen-Raumes) - vulvovaginale Candidose (Pilzbefall der weiblichen Genitalien), die entweder chronisch (> 1 Monat) oder nur schlecht therapierbar ist - zervikale Dysplasien (Gewebsveränderungen am Gebärmutterhals) oder Carcinoma in situ - periphere Neuropathie	Die Krankheit AIDS ist gekennzeichnet durch folgende Merkmale: - starker Gewichtsverlust (Wasting-Syndrom) - erhebliche Einschränkungen der Hirnfunktionen (HIV-Enzephalopathie) - Infektionen mit Parasiten, Viren, Bakterien, Pilzen oder Protozoen mit Erkrankungen wie Tuberkulose - Toxoplasmoseinfektion, - wiederholte Salmonellen-Septikämien, - wiederholte bakterielle Pneumonien, Pneumocystis-carinii-Pneumonie, - Pilzbefall von Speiseröhre, Luftröhre, Bronchien oder Lunge, - Herpesinfektionen/Geschwüre in Lunge, Speiseröhre oder Magen - CMV (Zytomegalievirus)-Infektion verschiedener Organe, besonders der Netzhaut (mit Visusverlust) - von Vögeln übertragene Pilzinfektion außerhalb der Lunge (extrapulmonale Kryptokokkose) - chronische Darminfektion mit einer Einzeller-Gattung (Kryptosporidiose) - Infektion mit sog. atypischen Mykobakterien (verwandt mit Tuberkulosebakterien) - progressive multifokale Leukenzephalopathie (PML), eine virusbedingte Entmarkungskrankheit des Gehirns - durch HIV hervorgerufene bösartige Erkrankungen wie das Kaposi-Sarkom, bösartige Lymphome, Zervixkarzinom (Gebärmutterhalskrebs)

[1] nach dem Center for Disease Control and Prevention USA (CDC)

Ab < 200 CD4-Zellen/μl (meist als schwerer Immundefekt bezeichnet) muss mit AIDS-definierenden Erkrankungen gerechnet werden. Zu diesen zählen opportunistische Infektionen, die durch Viren, Bakterien, Pilze oder Parasiten bedingt sind, aber auch Kaposi-Sarkome (▶ Abb. 29.20), maligne Lymphome, die HIV-Enzephalopathie und das Wasting-Syndrom. Allerdings bedeutet „schwerer Immundefekt" nicht unbedingt, dass AIDS sofort auftritt. Aber: Je länger ein schwerer Immundefekt vorliegt, umso größer ist die Wahrscheinlichkeit, dass AIDS-definierende Komplikationen auftreten. Einige der schwersten AIDS-Erkrankungen (z. B. CMV-Retinitis, atypische Mykobakteriose) treten erst unter 100 CD4-Zellen/μl auf.

Symptome

Zu den Symptomen bei AIDS-definierenden Erkrankungen siehe „symptomorientierte Pflegemaßnahmen" (S. 759).

Therapie

▶ ART. „Antiretrovirale Therapie". In der Behandlung der HIV-Infektion stehen Medikamente aus 5 Wirkstoffklassen zur Verfügung:
- Nukleosid- und Nukleotidanaloga (NRTIs oder „Nukes"): Als „falsche Bausteine" setzen sie am HIV-Enzym Reverse Transkriptase an, es wird „falsche" DNA gebildet. Beispiel: Atripla
- Nichtnukleosidische Reverse-Transkriptase-Inhibitoren (NNRTIs): Sie hemmen die Reverse Transkriptase direkt. Beispiel: Sustiva, Viramune, Intelence
- Proteaseinhibitoren (PIs): Sie hemmen das viruseigene Enzym und verhindern die Entstehung von neuen infektiösen Viren und damit die Infektion weiterer Immunzellen. Beispiele: Reytaz, Prezista, Invirase, Kaletra, Telzir
- Entry-Inhibitoren: Sie hemmen die Bindung von HIV an Rezeptoren und verhindern damit das Eindringen des Virus in die Immunzelle. Beispiele: Celsentri, Fuzeon
- Integrase-Inhibitoren (seit 2007): Sie hemmen den Einbau der viralen DNA in die Zelle. Beispiel: Isentress

Geläufig sind Kombinationstherapien aus den verschiedenen Wirkstoffklassen.

Das wichtigste Ziel der antiretroviralen Therapie ist, das Leben der Patienten bei möglichst guter Gesundheit und hoher Lebensqualität zu verlängern. Eine HIV-Therapie sollte aufgrund ihrer Komplexität immer in Absprache mit einem erfahrenen HIV-Schwerpunktzentrum erfolgen.

Tab. 29.20 Jährliches Minimalprogramm bei stabilen Werten und Beschwerdefreiheit.

Untersuchung	Patient unter ART jährlich	untherapiert jährlich
Blutbild, LDH, GOT, GPT, Krea, Bili, AP, Lipase, γGT, Glukose	4–6-mal	2–4-mal
Viruslast	4-mal	2–4-mal
CD4-Zellen	2–4-mal	2–4-mal
Lipide	1–2-mal	1-mal
körperliche Untersuchung, Urinstatus	2–4-mal	1–2-mal
gynäkologische Untersuchung	1-mal	1-mal
Funduskopie bei CD4-Zellen < 200/ μl	2–4-mal	4-mal

Routine-Checks

Die folgenden Empfehlungen gelten für den klinisch beschwerdefreien Patienten mit Normwerten im Routine-Labor, der entweder unter einer seit mehreren Monaten stabilen Therapie steht oder keine antiretrovirale Therapie einnimmt. Eine komplette körperliche Untersuchung sollte regelmäßig stattfinden (▶ Tab. 29.20). Wichtig ist, dass die allgemein empfohlenen Untersuchungen zur Früherkennung nicht vergessen werden. Dazu zählt z. B. die Früherkennung auf Darmkrebs (ab 55 Jahren alle 10 Jahre eine Koloskopie).

HIV im Alter

Es gibt immer mehr Menschen mit einer HIV-Infektion, die 50 Jahre und älter sind. Gleichzeitig werden aber auch immer mehr ältere Menschen mit HIV neu diagnostiziert. Viele ältere Menschen nehmen Safer Sex nicht ernst genug. Safer Sex ist aber auch im Alter wichtig, um eine HIV-Ansteckung zu vermeiden!

Späte Diagnosen

Da ältere Menschen, wie auch ihre behandelnden Ärzte, bei Beschwerden selten an eine erworbene Immunschwäche denken, wird die HIV-Infektion in dieser Altersgruppe oft erst im fortgeschrittenen Stadium erkannt. Rund 90 % der älteren HIV-Patienten leiden auch an einer Begleiterkrankung. Die häufigsten sind:
- Depression (52 %)
- Gelenkerkrankungen (31 %)
- Lebererkrankungen (31 %)
- Neuropathien (30 %)
- Bluthochdruck (27 %)
- Hauterkrankungen (18 %)
- Herpes-Infektionen (15 %)

Häufigere Nebenwirkungen

Die Wirksamkeit von antiretroviralen Therapien ist bei Erwachsenen in allen Altersgruppen gleich hoch. Ältere Menschen haben allgemein eine höhere Therapietreue. Allerdings treten häufiger Nebenwirkungen auf, die einen Wechsel in der Medikation notwendig machen.

Gründe für Änderungen in der medikamentösen HIV-Therapie können sein: Arzneimittelinteraktionen, ein mögliches Vorliegen von Nieren- oder Leberinsuffizienz, Blutbildveränderungen oder neuropsychologische Defizite (Abnahme der Nervenleistung – äußert sich durch Kribbeln, Brennen, taubes Gefühl – sowie der Gehirnleistung).

Ältere Menschen sind aufgrund der Abnahme der Leistungsfähigkeit des Immunsystems allgemein für Infektionen anfälliger. Daher sind ein gesunder Lebensstil und die Verringerung von Risikofaktoren wichtig, um zusätzliche Belastungen des Immunsystems zu vermeiden. Wichtig für einen gesunden Lebensstil sind:
- Rauch-Stopp
- gesunde Ernährung
- regelmäßige Bewegung
- Verringerung von Risikofaktoren:
  - Einstellung der Blutdruckwerte (bei Bluthochdruck)
  - Behandlung von Osteoporose
  - Behandlung hoher Blutfettwerte
  - Kontrolle des Bauchumfangs
  - regelmäßige EKGs zur Überwachung des Herzens

29.11.2 Maßnahmen zur Hygiene

Folgende Hygienehinweise sollten beim Umgang mit allen, nicht nur an AIDS erkrankten Patienten befolgt werden:

▶ **Schutzkittel bzw. -kleidung.** Feuchtigkeitsundurchlässige Schutzkittel bzw. -kleidung muss getragen werden bei Arbeiten, bei denen mit massiver Kontamination mit Blut oder Sekreten zu rechnen ist (Durchfeuchtung), z. B. bei Schmutzarbeiten wie Fäkalien- und Urinentsorgung. Dabei kommt dem Schutz der Unterarme besondere Bedeutung zu.

Auch bei Kontakt mit großflächigen, offenen, blutenden oder nässenden Wunden oder bei der Körperpflege ist Schutzkleidung erforderlich. Die Dienstkleidung sollte täglich und bei Berührung mit Ausscheidungen gewechselt werden.

▶ **Schutzhandschuhe.** Bei der Versorgung von Patienten müssen immer dann Handschuhe getragen werden, wenn die Pflegenden mit Körperflüssigkeiten bzw. -ausscheidungen in Berührung kommen können, z.B. bei Blutentnahmen oder dem Hantieren an Kathetern! Es sollten Methoden gewählt werden, die von vornherein eine Kontamination mit Blut verhindern.

▶ **Mund-Nasen-Schutz.** Ein Mund-Nasen-Schutz (Mund und Nase müssen verdeckt sein!) und eine Schutzbrille sind zu tragen, wenn mit Aerosolbildung oder Verspritzen von Blut oder Körpersekreten und -exkreten zu rechnen ist (z.B. bei Intubation, beim trachealen Absaugen oder endoskopischen Untersuchungen).

In Intensivpflege- und Aufwacheinheiten ist für akute Notfallsituationen ein funktionsfähiges Notfallgerät bereitzustellen, um im Falle eines Herz-Kreislauf-Stillstandes eine Mund-zu-Mund-Beatmung zu vermeiden!

>
> **Merke**
> Pflegekräfte, die Verletzungen an den Händen und/oder Armen haben, sollten bei der Pflege von AIDS-Patienten für diese Zeit nicht eingesetzt werden.

▶ **Händedesinfektion.** Nach jeder Tätigkeit am Patienten – auch wenn Handschuhe getragen wurden – muss eine hygienische Händedesinfektion mit Präparaten auf Alkoholbasis durchgeführt werden.

▶ **Instrumentenreinigung.** Dabei sind grundsätzlich thermische Desinfektionsverfahren den chemischen vorzuziehen. Eine mechanische Reinigung von Instrumenten darf erst nach der Desinfektion erfolgen, bei den Reinigungsarbeiten müssen Handschuhe getragen werden! Merke: Die vorgeschriebenen Konzentrationen und Einwirkungszeiten müssen beachtet werden!

▶ **Flächendesinfektion.** Diese sollte unmittelbar nach Verschmutzen von Flächen mit Blut, Erbrochenem, Urin, Kot usw. erfolgen, indem mit einem mit Flächendesinfektionsmittel (bevorzugt Aldehyde) getränkten Einmaltuch aufgewischt wird. Eine Bodenraumdesinfektion des Patientenzimmers ist nur nach Kontamination mit potenziell infektiösem Material nötig.

▶ **Schlussdesinfektion.** Nach Verlegung oder Tod eines HIV-positiven Patienten erfolgt eine Scheuerdesinfektion des Intensivpflegeplatzes. Alle am Patienten verwendeten Gegenstände, z.B. Salbenbehälter usw., sind zu entsorgen.

▶ **Wäscheentsorgung.** Wäsche, Bettwäsche und Schutzkleidung HIV-infizierter Patienten, die mit Blut oder Ausscheidungen stark kontaminiert sind, müssen in geschlossenen, feuchtigkeitsundurchlässigen Wäschesäcken entsorgt werden.

▶ **Baddesinfektion.** Badewannen, Duschen und Waschbecken sind nach jeder Benutzung mit geeigneten Desinfektionsmitteln – unter Beachtung der Einwirkzeit – zu desinfizieren. Anschließend erfolgt das Abspülen mit Leitungswasser.

▶ **Pflegeutensilien.** Urinflaschen, Steckbecken, Rasierer und Nagelscheren usw. dürfen nur patientenbezogen verwendet werden.

Sofortmaßnahmen bei Verletzungen oder Kontamination

Verletzungen durch benutzte Skalpelle, Infusionsbestecke, Kanülen usw. müssen vermieden werden. Dazu die Kanülen noch im Patientenzimmer in geeigneten Behältern entsorgen und niemals Schutzhüllen wieder auf gebrauchte Instrumente stecken; s. „Recapping" (S. 886).

Wenn Blut oder andere Körperflüssigkeiten eines infizierten Menschen auf verletzte Haut gelangt oder es zu einer Nadelstichverletzung gekommen ist, sind unverzüglich folgende Maßnahmen zu ergreifen:
- Bei Stich- oder Schnittverletzung: Blutfluss fördern durch Druck auf das umliegende Gewebe für 1–2 Minuten und anschließend eine intensive antiseptische Spülung durchführen bzw. ein antiseptisches Wirkstoffdepot für 10 Minuten anlegen.
- Bei Kontamination von geschädigter Haut, Auge oder Mundhöhle: Intensive Spülung mit nächstmöglich geeignetem Antiseptikum (Haut) bzw. Wasser, Ringer- oder Kochsalzlösung (Auge, Mundhöhle) durchführen.
- Unfall dokumentieren (D-Arzt/Betriebsarzt).
- Blut für HIV-Antikörper-Test und Hepatitis-Serologie entnehmen. Kontrolle nach 3, 6 und 12 Monaten (wenn möglich, dem Patienten ebenfalls Blut abnehmen und auf HIV-Antikörper über-

Indikation zur HIV-PEP bei beruflicher Exposition (Indexperson ist HIV-positiv)	
Sofortmaßnahmen:	
Spülung mit Wasser und/oder Seife bzw. einem Antiseptikum, welches begrenzt viruzide Wirksamkeit aufweist bei	
massiver Inokulation (> 1 ml) von Blut oder anderer (Körper-)Flüssigkeit mit (potenziell) hoher Viruskonzentration	PEP empfehlen
(blutender) perkutaner Stichverletzung (z.B. mit Injektionsnadel); Schnittverletzung mit kontaminiertem Skalpell o.ä. und Viruslast bei	
• Indexperson > 50 Kopien/ml	PEP empfehlen
• Viruslast bei Indexperson < 50 Kopien/ml	PEP anbieten
oberflächlicher Verletzung ohne Blutfluss; Kontakt von Schleimhaut oder verletzter Haut mit Flüssigkeit mit potenziell hoher Viruskonzentration	
• Viruslast bei Indexperson > 50 Kopien/ml	PEP anbieten
• Viruslast bei Indexperson < 50 Kopien/ml	keine PEP
perkutanem Kontakt mit anderen Körperflüssigkeiten als Blut (auch bei hoher Viruskonzentration); Haut- oder Schleimhautkontakt mit Körperflüssigkeiten wie Urin/Speichel	keine PEP
Medikation:	
so früh wie möglich - optimal in den ersten 2 Stunden - beginnen, nach 72 Stunden fragliche Wirksamkeit	
Standardprophylaxe mit	
• Isentress 400 mg 1-0-1	
• Truvada 245/200 mg 1-0-0 über 30 Tage	

Abb. 29.23 Indikation zur HIV-PEP. Empfehlungen zur Indikation der Postexpositionsprophylaxe (PEP) nach einer möglichen HIV-Exposition (mod. n. Deutsch-Österreichische Leitlinien zur medikamentösen HIV-Exposition, Stand 06/2013).

prüfen, wobei dies nur mit dessen Einwilligung geschehen darf).
- Entscheidung über systemische, medikamentöse Postexpositionsprophylaxe (PEP, ▶ Abb. 29.23)

29.11.3 Pflege und Begleitung

Wichtig sind prophylaktische Maßnahmen, die den alten Menschen vor weiteren Infektionen schützen sollen. Darüber hinaus richtet sich die Pflege und Begleitung alter Menschen mit AIDS nach den Symptomen, die die Erkrankung mit sich bringen kann.

Prophylaktische Maßnahmen

Folgende Maßnahmen sollen den Patienten vor weiteren Infektionen schützen:
- regelmäßige Intimpflege durchführen
- i. m.-Injektion wegen der Gefahr eines Spritzenabszesses vermeiden, statt dessen s. c. oder i. v. injizieren
- pH-neutrale, rückfettende Seifen verwenden
- Haut gründlich abtrocknen
- Zahnpflege mit einer weichen Zahnbürste nach jeder Mahlzeit durchführen
- Mund mit Myrrhetinktur 2-mal täglich spülen
- regelmäßig Temperatur kontrollieren
- ausreichend Schlaf ermöglichen
- vitamin-, eiweiß- und kalorienreiche Ernährung gewährleisten
- keimbelastete Nahrungsmittel meiden (z. B. rohes Mett, Tatar, angebrochene Lebensmittelkonserven)
- auf ausreichende Flüssigkeits- und Elektrolytzufuhr achten
- psychische und soziale Unterstützung leisten (auf Fragen offen und ehrlich antworten, Stimmungsschwankungen des Patienten akzeptieren, Gesprächsbereitschaft signalisieren, evtl. Kontakt zu Selbsthilfegruppen herstellen)

Ungefähr 45 % aller Menschen, die mit HIV/AIDS leben, sind mit Hepatitis C und ca. 20 % sind mit Hepatitis B koinfiziert – beides vermeidbare Infektionskrankheiten.

Eine chronische Lebererkrankung ist heute Hauptursache für Morbidität und Mortalität unter Menschen, die mit HIV und AIDS leben und Grund für die wachsenden Kosten von Behandlung und Pflege. Die durchschnittliche Lebenserwartung HIV-positiver Personen ist durch die rechtzeitige und neue Therapie fast genauso hoch wie die HIV-negativer.

Symptomorientierte Pflegemaßnahmen

Die allgemeine Pflege orientiert sich an den auftretenden Infektionen und Symptomen des Betroffenen. Häufige opportunistische Erkrankungen sind:

▶ **Pneumocystis-jirovecii-Pneumonie (PcP).** Sie geht mit zunehmendem Fieber, trockenem Husten und Belastungsdyspnoe einher. Pflegerisch ist die Linderung der Atemnot besonders wichtig, z. B. durch Frischluftzufuhr oder Sauerstoffgabe, Atemtherapie, Inhalationen und Absaugen.

▶ **Zerebrale Toxoplasmose.** Auslöser dieser Krankheit sind die zu den Protozoen gehörigen Toxoplasmen. Sie verursachen neurologische Ausfälle, Krampfanfälle oder eine Wesensveränderung. Gegenüber Verwirrten und Desorientierten besteht eine Obhutspflicht. Es muss verhindert werden, dass der Patient weglaufen kann. Außerdem ist bei einem zerebralen Krampfanfall Erste Hilfe zu leisten, der Arzt zu benachrichtigen und der Verlauf zu dokumentieren.

▶ **Mundsoor.** Dies ist die häufigste Pilzerkrankung (S. 321). Die erkrankte Schleimhaut wird abgewischt, um Beläge zu lösen. Außerdem sollten die Patienten Einmal-Zahnbürsten benutzen. Bei Schluckbeschwerden ist passierte Kost oder Flüssiges hilfreich.

▶ **Herpes Zoster.** Dies ist eine typische sekundäre Virusinfektion (S. 615).

▶ **Kaposi-Sarkom.** Bösartiger Tumor, der vom Bindegewebe ausgeht und vorzugsweise auf der Haut und Schleimhaut lokalisiert ist (▶ Abb. 29.20). Bei betroffenen Patienten müssen Hämatome, z. B. durch einfaches Anstoßen und Verletzungen, wegen der Blutungsgefahr unbedingt vermieden werden. Evtl. sind Polsterverbände erforderlich. Bei zusätzlichem Lymphknotenbefall sind Entlastungslagerungen von Armen und Beinen, Kompressionsverbände oder Lymphdrainagen angezeigt. Sehr wichtig, insbesondere bei Tumoren am Rücken, ist eine konsequente Dekubitusprophylaxe, da einmal entstandene Geschwüre kaum abheilen.

29.12 Multiresistente Erreger

Erika Sirsch, Gabriele Bartoszek

Fallbeispiel

Die 85-jährige Bewohnerin Frau Meyer wurde nach einer Oberschenkelhalsfraktur stationär im Krankenhaus behandelt. Dort zog sie sich eine Infektion mit multiresistenten Keimen zu. Als sie in die Altenpflegeeinrichtung zurückgebracht wurde, trugen die Krankenwagenfahrer weiße Ganzkörperschutzanzüge.

Die Pflegenden sind unsicher, wie sie mit der Situation umgehen sollen. Angehörige, die die Bewohnerin begleiten, werden von der zuständigen Pflegefachkraft zunächst nicht ins Zimmer gelassen – der Hausarzt soll sein Einverständnis dazu geben. Die Situation droht bereits am 1. Tag nach der Entlassung aus dem Krankenhaus zu eskalieren, als eine demente Mitbewohnerin Frau Meyer besuchen möchte und nicht zu ihr gelassen wird.

Infektionen mit multiresistenten Erregern (MRE) und insbesondere mit MRSA (Methicillin-resistente Staphylococcus aureus) Keimen haben sich weltweit zu einem ernsten Problem entwickelt. In Deutschland konnte eine Steigerung der Besiedelung mit MRSA-Keimen bei klinischen Materialien von 1,1 % (1990) auf 20,3 % (2007) verzeichnet werden (KRINKO 2014). Die Bundesregierung hat daher eine Deutsche Antibiotika-Resistenzstrategie (DART) ins Leben gerufen, deren zentrales Ziel die Reduzierung und Verminderung der Ausbreitung von Antibiotika-Resistenzen ist. Insbesondere soll auf den sachgerechten Einsatz von Antibiotika und die konsequente Anwendung der Infektionshygiene hingewirkt werden (BMG 2011).

Über die aktuellen Entwicklungen der Ausbreitung von multiresistenten Keimen gibt die europäische Initiative EARS-Net, für Deutschland in Kooperation mit dem Robert Koch-Institut (https://ars.rki.de), differenziert Auskunft. Daneben gibt es zahlreiche lokale Netzwerke (MRE-Netzwerke), die regionale Daten zur Verfügung stellen und Foren für den fachlichen Austausch bieten. Die zuständigen Gesundheitsämter können dabei als Ansprechpartner dienen (Schimmelpfennig 2014).

29.12.1 Medizinische Grundlagen

Definition

Als **multiresistente Keime** werden Bakterien bezeichnet, die resistent gegen bestimmte Antibiotikagruppen sind. Dabei ist eine Resistenz auf unterschiedliche Antibiotika möglich, häufig wird jedoch von MRSA, aber auch von ORSA gesprochen:
- MRSA = Methicillin-resistente Staphylococcus aureus
- ORSA = Oxacillin-resistente Staphylococcus aureus

Resistenzen können ebenfalls bestehen gegen Penicillin, Gentamycin, Erythromycin, Clindamycin, Sulfamethoxazol, Ciprofloxacin, Oxytetracyclin, Fusidinsäure (Schimmelpfennig 2014).

Erreger

Staphylokokken sind Bakterien und kommen weltweit vor. Sie siedeln auf fast allen Gegenständen des täglichen Gebrauches. Beim Menschen siedelt der Staphylococcus epidermis auf der gesunden Haut, meist ohne eine Erkrankung auszulösen. Gelangt das Bakterium in den Körper, kann es i. d. R. mit Antibiotika behandelt werden. Erst wenn eine Resistenz gegen Antibiotika wie Methicillin oder Oxacillin hinzukommt, spricht man von multiresistenten Staphylokokken, vom MRSA.

Es wird unterschieden, ob eine Besiedelung mit MRSA vorliegt oder ob es zusätzlich zu einer Infektion gekommen ist. Denn MRSA-Träger sind nicht immer erkrankt, wenn der Keim die Haut oder Schleimhaut besiedelt. Bevorzugte Besiedelungsorte sind besonders der Nasenvorhof, der Rachen, das Perineum (Region zwischen Anus und äußeren Geschlechtsorganen) sowie die Leistengegend (RKI 2009). Liegt ein Risiko bei der betroffenen Person vor oder eine Grunderkrankung, die mit Wundbildung verbunden ist (Operation oder auch liegende Drainagen), können Keime durch endogene oder exogene Übertragung in den Körper eindringen:
- endogene Infektion = Infektion durch die Person selber, z. B. Keime sind bereits auf der Haut und gelangen bei der Operation einer Oberschenkelhalsfraktur in eine frische Operationswunde.
- exogene Infektion = Infektion erfolgt durch Einflüsse von außen, z. B. durch Übertragung über die Hände beim Verbandswechsel nach der operativen Versorgung dieser Fraktur.

Merke

Bei ca. ¼ der kolonisierten Personen (Träger von MRSA-Erregern) wird aus der Besiedlung mit MRSA ein Wundkeim, der nur schwer zu behandeln ist (Friedrich 2009).

MRSA-Infektionen werden je nach Infektionsquelle unterschieden (RKI 2008, Korczak u. Schöffmann 2010):
- im Krankenhaus (nosokominal) erworben – haMRSA (hospital acquired)
- in stationären Einrichtungen erworben und durch Patienten ins Krankenhaus zurückgebracht – hcaMRSA (hospital acquired community associated)
- ohne vorherigen Krankenhausaufenthalt erworben – caMRSA (community aquired)
- Auftreten von MRSA von Masttieren – laMRSA (livestock associated)

Merke

Eine Übertragung des MRSA-Erregers findet nicht nur – wie lange angenommen – in Akutkrankenhäusern und dort auf den Intensivstationen statt. Vielmehr können MRSA-Erreger auch im Alltagskontakt ohne einen vorherigen Krankenhausaufenthalt erworben werden. Durch das Auftreten von caMRSA und laMRSA wurde der Fokus auch auf andere Settings verschoben.

Häufigkeit

Laut Bundesgesundheitsblatt waren 1999 etwa 20 % der Bevölkerung ständig und 60 % der Bevölkerung intermittierend (mit Unterbrechungen) mit Staphylococcus aureus kolonisiert (Peters et al. 1999). In den Jahren 1999–2001 wurden bei Bewohnern in stationären Altenheimen Besiedelungsraten von zwischen 0–3 % ermittelt (RKI 2009). In einer aktuellen Veröffentlichung des RKI (2014) wird aufgezeigt, dass in einzelnen Einrichtungen der stationären Altenhilfe die Besiedelungsrate bei einem gezielten Screening bei über 40 % liegen kann. Europaweit kann in stationären Einrichtungen der Altenhilfe im Mittel eine Besiedlung mit MRSA-Keimen von bis zu ~22 % beobachtet werden (RKI 2014).

Übertragung

Der Keim kann von betroffenen Personen selbst, von anderen Personen oder auch von Tieren übertragen werden. Das kann über gemeinsam benutzte Gegenstände, wie z. B. Seife und Handtücher, aber auch über direkten Hautkontakt geschehen.

Kolonisierte oder infizierte Mitarbeiter und Mitbewohner sind dabei eine wesentliche Infektionsquelle. Keimreservoire können durch kontaminierte Medizinprodukte und Oberflächen entstehen.

In den meisten Fällen erfolgt die Übertragung von MRSA allerdings durch die Hände, insbesondere durch Handkontakt von Pflegenden, Medizinern und medizinischem Personal (RKI 2009, RKI 2014). Da die Hände der entscheidende Übertragungsweg für Erreger in medizinischen Einrichtungen sind, kommt der Händedesinfektion ein zentraler Stellenwert in der Prävention von Neuerkrankungen und der Sanierung von Infektionen zu (RKI 2014).

Merke

Das Bakterium MRSA stellt für gesunde Personen im häuslichen und ambulanten Bereich nicht zwangsläufig eine Gefahr dar. Personen können mit Keimen kolonisiert sein, ohne Symptome oder Beschwerden aufzuweisen. Stark immungeschwächte Personen oder Personen mit offenen Wunden oder Hautläsionen hingegen können durch eine Infektion gefährdet sein (RKI 2009, KRINKO 2014).

Risiken

Die KRINKO (2005) formulierte in ihren Empfehlungen zur Infektionsprävention patienteneigene und externe Risikofaktoren zur Besiedlung mit multiresistenten Keimen.
- **patienteneigene Faktoren:**
  - hohes Alter
  - Immobilität
  - funktionelle Störungen im Bereich Nahrungsaufnahme (z. B. Schluckstörung)
  - Ausscheidung (z. B. Blasenentleerungsstörung)
  - Multimorbidität, insbesondere chronische Erkrankungen
  - Diabetes mellitus, Dialysepflichtigkeit
  - chronische Hautläsionen, Dekubitalulzera, Ekzeme, nässende Dermatitiden
- **externe Faktoren:**
  - invasive Maßnahmen (Gefäßkatheter, Blasenkatheter, Ernährungssonden, Trachealkanülen)
  - wiederholte Antibiotikatherapien
  - häufige Krankenhausaufenthalte

In einer Veröffentlichung des Robert Koch-Institutes zur Häufung von MRSA-Besiedlung bei Bewohnern einer stationä-

ren Altenpflegeeinrichtung werden als mögliche Risikofaktoren in der speziellen Untersuchungsgruppe genannt (RKI 2014):
- häufige stationäre Krankenhausaufenthalte
- PEG-Sonden
- Immobilität
- systemische Antibiotikaeinsätze

Prävention

Im Krankenhaus und in den versorgenden Einrichtungen der stationären und ambulanten Altenhilfe sind systematische Hygienemaßnahmen unbedingt zu beachten, um eine Ausbreitung der Keime zu verhindern. Da in beiden Versorgungsbezügen gehäuft Personen mit geschwächter Immunabwehr und offenen Wunden behandelt werden, gilt es insbesondere, Maßnahmen der Basishygiene einzuhalten. Es gibt allerdings keinen Grund, Menschen mit einer MRSA-Besiedlung oder -Infektion nicht in Einrichtungen der stationären Altenhilfe einziehen oder nach Hause zurückkehren zu lassen (RKI 2009).

Oberste Priorität in der Infektionsprävention haben folgende Aspekte:
- Information und Beratung aller beteiligten Personen
- strikte Einhaltung der Hygienemaßnahmen
- Versuch einer Sanierung
- kontrollierter Umgang mit Antibiotika (RKI 2009)

Merke

Die vorrangigste Aufgabe ist es, die Ausbreitung von MRSA zu verhindern.

▶ **Information.** Bei vorliegenden MRSA-Besiedlungen und -Infektionen benötigen alle Beteiligten, insbesondere Mitarbeitende, Angehörige und (mit-)behandelnden Haus- oder Fachärzte, Kenntnis darüber. Das Robert Koch-Institut (2009) beschreibt u. a. folgende Faktoren als bedeutsam für die zunehmende Verbreitung von MRSA:
- Fehler oder Inkonsequenz bei prädisponierten (Risiko-)Patienten
- mangelnde Information der Nachfolgeeinrichtungen bei Verlegungen von MRSA-kolonisierten oder infizierten Patienten innerhalb der eigenen Klink oder in andere Einrichtungen, einschließlich inkonsequenter Nachbetreuung

In den letzten Jahren haben sich verstärkt regionale, nationale und internationale Netzwerke zur Prävention und Kontrolle von Infektionen durch MRSA gebildet. Eines davon ist das EurSafety Health-Net und EUREGIO MRSA-Net (http://www.eursafety.eu). Diese Netzwerke haben u. a. das Ziel, eine Vernetzung der Maßnahmen zu erreichen, da eine alleinige Behandlung im Krankenhaus nicht ausreicht. Die Schnittstellenproblematik kann allein durch eine versorgende Institution nicht gewährleistet werden, systematische Überleitungsplanung ist erforderlich (DNQP 2009). Detaillierte Informationen zum Umgang mit MRSA in der Region sowie Materialien zu einer systematischen Informationsweitergabe (z. B. aus der Klinik an den weiterbehandelnden Arzt) können bei diesen regionalen Netzwerken bezogen werden. Wenn diese nicht bekannt sind, können die örtlichen Gesundheitsämter erste Kontaktstellen sein.

▶ **Hygiene.** Bei Besiedlung sind bei allen pflegerischen Handlungen die Standardhygienemaßnahmen strikt einzuhalten. Kommt es zu einer Infektion, ist ein individueller Hygieneplan zu erstellen. Oberstes Gebot ist dabei die konsequente Einhaltung der geplanten Maßnahmen bzw. des Hygieneplans, insbesondere der Händedesinfektion.

Detailinformationen und Arbeitsblätter zur Handhygiene können auf der Homepage der Kampagne „Saubere Hände" bezogen werden: http://www.aktion-saubere-haende.de/ash.

▶ **Screening und Sanierung.** Das aktive Screening nach Keimen bei der Krankenhausaufnahme und die ggf. folgende Sanierung ist eine wirksame Maßnahme, um weitere MRSA-Besiedlungen und -Infektionen zu verhindern. Nach Publikationen der KRINKO (2014) werden im Krankenhaus 69–85% der MRSA-besiedelten Personen ohne Screening nicht identifiziert. Bei einem gezielten Screening ist daher mit einem Anstieg der erfassten Fälle zu rechnen. Zum Screening werden die Testergebnisse aus Kulturen der Abstriche als maßgeblich angesehen: Sogenannte PCR-Schnelltests können als erste Anhaltspunkte (z. B. zur Entscheidung zur isolierten Unterbringung im Krankenhaus) dienen, benötigen aber eine nachgeschaltete Überprüfung des Ergebnisses durch eine Untersuchung der Kultur. Der Nachteil dieses Testverfahrens ist, das es einige Tage in Anspruch nimmt (KRINKO 2014).

▶ **Meldepflicht.** Die Meldepflicht von gehäuftem Auftreten von nosokomialen Infektionen (zu denen MRSA gehört) besteht seit Jahren (Infektionsschutzgesetz IFSG §6 Abs. 3). Seit 2009 (Bundesgesetzblatt I Nr. 27 28.05.2009) ist die Meldepflicht auf die namentliche Meldung (Infektionsschutzgesetz IFSG §7 Abs. 1 Satz 1) bei Nachweis auf Methicillin-resistente Stämme des Krankheitserregers Staphylococcus aureus aus Blut und Liquor ausgedehnt worden.

Therapie

Bei einer Keimbesiedlung muss geprüft werden, ob eine Dekolonisierung erfolgversprechend ist. Eine solche Dekolonisierung umfasst ein ganzes Maßnahmenbündel, zu dem zu allererst die strikte Einhaltung der Basishygiene bei Körperkontakt, Körperpflege und Desinfektion der am Körper getragenen und der genutzten Gegenstände gehört. Zudem werden individuell ausgewählte antiseptische Präparate eingesetzt, wie z. B. das Einbringen von antiseptischer Nasensalbe bei einer Besiedlung der Nasenhöhlen; die Anwendung von antiseptischer Lösung zur Applikation im Rachen oder die Waschungen bei einer Keimbesiedlung der Haut (RKI 2014).

Die dabei eingesetzten Präparate müssen eine für den speziellen Fall nachgewiesene Wirksamkeit haben und sind stets nach Anweisung des behandelnden Arztes und nach Herstellerangaben anzuwenden. Der Erfolg der Maßnahmen wird an mindestens 3 aufeinanderfolgenden Abstrichen überprüft, bei denen ein zeitlicher Abstand einzuhalten ist. Das kann z. B. 3 Tage nach Beendigung der Maßnahmen durch Abstriche von Nase und/oder Rachen oder der ggf. weiteren besiedelten Bereiche erfolgen. Eine Dekolonisierung gelingt allerdings nicht immer. Es sind Fälle bekannt, in denen Personen über einen Zeitraum von 12 bis 40 Monaten MRSA-Keimträger waren bzw. eine Sanierung gar nicht gelang (Friedrich 2009, RKI 2014).

29.12.2 Pflege und Begleitung

Die Pflege und Begleitung alter Menschen mit MRSA umfasst vorrangig die Informationsweitergabe, die Beratung, die Planung, Durchführung und Evaluation der Hygienemaßnahmen. Darüber hinaus sind Pflegende an der Durchführung der therapeutischen Maßnahmen beteiligt.

Informationsweitergabe

Insbesondere die stationäre Wohnsituation erfordert die systematische Einhaltung der standardhygienischen Maßnahmen (▶ Abb. 29.24). Alle Beteiligten, Angehörige, Freunde, Mitbewohner und Mitarbeitende benötigen Informationen und Beratung zu diesen hygienischen Anforderungen.

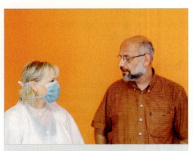

Abb. 29.24 **Hygienemaßnahmen.** Unsicherheiten und Angst vor Schutzkleidung müssen durch Information der Angehörigen abgebaut werden. (Foto: E. Sirsch)

> **Merke**
>
> Die Übertragung der Keime auf andere abwehrgeschwächte Menschen ist zu verhindern.

Hygienemaßnahmen

Im Krankenhaus und stationären Altenpflegearrangements gelten strikte Hygieneregelungen im Umgang mit MRSA. Dazu gehört im Krankenhaus die Isolierung in einem Einzelzimmer, inklusive dazugehöriger Nasszelle. In Einrichtungen der Altenpflege und in der häuslichen Pflege ist eine grundsätzliche Isolierung von Bewohnern mit MRSA während der Kolonisierung und Sanierungsphase häufig nicht durchführbar.

Die Isolierung in einem Einzelzimmer ist in der Phase der Dekolonisierung dennoch das Mittel der Wahl. Ist sie nicht möglich, wenn z. B. die betroffene Person in einem Doppelzimmer lebt, sollten die Mitbewohner keine geschwächte Immunabwehr haben und/oder offene Wunden, Katheter oder PEG-Anlagen aufweisen. Die potenzielle Gefährdung der in der Umgebung lebenden Personen muss mitberücksichtigt werden. Die Versorgung der betroffenen Person in Doppelzimmer sollte dann allerdings wie in einer Isolierung erfolgen, unter besonderer Berücksichtigung der möglichen Übertragung von Keimen auf andere Personen.

Besonders bei betroffenen Personen mit Demenz muss in der stationären Altenhilfe immer eine individuelle Risikoabwägung in Bezug auf die Lebensumstände erfolgen.

Um die hygienischen Maßnahmen exakt zu planen und durchzuführen, ist zudem individuell zu prüfen, wie die Besiedelung oder die Infektion mit mehrfachresistenten Keimen (Erregern) im konkreten Fall aussieht. Hat die Person z. B. eine Besiedlung im Nasen-Rachen-Bereich und hustet stark, sollte bei Kontakt mit anderen Personen (in der Gemeinschaft auch von der betroffenen Person) ein Mundschutz getragen werden. Hat allerdings die Person eine Keimbesiedlung in der OP-Wunde, gilt es besonders, Hygienemaßnahmen beim Verbandwechsel einzuhalten.

„Das Auftreten von mehrfachresistenten Erregern in Alten- und Pflegeheimen erfordert eine spezifische Risikobewertung. Dafür sind Kenntnisse über die Übertragungswege (…) und von Hygienemaßnahmen erforderlich" (RKI 2009).

Allgemeine Richtlinien

> **Merke**
>
> Die Aufrechterhaltung der lebensweltlichen Gestaltung des Umfeldes für die betroffenen Personen, in Abgleich mit den erforderlichen hygienischen Maßnahmen, sollte das Ziel in der Betreuung und Pflege von alten Menschen sein.

▶ **Mobile Bewohner.** Mobile Bewohner mit einer MRSA-Besiedelung können i. d. R. auf dem Wohnbereich bleiben und am gemeinschaftlichen Leben sowie an Therapien teilnehmen, wenn die Präventionsmaßnahmen eingehalten werden (RKI 2009). Alle Beteiligten müssen dann zu den erforderlichen Hygienemaßnahmen informiert und beraten werden.

▶ **Immobile Bewohner.** Bettlägerige und pflegebedürftige Bewohner mit einer MRSA-Besiedelung können i. d. R. in ihrem Zimmer verbleiben, auch wenn nur sie und nicht die Mitbewohner die Keime tragen. Eine Unterbringung in einem Einzelzimmer, z. B. im Altenheim, ist dann erforderlich, wenn die Gefahr einer Streuung des Erregers besteht. Bei immobilen Personen, die z. B. darauf angewiesen sind, in einem Rollstuhl gefahren zu werden, ist die Gefahr, dass Keime gestreut werden, meist relativ gering. Hier ist kontinuierliche Standardhygienemaßnahmen durchzuführen, besonders eine korrekte hygienische Händedesinfektion der beteiligten Personen und auch der betroffenen Person.

▶ **Menschen mit Demenz.** Hier kann es schwierig sein, die Betroffen dazu zu bewegen, sich an die erforderlichen Hygienemaßnahmen zu halten. Einige Einrichtungen sind daher den Weg gegangen, besondere Abteilungen für Menschen mit Demenz und MRSA einzurichten. Die hygienische Händedesinfektion ist nicht nur für Pflegende ein Muss, auch die betroffenen Personen bedürfen der Händedesinfektion.

▶ **Schutzmaterial.** Pflegende tragen bei Pflegehandlungen Schutzhandschuhe sowie Schutzkittel. Die Kittel sind stets personenbezogen (patienten- oder bewohnerbezogen) anzulegen und bei mehrfacher Nutzung im Zimmer, mit der Außenseite nach außen, aufzuhängen. Bei der Versorgung von nässenden Wunden, die MRSA-besiedelt sind, muss darüber hinaus ein wasserundurchlässiger Schutzkittel oder eine Schürze angelegt werden.

▶ **Pflegehilfsmittel.** Diese werden ebenfalls personenbezogen verwendet und nach Gebrauch desinfiziert. Nach der erfolgreichen Sanierung des MRSA-Erregers sollten körpernah verwendete Gegenstände wie Zahnbürsten oder Bürsten möglichst ausgetauscht werden. Werden Inhalatoren und ähnliche Apparate verwendet, so müssen diese nach jeder Benutzung ebenfalls desinfiziert werden.

▶ **Verlegung oder Fahrt zum Arzt.** Vor einer solchen Maßnahme sind alle direkt Beteiligten über die Keimbesiedlung aufzuklären. Bei Krankenwagentransporten oder anderen Fahrten sind die Organisatoren im Vorfeld zu informieren, so dass die erforderlichen hygienischen und desinfizierenden Maßnahmen getroffen werden können. Das Tragen eines Ganzkörperanzuges ist allerdings beim Transport eines immobilen Menschen in einem Krankenwagen nicht erforderlich (KRINKO 2005, Daniels-Haardt 2006).

> **Merke**
>
> Dabei ist allerdings der Eindruck einer „Inhaftierung" oder „Ausgrenzung" der Betroffenen zu vermeiden. So weit wie möglich sollte Normalität angestrebt werden. Katastrophenkleidung, wie das Anlegen eines Ganzkörperschutzanzuges, ist zu vermeiden (Sitzmann 2008).

Hygienemaßnahmen bei direktem Personenkontakt

Da MRSA-Erreger meist über Hände übertragen werden, hat die Händereinigung und Händedesinfektion die oberste Priorität bei den hygienischen Maßnahmen. Zu den Hygienemaßnahmen in der stationären und ambulanten Altenpflege gehört Folgendes (RKI 2009):

- hygienische Händedesinfektion (▶ Abb. 29.10), ggf. auch der Mitbewohner vor Gemeinschaftsaktivitäten
- gezieltes Tragen von Einmalschutzhandschuhen bei pflegerischen Verrichtun-

gen im direkten Kontakt mit dem Körper des Patienten und/oder mit Körperausscheidungen und -flüssigkeiten
- hygienische Händedesinfektion vor und nach dem Tragen von Handschuhen
- Tragen bewohnerbezogener Schutzkleidung über der Dienstkleidung bei direktem Kontakt, z. B. Lagern, Katheterpflege, Verbandswechsel oder Kontakt mit besiedelten Körperarealen und/oder Körperausscheidungen bzw. -flüssigkeiten
- Tragen eines Mundschutzes
  - bei Keimbesiedlung von Nase oder Rachen der Bewohner, bei produktivem Husten
  - beim Absaugen
  - bei Bewohnern mit stark schuppender Haut, z. B. beim Bettenmachen

Merke

Auch wenn Einmalschutzhandschuhe verwendet werden, müssen vor und nach Beendigung der Pflegesituation die Hände desinfiziert werden. Das Tragen von Handschuhen allein bietet keinen ausreichenden Schutz. Auch Handschuhe sind nach kurzer Zeit von Keimen besiedelt und unsachgemäßes An- und Ausziehen oder Entsorgen der Handschuhe können eine Quelle für Infektionen sein. Eine weitere Übertragung von Keimen über die Hände muss völlig ausgeschlossen sein, z. B. auch bei Handschuhdefekten. Siehe „Grundlagen der Hygiene und des Arbeitsschutzes" (S. 718).

Desinfektion und Reinigung

Im Folgenden werden Desinfektions- und Reinigungsmaßnahmen dargestellt, die das Robert Koch-Institut (KRINKO 2005, RKI 2009) empfiehlt.

▶ **Desinfektionsmaßnahmen.** Hierzu gehören:
- Wischdesinfektion aller benutzten Gegenstände nach Gebrauch durchführen
- Blutdruckmanschetten, Fieberthermometer oder Ähnliches nach Gebrauch desinfizieren
- Steckbecken und Urinflaschen thermisch bei 85 °C reinigen
- Pflegemittel wie Rasierapparate, Zahnbürsten, Kämme usw. ausschließlich personenbezogen verwenden und nach Herstellerangaben reinigen und desinfizieren (evtl. nach der Keimsanierung austauschen)
- Geschirr in den üblichen Reinigungskreislauf (Spülen bei 65 °C) geben, besondere Desinfektionen sind darüber hinaus nicht erforderlich
- betroffenes Zimmer als letztes auf dem Bereich reinigen (Verhinderung der Keimübertragung auf andere Zimmer)

▶ **Wäscheentsorgung.** Im Umgang mit potenziell kontaminierter Wäsche ist Folgendes zu beachten:
- Handtücher, Unterwäsche, Bettwäsche und andere körpernah getragene Leibwäsche täglich wechseln und in geschlossenen Wäschesäcken in die Wäscherei oder im häuslichen Bereich in die Hauswäsche geben (Wäsche kochen oder bei 60 °C waschen und ein desinfizierendes Waschmittel verwenden).
- Persönliche Wäsche in geschlossenen Wäschesäcken zur Wäscherei oder im häuslichen Bereich in die Hauswäsche geben und wie gewohnt waschen.

▶ **Abfallentsorgung.** Hier gelten folgende Regeln:
- Im Zimmer wird der Abfall in einem geschlossenen Abfalleimer gesammelt und im Hausmüll entsorgt (kein Sondermüll).
- Abfall im verschlossenen Beuteln entsorgen.

Anforderungen an die Unterbringung

▶ **Stationäre Betreuung.** In der stationären Versorgungssituation müssen die alten Menschen nicht zwangsläufig in Einzelzimmern isoliert werden. Die Mitbewohner sollten allerdings keine erhöhten Risiken haben. Bei Einhaltung der gebotenen Hygienemaßnahmen können die Bewohner sehr wohl an Gemeinschaftsveranstaltungen wie Essen im Tagesraum oder Fernsehen teilnehmen. Die Bewohner müssen dabei ihrerseits eine hygienische Händedesinfektion durchführen und evtl. – je nach Lokalisation der Keimbesiedlung – einen Mundschutz tragen. Bei Keimbesiedlung in offenen Wunden sollten diese sorgfältig abgedeckt sein und Sonden oder Katheter durch geschlossene Systeme versorgt sein. Alle Maßnahmen werden mit dem behandelnden Arzt abgesprochen.

▶ **Ambulante Betreuung.** Die Beratung und Anleitung von Angehörigen hat bei der ambulanten Betreuung Priorität. Die hygienischen Maßnahmen sind analog zur stationären Unterbringung vorzunehmen. In der häuslichen Situation ist ein direkter Kontakt zu Personen mit geschwächter Immunabwehr oder offenen Wunden zu vermeiden, um deren Infektion zu vermeiden. Gesunde Personen sind im Regelfall nicht gefährdet.

Lernaufgabe

Überlegen Sie, wie Menschen, die in einer stationären Einrichtung leben, trotz Keimbesiedlung am Gemeinschaftsessen teilnehmen können:
- Welche Beeinträchtigungen können betroffene Personen erleben?
- Welche Voraussetzungen müssen dazu erfüllt sein?
- Welche Herausforderungen stellen sich für Pflegende?
- Welche Probleme können bei Menschen mit Demenz auftreten?

Merkblätter für die Betreuung und Behandlung von Menschen mit MRSA können u. a. beim Robert Koch-Institut unter http://www.rki.de/DE/Content/InfAZ/S/Staphylokokken/Staphylokokken.html und auf der Homepage des Bundesministeriums für Gesundheit: http://www.bmg.bund.de/themen/praevention/gesundheitsgefahren/infektionskrankheiten/mrsa.html abgerufen werden.

29.13 Lern- und Leseservice

29.13.1 Das Wichtigste im Überblick

Welche Phasen durchläuft eine Infektionskrankheit?

Eine Infektionskrankheit verläuft in verschiedenen aufeinanderfolgenden Phasen: Invasionsphase, Inkubationsphase, Erkrankungsphase, Überwindungsphase und (evtl.) Immunität.

Welche Symptome deuten auf eine Infektionskrankheit hin?

Zu den Leitsymptomen zählen: Entzündungssymptome, Fieber, Schmerzen und schlechter Allgemeinzustand.

Was muss bei alten Menschen mit Infektionskrankheiten beachtet werden?

Da das Abwehrsystem oft schwächer ist als beim jungen Menschen, besteht einerseits eine erhöhte Anfälligkeit für Infektionen, zum andern können die Symptome der Krankheit deutlich schwächer sein. Deshalb ist eine sorgfältige Beobachtung besonders wichtig.

Welcher Zusammenhang besteht zwischen Gesundheit und Hygiene?

Hygiene ist die Wissenschaft von der Gesunderhaltung einzelner Menschen und der Völker. Ihr Ziel ist die körperliche, seelisch-geistige und soziale Gesundheit und die Verhütung von Krankheiten. Als gesund können ältere Menschen bezeichnet werden, wenn sie die Fähigkeit und die Kraft haben, mit den Veränderungen des Körpers und den auftretenden Einschränkungen zu leben.

Wie entsteht Hospitalismus?

Jeder Mensch kann aufgrund eines Krankenhaus- oder Heimaufenthaltes zu seiner Krankheit weitere körperliche und psychische Schäden erleiden. Diese negativen Folgen der Pflegesituation werden als Hospitalismus bezeichnet. Ursachen von Hospitalismus sind Pflege- und Behandlungsfehler aufgrund von Unkenntnis, Fahrlässigkeit oder Zeitmangel.

Was sind nosokomiale Infektionen? Wie können sie vermieden werden?

Verursacher von „im Haus erworbenen" Infektionen sind pathogene Mikroorganismen, die vorwiegend durch pflegerische und medizinische Tätigkeiten verbreitet werden. Besondere Infektionsrisiken liegen im Umgang mit Körperflüssigkeiten wie Blut, Eiter, Speichel, Kot, Urin. Durch konsequente hygienische Händedesinfektion, aseptische Maßnahmen sowie Desinfektions- und Sterilisationsmethoden werden nosokomiale Infektionen verhindert.

Wodurch unterscheiden sich Desinfektion und Sterilisation?

Desinfiziert werden mit chemischen Mitteln Hände, Haut, Schleimhaut, Instrumente, Flächen, Räume, Gegenstände, Wäsche. Desinfektionsmittel sind Gefahrstoffe, deshalb sind bei ihrer Anwendung entsprechende Vorschriften zu beachten.

Sterilisiert wird mit Wasserdampf, Gas und Gammastrahlen. Durch Sterilisation werden alle Mikroorganismen an kontaminierten Gegenständen vernichtet.

Welche Komplikation fürchten ältere Menschen bei einer Grippeinfektion?

Bei älteren und alten Menschen mit Grippevirusinfektion, insbesondere bei solchen mit Vorerkrankungen des Herzens und der Lunge, kann sich eine tödliche Lungenentzündung ausbilden.

Wann und für wen ist die Grippeimpfung wichtig?

Für alle Personen ab 60 Jahren, insbesondere jedoch für Ältere mit Herz- und Lungen-Vorerkrankungen sowie für Bewohner von Senioren- und Pflegeeinrichtungen ist eine jährliche Grippeimpfung empfohlen, die im Herbst durchgeführt wird.

Auch für Mitarbeiter von Alten- und Pflegeeinrichtungen, in Krankenhäusern sowie in der ambulanten Pflege ist die Grippeimpfung sehr empfohlen.

Wie erfolgt die Ansteckung bei der Tuberkulose?

Die Ansteckung erfolgt durch aerogene Infektion als Folge einer Inhalation kleinster Tröpfchenkerne (Aerosol) bis in die Alveolen. Hauttuberkulose oder andere Organtuberkulosen (Kontaktinfektion) sind heute selten. Eine Reaktivierung (Neuausbrechen) von alten Tuberkulosen bei abwehrschwächender Therapie oder schweren abwehrschwächenden Erkrankungen im Alter ist auch möglich.

Was versteht man unter Compliance?

Als Compliance wird die Bereitschaft eines Patienten zur Mitarbeit an diagnostischen und therapeutischen Maßnahmen bezeichnet, die Zuverlässigkeit (sog. Verordnungstreue) verlangen. Sie ist von Krankheitsverständnis, von Persönlichkeitsmerkmalen, sozialen Faktoren, Nebenwirkungen der Behandlung u. a. abhängig. Durch sog. Patientenedukation wird versucht, die Bewohner individuell zu besserer Mitwirkung bei der Therapie zu motivieren.

Wodurch wird eine Hepatitis verursacht?

Auslösende Faktoren einer Leberentzündung sind:
- Viren (die wichtigsten sind die sog. Hepatitis-Viren A, B, C, D und E),
- toxische Substanzen (Alkohol, Medikamente)
- selten Stoffwechselerkrankungen, Autoimmunerkrankungen oder Bakterien

Wie erfolgt die Therapie bei Hepatitis?

Die Behandlung sieht Bettruhe sowie eine kohlenhydratreiche und fettarme Kost vor. Alkohol und alle nicht lebensnotwendigen Medikamente sind zu meiden. Darüber hinaus können Hepatitiden mit Virostatika behandelt werden.

Nennen Sie Sofortmaßnahmen bei Stich- oder Schnittverletzungen.

Blutfluss fördern durch Druck auf das umliegende Gewebe für etwa 1 Minute, dann intensive aseptische Spülung vornehmen (z. B. mit Hautdesinfektionsmittel). Eine Meldung beim Betriebsarzt bzw. einer für Unfälle zuständigen Person ist wichtig.

Was begünstigt Harnwegsinfektionen?

Besonders anfällig sind Menschen mit Diabetes mellitus, Missbildungen der Harnwege, Blasenentleerungsstörungen durch neurologische Ursachen oder Prostatahypertrophie (Vergrößerung der Vorsteherdrüse), Inkontinenz und Katheterismus der Harnblase. Stress, Unterkühlung, Nässe oder falsche Intimhygiene begünstigen das Auftreten einer Zystitis. Aufgrund der kürzeren Harnröhre erkranken Frauen häufiger als Männer.

Wie ist eine Harnwegsinfektion zu erkennen?

Typisch sind Pollakisurie und Dysurie bzw. Algurie, evtl. auch Krämpfe im Bereich der Harnblase. Der Urin kann unangenehm riechen, trübe oder verfärbt sein. Bei Mitbeteiligung der Nieren kommen noch Fieber (evtl. mit Schüttelfrost), Übelkeit und Schmerzen im Bereich der Nierenlager hinzu.

Wann und wie sollte eine Harnwegsinfektion behandelt werden?

Sie sollte behandelt werden, wenn Beschwerden bestehen und Bakterien in Katheterurin bzw. mehr als 100 000 Bakterien/ml Mittelstrahlurin nachweisbar sind. Die Behandlung erfolgt mit viel Trinken, Wärme und Antibiotika (bei erstmaliger Infektion für 1–3 Tage, bei kompliziertem oder rezidivierendem Harnwegsinfekt für 1–2 Wochen (nach Antibiogramm). Die v. a. bei transurethral Katherisierten zu beobachtende asymptomatische Bakteriurie (Bakterien im Urin ohne Beschwerden) sollte nicht antibiotisch behandelt werden.

Wie können Salmonellen in die Küche gelangen?

Mit folgenden Lebensmitteln gelangen die Salmonellen in die Küche: rohe Eier, Geflügel frisch und tiefgekühlt, rohes Fleisch, insbesondere auch Hackfleisch. Seltener sind andere Lebensmittel betroffen, z. B. Mayonnaisen, Süßspeisen, Speiseeis und andere Produkte, denen Rohei zugesetzt wurde. Prinzipiell können auch Meeresfrüchte betroffen sein.

Wie können von Salmonellose Betroffene vor Exsikkose geschützt werden?

Hierzu bietet sich frisch zubereiteter Tee, Bouillon und evtl. Schleimsuppe an. Bei Akzeptanz können auch trockene Salzkekse verabreicht werden. Bei Temperaturerhöhung und verstärkten Exsikkosezeichen ist eine Rehydrierung durch Infusion zu erwägen. Ggf. ist eine Flüssigkeitsbilanz erforderlich.

Ist eine Salmonellose meldepflichtig?

Nach § 6 Infektionsschutzgesetz ist die Enteritis infectiosa bei Verdacht, Erkrankung und Tod zu melden. Allerdings nur dann, wenn 2 oder mehr Fälle, die in einem Zusammenhang stehen, in einer Einrichtung auftreten. Im Einzelfall wird nur dann eine Meldung abgegeben, wenn die betreffende Person mit der Lebensmittelherstellung betraut ist. Das diagnostizierende Labor meldet gemäß § 7 Infektionsschutzgesetz jeden Fall.

Welche Symptome treten bei Tetanus auf?

- Prodromi: Mattigkeit, Kopf- und Gliederschmerzen, Frösteln und Schwitzen
- tonische Spasmen: Teufelsgrinsen, Kieferklemme, opisthotone Körperhaltung

Was ist gegen Tetanus das wirksamste Mittel der Wahl?

Zur Prophylaxe ist die aktive Immunisierung die Methode der Wahl. Besonders wichtig ist ein aktueller Impfschutz für ältere Menschen mit gestörten Durchblutungsverhältnissen, Diabetiker und Personen mit Erkrankungen der Hautoberfläche (Ulcus cruris, offenes Ekzem).

Wie wird eine Nagelpilzinfektion therapiert?

Die Therapie der Nagelpilzinfektion besteht in der mehrmonatigen oralen Gabe eines Antimykotikums, das beim Herauswachsen des Nagels in die Platte eingelagert wird. Auch kann ein Antimykotikum in einem Nagellack, der die Nagelplatte durchdringt, eingesetzt werden. Die chirurgische Entfernung des betroffenen Nagels wird als therapeutische Maßnahme kaum noch durchgeführt.

Welche Körperstellen werden v. a. von Candida albicans befallen?

Typischerweise tritt die Candidainfektion in intertriginösen Arealen (submammär) oder im Genitalbereich auf. Die Nägel können ebenfalls befallen sein. Bei AIDS ist der orale Befall mit Candida albicans ein Zeichen des Fortschreitens der Erkrankung.

Wie lässt sich Skabies (Krätze) diagnostizieren?

Klinisch erscheint eine Skabiesinfektion als Gangstruktur mit Entzündungsreaktion in der Haut. Oftmals ist eine eindeutige Identifizierung nicht mehr möglich, da aufgrund des starken Juckreizes massive Kratzspuren vorzufinden sind.

Wie muss Wäsche bei Skabiesbefall behandelt werden?

Kleidung und Bettwäsche müssen bei mind. 60 °C in der Waschmaschine gewaschen werden. Die Wäsche sollte alle 12–24 Std. gewechselt werden. Chemische Reinigung ist möglich. Wäsche gilt als nicht mehr infektiös, wenn sie in einem verschlossenen Plastiksack 5 Tage lang gelagert wurde.

Wie wird der HI-Virus hauptsächlich übertragen?

Hauptsächliche Übertragungswege des HI-Virus sind:
- ungeschützter Vaginal- sowie Analverkehr mit infiziertem Partner
- gemeinsamer Gebrauch von Spritzenutensilien, meist unter Drogenabhängigen
- Schnitt- oder Stichverletzungen mit infizierten Nadeln (ca. 0,3 %)
- Transfusion von Blut oder Blutprodukten (in Deutschland extrem selten)
- direkter Kontakt mit geschädigter Haut (ca. 0,03 %)
- Neugeborene infizierter Mütter vor und während der Geburt oder durch Stillen

Was ist oberstes Gebot in der stationären Betreuung von Menschen mit multiresistenten Keimen?

Die Ausbreitung der Besiedelung oder der Infektion muss durch die konsequente Einhaltung der geplanten Hygienemaßnahmen verhindert werden. Heute wird das Konzept der funktionellen Isolierung praktiziert, bei dem der Bewohner möglichst wenige Einschränkungen erfährt, ohne dass das Gefährdungspotenzial für die Mitbewohner steigt.

Nennen Sie eine zentrale Maßnahme zur Prävention von Keimübertragung

Die konsequente hygienische Händedesinfektion, auch beim Tragen von Handschuhen.

Wann wird Schutzkleidung über der Dienstkleidung getragen?

Schutzkleidung über der Dienstkleidung wird bei direktem Bewohnerkontakt, z. B. beim Lagern, aber auch bei behandlungspflegerischen Maßnahmen und Kontakt mit besiedelten Körperarealen getragen. Ebenso bei Kontakt mit Körperflüssigkeiten oder Ausscheidungen.

Welche Desinfektionsmaßnahmen sind bei MRSA wichtig?

- Hygienische Händedesinfektion
- Wischdesinfektion der benutzten Gegenstände durchführen
- Steckbecken und Urinflaschen thermisch reinigen (Reinigungstemperatur > 85 °C) oder desinfizieren
- Pflegehilfsmittel ausschließlich bewohnerbezogen verwenden
- Geschirr in den üblichen Reinigungskreislauf geben (Reinigungstemperatur > 65 °C)
- Zimmer als letztes auf dem Bereich reinigen; bei Sanierungsversuch desinfizieren
- Wäsche täglich wechseln und in den normalen Wäschekreislauf geben
- Abfall geschlossen sammeln (z. B. Abfalleimer) und geschlossen (z. B. Beutel) im Hausmüll entsorgen

29.13.2 Literatur

Andreae S, von Hayek D, Weniger J. Altenpflege professionell Krankheitslehre. 3. Aufl. Stuttgart: Thieme; 2011

Beglinger C. Viruserkrankungen im Magen-Darm-Trakt. Gastroenterologie up2date 2010; 6: 31–40

Daniels-Haardt I. Umgang mit MRSA in der ambulanten Pflege. Dezernat 5.2, Münster, Landesinstitut für den öffentlichen Gesundheitsdienst des Landes Nordrhein-Westfalen 2007 (lögd) Dtsch Arztebl Int 2010; 107(28–29): 507–16

Dressler S, Wienold M. AIDS Taschenwörterbuch. 7. Aufl. Berlin: Bristol-Meyers Squibb; 2003

Ebner W, Meyer E. Noroviren. Krankenhaushygiene up2date 2007; 2: 9–21

Friedrich AW. Vernetzter Kampf gegen MRSA. Pharmazeutische Zeitung online 2009; 14

Girard-Hecht E. Im Dienste der Gesundheit. Altenpflege 1997; 4

Grond E. Praxis der psychischen Altenpflege: München; 1999

Herkommer H. Kompaß HIV und AIDS – Handbuch für Betroffene und Berater. 2. Aufl. Frankfurt a. M.: Bremm; 2000

Hoffmann C, Kamps S. HIV Net 2004. Steinhäuser: o. J.

Jassoy C, Schwarzkopf A. Hygiene, Infektiologie, Mikrobiologie. 2. Auflage Stuttgart: Thieme; 2013

Koopmanns M, Duizer E. Foodborne viruses: an emerging problem. Int. J. Food Micobiol. 2004; 90(23)

Richter-Kuhlmann E. Tuberkulose: Keine Entwarnung trotz rückläufiger Zahlen. Dtsch Ärztebl 2010; 107 (13): A–578

Robert Koch-Institut, Hrsg. RKI-Ratgeber Infektionskrankheiten. Tuberkulose.; Erstveröffentlichung 2000; überarbeitete Fassung 2013; Im Internet: http://www.rki.de/DE/Content/Infekt/EpidBull/Merkblaetter/Ratgeber_Tuberkulose.html; Stand: 21.06.2015)

Robert Koch-Institut, Hrsg. Infektionsprävention in Heimen. Bundesgesundheitsbl – Gesundheitsforsch – Gesundheitsschutz 2005; 48:1061–1080

Robert Koch-Institut, Hrsg. Anforderung an die Hygiene bei der Reinigung und Desinfektion von Flächen. Bundesgesundheitsbl – Gesundheitsforsch – Gesundheitsschutz 2004; 47:51–61

Robert Koch-Institut, Hrsg. Händehygiene. Bundesgesundheitsbl – Gesundheitsforsch – Gesundheitsschutz 2000; 43:230–23

Robert Koch-Institut, Hrsg. Infektionsepidemiologisches Jahrbuch, jeweils jährlich Robert Koch-Institut: Empfehlungen zur Prävention und Kontrolle von Methicillin-resistenten Staphylococcus aureus-Stämmen (MRSA) in medizinischen und pflegerischen Einrichtungen

Robert Koch-Institut, Hrsg. Ein regionales Netzwerk zur Prävention und Kontrolle von Infektionen durch MRSA: EUREGIO MRSA-net Twente/Münsterland. Epidemiologisches Bulletin 2007; 33: 307–311

Robert Koch-Institut, Hrsg. Hygienemaßnahmen bei Infektionen oder Besiedlung mit multiresistenten gramnegativen Stäbchen. Bundesgesundheitsbl 2012; 55:1311–1354

S3-Leitlinie Harnwegsinfektionen. 2010. AWMF-Register-Nr. 043/044 (zurzeit in Überarbeitung)

Sack A, Seewald M. Hygiene-Schulung im Gesundheitswesen. Hamburg: Behrs; 2003

Schmid B, Bannert C. Arzneimittellehre für Krankenpflegeberufe. Stuttgart: Wissenschaftliche Verlagsgesellschaft: 1995

Schwarzkopf A. Praxiswissen für Hygienebeauftragte 4. Aufl. Stuttgart, Kohlhammer; 2015

Schwarzkopf A. Tiere in Einrichtungen des Gesundheitsdienstes und der Pädagogik. 2. Auflage, Aura an der Saale: Support-Verlag, Institut Schwarzkopf; 2015

Schewior-Popp S, Sitzmann F, Ullrich L, Hrsg. Thiemes Pflege. 12. Aufl. Stuttgart: Thieme; 2012

Sitzmann F. Krankenhaushygiene. In Kellnhauser E et al., Hrsg. Thiemes Pflege. 9. Aufl. Stuttgart: Thieme; 2000

Sitzmann F. Hygiene daheim. Professionelle Hygiene in der stationären und häuslichen Alten- und Langzeitpflege. Bern: Huber; 2007

Sitzmann F. MRSA – aktuelle Hygienekonzepte für Menschen mit resistenten Mikroben in Altenpflege-Einrichtungen. Pro Alter 2008; 40(3): 42–51

Sitzmann F. Hygiene notes. Bern: Huber; 2011

Verbund für angewandte Hygiene (VAH): Liste der nach den „Richtlinien für die Prüfung chemischer Desinfektionsmittel" geprüften und als wirksam befundenen Desinfektionsverfahren. Wiesbaden: mhp; 2015

Wagenlehner F et al. Neue S3-Leitlinie „Unkomplizierte Harnwegsinfektionen". Urologe 2011; 50:151–152 http://www.urologenportal.de/nieren_und_harnwegsinfektionen.html (Stand vom 08.08.2015)

Tuberkulose

BMJV. Verordnung über Sicherheit und Gesundheitsschutz bei Tätigkeiten mit biologischen Arbeitsstoffen (Biostoffverordnung, BioStoffV). 15.7.2013

Diel R. et al. Neue Empfehlungen für die Umgebungsuntersuchungen bei Tuberkulose. Pneumologie 2011; 65: 359–378

Diel R, Nienhaus A. Tuberkulose-Screening und präventive Chemotherapie bei Beschäftigten im Gesundheitswesen. Krankenhaushygieneup2date 8 (2013) 113–125

Nienhaus A. Tuberkulose im Gesundheitswesen. Pneumologie 2009; 63: 23–30

Otto-Knapp R. et al. Resistenzen gegen Zweitlinienmedikamente ... Pneumologie 2014; 68: 496 - 500

RKI, Hrsg. Welttuberkulosetag 2014 – Tuberkulose erkennen, verhindern, heilen: alle erreichen. Epidemiologisches Bulletin 2014: Nr. 11/12

Sitzmann F. Hygiene Kompakt. Bern: Huber; 2012

World Health Organization (WHO). Global tuberculosis report 2015. Im Internet: www.who.int/tb/publications/global_report; Stand: 23.06.2015

Norovirus

Bonifait L. et al. Detection and quantification of airborne norovirus during outbreaks in healthcare facilities. Clinical Infectious Diseases 2015 (doi: 10.1093/cid/civ321)

Krome S. Altenheime: Sind Norovirus-Ausbrüche ein Mortalitätsrisiko? Z Gastroenterol 2013; 51

Schulze-Röbbecke R. Norovirus-Ausbrüche: Die neue CDC/HICPAC-Leitlinie. Krankenhaushygieneup2date 2012; 7: 95–107

Sitzmann F. Hygiene daheim. Hygienisches Arbeiten in Alten- und Pflegeheimen und in der häuslichen und rehabilitativen Pflege. Bern: Huber; 2007

Sitzmann F. Hygiene Kompakt. Bern: Huber; 2012

Wendt C. et al. Infektionsprävention im Rahmen der Pflege und Behandlung von Patienten mit übertragbaren Krankheiten. Bundesgesundheitsblatt 2015; 58: 1151 - 1170

Tetanus

Robert Koch-Institut, Hrsg. RKI-Ratgeber für Ärzte. Tetanus. Epid. Bull. 30; 09: 289. Aktualisierte Fassung 2010. Im Internet: http://www.rki.de/DE/Content/Infekt/EpidBull/Merkblaetter/Ratgeber_Tetanus.html; Stand: 08.08.2015

Multiresistente Erreger

Bundesministerium für Gesundheit, Bundesministerium für Ernährung LuV, Bundesministerium für Bildung und Forschung. DART Deutsche Antibiotika-Resistenzstrategie. Berlin: Bundesministerium für Gesundheit (BMG); 2011. Im Internet: https://bundesgesundheitsministerium.de; Stand 25.06.2015

Bundesministerium für Gesundheit, Bundesministerium für Ernährung und Landwirtschaft, Bundesministerium für Bildung und Forschung. DART 2020 – Antibiotika-Resistenzen bekämpfen zum Wohl von Mensch und Tier. Berlin: Bundesministerium für Gesundheit (BMG); 2015. Im Internet: https://bundesgesundheitsministerium.de; Stand 25.06.2015

Daniels-Haardt I. Umgang mit MRSA in der ambulanten Pflege. Dezernat 5.2, Münster: Landesinstitut für den öffentlichen Gesundheitsdienst des Landes Nordrhein-Westfalen; 2007 (lögd)

Deutsches Netzwerk für Qualitätsentwicklung in der Pflege (DNQP). Expertenstandard Entlassungsmanagement in der Pflege. Osnabrück: Deutsches Netzwerk für Qualitätsentwicklung in der Pflege (DNQP); 2009

EURIDIKI (Europäisches interdisziplinäres Komitee für Infektionsprophylaxe): Leitfaden zur hygienischen Händedesinfektion. Wiesbaden: mhp; 1996

Friedrich AW. Vernetzter Kampf gegen MRSA. Pharmazeutische Zeitung online 2009; 14

Kommission für Krankenhaushygiene und Infektionsprävention (KRINKO) beim Robert Koch-Institut. Infektionsprävention in Heimen. Empfehlung der Kommission für Krankenhaushygiene und Infektionsprävention beim Robert Koch-Institut (RKI). Bundesgesundheitsbl - Gesundheitsforsch – Gesundheitsschutz 2005; 48(9):1061–80

Kommission für Krankenhaushygiene und Infektionsprävention (KRINKO) beim Robert Koch-Institut. Empfehlungen zur Prävention und Kontrolle von Methicillin-resistenten Staphylococcus aureus-Stämmen (MRSA) in medizinischen und pflegerischen Einrichtungen. Bundesgesundheitsbl – Gesundheitsforsch – Gesundheitsschutz 2014; 57, 695–732

Korczak D, Christine S. Medizinische Wirksamkeit und Kosten-Effektivität von Präventions- und Kontrollmaßnahmen gegen Methicillin-resistente Staphylococcus aureus (MRSA)-Infektionen im Krankenhaus. Köln: DIMDI; 2010. Im Internet: http://portal.dimdi.de/de/hta/hta_berichte/hta263_bericht_de.pdf; Stand 25.06.2015

Robert Koch-Institut (RKI). Ein regionales Netzwerk zur Prävention und Kontrolle von Infektionen durch MRSA: EUREGIO MRSA-net Twente/Münsterland. Epidemiologisches Bulletin 2007; 33: 307–311

Robert Koch-Institut (RKI). Zu einer MRSA-Häufung bei Bewohnern eines Alten- und Pflegeheims in Mecklenburg-Vorpommern. Epidemiologisches Bulletin 2014; 7: 57–64. Im Internet: http://www.rki.de; Stand 25.06.2015

Robert Koch-Institut (RKI). Staphylokokken-Erkrankungen, insbesondere Infektionen durch MRSA. RKI Ratgeber Infektionskrankheiten – Merkblätter für Ärzte. 2009. Im Internet: http://www.rki.de/DE/Content/Infekt/EpidBull/Merkblaetter/Ratgeber_Staphylokokken_MRSA.html; Stand 25.06.2015

Schimmelpfennig M. Aktiv werden gegen MRSA. Die Schwester Der Pfleger. 2014;53(10):948–53.

Schwarzkopf A. Multiresistente Erreger im Gesundheitswesen. Wiesbaden, mhp-Verlag; 2012

Sitzmann F. MRSA – aktuelle Hygienekonzepte für Menschen mit resistenten Mikroben in Altenpflege-Einrichtungen. Pro Alter 2008; 40(3): 42–51

29.13.3 Kontakt- und Internetadressen

http://www.aidshilfe.de

http://www.aidsaufklaerung.de

http://www.awmf.org/leitlinien/detail/ll/043-044.html (S 3-Leitlinie Nr.: 043–044 Harnwegsinfektionen bei Erwachsenen)

http://www.baua.de (Arbeitsschutz)

http://www.bzga.de

http://www.bgw-online.de (Berufsgenossenschaft für Gesundheitsdienst und Wohlfahrtspflege)

http://www.bmgesundheit.de

http://www.dagnae.de (Deutsche Arbeitsgemeinschaft niedergelassener Ärzte in der Versorgung HIV-Infizierter e. V.; Dagnä)

http://www.dgem.de/leitlinien/I.A.pdf (DGEM-Leitlinien zur Ernährung bei Lebererkrankungen)

http://www.dgk.de (Deutsches Grünes Kreuz)

www.hivbuch.de (HIV-Buch 2014/2015)

http://www.hygieneplan.de

http://www.institutschwarzkopf.de (Institut Schwarzkopf)

http://www.kompetenznetz-hepatitis.de

http://www.rki.de (PEP-Empfehlungen)

http://www.urologenportal.de/nieren_und_harnwegsinfektionen.html

Multiresistente Erreger

http://www.frauenklinik.uk-erlangen.de/kontakt/visitenkarte/vk/christianbayer-mba/1963/

http://ecdc.europa.eu/en/healthtopics/antimicrobial_resistance/database/Pages/database.aspx

http://mrsa-net.org

http://www.aktion-sauberehaende.de/ash

http://www.bmg.bund.de/themen/praevention/gesundheitsgefahren/infektionskrankheiten/mrsa.html

https://www.rki.de/DE/Content/Infekt/Krankenhaushygiene/Erreger_ausgewaehlt/MRSA/Uebersicht.html

Hautpilz

www.dmykg.de/information/leitlinien

http://www.infektionsnetz.at

http://www.rote-liste.de

Krätze

http://www.aerztezeitung.de/medizin/krankheiten/haut-krankheiten/article/448503/leitlinie-kraetze-tipps-therapie.html (Leitlinie zu Krätze mit Tipps für die Therapie)

http://www.derma.de/de/start/

HIV

http://www.daignet.de

http://www.hivreport.de

Herpes Zoster

http://www.guertelrose-infektion.de

Hepatitis

http://www.aerztezeitung.de/medizin/krankheiten/infektionskrankheiten/hepatitis/p-8/default.aspx (Ärztezeitung vom 14.07.2014)

Kapitel 30

Pflege alter Menschen mit Beeinträchtigungen der Nierenfunktion und des Flüssigkeitshaushalts

30.1	Einleitung	769
30.2	Anatomie und Physiologie	769
30.3	Medizinische Grundlagen	772
30.4	Pflege und Begleitung bei Niereninsuffizienz	774
30.5	Lern- und Leseservice	776

30 Pflege alter Menschen mit Beeinträchtigungen der Nierenfunktion und des Flüssigkeitshaushalts

Gisela Steudter

30.1 Einleitung

Fallbeispiel

Herr Witteler ist 78 Jahre alt und infolge eines Schlaganfalls weitgehend immobil. Da er kaum noch schlucken kann, erhält er über eine PEG (Magensonde) Sondenkost, Wasser und Tee nach ärztlicher Verordnung. In einem besonders langen, heißen Sommer, in dem er immer wieder völlig „durchgeschwitzt" ist und insgesamt einen sehr gequälten Eindruck macht, verabreicht ihm die Familie über die Sonde zusätzlich größere Mengen Wasser. Trotzdem verschlechtert sich sein Allgemeinzustand zusehends, sogar das Atmen bereitet ihm Mühe. Der Hausarzt veranlasst die sofortige Einweisung ins Krankenhaus wegen eines lebensbedrohlichen Lungenödems.

Frau Tresse ist 74 Jahre alt und lebt seit vielen Jahren mit einem Diabetes. Trotz ihrer diabetisch bedingten Sehbehinderung hat sie sich bisher mit ihrer Insulintherapie immer „eigentlich gesund" gefühlt. In letzter Zeit leidet sie jedoch häufig unter quälendem Juckreiz am ganzen Körper, Übelkeit und Kopfschmerzen, sie hat kaum noch Appetit, und hin und wieder wird ihr schwarz vor den Augen. Ihrer Tochter, die ihr im Haushalt hilft, fällt an der Wäsche ein „ungesunder" Geruch auf. Der Hausarzt vermutet, dass der Diabetes zusätzlich zu den Augen nun auch die Nieren geschädigt hat und rät ihr, einen Nephrologen aufzusuchen. Dieser bestätigt den Verdacht und empfiehlt ihr, bald mit der Dialyse (S. 773) zu beginnen.

Merke

Nephrologen sind auf die Nierenfunktion spezialisierte Internisten. Sie betreiben u. a. Dialysepraxen, in denen Fachkräfte rund um die Uhr tätig sind. Urologen arbeiten chirurgisch an den Harnorganen, bei Männern auch an den Geschlechtsorganen. Sie legen u. a. suprapubische Harnblasenkatheter.

30.2 Anatomie und Physiologie

30.2.1 Körperflüssigkeiten und Salze

Herrn Witteler und Frau Tresse ist gemeinsam, dass der Wasser- und Salzhaushalt gestört ist.

▶ **Verteilung im Körper.** Der Körper des erwachsenen Menschen besteht zu 60 % aus Wasser, das sind über 40 Liter (▶ Abb. 30.1). Davon ist aber nur ein winziger Teil freie Flüssigkeit: Das meiste Körperwasser ist in mikroskopisch kleinen Strukturen und Zwischenräumen eingeschlossen, ähnlich wie bei einem Apfel, der sich nicht einfach auswringen lässt, obwohl er zu über 80 % aus Wasser besteht.

▶ **Funktionen.** Als „Kissen" sorgt Wasser für Elastizität und damit für Widerstandsfähigkeit, z. B. in den Bandscheiben und in der Haut. Als Lösungsmittel hält es feste Stoffe (z. B. Salze) in einem transportablen Zustand. Eine starke Verdünnung hält die vielen gelösten Stoffe „auf Abstand", sodass unkontrollierte Reaktionen wie die Bildung von Salzkristallen oder Eiweißklumpen normalerweise nicht stattfinden. Salze zerfallen im Wasser in Ionen (Elektrolyte), d. h. elektrisch geladene Teilchen. Durch die Spannung zwischen verschieden geladenen Elektrolyten entstehen die elektrischen Impulse für die Informationsübertragung zwischen Sinnes-, Nerven-, Muskel- und Drüsenzellen und im Inneren jeder einzelnen Zelle.

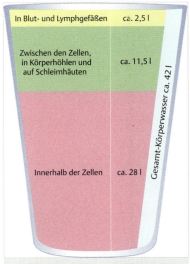

Abb. 30.1 **Körperflüssigkeiten.** Verteilung der Flüssigkeit im Körper eines 70 kg schweren Menschen. Die ca. 42 l Wasser befinden sich zu ca. ⅔ innerhalb, zu ca. ⅓ außerhalb der Zellen. Nur ca. 2,5 l, d. h. knapp 6 % des Körperwassers, treten in Blut und Lymphe deutlich als Flüssigkeit in Erscheinung.

Merke

Salze kommen im Körper nur als Ionen (Elektrolyte) in wässriger Lösung vor. Daher bedeuten Salz(haushalt) und Elektrolyt(haushalt) das Gleiche.

▶ **Elektrolytkonzentrationen.** Stark vereinfacht kann man sagen, dass die Nieren auf feste Elektrolyt-Konzentrationen im Blut „geeicht" sind. Je nach Normabweichung werden Elektrolyte gezielt aus dem Blut in den Harn verschoben oder umgekehrt. Einige Hormone beeinflussen die Nierenfunktion: Manche hemmen z. B. allgemein die Ausscheidung von Salzen, sodass diese in großer Menge im Blut zurückbleiben. Andere regulieren gezielt die Ausscheidung bestimmter Salze, um das Gleichgewicht zwischen verschiedenen Ionen zu wahren. Die wichtigsten Elektrolyte und deren Normalwerte sind in ▶ Tab. 30.1 aufgeführt.

Regulation des Flüssigkeitshaushalts

Salze binden sehr viel Wasser, sodass winzige Verschiebungen von Salzen ausreichen, um große Mengen Wasser zu verschieben. Gleichzeitig bewegen sich Wasser und Salze ständig zwischen Blut, Lymphe, Körperhöhlen, Zellinnerem und Zellzwischenräumen hin und her, sodass Veränderungen niemals auf einen dieser Räume beschränkt bleiben. So führt z. B. eine länger andauernde Diarrhö zur Exsikkose, denn die Körperflüssigkeit verteilt sich auch im Magen-Darm-Trakt immer wieder neu, wo sie sofort wieder ausgeschieden wird. Dadurch geht dem Blut und dem Nervensystem Wasser verloren – die Folgen sind Kreislaufkollaps und Delir. Deshalb erfordert jede Diarrhö eine ständige Flüssigkeitszufuhr, ggf. sogar mittels Infusion einer Elektrolytlösung.

Tab. 30.1 Die wichtigsten Elektrolyte, deren Funktionen und Normalwerte.

Elektrolyt (chem. Symbol)	Funktion	Normalwert im Blutplasma (mmol/l)
Natrium (Na$^+$)	physikalische Eigenschaften der Körperflüssigkeiten, Nervenerregung	135 – 145
Kalium (K$^+$)	häufigstes Ion in den Zellen, Nerven- und Muskelerregung	3,6 – 4,8
Kalzium (Ca^{++})	Knochenbaustein, Nerven- und Muskelerregung	2,1 – 2,8
Magnesium (Mg^{++})	Muskelerregung	0,8 – 1,3
Chlorid (Cl$^-$)	Erregung von Zellmembranen, Säure-Basen-Status	97 – 100

Lernaufgabe

Die Sorge um ausreichende Flüssigkeitszufuhr ist in der Altenpflege allgegenwärtig.

- Ermitteln Sie den zusätzlichen Wassergehalt pürierter Kost, indem Sie z. B. 1 kg Kartoffeln oder Gemüse zu Püree verarbeiten oder 2 Scheiben Brot durch Grießbrei mit gleicher Kalorienzahl ersetzen.
- Berechnen Sie die erforderliche tägliche Trinkmenge für einen 65 kg schweren, wenig mobilen alten Menschen, der seinen Kalorienbedarf
  a) durch normale, feste Nahrung,
  b) durch pürierte Kost deckt.
- Die entsprechenden Formeln zur Berechnung finden Sie im Kap. „Flüssigkeitsbedarf berechnen" (S. 329).

Bei Wasserverlust im Gehirn erzeugen Flüssigkeitsrezeptoren ein existenziell bedrängendes Durstgefühl. Gleichzeitig sondert die Hypophyse (Hirnanhangdrüse) das antidiuretische Hormon (ADH) ab. Dieses bewirkt, dass die Nieren weniger Wasser ausscheiden als sonst. Da im Alter aber der Wassergehalt im Körper sinkt und gleichzeitig das Durstempfinden abnimmt, geraten alte Menschen dennoch schnell in eine Exsikkose.

Eine wesentliche Rolle für den Wasserhaushalt spielt auch das Herz: Bei einer schweren Herzinsuffizienz staut sich Flüssigkeit u. a. in den Beinen und im Bauchraum, sodass nur ein geringer Teil der Körperflüssigkeit die Nieren überhaupt erreicht. Ein deutliches Zeichen dafür ist die Nykturie (vermehrtes nächtliches Wasserlassen), s. a. „Herzinsuffizienz" (S. 547).

Flüssigkeitsbilanz

Eine ausgeglichene Flüssigkeitsbilanz ist lebenswichtig.

Definition

Bilanz ist gleich Einfuhr minus Ausfuhr. Die Bilanz ist ausgeglichen, wenn Ein- und Ausfuhr pro Tag gleich groß sind. **Negative Flüssigkeitsbilanz** (Einfuhr geringer als Ausfuhr) bedeutet Hypohydration („Unterwässerung") mit der Gefahr einer Exsikkose. **Positive Flüssigkeitsbilanz** (Einfuhr höher als Ausfuhr) bedeutet Hyperhydration („Überwässerung") mit der Gefahr von Ödemen.

Merke

Eine positive Flüssigkeitsbilanz ist ebenso gefährlich wie eine negative!

Ohne körperliche Arbeit liegt die Wassereinfuhr täglich bei ca. 2000 ml mit der Nahrung (davon entfallen je nach Ernährungsgewohnheiten ca. 1500 ml auf Getränke), dazu kommen ca. 400 ml aus Oxidationsprozessen in den Zellen. Die Ausfuhr liegt bei ca. 1500 ml mit dem Urin, ca. 100 ml mit dem Stuhl und ca. 800 ml mit Schweiß und Atemluft. Je nach Ernährungs- und Bewegungsgewohnheiten variieren die Zahlen jedoch stark.

Praxistipp

Speisen für gebrechliche alte Menschen (Brei, Pudding, Joghurt usw.) enthalten wesentlich mehr Wasser als gewöhnliche Speisen. Gleichzeitig kann der Körper alter Menschen nicht mehr viel Wasser speichern, z. B. in den Bandscheiben oder in der Haut, und Herz- und Nierenleistung sind vermindert. Deshalb sind große Trinkmengen hier häufig überflüssig oder – wie im Beispiel von Herrn Witteler – sogar schädlich.

30.2.2 Bau und Funktion der Nieren

Die Nieren sind ca. 10 x 5 x 3 cm groß und liegen durch Fettgewebe geschützt hinter dem Darm, beiderseits der Lendenwirbelsäule (LWS), der Aorta und der unteren Hohlvene, dicht auf der Rücken- und Hüftbeugermuskulatur. Die rechte Niere liegt etwas tiefer als die linke, da rechts die Leber viel Raum einnimmt (▶ Abb. 30.2). Die Nieren hängen an ihren Blutgefäßen und sind nur locker mit der Muskulatur verbunden (▶ Abb. 30.3). Mit jeder Bewegung der LWS und mit jedem Anheben des Oberschenkels beim Gehen werden sie ein wenig eingedrückt und verschoben. Im Nierengewebe gibt es keine Nerven, aber die Nierenkapsel und die Wand des Nierenbeckens und aller Harnwegsorgane sind stark schmerzempfindlich.

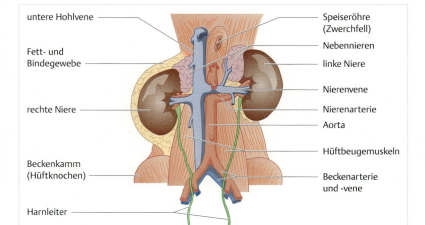

Abb. 30.2 Nieren. Lage der Nieren (Ansicht von vorne).

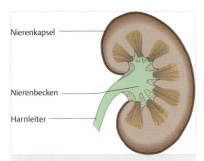

Abb. 30.3 Längsschnitt durch die Niere. Das charakteristische Streifenmuster ergibt sich durch die parallele Anordnung der vielen mikroskopisch kleinen Blutgefäße und Harnsammelrohre

Merke

Das Nierenlager ist die Gegend, in der sich die Nieren befinden. Das Becken ist der untere Bereich des Bauchraums (zwischen den Hüftknochen) – die Nieren liegen nicht im Becken, sondern deutlich oberhalb davon.

Das Nierenbecken ist der Beginn der Harnwege und ein Teil der Niere.

Funktion

Das Prinzip der Nierenfunktion besteht darin, dass das Blut auf dem Weg durch eine raffinierte Konstruktion aus Filter, Ionenaustauschern, Säurepuffern und absorbierenden Oberflächen eine physiologisch normale Zusammensetzung erhält. Durch die Nieren strömen ständig ca. 20 % der zirkulierenden Blutmenge, d. h. ca. 1,2 Liter pro Minute oder 1700 Liter pro Tag. So können Veränderungen in der Zusammensetzung des Blutes immer sofort korrigiert werden. Wir können z. B. jederzeit Räucherfisch oder Chips essen, ohne dass das viele Kochsalz uns schadet: Die Nieren scheiden so lange vermehrt Natrium und Chlorid aus, bis die Konzentration dieser Ionen im Blut wieder normal ist. Da das viele Salz viel Wasser bindet, entstehen große Mengen Urin. Das Durstzentrum sorgt (bei normalem Bewusstsein) für Nachschub an Flüssigkeit.

Im hohen Alter oder bei einer Herzinsuffizienz sind alle Organe, auch die Nieren, schwächer durchblutet, sodass es länger dauert, bis das gesamte Blut die Nieren durchlaufen und wieder seine normale Zusammensetzung erhalten hat.

Merke

Flüssigkeitszufuhr zum „Spülen" der Nieren belastet das Herz. Aufgrund der komplexen Zusammenhänge zwischen Herz- und Nierenfunktion ist die Festlegung der individuellen Trinkmenge immer eine ärztliche Aufgabe!

Funktionseinheiten – Nephrone

Jede Niere enthält ca. 1,2 Millionen selbstständiger Funktionseinheiten (Nephrone). Auch die Hälfte der Nephrone, z. B. nach Entfernung einer Niere, garantiert eine uneingeschränkte Nierenfunktion: „Ich bin nicht mehr vollständig, aber mir fehlt nichts", sagte ein 55-jähriger Mann, nachdem er eine Niere gespendet hatte.

Jedes Nephron besteht aus einem kugelförmigen Filter (Nierenkörperchen) und einem daran anschließenden Schlauchsystem (Tubulus) mit Ionenaustauschern und spezifischen Transportsystemen. Eine Arteriole tritt in das Nierenkörperchen ein, verzweigt sich darin und bildet ein Knäuel (Glomerulum), tritt als einzelne Arteriole wieder aus, verläuft am zugehörigen Tubulus entlang und bildet ein Kapillarnetz zur Versorgung der Tubuluszellen (▶ Abb. 30.4).

Filtration

Die Gefäßschlingen des Glomerulums sind porös, sodass der Blutdruck Wasser, Ionen und kleine Moleküle aus der Arteriole hinauspresst. So entstehen täglich ca. 180 Liter Primärharn, das ist ein Plasmafiltrat aus Wasser, Salzen, Aminosäuren, Glukose und anderen kleinen Molekülen.

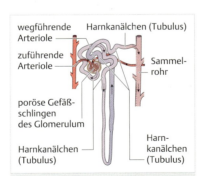

Abb. 30.4 Nephron. Schematische Darstellung einer von 1,2 Millionen Arbeitseinheiten einer Niere. Die Pfeile bezeichnen Fließrichtungen. In den verschiedenen Anteilen des Tubulus werden jeweils bestimmte Stoffe rückresorbiert oder sezerniert. Auch Diuretika wirken jeweils nur an bestimmten Stellen.

Diese Filtration ist ein rein passiver, mechanischer Vorgang, wie er in jedem Sieb oder Kaffeefilter stattfindet.

Rückresorption und Sekretion

Die besondere Leistung der Niere besteht in dem, was anschließend entlang des Tubulus geschieht: Was der Körper noch benötigt, wird wieder ins Blut transportiert (Rückresorption), und was ausgeschieden werden soll, aber noch im Blut schwimmt, wird in den Primärharn transportiert (sezerniert/Sekretion). Der Weg führt immer durch die Zellen, die die Wand des Tubulus bilden (Nierengewebe/Tubulusepithel).

Hier gibt es verschiedene Transportsysteme, z. B. eines, das auf Glukose spezialisiert ist: Rezeptoren in der Zellmembran „greifen" Glukose aus dem Primärharn und schaffen sie nach Art eines Drehtürmechanismus ins Blut. Nur wenn der Glukosegehalt im Blut und damit auch im Primärharn sehr hoch ist, reicht die Zahl dieser Rezeptoren nicht aus, und Glukose erscheint im Urin. Auch für jede einzelne Aminosäure gibt es ein solches Transportsystem. Elektrolyte können je nach Bedarf in die eine oder andere Richtung transportiert werden, Wasser wird teils zusammen mit gelösten Stoffen, teils einzeln resorbiert oder sezerniert. Bis zum Ende des Tubulus sind Glukose und Aminosäuren vollständig, Wasser und Salze zu ca. 95 % rückresorbiert, sodass die 180 Liter Primärharn auf ca. 1,5 Liter Urin pro Tag konzentriert werden.

Sezerniert werden v. a. giftige Endprodukte des Fett- und Eiweißstoffwechsels (sog. harnpflichtige Substanzen wie z. B. Azeton und Ammoniak), überschüssige Salze (besonders Natrium und Chlorid aus kochsalzreicher Nahrung) und Fremdstoffe, z. B. aus Nahrungs- oder Arzneimitteln. Der charakteristische Geruch entsteht v. a. durch das Ammoniak, besonders bei geringer Trinkmenge (hoch konzentrierter Urin) und bei eiweißreicher Ernährung (große Ammoniakproduktion). Diuretika und harntreibende Tees beeinflussen bestimmte Stellen im Tubulussystem, sodass dort Salze und damit auch Wasser vermehrt ausgeschieden werden.

Sekretion und Rückresorption erfordern einen hohen Energieaufwand und gesunde, gut ernährte Zellen im Tubulussystem. Arterielle Durchblutungsstörungen, z. B. infolge von Hypertonie oder Diabetes, sog. Angiopathien (S. 662), beeinträchtigen die Nierenfunktion. Leider verlaufen diese Krankheiten häufig so lange unbemerkt, dass die Nieren bereits irreversibel geschädigt sind, bevor eine Therapie beginnt.

Hormonproduktion

Unabhängig von ihrer eigentlichen Funktion produzieren die Nieren Erythropoetin, ein Hormon für die Entwicklung der roten Blutkörperchen (Erythrozyten). Die meisten Menschen mit chronischen Nierenkrankheiten sind daher auffällig blass.

Die Nebennieren sind eigenständige Organe. Sie produzieren die Hormone Adrenalin, Kortison, Aldosteron und Testosteron.

Blutdruckregulation

Die Filtration braucht einen gewissen Druck in den Arteriolen. Ein extrem niedriger Blutdruck würde die Poren im Glomerulum durch Blutbestandteile verkleben lassen. Um dies zu vermeiden, verfügt jedes Nephron über eine eigene Schutzvorrichtung, das **RAA-System** (Renin-Angiotensin-Aldsteron-System): Spezielle Zellen vor dem Eingang zum Glomerulum produzieren das Hormon Renin („Nierenstoff"), und zwar umso mehr, je niedriger der Druck in der zuführenden Arteriole ist. Renin hat 2 Wirkungen: Zum einen löst es im Blut eine Kettenreaktion aus, in der der Transmitter Angiotensin („Gefäßanspanner") entsteht. Dieser stellt alle kleinen Blutgefäße eng, wodurch der Blutdruck steigt. Zweitens stimuliert Renin die Produktion von Aldosteron in der Nebenniere. Durch dieses Hormon werden im Tubulussystem Salze (und damit auch Wasser) vermehrt rückresorbiert. Damit steigt das Blutvolumen und demzufolge der Blutdruck. Die Wirkung vieler Medikamente gegen Herzinsuffizienz (S. 547) und Hypertonie (S. 261) beruht auf Eingriffen in diese Regelkreise.

> **Lernaufgabe**
>
> Erklären Sie die Arbeitsweise der Niere. Wozu dient die starke Durchblutung?

30.3 Medizinische Grundlagen

30.3.1 Chronische Niereninsuffizienz

> **Definition**
>
> Bei einer **chronischen Niereninsuffizienz** ist die Nierenfunktion so weit eingeschränkt, dass der Elektrolythaushalt beeinträchtigt ist und harnpflichtige Substanzen im Blut verbleiben. Je nach Ausmaß der Symptome (von „nur laborchemisch nachweisbar" bis hin zu schwersten Komplikationen) unterscheidet man mehrere Stadien bzw. Schweregrade:
> - Eine Niereninsuffizienz ist **kompensiert** (ausgeglichen), solange Diät und/oder Medikamente die Zusammensetzung des Blutes im Normbereich halten können.
> - Eine **dekompensierte** (nicht mehr ausgeglichene) Niereninsuffizienz ist mit mehr oder weniger schweren Krankheitssymptomen verbunden.
> - Von einer **terminalen** (= „am Ende stehenden") Niereninsuffizienz spricht man, wenn ohne Dialyse oder Transplantation keine Überlebenschance mehr besteht.

Je nach Ursache kann es gelingen, eine Niereninsuffizienz über viele Jahre zu kompensieren.

Ursachen und Epidemiologie

Häufigste Ursache sind arterielle Durchblutungsstörungen aufgrund eines schlecht eingestellten bzw. noch unbemerkten Diabetes mellitus (S. 650) oder Hypertonus (S. 261). Je später diese Grundkrankheiten entdeckt und behandelt werden, desto mehr schreiten die typischen Gefäßveränderungen Makro- und Mikroangiopathie (S. 662) und damit die Durchblutungsstörung in der Niere fort.

Medikamentös bedingte Nierenschäden sind selten geworden, seit die meisten nephrotoxischen (für die Niere giftigen) Analgetika verschreibungspflichtig oder nicht mehr im Handel sind. Auch chronische Entzündungen kommen dank guter Therapiemöglichkeiten von Infektionen und Harnabflussstörungen kaum noch vor. Angeborene Fehlbildungen und spezielle Nierenkrankheiten sind insgesamt recht selten.

Die Prävalenz (Anteil der Betroffenen in der Bevölkerung) dürfte bei mindestens 10% liegen. Man muss mit einer Zunahme rechnen, denn die Angehörigen der größten Risikogruppen (Menschen mit Hypertonie oder Diabetes mellitus) sterben immer seltener am Schlaganfall bzw. im diabetischen Koma, sondern sie erleben die langfristigen Komplikationen ihrer Krankheit. Zudem nimmt auch bei gesunden Menschen die Nierenleistung im hohen Alter ab.

Symptome und Krankheitsentwicklung

> **Merke**
>
> Die chronische Niereninsuffizienz entwickelt sich über Jahre unbemerkt und ist zunächst nur laborchemisch nachweisbar. Wenn Symptome auftreten, ist bereits ein fortgeschrittenes Krankheitsstadium erreicht.

Je nach Ursache sind Filtration, Rückresorption, Sekretion oder einzelne Transportsysteme mehr oder weniger stark betroffen, und zwar in allen Nephronen gleichzeitig.

Die ersten Symptome sind sehr unspezifisch: Muskelschwäche, Müdigkeit, Völlegefühl, Übelkeit, Juckreiz, ein strengerer Urin- und Körpergeruch – viele Menschen nehmen dies als lästige, aber normale Begleiterscheinungen des Alterns hin.

Später wird der Juckreiz unerträglich, dazu kommen Schwindelanfälle, Störungen der Sensibilität, des Geschmacks- und Geruchsempfindens, Verwirrtheitszustände, Brechreiz, Durchfall, eine unnatürlich graugelbe Hautfarbe, ein zunächst säuerlicher, dann zunehmend urinähnlicher Haut- und Mundgeruch und Ödeme am ganzen Körper. All dies sind Zeichen dafür, dass der Wasser- und Elektrolythaushalt außer Kontrolle gerät und dass harnpflichtige Stoffwechselprodukte im Körper zurückbleiben. Besonders Azeton und Ammoniak sind hoch toxisch für das Nervensystem. Trotz des penetranten Körper- und Mundgeruchs trägt die Ausscheidung über Haut und Atmung mengenmäßig nicht zur Entgiftung bei.

> **Definition**
>
> **Urämie** (wörtlich „Harn im Blut") oder Harnvergiftung bezeichnet einerseits allgemein die Symptome einer terminalen Niereninsuffizienz, andererseits speziell die Intoxikation mit Ammoniak und Azeton im Rahmen einer Niereninsuffizienz.

Je nach Art der Nierenschädigung gehen evtl. Eiweiße mit dem Harn verloren. Die

Folge sind vielerlei Mangelerscheinungen, z. B. Muskelschwäche, Gedächtnisstörungen, Infektanfälligkeit und verzögerte Blutgerinnung. Dennoch darf jetzt die Eiweißzufuhr nicht einfach erhöht werden, denn im Eiweißstoffwechsel entsteht immer Ammoniak.

Merke

Die Festlegung der individuellen Eiweißzufuhr ist eine ärztliche Aufgabe.

Salze und damit auch Wasser bleiben in zu großen Mengen im Körper zurück. Die Harnmenge verringert sich, das überschüssige Wasser verteilt sich überall im Körper und bildet Ödeme, die besonders im Gesicht (Augenlider und Falten!) deutlich auffallen und im Gegensatz zu kardialen (herzbedingten) Ödemen auch beim Hochlagern der Beine nicht verschwinden. Sie lassen sich auch kaum „ausschwemmen", denn Diuretika können nur an den Transportsystemen in der Niere wirken, die noch funktionieren.

Die häufigsten Todesursachen sind Herzversagen und Lungenödem infolge von Hyperhydration mit oder ohne urämisches Koma.

Therapie

Merke

Die chronische Niereninsuffizienz ist irreversibel. Umso wichtiger ist die Früherkennung von Diabetes und Hypertonie.

Im Anfangsstadium kann die sorgfältige Therapie der Grundkrankheit die Progredienz (das Voranschreiten) der Niereninsuffizienz lange hinauszögern. Später trägt eine individuell berechnete Diät dazu bei, dass die Niere „wenig zu tun hat": Alle Nahrungsmittel werden gezielt nach ihrem Gehalt an bestimmten Aminosäuren und einzelnen Elektrolyten ausgewählt und kombiniert. Damit wird der Tagesablauf wesentlich durch die Sorge um eine Krankheit bestimmt, die (immer noch!) kaum Symptome hervorruft. Viele Betroffene halten diesen Verlust an Lebensqualität nicht lange durch.

Wenn bereits eine Urämie vorliegt, kann nur die Dialyse oder eine Transplantation das Überleben sichern.

Dialyse

Definition

Die **Dialyse** (wörtlich „Durch-Lösung") ist eine außerhalb des Körpers installierte künstliche Niere, die aus der Körperflüssigkeit harnpflichtige Substanzen absorbiert und überschüssige Ionen gegen fehlende austauscht.

Bei der Hämodialyse („Blutwäsche") wird Blut aus einer Vene durch das Dialysegerät geleitet und weiter herzwärts in dieselbe Vene wieder infundiert (▶ Abb. 30.5). In der Regel geschieht das am Unterarm, bei Rechtshändern links, bei Linkshändern rechts. Nach einer gewöhnlichen Venenpunktion wäre der Durchfluss sehr gering, und die häufigen Punktionen würden bald zu Entzündungen oder Thrombosen führen. Deshalb stellt man einen Shunt (Verbindung/Kurzschluss) zwischen der Speichenarterie („Pulsschlagader") und einer benachbarten Vene her. Durch den Shunt fließt Blut aus der Arterie unter hohem Druck in die Vene, sodass diese allmählich weiter und ihre Wand dicker wird. Nach einigen Wochen kann die Vene erstmals für die Dialyse punktiert werden. Die Stelle ist durch die Haut deutlich als „Krampfader" sichtbar. Der Shunt ist in der Regel über viele Jahre bzw. lebenslang nutzbar. Dennoch erfordern manchmal Thrombosen, Hämatome oder Entzündungen eine Neuanlage an anderer Stelle. Die verminderte arterielle Durchblutung kann die Kraft, Geschicklichkeit und Sensibilität (Fingerspitzengefühl!) in der Hand herabsetzen.

Praxistipp

Ein Arm mit Shunt braucht lockere Kleidung und einen äußerst vorsichtigen Umgang mit Waschlappen und Handtuch. Massagen, Blutdruckmanschetten, Bandagen und zirkuläre Verbände sind absolut verboten!

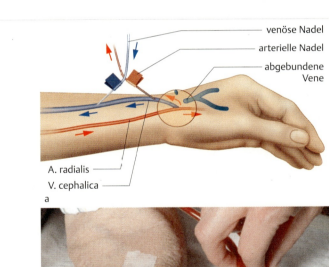
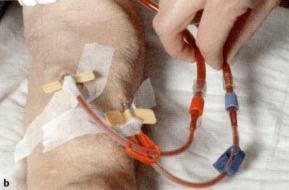

Abb. 30.5 Dialyse. Arteriovenöser Shunt mit liegenden Kanülen.
a Die Skizze zeigt die Lage der Gefäße und die Richtung des Blutstroms. Trotz abgebundener Vene fließt das Blut ungehindert ab, denn die Venen an der Hand und am Unterarm stehen vielfach untereinander in Verbindung.
b Situation während einer Dialysesitzung. Die Farben der beiden Kanülen sind verbindlich festgelegt. (Foto: Thieme)

▶ **Belastungen für den Patienten.** Die Hämodialyse findet 2–3-mal wöchentlich statt. Jede Sitzung dauert mehrere Stunden, denn das gesamte Blut muss mehrmals das Gerät durchlaufen. Viele Betroffene sind danach sehr erschöpft: Das stundenlange Sitzen bzw. Liegen, das verminderte Blutvolumen während der Dialyse und die schnelle Veränderung des Elektrolytstatus und damit der Funktionen des Kreislauf- und Nervensystems sind durchaus belastend. Der Zeitaufwand bestimmt wesentlich den Tagesablauf: Spontane Unternehmungen, Ausflüge, Feiern, aber auch regelmäßige Aktivitäten wie die wöchentliche Skatrunde müssen in den Rhythmus der Therapie passen. Dialysepraxen gibt es inzwischen flächendeckend, sodass man problemlos verreisen kann. Manche Praxen halten besonders angenehm gestaltete Plätze als „Feriendialyse" vor.

Die Peritonealdialyse (Bauchfell-Dialyse) wird zu Hause durchgeführt, erfordert eine intensive Schulung und viel Eigeninitiative und ist mit hoher Infektionsgefahr verbunden. Sie spielt daher in der Altenpflege keine Rolle.

Nierentransplantation

Der gewerbliche Handel mit Organen ist in Deutschland verboten. Eine Niere eines Verstorbenen, der sich als Organspender zu erkennen gegeben hat, kann einem Empfänger implantiert werden, dessen Abwehrsystem mit dem des Spenders kompatibel ist. Manche Menschen spenden bei voller Gesundheit eine Niere, um einem anderen das Leben zu retten. Nierentransplantationen spielen in der Altenpflege keine Rolle, weil solch große Operationen für gebrechliche alte Menschen viel zu belastend sind. Ob Menschen mit einer transplantierten Niere auf besondere Weise altern, wird sich in den nächsten Jahren zeigen.

30.3.2 Akutes Nierenversagen

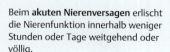

> **Definition**
>
> Beim **akuten Nierenversagen** erlischt die Nierenfunktion innerhalb weniger Stunden oder Tage weitgehend oder völlig.

Ursachen

Häufigste Ursache ist ein Herzstillstand, z. B. nach einem großen Herzinfarkt: Der extrem niedrige Blutdruck bringt in den Glomerula die Filtration zum Erliegen. Renin hat jetzt keine Wirkung, denn das infarzierte Herz kann keinen Druck mehr ausüben.

Seltener führen allergische, toxische oder infektiöse Prozesse zu einem akuten Nierenversagen.

Symptome

Je nach Ursache und Stadium ist die Harnproduktion erhöht (Polyurie), vermindert (Oligurie) oder erloschen (Anurie).

Therapie

Die Therapie erfolgt auf der Intensivstation unter ständiger Beobachtung, Labor- und EKG-Kontrolle. Große Herzinfarkte erfordern eine Gratwanderung zwischen Blutdrucksenkung zum Schutz des Herzens und Blutdrucksteigerung zum Schutz der Nieren. Der Wasser- und Elektrolythaushalt wird durch Infusionstherapie reguliert. Meist zeichnet sich nach wenigen Tagen ab, ob es zur Remission (Heilung) oder zum terminalen Nierenversagen kommt. Im Rahmen von Palliativpflege (S. 798) werden lediglich die quälenden Symptome (z. B. Juckreiz) behandelt.

> **Praxistipp**
>
> Polyurie, Oligurie oder Anurie gehören häufig zum Sterbeprozess. Wer jetzt den ärztlichen Bereitschaftsdienst ruft, betreibt die Einweisung auf die Intensivstation und damit das Sterben im Krankenhaus. Sprechen Sie rechtzeitig mit dem Klienten, seinen Angehörigen und dem Hausarzt ab, wie die Palliativpflege und -therapie gestaltet werden soll!

30.3.3 Weitere Krankheiten der Nieren und der Harnwege im Überblick

Für Einzelheiten sei auf Standardwerke der Krankheitslehre verwiesen.

▶ **Pyelonephritis (Nierenbecken-Entzündung).** Häufigste Ursache sind aufsteigende Harnwegsinfekte (S. 743). Da jede Bewegung der LWS-Muskulatur schmerzhaften Druck auf das entzündete Gewebe ausübt, nehmen die Betroffenen eine starre, leicht gebeugte Schonhaltung ein. Gerade bei alten Menschen gibt es aber auch völlig schmerzfreie Verläufe, bei denen nur ein allgemeines Krankheitsgefühl besteht. Die Therapie entspricht der eines Harnwegsinfekts.

▶ **Entzündungen im Nierengewebe.** Sie kommen als Glomerulonephritis (innerhalb der Nierenkörperchen) oder interstitielle Nephritis (entlang der Tubuli) vor. Ursachen sind Infektionserreger (z. B. EHEC), Toxine, Metastasen oder Allergene, die über das Blut in die Nieren gelangen. Besonders die Tuberkulose kann noch viele Jahre nach vermeintlicher Heilung die Nieren befallen. Die Therapie richtet sich nach der Ursache.

▶ **Plasmozytom-Niere.** Das Plasmozytom ist eine Leukämie des höheren Lebensalters mit sehr verschiedenartigen Verlaufsformen. Häufig produzieren die entarteten Abwehrzellen besondere Eiweiße, die die Nierentubuli verstopfen, sodass es zu einer terminalen Niereninsuffizienz kommt.

▶ **Nephrolithiasis (Nierensteine).** Manche Elektrolyte bilden Kristalle, wenn sie aufeinandertreffen, am häufigsten Kalzium und Oxalsäure oder Kalzium und Phosphat. Die Ursache liegt meist in einer Hyperkalzämie, z. B. bei Osteoporose. Kleine Kristalle gehen durch die Harnröhre ab, evtl. unter einer leichten Blutung, größere verhaken sich in der Wand der oberen Harnwege und verursachen Koliken, wobei sie – je nach Form und Größe – entweder transportiert oder immer fester eingeklemmt werden. Je nach Zusammensetzung können sie medikamentös aufgelöst, mit Ultraschall zertrümmert oder operativ entfernt werden. Zur Rezidivprophylaxe dienen Flüssigkeitszufuhr, so viel die Herzfunktion zulässt, und der Verzicht auf einschlägige Nahrungsmittel. Viel Oxalsäure findet sich z. B. in Kakao (und Schokolade), Spinat, Mangold, Rhabarber, Petersilie und Roter Bete.

▶ **Nierenzell-Karzinome** (Nierenkrebs). Tumoren der Nieren sind selten und werden meist zufällig entdeckt, da sie keine spezifischen Symptome hervorrufen. Die Therapie erfolgt operativ.

30.4 Pflege und Begleitung bei Niereninsuffizienz

30.4.1 ABEDL Essen und Trinken, Ausscheiden können, Vitale Funktionen aufrechterhalten können

Je nach Ursache und Stadium der Niereninsuffizienz fallen verschiedene ärztliche Verordnungen an, zu denen auch diätetische Maßnahmen und Ein- und Ausfuhrprotokolle gehören. Viele Arzneimittel bleiben länger im Körper, wenn die Nierenfunktion abnimmt, sodass eine Überdosierung droht. Besonders unübersichtlich und damit gefährlich ist dies für Menschen, die Arzneimittel „horten" oder mehrere Ärzte parallel konsultieren. Die sorgfältige Beobachtung aller körperlichen und geistigen Funktionen hilft, drohende Entgleisungen rechtzeitig zu erkennen.

▶ **Flüssigkeitsbilanz kontrollieren.** Trink- und Urinmengen alleine ergeben noch keine Flüssigkeitsbilanz. Die Einfuhr über feste Nahrung und Stoffwechselprozesse, die Ausfuhr über Schweiß, Stuhl und Atmung lassen sich mit pflegerischen Methoden nicht ermitteln. Das Sammeln von Urin über 24 Stunden oder das Wiegen von Vorlagen ist umständlich, unhygienisch und tendenziell entwürdigend. Die sicherste Kontrolle der Flüssigkeitsbilanz besteht im täglichen Wiegen: Eine Gewichtszu- oder -abnahme um mehrere 100 g pro Tag ist immer ein Hinweis auf Wasserverschiebungen.

> **Praxistipp**
>
> Die grafische Darstellung als Kurve zeigt Tendenzen deutlicher als Zahlenkolonnen in einer Tabelle (▶ Abb. 30.6).

30.4.2 ABEDL Mit existenziellen Erfahrungen des Lebens umgehen können

Eine terminale Niereninsuffizienz ist, biologisch gesehen, ein Sterbeprozess, und die Dialyse mit ihrem zeitlichen und apparativen Aufwand erinnert die Betroffenen regelmäßig daran, dass ihr Leben von einer Maschine abhängt. Nicht allen gelingt es, dies dankbar als geschenktes Leben anzunehmen. Viele leiden unter Schlaflosigkeit und Depression, was durch die Urämie noch verstärkt wird. Manch einer beschließt eines Tages, seinem Leben ein Ende zu setzen, indem er ab sofort die Dialyse ablehnt.

> **Merke**
>
> Niemand darf zu einer Therapie gezwungen werden, auch wenn diese Therapie bereits über längere Zeit erfolgreich stattfindet. Dennoch sollten Pflegende eine plötzliche Verweigerung der Dialyse nicht einfach hinnehmen, denn der Todeswunsch kann Ausdruck einer reversiblen, toxisch bedingten Depression sein. Vor der ethischen Fallbesprechung steht daher immer die ärztliche Untersuchung.

> **Fallbeispiel**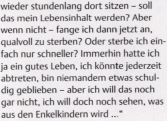
>
> Frau Tressler überlegt: „Dialyse – immer wieder stundenlang dort sitzen – soll das mein Lebensinhalt werden? Aber wenn nicht – fange ich dann jetzt an, qualvoll zu sterben? Oder sterbe ich einfach nur schneller? Immerhin hatte ich ja ein gutes Leben, ich könnte jederzeit abtreten, bin niemandem etwas schuldig geblieben – aber ich will das noch gar nicht, ich will doch noch sehen, was aus den Enkelkindern wird ..."

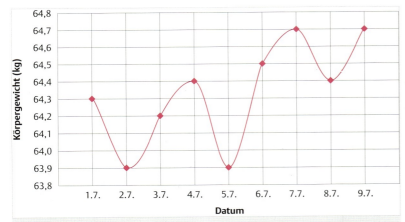

Abb. 30.6 Gewichtskurve. In der grafischen Darstellung springt die Tendenz deutlich ins Auge.

> **Lernaufgabe**
>
> Suchen Sie das Gespräch mit Betroffenen, mit den Mitarbeitern einer Dialysepraxis oder eines örtlichen Hospizdienstes, um die besondere Situation von Menschen zu verstehen, die „an der Dialyse hängen". Überlegen Sie, wie Ihre eigene Tages- und Wochenstruktur aussähe, wenn Sie an jedem 3. Tag 6 Stunden für Dialyse, Ruhezeit sowie für den Hin- und Rückweg aufwenden müssten.

30.4.3 ABEDL Sich pflegen/Sich kleiden/Soziale Kontakte, Beziehungen und Bereiche sichern und gestalten können

Menschen mit Urämie geraten durch ihren Körpergeruch, vor allem durch den Mundgeruch, schnell in die soziale Isolation. Sorgfältige Körperpflege, häufige Mundpflege und die Anwendung von Mundwasser und -spray können hier, wenn auch immer nur kurzfristig, Abhilfe schaffen. Die Wäsche, auch Handtücher und Bettwäsche, sollten häufig gewechselt werden, damit sich der Uringeruch nicht in der Wohnung „festsetzt".

Nicht jedem gelingt es, Urämie-Betroffenen ohne Ekel zu begegnen. Das Geruchsorgan steht nun einmal in unmittelbarer Verbindung zu den Zentren unseres Gehirns, in denen Emotionen und Reflexe ausgelöst werden – im Gegensatz zu anderen Sinnesorganen, die zunächst „sachliche" Informationen liefern. Viel Empathie ist nötig, um den Kranken und ggf. seine Angehörigen zu begleiten, ohne Körpergeruch und Körperpflege zum alles beherrschenden Thema zu machen. Gleichzeitig sollte die Körperpflege so genussvoll wie möglich gestaltet werden: Ärztlich verordnete oder vom Apotheker empfohlene Packungen, Umschläge und Bäder helfen nicht nur gegen den Juckreiz, sondern fördern auch das Gefühl, im eigenen Körper immer noch zu Hause zu sein.

> **Lernaufgabe**
>
> Informieren Sie sich über Juckreiz stillende Hausmittel und probieren Sie diese am eigenen Körper aus.

30.5 Lern- und Leseservice

30.5.1 Das Wichtigste im Überblick

Warum sind Wasser und Salze wichtig für den Menschen?

Wasser als Stoßdämpfer (Elastizität/Hautturgor); Lösungsmittel, in dem chemische Reaktionen stattfinden; als Verdünnungsmittel, um reaktionsfähige Stoffe auf Abstand zu halten; Transportmittel (Blut, Schweiß, Schleim, Darmsaft usw.); Salze für die Nerven- und Muskelfunktion und für die physikalischen Eigenschaften der Körperflüssigkeiten.

In welchen Schritten erfolgt die Harnbereitung?

- Filtration: Passiver Vorgang wie im Kaffeefilter; kleine Partikel werden aus dem Blut in den Primärharn verschoben, darunter viele Stoffe, die der Körper noch braucht (Glukose, Aminosäuren, Salze).
- Rückresorption und Sekretion: Aktive Leistung der Niere, hoher Energieaufwand. Je nach Bedarf werden Stoffe aus dem Primärharn ins Blut zurückresorbiert oder aus dem Blut in den Primärharn sezerniert, bis schließlich fertiger Harn (Urin) entsteht.

Warum führen Diabetes und Hypertonie häufig zu chronischer Niereninsuffizienz?

Beide können lange (häufig jahrelang!) unbemerkt verlaufen, und beide schädigen auf ähnliche Weise die Arterien, was zu Durchblutungsstörungen führt. Rückresorption und Sekretion in der Niere erfordern aber eine gute Versorgung des Nierengewebes mit Sauerstoff und Nährstoffen.

Welche Beobachtungen sind wichtig bei Menschen mit chronischer Niereninsuffizienz?

Ärztlich angeordnete Beobachtungen (Ödeme, Blutdruck, Körpergewicht) sind die Grundlage für Diät und medikamentöse Therapie. Bei psychischen Veränderungen sollte ein Arzt zu Rate gezogen werden (evtl. Intoxikation des ZNS durch Urämie), Lebensüberdruss erfordert eine Fallbesprechung und professionelles Verhalten im gesamten Team. Bei auffälligem Körpergeruch kann eine einfühlsame Beratung bzgl. Mund-, Haut- und Wäschepflege hilfreich sein.

Was ist bei der Pflege von dialysepflichtigen Menschen zu beachten?

Zeiteinteilung wird durch Dialyse bestimmt; evtl. Erschöpfung jeweils nach der Dialyse; körperliches und seelisches Befinden kann vor und nach Dialyse sehr verschieden sein; Pflege des Shunts „wie ein rohes Ei", Beobachtung auf Entzündungen oder Thrombosen.

30.5.2 Literatur

Andreae S, von Hayek M, Weniger J. Gesundheits- und Krankheitslehre für die Altenpflege. 3. Aufl. Stuttgart: Thieme; 2011

Faller A, Schünke M. Der Körper des Menschen. 16. Aufl. Stuttgart: Thieme; 2012

Huch R, Jürgens KD. Mensch, Körper, Krankheit. 6. Aufl. Ulm: Urban & Fischer; 2011

Menche N. Biologie, Anatomie, Physiologie. 7. Aufl. Ulm: Urban & Fischer; 2012

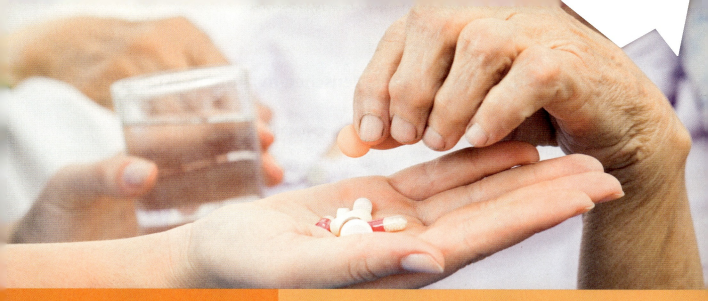

Kapitel 31

Pflege und Begleitung alter Menschen mit Tumorerkrankungen

31.1	Tumoren und Krebserkrankungen allgemein	778
31.2	Pflege und Begleitung bei häufigen Krebserkrankungen	786
31.3	Lern- und Leseservice	795

31 Pflege und Begleitung alter Menschen mit Tumorerkrankungen

Christina Said

31.1 Tumoren und Krebserkrankungen allgemein

Definition

Der Begriff „**Tumor**" bedeutet Geschwulst, Schwellung (z. B. auch bei einer Entzündung) und sagt nichts darüber aus, ob es sich dabei um eine benigne (gutartige) oder maligne (bösartige) Geschwulst handelt. Die meisten Menschen denken bei dem Begriff allerdings gleich an Krebs. Pflegende und Ärzte sollten sich dessen bewusst ein, wenn sie im Gespräch mit Kranken diesen Begriff verwenden.

Weitere Begriffe, die in der Medizin für maligne Tumoren verwendet werden, sind **Malignom**, **Neoplasie** oder **Neoplasma** (Neubildung, abgekürzt NPL).

31.1.1 Tumoreigenschaften

Grundsätzlich sind benigne und maligne Tumoren in ihren Eigenschaften und in ihren Auswirkungen auf den Gesamtorganismus unterschiedlich. ▶ Tab. 31.1 zeigt die Unterschiede auf, ▶ Abb. 31.1 beschreibt das Wachstumsverhalten benigner und maligner Tumoren.

▶ **Basaliom.** Eine Zwischenstellung zwischen den benignen und malignen Tumoren nimmt das Basaliom ein. Es wächst zerstörend und dringt in andere Gewebe ein, setzt aber keine Metastasen. Es wird deshalb als **„semimaligne"** (halbbösartig) bezeichnet.

▶ **Präkanzerosen.** Unter einer Präkanzerose versteht man eine Vorstufe zum Krebs, die fast immer nach einer bestimmten Zeit zu Krebs wird und deshalb entfernt werden muss (z. B. Polypen im Darm, die ab einer bestimmten Größe fast immer entarten). Wenn sie ganz entfernt wird, ist der Kranke aber geheilt.

Praktisch alle Menschen bekommen im Laufe ihres Lebens gutartige Tumoren, z. B. Fibrome, kleine Bindegewebstumoren an der Haut. Benigne Tumoren werden nach dem Ursprungsgewebe benannt, indem die Endung **-om** angehängt wird, bei malignen die Endungen **-karzinom** (aus Epithelgewebe), **-sarkom** (aus Bindegewebe, Muskel- oder Knochengewebe) oder **-blastom** (aus unreifem embryonalem Gewebe). Beispiele für die Benennung von Tumoren zeigt ▶ Tab. 31.2.

31.1.2 Tumorentstehung

Normale Zellen haben einen „Lebenszyklus", d. h., sie teilen sich auf bestimmte Signale hin, haben Ruhephasen und sterben nach einer bestimmten programmierten Zeit ab. Vor allem während der Zellteilung ist das Erbmaterial empfindlich gegenüber Einflüssen von außen – wenn hier Giftstoffe, radioaktive Strahlung, UV-Strahlung oder andere, das Erbmaterial verändernde Einflüsse (Karzinogene = krebserzeugende Stoffe) von außen ein-

Tab. 31.1 Verhalten benigner und maligner Tumoren.

Verhalten	benige (gutartige) Tumoren	maligne (bösartige) Tumoren
Begrenzung	meist glatt, gut begrenzt	unscharfe Ränder, ungleichmäßig bzw. nicht begrenzt
Zellteilung und Wachstum	wachsen langsam, Zellen teilen sich nicht so häufig	wachsen schneller, Zellen teilen sich häufig bzw. ständig
Ähnlichkeit mit dem Ursprungsgewebe	ähnlich bzw. gleich (z. B. Bindegewebszellen, Epithelzellen)	unähnlich, Zellen sind entartet, sehen anders aus
Verhalten gegenüber der Umgebung und Nachbarorganen	wachsen nur verdrängend, wachsen nicht in andere Organe hinein	wachsen infiltrierend (= in andere Gewebe hinein), zerstörend, durchsetzen Organe und evtl. Nachbarorgane
Ausbreitung, Bildung von Metastasen (Tochtergeschwülsten, Absiedelungen)	machen keine Metastasen	metastasieren in andere Organe an anderen Stellen im Körper
Auswirkungen auf den Gesamtorganismus	wenig Beeinträchtigung, kann nur an bestimmten Stellen gefährlich werden (z. B. bei gutartigen Gehirntumoren, aus Platzmangel im Schädel)	ohne Behandlung zehren sie den Körper aus (Kachexie), zerstören lebenswichtige Organe und führen so zum Tod

Tab. 31.2 Benigne und maligne Tumoren aus verschiedenen Geweben.

Gewebe	benigner Tumor	maligner Tumor
Epithelgewebe (Oberflächengewebe), Drüsengewebe	• Adenom, z. B. Fibroadenom der Brustdrüse aus Bindegewebe und Drüsengewebe) • Papillom (aus Oberflächengewebe) • Zyste (flüssigkeitsgefüllter Hohlraum)	• Karzinom (Abk.: Ca.), z. B. Mammakarzinom, Kolon-Ca., Prostata-Ca. (häufig))
Bindegewebe	• Fibrom (häufig)	• Fibrosarkom (selten)
Knochengewebe	• Osteom	• Osteosarkom (selten)
Muskelgewebe	• Myom (z. B. der Gebärmutter)	• Myosarkom (z. B. der Gebärmutter), Rhabdomyosarkom (der Skelettmuskeln, selten)
Fettgewebe	• Lipom	• Liposarkom (selten)
pigmentbildende Zellen	• Naevus (Muttermal, „Leberfleck")	• malignes Melanom (häufig)
embryonales Gewebe	• gutartiges Teratom (selten)	• Blastom (z. B. Medulloblastom, bösartiger Hirntumor, selten)

wirken, kommt es zu Veränderungen in der DNA, zu sog. Mutationen. Manche Mutationen bewirken, dass die Zelle entartet, d. h. sich verändert, ihre bisherigen Eigenschaften verliert, unkontrolliert wächst und sich unkontrolliert teilt. Bei ihr funktioniert dann der „programmierte Zelltod", die *Apoptose*, nicht mehr: Sie geht nicht mehr automatisch zugrunde, sobald sie den Kontakt zu ihrer Basalmembran verliert. Normalerweise gibt es in unserem Körper Reparaturmechanismen, die diese Zellen reparieren oder Abwehrzellen, die solche Zellen erkennen und vernichten. Mit zunehmendem Alter jedoch lässt die Immunabwehr nach und einzelne Krebszellen können sich leichter weiter vermehren. Das Krebsrisiko steigt, zumal im Laufe eines Lebens immer mehr krebsauslösende Faktoren auf den Körper eines Menschen einwirken. Auch bei der Einnahme von Medikamenten, die das Immunsystem unterdrücken, steigt das Risiko, an einem malignen Tumor zu erkranken. ▶ Abb. 31.2 zeigt schematisch die Entstehung eines Tumors.

▶ **Metastasen und Metastasierungswege.** Von einem malignen Tumor lösen sich immer wieder einzelne Krebszellen ab und gelangen durch die Blut- und Lymphgefäße in andere Organe. Die Krebszellen setzen sich dort fest und bilden „Ableger" des Krebses, sog. Metastasen oder Filiae (Tochtergeschwulste). Bei jeder Krebsart gibt es bevorzugte Stellen bzw. Organe für die Metastasenbildung, je nachdem, ob der Krebs v. a. lymphogen (über das Lymphsystem in Lymphknoten) oder hämatogen (über das Blut in Organe, ▶ Abb. 31.3) metastasiert. Eine wichtige Rolle spielen auch die Abflussgebiete der jeweiligen Organe. Beim Mammakarzinom (Brustkrebs) z. B. sind die ersten Metastasen meist in den Achsellymphknoten zu finden.

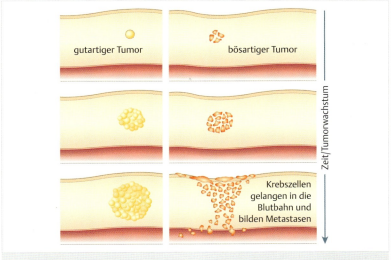

Abb. 31.1 Wachstumsverhalten benigner und maligner Tumoren (mod. n. Groger 2013).

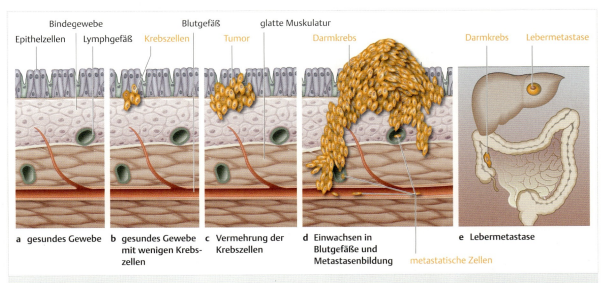

Abb. 31.2 Tumorentstehung.
a Gesunde Darmschleimhaut mit Zellen, die sich nur zur Erneuerung teilen. Alle Zellen „respektieren" die Grenze zur Nachbarzelle.
b Bei einer Darmschleimhautzelle ist eine Mutation aufgetreten und sie wird zur Krebszelle. Sie beginnt, sich unkontrolliert zu teilen, die Krebszellen wachsen über ihren Zellverband hinaus und durchbrechen die Basalmembran.
c Der maligne Tumor wächst weiter. Damit er gut mit Nährstoffen und Sauerstoff versorgt wird, wächst er in Blut- und Lymphgefäße ein und regt die Neubildung von eigenen Blutgefäßen an.
d Durch den Blut- und Lymphstrom gelangen einzelne Krebszellen, die sich vom Tumor ablösen, in andere Organe, können dort anwachsen und Metastasen bilden.
e Das Kolonkarzinom hat in der Leber eine einzelne kleine Metastase in der Leber gebildet, da das Blut aus dem Darm durch die Pfortader als Erstes in die Leber fließt.

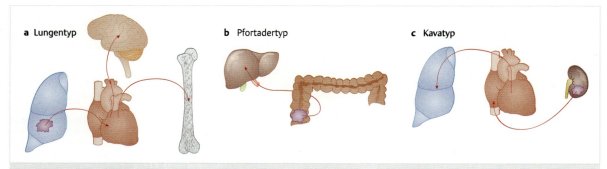

Abb. 31.3 Hämatogene Metastasierung. (Abb. aus: S. Andreae et al. Gesundheits- und Krankheitslehre für die Altenpflege. Thieme; 2011)
a Tumoren der Lunge metastasieren über den großen Kreislauf in unterschiedliche Organe.
b Tumoren der Verdauungsorgane metastasieren bevorzugt über die Pfortader in die Leber.
c Tumoren mit venösem Abstrom zur Hohlvene metastasieren besonders in die Lunge.

31.1.3 Stadieneinteilung bei malignen Tumoren

Allgemein gültig und gebräuchlich nach der Einteilung maligner Tumoren durch die **TNM-Klassifikation** (▶ Tab. 31.3).

Bei einigen Tumoren ist die Klassifikation nach dem TNM-System alleine nicht ausreichend, um eine gute Einteilung der Tumorstadien für die Behandlungsstrategie und die Prognose (Heilungsaussicht) vorzunehmen. Beim Kolonkarzinom wird deshalb die Einteilung in die Stadien I–IV der **UICC** (**Union internationale contre le cancer**) verwendet, da man damit besser darstellen kann, in welchem Stadium die Kranken besser von welcher Therapie profitieren.

Fallbeispiel

Frau Seltmann, 67 Jahre alt, fühlt sich in der letzten Zeit oft müde und schlapp. Außerdem hat sie im letzten halben Jahr 6 kg an Gewicht abgenommen, ohne dass sie es wollte. Als ihr Mann sie drängt, zum Arzt zu gehen, ergibt der Haemoccult-Test (Untersuchung auf verborgenes Blut im Stuhl) bei der Krebsfrüherkennungsuntersuchung ein positives Ergebnis (Blut im Stuhl). Bei der anschließenden Koloskopie (Darmspiegelung) findet sich ein 4 cm großer, unregelmäßig geformter Tumor im Colon ascendens (aufsteigender Dickdarm). Die entnommene Gewebeprobe wird histologisch (feingeweblich) untersucht und ergibt, dass ein Kolon-Ca. vorliegt. Nach ausführlichen Gesprächen mit ihrem Mann und mit ihrer Hausärztin, Frau Dr. Peters, entschließt sie sich zur Operation. Doch vorher müssen noch weitere Untersuchungen gemacht und noch festgestellt werden, ob der Tumor schon metastasiert hat, weil dies evtl. die Behandlungsstrategie beeinflusst.

Tab. 31.3 TNM-Klassifikation maligner Tumoren.

Abkürzung	Einteilung	Tumorausdehnung
T (Tumor, Primärtumor)		
T gibt Größe und Ausdehnung des Tumors an	Cis (Carcinoma in situ = „am Platz")	maligner Tumor überschreitet die Basalmembran nicht (Frühstadium, bei Entfernung ist der Kranke geheilt)
	T1	Tumor < 3 cm, noch keine Infiltration in die Umgebung
	T2, T3	Zwischenstadien der Größe
	T4	ausgedehnter Tumor, der infiltrierend in die Umgebung einwächst
N (Nodus = Lymphknoten)		
N gibt das Ausmaß des Lymphknotenbefalls (lympogene Metastasierung) an	N0	kein Lymphknotenbefall
	N1	nur lokale Lymphknoten befallen
	N2, N3	Zwischenstadien
	N4	auch weit entfernte Lymphknoten befallen
M (Metastasen)		
M gibt an, ob Fernmetastasen (in anderen Organen) bestehen	M0	keine Fernmetastasen
	M1	Fernmetastasen
zusätzlich können noch folgende Ergänzungen den Tumor näher beschreiben:		
Grading (Malignitätsgrade)	G1–G4	Differenzierungsgrad (stellt der Pathologe bei der feingeweblichen Untersuchung fest): • G1 = dem Ursprungsgewebe sehr ähnlich • G4 = undifferenziert, stark entartet
pTNM-Einteilung		p-Einteilung ist die postoperativ erstellte Einteilung, da sich während der Operation eine genauere Ausdehnung zeigt als bei den Voruntersuchungen
R (Resttumor) Resttumor nach Behandlung (z. B. nach OP)	R0	kein Resttumor
	R1	geringer Resttumor
	R2	ausgedehnter Resttumor
rTNM		beschreibt einen Rezidivtumor (erneutes Auftreten des Tumors)

Staging und Grading

Wenn die Verdachtsdiagnose auf einen malignen Tumor lautet oder dieser feingeweblich bestätigt ist, müssen weitere Untersuchungen gemacht werden, um die ideale Behandlungsstrategie zu finden. Beim sogenannten **Staging** wird schon vor einer eventuellen Operation untersucht, in welchem TNM-Stadium sich der Tumor befindet, wie weit er sich also schon ausgebreitet hat. Alle Lymphknoten werden abgetastet, ob eine Vergrößerung und Verwachsungen mit der Unterlage für eine lymphogene Metastasierung sprechen. Eine **Sonografie** des Abdomens zeigt, ob der Verdacht auf Lebermetastasen besteht, **Röntgenaufnahmen** der Lunge sollen Lungenmetastasen aufdecken und eine **Skelett-Szintigrafie** (nuklearmedizinische Untersuchung der Knochen) gibt Hinweise auf Knochenmetastasen. Manchmal muss noch eine **Computertomografie (CT)** oder eine **Kernspintomografie (MRT)** gemacht werden, um Brustkorb oder Bauchraum näher zu untersuchen. Bei vielen Tumoren können auch bestimmte **Laborwerte** erhöht sein, die dann als sog. **Tumormarker** dienen. Wenn die Tumormarker (z. B. CEA = Carcinoembryonales Antigen) erhöht sind, können sie für die Therapiekontrolle und die Nachsorge genutzt werden. Nach einer Tumorentfernung gehen die Werte zurück, und wenn sie im späteren Verlauf wieder ansteigen, können sie ein Rezidiv anzeigen. (Sie sind aber nicht zur Tumorsuche bei Gesunden geeignet, weil sie ein falsch positives bzw. falsch negatives Ergebnis haben können und meist nicht nur speziell bei einer Krebsart erhöht sind.)

Beim sog. **Grading** wird der Tumor feingeweblich untersucht, um den Differenzierungsgrad festzustellen. Denn je nachdem, wie ähnlich der Tumor dem Ursprungsgewebe ist oder wie entdifferenziert er ist, wächst er weniger aggressiv oder sehr schnell. Und schließlich werden noch **Gewebemarker** untersucht, z. B. genetische Analysen oder Hormonrezeptoren, die voraussagen können, ob eine bestimmte Hormon- oder Chemotherapie aussichtsreich ist.

Fallbeispiel

Bei Frau Seltmann zeigte die Sonografie des Abdomens, dass voraussichtlich in der Leber eine einzelne kleine Metastase aufgetreten ist. Sie hat eine tumorbedingte Anämie (Hb 9,9 mg/dl), das CEA im Blut ist erhöht. Nachdem die Metastase am Rand der Leber sitzt, entscheiden sich die Ärzte im Krankenhaus, den Primärtumor im Darm und die Lebermetastase gleichzeitig operativ zu entfernen. Nach der Operation soll dann noch eine Chemotherapie angeschlossen werden, um evtl. schon entstandene, nicht sichtbare Metastasen abzutöten. Frau Seltmann bespricht alles mit ihrem Mann und Frau Dr. Peters und erklärt sich einverstanden, die Behandlung durchführen zu lassen.

31.1.4 Risikofaktoren für die Entstehung von Krebs

Erkrankungs- und Sterberisiko

Für die Entstehung eines malignen Tumors gibt es viele Ursachen, von denen einige bekannt, viele aber auch noch unbekannt oder nicht beeinflussbar sind. Der größte Risikofaktor ist das Alter – im Alter von 65 Jahren hat ein Mann in Deutschland ein Risiko von 40 %, in den nächsten 10 Jahren an Krebs zu erkranken, eine Frau ein Risiko von 34 %. Das liegt zum einen daran, dass im Laufe des Lebens die Spontanmutationen im Erbgut von Zellen zunehmen, zum anderen daran, dass die Reparaturmechanismen, die einzelne Mutationen reparieren oder das Immunsystem, das einzelne Krebszellen vernichtet, nicht mehr so gut funktionieren wie bei jüngeren Menschen.

▶ Abb. 31.4 und ▶ Abb. 31.5 zeigen die Häufigkeiten (in %) der einzelnen Krebsarten an den in Deutschland 2010 aufgetretenen Tumorerkrankungen und die Häufigkeitsverteilung der einzelnen Krebsarten an den Krebssterbefällen in Deutschland 2010. Es fällt auf, dass die Krebsarten, die am häufigsten sind (z. B. bei Männern das Prostatakarzinom), nicht unbedingt auch die Krebsarten sind, an denen die meisten sterben (bei Männern der Lungenkrebs = Bronchialkarzinom). Das hängt damit zusammen, dass einige Krebsarten besser erkennbar bzw. behandelbar sind als andere.

Merke

Jeder 2. Mann (51 %) und 43 % aller Frauen müssen derzeit in Deutschland damit rechnen, im Laufe ihres Lebens an Krebs zu erkranken. Jeder 4. Mann und jede 5. Frau verstirbt an einer Krebserkrankung (Quelle: Zentrum für Krebsregisterdaten, ZfKD, Stand 13.12.2013).

Während bei den unter 55-Jährigen die Frauen ein höheres Risiko haben, an Krebs zu erkranken, dreht sich nach dem 55. Lebensjahr das Verhältnis um und Männer haben ein höheres Erkrankungsrisiko. Während die Erkrankungshäufigkeit in

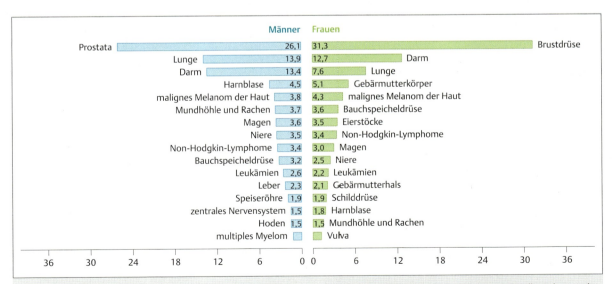

Abb. 31.4 Prozentualer Anteil der häufigsten Tumorlokalisationen an allen **Krebsneuerkrankungen** in Deutschland 2010. (Quelle: Robert Koch-Institut und Gesellschaft der epidemiologischen Krebsregister in Deutschland e.V., Hrsg. Krebs in Deutschland 2009/2010. Berlin; 2013)

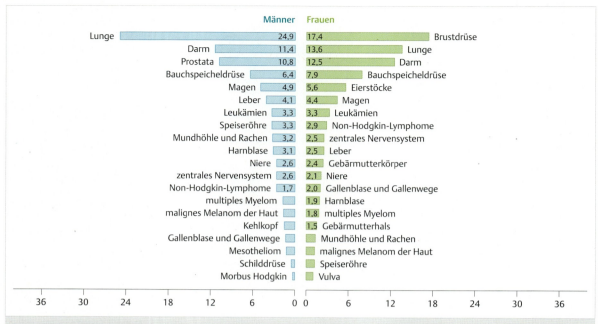

Abb. 31.5 Prozentualer Anteil der häufigsten Tumorlokalisationen an allen **Krebssterbefällen** in Deutschland 2010. (Quelle: Robert Koch-Institut und Gesellschaft der epidemiologischen Krebsregister in Deutschland e.V., Hrsg. Krebs in Deutschland 2009/2010. Berlin; 2013)

der Bevölkerung an Krebs zugenommen hat (aufgrund der gestiegenen Lebenserwartung), hat die Sterblichkeit daran abgenommen, was auf früheres Erkennen und verbesserte Therapien zurückzuführen ist.

Risikofaktoren

Die Weltgesundheitsorganisation (WHO) geht davon aus, dass sich derzeit 30 % der Krebserkrankungen verhindern ließen. Vermeidbare Risikofaktoren für die Entwicklung einer Krebserkrankung sind dabei folgende:

- Nach Schätzungen des Zentrums für Krebsregisterdaten (ZfKD) waren 2008 ca. 15 % aller Krebserkrankungen auf das **Rauchen** zurückzuführen.
- Auch **Übergewicht** und **Bewegungsmangel** spielen eine Rolle. Die chronische „Stoffwechselschieflage" beim **Metabolischen Syndrom** geht mit Hypertonie, hohen Blutfett- und Blutzuckerwerten einher. Chronische Entzündungen im Fettgewebe, die dabei auftreten, sind vermutlich auch an der Krebsentstehung beteiligt.
- Unter den ernährungsbedingten Faktoren spielt zu hoher **Alkoholkonsum** eine wichtige Rolle.
- **Wenig Obst, Gemüse und Ballaststoffe** bei gleichzeitigem hohem Konsum von rotem Fleisch konnten als Risikofaktor für mehrere Krebsarten identifiziert werden.

- Ein Krebsrisikofaktor, der ebenfalls vermeidbar ist, ist die **UV-Strahlung** des Sonnenlichts oder von Solarien.
- **Umweltbedingte Belastungen** und **Schadstoffe in Lebensmitteln** haben insgesamt keine großen Auswirkungen, können aber im Einzelfall zu Krebs führen. Aflatoxine (best. Schimmelpilzgifte) können Leberkrebs verursachen, und Nitrosamine, die beim Grillen durch Fettabtropfen bzw. das Grillen von gepökeltem Fleisch entstehen, sind ebenfalls kanzerogen (krebserregend). Regional hohe Radonkonzentrationen sind für bis zu 9 % der Lungenkrebsfälle verantwortlich, und frühere berufliche Asbestbelastungen können auch heute noch zu Krebs des Brustfells (Pleuramesotheliom) oder des Bauchfells führen. Berufliche Belastung mit Lösungsmitteln ist ein Risikofaktor für Blasenkrebs.
- Durch die Medizin erhöht sich das Krebsrisiko, wenn diagnostisch oder therapeutisch **Strahlenbelastung** auftritt, wenn **Zytostatika** zur Chemotherapie verordnet werden müssen oder z. B. durch die **Hormonersatztherapie** mit Östrogenen.
- Auch durch **Infektionserkrankungen** kann sich das Krebsrisiko erhöhen. Bei Hepatitis B- und C-Infektion ist die Leberkrebsrate erhöht, bei Helicobacter-Infektionen das Risiko für Magenkrebs und bei chronischer Infektion mit Humanen Papillomaviren (HPV) steigt das Risiko für Gebärmutterhalskrebs. Dieses Risiko versucht man jetzt zu verringern, indem Mädchen zwischen 12 und 17 Jahren gegen HPV geimpft werden.

- Nicht beeinflussbar sind **genetische Ursachen**, die das Risiko für bestimmte Krebserkrankungen stark erhöhen. Da sind z. B. die familiäre Polyposis des Darms, die schon früh zu Dickdarmkrebs führt, oder der familiär gehäufte Brustkrebs. Hier muss man versuchen, durch Familienanamnese, genetische Untersuchungen und Früherkennungsuntersuchungen den malignen Tumor frühzeitig zu finden und zu behandeln.
- Für bestimmte Karzinomarten konnte man noch einzelne Faktoren finden, die das Risiko erhöhen oder vermindern. Beispielsweise ist das Risiko für Brustkrebs bei Frauen niedriger, wenn sie früh und lange Kinder gestillt haben, das Risiko für Gebärmutterhalskrebs höher, wenn Frauen häufig wechselnde Sexualpartner hatten.

31.1.5 Primäre und sekundäre Prävention (Vorbeugung)

Bei der Prävention kann man grundsätzlich mehrere Arten unterscheiden:

- **Primärprävention** senkt das Risiko, dass eine Erkrankung überhaupt auftritt, z. B. indem man Risikofaktoren für Krebs bei seiner persönlichen Lebensgestaltung zu vermeiden versucht.

- **Sekundärprävention** konzentriert sich hingegen darauf, Krankheiten möglichst früh zu erkennen und zu behandeln, z. B. durch Krebsfrüherkennungsuntersuchungen.
- **Tertiärprävention** versucht, wenn eine Erkrankung schon aufgetreten und ausgeprägt ist, die Folgen zu bekämpfen und ein Rezidiv (Wiederauftreten) zu vermeiden, z. B. durch einen Rehabilitationsaufenthalt nach Schlaganfall.

Primäre Prävention

Diese eigentliche Form der Vorbeugung kann jeder persönlich so gestalten, dass er ein möglichst geringes Risiko hat, an einem malignen Tumor zu erkranken. Dazu gehört bei der Lebensgestaltung:

- nicht rauchen,
- sich gesund ernähren, also mit viel Salat, Obst und Gemüse, wenig Fleisch und Wurst, ballaststoffreich (Vollkorngetreide), wenig Zucker und wenig Fett (v. a. pflanzliche, hochwertige Öle). Mediterrane Kost kommt diesem Ziel recht nahe,
- Übergewicht vermeiden (bei einigen Tumoren erhöht Übergewicht das Risiko),
- wenig Alkohol trinken,
- sich ausreichend bewegen, regelmäßig Sport treiben,
- UV-Strahlen meiden, keine ausgedehnten Sonnenbäder machen bzw. Sonnenschutz mit hohem Lichtschutzfaktor verwenden, keine Solarien besuchen,
- Kanzerogene vermeiden, z. B. beim Grillen herabtropfendes Fett und Gepökeltes vermeiden,
- beruflichen Gesundheitsschutz gegen Schadstoffe beachten.

Merke

Rauchen, falsche Ernährung und Bewegungsmangel sind die Hauptrisikofaktoren für Krebserkrankungen.

Praxistipp

Für viele alte Menschen ist es – noch mehr als für junge – nicht einfach, ihre Lebensgewohnheiten zu ändern. Sie haben ihre Lebensgeschichte und liebgewordene Gewohnheiten, die sie im Alter nicht ablegen möchten, um nach eigenem Empfinden ihr Leben noch genießen zu können. Hier ist ein gutes Vertrauensverhältnis zwischen Pflegenden bzw. Ärzten und Betroffenen wichtig, um den Kranken wichtige bzw. notwendige Änderungen nahezubringen. Den Kranken „erziehen" oder belehren zu wollen, ist der falsche Weg. Pflegende können bei Aufklärung und Beratung mehr erreichen, wenn sie den Kranken mit seiner ganzen Persönlichkeit respektieren und auf verständliche Information und ein Vertrauensverhältnis bauen. So lässt sich am ehesten Adhärenz (Mitarbeit des Kranken an den Behandlungszielen) erreichen.

Sekundäre Prävention

Auch mit der sekundären Prävention, der Früherkennung von Krankheiten, lassen sich die Folgen von malignen Tumoren begrenzen. Wenn ein Krebs im Frühstadium entdeckt wird, ist er oft noch vollständig heilbar. Leider machen nicht alle Malignome früh Symptome – so werden z. B. Lungen- oder Bronchialkarzinome meist erst spät entdeckt. Deshalb ist es aber umso wichtiger, Krebsfrüherkennungsuntersuchungen wahrzunehmen, wenn ein frühes Erkennen des Krebses möglich ist. Die gesetzlichen Krankenkassen in Deutschland bieten folgende Früherkennungsmöglichkeiten (ohne Untersuchungen in der Schwangerschaft, bei Kindern und Jugendlichen) an:

- Check-up-35 (Gesundheitsuntersuchung) zur Früherkennung von Diabetes mellitus, Herz-Kreislauf- und Nierenkrankheiten in jedem 2. Kalenderjahr ab dem 35. Geburtstag
- Hautkrebsfrüherkennung (in jedem 2. Kalenderjahr ab dem 35. Geburtstag)
- Krebsfrüherkennungsuntersuchungen auf Krebs der Geschlechtsorgane
  - bei Frauen ab 20 Jahren (Gebärmutterhalskrebs, Genitalkrebs) bzw. ab 30 Jahren (Brustkrebs) jeweils 1-mal/Jahr, Mammografie-Screening (Röntgen der Brust) bei Frauen von 50–70 Jahren alle 2 Jahre
  - bei Männern ab 45 Jahren (Genital- und Prostatakrebs) 1-mal/Jahr
- Früherkennung des kolorektalen Karzinoms: einmalige Beratung ab 50 Jahren. Haemoccult-Test (Test auf verborgenes Blut im Stuhl) 1-mal/Jahr von 50–55 Jahren und Vorsorgekoloskopie ab 55 Jahren 2-mal im Abstand von 10 Jahren. Statt der Koloskopie kann auch alle 2 Jahre ab 55 ein Haemoccult-Test gemacht werden. (Wenn sich allerdings bei der Kolposkopie auffällige Befunde finden, wird entsprechend häufiger kontrolliert.)

Private Krankenversicherungen übernehmen diese Untersuchungen i. d. R. genauso problemlos.

Früherkennung im Alter

Bei alten Menschen ist es oft auch nicht einfach, sie zur Teilnahme an Früherkennungsuntersuchungen zu motivieren. Manche denken, es sei nicht notwendig, manche „wollen es gar nicht wissen", aus Angst, es könnte sich ein positiver Befund (sprich: Krebsverdacht") ergeben. Krebs ist in der Bevölkerung noch immer für viele ein Tabuthema, obwohl er so häufig ist (S. 781). Hier hilft nur das Wissen, dass viele Krebsarten bei Früherkennung wirklich heilbar sind. Einfühlsame Gespräche und Verständnis für Ängste, vielleicht auch eigene Erlebnisse der Pflegenden können helfen, Vorbehalte abzubauen. Oft sind Pflegebedürftige auch körperlich so eingeschränkt, dass sie die Früherkennungsuntersuchungen nicht wahrnehmen und keinen Arzt aufsuchen können. Hier können in Zusammenarbeit mit den Ärzten evtl. individuelle Lösungen gefunden werden. Umso wichtiger ist es aber, wenn keine Früherkennungsuntersuchung möglich ist, dass Pflegende die Warnzeichen und (Früh-)Symptome eines malignen Tumors kennen und bei deren Auftreten gleich den Arzt benachrichtigen.

31.1.6 Warnzeichen und Symptome eines malignen Tumors

Wenn Menschen mit Verdacht auf eine Krebserkrankung den Arzt aufsuchen, berichten sie in der Vorgeschichte oft über bestimmte Anzeichen, die sie im Rückblick seit mehreren Monaten bemerkt haben. Wenn Betroffene, Angehörige oder Pflegende diese Anzeichen kennen, bemerken sie diese früher, sodass der maligne Tumor bessere Heilungschancen hat. Die Warnzeichen sind im Einzelnen:

- Müdigkeit und Einschränkung der Leistungsfähigkeit, durch den Tumor selbst oder durch eine vom Tumor verursachte Anämie („Blutarmut")
- immer wieder leichtes Fieber, evtl. Nachtschweiß
- ungewollte Gewichtsabnahme von 5 kg oder mehr innerhalb von Monaten
- Appetitlosigkeit, Abneigung gegen Fleisch (v. a. bei Magenkarzinom, auch bei kolorektalem Karzinom)
- neu aufgetretener Husten oder Heiserkeit länger als 3 Wochen (bei Bronchialkarzinom, Kehlkopfkarzinom)
- Vergrößerung, Wucherung, Dunklerwerden, Blutung, Juckreiz von Muttermalen/„Leberflecken" (bei Melanom) oder Ulzerierung („Aufbrechen") von Hautgeschwülsten, v. a. am Kopf, die nicht heilen (bei Basaliom)
- Änderung der Stuhlgewohnheiten (Durchfälle oder Verstopfung), dunkle

- Verfärbung des Stuhls oder Blut im Stuhl (bei Magen- oder kolorektalem Karzinom)
- Blutungen bei Frauen nach den Wechseljahren (bei Korpuskarzinom = Gebärmutterkörperkrebs)
- Knochen- oder Wirbelsäulenschmerzen (Knochenmetastasen bei Bronchial-, Prostata- oder Mammakarzinom, Multiplem Myelom)
- Blut im Urin, häufige Harnwegsinfekte im Alter bei Männern (bei Blasen- oder Nierenkarzinom)
- tastbare Knoten in der Brust (bei Mammakarzinom)
- Zunahme des Bauchumfangs (bei Ovarial- oder kolorektalem Karzinom)
- neu auftretende Schluckstörungen (bei Speiseröhrenkarzinom)
- Völlegefühl und Erbrechen nach dem Essen (bei Speiseröhren- oder Magenkarzinom)

Schmerzen treten oft erst spät auf, wenn der maligne Tumor auf Nachbarorgane drückt, oder durch die Metastasen. Sie sind meist ein Spätsymptom im fortgeschrittenen Krebsstadium.

31.1.7 Therapie

Prinzipiell unterscheidet man 2 Therapieoptionen:
- kurative Therapie
- palliative Therapie

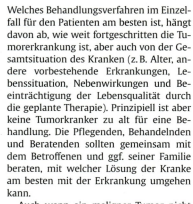

Definition

Kurative Therapie hat das Ziel, die Krankheit des Patienten zu heilen.
Palliative Therapie hat das Ziel, die Beschwerden der Krankheit zu lindern und/oder die Überlebenszeit und Lebensqualität zu verbessern, wenn eine Heilung nicht möglich ist.

Die **Onkologie** (Lehre von den Krebserkrankungen) beschäftigt sich mit der Behandlung von malignen Tumoren. An vielen Kliniken gibt es onkologische interdisziplinäre Arbeitskreise (z. B. aus Internisten, Chirurgen, Radiologen), in denen die Patientenfälle diskutiert und möglichst optimale, an die neuesten Forschungsergebnisse angelehnte Behandlungsstrategien für jeden einzelnen Kranken erarbeitet werden. Im Zentrum der Therapie stehen aber immer das Wohl und der Wunsch des Kranken.

Bei der Behandlung von malignen Tumoren gibt es 3 Behandlungssäulen: „Stahl, Strahl und Chemie". Wenn möglich, versucht man, den Tumor zu entfernen – mit einer Operation, mit Bestrahlung und/oder mit Chemotherapie. Denn selbst wenn schon Metastasen vorhanden sind, können die Kranken länger und besser leben, wenn der Primärtumor entfernt ist. Die Metastasen wachsen dann oft langsamer. Bei Tumoren, die im ganzen Körper verteilt sind (z. B. Leukämien, Lymphome, Tumoren mit ausgedehnter Metastasierung), muss eine Behandlung angewandt werden, die an allen Stellen wirkt. Hier kommt meistens eine Chemotherapie, evtl. in Kombination mit einer Strahlentherapie, oder eine Immuntherapie infrage. Chemotherapie und Bestrahlung werden oft auch in Kombination mit einer Operation eingesetzt; entweder vorher, um einen Tumor zu verkleinern, damit er entfernt werden kann (neoadjuvante Therapie) oder nach der Operation (adjuvante Therapie), um evtl. unsichtbare Metastasen abzutöten und die Gefahr eines Rezidivs (Wiederauftreten des Tumors) zu verringern. Manche Tumoren sprechen aufgrund der Rezeptoren („Andockstellen") oder Oberflächenmerkmale an den Krebszellen auch gut auf eine Behandlung mit Hormonen oder das Immunsystem beeinflussenden Medikamenten (z. B. Antikörpern, Interferone oder Immunmodulatoren) an. Ob dies so ist, wird z. B. nach Entfernung eines Mammakarzinoms oder anderer bestimmter Tumoren im histologischen Präparat untersucht (S. 781), um die für diese Patienten optimale Therapie auszuwählen.

Welches Behandlungsverfahren im Einzelfall für den Patienten am besten ist, hängt davon ab, wie weit fortgeschritten die Tumorerkrankung ist, aber auch von der Gesamtsituation des Kranken (z. B. Alter, andere vorbestehende Erkrankungen, Lebenssituation, Nebenwirkungen und Beeinträchtigung der Lebensqualität durch die geplante Therapie). Prinzipiell ist aber kein Tumorkranker zu alt für eine Behandlung. Die Pflegenden, Behandelnden und Beratenden sollten gemeinsam mit dem Betroffenen und ggf. seiner Familie beraten, mit welcher Lösung der Kranke am besten mit der Erkrankung umgehen kann.

Auch wenn ein maligner Tumor nicht (ganz) entfernt werden konnte, lässt sich mit einer palliativen Therapie durch alle oben genannten Therapiemethoden eine Erleichterung für den Kranken, eine Verbesserung der Lebensqualität oder eine Lebenszeitverlängerung erreichen. Im Vordergrund steht allerdings, dass der Kranke möglichst wenig Beschwerden hat und dass er selbst die Maßnahmen auch möchte. So kann z. B. bei einem die Speiseröhre verengenden Speiseröhrenkarzinom ein Stent (Röhrchen) eingelegt werden, damit der Kranke wieder essen und schlucken kann. Oder bei Ileus (Darmverschluss) durch einen großen, nicht operablen Tumor kann ein Anus praeter, d. h. ein künstlicher Darmausgang (S. 384), angelegt werden, um den Stuhl vor dem Darmverschluss auszuleiten.

Fallbeispiel

Nachdem bei Frau Seltmann das Kolonkarzinom durch eine Hemikolektomie rechts (Teilentfernung des rechten Kolons) und die einzelne Lebermetastase ebenfalls bei dieser Operation entfernt wurde, musste sie sich noch, als adjuvante Therapie, einer Chemotherapie und Bestrahlung unterziehen. Anschließend war sie in der Anschlussheilbehandlung, wo ihr der Kontakt mit anderen Betroffenen auch half, mit der Situation und dem Erlebten besser fertig zu werden. Sie hatte schon vor der Operation mit einer Selbsthilfegruppe Kontakt aufgenommen und sich mit anderen Erkrankten ausgetauscht. Auf ihre Fragen und Befürchtungen waren sowohl Frau Dr. Peters als auch Ärzte und Pflegende im Krankenhaus immer eingegangen, sodass sie im Nachhinein froh war, dass sie so offen mit ihrer Erkrankung umgegangen war. Der Tumormarker CEA, der vor der Operation erhöht gewesen war, war jetzt nach der Behandlung unauffällig.

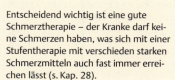

Merke

Entscheidend wichtig ist eine gute Schmerztherapie – der Kranke darf keine Schmerzen haben, was sich mit einer Stufentherapie mit verschieden starken Schmerzmitteln auch fast immer erreichen lässt (s. Kap. 28).

Praxistipp

Dass Tumorpatienten keine ausreichende Schmerzbehandlung erhalten, ist leider nicht selten. Die Gründe sind unterschiedlich: Manche Kranke äußern ihre Schmerzen nicht, weil sie möglichst lange den Anschein wahren wollen, „es sei noch nicht so schlimm". Manchmal liegt es aber auch daran, dass Patienten oder Ärzte eine (unangebrachte!) Scheu vor Morphinen bzw. der Verordnung auf Betäubungsmittelrezepten haben. Bei Karzinompatienten rufen diese Medikamente praktisch nie eine Abhängigkeit hervor und die Nebenwirkungen (Übelkeit, Verstopfung) sind behandelbar oder bessern sich während der Therapie. Ärzte, Pflegende, Kranke und Angehörige können sich bei einer Schmerzambulanz, einem Hospiz oder einer Palliativstation Rat holen.

31.1.8 Tumornachsorge

Wenn die erste Therapiephase beendet ist und der maligne Tumor entfernt oder zurückgedrängt ist (Remission), werden über einen bestimmten Zeitraum Nachsorgeuntersuchungen gemacht, um ein erneutes Auftreten des Tumors (Rezidiv) möglichst gleich zu erkennen. Für jede Tumorart gibt es, je nach Ausgangsstadium und durchgeführter Therapie, genaue Nachsorgepläne, was wie oft in welchen zeitlichen Intervallen untersucht werden sollte. Meist sind die Nachsorgeintervalle in den ersten 2 Jahren nach Entfernung des Tumors enger, weil viele Rezidive innerhalb der ersten 2 Jahre auftreten. Nach 5 Jahren lockert sich bei den meisten Krebsarten die Nachsorge, weil ein rezidivfreies Überleben des 5-Jahres-Zeitraums bei den meisten Tumoren einer endgültigen Heilung gleichkommt. Nicht so ist dies beim Mammakarzinom: Hier kommen auch nach 10 oder 15 Jahren Rezidive vor, so dass lebenslang Nachsorgeuntersuchungen gemacht werden sollten.

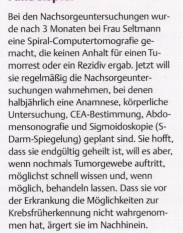

Fallbeispiel

Bei den Nachsorgeuntersuchungen wurde nach 3 Monaten bei Frau Seltmann eine Spiral-Computertomografie gemacht, die keinen Anhalt für einen Tumorrest oder ein Rezidiv ergab. Jetzt will sie regelmäßig die Nachsorgeuntersuchungen wahrnehmen, bei denen halbjährlich eine Anamnese, körperliche Untersuchung, CEA-Bestimmung, Abdomensonografie und Sigmoidoskopie (S-Darm-Spiegelung) geplant sind. Sie hofft, dass sie endgültig geheilt ist, will es aber, wenn nochmals Tumorgewebe auftritt, möglichst schnell wissen und, wenn möglich, behandeln lassen. Dass sie vor der Erkrankung die Möglichkeiten zur Krebsfrüherkennung nicht wahrgenommen hat, ärgert sie im Nachhinein.

31.1.9 Pflege alter Menschen mit Krebserkrankungen

Bei der Pflege alter Menschen mit Krebserkrankungen haben Pflegende, schon bevor die Krebserkrankung bekannt wird, eine wichtige Aufgabe: **Frühsymptome und Warnzeichen erkennen**, da alte Menschen häufig die angebotenen Möglichkeiten zur Krebsfrüherkennung nicht wahrnehmen können oder möchten. Deshalb ist es sehr wichtig, dass Pflegende die Warnzeichen verinnerlicht haben und, wenn solche Veränderungen bei einem Bewohner oder Pflegebedürftigen auftreten, diesen darauf ansprechen und möglichst eine ärztliche Abklärung in die Wege leiten.

Allerdings muss dabei auch der **Wunsch des Betroffenen respektiert** werden, wenn er evtl. keine Abklärung möchte. Pflegende sollten dann nach einer gewissen Zeit nochmals anbieten, dass ein Arzt zu Rate gezogen wird und noch einmal darauf hinweisen, dass der Pflegebedürftige bei jeder diagnostischen oder therapeutischen Maßnahme jeweils neu entscheiden kann, was er möchte oder was er ablehnt. Selbst, wenn ein Tumorkranker keinen Krankenhausaufenthalt, keine Operation und keine einschneidenden Therapien möchte, gibt es noch viele Möglichkeiten, Symptome oder Probleme der Erkrankung zu lindern. Mammakarzinome oder Prostatakarzinome wachsen im Alter oft langsam und können durch eine Hormon- oder Hormonentzugstherapie, die wesentlich verträglicher ist als eine übliche Chemotherapie, lange zurückgedrängt werden. Auch alternativmedizinische Methoden wie eine Misteltherapie können evtl. Beschwerden lindern.

Wenn sich ein Kranker für eine „klassische Krebstherapie" mit Operation, Chemotherapie und/oder Bestrahlung bzw. Immuntherapie entscheidet, ist es wichtig, ihn dabei zu begleiten. Eine Strahlentherapie oder Chemotherapie mit Zytostatika wird häufig ambulant durchgeführt, sodass Pflegende als Mitarbeiter eines Pflegedienstes evtl. Kranke in dieser Phase begleiten. Dies kann auch bei palliativer Chemo- oder Strahlentherapie der Fall sein. Sensibel für die Probleme zu sein, die bei der Behandlung auftreten und den Kranken zu unterstützen, sind die wichtigsten Aufgaben, die Pflegende in dieser Phase haben. Eine Chemotherapie schädigt nicht nur den Tumor, sondern alle Zellen im Körper, die sich teilen, also blutbildendes System, Haut, Schleimhaut, Haarfollikel. Nach Anwendung der Chemotherapie gehen diese Nebenwirkungen meist wieder ganz zurück. Bei Bestrahlung treten, je nach bestrahltem Körpergebiet, ähnliche Probleme auf.

Pflegerische Unterstützung bei Nebenwirkungen

Im Rahmen der Therapie treten häufig Nebenwirkungen auf. Pflegende können hier durch folgende Maßnahmen Erleichterung und Hilfen anbieten:

- **Übelkeit und Erbrechen**: Hier ist es wichtig, dass die Medikamente gegen die Übelkeit schon vor deren Auftreten gegeben werden. Falls das Präparat nicht wirkt, anderes vom Arzt verordnen lassen! Beim Erbrechen Nierenschale reichen, beim Frischmachen unterstützen, Wasser zum Mundspülen bereitstellen.
- **Stomatitis** (Wundsein im Mund): Alkohol, Nikotin, scharfe und saure Speisen meiden, evtl. Panthenol-Lutschtabletten anbieten. Pflegende sollten die Kranken bei einer gründlichen und regelmäßigen Mundpflege unterstützen (Parodontitisgefahr!). Dazu gehören neben der täglichen Inspektion der Mundhöhle u. a. eine weiche Zahnbürste und desinfizierende Mundspülungen. Kamille oder Salbei zum Gurgeln sind eine Möglichkeit, z. B. als Teeaufguss. Eventuell Eiswürfel zum Lutschen anbieten.
- **Wundheit des Enddarms bzw. Afters, Durchfälle**: Nach Absprache mit dem Arzt evtl. Imodium anbieten, auf gute Hautpflege im Afterbereich achten. Manche Speisen sind hilfreich, z. B. zerdrückte Bananen, geriebene Äpfel, Salzstangen, Möhrensuppe. Regulierend wirken auch Reis- oder Haferbrei, Toast oder Reiswaffeln.
- **Müdigkeit**: Häufig fühlen sich Kranke während einer Chemotherapie ausgesprochen müde. Dies gibt sich aber nach Ende der Behandlung.
- **Haarausfall**: Falls die Betroffenen keine Kopfbedeckung tragen möchten, ist es evtl. sinnvoll, vor Beginn der Behandlung eine Perücke anfertigen zu lassen.
- **Störung der Blutbildung**: Das blutbildende Knochenmark leidet auch unter der Therapie, die die Zellteilung hemmen soll. In der Folge gehen die Blutzellzahlen 1–5 Tage nach der Infusion bzw. Bestrahlung zurück (sog. Aplasie, Laborkontrollen!). Falls sie zu stark absinken, droht starke Anämie, Blutungsgefahr und Abwehrschwäche.

Praxistipp

Über spezielle Nebenwirkungen der eingesetzten Chemotherapie sollten sich Pflegende, wenn sie Patienten mit Zytostatika- oder Immuntherapie begleiten, beim Arzt informieren, um bei Alarmsignalen notfalls gleich eine ärztliche Behandlung bzw. Krankenhausbehandlung in die Wege leiten zu können.

Wenn eine palliative Therapie durchgeführt wird, weil die Erkrankung nicht geheilt werden kann, verschieben sich die Therapieziele. Vor allem sind Nebenwirkungen der Behandlung, die ein Tumorkranker bei einer kurativen Behandlung vielleicht akzeptieren würde, unter Umständen nicht tragbar. Dann ist es das Wichtigste, auf die Bedürfnisse des Kranken einzugehen und seine Wünsche und Entscheidungen zu respektieren.

Lernaufgabe

Diskutieren Sie im Pflegeteam, ob oder wann eine palliative Chemotherapie mit Nebenwirkungen akzeptabel ist, wenn sie das Leben des Kranken um einige Monate verlängern kann.

„Es geht nicht darum, dem Leben mehr Tage zu geben, sondern den Tagen mehr Leben." Dieses Zitat von Cicely Saunders, der Begründerin der Hospizbewegung, sollten Pflegende und Ärzte und auch alle anderen, die in der Umgebung eines Tumorkranken sind, sehr ernst nehmen. Näheres hierzu siehe Kap. „Hospizarbeit und Palliativmedizin" (S. 820).

Lernaufgabe

Der Umgang mit Tumorkranken, Schwerstkranken und evtl. Sterbenden stellt eine große Herausforderung für Pflegende, aber auch für alle anderen Menschen dar, die damit Berührung haben. Viele kommen nicht mit ihren eigenen Gefühlen klar, die dadurch ausgelöst werden und ziehen sich von dem Betroffenen aus Angst, Unsicherheit oder Unfähigkeit, mit der Situation umzugehen, zurück. Angehörige medizinischer Fachberufe konzentrieren sich auf medizinische Aspekte, und oft werden Kranke in dieser Situation alleingelassen, ja sogar in ein Einzelzimmer abgeschoben, obwohl sie das nicht möchten. Auch beim Gespräch mit Angehörigen der Kranken weichen Ärzte oder Pflegende manchmal aus. Thematisieren Sie dies im Pflegeteam oder mit Ihren Mitschülern.

31.2 Pflege und Begleitung bei häufigen Krebserkrankungen

An dieser Stelle sollen einige bei alten Menschen häufige und wichtige Malignome besprochen werden. Nachdem Pflegebedürftige im Heim und bei der ambulanten Pflege Krebs bekommen können und oft keine Früherkennungsuntersuchungen gemacht werden, ist es besonders wichtig, dass Pflegende mögliche (Früh-)Symptome kennen und eine ärztliche Abklärung in die Wege leiten. Zum anderen ist Krebs eine sehr häufige Erkrankung im Alter, sodass Krebskranke, die pflegerische Unterstützung brauchen, oft ambulante Pflegedienste rufen.

Auf die einzelnen Krebsarten kann hier nicht vertieft eingegangen werden. Genaue Stadieneinteilung, der Krankheitsausbreitung angepasste Therapiemöglichkeiten und nähere Informationen kann man den ausführlichen Internetseiten des Krebsinformationsdienstes (https://www.krebsinformationsdienst.de) entnehmen, der auch weitere Links zu fachlich vertieften Informationen anbietet. Genaue Behandlungsempfehlungen sind auch den jeweils aktuellen Leitlinien für die einzelnen Krebsarten zu entnehmen, s. „Internetadressen" (S. 796). Wenn Pflegende einen Tumorkranken während der Therapie betreuen, sollten sie mit dem Arzt vorher klären, welche Nebenwirkungen bzw. Probleme bei der Therapie zu erwarten sind, wie sie den Kranken speziell unterstützen können und worauf sie besonders achten müssen.

Für alle malignen Tumorerkrankungen gelten die Hinweise zur Schmerztherapie (S. 704) und die Hinweise zur Pflege (S. 785), ohne dass sie hier bei den einzelnen Tumorarten noch einmal aufgeführt werden. Damit sich der Tumorkranke nicht alleingelassen fühlt, keine Schmerzen hat und seine Ängste und Sorgen mit jemandem teilen kann, ist die wichtigste Aufgabe von Pflegenden und anderen medizinischen Berufen, die den Kranken mitbetreuen.

31.2.1 Kolorektales Karzinom

Die malignen Tumoren im Kolon und Rektum werden als kolorektale Tumoren (Darmkrebs) zusammengefasst. Der Darmkrebs ist der dritt- bzw. zweithäufigste Krebs bei Männern und Frauen, der zweit- bzw. dritthäufigste Krebs, an dem Männer und Frauen sterben, und kommt am häufigsten nach dem 55. Lebensjahr vor. Er ist typischerweise ein Adenokarzinom und entsteht oft aus Darmpolypen. Diese wachsen langsam und entarten oft ab einer gewissen Größe zum Karzinom (▶ Abb. 31.6). Deshalb ist auch die Koloskopie, bei der Polypen erkannt, abgetragen und histologisch (feingeweblich) untersucht werden können, die beste Methode zur Früherkennung. Zum typischen Darmkrebs zählen nicht Lymphome im Darm oder maligne Tumoren aus anderen Geweben, die im Darm lokalisiert sind.

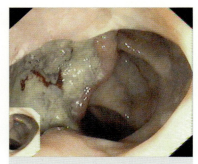

Abb. 31.6 Kolonkarzinom. Endoskopischer Befund. (Abb. aus: H. Greten et al. Innere Medizin. Thieme; 2010)

Risikofaktoren

Man kann nicht sagen, dass es für Darmkrebs typische Auslöser gibt. Vermehrt gefährdet sind aber Raucher, adipöse Menschen und Menschen, die sich wenig bewegen und sich ballaststoffarm, fett- und fleischreich ernähren. Vegetarier bekommen seltener Darmkrebs. Verwandte ersten Grades von Darmkrebskranken sind häufiger betroffen, sodass eine erbliche Veranlagung mit eine Rolle spielt. Bei seltenen erblichen Krankheitsbildern mit vielen Polypen im Darm besteht ein sehr hohes Darmkrebsrisiko schon in jungen Jahren. Patienten mit chronisch entzündlichen Darmerkrankungen, v. a. Colitis ulcerosa, haben ein erhöhtes Darmkrebsrisiko.

Früherkennung und Diagnostik

Die gesetzlichen Krankenversicherungen übernehmen zwischen dem 50. und 55. Lebensjahr die Kosten für einen Haemoccult-Test (Test auf verborgenes Blut im Stuhl), der vom Hausarzt durchgeführt wird, aber z. B. auch bei Pflegebedürftigen im Heim problemlos gemacht werden kann. Ab dem 55. Lebensjahr hat jeder Versicherte das Recht auf eine Koloskopie (Darmspiegelung). Bei unauffälligem Befund ist eine erneute Koloskopie nach 10 Jahren vorgesehen – alternativ können Versicherte alle 2 Jahre einen Haemoccult-Test machen lassen. Für Personen mit erhöhtem Erkrankungsrisiko gelten andere Empfehlungen.

Wenn der Verdacht auf ein kolorektales Karzinom besteht, werden, wie im Fallbeispiel bei Frau Seltmann, auf jeden Fall eine Abdomensonografie, Röntgen des Thorax, Blutuntersuchungen (Hb, CEA, evtl. weitere Tumormarker) und evtl. eine Computertomografie (CT) oder Magnetresonanztomografie (MRT) durchgeführt, um die Ausbreitung des Tumors festzustellen und die richtige Behandlung auszuwählen, s. Staging (S. 780). Das kolorektale Karzinom wird zusätzlich zur TNM-Klassifikation noch nach der UICC in die Stadien I–IV eingeteilt, aus denen sich dann die Therapieempfehlung ergibt.

Symptome

Echte Frühsymptome gibt es leider nicht. Wenn der Tumor wächst und das Darmlumen verlegt, können Änderungen der Stuhlgewohnheiten auftreten – Verstopfung und Durchfall im Wechsel, ungewohnte Blähungen und übler Geruch des Stuhls durch Gärprozesse, bleistiftdünn geformte Stühle. Ein Spätsymptom und eine Komplikation ist dann die völlige Verlegung des Darmlumens mit Ileus (Darmverschluss), bei dem der Kranke akut notfallmäßig ins Krankenhaus eingeliefert werden muss.

Blutet der Tumor, bekommt der Betroffen eine Anämie (Blutarmut) mit Müdigkeit, Leistungsabfall und Blässe. Bei vielen Krebsarten treten eine Leistungsminderung, leichtes Fieber und/oder Nachtschweiß auf. Verdauungsbeschwerden, Blähungen, Völlegefühl und Schmerzen oder Blutauflagerungen auf dem Stuhl können ebenfalls ein Hinweis auf einen Darmkrebs sein.

> **Merke**
>
> Blut im Stuhl muss abgeklärt werden! Auch wenn bekannt ist, dass der Pflegebedürftige Hämorrhoiden hat, kann dennoch ein kolorektales Karzinom vorliegen. Viele Kolon-Ca.-Patienten haben auch Hämorrhoiden.

Bei fortgeschrittenem Krebs können auch Beschwerden durch Metastasenbildung verursacht werden: Darmkrebs metastasiert v. a. in Leber, Lunge, Peritoneum (Bauchfell), Knochen und Eierstöcke.

Therapie

Wenn möglich, wird der Tumor, wie in unserem Fallbeispiel, operativ entfernt. War der Tumor schon größer, sind Lymphknoten befallen oder bestehen schon Metastasen, ist evtl. vor der Operation eine neoadjuvante Chemo- bzw. Strahlentherapie zur Verkleinerung sinnvoll bzw. eine postoperative adjuvante Chemo- oder Strahlentherapie, um einzelne Krebszellen im Körper zu zerstören und einem Rezidiv vorzubeugen. Schwierig und belastend für die Kranken mit kolorektalem Karzinom ist es, wenn die Operation nicht kontinenzerhaltend durchgeführt werden kann. Bei Tumoren im Kolon ist dies kein Problem, aber bei Rektumkarzinomen kann der Sicherheitsabstand, der bei der Entfernung des Tumors im Gesunden eingehalten werden muss, dazu führen, dass der Schließmuskel des Afters mit entfernt werden und ein Anus praeter (künstlicher Darmausgang) angelegt werden muss. Dies ist für die meisten Menschen eine schreckliche Vorstellung und evtl. für den Kranken ein Grund, sich nicht operieren lassen zu wollen. Hier ist es evtl. hilfreich, schon vor der Operation eine Fachkraft für Stomaberatung hinzuzuziehen, evtl. sogar den Kranken mit einem Stoma-Patienten bekannt zu machen. Mehr zur Pflege bei Stoma siehe Kap. „Stomaversorgung" (S. 384).

Falls eine kurative Therapie nicht möglich ist (z. B. fortgeschrittenes Stadium der Erkrankung, Kranker kann wegen Vorerkrankungen und stark reduziertem Allgemeinzustand nicht operiert werden), sollten Pflegende, Arzt, evtl. Angehörige und der Kranke besprechen, welche palliativen Maßnahmen infrage kommen. Beispielsweise kann ein ableitender Anus praeter angelegt werden, wenn ein Darmverschluss durch den Tumor droht.

31.2.2 Prostatakarzinom

Das Prostatakarzinom ist der häufigste Krebs bei Männern – jeder 8. Mann bekommt ihn im Laufe seines Lebens – und der dritthäufigste Krebs, an dem Männer sterben, d. h. nur 1 von 30 Männern stirbt daran. Prostatakrebs hat eine 5-Jahres-Überlebensrate von 93 % und die meisten Tumoren werden im frühen Stadium (T 1 oder T 2) entdeckt. Vor dem 60. Lebensjahr kommt er selten vor, er hat seinen Erkrankungsgipfel zwischen 65 und 85 Jahren. Bei Autopsien findet sich bei 60 % der 85-Jährigen ein Prostatakarzinom. Das Karzinom entsteht aus dem Drüsengewebe der Prostata (Vorsteherdrüse) und ist am Anfang kaum von der Benignen Prostatahyperplasie (BPH, gutartigen Prostatavergrößerung), bei der alle Gewebe vermehrt sind, zu unterscheiden.

Risikofaktoren

Für das Prostatakarzinom sind keine speziellen Risikofaktoren bekannt. Es kommt zwar familiär gehäuft vor und wächst hormonabhängig unter dem Einfluss von Testosteron, dem männlichen Geschlechtshormon, aber sowohl in der Ernährung als auch im Lebensstil lassen sich bisher keine eindeutigen Auslöser finden.

Früherkennung und Diagnostik

Die gesetzliche Krankenkasse bietet allen Männern ab 45 Jahre zur Früherkennung die Prostatauntersuchung an, bei der auch die Geschlechtsorgane und Lymphknoten

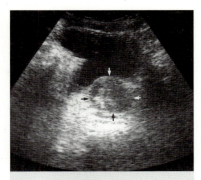

Abb. 31.7 Prostatakarzinom. Die vergrößerte Prostata (→) hat eine inhomogene (ungleichmäßige) Struktur und drückt den Boden der Harnblase ein. (Abb. aus: H. Greten et al. Innere Medizin. Thieme; 2010)

abgetastet werden und die Prostata vom Enddarm her getastet wird (▶ Abb. 31.7). Kleine Karzinome und Veränderungen, die nur an der vorderen Seite der Prostata sind, können so nicht erfasst werden. Größere und oberflächliche Tumoren können so aber einfach getastet werden. Wenn die Untersuchungsergebnisse auffällig sind, wird eine Messung des PSA, des prostataspezifischen Antigens, durchgeführt, das beim Prostata-Ca. als Tumormarker oft erhöht ist. Da es aber auch normal sein kann und andererseits auch bei Entzündungen oder aus anderen Gründen ansteigt, eignet sich das PSA nicht als Screening-Test für Gesunde zur Karzinomsuche. Weitere Untersuchungen bei auffälligen Ergebnissen sind die transrektale Sonografie (Ultraschall durch den Enddarm) und die Biopsie (Entnahme einer Gewebeprobe, ▶ Abb. 31.7), die dann histologisch untersucht wird. Evtl. wird ein MRT (Kernspintomografie) gemacht, um die Ausdehnung des Tumors im Becken zu beurteilen, oder Röntgenaufnahmen und eine Skelettszintigrafie bei Verdacht auf Metastasen.

Symptome

Das Prostatakarzinom macht früh keine Symptome oder zumindest keine, die nicht auch bei der benignen Prostatahyperplasie auftreten, und die kommt viel häufiger vor. Trotzdem sollten Störungen beim Wasserlassen abgeklärt werden. Blut im Urin oder in der Samenflüssigkeit, Schmerzen im Beckenbereich können auf ein Prostatakarzinom hinweisen. Ansonsten treten Beschwerden erst auf, wenn der Tumor über die Prostata hinaus ins Becken wächst oder wenn sich Metastasen in anderen Organen gebildet haben.

> **Praxistipp**
>
> Die ersten Symptome, die ein Prostatakarzinom macht, können durchaus Knochenschmerzen von Knochenmetastasen sein. Pflegende sollten bei neu auftretenden Knochenschmerzen bei alten Menschen ohne erkennbare Ursache immer an Metastasen eines Karzinoms (v. a. Prostata- oder Lungen-/Bronchialkarzinom, Multiples Myelom, Mammakarzinom) denken!

Das Prostata-Ca. metastasiert vorzugsweise in Knochen, Lunge, Leber und Hirnhaut.

Therapie

Da Prostatakarzinome oft langsam wachsen, wartet man manchmal, wenn das Karzinom noch im Frühstadium ist, zunächst ab. Ist das PSA erhöht, wird es kontrolliert, um das Wachstum des Tumors zu beobachten. Wenn das Karzinom noch auf die Prostata begrenzt ist, kann es durch eine Prostatektomie (Entfernung der Prostata) komplett geheilt werden. Allerdings hat diese Operation bei 20–30 % der Kranken dauerhafte Impotenz und bei 7 % dauerhafte Inkontinenz zur Folge. Alternativ kommt eine Bestrahlung von außen oder innen (mit radioaktiven Seeds, kleinen „Nadeln") infrage. Damit können nach bisherigem Stand 90 % der Männer, bei denen das Karzinom auf die Prostata begrenzt ist, dauerhaft geheilt werden.

▶ **Hormonentzugstherapie.** Eine andere Möglichkeit ist die medikamentöse Therapie mit Antihormonen (Hormonentzug) oder anderen Medikamenten, die die Testosteronwirkung blockieren, da praktisch jedes Prostata-Ca. durch Testosteron zum Wachstum angeregt wird. Dadurch ist zwar keine vollständige Heilung möglich, aber im Vergleich zur Operation ist die Behandlung schonender. Und es ist zu bedenken, dass bei alten Menschen das Karzinom evtl. so langsam wächst, dass sie nicht daran, sondern irgendwann an etwas anderem sterben. Als Nebenwirkungen treten Vergrößerung der Brustdrüse, Impotenz, Zeugungsunfähigkeit, Hitzewallungen und Libidominderung auf. Bei alten Menschen sind diese Veränderungen aber oft nicht so stark ausgeprägt wie bei jüngeren. Alternativ zur Hormonentzugstherapie, die 1-mal im Monat als Depot gespritzt wird, kann der Kranke auch in einem kleinen Eingriff die Hoden entfernen lassen. Die Hormonentzugstherapie kommt v. a. für Kranke in Betracht, die sich nicht operieren lassen können (wegen des Alters, Allgemeinzustands oder Vorerkrankungen), keine Operation wünschen oder bei denen der Tumor schon über die Prostata hinausgewachsen ist bzw. metastasiert ist.

> **Praxistipp**
>
> Wenn durch die Symptome der Verdacht auf ein Prostata-Ca. bzw. Metastasen davon besteht, sollte, auch wenn der Kranke keine Maximaltherapie wünscht, die notwendige Abklärung durchgeführt werden, weil es, v. a. bei fortgeschrittenem Tumor, relativ schonende Therapiemöglichkeiten gibt, um das Tumor- und Metastasenwachstum zu verlangsamen.

Pflegepersonen, besonders Altenpflegende, sollten berücksichtigen, dass Erkrankungen im Genitalbereich für viele alte Menschen ein Tabuthema bzw. mit Scham besetzt sind und es vielen alten Männern leichter fällt, eine männliche Ansprechperson zu haben, sodass sie sich bei einem männlichen Pfleger besser öffnen können.

31.2.3 Mammakarzinom

Das Mamma-Ca. ist mit 31 % die häufigste Krebserkrankung der Frau und mit 17 % auch die häufigste Tumorlokalisation bei den Krebssterbefällen der Frauen. Jede 8. Frau bekommt im Lauf ihres Lebens Brustkrebs, jede 29. Frau stirbt an Brustkrebs. (Auf Brustkrebs beim Mann wird hier nicht eingegangen, weil er sehr selten vorkommt.) Trotz der gestiegenen Erkrankungszahlen sterben heute weniger Frauen an Brustkrebs als noch vor 10 Jahren. Durch Fortschritte in der Therapie haben sich die Überlebenschancen deutlich verbessert.

> **Fallbeispiel**
>
> Frau Blink, 79 Jahre alt, hatte vor 3 Monaten beim Duschen einen Knoten in der rechten Brust bemerkt. Die nachfolgenden Untersuchungen ergaben ein Mammakarzinom, das im Krankenhaus operativ entfernt wurde. Weil der Tumor noch nicht sehr groß war und günstig lag und die Brust nicht komplett entfernt wurde, aber 2 Lymphknoten schon befallen waren, muss anschließend eine Bestrahlung und adjuvante Chemotherapie gemacht werden. Frau Blink war vor 3 Jahren gemeinsam mit ihrem Mann, der nun seit 2 Jahren tot ist, ins Altenheim gezogen.

Risikofaktoren

Das Mamma-Ca. ist – wie das Prostata-Ca. – durch Geschlechtshormone beeinflusst, die Wirkung des Östrogens kann die Brustkrebsentstehung und das Tumorwachstum fördern. Eine frühe erste Regelblutung und späte Wechseljahre sind mit einem erhöhten Risiko verknüpft, und kinderlose Frauen oder Frauen, die spät Kinder bekommen haben, tragen ein höheres Risiko als Frauen, die früh viele Kinder geboren und lange gestillt haben. Die Hormonersatztherapie nach den Wechseljahren erhöht das Brustkrebsrisiko, die Einnahme der „Pille" weniger. Übergewicht und Bewegungsmangel nach den Wechseljahren, Alkohol und Aktiv- und Passivrauchen erhöhen das Brustkrebsrisiko ebenfalls. Das häufige Vorkommen von Brustkrebs bei weiblichen Blutsverwandten ist ebenfalls ein Risikofaktor, wobei nur in 5–10 % aller Brustkrebsfälle „familiär gehäufter Brust- und Eierstockkrebs" mit der nachweisbaren Genvariante BRCA1 und BRCA2 besteht.

Früherkennung und Diagnostik

Eine der wichtigsten Maßnahmen zur Früherkennung ist die **Selbstuntersuchung** der Brust und der Lymphknoten in der Achsel, die Frauen am besten monatlich regelmäßig durchführen; siehe „Internetadressen" (S. 796). Der Großteil aller Mammakarzinome wird nämlich von Frauen selbst entdeckt und kann dann noch früher behandelt und geheilt werden. Das gesetzliche Früherkennungsprogramm bietet Frauen ab 30 Jahren die Möglichkeit einer jährlichen Tastuntersuchung beim Arzt. Alle 2 Jahre kann man ab 50 auch eine Mammografie (Röntgen der Brust) als Vorsorgeuntersuchung durchführen lassen. Wenn ein auffälliger Befund festgestellt wird, wird eine Mamma-Sonografie angeschlossen und eine Feinnadelbiopsie durchgeführt, bei der Gewebe entnommen und feingeweblich untersucht wird (sog. Tripel-Diagnostik). Während bei jungen Frauen Knoten in der Brust meist Fibrome (Bindegewebsgeschwülste), Fibroadenome (aus Bindegewebe und Drüsengewebe) oder Zysten (flüssigkeitsgefüllte Hohlräume), also gutartig sind, steigt im Alter die Wahrscheinlichkeit, dass sich hinter einem Knoten in der Brust ein Karzinom verbirgt.

Das Mammakarzinom metastasiert in die regionalen Lymphknoten (▶ Abb. 31.8), außerdem über das Blut in Knochen, Leber, Lunge, Gehirn, Haut. Dementsprechend wird, wenn ein Karzinom festgestellt wird, für das Staging (Ausbreitungsdiagnostik) ein Röntgen des Thorax, eine Abdomensonografie, eine Skelettszintigrafie, evtl. noch

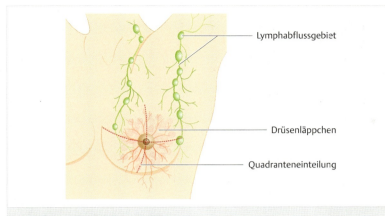

Abb. 31.8 Lymphabflüsse der Brustdrüse.

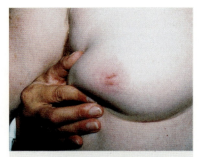

Abb. 31.9 Einziehung der Brustwarze beim Mammakarzinom. (Abb. aus: S. Schewior-Popp et al. Thiemes Pflege. Thieme; 2012)

ein CT oder MRT gemacht. Eventuell ist der Tumormarker Ca 15–3 erhöht, was bei den Verlaufskontrollen bei der Nachsorge genutzt werden kann, um frühzeitig Rezidive zu entdecken.

Mammakarzinome können von den Drüsenläppchen (lobuläres Karzinom) oder von den Milchgängen (duktales Karzinom) ausgehen. Innerhalb dieser 2 Kategorien gibt es zahlreiche Unterarten, die sich im Wachstum und der Aggressivität gegenüber der Umgebung ganz unterschiedlich verhalten. Auch in der Ansprechbarkeit auf verschiedene Therapien unterscheiden sie sich. Deshalb muss der Pathologe am entnommenen Krebsgewebe Gewebemarker, Hormonrezeptoren und weitere Merkmale untersuchen, damit für die Patientin die optimale, schonendste, sicherste Therapie ausgewählt werden kann.

Symptome

Das häufigste Symptom ist ein tastbarer Knoten, der derb, nicht schmerzhaft und evtl. nicht verschieblich (weil mit der Umgebung verwachsen) ist. Warnzeichen sind außerdem, wenn Sekret oder Blut aus der Brustdrüse austritt, die Umgebung der Brustwarze gerötet ist, die Brüste beim Anschauen im Spiegel nicht seitengleich sind oder, durch ein Einwachsen des Tumors in die Haut oder in Lymphspalten, Hauteinziehungen (▶ Abb. 31.9) oder Orangenhaut vorhanden sind. Beim Abtasten der Achsel bei herunterhängendem Arm können evtl. Lymphknoten schmerzlos vergrößert getastet werden. Das kann ein Hinweis auf Lymphknotenbefall durch Krebs sein, besonders, wenn die Lymphknoten nicht verschieblich sind. Dann sollten die Pflegenden unverzüglich eine weitere Abklärung beim Arzt oder im Krankenhaus in die Wege leiten.

Praxistipp

Wenn Pflegebedürftige nicht an Krebsfrüherkennungsuntersuchungen teilnehmen, können Pflegende die Unterstützung bei der Körperpflege nutzen, um auf sichtbare Zeichen für ein Mamma-Ca. zu achten und die Pflegebedürftige auf das Thema anzusprechen. Evtl. kann sie zeigen, wie die Brust selbst abgetastet werden kann. Bei ungewollter Gewichtsabnahme, Müdigkeit oder neu aufgetretenen Knochenschmerzen an ein Mamma-Ca. denken!

Therapie

Die wichtigste Behandlung besteht meist in der Entfernung des Tumors. Heute wird fast immer brusterhaltend operiert, d. h., der Tumor wird mit umgebendem Sicherheitssaum entfernt und anschließend wird das Restgewebe der Brust nachbestrahlt. Dies ist gleich sicher im Hinblick auf die Rezidivgefahr wie eine Mastektomie (Entfernung der Brust). Normalerweise werden bei der Operation nur so viele axilläre Lymphknoten entfernt wie nötig, um den Tumor nach TNM-Klassifikation (▶ Tab. 31.3) einzuordnen. Dadurch sind die schweren Lymphödeme am Arm der operierten Seite viel seltener geworden.

Je nach Untersuchungsergebnissen der Tumormerkmale wird der Patientin danach eine Antihormontherapie empfohlen (wenn die Hormonrezeptoren des Tumors positiv waren), eine Antikörpertherapie (wenn die HR2-Rezeptoren positiv waren) oder eine Chemotherapie, wenn diese größere Heilungschancen verspricht. Grundsätzlich muss für jede Brustkrebspatientin die individuell für sie beste Behandlungslösung gefunden werden. Auch bei sehr alten Frauen mit evtl. fortgeschrittenem Tumorleiden lässt sich, z. B. durch Antiöstrogene (Antihormontherapie mit Tamoxifen) oder mit Aromatasehemmern, die weniger belastend sind als eine übliche Zytostatikatherapie, oft ein Zurückdrängen des Tumors und eine Verbesserung der Lebensqualität erreichen. Auch Metastasen können, wenn sie auftreten, durch verschiede Methoden (Bestrahlung, Bisphosphonate) behandelt werden.

Fallbeispiel

Nach der Operation war Frau Blink in einer Rehabilitationsklinik zur Anschlussheilbehandlung gewesen. Dort hatte sie sich von der Operation erholt und auch wieder mit körperlichen Aktivitäten wie Gymnastik begonnen. Es hatte ihr gut getan, mit andern Betroffenen zu reden, die ebenfalls eine Krebsoperation hinter sich hatten. Jetzt ist die Operationswunde gut verheilt, aber sie fühlt sich dennoch irgendwie entstellt. Auch hat sie nach der Lymphknotenentfernung in der rechten Achsel noch Probleme mit Schwellung und Spannungsgefühlen im rechten Arm. Die in der AHB begonnene Lymphdrainage soll hier im Heim vom Hausarzt weiter verordnet werden.

Frau Groß, die Pflegerin im Heim, freut sich, dass Frau Blink wieder zu Hause im Heim ist und möchte sie bei der Bewältigung des Erlebten unterstützen. Sie unterhält sich lange mit Frau Blink und zeigt ihr einfache Alltagsübungen, um den Lymphabfluss am rechten Arm zu verbessern.

Brustkrebs hat, noch mehr als andere Krebsarten, für eine Frau etwas existentiell Bedrohendes. Zur Angst vor Rezidiven, Metastasen und dem Tod kommt das Gefühl hinzu, keine vollständige Frau mehr zu sein. Die Patientinnen fühlen sich verstümmelt, haben auch Angst vor einer evtl. bevorstehenden Strahlen- oder Chemotherapie und dem Haarausfall, der damit einhergeht. Hier ist es sehr wichtig, dass Pflegende sich Zeit nehmen, zuzuhören, auch Gefühle anzusprechen und, wenn möglich, der Kranken Mut zu machen. Hilfreich ist es, wenn Kontakt zu Frauen aufgenommen werden kann, die diese schwere Zeit schon überstanden haben (z. B. bei einer Selbsthilfegruppe). Auch ist es wichtig, evtl. schon vor einer Therapie, die vorübergehend Haarausfall macht, eine Perücke anfertigen zu lassen, falls es die Kranke wünscht. Wenn möglich, sollten Pflegende auch Raum für schöne Erfahrungen schaffen, z. B. ein gutes Essen, Musik, angenehme Gesellschaft, Entspannungsübungen.

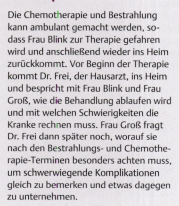

Fallbeispiel

Die Chemotherapie und Bestrahlung kann ambulant gemacht werden, sodass Frau Blink zur Therapie gefahren wird und anschließend wieder ins Heim zurückkommt. Vor Beginn der Therapie kommt Dr. Frei, der Hausarzt, ins Heim und bespricht mit Frau Blink und Frau Groß, wie die Behandlung ablaufen wird und mit welchen Schwierigkeiten die Kranke rechnen muss. Frau Groß fragt Dr. Frei dann später noch, worauf sie nach den Bestrahlungs- und Chemotherapie-Terminen besonders achten muss, um schwerwiegende Komplikationen gleich zu bemerken und etwas dagegen zu unternehmen.

Bei einer ambulanten Strahlen- und Chemotherapie, bei der Pflegekräfte die Kranken zwischenzeitlich betreuen, helfen sie, die Nebenwirkungen und Probleme zu mildern. Den Betroffenen, die während dieser Phase oft körperlich stark eingeschränkt, müde, appetitlos sind, wenn nötig zu helfen und Wunschkost anzubieten, die trotz Nebenwirkungen, z. B. wunder Schleimhäute, vertragen wird. Wenn jemand, der solch schwere Zeiten schon selbst hinter sich gebracht hat, von seinen Erfahrungen berichten kann und die Kranke ermutigen kann, ist es oft hilfreich.

Natürlich sind auch hier die Nachsorgeuntersuchungen wichtig. Pflegende sollten mit darauf achten, dass diese wahrgenommen werden. Insbesondere, da beim Mamma-Ca. das Überleben des 5-Jahres-Zeitraums nicht als Heilung gilt, weil auch nach 10 Jahren oder später noch Rezidive auftreten können.

31.2.4 Bronchialkarzinom (Lungenkrebs)

Das Bronchialkarzinom (▶ Abb. 31.10) ist die zweithäufigste Krebsart bei Männern, die dritthäufigste bei Frauen, aber diejenige Krebsart, die Platz 1 bei den Krebssterbefällen der Männer und Platz 2 bei den Krebssterbefällen der Frauen einnimmt. Es hat keine hohe Heilungsrate – nach 5 Jahren leben nur noch 5 % der Erkrankten. Dies liegt v. a. daran, dass es keine gute Früherkennungsmöglichkeit gibt und der Krebs, wenn er entdeckt wird, meist schon weiter fortgeschritten ist. Nur wenn er früh entdeckt wird, und das ist meist zufällig, kann er geheilt werden.

Früherkennung und Diagnostik

Leider gibt es keine gute Möglichkeit zur Früherkennung eines Bronchialkarzinoms. Im Röntgenbild ist der Tumor zum Teil erst spät sichtbar, das Spiral-CT stellt zwar die Tumoren dar, ist aber mit einer hohen Strahlenbelastung verbunden, liefert häufig falsch-positive Befunde und eignet sich deshalb nicht zur Routinekontrolle. Wenn klinisch der Verdacht auf einen Lungenkrebs besteht, müssen zum Staging ein CT und eine Abdomensonografie gemacht werden, um die genaue Ausdehnung, den Lymphknotenbefall und die Metastasierung abzuklären. Eine Operation kommt nämlich meist nur infrage, wenn keine Metastasen vorhanden sind.

Risikofaktoren

Der wichtigste Risikofaktor ist das Rauchen (auch das Passivrauchen). Nur 10 % der an Bronchialkarzinom Erkrankten sind Nichtraucher. Weitere Risikofaktoren, die aber selten sind, sind beruflich bedingte Schadstoffe (Asbest, Radon). Auch häufige medizinisch bedingte Strahlenbelastung (CT) erhöht das Risiko.

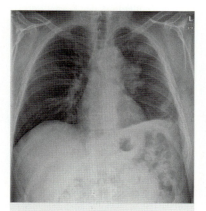

Abb. 31.10 Röntgen-Thorax mit Bronchialkarzinom links. (Foto: O. Knieps, Thieme)

Symptome

Die Symptome sind spät und unspezifisch. Das einzige typische (evtl. frühe) Symptom sind Husten und Auswurf, evtl. mit Blutbeimengung, die länger als 3–4 Wochen dauern. Alle weiteren Symptome sind Spätsymptome, die durch das Fortschreiten des Krebses verursacht werden, z. B. Gewichtsabnahme, Atemnot, Leistungsminderung. Wenn andere Organe infiltriert werden, macht dies Symptome (z. B. Brustkorbschmerzen beim Atmen, Atemnot durch Pleuraerguss), oder es treten durch die Metastasen Symptome auf (v. a. Knochenschmerzen, Bildung von Hormonen durch Paraneoplastisches Syndrom, neurologische Symptome durch Hirnmetastasen). Das Bronchialkarzinom metastasiert v. a. in Gehirn, Knochen, Leber und Nebennieren.

Therapie

Die einzige Therapie, die realistisch Aussicht auf Heilung verspricht, ist die operative Entfernung des Tumors, was meist die Entfernung eines halben oder ganzen Lungenflügels bedeutet. Nachdem die Karzinome oft schon bei Entdeckung recht groß bzw. fortgeschritten sind, ist dies oft nicht möglich. Auch muss der Kranke den Eingriff gut überstehen können, was manchmal auch problematisch ist, da viele Erkrankte schon vorher an einer chronischen Bronchitis durch das Rauchen leiden und eine eingeschränkte Lungenfunktion haben.

Wenn das Karzinom nicht entfernt werden kann, wird, je nach histologischer Art des Tumors, eine Chemotherapie und/oder Strahlentherapie gemacht. Oft sind die Ansprechraten aber nicht sehr gut. Eine palliative Bestrahlung oder Zytostatikabehandlung ist zur Therapie der Metastasen evtl. sinnvoll.

31.2.5 Leukämien und Lymphome – Vorbemerkungen

Unter den Leukämien („weißes Blut") werden Malignome zusammengefasst, die durch Entartung der weißen Blutzellreihe entstehen. Das Risiko, im Leben an einer Leukämie zu erkranken, beträgt etwa 1 %. Man unterscheidet dabei akute oder chronische Leukämien mit einer Entartung der myeloischen oder lymphatischen Reihe. Die Entstehung der einzelnen Blutzellen aus Stammzellen im Knochenmark zeigt ▶ Abb. 31.11.

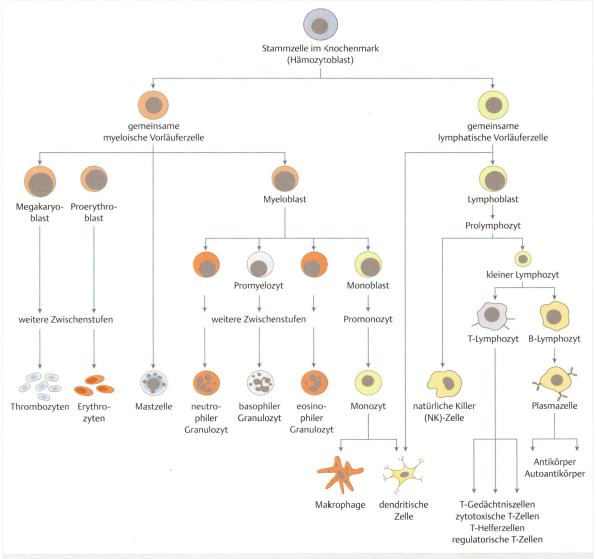

Abb. 31.11 Entstehung der Blutzellen aus Stammzellen im Knochenmark (mod. n. Krebsinformationsdienst).

Leukämien haben einen Erkrankungsgipfel im Kindesalter, v. a. akute Leukämien, und nehmen dann ab dem 30. Lebensjahr wieder zu. Im Alter steigt die Häufigkeit wieder an, v. a. bei der Chronischen Lymphatischen Leukämie (CLL).

Die Prognose einer Leukämie hängt stark von der Leukämieform und dem Erkrankungsalter ab. Während bei Kindern akute Formen oft heilbar sind, haben sie bei Erwachsenen eine schlechtere Prognose – eine Heilung gibt es fast nur nach einer riskanten Knochenmarktransplantation (Stammzelltransplantation). Die häufigste Form im Alter ist die CLL. Deshalb soll hier v. a. auf diese Form eingegangen werden. Nach neueren Klassifikationen zählt die CLL nicht mehr zu den Leukämien, sondern zu den Non-Hodgkin-Lymphomen (Leukämie = entartete Leukozyten sind im Blut, Lymphom = entartete Zellen des lymphatischen Systems [= Lymphozyten] sind v. a. in den lymphatische Organen wie Lymphknoten, Milz, später auch Knochenmark und Leber).

31.2.6 Chronische Lymphatische Leukämie (CLL)

Die CLL kommt v. a. im höheren Lebensalter vor. Sie nimmt eine Zwischenstellung zwischen den Leukämien (entartete Blutzellen im Blut) und den Lymphomen („Lymphknotenkrebs" in lymphatischen Organen) ein, da bei ihr sowohl die Lymphozytenzahl im Blut stark erhöht ist als auch Ansammlungen entarteter Lymphozyten in vergrößerten Lymphknoten (evtl. auch Milz, Leber) zu finden sind.

Risikofaktoren

Das Leukämie- und Lymphomrisiko ist erhöht, wenn eine Strahlentherapie oder Zytostatikabehandlung vorangegangen ist, außerdem nach Strahlenunfällen. Außerdem besteht eine genetische Veranlagung (Kinder von CLL-Kranken haben ein 3-fach so hohes Risiko). Eventuell erhöhen auch organische Lösungsmittel das CLL-Risiko.

Früherkennung und Diagnostik

In 50 % der Fälle wird eine CLL als Zufallsbefund bei einer Blutuntersuchung gefunden. Insofern stellt eine Blutuntersuchung mit Blutbild (Zahl der Blutzellen) eine gewisse Früherkennungsmöglichkeit dar. Ansonsten fällt die Erkrankung erst auf, wenn Symptome auftreten.

Nachgewiesen wird die CLL durch ein Blutbild mit hohen Leukozytenzahlen und hohen Lymphozytenzahlen > 5 000/μl, zu hohem Lymphozytenanteil beim Differenzialblutbild (Auszählen der weißen Blutarten) und speziellem immunologischem Nachweis des B-Zell-Klons, Nachweis veränderter Serumeiweiße (Antikörpermangel, Autoantikörper), erniedrigte Zahl der anderen, normalen Blutzellen.

In der Anamnese findet sich oft die sog. **B-Symptomatik**: Fieber, Nachtschweiß Gewichtsverlust in Kombination. Bei der Untersuchung sind evtl. eine vergrößerte Milz, eine vergrößerte Leber und vergrößerte, derbe Lymphknotenschwellungen zu finden. Eine Knochenmarksuntersuchung oder eine Lymphknotenbiopsie sind nicht notwendig, wenn mehrere der oben genannten Symptome vorhanden sind.

Symptome

Lymphknotenvergrößerungen (derbe, nicht schmerzhafte Knoten an den tastbaren Bereichen an Hals, Schlüsselbeinregion Achsel, Leiste, aber auch im Brust- und Bauchraum) bestehen zu Beginn der Erkrankung bei 50 % der Betroffenen, später bei fast allen Kranken. Eventuell treten Fieber, Nachtschweiß, Gewichtsabnahme (sog. B-Symptomatik) und eine Leistungsminderung auf. Leber und Milz können vergrößert sein, was zu Bauchschmerzen führen kann. Sehr häufig sind Hauterscheinungen wie unter „Merke" beschrieben.

> **Merke**
>
> Bei diesen **Hautveränderungen** im Alter sollte immer auch an eine CLL gedacht werden:
> - Pruritus (Juckreiz), chronische Urtikaria (Nesselsucht)
> - Purpura (kleine Punktblutungen) an Haut und Schleimhaut
> - Herpes Zoster (Gürtelrose), ausgedehnter Herpes simplex (Lippenherpes)
> - Erythrodermien (Rötungen der Haut)
> - knotige Hautveränderungen
> - Mykosen (Pilzerkrankungen)

> Verdächtig sind sie besonders, wenn gleichzeitig eine B-Symptomatik (Fieber, Nachtschweiß, Gewichtsabnahme über 10 % in den letzten 6 Monaten) vorliegt.

Aufgrund der entarteten Lymphozyten, die zwar in hoher Anzahl auftreten, aber alle aus einer Zelllinie stammen (Klone) und nicht funktionstüchtig sind, kann es zu einer Reihe von Komplikationen kommen:
- Abwehrschwäche infolge des Mangels an funktiontüchtigen Abwehrzellen, Infektionen
- Anämie (Mangel an roten Blutkörperchen) durch Autoantikörper
- Durchblutungsstörungen durch zu viel Zellen im Blut
- Milzvergrößerung mit vermehrtem Blutzelluntergang
- Übergang in ein hochmalignes Non-Hodgkin-Lymphom mit schlechter Prognose
- Auftreten von Zweitmalignomen

Therapie

Mit bestimmten Kombinationen von Zytostatika, evtl. Kortison und anderen Medikamenten, evtl. auch Strahlentherapie, lässt sich die CLL oft lange in Schach halten bzw. zurückdrängen. Eine Heilung ist mit dieser Therapie nicht möglich, nur mit einer Stammzelltransplantation (Knochenmarksspende). Oft jedoch leben die Kranken noch 10 Jahre oder länger.

> **Praxistipp**
>
> Da die Abwehr von CLL-Kranken geschwächt ist, sollten Pflegende auf eine gute Infektionsprophylaxe achten. Die Kranken sollten sich gegen Influenza und Pneumokokken impfen lassen und bei schweren Infekten durch Antikörpermangelsyndrom Antikörper erhalten.

31.2.7 Multiples Myelom (Plasmozytom, M. Kahler)

Beim Multiplen Myelom handelt es sich um ein niedrigmalignes B-Zell-Non-Hodgkin-Lymphom, bei dem ein Klon entarteter Plasmazellen im Knochenmark liegt, oft an mehreren Stellen. Die Krebszellen produzieren dann massenhaft identische Immunglobuline (Antikörper), die funktionsunfähig sind. Gleichzeitig werden die „normalen" blutbildenden Zellen im Knochenmark zurückgedrängt. Außerdem regen die malignen Plasmazellen die Osteoklasten an und hemmen die Osteoblasten, was zum Knochenabbau an vielen Stellen des Knochens führt. Das Multiple Myelom ist der häufigste Tumor von Knochenmark und Knochen und hat seinen Altersgipfel bei ca. 70 Jahren. Männer sind häufiger betroffen als Frauen.

Risikofaktoren

Die Risikofaktoren sind unbekannt, in einigen Fällen stehen ionisierende Strahlen, evtl. auch Pestizide in Verdacht.

Früherkennung und Diagnostik

Die Früherkennung ist schwierig. Ein Multiples Myelom (von Plasmozytom spricht man, wenn ein einzelnes Plasmozytom vorliegt) wird in 20 % als Zufallsbefund entdeckt, ohne dass Symptome vorhanden sind. Wenn der klinische Verdacht besteht, wird der Schädel geröntgt (typische kleine „Löcher" durch Osteolysen = „Schrotschussschädel") und eine Knochenmarksbiopsie entnommen, um die Plasmazellnester nachzuweisen. Im Blut oder Urin sind die abnormalen Proteine (Antikörper) nachweisbar. Um weitere Osteolysen aufzudecken, wird ein CT mit geringer Strahlendosis gemacht. Allerdings darf dafür kein Kontrastmittel gegeben werden, da das zum Nierenversagen führen kann! Die BSG („Blutsenkung") ist stark beschleunigt. Wegen der Gefahr der Nierenschädigung werden noch Nierenwerte untersucht und im Blut die Blutzellzahl, im Serum Kalzium und Eiweiße bestimmt.

Symptome

Symptome können Abgeschlagenheit, Müdigkeit, Gewichtsverlust sein. Meist wird das Multiple Myelom erst durch die Komplikationen entdeckt, die es verursacht. Dies können sein:
- Knochenschmerzen oder Spontanfrakturen durch Osteolyse (Knochenauflösung) in Schädel (sog. Schrotschussschädel), Rippen, Wirbeln, Becken, Oberarm und Oberschenkel
- Erhöhung des Blutkalziumspiegels durch die Osteolysen (Knochenauflösungsherde)
- Nierenschädigung durch die krankhaften Immunglobuline (durch „Verstopfung" der Nierentubuli)
- Anämie durch Verdrängung der normalen Blutbildung
- Durchblutungsstörungen durch zu viel Zellen im Blut
- erhöhtes Risiko für Zweitmalignome
- Antikörpermangelsyndrom mit Infektanfälligkeit (wie bei CLL)

Therapie

Behandelt wird nur, wenn Symptome und Organschäden (durch die Osteolysen, Veränderungen der Blutzellen oder Bluteiweiße) vorliegen. Bei Patienten in sehr gutem Allgemeinzustand < 75 Jahre ist ggf. eine Hochdosis-Chemotherapie mit anschließender Stammzelltransplantation möglich. Bei Kranken > 75 Jahre wird meist nur mit immunmodulierenden Medikamenten behandelt.

Bei Komplikationen werden diese entsprechend behandelt: z. B. Bisphosphonate gegen Knochenschmerz und zur Frakturprophylaxe, Bestrahlung von Knochenherden, Impfungen gegen Influenza und Pneumokokken, Antikörpergabe bei Infektionen, Erythropoetin bei Anämie.

Bei aggressiver Behandlung und Stammzelltransplantation leben nach 10 Jahren noch 50 % der Patienten.

31.2.8 Morbus Hodgkin

Beim Morbus Hodgkin (= Lymphogranulomatose) handelt es sich um eine Entartung der B-Lymphozyten in den Lymphknoten. Am Anfang ist die Erkrankung auf die Lymphknoten beschränkt, später finden sich evtl. auch Ansammlungen entarteter B-Lymphozyten in der Leber oder im Knochenmark. Es gibt 2 Altersgipfel, um das 30. und um das 60. Lebensjahr herum. Männer erkranken etwas häufiger als Frauen.

Risikofaktoren

Unbekannt, HIV-Infektion und Epstein-Barr-Virus-Infektion (Pfeiffer'sches Drüsenfieber) in der Anamnese erhöhen das Risiko auf das 3-Fache, immunsuppressive Therapie und Umgang mit Pestiziden/Holzschutzmitteln sind ebenfalls Risikofaktoren.

Früherkennung/Diagnostik

Es gibt keine Früherkennungsuntersuchung. Für die Prognose (Heilungsaussichten) entscheidend ist die Ausbreitung zum Zeitpunkt der Diagnosestellung, wobei das Vorhandensein einer B-Symptomatik eher ungünstig ist. Vor Beginn der Therapie muss auch der genaue Typ des Lymphoms histologisch abgeklärt werden. Dann wird für das Staging genau untersucht, wie weit fortgeschritten das Malignom ist: Anamnese, körperliche Untersuchung, Laboruntersuchungen, Abdomensonografie, Rö-Thorax, CT von Hals, Thorax und Abdomen und eine Knochenmarksbiopsie führen dazu, dass die Ausbreitung genau geklärt ist.

Symptome

Wenn das Lymphom auftritt, beginnt es meist an den Lymphknoten am Hals (seltener in der Achsel oder der Leiste), die als „schmerzlose, harte Pakete" geschwollen sind. Oft tritt auch eine B-Symptomatik (Fieber, Nachtschweiß, Gewichtsverlust) auf. Müdigkeit und Leistungseinbußen sind häufig. Bei weiterer Ausbreitung können eine Vergrößerung der Leber und Milz, Schmerzen im Bauchraum, Ausbreitung in Skelett, Lunge und Harnsystem auftreten.

Therapie

Die Behandlung ist sehr aggressiv und mit Nebenwirkungen behaftet. Es wird eine kombinierte Strahlen- und Chemotherapie gemacht, die bei frühen Stadien zwar 80–90 % 5-Jahres-Überlebensraten hat, aber oft bleibende Schäden an Herz und Lunge hinterlässt. Diese Therapien werden meist in spezialisierten onkologischen Zentren durchgeführt.

31.2.9 Basaliom

Das Basaliom (Basalzellkarzinom) ist ein semimaligner Tumor, d. h., es bildet zwar fast nie Metastasen, aber es wächst lokal destruierend (zerstörend) und kann Knorpel und Knochen zerstören. Es entsteht aus einer malignen Entartung der Basalzellschicht der Haut und der Haarfollikel. Am häufigsten ist es an Kopf und Hals (80 %) und es kann unterschiedlich aussehen. In Deutschland erkranken jährlich mehr als 230 000 Menschen erstmals an Hautkrebs. Etwa 60 % dieser Krebserkrankungen entfallen auf das Basaliom. Männer sind etwas häufiger betroffen als Frauen. Im Schnitt sind die Patienten etwa 60 Jahre alt.

Risikofaktoren

UV-Strahlung, Alter, helle Haut und erbliche Veranlagung sind die größten Risikofaktoren. Selten ist auch eine berufliche Arsenbelastung (z. B. bei Winzern) die Ursache.

Früherkennung und Diagnostik

Im Rahmen des Check-up 35, der Gesundheitsuntersuchung alle 2 Jahre ab 35 durch den Hausarzt, wird auch die Haut beurteilt. Der Arzt fragt nach neu aufgetretenen Hautveränderungen und inspiziert die Haut des Patienten. Leider wird diese Untersuchung im Alter oft zu wenig wahrgenommen. Wenn der Verdacht auf ein Basaliom besteht, kann eine Gewebeprobe entnommen und histologisch (feingeweblich) untersucht werden. Oft stellt ein erfahrener Hautarzt die Diagnose schon vom Aussehen des Tumors her.

Symptome

Ein Basaliom kann anfangs auch wie ein kleiner Pickel aussehen, der meistens von winzigen Blutgefäßen durchzogen ist. Später entstehen häufig zentrale Vertiefungen und es bildet sich ein Randwall. Typisch für ein Basaliom ist, dass dieser Randwall aus kleinsten Knötchen besteht, die wie Perlen aneinandergereiht sind. Die Geschwüre verkrusten häufig und können immer wieder bluten. Neben der häufigsten Form mit gelblich-rötlichen knotigen Tumoren, die oft von einem perlschnurartigen Randsaum besetzt sind und an deren Oberfläche kleine Blutgefäße durchschimmern, existieren andere Wachstumsformen, die als rote Flecke (oft am Rumpf) oder als narbige Veränderungen imponieren und oft gar nicht als Tumor erkannt werden. Fortgeschrittene Basalzellkarzinome neigen oft zur Bildung von Geschwüren, die durch Nässen und kleinere Blutungen auffallen (▶ Abb. 31.12).

Therapie

Ganz wichtig ist es, das Basaliom komplett zu entfernen, denn nur dann ist der Kranke geheilt. Wenn Reste zurückbleiben, wächst das Basaliom weiter (am häufigsten kommt ein Rezidiv in den ersten 2 Jahren nach Entfernung vor). Bei der Operation wird der Tumor komplett entfernt und untersucht, ob die Ränder des entfernten Gewebes tumorfrei sind. Das Tückische beim Basaliom ist, dass es wie ein typischer „Krebs" mit unsichtbaren Ausläufern ins Umgebungsgewebe wächst, die man von außen nicht sieht. So muss der zu entferndende Hautbezirk oft viel größer sein, als es zunächst den Anschein hatte. Falls danach große Gewebedefekte sind, wird der Defekt durch Haut, Knochen und andere Gewebe von anderen Körperstellen gedeckt. Es kann auch notwendig sein, eine Epithese (Haut-Weichteil-Prothese) anzupassen, wenn sehr große Gewebedefekte vorhanden sind.

Merke

Je früher ein Basaliom entfernt wird, desto weniger entstellende Gesichtsdefekte bleiben für den Kranken. Deshalb ist es sehr wichtig, dass Pflegende bei allen neu auftretenden Hautveränderungen bei alten Menschen, besonders am Kopf und im Gesicht, anregen, den Hautarzt zu Rate zu ziehen. Jede schlecht heilende „Wunde", die spontan bei einem Ausschlag, einem „Wärz-

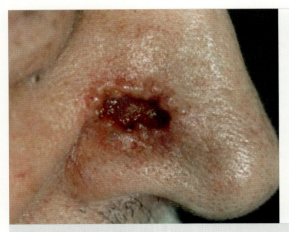
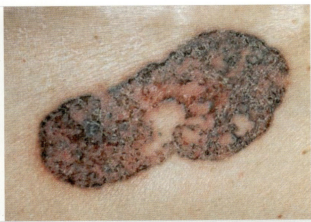

Abb. 31.12 Basaliom. (Abb. aus: I. Moll. Duale Reihe Dermatologie. Thieme; 2010)

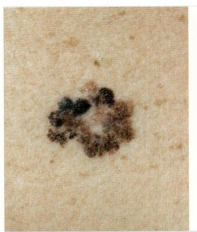
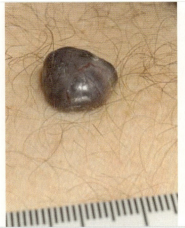
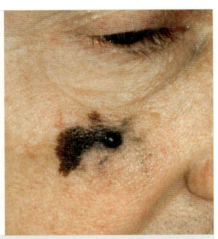

Abb. 31.13 Malignes Melanom. (Abb. aus: I. Moll. Duale Reihe Dermatologie. Thieme; 2010)

chen" oder „Muttermal" aufgetreten ist, sollte unbedingt beim Hautarzt abgeklärt werden. Auch auf Veränderungen, die Melanom-verdächtig (s. u.) sind, sollten Pflegende achten.

Wenn eine Entfernung nicht möglich ist, kann das Basaliom durch Laser, Kryotherapie (Eis) oder lokale Chemotherapie und Bestrahlung behandelt werden. Oft ist es aber dadurch nicht zu entfernen, so dass eine Operation, wenn möglich, vorgezogen werden sollte.

31.2.10 Malignes Melanom

Das maligne Melanom („schwarzer Hautkrebs") entsteht aus Pigmentzellen der Haut (▶ Abb. 31.13). In den letzten Jahren hat die Melanomhäufigkeit stark zugenommen. Ca. 2 % der Bevölkerung erkranken im Lauf ihres Lebens an einem Melanom. Der Altersgipfel liegt zwischen 65 und 85 Jahren, Männer sind häufiger betroffen als Frauen. Allerdings hat sich die Prognose (Heilungsrate ca. 90 %) in den letzten Jahren auch verbessert, weil mehr Melanome in einem frühen Stadium entdeckt werden.

Risikofaktoren

Der Hauptrisikofaktor ist die UV-Strahlung, auch die von Solarien oder, beruflich bedingt, vom Schweißen. Menschen mit heller Haut und vielen Naevi („Muttermale, Leberflecken") sind stärker gefährdet. Eine genetische Veranlagung spielt ebenfalls eine Rolle, da Melanome familiär gehäuft vorkommen.

Früherkennung und Diagnostik

Auch hier ist die Hautuntersuchung im Rahmen des Checkups 35 alle 2 Jahre die beste Möglichkeit, Hautveränderungen durch den Hausarzt oder von einem Hautarzt beurteilen zu lassen. Bei Melanomverdacht wird keine Gewebeprobe zu Untersuchung entnommen, da die Gefahr der Ausstreuung von Tumorzellen zu groß ist. Falls der Verdacht besteht, dass sich schon Metastasen gebildet haben könnten, werden weitergehende Untersuchungen wie CT, Abdomensonografie, Blutuntersuchungen, evtl. MRT, durchgeführt.

Symptome

Die Erkrankten selbst bemerken die Hautveränderungen, und der Hautarzt stellt dann die Verdachtsdiagnose.

Praxistipp

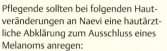

Pflegende sollten bei folgenden Hautveränderungen an Naevi eine hautärztliche Abklärung zum Ausschluss eines Melanoms anregen:
- plötzliches Wachstum
- Dunklerwerden von Naevi
- Bluten, Krusten
- Jucken oder Brennen eines Naevus
- unregelmäßige Färbung innerhalb des Naevus, unregelmäßige Begrenzung
- Naevi, die mehr als 5 mm Durchmesser haben, sind verdächtig

Therapie

Das Melanom wird operativ entfernt, wenn möglich, im Gesunden, d.h. mit einem ausreichenden Rand gesunden Gewebes in der Umgebung. Falls sich schon Metastasen gebildet haben (v. a. in Haut, Leber, Lunge, ZNS, Knochen, Herz), wird mit Chemotherapie, gezielten Antikörpern und Immuntherapie behandelt. Nachdem beim Melanom noch viele neue Therapien im Rahmen von Studien gemacht werden, ist es, wenn schon Metastasen vorliegen, wichtig, die Erkrankung in einem für Melanome spezialisierten Zentrum machen zu lassen.

Lernaufgabe

Informieren Sie sich bei den unten angeführten Internetadressen (S. 796) über eine Tumorerkrankung näher, die ein pflegebedürftiger alter Mensch hat, den Sie aus Ihrer beruflichen Praxis kennen. Besprechen Sie die Informationen, die Sie gefunden haben, im Team bzw. mit Mitschülern.

31.2.11 Wichtige Aspekte beim alten Menschen mit Tumorerkrankungen

Bei alten Menschen ist die Behandlung von Tumorerkrankungen oft anders als bei jüngeren Kranken:
- Aufgrund ihres Alters sind sie nicht mehr so anpassungsfähig wie jüngere Menschen. Der Pflegebedürftige muss in seiner Persönlichkeit respektiert werden und darf nicht das Gefühl haben, dass Pflegende, Angehörige oder Ärzte ihn bevormunden oder gar erziehen wollen. Wenn ein Kranker absolut nicht ins Krankenhaus gehen oder operiert werden möchte, müssen Pflegende versuchen, Vertrauen aufzubauen und eine gute Gesprächsbasis zu schaffen,
aber letztendlich den Entschluss des Kranken respektieren.
- Therapieziele, z. B. die vollständige Entfernung eines Malignoms, können bei alten Menschen nicht immer erreicht werden. Durch Vorerkrankungen und Alter ist die OP-Fähigkeit nicht immer gegeben, v. a., wenn es sich um große operative Eingriffe handelt. Manche medikamentösen Behandlungen, z. B. Zytostatikatherapie, werden aufgrund von Vorerkrankungen oder labilem Allgemeinzustand nicht gut vertragen oder können gar nicht eingesetzt werden.
- Karzinome wachsen im Alter oft langsamer, sodass man gut überlegen muss, ob man dem Kranken mit einer aggressiven Therapie eher nützt oder schadet.
- Wichtig ist es, den Pflegebedürftigen ausreichend zu informieren und dann mit ihm gemeinsam und evtl. noch anderen Angehörigen medizinischer Berufe Lösungsmöglichkeiten zu entwickeln.

31.3 Lern- und Leseservice

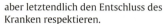

31.3.1 Das Wichtigste im Überblick

Was unterscheidet maligne (bösartige) von benignen (gutartigen) Tumoren?
- Maligne Tumoren wachsen unkontrolliert.
- Sie infiltrieren andere Organe (wachsen hinein) und zerstören sie.
- Sie bilden Fernmetastasen.

Wie entsteht ein bösartiger Tumor?
- Spontan oder durch Kanzerogene (krebserzeugende Stoffe) bilden sich Mutationen im Erbgut einer Zelle.
- Die Zelle verliert ihre normalen Eigenschaften und beginnt, sich unkontrolliert zu teilen.
- Apoptose (programmierter Zelltod) funktioniert nicht mehr.
- Zellen wachsen über den Zellverband hinaus.
- Einzelne Krebszellen können sich ablösen und Lymphknotenmetastasen oder Fernmetastasen in anderen Organen bilden.

Welche Risikofaktoren sind für die Krebsentstehung wichtig?
- Rauchen
- Übergewicht
- hoher Alkoholkonsum
- Ernährung mit zu viel rotem Fleisch und zu viel Fett, zu wenig Ballaststoffen, Obst und Gemüse
- Bewegungsmangel
- Umweltgifte, Schadstoffe in der Nahrung
- UV-Strahlen, radioaktive oder Röntgenstrahlung, Zellgifte
- bestimmte Infektionen
- genetische Veranlagung

Welche Symptome weisen auf einen malignen Tumor hin?
- ungewollte Gewichtsabnahme
- Leistungsabfall, Müdigkeit, Fieber, Nachtschweiß
- Blut im Stuhl, wechselnde Stuhlgewohnheiten
- Veränderungen an Muttermalen
- Schluckstörungen, Erbrechen
- Übelkeit, Appetitlosigkeit
- postmenopausale Blutungen bei Frauen (nach den Wechseljahren)
- neu aufgetretener Husten oder Heiserkeit länger als 3 Wochen

Wie wird ein bösartiger Tumor behandelt?
- Operation, Strahlentherapie, Chemotherapie
- evtl. Hormone, Immuntherapie
- Behandlung von Symptomen, Schmerzen
- psychische Begleitung und Betreuung

Was versteht man unter palliativer Therapie?
- lindernde Therapie, wenn keine Heilung (mehr) möglich ist
- symptomatische Therapie (z. B. Stent, wenn Speiseröhre verschlossen ist)
- Behandlung zur Schmerzfreiheit
- Begleitung des Kranken, der seine Lebenszeit möglichst in seinem Sinne verbringen können soll

Nennen Sie Schwerpunkte der Pflege bei alten Menschen mit Tumorerkrankungen.
- auf Warnsymptome für einen malignen Tumor achten und ggf. für ärztliche Abklärung sorgen
- ernst nehmen, was dem Kranken wichtig ist: nach Wünschen fragen, Ansprechpartner sein, beraten, Bedürfnis nach Nähe bzw. Alleinsein respektieren, ihn bei der Bewältigung der Krankheitsphasen begleiten
- Ängste ernst nehmen
- spüren, wie viel „Wahrheit" und Aufklärung der Kranke wünscht
- den Kranken unterstützen, wenn Folgen der Tumorerkrankung und der Therapie auftreten: bei Übelkeit, Stuhlproblemen Hilfe leisten
- für gute Schmerztherapie sorgen
- Prophylaxen durchführen

31.3.2 Literatur

Altenpflege in Lernfeldern. 2. Aufl. Stuttgart: Thieme; 2012

Andreae S, von Hayek D, Weniger J. Gesundheits- und Krankheitslehre für die Altenpflege. 3. Aufl. Stuttgart: Thieme; 2011

AWMF-Leitlinie Kolorektales Karzinom. AWMF online. http://www.awmf.org/leitlinien/detail/ll/021-007OL.html; Stand: 31.08.2015

De Ridder M. Wie wollen wir sterben? Ein ärztliches Plädoyer für eine neue Sterbekultur in Zeiten der Hochleistungsmedizin. 3. Aufl. München: Pantheon; 2011

Greten H, Rinninger F, Greten T, Innere Medizin. 13. Aufl. Stuttgart: Thieme; 2010

Groger U. Behandlungsassistenz in der Arztpraxis. Berlin: Cornelsen; 2013

Herold G. Herold Innere Medizin 2014. Köln: Herold; 2014

Reiser M, Kuhn FP, Debus J, Duale Reihe Radiologie. 3. Aufl. Stuttgart: Thieme; 2011

Robert Koch-Institut und Gesellschaft der epidemiologischen Krebsregister in Deutschland e.V., Hrsg. Krebs in Deutschland 2009/2010. 9. Ausgabe: Berlin; 2013

Schewior-Popp S, Sitzmann F, Ullrich L. Thiemes Pflege. 12. Aufl. Stuttgart: Thieme; 2012

31.3.3 Internetdressen

http://www.awmf.org/leitlinien (Leitlinien für die Therapie der einzelnen Krebsarten)

http://www.awmf.org/uploads/tx_szleitlinien/032-045OL_k_S3__Brustkrebs_Mammakarzinom_Diagnostik_Therapie_Nachsorge_2012-07.pdf (S3-Leitlinie für die Diagnostik, Therapie und Nachsorge des Mammakarzinoms)

https://www.leben-mit-lymphom.de/cll/

www.darmkrebs.de

http://www.dermis.net (Informationen zum malignen Melanom)

http://www.frauenaerzte-im-netz.de/de_tastuntersuchung-selbstuntersuchung-der-brust_533.html (Tastuntersuchung, Selbstuntersuchung der Brust)

https://www.krebsinformationsdienst.de/tumorarten (Deutsches Krebsforschungszentrum, Krebsinformationsdienst), mit kostenfreier Tel.-Hotline für Fragen unter 0800/4 203 040

http://www.krebsdaten.de/Krebs/DE/Content/Krebsarten (Robert Koch-Institut, Zentrum für Krebsregisterdaten, Informationen über einzelne Krebsarten)

http://www.krebsgesellschaft.de (Selbstuntersuchung der Brust)

http://www.marienhospital-stuttgart.de/fachbereiche/palliativstationen/was-bedeutet-palliativmedizin.html (Informationen zur Palliativmedizin)

http://leitlinienprogramm-onkologie.de/uploads/tx_sbdownloader/Patientenleitlinie_Melanom.pdf (Patientenleitlinie Melanom)

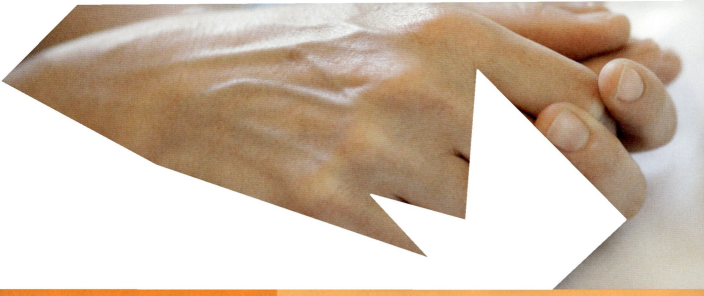

Kapitel 32

Begleiten und Pflegen schwerkranker und sterbender Menschen

32.1	Einleitung	798
32.2	Einstellungen der Gesellschaft zu Sterben und Tod	798
32.3	Religiöse Vorstellungen und Traditionen der Sterbebegleitung	800
32.4	Bedeutung des Sterbens	801
32.5	Sterbende Menschen pflegen	805
32.6	Besonderheiten in der Pflege von demenzkranken Sterbenden	812
32.7	Ethische Herausforderung	813
32.8	Eintritt des Todes	814
32.9	Begleitung von Trauernden	817
32.10	Palliative Care – Hospizarbeit	820
32.11	Vorsorge treffen – Patientenverfügung	826
32.12	Lern- und Leseservice	827

32 Begleiten und Pflegen schwerkranker und sterbender Menschen

Ilka Köther, Hannelore Seibold

32.1 Einleitung

Fallbeispiel

Ein schöner Tod?

Klaus, Peter und Helmut sind Arbeitskollegen, sie kennen sich schon lange und wohnen in der gleichen Siedlung.

Klaus: Ich bin noch ganz fertig. Helmut ist gestorben!

Peter: Das kann doch nicht wahr sein. Vor 2 Stunden habe ich noch mit ihm gesprochen. Er wollte heute sein Wohnzimmer tapezieren.

Klaus: Es ging ganz schnell. Anne klingelte bei mir: „Lass mich schnell ans Telefon, ich muss den Arzt anrufen. Helmut hat was mit dem Herzen" „Geh wieder runter", sagte ich, „das mache ich für dich!" Aber kriege samstags mal einen Arzt. Als endlich der Notarzt kam, war alles vorbei. Er konnte nur noch den Tod feststellen. Ich bin ganz fertig. Stell dir mal vor, der Helmut, in einer Viertelstunde lebendig und tot!

Peter: Eigentlich ein schöner Tod.

Klaus: Ich weiß nicht, so mitten aus dem Leben raus, ohne Abschied? Anne ist wie vor den Kopf geschlagen, sie kann nicht einmal weinen. Ihre Mädchen sind das Wochenende bei der Oma, sie wissen noch gar nichts.

Peter: Für die Angehörigen ist das schlimm, wenn es so plötzlich kommt. Aber für Helmut?

Klaus: Also, ich möchte nicht so sterben. Nicht bloß wegen Inge und der beiden Kinder, sondern überhaupt.

Peter: Wieso? Du willst doch wohl nicht wochenlang im Krankenhaus liegen und an Schläuchen hängen, bis es aus ist?

Klaus: Nein, so nicht. Man kann es sich ja auch nicht aussuchen. Aber weißt du denn noch, wie unser Opa gestorben ist, in seinem eigenen Bett. Alle sind noch bei ihm gewesen, auch die Nachbarn.

Peter: Aber er war doch lange krank und hatte ziemliche Schmerzen.

Klaus: Das stimmt schon, aber er war nicht allein. Und ich habe ihn in der Zeit von einer ganz neuen Seite kennengelernt. Weißt du noch, wie er dir seine Weihnachtszigarren geschenkt hat? „Ich brauch sie nicht mehr", hat er gesagt, „und Klaus raucht nicht, nimm sie man mit."

Peter: Ja, das stimmt. Und dann fällt mir da noch ein, wie du erzählt hast, dass er zu den Nachbarn gesagt hat, dass der Streit mit dem Baum auf der Grundstücksgrenze nicht mehr weitergehen soll, dass da jetzt Schluss sein soll und sie ihm verzeihen sollen. So manches kam da noch hoch und es sah so aus, als ob er aufräumen wollte. Mir kam es so vor, als ob er dann irgendwie zufrieden war. Ja, er ist so nach und nach weggegangen.

Klaus: Ja, so war es zuletzt auch, er war ganz ruhig und zufrieden, außer wenn die Schmerzen zu stark waren. Aber er bekam Spritzen und dann ging es wieder. Die letzten Wochen waren schwer für uns, vor allem für Inge. Aber auch sie und die Kinder, wir alle sind uns einig, dass es für unsern Opa richtig war. Ich glaube, es gibt gar keinen schönen Tod, aber ein gutes Sterben, jedenfalls war es bei unserem Opa so.

Peter: Ja, aber bei Helmut?

Wer sich für den Pflegeberuf entscheidet, weiß, dass die Begleitung schwerkranker und sterbender Menschen eine wesentliche Aufgabe der Pflege ist. Altenpfleger, die alte Menschen auf ihrem letzten Weg begleiten – Altenpflege ist immer ein Begleiten zum Sterben – können diese Aufgabe nur dann einfühlsam und für den Betroffenen hilfreich erfüllen, wenn sie sich mit Tod und Sterben und auch mit dem eigenen Sterben auseinandergesetzt haben.

Diese Auseinandersetzung kann verschiedene Erfahrungen beinhalten: Gedanken über den Tod und Erfahrungen mit sterbenden Menschen können Angst und Schrecken auslösen, wir suchen vergeblich nach dem Sinn dieses Sterbens, fühlen uns hilflos und ohnmächtig. Andererseits kann die Nähe zu Sterbenden und Teilhabe an ihren Gedanken, Erfahrungen, ihrer Einstellung zum Sinn ihres Lebens und Umgang mit dem eigenen Sterben auch zutiefst bereichern und beglücken.

In diesem Kapitel sollen Hilfen und Impulse gegeben werden, wie Pflege und Begleitung geschehen kann, damit schwerkranke und alte Menschen ihren letzten Lebensabschnitt als lebenswert und würdevoll erleben.

32.2 Einstellungen der Gesellschaft zu Sterben und Tod

32.2.1 Gesprächstabu Sterben und Tod

Das plötzliche Sterben und der unerwartete Tod eines uns nahestehenden Menschen verändert unser Leben schlagartig. Sterben und Tod konfrontieren uns mit unserer eigenen Endlichkeit. Der Tod, auch der Tod alter Menschen, zerreißt Beziehungen und lässt Menschen, die einander nahestanden, alleine zurück. Der Tod macht uns hilflos, wütend, wir wissen so wenig, wie damit umzugehen ist. In unserer Gesellschaft ist Sterben so selten sichtbar. Es gibt so wenige Gelegenheiten zu erleben, wie andere damit umgehen. Allerdings hat sich manches in den vergangenen Jahren geändert. Elisabeth Kübler-Ross (Ärztin) hat durch ihren Umgang mit Sterbenden und ihr offenes Darüberreden, was Menschen im Sterben erleben, vielen Menschen die Angst vor Sterben und Tod gemildert. Auch der behutsame und würdevolle Umgang mit sterbenden Menschen in stationären und ambulanten Hospizeinrichtungen hilft dem heutigen Menschen, den Teil des Lebens bewusster wahrzunehmen, der so wenig in die moderne, leistungsorientierte Welt passen will.

Eine nur auf Leistung getrimmte Gesellschaft, die Altwerden, Abbau, Krankheit und Sterben nicht wahrhaben will, kann schwerlich den Tod akzeptieren. Sterben und Tod werden aus dem Alltag ausgeklammert. Dies war jedoch in unserer mitteleuropäischen Gesellschaft nicht immer so.

„Noch zu Beginn des 20. Jahrhunderts, etwa bis zum ersten Weltkrieg, veränderte im gesamten Abendland lateinischer, katholischer oder protestantischer Prägung der Tod eines einzelnen Menschen auf feierliche Weise den Raum und die Zeit einer sozialen Gruppe, die eine ganze Gemeinde umfassen konnte, zum Beispiel ein ganzes Dorf. Man schloss die Vorhänge im Zimmer des Sterbenden, zündete Kerzen an, sprengte Weihwasser aus; das Haus füllte sich mit Nachbarn, Angehörigen und Freunden, die im Flüsterton sprachen und sich ernst und gemessen benahmen. Die Totenglocke erklang in der Kirche, von wo aus sich dann eine kleine Prozession mit dem Corpus Christi in Bewegung setzte … Die Trauerzeit war mit Besuchen ausgefüllt: Besuche bei der Familie, auf dem Friedhof, Besuche der Angehörigen und Freunde bei der Familie ... Danach, ganz allmählich, nahm das Leben wieder seinen gewohnten Gang ...

Im Laufe des 20. Jahrhunderts ist in einigen der am stärksten industrialisierten, am weitesten urbanisierten und technisierten Bereichen der westlichen Welt eine völlig neue Art und Weise des Sterbens hervorgetreten – und was wir sehen, sind fraglos erst die Anfänge ...

Die Gesellschaft hat den Tod ausgebürgert ..., sie legt keine Pause mehr ein ... Das Leben der Großstadt wirkt so, als ob niemand mehr stürbe." (Ariès P. Geschichte des Todes. 1984, S. 715 f).

Warum ist diese selbstverständliche Art früherer Generationen, mit Sterben und Tod umzugehen, verloren gegangen, warum dürfen Menschen heute in den seltensten Fällen zu Hause sterben? Gründe dafür können sein:

1. Hilflosigkeit und Angst im Umgang mit Schwerkranken und Sterbenden
2. Angst vor dem eigenen Sterben
3. Angst im Umgang mit Krankheiten (z. B. Schmutz, Gerüche, Ansteckung)
4. Angst und Unsicherheit im Hinblick auf mögliche psychische und physische Belastungen („ich halte das nicht aus")
5. Verschwinden und Verblassen christlicher Lebensgewohnheiten und religiöser Traditionen
6. Berufstätigkeit der erwachsenen Familienmitglieder
7. Wohnungen, die so klein sind, dass kein Platz mehr vorhanden ist für einen Schwerkranken oder Sterbenden.

Sterben und Tod hat die Menschen zu allen Zeiten geängstigt, aber frühere Generationen fanden in Riten und Gebräuchen, die über Jahrhunderte hinweg entstanden waren, Sicherheit und Geborgenheit, um diese besondere Lebenssituation zu bestehen. In vielen anderen Kulturen begegnet uns heute noch eine große Zahl solcher Sterbe- und Begräbnisriten, an denen sich die ganze Dorfgemeinschaft beteiligt.

Auch bei uns in Mitteleuropa gehören bestimmte Rituale zum Sterben, die in den vergangenen Jahrzehnten in Vergessenheit geraten sind. Der Sterbende wusste sich aufgehoben und verstanden in der Gemeinschaft seiner Familie. Er konnte über seinen bevorstehenden Tod reden. Er hatte die Möglichkeit, sofern Krankheit und Schwäche dies nicht verhinderten, seinen Nachlass zu regeln, sein Begräbnis vorzubereiten, Versäumtes in Ordnung zu bringen und bewusst Abschied zu nehmen. Die Angehörigen mussten nichts verheimlichen und verstecken. Sie konnten mit der Achtung und der respektvollen Begleitung der ganzen Dorfgemeinschaft rechnen.

Lernaufgabe

Tragen Sie traditionelle Riten und Bräuche zusammen, die an ihren Wohnorten anlässlich des Todes eines Mitbürgers stattfinden.

Fragen Sie alteingesessene Bürgerinnen und Bürger dieser Gemeinde nach früheren Bestattungsriten und ob sich diese Formen in den vergangenen Jahren verändert haben.

Lassen Sie sich auch von Menschen aus anderen Kulturkreisen erzählen, welche traditionellen Riten beim Sterben in ihren Dörfern üblich waren und fragen Sie sie nach ihrer Bedeutung.

Notieren Sie sich die Antworten und diskutieren Sie die Ergebnisse.

Suchen Sie im Gespräch mit Kollegen nach Antworten auf die Fragen:
1. Warum können Riten und Bräuche bei der Bewältigung von Sterben und Tod naher Angehöriger hilfreich sein?
2. Wie verarbeiten Menschen, die solche Traditionen nicht mehr kennen, ihre Verlusterlebnisse?
3. Haben Sie in Ihrem Wohnumfeld schon einmal einen Todesfall erlebt? Wenn ja, welche Riten, welche Vorgehensweisen konnten Sie beobachten? Welche Schlüsse für den Umgang mit Sterben und Tod können Sie aus diesen Beobachtungen ziehen?
4. Wenn Sie schon längere Zeit am selben Wohnort leben und wenn Sie noch nie einen Todesfall wahrgenommen haben, überlegen Sie sich, woran das liegen könnte, warum Sie bislang keine Beobachtungen von Sterben und Tod machen konnten.
5. Diskutieren Sie Ihre Ergebnisse und fragen Sie sich, ob sich die Behauptungen von der Tabuisierung des Todes in unserer Gesellschaft mit Ihren Beobachtungen decken.

32.2.2 Verdrängen des Sterbens aus der Alltagswirklichkeit und die Folgen

Wenn das Sterben im Alltag nicht mehr als zum Leben gehörend erlebt werden kann, so fehlen die Vorbilder, an denen beispielhaft zu erfahren ist, wie der Prozess des Sterbens bewältigt werden kann. Der Sterbende fühlt sich zusätzlich verunsichert, seine Angst vor dem Sterben wird noch größer und bedrohlicher. Ziehen sich die Angehörigen aus Unwissenheit und Angst zurück und überlassen sie den Sterbenden den professionellen Begleitern, so nehmen sie sich selbst eine Chance zum inneren Wachsen, das im Begleiten und Teilnehmen am Prozess des Sterbens möglich wird.

Beim Sterben braucht der Schwerkranke ganz besonders die Nähe und Vertrautheit von Angehörigen und Freunden und die Geborgenheit einer bekannten Umgebung. In Institutionen (Krankenhäuser, Kliniken, Alten- und Pflegeheime) sind die Möglichkeiten zum individuellen Eingehen auf die Wünsche des Sterbenden begrenzt. Es ist schwierig, im Rahmen des normalen Betriebsablaufs „Inseln" zu schaffen, in denen dem Sterbenden Ruhe und Geborgenheit vermittelt und gleichzeitig eine individuelle Begleitung ermöglicht werden kann.

Menschen, die einen Pflegeberuf gewählt haben, müssen sehr oft stellvertretend für die Angehörigen und Freunde die Begleitung des Sterbenden übernehmen. Ihnen fällt die Aufgabe zu, die Einsamkeit, die Ungeborgenheit und das Sich-abgeschoben-Fühlen des Sterbenden zu mildern, wenn irgend möglich, in Geborgenheit und in die Erfahrung von Nähe umzuwandeln.

Menschen, die sich auf den Prozess der Begleitung bis zum Schluss einlassen, können dabei ganz andere, in dieser Intensität bisher so nie erfahrene Gemeinsamkeit und Nähe erleben.

Fallbeispiel

Eine Ehefrau, die ihren Mann 4 Wochen lang während seines Sterbens begleitet hat, beschreibt ihre Erfahrungen: „Wenn ich es mir wählen dürfte, möchte ich einmal ganz schnell in den Tod gehen; aber ich bin dankbar, dass Norberts Sterben 4 Wochen gedauert hat. Ich bin um jeden Tag dankbar, den ich für ihn noch sorgen konnte, für jede Begegnung, da er sich auf mich verließ, meiner Kraft vertraute, auflebte, wenn ich sein Zimmer betrat, wenn ich an sein Bett kam, wenn ich ihm zu trinken brachte, wenn er aus meiner Hand etwas zu sich nahm. Ich fragte mich oft, wie ich es erlebt hätte, wenn er in jener ersten Nacht erstickt wäre. Ich hätte diesen Tod unsagbar grausam und sinnlos empfunden, ohne die Möglichkeit, Abschied zu nehmen, ohne die Möglichkeit, noch einmal gut zueinander gewesen zu sein. Nie habe ich intensiver gespürt, was er mir bedeutet hat, als in diesen 4 Wochen seines Sterbens. ... Die Erfahrungen des Sterbens war die größte Gemeinsamkeit, die uns beiden zuteil geworden ist, größer als alle Erfahrungen der Ehe, als die Umarmung, als die Zeugung, als die Geburt und das Glück und die Sorge mit den Kindern, als der Tod unseres Sohnes. Es war das absolut Wichtigste, das ich in meinem Leben erlebt habe." (Kautzky R. Sterben im Krankenhaus. 1981)

32.3 Religiöse Vorstellungen und Traditionen der Sterbebegleitung

32.3.1 Bedeutung der Religion

Das Erleben von Sterben und Tod berührt den Menschen in seiner gesamten Existenz. Er fragt nach dem Sinn seines Lebens, nach dem Warum von Leiden und Sterben, nach dem, was nach dem Tod sein wird. In der Religion suchen viele Menschen Antwort und Hilfe, Geborgenheit, Hoffnung und Halt in den sie bedrohenden Situationen (▶ Abb. 32.1).

Viele Menschen sehen auch heute noch, oder wieder neu, im Glauben das Fundament zur Gestaltung des Lebens. Sie finden in den Riten und Inhalten der Glaubensgemeinschaft, zu der sie gehören, Sicherheit, Geborgenheit und die Erfahrung von Angenommen-Sein. Damit versuchen sie, ihrer Angst vor dem Sterben zu begegnen.

In den christlichen Konfessionen und anderen Glaubensgemeinschaften wird das Sterben als Übergang in ein neues Sein, in ein Leben bei Gott gesehen. Martin Luther vergleicht das Sterben, mit allen Ängsten und Schmerzen, mit dem Vorgang der Geburt. Er schreibt:

„Hier fängt die enge Pforte an. Das muss jeder erwägen und darüber fröhlich werden. Denn ist sie wohl eng, aber nicht lang. Es geht hier zu, wie wenn ein Kind aus der kleinen Wohnung in seiner Mutter Leib mit Gefahr und Ängsten in diesen weiten Himmel und diese weite Erde geboren wird. So geht der Mensch durch die enge Pforte des Todes aus diesem Leben. Und obwohl die Welt, in der wir jetzt leben, groß und weit scheint, ist sie doch gegen den zukünftigen Himmel viel enger und kleiner als der Mutterleib gegen den Himmel, den wir heute sehen. Darum heißt das Sterben der Christen eine ‚neue Geburt'. Aber der enge Gang des Todes macht, dass uns dieses Leben weit und jenes eng erscheint. Christus sagt: ‚Eine Frau, wenn sie gebiert, hat Angst. Wenn sie aber genesen ist, denkt sie nicht mehr an die Angst, weil der Mensch in die Welt geboren ist.' So muss man auch in der Angst des Sterbens erwägen, dass danach ein weiter Raum und große Freude sein wird."

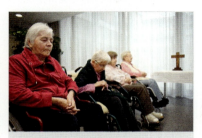

Abb. 32.1 Religion vermittelt vielen Menschen Halt und Geborgenheit. (Foto: W. Krüper, Thieme)

> **Praxistipp**
>
> Der Altenpfleger, der den Sterbenden begleitet, muss dessen religiöse Einstellung kennen und entsprechende Äußerungen und Wünsche wahrnehmen. Jeder, der Sterbende begleiten will, muss beachten, dass nicht sein Glaube, nicht der Glaube und die religiöse Überzeugung des Helfers gefragt ist, sondern die des Sterbenden.

32.3.2 Formen der Sterbebegleitung verschiedener Konfessionen

In den einzelnen Religionsgemeinschaften gibt es für die Begleitung sterbender Menschen unterschiedliche Vorstellungen und Rituale. Nachfolgend sind hauptsächlich die Besonderheiten der einzelnen Konfessionen aufgeführt, die bei der Begleitung Sterbender zu berücksichtigen sind. Darüber hinausgehende Einzelheiten der verschiedenen Religionsgemeinschaften können hier nicht aufgezeigt werden.

Grundsätzlich ist zu beachten, dass in jedem Fall der zuständige Seelsorger gerufen werden muss, wenn der Kranke dies wünscht. Für den begleitenden Altenpfleger ist es hilfreich, wenn schon vor dem Eintritt der Sterbesituation entsprechende Fragen mit dem Seelsorger besprochen werden.

Römisch-katholische Kirche

Seelsorge und Begleitung durch Vertreter der Religionsgemeinschaft

Äußert ein Schwerkranker den Wunsch nach einem Priester, so drückt er damit zumeist aus, dass er beichten und kommunizieren möchte. Der zuständige Geistliche ist dann unverzüglich zu benachrichtigen. Wünscht der Kranke, dass mit ihm gebetet wird, so werden Gebete, die ihm

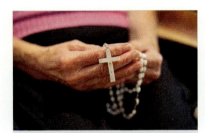

Abb. 32.2 Eingeübte Formen des Betens geben Halt. (Foto: W. Krüper, Thieme)

bekannt sind, langsam und deutlich vorgesprochen, z. B. das Vaterunser, das Ave Maria (▶ Abb. 32.2).

Rituale

Der Empfang der Sterbesakramente ist sehr wichtig. Im früheren Sprachgebrauch der katholischen Kirche verstand man unter den Sterbesakramenten die 3 Sakramente: Buße, Krankensalbung und Eucharistie (heilige Kommunion). Heute wird das Sakrament der Krankensalbung sinnvollerweise schon bei einer Verschlechterung des Gesundheitszustandes gespendet und nicht erst auf dem Sterbebett.

Das eigentliche Sakrament im Angesicht des Todes ist daher nicht die Krankensalbung, sondern die heilige Kommunion in ihrer Eigenart als Wegzehrung, oft verbunden mit einer vorausgehenden Beichte.

Aufgaben der Pflegenden

Auf Wunsch sollte der Priester oder Pfarrer gerufen werden. Im Zimmer sollten ein Kruzifix und Kerzen aufgestellt werden (sie sind Zeichen für die Auferstehung).

Evangelische Kirche

Seelsorge und Begleitung durch Vertreter der Religionsgemeinschaft

Der Kranke braucht jetzt einen Menschen (Seelsorger, Angehörige oder ein guter Freund), der ihm menschlich nahe ist und ihm auf Wunsch Psalmen, andere Texte aus der Bibel, Lieder und Gebete vorliest. Das Vaterunser und das „Sterbegebet" im evangelischen Kirchengesangbuch eignen sich besonders gut.

Beim Lesen von Bibeltexten sollte möglichst eine Lutherübersetzung verwendet werden, sie hat einen größeren Bekanntheitsgrad, der Kranke kennt manche dieser Texte auswendig und kann besser folgen. Wichtig ist außerdem, dass die Texte langsam und deutlich gesprochen werden.

Rituale

Im Bereich der evangelischen Kirche gibt es keine besonderen Riten im Sterbefall. Das „Heilige Abendmahl" ist für den Schwerkranken und häufig auch für die Angehörigen eine Hilfe, sie sollte auf Wunsch gewährt werden. Der zuständige oder ein dem Kranken bekannter Seelsorger sollte unverzüglich benachrichtigt werden.

Aufgaben der Pflegenden

Auf Wunsch sollte der Pfarrer gerufen und/oder Gesangbuchverse oder Bibeltexte vorgelesen werden.

Orthodoxe Glaubensgemeinschaft

Seelsorge und Begleitung durch Vertreter der Religionsgemeinschaft

Die Begleitung eines orthodoxen Christen, der im Sterben liegt, geschieht durch einen Priester oder einen Diakon. Wenn kein Priester für die Begleitung zur Verfügung steht, übernehmen die Angehörigen das gemeinsame Beten. Im Zimmer eines orthodoxen Christen sollte eine Ikone aufgehängt werden, da in einem solchen Bild dem Kranken Christus, die Gottesmutter und die Heiligen nahe sind.

Rituale

Die orthodoxe Kirche kennt ebenfalls das Sakrament der Krankensalbung, das der Gesundheit an Leib und Seele dienen soll. Der Priester spendet auf Wunsch dem Schwerkranken die heilige Kommunion und die Krankensalbung, er begleitet den Sterbenden mit Gebeten.

Aufgaben der Pflegenden

Auf Wunsch sollte ein Priester oder Diakon gerufen werden. Die Angehörigen sollten gebeten werden, eine Ikone mitzubringen, die im Zimmer des Kranken aufgestellt werden kann.

Christengemeinschaft

Seelsorge und Begleitung durch Vertreter der Religionsgemeinschaft

Die Angehörigen und der Priester sind zu benachrichtigen, wenn ein Mitglied der Christengemeinschaft im Sterben liegt. Der Priester wird dem Sterbenden die Beichte abnehmen. Der Sterbende weiß, dass es wiederholte Erdenleben gibt und er mit dem Sterben jetzt nur seinen physischen Leib abgibt, seine Seele jedoch in der geistigen Welt weiterlebt.

Rituale

Dem Sterbenden wird durch den Priester die letzte Ölung und die Kommunion gespendet. Nach dem Tod findet die Aussegnung des Verstorbenen durch den Geistlichen statt. Diese Aussegnung sollte geschehen, solange der Tote noch in seinem Bett liegt, spätestens vor der Einsargung. Der Raum muss der feierlichen Handlung angemessen sein.

Aufgaben der Pflegenden

Den Verstorbenen so lange in seinem Bett lassen, bis die Aussegnung stattgefunden hat. Den Raum dazu möglichst feierlich gestalten (z. B. alle nicht mehr benötigten Pflegeutensilien wegräumen, Kerzen und Blumen ins Zimmer stellen).

Jüdische Glaubensgemeinschaft

Seelsorge und Begleitung durch Vertreter der Religionsgemeinschaft

Der Jude ist aufgrund seines Glaubens verpflichtet, sein Leben so zu gestalten, dass er möglichst lange auf dieser Welt Gott dienen kann. Dem Schwerkranken darf nie die Hoffnung auf eine Heilung genommen werden. Der sterbende Jude wird von einem Rabbiner begleitet. Die zuständige jüdische Gemeinde muss frühzeitig benachrichtigt werden.

Rituale

Die Pflege strenggläubiger Juden erfordert genaue Kenntnis der Speisegebote, der Wasch- und Reinigungsriten und anderer das Leben bestimmender Gebote und Ordnungen. Einzelheiten der Pflege sind mit den Angehörigen abzusprechen.

Aufgaben der Pflegenden

Die Versorgung des Verstorbenen durch das Pflegepersonal erfordert wiederum eine genaue Kenntnis der Vorschriften, daher ist die jüdische Beerdigungsgesellschaft, die den Toten den Gesetzen entsprechend versorgt, sofort zu benachrichtigen.

Islamische Glaubensgemeinschaft

Seelsorge und Begleitung durch Vertreter der Religionsgemeinschaften

Im Islam ist der Zusammenhalt der Großfamilie sehr stark. Es kann davon ausgegangen werden, dass ein Sterbender nie allein ist. Bei einer Verschlechterung des Gesundheitszustandes ist in jedem Fall sofort die Familie oder der Beauftragte der Glaubensgemeinschaft zu benachrichtigen.

Rituale

Für die Pflege eines Muslims gelten, wie beim jüdischen Patienten, strenge, das ganze Leben bestimmende Vorschriften. Einzelheiten sind bei den Angehörigen oder bei einem Beauftragten einer islamischen Religionsgemeinschaft zu erfragen.

Der Sterbende spricht das islamische Sterbegebet (Shahada), indem er den Finger zum Himmel erhebt. Ist er dazu selbst nicht mehr in der Lage, halten die Angehörigen oder ein Mitglied der islamischen Gemeinde ihm den Finger empor. Ist kein Vertreter der islamischen Religion anwesend, kann ihm auch ein Christ dabei helfen, ohne jedoch das Sterbegebet zu sprechen.

Für die Versorgung des Verstorbenen sind sehr detaillierte Vorschriften zu beachten, hier hilft ein Beauftragter der islamischen Gemeinde mit entsprechenden Kenntnissen.

Aufgaben der Pflegenden

Strenggläubige Muslime dürfen zum Waschen nur fließendes oder abgekochtes Wasser verwenden. Außerdem muss immer auf peinlichste Sauberkeit geachtet werden (ein Muslim darf nicht „unrein" ins Paradies kommen).

Dem Sterbenden immer etwas zu trinken anbieten. Muslime dürfen nicht durstig sterben. Ansonsten sind die Angehörigen oder ein Vertreter der Religionsgemeinschaft nach den erforderlichen Vorschriften zu fragen.

32.4 Bedeutung des Sterbens

Wer Sterbende begleitet, möchte den Prozess des Sterbens, das, was dabei mit und an einem Menschen geschieht, verstehen können. Die Begleiter möchten sich einfühlen können in die Situation, die ein Sterbender erlebt, sie möchten ihm nahe sein und seine Äußerungen, sein Verhalten verstehen können. Menschen, aus unterschiedlichen Berufen (z. B. Theologen, Mediziner, Psychologen, Biologen) versuchen das Unsagbare, das Fremde des Sterbens für uns begreifbar zu machen.

32.4.1 Sterben bedeutet das Leben vollenden – ein biologischer Vorgang

▶ **Zur Physiologie des Sterbens.** Der folgende Artikel des Mediziners Fritz Hartmann (1989) kann eine Verstehenshilfe beim Begleiten Sterbender sein:

„Sterben ist ein Vorgang. Der Tod ist das Ende dieser letzten Lebensleistung. Der natürliche Tod an Altersschwäche ist sehr selten. Meist beenden Krankheiten, denen der Körper oder eines seiner lebenswichtigen Organe (Gehirn, Herz, Atmung, Leber, Niere) unterliegen, das Leben. Aber auch wenn der Mensch an einer Krankheit stirbt, ist Sterben in der Regel ein Verlöschen des Lebens ohne Dramatik, besonders bei alten Menschen, aber auch bei Kindern oder Erwachsenen in der Erschöpfung. Junge und alte Organismen wehren sich unterschiedlich stark und lange gegen das Versagen der lebendigen Organisation.

Wenige Menschen erleben den Tod bewusst, Nachlassen der Herzkraft oder Atmung, die den Prozess des Sterbens in der Regel einleiten, führen zur Abnahme gerade der Gehirnfunktionen, die mit dem Bewusstsein verbunden sind. Die Sauerstoffnot ergreift zunächst die Hirnrinde als Sitz des Bewusstseins.

Was der dabeistehende Helfer oder Angehörige als Sterben beobachten kann, ist meist das oft unkoordinierte autonome, manchmal das gesteigerte Funktionieren elementarer Lebensvorgänge, die in tieferen stammesgeschichtlich älteren Hirnregionen lokalisiert sind. Die Wahrnehmungen über sterbende Menschen sind oft niederschmetternd, sie sind leichter zu ertragen, wenn man sich klarmacht, dass es sich um biologische Vorgänge handelt, die schon oft untersucht, erklärt und beschrieben worden sind.

Fieber fördert Benommenheit durch den gesteigerten Sauerstoffbedarf des Gehirns bei nicht gleichmäßig steigendem Sauerstoffangebot. Das Gleiche gilt für die Blutarmut, die viele zum Tode führende Krankheiten begleitet. Die Säurevergiftung des Komas der Zuckerkranken (Diabetiker), die Harnvergiftung bei akutem oder chronischem Nierenversagen, die Überschwemmung des Gehirns mit Stoffwechselgiften bei Zusammenbruch der Leberleistung entziehen dem Bewusstsein den Vorgang des Sterbens.

Oft ist es ein kurzes Unruhe- oder Durchgangsstadium, mit dessen Beendigung auch das subjektive Sterben abgeschlossen ist. Der „Todeskampf" kann brüsk in Erschöpfung übergehen.

Der Tod tritt ein, wie die Lebensgeister entfliehen, wenn die Kompensationsmechanismen gegen das Sterben nicht mehr ausreichen" (Fritz Hartmann 1989 o. A.).

> **Merke**
>
> So ist Sterben Schwerstarbeit für den Körper, aber auch für Seele und Geist. Niemand sollte in diesem Prozess ohne Begleitung und Pflege sein.

32.4.2 Sterben bedeutet Loslassen, Abschiednehmen

Der Sterbende muss alles loslassen, von allem Abschied nehmen, alles verlassen, was Leben für ihn bedeutet: die Menschen, die er liebt, Besitz, Wünsche, Pläne und Hoffnungen, sein eigenes Leben. Angehörige und Freunde müssen den Sterbenden und alles, was er für sie bedeutet, hergeben, loslassen. Abschiednehmen und Loslassen sind daher die Inhalte, um die es beim Sterben geht, für den Sterbenden selbst und für seine Angehörigen.

Wir alle kennen Situationen in unserem Leben, in denen wir Abschied nehmen mussten, Abschied von Menschen oder Dingen, die uns wichtig waren, je stärker die Beziehung war zu dem, was ich verlassen muss, umso größer ist der Schmerz über den Verlust, umso mehr wehre ich mich gegen das Loslassen-Müssen.

> **Lernaufgabe**
>
> Versuchen Sie sich Ereignisse und Situationen aus Ihrem Leben in Erinnerung zu rufen, in denen Sie etwas hergeben mussten, was Ihnen sehr viel bedeutet hat. Vielleicht ist eine Beziehung auseinandergegangen, vielleicht mussten Sie Berufswünsche aufgeben, vielleicht sind Ihnen durch Unfall oder Krankheit Lebenspläne zerbrochen.
>
> Schreiben Sie auf, was Ihnen dazu an Gedanken und Gefühlen in den Sinn kommt.
>
> Versuchen Sie auch, sich bewusst zu machen, was diese Abschiedssituation in Ihrem Leben verändert hat. Es wäre gut, wenn Sie über das, was Ihnen dazu einfällt, mit Freunden oder Bekannten reden könnten.

Beim Nachdenken über persönlich erlebte Abschiedssituationen wird deutlich: Loslassen und Abschied nehmen heißt, Durchleiden einer Krise, Angst haben, den Boden unter den Füßen verlieren. Das Bewusstmachen persönlicher Abschiedssituationen und der dabei erlebten Gefühle und die Erinnerung an das, was Ihnen in dieser Situation geholfen hat, kann bei der Begleitung sterbenskranker Menschen helfen. Denn Sie „pflegen als die, die Sie sind" (Juchli 1997).

32.4.3 Sterben bedeutet Durchleiden der letzten Krise des Lebens

Sterben ist die letzte große Krise in unserem Leben. In Krisenzeiten gerät alles in uns durcheinander. Die Angst vor dem, was kommen wird oder kommen könnte, prägt unser Erleben. Alles scheint ausweglos, ohne Sinn und ohne Ziel, wir versuchen, sofern die kleinste Hoffnung dazu besteht, die alte, gewohnte, vertraute Situation wiederherzustellen, was nie gelingen wird.

Im Laufe unseres Lebens, wenn wir manche Krisen durchlebt haben, können wir beobachten, dass nach einer solchen Leidenszeit unser Leben weiter und offener oder, anders ausgedrückt, reifer wurde. Im Rückblick stimmt für viele der Satz von der Krise, die zur Chance wurde.

Sterben ist Krisenzeit für den Sterbenden, aber auch für die Zurückbleibenden. Menschen, die Sterbende begleiten (Angehörige und Menschen, die diese Aufgabe berufsmäßig übernehmen), berichten, durch welche Tiefen, durch welche Zeiten der Angst sie gegangen sind, sie erzählen aber auch von ihren Erfahrungen, von persönlichem Wachsen und Reifen im Durchstehen und Mittragen des Leidens.

Christliche Hoffnung lebt davon, dass Sterben eine Durchgangssituation ist, dass Christen von einem Leben nach dem Tod „wissen", das alles menschliche Vorstellungsvermögen übersteigt. E. Kübler-Ross (1984), die schweizerische Sterbeforscherin, formuliert: „Das Sterbeerlebnis ist fast identisch mit der Geburt. Es ist eine Geburt in eine andere Existenz." Und so hoffen Menschen, dass auch die Krise des Sterbens zu einer Chance neuen Lebens wird.

32.4.4 Sterben bedeutet Angst haben

Das Durchleiden krisenhafter Situationen, das Sterben-müssen löst große Angst aus. Viele Menschen reden zwar davon, dass sie im Blick auf den Tod keine Angst hätten, dass ihnen aber der Prozess des Sterbens große Angst mache.

▶ **Sterbende.** Sterbende haben Angst vor
- körperlichen und seelischen Schmerzen,
- Hilflosigkeit,
- dem Allein-gelassen-werden,
- fremden und unbekannten Situationen,
- dem Verlust von geliebten Menschen,
- dem Verlust ihrer Würde und ihrer Integrität,
- dem Nicht-mehr-bei-Sinnen-Sein. Sterbende durchleiden Todesangst.

▶ **Begleiter.** Aber auch die Begleiter haben Angst
- vor ihrer Hilflosigkeit und Ohnmacht,
- davor, nicht zu erkennen, was die Schmerzen lindert,
- nicht die richtigen Worte zu finden,
- den Sterbenden nicht zu verstehen, seine Äußerungen nicht „übersetzen" zu können,
- die Geduld zu verlieren,
- nicht da zu sein, wenn der Sterbende sie braucht,
- von anderen Dingen in Anspruch genommen zu sein,
- vor unangenehmen Gerüchen und vor Schmutz,
- vor ihrem eigenen Sterben.

Die Ängste des Sterbenden und seiner Begleiter sind vielfältig. Alle, die Sterbende begleiten, müssen auch um ihre eigenen Ängste wissen und sie nicht hinter maskenhaftem („immer lächeln") oder routinemäßigem Pflegen (perfekte, aber beziehungslose Pflege) verstecken. Der Sterbende reagiert oft sehr empfindsam auf die Ängste seiner Begleiter. Offenheit hilft dem Sterbenden über seine Bedürfnisse und Wünsche zu reden, und das wiederum hilft dem Begleiter, das Richtige zu tun.

Fallbeispiel Ⓑ

Eine Begleiterin erzählt von ihrem ersten Besuch bei einem sterbenskranken Menschen: „Jetzt stand ich vor der Tür – auf einmal merkte ich, wie mir die Knie weich wurden, die Hände feucht, am ganzen Körper innerlich zitternd, dachte ich: Jetzt gehst du hier zu einem Menschen, der dir völlig fremd ist, willst ihn auf seinem letzten Weg begleiten und glaubst noch, das sei etwas ganz Tolles. Will dieser Mensch das denn überhaupt? Will er mich, und wenn nicht, was dann? Ich stand leer und hohl und mit einem großen Kribbeln im Bauch vor dieser Tür und holte noch einmal tief Luft.

Herr P. war Anfang sechzig und hatte Krebs. Er hatte Schmerzen, ihm wurde übel, aber klingeln mochte er nicht Die Perioden des ‚Schlechtwerdens' kamen immer öfter. Er hatte große Angst – besonders nachts. Da war alles anders. Der Baum, der vor seinem Fenster stand und ihm tagsüber so viel Freude machte, warf im Dunkeln angsterregende Schatten, die Stille war bedrückend, der Schlaf kam nicht, Menscher- und Straßenlärm drangen nicht wie tagsüber in sein Zimmer.

Als man Herrn P. sagte, dass ich zu ihm kommen würde, um bei ihm zu sein, sagte er sofort zu, obwohl wir uns überhaupt nicht kannten. Wie groß ist die Angst oder wie groß ist das Vertrauen zu Menschen, die sich einfach einander Zeit schenken? Und jetzt ging ich zu ihm ans Bett und begrüßte ihn."
(Tausch-Flammer D. Sterbenden nahe sein. 1993, S. 87 f.).

32.4.5 Sterben – ein Geschehen, das in Phasen abläuft

Die Sterbeforscherin Dr. Elisabeth Kübler-Ross (Schweizer Psychiaterin) hat in vielen Gesprächen mit Krebspatienten verschiedene Phasen einer psychischen Entwicklung im Verlauf des Sterbeprozesses erkannt und beschrieben. Der Beginn des Sterbeprozesses ist hier der Erhalt der Diagnose einer unheilbaren, bösartigen Krankheit. Kübler-Ross spricht vom **Reifeprozess** zwischen Verweigerung und Annahme des eigenen Sterbens. Die Phasen des Sterbeprozesses sind v. a. bei solchen Menschen zu erkennen, die bei relativem Bewusstsein ihrem Sterben entgegensehen.

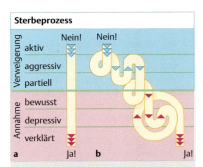

Abb. 32.3 Sterbeprozess.
a Theoretischer Verlauf von der Verweigerung zur Annahme.
b Realer, d. h. wirklicher Verlauf im Hin und Her und Auf und Ab der seelischen Dynamik. Jeder hat seinen eigenen, individuellen Sterbeprozess zu leisten.

Die einzelnen Phasen verlaufen nur in der Theorie kontinuierlich eine nach der anderen ab (▶ Tab. 32.1). In der Praxis wird sichtbar, dass jeder seinen Sterbe- und Trauerprozess ganz individuell durchleiden muss (▶ Abb. 32.3).

Der Sterbebegleiter Prof. Ernst Engelke kritisiert dieses Modell als wissenschaftlich nicht belegt. Vor allem die 5. Phase, Zustimmung zum Sterben, trifft seines Erachtens bei vielen seiner Klienten nicht zu. In der Praxis habe er oft beobachtet, dass Sterbende sich bis zuletzt gegen ihr Sterben wehren. Sobald Sterbende ihr Sterben akzeptierten, würden sie meist in recht absehbarer Zeit versterben (in: „Wer Sterbende begleiten möchte, muss sich von ihnen führen lassen." Pflegezeitschrift 2013; 1: S. 6).

Merke

„Wer Sterbende begleiten möchte, muss sich von ihnen führen lassen. Diese Bereitschaft sollte jeder mitbringen, der sich auf Sterbende einlässt und ihnen beistehen möchte." (E. Engelke 2013)

Bei alten Menschen verläuft der Sterbeprozess oft viel unauffälliger. Der Verfall der körperlichen und geistigen Kräfte ist bei hochbetagten Menschen teilweise schon so weit vorangeschritten, dass der Tod als Erlösung erlebt wird, das Sterben einem Hinüberschlummern gleicht.

Auch Verlusterfahrungen wie der Tod des Partners, der Tod von Kindern oder Freunden werden als Teil des eigenen Sterbeprozesses erlebt. Ebenso auch der Verlust der Gesundheit und Selbstständigkeit und wenn aufgrund körperlicher oder geistiger Hinfälligkeit der Umzug in ein Pflegeheim nötig wird.

Begleitpersonen werden Sterbende besser verstehen, wenn sie um diese prozesshafte psychische Entwicklung wissen. Aber Einteilungen und Schematisierungen bergen immer die Gefahr in sich, dass der Blick für die individuelle Situation des einzelnen Menschen verstellt wird.

Tab. 32.1 Helfendes Begleiten in den Phasen des Sterbeprozesses.

Phase	Kennzeichen (nach E. Kübler Ross)	Verhalten des Schwerstkranken	helfendes Begleiten
1	Nicht-wahrhaben-wollen Verweigerung • „Nicht ich" • Konfrontation mit der Wirklichkeit des unabwendbaren Todes	• Wahrheit wird verdrängt, möglichen Bestätigungen wird ausgewichen • auffallende Aktivitäten, Arztwechsel • Rückzug und Isolation mit Suizidgefahr, wenn Wahrheit nicht mehr zu verleugnen ist	• aufmerksames, einfühlendes Beobachten • nicht mit „vernünftigen" Argumenten „unvernünftige" Reaktionen kommentieren • zum Gespräch bereit sein, erkannte Wahrheit einfühlsam und behutsam bestätigen
2	Zorn – Auflehnung • heftiger Widerspruch • „Warum ich?"	• aggressives Verhalten, bei alten Menschen oft nicht mehr so deutlich • nörgelnd und unzufrieden, beschimpfen Angehörige und/oder Pflegende als Lügner	• Anschuldigen und Beschimpfungen nicht persönlich nehmen • einfühlende Zuwendung • viel Geduld • Kranken für sein Verhalten nicht verantwortlich machen • helfen, negative Gefühle und Ängste zu äußern
3	Verhandeln • „Jetzt noch nicht" • subjektive Besserung, Optimismus und Selbsttäuschung (sehr flüchtige Phase)	• sich abfinden mit der unveränderbaren Wirklichkeit • Hoffnung auf eine günstigere Wende durch entsprechendes Verhalten (z. B. Versprechungen, Gelübde) • Verhandeln um Fristverlängerung (z. B. bis zur Geburt des ersten Urenkels, bis zum Geburtstag)	• verstehen, aber Verhalten nicht unterstützen • vorsichtige Realitätsarbeit, Hoffnung nicht nehmen, aber keine falschen Hoffnungen machen oder unterstützen
4	Depression • „Was bedeutet das für mich?" • Endgültigkeit und Unausweichlichkeit der Situation wird erkannt • Verdrängen und Ausflüchte werden aufgegeben • Abschiedsschmerz, Todesangst	• Rückzug in die eigene Innen- und Gedankenwelt • Erinnern und bewusstes Abschiednehmen von Menschen und Situationen • Erkennen von Schuld und unbereinigten Konflikten • Wunsch nach Bereinigung und Versöhnung • Realitätsarbeit • Nachlassregelung	• akzeptierende und annehmende Haltung • Trauer und Schmerz zulassen (Weinen muss erlaubt sein) • Wünsche nach Begegnung mit Freunden und Verwandten erfüllen (der Kranke bestimmt, nicht die Angehörigen) • Versöhnung erlebbar machen, auf Wunsch Seelsorger rufen (Beichte, Absolution, Abendmahl) • Notar und Angehörige verständigen
5	Zustimmung • „Wenn es sein muss, ja" • große Müdigkeit und Erschöpfung, ruhige Gelassenheit	• Loslösung von sozialen Bindungen • letzte Anweisungen geben im Blick auf Begräbnis • sehr sensibel für Umwelt, auch wenn kaum Reaktionen wahrnehmbar sind	• gewissenhaftes Umgehen mit den letzten Verfügungen • mit ihm sein, Dasein, hohes Maß an Einfühlungsvermögen aufbringen • Hautkontakt und körperliche Nähe spüren lassen, Hektik vermeiden

32.4.6 Soziales Sterben alter Menschen

Definition

Der Begriff „sozialer Tod" stammt aus der Soziologie und bezeichnet die Situation von Menschen, die durch krankhafte, durch selbst verschuldete Ereignisse oder durch die soziale Umwelt veranlasst einen Rückzug ins Private, in die Sucht, in die Computerwelt und andere Ersatzwelten angetreten haben. Es handelt sich um Menschen, die vereinzeln, vereinsamen, die ausgegrenzt werden. Auch psychische Erkrankungen, Demenz, schwere körperliche Behinderungen können in die Isolation führen. Dem körperlichen Tod kann der soziale Tod vorausgehen.

Wenn alte Menschen vereinsamen, sich isoliert und/oder abgeschoben fühlen, wenn sie ihrer Würde und Privatheit beraubt sind, wenn sich keine Angehörigen, keine Freunde und keine ehemaligen Nachbarn um sie kümmern, dann erleben sie das soziale Sterben sehr existenziell und man spricht vom sozialen Tod des alten Menschen.

„Mich macht der Gedanke an den Tod weniger traurig als früher: Der Tod ist Abwesenheit von der Welt, und mit dieser Abwesenheit konnte ich mich nicht abfinden. Aber so viele Abwesenheiten haben schon an mir gezehrt! Meine Vergangenheit ist abwesend, meine toten Freunde sind es, die verlorenen Freunde und all die vielen Orte hier auf Erden, die ich nie wiedersehen werde. Wenn die Abwesenheit eines Tages alles verschlungen hat, wird das keinen sehr großen Unterschied machen" (Simone de Beauvoir. Das Alter. 1978).

Lebensgeschichtliche Erfahrungen – Lebensbilanz

Für alte Menschen sind Sterben und Tod keine unerwarteten Ereignisse. Je älter sie werden, umso mehr wird aus dem Schicksal, das andere trifft, eine sie ganz persönlich berührende „Lebensmöglichkeit". Sie beschäftigen sich auf manche Weise mit ihrem Ende. Außerdem ist ihnen im Laufe ihres Lebens das Sterben in vielfacher Weise begegnet. Wie sie das Sterben von Familienangehörigen (Eltern, eigener Lebenspartner usw.) oder von Freunden erlebt haben, prägt häufig ihre Erwartungen, lässt sie ängstlich oder gelassen auf das eigene Sterben zugehen.

Die Rückschau auf das gelebte Leben beeinflusst die Art und Weise, wie alte Menschen ihre letzte Wegstrecke erleben. Je positiver die Lebensbilanz ausfällt, je mehr sie von sich sagen können: „Ich habe getan, was ich konnte, was daraus geworden ist, ist gut", je zufriedener sie sind, umso gelassener können sie dem Sterben entgegengehen. Menschen, die immer das Gefühl haben, im Leben zu kurz gekommen zu sein, die unzufrieden und verbittert sind, hängen krampfhaft an dem, was sie Leben nennen, und können sehr schwer sterben.

Für die Begleitenden kann eine so verbitterte und negative Lebenseinstellung viele Probleme und Konflikte bringen. Wichtig ist, dass solches Verhalten nicht gewertet wird, dass die Begleiter offen und aufmerksam zuhören und den alten Menschen die Gelegenheit schaffen, über die Frage nach dem Sinn ihres Lebens nachzudenken. Die Begleitung durch einen professionellen Helfer kann hier sehr hilfreich sein.

32.4.7 Nahtod-Erfahrungen

Immer wieder wird von Menschen berichtet, die nach einem Unfall oder einem anderen akuten Krankheitsereignis klinisch tot waren, durch die moderne Intensivmedizin aber ins Leben zurückgeholt werden konnten. Wenn Menschen über ihr Erleben in diesem Zwischenstadium berichten, so meist in der Form, dass sie von einem Aus-dem-Körper-Heraustreten erzählen.

Sie berichten, dass sie genau wahrnehmen konnten, wer bei ihnen war, was an ihnen getan wurde, was die einzelnen Personen redeten, und viele weitere Einzelheiten. Auffallend an den Berichten ist, dass die meisten Menschen, die solches erlebt haben, übereinstimmend in der Sache, aber unterschiedlich in den Bildern, davon reden, dass sie wunderbare Musik hörten und sich von vollkommener Liebe umgeben wussten, sich in einem unvergleichlich schönen Zustand der Ganzheit und Harmonie befanden. Sie erzählen, dass sie keine Angst und keine Schmerzen verspürten. Einige dieser Menschen erzählen aber auch von der Begegnung mit Gestalten wie aus der Unterwelt, die ihnen große Angst machten. Und nach der Reanimation kehrten Angst und Schmerzen der lebensbedrohenden Situation zurück.

Sterbende Menschen, ob alt oder jung, erleben manchmal, auch ohne klinisch tot zu sein, Dinge, die für unsere Sinne nicht fassbar sind. Das kann bedeuten: Im Sterben schwinden die Sinne für die irdische Wirklichkeit, es erwachen Sinne, die die Welt außerhalb unserer irdischen Realitäten (in Zeit und Raum) wahrnehmen können. Durch authentische Berichte über solche Erfahrungen wird für viele die Angst vor dem Tod gemildert.

32.5 Sterbende Menschen pflegen

Definition

Sterbende sind Personen, gleich welchen Alters, bei denen die Krankheit oder die Folgen der traumatischen Schädigung irreversibel sind und trotz Behandlung in absehbar kurzer Zeit zum Tode führen werden. Die Feststellung erfolgt durch den Arzt aufgrund der klinischen Zeichen (Ethikkomitee).

Woran erkenne ich, wann ein Mensch sterbend ist? Wenn sein Zustand zeigt, dass er

- zunehmend bettlägerig und extrem geschwächt ist,
- immer weniger Interesse für Essen und Trinken aufbringt,
- immer weniger Interesse für seine Umgebung und sein Leben zeigt,
- zunehmend bewusstlos wird,
- an einer fortgeschrittenen, progressiven Krankheit mit schlechter Prognose leidet,
- lebensbedrohliche Komplikationen auftreten wie Lungenentzündung, Nierenversagen.

Wenn ein Arzt, der seinen Patienten genau kennt und erfahrene Pflegepersonen gemeinsam der Meinung sind, dass der Tod nahe bevorsteht, kann man den Zustand als Sterben bezeichnen (nach Stein Husebö in Heller, Heimerl u. Husebö 2007).

32.5.1 Pflegerische Unterstützung in der Sterbephase – spezifische Probleme und Bedürfnisse

Der Beginn und das Ende des menschlichen Lebens haben manche Gemeinsamkeiten. Ein Neugeborenes ist ganz und gar auf die behutsame und einfühlsame Pflege seiner Mutter, seiner Betreuerin, angewiesen. Um leben zu können, braucht es die Zuwendung, das Angesprochenwerden.

Genauso tun einem Sterbenden alle die Verhaltensweisen gut, die wir am Anfang unseres Lebens brauchen: Berührung zusammen mit der menschlichen Stimme, Blickkontakt, eine freundlich zugewandte Mimik, ein bequemes Bett, etwas zu trinken und zu essen, gewaschen und gesäu-

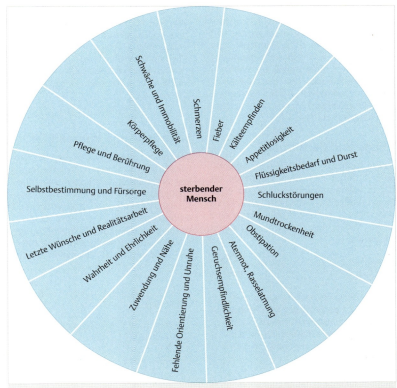

Abb. 32.4 Körperliche und seelische Bedürfnisse und Probleme von sterbenden alten Menschen.

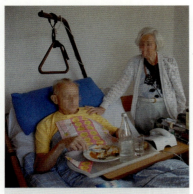

Abb. 32.5 Schwerkranke leiden unter Appetitlosigkeit, deshalb sollten sie Wunschkost erhalten. (Foto: T. Stephan, Thieme)

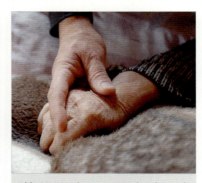

Abb. 32.6 „Halte meine Hand, so kann ich spüren, dass du da bist." (Foto: B. Bostelmann, Thieme)

bert werden und die Sorge für Ruhe und Bequemlichkeit (▶ Abb. 32.4, ▶ Abb. 32.5).

„In den Kreisen in unserem Lande, die sich mit Tod und Sterben beschäftigen, wird heutzutage viel zu viel über psychologische und emotionale Probleme und zu wenig darüber geredet, wie man das Wohlbefinden des Sterbenden sichert. Jede Gruppe, die sich mit dem Dienst am Sterbenden beschäftigt, sollte zunächst einmal über das Glattziehen von Laken, das Abreiben von Rücken, das Beheben von Verstopfung und die Nachtwache reden. Einen Menschen psychologisch beraten zu wollen, der in einem nassen Bett liegt, bringt nichts. Ohne Schmerzen, gut gepflegt, mit kontrolliertem Stuhlgang und sauberem Mund sowie mit einem erreichbaren Freund, der sich um einen kümmert, reduzieren sich die psychologischen Probleme auf ein durchaus erträgliches Maß." (Duda 1998 o.A.)

Pflege und Berührung

Einem sterbenden Menschen macht gerade sein Körper besonders viel Mühe, oft hat er Atemnot oder er leidet an einer fortschreitenden Krankheit (z. B. Krebs oder Aids). Gute Pflege hat von daher eine große Bedeutung für den sterbenden Menschen.

Merke

Pflege hat in der Begleitung Sterbender einen ganz hohen Stellenwert. Pflegen, Berühren, Streicheln ist eine besonders liebevolle Art der Zuwendung, die der Schwerkranke „lebens-not-wendend" braucht.

Carmen Thomas (1994) bringt es auf den Punkt: „Jeder weiß, Berührung ist immer zweiseitig. Während ich berühre, werde ich berührt. Berührung ist ein schöpferischer Akt, Ausdruck persönlicher Bezogenheit. Berührung gibt Selbstvertrauen und Trost." (ebd. S.221). Das bedeutet, Schwerkranke und Sterbende erleben unser Bei-ihnen-Sein, unser Dasein dann besonders intensiv und tröstend, wenn sie uns, unsere Hände spüren können.

Merke

Die wesentlichsten Bedürfnisse Sterbender sind, möglichst schmerzfrei zu sein, gut zu liegen, sich sauber zu fühlen, keinen Durst zu spüren und einen Menschen an ihrer Seite zu haben, der einfach da ist, der sie streichelt und berührt (▶ Abb. 32.6).

Schwäche und Immobilität

Das unbewegliche Liegen bereitet Sterbenden viele Schmerzen, doch die Häufigkeit der Lageveränderungen und Pflegemaßnahmen wird von der Zumutbarkeit für die Sterbenden abhängig gemacht. Ein erhöht gelagerter Oberkörper (S.277) – von halbhoch bis zur sitzenden Position – erleichtert die Atmung und das Abhusten und wird deshalb als angenehm empfunden.

Merke

Bei manchen Sterbenden kann man eine besondere Schmerzempfindlichkeit beobachten, die jede Berührung als unangenehm und jeden Lagewechsel als schmerzvoll empfinden.

Praxistipp

Der Lagewechsel sollte grundsätzlich von 2 Pflegepersonen durchgeführt werden. Die Wünsche und Bedürfnisse des Kranken werden beachtet.

▶ **Prophylaktische Maßnahmen.** Aufgrund von körperlicher Schwäche und Bettlägerigkeit kann es zu Zweiterkrankungen wie Dekubitus, Pneumonie und Kontrakturen kommen, die dem Kranken zusätzliche Schmerzen und Probleme bereiten, siehe „Immobilitätssyndrom" (S.230). Deshalb werden prophylaktische Maßnahmen (S.35) in schonender Weise im Zusammenhang mit der Körperpflege durchgeführt.

▶ **Basal stimulierende palliative Pflege.** Berührung und Umlagerungen helfen dem Kranken, auch seine Wahrnehmungsfähigkeit zu erhalten. So können mit der „basal stimulierenden Berührung" (S.213) dem Sterbenden Gefühle der Sicherheit und des Wohlbefindens vermittelt werden.

Merke

Nicht die technisch perfekte Lagerung ist das Ziel, sondern die subjektiv als angenehm empfundene Lage. Es zählt zu den wichtigsten, aber schwierigsten Pflegetätigkeiten, es dem Sterbenden bequem zu machen (to make patients comfortable).

Körperpflege

Merke

Der Zeitpunkt für Körperpflege, Lagern und behutsames Betten wird von den Sterbenden selbst bestimmt, nicht von den Arbeitsplänen der Mitarbeiter.

Die tägliche Körperpflege ist besonders gewissenhaft und schonend durchzuführen. Jede Bewegung ist für den Sterbenden anstrengend und kann Schmerzen verursachen. Häufig kommt es zu einem übermäßigen Schwitzen und Körpergeruch. Mit einer sorgfältig durchgeführten Ganz- oder Teilwäsche kann ihm Erleichterung verschafft werden. Waschungen des Gesichtes, der Hände und Füße können wohltuend sein. Erfrischende Waschlotionen und Badezusätze werden als angenehm empfunden, ebenso die Anwendung von Deodorant. Einreibungen mit einem erfrischenden, duftenden Hautpflegemittel können das Wohlbefinden verbessern, s. „beruhigende Waschungen" (S. 291).

Praxistipp

Selbstverständlich werden Bettwäsche und Bekleidung nicht routinemäßig, sondern nach Bedarf gewechselt.

Schmerzen

Wenn Menschen an ihr Sterben denken, dann wünschen sie sich, dabei keine Schmerzen zu haben.

Es gibt jedoch Krankheiten, bei denen der körperliche Schmerz zunimmt und für den Kranken unerträglich wird. Dazu gehören unbehandelte chronische Schmerzen und verschiedene Tumorerkrankungen. Für diese Kranken setzt sich die Palliativmedizin ein, mit dem Ziel, die Schmerzen und andere Krankheitsbeschwerden mit einer entsprechenden Schmerztherapie und Schmerzkontrolle zu verhindern oder zu lindern. Palliativmediziner beraten Hausärzte auf deren Wunsch, z. B. bei der intensivierten Schmerztherapie, bei Symptomen von Übelkeit, Verstopfung, Angst- und Spannungszuständen, Luftnot, Wundversorgung und vor möglichen Notfalleinweisungen ins Krankenhaus.

In Absprache mit dem behandelnden Arzt – hier sollten unbedingt die örtlichen palliativmedizinischen Dienste eingeschaltet werden – sind schmerzstillende Medikamente so zu dosieren, dass Schmerzen so weit wie möglich ausgeschaltet werden. Der Kranke bekommt den Medikamentencocktail regelmäßig und muss nicht um das schmerzstillende Mittel bitten. Entsprechende Medikamente sind ausreichend im Haus vorhanden. Die heute üblichen Kombinationen von Schmerz- und Beruhigungsmitteln lassen dem Sterbenden sein waches Bewusstsein. Auch bei großen Angstzuständen und starker innerer Unruhe kann auf Medikamente nicht verzichtet werden.

So gehört zur Sterbebegleitung eine professionelle Schmerztherapie, wie sie in der Hospizarbeit als Grundvoraussetzung für eine gute Sterbebegleitung gefordert wird.

Merke

Schmerz ist ein Phänomen, das den ganzen Menschen in all seinen Dimensionen betrifft. Gute Schmerztherapie setzt voraus, dass die möglichen Zusammenhänge von körperlichen, sozialen, seelischen und spirituellen Schmerzen beachtet werden, siehe Kap. Schmerzen (S. 688).

Fieber

Infektionen wie Pneumonie, Harnwegsinfekte, Dekubiti, aber auch Tumoren oder Schlaganfälle verursachen oft Fieber. Eine Temperaturerhöhung über 38,5 °C kann zu Unwohlsein und Beschwerden führen. Der Sauerstoffverbrauch steigt an und führt zu einer höheren Atemfrequenz mit Tachypnoe und Dyspnoe. Mit physikalischen Methoden wie kalten, feuchten Umschlägen und Wadenwickeln (S. 35) können die Temperatur gesenkt und die Beschwerden gelindert werden.

Kälteempfinden

Aufgrund der reduzierten Kreislauffunktion haben Sterbende kalte Extremitäten. Sie empfinden es oft als wohltuend, wenn Beine und Füße mithilfe einer Wärmflasche, einem Kirschkernsäckchen und/oder Socken gewärmt werden.

Appetitlosigkeit

Die meisten Sterbenden möchten nichts mehr essen, sie haben keinen Appetit, oft ist ihnen auch übel. Manche Schwerkranken spüren, dass ihr Leben zu Ende geht, und möchten aus diesem Grund nichts zu sich nehmen. Ihnen sollte dann kein Essen aufgenötigt werden.

Merke

Der Körper braucht Nahrung als Energiespender zur Aufrechterhaltung des Lebens, wenn das Leben zu Ende geht, ist auch keine lebenserhaltende Energie mehr nötig.

Schwerkranke, die essen möchten, sollten Wunschkost bekommen, auch wenn sie von dem speziell für sie zubereiteten Gericht nur 2 oder 3 Häppchen essen. Das Angebot von Lieblingsspeisen in mundgerechten Portionen und kleinen fantasievollen Desserts können Freude bereiten, ebenso wie der kleine Schluck eines geliebten Likörs.

Flüssigkeitsbedarf und Durst

Auch bei sterbenden Menschen ist die Basisversorgung sicherzustellen, wozu das Stillen von Hunger- und Durstgefühlen gehört. Allerdings sind in der Sterbephase die Gefühle von Hunger und Durst wegen veränderter physiologischer Zustände vielfach verringert oder nicht mehr vorhanden.

Angehörige, Pflegende und auch Mediziner sind häufig der Meinung, man könne einen Menschen doch nicht verhungern oder verdursten lassen. So werden per Sonde oder Infusion Nahrung und/oder Flüssigkeit zugeführt. In den letzten Jahren hat man in der Palliativmedizin dieses Vorgehen hinterfragt (Stein Husebö in Heller, Hermerl und Husebö 2007):
- Es gibt keine Studien, die belegen, dass intravenöse Infusionen bei Sterbenden den Durst lindern oder ihm Vorteile bringen.
- Infusion oder Sonde können die Probleme des Sterbenden verstärken, z. B. durch Reaktionen wie Erbrechen, verstärkte Atemnot, vermehrtes Absetzen von Bronchialschleim, Lungenödem und andere Symptome.

Merke

Wenn nach ärztlicher Anordnung Flüssigkeit per PEG-Sonde oder mittels eines zentralen Venenzugangs zugeführt wird, ist die betroffene Person besonders aufmerksam zu beobachten, um ggf. die Menge der Infusionsflüssigkeit zu reduzieren oder die Infusion ganz abzustellen.

Ethische Fragestellung zur PEG-Sonde

Immer noch ist die Frage nach der Flüssigkeitszufuhr bei sterbenden Menschen ein kontrovers diskutiertes Thema. Auf jeden Fall muss bei einer Entscheidung für oder gegen eine künstliche Ernährung der Wille der betroffenen Person respektiert werden.

Lesen und diskutieren Sie hierzu die Ausführungen in Kap. „Nichtschaden und Demenz am Beispiel PEG-Sonde" (S. 120).

Schluckstörungen

Es muss auf die Darreichungsform der Getränke geachtet werden, dabei gilt die Regel: Dickflüssiges geht besser als Dünnflüssiges!
- Säfte andicken, Breie verdünnen
- Strohhalm zum Trinken erleichtert den Schluckakt
- aufrecht im Sitzen trinken lassen
- langsam mit kleinem Löffel essen lassen

Mundtrockenheit

Im Endstadium haben Sterbende häufig Schluckprobleme und lehnen das Trinken ganz ab. Meistens atmen sie mit offenem

Mund und die Folge ist eine Austrocknung der Mundschleimhaut. Eine trockene Zunge wird erfahrungsgemäß schnell borkig und bereitet große Schmerzen. Fehlende Kautätigkeit führt zu Parotitis (Ohrspeicheldrüsenentzündung) und Soorbelag auf der Zunge.

> **Merke**
>
> Eine regelmäßige, spezielle Mundpflege (S. 298) ist beim Sterbenden sehr gewissenhaft durchzuführen. Gute Mundverhältnisse sind die Voraussetzung für genügend Speichel, das Kauen, das Schlucken und nicht zuletzt für das Sprechen.

Maßnahmen zur Linderung von Mundtrockenheit und Durst

Folgende Maßnahmen sind sinnvoll zur Linderung von Mundtrockenheit, unangenehmem Geschmack, Mundgeruch und Durstgefühl (▶ Abb. 32.7):

- Lieblingsgetränke anbieten oder mit einem Teelöffel schluckweise einflößen (evtl. gekühlt, auch Wein, Sekt oder Bier)
- leicht säuerliche Getränke anbieten, welche die Speichelsekretion anregen, z. B. verschiedene Früchtetees, Kräutertees, Sekt, mineralhaltiges Wasser, Wasser mit einigen Spritzern von Zitronen/beigefügter Zitronenscheibe (Vorsicht bei der Verwendung von säurehaltigen Produkten, wenn Schleimhautdefekte vorhanden sind, die dadurch gereizt werden und schmerzen können!)
- kleine Stücke von frischen Früchten wie Melonen, Apfelsinen, Ananas abbeißen oder Fruchtstückchen lutschen lassen
- einen in Flüssigkeit getränkten Pflaumentupfer zum Aussaugen reichen
- Getränk in einer Babyflasche anreichen
- Mund häufig ausspülen lassen mit Zusätzen nach Wunsch und Verträglichkeit
- zerstoßenes Eis (Eisstückchen von gefrorenem Fruchtsaft) in feuchte Gaze wickeln und in den Mund legen
- mit einer Pipette tropfenweise Flüssigkeit auf die Lippen und auf die Zunge träufeln
- Zunge, Gaumen und Wangentaschen mit feuchtem Tupfer auf einer Péanzange oder einer Pinzette befestigt oder um den Zeigefinger gewickelt (vorher Handschuh anziehen!) vorsichtig auswischen
- Lippenpflege ist auch mit Butter oder Olivenöl möglich

> **Merke**
>
> Bei all diesen Maßnahmen ist wichtig, dass sie für die Betroffenen angenehme Gefühle auslösen und zum Wohlbefinden beitragen. Deshalb sollte man die im Handel befindlichen Mundpflegestäbchen, die Tees und Säfte selbst probieren, bevor man sie den Kranken anbietet.

Obstipation

Durch Bewegungs- und Flüssigkeitsmangel, aber auch durch jahrelangen Abführmittelmissbrauch kann es zur Obstipation kommen. Auch durch Schmerzbehandlung mit Opiaten werden Verstopfungen hervorgerufen. Bei allen Kranken, die nicht unmittelbar im Sterben liegen, wird auf Darmentleerung etwa alle 2–3 Tage geachtet. Kranken, die Opiate bekommen, kann ein orales Abführmittel verabreicht werden.

Nach einer rektalen Untersuchung (bei der mit dem Finger gefühlt wird, ob der Mastdarm gefüllt ist) können dann Abführzäpfchen, Klysmen oder abführende Einläufe – auf ärztliche Anordnung – verabreicht werden.

> **Merke**
>
> Bei Abführmaßnahmen ist zu entscheiden, was für den Betroffenen die am wenigsten belastende Maßnahme ist. Reicht es aus, wenn nur das Rektum entleert wird (rektale Suppositorien, Miniklistiere) oder soll der ganze Verdauungstrakt (orale Laxanzien) aktiviert werden?

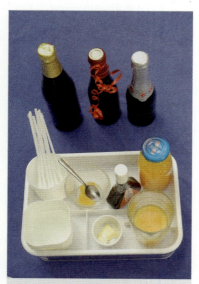

Abb. 32.7 Mundpflege mit Wunschutensilien. (Foto: K. Gampper, Thieme)

Atemnot, Rasselatmung

Sterbende haben charakteristische Atemmuster. Durch Schädigung des Atemzentrums tritt Stunden bis Minuten vor dem Tod die Cheyne-Stokes-Atmung (S. 265) und zuletzt die Schnappatmung ein.

Atemnot (Dyspnoe)

Die meisten Menschen sterben an einem Herzversagen. Ein terminales Herzversagen kann sich über Tage und Stunden hinziehen. Wenn jeder Atemzug eine Anstrengung bedeutet und Atemnotanfälle auftreten, löst dies Angst vor dem Ersticken aus, Todesangst. Es gilt die Spirale von „Atemnot – Angst – noch mehr Atemnot – noch mehr Angst" zu durchbrechen, indem die Begleitpersonen Ruhe bewahren und für frische Luft sorgen. Durch eine atemerleichternde Oberkörperhochlagerung kann Linderung erreicht werden. Bei Bedarf wird der Arzt ein beruhigendes Medikament verabreichen oder die Schmerzmedikation (z. B. Morphindosis) erhöhen.

Viele alte Menschen sterben an Herzversagen ohne größeres Leiden, wenn sich das Herzversagen langsam entwickelt hat und eine Folge allgemeiner Schwäche oder anderer Komplikationen ist.

Rasselatmung

Während der letzten Stunden oder Tage ist bei Sterbenden häufig eine geräuschvolle rasselnde Atmung zu beobachten. Diese Rasselatmung entsteht durch Sekrete aus den bronchialen Drüsen und Speichel, der sich in den großen Bronchien und der Luftröhre sammelt, verbunden mit einer leichten Obstruktion in den Atemwegen. Kann dieser Schleim nicht ausgehustet oder geschluckt werden, entsteht ein rasselndes Geräusch bei der Ausatmung, wohingegen die Einatmung frei ist. Das „Todesrasseln" wird von Angehörigen und Pflegepersonen als beunruhigend und störend erlebt. Wieweit es auch von den Sterbenden als belastend empfunden wird, ist schwer zu sagen.

Dieser Schleim kann aus der Mundhöhle abgesaugt werden. Allerdings führt wiederholtes Absaugen im Rachenraum zu vermehrter Schleimbildung; durch den Absaugkatheter können Schleimhäute verletzt werden und Blutungen entstehen.

> **Merke**
>
> Für die Sterbenden ist das Absaugen eine große Belastung, es verursacht Schmerzen, Würgereize und Angst. Bei jedem Absaugvorgang muss auf nonverbale Abwehrreaktionen geachtet wer-

den. Das Absaugen sollte in diesen Situationen unterlassen werden.

Auch bewusstseinsgetrübte oder bewusstlose Personen können auf der Seite gelagert werden, so dass der Schleim aus dem offenen Mund heraus fließen kann.

Durch Medikamente (z. B. Scopolaminpflaster) kann die Schleimabsonderung in den Atemwegen gehemmt werden.

Geruchsempfindlichkeit

Manche Kranke reagieren sensibel auf Gerüche von Speisen, Parfüm, Zigaretten, Schweiß, teilweise sogar mit Übelkeit und Erbrechen. Es kann vorkommen, dass der Kranke die Pflegeperson oder den Arzt fortschickt, mit der Aussage: „Ich kann den Zigarettengeruch an Ihnen nicht ertragen."

Merke

Die Anwendung von ätherischen Ölen und Duftlampen sollte nur auf Wunsch des Kranken erfolgen.

Fehlende Orientierung und Unruhe

Infolge des vielen Schlafens verlieren Sterbende oft jedes Zeitgefühl. Nachfragen, welche Tages- oder Jahreszeit ist, haben aber nichts mit geistiger Verwirrung zu tun. In den letzten Stunden ihres Lebens sind Sterbende oft gedanklich in einer „anderen Welt". Sie sprechen Personen an, die nicht anwesend sind, und von denen Angehörige sagen, dass es der Name der Mutter oder von anderen nahestehenden bereits verstorbenen Personen sei.

Zeichen der inneren Unruhe sind sog. „Nestelbewegungen", suchende Bewegungen mit den Händen auf der Bettdecke. Wenn man mit dem Sterbenden spricht oder am Bett sitzt, hören diese Bewegungen meistens auf.

In den letzten Stunden äußern Sterbende immer wieder den Wunsch nach mehr Licht. Das Zimmer sollte deshalb auch in der Nacht gut beleuchtet sein.

Man kann immer wieder beobachten, dass sich ein Sterbender kurz vor dem Tod besser fühlt, er wacher wird und auflebt; es ist wie ein „letztes Aufblühen aller Kräfte".

Wunsch nach Zuwendung und Nähe

„Lieber Freund und Lehrer! Ich bin sehr traurig in meinem Herzen. Ich habe letzten Mittwoch … meine Mutter begraben. […] Da, bei meiner alten Mutter am Bett, da ist all der Arbeitskram von mir abgefallen wie ein fremder Rock. … Da sagte sie ganz leise, so als wenn sie sich schämte: Jürnjakob, sagte sie, du kannst mir mal einen Kuss geben. Mich hat so lange keiner mehr geküsst. […] So habe ich mich ganz sacht über sie gebückt und sie geküsst, und sie hat mich über die Backe gestrakt, als wenn ich noch ihr kleiner Junge war. Dann legte sie sich zurück und war ganz zufrieden …" (Gillhoff J. Jürnjakob Swehn der Amerikafahrer. München 2001 [1917])

Viele Sterbende haben ein großes Bedürfnis nach liebender Nähe und Zuwendung. Sie sollten nie über längere Zeit allein gelassen werden. Angehörige und Freunde dürfen diese Aufgabe nicht nur den Pflegenden überlassen. Gesten der Zuwendung, wie die Hand halten, über Stirn und Wange streicheln und jede Art von Hautkontakt vermitteln dem Kranken das Gefühl, nicht allein zu sein.

Es ist die Aufgabe der Begleitperson, einfach da zu sein, auch wenn nichts zu tun ist oder nichts getan werden kann. Sterbende brauchen vielfach nur die wortlose Zuwendung. Sie müssen die Bereitschaft spüren, bei ihm in seinen Ängsten und Sorgen auszuhalten. Das ist für viele Begleiter wie Pflegepersonen und Angehörige nicht selten sehr belastend. Weil sie nichts tun können, fühlen sie sich hilflos. Manche Helfer geraten dann in eine Betriebsamkeit, die den Sterbenden belastet.

Merke

Sterbebegleitung bedeutet die eigene Hilflosigkeit aushalten können.

Wahrheit und Ehrlichkeit

Sterbende spüren, wie es um sie steht, sie wissen, dass sie sterben müssen, auch wenn nicht offen darüber geredet wird. Versteckspielen und/oder die Wahrheit verheimlichen belastet den Sterbenden sehr. Vielleicht wünscht er sich, mit den Menschen, die ihm nahestehen, über sein bevorstehendes Sterben reden zu können. Einfühlsame Begleiter finden die richtigen Worte. Sterbende nehmen sehr viel mehr aus ihrer Umwelt wahr, als durch ihre Reaktionen deutlich wird.

Merke

Im Sterbezimmer sollte nie über den Kranken oder über die Situation nach seinem Sterben geredet werden. Angehörige und Besucher müssen deutlich darauf aufmerksam gemacht werden, dass nicht über Dinge geredet werden darf, die man dem Sterbenden nicht direkt sagen würde. Im Sterbezimmer nicht flüstern oder tuscheln, das verunsichert den Kranken. Das Hören ist der Sinn, der am längsten wahrnehmen kann.

Letzte Wünsche und Realitätsarbeit

Auch der sterbende Mensch hat noch Wünsche, diese sollten, wenn irgend möglich, erfüllt werden. Das gilt v. a. dann, wenn er Verwandte oder Freunde zu sehen wünscht oder von bestimmten Personen Abschied nehmen möchte.

Wenn der Sterbende bereit ist, Realitätsarbeit zu leisten, d. h. ganz bewusst vom Leben Abschied zu nehmen oder praktische Dinge zu regeln und auf seinen Tod hin zu leben, so braucht er jede nur mögliche Unterstützung.

Besondere Beachtung erfordern seine Wünsche, unbereinigte Situationen in Ordnung zu bringen, klärende Gespräche mit einer Person, mit der er in Spannungen gelebt hat, nach Versöhnung, nach Beichte und Absolution. E. Kübler-Ross spricht von „unerledigten Geschäften". Die Vorstellungen der Begleitperson sind hier unwichtig. Es geht darum, dem Sterbenden zu helfen, seine letzten Lebenstage seinen eigenen Vorstellungen entsprechend zu gestalten, damit er in dem Glauben, in dem er gelebt hat, oder mit der Weltanschauung, die für ihn wichtig war, sterben kann.

Merke

Wünsche werden möglichst umgehend erfüllt, denn der Sterbende kann nicht warten, er hat keine Zeit mehr.

Selbstbestimmung und Fürsorge

Hilflosigkeit und Abhängigkeit kennzeichnen die letzten Lebenstage. Für die Pflegenden ist es eine Gratwanderung: Zum einen sollen sie, aufgrund ihrer fachlichen Kompetenz, eine fürsorgende, fachlich korrekte, geplante Pflege durchführen und zum anderen die Selbstbestimmung des Sterbenden wahren. Es ist die Aufgabe und Pflicht der Pflegenden, alles zu tun, um die Autonomie des Sterbenden zu gewährleisten, z. B. seine Wünsche und Vorstellungen zur Pflege und Versorgung zu erfüllen. Dazu gehört auch, ihn über pflegerische Handlungen, medizinische Maßnahmen, Veränderungen im Umfeld zu informieren und ihm die Möglichkeit zu geben, sich für oder gegen etwas zu entscheiden. Der Sterbende weiß i. d. R., was ihm in dieser Situation wohltut.

Vor allem Personen, die sich nicht mehr äußern können, sind in der Gefahr, „entmündigt" zu werden. Gezieltes Beobachten von Gesichtsausdruck, Mimik und Gestik und anderen nonverbalen Äußerungen und umfassendes Wahrnehmen des Umfeldes und der Bezugspersonen sind wichtig, um auf Wünsche und Bedürfnisse angemessen eingehen zu können, siehe „Ethisch Handeln" (S. 109).

32.5.2 Gespräche mit Sterbenden

Sterbende brauchen das Gespräch. Begleiter haben oft große Ängste vor dem Reden mit schwerkranken Menschen. Viele wünschen sich Rezepte oder Regeln für ein solches Gespräch. Die beste Regel, das einfachste Rezept heißt:

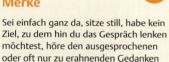

Merke

Sei einfach ganz da, sitze still, habe kein Ziel, zu dem hin du das Gespräch lenken möchtest, höre den ausgesprochenen oder oft nur zu erahnenden Gedanken des Sterbenden zu (▶ Abb. 32.8).

Dies klingt sehr einfach, ist aber deshalb sehr schwer, weil wir damit auf unsere eigene innere Unruhe, auf unsere Ängste zurückgeworfen werden. Wir spüren unsere Hilflosigkeit und unsere Ohnmacht im Angesicht des Todes. In dieser Situation ist weniger wichtig, was wir sagen, jetzt zählt v. a., wer wir sind. „Ich pflege als der, der ich bin" (Juchli 1997). Daher bedeutet

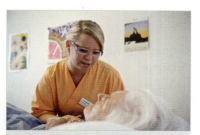

Abb. 32.8 Einfach da zu sein ist wichtiger, als viele Worte zu machen. (Foto: W. Krüper, Thieme)

Sterbebegleitung immer auch ein Sich-Auseinandersetzen mit sich und seinem eigenen Sterben.

▶ **Hand halten.** Sterbende sind mit ihrer physischen Existenz im Übergang, im Aufbruch, an einer Grenze, an der das Wahrnehmenkönnen eine ganz andere Dimension erreicht. So hören Sterbende sehr gut, auch wenn sie vorher schwerhörig waren. Über die Art, wie wir sie berühren, spüren Sterbende, was wir ihnen wirklich sagen wollen, sie spüren unsere echte Zuneigung oder unsere Ablehnung. Daher ist die Geste des Handhaltens eine wichtige Hilfe zum Verstehen, zum Kommunizieren.

▶ **Aktiv zuhören.** Die Art, wie wir zuhören, gibt dem Sterbenden das Wissen, ob er über alles, was ihn quält und ängstigt, reden kann. Sterbende spüren deutlich, was mit ihnen vorgeht. Wenn sie trotzdem nicht von ihrem bevorstehenden Tod reden, reagieren sie damit i. d. R. auf ihre Umgebung, die ihnen unbewusst vermittelt, dass sie, die Angehörigen und Begleiter, selbst Angst haben, über dieses Thema zu sprechen. Sätze wie „Wir dürfen ihr die Hoffnung nicht nehmen" oder „Das könnte er nie verkraften" drücken weniger die Sorge um den Kranken aus als die eigene Unsicherheit und Angst.

Für den Sterbenden ist aber nichts so wichtig, wie offen über seinen bevorstehenden Tod reden zu können. Im Gespräch kann er seine Gefühle verarbeiten und bewusst Abschied nehmen und loslassen. Den Helfer können solche Situationen sehr belasten, er darf Anschuldigungen nicht persönlich nehmen. Einfühlendes, aufmerksames aktives Zuhören ist die hilfreichste „Gesprächstechnik".

Sprache der Sterbenden in Symbolen und Träumen

Sterbende reden manchmal von Situationen, äußern Wünsche, die für die Begleitenden kaum nachvollziehbar sind, z. B.:
1. Ein alter Mann sagte, er habe große Sorge, dass er mit seinem Kohlevorrat nicht über den Winter komme.
2. Ein 60-jähriger Mann drängt seine Frau, ihm seine schweren Wanderstiefel zu bringen, er müsse unbedingt den Berg besteigen.
3. Eine Frau fordert ihre Angehörigen auf, ihren Koffer zu packen, da sie jetzt gehen müsse.
4. Eine todkranke junge Frau schwärmt von Südafrika. Es sei so wunderschön dort, da wolle sie unbedingt hin.

Solche Äußerungen geben als Tatsacheninformation in den genannten Fällen absolut keinen Sinn. Hier äußern sich Sterbende in einer symbolischen Sprache. Sie drücken damit ihr Wissen um ihr baldiges Sterben in Bildern aus:
- Die Kohlen sind Sinnbild dessen, was ein Feuer am Leben hält. Wenn die Kohlen ausgehen, stirbt das Feuer, die Wärme, das Leben.
- Schwere Wanderstiefel braucht man, um unwegsame, steinige Wege zu gehen, oder steile Berge zu besteigen. Ein Mensch, der diesen Wunsch äußert, spürt, dass er einen beschwerlichen Weg vor sich hat.
- Den Koffer packen, nach Hause gehen, auf Reisen gehen, das sind bekannte Metaphern (Bilder) für das Sterben.
- Die Reise nach Südafrika könnte für die Reise ins „gelobte Land", in ein Land jenseits von Krankheit und Schmerzen stehen, in ein Land, wo immer die Sonne scheint, wo man sich sicher und geborgen fühlt (Klessmann 1994).

Es ist nicht immer leicht, die Botschaft solcher Bilder zu entschlüsseln. Es ist v. a. wichtig, dass die Begleiter solche Aussagen ernst nehmen, und sie als symbolischen Ausdruck der Befindlichkeit oder der Wünsche und Sehnsüchte des anderen zu verstehen suchen.

Das Gespräch mit Sterbenden erfordert ein hohes Maß an Aufmerksamkeit und Achtung vor dem, was Schwerkranke sagen oder erzählen. Von Begleitern ist häufig zu hören, der Sterbende wolle gar nicht über seinen bevorstehenden Tod reden. Das mag in dieser Direktheit stimmen, doch beim genauen Hinhören, beim Achten auf symbolische Aussagen und Berichte von Träumen, können oft viele Ansätze zum Reden über sein Sterben entdeckt werden. Wenn Begleitpersonen diese nicht verstehen und vielleicht sogar noch verächtlich als „Spinnerei" abtun, wird der Sterbende verstummen.

Manchmal sind die Aussagen von Sterbenden für die Begleitpersonen nicht nachvollziehbar, weil sie außerhalb der für uns wahrnehmbaren Wirklichkeit liegen. Sie dürfen dem Kranken nicht ausgeredet oder verächtlich kommentiert werden, sie gehören in sein Sterbeerleben hinein und helfen, die Angst vor dem Unbekannten und Fremden zu mindern.

Fallbeispiel

„Eine Pflegeschülerin betreut eine 84-jährige Frau, die an Krebs erkrankt ist. Sie betritt das Zimmer, um Puls und Blutdruck zu kontrollieren. Bei ihrem Eintreten öffnet die Frau ihre Augen. Die Schülerin teilt ihr mit, weshalb sie gekommen sei.

‚Ja, tun Sie das', antwortet die Frau, schaut die Schülerin an und ergreift ihre Hand. ‚Schwester, es ist so kalt und dunkel.'

Die Schülerin ist überrascht, denn es ist ein heißer, sonniger Augusttag.

‚Es ist kalt und dunkel?', fragt sie zurück.

‚Ja, Schwester, es ist so kalt und dunkel, so kalt und dunkel. Die Kälte steigt in mir hoch, meine Hände und Füße hat sie schon erreicht, sie fühlen sich schon ganz kalt an. Und die Dunkelheit – spüren Sie das nicht, Schwester? Es ist so kalt und dunkel, kalt und dunkel.'

Die Schwester fühlt ihre Hände, die ganz warm sind. Und sie fragt: ‚Haben Sie Angst vor dem Kalten und Dunklen?'

‚Angst?', gibt die Frau zurück, ‚warum sollte ich Angst haben, nein, Angst habe ich nicht. Die Mutter ist ja bei mir, die Mutter mit den schwarzen Schuhen; und sie hat einen schwarzen Mantel an. Nein, wenn die Mutter mit den schwarzen Schuhen da ist, dann brauche ich keine Angst zu haben.'

Die Schülerin wartet noch einen Augenblick, ob die Frau weitersprechen möchte. Dann führt sie die Blutdruckmessung durch, gibt ihr zu trinken und verabschiedet sich. Als sie am nächsten Tag wieder das Zimmer betritt, ist die Kranke aufgewacht. Sie sagt mit glücklichem, fast begeistertem Ausdruck: ‚Schwester, Schwester, ich habe eben einen so schönen Traum gehabt.' Sie greift nach der Hand der Schülerin. ‚Stellen Sie sich vor, ich habe von meiner eigenen Beerdigung geträumt. Ich habe geträumt, ich liege im offenen Grab, und alle meine Angehörigen stehen drum herum, und ich sehe alle noch einmal an, meine Kinder, meine Enkel und meine Urenkelin, und sie schauen mich auch an; sie sind alle so gut zu mir, so gut. Ich hab sie so lieb. Ich werde sie nie vergessen. Nie, nie, nie.'

Die Schülerin drückt ihre Hand. ‚Das ist wirklich ein schöner Traum.'

Die alte Frau fährt fort: ‚Ja, und nun ist die Mutter wieder da. Gerade ist sie eingetreten, die Mutter mit den schwarzen Schuhen. Ganz lautlos ist sie auf ihren Schuhen hereingekommen. Wie gut sie ist … Die Mutter mit den schwarzen Schuhen ist bei mir.'

Betroffen schweigt die Schülerin. Die Frau murmelt noch ein paar Mal: ‚Mutter, Mutter' oder ‚Mutter mit den schwarzen Schuhen.'

Sie ist dann ruhig und macht einen abwesenden Eindruck. Die Schülerin fragt, ob sie noch etwas für sie tun könne. Auf ihre Bitte befeuchtet sie ihr den Mund und verabschiedet sich dann, indem sie ihr ein baldiges Wiedersehen verspricht. Zwei Tage später verstirbt die alte Frau" (Piper HC. Gespräche mit Sterbenden 1990).

Lernaufgabe

Was hat Ihnen am Verhalten der Schülerin gefallen/nicht gefallen? Warum?
- Wie wäre das Gespräch vielleicht verlaufen, wenn die Schülerin versucht hätte, der alten Frau auszureden, dass es kalt ist, sondern es ein sehr heißer Sommertag ist und sie sogar warme Hände hat?
- Gibt es eine Situation im Gespräch, die für die Schülerin bedrohlich war? Eine Situation, die Sie als bedrohlich erlebt haben?
- Wie könnte man das Symbol „Mutter mit den schwarzen Schuhen" interpretieren?
- Ist die alte Frau vielleicht „verwirrt"?

32.5.3 Umfeld des Sterbenden

Fallbeispiel

Eine Altenpflegerin: „Eigentlich sollte jeder Mensch, wenn es irgendwie machbar ist, zu Hause in seinen eigenen 4 Wänden, bei seinen Angehörigen und Freunden sterben dürfen. Die pflegerische Versorgung kann wahrscheinlich nicht so perfekt sein, aber die Liebe und Geborgenheit, die Wärme und menschliche Nähe können wir in den Heimen trotz aller Bemühungen nicht geben."

Der Sterbende erlebt trotz scheinbarer Teilnahmslosigkeit die Stimmung seiner Umgebung sehr deutlich. Er braucht v. a. menschliche Wärme und Zuwendung, aber auch einen Ort, der Ruhe und Geborgenheit vermittelt. Die Fremdheit und Anonymität von Institutionen (Krankenhaus oder Pflegeheim) wirken auf den Schwerkranken sehr belastend.

Kalte Sauberkeit, farblose Sterilität oder Unordnung, Hektik, Lärm und ständiges Herumhantieren verstärken die Ängste und das Gefühl des Verlassenseins. In vielen Fällen ist es nicht möglich, zu Hause zu sterben; es ist aber möglich, das Umfeld des Sterbenden so zu gestalten, dass er sich nicht abgeschoben und alleingelassen fühlt. Er soll erleben können, dass er im Mittelpunkt der Aufmerksamkeit steht – das beruhigt und tröstet.

Kriterien für die Gestaltung des Umfeldes von Sterbenden im Altenpflegeheim

Folgende Kriterien sollten beachtet werden (▶ Abb. 32.9):
- Der sterbende alte Mensch, der im Heim seine letzte Wegstrecke erlebt, soll in dem ihm vertrauten Zimmer bleiben können. Nach Absprache kann evtl. der Mitbewohner für diese Zeit in ein anderes Zimmer verlegt werden.
- Die Dinge, die dem Kranken wichtig sind, werden so in seine Nähe gestellt, dass er sie ohne Anstrengung sehen oder nach ihnen greifen kann.
- Das Zimmer sollte hell und geräumig sein, sauber und aufgeräumt. Außer den für den Kranken erforderlichen Möbeln sind bequeme Sitzgelegenheiten für die Angehörigen und Begleitpersonen vorhanden.
- Für manche Sterbenden ist ein christliches Symbol (z. B. Kreuz, Marienfigur), ein siebenarmiger Leuchter oder ein anderes Symbol entsprechend der Religionszugehörigkeit oder ein vertrautes Bild in Sichtweite meist eine Hilfe. (In manchen Einrichtungen können Schwerkranke zwischen einer Vielzahl guter Bilder wählen. Diese werden dann so aufgehängt, dass sie der Kranke von seinem Bett aus gut sehen kann.)
- Frische Blumen (stark riechende vermeiden) und Kerzen vermitteln eine Atmosphäre der Geborgenheit und geben das Gefühl der Wertschätzung und Aufmerksamkeit.
- Frische Luft ist sehr wichtig, Zugluft ist zu vermeiden.

Merke

Alle Maßnahmen orientieren sich an der Biografie und an den Wünschen des alten Menschen.

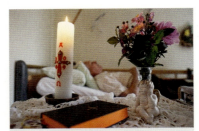

Abb. 32.9 Die Umgebung des Sterbenden sollte so gestaltet werden, dass sie ein Gefühl der Geborgenheit und Wertschätzung vermittelt. (Foto: W. Krüper, Thieme)

Störende und belastende Einflüsse

Ein Sterbender nimmt das, was in seiner Umgebung geschieht, oft besonders intensiv wahr, ohne dass er darauf reagieren kann. Pflegende oder Angehörige merken, dass ihn das Wahrgenommene ängstigt oder stört. Aus diesem Grund sollte besonders behutsam darauf geachtet werden, störende Einflüsse zu vermeiden. Zu solchen belastenden Dingen gehören z. B.
- grelles und blendendes Licht ebenso wie absolute Dunkelheit,
- lautes oder flüsterndes Sprechen,
- Gespräche über den Sterbenden unter der Annahme, dass dieser nichts hört,
- Angehörige, die unbeherrscht weinen oder schreien,
- Besucher, die nur aus Neugierde kommen oder den Sterbenden belasten,
- Angehörige und Pflegende, die sich in dem, was und wie sie mit dem Sterbenden reden, widersprechen oder seinen Fragen ausweichen.

Merke

Manche Menschen fallen in den letzten Tagen in ein Koma. Aus vielen Befragungen von Menschen, die klinisch tot waren und wiederbelebt wurden, wissen wir, dass der Mensch, auch wenn er von uns aus gesehen nicht bei Bewusstsein ist, alles hört. Der Hörsinn ist der letzte Sinn, der schwindet. Reden Sie also in seiner Gegenwart, wie Sie mit ihm reden würden, wenn er bei Bewusstsein wäre. Auch wenn der andere sich im tiefen Koma befindet, hört er alles was Sie sagen. Wenn Sie oder Angehörige dem Sterbenden noch etwas Wichtiges mitteilen möchten, sagen Sie es ihm ruhig. Es ist keinesfalls zu spät für ein liebevolles Wort, ein Dank, ein Segenswort.

32.5.4 Begleitung der Angehörigen

Für den Sterbenden und seine Angehörigen ist wichtig, dass sie den Prozess des Sterbens gemeinsam erleben können. Das bedeutet, dass auch die Angehörigen in die Zuwendung der Pflegeperson eingeschlossen sein sollten. Findet das Sterben im Heim oder im Krankenhaus statt, hilft es ihnen, wenn sie zum Dableiben ermuntert werden, wenn sie sich nicht selbst überlassen bleiben und wenn sie auch einmal außerhalb des Sterbezimmers über ihre Ängste und Probleme reden können (▶ Abb. 32.10).

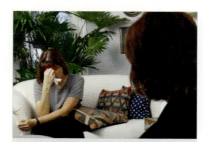

Abb. 32.10 Zur Begleitung der Angehörigen gehört, dass man ihnen die Gelegenheit gibt, über ihre Ängste und Probleme zu reden. (Foto: PhotoDisc)

Manchmal ist dies allerdings deswegen nicht möglich, weil zwischen den Pflegepersonen und den Angehörigen ein unausgesprochenes Spannungsverhältnis besteht. Oft haben Angehörige unbewusste Schuldgefühle, weil sie die Mutter oder den Vater zur Pflege ins Heim geben mussten. Es ist in solchen Fällen möglich, dass sie die Pflege und Betreuung im Heim sehr kritisch beobachten und besondere Ansprüche an die Mitarbeiter stellen.

Die Pflegenden ihrerseits können darauf mit offenen oder versteckten Aggressionen reagieren und eine helfende Begegnung blockieren. Damit solche Schwierigkeiten nicht zu Lasten des Sterbenden gehen, sollte eine Pflegeperson die Begleitung des Sterbenden übernehmen, die frei von solchen Belastungen ist. Hilfreicher ist es, über Konflikte offen zu reden und sie auszuräumen.

Im Zimmer des Sterbenden brauchen die Angehörigen bequeme Sitzgelegenheiten, auch sollte ihnen immer wieder ein Getränk (Kaffee oder Tee) und ein kleiner Imbiss angeboten werden.

In der häuslichen Umgebung sind die Angehörigen diejenigen, die die Pflege des Sterbenden übernehmen. Der Altenpfleger hilft bei der fachgerechten Pflege und unterstützt die Angehörigen so weit wie möglich bei der Bewältigung der psychischen Probleme.

Häufig benötigen Angehörige auch nach der Bestattung die Begleitung des Altenpflegers. Es ist gut, wenn er sich dafür Zeit nehmen kann, um mit den Angehörigen über den Verstorbenen zu reden und ihnen auf diese Weise zu helfen, den Trauerprozess positiv zu bewältigen.

32.6 Besonderheiten in der Pflege von demenzkranken Sterbenden

32.6.1 Symptome der Demenz (SDAT)

Um annähernd begreifen zu können, was Sterben und Tod für demenziell Erkrankte bedeutet, ist es erforderlich, sich die wesentlichsten Symptome des Krankheitsbildes der senilen Demenz vom Alzheimer-Typ (SDAT) zu vergegenwärtigen (S. 471):
- **Aphasie**: zunehmendes Zerfallen der Sprache, Störung des Sprachverständnisses und des Sprechens
- **Agnosie**: Unvermögen, die Zweckmäßigkeit eines Gegenstandes zu erkennen
- **Apraxie**: Unvermögen, motorische Fähigkeiten auszuüben und mit alltäglichen Gegenständen umzugehen
- **Desorientierung** in Bezug auf Ort, Zeit, Person und Situation

▶ **Abweichende Erlebens- und Lebenswelt.** Ein an Demenz erkrankter Mensch hat dieselben Grundbedürfnisse und körperlichen Probleme wie ein Sterbender, der voll orientiert ist. Der wesentliche Unterschied liegt in seiner Desorientierung, die dazu führt, dass er sich in einer anderen Erlebens- und Lebenswelt befindet.

▶ **Erinnerung wird zur Gegenwart.** Je weiter der Krankheitsprozess fortschreitet, umso mehr verliert die Gegenwart an Bedeutung. Die Erinnerung wird immer mehr zur Gegenwart, Einst und Jetzt vermischen sich und können auf verschiedenen Bewusstseinsebenen sogar gleichzeitig nebeneinander bestehen. „Alles was der demente Mensch erlebt, ist Realität, darf für diesen Augenblick des Erlebens nicht infrage gestellt werden, ist wirklich, weil es in dem Menschen wirklich und gegenwärtig ist, weil er es erlebt." (Kojer u. Sramek 2007)

▶ **Verlust der Körperwahrnehmung.** Auch der Bezug zum eigenen Körper verändert sich mit fortschreitender Demenz. Ja, das eigene „Ich" scheint sich zunehmend anderswohin, in eine neue, freie, für uns nicht nachvollziehbare Dimension zurückzuziehen.

▶ **Verwechslung von Personen.** Besonders schmerzlich erleben Ehepartner und Kinder die Situation, nicht mehr als Partner oder Sohn oder Tochter erkannt zu werden.

32.6.2 Kommunikation mit dem demenzkranken Sterbenden

Die emotionale Erlebnis- und Aufnahmefähigkeit bleibt bis zum Tod erhalten, selbst wenn die geistige Leistungsfähigkeit gänzlich verloren gegangen sein sollte.

Sehr genaues, einfühlsames Beobachten kann eine Kommunikation möglich machen, auch wenn der Eindruck besteht, nicht verstanden zu werden. Der Inhalt der gesprochenen Worte tritt in den Hintergrund. Doch was den anderen erreicht, ist das Gefühl und die Atmosphäre, die der Sprechende vermittelt.

▶ **Kommunikationshilfen.** In dieser Situation können folgende Aspekte hilfreich sein:
- Begrüßung und Anrede
- eine kleine Berührung der Hände oder eines Armes
- Blickkontakt
- ans Bett setzen mit dem Hinweis: „Ich setze mich jetzt zu Ihnen."
- langsames und deutliches Sprechen
- kurze Sätze mit Pausen und Wiederholungen
- Verständnis für die Situation des Kranken, direktes Ansprechen, z. B. „Sie haben Schmerzen?" (Angst, Unruhe, Trauer usw.)
- Art und Weise des Sprechens und der Tonfall vermitteln Ruhe und Vertrautheit
- Verabschiedung mit einer Berührung und den Worten: „Ich gehe jetzt. Ich wünsche Ihnen eine gute Nacht."

Merke

Das Wichtigste aber ist die Wahrhaftigkeit in allem, was man sagt und tut. Auch der demenzkranke Mensch erfühlt jede Verstellung und Unwahrhaftigkeit.

▶ **Erkennen.** Wer über längere Zeit Sterbende gepflegt und begleitet hat, kennt diese „Lichtblicke". Kurz vor dem Tod werden demenzkranke Menschen manchmal wieder für kurze Zeit bewusstseinsklar. Sie erkennen Situationen und Menschen und wissen wieder um verloren geglaubte Zusammenhänge.

Fallbeispiel

Frau Martin, die ihren an Demenz erkrankten Mann über viele Jahre begleitet hat, berichtet Folgendes: Sie sitzt am Bett ihres sterbenden Ehemannes. Er reagiert weder auf Worte noch auf Berührungen. Sie hat den Eindruck, dass er nichts mehr hört, nicht mehr versteht, was sie ihm mitteilt. Dann sagt sie: „Weißt du, dass heute unser 50. Hochzeitstag ist?" Da öffnet ihr Mann die Augen und sieht sie lange an. Sein Blick war völlig klar, wissend und sehr traurig. Er nickt fast unmerklich. Kurz darauf hörte er auf zu atmen. Er war tot.

32.7 Ethische Herausforderung

Mit zunehmender körperlicher Schwäche und fortschreitendem demenziellem Prozess eines sterbenden Menschen werden behandelnder Arzt, Angehörige und Pflegepersonen mit der Frage konfrontiert, wie die Versorgung mit Nahrung und Flüssigkeit geregelt werden kann, wenn dieser nicht mehr in der Lage ist, aus eigener Kraft zu trinken und zu essen. Oder wenn der Sterbende die Nahrungsaufnahme verweigert. Die Folge wäre, dass dieser Mensch verdursten und verhungern würde.

In dieser Situation wird die Möglichkeit einer künstlichen Ernährung über eine PEG-Sonde (S. 346) und/oder die Versorgung mit Flüssigkeit per Infusion oder mit einem rektalen Tropfeinlauf erwogen. Häufig wird auch an die Verlegung ins Krankenhaus gedacht.

- **Was soll ich tun?** Das ist die Frage, die ethisches Handeln einleitet.
- **Was sollen wir tun?** Diese Frage macht deutlich, dass eine ethisch fundierte Entscheidung selten allein, sondern immer im Team, mit Pflegenden, Angehörigen, Ärzten, Betreuern und wenn möglich mit dem alten Menschen selbst, erarbeitet werden muss.

An folgendem Beispiel wird gezeigt, wie eine Familie den an Demenz erkrankten Vater und Großvater 3 Jahre lang bis zu seinem Tod in seiner häuslichen Umgebung versorgt und begleitet hat. Und wie sie sich bei der Frage zur „künstlichen Ernährung" entschieden haben.

Fallbeispiel

Der Enkel berichtet: „Am 11. Februar nahm der 81-jährige Frank Trost – geistig zweifellos verwirrt, körperlich jedoch völlig gesund – sein künstliches Gebiss aus dem Mund und erklärte, dass er nichts mehr essen oder trinken wolle. Er starb 3 Wochen später, auf den Tag genau. ... Wir (seine Familie) mussten uns wenige Wochen vor seinem Tod entscheiden, ob wir es zulassen sollten, dass er in ein Krankenhaus gebracht und dort künstlich ernährt würde. Aber nachdem Gramp (Großvater) unmissverständlich gezeigt hatte, dass er sterben wollte, beschlossen wir, dass er zu Hause sterben und seine menschliche Würde nicht verlieren sollte."

Sein Hausarzt berichtet: „Das letzte Mal, als ich Frank Trost untersuchte, lag ziemlich klar auf der Hand, dass er nicht mehr leben wollte. Besonders ungewöhnlich ist das freilich nicht. Wirklich außergewöhnlich hingegen ist, dass er sein Gebiss herausnahm und erklärte: „Da habt ihr es. Ich brauche es nicht mehr." ... Als er seine Zähne herausnahm und sagte: „Ich will nicht mehr leben", war es keine Frage mehr – eine künstliche Ernährung und medikamentöse Überbrückung kam nicht mehr in Betracht. Ich wollte, dass er mit Würde sterben durfte." (aus: Jury M, Jury D. Gramp, Ein Mann altert und stirbt. Bonn 1991, S.131)

Lernaufgabe

Diskutieren Sie die Frage: „Hat die Familie zum Besten des sterbenden Großvaters gehandelt?" Beurteilen Sie die Situation nach Gefühl und Intuition.

Welche ethischen Prinzipien (nach Beauchamp und Childress) und Aspekte dieser ethischen Prinzipien werden in dem Fallbeispiel von Hausarzt und Familie beachtet?

Lesen und diskutieren Sie die Ausführungen im Kap. „Nichtschaden und Demenz am Beispiel PEG-Sonde" (S. 120).

Die Pflege-Charta (Charta der Rechte hilfe- und pflegebedürftiger Menschen) sagt in Artikel 8:
- „Jeder hilfe- und pflegebedürftige Mensch hat das Recht, in Würde zu sterben".

An welchen Handlungen und Situationen wird deutlich, dass die Würde eines Menschen nicht gewahrt wird? Tragen Sie mehrere Beispiele zusammen.

Entwickeln Sie einen Kriterienkatalog oder Pflegestandard zum Thema „würdevolle Sterbebegleitung"; s. Kap. „Ethisch handeln – Grundlagen und Prinzipien" (S. 109).

32.8 Eintritt des Todes

32.8.1 Zeichen des herannahenden Todes

An einigen körperlichen Zeichen ist zu erkennen, dass der Tod bald eintreten wird. Solche Zeichen sind:
- rascher, schwacher, unregelmäßiger Puls
- Blutdruckabfall
- Temperaturanstieg, evtl. hohes Fieber
- kalter, klebriger Schweiß
- kalte Extremitäten
- blasse oder bläulich marmorierte Haut
- eingefallenes Gesicht mit weißem Nasen-Mund-Dreieck,
- offene oder halboffene Augen, der Blick geht in die Ferne
- oberflächliche, unregelmäßige, erschwerte Atmung (z. B. Cheyne-Stokes-Atmung, Schnappatmung) bei offenem Mund
- zunehmende Apathie, Somnolenz oder Bewusstlosigkeit
- motorische Unruhe und Angst

Praxistipp

Hat der Kranke seinen letzten Atemzug getan, so sollten Pflegende, Angehörige und alle, die mit im Sterbezimmer sind, einen Augenblick in Stille und innerer Sammlung verharren. Das Ende eines Menschenlebens muss uns Zeit und Raum lassen zum Innehalten. Je nach Wunsch der Angehörigen und Kenntnis über die religiöse Zugehörigkeit des Verstorbenen kann ein Gebet gesprochen werden (S. 800).

32.8.2 Feststellung des Todes und des Todeszeitpunktes

Definition

Thanatologie ist die Wissenschaft, die sich mit den Ursachen und Umständen des Todes befasst. Die Thanatologie ist ein interdisziplinäres Forschungsgebiet, auf dem Mediziner, Psychologen, Philosophen, Theologen, Ethnologen, Soziologen und Pflegewissenschaftler arbeiten.

▶ **Agonie.** Häufig geht dem Tod eine mehr oder weniger lange Phase des Sterbens, die Agonie, voraus. Daraus ergibt sich, dass die Grenze zwischen Leben und Tod nur schwer bestimmbar ist. Im Falle des plötzlichen, schlagartigen Todes fehlt die Agonie allerdings völlig. Während der Agonie kommt es zur Anhäufung von Stoffwechselprodukten und zunehmendem Erliegen der Herz-Kreislauf-Funktion (Zentralisation). Wenn Herz- und Atemtätigkeit endgültig aufhören zu arbeiten, erfolgt die irreversible Schädigung des Zentralnervensystems. Infolgedessen waren bis vor wenigen Jahren Herz- und Hirntod unweigerlich miteinander verknüpft.

▶ **Künstliche Kreislauffunktion.** Die Fortschritte auf dem Gebiet der Reanimation haben nun Situationen ermöglicht, in denen Herz- und Hirntod entkoppelt werden. So kann die Herzfunktion noch aufrechterhalten werden, wenn der Hirntod bereits vor einiger Zeit erfolgt war. Andererseits ist es möglich, durch eine künstliche Kreislauffunktion die Hirntätigkeit zu erhalten.

▶ **Intermediäres Leben.** Nach dem Eintritt des Todes folgt die Phase des sog. „intermediären Lebens", das durch ein allmähliches Absterben zunächst noch überlebender Organe und Zellen gekennzeichnet ist. Organ- und Gewebstod ist Folge des auftretenden Sauerstoffmangels. Demzufolge gehen Gewebe am schnellsten zugrunde, die auf Sauerstoffmangel besonders empfindlich reagieren. Dazu gehören v. a. Nerven-, Leber-, Nieren- und Herzgewebe.

„Unsichere" Todeszeichen

Unsichere Zeichen zur Feststellung des Todes sind:
- Pulslosigkeit
- tiefes Koma ohne Reaktionen
- Fehlen zentraler Reflexe
- Muskelerschlaffung
- totaler Atemstillstand (Apnoe)
- Pupillenerweiterung
- Abkühlung

Durch intensive medizinische Maßnahmen können klinisch tote Menschen manchmal ins Leben zurückgeholt werden. Deshalb bezeichnet man die o. g. Todeszeichen als „unsicher".

„Sichere" Todeszeichen

Sichere Zeichen zur Feststellung des Todes sind hingegen:
- Totenflecken
- Totenstarre
- Fäulnis- und Auflösungsprozesse

Definition

Unter **Totenflecken** (Livores) versteht man die nach dem Tode an den abhängigen Körperpartien auftretenden meist rötlich-blau-violetten Hautverfärbungen. Sie entstehen durch Blut, das in die tiefer gelegenen Körperteile sickert. An den Aufliegestellen bilden sich die Totenflecken infolge der Kompression nur gering oder gar nicht aus. Dieser Vorgang kann bereits in der Agonie beginnen. In den unteren Wangenpartien beobachtet man dann manchmal die sog. „Kirchhofrosen".

Definition

Unter **Totenstarre** (Rigor mortis) versteht man die Erstarrung der Muskulatur post mortem. Sie beginnt nach 2–4 Stunden an den Unterkiefer-, Hals- und Nackenmuskeln und breitet sich weiter aus. Die Leichenstarre löst sich mit Eintritt der Fäulnis entsprechend der Umgebungstemperatur nach ca. 2 Tagen in der gleichen Reihenfolge.

Todesfeststellung im Rahmen der Leichenschau

Vor der Beerdigung einer Leiche muss entsprechend dem Bestattungsgesetz des jeweiligen Bundeslandes durch einen Arzt die Leichenschau vorgenommen und eine Todesbescheinigung (Totenschein) ausgestellt werden. Sie ist erforderlich sowohl zur sicheren Feststellung des Todes (Ausschluss eines Scheintodes) als auch zur Klärung der Todesursache (natürlicher/nicht natürlicher Tod). Vor einer Einäscherung im Krematorium muss durch einen Amtsarzt oder Rechtsmediziner eine 2. Leichenschau erfolgen.

Der Arzt untersucht die entkleidete Leiche von allen Seiten und bei guter Beleuchtung zur Feststellung
- des Todes,
- des Todeszeitpunktes,
- der Todesart,
- der Todesursache und zum
- Festhalten der Personalien.

Todesfeststellung im Reanimationszentrum

Hier steht die Frage im Vordergrund, zu welchem Zeitpunkt eine Reanimation abgebrochen werden darf. Einerseits besteht die Verpflichtung, das Leben des Patienten zu erhalten, andererseits sollte die Phase des Sterbens nicht unnötig verlängert werden. Dies erfordert eine klare Definition des Lebens bzw. des Todes und die Entwicklung von Methoden, diesen Tod zu erkennen. Die Frage des Hirntodes ist also entscheidend für die Toterklärung in der Intensivmedizin.

Hirntod

Er ist eingetreten, wenn die Funktion des Gesamthirnes aufgrund einer irreversiblen Zellschädigung erloschen ist. Dabei treten folgende Symptome auf:
- tiefes Koma ohne Reaktion auf Reize
- Atonie der Muskulatur
- Fehlen zentraler Reflexe
- Pupillenerweiterung
- totale Apnoe

Weiterhin erforderlich sind das Vorliegen eines Null-Linien-EEGs im Zusammenhang mit einer doppelseitigen Karotisangiografie und Blutgasanalysen.

Merke

Die Feststellung des Hirntodes ist die Voraussetzung für eine Organentnahme zur Organtransplantation.

32.8.3 Versorgung Verstorbener

Die Versorgung des Verstorbenen geschieht, wie die Pflege des Sterbenden, in Achtung seiner Würde und seiner Persönlichkeit. Für manche Angehörigen ist es eine Hilfe zur Bewältigung der Situation, wenn sie bei dieser Aufgabe mithelfen können. Sind Angehörige in der Sterbestunde anwesend, sollten sie in jedem Fall gefragt werden.

▶ **Maßnahmen.** Folgende Maßnahmen sind bei der Versorgung des Toten durchzuführen:
- Alle Arbeiten im Sterbezimmer werden ruhig und ohne Hektik ausgeführt.
- Der Tote wird flach gelagert, nur der Kopf mit einem kleinen Kissen unterstützt. Weitere Kissen, Decken und alle Lagerungshilfen werden entfernt, ebenso Infusionen, Katheter und andere Hilfsmittel.
- Der Verstorbene wird von Verschmutzungen gereinigt, besonders im Intimbereich. Da noch Urin und Stuhl austreten können, muss der Tote mit frischen Inkontinenzmaterialien versorgt werden.
- Es wird ihm ein frisches Hemd angezogen oder die von ihm gewünschte Kleidung (Wünsche des Verstorbenen, der Angehörigen oder Sitte und Brauchtum sind zu beachten).
- Die Hände werden entweder über dem Körper gefaltet oder seitlich angelegt.
- Die Augenlider werden behutsam geschlossen. Sollten sie nicht zu bleiben, werden sie mit einem feuchten Wattebausch oder Tupfer beschwert.
- Der herunterhängende Kiefer kann entweder mit einer speziellen Kinnstütze oder einer entsprechend dicken Zellstoff- oder Handtuchrolle unter dem Kinn gestützt werden. Der Unterkiefer kann auch mit einer glatten Binde nach oben gebunden werden, allerdings besteht die Gefahr, dass dabei die Gesichtszüge verzerrt werden. Eine vorhandene Zahnprothese sollte, auch wenn sie lange nicht mehr getragen wurde, vorher eingesetzt werden, um dem Gesicht ein normales Aussehen zu geben.
- Kopf und Oberkörper werden leicht hoch gelagert, so kann eine Blaufärbung des Gesichts verhindert werden.
- Die Haare werden gekämmt, falls erforderlich, der Bart rasiert.
- Schmuck und Wertgegenstände sind zu entfernen und gegen Quittung den Angehörigen auszuhändigen. Der Ehering wird entfernt, sofern die Angehörigen dies nicht anders bestimmen.
- Der Tote wird mit einem Leintuch oder einem speziellen Einwegtuch bis zum Hals zugedeckt. Je nach Wunsch oder hausinterner Abschiedskultur werden Schnittblumen auf den Oberkörper gelegt oder dem Verstorbenen in die Hände gegeben.
- Der Tote sollte so lange im Zimmer bleiben, bis Angehörige, Freunde, Mitbewohner und Mitarbeiter Abschied genommen haben. Ist im Haus ein Aufbahrungsraum (Kapelle) vorhanden, so kann dort Abschied genommen werden.
- Ein Arzt muss die Leichenschau durchführen und den Totenschein ausstellen.
- Im Krankenhaus und Pflegeheim wird am Fuß ein Zettel mit vollständigem Namen, Geburts- und Sterbedatum, Todesursache und Station (Gruppen- oder Bereichsnamen) angebracht.

Merke

Der Zeitpunkt des Todes wird in die Dokumentation eingetragen.

32.8.4 Würdevoller Umgang mit Verstorbenen

Nach dem Eintritt des Todes stellen sich folgende Fragen:
- Wer bestimmt, wer einen Verstorbenen waschen und anziehen soll?
- Wer bestimmt, womit ein Verstorbener bekleidet werden soll?
- Wer entscheidet, wo der Verstorbene aufgebahrt werden soll?
- Wer entscheidet, von wem und in welcher Form spirituelle Abschiedsrituale durchgeführt werden sollen?

Viele dieser Fragen werden i. d. R. dem Bestattungsinstitut und den Gepflogenheiten der Einrichtung (Altenpflegeheim), in der die Person verstorben ist, überlassen. Vor allem alte und unheilbar kranke Menschen machen sich dazu schon lange vor ihrem Sterben Gedanken und schreiben auf, wie sie sich ihre letzten Stunden vor der Beerdigung wünschen. Carmen Thomas (1994) hat Menschen nach ihren Wünschen zu diesem Thema befragt:

Fallbeispiel

Eine 53-jährige Frau (Yogalehrerin) erzählt u. a.: „Wenn ich sterbe und tot bin, wünsch' ich mir schon sehr, dass ich sterben darf mit Menschen. Dass ich nicht allein sterbe. Auch aufgebahrt zu werden, wünsch' ich mir. Und zwar so, dass das wieder zu Hause sein sollte. Ja, ich stell' mir vor, dass das irgendwie warm gemacht wird, mein Totenbett. Da würde ich gern so eine Yoga-Matte drunter haben. Eigentlich würde ich gern ein schönes Kleid tragen. Weiß nicht, ob mich mein Sohn so ankleiden könnte? Und waschen? Das könnte mein Sohn. Der ist praktisch veranlagt. Das trau' ich ihm gut zu. Ich glaub', dass dann die Tochter sich mit dem Kleid leichter tun könnte. Geschminkt werden möchte ich auf keinen Fall. Ich möchte ja so ausschauen, wie ich bin. Und ich stell' mir das auch nicht grässlich vor, wie ich dann ausschau'. Vielleicht geschmückt mit Blumen. Ja, ich finde Blumen schön, die meine Kinder dann für mich aussuchen würden. Da hätte ich keine Wünsche. Ich möchte aber nicht gleich weggeschafft werden. So auf den Sondermüll. Sondern ich möchte schon bleiben dürfen. Denn ich glaub' ja daran, dass mein Körper eben ein Kleid ist, was ich jetzt ablege, und dass ich als geistiges Wesen dann weiterlebe. Deshalb möchte ich doch Zeit haben, dass ich mich orientieren kann. Da stell' ich mir vor, dass es leichter ist, wenn Menschen bei mir sind und vielleicht mit mir beten. Ich könnt' mir vorstellen, ich bete mit, ich fühle mit und ich bin noch eine Weile da, bevor ich mich lösen kann ..." (Thomas C. Berührungsängste? 1994, S. 32)

Lernaufgabe

Zu den Aufgaben jedes Altenpflegers kann auch gehören, mit alten Menschen über die Bestattung zu sprechen. Auf diese Aufgabe können Sie sich vorbereiten, indem Sie sich mit Ihrem eigenen Sterben und mit Überlegungen zu Ihrem eigenen Tod beschäftigen. Wenn Sie am Anfang Ihres Lebens stehen, mag Ihnen diese Anregung befremdlich erscheinen. Versuchen Sie trotzdem, sich die Fragen in ▶ Abb. 32.11 zu beantworten, denn Sterben ist ein wichtiger Teil im Leben eines Menschen.

Vielleicht finden Sie auch noch weitere Details, die Ihnen im Blick auf Ihren Tod und Ihre Bestattung in den Sinn kommen. Schreiben Sie diese Dinge auf und bewahren Sie sie an einem Ort auf, den Ihre nächsten Angehörigen kennen.

Mit allen weiteren Aufgaben, mit dem Gang zum Standesamt oder mit Vorbereitungen für die Bestattung müssen sich Altenpfleger, die im Pflegeheim arbeiten, nicht befassen. Diese Formalitäten werden von den Bestattungsunternehmen erledigt, manche Angehörigen regeln es selbst. Zur Verarbeitung der Trauer kann dieses aktiv für den Verstorbenen Tätigwerden eine gute Hilfe sein.

32.8.5 Abschiedskultur eines Pflegeheimes

Fallbeispiel

Frau Elsner begleitete ihre 89-jährige Mutter in der Sterbephase in einem Altenpflegeheim. Sie berichtet: „Die Pflegedienstleiterin macht mich darauf aufmerksam, dass es mit meiner Mutter zu Ende gehe. Dennoch durfte sie in ihrer gewohnten Umgebung bleiben, einem großen hellen Raum, in dem noch eine zweite, ein wenig verwirrte Frau lag. Die beiden Frauen hatten einander nie gestört, zum einen, weil ihre Wahrnehmungsfähigkeit eingeschränkt, zum anderen, weil das Zimmer so geschickt möbliert war, dass sie genügend Abstand voneinander hatten.

Ich habe in den folgenden 15 Nächten regelmäßig einige Stunden lang in dem dunklen Zimmer am Bett meiner Mutter gesessen, ihre Hand gehalten und die Lieder gesungen, die sie mir sang, als ich ein Kind war ... Im Haus nahm niemand Anstoß an meinen nächtlichen Besuchen, im Gegenteil, ich hatte immer den Eindruck, dass ich gern gesehen war.

Am Todestag meiner Mutter wurde ich gerufen. Meine Mutter lebte noch. Ich sang ihr das Marienlied, das sie früher am liebsten gesungen hatte. Unterdessen starb sie. Die Schwester kam leise, um nach uns zu sehen, stellte sich neben mich und half mir, ein Vaterunser zu beten. Dann nahm sie mich mit und gab mir einen Kaffee.

Der tote Leib meiner Mutter wurde gewaschen, ich durfte dabei helfen. Meine Mutter wurde bekleidet mit ihrem Sonntagskleid, gekämmt und schöngemacht, als stünde ein Festtag bevor. Zum Schluss bedeckten wir sie bis zu den gefalteten Händen mit einem weißen Laken. Ihr friedliches Gesicht war mir gleichermaßen vertraut und fern.

Die Schwester ging zu der Mitbewohnerin und sagte leise und sehr lieb: ‚Frau Elsner ist eben gestorben und jetzt im Himmel. Darf sie noch ein wenig hier bleiben? Wir holen sie nachher ab.' Es war gut so.

Nachmittags war meine Mutter in einem kleinen, kapellenähnlichen Raum aufgebahrt. Ich fuhr auf die Pflegestation, um das hölzerne Wandkreuz zu holen, es sollte den Sarg bedecken. Das Bett meiner Mutter war inzwischen abgezogen und mit einem Leintuch bedeckt. Auf diesem Leintuch lag eine rote Rose. Ich blickte die Schwester an. ‚Das machen wir immer so', sagte sie einfach. Nachdem meine Mutter eingesargt war, erkundigte ich mich, welchen verschwiegenen Weg wir nun mit dem Sarg zu nehmen hätten, um zum Totenwagen zu kommen. Die Dame an der Pforte wies auf die Haupteingangstür. ‚Sehen Sie einmal ganz genau hin: In der Tür ist ein Kreuz. Durch diese Tür ist Ihre Mutter in dieses Haus hineingekommen und durch diese Tür geht sie wieder hinaus.' Und so haben wir meine Mutter durch das ganze, große Foyer gefahren, in dem Bewohner und Gäste saßen, die sich ehrfürchtig erhoben, und wir gingen gemeinsam durch diese Tür, in der ein Kreuz ist."

Lernaufgabe

Beschreiben Sie die Werte und Einstellungen, die in dem oben beschriebenen Pflegeheim gelebt werden?
  Welche Abschiedsrituale werden durchgeführt?
  Welche Bedeutung haben Angehörige bei der Sterbebegleitung?

Formen und Rituale einer Abschiedskultur

Wenn wir von Kultur sprechen, meinen wir ein gewachsenes, sichtbares System von Werten, Normen und Symbolen, die

Wünsche für die Situation meines Todes
1. Ich möchte in privater Atmosphäre aufgebahrt werden, weil
2. Mir ist es gleichgültig, wo ich die Zeit bis zur Bestattung aufbewahrt bin, weil
3. Es ist mir egal/nicht egal, ob ich private Kleidung oder Totenwäsche vom Bestattungsinstitut trage, weil
4. Ich bevorzuge Erdbestattung/Feuerbestattung, weil
5. Ich möchte anonym/nicht anonym bestattet werden, weil
6. Bei meiner Bestattung soll eine religiöse Zeremonie/nicht religiöse Zeremonie stattfinden, weil
7. Nach der Bestattung soll ein/kein gemeinsames Essen (Leichenschmaus) stattfinden, weil
8. Die Bestattung soll ungefähr .... € kosten
9. Ich bin mit der Sektion meiner Leiche einverstanden/nicht einverstanden, weil
10. Ich bin damit einverstanden/nicht einverstanden, dass meine Leiche einem anatomischen Institut zur Verfügung gestellt wird, weil
11. Ich bin bereit/ nicht bereit, meine Organe zur Transplantation zur Verfügung zu stellen, weil
12. Weitere Wünsche:

Abb. 32.11 Fragebogen zu den Wünschen im Falle des Todes. Zutreffendes wird unterstrichen und die Begründung eingetragen.

sich in unserem Verhalten niederschlagen. Die Abschiedskultur einer Organisation ermöglicht dem Einzelnen den Austausch von Informationen sowie die Durchführung angemessener Handlungen zu Fragen wie Sterben, Tod und Trauer.

Zu einer Kultur gehören Rituale, die uns erlauben, in Gemeinschaft unseren Gefühlen Ausdruck zu verleihen. Die Wiederentdeckung oder Neuentdeckung von Ritualen ist ein wichtiger Teil von Kultur. Abschiedskultur ist mehr als Sterbekultur. Es geht hier nicht nur um das, was während des Sterbens geschieht, sondern auch um das, was vorher und nachher geschieht.

Formen von Abschiedskultur sind vielfältig (▶ Abb. 32.12, ▶ Abb. 32.13):
- **Trauerecken**: Dies sind Bereiche, Ecken, Orte eines Wohnbereiches oder Hauses, an denen mit Fotos, Traueranzeigen, Blumen, Kerzen, Gedenkbüchern an die Verstorbenen erinnert wird. Bewohner und Mitarbeiter können dort meditieren, Erinnerungen pflegen oder ihre Trauer ausdrücken.
- **Abschiedsbücher**: Einige Hospize haben im Aufenthaltsraum neben einer Kerze und einem Blumengesteck für alle sichtbar Abschiedsbücher, in denen Fotos der Verstorbenen zu finden sind, und daneben eine freie Seite, in der die besonders verbundenen Bezugspfleger, aber auch Mitbewohner oder Angehörige Bemerkungen zur verstorbenen Person eintragen können.

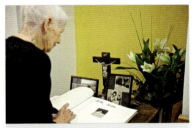

Abb. 32.12 In einem Abschiedsbuch wird allen Verstorbenen in besonderer Weise gedacht. (Foto: W. Krüper, Thieme)

Abschiedskultur eines Pflegeheimes

Die *Abschieds- und Trauerkultur* bezieht alle Dienste des Hauses mit ein:
– persönliche Begleitung und Zuwendung
– vertrauensvolle Nähe und Ansprache
– ansprechende Gestaltung der Räumlichkeiten
– angemessene Pflegeeinrichtung
– Wahrung der Intimsphäre, Beachtung von Reaktionen
– wunschgemäße Speisen für den Sterbenden
– seelsorgerische Begleitung, Krankensalbungen, Abendmahlfeiern
– wunschgemäße Rituale: z. B. Aussegnungsfeier
– Unterstützung der Angehörigen
– Begleitung der Mitbewohner
– Einbindung von Ehrenamtlichen
– Zusammenarbeit mit Hospizvereinen
– pietätvoll gestalteter Abschiedsraum
– Erinnerungskultur durch „Buch des Lebens", Fotos, Kerzen, Blumen

Abb. 32.13 Abschiedskultur eines Pflegeheims.

32.9 Begleitung von Trauernden

„Vor meinem eigenen Tod ist mir nicht bang,
nur vor dem Tode derer, die mir nah sind.
Wie soll ich leben, wenn sie nicht mehr da sind?
Allein im Nebel tast ich todentlang
und lass mich willig in das Dunkel treiben.
Das Gehen schmerzt nicht halb so wie das Bleiben.
Der weiß es wohl, dem gleiches wiederfuhr;
und die es trugen, mögen mir vergeben.
Bedenkt: den eigenen Tod, den stirbt man nur,
doch mit dem Tod der anderen muss man leben."

(Mascha Kaléko)

32.9.1 Trauer

Definition

Trauer ist ein Gemütszustand mit depressiven Zügen als Folge von gravierenden Verlusten.

„Zu trauern bedeutet wesentlich mehr, als einfach traurig zu sein. In der Trauer werden verschiedene Gefühle miteinander erlebt, dieses Erleben führt zu einer der intensivsten emotionalen Erfahrungen. Psychologisch gesehen lösen wir uns in einem Trauerprozess von einem Menschen, den wir verloren haben, so ab, dass wir ihn oder sie freigeben können; und dabei die Erinnerung an die gemeinsame Zeit und an das, was gewachsen ist durch die Beziehung, in uns neu beleben und auch ein erstes Mal als Gesamterfahrung der Beziehung erleben können.

Dass wir trauern müssen, ist eine Folge davon, dass zum menschlichen Leben die Zeit und damit auch der Tod gehören. Trennungen, Verluste, Veränderungen gehören zu unserem Leben – und es wäre schrecklich, würden sie nicht zu unserem Leben gehören, denn dann würde sich nie etwas verändern. … Die Notwendigkeit zu trauern, müssen wir aus der Bindung heraus verstehen. Weil wir Menschen uns aufeinander einlassen, uns aneinander binden, einander teilnehmen lassen an unserem Leben, uns lieben, bedeutet jeder Verlust auch eine große Beeinträchtigung unseres Selbst- und Weltverständnisses. … Wir fühlen uns beraubt, entblößt, in unserem gewohnten Selbstverständnis zutiefst verunsichert. …

Wir betrauern nicht das Schicksal des Verstorbenen, wir trauern, weil wir einen Menschen verloren haben, der für uns sehr wichtig war, und weil sich durch diesen Verlust unser Leben so sehr verändert hat, dass wir verwirrt sind und uns neu auf uns besinnen müssen. Die Trauer soll uns wieder in Einklang mit uns selbst bringen, uns helfen, uns wieder auf das Leben einzulassen." (Kast 1982)

▶ **Trauer auslösende Ereignisse.** Dies können sein:
- Tod einer nahestehenden Person
- Scheidung
- Verlust von Gliedmaßen
- Behinderung der Bewegungsmöglichkeiten (z. B. durch Lähmungen)
- Verlust der Selbstständigkeit bei Pflegebedürftigkeit
- erzwungener Wechsel des Aufenthaltsortes (z. B. Umzug ins Pflegeheim)
- Verlust des Arbeitsplatzes, Arbeitslosigkeit

32.9.2 Trauerprozess und Trauerarbeit

Der Trauerprozess wird auch als Entwicklungsprozess bezeichnet, in dem der Hinterbliebene lernt, sich von dem Verstorbenen zu lösen und ein eigenständiges Leben zu führen. Der nachstehende Trauerprozess ist vergleichbar mit den von E. Kübler-Ross beschriebenen Phasen des Sterbens (S. 803).

> **Merke**
>
> Trauer ist ein aktiver psychischer Prozess, in dessen Verlauf der Trauernde zunehmend in die Lage versetzt wird, Bindungen an das Verlorene zu lösen und neue einzugehen.

▶ **Phasen des Trauerprozesses.** Die Phasen des Trauerprozesses nach V. Kast (1982) sind
1. **Schock**: Nicht-wahrhaben-Wollen (Verleugnungstendenzen), „Es war alles nur ein böser Traum", Betroffene sind starr vor Schreck,
2. **Emotionen** (Gefühls-Chaos): Gefühle der Verlassenheit, Weinen, verzweifelt sein, Orientierungslosigkeit, Gefühle von Wut auf den Verstorbenen und das Schicksal (Gott), Angst, Hilflosigkeit, schlechter Schlaf, Schuldgefühle (z. B. über das, was man versäumt hat und nicht mehr erledigen kann),
3. **Klärung durch Erinnern**: An den Verstorbenen denken, mit anderen über sie/ihn sprechen, gefühlsmäßige Nähe erleben,
4. **Ablösungsprozess**: Annahme des Verlustes, Rückzug (Resignation) oder Neuanfang, Besinnung auf sich selbst, Planung, wie das Leben weitergehen soll, sich öffnen für neue Beziehungen.

Der Verlust eines nahestehenden Menschen löst viele verschiedene, oft auch einander widersprechende und sehr starke Gefühle aus: Hilflosigkeit, Leere, Schuld, Angst, Verzweiflung, Gleichgültigkeit, Hass, Selbstmitleid, Wut, Zorn, aber auch Erleichterung, Befreiung und manchmal auch Dankbarkeit. Kast (1984) spricht von einem wechselnden Emotionschaos, das notwendig ist, um für neue Lebensmöglichkeiten offen zu sein.

> **Merke**
>
> Trauern können, heißt leben können.

Nicht allen Menschen gelingt es, einen Verlust von Menschen durch Tod oder Trennung oder den Verlust der Gesundheit und Autonomie (z. B. bei Pflegebedürftigkeit) durch Trauerarbeit zu bewältigen. Verzweiflung kann einsam machen, zu Alkohol- oder Medikamentenmissbrauch oder zu psychosomatischen Beschwerden bzw. zur Entwicklung von Krankheiten führen.

32.9.3 Helfendes Verhalten in der Begleitung von Trauernden

Für die Umwelt des Hinterbliebenen ist es häufig sehr schwer, die Trauer auszuhalten. „Wir haben Angst vor Trauernden, weil sie uns an Tod und Trauer erinnern" (Kast 1984).

In der Begegnung mit Trauernden fühlen wir oft unsere eigene Hilflosigkeit. Es ist wichtig, sich nicht dagegen zu wehren und echt zu sein. Wenn wir nicht wissen, was wir sagen sollen, ist es häufig ein Händedruck, eine Umarmung oder ein Blick, der das zu sagen vermag, was uns mit Worten so schwerfällt. Begleiten bedeutet

- die depressive Verstimmung geduldig zu akzeptieren,
- bei der Artikulation des bedrückenden Gemütszustandes Hilfestellung zu geben,
- Schuldgefühle oder Wut nicht wertend zu kommentieren,
- den Trauernden über längere Zeit verlässlich und kontinuierlich zu begleiten,
- Trauerriten beachten, z. B. Gedenkgottesdienste, Besuche auf dem Friedhof,
- an Feiertage wie Allerheiligen/Allerseelen, Ewigkeitssonntag, Volkstrauertag denken,
- persönliche Gedenktage wie Geburtstag, Verlobung, Hochzeitstag u. a. berücksichtigen.

32.9.4 Reaktionen von Pflegepersonen auf Sterbesituationen

Altenpflege ist Begleitung alter Menschen zu Hause oder in Einrichtungen der Altenhilfe, häufig über einen langen Zeitraum hinweg. Das besondere Merkmal qualifizierter Altenpflege ist – neben der fachlichen Kompetenz – die Fähigkeit, zu den betreuten Personen eine Beziehung aufzunehmen, die von Verstehen, Vertrauen und Nähe gekennzeichnet ist.

Altenpflege will bewusst Beziehungspflege sein. Für alte Menschen, die oft sehr vereinsamt sind, ist eine solche Beziehung „lebensnotwendig". Gleichzeitig gehört zum Alltag in der Altenpflege das Begleiten Sterbender und, damit verbunden, das immer neue Abschiednehmen und Loslassen von Menschen, zu denen oft über viele Jahre hin Beziehungen entstanden und gewachsen sind.

Diese gegensätzliche Situation, Beziehungen einerseits pflegen, andererseits lösen zu müssen, stellt für die Mitarbeiter in der Altenpflege eine schwer zu ertragende Belastung dar. Dazu kommt noch die Verunsicherung bei der Begleitung Sterbender durch die gesellschaftliche Tabuisierung des Todes. Die unangenehme, angstauslösende Arbeit wird gerne auf den geschoben, der diese Arbeit berufsmäßig macht. So entsteht ein Konfliktfeld, das Angst, Schuldgefühle und Frustrationen auslöst.

Es stellt sich die Frage: Wie gehen Mitarbeiter in der Altenpflege mit solchen Spannungssituationen um?

> **Lernaufgabe**
>
> Machen Sie sich Ihre Gedanken und Gefühle bewusst, die Sie beim Sterben alter Menschen in Ihrem Praxisalltag beschäftigen.
>
> Schreiben Sie diese Gedanken und Gefühle auf.
>
> Vergleichen Sie Ihre Notizen mit den hier aufgeschriebenen Beispielen.
>
> Überlegen Sie gemeinsam, welches Verhalten, welche Einstellungen eine qualifizierte, den Bewohnern zugewandte Altenpflege kennzeichnet.

Typische Verhaltensweisen

Im Alltag können u. a. 4 verschiedene Verhaltensweisen beobachtet werden. Es sind Beispiele für das Bemühen Einzelner, mit dieser Spannung umzugehen:
- versachlichen (rationalisieren) der Situation
- routiniertes Arbeiten
- aggressives Verhalten
- aufopferndes Verhalten

Versachlichen der Situation

> **Fallbeispiel** B
>
> Ein Altenpfleger: „Ich weiß ja, dass die alten Menschen, die zu uns kommen, hier sterben werden. Sie haben ihr Leben gelebt. Man kann ja schließlich nicht ewig leben und man kann auch nicht mit jedem, der hier stirbt, mitsterben. Ich mache meine Arbeit und ansonsten denke ich nicht daran."

In dieser Äußerung sagt uns der Altenpfleger, wie er mit dieser Spannung umgeht. Er hält Distanz zum Sterbenden, indem er die Situation auf die sachliche Ebene verlagert, er wehrt die eigene Betroffenheit ab, verdrängt seine Gefühle, „denn das ist ja ganz natürlich" und baut damit eine Mauer zwischen sich und den Sterbenden zum Schutz gegen die eigene Verletzlichkeit.

Der Sterbende erlebt von diesem Altenpfleger kalte Sachlichkeit, der ihm zwar äußerlich keine nötige Pflege versagt, auf der emotionalen Ebene jedoch fühlt er sich einsam und verlassen. Auch andere Bewohner können eine solche Pflegeperson als hart und unnahbar erleben.

Routiniertes Arbeiten

Fallbeispiel

Eine Altenpflegerin: „Schließlich kann ja niemand mehr von mir erwarten, als dass ich perfekt und gewissenhaft pflege. Ich achte auch darauf, dass die anderen nicht belästigt werden und der Sterbende selbst seine Ruhe hat, deshalb verlege ich Sterbende immer recht bald in unser kleines Einzelzimmer. Besonders wichtig ist mir, dass der Sterbende nicht leiden muss, aber dafür gibt es ja Medikamente, da darf man halt nicht sparen."

Diese Altenpflegerin versteckt ihre Gefühle hinter ihrem fachlichen Können, hinter betriebsamer Geschäftigkeit. Ihr ist kompetente Pflege wichtig, sie „tut alles für den Sterbenden", aber menschliche Nähe macht ihr Angst. Ihre Fachkompetenz wird zur Maske, die der Sterbende als Mauer erlebt, er spürt keine Nähe zur Begleiterin und fühlt sich allein und verlassen.

Aggressives Verhalten

Fallbeispiel

Eine Altenpflegerin: „Ich würde ja gerne länger bei Schwerkranken im Zimmer bleiben, aber dann bekomme ich immer gleich sehr deutlich gesagt, dass ich gefälligst meine Arbeit zu erledigen hätte, dass es nicht anginge, dass man für einen Menschen so viel Zeit bräuchte, die anderen hätten auch ihre Rechte. Und außerdem, wozu sind denn die Angehörigen da, die drücken sich ja nur um die unangenehmen Arbeiten, sie könnten sich wirklich mehr um den Sterbenden kümmern."

In dieser Äußerung sind deutlich die Aggressionen der Pflegenden zu spüren. Vermutlich hat sie dem Sterbenden gegenüber Schuldgefühle, weil sie ihre Hilflosigkeit oder Sprachlosigkeit als Mangel an Kompetenz erlebt. In das Idealbild des guten Altenpflegers passt aber keine Hilflosigkeit. Die Aggressionen, die sie hier gegen Kollegen und Angehörige richtet, gelten im Grunde ihrer eigenen Person, weil sie sich die erlebte Unsicherheit und Angst übel nimmt. Der Sterbende spürt die aggressive Stimmung und leidet darunter.

Aufopferndes Verhalten

Fallbeispiel

Ein Altenpfleger: „Wenn bei uns jemand stirbt, bin ich immer 2 Tage krank. Es geht mir so an die Substanz, immer das Hergeben, das Ende einer Beziehung, in die ich viel Kraft und Energie investiert habe. Ich halte das nicht lange aus."

In dieser Äußerung wird das Problem direkt angesprochen. „Ich halte das nicht lange aus" bedeutet: keine lange Berufstätigkeit in der Altenpflege, weil der Beruf zu viel psychische Kraft kostet. Diese Erfahrung machen viele Altenpfleger. Sie spüren, dass die oben beschriebenen Verhaltensweisen nicht nur den Sterbenden allein lassen, sondern überhaupt Geborgenheit und Vertrauen in der Institution Altenpflegeheim verhindern.

Also suchen sie nach menschlicheren, den Bedürfnissen der alten Menschen entsprechenden Verhaltensweisen. Häufig geraten sie dabei in das sich ganz aufopfernde Verhalten. Ihnen fehlt die Fähigkeit, das richtige Maß zwischen Nähe und Distanz zu finden. Sie identifizieren sich zu stark mit dem Kranken, leiden und sterben mit ihm und können ihm dadurch wiederum keine wirkliche Hilfe sein.

Hier wird deutlich: Das Sterben alter Menschen bedeutet nicht nur für Angehörige und Freunde einen Verlust. Auch für Altenpfleger wird das Abschied-nehmen-müssen und Loslassen durch die in vielen Leidenswochen und -monaten gewachsene Beziehung häufig zu einem schmerzvollen Erlebnis.

Merke

Sterbebegleitung in der Altenpflege heißt auch trauern können.

32.9.5 Hilfen zur Verarbeitung von Sterbesituationen

Fallbeispiel

Eine Altenpflegende: „Das Sterben der alten Menschen geht mir immer sehr nahe. Es ist jedes Mal, als wenn ich ein Stück von mir hergeben müsste. Ich brauche dann einen Menschen, der mich lieb hat und mich versteht. Ihm muss ich vom Sterben und vom Leben dieses Menschen erzählen können und muss dann meinen Tränen freien Lauf lassen dürfen. Das kostet mich einiges an Kraft und braucht auch einige Zeit, aber dann geht es mir wieder besser, und ich kann wieder fröhlich sein."

In diesem Beispiel wird eine Möglichkeit aufgezeigt, wie eine Mitarbeiterin mit ihrem Schmerz umgeht. Es wird dabei auch deutlich, dass Jemanden-hergeben-Müssen, zu dem man eine Beziehung aufgebaut hat, nicht nur ein schmerzliches Erlebnis ist, sondern auch eine Lücke hinterlässt, die, je nach der Intensität der Beziehung, weh tut.

Jede Pflegeeinrichtung, jede Mitarbeitergruppe muss zum Verarbeiten ihre eigene Form finden, Rezepte sind keine wirklichen Hilfen.

▶ **Mitarbeiterrunde.** Am Tag nach dem Sterben könnte es eine Mitarbeiterrunde geben, in der jeder über seine Gefühle und Erfahrungen mit dem Verstorbenen reden kann (▶ Abb. 32.14). Weinen sollte erlaubt sein. Es könnte dabei deutlich werden, wie sich der Einzelne aus dem Mitarbeiterkreis in dieser Situation zurechtgefunden hat, wann er sich hilflos fühlte, wo er Unterstützung gebraucht hätte und was ihm von den anderen Mitarbeitern oder von den Angehörigen her gut getan hat.

▶ **Supervision.** Finden in einer Einrichtung Supervisionsveranstaltungen statt, so sollte immer die auf ein Sterbeerleben folgende Gesprächsrunde die Erfahrungen und Gefühle der Mitarbeiter zum Thema haben.

▶ **Gespräch mit Angehörigen.** Eine andere Möglichkeit könnte sein, mit den Angehörigen gemeinsam das Erleben zu reflektieren.

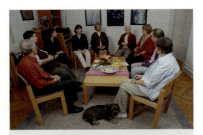

Abb. 32.14 In einer Mitarbeiterrunde wird der Verstorbene bewusst verabschiedet und über die Erfahrungen der Einzelnen gesprochen. (Foto: K. Gampper, Thieme)

▶ **Abschiedszimmer.** Die Einrichtung eines Abschiedszimmers oder eines Erholungsraumes hat sich in manchen Institutionen schon bewährt. Hier haben Mitarbeiter einen Ort, um sich ihrer Trauer für eine Zeit zu überlassen. Die Gestaltung solcher Nischen und Räume sollte sich unterscheiden von der Sachlichkeit anderer Diensträume. Blumen, Kerzen, schöne Gardinen, gemütliche Sitzgelegenheiten, evtl. ein Kreuz oder ein Muttergottesbild und ein Ort, an dem der Name des zuletzt Verstorbenen zu lesen ist, sind wichtige Ausstattungsgegenstände. Das Sich-Aufhalten in der Trauerecke kann spontan, nach Bedarf geschehen oder aber ritualisiert werden. Es könnte z. B. immer an einem bestimmten Nachmittag der Woche in dieser Ecke eine kurze Andacht stattfinden, bei der in besonderer Weise des zuletzt verstorbenen Bewohners gedacht werden kann.

Bei allen Anregungen geht es darum, dass die Mitarbeiter in der Alten- und Hospizarbeit sich bewusst machen, dass zu ihrem Berufsalltag Sterbebegleitung gehört. Die ständige Konfrontation mit Leiden und Tod kann sowohl zu Härte und Unnahbarkeit und damit zur Vereinsamung der alten Menschen führen als auch zur Unzufriedenheit und Unausgeglichenheit der Mitarbeiter. Sie kann andererseits, wenn Trauerarbeit in einem von Verständnis und Vertrauen geprägten Mitarbeiterteam möglich ist, zum Wachsen und Reifen der einzelnen Persönlichkeit führen, zum Zusammenwachsen und Zusammenstehen eines Teams und damit zur Gestaltung einer menschlichen Atmosphäre in dieser Einrichtung, siehe „Arbeitsbelastungen und Methoden zur Bewältigung" (S. 1191).

32.10 Palliative Care – Hospizarbeit

Definition

Palliative Care (lat. palliare „mit einem Mantel bedecken", engl. care „Versorgung, Betreuung, Aufmerksamkeit") ist der Oberbegriff für alle Bereiche der Versorgung unheilbar schwerkranker und sterbender Menschen durch die Palliativmedizin und -pflege und die Hospizarbeit. Palliative Care ist ein Betreuungskonzept, das seinen Ursprung in der von Cicely Saunders in den 1960 Jahren gegründeten Hospizbewegung in London/England hat.

Merke

Eine Grundhaltung der Palliative Care ist die Akzeptanz der Endlichkeit des Lebens. Daher werden die künstliche Verlängerung des Sterbens sowie die aktive Sterbehilfe abgelehnt.

Merke

WHO: **„Palliative Care** ist ein Handlungsansatz, der die Lebensqualität jener Kranken und ihrer Familien verbessert, die sich mit Problemen konfrontiert sehen, wie sie lebensbedrohliche Erkrankungen mit sich bringen. Dies geschieht durch die Verhütung und Linderung von Leidenszuständen. Dabei werden Schmerzen und andere Probleme (seien sie körperlicher, psychosozialer oder spiritueller Art) frühzeitig entdeckt und exakt bestimmt."

32.10.1 Bedeutung von Hospizen

„Hospize bejahen das Leben. Hospize machen es sich zur Aufgabe, Menschen in der letzten Phase einer unheilbaren Krankheit zu unterstützen und zu pflegen, damit sie in dieser Zeit so bewusst und zufrieden wie möglich leben können. …Hospize wollen den Tod weder beschleunigen noch hinauszögern. Hospize leben aus der Hoffnung und Überzeugung, dass sich Patienten und ihre Familien so weit geistig und spirituell auf den Tod vorbereiten können, dass sie bereit sind, ihn anzunehmen. Voraussetzung hierfür ist, dass eine angemessene Pflege gewährleistet ist und es gelingt, eine Gemeinschaft von Menschen zu bilden, die sich ihrer Bedürfnisse verständnisvoll annimmt." (National Hospice Organization [USA] nach J.-Ch. Student)

32.10.2 Anfänge der Hospizbewegung

Die Hospizarbeit kann als Gegenbewegung zur Ausgrenzung Sterbender und zur Tabuisierung des Sterbens in unserer Gesellschaft verstanden werden. In den vergangenen 40 Jahren wurden, v. a. im angelsächsischen Raum, neue Konzepte der Begleitung Sterbender entwickelt und umgesetzt. Ausgelöst wurden diese Überlegungen durch die Schweizer Sterbeforscherin Dr. Elisabeth Kübler-Ross.

In England war es v. a. Cicely Saunders (Krankenschwester, Sozialarbeiterin und Ärztin, ▶ Abb. 32.15), deren Anliegen es war, den Sterbenden einen Raum zu schaffen, in dem sie während ihrer letzten Lebenswochen, ärztlich und pflegerisch gut versorgt, möglichst ohne Schmerzen, zusammen mit ihren Angehörigen in einer geborgenen Atmosphäre leben können. Die schwerkranken Menschen sollen die Chance haben, so intensiv wie möglich zu leben, sie sollen ihre Wünsche, Gewohnheiten und Vorlieben, die ihnen das Leben lebenswert machen, verwirklichen können und sie sollen bewusst Abschied nehmen können.

In England lernte Cicely Saunders bereits bestehende Einrichtungen mit diesem Ziel kennen. Diese Häuser wurden von ihren Gründern Hospize genannt. Damit knüpften sie an die mittelalterliche Tradition mancher Ordensgemeinschaften an, die für Pilger und Menschen, die unterwegs waren, an besonders gefahrvollen Stellen (z. B. Pässe im Hochgebirge) Häuser errichteten, in denen sie Hilfe, Schutz und Pflege bei Krankheiten bekamen. In dieser Tradition nannte C. Saunders die von ihr gegründete Einrichtung zur Begleitung Sterbender Hospiz St. Christopher. An der Konzeption dieses Hospizes haben sich alle Hospizgründungen in Europa orientiert.

Definition

Die Bezeichnung **Hospiz** steht nicht für krankenhausähnliche Häuser für Sterbende (oder Sterbeghettos), sondern für ein „ […] bestimmtes Konzept medizinischer, pflegerischer und spiritueller Fürsorge, eine bestimmte Einstellung zum Tod und der Fürsorge für den Sterbenden. Mit der tödlichen Krankheit wird so umgegangen, dass die Patienten bis zu ihrem Tode angenehm leben können, umsorgt von Familie und Freunden. Und die Angehörigen werden in der Phase der Trauer weiterbegleitet" (Buckingham [Sterbeforscher] zitiert nach Wilkening u. Kunz 2003).

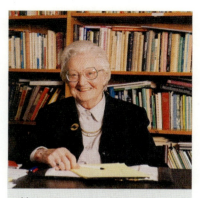

Abb. 32.15 Hospiz-Gründerin Cicely Saunders. (Foto: St. Christopher's Hospice, London, UK)

Hospizarbeit will einerseits den Sterbenden zu einem menschenwürdigen, möglichst schmerzfreien Sterben verhelfen, andererseits will sie aber auch durch Öffentlichkeitsarbeit (Vorträge, Presse- und Medienarbeit) das Sterben als zum Leben gehörend wieder stärker in das Bewusstsein unserer Gesellschaft bringen.

▶ **Palliativmedizin.** Aus der Hospizarbeit entwickelte sich die heutige Palliativmedizin. Zentrales Ziel der Palliativmedizin ist die Linderung von Leiden im Endstadium einer Krankheit, z. B. bei Krebs, Aids, progressiver Paralyse, durch Behandlung belastender Symptome wie Schmerzen, Atemnot, Übelkeit und Angst. Palliativstationen sind immer an eine Klinik angeschlossen und verfügen über alle Ressourcen dieser Einrichtung. Ein Verbleiben bis zum Sterben ist von der Konzeption her, im Gegensatz zum Hospiz, auf diesen Stationen nicht möglich.

32.10.3 Stationäre Hospize

Stationäre Hospize sind meist kleine Betteneinheiten, die ohne Anbindung an eine größere Institution arbeiten und von einer speziell in Palliative Care ausgebildeten Pflegekraft geleitet werden.

▶ **Ausstattung.** Zur Ausstattung eines stationären Hospizes gehören u. a.
- Einzelzimmer für die Kranken, auf Wunsch können Angehörige in diesen Zimmern mit übernachten,
- Wohnzimmer und Küche zur Benutzung für die Kranken und deren Angehörige,
- Andachts- und Aufenthaltsräume,
- wohnliche Atmosphäre mit Bildern, Pflanzen und schönen Gardinen, sterile Krankenhausatmosphäre ist zu vermeiden,
- ein würdevoll gestalteter Aufbahrungsraum (▶ Abb. 32.16), in dem alle, die dies möchten, von dem Verstorbenen Abschied nehmen können.

Palliativstationen sind Hospizstationen, die fest in eine Klinik eingebunden sind und nach demselben Organisationsmodell geführt werden, wie sie auch für andere Krankenhausstationen – insbesondere internistische – gelten.

▶ **Palliative Pflege und Betreuung.** Grundsätze der palliativen Pflege sind u. a.:
- Schmerzfreiheit so weit wie möglich
- Ärzte, die die Sterbenden ernst nehmen und ihnen die medizinische Versorgung zukommen lassen, die ihre Leiden lindern, ohne sie zu verlängern
- pflegerische Versorgung, die die Schmerztherapie unterstützt und die Wünsche und Bedürfnisse des Sterbenden berücksichtigt
- Anwesenheit von Angehörigen und Freunden auf Wunsch rund um die Uhr
- Pflegepersonen und freiwillige Helfer, die den Wunsch nach Begleitung und Gespräch erfüllen, die einfach nur da sind und Zuwendung geben
- Haustiere dürfen mit im Haus leben
- soziale Kontakte unter den Kranken und ihren Begleitern werden nach Kräften gepflegt und gefördert, niemand darf das Gefühl haben, alleingelassen zu sein
- die Kranken können ihre Wunschgerichte bekommen, sie sollen die Musik hören können, die ihnen gefällt, und sie sollen ihre Tage so gestalten können, wie es für sie richtig und wichtig ist.

▶ **Hospiz-Gäste.** Im stationären Hospiz werden schwerkranke und sterbende Menschen aufgenommen, die aus dem Krankenhaus entlassen werden, weil sie austherapiert sind oder weil sie für sich selber entschieden haben, dass keine weiteren lebensverlängernden Maßnahmen mehr erfolgen sollen. Ihre Krankheit ist so weit fortgeschritten, dass Therapien mit Chancen auf Heilung nicht mehr möglich sind. Im Hospiz werden Menschen aufgenommen, die keine Angehörigen haben, die sie in ihren letzten Wochen begleiten und pflegen können, oder weil aus anderen Gründen ein Sterben zu Hause nicht möglich ist.

> **Merke**
>
> Die wichtigste ärztliche Maßnahme für Hospiz-Gäste ist die palliative Medizin, eine Medizin, die Schmerzen lindert und Maßnahmen zur Erleichterung anwendet.

▶ **Teilstationäre Hospize.** Diese nehmen Menschen auf, die zu Hause sterben möchten, und aufgrund von schwerwiegenden körperlichen, seelischen, spirituellen oder sozialen Problemen an einem oder mehreren Tagen entweder tagsüber (Tageshospize) oder während der Nacht (Nachthospize) betreut werden.

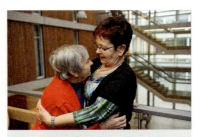

Abb. 32.17 Einfach da sein für emotionale Bedürfnisse – ehrenamtliche Helfer sind unverzichtbar. (Foto: W. Krüper, Thieme)

32.10.4 Ambulante Hospizarbeit

▶ **Ambulante Hospizgruppe.** In Deutschland liegt der Schwerpunkt der Hospizarbeit im ambulanten Bereich, d. h., verschiedene Träger (häufig Vereine oder Wohlfahrtsverbände) organisieren einen ambulanten Hospizdienst. Ihm gehören hauptamtliche Fachkräfte und ehrenamtliche Helfer an (▶ Abb. 32.17). Viele Menschen möchten am liebsten zu Hause sterben, aber oft fühlen sich Angehörige überfordert. Durch die Hospizgruppe, auch „Sitzwachengruppe" genannt, bekommen sie psychische Unterstützung und Entlastung durch die Begleitung der Sterbenden. Hospizmitarbeiter begleiten auch alte und sterbenskranke Menschen in Pflegeheimen und Krankenhäusern.

32.10.5 Ambulante Palliative Care

▶ **Palliativmedizinische Dienste.** Die medizinische Versorgung erfolgt durch Fachärzte im häuslichen Bereich des Patienten. Dazu gehört v. a. die Beratung von Fachärzten und Hausärzten in der palliativen Schmerztherapie.

▶ **Palliative Netzwerke.** Solche Netzwerke sind ein Zusammenschluss von Medizin, Pflege und Hospizarbeit. Spezialisierte Pflegedienste, die ausschließlich palliative Pflege anbieten, und Diakonie-/Sozialstationen mit speziell ausgebildeten Palliativ-Pflegefachkräften arbeiten eng mit diesen Ärzten und den Hospizdiensten zusammen.

32.10.6 Grundprinzipien von Hospizarbeit und Palliative Care

Prof. J.-Ch. Student und Dipl.-Sozialarbeiterin A. Busche (1992) beschreiben das Wesentliche der Hospizarbeit wie folgt: „Hospize erkennt man nicht an äußeren

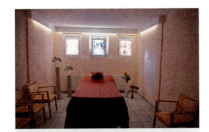

Abb. 32.16 In eigens dafür gestalteten Räumen können sich alle, die dies möchten, von dem Verstorbenen würdevoll verabschieden. (Foto: K. Gampper, Thieme)

Baulichkeiten, sondern an der Verwirklichung von fünf Grundprinzipien:

▶ **1. Der sterbende Mensch und seine Angehörigen stehen im Zentrum.** Hospiz-Dienste zentrieren sich ganz um die Wünsche sterbender Menschen und ihrer Angehörigen. Sie berücksichtigen dabei insbesondere die vier Kernbedürfnisse sterbender Menschen:
- das Bedürfnis, im Sterben nicht alleingelassen zu werden, sondern an einem vertrauten Ort (möglichst zu Hause) inmitten vertrauter Menschen zu sterben
- das Bedürfnis, im Sterben nicht unter Schmerzen und anderen körperlichen Beschwerden leiden zu müssen
- das Bedürfnis, noch letzte Dinge („unerledigte Geschäfte') zu regeln
- das Bedürfnis, die Sinnfrage (Sinn des Lebens, Sinn des Sterbens u. Ä.) zu stellen und die Frage des ‚Danach' zu erörtern
- Hospize wenden sich hierbei (im Unterschied zum herkömmlichen Gesundheitswesen) nicht nur an den sterbenden ‚Patienten', sondern ebenso auch an die, die ihm nahestehen (Familie, Partner, Freunde).

▶ **2. Dem Sterbenden und seinen Angehörigen steht ein interdisziplinär arbeitendes Team von Fachleuten zur Verfügung.** Ihm gehören mindestens Arzt, Krankenschwestern, Sozialarbeiter und Seelsorger an. Die Teammitglieder unterstützen nicht nur die betroffene Familie, sondern stützen sich auch gegenseitig u. a. in emotionaler Hinsicht.

▶ **3. Einbeziehung von freiwilligen Helferinnen und Helfern.** In die Arbeit aller Hospize werden Ehrenamtliche einbezogen. Sie dienen dazu, dass Sterbebegleitung nicht ausschließlich zur Aufgabe für berufliche Helfer wird. Ferner tragen sie zur Integration des Sterbenden und seiner Angehörigen in das Gemeinwesen bei.

▶ **4. Gute Kenntnisse in der Symptomkontrolle.** Das Hospiz-Team verfügt über spezielle Kenntnisse und Erfahrungen in der Therapie von Schmerzen und anderen das Sterben belastenden Körperreaktionen. Hier hat die Hospizbewegung insbesondere eine relativ einfache, auch ambulant gut durchführbare Methode der oralen Schmerzbehandlung mit ‚Morphium' entwickelt, die es dem Patienten ermöglicht, schmerzfrei und dennoch bei vollem Bewusstsein (kommunikationsfähig) zu bleiben. Diese Kenntnisse sind eingebettet in das Wissen darum, dass Schmerzen nicht nur eine physische, sondern stets auch eine psychische, soziale und spirituelle Dimension haben.

▶ **5. Das Hospiz-Team gewährleistet Kontinuität in der Betreuung.** Hierzu gehört einmal, dass die Familie sicher sein kann, rund um die Uhr einen kompetenten Mitarbeiter des Teams anzutreffen. Hierzu gehört aber auch, dass die Fürsorge des Teams für die Familie nicht mit dem Tod des geliebten Menschen endet. Die Angehörigen werden von dem Hospiz-Team auch durch die Phase der Trauer begleitet. Dies ist ein wichtiger Beitrag zur Prävention von Krankheiten bei den Hinterbliebenen.

Die Basis, auf der sich diese Grundsätze entwickelt haben, ergibt sich im Grunde genommen aus dem, was wir bei der Darstellung gesellschaftlicher Hilfen für die betroffenen Familien als Notwendigkeit kennen gelernt haben. Hospize sind also alles andere als neue Institutionen im Gesundheitswesen. Sie sind Ausdruck der Wahrnehmung von Bedürfnissen von Menschen in Lebenskrisen: ganzheitliche, ungeteilte, unabgetrennte Wahrnehmung und heilmachende Hilfe."

Multiprofessionelles Team/Fachpersonal

Krankenpfleger, Ärzte, Seelsorger, Psychologen und Sozialarbeiter sorgen für die fachlich richtige ärztliche Versorgung und Pflege, für Schmerzfreiheit und Begleitung. Leiden sollen gelindert werden, ohne sie zu verlängern.

Ehrenamtliche Helfer

Sie unterstützen die Angehörigen, wo immer dies nötig ist. Sie übernehmen Hausarbeit, das Kochen oder Einkaufen, auch die Betreuung von Kindern, damit Angehörige sich dem Sterbenden widmen können. Sie sitzen am Bett oder übernehmen eine Nachtwache, damit sich die Angehörigen von den Anstrengungen der Pflege erholen können.

Die ehrenamtlichen Helfer werden in Kursen auf diese Aufgabe vorbereitet. Sie treffen sich auch nach der Beendigung des Vorbereitungskurses regelmäßig, um ihre Erfahrungen, ihre Ängste und Fragen miteinander zu besprechen.

In der ambulanten Hospizarbeit ist die Begleitung der Angehörigen besonders wichtig. Ihnen gilt die Aufmerksamkeit und Zuwendung der Hospizhelfer auch über den Tod ihrer Angehörigen hinaus.

Es gibt in vielen Städten und Gemeinden Gruppen und Einrichtungen, die im Sinne der Hospizbewegung arbeiten.

Merke

Palliative Care ist ein Teilgebiet der Pflege. Deshalb gehört zur beruflichen Qualifikation jeder Fachkraft, die mit schwerkranken und sterbenden Menschen zu tun hat, auch das Wissen um die Methoden der Palliative Care.

32.10.7 Palliative Geriatrie

Das Thema Palliative Care hat auch im stationären Bereich der Altenhilfe zunehmend an Bedeutung gewonnen. Das Palliative Geriatrie-Konzept ist eine Weiterentwicklung von Palliative Care bezogen auf die Begleitung von Hochbetagten und Menschen mit Demenz und beginnt nicht erst kurz vor dem Lebensende, sondern bei Demenzerkrankten schon mit dem Einzug in die Einrichtung. Schwerpunkt des Palliativen Geriatrie-Konzeptes ist die geriatrische Symptomkontrolle mit folgenden Inhalten:
- Ernährung
- Schmerzempfinden und Schmerzlinderung bei Menschen mit kognitiven Einschränkungen
- Kommunikation
- Sterbebegleitung bei an Demenz erkrankten Menschen

Neben Respekt, Wertschätzung und Achtsamkeit – den Grundpfeilern der Palliative Care-Konzepte – steht eine spezielle kommunikative Kompetenz im Umgang mit hochaltrigen, an Demenz erkrankten Menschen als unverzichtbare Voraussetzung im Vordergrund. Hierzu gehören:
- Anwendung der Validation als Instrument der Gesprächsführung
- Biografiekenntnisse
- Blickkontakt aufbauen durch zuvor erfolgte Berührung
- wenn der Blickkontakt steht, dann ihn halten
- Kommunikation auf Augenhöhe, niemals vorbeugen oder von hinten ansprechen

Die Umsetzung der Palliativen Geriatrie erfordert ein Höchstmaß an Sensibilität und Einfühlungsvermögen bei allen Beteiligten. Zur Qualifizierung werden entsprechende Fort- und Weiterbildungen angeboten. Siehe http://www.palliative-praxis.de.

1 Gesellschaftspolitische Herausforderungen – Ethik, Recht und öffentliche Kommunikation

>> Jeder Mensch hat ein Recht auf ein Sterben unter würdigen Bedingungen. Er muss darauf vertrauen können, dass er in seiner letzten Lebensphase mit seinen Vorstellungen, Wünschen und Werten respektiert wird und dass Entscheidungen unter Achtung seines Willens getroffen werden. Familiäre und professionelle Hilfe sowie die ehrenamtliche Tätigkeit unterstützen dieses Anliegen.

Ein Sterben in Würde hängt wesentlich von den Rahmenbedingungen ab, unter denen Menschen miteinander leben. Einen entscheidenden Einfluss haben gesellschaftliche Wertvorstellungen und soziale Gegebenheiten, die sich auch in juristischen Regelungen widerspiegeln.

Wir werden uns dafür einsetzen, ein Sterben unter würdigen Bedingungen zu ermöglichen und insbesondere den Bestrebungen nach einer Legalisierung der Tötung auf Verlangen durch eine Perspektive der Fürsorge und des menschlichen Miteinanders entgegenzuwirken.
Dem Sterben als Teil des Lebens ist gebührende Aufmerksamkeit zu schenken.

2

>> Jeder schwerstkranke und sterbende Mensch hat ein Recht auf eine umfassende medizinische, pflegerische, psychosoziale und spirituelle Betreuung und Begleitung, die seiner individuellen Lebenssituation und seinem hospizlich-palliativen Versorgungsbedarf Rechnung trägt. Die Angehörigen und die ihm Nahestehenden sind einzubeziehen und zu unterstützen.

Jeder Mensch hat ein Recht auf ein Sterben unter würdigen Bedingungen.

www.charta-zur-betreuung-sterbender.de

4 Entwicklungsperspektiven und Forschung

>> Jeder schwerstkranke und sterbende Mensch hat ein Recht darauf, nach dem allgemein anerkannten Stand der Erkenntnisse behandelt und betreut zu werden. Um dieses Ziel zu erreichen, werden kontinuierlich neue Erkenntnisse zur Palliativversorgung aus Forschung und Praxis gewonnen, transparent gemacht und im Versorgungsalltag umgesetzt. Dabei sind die bestehenden ethischen und rechtlichen Regularien zu berücksichtigen.

Zum einen bedarf es der Verbesserung der Rahmenbedingungen der Forschung, insbesondere der Weiterentwicklung von Forschungsstrukturen sowie der Förderung von Forschungsvorhaben und innovativen Praxisprojekten. Zum anderen sind Forschungsfelder und -strategien mit Relevanz für die Versorgung schwerstkranker und sterbender Menschen zu identifizieren.

Wir werden uns dafür einsetzen, auf dieser Basis interdisziplinäre Forschung weiterzuentwickeln und den Wissenstransfer in die Praxis zu gewährleisten, um die Versorgungssituation schwerstkranker und sterbender Menschen sowie ihrer Angehörigen und Nahestehenden kontinuierlich zu verbessern.

Abb. 32.18 Charta zur Betreuung schwerstkranker und sterbender Menschen. Träger und Herausgeber: Deutsche Gesellschaft für Palliativmedizin (DGP), Deutscher Hospiz- und PalliativVerband e. V. (DHPV), Bundesärztekammer (BÄK) 17.08.2010. Die Leitsätze mit Erläuterungen sind unter http://www.charta-zur-betreuung-sterbender.de zu erhalten.

Bedürfnisse der Betroffenen – Anforderungen an die Versorgungsstrukturen

Die Betreuung erfolgt durch haupt- und ehrenamtlich Tätige soweit wie möglich in dem vertrauten bzw. selbst gewählten Umfeld. Dazu müssen alle an der Versorgung Beteiligten eng zusammenarbeiten.
Wir werden uns dafür einsetzen, dass Versorgungsstrukturen vernetzt und bedarfsgerecht für Menschen jeden Alters und mit den verschiedensten Erkrankungen mit hoher Qualität so weiterentwickelt werden, dass alle Betroffenen Zugang dazu erhalten.
Die Angebote, in denen schwerstkranke und sterbende Menschen versorgt werden, sind untereinander so zu vernetzen, dass die Versorgungskontinuität gewährleistet ist.

3
Anforderungen an die Aus-, Weiter- und Fortbildung

>> Jeder schwerstkranke und sterbende Mensch hat ein Recht auf eine angemessene, qualifizierte und bei Bedarf multiprofessionelle Behandlung und Begleitung. Um diesem gerecht zu werden, müssen die in der Palliativversorgung Tätigen die Möglichkeit haben, sich weiter zu qualifizieren, um so über das erforderliche Fachwissen, notwendige Fähigkeiten und Fertigkeiten sowie eine reflektierte Haltung zu verfügen.
Für diese Haltung bedarf es der Bereitschaft, sich mit der eigenen Sterblichkeit sowie mit spirituellen und ethischen Fragen auseinanderzusetzen. Der jeweils aktuelle Erkenntnisstand muss in die Curricula der Aus-, Weiter- und Fortbildung einfließen. Dies erfordert in regelmäßigen Zeitabständen eine Anpassung der Inhalte. Wir werden uns dafür einsetzen, dass der Umgang mit schwerstkranken und sterbenden Menschen thematisch differenziert und spezifiziert in die Aus-, Weiter- und Fortbildung der Beteiligten in den verschiedensten Bereichen integriert wird.

5
Die europäische und internationale Dimension

>> Jeder schwerstkranke und sterbende Mensch hat ein Recht darauf, dass etablierte und anerkannte internationale Empfehlungen und Standards zur Palliativversorgung zu seinem Wohl angemessen berücksichtigt werden. In diesem Kontext ist eine nationale Rahmenpolitik anzustreben, die von allen Verantwortlichen gemeinsam formuliert und umgesetzt wird.
Wir werden uns für die internationale Vernetzung von Organisationen, Forschungsinstitutionen und anderen im Bereich der Palliativversorgung Tätigen einsetzen und uns um einen kontinuierlichen und systematischen Austausch mit anderen Ländern bemühen. Wir lernen aus deren Erfahrungen und geben gleichzeitig eigene Anregungen und Impulse.

Abb. 32.18 Fortsetzung.

▶ **Charta zur Betreuung schwerstkranker und sterbender Menschen.** Eine Weiterentwicklung der Pflege-Charta Artikel 8 „Palliative Begleitung, Sterben und Tod" ist die „Charta zur Betreuung schwerstkranker und sterbender Menschen" (Hrsg. Deutsche Gesellschaft für Palliativmedizin e.V., Deutscher Hospiz- und PalliativVerband e.V., Bundesärztekammer 2010). Organisationen, Institutionen, Einzelpersonen und Politiker unterstützen die Umsetzung der hier aufgeführten Leitsätze (▶ Abb. 32.18).

32.10.8 Sterbehilfe – Hilfe zum Sterben

Euthanasie

Der Wunsch nach einem „guten schönen Tod" ist nicht nur ein Wunsch der heutigen Generationen. Von den Griechen der Antike kennen wir den Begriff „Euthanasie" für einen leichten, schmerzlosen Tod, auch für einen ehrenvollen Tod des Kriegers.

Heute ist der Begriff belastet durch die Euthanasieprogramme des Dritten Reiches, nach denen geistig, mehrfach behinderte und psychisch kranke Kinder und Erwachsene in speziellen Anstalten getötet wurden. Als Euthanasie bezeichnete man die Vernichtung sog. „lebensunwerten Lebens".

Sterbehilfe – Hilfe zum Sterben

Definition

Sterbehilfe wird heute verstanden als gezielte Lebensverkürzung bei Sterbenden und unheilbar Kranken (Brockhaus 2003).

Es gibt Erkrankungen, die im Endstadium mit so großen Schmerzen und körperlichen Problemen verbunden sind, dass es unzumutbar erscheint, diese Qualen durchleiden zu müssen. In dieser Situation bitten Betroffene oder auch Angehörige den Arzt um **aktive Sterbehilfe**, d. h. um Hilfe zum Sterben, um einen vorzeitigen durch medikamentöse Behandlung herbeigeführten Tod (▶ Tab. 32.2).

Nicht unbegründet ist auch die Angst, am Ende seines Lebens durch intensivmedizinische Behandlung länger leiden zu müssen. Die Möglichkeiten, durch entsprechende Maßnahmen wie künstliche Ernährung (z. B. durch eine PEG), Beatmung, Bluttransfusionen oder Dialysetherapie das Leben auch von unheilbar schwerkranken Menschen zu verlängern, haben zugenommen. Für so einen Fall kann jeder Mensch in einer **Patientenverfügung** schriftlich seinen Willen und seine (religiöse) Überzeugung zur ärztlichen Therapie äußern, sofern er nicht in der Lage sein sollte, etwa weil er im Koma liegt, sich selbst zu äußern. Damit erhält der behandelnde Arzt eine Entscheidungshilfe zur **passiven Sterbehilfe**.

Sterbehilfe aus rechtlicher Sicht

Der Schutz des Lebens und das allgemeine Persönlichkeitsrecht sind in Art. 2 unseres Grundgesetzes (GG) verankert. Dazu gibt es in unserer Rechtsordnung einen strafrechtlichen Schutz des Lebens vor Tötung. Auch Tötung auf Verlangen des Schwerkranken, z. B. durch eine „erlösende Spritze" und die „Beihilfe zum Suizid" sind nach deutschem Recht §216 StGB unter Strafe gestellt.

Sterbebegleitung versus Sterbehilfe

Unter Sterbebegleitung (Sterbebeistand) versteht man die bestmögliche Betreuung und Pflege in der Sterbephase. Sie ist eine

Tab. 32.2 Arten der Sterbehilfe.

Sterbehilfe = Hilfe zum Sterben	Voraussetzung	rechtliche Positionen
Aktive Sterbehilfe – „Tötung auf Verlangen"		
Der Tod wird von einem Arzt durch Verabreichung von direkt tödlich wirkenden Medikamenten (z. B. der Überdosis eines Schmerz-, Beruhigungs- oder Narkosemittels) herbeigeführt.	Es ist der ausdrückliche Wunsch der schwerstkranken Person auf aktive Beendigung ihres Lebens durch einen Arzt. Sie muss *einwilligungsfähig* sein.	• in der BRD lt. § 216 StGB verboten • aktuell wird die Diskussion über eine Änderung des Gesetzes geführt • in der Schweiz verboten • in den Niederlanden legal durch Sterbehilfegesetz seit 2002
„Beihilfe zur Selbsttötung" oder „ärztlich assistierter Suizid"		
Dies ist Unterstützung zur Selbsttötung durch von Ärzten verschriebene Medikamente oder von anderen Personen beschaffte Mittel, die der Betroffene noch selbstständig trinken und schlucken kann.	Der Betroffene nimmt das todbringende Mittel, das zuvor von einer anderen Person beschafft wurde, selbstständig ein. Tatbestand der Selbsttötung.	• in der BRD nicht erlaubt • in der Schweiz legal • in den Niederlande legal
Passive Sterbehilfe		
Passive Sterbehilfe bezeichnet die Unterlassung oder Beendigung von lebensverlängernden Maßnahmen bei Schwerkranken wie Beatmung, künstlicher Ernährung, Dialyse, Absetzen von herzstärkenden Medikamenten und Antibiotika. Trotzdem wird der Betroffene weiter mit Schmerz- und Beruhigungsmitteln versorgt.	Maßgeblich ist der Patientenwille aufgrund einer *Patientenverfügung* – oder der *mutmaßliche Wille* einer Person. Das Sterben soll nicht verlängert, sondern als natürlicher Prozess zugelassen werden.	• in der BRD legal • in der Schweiz legal • in den Niederlande legal
Indirekte Sterbehilfe oder „Indirekte passive Sterbehilfe"		
Die Anwendung von Medikamenten zur Schmerzbekämpfung wie Morphin und anderen, die unter das Betäubungsmittelgesetz fallen, kann im Endstadium zur Lebensverkürzung führen. Auch andere Maßnahmen zur Leidenslinderung wie die palliative Sedierung kann als indirekte Sterbehilfe angesehen werden.	Es besteht keine Absicht das Leben des Kranken vorzeitig zu beenden.	• in der BRD legal • in der Schweiz legal • in den Niederlande legal

kontinuierliche Begleitung des Sterbenden, die über Wochen und Monate dauern kann. „Sterbebegleitung versteht sich als Hilfe zum Leben" und ist deutlich vom Begriff „Sterbehilfe" abzugrenzen.

Die Hospizbewegung spricht sich eindeutig gegen eine aktive Sterbehilfe durch Tötung auf Verlangen aus. Aufgrund der positiven Erfahrungen der heutigen medizinischen und medikamentösen Versorgung durch die Palliativmedizin sowie durch eine ganzheitliche Betreuung und Begleitung durch ambulante und stationäre Palliative Care und Hospizarbeit wird es Schwerkranken ermöglicht, bis zu ihrem Ende ein schmerzfreies Leben zu führen und in Würde sterben zu können.

Ethische Herausforderung

> **Merke**
>
> Das Thema *aktive Sterbehilfe* betrifft nicht nur die Ärzteschaft, sondern v. a. die medizinisch-pflegerischen Berufsgruppen – und es betrifft letztlich jeden Menschen im Blick auf sein eigenes Leben und das seiner Angehörigen.

Tab. 32.3 Argumente von Medizinern zum ärztlich begleiteten Suizid in der BRD (Ergebnisse einer Repräsentativbefragung von Krankenhaus- und niedergelassenen Ärzten. IfD Allensbach 2010).

Argumente Pro	in %	Argumente Contra	in %
Es gehört zum Selbstbestimmungsrecht eines Patienten, den Zeitpunkt seines Todes selbst zu bestimmen.	64	Die Legalisierung des ärztlich begleiteten Suizids kann leicht dazu führen, dass sich Menschen um ärztliche Hilfe beim Suizid bemühen, weil sie sich als Belastung für Familie oder Gesellschaft fühlen.	89
Ein Arzt ist besonders gut geeignet, Patienten beim Suizid zu unterstützen, weil er weiß, wie man Medikamente richtig dosiert.	58	Es ist fast unmöglich einzuschätzen, ob der Sterbewunsch eines Patienten endgültig ist oder sich doch noch ändert.	69
Durch den ärztlich begleiteten Suizid wird verhindert, dass ein Patient unnötig lange Schmerzen erleiden muss.	54	Es verstößt gegen den hippokratischen Eid, wenn Ärzte Patienten beim Suizid unterstützen.	65
		Niemand kann genau sagen, wann der Gesundheitszustand eines Patienten so hoffnungslos ist, dass ein begleiteter Suizid gerechtfertigt wäre.	48
		Schon aus religiösen Gründen verbietet es sich, einen Suizid zu unterstützen.	44

Eine Forsa-Umfrage im Auftrag der DAK-Gesundheit (Januar 2014) ergab Folgendes:
Frage: „Möchten Sie im Falle schwerster Krankheit die Möglichkeit haben, auf aktive Sterbehilfe, also ärztliche Hilfe bei der Selbsttötung, zurückgreifen zu können?"
- 70 % der Befragten antworteten mit „Ja."
- 22 % lehnen diese Möglichkeit für sich ab.

Was würden Sie auf diese Frage antworten? Siehe auch ▶ Tab. 32.3.

Erfahrungen mit legalisierter Sterbehilfe

Seit 2002 gibt es in den Niederlanden das „Gesetz zur Kontrolle der Lebensbeendigung auf Verlangen und Hilfe bei der Selbsttötung (Euthanasie)", das es Ärzten unter festgelegten Bedingungen erlaubt, Hilfe zum Sterben zu leisten. Aktive Sterbehilfe ist demnach nur erlaubt, wenn der Kranke ausdrücklich darum bittet. Er muss *einwilligungsfähig* sein. Die große Mehrzahl der Menschen, die aktive Sterbehilfe in Anspruch genommen haben, hatten ein unheilbares Krebsleiden und nur noch kurze Zeit zu leben. Sie wollten zu Hause mit Hilfe ihres Hausarztes sterben.

Darüber hinaus haben auch Personen mit großem Leidensdruck wegen Vereinsamung, schwerem Tinnitus (Ohrensausen) oder psychiatrischer Erkrankung Sterbehilfe erhalten. Inzwischen gibt es auch Bestrebungen, die Sterbehilfe für Kinder unter 18 Jahren und alte Menschen, die das Leben leid sind, die lebensmüde sind, zu legalisieren.

Nach Recherchen von Gerbert van Loenen (2014) gab es auch Fälle, in denen Menschen Hilfe zum Sterben erhielten, obwohl sie den Wunsch auf aktive Sterbehilfe nicht äußern konnten, sie waren *einwilligungsunfähig*. Diese „Sterbehilfe ohne Verlangen", nicht-freiwillige Sterbehilfe, betraf schwerbehinderte Neugeborene (Beispiel: mit Spina bifida Geborene) oder alte Menschen mit schwerer Demenz.

Nach Aussagen von van Loenen hat sich die Grundeinstellung/Mentalität der niederländischen Bevölkerung durch die Legalisierung der Sterbehilfe verändert. In öffentlichen Debatten wird darüber geurteilt, ob ein Leben mit schwerer Behinderung oder unheilbarer Krankheit ein „menschenwürdiges Leben" ist. Ob der Tod da keine Erlösung sei. „Man verwechselt die aktive Sterbehilfe, bei der man über sein eigenes Leben urteilen darf, dass es unerträglich geworden ist, mit dem Urteil über das Leben Anderer, über das man ja gar nicht urteilen kann."

Sein Fazit ist: „Die Legalisierung der aktiven Sterbehilfe und der Beihilfe zum Suizid haben Entwicklungen in Gang gesetzt, die wir nicht vorhergesehen hatten, als wir anfingen. Die alte Grenze ‚Du sollst nicht töten', ist aufgegeben, eine neue Grenze noch nicht gefunden." (van Loenen, Vortrag am 8.5.2014 im Beratungszentrum Alsterdorf: „Das ist doch kein Leben mehr!" Sterbehilfe in den Niederlanden).

32.11 Vorsorge treffen – Patientenverfügung

Viele Menschen machen sich Sorgen um die letzte Phase ihres Lebens. Sie fragen sich: Wie wird es mit mir zu Ende gehen? Werde ich einmal zu Hause sterben können oder wird man mich ins Krankenhaus bringen? Werde ich unerträgliche Schmerzen haben? Oder nur ohne Bewusstsein vor mich hindämmern? Werden dann Menschen bei mir sein, die mir beistehen?

Die meisten alten Menschen möchten zu Hause sterben, doch die eigene Wohnung ist kein Zuhause, wenn der soziale Lebensraum – Familie, Angehörige, Freunde und Nachbarn – fehlt. Die Mehrzahl alter Menschen wohnt allein oder allenfalls zu zweit. Und immer mehr Menschen leben und sterben als Singles.

Die meisten Menschen sterben in Krankenhaus. Dort wird ihnen eine fachkundige medizinisch-pflegerische Betreuung zuteil, wie sie in früheren Jahrhunderten unbekannt war. Der wachsende Fortschritt in der medizinischen Behandlung wirft aber auch die Frage auf, ob die Ausschöpfung aller Möglichkeiten der Medizin am Ende des Lebens wirklich zu einer Verbesserung der Lebensqualität beiträgt oder ob sie nur einen belastenden Sterbeprozess verlängert.

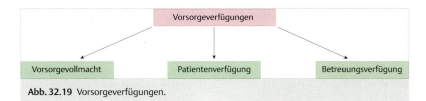

Abb. 32.19 Vorsorgeverfügungen.

Und wer entscheidet, wenn der Betroffene selbst den eigenen Willen aufgrund einer seelischen, geistigen oder körperlichen Erkrankung oder eines Unfalls nicht mehr äußern kann?

Um in dieser Situation nicht ohne Beistand zu sein, kann sich jeder Mensch durch eine von ihm bestimmte Person seines Vertrauens im juristischen Sinne (Vollmacht) vertreten lassen (s. BGB ab 1.09.10 §§ 1901a ff).

Die Patientenverfügung hat nur Bedeutung für die Situation des Sterbeprozesses. Einem alten Menschen sollte man empfehlen, auch für die Situation, dass er nicht mehr in der Lage ist, die Geschäfte seines Alltags zu führen und für die eigene Person Entscheidungen zu treffen, auch die Vorsorgevollmacht zu regeln und, wenn gewünscht, einen Betreuer eigener Wahl zu benennen (▶ Abb. 32.19).

32.11.1 Vorsorgeverfügungen

Vorsorgevollmacht

Sie betrifft ausschließlich den Gesundheitsbereich. Sie liegt vor, wenn eine Person (Vollmachtgeber) einer anderen (Vertreter) die Macht erteilt, sie im Falle der Einwilligungsunfähigkeit zu vertreten.

Die bevollmächtigte Person soll alle Entscheidungen über die ärztliche Behandlung treffen und mit den behandelnden Ärzten absprechen. Sie darf die Krankenunterlagen einsehen und der Herausgabe an Dritte bewilligen. Der Vollmachtgeber entbindet die behandelnden Ärzte und das nichtärztliche Personal gegenüber der bevollmächtigten Person von der Schweigepflicht. Die bevollmächtigte Person darf in ärztliche Eingriffe und Heilbehandlungen einwilligen, diese ablehnen oder deren Abbruch bestimmen, auch wenn der Vollmachtgeber daran sterben oder schweren gesundheitlichen Schaden erleidet (§ 1904 BGB). Weiterhin gehören Entscheidungen zur Unterbringung in einem Heim oder sonstigen Einrichtung und freiheitsentziehende Maßnahmen dazu (§ 1906 BGB).

Patientenverfügung

Mit einer Patientenverfügung wird im Voraus eine Entscheidung getroffen, die Arzt und Angehörigen helfen soll, im Ernstfall eine Entscheidung im Sinne des Betroffenen zu treffen, seinen „mutmaßlichen Willen" für die Gestaltung seines Lebensendes zu erfüllen. Dabei können ärztliche Behandlungen teilweise oder ganz abgelehnt werden, z. B. lebenserhaltende Maßnahmen wie Beatmung, Ernährungssonde (PEG), Dialyse u. a.

Nach dem Patientenverfügungsgesetz können Patienten bis zu 5 Jahre im Voraus bestimmen, welche Behandlungsmethoden sie für sich ablehnen.

Das Patientenverfügungsgesetz (BGB § 1901a) ist geltendes Recht in der BRD seit 1.09.2009, in Österreich seit dem 1.06.2006.

Wir verweisen auf die umfassende Darstellung des Themas in der Broschüre „Patientenverfügung" des Bundesjustizministeriums von Januar 2010. Kostenlos zu beziehen über E-Mail: publikationen@bundesregierung.de oder www.bmj.de.

Betreuungsverfügung

Sie ist eine Möglichkeit der persönlichen und selbstbestimmten Vorsorge. In der Betreuungsverfügung kann der Wunsch geäußert werden, dass eine vertrauenswürdige Person eigener Wahl (Freunde, Verwandte, Nachbarn u. a.) vom Gericht (Betreuungsgericht) als Betreuer bestellt werden soll (§ 1897 Abs. 4 BGB) für den Fall, dass man selbst nicht mehr in der Lage ist, seine eigenen Angelegenheiten zu regeln und Entscheidungen zu treffen.

Das Gericht überwacht das Tun des Betreuers und unterstützt ihn in seiner Arbeit. Die Betreuung umfasst die Wohnung und den Aufenthaltsort, Gesundheitsfürsorge und Organisation der Pflege, Verwaltung des Vermögens und die Kontrolle des Briefverkehrs des Betreuten. Eine Betreuung wird nur dann eingerichtet, wenn eine Betreuungsbedürftigkeit besteht. Sie kann jederzeit auf Antrag des Betreuten, auch wenn er geschäftsunfähig ist, beendet werden.

Merke

Die Vorsorgevollmacht wirkt unmittelbar für oder gegen den Vollmachtgeber. Deshalb setzt sie ein uneingeschränktes persönliches Vertrauen zum Bevollmächtigten voraus.

32.12 Lern- und Leseservice

32.12.1 Das Wichtigste im Überblick

Wie erleben wir Sterben und Tod in unserer Alltagswirklichkeit?

In unserer Zeit sterben die meisten Menschen in Krankenhäusern und Pflegeheimen, wo sie von Bestattungsunternehmen abgeholt werden, ohne dass Angehörige, Freunde oder Nachbarn die Verstorbenen noch einmal gesehen haben. Abschiedsrituale und -bräuche sind in der Öffentlichkeit nicht mehr präsent. Der normale Tod eines Menschen wird weitestgehend tabuisiert.

Wie helfen Religionen den Sterbenden?

Die bekannten Religionen unseres Kulturkreises vermitteln den Glauben an ein Leben nach dem Tod. Allerdings sind die Vorstellungen darüber unterschiedlich. Die Religionen versuchen Antworten auf den Sinn des Lebens und Sterbens zu geben. Gläubige erfahren Halt und Trost auch durch rituelle Handlungen und spezielle Gebete.

Was bedeutet es zu sterben?

Sterben heißt Loslassen und Abschiednehmen von allem, was Leben ausmacht. Sterben heißt auch die letzte Krise des Lebens zu durchleiden. Sterben müssen ist mit Angst verbunden, Todesangst.

Welche Bedeutung hat Pflege bei der Begleitung Sterbender?

Sterbende haben große körperliche Einschränkungen und spezifische seelische Bedürfnisse. Pflege und Berührung haben einen ganz hohen Stellenwert. Qualifizierte Pflegende erkennen die spezifischen Probleme und sorgen durch pflegerische Maßnahmen und durch Eingehen auf besondere Wünsche für Erleichterung und, soweit möglich, für Wohlbefinden in den letzten Lebensstunden.

Welche Probleme hat der demenzkranke Sterbende?

Sein Hauptproblem ist die Desorientierung, die dazu führt, dass er sich in einer anderen Erlebens- und Lebenswelt befindet. Aber selbst wenn die geistige Leistungsfähigkeit verloren geht, so bleibt doch die Gefühlswelt, die emotionale Erlebnisfähigkeit erhalten. Er hat dieselben Grundbedürfnisse und körperlichen Probleme wie andere Sterbende.

Wie wird der Tod eines Menschen festgestellt?

Der Arzt ist verpflichtet, den Tod eines Menschen festzustellen und darüber einen Totenschein auszustellen. Als Anhaltspunkte gibt es die unsicheren und die sicheren Todeszeichen.

Was wird unter Abschiedskultur verstanden?

Abschiedskultur wird deutlich am würdevollen Umgang mit dem Verstorbenen, der Aufbahrung im Zimmer oder in der Hauskapelle, an Abschiedsritualen wie Aussegnung, Verabschiedung zusammen mit Bewohnern, an Gedenkfeiern, Trauerecken und Abschiedsbüchern, an der Begleitung von Angehörigen und Mitbewohnern vor und nach dem Tod der Sterbenden.

Welche Bedeutung hat die Trauer?

Trauer ist ein psychischer Prozess, auch als Trauerarbeit bezeichnet, den Menschen durchleiden, wenn sie einen nahestehenden Menschen durch Tod oder Trennung verloren haben. Durch den Prozess des Trauerns lernt der Betroffene, sich von dem Verstorbenen zu lösen und ein eigenständiges Leben zu führen. Trauern heißt leben können.

Was sind die Ziele der Hospizarbeit?

Hospizarbeit wird ambulant oder stationär durchgeführt mit dem Ziel, unheilbar Kranken durch palliative Medizin und Pflege ein lebenswertes Leben und menschenwürdiges Sterben zu ermöglichen. Ziele der Palliativ Care sind Schmerzfreiheit oder Schmerzlinderung und eine bestmögliche ganzheitliche Pflege und Betreuung. Hospize wollen den Tod weder beschleunigen noch hinauszögern. Angehörige werden vom Hospizteam auch durch die Phase der Trauer begleitet.

Welche Bedeutung haben Vorsorgevollmachten?

Mit einer Vorsorgeverfügung erteilt man einer Person seiner Wahl und seines Vertrauens für den Fall der eigenen Geschäftsunfähigkeit aufgrund einer psychische Erkrankung, einer Demenz, von Koma und Sterben die Vollmacht, die eigenen vorher getroffenen Entscheidungen bzw. Willenserklärungen bzgl. medizinischer Therapie im Sterbeprozess (Patientenverfügung) gegenüber den behandelnden Ärzten zu vertreten.

Um eine gesetzliche Betreuung für den Fall der Geschäftsunfähigkeit auszuschließen, kann der Vollmachtgeber eine Person seines Vertrauens zum Betreuer bestimmen.

32.12.2 Literatur

Ariès P. Geschichte des Todes. 7. Aufl. München: DTV; 1984

Beauvoir S de. Das Alter. Reinbek bei Hamburg: Rowohlt; 1978

Beutel H, Tausch D. Sterben – eine Zeit des Lebens. Handbuch der Hospiz-Bewegung. Stuttgart: Quellverlag; 1989

Brockhaus Lexikon. F. A. Brockhaus AG, Mannheim; 2003

Bundesärztekammer. Grundsätze der Bundesärztekammer zur ärztlichen Sterbebegleitung. Deutsches Ärzteblatt 2011; 108 (7): A 346

Bundesministerium für Familie, Senioren, Frauen und Jugend. Charta der Rechte hilfe- und pflegebedürftiger Menschen. Berlin; 2009

Bundesministerium für Familie, Senioren, Frauen und Jugend. Charta zur Betreuung schwerstkranker und sterbender Menschen in Deutschland, Berlin 2010

Deutsche Bischofskonferenz, Sekretariat und Kirchenamt der Ev. Kirche in Deutschland. Hrsg. „Leben bis zuletzt – Sterben als Teil des Lebens" in „Woche für das Leben" 4.–10. Mai 1997, Initiative der katholischen und evangelischen Kirche in Deutschland

Diakonisches Werk der Evangelischen Kirche von Westfalen. Handeln an der Grenze des Lebens. Forum Diakonie Nr. 10, Landesverband der Inneren Mission e. V. Münster; 1996

Dibelius O, Uzarewicz Ch. Pflege von Menschen höherer Lebensalter. Stuttgart: Kohlhammer; 2006

Engelke E. Gegen die Einsamkeit Sterbenskranker. Wie Kommunikation gelingen kann. Lambertus, Freiburg 2012

Ferner RH. „Sterben ist nicht gleich Sterben". Altenpflege-Forum 9; 1997

Fölsch D. Ethik in der Pflegepraxis. Wien: facultas; 2008

Gillhoff J. Jürnjakob Swehn der Amerikafahrer. München: dtv; 2001 (erstmalig erschienen 1917)

Heinemeyer C. „Wer Sterbende begleiten möchte, muss sich von ihnen führen lassen." Interview mit Prof. Ernst Enkelke. Pflegezeitschrift 2013; 01: 6

Heller A, Heimerl K, Husebö St. Wenn nichts mehr zu machen ist, ist noch viel zu tun. 3. Aufl. Freiburg: Lambertus; 2007

Institut für Demoskopie (IfD). Ärztlich begleiteter Suizid und aktive Sterbebegleitung aus Sicht der deutschen Ärzteschaft. (…) Allensbach 2010

Juchli L. Pflege. 8. Aufl. Stuttgart: Thieme; 1997

Jury M, Jury D. Gramp, ein alter Mann stirbt. Bonn: J.H.W. Dietz; 1991

Kast V. Trauern. Phasen und Chancen des psychischen Prozesses. Stuttgart: Kreuz; 1982; 23. Aufl. 2001

Kautzky R. Hrsg. Sterben im Krankenhaus. 7. Aufl. Freiburg: Herder; 1981

Klessmann M. Die Sprache der Sterbenden. Pflegezeitschrift 3/1994

Kojer M., Schmidl M. Demenz und Palliative Geriatrie in der Praxis: Heilsame Betreuung unheilbar demenzkranker Menschen, Springer Verlag 2011

Kojer M, Sramek G. Der Tod kommt und geht auch wieder. Demenzkranke alte Menschen und der Tod. In: Heller A, Heimerl K, Husebö St. Wenn nichts mehr zu machen ist, ist noch viel zu tun. 3. Aufl. Freiburg: Lambertus; 2007

Kostrzewa S. Palliative Pflege von Menschen mit Demenz. Bern: Huber; 2008

Kostrzewa S. Lernbuch Lebensende. Hannover: Vincentz; 2013

Kübler-Ross E. Interviews mit Sterbenden. Stuttgart: Kreuz; 1973

Loenen van G. Das ist doch kein Leben mehr! Sterbehilfe in den Niederlanden, Vortrag Alsterdorf 2014

Mateijka V. Begegnungen mit dem Tod. In Altenpflege 3/1997

Mutawaly al S. Menschen islamischen Glaubens individuell pflegen. Hagen: Kunz; 1996

Piper H-C. Gespräche mit Sterbenden. Göttingen: Vandenhoeck & Ruprecht; 1990

Piper H-C. In Christophorus Hospiz Verein e. V.: Pflege bis zuletzt. München o. J.

Rest F. Orte der Trauer auf den Stationen eines Altenheimes. A + A 3 (1998)

Sogawe H. Achtsamkeit entwickeln: die Begleitung von Menschen mit Demenz erfordert eine veränderte Haltung aller Mitarbeiter. Altenpflege 2013; 8: 16–21

Student JC. Das Hospiz-Buch. Freiburg: Lambertus; 1989

Student JC. Busche A. Zu Hause sterben. Hilfen für Betroffene und Angehörige. 4. Aufl. Freiburg: Lambertus; 1992

Student JC. Napiwotzky A. Palliative Care. Stuttgart: Thieme; 2007

Tausch-Flammer D. Sterbenden nahe sein. Freiburg: Herder; 1993

Kellnhauser E u. a. Hrsg. THIEMEs Pflege. 10. Aufl. Stuttgart: Thieme; 2004

Thomas C. Berührungsängste? Vom Umgang mit der Leiche. Köln: GS Verlagsgesellschaft; 1994

Wilkening K. Kunz R. Sterben im Pflegeheim. Göttingen: Vandenhoeck & Ruprecht; 2003

Wirsing K. Psychologisches Grundwissen für Altenpflegeberufe. Weinheim: Beltz; 2001

Weiterführende Literatur

Buchmann KP. Demenz und Hospiz. Sterben an Demenz erkrankte Menschen anders? Wuppertal: Hospiz; 2007

Chen PW. Der Tod ist nicht vorgesehen. Freiburg: Herder; 2007

Ewers M. Am Ende des Lebens. Bern: Huber; 2005

Graf G et al. Mit-Gefühlt: Curriculum zur Begleitung Demenzerkrankter in ihrer letzten Lebensphase. Ludwigsburg, Wuppertal: Hospiz; 2012

Johns C. Selbstreflexion in der Pflegepraxis. Bern: Huber; 2004

Kruse A. Das letzte Lebensjahr. Stuttgart: Kohlhammer; 2007

Kübler-Ross E. Reif werden zum Tod. Stuttgart: Kreuz; 1977

Kübler-Ross E. Verstehen, was Sterbende sagen wollen. Stuttgart: Kreuz; 1982

Loenen van G. Das ist doch kein Leben. Warum aktive Sterbehilfe zu Fremdbestimmung führt. Frankfurt/M.: Mabuse; 2014

Mueller-Busch HC. Abschied braucht Zeit – Palliativmedizin und Ethik des Sterbens. Berlin: Suhrkamp; 2012

Neuner O, Schäfer KF. Krankenpflege und Weltreligionen. Basel: Recom; 1990

Rest F. Den Sterbenden beistehen – ein Wegweiser für die Lebenden. Heidelberg: Quelle & Meier; 1981

Rest F. Sterbebeistand, Sterbebegleitung, Sterbegeleit. Stuttgart: Kohlhammer; 1989

Rosenmayr L. Altern im Lebenslauf. Göttingen: Vandenhoeck & Ruprecht; 1996

Schwerdt R. Eine Ethik für die Altenpflege. Bern: Huber; 1998

Schwikart G. Tod und Trauer in den Weltreligionen. Gütersloh: Gütersloher Verlagshaus; 1999

Tausch-Flammer D, Bickel L. Wenn ein Mensch gestorben ist – wie gehen wir mit dem Toten um? Freiburg: Herder; 1996

32.12.3 Kontakt- und Internetadressen

Informationen zur Hospizarbeit

Bundesarbeitsgemeinschaft Hospiz zur Förderung von ambulanten, teilstationären und stationären Hospizen und Palliativmedizin e. V. (BAG)
Am Weiherhof 23
D-52382 Niederzier
Telefon: 02 428–802 397
http://www.hospiz.net

Deutsche Gesellschaft für Palliativmedizin
http://www.dgpalliativmedizin.de

Deutsches Institut für Palliative Care (DifPC)
St. Gallener Weg 2
79189 Bad Krozingen
http://www.difpc.de

Deutscher Hospiz- und Palliativ-Verband e. V.
http://www.dhpv.de

Deutsches Netzwerk zur Qualitätssicherung in der Pflege (DNQP) an der Fachhochschule Osnabrück
Caprivistr. 30a
49076 Osnabrück
http://www.dnqp.de

Elisabeth-Kübler-Ross-Akademie für Bildung und Forschung im Hospiz Stuttgart
Stafflenbergstr. 22
http://www.elisabeth-kuebler-ross-akademie.de
Kübler-Ross-Gesellschaft
http://www.hospiz.org

Hospiz-Bildungs-Werk der IGSL e. V. Internationale Gesellschaft für Sterbebegleitung und Lebensbeistand e. V.
Im Rheinblick 16
55411 Bingen/Rhein
http://www.igsl.de

Kompetenzzentrum Palliative Geriatrie – KPG
im LAZARUS Haus Berlin
13 355 Berlin-Wedding
http://www.palliative-geriatrie.de

OMEGA – Mit dem Sterben leben e. V.
Altenhöfener Str. 83
44623 Herne
Tel.: 02323/14 77 83–12
http://www.omega-ev.de

Dachverband HOSPIZ Österreich (DVHÖ)
Müllnergasse 16
1090 Wien
http://www.hospiz.at

Österreichische Palliativgesellschaft (OPG)
Albrechtskreithgasse 19–21
A-1160 Wien
http://www.palliativ.at

Schweizerische Gesellschaft für Palliative Medizin, Pflege und Begleitung (SGPMPB)
Seebahnstr. 231
8004 Zürich
http://www.palliative.ch/de

Hospiz Aargau
Fröhlichstr. 7
CH-Brugg 5 200
Tel. 056462 68 60
http://www.hospiz-aargau.ch

Hinweise zu Patientenverfügungen

Bundesministerium der Justiz
http://www.bmj.bund.de („Patientenverfügung")
E-Mail: publikationen@bundesregierung.de

Bundesärztekammer
http://www.bundesaerztekammer.de

Verbraucherzentrale Bundesverband
http://vzbv.de
http://www.verbraucherzentrale.de

Zentrum für Medizinethik der Universität Bochum
Universitätsstr. 10
D-44 780 Bochum
Tel. 0234–3 222 749
http://www.medizinethik-bochum.de

Christophorous Hospizverein e. V.
Rotkreuzplatz 2 a
D-80 634 München
Tel. 00 089–130 787–0
http://www.chv.org

Hinweise zu Sterben, Tod und Trauer

http://www.bmfs.de (Bundesministerium für Familie, Senioren, Frauen und Jugend)

http://www.bundesaerztekammer.de/ (Grundsätze der Bundesärztekammer zur ärztlichen Sterbebegleitung)

http://www.charta-zur-betreuung-sterbender.de (Charta der Rechte hilfe- und pflegebedürftiger Menschen), s. a. http://www.pflege-charta.de (Pflege-Charta)

http://www.samw.ch (medizinisch-ethische Richtlinien und Grundsätze der Schweizer Akademie der Med. Wissenschaften)

http://www.trauerinstitut.de (Informationen zur Trauerbegleitung: Trauerinstitut Deutschland e. V.)

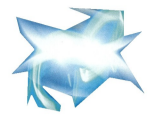

Kapitel 33

Erste Hilfe in Notfallsituationen

33.1	Was sind Notfallsituationen?	831
33.2	Organisatorische Notfallplanung	831
33.3	Grundlegende Verhaltensweisen in Notfallsituationen	832
33.4	Notfallspezifische Erste-Hilfe-Maßnahmen	835
33.5	Anforderungen an Pflegende bei Hitzewellen	842
33.6	Lern- und Leseservice	843

33 Erste Hilfe in Notfallsituationen

Susanne Andreae, Volker Gussmann, Markus Heckenhahn, Christine von Eltz

33.1 Was sind Notfallsituationen?

Susanne Andreae, Christine von Eltz

Fallbeispiel

Frau Benner, eine nette, aber sehr demente Dame, spaziert mit ihrem Rollator über den Flur des Altenheimes, in welchem sie seit einiger Zeit wohnt. Plötzlich kommt sie ins Strauchelin und fällt über den Rollator auf das Gesicht. Die sofort hinzukommende Altenpflegerin findet Frau Benner mit blutüberströmtem Gesicht auf dem Boden liegend vor.

Definition

Ein **Notfall** in der Altenpflege liegt dann vor, wenn ein alter Mensch unvermutet und akut über intensive Beschwerden klagt oder sich plötzlich nicht mehr verständlich machen kann, weil die lebenswichtigen Körperfunktionen (Vitalfunktionen) gestört sind oder eine Störung bevorsteht. Ebenso kann sich bei einer Verschlechterung schon vorhandener Symptome (z. B. Fieber, starker Durchfall) eine Notfallsituation rasch entwickeln.

Notfallsituationen treten plötzlich und unerwartet auf. Sie „reißen" nicht nur die betroffene Person, sondern auch die Pflegenden aus der Routine des Alltags. Notfälle erfordern ein plötzliches Umdenken und Einsteigen in neue Handlungsmuster, wobei sich Pflegende nicht nur um den Notfallpatienten kümmern müssen, sondern gleichzeitig noch die Sorge um die Mitbewohner besteht, die durch ungewohnte Abläufe häufig verunsichert und ängstlich sind. Jede Notfallsituation stellt eine hohe psychische Belastung für alle Beteiligten dar.

33.1.1 Störungen der Vitalfunktionen

Störungen der Vitalfunktionen werden eingeteilt in (▶ Abb. 33.1):
- Störung des zentralen Nervensystems
- Störung des Herz-Kreislauf-Systems
- Störung des Atemsystems

Störung des zentralen Nervensystems

Symptome einer Störung des zentralen Nervensystems sind:
- Benommenheit
- akute Verwirrtheit
- plötzliche Lähmungen
- verwaschene Sprache
- Bewusstlosigkeit

Störung des Herz-Kreislauf-Systems

Symptome einer Störung des Herz-Kreislauf-Systems sind:
- Engegefühl in der Brust
- Schmerzen in Brust und Bauchraum
- Veränderung des Pulses: Bradykardie, Tachykardie, Arrhythmie
- Veränderung der Hautfarbe: Blässe, Grauverfärbung, Zyanose
- Kaltschweißigkeit
- Störungen des Bewusstseins
- Synkope (Ohnmacht) und starker Schwindel

Störung des Atemsystems

Symptome einer Störung des Atemsystems sind:
- angestrengte Atmung
- schwache Atmung
- Veränderung des Atmungstyps, z. B. Cheyne-Stokes-Atmung (S. 265), Kussmaul-Atmung (S. 265) usw.
- Atemgeräusche
- Veränderung der Hautfarbe (Zyanose)

33.2 Organisatorische Notfallplanung

Für Pflegende ist Hilfestellung im Notfall nicht nur eine rechtliche Pflicht, sondern vielmehr ein Teil ihres Berufsbildes.

Viele ältere Menschen entscheiden sich für „betreutes Wohnen" oder die Aufnahme in stationäre Einrichtungen, um speziell im Notfall gut und richtig versorgt zu sein. Daher sollten sich Pflegende rechtzeitig darüber informieren, welche Vorstellungen der alte Mensch von einen evtl. eintretenden Notfall hat (z. B. ob eine Patientenverfügung vorliegt). Hierzu sollte auch eine sorgfältige Dokumentation erfolgen.

Ist der alte Mensch dazu nicht mehr in der Lage, ist es notwendig, dass Angehörige oder der Betreuer sowie der Hausarzt vor Eintritt eines lebensbedrohlichen Zustandes besprechen, wie in einem solchen Fall verfahren werden sollte.

Merke

Um im Notfall richtig und umsichtig reagieren zu können, sollte sich jede Pflegeperson mit dem möglichen Eintritt einer Notfallsituation intensiv und immer wieder neu auseinandersetzen.

Merke

Aber auch wenn eine Patientenverfügung vorliegt, sollten unabhängig von dieser in einer Notfallsituation die notwendigen Maßnahmen veranlasst werden! Das Pflegepersonal muss dem Arzt die Entscheidung überlassen, wie ggf. weiter verfahren werden soll!

In jeder neuen Einrichtung sollte nach dem Notfallstandard gefragt werden. Hier sind üblicherweise die haustypischen Verfahrensweisen festgelegt. Ebenso sollten Standort und Inhalt des Notfallkoffers bekannt sein und ein sicherer und schneller Umgang mit den verfügbaren Geräten des Hauses gewährleistet sein.

Hält die Einrichtung einen Beatmungsbeutel (Ambu-Beutel) oder einen Frühdefibrillator bereit, sollten sich Pflegende einweisen lassen. Auch sollten sie sich die Frage stellen, wie es mit ihrem Fachwissen in Erster Hilfe steht. Liegt der letzte „Erste-Hilfe-Kurs" 2 Jahre oder länger zurück, sollte eine erneute Schulung erfol-

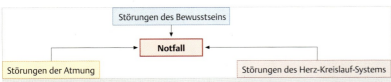

Abb. 33.1 **Notfall.** Verschiedene Störungen der Vitalfunktion.

gen und auch mit dem Arbeitgeber darüber gesprochen werden.

> **Merke**
>
> Nur wer gut vorbereitet ist, kann in Notfallsituationen sicher und verantwortungsvoll handeln.

33.3 Grundlegende Verhaltensweisen in Notfallsituationen

In einer Notfallsituation gelten folgende Verhaltensweisen (▶ Abb. 33.2):
- ruhig bleiben und Ruhe ausstrahlen
- Hausnotruf über die hausinterne Klingel auslösen
- Hilfe und den Notfallkoffer anfordern
- den Betroffenen nicht alleine lassen
- wenn möglich, Mitbewohner auffordern, den Raum zu verlassen, oder versuchen, die betroffene Person abzuschirmen
- sich einen Überblick verschaffen, ggf. lebensrettende Sofortmaßnahmen einleiten
- Aufgaben wie z. B. die Alarmierung des Rettungsdienstes an Kollegen delegieren
- Erste Hilfe leisten
- wichtige Patienteninformationen für den Arzt oder ggf. für eine Krankenhauseinweisung zusammenstellen lassen bzw. delegieren. Wichtig sind u. a.:
  - Informationen zur medizinischen Vorgeschichte des Betroffenen (z. B. relevante Vorerkrankungen und Arztberichte von vorherigen Krankenhausaufenthalten, Patientenverfügung)
  - Informationen zur aktuellen Medikamenteneinnahme des Patienten (bei Einnahme von Marcumar besteht z. B. ein erhöhtes Blutungsrisiko) und ggf. Angaben über eine Medikamentenumstellung in letzter Zeit machen (z. B. Umsetzen der Anfallsmedikation)
  - evtl. Krankenhaustasche packen

33.3.1 Überblick verschaffen

Um sich einen Überblick zu verschaffen, sollten Sie Folgendes prüfen:
- Ist der Betroffene bei Bewusstsein?
- Ist die Atmung vorhanden?
- Sind Bewegungs- und Lebenszeichen sichtbar?
- Sind Verletzungen, abnorme Lage von Extremitäten oder Blutungen sichtbar?
- Sind Anzeichen eines Schocks vorhanden?
- Gibt es Hinweise auf den Unfallhergang?
- Gibt es Hinweise auf die Notfallursache?

Bewusstseinslage prüfen

Der alte Mensch sollte mehrmals laut mit Namen angesprochen und dabei auch angefasst werden. Gegebenenfalls kann man auch leichte Schmerzreize durch Kneifen oder Ähnliches setzen. Das Vorliegen einer Schwerhörigkeit oder Taubheit sollte bedacht werden. Reagiert der Betroffene nicht, ist er bewusstlos.

> **Merke**
>
> **Bewusstlosigkeit ist gefährlich**, denn erschlafft die Muskulatur, kann die Zunge nach hinten fallen und dabei die Atemwege verschließen. Auch wichtige Schutzreflexe (z. B. Hustenreflex) können ausfallen, sodass Schleim, Erbrochenes oder Blut in die Atemwege gelangen und zum Ersticken führen können.

33.3.2 Lebensrettende Sofortmaßnahmen einleiten

> **Definition**
>
> **Lebensrettende Sofortmaßnahmen** sind alle Maßnahmen, die unmittelbar der Erhaltung des Lebens dienen. Hierzu gehören:
> - Freimachen der Atemwege
> - stabile Seitenlagerung

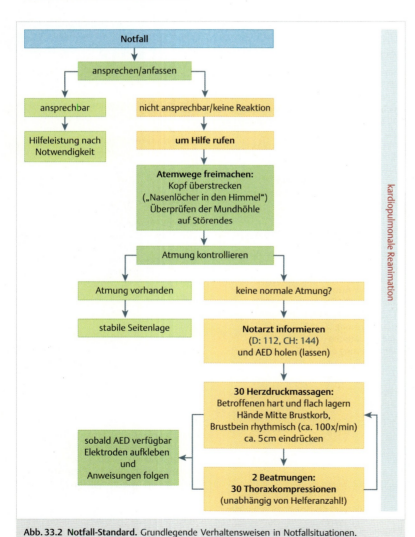

Abb. 33.2 Notfall-Standard. Grundlegende Verhaltensweisen in Notfallsituationen.

33.3 Notfallsituationen

- Herz-Lungen-Wiederbelebung mit Beatmung und Herzdruckmassage (kardiopulmonale Reanimation)

Atemwege freimachen

Reagiert der Patient nicht und sind Sie allein, rufen Sie um Hilfe und drehen Sie den Patienten vorsichtig auf den Rücken. Öffnen Sie die Atemwege.

▶ **Fremdkörper entfernen.** Um die Atemwege freizumachen bzw. freizuhalten, müssen aus dem Mund sichtbare Fremdkörper, wie z. B. lockere Zahnprothesen oder sichtbare Speisereste, entfernt werden. Die Pflegeperson sollte dabei möglichst Handschuhe zum Eigenschutz tragen.

▶ **Kopf überstrecken.** Der Kopf wird soweit wie möglich (Vorsicht bei Osteoporose oder Nackensteife) nach hinten überstreckt („Nasenlöcher in den Himmel") und der eigene Kopf über den Kopf des Betroffenen geneigt (▶ Abb. 33.3). Dabei wird auf den Brustkorb geblickt: Bei vorhandener Atmung ist das Heben und Senken des Brustkorbes sichtbar, der Atemstrom an der Wange fühlbar und evtl. Atemgeräusche hörbar.

Stabile Seitenlage durchführen

Wird festgestellt, dass der Betroffene atmet, wird er unverzüglich in die stabile Seitenlage gebracht. Nur so können Flüssigkeiten, wie z. B. Speichel, Erbrochenes oder Blut, aus dem Mund abfließen. Dabei gehen Sie folgendermaßen vor (▶ Abb. 33.4):

1. Knien Sie sich neben den Betroffenen nieder und legen Sie dessen zu ihnen gerichteten Arm mit nach oben zeigender, sichtbarer Handinnenfläche angewinkelt neben seinen Kopf.
2. Ergreifen Sie die von Ihnen abgewandte Hand, kreuzen Sie seinen Arm vor seiner Brust und führen Sie die Handaußenfläche des Betroffenen an seine Wange.
3. Unter Beibehaltung der Handposition wird nun das von Ihnen abgewandte Bein durch Zug am Oberschenkel im Knie des Betroffenen gebeugt.
4. Jetzt drehen Sie den Betroffenen zu sich herüber, sodass der Oberschenkel rechtwinklig zur Hüfte liegt.
5. Kontrollieren Sie nun die Kopflage und machen Sie durch Neigung des Kopfes nach hinten die Atemwege frei. Der Mund des Betroffenen ist leicht zu öffnen. Die Kopflage wird durch die wangennahe Hand des Betroffenen stabilisiert.
6. Decken Sie den Betroffenen zu und kontrollieren Sie weiterhin regelmäßig die Atmung.

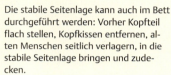

> **Praxistipp**
>
> Die stabile Seitenlage kann auch im Bett durchgeführt werden: Vorher Kopfteil flach stellen, Kopfkissen entfernen, alten Menschen seitlich verlagern, in die stabile Seitenlage bringen und zudecken.

Kardiopulmonale Reanimation durchführen

Atmet der alte Mensch nicht, müssen Sie von einem Kreislaufstillstand ausgehen und umgehend mit Wiederbelebungsmaßnahmen beginnen:

- Bringen Sie den Betroffenen unverzüglich auf eine feste Unterlage (z. B. mit dem Rettungsgriff vom Bett auf den Bo-

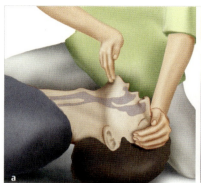
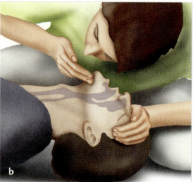

Abb. 33.3 Atemwege freimachen. (Abb. aus: S. Andreae. Gesundheits- und Krankheitslehre für die Altenpflege. Thieme; 2015)
a Durch vorsichtiges Überstrecken des Kopfes, Anheben des Kinns und durch das Entfernen von Fremdkörpern oder Zahnprothesen werden die Atemwege freigemacht.
b Anschließend wird die Atmung durch Fühlen, Hören und Sehen überprüft.

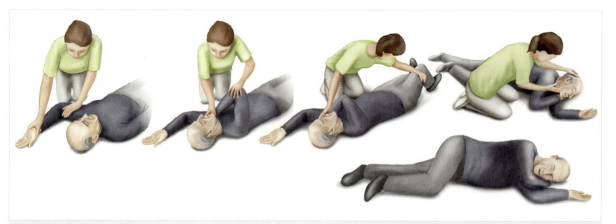

Abb. 33.4 Stabile Seitenlage. Der bewusstlose und spontan atmende Mensch wird in die stabile Seitenlage gebracht.

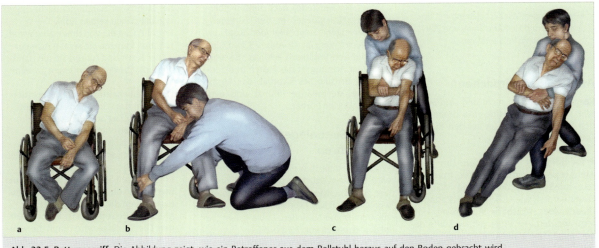

Abb. 33.5 Rettungsgriff. Die Abbildung zeigt, wie ein Betroffener aus dem Rollstuhl heraus auf den Boden gebracht wird.

den oder aus dem Rollstuhl heraus auf den Boden, ▶ Abb. 33.5).
- Suchen Sie den Druckpunkt auf und beginnen Sie mit der Herz-Lungen-Wiederbelebung im Rhythmus von **30 Herzdruckmassagen** und **2 Beatmungen** (▶ Abb. 33.6).
- Bei der Herzdruckmassage sollten Sie eine Frequenz von 100/min (entspricht dem Rhythmus des Liedes „Yellow submarine") einhalten und das Brustbein um ca. 5 cm eindrücken.
- Auch wenn eine 2. Pflegende zu Hilfe kommt, wird dieser Rhythmus so lange beibehalten, bis die Ablösung vom Rettungsdienst oder Notarzt erfolgt. Wechseln Sie sich ab, um etwaigen Ermüdungserscheinungen vorzubeugen.

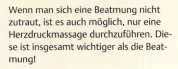

Merke

Wenn man sich eine Beatmung nicht zutraut, ist es auch möglich, nur eine Herzdruckmassage durchzuführen. Diese ist insgesamt wichtiger als die Beatmung!

▶ **Medikamentengabe bei einer Reanimation.** Je nach Situation werden vom Arzt im Rahmen einer Reanimation intravenös Medikamente verabreicht. ▶ Tab. 33.1 zeigt hier die wichtigsten Medikamente auf, die häufig verwendet werden.

▶ **Defibrillation.** Treten bei dem Betroffenen lebensbedrohliche Herzrhythmusstörungen (z. B. Kammerflimmern) auf, muss so schnell wie möglich eine Defibrillation durchgeführt werden. Dabei wird versucht, durch die gezielte Abgabe eines Stromstoßes wieder einen normalen Herzrhythmus herzustellen. Die notwen-

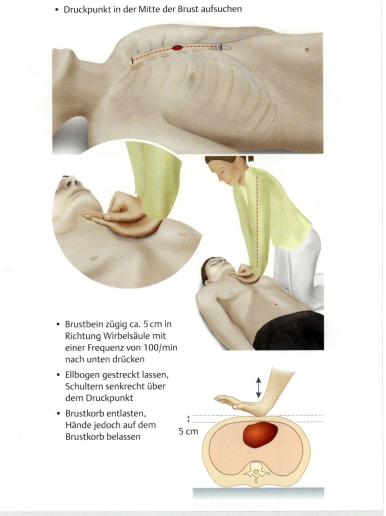

- Druckpunkt in der Mitte der Brust aufsuchen
- Brustbein zügig ca. 5 cm in Richtung Wirbelsäule mit einer Frequenz von 100/min nach unten drücken
- Ellbogen gestreckt lassen, Schultern senkrecht über dem Druckpunkt
- Brustkorb entlasten, Hände jedoch auf dem Brustkorb belassen

Abb. 33.6 Herzdruckmassage. (Abb. aus: S. Andreae. Gesundheits- und Krankheitslehre für die Altenpflege. Thieme; 2015)

Tab. 33.1 Die wichtigsten Medikamente bei Reanimation.

Wirkstoff/Präparat (Beispiel)	Wirkung	Indikation	Einsatzzeitpunkt
Adrenalin (Epinephrin)	starke Stimulation der Herztätigkeit (wichtigstes Medikament bei Reanimation!)	Asystolie, Kammerflimmern	wenn Defibrillation nicht erfolgreich
Amiodaron (Cordarex)	Regulation des Herzrhythmus	Kammerflimmern	nach 3. erfolgloser Defibrillation

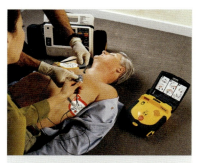

Abb. 33.7 Defibrillator (AED). (Abb. aus: S. Schewior-Popp et al. Thiemes Pflege. Thieme; 2012)

digen Geräte verfügen über 2 Elektroden bzw. Paddels, wovon eines unter dem rechten Schlüsselbein, das andere über der Herzspitze aufgesetzt wird.

Heute verwendet man meist **automatisierte externe Defibrillatoren (AEDs)**. Deren Benutzung ist so einfach, dass sie auch von ungeschulten Personen ausgeführt werden können. Sobald man das Gerät anschaltet, wird eine Stimme hörbar, welche Anweisungen zum weiteren Vorgehen gibt (▶ Abb. 33.7). Darum sind solche Geräte auch an vielen öffentlichen Plätzen (Bahnhof, Flughafen usw.) aufgestellt.

Merke

Je früher die Defibrillation erfolgt, umso höher ist die Überlebenschance. Jede Verzögerung um eine Minute verringert die Überlebenschance um 10 %!

▶ **Abbruchkriterien.** Der Arzt entscheidet, wann eine Reanimation abgebrochen wird. Meist ist dies der Fall, wenn über einen Zeitraum von 20–30 Minuten trotz Reanimation keine Zeichen der Wiederbelebung (tastbarer Puls, Wiedereinsetzen der Atmung) erkennbar sind.

33.3.3 Erste-Hilfe-Maßnahmen durchführen

Definition

Erste-Hilfe-Maßnahmen sind Maßnahmen, die neben den lebensrettenden Sofortmaßnahmen (S. 832) bzw. in nicht lebensbedrohlichen Situationen bis zum Eintreffen des Arztes durchgeführt werden.

Zu diesen Maßnahmen gehören:
- alten Menschen und seine Umgebung beruhigen
- gewünschte Lagerung unterstützen, ggf. Schocklagerung oder bei Bewusstlosigkeit stabile Seitenlagerung durchführen
- Wärmeverlust vermeiden
- beim Erbrechen unterstützen
- ggf. Blutungen stillen, Wunden versorgen
- Vitalzeichen, Blutzucker usw. kontrollieren

Merke

Denken Sie auch in dieser Situation an Ihren Eigenschutz! Schutzhandschuhe sind dringend erforderlich. Günstig ist es, wenn die Einrichtung einen Ambu-Beutel für die Beatmung bereithält.

33.3.4 Weitere wichtige Maßnahmen

Weitere wichtige Maßnahmen bis zum Eintreffen des Rettungsdienstes sind:
- Schicht/Bereichsleitung oder Pflegedienstleitung informieren
- Haus- und Wohnungstür öffnen
- evtl. Einweiser organisieren, Rezeption informieren
- Fahrstuhl bereithalten
- Durchgang frei räumen
- Dokumentationsmappe und aktuelle Vitalwerte bereithalten
- Überleitungsbogen ausfüllen und mitgeben

- je nach Situation Tasche für das Krankenhaus packen, vorhandene Arztunterlagen und Medikamentenplan sowie die Kontaktdaten der Angehörigen und ggf. vorhandene Patientenverfügung mitgeben
- Angehörige/Betreuer informieren
- Hausarzt informieren
- Angehörige betreuen
- Notfall ausführlich dokumentieren: Datum, Uhrzeit, vorgefundene Situation, Symptome, eingeleitete Maßnahmen, angewandte verordnete Medikamente mit Dosierung (verordnete Höchstdosis immer beachten!), Anruf Hausarzt, ärztlichen Notdienst, Rettungsdienst (Uhrzeit der Ankunft), Verlegung in welche Klinik, Anrufen der Angehörigen (Name, Telefonnummer und Uhrzeit)

Merke

Bei ggf. telefonisch verordneten Medikamenten sollten möglichst 2 Pflegende mithören (Telefon laut stellen) und beim nächsten Besuch des Arztes sollten diese Anordnungen unterschrieben werden.

33.3.5 Maßnahmen nach der Notfallbewältigung

Folgendes sollte nach der Notfallbewältigung beachtet werden:
- Kolleginnen und Kollegen, die den Notfallpatienten betreut haben, sollten unterstützt und die gefällten Entscheidungen mitgetragen werden.
- Der erlebte Notfall sollte reflektiert werden:
  - Was ist gut gelaufen?
  - Wo sind Schwachstellen aufgetreten?
  - Besteht Schulungsbedarf bei den Kollegen (Erste-Hilfe-Kurs, Erste-Hilfe-Training, Dokumentation)?
- Der Notfallkoffer muss überprüft und aufgefüllt werden.

Im folgenden Kapitel werden diese Grundverhaltensweisen durch die notfallspezifischen Maßnahmen ergänzt.

33.4 Notfallspezifische Erste-Hilfe-Maßnahmen

33.4.1 Erste Hilfe bei Stürzen

Trotz intensiver Sturzprophylaxe von Seiten des Pflegepersonals muss in stationären Einrichtungen mit Stürzen gerechnet werden. Sie treten in bestimmten Krankheitsphasen vermehrt auf. Trotzdem soll-

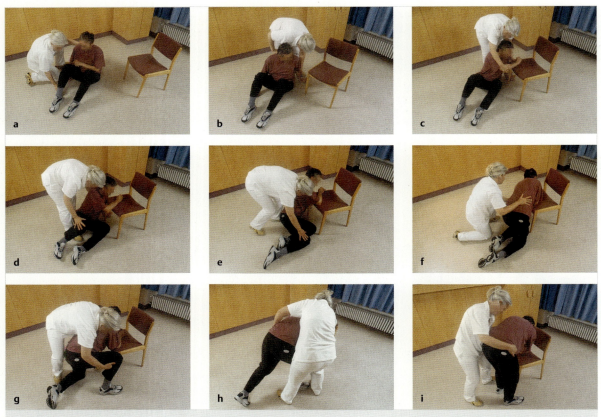

Abb. 33.8 Bewegungsbegleitung mit Stuhl. Das Aufstehen erfolgt in Teilschritten über die Grundpositionen und einen Stuhl. (Abb. aus: I. Citron. Kinästhetik. Kommunikatives Bewegungslernen. Thieme; 2004)

ten alte Menschen in Bewegung bleiben und sich möglichst lange auf eigenen Beinen fortbewegen. Stürze gehören zum aktiven Leben eines Menschen.

Die meisten Stürze verlaufen glimpflich und doch ist der gestürzte alte Mensch häufig ängstlich und beunruhigt. Nach einem Sturz werden folgende Maßnahmen durchgeführt:

- Betroffenen beruhigen
- auf sichtbare Verletzungen achten
- gestürzten Menschen zur Bewegung anregen: sich beide Hände reichen lassen und ihn bitten, die Beine aufzustellen
- können Knochenbrüche ausgeschlossen werden, dem Gestürzten vorsichtig aufhelfen und ihn beim Aufstehen über den „Vierfüßlerstand" nach den Regeln der Kinästhetik (S. 247) unterstützen (▸ Abb. 33.8, ▸ Abb. 33.9)
- Puls- und Blutdruck kontrollieren (nach Beruhigung, als Vergleichswert für spätere Kontrollen)
- Sturzprotokoll ausfüllen
- in der Akutphase und im weiteren Verlauf auf die charakteristischen Anzeichen einer Gehirnerschütterung achten (diese Beobachtungen können bei dementen alten Menschen sehr erschwert sein!):
  - Schwindel
  - Kopfschmerzen
  - Erinnerungslücken bezogen auf den Sturzhergang
  - Übelkeit, Erbrechen
- 24 Stunden nach dem Sturz (auch nachts!) auf Hirndruckzeichen achten:
  - lichtstarre Pupillen
  - erhöhter Blutdruck bei niedrigem Puls

Abb. 33.9 Bewegungsbegleitung mit Hilfsperson. Hier zeigt eine Kinästhetik-Trainerin, wie einem älteren Herrn nach einem Sturz aufgeholfen werden kann. (Abb. aus: I. Citron. Kinästhetik. Kommunikatives Bewegungslernen. Thieme; 2004)

Erste Hilfe bei Stürzen mit sichtbaren Verletzungen

Folgende Maßnahmen werden durchgeführt:

- offene Wunden: steril bedecken, evtl. Druckverband oder Aufpressen auf die Wunde, Arzt informieren
- Nasenbluten: Kopf nach vorne neigen, Nierenschale zum Auffangen des Blutes vorhalten, kalte Kompressen in den Nacken legen, Nasenflügel zusammendrücken, verlorene Blutmenge einschätzen
- Vorsicht bei Bewohnern unter Antikoagulanzientherapie: Arzt informieren

Erste Hilfe bei Stürzen mit Verdacht auf eine Fraktur

▶ **Symptome.** Erste Anzeichen sind:
- Schmerzäußerungen
- Bewegungseinschränkung, fehlende Belastbarkeit
- abnorme Lage

▶ **Erstmaßnahmen.** Dies sind:
- bequem lagern (Bewegung vermeiden!)
- vor Wärmeverlust schützen
- Vitalzeichen überprüfen
- Arzt informieren

33.4.2 Erste Hilfe bei akuter Atemnot

Erste Hilfe bei Asthma bronchiale

Definition

Das **Asthma bronchiale** ist eine akut anfallsweise auftretende Atemnot, die durch einen Spasmus der Bronchialmuskulatur besonders die Ausatmung betrifft.

▶ **Symptome.** Erste Zeichen sind:
- schwerste Atemnot
- Einsatz der Atemhilfsmuskulatur
- pfeifendes, giemendes Atemgeräusch
- Zyanose – besonders Lippen und Gesicht
- Angst, Unruhe
- Tachykardie, Hypertonie
- kalter Schweiß

▶ **Erstmaßnahmen.** Hierzu gehören:
- Erkrankten nach Wunsch lagern, vorzugsweise in Oberkörperhochlagerung (S. 277) oder in halbsitzender Position wie beim Kutschersitz (S. 285)
- beengende Kleidung öffnen (Kragen, Büstenhalter, Gürtel, Hosenbund)
- evtl. Allergene entfernen (Blumen, Tiere)
- Dosieraerosol nach Gebrauchsanweisung anwenden (Höchstdosis beachten)
- zum richtigen Atmen anleiten, ggf. Lippenbremse (S. 284) vormachen: Durch die Nase einatmen und der Ausatmungsphase viel Zeit geben, indem Sie mit gespitzten Lippen möglichst langsam ausatmen
- Sauerstoff verabreichen (2–4 l)
- tritt keine Besserung ein, Arzt informieren

Erste Hilfe bei „Verschlucken"

Definition

Beim **Verschlucken (Aspiration)** handelt es sich um eine plötzliche Verlegung der Atemwege durch Ansaugen/Einatmen flüssiger oder fester Fremdkörper wie z. B. Schleim, Erbrochenes, Getränke, Nahrung oder Zahnprothesen.

▶ **Symptome.** Erste Zeichen können sein:
- plötzlich eintretende schwerste Atemnot
- brodelnde oder pfeifende Atemgeräusche
- Zyanose
- Unruhe, Angst
- starker Hustenanfall

▶ **Erstmaßnahmen.** Folgendes wird durchgeführt:
- Oberkörper möglichst weit nach vorne beugen (Oberkörpertieflagerung, mithilfe von 2 Personen: im Bett Oberkörper „aus dem Bett hängen" und gut abstützen)
- vorsichtig zwischen die Schulterblätter klopfen
- wenn möglich, „Heimlich-Handgriff" anwenden: hinter den Betroffenen treten, mit beiden Armen umfassen und kräftig in den Oberbauch drücken; beim Liegenden drückt man mit beiden Händen kräftig auf den Oberbauch
- sichtbare Fremdkörper entfernen
- evtl. Absauggerät einsetzen
- bei Atemstillstand beatmen
- Notruf tätigen

Erste Hilfe bei Lungenembolie

Definition

Eine **Lungenembolie** entsteht durch eine Verlegung einer Lungenarterie, z. B. durch einen Thrombus. Dadurch erfolgt eine Unterbrechung eines mehr oder weniger großen Bereiches des Lungenkreislaufs.

▶ **Symptome.** Zeichen einer Lungenembolie sind:
- plötzlich auftretende Atemnot
- leichte bis schwerste Schmerzen im Brustkorb
- Engegefühl im Brustkorb
- evtl. Zyanose
- kalter Schweiß
- Angst/Unruhe
- Tachykardie

▶ **Erstmaßnahmen.** Reagieren Sie sofort:
- atemerleichternd lagern
- Sauerstoff verabreichen (2–4 l)
- Vitalzeichen überprüfen
- Notruf tätigen

Erste Hilfe bei Lungenödem

Definition

Ein **Lungenödem** entsteht durch eine pathologische Flüssigkeitszunahme in der Lunge. Alte Menschen mit akut auftretendem Lungenödem haben häufig eine Herzerkrankung, z. B. Herzinfarkt, Hypertonie, Angina pectoris (s. Kap. 22).

▶ **Symptome.** Hierzu gehören:
- schwerste Atemnot
- deutlich hörbare rasselnde Atmung (klingt wie brodelndes Wasser)
- kalter Schweiß
- Zyanose
- Angst/Unruhe/Todesangst
- Tachykardie
- Halsvenenstauung

▶ **Erstmaßnahmen.** Führen Sie Folgendes durch:
- atemerleichternd lagern
- Arme und Beine nach unten hängen lassen, s. „Herzbettlagerung" (S. 550)
- Sauerstoff verabreichen (2–4 l)
- Vitalzeichen überprüfen
- Notruf tätigen

33.4.3 Erste Hilfe bei Herz-Kreislauf-Notfällen

Erste Hilfe bei Angina pectoris/Herzinfarkt

Definition

Die Angina pectoris (S. 552) tritt anfallsweise auf – ausgelöst durch einen vorübergehenden Sauerstoffmangel am Herzmuskel. Die Ursache für einen Herzinfarkt ist der plötzliche Verschluss einer Koronararterie.

▶ **Symptome.** Erste Anzeichen können sein:
- Schmerzen hinter dem Brustbein, häufig in den linken Arm ausstrahlend, nicht selten aber auch in den Oberbauch, linke Schulter, Kinn usw.; s. „Koronare Herzkrankheit" (S. 551)
- Engegefühl in der Brust
- Angst/Unruhe/Todesangst
- Tachykardie

- Übelkeit bis Erbrechen
- fahlgraue Gesichtsfarbe
- Kaltschweißigkeit

▶ **Erstmaßnahmen.** Hierzu gehören:
- beengende Kleidung öffnen
- verordnetes Nitrospray nach Gebrauchsanweisung verabreichen, sofern der Blutdruck systolisch > 100 mmHg liegt
- Notruf tätigen
- mit Verschlimmerung des Zustandes rechnen
- bei eintretender Bewusstlosigkeit Patienten auf harte Unterlage bringen, z. B. aus dem Bett oder dem Rollstuhl auf den Fußboden auf den Rücken legen
- Vitalzeichen überprüfen

> **Merke**
> Tritt in kürzester Zeit keine wesentliche Besserung des Zustandes ein, besteht die Gefahr eines Herzinfarktes! Wenn es zu einem Herzstillstand kommt (d. h. Bewusstlosigkeit, Atemstillstand, keine Lebenszeichen, Pulslosigkeit), muss umgehend mit der Herz-Lungen-Wiederbelebung (S. 833) begonnen werden.

Erste Hilfe bei akutem peripheren Gefäßverschluss

Der akute periphere Gefäßverschluss wird eingeteilt in:
- akuter arterieller Gefäßverschluss
- akuter venöser Gefäßverschluss

Akuter arterieller Gefäßverschluss

> **Definition**
> Bei einem **akuten arteriellen Gefäßverschluss** kommt es zum Verschluss einer Arterie, z. B. durch Arteriosklerose, Embolie oder Thrombose.

▶ **Symptome.** Hierzu gehören:
- plötzlich auftretende starke einseitige Schmerzen – häufig an einer unteren Extremität
- Blässe und Kälte der betroffenen Extremität
- kein tastbarer Puls an der betroffenen Extremität
- Tachykardie
- plötzliche Bauchschmerzen bei Verschluss einer Arterie im Bauchraum (z. B. am Darm)

▶ **Erstmaßnahmen.** Folgendes wird durchgeführt:
- Oberkörper leicht erhöht lagern
- betroffene Extremität tief lagern
- betroffene Extremität vorsichtig vor weiterem Wärmeverlust schützen
- Notruf tätigen

Akuter venöser Gefäßverschluss

> **Definition**
> Bei einem **akuten venösen Gefäßverschluss** kommt es zum Verschluss einer Vene in der Peripherie, z. B. durch eine Thrombose oder Thrombophlebitis.

▶ **Symptome.** Dies können sein:
- plötzlich auftretende Schmerzen
- Rötung und Schwellung der betroffenen Extremität
- Hitze- und Spannungsgefühl in der betroffenen Extremität
- Fußsohlendruckschmerz
- Tachykardie

▶ **Erstmaßnahmen.** Dies sind:
- Oberkörper leicht erhöht lagern
- betroffene Extremität vorsichtig leicht erhöht lagern, aber nicht über Herzhöhe, d. h. bequem auf ca. 20–30 cm
- alten Menschen möglichst wenig bewegen oder sich bewegen lassen (Gefahr: Lungenembolie)
- Notruf tätigen

Erste Hilfe bei Schockzuständen

> **Definition**
> Ein **Schock** ist ein komplexes Kreislaufversagen – hervorgerufen durch ein Missverhältnis zwischen Blutangebot und Blutbedarf. Der Blutdruck sinkt. Dies führt zu einer verminderten Versorgung und Entsorgung der Körperzellen und damit zu bedrohlichen Stoffwechselstörungen.

▶ **Ursachen.** Diese können sehr unterschiedlich sein:
- **Volumenmangelschock:** großer Blutverlust oder Flüssigkeitsverluste durch Erbrechen, größere Verbrennungen oder massive Durchfälle
- **kardiogener Schock:** Pumpversagen des Herzens, z. B. nach Herzinfarkt
- **allergischer Schock:** eine starke Antigen-Antikörper-Reaktion, wird z. B. durch Medikamente ausgelöst
- **septischer Schock:** eine Infektion, die den Körper mit Toxinen überschwemmt

▶ **Symptome.** Ein Schock zeigt sich u. a. durch:
- Blässe, Kaltschweißigkeit, Frieren des Betroffenen
- anfangs Unruhe, Nervosität, Angst – später Teilnahmslosigkeit
- Verwirrtheit
- Tachykardie
- Hypotonie
- Zyanose der Akren
- beschleunigte Atmung

▶ **Erstmaßnahmen.** Hierzu gehören:
- Notruf tätigen
- wenn möglich, Ursachen des Schocks beseitigen/lindern: Äußere Blutungen stillen, Medikamentenzufuhr unterbrechen, Verbrennung kühlen
- vor zusätzlichem Wärmeverlust schützen
- bei kardiogenem Schock Herzbettlagerung (S. 550) durchführen; s. a. „Maßnahmen bei Herzinfarkt" (S. 837)

Erste Hilfe bei stark erhöhtem Blutdruck

> **Definition**
> Erhöht sich der Blutdruck plötzlich auf Werte von über 250 mmHg systolisch und 140 mmHg diastolisch, sprechen wir von einer **hypertensiven Krise**.

▶ **Symptome.** Klassische Anzeichen sind:
- starke Kopfschmerzen
- Schwindel
- Sehstörungen, Ohrengeräusche
- Angst/Unruhe
- Übelkeit und Erbrechen
- evtl. Angina-pectoris-Beschwerden

▶ **Erstmaßnahmen.** Führen Sie Folgendes durch:
- Blutdruck kontrollieren
- Oberkörper leicht erhöht lagern
- bei bekanntem Bluthochdruck blutdrucksenkende Medikamente verabreichen – im Vorfeld mit Arzt absprechen und dokumentieren lassen, ab welchem Blutdruckwert wie hoch dosiert werden soll
- weitere Blutdruckkontrollen nach Medikamentengabe durchführen
- tritt keine Besserung ein, einen Arzt rufen oder einen Notruf absetzen

Erste Hilfe bei Schlaganfall oder Hirnblutung

Definition

Bei einem **Schlaganfall (Apoplex)** ist die Blutversorgung und damit die Sauerstoffversorgung in einem Teil des Gehirns unterbrochen, z. B. durch eine Thrombose oder Embolie. In etwa 15 % der Fälle kommt es zu einer Blutung im Gehirn.

▶ **Symptome.** Erste Anzeichen können sein:
- schlagartig auftretende Kopfschmerzen
- einseitig hängender Mundwinkel/schiefes Gesicht
- Sprachstörungen
- Sehstörungen, Doppelbilder
- akut einsetzender Schwindel und Übelkeit
- einseitige Bewegungsstörung oder Lähmung
- Bewusstseinstrübung
- bei Bewusstlosigkeit evtl. Cheyne-Stokes-Atmung (S. 265)

▶ **Maßnahmen.** Folgendes wird durchgeführt:
- Notruf tätigen
- Oberkörper hochlagern
- bei Bewusstlosigkeit, aber vorhandener Atmung Betroffenen in stabile Seitenlage (S. 833) bringen

Merke

Dem Schlaganfall gehen häufig flüchtige Minderdurchblutungen des Gehirns voraus (transitorische ischämische Attacke, TIA). Die Symptomatik ist weniger ausgeprägt und verschwindet innerhalb eines Tages. Arzt benachrichtigen!

33.4.4 Erste Hilfe bei akuten Verwirrtheitszuständen

Definition

Ein **akuter Verwirrtheitszustand** ist gekennzeichnet durch erhöhte motorische und vegetative Funktionen.

▶ **Ursachen.** Die Ursachen dafür können sehr unterschiedlich sein, z. B.:
- Störungen im Wasser- und Elektrolythaushalt
- organische Hirnerkrankungen
- Psychosen
- Neurosen
- Unterzuckerung
- Entzug bei Alkoholabusus

Verwirrtheitszustände gehen i. d. R. mit sehr viel Angst, Unsicherheit und Sich-nicht-verstanden-Fühlen einher.

▶ **Symptome.** Mögliche Anzeichen sind:
- Bewegungsdrang, Unruhe
- Schreien, Schimpfen, Toben
- Schweißausbruch
- Zittern
- Hypertonie und Tachykardie

▶ **Erstmaßnahmen.** Folgendes wird durchgeführt:
- beruhigen, ablenken, validieren
- gefährliche Gegenstände entfernen
- an Diagnosen denken, z. B. bei bekanntem Diabetes Blutzucker messen!
- süßes Getränk anbieten
- sich auf keinen Fall provozieren lassen
- körperliche Auseinandersetzungen vermeiden
- wenn vorhanden: Rückzugsräume nutzen, z. B. „Snoezelen-Raum"
- wenn verordnet: Notfallmedikament verabreichen (Einzel- und Tageshöchstdosis beachten!)
- wenn die Situation eskaliert: Eigengefährdung des Betroffenen, eigene Bedrohung oder Bedrohung von weiteren Anwesenden/Mitbewohnern erkennen und, falls notwendig, mit Schutzmaßnahmen reagieren
- Notruf tätigen
- evtl. Zwangseinweisung veranlassen
- Mitbewohner beruhigen und Situation erklären

33.4.5 Erste Hilfe bei diabetischen Stoffwechselentgleisungen

Definition

Diabetes mellitus (S. 650) wird verursacht durch einen Mangel an körpereigenem Insulin bzw. einer mangelnden Wirkung des vorhandenen Insulins. Dadurch kommt es zu einer Störung des Stoffwechsels mit einer Erhöhung des Blutzuckers.

Unterschieden werden:
- Hypoglykämie (Unterzuckerung)
- Hyperglykämie (Überzuckerung)

Hypoglykämie

Diabetiker, die bestimmte blutzuckersenkende Tabletten einnehmen oder Insulin spritzen, können eine Unterzuckerung (Hypoglykämie) bekommen, wenn sie nicht rechtzeitig Kohlenhydrate zuführen bzw. sich ungewöhnlich körperlich anstrengen. Der Blutzucker liegt dann häufig unter 50 mg/dl. Da sich ohne Hilfe die Symptome sehr schnell verstärken und es zum hypoglykämischen Schock (S. 664) führen kann, steht die Hypoglykämie für Erste-Hilfe-Maßnahmen an erster Stelle.

▶ **Warnzeichen.** Dies können sein:
- Blässe
- Schweißausbruch
- Herzklopfen
- Heißhunger
- Pelzigkeitsgefühl um den Mund
- Kribbeln
- weiche Knie
- Zittrigkeit
- Nervosität
- Angstgefühl
- Kopfschmerzen

▶ **Schwere Zeichen.** Bei ausgeprägter Hypoglykämie können auftreten:
- Sprach-, Seh- und Konzentrationsstörungen
- Wesensveränderungen (aggressiv, albern, weinerlich)
- Verwirrtheit
- Torkeln
- Bewusstlosigkeit
- Krämpfe

▶ **Erstmaßnahmen.** Folgendes wird durchgeführt:
- ist der Betroffene in der Lage zu schlucken, Traubenzucker oder zuckerhaltige Getränke (kein Süßstoff!) geben (meist sichtliche Besserung mit steigendem Blutzucker!)
- Blutzucker kontrollieren
- bei Bewusstlosigkeit Notruf tätigen
- bei vorhandener Atmung stabile Seitenlage durchführen
- weitere Blutzuckerkontrollen durchführen

Merke

Bei Bewusstlosigkeit keinesfalls Essen oder Flüssigkeiten verabreichen. Es besteht große Aspirationsgefahr!!!

Hyperglykämie

Die Ursachen für eine Überzuckerung (Hyperglykämie) sind häufig schwere Diätfehler oder vergessenes bzw. falsch dosiertes Insulin. Der Blutzucker ist hoch, häufig über 300 mg/dl. Diabetiker können sich mit hohen Blutzuckerwerten durchaus wohl fühlen.

▶ **Symptome.** Anzeichen können sein:
- Müdigkeit, Schlappheit
- gesteigertes Durstgefühl
- häufiges Wasserlassen
- Sehstörungen (meist verschwommenes Sehen)
- Appetitlosigkeit

▶ **Erstmaßnahmen.** Dies sind:
- Blutzucker kontrollieren
- Insulininjektion nach ärztlicher Anordnung verabreichen (bei alten Menschen, deren Blutzucker häufiger erhöht ist, geben Ärzte oft schon im Vorfeld Anordnungen zu Blutzuckerhöhe und Insulinmenge)
- reichlich ungezuckerte Getränke anbieten

Diabetisches Koma

Das diabetische Koma ist die extremste, lebensbedrohliche Komplikation bei zu hohem Blutzucker.

▶ **Symptome.** Zu den oben geschilderten Beschwerden kommen bei einem diabetischen Koma hinzu:
- Übelkeit
- Erbrechen
- Bauchschmerzen
- vertiefte, zwanghafte Atmung (Kußmaul'sche Atmung)
- Azetongeruch in der Ausatmungsluft (riecht nach faulen Äpfeln oder wie Nagellack)
- Bewusstseinstrübung/Bewusstlosigkeit

▶ **Erstmaßnahmen.** Zuerst Folgendes durchführen:
- Notruf tätigen
- bei Bewusstlosigkeit und vorhandener Atmung stabile Seitenlage durchführen
- Blutzucker kontrollieren

33.4.6 Erste Hilfe bei zerebralen Krampfanfällen

Definition

Krampfanfälle sind plötzlich auftretende Ereignisse, die häufig mit Zuckungen einzelner Körperteile oder des ganzen Körpers einhergehen. Meist liegt zudem eine Bewusstseinsstörung vor. Sie können nach Schädel-Hirn-Traumen, als Entzugserscheinung bei chronischem Alkoholismus oder Epilepsie auftreten.

Häufig kündigen sich die Anfälle an: Bewohner werden unruhig oder ziehen sich zurück, klagen über Schwindel, Übelkeit und/oder Erbrechen.

▶ **Symptome.** Typische Zeichen sind u. a.:
- plötzliches Hinfallen mit Bewusstlosigkeit
- zuckende schlagende Bewegungen
- weite, lichtstarre Pupillen
- kurze Apnoe-Phase mit Zyanose
- häufig unfreiwilliger Urin- und Stuhlabgang

Nach dem Anfall wird Folgendes beobachtet:
- Tiefschlaf
- Verwirrtheit
- motorische Unruhe
- keine Erinnerung an den Anfall

▶ **Erstmaßnahmen.** Achten Sie bei einem zerebralen Krampfanfall auf Folgendes:
- während des Anfalls den Betroffenen nicht festhalten
- vor Verletzungen schützen durch Herstellen einer gefahrlosen Umgebung
- Zeit erfassen – die Krampfdauer ist entscheidend!
- tritt der Anfall erstmals auf oder ist er anders als sonst: Notruf absetzen!

Nach dem Anfall:
- Anfallsbedarfsmedikation nach Arztanordnung verabreichen (z. B. Diazepam-Rectiole), um einen weiteren Anfall zu verhindern (Gefahr: Status epilepticus); der Arzt gibt an, ab welcher Krampfdauer und Schwere des Krampfes die Bedarfsmedikation verabreicht werden soll
- Inkontinenzversorgung durchführen
- während der möglichen Tiefschlafphase in stabile Seitenlage bringen
- für Ruhe sorgen
- Krampfprotokoll führen (Umstände, Dauer, Beschreibung des Anfalls)

33.4.7 Erste Hilfe bei Vergiftungen

Definition

Vergiftungen in häuslichen Notfallsituationen haben ihre Ursachen meist in einer Giftaufnahme über die Verdauungswege, z. B. Alkoholmissbrauch, Arzneimittelmissbrauch, Essen verdorbener Lebensmittel, giftiger Pflanzen, Beeren oder Pilze, Substanzverwechslungen.

Merke

Gefahrstoffe, wie z. B. Putz- und Reinigungsmittel, unbedingt so aufbewahren, dass die alten Menschen keinen unbeaufsichtigten Zugang haben. Als Dekoration und zum Basteln nur bekannt ungiftige Materialien verwenden. Diese Maßnahmen gelten besonders für demenziell Erkrankte. Es ist wichtig, dass Sie auf leere Alkoholflaschen, Lebensmittelreste, Medikamentenverpackungen, gehortete Medikamente in der Umgebung der Bewohner achten.

▶ **Symptome.** Vergiftungserscheinungen können je nach Gift, Konzentration des Giftes und Zeitpunkt der Giftaufnahme sehr unterschiedlich sein. Anzeichen können z. B. sein:
- Erregungszustand oder Bewusstseinstrübung/Bewusstlosigkeit
- Kopfschmerzen
- Schwindel
- Krämpfe
- Übelkeit, Erbrechen, Durchfall
- Tachykardie oder Bradykardie
- Schocksymptomatik
- Aggressivität, Delir, Depression, „High-Gefühl"

▶ **Erstmaßnahmen.** Folgendes wird durchgeführt:
- Notruf tätigen
- Zufuhr des Giftstoffes stoppen
- Hilfestellung beim natürlichen Erbrechen geben (nicht zum Erbrechen reizen); Vorsicht: Durch herabgesetzte Schutzreflexe besteht erhöhte Aspirationsgefahr mit der Gefahr einer zusätzlichen Schädigung der Lunge!
- Probe von Erbrochenem sicherstellen, ebenso Reste des Giftstoffes, Medikamentenröhrchen usw.
- Puls- und Blutdruck kontrollieren
- Bewusstseinslage kontrollieren

33.4.8 Erste Hilfe bei akuten Baucherkrankungen

Definition

Das „akute Abdomen" ist ein Sammelbegriff für unterschiedliche Krankheitsbilder mit dem Hauptsymptom heftiger Schmerzen im Bauchbereich.

▶ **Symptome.** Erste Anzeichen können sein:
- spontane heftige Bauchschmerzen, evtl. kolikartig
- bretthartes Bauch

- Schocksymptomatik
- Übelkeit und Erbrechen:
  - grünliche Flüssigkeit → Kolik
  - Koterbrechen (Miserere) → Ileus
  - kaffeesatzartiges Erbrechen → Magenblutungen
- schmerzbedingte oberflächliche Atmung

▶ **Erstmaßnahmen.** Folgendes wird durchgeführt:
- Notruf tätigen
- Bewohner in der eingenommenen Schonhaltung unterstützen, evtl. Knierolle zur Entspannung der Bauchdecke
- beim Erbrechen unterstützen und Erbrochenes beobachten / Probe zurückstellen
- Schock bekämpfen
- keine Speisen und Getränke geben

Bereiten Sie sich auf Fragen des Arztes zu folgenden Punkten vor:
- Grunderkrankungen z. B. Ulkusleiden, Gallen- oder Nierensteine, Herzerkrankungen (ein Hinterwandinfarkt kann eine Bauchsymptomatik verursachen)
- Bauchoperationen
- tägliche Alkoholmenge oder früherer Alkoholabusus
- letzter Stuhlgang (z. B. Teerstuhl), Diarrhö
- letzte Miktion (Blutbeimengungen, schmerzhaft?)
- Zusammensetzung der letzten Mahlzeit
- Medikation

33.4.9 Erste Hilfe bei sichtbaren Blutungen

Zu Wunden und Nasenbluten siehe auch „Erste Hilfe bei Stürzen" (S. 835).

Erste Hilfe bei Blutungen an den oberen/unteren Extremitäten

Definition

Blutungen entstehen durch die Eröffnung von Blutgefäßen. Die Blutungsstärke ist abhängig von der Art, der Anzahl und der Größe der verletzten Gefäße und bestimmt die Gefährlichkeit der Blutung.

Merke

Bei alten Menschen, die Antikoagulanzien (z. B. Marcumar) einnehmen, ist die Blutungs- und Gerinnungszeit stark verlängert.

▶ **Symptome.** Hierzu gehören:
- sichtbare Blutung nach außen (Blut auf der Kleidung oder in der Umgebung des Betroffenen)
- evtl. Schocksymptomatik

▶ **Erstmaßnahmen.** Dies sind:
- Notruf tätigen
- Betroffenen bitten, sich hinzusetzen oder besser hinzulegen
- bei starken Blutungen an der oberen Extremität Arteria brachialis abdrücken:
  - nach Möglichkeit Druckverband anlegen
  - Arm erhöht lagern
- bei starken Blutungen der unteren Extremität Druckverband anlegen

Erste Hilfe bei Ösophagusvarizenblutung

Definition

Ösophagusvarizen sind erweiterte Venen im unteren Bereich der Speiseröhre, die durch einen erhöhten Druck im Pfortaderkreislauf hervorgerufen werden. Häufig ist die Grunderkrankung eine Leberzirrhose.

▶ **Symptome.** Plötzlich können auftreten:
- massives schwallartiges Erbrechen größerer Blutmengen
- Übelkeit
- Schocksymptomatik

▶ **Erstmaßnahmen.** Sofort muss Folgendes durchgeführt werden:
- Notruf tätigen
- Oberkörper erhöht lagern
- beim Erbrechen unterstützen (Vorsicht: erhöhte Aspirationsgefahr!)
- Blut auffangen, Menge einschätzen

Erste Hilfe bei rektalen Blutungen

Definition

Bei **rektalen Blutungen** handelt es sich um Blutungen aus dem Anus oder Rektum, häufig bei bekannten Hämorrhoiden und bestehender Obstipation.

▶ **Symptome.** Häufige Zeichen bei rektalen Blutungen sind:
- Blutung mit hell- bis dunkelrotem Blut, häufig nach der Defäkation
- Juckreiz/Schmerzen im Analbereich

▶ **Erstmaßnahmen.** Hierzu gehören:
- Inkontinenzvorlage, Kompresse vor den Anus legen
- Blutmenge: Art und Dauer der Blutung einschätzen
- Intimpflege durchführen
- verordnete Salbe, Zäpfchen gegen Hämorrhoidalbeschwerden anwenden
- Arzt informieren

33.4.10 Erste Hilfe bei Hyperventilation

Definition

Die **Hyperventilation** ist eine „Überatmung", wobei zu viel Kohlenstoffdioxid abgeatmet wird. Es droht eine Verschiebung des Blut-pH-Wertes in Richtung einer Alkalose.

▶ **Symptome.** Die Betroffenen zeigen folgende Anzeichen:
- gesteigerte Atemfrequenz
- Erregungszustand/Angst
- Erstickungsgefühl
- Schweißausbruch
- Kribbelgefühl in den Händen
- „Pfötchenstellung der Hände"
- Tachykardie

▶ **Erstmaßnahmen.** Folgendes wird durchgeführt:
- Oberkörper leicht erhöht lagern
- Hyperventilationsmaske oder Plastiktüte einsetzen oder beide Hände vor den Mund wölben (der Betroffene soll seine eigene Ausatmungsluft wieder einatmen)
- Betroffenen zum langsamen Atmen auffordern
- tritt keine Besserung ein oder ist der Zustand zu weit fortgeschritten, Notruf tätigen

33.4.11 Erste Hilfe bei Verbrennung/Verbrühung

Definition

Verbrennungen/Verbrühungen sind äußerst schmerzhafte Hautschädigungen, die durch hohe Temperaturen entstehen. Die Beurteilung der Schwere der Schädigung richtet sich nach dem Verbrennungsgrad und der Größe der verbrannten Körperoberfläche; s. „Neunerregel" (S. 922).

Verbrennungen (S. 922) werden eingeteilt in:
- **1. Grad:** Hautrötung
- **2. Grad:** Hautrötung und Blasenbildung
- **3. Grad:** Nekrose, grauweiß oder schwarz verbranntes Gewebe

Gefährliche Situationen, bei denen Verbrennungen auftreten können, sind z. B.:
- Umgang mit sehr heißen Nahrungsmitteln und Flüssigkeiten (Vorsicht beim Anreichen der Nahrung!)
- Umgang mit Wärmflaschen: porös, Verschluss undicht, zu heiß gefüllt
- u. U. bei Demenz, Bewegungseinschränkung, Neuropathie

▶ **Symptome.** Zentrale Merkmale bei Verbrennungen sind:
- starke Schmerzen
- je nach Verbrennungstiefe Rötung, Schwellung, Blasenbildung oder gar nekrotische Veränderungen an der Haut
- je nach Ausmaß der betroffenen Körperoberfläche ggf. Schocksymptome

▶ **Erstmaßnahmen.** Folgendes wird je nach Zustand des Betroffenen und Verbrennungsausmaß durchgeführt:
- Notruf tätigen
- Brandwunde kühlen, z. B. sofort unter kaltes Wasser halten, solange bis der Schmerz nachlässt (dabei sollte auf eiskaltes Wasser oder gar Eiswürfel verzichtet werden, da dies das Gewebe zusätzlich schädigen kann)

33.5 Anforderungen an Pflegende bei Hitzewellen

Markus Heckenhahn, Volker Gussmann

Fallbeispiel

Frau Bastgen, 88 Jahre alt, kann ohne personelle Hilfe nicht gehen. Eine Betreuungskraft begleitet sie deshalb in den Park. Nach einem Spaziergang lässt sie Frau Bastgen auf einer Bank zurück, die noch im Schatten eines Baumes steht. Die Betreuungsperson verspricht ihr, noch ein Getränk zu holen und will gleich wieder bei ihr sein. Nach ca. 10 Minuten ist Frau Bastgen eingeschlafen und die ersten Sonnenstrahlen erreichen die Bank. Nach ca. 1 Stunde kommt eine Besucherin und entdeckt Frau Bastgen, die inzwischen nicht mehr ansprechbar ist. Die Temperaturen sind durch die hochstehende Sonne in dem Bereich der Bank auf weit über 30 °C angestiegen. Die Mitarbeiterin hatte Frau Bastgen wegen eines Notfalls im Wohnbereich vergessen.

In nahezu allen Regionen in Deutschland wird es nicht nur durchschnittlich wärmer, auch Wärmeextreme treten immer häufiger auf. Es ist vermehrt mit langen Hitzewellen, tropischen Nächten und Hitzetagen zu rechnen. Dies ist von hoher pflegerischer und medizinischer Relevanz, was nicht zuletzt die hohe Sterblichkeit alter Menschen in Europa während der Hitzeperioden der vergangenen Jahre beweist (z. B. Robine et al. 2003). Welche möglichen und notwendigen Handlungen sich daraus für Pflegende ergeben, wird in diesem Kapitel skizziert.

33.5.1 Gesundheitliche Gefahren starker Wärmebelastung

Die Fähigkeit, sich an hohe Temperaturen bei Hitze anpassen zu können, lässt im höheren Alter aufgrund physiologischer Altersveränderungen nach. Brütende Hitze am Tage verbunden mit einer ungenügenden Abkühlung in der Nacht wirkt als äußerer Stressor auf den alternden Organismus und kann schwerwiegende gesundheitliche Probleme verursachen. Aber nicht nur alte Menschen sind gefährdet, sondern auch Kleinkinder, chronisch Kranke und pflegebedürftige Menschen.

Bei Hitzestress versucht der menschliche Körper, u. a. über vermehrtes Schwitzen und eine beschleunigte Atmung, Wärme an die Umgebung abzugeben, um damit die Körperkerntemperatur im Regelungsbereich zu halten (Kompensationsphase). Bei einer anhaltend starken Wärmebelastung kann es zur Dekompensation der endokrinen Schutzfunktion und zur hitzebedingten Exsikkose kommen, die bei der Entstehung von Hitzefolgekrankheiten eine treibende Rolle spielt. Besonders problematisch ist die Wechselwirkung von Exsikkose und Demenz, da sie zu einer zunehmenden Flüssigkeitsinappetenz führt (Wickert 2004).

Im höheren Lebensalter nehmen die Magerkörpermasse und das Gesamtkörperwasser ab, der Wasser- und Elektrolythaushalt verändert sich und auch das Durstgefühl lässt nach. Diese natürlichen Folgen des Alterungsprozesses bewirken, dass der Organismus sich nicht mehr genügend an hohe Temperaturen anpassen kann. Das Risiko, während einer Hitzeperiode zu erkranken, steigt weiter, wenn bestimmte Einflussfaktoren hinzukommen. Dazu zählen insbesondere (Basu 2009):

- wasserverbrauchende Erkrankungen und Stoffwechselzustände,
- akute und/oder chronische Krankheiten, insbesondere des Herz-Kreislauf-Systems, des zentralen Nervensystems und des Stoffwechsels,
- Einnahme von auf Wasserhaushalt oder Kreislauf wirkende Medikamente,
- Pflegebedürftigkeit,
- thermisch ungünstige Wohn- und Wohnumfeldbedingungen,
- kaum/keine Sozialkontakte und
- ungeeignetes Gesundheitsverhalten bei Hitze.

Hitzefolgekrankheiten

Als Folge hoher Umgebungstemperaturen kann es bei alten Menschen zu einer Hyperthermie kommen, die je nach Schweregrad unterschieden wird in Hitzekollaps, Hitzeerschöpfung, Hitzeschock und Hitzetod (▶ Tab. 33.2). Die Hitzeerschöpfung und der Hitzeschock sind dabei die wichtigsten hitzebedingten Erkrankungen alter Menschen (Wickert 2004).

Hitzeerschöpfung

Die Hitzeerschöpfung ist Folge einer Störung des Salz- und/oder Wasserhaushalts. Durch starkes Schwitzen kommt es zu einer NaCl-Verarmung im Plasma und Interstitium und/oder zu einem erheblichen Wasserverlust. Der NaCl-Mangel führt nach 1–5 Tagen zu einer mäßigen Schwellung der Hirnzellen und zu allgemeinen zerebralen Symptomen, Herzrhythmusstörungen und Schwächezuständen. Bei einer Wassermangel-Hitzeerschöpfung kann es je nach Schweregrad durch die Abnahme des Extrazellulärvolumens zu leichten passageren oder zu schweren bis lebensbedrohlichen Zuständen kommen (weiterführend s. Frei u. Gebbers 2004).

Hitzeschock

Der Hitzeschock ist ein medizinischer Notfall. Er wird durch hohe Umgebungstemperaturen bei gleichzeitig unzureichender Wärmeabgabe des Körpers ausgelöst und ist charakterisiert durch eine erhöhte Körperkerntemperatur von > 40 °C, verbunden mit Störungen des Zentralnervensystems wie Delirium, Krämpfen oder Koma. Selbst bei entsprechender Therapie führt der Hitzeschock in 50 % der Fälle zum Tod (weiterführend s. Frei u. Gebbers 2004).

33.5.2 Risikoeinschätzung

Hitzefolgekrankheiten sind durch pflegerische Maßnahmen vermeidbar. Aber nicht jeder Mensch trägt das gleiche gesundheitliche Risiko während einer Hitze-

Tab. 33.2 Klinik der Hyperthermie-Stadien (Frei u. Gebbers 2004).

Hyperthermie-Stadium	Ursachen und Symptome
1. Hitzekollaps	kurzdauernde, vasomotorische Reaktion bei Missverhältnis zwischen stark erweiterten Gefäßen und Blutvolumen
2. Hitzeerschöpfung	Salz- und/oder Wassermangel → Muskelfibrillationen → Krämpfe
3. Hitzeschock	Wärmezufuhr von der Umgebung oder bei febriler Hyperthermie → erhöhte Kerntemperatur → ZNS-Schäden
4. Hitzetod	> 42 °C Lähmung des medullären Atmungs- und Kreislaufzentrums

welle. Um gezielt präventiv tätig werden zu können, müssen Pflegende daher zunächst das individuelle Gesundheitsrisiko ihrer Bewohner bzw. Kunden möglichst frühzeitig mit Hilfe eines Risiko-Assessments ermitteln, im besten Fall vor Eintritt hoher Temperaturen. Mobile, orientierte Senioren werden z. B. eher dazu neigen, überhitzte Räume zu meiden und sich angemessen zu kleiden. Je stärker hingegen alte Menschen bei der Selbstpflege und Lebensführung auf fremde Hilfe angewiesen sind, desto schwieriger ist es für sie, adäquat auf Hitze selbst zu reagieren.

Es empfiehlt sich, die im Rahmen des vorangegangenen Risiko-Assessments identifizierten aktuellen und potenziellen Selbstpflegedefizite mit Hilfe von Pflegediagnosen systematisch abzubilden. Eine hohe Signifikanz in Zusammenhang mit einer starken Wärmebelastung weisen z. B. folgende aktuelle und Hochrisiko-Pflegediagnosen der NANDA auf (Gordon 2013):

- Hyperthermie
- Flüssigkeitsdefizit (Dehydratation)
- Gefahr eines Flüssigkeitsdefizits (Dehydratationsgefahr)
- Gefahr einer unausgeglichenen Körpertemperatur
- Schluckstörung (nicht kompensiert)
- Selbstfürsorgedefizit: Kleiden/Pflege des Äußeren
- Selbstfürsorgedefizit: Nahrungsaufnahme
- chronische Verwirrtheit
- beeinträchtigte verbale Kommunikation
- beeinträchtigte soziale Interaktion
- beeinträchtigte körperliche Mobilität

Die identifizierten Pflegediagnosen liegen im Verantwortungsbereich der Pflegenden und bilden die Grundlage für einzuleitende Pflegemaßnahmen. Hingegen erfordert die Pflegediagnose „Hyperthermie" eine sofortige Intervention und Zusammenarbeit mit einer Ärztin bzw. einem Arzt.

33.5.3 Ausgewählte pflegepräventive Maßnahmen

Das übergeordnete Pflegeziel ist die Vermeidung hitzebedingter Gesundheitsbeeinträchtigungen durch die Durchführung pflegepräventiver Maßnahmen. Die umfassende Pflegeprävention im Kontext einer Hitzewelle setzt sowohl auf der Bewohner- als auch auf der Managementebene an:

Bewohnerbezogene Ebene

Hier sind folgende Maßnahmen angezeigt:

1. für thermische Behaglichkeit sorgen (z. B. morgendliches/nächtliches Lüften, Fenster tagsüber schließen, Zimmer und Aufenthaltsräume verschatten, Zugluft vermeiden, ggf. Bewohner zeitweilig in kühlere Räume bringen, auf geeignete Bekleidung achten, leichte Bettwäsche verwenden, regelmäßige Temperaturkontrollen)
2. für ausreichende Flüssigkeitszufuhr sorgen (z. B. regelmäßig zum Trinken animieren, Getränke in Griffnähe stellen und regelmäßig nachfüllen, Angehörige mit einbeziehen, Flüssigkeitsaufnahme bilanzieren; Cave: Bei fortschreitender Exsikkose wird subkutan applizierte Flüssigkeit nur sehr eingeschränkt bis gar nicht resorbiert)
3. für ausreichende Zufuhr von Mineralsalzen sorgen (z. B. Mineralwasser und Gemüsebrühe statt Tee anbieten, salzhaltige Speisen reichen)
4. Zeichen einer beginnenden Dekompensation erkennen und Gegenmaßnahmen einleiten (regelmäßige Vitalzeichen-, Bewusstseins- und Gewichtskontrollen, Flüssigkeitsbilanzen)

Managementebene

Hier gelten folgende Empfehlungen:
- ausreichend Vorräte unterschiedlicher Getränke vorhalten
- Kontakt zu behandelnden Ärztinnen und Ärzten halten
- Personaldichte an die besonderen Erfordernisse bei Hitzewellen anpassen
- für ein hitzeangepasstes Verhalten innerhalb der Belegschaft Sorge tragen
- bei der Planung von Um- und Neubaumaßnahmen den Aspekt der thermischen Behaglichkeit berücksichtigen

> **Praxistipp**
>
> Abonnieren Sie den Newsletter „Hitzewarnungen" des Deutschen Wetterdienstes unter http://www.dwd.de. Damit erhalten Sie jede Hitzewarnung, die für Ihre Stadt bzw. Ihren Landkreis ausgegeben wurde.

33.6 Lern- und Leseservice

33.6.1 Das Wichtigste im Überblick

Was sind Notfallsituationen?

Ein Notfall in der Altenpflege liegt dann vor, wenn ein alter Mensch unvermutet und akut über intensive Beschwerden klagt oder sich plötzlich nicht mehr verständlich machen kann, weil die lebenswichtigen Körperfunktionen (Vitalfunktionen) gestört sind oder eine Störung bevorsteht.

Welche Vitalfunktionen werden unterschieden?

Störungen der Vitalfunktionen können eingeteilt werden in:
- Störungen des zentralen Nervensystems
- Störungen des Herz-Kreislauf-Systems
- Störungen des Atemsystems

Wie erkennt man Störungen der Vitalfunktionen?

Symptome bei Störungen des zentralen Nervensystems sind:
- Benommenheit
- akute Verwirrtheit
- plötzliche Lähmungen
- verwaschene Sprache
- Bewusstlosigkeit

Ist das Herz-Kreislauf-System gestört, äußert sich dies in:
- Engegefühl in der Brust
- Schmerzen in Brust und Bauchraum
- Veränderung des Pulses: Bradykardie, Tachykardie, Arrhythmie
- Veränderung der Hautfarbe: Blässe, Grauverfärbung, Zyanose
- Kaltschweißigkeit
- Störungen des Bewusstseins

Störungen des Atemsystems führen zu folgenden Symptomen:
- angestrengte Atmung
- schwache Atmung
- neu auftretende Atemgeräusche, geänderter Atmungstyp
- Veränderung der Hautfarbe: Zyanose

Wie verhält man sich in Notfallsituationen?

In allen Notfallsituationen sollten folgende Verhaltensweisen befolgt werden:
- ruhig bleiben und Ruhe ausstrahlen
- Hausnotruf über die hausinterne Klingel auslösen
- Hilfe und den Notfallkoffer anfordern
- den betroffenen Menschen nicht alleine lassen
- wenn immer es möglich ist, Mitbewohner oder weitere Anwesende bitten, den Raum zu verlassen, oder versuchen, den Menschen abzuschirmen
- sich einen Überblick über die Situation verschaffen
- Aufgaben wie z. B. die Alarmierung des Rettungsdienstes an Kollegen delegieren
- lebensrettende Sofortmaßnahmen einleiten
- Erste Hilfe leisten

- die Vorbereitung des Arztbesuches bzw. einer Krankenhauseinweisung delegieren: Medikamentenanamnese (z. B. erhöhtes Blutungsrisiko durch Marcumar), Medikamentenumstellung in letzter Zeit (z. B. Umsetzen der Anfallsmedikation), medizinische Vorgeschichte des Betroffenen informieren (z. B. relevante Vorerkrankungen und Arztberichte von vorherigen Krankenhausaufenthalten, Patientenverfügung), Krankenhaustasche packen.

Welche Faktoren erhöhen das Erkrankungsrisiko bei Hitze?

Der Aufenthalt in einer sehr heißen Umgebung bei hoher Luftfeuchtigkeit, die Dehydratation infolge eines unzureichenden Flüssigkeitsausgleichs oder einer Flüssigkeitssubstitution mit salzarmen oder alkoholhaltigen Getränken, Krankheit (z. B. Demenz) oder Verletzung, eine verstärkte körperliche Aktivität v. a. im Freien, eine fehlende oder verminderte Fähigkeit zu schwitzen, Nebenwirkungen von Medikamenten (z. B. Diuretika) sowie unangemessene Kleidung (Hessische Heimaufsicht, Regierungspräsidium Gießen 2009).

Nennen Sie Leitsymptome einer Hyperthermie

- Körpertemperatur: ↑ ↑ ↑ ≥ 38,5 °C
- Entzündungsparameter (CRP, BSG, Leukozyten) nicht erhöht
- Urinausscheidung stark reduziert; jedoch schnelle Stabilisierung nach ausreichender Flüssigkeits- und Elektrolytsubstitution
- auf die Gabe von Antibiotika meist keine oder einer nur kurzfristige Reaktion

33.6.2 Literatur

Andreae S, von Hayek D, Weniger J. Gesundheits- und Krankheitslehre für die Altenpflege. 3. Aufl. Thieme: Stuttgart; 2011

Basu R. High ambient temperature and mortality: a review of epidemiologic studies from 2001 to 2008. Environmental Health 2009; 8:40–53

Citron I. Kinästhetik – Kommunikatives Bewegungslernen, 3. Aufl. Thieme, Stuttgart 2011

Frei M, Gebbers JO. Macht Hitze krank? PrimaryCare 2004; 4: 29–30

Gordon M. Handbuch Pflegediagnosen. 5. Aufl. Bern: Huber; 2013

Hessische Heimaufsicht, Regierungspräsidium Gießen: Außergewöhnliche Hitzeperioden – Vorbereitung und Vorgehen stationärer Pflegeeinrichtungen. Version vom 01.07.2009. Gießen: Hessische Heimaufsicht; 2009

Huch R, Bauer C. Mensch Körper Krankheit, 4. Aufl. München: Urban & Fischer; 2003

Keggenhoff F. Handbuch zur Ersten Hilfe. Berlin: DRK Service GmbH; 2007

Kirschnick O. Pflegeleitfaden Notfallsituationen. München: Urban & Schwarzenberg; 1998

Robine JM, Cheung SL, Le Roy S, Van Oyen H, Herrmann FR. Report on excess mortality in Europe during summer 2003. EU Community Action Programme for Public Health, Grant Agreement 2 005 114. Heat Wave Project; 2003

von Eltz C. Notfallsituationen in der Altenpflege. Seminarunterlagen, 2010

von Wichert P. Gefährdung durch atmosphärische Hitzewellen. Mitteilungen aus der AWMF 2004; 1: Doc35

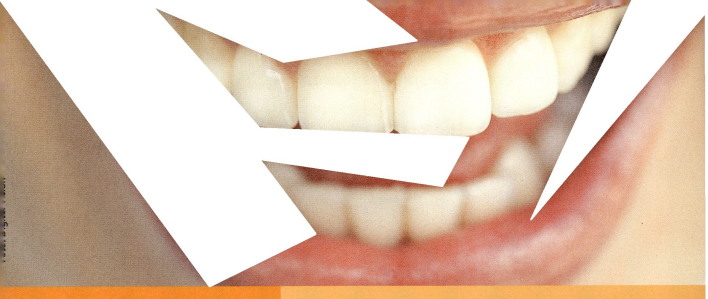

Kapitel 34

Anleiten, Beraten, Gespräche führen

34.1	Anleiten	846
34.2	Beraten	850
34.3	Kommunikation im Team	852
34.4	Ethische Herausforderung	856
34.5	Lern- und Leseservice	856

34 Anleiten, Beraten, Gespräche führen

Ursula Kocs

34.1 Anleiten

Fallbeispiel

1. **Frau Berg** hat heute ihren 1. Arbeitstag im Altenheim Wiesengrund. Sie hat zwar schon langjährige Berufserfahrung in der Altenpflege, arbeitete jedoch bisher in einem ambulanten Pflegedienst. Frau Berg muss in ihrem neuen Arbeitsfeld eingearbeitet werden. Sie muss lernen, wie die Aufgaben auf dieser Station organisiert sind, sie muss die Bewohner mit ihren Besonderheiten kennenlernen, sie muss wissen, wo die Arbeitsmittel stehen, wie das Dokumentationssystem funktioniert usw. Frau Berg braucht also die Unterstützung ihrer Kolleginnen, sie muss am Anfang ihrer Arbeit angeleitet werden.
2. **Herr Gebhardt** hat nach einer schweren Operation eine Ileostomie. Seit seiner Entlassung aus dem Krankenhaus unterstützt ein ambulanter Dienst seine Ehefrau bei der Pflege. Der 1. Schock über diesen Lebenseinschnitt ist vorüber. Frau und Herr Gebhardt sind bereit, die Versorgung des Stomas selbst zu übernehmen. Das Ehepaar muss angeleitet werden, um diese Aufgabe fachgerecht übernehmen zu können.

Definition

Anleiten bedeutet, jemanden zu etwas hinleiten, befähigen, führen.
Anleiten bedeutet, Lernprozesse in Gang zu bringen.

Für Altenpfleger gibt es zahlreiche Situationen, in denen sie andere Menschen befähigen müssen, besondere Situationen besser zu bewältigen:

- Alte Menschen müssen angeleitet werden, um mit ihren Einschränkungen oder Hilfsmitteln länger selbstständig zu bleiben.
- Angehörige müssen bei der Pflege ihrer alten Familienmitglieder angeleitet werden.
- Neue Mitarbeiter müssen in der Einarbeitungszeit in ein Team und in den Stationsablauf eingeführt werden.
- Pflegehilfskräfte müssen Fachkenntnisse erlangen.
- Praktikanten und Auszubildende müssen zu ihren Praktikums- bzw. Ausbildungszielen hingeleitet werden.
- Freiwillige bzw. ehrenamtliche Helfer müssen befähigt werden, sich in diesem anspruchsvollen Wirkungsfeld einzubringen.

Merke

Anleitung gehört demnach zu den alltäglichen Aufgaben von Altenpflegern.

Der Lernerfolg des Angeleiteten ist von der Art und Weise, wie er angeleitet wird, abhängig. Darum werden zentrale Aspekte, die bei der Anleitung zu beachten sind, im Folgenden näher erläutert. Hierzu gehören:

1. Motivation wecken
   - Bedürfnisse ansprechen
   - Erfolgserwartung fördern
   - körperliches Wohlbefinden fördern
   - Neugierde, Spaß wecken
2. Informationen sammeln
   - Ist-Analyse durchführen
   - Ziel klären
3. Informationen vermitteln
   - Reihenfolge beachten
   - sensorische Vielfalt nutzen
4. Fertigkeiten vermitteln
   - Hospitation
   - Assistenz
   - Ausführung
   - Einübung
5. Feedback geben
   - Sachverhalt beschreiben
   - eigene Gefühle und Bedürfnisse beschreiben
   - eigene Wünsche und Ziele nennen

Darüber hinaus finden Sie im Lern- und Leseservice (S. 856) Literaturquellen, um dieses Thema zu vertiefen.

34.1.1 Motivation wecken

Um jemanden irgendwo hinleiten zu können, muss der Betroffene erst einmal dazu bereit sein, sich zu bewegen. Es muss eine Lernmotivation geweckt werden. Möglichkeiten, die Lernmotivation zu steigern, werden im Kap. „Lernen lernen" (S. 1175) dargestellt. Als Anleiter sollten Sie auf folgende Aspekte achten, um die Motivation aufrecht zu erhalten.

Persönliche Bedürfnisbefriedigung

Merke

Motivation entsteht, wenn der Lernende durch das Lernen ein persönliches Bedürfnis befriedigen kann, wenn er für sich selber einen Sinn in diesem Lernprozess sieht.

Praxistipp

Zeigen Sie dem Anzuleitenden auf, welches Problem die Anleitung nötig macht. Erklären Sie, welche Möglichkeiten sich für ihn ergeben, wenn er neues Verhalten erlernt.

▶ **Fallbeispiel Frau Berg.** Frau Berg wird die Arbeitsabläufe auf der Station leichter verstehen, wenn Sie ihr erklären, welcher Sinn in diesen Abläufen steckt. Sie wird sich die Aufbewahrungsorte für Pflegehilfsmittel leichter merken, wenn Sie die Vor- und Nachteile dieser Orte schildern.

▶ **Fallbeispiel Herr Gebhardt.** Frau und Herr Gebhardt werden eher bereit sein, die Verantwortung für die Versorgung des Stomas zu übernehmen, wenn ihnen z. B. klar wird, wie viel Selbstständigkeit und Unabhängigkeit sie dadurch gewinnen können.

Erfolgserwartung

Merke

Wenn der Lernende Erfolg erwartet, wird er leichter lernen können. Erfolgserwartungen steigern die Lernmotivation. Fühlt sich der Lernende allerdings überfordert, verliert er seine Motivation.

Praxistipp

Leiten Sie schrittweise an. Geben Sie, wann immer möglich, positive Rückmeldung. Achten Sie darauf, den Lernenden nicht zu überfordern.

▶ **Fallbeispiel Frau Berg.** Wenn Sie Frau Berg am 1. Tag alles zeigen wollen, ihr alle

Bewohner und Stationsabläufe vorstellen wollen, dann wird sie wahrscheinlich mit dem Gefühl nach Hause gehen, dass die stationäre Pflege nichts für sie ist, dass sie das nie lernen wird.

▶ **Fallbeispiel Herr Gebhardt.** Wenn Sie Herrn Gebhardt den gesamten Ablauf der Stomaversorgung inklusive aller möglichen Komplikationen und Sondersituationen auf einmal erklären und dann von ihm erwarten, das auch zu können, wird er wahrscheinlich resigniert aufgeben und sich weigern, diesen Vorgang selber zu erlernen.

Körperliches Wohlbefinden

Merke

Motivationsfördernd ist es, wenn der Lernende sich körperlich wohl fühlt, wenn er sich auf den Lernstoff konzentrieren kann.

Praxistipp

Vermeiden Sie es, Angehörige in akuten Stresssituationen anzuleiten. Wenn sie akute Angst um ihre Angehörigen oder um die Zukunft haben, können Sie sich nicht auf das konzentrieren, was Sie ihnen erklären. Vermeiden sie auch Ablenkung durch z. B. laufende Fernseher, andere Menschen, die gerade etwas Interessantes erzählen, usw. Achten Sie bei Mitarbeitern darauf, dass Pausen eingehalten und genutzt werden.

▶ **Fallbeispiel Herr Gebhardt.** Herr und Frau Gebhardt wären einige Tage nach der Operation nicht in der Lage gewesen, sich auf diesen Lernprozess einzulassen. Herr Gebhardt könnte nicht lernen, mit seinem Stomabeutel umzugehen, wenn er noch an starken Schmerzen leidet oder die neue Situation noch gar nicht akzeptieren kann.

Neugierde und Spaß

Merke

Die Motivation wird gefördert, wenn Neugierde und Spaß mit dem Lernstoff verbunden werden.

Praxistipp

Schaffen Sie eine angenehme Atmosphäre. Druck und Drohungen verbessern das Lernen nicht. Falls möglich, helfen Sie den Anzuleitenden, selber die beste Lösung herauszufinden. Kleine Anekdoten, Wortspiele, Eselsbrücken usw. verbessern die Erinnerungsleistung.

34.1.2 Informationen sammeln

Um entscheiden zu können, welche Informationen wie vermittelt werden sollen, ist eine Informationssammlung nötig. Diese beinhaltet eine Ist-Analyse und eine Klärung des Ziels.

Ist-Analyse

Gemeinsam mit dem Anzuleitenden sollte geklärt werden,
- welche Vorkenntnisse, welche Fähigkeiten,
- welche besonderen Erfahrungen mit ähnlichen Situationen vorhanden sind und
- welche besonderen Ressourcen oder Probleme beim Lernprozess beachtet werden sollen.

Bei der Informationsvermittlung muss dann an die vorhandenen Informationen angeknüpft werden und die besonderen Bedingungen müssen berücksichtigt werden.

▶ **Fallbeispiel Herr Gebhardt.** Bei Herr und Frau Gebhardt sollte geklärt werden, was die beiden schon über die Stomaversorgung wissen und welche Einstellung sie zu dem Stoma haben. Ekelt sich einer von ihnen sehr stark? Wie geht das Ehepaar mit körperlicher Nähe und Ausscheidungen um? Waren dies eher Tabuthemen in ihrer Beziehung, so muss bei der Anleitung darauf Rücksicht genommen werden. Gibt es vielleicht Vorerfahrungen, auf die zurückgegriffen werden kann? Gibt es bestimmte Bedingungen, die berücksichtigt werden müssen?

Ziel klären

Wie bei jeder Handlung, muss auch beim Lernen das Ziel klar sein. Herr Gebhardt, aber auch jeder Auszubildende oder jeder neue Mitarbeiter muss wissen, was auf ihn zukommt, was er lernen soll. Ziele sollten
- gemeinsam festgelegt werden,
- positiv formuliert sein, keine Negationen enthalten,
- möglichst konkret und erreichbar sein,
- messbar und damit kontrollierbar sein.

▶ **Fallbeispiel Herr Gebhardt.** „Ziel der Anleitung ist es, dass Sie mit Unterstützung Ihrer Frau den Stomawechsel selbstständig durchführen können, ohne dass Komplikationen auftreten. Ich denke, das schaffen wir bis zum Ende des Monats, was meinen Sie?"

34.1.3 Informationen vermitteln

Merke

Das „Wie" der Informationsvermittlung entscheidet über den Lernerfolg.

Informationen können auf sehr unterschiedliche Art vermittelt werden. Ein allgemein gültiges Rezept gibt es nicht. Wie am besten gelernt wird, hängt immer sowohl vom Lernenden als auch vom Lehrenden und dem Lernstoff ab. Eine ethische Grundhaltung kann nicht genauso vermittelt werden wie die Versorgung eines Stomas. Die folgenden Ausführungen können daher nur als Orientierungspunkte dienen:

Reihenfolge beachten

Es sollte eine Reihenfolge der Informationsvermittlung gewählt werden, die im gesamten Anleitungsprozess beibehalten wird. Diese Reihenfolge kann z. B. wie folgt aussehen:
- Handlungsschritte chronologisch (in der Reihenfolge der Durchführung) vermitteln
- mit allgemeinen Grundsätzen beginnen und sich dann zu den Details durcharbeiten
- mit kleinen Details beginnen und diese dann in einen Gesamtzusammenhang bringen

Sensorische Vielfalt nutzen

Wie im Kap. „Den Lernprozess verbessern" (S. 1175) dargestellt, lernen wir besser, wenn Informationen auf mehreren sensorischen Kanälen angeboten werden (hören, sehen, fühlen, tun). Unterstützend wirkt häufig Anschauungsmaterial wie Muster, Prospekte, Bücher, Videomaterial usw.

▶ **Fallbeispiel Herr Gebhardt.** Herr Gebhardt sollte nicht nur einen Vortrag über notwendiges Material zur Stomaversorgung hören. Er lernt leichter, wenn er gleichzeitig das Material sehen und zu-

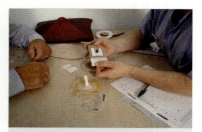

Abb. 34.1 Lernen fällt leichter, wenn dabei mehrere sensorische Kanäle angesprochen werden. (Foto: T. Stephan, Thieme)

sätzlich in die Hand nehmen kann, um es kennenzulernen (▶ Abb. 34.1).

34.1.4 Fertigkeiten vermitteln

Gerade beim Erlernen von Fertigkeiten bietet sich folgende Reihenfolge an (▶ Abb. 34.2):
1. Hospitation
2. Assistenz
3. Ausführen der Aufgabe im Beisein einer Pflegenden
4. Eigenverantwortliches Durchführen

Hospitation

> **Definition**
>
> **Hospitation** bedeutet, dass der Lernende bei der Durchführung der Handlung dabei ist, zusieht und diese miterlebt.

▶ **Fallbeispiel Herr Gebhardt.** Herr Gebhardt hat schon häufig die Stomaversorgung bei sich selbst miterlebt. Sie, als professionell Pflegende, können noch einmal für ihn und seine Frau den gesamten Prozess langsam durchführen und jeden Schritt erklären.

Assistenz

> **Definition**
>
> **Assistenz** bezeichnet die Mitarbeit des Lernenden an der Seite des Fachmanns.

▶ **Fallbeispiel Herr Gebhardt.** Sie führen die Versorgung durch, Herr und Frau Gebhardt bereiten das benötigte Material vor und reichen Ihnen jeweils an, was Sie benötigen.

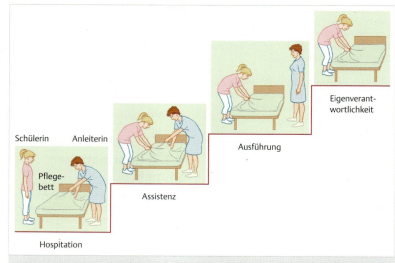

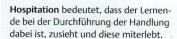

Abb. 34.2 Stufen des Lernprozesses. Das Erlernen praktischer Fertigkeiten erfolgt in einem stufenförmigen Lernprozess.

Ausführen der Aufgabe im Beisein einer Pflegenden

Die Gesamtverantwortung liegt noch bei der Pflegenden. Sie kann bei Fehlern einschreiten bzw. bei Bedarf Hilfestellung geben.

▶ **Fallbeispiel Herr Gebhardt.** Herr und Frau Gebhardt führen die Versorgung selber durch. Ihre Aufgabe als Pflegefachkraft besteht darin, Rückmeldung über den Erfolg zu geben und bei Bedarf, hilfreich zur Seite zu stehen.

Eigenverantwortliches Durchführen

Die Durchführung erfolgt nun in Eigenverantwortung und in Abwesenheit einer examinierten Pflegenden.

▶ **Fallbeispiel Herr Gebhardt.** Herr und Frau Gebhardt fühlen sich sicher genug, den Stomawechsel selbstständig durchzuführen. Sie als Pflegefachkraft haben sich davon überzeugt, dass dies auch fachgerecht geschehen wird, sodass Herr Gebhardt nicht in seiner Gesundheit gefährdet ist.

Auf Wortwahl, Stimme und Körpersprache achten

Wirkt der Lehrende auf den Lernenden besserwisserisch und belehrend, wird er sich entweder unfähig vorkommen, oder er wird eine Verteidigungshaltung einnehmen. Wirkt der Lehrende auf den Lernenden unsicher oder ängstlich, so werden Zweifel an dessen Kompetenz entstehen. Der Lernende wird unsicher sein, ob er das, was ihm vermittelt werden will, auch so übernehmen soll. In beiden Fällen ist der Lernprozess beeinträchtigt.

34.1.5 Feedback geben

Für jeden Lernenden ist es wichtig, eine Rückmeldung über seinen Lernerfolg zu erhalten. Er muss wissen, ob er sein Ziel erreicht hat, ob er die neuen Fähigkeiten beherrscht. Die Leistung des Lernenden muss
- beurteilt werden – ohne zu verurteilen,
- eingeschätzt werden – ohne abschätzig zu sein.

> **Merke**
>
> Ziel jedes Feedbacks oder jeder Beurteilung ist die Verbesserung der Handlungsfähigkeit. Deswegen soll sie Veränderungen dienen, handlungsorientiert und nützlich sein.

Feedback kann
- korrektes Handeln unterstützen und verstärken,
- korrigieren, was (noch) fehlerhaft ausgeführt wird,
- Fehler und Mängel vermeiden helfen, Anregungen geben, wie sie vermieden werden können,
- helfen, eine Beziehung zu klären und zu bessern.

Da auch der Ausspruch „Sie sind ein Idiot" ein Feedback, gleichzeitig aber verletzend ist und keine deutbare Information enthält, wurden Leitlinien für den Feedbackgeber erstellt.

Leitlinien für den Feedbackgeber

1. wertschätzende Grundeinstellung
2. Beschreibung des Sachverhalts
3. Ich-Botschaften senden
4. Gefühle beschreiben
5. eigene Wünsche und Ziele formulieren

Wertschätzende Grundeinstellung

Die Grundeinstellung dem Partner gegenüber ist sehr wichtig. Man kann nur einem Menschen ein konstruktives (lehrreiches, nutzbringendes) Feedback geben, dem man mit Einfühlungsvermögen (Empathie), Wertschätzung (Akzeptanz) und Echtheit (Kongruenz) gegenübertritt. Siehe auch Kap. „Kommunikation und Pflege" (S. 203).

Sachverhalt beschreiben

Jedes Feedback sollte mit einer Beschreibung des Sachverhaltes eingeleitet werden. Es sollten möglichst konkrete Beobachtungen geschildert werden. Globalaussagen und Interpretationen sind unbedingt zu vermeiden.

▶ **Fallbeispiel Herr Gebhardt.** Herrn Gebhardt hilft es nicht, wenn Sie ihm sagen: „Sie sind vergesslich" oder „Sie wollen das wohl nie lernen!" Besser ist es zu sagen: „Sie haben vorgestern vergessen, die pH-neutrale Waschlotion zu verwenden, gestern haben Sie keinen Einmalwaschlappen verwendet und heute haben Sie nicht daran gedacht, dass die Rasur dran ist."

Ich-Botschaften senden

Um Globalaussagen wie „Sie sind vergesslich" zu vermeiden, ist es hilfreich, darauf zu achten, Ich-Botschaften zu senden. Formulierungen wie „Sie sind vergesslich" treten mit dem Anspruch auf Wahrheit auf und stellen Schuldzuweisungen dar. Durch solche Etikettierungen kann der Änderungswille des Kritisierten erlahmen („So einer bin ich eben"). Ich-Botschaften haben folgende Vorteile:

- Sie sind weniger bedrohlich und provozieren dadurch weniger Abwehr.
- Weil sie ausdrücklich als subjektive Äußerung gekennzeichnet sind, kann man sich eher darüber verständigen, als wenn objektive Wahrheiten verkündet werden.
- Sie führen zu Vertrauen. Wenn jemand offen seine Gefühle ausspricht, liefert er dem anderen ein Beispiel und Vorbild. Gefühle sind nicht mehr tabuisiert und können offen zur Sprache gebracht werden.
- Weil der andere nicht „abgestempelt" wird, nicht schuldig oder freigesprochen wird, muss er zu den Äußerungen des Feedbackgebers Stellung beziehen.

▶ **Fallbeispiel Herr Gebhardt.** Statt Herrn Gebhardt das Etikett „vergesslich" aufzudrücken, kann die Aussage als subjektiver Eindruck gekennzeichnet werden, indem gesagt wird: „Ich habe den Eindruck, Sie können sich diese Abläufe nicht merken – ich weiß nicht, welche Erinnerungsstütze Ihnen helfen könnte – ich finde es sehr wichtig, dass Sie sich das merken."

Gefühle beschreiben

Nach der Tatsachenbeschreibung sollte der Feedbackgeber unbedingt deutlich machen, was diese Situation bei ihm ausgelöst hat.

▶ **Fallbeispiel Herr Gebhardt.** Auf das Vergessen von Herrn Gebhardt kann der Feedbackgeber verärgert, enttäuscht, beunruhigt oder besorgt reagieren.

Über eigene Wünsche und Ziele informieren

Um dem Feedbackempfänger die Möglichkeit zu geben, die Situation zu verbessern, sollte möglichst konkret formuliert werden, was Sie erwarten.

▶ **Fallbeispiel Herr Gebhardt.** Das Feedback könnte folgendermaßen aussehen: „Ich habe folgende Situationen beobachtet, in denen Sie etwas vergessen haben. Ich bin sehr besorgt, weil es zu Komplikationen bei Ihrem Stoma führen kann. Ich möchte mit Ihnen eine Möglichkeit finden, dieses Vergessen „abzuschaffen". Ich denke z. B. an eine Checkliste usw."

34.1.6 Anleitung von Angehörigen

Wird ein Mensch pflegebedürftig, betrifft dieses Ereignis die gesamte Familie. Das ganze Umfeld wird aus dem gewohnten Alltag gerissen. In unterschiedlichen Bereichen entsteht plötzlich eine Mehrfachbelastung. Von nun an ist alles, was vorher „normal" war, außer Kraft gesetzt, viele Zukunftspläne sind zerstört. In dieser Situation reagieren Angehörige sehr unterschiedlich. Gefühle der Angst, Hilflosigkeit, Schuldgefühle, Depression, Frustration oder Aggression verwandeln viele besorgte Angehörige in „schwierige" Angehörige, die durch übermäßige kritische Fragen oder permanente Forderungen auffallen. Dabei wollen diese Angehörigen meistens nur „das Beste" für den pflegebedürftigen Menschen. Durch Ihre Anleitung können diese Angehörigen lernen

- was sie Sinnvolles für ihr pflegebedürftiges Familienmitglied tun können (z. B. was kann ich tun, wenn ich am Bett meines im Wachkoma liegenden Vaters sitze?),
- wie sie sich selber entlasten können (z. B. wie helfe ich meinem schwergewichtigen Ehemann aus dem Bett?),
- wie sie mehr Autonomie und Normalität erlangen können (z. B. wenn ich meiner demenzkranken Frau die Insulinspritze selber geben kann, kann ich mit ihr verreisen).

Die meisten Angehörigen sind sehr dankbar, wenn jemand ein Ohr für ihre Sorgen und Nöte hat. Indem sie in die Pflege ihrer Angehörigen einbezogen werden, fühlen sie sich weniger hilflos oder schuldig. Die Beziehung zu dem pflegebedürftigen Menschen kann aufrechterhalten oder vertieft werden, wodurch auch der Pflegebedürftige profitiert. Aus der Zusammenarbeit mit Angehörigen wächst gegenseitiges Verständnis. Aus dem „schwierigen" Angehörigen kann sich ein wichtiger Partner der Pflegekraft entwickeln.

Die Wichtigkeit dieser Angehörigen als Partner der Pflege wurde auch vom Gesetzgeber erkannt. Durch die Einführung der Pflegeversicherung, als 5. Säule der Sozialversicherung, soll insbesondere die familiäre und ehrenamtliche Pflege unterstützt werden. Dafür werden in § 45 SGB XI kostenlose Angebote von Pflegekursen für Angehörige und ehrenamtliche Pflegepersonen vorgesehen, die von den Pflegekassen gefördert werden. Neben diesen Pflegekursen ist jedoch auch individuelle Anleitung und Schulung notwendig.

34.1.7 Anleitung von Auszubildenden

▶ **Gute Anleitung schafft Qualität.** Einen besonderen Stellenwert hat die Anleitung von Auszubildenden. Stationäre und ambulante Einrichtungen der Altenhilfe sind für die praktische Ausbildung der zukünftigen Altenpfleger verantwortlich. Daher entscheidet die Qualität dieser Anleitung zu einem großen Teil über die Qualität der Ausbildung von Nachwuchskräften und somit über die Zukunft der Altenpflege.

▶ **Gesetzliche Verpflichtung.** Aus diesem Grund schreibt der Gesetzgeber vor, dass diese Anleitung nur von Pflegenden durchgeführt werden darf, die über eine mindestens zweijährige Berufserfahrung und über eine berufspädagogische Weiterbildung verfügen (AltPflAPrV 2002).

▶ **Lernortkooperation von Schule und Praxis.** Wie bei der Anleitung allgemein ist eine gute Bedingungsanalyse die Voraussetzung für eine gute Anleitung während der praktischen Ausbildung. In Zusammenarbeit mit der Schule und dem Auszubildenden müssen der Stand der theoretischen und der praktischen Ausbildung geklärt werden. **Die Erwartungen der Schule, des Auszubildenden und der praktischen Ausbildungseinrichtung müssen jedem bekannt sein.** Erst dann sollten konkrete Ausbildungsziele festgelegt werden und ein Zeitplan zur Erreichung dieser Ziele aufgestellt werden.

▶ **Anleitung planen.** Die Anleitung in den konkreten Pflegesituationen sollte gut geplant werden und der Erreichung der Ausbildungsziele dienen. In der Anleitung von Auszubildenden ist ein planvolles Vorgehen von ganz besonderer Wichtigkeit (Lummer 2001; Denzel 2007).

▶ **Feedback einfordern.** Das Feedback nach jeder Anleitungssituation, in Zwischengesprächen und am Ende des Praktikums ist die Voraussetzung dafür, dass alle Beteiligten den Ausbildungsstand richtig einschätzen und zukünftige Ausbildungssituationen so planen, dass das Ausbildungsziel erreicht wird. Eine Beurteilung am Ende des Praktikums, ohne dass zu Beginn Ziele aufgestellt wurden, ist unrealistisch (was wird beurteilt?). Ebenso unfair ist eine Beurteilung, wenn die Auszubildenden bei der Erreichung ihrer Ziele nicht unterstützt wurden.

Fallbeispiel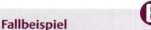

Schülerin Anna ist im 2. Ausbildungsjahr und beginnt ihr 3. Praktikum auf einer Station, auf der sie noch nie war. Altenpflegefachkraft Inge, die die Anleitung übernehmen soll, sagt am 1. Tag: „Lauf einfach mit, dann siehst du gleich, wie es hier läuft. Nächste Woche übernimmst du dann den Flur rechts." So wird Anne ihre Lernziele nicht erreichen! Inge müsste klären:
- Was hat Anna in den ersten beiden Praktika gelernt – bei welchen Tätigkeiten fühlt sie sich schon sicher, wo sieht Anna noch Lernbedarf?
- Was sind die Lernziele, die die Schule für dieses Praktikum vorgesehen hat? Im 3. Praktikum könnte gerontopsychiatrische Pflege, Umgang und Verabreichung von Medikamenten der Schwerpunkt sein.

Nun müsste Inge gemeinsam mit Anna überlegen, wie die Ziele in der Zeit des Praktikums erreicht werden können.

Dafür könnten z. B. Wochenpläne mit Lernaufgaben aufgestellt werden und Reflexionsgespräche geplant werden.

Qualitätskriterien

Um die Qualität einer Anleitungssituation einzuschätzen, eignet sich folgendes Auswertungsschema (▶ Abb. 34.3). Dabei sind die Zahlen den üblichen Notendefinitionen nachzuempfinden.

34.2 Beraten

Fallbeispiel

Herr Gebhardt scheint in den letzten Tagen zunehmend unmotiviert. Er berichtet über Lustlosigkeit, Appetitmangel, schwere Glieder und einen Druck im Kopf. Da der Arzt nichts feststellen kann, nimmt sich Pflegerin Lisa etwas Zeit für ein Gespräch. Es stellt sich heraus, dass Herr Gebhardt seit seiner Heimkehr das Haus nicht verlassen hat. Er traut sich in seinem Zustand nicht raus. Er fühlt sich minderwertig, befürchtet, von anderen nur bedauert zu werden.

Definition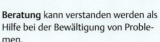

Beratung kann verstanden werden als Hilfe bei der Bewältigung von Problemen.

Beratung unterscheidet sich dadurch von Anleitung, Lehren und Schulen. Es geht nicht um die Vermittlung von allgemein gültigen Verhaltensregeln, sondern um subjektiv wahrgenommene Schwierigkeiten.

Merke

Beratung geht von den Problemen aus, so wie sie der Betroffene erlebt. Sie gibt Hilfestellung, damit dieser Mensch mit seinen individuellen Ressourcen sein Problem so löst, dass er sich wohlfühlt.

Problematische Situationen werden entschärft, indem der Betroffene
- seine Sichtweisen,
- seine Einstellungen,
- seine Gefühle verändert und
- individuelle Coping-Strategien entwickelt (Koch-Straube 2008).

Qualitätskriterien zum „Einschätzen von fachlichen Anleitungssituationen"						
Beurteilung	1	2	3	4	5	
Ziel klar						**Ziel** unklar
Motivation den Lernenden motivierend						**Motivation** den Lernenden demotivierend
Verlauf sinnvoll strukturiert						**Verlauf** unstrukturiert
Fachlichkeit fachlich korrekt						**Fachlichkeit** fachliche Fehler
vollständige Handlung kognitive, körperliche, emotionale und kommunikative Teile der Handlung beachtet						**vollständige Handlung** nur Teile der Handlung berücksichtigt
Lehrmethode für diesen Lernenden hilfreich						**Lehrmethode** für diesen Lernenden nicht hilfreich
Medien sinnvoll und hilfreich						**Medien** nicht sinnvoll eingesetzt
Feedback hilfreich formuliert						**Rückmeldung** wird nich gegeben
Zielerreichung vollständig erreicht						**Zielerreichung** Ziel nicht erreicht
Ressourcen sinnvoller Aufwand						**Ressourcen** viel Zeit, Material ect.
Sprache gut verständlich						**Sprache** nicht verständlich

Abb. 34.3 Checkliste „Einschätzung von Anleitungssituationen".

▶ **Fallbeispiel Herr Gebhardt.** Pflegerin Lisa wird Herrn Gebhardt nicht einfach sein Selbstwertgefühl wieder zurückgeben können. Er muss es selbst wiederfinden. In einem Beratungsgespräch kann sie ihn auf diesem Weg unterstützen. Es würde ihm nicht helfen, wenn sie ihn aufmuntert oder tröstet, wenn sie ihm befiehlt, täglich einen Spaziergang zu machen oder ihn belehrt, welche Folgen sein Verhalten haben kann.

34.2.1 Verlauf der Beratung

Der Beratungsprozess läuft in folgenden Schritten ab:
1. Beziehung aufbauen
2. Problem erkennen
3. Problem analysieren
4. Lösung suchen
5. Problem lösen

Beziehung aufbauen

Zunächst wird ein Kontakt, eine vertrauensvolle Beziehung aufgebaut. Nur wenn es gelingt, eine Beziehung herzustellen, die von grundsätzlicher Akzeptanz und Wertschätzung geprägt ist, wird die Beratung von wirklichem Erfolg sein.

▶ **Fallbeispiel Herr Gebhardt.** Meint Pflegerin Lisa z. B. schon zu wissen, was Herr Gebhardt braucht, um wieder glücklicher zu werden (z. B. einfach mal einen Ausflug machen), so wird Herr Gebhardt in seinem Gefühl, bedauert zu werden oder nichts mehr bestimmen zu können, noch bekräftigt. Schwester Lisa muss darauf vertrauen können, dass Herr Gebhardt seinen eigenen Weg aus dieser Situation findet.

Problem erkennen

Als Nächstes muss das Thema des Konfliktes, des Problems herausgefunden werden. In einem einfühlenden Gespräch (S. 206) wird der Ratsuchende unterstützt, sein Problem zu formulieren. Schon alleine durch das Aussprechen der Probleme können sich Dinge klären oder wirre Gedanken etwas ordnen.

▶ **Fallbeispiel Herr Gebhardt.** Herr Gebhardt hat im Gespräch erkannt, dass es einen Zusammenhang gibt zwischen seinem körperlichen Zustand und seiner Angst, das Haus zu verlassen.

Problem analysieren

Ist das Problem erkannt, muss genauer analysiert werden: Seit wann besteht das Problem? Was hat das Problem ausgelöst? Wann tritt das Problem auf? Welche Faktoren verschärfen das Problem? Wann tritt das Problem nicht auf? Welche Faktoren entschärfen das Problem? Welche Folgen hat das Problem? usw.

▶ **Fallbeispiel Herr Gebhardt.** Nun sollte Pflegerin Lisa Herrn Gebhardt ermutigen, sich intensiver mit diesem Problem auseinanderzusetzen. Durch die stützende, vertrauensvolle Beziehung wird Herr Gebhardt ermutigt, für sich zu klären, wie er „seinen Zustand" erlebt, was für ihn „minderwertig sein" oder „bedauert werden" bedeutet, was für Konsequenzen es hat, dass er das Haus nicht verlässt usw. In dieser Phase der Beratung kann es durchaus sein, dass Pflegerin Lisa auf Wunsch von Herrn Gebhardt Informationen vermitteln kann (z. B. wenn sich herausstellt, dass er nicht über Aktivitätsmöglichkeiten mit einem Ileostoma oder über Selbsthilfegruppen informiert ist usw.)

Lösung suchen

Liegt das Problem mit allen seinen Facetten vor, kann der Ratsuchende durch Reflexion und Integration der Erfahrungen Schlussfolgerungen ziehen. Er kann nun Zusammenhänge verstehen, Bilanz ziehen oder Gewinn-Verlust-Vergleiche machen, um für die Zukunft eine Entscheidung zu finden.

▶ **Fallbeispiel Herr Gebhardt.** Es ist Herrn Gebhardt vielleicht im Laufe des Gespräches klar geworden, dass ihm seine Kontakte zu anderen Menschen fehlen, dass seine Freunde recht haben, ihn zu bedauern, wenn er sich so verhält. Allerdings hat er große Angst vor einer Panne mit dem Stomabeutel außerhalb des Hauses.

Problem lösen

Mit den neu gewonnenen Einsichten oder Entscheidungen kann der Ratsuchende jetzt aktiv, bewusst und selbstverantwortlich nach einer Alternative zu seinem bisherigen Verhalten suchen (Neuorientierung, Erprobung).

▶ **Fallbeispiel Herr Gebhardt.** Herr Gebhardt fühlt sich noch zu unsicher, um mit seinen Freunden auszugehen. Er kann sich jedoch vorstellen, die Selbsthilfegruppe aufzusuchen. Außerdem beschließt er, seine Freunde zu sich nach Hause einzuladen.

34.2.2 Möglichkeiten und Grenzen der Beratung

Nicht zuletzt durch die Einführung des Pflegeversicherungsgesetzes gehört Beratung explizit zu den pflegerischen Aufgaben. In §37 (3) SGB XI wird Beratung erstmals in einem Gesetzestext ausdrücklich als pflegerische Aufgabe genannt. Die zugelassenen Pflegeeinrichtungen erhalten den Auftrag, die pflegenden Angehörigen zu unterstützen und zu beraten. Welche Chancen und Schwierigkeiten mit diesem Beratungsauftrag verbunden sein können, schildern Ilona Klein, Martin Schieron und Anja Thormann (2001).

Formen der Beratung

Doch Beratung ist auch ein Teil des Pflegeprozesses. Pflege ist nicht möglich ohne einen Dialog. Der Respekt vor der Selbstbestimmung des Pflegebedürftigen schließt ein, dass Wahlmöglichkeiten geboten und eigene Entscheidungen gefördert und respektiert werden. Die Förderung der Ressourcen, das Einbeziehen von biografischen Besonderheiten setzt voraus, dass Kompetenzen wahrgenommen und genutzt werden. Inhaltlich kann es in Beratungsgesprächen um folgende Bereiche gehen:
- fachliche Beratung
- persönliche Beratung

Fachliche Beratung

Dabei geht es um Sachprobleme, die durch bestimmte Maßnahmen gelöst werden (z. B. die Auswahl des geeigneten Inkontinenzmaterials, der geeigneten Gehstütze, der Einrichtung des Zimmers usw.). Dabei können Informationen vermittelt werden, es kann angeleitet werden, Ratschläge sind erwünscht, solange die endgültige Entscheidung beim Pflegebedürftigen bleibt.

Persönliche Beratung

Bei dieser Form der Beratung geht es nicht immer um handfeste Lösungen. Wenn es um ausweglose Situationen wie unheilbare Krankheit oder Todesnähe geht, brauchen Pflegebedürftige insbesondere eine Stützung. Häufige Themen sind dann Umgang mit Belastungen, Einschränkungen und Verlusten. Alte Menschen müssen lernen, Hilfe anzunehmen, Verluste zu verarbeiten, mit sich selbst und anderen Menschen zurechtzukommen. Wenn es um Probleme aus zurückliegenden Lebensphasen geht, kann es einfach entlastend sein, über die Schuldgefühle, die Trauer über Fehlentscheidungen oder verpasste Lebenschancen zu sprechen. Erfolgreiche Beratung bedeutet in diesen Fällen, dass der Ratsuchende sich verstanden und akzeptiert fühlt. Durch das Beratungsgespräch können sich Gedanken ordnen, es können neue Perspektiven gefunden werden. Die Hauptaufgabe des Beratenden besteht darin, interessiert, aktiv zuzuhören.

Grenzen der Beratung

Beratung ist kein Allheilmittel:
- Beratung beruht auf Freiwilligkeit. Häufig sind Pflegebedürftige nicht bereit, mit anderen, die ihnen fremd sind, Gedanken und Gefühle auszutauschen. Die Voraussetzung für Beratung ist eine vertrauensvolle Beziehung. Evtl. wird eine Beratung durch Angehörige, Freunde oder Seelsorger vorgezogen.
- Viele alte Menschen haben nie gelernt, über ihre Gefühle und Gedanken zu sprechen. Sie wollen ihre Erkrankung eher als einen reparaturbedürftigen Defekt ansehen oder versuchen, ihre Probleme zu verdrängen. Auch diese Formen der Problembewältigung sollten akzeptiert und wertgeschätzt werden.
- Wie mehrere Studien zeigen (Koch-Straube 2008), fehlt es in der Pflege an Konzepten, wie Beratung in den Alltag integriert werden kann. Es ist noch zu wenig im Selbstverständnis der Pflegenden verankert, dass Beratung zur eigenen Arbeit dazugehört.
- Beratung kann für Pflegende sehr belastend werden. Beratungsgesuche werden gerade in schwierigen Situationen verweigert, da die Pflegenden sich den psychischen Belastungen nicht gewachsen fühlen (Koch-Straube 2008). Pflegefachkräfte brauchen hier Unterstützung durch Supervision.
- Schließlich schränken institutionelle Rahmenbedingungen die Möglichkeiten, die Pflegebedürftigen zu beraten, ein. Die Organisationsform ermöglicht häufig keine Kontinuität des Kontaktes und behindert daher die Entstehung von Vertrauen. Es mangelt an Zeit und bei Mehrbettzimmern auch an Raum, um eine Atmosphäre zu schaffen, in der Beratung möglich ist.
- Es sind die Aufgaben von Altenpflegeschulen und Pflegeinstitutionen, dafür Sorge zu tragen, dass ihre Auszubildenden und ihr Pflegeteam für Beratungsaufgaben kompetent geschult, gefördert und dadurch geschützt werden.

Qualitätskriterien

Um die Qualität einer Beratungssituation einzuschätzen, eignen sich folgende Auswertungsschemata (▶ Abb. 34.4; ▶ Abb. 34.5). Dabei sind die Zahlen den üblichen Notendefinitionen nachzuempfinden.

Qualitätskriterien für die „Einschätzung fachlicher Beratungssituationen"						
Beurteilung	1	2	3	4	5	
Beginn Vertrauen aufbauend, Kompetenz ausstrahlend						Beginn fordernd, überrumpelnd, arrogant oder unsicher
Fragen zielgerichtet						Fragen manipulierend, irrelevant
Gesprächsverlauf zielführend						Gesprächsverlauf abschweifend, bedrängend
Ziel eindeutig, Alternativen aufzeigend, bei Entscheidung helfend						Ziel nicht erkennbar, überzeugen, belehren
Ergebnis wird vom Ratsuchenden selber gefunden						Ergebnis wird vorgegeben
Sprache gut verständlich						Sprache unverständlich
Körpersprache Sicherheit vermittelnd						Körpersprache unangepasst
Tonfall, Lautstärke Sicherheit vermittelnd						Tonfall, Lautstärke unangemessen
Medien hilfreich						Medien fehlen, nicht hilfreich
Einfühlungsvermögen sehr stark vorhanden						Einfühlungsvermögen nicht vorhanden
Wertschätzung sehr gut vermittelt						Wertschätzung nicht vorhanden
Echtheit wirkt ehrlich						Echtheit wirkt unecht

Abb. 34.4 Checkliste „Einschätzung von fachlichen Beratungssituationen".

34.3 Kommunikation im Team

Fallbeispiel

Auf der gerontopsychiatrischen Station gibt es Probleme. Ein Bezugspflegesystem wurde eingeführt. Die Station wurde in 3 kleine Wohngruppen unterteilt. Es wurden zusätzliche Betreuungskräfte eingestellt und jede Wohngruppe verfügt über eine Pflegefachkraft mit gerontopsychiatrischer Zusatzausbildung. Eine der Fachpflegekräfte ist die Stationsleitung. Es wurde eine Tagesgruppe für schwer Demenzkranke eingerichtet und eine Tagesgruppe für sehr mobile Menschen mit Demenz. Alle Mitarbeiter wurden in Validation und Basaler Stimulation geschult. Eigentlich wurden ideale Bedingungen geschaffen. Trotzdem funktioniert die Arbeit nicht. Das Pflegeteam ist unzufrieden, es fühlt sich überlastet, es gibt erste Anfeindungen. Trotz mehr Personal und besserer räumlicher Bedingungen ist die Häufigkeit von herausforderndem Verhalten bei den Menschen mit Demenz dramatisch gestiegen.

Wie im Beispiel deutlich geworden, wird die Pflegequalität nicht unbedingt von den räumlichen, sachlichen und personellen Ressourcen einer Einrichtung bestimmt. Eine einzelne Pflegekraft kann sehr kompetent sein und gute Arbeitsbedingungen haben – alleine kann sie aber nicht für eine qualitativ hochwertige Pflege sorgen. Sie ist auf die Mithilfe ihrer Kollegen angewiesen.

Definition

Ein **Team** ist eine Gruppe von Personen, die notwendig ist, um ein Ziel zu verwirklichen. Das Ziel kann nur erreicht werden, wenn alle Fähigkeiten und Fertigkeiten der Teammitglieder genutzt werden.

Das bedeutet, dass Teamarbeit nur dann möglich ist, wenn:
- alle im Team dasselbe Ziel verfolgen,
- jeder im Team weiß, was er zur Zielerreichung beitragen kann,
- jeder im Team weiß, wie er zur Zielerreichung beitragen kann,

34.3 Kommunikation im Team

Qualitätskriterien zur „Einschätzung einer persönlichen Beratungssituation"						
Beurteilung	1	2	3	4	5	
Beginn Vertrauen aufbauend						**Beginn** fordernd, überrumpelnd
Fragen offen, unterstützend						**Fragen** manipulierend, direkt
Gesprächsverlauf hilft durch Verbalisieren und Paraphrasieren, den Gesprächsfluss in Gang zu halten						**Gesprächsverlauf** stark lenkend
Ziel helfen, die Situation zu klären						**Ziel** überzeugen, belehren
Ergebnis wird vom Ratsuchenden selber gefunden						**Ergebnis** wird vorgegeben
Sprache an die Sprachwahl des Partners angepasst						**Sprache** unangepasst
Körpersprache der Haltung des Partners angepasst						**Körpersprache** unangepasst
Tonfall, Lautstärke der Stimmung des Partners angepasst						**Tonfall, Lautstärke** unangepasst
Einfühlungsvermögen sehr stark vorhanden						**Einfühlungsvermögen** nicht vorhanden
Wertschätzung sehr gut vermittelt						**Wertschätzung** nicht vorhanden
Echtheit wirkt ehrlich						**Echtheit** wirkt unecht

Abb. 34.5 Checkliste „Einschätzung einer persönlichen Beratungssituation".

- jeder im Team bereit ist, seinen Teil an Aufgaben und Verantwortung zu tragen,
- jeder im Team die Kraft und die Fähigkeiten hat, seine Aufgaben und Verantwortungen zu tragen.

Lernaufgabe

Überlegen Sie, welche dieser Voraussetzungen auf der oben beschriebenen gerontopsychiatrischen Station wahrscheinlich nicht erfüllt sind.

Merke

Altenpflege ist ein Beruf, der von der Teamarbeit lebt. Die Qualität der Pflege ist abhängig von der guten Zusammenarbeit der Kollegen. Störungen im Team schaden dem schwächsten Glied in der Pflege, dem hilfe- und pflegebedürftigen Menschen!

Je nachdem wie gut Absprachen getroffen werden, wie präzise Informationen weitergegeben werden, können Bedürfnisse alter Menschen zuverlässig erfüllt werden.

Teamgespräche, Dienstübergaben, Fallbesprechungen sind Gesprächsformen, die zur Pflege dazugehören. Sie sind Voraussetzung dafür, dass ein Team entstehen kann und gut funktioniert.

34.3.1 Teamgespräche

Doch wie ist es möglich, ein richtiges Team zu werden? Das Problem ist, dass es nicht auf Anordnung einer Vorgesetzten funktioniert. Im Gegenteil, Vorgesetzte sollten mit gutem Beispiel vorangehen und Vorbild sein in kommunikativer Grundhaltung und kommunikativer Kompetenz. Vorgesetzte, als Teil des Teams, sind verantwortlich für eine Atmosphäre, in der sich ein Team entwickeln kann.

Merke

Ein Team kann nur durch Kommunikation entstehen. Nur wenn durch Kommunikation ein gemeinsames Ziel vermittelt oder erarbeitet wird, wenn gemeinsame Wege zur Zielerreichung erarbeitet werden und einzelne Aufgaben unmissverständlich geklärt sind, können die Teammitglieder ihren Beitrag zum Erfolg des Teams erbringen. Passiert das nicht, gehen sinnlos Fähigkeiten und Kraft verloren. Es entsteht Frust und die Motivation sinkt.

Auch wenn ein Team auf ein Ziel eingeschworen ist, die Rollen und Aufgaben im Team klar sind und alle sehr motiviert mitarbeiten, gibt es häufig Probleme. Und immer wieder geht es um die Kommunikation.

▶ **Ursachen.** Störungen im Team sind häufig durch folgende Aspekte verursacht:
- Informationen werden als nicht wichtig eingestuft und nicht weitergegeben.
- Kommunikationswege sind zu lang, Informationen kommen zu spät an.
- Informationen bleiben an irgendeiner Stelle hängen.
- Wegen unklarer Hierarchien werden Informationen nicht oder falsch weitergegeben.
- Wegen schlechten Betriebsklimas werden Informationen zögerlich oder verfälscht weitergegeben.
- Informationen werden bewusst zurückgehalten.
- Es gibt Informationsüberflutung, in der wichtige Informationen verloren gehen.
- Es wird erwartet, dass jeder im Team zu jeder Zeit über alles informiert ist.

Zahlreiche Forscher, Unternehmensberater und Coaches haben sich mit dem Thema Kommunikation im Team beschäftigt. Zeitlos gültig scheinen die Regeln von Ruth Cohn (1913–2010), der Begründerin der **Themenzentrierten Interaktion** (TZI) in Gruppen (http://www.ruth-cohn-institute.org).

Bei jeder Kommunikation in Gruppen ist zu beachten, dass es nicht nur um die **Sache** geht. Zu berücksichtigen sind die einzelnen **Personen**, die Teammitglieder, mit ihren Kompetenzen, Bedürfnissen und Wünschen. Zudem sind die **Beziehungen** zwischen den Teammitgliedern entscheidend für den Gruppenprozess. Schließlich muss beachtet werden, dass jedes Teamgespräch in einem bestimmten **Umfeld** stattfindet, das auch für das Ergebnis mitbestimmend ist (▶ Abb. 34.6).

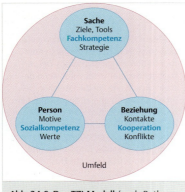

Abb. 34.6 Das TZI-Modell (nach Ruth Cohn).

Jede Team- oder Gruppenleitung sollte versuchen, eine „dynamische Balance" zwischen diesen 4 Faktoren zu wahren. Doch die Gruppenleitung alleine kann dieses nicht erreichen. Alle Teammitglieder sind gefordert. Darum sollten in Teams die im Folgenden dargestellten 10 Regeln eingeübt werden.

Die 10 Regeln des TZI

▶ **1. Sei dein eigener Chairman.** Dies bedeutet so viel wie: „Übernimm die Verantwortung für dich selbst." Bestimme, wann und was du sagen willst und bestimme dein eigenes Vorgehen im Blick auf die Arbeit, die Gruppe und alles, was für dich wichtig ist. Nimm deine Ideen, Gedanken, Wünsche und Gefühle wichtig und wähle aus, was du den anderen anbieten kannst und um was du bitten möchtest.

▶ **2. Störungen angemessenen Raum geben.** Wenn es im Team zu Störungen kommt, müssen diese zuerst angesprochen und behoben werden, bevor wieder am Thema weitergearbeitet werden kann. Unterbrich das Gespräch, wenn du nicht wirklich teilnehmen kannst, wenn du gelangweilt, ärgerlich oder aus einem anderen Grund unkonzentriert bist. Die Gruppe weiß dann, was in dir vorgeht und welchen Anteil sie daran hat. Werden Störungen nicht beachtet, so kann dies schwerwiegende Folgen haben, weil die Arbeit be- oder sogar verhindert wird. Die Gruppe kann Störungen zwar ignorieren, wirksam sind sie trotzdem. Eine Gruppe, die die Störungen ihrer Mitglieder bearbeitet, gewinnt die scheinbar verlorene Zeit durch intensivere und konzentriertere Arbeit zurück.

▶ **3. Vertritt dich selbst in deinen Aussagen.** Sprich per „Ich" und nicht per „Wir" oder per „Man". Vielfach verstecken wir uns hinter Formulierungen wie z.B. „Jeder weiß", „Man sagt", „Wir alle wollen", „Man sollte das so und so machen". Es ist für viele viel schwerer, zu der eigenen Aussage oder Meinung zu stehen, wenn es darum geht, sie als persönliche Meinung zu kennzeichnen. Es geht bei dieser Regel darum, dass der Sprechende die volle Verantwortung für das Gesagte übernimmt und sich nicht hinter der Allgemeinheit oder der Gruppe verstecken kann.

▶ **4. Stelle möglichst nur Informationsfragen.** Diese Regel entstand aus der Erkenntnis, dass es „echte" und „unechte" Fragen gibt. Während echte Fragen Ausdruck eines Informationsbedürfnisses sind, werden unechte Fragen z.B. für Machtspiele eingesetzt (z.B.: „Was hast du dir denn dabei gedacht ...?"). Wenn anstelle von Fragen Aussagen treten, inspiriert das zu weiteren Interaktionen. Versuche also, eigene Erfahrungen und Gedanken anzusprechen.

▶ **5. Mach dir bewusst, was du denkst und fühlst.** Dabei wähle, was du sagst und tust. Um ein faires und vertrauensvolles Miteinander im Team zu erreichen, ist eine gewisse Filterung der eigenen Aussagen notwendig. Es kann nicht jeder immer sofort alles sagen, was ihm oder ihr gerade in den Kopf kommt. Je besser das Team im Laufe der Zeit eingespielt ist, desto mehr kann gesagt werden, weil die anderen die Äußerungen besser einschätzen können. Dennoch ist es wichtig, die eigenen Beiträge verantwortungsvoll auf das jeweilige Ziel der Gruppenarbeit hin zu überprüfen, ohne sich selbst zu verleugnen. Alles, was du sagst, sollte wahr sein, aber nicht alles, was wahr ist, muss gesagt werden.

▶ **6. Halte dich mit Interpretationen zurück.** Sprich stattdessen deine persönliche Meinung aus. Manche Menschen neigen dazu, die Redebeiträge anderer Personen zu interpretieren. So sagt jemand z.B. „Einige aus der Gruppe denken, ..." oder „Klaus will eigentlich das und das sagen." Meist haben Interpretationsversuche v.a. etwas mit dem Sprechenden selbst zu tun und führen oft zu Abwehrreaktionen desjenigen, der die Ursprungsaussage gemacht hat. Solche Vorgänge verlangsamen die Arbeitsprozesse. Statt zu erklären, was andere gesagt oder gedacht haben, ist es angemessener, für sich selbst zu sprechen. Die einfache Grundregel lautet deshalb: Jeder spricht für sich selbst! Wenn wir nicht sicher sind, was der andere gesagt hat, können wir nachfragen.

▶ **7. Persönliche Eindrücke deutlich kennzeichnen.** Wenn du etwas über das Benehmen oder die Charakteristik eines anderen Teilnehmers aussagst, sage auch, was es dir bedeutet, dass er so ist, wie er ist (d.h., wie du ihn siehst). Unser Feedback ist ja aus unserer persönlichen Sicht entstanden und kann z.B. durch unsere Tagesform oder unsere Vorerfahrungen geprägt sein.

▶ **8. Es redet immer nur einer.** Oft reden gerade in wichtigen Phasen der Teamarbeit alle durcheinander, z.B. dann, wenn eine grundlegende Fragestellung diskutiert oder eine Entscheidung getroffen werden soll. Es ist aber wichtig, dass jeder jedem zuhört und vor allem, dass alle einander verstehen. Nur so ist eine Verständigung möglich und nur so können Entscheidungen getroffen werden, in denen sich alle Beteiligten wiederfinden. Damit die Äußerungen aller Teammitglieder von allen verstanden werden, ist es notwendig, nacheinander zu sprechen. Niemand kann mehreren Personen gleichzeitig aufmerksam zuhören. Auch nonverbale Äußerungen, wie Gesten oder starke Mimik, können so ablenkend sein, dass die Akteure darauf verzichten sollten, während jemand anders spricht.

▶ **9. Seitengespräche haben Vorrang.** Sie stören und sind zugleich meist wichtig, sonst würden sie nicht geschehen. Wenn Teilnehmer Seitengespräche führen, so sind sie mit großer Wahrscheinlichkeit stark beteiligt oder gar nicht. Es kann sein, dass ein Gruppenmitglied etwas sagen will, was ihm wichtig ist, aber gegen schnellere Sprecher nicht ankommt und Hilfe braucht, um sich in der Gruppe zu äußern.

▶ **10. Beachte die Signale deines Körpers und achte auf solche Signale auch bei den anderen.** Wer die Sprache seines Körpers kennt, versteht, wie Gedanken und Aussagen von bestimmten Körpergefühlen begleitet werden und wie diese ihrerseits eine Aussage machen. Auf die Sprache des Körpers zu achten, verschafft wichtige zusätzliche Informationen über das Gesprochene und Gehörte hinaus. Körpersprache zeigt Emotionen sehr deutlich und in der Regel eher, als sie ausgesprochen werden.

34.3.2 Krisen im Team

Trotz Regeln, Kommunikationsschulung und idealen Bedingungen treten in jedem Team von Zeit zu Zeit Krisen auf (▶ Abb. 34.7). Insbesondere wenn neue Teammitglieder integriert werden müssen, Aufgaben neu verteilt werden, Ziele

34.3 Kommunikation im Team

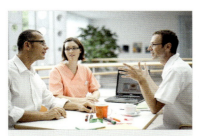

Abb. 34.7 Krisengespräch. Unstimmigkeiten in einem Team sind normal. Wichtig ist, diese gemeinsam zu besprechen und nach Lösungen zu suchen. (Foto: A. Fischer, Thieme)

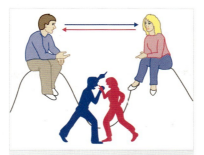

Abb. 34.8 Metakommunikation zur Klärung von Beziehungsstörungen (nach Geisler 2006).

neu gesetzt werden oder andere Veränderungen auftreten, muss der Teambildungsprozess wieder ganz von vorne beginnen. Dabei ist es normal, dass unterschiedliche Sichtweisen, Interessen, Ziele und Wünsche aufeinandertreffen. Zur Krise werden diese Unstimmigkeiten, wenn sie nicht rechtzeitig angesprochen werden bzw. wenn nicht systematisch eine Lösung gesucht wird.

Praxistipp

- Sprechen Sie Probleme bei der Arbeit möglichst immer sofort an.
- Klären Sie Ihren Standpunkt zu dem Problem: Was weiß ich über die Situation, wie beurteile ich die Situation, was fühle ich, was sind meine Bedürfnisse, was wünsche ich mir?
- Erfragen Sie den Standpunkt Ihrer Kollegen: Was wissen diese über die Situation, wie beurteilen sie die Situation, was fühlen sie, welche Bedürfnisse haben sie, was wünschen sich die Kollegen?
- Erbitten Sie sich Hilfe durch Vorgesetzte, wenn die Klärung der Probleme schwierig ist.
- Bei langanhaltenden Schwierigkeiten im Team sollte externe Hilfe in Anspruch genommen werden. Maßnahmen der Teamentwicklung oder Supervision können helfen, Probleme zu analysieren und Lösungen zu finden.

Metakommunikation

Häufig geht es bei Krisen im Team nicht um sachliche Probleme, sondern um Beziehungsstörungen. Daher kann es auch keine sachlichen Lösungen geben. Die Beziehungsprobleme müssen bereinigt werden. Es muss geklärt werden, wie wir miteinander umgehen, wie wir miteinander kommunizieren. Zur Klärung von Beziehungsstörungen eignet sich die Metakommunikation (▶ Abb. 34.8).

Definition

Metakommunikation ist „Kommunikation über Kommunikation".

Merke

Metakommunikation erfordert ein großes Maß an Offenheit und Vertrauen im Team. Es setzt ein hohes Maß an Reflexionsfähigkeit und Änderungswillen bei den Beteiligten voraus. Daher muss jeder Vorgesetzte für ein Klima der Offenheit sorgen und mit gutem Beispiel vorangehen, indem er auch sein eigenes Verhalten immer wieder reflektiert.

Indem in einem Team Probleme offen angesprochen werden können, ohne dass einzelne Teammitglieder sich angegriffen fühlen, können viele Schwierigkeiten vermieden werden. Die Arbeitsqualität wird steigen und damit die Lebensqualität der pflegebedürftigen alten Menschen. Gleichzeitig steigen die Arbeitszufriedenheit und damit auch die Lebensqualität der Pflegenden.

34.3.3 Fallbesprechung

Eine besondere Form der Teambesprechung ist die Fallbesprechung. Fallbesprechungen sollten regelmäßig durchgeführt werden, um die weitere Pflege von Bewohnern bzw. Klienten zu planen und abzusprechen. Dabei ist es wichtig, dass die Informationen, Erfahrungen und Kenntnisse aller Teammitglieder optimal für die Pflegeplanung der pflegebedürftigen Menschen genutzt werden.

Fallbesprechungen sollten immer gut vorbereitet und von einem Teammitglied moderiert werden. ▶ Tab. 34.1 zeigt den Verlauf einer Teambesprechung auf, der sich bewährt hat.

▶ **Durchführung.** Hierbei sollten folgende Punkte beachtet werden:
- Auf den Verlauf und die Zeit achten. Eine Fallbesprechung ist kein Kaffeeklatsch. Je disziplinierter am Fall gearbeitet wird, umso befriedigender ist das Ergebnis. Da in der Pflege Zeit immer Mangelware ist, sollten weitschweifige Darstellungen unterbunden werden.
- Alle Äußerungen sollten visualisiert werden. So gehen keine Beiträge verloren, Inhalte werden nicht mehrfach

Tab. 34.1 Die Fallbesprechung/kollegiale Beratung (nach Kaiser u. Künzel 1996).

	Der Fallbringer	Die Kollegen
Schritt 1 (Konfrontation)	stellt die Situation vor. Er erzählt oder präsentiert auf Flipchart usw.	hören zu und machen sich Notizen
Schritt 2 (Information)	antwortet differenziert	erfragen alle notwendigen Informationen, um die Situation und alle Zusammenhänge zu verstehen, die ihnen wichtig vorkommen
Schritt 3 (Exploration)	hört zu	beraten sich: Es werden Ursachen und Zusammenhänge gesucht, die für die Lösung notwendig sind. Hypothesen, Vermutungen, Eindrücke werden gesammelt, evtl. an einer Pinnwand visualisiert
Schritt 4 (Disputation)	hört intensiv zu und macht sich Notizen	jeder sagt (oder schreibt auf), was er anstelle des Ratsuchenden tun würde und *begründet dieses fachlich*
Schritt 5 (Kollation)	teilt mit und begründet in der Runde, welche Hypothesen angenommen werden und welche Vorschläge er umsetzen möchte	Feedbackrunde: Was nehme ich aus dem Gespräch mit, persönliche Anmerkungen

vorgetragen, ein Gesamtbild der Situation ist allen Mitgliedern zu jedem Zeitpunkt sichtbar.
- Beschlüsse müssen schriftlich festgehalten und auch nicht anwesenden Teammitgliedern zugänglich gemacht werden.

34.4 Ethische Herausforderung

Fallbeispiel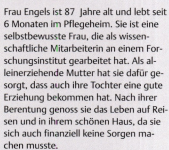

Frau Engels ist 87 Jahre alt und lebt seit 6 Monaten im Pflegeheim. Sie ist eine selbstbewusste Frau, die als wissenschaftliche Mitarbeiterin an einem Forschungsinstitut gearbeitet hat. Als alleinerziehende Mutter hat sie dafür gesorgt, dass auch ihre Tochter eine gute Erziehung bekommen hat. Nach ihrer Berentung genoss sie das Leben auf Reisen und in ihrem schönen Haus, da sie sich auch finanziell keine Sorgen machen musste.

Vor etwa 8 Monaten stürzte Frau Engels zu Hause, brach sich den Oberschenkel und das Schlüsselbein und konnte keine Hilfe rufen. Erst 2 Tage später wurde sie von ihrer Haushaltshilfe gefunden, die wöchentlich kam. Frau Engels war völlig verwirrt. Auch nach der operativen Versorgung der Brüche besserte sich ihr Zustand nicht. Sie litt an Panikattacken, war zeitweise desorientiert und hatte Halluzinationen, sie weinte sehr viel.

Die Tochter und der soziale Dienst des Krankenhauses waren sich einig, dass Frau Engels nicht in ihr Haus zurück kann. Der Tochter wurde mitgeteilt, dass ihre Mutter wohl an einer Alzheimer-Demenz leide. Daraufhin informierte sich die Tochter umfassend über diese Diagnose, übernahm die rechtliche Betreuung für die Mutter und suchte sehr sorgfältig ein Heim aus, das ihr für die Betreuung von Menschen mit Demenz angemessen erschien. Die Tochter begleitete den Umzug und suchte anschließend geeignete Mieter für das Haus der Mutter.

Frau Engels kam mit der Diagnose Demenz und Zustand nach Knochenbrüchen in das Pflegeheim. Das Einleben fiel ihr sehr schwer. Tagelang schlurfte sie ziellos durch die Gänge, war kaum ansprechbar, verweigerte zum Teil das Essen. Dann gelang es der Pflegenden Gisela, eine Beziehung zu Frau Engels aufzubauen. Sie wurde ruhiger, aß und trank regelmäßig, es ging ihr zusehend besser. Sie begann selbstständig und mit viel Ehrgeiz, Gehübungen und Gymnastik mit ihrer Schulter

zu machen. Sie verweigerte aber die Teilnahme an allen Betreuungsangeboten der Demenzstation. Heimlich reduzierte sie die Beruhigungsmittel und Schmerzmittel, die ihr verschrieben worden waren. Sie bestand darauf, die morgendliche Toilette mehr und mehr selbstständig durchzuführen und wurde sehr ärgerlich, wenn Pflegende diesen Wunsch nicht respektierten. Unter den Pflegekräften erhielt sie den Ruf einer überheblichen, unkooperativen Bewohnerin, die es immer noch nicht geschafft hatte, sich in den Stationsalltag zu integrieren.

Altenpflegerin Gisela kamen erste Zweifel, ob die Diagnose Demenz wirklich stimmt. Frau Engels berichtete ihr immer öfter, wie unwohl sie sich hier fühle und ob es nicht auch andere Möglichkeiten für sie gebe. Sie wünschte sich so sehr, nach Hause zu gehen – oder wenigstens mehr Rückzugsmöglichkeiten zu haben als auf dieser Station „mit den lauter bekloppten Alten".

Gisela sprach das Thema im Team an.

Reaktionen im Team:
- „Alle Dementen wollen nach Hause – du musst validierend auf sie eingehen."
- „Wenn du dich mit Frau Engels überfordert fühlst, dann kann ich sie übernehmen!"
- „Man muss ihr nur klarmachen, dass es ihr besser gehen würde, wenn sie endlich in die Betreuungsgruppe kommt."
- „Vielleicht sollten wir den Arzt bitten, nach den Medikamenten zu sehen. Gestern hat sie um 10 Uhr abends noch nicht geschlafen. Sie saß am Tisch und hat versucht, mit ihrem kaputten Arm etwas zu kritzeln. Ich musste dann sehr bestimmt werden, damit sie endlich ins Bett geht."
- „Du weißt doch, wie unsere Belegungssituation ist – wir können es uns nicht leisten, schwierige Bewohner einfach wegzuschicken!"

Reaktion der Tochter:
- „Ich dachte, jetzt wird das Leben wieder normaler, ich muss mich auch um meine Kinder kümmern. Was soll das heißen – sie will weg! Ich habe dies Heim extra ausgewählt, weil es so gut sein soll."
- „Das Haus meiner Mutter ist vermietet – da kann sie nicht mehr hin. Außerdem hat man ja gesehen, was passiert, wenn ein alter Mensch alleine in einem Haus wohnt. Das kann ich nicht verantworten."

Lernaufgabe

1. Analysieren Sie die Situation aus Sicht aller Beteiligten: Frau Engels, ihre Tochter, Altenpflegerin Gisela, Kollegen, Pflegeheimleitung.
2. Vergegenwärtigen Sie sich die Prinzipien ethischen Handelns (s. Kap. 4) und entwickeln Sie Lösungen für Frau Engels.
3. Beschreiben Sie die Regeln der Teambesprechung, die eingehalten werden sollen, wenn der Fall Engels im Team besprochen wird.
4. Spielen Sie eine Beratungssituation für Frau Engels und ihre Tochter.
5. Reflektieren Sie die Regeln der Beratung, die Sie angewendet haben.

34.5 Lern- und Leseservice

34.5.1 Das Wichtigste im Überblick

Was bedeutet Anleitung in der Altenpflege?

Anleitung in der Altenpflege bedeutet, einen Menschen zu befähigen, Pflege möglichst selbstständig durchzuführen.

Was muss beim Anleiten beachtet werden?

Der Angeleitete sollte motiviert sein, etwas zu lernen, die Art der Anleitung sollte den Bedürfnissen des Lernenden angepasst sein, der Angeleitete sollte angemessene Rückmeldung über sein Handeln erhalten.

Was bedeutet Beraten?

Beratung geht von den Problemen aus, so wie sie der Betroffene erlebt. Beratung bietet Hilfestellung, damit ein Mensch mit einem subjektiv erlebten Problem dieses mit seinen individuellen Ressourcen so löst, dass er sich wohlfühlt.

Welche Formen von Beratung gibt es?

Man kann zwischen fachlicher und persönlicher Beratung unterscheiden.

Worauf muss bei einer Beratung geachtet werden?

Beratung ist nur möglich, wenn eine Vertrauensbeziehung besteht und die Beratung erwünscht ist.

Warum sind Teamgespräche in der Altenpflege so wichtig?

Teamgespräche sind wichtig, damit die Mitarbeiter zu einem Team wachsen können. Nur durch einen ständigen Austausch über Arbeitsziele, Arbeitsaufgaben, Arbeitsteilung etc. kann im Team effizient zum Wohle der pflegebedürftigen Menschen gearbeitet werden.

Was ist bei Teamgesprächen zu beachten?

Bei Teamgesprächen sind die Regeln des TZI zu beachten.

Wie sollte eine Fallbesprechung ablaufen?

Ein Moderator sollte genau auf die Einhaltung der Phasen der Fallbesprechung (nach Kaiser und Künzel) achten und alle Ergebnisse visualisieren. Es sollte darauf geachtet werden, dass alle Teilnehmer zu Wort kommen, ohne vom Thema abzuweichen. Die Ergebnisse sollten schriftlich festgehalten und allen Kollegen zugänglich gemacht werden.

34.5.2 Literatur

Ausbildungs- und Prüfungsverordnung für den Beruf der Altenpflegerin und des Altenpflegers (AltPflAPrV). Bundesgesetzblatt Jahrgang 2002 Teil I Nr. 81, ausgegeben zu Bonn am 29. November 2002; S. 4418

Darmann I. Kommunikative Kompetenz in der Pflege. Ein pflegedidaktisches Konzept auf der Basis einer qualitativen Analyse der pflegerischen Kommunikation. Köln: Kohlhammer; 2000

Denzel S. Praxisanleitung für Pflegeberufe. Beim Lernen begleiten. 3. Aufl. Stuttgart: Thieme; 2007

Fink B, Goetze W. Fit für die Pflegepraxis durch Schlüsselqualifikationen. Stuttgart: Kohlhammer; 2000

Geisler L. Kommunikation im Team. Online-Version des Vortrags vom 23. September 2006 in Hamburg. 6. Kongress der Deutschen Gesellschaft für Palliativmedizin. Im Internet: http://www.linus-geisler.de/vortraege/0609kommunikation-team.html; Stand: 07.04.2015

Hoffmann-Gabel B. Besser verstehen lernen. Kommunikation in helfenden Berufen. Hannover: Vincentz; 1999

Kaiser H, Künzel M. Fallstudien als Instrument zur Weiterentwicklung von Theorie und Praxis. Wabern: Abteilung Berufsbildung SRK; 1996

Klein I et al. Beratung als Auftrag des Pflegeversicherungsgesetzes. In: Koch-Straube U, Hrsg. Beratung in der Pflege. Bern: Huber; 2001

Koch-Straube U. Beratung in der Pflege. 2. Aufl. Bern: Huber; 2008

Lummer C. Praxisanleitung und Einarbeitung in der Altenpflege; Pflegequalität sichern – Berufszufriedenheit verstärken. Hannover: Schlütersche; 2001

Lorenz A. Wie arbeiten wir gut zusammen? Über Hierarchien, Teams und Machtverteilung. Dr. med. Mabuse. Mai/Juni 2006; 161: 27–29

Ministerium für Arbeit, Gesundheit und Soziales des Landes Nordrhein-Westfalen, Hrsg. Qualitätssicherung durch Beratung in der Pflege. Dokumentation der Fachtagung am 24. Oktober 1997 in Düsseldorf im Rahmen der REHA International 1997. Schalksmühle: Engelbrecht; 1997

Steimel R. Individuelle Angehörigenschulung. Eine effektive Alternative zu Pflegekursen. 2. Aufl. Hannover: Schlütersche; 2004

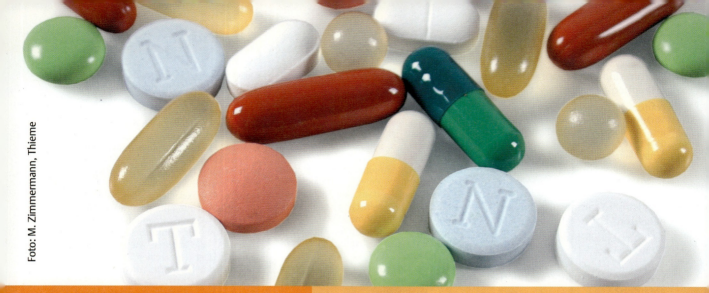

Kapitel 35
Medikamentenvergabe und Arzneimittelaufbewahrung

35.1	Grundlagen der Delegation	859
35.2	Grundlagenwissen zur Medikamentenvergabe	863
35.3	Pflegerische Aufgaben bei der Medikamentenvergabe	871
35.4	Besonderheiten bei der direkten Pflege von Menschen mit Demenz	877
35.5	Ethisches Problem: Arzneimittelabusus	877
35.6	Qualitätssicherung und Versorgungskontinuität	878
35.7	(Heil-)Kräutertees	878
35.8	Lern- und Leserservice	880

35 Medikamentenvergabe und Arzneimittelaufbewahrung

Walter Anton, Jasmin Schön, Stefanie Seeling, Wolfgang Unger

35.1 Grundlagen der Delegation

Walter Anton, Jasmin Schön

35.1.1 Delegation ärztlicher Tätigkeiten an Altenpflegekräfte

Die Arbeit in der stationären Altenpflege und bei einem ambulanten Pflegedienst erfolgt in Kooperation mit unterschiedlichen Berufsgruppen. Eine enge Zusammenarbeit zwischen Ärzten, Pflegenden und anderen Berufsgruppen ist unumgänglich, um die Gesundheit und das Wohlbefinden der Bewohner und der Klienten zu sichern.

Während in der Antike das Pflegen und das Heilen kranker Menschen durch eine Person durchgeführt worden ist, kommt es nach dem Mittelalter zu einer Trennung der Disziplinen. Die Akademisierung des ärztlichen Berufes schreitet bereits nach dem Mittelalter schnell voran. Die berufliche Entwicklung der Pflege findet erst wesentlich später statt. Der Krankenpflegeberuf bekam erst 1906 seine erste staatliche Anerkennung („Vorschriften über die staatliche Prüfung von Krankenpflegepersonen", Preußen). Den Altenpflegeberuf gibt es seit 1969 als anerkannten Beruf.

Die berufliche Geschichte zwischen den Ärzten und den Pflegenden ist seither von einer klaren Hierarchie geprägt. Während die Krankenpflege von jeher als ärztlicher Hilfsberuf galt, befindet sich die Altenpflege auf der Suche nach einer eigenen beruflichen Identität mit einem sozialpflegerischen und gerontologischen Schwerpunkt (Rüller 2008). Mit der zunehmenden Akademisierung der Pflegeberufe in den 90-er Jahren, einem veränderten Berufsbild der Gesundheits- und Krankenpflege und der Altenpflege sowie einem gewandelten Aufgabenspektrum der Pflegeberufe verstärken sich in den letzten Jahren auch die berufspolitischen Diskussionen darüber, welche Aufgaben zum Tätigkeitsbereich welcher Berufe gehören.

Die berufspolitische Diskussion umfasst u. a. folgende Fragen:
- Welche Leistungen gehören in den ärztlichen und welche in den pflegerischen Tätigkeitsbereich?
- Welche Leistungen können an Pflegende delegiert und welche substituiert werden?

Solange keine klare berufspolitische Einigung und gesetzliche Regelung bezüglich dieser Fragen getroffen worden ist, ist es notwendig, klare Regeln für die Arbeitsteilung zwischen den Berufsgruppen im Gesundheitswesen zu kennen und diese einzuhalten.

In diesem Kapitel soll zunächst der Begriff der Delegation als eine Möglichkeit der Arbeitsteilung definiert sowie die Delegationsregeln erläutert werden.

> **Definition**
>
> Die **Delegation** ist eine Möglichkeit der Arbeitsteilung in Institutionen des Gesundheitswesens. Die Wege der Arbeitsteilung können in 2 Arten unterteilt werden: horizontal und vertikal.
> - **Horizontale Arbeitsteilung:** Hierbei bewegen sich Delegierender und Empfänger der Delegationsleistung im gleichen Kompetenzbereich. Beide erfüllen also das gleiche Aufgabenspektrum.
> - **Vertikale Arbeitsteilung:** Dabei hat der Delegierende ein breiteres Aufgabenspektrum als der Empfänger der Delegationsleistung.

Spricht man im Gesundheitswesen von Delegation, so ist damit meist die vertikale Art der Arbeitsteilung gemeint, also die Übertragung ärztlicher Aufgaben an nicht ärztliches Personal, wobei der Arzt in der ärztlichen und juristischen Verantwortung bleibt. Anders ist dies bei der Substitution, bei der die Verantwortung an das nicht ärztliche Personal übergeht (Deutscher Berufsverband für Pflegeberufe, DBfK 2010).

35.1.2 Gesellschaftliche und gesetzliche Rahmenbedingungen

In den Pflegeinstitutionen besteht durch den ökonomischen Druck ein erheblicher Bedarf an Prozessoptimierung. Die Möglichkeit der Delegation bzw. der Übertragung (Substitution) ärztlicher Tätigkeiten und Aufgaben auf Pflegeberufe wird bereits seit 20 Jahren intensiv diskutiert (DBfK 2007). Während die Diskussion noch anhält, ist die Delegation ärztlicher Tätigkeiten aus dem heutigen Gesundheitswesen nicht mehr wegzudenken.

> **Merke**
>
> Die Möglichkeit der Delegation wird im Sozialgesetzbuch V (gesetzliche Krankenversicherung) verankert. Laut SGB V (§ 28, Abs. 1) gehört zur ärztlichen Behandlung auch die Hilfestellung anderer Personen. Diese Hilfestellung kann vom Arzt angeordnet werden (Delegation) und ist von ihm zu verantworten.

Das SGB V (§ 63 Abs. 3b, 3c) beschreibt nicht nur die Möglichkeit der Delegation, sondern auch die Möglichkeit der Substitution ärztlicher Leistungen auf die Pflegenden. So können etwa examinierte Krankenpflege- und Altenpflegekräfte seit 2008 die Verordnung von Verbandsmitteln und Pflegehilfsmitteln sowie die inhaltliche Ausgestaltung der häuslichen Krankenpflege einschließlich deren Dauer vornehmen (Pflegeweiterentwicklungsgesetz, 2008). Dies soll jedoch nur im Rahmen zuvor genehmigter Modellvorhaben realisiert werden.

Der Gemeinsame Bundesausschuss (G-BA) hat auf Grundlage des Pflegeweiterentwicklungsgesetzes eine Richtlinie zur Übertragung ärztlicher Tätigkeiten an ausgebildete Pflegekräfte verabschiedet. Diese Richtlinie ist am 20.02.2012 in Kraft getreten. Laut dieser G-BA- Richtlinie dürfen bestimmte ärztliche Tätigkeiten (Blutentnahmen, Durchführung von Infusionen und Injektionen, Legen und Überwachen bestimmter Sonden und Kathetern, Überleitungsmanagement in weiterbehandelnde Einrichtungen usw.) bei Patienten und Bewohnern mit ausgewählten Diagnosen (Diabetes mellitus, chronische Wunden, Demenz, Verdacht auf Hypertonus) an ausgebildete Pflegkräfte (Grundausbildung und Zusatzausbildung im Rahmen von Modellvorhaben) übertragen werden (G-BA 2012; Luder 2013). Diese gesetzliche Neuregelung soll langfristig insbesondere der Deckung des medizinischen Versorgungsbedarfs im häuslichen und stationären Altenpflegebereich dienen und den Kompetenzbereich der Pflegekräfte erweitern.

Bei der Arbeitsteilung in Einrichtungen des Gesundheitswesens und der Delegation ärztlicher Tätigkeiten auf Pflegende vermengen sich verschiedene Aspekte miteinander:
- Berufsrecht
- Haftungsrecht
- Arbeitsrecht

Berufsrecht

Das Dilemma im Berufsrecht besteht darin, dass es bei Ärzten und Pflegenden – und insbesondere bei Altenpflegefachkräften – keine eindeutigen Aufgabenbereiche gibt. Die rasante Entwicklung und Teilakademisierung der Pflegeberufe hat berufspolitisch dazu geführt, dass ein neuer Anspruch an das eigene berufliche Handeln entstanden und die Diskussion über neue Tätigkeiten der Pflegenden entfacht worden ist.

In Bezug auf den Altenpflegeberuf definiert das Altenpflegegesetz (Bundesministerium für Familie, Senioren, Frauen und Jugend 2003) das Tätigkeitsfeld der Altenpflege als selbstständige und eigenverantwortliche Pflege einschließlich der Beratung, Begleitung und Betreuung alter Menschen (▶ Abb. 35.1). Das Altenpflegegesetz (§ 4 Abs.7) sieht in Form von genehmigten Modellvorhaben die Übertragung heilkundlicher – also bisher ärztlicher Tätigkeiten – auch auf das Altenpflegepersonal vor. Was heute die Aufgabe von Ärzten ist, könnte morgen die Aufgabe von Pflegenden sein.

Welche Tätigkeiten aus dem bisherigen Tätigkeitsfeld der Ärzte in Zukunft auch von Altenpflegefachkräften selbstständig durchgeführt werden können, legt das Altenpflegegesetz nicht fest. Das Gesetz definiert also nur einen Kernbereich des altenpflegerischen Tuns und eröffnet eine Option für neue Aufgabenbereiche der Altenpflegefachkräfte in der Zukunft. Aus berufspolitischer Sicht der Pflege erscheint das Verordnungsmonopol der Ärzte in vielen Fällen paradox, pflegerelevante Verordnungen könnten fachlich auch durch examinierte Pflegekräfte übernommen werden (Risse 2006; G-BA 2012).

Haftungsrecht

Haftungsrechtlich geht es darum, wer bei einem Fehler zur Verantwortung zu ziehen ist und ob der Fehler unter Umständen auch drauf zurückzuführen ist, dass die übernommene Tätigkeit nicht zum Aufgabenbereich des Auszuführenden gehört (Bachstein 2005). Der behandelnde Arzt trägt die Verantwortung für die Gesamtbehandlung und haftet im Zusammenhang mit der fehlerhaften Durchführung delegierter Leistungen deliktisch nach §§ 823 BGB (Bürgerliches Gesetzbuch) sowohl für eigenes Verschulden bei der Auswahl, Anleitung und Überwachung der Mitarbeiter als auch für das Verschulden der Hilfspersonen. Die Pflegende trägt die Verantwortung für die richtige Ausführung der an sie delegierten Tätigkeit. Im Falle der Substitution tragen die Pflegekräfte für die ihnen übertragbaren Aufgaben die fachliche, wirtschaftliche und rechtliche Verantwortung (G-BA 2012).

Arbeitsrecht

Arbeitsrechtlich unterscheidet sich die Situation in der stationären Altenpflege und bei einem ambulanten Pflegedienst von der Situation in einem Krankenhaus. Zwischen dem Arzt, der eine Anordnung trifft und eine Leistung delegiert, und der Altenpflegefachkraft besteht in einer stationären Altenpflegeeinrichtung keine vertragliche Rechtsbeziehung. Die Pflegende hat einen Arbeitsvertrag mit der stationären Altenpflegeeinrichtung, der Bewohner hat einen Heimvertrag mit der Einrichtung, der Arzt hat einen Behandlungsvertrag mit dem Bewohner (▶ Abb. 35.2). Zur Organisationspflicht der Einrichtung gehört es, die Verantwortung für die Auswahl, Anleitung und Überwachung der Altenpflegefachkräfte, die delegierte ärztliche Maßnahmen durchführen, zu tragen.

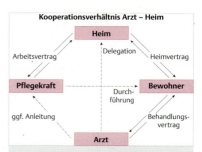

Abb. 35.2 **Kooperationsverhältnis Arzt – Heim.** Arbeitsrechtliche Situation bzgl. der Delegation in einer stationären Altenpflegeeinrichtung (nach Klie 2006).

35.1.3 Delegationsregeln

Delegationskette bei vertikaler Delegation

Durch die Weiterentwicklung der Pflegeberufe, den ökonomischen Druck im Gesundheitswesen, die Zunahme unterschiedlicher pflegerischer Settings sowie durch die Zunahme der Anzahl Betroffener mit chronischen Erkrankungen in den letzten Jahren ist die Abgrenzung der pflegerischen und ärztlichen Tätigkeiten schwieriger geworden.

Wie bereits beschrieben, sind die Grenzbereiche in der Zusammenarbeit durch gesetzliche Neuregelungen offener und verschwommener geworden. Insbesondere aus diesem Grund ist es notwendig, sich vor der Annahme einer delegierten Leistung folgende Fragen zu stellen:

- Gehört diese Aufgabe zum Tätigkeitsbereich einer Altenpflegefachkraft?
- Darf die delegierte Leistung von einer Altenpflegefachkraft übernommen werden?
- Wer trägt welche Verantwortung?

▶ Abb. 35.3 grenzt die Tätigkeits- und Verantwortungsbereiche der Beteiligten (Arzt, Pflegefachkraft, Auszubildender, PDL, Heimleitung) voneinander ab. Im Folgenden werden die Delegationsregeln bei einer vertikalen Delegation (Delegation

---

Altenpflegegesetz, AltPflG, §3

Die Ausbildung in der Altenpflege soll die Kenntnisse, Fähigkeiten und Fertigkeiten vermitteln, die zur selbstständigen und eigenverantwortlichen Pflege einschließlich der Beratung, Begleitung und Betreuung alter Menschen erforderlich sind. Dies umfasst insbesondere:

1. die sach- und fachkundige, den allgemein anerkannten pflegewissenschaftlichen, insbesondere den medizinisch-pflegerischen Erkenntnissen entsprechende, umfassende und geplante Pflege
2. die Mitwirkung bei der Behandlung kranker alter Menschen einschließlich der Ausführung ärztlicher Verordnungen
3. die Erhaltung und Wiederherstellung individueller Fähigkeiten im Rahmen geriatrischer und gerontopsychiatrischer Rehabilitationskonzepte
4. die Mitwirkung an qualitätssichernden Maßnahmen in der Pflege, der Betreuung und der Behandlung
5. die Gesundheitsvorsorge einschließlich der Ernährungsberatung
6. die umfassende Begleitung Sterbender
7. die Anleitung, Beratung und Unterstützung von Pflegekräften, die nicht Pflegefachkräfte sind
8. die Anleitung und Beratung alter Menschen in ihren persönlichen und sozialen Angelegenheiten
9. die Hilfe zur Erhaltung und Aktivierung der eigenständigen Lebensführung einschließlich der Förderung sozialer Kontakte
10. die Anregung und Begleitung von Familien- und Nachbarschaftshilfe und die Beratung pflegender Angehöriger

Darüber hinaus soll die Ausbildung dazu befähigen, mit anderen in der Altenpflege tätigen Personen zusammenzuarbeiten und diejenigen Verwaltungsarbeiten zu erledigen, die in unmittelbarem Zusammenhang mit den Aufgaben der Altenpflege stehen.
Soweit in Modellvorhaben nach §4 Abs. 7 erweiterte Kompetenzen zur Ausübung heilkundlicher Tätigkeiten erprobt werden, hat sich die Ausbildung auch auf die Befähigung zur Ausübung der Tätigkeiten zu erstrecken, für die das Modellvorhaben qualifizieren soll.

Abb. 35.1 **Altenpflegegesetz.** Ausbildungsziel und Kompetenzbereich einer Altenpflegefachkraft nach dem Altenpflegegesetz (AltPflG, BMFSFJ 2003).

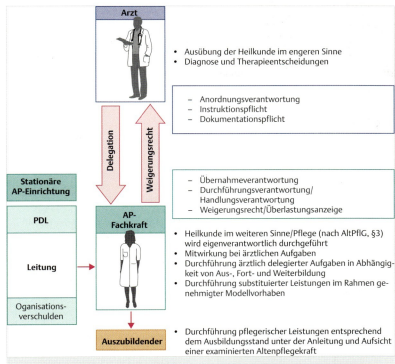

Abb. 35.3 **Vertikale Delegation.** Tätigkeits- und Verantwortungsbereiche der Beteiligten (Arzt, Pflegefachkraft, Auszubildender, PDL, Heimleitung) bei einer Delegation ärztlicher Leistungen.

ärztlicher Aufgaben an eine Altenpflegefachkraft) erläutert.

Ausübung der Heilkunde im engeren Sinne

Das ärztliche Aufgabengebiet wird als Heilkunde im engeren Sinne bezeichnet. Es ist eine Tätigkeit, die sich unmittelbar oder mittelbar auf die Verhütung, Früherkennung, Heilung oder Linderung menschlicher Krankheiten, Körperschäden oder Leiden bezieht (Narr 1988). Die genannten Aufgaben erfordern aufgrund der Komplikationsdichte und der Gefährdungsnähe besondere ärztliche Fachkenntnisse.

Verordnungsverantwortung

Der oder die Delegierende trägt die Verantwortung für die fachliche Richtigkeit der Anordnung. Im Fall der Delegation einer ärztlichen Tätigkeit auf Pflegende ist der Arzt dafür verantwortlich, dass er durch seine besonderen Fachkenntnisse das richtige Medikament für die vorliegende Erkrankung eines Betroffenen anordnet.

Instruktionspflicht/ Überwachungspflicht

Der Delegierende hat die Pflicht, sich von den Fähigkeiten des Mitarbeiters zu überzeugen, an den er eine Aufgabe delegiert. Die Auswahl des richtigen Delegationsadressaten umfasst zusätzlich die Überprüfung der Qualifikation und der persönlichen Fähigkeiten der Person, die die Aufgabe durchführen soll. Durch die arbeitsrechtliche Situation in der stationären Altenpflege kann der Hausarzt, der eine Aufgabe an einen Mitarbeiter der Altenpflegeeinrichtung delegiert, der Überwachungspflicht nur bedingt nachkommen.

Die Auswahl, Anleitung und Überwachung der Pflegenden und der Durchführung delegierter Leistungen kann auf geeignete Pflegefachkräfte in Leitungsebene (Pflegedienstleitung) übertragen werden (Böhme 2008). Die Überwachungspflicht gilt auch bei einer vertikalen Delegation zwischen einer examinierten Pflegenden und einem Auszubildenden. In diesem Fall hat die examinierte Pflegekraft die Überwachungspflicht und somit die Verantwortung dafür, sich von dem Ausbildungsstand und den Fähigkeiten des Auszubildenden zu überzeugen. Die Handlungs- und Durchführungsverantwortung der Auszubildenden in der Altenpflege richtet sich nach dem Ausbildungslehrplan.

Eine examinierte Pflegefachkraft trägt die Verantwortung für die sorgfältige Anleitung und Überwachung des ausführenden Auszubildenden (Tönnies 2000) und des pflegerischen Assistenzpersonals (DBfK 2007). Die Delegation ärztlicher Tätigkeiten an angelernte Kräfte in der Altenpflege ist nicht möglich, da diese grundsätzlich nicht berechtigt sind, Behandlungspflege durchzuführen (Rossbruch 2003).

Dokumentationspflicht

Die ärztliche Anordnung muss aus Sicherheitsgründen grundsätzlich schriftlich erfolgen, ausnahmsweise reicht in Notfällen oder bei einer telefonischen Anordnung das nachträgliche Abzeichnen durch den Arzt aus. Die Dokumentationspflicht ist begründet in der Rechenschaftspflicht des Arztes gegenüber dem Patienten. Die Dokumentationspflicht wurde in § 10 der Musterberufsordnung (MBO-Ä) festgelegt und weitgehend inhaltsgleich in die Berufsordnungen der Landesärztekammern übernommen.

> **Merke**
>
> Der behandelnde Arzt, weiterbehandelnde Ärzte und am Genesungsprozess beteiligte Berufsgruppen müssen über den Behandlungsverlauf informiert sein, sodass die Dokumentation inhaltlich dieser Anforderung genügen muss (Weimer 2006).

Heilkunde im weiteren Sinne

Das Aufgabengebiet einer Altenpflegefachkraft kann als Heilkunde im weiteren Sinne bezeichnet werden. Die Tätigkeit trägt direkt und indirekt zum Heilungsprozess des Betroffenen bei und umfasst die sach- und fachkundige, den allgemein anerkannten pflegewissenschaftlichen, insbesondere den medizinisch-pflegerischen Erkenntnissen entsprechende, umfassende und geplante Pflege nach dem Pflegeprozessmodell. Weiterhin umfasst die Pflege die Mitwirkung bei der Behandlung alter Menschen die Ausführung delegierter ärztlicher Tätigkeiten (AltPflG 2003).

Übernahmeverantwortung

Die Übernahmeverantwortung betrifft die Altenpflegefachkraft, die eine Maßnahme bei einer vertikalen Delegation übernimmt. Als Kriterien für die Übernahme einer delegierten ärztlichen Leistung sind die Aspekte der formalen und der persönlichen Kompetenz ausschlaggebend.

Die Überprüfung der formalen Kompetenz umfasst die Kontrolle der eigenen Qualifikation:

- Bringe ich als Mitarbeiter eine ausreichende formale Qualifikation (Ausbildungsabschluss, Abschluss einer Fachweiterbildung) für die Durchführung der Tätigkeit mit?

Die persönliche Kompetenz kann mit der folgenden Frage überprüft werden:

- Bin ich in der Lage, die delegierte Aufgabe fachlich fehlerfrei durchzuführen, oder habe ich persönliche Zweifel an meiner Fähigkeit?

Bei berechtigten Bedenken kann der Mitarbeiter das Weigerungsrecht in Anspruch nehmen und die Annahme der delegierten Leistung ablehnen.

Art der delegierten Leistung

Bei der Entscheidung bzgl. der Delegation ist neben der formalen und persönlichen Qualifikation der Pflegenden die Art der Leistung, die delegiert werden soll, ausschlaggebend. Bei der Art der Leistung werden in der Literatur 3 Gruppen unterschieden:

1. **Nicht delegationsfähige ärztliche Leistungen**

Diese sind von einem Arzt persönlich zu erbringen, weil aufgrund der besonderen Schwierigkeit und dem Risiko des Falles sowie der Gefährlichkeit der Maßnahme ärztliches Wissen vonnöten ist. Beispiele sind:

- sämtliche operative Eingriffe
- invasive diagnostische Eingriffe
- Anlegen und Wechseln von Blutkonserven
- Verabreichung von Zytostatika

2. **Im Einzelfall delegationsfähige ärztliche Leistungen**

Hierbei hat der Arzt in Absprache mit der Leitung der Altenpflegeeinrichtung zu entscheiden, ob eine Übertragung einer ärztlichen Tätigkeit an Pflegende möglich ist. Beispiele sind:

- Infusionen
- Blutentnahmen
- intravenöse Injektionen

Gemäß den Empfehlungen der Arbeitsgemeinschaft Deutscher Schwesternverbände (ADS) und des Deutschen Berufsverbandes für Pflegeberufe (DBfK) sollen intravenöse Injektionen ausschließlich auf Fachkrankenschwestern für Anästhesie- und Intensivpflege delegiert werden.

3. **Allgemein delegationsfähige ärztliche Leistungen**

Diese Tätigkeiten können im Allgemeinen – nach der Überprüfung der formalen und persönlichen Qualifikation – an Pflegefachkräfte delegiert werden. Beispiele sind:

- subkutane und intramuskuläre Injektionen
- Legen und Wechseln eines transurethralen Blasenkatheters
- Anhängen und Wechseln von Infusionsflaschen
- Medikamentenzumischung in Infusionsflaschen
- Antibiotikagabe als Kurzinfusion usw.

(Tönnes 2000, Bachstein 2005, Klie 2006)

Weigerungsrecht/ Überlastungsanzeige

Stellt die Altenpflegefachkraft oder der Auszubildende fest, dass sie/er durch die fehlende formale bzw. persönliche Kompetenz eine delegierte Aufgabe nicht annehmen kann, so muss sie/er die Möglichkeit des Weigerungsrechts nutzen und die delegierte Leistung ablehnen. Sollten organisatorische Mängel vorliegen, die den Mitarbeiter der stationären Altenpflege an der sicheren Durchführung pflegerischer oder delegierter Leistungen hindern, besteht die Möglichkeit, eine Überlastungsanzeige zu machen.

Eine Überlastungsanzeige ist i. d. R. eine schriftliche Information an die Pflegedienstleitung und die Heimleitung über Arbeitsbedingungen, die einer sicheren Durchführung der pflegerischen Arbeit im Wege stehen und die Sicherheit des Heimbewohners gefährden. Nach §15 und 16 des Arbeitsschutzgesetzes (ArbSchG) ist der Arbeitnehmer verpflichtet, den Arbeitgeber auf potenzielle Gefährdungen des Patienten hinzuweisen.

Das Ablehnen berufsfremder, delegierter Tätigkeiten durch eine Überlastungsanzeige kann in folgenden Fällen erfolgen:

- Arbeitsüberlastung durch stark reduzierte Mitarbeiterzahl
- Arbeitsüberlastung durch stark erhöhtes Arbeitspensum
- akuter Mehraufwand durch zusätzliche Tätigkeiten

Handlungs- bzw. Durchführungsverantwortung

Entscheidet sich eine Pflegefachkraft für die Übernahme einer delegierten Tätigkeit, dann trägt sie die Durchführungsverantwortung. Dies bedeutet, dass diejenige Pflegende, die eine delegierte Maßnahme ausführt, die Verantwortung für die korrekte „technische" Durchführung trägt

und unter Umständen für die fehlerhafte Ausführung haftet (Bachstein 2005).

35.1.4 Organisationsverschulden: Dienstaufsicht und Fachaufsicht im Rahmen der Delegation

Definition

Ein **Organisationsverschulden** liegt vor, wenn die Leitung der Einrichtung nicht sichergestellt hat, dass entsprechend persönlich und fachlich qualifiziertes Personal eingesetzt wird und es aufgrund der nicht ausreichenden Qualifikation zu einem Schaden bei einem Heimbewohner kommt (Bachstein 2005).

Verantwortung und Verantwortlichkeit für Delegation liegen also sowohl bei der einzelnen Pflegefachkraft als auch bei der Leitung der Organisation. Pflegende in leitender Position ist für die Schaffung von Voraussetzungen verantwortlich, welche eine ordnungsgemäße Delegation ermöglichen. Die Verantwortung einer Organisation für den Delegationsvorgang beinhaltet, dass sie ausreichende Mittel zur Verfügung stellt wie

- eine ausreichende Anzahl von Personal in angemessener Qualifikation und
- eine Dokumentation der Kompetenzen des Personals (z. B. in Form einer Stellenbeschreibung) (Deutscher Berufsverband für Pflegeberufe 2010).

Die Gesamtverantwortung der Leitung kann in Abhängigkeit von der Qualifikation und des Aufgabengebietes in Dienstaufsicht (Heimleitung) und Fachaufsicht (Pflegedienstleitung) unterteilt werden.

Merke

Auf Auszubildende dürfen ärztliche Tätigkeiten nur dann übertragen werden, wenn die Tätigkeit Bestandteil der theoretischen Unterrichts war, die Ausführung zunächst unter Aufsicht des Arztes oder einer besonders instruierten Pflegekraft erfolgt und später (im 2. oder 3. Ausbildungsjahr) regelmäßig überprüft wird. Die Sicherheit bei der persönlichen Qualifikation des Auszubildenden ist dabei ebenfalls ausschlaggebend (Klie 2006).

Praxistipp

Entscheidungskriterien für die Annahme einer delegierten ärztlichen Leistung an eine Pflegefachkraft sind
- pflegerischer Ausbildungsabschluss (formale Qualifikation)
- Ausbildungsniveau/Fort- und Weiterbildung/Fachweiterbildung (formale Qualifikation)
- Kompetenzprofil der hausinternen Stellenbeschreibung
- persönliche Kompetenz (persönliche Qualifikation) und
- Art der Leistung / Komplexität der Aufgabe.

35.2 Grundlagenwissen zur Medikamentenvergabe

35.2.1 Gesetzliche Vorschriften zum Umgang mit Arzneimitteln

Arzneimittelgesetz (AMG)

Das 1. deutsche Arzneimittelgesetz ist 1961 in Kraft getreten und wurde zuletzt 2009 geändert. Die Grundlagen des Arzneimittelrechts sind im Arzneimittelgesetz festgehalten und dienen als Voraussetzung für den Gebrauch von Arzneimitteln. Es ist Ziel dieses Gesetzes, im Interesse einer ordnungsgemäßen Arzneimittelversorgung von Mensch und Tier für die Sicherheit im Umgang mit Arzneimitteln zu sorgen.

Um dieses Ziel zu erreichen, regelt das Arzneimittelgesetz folgende Aspekte:
- Qualität, Unbedenklichkeit und Wirksamkeit von Arzneimitteln für Mensch und Tier
- Ablauf der Herstellung, Registrierung, Verkehr und behördliche Überwachung von Arzneimitteln (Zulassungsverfahren)
- Bestimmung über die klinische Prüfung von Arzneimitteln, Verfallsdaten, Auswertung von Arzneimittelwechselwirkungen und Nebenwirkungen (Aufklärung und Schutz des Verbrauchers)
- Schutz des Verbrauchers vor Arzneimittelrückständen in Lebensmitteln
- Bestimmung des Rahmens der Werbung für Arzneimittel
- Festlegung von Straf- und Bußgeldvorschriften bei Verstößen gegen das Gesetz

Betäubungsmittelgesetz (BtMG)

Das Betäubungsmittelgesetz ist ein deutsches Bundesgesetz, das den generellen Umgang mit Betäubungsmitteln regelt. Das Gesetz löste das Opiumgesetz von 1929 ab. Das Betäubungsmittelgesetz ist 1981 in Kraft getreten und 2010 zuletzt geändert worden. Das Ziel des Gesetzes ist es, Sicherheit in der Zulassung, Vertrieb und im Umgang mit Betäubungsmitteln (bewusstseins- und stimmungsverändernde Substanzen, die zur Abhängigkeit führen können) zu gewährleisten.

Das Gesetz enthält insgesamt 3 Anlagen, in denen folgende Betäubungsmittel unterschieden werden:
- nicht verkehrsfähige Betäubungsmittel (Handel und Abgabe verboten),
- verkehrsfähige, aber nicht verschreibungsfähige Betäubungsmittel (Handel erlaubt, Abgabe an den Endverbraucher verboten) und
- verkehrsfähige und verschreibungsfähige Betäubungsmittel (verordnete Abgabe erlaubt).

Heimgesetz (HeimG)

Das deutsche Heimgesetz in der Neufassung von 2001 macht Vorgaben für Einrichtungen der stationären Pflege, in denen ältere Menschen sowie pflegebedürftige oder behinderte Volljährige versorgt werden. In den letzten Jahren ist das Heimrecht auf die Bundesländer übertragen worden, so dass das Heimgesetz in den Bundesländern gilt, die noch keine eigenen Landesheimgesetze haben.

Ein Heim der stationären Altenpflege darf laut Heimgesetz nur betrieben werden, wenn der Träger der Einrichtung sicherstellt, dass Arzneimittel bewohnerbezogen und ordnungsgemäß aufbewahrt werden und die in der Pflege tätigen Mitarbeiter mindestens 1-mal im Jahr über den sachgerechten Umgang mit Arzneimitteln unterwiesen werden.

Die Träger von Altenpflegeeinrichtungen sind dazu verpflichtet, dass aus der ordnungsgemäßen Buchführung und Dokumentation der Erhalt, die Aufbewahrung und die Verabreichung von Arzneimitteln einschließlich der pharmazeutischen Überprüfung der Arzneimittel und der jährlichen Unterweisung der Mitarbeiter ersichtlich werden.

Apothekengesetz (ApoG)

Die Arzneimittelversorgung der Bewohner in Alten- und Pflegeheimen sowie der Arzneimittelbezug werden durch §12 Apothekengesetz (ApoG) geregelt. Danach ist die Versorgung der Heimbewohner mit Arzneimitteln nur noch auf Grundlage eines Versorgungsvertrages möglich. Zur Sicherstellung der Arzneimittelversorgung von Heimbewohnern müssen zwischen dem Heimträger und der Apotheke entsprechende Versorgungsverträge abgeschlossen werden.

35.2.2 Begriffsdefinitionen der Pharmakologie

Merke

Vor der Verabreichung eines ärztlich angeordneten Arzneimittels sollte eine Altenpflegefachkraft Grundlagenwissen aus der **Pharmakologie** (Arzneimittelkunde) haben. Sie sollte wissen, um welches Arzneimittel und welchen **Wirkstoff** es sich handelt. Weiterhin müssen die gewünschte **Wirkung**, mögliche **Nebenwirkungen**, der Prozess der **Pharmakokinetik** und **Pharmakodynamik** der Altenpflegefachkraft bekannt sein.

Arzneimittel

Definition

Arzneimittel sind laut Arzneimittelgesetz (Wirk-)Stoffe oder Zubereitungen aus Stoffen, die durch Anwendung am oder im menschlichen und tierischen Körper Folgendes bewirken:
- Beschwerden oder Krankheiten heilen, lindern oder verhüten
- Funktion und Zustand des Körpers aufzeigen und in der Diagnostik eingesetzt werden (z. B. Kontrastmittel)
- körpereigene Wirkstoffe ersetzen (z. B. Kortison, Insulin)
- Krankheitserreger, Parasiten oder körperfremde Stoffe bekämpfen (z. B. Antibiotika, Virustatika, Antimykotika)
- den seelischen Zustand des Körpers beeinflussen (z. B. Psychopharmaka)
- die Funktion des Körpers beeinflussen (z. B. Schlafmittel) (Baum u. Steinfartz 2009)

Der Arzneimittelverkauf ist ebenfalls genau geregelt. Frei verkäufliche Arzneimittel (z. B. bestimmte pflanzliche Arzneimittel oder Vitaminpräparate) sind nicht nur in den Apotheken, sondern auch in Drogerien erhältlich. Apothekenpflichtige Arzneimittel dürfen in Deutschland nur in Apotheken verkauft werden (z. B. Schmerzmittel wie Acetylsalicylsäure oder Paracetamol). Rezeptpflichtige (verschreibungspflichtige) Arzneimittel werden in Apotheken verkauft, aber nur unter

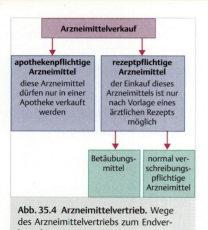

Abb. 35.4 Arzneimittelvertrieb. Wege des Arzneimittelvertriebs zum Endverbraucher.

verpflichtender Vorlage eines ärztlich verordneten Rezeptes.

Der Gesetzgeber hat die rezeptpflichtigen Arzneien noch einmal unterteilt in normalverschreibungspflichtige Arzneimittel und Betäubungsmittel, deren Vertrieb im Betäubungsmittelgesetz geregelt wird (▶ Abb. 35.4).

Wirkstoffe

Definition

Wirkstoffe sind die Bestandteile eines Arzneimittels, die im Organismus einen gewünschten Effekt hervorrufen.

Ein Arzneimittel kann aus einem oder mehreren Wirkstoffen und weiteren Hilfsstoffen bestehen. Während der Wirkstoff der wirksame Anteil des Arzneimittels ist, beeinflussen die Hilfsstoffe die Resorption. Wirkstoffe können chemische Elemente sein, aber auch pflanzliche oder tierische Bestandteile beinhalten.

Unerwünschte Arzneimittelwirkungen (Nebenwirkungen)

Nebenwirkungen sind unerwünschte Begleiterscheinungen, die beim ordnungsgemäßen Gebrauch eines Arzneimittels auftreten können. Mögliche unerwünschte Nebenwirkungen müssen nach dem Arzneimittelgesetz in der Packungsbeilage aufgelistet werden. Der Beipackzettel nennt nicht nur die Nebenwirkungen, sondern auch deren Häufigkeit, wobei 6 unterschiedliche „Häufigkeitsklassen" (Bundesinstitut für Arzneimittel und Medizinprodukte, BfArM 2007) unterschieden werden:

- sehr häufig: mehr als 1 Behandelter von 10 (> 10%)
- häufig: 1 bis 10 Behandelte von 100 (< 10%)
- gelegentlich: 1 bis 10 Behandelte von 1000 (1–0,1%)
- selten: 1 bis 10 Behandelte von 10 000 (0,1–0,01%)
- sehr selten: weniger als 1 Behandelter von 10 000 (< 0,01%)
- nicht bekannt: Häufigkeit auf Grundlage der verfügbaren Daten nicht abschätzbar

Therapeutische Breite

Jedes Arzneimittel hat eine bestimmte therapeutische Breite. Sie gibt an, wie variabel ein Arzneimittel dosiert werden kann, um eine optimale Wirkung zu erreichen. Die therapeutische Breite bezeichnet also den Bereich zwischen Wirkungslosigkeit (Unterdosierung) und Toxizität (Überdosierung). Die therapeutische Breite ist somit auch ein Maß für die Sicherheit eines Arzneimittels.

Pharmakokinetik

Die Pharmakokinetik beschäftigt sich mit der Bewegung des Arzneimittels durch den menschlichen Körper, angefangen von der Aufnahme bis zur Ausscheidung des Medikaments. Welchen Weg muss das Medikament durch den Körper nehmen, um die gewünschte Wirkung zu erreichen? Welches Schicksal widerfährt dem Arzneimittel im Körper?

Der Weg des Arzneimittels durchläuft dabei folgende Teilprozesse:
- Aufnahme in den Organismus/Verabreichung (Applikation)
- Aufnahme im Organismus (Resorption)
- Umwandlung des Wirkstoffs (Biotransformation) und seine Wirkung am Rezeptor
- Ausscheidung aus dem Körper (Elimination)/Konzentrationsabnahme

Die Wirksamkeit eines Arzneimittels hängt im hohen Maße von den genannten Teilprozessen der Pharmakokinetik ab.

Pharmakodynamik

Definition

Die **Pharmakodynamik** beschreibt die eigentliche pharmakologische Wirkung des Arzneimittels am erreichten Wirkort. Was macht die applizierte Substanz mit dem Körper? Wie kommt diese Wirkung zustande und an welchem Ort? Es geht also um den Wirkmechanismus des Arzneimittels am Rezeptor (S. 865).

Die Prozesse der Pharmakokinetik und der Pharmakodynamik laufen nicht bei jedem Menschen gleich ab, denn sie werden durch vorliegende Erkrankungen, das Alter und durch andere eingenommene Substanzen positiv oder negativ beeinflusst.

35.2.3 Besonderheiten beim alten Menschen

Die Wirkung von Arzneimitteln sowie ihre Verteilung im Körper sind u.a. auch vom Lebensalter der betroffenen Person abhängig. Mit zunehmendem Alter nimmt meist auch die Zahl der Gesundheitsstörungen, der chronischen Leiden und damit der Verbrauch von Arzneimittel zu. Nicht selten konsultieren alte Menschen mehr als einen Arzt und nehmen 3 oder mehrere Arzneimittel zu sich. Dadurch treten vermehrt Arzneimittelwechselwirkungen und Nebenwirkungen auf.

▶ **Veränderte Pharmakokinetik und Pharmakodynamik.** Durch physiologische Alterungsprozesse oder durch vorliegende Grunderkrankungen sind sowohl Pharmakokinetik als auch Pharmakodynamik verzögert. Dies kann dazu führen, dass auch die gewünschte Wirkung verzögert eintritt und der alte Mensch zu einer übermäßigen Einnahme des verordneten Medikaments neigt. In einer Beratungssituation muss der alte Mensch darüber aufgeklärt werden, dass die Arzneimittel u.U. etwas länger brauchen, bis die gewünschte Wirkung eintritt. Die Gesamtheit der Faktoren, die im Alter die Pharmakokinetik und die Pharmakodynamik beeinflussen können, ist in ▶ Abb. 35.5 dargestellt.

▶ **Potenziell inadäquate Medikamente.** Wegen eines erhöhten Risikos von unterwünschten Arzneimittelereignissen gilt die Gabe bestimmter Arzneimittel bei älteren Heimbewohnern als potenziell inadäquat (ungeeignet). In einer aktuellen Studie einer Wissenschaftlergruppe der Universität Witten/Herdecke und aus Wuppertal werden 83 Arzneistoffe aus 18 unterschiedlichen Arzneistoffklassen als potenziell inadäquate Medikamente (PIM) eingestuft (Holt, Schmiedl u. Thürmann 2010).

Laut dieser Studie sind zahlreiche Medikamente wegen ihrer pharmakologischen Wirkung bzw. ihrer Nebenwirkungen für alte Menschen ungeeignet. Für die Gruppe der Antidepressiva (z.B. Amitriptylin, Doxepin) bestehen Bedenken durch die Gefahr der Mundtrockenheit, Obstipation und kardialer Arrhythmien. Die Gruppen der Neuroleptika (z.B. Haloperidol) und der Sedativa (z.B. Diazepam) er-

35.2 Grundlagenwissen zur Medikamentenvergabe

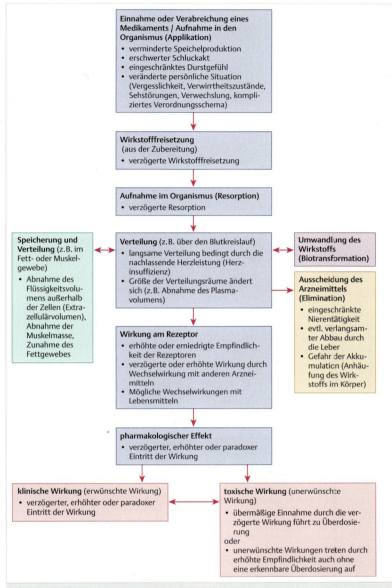

Abb. 35.5 Pharmakokinetik und Pharmakodynamik. Beim alten Menschen können bei den Prozessen der Pharmakokinetik und der Pharmakodynamik Besonderheiten auftreten.

- Konsultation des Hausarztes bei verzögerter Wirkung bzw. bei Arzneimittelnebenwirkungen
- periodische Absprachen mit dem behandelnden Arzt bzgl. der Notwendigkeit verordneter Arzneimittel
- Erleichterung der selbstständigen Einnahme der Medikamente durch altersgerechte Verpackung und Optimierung des Tagesablaufs

Merke

Arzneimittelnebenwirkungen sind beim alten Menschen oft schwer von Krankheitssymptomen der Grunderkrankung oder von „normalen" Altersbeschwerden zu unterscheiden.

35.2.4 Wirkung von Arzneimitteln

Definition

Die **Pharmakodynamik** befasst sich mit Wirkung und Wirkungsursache eines Arzneimittels, dabei geht es um die Art und den Ort der Wirkung.

Arzneimittel können unspezifisch wirken, wie z. B. einige Laxanzien aufgrund ihrer osmotischen Wirkung. Die meisten Arzneimittel entfalten jedoch erst dann ihre Wirkung, wenn sie mit einem spezifischen Rezeptor im menschlichen Körper in Interaktion treten. Rezeptoren sind spezifische Moleküle im Organismus, an denen ein Pharmakon angreift und durch Bildung eines Pharmakon-Rezeptor-Komplexes einen pharmakologischen Effekt in der Zelle auslöst (Schlüssel-Schloss-Prinzip, ▶ Abb. 35.6).

Beim Schlüssel-Schloss-Prinzip können 2 unterschiedliche Wirkprinzipien eine Rolle spielen:
- Wirkprinzip des Agonisten
- Wirkprinzip des kompetitiven Antagonisten

▶ **Wirkprinzip des Agonisten.** Wenn der Wirkstoff eines Arzneimittels auf einen Rezeptor passt und diesen aktiviert und erregt, dann entsteht ein gewünschter pharmakologischer Effekt. In diesem Fall spricht man von dem Wirkprinzip des Agonisten (▶ Abb. 35.6a).

▶ **Wirkprinzip des kompetitiven Antagonisten.** Diese lagern sich an Rezeptoren an, ohne diese zu erregen. Sie verursachen keinen pharmakologischen Effekt, sondern blockieren lediglich die Rezeptoren

höhen die Sturzgefahr bei alten Menschen und sind aus diesem Grund als PIM einzustufen. Die von den Wissenschaftlern erarbeitete PRISCUS-Liste potenziell inadäquater Medikation für ältere Menschen (s. http://www.priscus.net) benennt für die ungeeigneten Medikamente die Bedenken sowie mögliche medikamentöse Alternativen.

Maßnahmen zur Optimierung der Arzneimitteltherapie

Eine Altenpflegefachkraft kann folgende Maßnahmen zur Optimierung der Arzneimitteltherapie im Alter durchführen:
- beratende Aufklärung bzgl. möglicher Veränderung der Pharmakokinetik und der Pharmakodynamik im Alter
- genaue Beobachtung der gewünschten Wirkung eines Arzneimittels
- erhöhte Aufmerksamkeit auf unerwünschte Arzneimittelwirkungen

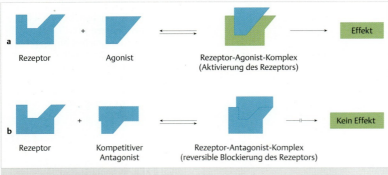

Abb. 35.6 Schlüssel-Schloss-Prinzip.
a Pharmakon-Rezeptor-Reaktion nach dem Wirkprinzip eines Agonisten.
b Pharmakon-Rezeptor-Reaktion nach dem Wirkprinzip eines kompetitiven Antagonisten.
(nach Baum u. Steinfartz 2009)

und führen so dazu, dass der Effekt vermindert wird oder kein Effekt entsteht (▶ Abb. 35.6b).

35.2.5 Grundinformationen zu Arzneimitteln

Arzneimittelnamen

Die Namensgebung der Arzneimittel unterliegt einem bestimmten System. Dies erlaubt es, die Fülle der auf dem Markt erhältlichen Präparate besser unterscheiden und zuordnen zu können.

Bei jedem Arzneimittel können grundsätzlich 3 Namen unterschieden werden:
- chemischer Name
- internationaler Freiname
- Handelsname

Chemischer Name

Definition

Der **chemische Name** bezeichnet die chemische Substanz.

Jedes Arzneimittel besitzt zunächst einen chemischen Namen. Damit arbeiten meist jedoch nur Wissenschaftler, da dieser die komplexe chemische Zusammensetzung darstellt, z. B. 7-chlor-1,3dihydro-1methyl-5phenyl-2H-1,4-benzodiazepin-2-on.

Internationaler Freiname

Definition

Dem **internationalen Freinamen** (INN = international nonproprietary name; generic name) entspricht die chemische Kurzbezeichnung der Substanz.

Dafür hat die WHO 1950 das INN-System initiiert. Dieses hat das Ziel, international einheitliche Bezeichnungen für definierte Wirkstoffe zu etablieren. Der internationale Name der oben genannten chemischen Substanz lautet: Diazepam. Der Vorteil der internationalen Namen ist, dass sie eindeutig in der Schreibweise und Aussprache sind und nur aus einem Wort, ohne zusätzliche Ziffern und Einzelbuchstaben, bestehen.

Die Freinamen der WHO beinhalten festgelegte Kennsilben. Diese können entweder am Wortanfang, im Wort oder am Wortende stehen und charakterisieren pharmakologisch verwandte Gruppen. Die Kennsilbe „-azepam" steht für die Gruppe der Benzodiazepine und taucht als Suffix (am Wortende) der internationalen Namen der Arzneimittel aus dieser Gruppe auf: z. B. Diazepam, Nitrazepam, Tetrazepam usw. (Bracher u. Dormbeck 2002).

Handelsname

Die Hersteller der Arzneimittel vertreiben die Präparate unter einem eigenen Handelsnamen. Jeder Handelsname ist mit einem eingetragenen Warenzeichen (® = registered trade mark) geschützt. An unserem Beispiel des Diazepam wären Diazepam-ratiopharm® (Hersteller: ratiopharm), Diazep® (Hersteller: AbZ-Pharma), Valium® oder Valiquid® (Hersteller: Roche) mögliche Handelsnamen. Der Handelsname übermittelt in vielen Fällen gleichzeitig eine Botschaft und vereinfacht so die Handhabung.

Ein Handelsname kann folgende Botschaften transportieren:
1. Er kann auf den Wirkstoff hinweisen, z. B. Diazepam-ratiopharm® mit dem Wirkstoff Diazepam.
2. Er kann auf die Indikation hinweisen, wie z. B. Allergodil® als ein Antiallergikum oder Mykoderm® Heilsalbe als ein Antimykotikum.
3. Er kann das Präparat in eine Arzneimittelgruppe einordnen, wie z. B. Gastracid® aus der Gruppe der Magen-Darm-Mittel.

▶ **Patentschutz und Generika.** Die Arzneimittel unterliegen einem Patentschutz. Ist der Patentschutz für einen Arzneimittelwirkstoff abgelaufen, dürfen andere Hersteller Arzneimittel mit dem gleichen Wirkstoff auf den Markt bringen.

Definition

Arzneimittel, die eine wirkstoffgleiche Kopie eines bereits unter einem Markennamen auf dem Markt befindlichen Medikaments darstellt, werden **Generika** genannt.

Generika sind bei der gleichen Qualität häufig kostengünstiger als das Originalpräparat. Der Name eines Generikums ist häufig aus dem internationalen Freinamen (INN) mit dem Zusatz des Herstellernamens zusammengesetzt. Das von der Firma Bayer AG vermarktete Aspirin® mit dem Wirkstoff Acetylsalicylsäure gibt es auch als Generikum: ASS ratiopharm®.

Namenszusätze

Unmittelbar neben dem Handelsnamen des Arzneimittels stehen Angaben, die auf wesentliche Eigenschaften des Medikaments hinweisen:
- **Darreichungsform** und **Wirkstärke**. Die häufigsten Darreichungsformen sind Tabletten, Kapseln und Lösungen. Ziffern hinter dem Handelsnamen besagen, wie viel Wirkstoff in einer einzelnen Tablette oder Kapsel enthalten ist. Die Angabe „500 mg" bedeutet also, dass pro Verabreichungseinheit des Arzneimittels 500 mg Wirkstoff enthalten sind. Eine Tablette Aspirin 500 mg beinhaltet also 500 mg Acetylsalicylsäure.
- **Packungsgröße**. Bezüglich der Menge der Tabletten oder Kapseln gibt es drei Angaben: N1 bezeichnet die kleinste, N2 die mittlere und N3 die größte Packungsgröße.

- "**retard**" oder "**depot**". Diese Zusätze bedeuten, dass ein Arzneimittel über einen langen Zeitraum wirkt, da es verlangsamt freigesetzt wird, z. B. durch einen magensaftresistenten Überzug bei Tabletten. Diclofenac-ratiopharm Retardkapseln ist ein Beispiel für ein Retardpräparat. Beinhaltet ein Medikament den Namenszusatz „**akut**", ist es ein Medikament mit einem zügigen Wirkungseintritt (z. B. ACC akut).
- "**mono**". Dies bedeutet, dass ein Arzneimittel nur einen Wirkstoff (z. B. Cysto Fink Mono), und der Zusatz „**comp**", dass es mehrere Wirkstoffe enthält.
- "**forte**" (z. B. Spalt Forte). Diese Angabe weist auf eine höhere Dosis hin. Es handelt sich also um ein stark wirksames Arzneimittel.
- "**mite**" und "**minor**" (z. B. Lanitop mite). Diese Zusätze sind Hinweise auf eine geringe Dosis.

Merke

Namenszusätze bei Arzneimitteln weisen auf die entsprechende Zusammensetzung und Wirkung des Arzneimittels hin. Beim täglichen Richten der Arzneimittel ist sorgfältig auf die schriftliche Anordnung des Arztes zu achten, denn viele Medikamente sind mit und ohne Namenszusätze erhältlich. Verwechslungen sollten dringend vermieden werden.

Aufbau des Medikamentenbeipackzettels

Ein Beipackzettel liegt jeder Arzneimittelpackung bei. Das Wort „Beipackzettel" wird umgangssprachlich verwendet. Die gesetzliche Bezeichnung dafür lautet „Gebrauchsinformation". Die Arzneimittelhersteller sind laut Gesetz dazu verpflichtet, für die Arzneimittel einen Beipackzettel zu schreiben und ihn den Medikamenten beizulegen. Die Beipackzettel sollen gut lesbar, verständlich und umfassend über wesentliche Details eines Arzneimittels informieren.

Seit 2005 muss die Pharmaindustrie ihre Beipackzettel sogar einem Lesbarkeitstest unterziehen. Bei diesem Test prüfen Freiwillige aus einer Zielgruppe, die den Betroffenen ähnelt, die Packungsbeilage. Im Anschluss an den Lesbarkeitstest prüft das Bundesinstitut für Arzneimittel und Medizinprodukte (BfArM) die Packungsbeilage (Bidder 2008).

Fast alle Beipackzettel haben eine chronologische Struktur. Das bedeutet, dass die Informationen in der Reihenfolge der Einnahme gelistet sind: Hinweise für den Zeitraum vor der Behandlung, Informationen, die während der Behandlung relevant sind, Hinweise für die Zeit nach der Einnahme.

Im Arzneimittelgesetz (S. 863) ist vorgeschrieben, dass in jedem Beipackzettel folgende Angaben zum Medikament gemacht werden müssen:
- Name des Arzneimittels
- Anwendungsgebiete
- Gegenanzeigen
- Vorsichtmaßnahmen
- Wechselwirkungen mit anderen Medikamenten
- Warnhinweise
- Dosierungsanleitung
- Anwendungsfehler und Überdosierung
- Nebenwirkungen
- Haltbarkeit
- Darreichungsform und Inhalt der Packung
- Wirkstoff und weitere Bestandteile des Arzneimittels
- Ausstellungsdatum des Beipackzettels

Arzneimittelverzeichnis/ Aufbau der Roten Liste

Definition

Die **Rote Liste** ist ein Arzneimittelverzeichnis für Deutschland. Es enthält wesentliche Kurzinformationen über alle auf dem Markt verfügbaren Arzneimittel für Menschen.

Der Aufbau der Roten Liste ermöglicht einen schnellen Zugriff auf wichtige Arzneimittelinformationen. Jedes Arzneimittel ist einer Hauptgruppe zugeordnet. Ein Hauptgruppenverzeichnis gibt einen Überblick über alle vorhandenen Hauptgruppen.

Die einzelnen Kapitel der Roten Liste sind farblich gekennzeichnet:
- Benutzerhinweise/Grundsätze der Roten Liste
- alphabetisches Verzeichnis der Fertigarzneimittel
- Stichwortverzeichnis
- Verzeichnis chemischer Wirkstoffe
- Basisinformationen der Fertigarzneimittel
- Zusammenstellung von Gegenanzeigen, Anwendungsbeschränkungen
- Nebenwirkungen
- Firmenverzeichnis

Die Rote Liste gibt es als Buch sowie als Online- und Smartphone-Version. Als Alternative zur Roten Liste gibt es in Deutschland ein weiteres Arzneimittelverzeichnis: Gelbe Liste Pharmaindex. Die Gelbe Liste ist im Umfang der enthaltenen Präparate mit der Roten Liste vergleichbar, setzt aber in Bezug auf die Strukturierung andere Schwerpunkte.

Lernaufgabe

Zu Ihren Aufgaben als Altenpflegefachkraft gehört ein sicherer Umgang mit der Roten Liste. Bitte bearbeiten Sie mit Hilfe der Roten Liste folgende Aufgabenstellungen:
- Welche Fertigarzneimittel gehören zu der Hauptgruppe der Diuretika? Nennen Sie Beispiele. Kann diese Hauptgruppe in Untergruppen eingeteilt werden?
- Zu welcher Hauptgruppe gehören die Diurapid 40 mg Tabletten? Welcher Wirkstoff befindet sich in diesem Arzneimittel?
- Die Gabe von Schleifendiuretika (z. B. Furosemid) ist bei einer Hypertonie kontraindiziert. Belegen Sie diese Aussage mit der Roten Liste.
- Ein Heimbewohner bekam bisher nach ärztlicher Anordnung Aponal 50 mg Filmtabletten. Bei der letzten Lieferung der Apotheke fehlt das Medikament. Stattdessen liefert die Apotheke Doxepin-ratiopharm 50 mg Tabletten. Hat sich die Apotheke geirrt?
- Viele Heimbewohner erhalten nach ärztlicher Anordnung eine Tablette Aspirin 100 mg. Zu welcher Hauptgruppe gehört dieses Arzneimittel? Fr. Raastad erhielt bisher Aspirin 100 mg Tabletten. Bei der letzten Apothekenlieferung fehlen diese, stattdessen liefert der Apotheker Godamed 100 TAH Tabletten. Ist dem Apotheker ein Fehler unterlaufen?

35.2.6 Applikationsformen und Darreichungsformen

Arzneimittel können auf eine unterschiedliche Art und Weise in den menschlichen Körper gelangen. Applikationsformen sind die Wege, auf denen ein Arzneimittel zu dem gewünschten Wirkort gelangen kann. In Abhängigkeit vom Wirkstoff und der Zusatzstoffe, die ein Arzneimittel in sich trägt, haben die Arzneien eine unterschiedliche Konsistenz. Diese Konsistenz wird auch als Darreichungsform bezeichnet. Von der Darreichungsform sind die Applikationsform, der Wirkeintritt und die Wirkdauer abhängig. Einzelne Darreichungsformen dürfen nur über einen bestimmten Weg in den menschlichen Körper appliziert werden.

Applikationsformen

Auf welche Art und Weise gelangt ein Arzneimittel in den menschlichen Körper? Insgesamt können 3 unterschiedliche Applikationsformen unterschieden werden (▶ Abb. 35.7):
1. enterale Applikation
2. parenterale Applikation
3. topische/lokale Applikation

Bei allen 3 Applikationsformen muss eine andere biologische Barriere überwunden werden, damit das Medikament an den Wirkort gelangt. Die Wirkung erfolgt je nach Applikationsform lokal und/oder systemisch. Die Entscheidung, welche dieser Applikationsformen zu wählen sind, obliegt der ärztlichen Anordnung.

Welche Applikationsform gewählt wird, entscheidet sich nach folgenden Kriterien:

- **Ressourcen des Heimbewohners.** Falls der Bewohner nicht in der Lage ist, Arzneimittel oral einzunehmen, dann wird der Arzt eine andere, an den Ressourcen des Bewohners orientierte Applikationsform wählen.
- **Gewünschter Wirkeintritt und Wirkdauer.** Arzneimittel, die intravenös appliziert werden, wirken wesentlich schneller als Arzneimittel, die intramuskulär verabreicht werden.
- **Gewünschter Wirkort.** Sollte nur eine lokale Wirkung gewünscht sein, dann sollte das Arzneimittel als Salbe auf die betroffene Stelle aufgetragen werden. Zu beachten ist, dass auch lokal aufgetragene Salben eine systemische Auswirkung auf den ganzen Körper haben können, da der Wirkstoff durch die Haut in das Gefäßsystem gelangt.
- **Art des Wirkstoffs.** Einzelne Wirkstoffe (z. B. Insulin) werden bei einer Applikation durch den Magen-Darm-Trakt von der Magensäure zerstört und können somit keine Wirkung am gewünschten Wirkort erreichen.

Darreichungsformen

Damit ein Medikament gut appliziert werden kann, sowie sicher und gezielt an den Wirkort gelangt, wird der jeweilige Wirkstoff in einer passenden Darreichungsform hergestellt. Die Darreichungsformen (Zubereitungsformen der Arzneimittel) reichen von z. B. Tabletten zur oralen Einnahme bis zu Injektionslösungen für eine i. v.-Injektion. Die häufigsten Darreichungsformen mit den jeweiligen Besonderheiten sind in ▶ Tab. 35.1 dargestellt.

1. enterale Applikation	2. parenterale Applikation	3. topische/lokale Applikation
enteral: den Darm, die Eingeweide betreffend	parenteral: unter Umgehung des Verdauungstraktes	topisch: die örtliche Lage betreffend
Die Verabreichung und die Resorption erfolgt durch den Verdauungstrakt.	In einigen Fällen ist es notwendig den Verdauungstrakt zu umgehen: z. B. wenn das Arzneimittel durch die Magensäure zerstört werden kann, die Wirkung zu spät eintritt oder der Schluckakt als Ressource nicht mehr vorhanden ist.	Die Verabreichung wird an einer Stelle, an einem Organ bzw. an einer Körperhöhle vorgenommen. Der Wirkeffekt des Arzneimittels kann sich entweder lokal auf das Organ beziehen oder es wird nach der Aufnahme des Arzneimittels in den Blutkreislauf eine systemische Wirkung entfaltet.
Möglichkeiten der Applikation innerhalb der Hauptapplikationsform		
oral/peroral in die Mundhöhle / durch die Mundhöhle: z. B. diverse Tabletten, Kapseln, Dragees, Tropfen, Sirupe, etc. **rektal** in den After: z. B. Diazepam-Rektole bei epileptischen Anfällen, Zäpfchen gegen Obstipation **sublingual** unter die Zunge: z. B. Sublingualkapseln zur Linderung von Angina-pectoris-Anfällen **bukkal** in die Wangentasche	**Injektionen** **i.c.** in die Haut: z. B. Einspritzen einer Testsubstanz bei Allergietest **s.c.** in das Unterhautfettgewebe: z. B. Injektion von Heparin oder Insulin **i.m.** in einen Muskel: z. B. Hepatitis-B-Impfung, Vitaminpräparate, Neuroleptika **Infusionen** **s.c.** Infundieren einer Lösung in das Unterhautfettgewebe: z. B. NaCL 0,9 % bei einer Dehydration **i.v.** Infundieren in eine Vene: z. B. Antibiotika-Kurzinfusionen	**konjunktival** auf die Bindehaut des Auges: z. B. Augentropfen zur Senkung des Augeninnendrucks **nasal** in die Nasengänge: z. B. Nasensprays, Nasentropfen **inhalativ/pulmonal** über die Lungenschleimhaut: z. B. Asthmasprays, Inhalationen **otal/aural** in den Gehörgang: z. B. Ohrentropfen **kutan, perkutan, transdermal** auf die Haut: Lokalbehandlung von Hauerkrankungen durch Salben; Schmerzpflaster **intraartikulär** in den Gelenkspalt: z. B. lokale Applikation entzündungshemmender Stoffe **peridual** in den Peridualraum des Wirbelkanals: z. B. Anästhesiearzneimittel **vaginal** in die Scheide: z. B. Antimykotika bei Pilzinfektionen der Scheide

Abb. 35.7 Applikationsformen. Die Hauptapplikationsformen (enteral, parenteral, topisch) mit möglichen Applikationsformen.

Tab. 35.1 Unterschiedliche Darreichungsformen, eingeteilt in feste, flüssige, gasförmige und halbfeste Arzneimittelformen.

	Darreichungsform	Besonderheiten bei der Applikation
feste Arzneimittelformen		
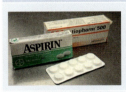	**Tabletten:** hergestellt durch Verpressung eines Wirkstoff zusammen mit geeigneten Hilfsstoffen	• die Applikationsform ist i. d. R. oral • genaue Dosierung ist gewährleistet • ab einer bestimmten Tablettengröße für den alten Menschen schwer zu schlucken • kann meist geteilt werden • durch die unterschiedliche optische Gestaltung eine bessere Erkennbarkeit für den alten Menschen
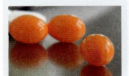	**Dragees:** ein Wirkstoffkern, ummantelt mit mehreren Schichten aus Puderzucker, chemisch aufbereiteter Stärke oder Zellulose, häufig mit Farbstoffzusätzen **Filmtabletten:** mit einem sehr dünnen Überzug versehen	• die Ummantelung des Wirkstoffs kann die Wirkstoffaufnahme im Darm verzögern • der Überzug schützt den Wirkstoff vor Magensaft • Verbesserung der oralen Aufnahme durch eine glatte Oberfläche und die linsenartige Form
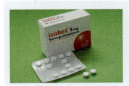	**Lutschtabletten, Sublingualtabletten, Bukkaltabletten:** Arzneimittel, die entweder lokal in der Mundhöhle ihre Wirkung entfalten oder durch die Mundschleimhaut schnell resorbiert werden können	• der Arzneistoff wird schnell resorbiert und gelangt nicht in den Einfluss des sauren Magensafts • Vorsicht bei der Verabreichung an Menschen mit Demenz bzw. an betroffene mit Schluckbeschwerden (Aspirationsgefahr)
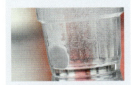	**Brausetabletten:** nicht überzogene Tabletten, die sich in Wasser schnell unter Freisetzung von Kohlendioxid lösen	• es müssen keine Tabletten geschluckt werden, die in Wasser aufgelöste Brausetablette kann getrunken werden
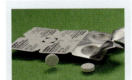	**Schmelztabletten:** Tabletten (dünne Plättchen), die im Mund ohne weitere Flüssigkeitszufuhr „zerschmelzen"	• haben meist eine eingeschränkte Haltbarkeit • schneller Wirkungseintritt in Notfällen möglich • Applikation auch bei Schluckstörungen
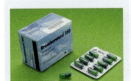	**Kapseln:** Arzneimittelformen, die Pulver, Granulate oder ölige Flüssigkeiten enthalten. Ölige Flüssigkeiten werden in sog. Weichkapseln verarbeitet; Pulver und Granulate in Steckkapseln.	• meist eine orale (Hartkapseln) oder sublinguale (Zerbeißkapseln) Einnahme • je nach Hüllenzusammensetzung findet die Freisetzung im Mund, im Magen oder erst im Dünndarm statt • Umhüllung empfindlich und verändert sich z. B. bei Kontakt mit Feuchtigkeit • gute Dosierbarkeit und Einnehmbarkeit
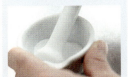	**Pulver:** mehr oder weniger fein zermahlene Arzneistoffe. Die Teilchengröße der einzelnen Pulver kann stark variieren. Je feiner das Pulver, desto schneller der Wirkeintritt.	• meist orale Einnahme, i. d. R. mit Flüssigkeit aufgelöst • selten eine äußerliche Anwendung als Puder • seltene Verwendung, da ungenaue Dosierbarkeit und hohe Empfindlichkeit gegenüber Umwelteinflüssen wie Luftfeuchtigkeit
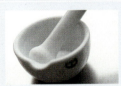	**Granulat:** grobkörnige Feststoffe, Substanzen in Körnerform	• Verabreichung meist oral mit ausreichend Flüssigkeit • ungenaue Dosierung

Tab. 35.1 Fortsetzung

	Darreichungsform	Besonderheiten bei der Applikation
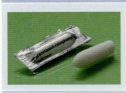	**Zäpfchen (Suppositoria):** bestehen aus einer wachsartigen, fetthaltigen Grundmasse, in die der Wirkstoff eingeschlossen ist. Das Applizieren in eine Körperhöhle führt dazu, dass die Grundmasse schmilzt und der Wirkstoff freigesetzt wird.	• je nach Anordnung, rektale oder vaginale (Vaginalsuppositorien) Applikation möglich • die Wirkung erfolgt entweder lokal oder systemisch • das Einführen eines Suppositoriums in den Darm kann eine Defäkation auslösen oder Schmerzen und kleine Verletzungen verursachen

flüssige Arzneimittelformen

	Darreichungsform	Besonderheiten bei der Applikation

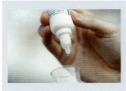	**Lösungen zur oralen Applikation:** flüssige Zubereitungen, die aus mindestens 2 Anteilen bestehen: dem Wirkstoff und einem geeigneten Lösungsmittel (z. B. Wasser, Öl oder Alkohol). Die wichtigsten oral angewendeten Lösungen sind Sirupe (Lösungen mit hohem Zuckeranteil), Tropfen (wässrige, meist alkoholische Lösungen), Mixturen (wässrige, meist aromatisierte Lösungen) und Elixiere (stark gesüßte, aromatisierte, alkoholische Lösungen)	• der bereits aufgelöste Wirkstoff kann seine Wirkung schnell entfalten
		• viele Lösungen sind anfällig gegen Licht und Sauerstoff sowie gegen mikrobakterielle Verunreinigungen
		• Dosierung erfolgt nach Tropfen oder Volumen (ml); hierfür können ein Tropfeinsatz oder Pipette notwendig sein
		• in Einzelfällen erfolgt die Applikation mit einem Löffel; hierfür gelten folgende Volumina:
		  ○ Ess- oder Suppenlöffel: ca. 15 ml
		  ○ Tee- oder Kaffeelöffel: ca. 5 ml

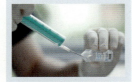	**Lösungen zur parenteralen Applikation:** Lösungen, die entweder als Injektion oder Infusion ins Körperinnere appliziert werden. Meist handelt es sich dabei um wässrige Lösungen, in seltenen Fällen können es auch Suspensionen (z. B. Insuline) oder ölige Lösungen sein. Letztere dürfen ausschließlich intramuskulär verabreicht werden.	• zur praktischen Vorgehensweise und den Vor- und Nachteilen der parenteralen Lösungen siehe Kap. „Injektionen und Infusionen" (S. 884).
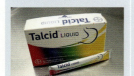	**Suspensionen:** ein fester Wirkstoff wird in einer Flüssigkeit aufgeschwemmt	• die Applikation kann oral oder kutan erfolgen • eine Suspension muss vor Gebrauch geschüttelt werden
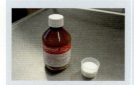	**Emulsionen:** Mischung zweier nicht miteinander mischbarer Flüssigkeiten (z. B. Wasser und Öl) in feinster Verteilung	• Applikation meist kutan (Cremes, Lotionen), selten oral • auch Emulsionen müssen, wie Suspensionen, wegen einer möglichen Entmischung vor Gebrauch geschüttelt werden
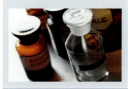	**Tinkturen:** meist aus pflanzlichen Stoffen hergestellte Extrakte, denen eine Alkohollösung zugemischt wird. Tinkturen, in denen nur eine Substanz gelöst wurde, bezeichnet man als Tinctura simplex, Tinkturen mit mehreren Substanzen heißen Tinctura composita.	• eine Anwendung der Tinkturen ist nach Indikation kutan oder oral möglich • durch den Alkoholgehalt wirkt die Tinktur bei der kutanen Applikation antibakteriell, kann jedoch die Haut stark austrocknen • zum Teil können Tinkturen auch stark verdünnt für Teilbäder oder Waschungen angewendet werden

gasförmige Arzneimittelformen

	Darreichungsform	Besonderheiten bei der Applikation
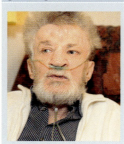	**Gase:** reine Gase ohne Zusatz. Verwendet werden dürfen nur medizinische Gase höchster Reinheit.	• Verabreichung erfolgt pulmonal, z. B. Sauerstoff (bei Atemstörungen), Narkosegasgemische • für die Sauerstoffapplikation werden entsprechende Hilfsmaterialien benötigt: Befeuchtungssystem, Nasenkanülen oder Sauerstoffmasken usw.

Tab. 35.1 Fortsetzung

	Darreichungsform	Besonderheiten bei der Applikation
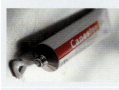	**Aerosole:** mit einem entsprechenden Inhaliergerät applizierbare feinste Pulverteilchen (Pulveraerosole) oder Flüssigkeitströpfchen (Nebelaerosole)	• sie sind meist in Spraydosen enthalten und entstehen durch Betätigen eines Sprühventils • durch das Einatmen des Sprühstoßes gelangt die Substanz in die Luftröhre oder in die Bronchien • Aerosolpackungen müssen vor Sonneneinstrahlung und Erwärmung über 50 °C geschützt werden.
halbfeste Arzneimittelformen		
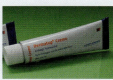	**Salben:** wasserfeste, streichfähige Zubereitung, meist auf Fettbasis	• Anwendung durch Auftragen auf die Haut oder Schleimhaut
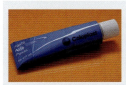	**Cremes:** weichere Substanzen als Salben, da mit einem höheren Wassergehalt versehen	• Anwendung durch Auftragen auf die Haut oder Schleimhaut
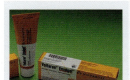	**Paste:** relativ feste, aber noch streichfähige Zubereitung mit einem hohen Pulveranteil	• Anwendung durch Auftragen auf die Haut oder Schleimhaut
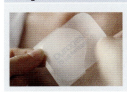	**Gel:** gelierte, verdickte, meist durchsichtige Flüssigkeitssubstanz (Hydrogele)	• Anwendung durch Auftragen auf die Haut oder Schleimhaut (oft mit schmerzlindernden oder antiallergischen Substanzen)
häufige Sonderformen		
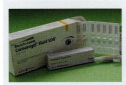	**Transdermale Pflaster:** selbstklebende, pflasterartige Trägerfolien, die einen Wirkstoff beinhalten. Die Folien geben den Wirkstoff kontinuierlich über eine längere Zeit an die Haut ab.	• Wirkstoffresorption erfolgt über die Haut • Voraussetzung für eine optimale Resorption ist eine reine und gesunde Haut
	Augentropfen und Augensalben: Augentropfen sind sterile, wässrige oder ölige Lösungen zur tropfenweisen Anwendung am Auge. Augensalben sind sehr weiche Salben, die reizlos und keimfrei sein müssen. In den Augensalben suspendierte Partikel müssen sehr fein sein.	• Augentropfen werden vom Auge reizlos aufgenommen, wenn sie körperwarm sind • bei der Applikation der Augentropfen und der Augensalben ist darauf zu achten, dass die Öffnung der Flasche bzw. der Tube nicht kontaminiert wird • Anwendungszeit der Augentropfen nach Anbruch ist auf 4–6 Wochen beschränkt

Fotos: P. Blåfield, A. Fischer, K. Gampper, R. Stöppler

35.3 Pflegerische Aufgaben bei der Medikamentenvergabe

Viele Pflegebedürftige müssen täglich Medikamente einnehmen, sind jedoch nicht mehr in der Lage, diese selbstständig zu beschaffen, aufzubewahren, zu richten und einzunehmen. Ist ein Pflegebedürftiger voll orientiert, kann er seine Medikamentenversorgung eigenverantwortlich verwalten. Hier ist auch eine Dokumentation nicht zwingend notwendig.

Stellt der Arzt jedoch eine Verordnung zur Übernahme der Medikamentengabe aus, so ist es in stationären und ambulanten Einrichtungen die Aufgabe der Pflegenden, diese Verordnungen umzusetzen. Zur Ausführung der Arztverordnung (AVO) gehören die Bestellung, die Lagerung, das Bereitstellen und die Verabreichung der Medikamente. Weitere pflegerische Maßnahmen im Zusammenhang mit der Medikamentengabe umfassen die Beobachtung von Wirkung und Nebenwirkung der Medikamente und die Dokumentation.

Fallbeispiel

Ihre Bewohnerin Frau Eckstein war zur Einstellung der Schmerztherapie mehrere Tage stationär im Krankenhaus. Am Freitagnachmittag wird sie spontan zurückverlegt, da im Krankenhaus der Platz benötigt wird und die Therapie auch im Pflegeheim weitergeführt werden kann. Vom Krankenhaus hat sie keine Medikamente mitbekommen.

Sie prüfen deshalb in Frau Ecksteins Medikamentenfach nach, ob die im Verlegungsbericht angeordneten Medikamente vorhanden sind und stellen fest, dass ein Medikament (Sevredol 20 mg) bestellt werden muss. Daraufhin informieren Sie den Hausarzt Dr. Schmitt. Dieser leitet alles in die Wege, damit Frau Eckstein die Medikamente am Abend verabreicht werden können.

35.3.1 Verordnung von Medikamenten

Die Verordnungsverantwortung trägt grundsätzlich der Arzt. Die ärztliche Anordnung hat im Regelfall schriftlich zu erfolgen. Bestenfalls trägt der Arzt die Anordnung direkt in das Dokumentationssystem ein und zeichnet sie ab. Die Verordnung dient den Pflegenden als Grundlage für das weitere Vorgehen.

Inhalt der Verordnung:
- Name der Pflegebedürftigen
- Name des Medikaments mit Arzneistoffgehalt (wenn verschiedene Stärken erhältlich sind)
- Dosierung und Applikationsform
- Zeitpunkt der Verabreichung

Häufig werden die Medikamente, die zum Bedarf angeordnet sind, viel zu schnell von den Pflegenden verabreicht. Dies führt z. T. zu unerwünschten Wirkungen wie z. B. schnellem Blutdruck- oder Blutzuckerabfall. Deshalb ist es wichtig, dass der Arzt bei der Bedarfsmedikation neben den üblichen Inhalten einer Verordnung konkret die Umstände beschreibt, die die Verabreichung legitimieren. Beispiel: Ist der nüchtern BZ-Wert > 200 mg/dl, zusätzlich 5 i.E. Actrapid s.c. spritzen.

Merke

Telefonische Anordnungen sind nur in begründeten Ausnahmefällen zulässig. Die Pflegende muss sie mit dem Hinweis „telefonische Anordnung Dr. XY" dokumentieren und dem Arzt per Telefon nochmals vorlesen. Die Verordnung sollte dann so bald wie möglich von diesem abgezeichnet werden (Klie 2010).

35.3.2 Aufbewahrung von Medikamenten

Grundsätzlich kann jeder Pflegebedürftige in der Altenpflege frei entscheiden, ob er seine Medikamente selbst besorgt und verwaltet, wenn er gesundheitlich dazu in der Lage ist. Wenn er in einer stationären Einrichtung lebt und die Medikamentenversorgung übertragen möchte, empfiehlt das Kuratorium Deutsche Altershilfe (KDA), dies schriftlich festzuhalten. Weiterhin hat der Pflegebedürftige auch freie Apothekenwahl. Die „Wunschapotheke" sollte ebenfalls schriftlich notiert werden (KDA 1999).

Für die **Zusammenarbeit** einer **stationären Einrichtung mit Apotheken** gilt § 12a ApoG. Der Versorgung von Pflegebedürftigen eines Heimes mit Arzneimitteln und apothekenpflichtigen Medizinprodukten durch die Apotheke muss ein schriftlicher Vertrag zugrunde liegen und durch die zuständige Behörde genehmigt werden. Die Genehmigung kann verweigert werden, wenn

- die öffentliche Apotheke und das zu versorgende Heim nicht im selben Landkreis liegen,
- die ordnungsgemäße Arzneimittelversorgung nicht gewährleistet ist, z. B. kein Zutrittsrecht zum Heim, keine ordnungsgemäße, bewohnerbezogene Aufbewahrung,
- der Apotheker seiner Informations- und Beratungspflicht nicht nachkommt,
- der Vertrag die freie Apothekenwahl von Heimbewohnern einschränkt bzw.
- der Vertrag eine Ausschließlichkeitsbindung zugunsten einer Apotheke enthält.

Im **ambulanten Pflegedienst** erfolgt die **Zusammenarbeit mit Apotheken** ohne einen Vertrag. Hier wird meist ebenfalls dem Wunsch des Pflegebedürftigen entsprochen. Apotheken am Wohnort bieten i. d. R. die Möglichkeit zur kostenlosen Lieferung, wenn die Anordnung per Fax oder telefonisch übermittelt wurde. Das Originalrezept wird dann bei Lieferung mitgegeben.

Die Bestellung von Arzneimitteln und apothekenpflichtigen Medizinprodukten ist i. d. R. unkompliziert telefonisch, per Fax oder E-Mail möglich. Häufig bieten die Apotheken spezielle Vordrucke dafür an.

Fallbeispiel

Gegen 17 Uhr wird das Medikament Sevredol 20 mg für Frau Eckstein von der Apotheke geliefert. Sie fragen die Apothekenmitarbeiterin, was Sie bei der Aufbewahrung des Medikamentes beachten müssen.

Für die Aufbewahrung von Medikamenten müssen einige Grundsätze berücksichtigt werden, da sie sehr empfindlich sind. Durch eine zu lange oder falsche Aufbewahrung kann die Qualität leiden. Licht, Wärme, Feuchtigkeit oder Kälte können die Wirkstoffe der Arzneimittel verändern oder sogar zerstören. Jedoch können sich Medikamente auch ohne äußere Einwirkungen verändern und toxisch wirken. Dann kommt es häufig zu Durchfall, Übelkeit, Verstopfung, gereizter Magenschleimhaut, Bauchkrämpfen, Schweißausbrüchen oder Zittern. Verfallene und alte Arzneimittel können aber auch völlig wirkungslos sein.

Grundsätzlich sind in **stationären Einrichtungen** die Medikamente getrennt nach Bewohnern in separaten Fächern oder Behältnissen in einem abschließbaren Schrank im Stationszimmer aufzubewahren (▶ Abb. 35.8). Der Schlüssel wird i. d. R. während einer Schicht von der Schichtleitung verwahrt. Keinesfalls sollte er aus Bequemlichkeit am Schrank stecken bleiben, auch wenn nur kurz das Stationszimmer verlassen wird. Die Missbrauchsgefahr und der Zugriff durch Unbefugte kann dadurch reduziert bzw. unterbunden werden.

Im Schrank sollten die Medikamente nur in der Originalverpackung mit Beipackzettel aufbewahrt werden. Die Behältnisse von Tropfen, Säften, Gläsern und Brausetabletten sind nach dem Richten

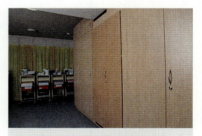

Abb. 35.8 **Abschließbarer Medikamentenschrank.** Medikamente müssen in abschließbaren Schränken aufbewahrt werden. (Foto: R. Stöppler, Thieme)

sofort wieder fest zu verschließen, damit das Arzneimittel sich nicht verflüchtigt oder mit Feuchtigkeit reagiert. Für einen besseren Überblick bietet sich die Sortierung der Bewohner-Medikamente nach dem Alphabet an. Wird ein neues Medikament für den Bewohner geliefert, muss die Pflegende den Namen und das Datum darauf vermerken. Bei der Einsortierung wird das frisch gelieferte Medikament hinter die angebrochenen Packungen sortiert („first in – first out").

Für die Aufbewahrung in der **häuslichen Pflege** gelten prinzipiell die gleichen Grundsätze wie bei stationären Einrichtungen. Ein abschließbarer Schrank ist jedoch erst notwendig, wenn der Pflegebedürftige oder andere Personen im Haushalt desorientiert sind oder Kinder im Haushalt leben bzw. zu Besuch kommen.

Lagerungsbedingungen

▶ **Lagerungstemperatur.** Die Temperatur spielt für die Aufbewahrung eine große Rolle, da einige Medikamente z.B. kühl gelagert werden müssen. Bei der Medikamentenlieferung ist es deshalb wichtig zu prüfen, ob sich Kühlware darin befindet. Die Hinweise zur Lagerungstemperatur sind auf der Verpackung oder auf dem Beipackzettel vermerkt. Wird die Lagerung bei Raumtemperatur empfohlen, so kann das Medikament bei 15–25 °C deponiert werden. Bei einer Temperatur von 8–15 °C spricht man von kühler Lagerung. Muss das Arzneimittel (z.B. Insulin-Vorrat) bei 2–8 °C im Kühlschrank gelagert werden, ist regelmäßig die Kühlschranktemperatur zu kontrollieren. In diesem Kühlschrank dürfen jedoch nicht gleichzeitig Lebensmittel aufbewahrt werden, damit es zu keiner Kontamination kommen kann.

Schutzlagerung

Lichtempfindliche Arzneimittel werden i.d.R. in dunklen Flaschen geliefert und müssen vor Sonnenlicht geschützt werden, da sie sich sonst zersetzen oder ihre Wirkung verlieren. Deshalb sollten sie auch erst unmittelbar vor der Verabreichung gerichtet werden. Die Aufbewahrung erfolgt ebenfalls im anschließbaren Medikamentenschrank.

Bei feuergefährlichen Stoffen wie Alkohol ist ein Hinweis auf der Verpackung (▶ Abb. 35.9). Diese Stoffe dürfen ebenfalls nicht dem Sonnenlicht ausgesetzt und in der Nähe von Heizungen deponiert werden. Gleiches gilt für die Aufbewahrung von Dosieraerosolen und Sauerstoff. Auf der Sauerstoffflasche ist deshalb das Gefahrensymbol „entzündend wirkender Stoff" angebracht.

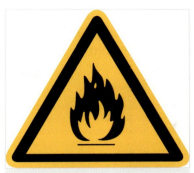

Abb. 35.9 Feuergefährliche Stoffe. Dieses Symbol weist auf die Feuergefährlichkeit von Stoffen hin.

▶ **Haltbarkeit.** Mindestens 1-mal pro Halbjahr sollte die Haltbarkeit der Arzneimittel überprüft werden. Das Haltbarkeitsdatum ist auf den Verpackungen der Medikamente vermerkt. Bei flüssigen Arzneimitteln gelten jedoch nach Anbruch bestimmte Aufbrauchfristen. Deshalb muss das Anbruchdatum auf dem Etikett vermerkt werden.

In diesem Zusammenhang bietet es sich außerdem an, den Schrank und die einzelnen Fächer/Boxen auszuwischen, um Schmutz zu beseitigen und Kontamination zu vermeiden. In ▶ Tab. 35.2 sind die Aufbrauchfristen für Flüssigmedikamente aufgeführt.

▶ **Entsorgung.** Abgelaufene, sichtbar veränderte Medikamente sind Sondermüll. Nach deren Aussortierung können kleinere Mengen zur Entsorgung in die Apotheke gegeben werden.

Verstirbt ein Pflegebedürftiger einer stationären Altenpflegeeinrichtung, gehen die Medikamente in das Eigentum der Erben über. Diese können dann entscheiden, was damit geschieht. Überlassen sie die Medikamente der Einrichtung, können sie auch an die Apotheke zurückgegeben werden. Es darf aber kein Depot als „Hausapotheke" oder Ersatz für fehlende Medikamente bestehen.

35.3.3 Besonderheiten bei Betäubungsmitteln (BtM)

Aufbewahrung und Dokumentation

Für die Verordnung gibt es fälschungssichere **Betäubungsmittelsonderrezepte**. Apotheken, ärztliche Praxen und Krankenhäuser müssen über Bestand und Abgaben von BtM genau Buch führen. Nicht vorschriftsmäßiger Umgang mit BtM zieht Bußgeld- und Strafandrohung nach sich.

Grundsätzlich gelten in stationären Altenpflegeeinrichtungen keine Sondervorschriften wie z.B. Buchführungspflicht für Heime zur **Aufbewahrung** von BtM. Pflicht sind jedoch folgende Punkte:

- BtM müssen getrennt von anderen Medikamenten aufbewahrt werden.
- Der Medikamentenschrank muss abschließbar sein.
- Die Aufbewahrung erfolgt patientenbezogen.

Es ist aber gängige Praxis, dass wie im Krankenhaus verfahren wird, d.h., Zugang und Abgang der Medikamente werden in **BtM-Buch oder -Karte** dokumentiert. Die Seiten müssen durchgehend nummeriert und jedes Medikament auf einer extra Seite mit der genauen Bezeichnung, Applikationsform und Menge vermerkt sein. Wenn die Pflegende etwas entnimmt, um

Tab. 35.2 Maximale Aufbrauchfrist für Flüssigmedikamente nach Anbruch (Sitzmann 2012).

Arzneimittel	Aufbrauchfrist
Tropfen	• je nach Angaben des Herstellers • wenn keine Aufbrauchfrist vermerkt ist, gilt bei ordnungsgemäßer Lagerung das Haltbarkeitsdatum der geschlossenen Packung
Augen- und Nasentropfen	• bis zu 4–6 Wochen nach Anbruchdatum
Infusionen	• möglichst unmittelbar vor der Verabreichung richten, max. 1 Stunde vorher und Uhrzeit vermerken
Medikamente mit Konservierungsstoffen	• bei Raumtemperatur ca. 2–3 Wochen
Insulin für Pen-Systeme	• bei Raumtemperatur 3 Wochen
Lösungen ohne Konservierungsstoff in Mehrfachentnahmeflaschen, z.B. NaCl 0,9%	• im Kühlschrank max. 8 Stunden
Sondennahrung	• im Kühlschrank max. 24 Stunden
O$_2$-Befeuchter (Aquapack)	• bei Raumtemperatur bis zu 100 Tagen oder bis zum Aufbrauchen

es dem Pflegebedürftigen verabreichen zu können, muss sie
- das Datum,
- den vollständigen Namen des Pflegebedürftigen,
- den Namen des verordnenden Arztes,
- die entnommene Menge,
- den aktuellen Bestand und
- ihren eigenen Namen in das BtM-Buch bzw. in die BtM-Karte eintragen.

Dieses wird ebenfalls im Schrank aufbewahrt. Geht z. B. eine Ampulle mit einer BtM beim Richten zu Bruch, ist dies ebenso mit dem Stichwort „Bruch" zu dokumentieren. Bei Schreibfehlern darf das falsch geschriebene Wort nur 1-mal durchgestrichen werden, damit es im Zweifelsfall noch lesbar ist. Auf keinen Fall darf mit Korrekturstiften etc. gearbeitet oder Seiten herausgerissen werden. Es besteht eine Aufbewahrungspflicht von 3 Jahren für das BtM-Buch bzw. -Karte. Mindestens 1-mal im Monat sollte der **BtM-Bestand** und das BtM-Buch/-Karte von der Heim-/Pflegedienstleitung kontrolliert und durch Unterschrift bestätigt werden.

Merke

Ist ein Bewohner, der BtM erhalten hat, verstorben und hinterlässt einen Rest davon, muss dieser unverzüglich vernichtet werden (Abgabe in Apotheke). Alles andere ist strafbar (Klie 2010).

Nebenwirkungen von Betäubungsmitteln

Im Zusammenhang mit der Gabe von BtM gehört zu den weiteren pflegerischen Aufgaben vor allem die Beobachtung von Wirkung und Nebenwirkung. Vor allem zentral wirkende Analgetika führen zu vielen Nebenwirkungen wie z. B. Obstipation, Harnverhalt, Übelkeit/Erbrechen, Sedierung/Müdigkeit oder Atemdepression.

Eventuell sind auch folgende Zeichen einer Opiatvergiftung zu beobachten:
- Bewusstseinsstörungen bis Koma
- Zyanose
- Übelkeit/Erbrechen
- Darmatonie
- Hypothermie
- zunächst Pupillenverengung, dann -erweiterung

35.3.4 Richtlinien zur Bereitstellung von Medikamenten

Fallbeispiel

Sie haben den Zugang des Medikamentes im BtM-Buch und einen Abgang der für Frau Eckstein verordneten Menge vorschriftsmäßig dokumentiert. Die Tablette richten Sie zur oralen Verabreichung in einen Medikamentenbecher.

Das selbstständige Richten der Medikamente ist für viele Pflegebedürftige nicht mehr möglich. Sie können die Medikamente aus der Blister-Verpackung nicht mehr herausdrücken, weil häufig ihre Feinmotorik eingeschränkt ist. Doch wenn die Medikamente von den Pflegenden in geeignete **Dispenser** (▶ Abb. 35.10) gerichtet werden, können die Pflegebedürftigen sie selbstständig einnehmen. Mittlerweile gibt es sehr viele verschiedene Dispenser-Arten. In Abhängigkeit von den individuellen Wünschen und der Benutzerfreundlichkeit sollte zusammen mit dem Pflegebedürftigen ein geeigneter Dispenser ausgewählt werden.

In der häuslichen Pflege werden die Medikamente entweder täglich in einen einfachen Dispenser (Einteilung: morgens,

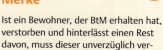

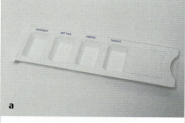

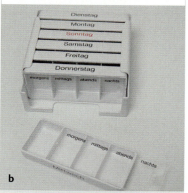

Abb. 35.10 Dispenser. (Fotos: R. Stöppler, Thieme)
a Tagesdispenser.
b 7-Tage-Dispenser.

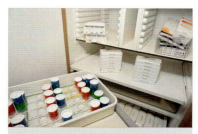

Abb. 35.11 Bereitgestellte Medikamente. Zur Medikamentenausgabe gerichtete Medikamente auf einem Tablett. (Foto: R. Stöppler, Thieme)

mittags, abends, nachts, ▶ Abb. 35.10a) oder 1-mal wöchentlich im Voraus (▶ Abb. 35.10b) gerichtet.

Die 7-Tage-Dispenser kommen häufig auch in der stationären Pflege zum Einsatz, da sie platzsparend aufbewahrt werden können. Zur Medikamentenausgabe werden sie dann aber in Medikamentenbecher umgefüllt und auf ein Tablett mit Namen des Bewohners gestellt (▶ Abb. 35.11). So können die Medikamente zusammen mit den Tropfen, Brausetabletten usw. gleichzeitig verteilt werden. Die Tageszeiten können durch unterschiedliche Becherfarben (z. B. gelb = morgens, rot = mittags, blau = abends, grün = nachts) voneinander unterschieden werden. Diese Art der Verteilung vereinfacht gleichzeitig auch die Einnahme für den Bewohner.

Verblistern von Medikamenten

In letzter Zeit findet verstärkt eine neue Methode Anwendung, die ursprünglich in Kanada entwickelt worden ist. Sie hat sich inzwischen aber auch in deutschen Altenpflegeeinrichtungen verbreitet. Gemeint ist das sog. Verblistern von Medikamenten.

Definition

„Verblistern" bedeutet das Aussondern bzw. Auseinzeln von Arzneimitteln durch einen Apotheker bzw. einen Apothekenmitarbeiter.

Konkret kann man sich das so vorstellen, dass die verordneten Medikamente in der Apotheke mittels einer Maschine für jeden einzelnen Bewohner einer Altenpflegeeinrichtung geordnet nach den verschiedenen Applikationszeitpunkten (morgens, mittags, abends, nachts) in Plastiktütchen oder Tablettenschalen eingeschweißt werden. Diese werden dann für einen definierten Zeitraum (z. B. eine Woche) an das Heim geliefert. Die Medikamente können dann von den Pflegenden verteilt bzw. verabreicht werden (KDA 2005).

Lernaufgabe

Diskutieren Sie in einer Kleingruppe, welche Vorteile bzw. Nachteile Sie in der Verblister-Methode sehen.

Richtlinien zum Vorbereiten von Medikamenten

Da es beim Richten von Medikamenten durch Ablenkung schnell zu Fehlern kommen kann, muss sich die verantwortliche Pflegende Zeit dafür nehmen. Störquellen wie z. B. Telefon, Klingelanlage usw. sind während dieser Zeit von den Kollegen zu übernehmen.

Bevor die Pflegende mit dem Bereitstellen der Medikamente beginnt, desinfiziert und wäscht sie ihre Hände. Anschließend stellt sie alle benötigten **Materialien** bereit:
- Dokumentationssystem mit AVO, evtl. Lineal zur besseren Orientierung im Dokumentationssystem
- Medikamente
- gereinigte Medikamenten-Dispenser/-becher
- evtl. Tablett und Wasser zum Verdünnen

Kommt es doch zu einer unerwarteten Unterbrechung während des Richtens, muss die Pflegende alle Medikamente wieder in den Schrank zurückstellen und ihn abschließen.

Merke

Das Medikament muss 3-fach kontrolliert werden:
1. wenn es aus dem Schrank entnommen wird
2. beim Herausnehmen aus der Packung
3. wenn es wieder in den Schrank zurückgestellt wird

Medikamente selbst sollten nicht mit den Händen berührt werden, da sich z. B. durch Feuchtigkeit an den Händen die Wirkung verändern kann. Außerdem erhöht sich durch das Berühren die Allergiegefahr für die Pflegenden. Deshalb ist es ratsam, Handschuhe zu tragen oder eine desinfizierte Pinzette zu benutzen.

Wenn alle Medikamente des Pflegebedürftigen gerichtet sind, führt die Pflegende abschließend eine **Endkontrolle** durch.

Merke

Um Fehler beim Richten der Medikamente zu verhindern, muss die Pflegende die „6-R-Regel" berücksichtigen:
- Richtiger Pflegebedürftiger?
- Richtiges Medikament?
- Richtige Dosierung?
- Richtige Applikationsform?
- Richtiger Zeitpunkt?
- Richtige Dokumentation?

Ist die richtige Dosierung nicht vorhanden, besteht die Möglichkeit, eine Tablette zu teilen. Jedoch können nur Tabletten mit einer Bruchkerbe zerteilt werden. Das **Zerteilen von Tabletten** fällt schwer, wenn sie sehr klein sind. Größere Tabletten kann man gut von Hand teilen. Um kleinere zu teilen, kann ein Tablettenteiler (▶ Abb. 35.12) wie folgt zum Einsatz kommen:
- Medikament in den v-förmigen Plastiksteg einlegen
- Gerätedeckel mit leichtem Druck herunterklappen
- Deckel öffnen, zerteilte Tablette entnehmen

Weiterhin muss das Medikament hinsichtlich des **Aussehens überprüft** werden. Besonders auffällig sind Farbveränderungen, Trübungen oder Ausflockungen. Das Arzneimittel darf dann nicht mehr verwendet werden.

Granulate oder Pulver sind meist eingeschweißt und sollten auch in dieser Form gerichtet werden, da sie mit der Luftfeuchtigkeit reagieren können. Die visuelle Kontrolle kann deshalb unmittelbar vor der Verabreichung erfolgen.

Besondere Sorgfalt ist beim Richten von Tropfen und Säften geboten. Manche Säfte/Mixturen müssen wegen ihrer Bestandteile zunächst geschüttelt werden, um eine homogene Flüssigkeit zu erhalten. Tropfen und Säfte sollten erst kurz vor der Applikation gerichtet werden, da es zur Oxidation, Spaltung oder Verfärbung kommen kann. Aufgrund möglicher chemischer Reaktionen müssen verschiedene flüssige Arzneimittel in getrennten Bechern gerichtet werden. Die Tropfen können von der Pflegenden direkt mit etwas Wasser verdünnt werden.

Zum exakten Dosieren von Säften gibt es spezielle Messlöffel, -becher oder -spritzen mit ml-Einteilung.

35.3.5 Medikamente verabreichen

Fallbeispiel

Sie möchten Frau Eckstein nun ihr neues Medikament Sevredol 20 mg verabreichen. Durch einen Apoplex vor 2 Jahren hat sie Schluckstörungen und kann deshalb am besten breiige Nahrung zu sich nehmen.

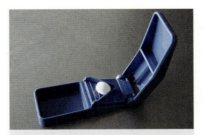

Abb. 35.12 Tablettenteiler. Die Tablette wird zerteilt, indem der Deckel mit der Schneide heruntergeklappt wird. (Foto: K. Gampper, Thieme)

Unmittelbar vor der Verabreichung muss die Pflegende anhand der „6-R-Regel" (S. 875) nochmals überprüfen, ob alle Medikamente korrekt gerichtet wurden. Weiterhin muss sie darauf achten, dass genügend **Flüssigkeit** zur Medikamenteneinnahme bereitgestellt wird. Wenn keine Einfuhrbeschränkung besteht, werden bei älteren Menschen 100 ml Flüssigkeit (Wasser) empfohlen, damit die Medikamente nicht in der Speiseröhre hängen bleiben. Das Schlucken der Medikamente wird außerdem durch eine aufrechte **Körperhaltung** erleichtert. Bettlägerige Pflegebedürftige müssen deshalb entsprechend gelagert und der Kopf leicht überstreckt werden.

Bei vielen Medikamenten wird wegen der Magenverträglichkeit die Einnahme zu den Mahlzeiten empfohlen. Jedoch gibt es auch Ausnahmen – abhängig vom Wirkstoff und der Applikationsform. Hinweise zum **Einnahmezeitpunkt** stehen entweder in der AVO oder im Beipackzettel des Medikamentes. So nimmt man Schilddrüsenhormone nüchtern ½ Stunde vor der ersten Mahlzeit ein. Manche Medikamente verändern sogar ihre Wirkung, wenn sie mit den Mahlzeiten geschluckt werden. So können z. B. Milch, Milchprodukte oder Grapefruitsaft zu unerwünschten **Wechselwirkungen** führen.

Weiteren Einfluss auf den Einnahmezeitpunkt haben auch die Medikamentennebenwirkungen wie z. B. Müdigkeit. So werden Codein-Tropfen gegen Hustenreiz erst zur Nacht gegeben, da sie zusätzlich sedierend wirken können.

Tabletten, Dragees und Kapseln werden unzerkaut geschluckt. Pulver, Granulat und Brausetabletten löst man in einem Glas Wasser auf. Um alles miteinander zu mischen, evtl. zwischendurch umrühren. Wenn das Glas leer ist, sollten sich keine Medikamentenrückstände am Glasboden gesammelt haben. Diese müssen sonst nochmals mit Wasser verdünnt werden.

Verabreichungshilfen

Definition

Verabreichungshilfen dienen einer Erleichterung der Medikamenteneinnahme und des Schluckvorgangs. Zu den Verabreichungshilfen gehören z. B. Messlöffel, -becher (▶ Abb. 35.13) und -spritze bei Säften sowie ein Tablettenmörser (▶ Abb. 35.14).

Wenn der Pflegebedürftige die Tabletten nicht schlucken kann, verwandelt der Mörser sie ohne großen Kraftaufwand in Tablettenpulver. Das Pulver wird dann in Wasser gelöst.

Jedoch darf immer nur ein Medikament auf einmal gemörsert werden, um eine Vermischung der Medikamente zu vermeiden. Weiterhin dürfen Retard- oder Depotformen sowie Dragees nicht zerkleinert werden, da sie einen speziellen Überzug haben. Werden sie trotzdem gemörsert, kommt es zu Resorptions- und Wirkungsveränderungen. Hat der Pflegebedürftige Probleme beim Schlucken, muss die Pflegende mit dem Arzt und Apotheker rechtzeitig klären, ob es auch andere Darreichungsformen des Medikamentes gibt wie z. B. Tropfen.

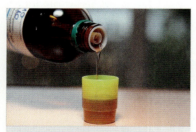

Abb. 35.13 Messbecher. (Foto: R. Stöppler, Thieme)

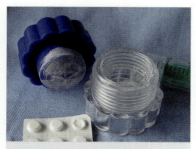

Abb. 35.14 Tablettenmörser. Die Tabletten werden eingelegt und durch das Zuschrauben des Deckels gemörsert.

Merke

Wurden dem Pflegebedürftigen versehentlich falsche Medikamente verabreicht, ist unverzüglich der Arzt zu informieren und entsprechend seiner Anordnung zu handeln. Weiterhin muss die Pflegende den Pflegebedürftigen auf Wirkung und Nebenwirkung des Medikamentes beobachten und alles dokumentieren.

Praxistipp

Einige Pflegebedürftige vergessen ihre bereitgestellten Medikamente einzunehmen oder nehmen sie bewusst nicht ein. Deshalb muss die Pflegende nach den Mahlzeiten beim Abräumen das Geschirr/Tablett und die Umgebung auf vergessene Medikamente oder Medikamentenrückstände kontrollieren.

35.3.6 Medikamentenwirkung, Nebenwirkung, Wechselwirkung und Compliance beobachten

Fallbeispiel

Etwa 1 Stunde nachdem Sie Frau Eckstein das Medikament verabreicht haben, klagt sie über Schwindel. Daraufhin messen Sie ihren Puls und den Blutdruck. Der Pulswert ist normal, jedoch liegt der RR-Wert nur bei 85/50 mmHg.

Vor der erstmaligen Verabreichung des Medikamentes ist es Aufgabe des Arztes, den Pflegebedürftigen über Wirkung, Nebenwirkung und Wechselwirkung zu informieren, um dessen Compliance zu erhöhen. Ist dies nicht der Fall, kann es beim Auftreten von Nebenwirkungen, wie z. B. Mundtrockenheit, beim Pflegebedürftigen zur Irritation kommen. Dann besteht die Möglichkeit, dass er das Medikament aus Angst vor Nebenwirkungen nicht mehr einnimmt.

Neben den erwünschten **Wirkungen** des Arzneimittels kommt es oft zu **Medikamentennebenwirkungen.** Gerade bei älteren Menschen treten diese durch eine veränderte Körpergewebezusammensetzung (weniger Muskel-, mehr Fettgewebe), die Abnahme des Extrazellulärvolumens und einer veränderten Elimination verstärkt auf (Luippold 2012). Bei bestimmten Medikamentengruppen treten diese Nebenwirkungen gehäuft auf (▶ Tab. 35.3).

Da ältere Pflegebedürftige aufgrund ihrer Multimorbidität viele unterschiedliche Medikamente zur Therapie bekommen, ist die Gefahr von **Medikamentenwechselwirkungen** erhöht. Deshalb muss der Arzt vor jeder neuen Medikamentenverordnung die Indikationsstellung prüfen und ggf. die Anzahl der Medikamente reduzieren (Luippold 2012).

Grundlage für die ärztliche Medikamentenverordnung bilden die Beobachtungen der Pflegenden. Der Hausarzt kommt häufig nur zum „Hausbesuch" vorbei und sieht den Pflegebedürftigen nur alle paar Wochen. Somit ist es unerlässlich, dass die Pflegenden die Wirkung, Nebenwirkung und Wechselwirkung des Arzneimittels kennen und entsprechend dokumentieren.

Ergänzend dazu müssen
- die Vitalzeichen (Puls, Blutdruck, Atmung, Temperatur, Bewusstseinszustand), evtl. Blutzucker,
- die Ausscheidung und
- paradoxe Wirkungen (z. B. bei Gabe eines Sedativums kommt es zur Unruhe) kontrolliert bzw. beobachtet werden.

Tab. 35.3 Häufige Nebenwirkungen bestimmter Medikamentengruppen bei älteren Menschen (Luippold 2012).

Medikamentengruppe	Nebenwirkung
Antihypertensiva	Orthostase, Stürze
Diuretika	Dehydratation, Hypokaliämie, Hyperkaliämie
Digitalispräparate	Herzrhythmusstörungen, Kammerflimmern
Parkinson-Medikamente	Übelkeit, Erbrechen, Diarrhö
Antidepressiva	Sedierung, Harnverhalt, Glaukomauslösung
Benzodiazepine	Stürze, Apathie, Abhängigkeit
Analgetika, Antirheumatika	gastrointestinale Blutungen, Ulzera, Perforationen

35.3.7 Dokumentation

Fallbeispiel

Sie haben in der Zwischenzeit den Hausarzt von Frau Eckstein über die Medikamentennebenwirkungen informiert und die Bewohnerin beruhigt. Der Arzt hat eine ½-stündliche Vitalzeichenkontrolle angeordnet. Sie möchten nun alles ordnungsgemäß in Frau Ecksteins Dokumentationsmappe notieren.

Neben den bereits aufgeführten Beobachtungsmerkmalen muss die Pflegende auch die Verabreichung selbst dokumentieren. In den meisten Dokumentationssystemen gibt es dazu ein Durchführungskontrollblatt, auf dem mit Uhrzeit und Handzeichen die Verabreichung des Medikamentes abgezeichnet wird. Somit ist auch für andere nachvollziehbar, wer dem Pflegebedürftigen das Medikament verabreicht hat.

Ebenfalls ist zu dokumentieren, wenn Medikamente aus bestimmten Gründen nicht oder anders als verordnet gegeben wurden oder der Pflegebedürftige die Einnahme verweigert hat. Dies wird i. d. R. im Berichteblatt notiert. Hier werden ebenfalls alle relevanten Beobachtungen und Besonderheiten zur Medikamentenverabreichung objektiv mit Datum, Uhrzeit und Handzeichen protokolliert.

Den Hausarztbesuch und die neuen Verordnungen trägt der Arzt in das entsprechende Formular ein.

35.4 Besonderheiten bei der direkten Pflege von Menschen mit Demenz

Die Verabreichung eines Arzneimittels an einen Menschen mit Demenz kann für Angehörige, aber auch Pflegekräfte in vielen Situationen problematisch sein. Neben den diagnoseunabhängigen Beschwerden (z. B. Schluckbeschwerden) kann eine psychische Abwehrhaltung (generelle Abwehrhaltung) des Menschen mit Demenz dazu führen, dass eine orale Applikation von Medikamenten erschwert ist oder die Tablette wieder ausgespuckt oder im Mund gehortet wird. Die notwendige Compliance ist nicht mehr gegeben.

Die Medikamenteneinnahme kann in der fortgeschrittenen Erkrankung zusätzlich durch folgende Faktoren erschwert sein:
- alzheimerbedingte Dysphagie
- paranoide Verhaltenszüge
- motorischer Koordinationsmangel
- Vergesslichkeit

In der Situation einer inneren Abwehrhaltung des Betroffenen machen die Versuche, ihn von der Therapienotwendigkeit zu überzeugen, wenig Sinn, da sich dies häufig eher kontraproduktiv auswirkt. Die rationalen Erklärungen für die Therapienotwendigkeit können von Menschen mit Demenz in einer bestimmten Lebensphase einfach nicht mehr verstanden und richtig gedeutet werden. In Einzelfällen reicht es aus, eine Vertrauensatmosphäre zu schaffen oder eine Vertrauensperson zu bitten, die Medikamentenapplikation vorzunehmen.

Eine aktuelle österreichische Studie hat nachgewiesen, dass die Therapietreue auch bei Menschen mit Demenz umso höher ist, je einfacher die Medikamentenanwendung und die Applikation sind. Bisher gab es Antidementiva in Tabletten- oder Kapselform. Da nur 3 von 4 älteren Betroffenen die Medikamente regelmäßig einnehmen, bremst das den Krankheitsverlauf der Demenzerkrankung um 1–2 Jahre (Bigler 2008). Unter diesem Aspekt beschreitet die Arzneimittelindustrie in letzter Zeit neue Wege, um die Behandlung mit Antidementiva für den Betroffenen möglichst optimal zu gestalten:
- Donezipil kann nun auch ohne Flüssigkeit verabreicht werden und löst sich innerhalb von Sekunden nach dem Speichelkontakt im Mund auf.
- Exelon transdermales Pflaster wird von pflegenden Angehörigen deutlich gegenüber der oralen Gabe bevorzugt und führt dazu, dass die Applikation einfacher wird und der Therapieerfolg sichergestellt wird.

35.5 Ethisches Problem: Arzneimittelabusus

Man unterscheidet zwischen psychischem und physischem Arzneimittelabusus. Häufig geht dem Abusus ein **Arzneimittelmissbrauch** voraus, d. h., das Arzneimittel wird ohne therapeutische Indikation, in zu hoher Dosierung oder um das eigene Wohlbefinden zu steigern, eingenommen. Bei langfristiger Einnahme kommt es im Organismus durch die Gewöhnung an die Substanz zur **Arzneimitteltoleranz**. Eventuell lässt der gewünschte Effekt dann nach und die Dosis muss erhöht werden, damit die ursprüngliche Wirkung wieder erzielt wird. Somit führt der Arzneimittelmissbrauch zur Abhängigkeit.

▶ **Psychischer Arzneimittelabusus.** Hierunter versteht man das ausgeprägte Verlangen eines Menschen nach einem bestimmten Medikament oder Wirkstoff, um sein eigenes Wohlbefinden zu verbessern. Meist wird die Dosis vom Nutzer nicht gesteigert und beim Absetzen stellen sich i. d. R. keine Entzugserscheinungen ein.

▶ **Physischer Arzneimittelabusus.** Der physische Arzneimittelabusus bezeichnet das unwiderstehliche Verlangen eines Menschen nach einem Medikament/Wirkstoff. Hier kommt es häufig zur Toleranzentwicklung und Dosissteigerung. Wird das Mittel abrupt abgesetzt, kommt es zu Entzugserscheinungen. Die Intensität der Entzugserscheinungen ist abhängig vom Wirkstoff, der Dosierung, der Applikationsform, der Anwendungsfrequenz und der Anwendungsdauer.

Merkmale der Abhängigkeit sind:
- Das Medikament ist unentbehrlich.
- Beim Versuch es abzusetzen, kommt es meist zu vegetativen Reaktionen wie Schwitzen, Unruhe, Hypotonie.

Bestimmte Medikamentengruppen begünstigen einen Arzneimittelabusus. Hierzu gehören (BZgA):
- alkoholhaltige Medikamentenzubereitungen wie z. B. Tropfen
- Analgetika
- Hypnotika/Sedativa
- Psychopharmaka
- Psychostimulanzien
- Laxanzien u.v.m.

Die Medikamentengruppen, die am häufigsten zum Abusus führen, werden zur Therapie von Störungen im zentralen Nervensystem eingesetzt (psychotrope Arzneimittel) und sind i. d. R. rezeptpflichtig.

Als Indikator für das Missbrauchs- und Abhängigkeitspotenzial gilt die Verkaufsmenge. Dies soll am Beispiel der Benzodiazepine verdeutlicht werden. **Benzodiazepine** (z. B. Valium, Adumbran, Tavor und Oxazepam-ratiopharm) wirken angstlösend, emotional entspannend und schlaffördernd. Im Jahr 2001 wurden 2,3 Mio. Packungen Valium verkauft. Valium darf jedoch maximal 4 Wochen angewandt werden. Alles darüber hinaus kann zur Abhängigkeit führen.

Vor allem ältere Menschen nehmen dauerhaft Benzodiazepine ein. Wenn diese dann plötzlich abgesetzt werden, können nach nur wenigen Tagen Entzugssymptome wie Schlafstörungen, Krämpfe, Angstzustände, Halluzinationen, Psychosen bis zum Delirium auftreten. Deshalb dürfen sie niemals abrupt abgesetzt, sondern müssen über Wochen bis Monate ausgeschlichen werden.

Prinzipiell kommt es bei Monosubstanzen wie Acetylsalicylsäure, Paracetamol oder Ibuprofen nur selten zur Abhängigkeit. Jedoch kann der Dauergebrauch von Analgetika-Kombinationspräparaten (Analgetika und psychoaktive Substanzen) zum Abusus führen. Morphin und Opioide können ebenfalls abhängig machen, wenn kein fester Einnahmezeitplan besteht, damit der Wirkstoffspiegel im Blut konstant bleibt. Schwankt dieser, entwickelt sich eine Entzugssymptomatik. Auch hier darf die Therapie nicht abrupt abgesetzt werden, sondern muss langsam reduziert werden (BZgA).

Setzt der Arzt dem Pflegebedürftigen Medikamente ab, die er monate- oder jahrelang eingenommen hat, besteht die Gefahr eines Entzugs. Die Pflegende muss deshalb in den darauf folgenden Tagen und Wochen den Pflegebedürftigen auf Entzugssymptome beobachten und ggf. den Arzt informieren.

35.6 Qualitätssicherung und Versorgungskontinuität

In der Altenpflege ist bei der medikamentösen Versorgung insbesondere bei Verlegungen und Entlassungen von Heimbewohnern eine kontinuierliche Versorgung mit Medikamenten zu gewährleisten. Das Ziel ist die Bewohnersicherheit und eine medikamentöse Versorgungskontinuität.

Praxistipp

Folgende Fragen dienen als möglicher Leitfaden zur Sicherung der Versorgungskontinuität:
- Werden die Mitarbeiter jährlich in Arzneimittellehre geschult?
- Findet eine Überprüfung der Lagerung durch einen Apotheker (§ 12a Abs.1 ApoG) statt?
- Wann werden Medikamente bestellt?
- Wer ist für die Bestellung zuständig?
- Wer überprüft den Vorrat?
- Werden die Medikamente bewohnerbezogen, in der Originalverpackung sowie einschließlich Beipackzettel aufbewahrt?
- Stehen Feiertage an, die „überbrückt" werden müssen?
- Stehen Verlegungen/Entlassungen an?
- Gibt es Überleitungspflege in andere Einrichtungen? Gibt es einen Überleitungsbogen, auf dem die aktuelle Medikation vermerkt werden kann?
- Wer informiert die weiterversorgenden Institutionen?
- Wer informiert die Angehörigen und den Hausarzt?

35.7 (Heil-)Kräutertees

Stefanie Seeling, Wolfgang Unger

Fallbeispiel

Nachdem die neue Bewohnerin Frau Werden sich gut in der Seniorenresidenz „Auf der Höhe" eingelebt hat, klagt sie jetzt morgens gegenüber der Pflegefachkraft: „Mir ist ganz übel, ich mag gar nichts tun." Die Pflegefachkraft Frau Steets berät die Bewohnerin dazu, wie gut Pfefferminz- oder Ingwertees solche Beschwerden lindern können. Frau Werden entscheidet sich für einen Pfefferminztee, da ihr Ingwer sehr fremd erscheint und sie mit Pfefferminz Erinnerungen an die Kindheit verbindet. Frau Steets stellt aus getrockneten Pfefferminzblättern einen Tee her und bringt ihn Frau Werden ans Bett. „Ich liebe diesen Duft von Pfefferminze, und der Tee tut mir gut", meint die Bewohnerin nach dem ersten Schluck. Frau Steets bringt Frau Werden an diesem Tag noch öfter einen frisch gebrühten Pfefferminztee. Am Nachmittag hat die Übelkeit nachgelassen und die Bewohnerin kann das Bett verlassen. Am nächsten Tag möchte sie gern mal einen Ingwertee probieren.

35.7.1 Möglichkeiten und Grenzen

Sanfte und naturmedizinische Methoden zur Förderung von Wohlbefinden und Heilungsprozessen erfreuen sich hoher Wertschätzung. Dagegen ist nichts einzuwenden, solange akute und dringliche Maßnahmen nicht fahrlässig hinausgezögert werden. In diesem Sinne bedeutet der Gebrauch von Kräutertees eine wertvolle Anwendungsmöglichkeit.

Ausgangsstoffe für Kräutertees sind „Drogen", was nichts anderes bedeutet als „getrocknete Pflanzenteile". Die begriffliche Verknüpfung von „Drogen" mit „Rauschgift" stammt erst aus jüngster Zeit und bezieht sich auf solche (giftigen!) Pflanzenteile, die rauscherzeugend wirken (z.B. Opium, Cannabis). In der Drogerie bekam man früher alle Drogen, die wegen ihrer relativen Harmlosigkeit von der Apothekenpflicht ausgenommen waren.

Selbstverständlich sollten alle giftigen oder bedenklichen Pflanzenteile (z.B. Huflattich, Beinwell) von der Nutzung für heilende oder wohltuende Kräutertees ausgeschlossen sein; unter dieser Prämisse stehen alle nachstehenden Ausführungen. Aber auch wenn dieser Grundsatz beachtet wird, zieht man den erwünschten Nutzen aus den verwendeten Kräutertees nur bei Beachtung einiger Erkenntnisse, wie sie im Folgenden näher erläutert werden.

Anwendungszwecke

Zunächst gilt es zu unterscheiden zwischen Zubereitungen
- **zu Genusszwecken**, d.h. zum Durstlöschen und zur Förderung des Wohlbefindens und
- **zur Linderung von Beschwerden**.

Es gibt fließende Übergänge zwischen Genuss- und Heiltees. Man wird allerdings einen unangenehmen Geschmack bei einem Heiltee (z.B. Fischgeschmack bei Weißdorn, bitter-zusammenziehender Geschmack bei Eichenrinde) weit eher hinnehmen als bei einem Genusstee. Jedoch gibt es keinen positiven Zusammenhang zwischen Wirksamkeit und schlechtem Geschmack, d.h., der schlechte Geschmack ist keineswegs Indiz für besonders gute Wirksamkeit. Im Gegenteil – Widerwillen gegen die Einnahme gefährdet die vorschriftsmäßige Anwendung und damit den möglichen Nutzen.

Merke

Heiltees können bei der Linderung von Beschwerden und der Unterstützung von Heilungsvorgängen einen Nutzen entfalten, vorausgesetzt, sie sind sinnvoll zusammengesetzt und korrekt zubereitet.

Die Wirksamkeit von Heiltees darf aber auch nicht überschätzt werden. Viele der traditionell verwendeten Drogen haben zwar in der Volks- und Erfahrungsmedizin Erfolge gebracht, an wissenschaftlich gesicherten Wirkungsnachweisen mangelt es jedoch oft.

Außerdem muss bedacht werden, dass es sich bei Tees um wässrige Auszüge handelt. Vom komplexen Inhaltsstoff-Gemisch einer Arzneipflanze gehen daher nahezu ausschließlich die wasserlöslichen Substanzen (z.B. diverse Flavonoide, Mineralstoffe) in den Tee über, während die eher alkohol- bzw. fettlöslichen Stoffe (z.B. ätherische Öle) zurückbleiben. Eine mit der gleichen Droge angesetzte Tinktur (= wässrig-alkoholischer Auszug) kann wesentlich anders zusammengesetzt sein als der entsprechende Heiltee und daher auch anders wirken.

Bei der Anwendung von Kräutertees sind noch 2 Aspekte zu berücksichtigen, die mit der arzneilichen Wirkung nicht direkt zusammenhängen:

1. Das **Trinken von Kräutertee bedeutet Flüssigkeitszufuh**r, was bei alten Menschen schon einen Nutzen an sich darstellt.
2. Die **heilsame Kraft des Zubereitungsrituals** ist nicht zu unterschätzen. Eine individuell für das persönliche Wohlbefinden zubereitete Tasse (Heil-)Tee wie im Fallbeispiel, womöglich noch mit freundlich-aufmunternder Geste überbracht, wird ihre Wirkung schon deshalb kaum völlig verfehlen.

Risiken

Nennenswerte Risiken sind bei bestimmungsgemäßem Gebrauch der Kräutertees i. d. R. nicht zu erwarten. Zum bestimmungsgemäßen Gebrauch gehört es, die Verwendung eines bestimmten Heil-, Genuss- oder Haustees jeweils auf einige Wochen zu beschränken und danach die Zusammensetzung zu wechseln. Auf diese Weise können Gewöhnungseffekte und Überbelastungen mit bestimmten Inhaltsstoffen vermieden werden.

Spezielle Risiken können durch Wechselwirkung mit anderen, gleichzeitig eingenommenen (einschl. homöopathischen!) Medikamenten auftreten. Daher sollte über regelmäßig genutzte Teezubereitungen mit dem behandelnden Arzt oder Heilpraktiker gesprochen werden.

35.7.2 Auswahl und Zusammenstellung

In den meisten Fällen sind Kräutertees aus mehreren Komponenten zusammengesetzt. Das ist richtig, sofern sich die Bestandteile sinnvoll in ihren Wirkungen gegenseitig ergänzen. Auch geschmacklich weniger angenehme Bestandteile lassen sich durch entsprechende Beimischungen besser „tarnen".

Manchmal enthalten Teemischungen sogar „Schönungsdrogen", d. h. Bestandteile, die zur Wirkung kaum etwas beitragen, aber den Tee schöner bzw. bunter aussehen lassen (z. B. Ringelblumen, Hibiskusblüten, Kornblumen). Eine Teemischung sollte grundsätzlich nicht mehr als 5–6 Bestandteile enthalten. Eine noch größere Vielfalt von Komponenten verwischt die Wirksamkeit der Einzeldrogen und ist daher nicht empfehlenswert.

Für den persönlichen Bedarf geeignete Rezepturen finden Sie in der reichlich vorhandenen Spezialliteratur (z. B. Pahlow 2005 u. 2009). Beispiele für bewährte „Haustees" zeigt ▶ Abb. 35.15 auf.

Kräuter für Teemischungen werden von verschiedenen Stellen angeboten: Kräuterständen auf Wochenmärkten, Drogerien, Reformhäusern, Apotheken. In Apotheken werden erfahrungsgemäß die höchsten Preise verlangt, was aber seinen Grund hat: Hier unterliegen die Arzneidrogen strengen Qualitätsnormen, die im „Deutschen Arzneibuch" (DAB) und vergleichbaren Standardwerken amtlich festgesetzt sind und dem Verbraucher einen Mindestwirkstoffgehalt sowie weitgehende Schadstofffreiheit garantieren. In diesen Standardwerken ist auch festgelegt, welche Pflanzenart genau zu verwenden ist. So gibt es z. B. eine Vielzahl von Minzearten, die für den Verbraucher geschmacklich nur schwer zu unterscheiden sind. Aber nur die „Arzneibuch-Pfefferminze" enthält die gewünschten Inhaltsstoffe.

Das Selbersammeln und Weiterverarbeiten von Wildkräutern im Garten oder in der freien Natur stellt eine interessante Betätigung für mobile ältere Menschen dar. Es setzt aber solide Pflanzenkenntnis und geeignete Weiterverarbeitungs- sowie Lagerungsmöglichkeiten voraus. In diesem Zusammenhang kommt auch die Teezubereitung aus frisch gepflückten Pflanzenteilen in Betracht (z. B. Pfefferminz-, Melissenblätter). Grenzen sind allerdings gesetzt durch ungünstige Standorte (Erreichbarkeit, Schadstoffbelastung in Straßennähe) sowie durch Naturschutzbestimmungen.

Aufgussbeutel oder lose Ware?

Wer selbst ausgewählte Rezepturen mischen oder mischen lassen will, sollte nur lose Ware verwenden. Dabei können aber einige Schwierigkeiten auftreten. Das beginnt mit den Mindestabnahmemengen, die u. U. den Bedarf für einen angemessenen Zeitraum übersteigen und zu lange gelagert werden. Außerdem sollten die Bestandteile im Zerkleinerungsgrad unge-

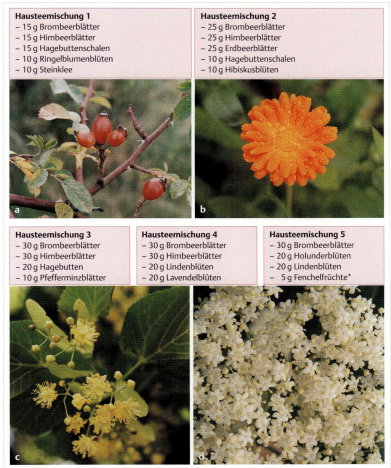

*Fenchelfrüchte vor dem Mischen zerquetschen lassen

Abb. 35.15 Haustee-Mischungen. Beispiele für Teemischungen mit **a** Hagebutte, **b** Ringelblume, **c** Lindenblüte, **d** Holunderblüte.

fähr übereinstimmen. Fein zerkleinerte Drogen sind „ergiebiger", aber weniger haltbar und geben leichter schlecht schmeckende Begleitstoffe frei. Schwere und kompakte Bestandteile wie Wurzel- oder Rindenstückchen fallen im Vorratsbehältnis allmählich nach unten und führen zu einer Entmischung.

Aufgussbeutel haben zwar den Nachteil, dass ihr Inhalt nicht in Augenschein genommen und beurteilt werden kann, sind aber bequemer zu handhaben. Vor allem bei kleineren Verbrauchsmengen kann bedarfsangepasst nachgekauft werden, so dass die Tees stets einigermaßen frisch sind. Beim Kauf von Fertigpackungen sollte man sich von irreführenden Namen nicht täuschen lassen. So verbergen sich z. B. hinter sog. Blutreinigungs- und Schlankheitstees manchmal einfache Abführtees.

35.7.3 Zubereitung und Dosierung

Bei der Zubereitung eines Tees unterscheidet man zwischen:
- Aufguss (Infus)
- Abkochung (Decoct)
- Kaltauszug (Mazerat)

> **Definition**
>
> Beim **Aufguss** wird die empfohlene Menge an Pflanzenteilen mit siedendem Wasser übergossen, ca. 5 min ziehen gelassen und dann abgeseiht. Der Aufguss ist das geeignete Verfahren bei allen Blatt- und Blütendrogen und am stärksten verbreitet. Für den Pfefferminztee im Fallbeispiel werden 1–2 g (1–2 TL) getrocknete Blätter verwendet.

Längere „Zieh-Zeiten" als 5 Minuten sind i. d. R. nicht sinnvoll, weil sich die ohnehin geringen Anteile ätherischer Öle dann verflüchtigen, zunehmend geschmacksbeeinträchtigende Bitter- und Gerbstoffe herausgelöst werden und die Farbe des Tees unansehnlich wird.

> **Definition**
>
> Eine **Abkochung** wird hergestellt, indem die Pflanzenteile mit kaltem Wasser angesetzt und bis zum Sieden erhitzt werden. Nach ca. 5 Minuten wird der Siedevorgang beendet, der Tee kurz stehengelassen und abgeseiht.

Bei Rinden, Hölzern und Wurzeln erzielt man mit dieser Zubereitungsart das beste Extraktionsergebnis, z. B. mit Eichenrindentee bei Durchfallerkrankungen oder zur äußerlichen Anwendung, als Teil- bzw. Vollbad bei entzündlichen Hauterkrankungen. Auch Kräutermischungen nach den Vorschriften der Traditionellen Chinesischen Medizin (TCM) verwendet man i. d. R. so (Greten 2009). Bei Teemischungen bereitet man im Zweifelsfalle aber immer einen Aufguss.

> **Definition**
>
> Der **Kaltauszug** stellt eine besonders schonende Zubereitung dar. Hierbei werden die Arzneidrogen 10–12 Std. mit kaltem Wasser übergossen stehen gelassen.

Ein solcher Kaltauszug ist aber wegen der hohen Bakterienbelastung bei älteren Menschen i. d. R. nicht empfehlenswert.

> **Praxistipp**
>
> Findet sich bei einer Teerezeptur keine spezielle Angabe zur Dosierung, so liegt man mit 1 gehäuften Teelöffel getrockneter Pflanzenteile pro 150 ml Wasser (= 1 Teetasse) richtig. Bei Kindern und sehr betagten Menschen nimmt man etwas weniger Teedroge.

Diese Angabe trifft für blatthaltige Mischungen zu. Bei überwiegend kompakten Bestandteilen, wie z. B. Wurzelstückchen, reduziert man die Menge ebenfalls. Nachsüßen des Tees mit Zucker und Honig sollte unterbleiben – außer bei hustenlösenden Tees, wo der Zuckerzusatz zur Schleimlösung beiträgt. Ist der Tee ungesüßt kaum genießbar, sollte man besser auf eine andere Zusammensetzung ausweichen.

Arzneitees sollten möglichst frisch zubereitet getrunken werden. Schon nach wenigen Stunden verändern sich Farbe, Geschmack, Geruch und Wirkstoffgehalt nachteilig.

35.7.4 Aufbewahrung

Getrocknete Arzneikräuter und Teemischungen (lose Ware) bewahrt man vor Feuchtigkeit und Licht geschützt am besten in gut schließenden Glas- oder Blechgefäßen auf. Ungeeignet für längere Lagerung sind Plastik- und Papierbehältnisse.

Auf Fertigpackungen aufgedruckte Verfalldaten gelten nur für ungeöffnete Behältnisse; durch Anbruch oder Umfüllen kann die Haltbarkeit deutlich verkürzt sein. Wie alle biologischen Produkte unterliegen auch Arzneidrogen dem Verderb, wenn dies auch nicht so leicht erkennbar ist wie bei Lebensmitteln. Chemische Ab- und Umbauprozesse führen zu allmählichem Wirkstoffverlust; ätherische Öle altern und verflüchtigen sich.

Individuell hergestellte Teemischungen und erst recht selbst gesammelte Kräuter sollten daher innerhalb eines Jahres verbraucht sein und ersetzt werden. Auch stabilere Drogen wie Samen, Wurzeln und Rinden sind nach spätestens 3 Jahren zu erneuern, wenn sie nicht schon vorher, z. B. durch Insektenbefall, unbrauchbar geworden sind.

35.8 Lern- und Leserservice

35.8.1 Das Wichtigste im Überblick

Was ist zu bedenken, wenn Ärzte an stationär Altenpflegende delegieren?

Zwischen dem Arzt und der Altenpflegefachkraft besteht in einer stationären Altenpflegeeinrichtung keine vertragliche Rechtsbeziehung.

Wer trägt die Übernahmeverantwortung bei einer vertikalen Delegation?

Die Altenpflegefachkraft, die eine Maßnahme übernimmt.

Welche Tätigkeiten sind delegationsfähige Leistungen?

- subkutane und intramuskuläre Injektionen
- Legen und Wechseln eines transurethralen Blasenkatheters
- Anhängen und Wechseln von Infusionsflaschen
- Medikamentenzumischung in Infusionsflaschen
- Antibiotikagabe als Kurzinfusion usw.

Wann können Sie delegierte Aufgaben mit einer Überlastungsanzeige ablehnen?

- Arbeitsüberlastung durch stark reduzierte Mitarbeiterzahl
- Arbeitsüberlastung durch stark erhöhtes Arbeitspensum
- akuter Mehraufwand durch zusätzliche Tätigkeiten

Was sind Wirkstoffe?

Bestandteile eines Arzneimittels, die im Organismus einen gewünschten Effekt hervorrufen.

Wie kann die Arzneimitteltherapie im Alter optimiert werden?

- beratende Aufklärung bzgl. möglicher Veränderung der Pharmakokinetik und der Pharmakodynamik im Alter
- genaue Beobachtung der gewünschten Wirkung eines Arzneimittels
- erhöhte Aufmerksamkeit auf unerwünschte Arzneimittelwirkungen
- Konsultation des Hausarztes bei verzögerter Wirkung bzw. bei Arzneimittelnebenwirkungen
- periodische Absprachen mit dem behandelnden Arzt bzgl. der Notwendigkeit verordneter Arzneimittel
- Erleichterung der selbstständigen Einnahme der Medikamente durch altersgerechte Verpackung und Optimierung des Tagesablaufs

Was bedeuten die Namenszusätze „retard", „forte" und „minor"?

- retard: Arzneimittel wirkt über einen langen Zeitraum
- forte: höhere Dosis
- minor: geringere Dosis

Welche Applikationsformen werden grundsätzlich unterschieden?

- enterale Applikation
- parenterale Applikation
- topische/lokale Applikation

Wie werden Medikamente in stationären Einrichtungen aufbewahrt?

Medikamente getrennt nach Bewohnern in separaten Fächern oder Behältnissen in einem abschließbaren Schrank im Stationszimmer

Was ist bei der Entnahme und Verabreichung von BtM zu dokumentieren?

- Datum
- vollständiger Namen des Pflegebedürftigen
- Name des verordnenden Arztes
- entnommene Menge
- aktueller Bestand
- eigener Name

Was ist bei der Verabreichung von Medikamenten zu beachten?

- „6-R-Regel" (richtiger Pflegebedürftiger, richtiges Medikament, richtige Dosierung, richtige Applikationsform, richtiger Zeitpunkt und richtige Dokumentation)
- ausreichend Flüssigkeitszufuhr
- aufrechte Körperhaltung
- mögliche Wechselwirkungen mit Lebensmitteln ausschließen
- evtl. Einsatz von Verabreichungshilfen

Weshalb kann die Medikamenteneinnahme bei Menschen mit Demenz problematisch sein?

- alzheimerbedingte Dysphagie
- paranoide Verhaltenszüge
- motorischer Koordinationsmangel
- Vergesslichkeit

Was bedeuten „Arzneimittelmissbrauch", „-toleranz" und „-abusus"?

- Arzneimittelmissbrauch: Arzneimittel wird ohne therapeutische Indikation, in zu hoher Dosierung oder um das eigene Wohlbefinden zu steigern, eingenommen
- Arzneimitteltoleranz: Gewöhnung des Organismus an das Arzneimittel
- Arzneimittelabusus: Verlangen eines Menschen nach einem Medikament/Wirkstoff

Was ist der Unterschied zwischen Infus und Decoct?

Ein Aufguss ist die gängige Form der Teezubereitung. Diesen nennt man Infus. Dabei werden Blüten- und Pflanzenteile mit kochendem Wasser übergossen und maximal 5 min ziehen gelassen. Als Grundrezept sind 1 Teelöffel und 150 ml Wasser zu nehmen. Ein Infus wird durch Trinken innerlich angewendet.

„Decoct" ist die Bezeichnung für eine Abkochung. Dabei werden Pflanzenbestandteile – vorwiegend Rinden, Hölzer oder Wurzeln – mit kaltem Wasser aufgesetzt und zum Sieden gebracht. Bei der Zubereitung wird etwas weniger als 1 Teelöffel auf 150 ml Wasser verwendet. Das Sieden wird nach 5 min beendet und die Inhaltsstoffe abgeseiht. Ein Decoct wird mehr zur äußeren Anwendung in Form von Sitzbädern eingesetzt. Aber eine Teezubereitung nach der Chinesischen Medizin verlangt immer nach einem Decoct.

35.8.2 Literatur

Bachstein E. Die Delegation von ärztlichen Aufgaben. In: Deutscher Berufsverband für Pflegeberufe (DBfK), Hrsg. Pflege Aktuell 2005; 10: 544–547

Baum U. Steinfartz P. Arzneimittellehre. 8. Auflage München: Elsevier; 2009

Bidder J. Beipackzettel – für Laien leicht verständlich. In: Focus-online 23.11.2008

Bigler U. Novartis hat das erste Pflaster zur Behandlung von Alzheimer-Patienten entwickelt. Exelon Patch setzt Meilenstein für die Therapie der Alzheimer-Patienten. Bern Zürich; 2008

Bocksch. M. Das praktische Buch der Heilpflanzen: Kennzeichen, Heilwirkung, Anwendung, Brauchtum. 5. Aufl. München: BLV 2007

Böhme H. Alles was Recht ist. Haftungsrecht in der Pflege. Seminarunterlagen des Instituts für Gesundheitsrecht und Gesundheitspolitik. Mössingen; 2008

Bracher F. Dormbeck F. Was internationale Freinamen aussagen. Nomenklatur. In: Pharmazeutische Zeitung 2002; 45

Bundesinstitut für Arzneimittel und Medizinprodukte (BfArM). Wie sollen die Häufigkeiten für Nebenwirkungen in der Produktinformation angegeben werden? Berlin: 2007

Bundesministerium für Familie Senioren Frauen und Jugend (BMFSFJ). Gesetz über die Berufe in der Altenpflege. Altenpflegegesetz (AltPflG); 2003

Bundesministerium für Gesundheit uns soziale Sicherung (BMG). Sozialgesetzbuch V (SGB V). Gesetzliche Krankenversicherung. 1988

Bundesministerium für Justiz (BMJ). Bürgerliches Gesetzbuch (BGB). 2009

Bundeszentrale für gesundheitliche Aufklärung (BZgA), Hrsg. Arzneimittel. 1. Aufl. Köln

Bühring. U. Alles über Heilpflanzen. 2. Aufl. Stuttgart. Ulmer; 2011

Bühring. U. Sonn A. Heilpflanzen in der Pflege. 2. Aufl. Bern: Huber; 2013

Deutscher Berufsverband für Pflegeberufe (DBfK). Joint Statement on Delegation – Gemeinsame Erklärung zum Thema Delegation der American Nurses Association – ANA und des National Council of State Boards of Nursing – NCSBN. DBfK-Bundesverband Berlin; 2007

Deutscher Berufsverband für Pflegeberufe. Position des DBfK zur Neuordnung von Aufgaben im Krankenhaus. DBfK-Bundesverband: Berlin; 2010

Evangelische Fachstelle für Arbeits- und Gesundheitsschutz (EFAS). Nadelstichverletzungen in der Pflege und Betreuung – Was ist zu tun? Hannover: EFAS; 2009

Gemeinsamer Bundesausschuss (G-BA). Übertragung ärztlicher Tätigkeiten an ausgebildete Pflegekräfte im Rahmen von Modellvorhaben. Berlin: 2012

Greten HJ. Checkliste Chinesische Phytotherapie. Stuttgart: Hippokrates; 2009

Hänsel R, Sticher O. Pharmakognosie – Phytopharmazie. Berlin: Springer; 2009

Holt S. Schmiedl S. Thürmann P. A. Potenziell inadäquate Medikation für ältere Menschen: Die PRISCUS-Liste. In: Deutsches Ärzteblatt Int 2010; 107 (31–32): 543–51

KDA, Hrsg. Kieschnick H, Mybes U. Organisation der Medikamentenversorgung für Bewohner/-innen von Altenpflegeheimen. Standards und andere Arbeitshilfen. Heft 148. Köln: 1999

KDA, Hrsg. Kieschnik H. Verblistern von Medikamenten durch Apotheken. Eine Alternative für Altenpflegeeinrichtungen? In: ProAlter 2005; 2: 51–56

Klie T. Rechtskunde. Das Recht der Pflege alter Menschen. Hannover: Vincentz; 2010

Luder, S. Wenn Pflegekräfte den Arzt ersetzen. Substitution statt Delegation. Im Rahmen eines Modellvorhabens sollen bestimmte ärztliche Leistungen künftig auf Alten- und Krankenpfleger übertragen werden. Hamburger Ärzteblatt 2013; 1: 18

Luippold G. Fallbuch Pharmakologie. Stuttgart: Thieme; 2012

MEDA Pharma GmbH & Co. KG. Aus eins mach zwei. Bad Homburg; 2007

Meyer-Buchtela E. Tee-Rezepturen. Stuttgart: Dt. Apotheker-Verlag; 2004

Narr H. Ärztliches Berufsrecht. 2. Aufl. Köln; 1988

Pahlow M. Heilkräuter-Tees – meine besten Rezepte. Stuttgart: Hirzel; 2005

Pahlow M. Heilpflanzen – sanfte Behandlung von Alltagsbeschwerden. Stuttgart: Hirzel; 2009

Risse L. Die Delegation ärztlicher Tätigkeiten an Pflegende aus pflegerischer Sicht. In: PflR. Aus der Praxis 2006; 10: 457–462

Rossbruch R. Zur Problematik der Delegation ärztlicher Tätigkeiten an das Pflegefachpersonal auf Allgemeinstationen unter besonderer Berücksichtigung zivilrechtlicher arbeitsrechtlicher und versicherungsrechtlicher Fragen. In: PflR 2003; 10 (95–99): 139–147

Rüller H. Geschichte der Pflege. Grundlagen der Pflege für die Aus-, Fort- und Weiterbildung. Brake: Prodos; 2008

Schilcher H, Kammerer S. Leitfaden Phytotherapie. 2. Aufl. München: Urban & Fischer; 2003

Sitzmann F. Hygiene kompakt: Kurzlehrbuch für professionelle Krankenhaus- und Heimhygiene. Bern: Huber; 2012

Tönnies M. Delegation und Durchführungsverantwortung – Rechtliche Grundlagen und berufliche Verpflichtung. In: Deutscher Berufsverband für Pflegeberufe (DBfK), Hrsg. Pflege aktuell 2000; 5: 290–292

Weimer T. Ärztliche Dokumentation: Im Streitfall auf der sicheren Seite. In: Deutsches Ärzteblatt 2006; 103 (40): 15–18

Wollförste K. Arzneimittellehre für die Altenpflegeausbildung. Neusäß: Kieser; 2000

Weiterführende Literatur

Bartels A. Multitalent Pfefferminze. In: Heilberufe 2007; 5: 32–33

Henne S, Seeling S. Heilpflanze für die Seele. In: Heilberufe 2007; 11: 30–31

Messerschmidt M, Seeling S. Holunderduft liegt in der Luft. In: Heilberufe 2002; 9: 31–33

Nebel R, Seeling S. Melisse – die den Honig mag. In: Heilberufe 2009; 2: 29–30

Sparkuhle S, Seeling S. Die Farbe Lila. In: Heilberufe 2007; 6: 34–36

Rechtsquellen

Gesetz über die Berufe in der Altenpflege (Altenpflegegesetz – AltPflG) in der Fassung der Bekanntmachung vom 25. August 2003 (BGBl. I S. 1690), zuletzt geändert durch Artikel 12b des Gesetzes vom 17. Juli 2009 (BGBl. I S. 1990)

Gesetz über die Durchführung von Maßnahmen des Arbeitsschutzes zur Verbesserung der Sicherheit und des Gesundheitsschutzes der Beschäftigten bei der Arbeit (Arbeitsschutzgesetz – ArbSchG) vom 7. August 1996 (BGBl. I S. 1246), zuletzt geändert durch Artikel 15 Absatz 89 des Gesetzes vom 5. Februar 2009 (BGBl. I S. 160)

Gesetz über das Apothekenwesen (Apothekengesetz – ApoG) in der Fassung der Bekanntmachung vom 15. Oktober 1980 (BGBl. I S. 1993), zuletzt geändert durch Artikel 16a des Gesetzes vom 28. Mai 2008 (BGBl. I S. 874)

Bürgerliches Gesetzbuch (BGB) in der Fassung der Bekanntmachung vom 2. Januar 2002 (BGBl. I S. 42, 2909; 2003 I S. 738), zuletzt geändert durch Artikel 1 des Gesetzes vom 24. Juli 2010 (BGBl. I S. 977)

(Muster-)Berufsordnung für die deutschen Ärztinnen und Ärzte (MBO-Ä) in der Fassung der Beschlüsse des 100. Deutschen Ärztetages 1997 in Eisenach, zuletzt geändert durch den Beschluss des Vorstands der Bundesärztekammer am 24.11.2006

Sozialgesetzbuch (SGB) Fünftes Buch (V) – Gesetzliche Krankenversicherung – (Artikel 1 des Gesetzes v. 20. Dezember 1988, BGBl. I S. 2477), zuletzt geändert durch Artikel 1 des Gesetzes vom 24. Juli 2010 (BGBl. I S. 983)

35.8.3 Internetadressen

http://www.beipackzettel-verstehen.de

http://www.homoeopathie-heute.de

http://www.priscus.net

http://www.wernerschell.de

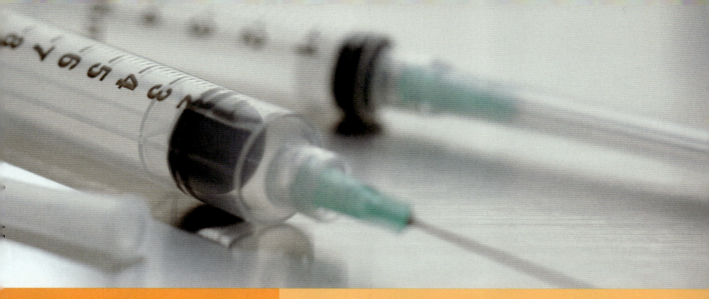

Kapitel 36

Injektionen und Infusionen

36.1	Einleitung	884
36.2	Injektionen	884
36.3	Infusionen	892
36.4	Lern- und Leseservice	905

36 Injektionen und Infusionen

Walter Anton, Jasmin Schön

36.1 Einleitung

An einer erfolgreichen Therapie wirken meist mehrere Berufsgruppen mit. Häufig werden deshalb ärztliche Tätigkeiten wie Injektionen und Infusionen an die Altenpflegefachkräfte delegiert (s. Kap. 35). Um diese Tätigkeiten übernehmen zu können, sind theoretische Kenntnisse unerlässlich. Im folgenden Kapitel werden die Grundlagen dazu dargestellt.

36.2 Injektionen

Fallbeispiel

Altenpflegeschüler Torsten wechselte gerade ins 2. Ausbildungsjahr und ist seit gestern in einem neuen Wohnbereich. Bei der morgendlichen Übergabe bekommt er u. a. den Bewohner Herrn Skora zugeteilt. Im Dokumentationssystem informiert er sich über den Pflegebedürftigen. Laut der ärztlichen Anordnung bekommt Herr Skora an diesem Morgen 20 IE. Actraphane 30/70 s. c. und eine Ampulle Vitamin-B_1 i. m.
Torsten ist mit der Situation überfordert, da er beide Tätigkeiten noch nie praktisch durchgeführt hat. Er bittet seine Praxisanleiterin Ulrike, ihn anzuleiten.

Definition

Als **Injektion** bezeichnet man das Einspritzen von sterilen Arzneimitteln oder anderen Substanzen in den menschlichen Körper mit einer dafür geeigneten Spritze und einer sterilen Hohlnadel. Das Volumen einer Injektion beträgt 0,1–20 ml. Im Unterschied zu einer Infusion wird eine Injektion innerhalb von Sekunden bis zu wenigen Minuten verabreicht.

Injektionen stellen eine parenterale Applikationsart dar und bedürfen einer vorherigen ärztlichen Anordnung. Für jede Injektion muss eine vollständige ärztliche Anordnung vorliegen. Die Injektion stellt eine delegierte ärztliche Tätigkeit dar, die Pflegefachkraft trägt die Übernahme- und die Durchführungsverantwortung. Für die subkutane (s. c.) und intramuskuläre (i. m.) Injektion erwerben die Altenpflegefachkräfte in der 3-jährigen Ausbildung die formale Durchführungskompetenz. Andere Injektionen, insbesondere intravenöse (i. v.) Injektionen, dürfen an Altenpflegefachkräfte nicht delegiert werden. Jede Injektion ist ein Eingriff in die körperliche Unversehrtheit des Pflegebedürftigen und bedarf seiner Zustimmung.

Merke

Die Altenpflegefachkraft muss das zu injizierende Arzneimittel, dessen Wirkung und Nebenwirkungen kennen.

Ist das nicht der Fall, muss sie sich vor der Injektion darüber informieren. Weiterhin muss die Altenpflegefachkraft die Injektionstechnik sicher beherrschen und hygienische Rahmenbedingungen einhalten.

36.2.1 Injektionsarten

Die verschiedenen Injektionsarten werden durch das Gewebe (Applikationsort) benannt, in das die Injektionslösung verabreicht wird:

- **Intrakutane Injektion (i. c.):** Die Injektion erfolgt in der Dermis (Lederhaut), an der Grenze zur Epidermis.
- **Subkutane Injektion (s. c.):** Die Injektion erfolgt in die Subkutis (Unterhaut, Schicht unterhalb der Epidermis und der Lederhaut) an ausgewählten Körperstellen.
  Eine Sonderform ist die s. c.-Injektion mit einem **Injektionspen**. Dies ist eine Injektionshilfe im Füllhalterformat, bestehend aus einer Medikamentenpatrone (z. B. Insulin), einem Dosierkopf und einer Injektionskanüle (▶ Abb. 36.9).
- **Intramuskuläre Injektion (i. m.):** Die Applikation der Injektionslösung erfolgt in ausgewählte Muskeln.
- **Intravenöse Injektion (i. v.):** Ein Arzneimittel wird meist über einen liegenden venösen Zugang in eine Vene injiziert.
- **Intraarterielle Injektion (i.a.):** Die Injektion erfolgt in eine Arterie des menschlichen Körpers.
- Darüber hinaus werden folgende, seltene Injektionsarten unterschieden:
  - intrakardial (Herzmuskel)
  - intraartikulär (Gelenk)
  - intrathekal (Liquorraum)
  - intralumbal (Lumbalsack)

Die Injektionsarten unterscheiden sich neben dem Applikationsort im Injektionswinkel sowie in der Geschwindigkeit des Wirkeintritts (▶ Abb. 36.1).

36.2.2 Vor- und Nachteile von Injektionen

Die Verabreichung von Arzneimitteln als Injektion bietet im Vergleich zu anderen Applikationsformen viele Vorteile. Einzelne Nachteile dieser Applikationsmethode ergeben sich durch mögliche Früh- oder Spätkomplikationen, die bei einer Applikation auftreten können.

Vorteile von Injektionen

Dazu zählt Folgendes:
- **Schneller Wirkungseintritt** (▶ Abb. 36.1): Der Wirkstoff wird dem Organismus ohne Verzögerung und ohne Umwege zugeführt. Besonders in Situationen mit einer Entgleisung der Vitalzeichen (z. B. Blutzucker) ist ein zügiger Wirkungseintritt relevant. Wirkeintritt, -dauer und -stärke sind gut kalkulierbar (z. B. bei i. m.-Depotpräparaten).
- **Geringer Wirkstoffverlust:** Durch die Umgehung des Magen-Darm-Traktes können unkalkulierbare Wirkstoffverluste, Resorptionsstörungen sowie eine Inaktivierung durch Verdauungsenzyme vermieden werden.
- **Lokale Wirkung:** Bei einer intrakutanen Injektion können Substanzen zur Lokalanästhesie gezielt appliziert werden. Oder bei einer intraartikulären Injektion können z. B. entzündungshemmende Medikamente direkt ins Gelenk appliziert werden.
- **Exakte Dosierbarkeit:** Das Zerteilen von Tabletten zur oralen Gabe kann dazu führen, dass die Dosierung nicht 100%ig genau erfolgt. Eine ml-genaue Dosierung ist bei Injektionen möglich.
- **Steuerung der Wirkungsdauer:** Durch die ärztliche Auswahl und Anordnung einer bestimmten Injektionsart entscheidet sich nach der Injektionslösung und der gewünschten Wirkungsdauer (z. B. i. m.-Injektion von Depotpräparaten, die ihre Wirkung teilweise über Wochen entfalten).
- **Vermeidung von Magen-Darm-Beschwerden**
- **Unabhängigkeit von den Ressourcen des Pflegebedürftigen:** Das Injizieren von Arzneimitteln ist auch bei Pflegebedürftigen möglich, die einen gestörten Schluckakt haben und bei denen eine orale Medikamenteneinnahme nicht mehr möglich ist (nach Baumgartner, Kirstein, Möllmann 2003).

Injektionsart	Applikationsort	Injektionswinkel	Geschwindigkeit des Wirkungseintritts	Substanzbeispiele/Indikationen
intrakutane Injektion (i.c.)	die Injektion erfolgt in der Dermis (Lederhaut), an der Grenze zur Epidermis	ca. 15°	lokale Wirkung	Allergietestung Lokalanästhesie Impfungen Sensibilisierungstests
subkutane Injektion (s.c.)	die Injektion erfolgt in der Subkutis (Unterhaut, Schicht unterhalb der Epidermis und der Lederhaut), die Injektion mit einem Injektionspen ist eine Sonderform der s.c.-Injektion	In Abhängigkeit vom Ernährungszustand des Pflegebedürftigen und der Länge der gewählten Injektionsnadel kann der Injektionswinkel 45 – 90° betragen	innerhalb von 20–30 Minuten	Insulininjektion Heparininjektion Morphine Injektionspen ist indiziert bei insulinpflichtigem Diabetes
intramuskuläre Injektion (i.m.)	die Applikation der Injektionslösung erfolgt in ausgewählte Muskeln	ca. 90°	innerhalb von 10–15 Minuten (bei öligen Lösungen verzögert)	Impfungen Schmerzmittelinjektionen Injektionen von Präparaten mit Depotwirkung (z. B. Vitaminpräparate, Psychopharmaka)
intravenöse Injektion (i.v.)	ein Arzneimittel wird meist über einen liegenden, venösen Zugang in eine Vene injiziert		innerhalb von Sekunden	Injektion von Arzneimitteln, die eine schnelle Linderung der Beschwerden ermöglichen (z. B. Diuretika zur Linderung eines Lungenödems) durch einen Arzt
intraarterielle Injektion (i.a.)	die Injektion erfolgt in eine Arterie des menschlichen Körpers		innerhalb von Sekunden	Injektion von Arzneimitteln, die eine schnelle Linderung akuter Beschwerden ermöglichen durch einen Arzt oder eine Blutentnahme zur Blutgasanalyse (in der Intensivmedizin)

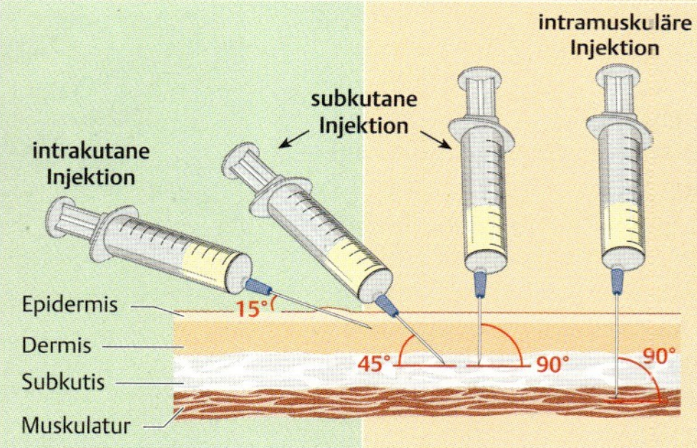

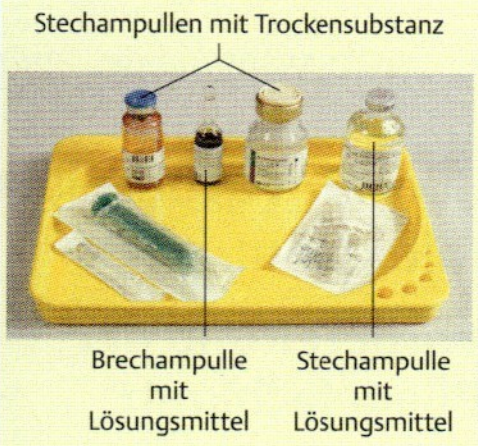

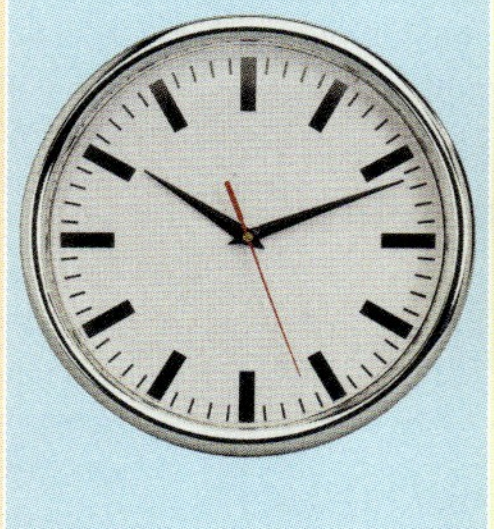

Abb. 36.1 Injektionsarten. Die Injektionen werden nach Applikationsort, Injektionswinkel und der Geschwindigkeit des Wirkungseintritts unterschieden. (Quelle: Paul Hartmann AG, Heidenheim)

Nachteile und Komplikationen von Injektionen

Bei der Durchführung von Injektionen können unterschiedliche Komplikationen auftreten. Daher ist ein genaues Augenmerk auf die Sicherheit bei der Durchführung einer Injektion zu legen. Die Komplikationen können in 3 Untergruppen eingeteilt werden:

1. **Medikamentös bedingte Komplikationen**
   - ältere Menschen benötigen häufig eine geringere Arzneimitteldosierung als jüngere Erwachsene. Deshalb kann die Wirkung beim alten Menschen stärker sein oder schneller eintreten (Köther 2007).
   - allergische Reaktionen, die auf eine Unverträglichkeit auf den injizierten Wirkstoff zurückzuführen sind.
   - anaphylaktischer Schock – eine allergische Reaktion, die bis zu einem lebensbedrohlichen Schock führen kann. Ein derartiger Schock kann bei jeder Medikamentengabe auftreten, ist aber nach parenteraler Gabe ausgeprägter, die Symptome (Kopf-, Gelenk- und Gliederschmerzen, Unruhe, Übelkeit, Erbrechen, Temperaturanstieg, Hitzewallungen, Atemnot, Kreislaufzusammenbruch) treten schneller auf.
2. **Lokale Reaktionen**
   - lokale Unverträglichkeitsreaktionen zeigen sich durch Hautrötung, Juckreiz, Hautausschlag
   - Blutungen nach außen (besonders gefährlich ist eine Blutung bei Personen mit einer herabgesetzten Blutgerinnung. Aus diesem Grund sind i. m.-Injektionen bei einer Antikoagulanzientherapie kontraindiziert)
   - Hämatomgefahr (Blutungen ins Gewebe, die durch Verletzung kleiner Gefäße verursacht werden)
   - Nervenschädigung, hauptsächlich am N. ischiadicus und N. radialis (besonders bei der Verabreichung einer i. m.-Injektion am falschen Injektionsort)
   - Nekrosen (wenn z. B. ein Medikament, das nur intramuskulär verabreicht werden darf, in das sub-

kutane Gewebe gelangt und dort Gewebsschäden verursacht)
- lokale Schädigung des Muskelgewebes (i. m.-Injektion), die zu einem Anstieg des CK-Wertes führt. Dies kann bei einer Differenzialdiagnose der Thoraxschmerzen missdeutet werden. Deshalb sind i. m.-Injektionen bei Pflegebedürftigen mit Angina-pectoris-Beschwerden möglichst zu unterlassen. Bei einem Verdacht auf Herzinfarkt ist eine i. m.-Injektion zu unterlassen, da diese eine Lysetherapie unmöglich macht.

3. **Durch falsches Handling bedingte Komplikationen**
   - Schmerzen (durch zögerliches Einstechen der Kanüle oder zu schnelles Injizieren; durch Verwendung einer zu langen Kanüle für eine s. c.-Injektion bei Pflegebedürftigen mit Kachexie)
   - Abszessbildung (Ansammlung von Eiter im Gewebe an der Injektionsstelle, vor allem durch unhygienisches Handling bei der Injektion)
   - Infektionen (können bei Nichtbeachtung hygienischer Richtlinien auftreten, z. B. bei mangelnder Hände- oder Hautdesinfektion, bei Verwendung unsauberer Materialien)
   - Abbrechen der Kanüle (durch eine ungünstige Bewegung des Bewohners während der Injektion)

36.2.3 Vorbereitung einer Injektion

Vorbereitung der Pflegefachkraft

Pflegende sollten sich vor einer Injektion folgendermaßen vorbereiten:
- Die Pflegefachkraft ist sich der Verantwortung bewusst, denn sie trägt die Übernahme- und die Durchführungsverantwortung (S. 861).
- Vor jeder Injektion überprüft sie die schriftliche ärztliche Anordnung und richtet die Vorbereitung der Injektion nach der aktuellen ärztlichen Anordnung. Die Kontrolle des Medikaments erfolgt nach der 6-R-Regel (S. 875).
- Die Pflegefachkraft kennt die Indikation, Wirkung und mögliche Nebenwirkungen der angeordneten Injektionslösung. Auch die Injektionstechnik wird von ihr sicher beherrscht.
- Sie leitet den Pflegebedürftigen zu sinnvollen und notwendigen Verhaltensregeln während der Injektion an (z. B. richtige Lagerungsposition usw.).
- Sie informiert sich über den aktuellen Gesundheitszustand des Pflegebedürftigen und vergewissert sich, dass keine Gründe vorliegen, die einer Injektion entgegenstehen.
- Sie bereitet das Injektionstablett mit den notwendigen Materialien sorgfältig und vollständig vor.
- Nach der Injektion dokumentiert sie diese zeitnah.

Vorbereitung der Materialien

Die Vorbereitung der Materialien sollte so erfolgen, dass die Pflegefachkraft alle benötigten Materialien auf dem Spritzentablett übersichtlich platziert. Durch die Vollständigkeit und eine geordnete Platzierung der Materialien auf dem Tablett werden unnötige Wege vermieden und die Injektion kann sicher erfolgen. Folgende Materialien werden für eine Injektion benötigt:
- Spritzentablett
- Kanülenabwurfbehälter (▶ Abb. 36.2)
- ggf. Abwurfbehälter für Glasampullen
- Abwurfbehälter für sonstigen Abfall (Papier, benutzte Tupfer, Spritzen)
- Haut-, Händedesinfektionsmittel und Flächendesinfektionsmittel
- angeordnetes Arzneimittel (in Glas-, Brech- oder Stechampulle oder als Fertigspritze, ▶ Abb. 36.3); das Arzneimittel wird auf das Verfallsdatum und mögliche Trübungen oder Verfärbungen überprüft
- ggf. Aufziehkanülen
- passende Aufzieh- und Injektionskanüle (in Abhängigkeit zur Injektionsart: s. c.- oder i. m.-Injektionskanülen). Die Größenmaße der Einmalkanülen werden nach Pravaz oder nach Gauge angegeben. Die Kanülen unterscheiden sich in Länge und Außendurchmesser und sind zur besseren Differenzierung farblich gekennzeichnet; ▶ Abb. 36.5)
- Spritze (die sterilen Einmalspritzen sind in verschiedenen Größen erhältlich, es können Volumina von 1, 2, 5, 10 und 20 ml aufgezogen werden; ▶ Abb. 36.6)
- ggf. Belüftungskanüle für Stechampullen (anstatt einer Aufziehkanüle)
- ggf. einen Einmalhandschuh bereithalten, falls eine Nachblutung aus der Injektionsstelle zu erwarten ist

▶ **Auf Sicherheit achten.** Die häufigsten Verletzungen bei Pflegenden passieren beim Nadelabwurf. Scharfe oder spitze Gegenstände, die mit Blut oder anderen Körperflüssigkeiten in Berührung gekommen sind, müssen sicher entsorgt werden (RKI 2005). Daher ist die Verwendung von speziellen Kanülenabwurfbehältern Pflicht! Gebrauchte Injektionsnadeln dürfen nicht abgelegt werden, sondern müssen durch die Pflegefachkraft sofort nach der Benutzung in einen Kanülenabwurfbehälter (▶ Abb. 36.2) geworfen werden. Alternativ können Injektionsspritzen verwendet werden, bei denen das Recapping der Kanüle gar nicht mehr möglich ist (▶ Abb. 36.4).

▶ **Hygiene gewährleisten.** Wesentliche Voraussetzung für eine Injektion ist die Beachtung der Hygienerichtlinien: Hier gilt Folgendes:
- Die Händedesinfektion der Pflegenden gilt als entscheidende Maßnahme zur Infektionsprävention in den Einrichtungen der stationären Altenpflege. Vor dem Aufziehen der Medikamente in die Injektionsspritze bzw. vor dem Vorbereiten des Injektionstabletts sowie unmittelbar vor jeder Injektion hat die Pflegefachkraft eine hygienische Händedesinfektion (S. 289) vorzunehmen.
- Die Desinfektion der Arbeitsfläche und des Spritzentabletts mit einem geeigneten Flächendesinfektionsmittel (Hansen 2005) beugt einer potenziellen Kontamination mit infektiösem Material vor.
- Die Desinfektion der Einstichstelle erfolgt mit einem alkoholischen Präparat zur Hautdesinfektion und einem sterilen Tupfer.

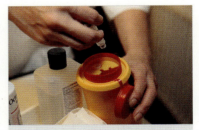

Abb. 36.2 Kanülenabwurfbehälter. Ein verschließbarer Kanülenabwurfbehälter dient der zeitnahen Entsorgung der benutzten Kanülen. An der Abwurföffnung befindet sich eine Abstreifvorrichtung, an der die Kanüle sicher von der Spritze abgestreift oder vom Pen abgeschraubt werden kann. (Foto: R. Stöppler, Thieme)

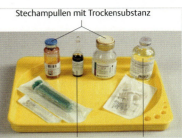

Abb. 36.3 Injektionslösungen. Verschiedene Injektionslösungen im Überblick. (Foto: Thieme)

- Bei einem möglichen Blutkontakt hat die Pflegefachkraft zum Eigenschutz Einmalhandschuhe zu tragen (RKI 2005 u. 2011).
- Viele Diabetiker führen vor der subkutanen Insulininjektion keine alkoholische Hautdesinfektion durch. Ein erhöhtes Infektionsrisiko besteht hierbei erfahrungsgemäß nicht. Es ist daher nichts dagegen einzuwenden, dass ein Diabetiker bei sich selbst auf Hautdesinfektion verzichtet. Voraussetzung ist jedoch eine einwandfreie Körperhygiene (Trautmann 2006).
- Wird eine Injektion durch Pflegende vorgenommen, ist aus haftungsrechtlichen Gründen in jedem Fall eine vorherige Hautdesinfektion durchzuführen.
- Nach der Hautdesinfektion wird die Einwirkzeit abgewartet. Die Einwirkzeit beträgt je nach Empfehlung des Herstellers mind. 15 Sekunden. Die Injektionsstelle muss vor der Injektion trocken sein. Alkoholreste der Desinfektionslösung dürfen nicht in den Stichkanal gelangen.
- Die für eine Mehrfachverwendung vorgesehenen Kanülen sind nur bei Anwendung durch den Bewohner selbst entsprechend zu handhaben. Personal benutzt jeweils eine neue Kanüle (RKI 2005).
- Spritzen- und Kanülenverpackungen sind hygienisch zu öffnen, d. h., die Verpackung wird an der dafür vorgesehenen Stelle auseinandergezogen, um eine Kontamination der Spritze oder der Kanüle an der Außenseite der Verpackung zu vermeiden.

▶ **Raumorganisation.** Hier ist auf Folgendes zu achten:
- Das Aufziehen der Medikamente soll in der stationären Altenpflege an einem ausschließlich dafür vorgesehenen Arbeitsplatz stattfinden. In der ambulanten Pflege richtet sich die Raumorganisation nach den Möglichkeiten des Haushaltes des Kunden.
- In beiden Fällen wird die Arbeitsorganisation so vorgenommen, dass das Arzneimittel ohne Unterbrechung und unter hygienischen Arbeitsbedingungen aufgezogen und sicher injiziert werden kann. Die Pflegende achtet dabei auf die Vollständigkeit der Materialien.

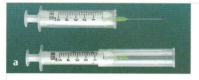
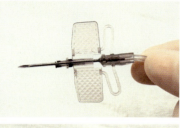
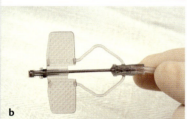
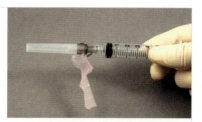
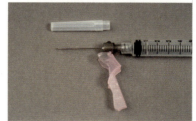
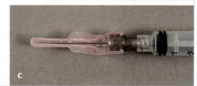

Abb. 36.4 Schutz vor Stichverletzungen. (Fotos: Thieme)
a Einmalspritzen mit Sicherheitszylinder schützen vor Nadelstichverletzungen.
b Sicherheitskanüle mit integriertem Einhand-Aktivierungsschutzsystem.
c Der Safety-Clip sichert die Nadelspitze sofort nach dem Herausziehen und verhindert so Nadelstichverletzungen.

Farbkodierung von Einmalkanülen													
Größe (nach Pravaz)	20	–	18	–	17	16	14	12	2	–	1	–	–
Gauge	27		26		24	23	23	22	21		20		19
Farbe	grau		braun		lila	blau	violett	schwarz	grün		gelb		weiß
Außendurchmesser [mm]	0,40	0,40 – 0,42	0,44		0,55	0,66	0,60 – 0,65	0,70	0,80		0,90		1,10
Länge [mm]	20	12 – 16	25	12	25	25	30 – 32	30 – 32	40	50 – 60	40	70	30
Verwendung	Insulin, s.c.		Insulin, s.c.		s.c.	s.c.	s.c. i.m.[1]	i.m. i.m.[1]	i.v. i.m.[2]	i.m.[3]	i.v. i.m.[4]	tief i.m.	Aufziehkanüle, Blutentn.

[1] Oberschenkel
[2] Oberschenkel; Gefäß bei Untergewichtigen und großen Kindern
[3] Gefäß bei Normal- bis Übergewichtigen
[4] für dickflüssige Lösungen

Abb. 36.5 Größenmaße von Einmalkanülen. Diese werden nach Pravaz oder Gauge angegeben (nach Lauber u. Schmalstieg 2003).

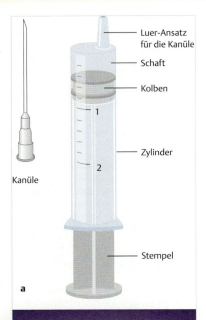

Abb. 36.6 Injektionsspritze.
a Aufbau.
b Einmalspritzen in unterschiedlichen Größen: Standard-, Feindosierungs- und Katheteransatzspritzen. (Foto: P. Blåfield, Thieme)

Tab. 36.1 Injektionswinkel für eine s. c.-Injektion in Abhängigkeit vom Ernährungszustand des Pflegebedürftigen und der Kanülenlänge.

Ernährungszustand	Kanülenlänge 12–16 mm	Kanülenlänge 25 mm
Kachexie	Einstichwinkel 30–45°	nicht empfehlenswert
Adipositas	Einstichwinkel 90°	Einstichwinkel 45–90°

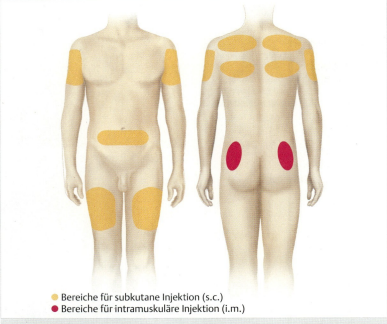

● Bereiche für subkutane Injektion (s.c.)
● Bereiche für intramuskuläre Injektion (i.m.)

Abb. 36.7 Injektionsorte. Die gekennzeichneten Körperstellen sind als Injektionsorte für eine s. c.-Injektion geeignet. Es können Injektionsorte 1. und 2. Wahl unterschieden werden.

Vorbereitung des Pflegebedürftigen

Um den älteren Menschen auf die Injektion vorzubereiten, achten Sie auf Folgendes:

- Kündigen Sie die Injektion an.
- Lagern Sie den Pflegebedürftigen in einer Position, die ein sicheres Handling bei der Injektion ermöglicht.
- Verwenden Sie ggf. einen Sichtschutz, um die Intimsphäre zu wahren.
- Wählen Sie die potenzielle Einstichstelle sorgfältig aus und inspizieren Sie das Hautareal.
- Überzeugen Sie sich im Rahmen der Nachsorge beim zu Pflegenden, dass keine Komplikationen an der Injektionsstelle aufgetreten sind.

Merke

Bei auftretenden Nebenwirkungen oder Komplikationen verständigen Sie unverzüglich den Arzt.

36.2.4 Subkutane Injektion

Das Ziel einer subkutanen Injektion ist das Verabreichen eines Arzneimittels in die Unterhaut (Subcutis).

▶ **Auswahl der Kanüle.** Erfolgt die Injektion nicht mit einer bereits mit dem Medikament gefüllten Fertigspritze, so ist es die Aufgabe der Pflegefachkraft, bei der Materialienvorbereitung die richtige Kanüle auszuwählen. Dabei ist der Ernährungszustand des Pflegebedürftigen (Vorhandensein des subkutanen Gewebes an der ausgewählten Injektionsstelle) ausschlaggebend. Abhängig vom Ernährungszustand und der Kanülenlänge kann der Einstichwinkel einer subkutanen Injektion zwischen 45° und 90° variieren (▶ Tab. 36.1).

▶ **Auswahl des Injektionsortes.** Als Injektionsort sind Körperstellen geeignet, die ein ausgeprägtes Unterhautfettgewebe aufweisen (▶ Abb. 36.7). Folgende Körperstellen werden bevorzugt:

- **Bauchdecke:** links und rechts sowie unterhalb und oberhalb des Bauchnabels, jedoch mindestens 1–2 cm vom Bauchnabel entfernt
- **Oberschenkel:** Vorder- und Außenseite der Oberschenkel; die Injektionsstelle liegt dabei mindestens eine Handbreite vom Knie entfernt
- **Oberarm:** Nur bedingt geeignet ist die mittlere Außenseite der Oberarme, da das Subkutangewebe recht dünn ist. Es besteht die Gefahr einer unbeabsichtigten i. m.-Injektion.
- **Rücken:** eine s. c.-Injektion unterhalb der Schulterblätter wird selten durchgeführt.

Im Hinblick auf den Wirkbeginn, die Wirkungsdauer und mögliche Komplikationen gibt es bezüglich der 3 Injektionsstellen unterschiedliche Aussagen. In den Bauch gespritztes Insulin wird schneller resorbiert als das in den Oberschenkel gespritzte. Deshalb empfehlen einige Autoren, das Insulin nicht planlos, sondern nach einem festen Muster zu spritzen. Zum Beispiel soll ein schnell wirksames Insulin eher in das Bauchunterhautfettgewebe und das Verzögerungsinsulin in den Oberschenkel gespritzt werden (Baumgartner, Kirstein u. Möllmann 2003). Zusätzlich beugt ein systematisches Wechseln der Injektionsstellen Veränderungen des Unterhautfettgewebes vor.

Im Gegensatz zum Insulin gibt es bei einer Low-dose-Heparin-Injektion in das Unterhautfettgewebe laut der Studien von Stewart Fahs (1996) und Brenner (1981) keine Unterschiede in der Effektivität der Injektion in Abhängigkeit zum Injektionsort. Beide Studien kommen zu dem Ergebnis, dass es sowohl bei der Injektion in den Oberschenkel als auch in die Bauchdecke bzw. den Oberarm keine Unterschiede in der Wirkgeschwindigkeit, der Häufigkeit der Hämatome und der Größe der Hämatome auftreten. Die Wirkung kann durch die Hauttemperatur (Hautdurchblutung) beschleunigt werden. Je höher die Hauttemperatur am Injektionsort, desto schneller erfolgt die Resorption der Injektionslösung.

▶ **Kontraindikationen.** Eine subkutane Injektion sollte möglichst nicht durchgeführt werden bei:
- Hautentzündungen oder Hauterkrankungen sowie Vernarbungen an der Injektionsstelle,
- Ödembildung am Injektionsort,
- Schock (injizierte Arzneimittel werden nicht zügig bzw. nicht vollständig aus dem Gewebe resorbiert und können das Gewebe schädigen).

Durchführung

Die Durchführung erfolgt nach einer sorgfältigen Vorbereitung (S. 886) und beinhaltet folgende Schritte:
- Hände nach Hygieneplan desinfizieren (▶ Abb. 36.8a)
- Flächendesinfektion der Arbeitsfläche durchführen
- benötigte Gegenstände richten (▶ Abb. 36.8b)
- Injektionslösung aufziehen bzw. Insulindosis nach Anordnung beim Pen einstellen, ▶ Abb. 36.8c)
- den Pflegebedürftigen über die Maßnahme informieren
- Intimsphäre wahren, ggf. Sichtschutz verwenden
- Bett des Pflegebedürftigen in rückenschonende Arbeitshöhe bringen
- Heimbewohner oder Klienten in eine bequeme, sichere Lage positionieren
- störende Kleidungsstücke entfernen
- Injektionsstelle aussuchen und inspizieren
- Injektionsstelle unter Beachtung der Einwirkzeit desinfizieren (▶ Abb. 36.8d)
- einen Einmalhandschuh anziehen (bei Gefahr einer Nachblutung)

- mit Daumen und Zeigefinger eine Hautfalte an der Injektionsstelle bilden (▶ Abb. 36.8f)
- in Abhängigkeit zur Kanülenlänge und dem Ernährungszustand des Pflegebedürftigen den richtigen Injektionswinkel wählen (▶ Tab. 36.1)
- die Nadel zügig in die Hautfalte einstechen (▶ Abb. 36.8f)

- Arzneimittel, ohne zu aspirieren, langsam in die abgehobene Hautfalte injizieren
- bis 10 zählen, damit das Medikament nach dem Herausziehen der Kanüle nicht zurückfließt
- Kanüle zügig herausziehen
- Hautfalte loslassen und die Einstichstelle mit einem Tupfer abdecken; ein Komprimieren der Injektionspforte und das kreisförmige Verreiben des Arzneistof-

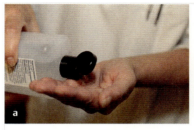
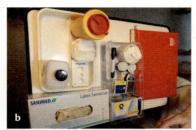
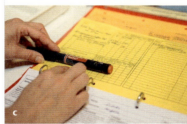
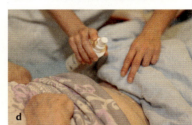
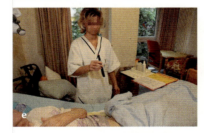
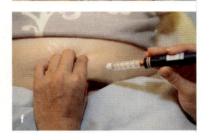
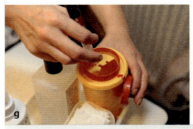
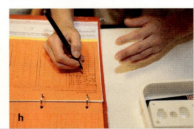

Abb. 36.8 Durchführung einer subkutanen Injektion. (Fotos: R. Stöppler, Thieme)
a Hände nach Hygieneplan desinfizieren.
b Benötigte Utensilien sorgfältig vorbereiten.
c Die Injektionslösung entsprechend der Anordnung und der Dokumentation vorbereiten.
d Injektionsstelle auswählen und mit einem Hautdesinfektionsmittel desinfizieren. Dabei Einwirkzeit beachten.
e Soll ein Mischinsulin mit einem Pen injiziert werden, den Pen zuvor zwischen den Handflächen rollen oder mit einer Hand kippen.
f Hautfalte bilden und die Nadel zügig einstechen. Das Arzneimittel in die abgehobene Falte injizieren.
g Kanüle im Abwurfbehälter entsorgen.
h Die durchgeführte Injektion in der Dokumentationsmappe dokumentieren.

fes nach der Injektion sind dabei zu vermeiden, da dies die Hämatombildung fördert (Schubert u. Koch 2010)
- Kanüle im Abwurfbehälter entsorgen (▶ Abb. 36.8g)
- den Pflegebedürftigen in eine gewünschte Position lagern und die Wirkung bzw. Nebenwirkung des Medikamentes beobachten
- Hände desinfizieren
- durchgeführte Injektion ordnungsgemäß in der Dokumentationsmappe des Pflegebedürftigen abzeichnen bzw. dokumentieren (▶ Abb. 36.8h)

Merke

Die Aspiration bei einer subkutanen Injektion ist umstritten. Empfohlen wird ein Aspirationsversuch, wenn keine Hautfalte abgehoben werden kann.

Besonderheiten bei Insulininjektionen

Eine Insulininjektion kann mit einem sog. Pen (▶ Abb. 36.9) vorgenommen werden. Ein Insulinpen hat seinen Namen vom Federhalter, der ebenso in der Hand liegt und schnell einsatzbereit ist. Wie eine Fertigspritze ist das Gerät mit Spritze, Kanüle und einer Insulinampulle ausgerüstet. Das Handling ist einfacher als mit einer Spritze. Daher ist der Pen für den Einsatz in der ambulanten Pflege geeignet.

Der Pflegebedürftige erlernt den praktischen Umgang mit dem Pen meist schnell. Zum Injizieren wird nur noch die gewünschte Dosis eingestellt, die Kanülenkappe entfernt und nach dem Einstich das Insulin durch Knopfdruck freigegeben (nach Rolf 2007).

Pennadeln sollen nur zur einmaligen Injektion verwendet werden. Die Empfehlungen des Robert Koch-Instituts sind hierfür eindeutig. Zum Abdrehen der Nadel muss ein Abwurfbehälter mit integrierter Abdrehhilfe bzw. eine Abdrehhilfe verwendet werden (Evangelische Fachstelle für Arbeits- und Gesundheitsschutz 2009).

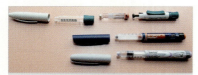

Abb. 36.9 Unterschiedliche Insulinpens. Fast alle Insulinpens besitzen ein Gehäuse mit einer Gewindestange (Penkörper). Am Penkörper befindet sich der Dosierknopf mit einer Skala oder eine digitale Dosisanzeige. Hier wird die richtige Insulinmenge eingestellt und kontrolliert. Die Insulinpatrone mit einem skalierten Sichtfenster ermöglicht eine Restmengenkontrolle. Geschützt wird die Nadel meist durch eine innere Kanülenschutzkappe und die Penkappe (u.a. Omnican Pen32). (Foto: R. Stöppler, Thieme)

- Die Notwendigkeit der Hautdesinfektion vor Insulininjektionen wird in den letzten Jahren diskutiert. Falls der Pflegebedürftige mit einer einwandfreien Körperhygiene die Insulininjektion im ambulanten Bereich selbstständig vornimmt, kann er selbst entscheiden, ob er eine vorherige Hautdesinfektion vornehmen möchte. Führt eine Altenpflegefachkraft die Insulininjektion durch, ist aus haftungsrechtlichen Gründen in jedem Fall eine vorherige Hautdesinfektion der Einstichstelle durchzuführen.
- Nach der Insulininjektion muss der Betroffene nach 15–45 Minuten Nahrung zu sich nehmen.
- Der Vorrat an Insulin wird im Kühlschrank (2–8 °C) gelagert, Pen und angebrochene Insulinflaschen werden bei Zimmertemperatur aufbewahrt. Direkte Sonneneinstrahlung ist dabei zu vermeiden.
- Kombinierte Insuline beinhalten Normal- und Verzögerungsinsulin. Diese sind vor dem Aufziehen aus der Ampulle bzw. vor der Injektion aus dem Pen zwischen den Handflächen zu rollen (▶ Abb. 36.8e). Siehe Kap. Insulinpräparate (S. 656).
- Insulinpens werden bewohnerbezogen genutzt. Um Verwechslungen zu vermeiden, sind die Pens eindeutig zu beschriften.
- Die Injektionskanüle wird nach jeder Anwendung gewechselt (Empfehlung der Hersteller).

Film

Schauen Sie sich das Video „Subkutan-Injektion" an, um diese Inhalte zu vertiefen.

36.2.5 Intramuskuläre Injektion

Das **Ziel** einer intramuskulären Injektion ist das Verabreichen eines Medikaments in die Skelettmuskulatur.

Injiziert werden Medikamente, die weder s.c. noch i.v. appliziert werden dürfen oder bei denen eine Depotwirkung erwünscht ist. Aus diesen Gründen ist das Erlernen der richtigen Durchführung der i.m.-Injektion von besonderer Bedeutung. Intramuskulär sollten möglichst nicht mehr als 2–4 ml Injektionslösung verabreicht werden, da bei größeren Mengen eine höhere Komplikationsrate besteht.

▶ **Kontraindikationen.** Eine intramuskuläre Injektion ist kontraindiziert bei:
- erhöhter Blutungsgefahr, z. B. bei einer Antikoagulanzientherapie (Marcumar) oder einer vorliegenden Bluterkrankheit
- Verdacht auf Herzinfarkt (durch i. m.-Injektionen kann es zu einer Erhöhung der herzinfarktspezifischen Enzyme kommen)
- Störung der Gewebsdurchblutung (z. B. Schock)

▶ **Auswahl der Kanüle und des Injektionsortes.** Vor der Durchführung einer intramuskulären Injektion entscheidet sich die Altenpflegefachkraft für die richtige Injektionskanüle (▶ Abb. 36.5) sowie für die richtige Injektionsstelle/Injektionsmethode. Als Injektionsorte kommen folgende Möglichkeiten infrage:
- **Gesäßmuskel:** M. gluteus medius bzw. M. gluteus minimus. Der mittlere Gesäßmuskel ist der geeignetste Injektionsort. Die Muskelschicht ist an dieser Körperstelle besonders ausgeprägt. Somit ist das Komplikationsrisiko beim richtigen Handling überschaubar. Der Pflegebedürftige kann für die Injektion in den Gesäßmuskel stabil in einer Seitenlagerung positioniert werden. Für die Injektion in den Gesäßmuskel gibt es 2 Methoden:
  1. ventrogluteale Injektion nach Arthur von Hochstetter
  2. ventrogluteale Injektion nach Peter Sachtleben (Crista-Methode)
- **Oberschenkelmuskel:** Der M. vastus lateralis ist ein Teil des großen M. quadriceps femoris. Diese Injektionsstelle liegt in der Mitte einer gedachten Linie zwischen dem großen Rollhügel (Trochanter major) und der Kniescheibe (Patella). Die Applikation in den Oberschenkelmuskel sollte nur durch erfahrene Altenpflegefachkräfte vorgenommen werden.
- **Oberarm:** Der M. deltoideus ist eine mögliche Injektionsstelle, die ca. 5 cm unterhalb des Akromions liegt. In diese Injektionsstelle injiziert i. d. R. nur der Arzt, da dort viele Gefäße und Nerven verlaufen.

Durchführung

Die intramuskuläre Injektion wird nach sorgfältiger Vorbereitung (S. 886) wie folgt durchgeführt:
- Hände nach Hygieneplan desinfizieren
- Flächendesinfektion der Arbeitsfläche durchführen
- benötigte Gegenstände richten

- Injektionslösung mit einer Aufziehkanüle aufziehen
- Pflegebedürftigen über die Maßnahme informieren
- Intimsphäre wahren, ggf. Sichtschutz verwenden
- Bett des Pflegebedürftigen in rückenschonende Arbeitshöhe bringen
- Pflegebedürftigen in eine bequeme, sichere Lage positionieren; diese richtet sich nach dem gewählten Injektionsort bzw. nach der gewählten Injektionsmethode
- störende Kleidungsstücke entfernen
- Injektionsstelle aussuchen
- Injektionsstelle unter Beachtung der Einwirkzeit desinfizieren
- Einmalhandschuh anziehen (falls Gefahr einer Nachblutung)
- Haut mit Daumen und Ringfinger spannen, die Kanüle im 90°-Winkel ca. 3–8 cm tief (je nach Konstitution des Heimbewohners) einstechen und zwischen Zeige- und Mittelfinger fixieren
- Spritzenstempel leicht zurückziehen (durch diese Aspiration wird geprüft, ob ein Gefäß getroffen worden ist. Wird Blut aspiriert, muss die Kanüle herausgezogen, das Medikament verworfen und eine erneute Injektion an einer anderen Stelle durchgeführt werden)
- falls die Aspiration kein Blut in die Spritze befördert: Medikament langsam injizieren (ca. 2 ml/min)
- Kanüle entfernen und die Einstichstelle kurz mit einem Tupfer komprimieren, Kanüle sicher im Abwurfbehälter entsorgen
- Pflaster auf die Einstichstelle kleben
- Pflegebedürftigen in eine gewünschte Position lagern und die Wirkung bzw. Nebenwirkung des Medikamentes beobachten
- Hände desinfizieren
- Injektion ordnungsgemäß in der Dokumentationsmappe des Pflegebedürftigen abzeichnen bzw. dokumentieren (Pflegebedürftigen auf mögliche Komplikationen beobachten)

Die praktische Durchführung einer intramuskulären Injektion in den Gesäßmuskel (ventrogluteale Injektion nach v. Hochstetter in den M. glutaeus medius bzw. M. glutaeus minimus) und in den Oberschenkel (Injektion in den M. vastus lateralis) wird ausführlich in ▶ Tab. 36.2 dargestellt.

▶ **Komplikationen.** Bei einer i. m.-Injektion können auftreten:
- Nervenverletzungen (Nervus ischiadicus),

Tab. 36.2 Intramuskuläre Injektion in den Gesäßmuskel und in den Oberschenkel.

Injektionsort	Durchführung
ventrogluteale Injektion nach Arthur v. Hochstetter in den M. glutaeus medius bzw. M. glutaeus minimus	
Gesäßmuskel mit eingezeichnetem Dreieck Spina-Eminentia-Trochanter: 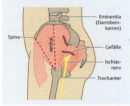 intramuskuläre Injektion nach Arthur von Hochstetter: 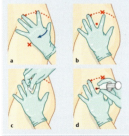	• Der Heimbewohner liegt in einer sicheren Seitenlage mit leicht angezogenen Knien. • Die 3 Markierungspunkte sind: vorderer Darmbeinstachel (Spina iliaca anterior superior), Darmbeinkamm (Eminentia) und großer Rollhügel (Trochanter major). • Zeige- und Mittelfinger werden maximal gespreizt. • Der nach ventral zeigende Zeige- bzw. Mittelfinger tastet mit der Kuppe den vorderen Darmbeinstachel. • Der andere Finger wird abgespreizt und tastet entlang des Darmbeinkammes. • Von dieser Stelle aus wird der Finger nun um ca. 2 cm nach unten weggedreht, während der andere auf dem Darmbeinstachel liegen bleibt. • Durch diese Drehung kommt der Handballen auf dem großen Rollhügel zu liegen. Die Einstichstelle liegt in der Spitze des Dreiecks zwischen Mittel- und Zeigefinger. • Die Einstichstelle wird desinfiziert. Die Einwirkzeit wird abgewartet. • Die Injektionsspritze liegt wie ein Federhalter in der Hand. Die Kanüle wird senkrecht zur Hautoberfläche (90°) zügig eingestochen.
Injektion am Oberschenkel (M. vastus lateralis)	
Die Einstichstelle befindet sich zwischen dem Rollhügel und der Kniescheibe: 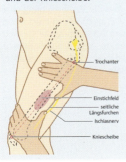	• Der Heimbewohner liegt in einer sicheren Rückenlage mit leicht innenrotiertem Bein. • Die 2 Markierungspunkte sind großer Rollhügel (Trochanter major) und die Kniescheibe (Patella). • Die Außenkante der einen Hand wird am großen Rollhügel angelegt, die Außenkante der anderen Hand an der Kniescheibe. • Auf einer gedachten Linie zwischen dem großen Rollhügel und der Kniescheibe liegt der Injektionspunkt. Dafür ist das mittlere Drittel der Linie zu wählen. • Die Einstichstelle wird desinfiziert. Die Einwirkzeit wird abgewartet. • Die Injektionsspritze liegt wie ein Federhalter in der Hand. Die Kanüle wird senkrecht zur Hautoberfläche (90°) und zügig eingestochen.

- Spritzenabszess (schmerzhafte, entzündliche Veränderung an der Injektionsstelle)
- Hämatome
- Abbrechen der Kanüle (eher selten)
- Muskelnekrose

36.2.6 Verhalten bei Nadelstichverletzungen (NSV)

Die Sicherheit des Pflegepersonals ist ein wichtiger Faktor im Berufsalltag. Verletzungen durch bereits verwendete spitze und scharfe Gegenstände (z. B. Injektionskanülen), sog. Nadelstichverletzungen, sind dabei die häufigste Ursache für Infektionen mit blutübertragenden Krankheitserregern (S. 886). Nadelstichverletzungen stehen neben Stolperunfällen an der Spitze der Unfälle bei Beschäftigten im Gesundheitsdienst. Die wichtigsten Infektionserreger, die durch eine Nadelstichverletzung übertragen werden können, sind das Hepatitis-B-Virus (NSV-Infektionsrisiko bei einem infektiösen Heimbewohner: 30 %), das Hepatitis-C-Virus (NSV-Infektionsrisiko bei einem infektiösen Heimbewohner: 3 %) und das HI-Virus (NSV-Infektionsrisiko bei einem infektiösen Heimbewohner: 0,3 %). Die meisten Nadelstichverletzungen ereignen sich beim Verabreichen von Injektionen (Beie 2001; Wittmann 2007). Präventive Maßnahmen (▶ Abb. 36.4) können das Risiko einer Nadelstichverletzung zwar deutlich minimieren, aber nicht ganz ausschließen. Nach einer solchen Verletzung ist Eile geboten. Zeitnahe Intervention kann Schlimmeres verhindern.

Der Arbeitgeber ist nach §33 Arbeitsschutzgesetz (ArbSchG) verpflichtet, „... die erforderlichen Maßnahmen des Arbeitsschutzes unter Berücksichtigung der Umstände zu treffen, die Sicherheit und Gesundheit der Beschäftigten bei der Arbeit betreffen". Die Evangelische Fachstelle für Arbeits- und Gesundheitsschutz (EFAS 2009) und das Robert Koch-Institut (RKI 2007) empfehlen folgende Vorgehensweise nach einer Nadelstichverletzung beim medizinischen Personal:

1. **Blutfluss fördern durch Druck auf das umliegende Gewebe.** Der Druck hat länger als 1 Minute zu erfolgen. Bei einer tiefen Verletzung kann auch eine Blutdruckmanschette angelegt werden, um die Blutung zu fördern und den Stichkanal zu reinigen. Dabei sollte der Druck der Manschette ca. 10 mmHg unter dem zuvor ermittelten systolischen Blutdruck liegen.
2. **Desinfektion der Wunde.** Desinfektion der Einstichstelle mit alkoholbasierten Präparaten, z. B. gängigen Händedesinfektionsmitteln.
3. **Anlage eines mit Desinfektionsmittel getränkten Tupfers.** Eine mit Desinfektionsmittel benetzte Kompresse wird für mindestens 10 min auf die Einstichstelle angelegt.
4. **Aufsuchen eines Durchgangs- bzw. Betriebsarztes durch den verletzten Mitarbeiter (Empfänger).** Dort wird i. d. R. eine Blutabnahme zur Bestimmung des aktuellen Immunstatus (Impfstatus HBV, HCV-Status, HIV-Status bei Verdacht auf einen Blutkontakt mit HI-Virus) erfolgen. Weiterhin wird, falls erforderlich, eine Auffrischung der Hepatitis-B-Impfung vorgenommen. Bei einem Blutkontakt mit HI-Virus erfolgt eine Überweisung in eine HIV-Ambulanz zur Postexpositionsprophylaxe (PEP). Auch das Serum des Spenders (Indexperson) wird auf HBV, HCV und HIV untersucht.
5. **Dokumentation.** Jede Nadelstichverletzung muss dokumentiert werden. Die Dokumentation erfolgt in einem Verbandbuch der Einrichtung. Zu dokumentieren sind: Verletzungshergang, Verletzungsfolge, durchgeführte Sofortmaßnahmen, Personalien des Heimbewohners, Infektionsstatus des Heimbewohners, Impfstatus des Mitarbeiters. Nur so lässt sich bei einer Infektion die berufliche Verursachung gegenüber der Berufsgenossenschaft belegen und damit ggf. eine Entschädigung erreichen.
6. **Nachkontrolle** der Laborwerte nach 3 und 6 Monaten. Sind Spender (Indexperson) und Empfänger bei der ersten Serumuntersuchung HBV-, HCV- und HIV-negativ, sollte vor dem Hintergrund der unterschiedlichen Inkubationszeiten eine serologische Nachkontrolle nach 3 und 6 Monaten erfolgen.

36.3 Infusionen

Fallbeispiel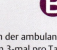

Herr Koch ist Ihr Klient in der ambulanten Pflege und Sie fahren 3-mal pro Tag zur Medikamentengabe zu ihm. Pflegerisch wird er von seinen Angehörigen versorgt. Es ist ein heißer Sommer und Sie bemerken, dass er zu wenig trinkt, da seine Mundschleimhäute sehr trocken sind. Sie sprechen Herrn Koch und seine Ehefrau darauf an. Frau Koch erzählt Ihnen, dass sie ihren Mann mehrfach am Tag auffordert und ihm sogar das Glas zum Trinken in die Hand gibt. Sie habe auch schon verschiedene Lieblingsgetränke ausprobiert, aber er lehne alles ab, weil er keinen Durst habe. Herr Koch klagt heute über Schwindel und Kreislaufprobleme und Sie messen deshalb seinen Blutdruck. Der Wert beträgt 90/50 mmHg. Daraufhin informieren Sie telefonisch den Hausarzt Dr. Braun über den aktuellen Zustand von Herrn Koch. Dieser ordnet telefonisch 2-mal täglich 500 ml NaCl 0,9 % s. c. an.

Definition

Der Begriff **Infusion** bezeichnet eine kontinuierliche, parenterale Verabreichung von Flüssigkeiten in den Organismus und wurde vom lateinischen Begriff „infundere" abgeleitet. Wörtlich übersetzt bedeutet dieser „eingießen".

Die Flüssigkeit kann über verschiedene Wege in den Körper infundiert werden:
- in das Subkutangewebe, z. B. am Oberschenkel
- über eine periphere Vene, z. B. am Unterarm
- über eine zentrale Vene, z. B. Hohlvene

Unterschieden werden Infusionen nach der Infusionsdauer. Eine Langzeit- oder Dauertropfinfusion dauert mehrere Stunden bis Tage. Im Gegensatz dazu werden bei einer Kurzinfusion nur kleine Flüssigkeitsmengen (50–100 ml) in kurzer Zeit (10–60 min) infundiert.

36.3.1 Indikationen

Notwendig wird das Verabreichen einer Infusion, wenn die physiologische Selbstregulation des Körpers gestört ist. Weitere Indikationen einer Infusion sind:
- Volumensubstitution
- Volumenauffüllung
- parenterale Ernährung über zentralen Venenkatheter
- Medikamentengabe innerhalb einer Therapie
- Vorbereitung einer diagnostischen Maßnahme
- Verabreichung von Blutbestandteilen (Transfusion)

Delegiert der Arzt die Verabreichung einer Infusion an die Pflegenden, müssen in seiner schriftlichen Anordnung die Gesamtflüssigkeitsmenge, die Infusionslösung, die Infusionsdauer und die Verabreichungsart stehen

36.3.2 Theoretische Grundlagen

Wasser- und Elektrolythaushalt

Zu den wichtigsten Aufgaben des Organismus gehört die Konstanterhaltung des inneren Milieus (=Homöostase). Deshalb führt Flüssigkeitsmangel im menschlichen Organismus zu vielen Problemen. So sind unterschiedliche Vorgänge wie der Transport und die Lösung von Stoffen oder die Temperaturregulation nicht oder nur erschwert möglich.

In Abhängigkeit von Alter und Geschlecht variiert der Anteil des Wassers am Körpergewicht (▶ Abb. 36.10). Beim Erwachsenen geht man von einem Gesamtwassergehalt von etwa zwei Dritteln aus (ca. 50–70 %). Bei adipösen Menschen ist der Anteil des Wassers am Körpergewicht geringer, da Fettgewebe weniger Wasser enthält.

Das Wasser verteilt sich primär auf 2 von einander abgegrenzte Flüssigkeitsräume:

- den **Intrazellulärraum** (Summe der Flüssigkeit innerhalb aller Körperzellen, beträgt etwa 35 %) und
- den **Extrazellulärraum**: Dieser besteht aus Interstitium und Plasmaraum (Summe der Flüssigkeiten zwischen den Körperzellen und im Blutplasma, beträgt etwa 23,5 % ▶ Abb. 36.10).

Generell hängt der Wasseranteil im Extrazellulärraum vom Kochsalzgehalt (NaCl) des Körpers ab. Die extrazelluläre NaCl-Konzentration bestimmt aber auch das intrazelluläre Volumen. Im höheren Alter nimmt der Volumenanteil des Intrazellulärraums aufgrund der Verringerung der Muskelmasse ab (Schmidt et al. 2010).

Durch Nahrungsaufnahme, Atmung und die Stoffwechselaktivität der Zellen gelangen verschiedene Substanzen in den Extrazellulärraum. Diese Transportprozesse zum Stoff- und Flüssigkeitsaustausch zwischen Zellen und ihrer Umgebung erfolgen in Form von Diffusion, Osmose und aktivem Transport (Transport von Stoffen durch die Zellmembran unter Energieverbrauch, z. B. Aminosäurentransport in der Niere).

Die einfachste Form des Stoffaustauschprozesses im interstitiellen Raum sowie aus der Zelle heraus und in die Zelle hinein ist die **Diffusion**. Moleküle oder Atome sind in wässrigen Lösungen und Gasen frei beweglich und diffundieren vom Ort mit höherer Konzentration zum Ort mit niedriger Konzentration. Die Diffusion ist abhängig von der Temperatur, der Konzentration und der Stoffart.

Die **Osmose** findet zwischen 2 unterschiedlich konzentrierten Lösungen statt. Voraussetzung dafür ist eine semipermeable Membran. Diese lässt das Lösungsmittel durch, jedoch nicht die gelösten Stoffe. Das bedeutet, dass Wasser so lange durch die Membran zum Ort höherer Konzentration diffundiert, bis ein Konzentrationsausgleich erreicht wird (▶ Abb. 36.11). Der **osmotische Druck** ist der Druck, der benötigt wird, um eine Osmose rückgängig zu machen und wird im mmHg angegeben.

Der osmotische Druck hängt vom Protein- und Salzgehalt der extrazellulären Flüssigkeit ab. Dieser entspricht i. d. R. einer Salzlösung von 0,9 % (= physiologische Kochsalzlösung) und ist **isotonisch** (gleich konzentriert). Bei **hypertonen** (höher konzentrierte) Lösungen schrumpfen die Zellen, da sie Wasser abgeben. Im Gegensatz dazu nehmen sie bei **hypotonen** (niedriger konzentrierte) Lösungen Wasser auf und quellen auf.

Der **kolloidosmotische Druck** kommt zum Beispiel im Blutplasma vor. Dort sind Eiweiße gelöst, die für die Kapillarwand undurchlässig sind. Dadurch besteht ein osmotisches Druckgefälle vom Interstitium in Richtung Kapillarinnenraum. Wenn der im Gefäß wirkende hydrostatische Blutdruck nicht entgegenwirken würde, käme es zu einer Flüssigkeitsaufnahme in das Gefäßinnere. Jedoch ist der Blutdruck am Beginn der Kapillare sogar größer als der kolloidosmotische Druck, deshalb kann dort die Filtration der Flüssigkeit in den interstitiellen Raum erfolgen (Faller 2012).

Regulierung des Wasser- und Elektrolythaushalts

Generell wird die Flüssigkeitsaufnahme durch das Verhalten diktiert. Üblicherweise trinken wir während des Essens oder bei sozialen Ereignissen auch ohne Durstgefühl. Dies führt häufig dazu, dass wir mehr Flüssigkeit zuführen, als notwendig ist. Das Durstgefühl tritt erst auf, wenn die osmotischen Rezeptoren im Hypothalamus konzentriertes Blut messen. Daraufhin kommt es durch die Hypophyse zur Ausschüttung des antidiuretischen Hormons (ADH). Dies führt zur vermehrten Wasserrückresorption in den Sammelrohren und zu einem vermehrten Durstgefühl. Durch die Zuführung von Wasser wird die ADH-Ausschüttung wieder gehemmt.

Bei älteren Menschen besteht i. d. R. eine verminderte ADH-Ausschüttung, was wiederum zu weniger Durst führt und somit zu einer schlechten Gegenregulation im Fall von Flüssigkeitsverlusten, z. B. bei Fieber.

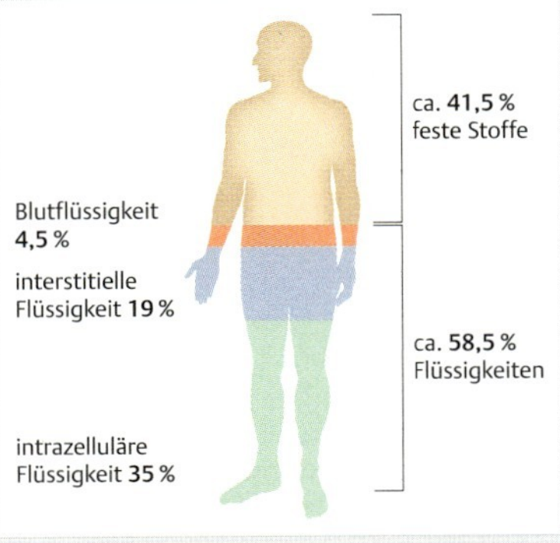

Abb. 36.10 Verteilung der Flüssigkeiten im Körper.

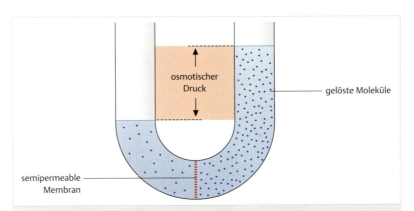

Abb. 36.11 Osmotischer Druck. An der semipermeablen Membran baut sich ein osmotischer Druck auf, wenn gelöste Moleküle die Membran nicht durchdringen können. Es strömt so lange Flüssigkeit durch die Membran zum Ort höherer Konzentration, bis ein Konzentrationsausgleich erreicht ist. Dadurch wird das Volumen auf der ursprünglich konzentrierteren Seite größer.

Merke

Die wichtigsten Elektrolyte sind Natrium, Chlorid, Kalium, Calcium, Magnesium und Phosphat. Ihre Regulation erfolgt über die Aufnahme z. B. über die Nahrung und über die Ausscheidung über die Niere (Schmidt et al. 2010).

Dehydratation und Hyperhydratation

Störungen bei der Regulation führen zur Dehydratation (Flüssigkeitsmangel) oder zur Hyperhydratation (Flüssigkeitsüberschuss). Beide Formen können in Kombination mit gleichzeitigem NaCl-Mangel oder -Überschuss vorkommen. Diese Störungen können in Bezug auf die intra- und extrazelluläre Osmolarität isoton, hyperton oder hypoton sein.

Die **isotone Dehydratation** entsteht durch einen mengenmäßig gleichen Mangel an Wasser und Kochsalz. Diese kann z. B. bei Durchfall, Erbrechen, massivem Schwitzen, Verbrennungen oder bei Diuretikagabe entstehen.

Eine **hypotone Dehydratation** ist häufig die Folge von größeren NaCl-Verlusten. Die Ursachen sind die gleichen wie bei der isotonen Dehydratation.

Ausgelöst wird eine **hypertone Dehydratation** durch Wasserverluste ohne gleichzeitigen Verlust von Kochsalz. Vorkommen kann dies beispielsweise durch zu wenig Flüssigkeitszufuhr oder durch starken Schweißverlust bei Fieber.

Die **isotone Hyperhydratation** entsteht bei einem Überschuss von Wasser und Kochsalz. Häufig kommt es dazu, wenn eine Kochsalzinfusion bei eingeschränkter renaler Ausscheidung verabreicht wird, z. B. bei einer Niereninsuffizienz.

Durch einen Überschuss an Wasser kann es zu einer **hypotonen Hyperhydratation** kommen. Dies kann z. B. die Folge einer exzessiven Wasseraufnahme oder nach Gabe einer isotonen Glukoselösung bei reduzierter Nierenfunktion sein.

Eine **hypertone Hyperhydratation** ist das Ergebnis eines NaCl-Überschusses. Vorkommen kann dies durch eine verstärkte Aufnahme von Kochsalz über die Nahrung oder eine Infusion bei Niereninsuffizienz (Schmidt et al. 2010).

24-Stunden-Flüssigkeitsbilanzierung

Definition

Bei einer **24-Stunden-Flüssigkeitsbilanzierung** wird die Flüssigkeitsmenge, die dem Körper enteral oder parenteral innerhalb von 24 Stunden zugeführt wird, der Flüssigkeitsmenge, die im gleichen Zeitraum ausgeschieden wird, gegenübergestellt.

Zur Einfuhr gehören alle messbaren Flüssigkeiten, die der Pflegebedürftige täglich enteral oder parenteral zu sich nimmt, z. B. Getränke, Infusionen oder der Flüssigkeitsanteil der Sondennahrung. Da es nicht gemessen werden kann, wird das Oxidationswasser aus dem Energiestoffwechsel nicht dazu gezählt.

Bei der Ausfuhr misst man i. d. R. die Harnmenge, die ausgeschieden wird. Nicht messbar, sondern nur schätzbar sind der Wasseranteil im Stuhlgang und die ausgeschiedene Wassermenge über Haut und Atmung. Beeinflusst wird die Ausfuhr durch die Körpertemperatur, die Raumtemperatur, die Stärke der Schweißsekretion und durch die Atemtiefe und -frequenz.

Die 24-Stunden-Flüssigkeitsbilanzierung wird geführt, um Störungen im Wasserhaushalt vorzubeugen oder um sie zu kontrollieren bzw. zu überwachen. Häufig wird sie eingesetzt bei Menschen mit
- Herzerkrankungen,
- Nierenerkrankungen,
- Diabetes mellitus,
- Fieber,
- Schockzuständen/Bewusstlosigkeit/Koma,
- parenteraler Ernährung oder Ernährung über eine Magensonde/PEG oder bei
- Durchfall und Erbrechen.

Eine ausgeglichene Bilanz liegt vor, wenn Ein- und Ausfuhr etwa gleich sind. Ein Plus bei der Einfuhr von ca. 200 ml ist unproblematisch und die Bilanz gilt trotzdem als ausgeglichen.

Ist die Einfuhr größer als die Ausfuhr, spricht man von einer **positiven Bilanz**. Meist lagert sich diese Flüssigkeit im Gewebe ein und führt zur Ödembildung.

Bei der **negativen Bilanz** überwiegt die Ausfuhr die Einfuhr und der Pflegebedürftige trocknet aus, wenn dies gehäuft auftritt.

Zur Erleichterung der Dokumentation bieten verschiedene Hersteller von Dokumentationssystemen spezielle Ein- und Ausfuhrprotokolle an.

Praxistipp

Neben der Ein- und Ausfuhr sollten außerdem die Vitalzeichen, der Hautzustand, das subjektive Befinden, die Bewusstseinslage sowie das Körpergewicht kontrolliert werden.

36.3.3 Zugangswege

Infusionen können auf verschiedenen Wegen in den Körper gelangen. Üblicherweise erfolgt die Verabreichung über eine **periphere Verweilkanüle** (▶ Abb. 36.12a) in das venöse Gefäßsystem. In der Altenpflege ist auch die Infusion in das Subkutangewebe weit verbreitet, da die Kanüle entfernt wird, wenn die Infusion eingelaufen ist und somit eine geringere Infektionsgefahr besteht. Außerdem kann nach Delegation durch den Arzt die Pflegende die Infusion selbst legen.

Für eine s. c.-Infusion wird i. d. R. eine **Butterfly-Kanüle** (▶ Abb. 36.12b) verwendet. Die kurze Hohlnadel eignet sich sehr gut, um das Subkutangewebe zu punktieren. Infusionen, die auf diese Art verabreicht werden, müssen sehr langsam einlaufen, damit das Gewebe die Flüssigkeit resorbieren kann. Außerdem gibt es Einschränkungen in Bezug auf die Infusionslösungen und Indikationen (S. 901).

Im Vergleich zur subkutanen Verabreichung ist das venöse System besser geeignet, da die Wirkung schneller eintritt und es sowohl für therapeutische als auch für diagnostische Maßnahmen verwendet werden kann. Je nach Indikation wird entweder eine periphere Verweilkanüle

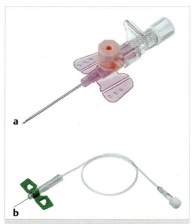

Abb. 36.12 Periphervenöse Zugänge. (Fotos: B. Braun Melsungen AG)
a Sicherheits-Venenverweilkanüle Vasofix Safety.
b Sicherheits-Venenpunktionskanüle Venofix Safety.

36.3 Infusionen

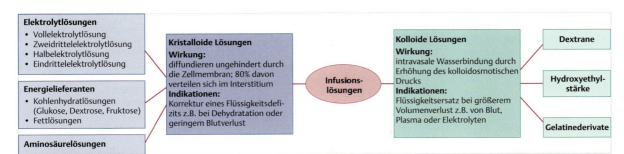

Abb. 36.13 Infusionslösungen. Prinzipiell werden kristalline (in Wasser gelöste kristallisierte Substanzen) und kolloide (Plasmaexpander) Infusionslösungen unterschieden.

(auch Abbo, Braunüle oder Viggo genannt) oder ein **zentraler Venenkatheter** (ZVK) durch den Arzt gelegt.

Die periphere Verweilkanüle kann vom Arzt vor Ort beim Pflegebedürftigen gelegt werden. Im Gegensatz dazu muss der zentrale Venenkatheter unter aseptischen Bedingungen gelegt und anschließend die Lage durch ein Röntgenbild oder EKG kontrolliert werden. Ein zentraler Venenkatheter ist im Bereich der Altenpflege außer in Form eines **implantierbaren venösen Kathetersystems** (= Port) eher selten anzutreffen. Für die Implantation eines Ports ist sogar eine kleine Operation notwendig (S. 902).

36.3.4 Infusionsmaterial

Nachdem der Zugang zur Verabreichung der Infusion gelegt wurde, benötigt die Pflegende die Infusionslösung und ein passendes Überleitungssystem, um sie anschließen zu können.

Infusionslösungen

Infusionslösungen werden in Größen von 50–1000 ml angeboten. Sie sind erhältlich in Infusionsbeuteln oder in Infusionsflaschen aus Glas oder Plastik. Es gibt auch Mehrkammerinfusionsbeutel. Diese müssen vor Gebrauch gemischt werden. Für die Lagerung von Infusionen gelten die gleichen Richtlinien wie für andere Medikamente. Siehe Kap. „Aufbewahrung von Medikamenten" (S. 872).

Vor der Verabreichung muss die Pflegende neben der Haltbarkeit überprüfen, ob die Infusion optisch einwandfrei und klar ist. Sollte der Infusionsbehälter beschädigt sein oder die Lösung ihre Farbe verändert haben, Schwebeteilchen enthalten oder trüb sein, muss sie verworfen werden.

Prinzipiell werden kristalloide (in Wasser gelöste kristallisierte Substanzen) von kolloiden (Plasmaexpander) Infusionslösungen unterschieden (▶ Abb. 36.13).

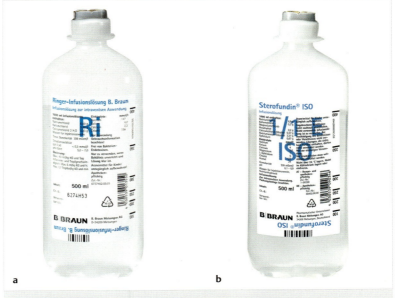

Abb. 36.14 Elektrolytlösungen. (Fotos: B. Braun Melsungen AG)
a Ringer-Lösung.
b Sterofundin ISO.

Welche verabreicht wird, entscheidet je nach Indikation der Arzt.

Kristalloide Lösungen

Elektrolytlösungen (▶ Abb. 36.14) enthalten Wasser und Elektrolyte und sind in unterschiedlichen Konzentrationen erhältlich. Sie dienen als Trägerlösung zur parenteralen Verabreichung von Medikamenten, zur Flüssigkeitszufuhr und sind kalorienfrei. Elektrolytlösungen, wie z. B. isotone Kochsalzlösung (NaCl 0,9 %), Ringer-Lösung oder Ringerlaktatlösung (▶ Abb. 36.14a), bestehen aus einer ähnlichen Elektrolytkonzentration wie das Blutplasma. Indikationen: bei Operationen, als Trägerlösung, bei Wasser- und Elektrolythaushaltstörungen.

Unterschieden werden Voll-, Halb-, Zweidrittel- und Eindrittelelektrolytlösung. Sie unterscheiden sich durch die unterschiedliche Elektrolytkonzentration, die auf der Flasche gut sichtbar angegeben wird, z. B. Sterofundin 1/1 E (▶ Abb. 36.14b).

Zu den **Energielieferanten** gehören höherprozentige Kohlenhydrat- und Fettlösungen. Kohlenhydratlösungen (auch Glukose-Lösungen genannt) ab 20–70 % decken den Kohlenhydratbedarf partiell bis komplett (▶ Abb. 36.15a). Fettlösungen wie Lipidem dienen der Zufuhr von Energie und Fettsäuren (▶ Abb. 36.15b). Beides sind hypertone Lösungen, die die Venenwand reizen und bei deren Verabreichung es zu einer Ödembildung kommen kann. Deshalb müssen die höherprozentigen Lösungen in den meisten Fällen über einen ZVK verabreicht werden. Es sind aber

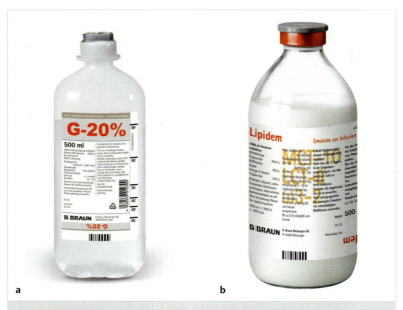

Abb. 36.15 Höherprozentige Kohlenhydrat- und Fettlösungen. (Fotos: B. Braun Melsungen AG)
a Glucose 20%.
b Lipidem.

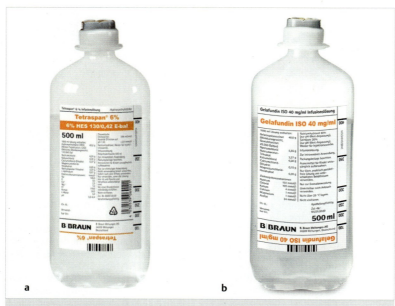

Abb. 36.16 Plasmaexpander. (Fotos: B. Braun Melsungen AG)
a Tetraspan 6%.
b Gelafundin.

grundsätzlich die Herstellerangaben zu berücksichtigen, da sie mit einer Konzentration bis 800 mOsmol auch über eine periphere Verweilkanüle verabreicht werden dürfen (Hartig et al. 2003). Indikation: parenterale Ernährung; 5%ige Glukoselösung kann auch als Trägersubstanz verwendet werden.

Aminosäurelösungen bestehen aus Eiweißbausteinen und sind mit und ohne Kohlenhydraten und Elektrolyten erhältlich. Auch sie dürfen bei höherer Konzentration nur über den ZVK verabreicht werden. Indikationen: parenterale Ernährung und zur Substitution von Aminosäuren.

Sonstige kristalloide Infusionslösungen zu therapeutischen oder diagnostischen Zwecken sind:
- Mannitol: bei beginnendem akutem Nierenversagen oder Hirnödem z. B. Osmofundin
- Natriumhydrogencarbonat: zur Korrektur von Störungen des Säuren-Basen-Haushalts, z. B. Natriumbicarbonat „Fresenius" 8,4%
- Röntgenkontrastmittel: zur besseren röntgenologischen Darstellung innerer Organe, z. B. Micropaque

Kolloide Lösungen

Kolloide Lösungen werden auch als Plasmaexpander bezeichnet, da nach der Infusion das intravasale Volumen stärker ansteigt, als es der infundierten Flüssigkeitsmenge entspricht. Die Plasmaexpander unterscheiden sich aufgrund ihrer Molekülmasse. Beispiele für Plasmaersatzmittel sind:
- Dextrane, z. B. Deltadex
- Hydroxyethylstärke, z. B. HAES-Steril oder Tetraspan (▶ Abb. 36.16a)
- Gelatinederivate, z. B. Gelafundin (▶ Abb. 36.16b)

Dextrane, Hydroxyethylstärke (HES oder HAES) und Gelatinederivate sind in verschiedenen Konzentrationen erhältlich und werden zur Verbesserung der Reperfusion nach einem Schock, zur Thromboseprophylaxe oder bei Volumenmangelschock eingesetzt. Allerdings gibt es auch Kontraindikationen wie z. B. schwere Herzinsuffizienz, Niereninsuffizienz und Lungenödem. Bei der Verabreichung muss beachtet werden, dass Dextrane die Wirkung von Antikoagulanzien verstärken. Eine Überdosierung von HES kann zu Gerinnungsstörungen führen.

Die Beobachtung des Pflegebedürftigen während der Applikation ist besonders wichtig, da Plasmaexpander häufig allergische Reaktionen (z. B. Hautrötung, juckender Hautausschlag, Schüttelfrost) bis hin zum anaphylaktischen Schock (Blutdruckabfall, Kreislaufzusammenbruch) auslösen. Diese Reaktionen treten schon kurz nach Beginn der Infusion ein. Weiterhin können zu schnelles Infundieren und das Infundieren großer Mengen zu einer akuten Volumenüberlastung des kardiovaskulären Systems führen. Außerdem besteht Dehydratationsgefahr und die Gefahr eines akuten Nierenversagens. Deshalb ist die Flüssigkeitsbilanzierung bei der Verabreichung von Plasmaexpandern sehr wichtig.

Sonstige kolloide Infusionslösungen zu therapeutischen oder diagnostischen Zwecken sind:
- Blutprodukte bei Blutverlusten oder Gerinnungsstörungen: Vollblutkonserve, Erythrozyten-, Leukozyten-, Thrombozytenkonzentrate, „fresh frozen plasma" (FFP)
- Humanalbumin: bei Eiweißmangel oder als Plasmaersatzmittel, z. B. Albumin-Lösung
- Immunglobulin: bei schlechter Immunabwehr, z. B. Gamunex

Kombinationslösungen

Zur parenteralen Ernährung werden verschiedene Kombinationsinfusionslösungen angeboten. Hierbei unterscheidet man zwischen Lösungen zur periphervenösen und zur zentralvenösen Ernährung.

Für die periphervenöse Ernährung gibt es Infusionslösungen, die bei kurzfristiger Nahrungskarenz (bis zu 2 Tage) verabreicht werden können. Diese setzt sich aus Flüssigkeit, Elektrolyten und geringen Kalorienmengen (Glukose) zusammen, z. B. Normofundin G-5.

Wenn die enterale Ernährung per Magensonde oder PEG (S. 346) nicht möglich ist und längerfristig parenteral über den ZVK ernährt werden muss (> 4 Tage), ist ein stufenweiser Aufbau notwendig. Zu Beginn verabreicht man Glucose-Aminosäure-Mischlösungen (z. B. Aminomix) und Elektrolytlösungen. Später werden zusätzlich noch Fettlösungen verabreicht.

Überleitungssysteme

Um eine Infusion zu verabreichen, benötigt man ein Überleitungssystem (Infusionsbesteck, (▶ Abb. 36.17a), das nach erfolgter Füllung mit der Kanüle verbunden wird.

Es gibt 2 verschiedene Arten:
- Überleitungssysteme zur Schwerkraftverabreichung
- Überleitungssysteme für eine Infusionspumpenverabreichung

Ein Infusionsbesteck besteht immer aus
- einem Einstichdorn, mit dem der Gummistopfen der Infusionslösung durchstochen werden kann,
- einem Belüftungsfilter, der bei Glasflaschen geöffnet sein muss,
- einer Tropfenkammer zur Aufrechterhaltung des Flüssigkeitsspiegels,
- einem Flüssigkeitsfilter in der Tropfenkammer zur Filterung von größeren Partikeln,

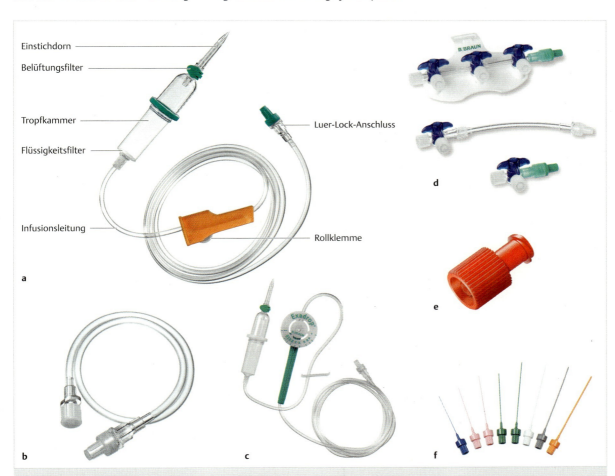

Abb. 36.17 Infusionszubehör. (Fotos: B. Braun Melsungen AG)
a Infusionsgerät Intrafix Safeset.
b Heidelberger Verlängerung.
c Infusionsgerät mit Tropfenregler Exadrop.
d Dreiwegehahn Discofix C.
e Verschlussstopfen Combi-Stopper.
f Mandrins zum Verschluss von Venenverweilkanülen.

- einer Rollklemme zur Steuerung der Tropfgeschwindigkeit und
- einem Infusionsschlauch mit Luer-Lock-Anschluss.

Überleitungssysteme müssen spätestens nach 72 Stunden gewechselt werden. Bei Fettlösungen bereits nach 24 Stunden.

Zur Verabreichung von lichtempfindlichen Substanzen, wie z. B. Zytostatika, gibt es spezielle lichtundurchlässige Infusionsbestecke.

Zusätzliches Zubehör

Je nach Bedarf kann zur Verlängerung des Überleitungssystems ein Verlängerungsschlauch (erhältlich in unterschiedlichen Längen) angeschlossen werden (▶ Abb. 36.17b). Verbindungsstücke in Y-Form ermöglichen die Verabreichung von 2 Infusionen gleichzeitig. Zur besseren Steuerung der Tropfgeschwindigkeit gibt es Tropfenzähler (▶ Abb. 36.17c), Infusionspumpen und Infusionsspritzenpumpen. Müssen während einer Infusion immer wieder Medikamente i. v. verabreicht werden, können diese über einen Dreiwegehahn (▶ Abb. 36.17d) zugespritzt werden. Sind mehrere Dreiwegehähne aneinandergereiht, nennt man dies auch Hahnenbank. Bei einem ZVK sind häufig zusätzliche Bakterienfilter angeschlossen, um die Infektionsgefahr zu verringern. Wenn die Infusion eingelaufen ist und abgehängt wird, kann der Zugang mit Hilfe eines Verschlusskonus (▶ Abb. 36.17e) oder Mandrins (▶ Abb. 36.17f) verschlossen werden.

> **Merke** M!
>
> Aufgrund der hohen Infektionsgefahr sind unnötige Infusionswechsel bzw. Diskonnektionen am System zu vermeiden. Alle Manipulationen müssen deshalb aseptisch durchgeführt werden.

36.3.5 Komplikationen bei Infusionen

Durch die Infusionstherapie kann es zu lokalen Schädigungen wie z. B. einer Venenentzündung, einem Hämatom, einem lokal begrenztem Ödem oder einer Infektion kommen. Weiterhin sind allgemeine Komplikationen wie eine Allergie, eine Lungenembolie oder eine Sepsis durch eine Infusion möglich. Eine Übersicht der Komplikationen und Symptome ist in ▶ Tab. 36.3 dargestellt.

Eine Lungenembolie kann entstehen, wenn Luft durch das Überleitungssystem in die Vene gelangt oder die Venenwand durch die Verweilkanüle gereizt wird. Dadurch entstehen Thromben, die in die Lunge gelangen und dort die kleinen Gefäße verschließen.

Zu einer Sepsis kann es kommen, wenn Krankheitserreger durch unhygienisches Arbeiten in die Vene gelangen.

Tab. 36.3 Komplikationen bei Infusionen.

Komplikation	Symptome
Venenentzündung (Thrombophlebitis)	• Rötung der Einstichstelle, evtl. auch der Vene im weiteren Verlauf • Vene ist anschwollen, verhärtet und schmerzt beim Tasten
Hämatom	• bläuliche Verfärbung des Gewebes um die Einstichstelle
lokal begrenztes Ödem (Paravasat)	• Schwellung des Gewebes um die Einstichstelle • evtl. Schmerzen
allergische Reaktion	• Hautausschlag, -rötung, Juckreiz • Übelkeit, Erbrechen • Temperaturanstieg, Atemnot • Unruhe, Angst • Schockzeichen
Lungenembolie	• plötzliche Atemnot, atemabhängige Brustschmerzen • Tachykardie • Zyanose, Husten • Angst, Unruhe • evtl. Synkope oder Schockzeichen
Sepsis	• Schüttelfrost • hohes Fieber

> **Merke** M!
>
> Aufgrund der erheblichen Komplikationsgefahr sind die Beobachtung und Überwachung von Infusionen eine wichtige Aufgabe der Pflegenden.

Grundsätzlich muss die Pflegende bei allen Auffälligkeiten und Komplikationen den Arzt informieren und entsprechend seinen Anweisungen vorgehen. Bei einer Venenentzündung, einem Hämatom und einem lokal begrenzten Ödem wird die Infusion normalerweise abgebrochen, der Zugang entfernt, desinfiziert und mit sterilem Material abgedeckt. Im Anschluss daran erfolgen kühlende Maßnahmen wie z. B. Kühlkompresse, Quarkauflage, Octenisept-Umschläge usw. Wichtig ist in den darauf folgenden Tagen die weitere Beobachtung der Einstichstelle und des umliegenden Gewebes.

Treten verstärkte allergische Reaktionen, eine Lungenembolie oder eine Sepsis auf, ist schnelles Handeln wichtig, da dies Notfälle sind. Die Infusion muss sofort abgestellt und der Notarzt gerufen werden. Entfernen Sie nicht den Zugang und lassen Sie den Betroffenen nicht alleine. Entsprechend seinen Symptomen wird er umgehend weiterversorgt mittels:

- atemerleichternder Lagerung (S. 277) oder Schocklagerung (S. 263)
- Vitalzeichenkontrolle
- evtl. O_2-Gabe, Reanimation (S. 833)
- ggf. Verlegung in ein Krankenhaus

36.3.6 Möglichkeiten der Verabreichung

Infusionen können per Schwerkraft oder pumpengesteuert verabreicht werden.

Schwerkraftverabreichung

Bei der Schwerkraftverabreichung wird die Infusionsflasche, nachdem sie mit dem Überleitungssystem konnektiert wurde, an einem Infusionsständer aufgehängt. Durch Öffnen der Rollklemme kann die Infusion einfließen. Eine große Rolle spielt hier das Druckgefälle zwischen Pflegebedürftigem und Infusion.

Damit die Infusion möglichst gleichmäßig und nicht zu schnell einläuft, kann die Pflegende durch Öffnen oder Schließen der Rollklemme die Tropfgeschwindigkeit steuern. Dabei gilt prinzipiell:
- 1 ml = 20 Tropfen pro Minute
- 3 ml pro Stunde = 1 Tropfen pro Minute

Mithilfe der in der AVO vorgegebenen Gesamtflüssigkeitsmenge und der Infusionsdauer kann die Tropfgeschwindigkeit berechnet werden. Man kann berechnen, wie viele Tropfen pro Minute einfließen müssen oder nach welcher Zeit ein Tropfen fallen muss (▶ Abb. 36.18).

Muss die Infusion z. B. bei einem Notfall schnell appliziert werden, kann sie in eine Druckmanschette eingespannt werden. Das Belüftungsventil muss jedoch geschlossen bleiben.

Bei der Schwerkraftverabreichung können Probleme entstehen, wenn die Infusion zu schnell oder zu langsam einläuft.

36.3 Infusionen

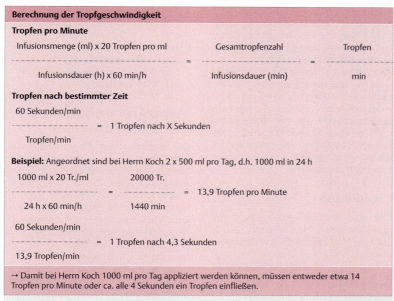

Abb. 36.18 Berechnung der Tropfgeschwindigkeit. Mithilfe der abgebildeten Formel kann berechnet werden, wie viele Tropfen pro Minute einfließen müssen bzw. nach welcher Zeit ein Tropfen fallen muss.

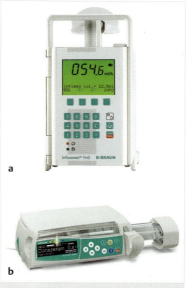

Abb. 36.19 Infusionspumpen. Fotos: B. Braun Melsungen AG)
a Volumetrische Infusionspumpe.
b Spritzenpumpe.

▶ **Fehlerquellen bei der Schwerkraftverabreichung.** Gründe können u. a. sein:
- Die Infusionsleitung ist abgeknickt.
- Der Zugang oder die Zuleitung sind verstopft.
- Die Höhendifferenz zwischen Pflegebedürftigem und Infusion stimmt nicht.
- Der Infusionsbehälter ist nicht ausreichend belüftet.
- Der Luer-Lock-Anschluss wurde nicht korrekt konnektiert.
- Der Dreiwegehahn steht nicht in Flussrichtung.

Pumpengesteuerte Verabreichung

Bei der pumpengesteuerten Verabreichung wird zwischen elektrischer volumetrischer Infusionspumpe (Infusomat, ▶ Abb. 36.19a) und elektrischer Spritzenpumpe (Perfusor, ▶ Abb. 36.19b) unterschieden. Vor der erstmaligen Benutzung eines medizinischen Gerätes muss eine Einweisung nach dem Medizinproduktegesetz (MPG) erfolgt sein. Es gelten ebenfalls die Regelungen der Medizinprodukte-Betreiberverordnung (MPBetreibV). Entsprechend dieser Einweisung wird dann die Perfusor-Spritze oder das Infusionsbesteck mit dem entsprechenden Überleitungssystem eingelegt. Viele Geräte sind in der Lage, die Förderrate pro Minute/Stunde automatisch zu berechnen. Gemäß der AVO kann dann die zu verabreichende Infusionsmenge eingestellt und das Gerät gestartet werden.

Beide Geräte alarmieren durch ein Alarmsignal, wenn die Flüssigkeit fast leer bzw. leer ist oder die Infusion nicht einlaufen kann, weil z. B. der Dreiwegehahn noch geschlossen ist. Die Infusionspumpe gibt außerdem Alarm, wenn Luftblasen im System sind.

36.3.7 Pflegerische Maßnahmen bei Infusionstherapien

Die Pflege umfasst bei einer Infusionstherapie folgende Aufgaben:
- Infusion und Pflegebedürftigen vorbereiten
- Infusion anhängen und überwachen
- Infusion wechseln
- Verbandswechsel des Zugangs durchführen
- Zugang abstöpseln und entfernen
- Maßnahme dokumentieren

Vorbereitung der Infusionstherapie

Bevor eine Infusion angehängt werden kann, muss sie entsprechend der AVO unter sterilen Bedingungen an einem sauberen Arbeitsplatz gerichtet werden. Dazu gehört z. B. auch das Zumischen von Medikamenten nach AVO oder das Anwärmen der Infusion, z. B. für unterkühlte Menschen. Dies muss alles unmittelbar vor der Verabreichung durchgeführt werden.

Infusion vorbereiten

▶ **Material.** Benötigt wird:
- Hände-, Haut- und Flächendesinfektionsmittel
- Infusionslösung und -system nach AVO
- evtl. Infusions-/Spritzenpumpe, Verlängerungsschlauch, Bakterienfilter, Tropfenzähler usw.
- Infusionsständer, evtl. mit Aufhängung
- sterilisierte Zellstofftupfer
- Abwurf

▶ **Infusion richten.** Dabei gehen Sie folgendermaßen vor:
- Hände desinfizieren
- 6-R-Regel einhalten (S. 875)
- Verfallsdatum kontrollieren, Infusion auf feste, desinfizierte Arbeitsfläche stellen
- Verschlusskappe der Infusion entfernen
- Gummistopfen desinfizieren, Einwirkzeit beachten, restliches Desinfektionsmittel mit Tupfer abwischen (der Gummi muss beim Einstechen des Dorns trocken sein)
- Verpackung des Infusionssystems öffnen und entnehmen
- Einstichdorn mittig in den Gummistopfen einführen
- Rollklemme schließen
- Infusion an Infusionsständer aufhängen
- Belüftungsventil öffnen (bei Infusionsbeuteln nicht notwendig)
- Tropfenkammer zu einem Drittel befüllen (unteren Teil der Tropfenkammer zusammendrücken)

- Rollklemme öffnen, Infusionsschlauch luftleer machen, Rollklemme wieder schließen

Merke

Bekommt der Einstichdorn Kontakt mit unsterilen Flächen, muss das Infusionsbesteck ausgetauscht werden! Es reicht nicht aus, wenn der Dorn desinfiziert wird.

Soll ein Medikament zugemischt werden, muss vorher die Kompatibilität kontrolliert werden. Wird eine größere Menge an Flüssigkeit zugespritzt, ist die gleiche Menge an Infusionslösung vorher zu entnehmen, damit es nicht zur Überfüllung und zum Überdruck führt. Zum Aufziehen des Medikamentes werden zusätzlich das Medikament, eine sterile Einmalspritze in entsprechender Größe mit Aufziehkanüle oder ein Zuspritzspike benötigt. In eine bereits laufende Infusion sollten keine Medikamente zugespritzt werden, da die Konzentration dann erhöht ist.

▶ **Medikament zumischen.** Dies geschieht wie folgt:
- Hände desinfizieren
- 6-R-Regel einhalten (S. 875)
- Verfallsdatum kontrollieren, Infusion auf feste, desinfizierte Arbeitsfläche stellen
- Verschlusskappe der Infusion entfernen
- Gummistopfen desinfizieren, Einwirkzeit beachten, restliches Desinfektionsmittel mit Tupfer abwischen
- Ampulle öffnen und aufziehen
- mittig in den Gummistopfen einstechen und Medikament zuspritzen
- Infusion mehrmals kippen, damit sich Medikament mit Infusionslösung vermischt
- nochmals Gummistopfen desinfizieren, bevor Infusionssystem angeschlossen wird
- auf der Infusionsflasche unbedingt vermerken: Name des Pflegebedürftigen, Datum, Uhrzeit, Medikament mit Menge und Konzentration, evtl. Einlaufgeschwindigkeit

Merke

Beim Richten von Antibiotika sollten Handschuhe getragen werden, da beim Entlüften des Systems etwas von der Flüssigkeit über die Hände fließen und somit über die Haut aufgenommen werden kann.

▶ **Pflegebedürftigen vorbereiten.** Nachdem der Arzt den Pflegebedürftigen aufgeklärt und die Einverständniserklärung bekommen hat, bekommt er die Möglichkeit, seine Blase zu entleeren.

Die Pflegende lagert den Pflegebedürftigen so, dass die Infusion gut einlaufen kann, bereitet die potenzielle Einstichstelle vor (bei Bedarf rasieren) und legt einen Bettschutz unter. Um den älteren Menschen nicht noch zusätzlich einzuschränken, sollte bei Rechtshändern die Verweilkanüle, wenn möglich, am linken Unterarm gelegt werden.

i. v.-Infusion

Das Legen des venösen Zugangs ist Aufgabe des Arztes. Die Pflegende kann jedoch das Material richten und dabei assistieren.

Beim Legen einer peripheren Verweilkanüle assistieren

▶ **Material.** Zum Anlegen einer Butterflyoder Verweilkanüle wird benötigt:
- Hände- und Hautdesinfektionsmittel
- Unterlage zum Bett-/Kleiderschutz, evtl. Einmalrasierer zum Entfernen der Haare
- unsterile Einmalhandschuhe
- sterilisierte Zellstofftupfer
- Verweil- oder Butterflykanüle
- Stauschlauch
- sterilen Fertigverband oder steriles Verbandmaterial, evtl. Mullbinde zum Fixieren
- Kanülenabwurf, Abwurf

Nachdem der Zugang gelegt wurde, muss er mit Pflaster oder Klebefolie gut fixiert werden, damit er möglichst lange hält. Aufgabe des Arztes ist außerdem die Dokumentation der Größe und Lokalisation der Verweilkanüle im Dokumentationssystem.

Die erste Infusion sollte wegen möglicher Infusionszwischenfälle vom Arzt angehängt werden. Für die nachfolgenden Infusionen kann er dies an die Pflegenden delegieren.

Infusion anhängen

Dabei gehen Sie wie folgt vor:
- Hände desinfizieren und den Luer-Lock-Anschluss des venösen Zugangs desinfizieren
- anschließend unsterile Einmalhandschuhe anziehen und einen Zellstofftupfer unter die Konnektionsstelle legen, damit evtl. austretendes Blut nicht auf das Pflaster tropft oder am Arm herunterläuft
- nach Abwarten der Einwirkzeit den Verschlusskonus bzw. Mandrin entfernen, die Infusionsleitung anschließen und evtl. mit einem Pflaster zusätzlich fixieren
- anschließend den Arm bequem lagern und die Tropfgeschwindigkeit durch Öffnen der Rollklemme entsprechend der AVO einstellen

Verband der peripheren Verweilkanüle wechseln

Die Inspektion und Pflege der Einstichstelle einer peripheren Verweilkanüle ist Aufgabe der Pflegenden. Sie muss täglich inspiziert werden, um mögliche Komplikationen rechtzeitig erkennen und vorbeugen zu können. Das Intervall der Verbandwechsel ist abhängig von der Art des Verbandes. Deshalb sind unbedingt die Herstellerangaben zu beachten oder der Verband nach AVO zu wechseln.

Bei Verbänden mit Transparentfolie ist die Beurteilung recht einfach. Die Einstichstelle kann so täglich inspiziert werden.

Ist die Verweilkanüle jedoch mit einem Pflaster verbunden, muss die Pflegende die Einstichstelle palpieren. Wenn der Pflegebedürftige Schmerzen äußert, das Gewebe verhärtet ist und evtl. weitere Entzündungszeichen vorliegen, ist der Verband zu entfernen, damit die Einstichstelle inspiziert werden kann. Bei Veränderungen den Arzt informieren und nach AVO Verweilkanüle entfernen.

▶ **Durchführung.** Zum Wechseln des Verbandes gehen Sie folgendermaßen vor:
- Material auf Tablett richten: Hände-, Haut- und Flächendesinfektionsmittel, sterile und unsterile Einmalhandschuhe, sterile Kompressen, sterilen Fertigverband, evtl. steriles NaCl 0,9 % zur Reinigung, Abwurf
- Pflegebedürftigen informieren, Arbeitsfläche desinfizieren, Hände desinfizieren, unsterile Einmalhandschuhe anziehen, alten Verband entfernen und mit Handschuhen abwerfen
- Einstichstelle inspizieren
- Einstichstelle desinfizieren, Händedesinfektion, sterile Materialien öffnen, sterile Einmalhandschuhe anziehen
- mit sterilen Kompressen Einstichstelle reinigen (aseptisches Arbeiten), bei Verkrustung Tupfer evtl. mit NaCl 0,9 % tränken, Lage der Verweilkanüle nicht verändern
- erneute Inspektion der Einstichstelle
- frischen sterilen Verband anbringen, evtl. zusätzlich fixieren
- Handschuhe ausziehen, Hände desinfizieren, Materialien aufräumen

> **Merke**
> Wenn die Lage der Verweilkanüle verändert wurde, kann die Infusion nicht mehr ungehindert einfließen bzw. fließt paravenös in umliegendes Gewebe.

Infusion abhängen

Wenn die Infusion eingelaufen ist, die Verweilkanüle aber noch nicht entfernt wird, kann das Infusionssystem einfach abgestöpselt werden:
- Material auf Tablett richten: Hände- und Hautdesinfektionsmittel, unsterile Einmalhandschuhe, Verschlusskonus oder passenden Mandrin, sterile Zellstofftupfer, evtl. Mullbinde, Abwurf
- Hände desinfizieren, Luer-Lock-Anschluss des venösen Zugangs desinfizieren
- unsterile Einmalhandschuhe anziehen, Zellstofftupfer unter die Konnektionsstelle legen, damit evtl. austretendes Blut nicht auf das Pflaster tropft oder am Arm herunterläuft
- nach Abwarten der Einwirkzeit Infusionssystem entfernen und den Verschlusskonus bzw. Mandrin anschließen
- Infusionssystem unbedingt so entsorgen, dass vom Einstichdorn keine Verletzungsgefahr für andere besteht, z. B. durch Abbrechen des Dorns in der Infusionsflasche oder Fixierung des Dorns in der Rollklemme
- evtl. die Verweilkanüle zusätzlich mit einer Mullbinde verbinden, damit die Verletzungsgefahr verringert wird, wenn der Pflegebedürftige sich wieder frei bewegt

Verweilkanüle entfernen

Nach Beendigung der Infusionstherapie, wenn die Verweilkanüle nicht mehr durchgängig ist, die Infusion paravenös gelaufen ist, die Vene entzündet ist oder die Kanüle bereits 72 Stunden liegt, muss sie nach AVO entfernt werden.

▶ **Durchführung.** Die Kanüle wird wie folgt entfernt:
- Material auf Tablett richten: Hände- und Hautdesinfektionsmittel, unsterile Einmalhandschuhe, sterile Kompressen, Pflaster, evtl. Mullbinde, Abwurf
- Hände desinfizieren, Einmalhandschuhe anziehen
- vorsichtig den Verband der Verweilkanüle lösen und entfernen
- Einstichstelle desinfizieren
- sterile Tupfer auf die Einstichstelle pressen und gleichzeitig die Kanüle herausziehen
- für einige Minuten einen Druckverband mit Pflaster und evtl. mit Mullbinde anlegen
- wenn keine Nachblutung mehr erfolgt, Druckverband abnehmen und durch einen Wundschnellverband ersetzen

s. c.-Infusion

Die s. c.-Infusion wird in der Altenpflege häufig eingesetzt, da die Durchführung weniger aufwändig ist als die i. v.-Infusion und sie komplett an Pflegende delegiert werden kann. Deshalb eignet sie sich für die stationäre sowie für die häusliche Altenpflege.

Infundiert werden isotone Infusionslösungen wie z. B. NaCl 0,9 %, da andere Lösungen Nekrosen verursachen. Medikamente werden, außer Opiate im Palliativbereich, wegen ihrer gewebeschädigenden Wirkung nur selten zugemischt.

Applikationsorte sind die Bauchdecke, die Flanke und die Außen- oder Vorderseite des Oberschenkels. Pro Einstichstelle sollten nicht mehr als 1000 ml pro Tag appliziert werden. Insgesamt beträgt die Tageshöchstmenge bei einer s. c.-Infusion 2000 ml. Indikationen und Kontraindikationen für eine s. c.-Infusion sind in ▶ Tab. 36.4 aufgeführt.

Vorbereitung und Durchführung

Das Richten der s. c.-Infusion erfolgt entsprechend der i. v.-Infusion, jedoch wird vor dem Entlüften des Infusionssystems die Butterfly-Kanüle angeschlossen und gleich mit entlüftet. Wie bei allen pflegerischen Maßnahmen muss der Pflegebedürftige nach der Information sein Einverständnis für die Durchführung geben.

▶ **Material.** Folgendes wird benötigt:
- gerichtete Infusion mit Kanüle, z. B. Butterfly-Kanüle
- Hände- und Hautdesinfektionsmittel
- sterile Kompressen und Zellstofftupfer
- Pflaster/Fertigverband
- Abwurf

▶ **s. c.-Infusion anlegen.** Dabei gehen Sie wie folgt vor:
- Hände desinfizieren, den Pflegebedürftigen zur Infusion lagern und die Kleidung an der Einstichstelle entfernen
- die ausgewählte Punktionsstelle abtasten (für die Auswahl der Injektionsstelle gelten die gleichen Kontraindikationen wie bei einer s. c.-Injektion) und desinfizieren (evtl. Stelle mit einem Tupfer markieren)
- evtl. Material zum Verbinden und Fixieren richten/zurechtschneiden
- nach Abwarten der Einwirkzeit eine Hautfalte wie bei der s. c.-Injektion bilden und im 45°-Winkel einstechen (Kanülenschliff zeigt nach oben), ▶ Abb. 36.8
- wenn Blut zurückfließt oder der Pflegebedürftige Schmerzen angibt, Kanüle entfernen und neue Kanüle an einer anderen Stelle legen
- Kanüle mit einer Kompresse unterlegen und mit Pflaster/Fertigverband fixieren
- darauf achten, dass Kanüle steril verbunden und gut fixiert ist, evtl. auch Infusionsleitung zusätzlich fixieren
- Rollklemme öffnen und Tropfgeschwindigkeit nach AVO einstellen

Probleme bei s. c.-Infusion

Bei einer s. c.-Infusion können verschiedene Probleme auftreten (Zeeh 2010):
1. Die Infusion läuft nicht: Einstichort wechseln, flacheren Einstichwinkel wählen oder versuchen, die Kanülenspitze mit der angeschliffenen Seite nach unten einzustechen.
2. Nach dem Einstich erscheint Blut im Kanülenschlauch: Einstichort wechseln (sind Einstichort und Einstichtiefe korrekt, kommt es sehr selten vor).
3. Schmerzen ca. 5–20 Minuten nach Infusionsbeginn: Kanüle liegt zu tief (intramuskulär), deshalb Einstichort wechseln oder flacheren Einstichwinkel wählen.
4. Schmerzen ca. 30–120 Minuten nach Infusionsbeginn: Infusionsgeschwindigkeit vermindern, evtl. Einstichort wechseln.

Tab. 36.4 Indikationen und Kontraindikationen s. c.-Infusion.

Indikationen	Kontraindikationen
- ungenügende orale Flüssigkeitsaufnahme - vorübergehender erhöhter Flüssigkeitsbedarf, z. B. bei Fieber, Diarrhö usw. - wenn eine i. v.-Infusion unpraktikabel ist, z. B. in der ambulanten Pflege - wenn eine Flüssigkeitsversorgung über PEG oder Magensonde nicht möglich ist - bei schlecht zu punktierenden Venen	- schwerste Dehydratation - im Notfall, z. B. Schock - Stoffwechselentgleisungen - Gerinnungsstörungen - Störungen im Wasser- und Elektrolythaushalt - Vorsicht bei bestehender Herzinsuffizienz - Bequemlichkeit der Pflegenden, wenn orale Flüssigkeitsaufnahme zeitaufwändiger ist

5. Rötung am Einstichort (fast immer harmlos): evtl. kühlen.
6. Lokale Infektion am Einstichort (bei korrekter Asepsis sehr selten): transparentes Pflaster zum Fixieren der Kanüle ist erlaubt, Einstichstelle stündlich inspizieren.
7. Verzögerte Resorption, Persistenz der Schwellung > 4 Stunden nach Infusionsende (selten, fast immer harmlos): Infusionsgeschwindigkeit verlangsamen, Infusionsvolumen verringern, Infusionsort häufiger wechseln.
8. Schwellung im Genitalbereich (selten < 10 %, durch Volumenverschiebung in abhängige Partien bei Infusion in die Flanke/Bauchwand, harmlos): nach Infusionsende reversibel.

In Bezug auf die Überwachung und Dokumentation der s.c.-Infusion gelten die gleichen Kriterien wie bei der i.v.-Infusion.

Das Entfernen der Kanüle erfolgt analog dem Entfernen der peripheren Verweilkanüle, jedoch muss die Butterflykanüle wegen der Verletzungsgefahr direkt im Kanülenabwurf entsorgt werden.

Infusionsflasche wechseln

Wenn die Tropfenkammer leer gelaufen ist und sich etwas Luft im Überleitungssystem befindet, muss die Infusion samt Überleitungssystem neu gerichtet werden. Ist die Tropfenkammer noch nicht leer, kann die Infusion einfach gewechselt werden.

▶ Durchführung. Die Infusionsflasche wird wie folgt gewechselt:
- Rollklemme und Belüftungsfilter schließen
- Infusionslösung anhand der üblichen Kriterien überprüfen und auf feste, desinfizierte Arbeitsfläche stellen
- Gummistopfen desinfizieren, Einwirkzeit beachten und restliches Desinfektionsmittel mit Tupfer abnehmen
- alte Infusion vom Infusionsständer abnehmen, Einstichdorn herausziehen (ohne ihn zu berühren) und mittig in den Gummistopfen der neuen Infusion einstechen
- neue Flasche aufhängen, Belüftungsfilter öffnen und Flüssigkeitsspiegel in der Tropfenkammer überprüfen
- Rollklemme öffnen

Infusion überwachen und dokumentieren

Während die Infusion einläuft, überprüft und dokumentiert die Pflegende regelmäßig
- die Infusionsgeschwindigkeit,
- ob die Infusion ungehindert einläuft,
- Wirkung und Nebenwirkung der Infusion,
- Veränderungen der Einstichstelle,
- den Allgemeinzustand des Pflegebedürftigen,
- die Vitalzeichen und
- die Ausscheidung.

Vor allem bei kardial oder pulmonal vorgeschädigten Menschen hat die Beobachtung von Blutdruck, Puls, Atmung und Ausscheidung eine große Bedeutung. In diesen Fällen ist auch die 24-Stunden-Flüssigkeitsbilanzierung (S. 894) sehr wichtig, um Komplikationen rechtzeitig erkennen zu können. Die Pflegende muss außerdem darauf achten, dass die Klingel für den Pflegebedürftigen immer erreichbar ist, damit er sich bei Problemen bemerkbar machen kann.

Neben den bereits aufgeführten Komplikationen bei Infusionen (S. 898) kann es durch die Infusion auch zu Übelkeit, Erbrechen, Kopfschmerzen oder Fieber kommen. Solche Zwischenfälle müssen immer dokumentiert und an den Arzt weitergegeben werden.

Grundsätzlich müssen auch Beginn, Unterbrechungen und Ende der Infusion sowie alle pflegerisch durchgeführten Maßnahmen dokumentiert werden.

Portkatheter-Systeme

> **Definition**
> Ein **Port** (engl. „Anschluss, Schnittstelle, Pforte") besteht aus einem subkutan implantierten Gehäuse aus Kunststoff (Polyarylamid) oder Keramik oder aus hochwertigem Titan (▶ Abb. 36.20). Eine Membran aus stabilem, selbstschließendem Silikonkautschuk mit Gefäßanschluss ermöglicht die Durchführung der Infusionstherapie.

Der Port besteht aus einer Silikonmembran, dem Portgehäuse, der Klemmverschraubung zur Katheterkonnektion, dem Katheterschlauch, der Stützkanüle und der Portkammer (▶ Abb. 36.21a). Die Bodenplatte des Ports besitzt Nahtlöcher zum Fixieren des Systems (▶ Abb. 36.21c).

Die **Vorteile** eines Portsystems sind v.a. die geringe Infektionsgefahr und die Möglichkeit eines schmerzlosen Zugangs. Die Portsysteme liegen unsichtbar unter der Haut und stellen so keine große Einschränkung für den betroffenen Heimbewohner dar.

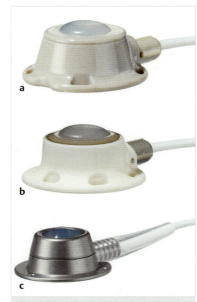

Abb. 36.20 Portkatheter. (Fotos: Fresenius Kabi Deutschland GmbH)
a Ambix Intraport CP (Keramik-Port).
b Ambix Intraport C (Keramik-Port).
c Ambix Intraport T (Titan-Port).

Implantation

Die Implantation eines Ports ist ärztliches Aufgabengebiet. Der Port wird in einer kleinen Operation, die in Lokalanästhesie durchgeführt werden kann, unter das Hautgewebe des Betroffenen implantiert. Der Chirurg legt unter dem rechten Schlüsselbein einen Hautschnitt an und sucht eine größere Vene auf. Empfohlene Implantationsstellen für den Portkatheter sind die V. jugularis interna, V. subclavia oder V. cephalica). Nach Eröffnung des Gefäßes wird der unter dem Röntgenbild sichtbare Katheter bis in die obere Hohlvene vorgeschoben und befestigt. Die Portkammer am anderen Ende des Katheters wird unter die Haut gelegt und festgenäht. Der Portkatheter kann je nach Situation sofort nach Rückgang der Schwellung durch die Implantation angestochen und benutzt werden. Die Hautnähte werden nach 8–10 Tagen entfernt. Die Liegedauer von Portkathetern kann 240–315 Tage betragen (RKI 2011).

36.3 Infusionen

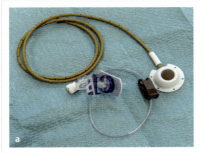 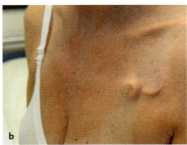 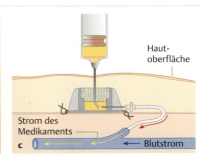

Abb. 36.21 Port-System. (Abb. aus: I care Pflege. Thieme; 2015)
a Portkammer und Portkanüle mit Fixierplatte, die auf der Haut fixiert werden kann, um eine Langzeitinfusion zu applizieren.
b Sichtbare Portkammer unter der Haut.
c Lage der Portkammer unter der Haut.

Indikationen

Indiziert ist die Anlage eines Portsystems
- zur Infusionstherapie,
- zur parenteralen Ernährung bei onkologischen Erkrankungen oder bei Resorptions- und Passagestörungen,
- zur Langzeittherapie von Zytostatika sowie Analgetika und
- bei Betroffenen mit schlechtem peripherem Venenstatus und bei denen Probleme des venösen Zugangs absehbar sind.

Punktion des Ports zur Infusionstherapie

Die Portpunktion erfolgt unter sterilen Bedingungen vor Beginn der Infusionstherapie. Ziel ist die Vermeidung von Infektionen und ein sicherer Umgang mit dem implantierten Portsystem. Die Punktion eines Ports ist aus juristischer Sicht eine ärztliche Leistung. Gerade im stationären Altenpflegebereich und in der ambulanten Pflege profitieren zweifellos alle Beteiligten, wenn die Punktion durch eine examinierte und geschulte Pflegefachkraft erfolgen kann. Allerdings ist aus juristischer Sicht derzeit noch nicht eindeutig geklärt, ob und unter welchen Voraussetzungen die Portpunktion delegiert werden kann (Tolmein 2013). Wichtig ist auf jeden Fall, dass die Delegationsregeln (S. 860) eingehalten werden. Häufig assistiert die Pflegefachkraft dem Arzt bei der Portpunktion.

▶ **Vorbereitung.** Dazu gehört Folgendes:
- Heimbewohner informieren
- Punktionsstelle kontrollieren; bei Auffälligkeiten (z. B. Entzündungszeichen, Schwellung) Arzt informieren
- Fenster und Türen schließen
- Material richten
- den Heimbewohner ggf. lagern; den Rücken des Bewohners gut stützen, sofern

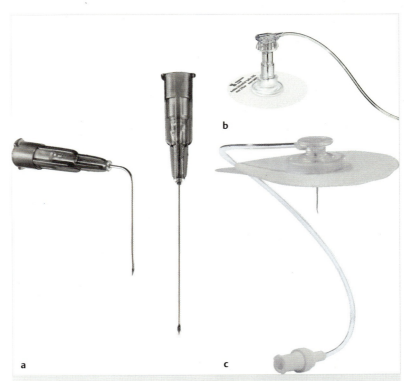

Abb. 36.22 Portkanülen. Für die Portpunktion dürfen nur spezielle Kanülen verwendet werden. (Fotos: Fresenius Kabi Deutschland GmbH)
a Ambix Safe Can-Spezialkanülen mit Löffelschliff.
b Ambix Intrastick mit integriertem Faltenbalg.
c Ambix Intrastick Safe.

die Punktion im Sitzen erfolgt, um ein „Wegrutschen" bei der Punktion zu verhindern

▶ **Material.** Benötigt wird:
- geeignete Portpunktionskanüle (z. B. mit Löffelschliff, ▶ Abb. 36.22a); spezielle Portkanülen (z. B. Intrastick) können mit einem elastischen Faltenbalg ausgestattet sein (▶ Abb. 36.22b). Der Faltenbalg sichert den optimalen Sitz der Kanüle im Portgehäuse
- 1 Paar sterile Handschuhe
- Fertigspritze 10 ml NaCl 0,9 %
- ggf. Heparinlösung laut Anordnung
- Katheterverschlusssystem/Verlängerungsschlauch
- sterile Pflaumentupfer bzw. Kompressen
- Händedesinfektionsmittel

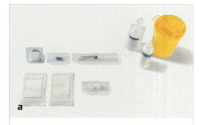
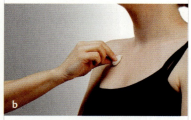
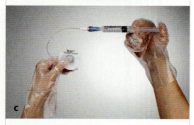
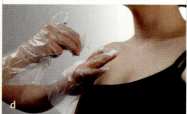
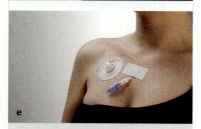

Abb. 36.23 Durchführung einer Portpunktion. (Fotos: Fresenius Kabi Deutschland GmbH)
a Materialien vorbereiten.
b Punktionsstelle mit Hautdesinfektionsmittel desinfizieren.
c Katheternadel und Verlängerungsschlauch mit einer NaCl-Lösung entlüften.
d Portmembran senkrecht punktieren.
e Verlängerungsschlauch am Oberkörper fixieren.

- Hautdesinfektionsmittel
- Flächendesinfektionsmittel
- Rollenpflaster
- medizinischer Abfallsammler

▶ **Durchführung.** Die Punktion (Kanülierung) des Portkatheters darf nur durch eine entsprechend fortgebildete Pflegekraft durchgeführt werden. Dabei wird folgendermaßen vorgegangen:
- Hände waschen
- Arbeitsfläche desinfizieren
- hygienische Händedesinfektion (Einwirkzeit beachten)
- Materialien richten, ggf. Packungen steril öffnen (▶ Abb. 36.23a)
- Punktionsstelle mit Hautdesinfektionsmittel desinfizieren. Dabei Pflaumentupfer mit kreisförmigen Bewegungen vom Zentrum des Ports zur Peripherie führen; Vorgang mit einem 2. Pflaumentupfer wiederholen (▶ Abb. 36.23b); Einwirkzeit beachten
- sterile Handschuhe anziehen
- Katheternadel mit dem Katheterverschlusssystem/Verlängerungsschlauch verbinden. Das System vollständig mit den NaCl-Lösung entlüften (▶ Abb. 36.23c)
- Portnadel, Verlängerungsschlauch und NaCl-Spritze in die Hand nehmen. Mit der anderen Hand die Portmembran tasten, dann die Portkammer mit 2 Fingern fixieren und die Haut über der Portkammer leicht spannen (▶ Abb. 36.23d)
- Kanüle senkrecht ins Zentrum der Membran einstechen, bis sie auf der Bodenplatte aufsetzt
- Portsystem mit NaCl-Lösung zügig, aber ohne Druck durchspülen
- Schutzpapier vom Klebering entfernen und faltenfrei auf der Haut fixieren
- NaCl-Spritze entfernen; Verlängerungsschlauch verschließen
- Handschuhe ausziehen und Verlängerungsschlauch auf Oberkörper mit Rollenpflaster fixieren ▶ Abb. 36.23e)
- Material entsorgen; Heimbewohner ggf. lagern und Vorgang dokumentieren

Wichtige Regeln zum Umgang mit Portsystemen

1. Für Injektionen in ein Portsystem und für Portpunktionen dürfen nur nicht stanzende Port-Spezialkanülen (z. B. mit Löffelschliff) verwendet werden. Das Prinzip eines Löffelschliffes besteht darin, dass die Kanüle die Silikonmembran wie ein Messer durchgleitet, ohne sie zu beschädigen. Eine Punktion des Ports mit herkömmlichen Nadeln ist absolut verboten.
2. Zur Verhütung von Infektionen wird beim Anhängen von Infusionen möglichst aseptisch gearbeitet. Das Infusionssystem stellt die Verbindung zwischen der Infusionslösung und der liegenden Portkanüle her. Auf den hygienisch einwandfreien Umgang mit Infusionssystemen und Infusionslösungen wird besonderer Wert gelegt: hygienische Händedesinfektion vor jeder Manipulation am Port; hygienische Händedesinfektion vor dem Anhängen einer Infusion; Infusionssysteme für reine Lipidlösungen sollen nach jeder Lipidinfusion, spätestens nach 24 Stunden, gewechselt werden; Infusionslösungen aller anderen Lösungen spätestens nach 72 Stunden; die alkoholische Desinfektion des Katheteransatzstückes kann dessen mikrobakterielle Kontamination reduzieren (RKI 2002).
3. Wenn unterschiedliche Lösungen nacheinander infundiert werden, sollte das System jeweils mit 5–10 ml NaCl 0,9 % gespült werden, um eine Interaktion der Medikamente zu vermeiden. Verwenden Sie zum Spülen des Ports ausschließlich Spritzen mit einem Volumen von mindestens 10 ml. Mit kleinvolumigen Spritzen können Drücke erreicht werden, die zur Zerstörung des Ports führen.
4. „Ruhende", d. h. nicht in Gebrauch befindliche, Portsysteme benötigen keinen Verband (RKI 2002).
5. Heparinblock: Dieser soll verhindern, dass das Portsystem durch Blutkoagel verstopft. Die Durchlässigkeit des Systems ist bei einer Infusionspause von mehr als einem Tag gefährdet. Je nach Arztanordnung und Hausstandard wird der Heparinblock mit einer 10 ml Heparin/NaCl 0,9 %- Lösung durchgeführt. Bei einem „ruhenden" Port ist die Spülung mit Heparin nach einer Empfehlung des RKI (2002) alle 4 Wochen zu wiederholen.

Film

Schauen Sie sich die Filme „Portimplantation" und „Anstechen eines Ports" an, um die Inhalte zu vertiefen.

36.4 Lern- und Leseservice

36.4.1 Das Wichtigste im Überblick

Welche Injektionsarten werden unterschieden?

Die verschiedenen Injektionsarten werden nach dem Gewebe (Applikationsort) benannt, in das die Injektionslösung verabreicht wird:
- intrakutane Injektion (i. c.)
- subkutane Injektion (s. c.)
- intramuskuläre Injektion (i. m.)
- intravenöse Injektion (i. v.)
- intraarterielle Injektion (i. a.)

Wo kann subkutan injiziert werden?

Als Injektionsorte für eine subkutane Injektion sind Körperstellen geeignet, die ein ausgeprägtes Unterhautfettgewebe aufweisen:
- **Bauchdecke**: links und rechts sowie unterhalb und oberhalb des Bauchnabels, jedoch mindestens 1–2 cm vom Bauchnabel entfernt
- **Oberschenkel**: Vorder- und Außenseite der Oberschenkel; die Injektionsstelle liegt mindestens eine Handbreit vom Knie entfernt
- **Oberarm**: geeignet ist die mittlere Außenseite der Oberarme

Welche Injektionsstellen sind für i. m.-Injektionen geeignet?

Als Injektionsstellen für eine intramuskuläre kommen infrage:
- **Gesäßmuskel**: Der M. gluteus medius bzw. M. gluteus minimus
- **Oberschenkelmuskel**: M. vastus lateralis ist ein Teil des großen M. quadriceps femoris
- **Oberarm**: M. deltoideus

Was müssen Sie bei einer Nadelstichverletzung tun?

Nach einer Nadelstichverletzung ist Eile geboten. Schnelle Intervention kann Schlimmeres verhindern:
- Blutfluss fördern durch Druck auf das umliegende Gewebe
- Wunde desinfizieren
- ein mit Desinfektionsmittel getränkter Tupfer anlegen
- Durchgangs- bzw. Betriebsarztes aufsuchen
- Nadelstichverletzung und Begleitumstände dokumentieren
- Laborwerte nach 3 und 6 Monaten nachkontrollieren

Wie ist die Flüssigkeit im Körper verteilt?

Sie verteilt sich auf 2 Flüssigkeitsräume:
- Intrazellulärraum (Summe der Flüssigkeit innerhalb aller Körperzellen, beträgt etwa 35%)
- Extrazellulärraum: besteht aus Interstitium und Plasmaraum (Summe der Flüssigkeiten zwischen den Körperzellen und im Blutplasma, beträgt etwa 23,5%).

Wann spricht man von einer positiven, negativen oder ausgeglichenen Bilanz?

- ausgeglichene Bilanz: Einfuhr und Ausfuhr sind etwa gleich
- positive Bilanz: Einfuhr größer als die Ausfuhr
- negative Bilanz: Ausfuhr größer als Einfuhr

Welche Zugangswege gibt es für Infusionen?

- venös: über Butterfly-Kanüle, periphere Verweilkanüle oder zentralen Venenkatheter
- über Subkutangewebe

Was unterscheidet kristalloide von kristallinen Infusionslösungen?

- kristalloide Lösungen
  - Wirkung: diffundieren ungehindert durch die Zellmembran; 80% davon verteilen sich im Interstitium
  - Indikationen: Korrektur eines Flüssigkeitsdefizits, z. B. bei Dehydratation oder geringem Blutverlust
- kolloide Lösungen
  - Wirkung: intravasale Wasserbindung durch Erhöhung des kolloidosmotischen Drucks
  - Indikationen: Flüssigkeitsersatz bei größerem Volumenverlust, z. B. von Blut, Plasma oder Elektrolyten

Zu welchen Komplikationen können Infusionen führen?

- lokale Schädigungen: Venenentzündung, Hämatom, lokal begrenztes Ödem, Infektion
- allgemeine Komplikationen: Allergie, Lungenembolie, Sepsis

Welche Pflegemaßnahmen sind bei der Infusionstherapie wichtig?

- Infusion und Pflegebedürftigen vorbereiten
- Infusion anhängen und überwachen
- Infusion wechseln
- Verbandswechsel des Zugangs durchführen
- Zugang abstöpseln und entfernen
- Maßnahmen dokumentieren

Wann ist ein Portsystem indiziert?

Indikationen für die Anlage eines Portsystems sind:
- Infusionstherapie
- parenterale Ernährung bei onkologischen Erkrankungen
- Langzeittherapie von Zytostatika
- Betroffene mit schlechtem peripherem Venenstatus

36.4.2 Literatur

Baumgartner L. Kirstein R. Möllmann R. Häusliche Pflege heute. München: Urban & Fischer; 2003

Beie M. Technischer Infektionsschutz – Untersuchung zum beruflichen Risiko durch blutübertragbare Infektionserreger für Beschäftigte im Gesundheitswesen. Freiburg: Edition FFAS; 2001

Brenner ZR, Wood KM, George D. Effects of alternative techniques of low-heparine administration on hematoma formation. In: Heart and Lung 1981, 10: 657–660.

Faller A, Schünke M, Schünke G. Der Körper des Menschen. 16. Aufl. Stuttgart: Thieme; 2012

Fresenius Kabi Deutschland GmbH. Praxishandbuch Heimparenterale Ernährung. Bad Homburg: Fresenius Kabi; 2006

Fresenius Kabi Deutschland GmbH. Gebrauchsanweisung Ambix Port Systeme. Bad Homburg: Fresenius Kabi; 2006

Gesetz über die Durchführung von Maßnahmen des Arbeitsschutzes zur Verbesserung der Sicherheit und des Gesundheitsschutzes der Beschäftigten bei der Arbeit (Arbeitsschutzgesetz-ArbSchG) v. 07. August 1996, zuletzt geändert am 23.12.2003

Hansen A, Häupler U, Thieves M, Nussbaum B, Schneider A. Hygiene in der ambulanten und stationären Kranken- und Altenpflege, Rehabilitation. Konsensus der DGKH-Sektion: Berlin; 2005

Hartig W, Biesalski H K, Druml W, Fürst P, Weimann A (Eds) Ernährungs- und Infusionstherapie: Standards für Klinik, Intensivstation und Ambulanz. 8. Aufl. Stuttgart: Thieme; 2003

I care. Pflege. Stuttgart: Thieme; 2015

Robert Koch-Institut (RKI). Infektionsprävention in Heimen. Empfehlung der Kommission für Krankenhaushygiene und Infektionsprävention beim Robert Koch-Institut (RKI). In: Bundesgesundheitsblatt. Gesundheitsforschung. Gesundheitsschutz 2005, 48: 1061–1080. Berlin: Springer Medizin

Robert Koch-Institut (RKI). Anforderungen an die Hygiene bei Punktionen und Injektionen. Empfehlungen der Kommission für Krankenhaushygiene und Infektionsprävention beim Robert Koch-Institut. In: Bundesgesundheitsblatt. Gesundheitsforschung. Gesundheitsschutz 2011, 54: 1135–1144

Robert Koch-Institut (RKI). Hepatitis C. Informationen für Betroffene und Gefährdete. Berlin: RKI; 2005

Rolf H. Injektion und Infusion. In: Köther I. Thiemes Altenpflege. 2. Aufl. Stuttgart: Thieme; 2007

Schewior-Popp S, Sitzmann F, Ullrich L. Thiemes Pflege. 11. Aufl. Stuttgart: Thieme; 2009

Schmidt R, Thews G, Lang F. Physiologie des Menschen. 31. Aufl. Berlin: Springer; 2010

Schubert A, Koch T. Infusionen und Injektionen. München: Elsevier, Urban und Fischer; 2010

Stewart Fahs PS, Kinney MR. Bauchregion, Oberschenkel und Arm als Orte für die subkutane Injektion von Heparin-Natrium. In: LoBiondo-Wood G, Haber J. Pflegeforschung. Methoden, kritische Einschätzung, Anwendung. Wiesbaden: Ullstein Mosby; 1996: 583–591

Tolmein O. Punktion der Portkammer – eine delegierbare Tätigkeit? In: Palliativmedizin 2013; 14(4). Stuttgart: Thieme; 2013.

Trautmann M. Hygiene und Medizin. 2006, 31: 239–240

Wittmann A. Der unterschätzte Arbeitsunfall. Infektionsverletzungen durch Nadelstichverletzungen. Argumente für eine konsequente Umsetzung der Sicherheitsrichtlinien. Wuppertal: Bergische Universität Wuppertal; 2007

Zeeh J. Subkutane Flüssigkeitszufuhr in der Geriatrie. Meiningen; 2010

36.4.3 Kontakt- und Internetadressen

B. Braun Melsungen AG
Carl-Braun-Straße 1
34 212 Melsungen
Tel.: 056–61 710
http://www.bbraun.de

Fresenius Kabi Deutschland GmbH
61 346 Bad Homburg
Tel.: 06 172–6 868 200
http://www.fresenius-kabi.de

Robert Koch-Institut
Postfach 650 261
13 302 Berlin
Tel.: 030–187 543 400
http://www.rki.de
http://www.bgw-online.de
http://www.nadelstichverletzung.de

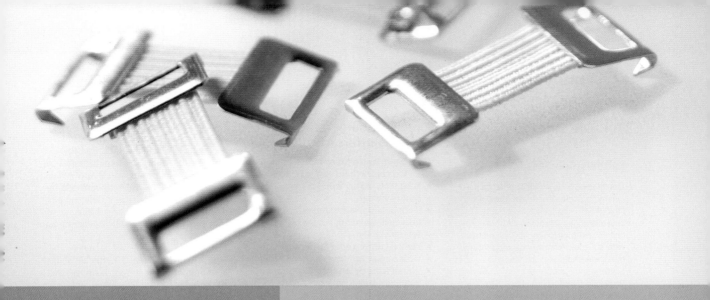

Kapitel 37
Wundversorgung

37.1	Die Wunde	908
37.2	Wundheilung	909
37.3	Prinzipien der Wundversorgung	914
37.4	Verbandwechsel	927
37.5	Spezielle chronische Wunden	932
37.6	Lern- und Leseservice	943

37 Wundversorgung

Christina Said

37.1 Die Wunde

Fallbeispiel

Frau Lind ist 81 Jahre alt und hat sich bei einem Sturz eine Kopfplatzwunde am Hinterkopf und großflächige Hautabschürfungen über dem rechten Schienbein zugezogen. Im Krankenhaus wurde die Kopfplatzwunde versorgt und durch eine Naht verschlossen, die Schürfwunde am Unterschenkel wurde verbunden. Außerdem erhielt Frau Lind eine Tetanus-Immunprophylaxe (S. 750), d. h. eine aktive und passive Immunisierung gleichzeitig, da kein ausreichender Impfschutz gegen Tetanus vorlag.

Definition

Eine **Wunde** ist ein Verlust des Gewebezusammenhangs durch Schädigung der Zellen und des Gewebes.

37.1.1 Einteilungsmöglichkeiten

Einteilung nach Art der Entstehung

Prinzipiell unterscheidet man nach der Art der Entstehung 3 große Gruppen:

▶ **Traumatische Wunden.** Entsteht eine Wunde durch einen Unfall, wird sie als Gelegenheitswunde oder traumatische Wunde (trauma = griech.: Verletzung) bezeichnet.

▶ **Iatrogene Wunden.** Wenn sie durch therapeutische Maßnahmen verursacht werden, spricht man von iatrogenen Wunden (iatros = griech.: Arzt). Während iatrogene Wunden (z. B. Operationswunden) saubere und glatte Wundränder haben, sind die Wundränder von Gelegenheitswunden (z. B. bei Unfällen, Verletzungen) häufig verunreinigt und zerfetzt.

▶ **Wunden mit „endogenen" Ursachen.** Hier entsteht eine Wunde durch Stoffwechselstörungen im Gewebe (z. B. Ulcus cruris bei venöser Stauung) bzw. aufgrund einer Grunderkrankung des Betroffenen (z. B. arterielle Verschlusskrankheit).

Einteilung nach Entstehungsursachen

Nach ihren Entstehungsursachen werden Wunden eingeteilt in:
- Schnitt- und Stichwunden
- Schürfwunden
- Platz- und Quetschwunden
- Biss- und Kratzwunden
- Schusswunden
- Verbrennungen oder Erfrierungen
- Verätzungen mit Laugen oder Säuren
- Wunden durch Strahlen (UV-Strahlen, Röntgenstrahlen oder radioaktive Strahlung)

Bei diesen Wundarten ist die Hautoberfläche meist verletzt im Sinn einer offenen Wunde. Bei geschlossenen Wunden ist die Haut zwar unverletzt, in der Tiefe entstehen jedoch meist ausgedehnte Gewebeschäden, wie z. B. bei Verstauchungen, Verrenkungen oder Hämatomen (Blutergüssen), manchmal auch bei Quetschwunden.

Einteilung nach Ausmaß bzw. Tiefe der Wunde

Wunden können auch nach dem Ausmaß bzw. der Tiefe eingeteilt werden. Sie können oberflächlich (z. B. Erosion, Schürfwunde) oder tief (mit größerem Gewebedefekt) oder perforierend (das Gewebe durchdringend, z. B. Pfählung) sein. Eine tiefe Wunde betrifft unter Umständen sämtliche Gewebeschichten wie Haut, Unterhautfettgewebe, Muskeln, Nerven, Gefäße und Knochen.

Einteilung nach Kontaminationsgrad

Weiterhin können Wundarten nach dem Grad der Kontamination unterteilt werden in:
- aseptische Wunden
- potenziell kontaminierte Wunden
- septische Wunden

▶ **Aseptische Wunden.** Sie sind steril, d. h. nicht von Keimen besiedelt. Ein Beispiel dafür ist die Operationswunde, die dem Kranken unter sterilen Bedingungen zugefügt und genäht wird, aber auch eine saubere Schnittwunde mit glatten Wundrändern, die innerhalb von 4–6 Stunden nach Verletzung genäht oder geklebt werden kann. Aseptische Wunden heilen meist schnell.

▶ **Potenziell kontaminierte Wunden.** (möglicherweise mit Keimen verseucht). Sie bergen die Gefahr in sich, im Laufe der Zeit von Mikroorganismen besiedelt zu werden. Deshalb müssen sie von Anfang an als möglicherweise keimbesiedelt betrachtet werden. Beispiele: Gelegenheitswunden mit zerfetzten Wundrändern, suprapubische Blasenfistel, Tracheostoma, Verbrennungswunden.

▶ **Septische Wunden.** Sie sind als obligat kontaminiert (immer als keimbesiedelt) zu betrachten. Sie entstehen entweder aufgrund chronischer Schäden, z. B. Dekubitus, Ulcus cruris (sog. „offenes Bein" bei chronischer venöser Insuffizienz) oder durch Verletzung mit Gegenständen, die von Keimen besiedelt sind (z. B. Bisswunde oder Schnittverletzung mit schmutzigem Messer). Sie können aber auch im Rahmen einer Wundheilungsstörung entstehen, wenn eine bisher aseptische Wunde von Keimen besiedelt wird. Sie heilen meist sehr langsam und oft mit Komplikationen.

Befinden sich sehr viele pathogene (krankmachende) Erreger in der Wunde, kann es zu einer Wundinfektion kommen, bei der sich aus Gewebetrümmern und zerfallenen Leukozyten Eiter bildet. An solchen **infizierten Wunden** kann man, je nach Art der Eitererreger, gelblichen, braunen oder blaugrünen dickflüssigen Eiter finden, der faulig oder jauchig riecht. Sie weisen oft hohe Exsudatmengen (Flüssigkeitsabsonderungen) auf, das Granulationsgewebe kann bröckelig sein.

Merke

Jede Wunde kann sich infizieren! Geringe Entzündungszeichen (leichte Rötung, Schmerzen, Überwärmung und Schwellung) sind im Rahmen einer Wundheilung normal, da Reparations- und Umbauvorgänge unter Beteiligung von Entzündungszellen (Leukozyten) stattfinden, um neues Gewebe aufzubauen. Nehmen jedoch die Entzündungszeichen zu, treten Fieber, eine Verschlechterung des Allgemeinzustandes und eitrige Sekretion (Absonderung) aus der Wunde auf, spricht dies für eine Wundinfektion! Deshalb sollten die Wundverhältnisse sorgfältig beobachtet, der Befund dokumentiert und bei Verdacht auf eine Infektion sofort der Arzt benachrichtigt werden.

37.1.2 Bedeutung für den Patienten

Eine Wunde bedeutet Gefahr für den ganzen Menschen durch:
- Verlust von Blut
- Verlust von Gewebeflüssigkeit („Gewebswasser")
- Infektionsgefahr durch Mikroorganismen
- Gefährdung von Nachbarorganen
- psychische und soziale Folgen

▶ Verlust von Blut. Man unterscheidet punktförmige, kapillare Blutungen (z. B. nach einer Injektion), geringe oder starke, arterielle und venöse Blutungen. Gefährlich sind v. a. starke venöse Blutungen (bei der Verletzung von Venengeflechten, z. B. Hämorrhoidenblutung, Varizenblutung oder bei Knochenbrüchen) und Blutungen bei Verletzungen größerer Arterien (durch den höheren Blutdruck spritzend, hellrot, z. B. bei Aufschneiden der Pulsadern in Selbstmordabsicht). Sie können durch den hohen Blutverlust zum Schock und damit zu akuter Lebensgefahr führen.

▶ Verlust von Gewebeflüssigkeit. („Gewebswasser"). Der Flüssigkeitsverlust kann zum Verlust lebenswichtiger Proteine und Elektrolyte (Mineralien) führen. In der Folge können Herzrhythmusstörungen und Kreislaufstörungen bis hin zum Schock auftreten. Dies ist z. B. bei Verbrennungswunden ab einer bestimmten Größe oder großflächigen Schürfwunden der Fall.

▶ Infektionsgefahr durch Mikroorganismen. Lokal (örtlich) begrenzt können Wundheilungsstörungen auftreten, z. B. die Bildung eines Geschwürs. Breitet sich die Entzündung aus, kann eine Phlegmone (diffuse flächenhafte eitrige Entzündung) oder ein Abszess (abgekapselte eitrige Entzündung) entstehen. Bei weiterem Fortschreiten der Erkrankung kommt es zu einer Lymphangitis (Lymphgefäßentzündung), die an einem roten Streifen entlang der Lymphgefäße erkennbar ist, und zu einer Sepsis (Blutvergiftung), bei der der ganze Körper von Bakterien „überschwemmt" wird. Die Sepsis, die meist mit hohem Fieber und Schüttelfrost einhergeht, ist lebensgefährlich.

▶ Gefährdung von Nachbarorganen. Bei Fortschreiten der Gewebezerstörung können benachbarte Organe gefährdet sein, die dann in ihrer Funktion gestört werden. Bei Verletzung des Schädels kann z. B. das Gehirn geschädigt werden, bei Verletzung der Bauchwand innere Organe des Bauchraums.

▶ Psychische und soziale Folgen. Eine Wunde erzeugt meist Schmerzen, die die Lebensqualität des Kranken beeinträchtigen. Je nach Art und Größe der Wunde kann die Bewegungsfreiheit des Kranken eingeschränkt sein. Eine Wunde kann dem Betroffenen Angst machen, besonders, wenn der weitere Verlauf der Erkrankung ungewiss ist. Übler Geruch kann den Kranken belasten und seine Beziehungen zu den Mitmenschen beeinträchtigen. Vor allem bei langwierigem Heilungsverlauf bzw. chronischen Wunden belastet die Wunde den Kranken, indem sie den Alltagsablauf beeinflusst und ihn in seinem ganzen Erleben beeinträchtigt; siehe „Pflegemaßnahmen bei chronischen Wunden" (S.924). Problematisch kann es auch sein, wenn sich Pflegende und andere Fachberufe nur auf die Versorgung der Wunde und die Behandlung der Ursache konzentrieren. Der Betroffene fühlt sich dann nicht in seiner Gesamtperson wahrgenommen, sondern auf die Wunde reduziert. Wenn Pflegende und andere Beteiligte offen und wertschätzend mit dem Kranken kommunizieren, seine Meinung, seine ganze Persönlichkeit und Biografie miteinbeziehen, kann er die gesamte Situation besser akzeptieren und sich selbst aktiv an der Behandlung beteiligen. Probleme und Befürchtungen des Kranken müssen ernst genommen werden; nur eine vertrauensvolle Zusammenarbeit aller Beteiligten schafft die Voraussetzungen für ein gutes Wundmanagement.

37.2 Wundheilung

37.2.1 Verlaufsmöglichkeiten

Man unterscheidet bei der Wundheilung je nach Wundverhältnissen bei Entstehung der Wunde und Heilungsdauer folgende Verlaufsmöglichkeiten (▶ Abb. 37.1):
- epitheliale Wundheilung
- primäre Wundheilung
- verzögerte Wundheilung
- sekundäre Wundheilung

Epitheliale Wundheilung

Wenn bei oberflächlichen Hautwunden, z. B. bei Schürfwunden, oder bei kleinen Wunden nur die Epidermis verletzt wird, kann sie ohne Narbenbildung unter Regeneration des Epithelgewebes (Oberflächengewebes) abheilen (epitheliale Wundheilung).

Primäre Wundheilung

Bei einer aseptischen Wunde mit gut adaptierten (aneinander angenäherten) Wundrändern, die genäht werden kann, kommt es meist zu einer raschen Heilung mit geringer Narbenbildung (▶ Abb. 37.1a). Man spricht dann von einer Primärheilung bzw. primären Wundheilung, wie sie bei den Phasen der Wundheilung näher beschrieben ist.

Verzögerte Wundheilung

Sind die Heilungsbedingungen erschwert, z. B. bei Kranken mit Diabetes mellitus, Vitamin- oder Eiweißmangel, Alkoholmissbrauch, Druck im Wundbereich, Durchblutungsstörungen oder bei schlecht adaptierten Wundrändern, heilt die Wunde wesentlich langsamer zu (▶ Abb. 37.1b). Man spricht dann von einer verzögerten Wundheilung.

Sekundäre Wundheilung

Handelt es sich um eine tiefe Wunde mit großem Gewebedefekt, eine chronische oder septische Wunde, die nicht zugenäht werden darf, heilt die Wunde sehr langsam vom Wundgrund her zu. Über die Bildung von Granulationsgewebe in der Tiefe und Bedeckung mit Oberflächengewebe (Epithel) entsteht eine Narbe. Dies bezeichnet man als sekundäre Wundheilung (▶ Abb. 37.1c) bzw. Sekundärheilung. Eine zunächst verzögerte Wundheilung kann auch durch weitere Komplikationen in eine Sekundärheilung übergehen.

37.2.2 Phasen der Wundheilung

Die Heilung einer Wunde verläuft in 3 Phasen, die ineinander übergehen und nicht klar voneinander zu trennen sind (▶ Abb. 37.2). Die wichtigsten Schritte verlaufen – vereinfacht dargestellt – folgendermaßen:

Nach einer Verletzung kommt zunächst die Blutung durch Aktivierung des Gerinnungssystems zum Stillstand. An der Wundoberfläche bildet sich Wundschorf. Bei primär heilenden Wunden ist die darauf folgende Entzündungsreaktion nur sehr gering. Fibrinfasern, die als Ergebnis der Blutgerinnung im Wundspalt entstehen, kleben den Wundspalt zusammen. Entzündungszellen (weiße Blutkörperchen = Leukozyten) reinigen die Wunde von Fibrin, Fremdkörpern, Bakterien und Zelltrümmern bzw. bauen diese durch Phagozytose (Aufnahme ins Zellinnere) ab. Sie setzen auch Mediatoren („Botenstoffe") frei, die die weitere Wundheilung beeinflussen und steuern. Dann wachsen in den Wundspalt neue Blutkapillaren und Bindegewebszellen (Fibroblasten) ein, Epithelgewebe wächst gleichzeitig von den Wundrändern aus nach. Das Gewebe

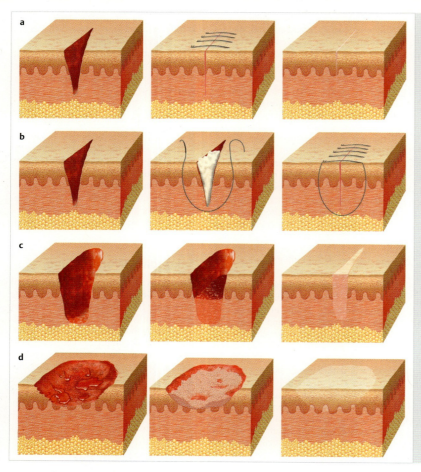

Abb. 37.1 Verlaufsmöglichkeiten der Wundheilung. (Abb.: Paul Hartmann AG)
a Primäre Wundheilung bei infektfreien, dicht aneinander liegenden Wundflächen.
b Verzögerte Primärheilung bei infektgefährdeter Wunde.
c Sekundäre Wundheilung mit Defektauffüllung durch Granulationsgewebe, das sich im Verlauf der Heilung zu Narbengewebe umbildet.
d Regenerative oder auch epitheliale Heilung von Verletzungen, die ausschließlich die Epidermis betreffen.

wird wiederhergestellt oder es bildet sich eine Narbe (Bindegewebe als Ersatz).

Bei sekundär heilenden Wunden ist die Entzündungsreaktion im Gewebe deutlicher ausgeprägt. Die einzelnen Wundheilungsphasen dauern länger (▶ Abb. 37.2) und Störungen der Heilung können leicht dazu führen, dass eine chronische Wunde entsteht. Die Phasen lassen sich folgendermaßen beschreiben (die Zeitangaben sind nur Richtwerte!):

- **1. Phase**: Inflammations-, Exsudations- oder Reinigungsphase
- **2. Phase**: Proliferations- oder Granulationsphase
- **3. Phase**: Epithelisierungs- oder Regenerationsphase

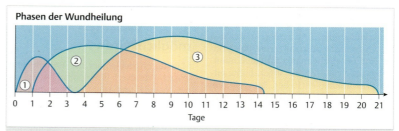

Abb. 37.2 Phasen der Wundheilung. ① Inflammations-, Exsudations- oder Reinigungsphase. ② Proliferations- oder Granulationsphase. ③ Epithelisierungs- oder Regenerationsphase.

1. Inflammations-, Exsudations- oder Reinigungsphase

Vom 1.–3. Tag überwiegen in der Wunde zunächst Gerinnungs-, dann Abbau- und Resorptionsvorgänge, die mit einer leichten Entzündung einhergehen. Gewebeteilchen und eingedrungene Keime werden von Leukozyten (Granulozyten und Phagozyten [Fresszellen], die aus Blut und Gewebe stammen) beseitigt. Dies geschieht durch die oben erwähnte Phagozytose und Aufspalten von Eiweißen durch Enzyme. Die mit Zelltrümmern und Keimen beladenen Leukozyten und aufgelöstes Gewebe bilden das Wundsekret (bzw. bei infizierten Wunden den Eiter), wodurch diese Phase bei einer Kontamination der Wunde mit Bakterien ausgedehnter verlaufen kann. Bei der Wundbeobachtung zeigt sich eine Rötung und Schwellung des Wundbereichs, auch Fibrinbeläge können noch vorhanden sein. Im weiteren Verlauf sollten sich die Beläge jedoch ablösen und der Wundgrund sauber werden.

2. Proliferations- oder Granulationsphase

In dieser Phase steht die Gewebeneubildung (Proliferation) im Vordergrund. Sie dauert je nach Größe der Wunde Tage bis Wochen und spielt eine entscheidende

Rolle bei der Sekundärheilung. Ziel ist es, den Gewebedefekt durch Granulationsgewebe (zell- und blutgefäßreiches Bindegewebe) vom Grund der Wunde her wieder aufzufüllen.

Typische Merkmale einer Wunde in dieser Phase sind hellrotes bzw. rotes, grobkörniges Granulationsgewebe (Granulum = Körnchen), das stark durchblutet und leicht verletzlich ist. Gleichzeitig mit der Granulation des Wundgrundes beginnen Keratinozyten mit der Neubildung des Oberflächengewebes, das die Wunde später bedeckt. Deshalb ist es wichtig, dass die Verbandwechsel schonend durchgeführt werden, sodass neu gebildetes Granulationsgewebe nicht mit dem Verband abgerissen wird.

3. Differenzierungsphase (Epithelisierungs- oder Regenerationsphase)

Ab dem 8. Tag entsteht je nach Wundgröße zunehmend ausgereiftes Gewebe. Das Granulationsgewebe wird zu festem Narbengewebe (faserreichem Bindegewebe), sodass sich die Narbe zusammenzieht und reißfester wird. Vom Wundrand her wandern neue Hautzellen zur Mitte hin ein, die Wundfläche wird mit Epithelgewebe bedeckt.

Typisches Merkmal einer Wunde in der Epithelisierungsphase ist festes, zunächst rosa, dann blass erscheinendes Narbengewebe. Jetzt ist es v.a. wichtig, dass die Wunde nicht austrocknet oder auskühlt, da sonst die Wanderung der Epithelzellen in Richtung Wundmitte behindert werden kann. Beim Verbandwechsel muss die Pflegekraft darauf achten, neu gebildetes empfindliches Epithelgewebe nicht zu beschädigen.

37.2.3 Ziele der Wundbehandlung

Die einzelnen Schritte der Wundheilung, die Reinigung der Wunde, Bildung von Granulationsgewebe, Auffüllung des Gewebedefekts und Verschluss der Wunde sollen unterstützt werden. Einerseits muss in der Wunde ein optimales Milieu für die physiologischen Heilungsvorgänge geschaffen werden, sodass Zellwachstum und „Verständigung" der Zellen durch chemische Botenstoffe ungehindert ablaufen können. Andererseits beeinflussen auch allgemeine Faktoren, die den ganzen Menschen betreffen, die Wundheilung: Bei alten Menschen laufen Heilungs- und Reparationsvorgänge an sich schon langsamer ab als bei jüngeren. Oft kommen dann auch noch Grunderkrankungen wie Diabetes, Herz-Kreislauf-Erkrankungen oder Mangel an bestimmten Stoffen durch Ernährungsstörungen und Druckbelastung durch Immobilität hinzu. Ziel der Behandlung ist es, die lokalen und die allgemeinen Voraussetzungen für eine gute Wundheilung zu schaffen bzw. Störfaktoren, wenn möglich, auszuschalten.

37.2.4 Pflegerische Aufgaben

Wundmanagement ist demnach eine ganzheitliche Aufgabe, bei der nicht nur die Wunde isoliert betrachtet werden darf, sondern der Mensch als Ganzes mit seinen persönlichen Voraussetzungen und seiner psychischen Situation berücksichtigt werden muss. Bei chronischen Wunden sollte eine speziell ausgebildete Fachkraft für Wundmanagement hinzugezogen werden, da es sich hier bei der Wundanalyse, Planung des weiteren Vorgehens, Auswahl der geeigneten Wundauflage, evtl. spezieller Verbände und Dokumentation des Heilungsverlaufs um ein sehr komplexes Aufgabengebiet handelt. Wichtig ist, dass eine gute interdisziplinäre Zusammenarbeit von Pflegenden, Ärzten und anderen beteiligten medizinischen Fachberufen besteht, bei der das Vorgehen klar geplant und abgestimmt wird; siehe „Pflegemaßnahmen bei chronischen und sekundär heilenden Wunden" (S. 924).

Nicht nur eine gute Wundtherapie, sondern eine bestmögliche Lebensqualität und ein möglichst weit gehendes Selbstmanagement des Kranken stehen im Vordergrund. Die einzelnen pflegerischen Aufgaben und Pflegemaßnahmen sind bei den Prinzipien der Wundversorgung (S. 914), unter Pflegemaßnahmen bei chronischen Wunden (S. 924) und beim Verbandwechsel (S. 927) genauer dargestellt.

37.2.5 Einflussfaktoren auf die Wundheilung

> **Fallbeispiel**
>
> Frau Lind, die alleine in ihrer Wohnung lebt und von ihrer Tochter im selben Ort häufig besucht wird, versorgte sich bisher selbst. Da ihre Vollprothese nicht gut sitzt, isst sie selten Fleisch oder kauintensive Speisen. Sie ist zwar Diabetikerin, nimmt es aber mit der Einnahme ihrer Medikamente nicht so genau und isst gerne Weißbrot und Süßspeisen. Nach dem Unfall unterstützt der ambulante Pflegedienst die Tochter bei der Betreuung; die Pflegerin Frau Lang besucht Frau Lind täglich. Nachdem Frau Lind im Schienbeinbereich sehr dünne, schlecht durchblutete Haut hat, achtet sie besonders auf die Heilung der Schürfwunde über dem Schienbein.

Allgemeine und lokale wundheilungsfördernde Faktoren

Grundsätzlich gilt, dass sowohl lokale als auch systemische, den ganzen Körper betreffende Einflussfaktoren für eine gute Wundheilung wichtig sind. Das Wundmilieu sollte warm und feucht genug sein und die Wunde muss in Ruhe und ohne lokalen Druck heilen können. Aber auch die Durchblutung, Versorgung mit Nährstoffen und Sauerstoff muss stimmen, damit die an der Wundheilung beteiligten Zellen ihre volle Aktivität entfalten können. Psychische Faktoren und die Adhärenz (Motivation des Kranken zur Mitarbeit) spielen ebenfalls eine wichtige Rolle. Im Einzelnen sind die positiven Einflussfaktoren in ▶ Abb. 37.3 dargestellt.

Allgemeine und lokale Störfaktoren

Bei alten Menschen sind alle Heilungs- und Regenerationsvorgänge an sich schon verlangsamt. Die Haut ist oft dünn und empfindlich, sodass Komplikationen und Störungen der Wundheilung häufiger vorkommen als bei jungen Menschen. Hinzukommende Grunderkrankungen wie Diabetes, Herz- und Gefäßerkrankungen, Durchblutungsstörungen oder venöse Stauung gefährden die Wundheilung zusätzlich. Mangelernährung, eingeschränkte Bewegungsmöglichkeiten des Kranken verschlechtern die Versorgung der Wunde mit Nährstoffen, Sauerstoff und Leukozyten. Darum treten bei alten Menschen häufiger Wundheilungsstörungen im Sinn einer verzögerten Wundheilung, Chronifizierung der Wunde oder spezielle Komplikationen auf. Im Einzelnen sind die negativen Einflussfaktoren in ▶ Abb. 37.4 dargestellt.

> **Praxistipp**
>
> Bei alten Menschen ist es in der Wundversorgung besonders wichtig, den ganzen Kranken mit seinem Gefühlen, seiner psychischen Situation und allen Grunderkrankungen wahrzunehmen. Der Austausch im Team mit allen Behandelnden und auch mit den Angehörigen ist die Grundlage dafür, möglichst gute Bedingungen für die Wundheilung zu schaffen und eine gute Mitarbeit des Kranken zu erreichen.

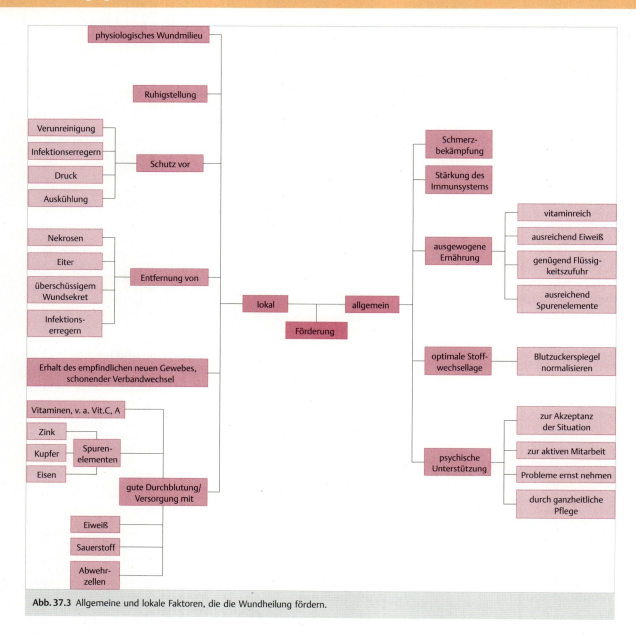

Abb. 37.3 Allgemeine und lokale Faktoren, die die Wundheilung fördern.

37.2.6 Spezielle Komplikationen

Wird der physiologische Ablauf der Wundheilung gestört, kommt es zu Wundheilungsstörungen. Hierzu gehören:
- Serom
- Wundhämatom
- Wundrandnekrosen
- Wunddehiszenz
- Wundinfektion
- überschießende Granulation
- überschießende Narbenbildung

Serom

Im Wundbereich, meist bei Operationswunden, bildet sich eine Schwellung, die nicht gerötet und meist nicht schmerzhaft ist. Ursache ist das Austreten von Lymphe bzw. Serum ins Gewebe, meist durch Anschneiden von Lymphbahnen oder Lymphknoten bei der Operation. Nach Abpunktieren der Flüssigkeit und Anlegen eines Kompressionsverbands kann die weitere Wundheilung problemlos verlaufen, es kann allerdings auch zur Infektion und Abszessbildung kommen. Größere Serome müssen noch einmal operativ versorgt werden; meist wird dann eine Drainage zur Ableitung des Wundsekrets eingelegt.

Wundhämatom

Wenn im Wundbereich ein Bluterguss auftritt, kann dies an einem mangelhaften Verschluss der Blutgefäße, aber auch an einer Gerinnungsstörung liegen. Hier gilt wie bei den Seromen, dass größere Hämatome wegen der Infektionsgefahr operativ ausgeräumt werden sollten (▶ Abb. 37.5).

37.2 Wundheilung

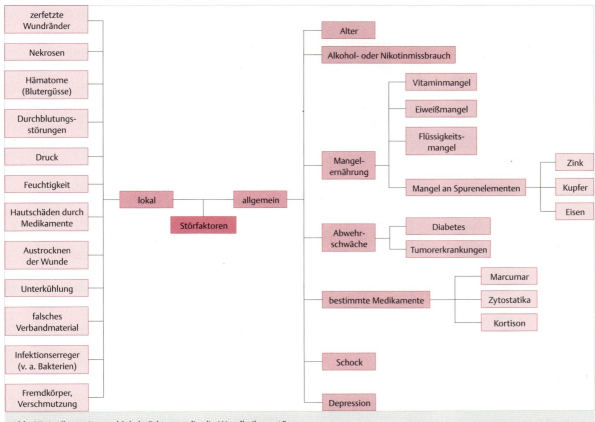

Abb. 37.4 Allgemeine und lokale Faktoren, die die Wundheilung stören.

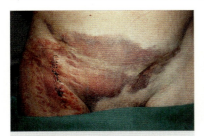

Abb. 37.5 Wundhämatom. (Abb. aus: H. Lippert. Wundatlas. Thieme; 2012)

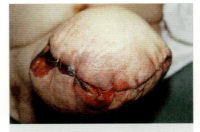

Abb. 37.6 Wundrandnekrose. (Abb. aus: H. Lippert. Wundatlas. Thieme; 2012)

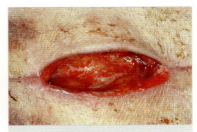

Abb. 37.7 Wunddehiszenz. (Foto: M. Teschner, Paul Hartmann AG)

Wundrandnekrose

Stehen die Wundränder zu sehr unter Spannung oder sind sie schlecht durchblutet (z. B. bei einem Unfall oder bei der Operation gequetscht worden), können sie nekrotisch werden (absterben) (▶ Abb. 37.6). Nekrosen behindern die Wundheilung und müssen entfernt werden. Die Wunde ist darunter nicht einsehbar, sodass eine unter der Nekrose entstehende Infektion nicht bemerkt wird. Außerdem besteht die Gefahr, dass die Wundränder auseinander weichen, also eine Wunddehiszenz entsteht.

Wunddehiszenz

Wenn die Wundränder einer Operationswunde im Verlauf der Wundheilung nicht verkleben, sondern auseinanderklaffen, spricht man von einer Wunddehiszenz oder Nahtdehiszenz (▶ Abb. 37.7). Diese kann von einem geringen Auseinanderweichen in einem kleinen Bereich der Wunde bis zum Aufplatzen der gesamten Naht (z. B. Platzbauch nach großen Bauchschnitten) reichen.

Wundinfektion

Gelangen Infektionserreger, meist Bakterien, in die Wunde, kann es zu einer Wundinfektion kommen. Die Wunde ist überwärmt, geschwollen und gerötet, schmerzt und sondert eventuell auch Eiter ab (▶ Abb. 37.8). Während bei einer oberflächlichen Wundinfektion die Faszie (Bindegewebsschicht zwischen Unterhautfettgewebe und tieferen Organschichten) intakt ist und die Wunde nach Eröffnung meist sekundär abheilt, kann eine tiefe Wundinfektion sich weiter ausbreiten. Es kann zu Abszessen oder Eiterbildung in Körperhöhlen kommen mit

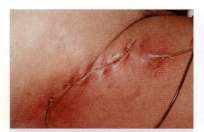

Abb. 37.8 Wundinfekt. (Abb. aus: H. Lippert. Wundatlas. Thieme; 2012)

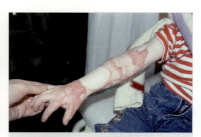

Abb. 37.9 Hypertrophe Narbenbildung. (Foto: P. Brychta, Paul Hartmann AG)

schweren Krankheitsbildern bis hin zur Sepsis (Blutvergiftung). Besonders gefährdet sind

- Wunden, bei denen die Wundversorgung erst spät erfolgte,
- verschmutzte Wunden mit hoher Bakterienbesiedlung,
- Wunden, die Kontakt mit Stuhl oder keimhaltigen Körperflüssigkeiten hatten,
- Wunden mit Nekrosen, Serom oder Hämatom,
- Bisswunden.

Diabetiker und Menschen mit Adipositas (deutlichem Übergewicht) sind vermehrt gefährdet. Ob es zu einer Wundinfektion kommt, hängt ab von

- der Beschaffenheit der Wunde (unregelmäßige Ränder, zerklüftet, Quetschung der Wundränder u. a.),
- der Keimzahl,
- der Virulenz (Aggressivität der Erreger) und
- der Abwehrlage des Patienten.

Hypergranulation

Wenn sich zu viel Granulationsgewebe bildet, das über das Hautniveau hinausreicht, kann keine normale Epithelisierung vom Wundrand her erfolgen. Oft ist das überschießende Gewebe nicht richtig strukturiert und sehr weich. Hier kann es mechanisch abgetragen werden (Ringkürette, Kompresse) oder zeitweise von feuchter auf trockene Wundbehandlung (Wunddistanzgitter und trockene Kompresse) umgestellt werden.

Überschießende Narbenbildung

Manche Menschen neigen zur Bildung von hypertrophen (überschießenden) Narben, die dicker und erhaben sind (▶ Abb. 37.9). Hypertrophe Narben gehen jedoch nicht über den Bereich der Wunde hinaus und können sich zurückbilden, während Keloide noch ausgedehntere Bindegewebsstränge sind, über die Wunde hinausgehen und sich nicht zurückbilden. Bei hypertrophen Narben sollten frühzeitig und regelmäßig Produkte zur Narbenreduktion eingesetzt werden (z. B. Contractubex Gel oder Silikonverbände wie Cica-Care, Mepiform, active´m).

Praxistipp

Bei Risikowunden (z. B. Bisswunden, stark verschmutzten Wunden oder ausgedehnter Weichteilschädigung) oder Risikopatienten (z. B. Diabetikern, bekannten Durchblutungsstörungen) muss die Wunde engmaschig kontrolliert werden. Falls der Verdacht auf eine Infektion besteht, z. B. wenn die Sekretion zunimmt, die Wunde schmierig belegt ist, Fieber oder eine Rötung der Wunde neu auftritt, sollte sofort der Arzt benachrichtigt werden. Bei schlechter Heilungstendenz ist es sinnvoll, möglichst früh einen Fachexperten für Wunden hinzuzuziehen, damit keine chronische Wunde entsteht.

Wenn eine Gefährdung vorliegt oder mit Komplikationen gerechnet werden muss, ist eine besonders sorgfältige Dokumentation der Wundverhältnisse und des Heilungsverlaufs, evtl. mit Fotos (auch aus rechtlichen Gründen) sehr wichtig.

Fallbeispiel

Frau Lang berät Frau Lind ausführlich, warum es jetzt besonders wichtig ist, genügend Eiweiß, Vitamine und Spurenelemente zu essen, und unterstützt sie bei der Speiseplanung. Gemeinsam mit der Tochter und dem Hausarzt beraten die beiden Frauen über eine bessere Einstellung des Diabetes. Die Wunde am Schienbein versorgt Frau Lang mit einem Hydrokolloidverband und kontrolliert den Heilungsverlauf täglich.

37.3 Prinzipien der Wundversorgung

37.3.1 Allgemeine Prinzipien

Einige grundlegende Schritte gelten für fast alle Wunden als Behandlungsprinzipien. Je nach Art der Wunde und aktueller Situation des Patienten müssen jedoch ganz unterschiedliche Pflegemaßnahmen eingesetzt werden, um diese Prinzipien umzusetzen und eine schnelle, gute Wundheilung zu fördern. Im Folgenden werden die Prinzipien der Wundversorgung beschrieben; die einzelnen Pflegemaßnahmen werden dann für die einzelnen Wundarten ausführlicher dargestellt.

Zusammenarbeit aller Beteiligten

Wenn nicht nur eine Bagatellverletzung vorliegt, und v. a. bei chronischen Wunden, ist es von entscheidender Bedeutung, dass alle mit der Versorgung des Kranken Befassten, also Pflegende, Ärzte, Fachkräfte für Rehabilitationsmaßnahmen und nicht zuletzt der Betroffene selbst und die Angehörigen, effektiv und vertrauensvoll zusammenarbeiten.

Bei einem Erstgespräch mit dem Kranken kann die Pflegefachkraft eventuelle Störfaktoren der Wundheilung erfahren, aber auch den Betroffenen informieren und ihm zeigen, dass sie ihn in seiner ganzen Person mit seinen Ängsten, Meinungen und Bedürfnissen wahrnimmt. Bei chronischen Wunden sollte innerhalb des pflegerischen Teams unbedingt eine Fachkraft mit Expertenwissen hinzugezogen werden, da die Zusammenhänge sehr komplex sein können; s. „Pflegemaßnahmen bei chronischen und sekundär heilenden Wunden" (S.924). Bei der Behandlungsplanung und im weiteren Verlauf muss gemeinsam besprochen werden, wie die angestrebten Ziele am besten erreicht werden können. Damit sich der Kranke möglichst wohl fühlt, seine Schmerzen gelindert werden und damit die Wunde abheilt, sind klar abgegrenzte Kompetenzbereiche und ein guter Informationsfluss zwischen den Professionellen unabdingbar. Die interdisziplinäre Zusammenarbeit muss von einem vertrauensvollen Klima geprägt sein, in dem gegenseitiger Respekt herrscht. Verschiedene Meinungen und auch Kritik müssen möglich sein, aber schließlich muss eine gemeinsame Strategie gefunden werden, an der sich alle beteiligen.

Nach Voggenreiter und Dold (2009) bilden 4 Faktoren die Grundlage für eine erfolgreiche und wirtschaftliche Wundtherapie:

- Teamwork
- Wundanalyse
- Wundbehandlung
- Dokumentation

Fehlt einer dieser Faktoren, kommt es zu unnötigem Leiden des Kranken, Verzögerung der Heilung und zusätzlichen Kosten.

Wundanalyse

Zunächst muss die Wunde beurteilt werden, wobei Entstehungsbedingungen, Schweregrad und Ausdehnung, Alter und Zustand der Wunde sowie die Situation des Betroffenen berücksichtigt werden müssen. In unserem Fallbeispiel zu Beginn des Kapitels sind die Wunden von Frau Lind frisch und so schwer, dass eine ärztliche Versorgung notwendig ist. Falls eine Wunde vom Arzt versorgt werden muss, wird sie zunächst nur provisorisch versorgt (S. 922). Bei chronischen Wunden kommt es nicht nur darauf an, das Ausmaß der akuten Gefährdung zu erfassen. Hier spielen die Gesamtsituation des Kranken, Begleiterkrankungen wie Diabetes mellitus, Herz- und Gefäßerkrankungen u. a., Entstehungsbedingungen und der bisherige Heilungsverlauf eine besonders wichtige Rolle. Die individuellen Bedingungen des Kranken dienen als Grundlage für das weitere Wundmanagement.

Praxistipp

Hier ist eine genaue Beurteilung der Wunde (S. 929) und die genaue Dokumentation des Befunds auf einem Dokumentationsbogen (evtl. Fotodokumentation) hilfreich, damit alle Beteiligten den Verlauf nachvollziehen können und die Entscheidung für die geeignete Therapie getroffen werden kann.

Chirurgische Wundversorgung

Je nach Entstehungsweise, Verschmutzung und Lage der Wunde wird eine chirurgische Revision mit Entfernung von Fremdkörpern, zerstörtem Gewebe und Wiederherstellung anatomischer Strukturen bzw. ein Débridement (chirurgische Wundausschneidung mit Anfrischen der Wundränder) notwendig. Das Ausmaß der Gewebezerstörung wird festgestellt, und zerquetschtes Gewebe und Nekrosen müssen entfernt werden, da sie nicht durchblutet sind und die Wundheilung stören. Die Reinigungsphase der Wundheilung wird dadurch unterstützt bzw. beschleunigt.

Bei frischen Wunden, die genäht werden sollen, werden (außer im Gesicht und an den Händen) die Wundränder angefrischt, damit sie gut durchblutet sind und primär heilen können. Ist die Wunde nicht kontaminiert und nicht älter als 6–8 Stunden (bei sehr sauberen Wunden evtl. bis 24 Stunden), kann sie primär verschlossen, also genäht oder geklebt werden. Ist sie möglicherweise mit Infektionserregern kontaminiert oder viel Weichteilgewebe zerstört, wird sie zunächst offen gelassen und nach 2–7 Tagen, wenn gute Wundverhältnisse herrschen, verzögert genäht.

Bei chronischen Wunden, infizierten Wunden oder großem Gewebedefekt wird die Wunde offen gelassen. Erst, nachdem sie gereinigt ist und sich Granulationsgewebe gebildet hat, wird sie evtl. nach einer bis mehreren Wochen sekundär verschlossen (Sekundärnaht oder plastische Deckung mit Hauttransplantat).

Bei chronischen Wunden ist es manchmal auch im Heilungsverlauf notwendig, durch eine chirurgische Wundreinigung (Débridement) Nekrosen und Fibrinbeläge zu entfernen, um die Reinigungsphase zu unterstützen. Dafür sind Ringkürette oder ein Skalpell besser geeignet als ein scharfer Löffel oder eine Schere, weil diese das Gewebe mehr quetschen.

Praxistipp

Wenn Verbandwechsel schmerzhaft sind oder chirurgisches bzw. mechanisches Débridement der Wunde dabei erfolgen soll, müssen Pflegende unbedingt auf eine ausreichende Schmerztherapie achten. Bei weniger eingreifenden Maßnahmen genügt es oft, ein Lokalanästhetikum (z. B. EMLA-Creme) rechtzeitig vor der Wundreinigung aufzutragen, ansonsten müssen nach ärztlicher Anordnung rechtzeitig vorher Schmerzmittel gegeben oder sogar ein Débridement in Narkose erwogen werden.

Wundreinigung

Während bei akuten traumatischen Wunden v. a. Verunreinigungen von außen (Schmutz, Fremdkörper, gequetschtes Gewebe) die Wundheilung stören können, sind es bei chronischen Wunden eher Nekrosen, Fibrinbeläge und Bakterien, die (neben Durchblutungsstörungen, zu hohem Blutzuckerspiegel und Nervenschädigungen) die Heilungsvorgänge im Gewebe behindern. Dementsprechend kommen unterschiedliche Methoden zur Wundreinigung und Keimreduzierung in Betracht:
- physikalische Wundreinigung
- Antiseptika (Desinfektiva)
- biologische Reinigung mit sterilen Fliegenlarven (sog. Biochirurgisches Débridement)
- feuchte Wundbehandlung mit hydroaktiven Wundauflagen

Physikalische Wundreinigung

Eine physikalische Wundreinigung durch Spülung ist bei allen Wunden, die nicht infiziert sind, und bei jedem Verbandwechsel angezeigt. Durch Spülung der Wunde mit physiologischer Kochsalzlösung (0,9 %ige NaCl-Lösung) oder Ringer-Lösung wird die Wunde physikalisch gereinigt, wobei die Ringer-Lösung schonender und der Gewebeflüssigkeit in der Elektrolytzusammensetzung ähnlicher ist. Bei größeren Wunden sollte darum Ringer-Lösung verwendet werden, die am besten zuvor auf Körpertemperatur angewärmt wurde, damit die Wunde nicht zu sehr auskühlt. Es sind auch gebrauchsfertige Wundspülungen, die mit antiseptischen Wirkstoffen konserviert sind, erhältlich. Diese ersetzen aber nicht ein Wundantiseptikum zur Bakterienabtötung, zudem müssen Haltbarkeit und Anwendungshinweise der Hersteller genau beachtet werden. Auch Wundauflagen mit Spül- und Saugwirkung (▶ Tab. 37.1) führen zu einer physikalischen Reinigung.

Zum zusätzlichen **mechanischen Débridement** bei chronischen Wunden kann die Wunde vorsichtig mit einer mit Spüllösung angefeuchteten Kompresse ausgewischt werden. Dabei darf aber frisches Granulations- und Epithelgewebe nicht beschädigt werden – evtl. Kompresse nur auflegen, leicht andrücken, sodass beim Abheben der Wundbelag daran haftet. Es gibt auch Kissen aus Faserverbund (z. B. Debrisoft) oder offenporigem Schaum (z. B. Ligano), die aber keine Wundauflagen sind, sondern nur zur Reinigung bestimmt sind. Ein Ausduschen von Wunden, das die Wunde mechanisch reinigt und einen Granulationsreiz setzt, ist nach den Empfehlungen der Initiative Chronische Wunde (ICW) bzw. nach dem Robert Koch-Institut (RKI) nur mit sterilem Wasser bzw. nur mit speziellen Wundduschen mit Keimfilter zulässig.

Eine weitere Methode ist das Ultraschall-Débridement, bei der mithilfe einer Ultraschallsonde und Ringer- bzw. NaCl-Lösung die Wunde gespült wird. Sie wird dabei nicht nur besser mechanisch gereinigt, sondern der Ultraschall zerstört auch den bakteriellen Biofilm, der die Wundheilung behindert.

Antiseptika (Desinfektiva)

Sie werden lokal in die Wunde eingebracht oder zum Spülen verwendet und hemmen das Bakterienwachstum. Des-

halb sind sie bei infizierten oder infektionsgefährdeten Wunden angezeigt. Es stehen verschiedene Produkte zur Wahl:
- **Octenisept** ist ein wässriges, farbloses Wund- und Schleimhautantiseptikum mit breitem Wirkungsspektrum und guter Verträglichkeit. Es kann auf die Wundfläche gesprüht, oder 1 : 1 mit Ringer-Lösung verdünnt zum Spülen von offenen Wunden verwendet werden. Allerdings darf es nicht unter Druck ins Gewebe eingebracht werden, da sonst Nekrosen entstehen können.
- **Lavasept** (Polyhexanid) wird in Ringer-Lösung verdünnt (0,2 %ig) zum Spülen von Wunden, als Wundauflage (Lavasept-getränkte Kompresse oder Lavasept-haltiges Gel) verwendet und fördert neben der Keimverringerung auch noch die Reepithelialisierung. Es hat ein breites Wirkungsspektrum und kann auch bei Problemkeimen (MRSA, Pseudomonas, Enterokokken) eingesetzt werden. Allerdings ist es mit einigen Wundauflagen, PVP-Jod und Ringerlaktat nicht kombinierbar (Anwendungshinweise beachten!).
- **PVP-Jod** (z. B. Betaisodona) ist für oberflächliche, akute Wunden geeignet (z. B. PVP-Jodsalbe für Bagatellverletzungen), kann aber auch zur Spülung verwendet werden und ist in Kombination mit einem Hydrogel erhältlich (für feuchte Wundbehandlung). Allerdings kann Jod Allergien hervorrufen, ist oft nicht mit anderen Wundtherapeutika kombinierbar und ist problematisch bei Kranken mit Schilddrüsenüberfunktion. Durch die färbende Wirkung ist die Wunde schlechter beurteilbar und es kommt zu Flecken auf der Wäsche. Längere Bäder mit PVP-Jodlösung führen zur Mazeration (Aufweichen) und Auskühlung der Wunde. Außerdem wird es bei Kontakt mit körpereigenem Eiweiß, z. B. Blut oder Wundexsudat, inaktiv (sog. „Eiweißfehler"). Deshalb sollte bei chronischen Wunden auf PVP-Jod verzichtet werden.
- **Silberhaltige Wundauflagen** wirken antibakteriell, verhindern die Keimvermehrung in der Wunde, haben ein breites Wirkungsspektrum (bisher keine Resistenzentwicklung bekannt) und sind hypoallergen. Da sie jedoch auch die Wundheilung beeinträchtigen können, sind sie nur bei infizierten bzw. infektionsgefährdeten Wunden bzw. keimbesiedelten chronischen Wunden angezeigt. In Verbindung mit Aktivkohle absorbieren silberhaltige Wundauflagen auch unangenehme Wundgerüche.

Merke

Insgesamt jedoch gilt: Bei sauberen, frischen, problemlos heilenden Wunden ist kein Wundantiseptikum angezeigt. Sinnvoll ist der Einsatz nur bei verschmutzten, kontaminierten oder infizierten Wunden, bei Verbrennungen oder zur Vor- bzw. Nachbehandlung von Problemwunden.

Biologische Reinigung mit sterilen Fliegenlarven

Man hat schon sehr lange beobachtet, dass Fliegenlarven selektiv Nekrosen abbauen, ohne gesundes Gewebe anzugreifen. Außerdem schaffen sie ein bakterienfeindliches Wundmilieu und fördern die Granulation der Wunde. Bei dieser Behandlung werden alle 2–4 Tage sterile Fliegenlarven in die Wunde eingebracht und durch ein steriles Netz und einen Deckverband abgedeckt bzw. die Maden verpackt im sog. „Biobag" in die Wunde gelegt. Diese Therapie ist zwar teuer, aber sehr effektiv. Deshalb sollte sie nach Meinung von Voggenreiter und Dold (2009) bei chronischen Wunden, bei denen mehrere Störfaktoren (z. B. Nekrose, Fibrinbelag, Infektion, chronische Wunde, Diabetes) vorliegen oder eine Gliedmaßenamputation droht, versucht werden.

Feuchte Wundbehandlung mit hydroaktiven Wundauflagen

Hydroaktive Wundauflagen fördern die Wundheilung, indem sie ein idealfeuchtes Milieu schaffen, die Wunde vor Austrocknen bzw. Auskühlen schützen und die Gefäßneubildung, Granulation bzw. Epithelisierung fördern. Je nach Art der Wundauflage können sie überschüssiges bzw. keimbelastetes Exsudat aufsaugen oder die Wunde anfeuchten (Hydrogel). Sie können dazu beitragen, dass sich Nekrosen auflösen (autolytisches Débridement, z. B. Hydrogel), die Wunde spülen (Polyacrylatkissen) oder antibakteriell wirken (v. a. silberhaltige Wundauflagen oder -gele mit Octenisept). Für jede spezielle Wundbeschaffenheit und -heilungsphase lassen sich speziell geeignete hydroaktive Wundauflagen einsetzen (▶ Tab. 37.1). Dadurch machen sie die enzymatische Wundreinigung überflüssig.

Obsolete (nicht mehr angebrachte) Wundtherapeutika

Folgende Substanzen sollten zur Wundreinigung nicht mehr verwendet werden:

- **Farbstoffe** (z. B. Rivanol, Gentianaviolett, Mercuchrom) sind nicht mehr ratsam, da sie nicht ausreichend wirken und das Wundmilieu zu stark stören. Die Wunde wird ausgetrocknet, sodass die Granulation gehemmt wird. Außerdem ist die Wunde aufgrund der Farbe nicht mehr gut beurteilbar.
- **Enzympräparate** wurden gern für chronische Wunden verwendet, da sie Eiweißbeläge und Nekrosen in der Wunde zersetzen (z. B. Iruxol, Fibrolan, Varidase). Allerdings wirken sie nicht in trockenen Wunden, müssen täglich gewechselt werden und können Schmerzen, Allergien und Schädigung der Wundränder verursachen. Sie sollten nur verwendet werden, bis die Wunde frei von Gewebstrümmern ist. Da sich dieselben Ziele leichter und schonender mit modernen Wundtherapeutika erreichen lassen, werden sie immer seltener verwendet.
- **Lokalantibiotika** (z. B. Neomycin, Fusidinsäure, Polymyxin B) wirken nur gegen bestimmte Bakterien und können zu Allergien und Resorption führen. Deshalb sollten sie nicht mehr verwendet werden. Wundantiseptika wie Octenisept oder Lavasept und silberhaltige Wundauflagen bergen ein geringeres Allergierisiko, haben ein breiteres Wirkungsspektrum und fast keine Resistenzbildung.
- **Honig bzw. Zucker** entziehen Bakterien Flüssigkeit, sodass diese austrocknen und absterben. Honig enthält zudem Enzyme, Vitamine und Spurenelemente. Sie sind jedoch für die Wundbehandlung (bis auf spezielle Honigprodukte) nicht zugelassen und können die Wunde verkleben.
- **Zinkpaste** wurde oft verwendet, um die Wundränder bei Verwendung von Enzympräparaten zu schützen. Wie diese Präparate ist sie jedoch in den modernen Wundtherapie nicht nötig; zum Hautschutz, gegen Hautreizungen oder Kontaktallergien kann bei Bedarf ein Cavilon Hautschutzlolly oder -spray (3 M Medica) verwendet oder die Wundränder durch spezielle semipermeable (sauerstoffdurchlässige) Transparentfolie (z. B. Askina Barrier Film) abgedeckt werden. Durch diese Präparate wird außerdem noch die Haftung des Deckverbands verbessert.
- **Salben/Pasten** sollten nur bei speziellen Indikationen und auf keinen Fall bei tiefen, zerklüfteten Wunden eingesetzt werden. Sie verkleben die Wunde, verschlechtern die Sauerstoffversorgung und erschweren die Beobachtung. Beim Entfernen muss, da sie fest haften, stark gerieben werden, wodurch neues Granulations- und Epithelgewebe verletzt und die Wundheilung gestört wird.

Tab. 37.1 Übersicht über verschiedene Wundauflagen und deren Anwendungsbereiche.

Art der Wundauflage	Wirkung/Verwendung	Handelsformen	Anwendung bei verschiedenen Wundheilungsphasen
konventionelle Wundauflagen			
Mullkompressen, Saugkompressen aus Vlies	• trocken; saugen bei Blutung, starker Verschmutzung oder Exsudation Flüssigkeit auf • zur Erstversorgung; über anderen Wundauflagen bei starker Sekretion, zur Abdeckung, wenn Folien, Hydropolymere oder Hydrokolloide kontraindiziert sind	ES-Kompressen, Zetuvit	Reinigungsphase
Gaze- oder Silikonauflagen, „Wunddistanzgitter"	• mit Salbe getränkte Mullgaze (möglichst ohne Wirkstoffe) oder Silikongitter verklebt nicht mit der Wunde, lässt Wundsekret abfließen • für sekundär heilende Wunden, Schürfungen, Verbrennungen 2.–3. Grades, Spender- und Empfängerstellen bei Hauttransplantaten, bei Ekzemen und Läsionen der umgebenden Haut	Fettgazen: Atrauman, Atrauman AG (mit Silber), Oleotüll, Adaptic Silikongitter: Mepitel, Sorbion Plus Wunddistanzgitter, Askina SilNet	Reinigungsphase, Granulationsphase, Epithelisierungsphase
hydroaktive/interaktive Wundauflagen			
(Hier gibt es eine große Produktvielfalt mit unterschiedlichen Varianten in Größe, Form und Zusatzeigenschaften. Bitte die Herstellerangaben zur Anwendung wie z. B. Zuschneidbarkeit, Verbandwechselintervalle, Kombinierbarkeit mit anderen Wundtherapeutika, Kontraindikationen beachten.)			
Folie, Transparentverband aus Polyurethan (PU)	• nimmt kein Wundsekret auf, nur transparenter, semipermeabler (halbdurchlässiger) Film, der Wasserdampf entweichen lässt und gering sauerstoffdurchlässig ist, wasser- und keimdicht • für trockene, aseptische Wunden, z. B. nach OP, Abdeckung von Kathetereinstichstellen, zur Fixierung von Verbänden bei Pflasterallergie, als Deckverband bei Hydrogel, Kalziumalginat	Hydrofilm, Suprasorb F, OpSite Flexigrid, Biocclusive, Tegaderm, Askina Derm	Epithelisierungsphase bei primär heilenden Wunden bzw. als Sekundärverband
Hydrokolloidverbände	• bestehen aus PU-Trägerfolie und saugfähiger Schicht aus hydroaktiven Kolloiden, die Wundsekrete aufnehmen und daraus ein Gel bilden; die Wunde wird dadurch aufgefüllt und feucht gehalten • bei nicht zu tiefen, gering mit mittel exsudierenden, nicht infizierten Wunden • in Kombination mit Alginatkompresse oder -tamponade möglich	Varihesive E, Suprasorb H, Hydrocoll, Comfeel plus transparent mit Zusätzen: Askina Hydro (mit Polyurethanschaum), Contreet Hydrocolloid mit Silber	Reinigungsphase, besonders aber in der Granulations- und Epithelisierungsphase
Hydropolymere (Polyurethanschaumstoffe), polymerer Membranverband	• Weiterentwicklung der Hydrokolloide, erzeugen Gel, das sich jedoch nicht in der Wunde auflöst, sondern stabil im Verband bleibt und Wundexsudat aufnimmt • bei mittelstark exsudierenden Wunden, Verbrennungen, als temporärer Hautersatz bei Ablederung, zur Wundkonditionierung bei Transplantation • mit Silber zusätzliche antibakterielle Wirkung	Askina Foam, Biatain, Tielle hydro, Contreet (mit Silber), PermaFoam, Askina transorbent, Allevyn, Biatain Ibu (mit Ibuprofen), HydroTac, Biatain Ag	Reinigungsphase, Granulationsphase
Weichschaumkompressen	• zweischichtige, offenporige Schaumstoffkompressen, die gasdurchlässig sind, die Wunde reinigen, Sekret aufsaugen, Gefäßeinsprossung fördern • bei flächenhaften Verbrennungen, Schürfungen, fehlender Granulation	SYSpur-derm, Epigard, Cutinova plus, Surfasoft	zur Wundkonditionierung vor einer geplanten Gewebetransplantation
Hydrogele	• haben schon Gelstruktur (feucht), lösen in trockenen Wunden Nekrosen und Beläge • für trockene Wunden mit oder ohne Beläge • für sekundär heilende Wunden • auch aus Tuben zum Auffüllen der Wunde, Abdeckung mit Transparentfolie oder Hydropolymer • mit Octenisept oder in Kombination mit silberhaltigen Wundauflagen für infizierte Wunden	Cutinova Gel, Purilon, Varihesive Hydrogel, Hydrosorb, NU-Gel, HydroTac (Schaumstoff mit Hydrogel) Octenilin Wundgel	Reinigungsphase, auch Granulations- und Epithelisierungsphase

Tab. 37.1 Fortsetzung

Art der Wundauflage	Wirkung/Verwendung	Handelsformen	Anwendung bei verschiedenen Wundheilungsphasen
Kalziumalginate	• aus Braunalge hergestellt, unter Aufnahme des Wundsekrets wandelt sich das trockene Alginat in der Wunde in ein stark absorbierendes Gel um • bei nässenden und infizierten Wunden, tiefen Wunden zum Auffüllen der Wundhöhle	Algosorb, Seasorb, Sorbalgon, Kaltostat (Kompresse oder Tamponade)	Reinigungsphase
Hydrofaserverbände (Natrium-Carboxymethyl-Zellulose)	• nehmen Sekret auf (absorbieren es), lagern es ein, sodass sich dort der Verband in ein formstabiles, stark absorbierendes Gel verwandelt; teilweise nicht haftend (für geschädigte Haut in der Umgebung) • bei stark nässenden Wunden, ähnlich wie Alginate, nur größere Aufnahmekapazität	Aquacel (nicht haftend, schließt Wunde nicht vollständig ab), Combiderm (haftend) = Hydrofaser und Hydrogel in einem	v. a. Reinigungsphase
Polyacrylatkissen (Laminat)	• enthalten Superabsorber-Kompresse, die mit Ringer-Lösung aktiviert wird • bei Aufnahme von Wundsekret wird Ringerlösung abgegeben (Spül-Saug-Wirkung)	Tender Wet, UrgoClean	Reinigungsphase
Hydrokapillarverband mit Superabsorber	• enthält Superabsorber, der große Mengen Exsudat aufsaugt	Biatain Super	
Hydro-Balance-Wundauflage aus feuchter Zellulose	• als Wundauflage oder Tamponade • auch mit Polyhexanid für infizierte Wunden • gibt Exsudat ab oder nimmt es auf	SuprasorbX SuprasorbX plus PHMB	Reinigungsphase
Aktivkohleverbände, Silber-Aktivkohle-Verbände	• absorbieren („schlucken") Sekret, Bakterien und Giftstoffe, auch Geruch • bei infizierten Wunden, starker Geruchsbildung • Silber wirkt zusätzlich antibakteriell	Carboflex, Actisorb, Actisorb plus	Reinigungsphase

- Puder, Farbstoffe oder Alkohol reizen die Haut oder trocknen sie aus.
- Wundbäder, z. B. mit Antiseptika-Lösung, sind hygienisch bedenklich, da Keime aus der Wunde verschleppt werden können und die benutzten Materialien auch Keime enthalten.

Infektionsprophylaxe

Sowohl frische als auch chronische Wunden müssen vor einer erneuten Keimbesiedelung und vor der Vermehrung von eventuell in der Wunde vorhandenen Keimen geschützt werden. Die Infektionsgefahr einer Wunde wird schon durch eine sorgfältige Wundreinigung und Wundspülung verringert. Wie die Wunde beim Verbandwechsel (S. 927) gereinigt wird, ist dort näher beschrieben (S. 929). Durch die Wundauflage, die aufgebracht wird, soll dann verhindert werden, dass zusätzlich von außen Keime in die Wunde gelangen können.

Bei den früher angewandten Wundversorgungsstrategien standen lokal angewandte Antibiotika, Enzympräparate und Antiseptika, wie sie oben erwähnt wurden, im Vordergrund. Die Wunde wurde möglichst trocken gehalten, da Krankheitskeime sich in feuchtwarmer Umgebung besser vermehren können. Zeitweise wurden auch Gerbstoffe wie Mercuchrom oder Gentianaviolett eingesetzt.

Heute verfolgt man aufgrund der Erkenntnisse über die physiologischen Heilungsvorgänge eine andere Strategie. Bei der modernen Wundbehandlung steht das Ziel im Vordergrund, nach Reinigung der Wunde eine Infektion durch Schaffen eines feuchten Milieus mit leicht saurem pH-Wert und Unterstützung der körpereigenen Heilungskräfte zu verhindern. In einer solchen Umgebung reinigt sich die Wunde selbst weiter von restlichen Fibrinbelägen und nekrotischen Zellen (autolytisches Débridement), und die Abwehrzellen und Zellen, die für die Regeneration des Gewebes sorgen, können besser aktiv werden. Außerdem wird das Bakterienwachstum in diesem Milieu verringert. Moderne Wundauflagen (▶ Tab. 37.1) erhalten ein feuchtes Wundmilieu, sind von außen wasser- und keimdicht bzw. werden durch einen Deckverband abgedeckt und schaffen so gute Heilungsvoraussetzungen.

Müssen aufgrund sehr hoher Keimzahlen oder einer stark geschwächten Abwehr Antiseptika eingesetzt werden, sollte darauf geachtet werden, dass möglichst keine Substanzen verwendet werden, die häufig Allergien hervorrufen, die Wunde austrocknen oder zellschädigend wirken.

Phasengerechte Wundauflagen

Wundauflagen haben nicht nur die Aufgabe, die Wunde vor Kontamination mit Keimen von außen zu schützen, sondern sie sollen auch
- Druck auffangen,
- vor Temperaturschwankungen schützen,
- Feuchtigkeit erhalten bzw. durch Aufsaugen von Exsudat oder Abgabe von Feuchtigkeit den Feuchtigkeitsgehalt der Wunde regulieren,
- Gasaustausch ermöglichen,
- ggf. Nekrosen ablösen und die Wunde reinigen,
- zum Teil Bakterien oder toxische (giftige) Stoffe absorbieren oder aus der Wunde befördern und das Bakterienwachstum verhindern,
- einen Verbandwechsel ohne Traumatisierung des neu gebildeten Granulations- oder Epithelgewebes ermöglichen,
- die Proliferation von Granulations- und Epithelgewebe fördern.

Je nach Art der Wunde, Wundzustand und Behandlungszielen bei der vorliegenden Wunde kommen unterschiedliche Wundauflagen zum Einsatz.

Eine Übersicht über verschiedene Wundauflagen gibt ▶ Tab. 37.1.

37.3 Prinzipien der Wundversorgung

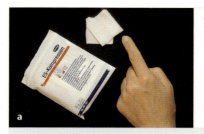 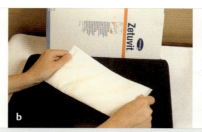 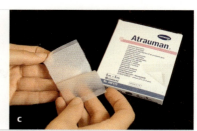

Abb. 37.10 Konventionelle Wundauflagen. (Fotos: Thieme)
a Mullkompressen.
b Saugkompressen.
c Salbenkompressen.

Trockene Wundauflagen wie Mull-, Vliesstoff- oder Saugkompressen

Traditionelle Verbandstoffe aus Mull und Vlies oder Saugkompressen (▶ Abb. 37.10) sollten bei einer modernen Wundtherapie nur als Sekundärverbände zum Einsatz kommen. Wenn sie dem Wundgrund direkt aufliegen, wird bei jedem Verbandwechsel neu gebildetes Gewebe abgerissen, da sie mit der Wunde verkleben. Bei trockener Wundbehandlung behindert die Bildung von Krusten außerdem den Verschluss der Wunde durch Epithelzellen, die vom Wundrand her einwandern. Als Saugkompressen über der eigentlichen Wundauflage sind sie bei starker Exsudation und häufigen Verbandwechseln manchmal sinnvoll. Allerdings müssen sie gewechselt werden, sobald der Verband vollgesogen ist, da es sonst zur Mazeration (Aufweichung) der Haut kommt. Bei sehr starker Sekretion gibt es auch Saugkompressen mit Superabsorber (z.B. Askina Absorb+, Zetuvit plus), die große Exsudatmengen aufnehmen können.

Sterile Kompressen oder Verbandpäckchen können außerdem bei der Erstversorgung einer frischen Verletzung zum Einsatz kommen, bis die Wunde definitiv versorgt wird.

Gaze- oder Silikonauflagen, Wunddistanzgitter

Mit Fett imprägnierte Gaze oder mit Silikon beschichtete Polyamidnetze eignen sich bei großflächigen Wunden wie Verbrennungen, große Tumorwunden, Schürfwunden oder Meshgraft-Entnahmestellen (S. 939), für die keine geeigneten hydroaktiven Verbände zur Verfügung stehen. Salbenkompressen verkleben weniger mit der Wunde und lassen Sekret durch ihre weiten Maschen durchtreten. Das Sekret wird durch darüber liegende Mull- oder Saugkompressen aufgefangen. Zum Entfernen werden die Kompressen mit Ringerlaktat angefeuchtet, um eventuelle Verklebungen zu lösen. Man sollte, je nach Wundstatus und Exsudation, möglichst lange Verbandwechselintervalle anstreben. Ein Nachteil ist allerdings, dass die Wunde zwischen den Verbandwechseln nicht beurteilbar ist. Wenn Salbenkompressen verwendet werden, sollte jedoch darauf geachtet werden, dass sie wirkstofffrei sind, da sonst die Allergiegefahr hoch ist.

Wunddistanzgitter aus Silikon oder mikroperforiertem Polyethylen (z.B. 3M Tegaderm Contact, wird bei Kontakt mit Exsudat durchsichtig) verkleben nicht mit dem Untergrund. Auf dem Markt sind auch hydroaktiv beschichtete Salbenkompressen (z.B. Hydrotüll, Lomatüll Pro), die nicht mit dem Wundgrund verkleben und bei Kontakt mit Wundexsudat ein Gel bilden.

Hydroaktive/Interaktive Wundauflagen

Zu den hydroaktiven Wundauflagen, die von manchen Autoren auch als interaktive bezeichnet werden, gehören:
- Folien
- Hydrokolloide
- Hydrogele
- Schaumstoffe
- Laminate
- Hydrofasern
- spezielle, aktive Wundauflagen (z.B. mit Kollagen, Wachstumsfaktoren, Silber, Hyaluronsäure)

Sie wirken feuchtigkeitserhaltend, schützen vor Auskühlung und schaffen ein physiologisches Milieu in der Wunde. Die Gewebsflüssigkeit enthält Stoffe, die für die Heilung wichtig sind, wie z.B. Enzyme, Hormone und Wachstumsfaktoren. Die Zellen, die beim Verschluss der Wunde beteiligt sind, können sich in dieser feuchtwarmen Umgebung besser teilen und wandern. Bakterien hingegen vermehren sich beim leicht sauren pH-Wert von 5,5 schlechter, sodass gleichzeitig ein gewisser Infektionsschutz besteht.

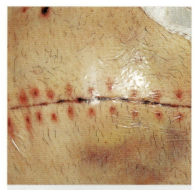

Abb. 37.11 Folienverband. (Foto: Paul Hartmann AG)

Hydroaktive Wundauflagen mit Folienabdeckung sind in gewissen Grenzen atmungsaktiv (lassen Sauerstoff zur Wunde hin und Wasserdampf und Kohlendioxid aus der Wunde austreten). Je nach Art und Heilungsstadium, Tiefe der Wunde und Exsudatmenge, die die Wunde absondert, sind unterschiedliche Produkte geeignet:

▶ **Folien.** Bei sauberen, oberflächlichen Wunden, als sterile Abdeckung von Kathetereinstichstellen oder als Verband über einer Operationsnaht eignen sich semipermeable (halbdurchlässige) Folien aus Polyurethan (PU, ▶ Abb. 37.11), die, wie oben erwähnt, atmungsaktiv sind. Andererseits sind sie wasser- und keimundurchlässig und schützen die Wunde vor dem Austrocknen und Auskühlen. Da sie durchsichtig sind, ermöglichen sie das Beobachten, Ausmessen und Dokumentieren der Wunde ohne häufige traumatisierende Verbandwechsel. Sie können als Deckverband auch zur Befestigung anderer hydroaktiver Verbände verwendet werden, die nicht selbsthaftend sind. Sie sind auch mit hautfreundlicher Silikonbeschichtung (z.B. Opsite Flexifix Gentle) oder ohne Polyacrylatkleber und Latex (Xtrata Perme-Roll) für Kranke mit Allergien erhältlich. Wird Exsudat gebildet, wie z. B. bei den meisten sekundär heilenden oder chronischen Wunden, oder ist die Wunde tiefer, eignen sich reine Folienverbände nicht als Primärverband. Hier kommen Hydrokolloide, Hydrogele, Schaumstoffe, Laminate oder Hydrofasern infrage (und evtl. Folie als Abdeckung).

Abgelöst wird die Folie durch Überdehnen zur Seite, wobei die Haut unterhalb mit der Hand fixiert wird, um Scherkräfte zu vermeiden.

▶ **Hydrokolloide.** Sie enthalten zusätzlich zur semipermeablen PU-Außenfolie eine innere Schicht, die Feuchtigkeit aufnehmen kann und sich dann mit dem Wundsekret zu einem Gel verflüssigt. Zwischen der Wunde und dem Verband bildet sich dann eine Blase mit Sekret (▶ Abb. 37.12). Hat die Blase etwa die Ausdehnung der Wunde erreicht, sollte der Verband gewechselt werden. Dabei wird die Hydrokolloidplatte vom Rand her zur Seite hin überdehnt (nicht nach oben abziehen!), da dann die Platte nicht mehr haftet und sich ablöst. Im Bereich der Flüssigkeitsblase haftet der Verband nicht mehr, sodass ein schmerzfreies Ablösen im Wundbereich möglich ist und neu gebildetes Gewebe nicht von der Wunde abgerissen wird. Wichtig ist, dass die Wundauflage ausreichend groß gewählt wird (sie sollte mindestens 2 cm über den Wundrand hinausgehen). Wenn nämlich die Blase den Rand des Verbands erreicht, entsteht eine Verbindung nach außen und es können Keime in die Wunde gelangen.

Hydrokolloidverbände eignen sich für granulierende Wunden mit geringer oder mäßiger Exsudation (Sekretbildung) und zur Wundreinigung bei schmierig belegten Wunden. Bei solchen Wunden können auch feingeschäumte Polyurethan-Schaumstoffe angewandt werden. Bei infizierten Wunden sind reine Hydrokolloide nicht angezeigt (dann silberhaltige Produkte oder Kombination mit Lavasepthaltigem Gel).

▶ **Hydropolymere/polymerer Membranverband.** Hydropolymere bestehen aus Polyurethanschaum, der auf eine semipermeable PU-Folie aufgebracht ist (▶ Abb. 37.13). Das Schaumstoffkissen verflüssigt sich im Gegensatz zu Hydrokolloiden nicht, sondern haftet an der Folie formstabil. Es kann mehr Exsudat aufnehmen als Hydrokolloide und speichert es. Aufgelöste Nekrosen, Beläge, Zelltrümmer und Exsudat werden aufgesogen, sodass sie beim Verbandwechsel mit dem Wundkissen abgehoben und entfernt werden. Ist die Aufnahmekapazität erreicht, kann es allerdings zur Mazeration (Aufweichung) der Umgebungshaut kommen. Hydropolymere und polymere Membranverbände eignen sich für Wun-

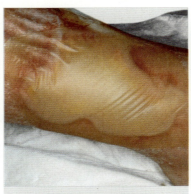

Abb. 37.12 Hydrokolloidverband. (Foto: Paul Hartmann AG)

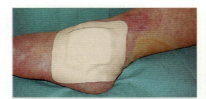

Abb. 37.13 Hydroaktive Wundauflage aus Schaumstoff. (Foto: Paul Hartmann AG)

den in der Reinigungs- und Granulationsphase. Bei größeren Wundhöhlen sind tamponierbare Hydropolymere einsetzbar. Allerdings darf die Wunde höchstens zu ⅔ aufgefüllt werden, da die Schäume quellen und sonst Gewebe gequetscht wird. Für sehr empfindliche Haut gibt es silikonbeschichtete, für starke Exsudation Superabsorber-enthaltende, zur Schmerzlinderung Ibuprofen-haltige Hydropolymere. Offenporige, zweischichtige Weichschaumkompressen mit spezieller Struktur eignen sich besonders zur Vorbereitung des Wundbetts (Wundkonditionierung) bei geplanter Gewebetransplantation, da sie besonders die Vaskularisation (Gefäßeinsprossung) und damit die Granulation fördern. Blutgefäße wachsen in die Kompresse ein, sodass beim Abheben kleine Blutungen entstehen. Dies bietet gute Voraussetzungen für das Anheilen von Meshgraft-Transplantaten (Spalthauttransplantaten).

▶ **Hydrogele.** Hydrogele sind, da sie schon ein feuchtes Gel enthalten, eher für trockene Wunden geeignet, können aber auch noch zusätzlich Wundsekret aufnehmen. Trockene Nekrosen können damit wieder befeuchtet und aufgelöst werden (autolytisches Débridement). Im Gegensatz zu enzymhaltigen Salben wird dabei die Bildung von Granulationsgewebe nicht gestört, und gesunde Zellen werden nicht beschädigt.

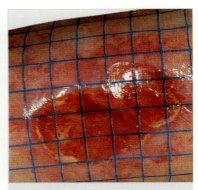

Abb. 37.14 Hydrogel-Verband mit Raster zum Ausmessen der Wunde. (Foto: Paul Hartmann AG)

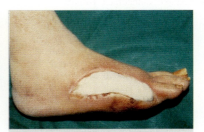

Abb. 37.15 Kalziumalginat-Auflage bei Zustand nach Amputation (Diabetisches Fußsyndrom). (Abb. aus: H. Lippert. Wundatlas. Thieme; 2012)

Hydrogele sind entweder pur als Gel zum Einbringen in die Wunde oder auf einem Hydrokolloidverband als Träger erhältlich. Die Verbände sind durchsichtig, sodass eine gute Wundbeobachtung möglich ist, und haften meist selbst auf der Wunde (▶ Abb. 37.14). Bei einigen Produkten ist jedoch eine zusätzliche Fixierung erforderlich.

▶ **Kalziumalginate und Hydrofasern (Natrium-Carboxymethyl-Zellulose).** Sie sind als Kompressen oder Tamponaden erhältlich, die nicht selbst haften. Sie werden verwendet, um tiefe, zerklüftete, mittel bis stark exsudierende Wunden auszutamponieren, und benötigen meist einen zusätzlichen Verband zur Fixierung. Zum Teil werden sie auch kombiniert mit einem Hydrokolloidverband angeboten. Kalziumalginat-Verbände wandeln sich bei Aufnahme von Wundexsudat in ein schleimartiges Gel um, das weiter Wundsekret aufsaugen kann (▶ Abb. 37.15). Sie wirken außerdem blutstillend. Alginatverbände fördern ein idealfeuchtes Milieu mit saurem pH, das die Wundreinigung und Granulation der Wunde fördert. Natrium-Carboxymethyl-Zellulose wirkt ähnlich, kann jedoch noch mehr Flüssigkeit als Alginate aufnehmen

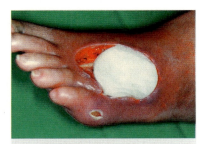

Abb. 37.16 Wundkissen aus Laminat mit Saug-Spül-Körper. (Foto: Paul Hartmann AG)

und bleibt im Gegensatz zu diesen formstabil. Weil die Faserverbände die Wunde nicht abschließen und große Flüssigkeitsmengen aufnehmen können, eignen sie sich in Kombination mit Silber oder Lavasept-haltigem Gel auch für die Behandlung von infizierten Wunden. Durch ihre blutstillende Wirkung sind sie auch nach chirurgischer Nekrosenabtragung zum Austamponieren der Wundhöhle gut geeignet.

Praxistipp

Bei trockenen Wunden muss die Kalziumalginat-Kompresse oder -Tamponade angefeuchtet werden, da sie sonst ihre Wirkung nicht entfalten kann.

▶ **Polyacrylatkissen (Laminat).** Das Polyacrylatkissen besteht aus einem Superabsorber, der von einem Gestrick umgeben ist (▶ Abb. 37.16). Nach Aktivierung mit Ringer-Lösung entfaltet es eine Spül-Saug-Wirkung, indem das Wundexsudat ins Kissen aufgenommen und gleichzeitig Spüllösung in die Wunde abgegeben wird. Dadurch wird die Wunde gereinigt („Wundwaschmaschine") und die Granulation gefördert.

Lernaufgabe

Frau Lang hat bei Frau Lind die Schürfwunde am Unterschenkel mit einem Hydrokolloidverband versorgt. Diskutieren Sie mit einer Kollegin, welche anderen hydroaktiven Wundauflagen als Alternative infrage kommen und begründen Sie Ihre Meinung.

▶ **Weitere spezielle Wundauflagen bzw. Verfahren.** Bei besonderen Indikationen sind weitere spezielle Wundauflagen, die auch zu den hydroaktiven Verbänden zählen, einsetzbar:

- Die **Vakuumversiegelung** von Wunden wird eingesetzt, wenn die Vorteile einer feuchten Wundbehandlung mit einer Hochvakuum-Saugdrainage zur schnelleren Wundreinigung kombiniert werden sollen. Dabei wird ein Schwamm zur Aufnahme des Exsudats in die Wunde eingelegt, diese mit Folie abgedeckt und im Wundgebiet ein definierter Sog angelegt. Durch das optimale Wundmilieu und die effektive Ableitung des Exsudats wird die Wunde schneller gereinigt und die Bildung von Granulationsgewebe wird durch den Sog intensiver gefördert.
- Zum Teil sind die oben angeführten **hydroaktiven Verbände** auch **in Kombination** erhältlich; so besteht z. B. Versiva (Convatec) aus einer Hydrokolloidschicht, die die Wunde bedeckt, einem Hydrofaser enthaltenden Wundkissen und einer Schaum-/Filmschicht als Deckschicht. So sind feuchtes Wundmilieu, Exsudatmanagement, eine schonende Haftung und eine wasserdichte Deckschicht kombiniert. Dadurch eignet sich eine solche Wundauflage für flächige Wunden wie Ulcus cruris, Verbrennungen 2. Grades, Dekubitus und traumatische Wunden. Cutinova Hydro, eine hydroselektive Wundauflage, enthält einen in PU-Folie eingebetteten Superabsorber, der das 150-Fache seines Eigengewichts an Flüssigkeit aufnehmen kann.
- Speziell für chronische Wunden, bei denen der Heilungsprozess stillsteht, gibt es **aktive Wundauflagen**, die die chronische Entzündungsreaktion durchbrechen und Matrixmetalloproteasen (MMP), evtl. auch Radikale und Zytokine, die die Wundheilung in der Granulationsphase behindern, binden sollen. Wachstumsfaktoren, die die Gewebeneubildung fördern, sollen geschützt werden. Es gibt Produkte mit **Kollagen** (Suprasorb C) oder **Cellulose und Kollagen** (Promogran, Promogran Prisma mit Silber). Auch Wundgaze/**Polyurethanschaumverband mit NOSF** (Urgo Start) und **Matrixverband mit PHI** (Tegaderm Matrix) sollen MMP einschränken. **Hyaluronsäure** (Hyalogran Granulat) und **Chitosan-Spray** (Quractiv Derm) regen die Wundheilung an. Diese Produkte sind nicht für die Reinigungsphase, sondern erst ab der Granulationsphase anwendbar.
- Mit **Fettsäureester** beschichtete Wundauflagen (Cutimed Sorbact) dienen der Reinigung von infizierten Wunden, indem sie Keime wie ein Magnet anziehen, sodass diese an der Auflage haften und beim Verbandwechsel mit entfernt werden.
- Für Wunden mit starker Geruchsbildung sind Auflagen mit **Aktivkohle** einsetzbar.
- Will man v. a. eine bakterienhemmende Wirkung erreichen, kommen **silberhaltige** oder **mit Antiseptika imprägnierte Wundauflagen** infrage. Sehr viele hydroaktive Wundauflagen sind als silberhaltige Variante erhältlich. Da sie jedoch teurer sind und das Silber eine gewisse Zytotoxizität (zellschädigende Wirkung) besitzt, sollten sie nur bei infizierten Wunden, infektionsgefährdeten Wunden (z. B. Sakraldekubitus) bzw. chronischen besiedelten Wunden eingesetzt werden.
- **Sonderformen** für bestimmte Körperstellen (Sakrum, Ellenbogen, Ferse usw.) und
- **Zusatzmaterialien** (Pasten für Wundränder, Tamponaden für große Wunden) sind den Hinweisen der Herstellerfirma zu entnehmen, die v. a. bei Spezialverbänden sorgfältig beachtet werden sollten.

Weitere spezielle Methoden zur Wundtherapie

Sie sollen hier nur kurz erwähnt werden, weil ihre Anwendung meist in der Klinik erfolgt. Sie sind angezeigt, wenn die Epithelisierung der Wunde nur schwer möglich ist, z. B. bei ausgedehnten Verbrennungen oder chronischen Problemwunden. Hierzu gehört die Verpflanzung von Spalthaut (Meshgraft-Transplantation), die z. B. vom Oberschenkel entnommen wird und auf der entsprechend vorbereiteten, gut granulierten Wundfläche mit Klammern oder Nähten fixiert wird. Ein Hautersatzprodukt (Integra) regt die Neubildung von Epidermisgewebe an: In die untere der 2 Schichten wächst neues Gewebe ein, wobei sich gleichzeitig dann diese Schicht auflöst. Die Deckschicht aus Silikon wird, wenn sich neue Haut gebildet hat, nach ca. 3 Wochen entfernt und durch ein hauchdünnes Oberhauttransplantat abgedeckt. Auch Keratinozyten-Kulturen (Epithelzellen, die in Zellkulturen angezüchtet wurden) können auf die Wundfläche aufgebracht werden. Wachstumsfaktoren regen, v. a. bei chronischen Wunden mit schlechter Heilungstendenz, die Gewebeneubildung an.

Praktischer Einsatz feuchter Wundbehandlung

Merke

Im modernen Wundmanagement wird, wo immer möglich, der feuchten Wundbehandlung der Vorzug gegeben, weil dadurch in der Wunde einfach ein optimales Milieu für Heilungsvorgänge geschaffen wird.

In der Praxis ist diese Erkenntnis, v. a. im ambulanten Bereich, manchmal schwer durchzusetzen. Zwei Hauptargumente werden immer wieder gegen hydroaktive Verbände vorgebracht:
1. Das Gel, das sich z. B. unter Hydrokolloidverbänden oder Alginaten aus Wundsekret und Verflüssigung des Verbands bildet, wird oft mit Eiter verwechselt und aus Furcht vor einer Infektion die Behandlung abgebrochen. Dabei wurde in vielen Untersuchungen nachgewiesen, dass die Infektionsrate bei der feuchten Wundbehandlung deutlich geringer ist als bei konventionellen, trockenen Verbänden, da die semipermeable Deckfolie das Eindringen von Bakterien und anderen Mikroorganismen verhindert und in geringem Maß sauerstoffdurchlässig ist.
2. Ein weiteres Argument gegen hydroaktive Wundauflagen ist ihr Preis. Die einzelnen Verbände sind zwar teurer als trockene Kompressen, aber über den gesamten Heilungsverlauf hinweg gesehen ist eine feuchte Wundbehandlung oft preiswerter. Mit zunehmender Heilung können die Verbände bis zu mehreren Tagen auf der Wunde belassen werden, und der Heilungsverlauf dauert insgesamt kürzer.

Hierzu muss aber betont werden, dass nach dem Expertenstandard „Pflege von Menschen mit chronischen Wunden" (▶ Abb. 37.19) Pflegefachkräfte verpflichtet sind, ärztlich angeordnete Maßnahmen zur Wundversorgung abzulehnen, wenn diese nicht dem aktuellen Stand des Wissens entsprechen. Stand des Wissens ist eine phasengerechte feuchte Wundversorgung.

Lernaufgabe

Verfolgen Sie den Heilungsverlauf einer Wunde (Ausmessen, Fotos) unter feuchter Wundbehandlung und dokumentieren Sie ihn mithilfe eines Wunddokumentationsbogens (falls nicht vorhanden, Download aus dem Internet bei Verbandmaterial-Herstellern, siehe Lern- und Le-seservice). Diskutieren Sie die Ergebnisse im Pflegeteam. Falls dazu keine Möglichkeit besteht, informieren Sie sich im Internet über Heilungsverläufe, die dort ausführlich mit Fotos dokumentiert sind.

37.3.2 Pflegemaßnahmen bei verschiedenen Wunden

Erstversorgung frischer Verletzungen

Kleine Gelegenheitswunden werden gereinigt und ein Antiseptikum aufgebracht, falls sie verschmutzt sind. Anschließend werden sie durch einen Wundschnellverband (Pflaster) abgedeckt. Größere Wunden sollten steril abgedeckt (z. B. mit einer sterilen Kompresse), provisorisch verbunden, ruhig gestellt und durch den Arzt weiter versorgt werden. Falls eine stärkere Blutung vorliegt, legt man einen Druckverband zur Blutstillung an und achtet darauf, dass der verletzte Bereich hoch gelagert wird.

Bestehen Hinweise auf einen Schock, sollten erste Maßnahmen zur Schockbekämpfung (Schocklagerung, ausreichende Sauerstoffzufuhr) getroffen werden. Keinesfalls sollte eine Extremität abgebunden werden.

Im Rahmen der weiteren ärztlichen Versorgung wird die Wunde gereinigt, ein Débridement (Wundausschneidung) oder eine operative Wundrevision durchgeführt. Dann entscheidet der Arzt, ob die Wunde primär verschlossen, also genäht oder geklebt werden kann, oder ob zunächst eine offene Wundbehandlung erforderlich ist.

Fallbeispiel

Bei Frau Lind wird die Kopfplatzwunde direkt nach dem Unfall mit einer sterilen Kompresse abgedeckt und, falls sie stark blutet, ein Druckverband darüber angebracht. Die Unterschenkelwunde wird ebenfalls mit einer sterilen Kompresse abgedeckt und diese durch eine Binde fixiert bzw. ein steriles Verbandpäckchen benutzt. Die helfende Person sollte für ausreichende Sauerstoffzufuhr sorgen (z. B. durch Öffnen des Fensters) und Frau Lind beruhigen. Wird der Oberkörper hoch gelagert, lässt die Blutung schneller nach und die Schwellneigung der Wunde ist geringer. Der Transport ins Krankenhaus wird in die Wege geleitet; bis der Krankentransport eintrifft, sollte Frau Lind nicht mehr allein gelassen werden.

Praxistipp

Beim Transport ins Krankenhaus sollten ausreichende Informationen zum Unfallhergang und zur allgemeinen Anamnese (Grunderkrankungen, Medikamente) mitgegeben werden, falls der Verletzte nicht selbst Auskunft geben kann. Wichtig ist auch der Impfausweis wegen des Tetanusschutzes (sonst wird bei jeder Verletzung eine erneute Tetanus-Immunprophylaxe durchgeführt).

Sonderfall Verbrennungswunden

Verbrennungen stellen insofern einen Problemfall dar, da die Schwere der Verletzung oft unterschätzt wird. Gerade in der ambulanten Pflege wird eine Verbrennung manchmal von den Betroffenen bagatellisiert und mit verschiedenen Hausmitteln (Mehl, Milch, Salben) weiterbehandelt.

Eine Verbrennungswunde ist jedoch stark infektionsgefährdet. Sie stellt zudem durch die enormen Flüssigkeitsverluste aus der Wunde (bis zu 7 Liter pro m² verbrannter Körperoberfläche am Tag!) eine Gefährdung für den Flüssigkeits- und Mineralhaushalt dar. Alte Menschen sind genauso wie Kinder deutlich mehr für akute Kreislaufstörungen bis hin zum Schock gefährdet. Zur Abschätzung der Gefährdung anhand der verbrannten Körperoberfläche dient die sog. „Neunerregel" (▶ Abb. 37.17). Bei einer Ausdehnung der Verbrennung von über 10–15 % besteht Schockgefahr! Die Tiefe der Verbrennung

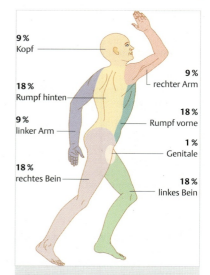

Abb. 37.17 „Neunerregel" nach Wallace zur Einschätzung der verbrannten Körperoberfläche.

Tab. 37.2 Gradeinteilung von Verbrennungen. Die Einteilung richtet sich nach der Tiefe, wobei zwischen Grad IIb und III fließende Übergänge bestehen (Müller 1994).

Grad der Verbrennung		Symptomatik	Anmerkung
I		Rötung, Schwellung, Schmerz	• Spontanheilung ohne Narben
II	IIa	Rötung, Blasen, Schmerz (oberflächlich dermale Läsion)	• Ausheilung ohne Narben
	IIb	Blasen, Schmerz, anämische Haut (tief-dermale Läsion)	• Narbenbildung
III		Nekrose, graue, weiße oder schwarze Haut, kein Schmerz	• keine Spontanheilung • Narbenbildung

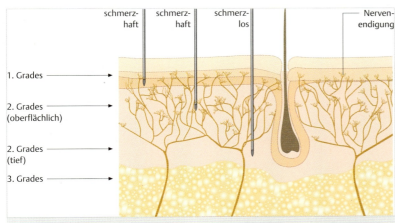

Abb. 37.18 Der Nadelstichtest ist eine klinische Untersuchungsmethode, um den Verbrennungsgrad näher einschätzen zu können. (Abb. aus: H. Lippert. Wundatlas. Thieme; 2012)

entscheidet, ob die Wunde ohne bzw. mit geringer Narbenbildung abheilt oder ob schwere Narben und Keloide zu befürchten sind. Man unterscheidet 3 unterschiedliche Grade (▶ Tab. 37.2).

Merke

Eine mindestens zweitgradige Verbrennung liegt vor, wenn ein Nadelstich im verbrannten Bezirk nicht mehr als schmerzhaft empfunden wird (▶ Abb. 37.18). Dann ist, unabhängig vom Ausmaß der Verbrennung, eine ärztliche Behandlung unbedingt erforderlich, da Narben und evtl. Kontrakturen zu befürchten sind. Gegebenenfalls gleich das Brandverletztenzentrum kontaktieren (Zentrale für Brandverletzte Tel. 040/42 851–3 998).

▶ **Erstmaßnahmen.** Zuerst sollte der Verletzte von der Hitzequelle entfernt werden und verkohlte oder mit heißer Flüssigkeit getränkte Kleidung ausgezogen werden. Dann kühlt man bei Verbrennungen I. und II. Grades die Wunde mit fließendem, handwarmem Wasser (ca. 18–25 °C) für einige Minuten, bis die Schmerzen nachlassen, um das sog. „Nachbrennen" zu vermeiden. Anschließend wird die Wunde steril abgedeckt (Alu-Verbandpäckchen). Wichtig ist, dass möglichst schnell Schmerzmittel und Infusionen gegeben werden können, um den Kreislauf zu stabilisieren. Deshalb sollte unverzüglich der Rettungsdienst benachrichtigt und die weitere Behandlung im Krankenhaus sichergestellt werden.

Pflegemaßnahmen bei aseptischen Wunden

Aseptische Wunden sind z.B. Operationswunden oder Wunden, die nach Ausschneiden durch den Arzt genäht werden konnten und voraussichtlich primär heilen werden. Wichtig ist hier eine regelmäßige Wundkontrolle und Dokumentation der Wundverhältnisse.

Bei aseptischen Wunden werden z.T. noch trockene, luftdurchlässige, saugfähige, sterile Wundauflagen verwendet, um die Wunde trocken zu halten (z.B. sterile Mullkompressen). Beim Verbandwechsel sollte die Wundauflage jedoch, falls sie mit der Wunde verklebt ist, angefeuchtet werden (z.B. mit Ringer-Lösung), damit das neu entstehende Gewebe nicht mit dem Verband abgerissen wird. Beim Wechseln des Verbands erfolgt eine desinfizierende Wundreinigung (z.B. mit Lavasept), wobei von innen nach außen, d.h. von der Wunde weg (von keimarm zu keimreich!, ▶ Abb. 37.21) desinfiziert und anschließend ein neuer Verband aufgebracht wird. Nach 2–4 Tagen reicht häufig das Anlegen eines Schnellverbands (Pflaster) nach der Wunddesinfektion, der aber die Wunde rundum gegen das Eindringen von Keimen abdichten muss.

Immer häufiger werden jedoch Folienverbände oder sehr dünne hydroaktive Verbände verwendet: Um die Wunde vor Austrocknung zu schützen und häufige Verbandwechsel zu vermeiden (die Wunde wird dadurch irritiert und neu gebildetes Gewebe abgerissen), wird ein atmungsaktiver, wasserdichter Transparentverband (z.B. Hydrofilm, Suprasorb F, Biocclusive) aufgebracht. Transparentverbände ermöglichen eine Wundkontrolle ohne Verbandwechsel, da sie durchsichtig sind und länger belassen werden können (Herstellerangaben beachten). Ein weiterer Vorteil ist, dass die Kranken mit dem Verband duschen können. Voraussetzung für die Anwendung von Folienverbänden ist allerdings eine ausreichende Blutstillung, fehlende Exsudation und Entzündungsfreiheit der Wunde.

Merke

Bei jedem Hinweis auf eine Infektion der Wunde wie zunehmende Schmerzen, Rötung, Ödem, Fieber oder eitriger Sekretion muss der Arzt informiert werden.

Pflegemaßnahmen bei infizierten Wunden

Bei infizierten Wunden oder Wunden mit hoher Keimzahl darf die Wunde nicht okklusiv (verschließend, z.B. mit Folienverband oder Hydrokolloiden) abgedeckt werden, da es bei höherer Temperatur und feuchtwarmem Milieu zu einer Keimvermehrung kommen kann. Hier steht die Keimreduzierung bzw. Wunddesinfektion im Vordergrund, da eine Wundheilung erst nach Beseitigung der Infektion möglich ist.

Eventuell muss bei Infektion des ganzen Körpers und Sepsisgefahr systemisch ein Antibiotikum nach Blutkultur und Resistenzbestimmung der Bakterien gegeben werden. Um bei einer tiefen Infektion die Bakterien nachzuweisen, kann eine Probeexzision aus der Tiefe mit anschließender Bakterienkultur erforderlich sein. Beim Wundabstrich verfälschen Oberflächenbakterien manchmal den Befund. Wundauflagen, die bei infizierten Wunden angewendet werden, sollen die Bakterien abtöten (mit Antiseptika beschichtete oder silberhaltige Produkte) bzw. bakterienhaltiges Wundexsudat aufnehmen und damit die Keimzahl in der Wunde reduzieren. Die Wunde sollte auch bei jedem Verbandwechsel gründlich gespült werden.

Als Wundauflage kommen folgende Materialien infrage: silberhaltige Wundauflagen, Silberaktivkohle, wirkstofffreie Wundauflagen mit hydrophober Wechselwirkung (z. B. Cutimed Sorbact), HydroBalance-Wundauflagen, Polyurethanschaumverbände oder Mullkompressen mit PHMB (Polyhexanid). Silberhaltige Alginate und oben genannte Wundauflagen als Tamponade oder Cavity-Schäume eignen sich auch zum Austamponieren infizierter Hohlräume und tiefer, zerklüfteter Wunden.

Pflegemaßnahmen bei chronischen und sekundär heilenden Wunden

In der Altenpflege liegen häufiger chronische, septische Wunden vor als akute Verletzungen oder aseptische Wunden. Dekubitus, Ulcus cruris oder der sog. diabetische Fuß, der durch Gefäß- und Nervenschäden bei Diabetes entsteht, haben einen chronischen Verlauf und oft eine schlechte Heilungstendenz. Da die Entstehungszusammenhänge von chronischen Wunden und die Therapiemöglichkeiten sehr komplex sind, empfiehlt es sich, einen Fachexperten (für Wundversorgung spezifisch weitergebildete Pflegefachkraft) hinzuzuziehen.

▶ Abb. 37.19 zeigt eine Übersicht der Qualitätskriterien des „Expertenstandards Pflege von Menschen mit chronischen Wunden".

Die allgemeinen Prinzipien der Wundversorgung, wie sie bereits dargestellt wurden, gelten für chronische Wunden besonders. Entscheidend ist eine gute Zusammenarbeit aller professionell mit dem Kranken Befassten, also Pflegende, Ärzte und andere Fachberufe (z. B. Ernährungsberater, Psychologen, Podologen, Physiotherapeuten, Schuhmechaniker), sodass gemeinsam mit dem Betroffenen und seinen Angehörigen die ideale Vorgehensweise gefunden werden kann. Im Expertenstandard „Pflege von Menschen mit chronischen Wunden" wird darauf hingewiesen, dass innerhalb der Einrichtung eine Verfahrensregelung bestehen sollte, in der folgende Punkte festgelegt sind:
- Klärung der berufsgruppeninternen und -übergreifenden Zusammenarbeit
- Zuständigkeit für die spezifische Diagnosestellung und Therapieentscheidung
- Art und Einsatz von Verbandstoffen/Hilfsmitteln
- Zuständigkeit für die Koordination des Versorgungsprozesses

Merke

Für die Wundanalyse sollte man sich viel Zeit nehmen und den aktuellen Zustand der Wunde genau beurteilen. Die Kriterien für die Wundbeurteilung und Beschreibung der Wunde werden beim Verbandwechsel genau dargestellt.

Ebenso wichtig ist aber auch eine sorgfältige Anamnese. Es ist notwendig, die persönlichen Voraussetzungen des Patienten (Alter, Einflussfaktoren auf die Wundheilung wie andere Grunderkrankungen, vorhandene Störfaktoren, Ernährungszustand, Mobilität des Kranken) genau zu analysieren und im Team zu besprechen. Je eher alle Faktoren berücksichtigt werden und je besser die weitere Vorgehensweise geplant wird, desto besser sind die Heilungsaussichten.

Bei der Behandlungsplanung diskutieren Pflegende Behandlungsmöglichkeiten im fachübergreifenden Behandlungsteam mit und bringen die Ergebnisse ihrer Beobachtung und Dokumentation ein. Falls der Kranke nicht selbst dazu in der Lage ist, führen sie die Verbandwechsel sorgfältig und möglichst schonend für den Kranken durch und achten darauf, dass er keine Schmerzen hat. Sie sind das Bindeglied zwischen hoch spezialisierten medizinischen Maßnahmen, anderen Fachkräften und dem Kranken und können durch einfühlsame Wahrnehmung und gelungene Kommunikation dazu beitragen, dass er den Heilungsprozess selbst unterstützen kann.

Merke

Bei chronischen Wunden ist die Dokumentation besonders wichtig. Dazu gehört die Dokumentation der durchgeführten Pflegemaßnahmen, um wichtige Informationen an die anderen Mitarbeiter des Pflegeteams weiterzugeben. V. a. aber müssen Wundzustand und Heilungsverlauf genau dokumentiert werden, am besten mittels eines Wunddokumentationsbogens und guten, aussagekräftigen Fotos. Dies dient der Erfolgskontrolle der durchgeführten Wundbehandlung (Evaluation der Therapieergebnisse, evtl. Änderung der therapeutischen Strategie), aber auch der rechtlichen Absicherung!

Die therapeutischen Strategien der Behandlung von chronischen Wunden haben sich in den letzten Jahren stark verändert.

▶ **Wundversorgung.** Während man früher versuchte, eine Wunde mit konventionellen Verbandmaterialien möglichst trocken zu halten (sog. trockene Wundbehandlung), ist heute das Prinzip der feuchten Wundbehandlung Standard. Forschungsergebnisse haben gezeigt, dass bei Wunden mit schlechter Heilungstendenz die körpereigenen Heilungsvorgänge unterstützt werden müssen und die Wunde in einen Zustand gebracht werden muss, in dem die Neubildung von Blutgefäßen, Bindegewebe und Epithel gefördert wird. Ist der Defekt sehr groß und kann man nicht mit einer vollständigen Heilung in angemessener Zeit rechnen, kommen verschiedene Verfahren der Gewebetransplantation infrage, z. B. die Verpflanzung von Spalthaut, die von einer anderen Körperregion entnommen wird oder Deckung durch eine Lappenplastik. Einige Wundauflagen zur feuchten Wundbehandlung (s. ▶ Tab. 37.1) sind besonders geeignet, den Wundgrund auf eine nachfolgende Gewebetransplantation vorzubereiten (zu konditionieren). Bei speziellen Problemwunden kommen auch noch andere Verfahren zum Einsatz, die bei den Wundauflagen angesprochen wurden. Spezialverfahren werden meist an größeren Kliniken mit speziellen Wundsprechstunden durchgeführt.

▶ **Begleitende Faktoren.** Bei chronischen Wunden umfasst die Wundtherapie zudem besonders die Beseitigung aller Störfaktoren: Ein vorhandener Diabetes muss möglichst gut eingestellt werden, die Durchblutungssituation evtl. verbessert, Druckbelastung weggenommen und die Ernährung an die momentane Situation angepasst werden. Zur Wundheilung ist eine erhöhte Zufuhr an Eiweiß erforderlich (evtl. eiweißreiche Spezialdrinks), viel Vitamin C, ausreichend Zink und andere Spurenelemente und genügend Flüssigkeit. Außerdem muss die Wunde Ruhe zur Heilung haben und darf nicht auskühlen. Eine chronische Wunde kann nur dann heilen, wenn die Faktoren, die zu ihrer Entstehung geführt haben, beseitigt bzw. verbessert werden.

Merke

Besteht eine periphere arterielle Verschlusskrankheit, kann die Wunde erst heilen, wenn das entsprechende Wundgebiet wieder revaskularisiert und damit wieder besser durchblutet ist, z. B. durch einen Bypass oder Ballondilatation verengter Gefäße. Trockene Nekrosen bei pAVK müssen bis dahin unbedingt trocken verbunden werden, sonst besteht die Gefahr einer Gangrän (feuchten Nekrose)!

37.3 Prinzipien der Wundversorgung

> **Präambel zum Expertenstandard Pflege von Menschen mit chronischen Wunden**
> 1. Aktualisierung 2015
>
> **Definition**
> In der Fachliteratur besteht weitgehende Einigkeit, Wunden dann als chronisch zu bezeichnen, wenn diese innerhalb von vier bis zwölf Wochen nach Wundentstehung – hier spielen Wundart und Kontextfaktoren eine bedeutende Rolle – unter fachgerechter Therapie keine Heilungstendenzen zeigen. Der Expertenstandard fokussiert konkret und praktikabel die Versorgung von Menschen mit Dekubitus, Diabetischem Fußulcus und gefäßbedingtem Ulcus cruris (venosum, arteriosum, mixtum) für alle Bereiche der pflegerischen Versorgung. Damit werden die häufigsten chronischen Wundarten aufgegriffen, mit denen Pflegefachkräfte in ihrer Praxis befasst sind.
> Grundsätzlich ist die Wundversorgung eine multiprofessionelle Aufgabe. Der Expertenstandard beschreibt den pflegerischen Beitrag zur Versorgung von Menschen mit chronischen Wunden. Auch wenn in der Literaturrecherche Menschen mit Querschnittlähmung wegen der besonderen Problematik ausgeschlossen wurden, können nach Ansicht der Expertengruppe die formulierten Empfehlungen auf diese Gruppe übertragen werden. Die Übertragbarkeit auf Kinder sowie auf Patienten mit anderen chronischen Wunden, z.B. posttraumatische Wunden, wird ohne eine entsprechende Literaturrecherche als kritisch gesehen, aber insbesondere für einzelne Aspekte, wie z.B. den hygienischen Umgang mit der Wunde, nicht ausgeschlossen.
>
> **Zielsetzung**
> Der Pflegebedarf von Menschen mit den oben genannten Wundarten entsteht aus den wund- und therapiebedingten Einschränkungen für das Alltagsleben der Betroffenen und ihrer Angehörigen. Mit jeder chronischen Wunde sind neben körperlichen Beeinträchtigungen (z.B. Schmerzen) auch Einschränkungen der Selbstständigkeit und des sozialen Lebens verbunden. Hauptsächliche Gründe dafür sind mangelnde Bewegungsfähigkeit und Belastungen, die durch Wundgeruch und -exsudat hervorgerufen werden. Aufgabe der Pflege ist die Förderung und Erhaltung des gesundheitsbezogenen Selbstmanagements und des Wohlbefindens der Betroffenen. Sie sollten - soweit möglich - Maßnahmen zur Heilung der Wunde, zur Symptom- und Beschwerdenkontrolle und zur Rezidivprophylaxe erlernen und das Erlernte in ihren Alltag integrieren und nachhaltig umsetzen. Wenn das gesundheitsbezogene Selbstmanagement nicht oder nur bedingt möglich ist, wie z.B. bei Menschen mit kognitiven Einschränkungen, übernehmen und begleiten Pflegefachkräfte primär temporär und sekundär dauerhaft die Durchführung der Wundversorgung und/oder Maßnahmen zur Rezidivprophylaxe.
>
> **Voraussetzungen für die Anwendung des Expertenstandards**
> Wundheilung und Rezidivprophylaxe sind nur in enger Zusammenarbeit mit den Betroffenen, deren Angehörigen und den beteiligten Berufsgruppen zu erreichen. Eine Versorgung nach dem Muster der Akutversorgung ist nicht angebracht, da sie weder mit dem chronischen Charakter der Erkrankung noch den Alltagsbedürfnissen der Patienten/Bewohner zu vereinbaren ist. Qualitative Studien zu Erfahrungen mit Verbandwechsel, Kompressionstherapie oder schlecht riechenden Wunden weisen darauf hin, dass sich Betroffene in erster Linie als „Wunde" und nicht als Mensch behandelt fühlen. Für die Zusammenarbeit der Betroffenen mit den professionellen Akteuren, aber auch auf Art und Ausmaß des gesundheitsbezogenen Selbstmanagements haben diese Erfahrungen erhebliche Auswirkungen. Patienten/Bewohner, die beispielsweise als „noncompliant" hinsichtlich der Kompressionstherapie beschrieben werden, missachten die Verordnungen meist nicht aus Gründen mangelnder Auffassungsgabe oder mangelndem Kooperationswillen, sondern aufgrund abweichender Vorstellungen zur Therapie und deren Relevanz.
> Betroffene verfügen über individuelle Vorstellungen zur Entstehung der Wunde und deren erfolgreicher Therapie und erleben Ängste im Umgang mit der Wunde. Studien zum Thema „Chronische Krankheiten" zeigen, dass betroffene Menschen in der Versorgung nicht immer das Ziel eines optimalen Krankheitsmanagements, sondern vorrangig „Normalität" im Alltag anstreben. Eine wertschätzende und verstehende Haltung und Kommunikation sowie eine bedürfnisorientierte Pflegeplanung, Information, Schulung und Anleitung der Betroffenen sind wichtige Voraussetzung für die erfolgreiche Behandlung von Menschen mit chronischen Wunden. Der Expertenarbeitsgruppe ist wichtig darauf hinzuweisen, dass bei Patienten/Bewohnern mit chronischen Wunden nicht immer die Wunde oder die Wundheilung im Vordergrund stehen. Abhängig von der individuellen Lebenssituation müssen zur Erreichung einer bestmöglichen Lebensqualität bei den Pflegezielen entsprechend andere Prioritäten gesetzt werden.
> Die im Expertenstandard thematisierten chronischen Wunden sind überwiegend Komplikationen bestehender unterschiedlicher Grunderkrankungen, wie der chronisch venösen Insuffizienz, der peripheren arteriellen Verschlusskrankheit oder des Diabetes mellitus. Eine Heilung dieser Wunden und eine Rezidivprophylaxe sind nur dann zu erreichen, wenn die Grunderkrankung behandelt wird und das Verständnis des Patienten/Bewohners für die Krankheit und den Umgang damit gefördert wird. Im Expertenstandard werden diese Zusammenhänge nur am Rande berücksichtigt, um eine inhaltliche Überfrachtung des Standards zu vermeiden. Einrichtungen, in denen es nicht selten Menschen mit chronischen Wunden betreut werden, können auf eine vollständige Einführung verzichten. Es sollte aber dafür Sorge getragen werden, dass die erforderliche Kompetenz zur Anwendung des Expertenstandards verfügbar ist, wenn ein Patient/Bewohner mit einer chronischen Wunde aufgenommen wird[1].
>
> **Anwender des Expertenstandards**
> Der Expertenstandard richtet sich an Pflegefachkräfte in der ambulanten Pflege, der stationären Altenhilfe und im Krankenhaus. Die Thematik ist jedoch so komplex, dass eine allgemeine pflegerische Expertise nicht in jedem Fall zu allen notwendigen Aufgaben, befähigt. Studien weisen darauf hin, dass für die kompetente Wahrnehmung ausgewählter Aufgaben wie z.B. der systematischen Einschätzung und Dokumentation von chronischen Wunden, spezielle Kompetenzen und Erfahrungen notwendig sind. Um den ausgewählten, spezifischen Anforderungen des Expertenstandards entsprechen zu können, müssen Pflegefachkräfte über Qualifikationen verfügen, die der komplexen Problemsituation der Betroffenen gerecht werden. Zusätzlich müssen sie die Möglichkeit haben, pflegerische Fachexperten anlassbezogen beratend und unterstützend hinzuziehen zu können. Der vorliegende Expertenstandard orientiert sich an der Logik professionellen Handelns, er kann jedoch nicht vorschreiben, wie dieses Handeln in jedem Fall und unter spezifischen institutionellen Bedingungen umgesetzt wird. Hier kommt dem jeweiligen Management die Aufgabe zu, für eindeutige und effektive Verfahrensregelungen Sorge zu tragen. Dies trifft auch auf die ambulanten Pflegedienste zu, deren vertragliche Vereinbarungen mit ihren Patienten in Form von Leistungskomplexen nur Teilaspekte des möglicherweise tatsächlich identifizierten Pflege- und Unterstützungsbedarfs abdecken.
>
> [1] Hinweise zur Einführung finden sich im Implementierungskapitel des Expertenstandards aus dem Jahr 2009, welches auf der Homepage des DNQP (www.dnqp.de) zum kostenlosen Download zur Verfügung steht.

Abb. 37.19 Expertenstandard Pflege von Menschen mit chronischen Wunden, 1. Aktualisierung 2015. Herausgeber: Deutsches Netzwerk für Qualitätsentwicklung in der Pflege (DNQP) 2015. Autoren: Expertenarbeitsgruppe „Pflege von Menschen mit chronischen Wunden, 1. Aktualisierung": Eva-Maria Panfil, Gonda Bauernfeind, Katherina Berger, Annegret Feirer, Marion Goertz, Carsten Hampel-Kalthoff, Vlastimil Kozon, Thomas Neubert, Kerstin Protz, Doris Schöning, Gerhard Schröder, Andreas Uschok, Doris von Siebenthal. Die vollständige Veröffentlichung u. a. inkl. Literaturstudie ist erhältlich beim DNQP (www.dnqp.de; dnqp@hs-osnabrueck.de).

> Bei chronisch venöser Insuffizienz (CVI) muss erst die Stauung beseitigt sein (Kompressionsverband), bevor die Wunde gut heilen kann.

▶ **Psychische und soziale Auswirkungen.** Die Auswirkungen einer chronischen Wunde sind vielfältig und oft so stark, dass sie den Alltag des Betroffenen dominieren. Soziale Isolation und Belästigung durch Geruch und Bewegungseinschränkung, ein Gefühl der Machtlosigkeit, Energiemangel, Mangel an Selbstwertgefühl, Hoffnungslosigkeit und Trauer sind nur Beispiele, wie sich die Wunde auf den Kranken auswirken kann. Schmerzen, evtl. dadurch verursachte Schlafstörungen beeinträchtigen den Kranken zusätzlich. Deshalb spielt eine gute Schmerztherapie (S. 704) eine wichti-

Expertenstandard Pflege von Menschen mit chronischen Wunden,
1. Aktualisierung 2015 (Stand: September 2015)

Zielsetzung: Jeder Patient/Bewohner mit chronischen Wunden vom Typ Dekubitus, Ulcus cruris venosum/arteriosum/mixtum oder Diabetischem Fußulcus erhält eine pflegerische Versorgung, die das individuelle Krankheitsverständnis berücksichtigt, die Lebensqualität fördert, die Wundheilung unterstützt und die Rezidivbildung von Wunden vermeidet.

Begründung: Chronische Wunden sind häufig Symptome einer chronischen Erkrankung, die maßgeblich den Alltag der betroffenen Person beeinflussen. Sie führen, insbesondere durch Schmerzen, Einschränkungen der Mobilität, Wundexsudat und -geruch, zu erheblichen Beeinträchtigungen der Lebensqualität. Durch Anleitung und Beratung der Patienten/Bewohner und ihrer Angehörigen zu alltagsorientierten Maßnahmen im Umgang mit der Wunde und den wund- und therapiebedingten Auswirkungen können die Fähigkeiten zum gesundheitsbezogenen Selbstmanagement so verbessert werden, dass sich positive Effekte für Wundheilung und Lebensqualität ergeben. Des Weiteren verbessern sachgerechte Beurteilung und phasengerechte Versorgung der Wunde sowie regelmäßige Dokumentation des Verlaufs unter Berücksichtigung der Sichtweise der Patienten/Bewohner auf ihr Kranksein die Heilungschancen.

Strukturkriterien	Prozesskriterien	Ergebniskriterien
Die Pflegefachkraft **S1a** – Die Pflegefachkraft verfügt über aktuelles Wissen und kommunikative Kompetenz, Menschen mit einer chronischen Wunde zu identifizieren und deren Einschränkungen, Krankheitsverständnis und gesundheitsbezogene Selbstmanagementfähigkeiten sensibel und verstehend zu erkunden. **Die Einrichtung** **S1b** – verfügt über eine inter- und intraprofessionell geltende Verfahrensregelung zur Versorgung von Menschen mit chronischen Wunden. Sie stellt sicher, dass ein pflegerischer Fachexperte zur Verfügung steht und hält erforderliche Materialien für Assessment und Dokumentation bereit.	**Die Pflegefachkraft** **P1a** – erfasst im Rahmen der pflegerischen Anamnese bei allen Patienten/Bewohnern mit einer chronischen Wunde das Krankheitsverständnis, wund- und therapiebedingte Einschränkungen sowie Möglichkeiten des gesundheitsbezogenen Selbstmanagements. **P1b** – holt eine medizinische Diagnose ein. Für das wundspezifische Assessment zieht sie, insbesondere zur Ersteinschätzung und Dokumentation der Wunde, einen pflegerischen Fachexperten hinzu und bindet diesen nach Bedarf in die weitere Versorgung ein.	**E1** – Die Dokumentation enthält differenzierte Aussagen zu den Punkten: • Mobilitäts- und andere Einschränkungen, Schmerzen, Wundgeruch, Exsudat, Ernährungsstatus, psychische Verfassung, individuelles Krankheitsverständnis, Körperbildstörungen, Ängste; • Wissen der Patienten/Bewohner und ihrer Angehörigen über Ursachen und Heilung der Wunde sowie gesundheitsbezogene Selbstmanagementkompetenzen; • spezifische medizinische Wunddiagnose, Rezidivzahl, Wunddauer, -lokalisation, -größe, -rand, -umgebung, -grund und Entzündungszeichen.
Die Pflegefachkraft **S2** – verfügt über aktuelles Wissen zur Behandlung wundbedingter Einschränkungen, zu krankheitsspezifischen Maßnahmen je nach Wundart (z. B. Bewegungsförderung, Druckverteilung oder Kompression), zur Wundversorgung, zur Grunderkrankung und zur Rezidiv- und Infektionsprophylaxe sowie zum Hautschutz und zur Hautpflege.	**Die Pflegefachkraft** **P2** – plant gemeinsam mit dem Patienten/Bewohner und seinen Angehörigen unter Einbeziehung der beteiligten Berufsgruppen Maßnahmen zu folgenden Bereichen: wund- und therapiebedingte Beeinträchtigungen, wundspezifische Erfordernisse, Grunderkrankung und Rezidivprophylaxe, Vermeidung weiterer Schäden, Umsetzen medizinischer Verordnungen.	**E2** – Eine individuelle, alltagsorientierte Maßnahmenplanung, die die gesundheitsbezogenen Selbstmanagementkompe-tenzen des Patienten/Bewohners und seiner Angehörigen berücksichtigt, liegt vor.
Die Pflegefachkraft **S3a** – verfügt über Steuerungs- und Umsetzungskompetenzen bezogen auf die Pflege von Menschen mit chronischen Wunden. **Die Einrichtung** **S3b** – stellt sicher, dass verordnete Hilfs- und Verbandmittel unverzüglich bereitgestellt werden und Materialien für einen hygienischen Verbandwechsel zur Verfügung stehen. Sie sorgt für eine den komplexen Anforderungen angemessene Personalplanung.	**Die Pflegefachkraft** **P3a** – koordiniert die inter- und intraprofessionelle Versorgung (z. B. durch Arzt, pflegerischen Fachexperten, Physiotherapeut, Podologe und Diabetesberater). **P3b** – gewährleistet eine hygienische und fachgerechte Wundversorgung sowie eine kontinuierliche Umsetzung der Maßnahmenplanung unter Einbeziehung des Patienten/Bewohners und seiner Angehörigen.	**E3** – Die koordinierten und aufeinander abgestimmten Maßnahmen sind sach- und fachgerecht umgesetzt, ihre Durchführung und Wirkung fortlaufend dokumentiert. Der Patient/Bewohner und seine Angehörigen erleben die aktive Einbindung in die Versorgung positiv.
Die Pflegefachkraft **S4a** – verfügt über aktuelles Wissen und Kompetenz zu Information, Beratung, Schulung und Anleitung zum gesundheitsbezogenen Selbstmanagement. **Die Einrichtung** **S4b** – stellt zielgruppenspezifische Materialien für Information, Beratung, Schulung und Anleitung zur Verfügung.	**Die Pflegefachkraft** **P4** – schult zu Wundursachen und fördert die Fähigkeiten des Patienten/Bewohners und seiner Angehörigen zur Wundversorgung sowie zum Umgang mit wund- und therapiebedingten Einschränkungen durch Maßnahmen der Patientenedukation. Sie unterstützt die Kontaktaufnahme zu anderen Berufs-, Selbsthilfe- oder weiteren Gesundheitsgruppen.	**E4** – Der Patient/Bewohner und seine Angehörigen kennen die Ursache der Wunde sowie die Bedeutung der vereinbarten Maßnahmen und sind über weitere Unterstützungsmöglichkeiten informiert. Ihr gesundheitsbezogenes Selbstmanagement ist entsprechend ihrer individuellen Möglichkeiten gefördert.
Die Pflegefachkraft **S5** – verfügt über die Kompetenz, den Heilungsverlauf der Wunde und die Wirksamkeit der gesamten Maßnahmen zu beurteilen.	**Die Pflegefachkraft** **P5a** – beurteilt in individuell festzulegenden Abständen, spätestens jedoch nach vier Wochen, die lokale Wundsituation (Wiederholung des wundspezifischen Assessments). **P5b** – überprüft unter Beteiligung eines pflegerischen Fachexperten spätestens alle vier Wochen die Wirksamkeit der gesamten Maßnahmen und nimmt in Absprache mit dem Patienten/Bewohner und allen an der Versorgung Beteiligten gegebenenfalls Änderungen daran vor.	**E5** – Anzeichen für eine Verbesserung der durch die Wunde hervorgerufenen Beeinträchtigungen der Lebensqualität oder der Wundsituation liegen vor. Änderungen in der Maßnahmenplanung sind dokumentiert.

© Deutsches Netzwerk für Qualitätsentwicklung in der Pflege (DNQP), 2015

Abb. 37.19. Fortsetzung.

ge Rolle. Wenn für den Kranken selbst die Therapie- und Pflegemaßnahmen nachvollziehbar und schlüssig sind und er das Gefühl hat, durch die Fachkräfte unterstützt zu werden, gewinnt er neuen Mut und ist eher bereit, selbst am Heilungsprozess mitzuarbeiten. Ein wertschätzender Umgang mit dem Betroffenen, bei der auch seine Gefühle, Wünsche und Bedürfnisse im Mittelpunkt stehen, verbessert seine Lebensqualität und schafft Vertrauen.

Merke

Die Aufgabe der Pflegenden ist es, aktiv an der Behandlungsstrategie mitzuwirken, indem sie den Patienten begleiten, ihn psychisch stärken und seine Fähigkeit zum Selbstmanagement fördern.

Nach dem Expertenstandard „Pflege von Menschen mit chronischen Wunden" ist es das Ziel, dass die Betroffenen – soweit möglich – Maßnahmen zur Heilung der Wunde, zur Symptom- und Beschwerdenkontrolle und zur Rezidivprophylaxe erlernen, das Erlernte in ihren Alltag integrieren und nachhaltig umsetzen. Nur wenn das Selbstmanagement nicht oder nur bedingt möglich ist, übernehmen Pflegende primär temporär oder sekundär dauerhaft die Durchführung der Wundversorgung. Um die Fähigkeit zum Selbstmanagement bei dem Betroffenen zu stärken, sind eine wertschätzende Kommunikation und eine bedürfnisorientierte Pflegeplanung wichtig. Nicht immer stehen für den Kranken die Wundversorgung oder die Wunde im Vordergrund. Abhängig von der individuellen Lebenssituation ist es (nach dem Expertenstandard) wichtig, zur Erreichung einer bestmöglichen Lebensqualität bei den Pflegezielen entsprechend andere Prioritäten zu setzen.

37.4 Verbandwechsel

Der Verband soll nicht nur vor äußeren Einflüssen wie Kälte, Hitze, Austrocknung oder Druck schützen, sondern er spielt auch eine entscheidende Rolle, damit das Wundmilieu Heilungsprozesse fördern kann.

Bei primär heilenden Wunden ist der Verbandwechsel einfach. Es gilt lediglich zu verhindern, dass Keime in die Wunde gelangen und eine Wundinfektion entstehen kann. Wenn mit einem Folienverband gearbeitet wird, muss der Verband eventuell erst zur Entfernung der Fäden bzw. Klammern entfernt werden. Die Wundheilung wird lediglich durch den durchsichtigen Verband hindurch kontrolliert.

Bei sekundär heilenden Wunden spielt der Verbandwechsel eine größere Rolle. Die Wunde heilt langsamer, und die richtige Wundauflage fördert im Optimalfall die Wundheilung deutlich. Wenn unter Wundauflagen die Wunde gereinigt ist und zu granulieren, später auch zu epithelisieren beginnt, besteht beim Wechsel des Verbandes immer die Gefahr, dass man die Wundruhe stört oder neu gebildetes Gewebe abreißt. Außerdem können in die offene Wunde Keime gelangen, sodass eine Wundinfektion entsteht.

Deshalb muss man bei der Vorbereitung des Verbandwechsels sehr sorgfältig vorgehen, bei der Durchführung behutsam sein und bei bestimmten Schritten unbedingt steril arbeiten. Um unnötige Materialverschwendung und Kosten zu vermeiden, sollte man genau überlegen, welche Materialien benötigt werden. Liegen die Materialien an der richtigen Stelle bereit, können die Pflegenden rasch arbeiten. Dadurch sinkt die Infektionsgefahr und es bleibt mehr Zeit, vor oder nach dem Verbandwechsel mit dem Patienten über die geplanten Maßnahmen, den Verlauf oder Probleme zu reden.

Grundsätzlich läuft ein Verbandwechsel in folgenden Schritten ab:
1. Vorbereitung
   - Vorüberlegungen und vorbereitende Maßnahmen
2. Durchführung
   - Entfernen des alten Verbands (unsteril, evtl. letzter Schritt steril)
   - Wundreinigung, -beurteilung und evtl. Wundbehandlung (steril)
   - Aufbringen des neuen Verbands (steril)
3. Nachbereitung
   - Aufräumen der Materialien
   - Dokumentation

37.4.1 Vorbereitung

Vorüberlegungen

Müssen mehrere Wunden nacheinander verbunden werden, beginnt man immer mit aseptischen Wunden, versorgt dann potenziell kontaminierte und zum Schluss septische Wunden, um eine Keimverschleppung zu vermeiden. Aus dem gleichen Grund sollte der Verbandwagen mit Materialvorräten immer außerhalb des Patientenzimmers bleiben; die benötigten Materialien werden vor dem Verbandwechsel aus dem Wagen zusammengestellt und ins Zimmer gebracht. Wenn es möglich ist, können häufig benötigte Materialien auch im Zimmer des Patienten bleiben und sind so gleich dort zur Hand. Werden, wie in der Altenpflege, die Verbandmaterialien für jeden Kranken persönlich verordnet, sind sie dessen Eigentum und verbleiben zusammengestellt in dessen Zimmer.

Ist der Verbandwechsel aufwendiger, sollte man ihn immer zu zweit durchführen: Während ein Pflegender am Patienten arbeitet und ggf. steril bleiben kann, kann der andere Pflegende assistieren, steril zureichen und zusätzlich benötigte Materialien holen.

Die Verbandmaterialien und v. a. Instrumente sollten nie auf dem Patientenbett liegen, sondern auf dem Nachttischauszug, ggf. auf einem Beistelltisch abgestellt werden.

▶ **Häufigkeit des Verbandwechsels.** Wie oft ein Verband gewechselt werden muss, richtet sich nach
- Art der Wunde (infizierte und stark exsudierende Wunden müssen häufiger frisch verbunden werden als primär heilende) und
- Art der Wundauflage.

Konventionelle, trockene Verbände werden bei frischen Wunden täglich erneuert, hydroaktive Verbände können z. T. mehrere Tage belassen werden. Bei stark exsudierenden Wunden sind am Anfang häufigere Verbandwechsel erforderlich; hier sind unbedingt die Herstellerangaben zu beachten, wann der Verband gewechselt werden soll. In der Epithelisierungsphase muss der Verband seltener gewechselt werden, evtl. nur 1-mal pro Woche. Auf jeden Fall muss der Verband gewechselt werden, wenn, wie schon erwähnt, bei Hydrokolloidverbänden die Sättigungsblase den Wundrand erreicht oder wenn bei konventionellen Verbänden der Verband von Blut oder Wundsekret durchnässt ist. Außerdem muss bei plötzlich auftretendem Fieber oder neu auftretenden Schmerzen der Verband geöffnet und die Wunde kontrolliert werden.

Vorbereitende Maßnahmen

Eine sorgfältige Vorbereitung gewährleistet die erforderlichen Rahmenbedingungen für eine reibungslose Durchführung des Verbandwechsels. Hier lassen sich 4 Bereiche unterteilen:
- Vorbereitung des Patienten
- Vorbereitung des Zimmers
- Bereitlegen des Materials
- Vorbereitung der Pflegenden

▶ **Vorbereitung des Patienten.** Der Kranke sollte informiert sein, wann der Verbandwechsel durchgeführt wird und wie er abläuft. Falls dabei Schmerzen auftreten könnten, muss das angeordnete Schmerzmittel rechtzeitig vorher gegeben werden, damit es schon wirkt, wenn es benötigt wird. Wichtig ist, dass die Compliance (Mitarbeit und Mitwirkung des

Tab. 37.3 Auswahl häufig benötigter Materialien zum Verbandwechsel.

sterile Materialien	unsterile Materialien
- Einmalhandschuhe (evtl. 2 Paar) - evtl. Tücher zum Abdecken des Wundgebiets oder der vorbereiteten Instrumente - Kompressen in verschiedenen Größen, evtl. Kugeltupfer, Schlitzkompressen, Watteträger zur Reinigung - 2–3 anatomische Pinzetten, Schere - Spülflüssigkeit (wenn möglich Ringer-Lösung, sonst physiologische 0,9 %ige Kochsalzlösung) und 20-ml-Spritze (bei ausgedehnter Spülung 50-ml-Spritze) - Knopfkanüle oder kleiner Frauen-Einmalkatheter zum Spülen - evtl. Wundabstrich - evtl. chirurgische Pinzette und Skalpell oder Schere zum Débridement oder Anfrischen des Wundrands durch den Arzt - evtl. Medikamente oder Wundantiseptika (nur bei ausdrücklicher Arztanordnung) - neue Wundauflage (z. B. Alginattamponade, Hydrokolloidverband) je nach Arztanordnung	- Schutzkleidung (Schutzkittel, evtl. Mundschutz, Haube) - Einmalhandschuhe (2 ×; wenn möglich puder- bzw. latexfrei) - Händedesinfektionsmittel - desinfiziertes Tablett zum Bereitlegen der Materialien - Abwurfbeutel - evtl. flüssigkeitsdichte Unterlage - Schale zum Ablegen der benutzten Instrumente, evtl. mit Desinfektionslösung - Fixiermaterial wie Pflaster, Klebevlies oder unsterile Transparentfolie von der Rolle, evtl. Polstermaterial, Schlauchverband, Binde oder Netzverband - Verbandschere

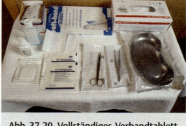

Abb. 37.20 Vollständiges Verbandtablett mit steriler und unsteriler Seite. Die sterile Seite wird patientenfern, die unsterile Seite patientennah platziert. (Foto: Thieme)

Praxistipp

Durch sorgfältiges Vorbereiten lassen sich Zeit und Wege sparen! Insbesondere wenn man den Verbandwechsel alleine durchführen muss, sollten alle benötigten Gegenstände vor Entfernen des alten Verbands bereitliegen.

Patienten bei der Behandlung) gefördert wird und nicht die Wunde, sondern der Patient als Ganzes im Mittelpunkt steht. Er sollte bequem und nicht zu tief liegen, und die Wunde sollte gut einsehbar sein.

▶ **Vorbereitung des Zimmers.** Die Fenster sollten geschlossen werden, und evtl. sollte ein Sichtschutz aufgestellt werden, um die Intimsphäre zu wahren und eine Ausbreitung von Keimen zu verhindern. Alle Personen, die nicht am Verbandwechsel mitwirken, sollten das Zimmer verlassen. Mittlere Temperatur des Raums und gute Beleuchtung des Arbeitsbereichs sind ebenfalls wichtige Voraussetzungen. Die Flächen, auf denen Verbandmaterialien abgestellt werden, sollten desinfiziert werden. Falls eine Wundspülung vorgesehen ist oder Blut bzw. Wundsekret ins Bett laufen könnte, wird eine wasserdichte Unterlage ins Bett gelegt.

▶ **Bereitlegen der Materialien.** Die benötigten Materialien werden – getrennt nach sterilen und unsterilen Materialien – auf einem Tablett oder Beistelltisch vorbereitet (▶ Tab. 37.3, ▶ Abb. 37.20). Die unsterilen Materialien werden patientennah, die sterilen patientenfern auf einer sterilen Unterlage (Tuch oder Papierverpackung) abgelegt, damit man nicht über die sterilen Gegenstände hinweggreifen muss. Die sterilen Instrumente sollten nicht für längere Zeit geöffnet daliegen, da sie sonst durch Keime in der Luft kontaminiert werden. Verzögert sich der Beginn des Verbandwechsels, werden sie in der Zwischenzeit mit einem sterilen Tuch abgedeckt. Für benutzte Instrumente wird eine Abwurfschale, evtl. schon mit Desinfektionslösung, bereitgestellt, für die Abfälle ein Abwurfsack.

Praxistipp

Sterile Schere, Pinzette und Kompressen können in einer Nierenschale als steriles Set vorbereitet eingeschweißt werden. Die Innenseite der Verpackung lässt sich dann auch zusätzlich als sterile Ablagefläche nutzen.

▶ **Vorbereitung der Pflegenden.** Die Hände müssen frei von Schmuck sein, die Haare zurückgebunden und die Pflegeperson sollte keine langärmelige Kleidung tragen. Zunächst sollte eine hygienische Händedesinfektion (S. 289) durchgeführt werden: Die Hände gründlich mit hautschonender, pH-neutraler Seife waschen und mit einem Einmalhandtuch abtrocknen. Dann 3–4 ml eines alkoholischen Händedesinfektionsmittels verreiben, bis die Hände trocken sind, wobei alle Flächen benetzt sein sollten. Dann werden unsterile Einmalhandschuhe (wegen Allergiegefahr möglichst latex- und puderfreie Handschuhe benutzen) angezogen und möglichst auch ein Einmalschutzkittel, der nach jedem Patienten gewechselt wird (Gefahr der Keimverschleppung!) Eventuell wird eine Haube und bei Erkältung ein Mund- und Nasenschutz angelegt.

37.4.2 Durchführung

Entfernen des alten Verbandes

Der alte Verband wird mit Handschuhen bis auf die unterste Wundauflage entfernt. Falls diese trocken und evtl. verklebt ist, wird sie mit steriler Ringer- oder NaCl-Lösung aufgeweicht. Nach Abheben mit der Pinzette wird sie inspiziert und dann mit den Handschuhen (beim Ausziehen nicht mit der Hand außen berühren!) in den Abwurfsack gegeben. Die Pinzette wird in die Instrumentenabwurfwanne gelegt, ggf. in eine Wanne mit Instrumentendesinfektionsbad (je nach Aufbereitungsart).

Die Hände werden dann nochmal hygienisch desinfiziert und neue Handschuhe angezogen.

Merke

Beim Arbeiten an der Wunde gilt die sog. „Non-Touch"-Technik, d. h., die Wunde darf nie mit der bloßen Hand, sondern nur mit sterilen Handschuhen oder unsterilen Handschuhen und sterilen Instrumenten berührt werden. Außerdem sollte über der Wunde nicht gesprochen werden, um Keimverschleppungen aus dem Mund der Pflegenden in die Wunde zu vermeiden.

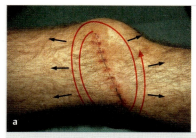
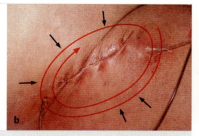
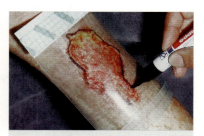

Abb. 37.21 Wundreinigung. (Abb. aus: H. Lippert. Wundatlas. Thieme; 2006)
a Bei aseptischer und kontaminierter Wunde erfolgt die Reinigung/Desinfektion von innen nach außen.
b Bei septischer Wunde von außen nach innen.

Abb. 37.22 Bestimmung der Wundgröße durch Markieren der Wundumrisse mit Filzstift. (Foto: G. Deutschle, Paul Hartmann AG)

Praxistipp

Bei der Anwendung von hydroaktiven Verbänden sollten folgende Besonderheiten beachtet werden:
- Ein auf der Haut haftender Verband (z. B. Hydrokolloidverband, Transparentfolie) darf nicht nach oben weggezogen werden, sondern wird an den Stellen, wo er noch an der Haut haftet, zur Seite hin überdehnt (Herstellerhinweise beachten!). Dabei die Haut unterhalb mit der Hand stabilisieren, um Scherkräfte zu vermeiden.
- Nach Entfernung des Verbands kann ein gelbliches, unangenehm riechendes Sekret in der Wunde zurückbleiben. Dies ist meist in der Wunde gebildetes Gel mit Wundsekret und abgelösten Belägen und darf nicht mit Eiter verwechselt werden. Die Wunde kann erst nach dem Spülen beurteilt werden.
- Zu Beginn der Behandlung mit Hydrokolloidverbänden oder anderen Wundauflagen, die das autolytische Débridement fördern, wird die Wunde durch Auflösung und Resorption von nekrotischem Gewebe zunächst scheinbar größer.

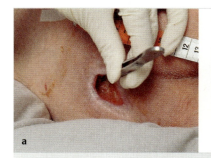
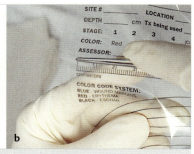

Abb. 37.23 Bestimmung der Wundtiefe mit Pinzette. (Fotos: Thieme)
a Mit der geschlossenen Pinzette wird die Wundtiefe abgemessen.
b Anschließend wird die genaue Tiefe mithilfe eines Lineals abgelesen.

Wundreinigung und -beurteilung

Die Reinigung und Beurteilung der Wunde vollzieht sich in folgenden Schritten:
- **Inspektion/Wundabstrich:** Die Wunde wird vorläufig auf Veränderungen zum Vorbefund, Zeichen einer Infektion, Beläge und Exsudation inspiziert. Bei Verdacht auf eine Infektion sollte ein Wundabstrich gemacht werden. Damit nicht zahlreiche Oberflächenkeime am Watteträger sind, sondern tatsächlich der Wundkeim gefunden wird, wird die Wunde zuerst mit steriler Ringer- oder NaCl-Lösung gereinigt (nicht mit Antiseptika – sie verfälschen das Ergebnis). Dann wird das Abstrichröhrchen geöffnet und kreisförmig von außen nach innen mit dem Watteträger über die Wundoberfläche gerollt, wobei der Watteträger gedreht wird. So kommt die Watte optimal mit der Wundoberfläche in Kontakt, wobei die wichtigste Stelle für die Entnahme die Wundtiefe ist. Dann steckt die Pflegekraft den Watteträger wieder ins Röhrchen zurück.
- **Wundreinigung:** Wird kein Abstrich gemacht, beginnt die Pflegeperson mit der aseptischen Wundreinigung. Aseptische Wunden werden von innen nach außen mit Pinzette und sterilen Kugeltupfern oder sterilen Kompressen gereinigt und/oder desinfiziert, septische von außen nach innen (▶ Abb. 37.21). Dabei muss für jeden Wisch ein neuer Tupfer verwendet und der alte abgeworfen werden.
- **Ggf. Spülung:** Bei Behandlung mit hydroaktiven Verbänden, bei denen sich der Verband in der Wunde auflöst, wird die Wunde mit steriler Ringer-Lösung (ersatzweise physiologischer Kochsalzlösung) gespült und kann erst dann beurteilt werden. Bei größeren Wunden oder Problemwunden sollte unbedingt angewärmte Spüllösung verwendet werden, um ein Auskühlen der Wunde zu vermeiden. Zur Spülung zieht man in eine sterile 10-ml- oder 20-ml-Einmalspritze die Spüllösung auf, die vorher in ein steriles Schälchen gegeben wurde. Zum Auffangen der Spülflüssigkeit wird eine sterile Nierenschale oder Kompresse darunter gehalten. Bei Taschen, Gängen oder tiefen, zerklüfteten Wunden wird auf die Spritze vorn eine Knopfkanüle oder ein kleiner, steriler Frauenkatheter aufgesetzt. Mit der Knopfkanüle kann gleichzeitig die Wunde vorsichtig sondiert und die Taschentiefe gemessen werden.
- **Wundbeurteilung:** Jetzt wird die Wunde genau beurteilt; die Dokumentation der Beobachtungen erfolgt nach dem Verbandwechsel! Folgende Angaben sind beim **Erheben eines Wundstatus** wichtig:
  - Lokalisation der Wunde
  - Durchmesser bzw. Größe (Länge, Breite) der Wunde (Bestimmung mit Einmal-Papier-Maßband, Rasterfolie des hydroaktiven Verbands [▶ Abb. 37.14] oder durch Nachzeichnen des Wundumrisses, ▶ Abb. 37.22)
  - Wundtiefe (Bestimmung mit der geschlossenen Pinzette oder durch Auslitern, ▶ Abb. 37.23, ▶ Abb. 37.24), gibt es Taschen?

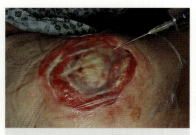

Abb. 37.24 **Bestimmung der Wundgröße durch sog. Auslitern.** Dazu wird die Wunde mit einer Folie abgedeckt und unter sterilen Bedingungen vorsichtig Ringer- oder Kochsalzlösung in den Wundhohlraum unter die Folie eingefüllt. Das Wundvolumen entspricht der fehlenden Spüllösung in der Spritze. (Foto: F. Lang, Paul Hartmann AG)

- Beschreibung der Wundoberfläche (Liegen gelbe oder schmierige Beläge vor? Gibt es schwarze trockene oder feuchte Nekrosen? Wie viel Prozent der Wunde sind belegt?)
- Farbe (Wie sieht der Wundgrund aus? Gibt es Granulationen (rote, himbeerartige Oberfläche) bzw. eine Epithelisierung? Welcher Wundheilungsphase entspricht die Wunde?)
- Vorhandensein von Belägen (trockene oder feuchte Nekrosen, Fibrinbeläge)
- Exsudation (Ist das Exsudat wässrig (serös), eitrig oder blutig? Welche Menge liegt vor?)
- Geruch (z. B. geruchlos, süßlich, faulig)
- Beschreibung der Wundränder und der umgebenden Haut (z. B. reizlos, epithelisierend, wallartig verdickt, mazeriert, Ekzem)
- Anzeichen einer Wundheilungsstörung oder Infektion (Rötung, Schmerz, Schwellung, Überwärmung, eingeschränkte Funktion, eitrige Sekretion, Knistern)

Merke

Wundbehandlungen wie z. B. das Einbringen von Medikamenten bei konventioneller Wundbehandlung oder die Abtragung von kleineren Nekrosen (größere nur in Narkose!) dürfen nur durch den Arzt bzw. nach Anordnung des Arztes durchgeführt werden.

Wundbehandlung und Aufbringen des neuen Verbandes

Die Wundbehandlung und das Aufbringen des neuen Verbandes richten sich nach der Art der Wunde und dem Material der Auflage:

- Zunächst desinfiziert die Pflegekraft erneut ihre Hände und zieht neue Einmalhandschuhe an. Müssen Klammer oder Fäden entfernt, Nekrosen abgetragen oder eine Tamponade eingebracht werden, erfolgt dies wieder mit neuen sterilen Instrumenten.
- Die neue, sterile Wundauflage wird auf die Wunde aufgebracht.
- Konventionelle Verbände wie Kompressen müssen durch ein Fixiervlies, Transparentfolie oder Pflaster fixiert und evtl. gepolstert werden. Hydrokolloidverbände, die selbst haften, werden nach dem Aufbringen kurz mit der Hand angewärmt, da sie dann besser haften.
- Nach Abschluss des Verbandes sollten die Pflegenden, falls erforderlich, dem Kranken beim Anziehen, Zudecken oder Lagern helfen. Jetzt ist auch der geeignete Zeitpunkt, um offene Fragen, Probleme oder Wünsche des Betroffenen anzusprechen.

Merke

Pflasterverbände nie zirkulär anbringen und Binden nicht zu stark anziehen, da sie sonst einschnüren und die Blutversorgung beeinträchtigen können.

37.4.3 Nachbereitung

Aufräumen der Materialien

Nach Abschluss des Verbandes werden die Flächen und Gegenstände, die mit den Verbandmaterialien in Berührung gekommen sind, desinfiziert. Die benutzten Instrumente werden in Desinfektionslösung eingelegt und nach ausreichender Einwirkzeit (siehe Gebrauchsanweisung der Desinfektionsmittel) gereinigt und sterilisiert. Schutzkleidung und Handschuhe werden abgelegt und die Abfälle entsorgt. Anschließend werden die Hände noch einmal hygienisch desinfiziert, evtl. gewaschen und gepflegt.

Vor Verlassen des Zimmers sollte der Verband noch einmal kurz auf Schmerzen, Sitz und Blutungen kontrolliert werden. Die Pflegekraft vergewissert sich, dass die Anordnung der Gegenstände dem Wunsch des Pflegebedürftigen entspricht (z. B. Fenster öffnen, Nachttisch in Reichweite). Besucher können jetzt wieder hereingebeten werden.

Merke

Spitze Gegenstände wie Einmalkanülen oder Skalpelle müssen in fest umschlossenen Behältern entsorgt werden, um eine Stichverletzung zu verhindern! Infektiöse Abfälle müssen getrennt entsorgt werden und, falls keine Müllverbrennung möglich ist, vor Entsorgung desinfiziert bzw. sterilisiert werden.

Dokumentation

Die genaue Dokumentation der aktuellen Befunde und der durchgeführten Maßnahmen ist außerordentlich wichtig. Zum einen wird sie mittlerweile bei gerichtlichen Streitigkeiten als Beweismittel für eine fachgerechte, dem aktuellen medizinischen Wissensstand entsprechende Behandlung und Pflege gefordert. Aber viel wichtiger ist, dass ein guter Informationsfluss im Behandlungs- und Pflegeteam die Grundlage für ein modernes Wundmanagement ist. Eine kontinuierliche Behandlungsstrategie kann nur verfolgt werden, wenn Pflegende, andere Fachberufe und Ärzte wissen, welche Maßnahmen bisher durchgeführt wurden und wie sich die Wunde unter dieser Behandlung entwickelt hat. Nicht immer sind die Personen anwesend, die zuletzt mit dem Patient und seiner Wunde Kontakt hatten, sodass das aktuelle Pflegeteam auf gute, aussagekräftige Aufzeichnungen angewiesen ist.

Dokumentiert werden sollte der genaue, aktuelle Wundbefund, wie er sich bei der Wundbeobachtung (S. 929) dargestellt hat und alle Maßnahmen, die beim Verbandwechsel ergriffen wurden. Bei Problemwunden kann eine Fotodokumentation als Ergänzung hilfreich sein (zuvor muss jedoch das Einverständnis des Kranken eingeholt werden). Wichtig: Datum und Handzeichen der Pflegenden bzw. des Arztes müssen vermerkt sein (▶ Abb. 37.25).

Lernaufgabe

Mehrere Hersteller von Wundauflagen bieten einen Bogen zur standardisierten Wunddokumentation im Internet zum Herunterladen an; siehe „Internetadressen" (S. 944). Auch in vertiefenden Büchern zur Wundversorgung sind Dokumentationsbögen abgebildet. Diskutieren Sie die Vor- und Nachteile einzelner vorgefertigter Bögen bzw. deren Inhalte im Pflegeteam.

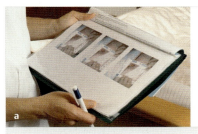
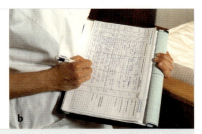

Abb. 37.25 Wunddokumentation. (Fotos: T. Stephan, Thieme)
a Fotodokumentation der Wunde.
b Dokumentation des Wundstatus mit Datum und Handzeichen.

Film

Um die Inhalte zu vertiefen, können Sie sich die Videos „hygienische Händedesinfektion" und „Verbandwechsel PEG" ansehen.

Im Folgenden werden exemplarisch der Wechsel eines Hydrokolloidverbandes (▶ Abb. 37.26) und der Verbandwechsel mit Alginattamponade (▶ Abb. 37.27) dargestellt.

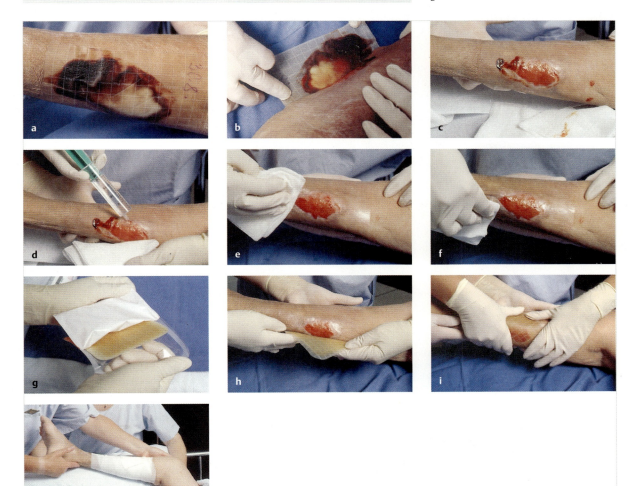

Abb. 37.26 Verbandwechsel eines Hydrokolloidverbandes mit Spülung. Vor Beginn wird der Patient von der Pflegeperson ausführlich über die Vorgehensweise beim Verbandwechsel informiert. (Fotos: Thieme)
a Die Blase hat den Wundrand erreicht: Zeichen, dass der Hydrokolloidverband gewechselt werden muss.
b Der Verband wird vorsichtig gelöst: Das gelbliche, physiologische Gel (nicht mit Eiter zu verwechseln) wird sichtbar.
c Die Wunde muss nun erst vom Gel gesäubert werden.
d Die Wunde wird mit Ringer-Lösung gespült. Um zusätzlich einen mechanischen Reinigungsstrahl zu erzeugen, kann die Wunde mit einer kleinen Kanüle ausgespritzt werden.
e Der Wundrand muss nach der Spülung getrocknet werden, damit der neue Hydrokolloidverband haften kann.
f Dazu wird der Wundrand vorsichtig trocken getupft.
g Der neue Hydrokolloidverband wird ausgepackt (Sterilität wahren!) ...
h ... und auf die Wunde gelegt.
i Drückt man den Verband mit beiden (warmen) Händen kurze Zeit an, so haftet er besser.
j Der Hydrokolloidverband wird durch Umwickeln fixiert.

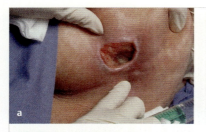
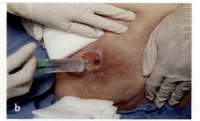
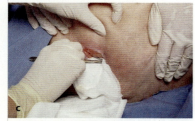
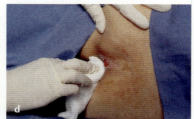
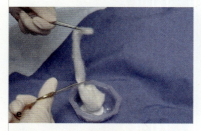
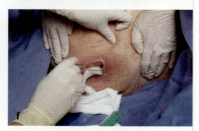
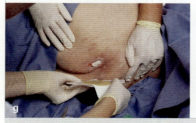
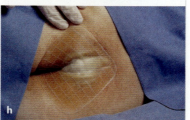

Abb. 37.27 Fachgerechter Verbandwechsel mit Alginat-Tamponade und Hydrokolloidverband. Vor Beginn wird der Kranke ausführlich über die Vorgehensweise beim Verbandwechsel informiert. Die Pflegeperson führt eine hygienische Händedesinfektion durch und zieht Einmalhandschuhe an. (Abb. aus: O. Kirschnick. Pflegetechniken von A–Z. Thieme; 2010)

- **a** Der alte Verband wird entfernt und die Wunde wird inspiziert.
- **b** Das Wundgebiet wird mit Ringer-Lösung mehrmals gespült, besonders in den Wundtaschen, und anschließend nochmal inspiziert.
- **c** Nach der Spülung werden die Wundtaschen mit einer sterilen Pinzette und einer sterilen Kompresse vorsichtig ausgetupft, ohne sie zu verletzen.
- **d** Die Wunde wird mit einer sterilen Kompresse trocken getupft.
- **e** Die Alginat-Tamponade wird mit steriler Pinzette aus der Verpackung entnommen und ggf. mit steriler Schere gekürzt.
- **f** Die Tamponade wird mit steriler Pinzette in die Wunde und in die Wundtaschen eingelegt.
- **g** Anschließend wird der passende Hydrokolloidverband auf die Wunde aufgebracht. Damit er haftet, muss die Haut trocken sein.
- **h** Der Verband wird mit der flachen Hand 2–3 min angedrückt, eventuelle Luftblasen werden seitlich ausgestrichen.

Merke

Die Pflegekraft übernimmt im Rahmen der Wundversorgung nach ärztlicher Anordnung Verantwortung dafür, dass die Maßnahmen fachgerecht durchgeführt werden, d. h. nach den aktuellen Standards. Wenn die ärztliche Verordnung nicht dem aktuellen wissenschaftlichen Stand entspricht (z. B. Verwendung unsteriler Materialien statt steriler, Wiederverwendung von Einmalartikeln, Ablehnen jeglicher feuchter Wundbehandlung), ist sie verpflichtet, die ärztliche Verordnung abzulehnen (sog. Remonstrationspflicht). Ansonsten haftet sie ebenfalls mit für die Folgen.

37.5 Spezielle chronische Wunden

37.5.1 Dekubitus

Fallbeispiel

Herr Kling, 83 Jahre alt, hat vor 2 Monaten einen Schlaganfall mit einer Halbseitenlähmung links erlitten. Nach der Akutbehandlung im Krankenhaus und anschließender Rehabilitation will er zu Hause von seiner Frau gepflegt werden. Frau Kling hat den ambulanten Pflegedienst gebeten, sie zu unterstützen. Der Pfleger, Herr Berg, besucht die Familie Kling zum ersten Mal, als der alte Herr schon 2 Tage wieder zu Hause ist. Er erfragt die Krankengeschichte und macht sich ein Bild von Herrn Klings Situation. Als er an der linken Ferse eine offene Hautstelle entdeckt, klärt er Herrn und Frau Kling auf, dass ein Dekubitus zweiten Grades vorliege, und erklärt dem Ehepaar, dass eine Behandlung sofort beginnen müsse, damit der Dekubitus nicht fortschreite.

Definition

Der **Dekubitus** ist ein Druckgeschwür, das durch Minderdurchblutung der Haut bei fehlender Druckentlastung entsteht. Er ist meist eine Folgeerkrankung von Immobilität.

In der Literaturstudie zum Expertenstandard wird der Dekubitus in Anlehnung an die internationale Definition der NPUAP/EPUAP (2009) wie folgt definiert:

„Ein **Dekubitus** ist eine lokal begrenzte Schädigung der Haut und/oder des darunter liegenden Gewebes, in der Regel über knöchernen Vorsprüngen infolge von Druck oder von Druck in Kombination mit Scherkräften. Es gibt eine Reihe weiterer Faktoren, welche tatsächlich oder mutmaßlich mit Dekubitus assoziiert sind; deren Bedeutung ist aber noch nicht zu klären" (EPUAP, NPUAP = European Pressure Ulcer Advisory Panel and National Pressure Ulcer Advisory Panel 2009, S. 7).

Entstehungsmechanismus

Bei der Dekubitusentstehung spielen 3 Faktoren eine entscheidende Rolle (▶ Abb. 37.28):
- Druck (Auflagedruck)
- Zeit (Druckverweildauer)
- Disposition (Risikofaktoren)

▶ **Druck** (**Auflagedruck**). Die Durchblutung der Hautkapillaren wird behindert, sobald der Druck auf die Kapillaren größer ist als der mittlere Blutdruck in ihnen (etwa 25–35 mmHg). Die Haut und die darunter liegenden Gewebe werden nicht mehr ausreichend mit Sauerstoff versorgt (es entsteht eine Hautischämie). Dies ist besonders der Fall, wenn Knochen ohne schützende Muskel- oder Fettpolster direkt unter der Haut liegen, wie z. B. an der Ferse, am Kreuzbein (Os sacrum) oder am großen Rollhügel des Oberschenkels (Trochanter major). Zusätzliche Druckeinwirkungen von außen, z. B. Krümel und Falten auf dem Bettlaken, Schläuche von einem Blasenverweilkatheter, Sonden oder Kanülenkappen können durch sorgfältiges, bewusstes Arbeiten vermieden werden.

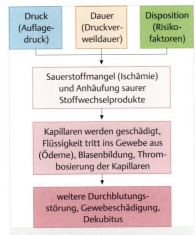

Abb. 37.28 Drei Faktoren, die die Entstehung eines Dekubitus wesentlich beeinflussen: Druck, Zeit und Disposition.

▶ **Zeit** (**Druckverweildauer**). Wenn die Ernährung der Hautzellen weniger als 2 Stunden unterbrochen wurde, können sie sich wieder erholen. Bei länger anhaltendem Sauerstoffmangel sterben einzelne Zellen ab, es bildet sich eine Nekrose.

▶ **Disposition** (**Risikofaktoren**). Die Zeit bis zum Eintreten irreversibler Schäden kann deutlich unter 2 Stunden liegen, wenn zusätzlich folgende Risikofaktoren vorliegen:
- Immobilität, z. B. bei Hemiplegie, nach Schenkelhalsfraktur, bei Depression, ausgeprägter Schwäche
- Sensibilitätsstörungen, z. B. nach Schlaganfall, bei multipler Sklerose, Querschnittslähmung, Komapatienten, bei Diabetes mellitus
- reduzierter Allgemein- und Ernährungszustand, z. B. infolge bösartiger Tumorerkrankungen, Infektionskrankheiten, Mangel- und Fehlernährung (insbesondere Mangel an Vitamin C, Eiweiß und Zink)
- Stoffwechselstörungen, z. B. Diabetes mellitus
- Herz-, Kreislauf- und Bluterkrankungen sowie Flüssigkeitsmangel: Sie begünstigen eine Mangeldurchblutung, z. B. Anämie, periphere Durchblutungsstörungen, Ödeme bei Herzinsuffizienz, chronisch venöse Insuffizienz.
- Adipositas: Adipöse Patienten schwitzen stärker und der Druck auf die Haut ist größer.
- Untergewicht und Deformitäten (Fehlstellungen)
- höheres Lebensalter, befördert z. B.
  - evtl. vorliegende Inkontinenz
  - Abnahme der unwillkürlichen Bewegungen im Schlaf: Gesunde junge Menschen bewegen sich nachts pro Stunde 4-mal, bei einem 80-jährigen Mann geht man von 2–3 Bewegungen pro Nacht aus.
  - Atrophie (Dünnerwerden) der Haut: Die Atrophie führt zum Verlust der Elastizität und der Polsterfunktion der Haut über den Knochenvorsprüngen.
- Schädigung der Haut von außen, z. B. lokale Reizung durch Schweiß, Urin oder Kot, akute Verletzung, Narbengewebe
- Scherkräfte: Beim falschen Sitzen ohne Abstützung „zerren" sie an der Haut und verstärken den Druck. Die langfristige Versorgung immobiler Patienten sollte daher am besten im Liegen oder im Sitzen erfolgen, jedoch nicht in halbsitzender Stellung.
- Fieber: erhöhter Sauerstoffverbrauch, Bettruhe

Erst wenn ein gewisser Druck über längere Zeit (2 Stunden) besteht und der Patient disponiert ist, kommt es zu einer Schädigung der Haut.

Gefährdete Körperstellen und Risikoeinschätzung

Besonders gefährdet für die Entstehung von Dekubitalulzera sind Stellen, an denen wenig Polster durch Unterhautfettgewebe und Muskeln besteht und auf denen der Kranke auf einer harten Unterlage aufliegt bzw. wo Scherkräfte wirken. Dies sind, je nach Lagerung, unterschiedliche Stellen (▶ Abb. 37.29).

Zur Einschätzung des Dekubitusrisikos wurden verschiedene Skalen wie die Braden-Skala (S.306) oder die modifizierte Norton-Skala angewandt, wobei sich gezeigt hat, dass verschiedene Pflegende nicht immer zum gleichen Ergebnis gelangen. Wichtig ist es, das Gesamtrisiko einzuschätzen und keinen möglicherweise Einfluss nehmenden Risikofaktor zu vergessen. Risikoskalen nehmen bei der Risikoeinschätzung eine unterstützende Rolle ein. „Wie hoch das Dekubitusrisiko eines Bewohners bzw. Pflegebedürftigen ist, muss die Pflegekraft unmittelbar zu Beginn des pflegerischen Auftrags und danach in individuell festzulegenden Abständen einschätzen, aber unverzüglich, wenn sich Mobilität, Aktivität oder externe Faktoren, die zu verlängerter Einwirkung von Druck und/oder Scherkräften führen, ändern (Expertenstandard Dekubitusprophylaxe DNQP 2010). Bestimmte Risikoerfassungsinstrumente werden nicht genannt,

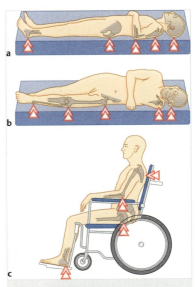

Abb. 37.29 Gefährdete Stellen für das Auftreten eines Dekubitus in verschiedenen Körperpositionen.
a In Rückenlage.
b In Seitenlage.
c Im Sitzen. Dies sind die Stellen, bei denen hervorstehende Knochenpartien ohne Muskelpolster dicht unter der Haut liegen.

aber es muss gewährleistet sein, dass alle erkannten Risikofaktoren dokumentiert sind, um allen an der Versorgung beteiligten das Dekubitusrisiko aufzuzeigen. Auch die Angehörigen und der Bewohner/Kranke selbst müssen mit einbezogen sein.

Zur **systematischen Risikoeinschätzung** können **3 Prinzipen** dienen:
- die **Aktivität** (Fähigkeit des Bewohners bzw. Kranken, sich von Ort zu Ort zu bewegen),
- die **Mobilität** (Fähigkeit, den Körper an einem Ort, z. B. Stuhl oder Bett, zu bewegen)
- **externe Risikofaktoren** (z. B. Sonden, Katheter, Schienen, Verbände), die Druck ausüben können

Auf dieser Basis können die Pflegenden einen Bewegungsplan bzw. Bewegungsförderungsplan zur Prophylaxe (S. 303) erstellen, der für jeden Dekubitusgefährdeten vorhanden sein muss. Des Weiteren sollte neben dem aktuellen „Expertenstandard Dekubitusprophylaxe in der Pflege" (S. 306) eine einrichtungsspezifische Arbeitsanweisung und Richtlinien für den Einsatz von Positionierungshilfsmitteln und Antidekubitussystemen bzw. speziellen Matratzen vorhanden sein.

Diagnostik eines Dekubitus

Eine ausführliche Anamnese ist Grundlage für die Gefährdungsbeurteilung, aber auch für die Diagnostik eines schon bestehenden Dekubitus. Falls schon ein Dekubitus vorliegt, sind Alter der Wunde und Entstehungsursachen ebenfalls wichtig.

Die Beobachtung der Haut ist die einzige Methode zur Erkennung eines Dekubitus. Wichtig ist, dass die Haut mindestens 1-mal pro Tag (während der Körperpflege und während des Umlagerns) gezielt auf Veränderungen im Sinn eines beginnenden Dekubitus beobachtet wird. Hautveränderungen wie Bläschen, trockene oder feuchte Läsionen sind ein Alarmzeichen. Eine weißliche Verfärbung oder eine Hautrötung, die nach Druckentlastung blitzschnell auftritt und nicht innerhalb von 2–3 Minuten verschwindet, wird bereits als Dekubitus im Stadium I bezeichnet und fordert als Konsequenz eine absolute Druckentlastung.

> **Merke**
>
> Ziel einer guten Pflege ist es, Patienten mit einem vorhandenen Dekubitus mit einer fachgerechten Therapie zu versorgen, v. a. aber, die Entstehung von Druckgeschwüren zu verhindern. Siehe „Expertenstandard Dekubitusprophylaxe in der Pflege" (S. 306), Qualitätskriterien.

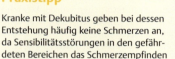

> **Praxistipp**
>
> Kranke mit Dekubitus geben bei dessen Entstehung häufig keine Schmerzen an, da Sensibilitätsstörungen in den gefährdeten Bereichen das Schmerzempfinden herabsetzen!

Die Dokumentation des Befundes ist unbedingt notwendig. Ein bereits vorhandener Dekubitus wird genau beschrieben; vgl. „Wundbeurteilung" (S. 929). Dazu gehören folgende Angaben:
- Lokalisation (z. B. Kreuzbein)
- Größe und Durchmesser
- Lage und Tiefe evtl. Taschen, Fistelung, Exsudation, Wundgrund, Geruch, Wundrand/-umgebung, Schmerzen, Infektionszeichen, Hautzustand
- Dekubitusgrad
- Besonderheiten (z. B. Eiterung der Wunde, schmierige Beläge, Nekrosen, beginnende Granulationen)
- Je nach Schweregrad kann noch zusätzliche Diagnostik notwendig sein: ein Wundabstrich oder eine Probeexzision (PE, Gewebeentnahme aus der Tiefe) zur Keimbestimmung, Blutuntersuchungen oder Röntgen, ob eine Knochenbeteiligung besteht.

Beobachtung und Dokumentation dienen nicht nur einem guten Informationsfluss im Behandlungsteam und der rechtlichen Absicherung, sondern sind zur Verlaufskontrolle und zur Evaluation (Bewertung) der bisherigen Behandlungsstrategie entscheidend wichtig. Stagniert die Wundheilung, kann rechtzeitig die Therapie überprüft und ggf. verändert werden.

Einteilung der Dekubitusstadien

Anhand der Beteiligung der einzelnen Gewebsschichten lassen sich Dekubitalulzera in 4 Grade bzw. Stadien unterteilen (▶ Abb. 37.30):
- **Grad I**: Scharf begrenzte, länger als 2–3 Minuten anhaltende Hautrötung (nicht mit dem Finger wegdrückbar) als Reaktion auf Druckentlastung (reflektorische Gefäßweitstellung), Haut intakt.
- **Grad II**: oberflächliches Druckgeschwür bis ins Korium (Dermis) oder Blasenbildung. Das subkutane Fettgewebe ist nicht betroffen. Der Kranke gibt Schmerzen an (Vorsicht: bei Sensibilitätsstörungen treten keine Schmerzen auf!), es besteht Infektionsgefahr. Bei Hornhaut z. B. an der Ferse kann Blasenbildung in der Tiefe möglich sein (schlecht erkennbar).
- **Grad III**: Tiefes Geschwür. Gewebedefekt, der alle Hautschichten betrifft, Bänder, Sehnen und Muskeln sind sichtbar. Ödeme, Infektionen, Taschenbildung möglich. Eiweißzerfall (käseartige Masse), Schmerzen. Oft Ausdehnung bis zur Knochenhaut (Periost). Beeinträchtigung des Allgemeinbefindens, es besteht Infektionsgefahr.
- **Grad IV**: Wie Grad III, zusätzlich Knochenbeteiligung. Infektion und Eiterung des Knochenmarks möglich (Osteomyelitis). Starke Schmerzen und Entzündungszeichen (Blutbildveränderungen, Fieber).

Bei Grad III und IV, zum Teil auch bei Grad II besteht die Gefahr einer Blutvergiftung (Sepsis), die lebensbedrohliche Organschädigungen hervorrufen und zum Tod führen kann!

Nachdem Grade bzw. Stadien nahelegen, dass die Erkrankung unaufhaltsam fortschreitet, empfiehlt der Expertenstandard „Pflege von Menschen mit chronischen Wunden" des DNQP 2009 die Einteilung des EPUAP (2009 aktualisiert), bei der von Kategorien gesprochen wird. Dies eignet sich besser zur Evaluation des Heilungsverlaufs. Hierbei entspricht
- Kategorie I eine nicht wegdrückbare Rötung,
- Kategorie II ein Teilverlust der Haut,
- Kategorie III der Verlust der Haut und
- Kategorie IV ein vollständiger Haut- und Gewebsverlust.

> **Merke**
>
> Am Nasenrücken, Ohr, Hinterkopf und Fußknöchel befindet sich praktisch kein subkutanes Gewebe, sodass auch Ulzera der Kategorie II, III und IV dort sehr oberflächlich sein können.

Behandlung von Dekubituswunden

▶ **Druckentlastung.** Bei allen Schweregraden gilt es, als erste und wichtigste Maßnahme eine vollständige Druckentlastung zu erreichen. Dies geschieht durch Bewegung, Positionierung (dieser Begriff ist besser als „Lagerung", weil dies an das Lagern eines Gegenstands erinnert) und geeignete Hilfsmittel. Ein individuell auf den Kranken zugeschnittener Bewegungsplan (auch die Zeiten müssen je nach Risiko individuell festgelegt werden) gilt für alle Pflegenden und andere Personen, die beteiligt sind. Siehe auch Kap. „Maßnahmen zur Druckentlastung" (S. 309).

37.5 Spezielle chronische Wunden

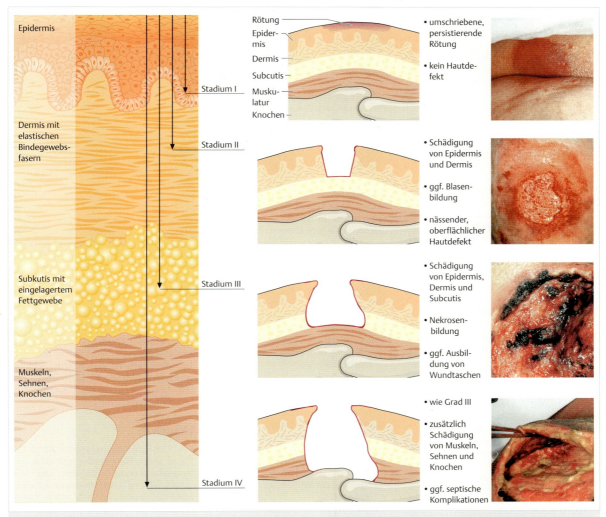

Abb. 37.30 Dekubitusstadien. Bei der Klassifizierung der Schwere eines Dekubitus orientiert man sich daran, welche Gewebeschichten durch die Druckschädigung bereits zerstört wurden. (Fotos: Paul Hartmann AG)

▶ **Behandlung der Grunderkrankungen.** Ein vorhandener Diabetes mellitus muss möglichst gut eingestellt sein (was bei vorliegender Infektion schwierig sein kann) und die Behandlung von Herz- und Gefäßerkrankungen optimiert werden. Auch andere Grunderkrankungen, die die Wundheilung beeinflussen, müssen im Blickfeld sein. Denn nur wenn möglichst alle Störfaktoren der Wundheilung ausgeschaltet sind, kann die Wundheilung wieder Fortschritte machen.

▶ **Gezielte Ernährung.** Außerdem sollte die Ernährungssituation optimiert werden: Genügend Eiweiß, Vitamin C und Zink, v. a. aber auch ausreichend Flüssigkeit sind entscheidend für eine gute Wundheilung und Durchblutung.

▶ **Feuchte Wundbehandlung.** Besteht eine offene Wunde, kommt die feuchte Wundbehandlung zum Einsatz, da unter trockener Wundbehandlung die Regenerationsfähigkeit des Gewebes, die meist schon eingeschränkt ist, zusätzlich verschlechtert wird. Wo immer möglich, wird wirkstofffrei (ohne Salben, Wundantiseptika, andere lokale Medikamente) behandelt. Hier kommen, je nach Wundbeschaffenheit, z. B. Hydrogele, Schaumstoffe oder Kalziumalginate (▶ Tab. 37.1) zum Einsatz. Die Wunde muss, insbesondere in der Reinigungsphase, täglich mindestens 1-mal kontrolliert werden, um auftretende Verschlechterungen oder Komplikationen sofort zu erkennen.

▶ **Hautschutz.** Pflegende achten auf angemessenen Hautschutz in der Umgebung (z. B. transparente Hautschutzfilme wie Cavilon, Askina Barrier Film oder Cutimerd protect; Zinkpaste, Babyöl oder Lebertran verkleben die Poren und vermindern den Gasaustausch). Bei Inkontinenz werden verschiedene Produkte angewendet (z. B. Analtampons oder Stuhldrainagesysteme), um Stuhl vom Sakralbereich fernzuhalten.

▶ **Psychische Situation.** Die psychische Situation des Kranken spielt eine große Rolle. Das Immunsystem und damit Heilungsvorgänge werden von der seelischen Verfassung beeinflusst, aber entscheidend ist, dass die Heilungsaussichten viel größer sind, wenn der Kranke die einzelnen Therapiemaßnahmen, so gut er es kann, mit unterstützt.

Fallbeispiel

Der Hausarzt von Herrn Kling, Dr. Beutel, der hinzugeholt wurde, überprüft die Einstellung seines Bluthochdrucks. Er bespricht mit dem Kranken, wie wichtig jetzt eine ausgewogene Ernährung mit viel Eiweiß, Vitaminen und ausreichend Flüssigkeit ist. Außerdem verordnet er weitere krankengymnastische Therapie, weil der alte Herr am liebsten den ganzen Tag im Bett liegen bleiben würde. Nachdem bei Herrn Kling nur ein oberflächlicher Dekubitus 2. Grades vorliegt, versorgt Herr Berg die Wunde mit einer hydroaktiven Schaumkompresse und positioniert die Ferse druckfrei. Bei einer ausführlichen Besprechung mit dem Ehepaar verstehen die beiden, warum Positionierung und Mobilisierung so wichtig sind. Herr Berg vereinbart eine intensivere Unterstützung durch den Pflegedienst, um ihn besser beraten und anleiten zu können, bis Herr Kling seine Ressourcen selbst wieder verstärkt nutzen kann.

Praxistipp

Oft wird die Schmerztherapie bei Dekubituspatienten zu wenig beachtet, insbesondere, wenn diese sich nicht ausreichend verbal äußern können. Empfehlenswert ist, wenn Schmerzen vorhanden sind, eine kontinuierliche Schmerztherapie (S. 704) und nicht nur „bei Bedarf", da Schmerzen Stress verursachen. Sie belasten den Kranken, fördern die Entstehung von Depressionen, verschlechtern die Compliance und beeinträchtigen die Wundheilung zusätzlich!

▶ **Weitere Maßnahmen.** Je nach Grad des Dekubitus kommen, wie bei chronischen bzw. schlecht heilenden Wunden, verschiedene Maßnahmen zusätzlich hinzu:

- Nekrosen müssen entfernt werden, da sie alle Heilungsvorgänge behindern. Kleinere Nekrosen können evtl. vom Arzt beim Verbandwechsel entfernt werden (ausreichende Schmerztherapie!). Bei ausgedehnten Nekrosen ist jedoch ein operatives chirurgisches Débridement in Narkose erforderlich.
- Zur Reinigung wird die Wunde gespült; am besten mit Ringer-Lösung, da sie eine ähnliche Zusammensetzung wie Gewebeflüssigkeit hat und keine Elektrolytverschiebungen hervorruft. Dabei sollte die Spüllösung angewärmt sein, um ein Auskühlen der Wunde zu verhindern und die Heilungstendenz nicht zu verschlechtern. Alternativ kommt eine Wundreinigung mit sterilen Fliegenlarven (S. 916) in Betracht, die Nekrosen „auffressen", gesundes Gewebe jedoch nicht beschädigen und die Bildung von Granulationsgewebe anregen.
- Bei Anzeichen einer Infektion muss (vor Behandlungsbeginn!) ein Wundabstrich entnommen werden. Je nach Ausmaß der Infektion wird dann (ohne vorherige Resistenzbestimmung) mit silberhaltigen bzw. antiseptikahaltigen Wundauflagen gearbeitet, mit einem Wundantiseptikum (z. B. Lavasept) gespült oder eine systemische Antibiotikatherapie (nach Resistenzbestimmung der Bakterien) begonnen. Eine lokale (örtliche) Antibiotikatherapie ist nicht angebracht, da die Medikamente nicht tief genug ins Gewebe eindringen und die Wundheilung eher stören. Zudem bestehen Allergiegefahr und die Gefahr der Resistenzbildung.
- Besteht ein sehr großer Gewebedefekt, der nur extrem langsam epithelisieren würde, oder kommt die Epithelisierung der Wunde nur schleppend voran, kann nach entsprechender Vorbereitung des Wundgrunds (sog. „Konditionierung", bis frische Granulationen vorhanden sind) eine Hauttransplantation durchgeführt werden.

▶ **Kontraindizierte Maßnahmen.** Bei der Behandlung von Dekubituswunden sind folgende Maßnahmen verboten:

- Baden (wegen Keimverschleppung), Ausnahme: Bei Hydrokolloidverband bzw. anderen semipermeablen Wundauflagen, die die Wunde wasserdicht verschließen.
- Zinkpasten (trocknen aus)
- Fettsalben (verstopfen Hautporen, stören Wärmeausgleich)
- prophylaktische Anwendung von Antiseptika (nur nach Arztanordnung bei Infektion)
- Eisen und Föhnen (Infektionsgefahr, Hautschädigung)
- „Hausmittel" wie Rohrzucker, Honig, Salz, Quark, rohe Eier oder Zahnpasta
- Franzbranntwein (entfettet die Haut)
- farbstoffhaltige Antiseptika (stören Wundbeurteilung, trocknen aus)
- Gummilaken (die Haut kann den Feuchtigkeitsgehalt nicht optimal regulieren)
- unangemessene Hilfsmittel wie z. B. Wasserkissen, Watteverbände, echte und künstliche Felle, Gummiringe, Fersen-, Hacken- oder Ellenbogenschoner.

37.5.2 Ulcus cruris

Definition

Das **Ulcus cruris** (Unterschenkelgeschwür, umgangssprachlich auch „offenes Bein") ist ein Gewebedefekt am Unterschenkel, der mindestens bis zur Lederhaut (Korium) reicht.

Das Ulcus cruris (Unterschenkelgeschwür) spielt im Pflegealltag eine wichtige Rolle, da über 0,1 % der Bundesbürger zwischen dem 18. und 79. Lebensjahr an dieser Erkrankung leiden, 0,6 % schon einmal ein Ulkus hatten und der Altersgipfel bei den über 70-Jährigen liegt. Durch den langwierigen Heilungsverlauf belastet es die Betroffenen stark, verursacht enorme Kosten und stellt auch in der ambulanten Pflege oft ein Pflegeproblem dar.

Je besser der Kranke die Zusammenhänge seiner Krankheit versteht und sich angenommen fühlt, desto eher kann er auch an der Therapie mitarbeiten. Nach Abheilung des Geschwürs muss sich der Kranke in seiner Lebensführung so verhalten, dass kein Rezidiv auftritt, und bestimmte Prophylaxemaßnahmen weiterhin durchführen, da die Ursache weiter bestehen bleibt.

Ursachen

Ein Ulcus cruris entsteht selten durch Einflüsse von außen (manchmal kann eine Bagatellverletzung Auslöser der Geschwürbildung sein), sondern ist Folge einer tief greifenden Stoffwechselstörung der Kutis und Subkutis. Man unterscheidet:

- Ulcus cruris venosum
- Ulcus cruris arteriosum
- Ulcus mixtum (arteriell und venös bedingt)
- Ulzera anderer Ursache

▶ **Ulcus cruris venosum.** Es entsteht zu 60–80 % auf der Grundlage einer chronisch venösen Insuffizienz (S. 565). Meist nach einer tiefen Beinvenenthrombose bei postthrombotischem Syndrom (PTS), aber auch bei insuffizienten Perforansvenen (die Venenklappen der Verbindungsvenen zwischen oberflächlichem und tiefem Venensystem schließen nicht mehr richtig) oder Varikose („Krampfadern") kommt es zu einer Blutdruckerhöhung im Venensystem; vgl. Kap. „Gefäßerkrankungen des venösen Systems" (S. 562). Durch die Stauung des Blutes entsteht eine „Entsorgungsstörung", die zu Ödemen und damit wiederum zu einer Druckerhöhung im Gewebe führt. So entsteht ein Teufelskreis, durch den die Stoffwechselstörung im Gewebe immer weiter verstärkt wird. Folgen sind Fibrosierungs-, Degenerations- und Entzündungsprozesse in der Umgebung der Blutgefäße, die zu trophischen Störungen (Ernährungsstörungen) der Haut mit den typischen, unten beschriebenen Hautveränderungen führen.

▶ **Ulcus cruris arteriosum.** Das Ulcus cruris arteriosum wird durch arterielle Durchblutungsstörungen, meist auf dem Boden einer Arteriosklerose, verursacht; siehe Kap. pAVK (S. 559).

▶ **Ulcus mixtum.** Bei einem Ulcus mixtum liegt sowohl eine venöse Insuffizienz als auch eine arterielle Durchblutungsstörung vor.

▶ **Ulzera anderer Ursache.** Etwa 4 % der Ulzera haben andere Ursachen, wie z. B. spezifische Hauterkrankungen, Malignome (Krebserkrankungen), Lymphödem, Infektionen, bestimmte Bluterkrankungen und Nervenschädigung (meist bei Stoffwechselstörungen wie z. B. Diabetes mellitus oder Alkoholkrankheit), Kontaktallergien, Infektionen oder Nebenwirkungen von Arzneimitteln.

Differenzialdiagnostik

Die Grundvoraussetzung für die Beurteilung und die Therapieplanung ist die Kenntnis der Ursache, sodass jeder Ulkusbehandlung eine genaue differenzialdiagnostische Abklärung vorangehen sollte. Wichtig ist eine sorgfältige Anamnese: Beschwerden, Vorerkrankungen, familiäre Häufung, aber v. a. Risikofaktoren wie eine frühere Thrombose, Diabetes mellitus, Adipositas, stehende oder sitzende Berufstätigkeit, arterielle Durchblutungsstörungen oder andere Ursachen sollten erfragt werden.

Die Diagnostik umfasst neben der allgemeinen körperlichen Untersuchung die arterielle und venöse Durchblutungssituation: Bei der Untersuchung wird besonders auf Farbe, Beschaffenheit und Temperatur geachtet, außerdem auf den Umfang der Unterschenkel, Varizen und tastbare Pulse an den Beinen. Bei weiteren apparativen Untersuchungen werden mit der Ultraschall-Doppler-Untersuchung die Strömungsverhältnisse in den Venen (insuffiziente Venenklappen?) untersucht, mit der Kompressionssonografie lassen sich thrombosierte (verschlossene) Venen nachweisen. Beim Duplexultraschall können arterielle und venöse Durchblutungsstörungen nachgewiesen werden. Grundsätzlich müssen arterielle und venöse Ursachen unterschieden und genau abgeklärt werden, da diese beiden Ulkusarten unterschiedlich behandelt werden müssen. Eventuell muss man auch einen Diabetes mellitus ausschließen oder weiterführende internistische Diagnostik durchführen.

Klinisches Bild und Symptome

▶ **Lokalisation.** Venöse Ulzera treten v. a. im Bereich der Innenknöchel auf, weil dort der venöse Druck am höchsten ist. Sie können aber auch an anderen Stellen am Unterschenkel vorkommen oder sogar den ganzen Unterschenkel umfassen (▶ Abb. 37.31). Arterielle Ulzera, die durch Verschluss kleinster Blutgefäße hervorgerufen werden (bei Diabetes, Vaskulitis), befinden sich eher an den Zehen, am Fußrand oder am Außenknöchel.

▶ **Wundgrund.** Meist ist das Ulkus weißlich-gelblich mit Fibrin belegt, hat Granulationsgewebe am Wundgrund und zeigt eine geringe Exsudation. Es ist meist unregelmäßig begrenzt und hat flache Ränder. Sind schwarze Beläge vorhanden, weist dies auf eine arterielle Durchblutungsstörung hin (arterielles Ulkus oder Ulcus mixtum) (▶ Abb. 37.32), gelbliche oder blutig-seröse Beläge deuten auf eine Infektion hin. Bei klinischem Infektionsverdacht mit den typischen Entzündungszeichen ist ein Wundabstrich sinnvoll, ansonsten nicht, weil Ulcera cruris praktisch immer bakteriell besiedelt sind.

▶ **Hautveränderungen.** Zu den typischen Hautveränderungen in der Umgebung gehören
- Hautatrophie (glänzend, dünne, leicht verletzbare Haut), teils mit weißlichen Flecken (Atrophie blanche),
- Hautverfärbung (braun-gelb oder livide-bläulich) durch Pigmente, die eingelagert werden,
- unregelmäßige, kleine Narben infolge der schlechten Heilungstendenz,
- Ekzem in der Umgebung (bei bakterieller oder mykotischer Folgeinfektion oder als Reaktion auf bisherige Lokaltherapie),
- Stauungsdermatitis (mit Rötung und Juckreiz) in der Umgebung,
- Ödem und Verhärtung (Sklerosierung) von Kutis und Subkutis,
- zum Teil bestehen Knöchelödeme.

Kranke mit venösen Ulzera klagen eher über Druck- und Stauungsgefühl im Bein, das beim Hochlegen des Beins besser wird, während arterielle Ulzera meist sehr schmerzhaft sind (Schmerzen nehmen beim Hochlegen zu). Vorsicht: Diabetiker mit ausgeprägter Neuropathie und Sensibilitätsstörungen haben oft kein Schmerzempfinden mehr!

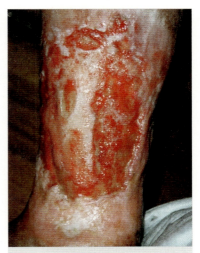

Abb. 37.31 Zirkulär um den Unterschenkel laufendes „Gamaschenulkus". (Foto: R. Mähr, Paul Hartmann AG)

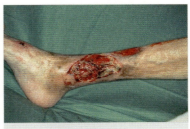

Abb. 37.32 Mischulzera durch CVI und PAVK. (Foto: A. Looks et al., Paul Hartmann AG)

> **Praxistipp**
>
> Bei jedem Ulkus sollten orientierend die Fußpulse getastet werden. Bei einer arteriellen Durchblutungsstörung, die so schwer ist, dass Ulzerationen entstehen, sind die Fußpulse meist nicht mehr tastbar (Ausnahmen bestehen, wenn nur die Zirkulation im Bereich der Kapillaren gestört ist bzw. bei sog. Mönckeberg'scher Mediasklerose, oft bei Diabetes).

▶ **Klassifikation der chronischen venösen Insuffizienz.** Eine sehr gebräuchliche **Einteilung nach Widmer**, modifiziert nach Marshall, beruht auf den sicht- und tastbaren Veränderungen. Sie unterscheidet Grad I–III:
- **Grad I:** Corona phlebectatica paraplantaris (Venenerweiterungen am medialen Fußrand)
- **Grad II:** Ödem, Dermatoliposklerose (Verhärtung von Haut und Unterhaut,

die glänzen), Atrophie blanche (weiße Hautstellen am Fußrücken und Knöchel), Purpura jaune dócre (ockerfarbene Verfärbungen der Haut durch Einlagerung von eisenhaltigen Farbstoffen), Stauungsekzem
- **Grad IIIa**: abgeheiltes Ulkus (Narbe)
- **Grad IIIb**: florides (derzeit bestehendes) Ulkus

Eine andere Einteilung, die **CEAP-Klassifikation**, berücksichtigt außer dem klinischen Befund („C") auch noch Symptome, Ursache („E"), anatomische („A") und pathophysiologische („P") Gesichtspunkte und ist viel genauer.

Therapie
Behandlung der Ursachen

An erster Stelle steht bei jedem Ulkus, gleich welcher Ursache, die Versorgungs- und Entsorgungssituation im Gewebe zu verbessern. Die einzelnen Maßnahmen sind dann je nach Grunderkrankung (s. Kap. 22.4 f.) unterschiedlich. Ohne die Behandlung der Ursache hat das Ulkus bei noch so guter Wundbehandlung praktisch keine Heilungschance.

▶ **Ulcus cruris venosum.** Bei chronisch venöser Insuffizienz steht im Vordergrund, den venösen Rückstrom zum Herz und die Mikrozirkulation zu verbessern. Dafür ist die wichtigste Maßnahme die Kompressionstherapie, die in jedem Fall bis zur Abheilung des Ulkus und dann weiterhin zur Rezidivprophylaxe beibehalten werden muss. Zu Beginn der Behandlung wird meist ein Kompressionsverband (mit Kurzzugbinden) angelegt. Im weiteren Verlauf wird dieser durch einen nach Maß angefertigten Kompressionsstrumpf (Kompressionsklasse 2–3) ersetzt, der dann auch zur Rezidivprophylaxe weiterverwendet wird; siehe „Thromboseprophylaxe" (S. 311).
Falls es möglich ist, kann auch durch einen operativen Eingriff (z. B. Entfernung von Varizen, Verödung erweiterter Venen in der Ulkusumgebung) der venöse Abtransport des Blutes aus den Beinen zum Herzen verbessert werden.

▶ **Ulcus cruris arteriosum.** Bei einer arteriellen Durchblutungsstörung kann durch eine Bypass-Operation oder Aufdehnung der Arterien eine Durchblutungsverbesserung erreicht werden. Unterstützend sollte das Bein (im Gegensatz zur venösen Insuffizienz!) tief gelagert werden und durch einen Watteverband vor Auskühlung und Druck geschützt werden.

Merke
Besteht eine arterielle Durchblutungsstörung, ist ein Kompressionsverband oder Hochlagern des Beins kontraindiziert!

▶ **Ulcus mixtum.** Bei einem gemischten Ulkus (arteriell und venös bedingt) muss von Fall zu Fall vom Arzt entschieden werden, welcher Anteil überwiegt. Hier kann eine Kompressionstherapie bei Schwerpunkt auf venösen Ursachen sinnvoll sein.

▶ **Therapie von Begleiterkrankungen.** Ein vorhandener Diabetes mellitus (S. 650) sollte optimal eingestellt und eine Mangelernährung entsprechend ausgeglichen werden.

Chirurgisches Débridement

Durch die Stoffwechselstörung im Gewebe ist die Heilungstendenz von Ulcera cruris oft sehr schlecht. Die Wundränder können sich nach innen einstülpen, sodass ein normaler Ablauf der Wundheilung nicht mehr möglich ist. Nekrosen verschlechtern die Versorgung des Gewebes zusätzlich und stellen einen Boden für Infektionen dar. Deshalb ist es das Ziel, die Wunde durch Reinigung und, falls erforderlich, durch chirurgische Nekrosenausschneidung und Anfrischen der Wundränder wieder in eine akute Wunde zu überführen. Damit können die physiologischen Heilungsprozesse „neu starten" und die Infektionsgefahr ist geringer. Besteht schon eine Infektion, muss durch das Débridement eine Ausbreitung auf umliegendes Gewebe oder die Entstehung einer Sepsis (Blutvergiftung) verhindert werden. Gleichzeitig kann (nach Wundabstrich) eine gezielte systemische Antibiotikatherapie erforderlich sein. Eine Alternative zur chirurgischen Wundversorgung ist die Therapie mit sterilen Maden (S. 916), die auch als biochirurgisches Débridement bezeichnet wird.

Trockene Nekrosen bei arteriellen Durchblutungsstörungen (z. B. bei einzelnen Zehen) werden zunächst beobachtet und belassen, da sich das Gewebe evtl. von selbst demarkiert und die betroffene Zehe abfällt. So lange die arterielle Durchblutungssituation nicht verbessert ist, muss (!) die trockene Nekrose trocken verbunden werden. Wenn eine trockene Nekrose aber in eine feuchte übergeht, besteht sofortiger Handlungsbedarf!

Praxistipp
Bei Nekrosenabtragung bzw. ausgedehnterem chirurgischen Débridement müssen alle Beteiligten auf eine ausreichend, frühzeitige Schmerztherapie achten. Gegebenenfalls muss der Eingriff in Narkose durchgeführt werden.

Lokale Wundbehandlung

Da Ulkuswunden oft einen sehr langwierigen Verlauf mit Abheilungszeiten bis zu einem Jahr haben, ist es hier besonders wichtig, frühzeitig eine Fachkraft für Wundversorgung zurate zu ziehen und mit Angehörigen anderer medizinischer Berufe eng im Team zusammenzuarbeiten. Die lokale Wundbehandlung und Auswahl der Wundauflage muss sich hier in besonderem Maße am aktuellen Zustand der Wunde und der Umgebungshaut orientieren.

▶ **Wundreinigung.** Ist die Wunde schmierig belegt oder ist eine operative Nekrosenabtragung nicht möglich, kommt eine physikalische Wundreinigung in Betracht. Man unterscheidet dabei die aktive, periodische Wundreinigung im Rahmen des Verbandwechsels mit Spüllösungen, die nach den Leitlinien von 2015 möglichst wirkstofffrei sein sollen, und die passive periodische Wundreinigung, die unter dem Verband durch das geeignete Verbandmaterial abläuft. Eine gute Wundreinigung kann mit Laminaten, die Spül-Saug-Wirkung haben, oder Kalziumalginat-Kompressen (▶ Tab. 37.1) erreicht werden. Diese Auflagen sind nicht okklusiv, sodass sie auch bei infizierten Wunden angewandt werden können; siehe „Behandlung chronischer Wunden" (S. 924). Eine hohe Aufnahmekapazität für Exsudat haben Saugkompressen, Polyurethanschäume oder Hydrofaserverbände. Bei schwierigen Wunden kommt auch eine Vakuumpumpentherapie infrage.

▶ **Wundauflagen in der Granulationsphase.** Für die Weiterbehandlung eignen sich Hydrokolloid-, Hydropolymer- oder Hydrogelverbände (▶ Tab. 37.1). Hydrogele haben den Vorteil, dass sie selbst schon feucht sind und bei einem eher trockenen Ulkus das feuchte Wundmilieu erhalten. Außerdem sind sie durchsichtig, sodass der Wundzustand jederzeit beurteilt werden kann.

▶ **Wundauflagen in der Epithelisierungsphase.** Wenn die Wunde epithelisiert, eignen sich Hydrokolloide oder semipermeable Folien.

▶ **Hauttransplantation.** Ist die Wunde sehr groß oder geht die Epithelisierung sehr schleppend voran, kommt eine plastische Deckung mit Meshgraft (Spalthaut) oder das Aufbringen von Keratinozyten (körpereigene, in Kultur vermehrte Hautzellen) in Betracht. In jedem Fall muss aber das Wundbett vorher vorbereitet (konditioniert) werden, z. B. durch offenporige Schaumstoffe, in die das Granulationsgewebe einwachsen kann.

Praxistipp

Hautpflege. Die Umgebung um das Ulcus cruris herum sollte sehr vorsichtig gereinigt und nicht unnötig mit Wirkstoffen belastet oder mechanisch gereizt werden. Intakte Haut kann mit hypoallergenen Hautschutzpräparaten, evtl. mit Dexpanthenolpräparaten (verbessert Geschmeidigkeit des Epithels, stärkt Barrierefunktion) oder Urea (Harnstoff) enthaltenden Präparaten, die die Hautfeuchtigkeit verbessern, gepflegt werden. Auf Wirkstoffe, die Allergien hervorrufen können, soll verzichtet werden. Die Haut in der Umgebung darf nicht durch Exsudat geschädigt werden, d. h. die Wundauflage muss genügend saugfähig sein und evtl. kann der Wundrand mit einem Hautschutzpräparat (z. B. Cavilon) behandelt werden. Die Verbandwechsel sollen möglichst selten und atraumatisch erfolgen. Bei geschädigten Wundrändern sind Verbände ohne Kleberand bzw. mit Silikonbeschichtung schonender.

Merke

Beim Ulcus cruris gilt das Behandlungsprinzip „möglichst wirkstofffrei behandeln" ganz besonders. Durch die Hautschädigung in der Umgebung entwickelt sich besonders schnell eine Allergie! Bestehen vielfache Allergien, auch auf hydroaktive Verbände, kann eine wirkstofffreie Silikonauflage mit darüber liegenden Kompressen verwendet werden.

Pflegerische Aufgaben

Zur Unterstützung der Ulkusheilung bzw. zur Rezidivprophylaxe überwachen Pflegende die Therapie, welche die Grunderkrankung bessern soll, und übernehmen außerdem folgende Aufgaben.

▶ **Pflegerische Aufgaben bei venösen Ulzera**
- **Anlegen des Kompressionsverbands:** Er soll nach Angaben des Expertenstandards während der Wundheilung kontinuierlich (24 Stunden) getragen werden; vor dem ersten Anlegen sollte das Bein durch Hochlegen und Ausstreichen entstaut werden.
- **Anleiten zu/Durchführen von Bewegungsübungen:** Laufen, Beingymnastik (z. B. Sprunggelenk bewegen, rollen, 30 Minuten pro Tag) mit angelegtem Kompressionsverband bzw. -strumpf („Laufen und liegen statt sitzen und stehen"). Der venöse Rückstrom und die Wadenmuskelpumpe werden durch eine regelmäßige Bewegungstherapie (mit Kompressionsverband) gefördert und ein Einsteifen des Sprunggelenks verhindert. Falls Gangstörungen bestehen, kann auch eine krankengymnastische Begleitung mit Gehtraining sinnvoll sein, denn ohne ein richtiges Abrollen des Fußes funktioniert die Wadenmuskelpumpe nicht.
- **Hochlagern des betroffenen Beines** (im Liegen 10–15 cm über Herzhöhe), bringt nach Expertenstandard allerdings bei gleichzeitig angelegter Kompression nicht sicher eine Verbesserung.
- **Kontrolle der Ödemausschwemmung:** Gewicht kontrollieren, Umfang der Extremitäten an markierter Stelle messen.
- **Information des Patienten über Therapiemaßnahmen bzw. Maßnahmen zur Rezidivprophylaxe:** Dass ein Ulkuskranker versteht, wie sein Ulkus zustande kommt und bei der Abheilung und Rezidivprophylaxe aktiv mitwirken kann, ist ganz wesentlich für den Behandlungs- und Prophylaxeerfolg. Ein großer Teil der neu auftretenden Ulzera und Abheilungsstörungen kommt durch die fehlende Mitarbeit des Kranken selbst zustande, weil er die Zusammenhänge nicht kennt oder nicht ernst nimmt. Deshalb sind die Beratung, der Aufbau eines vertrauensvollen Verhältnisses zwischen Pflegekraft und Betroffenem ganz besonders wichtig. Pflegende beraten den Kranken über:
  - Zusammenhang zwischen Wadenmuskelpumpe und venösen Rückstrom
  - Bedeutung der Kompressionstherapie (muss lebenslang gemacht werden)
  - Verhaltensempfehlungen bei Venenerkrankungen (keine warmen Bäder, einschnürende Kleidungsstücke meiden, evtl. Kneipp'sche Anwendungen wie Wassertreten u. a.)
  - geeignete (flache!) Schuhe, die mit Kompressionsverband gut tragbar sind
  - keine Selbstbehandlung durch frei verkäufliche Venenmedikamente, Hautpflegeprodukte mit hohem Allergierisiko vermeiden
  - Vermeiden von Verletzungen bzw. im Verletzungsfall sofort Arzt aufsuchen

Lernaufgabe

Stellen Sie ein Informationsblatt mit „Tipps zur Venenfitness" für alte Menschen mit chronisch venöser Insuffizienz zusammen.

▶ **Pflegerische Aufgaben bei arteriellen Ulzera**
- **Ggf. Gehtraining bzw. Anleitung** hierzu durchführen; bei immobilen Patienten Beine tieflagern.
- **Information und Beratung des Patienten und ggf. der Angehörigen**:
  - zur Verringerung der Risikofaktoren: Rauchen, Adipositas, Hyperlipidämie, Diabetes mellitus, arterielle Hypertonie
  - über die Ursachen des Ulcus cruris bei ihm selbst, die aktuelle Therapie und die Rezidivprophylaxe

Grundsätzlich für alle Arten des Ulcus cruris gilt: Nur wenn für den Betroffenen der Sinn und die Wichtigkeit der Therapiemaßnahmen einsichtig sind, ist eine gute Adhärenz (Mitarbeit des Kranken) möglich. Da die Rezidivprophylaxe sehr wichtig ist und in den Händen des Betroffenen liegt, müssen die Pflegenden besonderes Augenmerk darauf richten. Sie haben Geduld, streben ein von Verständnis geprägtes Verhältnis zum Kranken an und nehmen seine Gefühle wie Scham, Trauer oder Wut ernst. Erst wenn Vertrauen in die pflegende Person besteht und sich der Kranke akzeptiert fühlt, kann er sich auf die Situation einlassen. Wichtig ist für den Betroffenen auch, Trost zu finden und als „ganzer Mensch" betrachtet zu werden. Dann kann er zunehmend wieder selbst Verantwortung für Therapie und Rezidivprophylaxe übernehmen, im Sinn eines besseren Selbstmanagements.

Merke

Wichtig bei allen Maßnahmen ist eine begleitende, ausreichende Schmerztherapie.

37.5.3 Diabetisches Fußsyndrom

Fallbeispiel

Herr Kugler, 74 Jahre alt, zieht nach dem Tod seiner Frau in eine betreute Seniorenwohnung. Da er vor 2 Jahren einen Herzinfarkt erlitten hat, seit 15 Jahren ein Diabetes mellitus Typ 2 besteht und er sich nicht selbst versorgen möchte, hat er diese Wohnform gewählt. Vor 1 Jahr war er längere Zeit wegen eines Diabetischen Fußsyndroms mit Ulkusbildung im Krankenhaus und er hat große Furcht, dass dies wieder auftreten könnte. Der Tod seiner Frau hat aber die Gedanken an den Fuß in den Hintergrund treten lassen. Als Frau Rotter, die Pflegerin, die ihn regelmäßig besuchen und beraten wird, seine Schuhe begutachtet, erschrickt sie. Herr Kugler erzählt ihr, dass er es einfach noch nicht geschafft habe, sich nach passenden Schuhen umzusehen. Bei der Untersuchung bemerkt die Pflegerin, dass sich an der rechten Großzehe, die verformt ist (Hallux valgus), aufgrund einer Druckstelle eine dicke Hyperkeratose (Schwiele) gebildet hat. Die Haut ist darüber nicht eröffnet.

In den Jahren 2005 bis 2010 haben Amputationen allgemein in Deutschland abgenommen, nicht aber die Anzahl der Fußamputationen. Dies zeigt, dass das Diabetische Fußsyndrom noch immer ein großes Problem darstellt. Risikopatienten für Fußkomplikationen sind Diabetiker, die an einer Neuropathie (Schädigung der Nervenfasern, häufigste Ursache) oder Durchblutungsstörungen (2 oder mehr Fußpulse nicht tastbar) leiden. Damit sind 25 % der Diabetiker, in Deutschland ca. 1,25 Millionen, vom Risiko betroffen, diabetische Fußprobleme zu bekommen. Wenn diese nicht fachgerecht behandelt werden, steigt das Risiko für eine Amputation mit allen Folgen stark an: Es entstehen nicht nur immense Behandlungskosten, sondern die Selbstständigkeit, Mobilität und Lebensqualität der Betroffenen werden stark eingeschränkt und das Sterberisiko steigt erheblich.

Ursachen und Risikofaktoren

Hauptursachen

Das Diabetische Fußsyndrom ist eine der häufigsten Komplikationen des Diabetes mellitus. Es liegt nach Busch (2009) vor, wenn

- eine Neuropathie (Nervenschädigung) besteht und/oder
- eine Durchblutungsstörung und/oder
- ein Charcot-Fuß (diabetische neuropathische Osteoarthropathie).

Merke

Das Risiko einer Fußläsion (Wunde, Ulkus) steigt nach Angaben des Expertenstandards „Pflege von Menschen mit chronischen Wunden" (▶ Abb. 37.19), wenn Fußdeformitäten, vorangehende Ulzerationen, ein eingeschränktes Sehvermögen und eine schlechte Diabeteseinstellung vorliegen.

Nach Untersuchungen bei Diabetikern liegt den Fußproblemen in 45 % eine reine Neuropathie zugrunde, bei 45 % liegen gleichzeitig eine Neuropathie und eine Durchblutungsstörung vor, bei 7 % nur eine Durchblutungsstörung. Somit ist die Neuropathie für etwa 90 % aller diabetischen Fußprobleme verantwortlich. Bei 45 % der Diabetiker zwischen 70 und 79 Jahren besteht eine Neuropathie. Irreführend kann auch sein, dass trotz Schmerzen (brennende Fußsohlen, Schmerzen wie Messerstiche) in den Füßen, v. a. in Ruhe oder nachts, eine Neuropathie vorhanden sein kann.

▶ **Neuropathie.** Die Nervenschädigung betrifft sensible Fasern (die Empfindung für Berührung, Schmerz, Temperatur, Druck und Vibration sind herabgesetzt oder fehlen ganz), motorische Fasern (Muskeln schwinden) und vegetative Fasern (Schweißsekretion und Talgproduktion nimmt ab, die Temperaturregulation ist gestört). Infolge der sensiblen Neuropathie empfinden die Betroffenen keinen Schmerz, auch wenn sie sich am Fuß verletzen oder Schuhe drücken. Bei bettlägerigen Pflegebedürftigen kann so wegen der fehlenden Schmerzangabe eine Druckstelle und daraus ein Ulkus entstehen. Durch die motorische Nervenschädigung kommt es zu Fehlstellung des Fußes und der Zehen, wie Hallux valgus, Hammerzehen, Knick-Senkfuß oder Spreizfuß, die Hornhautbildung und Druckstellen begünstigen. Die autonome Neuropathie führt zu trockener, überwärmter Haut mit Einrissen und Rhagaden. Durch diese Kombination besteht ein hohes Risiko, dass die Haut verletzt wird, ohne dass der Betroffene dies bemerkt.

▶ **Charcot-Fuß.** Die diabetische neuropathische Osteoarthropathie stellt eine Sonderform der diabetischen Neuropathie am Fuß dar. Hierbei kommt es anfangs zu einer Überwärmung, Rötung und Schwellung des Fußes (Stadium I), dann zur Dichteminderung des Knochens im Röntgenbild mit teilweise Auflösung des Knochens, Einbrechen des Knochens und schweren Fehlstellungen (Stadium II). Im Stadium III gehen die Entzündungszeichen zurück; es bleiben die Fußfehlstellungen. Dies erhöht das Risiko für eine offene Fußläsion immens, da der Kranke trotz Knochenbruch und Fußverformung weiterläuft, wenn er keinen Schmerz spürt.

▶ **Durchblutungsstörung.** Die Durchblutungsstörung betrifft größere Gefäße im Sinn einer peripheren arteriellen Verschlusskrankheit (PAVK, sog. Makroangiopathie). Die früher angenommene Mikroangiopathie (Verschluss kleinster Kapillaren im Gewebe) lässt sich nicht bestätigen, aber es bestehen deutliche Störungen der Mikrozirkulation im Gewebe mit Kurzschlüssen zwischen arteriellen und venösen Gefäße, sodass die Extremität zwar überwärmt ist, das Gewebe jedoch unterversorgt. Als Ursache des Diabetischen Fußsyndroms überwiegt zwar die Neuropathie, aber die Durchblutungsstörung ist oft (gemeinsam mit Infektionen) dafür verantwortlich, dass eine Wunde nicht abheilen kann und schließlich die Amputation droht.

Risikofaktoren

Die Risikofaktoren für das Auftreten eines diabetischen Fußes sind im Einzelnen:

- Verlust von Schutzmechanismen bei diabetischer Neuropathie mit Erhöhung des Verletzungsrisikos
- Fehlen einer ausreichenden Gewebedurchblutung durch eine arterielle Verschlusskrankheit und Störungen der Mikrozirkulation
- externer Druck durch falsches/unpassendes Schuhwerk
- knöcherne Fußdeformitäten
- erhöhte Fußsohlendrücke durch Schwund der kleinen Fußmuskeln und damit schlechtere Balance
- Bildung von Schwielen (Kallus) mit Risiko der Einblutung
- Einschränkung der Geh- und Bewegungsfähigkeit
- diabetische Fußläsionen in der Vorgeschichte

Infektionen spielen für die Entstehung eine untergeordnete Rolle, sind aber für das Auftreten von Komplikationen beim Heilungsverlauf und das Risiko einer späteren Amputation von großer Bedeutung.

Merke

Oft führt ein minimales Trauma, das zu spät bemerkt wird, in Verbindung mit schlecht passenden Schuhen zum Ulkus.

Wenn dann aufgrund der vorbestehenden schlechten Heilungsbedingungen und falscher Wundbehandlung eine Wundheilungsstörung und Infektion auftritt, steigt das Risiko für eine spätere Amputation immens!

Symptome und Diagnostik
Neuropathische Ulzera

Patienten mit diabetischer Neuropathie berichten nach Busch (2009) häufig über:
- Brennen der Füße, zu Beginn meist der Fußsohle, insbesondere nachts
- sehr starke Schmerzen (wie Messerstiche)
- Taubheitsgefühle bei ausgeprägter Neuropathie

Falls der Patient selbst nichts spürt, muss der Untersucher auf folgende Hinweise achten:
- trockene Haut, Rhagaden (Einrisse)
- rosige, warme Haut
- Hornhautbildung, Einblutungen unter der Hornhaut
- Weitstellung der oberflächlichen Venen
- Fußdeformitäten

Diabetische Fußläsionen treten meist dort auf, wo eine erhöhte Belastung der Haut besteht und der Kranke dies nicht wahrnimmt. Dies kann an Stellen sein, wo der Schuh drückt, aber auch an Stellen, wo die Fußsohle durch Verformung des Fußskeletts vermehrt belastet wird. An der Fußsohle bildet sich dann oft ein sog. „Mal perforans", ein wie ausgestanzt aussehendes Geschwür, das für Diabetes typisch ist (▶ Abb. 37.33). Der Geschwürbildung kann aber auch eine Bagatellverletzung zugrunde liegen, die übersehen wird (Betroffener nimmt sie nicht wahr!) und sich dann vergrößert bzw. nicht heilt, da bei Diabetikern Wunden sowieso schlechter heilen. Wichtig ist es, Alarmsignale wie Hornhaut- oder Schwielenbildung und Einblutungen (Hämatome) an diesen wahrzunehmen und sofort darauf zu reagieren, bevor es zum Ulkus kommt.

Neuropathische Ulzera können an allen Stellen am Fuß vorkommen, insbesondere aber dort, wo der Druck auf die Haut erhöht ist. Bei Neuropathie findet man oft gleichzeitig Störungen des Druck-, Schmerz-, Temperatur- und Vibrationsempfindens, eine Osteoarthropathie oder Schweißsekretionsstörungen. Die Haut erscheint rissig, gerötet und trocken und ist oft überwärmt. Die neurologische Diagnostik, die grundsätzlich durchgeführt werden sollte, ergibt abgeschwächte oder erloschene Reflexe, eine strumpfförmige Sensibilitätsstörung und eine herabgesetzte Vibrations- und Temperaturempfindung.

Ulzera bei Durchblutungsstörungen

Ist die Ursache des Ulkus v. a. eine gestörte arterielle Durchblutung, liegen die Läsionen v. a. an den Zehen und am Rand des Fußes, da die Kapillargebiete dort als Letztes versorgt werden. Hinweise auf eine bestehende arterielle Verschlusskrankheit sind Risikofaktoren für Gefäßerkrankungen wie Rauchen, Übergewicht, Bluthochdruck oder eine Fettstoffwechselstörung; s. Kap. pAVK (S. 558).

Hinweise auf eine periphere arterielle Verschlusskrankheit (pAVK) können sein:
- Schmerzen beim Gehen ab einer gewissen Gehstrecke (sog. „Schaufensterkrankheit", können aber bei fortgeschrittener Neuropathie fehlen!),
- kalte, blasse oder bläulich verfärbte Füße,
- trophische Störungen (atrophische Haut, Verformung der Zehennägel, z. B. eingewachsener Nagel),
- trockene Gangrän (schwarz verfärbte, nekrotische Bezirke) an den Zehen,
- Verletzungen am Fuß, die nicht heilen bzw. infiziert sind.

Gefäßuntersuchungen ergeben abgeschwächte oder fehlende Fußpulse und einen erniedrigten Blutdruck an den Beinen und Füßen bei der farbcodierten Duplexsonografie.

> **Praxistipp**
>
> Besteht eine Verhärtung der Arterien (sog. Mönckeberg'sche Mediasklerose), kann die Pulstastung und Blutdruckmessung falsche Normalwerte vortäuschen, da sich die Arterien nicht zusammendrücken lassen. In diesen Fällen ist auch die Duplexsonografie nicht aussagekräftig. Eine Röntgendarstellung der Arterien mit Kontrastmittel (DSA = Digitale Subtraktionsangiografie) zeigt dann genau, wo und wie stark die Durchblutung gestört ist. In speziellen Fällen ist auch ein Kernspin-Angiografie (MRA) mit Kontrastmittel angezeigt.

Beim Diabetischen Fußsyndrom erfolgt – nach dem Expertenstandard „Pflege von Menschen mit chronischen Wunden" (▶ Abb. 37.19) – eine Einschätzung zur Ausdehnung der Wunde, Ischämie und Infektion durch die Wagner-Armstrong-Klassifikation (▶ Abb. 37.34).

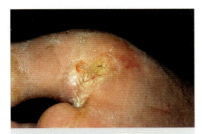

Abb. 37.33 Mal perforans bei neuropathischem Diabetischem Fußsyndrom. (Foto: Paul Hartmann AG)

Wagner-Grad		0	1	2	3	4	5
Amstrong-Einteilung	A	prä- oder postulzerative Läsion	oberflächliche Wunde	Wunde bis zur Ebene von Sehne oder Kapsel	Wunde bis zur Ebene von Knochen oder Gelenk	Nekrose von Fußteilen	Nekrose des gesamten Fußes
	B	mit Infektion	mit Infektion	mit Infektion	mit Infektion	mit Infektion	mit Infektion
	C	mit Ischämie	mit Ischämie	mit Ischämie	mit Ischämie	mit Ischämie	mit Ischämie
	D	mit Infektion und Ischämie	mit Infektion und Ischämie	mit Infektion und Ischämie	mit Infektion und Ischämie	mit Infektion und Ischämie	mit Infektion und Ischämie

▮ Bereich der Grundversorgung
▮ Bereich der problembezogenen Versorgung (z. B. ambulante Fußbehandlungseinrichtung)
▮ Bereich der Kompetenzzentren oder vergleichbare Behandlung (z. B. stationäre Behandlung)

Abb. 37.34 Klassifikation diabetischer Fußläsionen nach Wagner u. Armstrong und Empfehlungen zur Versorgung (Wagner 1981; Armstrong et al. 1998).

Für die Versorgung gibt die S3-Leitlinie „Nationale Versorgungsleitlinie Typ 2-Diabetes: Präventions- und Behandlungsstrategien für Fußkomplikationen" (2010) folgende Empfehlung (▶ Abb. 37.34):
- Diabetiker mit einer Fußläsion Wagner 0, Infektion und Ischämie (Durchblutungsstörung) oder Wagner 1 und Infektion oder Ischämie oder Wagner 2 sollten durch eine Ambulanz betreut werden, die auf das Diabetische Fußsyndrom spezialisiert ist.
- Kranke mit einer Fußläsion Wagner 1, bei denen eine Ischämie und Infektion besteht bzw. Wagner 2 mit Ischämie oder Infektion und alle Kranken mit Fußläsion Wagner 3 oder höher, sollten stationär in einer spezialisierten Einrichtung behandelt werden.

Auch Patienten mit Verdacht auf einen Charcot-Fuß sollten sich sofort in einer spezialisierten Klinik vorstellen.

Fallbeispiel

Als Herr Kugler auf Anraten des Hausarztes einen Untersuchungstermin in einer Spezialambulanz für diabetische Fußprobleme hat, begleitet ihn Frau Rotter. Nach Entfernung der Schwiele ist glücklicherweise kein Ulkus darunter erkennbar. Der behandelnde Arzt erklärt Herrn Kugler, warum es sehr wichtig ist, andere, mögliche Druckstellen entlastende Schuhe zu tragen. Er empfiehlt ihm, vorläufig die Hausschuhe zu tragen, die zur Druckentlastung geeignet sind, und bei einem Orthopädieschuhmachermeister geeignete Schuhe anpassen zu lassen. Er kann dem Patienten klarmachen, dass dies eine entscheidende Maßnahme ist, um ein erneutes Ulkus zu vermeiden. Herr Kugler hat jetzt, nachdem er von der Druckstelle gar nichts bemerkt hatte, doch einen Schreck bekommen. Er will jetzt mehr über die Zusammenhänge erfahren und sich von Frau Rotter und dem Orthopädieschuhmacher beraten lassen, wie er einem erneuten Ulkus vorbeugen kann.

Grundprinzipien der Behandlung

Die Behandlung des Diabetischen Fußsyndroms beinhaltet 2 Aspekte:
1. Therapie einer aktuell bestehenden Läsion (Wunde)
2. Dauertherapie des Diabetischen Fußsyndroms mit Therapie der bestehenden Probleme und Prävention erneuter Fußläsionen unter Einbeziehung des Kranken

Therapieziele nach den Leitlinien

In den Leitlinien „Lokaltherapie chronischer Wunden bei Patienten mit den Risiken periphere arterielle Verschlusskrankheit, Diabetes mellitus, chronisch venöse Insuffizienz" (AMWF 2015) werden folgende Therapieziele genannt: „Um eine komplikationsfreie Abheilung der Wunde zu gewährleisten, sind die leitliniengerechte Diagnostik und Behandlung der Grunderkrankung und ein an die Erfordernisse und Ziele des Patienten und seiner Wunde ausgerichteter Behandlungsplan unabdingbar." Die Leitlinie betont ganz klar, wie entschieden wichtig die Berücksichtigung der Bedürfnisse des Kranken und seine ausführliche Beratung und Information sind: „Dies schließt die Erfassung der Patientenpräferenzen [Anm.: was ihm wichtig ist], die Beratung zu Krankheitsursache und -behandlung sowie die Beratung und Unterstützung zu Förderung und Erhalt ihrer Alltagskompetenzen und Möglichkeiten zur Linderung von Faktoren, welche ihre Lebensqualität beeinträchtigen, mit ein. Bezogen auf die Lokaltherapie der Wunde gelten zudem allgemeine Therapieziele wie die Schaffung von lokalen Bedingungen, die eine Abheilung ermöglichen bzw. die Vorbeugung von schädigenden Faktoren."

Behandlung bestehender Fußläsionen

Merke

Grundvoraussetzung für die Heilung von Fußläsionen ist bei Diabetikern – neben der ausreichenden Durchblutung – die vollständige und andauernde Entlastung von Druckkräften (nach der S3-Leitlinie 2010).

Diese Entlastung kann durch Gehstützen, einen Rollstuhl oder Bettruhe erreicht werden. Spezielle Techniken wie der Vollkontaktgips, Kunststoffstiefel oder nicht abnehmbare Druckentlastungsmaßnahmen bzw. Orthesen müssen korrekt gefertigt, eng überwacht bzw. vorsichtig angewandt werden, sodass sie nur in spezialisierten Zentren angewandt werden sollten. Vorfuß entlastende Maßnahmen („halber Schuh") können bei reinen Vorfußläsionen angewandt werden.

Allgemein sollten Risikofaktoren (z.B. Ischämie, Fremdkörper in der Wunde, falsche lokale Wundbehandlung, Ödem, Infektion, Nikotin, Mangelernährung, die Wundheilung störende Medikamente, Niereninsuffizienz), wenn möglich, aus-

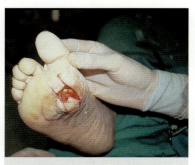

Abb. 37.35 Chirurgisches Débridement bei Mal perforans. (Foto: H. Schepler, Paul Hartmann AG)

geschaltet und der Diabetes möglichst gut eingestellt werden. Ein Gehtraining darf nicht durchgeführt werden, da es die Wundruhe stören würde.

Die lokale Wundbehandlung richtet sich nach den Prinzipien der feuchten Wundbehandlung bei chronischen Wunden (S.924). Die S3-Leitlinie legt folgendes Vorgehen fest:

▶ **Wundbehandlung bei neuropathischen Ulzera.** Hier muss zunächst das nekrotische Gewebe abgetragen werden. Das kann, je nach Tiefe der Wunde, mit chirurgischem (▶ Abb. 37.35), biomechanischem (Fliegenlarven) oder autolytischem Débridement (Hydrogele) durchgeführt werden.

▶ **Wundbehandlung bei arteriellen Durchblutungsstörungen und gemischten Ulzera mit trockener Nekrose.** Hier sollte zuerst eine Revaskularisierung (Wieder-durchgängig-Machen der Arterien) erfolgen. Antibiotika sollten nur bei klinisch vorhandener Infektion (eine Keimbesiedlung besteht praktisch immer) nach Abstrich und Antibiogramm systemisch angewandt werden. Lokale Antibiotikatherapie kann Allergien hervorrufen und das heilende Gewebe schädigen. Anschließend wird die Wunde mit geeigneten Wundauflagen der feuchten Wundtherapie weiter behandelt, die für den jeweiligen Wundzustand geeignet sind. Eine Ausnahme besteht allerdings:

Liegt eine arterielle Durchblutungsstörung und Infektion vor, behandelt man, bevor man eine Amputation in Betracht zieht, die Infektion und verbessert, falls möglich, die Durchblutung durch einen gefäßchirurgischen Eingriff. Dann erst wird möglichst sparsam das Gewebe amputiert, das nicht durchblutet ist. Je ausgedehnter eine Amputation ist, desto mehr verkürzt sie die Lebenserwartung des Kranken und schränkt die Lebensqualität ein.

> **Merke**
>
> Ausnahme: Eine trockene Nekrose bei pAVK und Diabetes mellitus wird mit einem trockenen Verband behandelt!

> **Lernaufgabe**
>
> Informieren Sie sich im Internet bei der S 3-Leitlinie (Adresse s. Lern- und Leseservice) über die Algorithmen (Ablaufschemata) zu Anamnese, Diagnostik, Dokumentation, Behandlungsplan, zur Wundreinigung und zu den Wundauflagen und diskutieren Sie diese im Pflegeteam!

Weitere Therapiemaßnahmen

Die Betreuung von Kranken mit Diabetischem Fußsyndrom nimmt auch nach Abheilung der Wunde in der ambulanten und stationären Altenpflege einen großen Stellenwert ein. In Pflegeheimen sind zum Teil bis zu 30 % der Bewohner Diabetiker, und das Risiko einer erneuten Wunde am Fuß hängt entscheidend von den Präventionsmaßnahmen ab.

Falls möglich, unterstützen die Pflegenden den Kranken bei der Selbstbeobachtung und der Durchführung der weiteren Präventionsmaßnahmen. Sie erklären dem Betroffenen Ursachen, Zusammenhänge und Behandlungsmaßnahmen und tragen dafür Sorge, dass er selbst und evtl. mitbetreuende Angehörige regelmäßig geschult werden. Sie fördern seine Selbstpflege und achten darauf, dass seine Gefühle, Wünsche und Bedürfnisse nicht in den Hintergrund gelangen. Sofern umsetzbar, leiten sie ihn zur Selbstpflege an, z. B. zur täglichen Selbstbeobachtung der Füße mithilfe eines Spiegels und zur geeigneten Fußpflege (S. 663). Wo erforderlich, unterstützen sie ihn bei der Planung und Organisation notweniger Maßnahmen bzw. übernehmen diese für ihn.

Um ein Rezidiv zu vermeiden, sind folgende Punkte wichtig:
- Die Füße sollten täglich inspiziert werden (Anleitung zur Selbstbeobachtung, evtl. mithilfe eines Spiegels).
- Die Hautpflege sollte mit lauwarmem Wasser und wenig schonender Waschlotion durchgeführt werden.
- Die Haut muss regelmäßig mit harnstoffhaltiger Salbe für sehr trockene Haut gepflegt werden.
- Der Betroffene darf keine Strümpfe mit einschnürendem Gummibund tragen.
- Die Schuhe sollten den Füßen angepasst sein, Druckstellen müssen unbedingt vermieden werden (evtl. orthopädische Spezialschuhe, die individuell angepasst werden mit absoluter Druckentlastung gefährdeter Stellen).
- Risikopatienten sollten regelmäßig Diagnostik und Therapie durch Podologen (med. Fußpfleger) in Anspruch nehmen (Erkennen von gefährdeten Bezirken, sachgerechte stumpfe Nagelpflege, evtl. Nagelbehandlung, Entfernung von Schwielen).
- Die Haut an den Füßen darf auf keinen Fall verletzt werden (z. B. durch Barfußlaufen, Fremdkörper in Schuhen, Anstoßen, Verbrennung durch Wärmflaschen).
- Die Betroffenen sollen sich regelmäßig bei einer Spezialambulanz vorstellen, wobei besonderes Augenmerk auf Füße, Schuhe und Strümpfe gelegt wird.

> **Praxistipp**
>
> Gespräche, die dem Betroffenen helfen, die veränderte Situation zu akzeptieren und seine Fragen und Probleme zu klären, spielen eine wichtige Rolle. Eine gute Zusammenarbeit von Pflegenden, Ärzten, Fußpflegern, orthopädischen Schuhmachern und nicht zuletzt dem Betroffenen selbst ist die beste Möglichkeit, eine erneute Fußläsion zu verhindern.

> **Fallbeispiel**
>
> Im Verlauf der nächsten Monate beginnt Herr Kugler, sich auf den chronischen Charakter seiner Erkrankung einzulassen. Er akzeptiert die bestehende Neuropathie, die er vorher innerlich weit von sich geschoben hat, und findet die Diabetes-Diät, die ihm in die Wohnung geliefert wird, annehmbar. Durch lange ausführliche Gespräche gewöhnt er sich daran, seinen Füßen mehr Aufmerksamkeit zu widmen und professionelle Unterstützung bei der Fußpflege in Anspruch zu nehmen, da er doch nicht mehr so gut sieht. Er weiß jetzt auch, welche Gefahren er meiden muss, und ist erleichtert, als bei der nächsten Kontrolluntersuchung kein erneuter auffälliger Befund vorhanden ist.

> **Lernaufgabe**
>
> Besonders wichtig ist nach der S 3-Leitlinie auch die Zusammenarbeit verschiedener Berufe, die den Kranken betreuen und unterstützen, sodass ein ganzheitliches Gesamtkonzept für ihn erarbeitet wird. Diskutieren Sie im Team anhand des Beispiels eines Kranken, den Sie gemeinsam betreuen, die Zusammenarbeit mit allen an der Versorgung Beteiligten. Wo sehen Sie Verbesserungsmöglichkeiten?

37.6 Lern- und Leseservice

37.6.1 Das Wichtigste im Überblick

Wie wirkt sich eine Wunde für den Betroffenen aus?

- Der ganze Mensch ist durch körperliche und psychische Belastung beeinträchtigt.
- Die Mobilität ist eingeschränkt.
- Der Betroffene ist auf Hilfe anderer angewiesen, ein alter Mensch kann sich evtl. nicht mehr alleine versorgen.
- Es bestehen Schmerzen, schmerzhafte Verbandwechsel.
- Die Wundversorgung ist ein Eingriff in die Intimsphäre.
- Durch Ekel und Geruchsbelästigung können soziale Einschränkungen entstehen.
- Sorge über den weiteren Verlauf kann zu Depressionen führen.

Woran erkennt man eine Wundinfektion?

- durch klassische Entzündungszeichen: Rötung, Schmerz(-zunahme), Schwellung, Überwärmung
- Fieber
- eitriges Exsudat

Wie kann die Wundheilung unterstützt werden?

- allgemeine Störfaktoren beseitigen, v. a. bestehende Grunderkrankungen behandeln
- körpereigene Heilungskräfte unterstützen (z. B. durch an Eiweiß, Vitaminen und Spurenelementen reiche Ernährung); allgemein die Mobilität des Kranken fördern (bessere Durchblutung und Sauerstoffversorgung)
- lokal Wundruhe, gleichmäßige Temperatur, Schutz vor dem Eindringen von Keimen und ein feuchtes Wundmilieu (durch eine geeignete, phasengerechte Wundauflage) gewährleisten
- Kranken unterstützen: Besprechung der Situation, Aufklärung und ein offenes Ohr für die Bedürfnisse des Betroffenen können die Mitarbeit des Kranken fördern und eine positive Einstellung bewirken

Welche Prinzipien müssen bei der Wundversorgung beachtet werden?

- ausführliche Anamnese
- Wundanalyse mit genauer Wundbeschreibung
- chirurgisches Débridement bzw. Wundreinigung
- Infektionsprophylaxe
- phasengerechte, geeignete Wundauflage (besonders bei Problemwunden bzw. chronischen Wunden)
- sorgfältige Dokumentation der Befunde und des Verlaufs (ggf. Fotodokumentation)
- guter Informationsfluss im Pflege- und Behandlungsteam
- Behandlungsstrategie regelmäßig hinterfragen, bisherigen Verlauf im Team bewerten (evaluieren) und ggf. Behandlungsstrategie ändern
- Fachkräfte anderer medizinischer Berufe für Wundversorgung mit einbeziehen, im Sinne einer guten interdisziplinären Zusammenarbeit

Wie wähle ich die geeignete Wundauflage aus?

- Entstehungsursache berücksichtigen
- nach aktuellem Wundzustand (Größe, Beschaffenheit, Lage und Alter der Wunde, bisherige Entwicklung der Wundheilung, Wundheilungsphase, Exsudatmenge, evtl. Infektion) Auflage auswählen
- Begleiterkrankungen und Risikofaktoren (z. B. schlechte Durchblutungssituation, vorgeschädigte Haut, Kachexie) berücksichtigen

Was ist bei speziellen Wunden (Dekubitus, Ulcus cruris, diabetischer Fuß) zu beachten?

- Es handelt sich um chronische Wunden (> 8 Wochen), die oft keine Heilungstendenz zeigen.
- Nekrotische Gewebeanteile, die die Wundheilung behindern, entfernen.
- Alle Prophylaxemaßnahmen (z. B. Dekubitus-, Thromboseprophylaxe) weiterführen!
- Körpereigene Heilungskräfte fördern.
- Wunde möglichst wirkstofffrei (Wirkstoffe haben oft hohes Allergierisiko) und bei feuchtem Wundmilieu behandeln.
- Bei Infektionen Nekrosenentfernung, lokal Antiseptika bzw. systemisch (nach Erregernachweis und Antibiogramm) Antibiotika. Keine Lokalantibiotika!
- Bei Problemen frühzeitig speziell geschulte Fachkraft für Wundversorgung einbeziehen bzw. Rat einer speziellen Wundambulanz einholen.
- Betroffenen unter Einbeziehung des ganzen Menschen schulen und beraten.
- Selbstpflegefähigkeit des Kranken verbessern.

37.6.2 Literatur

AWMF, BÄK, KBV. Nationale Versorgungs-Leitlinie Typ-2-Diabetes (S 3): Präventions- und Behandlungsstrategien für Fußkomplikationen (Version 2.8) 2010. Im Internet: http://www.awmf.org/leitlinien/detail/ll/nvl-001c.html; Stand: 30.11.2006, gültig bis 31.10.2011, derzeit in Überarbeitung

AWMF/DGfW, Hrsg. S3-Leitlinie „Lokaltherapie chronischer Wunden bei Patienten mit den Risiken periphere arterielle Verschlusskrankheit, Diabetes mellitus, chronische venöse Insuffizienz". Stand: 16.01.2014, Entwurfsfassung 2

Deutsches Institut für Wundheilung, Hrsg. Erfolgreiches Therapiekonzept des Ulcus cruris. Im Internet: http://www.deutsches-wundinstitut.de/downloads/tkucklinik080707.pdf; Stand: 21.08.2015

Deutsches Netzwerk für Qualitätsentwicklung in der Pflege (DNQP), Hrsg. Expertenstandard Pflege von Menschen mit chronischen Wunden. Osnabrück 2008, 1. Aktualisierung 2010 (Veröffentlichung der Aktualisierung Herbst 2015 geplant)

Lippert H. Wundatlas. Kompendium der komplexen Wundbehandlung. 3. Aufl. Stuttgart: Thieme; 2012

Müller S. Memorix Notfallmedizin. 9. Aufl. Stuttgart: Thieme; 2011

Paul Hartmann AG. Verschiedene Broschüren und persönliche Informationen zu Wunde und Wundbehandlung

Paetz B. Chirurgie für Pflegeberufe. 22. Aufl. Stuttgart: Thieme; 2013

Protz K. Moderne Wundversorgung. 7. Aufl. München: Elsevier; 2014

Rüttermann M et al. Lokaltherapie chronischer Wunden: Bei Patienten mit peripherer arterieller Verschlusskrankheit, chronisch-venöser Insuffizienz und Diabetes mellitus. Dtsch Arztebl Int 2013; 110(3): 25–31

Santosa F et al. Decrease in Major Amputations in Germany. International Wound Journal 2015; 12 (3): 276–279

Schewior-Popp S, Sitzmann F, Ullrich L. Thiemes Pflege. 12. Aufl. Stuttgart: Thieme; 2012

Voggenreiter G, Dold C. Hrsg. Wundtherapie. 2. Aufl. Stuttgart: Thieme; 2009

37.6.3 Internetadressen

http://www.awmf.org/leitlinien/detail/ll/091-001.html (Kurzfassung S3-Leitlinie „Lokaltherapie chronischer Wunden bei Patienten mit den Risiken periphere arterielle Verschlusskrankheit, Diabetes mellitus, chronische venöse Insuffizienz")

http://www.awmf.org/uploads/tx_szleitlinien/nvl-001ck_S3_Typ-2-Diabetes_Fusskomplikationen_01.pdf (Nationale Versorgungsleitlinie Typ-2-Diabetes. Gültigkeit abgelaufen, Leitlinie wird zurzeit überprüft); Stand: 21.08.2015

http://www.awmf.org/leitlinien/detail/ll/037-009.html (Leitlinie der Deutschen Gesellschaft für Phlebologie Ulcus cruris venosum. Gültigkeit abgelaufen, Leitlinie wird zurzeit überprüft); Stand: 21.08.2015

http://www.coloplast.de

http://www.convatec.de

http://www.dgfw-ev.de (Internetseite der Deutschen Gesellschaft für Wundheilung und Wundbehandlung)

http://www.dnqp.de/38087.html (Expertenstandard Dekubitusprophylaxe in der Pflege)

http://www.hartmann.de

http://www.icwunden.de (Internetseite der Initiative chronische Wunden e. V.)

http://www.leitlinien.de/mdb/downloads/nvl/diabetes-mellitus/ph/fuss-pi3.pdf (Patientenbroschüre „Fußkomplikationen bei Typ-2-Diabetes", eine Praxishilfe für Patienten)

http://www.medizinfo.de/wundmanagement/verband.htm (phasengerechte Wundverbände)

http://www.patienten-information.de/patientenleitlinien (Internetseite des Ärztlichen Zentrums für Qualität in der Medizin (ÄZQ) mit Informationen zu den Patientenleitlinien)

http://www.rki.de/DE/Content/Infekt/Krankenhaushygiene/Heime/Heime_node.html

http://www.smith-nephew.com

http://www.urgo.de

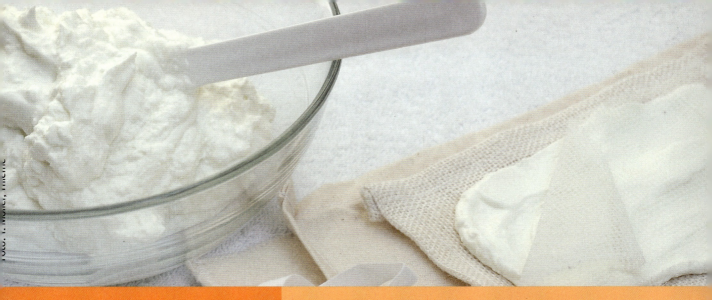

Kapitel 38
Wickel und Auflagen

38.1	Grundlagen	946
38.2	Anwendungen in der Altenpflege	948
38.3	Lern- und Leseservice	957

38 Wickel und Auflagen

Katja Niesler

38.1 Grundlagen

Fallbeispiel B

Herr Becker ist 90 Jahre alt und lebt zu Hause. Ein ambulanter Pflegedienst unterstützt ihn bei der täglichen Versorgung. Er hat einen Hypertonus, der aber medikamentös gut eingestellt ist. Aufgrund einer Arthrose im rechten Kniegelenk hat er starke Schmerzen und Bewegungseinschränkungen. Das Laufen fällt ihm schwer. Zudem leidet er immer mal wieder unter Obstipation. Er trinkt nicht ausreichend und sieht darin auch wenig Sinn, da er dann häufig die Toilette aufsuchen muss und das Gehen ihn schmerzt. Eine ballaststoffreiche Ernährung lehnt er auch ab. Da ihm seine Zahnprothese Probleme bereitet, isst er überwiegend weiches Weißbrot. Aufgrund einer stark ausgeprägten Obstipation lag Herr Becker bis vor 2 Tagen noch im Krankenhaus und wurde mit Infusionen und Abführmaßnahmen behandelt. In dieser Zeit hat er eine schmerzhafte Thrombophlebitis am linken Unterarm entwickelt.

Da gerade bei Arthrose die Bewegung der betroffenen Gelenke wichtig ist, verordnet der Hausarzt einen feucht-heißen Gelenkwickel für das rechte Knie des Herrn Becker. Die intensive Wärme fördert die Durchblutung, die Muskulatur wird gelockert und das Knie kann unter weniger Schmerzen bewegt werden. Für die Obstipationsprophylaxe legt die Pflegende 1-mal täglich eine Dampfkompresse im Bauchbereich an. Dies ist schonend für den Körper und sehr effektiv, da durch die feuchte Wärme die Darmperistaltik angeregt wird. Die schmerzende Thrombophlebitis wird mit einer kühlen Quarkauflage behandelt.

Herr Becker äußert schon nach der ersten Anwendung des feucht-heißen Gelenkwickels, wie wohltuend die Wärme für sein Knie sei. Er kann dies nun etwas besser bewegen und die Schmerzen sind erträglicher. Auch die Quarkauflage hilft schon bei der ersten Anwendung. Nach 30 Minuten tritt eine Schmerzlinderung ein und die Rötung geht zurück. Schließlich mag Herr Becker auch die neue Obstipationsprophylaxe. Die Dampfkompresse am Bauch wärmt seinen Körper und er kann dabei ruhen. Er bemerkt nach einigen Tagen auch hier eine Verbesserung. Das Absetzen von Stuhl fällt ihm leichter.

Gerade alten Menschen sind Wickel und Auflagen aus ihrer eigenen Kindheit in vertrauter Erinnerung. Sie haben daher eine hohe Akzeptanz, geben Vertrauen und wecken positive Erwartungen. Durch Wickel und Auflagen können Medikamentengaben reduziert oder hinausgezögert werden. Durch Nähe und Berührung der Pflegenden sprechen sie alle Sinne an, geben ein Gefühl der Geborgenheit und stellen eine aktive Zuwendung dar. Durch Ruhe werden Selbstheilungskräfte genutzt und durch präventive Maßnahmen wird eine Stärkung anfälliger Organe bewirkt. Einen zusätzlichen Effekt bieten verschiedene Zusätze, wie z. B. Heilkräuter, ätherische Öle und Essenzen.

Im Alter ist grundsätzlich bei sehr heißen und extrem kalten Anwendungen Vorsicht geboten, da leicht unerwünschte Reaktionen bei erkrankten Gefäßen auftreten können. Ebenso ist bei Verwendung von Zusätzen besondere Aufmerksamkeit erforderlich, da die Wirkung bei schweren chronischen Erkrankungen verändert sein kann.

38.1.1 Wirkprinzipien

Wickel und Auflagen haben verschiedene Wirkansätze. Zu diesen gehören
- die physikalischen Wirkungen von Wärme und Kälte auf den Körper (▶ Tab. 38.1),
- die Reizwirkung von Zusätzen,
- der psychische Aspekt,
- die zwangsläufige Ruhe und somit verbundene Anregung der Selbstheilungskräfte sowie
- das Arbeiten über Reflexbahnen und Reflexzonen.

38.1.2 Gefahren

Bei der Anwendung von Wickeln sind einige Gefahren zu bedenken.

Unerwünschte Gefäßreaktionen

Die Reaktion der Gefäße auf kalte oder heiße Anwendungen birgt Gefahren, die im folgenden Abschnitt erläutert werden.

▶ **Plötzliche intensive Wärmeeinwirkung (= heiße Anwendungen).** Diese führt zu einem kurzzeitigen Zusammenziehen der Gefäße, verbunden mit einem flüchtigem Frösteln, gefolgt von einer sekundären Gefäßerweiterung (reaktive Hyperämie).
- **Gefahr:** Bei Gefäßerkrankungen können die Gefäße im Stadium der ersten Gefäßverengung verharren, wodurch Nekrosegefahr besteht.

▶ **Allmähliche Wärmeeinwirkung.** Hierbei kommt es zu einer direkten Gefäßerweiterung, weshalb diese Anwendungen in der Altenpflege den Vorrang haben sollten. Beispiel: Bei Bädern sollte mit warmem Wasser begonnen und nachfolgend heißes Wasser zugegeben werden. So erhält auch ein gefäßkranker Mensch die Möglichkeit eines sehr warmen Bades ohne die Gefahr einer primären Gefäßverengung.

▶ **Kälteeinwirkung.** Bei einer kurzen intensiven Kälteeinwirkung kommt es zunächst zur Verengung der Gefäße und sekundär zu einer Durchblutungssteigerung.

Tab. 38.1 Physiologische Wirkung von Wärme und Kälte auf den Körper.

Organe/Funktion	Wärme	Kälte
Haut	• Durchblutung erhöht • Schweißproduktion steigt	• Durchblutung herabgesetzt • Schweißproduktion sinkt
Herz	• Puls steigt • Blutdruck sinkt	• Puls sinkt • Blutdruck steigt
Atmung	• Frequenz steigt	• Frequenz sinkt
Stoffwechsel	• wird angeregt • leichte Blutzuckererhöhung	• wird angeregt
Niere	• wird angeregt	• wird angeregt
Darm	• wird angeregt	
Muskeln	• entspannter Muskeltonus	• gesteigerter Muskeltonus
Nervensystem	• entspannt	• herabgesetzte Nervenleitung → Schmerzreduktion
Gefäße	• erweitert	• verengt
allgemein	• passive Erwärmung von außen	• nach Beendigung sekundäre Durchblutungssteigerung

- **Gefahr:** Bei Gefäßerkrankungen können diese verengt bleiben, wodurch Nekrosegefahr besteht. Bei längerer Kälteanwendung ziehen sich die Gefäße zusammen und bleiben für die Zeit der Anwendung verengt.

Merke

Entsteht als Erstreaktion eine wächserne Blässe, muss die Anwendung sofort abgebrochen werden, da sonst ein Gewebsuntergang (Nekrose) droht.

Herz-Kreislauf-Belastung

Hypertoniker vertragen oft keine zirkulär angelegten Wickel sowie heiße Anwendungen am Körperstamm, denn sie können zu bedrohlichen Blutdruckerhöhungen führen. An der Körperperipherie können dagegen Wärmeanwendungen kreislaufentlastend wirken.

Bei Hypotonikern kann eine intensive Wärme zu Schwindel und Kreislaufkollaps führen. Bei Erkrankungen der Herzkranzgefäße sind kalte Anwendungen am Körperstamm kontraindiziert, da diese die Gefäße noch mehr verengen können.

Weitere Gefahren

Dazu gehören:
- Verbrühungen (z. B. feucht-heiße Anwendung oder unsachgemäße Handhabung von Wärmeelementen, z. B. Wärmflasche)
- allergische Reaktionen auf diverse Zusätze
- Überdosierung von Zusätzen (z. B. von Kräutern, ätherischen Ölen, Essenzen) mit Vergiftungsanzeichen wie Übelkeit, Erbrechen, Schwindel, Kopfschmerz, Gereiztheit mit ggf. aggressivem, verwirrtem Verhalten (z. B. bei Kamille)

38.1.3 Materialien

Für die Zubereitung von Wickel und Auflagen können die unterschiedlichsten Materialien eingesetzt werden. In jedem stationären oder häuslichen Bereich finden sich immer geeignete Utensilien.

Die wichtigsten Materialien sind:
- 1 Schüssel
- 2 Wärmflaschen
- 1 Wasserkocher
- 1 Paar dicke Gummihandschuhe
- Nässeschutz als Unterlage
- etwas Butterbrotpapier oder Alufolie (für Ölanwendungen)
- Mullkompressen, alte Herrentaschentücher oder Küchenrolle/Küchenpapier
- entsprechende Zusätze (Heilkräuter, ätherische Öle, Salben und Essenzen)
- Wickeltücher aus natürlichen Fasern (Baumwolle, Seide, Leinen oder Wolle)

Wickeltücher

Wickeltücher unterscheiden sich wie folgt:
- **Innentuch:** Tuch, das direkt auf die Haut gelegt wird. Es sollte aus Baumwolle, Seide oder Leinen bestehen. Geeignet sind vor allem Geschirrtücher, da diese überall verfügbar sind.
- **Zwischentuch:** Tuch, das eine Barriere zwischen Innen- und Außentuch schafft, um Wärme oder Kälte zu halten. Um das Außentuch vor Nässe und/oder Zusätzen zu schützen, sollte es das Innentuch um mind. 4 cm überragen. Materialien könnten Frotteehandtücher, Geschirrhandtücher oder Mullwindeln sein.
- **Außentuch:** Tuch, welches den Körper mit dem Wickel umhüllt und diesen vor Auskühlung schützt. Es besteht aus Wolle, Flanell oder Frottee und sollte so groß sein, dass es die entsprechende Körperregion großzügig umschließt. So kann für den Körperstamm (Brust- oder Bauchwickel) ein Badehandtuch, für einen Gelenkwickel ein Wollschal benutzt werden.
- **Auswringtuch:** Tuch, das bei feuchtheißen Anwendungen zum Auswringen des Innentuchs verwendet wird. Es besteht meist aus Frottee oder Baumwolle (Geschirr- oder Frotteehandtuch).

38.1.4 Grundsätzliches zur Durchführung von Wickelanwendungen

Grundsätzlich sollten folgende Aspekte vor der Durchführung von Wickelanwendungen beachtet werden:

1. **Anordnung:** unbedingt das Vorliegen einer Arztanordnung überprüfen, solange die Pflegende nicht prophylaktisch arbeitet
2. **Einverständnis:** Bewohner informieren und sein Einverständnis einholen
3. **Dokumentation:** Arztanordnung, Einverständnis des Bewohners und Durchführung der Anwendung dokumentieren
4. **Vorbereitung:** benötigte Materialien vorbereiten und Bewohner vorher die Blase entleeren lassen, Zimmer lüften und angenehm temperieren, ggf. Kreislaufkontrolle durchführen
5. **Anlegen des Wickels:** Wickel zügig anlegen, doch dabei Ruhe ausstrahlen, Bewohner zudecken und v. a. auf warme Füße achten
6. **Umgebung:** für Ruhe sorgen (kein Fernsehen, Telefon oder Visite), Klingel in Reichweite legen/befestigen, ggf. beim Bewohner bleiben
7. **Tageszeit:** Mittags- oder Abendzeit wählen; ausreichend Zeit für die Nachruhe einplanen
8. **Anwendungsdauer:** abhängig von der jeweiligen Anwendung
9. **Entfernen des Wickels:** zügig arbeiten, um Auskühlung zu vermeiden, Haut abtrocknen und dabei auf Hautreizung achten, ggf. Haut mit Creme oder Ölen pflegen, mit dem Außentuch erneut einhüllen
10. **Nachruhe:** mind. 15–30 Minuten Nachruhezeit einhalten
11. **Anwendungshäufigkeit:** abhängig von Anwendung und Indikation; bei akuten Beschwerden 5 Tage anwenden und 2 Tage Pause, ggf. erneut beginnen; bei chronischen Beschwerden kurmäßig bis zu einigen Wochen mit anwendungsfreien Intervallen
12. **Materialentsorgung:** Zutaten im Restmüll entsorgen, Wickeltücher zur Reinigung in die Wäsche geben

38.1.5 Anwendungsarten

Wärmeanwendungen

Zu den Indikationen zählen:
- chronisch entzündliche Prozesse
- Verspannungen
- allgemeines Kältegefühl

Bei Personen mit reduzierter Reaktionsfähigkeit (Bewusstlose, Verwirrte, Gelähmte und bei Sensibilitätsstörungen) und mit Durchblutungsstörungen ist Vorsicht geboten.

Zu den Kontraindikationen zählen:
- akute Entzündungen
- frische Traumata mit Ödem- und Hämatombildung
- Verdacht auf innere Blutungen
- Fieber
- postoperatives Stadium (erhöhte Blutungsneigung)
- ausgeprägte Krampfadern und Gefäßerkrankungen (intensive Wärme)

Kälteanwendungen

Zu den Indikationen zählen:
- akute entzündliche Prozesse
- rheumatische Schmerzzustände
- Prellungen, Stauchungen, Quetschungen und Hämatome
- Verbrennungen
- Blutungsneigung (z. B. Zahnextraktion)

Zu den Kontraindikationen zählen:
- Verwirrtheitszustände und Bewusstlosigkeit
- Sensibilitäts- und Durchblutungsstörungen
- Nieren- und Harnwegserkrankungen

- Neigung zu Nervenreizungen
- Auskühlung und Frösteln

Merke

Vorsicht ist geboten bei kalten Anwendungen im Rumpf oder Kopfbereich sowie an Gelenken oder Knochen, da diese meist sehr kälteempfindlich sind. In der Altenpflege sind daher eher milde Wärme- und Kälteanwendungen zu bevorzugen. Nur nach reichlicher Abwägung (siehe Kontraindikation) dürfen feucht-heiße oder intensive Kälteanwendungen eingesetzt werden.

38.2 Anwendungen in der Altenpflege

Zu den wichtigsten Anwendungen für die Altenpflege gehören:
- feucht-heiße Wickel und Auflagen
- temperierte Auflagen
- Kälteanwendungen
- sonstige Wickel und Auflagen

38.2.1 Feucht-heiße Wickel und Auflagen

Feucht-heiße Wickel und Auflagen sind zu jeder Zeit gut einsetzbar, da die Materialien in jedem Haushalt und/oder stationär verfügbar sind.

Die häufigsten feucht-heißen Anwendungen in der Altenpflege sind:
- feucht-heißer Gelenkwickel
- Dampfkompresse als Bauch- und Brustauflage
- Kartoffelauflage

Feucht-heißer Gelenkwickel

Zu den **Indikationen** zählen:
- chronisch entzündliche Gelenkerkrankungen (z. B. Arthrose)
- kühle, steife, schmerzende Gelenke

Zu den **Kontraindikationen** gehören:
- akute entzündliche Prozesse
- ausgeprägte Krampfadern
- ausgeprägte Durchblutungsstörungen

▶ **Material.** Für einen feucht-heißen Gelenkwickel wird benötigt:
- 1 Schüssel
- Wasserkocher mit 1 Liter kochend heißem Wasser (alternativ: Wasser in einem Topf zum Kochen bringen)
- 1 Innentuch (Geschirrtuch oder Mullwindel)
- 1 Außentuch (Wollschal oder Frotteehandtuch)
- 1 Auswringtuch (Geschirr- oder Frotteehandtuch)
- 1 Paar dicke Haushaltsgummihandschuhe (zum Schutz vor Verbrühung beim Auswringen)

▶ **Vorbereitung.** Dazu gehört Folgendes:
- Anwendung mit dem Bewohner besprechen und Einverständnis einholen
- Zimmer gut lüften, Bewohner auffordern, die Blase zu entleeren, und Außentuch (z. B. den Wollschal) auf Bett oder Sofa zurechtlegen
- für eine bequemere Lage Knierolle oder Kissen griffbereit legen
- wenn der Bewohner zu kalten Füßen neigt, zusätzlich für wärmende Wollsocken sorgen oder eine angenehm warme Wärmflasche vorbereiten und platzieren
- ebenso eine wärmende Decke bereitlegen, um den Bewohner gut einhüllen zu können

▶ **Durchführung.** Der feucht-heiße Gelenkwickel wird wie folgt angelegt:
- Innentuch auf die gewünschte Größe falten, um das Gelenk gut zu umschließen, und zu einer Rolle formen
- Rolle in das auseinandergelegte Auswringtuch einrollen (▶ Abb. 38.1a) und in die Schüssel geben
- darauf achten, dass die Enden aus der Schüssel ragen und mit 1 Liter kochend heißem Wasser tränken (▶ Abb. 38.1b)
- Handschuhe anziehen und Rolle sehr kräftig auswringen (▶ Abb. 38.1c)

Merke

Je weniger nass das Innentuch angelegt wird, desto heißer wird es auf der Haut vertragen und hält länger seinen gewünschten wärmenden Effekt.

- Handschuhe wieder auszuziehen, um die genaue Temperatur des Wickels prüfen zu können
- die noch in das Auswringtuch eingewickelte Innentuchrolle zum Bewohner bringen und erst dort, kurz vor dem Anlegen, aus dem Auswringtuch nehmen (So wird ein zu schnelles Auskühlen vermieden!)
- vor dem Anlegen des immer noch sehr heißen Innentuchs die Temperatur erst an der Innenseite des eigenen Handgelenks kontrollieren (**Achtung:** Verbrennungsgefahr!)
- erst wenn die Temperatur gut vertagen wird, das Tuch vorsichtig bei angewinkeltem Bein an den Gelenk-Beugeseiten (diese sind besonders hitzempfindlich) des Bewohners testen
- wenn dort die Wärme gut vertragen wird, Tuch zügig am gesamten Gelenk anlegen, anmodellieren (Je satter das Tuch anliegt, desto länger hält die Wärme!)
- Außentuch zügig und dicht darüber wickeln; darauf achten, dass dieses das Innentuch überragt und gut abdeckt, um Kältezonen zu vermeiden
- nochmals vergewissern, dass die Temperatur für die Person gut verträglich ist; sollte es doch zu heiß sein, die Tuchschichten für wenige Augenblicke lockern

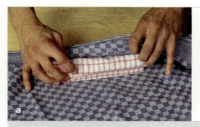
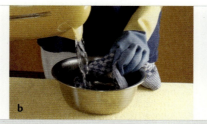
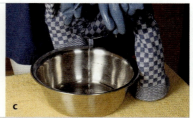

Abb. 38.1 Feucht-heißer Wickel. (Fotos: T. Stephan, Thieme)
a Das auf die gewünschte Größe gefaltete und aufgerollte Innentuch wird längs in das Auswringtuch gelegt und darin zu einer Rolle eingewickelt.
b Die Rolle wird in eine Schüssel gelegt und mit heißem Wasser übergossen.
c Anschließend wird die Rolle so kräftig wie möglich ausgewrungen.

> **Merke**
>
> Die beim Lockern des Wickels entstehenden Kältezonen schaffen zügig Abhilfe. **Achtung:** Nicht den gesamten Wickel öffnen oder zu lange lüften, da dieser sehr schnell auskühlt und somit keine Wirkung mehr zeigt.

- Enden des Außentuchs gut feststecken, Knierolle/Kissen platzieren, für warme Füße sorgen und den Bewohner zudecken, wenn er es wünscht

▶ **Anwendungsdauer und -häufigkeit.** Der Wickel bleibt angelegt, solange er als angenehm warm empfunden wird. Meist beträgt die Zeit 10–15 Minuten. Der Wickel wird 1-mal täglich angewandt. Als Richtwert gilt: 5 Tage anwenden und 2 Tage Pause. Die Nachruhezeit sollte mind. 15–30 Minuten betragen.

Dampfkompressen

> **Definition**
>
> **Dampfkompressen** gehören ebenfalls zu den feucht-heißen Auflagen. Jedoch wird bei dieser Anwendung das feucht-heiße Innentuch von einem zusätzlichen trockenen Tuch umhüllt.

Dabei durchströmt die heiße Nässe des Innentuchs als Dampf die trockene Tuchschicht. So wird die Wärme deutlich besser vertragen und hält länger an. Diese Anwendung ist milder und dementsprechend für ältere Menschen besser verträglich.

Dampfkompresse als Bauchauflage

Zu den **Indikationen** zählen:
- Bauchschmerzen durch Blähungen und Verkrampfungen (**Achtung:** je akuter der Schmerz, desto wichtiger die vorherige Abklärung mit dem Arzt)
- Unterstützung der Leberfunktion
- Gallenkolik
- Blasenentzündung
- Verstopfung (Anwendung dann kurmäßig, 1-mal täglich für 2–3 Wochen)
- Schlafstörung

Zu den **Kontraindikationen** gehören:
- Durchfall mit Fieber
- Blinddarmentzündung (Wärme wird hier als unangenehm empfunden)
- Bauchspeicheldrüsenentzündung

> **Merke**
>
> Allgemein gilt: **Vorsicht** bei akuten starken Bauchschmerzen unklarer Genese! Immer erst Rücksprache mit dem Arzt halten.

▶ **Material.** Für eine Dampfkompresse als Bauchauflage wird benötigt:
- Schüssel
- Wasserkocher mit 1 Liter kochend heißem Wasser
- 1 Innentuch (Geschirrtuch oder Mullwindel)
- 1 Zwischentuch (zum Einschlagen des Innentuchs, z. B. Geschirrtuch)
- 1 Auswringtuch (Frottee- oder Geschirrhandtuch)
- 1 Außentuch (großes Bade- oder Duschtuch)
- 1 Paar dicke Haushaltsgummihandschuhe
- 2 Gummiwärmflaschen
- ggf. Heilkräuter als Zusatz (als Teebeutel oder lose, dann zusätzlich ein Sieb)

▶ **Durchführung.** Nach den allgemeinen Vorbereitungen (S. 948) wird die Dampfkompresse wie folgt hergestellt:
- Außentuch auf Höhe des Bauches im Bett zurechtlegen
- Gummiwärmflaschen flach mit heißem Wasser füllen
- Innentuch auf eine Größe von etwa 20 × 15 cm, mind. 4–6-fach falten
- Zubereitung wie beim feucht-heißen Gelenkwickel, aber das stark ausgewrungene Innentuch vor dem Auflegen in ein trockenes Zwischentuch einschlagen
- dazu das trockene Zwischentuch auseinanderlegen und das auf 20 × 15 cm gefaltete Innentuch mittig drauflegen
- Innentuch so in das Zwischentuch einschlagen, dass alle Tuchränder zur Oberseite liegen (Die Unterseite ist jetzt nur mit einer Stoffschicht bedeckt und kann somit vom Wasserdampf des Innentuchs durchströmt werden!)
- vorbereitete Dampfkompresse kurz zusammenfalten und zwischen die heißen Wärmflaschen legen, um ein Auskühlen zu verhindern
- sobald die Wärme vertragen wird, Dampfkompresse mit der nur von einer Stoffschicht bedeckten Seite auf den Bauch legen; je nach Indikation entweder im Bereich von Leber, Unterbauch oder Blase
- sobald die Wärme gut vertragen wird, das Außentuch zirkulär um den Bauch wickeln und befestigen; auch hier auf Kältezonen achten
- Bewohner auf Wunsch wieder gut zudecken, ggf. eine Wärmflasche an die Füße geben (dazu das heiße Wasser etwas runterkühlen, Verbrennungsgefahr!) und Klingel in Reichweite legen

> **Merke**
>
> Auch die Dampfkompresse muss, wie der feucht-heiße Gelenkwickel, auf Temperaturverträglichkeit getestet werden.

Die Wärme des Wickels kann zusätzlich verlängert werden, wenn über dem Außentuch eine Wärmflasche aufgelegt wird. Diese bitte gut mit einer schützenden Hülle versehen, um Verbrennungen vorzubeugen.

> **Merke**
>
> Niemals die Wärmflasche direkt aufs feuchte Innentuch legen, dies führt zu Verbrennungen mit Brandblasenbildung auf der Haut! Ebenso direkten Kontakt mit Wärmflasche und durchnässter (verschwitzter) Kleidung oder Tüchern vermeiden!

▶ **Anwendungsdauer und -häufigkeit.** Der Wickel kann so lange auf dem Bauch belassen bleiben, solange er als angenehm warm empfunden wird. Er wird 1-mal täglich für 5 Tage, danach 2 Tage Pause oder kurmäßig für 2–3 Wochen angewandt. Die Nachruhezeit sollte 15–30 Minuten betragen.

▶ **Zusätze.** Als Zusätze sind z. B. Schafgarbe und Kamille möglich:
- **Schafgarbenkraut** (Millefolii herba): Dieser Zusatz findet bei Leber- und Gallebeschwerden Anwendung:
  ○ Dafür 6 Esslöffel des Krauts mit 500 ml heißem, nicht mehr kochendem Wasser übergießen und 5 Minuten abgedeckt ziehen lassen
  ○ durch ein Sieb direkt in die Wickelschüssel geben und mit nochmals ca. 1 Liter kochendem Wasser übergießen
  ○ mit diesem Sud das Innen- und Auswringtuch tränken
- **Kamillenblüten** (Camomillae flores): wird bei Bauchkrämpfen und Blähungen angewendet:
  ○ Dazu werden 6 Esslöffel Kamillenblüten auf 500 ml heißem Wasser benötigt. Weitere Zubereitung siehe Schafgarbenkraut.

Dampfkompresse als Brustauflage

Zu den **Indikationen** zählen:
- Atemunterstützung, siehe „Pneumonieprophylaxe" (S. 276)
- trockener Husten
- Bronchitis

Zu den **Kontraindikationen** gehören:
- Fieber
- allgemeine Schwäche
- starke Herz- und Kreislaufbeschwerden

▶ **Durchführung.** Die Dampfkompresse für die Brust wird ebenso hergestellt wie die Dampfkompresse als Bauchauflage (S. 949). Der einzige Unterschied liegt im Anlegen des Außentuches. Hier ist es ratsam, das Außentuch in eine „V"-Form zu legen (▶ Abb. 38.2a), um die Auflage besser fixieren zu können. So können die Enden anschließend über die Schultern nach vorne gekreuzt über die Brust gelegt werden (▶ Abb. 38.2b). Je nach Indikation kann die Auflage vorne auf der Brust oder am Rücken zwischen den Schulterblättern angewandt werden. Um atemunterstützend zu wirken, ist es meist sinnvoll, den Oberkörper erhöht zu lagern.

▶ **Anwendungsdauer und -häufigkeit.** Siehe „Dampfkompresse als Bauchauflage" (S. 949).

Zusätze

Mögliche Zusätze können sein:
- Lavendel-Bademilch (z. B. von Weleda): bei Schlafstörungen, Unruhezuständen oder nervöser Überreizung:
  - Auf 1–2 Liter heißes Wasser wird eine Verschlusskappe der Bademilch gegeben.
- Thymian (Thymi herba): bei trockenem Hustenreiz:
  - Es werden 6 Esslöffel Kraut auf 250 ml heißes Wasser gegeben. Weitere Zubereitung siehe Schafgarbenkraut.

Kartoffelauflage

Die Kartoffelauflage gehört zu den feucht-heißen Anwendungen. Sie ist ein idealer Wärmespeicher und reich an Feuchtigkeit. Genauso wie bei den Wasseranwendungen steht hier die intensive feuchte Wärme im Vordergrund. Die Kartoffelauflage ist besonders geeignet, wenn eine tiefe Durchwärmung und intensive Muskelentspannung gewünscht sind. Sie hat zudem noch den Vorteil, dass die intensive Wärme deutlich länger anhält (bis zu 45 min) als bei den reinen Wasseranwendungen. Als Nachteil muss aber eine erhöhte Verbrennungsgefahr genannt werden, da sie lange sehr heiß bleibt. Zudem haben oft ältere Menschen durch ihre Multimorbidität Sensibilitätsstörungen und Gefäßerkrankungen, siehe „Gefahren" (S. 946). Hier muss ganz genau abgewogen werden, ob diese Anwendung eingesetzt werden kann. Eine vorherige Absprache mit dem Arzt ist dringend anzuraten.

Zu den **Indikationen** zählen:
- als Gelenkwickel:
  - chronisch entzündliche Gelenkerkrankungen (z. B. Arthrose)
  - Tennisellbogen
  - kühle, steife, schmerzende Gelenke
- als Bauchauflage:
  - Bauchschmerzen durch Blähungen und Verkrampfungen (bei akutem Schmerz vorherige Abklärung mit dem Arzt)
  - Unterstützung der Leberfunktion
  - Gallenkolik
  - Blasenentzündung
  - Verstopfung (Anwendung dann kurmäßig, 1-mal täglich für 2–3 Wochen)
  - Schlafstörung
- als Brustauflage:
  - Atemunterstützung, s. „Pneumonieprophylaxe" (S. 276)
  - trockener Husten
  - Bronchitis
- als Rücken- und Nackenauflage:
  - schmerzhafte Rücken- und Nackenverspannungen
- als Nierenauflage:
  - Funktionsschwäche der Nieren
  - Anfälligkeit für Harnwegsinfekte
  - Neigung zu Steinbildung
  - allgemeiner Wärme- und Energiemangel

Zu den **Kontraindikationen** gehören:
- Fieber
- akute Entzündungen
- Verdacht auf innere Blutungen
- Varizen (ausgeprägte Krampfadern)
- periphere arterielle Verschlusskrankheit, pAVK (S. 558)
- nach frischen Traumata (Operationen, Hämatom- und Ödembildung)
- wenn durch die Wärme die Beschwerden schlimmer werden

▶ **Material.** Für eine Kartoffelauflage wird benötigt:
- je nach Größe der Auflagefläche 4–8 mittelgroße, weich kochende Kartoffeln
- 1 Innentuch (Geschirrtuch oder Mullwindel)
- etwas Küchenrolle (2–4 Abschnitte lang)
- 1 Außentuch (je nach Auflageort, ein großes Bade- oder Duschtuch für den Rücken-, Nacken-, Brust-, Bauch- und Nierenbereich oder Wollschal für Gelenkbereiche)
- 1 Topf, um die Kartoffeln zu kochen

▶ **Vorbereitung.** Siehe „Vorbereitung feucht-heiße Wickel und Auflagen" (S. 948).

▶ **Durchführung.** Die Kartoffelauflage wie folgt durchgeführt:
- Die Kartoffeln werden weich gekocht. Das Geschirrtuch wird ausgebreitet und das Küchenpapier auf das Geschirrtuch gelegt. Nun kommen die heißen, frisch gekochten Kartoffeln in die Mitte des Tuches. Im Anschluss wieder ein Stück Küchenpapier darüber, um das Geschirrtuch zu schützen (▶ Abb. 38.3a).
- Die Tuchränder werden über die Kartoffeln eingeschlagen, sodass ein Päckchen entsteht. Hierbei sollte an den Rändern jeweils ca. 2 cm Luft gelassen werden.
- Die Kartoffeln werden nun im Päckchen zerdrückt (▶ Abb. 38.3b). Da etwas Platz an den Rändern gelassen wurde, kann sich der Kartoffelbrei gut ausbreiten.

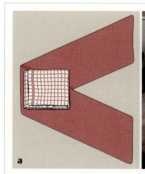
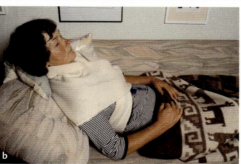

Abb. 38.2 Dampfkompresse als Brust- bzw. Rückenauflage anlegen. (Abb. aus: A. Sonn et al. Wickel und Auflagen. Thieme; 2014)
a Außentuch in „V-Form" legen.
b Die nach oben zeigenden Enden des zu einem "V" gelegten Außentuches werden hier über die Schultern nach vorne über die Brust gelegt und straff überkreuzt.

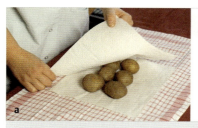 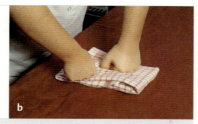

Abb. 38.3 Kartoffelauflage. (Abb. aus: A. Sonn et al. Wickel und Auflagen. Thieme; 2014)
a Das Innentuch wird ausgebreitet und auf die Mitte ein Küchenpapier gelegt. Die gekochten, ungeschälten Kartoffeln werden darauf gelegt und mit einem zweiten Küchenpapier bedeckt.
b Die Innentuchränder werden so gefaltet, dass ein rechteckiges Päckchen entsteht, das an der unteren Seite nur von einer Tuchschicht bedeckt ist. Die Kartoffeln werden im Päckchen zerquetscht, sodass es 2–3 cm dick und gleichmäßig mit Kartoffelmasse ausgefüllt ist.

Die Masse sollte schön gleichmäßig im Päckchen verteilt und alle Kartoffeln gut zerdrückt sein, so ist gewährleistet, dass die Wärme gleichmäßig abgegeben wird und wir keine Druckstellen provozieren.
- Die fertige Kartoffelauflage muss noch etwas abkühlen und kann dann an den gewünschten Auflageort aufgelegt werden. Wie bei allen feucht-heißen Anwendungen wird zum Schluss die Auflage mit dem Außentuch gut fixiert.

Merke

Verbrennungsgefahr! Eine frisch zubereitete Kartoffelauflage ist lange sehr heiß. Vor dem Auflegen die Temperatur an der eigenen Handgelenkinnenseite (Puls) überprüfen. Auch nach dem Anlegen entwickelt die Kartoffelauflage mitunter nochmal eine intensive Wärme, wenn der Druck des Außentuchs einwirkt. Dann den Wickel lösen und noch etwas warten, bevor er erneut angelegt wird.

▶ **Anwendungsdauer und -häufigkeit.** Siehe „feucht-heiße Wickel und Auflagen" sowie „Dampfkompressen". Die Wärme der Auflage hält hier aber meist bis zu 45 Minuten und ist somit deutlich länger und intensiver als bei den Anwendungen mit Wasser.

38.2.2 Temperierte Auflagen

Während bei heißen Wickeln und Auflagen die intensive Wärmewirkung im Vordergrund steht, sind bei temperierten Anwendungen die Zusätze von Bedeutung. Die Wärmewirkung ist milder und fördert dabei die Wirkstoffaufnahme der Zusätze über die Haut. Bestimmte Hautsegmente werden lokal angesprochen, sodass die Wirkstoffe über die feinen Blutgefäße in die Haut und den Organismus gelangen. Somit können diese ihre Wirkung auf bestimmte Organe und Funktionen entfalten.

▶ **Vorteile.** Temperierte Auflagen haben einige Vorteile:
- Ein Verbrennen und Verbrühen sind ausgeschlossen.
- Chronisch erkrankte Gefäße werden geschont.
- Die Auflagen können beliebig lange angelegt bleiben, da sie nicht unter Körpertemperatur absinken.
- Der Arbeitsaufwand ist gering, sofern das nötige Grundmaterial vorhanden ist.

Merke

Bei temperierten Auflagen sind ausreichendes Wissen über Wirkungen und Nebenwirkungen der verschiedenen Zusätze (insbesondere ätherische Öle) und eine große Sorgfalt in Bezug auf die Häufigkeit der Anwendung und v. a. der Dosierung nötig.

Die wichtigste milde Wärmeanwendung in der Altenpflege ist die Ölkompresse.

Ölkompressen

Ölkompressen werden aus Gemischen von Basis- bzw. Trägerölen mit ätherischen Ölen oder einem Ölauszug aus bestimmten Pflanzen (z. B. Johanniskraut) hergestellt. Wegen ihres angenehmen Duftes und ihrer positiven Wirkung auf vielerlei Befindlichkeitsstörungen werden sie gerne eingesetzt. Die Wirkstoffe können über die Haut in den Blutkreislauf gelangen und somit bestimmte Organe erreichen. Ebenso werden sie über unseren Geruchssinn bzw. die Atemwege aufgenommen.

▶ **Material.** Für eine Ölkompresse wird vorbereitet:
- ätherisches Öl (▶ Tab. 38.2) oder ätherisches Ölgemisch (▶ Tab. 38.3)
- Basisöl/Trägeröl (z. B. Oliven-, Mandel-, Sesam- oder Sonnenblumenöl)
- 1 Innentuch 10 × 10 cm (z. B. Mullkompressen, Leinenläppchen oder Küchenpapier)
- 1 Zwischentuch (etwas größer als das Innentuch)
- 1 Außentuch (z. B. Badetuch)
- 2 Gummiwärmflaschen
- etwas Butterbrotpapier oder Alufolie (um Gummiwärmflasche vor dem Öl zu schützen)

Merke

Bei Menschen mit erhöhter Reizbarkeit, Krampfneigung (Epilepsie) sowie mit Allergien und Asthma sollte keine Anwendung ohne Rücksprache mit dem Arzt oder Heilpraktiker erfolgen. Es sollte immer die Verträglichkeit des ätherischen Öls getestet werden, indem Sie einen Tropfen des Ölgemisches auf die Haut an der Ellenbeuge auftragen und die Hautstelle über 24 Stunden beobachten. Kommt es zu keiner allergischen Reaktion (Rötung, Schwellung, Juckreiz), kann die Ölkompresse angewandt werden. Kontraindiziert sind ätherische Öle bei der Behandlung nach den Regeln der klassischen Homöopathie.

Merke

Das verwendete ätherische Öl muss unbedingt als „100 % naturrein" gekennzeichnet sein! Bezeichnungen wie „pures, 100 %iges ätherisches Öl", „natürliches ätherisches Öl" o. Ä. sind nicht ausreichend, da unsachgemäße Öle zu Hautreizungen und unangenehmen Allgemeinreaktionen führen können (lassen Sie sich hierzu in Apotheken oder bei Heilpraktikern beraten).

Merke

Vorsicht bei Johanniskraut-Anwendungen, da Johanniskraut zu den phototoxischen Pflanzen gehört. Diese reagieren mit dem Sonnenlicht und können bräunliche Hautflecken bilden. Hier ist nach einer Anwendung das direkte Sonnenlicht und/oder Solarium zu meiden.

Tab. 38.2 Ölkompressen bei unterschiedlichen Beschwerden.

Öl	Indikation	Auflagestelle	Dosierung	Anwendungshäufigkeit
Lavendelöl	• Reizhusten • Bronchitis • Nervosität, Unruhe • Schlafstörungen	• Brust (Sternumbereich)	• 0,5–2 %	• 1-mal täglich abends oder zur Nacht • 5 Tage anwenden, 2 Tage Pause
Melissenöl	• Husten • Bronchitis • Stress • Erschöpfung	• Brust (Sternumbereich)	• 0,5–2 %	• 1–2-mal täglich (eher tagsüber) • 5 Tage anwenden, 2 Tage Pause
Thymianöl	• Reizhusten • Keuchhusten • Erkältung	• Brust (Sternumbereich)	• 0,5–1 %	• 1-mal täglich (oder bei Bedarf) • 5 Tage anwenden, 2 Tage Pause
Eukalyptusöl	• Harnverhalt • Blasenentzündung • Erkältung • Husten	• Unterbauch (über der Blase) • Brust (Sternumbereich)	• 2 %	• 1-mal täglich (oder bei Bedarf) • 5 Tage anwenden, 2 Tage Pause

Tab. 38.2 Fortsetzung

Öl	Indikation	Auflagestelle	Dosierung	Anwendungshäufigkeit
Johannisöl „Rotöl"	• Nervenschmerzen • Ischialgie • Trigeminusneuralgie • Gürtelrose • Muskel- und Gelenkschmerzen	• jeweils auf die schmerzende Zone	• pur	• 1-mal bis mehrmals bei Bedarf
Olivenöl	• wenn ätherische Öle nicht vertragen werden • wirkt erwärmend, entkrampfend und lösend	• überall, wo auch eine Ölkompresse mit Zusatz angelegt würde	• pur	• 1-mal bis mehrmals bei Bedarf

Tab. 38.3 Herstellung von Ölgemischen.

Ölgemisch in %	ätherisches Öl in ml	ätherisches Öl in Tropfen*	Basisöl in ml
2 %ig	0,2 ml	4°	10 ml
1 %ig	0,1 ml	2°	10 ml
0,5 %ig	0,05 ml	1°	10 ml
* 1 ml ätherisches Öl entsprechen 20 Tropfen (°)			

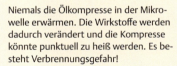

Merke

Niemals die Ölkompresse in der Mikrowelle erwärmen. Die Wirkstoffe werden dadurch verändert und die Kompresse könnte punktuell zu heiß werden. Es besteht Verbrennungsgefahr!

Auf die richtige Dosierung muss immer geachtet werden. Fehler und daraus folgende Nebenwirkungen können vermieden werden, wenn Fläschchen mit dem fertigen Ölgemisch in der korrekten Dosierung aus der Apotheke bezogen werden. Richtlinien für die Herstellung von Ölgemischen stellt ▶ Tab. 38.3 dar.

▶ **Durchführung.** Die Herstellung und Anwendung einer Ölkompresse geschieht wie folgt:
- ein Stück Butterbrotpapier oder Alufolie ausreichend groß (3-mal so groß wie das Innentuch) abschneiden und das Innentuch mittig drauflegen
- 2 Gummiwärmflaschen flach mit heißem Wasser füllen
- Innentuch mit ca. 10–20 ml des zubereiteten Ölgemisches tränken
- Päckchen verschließen und zwischen den heißen Wärmflaschen anwärmen (Wer keine Wärmflasche zur Verfügung hat, kann alternativ die Ölkompresse über Wasserdampf erwärmen. Dazu wird ein Teller, der auf einen Topf mit kochendem Wasser gelegt wird, erwärmt.)
- nachdem der Bewohner eine bequeme Lage eingenommen hat, körperwarme Ölkompresse aus dem Papier nehmen und mit der öligen Seite auf die entsprechende Auflagestelle legen
- Zwischentuch darüber geben, ggf. mit der Kleidung fixieren und dann den Körper mit dem Außentuch einhüllen
- nach Wunsch eine Wärmflasche über das Außentuch legen, um die angenehme Wärme noch länger zu halten
- auch bei dieser Anwendung dem Bewohner eine Decke anbieten und auf warme Füße achten

▶ **Anwendungsdauer und -häufigkeit.** Ölkompressen können beliebig lange angelegt bleiben und bei Bedarf mehrmals täglich angewandt werden. Die Nachruhezeit von 15–30 Minuten sollte eingehalten werden.

▶ **Vorteile.** Der Schlaf des Bewohners wird nicht gestört, da die Ölkompresse nicht zwangsläufig abgenommen werden muss. Ölkompressen können auch 2-3-mal wiederverwendet werden. Dazu die Kompresse in einem Beutel luftdicht verschließen, mit dem Namen der Person versehen und trocken sowie lichtgeschützt lagern. Vor der nächsten Anwendung ggf. mit ein paar Tropfen frischem ätherischem Ölgemisch anreichern.

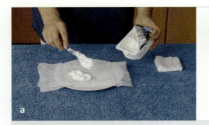 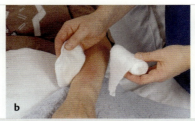 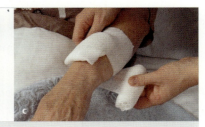

Abb. 38.4 Kühlende Quarkauflage. (Fotos: T. Stephan, Thieme)
a Der Quark wird ca. 0,5 cm dick auf die Kompresse aufgestrichen, die Tuchränder werden nach innen eingeschlagen.
b Die Kompresse wird mit der nur von einer Stoffschicht bedeckten Seite auf die Haut gelegt. Zum Auffangen von Molke wird ein Handtuch als Nässeschutz untergelegt.
c Die Kompresse wird mit der Mullbinde locker befestigt.

38.2.3 Kälteanwendungen

Die häufigsten kühlen Anwendungen in der Altenpflege sind:
- kühle Quarkauflage
- Wadenwickel

Kühle Quarkauflage

Bei Entzündungen und Schmerzen, die positiv auf Kälte reagieren, sowie wenn eine Gewebsabschwellung angestrebt wird, hat sich die Anwendung von kühlem Quark als sehr effektiv erwiesen. Der Quark sollte aus hygienischen Gründen nur frisch Anwendung finden.

Zu den **Indikationen** gehören:
- gereizte, entzündete Venen infolge von Infusionen oder Blutabnahmen (Thrombophlebitis)
- gereizte, entzündete Krampfadern
- Schmerzzustände bei Thrombosen
- Prellungen, Verstauchungen, Quetschungen
- akute entzündliche Prozesse (z. B. Arthritis, Gichtanfall)
- Verbrennungen 1.–2. Grades (nicht auf offene Wunden)
- Halsschmerzen, Heiserkeit
- beginnende Mastitis
- Hautprobleme (Ekzeme, Akne, Psoriasis, Neurodermitis)
- nach Zahnextraktion
- Trigeminusneuralgie

Als Kontraindikation gilt die Milcheiweiß-Kontaktallergie.

▶ **Material.** Folgendes Material wird benötigt:
- 1 Innentuch (Baumwolle, Mullkompresse oder Küchenpapier), doppelt so groß wie die beabsichtigte Auflagefläche
- zimmerwarmer Speisequark (Fettstufe unerheblich), Menge je nach Anwendungsgebiet
- Messer oder Spatel
- Nässeschutz zum Unterlegen
- ggf. dünne Mullbinde zum Fixieren

▶ **Durchführung.** Die kühle Quarkauflage wird wie folgt erstellt:
- je nach gewünschter Größe das Innentuch wählen und den Quark 1 cm dick auf dieses verstreichen (▶ Abb. 38.4a)
- alle Tuchränder in eine Richtung einschlagen und somit ein Päckchen formen
- die kühle Quarkauflage, mit der nur von einer Stoffschicht bedeckten Seite, auf die Haut legen (▶ Abb. 38.4b)
- einen Nässeschutz unterlegen, um Feuchtigkeit aufzufangen
- bei Bedarf die Auflage mit einer Mullbinde leicht befestigen (▶ Abb. 38.4c)
- nach der Anwendung die Haut, falls nötig, trocken tupfen oder die Feuchtigkeit belassen und die entstehende Verdunstungskälte nutzen

▶ **Anwendungsdauer und -häufigkeit.** Die Auflage bei akut entzündlichen Prozessen sowie bei starken Reizungen maximal 20 Minuten angelegt lassen und in kurzen Abständen (ca. alle 30 min) erneuern.

Bei Besserung der Symptomatik sollte die Auflage nur noch 1–2-mal täglich angewendet werden. Entscheidend ist, dass der Bewohner die Anwendung als lindernd und wohltuend empfindet.

Wadenwickel

Fieber (S. 271) ist grundsätzlich eine wichtige Körperreaktion. Deshalb sollten nur dann fiebersenkende Anwendungen erfolgen, wenn die Person in ihrem Allgemeinbefinden beeinträchtigt, geschwächt oder gefährdet ist.

Zu den **Indikationen** gehören:
- Fieber > 39 °C
- Unruhe
- Schlafstörungen

Zu den **Kontraindikationen** zählen:
- kalte Hände und Füße
- Frösteln
- Schüttelfrost

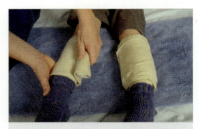

Abb. 38.5 Wadenwickel. Die feuchten Tücher werden an beiden Beinen zwischen Knie und Knöchel (Gelenke unbedingt freilassen!) locker angelegt, damit Verdunstungskälte entstehen kann. (Foto: T. Stephan, Thieme)

▶ **Materialien.** Folgendes wird benötigt:
- Schüssel mit Wasser (maximal 10 °C unter Körpertemperatur)
- 2 Baumwoll- oder Leinentücher (z. B. Geschirrtuch oder Mullwindel)
- 1 großes Badetuch
- Nässeschutz (ohne Gummierung, um Wärmestau zu vermeiden)

▶ **Durchführung.** Einen Wadenwickel legen Sie wie folgt an:
- auf warme Füße achten, ggf. ein Fußbad durchführen und anschließend ein Paar Wollsocken überziehen (Schon die Erwärmung der Peripherie kann eine leichte Fieberabsenkung bewirken!)
- Baumwoll- oder Leinentücher wadenbreit zurechtlegen und das Badetuch mit dem Nässeschutz unter den Waden quer ins Bett legen
- Tücher im Wasser tränken und auswringen und an beiden Beinen zwischen Knie und Knöchel locker anlegen (Gelenke unbedingt freilassen!), sodass Verdunstungskälte entsteht (▶ Abb. 38.5)
- Wadenwickel mit dem Badetuch abdecken
- nach wenigen Minuten (ca. 5–10 min), sobald die Wickel aufgewärmt oder nur noch wenig feucht sind, die Tücher entfernen, unter dem Wasserhahn aus-

waschen, erneut in der Schüssel tränken, auswringen und wieder locker anlegen

Merke

Da Fiebernde sehr wärmelabil sind, sollten sie zugedeckt werden. Es sollte dennoch darauf geachtet werden, dass im Bereich der Beine eine gute Luftzirkulation gewährleistet ist, um Verdunstungskälte zu ermöglichen.

▶ **Anwendungsdauer und -häufigkeit.** Die Wadenwickel werden insgesamt 3–4-mal gewechselt (Gesamtdauer ca. 30–40 min). Die Häufigkeit hängt von der Dauer des Fiebers ab. Meist reicht schon ein Durchgang aus, um das Fieber zu senken. Es sollte generell zu keinem allzu raschen Fieberabfall kommen, um den Kreislauf zu schonen. Ein Absinken um 0,5 °C ist oft schon ein gutes Ergebnis.

Merke

Fiebernden Menschen grundsätzlich reichlich zu trinken anbieten und 30 Minuten nach Beenden des Wadenwickels die Körpertemperatur kontrollieren.

38.2.4 Weitere Wickel und Auflagen

Bockshornkleeauflage

Der Bockhornklee lässt sich kühl oder warm einsetzen. In der Altenpflege findet der Bockshornkleewickel eher als warme Auflage seine Verwendung. Der Bockshornkleesamen sollte frisch gemahlen aus der Apotheke bezogen werden. Das Pulver wird zu einem Brei zubereitet und lokal am jeweiligen Schmerzpunkt angelegt.

Zu den **Indikationen** für eine warme Anwendung gehören:
- chronische Gelenkentzündung
- Arthrose
- Erweichen von Abszessen und Furunkeln

Die **Indikationen** für eine kühle Anwendung sind u. a.:
- akute Sehnenscheidenentzündung
- Tennisellbogen

Als **Kontraindikation** gelten:
- starke Hautempfindlichkeit (leicht hautreizende Wirkung!) oder Allergie auf Bockshornklee
- Arthritis

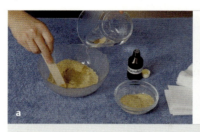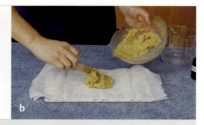

Abb. 38.6 Bockshornkleeauflage. (Fotos: T. Stephan, Thieme)
a Das Bockshornklee-Pulver mit wenig Wasser zu einem streichfähigen Brei anrühren.
b Den Brei 1 cm dick auf das Tüchlein streichen und die Ränder nach oben schlagen.

▶ **Material.** Folgendes wird benötigt:
- 2–5 Esslöffel Bockshornklee-Pulver (je nach angestrebter Größe)
- 1 kleine Schüssel
- heißes (aber nicht > 50 °C) oder kühles Wasser (je nach Indikation)
- 1 Innentuch (Mullkompresse, Baumwolltuch oder Küchenpapier)
- 1 Zwischentuch (z. B. Frotteehandtuch)
- 1 Außentuch (z. B. Wollschal, Frotteetuch oder ggf. eine Binde)

▶ **Durchführung.** Diese geschieht wie folgt:
- Bockshornklee-Pulver für die warme Anwendung mit heißem Wasser (nicht kochendem) zu einem streichfähigen Brei verrühren
- für die kühle Anwendung das Pulver mit kühlem Wasser anrühren (▶ Abb. 38.6a)
- um den gewünschten Brei (warm oder kühl) noch geschmeidiger zu erhalten, etwas Speiseöl hinzufügen
- Brei ca. 1 cm dick auf das Innentuch streichen und die Tuchränder nach oben einschlagen (▶ Abb. 38.6b)
- entstandenes Päckchen mit der nur von einer Stoffschicht bedeckten Seite auf den Schmerzpunkt legen, das Zwischentuch darüber geben und die Auflage mit dem Außentuch fixieren

▶ **Anwendungsdauer und -häufigkeit.** Solange die Bockshornkleeauflage als angenehm empfunden wird, kann sie zwischen 30 Minuten und 2 Stunden angelegt bleiben. Die Anwendung sollte 1-mal täglich erfolgen, bis die Schmerzsymptomatik abklingt.

Auflagen mit Essenzen und Tinkturen

Anwendungen mit Essenzen und Tinkturen sind schnell zubereitet. Sie werden fertig über die Apotheke bezogen und müssen nur noch mit Wasser, Aqua dest. oder Ringer-Lösung verdünnt werden. Dosierung und Indikationen sind in ▶ Tab. 38.4 dargestellt.

Zu den **Kontraindikationen** gehören:
- Arnika- und Combudoron-Essenz nicht bei Arnikaunverträglichkeit anwenden
- Arnika- und Borago-Essenz nicht bei Hautdefekten anwenden
- allgemein: Beipackzettel auf Warnhinweise beachten sowie auf mögliche Allergien testen

▶ **Material.** Für die Auflagen werden benötigt:
- gewünschte Essenz (s. ▶ Tab. 38.4)
- 1 kleine Schüssel
- ggf. ein Messglas oder -becher mit Milliliter-Anzeige
- 1 Teelöffel bzw. 1 Esslöffel, je nach Maßangabe der Essenz
- 1 Innentuch (Baumwoll- oder Leinentuch in der entsprechenden Größe)
- 1 Außentuch (Frotteetuch)
- ggf. Nässeschutz

Für eine sterile Anwendung bei offener Haut oder Wunden wird zusätzlich benötigt:
- 1 sterile Spritze und Nadel (um Essenz keimarm in die Infusionslösung zu geben)
- 50–250 ml Infusionslösung (z. B. Aqua dest. oder Ringer-Lösung), je nach Wundgröße und Bedarf
- sterile Kompressen und/oder sterile Tupfer
- 1 sterile Spritze mit Nadel (zum Aufziehen des Essenzgemisches)
- weitere Materialien für Wundverbände nach Bedarf und/oder Arztanordnung

▶ **Durchführung.** Die Auflagen werden wie folgt erstellt:
- gewählte Essenz nach Anweisung abmessen und mit der vorgegebenen Menge abgekochten Wassers, Aqua dest. oder Ringer-Lösung mischen
- das Innentuch damit tränken, auswringen, auf die betroffene Körperregion auflegen und mit dem Außentuch befestigen

▶ **Anwendungsdauer und -häufigkeit.** Die Anwendungen erfolgen ein- bis mehr-

Tab. 38.4 Indikationen und Dosierungen verschiedener Essenzen und Tinkturen.

Essenz und Tinkturen	Indikation	Dosierung
Arnika-Essenz	• Verstauchungen, Quetschungen • Hämatome • Gelenkentzündungen • nervöse Herzbeschwerden, Angina pectoris (nach Wunsch kühl bis warm) • chronische Arthritis (heiß) • Gelenkschmerz (heiß)	• 1 TL Arnika-Essenz • 250 ml Wasser, Aqua dest. oder Ringer-Lösung
Borago 20 %-Essenz	• Krampfadern • Venenentzündungen	• 1 EL Borago 20 %-Essenz • 500 ml Wasser, Aqua dest. oder Ringer-Lösung
Calendula-Essenz	• schlecht heilende Wunden • Schürfwunden • Prellungen • Krampfadern	• 1–2 TL Calendula-Essenz • 250 ml Wasser, Aqua dest. oder Ringer-Lösung
Combudoron-Essenz	• Verbrennungen, Verbrühungen • Sonnenbrand • Nesselausschlag • Insektenstiche	• 1 Teil Combudoron-Essenz auf 9 Teile Wasser, Aqua dest. oder Ringer-Lösung
Symphytum 20 %-Essenz	• Knochenbrüche → Unterstützung der Kallusbildung • Prellungen, Quetschungen, Zerrungen • Hämatome • Gelenkentzündungen und -schmerzen	• 1 EL Symphytum 20 %-Essenz • 250 ml Wasser, Aqua dest. oder Ringer-Lösung
Retterspitz (äußerlich)	• Gelenkschmerzen mit Hitze • Arthritis • Arthrose • Gelenkserguss • Gicht • Prellungen, Verstauchungen, Quetschungen • Hämatome	• 1 Teil Retterspitz • 1 Teil Wasser

mals täglich. Sie können angelegt bleiben, solange diese als angenehm empfunden werden. Die Retterspitz-Auflage wird 1-mal täglich bis zu 90 Minuten angelegt.

Merke

Bei Anwendungen auf offener Haut oder zur Wundversorgung/Wunddesinfektion muss unter sterilen Kautelen gearbeitet werden! Dazu wird die entsprechende Essenz steril aufgezogen und in eine sterile Infusionslösung gegeben (z. B. Ringer-Lösung, Aqua dest.). Das nun angefertigte Gemisch muss gut gekennzeichnet werden (Datum, Inhalt/Essenz, zu welcher Anwendung, HZ), um eine unsachgemäße Verabreichung (z. B. i. v.) dringend zu vermeiden! Ein so gefertigtes Gemisch kann bis zu 2 Tage im Kühlschrank gelagert und verwendet werden. Der Verbandswechsel sollte wie gewohnt ebenfalls steril erfolgen.

Kompressen mit Salben und Pasten

Anwendungen mit Salben und Pasten werden auf spezielle medizinische Verordnungen hin durchgeführt. Salben und Pasten mit pflanzlichen oder metallischen Zusätzen bzw. Mischsalben werden bei berührungsempfindlichen, schmerzenden oder entzündlichen Stellen eingesetzt. An solchen Stellen würde eine Einreibung einer Substanz zu einer unerwünschten Aktivierung von bestehenden Symptomen führen. Die enthaltenen arzneilichen Stoffe sollen den Heilungsprozess bei bestimmten Erkrankungen unterstützen.

Die Indikationen sind in ▶ Tab. 38.5 dargestellt. Als Kontraindikation gilt die Unverträglichkeit der jeweiligen Inhaltsstoffe.

Merke

Vor der Anwendung ist die Packungsbeilage zu beachten und die entsprechende Salbe/Paste auf mögliche Allergien zu testen.

▶ **Material.** Folgendes wird benötigt:
- 1 Innentuch (Mullkompresse oder Baumwolltuch in der gewünschten Auflagegröße)
- Salbe oder Paste (▶ Tab. 38.5)
- 1 Spatel
- Befestigungsmaterial (z. B. Binde oder Netzschlauchverband im Bereich der Bronchien)

▶ **Durchführung.** Salbenkompressen werden wie folgt angelegt:
- gewählte Salbe 1–2 mm dick auf das Innentuch aufstreichen
- Metallsalben dünn und gleichmäßig glatt auftragen, sodass eine glänzende und spiegelnde Oberfläche entsteht
- Salbenkompresse mit der Salbenfläche auf die entsprechende Körperstelle auflegen und befestigen
- bei Salbenkompressen, die einen wärmenden Effekt haben sollen, Kompresse ggf. kurz auf einer warmen Gummiwärmflasche oder der Heizung erwärmen

▶ **Anwendungsdauer und -häufigkeit.** Die Anwendung erfolgt 1–2-mal täglich über 30–60 Minuten und kann auch über Nacht belassen werden. Kytta Salbe wird bis maximal 5 Stunden aufgelegt. Bei arnikahaltigen Salben sollte nach ca. 10 Minuten auf eine mögliche Hautreaktion geachtet werden. Die Nachruhezeit beträgt 15–30 Minuten.

Tab. 38.5 Indikationen und Präparate verschiedener Salben und Cremes.

Indikation	Präparat	Darreichungsform
Neurodermitis	Cefabene Halicar Matmille N	Salbe Creme/Salbe Salbe
Hämorrhoiden	Posterine Hametum	Salbe
rheumatoide Arthritis	Cefadolor Arnika-Präparate Kneipp Rheumasalbe	Salbe Gel/Salbe/Fluid Salbe
Arthrose	Syviman N Arthrosenax AR Arnika-Präparate	Salbe Salbe Gel/Salbe/Fluid
Morbus Bechterew	Capsamol Kneipp Rheumasalbe Arnika-Präparate	Salbe Salbe Gel/Salbe/Fluid
Prellung/Verstauchung/Zerrung	Traumeel S Kytta Arnika-Präparate	Salbe Salbe Gel/Salbe/Fluid
Husten/Bronchitis	Plantago-Bronchialbalsam Tanspulmin Pulmotin	Salbe Salbe Salbe
akute und chronische Lymphknotenschwellung	Archangelikasalbe	Salbe
Lymphödem	Lymphdiaralsalbe	Salbe

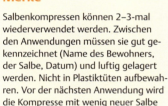

Merke

Salbenkompressen können 2–3-mal wiederverwendet werden. Zwischen den Anwendungen müssen sie gut gekennzeichnet (Name des Bewohners, der Salbe, Datum) und luftig gelagert werden. Nicht in Plastiktüten aufbewahren. Vor der nächsten Anwendung wird die Kompresse mit wenig neuer Salbe nachgestrichen. Salbenkompresse werden alle 2 Tage erneuert.

38.3 Lern- und Leseservice

38.3.1 Das Wichtigste im Überblick

Wie wirken Wickel und Auflagen?

Die Wirkung erklärt sich aus einem komplexen Geschehen mit folgenden Faktoren:
1. Die physikalische Wirkung von Wärme und Kälte beeinflusst die Durchblutung der Haut, verbessert das Stoffwechselgeschehen und wirkt über Reflexbahnen und -zonen reflektorisch auf die Funktion innerer Organe.
2. Die Wirkstoffe verschiedener Zusätze führen zu heilenden Effekten.
3. Der psychische Aspekt über Zuneigung, Nähe und Berührung beim Anlegen des Wickels vermittelt Wohlgefühl, Entspannung, Vertrauen und Geborgenheit.
4. Durch die Anwendung kommt die Person zur Ruhe und kann ein großes Maß an Selbstheilungskräften nutzen.

Welche Gefahren haben Wickel und Auflagen?

1. Es kann zu ungewünschten Gefäßreaktionen kommen mit der Gefahr, dass bei gefäßerkrankten Menschen die Gefäße bei zu heißen und/oder zu kalten Anwendungen in der Erstreaktion zusammengezogen bleiben und die Durchblutung stark herabgesetzt wird. Es droht ein Gewebsuntergang (Nekrosegefahr).
2. Es besteht eine Herz-Kreislauf-Belastung. Hypertoniker sollten nicht mit zu heißen Anwendungen im Körperstammbereich behandelt werden. Bei Hypotonikern muss bei heißen Anwendungen mit Schwindel und Kreislaufschwäche gerechnet werden. Es sollten daher bei beiden Krankheitsbildern milde Anwendungen bevorzugt werden.
3. Bei feucht-heißen Anwendungen sowie unsachgemäßer Handhabung von heißen Wärmeelementen kann es zu Verbrühungen/Verbrennungen kommen.
4. Es besteht immer die Gefahr von allergischen Reaktionen auf verwendete Zusätze.
5. Bei Überdosierung von Zusätzen kann es zu Vergiftungen mit Vergiftungszeichen kommen.

Welche (Kontra-)Indikationen haben feucht-heiße Gelenkwickel?

Indikationen:
- chronisch-entzündliche Gelenkserkrankungen (z. B. Arthrose)
- Tennisellbogen
- kühle, steife, schmerzende Gelenke

Kontraindikationen:
- akute entzündliche Prozesse
- ausgeprägte Krampfadern
- ausgeprägte Durchblutungsstörungen

Welche (Kontra-)Indikationen hat eine Dampfkompresse als Bauchauflage?

Indikationen:
- Bauchschmerzen durch Blähungen und Verkrampfungen
- Unterstützung der Leberfunktion
- Gallenkolik
- Blasenentzündung
- Verstopfung
- Schlafstörungen

Kontraindikationen:
- Durchfall mit Fieber
- Blinddarmentzündung (Wärme führt zur Verschlechterung)
- Bauchspeicheldrüsenentzündung
- generell: bei akuten, starken Bauchschmerzen unklarer Genese

Welche (Kontra-)Indikationen hat eine Dampfkompresse als Brustauflage?

Indikationen:
- Atemunterstützung (Pneumonieprophylaxe)
- trockener Husten
- Bronchitis

Kontraindikationen:
- Fieber
- allgemeine Schwäche
- starke Herz- und Kreislaufbeschwerden

Wie wird das Außentuch gelegt, um eine Brust- oder Rückenauflage zu fixieren?

- in die „V"-Form

Welche Gefahr birgt die Kartoffelauflage?

- Verbrennungsgefahr

Welche Vorteile haben temperierte Auflagen?

1. Verbrennen und Verbrühen sind ausgeschlossen.

2. Chronisch erkrankte Gefäße werden geschont.
3. Die Auflagedauer kann beliebig lang sein, da die Auflage nicht unter Körpertemperatur sinkt.
4. Der Arbeitsaufwand ist gering, sofern das nötige Grundmaterial vorhanden ist.

Welche temperierten Anwendungen wurden beschrieben?
- Ölkompressen

Welche (Kontra-)Indikationen hat eine kühle Quarkauflage?
Indikationen:
- akute entzündliche Prozesse
- gereizte, entzündete Venen (Thrombophlebitis)
- gereizte, entzündete Krampfadern
- Schmerzzustände bei Thrombosen
- Prellungen, Verstauchungen und Quetschungen
- Verbrennungen 1.–2. Grades
- Halsschmerzen und Heiserkeit
- beginnende Mastitis
- Hautprobleme wie Ekzeme, Akne und Neurodermitis
- frische Zahnextraktion
- Trigeminusneuralgien

Kontraindikation:
- Milcheiweiß-Kontaktallergie

Welche (Kontra-)Indikationen haben Wadenwickel?
Indikationen:
- Fieber über 39 °C
- Unruhe
- Schlafstörungen

Kontraindikationen:
- kalte Hände und Füße
- Frösteln
- Schüttelfrost

Nennen Sie (Kontra-)Indikationen für warme und kühle Bockshornkleeauflagen
Indikationen einer warmen Auflage:
- chronische Gelenkentzündung
- Arthrose
- zum Erweichen von Abszessen und Furunkeln

Indikationen einer kühlen Auflage:
- akute Sehnenscheidenentzündung
- Tennisellbogen

Kontraindikationen für warme und kalte Auflagen:
- starke Hautempfindlichkeit
- Allergie auf Bockshornklee
- Arthritis

Was sollte bei den Essenzen und Tinkturen beachtet werden?
- Arnika- und Combudoron-Essenzen nicht bei Arnikaunverträglichkeit anwenden
- Arnika- und Borago-Essenzen nicht bei Hautdefekten anwenden
- allgemein immer den Beipackzettel auf Warnhinweise beachten
- vor Anwendung mögliche Allergien ausschließen

Was sollte bei arnikahaltigen Präparaten überprüft werden?
Die Hautreaktion sollte nach ca. 10 Minuten kontrolliert werden.

38.3.2 Literatur

Augustin M, Schmiedel V. Leitfaden Naturheilkunde, 4. Auflage, Jena: Urban & Fischer Verlag; 2003

Bühring M. Praxis – Lehrbuch der modernen Heilpflanzenkunde, 1. Band, Stuttgart: Sonntag Verlag; 2005

Kerckhoff A, Schimpf D. Naturheilkunde für zu Hause. Wickel, Auflagen und Kompressen. 1. Band Essen: Natur und Medizin e. V. und Autoren; 2009

Sonn A, Baumgärtner U, Merk B. Wickel und Auflagen. 4. Aufl. Stuttgart: Thieme; 2014

Unterrichtsmaterialien. Weiterbildung zur „Pflegefachkraft für Naturheilkunde und TCM"; 2005–2006. Jule Johler Institut, Stadtoldendorf

Unterrichtsmaterialien. Weiterbildung zur „Fachfrau für Wickelanwendungen"; 2006–2007. Diakonisches Institut für Soziale Berufe Dornstadt

Teil 2

Lernbereich 2 – Unterstützung alter Menschen bei der Lebensgestaltung

39	Soziale Kontakte, Beziehungen und Bereiche sichern und gestalten können	961
40	Die eigene Sexualität leben können	972
41	Kultursensibel pflegen und begleiten	982
42	Wohnen im Alter	989
43	Alltag im Alter	1016
44	Sich beschäftigen, lernen, sich entwickeln können	1024

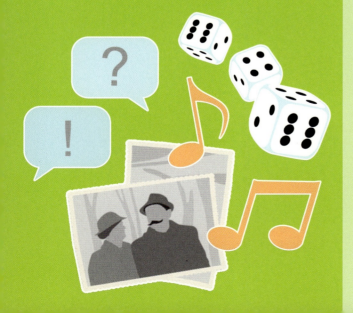

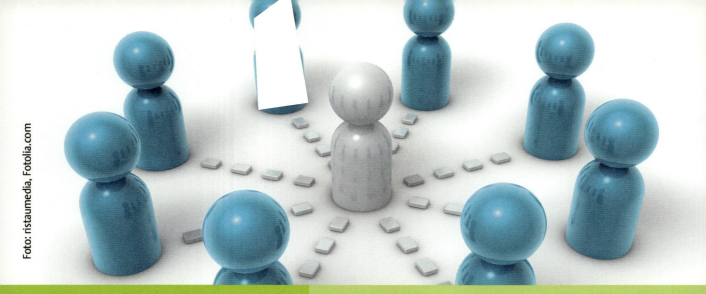

Kapitel 39

Soziale Kontakte, Beziehungen und Bereiche sichern und gestalten können

39.1	Bedeutung für den älteren Menschen	961
39.2	Familienbeziehungen im Alter	961
39.3	Pflegesituation und familiäre Strukturen	962
39.4	Rollen- und Kontaktverluste im Alter	963
39.5	Soziale Beziehungen im Alter – persönliche Netzwerke	964
39.6	Einsamkeit und Isolation als Probleme des Alterns	966
39.7	Besonderheiten in der Begleitung von Menschen mit Demenz	966
39.8	Aufgaben für die Altenpflege	967
39.9	Qualitätskriterien	969
39.10	Lern- und Leseservice	969

39 Soziale Kontakte, Beziehungen und Bereiche sichern und gestalten können

Hannelore Seibold

39.1 Bedeutung für den älteren Menschen

Der griechische Philosoph Aristoteles (384–322 v. Chr.) nannte den Menschen am Beginn unserer abendländischen Geschichte ein „zoon politikon", d. h. „ein geselliges Lebewesen". Das bedeutet im Umkehrschluss: Kein Mensch kann ohne Mitmenschen existieren, wir Menschen sind soziale Wesen, wir sind in unserer ganzen Lebensführung auf das Miteinander angewiesen. Selbst Einsiedler lebten im Kontakt mit anderen Menschen. Sie lebten zwar nicht im Alltag in und mit ihren Familien und Verwandten, aber durch das Leben in der Einsamkeit wurden sie zu gefragten Weisheitslehrern, die auf die wichtigen Fragen der Menschen antworten konnten. Für den Bereich der Altenpflege bedeutet das, auch alte Menschen können nicht ohne Kontakt, ohne Beziehungen zu anderen Menschen leben.

Beziehungen gehören zu den Grundbedürfnissen aller Menschen, wie die Bedürfnisse nach Schlaf, nach frischer Luft und nach Nahrung. Im Leben von hochaltrigen Menschen sind die Situationen, die zur Einsamkeit führen können, sehr zahlreich. Partner, Freunde, Geschwister leben nicht mehr, die Kinder wohnen nicht in der Nähe, körperliche Behinderungen und/oder geistige Schwächen (z. B. bei demenzieller Entwicklung) beeinträchtigen die Alltagsgestaltung, die Menschen werden immer einsamer in ihren Wohnungen. Kommt dann noch eine depressive Verstimmung dazu, die die Menschen zusätzlich antriebsarm macht, dann können alle diese Probleme zu einer starken Isolation mit Tendenzen zu Verwahrlosung führen. Im schlimmsten Fall endet eine solche Situation im Suizid.

39.2 Familienbeziehungen im Alter

Die Urzelle menschlichen Zusammenlebens ist die Familie. Im Zusammenleben der Generationen, Eltern, Kinder, Großeltern, Enkelkinder wird das Miteinander eingeübt. Die Großfamilie, in der 3 bis 4 Generationen unter einem Dach wohnen, sich gegenseitig unterstützen und vor allem die pflegebedürftigen Eltern oder Großeltern versorgen, ist eine Ideal- und Wunschvorstellung, die es auch vor 100 oder 200 Jahren so nicht gegeben hat.

In der **vorindustriellen Gesellschaft** lebten die Menschen im Verband der Großfamilie auf dem Bauernhof. Alle waren an der „Produktion" des Lebensunterhalts der gesamten Familie beteiligt. Produktions- und Wohnort gehörten zusammen. Sozial- und Rentenversicherungen gab es noch nicht, die einzige Altersvorsorge bestand darin, viele Kinder zu haben. Waren die Eltern alt geworden, übernahm meist der älteste Sohn den Betrieb, die Eltern zogen aufs Altenteil und halfen bei allen anfallenden Aufgaben ihren Kräften gemäß mit. Dafür wurden sie im Alter und vor allem bei Pflegebedürftigkeit von den Kindern oder Enkeln versorgt. Das klingt nach viel Harmonie und Familienfrieden.

Leider gab es auch damals schon sehr viele Konflikte untereinander, auch viel materielle Not und Armut, sodass alte Menschen mitunter ein sehr schweres Leben hatten. Die Geburtenrate in diesen Jahren war aus den genannten Gründen relativ hoch, gleichzeitig lag aber auch die Kindersterblichkeit sehr hoch, die allgemeine Lebenserwartung der Menschen war niedrig, verglichen mit der heutigen. Die medizinische Versorgung war unzulänglich, aber auch Hunger, Seuchen und Kriege trugen dazu bei, dass die Lebenserwartung um 1870 für Frauen bei 38 Jahren und für Männer bei 35 Jahren lag. Ein höheres Lebensalter von 80 Jahren erreichten ganz wenige Menschen (Statistisches Bundesamt Wiesbaden).

„Mit **Beginn der Industrialisierung** verschlechterte sich die soziale Situation als Folge der Landflucht vor allem in den Ballungsräumen" (Stanjek 1998). Erst als zum Ende des 19. und am Beginn des 20. Jahrhunderts eine Arbeitnehmerversicherung, 1883 die Krankenversicherung und 1884 eine Unfallversicherung durch Reichskanzler Otto von Bismarck eingeführt wurden, verbesserten sich die Lebenssituation und damit auch die Lebenserwartung vieler Menschen. 1912 kam noch die Sozialversicherung dazu. Mit ihr konnten sich die Arbeitnehmer gegen Invalidität und die Armut im Alter absichern.

Lernaufgabe

Suchen Sie in Archiven und Bibliotheken nach Büchern und Aufzeichnungen, in denen die Situation der Menschen im 18. und 19. Jahrhundert beschrieben wird. Finden Sie heraus, inwieweit die Vorstellung von der „idealen Großfamilie", in der alle alt gewordenen Mitglieder liebevoll versorgt und gepflegt wurden, Wunschbild oder Wirklichkeit war. Suchen Sie die Unterschiede in der Versorgung und Lebensqualität alter Menschen heute und vor 150 Jahren. Bewerten Sie Ihre Recherchen.

Erst **nach dem 2. Weltkrieg** hat sich die familiäre Situation in Deutschland und Mitteleuropa stark verändert. Die bekannten Stichwörter sind: Geburtenrückgang und Hochaltrigkeit. Für den Geburtenrückgang gab es einige Gründe: Zunächst fehlten zur Gründung von Familien die vielen jungen Männer, die im Krieg geblieben waren. Durch die „Pille" wurde die Geburtenzahl weiter reduziert. Dazu kam der medizinische Fortschritt, der einerseits die Kindersterblichkeit reduzierte, andererseits dazu beitrug, dass die durchschnittliche Lebenserwartung eines neugeborenen Mädchens im Jahr 2012 auf 82,8 Jahre anstieg, das eines neugeborenen Jungen auf 77,72 Jahre.

Weitere Gründe, die zur Veränderung der Gesellschaft in unserem Land beitrugen, sind die verbesserten Ausbildungs- und Berufschancen für Frauen, der gestiegene Lebensstandard und auch der medizinische Fortschritt. Die Konsequenzen dieser Veränderungen sind die Probleme bei der Finanzierung unserer sozialen Sicherungssysteme. Die Gründe dafür sind u. a.

- eine sinkende Zahl sozialversicherungspflichtig Beschäftigter,
- eine hohe Zahl von Arbeitslosen und
- viele Niedriglohnarbeitsverhältnisse.

Es sind aber auch die **veränderten Familienstrukturen**, die Probleme schaffen mit Blick auf die Begleitung und Betreuung der alt gewordenen Familienmitglieder. In der Kleinstfamilie – Vater, Mutter, 1 oder 2 Kinder, beide Elternteile berufstätig, die Wohnungen verhältnismäßig klein – bleibt kein Raum, weder physisch noch psychisch, um kranke und pflegebedürftige Familienmitglieder aufzunehmen. Dasselbe gilt für die in unserem Jahrhundert typisch gewordene sog. „Patchwork-Familie" mit dem Charakteristikum „meine, deine, unsere Kinder". Für pflegebedürftige Senioren ist in diesen Familien kein Raum. Viele Senioren sind Singles, der Partner ist verstorben, die Kinder wohnen entweder weit weg, oder die Senioren haben gar keine Kinder. Auch andere Verwandte und Freunde stehen für die Begleitung nicht zur Verfügung.

Kontakte, so haben wir festgestellt, sind für alle Menschen sehr wichtig, sie helfen, die Lebensqualität zu verbessern. Die Intensität und die Zahl der sozialen Kontakte sind bei den einzelnen Menschen sehr unterschiedlich. Während der eine viele Kontakte braucht, um sich wohlzufühlen, ist ein anderer auch dann nicht einsam, wenn er nur wenige Kontakte hat. Der Wunsch nach Kontakten, oder anders gesagt, das Gefühl, einsam zu sein, ist objektiv nicht messbar. Sich allein fühlen, einsam sein, ist ein subjektives Gefühl, das jeder anders erlebt. Gleichzeitig sind starke Einsamkeitsgefühle ein Signal dafür, dass im Beziehungsgefüge des über Einsamkeit Klagenden Defizite vorhanden sind. Diese Gefühlslage erzeugt gravierende Probleme, z. B.

- Verzweiflung (er fühlt sich hilflos, hoffnungslos, verlassen),
- Depression (er fühlt sich niedergeschlagen, leer und traurig),
- geringes Selbstwertgefühl (er fühlt sich unsicher und macht sich Selbstvorwürfe) sowie
- fehlender Antrieb (verkriecht sich am liebsten unter der Bettdecke).

Ganz besonders im Alter gibt es Situationen und Ereignisse, die Einsamkeit und Isolation begünstigen, aber auch solche, die sie verhindern können.

39.3 Pflegesituation und familiäre Strukturen

Die Familie ist noch immer der „größte Pflegedienst der Welt" (▶ Abb. 39.1, ▶ Tab. 39.1). Das bedeutet, dass alte Menschen, wenn sie denn Hilfe und Pflege benötigen, i. d. R. in ihren Familien gut aufgehoben sind. Gleichzeitig erzeugt der Eintritt einer Pflegebedürftigkeit eine kritische Lebenssituation für die gesamte Familie. Die moderne Kleinfamilie, bei der beide Elternteile berufstätig sind, kann in den seltensten Fällen die Last einer 24-Stunden-Pflege übernehmen, auch wenn zur Unterstützung ambulante Hilfen kommen.

Besonders schwierig wird es, wenn eine demenzielle Erkrankung vorliegt. Die Pflege demenzkranker Menschen fordert die ganze Familie sowohl physisch, als auch psychisch und materiell. Die Töchter, Schwiegertöchter oder Partner der Kranken, die schwerpunktmäßig die Pflege leisten, sind in so hohem Maße gefordert, dass deren Gesundheit und der Zusammenhalt der jeweiligen Familie in Gefahr sind.

Pflegebedürftige 2013 nach Versorgungsart
2,6 Millionen Pflegebedürftige insgesamt

zu Hause versorgt 1,86 Millionen (71%)	in Heimen vollstationär versorgt: 764 000 (29%)
durch Angehörige: 1,25 Millionen Pflegebedürftige	zusammen mit/durch ambulante Pflegedienste: 616 000 Pflegebedürftige	
	durch 12 700 ambulante Pflegedienste mit 320 000 Beschäftigten	in 13 000 Pflegeheimen[1] mit 685 000 Beschäftigten

[1] einschließend teilstationäre Pflegeheime

Abb. 39.1 Pflegestatistik. Eckdaten im Jahr 2013. (Quelle: Statistisches Bundesamt 2015)

Tab. 39.1 Hauptpflegepersonen in der Pflegearbeit für Senioren (nach Witterstätter 2003).

Hauptpflegeperson	für 65–80-Jährige	für über 80-Jährige
Gatten, Partner (intragenerativ)	60 %	20 %
Tochter/Schwiegertochter/Sohn (intergenerativ)	36 %	64 %
sonstige: weitere Verwandte, Bekannte, Nachbarn	4 %	16 %

Pflegende Angehörige sind häufig selbst schon in einem Alter, das mit Krankheiten und Behinderungen belastet sein kann. Den Anstrengungen, die die Pflege fordert, sind sie oft nicht mehr gewachsen. Erschwerend kommen in den familiären Beziehungen oft noch „unerledigte Geschäfte" (Kübler-Ross) hinzu. Die Beziehungen unter den Familienmitgliedern können in manchen Fällen durch Verletzungen aus der Kindheit, ungeklärte Geschwisterkonflikte, Missbrauchserfahrungen und vieles mehr belastet, manchmal sogar vergiftet sein. Wird nun eine Pflege erforderlich, so können unter diesen Belastungen verdrängte Konflikte aufbrechen.

Als Konsequenz aus diesen Erfahrungen der Vergangenheit erleben Pflegende in der Altenpflege – ob nun in der ambulanten oder stationären Pflege – entweder „gleichgültige" oder überbesorgte Familienmitglieder. Beide Verhaltensweisen schaffen in den Einrichtungen keine förderliche Atmosphäre. Doch die Lösung gelingt nicht, indem den Angehörigen Vorhaltungen gemacht werden oder ihnen gar der Zutritt zu ihren Senioren erschwert wird. Pflegenden wird empfohlen, mit störendem Verhalten ganz zurückhaltend umzugehen und professionelle Hilfe zu holen.

Eine weitere Schwierigkeit entsteht dadurch, dass Kinder, die bisher die Hilfe und Fürsorge der Eltern erlebt haben, nun auf einmal zu Helfern und Betreuern ihrer Eltern werden müssen. Dieser Rollentausch bereitet vielen pflegenden Angehörigen Probleme.

▶ **Pflege als Frauenarbeit.** Ehefrauen, Töchter und Schwiegertöchter übernehmen i. d. R. die Hauptlast der Pflege (▶ Tab. 39.1). In seltenen Fällen sind auch Söhne die Pflegenden. 80 % der pflegenden Angehörigen sind Frauen. In unserer Gesellschaft gilt, mehr oder weniger deutlich gesagt: „Frauen hätten von Natur aus die besseren Gaben zur Pflege, das Umsorgen, die Fürsorge für einen Hilfebedürftigen sei durch das Aufziehen der Kinder erwachsen, typisch Frau". So kann die Motivation zur Pflege aus Gefühlen der Zuneigung und Liebe erwachsen. Die Fürsorge füreinander wird zum tragenden Lebensmuster. Die Übernahme zur Pflege erwächst aus freier Entscheidung und eigenem Antrieb.

39.4 Rollen- und Kontaktverluste im Alter

Lebensqualität und Wohlbefinden alter Menschen hängen ganz entscheidend von dem Eingebundensein in ein Netz von tragfähigen Beziehungen ab. Niemanden zu haben, allein zu sein wird als Mangel erlebt. In jeder Gruppe, in jeder Beziehung, in der wir leben, haben wir eine andere Rolle (z. B. zu Hause bin ich Tochter, im Sportverein Trainerin, im Beruf Pflegende oder Auszubildende usw.).

Mit jeder Rolle ist eine andere Anforderung verbunden, in jeder Rolle wird eine andere Art von Zuwendung, Nähe und Gebrauchtwerden erlebt. Unterschiedliche Kontakte und eine Vielzahl von Rollen geben uns das Gefühl, wichtig zu sein, einen Wert für andere zu haben. Einsamkeit und soziale Isolation werden so verhindert.

Merke
Rollen prägen unser Leben und schaffen soziale Kontakte.

Lernaufgabe
Beantworten Sie folgende Fragen zu Ihrem eigenen Rollenverhalten:
- Welche Rollen gehören zu Ihrer derzeitigen Lebenssituation?
- Was bedeuten Ihnen die einzelnen Rollen?
- In welcher Rolle erleben Sie Ihre Kompetenz am deutlichsten?
- In welcher Rolle fühlen Sie sich besonders wohl oder geborgen?
- Welche Konsequenzen hätte ein Verzicht auf die einzelnen Rollen für Ihr Leben und für Ihr Selbstwertgefühl?

Diskutieren Sie mit Ihren Kolleginnen die Frage: Wie kann für alte, pflegebedürftige Menschen der erlittene Rollenverlust ausgeglichen werden, was können Sie als Pflegende anbieten?

Zum Älterwerden gehört der Verlust von Rollen und Aufgaben, z. B. durch das Ausscheiden aus dem Beruf, durch den Tod des Ehepartners, durch den Auszug der Kinder. Jeder Rollenverlust macht Menschen ärmer. Kontakte zu anderen Menschen gehen verloren, die Aufgaben werden weniger. Dadurch kann das Selbstwertgefühl schwinden – es droht die Gefahr zu vereinsamen, mit allen negativen Konsequenzen. Das nachfolgende Beispiel zeigt, wie schnell soziale Isolation im Leben älter werdender Menschen entstehen kann.

Fallbeispiel

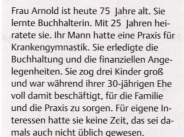

Frau Arnold ist heute 75 Jahre alt. Sie lernte Buchhalterin. Mit 25 Jahren heiratete sie. Ihr Mann hatte eine Praxis für Krankengymnastik. Sie erledigte die Buchhaltung und die finanziellen Angelegenheiten. Sie zog drei Kinder groß und war während ihrer 30-jährigen Ehe voll damit beschäftigt, für die Familie und die Praxis zu sorgen. Für eigene Interessen hatte sie keine Zeit, das sei damals auch nicht üblich gewesen.

Nach 30 Ehejahren starb ihr Mann an einem Herzinfarkt. Kurz danach zog auch ihre jüngste Tochter von zu Hause aus, sodass sie plötzlich einen dreifachen Rollenverlust erlitt. Auf einen Schlag wurden ihr die Rollen und Aufgaben, die ihrem Leben Inhalt und Sinn gegeben hatten, entzogen: die der Ehefrau, der Geschäftsfrau und der Mutter. Ihre Überlegungen, wieder in ihren alten Beruf zurückzukehren – sie war damals 56 Jahre alt – und damit den Rollenverlust zu kompensieren, gab sie bald wieder auf. Sie traute es sich einfach nicht zu, in diesem heute voll computerisierten Arbeitsbereich (Buchführung) neu einzusteigen.

So blieb ihr nur der Rückzug in die Witwenrolle, was bei ihr mit einem Rückzug aus dem aktiven Leben verbunden war. Beispielsweise schenkte sie ihr eigenes Auto und das ihres Mannes gleich nach dem Tod ihres Mannes ihren Kindern, obwohl sie selbst einen Führerschein besaß. Auch die früheren jährlichen Reisen gab sie auf. Zahlreiche Krankheitserscheinungen bewirkten eine immer stärkere Einschränkung ihres Aktionsradius.

Frau Arnold wohnt heute alleine in einer 3-Zimmer-Eigentumswohnung und lebt von ca. 600 Euro im Monat (200 € eigene Rente, 400 € Witwenrente). Ihr Leben spielt sich fast ausschließlich zu Hause ab, wo sie sich an einen fest geregelten Tagesablauf hält, der jedoch so rigide ist, dass sie sich dadurch selbst von Kontakt- und Aktionsmöglichkeiten abschneidet. So lehnt sie z. B. Spaziergänge mit Bekannten ab, wenn gerade ihre Kaffeezeit ist. Andererseits beklagt sie sich darüber, dass sie als ältere Frau ohne Mann bei den früheren Bekannten nichts mehr gelte und sie offenbar immer nur als Ehefrau von Herrn Arnold wahrgenommen worden war. So bleiben ihr nach ihrer Verwitwung nur wenige Freundinnen aus dem ehemaligen Bekanntenkreis. Auch über ihre Kinder ist sie unzufrieden, da diese sie, nach ihrem Empfinden, viel zu wenig besuchen.

39.4.1 Ethische Herausforderung

An diesem Beispiel kann ein ethisches Problem deutlich gemacht werden, in dem das Fallbeispiel von Frau Arnold (s. o.) eine kleine Fortsetzung findet.

Fallbeispiel

Die Seniorenbeauftragte der Ortsgemeinde, in der Frau Arnold lebt, erfährt von ihrer Situation. Sie aktiviert die Damen des Besuchsdiensts, mit dem Auftrag, Frau Arnold aus dieser verhängnisvollen Isolation herauszuholen. Frau Bude und Frau Distel übernehmen diese Aufgabe. Frau Bude fühlt sich angesprochen, da sie einmal Patientin bei Herrn Arnold war und sie Frau Arnold aus dieser Zeit ein wenig kennt. Die beiden Damen kündigen ihren Besuch telefonisch an. Frau Arnold weiß nicht so recht, was sie davon halten soll, aber sie empfängt die Damen. Nach einem kurzen Austausch über allgemeine Themen aus dem Alltag des Ortes wird Frau Bude gleich sehr direkt:

„Aber Frau Arnold, Sie können sich doch nicht so in Ihrer Wohnung eingraben, Sie versauern ja ganz und irgendwann kennt Sie dann niemand mehr und was ist dann?"

Frau Arnold reagiert: „Nein, nein, ich vergrabe mich nicht, ich fühle mich eigentlich so ganz wohl, nur manchmal denke ich, wenn mein Mann noch leben würde, dann wären die Leute ganz anders zu mir, aber so ist es eben, wenn man als Witwe alleine leben muss."

Frau Bude: „Aber Frau Arnold, Sie müssen doch gar nicht so alleine leben, sehen Sie, wir treffen uns jede Woche mehrere Male: einmal zum Klönen und Kaffee trinken, einmal zum Spielen und am Sonnabend gehen wir immer zusammen wandern. Da könnten Sie doch überall mitmachen."

„Ja, das wäre doch ganz gut", bestätigt Frau Distel, „Wir sind eine ganz vergnügte Truppe, so gegen 20 Personen, da könnten Sie gut noch mit zwischen sein."

Frau Arnold: „Nein, das sind mir zu viele Menschen, und außerdem ich bin am liebsten zu Hause, da kann ich tun, was mir gefällt, unter so vielen fremden Menschen fühle ich mich nicht wohl."

Frau Bude: „Nein, Frau Arnold, das wird nichts, wissen Sie, wir holen Sie am kommenden Montag zum Spielen ab, dann sind Sie nicht alleine, wenn Sie zu den anderen kommen. Sie werden sehen, das tut Ihnen gut."

Frau Arnold: „Machen Sie sich keine Mühe, ich werde nicht mitgehen, ich möchte hier für mich bleiben und tun, was mir gefällt."

Frau Bude und auch Frau Distel versuchen noch einmal, Frau Arnold umzustimmen, aber es gelingt ihnen nicht. Bei der Seniorenbeauftragten, die ihnen den Auftrag gegeben hat, versuchen sie Wege zu finden, um Frau Arnold aus ihrer selbst gewählten Isolation herauszuholen.

Lernaufgabe ✓

Diskutieren Sie folgende Fragen. Im Kap. „Ethisch handeln" (S. 109) finden Sie die notwendigen Grundlagen und Prinzipien ethischen Handelns.
- Um welchen ethischen Konflikt handelt es sich hier, welche Prinzipien sind angesprochen?
- Was bedeutet das Verhalten der beiden Besucherinnen mit Blick auf Autonomie und Würde von Frau Arnold?
- Welche Alternativen könnten die beiden Damen Frau Arnold anbieten, um ihre Isolation aufzulösen?
- Wie müssten Frau Bude und Frau Distel vorgehen, um ihr Ziel zu erreichen?

39.5 Soziale Beziehungen im Alter – persönliche Netzwerke

39.5.1 Sozialisation

Sozialisation ist ein natürlicher Prozess, der den einzelnen Menschen von seiner Geburt an zu einem sich in seiner Umwelt zurechtfindenden Mitglied seiner Gruppe bzw. der Gesellschaft macht. Sozialisation ist das Sich-Einüben in unterschiedlichen Rollen, in unterschiedlichen Lebensbezügen. Sozialisation ist ein fortdauernder, lebenslanger Prozess, der bewirkt, dass der Betreffende sein Leben sinnvoll erlebt, dass er zufrieden ist und ein positives Lebensgefühl entwickeln kann.

Die Sozialisation, das Leben mit anderen und das Sich-Zurechtfinden in einer Gruppe von Menschen beginnen mit dem Augenblick der Geburt. Jeder Mensch wird in eine Familie hinein geboren und lernt im Laufe seines Lebens, darin seinen Platz zu finden. Die Eifersucht, die bei einem erstgeborenen Kind auftauchen kann, wenn ein Geschwisterchen dazukommt, ist bekannt. Das erstgeborene Kind erlebt seine Geschwister als Konkurrenten, als jemanden, mit denen es plötzlich so wichtige Dinge wie die Liebe der Mutter teilen muss. Das Kind muss lernen, seine Rolle zusammen mit dem Bruder und der Schwester zu finden, ohne die Zuwendung der Eltern zu verlieren. Das heißt: Es muss seinen Platz im Gefüge der sozialen Gruppe „Familie" finden. So lernt der Mensch vom ersten Lebensjahr an, sich in die Gesellschaft zu integrieren, er wird ein Teil dieser Gesellschaft.

Alter, Vereinsamung und Kontakte durch persönliche Netzwerke

Im Alter verändert sich diese Situation. Um den alten Menschen wird es einsamer, der Lebenspartner lebt nicht mehr, die beruflichen und ehrenamtlichen Rollen sind weggebrochen. Freunde, Nachbarn, ehemalige Kollegen, Freunde aus Vereinen und Gruppen sind ebenfalls gealtert, viele leben nicht mehr. Die Formen der Kontakte verändern sich. Nichteheliche Lebensgemeinschaften, Freunde und Freundinnen, Bekannte, Nachbarn und Mitbewohner aus Wohngemeinschaften übernehmen die Rollen der nicht mehr vorhandenen Familienbezüge. Frühere Generationen waren stärker in die Familie eingebunden (▶ Tab. 39.2).

Die Senioren des „3. Alters", also die 60–80-Jährigen, finden außerhalb der Familie, in Gruppen und Kreisen, bei der Volkshochschule und in Selbsthilfegruppen viele Kontaktmöglichkeiten. Für die Menschen im sog. „4. Alter", den hochaltrigen ab dem 80. Lebensjahr, gilt der Satz: Die Kreise werden enger. Zu dieser Gruppe gehören hauptsächlich Frauen. Häufige Kennzeichen der Hochaltrigkeit sind eine Vielzahl von Gebrechen und Behinderungen. Die Multimorbidität erschwert die Wahrnehmung von Kontakten und verstärkt die Einsamkeit. Auch psychische Gebrechen und das Nachlassen der geistigen Leistungsfähigkeit führen zu vermehrter Abhängigkeit und Pflegebedürftigkeit.

Hier ist die **„aufsuchende" Altenpflege** gefragt. Ambulante Dienste und Gruppen aller Art sind aufgefordert, diesen Menschen nachzugehen, sie zu besuchen, um ein Gegengewicht zur drohenden Einsamkeit zu setzen. Eine frühzeitige Planung für solche Probleme im fortgeschrittenen Alter hilft, die Ängste zu verringern. Vorsorgemaßnahmen können sich u. a. beziehen auf:
- das Wohnen:
  - z. B. Wohnen in einer WG
  - Wohnen in einem Mehrgenerationenhaus
  - Um- und Ausgestaltung der eigenen Wohnung im Sinne von behindertengerecht; siehe „Wohnen im Alter" (S. 989)
- Kontaktpflege
  - z. B. Mitarbeit in Selbsthilfegruppen und anderen Aktivitäten
  - regelmäßige Treffen mit Freunden, z. B. im Café
  - mit jüngeren Menschen, z. B. Enkeln und deren Freunden, um den Kontakt zur nachfolgenden Generation nicht zu verlieren

Es gibt Studien, z. B. die „Berliner Altersstudie" (2010), in denen nachgewiesen wird, dass die Netzwerke alter Menschen relativ stabil sind. Die Kontakte zur Familie und zu den Verwandten bleiben eher stabil, auch die zu guten Freunden. Kontakt zu Arbeitskollegen und entfernteren Bekannten verlieren sich im Laufe des Älterwerdens. Je größer das soziale Netzwerk der Betreffenden in ihrem Leben war, umso größer und stabiler ist das soziale Netz auch im Alter. In der Phase der Hochaltrigkeit und der verstärkten Hilfebedürftigkeit werden die Netze kleiner. Im schlimmsten Fall führt dies zur sozialen Isolation.

Vereinsamung und Isolation in Einrichtungen der stationären Altenhilfe

Die Gefahr der Vereinsamung existiert nicht nur für Menschen, die zu Hause leben. Auch im Pflegeheim vereinsamen Menschen, obwohl in den Wohngruppen und Wohnbereichen sehr viele Menschen auf engem Raum zusammenleben. Die Gründe dafür sind vielschichtig. Zwei Frauen, Juliane Hanisch-Berndt und Manja Göritz (2005), haben in ihrer Diplomarbeit Bewohner befragt und Gründe recherchiert, die zu der hohen Einsamkeits-

Tab. 39.2 Familiäre und außerfamiliäre soziale Kontakte 1998 (aus BMFSFJ. Vierter Altenbericht 2002).

	40–45 Jahre		55–69 Jahre		70 Jahre und älter	
(Ehe-)Partner/-in (in %)	84	83	83	85	44	44
keine Freunde (in %)	15	10	17	22	28	28
Anzahl der Freunde (Ø)	3,5	3,8	3,5	3,4	3,0	2,9
gute Kontaktmöglichkeiten (in %)	83	72	83	76	71	57
Treffen mit Freunden (täglich, in %)	9	11	9	7	14	19

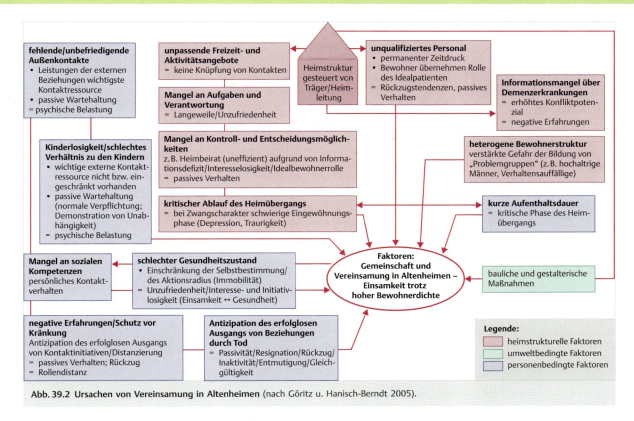

Abb. 39.2 Ursachen von Vereinsamung in Altenheimen (nach Göritz u. Hanisch-Berndt 2005).

situation im Pflegeheim führen. Die gravierendsten Probleme sind in ▶ Abb. 39.2 zusammengestellt.

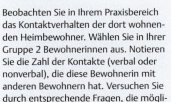

Lernaufgabe

Beobachten Sie in Ihrem Praxisbereich das Kontaktverhalten der dort wohnenden Heimbewohner. Wählen Sie in Ihrer Gruppe 2 Bewohnerinnen aus. Notieren Sie die Zahl der Kontakte (verbal oder nonverbal), die diese Bewohnerin mit anderen Bewohnern hat. Versuchen Sie durch entsprechende Fragen, die mögliche Qualität der Kontakte festzustellen.

Wenn möglich fragen Sie die Bewohnerin, wie sie die Kontakte erlebt, ob sie ihr Freude machen oder ob sie ihr lästig sind.

Diskutieren Sie mit Ihren Kolleginnen die Ergebnisse Ihrer Befragungen und suchen Sie die Gründe für die Kontaktarmut der Bewohnerinnen untereinander.

Suchen Sie nach Möglichkeiten, wie Sie die Kontakte der Frauen untereinander fördern könnten.

Soziale Isolation ist ein Zustand des Alleinseins, der von der betroffenen Person als negativ oder bedrohlich erlebt wird. Sozial isolierte Menschen klagen darüber, dass sie keine Kontakte hätten und sich ausgeschlossen fühlten. Aus der Zahl der sozialen Kontakte alleine lässt sich allerdings noch nicht schließen, ob jemand wirklich vereinsamt.

Soziale Isolation kann entstehen durch den Verlust von sozialen Rollen. Im oben beschriebenen Beispiel wird erzählt, wie Frau A. nach dem Tod ihres Mannes innerhalb kurzer Zeit eine Rolle nach der anderen verliert und wie sie sich durch die Einteilung ihres Tagesablaufs selbst verbietet, mit anderen Kontakt zu haben.

Es ist gut zu sehen, wie sich Frau A. dem Prozess entzieht, nach dem Tod ihres Mannes eine neue Rolle zu finden. Frau A. hatte in ihrem ganzen Leben nie gelernt, sich eigene Lebensmöglichkeiten aufzubauen, unabhängig von ihrer Hausfrauen-, Ehefrauen- und Mutterrolle. Sie hat dem damaligen gesellschaftlichen Frauenbild voll und ganz entsprochen. Als Konsequenz aus dieser Biografie ist es ihr nicht möglich, neue Rollen und neue Aufgaben zu übernehmen und neue Kontakte zu knüpfen. Sie erlebt krankmachende Vereinsamung und soziale Isolation.

„Manch einer fühlt sich einsam, ist aber – an Ausmaß und Art objektiv feststellbarer Sozialkontakte gemessen – keineswegs isoliert. Andere Menschen hingegen, die objektiv verhältnismäßig wenig Sozialkontakte haben und nach außen isoliert erscheinen, fühlen sich keineswegs einsam ... Das Ausmaß der Einsamkeitsgefühle ist eher eine Funktion der Erwartungen hinsichtlich der Eltern-Kind-Beziehungen und hinsichtlich anderer Sozialkontakte als eine Funktion der tatsächlichen Kontakte." (Lehr 1991)

Desozialisation

Definition

„Unter **Desozialisation** verstehen wir einen Prozess, in dessen Verlauf soziale Fähigkeiten verlernt werden. Ist dieser Prozess erst einmal in Gang gesetzt, entsteht rasch ein Teufelskreis: Der Verlust sozialer Fähigkeiten führt zu einer stärkeren Isolation, die einen umso größeren Verlust sozialer Fähigkeiten zur Folge hat" (Taggart 1994).

Soziale Isolation und damit verbundene Einsamkeitsgefühle sind Situationen, die im Leben älter werdender Menschen sehr häufig auftreten. Forschungsarbeiten in den USA verweisen darauf, dass die soziale Isolation bei älteren Menschen zur Desozialisation führen kann, die wiederum ernsthafte Probleme bei der Anpassung an neue Umgebungen und Bezugspersonen nach sich zieht.

39.6 Einsamkeit und Isolation als Probleme des Alterns

Zur Aufrechterhaltung von Kontakten und Beziehungen sind Fähigkeiten und Fertigkeiten nötig, die sich aufgrund verschiedener Alternsprozesse verändern, z. B. hören können, mobil sein, sich auf Neues einlassen können und wollen. Es sind biologische, psychosoziale und psychokulturelle Veränderungen, die es dem älter werdenden Menschen erschweren, Kontakte zu pflegen.

39.6.1 Biologische Veränderungen

Bestimmte biologische Alterungsprozesse erschweren zunehmend das soziale Miteinander und die Pflege von Kontakten und Beziehungen. Hierzu gehören v. a.:
- nachlassende Hör- und Sehfähigkeit
- verminderte körperliche Belastbarkeit
- schnellere Ermüdbarkeit
- verminderte Leistungsfähigkeit
- Krankheiten

Beim Älterwerden lässt die Fähigkeit, hören zu können, nach. Menschen, die schwerhörig sind, werden sehr schnell aus Gruppen ausgeschlossen bzw. an den Rand gedrängt, weil es Mühe macht, sich mit ihnen zu unterhalten, oder weil sie oft Äußerungen falsch verstehen und dadurch vermehrt Misstrauen und Konflikte entstehen.

Das Nachlassen des Sehvermögens hindert Menschen daran, bei Dämmerlicht oder Dunkelheit aus dem Haus zu gehen. Es wächst die Angst vor Stürzen.

Das Nachlassen der körperlichen Aktivität, die leichte Ermüdbarkeit und die verminderte Leistungsfähigkeit gehören ebenfalls zum natürlichen Alterungsprozess. Dies veranlasst älter werdende Menschen, zu Hause zu bleiben, und die Anstrengung, die ein „Aus-dem-Haus-Gehen" bedeuten würde, zu vermeiden.

Krankheiten, die im Alter häufig vorkommen und die durch ihre Auswirkungen Menschen stark behindern und dadurch soziale Isolation begünstigen, sind z. B. Arthrosen, Arthritis, Schlaganfall, schwere Herzkrankheiten, Inkontinenz, auch Mobilitätsprobleme bei Rollstuhlfahrern und Gehbehinderten.

39.6.2 Psychosoziale Veränderungen

Das Nachlassen der Merkfähigkeit (Kurzzeitgedächtnis) und eine Verlangsamung des zentralen und peripheren Nervensystems verhindern es, auf Reize und Anregungen aus dem Umfeld angemessen zu reagieren. Die richtige Verarbeitung von Informationen ist erschwert. Die Reaktionszeit eines davon betroffenen Menschen ist verlängert. Solche Störungen können zu unangemessenem Verhalten führen oder das Zurechtfinden in fremder Umgebung erschweren. Menschen mit solchen Einschränkungen werden deshalb häufig von anderen gemieden.

Kognitive Beeinträchtigungen sind manchmal auch Folge latent vorhandener Depressionen, die durch eine Vielzahl von Verlusten ausgelöst werden kann, die alte Menschen oft rasch hintereinander treffen. Menschen, die an einer Depression leiden, fallen auf durch ein ungepflegtes Äußeres, Unsicherheit beim Erledigen der alltäglichen Dinge, Angst davor, überhaupt etwas zu unternehmen. Solche Verhaltensweisen wiederum bergen die Gefahr für soziale Isolation in sich.

Besonders einschneidende Faktoren, die zu Vereinsamung führen können, sind der Verlust des Partners, der Verlust der Wohnung, in der die Menschen oft viele Jahre gelebt haben, und die unfreiwillige Umsiedlung in eine Einrichtung der stationären Altenhilfe.

39.6.3 Soziokulturelle Veränderungen

Die Anzahl sozialer Kontakte schwindet im Alter, gleichzeitig wird es schwieriger, neue Kontakte zu knüpfen. Außerdem erschweren viele soziokulturelle Veränderungen das Aufrechterhalten und Pflegen bestehender Beziehungen. Folgende Faktoren begünstigen u. a. soziale Isolation:
- geringes Einkommen (hiervon sind Frauen stärker betroffen als Männer)
- Ortswechsel, z. B. der Umzug zu den Kindern (Selbst wenn dies freiwillig geschieht, am neuen Wohnort fehlen die gleichaltrigen Bekannten und Freunde aus der Nachbarschaft.)
- das Alleinleben vieler (Singularisierung) und der Wandel im Zusammenleben der Familien (Die Familie mit ihrem intimen Beziehungssystem besteht oft nicht mehr und damit fehlt ein wichtiger Ort sozialer Zugehörigkeit.)
- Familienmitglieder, Freunde, Bekannte, Nachbarn, die sterben oder aufgrund von eigenen körperlichen Problemen nicht mehr in der Lage sind, Kommunikationspartner zu sein

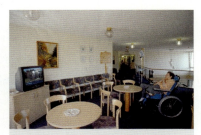

Abb. 39.3 Fernsehen. Wenn die Lieblingssendung im Fernsehen läuft, treten Gespräche und soziale Kontakte schnell in den Hintergrund. (Foto: T. Stephan, Thieme)

- gesellschaftliche Rollenzuweisungen, die oft Kontakte verhindern, z. B. dass eine alleinstehende Witwe keinen alleinstehenden Witwer besuchen soll
- verschiedene Formen von Diskriminierung älterer Menschen, z. B. die entstehende Diskussion im Gesundheitssystem, ob es eine Altersgrenze für Hochleistungsmedizin geben sollte, die Behauptung ältere Menschen würden die Jungen ausbeuten und auf deren Kosten leben und vieles mehr (Werden solche Behauptungen immer wieder vorgebracht und in den Medien verbreitet, fühlen sich alte Menschen ausgestoßen und ziehen sich zurück!)
- Automaten statt Menschen; komplizierte Dienstleistungen, die heute so gestaltet sind, dass ältere Menschen damit nicht mehr zurechtkommen und diese Dienstleistung daher nicht mehr in Anspruch nehmen (z. B. das Kaufen einer Fahrkarte am Bahnhof oder in der Straßenbahn)
- das Massenmedium Fernsehen bewirkt, dass Kommunikation unterbleibt, weil bestimmte Sendungen nicht verpasst werden dürfen (▶ Abb. 39.3)

39.7 Besonderheiten in der Begleitung von Menschen mit Demenz

„Menschen mit Demenz haben wie alle anderen Menschen das Bedürfnis nach befriedigendem Sozialkontakt, d. h. nach Kontakt zu Mitmenschen, der Anerkennung, Wertschätzung, Sicherheit und Nähe vermittelt, um sich aufgehoben und angenommen zu fühlen. Sie verlieren im Verlauf der Erkrankung jedoch die Fähigkeiten, die benötigt werden, um diesen Kontakt selbst herzustellen." (Kastner-Löbach 2007).

Demenzkranke versuchen mindestens am Beginn der Erkrankung, sich an Gesprächen zu beteiligen, indem sie immer dieselben Floskeln gebrauchen oder immer dieselben Geschichten erzählen. Dieses Verhalten bewirkt, dass sie in Gruppen nur noch sehr schwer Akzeptanz und das Gefühl der Zugehörigkeit haben. Sie ziehen sich daher immer mehr zurück, indem sie gar nicht mehr reden oder durch lautes Rufen und Schreien die Aufmerksamkeit auf sich ziehen. Die Gruppen sind durch dieses Verhalten meist sehr schnell überfordert, die demenzkranken Teilnehmer spüren das und reagieren mit Ärger und Aggressionsausbrüchen. Dies wiederum führt dazu, dass sie keine Akzeptanz in den Gruppen mehr haben und sich selber ausschließen oder durch die anderen dazu veranlasst werden.

Die Aufgabe der Pflegenden besteht nun darin, zu beobachten, wie der fortschreitende Prozess des Verlusts mentaler Fähigkeiten die Teilnahme an bestimmten Gruppen unmöglich macht. In die Pflegeplanung, in der das soziale Wohlbefinden ein wichtiges Ziel darstellt, müssen Gruppenaktivitäten, wenn überhaupt, so doch in der richtigen Dosierung eingesetzt werden. Konkret könnte das heißen: die Größe der Gruppe, in der sich Demenzkranke befinden, immer weiter zu reduzieren und den noch orientierten Teilnehmern den Raum zu Kontakten mit anderen Gruppen zu ermöglichen. Im fortgeschrittenen Stadium der Erkrankung ist Einzelbetreuung erforderlich. In diesen individuellen Betreuungsmaßnahmen sind nonverbale Kontakte wie Blickkontakt und Berührungen das Mittel der Wahl.

Für Demenzkranke sollte der gesamte Tagesablauf aus wechselnden Situationen des „Für-sich-sein-Könnens" und der kleineren Aktivitäten zusammen mit anderen zur Normalität gehören. Den Pflegenden im Kontakt mit den Angehörigen kommt die Aufgabe zu, Gefühle von Nähe, Dazugehören und Geborgenheit zu vermitteln.

39.8 Aufgaben für die Altenpflege

Zur Lebensqualität gehört das Eingebundensein in ein Netz von Beziehungen. Die Pflegende muss alte Menschen unterstützen, damit sie trotz der vielen Erschwernisse ihre bisherigen sozialen Kontakte so weit wie möglich aufrechterhalten können, verloren gegangene wiederbeleben und auch neue knüpfen können. Altenpflege hat auch die Aufgabe, dafür zu sorgen, dass alte Menschen am Leben der Gesellschaft teilhaben können, so weit und so viel sie dies möchten.

Zunächst müssen Pflegende die Situation und das Verhalten des alten Menschen genau beobachten (▶ Abb. 39.4). Entdecken sie Tendenzen zur Vereinsamung und Isolation, haben sie, zusammen mit dem alten Menschen und seinen

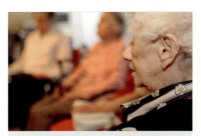

Abb. 39.4 Isolation. Trotz vieler Mitbewohner erleben alte Menschen im Heim Einsamkeit. Pflegende müssen diese Situationen beobachten und Hilfen anbieten. (Foto: R. Stöppler, Thieme)

Angehörigen, entsprechende Unterstützungsmöglichkeiten zu suchen und in den Pflegeplan aufzunehmen.

39.8.1 Beobachten von Situation und Verhalten

Folgende Fragen können helfen, die soziale Situation eines alten Menschen, der zu Hause lebt, seine Probleme und Ressourcen zu erfahren:

- Lebt der Betreffende alleine, gibt es Angehörige oder Nachbarn?
- Welche Kontakte außerhalb der Familie sind vorhanden? Sind Bezugspersonen, die ihre Unterstützung und Begleitung anbieten können und wollen, in erreichbarer Nähe?
- Wie „gut" sind die Kontakte, gibt es Probleme in der Familie, der Nachbarschaft usw.?
- Ist die Wohnung den Bedürfnissen angepasst, gibt es Telefon, eine Notrufanlage, evtl. einen Fahrstuhl, sinnvolle Sanitäreinrichtungen? Siehe Kap. „Seniorengerechtes Wohnen" (S. 997).
- Bietet der öffentliche Nahverkehr die Möglichkeit, Veranstaltungsorte und Einkaufsmöglichkeiten leicht zu erreichen?
- Wie sind die finanziellen Möglichkeiten?
- Welche Interessen hat der Betreffende und wie sind die Möglichkeiten, diesen Interessen nachzugehen?
- Wird regelmäßig ein körperliches Training durchgeführt? Gibt es die entsprechenden Angebote in der Nähe?
- Wie sind die kommunikativen Fähigkeiten des Menschen? Wie ist z. B. seine Redeweise, seine Lautstärke, wie formuliert er, spricht er einen Dialekt, ist der Inhalt des Gesprächs zu verstehen, redet er in vollständigen Sätzen usw.?
- Hatte der Betreffende Kontakte zu Kirchen und Vereinen, hatte er ein Ehrenamt?

Lernaufgabe

Bearbeiten Sie folgende Aufgaben:
- Verändern Sie diesen Fragenkatalog, sodass er auf Menschen zutrifft, die in vollstationären Einrichtungen leben.
- Formulieren Sie Fragen, die die Probleme und Ressourcen deutlich machen (z. B. „Mit wem würden Sie gerne spazieren gehen?").
- Immer wieder ist zu hören, dass Menschen deshalb vor dem Leben im Heim Angst haben, weil sie befürchten, einsam zu werden. Fragen Sie die Menschen, denen Sie in Ihren Praxiseinsätzen begegnen, danach.
- Suchen Sie nach den Gründen, warum sich Heimbewohner einsam fühlen.
- Fragen und beobachten Sie Heimbewohner, die nicht über Einsamkeit klagen, nach den Gründen.
- Diskutieren Sie die Ergebnisse miteinander und ziehen Sie die Konsequenzen für Ihre Arbeit als Altenpflegerin.

Das Aufzeigen vorhandener Fähigkeiten und Ressourcen kann dem Menschen bewusst machen, wie viel er trotz aller Einschränkungen und Behinderungen noch kann. Dies stärkt sein Selbstwertgefühl, bestätigt ihm, dass sein Leben nicht nur aus Problemen besteht, und hilft ihm auch seinen Gesundheitszustand besser einzuschätzen. Dieses wiederum sind wichtige Voraussetzungen zum Aufrechterhalten alter und zum Knüpfen neuer Kontakte.

39.8.2 Unterstützungsmöglichkeiten

Merke

Um die soziale Isolation älterer Menschen zu vermeiden, sollten Pflegende folgende Faktoren unterstützen:
- vorhandene Kontakte und Beziehungen fördern und erhalten
- unterstützen bei der Suche nach neuen Kontakten
- bereits vereinsamte und isoliert lebende Menschen in eine überschaubare Gruppe wiedereingliedern

Möglichkeiten schaffen, am gesellschaftlichen Leben in allen seinen Ausprägungen teilzuhaben (▶ Abb. 39.5).

▶ **Gruppenaktivitäten.** Zur Vermeidung von Isolation ist die Teilnahme an Gruppen eine wichtige Voraussetzung. Gruppen bieten ein großes Beziehungsangebot

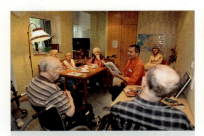

Abb. 39.5 Vorleseangebot. Das (Vor-)Lesen von Büchern oder Zeitungen gehört zur Teilhabe am gesellschaftlichen Leben. (Foto: R. Stöppler, Thieme)

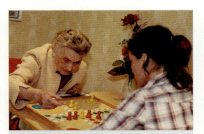

Abb. 39.7 Besuchsdienste. Die Besucherin bringt Zeit zum Spielen mit. Das macht Freude und vermittelt wertvolle Kontakte. (Foto: R. Stöppler, Thieme)

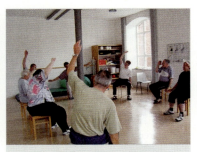

Abb. 39.9 Sportangebot. Die gemeinsame Gymnastik bietet neue Erfahrungsmöglichkeiten und fördert das Selbstwertgefühl. (Foto: C. Götz, Thieme)

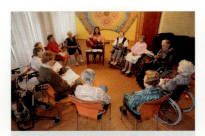

Abb. 39.6 Gesangsaktivität. Das gemeinsame Singen stärkt das Gemeinschaftsgefühl, weckt meist positive Erinnerungen und fördert die Kontaktaufnahme. (Foto: R. Stöppler, Thieme)

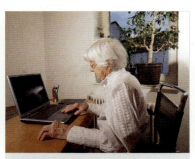

Abb. 39.8 Computerkenntnisse. Auch ältere Menschen können Computer und Internet nutzen, um z. B. per E-Mail – Kontakt zu Verwandten aufzunehmen. (Foto: O. Durst, Fotolia.com)

und einen schützenden Raum, um zwischenmenschliche Kontakte zu finden und zu erhalten (▶ Abb. 39.6). In Gruppen können Selbstständigkeit und Autonomie unterstützt oder verloren gegangene Fähigkeiten wieder gefördert werden. In Gruppen können Kompetenzen erweitert und das Selbstwertgefühl gestärkt werden. In einer Gruppe kann der alte Mensch für andere tätig werden und dadurch sein Leben sinnvoll gestalten.

Kontaktmöglichkeiten für Menschen, die zu Hause leben

Für ältere Menschen, die noch zu Hause leben und noch mobil sind, besteht ein vielseitiges soziales Angebot. Beispiele hierfür sind:

- Angebote der Erwachsenenbildung, z. B. Volkshochschulen. Sie bieten spezielle Programme für ältere Menschen an im Hinblick auf Inhalt und Veranstaltungszeiten (Kurse finden vormittags oder am frühen Nachmittag statt).
- Teilnahme an Gruppen und Kreisen, die von Orts- und/oder Kirchengemeinden, von Vereinen oder Verbänden veranstaltet werden. Sie haben i. d. R. einen verbindlicheren Charakter und bieten daher auch mehr menschliche Nähe und das Gefühl des Dazugehörens.
- Telefonketten verbinden Menschen untereinander und geben das Gefühl, nicht alleine zu sein.
- Besuchsdienste, die ehrenamtlich von Männern und Frauen erbracht werden (▶ Abb. 39.7); Information und Vermittlung geschieht vielerorts durch Seniorenbüros oder durch Kirchengemeinden.
- Zeitungen, Radio, Fernsehen und das Internet bieten Kontaktmöglichkeiten (▶ Abb. 39.8). Auch das Beobachten des gesellschaftlichen Lebens, ohne selbst aktiv beteiligt zu sein, vermittelt das Gefühl dazuzugehören (z. B. der Platz am Fenster, vor dem Fahrstuhl oder im Café).
- Seniorenbüros und Pflegeberatungsstellen vermitteln Informationen über fast alle Angebote, die für alte Menschen geeignet sind.

Die begleitende Altenpflegerin überlegt gemeinsam mit dem alten Menschen, welche Angebote für ihn sinnvoll sind und welche Hilfe und Unterstützung er braucht, um sich daran beteiligen zu können. Wenn nötig, organisiert sie entsprechende Begleitung. Angehörige, Freunde und Bekannte sollten im Rahmen der Pflegeplanung aktiv in die Begleitung einbezogen werden.

Kontaktmöglichkeiten für Menschen in Einrichtungen der stationären Altenhilfe

Für Menschen, die in eine stationäre Einrichtung übersiedeln, ist die Zeit des Einzugs eine außerordentlich kritische Phase. Die pflegende Bezugsperson muss zunächst die nötige soziale Unterstützung gewähren.

Im Rahmen der Pflegeanamnese sollte deutlich werden, welche sozialen Kontakte vorhanden sind, wie tragfähig diese sind, oder ob bereits Symptome sozialer Isolation erkennbar sind. Die richtigen Ansätze für eine Begleitung können durch Kenntnisse aus der Lebensgeschichte gefunden werden.

▶ **Fördernde Maßnahmen.** Kontakte können durch folgende Maßnahmen gefördert werden:

- Hilfsmittel wie Hörgeräte, Brillen, Selbstfahrerrollstuhl usw. sollten jederzeit verfügbar sein.
- Bei Kommunikationsstörungen aufgrund von Sprachproblemen sollte die Logopädie eingeschaltet werden.
- Die Altenpflegerin stellt den Bewohnern das im Haus stattfindende Gruppenprogramm (▶ Abb. 39.9) vor und berät bei der Auswahl. Die Motivation zur Teilnahme ist behutsam zu wiederholen. Bei der ersten Teilnahme kann eine Begleitung hilfreich sein. Idealerweise übernimmt diese Begleitungsaufgabe eine Mitbewohnerin, dadurch kann ein persönlicher Kontakt entstehen.
- Damen oder Herren von Besuchsdienstgruppen sind für Bewohnerinnen und Bewohner, die nicht an Gruppenangeboten teilnehmen können oder möchten, wichtige Kontaktpersonen.
- Feste, Feiern und Veranstaltungen, die auch für die Öffentlichkeit zugänglich

sind, schaffen zusätzliche Begegnungsmöglichkeiten.
- Bewohnerinnen und Bewohner sollten motiviert werden, an Veranstaltungen außerhalb der Institution teilzunehmen. Sie erfahren dadurch, dass sie Teil dieser Gesellschaft sind und dazugehören.

Film

Um die Inhalte zu vertiefen, können Sie sich den Film „Religion und Glaube" ansehen.

39.9 Qualitätskriterien

Auf der Grundlage der Charta der Rechte hilfe- und pflegebedürftiger Menschen (S. 110) wurde ein Leitfaden zur Selbstbewertung und eine Handlungshilfe zur Umsetzung der Pflege-Charta in stationären Pflegeeinrichtungen herausgegeben (Konkret Consult Ruhr in Zusammenarbeit mit der Leitstelle Altenpflege im DZA 2008).

In diesem Leitfaden zur Selbstbewertung sind Fragen aufgelistet, die u. a. „dazu anregen, gemeinsam zu reflektieren, wie wichtige, aber schwer messbare Aspekte der Lebensqualität der Bewohnerinnen und Bewohner, beispielsweise Selbstbestimmung, Teilhabe, Privatheit oder würdevolles Sterben in der Einrichtung umgesetzt werden können" (ebd. S. 3). Hierzu werden Fragen formuliert, die helfen sollen, die Qualität einer Einrichtung zu erkennen und zu bewerten (▶ Abb. 39.10). Eine ausführliche Beschreibung der Charta finden Sie im Kap. „Pflege-Charta" (S. 110) und Kap. „Charta der Rechte hilfe- und pflegebedürftiger Menschen" (S. 438).

Qualitätskriterien zu „Soziale Bereiche des Lebens sichern und gestalten können"	ja	nein
Privatheit		
• Hat der alte Mensch einen ungestörten, von anderen uneinsehbaren Raum zur Kontaktpflege?	○	○
• Hat er einen Schlüssel für diesen Raum?	○	○
• Steht ihm ein privater Telefonanschluss zur Verfügung?	○	○
• Respektiert das Personal den Wunsch nach Ungestörtheit?	○	○
• Gibt es Räume, in denen sich Gruppen treffen können, ohne Störungen durch andere?	○	○
Würde		
• Werden Kontaktwünsche zu einem Mitbewohner des anderen Geschlechts akzeptiert, werden Möglichkeiten geschaffen zu ungestörten Begegnungen?	○	○
• Wie werden solche Wünsche vom Team bewertet und respektiert?		
• Wie werden Situationen geregelt, in denen ein Bewohner durch seine Verhaltensweisen andere belästigt?		
Unabhängigkeit		
• Kann ein alter Mensch zu Veranstaltungen außerhalb des Hauses begleitet werden, zu welchem Preis?	○	
• Kann er das Haus verlassen und auch wiederkommen ohne Information, ohne sich ab- oder anzumelden?	○	
• Kann er, ohne Begründung, Veranstaltungen verlassen oder sie erst gar nicht besuchen?	○	
• Kann er sich uneingeschränkt mit Menschen seiner Wahl treffen?	○	
Wahlfreiheit		
• Kann der alte Mensch wählen, mit wem er das Essen einnehmen möchte?	○	
• Kann er wählen, mit wem er das Zimmer teilen möchte?	○	
• Kann er wählen, welche Person des Besuchsdienstes ihn begleitet?	○	
Selbstverwirklichung		
• Werden Angehörige und Freunde auf Wunsch des Bewohners in die Pflegeplanung einbezogen?	○	
• Werden Kontakte zu Freunden und Bekannten auf Wunsch wieder aktiviert?	○	
• Welche Rolle spielen in der Pflegeplanung und in den Übergabegesprächen die Wünsche des Betreffenden nach Kontakten und Teilnahme am gesellschaftlichen Leben außerhalb der Einrichtung?		

Abb. 39.10 Checkliste. „Soziale Kontakte, Beziehungen und Bereiche sichern und gestalten können" (nach Harris u. a. 1995).

39.10 Lern- und Leseservice

39.10.1 Das Wichtigste im Überblick

Wie kann Demenzkranken Wertschätzung entgegen gebracht werden?

Demenzkranke brauchen ebenso wie orientierte Senioren das Gefühl, dazuzugehören und wertgeachtet zu sein. Das kann wegen ihrer mentalen Beeinträchtigungen (Vergesslichkeit, Gefühlsinkontinenz) nur zu Beginn der Erkrankung in Gruppen befriedigt werden. Im fortgeschrittenen Stadium brauchen Demenzkranke viel Zuwendung durch Einzelbetreuung. Die Möglichkeiten über non-verbale Kontakte (Blickkontakt, Berührungen) sind hier wichtig.

Was kann Angehörige über die Pflegearbeit hinaus belasten?

„Unerledigte Geschäfte", Konflikte aus der Kindheit, Bevorzugung eines anderen Geschwisters, Vernachlässigung, evtl. erlebter Missbrauch werden verdrängt und abgetan. Benötigt dieser Elternteil Hilfe und Pflege, so entstehen oft unerklärliche Gefühle von Aggressionen und Ablehnung. Im Heim kann sich das in Vernachlässigung auswirken (keine oder nur wenige Besuche) oder in ständiger Nörgelei und Misstrauen („Die Pflegenden können ja meine Mutter nicht gut versorgen, ich muss mich doch immer selbst um alles kümmern").

Warum können moderne Familienstrukturen Isolation begünstigen?

Familienmitglieder in modernen Familien (Patchwork, Single, Alleinerziehende …) sind meist berufstätig und können daher die Zeit zur Pflege nicht aufbringen. Außerdem sind die Wohnungen meist zu klein, um dem pflegebedürftigen Familienmitglied ausreichend Raum zur Verfügung zu stellen, so bleiben pflegebedürftige Senioren alleine in ihren Wohnungen mit den Konsequenzen der Vereinsamung und Isolation.

Was kann soziale Isolation im Alter auslösen?

Soziale Isolation, Einsamkeitsgefühle sind bei älter werdenden Menschen sehr häufig. Im schlimmsten Fall führen sie zu Verzweiflung, Depression, geringer Selbstachtung, den Rückzug auf eigene Probleme und einem Sichabkapseln.

Was begünstigt soziale Isolation im Alter?

In 3 Bereichen entstehen altersbedingt so starke Veränderungen, dass dadurch soziale Isolation entstehen kann. Dies sind:
- biologische Veränderungen wie schlechter hören, Sehbehinderungen, leichte Ermüdbarkeit, dadurch nimmt die Sturzgefährdung zu. Außerdem Krankheiten, die im Alter besonders häufig sind und zu Einschränkungen der Mobilität führen können
- psychosoziale Veränderungen wie das Nachlassen der Merkfähigkeit, eine Verlangsamung der Funktion des zentralen Nervensystems mit Einschränkungen in der Verarbeitung von Informationen u. Ä.
- soziokulturelle Veränderungen wie die Singularisierung der Gesellschaft, die finanziellen Einbußen, besonders von Frauen, die Vereinsamung durch den Tod des Partners und anderer Freunde und Familienmitglieder

Was können Pflegende gegen Einsamkeit im Alter tun?

Das wichtigste Arbeitsmittel für Pflegende ist die möglichst genaue Beobachtung des alten Menschen und die genaue Dokumentation des Beobachteten. Weiter muss die Pflegende über entsprechende Angebote informiert sein, damit sie im Prozess der Pflegeplanung, zusammen mit Angehörigen und dem alten Menschen Möglichkeiten finden kann, die ihm aus der Isolation helfen können.

Warum sind Gruppenaktivitäten im Alter wichtig?

Um die soziale Isolation im Alter zu vermeiden, ist die Teilnahme an Gruppen eine wichtige Voraussetzung. Gruppen bieten ein großes Beziehungsangebot und einen schützenden Raum, um zwischenmenschliche Kontakte zu finden und zu erhalten. In Gruppen können Selbstständigkeit und Autonomie unterstützt oder verloren gegangene wieder gefördert werden. Darüber hinaus können hier Kompetenzen erweitert und das Selbstwertgefühl gestärkt werden.

39.10.2 Literatur

Besselmann K, Fillibeck H, Sowinski Ch. Qualitätshandbuch – Häusliche Pflege in Balance. Köln: Fragenkatalog Heft XII KDA; 2003
Braun S et al. Gerontopsychiatrie und Altenarbeit III. Berlin: Deutsches Zentrum für Altersfragen e. V.; 1995
Bundesministerium für Familien Senioren Frauen und Jugend Berlin (Hg). Charta der Rechte hilfe- und pflegebedürftiger Menschen. Berlin; 2009
Bundesministerium für Familien Senioren Frauen und Jugend (Bmfsfj). Vierter Altenbericht zur Lage der älteren Generation in der Bundesrepublik Deutschland: Risiken, Lebensqualität und Versorgung Hochaltriger – unter besonderer Berücksichtigung demenzieller Erkrankungen. Berlin 2002
Charlier S. Soziale Gerontologie. Altenpflege professionell. Stuttgart: Thieme; 2007
Corr M. Gerontologische Pflege. Bern: Huber; 1992
Fölsch D. Ethik in der Pflegepraxis. Anwendung moralischer Prinzipien im Pflegealltag. Wien: Facultas; 2008
Fooken I. Intimität auf Abstand. Familienbeziehungen und soziale Netzwerke. Funkkolleg Altern Studienbrief Nr. 5. Universität Tübingen: Deutsches Institut für Fernstudienforschung; 1997
Hagen BP, Hrsg. Soziale Netzwerke für die ambulante Pflege. Grundlagen Praxisbeispiele und Arbeitshilfen. Weinheim u. München: Juventa; 2004
Hanisch-Berndt J, Göritz M. Gemeinschaft und Vereinsamung in Einrichtungen der stationären Altenhilfe. Diplomarbeit Freie Universität Berlin 2005. Im Internet: http://www.diplomarbeit-altenhilfe.de/2.2.1-kontakte-in-der-stationaeren-altenhilfe.html (Stand: 24.4.2015)
Kastner U, Löbach R. Handbuch Demenz. München u. Jena: Urban und Fischer (Elsevier); 2007
KDA, Hrsg. Rund ums Alter. München: C. H. Beck; 1996
Konkret Consult Ruhr (in Zusammenarbeit mit der Leitstelle Altenpflege im DZA). Leitfaden zur Selbstbewertung auf Grundlage der Charta der Rechte hilfe- und pflegebedürftiger Menschen – Eine Handlungshilfe zur Umsetzung der Pflege-Charta in stationären Pflegeeinrichtungen. 17. Juni 2008
Lehr U. Psychologie des Alterns. Heidelberg: Quelle u. Meyer; 1991
Lindenberger U, Smith J, Mayer KU, Baltes P, Hrsg. Die Berliner Altersstudie. 3. Aufl. Berlin: Akademie-Verlag; 2010
Schneider C. Pflege und Betreuung bei psychischen Alterserkrankungen. Eine gerontosoziologisch-pflegewissenschaftliche Analyse. Facultas Reihe Pflegewissenschaft 2007
Sowinski Ch. Qualitätshandbuch Wohnen im Heim. Köln: KDA; 1997
Stanjek K, Hrsg. Sozialwissenschaften. Jena: Gustav Fischer; 1998, 4. Aufl. Elsevier; München 2005
Statistisches Bundesamt. Pflegestatistik 2013. Pflege im Rahmen der Pflegeversicherung. Deutschlandergebnisse. Statistisches Bundesamt, Wiesbaden 2015
Wirsing K. Psychologisches Grundwissen für Altenpflegeberufe. Reihe „Pflegen und Betreuen". Weinheim u. Basel: Beltz; 1997
Witterstätter K. Soziologie für die Altenarbeit – Soziale Gerontologie. 13. Auflage Freiburg i. Br.: Lambertus; 2003

39.10.3 Kontakt- und Internetadressen

Nationale Netzwerke Älterer Frauen e. V. (NäF)
Hermann-Meyer-Str. 38
04207 Leipzig
Tel.: 0341/4229861
Fax: 0341/4229861
E-Mail: g.kurtz@web.de
http://www.bagso.de

Schader-Stiftung
Karlstr. 85
64285 Darmstadt
Tel.: 06151/1759–0
Fax: 06151/1759–25
E-Mail: kontakt@schader-stiftung.de
http://www.schader-stiftung.de

http://www.bmfsfj.de (Bundesministerium für Familie, Senioren, Frauen und Jugend)

http://www.kda.de (Kuratorium Deutsche Altershilfe, Köln)

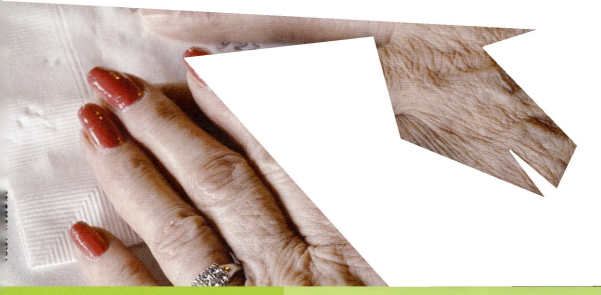

Kapitel 40
Die eigene Sexualität leben können

40.1	Einleitung	972
40.2	Neue Beziehungen im Alter	972
40.3	Pflege und Begleitung	976
40.4	Einschränkungen und Veränderungen im sexuellen Erleben	977
40.5	Qualitätskriterien	979
40.6	Lern- und Leseservice	979

40 Die eigene Sexualität leben können

Walter Anton, Else Gnamm, Nadia Bayer

40.1 Einleitung

Fallbeispiel

Der Zufall hatte sie zusammengeführt. Sie, Anita Hase, 84 Jahre alt, war unglücklich gestürzt, er, Wilhelm Schneider, 80 Jahre alt, hatte ihr geholfen aufzustehen, ein Taxi besorgt und sie nach Hause begleitet. Am nächsten Tag erkundigte er sich nach ihrem Befinden, machte einige Besorgungen für sie und tat das auch noch einige Tage danach. Aus dieser zufälligen Begegnung entwickelte sich Freundschaft. Heute treffen sie sich fast täglich, verstehen sich gut und unternehmen gemeinsam Ausflüge. Auch bei alltäglichen Verrichtungen helfen sie sich gegenseitig, so gut wie eben jeder noch kann. Zwei alte Menschen, die beide ihre Partner verloren haben, finden durch Zufall zusammen, verstehen sich und empfinden Zuneigung zueinander. Durch die gemeinsam verbrachte Zeit bekommt ihr Leben Inhalt, Farbe, Spannung und auch neue Perspektive.

40.2 Neue Beziehungen im Alter

Fallbeispiel

Anita Hase hatte nach dem Tod ihres Mannes lange Zeit zurückgezogen gelebt und sich zwar verstärkt um die Enkel gekümmert, aber die Kontakte zu Freunden eher gemieden. Zunächst wollte sie ihr Gefühl der Zuneigung für Wilhelm verdrängen, die schönen Erinnerungen an ihren verstorbenen Mann schienen keine neue Beziehung zuzulassen. Ihr verstorbener Mann sollte seinen Platz in ihrem Leben behalten. Die Begegnung mit Wilhelm Schneider, sein sympathisches Wesen und seine selbstverständliche Hilfsbereitschaft veränderten sie und holten sie aus ihrer Abkapselung heraus. Sie spürte plötzlich wieder Freude am Leben und fing auch an, Pläne zu schmieden. Auch ihre Kinder begrüßten die Veränderungen an ihrer Mutter und unterstützten ihre Haltung.

Eine neue Beziehung, wie sie Anita Hase und Wilhelm Schneider erlebten, ist kein Einzelfall. Viele ältere Menschen leben allein, sind geschieden oder haben ihren Partner durch Tod verloren und wünschen sich nach einer Zeit des Alleinseins eine neue Partnerschaft. Sie ergreifen dabei oft selbst die Initiative bei der Suche, z. B. über die Medien:

- „Denn Frausein und Älterwerden ist heute in vielerlei Hinsicht etwas völlig anderes, als es zu Zeiten unserer Mütter und Großmütter war. Während die Lebensmitte früher bei 30 lag und zu einem Zeitpunkt, nach dem oft noch das vierte, fünfte oder sechste Kind geboren wurde, liegt sie heute um zehn Jahre später." (Lehr 1996)
- „Fakt ist, dass bei vielen Menschen, die über 60 Jahre alt sind und daher in der Gesellschaft als alt gelten, noch längst kein Schlussstrich unter dem eigenen Sexualleben gezogen wird. Im Gegenteil – oft wird die Alterssexualität als angenehmer empfunden, da kein Leistungsdruck mehr herrscht und der Partner (insbesondere bei einer langjährigen Beziehung) blind verstanden wird und somit auf Bedürfnisse und Vorlieben optimal eingegangen werden kann" (Biermann 2012).
- „84% der Inserenten suchen eine ernsthafte und dauerhafte Partnerschaft und kommen aus allen gesellschaftlichen Schichten und Altersklassen." (Berghaus 1990)
- „Durch das Eingehen einer engen (nicht) ehelichen Partnerschaft wird es auch immer mehr neue Beziehungen in der Gruppe alternder und alter Menschen geben. Entsprechende Wünsche sind bei alleinstehenden Älteren in jedem Fall vorhanden, nur sind die Modalitäten und die Möglichkeiten der Realisierung für Männer und Frauen unterschiedlich. Anders als in jüngeren Jahren scheint die Zufriedenheit in Ehen und Beziehungen, die im Alter eingegangen werden, zumeist recht groß zu sein. Wickert (1990) bietet dafür verschiedene Erklärungsansätze an: Neben Persönlichkeitsaspekten wie Selbstbewusstsein und sozialer Aufgeschlossenheit sowie einer relativen finanziellen Sorgenfreiheit hat er insbesondere beobachtet, dass die Partner sehr bewusst im ‚Hier und Jetzt' leben und die noch verbliebene Zeit aktiv und mit Wertschätzung für sich und andere gestalten" (Fooken 1997).
- Ältere Menschen verlieren nicht das Bedürfnis, berührt zu werden, sondern sie verlieren Mitmenschen, die sie berühren.
- Die Dichterin Claire Goll (1890–1977), die nach ihrem 80. Geburtstag noch körperliche Liebe mit einem jüngeren Mann erlebte, schrieb: „Die Liebe hat weder mit dem Geburtsdatum noch mit der Schönheit oder Gesundheit zu tun. Mit achtzig Jahren kann man lieben wie mit sechzehn. Die Falten graben sich ins Gesicht ein, aber nicht ins Herz oder ins Geschlecht." (Hedderich u. Loer 2003)

40.2.1 Frau- und Mannsein in vielfältigen Kontexten des Alters

Über dem Thema Altersliebe liegt bis heute noch eine seltsame Scheu. Über kein Thema wurde in der Vergangenheit mehr geschwiegen und teilweise ist es auch heute noch ein Tabu. Zwar ist es in unserer Zeit selbstverständlicher geworden, auch über Belange der Sexualität Jugendlicher und Erwachsener zu reden. Besonders in den Medien wird zunehmend freizügiger damit umgegangen.

Über die Sexualität alter Menschen wird jedoch erst allmählich und noch verunsichert gesprochen. Oft zeigen gerade die Jüngeren wenig Verständnis für Liebe und Zärtlichkeit im Alter. Häufig wird angenommen, alte Menschen seien generell sexuell desinteressiert und nicht mehr in der Lage, sexuell aktiv zu werden.

Wir wissen heute, dass auch im Alter sexuelle Interessen und Verhaltensweisen ganz natürlich vorhanden und möglich sind. Durch eine repräsentative Umfrage (Brähler u. Unger 1994) von 450 Personen älter als 60 Jahre weiß man, dass in Deutschland ca. 67% der 61–70-Jährigen und ca. 33% der über 70-Jährigen eine sexuelle Aktivität bejahen, wenn ein fester Partner vorhanden ist. Es besteht jedoch häufig eine Verschiebung von sexuellen Interessen zu einer Betonung der Zärtlichkeit und dem Wunsch nach Partnerschaft.

Nonverbale Äußerungen wie Berührungen, Anschmiegen, Streicheln, Küssen werden als wichtige Zuwendung erlebt. Der Wunsch, sich jemandem zu offenbaren, seine Nähe, Wärme und Zuwendung ganz konkret zu spüren, bleibt ein Leben lang bestehen. Zärtlichkeit und Erotik wirken in allen Lebensphasen, erst recht im Alter, lebensbestimmend. Sie beeinflussen die Selbstentfaltung und das Glücksempfinden in entscheidendem Maße (▶ Abb. 40.1). „Der wichtigste Sinn der Sexualität im Alter ist, eine vertiefte Kommunikationsfähigkeit zu erhalten. Sie ist Sehnsucht nach Liebe, Zuwendung, nach Zärtlichkeit und Zeit und stärkt das Selbstwertgefühl" (Grond 2001) und die Identität des alten Menschen. „Die Sexua-

40.2 Neue Beziehungen im Alter

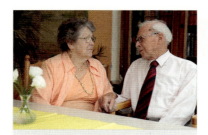

Abb. 40.1 Beziehungen im Alter. Viele Menschen in der stationären Altenpflege sehnen sich auch im Alter nach einer Beziehung mit gleichaltrigen Mitbewohnern. (Foto: R. Stöppler, Thieme)

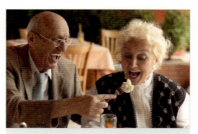

Abb. 40.2 Partnerschaftlichkeit. In einer Partnerschaft können die Einschränkungen des Alters gemeinsam bewältigt werden. (Foto: creativ collection)

lität jedes Menschen ist ein Schlüsselelement für die eigene Identität" (Deutsche Gesellschaft zur Förderung des Sexuellen Gesundheit, DSTIG 2012, S. 1).

In Abhängigkeit bisheriger Lebens- und Partnerschaftserfahrungen kann der alte Mensch auch in dieser Hinsicht viel toleranter sein, da keine Leistungserwartungen an ihn gestellt werden. Es ist auch weniger wichtig, welchen Beruf er hatte oder welchem sozialen Status er angehört. Entscheidend sind der emotionale Bereich, die gegenseitige Wertschätzung und das gegenseitige Vertrauen.

Herkömmlich wird im Bereich der menschlichen Sexualität zwischen körperlicher und seelisch-geistiger Liebe unterschieden. Die körperliche Liebe wird Sexus (das Geschlecht) oder Sex, die seelisch-geistige Liebe Eros (die Liebe) oder Erotik genannt.

Im heutigen Sprachgebrauch bedeutet Erotik Liebesverlangen und umfasst im weitesten Sinne alle körperlichen und seelisch-geistigen Erscheinungsformen der Liebe, soweit sie den Aspekt geschlechtlicher Anziehung und sinnlicher Lust einbeziehen. Deshalb ist sie häufig auch Synonym für Sexualität.

Auf das Selbstverständnis sexueller Beziehungen im Alter wurde schon hingewiesen. Dies betrifft selbstverständlich auch die alten Menschen, die im Heim leben und unter körperlichen Einschränkungen und Krankheiten leiden. Gerade hier kann eine glückliche Partnerschaft helfen, gemeinsam die Zeit zu gestalten und die Beschwerden des Alters zu tragen (▶ Abb. 40.2).

Da in Einrichtungen der Altenhilfe i. d. R. wesentlich mehr Frauen als Männer leben, haben Frauen eine geringere Chance, nochmals einen Partner zu finden. Auch wenn nicht darüber gesprochen wird, weil dieses Thema immer noch allgemein tabuisiert wird, ist der geheime, jedoch unerfüllte Wunsch nach Zweisamkeit oft ein Grund für Rückzug und Einsamkeit. Dass es jedoch auch glückliche Begegnungen im Heim geben kann, beschreibt das folgende Beispiel:

Fallbeispiel

Sie saßen im Aufenthaltsraum, beide im Rollstuhl, sie blickten durchs Fenster in den Garten hinaus und hielten sich an der Hand. Sie, 97 Jahre alt, er, 96 Jahre alt. Sie hatte 4 Kinder großgezogen, vor 20 Jahren starb ihr Mann. Seine Frau war vor 5 Jahren gestorben, er war 70 Jahre lang verheiratet gewesen. Und sie erzählt, wie sie vor einem Jahr ins Seniorenheim kam und ihn sah – er war schon ein Jahr da, einsam und teilnahmslos. Und sie saß dann stundenlang an seinem Bett, streichelte seine Hand und machte ihm Mut.

Sexualverständnis der letzten Jahrzehnte

Allerdings ist Sexualität heute bei vielen Heimbewohnern nicht selten mit Angst und Scham besetzt, bedingt durch eine meist konservative und sexualfeindlich erlebte Jugendzeit. Das Erleben der Sexualität wird sehr stark von kulturellen Entwicklungen, Stimmungen, Meinungen und dem Zeitgeist einer Epoche geprägt. Um das Sexualverständnis alter Menschen besser verstehen zu können, lohnt es sich zu schauen, wie Sexualität in den letzten Jahrzehnten gesehen worden ist. Krause (2009) erstellte einen Überblick über das Sexualverständnis der letzten Jahrzehnte im deutschsprachigen Raum:

▶ **1945 und die Nachkriegszeit.** Die Sexualmoral der Nachkriegszeit war geprägt von den politischen und ideologischen Ausrichtungen der vergangenen Jahre. Sexualität sollte der Fortpflanzung und nicht der körperlichen Lust dienen. Themen über Sexualität wurden als „schmutzig" in den Untergrund abgeschoben. Es herrschte ein strenges Masturbationsverbot; Sexualpraktiken wie Oral- und Analverkehr und ebenso die Homosexualität galten als Perversion.

▶ **1950–1960.** Die Medien thematisieren Sexualität zunehmend. Der Gynäkologe William Masters und die Psychologin Virginia Johnson leisteten mit Untersuchungen zur Physiologie menschlichen Sexualverhaltens Pionierarbeit und widerlegten viele bis dahin falsche Vorstellungen über Sexualität.

▶ **Ab 1960.** Wichtige Inhalte der ab der Mitte der 60er-Jahre sich durchsetzenden sexuellen Revolution waren: Freisetzung sexuellen Verhaltens und sexueller Moral aus traditionellen Ordnungen, Entkoppelung von Ehe und Sexualität, Gleichstellung der Geschlechter. Ein wichtiger Wegbereiter der sexuellen Revolution war die Entwicklung der Pille.

▶ **1973.** In diesem Jahr wurde in deutschen Schulen – gegen heftigen Widerstand der Konservativen und der Kirchen – der Sexualunterricht eingeführt.

▶ **1975.** Die WHO definiert sexuelle Gesundheit als „Integration somatischer, intellektueller und sozialer Aspekte sexuellen Seins auf eine Weise, die positiv bereichert und Persönlichkeit, Kommunikation und Liebe stärkt" (WHO 1975).

▶ **Seit 1990.** Stärkere Akzeptanz und Familiarisierung: Eine Untersuchung belegt, dass die Eltern 1990 öfter als 1970 wissen, ob ihre Kinder bereits sexuell aktiv sind. Der Freund oder die Freundin darf mit dem Wissen der Eltern im Zimmer der Jugendlichen übernachten. Eltern und Gesellschaft akzeptieren die Sexualität der Jugendlichen. Sowohl Jungen als auch Mädchen beschreiben, dass die sexuelle Initiative deutlich weniger als früher von Jungen und deutlich häufiger als früher von Mädchen ausgehe. Parallel wandelt sich das Thema Sexualität in der öffentlichen Darstellung. Bisher als befreiend und positiv dargestellt, werden in den 90er-Jahren Themen wie sexuelle Übergriffe, Missbrauch, Gewaltanwendung, Angst vor Erkrankungen (HIV) und Pornografie das erste Mal diskutiert.

▶ **2012.** Die Deutsche Gesellschaft zur Förderung der Sexuellen Gesundheit definiert in Anlehnung an die WHO ein neues Verständnis von „sexueller Gesundheit": „Die Sexualität jedes Menschen ist ein Schlüsselelement für die eigene Identität. Sexualität ist eine zentrale Lebensäußerung, Ausdruck erfüllten Lebens und Grundbestandteil der Gesundheit in einem umfassenden Sinn" (DSTIG 2012, S. 2).

▶ **"Neosexualität" heute.** Genauso wie die Zunahme und Akzeptanz alternativer Beziehungs- und Lebensformen ist auch die Sexualität herausgetreten aus dem starren Raster, in dem es nur heterosexuell, homosexuell oder pervers gab. Sexualität ist heute selbstverständlicher und banaler als zur Zeit der sexuellen Revolution. Sigusch (2011) spricht von einer neosexuellen Revolution. Folgende Aspekte kennzeichnen die Neosexualität:
- Abbau allgemeinverbindlicher und festgelegter moralischer Gebote
- Gleichwertigkeit und Unabhängigkeit der Geschlechter
- Kommerzialisierung und Medialisierung der Sexualität und Beziehungen (Sexualität in der Werbung, virtuelle Kontaktanzeigen usw.)
- Pluralisierung der Lebens- und Beziehungsformen

Resümee

Obwohl es in den letzten Jahren auf vielen Ebenen zu einer Enttabuisierung und einer zunehmenden Offenheit bezüglich des Themas Sexualität gekommen ist, sind viele alte Menschen in den Senioreneinrichtungen noch von einer Zeit geprägt, in der diesem Thema mit weniger Offenheit begegnet wurde. Durch Übertragung eigener moralischer Normen, die durch die eigene Biografie und den Zeitgeist der damaligen Epochen geprägt sind, kann das Entstehen mancher zwischenmenschlicher Beziehung von Anfang an belastet sein oder sogar verhindert werden. Die Sorge, was andere darüber denken könnten oder was die eigenen Kinder dazu sagen würden, lassen erotische Gefühle oft erst gar nicht aufkommen.

> **Merke**
>
> „Das Sexualverhalten im Alter ist nicht primär biologisch bestimmt, denn von den biologischen Grundlagen her wird es nur wenig eingeschränkt. Die zentralen Determinanten liegen in den Lebenserfahrungen und in den sozialen Normen" (Schneider 1992).

Ein großes Hindernis für das Entstehen und Wachsen einer liebevollen Beziehung zwischen 2 Menschen im Heim ist meist auch die eingeschränkte Privatsphäre des Einzelnen. Zweibettzimmer, häufiges Ein- und Ausgehen des Personals in den persönlichen Wohnbereich oder die aufmerksame und nicht immer wohlwollende Beobachtung durch Mitbewohner sind hier nur einige Aspekte. Für Altenpflegende ist es daher wichtig, die Privat- und Intimsphäre der Heimbewohner zu schützen und zu fördern. Siehe hierzu das Kap. Intimsphäre fördern und akzeptieren Intimsphäre fördern und akzeptieren (S. 976).

40.2.2 Ethische Herausforderung

> **Fallbeispiel**
>
> Das Ehepaar Kirstein lebt seit knapp 2 Jahren in einer stationären Altenhilfeeinrichtung. Die Eheleute sind seit 49 Jahren glücklich verheiratet. Aufgrund einer beginnenden Demenz von Herrn Kirstein entschied sich das Paar damals für einen Umzug in eine stationäre Einrichtung. In ihrem Doppelzimmer kümmert sich Frau Kirstein liebevoll um ihren Ehepartner. Als Altenpflegefachkraft beobachten Sie in den letzten Wochen eine zunehmende Distanz zwischen Herrn und Frau Kirstein. In einem vertraulichen Gespräch berichtet Frau Kirstein Ihnen: „Ich erkenne meinen Kurt überhaupt nicht wieder. Er lässt meine Nähe nicht mehr zu, dabei bin ich doch seine Ehefrau. Was haben wir alles zusammen durchgemacht. Stattdessen hat er gestern Abend versucht, die junge Schwester Amelie unsittlich anzufassen. Als ich ihn zur Rede stellte, hat er es abgestritten."

> **Lernaufgabe**
>
> Diskutieren Sie die beschriebene Situation anhand folgender Fragestellungen:
> - Welche Gefühle erkennen Sie bei Frau Kirstein?
> - Welche Interventionsmöglichkeiten sehen Sie seitens des Pflegeteams?
> - Wie würden Sie anstelle von Schwester Amelie in der konkreten Situation reagieren?

Die Ablehnung der Sexualität im Alter durch Mitbewohner und Angehörige scheint in Heimen ein größeres Problem zu sein als das Verhalten von Mitarbeitern. Wegen mangelnder Abwechslung und aus Langeweile konzentrieren sich die Beobachtungen und Interessen der Mitbewohner auf das „Innenleben" der Einrichtung. Mehrere amerikanische Studien (z. B. Damrosch 1984) berichten, dass Heimbewohner der Sexualität im Alter weniger offen, verständnisvoll und positiv gegenüberstehen als die Pflegenden (Schneider 1992). Sdun (2011) beschreibt eine deutliche Reduktion sexueller Aktivitäten nach der Übersiedlung in ein Seniorenheim. Die Autorin nennt folgende Gründe für die Abnahme sexueller Aktivität: Mehrbettzimmer, fehlende Privatsphäre, Einschränkungen durch die Heimordnung, institutionelle Restriktionen.

40.2.3 Formen des sexuellen Erlebens

Die Sexualität (lat.: Geschlechtlichkeit) ist ein wichtiger Bestandteil der menschlichen Gesamtpersönlichkeit. Sexualität und Erotik erleben beschränkt sich nicht nur auf die körperliche Bedürfnisbefriedigung. Dazu gehören auch soziale Kontakte, körperliche Liebe, das Bedürfnis nach Geborgenheit und Sicherheit, Gefühle von Scham sowie Akzeptanz und Zufriedenheit mit dem eigenen Körper. Die „normale" Sexualität gibt es nicht, da Menschen keine genormten Wesen sind. Es gibt jedoch unterschiedliche Formen des sexuellen Erlebens, die ein Bestandteil der individuellen Identität sind:

- **Heterosexualität** (griech.: heteros = entgegengesetzt): sexuelle Aktivität, Erregbarkeit, Orientierung und Liebe gegenüber Partnern des jeweils anderen Geschlechts
- **Homosexualität** (griech.: homos = gleich): sexuelle Aktivität, Erregbarkeit, Orientierung und Liebe gegenüber Partnern des gleichen Geschlechts
- **Bisexualität**: sexuelle Aktivität, Erregbarkeit, Orientierung und Liebe gegenüber Partnern beider Geschlechter
- **Transsexualität** (lat.: trans = hinüber, auf der anderen Seite): Transsexuelle haben das sichere und andauernde Gefühl, im falschen Körper „gefangen" zu sein. Sie sehnen sich nach einem Leben im anderen Geschlecht. Es besteht ein Wunsch nach hormoneller und chirurgischer Behandlung, um den eigenen Körper dem bevorzugten Geschlecht anzupassen. Transsexualität ist keine Krankheit. In den aktuellen Klassifikationssystemen für psychische Krankheiten (DSM-5) wird der Begriff Transsexualität nicht mehr verwendet.
- **Transgender** (lat.: trans = hinüber; gender = Geschlecht): Überbegriff zu allen Phänomenen, bei denen Geschlechtergrenzen überschritten werden. Viele Personen, die sich nicht einem bestimmten Geschlecht zuordnen können, bezeichnen sich selbst als Transgender
- **Transvestismus** (lat.: trans = hinüber; vestire = kleiden): Menschen, die die Kleidung des anderen Geschlechts als Ausdruck der eigenen Geschlechtsidentität tragen. Transvestismus tritt unabhängig von der individuellen sexuellen Orientierung auf und kommt sowohl unter Homo- als auch bei Heterosexuellen vor

- **Drag Queen:** Personen männlichen Geschlechts, die sich im Rahmen von Performances und oft in parodistischer und überzeichneter Art als Frau verkleiden
- **Onanie, Masturbation:** ein intimer Vorgang der geschlechtlichen Selbstbefriedigung zur körperlichen Lustbefriedigung, findet unabhängig von der jeweiligen Form des sexuellen Erlebens statt
- **Asexualität:** es besteht kein Verlangen nach sexuellen Befriedigung, weder mit dem männlichen noch mit dem weiblichen Geschlecht

Die menschliche Sexualität ist äußerst facettenreich und wird auf verschiedenste Weise ausgelebt. Zusätzlich zu den genannten Formen des sexuellen Erlebens gibt es verschiedene Präferenzen, wie z. B. die fetischistische Sexualität, die sich auf unbelebte Gegenstände oder bestimmte Handlungen bezieht. Früher teilweise tabuisiert und gar unter Strafe gestellt, gewinnen etliche dieser Ausrichtungen heute in westeuropäischen Gesellschaften an Akzeptanz.

40.2.4 Frau- oder Mannsein in anderen Kulturen

Die Sozialisation des Menschen stellt einen grundlegenden, richtungsweisenden und lebenslangen Prozess dar, der auch die geschlechtsspezifische Identität in hohem Maße beeinflusst. Jedem Kulturkreis liegt dabei eine andere Vorstellung vom Frau- und Mannsein zugrunde. Während im westeuropäischen Kulturkreis eine traditionelle Rollenverteilung bereits einer Gleichstellung von Mann und Frau fast gänzlich gewichen ist, findet man in anderen Religions- und Kulturkreisen unterschiedliche Rollenverteilungen, die mit entsprechenden Rollenerwartungen verknüpft sind. Als Beispiel ist hier die Körperidentität zu nennen: Während aus religiösen Gründen die Bestrebung des Verhüllens des Körpers oder bestimmter Körperteile bestehen kann, so findet man andererseits bei naturnahen Urvölkern eine selbstverständliche Kultur der Nacktheit. Auf die Relevanz der interkulturellen Kompetenz der Altenpflegekräfte geht das Kap. „Kultursensibel pflegen und begleiten ein" (S. 982).

40.2.5 Sexuelles „Anderssein" und Alter

Homosexualität bezeichnet eine sexuelle Zuneigung, bei der ein Mensch Liebe und sexuelles Begehren gegenüber Personen des gleichen Geschlechts empfindet. Homosexuelle Frauen werden als Lesben und homosexuelle Männer als Schwule bezeichnet. Homosexualität galt lange Zeit als verpönt bzw. wurde sogar strafrechtlich verfolgt. Die Nationalsozialisten hatten Tausende Homosexuelle in Konzentrationslagern ermordet und die Nachkriegsdeutschen lernten nur langsam, sexuelle Minderheiten zu tolerieren. Zu beachten ist, dass Homosexualität in der Schweiz bereits 1942 entkriminalisiert wurde. Dieser Schritt wurde in der BRD erst 1969 vollzogen. Homosexualität war gesellschaftlich damit jedoch keineswegs akzeptiert (Krause 2009). Der § 175 des deutschen Strafgesetzbuchs wurde erst 1994 endgültig gestrichen. Dieser Paragraf stellte sexuelle Handlungen zwischen Personen männlichen Geschlechts unter Strafe. Diese negative Sichtweise homosexueller Beziehungen prägte jahrelang das Verhalten schwuler Männer und lesbischer Frauen, die in der heutigen Zeit alt werden.

Heute sind zwar eine Zunahme und Akzeptanz gegenüber dieser Beziehungs- und Lebensform zu beobachten, trotzdem haben viele Menschen der letzten Generation Vorurteile gegenüber diesen Menschen. So bedurfte es großen Mutes, als sich der einstige Berliner Bürgermeister Klaus Wowereit im Wahlkampf 2001 als Schwuler outete. Sich zu outen, sich selbst und den Mitmenschen einzugestehen, dass man Männer liebt, ist für jeden homosexuellen Mann ein Kraftakt, immer noch, aber die Gesellschaft hat es ihnen in den letzten 3 Jahrzehnten einfacher gemacht.

Je älter die Schwulen sind, desto dramatischer ist ihre Geschichte. Ein Seniorenheimbewohner, der seine Neigung jahrzehntelang verstecken musste, erzählt eine andere Geschichte als ein junger Mann, der in den 90er-Jahren geboren wurde. Schwule der 1. Generation kämpften lange mit ihrem Outing, lebten ein Doppelleben. Nicht alle, aber viele Schwule der heutigen Generation bekennen sich früh zu ihrer Neigung und nutzen sie als Ausdruck ihrer Individualität (Hüetlin, Oehmke u. Windmann 2010). Schwule der 1. Generation gestehen sich häufig erst im hohen Alter ein, homosexuell zu sein, ein anderer Teil der 1. Generation scheut den Schritt des Outings aus Angst vor Diskriminierung (KDA 2004). In beiden Fällen ist es eine existenzielle und prägende Lebenserfahrung.

Eine Studie von Unterforsthuber (2004) zeigt anhand einer Umfrage von Schwulen und Lesben in München, dass die Einrichtungen der Altenpflege damals auf diese Bewohnergruppe nicht eingestellt waren. „Die Mitarbeiter der verschiedenen Institutionen müssen im Bereich der Arbeit mit homosexuellen Senioren v. a. in den 3 folgenden Punkten geschult werden:

- Die Pflegekräfte müssen für die Bedürfnisse Homosexueller sensibilisiert werden.
- Die Pflegekräfte müssen sich mit der speziellen Biografie der betreffenden Personen auseinandersetzen, damit eine bessere Pflege möglich ist.
- „Die Pflegekräfte müssen der sozialen Ächtung ihrer homosexueller Klienten/Patienten entgegentreten und der Person Beistand leisten" (Schwarzer 2004).
- Das Personal, und hier an erster Stelle die Heimleitung, muss ein Klima der Toleranz und Akzeptanz in ihrer Einrichtung schaffen (Hamm 2003).

Bei der Beratung dieser zukünftigen Klienten im ambulanten Bereich sollte eine Altenpflegefachkraft berücksichtigen, dass es heute eine Menge alternativer Wohnformen für alternde Schwule und Lesben gibt. Diese Einrichtungen ermöglichen ein diskriminierungsfreies Leben. Da der Lebensentwurf eines homosexuellen Paares meistens keine eigenen Kinder beinhaltet, fehlt im Alter diese soziale Versorgungsstruktur, sodass soziale Strukturen einer möglichen Wohnform (▶ Abb. 40.3) für alte Homosexuelle als positiv erlebt werden:

- **„Villa anders":** Ein generationsübergreifendes Wohnprojekt für Lesben, Schwule und Transgender in Köln. Im Jahr 2009 sind in dieses Wohnprojekt insgesamt 43 Menschen eingezogen. Das Projekt ermöglicht ein selbstbestimmtes und diskriminierungsfreies Wohnen (Kölner Stadt Anzeiger vom 2.12.2009). Auch nach 5-jährigem Bestehen schätzen die Einwohner das Projekt sehr, denn professionelle Pflegeeinrichtungen sind auf den Umgang mit Homosexualität nicht vorbereitet. Der Blick für die speziellen Biografien und Bedürfnisse älterer Homosexueller muss in der Pflege noch geschärft werden (Riemer 2014).
- **Village-Haus:** Ein gemeinnütziges Wohnprojekt, welches sich für die Belan-

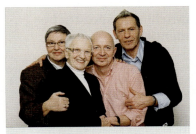

Abb. 40.3 Anders leben, gemeinsam altern. Die Mehrzahl homosexueller Menschen hat keine Kinder und benötigt besonders im Alter Unterstützung durch soziale Strukturen. (Foto: M. Steger, Village e.V. Berlin)

ge alter Lesben und Schwule einsetzt. Ziel des Projekts ist es, die Wohn- und Lebenssituation alter Lesben und Schwuler in Berlin zu verbessern und die Sensibilisierung in der Öffentlichkeit zu fördern (Village-Haus 2012).

40.3 Pflege und Begleitung

So wie die Fähigkeit zu emotionaler Kontaktaufnahme im Alter von der Lebensgeschichte des alten Menschen bestimmt ist, wird auch die grundsätzliche Einstellung von Mitarbeitern zur Sexualität durch ihre Erziehung und ihre persönliche Erfahrung geprägt. Pflegende haben durch ihre Arbeit einen besonders engen und intensiven Kontakt zum alten Menschen und sind daher in besonderer Weise mit Fragen zur Sexualität konfrontiert. Sie müssen sich diesen Fragen stellen und versuchen, Sensibilität für das Thema zu entwickeln und sich mit Kollegen austauschen. Voraussetzung ist eine offene und vertrauensvolle Atmosphäre, die auch Äußerungen über Scham, Ekel oder Abwehr zulässt.

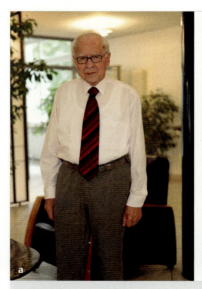
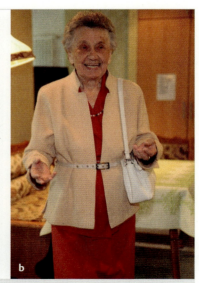

Abb. 40.4 Kleider machen Leute. Besonderen Wert sollte auf eine biografisch orientierte, geschlechtsbetonende Kleidung gelegt werden, die den Wünschen und Bedürfnissen des Bewohners entspricht. (Fotos: R. Stöppler, Thieme)
a Beispiel für typisch „männliche" Kleidung.
b Beispiel für typisch „weibliche" Kleidung.

Merke

Gespräche über sexuelle Fragen und Probleme erfordern Toleranz und gegenseitiges Verständnis. Sie sind genauso wichtig wie alle Diskussionen über andere pflegerische Fragen.

Pflegen erfordert Berührung und Hautkontakte z. B. bei der Körperpflege, bei Einreibungen oder Massagen, Pflegen erfordert Nähe und bietet damit auch Anlässe für Verletzbarkeit. Der Pflegebedürftige spürt sofort, wie die Berührung gemeint ist, ob sich die Pflegende ganz auf ihn einstellt oder ob sie nur eine Pflegemaßnahme erledigt.

40.3.1 Förderung geschlechtsspezifischer Identität

Um die geschlechtsspezifische Identität zu fördern, können Pflegende eine Reihe von Maßnahmen ergreifen. Die Basis aller Interventionen liegt dabei in der Biografie des Pflegebedürftigen verankert. Besonders im Umgang mit demenziell erkrankten Menschen kommt ihr ein hoher Stellenwert zu. In der Pflege (insbesondere auch von Menschen mit Migrationshintergrund) gilt es, darauf zu achten, ob eine geschlechtsspezifische Pflege angebracht ist (d. h. weibliche Pflegebedürftige werden von weiblichen, männliche Pflegebedürftige von männlichen Pflegenden betreut).

Sensibilität ist v. a. im Bereich der Körperpflege, der Kleidung und der psychosozialen Komponente (Beschäftigung, Tagesstruktur usw.) gefragt. Um das Sprichwort „Kleider machen Leute" aufzugreifen, ist besonderer Wert auf eine biografisch orientierte, identitätsbetonende Kleidung zu legen, die den Wünschen und Bedürfnissen des Pflegebedürftigen entspricht:

- Sonntags-/Werktagskleidung
- typisch „männliche" Kleidung (Hosenträger, evtl. Berufsbekleidung, Hut, Anzug, Krawatte ▶ Abb. 40.4a)
- typisch „weibliche" Kleidung (BH, Schmuck, Hut, Kopftuch, Handtasche, Stöckelschuhe, Kleid, Tracht ▶ Abb. 40.4b)

Zur Körperpflege gehören mitunter auch geschlechtsspezifische Pflegemittel (Seifen, Parfums, Cremes) und Rituale (z. B. Schminken, Frisieren, Maniküre). Im Bereich der Tagesstrukturierung lässt sich die biografische Orientierung fortsetzen: Bekannte und oftmals noch traditionell erhaltene Aktivitäten wie Backen, Kochen, Handarbeit, Werken, Zimmern usw. schaffen eine sinngebende Struktur. Durch den Rollenwandel wird allerdings auch zunehmend ein Wandel von Interessen deutlich. So lassen sich o. g. Tätigkeiten nicht mehr eindeutig „verweiblichen" oder „vermännlichen".

40.3.2 Intimsphäre fördern und akzeptieren

Definition

Intimsphäre bezeichnet ein inneres und persönliches Erleben, welches das Selbstgefühl des Individuums ausmacht und das Bedürfnis nach Nähe und Distanz steuert. Das Wahren der Intimsphäre eines pflegebedürftigen Menschen ist durch Respekt geprägt, das man diesem entgegenbringt.

Pflegende können eine Reihe von Verhaltensweisen erbringen, um die Intim- und Privatsphäre eines Bewohners zu achten:
- die Ressourcen und somit Selbstständigkeit des Pflegebedürftigen fördern
- anklopfen und kurz abwarten, bevor ein privater Bereich betreten wird
- den Pflegebedürftigen vor jeder Pflegeintervention zeitnah informieren und sein Einverständnis einholen
- bei der Körperpflege möglichst unbekleidete Körperareale (Blickschutz) bedecken
- pflegerische Maßnahmen im Genital- und Analbereich sollten nicht unhinterfragt von Personen des anderen Geschlechts durchgeführt werden
- Pflegehandlungen im Intimbereich mit Einbeziehung der Bewohnerressourcen durchführen

- Scham- und Tabugrenzen des zu Pflegenden beachten und respektieren (Einverständnis des Pflegebedürftigen für pflegerische Berührungen einholen)
- bei pflegerischen Interventionen für Sichtschutz sorgen (Fenster, Tür schließen, spanische Wand) und ggf. anwesende Personen aus dem Raum bitten
- persönliche Gegenstände des zu Pflegenden nur nach vorheriger Ankündigung anfassen, Schränke/Türen nicht ungefragt öffnen
- bei der Intimtoilette Handschuhe tragen
- die Bettdecke/Kleidungsstücke nicht ohne Vorankündigung entfernen
- den Pflegebedürftigen nicht unnötig stören (z. B. bei Besuchszeiten)
- räumliche Möglichkeiten für das Intimsein mit dem Partner anbieten (z. B. Ehezimmer und -betten)
- „wir"-Ansprache vermeiden
- sexuelle Bedürfnisse zugestehen (Raum geben, Möglichkeiten der Bedürfnisbefriedigung unterstützen)
- nicht über den Pflegebedürftigen in seiner Anwesenheit mit Dritten sprechen
- Inhalte vertraulicher Gespräche nicht nach außen tragen
- schriftliche Dokumentationsunterlagen vertraulich behandeln

40.4 Einschränkungen und Veränderungen im sexuellen Erleben

Krankheiten beeinflussen vorübergehend oder dauerhaft das Lebensgefühl und das Verhalten des Menschen und damit auch die Sexualität. Die Gedanken konzentrieren sich vordergründig auf das Krankheitserleben. Akute Erkrankungen führen meist auch zu einer Reduzierung der sexuellen Gefühle; sobald die Krise jedoch überwunden ist, stellen sich die alten, normalen Gefühle und Bedürfnisse wieder ein.

Langfristig kann ein gestörtes Sexualempfinden ausgelöst sein durch:
- chronische Erkrankungen
- körperliche Beeinträchtigungen
- geschlechtsspezifische Erkrankungen und Operationen
- psychosoziale Faktoren und Traumata in der Biografie
- psychische Erkrankungen
- Medikamente und Alkohol

40.4.1 Einschränkungen durch körperliche Beeinträchtigungen

Körperliche Veränderungen wie z. B. Amputationen, künstliche Zu- und Ableitungen (Anus praeter, SPK, Urostoma, transurethrale Katheter usw.) und unterschiedliche Erkrankungen können zu Störungen des eigenen Körperbildes führen. Unter einer Körperbildstörung versteht man eine beeinträchtigte Wahrnehmung des eigenen Körpers oder einzelner Körperteile und gestörtes Bewusstsein für den eigenen Körper (Menker u. Waterboer 2006). Das eigene und partnerschaftliche sexuelle Erleben kann dadurch verändert oder eingeschränkt sein. So kann sich das sexuelle Erleben auf der geistigen oder körperlichen Ebene verlagern (Beispiel: die erogene Zone eines querschnittgelähmten Menschen verlagert sich in den Bereich der Ohren).

Merke

Bei der Pflege und Betreuung muss ein besonderes Augenmerk auf die psychosoziale Begleitung gelegt werden.

40.4.2 Einschränkungen durch Gewalterfahrungen in der Biografie

Um das sexuelle Verhalten eines alten Menschen pflegerisch besser verstehen zu können, bedarf es in erster Linie biografischer Kenntnisse. Im Rahmen der Biografiearbeit können z. B. Gründe für sexuelle Inaktivität oder Probleme im Umgang mit der eigenen Sexualität des Betroffenen zur Sprache kommen. Im Kontext der biografischen Aspekte sind insbesondere bisherige Beziehungserfahrungen und mögliche sexuelle Gewalterfahrungen sehr sensibel zu beachten (Weigel 2009). Erfahrungen mit Gewalt können Auslöser dafür sein, dass das eigene und partnerschaftliche sexuelle Erleben verändert oder beeinträchtigt ist. Neben physischer Gewalt (sexuelle Traumatisierung durch Vergewaltigung und Missbrauch) und psychischer Gewalt (frauenfeindliche Beschimpfungen) spricht man auch von Gewalt, wenn bestimmte Handlungen unterlassen werden. Eine nicht unwesentliche Anzahl heutiger älterer Menschen (insbesondere Frauen) leiden noch immer an traumatischen Gewalterfahrungen, die oftmals auch aus dem Kriegserleben rühren. Es ist möglich, dass diese Frauen nach einer langen Phase der Verdrängung im Alter Symptome eines posttraumatischen Belastungssyndroms entwickeln. Vor diesem Hintergrund kann das abendliche Entkleiden durch die Pflegekraft zu ängstlich-aggressiven Reaktionen und Abwehrverhalten führen.

Merke

Im Rahmen einer sensiblen Beobachtung können nonverbale Signale des Pflegebedürftigen ein Hinweis darauf sein, dass bestimmte Berührungen mit negativ behafteten Erlebnissen aus der Biografie assoziiert werden.

40.4.3 Altersbedingte Funktionseinschränkungen

Im Alter wird der Körper anfälliger für Erkrankungen. Zudem gibt es im Alter viele chronische Erkrankungen, die langfristig zu Beeinträchtigungen und Funktionseinschränkungen beim Ausleben der Sexualität führen können.

Neben den ganz natürlichen hormonellen Veränderungen im Alter (▶ Abb. 40.5) können langfristig folgende Erkrankungen die Funktionsfähigkeit der Geschlechtsorgane negativ beeinflussen: schlecht eingestellter Diabetes mellitus, Bluthochdruck, Fettstoffwechselstörungen, Adipositas, Arteriosklerose. Eine nachlassende Funktionsfähigkeit der Sexualorgane ist in der letzten Generation immer noch ein Tabuthema. Die Einschränkung wird häufig nicht mit dem Partner besprochen, es können Scham- und Minderwertigkeitsgefühle entstehen. Heuft, Kruse und Radebold (2006) beschreiben folgende mögliche Funktionseinbußen im Alter:
- Beim **Mann** vergeht physiologischerweise mehr Zeit bis zur vollen Erektion und bis zur (weniger intensiv erlebten) Ejakulation.
- Die sexuelle Refraktärzeit (Zeitspanne, bis eine erneute Erektion möglich ist)

Mann	Frau
– Testosteron nimmt langsam ab (> 50. Lebensjahr)	– Menopause (45.–55. Lebensjahr)
– Erektion verlangsamt	– Östrogene ↓
– Erektion unter Umständen weniger ausgeprägt	– Atrophie der Vaginalschleimhäute
– Lubrikation ↓ (Austritt von schleimhaltiger Gleitsubstanz aus dem Penis sinkt)	– Lubrikation ↓ (Austritt des Vaginalsekrets vermindert, evtl. schmerzhafter Sexualverkehr)
– Kontraktion beim Orgasmus ↓	– Gefahr von „Disuse": die Disuse-Theorie besagt, dass „Nicht-Geübtes" verlernt werden kann, falls Paare über einen längeren Zeitraum die sexuelle Kommunikation miteinander ausklammern
– Refraktärphase ↑ (die Refraktär- oder Erholungsphase nach einem Orgasmus ist verlängert)	

Abb. 40.5 Sexualität im Alter. Somatische Funktionsveränderungen beim Mann und bei der Frau (nach Heuft et al. 2006).

kann sich im hohen Alter über mehrere Tage erstrecken.
- Steigende Erwartungsangst bei einer Erektionsminderung kann einen Teufelskreis auslösen.
- Bei einer funktionellen Erektionsstörung des Mannes muss eine Durchblutungsstörung etwa durch eine diabetisch bedingte Arteriosklerose ausgeschlossen werden. Im Rahmen einer ärztlichen Beratung gilt in jüngster Zeit eine mögliche medikamentöse Behandlung der Erektionsstörung mit Sildenafilcitrat (Viagra) als das erstrangige Therapiekonzept.
- Für die **Frau** bedeuten die hormonell verlangsamte Lubrikation und Atrophie der Schleimhäute ggf. eine Notwendigkeit, sich für eine Verlängerung der Phase vor dem Geschlechtsverkehr einzusetzen. Im Rahmen einer Beratung können Hinweise auf die Verwendung lokaler Gleitmittel (z. B. vaselinehaltige Zubereitungen) für beide Partner „wahre Wunder" bewirken.
- Eine drohende Urininkontinenz (z. B. Belastungsinkontinenz) kann sowohl beim **Mann** als auch bei der **Frau** die Unbefangenheit in der Sexualität hemmen.

Merke

Neben der beratenden und enttabuisierenden Gesprächstherapie (Anwendung möglicher Hilfsmittel, Therapien) in einer verständnis- und vertrauensvollen Atmosphäre sind der persönliche Bezug und eine diskrete Umgangsweise wichtig.

40.4.4 Einschränkungen durch demenzielle Veränderungen

Eine wichtige Frage begegnet den Altenpflegefachkräften im Zusammenhang mit der Betreuung von Menschen mit Demenz: Wie soll man reagieren, wenn ein Mensch mit Demenz sexualisiertes Verhalten im Altenpflegeheim an den Tag legt bzw. der Ehepartner/Ehepartnerin sexuelle Wünsche äußern? Wie diese Frage zu beantworten ist, hängt von den zahlreichen Facetten des Einzelfalls ab. Eine Altenpflegefachkraft sollte auf jeden Fall wissen, dass trotz des Beginns einer Demenz sowohl beim Patienten als auch bei seinem Ehepartner weiterhin sexuelle Gefühle und Bedürfnisse eine Rolle spielen (Mück 2013).

Menschen mit Demenz erleiden kognitive Leistungseinbußen im Fortschreiten der Erkrankung. Der Bedarf nach Zuneigung, Berührung, Zärtlichkeit und Körperkontakt bleibt sehr viel länger erhalten und kann für den Betroffenen einen Weg der sinnlichen Kommunikation darstellen. Nicht immer kann ein Mensch mit Demenz diesen Bedarf der Zuneigung auf eine gesellschaftlich angepasste Art und Weise ausleben. Die Problemfülle im Zusammenhang mit dem Sexualleben lässt sich nur erahnen: sozial unangemessene Verhaltensweisen wie öffentliche Selbstbefriedigung oder öffentliches Entblößen, sexuelle Handgreiflichkeiten, sexualisierte Ausdrucksweisen gegenüber Angehörigen, Mitbewohnern und dem Pflegepersonal, falsche Behauptungen über das Sexualverhalten anderer Bewohner. Zu berücksichtigen sind insbesondere auch, dass möglicherweise Handlungen zur Selbststimulation bis hin zur Selbstverletzung durch das Vorhandensein von (körperlichen) Bedürfnissen entstehen.

Besonderheiten in der direkten Pflege von Menschen mit Demenz

Ein Ansatz, die besondere Problematik des Umgang mit der Sexualität demenziell erkrankter Männer und Frauen zu entschärfen, bietet das Konzept der **Integrativen Validation** (IVA) der Dipl.-Psychogerontologin Nicole Richard aus Kassel. Integrative Validation (S. 477) stellt Gefühle und Antriebe von Menschen mit Demenz in den Vordergrund und betrachtet diese als mögliche Ressource der Interaktion mit dem Betroffenen. Sexuelle Verhaltensweisen sind geprägt von Gefühlen und Antrieben.

Nicole Richard empfiehlt den Altenpflegefachkräften, die sexuellen Handlungen bzw. Äußerungen der Menschen mit Demenz bewusst wahrzunehmen und mit einfachen, direkten Sätzen zu bestätigen. Diese verbale Bestätigung führt nicht zu einer Verstärkung, sondern zum Abflauen der Gefühle (Richard 2008). So erkennen sie hinter der offensichtlichen Lust und Begierde mögliche andere Gefühle wie Sehnsucht nach Liebe, Lebensfreude oder auch Trauer über Verlorenes. Die Mitarbeiter nutzen den beschriebenen Effekt, dass Gefühle durch Bestätigung eher abflauen als angefacht werden und bekräftigen z. B. die Lust des Mannes, sein Bedürfnis nach Nähe mit Aussagen wie: „Sie sind leidenschaftlich!", „Ja, der Mensch braucht Liebe und Zuneigung". Zugleich nehmen sie den Mann bei der Hand und drücken ihn in einer Weise seitlich an sich, dass er zwar Körperkontakt und Zuneigung bekommt, sie selbst aber geschützt sind (Aner u. Richard 2004).

Merke

Es ist nicht allein die Aufgabe der einzelnen Altenpflegefachkraft, mit solchen herausfordernden Begegnungen umzugehen. Auch das Team und die Träger der Einrichtungen sind gefordert, mehr

Qualitätskriterien zu „die eigene Sexualität leben können"	ja	nein
● **Strukturqualität**		
– Sind Räumlichkeiten und Rückzugsorte vorhanden, die von den Bewohnern und deren Angehörigen genutzt werden können?	○	○
– Gibt es in den Bewohnerzimmern Möglichkeiten, die Intimsphäre zu wahren? (Vorhänge, Sichtschutz)	○	○
– Gibt es für Paare die Möglichkeit eines Doppelzimmers?	○	○
– Hat jeder Bewohner einen eigenen Schrank oder die Möglichkeit persönliche Gegenstände aufzubewahren?	○	○
– Besteht ein Angebot von geschlechtsspezifischen Aktivitäten?	○	○
– Gibt es regelmäßig oder bei Bedarf Schulungen und Fallbesprechungen?	○	○
● **Prozessqualität**		
– Wahren die Pflegenden in ihrem täglichen Kontakt mit den Bewohnern deren Intimsphäre? (Anklopfen, Türen schließen, Information geben, geschlechtsspezifische Pflege nach Wunsch)?	○	○
– Findet die Lebensaktivität „sich als Mann/Frau fühlen und verhalten können" Berücksichtigung im Pflegeprozess?	○	○
– Werden individuelle Gewohnheiten und Bedürfnisse der Bewohner berücksichtigt (Kleidung, Pflegemittel)?	○	○
– Werden Angehörige in das biographische Arbeiten mit einbezogen?	○	○
● **Ergebnisqualität**		
– Werden Paar- oder Liebesbeziehungen unter Bewohnern respektiert?	○	○
– Können sich Bewohner auf Wunsch räumlich zurückziehen, wird ihre Privatsphäre gewahrt?	○	○

Abb. 40.6 Checkliste. Qualitätskriterien zum Umgang mit Sexualität in der stationären Altenhilfe.

Sensibilität gegenüber dem Thema Sexualität bei Menschen mit Demenz an den Tag zu legen, z. B. durch Schaffung von Supervisionsgruppen für Mitarbeiter (KDA 2001).

40.5 Qualitätskriterien

Im Rahmen der Qualitätssicherung dürfen die Mitarbeiter der Altenpflege mit dem sensiblen Thema Sexualität nicht allein gelassen werden. Neben inhaltlichen Fortbildungen zum Thema sollte insbesondere in schwierigen und belastenden Situationen ein gelenkter Austausch (Supervision) im Team ermöglicht werden. Da es in Einrichtungen der Altenhilfe sehr wichtig ist, Pflegequalität zu gewährleisten, kann von den Pflegenden die folgende Checkliste zu deren Überprüfung verwendet werden (▶ Abb. 40.6). Sie berücksichtigt Aspekte, die im Allgemeinen im ABEDL „Die eigene Sexualität leben können" verankert sind.

40.6 Lern- und Leseservice

40.6.1 Das Wichtigste im Überblick

Welche Bedeutung haben Beziehungen im Alter?

Der alte Mensch sehnt sich nach körperlicher und emotionaler Zuneigung. Durch Zweisamkeit bekommt ihr Leben Inhalt, Farbe, Spannung und auch Perspektive.

Wie gehen Heimbewohner mit Sexualität um?

Sexualität ist heute bei vielen Heimbewohnern nicht selten mit Angst und Scham besetzt, bedingt durch eine meist konservative und sexualfeindlich erlebte Jugendzeit. Das Erleben der Sexualität wird neben strukturellen Faktoren sehr stark von kulturellen Entwicklungen, Stimmungen, Meinungen und dem Zeitgeist einer Epoche geprägt.

Welche Formen des sexuellen Erlebens gibt es?

Die „normale" Sexualität gibt es nicht, da Menschen keine genormten Wesen sind. Es gibt folgende Formen des sexuellen Erlebens:
- Heterosexualität
- Homosexualität
- Bisexualität
- Transsexualität
- Transgender
- Transvestismus
- Drag Queen
- Onanie, Masturbation
- Asexualität

Wie können Pflegende die geschlechtsspezifische Identität eines Bewohners fördern?

Bei den „ABEDL Sich kleiden" können Pflegende auf eine biografisch orientierte, identitätsbetonende Kleidung achten, die den Wünschen und Bedürfnissen des Pflegebedürftigen entspricht. Hierzu können u. a. gehören:
- Sonntags-/Werktagskleidung
- typisch „männliche" Kleidung (Hosenträger, evtl. Berufsbekleidung, Hut)
- typische „weibliche" Kleidung (BHs, Schmuck, Hut, Kopftuch, Taschen)

Welche Faktoren können das sexuelle Erleben negativ beeinflussen?

Langfristig kann ein gestörtes Sexualempfinden ausgelöst sein durch:
- chronische Erkrankungen
- körperliche Beeinträchtigungen
- geschlechtsspezifische Erkrankungen und Operationen
- psychosoziale Faktoren und Traumata
- psychische Erkrankungen (z. B. Demenz)
- Medikamente, Alkohol

40.6.2 Literatur

Aner K, Richard N. Alles unter Kontrolle? Sexualisierte Begegnungen in Pflegeeinrichtungen. In: NOVA 2004; 9: 28–30
Berghaus M. Partnersuche angezeigt. Die Soziologie privater Beziehungen. Berlin: Ullstein; 1990
Biermann, J. Meine Sexualität geht nicht mit in Rente. Ein Tabu im Altersheim. Bachelorarbeit. Hochschule Neubrandenburg. Fachbereich Gesundheit, Pflege, Management. Neubrandenburg, 2012
Brähler E, Unger U. Sexuelle Aktivität im höheren Lebensalter im Kontext von Geschlecht, Familienstand und Persönlichkeitsaspekten – Ergebnisse einer repräsentativen Erhebung. In: Zeitschrift für Gerontologie 1994; 27
Damrosch S. Graduate nursing students' attitudes toward sexually active older persons. The Grontologist 1984; 24: 299–302
Deutsche Gesellschaft zur Förderung der Sexuellen Gesundheit (DSTIG). Sexuelle Gesundheit. Definition und Positionierung der Deutschen STI-Gesellschaft. Bochum, 2012
Fooken I, Lind I. Scheidung nach langjähriger Ehe im mittleren und höheren Erwachsenenalter. Schriftenreihe des Bundesministeriums für Familie, Senioren, Frauen und Jugend. Bd. 113. Stuttgart: Kohlhammer; 1997
Grond E. Sexualität im Alter: (k)ein Tabu für die Pflege. Hagen: Brigitte Kunz; 2001
Hamm C. Brauchen wir lesbisch-schwule Alten- und Pflegeheime? In: Dokumente lesbisch-schwuler Emanzipation. Anders sein und älter werden – Lesben und Schwule im Alter. Berlin: Dokumentation einer Fachtagung der Senatsverwaltung für Bildung, Jugend und Sport; 2003
Hedderich I, Loer H. Körperbehinderte Menschen im Alter. Lebenswelt und Lebensweg. Rieden: Julius Klinikhardt; 2003
Heuft G, Kruse A. Radebold, H. Lehrbuch der Gerontopsychosomatik und Alterspsychotherapie. 2. Aufl. Stuttgart: UTB; 2006
Hüetlin T, Oehmke Ph. Windmann, A. Gesellschaft. Sexualität. Die besseren Männer. In: Der Spiegel 2010; 15
Krause ERM. Jugendsexualität im Wandel der Zeit. Eine Betrachtung als Basis für die gynäkologische Beratung. In: Gynäkologie 2009; 6
Kuratorium Deutsche Altenhilfe (KDA). Qualitätshandbuch Leben mit Demenz. Köln, 2001
Kuratorium Deutsche Altenhilfe (KDA). Pro Alter 2004; 3
Kölner Stadt-Anzeiger. Erste Mieter in der Villa anders. Wohnprojekt: Schwule und Lesben mehrerer Generationen leben zusammen; 2.12.2009
Lehr U. Psychologie des Alterns. Wiesbaden: Quelle und Meyer; 1996
Menker K, Waterboer C. Pflegetheorie und -praxis. München: Elsevier; 2006
Mück H. Sexualität und Demenz. Begleitmanuskript zum gleichnamigen Fachtag am 25.04.2013 in Dortmund
Richard N. Schwester, rubbel etwas fester. Sexualität, Demenz und die Integrative Validation. In: Pflegen Demenz 2008
Riemer L. Homosexualität. Altwerden unter der Regenbogenfahne. Zeit Online Gesellschaft. Hamburg; 19.11.2014
Schneider HD. Ältere Menschen und ihre Sexualität. Deutsche Krankenpflege-Zeitschrift 1992; 3
Schwarzer, C. Homosexualität im Alter. Frauen liebende Frauen und Männer liebende Männer altern anders. Seminarunterlagen zum Hauptseminar: Altern in Deutschland. Erziehungswissenschaftliches Institut der Heinrich Heine Universität Düsseldorf; 2004
Sdun, B. Die erfüllte Sexualität im Alter. Sexualprobleme im Alter – psychosoziale Erklärungs- und Interventionsansätze. Regensburg: S. Roderer; 2011

Sigusch V. Auf der Suche nach der sexuellen Freiheit. Frankfurt/Main: Campus; 2011

Unterforsthuber A, Franz H. Unterm Regenbogen – Schwule und Lesben in München. Empirische Studie; 2004

Weigel K. Alterssexualität – (k)ein Tabu in der gerontopsychiatrischen Pflege. In: Psych. Pflege. Stuttgart: Thieme Verlag. 2009; 15: 70–78

World Health Organization (WHO). Education and treatment in human sexuality: the training of health professionals. Report of a WHO-Meeting. Geneva: WHO; 1975

Wickert J. Heiraten im Alter. Entwicklungsprozesse im Alter. Stuttgart: Kohlhammer; 1990

40.6.3 Kontakt- und Internetadressen

https://www.bzga.de (Bundeszentrale für gesundheitliche Aufklärung)

https://www.profamilia.de (Gesellschaft für Familienplanung, Sexualpädagogik und Sexualberatung e. V.)

https://www.sexualberatung.de (Arbeitskreis Paar- und Psychotherapie e. V.)

https://www.villa-anders-koeln.de (generationsübergreifendes Wohnprojekt für Lesben, Schwule und Transgender)

https://www.50plus-treff.de (Onlineangebot für Partnersuche für Senioren)

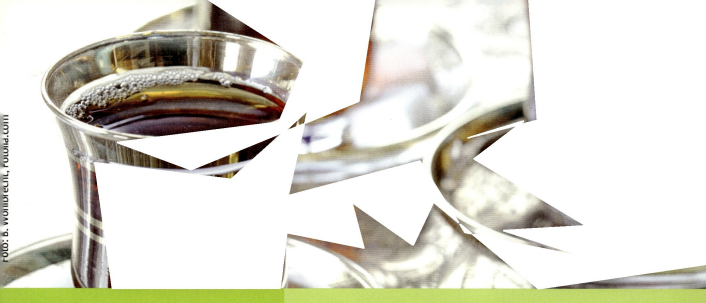

Kapitel 41

Kultursensibel pflegen und begleiten

41.1	Altenhilfe für Menschen aus anderen Kulturen	982
41.2	Pflege und Begleitung	983
41.3	Gestalten und sichern von sozialen Beziehungen	984
41.4	Besonderheiten in der direkten Pflege von Menschen mit Demenz	985
41.5	Häusliche Pflege	985
41.6	Lern- und Leseservice	986

41 Kultursensibel pflegen und begleiten

Hannelore Seibold

41.1 Altenhilfe für Menschen aus anderen Kulturen

41.1.1 Migranten in Deutschland

In unserem Sprachgebrauch werden alle Menschen, die nach Deutschland eingewandert sind, „Migranten" (von lat. migrare = wandern) genannt. Sie kommen aus anderen Kulturen. Sie verstehen unsere Sprache nicht, haben andere Lebensgewohnheiten, andere Essgewohnheiten, sie gehen anders mit Krankheit und mit dem Älterwerden um und sie haben eine andere Art, ihre Religion zu leben. Sie kommen aus einer anderen, uns fremden „Kultur".

In den 1950er- und 1960er-Jahren, in der boomenden Wirtschaftswunderzeit, wurde eine große Zahl Menschen aus anderen Ländern als sog. „Gastarbeiter" für die Industrie in Deutschland angeworben. Diese Menschen, v. a. türkische Bürgerinnen und Bürger, aber auch Menschen aus dem ehemaligen Jugoslawien sowie aus Polen, Ukrainer, Griechen, Italiener, Spanier und andere kamen mit dem Wunsch hierher, zunächst Geld zu verdienen und, wenn sie alt geworden sind, wieder nach Hause zurückzukehren.

Heute kommen immer mehr Menschen zu uns, die in ihren Heimatländern verfolgt, misshandelt oder mit dem Tod bedroht wurden. Andere, die für sich und ihre Familien im Heimatland keine Lebensmöglichkeit mehr sehen, die von Krieg, Hunger, wirtschaftlichem Niedergang, Naturkatastrophen und anderem zur Flucht getrieben werden. Auf ihrem Weg nach Deutschland sind viele traumatisiert, sie haben Angehörige, vertraute Menschen und nicht zuletzt ihre Heimat verloren. Diese schmerzlichen Erfahrungen prägen bis heute ihr Lebensgefühl. Sie kommen und kamen aus dem Nahen und Mittleren Osten, aus afrikanischen und asiatischen Ländern und Juden aus der ehemaligen Sowjetunion.

Alt gewordene Migranten

In den vergangenen Jahrzehnten haben die ehemaligen „Gastarbeiter" und andere Migranten ihre Familien hierher geholt und sich sowohl familiär als auch sozial verwurzelt. Die alte Heimat ist für viele zur Fremde geworden. Sie bietet für alt und gebrechlich gewordene Menschen oft keinen geborgenen Raum mehr. Dazu kommt die Erfahrung, dass die ärztliche Versorgung hier besser möglich ist als in ihrem Herkunftsland. Diese Umstände halten viele ältere Menschen von der Rückkehr ab.

Wenn die Familien dieser Menschen sie nicht, wie im Heimatland üblich, im Alter unterstützen können, beginnen viele Schwierigkeiten. Das Altenhilfesystem der BRD will für alle alten Menschen, die hier bei uns leben, zuständig sein. Das bedeutet aber, dass die Angebote und Maßnahmen so gestaltet sein müssen, dass sie den individuellen Bedürfnissen der ausländischen Mitbürgerinnen gerecht werden. Dazu kommt ein weiteres Problem: Die heutige Seniorengeneration türkischer Mitbürger wanderte in ihrer Jugend nach Deutschland aus. Ihre eigenen Großeltern, und damit Altwerden in der Türkei, haben sie, wenn überhaupt, dann nur bruchstückhaft erlebt. Altwerden und Altsein mit allen Einschränkungen und Gebrechen sind für die heute lebende Seniorengeneration unbekannt und neu, ihnen fehlen die Vorbilder.

Im Zusammenhang mit der Begleitung alt gewordener Migranten begegnen uns die Begriffe „kultursensible, transkulturelle und ethniespezifische" Pflege. Im Grunde meinen diese Begriffe dasselbe: Pflege von Menschen, die aus einem anderen Kulturkreis kommen, erfordert von den Pflegenden viel Sensibilität, Einfühlungsvermögen, Wissen über die andere Kultur und Bereitschaft zum Lernen und Umdenken.

„Wenn ich anderen Menschen begegnet wäre, wäre ich ein anderer geworden [...]"
Als Sohn eines anderen Landes hätte ich andere patriotische Gefühle.
Von einer anderen Religion umfangen, spräche ich andere Gebete [...]
(O. Betz: Tastende Gebete. 1971, S. 41.)

41.1.2 Zahlen und Fakten

Die überwiegende Zahl der über 65-jährigen Ausländer in Deutschland will in Deutschland bleiben. Laut Mikrozensus 2014 lebten im Jahr 2014 1,4 Mio. über 65-Jährige mit Migrationshintergrund in der Bundesrepublik. Bis zum Jahr 2030 wird diese Zahl auf 2,8 Mio. ansteigen (Zentrum für Qualität in der Pflege 2015).

Das KDA hat sich in den vergangenen Jahren intensiv mit der Frage der Begleitung alt gewordener ausländischer Mitbürgerinnen und Mitbürger in deutschen Einrichtungen beschäftigt. In diesem Zusammenhang wurde der Begriff „kultursensible Altenpflege" geprägt. In Zusammenarbeit mit Einrichtungen und Institutionen wurden Qualitätsmerkmale für kultursensible Altenpflege entwickelt.

41.1.3 Interkulturelle Öffnung der Altenhilfe

Der Begriff „kultursensible Pflege" setzt sich zusammen aus
- **Kultur** (Gesamtheit des von Menschen Geschaffenen und damit wesentliche Teile seiner Lebenswelt) und
- **sensibel** (empfindlich auf geistiger Ebene).

> **Definition**
>
> **Kultursensible Pflege** bedeutet, Menschen zu pflegen, die einem anderen Kulturkreis angehören als der beruflich Pflegende, und dabei die kulturellen Unterschiede zu berücksichtigen.

Eine solche Pflege lässt sich nur in Verbindung mit einer **interkulturellen Öffnung** der Einrichtung entwickeln. Alle Ebenen, das Management, die Pflege und die Hauswirtschaft, müssen in diesen Prozess miteinbezogen werden. Für Pflegende bedeutet dies eine bisher nicht gekannte Auseinandersetzung mit fremden Sprachen, einem ungewohnten Krankheits- und Gesundheitsverständnis, die Konfrontation mit einem ihnen oft unbekannten Stellenwert von Familie und Religion, einer anderen Ernährung.

In der BRD gibt es inzwischen einige Einrichtungen und Institutionen, die sich in besonderer Weise mit der Pflege und Begleitung ausländischer Mitbürger beschäftigen. Dies sind z. B.:
- DRK Sozialstation Göttingen (http://www.drk-goettingen.de)
- DRK multikulturelles Seniorenzentrum „Haus am Sandberg" in Duisburg (http://www.drk-haus-am-sandberg.de)
- Forum für eine kultursensible Altenhilfe (AWO), Köln (http://www.kultursensible-altenhilfe.net)

> **Merke**
>
> Die kultursensible Altenpflege will pflegebedürftigen alten Menschen in den Institutionen der Altenhilfe ein Leben nach ihren eigenen Bedürfnissen und Prägungen ermöglichen.

41.1.4 Anforderungen an Pflegende

Von allen Mitarbeitenden einer Einrichtung, die sich der kultursensiblen Pflege öffnet, wird ein großes Maß an Offenheit, Toleranz, Neugier auf Neues und Bereitschaft zur Auseinandersetzung mit der eigenen Kultur, den eigenen Normen und Werten erwartet. Mitarbeitende müssen lernen, Vorurteile gegenüber Fremdem abzubauen, offen und zugewandt den Menschen zu begegnen (▶ Abb. 41.1). Auch zwischen den Bewohnern in der Einrichtung müssen Vorurteile abgebaut werden.

Um kulturelle Grenzen überwinden zu können, brauchen Mitarbeitende eine „spezifische Sensibilität für Situationen. Um diese zu erlernen, sind folgende Fähigkeiten zu schulen, die Domenig (2007) als die **„Drei Säulen der transkulturellen Kompetenz"** beschrieben hat:

1. **Selbstreflexion:** Dies bezieht sich auf einen Prozess, in dem das Selbstverständliche infrage gestellt wird. Transkulturell kompetente Pflegende müssen in der Lage sein, ihre eigene Lebenswelt, das was gemeinhin selbstverständlich und wirklich ist, zu erkennen und infrage zu stellen." (Dibelius u. Uzarewicz 2006).
2. **Hintergrundwissen und Erfahrungen:** Viele Institutionen, z. B. das Forum für kultursensible Altenhilfe (AWO) Köln, Volkshochschulen, andere Trägerverbände und örtliche Gruppen und Kreise, bieten Informationsmaterial in jeglicher Form und Fortbildungen zum Thema an. Das Management der Altenhilfeeinrichtung und die Mitarbeitenden können – sofern der Wunsch besteht – viele Informationen sammeln, um sich in die Welt der alten Menschen mit ausländischen Wurzeln einzufühlen. Auch Gespräche mit Angehörigen oder Kolleginnen aus dem Kulturkreis können hilfreiche Informationen vermitteln. Die Pflegenden müssen über die Lebensbedingungen der Migranten, ihre Erfahrungen, Erlebnisse und die Realität, aus der sie kommen und in der sie heute leben, Bescheid wissen, auch über den Zusammenhang von Migration und Gesundheit. Es geht darum, dass die Pflegenden die richtigen Fragen stellen können und wissen, wie sie die Antworten von der jeweiligen Situation her verstehen und in den Pflegealltag übersetzen können.
3. **Empathie:** „Empathie, als 3. Säule […] bedeutet: Neugier und Aufgeschlossenheit für Andersartiges […] das für uns nicht sofort verständlich und einfühlbar ist. Geduld, Interesse und Engagement sind nötig, wenn man den Anderen verstehen und begreifen will. Dazu gehört auch zu akzeptieren, dass Andere anders sind und sich einzugestehen, dass man nicht alles versteht. Es bleibt eine Spannung zwischen mir und dem anderen." (Dibelius u. Uzarewicz 2006, S. 162).

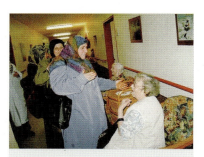

Abb. 41.1 Wer ältere Menschen aus anderen Kulturkreisen pflegt, sollte offen sein für deren Normen, Werte und Religiosität. (Foto: E. Stecher-Breckner, Thieme)

41.2 Pflege und Begleitung

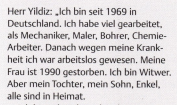

Fallbeispiel

Herr Yildiz: „Ich bin seit 1969 in Deutschland. Ich habe viel gearbeitet, als Mechaniker, Maler, Bohrer, Chemie-Arbeiter. Danach wegen meine Krankheit ich war arbeitslos gewesen. Meine Frau ist 1990 gestorben. Ich bin Witwer. Aber mein Tochter, mein Sohn, Enkel, alle sind in Heimat.

Ich bin sehr schwer krank. Wegen dem Behandlung ist hier mehr Möglichkeit als Heimat. Ich muss hier bleiben. Ich gehe besuchen, aber ich komme, manchmal ich gehe für 1, 2 Monate, aber 2 Wochen später ich komme sofort zurück. Wegen schmerzhaft und dann die Klimawechsel und dann …"

Rezepte für eine kultursensible Pflege sind natürlich nicht zu bekommen, aber es sind einige Voraussetzungen nötig, um die Menschen zu erreichen: Zunächst muss eine Unterscheidung getroffen werden zwischen Kultur, Religion und Nationalität. Nicht alle in der Türkei Geborenen sind auch Moslems und nicht jeder Moslem lebt streng nach den Regeln seiner Religion. Bei den Senioren mit türkischem Hintergrund, die schon sehr lange in Deutschland leben, sind oft die Grenzen zwischen ihrer Religiosität und ihrer Nationalität verschwommen. Trotzdem sind die Pflegenden verpflichtet, sich intensiv mit den Traditionen, Riten und Besonderheiten dieses einen Menschen zu befassen. Sprachbarrieren bilden i. d. R. die größte Hürde.

In den Einrichtungen gibt es heute zum Glück häufig türkisch sprechende Mitarbeiter, die helfen können, v. a. wenn sie im Pflegebereich tätig sind. Schwieriger wird es dann, wenn die Mitarbeiterin zum „Dolmetschen" aus dem hauswirtschaftlichen Bereich kommt; hier sind die Missverständnisse oft sehr groß. Im Zweifelsfall muss professionelle Dolmetscherhilfe in Anspruch genommen werden.

Bei altersbedingter Pflegebedürftigkeit von Migranten mit islamischer Religionszugehörigkeit bieten zuerst Familienangehörige, Freunde und Bekannte ihre Hilfe an. Im großen Familienverbund werden diese Probleme wie in den Heimatländern gelöst. Oft sind jedoch die kranken und alt gewordenen Menschen alleine hier zurückgeblieben (s. Herr Yildiz), dann sind die Probleme nicht mehr weit.

Die Inanspruchnahme deutscher ambulanter und stationärer Hilfeangebote scheitert meist an der Unwissenheit über die unterstützenden Hilfen, an den Verständigungsschwierigkeiten und an der Sorge, dass die Besonderheiten von Kultur, Tradition und Religion nicht beachtet werden. Muslime z. B. haben besonders ausgeprägte Kulturvorschriften, die viele Lebensvorgänge betreffen und deren Einhaltung für sie sehr wichtig ist. Pflegende müssen die wichtigsten dieser Vorschriften und Gebräuche kennen. Sie können sich bei Familienangehörigen erkundigen oder bei Mitgliedern der Kulturgemeinde, zu der der Betroffene gehört. An den folgenden Beispielen aus dem Bereich der ABEDL soll dies verdeutlicht werden:

- essen und trinken können
- sich waschen und kleiden können
- ausscheiden können

41.2.1 Essen und trinken können

Für eine kultursensible Pflege im Bereich „Essen und Trinken" sind folgende Punkte wichtig:

▶ **Rituelle Waschungen.** Für strenggläubige Moslems gehören rituelle Waschungen zu jeder Mahlzeit. Man wäscht sich vor und nach der Mahlzeit die Hände.

▶ **Schweinefleisch.** Schweinefleisch ist für Muslime verboten. In ihrem Verständnis ist dieses Fleisch „unrein". Sie essen auch nichts, was mit Schweinefleisch in Berührung gekommen ist. Wenn z. B. zum Abendbrot auf dem Teller Käse, Butter, Brot und auch Wurst liegt, kann man

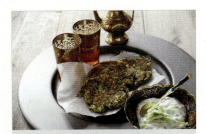

Abb. 41.2 Essgewohnheiten. Kulturelle Unterschiede beim Essen und bei den Essgewohnheiten müssen in der Pflege berücksichtigt werden. (Foto: C. Meier BFF, Thieme)

nicht einfach sagen: „Lassen Sie die Wurst auf dem Teller liegen!" Ein Moslem darf auch alles andere von diesem Teller nicht essen, weil es mit der Wurst in Berührung gekommen sein kann. Hier muss mit der Küche eine für Moslems akzeptierbare Vereinbarung getroffen werden. Solche Regeln müssen von allen an der Essensbereitung und -verteilung beteiligten Personen penibel genau eingehalten werden. Dadurch entsteht Vertrauen, das die Arbeit mit muslimischen Bewohnern insgesamt erleichtert (▶ Abb. 41.2).

▶ **Alkohol.** Alkoholische Getränke darf ein Moslem nicht trinken. Hält er sich nicht daran, begeht er eine schwere Sünde. Diese Vorschrift muss sehr eng ausgelegt werden, d. h., dass auch alle mit Alkohol zubereiteten Speisen für den frommen Moslem tabu sind.

▶ **Hilfestellung.** Benötigt eine muslimische Frau Hilfe beim Essen, sollte diese unbedingt von einer weiblichen Pflegeperson durchgeführt werden.

▶ **Tee.** Schwarzer Tee ist ein wichtiges Getränk für Muslime. Er muss schwarz sein – kein „gelbes Wasser"!

▶ **Fasten.** Im Fastenmonat Ramadan darf von Sonnenaufgang bis Sonnenuntergang nichts gegessen werden. Mit dem alten Menschen, wenn möglich auch mit seinen Angehörigen, sollten die Bedingungen des Fastens und die Modalitäten der Nahrungsaufnahme genau besprochen werden.

In der Praxis zeigen sich aber auch noch an anderen Stellen Schwierigkeiten, wie die beiden Fallbeispiele zeigen.

Fallbeispiel B

Im „Haus am Sandberg" in Duisburg wird folgende Begebenheit erzählt: Eine 80-jährige türkische Frau zog dort ein und bekam jeden Morgen ein türkisches Frühstück serviert, das aus Oliven, Schafskäse, Tomaten und Gurke bestand. Die Bewohnerin jedoch wies vom ersten Tag an dieses Frühstück zurück und wirkte zurückgezogen. Als sich dies auch nach Tagen nicht änderte, fand eine türkische Mitarbeiterin in Gesprächen mit der Frau heraus, dass sie es gewohnt war, morgens Brötchen mit Nutella zu frühstücken. Nicht alle türkischen Bewohner wollen ein türkisches Frühstück!

Im selben Haus gibt es einen Hodscha, einen Gelehrten oder Koranvorleser. Vor Beginn des wöchentlichen Freitagsgebets sollte gemeinsam mit dem Hodscha das Frühstück vorbereitet werden. Plötzlich jedoch wollten die muslimischen Bewohnerinnen freitagmorgens nicht mehr aufstehen und klagten über Magenschmerzen. Nach intensivem Befragen kam heraus, dass es diese Bewohnerinnen völlig inakzeptabel fanden, wenn der Hodscha selbst, ein Gelehrter und Mann, die Eier fürs Frühstück brät. Dies sei eine Frauentätigkeit und sie fühlten sich in ihrem Ehrgefühl gekränkt.

Andere Probleme entstehen z. B. in der Fastenzeit, im Ramadan. Jener Hodscha in dem oben erwähnten Haus erklärt dann allen die Ausnahmeregelungen aus dem Koran, sodass Menschen tagsüber ihre Medikamente einnehmen können und Diabetiker ihre Mahlzeiten.

41.2.2 Sich waschen und kleiden können

Merke

Bei der Körperpflege gilt grundsätzlich die Regel, dass Frauen von Frauen und Männer von Männern gepflegt werden.

▶ **Unreine Dinge.** Für Muslime sind viele Dinge unrein (z. B. Urin, Schweiß, Blut, Hunde, Schweine oder Alkohol). Wenn er solche Dinge berührt hat, kann er seine religiösen Pflichten erst nach der Reinigung erfüllen.

▶ **Waschen, Körperpflege.** Das Waschen des Körpers ist am Waschbecken bei fließendem Wasser möglich. Bei einer Ganzkörperwäsche im Bett gibt es kulturelle Vorgaben. Die Pflegeperson muss z. B. versuchen, die Hände mit einem Krug über der Waschschüssel zu begießen, ebenso die Füße.

▶ **Kleidung.** Bei der Kleidung gibt es v. a. für Frauen Einschränkungen. Es gilt der Grundsatz: Frauen müssen ihre Reize verbergen, das Haar muss bedeckt sein, die Figur darf sich unter der Kleidung nicht abzeichnen und die Beine müssen bedeckt sein.

41.2.3 Ausscheiden können

Die Wahrung der Intimsphäre ist für Muslime sehr wichtig. Beim Ausscheidungsvorgang müssen sie ihre Genitalien vor allen Erwachsenen verbergen. Gereinigt wird nur mit der linken Hand, da die rechte Hand für das Essen benützt wird. Benötigt jemand Unterstützung bei den Ausscheidungen, so ist darauf zu achten, dass nur eine gleichgeschlechtliche Pflegeperson diese Hilfe übernehmen darf.

Auch im Zusammenhang mit Sterben und Tod hat ein Moslem viele Vorschriften zu beachten. Diese sind im Kap. „Begleiten und Pflegen schwerkranker und sterbender Menschen" (S. 798) aufgeführt.

41.3 Gestalten und sichern von sozialen Beziehungen

„In der dörflichen Struktur ihrer Heimat hatten die Frauen einen gemeinsamen Treffpunkt: den Brunnen des Dorfes. Hier in Deutschland finden sie keinen Brunnen mehr. Wir müssen ihnen einen symbolischen Brunnen bauen." (Alay-Mansuroglu 2003)

Lernaufgabe

Sie kennen sicher ausländische Mitbürgerinnen, besonders solche, die aus landwirtschaftlich geprägten Gegenden kommen. Fragen Sie sie nach ihrem Dorfbrunnen im Herkunftsland. Lassen Sie sich von diesem Brunnen (vielleicht war es auch ein anderer Treffpunkt) erzählen und versuchen Sie, die Bedeutung dieses „Mittelpunkts" für die Frauen zu erkennen. Bearbeiten Sie nach den Gesprächen die folgenden Fragen und Diskussionspunkte:
- Mit welchen Gefühlen erinnern sich die Frauen an diesen Treffpunkt?
- Wie könnten Sie diese Erinnerung beschreiben?
- Wo treffen sich die Männer heute?

- Wo haben sie sich im Herkunftsland getroffen?
- Welchen „Ersatzmittelpunkt" haben sich die Frauen geschaffen?
- Können alle Frauen dieses Stadtteils zu diesem Treffpunkt kommen, oder gibt es Behinderungen? Wenn ja, welche?
- Welche gesellschaftliche Regel erkennen Sie daraus?
- Diskutieren Sie Ihre Ergebnisse und versuchen Sie diesen „Dorfbrunnen" zu bewerten: sehr wichtig – weniger wichtig – fehlt – auch zu Hause spielte er keine Rolle.
- Welche Konsequenzen ziehen Sie aus dem Ergebnis für die Gestaltung von Wohnbereichen für ausländische Mitbürgerinnen und Mitbürger?

Vielleicht entdecken Sie bei Ihren Recherchen, dass es für alt gewordene Migrantinnen recht schwierig ist, einen Treffpunkt zu finden.

41.4 Besonderheiten in der direkten Pflege von Menschen mit Demenz

Ein besonderes Problem bei der Pflege und Begleitung alt gewordener Migranten ist die Demenz. Ehemalige Gastarbeiter, Frauen und Männer, erkranken im Alter ebenso an Demenz wie deutsche Senioren. Ein gravierender Unterschied besteht darin, dass bei Migranten aufgrund von jahrelangen schlechten Arbeits- und Lebensbedingungen der Alterungsprozess 5–10 Jahre früher beginnt und damit auch das Risiko, an Demenz zu erkranken (Jonas 2007).

41.4.1 Türkisches Krankheitsverständnis

Das türkische Verständnis von Gesundheit und Krankheit ist sehr verschieden von unserem in Mitteleuropa. In der Türkei wird der Mensch ganzheitlich gesehen: Krankheiten können ihre Ursache im körperlichen Bereich, aber auch in sozialen Konflikten haben. Auch religiöse Einflüsse oder unmoralisches Verhalten können zu Erkrankungen führen.

Die Demenzerkrankung steht in der Türkei unter einem totalen Tabu. Erkrankte werden in den Familien versteckt, weil es für die Familienmitglieder unerträglich ist, den Rollen- und Statusverlust der Eltern zu ertragen. Der Vater ist das Familienoberhaupt, dem alle gehorchen; die Mutter ist die zu ehrende, vorbildhafte Ehefrau und Mutter, deren Stimme im Familienverbund eine wichtige Rolle spielt.

Ein weiterer wichtiger Grund für die Tabuisierung der Demenz ist die Unkenntnis über die Krankheit und ihre Symptome. Es kursieren Vorstellungen darüber, die in unserem Kulturkreis mittelalterlich anmuten. „Alzheimer (der Begriff Demenz kommt im türkischen Sprachraum nicht vor) ist eine Strafe Allahs." Die türkische Sozialberaterin Bedia Torun (2007) schreibt:

„Es bestehen hinsichtlich der Demenz viele Vorurteile. So gelten in der türkischen Gesellschaft demenziell erkrankte Menschen vielfach als verrückt, man nimmt an, die Krankheit sei ansteckend oder vererblich und man müsse diese Menschen verstecken und sich ihrer schämen. Einige Hodschahs, also die Islamgelehrten in den Moscheen, haben sogar ausdrücklich erklärt, Demenz sei eine ansteckende und vererbliche Krankheit. […] ein Hodschah sagt, wenn man von klein an im Koran lesen würde, könne man nicht an Demenz erkranken. Wenn man doch diese Krankheit bekommt, sei es eine verdiente Strafe Allahs. Andere Menschen denken, dass die Erkrankung stark mit dem Lebenswandel eines Betroffenen zusammenhängt […]" (Pro Alter 2007; 2: S. 9).

Hier sind Informationen und Aufklärung in jeglicher Form (schriftlich, mündlich, über Medien und Gespräche) nötig, um das Krankheitsbild zu verstehen und dem Erkrankten und seinen Angehörigen wirksame Hilfen anbieten zu können.

41.4.2 Therapeutische Maßnahmen

Pflege und Begleitung demenziell erkrankter Menschen setzt Sprach- und Biografiekenntnisse und ein Wissen um den sozialen und kulturellen Hintergrund, aus dem der Erkrankte kommt, voraus. Und hierin liegt das Hauptproblem. Die erste große Hürde entsteht bereits beim Aussprechen der Krankheit und damit dem Öffentlichmachen in einer Familie. Weiter sind Beraterinnen nötig, die die Muttersprache der Erkrankten und ihrer Angehörigen sprechen und verstehen, die den kulturellen Hintergrund kennen und die das Krankheitsbild der Demenz und die Symptome so erklären können, dass die Bereitschaft, Hilfe in Anspruch zu nehmen, wächst. Auch in deutschen Familien herrscht noch vielfach großes Unwissen über die Demenz. Inzwischen gibt es jedoch einen recht großen Markt an Literatur, Beratungsstellen, Kursen und Fortbildungsveranstaltungen zum Thema: Umgang, Pflege und Begleitung demenziell erkrankter alter Menschen, sowohl für türkischsprachige als auch für deutsche alt gewordene Menschen.

Hilfen der deutschen Institutionen aus dem Bereich der Altenhilfe sind dringend nötig, weil die Pflegebereitschaft und die physische und psychische Kraft der Großfamilie nicht ausreichen. Die pflegenden Angehörigen sind im selben Maß überfordert wie deutsche Familien.

41.4.3 Angehörigenarbeit

Das Einzelgespräch mit den Angehörigen ist sehr wichtig, weil sie viele Fragen beantworten können und weil durch sie viele Vorurteile und Missverständnisse ausgeräumt werden können. Ein Gespräch über private Dinge ist in der Öffentlichkeit einer Gruppe immer ein schwieriges Unterfangen, erst recht wenn die Muttersprache eine andere ist. Inzwischen gibt es an verschiedenen Orten Selbsthilfegruppen, die es auch Menschen mit Migrationshintergrund ermöglichen, sich zu öffnen, um über die Probleme mit der Pflege ihrer demenzkranken Familienmitglieder zu reden. Auskünfte über solche Selbsthilfegruppen sind bei den örtlichen Pflegeberatungsstellen zu erhalten.

▶ **Fazit.** Professionelle Pflege und Begleitung demenziell erkrankter Migranten, unabhängig von ihrer Volkszugehörigkeit (Türken, Serben, Kroaten, Spanier, Juden aus der ehemaligen UdSSR usw.) sind dann möglich, wenn es gelingt, Menschen, die diese Sprachen sprechen, in der Begleitung von Alzheimerkranken auszubilden.

Einige Institutionen in Deutschland bemühen sich bereits um diese Aufgabe. Anschriften und Internetadressen siehe „Leseservice" (S. 986).

41.5 Häusliche Pflege

Für die häusliche Pflege von Migranten – wenn sie denn überhaupt einen professionellen Pflegedienst anfordern – gibt es weitere Regeln und Vorschriften, die die Pflegeperson des ambulanten Dienstes wissen sollte (Wohlrab 2003), z. B.:
- In der Wohnung türkischer Mitbürger müssen die Schuhe ausgezogen werden.
- Achten Sie auf Gesten des Hausherrn, damit bei der Begrüßung der Händedruck richtig erwidert wird. Strenge Muslime geben einer Person des anderen Geschlechts keine Hand. Seien Sie darüber nicht erstaunt.
- Auch bezüglich der Kleidung sollte eine Altenpflegerin bei Muslimen sensibel sein.
- Es ist unhöflich, Angebotenes – Tee, Gebäck oder Kaffee – einfach abzulehnen.

Die eigentliche Pflege von Migranten unterscheidet sich nicht grundsätzlich von der Pflege deutscher Mitbürger. Die Voraussetzung ist immer die Achtung der Individualität. Auch Migranten sind keine einheitliche Gruppe, so wenig wie deutsche Heimbewohnerinnen und -bewohner. Wichtig ist die Haltung und Einstellung und die Bereitschaft zur Fortbildung für eine kultursensible Altenpflege.

„Nicht die Pflege ist das Problem, sondern die Grundeinstellung der Menschen gegenüber fremden Kulturen." (Kettler 2003)

41.6 Lern- und Leseservice

41.6.1 Das Wichtigste im Überblick

Was bedeutet es, Menschen kultursensibel zu pflegen?

In Deutschland leben viele Menschen aus anderen Kulturkreisen, die die Angebote unseres Gesundheitssystems benötigen. Um sie ihren Bedürfnissen gemäß betreuen zu können, müssen sich Pflegende intensiv mit dieser Kultur, ihren Essgewohnheiten, ihren religiösen Vorschriften, ihrer Sprache und ihrem Krankheitsverständnis beschäftigen. Das Management der Einrichtung muss entsprechende Informationen und die Möglichkeit zur Fortbildung anbieten.

Welches Ziel hat kultursensible Altenpflege?

Die kultursensible Altenpflege will pflegebedürftigen alten Menschen ein Leben mit ihren eigenen kulturbedingten Bedürfnissen und Prägungen ermöglichen.

Weshalb essen Moslems kein Schweinefleisch?

Die Religion des Islam verbietet das Essen von Schweinefleisch. Im Verständnis der Moslems ist dieses Fleisch „unrein". Sie essen daher auch nichts, was mit Schweinefleisch in Berührung gekommen ist.

Was ist der Ramadan?

Der Ramadan ist der Fastenmonat im Islam. Gläubige Moslems dürfen in dieser Zeit von Sonnenaufgang bis Sonnenuntergang nichts essen. Der Koran erlaubt jedoch Ausnahmeregelungen z. B. für Kranke und Gebrechliche.

Welche Probleme können bei türkischen Patienten mit Demenzerkrankung auftreten?

Das Hauptproblem liegt einerseits in der Tabuisierung der Erkrankung aufgrund des anderen Verständnisses von Krankheit und Gesundheit in der Türkei, andererseits in der noch vielfach vorhandenen Unwissenheit über diese Krankheit. Muttersprachlich und fachlich ausgebildete Helfer sind dringend erforderlich.

41.6.2 Literatur

Alay-Mansuroglu F. in: KDA, Hrsg. Pro Alter 2003; 4
Becker S et. al. Muslimische Patienten. Ein Leitfaden zur interkulturellen Verständigung in Krankenhaus und Praxis. München, Wien, New York: Zuckschwerdt; 2006
Betz O. Tastende Gebete. München: Betz; 1971
Deutschlandradio/Sendungen/Kompass „Schafskäse zum Frühstück" vom 1.10.2004 „Kultursensible Altenpflege"
Dibelius O, Uzarewicz C. Pflege von Menschen höherer Lebensalter. Kohlhammer und Urban Taschenbücher Grundriss Gerontologie Band 18. Stuttgart: Kohlhammer; 2006
Domenic D. Transkulturelle Kompetenz. Lehrbuch für Pflege-, Gesundheits- und Sozialberufe. Bern: Hans Huber; 2007
Ertl A. Angeworben, Hiergeblieben, Altgeworden. Praxisfeld interkulturelle Altenpflege, interkulturelles Arbeiten in der Altenpflege, Praxisforschung, Qualifizierung, Beratung, Arbeitshilfe. Darmstadt: Arbeitszentrum Fort- und Weiterbildung Elisabethstift; 1998
Hirsch AM. Psychologie für Altenpfleger. Berlin/München: Quintessenz; 1994
Kreimer R. Altenpflege: menschlich, modern und kreativ. Grundlagen und Modelle einer zeitgemäßen Prävention, Pflege und Rehabilitation. Hannover: Schlütersche; 2004
KDA, Hrsg. Pro Alter. Migration und Demenz. Vergessen in der zweiten Heimat. Pro Alter 2007; 2
KDA, Hrsg. Kleine Datensammlung Altenhilfe. Köln: KDA; 2003
Kettler. Damit einem die Pflege nicht spanisch vorkommt: Kultursensible Altenhilfe. In: Pro Alter 2003; 4
Mutawaly al S. Menschen islamischen Glaubens individuell pflegen. Hagen: Brigitte Kunz; 1996
Stanjek K. Hrsg. Altenpflege konkret – Sozialwissenschaften. Stuttgart: Gustav Fischer; 1998
Torun B. Alzheimer ist eine Strafe Allahs. In: KDA, Hrsg. Pro Alter 2007; 2
Wohlrab in KDA, Hrsg. Pro Alter 2003; 4

Zentrum für Qualität in der Pflege. Alternde Migranten und Pflege in Deutschland – eine Bestandsaufnahme. Im Internet: http://www.zqp.de/index.php?pn=care&id=6; Stand: 29.07.2015

Weiterführende Literatur

Alisch M. Ältere Menschen im Quartier – eingebunden in nachbarschaftliche und familiäre Hilfsnetzwerke. In: KDA, Hrsg. Pro Alter 2015, Heft 4
Arbeitskreis „Charta für eine kultursensible Altenpflege" in Zusammenarbeit mit KDA: Für eine kultursensible Altenpflege. Eine Handreichung. Köln 2002
Haug S, Müssig S, Stichs, A. Muslimisches Leben in Deutschland. Bundesamt für Migration und Flüchtlinge, Hrsg. Nürnberg 2009
Ilkilic I. Begegnung und Umgang mit muslimischen Patienten. Eine Handreichung für die Gesundheitsberufe. 6. Aufl. Bochum 2006
Sowinski C, Nitz C, Reuß M, Germund P, Kowitz V. „Feste feiern in der Altenhilfe – Anlässe, Informationen und Deko-Ideen zur Interkulturellen Festgestaltung. DIN-A1-Poster erhältlich beim KDA
Visser M, Jong A de, Emmerich D. Kultursensitiv pflegen: Wege zu einer interkulturellen Pflegepraxis. München: Urban u. Fischer; 2002
Yilmaz T. Ich muss die Rückkehr vergessen. Duisburg: Sokoop; 1997

Audiovisuelle Medien

Pflege ist Pflege – oder vielleicht doch nicht? Lehr- und Lernmaterial für die Kranken- und Altenpflegeausbildung zum Thema älter werdende Migrantinnen und Migranten (auf CD). Bestelladresse: AWO Bezirk Westliches Westfalen e. V. Abt. III, Kronenstr. 63–69, 44 139 Dortmund, Tel.: 0231/5 483–255

41.6.3 Kontakt- und Internetadressen

Kuratorium Deutsche Altershilfe
An der Pauluskirche 3, 50 677 Köln, Tel.: 0221 931 947-18, http://www.kda.de

Berliner Netzwerk „Türkischsprachig und Demenz"
Ansprechpartnerinnen: Dipl.-Psych. Christa Matter, Alzheimer-Gesellschaft Berlin e. V., Friedrichstr. 236, 10 969 Berlin-Kreuzberg, Tel. 030–89 094 357, E-Mail: info@alzheimer-berlin.de, und Prof. Dr. Gudrun Piechotta, Alice Salomon Hochschule, Alice-Salomon-Platz 5, 12 627 Berlin-Hellersdorf, Tel: 030–99 245–424, E-Mail: piechotta@asfh-berlin.de

Fachstelle für an Demenz erkrankte Migranten/-innen und deren Angehörige
Ansprechpartnerin: Bedia Torun, Paulstr. 4, 45 889 Gelsenkirchen, Tel. 0209–6 048 320, E-Mail: IMZ_torun@gmx.com; http://www.awo-gelsenkirchen.de

Forum für eine kultursensible Altenhilfe, Koordination Region West
c/o AWO Bezirksverband Mittelrhein e. V., Fachdienst für Migration und Integration, Venloer Wall 15, 50 672 Köln, Tel.: 0221–299 428-72; E-Mail: forum.region.west@gmail.com

Nascha Kwartihra GbR
Ambulant betreute Pflegewohngruppe für russischsprachige Demenzkranke, Ibsenstr. 2, 51 107 Köln
http://www.nascha-kwartihra.weebly.com

Internetadressen

http://www.kda.de

http://www.kultursensible-altenhilfe.net

http://www.verstehen-sie-alzheimer.de bzw. http://www.agm-online.de

http://www.victor-gollancz-haus.de (Altenpflegeheim in Frankfurt mit kultursensibler Ausrichtung)

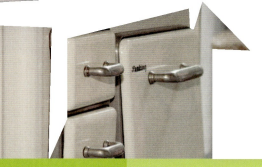

Kapitel 42
Wohnen im Alter

42.1	Bedeutung des Wohnens im Alter	989
42.2	Wohnformen im Alter	990
42.3	Seniorengerechtes Wohnen	997
42.4	Wohnen im Altenpflegeheim	1000
42.5	Wohnen mit Tieren	1008
42.6	Unterstützung beim Heimeinzug	1010
42.7	Lern- und Leseservice	1012

42 Wohnen im Alter

Hannelore Seibold

42.1 Bedeutung des Wohnens im Alter

42.1.1 Wohnen ist ein Grundbedürfnis

Wohnen ist ein Grundbedürfnis des Menschen – in jeder Lebenssituation. Die Art, wie wir wohnen, und der Ort, wo wir wohnen, haben Auswirkungen auf unser Wohlbefinden. Die Wohnung ist der Ort, an dem unser In-der-Welt-Sein realisiert wird, wo wir Sicherheit, Schutz und Geborgenheit erleben. Wir bestimmen selbst, wie wir die Räume gestalten wollen, sodass die jeweils eigene Kreativität und Individualität sichtbar werden. In unserer Wohnung leben wir selbstbestimmt nach unseren eigenen Wünschen und Bedürfnissen (▶ Abb. 42.1). In die Räume unserer Wohnung können wir uns zurückziehen, die Türen verschließen, wenn wir das Bedürfnis danach haben, und wir können für Kontakte und Kommunikation die Türen öffnen. Die Wohnung bietet den Rahmen für die Gestaltung unseres Lebens, sie kann der Ort sein für Entspannung und Regeneration. Die Wohnung – auch als die „dritte Haut des Menschen" bezeichnet – wird so zu einem zentralen Orientierungspunkt, zu dem wir immer wieder zurückkehren.

Zum Wohnen gehören auch die Dinge, mit denen wir leben, die vielen kleinen und großen Gegenstände, die eine Wohnung unverwechselbar machen und die Zeiten und Ereignisse eines Lebens gegenwärtig halten. Die Dinge leben mit uns und wir gestalten mit ihnen unsere ganz persönliche Welt.

42.1.2 Wohnumfeld

Zum Wohnen gehören nicht nur Räume, sondern auch Menschen, mit denen wir leben: unsere Familie, Freunde, Nachbarn, der Postbote und alle, mit denen wir einen Teil unseres Lebens im Stadtviertel

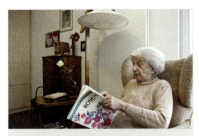

Abb. 42.1 Individuell gestaltetes Bewohnerzimmer. (Foto: W. Krüper, Thieme)

teilen. Wohnqualität wird auch durch die Infrastruktur im Quartier bestimmt: Wie ist die Verkehrsanbindung? Gibt es gut erreichbare und ausreichend Geschäfte für die Befriedigung des täglichen Bedarfs? Gibt es Grünflächen und Parkanlagen? Sind Bäcker, Fleischer, die Post, Arztpraxen, Apotheke, die Kirchengemeinde und Orte für kulturelle Angebote gut zu erreichen? „Der Stadtteil, in dem sich meine Wohnung befindet, ist mein Zuhause, hier kenne ich mich aus, hier bin ich bekannt, hier habe ich einen Namen, hier bin ich wer!"

Eine ungeeignete Infrastruktur des Wohnumfelds (z. B. eine breite, verkehrsreiche Straße direkt vor dem Haus, keine Geschäfte in der näheren Umgebung, die zu Fuß zu erreichen sind, oder eine nicht altersgerecht ausgestattete Wohnung) kann das selbstbestimmte Leben Älterer in ihrer vertrauten Wohnung erschweren, wenn nicht sogar unmöglich machen.

42.1.3 Wohnsituation im Alter

Wohnwünsche älterer Menschen nach der Phase der Berufstätigkeit sind u. a.
- „in der eigenen Wohnung so lange wie möglich selbstständig bleiben,
- im vertrauten Quartier bleiben,
- vertraute Kontakte weiterpflegen,
- Rückzugsmöglichkeiten und Individualität behalten,
- bedarfsentsprechende Inanspruchnahme von Hilfe und Pflege,
- nicht ins Heim!" (G. Kaiser, KDA 2008).

Viele alte Menschen möchten so lange wie möglich in ihrer eigenen Wohnung und in ihrer bekannten Umgebung bleiben. Je älter die Menschen werden, umso weniger möchten sie noch einmal umziehen. Da 65-Jährige und Ältere häufig schon lange Jahre in ihren Wohnungen/Häusern leben, sind diese Gebäude häufig ebenfalls schon älter und nicht immer seniorengerecht. Mit dem Wohnungsanpassungsprogramm der BRD (S. 997) kann dieser Mangel teilweise behoben werden.

Die Wohnung bekommt für älter werdende Menschen noch einen weiteren, das ganze Leben bestimmenden Stellenwert. Im Ruhestand und wenn die Kinder aus dem Haus sind, entfallen viele Notwendigkeiten, aus dem Haus zu gehen. Auch die altersbedingten körperlichen und geistigen Einschränkungen mindern die Fähigkeiten, die Wohnung zu verlassen. „Ältere Menschen in der Bundesrepublik verbringen die meiste Zeit zu Hause: von 24 Stunden am Tag durchschnittlich 21,4 Stunden mit ‚zu Hause sein', 1,3 Stunden mit ‚an Zielorten sein' und eine knappe halbe Stunde mit ‚unterwegs sein'. Hieran zeigt sich bereits der entscheidende Unterschied zum Wohnen in allen früheren Lebensphasen [...]. Die Wohnung ist zudem ein Ort der Erinnerung" (Jansen u. Klie 1999; Oswald 1994, zit. nach Bunzendahl u. Hagenbach 2004).

Für alte Menschen ist daher der Alltag „Alltag in der Wohnung". Die Zahl der Aktivitäten außer Haus und die Entfernungen sind von der körperlichen Konstitution, dem Einkommen und vom Besitz eines Autos abhängig. Der Aktionsradius des alten Menschen wird geringer, für die selbstständige Lebensführung aber und das Wohlbefinden werden die Wohnung und das direkte Wohnumfeld immer wichtiger. Die Wohnung wird intensiver genutzt als in jüngeren Jahren. Die ganze Vielfalt der Lebensvorgänge spielt sich in der Wohnung ab.

Merke

Eine den Bedürfnissen angepasste, gemütliche, behagliche Wohnung, eine gute Infrastruktur im näheren Umfeld, Angehörige, Freunde und Nachbarn in der Nähe sind Garanten für ein möglichst langes, selbstbestimmtes Leben in der vertrauten Wohnung.

42.1.4 Alltagsbewältigung

Die Bewältigung des Alltags in der eigenen Wohnung und im näheren Umfeld sowie die Fähigkeit, sich selber zu versorgen, sind abhängig von den Fähigkeiten des alten Menschen zur Alltagsbewältigung. Eine gestörte Mobilität, Seh- und/oder Hörbehinderungen, ein nachlassendes Gedächtnis und eine mangelhafte Orientierungsfähigkeit sind nur einige Probleme, die die Alltagskompetenzen so einschränken, dass der Verbleib in der eigenen Wohnung nur noch mit Unterstützung möglich sein kann. Entsprechende unterstützende Hilfen gibt es heute jedoch in großer Zahl.

Lernaufgabe

Nutzen Sie alle Ihnen zu Verfügung stehenden Informationsquellen (z. B. Bibliothek, Internet und Praxiseinsätze) und notieren Sie die Möglichkeiten, wie alte Menschen darin unterstützt werden

können, in ihrer bisherigen Wohnung und im gewohnten Umfeld bleiben zu können. Versuchen Sie, die Meinung der Betroffenen mit in Ihre Überlegungen einzubeziehen:
1. Beschreiben Sie Aufwand, Kosten und Nutzen der Hilfe.
2. Diskutieren Sie das Ergebnis unter den Gesichtspunkten: Zumutbarkeit, Effektivität und Wirtschaftlichkeit.

Tab. 42.1 Wohnformen älterer Menschen (65 Jahre und älter) in Deutschland (Schader-Stiftung 2006).

Wohnform	Prozent
normale Wohnung	93 %
Heim	4 %
traditionelle Altenwohnung	1 %
Betreutes Wohnen	2 %
gemeinschaftliches Wohnen	0,01 %
ambulant betreute Wohngruppen	0,01 %

42.2 Wohnformen im Alter

Älter werdende Menschen sollten sich früh die Frage stellen: Wie und wo will ich später einmal leben und wohnen? Sie können sich zwischen 3 unterschiedlichen Situationen entscheiden (mod. n. Keller 2006):
- Situation 1 – Zu Hause wohnen bleiben:
  - barrierefreie Wohnung
  - angepasste Wohnung
  - Betreutes Wohnen zu Hause
  - quartiersbezogene Wohnprojekte
- Situation 2 – Die Wohnsituation verändern:
  - Betreutes Wohnen – Service-Wohnen
  - Wohnen bei den Kindern
  - selbstorganisiertes gemeinschaftliches Wohnen
  - Mehr-Generationen-Wohnen
  - betreute Wohngemeinschaften
  - Wohngemeinschaften für Demenzkranke
  - Wohnstifte, Seniorenresidenz
- Situation 3 – Umziehen, weil eine rundum Betreuung nötig ist:
  - Wohnen in voll- und teilstationären Altenpflegeeinrichtungen
  - Alten- und Pflegeheime
  - betreute Hausgemeinschaften
  - Kurzzeitpflege (Pflegehotel, Urlaubspflege)
  - Tages- oder Nachtpflege

42.2.1 Situation 1 – Zu Hause wohnen bleiben

Barrierefreie Wohnung

Älter werdende Menschen leben am liebsten in ihrem eigenen Haushalt (▶ Tab. 42.1). Das geht gut, solange sie nicht alleine sind, Partner sich gegenseitig stützen können und das Umfeld in überschaubaren Distanzen alles Lebensnotwendige bietet. Es ist erforderlich, die eigene Wohnung kritisch zu überprüfen, ob sie auch im hohen Lebensalter und bei steigendem Hilfebedarf geeignet ist. Sowohl an die Wohnung als auch an das Wohnumfeld (▶ Abb. 42.2) sind besondere Anforderungen zu stellen, wenn älter werdende Menschen möglichst lange in ihrer bisherigen Wohnung verbleiben möchten. Seniorengeeignet ist eine Wohnung, wenn sie barrierefrei angelegt ist (zu den Kriterien einer barrierefreien Wohnung siehe http://nullbarriere.de/).

Angepasste Wohnung

Da Senioren meist sehr lange in ihrem Quartier leben, bedeutet das, dass auch die Häuser, in denen sie wohnen, häufig nicht den neuesten Standards für seniorengerechtes Wohnen entsprechen (z. B. veraltete Heizungs- und Sanitäranlagen). Um die Wohnung für die alten oder behinderten Menschen passend zu machen, kann eine Wohnraumberatung helfen. Bei der Stadtverwaltung oder bei der Bürgerberatung der einzelnen Orte können die Anschriften solcher Berater erfragt werden (oder unter http://www.online-wohn-beratung.de). Es muss z. B. geklärt werden, ob die Einrichtung im Badezimmer für den Benutzer und seine Bedürfnisse passend ist oder ob die Badewanne wegen des meist sehr hohen Einstiegs noch benutzt werden kann. Da eignet sich besser eine bodengleiche größere Dusche mit Sitzgelegenheit und Haltegriffen. Auch die Breite der Türen wird untersucht. Sollte ein Rollstuhl im Gebrauch sein, müssen die Türen mindestens 80 bzw. 90 cm breit sein. Geprüft werden Fußbodenbeläge auf ihre Rollstuhltauglichkeit, Teppiche und Brücken, inwieweit diese zu Stolperfallen werden können und vieles mehr.

Betreutes Wohnen zu Hause

Immer mehr Menschen, die älter als 65 Jahre alt sind, leben alleine. Nach dem Statistischen Bundesamt (2011) lebten im Mai 2011 98,5 % der Bevölkerung in Deutschland in 37,6 Millionen Privathaushalten und 1,5 % in Gemeinschafts- oder Anstaltsunterkünften. Der Anteil der Singlehaushalte lag bei 37,2 %. Damit lebten 17,1 % der Gesamtbevölkerung alleine. Von diesen 13,4 Millionen Menschen sind nur 17,6 % jünger als 30 Jahre. In 22 % der Privathaushalte lebten im Durchschnitt

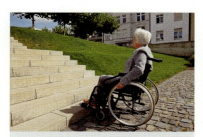

Abb. 42.2 Auch das Wohnumfeld spielt bei Verbleib in der eigenen Wohnung eine wesentliche Rolle. (R. Kneschke, Fotolia.com)

1,44 Personen im Alter von über 64 Jahren. In dieser Statistik werden auch Altenwohnheime zu den Privathaushalten gezählt (Zensus 2011).

Die Zunahme von Singlehaushalten auch bei älteren und alten Menschen lässt den Betreuungsbedarf durch Nicht-Familienmitglieder steigen. Hier bietet sich das „Betreute Wohnen zu Hause" an. Der Begriff ist bekannt durch entsprechende Einrichtungen, aber auch in der eigenen Wohnung ist eine Betreuung möglich. In den meisten Gemeinden (Stadtverwaltung oder Landkreis) gibt es eine Koordinierungsstelle (Pflegeberatungsstelle), die die allein lebenden Senioren in allen Fragen der Betreuung, Haushaltsführung und Pflege berät. Je nach Situation kommt ein Mitarbeiter zu einem Hausbesuch, informiert über ein Hausnotrufsystem und koordiniert weitere Hilfen, die der Betreffende braucht oder erbittet. Der Hausbesuch wird meist mit einem Pauschalbetrag abgegolten, weitere Dienste, wie etwa Hausreinigung, Wäsche besorgen usw., müssen gesondert bezahlt werden. Regelmäßige Besuche werden durchgeführt, um sich verschlechternde Situationen, schleichende Hinfälligkeit und/oder Verwahrlosungstendenzen und/oder eine beginnende Demenz rechtzeitig erkennen zu können.

Quartierbezogene Wohnprojekte

Dieses Konzept ist zum jetzigen Zeitpunkt nur in wenigen Städten realisiert. Es gibt zurzeit noch wenig praktisch erprobte Strukturen, aber für den in Zukunft steigenden Bedarf an Hilfe und Pflege für hochbetagte Senioren erscheint das Konzept verheißungsvoll. Es gibt für die Begleitung, Betreuung und Pflege der alleine lebenden alten Menschen Koordinierungsstellen im Stadtteil oder in Wohnanlagen eines Bauträgers. Bewohner des Stadtteils (häufig Ehrenamtliche) übernehmen zu einem großen Teil die Betreuung und Unterstützung der Singles. Anfallende medizinisch-pflegerische Aufgaben übernehmen Pflegefachkräfte ambulanter Pflegedienste im Rahmen der Pflegeversicherung. Beispiele sind:

- Baugenossenschaft „Freie Scholle" eG, Jöllenbecker Str. 123, 33 613 Bielefeld, Tel: 0521 98 88 0, http://www.freie-scholle.de
- Bielefelder Modell (barrierefreies Wohnen mit hoher Versorgungssicherheit), http://www.bgw-bielefeld.de/bielefelder-modell.html
- „Miteinander Wohnen" e. V., Volkradstr. 8, 10 319 Berlin, Tel 030 512 40 68, http://www.miteinanderwohnen.de

42.2.2 Situation 2 – Die Wohnsituation verändern

Betreutes Wohnen – Service-Wohnen

Viele Senioren leben eigenständig und führen ihren Haushalt mit wenig Unterstützung selbstständig. Leben Senioren alleine, so ergeben sich beim Erreichen eines hohen Lebensalters manche Probleme, z. B. erhöhte Sturzgefahr, Isolation und Vereinsamung und dadurch eine schleichende Hinfälligkeit mit drohender Verwahrlosung. Tragfähige Familienstrukturen sind in der heutigen Zeit eher selten. Auch die Wohnungen, in denen Ältere leben, sind für die Bedürfnisse des alten Menschen häufig zu groß und, wie bereits oben beschrieben, oft nicht seniorengeeignet. Im Blick auf die evtl. später auftretenden Probleme wünschen sich Senioren Wohnmöglichkeiten, die ihnen größtmögliche Eigenständigkeit bei einem hohen Grad an Sicherheit bieten. Betreute Wohnungsanlagen bieten solche Dienstleistungen an. Jedoch stößt der Begriff „Betreutes Wohnen" bei den älteren Menschen häufig auf Ablehnung. Älter werdende Menschen möchten selbstbestimmt die Hilfen in Anspruch nehmen, die sie brauchen, sie möchten aber nicht „betreut" werden. Daher wird für diese Wohnform mehr und mehr der Begriff „Service-Wohnen" verwendet.

Ziele und positive Aspekte

- Angebot an ausreichend großen, barrierefreien Wohnungen für ein Leben in Unabhängigkeit und Selbstverantwortung
- Angebot an Versorgungsleistungen und Sicherheit durch Begleitung und Pflege, bei Bedarf rund um die Uhr
- Vermittlung unterstützender Maßnahmen, die eigene Lebensführung betreffend
- Förderung von Kommunikation und Kontakten zur Vermeidung von Isolation und Vereinsamung

Konzepte

▶ **Größe der Wohnungen.** Die Größe der 1- bis 2-Zimmer-Wohnungen schwankt zwischen 40 und 60 qm. Sie sind bewusst groß gehalten, da sich alte Menschen vorwiegend in der Wohnung aufhalten und sie die Möglichkeit haben sollen, Besuche zu empfangen und andere Aktivitäten zu unternehmen.

▶ **Angebote der Grundversorgung.** Zur Grundversorgung, die zusätzlich zur Miete mit einem Pauschalbetrag finanziert werden muss, gehören je nach Anbieter unterschiedliche Leistungen. Die Höhe der sog. Betreuungspauschale ist abhängig von diesen unterschiedlichen Angeboten. Ein Vergleich verschiedener Anbieter ist sinnvoll. Zum Angebot der Grundversorgung gehören

- eine Notrufanlage, die Tag und Nacht besetzt ist,
- Mitarbeiter, die in dringenden Fällen rund um die Uhr erreichbar sind,
- feste Sprechzeiten der Betreuungspersonen,
- pflegerische Erstversorgung im Falle einer kurzfristigen Erkrankung,
- Hausmeisterdienste, technische Hilfeleistungen,
- Beratung in Angelegenheiten des täglichen Lebens,
- Vermittlung von Diensten durch Dritte (z. B. Reinigungsdienste, ambulante Pflegedienste, Tages-, Nacht- und Kurzzeitpflege, therapeutische und rehabilitative Angebote).

▶ **Angebote der Wahlleistungen.** Wahlleistungen werden individuell bei Inanspruchnahme abgerechnet. Aus einem Katalog können folgende Angebote gewählt werden:

- hauswirtschaftliche Hilfen (Wohnungsreinigung, Wäscheservice, Einkaufshilfen usw.)
- Mittagstisch, wenn erforderlich auch Frühstück und Abendbrot („Essen auf Rädern")
- Beratung und Begleitung in Behördenangelegenheiten
- Begleitung zum Arzt u. Ä.
- Besuchs- und Begleitdienste
- ambulante Pflege

Weitere Wahlleistungen sind denkbar und möglich. Sie sind abhängig von den Möglichkeiten des Trägers und von den finanziellen Mitteln des Bewohners.

▶ **Gemeinwesenorientierung.** Bei der Gemeinwesenorientierung sorgt die Einrichtung dafür, dass die Bewohner sich am Leben in ihrem Stadtteil beteiligen können. Dies setzt Folgendes voraus:

- eine möglichst zentrale Lage
- gute Anbindung an den öffentlichen Nahverkehr
- Vermeidung eines „Ghettos", daher nicht zu viele Wohneinheiten
- Unterstützung beim Knüpfen von Kontakten zu bestehenden Gruppen und Kreisen im Stadtteil (Vereine, Kirchengemeinden, Senioren- und Selbsthilfegruppen usw.)
- Berücksichtigung möglicher Behinderungen der Bewohner im Rahmen städtebaulicher Konzeptionen (z. B. behindertenfreundliche Gestaltung öffentlicher Anlagen, Straßen und Plätze)

Die Lage der Einrichtung, die verfügbare Wohnung, das Betreuungsangebot und der Mietpreis samt Betreuungspauschale müssen bezahlbar sein und einen sehr viel höheren Wert an Lebensqualität vermitteln, damit ein Umzug in eine solche Wohnanlage Sinn machen soll.

Grenzen und nachteilige Aspekte

Viele Anbieter des Betreuten Wohnens werben damit, dass diese Wohnform die Alternative zum Pflegeheim sei und ein Verbleiben in der Wohnung auch bei schwerer und schwerster Pflegebedürftigkeit noch möglich wäre. Einige Träger weisen allerdings darauf hin, dass je nach Schwere der Pflegebedürftigkeit ein Umzug in ein Pflegeheim vorgesehen ist.

Es gibt eine Reihe geriatrischer Probleme, die in der Wohnform des Betreuten Wohnens nicht oder nur mit einem sehr hohen Kostenaufwand aufgefangen werden können. Bei den nachfolgend aufgeführten Einschränkungen oder Erkrankungen wird vermutlich ein Umzug ins Altenpflegeheim erforderlich werden:

- regelmäßige pflegerische Hilfe in der Nacht durch eine Pflegekraft

- Verwirrtheit und Orientierungsstörungen, die die Mitbewohner belasten und evtl. zur Selbstgefährdung führen
- ausgeprägte Inkontinenz
- Sturz- und Verletzungsgefahr
- Verwahrlosung durch Uneinsichtigkeit mit Blick auf Körperpflege und Wohnungsreinigung und Ablehnung entsprechender Hilfsangebote

Merke

„Betreutes Wohnen" ist eine sinnvolle Alternative für Menschen, die noch rüstig und aktiv sind, aber nicht mehr in einer zu groß gewordenen Wohnung alleine leben möchten. Es ist ein Angebot und eine Beruhigung für Menschen, die spüren, dass sie zunehmend einsamer und isolierter werden und die Angst haben, im Notfall nicht schnell genug Hilfe zu bekommen. Aber: Betreutes Wohnen stößt bei schwerer oder schwerster Pflegebedürftigkeit eindeutig an Grenzen.

Lernaufgabe

Sammeln Sie Informationen über Betreute Wohnanlagen in Ihrer Stadt oder in Ihrem Landkreis. Suchen Sie Kontakte zu den dort wohnenden Menschen, evtl. über die ortsansässigen ambulanten Pflegedienste. Lassen Sie sich von den Erfahrungen mit dieser Wohnform erzählen. Diskutieren Sie Ihre Eindrücke und suchen Sie Antworten auf folgende Fragen:
1. Sind die Bewohner des „Betreuten Wohnens" mit den Gegebenheiten zufrieden? Wo wünschen sie Veränderungen und warum?
2. Können pflegebedürftige Bewohner in ihren Wohnungen versorgt werden? Wenn ja, durch wen? Ist dafür ein Aufpreis zu bezahlen?
3. Was kosten Warmmiete und Betreuungspauschale?
4. Welche Leistungen können dazugekauft werden, zu welchem Preis?
5. Addieren Sie diese Summen. Wie hoch muss die Rente eines Bewohners sein, um sich diese Wohnform leisten zu können?
6. Möchten Sie selber hier leben? Wenn ja, warum, wenn nein, warum nicht?
7. Suchen Sie nach weiteren alternativen Wohnformen für Senioren in Ihrem Umfeld.

Qualitätsstandards

In den vergangenen Jahren sind Betreute Wohnanlagen in großer Zahl entstanden, wobei die Preisgestaltung mancher Anbieter nicht immer seriös war. Das KDA hat daher Standards entwickelt, die alten Menschen bei der Suche nach einer guten betreuten Wohnanlage helfen können; siehe „Leseservice" (S. 1014). Informationen über Qualitätsstandards betreuter Wohnanlagen können Sie z.B. auf der Internetseite der Architektenkammer Nordrhein-Westfalen (http://www.aknw.de) herunterladen.

Wohnen bei den Kindern

Nach dem bisher Gesagten erscheint es sinnvoll und wünschenswert, wenn alleinstehende, ältere Menschen zusammen mit ihren erwachsenen Kindern oder anderen Familienmitgliedern wohnen. Es stellt sich allerdings die Frage, ob dieses Zusammenleben gewünscht wird. Wie sehen dies die Betroffenen?

Im Rahmen einer Studie wurde älteren Menschen die Frage gestellt: „Ist es begrüßenswert, mit den erwachsenen Kindern im gemeinsamen Haushalt zu wohnen?" (Wirsing 2000):
- dafür waren 9%
- dagegen waren 50%
- keine Antwort gaben 21%

Eine Studie aus den USA kam zu einem ähnlichen Ergebnis (Wirsing 2000):
- 17% wollen mit der Familie wohnen
- 50% wollen allein, aber in der Nähe der Familie wohnen
- 30% wollen allein, aber entfernt von der Familie wohnen
- 3% gaben keine Antwort

Aus diesen Ergebnissen kann jedoch nicht der Schluss gezogen werden, dass die meisten alten Menschen gegen Familienbeziehungen sind. Im Gegenteil: Der Kontakt zu den Kindern, sofern er denn intakt ist, stellt eine wichtige Ressource dar. Im Krankheitsfall oder bei sonstigen Problemen wird diese Ressource gerne in Anspruch genommen.

Trotzdem gilt: Alte Menschen leben am liebsten selbstständig in ihrer Wohnung, aber in der Nähe der Kinder, gemäß dem Sprichwort: Aus der Ferne liebt sich's leichter.

Selbstorganisiertes gemeinschaftliches Wohnen

Das Konzept der Haus- und Wohngemeinschaften alter Menschen ist noch nicht allgemein akzeptiert. Die Vorstellung ist noch weit verbreitet, dass in eine WG meist jüngere Menschen, Studenten und solche Personen ziehen, denen eine eigene Wohnung zu teuer ist, aber dennoch nicht mehr bei den eigenen Eltern leben möchten.

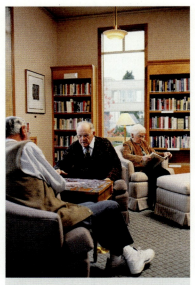

Abb. 42.3 Im großen Wohnzimmer findet das gemeinsame Leben statt. (Foto: W. Krüper, Thieme)

Was aber bewegt alte Menschen, sich für eine WG zu interessieren? Menschen, die im Jahr 2016 in den Ruhestand gehen, sind i.d.R. noch rüstig und unternehmungslustig. Viele davon wünschen sich, noch einmal etwas ganz Neues beginnen zu können. So gibt es schon seit den 90ern Jahren in verschiedenen Städten Senioren, die sich damit beschäftigen, wo und wie sie gemeinsam im Alter leben möchten. Im Idealfall gelingt es ihnen, eine Immobilie zu finden, die so groß ist, dass jeder Mitbewohner eine Wohnung für sich hat und dass Raum für gemeinsame Aktivitäten und gegenseitige Hilfeleistungen ist. In manchen Wohngemeinschaften hat jeder Bewohner eine komplette Wohnung für sich, in anderen teilen sich die Bewohner Küche und Bad. Mittelpunkt der WG ist einerseits die große Wohnküche, zum anderen das Wohnzimmer (▶ Abb. 42.3).

Vorteile

Die Vorteile des Lebens in einer WG liegen darin, dass ständig irgendwelche Aktivitäten laufen, dass Aufgaben für die Gemeinschaft erledigt werden müssen und dass daher das Problem der Einsamkeit kaum aufkommen kann. Allerdings sind einige Voraussetzungen für ein Leben in einer WG erforderlich. Diese sind: eine offene, kommunikative und konfliktbereite Grundhaltung, weiter die Fähigkeit, die eigenen Vorstellungen und Überzeugungen zugunsten der Allgemeinheit dann und wann zurückzustellen, und eine gewisse

Großzügigkeit und Toleranz mit Blick auf Regeln der Hausordnung und der Ordnung in den gemeinsamen Räumen. Die Menschen, die in einer WG zusammenleben, müssen von den Charakteren her zueinanderpassen.

Pflegebedürftigkeit in der Alten-WG

Wird ein Mitbewohner pflegebedürftig, so muss ein Plan aktiviert werden, der möglichst schon im Vorfeld diskutiert und reflektiert worden ist. Jeder Bewohner muss für sich geklärt haben, wie viel Zeit und Kraft er für einen solchen Pflegedienst für die Gemeinschaft einbringen kann und will. Die Hauptlast kann und muss sicher von einem professionellen Pflegedienst übernommen werden.

Der 2. Altenbericht der Bundesregierung räumt ein, dass solche neuen Wohnformen sicher nur von einer Minderheit der Älteren gewählt werden, spricht diesen Modellen aber eine wichtige Leitbildfunktion zu. Hindernisse zur Umsetzung solcher Initiativen, so der Bericht, sollten beseitigt werden. Der moderne Sozialstaat ist schon aus Kostengründen darauf angewiesen, dass sich viele Alte so lange wie möglich selber helfen können. Entsprechende Informationen erteilt der „Verein für selbstbestimmtes Wohnen im Alter e. V. unter http://www.swa-berlin.de.

Fazit

Wer so viel Nähe und Gemeinschaft nicht ertragen kann, der wählt am besten eine Wohnung in einer Hausgemeinschaft. Hier lebt jeder in einer abgeschlossenen Wohnung, die gemeinsamen Aktivitäten sind plan- und steuerbar. Dafür gibt es einen großen Gemeinschaftsraum und eine hoffentlich ausreichend große Küche.

Mehr-Generationen-Wohnen

Seit einigen Jahren werden neue Ideen für das Wohnen im Alter diskutiert. Es sollen Wohnmöglichkeiten geschaffen werden, in denen alte und junge Menschen, Singles und Familien, Alleinerziehende und Senioren gemeinsam leben können. Dabei gilt eine Grundforderung für alle: **Jeder hat seine eigene vollständige und abgeschlossene Wohnung.** Die Gebäude werden so gebaut, dass die Bereiche dicht beieinanderliegen. Dadurch kann ein nachbarschaftliches Miteinander fast von selbst entstehen. Die Gestaltung der Außenanlagen und die Schaffung einiger Gemeinschaftsräume helfen dabei, dieses Konzept zu verwirklichen.

Der Freiburger „Laubenhof" z. B. ist eine Anlage, die solche Nachbarschaftsformen erlaubt. Eine Bewohnerin stellte fest:

„Kein Vergleich mit einem Altenheim: keine Heimordnung, keine Bevormundung, alles wie im normalen Leben. Wir sind hier wer und nicht nur Alte!"

Überall dort, wo Koordinierungsstellen (initiiert vom Bundesministerium für Familie, Senioren, Frauen und Jugend, Modellprojekt „Selbstbestimmt Wohnen im Alter") sich um Planung und Entwicklung von Wohnquartieren kümmern, ist Mehr-Generationen-Wohnen als Ziel im Grunde bereits angelegt.

Vorteile

Diese Wohnform könnte auch in anderen Städten und Gemeinden Realität werden, weil
- das Zusammenleben zwischen alten und jungen Menschen, zwischen Familien, Kindern und Singles dem normalen Leben entspricht,
- in diesem Miteinander Gaben und Fähigkeiten der Älteren in ganz selbstverständlicher Weise „gebraucht" und nachgefragt werden (z. B. Babysitting, Hilfe beim Hausaufgabenmachen, ▶ Abb. 42.4),
- die Jüngeren für die Älteren z. B. Einkäufe tätigen oder Besorgungen erledigen können, zu denen man ein Auto braucht,
- „diese Anlage ein gutes Beispiel für den Einfluss einer großzügigen Umgebung auf die innere Großzügigkeit der Menschen ist", so die Leiterin des Laubenhofs in Freiburg,
- Einsamkeit und Isolation in einem solchen Umfeld wenig oder keinen Raum haben.

Wohnstift, Seniorenresidenz

In Altenwohnstiften oder Seniorenresidenzen leben Menschen mit einem guten finanziellen Auskommen. Die meist noch recht rüstigen Bewohner führen ihren eigenen Haushalt, bis sie die beim Einzug zugesicherten Hilfen benötigen. Steigt der Pflegebedarf stark an, haben diese Einrichtungen Betreuungsstationen, in denen eine Pflege rund um die Uhr möglich ist. Die

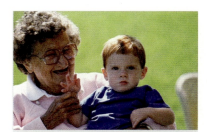

Abb. 42.4 Die „Leihoma" gehört zur Familie, sie übernimmt eine wichtige Rolle. (Foto: PhotoDisc)

Pflegebereiche haben den Status vollstationärer Pflegeabteilungen. In vielen Wohnstiften ist es üblich, dass sich die Bewohner mit einem bestimmten Betrag „einkaufen". Die Einrichtungen bieten dafür Appartements unterschiedlicher Größe, in die die Bewohner mit ihrem Mobiliar einziehen. Ein Wohnstift verfügt über Gemeinschaftseinrichtungen für gesellschaftliche und kulturelle Veranstaltungen. Viele Häuser haben eigene Schwimmbäder, Therapie- und Sportanlagen. Neben medizinischen Hilfen können die Bewohner auf umfassende Angebote im sozialen, aktivierenden und rehabilitativen Bereich zurückgreifen.

Je nach Angebot werden die Mahlzeiten in restaurantähnlich gestalteten Speiseräumen serviert. Solche Einrichtungen liegen zumeist in einer repräsentativen Umgebung. Insgesamt haben die Wohnstifte das Image von Nobeleinrichtungen, das sie mit Bezeichnungen wie „gehobenes Wohnen im Alter" selbst pflegen.

Ziele und positive Aspekte

- Die älteren Menschen sollen so lange wie möglich in ihren relativ großen Wohnungen bzw. Appartements selbstständig wohnen und haushalten. Sie werden dabei durch Mitarbeiter der Einrichtung unterstützt.
- Die Bewohner werden durch kulturelle, musische und sportliche Angebote aktiviert und angeregt.
- Es besteht ein Mahlzeitenservice wie im Restaurant.

Grenzen und nachteilige Aspekte

- Bei Pflegebedürftigkeit muss der Bewohner auf eine Pflegeabteilung im Haus umziehen.
- Diese Wohnform ist nur für Menschen geeignet, die in guten bis sehr guten finanziellen Verhältnissen leben.

Betreute Wohngemeinschaften

Dieses Angebot ist in den vergangenen Jahren als Ergänzung zur ambulanten Pflege entstanden. In einer Betreuten Wohngruppe leben 6–8 hilfe- und pflegebedürftige Menschen. Die Hilfebedürftigkeit ist bei den einzelnen Bewohnern sehr unterschiedlich und danach ist die Konzeption der Gruppen ausgerichtet. Es gibt zum einen die Wohngruppe, die eine 24-Stunden-Rundum-Betreuung anbietet. Sie ist vorwiegend für Menschen mit einer Demenzerkrankung gedacht. Für Menschen, die einen geringeren Hilfebedarf haben, ist die Konzeption entsprechend anders. Hier sind die Betreuungspersonen oft nur wenige Stunden am Tag anwesend, weil die Bewohner ihre Angelegenheiten noch selbstständig regeln können. Das Betreuerteam unterstützt die Gruppe bei der Zubereitung der Mahlzeiten, bei der Sauberhaltung der Wohnung und bei der Freizeitgestaltung. Eine zuverlässige Ansprechpartnerin ist immer erreichbar.

Die Wohnungen sind unterschiedlich groß, je nachdem, ob sie in einer bestehenden Wohnung eingerichtet oder neu gebaut werden. Voraussetzung ist die Barrierefreiheit der gesamten Wohnung und ihrer Zugänge. Jeder Bewohner hat einen privaten Schlaf- und Wohnbereich, den er sich mit seinen eigenen Möbeln und persönlichen Dingen gestalten kann. Für 8 Bewohner sollten insgesamt 3 voll ausgestattete Badezimmer vorhanden sein, eine bodengleiche Dusche in mindestens einem der Badezimmer. Weiter ist noch eine zusätzliche Behindertentoilette erforderlich. Die wichtigsten Räume im Haus sind eine große Wohnküche und ein entsprechend großes Wohnzimmer, außerdem ein barrierefrei erreichbarer Garten oder eine große Terrasse.

Ziele und Vorteile

- Ältere Menschen, die vorher alleine gewohnt haben und zu vereinsamen drohten, werden wieder aktiver und selbstständiger.
- Die Einnahme von Schmerz-, Schlaf- oder Beruhigungsmitteln kann oft reduziert werden, auch dadurch werden die Menschen aktiver und sind weniger sturzgefährdet.
- Die relativ gute Betreuung durch die Mitarbeiterinnen kann in manchen Fällen sogar Krankenhausaufenthalte verhindern oder zumindest verkürzen.
- Eine Betreute Wohngruppe entspricht einer familiären Situation. Die Bewohner fühlen sich geborgen und zufrieden. Stress- und Angstphänomene gibt es kaum.
- Die „Betreute Wohngruppe" liegt im bisherigen Wohnquartier der Bewohner, sie können also bisherige Kontakte und Beziehungen pflegen, z. B. kann der bisherige Hausarzt den Bewohner weiterhin betreuen.
- Pflegende Angehörige werden entlastet.

Grenzen des Angebots

- Die Kosten sind nicht günstiger als im vollstationären Heim, weil die Bewohnerzahl (6–8 Personen) im Vergleich zu den Betreuungspersonen einen nicht ganz so günstigen Schlüssel ergibt.
- Je höher der Pflegebedarf wird (v. a. auch bei Nacht), umso größer wird die Anforderung an die Pflegenden. Dies könnte zum Problem der ganzen Gruppe werden und für den betroffenen Bewohner einen Umzug in eine vollstationäre Einrichtung nötig machen.

Lernaufgabe

Betreute Wohngruppen gibt es erst seit dem Ende der 90er-Jahre. Besuchen Sie eine solche Wohngruppe im Umkreis Ihres Wohnorts (Anschriften sind über das Sozialamt oder das Internet zu bekommen). Suchen Sie Kontakt zu den verantwortlichen Mitarbeitenden und versuchen Sie Antworten auf folgende Fragen zu bekommen:

- Wer ist der Träger der Wohngruppe?
- Wie viele Bewohner leben in der entsprechenden Wohnung?
- Wie groß ist die Wohnung insgesamt, wie viel Raum steht den einzelnen Bewohnern zur Verfügung?
- Woher kommen die Bewohner, sind sie aus dem Quartier, in dem die Wohngruppe steht?
- Wie viele Mitarbeiter sind in der Gruppe beschäftigt, mit welcher Qualifikation, mit welchen Arbeitszeiten pro Tag, pro Woche?
- An wie vielen Stunden am Tag sind Betreuungspersonen anwesend?
- Welche Kosten entstehen für einen Bewohner?
- Wie sieht die Tagesgestaltung der Gruppe aus? Werden die Mahlzeiten in der Gruppe zubereitet oder kommen sie aus einer Zentralküche?

Diskutieren Sie mit Ihren Kollegen die Frage:
1. Wie schätzen Sie die Lebensqualität der Bewohner ein?
    a) Sind sie in der Gruppe ausreichend versorgt oder fehlen Möglichkeiten und Angebote, die eine vollstationäre Einrichtung anbietet?
    b) Wenn ja, welche, warum?
2. Möchten Sie selbst in dieser Einrichtung arbeiten? Begründen Sie Ihre Antwort.
3. Möchten Sie, dass Ihre Eltern oder andere Ihnen nahestehende Personen in dieser Gruppe leben? Begründen Sie Ihre Antwort.

Wohngemeinschaften für Demenzkranke

Wohngemeinschaften für Demenzkranke stellen eine Sonderform der oben beschriebenen Betreuten Wohngruppen dar. Es hat sich gezeigt, dass demenziell erkrankte alte Menschen in kleinen, familienähnlich strukturierten, überschaubaren Gruppen (nicht mehr als 6–8 Personen) wesentlich länger ein relativ zufriedenes Leben führen

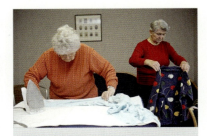

Abb. 42.5 Die alten Menschen erleben „ich werde gebraucht", das stärkt das Selbstwertgefühl. (Foto: W. Krüper, Thieme)

können und dass der geistige Abbau nicht aufgehalten, aber doch hinausgezögert werden kann. Das entscheidende Kriterium, damit sich Demenzkranke in einer solchen Wohngemeinschaft wohlfühlen, ist die „Normalität" des Alltags. Das bedeutet, dass möglichst viele Alltagsverrichtungen, soweit irgend möglich, von den alten Menschen selber erledigt werden (▶ Abb. 42.5). Selbstverständlich ist hier das Konzept der 24-Stunden-Rundum-Versorgung erforderlich. Verschiedene Anschriften von Wohngemeinschaften finden Sie im Leseservice (S. 1014).

42.2.3 Situation 3 – Umziehen, weil eine Rundum-Versorgung nötig ist

Wohnen in voll- und teilstationären Altenpflegeeinrichtungen

Einrichtungen, in denen alt gewordene und meist pflegebedürftige Menschen wohnen und leben, werden in der Umgangssprache oft nur Altenheim genannt. Hinter dieser allgemeinen Formulierung verbirgt sich eine Reihe von Institutionen mit unterschiedlichen Schwerpunkten und Konzepten:
- Altenwohnheim
- Altenpflegeheim
- Kurzzeitpflege (Pflegehotel, Urlaubspflege)
- teilstationäre Einrichtungen (Tages- oder Nachtpflege)

Bei allen diesen Einrichtungen geht es um das Wohnen und um die Pflege. Altenpflegeeinrichtungen sind wohn- und pflegeorientiert oder überwiegend pflegeorientiert. Vor allem das Altenpflegeheim ist auf Pflege ausgerichtet, ergänzt durch Kurzzeitpflegeeinrichtungen und teilstationäre Einrichtungen wie Tages- und Nachtpflege.

Altenwohnheim

Altenwohnheime bestehen meist aus einem größeren Baukomplex, in dem mehrere 1- und 2-Zimmer-Wohnungen liegen. Sie sind altengerecht und barrierefrei gestaltet. Die Bewohner müssen noch in der Lage sein, ihren Haushalt selbstständig führen zu können. Viele Altenwohnheime sind einem Alten- und Pflegeheim angeschlossen. In den 70er-Jahren waren sog. 3-gliedrige Heime (Altenwohnheim, Altenheim, Pflegeheim) im Altenheimbau üblich. Heute hat sich die Situation verändert. Altenheime werden nicht mehr gebaut, weil kein Bedarf mehr besteht. Durch die Einführung der Pflegeversicherung (1995 für die ambulante Pflege) wurden die ambulanten Pflegedienste ausgebaut, die alten Menschen können dadurch länger zu Hause bleiben. Gleichzeitig werden im Pflegeheim nur die Menschen aufgenommen, die in eine Pflegestufe eingestuft sind. Altenwohnungen in Verbindung mit einem Pflegeheim sind noch üblich. Der Vorteil dieser Einrichtungen liegt darin, dass die alten Menschen alle Leistungen, die ihnen auch im Pflegeheim angeboten werden, bei Bedarf (gegen gesonderte Bezahlung) für sich in Anspruch nehmen können, z. B.:

- Rufbereitschaft rund um die Uhr
- Teilnahme an den Mahlzeiten
- Teilnahme an den sozialen und kulturellen Angeboten
- hauswirtschaftliche Dienste

Diese Angebote geben den noch rüstigen Menschen ein hohes Maß an Sicherheit. Die Bewohner bezahlen Miete und alle weiteren Leistungen aufgrund eines Zusatzvertrags mit dem Träger. Bei wachsender Hilfebedürftigkeit wird ein Umzug ins Pflegeheim erforderlich.

Ziele und positive Aspekte

- Die Selbstständigkeit des älteren Menschen wird durch eigenständiges Wohnen und Haushalten erhalten.
- Der ältere Mensch fühlt sich durch jederzeit verfügbare pflegerische und hauswirtschaftliche Hilfen sicher und geborgen. Dies ist jedoch nur bei räumlicher Nähe zu einem Altenpflegeheim gegeben.

Grenzen und nachteilige Aspekte

- Meist fehlen aus Kostengründen die dringend notwendigen Mitarbeiter für Betreuung und Begleitung.
- Weitere Umzüge, z. B. ins Pflegeheim, bei wachsendem Hilfebedarf sind vorprogrammiert.
- Wird die Hinfälligkeit des Bewohners stärker, so ergeben sich Probleme im Hinblick auf die persönliche Gesundheitsvorsorge (ausreichende Flüssigkeitszufuhr, geregelte Einnahme der verordneten Medikamente, aber auch mangelnde Einsicht in die Sauberhaltung der Wohnung usw.).

Altenheime werden heute nicht mehr gebaut, die Notwendigkeit für solche Einrichtungen ist nicht mehr gegeben. Dank der ambulanten Hilfen bleiben die Menschen heute länger zu Hause oder sie finden einen für sie geeigneteren Ort in den neueren, oben beschriebenen Wohnformen.

Altenpflegeheim

Das Altenpflegeheim bietet Pflege und Betreuung als 24-Stunden-Rundum-Versorgung für chronisch Kranke und pflegebedürftige alte Menschen. Menschen, die sich mit der Führung ihres Haushalts überfordert fühlen, die nicht mehr alleine zurechtkommen, keine Angehörigen in der Nähe haben und pflegerische Hilfe benötigen, sind im Altenpflegeheim in aller Regel am richtigen Platz. Die negative Darstellung mancher Einrichtungen in den Medien löst bei den meisten alten Menschen große Angst vor einem Aufenthalt im Heim aus. Sie befürchten den Verlust der eigenen Freiheit und Eigenständigkeit. Die verhärtete Einstellung „auf keinen Fall ins Heim" schafft für die alten Menschen und für ihre Angehörigen manches Problem. Es gibt „schwarze Schafe", aber die meisten vollstationären Einrichtungen sind heute modern und gut ausgestattet, sie bieten v. a. eine qualifizierte Pflege, aber auch Kontakte nach draußen und ein vielfältiges Freizeit- und Beschäftigungsangebot (z. B. sind Kochgruppen, Gymnastikangebote und Gedächtnistraining). Sie können dazu beitragen, Menschen, die vereinsamt und zurückgezogen leben, wieder zu aktivieren und ihnen eine neue Lebensqualität bieten. Durch aktivierende und fördernde Pflege sollen die Fähigkeiten der älteren Menschen gestärkt und unterstützt werden.

Ziele und positive Aspekte

- Pflegebedürftige erhalten eine 24-Stunden-Rundum-Versorgung, je nach Krankheitsbild und Notwendigkeiten.
- Die Selbstständigkeit und Unabhängigkeit alter Menschen werden durch aktivierende Pflege so weit wie möglich erhalten, unterstützt und gefördert.
- Das psychophysische Wohlbefinden wird durch sinnvolle Interventionen und möglichst viel Normalität im Alltag gebessert oder erhalten. Die alten Menschen lernen, mit Behinderungen und Einschränkungen zu leben (▶ Abb. 42.6).

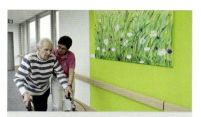

Abb. 42.6 Hier wird gemeinsam ein Gehtraining mit dem Rollator durchgeführt, damit der Bewohner des Altenpflegeheims lernt, sich wieder sicher und selbstständig fortzubewegen. (Foto: W. Krüper, Thieme)

- Die Pflege wird nach den neuesten pflegerischen und medizinischen Kenntnissen durchgeführt.
- Die Atmosphäre und der Umgang mit den Bewohnern und unter den Mitarbeitenden sind geprägt von dem Wissen um die Würde des Menschen, Geborgenheit und Zuwendung werden vermittelt.
- Sterbende werden fachlich kompetent gepflegt, sie erfahren Zuwendung und menschliche Nähe.

Grenzen und nachteilige Aspekte

- Für Individualität und Selbstständigkeit bleibt im Altenpflegeheim kaum oder nur eingeschränkt Raum.
- Der Wohnraum ist beschränkt auf einen Bettplatz, häufig noch im Doppelzimmer. Dadurch sind Privatheit und Intimität nicht immer garantiert.
- Normalität geht unter in der Organisation eines Großbetriebs und den Begrenzungen des Dienstplans der Mitarbeitenden.
- Der Heimbewohner ist Gast in der Einrichtung, Pflegende und Mitarbeiter sind die „Besitzer".

Fazit

Da die Qualität der einzelnen Häuser sehr unterschiedlich ist, ist es sinnvoll für alte Menschen, wenn sie noch rüstig und selbstständig sind, im Umkreis ihres Wohnortes die verschiedenen Heime zu besuchen und sich über Einrichtung, Architektur, Angebote und Pflege, soweit es geht, zu informieren. Die Atmosphäre eines Hauses kann am ehesten bei einem mehrtägigen Aufenthalt erlebt werden. Die meisten Häuser bieten Probewohnen an. Das Angebot sollte angenommen werden. Wer keine solchen Erkundungsreisen unternimmt, muss im Notfall dann mit der Einweisung in irgendein Heim leben und das kann zu Problemen führen.

Lernaufgabe

Während eines Praktikums im Altenpflegeheim versuchen Sie Bewohner zu fragen, ob sie sich vor ihrem Einzug in diesem Haus auch andere Heime angesehen haben, ob sie Angebote des Probewohnens genutzt haben und welche Erfahrungen sie dabei gemacht haben.

Reflektieren Sie die Antworten unter der Fragestellung: Was müssen Heime unternehmen, um zukünftigen Bewohnern das Leben und Wohnen in ihrer Einrichtung möglichst ehrlich, aber auch positiv nahezubringen.

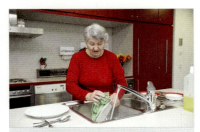

Abb. 42.7 Ganz selbstverständlich helfen die Bewohner bei der Erledigung der hauswirtschaftlichen Tätigkeiten mit. (Foto: W. Krüper, Thieme)

Betreute Hausgemeinschaften

Die stationären Einrichtungen mit ihren starren Strukturen mit Blick auf Alltagsgestaltung, Pflege und Mahlzeitenservice werden immer mehr an den ambulant betreuten Wohngruppen gemessen. Gibt es hier starre Strukturen, die wenig oder keinen Spielraum für Individualität und Normalität lassen, so ist in den Wohngemeinschaften normale Alltagsgestaltung mit allen positiven Elementen realisiert.

Das KDA (Kuratorium Deutsche Altershilfe) hat eine Konzeption entwickelt, die eine Weiterentwicklung der stationären Betreuung in Richtung Normalität, Privatheit und Dezentralisierung bedeutet (sog. „KDA-Hausgemeinschaften" oder kurz: KDA-HGs).

Diese KDA-Konzeption entspricht derjenigen der ambulant betreuten Wohngruppen. Die KDA-HGs sind zu einem Modell geworden, das zeigt, dass herkömmliche Pflegestationen so umgewandelt werden können, dass die Pflegebedürftigen einen normalen Wohnalltag erleben. Die Mahlzeiten werden nicht in der Großküche produziert, die Wäsche nicht in einer zentralen Großwäscherei gewaschen und die Pflegeabläufe dominieren nicht den gesamten Tagesablauf. Die hauswirtschaftlichen Tätigkeiten werden in der Hausgemeinschaft, unter Mitwirkung der Bewohner erledigt (▶ Abb. 42.7). Die dafür zuständigen Mitarbeiter sind i.d.R. keine Pflegepersonen, es sind hauswirtschaftlich geschulte Mitarbeiter, sie sind als sog. „Präsenzkräfte" während des ganzen Tages anwesend. Für die pflegerischen Aufgaben kommen zu den erforderlichen Zeiten entsprechende Fachleute.

Im Mittelpunkt steht, wie in den Wohngemeinschaften auch, ein möglichst alltagsnaher Tagesablauf. Der Hauptunterschied zu den Wohngemeinschaften liegt darin, dass die Hausgemeinschaften, die in traditionellen Pflegeheimen entstehen, dem Heimgesetz unterliegen. Von daher sind manche Einschränkungen und Begrenzungen vorgegeben. Die guten Erfahrungen mit betreuten Hausgemeinschaften könnten zur Zukunftskonzeption der klassischen Pflegeheime werden.

Kurzzeitpflege (Pflegehotel, Urlaubspflege)

In Einrichtungen der Kurzzeitpflege werden alte Menschen für eine begrenzte Zeit (lt. PflegeVG § 42 max. 4 Wochen pro Kalenderjahr) gepflegt und betreut wie in einer vollstationären Einrichtung. Wenn die Finanzierung nicht über die Pflegeversicherung geregelt werden muss, können Privatzahler diese Einrichtung, unabhängig von den gesetzlichen Bestimmungen, auch mehrmals im Jahr in Anspruch nehmen.

▶ Gründe für die Inanspruchnahme. Hierzu gehören:
- Die häusliche Pflege und Versorgung ist nicht gesichert, weil kurzfristig keine Pflegeperson verfügbar ist.
- Pflegende Angehörige sind selber krank oder können aus anderen Gründen die Pflege nicht leisten.
- Alte Menschen brauchen im Anschluss an einen Krankenhausaufenthalt Zeit, sich zu erholen, um wieder ganz oder teilweise selbstständig zu Hause leben zu können. Kurzzeitpflegeeinrichtungen, in denen aktivierend gepflegt wird und Rehabilitationsangebote in räumlicher Nähe haben, sind hierfür geeignet.
- Alte Menschen wollen eine Einrichtung kennenlernen. Das Angebot Kurzzeitpflege wird zum „Probewohnen" genutzt.

Einrichtungen der Kurzzeitpflege können:
- eigenständig sein (Solitäreinrichtungen)
- einer vollstationären Einrichtung angeschlossen sein
- als sog. eingestreute Betten innerhalb einer vollstationären Einrichtung angeboten werden
- in einem Verbund zusammen mit einer Tages- und/oder Nachtpflegeeinrichtung angeboten werden

Eine Kurzzeitpflegeeinrichtung sollte möglichst nur Einzelzimmer haben. Alte Menschen, die für kurze Zeit ihre gewohnte Umgebung verlassen müssen, haben große Schwierigkeiten, sich auf fremde Mitbewohner einzustellen. Außerdem ist eine bessere Auslastung für die Einrichtung zu erzielen.

Auf eine wohnliche Gestaltung muss Wert gelegt werden, da die Gäste auf die fremde Umgebung besonders sensibel reagieren. Die Pflegefachkräfte müssen sich auf den häufigen Wechsel der Bewohner einstellen. Eine wesentliche Betreuungsaufgabe besteht darin, den Gästen das Einleben zu erleichtern. Dazu ist viel Zeit erforderlich. Intensive Gespräche mit den Angehörigen über Gewohnheiten, Vorlieben und Rituale tragen dazu bei, dass sich der Gast möglichst rasch wie zu Hause fühlen kann. Die Pflege erfolgt selbstverständlich im Bezugspflegesystem.

Ziele und positive Aspekte
- Die häusliche Pflegebereitschaft wird unterstützt.
- Die pflegenden Angehörigen werden entlastet.
- Es erfolgt eine Rehabilitation zur Wiedererlangung der Selbstständigkeit (nur bei entsprechender Konzeption der Einrichtung).
- Möglichkeiten zum Kennenlernen des Heimlebens zur Unterstützung bei der Entscheidungsfindung für einen Umzug ins Heim.

▶ Nachteiliger Aspekt. Die kurzen Aufenthalte (max. 4 Wochen) können zur Verwirrtheit und zur Verschlechterung des allgemeinen Zustands des alten Menschen führen.

Teilstationäre Einrichtungen (Tages- oder Nachtpflege)

Tagespflege

Tagespflege ist ein Angebot, das wie die Kurzzeitpflege, die Pflege zu Hause unterstützen und den Verbleib des alten Menschen in seiner gewohnten Umgebung ermöglichen soll. Im Kap. „Aufgaben und Organisation von Einrichtungen der Tagespflege" (S. 1116) wird diese Wohnform näher beschrieben.

Nachtpflege

Die sog. Nachtpflege ist eine Betreuungsform für die Abend- und Nachtstunden. Das Angebot wurde einerseits geplant für allein lebende, ängstliche Menschen, die sich in der Dunkelheit fürchten, andererseits für demenziell erkrankte Menschen mit gestörtem Tag-Nacht-Rhythmus. Pflegepersonen bieten in den Abend- und frühen Nachtstunden Betreuung an (z. B. ein „Nachtcafé"), um die pflegenden Angehörigen zu entlasten.

Die Angebote einer Nachtpflegeeinrichtung umfassen:
- Öffnungszeiten meist von 18:00 bis 9:00 Uhr
- Fahrdienst
- Abendmahlzeit, Spätmahlzeit und Frühstück
- Betreuung in den Abend- und frühen Nachtstunden
- Grund- und Behandlungspflege bei Bedarf

▶ **Ziele.** Die Nachtpflege hat u. a. folgende Ziele:
- Die pflegenden Angehörigen werden entlastet.
- Demenziell erkrankte Menschen werden darin unterstützt, wieder zu einem normalen Schlafverhalten zu finden.
- Allein lebenden, ängstlichen Senioren wird Sicherheit vermittelt.

▶ **Nachteilige Aspekte.** Der Wechsel des Wohnorts zum Abend verwirrt Demenzkranke zusätzlich. Die Nachtpflege ist v. a. unter dem Gesichtspunkt der Entlastung der Angehörigen zu sehen. Die Praxis zeigt jedoch, dass das Angebot wenig Nachfrage erfährt. In der Pflegestatistik aus dem Jahr 2013 ist zu lesen, dass bis dato 57 216 Pflegebedürftige das Angebot der Tagespflege in Anspruch nehmen. Die Teilnehmerzahlen für die Nachtpflege liegen bei gerade einmal 43 Personen (Statistisches Bundesamt, Pflegestatistik 2013, Tab. 3.4). Die Gründe dafür sind einerseits in den unklaren und meist relativ hohen Kosten zu sehen, die den Nutzern bzw. ihren Angehörigen entstehen, zum anderen in dem unkalkulierbar hohen Ausfallrisiko durch Krankheit und andere Verhinderungsgründe.

Lernaufgabe

Überprüfen Sie Ihre Praxiserfahrungen anhand dieser Aufstellung von Heimformen.

Welche Einrichtungsform kennen Sie bereits, welche ist Ihnen noch fremd? Vergleichen Sie die hier genannten Ziele, Angebote und Grenzen mit Ihren Erfahrungen. Notieren Sie Abweichungen und suchen Sie nach den Gründen.

42.3 Seniorengerechtes Wohnen

42.3.1 Bedürfnisgerechte Wohnraumanpassung

Merke

Je älter ein Mensch wird, umso kleiner wird sein Aktions- und Bewegungsradius. Gleichzeitig steigt damit die Bedeutung der Wohnung.

Häufig wohnen alte Menschen in älteren Häusern und Wohnungen, die für die Schwierigkeiten und Gebrechen, die im Alter vermehrt auftreten, wenig oder gar nicht geeignet sind. Stolperfallen, veraltete technische Installationen, unzweckmäßige Möbel, bauliche Tücken oder einfach nur fehlende Haltegriffe machen das Leben unnötig kompliziert oder sogar gefährlich. Trotzdem ist es für ältere Menschen ein wichtiges Ziel, so lange wie möglich in der bisherigen Wohnung bleiben zu können.

Als Anlaufstelle für Menschen, die Hilfe bei der Anpassung ihres Wohnraums brauchen, wurden von Städten und Gemeinden Beratungsstellen eingerichtet. Diese beantworten Fragen zum Thema, wie trotz körperlicher Einschränkungen weiterhin im eigenen zu Hause gewohnt werden kann.

Im Rahmen der Wohnberatung (im Rathaus oder Gemeindebüro) wird auch Hilfestellung bei den Fragen der Finanzierung von Um- oder Einbauten gegeben. Um einen Zuschuss von der Pflegekasse zu erhalten, genügt ein Antrag des Versicherten an seine Pflegekasse, eine ärztliche Verordnung ist nicht erforderlich.

In ▶ Tab. 42.2 sind allgemeine Kriterien genannt, nach denen die alters- und behindertengerechte Eignung einer Wohnung bewertet werden kann. Einrichtungsgegenstände und Hilfsmittel für eine behindertengerechte Wohnung werden in ▶ Tab. 42.3 aufgelistet.

Lernaufgabe

Erkundigen Sie sich bei Ihrer Stadt- oder Gemeindeverwaltung nach der Wohnberatung. Bitten Sie um eine beispielhafte Beratung. Wählen Sie dazu ein möglichst realitätsnahes Beispiel aus Ihrem Praktikum in der ambulanten Pflege. Diskutieren Sie das Ergebnis mit folgenden Fragen:
1. Ist eine ausreichende Wohnraumanpassung für diesen Menschen finanziell möglich?

Tab. 42.2 Allgemeine Kriterien zur Bewertung von alten- und behindertengerechten Wohnungen.

Kriterium	alten- und behindertengerechte Aspekte
Größe der Wohnung	• es muss ausreichend Bewegungsraum vorhanden sein • nicht zu groß, um überschaubar zu sein • Breite der Türen muss rollstuhlgerecht sein
Heizung	• Zentral- oder Etagenheizung
Erreichbarkeit	• Erdgeschoss oder Fahrstuhl • ggf. Rampe • Keller und Mülltonnen müssen gut erreichbar sein
Sicherheit	• rutschfeste Fußbodenbeläge • zusätzlich verschließbare Balkon- oder Terrassentür • „Spion" an der Wohnungstür, Gegensprechanlage • barrierefreie Wohnung, keine Stolperfallen
Aufteilung der Zimmer	• Schlafzimmer nicht zu klein • ausreichend Stellwände im Wohnzimmer • genügend Raum für Rollstuhl (Wendekreis)
Beleuchtung	• gute, möglichst indirekte Beleuchtung aller Räume • zusätzliche Leselampe
Kontakte nach draußen (auch um im Notfall Hilfe holen zu können)	• Telefon • Hausnotruf
Sanitäranlagen	• fließend kaltes und warmes Wasser • Haltegriffe in Toilette und Bad • Sitzerhöhung auf dem Toilettenrand • fußbodengleiche Dusche mit Klappsitz und Haltegriffen
Küche	• Erreichbarkeit aller Gegenstände • unterfahrbare Schränke, Arbeitsplatte bei Rollstuhlfahrern auf entsprechender Höhe

2. Was müsste mindestens verändert werden, damit diese Person in ihrer Wohnung bleiben kann?
3. Welche Alternativen sind möglich?
4. Welche zusätzlichen Hilfen werden über die Wohnraumanpassung hinaus benötigt?

Hausnotrufdienste

Merke

Neben einem Telefon mit großen Zifferntasten ist ein Notrufsystem für das Wohnen zu Hause ein absolutes Muss.

Notrufsysteme gibt es heute in nahezu allen Städten und Gemeinden, auch in kleineren Gemeinden ist ein Anschluss möglich. Eine Hausnotrufanlage lässt sich in jeder Wohnung ohne großen Aufwand einrichten, wenn ein Telefonanschluss vorhanden ist.

Zur Hausnotrufanlage gehören das Grundgerät, das als Zusatzgerät zu einem Telefongerät installiert wird, und der sog. Funkfinger, der wichtigste Teil der Hausnotrufanlage (▶ Abb. 42.8). Der Funkfinger ist in 2 Ausführungen lieferbar:
- als eine Art Medaillon, das um den Hals getragen wird, oder
- ähnlich einer Armbanduhr für das Handgelenk.

Im Notfall drückt der Betroffene auf einen Knopf oder zieht an einer Schnur, damit über die Telefonleitung der Kontakt zur Zentrale des Hausnotrufdienstes hergestellt wird. Der Sprechverkehr funktioniert, ohne dass der Telefonhörer abgenommen werden muss. Im Computer der Notrufzentrale sind medizinische Daten sowie Adressen und Telefonnummern des zuständigen Pflegedienstes, von Angehörigen, Nachbarn und dem Hausarzt gespeichert, die je nach Situation von der Zentrale alarmiert werden. Einige Hausnotrufdienste verfügen auch über einen Hilfsdienst, der mit einem Schlüssel zur Wohnung des Betroffenen geschickt werden kann. Im Normalfall ist sichergestellt, dass der Hilfesuchende spätestens nach 20 Minuten Unterstützung erhält.

Brandschutz

In Privatwohnungen wird oft nicht ausreichend auf Forderungen des Brandschutzes geachtet. Beachten Sie hierzu auch Kap.

Tab. 42.3 Einrichtungsgegenstände und Hilfsmittel für eine alten- und behindertengerechte Wohnung.

Kriterium	alten- und behindertengerechte Aspekte
Hauseingang	• fest installierte Rampe (ggf. genügt auch eine tragbare Rampe) • beleuchtete Klingel • gut sichtbare, beleuchtete Hausnummer • beleuchteter, überdachter Eingang
Hausflur und Treppenhaus	• Handläufe auf beiden Seiten • Beleuchtungsintervall auf langsames Treppensteigen einstellen • Lichtschalter an jeder Wohnungstür • evtl. Sitzgelegenheit auf Treppenabsätzen
Wohnungsflur	• Sitzgelegenheit • Schuhanzieher mit langem Griff • Ablage für Schlüssel, Telefon, Post usw. • leicht erreichbare Garderobenhaken
Küche	• gute, blendfreie Beleuchtung • Fixierbrett • Greifhilfe • rutschfeste Unterlage • Teller mit breiterem Rand • Klammergabel • Abschaltautomatik für elektrische Geräte
Bad und WC	• rutschsicherer Bodenbelag • ausreichend breite Türen • Haltegriffe und Haltestangen • Wannen- bzw. Duschsitz • Spiegel in der richtigen Höhe (Kippspiegel) • Waschbecken unterfahrbar • Toilettensitzerhöhung
Wohnzimmer	• erhöhte Sitzmöbel (durch Holzklötze) • Fenstergriffe niedriger anbringen, evtl. Griffverlängerung • ausreichende Beleuchtung • behindertengerechtes Telefon
Schlafzimmer	• gut zu erreichende Ablage am Bett oder Nachttisch • Beleuchtung oder Lichtschalter am Bett • Nachtlicht • Hausnotruf am Bett

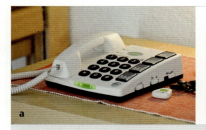
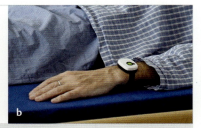

Abb. 42.8 Hausnotrufsystem. (Fotos: F. Kleinbach, Thieme)
a Altengerechtes Telefon mit integrierter Notrufanlage und Funkfinger.
b Senderarmbanduhr.

„Für eine sichere und fördernde Umgebung sorgen können" (S. 35). Als Mindestforderung muss in jeder Wohnung ein Rauchmelder installiert werden, damit ein entstehender Brand schnell bemerkt wird und Hilfe herbeigeholt werden kann.

42.3.2 Gesundheitsfördernde Gestaltung

Wohlbefinden und Lebensqualität

Das Wohlbefinden im häuslichen Umfeld ist von unterschiedlichen Faktoren abhängig. Einmal ist es die Wohnung selber, die je nach Größe und altengerechter Gestaltung wesentlich zum Wohlfühlen beitragen kann. Umgekehrt kann natürlich eine zu kleine und nicht altersgerecht eingerichtete Wohnung Schwierigkeiten und Probleme entstehen lassen, die evtl. zum Auszug zwingen können.

> **Merke**
>
> Gehört zu der Wohnung ein Garten oder ein Balkon mit bunten Blumentöpfen, so entsteht dadurch ein besonderes Maß an Lebensqualität.

„Ein Garten bietet für viele – v. a. ältere Menschen – Lebensqualität, Wohlbefinden und Entspannung. Schöne Landschaftseindrücke und Naturbilder heben die Stimmung und senken Puls und Blutdruck (▶ Abb. 42.9). Das Gehirn schaltet leichter auf Entspannung" (Kreimer 2004). Hier wächst, grünt und blüht ständig etwas, an keinem Tag ist der Garten so wie am Tag zuvor und dieses lebendige Sichverändern und Neuwerden regt Geist und Körper alter Menschen an. Blumen, Früchte, Kräuter und Gemüse, Formen, Farben und eine Vielzahl von Gerüchen wecken oft auch Erinnerungen an frühere Zeiten. Die Arbeit im Garten ist für viele alte Menschen das Hobby schlechthin. Eine Seniorin formulierte einmal: „Wenn ich in der Erde buddle, bin ich dem Himmel, bin ich Gott ganz nahe."

Von großer Wichtigkeit ist auch die Frage nach dem Klima und nach der Qualität der Luft. Da alte Menschen oft wenig Gelegenheit haben, „ins Grüne" zu gehen, sollten sie in einem Wohngebiet leben, in dem durch viele Bäume und Pflanzen die Luft sauerstoffreich und gut gefiltert ist. Regelmäßige Spaziergänge in einem Park oder im Wald sollten möglich sein.

Raumtemperatur

In der Seniorenwohnung sollte eine gleichmäßige, angenehme Raumtemperatur einstellbar sein. Alte Menschen frieren leicht und brauchen daher im Winter möglichst in allen Räumen eine gute Heizquelle. Im Sommer dagegen sind Markisen oder Rollläden für einen ausreichenden Sonnen- und Hitzeschutz nötig.

Licht

Die Ausleuchtung der Wohnung bei Dunkelheit muss dem schlechter werdenden Sehvermögen angepasst werden. Der Lichtbedarf älterer Menschen ist wesentlich höher als bei jüngeren. Die Räume müssen ausreichend natürlich belichtet und beleuchtet sein.

> **Merke**
>
> Ein 60-Jähriger benötigt etwa das Doppelte bis Dreifache an Beleuchtungsstärke wie ein 20-Jähriger. Ein etwa 85-Jähriger benötigt eine 5-mal höhere Beleuchtungsstärke (Kreimer 2004).

Dunkle Ecken ohne oder mit ungenügendem Licht führen oft zu Stürzen oder erzeugen Angst und Verwirrtheit. Am Bett selbst muss ein gut erreichbarer Lichtschalter sein. Während der Nacht sollte im Flur, auf dem Weg zur Toilette und evtl. auch im Schlafzimmer ständig ein kleines Licht brennen. Für die Tagesbeleuchtung sollte die Wohnung möglichst große, bis zum Fußboden reichende Fenster haben.

In Wohnungen und stationären Einrichtungen für Senioren sollte besonders auf eine indirekte Beleuchtung geachtet werden. Alte Menschen empfinden indirektes Licht als angenehm, warm und weich. „Über die Decke wird das Licht großflächig im Raum verteilt. Das reflektierte, stark gestreute Licht erzeugt ein harmonisches, natürliches Licht. Die Leuchtdichten in der Raumumgebung sind so weit reduziert, dass störende Direktblendung oder Lichtreflexe auf spiegelnden oder glänzenden Flächen ausgeschlossen sind" (Kreimer 2004).

Geräusche und Lärm

Das Wahrnehmen von Geräuschen gehört elementar zu unserem Leben. Kann ein Mensch keine Geräusche mehr hören, fehlt ihm damit ein wichtiges Mittel, um sich im Raum und im Zusammenleben mit Menschen zu orientieren. Nicht hören zu können und keine Geräusche mehr wahrzunehmen, macht unsicher, einsam und misstrauisch. Das Leben wird gefährlicher, z. B. wenn herannahende Autos nicht mehr gehört werden. Gleichzeitig belastet ein zu hohes Maß an Geräuschen alte Menschen. Reizüberflutungen entstehen durch Alltagsgeräusche wie Straßenlärm und Maschinenlärm, aber auch durch den Lärmpegel in Fluren der Pflegeheime, der z. B. durch ein ständig laufendes Radio entsteht. Lärmstress dieser Art kann zu Unruhe und Angst und auch zu Orientierungsstörungen führen. Besonders alte Menschen, die ein Hörgerät tragen, leiden unter solchen Lärmbelästigungen.

> **Lernaufgabe**
>
> Beschaffen Sie sich ein kleines Aufnahmegerät oder ein Handy. Stellen Sie dieses auf den Aufenthaltsplatz im Wohnbereich auf. Schalten Sie das Mikrofon ein, wenn Sie Ihre morgendliche Arbeit beginnen. Lassen Sie es, wenn irgend möglich, bis nach dem Abräumen des Frühstückstisches eingeschaltet. Wiederholen Sie dasselbe während der nachmittäglichen Pflegerunde bis nach dem Abendessen.
>
> Hören Sie sich den Tonträger mit Ihren Kolleginnen an und notieren Sie Ihre Beobachtungen.
> a) Wie empfinden Sie die aufgenommenen Geräusche?
> b) Versuchen Sie, sich die Wirkung auf die anwesenden Senioren vorzustellen.
> c) Welche Schlussfolgerungen ziehen Sie aus dieser Beobachtung?

Förderliche Atmosphäre

Eine Atmosphäre, in der sich pflegebedürftige Menschen wohlfühlen, entsteht einerseits durch die Gestaltung der Räume. Es ist wichtig, dass sich Mitarbeitende, die dafür zuständig sind, in die alten Menschen einfühlen können und Gestaltungselemente umsetzen, die für die Bewohner von Bedeutung haben. Die Ideen moderner Innenarchitekten mit Blick auf Farben und Formen von Mobiliar und Wandschmuck treffen selten den Geschmack der Bewohner. Sie sollten in die Gestaltung einbezogen werden. Beleuchtung, Temperatur, Farben durch Blumen- und Wandschmuck tragen wesentlich zur Atmosphäre bei. Wichtiger in diesem Zusammenhang ist aber auch die Frage, wie Mitarbeitende miteinander und mit den Bewohnern des Bereichs umgehen. Siehe hierzu „Heimatmosphäre" (S. 1004).

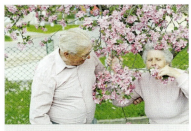

Abb. 42.9 Bunte Natur, Gerüche und Farben heben die Stimmung und senken Puls und Blutdruck. (Foto: G. Sanders, Fotolia.com)

42.4 Wohnen im Altenpflegeheim

42.4.1 Situation der alten Menschen

Fallbeispiel

1. Frau Heiler (82 Jahre alt) erzählt: „Bis vor 2 Jahren habe ich noch alleine im Haus meiner Eltern gelebt. Irgendwann ging das dann aber nicht mehr. Es war einfach zu viel und zu anstrengend für mich geworden. Da hab ich mich dann entschlossen, ins Heim zu ziehen, und ich kann Ihnen sagen: Bis heute hab ich's nicht bereut. Ich bin also sozusagen ganz freiwillig hier (lacht), und mir gefällt es auch sehr gut hier. Wir haben hier doch wirklich nichts auszustehen, bekommen alles, was wir brauchen. Wenn ich will, geht das auch. Was will man denn noch mehr? Wenn ich jetzt zu Hause wäre, dann säße ich bestimmt ganz allein." (Düx 1997)
2. Herr Gengmann (67 Jahre alt) erzählt: „Ich komme mir hier so eingesperrt vor. Nichts kann ich mehr eigenständig machen. Früher habe ich mir ein paar Kaninchen gehalten. Als Hobby habe ich das betrieben. So was kann man hier alles vollkommen vergessen. Hier muss man sich in die große Masse einfügen. Extrawürste sind da nicht drin, was ja auch verständlich ist. (...) Es gibt hier ja wirklich kaum etwas, das man für sich hat oder machen kann. So gut wie alles, was ich früher in meiner Freizeit gemacht habe, das musste ich aufgeben, als ich hierhergekommen bin." (Düx 1997)

Bedeutung des Wohnens im Pflegeheim

„Ein Bett, das ist doch keine Wohnung!" (▶ Abb. 42.10). Dieser Satz ist für alle, die eine Wohnung haben, und sei sie noch so klein, eine selbstverständliche Aussage. Für Menschen, die in ein Pflegeheim einziehen, kann der Satz: „Ein Bettplatz im Doppelzimmer des Pflegeheims X wird jetzt meine Wohnung sein", schnell zur bedrohlichen Realität werden. Der Einzug in ein Pflegeheim bedeutet: Verlust des Zuhauses. Das macht den meisten Menschen Angst. Es sind dann oft solche Sätze zu hören: „Dann hab ich keinen Ort mehr, wo ich hingehöre, wo bin ich dann noch zu Hause?"

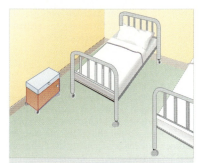

Abb. 42.10 Ein Bett ist keine Wohnung.

Lernaufgabe

Sammeln Sie Sprichwörter und Redensarten zum Thema Wohnen, z. B. „My home is my castle!".
1. Suchen Sie den Sinngehalt dieser Sprüche und tragen Sie zusammen, was „Wohnen" für Sie bedeutet.
2. Was gehört selbstverständlich zu Ihrer Wohnung?
3. Wodurch kann ein Bettplatz im Pflegeheim zu einer Wohnung werden?
4. Diskutieren Sie Ihre Ergebnisse unter der Frage: Wie müssen Altenpflegeheime gestaltet sein, dass sie alten Menschen Wohnung sein können?

Merke

Alte Menschen, die aus ihrer bisherigen Wohnung in ein Pflegeheim einziehen und dort einen „Bettplatz" im Doppelzimmer als ihre „Wohnung" zugewiesen bekommen, erleiden einen Verlust, der sie im wirklichen Wortsinn heimatlos macht. Es fehlt ihnen der Ort, wo sie hingehören, der Raum, in dem sie geschützt und geborgen sind, den sie sich nach eigenen Wünschen und Möglichkeiten einrichten und ihre unverwechselbare Atmosphäre schaffen können. Ihnen fehlt ein Ort, an dem sie sich zu Hause fühlen und Menschen, die sich ihnen zuwenden und mit ihnen eine Beziehung eingehen.

Durch das institutionalisierte Wohnen auf engem Raum geht ein wichtiges Stück Lebensqualität verloren. Es fehlen Rückzugsmöglichkeiten in den eigenen, für andere nicht zugänglichen Privatbereich. Die Betroffenen haben keine Möglichkeit mehr, die Tagesgestaltung (kochen, essen, schlafen, kleiden usw.) selbst zu planen und zu organisieren, wie sie dies über Jahrzehnte hinweg praktiziert haben.

42.4.2 Wohnsituationen

Problem Doppelzimmer

Ein besonderes Problem stellen noch immer die Doppelzimmer in Altenpflegeheimen dar. Kreimer berichtet von eigenen Erfahrungen, nach denen „Mehrbettzimmer chronische Stressreaktionen (Kampf-, Flucht-, Schreckverhalten) auslösen. Die Bewohner klagen vermehrt über Verdauungs-, Atmungs- und Kreislaufprobleme. Sie reagieren nach einigen Wochen oftmals depressiv oder aggressiv. Inkontinenzprobleme mit nachfolgendem geistigem Abbau sind zu beobachten" (Kreimer 2004). „Doppelzimmer sind krankheitsfördernd und psychosozial extrem belastend. Der betroffene Mensch wird zunehmend hilfloser und verliert die Kontrolle über das eigene Verhalten. Er nutzt seine Wahlmöglichkeiten nicht mehr aus und lässt sich kognitiv treiben. Die Folgen sind ‚gelernte Hilflosigkeit', depressive Verstimmungen oder Aggressionen und Veränderungen des Aufmerksamkeits- und Selbstverantwortungsverhaltens" (Frieling-Sonnenberg, zit. nach Kreimer 2004).

Bei Demenzkranken verstärken sich solche Verhaltensstörungen noch, wenn sie im Doppel- oder Mehrbettzimmer wohnen. Sie brauchen genauso wie geistig gesunde Heimbewohner einen Ort, den sie als „ihr Zuhause" identifizieren können.

Aber die hier geschilderten Probleme sind nicht zwingend in allen Doppelzimmern zu beobachten. Es gibt auch Situationen, in denen z. B. die Bewohner nach eigenen Aussagen zu Freunden wurden und auf keinen Fall ausziehen wollten. In Rahmen einer Bestandsaufnahme zum Thema: „Das Einzelzimmer im Alten- und Pflegeheim" durch das Institut für Psychogerontologie der Universität Erlangen (2008) wurden ausführliche Beobachtungen und Begründungen für das Für und Wider von Doppelzimmern dargestellt (http://www.geronto.uni-erlangen.de).

Allgemein besteht aber unter den „jüngeren Alten" immer weniger die Bereitschaft, die eigene Wohnung gegen einen solchen Heimplatz aufzugeben. Sie suchen daher ganz gezielt nach alternativen Wohn- und Versorgungsmöglichkeiten. Viele haben keine Kinder oder Angehörige, die für eine Pflege und Begleitung infrage kommen, auch deshalb suchen sie nach Alternativen. Viele sind bereit, sich selbst ehrenamtlich bei der Ausgestaltung und Ausrichtung neuerer Wohnformen zu engagieren. Aber auch die vollstationären Einrichtungen, also Altenpflegeheime im klassischen Sinn, versuchen sich der geänderten Bedürfnislage anzupassen und ge-

stalten ihre Häuser nach folgenden Zielen um:
- größtmögliche Selbstständigkeit und Normalität
- Normalität und Lebensqualität für schwer pflegebedürftige und demenziell erkrankte alte Menschen; siehe auch „Betreute Hausgemeinschaften" (S. 996).

Um- und Neugestaltung der Altenpflegeheime

▶ **Persönliche Nischen im Doppelzimmer.** Pflegeheime, die in den letzten 10 bis 15 Jahren errichtet wurden, haben mehr Einzelzimmer eingerichtet und auch die Doppelzimmer wurden so geplant, dass für den jeweiligen Bettplatz eine individuelle Nische gestaltet werden kann (▶ Abb. 42.11). Das bedeutet, dass bei der grundsätzlichen Frage nach einer Übersiedlung ins Heim die baulichen Probleme nicht mehr die herausragende Rolle spielen. Der neue Heimbewohner kann, sofern der Raum es zulässt, eigene Möbel mitbringen, auf jeden Fall Erinnerungsstücke, die ihm helfen, den Raum als seine Wohnung zu identifizieren.

„Bauliche Erschwernisse sind entfallen, neue soziale Kontakte sind im Gemeinwesen Pflegeheim möglich. Individuelle Anreize zum Älterwerden und zur persönlichen Veränderung werden inzwischen angeboten. So können positive Entwicklungen ausgelöst werden und beinhalten auch Chancen zur eigenen Mitgestaltung des Alters und der hoffnungsvollen Auseinandersetzung mit den Verlusten und Gewinnen des Alterns" (Kreimer 2004).

> **Merke**
>
> Ein ausreichend großes Einzelzimmer (mind. 18–20 m²) mit eigener Nasszelle, eigenen Möbeln und einer Gestaltung, die der zu Hause nahekommt, kann die Problematik des Umzugs in ein Pflegeheim vermindern.

Gestaltung des Wohnbereichs

An dieser Stelle sollen wegen der großen Bedeutung der Wohnqualität einige Grundanforderungen an die Gestaltung von Wohnbereichen in Einrichtungen der stationären Altenhilfe genannt werden.

Private und öffentliche Bereiche

Jede Wohnung, jede Einrichtung, in der Menschen zusammen leben, besteht aus 3 Bereichen:
- privater Bereich (p): Schlafzimmer, Badezimmer, Toilette (und Küche). Diese Räume werden allein von den Bewohnern genutzt.
- halbprivater (hp), z. T. auch schon halböffentlicher (hö) Bereich: Diele und Wohnzimmer. Hier werden Personen empfangen, die der Familie nicht so nahestehen.
- öffentlicher Bereich (ö): Hauseingang, Treppenaufgang und Flure. Dieser Bereich ist allen Personen offen, die in irgendeiner Form etwas in diesem Haus zu tun haben (z. B. Handwerker, Besucher oder Mitarbeiter von Reinigungsfirmen).

In einer privaten Wohnung sind diese 3 Bereiche (privater, halbprivater – halböffentlicher, öffentlicher Bereich) einander so zugeordnet, dass das Leben der Familie durch Fremde so wenig wie möglich gestört wird. In Einrichtungen der stationären Altenhilfe werden mehr und mehr Zuordnungen geplant und angewandt, die dem in ▶ Abb. 42.12 dargestellten Schema entsprechen. Gemeinschaftstoiletten, die oft nur über weite Wege auf öffentlichen Fluren erreichbar sind, gibt es in neueren Häusern kaum mehr, da die Einzelzimmer jeweils Nasszellen haben.

Wohnzimmer

In der Wohngruppe entscheidet auch die Lage des gemeinsamen Wohnzimmers darüber, ob die Bewohner diesen Raum als ihr Wohnzimmer anerkennen können. Es sollte zentral, von allen Bewohnerzimmern aus direkt zu erreichen sein, ohne Umwege über lange Flure (▶ Abb. 42.13).

Die Gruppe (Bewohner und Mitarbeiter) gestaltet das Wohnzimmer nach ihren Wünschen und Bedürfnissen. Es muss unverwechselbar ihr Wohnzimmer sein. Dieser Raum muss Leben vermitteln, Anregungen für die Sinne bieten und Dinge mit Aufforderungscharakter zur Aktivierung und zur Gestaltung des Tagesablaufs bereitstellen. Das Wohnzimmer soll ein Ort sein, in dem gelebt und „gearbeitet" wird. Hier sollte eher ein „gebremstes Chaos" anstelle von Ordnung und Sterilität vorherrschen.

Wohngruppe

Bei der Wohngruppe selbst gelten die folgenden Forderungen:
- 8 bis 10 Bewohner leben in einer Wohngruppe mit großem Wohn- und Esszimmer inklusive Küchenzeile.
- Es gibt mindestens 80 % Einzelzimmer.
- Eine alle Sinne anregende Gestaltung wird angestrebt. Entsprechend werden die Materialien und Elemente ausgewählt (z. B. Holz, warme Farben, nicht blendende Beleuchtung usw.).
- Die Einrichtung vermittelt „Lust auf Tun" (z. B. Wäsche falten und bügeln, Küchengerätschaften zum Hantieren usw.).

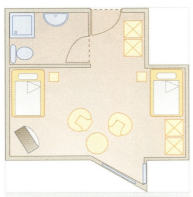

Abb. 42.11 Doppelzimmer. Grundriss eines Doppelzimmers, in dem jeder Bewohner seine Ecke hat.

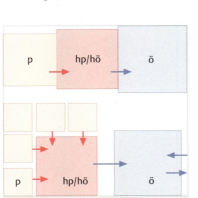

Abb. 42.12 Raumanordnung. Zuordnung von privaten, halbprivaten/halböffentlichen und öffentlichen Räumen in Altenpflegeheimen.

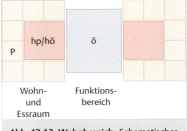

Abb. 42.13 Wohnbereich. Schematischer Grundriss eines Wohnbereichs.

- Zeitungen, Zeitschriften, Bild- und Fotobücher liegen bereit.
- Es gibt Raum für ein Leben mit Tieren (nicht nur Vögel und Fische, sondern auch Katzen und Hunde).
- Pflegearbeitsräume, Verteilerküchen und Pflegebäder können von mehreren Wohngruppen benutzt werden, sie sind nicht im Mittelpunkt der jeweiligen Wohngruppe.
- Die Flure sind auf beiden Seiten mit Haltestangen und rutschfesten, nicht spiegelnden Fußböden ausgestattet.

Der Sitzplatz im Wohnzimmer der Bewohnergruppe

„Die Lebensqualität immobiler alter Menschen hängt auch stark vom Standort ihres Sitzplatzes ab" (KDA 2008). Im Pflegeheim ist es üblich, dass jeder Bewohner im Wohnzimmer der Gruppe einen Sitzplatz hat, zum einen am Tisch zur Einnahme der Mahlzeiten, aber auch darüber hinaus. Alte Menschen, v. a. solche, die relativ immobil sind, sitzen gerne Tag für Tag am selben Platz im Aufenthaltsraum. Ob und inwieweit dieser „Platz" Einfluss auf die Lebensqualität und damit auf ihr Ergehen haben könnte, war bislang kein Thema intensiveren Nachdenkens. Eine Dipl.-Pädagogin und ein Pflegemanager haben im Rahmen einer Untersuchung der Dementia Care Mapping (S. 473) eine recht interessante Beobachtung gemacht. Siehe hierzu „Bedürfnisse von Menschen mit Demenz" im Kap. „Demenzielle Erkrankungen" (S. 468).

Fallbeispiel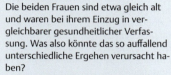

Frau Linke sitzt nahezu den ganzen Tag immer am selben Platz am Tisch im Wohnzimmer ihrer Wohngruppe. Mit dem Rücken zur Tür kann sie zum Fenster sehen. Sie sieht eine Birke vor dem Fenster und ein kleines Stück blauen Himmel, sofern es nicht regnet. Sie kann den Eingang zum Wohnzimmer und damit all diejenigen, die ins Zimmer kommen, nicht sehen. Da sie nicht mehr alleine gehen kann, ist es ihr nicht möglich, ihren Stuhl ohne Hilfe zu verlassen. Dieser Platz wurde ihr von den Mitarbeiterinnen zugewiesen, als sie vor einem Jahr hier eingezogen war. In letzter Zeit wurde Frau Linke immer stiller, sie sank immer mehr in sich zusammen, auch redete sie fast nichts mehr. Manchmal konnte sie ganz schlecht sitzen, alles tat ihr weh. Sie wusste nicht, wie sie sich bemerkbar machen sollte. Sie konnte nicht so laut rufen, dass sie hätte gehört werden können, und die Mitarbeiterinnen sahen sie nicht. Bei Frau Meister war das ganz anders. Immer wenn eine Mitarbeiterin ins Zimmer kam, wurde sie mit ihrem Namen begrüßt, die Pflegepersonen machten kleine Späße mit ihr, sie wurde nach ihrem Ergehen gefragt und bekam dann und wann sogar kleine Streicheleinheiten. Frau Meister fühlte sich sichtlich wohl in diesem Raum, sie hatte einen anderen Platz. Sie saß am selben Tisch wie Frau Linke, doch genau an dem Platz, auf den die Pflegenden immer zusteuerten, wenn sie das Zimmer betraten. Frau Meister saß sozusagen in der „Einflugschneise" der Mitarbeiterinnen. Frau Linke dagegen saß an einer Ecke, in der sie nicht gesehen wurde und auch sie die Mitarbeiterinnen nicht sehen konnte. Frau Linke ging es immer schlechter, Frau Meister dagegen wurde von Tag zu Tag fröhlicher.

Ob dieser Unterschied mit dem Sitzplatz zusammenhängen kann?

Lernaufgabe

Die beiden Frauen sind etwa gleich alt und waren bei ihrem Einzug in vergleichbarer gesundheitlicher Verfassung. Was also könnte das so auffallend unterschiedliche Ergehen verursacht haben?
1. Suchen Sie im Text nach möglichen Ursachen.
2. Gehen Sie beim nächsten Einsatz im Pflegeheim dieser Frage nach, ob und, wenn ja, welchen Einfluss der Sitzplatz auf das allgemeine Befinden eines alten Menschen haben kann.
3. Befragen Sie Bewohnerinnen, wenn möglich auch ihre Angehörigen, inwieweit diese Probleme mit dem Sitzplatz haben.
4. Welche unterstützenden Hilfen bräuchten Sie vonseiten der Heim- oder Pflegedienstleitung, um Lösungen für das Problem zu finden?
5. Überlegen Sie, wie Sie mit diesem Problem im Heimalltag umgehen.
6. Diskutieren Sie in Ihrer Lerngruppe mögliche Lösungen.
7. Recherchieren Sie in der angegebenen Literatur und im Internet nach Informationen zu diesem Problem.

Bewohnerzimmer

Für die Gestaltung der Bewohnerzimmer ist Folgendes zu beachten:
- Die Einzelzimmer sind groß genug, um eigene Möbel stellen zu können. Wenn der Bewohner keine eigenen Möbel mitbringen kann, hält das Heim Einrichtungsgegenstände vor, die eine gemütliche Ausstattung des Zimmers ermöglichen.
- Im Doppelzimmer hat jeder Bewohner seine persönliche Nische (▶ Abb. 42.14), möglichst mit einem Fenster (zum Unterteilen des Raums eignen sich Paravents, Vorhänge oder Schränke). Die Aufstellung von Möbeln und Bett erfolgt unter territorialen Gesichtspunkten.
- Jedes Bewohnerzimmer hat eine eigene Nasszelle.
- Die Fenster reichen bis zum Fußboden, um auch im Sitzen das Leben draußen beobachten zu können.

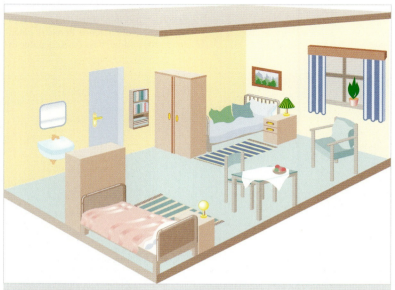

Abb. 42.14 Territoriale Aufstellung in einem Doppelzimmer.

- Es gibt ausreichend Verkehrsfläche für Rollstühle, Hebegeräte, Lifter, Gehhilfen und Ähnliches.
- Es besteht die Möglichkeit, das eigene Bett von zu Hause mitzubringen, bis ein Pflegebett notwendig wird.
- Das Pflegebett ist bequem und unterstützt die Wohnatmosphäre. Der Nachttisch ist dazu passend.

Sanitärräume (Nasszellen)

Wichtig sind auch die Grundforderungen an die Gestaltung der Sanitärräume:
- Die Sanitärräume sind ohne Wege über Flure direkt vom Bewohnerzimmer aus erreichbar.
- Die Toilette ist behindertengerecht. Rollstühle können ohne anzustoßen darin bewegt werden.
- Es gibt Schrankraum und Abstellflächen auch für Pflegeutensilien.
- Die Toilette bietet ausreichend Platz rechts und links und kann mit einem Toilettenstuhl überfahren werden.
- Auf beiden Seiten der Toilette gibt es Haltegriffe (▶ Abb. 42.15a).
- Die Dusche ist bodengleich, mit einem Klappsitz und Haltegriffen ausgestattet (▶ Abb. 42.15b).
- Das Waschbecken ist unterfahrbar. An der Wand sind rechts und links Haltegriffe angebracht (▶ Abb. 42.15c).
- Der Spiegel kann gekippt werden, damit sich Personen auch im Sitzen betrachten können (▶ Abb. 42.15d).

Das Zimmer: territorialer Bereich und ein Ort zum Wohnen

Das Zimmer ist der Ort, in dem der Heimbewohner Privatheit, Intimität und Geborgenheit sucht (▶ Abb. 42.16). Er braucht einen Bereich, den er als sein Territorium erleben kann. Menschen und Tiere beanspruchen einen solchen territorialen Bereich, eine Schutzzone, in der sie sich ohne Angst vor Fremden bewegen können. Aus der Tierwelt wissen wir, wie Tiere ihr Revier, ihr Territorium verteidigen. Auch wir Menschen brauchen unser „Revier", den geschützten Raum um uns. Wir brauchen Distanz zu dem, was uns fremd ist. An einem unbewussten, ganz spontanen Verhalten ist das gut zu beobachten. Nimmt z. B. im Eisenbahnabteil eine fremde Person neben uns Platz, rücken wir ganz automatisch zur Seite: Wir wollen nicht, dass uns jemand so „auf die Pelle rückt". Wir sorgen für die Distanz und auch für die Nähe, die wir brauchen.

In einem Doppel- oder Mehrbettzimmer im Pflegeheim ist der territoriale Bereich besonders gefährdet. Die Bewohner können kaum verhindern, dass Mitbewohner an ihr Bett stoßen, sich auf „ihren" Stuhl setzen oder sonst irgendwie in ihr Territorium eindringen (wenn auch nur mit den Augen). Häufig trifft man in Doppelzimmern noch auf die sog. Klinikaufstellung der Betten. 2 Betten stehen parallel im Raum, sie sind von 3 Seiten her zugänglich (▶ Abb. 42.17). Im Krankenhaus ist diese Aufstellung sinnvoll, da pflegerische Maßnahmen von 3 Seiten her möglich sein müssen. Das Zimmer im Altenpflegeheim soll aber Wohnung und zu Hause für den alten Menschen sein. Also braucht er einen territorialen Bereich, in dem er sich sicher und unangetastet fühlen kann, von dem aus er seine Bedürfnisse nach Nähe oder Distanz regulieren kann.

Territoriale Raumaufteilung

In ▶ Abb. 42.14 ist eine sog. territoriale Aufstellung der Betten zu sehen. Jeder Bewohner hat seinen Bereich, seinen Schrank, möglichst noch sein eigenes Fenster. Der Mitbewohner kann sich im

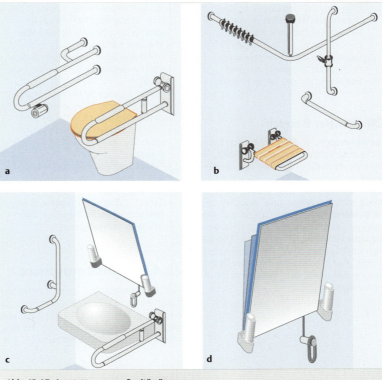

Abb. 42.15 Ausstattung von Sanitärräumen.
a Haltegriffe auf beiden Seiten der Toilette.
b Dusche mit Klappsitz und Haltegriffen.
c Unterfahrbares Waschbecken mit Haltegriffen.
d Kippspiegel.

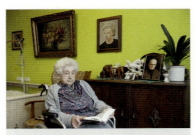

Abb. 42.16 Wohnliches und individuell gestaltetes Bewohnerzimmer. (Foto: W. Krüper, Thieme)

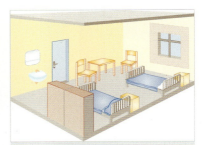

Abb. 42.17 Klinikaufstellung in einem Doppelzimmer.

Zimmer bewegen, ohne das Territorium des Nachbarn zu verletzen. Mitarbeiter müssen darauf achten, dass in den Doppel- und Mehrbettzimmern so viel territoriale Unversehrtheit wie möglich erlebt werden kann. Die Voraussetzungen dazu müssen vom Träger der Einrichtung geschaffen werden, die Mitarbeiter der Pflegebereiche sind für die Ausführung zuständig.

Lernaufgabe

1. Sammeln und fotografieren Sie originelle und gelungene Ideen zur Gestaltung von Wohngruppen und öffentlichen Bereichen in Pflegeheimen.
2. Legen Sie eine Ideensammlung an, die Sie auch Kolleginnen aus Ihren Praxiseinrichtungen zeigen können.

Öffentlicher Bereich

Die Atmosphäre in öffentlichen Bereichen sollte ansprechend und wohnlich sein. In der Eingangshalle und in den Fluren müssen in ausreichender Zahl gut lesbare Orientierungsschilder angebracht werden, damit sich Bewohner und Besucher zurechtfinden. Farben, unterschiedliche Gestaltung einzelner Etagen durch Pflanzen, individuelle Möbel, Bemalung von Türrahmen und das Aufstellen von Wegweisern (▶ Abb. 42.18) tragen zur besseren Orientierung und damit zum Wohlbefinden aller im Haus bei.

Lernaufgabe

Bearbeiten Sie folgende Aufgabe in mehreren Schritten:
- Schritt 1: Stellen Sie sich Ihre Wohnung vor; erstellen Sie eine Liste all der Dinge, auf die Sie in keinem Fall verzichten möchten.
- Schritt 2: Stellen Sie sich vor, dass Sie in 2 Wochen ins Altenpflegeheim ziehen. Der Grundriss des Ihnen zur Verfügung stehenden Zimmers ist in ▶ Abb. 42.19 dargestellt. Es entspricht mit ca. 20 qm einem Zimmer der gehobenen Klasse. Überlegen Sie nun, welche Ihrer Möbel Sie in diesem Zimmer unterbringen können. Welche Ihrer Erinnerungsstücke werden in diesem Zimmer einen Platz finden? Welche werden Sie zurücklassen müssen?
- Schritt 3: Listen Sie all die Dinge auf, die in der ersten Liste bereits stehen, die Sie aber aus Platzgründen nicht mitnehmen können. Stellen Sie sich diese Situation so realistisch wie möglich vor.
- Schritt 4: Notieren Sie alle Gedanken und Gefühle, die Ihnen jetzt durch den Sinn gehen.
- Schritt 5: Welche Konsequenzen ergeben sich aus dieser Aufgabe für Ihre Arbeit als Altenpflegerin?

42.4.3 Heimatmosphäre

Von der Atmosphäre einer Einrichtung hängt es ab, ob sich die Menschen, die dort leben, wohlfühlen. Häufig kann man die Atmosphäre, „den Geist des Hauses", schon beim Betreten wahrnehmen, z. B.: „Die heitere und fröhliche Atmosphäre hier steckt an!", „In diesem Haus ist dicke Luft!", „Die kalte Pracht wirkt erdrückend!".

Die Atmosphäre einer Einrichtung entsteht einerseits durch Möbel, Farben, Licht, Pflanzen und Bilder. Sie wird andererseits geprägt von den Menschen, die in ihr leben und arbeiten, und von der Art, wie sie miteinander umgehen. Eine lockere, entspannte und heitere Atmosphäre schafft Wohlbefinden und Zufriedenheit, sie kann Kennzeichen guter Pflegequalität sein (▶ Abb. 42.20). Wodurch eine gute oder schlechte Atmosphäre entsteht, ist in ▶ Tab. 42.4 aufgelistet.

Lernaufgabe

1. Planen Sie ein Rollenspiel mit 2 Gruppen. Folgendes Thema sollten Sie möglichst konträr darstellen: den Umgang mit von Ihnen abhängigen Personen.
   a) Spielszene 1: Sie versuchen höflich, freundlich und taktvoll Ihr Gegenüber davon zu überzeugen, dass Sie gerade jetzt keine Zeit haben.
   b) Spielszene 2: Sie sind ruppig, ärgerlich und ungehalten, weil Ihr Gegenüber in dem Moment etwas von Ihnen möchte, in dem Sie etwas anderes vorhaben.
2. Spielen Sie die Szenen mit einem konkreten Beispiel. Berichten Sie von Ihren Gefühlen in Ihren jeweiligen Rollen.
3. Formulieren Sie Konsequenzen, die Sie daraus für den Umgang mit alten Menschen ziehen, die von Ihnen abhängig sind.

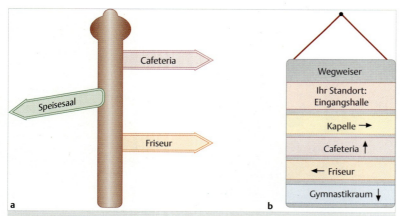

Abb. 42.18 Orientierungshilfen. Übersichtliche und gut lesbare Wegweiser können gute Orientierungshilfen sein.

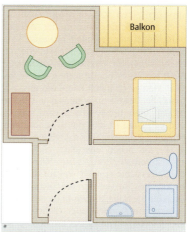

Abb. 42.19 Grundriss eines Einzelzimmers.

Menschen, die von Pflegekräften abhängig sind, klagen manchmal darüber, dass sie sich ausgeliefert, hilflos und ihrer eigenen Rechte beraubt fühlen. Der alte Mensch hat selbstverständlich ein Recht darauf, auch wenn er pflegebedürftig ist und viel Hilfe benötigt, dass er als erwachsener Mensch behandelt wird, dass er in seiner Würde als Mensch akzeptiert wird und dass er mit Freundlichkeit, Höflichkeit und korrekten Umgangsformen behandelt wird. In der Hektik des Alltags auf Wohnbereichen vergessen Pflegekräfte manchmal, dass Heimbewohner ihre eigentlichen „Arbeitgeber" sind und nicht der Heimleiter oder die PDL. Solche Problematiken sollten ggf. in einer Supervisionssitzung bearbeitet werden. Das KDA bietet auf der Seite https://www.kritische-ereignisse.de eine geeignete Plattform zur Diskussion von Problemen im Altenpflegeheim an. Siehe auch Kap. „Pflegen – für eine sichere Umgebung sorgen" (S. 438).

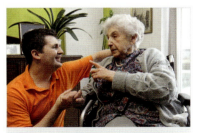

Abb. 42.20 Eine gute Heimatmosphäre entsteht durch Freundlichkeit und Zugewandtheit der Mitarbeiter. (Foto: W. Krüper, Thieme)

42.4.4 Grundrechte für Heimbewohner

Merke

Die Respektierung der Menschenwürde und die Wahrung der Grundrechte, wie sie im Grundgesetz der Bundesrepublik Deutschland verankert sind, gelten auch für Menschen, die in sozialen Institutionen leben. Im Altenpflegeheim besteht aufgrund von Strukturen und Gewohnheiten die Gefahr, Grundrechte der Heimbewohner, v. a. ihre Würde und ihre Selbstbestimmung, zu missachten.

Das Bundesministerium für Familie, Senioren, Frauen und Jugend (bmfsfj) hat im Jahr 2007 in Zusammenarbeit mit dem Deutschen Zentrum für Altersfragen, Berlin die „Charta der Rechte hilfe- und pflegebedürftiger Menschen", auch „Pflege-Charta" (S. 110) genannt, herausgegeben. In den ersten Sätzen dieser Charta steht: „Jeder Mensch hat uneingeschränkten Anspruch auf Respektierung seiner Würde und Einzigartigkeit […]" (Präambel Satz 1). Diese Charta soll dazu helfen, dass alte und hilfebedürftige Menschen in jeder Lebenslage in ihrer Persönlichkeit respektiert und menschenwürdig gepflegt werden. Einen Auszug der Pflege-Charta finden Sie in ▶ Abb. 17.3.

Weitere Informationen finden Sie bei der Leitstelle des Deutschen Zentrums für Altersfragen unter http://www.dza.de. Zur „Runden-Tisch-Pflege" mit dem Schwerpunkt „Pflege-Charta" finden Sie Informationen unter http://www.bmfsfj.de und http://www.bmg.bund.de.

42.4.5 Generationen der Altenpflegeheime

Eine eigenständige Geschichte der stationären Altenhilfe entwickelte sich erst nach dem 2. Weltkrieg. In den Zeiten vorher wurden alte und kranke Menschen entweder zu Hause oder in Siechenhäusern, Hospizen und Hospitälern gepflegt.

Aus provisorisch eingerichteten „Verwahranstalten" (häufig in alten Schlössern oder Gutshöfen, da Wohnraum sehr knapp war) haben sich die Altenpflegeheime in den vergangenen 70 Jahren entwickelt. Neue, den Wohnbedürfnissen alter und pflegebedürftiger Menschen angemessenere Konzepte haben die Bauformen der Altenpflegeheime verändert. Das Kuratorium Deutsche Altershilfe (1988) spricht in den 80er-Jahren noch von 3 Generationen von Altenpflegeheimen, in denen sich Baugeschichte ereignet hat: Von der Verwahranstalt der 40er- bis 60er-

Tab. 42.4 Was macht ein gutes, was ein schlechtes Heimklima aus? Ein Vergleich.

gutes Heimklima	schlechtes Heimklima
miteinander reden	übereinander reden, Intrigen
einander akzeptieren, verstehen, leben lassen, tolerieren	gegenseitiger Konkurrenzkampf, aufeinander herumhacken, ablehnen
gegenseitiges Bemühen, Teamarbeit, vom Team getragen sein	Einzelkämpfertum, Konkurrenzdenken, Vereinsamung
wechselseitige Entwicklung stimulieren	seelisch-geistige Stagnation, Verlust an Motivation
positive Einstellung zur Arbeit, zum Heim, Loyalität	gleichgültige Mitarbeiter, keine Loyalität
eigene Ideen verwirklichen, Fähigkeiten einsetzen können, Eigeninitiative	Befehle ausführen, unselbstständig und ängstlich sein, warten auf …
sich so geben können, wie man ist	eine (fremde) Rolle spielen, sich verstecken
an den anderen denken	sich egoistisch in Szene setzen
offen, gelöst sein können, Vertrauen haben	sich zurückhalten, sich verkrampfen, einander misstrauen, Beziehungsschwund
sachliche Problemlösung	persönliche Anrempeleien, Sündenbocksyndrom
sich miteinander auseinandersetzen, sich aussprechen	sich zerstreiten, Konflikte verdrängen, Auseinandersetzung verhindern
gute Arbeitsbedingungen	schlechte Arbeitsbedingungen
Vorgesetzte und Mitarbeiter, die sich für die Belange ihrer Mitarbeiter und Kollegen einsetzen	Vorgesetzte und Mitarbeiter, die sich nur um sich selbst und um ihre Position kümmern
klare Trennung von Kompetenzen	sich in Kompetenzbereiche anderer einmischen
Pünktlichkeit	Termine verpassen
wenig Arbeitsausfälle	häufige Krankheiten, Unfälle, übermüdete Mitarbeiter
geforderte Mitarbeiter	über-, unterforderte Mitarbeiter
partnerschaftlicher Umgang mit Bewohnern	abwertender und verkindlichender Umgangston der Mitarbeiter mit den Bewohnern
vertrauensvolle Einbeziehung der Angehörigen	Ablehnung, Konkurrenzdenken und Angst vor den Angehörigen
Beteiligung und Entscheidungen der Bewohner sind erwünscht	versorgende Pflege, Pflegepersonen wissen, was Bewohner brauchen

Jahre bis zur heutigen Zeit, in der die Wohnqualität im Heim eine große Rolle spielt, hat sich eine enorme Entwicklung vollzogen (▶ Tab. 42.5).

Heime der 4. Generation (Hausgemeinschaftskonzept)

Inzwischen haben neue Forschungsergebnisse über die Bedürfnisse des alten Menschen die Architekten zu einer sog. 4. Generation von Altenpflegeheimen inspiriert (▶ Abb. 42.21). Die neuen Konzepte orientieren sich am Erleben von Normalität und Geborgenheit im Sinne von „Familie". Die institutionalisierten, klassischen Versorgungsstrukturen mit Großküche, Wäscherei und Verwaltungstrakt, die bewohnerfern kein wirkliches Gefühl von Zu-Hause-Sein und Geborgenheit vermitteln konnten, werden zugunsten kleiner Wohn- oder Hausgemeinschaften aufgelöst. Siehe auch „KDA-HGs" (S. 996).

> **Definition**
>
> „Das **Hausgemeinschaftsprojekt** beschreibt Pflegeeinrichtungen, die sich aus mehreren personell und räumlich eigenständigen Hausgemeinschaften von 8–12 Bewohnern zusammensetzen. Jede Hausgemeinschaft wird von einer ständig anwesenden Präsenzkraft betreut und von Pflegepersonen versorgt, die nach Bedarf dazukommen." (KDA 1998)

Der Alltag in einer Hausgemeinschaft orientiert sich an der gewohnten, häuslichen Normalität, die Architektur dementsprechend an einem großen Wohnungsgrundriss. Andere Heime halten bewusst an den zentralen Versorgungsstrukturen fest und gestalten Wohngruppen in den entsprechenden Wohnbereichen. Das Leitbild der Einrichtung gibt die Vorgaben zu diesen konzeptionellen Unterschieden. Im Wohnbereichskonzept haben alle Bewohner ihren eigenen Wohn-/Schlafraum mit eigener Nasszelle. 5 bis 8 private Bereiche werden um einen halb öffentlichen Bereich, um das Wohnzimmer oder die Wohnküche herum gruppiert, sodass auch hier ein überschaubarer familiärer Bereich entsteht.

Von der Verwahranstalt der 1. Generation hat sich das Konzept der Altenpflegeheime in 70 Jahren zu einem familienähnlichen Ort entwickelt, dessen oberstes Ziel es ist, den Bewohnern bei der erforderlichen Pflege v. a. Geborgenheit und Normalität zu vermitteln.

Altenpflegeeinrichtungen der 5. Generation

Die veränderten Wünsche und Bedürfnisse alter Menschen, die möglichst lange in ihrem vertrauten Umfeld verbleiben möchten, und die veränderten Familienstrukturen, die dies aber kaum ermöglichen, greift das KDA mit dem Konzept der Quartiershäuser auf und gestaltet damit die 5. Generation der Alten- und Pflegeheime.

Tab. 42.5 Die KDA-Generationenabfolge des Altenwohnbaus (KDA, Pro Alter 2010; 05/06: S. 32).

Generation	Altenwohnbau
1. Generation	• Anstaltstyp (Nachkriegszeit, Mehrbettzimmer, minimale Ausstattung, z. B. Sanitäreinrichtungen)
2. Generation	• Altenkrankenhaus (60er- bis 70er-Jahre, eher Zweibettzimmer, verbesserte Ausstattung, z. T. Bäderabteilungen, eigene Physiotherapie)
3. Generation	• Altenwohnhaus, Prototyp in Haltern (80er- bis 90er-Jahre, Orientierung am Wohngruppenkonzept, allmählich mehr Einzelzimmer)
4. Generation	• stationäre Hausgemeinschaft (um 2000, Loslösung von zentralen Versorgungseinheiten wie Großküchen und Wäscherei, stattdessen Leben und Kochen in Wohngruppe, fast nur Einzelzimmer)
5. Generation	• KDA-Quartiershaus (ab 2010, basiert auf 3 Grundprinzipien: das Leben in Privatheit, das Leben in Gemeinschaft und das Leben in der Öffentlichkeit)

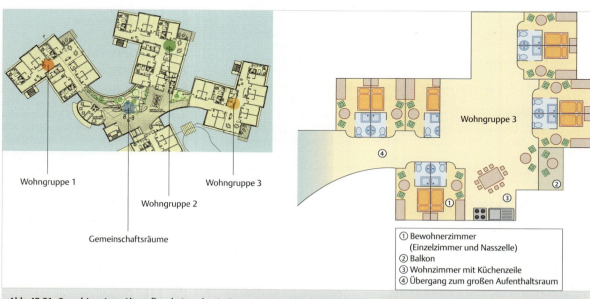

Abb. 42.21 Grundriss eines Altenpflegeheims der 4. Generation. (nach Pflegestift Mediana, Fulda. OMW-Architekten BDA – Onderka-Möller-Wald, Frankfurt a. M./Hünfeld)

"Bei der neuen und 5. Generation von Pflegeheimen – den sog. KDA-Quartiershäusern – bildet das Normalitätsprinzip nach wie vor das Grundgerüst und wird als ‚Leben in Gemeinschaft' beschrieben. Der Leitgedanke der Normalität wurde für das Konzept der KDA-Quartiershäuser noch weiter gedacht und um die Prinzipien ‚Leben in Privatheit' und ‚Leben in der Öffentlichkeit' ergänzt. (…) Ein Kernbaustein der KDA-Quartiershäuser ist der sozialraumorientierte Versorgungsansatz …, der die Strukturen vor Ort weiterentwickelt. Damit wird ein längerer Verbleib zu Hause auch bei Hilfe- und Pflegebedarf möglich" (Dr. Peter Michell-Auli, KDA-Geschäftsführer 2011).

42.4.6 Esskultur

Mahlzeiten sind im Pflegeheim Höhepunkte des Tages, sie sollten als solche auch bewusst gestaltet werden. In den Hausgemeinschaften bereiten die Bewohner oft die Mahlzeiten zusammen mit den Präsenzkräften zu und nehmen sie am großen Wohnzimmertisch gemeinsam ein. In den Häusern der 3. Generation gibt es oft noch Speisesäle, in denen die rüstigen Bewohner ihre Mahlzeiten einnehmen. Menschen, die beim Essen Hilfe benötigen, essen in kleinen Gruppen in den Wohnbereichen.

Speisesaal- und Tischgestaltung

Die konzeptionelle Veränderung der klassischen Heime hin zu Wohnbereichen und Hausgemeinschaften löst auch das Problem der großen Speisesäle. Ein großer Speisesaal löst bei vielen alten Menschen Ängste und das Gefühl von Massenabfertigung aus. Sind die Räume aus baulichen Gründen nicht zu verändern, so können Raumteiler z. B. aus fahrbaren Pflanzenkästen und kleine Tischgruppen (max. 4 bis 6 Personen pro Tisch) den Gesamteindruck positiv verändern.

Tischdecken, Servietten und Blumenschmuck auf dem Tisch tragen sehr zu einer angenehmen Atmosphäre bei. Der Satz „Das Auge isst mit" gilt nicht nur bei dem, was auf dem Teller liegt, er meint das ganze Umfeld in Essräumen und im Speisesaal. Der gedeckte Tisch und die Dekoration im Speiseraum können Wohlbefinden und eine gepflegte angenehme Atmosphäre vermitteln.

Praxistipp

Die Gestaltung des Esstisches und der Räumlichkeiten kann auch bewusst als Orientierungshilfe eingeplant werden (▶ Tab. 42.6).

Essgewohnheiten

Überlegungen zur Gestaltung von Räumlichkeiten und Tischen sind nicht nur für den Speiseraum relevant, sondern auch für die Wohnbereiche, also für alle Orte, an denen Heimbewohner ihre Mahlzeiten einnehmen. Eine nicht unwichtige Rolle spielt dabei auch die Frage nach den Gewohnheiten und nach der Esskultur im bisherigen Leben eines Bewohners oder einer Bewohnerin. War sie es z. B. gewohnt, ohne Tischtuch zu essen, so wird sie entsprechend auf die Tischgestaltung reagieren – abhängig von ihrer Lebensgeschichte. Zum einen kann sie sich über eine gepflegte Tischkultur freuen, weil sie dies erlebt hat, als sie „in Stellung" war und sie jetzt das Gefühl hat, auch so eine „herrschaftliche Person" zu sein. Oder sie lehnt es ab, „weil sie zu denen da oben nicht gehören möchte". Natürlich kann eine solche Überlegung nicht an der Erfahrung einer Bewohnerin festgemacht werden. Es wäre sicher eine gute Gelegenheit, im Gespräch mit allen Bewohnern der Wohngruppe die Frage der Tischgestaltung zu diskutieren.

Esskultur als wertschätzende Zuwendung

Gepflegte Mahlzeitenangebote, ein sauber gedeckter Tisch, hübsch angerichtete

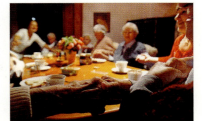

Abb. 42.22 An diesem Esstisch herrscht eine ausgesprochen familiäre Atmosphäre. (Foto: B. Bostelmann, Thieme)

Speisen, kein Tablettservice, sondern in Schüsseln serviert, vermitteln eine wertschätzende Zuwendung (▶ Abb. 42.22). Dies wiederum motiviert manche Bewohner, sich selbst gepflegt zurechtzumachen. Andere werden angeregt, selbstständig und ohne Unterstützung zu essen, weil dies in manchen Einrichtungen damit verbunden ist, weiterhin im Speisesaal essen zu können.

42.4.7 Garten- und Parkgestaltung

Gesteigerte Lebensqualität

Die Gestaltung von Garten und Park rund um ein Pflegeheim hat mit Blick auf das Wohlbefinden sowohl demenziell erkrankter als auch geistig gesunder alter Menschen einen hohen Stellenwert. Die Innenräume sind meist über lange Zeit unverändert, im Garten oder im Park verändert sich vieles von einem Tag zum anderen und es gibt ständig neue Reize und Anregungen.

Im Garten spazieren gehen zu können schafft Freude und Zufriedenheit, aber auch das Gärtnern ist wie eine Quelle guter Erfahrungen (▶ Abb. 42.23). So ist Gartenarbeit für viele Bewohner mit positiven Erinnerungen an den eigenen Garten verknüpft. Die Arbeit mit Blumen und Pflanzen ist eine sinnvolle Beschäftigung. Sie vermittelt Selbstbestätigung, schafft Sinnesreize und stärkt die Kompetenzen. Gärtnern schafft angenehme Erlebnisse und verbessert dadurch die Lebensqualität der im Heim lebenden alten Menschen. Besonders geeignet sind Hochbeete, die Arbeit an und in diesen Beeten kann sowohl vom Rollstuhl aus als auch ohne Bücken erledigt werden.

Tab. 42.6 Tischdekorationen.

an Werktagen	an Sonn- und Feiertagen
schlichte Tischdecke oder bunte Sets	weiße, sauber gebügelte Tischdecke
unifarbenes Geschirr	Geschirr aus feinerem Porzellan, mit hübschem bunten Dekor
Papierservietten (nicht zu dünn)	Stoffservietten oder bunte, zum Geschirr passende Servietten
kleine Vase mit einer jahreszeitlichen Blüte (im Sommer sind auch wenige Wiesenblumen sehr hübsch)	Vase zum Geschirr passend oder uni weiß, mit einer edleren Blume (z. B. Rose)
im Speiseraum allgemeine jahreszeitliche Deko	die Feste im Jahreskreis müssen an der Tischdekoration erkennbar sein

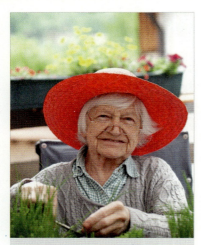

Abb. 42.23 Gärtnern vermittelt Freude und stärkt das Selbstwertgefühl. (Foto: O. Durst, Fotolia.com)

Lernaufgabe

Suchen Sie nach Pflegeheimen, in denen das Gärtnern ein Programmpunkt der Tagesgestaltung ist.
1. Informieren Sie sich über den praktischen Ablauf dieser Maßnahme und welche Mitarbeiter dafür zuständig sind.
2. Fragen Sie, wie eine solche Idee in die Realität umgesetzt werden könnte.
3. Lassen Sie sich erzählen, wenn Sie es nicht selbst beobachten können, wie diese Arbeit auf die Bewohner wirkt und wie sie darauf reagieren.

Erreichbarkeit und Gestaltung der Wege

Der Garten sollte für möglichst viele Bewohner ohne fremde Hilfe erreichbar sein. Wege in Form einer „8", die immer wieder zum Ausgangspunkt zurückführen, sind besonders dort geeignet, wo demenziell erkrankte Menschen leben. Die Wege sollten dabei so breit sein, dass 2 sich begegnende Bewohner aneinander vorbeikommen, ohne sich zu stoßen. Auch mit einem Rollstuhl sollte man bequem darauf fahren können. Steigungen und Treppen sind zu vermeiden, sie erhöhen das Sturzrisiko und bilden für manche alten Menschen ein Hindernis. Geländer und Handläufe als Geh- und Orientierungshilfe sind gute Stützen für das selbstständige freie Bewegen. Das schafft wiederum Selbstvertrauen und Selbstsicherheit. Zum Ausruhen und Verweilen sind Holzbänke geeignet. Polsterauflagen und ein Wind- und Sonnenschutz sollten vorhanden sein. Ein kleiner Pavillon schafft Ruhe und Geborgenheit.

Anregung und Orientierungshilfe

Im Garten regt die Vielfalt von Farben und Formen die Sinne und die Fantasie der Menschen an. Auch ein Beet mit duftenden Küchenkräutern weckt Erinnerungen und schafft Gesprächsstoff.

Praxistipp

Keinesfalls sollten giftige Pflanzen oder Gehölze gepflanzt werden, auch immergrüne Nadelgehölze sind weniger geeignet.

Ein Wintergarten mit vielen Grünpflanzen schafft auch in der dunklen Jahreszeit ein Naturerlebnis. „Menschen fühlen sich in Wintergärten weitaus wohler als in begrünten Wohnzimmern" (Kreimer 2004). Aber auch das begrünte Wohnzimmer hat seine Berechtigung: Grünpflanzen verbessern die Luftfeuchtigkeit und den Sauerstoffgehalt der Raumluft und fördern so das Wohlfühlklima.

Pflegebedürftige, die das Bett nicht verlassen können, sollten einen Ausblick ins Grüne haben, damit auch sie durch den Wechsel der Jahreszeiten und den Sonnenstand eine Orientierungshilfe haben und Sinnesreize durch das Grün und den Wechsel des Lichts erfahren.

42.5 Wohnen mit Tieren

„Tiere vermitteln Lebensfreude. 1,5 Millionen Menschen, die über 60 Jahre alt sind, wissen das und haben sich für das Zusammenleben mit einem Hund entschieden. 1,8 Millionen über 60-Jährige besitzen Katzen. Daneben gibt es noch unzählige Seniorenhaushalte, in denen Vögel, Fische, Kaninchen und andere Kleintiere gehalten werden. Diese Haustiere tragen – nicht zuletzt, weil sie artgerecht versorgt werden wollen – zur Aktivierung und Tagesstrukturierung der alten Menschen bei." (Olbrich u. Jonas 1994, ▶ Abb. 42.24).

Seit etwa 20 Jahren erforschen Wissenschaftler die Auswirkungen, die das Zusammenleben mit Tieren auslösen. Die Wirkungen sind im körperlichen und im psychischen Bereich und in den sozialen Bezügen der Menschen zu beobachten. Der Sozialpädagoge Nestmann erarbeitete eine Zusammenstellung über das „Bio-psycho-soziale Wirkungsgefüge" (1994), das im Zusammenleben mit Tieren deutlich wird (▶ Tab. 42.7).

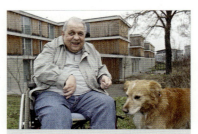

Abb. 42.24 Tiere vermitteln Lebensfreude. (Foto: W. Krüper, Thieme)

Die Tatsache, dass Tiere die Lebensqualität alter Menschen positiv beeinflussen, dass sie Einsamkeit verhindern, dass sie körperliche Aktivität und damit mehr Gesundheit bewirken, ist inzwischen auch in Pflegeheimen Allgemeingut geworden. Die anfänglichen Widerstände gegen Tiere im Heim sind fast überall verschwunden, seit Pflegeheime keine Krankenhäuser mehr sein müssen, sondern Orte zum Wohnen, in denen so viel Normalität wie möglich stattfinden soll.

42.5.1 Tiere im Alten- oder Pflegeheim

Es gibt 3 Möglichkeiten, wie ein Tier ins Heim kommt:
1. Ein Tier zieht mit dem alten Menschen ins Alten- oder Pflegeheim.
2. Ein Tier „gehört" allen im Heim. Es wurde vom Heim angeschafft oder von einem Bewohner überlassen.
3. Ein Tier kommt als Besucher ins Altenheim.

Ein Tier zieht mit ins Alten- oder Pflegeheim

Der Umzug ins Altenheim fällt alten Menschen sehr schwer. Wenn sie das Tier, mit dem sie jahrelang zusammengelebt haben, mit ins Heim nehmen können, fällt der Umzug um vieles leichter. Trotzdem sind einige Voraussetzungen nötig, damit das Zusammenleben gelingen kann:
- Akzeptanz durch die anderen Mitbewohner
- klare Verantwortlichkeiten
- geeigneter Tierarzt
- Haftpflichtversicherung

Akzeptanz durch die anderen Mitbewohner

Von der richtigen Einführung des Tieres hängt sehr viel ab. Werden alle im Heim lebenden und arbeitenden Personen umfassend über den neuen „Mitbewohner" informiert und können sie ihre Fragen, Befürchtungen und Ängste aussprechen, ist die Akzeptanz meist schon erreicht.

Tab. 42.7 Bio-psycho-soziale Effekte des Zusammenlebens mit Tieren (nach Nestmann 1994).

Wirkung	Wodurch entsteht die Wirkung?
physische/physiologische Wirkungen	
Senkung des Blutdrucks	• Puls- und Kreislaufstabilisierung (über Streicheln, reine Präsenz)
Muskelentspannung	• Körperkontakt • entspannte Interaktion
Verbesserung des Gesundheitsverhaltens	• allgemeine motorische Aktivierung • Bewegung an frischer Luft • Muskeltraining • Aktivierung der Verdauung • Reduzierung von Übergewicht • Reduzierung von Alkoholgenuss • Förderung von Regelmäßigkeit und Tagesstruktur
psychische Wirkungen	
kognitive Anregung und Aktivierung	• Lernen über Tiere und Tierhaltung • Austausch und Gespräch mit anderen Menschen
Förderung emotionalen Wohlbefindens	• Gefühl, akzeptiert zu werden • Gefühl, geliebt zu werden • Zuwendung • Bestätigung • Trost • Ermunterung • Zärtlichkeit • spontane Zuneigung und Begeisterung
Förderung von positivem Selbstbild, Selbstwertgefühl, Selbstbewusstsein	• konstante Wertschätzung • Erfahrung von Autorität und Macht • Bewunderung erfahren • Gefühl, gebraucht zu werden • Verantwortung übernehmen • Bewältigungskompetenz erleben
Förderung von Sicherheit und Selbstsicherheit, Reduktion von Angst	• unbedingte Akzeptanz • konstante und kontinuierliche Zuneigung • „unkritische" Bewunderung • unbedrohliche und belastungsfreie Interaktionssituation • „einfache Welt" (Füttern, Nahsein, Vertrautheit) • praktischer Schutz
psychologische Wirkung sozialer Integration	• Erfüllung von Bedürfnissen nach Zusammensein • Geborgenheit • Erfahrung von Nähe • Gemeinsamkeit • Nichtalleinsein
antidepressive und antisuizidale Wirkung	• Zusammensein und Gemeinsamkeit • Vertrauen und Vertrautheit • sicherer Halt und emotionale Zuwendung • Trost und Ermutigung • Förderung von Aktivität • Verantwortung • Freude • Lebendigkeit • Spontaneität und Spaß erleben
soziale Wirkungen	
Aufhebung von Einsamkeit und Isolation	• Tierkontakt selbst • Förderung von Kontakten • „Eisbrecher"
Nähe, Intimität, Körperkontakt	• Erleben von Beziehung und Verbundenheit
Vermittlung von positiven sozialen Attributen	• Sympathie • Offenheit • Unverkrampftheit

Probleme bleiben jedoch sicherlich nicht aus. In diesem Fall hilft eine gemeinsame Suche nach Lösungen, um die Unannehmlichkeiten, die ein Tier auch mit sich bringen kann, besser ertragen zu können.

Verantwortlichkeiten

Vor dem Einzug muss geklärt sein, wo das Tier untergebracht wird und wer für die Versorgung des Tieres verantwortlich ist. Solange Herrchen oder Frauchen dies selber machen können, ist das sinnvoll und gut, aber was geschieht, wenn sie es nicht mehr können?

Zusammen mit dem Bewohner müssen konkrete Lösungen gefunden werden, die schriftlich zu formulieren sind, damit sie eine größere Verbindlichkeit haben. Kann im Bekannten- oder Freundeskreis des alten Menschen niemand für die spätere Versorgung des Tieres gefunden werden, bietet auch der „Freundeskreis betagter Tierhalter" Unterstützung. Die dem „Bundesverband Tierschutz" angegliederte Initiative hält ein Dokument bereit, das sich „die letzte Fürsorge für mein Haustier" nennt, siehe Leseservice (S. 1014).

Tierarzt

Tiere können krank werden und sie müssen regelmäßig geimpft und entwurmt werden. Daher sollte das Heim Kontakt mit einem in der Nähe wohnenden Tierarzt aufnehmen, der Hausbesuche macht und Erfahrung im Umgang mit betagten Tierhaltern hat.

Größere Behandlungsmaßnahmen sind oft sehr teuer und Heimbewohner können dies nicht immer aus eigener Tasche bezahlen. Es ist sinnvoll, wenn das Heim dazu einen Fonds (evt. aus Spenden) einrichtet, aus dem solche Rechnungen bezahlt werden können. Manchmal erklärt sich auch die Einrichtung bereit, derlei Kosten zu übernehmen.

Haftpflichtversicherung

Hunde, v. a. größere Tiere, können Mobiliar beschädigen oder auch Menschen zu Fall bringen. Daher muss für solche Tiere eine Tierhalter-Haftpflichtversicherung abgeschlossen werden.

Ein Tier für alle im Heim

Viele alte Menschen, die im Heim leben und kein Tier mitgebracht haben, würden gerne ein Tier um sich haben (▶ Abb. 42.25). Aus diesem Grund gibt es Heime, die ein Tier für alle Heimbewohner anschaffen. Bevor ein Heimtier einzieht, sind einige Fragen zu klären. Auch müssen alle, Mitarbeiter, Bewohner und

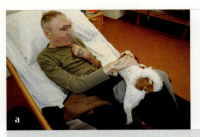 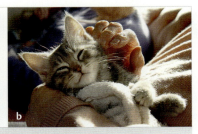

Abb. 42.25 Streicheleinheiten tun der Seele und der Gesundheit gut.
a Heute ist der Stationsliebling Fitz zu Besuch. (Foto: K. Gampper, Thieme)
b Tiere vermitteln Wärme und Geborgenheit. (Foto: S. Mack, Thieme)

Angehörige, in die Überlegungen miteinbezogen werden.

Verantwortlichkeiten

Tiere, v. a. Hunde, brauchen feste Bezugspersonen. Außerdem muss geklärt sein, wer für das Fressen, das Saubermachen von Näpfen und Schlafstätten und das „Gassi gehen" zuständig ist. Es ist sinnvoll, diese Aufgaben auf mehrere Personen zu verteilen. So könnte z. B. eine bestimmte Mitarbeiterin für den Hund quasi das „Frauchen" sein und ihn abends und am Wochenende mit nach Hause nehmen. Tagsüber wird er von rüstigen Heimbewohnern versorgt und ausgeführt. Auch die Vertretungsfrage muss geregelt sein, wenn die Verantwortlichen verhindert sind.

Hygienische Bedenken

Zahlreiche Untersuchungen haben bestätigt, dass bei verantwortungsvoller – und dazu gehört natürlich auch hygienisch einwandfreier – Tierhaltung so gut wie keine Gefahren bestehen, tierkontaktbedingte Krankheiten zu bekommen. Beachten Sie hierzu auch Kap. „Für eine sichere und fördernde Umgebung sorgen können" (S. 436).

Tiere als Besucher im Altenheim

> **Praxistipp**
>
> Für Besuchsdienste in Alten- und Pflegeheimen sind besonders Hunde geeignet. Hunde sind kontaktfreudig und schließen sich gern und schnell Menschen an.

Auch in diesem Fall gilt wieder, dass alle im Heim lebenden und arbeitenden Menschen mit diesem Besuch einverstanden sein müssen. Sollten einige Personen keinen Besuch mit einem Hund haben wollen, muss dies respektiert werden.

Große Hunde sind ideale Besucher für Menschen, die nicht mehr so beweglich sind und evtl. im Rollstuhl sitzen. Sie müssen sich nicht bücken, um das Tier streicheln zu können. Kleine Hunde dagegen kann man zum Schmusen leichter auf den Schoß nehmen.

Die Dauer des „tierischen" Besuchs sollte etwa 1 Stunde betragen. Wichtig ist, dass er regelmäßig 1-mal, besser jedoch 2-mal pro Woche erfolgt.

> **Merke**
>
> Tiere bringen Bewegung und Freude in das Leben alter Menschen, sie steigern die Lebensqualität und bewirken eine lockere, entspannte Atmosphäre.

42.6 Unterstützung beim Heimeinzug

42.6.1 Bedeutung eines Heimeinzugs

Geplant oder plötzlich notwendig geworden

Das Leben in einem Altenpflegeheim wird von den betroffenen Menschen sehr unterschiedlich erlebt. Sie fühlen sich wohl im Heim und sind mit ihrer Situation zufrieden, wenn sie selbstbestimmt und freiwillig die Entscheidung für den Einzug treffen konnten und wenn sie ausreichend Zeit hatten, alles gründlich zu planen.

Ganz anders geht es Menschen, die durch eine plötzlich auftretende schwere Erkrankung oder eine andere Notlage (z. B. Verlust des pflegenden Partners) unfreiwillig und meist unter Zwang in ein Altenpflegeheim einziehen müssen. Diese Menschen verlieren plötzlich alles, was ihr bisheriges Leben ausgemacht hat:
- ihre Gesundheit
- ihre Selbstständigkeit
- ihre Aufgaben
- ihre Rolle in Familie und Nachbarschaft
- ihre Wohnung und ihre Mobilität

> **Merke**
>
> Dies und das Wissen um die Unumkehrbarkeit der Situation bewirken eine soziale Entwurzelung, die dazu führen kann, dass die Betroffenen das Leben im Heim eher wie ein Gefängnis erleben statt wie ein Zuhause. Für manche Menschen kann der Einzug ins Pflegeheim daher zum „sozialen Tod" führen.

Das Einleben

Pflegepersonen, die alte Menschen beim Einzug ins Heim begleiten und pflegen, müssen um diese belastende Situation wissen. Für das Einleben und das Wohlbefinden in den ersten Tagen und Wochen sind einige Dinge entscheidend: zum einen das Verhalten, die soziale Kompetenz der Mitarbeiter, die Pflegequalität und die Angebote der Einrichtung. Zum andern ist es für die Mitarbeitenden eine große Hilfe, wenn sich der neue Bewohner schon im Vorfeld des Einzugs Gedanken darüber gemacht hat, was für ihn besonders wichtig ist, was seinen bisherigen Alltag geprägt hat, wie er ihn gestaltet hat und worauf er auf keinen Fall verzichten möchte. Eine solche „persönliche Gebrauchsanweisung" (C. Sowinski) kann dazu helfen, dass sich der neu angekommene Bewohner schneller und ohne große Reibungsverluste im Heim zu Hause fühlen kann.

In einer „persönlichen Gebrauchsanweisung" sollten z. B. folgende Informationen stehen:
- meine persönlichen Aufsteh- und Zubettgeh-Zeiten
- meine Rituale bei der Morgen- oder Abendtoilette
- meine Lieblingsgerichte und was ich auf keinen Fall auf dem Teller haben möchte
- was ich am Vormittag, was ich am Nachmittag gerne tun will
- meine Lieblingssendungen im Fernsehen und/oder im Radio
- wovor ich Angst habe, was ich befürchte und was unbedingt vermieden werden muss
- usw.

Natürlich können diese Fragen größtenteils auch im Rahmen der Biografiearbeit (S. 130) in den ersten Tagen erhoben werden, doch so eine „Gebrauchsanweisung" hat den Vorteil, dass sich der neue Bewohner schon im Vorfeld selber Gedanken darüber macht, was für ihn unbedingt wichtig ist. Angehörige sind oft überfragt, wenn sie solche Auskünfte erteilen sollen.

Pflegepersonen, die in den ersten Tagen und Wochen für den neuen Heimbewohner zuständig sind, sollten sehr sensibel und einfühlend in ihrem Umgang mit ihm sein:
- Der alte Mensch muss spüren, dass seine Würde respektiert und er in seiner Persönlichkeit geachtet und akzeptiert ist.
- Er muss erleben, dass er selbstbestimmt und so weit wie möglich selbstständig seinen Alltag nach seinen bisherigen Gewohnheiten (siehe „persönliche Gebrauchsanweisung") gestalten kann.
- Er soll an der Planung seiner Pflege beteiligt werden und wahrnehmen, dass seine Wünsche und Bedürfnisse ernst genommen werden.
- Der alte Mensch sollte die Möglichkeit erhalten, Kontakte zu Gruppen und Kreisen im Stadtteil zu knüpfen, bzw. bestehende Kontakte weiter pflegen können.
- Die unterschiedlichen Angebote im Heim werden ihm Schritt für Schritt bekannt gemacht. Die Angebote können ihm helfen, seinen Tag zu gestalten und seine Kräfte zu trainieren, soweit er dazu in der Lage ist.

Lernaufgabe

1. Erinnern Sie sich an Erfahrungen, in denen Sie persönliche Verluste erleben mussten, oder an Situationen, in denen Sie gezwungen wurden, Dinge zu tun, die Sie in Ihrer Persönlichkeit beeinträchtigten. Was hat Ihnen in solchen Situationen geholfen? Welche Reaktionen Ihrer Umwelt haben Ihnen gutgetan? Was hat Sie noch mehr verletzt?
2. Diskutieren Sie Ihre persönlichen Erfahrungen. Überlegen Sie, welche Parallelen es gibt zwischen der Situation, in der Sie Verluste erlebten, und der Situation alter Menschen beim Einzug ins Pflegeheim.
3. Welche Konsequenzen ziehen Sie daraus für Ihr pflegerisches Handeln?

42.6.2 Vorbereitung

Krisensituation Umzug

Merke

Der Einzug in ein Alten- oder Pflegeheim bedeutet für den Betroffenen eine einschneidende Krisensituation. Daher müssen die Vorbereitung, der Einzug und die Phase der Eingewöhnung besonders aufmerksam und einfühlend begleitet werden.

Der Umzug in ein Alten- und Pflegeheim wird mit dem zukünftigen Bewohner und mit seinen Angehörigen möglichst genau beraten und geplant. Eine Fachkraft aus der Einrichtung (Pflegedienstleitung, Sozialdienst oder Wohnbereichsleitung) macht dazu einen Besuch zu Hause oder im Krankenhaus. Dabei wird über die notwendigen Hilfeleistungen, die Unterbringungswünsche und die jeweiligen Gewohnheiten gesprochen sowie darüber, was an Mobiliar und anderen persönlichen Gegenständen in das neue Zimmer mitgebracht werden kann.

In der Praxis des Alltags können verschiedene Phasen beobachtet werden, in denen das Prozedere eines Heimeinzugs verläuft. Ein Mitarbeiter des Sozialdienstes und/oder die Pflegedienst- bzw. Wohnbereichsleitung gestaltet zusammen mit dem alten Menschen und seinen Angehörigen den Einzug.

Informationen über das Heim

Zukünftige Bewohner und ihre Angehörigen werden sich über verschiedene Heime informieren. Beim ersten Kennenlernen sind folgende Maßnahmen hilfreich:
- Rundgang durch das Haus
- Besichtigung eines freien Zimmers
- Gespräch mit einem Mitglied des Heimbeirats
- klare Informationen über die Angebote des Hauses (z. B. pflegerische und regelmäßige hauswirtschaftliche Leistungen, Mahlzeiten, Speisepläne, Beschäftigungs- und Freizeitangebote, therapeutische Möglichkeiten, ärztliche Betreuung, Kontakte zum Stadtteil, Kosten und Finanzierungsmöglichkeiten, Leistungen der Pflegekasse usw.)
- klare Informationen über die Grenzen der Angebote (z. B. pflegerische und hauswirtschaftliche Leistungen bei den unterschiedlichen Pflegestufen)
- Angebot zum Probewohnen für 2 bis 4 Wochen.

Informationen über den zukünftigen Bewohner

Besuch

Hat sich ein alter Mensch für eine bestimmte Einrichtung entschieden, so sind weitere Maßnahmen erforderlich:
- Ein Besuch in der bisherigen Wohnung sollte durch den Sozialarbeiter und/oder die Pflegedienstleistung vorgenommen werden. Dabei sollten so viele Informationen wie möglich über die bisherige Lebenssituation, über Gewohnheiten und Bedürfnisse des alten Menschen in Erfahrung gebracht werden.
- Es wird besprochen, welche persönlichen Dinge (Möbelstücke, Bilder, Erinnerungsstücke, Kleidung, Wäsche usw.) ins Heim mitgenommen werden können und sollen.
- Muss der Einzug vom Krankenhaus aus geschehen, so muss auch dort ein Besuch des Sozialarbeiters und/oder der Pflegedienstleitung erfolgen.
- Ergänzend zu einem Besuch im Krankenhaus sollte auch ein Besuch zu Hause erfolgen, um die häusliche Situation und die Lebensgewohnheiten erfassen zu können.

Beobachtungen

Informationen, die bei einer aufmerksamen Beobachtung in der Wohnung gewonnen werden, helfen dabei, die Gewohnheiten und die Lebensweise des neuen Bewohners zu verstehen.
- Wie ist die Kommunikation, wie sind die Verhältnisse zwischen dem zukünftigen Bewohner und seinen Angehörigen?
- Wie sind die technische Ausstattung der Wohnung (Geräte) und die Art der Möblierung?
- Was ist in Hinsicht auf Sauberkeit und Ordnung zu beobachten? (Vorsicht: mangelnde Sauberkeit und Unordnung können auf unzureichende Selbstversorgungskompetenz hinweisen, aber auch auf einen bestimmten Lebensstil! Dies gilt es herauszufinden.)
- Sind Verwahrlosungserscheinungen (z. B. Müll und Abfälle auf dem Boden, Geruchsentwicklung, Ungeziefer) als Hinweis auf die nicht mehr vorhandene Selbstversorgungskompetenz zu erkennen?
- Gibt es aufgestellte Erinnerungsstücke (z. B. Pokale, Krüge, Mitbringsel, Geschenke)?
- Sind Familienfotos, selbst gemalte Bilder, Zeitungsartikel, Kreuze, Heiligenbilder u. Ä. an den Wänden aufgehängt (▶ Abb. 42.26)?
- Welche Hinweise finden sich auf weltanschauliche und religiöse Orientierung?
- Wie ist der Einrichtungsstil gehalten (z. B. gemütlich, funktional, luxuriös oder einfach)?
- Finden sich Bücher, Zeitschriften, Schallplatten, CDs und ähnliche Dinge?

Merke

Die gründliche Vorbereitung des Einzugs kann entscheidend für das spätere Wohlbefinden des alten Menschen im Heim sein.

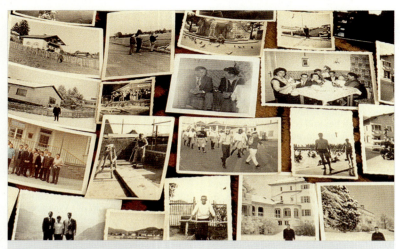

Abb. 42.26 Ein Gespräch anhand von Familienfotos kann helfen zu verstehen. (Foto: T. Stephan, Thieme)

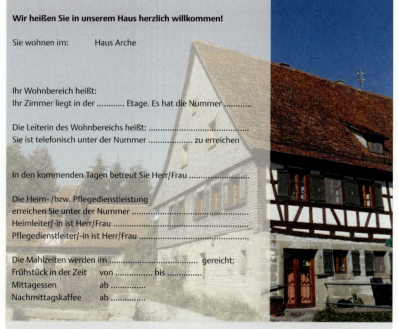

Abb. 42.27 Begrüßungskarte mit einem Foto der Einrichtung. (Foto: B. Bostelmann, Thieme)

werden von den Bezugspflegenden übermittelt.
- Die Vielzahl der neuen Informationen wird in kleine, überschaubare „Portionen" aufgeteilt und öfter wiederholt.
- Der Bewohner wird dem Heimbeirat und den Mitbewohnern des Wohnbereichs vorgestellt.
- Die Bezugspflegenden sind für die 1. Informationssammlung zur Pflegeplanung zuständig.
- Die Bezugspflegenden erstellen zusammen mit der Leitung des Wohnbereichs einen vorläufigen Pflegeplan. Alle bisher verfügbaren Informationen werden dabei berücksichtigt. Der Plan muss schon am nächsten Tag kontrolliert und möglicherweise ergänzt und/oder verändert werden.

42.6.4 Zeit der Eingewöhnung

Für eine begrenzte Zeit (ca. 2–4 Wochen) wird der neue Heimbewohner intensiv durch die Bezugspflegenden und/oder durch die Sozialarbeiterin begleitet. Tägliche Besuche und wiederholte Informationen und das Einführen in bestehende Gruppen und Kreise helfen dabei, das Fremdheitsgefühl zu überwinden. In manchen Einrichtungen haben sich regelmäßige Treffen mit den neu eingezogenen Menschen bewährt. Sie sind zu festen Integrationshilfen geworden.

> **Film**
>
> Um die Inhalte zu vertiefen, können Sie sich die Videos „Beratung seniorengerechtes Wohnen", „Bewohner und Heimtiere" und „Hausnotruf" ansehen.

42.7 Lern- und Leseservice

42.7.1 Das Wichtigste im Überblick

Welche Bedeutung hat das Wohnen für alte Menschen?

Im Alter spielen das Wohnen und die Räume, in denen sich alte Menschen aufhalten, eine vergleichsweise größere Rolle als in jüngeren Jahren. Der Grund dafür ist, dass sich das Leben im Alter fast ausschließlich in der Wohnung abspielt. Menschen gestalten mit ihrer persönlichen Kreativität und Individualität den für sie unverwechselbaren Wohnraum, er spiegelt mit seinen Erinnerungsstücken wichtige Aspekte des Lebens wider.

42.6.3 Tag des Einzugs

Das Zimmer ist vorbereitet. Auf dem Tisch steht ein Empfangsgruß, z. B. Blumen, ein Getränk, Obst und eine Begrüßungskarte mit einem Foto der Einrichtung und weiteren, auch für die Angehörigen wichtigen Informationen (▶ Abb. 42.27).

Im Zusammenhang mit dem Einzug sind die folgenden Dinge zu beachten:
- Ein Mitarbeiter aus der Frühschicht und einer aus der Spätschicht werden in den kommenden 2 bis 4 Wochen Bezugspersonen für den neuen Heimbewohner sein (die Zeit ist abhängig von der Eingewöhnungssituation und muss im individuellen Pflegeplan vermerkt sein).
- Diese Bezugsperson bietet dem Neuangekommenen und seinen Angehörigen ein Getränk an. Dabei kann gut über Vorlieben, Gewohnheiten und Rituale gesprochen werden.
- Die Informationen über Räumlichkeiten, Tagesstruktur, Mitbewohner usw.

Welche Wohnformen wählen alte Menschen?

Es gibt sehr viele unterschiedliche Möglichkeiten des Wohnens, z. B. Wohnen bei den Kindern, in einer Haus- oder einer Wohngemeinschaft oder im eigenen Haushalt. Ältere Menschen suchen sich die Form aus, die ihren Wünschen nach Selbstständigkeit und Eigenverantwortlichkeit am ehesten entspricht. Natürlich ist die Wohnform abhängig vom Gesundheitszustand und von der Fähigkeit, sich selber versorgen zu können.

Was versteht man unter Mehr-Generationen-Wohnen?

Das Mehr-Generationen-Wohnen sind Wohnmöglichkeiten, in denen alte und junge Menschen, Singles und Familien, Alleinerziehende und Senioren gemeinsam leben können. Dabei hat jedoch jeder seine eigene vollständige und abgeschlossene Wohnung. Die Gebäude sind so gebaut, dass die einzelnen Bereiche dicht beieinanderliegen. Auch durch die Schaffung einiger Gemeinschaftsräume entsteht ein nachbarschaftliches Miteinander.

Wie ist eine behindertengerechte Wohnung gestaltet?

Eine wichtige Forderung sind die Barrierefreiheit der Wohnung und ein ebenerdiger oder mit Fahrstuhl zu erreichender Zugang zur Wohnung. Innerhalb der Wohnung muss genügend Raum sein, um sich mit einem Rollstuhl bewegen zu können. Da behinderte Menschen die Wohnung nicht mehr so häufig verlassen, sollte sie mit ausgiebig Licht und ausreichend frischer Luft versorgt sein. Wichtig ist auch die gute Erreichbarkeit z. B. von Ärzten, Apotheken oder Einkaufsmöglichkeiten.

Für wen ist Betreutes Wohnen oder Service-Wohnen geeignet?

Diese Wohnformen sind v.a. für Menschen geeignet, die noch rüstig und aktiv sind, die aber nicht mehr alleine in einer zu groß gewordenen Wohnung leben möchten.

Wer nimmt die Nachtpflege in Anspruch?

Das Angebot der Nachtpflege wird einerseits von allein lebenden, ängstlichen Menschen, die sich in der Dunkelheit fürchten, in Anspruch genommen, andererseits von demenziell erkrankten Menschen mit gestörtem Tag-Nacht-Rhythmus.

Was bewirkt zu viel Lärm bei alten Menschen?

Ein zu hohes Maß an Geräuschen, eine Reizüberflutung durch Alltagsgeräusche wie Straßenlärm, Maschinenlärm, der Lärmpegel in Fluren von Pflegeheimen und das ständig laufende Radio in den Wohnbereichen führen zu Lärmstress. Dies wiederum kann zu Unruhe und Angst und auch zu Orientierungsstörungen führen.

Welche Vor- und Nachteile hat das Wohnen im Altenpflegeheim?

Für Menschen, die sich nicht mehr selbstständig versorgen können und die auch keine Angehörigen haben, die diese Aufgabe übernehmen könnten, ist der Umzug in ein Pflegeheim sinnvoll und richtig. Hier findet eine umfassende Versorgung im pflegerischen und hauswirtschaftlichen Bereich statt. Hauptproblem der vollstationären Versorgung ist die fehlende Privatheit, wenn kein Einzelzimmer zur Verfügung steht.

Was bedeutet territoriale Gestaltung eines Doppel- oder Mehrbettzimmers?

Bei der territorialen Gestaltung eines Doppel- oder Mehrbettzimmers hat jeder Bewohner seinen eigenen Bereich, sein eigenen Schrank und nach Möglichkeit sein eigenes Fenster. Der Mitbewohner kann sich im Zimmer bewegen, ohne das Territorium des Nachbarn zu verletzen.

Warum leben alte Menschen gerne mit Tieren?

Tiere, v.a. Hunde und Katzen, sind Hausgenossen und „Freunde", die den alten Menschen ohne Vorbehalte akzeptieren. Durch die Nähe eines Tieres und die notwendige Zuwendung werden alte Menschen von ihren eigenen Leiden abgelenkt. Die Verantwortung für das Tier und die Pflicht zur artgerechten Pflege und Betreuung bewirken einen Zugewinn an Gesundheit (z. B. wegen der Bewegung an frischer Luft) und stärken das Selbstwertgefühl. Bevor ein Tier in einer vollstationären Einrichtung miteinziehen kann, sind einige Fragen zu bedenken.

Wie können Menschen bei ihrem Einzug in ein Pflegeheim unterstützt werden?

Pflegende sollten sich schon vor dem Einzug möglichst viele Informationen über den neuen Bewohner beschaffen. Der alte Mensch sollte sich die Einrichtung vor dem Einzug genau ansehen. Damit der Einzug gelingen kann, sind eine umfassende Vorbereitung und eine einfühlsame Begleitung in den ersten Tagen und Wochen entscheidend.

42.7.2 Literatur

Düx H, Hrsg. Lebenswelten von Menschen in einem Alten- und Pflegeheim. Köln, KDA; 1997; 125

Göbel C. Wie wohnen, wenn man älter wird? Bundes-Modellprogramm 1998–2001 „Selbstbestimmt Wohnen im Alter". Bundesministerium für Familie, Senioren, Frauen und Jugend, Berlin 2001

Hagen BP, Hrsg. „Soziale Netzwerke für die ambulante Pflege". Grundlagen, Praxisbeispiele und Arbeitshilfen. Weinheim: Juventa; 2004

Kaiser G. Vom Pflegeheim zur Hausgemeinschaft – Empfehlungen zur Planung von Pflegeeinrichtungen. In: KDA, Hrsg. Pro Alter 2008; 2: 38–44

Kaiser S. „Leben und Wohnen im Alter". Berlin: Stiftung Warentest; 2006

Kreimer R. Altenpflege: menschlich, modern, kreativ. Grundlagen und Modelle einer zeitgemäßen Prävention, Pflege und Rehabilitation. Hannover: Schlütersche; 2004

Kuratorium Deutsche Altershilfe, Hrsg. Flower-Power für die Pflege. Gartengestaltung in Alten-Einrichtungen. In: Pro Alter 2004; 1

Kuratorium Deutsche Altershilfe, Hrsg. „Pflegestützpunkte eine wirkliche Innovation?" und andere Themen. In: Pro Alter 2008; 1

Kuratorium Deutsche Altershilfe, Hrsg. „Vom Schicksal der Sitzordnung". In: Pro Alter 2008; 4

Kuratorium Deutsche Altershilfe, Hrsg. Alles Wissenswerte von A–Z. Rund ums Alter. München: C. H. Beck; 1996

Kuratorium Deutsche Altershilfe, Hrsg. Verändern statt kaschieren. Milieugestaltung in Pflegeheimen. In: Pro Alter 2003; 3

Kuratorium Deutsche Altershilfe, Hrsg. KDA-Quartiershäuser. Sozialraumorientierung als Kernbaustein. Pro Alter 2011; 05

Lang F et al. Das Einzelzimmer im Alten- und Pflegeheim. Erlangen: Institut für Psychogerontologie der Universität Erlangen; 2008

Nestmann F. Ein bio-psycho-soziales Wirkungsgefüge hilfreicher Tiereffekte. In: KDA, Hrsg. Ein Plädoyer für die Tierhaltung in Alten- und Pflegeheimen. Köln, KDA; 1994

Niepel A. Augenblicke der Freude (Gartentherapie). In: Altenpflege 2004; 7

Olbrich E, Jonas I. Ein Plädoyer für die Tierhaltung in Alten- und Pflegeheimen. Argumente, Informationen, Beispiele, Tips. Köln: Hrsg. v. Kuratorium Deutsche Altershilfe; 1994

Reichert M, Saup W. Die Kreise werden enger. Wohnen und Alltag im Alter. Funkkolleg Altern – Studieneinheit 15, Deutsches Institut für Fernstudienforschung an der Universität Tübingen; 1997

Rohde K et al. „In guten Händen". Altenpflege 2. Aufl. Berlin: Cornelsen; 2009

Schader-Stiftung. Wohnformen älterer Menschen (65 Jahre und älter) in Deutschland (31.05.2006). Im Internet: http://archiv.schader-stiftung.de/wohn_wandel/997.php; Stand: 28.07.2015

Winter HP, Kaiser G. Planung humaner Pflegeheime – Erfahrungen und Empfehlungen. Köln: Hrsg. v. Kuratorium Deutsche Altershilfe; 1997

Wirsing K. Psychologisches Grundwissen für Altenpflegeberufe. 5. Aufl. Weinheim: Beltz; 2000

Weiterführende Literatur

Hirsch AM. Psychologie für Altenpfleger. Berlin/München: Quintessenz; 1994

Institut für Sozialforschung, Praxisberatung und Organisationsentwicklung GmbH, Saarbrücken: Hausnotruf. Verlässlicher Service auf Knopfdruck. Ministerium für Arbeit und Soziales, Qualifikation und Technologie des Landes Nordrhein-Westfalen, Düsseldorf 2001

Kuratorium Deutsche Altershilfe, Hrsg. Kleine Datensammlung Altenhilfe. Köln: Kuratorium Deutsche Altershilfe; 2003

Sowinski C, Behr R. Bundeseinheitliche Altenpflegeausbildung. Materialien für die Umsetzung der Stundentafel. Köln: KDA; 2002

Kuratorium Deutsche Altershilfe, Hrsg. Zeitkiller in der Pflege. Aufdecken – analysieren – abschaffen. Pro Alter 2003; 3

Schaier A. Gartenarbeit für Körperbehinderte und Senioren. Dortmund: Verlag modernes Lernen; 1986

Schweitzer H. Sicher und bequem zu Hause wohnen. Wohnberatung für ältere und behinderte Menschen. Düsseldorf: Hrsg. v. Ministerium für Arbeit, Soziales, Qualifikation und Technologie in Nordrhein-Westfalen; 2000

Stanjek K, Hrsg. Altenpflege konkret – Sozialwissenschaften. Stuttgart: Gustav Fischer; 1998

42.7.3 Kontakt- und Internetadressen

Agw – Arbeitsgemeinschaft Wohnberatung e.V.
Mechenstr. 57
53 129 Bonn
Tel.: 0228–23 20 86

Arbeitskreis Garten und Therapie Nord
Wolfgang Kiesche
Lesumstr. 51
28 876 Oyten
Tel.: 04 207–80 19 04
http://www.garten-therapie.de

Forum für gemeinschaftliches Wohnen im Alter
Hohe Straße 9
30 449 Hannover
Tel.: 0511–92 40 01–827
http://www.fgwa.de

Kuratorium Deutsche Altershilfe
An der Pauluskirche 3
50 677 Köln
Tel.: 0221–931 947–18
http://www.kda.de (über diese Webseite können sämtliche vom KDA veröffentlichten Texte erreicht werden), s. a.
http://forum-seniorenarbeit.de

http://www.online-wohn-beratung.de

http://www.fgw-ev.de/ (Forum Gemeinschaftliches Wohnen e.V. (FGW) Wohnprojektberatung)

http://www.freunde-alter-menschen.de (Bundesarbeitsgemeinschaft „Demenz WGs" Freunde alter Menschen e.V. Berlin)

http://www.geronto.uni-erlangen.de

http://www.lebensbaum-werther.de (Projektbeispiel: Lebensbaum Soziale Hilfen e.V. Steinhagen, Bielefeld)

http://www.n-tv.de/wissen/Aufmerksamkeit-in-Heimen-article43 933.html (Artikel zur Sitzordnung in Heimen)

http://www.online-wohn-beratung.de (Online Wohnberatung, c/o Barrierefrei Leben e.V.)

Wohnen mit Tieren

Deutscher Tierschutzbund e.V.
Baumschulallee 15
53 115 Bonn
Tel.: 0228–60 496–0
Fax: 0228–60 496–40

Tiere helfen Menschen e.V.
Münchener Straße 14
97 204 Höchberg
Tel.: 0931–4 042 120
Fax: 0931–4 042 121

Verband für das deutsche Hundewesen VDH e.V.
Westfalendamm 174
44 141 Dortmund
Tel.: 0231–565 000

Interessengemeinschaft Deutscher Hundehalter e.V.
Christa Westendorf
Augustusstraße 5
22 085 Hamburg
Tel.: 040–454 761

Verein Deutscher Katzenfreunde e.V.
Imke Krüger
Postfach 740 924
22 099 Hamburg
Tel.: 040–454 842

Forschungskreis Heimtiere in der Gesellschaft
Brigitte Burmeister
Postfach 130 346
20 103 Hamburg
Tel.: 040–417 061

Leben mit Tieren e.V.
Schlesische Straße 29/30
10 997 Berlin

http://www.hundeinfos.de

http://www.hund-und-halter.de

http://www.lebenmittieren.de

http://www.tiere-oeffnen-welten.de

http://www.tierschutzbund.de

http://www.tieraerztlicher-besuchsdienst.de

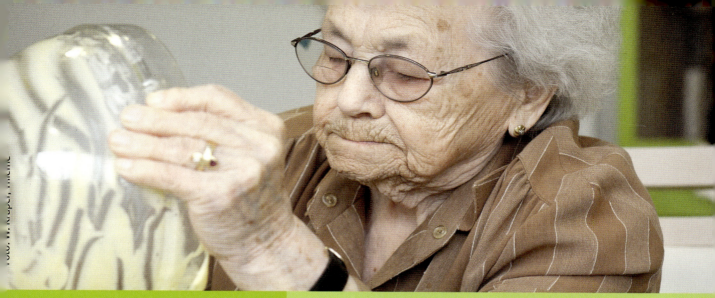

Kapitel 43
Alltag im Alter

43.1	Tagesgestaltung alter Menschen	1016
43.2	Alltagsgestaltung zu Hause	1016
43.3	Alltagsgestaltung in Einrichtungen der Altenhilfe	1017
43.4	Heimbewohner bei der Tagesgestaltung unterstützen	1021
43.5	Lern- und Leseservice	1022

43 Alltag im Alter

Hannelore Seibold

43.1 Tagesgestaltung alter Menschen

Fallbeispiel

Frau Frank ist 89 Jahre alt, lebt alleine in ihrer Wohnung und erledigt ihre alltäglichen Aufgaben selbstständig. Jeden Morgen ruft sie ein Taxi, das sie in die Stadt bringt. Mit dem Fahrer, einem Menschen, der vor einigen Jahren aus dem Iran geflohen ist, verbindet sie inzwischen fast so etwas wie eine Freundschaft. Der Taxifahrer bringt sie in die Stadt zu einem großen Kaufhaus. Im dortigen Restaurant trifft sie ihren langjährigen Freund. Sie nehmen gemeinsam ihr Frühstück ein, erzählen sich das Neueste und lesen in den ausliegenden Zeitungen. Am Nachmittag, so gegen 17 Uhr, holt sie „ihr" Taxifahrer wieder ab und bringt sie nach Hause.

Solange Frau Frank gesund bleibt und keine körperlichen Einschränkungen erleidet, wird sie diese Art der Alltagsgestaltung weiter pflegen und sich dabei wohlfühlen. Es ist ihre Form der Alltagsbewältigung – andere werden für sich eine Alternative suchen und diese praktizieren.

Die Frage nach der Alltagsgestaltung im Alter hängt entscheidend von der individuellen Situation der einzelnen Personen ab. Die Gruppe der alten Menschen ist sehr heterogen und unterschiedlich. Daher sind ihre Bedürfnisse nach Gestaltung ebenfalls sehr unterschiedlich.

Zunächst stellt sich die Frage: Wann beginnt das „Alter"? Ab welchem Zeitpunkt gehört der Einzelne zu den „Alten"? Ist das „Altsein" abhängig vom biologischen Alter, oder ist jemand alt, wenn er von der Gesellschaft so gesehen wird, also vom sozialen Alter, oder zählt einfach nur, wie der Betreffende sich fühlt, also das psychologische Alter? Beantworten Sie diese Frage mit nachfolgender Lernaufgabe, Lesen Sie dazu auch Kap. „Alte Menschen" (S. 33).

Lernaufgabe

In Ihrem beruflichen oder privaten Umfeld gibt es Menschen, von denen Sie sagen: „Frau X ist eine alte Frau, Frau Y ist jung und dynamisch." Beide sind von ihrem biologischen Alter her gleich alt. Gehen Sie dieser Aussage nach:

- Woran machen Sie fest, dass in Ihren Augen Frau X alt wirkt, Frau Y aber jung und dynamisch zu sein scheint?
- Welche Konsequenzen ziehen Sie aus dieser Beobachtung mit Blick auf Ihren beruflichen Umgang mit alt gewordenen Menschen?

Die Phase des Alters wird als das 3. und 4. Lebensalter bezeichnet. Das 3. Lebensalter steht für die Zeit zwischen dem 60. und 80. Lebensjahr, das 4. für 80 und darüber. Die Menschen in den verschiedenen Altersgruppen sind geprägt von den Möglichkeiten und Problemen, die das Altwerden in der jeweiligen Phase mit sich bringt. Die Generation der „jungen Alten" ist i. d. R. gesundheitlich in ordentlicher Verfassung und meist mit einem guten finanziellen Polster versehen. Für sie gelten die in 42.2 genannten Gestaltungsmöglichkeiten.

43.2 Alltagsgestaltung zu Hause

Das Leben im häuslichen Umfeld erfordert einige Alltagskompetenzen. Senioren, die noch rüstig und geistig sowie körperlich beweglich sind, erledigen diese Alltagsaufgaben selbstständig und nach ihren Bedürfnissen. Zu den alltäglichen Pflichten gehören u. a.
- Waschen und Körperpflege,
- Einkäufe tätigen, Mahlzeiten zubereiten und essen,
- Wohnung und Kleidung in Ordnung halten und
- das Erledigen aller weiteren Angelegenheiten von A wie Arztbesuche bis Z wie Zeitungsabonnement bezahlen.

Für einige Senioren ist damit ihr ganzer Tag ausgefüllt, sie „brauchen" keine weiteren Anregungen.

Andere Senioren benötigen wegen körperlicher oder mentaler Einschränkungen Hilfe und Unterstützung zur Alltagsgestaltung zu Hause. Zu den unterschiedlichen Hilfeangeboten gehören z. B. das Wohnraumanpassungsprogramm, Hilfen durch ambulante Hauswirtschafts- und Pflegedienste und andere, s. Kap. „Dienste und Einrichtungen der Altenhilfe" (S. 1059).

Für rüstige Menschen, die darüber hinaus Anregungen suchen, gibt es eine Reihe von Möglichkeiten, die im Folgenden vorgestellt werden.

▶ **Lernen – Bildung – Wissen.** Volkshochschulen, spezielle Seniorengruppen von Orts- oder Kirchengemeinden und das Seniorenstudium an einzelnen Universitäten bieten Interessierten eine Vielzahl von Themen und Angeboten.

▶ **Umgang mit neuen Medien.** Viele Senioren suchen u. a. nach Anleitung und Unterstützung zum Umgang mit dem PC und zum Surfen im Internet. Sie fragen nach Hilfen beim digitalen Fotografieren und der Bearbeitung von Fotos und Filmen. Angebote gibt es in Internet-Cafés speziell für Senioren, hier kann ohne Erfolgsdruck ausprobiert und geübt werden. Das Besondere an diesen Kursen ist das entspannte und begleitete Lernen. So erleben Senioren nicht nur Spaß, sondern auch Erfolge.

▶ **Nachbarschaftstreffen, Kontaktgruppen in Orts- und Kirchengemeinden.** Viele alte Menschen leben als Single, sie brauchen und suchen Kontaktmöglichkeiten. Wohlfahrtsverbände bieten Kurse und Veranstaltungen an, die auf diese Bedürfnisse zugeschnitten sind, z. B. Tanztee am Nachmittag für Ältere. Im Erzählcafé besteht die Möglichkeit, die eigene Lebensgeschichte zu bilanzieren und evtl. belastende Erlebnisse über das Erzählen verarbeiten zu können. Auch schafft das Erzählen der eigenen Geschichte Kontakte und Beziehungen.

▶ **Reiselust.** Die Reisebranche hat inzwischen Senioren als Kunden entdeckt. Es gibt eine Vielzahl von Angeboten, in denen die besonderen Wünsche und Bedürfnisse älterer Menschen berücksichtigt werden, z. B. durch Gepäckservice von Haus zu Haus, Unterbringung in ruhigen Mittelklassehotels, pflegerisch kompetente Reisebegleitung, bei weiten Auslandsreisen möglichst einen Arzt. Auch Angebote in der eigenen Wohnumgebung sind gefragt unter dem Stichwort: Reisen ohne Koffer.

▶ **Körperliche Bewegung, Gymnastik, Walking, Schwimmen usw.** Viele Senioren wissen um die Notwendigkeit von körperlicher Bewegung, die sowohl die körperlichen als auch die geistigen Fähigkeiten fördert und die Gesunderhaltung unterstützt. Sportvereine, Kirchen- und Ortsgemeinden, Volkshochschulen und private Initiativen bieten ein breites Angebot an Sport und Bewegung.

▶ **Ehrenamt, bürgerschaftliches Engagement.** Für Menschen, die nicht mehr berufstätig sind, einigermaßen gesund und beweglich, bietet sich im Rahmen ehrenamtlicher Tätigkeiten ein weites Feld zum Engagement. Hier nur einige Beispiele: Besuchsdienste, Nachhilfeunterricht, Leihoma oder Leihopa, Mitarbeit in Seniorenverbänden, z. B. Seniorenbeirat, Kirchengemeinden, Parteien, Sportvereine usw.

▶ **Selbsthilfegruppen.** Selbsthilfe ist die Möglichkeit, eigene und fremde Probleme in eigener Verantwortung und gemeinsam mit anderen, die dasselbe Problem haben, zu lösen. Die Gruppen sind meist lose Zusammenschlüsse von Menschen aus der Familie, der Nachbarschaft oder einem größeren Stadtbezirk, die sich in regelmäßigen Abständen treffen, zu ihren Problemen Fachleute einladen und so nach individuellen Lösungen suchen.

Folgende Ziele haben Selbsthilfegruppen (Uessern 2007):
- Veränderung der persönlichen Lebensumstände
- Hineinwirken in das soziale und politische Umfeld der Gruppenmitglieder
- Aufheben der Isolation

„Viele Angehörige nutzen Selbsthilfegruppen, um sich gegenseitig zu unterstützen, sich auszutauschen und so neue Kraft zu bekommen" (Uessern 2007). Selbsthilfe geschieht aber nicht nur im kleinen Rahmen auf Ortsebene; seit dem Jahr 2000 wurde die Selbsthilfeförderung im § 20 Abs. 4 SGB V durch die gesetzlichen Krankenkassen verpflichtend geregelt.

Lernaufgabe ✓

Selbsthilfegruppen sind auf vielen Ebenen sehr gut organisiert. Recherchieren Sie im Internet, welche Aufgaben sie wahrnehmen und welche Ziele sie vertreten. Beschreiben Sie die unterschiedlichen Organisationen mit ihren je eigenen Schwerpunkten.

NAKOS ist die Nationale Kontakt- und Informationsstelle zur Anregung und Unterstützung von Selbsthilfegruppen (siehe http://www.nakos.de).

43.3 Alltagsgestaltung in Einrichtungen der Altenhilfe

43.3.1 Tagesstrukturierende Maßnahmen im Pflegeheim

Lebensqualität und sinnvolle Beschäftigung

Diese Ausführungen werden durch Kap. „Sich beschäftigen, lernen und entwickeln können" (S. 1024) ergänzt.

Das Leben in einem Pflegeheim ist für viele Bewohner dadurch gekennzeichnet, dass sie keine Aufgaben und keine Pflichten mehr haben. Immer wieder äußern Heimbewohner, dass sie zu nichts mehr nütze seien und sie von niemandem mehr gebraucht würden. Solche Äußerungen spiegeln die depressive Stimmung der alten Menschen im Pflegeheim wider. Eine Tagesgestaltung sollte daher versuchen, diese Defizite auszugleichen.

Tätigkeiten und Aufgaben der Tagesgestaltung müssen von den alten Menschen als sinnvoll angesehen werden. Sie müssen ihren Alltagserfahrungen entsprechen und ihnen das Gefühl vermitteln, wichtig zu sein.

Heimbewohner, die einen Alltag erleben, in dem sie gefordert sind, fühlen sich zufrieden und gut. Sehr wichtig ist dabei jedoch, dass die Beschäftigung tatsächlich sinnvoll ist. Es geht nicht um irgendeine Beschäftigung, wie sie häufig mit Kindern gemacht wird; es geht um eine Aufgabe, die die Menschen selber als „sinnvoll" erleben. Dazu gehören z. B. viele hauswirtschaftliche Tätigkeiten, wie z. B. Gemüse und Kartoffeln für das gemeinsame Mittagessen vorzubereiten, Kuchen oder Plätzchen zu backen, aber auch zu gärtnern, Blumen zu pflegen oder die Wäsche zu falten (▶ Abb. 43.1, ▶ Abb. 43.2).

Merke

Die Lebensqualität alter Menschen im Pflegeheim ist umso größer, je mehr sie ihre Alltagserfahrungen und -kenntnisse einsetzen können.

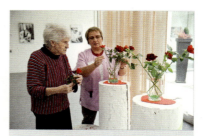

Abb. 43.1 Blumenpflege. Mit Blumen zu dekorieren macht Freude und spricht viele Sinne an. (Foto: W. Krüper, Thieme)

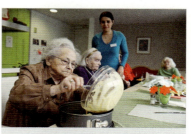

Abb. 43.2 Backen. Für die Gemeinschaft Plätzchen zu backen, kann eine sinnvolle Beschäftigung sein. (Foto: W. Krüper, Thieme)

Lernaufgabe ✓

Notieren Sie die Tage in Ihrem ganz persönlichen Alltag, auf die Sie sich freuen. Was war das Besondere an diesen Tagen? Wann sagen Sie von einem Tag, er sei gut gewesen?
- Was bedeutet der Satz „Da fällt einem ja die Decke auf den Kopf!" im Zusammenhang mit dem Thema Alltagsgestaltung?
- Sammeln Sie in Ihren Praxiseinsätzen Äußerungen der Art, wie sie oben beschrieben sind, und berichten Sie gleichzeitig von der Tagesgestaltung, die Mitarbeiterinnen in dieser Einrichtung anbieten. Suchen Sie den Zusammenhang zwischen den geäußerten Gefühlen der Bewohner und der Tagesstruktur der Einrichtung.

43.3.2 Inhalte der Tagesstruktur

Der Ablauf eines Tages, die Tagesstruktur, hat entscheidenden Einfluss auf das Wohlbefinden und die Orientierungsfähigkeit von Heimbewohnern (▶ Abb. 43.3).

Die wesentlichen Strukturelemente des Tages im Pflegeheim sind:
- der Tagesbeginn mit Körperpflege und Aufstehen

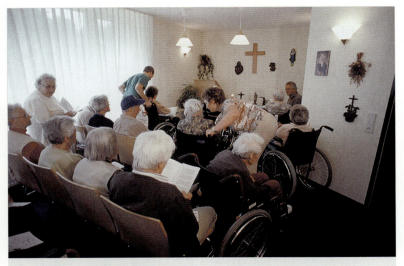

Abb. 43.3 **Sonntägliche Andacht.** Das gemeinsame Feiern der Andacht gibt der Woche Struktur. (Foto: T. Stephan, Thieme)

- die Mahlzeiten (Frühstück, Mittagessen, Abendbrot, evtl. Zwischenmahlzeiten am Vormittag und am Nachmittag und eine Spätmahlzeit)
- der Abend mit Körperpflege und Zu-Bett-Gehen

Dies sind auch die Hauptarbeitszeiten der Pflegenden. Hier erleben die Bewohner sehr intensive Kontakte, solange sie selber gepflegt werden. Wenn die anderen Bewohner jedoch pflegerisch versorgt werden und sie selber etwa im Speiseraum von 7–8.30 Uhr auf das Frühstück warten, die Pflegepersonen hektisch hin und her laufen und laute Radiomusik aus vielen Zimmern tönt, dann sind dies Zeiten voll unruhiger Langeweile, die Apathie, Verwirrtheit und Depressionen verstärken können. Intensive Kontakte mit den Mitarbeiterinnen gibt es dann erst wieder während des Frühstücks. Danach versinken in manchen Häusern die Wohnbereiche noch immer in Langeweile und dem Warten auf die nächste Mahlzeit.

Merke

Die Mahlzeiten sind wichtige Strukturelemente, sie sind feststehende „Höhepunkte" des Tages. Für die Bewohner sind auch die Stunden dazwischen wichtige Lebenszeiten, Zeiten, die sie nicht einfach verdösen oder verschlafen wollen.

Die Bewohner brauchen aber Hilfe und Unterstützung, da ihre Kräfte und ihre eingeschränkten Möglichkeiten im Heim nicht zur eigenen Zeitgestaltung ausreichen.

Pflegende fühlen sich bei allen pflegerischen Aufgaben kompetent. Die Tagesgestaltung jedoch erfordert Tätigkeiten, die oft ungewohnt und mit Ängsten und Unsicherheiten besetzt sind. Dieser Arbeitsbereich gehört jedoch wesentlich zum Alltag in der Altenpflege. Psychophysisches Wohlbefinden ist nur möglich, wenn die Bewohner sich selber wichtig und tätig erleben, wenn sie Aufgaben erledigen, die für sie sinnvoll sind und die von ihrer Biografie ausgehen.

Gestaltung des Tages im Altenpflegeheim

Die Zeiten im Tagesablauf sollten möglichst konstant und verlässlich sein. Für ältere Menschen, insbesondere für demenziell erkrankte, sollten im Tagesablauf wenig oder keine Veränderungen stattfinden, er kann so zu einer wichtigen Orientierungshilfe werden. Hier gilt der folgende Grundsatz:

Merke

Für alle täglich wiederkehrenden Aufgaben gilt: gleiche Zeit und gleicher Ort!

Mahlzeiten

Selbstverständlich sollten Mahlzeiten (v. a. Frühstück, evtl. auch Abendbrot) in einem flexiblen Zeitrahmen angeboten werden, damit jeder Bewohner den für ihn passenden Zeitpunkt finden kann. Die Mitarbeiter sollten sich an diesem Zeitpunkt mit ihrer Organisationsplanung ausrichten.

Die Mahlzeiten finden zu den sonst üblichen Zeiten statt:
- Frühstück: flexibel etwa zwischen 7.30 und 10 Uhr
- Mittagessen: nicht vor 12 Uhr
- Abendessen: wenn möglich flexibel, aber nicht vor 18 Uhr

Zwischenmahlzeiten sind nötig, v.a. aber eine Spätmahlzeit gegen 21 Uhr. Die Zeiten der Nahrungskarenz in der Nacht dürfen nicht zu lange sein. Die Gewohnheiten der Bewohner sollten beim Zeitpunkt und beim Angebot berücksichtigt werden.

Der Morgen

Merke

Den individuellen Eigenheiten der Bewohner ist besonders am Morgen Beachtung zu schenken. Der Bewohner sollte selbst entscheiden können, wann er aufstehen möchte.

Eine Tasse Kaffee oder Tee am Bett kann das Aufstehen erleichtern. Der einzelne Bewohner soll selbst entscheiden können, ob er das Frühstück vor oder nach der morgendlichen Toilette einnehmen und wann und wo er frühstücken möchte. Der Arbeitsplan der Mitarbeiter muss sich an den Wünschen der Bewohner orientieren, nicht umgekehrt.

Merke

Für die Tagesgestaltung der Bewohner im Heim gilt: So viel Normalität, so viel Selbstbestimmung, so viel Individualität wie möglich. Die Möglichkeiten hängen von den Fähigkeiten der Bewohner ab, nicht von den Gegebenheiten des Hauses und den Arbeitsplänen der Mitarbeiter!

Vormittag und Nachmittag: Zeiten zwischen den Mahlzeiten

In den Zeiten zwischen Körperpflege und Mahlzeiten sind die psychosozialen Qualifikationen der Altenpflegerinnen gefragt (▶ Abb. 43.4).

▶ **Vormittag.** Der Vormittag, etwa in der Zeit zwischen 10 und 12 Uhr, bietet sich für hauswirtschaftliche Tätigkeiten, wie Kochen, Backen, Wäschefalten oder Bü-

43.3 Alltagsgestaltung in Einrichtungen der Altenhilfe

Haus Sonnenhalde
Wohnbereich Gartenstraße
Herzliche Einladung
Am Montag, 20. Juni 2011
Treffen im Wohnzimmer mit Frau Sonntag

10.00	Speiseplan besprechen für Mittwoch, Rezepte auswählen
11.45	Einkaufsliste erstellen
16.00	Singen, Sitztanz
17.00	Gymnastik
19.00	Fortsetzungsgeschichte vorlesen (maximal 20 Minuten) Zeit zum Erzählen
20.00	Abendlied

Abb. 43.4 Tagesangebot. Plan zur Tagesgestaltung im Haus Sonnenhalde.

geln an. Sinnvoll sind auch Spaziergänge, die mit einem Einkauf verbunden sein können. Am Vormittag sollten Tätigkeiten eingeplant werden, die der Biografie der alten Menschen entnommen sind. Morgens wurde gearbeitet, da mussten die Pflichten erfüllt werden. Am Nachmittag fanden eher Geselligkeiten statt.

▶ **Nachmittag.** Am Nachmittag eignet sich die Zeit zwischen dem Nachmittagskaffee und dem Abendbrot, etwa zwischen 15.30 und 17.30 Uhr für Aktivitäten. Angebote für diese Zeit können Singen und selber Musik machen, Gymnastik oder Tanz, Spiele, Erzählcafé, Besuch im Café in der Stadt, Spaziergänge, Handarbeiten oder sonstige kreative Tätigkeiten sein.

Der Abend

Auch am Abend sollen die Heimbewohner ihren Gewohnheiten und Bedürfnissen gemäß leben können. Der Abend hat im Tagesablauf für uns alle einen besonderen Stellenwert. Abends sind wir empfänglicher für private Gespräche, für Zuwendung und Nähe. Von der Gestaltung des Abends im Heim hängt ab, wie die Nacht wird. Die Durchführung von **Abendritualen**, aber auch Massagen, Fußbäder oder Einreibungen können zu einem ruhigen Schlaf verhelfen (▶ Abb. 43.5).

Diese Aufgaben brauchen Zeit. Sie sind genauso wichtig wie andere Pflegemaßnahmen. Der Dienstplan muss entsprechend danach ausgerichtet werden.

▶ **Spätmahlzeit.** Zum Abenddienst gehört auch das Anbieten einer Spätmahlzeit: warme Milch, eine warme Suppe, frisches oder gekochtes Obst. Nächtlichen Unterzuckerungen (auch bei Nicht-Diabetikern) und einer Dehydratation mit der Gefahr von Verwirrtheitszuständen wird dadurch vorgebeugt. Außerdem kann diese Mahlzeit das Einschlafen unterstützen.

Die Nacht

▶ **Ängste.** Viele alte Menschen haben Angst vor der Nacht. Die Dunkelheit, befürchtete Schmerzen, Einsamkeit, das Wachliegen, quälende Gedanken und vieles mehr steigern die Ängste. Die Mitarbeiterinnen können durch eine ganz bewusste Abendgestaltung viel von diesen Ängsten mildern. Dazu gehört, dass die Nacht nicht mit der Beendigung des Abendessens beginnt. Es muss Zeit sein für ein entspanntes Abendprogramm (z. B. Vorlesen oder Singen) und die Möglichkeit bestehen, über den vergangenen Tag zu reden (▶ Abb. 43.6). Die Bewohner müssen erleben, dass sie mit ihren Ängsten ernst genommen werden, dass die Mitarbeiterinnen der Spätschicht da sind und Geborgenheit vermitteln. Am Abend sollte ganz bewusst Hektik vermieden werden.

▶ **Aufgaben der Nachtwache.** Die Mitarbeiter der Nachtschicht begrüßen bei Dienstbeginn alle Bewohner. Dies trägt wesentlich zur Beruhigung bei. Sie kennen schlaffördernde Maßnahmen und verteilen nur dann Schlafmittel, wenn das Team im Rahmen der Pflegeplanung zu keiner anderen Lösung gekommen ist und der Arzt das Medikament verordnet hat. Die Mitarbeiter wissen, dass eine störungsfreie Nacht von 21 bis 6 Uhr nicht realistisch ist. Menschen mit Schlafumkehr und solche mit Unruhezuständen dürfen aufstehen. Ein Nachtcafé oder ein Zimmer, in dem Getränke bereitstehen, Zeitungen und andere Dinge zum Hantieren ausliegen, sind gute Hilfen (▶ Abb. 43.7).

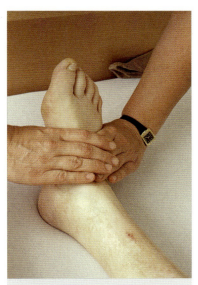

Abb. 43.5 Abendritual. Eine abendliche Fußmassage kann ein festes Ritual sein (Foto: T. Stephan, Thieme)

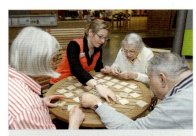

Abb. 43.6 Ausklang. Eine ruhige Spielrunde am Abend ist ein guter Tagesausklang. (Foto: W. Krüper, Thieme)

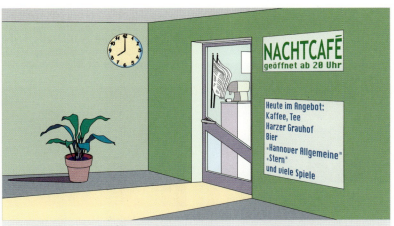

Abb. 43.7 Nachtcafé. Dies ist ein Angebot für Bewohner, die sich auch am Abend Gesellschaft oder Beschäftigung wünschen.

> **Merke**
>
> Ein abwechslungsreicher und mit viel Bewegung gefüllter Tag ist die beste Voraussetzung für eine ruhige Nacht.

43.3.3 Therapeutische und rehabilitative Maßnahmen im Tagesablauf

Angebote und Aktivierungen

> **Praxistipp**
>
> Altenpflegerinnen sollten sich von dem Anspruch freimachen, immer eine möglichst spektakuläre Sache gestalten zu müssen. Das führt dazu, dass Angebote ganz selten oder gar nicht durchgeführt werden.

Es gibt viele Methoden für „Kurzaktivierungen" (z. B. 10-Minuten-Aktivierung), die jede Altenpflegerin ohne viel Vorbereitungsaufwand durchführen kann (▶ Abb. 43.8). Eine Grundausstattung an Liederbüchern, Vorlese- und Rätselbüchern, Bällen, bunten Tüchern und Spielen sollte in jedem Wohnbereich vorhanden sein.

Bei der Dienstplangestaltung wird berücksichtigt, dass vormittags und nachmittags je ein Mitarbeiter für diese Angebote zur Verfügung steht. Altenpflegende haben gelernt, dass Spielen, Singen und andere Tätigkeiten dieser Art wichtige altenpflegerische Arbeit sind.

> **Merke**
>
> Denken Sie bei der Planung auch daran: Bewohner, die beschäftigt sind, klingeln und rufen nicht!

Altenpflegende, Ergotherapeuten und Sozialpädagogen teilen sich die Durchführung der tagesstrukturierenden Angebote. Tagesstrukturierung ist keine Therapie, sie ist ein Angebot, einen sinnvollen Tag zu erleben (▶ Abb. 43.9). Einen Tag zu gestalten, gehört zur ganzheitlichen Altenpflege; s. auch Kap. „Sich beschäftigen, lernen, sich entwickeln können" (S. 1024).

Rehabilitative Aufgaben

Rehabilitative Aufgaben, wie Anziehtraining und Esstraining, werden sinnvollerweise in den Tagesablauf integriert und dann durchgeführt, wenn die Trainings benötigt werden. Es ist nicht sinnvoll und verringert die Motivation der alten Menschen, wenn sie z. B. zum Anziehtraining am Vormittag noch einmal ganz ausgezogen werden, um dann das Anziehen zu trainieren. Die meisten therapeutischen Übungen können im Rahmen der alltäglichen Dinge geübt werden. Der Wunsch nach mehr Selbstständigkeit schafft ein großes Maß an Motivation.

43.3.4 Rituale und ihre Bedeutung

> **Definition**
>
> Von **Ritualen** spricht man, wenn bestimmte Handlungen immer in derselben Weise wiederholt werden. Die Handlungen sind auf eine Form festgelegt.

Ursprünglich bezog sich der Begriff Ritual (oder Ritus) auf die einzelnen Handlungen des katholischen Priesters bei der Spendung der Sakramente. Diese feierlichen Handlungen sind festgelegt und werden immer in derselben Weise zelebriert.

Jeder Mensch hat bestimmte Handlungen ritualisiert. Das bedeutet, dass Handlungsabläufe immer in derselben Weise stattfinden. Solche Gewohnheiten schaffen ein hohes Maß an Sicherheit und Geborgenheit. Wenn etwas immer in der gleichen Weise abläuft, kenne ich mich aus, weiß Bescheid und brauche keine Angst vor Neuem und Ungewohntem zu haben.

> **Fallbeispiel**
>
> Das abendliche Ritual von Frau Bechtold sieht so aus: Abendessen, Geschirr abräumen, Geschirr spülen, Abendnachrichten und den täglichen Spielfilm im Fernsehen anschauen, einen Apfel essen, alle Fenster schließen und die Lichter löschen, sich im Badezimmer versorgen, ins Bett gehen, ein Abendgebet sprechen, Licht löschen, schlafen. Der Ablauf dieser Schritte bewirkt bei Frau Bechtold ein Gefühl der Entspannung und Gelassenheit. Sie weiß: Jetzt ist alles in Ordnung, ich kann beruhigt schlafen. Fehlt ein Schritt oder werden andere, unbekannte dazwischen geschoben, z. B. könnte noch Besuch am Abend kommen, hat dies womöglich Einfluss auf den Schlaf.

Alte Menschen, die in eine stationäre Einrichtung übersiedeln, sind meist verunsichert, weil sie aus ihren Gewohnheiten gerissen sind. Besonders die Übergangszeit vom Tag in die Nacht provoziert Ängste. Hier helfen Rituale, die schon zu Hause durchgeführt wurden, ein Gefühl der Geborgenheit und Sicherheit zu vermitteln. Eine abendliche Gesprächsrunde, die mit einem Abendlied und einem Abendgebet abschließt, kann zu einem Ritual für alle Bewohner werden (▶ Abb. 43.10). Wenn ähnliche Ansätze schon zu Hause praktiziert wurden, hilft es, die allgemeine Angst vor der Nacht zu reduzieren.

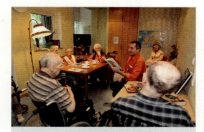

Abb. 43.8 **Kurzaktivierung.** Sie sollten ohne großen Aufwand durchführbar sein. Für eine Runde Rätselraten benötigt man z. B. nur ein Rätselbuch. (Foto: R. Stöppler, Thieme)

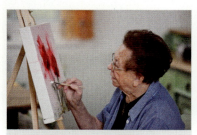

Abb. 43.9 **Malerei.** Malen benötigt etwas mehr Vorbereitungszeit als eine Kurzaktivierung (Foto: G. Sanders, Fotolia.com)

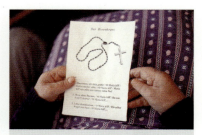

Abb. 43.10 **Abendgebet.** Ein gemeinsames Abendgebet oder ein Lied kann ein gutes Ritual zum Tagesausklang sein. (Foto: T. Stephan, Thieme)

Merke

Rituale von Bewohnern müssen so genau wie möglich erfragt werden. Sie werden im Dokumentationssystem notiert und von allen Mitarbeiterinnen pünktlich und möglichst identisch durchgeführt.

43.4 Heimbewohner bei der Tagesgestaltung unterstützen

43.4.1 Fähigkeiten und Ressourcen erkennen

Fallbeispiel

Herr Noll kam zur Kurzzeitpflege, da seine Frau ins Krankenhaus musste. Er konnte nicht gehen, brauchte Hilfe beim Waschen und Anziehen. Herr Noll wirkte ohne seine Frau recht hilflos. Es war klar, dass die Ehefrau den schweren, unbeweglichen Mann nach ihrer Operation nicht wieder so würde versorgen können, wie sie das vorher getan hatte. So lautete die Frage der Pflegenden: Wie viel Selbstständigkeit könnte Herr Noll wieder erlernen? Welche Fähigkeiten, welche Ressourcen sind bei ihm zwar verschüttet, aber doch vorhanden? Die Altenpflegerin Frau Seger hatte manches versucht und gehofft, durch genaues Beobachten einen Ansatz für das Ziel ihrer Pflegeplanung zu finden.

Da kam ihr der Zufall zu Hilfe. Herr Noll bekam zur Nacht ein Glas Rotweinschorle auf den Nachttisch gestellt, es war sein „Schlafmittel". An einem Abend hatte Frau Seger das Glas zwar vorbereitet, aber auf der Fensterbank stehen lassen. Das Versäumnis bemerkte sie spät in der Nacht, sie wollte deswegen die Nachtwache nicht belästigen. Am anderen Morgen, als sie zu Herrn Noll ins Zimmer kam, fand sie das leere Glas auf dem Nachttisch stehen. Eine Rückfrage bei der Nachtwache ergab, dass diese nichts von dem Glas wusste und es Herrn Noll auch nicht gebracht hatte. Frau Seger „vergaß" nun das Glas regelmäßig an den folgenden Abenden und immer stand es am anderen Morgen auf dem Nachttisch von Herrn Noll. Was war geschehen? Herr Noll wollte die Schorle haben und machte sich ohne Rollstuhl auf seinen beiden Beinen auf den Weg zur Fensterbank, um sich das Glas zu holen.

Nach einer gründlichen fachärztlichen Untersuchung stand fest, dass Herr Noll völlig gesunde Beine hatte, er hatte es nur „verlernt", sie zu gebrauchen. Vorrangige Ziele der Pflegeplanung waren zunächst, wieder gehen zu können und später sich selbst anzuziehen. Nach etwa 8 Wochen, als seine Frau ihn nach Hause holte, konnte er ca. 200 m weit gehen und sich, bis auf Kleinigkeiten, selbstständig anziehen.

Bei der Aufnahme von Herrn Noll hätte es niemand für möglich gehalten, dass er nicht im Rollstuhl sitzend, sondern auf seinen beiden Beinen gehend das Haus verlassen würde.

Das Beispiel zeigt, wie bei genauer Beobachtung Fähigkeiten alter Menschen zutage kommen, die zunächst niemand erwartet hätte. Einfühlende Beobachtung und Kreativität sind die „Hilfsmittel", durch die Pflegenden die Ressourcen alter Menschen entdecken können.

Lernaufgabe

Sicher haben Sie ähnliche Beispiele erlebt. Notieren Sie sie und suchen Sie anhand der Beispiele Antworten auf folgende Fragen:
- Welche Ressourcen sind bei alten Menschen zu entdecken (▶ Abb. 43.11)?
- Welche Möglichkeiten stehen Ihnen im Rahmen Ihrer Arbeit als Altenpflegerin zur Verfügung, diese Fähigkeiten zu fördern?

43.4.2 Unterstützung und Motivation

Alte Menschen haben im Laufe ihres langen Lebens viele Rollen innegehabt (z. B. Hausfrau, Mutter, Tochter, Ehefrau oder Gärtnerin) und dabei körperliche und

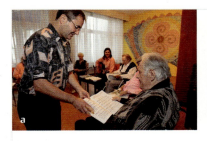
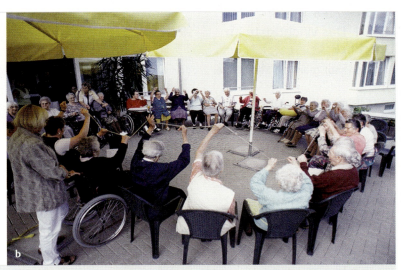

Abb. 43.11 Gruppenangebote. Sie haben das Ziel, die Kreativität und die soziale Kompetenz zu fördern. Die Mitarbeiter für diesen Bereich haben die Aufgabe, die Motivation zu wecken und den Blick weg von den Defiziten und hin zu den Ressourcen zu richten.
  a Musikgruppe. (Foto: R. Stöppler, Thieme)
  b Spielgruppe. (Foto: T. Stephan, Thieme)

geistige Fähigkeiten entwickelt. Im Alter, und v. a. wenn sie im Altenpflegeheim leben, haben die alten Menschen diese Rollen verloren. Mit ihnen sind viele Gaben und Fähigkeiten verschwunden, da sie nicht mehr gebraucht wurden. Dies folgt dem Prinzip, dass alles in unserem Körper verloren geht, was nicht gebraucht wird. Mit diesem Verlust schwinden auch Selbstvertrauen, Selbstständigkeit und das Selbstwertgefühl. Alte Menschen werden hilflos und pflegebedürftig, obwohl dies von ihrem gesundheitlichen Zustand her oft gar nicht erklärbar ist.

Ganzheitliche reaktivierende Altenpflege hat zum Ziel, durch möglichst viele alltagsnahe Tätigkeiten die Selbstständigkeit des alten Menschen zu erhalten. Erwin Böhm hat dies als „Helfen mit der Hand in der Hosentasche" formuliert. Was der alte Mensch bei seiner Selbstpflege selber machen kann, und sei es noch so wenig, soll er selber tun. Die Pflegende gibt nur dort Hilfestellung, wo es nicht selber geht, aber auch da mit dem Ziel, dass es durch Übung bald wieder selbstständig geht.

Merke

Selbstständigkeit bewirkt ein gesundes Selbstwertgefühl. Selbstständigkeit motiviert, um Pflegebedürftigkeit so weit wie möglich zu verhindern. Selbstständigkeit unterstützt die Würde und Achtung der Persönlichkeit.

43.5 Lern- und Leseservice

43.5.1 Das Wichtigste im Überblick

Ab wann sagt man, ein Mensch sei alt?

Dieser Zeitpunkt lässt sich nicht eindeutig festlegen. Gesellschaftlich gesehen beginnt die Lebensphase, in der keine Berufstätigkeit mehr erforderlich ist, also das Rentenalter, mit der Vollendung des 67. Lebensjahres. Das bedeutet jedoch nicht, dass sich der Mensch dann auch alt fühlt. Er kann sein psychologisches, also sein gefühltes Alter ganz anders erleben. Vielleicht bietet ihm in einem öffentlichen Verkehrsmittel eine ebenfalls „ältere" Dame einen Platz an. Das erstaunt ihn und er stellt sich die Frage: Woran erkennt die Gesellschaft, dass ich „alt" bin? Altwerden und Altsein sind nicht eindeutig zu beantwortende Fragen.

Wie wichtig sind tagesstrukturierende Maßnahmen für Pflegeheimbewohner?

Alte Menschen verlieren beim Einzug in ein Pflegeheim alle bisherigen Rollen, Aufgaben und Funktionen. Sie kommen sich meist unnütz vor. Dies führt häufig zu Depressionen. Tage, an denen Aufgaben zu erledigen sind, Veranstaltungen stattfinden und die alten Menschen nach ihren Möglichkeiten gefordert und gefördert werden, sind gute Tage, die das Wohlbefinden der Menschen steigern können.

Wie können Rituale helfen?

Alte Menschen, die in eine stationäre Einrichtung übersiedeln, werden aus ihren Gewohnheiten gerissen. Dies führt oft zu Verunsicherung. Hier helfen Rituale, die schon zu Hause durchgeführt wurden, ein Gefühl der Geborgenheit und Sicherheit zu vermitteln.

Wie können alte Menschen bei der Alltagsgestaltung unterstützt werden?

Pflegende beobachten den alten Menschen aufmerksam, um seine Ressourcen und Fähigkeiten zu erkennen. Die Pflegenden zeigen Aufgaben innerhalb und außerhalb des Umfeldes des alten Menschen und ermutigen ihn, seine Gaben und Kräfte auch für ein ehrenamtliches Engagement einzusetzen.

Was bedeutet „Helfen mit der Hand in der Hosentasche"?

Was der alte Mensch bei seiner Selbstpflege selber machen kann, und sei es noch so wenig, soll er selber tun. Die Pflegeperson gibt nur dort Hilfestellung, wo es nicht selber geht. Aber auch da mit dem Ziel, dass es durch Übung bald wieder selbstständig geht.

Welches Ziel haben Gruppenangebote?

Gruppenangebote haben das Ziel, die soziale Kompetenz zu fördern und zu unterstützen. Die Mitarbeiter für diesen Bereich haben die Aufgabe, die Motivation zu wecken und den Blick weg von den Defiziten hin zu den Ressourcen zu richten.

43.5.2 Literatur

Böhm E. Verwirrt nicht die Verwirrten! Bonn: Psychiatrie-Verlag; 1988
Böhm E. Pflegediagnose nach Böhm. Basel: Recom; 1989
Bundesministerium für Gesundheit und Soziale Sicherung, Hrsg. Planungshilfe Alltagsbegleitung und Präsenz in Hausgemeinschaften (im Rahmen des BMGS-Modellprogramms zur Verbesserung der Versorgung Pflegebedürftiger). Köln: Kuratorium Deutsche Altershilfe; 2004
Uessern R. In: Charlier S, Hrsg. Soziale Gerontologie. Altenpflege professionell. Stuttgart: Thieme; 2007
Kreimer R. Altenpflege: menschlich, modern, kreativ. Grundlagen und Modelle einer zeitgemäßen Prävention, Pflege und Rehabilitation. Hannover: Schlütersche; 2004
KDA, Hrsg. Kleine Datensammlung Altenhilfe. Köln: KDA; 2003
Sowinski C, Behr R. Bundeseinheitliche Altenpflegeausbildung. Materialien für die Umsetzung der Stundentafel. Köln: KDA; 2002
KDA, Hrsg. Milieugestaltung in Pflegeheimen. In: Pro Alter 2003; 3: 49
KDA, Hrsg. Zeitkiller in der Pflege. Aufdecken – analysieren – abschaffen. In: Pro Alter 2003; 3: 13
KDA, Hrsg. Rund ums Alter. Alles Wissenswerte von A–Z. München: Beck; 1996
Niepel A. Augenblicke der Freude (Gartentherapie). In: Altenpflege 2004; 7: 34
Stanjek K. Hrsg. Altenpflege konkret – Sozialwissenschaften. Stuttgart: Gustav Fischer; 1998
Wirsing K. Psychologisches Grundwissen für Altenpflegeberufe. Ein praktisches Lehrbuch. Weinheim: Beltz; 1997
Wolf-Wennersheide S. Hrsg. Sozialtherapeutische Standards in der Altenpflege. Hannover: Schlütersche; 1998

43.5.3 Kontakt- und Internetadressen

Kuratorium Deutsche Altershilfe
An der Pauluskirche 3
50 677 Köln
Tel.: 0221–931 947–18
http://www.kda.de

Arbeitskreis Garten und Therapie Nord
Wolfgang Kiesche
Lesumstr. 51
28 876 Oyten
Tel.: 04 207–801 904
http://www.garten-therapie.de

http://www.forum-seniorenarbeit.de

http://www.nakos.de (NAKOS: Nationale Kontakt- und Informationsstelle zur Anregung und Unterstützung von Selbsthilfegruppen)

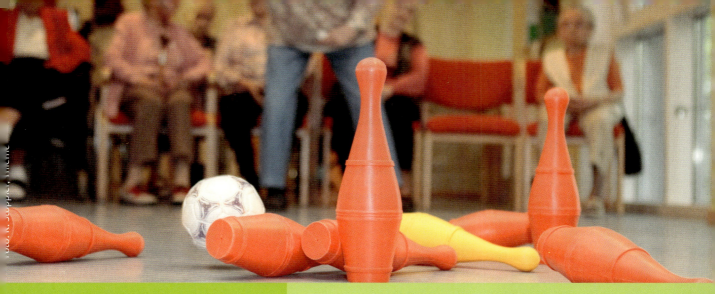

Kapitel 44

Sich beschäftigen, lernen, sich entwickeln können

44.1	Die Bedeutung von Beschäftigung für alte Menschen	1024
44.2	Beschäftigungsangebote	1028
44.3	Beschäftigungsmöglichkeiten und Konzepte für Menschen mit Demenz	1038
44.4	Aktivierung von bettlägerigen Senioren	1042
44.5	Lern- und Leseservice	1043

44 Sich beschäftigen, lernen, sich entwickeln können

Svenja Forst

44.1 Die Bedeutung von Beschäftigung für alte Menschen

Darüber, wie es ist, sich nicht mehr sinnvoll beschäftigen zu können, denken die wenigsten nach. Solange der Mensch fit ist und ein selbstständiges Leben führt, ist dies kein Thema. Doch mit dem Alter kommen Erkrankungen und Einschränkungen hinzu, die es schwer machen an geliebten Tätigkeiten festzuhalten. So können Rheuma oder eine Augenerkrankung das Stricken unmöglich machen, ein Schlaganfall den motivierten Ruderer außer Gefecht setzen, kognitive Einbußen erschweren die Übernahme des eigenen Haushalts. Stellen wir uns selbst einmal vor, wie es wäre, die einfachsten Dinge, die sich in den Kontext von Beschäftigung bringen lassen, nicht mehr ausführen zu können, spüren wir in uns Langeweile, Frustration, Traurigkeit und Wut.

Der Mensch ist die meiste Zeit des Tages in Aktion. Es fängt beim Aufstehen an und hört mit dem Zubettgehen auf. Dazwischen ist der Tag gefüllt mit Arbeit, Mahlzeiten zubereiten und einnehmen, Freizeitbeschäftigungen, soziale Kontakte pflegen usw. Im AEDL 9 wirken Einflüsse aus allen anderen AEDLs mit ein. Das AEDL 9 ist eine komplexe Ansammlung verschiedener Aspekte, die mit allen Bereichen des Lebens verwoben ist. Dies wird auch in der Pflegeplanung deutlich.

Für Senioren hat sich in den letzten Jahren viel getan, um auch nach abgeschlossenem Arbeitsleben fit und rüstig zu bleiben. Es gibt spezialisierte Reiseunternehmen, Bildungsangebote, Fitnesskurse, Stadtteiltreffs, Seniorenbeiräte, kirchliche Gruppenangebote, Theaterprojekte und vieles mehr. Im Renteneintrittsalter gehören die Senioren von heute zu den „jungen Alten" und längst nicht mehr zum „alten Eisen".

Eine Vielzahl der Senioren, die nun aber durch ambulante oder stationäre Pflege betreut und versorgt werden muss, ist infolge ihrer Erkrankungen und den damit verbundenen Behinderungen oft gar nicht mehr in der Lage, sich selbstständig sinnvoll beschäftigen zu können. Auch ein reizarmes Umfeld, wie es in Altenheimen vorkommen kann, beeinflusst das Aktivitätspotenzial.

In diesem Kapitel widmen wir uns den unterschiedlichen Bewohnern von Alten- und Pflegeheimen oder anderen Versorgungsformen, die dabei unterstützt werden müssen, wieder sinnvolle Aktivitäten durchzuführen und zu erleben (▶ Abb. 44.1).

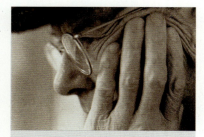

Abb. 44.1 Was soll ich nur mit meiner Zeit anfangen? (Foto: PhotoDisc)

Merke

Beschäftigung und Aktivitäten sind für den (alten) Menschen sehr wichtig. Beschäftigung bringt nicht nur zeitliche Struktur in den Alltag, sondern hinterlässt auch das Gefühl, seine Zeit sinn- und erfahrungsvoll verbracht zu haben. Des Weiteren steigert sinnvolle Beschäftigung das physische und psychische Wohlbefinden. Jemand, der eine Aktivität ausführt, nimmt wieder eine bestimmte Rolle in der Gesellschaft ein.

Fallbeispiel

Frau Müller lebt erst seit wenigen Wochen im Seniorenheim. Sie scheint eher eine passive Person zu sein, die mehrmals täglich am Tisch einschläft. Sie ist zwischenzeitlich desorientiert und aufgrund einer Osteoporoseerkrankung leidet sie an Schmerzen, weshalb sie Unterstützung bei der Verrichtung der alltäglichen Dinge bedarf. Zudem wirkt sie eher weinerlich und benötigt deshalb häufig Aufmerksamkeit vom Personal. Bis dato ist der Gedanke der Pflegenden an Frau Müller eher negativ und problemorientiert besetzt. Sie hat die Rolle einer kranken, weinerlichen Frau. Trotz anfänglicher Skepsis beginnt Frau Müller im „kreativen Gestalten" mit Unterstützung der Ergotherapeutin das Flechten eines Peddigrohrkorbs. Das ist etwas Handfestes und Brauchbares, Frau Müller kann sich damit identifizieren. Sie erinnert sich an „die gute alte Zeit", als es noch Korbflechter gab, und eine wunderbare, humorvolle Erzählerin kommt zum Vorschein. Sie erntet Lob von Mitbewohnern, der Familie und vom Personal. Durch ihr Werkstück und das positive Feedback erfährt die Bewohnerin ein Erfolgserlebnis. Sie bekommt sogar kleine Auftragsarbeiten. Dabei kommt es nicht auf ein perfektes Ergebnis, sondern auf den Prozess an. Aus Frau Müller, „der Kranken", wurde Frau Müller, die Korbflechterin, die Erzählerin, die humorvolle alte Frau. Sie wird nun von der ressourcenorientierten Seite betrachtet.

Nicht nur das Ansehen und die Rolle einer Person kann durch Aktivitäten positiv besetzt werden, auch das Selbstbewusstsein der Person steigt. Durch die Auseinandersetzung mit sich selbst und der eigenen Leistungsfähigkeit können viele positive Effekte erzielt werden.

Jedes Seniorenheim sollte mindestens über folgende Beschäftigungsstruktur verfügen:
- Gruppen- und Einzelangebote zu verschiedenen Tageszeiten
- jahreszeitliche Feste
- Gottesdienste
- Ausflüge

Merke

Beschäftigung fördert:
- Selbstbewusstsein
- ressourcenorientiertes Denken bei der Person selbst und ihrem Umfeld
- Erleben einer sinnvollen Tagesstruktur
- Selbstbestimmung der Person und soziale Kontakte
- Motorik und Sensibilität
- Freude an Aktivität
- Ablenkung von Krankheit und negativen Gedanken
- Wahrnehmung
- Kommunikation
- Emotionalität
- psychisches Wohlbefinden usw.

Beschäftigungsangebote sollten immer an die individuellen Möglichkeiten der Senioren angepasst werden. Es ist zu bedenken, dass frühere, identitätsstiftende Beschäftigungsmöglichkeiten aufgrund von Einschränkungen eventuell nicht mehr ausgeführt werden können. Hier gilt es, den Menschen dabei zu unterstützen, seine Interessen herauszufinden und diese Ressourcen zu fördern.

Praxistipp

Vermeiden Sie Über- und Unterforderung der Senioren. Lernen Sie Ihre Bewohner vorher gut kennen, um ihre Fähigkeiten und Möglichkeiten einzuschätzen. Einige alte Menschen haben eine geringe Frustrationstoleranz und sie könnten sich in ihrem negativen, problemorientierten Denken bestätigt fühlen, wenn sie etwas nicht können oder ihnen zu wenig zugetraut wird.

44.1.1 Auf einer guten Basis lässt sich aufbauen

Gemeinschaftlich mehr erreichen

Um einen Menschen ganzheitlich pflegen zu können, bedarf es nicht nur der körperlichen Pflege, sondern auch der Pflege von Seele und Geist.

In den meisten Pflege- und Altenheimen gibt es einen Sozialen Dienst (SD), der sich um die Beschäftigung und Betreuung der Bewohner kümmert. Jedoch ist soziale Betreuung als Arbeitsfeld Teamwork und nur in einer guten interdisziplinären Zusammenarbeit von Pflegekräften und Mitarbeitern des Sozialen Dienstes zu bewerkstelligen. Die soziale Betreuung der Klienten ist eine wichtige Aufgabe, die nicht eine Eingrenzung durch bestimmte Berufsgruppen kennen sollte.

Beschäftigung macht nicht nur den Senioren Freude, sondern auch dem Personal, denn dadurch lernt es, seine Bewohner von einer ganz anderen Seite kennen. Der Umgang auf dem Wohnbereich wird deutlich entspannter, wenn man zusammen lachen und Spaß haben kann.

Überlegen Sie im Team, wie Sie ohne großen Zeitaufwand kurze Beschäftigungseinheiten in den Alltag einbringen können. Zehn Minuten genügen oft schon. Ein Kollege singt gut, die andere Kollegin hat ein Faible für die Natur und der Nächste hat Spaß an Spielen. Tragen Sie die Aktivierungszeiten fest in ihren Stationsablaufplan ein, z. B.: „10:00 Uhr – 10:15 Uhr – Singen mit Anke".

Lernaufgabe

Überprüfen Sie den Tagesstrukturplan Ihrer Station und überlegen Sie, wann pro Schicht Zeit für kurze Aktivitäten wäre. Besprechen Sie mit Ihrem Team, ob sie dies nicht im Rahmen eines gemeinsamen Projekts ausprobieren wollen.

Die Werbetrommel rühren und Aktivitäten planen

Damit die Senioren rechtzeitig von den Angeboten erfahren, ist es wichtig, einen Aktivitätenplan zu gestalten. Dieser kann ganz unterschiedlich aussehen. Die häufigste und einfachste Variante ist ein ausgedruckter Wochenplan.

▶ **Tages- und Wochenpläne.** Die Schrift sollte groß und gut lesbar sein, mindestens Schriftgröße 16. Es hilft, verschiedene Zeilen oder Spalten mit farblichen Feldern zu unterlegen, um z. B. verschiedene Tageszeiten zu signalisieren. Bei der Aufhängung sollte die Höhe bedacht werden, Senioren im Rollstuhl müssen den Plan ebenso gut lesen können wie gehfähige Senioren. Geeignet für die Anbringung der Wochenpläne sind gut frequentierte Stellen des Wohnbereichs, z. B. in oder um den Speiseraum.

Gerne gesehen bei den Bewohnern sind auch Kopien der Wochenpläne in DINA-4-Format oder Flyer, die sie mit auf ihr Zimmer nehmen können. So ist es möglich, dass die Aktivitäten mit Familienbesuchen und anderen Terminen abgestimmt werden.

Manche Pflegeheime bieten zusätzliche Tagespläne in Form von Zetteln oder beschriebenen Tafel an, wo noch einmal an die Angebote des aktuellen Tages erinnert wird.

▶ **Jahrespläne.** Das sind Veranstaltungspläne, die sich über das Jahr erstrecken und besonders sorgfältig und in interdisziplinärer Zusammenarbeit mit verschiedenen Instanzen geplant werden müssen. Eine Zusammenarbeit aus Heim- und Pflegedienstleitung, Sozialer Betreuung, Pflegemitarbeitern, Hauswirtschaftskräften, Ehrenamtlichen, Vertretern der Institutionen der Gemeinde, Vereinen und Kirchen sollten sich rechtzeitig abstimmen, um jahreszeitliche Feste und Veranstaltungen, Gottesdienste, Geburtstagsrunden usw. um einen Jahresplan zu entwerfen.

Lernaufgabe

Gestalten Sie einen sinnvollen Wochenbeschäftigungsplan für Ihren Wohnbereich. Achten Sie auf Wünsche und Bedürfnisse Ihrer Bewohner. Richten Sie die Länge der Angebote nach der Klientel, Demenzkranke benötigen kürzere Angebote, da sie sich nicht langfristig konzentrieren können.

Transparenzkriterien des Medizinischen Dienstes

Der Medizinische Dienst der Krankenkassen (MDK) prüft nicht nur die Versorgungspflege, sondern ebenfalls in 10 Kategorien die soziale Betreuung eines Altenheimes. Dort werden folgende Anforderungen gestellt (nach Hellmann 2013):

- geplante Gruppenangebote, regelmäßig an mind. 5 von 7 Tagen
- Einzelangebote für spezielles Bewohnerklientel, z. B. immobile Bewohner, Bewohner mit kognitiven Einschränkungen usw.
- jahreszeitliche Feste
- Kontakte und Aktivitäten mit dem örtlichen Gemeinwesen
- regelmäßiger Kontakt zu Angehörigen und Bezugspersonen (konzeptionell geplant) sowie deren regelmäßige Einbeziehung in die Betreuung
- eine der Struktur und den Bedürfnissen angepasste soziale Betreuung der Bewohner. Dabei wird besonderes Augenmerk auf immobile Bewohner und Bewohner mit gerontopsychiatrischen Beeinträchtigungen (z. B. Demenz) geachtet
- eine Hilfestellung zur Eingewöhnung in die Pflegeeinrichtung (konzeptionell geplant), z. B. Integrationsgespräche, Bezugspersonen usw.
- dass die Eingewöhnungsphase systematisch ausgewertet wird
- eine konzeptionell verankerte Sterbebegleitung
- ein Beschwerdemanagement

Merke

Jeder Mitarbeiter, der eine Form von sozialer Betreuung mit einem Bewohner durchführt, hat diese genauso zu dokumentieren, wie eine erbrachte Pflegeleistung.

44.1.2 Die biografische Bedeutung in Bezug auf Beschäftigung

Die Biografie eines Menschen ist nie statisch, sondern stets ein dynamischer Prozess. Mit dem Einzug in eine Einrichtung der Altenhilfe ist der Lebenslauf nicht abgeschlossen, sondern entwickelt sich weiter und neue Interessen können entstehen.

Fallbeispiel

1. Eine Bewohnerin besaß laut Biografiebogen und Angehörigengespräch immer ein lebhaftes Interesse am Backen und Kochen. In der Beschäftigungsgruppe stellt sich im Gespräch mit ihr jedoch heraus, dass dieses Hobby mit dem Verlassen ihres Hauses ein abgeschlossenes Kapitel ihres Lebens für sie darstellt. Sie möchte einfach nicht mehr kochen oder backen, auch wenn sie es ihr Leben lang gerne getan hat. Im Seniorenheim entdeckt sie jedoch den Spaß an Bewegung und Gedächtnisübungen. Sie nimmt nun regelmäßig an den Gymnastikangeboten und der Rätselrunde teil.
2. Eine demenzkranke Dame ist stark seh- und bewegungseingeschränkt und kann verbal nicht mehr in verständnisvollen Sätzen kommunizieren. Zeitweise singt sie eintönige Melodien vor sich hin. Laut Biografie hat die Bewohnerin in einem Chor mitgesungen und Volks- und Heimatlieder sowie Operetten geliebt. Setzt man sich nah an die Dame heran und singt Volkslieder, stimmt sie nach einiger Zeit mit ein und schafft es sogar, den Text mitzusingen. So ist die Musik nicht nur eine gezielt anwendbare Beschäftigung, sondern zeitgleich ein Kommunikationsmedium.

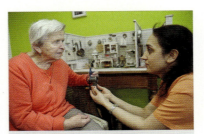

Abb. 44.2 Zur Identitätsstiftung und Biografiearbeit mit demenzerkrankten Menschen wird in diesem Heim mit einem Puppenhaus gearbeitet, in dem die Alltagsgegenstände aus früherer Zeit in Miniatur vorhanden sind. (Foto: W. Krüper, Thieme)

gut in Beschäftigungsangebote integriert werden ▶ Abb. 44.2). Mittlerweile gibt es auch speziell gestaltete Seniorenspiele (z. B. Vertellekes, Sonnenuhr, Lebensreise u. Ä.), die der Biografiearbeit dienen.

44.1.3 Voraussetzungen und Ziele

Motivation

Definition

„**Motivation** ist der allgemeine Begriff für alle Prozesse, die der Initiierung, der Richtungsgebung und der Aufrechterhaltung physischer und psychischer Aktivitäten dienen. Das Wort Motivation stammt vom Lateinischen movere, was so viel bedeutet wie ‚bewegen'. Alle Organismen bewegen sich auf bestimmte Reize und Aktivitäten zu oder von ihnen weg, je nach Ausprägung ihrer Vorlieben und Abneigungen" (Zimbardo et al. 2008).

Der 1. Schritt zu einer Aktivität ist die Motivation. In jedem Fall sollten Sie in der Lage sein, Senioren zu Aktivitäten zu motivieren. Viele alte Menschen sind über längere Zeiträume sehr passiv gewesen und trauen sich nicht, aus ihrem Ruhestatus herauszukommen. Sie sind unsicher und haben Angst, manchmal können sie sich unter den verschiedenen Angeboten nichts Konkretes vorstellen. Umso wichtiger ist es, die alten Menschen einfühlsam und in klaren einfachen Sätzen zu den Angeboten zu motivieren.

Biografiebögen und Angehörigengespräche sind wichtige Einflussgrößen in der Altenarbeit. Sie erhalten dadurch schon vor dem 1. Kontakt Hinweise darauf, wie das Freizeitverhalten aussieht und wie hoch das Aktivitätspotenzial eines Menschen ist. Ein Mensch, der zeit seines Lebens am liebsten im Ohrensessel saß und TV geschaut hat, wird jetzt auch eventuell damit zufrieden sein und nicht an jedem Beschäftigungsangebot teilnehmen wollen.

Praxistipp

Versuchen Sie, möglichst viel vom alten Menschen selbst zu erfahren, und geben Sie ihm die Möglichkeit, sein Freizeitverhalten so weit wie möglich selbst zu bestimmen. Bei Senioren mit fortgeschrittener Demenz, die sich nicht mehr dazu äußern können, sollten Sie in Anlehnung an die Biografie versuchen, im Interesse des Menschen zu handeln und ihm adäquate Beschäftigungsmöglichkeiten anbieten. Biografiearbeit kann

Fallbeispiel

Frau Hansen ist 85 Jahre alt, durch Arthrose in der Hüfte und den Knien sitzt sie im Rollstuhl. Durch das lange Sitzen ist ihr Rücken oft gebeugt und sie hat Probleme, die Arme anzuheben. Geistig ist die Dame für ihr Alter noch fit, ihre Stimmung ist jedoch oft gedrückt.

Situation 1
Altenpflegerin Melanie kommt zu Frau Hansen, um sie zur Gymnastikrunde zu bringen. Sie nimmt ohne Vorwarnung den Rollstuhl von hinten, dreht die Bewohnerin um und sagt: „So Frau Hansen, jetzt geht's aber mal flott zur Gymnastikstunde. Etwas Bewegung kann Ihnen bestimmt nicht schaden." Die Bewohnerin ist erschrocken und ganz aufgeregt, sie wedelt mit den Armen und ruft laut: „Ich will nicht, Hilfe, Hilfe!"

Situation 2
Altenpfleger Thomas kommt zu Frau Hansen und sagt in ziemlich monotoner Stimme: „Frau Hansen, unten ist Beschäftigung, da wird ein bisschen gehüpft und so. Wollen sie da auch hin?" Frau Hansen schüttelt niedergeschlagen den Kopf.

Situation 3
Altenpflegerin Sabine kommt zu Frau Hansen, geht in die Knie und sucht den Blickkontakt. Sie sagt: „Frau Hansen, unten findet jetzt die Gymnastikstunde für Senioren statt. Dort können Sie mit einfachen Bewegungsübungen Ihrem Körper etwas Gutes tun und Ihre Beweglichkeit und Muskeln trainieren. Das wirkt sich auch positiv auf den schmerzenden Rücken und die Arme aus. Von den anderen Bewohnern weiß ich, dass sie dort viel zusammen lachen. Herr Boll sagt immer: ‚An der Olympiade werd ich nicht mehr teilnehmen, aber ich kann trotz meiner Arthrose alle Übungen mitmachen, und das ist ein gutes Gefühl.' Ich würde sie gerne zur Gymnastik hinbringen und auch wieder abholen. Schauen Sie es sich an und machen Sie die Übungen mit, die Sie sich zutrauen. Was meinen Sie?" Frau Hansen ist sich noch etwas unsicher, ob sie auch in der Lage ist, an den Übungen teilzunehmen, aber sie willigt ein, es sich anzuschauen. Sie wird der Gruppe vorgestellt und gleich miteinbezogen. Schnell nimmt sie auch aktiv an den Übungen teil und freut sich, dass ihr Körper doch noch etwas schaffen kann.

44.1 Die Bedeutung von Beschäftigung für alte Menschen

Altenpflegerin Sabine wendet sich Frau Hansen zu, sie spricht in ruhigem Ton mit ihr und erklärt verständlich Sinn und Zweck der Bewegungsübungen. Das Gespräch dauert nicht einmal 1 Minute und bringt für beide Seiten ein erfreuliches Ergebnis. Lesen Sie hierzu auch das Kap. „Kommunikation und Pflege" (S. 203).

Praxistipp

Sie sollten hinter den Beschäftigungsangeboten stehen, die Sie Ihren Bewohnern vorschlagen und ihnen die Freude vermitteln, die Beschäftigung verbreiten kann. Sollten Ängste und Unsicherheiten bestehen, versuchen Sie, den Grund dafür herauszufinden, und gehen Sie auf die Unsicherheiten ein. Bieten Sie den Bewohnern an, sie zur Beschäftigung hinzubringen und auch wieder abzuholen, das gibt Sicherheit. Und beachten Sie: Bewohner, die sich regelmäßig beschäftigen, sind i. d. R. ausgeglichener und entspannter, auch im Stationsalltag.

Lernaufgabe

Überlegen Sie, wie Sie alte Menschen für Beschäftigungen aktivieren können. Was gibt es für Motivationsmöglichkeiten, besonders auch für ängstliche, depressive und demenzkranke Bewohner? Stellen Sie verschiedene Situationen mit Mitschülern dar.

Selbstständigkeit fördern

Alltägliche Aktivitäten, die ein alter Mensch aufgrund physiologischer, kognitiver und psychischer Handlungskompetenz durchführen kann, sollte er auch selbstständig ausführen. Fähigkeiten und Fertigkeiten bleiben nur durch ständiges Wiederholen erhalten. Einem alten Menschen aus einem falsch verstandenen Berufsverständnis oder aus Zeitersparnisgründen die Tätigkeiten abzunehmen, die er noch selbstständig ausführen kann, wird auf Dauer zum Verlust dieser Fähigkeiten führen. Über einen längeren Zeitraum gesehen, entwickelt sich dadurch ein komplexes, sozusagen „hausgemachtes" Problem mit vermehrtem Pflegeaufwand.

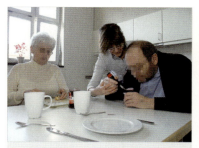
Abb. 44.3 „Hilf mir, es selbst zu tun." (Foto: O. Vogl, Thieme)

Merke

Fördern Sie Ihre Bewohner, nehmen Sie ihnen nicht alles ab. „Hilfe zur Selbsthilfe" lautet das Motto. Dies fördert nicht nur die Zufriedenheit der älteren Menschen, sondern hilft ihnen auch, Fähigkeiten und Fertigkeiten zu bewahren (▶ Abb. 44.3).

▶ Beispiel. Integrative Frühstücksgruppe: Für einen guten Start in den Tag kann eine Frühstücksgruppe sorgen. Die Gruppengröße sollte aus 4–8 Personen bestehen. Ziel dieser Gruppe sind der Erhalt der Selbstständigkeit, Förderung von Kommunikation und sozialen Bindungen, das Trainieren motorischer Fähigkeiten, seriellem Denken und Problemlösungsverhalten. In Anlehnung an ein Frühstück innerhalb einer Familie oder im früheren Zuhause wird der Tisch gemeinsam gedeckt, die notwendigen Lebensmittel aufgetischt. Die Zubereitung des Frühstücks, wie das Schmieren eines Brotes, soll möglichst selbstständig erfolgen. In so einer Gruppe kommt meist schnell eine Kommunikation in Gang, alleine schon, weil die Senioren aufeinander zu achten beginnen. Man reicht sich die Butter herüber, hilft sich Kaffee einzuschenken usw. Das gemeinsame Abräumen läutet den Ausklang der Aktivität ein.

Hilfsmittel

Für verschiedene Behinderungen gibt es Hilfsmittel, die dem eingeschränkten Menschen helfen sollen, den Alltag zu erleichtern und die Selbstständigkeit fördern. Viele Hilfsmittel sind nicht für den Beschäftigungsbereich, sondern für alltägliche Verrichtungen wie Haushalt oder Essen und Trinken ausgerichtet.

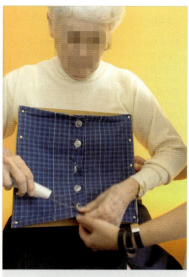
Abb. 44.4 Selbsthilfetraining. Die Ergotherapeutin leitet die Bewohnerin schrittweise an, mit der Knöpfhilfe umzugehen. (Foto: O. Vogl, Thieme)

▶ Beispiele für den Bereich „Essen und Trinken". Trinkbecher mit verschiedenen Griffen, Schnabelbecher
- Teller mit Randerhöhungen
- biegbares Besteck, Besteck mit Griffverdickungen

Beispiele für den Bereich „Haushalt und Alltag":
- Knöpfhilfe (▶ Abb. 44.4)
- Strumpfanziehhilfe
- sprechende Uhren
- Griffverdickungen für Schlüssel, Stifte
- Lupen für Bücher, Handarbeiten und Fernseher

Praxistipp

Sie können diese Hilfsmittel in Sanitätsfachgeschäften und Seniorenkatalogen bestellen.

Selbsthilfetraining

Ein Selbsthilfetraining richtet sich nach der medizinischen Indikation, um zu entscheiden, wie dem alten Menschen am besten geholfen werden kann.

Fallbeispiel

Herr Kunkel hat nach einem Schlaganfall eine Apraxie entwickelt. Er verwechselt Bewegungsabläufe, verwendet Gegenstände falsch und er vertauscht Handlungen miteinander. Vor seinem Schlaganfall war die Malerei sein liebstes Hobby. Nun liegen ein Blatt Papier mit einem Motiv, ein Pinsel, ein Farbkasten und ein Glas Wasser vor ihm. Herr Kunkel weiß nicht, in welcher Reihenfolge er die Farbutensilien benutzen muss, um das Bild ausmalen zu können. Altenpflegerin Isabel unterstützt Herrn Kunkel dabei, indem sie mit ihm eine sinnvolle Reihenfolge erarbeitet. So ein Vorgang braucht Einfühlungsvermögen und Geduld. Isabel und Herr Kunkel gestalten zusammen Karten, worauf sie die Reihenfolge aufschreiben, und nummerieren diese. Jetzt geht es an das gemeinsame Üben und Wiederholen. Dadurch lernt sein Gehirn wieder, diese Reihenfolge einzuhalten.

Diese Vorgehensweise kann auch auf andere Tätigkeiten im Alltag übertragen werden. Dabei ist die Eigenmotivation des Bewohners von entscheidender Rolle. Er muss willens sein, seinen Alltag wieder eigenständig zu meistern und mit üben.

Praxistipp

Für das Selbsthilfetraining können Sie den behandelnden Arzt auch bitten, Ergotherapie zu verschreiben. Diese Berufsgruppe ist u. a. darauf spezialisiert, Menschen mit Erkrankungen und Behinderungen jeder Art zur größtmöglichen Selbstständigkeit durch verschiedene Methoden und Medien zu verhelfen (▶ Abb. 44.4).

44.1.4 Unterstützung durch sinnvolle Tätigkeiten im Heimalltag

Beim Einzug in ein Altenheim beginnt für die Senioren eine große Umstellung, besonders wenn sie zuvor in einem selbstständig geführten Haushalt gelebt haben. Die Betätigung im Haushalt bietet gerade Frauen eine bekannte Tagesstruktur, die viele Anforderungen an Motorik und Kognition stellt. Oft fallen neue Bewohner nach dem Einzug in eine passiv-depressive Phase, da sie nichts mehr mit sich anzufangen wissen. Ihr bekannter Tagesablauf existiert nicht mehr, ihre Alltagsfähigkeiten und ihr Wissensschatz sind nicht mehr gefragt. Die tagesstrukturierenden Vorgänge im Stationsalltag sind häufig automatisiert und von Personal und Fremdfirmen vorgegeben. Soweit die neuen Bewohner dazu in der Lage sind, sollten sie Möglichkeiten finden, sich aktiv in den Heim- und Wohnbereichsalltag zu integrieren. Die Möglichkeit, aktiv im Heimalltag mitzuwirken, gibt dem Bewohner das Gefühl, etwas wert zu sein, gebraucht zu werden und sich nicht dem Betriebsalltag hilflos ausgeliefert zu fühlen.

Möglichkeiten, im Heimalltag aktiv zu sein, sind u. a.:

- Frühstücksgruppen bilden, in denen die Bewohner den Tisch decken, den Kaffee kochen usw.
- Koch- und Backgruppen bilden und danach z. B. gemeinsam bei einem Kaffeeklatsch die hergestellten Lebensmittel verzehren (▶ Abb. 44.5).
- Kleidung und Heimtextilien mit Flecken oder Löchern sammeln und durch alte Hausmittel und Handarbeiten wiederherstellen.
- Kleine Wohnbereichsdienste an Bewohner verteilen, z. B. Blumen gießen, Tische im Speisesaal putzen.
- Frische Wäsche von den Bewohnern selbst in den Kleiderschrank räumen lassen.
- Mit dem Bewohner zusammen sein Zimmer aufräumen.

44.2 Beschäftigungsangebote

44.2.1 Gruppenangebote

Die Beschäftigungsmöglichkeiten in der Altenpflege sind vielfältig und nicht alle benötigen einen großen Zeitaufwand. Sie können von Altenpflegern, Ergotherapeuten, Gerontotherapeuten, Sozialpädagogen, Alltagsbegleitern oder auch motivierten Ehrenamtlichen durchgeführt werden.

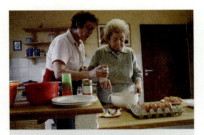

Abb. 44.5 Heute gibt es selbstgemachtes Omelette. (Foto: K. Gampper, Thieme)

Räumliche Anforderungen

Für feste Gruppen mit einer Teilnehmerzahl ab 10 Personen sollte ein spezieller Beschäftigungsraum im Haus, am besten auf dem Wohnbereich, vorhanden sein. Die allgemeinen Aufenthaltsräume bieten oft zu wenig Ruhe und eignen sich eher für Kurzaktivierungen. Die Räume sollten groß und hell sein und idealerweise über einen eigenen Wasseranschluss verfügen. Sie benötigen Stühle und Tische und genügend Platz, um auch Pflegerollstühle unterzubringen.

Teilnehmerzahl

Die ideale Gruppengröße richtet sich nach der Art der Aktivität. In einem Singkreis sind auch 20 Bewohner willkommen, bei einer Denksportrunde sollten es nicht mehr als 10 Senioren sein.

Merke

Je beeinträchtigter die Bewohner in ihrer Gesundheit, umso kleiner die Runden und desto häufiger die Pausen.

Zeitliche Struktur

Es gibt eine Aufwärmphase, einen Hauptteil und zum Schluss eine Ausklangphase. Schaffen Sie einen schönen Anfang und Abschluss der Runde. Sie können diese Elemente auch durch bestimmte Handlungen, Lieder und Zitate ritualisieren, z. B. kann zur Einstimmung der Gymnastik immer ein bestimmtes Lied gesungen werden. Unter- und überfordern Sie Ihre Teilnehmer nicht, sorgen Sie stets für Auszeiten, eine ausreichende Belüftung und bieten Sie Getränke an (anschließend ggf. Trinkmenge in Bilanzierungsbögen eintragen). Die Dauer einer Gruppenbeschäftigung ist von der Art der Aktivität und dem Klientel abhängig. Zum Abschluss reflektieren Sie mit den Senioren noch einmal die Stunde. So geben Sie den Bewohnern ein positives Feedback mit auf den Heimweg.

44.2.2 Bewegung und Gymnastik im Alter

„Die kleinste Bewegung ist für die ganze Natur von Bedeutung; das ganze Meer verändert sich, wenn ein Stein hineingeworfen wird" (Blaise Pascal).

So verhält es sich auch mit dem menschlichen Körper, denn durch Bewegungsübungen werden

- Altersprozesse verzögert und die Lebenserwartung verlängert,

- dem Risiko von Herzinfarkt-Erkrankungen und Durchblutungsstörungen entgegengewirkt,
- eine Blutdrucksenkung bei Hochdruckpatienten erreicht,
- das Risiko einer Krebserkrankung gemindert,
- die Regulierung der Stoffwechselprozesse (z. B. bei Diabetes mellitus) unterstützt,
- Körperfett abgebaut und das Körpergewicht verringert,
- der Mineralgehalt und die Stabilität der Knochen erhöht und somit Osteoporose entgegengewirkt,
- das Immunsystem stabilisiert,
- Angst und Depressionen vermindert,
- die geistige Leistungsfähigkeit verbessert und das Demenzrisiko verringert,
- durch Stärkung der Muskulatur und Förderung des Gleichgewichtssinns Stürze verhindert.

(Deutscher Olympischer Sportbund 2007)

Merke

Im Alter sollte man ein besonderes Augenmerk auf den Erhalt von Kraft, Ausdauer, Koordination und Gleichgewicht haben. Eine Kombination aus Balance- und Muskelkräftigungsübungen leistet auch einen wichtigen Baustein zur Sturzprävention (▶ Abb. 44.6).

Viele alte Menschen stehen Bewegungsübungen erst einmal skeptisch gegenüber, da sie sich fragen, ob die Anstrengungen für sie einen Sinn ergeben. Das Training hat aber nicht nur einen sportlichen Aspekt. Sondern wer regelmäßig übt, verbessert außerdem seine Selbstständigkeit im Alltag, z. B. bleibt die Beweglichkeit der Gelenke, Muskeln und Bänder durch regelmäßige Bewegungsübungen länger erhalten. Die Auswirkungen und Erfolge zeigen sich ganz pragmatisch im Alltag, z. B. in der Fertigkeit, sich einen Pullover alleine an- oder auszuziehen oder bei der Körper- oder Haarpflege alle Stellen noch selbst erreichen zu können, in einer Gangsicherheit usw. Beweglichkeit und Kraft erhalten die eigene Mobilität, dadurch ist der alte Mensch in der Lage, seinen Alltag und seine Freizeit aktiv und selbstbestimmt zu gestalten.

Merke

„Bewegungsarmut ist ähnlich schädlich wie Rauchen. Inaktive haben ein um 90 Prozent erhöhtes Risiko, an koronaren Herzleiden zu erkranken. Ältere Männer mit weniger Bewegung als 400 Meter pro Tag erkranken doppelt so häufig an Demenz wie Männer mit mehr als 3 200 Meter Bewegung" (Abbott et al. 2004).

▶ **Allgemeine Information für die Praxis.** Bewegungsrunden im Seniorenheim sollten immer an die Fähigkeiten der Bewohner angepasst werden. Die meisten Senioren haben körperliche Einschränkungen. Wichtig ist, dass die Gruppenstunden Spaß an Bewegung vermitteln, trotz Behinderungen. Lassen Sie die Runden im Sitzen stattfinden, wenn Gehbehinderte oder Rollstuhlfahrer daran teilnehmen, damit sie sich nicht ausgegrenzt fühlen. Sie können einen Sitzkreis bilden, aber auch am Tisch können Bewegungsrunden durchgeführt werden (▶ Abb. 44.7). Die Gruppengröße ist abhängig vom Raum, achten Sie auf genügend Bewegungsfreiheit für jeden Teilnehmer. Die Länge einer Gymnastikstunde sollte 60 Minuten inklusive Trinkpausen (denken sie ggf. an Bilanzierungspläne) nicht überschreiten. Sie können aber auch kurze Bewegungseinheiten von 10 Minuten in den Alltag einfließen lassen.

Bewegungsgeschichten erzählen

Sie erzählen eine Geschichte zu einem bestimmten Thema, in der es um Bewegung geht. Die angekündigten Bewegungen wiederholen die Teilnehmer z. B. 5–10-mal.

▶ **Beispiel.** Ein Tag im Garten: Sie stehen in einem wunderschönen Garten, recken und strecken sich erst einmal. „Da kommt viel Arbeit auf sie zu", denken sie sich. Sie sehen die saftigen Kirschen am Baum hängen, sie strecken ihre Arme weit hoch und pflücken sie für einen leckeren Kuchen. Das Unkraut muss auch wieder einmal gerupft werden. Sie atmen tief durch und beugen den Oberkörper weit nach vorne, um an das Unkraut zu kommen …".

Ballspiele

Bälle haben seit den Kindertagen einen hohen Aufforderungscharakter und sind ein tolles Mittel zur Aktivierung. Wenn ein Ball auf Sie zurollt, werden sie beinahe automatisch die Hand danach ausstrecken. Sie können Bälle zuwerfen, über den Tisch rollen, im Kreis durchgeben, Fußballspielen, Zielwerfen und vieles mehr damit machen (▶ Abb. 44.8).

Praxistipp

Eine Alternative sind Luftballons: durch ihre langsame Fluggeschwindigkeit haben auch seh- und körperbehinderte Menschen die Chance, sich auf das Ankommen des Ballons vorzubereiten und ihn wieder wegzuschlagen (▶ Abb. 44.7).

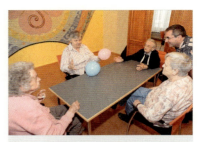

Abb. 44.7 Bewegungsrunde am Tisch mit Luftballons. (Foto: R. Stöppler, Thieme)

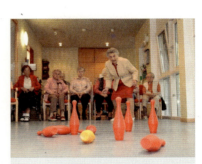

Abb. 44.8 In diesem Seniorenheim finden regelmäßig Kegelrunden statt. (Foto: R. Stöppler, Thieme)

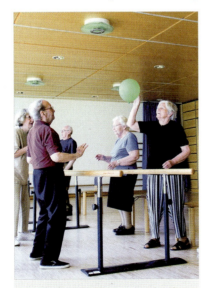

Abb. 44.6 Gemeinsames Ballspiel in der Gymnastikgruppe. (Foto: Thieme)

Sitztanz

Im Sitztanz vereinen sich Rhythmik, Bewegung und Freude. Es gibt spezielle CDs mit passender Musik und meist einem Begleitheft, in dem Sie ausgearbeitete Choreografien finden. Sie können aber auch ganz einfache Tänze mit den Bewohnern zusammen kreieren und dabei bekannte Melodien verwenden.

Bewegungserinnerung

Mahlen Sie in Gedanken Kaffee, klopfen Sie den Teppich aus, hängen Sie die Vorhänge auf. Auch verschiedene Sportarten und arbeitstypische Bewegungen lassen sich gut nachstellen. Fragen Sie nach den Berufen oder Hobby der Bewohner und lassen Sie sich eine typische Bewegung vormachen, die alle Teilnehmer einige Male wiederholen.

Gymnastik

Wenn Sie richtige Trainingseinheiten anbieten wollen, die die Muskelgruppen des ganzen Körpers ansprechen, arbeiten Sie bitte nach folgendem Schema (Theune 2009):

1. **Aufwärmphase** (ca. 15 Minuten): Anfangsritual, Herz und Kreislauf müssen angeregt werden, der Körper bzw. die Muskeln müssen warm werden. Hierzu eignen sich Bewegungsspiele wie Ballspiele, Lockerungsübungen, Bewegungen zur Musik.
2. **Trainingsphase** (ca. 30 Minuten): Die einzelnen Muskelgruppen und Bewegungsabläufe werden gezielt trainiert. Trinkpause.
3. **Ausklangphase** (ca. 15 Minuten): Entweder beenden Sie Ihre Gruppe mit einfachen Bewegungsspielen oder Entspannungsübungen. Fantasiereisen werden auch gerne angenommen, oder entwickeln Sie ein gemeinsames Ritual zum Abschluss.

▶ **Materialien für Bewegungsrunden.** Hierzu eignen sich Bälle verschiedener Größe, Seidentücher, Sandsäckchen, Gummibänder, Gymnastikstäbe, Luftballons, Zeitungspapier, Watte usw.

> **Merke**
>
> Bewegungsrunden fördern:
> - Grob- und Feinmotorik (z. B. um Flaschen selbstständig aufzudrehen)
> - Gleichgewichtssinn (z. B. Gangsicherheit)
> - Rumpfstabilität (z. B. aufrechte Körperhaltung)
> - Beweglichkeit der Sehnen, Bänder, Gelenke und Muskulatur (z. B. Bewegungsradius erhalten)
> - Muskelaufbau bzw. Verhinderung des Muskelabbaus (z. B. Sturzprävention)
> - Sauerstoffversorgung im Blut
> - Reaktionsfähigkeit
> - Atmung
> - Wahrnehmung usw.

Bewegung ist untrennbar mit Wahrnehmung verbunden und Bestandteil jeder Handlung und somit der Persönlichkeit. Der Mensch entwickelt sich in allen Lebensphasen in Abhängigkeit von seiner Lebenswelt. Je mehr Bewegungsangebote diese jeweilige Lebenswelt bereithält, desto mehr Chancen bestehen, die Handlungsmöglichkeiten eines Menschen zu erweitern.

> **Merke**
>
> Nach dem biologischen Gesetz der Anpassung verkümmern Funktionen, die nicht gebraucht werden. Bewegungsmuster werden gelernt, indem sie möglichst vielfältig in unterschiedlichsten Situationen angewandt werden. Bewegungsmuster bleiben erhalten, wenn sie in Übung bleiben (Phillippi-Eisenburger 1991).

> **Lernaufgabe**
>
> Gestalten Sie eine Bewegungseinheit von ca. 15 Minuten.
> 1. Überlegen Sie hierbei, was Sie im Speziellen trainieren oder fördern möchten. Dabei können Sie vorab auch die Teilnehmer einbeziehen. Fragen Sie z. B., in welchen Bereichen die Bewohner Einschränkungen bei den Aktivitäten des täglichen Lebens haben.
> 2. Führen Sie die Einheit mit Bewohnern durch und reflektieren Sie diese im Anschluss gemeinsam. Fragen können sein: Wo haben Sie die Übungen in Ihrem Körper gespürt? Was haben Sie gespürt? Was war angenehm – was war eher unangenehm?
> 3. Sensibilisieren Sie die Teilnehmer dafür, auf Verbesserungen bei den Verrichtungen des täglichen Lebens zu achten.

> **Merke**
>
> Bewegungsübungen dürfen nicht bei Schmerzen durchgeführt werden. Bei akut auftretenden Schmerzen sind die Übungen abzubrechen. Der Bewohner ist zu beobachten, ggf. ist der Hausarzt zu informieren. Auf jeden Fall dokumentieren Sie das Ereignis.

44.2.3 Kognitives Training

Jeder alte Mensch hat Angst davor, seine geistigen Fähigkeiten zu verlieren. Dies würde bedeuten, sich nicht mehr zurechtzufinden, keine neuen Abläufe mehr erlernen zu können, seine Lebenserinnerungen verblassen zu sehen. Funktionierende „graue Zellen" sind für das subjektive Wohlgefühl, einen selbstbestimmten Alltag und soziale Begegnungen notwendig, damit sich auch Hochbetagte in dieser Welt zurechtfinden und wohlfühlen.

Ganzheitliches Gedächtnistraining

Kognitives Training für alte Menschen umfasst mittlerweile alle geistigen Funktionen des Gehirns und nicht mehr nur das reine Gedächtnistraining, wie dies früher der Fall war. **Eine ganzheitliche Aktivierung des Gehirns ist die adäquateste Möglichkeit, alte Menschen kognitiv zu fördern.** Dabei geht es nicht um das sture Abfragen bestimmter gespeicherter Inhalte, sondern darum, mit Freude und Spaß geistige Beweglichkeit zu erhalten und zu fördern (▶ Abb. 44.9). Lesen Sie hierzu auch Kap. „Gedächtnis- und Gehirntraining" (S. 477).

Ganzheitliches Gedächtnistraining in der Praxis

Bei Senioren sind themenspezifische Übungsrunden beliebt. Sie finden hierzu auch mittlerweile viele Bücher auf dem Markt, in denen Themen schon ausgearbeitet sind. Das spart Zeit. Sie sollten sich jedoch Materialschränke zulegen; siehe „10-Minuten-Aktivierung" (S. 1039). Der Mensch lernt und begreift Gegenstände über alle Sinne und unterschiedliche Materialen helfen dabei, die Bildhaftigkeit der Themen zu unterstreichen.

Bieten Sie eine entspannte Atmosphäre, dekorieren Sie den Tisch themenspezifisch, die Senioren sollen nicht den Eindruck bekommen, wie in der Schule abgefragt zu werden. Solche Situationen können gerade bei Menschen mit demenziel-

44.2 Beschäftigungsangebote

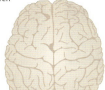

Wahrnehmung
Etwas bewusst mit einem oder mehreren Sinnen aufnehmen

Urteilsfähigkeit
Treffen einer Entscheidung nach Abwägen aller bekannten Faktoren

Fantasie & Kreativität
Vorstellungs- oder Einbildungskraft fördern, schöpferische Einfälle anregen

Assoziatives Denken
Verknüpfung neuer Informationen mit bereits gespeicherten

Denkflexibilität
Fähigkeit, auf wechselnde Situationen schnell zu reagieren

Formulierung
Einen Sachverhalt oder Gedanken in sprachlich richtiger Form ausdrücken

Konzentration
Die ungeteilte Aufmerksamkeit auf eine Sache lenken

Merkfähigkeit
Die Fähigkeit, Wahrnehmungen kurzfristig und langfristig zu speichern

Zusammenhänge erkennen
Neue Informationen in bestehende Wissensstrukturen integrieren und sinnvolle Zusammenhänge herstellen

Strukturieren
Inhalte nach einem Bezugs- oder Regelsystem aufbauen und gliedern

Wortfindung
Abrufen von Wörtern aus dem Wortspeicher

Abb. 44.9 Ziele eines ganzheitlichen Gehirntrainings (nach Bundesverband für Gedächtnistraining e. V.).

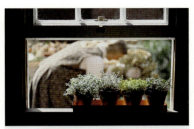

Abb. 44.10 Frische Kräuter sind ihr sehr wichtig. (Foto: PhotoDisc)

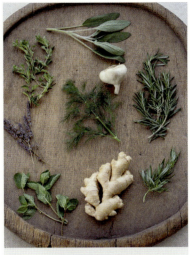

Abb. 44.11 Verschiedene Kräuter, um alle Sinne zu aktivieren. (Foto: PhotoDisc)

len Veränderungen Ablehnung, Aggressionen, Angst und Unsicherheit erzeugen.

Sie sollten eine Trainingsstunde immer mit einer Bewegungsübung beginnen, das versorgt den Körper und das Gehirn mit mehr Sauerstoff und erhöht die Konzentrationsleistung. An ganzheitlichen Gedächtnistrainingsrunden können natürlich auch Menschen mit Demenz teilnehmen, doch eine Überforderung sollte vermieden werden. Hierfür bedarf es eines guten Gespürs. **Ziel ist es, den Menschen in seiner Ganzheit aus Wissen, Erfahrungen und Erinnerungen zu aktivieren.** Auch kognitiv beeinträchtigte Personen besitzen noch einen Wissensschatz, der durch solch eine Aktivierung angesprochen wird.

Praxistipp

Die Einheiten sollen stets auch Freude bringen, lassen Sie den Spaß an der Runde nicht zu kurz kommen. Mit Freude an einem Prozess ist der Mensch aufnahme- und lernfähiger.

Achten Sie darauf, Senioren innerhalb der Gruppe nicht zu über- oder zu unterfordern. Bei Menschen mit Wortfindungsstörungen können Sie vorher verabreden, ob diese versuchen wollen, vor der Gruppe zu sprechen. Vielen ist es eher unangenehm, wenn sie eine Antwort nicht aussprechen können und kommen dadurch in Bedrängnis. Diskutieren Sie solch eine Problematik vorab in der Seniorengruppe und bitten Sie um gegenseitiges Verständnis.

Themenbeispiel Kräuter

▶ **Psychomotorik**
- Bewegungsspaziergang anbieten, z. B. Gang durch den Kräutergarten.

▶ **Biografie**
- Hatten Sie einen Kräutergarten?
- Gibt es ein Kraut, das Sie sehr/gar nicht mögen (▶ Abb. 44.10)?

▶ **Aktivierung aller Sinne**
- Geruchsrätsel: Frische Kräuter oder Küchenkräuter mitbringen und mit geschlossenen Augen riechen und erraten lassen.
- Fühlrätsel: Kräuter bei geschlossenen Augen erfühlen lassen (z. B. hat Salbei raue Blätter, Petersilie ist kraus usw., ▶ Abb. 44.11).
- Sehen: Kräuter auf dem Tisch verteilen und dann abdecken. Welche Kräuter liegen auf dem Tisch?

▶ **Wissensschatz**
- Welche Kräuter gibt es von A–Z?
- Gegen welche Krankheiten ist welches Kraut gewachsen?
- Welches Essen kann die Hausfrau mit welchen Kräutern würzen?
- Sprichwörter und Redewendungen rund um das Thema sammeln, z. B. „Die nächste Grippe kommt bestimmt, doch nicht zu dem, der Thymian nimmt."

▶ **Vortrag**
- Gedichte und Geschichten zum Vorlesen anbieten (z. B. Kräutermärchen von Folke Tegetthoff).
- Lieder singen, z. B. „Petersil und Suppenkraut".

▶ **Kreativität**
- Ein Lavendelkissen erstellen.

Praxistipp

Sie können so zu jedem Thema Übungseinheiten aufbauen oder auch Teile davon für Kurzaktivierungen verwenden.

Lernaufgabe

Überlegen Sie sich zu einem Thema eine ganzheitliche Gedächtnisaktivierung.

44.2.4 Kreatives Gestalten

Die Anwendung künstlerischer, kreativer und handwerklicher Techniken in der Geriatrie ist in seiner Wirkungsweise häufig unterschätzt. Diese Methodik bietet eine Vielzahl positiver Eigenschaften und Fördereffekte, die auf den ersten Blick übersehen werden. Bei den alten Men-

1031

schen wird kreatives Gestalten anfangs oft mit Argwohn betrachtet, da sie damit das Malen in der Schulzeit assoziieren. „Ich kann nicht malen", „Für so etwas hatte ich nie Zeit, ich habe immer mitarbeiten müssen" und ähnliche Antworten erlebt man anfangs häufig auf die Einladung zu einer kreativen Runde. Doch nicht nur Malen, sondern eine Vielzahl interessanter Tätigkeiten gehören zu diesem Angebotsspektrum und alle haben gewinnbringende Eigenschaften. Wichtig ist auch hier, dass der Gruppenleiter seine Senioren gut kennt:

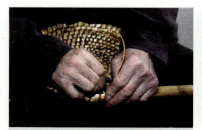

Abb. 44.12 Korbflechten. (Foto: F. Johann, Fotolia.com)

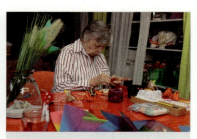

Abb. 44.13 Diese Bewohnerin ist gerne kreativ. (Foto: R. Stöppler, Thieme)

Merke
Gerade in einer kreativen Runde müssen Sie sich der Diagnosen und der damit einhergehenden kognitiven und physischen Einschränkungen der Senioren bewusst sein.

Praxistipp
Aufgrund von Seheinschränkungen und Feinmotorikstörungen der Hände können Seniorinnen oft keine Handarbeiten mehr ausführen, die sie laut Biografiebogen sehr gerne gemacht haben – schaffen Sie Alternativen.

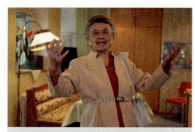

Abb. 44.14 Musik öffnet den Menschen. (Foto: R. Stöppler, Thieme)

Folgende Probleme sollen bei der individuellen Planung von kreativen Angeboten bedacht werden:
- rheumatoide Veränderungen der Hände (fehlende Beweglichkeit und Kraft, Empfindlichkeit gegenüber Kälte und Feuchtigkeit)
- Seheinschränkungen (Fehlsichtigkeit, Doppeltsehen, Probleme mit der räumlichen Wahrnehmung oder dem Erkennen von Strukturen)
- kognitive Leistungseinschränkungen aufgrund neurologischer Erkrankungen wie Schlaganfall, Demenz, Parkinson usw. (Probleme mit dem seriellen Denken, Urteilsvermögen, Fantasie, mangelnde Wahrnehmungsfähigkeit usw.)
- motorische Einschränkungen aufgrund neurologischer Erkrankungen (Hemiplegie, Tremor, verlangsamte und nicht physiologische Bewegungsabläufe)
- gestörte Hand-Auge-Koordination (Vernetzung des Gesehenen mit der Motorik, z. B. Danebengreifen)
- Aufmerksamkeits- und Konzentrationseinschränkungen (im Alter oder bei Demenzen manchmal nur wenige Minuten)
- feinmotorische Einschränkungen der Hände, z. B. Kontrakturen, Tremor (Zittern der Hände, Verlust von Greiffunktionen)
- Empfindungsstörungen der Finger (pelziges oder taubes Gefühl, Kribbeln der Finger)

Beispiele beliebter kreativer Angebote in der Seniorenarbeit:
- Korbflechten mit Peddigrohr (▶ Abb. 44.12)
- Seidenmalerei
- Stoffdruck, Stoffmalerei
- Ausmalen von Motiven
- Malerei
- Laubsägearbeiten
- plastisches Gestalten mit Pappmaché
- Bastelarbeiten aus Papier
- Specksteinbearbeitung
- Arbeiten mit Naturmaterialien
- Collagen
- Stempeltechniken
- Puppen und Kuscheltiere herstellen
- Häkel- und Näharbeiten (▶ Abb. 44.13)

Praxistipp
Materialien bekommt man über spezielle Bastelkataloge (Irseer Kreis, Opitec, Butinette usw.), in Bastelgeschäften oder im Internet. Die Preise schwanken mitunter erheblich, daher lohnt sich der Vergleich. Diese Angebotsrunde ist meist kostenintensiver. Um einen Teil der Kosten wieder einzunehmen, können Sie z. B. einen Basar veranstalten und eine Spendenbox aufstellen.

Bastelanleitungen und Motive bekommen sie kostenlos in Büchereien oder im Internet. Hier finden Sie viele Seiten, von denen Sie gratis Motive herunterladen können, die nicht kindlich wirken, z. B. alte Landwirtschaftsarbeiten. Achten Sie bei Kopien jedoch auf die Urheberrechte.

44.2.5 Singen und Musik
„Wo die Sprache aufhört, fängt die Musik an." (Ernst Theodor Amadeus)

Lieder und Musik sind in der Welt des alten Menschen sehr präsent. In der Kindheit und Jugend waren gemeinsames Singen und Musizieren eine beliebte Freizeitbeschäftigung und ein soziales Kommunikationsmittel. Es wurde gemeinsam bei der Arbeit, auf Ausflügen, in Gruppenverbänden usw. gesungen, auch um das Gemeinschaftsgefühl zu stärken. Selbst schwer demenzkranke Menschen können oft noch mehrere Strophen eines Liedes mitsingen, da sich die Musik im Langzeitgedächtnis verankert hat.

Auf die Wirkungsweise von Musik soll nun näher eingegangen werden, da sie im Pflege- und Heimalltag eine wichtige Unterstützung und ein gutes Kommunikationsmittel für alte Menschen, Mitarbeiter und Angehörige werden kann.

Ein Sprichwort besagt: „Musik ist ein Türöffner zur Welt der Gefühle." Wem sind nicht schon mal bei einem Lied Tränen gekommen? Oder man hört eine bekannte Melodie und sofort tauchen Erinnerungen vor dem geistigen Auge auf (▶ Abb. 44.14). Wo jedoch eine Sonnenseite existiert, muss auch an die Schattenseiten gedacht werden. Musik ist zwar ein bekannter „Königsweg" in der Arbeit mit alten, besonders aber mit demenzkranken Menschen, jedoch kein Allheilmittel. Beim Einsatz von Musik kommt es auf die richtige Auswahl und Dosierung an. Musik kann ebenso Trauer und schlechte Erinnerungen hervorrufen, damit muss der Anwender umgehen können und den alten Menschen wieder auffangen. Diese Gefühle sollten Sie immer respektieren und thematisieren, sofern es der Bewohner wünscht. Erkennen Sie ihn in seiner Ganzheitlichkeit an.

Was passiert, wenn wir Musik hören?

Musik spricht alle Bereiche des Gehirns an und bildet Vernetzungen mit verschiedenen Funktionsarealen wie Sprache, Motorik, Gedächtnis, Aufmerksamkeit und exekutiven Funktionen, gewissermaßen Planen und Handeln. Selbst wenn es in bestimmten Bereichen Schädigungen oder Funktionsverlust gibt, kann Musik immer noch einen anderen wichtigen Bereich erreichen. „Musik gilt als biologische Sprache des Gehirns. Musik wird vom Gehirn durch die gemeinsame Rhythmik und Semantik (Bedeutungslehre) als ähnlich wichtig wie Sprache angesehen" (Willig und Kammer 2012, S. 14). Musik aktiviert besonders sprachliche Bereiche wie die für die Sprachproduktion (Broca-Region) und das Sprachverständnis (Wernicke-Region) zuständigen Areale.

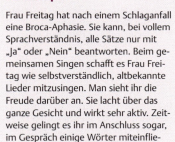

Fallbeispiel

Frau Freitag hat nach einem Schlaganfall eine Broca-Aphasie. Sie kann, bei vollem Sprachverständnis, alle Sätze nur mit „Ja" oder „Nein" beantworten. Beim gemeinsamen Singen schafft es Frau Freitag wie selbstverständlich, altbekannte Lieder mitzusingen. Man sieht ihr die Freude darüber an. Sie lacht über das ganze Gesicht und wirkt sehr aktiv. Zeitweise gelingt es ihr im Anschluss sogar, im Gespräch einige Wörter miteinfließen zu lassen.

Während wir Musik hören, werden in unserem Körper nachweisbare Prozesse in Gang gesetzt. So wirken die Schallimpulse auf ihrer Reise in die verschiedenen Hirnregionen auch auf das limbische System. Dort werden vegetative oder autonome Prozesse gesteuert, über die wir uns bewusst keine Gedanken machen müssen. Diese sind z. B. Blutdruck, Pulsschlag, Atmung, Temperatur usw.

Im limbischen System finden sich neuronale Schaltkreise, die uns das Erleben von Gefühlen ermöglichen, ebenso existiert dort eine Schaltung zu den Zonen des Langzeitgedächtnisses. Der gesamte Mensch wird durch Klang und Musik erst in einen veränderten Zustand versetzt, bevor sein Denk- und Urteilsvermögen einsetzt (Kapteina 2001).

Denken Sie daran, wie beim Erklingen mancher Melodien ein Schauer über den Rücken läuft oder Sie Gänsehaut bekommen.

Trophotrope und ergotrope Musik

Man unterscheidet Musik in trophotrope und ergotrope Musik. Der Körper arbeitet im Durchschnitt mit ca. 72 Herzschlägen pro Minute. Musik mit mehr als 72 bpm (beats per minute) wird als anregend (ergotrope Musik) empfunden, mit weniger als beruhigend (trophotrope Musik).

Ergotrope Musik kann anregen und aktivieren. Sie zeichnet sich z. B. durch Durtonarten, treibende, stark akzentuierte Rhythmen, eine höhere Dezibelzahl aus. Sie kann ein automatisches Fußwippen zur Musik auslösen oder den Wunsch sich zu bewegen. So kann mit ergotroper Musik motiviert und aktiviert, zu Tanz oder Bewegung angeregt werden.

Gleichzeitig besteht die Möglichkeit, durch trophotrope Musik zu beruhigen und zu entspannen. Diese zeichnet sich z. B. häufig durch Molltonarten, ein sanftes Fließen der Melodie, schwebende, gleichförmige Rhythmen aus. Dies kann eine Senkung des Muskeltonus, eine Verlangsamung von Atmung und Puls usw. hervorrufen.

Singen und Musik im Pflegeprozess

Lieder können helfen, Vertrauen zu erwecken. „Wo man singt, da lass dich nieder, böse Menschen haben keine Lieder", heißt ein bekanntes deutsches Sprichwort.

Vielleicht denken Sie, Sie können nicht singen. Eventuell sind Ihnen viele Lieder nicht bekannt. Nehmen Sie das deutsche Liedgut als wichtiges Arbeitsinstrument wahr, so wie Sie in Ihrer Ausbildung auch etwas über Medikamente und Hilfsmittel lernen und diese einsetzen. Ein gutes Repertoire an Liedern wird Ihnen in vielen Situationen hilfreich sein und kostet Sie kaum Zeit.

Abend- und Schlaflieder können dabei helfen, einen unruhigen Bewohner ins Bett zu begleiten. Diese Geste hat etwas Vertrautes und Fürsorgliches.

Wanderlieder helfen dabei, mit einem sturzgefährdeten Bewohner über den Bereich zu laufen, da sie einen schwungvollen Takt und einen motivierenden fröhlichen Charakter haben.

Lernaufgabe

Finden Sie weitere Beispiele, wo Musik Ihnen in Pflegesituationen hilfreich sein kann. Suchen Sie passende Lieder für verschiedene AEDLs.

▶ Beispiel AEDL „Sich kleiden können". „Grün, grün, grün sind alle meine Kleider.", „Wenn die Elisabeth nicht so schöne Beine hätt." Pflegesituation: Frau Kemmer weiß nicht, was sie anzuziehen soll. Es wird „Grün, grün, grün …" angestimmt. Dann wird ein Gespräch auf die Lieblingsfarbe gelenkt und ein passendes Kleidungsstück herausgesucht.

Singen und Musik im Einzelkontakt

Befindet sich ein alter Mensch z. B. in einer Ausnahmesituation, ist beunruhigt oder verängstigt, können Sie ihn mit Musik beruhigen. Denken Sie an die trophotrope Musik und ihre positiven Auswirkungen. Dazu können Schlaf- und Abendlieder, alte Volksweisen (z. B. „Sah ein Knab ein Röslein stehen"), meditative Musik oder Musik, die mit Naturgeräuschen unterlegt ist, usw. gehören.

Dies gilt auch für den Umkehrschluss zur Anregung antriebsarmer Menschen. Ein Senior, der vor seinem Becher sitzt und keine Motivation hat, das Getränk zu sich zu nehmen, kann mit einem schwungvollen „Trink, trink, Brüderlein, trink" angeregt werden.

Nicht nur aktives Singen, sondern auch der gezielte Einsatz von biografisch orientierter Musik kann Brücken z. B. zwischen einem demenzkranken Bewohner und seiner Umwelt bauen. Es muss nicht immer das aktive Singen sein. Viele Bewohner haben ein CD-Kassetten-Radio-Gerät auf ihrem Zimmer. Wichtig ist, dass dem Bewohner die Musik gefällt.

Merke

Gemeinsames Singen fördert (▶ Abb. 44.15):
- das Gemeinschaftsgefühl
- Kommunikation
- Sprache
- Atmung
- Rhythmusgefühl
- Körperhaltung
- Emotionen
- Erinnerungen und somit Identität usw.

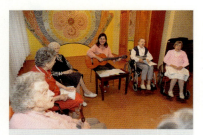

Abb. 44.15 Singen und Musik können als Medium für die Einzelbetreuung, als Gruppenangebot oder auch begleitend in der Pflege und Therapie eingesetzt werden. (Foto: R. Stöppler, Thieme)

Praxistipp

- Erstellen Sie jahreszeitlich orientierte Liederhefte mit bekannten Liedern in großer Schrift (z. B. Arial, 20 Punkt, fett), damit sie auch von Sehbehinderten gelesen werden können.
- Es gibt CDs mit Liedern vergangener Zeiten, die man gemeinsam anhören und mitsingen kann.
- Achten Sie auf die Lautstärke, einige Bewohner sind schwerhörig, andere nicht, finden Sie ein gutes Mittelmaß.

Merke

Sie sollten Musik immer als **gezieltes Beschäftigungsmedium** einsetzen und nicht wahllos ganztägig laufen lassen. Sonst fördern Sie den negativen Effekt, dass die Musik mit der Zeit zu einem Hintergrundrauschen wird, das der alte Mensch nicht mehr bewusst wahrnimmt.

44.2.6 Kochen und Backen

Kochen und Backen haben eine enorme Bedeutung in der Biografie älterer Frauen. Auch Essen und Trinken haben bei älteren Menschen einen anderen Stellenwert als bei jungen. Denn früher kannte man sich mit der Herstellung, Lagerung und Zubereitung von Lebensmitteln oft sehr gut aus. Gerade ältere Menschen aus ländlicheren Gegenden kennen noch Hausschlachtungen und besitzen ein enormes Wissen über Anbau, Verwertung und Lagerung von Nahrungsmitteln. Viele Speisen mussten für den Winter haltbar gemacht werden, so gab es verschiedene Lagerungskeller und viel Eingemachtes.

Die heutigen Senioren haben noch den Krieg miterlebt, eine Zeit, als es nur wenig zu essen gab, wo man sich mit Kaffeeersatz (z. B. aus Zichorien) begnügen musste, Wassersuppen kochte und stundenlang mit Lebensmittelmarken Schlange stand, um ein paar Gramm Fett zu bekommen.

Essen und Trinken sind v. a. physiologische Notwendigkeiten, aber Kochen und Backen haben auch eine wichtige soziale Komponente und bringen Genuss und Wohlbefinden. Der Tagesablauf eines Menschen gestaltet sich oft um die Essenszeiten herum. Gerade in Altenheimen bildet die Mahlzeiteneinnahme eine wichtige Tagesstruktur für die Bewohner.

Als Beschäftigungsangebot in der Gruppe erfordern Kochen und Backen eine gute Planung und während der Gruppenstunde ein gewisses Maß an Struktur. Ziel sollte es sein, das Endprodukt auch in gemeinsamer Runde zu verzehren. Sie sollten ein Gericht aussuchen, bei dem alle Teilnehmer etwas zu tun haben. Beim Kochen und Backen sind ältere Menschen i. d. R. Profis, denn sie haben es jahrzehntelang gemacht und haben nicht immer Verständnis für Chaos in der Küche. Sie sollten sich darauf einstellen, dass es auch zu Diskussionen unter den Teilnehmern kommen kann, denn jeder hat das gleiche Produkt, z. B. Kloß-(Knödel-)Teig anders hergestellt und die Damen kämpfen gern um ihre Kochehre. Schlecht ist es daher auch nicht, neue Rezepte auszuprobieren, da dabei alle auf demselben Stand sind. Es gibt aber auch einige Senioren, die erleichtert sind, dass sie nicht mehr kochen und backen müssen, schließlich haben sie es ihr ganzes Leben lang getan und sind nun froh, keine Kartoffeln mehr schälen zu müssen. Sie sollten daher frühzeitig eine feste Gruppe bilden, die daran Freude hat. Auch demente Senioren können hier Aufgaben übernehmen, das stärkt das Selbstbewusstsein (▶ Abb. 44.16).

Aber es muss nicht immer ein gekochtes Gericht oder ein Kuchen sein, der den Bewohnern Freude macht. Es geht v. a. um die sinnliche Erfahrung, das gemeinsame Schaffen und den Erfolg, etwas Selbstgemachtes genießen zu können. So kommen auch verschiedene kulinarische Köstlichkeiten bei Senioren gut an:

- Schokoladenfondue
- Obstsalate
- Smoothies
- Weinproben
- Marmelade
- eingekochtes Obst
- selbst gemachte Liköre
- Rührei zum Frühstück

Der Fantasie sind kaum Grenzen gesetzt. Für solche kulinarischen Besonderheiten ist es wichtig, wieder an das interdisziplinäre Team und auch an Ehrenamtliche und Angehörige zu denken. Denn für kulinarische Aktionen muss man Zeit einplanen.

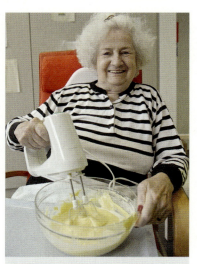

Abb. 44.16 Kochen, Backen und gemeinsame Hausarbeit gehören auf diesem Wohnbereich zum Konzept. (Foto: W. Krüper, Thieme)

Merke

Beim Kochen und Backen werden
- alle Sinne,
- die Feinmotorik,
- logisches serielles und abstraktes Denken,
- problemlösungsorientiertes Handeln,
- soziale Kontakte gefördert und
- Erinnerungspflege betrieben.

Praxistipp

Befassen Sie sich mit der Ernährung, den Rezepten und Speisen aus der Lebenswelt Ihrer Bewohner. Sammeln Sie Hintergrundwissen, wie es im Krieg war, wie Küchen aussahen, welche Gerätschaften es gab. So können Sie gleich in die Koch- und Backrunden Biografiearbeit und kognitive Aktivierungen miteinfließen lassen.

44.2.7 Spiele

„Der Mensch spielt nur, wo er in voller Bedeutung des Wortes Mensch ist, und er ist nur da ganz Mensch, wo er spielt." (Friedrich Schiller)

„Spiel ist eine freiwillige Handlung oder Beschäftigung, die innerhalb gewisser festgesetzter Grenzen von Zeit und Raum nach freiwillig angenommenen, aber unbedingt bindenden Regeln verrichtet wird, ihr Ziel in sich selber hat und begleitet wird von einem Gefühl der Spannung und Freude und einem Bewusstsein des *Andersseins* als das *gewöhnliche Leben.*" (Huizinga 1938/1991)

Es gibt verschiedene Formen von Spielen:
- **Bewegungsspiele**, z. B. Ballspiele, Kegelspiele, Fangspiele usw.
- **Ruhespiele**, also Gesellschaftsspiele, die zum Ziel haben, die Beobachtung und Aufmerksamkeit zu schärfen und die kognitiven Funktionen anzuregen, z. B. Karten- und Brettspiele
- **Wettkampfspiele**, die das Messen von Fähigkeiten in Konkurrenz zu anderen Spielern zum Ziel haben

Der Spieltrieb eines Menschen ist in jedem Lebensalter und auch bei Krankheit und körperlichen Einschränkungen vorhanden. Spielen bedeutet, gemeinsam eine schöne Zeit zu verbringen, Spaß zu haben, zu kommunizieren. **Spiel fördert und fordert den Menschen in seinen geistigen, motorischen, sozialen und kommunikativen Fähigkeiten.**

In den letzten Jahren ist ein großer Markt entstanden, der sich auf Spiele für Senioren, Demenzerkrankte und Menschen mit Behinderungen spezialisiert hat. Diese zeichnen sich dadurch aus, dass sie vornehmlich auf Bedürfnisse, wie eine größere Schrift, handliches Format etc., zugeschnitten sind.

Sie können mittlerweile folgende Seniorenspiele auf dem Markt finden:
- Extra große Kartenspiele und Kartenspielhalter, die ein besseres Greifen ermöglichen
- Memory-Spiele, die sich mit alten Gegenständen (z. B. Damals, Wie es früher war, Erinner'-Dich- Sütterlinspiel), Kunst, Städten usw. beschäftigen. Die Karten sind meist dicker und handlicher im Gebrauch (▶ Abb. 44.17a)
- Brettspiele aus Holz mit eingearbeiteten Einsparungen, in die Figuren gesetzt werden können oder die mit Magnetfeld ausgestattet sind. In beiden Fällen wird das Umfallen der Figuren (z. B. bei gestörter Feinmotorik) verhindert. Die Magnetspiele können auch angeschrägt auf einen Nachttisch gestellt werden und ermöglichen es auch Bettlägerigen, eine Partie zu spielen (▶ Abb. 44.17b)
- Bingo mit großen Zahlenkarten
- Lottospiele (gleiche Bilder zuordnen, auch als Bildgeräuschlotto erhältlich)
- Würfelspiele mit großen Würfeln, Würfelfeldern und griffigen Bechern, rutschfeste, weiche Samt-Würfelunterlage
- Biografie- und Aufgabenspiele wie Vertellekes, Sonnenuhr, Waldspaziergang, Ach Ja, Lebensreise
- Mikado (Stablänge 50 cm)
- Domino extragroß
- Scrabbel mit extragroßen Buchstaben

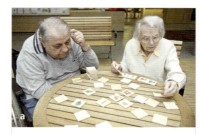

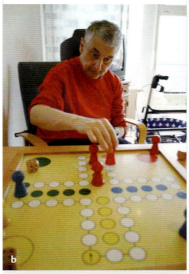

Abb. 44.17 Spiele.
a Gemeinsames Gehirnjogging durch Memory spielen. (Foto: W. Krüper, Thieme)
b Mensch-ärgere-Dich-nicht-Spiel aus Holz und extra groß. (Foto: K. Gampper, Thieme)

- Geräuschdosen (kann auch selbst gemacht werden)
- Fühlkasten oder Beutel (fertig zu kaufen oder selbst zu gestalten)
- „Vier gewinnt" im Tischformat
- Ratefix- und Quizspiele
- Zuordnungsspiele (z. B. Foto von einem Schlafzimmer, Fotos von verschiedenen Gegenständen. Aufgabe: Sortieren Sie, was in ein Schlafzimmer gehört),
- Puzzle mit historischen Bildern (auch aus Holz und griffig)
- Riesen-Darts, Trefferscheiben mit Klettbällen, Ringwurfspiele, Zahlenwerfer

Fallbeispiel

In einer Einzelbetreuung mit einer oft depressiven, isolierten 76-jährigen Dame, die an einer spinozerebellären Ataxie leidet, konnten durch den Einsatz eines großen Mensch-Ärger-Dich-Nicht-Spiels Fortschritte erzielt werden. Durch die Konzentration auf Würfel und Spielfiguren wurde die Feinmotorik geschult, das logische Denken wurde angeregt, sie erlebte soziale Kontakte und übte sich wieder in Kommunikation. Zudem gaben die Spieltermine ihr eine Struktur und einen sinnvollen Tagesablauf. Sie freute sich über ihre Erfolgserlebnisse.

44.2.8 Ausflüge

Ausflüge bedeuten Abwechslung, das Erleben neuer Dinge, die Welt außerhalb des Altenheims oder der eigenen 4 Wände sehen und daran teilhaben zu können. Aber viele Senioren haben auch Angst und sind unsicher, wenn es um Ausflüge geht. Sie sind schon lange nicht mehr „rausgekommen". Sie machen sich sehr viele Gedanken, z. B. ob sie die körperliche Anstrengung schaffen oder ob es Toiletten gibt, die sie auch mit dem Rollstuhl erreichen können usw.

Für Ausflüge mit Bewohnergruppen müssen Sie gut organisiert sein:
- Der Fahrer benötigt einen Personenförderungsschein und Versicherungsfragen müssen vorab geklärt sein. Denken Sie daran, ob Ihr Ziel barrierefrei ist, die Toiletten gut erreichbar und behindertengerecht sind. Überlegen Sie, ob Verpflegung und Getränke mitgenommen werden müssen. Wie sieht es mit der Medikation aus? Denken Sie an Inkontinenzmaterial.
- Wie viele Senioren kommen mit, sind sie rüstig oder gehbehindert, sitzen sie im Rollstuhl? Sind Personen demenzkrank und weglaufgefährdet? Nehmen Sie genug Betreuungspersonal mit!
- Bedenken Sie, dass die Senioren Geld benötigen und besprechen Sie vorher mit ihnen, den Angehörigen/Betreuern oder der Verwaltung, wie die Abrechnung erfolgen soll.
- Richten Sie die Dauer des Ausflugs nach den Fähigkeiten der Teilnehmer. Auch Fahrten über die Dörfer oder die Städte der Region, ohne auszusteigen, können interessant sein.
- Nehmen Sie Informationsmaterial mit und machen Sie Bilder, damit die Daheimgebliebenen auch etwas von dem Ausflug haben.

44.2.9 Feste

Um jahreszeitliche Feste zu gestalten, bilden Sie am besten ein Festkomitee. Damit ersparen Sie sich unnötige Kommunikationsprobleme und Missverständnisse. Im Festkomitee sollten sein:
- Pflegedienstleitung oder Heimleitung
- Pflegepersonal von den Wohnbereichen
- Hausmeister

- Hausküche
- Servicekraft
- soziale Betreuung
- Vertreter des Heimbeirats oder stellvertretend interessierte Bewohner

Ein erstes Treffen sollte frühzeitig, bei kleineren Festen z. B. 8 Wochen vor dem Termin, stattfinden und ggf. ein paar Tage vorher noch mal, um eine geregelte Planung durchführen zu können.

Klassische Hausfeste in Seniorenheimen sind:
- Frühlingsfest
- Sommerfest
- Herbst- oder Oktoberfest
- Weihnachtsfeier

Dazwischen kann man aber auch ein Osterfrühstück, eine Muttertagsfeier, eine Erntedankfeier, ein Grillfest, ein Weinfest, einen länderspezifischen Abend usw. veranstalten.

Das Festkomitee sollte sich eine Checkliste erstellen, in der folgende Fragen beantwortet werden:
- Wie viel Platz steht zur Verfügung, wo kann das Fest stattfinden?
- Wie viele Personen kommen? Kommen sie im Rollstuhl, mit dem Rollator, im Pflegerollstuhl? Laden Sie Angehörige ein?
- Wie lange soll die Feier stattfinden?
- Wie sieht es mit der Finanzierung aus?
- Welche Getränke sollen angeboten werden? (Gibt es Alkohol? Werden zuckerfreie Getränke benötigt?)
- Welche Speisen werden serviert? (Wer ist dafür zuständig? Wird Diabetiker- oder passierte Kost für Schluckgestörte benötigt? Sind Nahrungsmittelallergien bekannt?)
- Die Küche muss wissen, wie viele Personen auf dem Wohnbereich verbleiben.
- Wer organisiert Geschirr, Gläser und Besteck? (Auch an Trinkbecher und Ess-Schürzen sollte gedacht sein!)
- Wer unterstützt den reibungslosen Ablauf des Festes? Wird Personal dafür freigestellt?
- Aufgaben für Aufbau, Durchführung und Abbau sollten vorab eingeteilt werden, z. B. Bewirtung, Aktivierung, Toilettengänge (Inkontinenzmittel bereithalten), Erinnerungsfotos, Tanz, Beitrag für die Hauszeitung usw.
- Soll es ein festliches Rahmenprogramm geben? Führt jemand durch dieses Programm?
- Gibt es engagierte Bewohner, die einen musikalischen Beitrag leisten möchten oder Gedichte, Geschichten, Anekdoten, Sketche erzählen möchten? Oder sollen Künstler, z. B. ein Akkordeonspieler etc., engagiert werden?
- Wird eine Musikanlage benötigt?
- Dekoration: Gibt es ein Thema? Wie sollen die Tische und die Wanddekoration aussehen? Was können die Senioren in der Beschäftigungstherapie selbst herstellen und gestalten?
- Wer gestaltet Plakate?
- Sollen Personen des öffentlichen Lebens und die Presse eingeladen werden?
- Wie sieht der Ablauf bei einem medizinischen Notfall auf dem Fest aus?

44.2.10 Literatur- und Zeitungsrunden

Viele alte Menschen leiden unter Sehstörungen oder haben Probleme mit der Konzentration und Ausdauer. Das Lesen der Zeitung gehörte für viele Senioren zum täglichen Ritual. Sie haben sich über das Geschehen im Ort oder der Region informiert. Das Interesse bleibt i. d. R. erhalten, auch wenn sie selbst nicht mehr in der Lage sind, aktiv am gesellschaftlichen Leben teilzunehmen.

Auch ist das Lesen von Büchern ein beliebtes Hobby, welches im Alter aus obigen Gründen manchmal nicht mehr selbstständig durchgeführt werden kann. Auch im Heimalltag wäre es für interessierte Bewohner ein sinnvolles Beschäftigungsangebot, tägliche Zeitungsrunden und/oder wöchentliche Literaturkreise anzubieten, in denen vorgelesen wird (▶ Abb. 44.18).

▶ **Die tägliche Zeitungsschau.** Nach dem Frühstück wäre ein guter Zeitpunkt, da dies meist der früheren Gewohnheit der Menschen entspricht. Sie können mit den Bewohnern gemeinsam beschließen, welche Rubriken vorgelesen werden sollen. Besteht ein Interesse am Weltgeschehen oder sind es die ortsnahen und regionalen Ereignisse, über die man Bescheid wissen möchte? Je nach Gruppenzusammensetzung reicht teilweise auch schon das Vorlesen der Überschriften oder eine kurze Textzusammenfassung aus. Gerade bei Menschen mit Demenz und/oder Konzentrationsschwierigkeiten ist es wichtig, sie nicht mit einem „Informationsschwall" zu

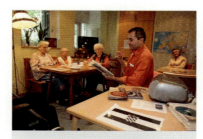

Abb. 44.18 Gemeinsame Vorleserunde. (Foto: R. Stöppler, Thieme)

überfluten. Auch die Themenauswahl ist zu bedenken, da z. B. Meldungen über Kriege eigene Erinnerungen wachrufen könnten.

▶ **Literaturkreise.** Auch hier sollte die Gruppe mitentscheiden, was vorgelesen wird. Schön ist es, wenn im Hause ein Bücherschrank aufgestellt ist, aus dem die Bewohner selbst Vorschläge einbringen können, oder Sie stellen 2 oder 3 Bücher zur Auswahl. Beliebt sind übrigens Klassiker, die für Kinder kürzer und einfacher geschrieben worden sind (z. B. „Der kleine Lord", „Der geheime Garten" usw.) Trotz Vorbehalte vieler Erwachsener kommen auch Märchen bei alten Menschen gut an. Sie wurden in früheren Zeiten für die ganze Familie, für Jung und Alt erzählt. Damit dürften einige Erinnerungen verknüpft sein. Es gibt auch einige Bücher, die durch Erinnerungen und biografische Anekdoten oder Schicksale interessant sind (z. B. vom Zeitgut-Verlag). Ebenfalls kommen aktuell viele Bücher auf den Markt, die Kurzgeschichten für Menschen mit Demenz anbieten (z. B. vom Verlag an der Ruhr). Diese eignen sich wiederum gut für Senioren, da eine Kurzgeschichte inhaltlich übersichtlich gehalten ist und eine abgeschlossene Geschichte darstellt. Sie können beim Vorlesen zwischendurch kleine Pausen einlegen und mit den Bewohnern kleinere Sinneinheiten zum Wiederholen zusammenfassen oder Fragen stellen. Bei orientierten und in ihrer Merkfähigkeit uneingeschränkten Bewohnern kann sich das Vorlesen eines Buchs auch über einen längeren Zeitraum ziehen. Geben Sie dann vor Beginn der Vorlesestunde eine kurze Zusammenfassung, was beim letzten Mal geschah, oder lassen Sie dies die Teilnehmer selbst erzählen.

> **Praxistipp**
>
> Oft unterstützen die örtlichen Büchereien Altenheime mit einem speziellen Service oder richten die Schränke mit ausgemusterten Büchern kostenlos ein. Bitten Sie auch Angehörige um Bücherspenden.

44.2.11 Gartenarbeit

Die Arbeit mit Blumen und Pflanzen regt alle Sinne des alten Menschen an. Viele von ihnen haben langjährige Erfahrung im Gärtnern und finden darin eine vertraute sinnvolle Aufgabe. Gemeinsames Gärtnern kann z. B. innerhalb einer Projektgruppe stattfinden. Wenn die Möglichkeit besteht, einen Garten zu gestalten, sollte darauf geachtet werden, dass er möglichst barrierefrei ist (▶ Abb. 44.19).

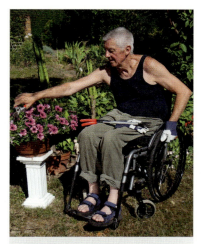

Abb. 44.19 Auch als Rollstuhlfahrer ist Gartenarbeit immer noch möglich. (Foto: E. Adler, Fotolia.com)

Hochbeete z. B. eignen sich gut für Rollstuhlfahrer. Wichtig ist, ungiftige Pflanzen zu setzen, da die Gefahr besteht, dass Menschen, die an einer Demenz leiden, probieren möchten, was im Garten wächst. Außer Blumen können auch Kräuter und Nutzpflanzen angebaut werden, so kann unbedenklich „genascht" und das angebaute Gemüse kann beim gemeinsamen Kochen verwendet werden. Petersilie & Co können als Suppenwürze gleich frisch aus dem Kräutergarten geholt werden, oder ganz im Sinne des zuvor beschriebenen ganzheitlichen Gedächtnistrainings (S. 1030) genutzt werden.

Merke

Durch Gartenarbeit werden
- alle Sinne stimuliert,
- soziale Kontakte und Kommunikation gefördert,
- Anregung zur Teilnahme am gesellschaftlichen Leben gegeben,
- Fähigkeiten erhalten und sinnhafte Erfahrungen ermöglicht,
- Motorik und Sensibilität gefördert,
- Erfolgserlebnisse geschaffen,
- sinnvolle Tätigkeiten ausgeführt und
- die Eigenverantwortung gestärkt (Niepel u. Pfister 2010).

44.2.12 Tierbesuche

Über die positiven Auswirkungen von Tieren in der Altenpflege und ihre aufbauende Wirkung auf alte und kranke Menschen gibt es mittlerweile viele Studien, die diese Effekte belegen. Tiere bieten Menschen Sicherheit und Geborgenheit, denn Tiere nehmen den Menschen so an, wie er ist. Ein Tier kann eine bedeutende Aufgabe übernehmen, die Menschen nicht immer gelingt: Einen kranken Menschen dort abzuholen, wo er steht. Es wurde festgestellt, dass allein die Anwesenheit eines Tieres in einem Raum schon einen positiven Effekt auf das Herz-Kreislauf-System haben kann, durch Senken des Blutdrucks und der Herzfrequenz. Durch das Streicheln wird das taktile System der Bewohner angeregt und die motorischen Fähigkeiten verbessert. Ebenso entspannt das Berühren der Tiere die Muskulatur. Dieses Zusammenspiel von Tier und Mensch kann z. B. eine Verringerung des Schmerzempfindens durch die Ausschüttung von Beta-Endorphinen im endokrinen System auslösen (Hegedusch u. Hegedusch 2007).

Tiere können Trost spenden, Zuneigung vermitteln, das Selbstvertrauen stärken und wichtige soziale Komponenten übernehmen. Zudem bietet die Anwesenheit eines Tieres immer Gesprächsstoff und das Potenzial, Erinnerungen an eigene Erlebnisse mit Tieren zu aktivieren. Die Kommunikation unter den Bewohnern oder auch zum Personal kann dadurch gestärkt werden. Bedenken Sie aber auch, nicht jeder Mensch mag Tiere oder es bestehen Ängste oder Tierhaarallergien.

Praxistipp

Mittlerweile bieten viele Vereine mit speziell ausgebildeten Hunden Besuche in Seniorenheimen an. Ebenso gibt es Tierheime, die mit einem mobilen Streichelzoo zu Besuch kommen. Lesen Sie hierzu auch das Kap. „Wohnen mit Tieren" (S. 1008).

▶ **Tiere und ihre Wirkung auf Menschen mit Demenz.** Tiere bieten über die Ansprache aller menschlichen Sinne die Möglichkeit, Kontaktprozesse anzubahnen, die sich wiederum positiv auf den gesundheitlichen, kognitiven, sozialen und emotionalen Zustand demenziell erkrankter Menschen auswirken. Dadurch eröffnet sich für Pflegende die Chance, mithilfe von Tieren intensiver mit beeinträchtigten Menschen in Interaktion treten zu können (Hegedusch u. Hegedusch 2007).

44.2.13 Humor in der Pflege

„Ein Tag ohne Lächeln ist ein verlorener Tag." (Charlie Chaplin)

Einige alte Menschen werden sagen, dass sie nichts mehr zu lachen haben. Gebrechlichkeit und Krankheit bestimmen oft die Gesprächsthemen und der Pflegealltag ist ebenfalls für sie negativ besetzt. Dabei ist Humor für den Menschen essenziell wichtig, es ist seine „Herzenskraft". Humor kann peinliche und unangenehme Situationen auflockern und erträglich machen. „Beim Humor werden Gegensätze verbunden, Unbewusstes darf bewusst werden, verdrängte Lust und Unlust werden befreit und ambivalente Gefühle ausgelöst. Es folgen Befreiung und Entspannung. Humor ist nicht Selbstzweck, sondern fördert die kreativen Kräfte, Sensibilisierung für Beziehungen, Lockerung von Beziehungskonflikten und Stärkung des Verstandes. Er eröffnet neue Aspekte." (Hirsch 2008)

Die Wirksamkeit von Humor und Lachen ist mittlerweile auch wissenschaftlich untersucht und bestätigt worden. Beim Lachen werden Veränderungen, z. B. in der Atem- und Stimmbildungsmuskulatur, des Muskeltonus und in der Beweglichkeit von Kopf, Rumpf und Extremitäten erreicht. Veränderungen im kardiovaskulären und hormonellen System und der Atmung sind ebenfalls festzustellen. Die sozialen und emotionalen Auswirkungen von Lachen sind bei alten Menschen ganzheitlich wohltuend. Zusammen lachen verbindet, fördert das Gemeinschaftsgefühl und man fühlt sich sicher. Auch Menschen mit fortgeschrittener Demenz können noch sehr viel Humor beweisen, denn die Emotionen „funktionieren" noch.

Fallbeispiel

Zur Begutachtung kam ein durch das Gericht bestellter Arzt zu einem demenzkranken Herrn. Der ältere Mann bat mich, dabei zu sein, weil es ihm unangenehm war, er nicht recht wusste, was auf ihn zukommt und er ängstlich war. Der Arzt stellte ihm vielerlei Fragen darüber, ob er wisse, wo er sich befinde, welcher Tag sei, was er gearbeitet habe etc. Dann fragte der Arzt den Herrn, ob er denn krank sei. Dieser antwortete mit „ja". Dann wollte er wissen, wo er denn krank sei. „Im Kopf", antwortete der alte Mann. Jetzt wollte es der begutachtende Arzt genauer wissen: „Wie kommen Sie denn darauf?" „Ich muss ja wohl im Kopf krank sein", entgegnete der Senior, „sonst würden Sie mir wohl kaum all diese dummen Fragen stellen." Alle mussten herzhaft lachen und die unangenehme Untersuchungssituation wurde sichtlich entspannter.

Merke

Jeder Mitarbeiter in Einrichtungen der Altenpflege kann mit Humor den Alltag seiner Bewohner reicher und entspannter machen.

Praxistipp

Es gibt mittlerweile Vereine, die es sich zur Aufgabe gemacht haben, Altenpflegeeinrichtungen zu besuchen, um dort ein Lachen in den Alltag zu bringen. Sogenannte Klinikclowns besuchen die Einrichtungen und bringen einfühlsam auch stumm gewordene Patienten wieder zum Lachen; s. Internetadressen (S. 1045).

44.2.14 Aktivierung von Männern im Altenheim

Meist sind die älteren Herren in Seniorenheimen drastisch in der Unterzahl. Zudem scheinen sie oft passiver und leben zurückgezogener, sie wirken weniger kommunikativ. Doch mit speziellen Angeboten kann man auch sie erreichen. Die meisten Beschäftigungsangebote richten sich eher nach den Bedürfnissen von Frauen, wie Haushalts- und Handarbeiten, kreatives Gestalten, Gesprächskreise usw. Über die Bedürfnisse von Männern im Alter und über Heimbewohner mit und ohne Demenz gibt es aktuell kaum Studien.

Auch beim Mann steht im Vordergrund, dass er natürlich ein Individuum ist und nicht jedes Angebot auf jeden Mann passt. Selbstverständlich gibt es auch Herren, die gerne kreativ sind und backen. Man sollte nie die Einzigartigkeit jedes einzelnen Menschen außer Acht lassen und pauschalisieren. Jedoch identifizieren sich Männer der Zielgruppengeneration eher mit der Rolle des Ernährers, des Familienoberhauptes, des Berufstätigen und Verantwortlichen, des Machers. Diese Rollen sind im Alter oft weggebrochen, aber sie können Anhaltspunkte über Interessen und Fähigkeiten vermitteln. Zudem sind Männer häufig lieber für sich als in großen Gruppen.

Oftmals haben Männer aus den Jahrgängen des anfänglichen bis mittleren 20. Jahrhunderts aber ähnliche Interessen, da die Auswahl nicht so groß war, wie sie heute ist. Zu den Zeiten waren eher Kegelvereine, Taubenzüchter, Stammtische, Gartenarbeiten, Sportvereine, Fußball usw. „in".

In einer Studie zur Lebenswelt von dementen Menschen von Corry Bosch 1998 ist zu lesen: Die frühere Arbeit, das Vereinsleben, die Ehefrau, aber nicht das Zuhause in seinem eigentlichen Sinn stehen im Zentrum der Wirklichkeitskonstruktion von Männern mit Demenz.

Nach den bisherigen Erkenntnissen ergeben sich z. B. folgende Themen für die Aktivierung von Männern (Müller-Hergl 2010):
- Sport (Magazine, Sendungen, Pokale, Lebensgeschichte, Lieder, Sprüche)
- Autos (Magazine, Prospekte, Autoteile, zusammen Auto fahren)
- Handwerk/Werken (unterschiedliche Werkzeuge, Berufe der Männer ansprechen, Hintergrundinformationen sammeln, Geschichten, kleine Projekte wie z. B. Vogelhäuschen bauen) (▶ Abb. 44.20, ▶ Abb. 44.21)
- Berufe (Biografiearbeit, passende Objekte sammeln, Lieder, Geschichten)
- Militär (Erfahrungen, Einsätze, Verwundungen, Verluste, Medaillen, Erinnerungsstücke, Uniformen, Lieder)
- Eisenbahn (Modelle, Bilder, Magazine, Fahrpläne, Pfeifen, Mützen, Erfahrungen, Lieder)
- Radio (Musik mit altem Radio hören)
- Wetter

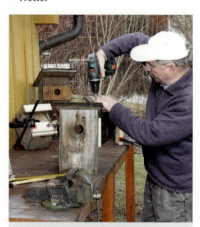

Abb. 44.20 Gemeinsam ein Vogelhäuschen bauen. (Foto: T. Binder, Fotolia.com)

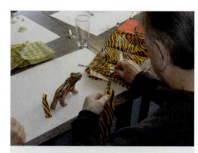

Abb. 44.21 Dieser Herr beklebt einen Tiger aus Holz mit seinen typischen Streifen. (Foto: Osterland, Fotolia.com)

- Geld, Rente, Einkommen (Sparen, verschiedene Währungen, Umgang mit Geld in der Familie, Redewendungen)
- Zeitungen (Rituale, Bedeutung, Sportteil, Finanzen/Wirtschaft)
- Kartenspielen, Gesellschaftsspiele wie z. B. Schach
- Boule oder Kegeln
- Gartenarbeiten
- Technikrunden

Fallbeispiel

Herr Schmitt leidet am Korsakow-Syndrom. Er lebt zurückgezogen auf der beschützenden gerontopsychiatrischen Station eines Pflegeheims. Meist liegt der Bewohner im Bett, lässt niemanden an sich heran und wird z. T. verbal und tätlich ausfallend. In seinem Biografiebogen ist nachzulesen, er habe gerne Modellflugzeuge gebastelt. Aufgrund mangelnder Feinmotorik ist ihm das Basteln kleiner Modelle aber nicht mehr möglich. Als jedoch das Pflegeteam ein großes, defektes Modellflugzeug besorgt und Herrn Schmitt als Experten um Hilfe bei der Restauration bittet, ist dieser sehr interessiert und engagiert sich. Durch die tägliche kurze Beschäftigung am Modell wird Herr Schmitt deutlich aufgeschlossener und aktiver. Das Flugzeug wird anschließend in seinem Zimmer aufgehängt. Er empfindet Stolz und Freude, traut sich selbst mehr zu und ist im Umgang mit dem Personal, das ihm sein langjähriges Hobby wieder ermöglicht hat, kooperativer.

44.3 Beschäftigungsmöglichkeiten und Konzepte für Menschen mit Demenz

Menschen mit Demenz sind durchaus in der Lage, sich selber zu beschäftigen, sie brauchen kein 24-Stunden-Belustigungsprogramm. Angebotene Aktivitäten sollten sinn- und zielgerichtet sein und auch Ruhezeiten, in denen nichts geschieht, gehören mit zu einer durchdachten Beschäftigungsstruktur.

Menschen mit leichter und mittlerer Demenz können oft noch gut in die allgemeinen Beschäftigungsgruppen integriert werden. Menschen mit fortgeschrittener Demenz benötigen besondere Aufmerksamkeit und Zuwendung und spezielle Beschäftigungsangebote, die auf ihre Fähigkeiten zugeschnitten sind. In der jüngsten Zeit sind viele Methoden entwickelt und weiterentwickelt worden, die sich speziell mit dieser Aufgabe befassen.

Fallbeispiel

Eine Bewohnerin mit einer mittleren Demenz zog gerne an der Tischdecke, ganz vertieft faltete sie diese und strich sie glatt. Gläser, Geschirr und Getränke fielen um, versuchte man ihr die Decke aber aus der Hand zu nehmen, krallte sie sich fest und schimpfte. Beobachtete man sie eine Weile, konnte man feststellen, dass ihre Bewegungen System hatten und einem Muster folgten. Die Biografie ergab, dass die Dame über Jahrzehnte ein eigenes Schneidergeschäft besaß. Wahrscheinlich befand sie sich in dieser Welt, in der sie gerade Stoffe abmaß. Ein freier Tisch und verschiedene Stoffe, mit denen sie sich beschäftigen konnte, befriedigten ihre Bedürfnisse und ihren Bedarf an Beschäftigung.

Grundbedingungen für die Beschäftigung mit Demenzkranken sind:
- Geduld und Einfühlungsvermögen
- ruhige Umgebung, sodass eine gezielte Reizsetzung möglich ist
- wertschätzende, validierende Grundhaltung
- ressourcenorientiertes Arbeiten
- Einflechtung biografischer Kenntnisse
- klare Ansprache in kurzen, einfachen Sätzen
- Impulse durch Medieneinsatz setzen
- Berührungsimpulse geben, ggf. geführte Bewegungen anwenden
- kleine Gruppengrößen
- Beschäftigungseinheiten kurz halten (maximal 30 Minuten)

44.3.1 Religiöse Angebote

„Beten heißt: Aus verborgener Kraftquelle leben." (Alexander Lowen)

Egal, in welcher Religion geglaubt und gebetet wird, der Akt des Betens ist für viele Menschen eine Quelle der Kraft und innerer Einkehr. Da wir in einem vornehmlich christlich geprägten Land leben, werden hier Rituale und Möglichkeiten der Begleitung im Rahmen des Christentums vorgestellt. Natürlich werden auch Menschen anderer Religionen in Einrichtungen der Altenpflege betreut. Es empfiehlt sich generell nach der Stärke des Glaubens und der Bindung zu seiner Kirche zu fragen. Einem gläubigen Menschen gibt die Beschäftigung mit seiner Religion Kraft, Trost und Zuversicht.

Es ist sinnvoll, Kontakt zu den Vertretern der jeweiligen Kirchen aufzunehmen. Diese können bei der Durchführung spezieller Riten und Gebräuche fachkundig zur Seite stehen und auch das Personal beraten.

Religion spielte in früheren Generationen eine bedeutende Rolle. Auch heute noch gliedern christliche Bräuche und Feiertage das Jahr. Besonders ländliche Regionen sind christlich geprägt und der Gang zur Kirche sowie die Teilnahme am Gemeindeleben gehörten einfach dazu. Das heißt natürlich nicht, dass jeder alte Mensch streng religiös ist, aber in einer dadurch geprägten Lebenswelt aufgewachsen ist. Insbesondere bei Menschen mit Demenz, deren Erinnerungen an Kindheit und Jugend präsenter sind als die Gegenwart, können kirchliche Lieder, Rituale oder Gebete für ein Sicherheitsgefühl sorgen.

Gebete

▶ **Gebete im Tageslauf.** Es wurde nicht nur in Not- und Sorgenzeiten gebetet, das Gebet war als fester Bestandteil in den Tagesablauf integriert. Ein Gebet, um den Tag zu begrüßen, zu den Mahlzeiten und vor dem Zubettgehen. Gebete können hervorragend in den Pflegeprozess integriert werden.

Fallbeispiel

Frau Baumann, eine 90-jährige Dame, die sehr religiös ist, findet am Abend keinen Abschluss vom Tag und die Ruhe, ins Bett zu gehen. Sie läuft im Zimmer auf und ab und weiß nichts recht mit sich anzufangen. Der Fernseher läuft, doch eigentlich ist sie müde. Pflegerin Simone erfährt aus dem Biografiebogen, dass die Dame sehr religiös ist. Sie zieht die Bewohnerin zur Nachtruhe um, der Fernseher wird ausgeschaltet und sie setzt sich einen Moment zu ihr. Sie beten ein altbekanntes Nachtgebet, das Frau Baumann aufgrund ihres Glaubens wiedererkennt. Geprägt ist dies für die Dame ein sicheres und altbekanntes Zeichen, dass jetzt der Tag vorüber ist und sie sich zur Ruhe legen kann.

Das Gebet gibt Struktur. Ruhe kehrt ein, der Tag kann losgelassen werden. Zeitgleich verstärkt es das Vertrauensverhältnis zur Pflegekraft.

▶ **Der heilige Sonntag.** „Am siebenten Tage sollst du ruhen."

Leider gilt das nicht für Menschen, die im Pflegebereich arbeiten, aber für viele alte Menschen ist der Sonntag ein ganz besonderer Tag. Es wurde nicht gearbeitet und keine Hausarbeit verrichtet. Das Essen war etwas Besonderes, meist gab es Kuchen und der Tisch war festlich gedeckt. Morgens ging man in die heilige Messe, so mancher Mann danach noch zum Frühschoppen. Sonntag war der Tag der Familienbesuche und ist es auch heute noch.

Gestalten Sie den Sonntag auch in Ihrer Einrichtung als einen besonderen Tag. Vielleicht findet am Sonntag sogar eine richtige Messe oder Andacht statt. Alternativ kann man in einem Raum auch zusammen den Fernsehgottesdienst schauen, oder gläubigen Bewohnern helfen, diesen in ihrem Zimmer zu schauen.

Lernaufgabe

Überlegen Sie, ob es möglich ist, in Ihrer Einrichtung am Sonntag eine kleine Andacht abzuhalten. Wie könnte man diese zeitlich einbauen und wo könnte sie gehalten werden? Wer könnte sie durchführen? Welche Themenmöglichkeiten gibt es?

▶ **Gottesdienste und Andachten.** Die Veranstaltung von Gottesdiensten hängt stark von der Zusammenarbeit mit der jeweiligen Gemeinde ab. Wünschenswert sind Gottesdienste, die direkt im Haus stattfinden. Durch eine Zusammenarbeit des Hauses mit der Gemeinde können gemeinsame Termine für Gottesdienste, Andachten, Gedenkfeiern usw. erarbeitet werden. Vielen Menschen ist diese religiöse Veranstaltung wichtig, ein sicherheitsbietender Ankerpunkt im Heimalltag. Das Empfangen der heiligen Kommunion im katholischen Gottesdienst oder der gespendete Segen geben Gläubigen Kraft.

▶ **Krankensalbung.** Früher „letzte Ölung" genannt, ist die Krankensalbung ein Sakrament der katholischen Kirche. Sie wird nicht nur Sterbenden zuteil, sondern kann auch bei schweren Erkrankungen wiederholt angewendet werden. Die Krankensalbung kann nur von einem Priester durchgeführt werden. Dieses Sakrament soll Hoffnung und Trost in schweren Zeiten spenden.

Es ist sinnvoll, bei Bewohnern vorab zu klären, ob diese bei einer Verschlechterung einer Erkrankung oder im Rahmen der Sterbebegleitung eine Krankensalbung durch den zuständigen Priester wünschen.

44.3.2 Die 10-Minuten-Aktivierung

Diese Aktivierungsmethode von Ute Schmidt-Hackenberg ist für Menschen mit Demenz konzipiert, deren Kurzzeitgedächtnis bereits stark eingeschränkt ist, aber Erinnerungen aus dem Langzeitgedächtnis noch abrufbar sind. **Die Eindrücke und Erinnerungen, die im Langzeit-**

gedächtnis lagern, gilt es mittels eines Schlüsselreizes, den der Anwender aktiv anbietet, hervorzuholen.

Merke

Ziel der 10-Minuten-Aktivierung ist es, dem Menschen mit Demenz die Möglichkeit der Erinnerung und der damit verbundenen Gefühle zu schenken und Ressourcen zu entdecken.

Voraussetzungen

▶ **Akzeptanz im Team.** Derjenige, der eine Aktivierungsrunde durchführt, sitzt nicht herum und ruht sich aus, er arbeitet. Die Versorgung eines Menschen beinhaltet immer Ganzheitlichkeit, auch Seele und Geist müssen gepflegt werden.

▶ **Regelmäßiger Zeiteinsatz.** Aktivierungsrunden sind am besten täglich vor den Mahlzeiten, ca. 10–20 Minuten durchzuführen, da sich schon viele Bewohner im Aufenthaltsraum eingefunden haben.

▶ **Materialschrank.** Es sollte auf jedem Wohnbereich ein Schrank oder Ähnliches zur Verfügung stehen. Darin befinden sich sämtliche Materialkisten und Aktivierungsvorschläge.

▶ **Material.** Bevor die 10-Minuten-Aktivierung fest in den Wohnbereichsalltag integriert werden kann, sollte sich das Team gemeinsam mit den Angehörigen auf Schatzsuche begeben. Das Material sollte in beschrifteten Kisten aufbewahrt werden, evtl. mit Aktivierungsvorschlägen, um die Umsetzung so zeitsparend wie möglich durchführen zu können (▶ Abb. 44.22).

▶ **Einen Aktivierungsbeauftragten.** Geeignet ist jemand aus dem Team, der Lust und Interesse hat, nach neuen Aktivierungsideen zu suchen, den Materialschrank in Ordnung hält und schaut, ob die Umsetzung des Konzepts auf dem jeweiligen Wohnbereich klappt.

▶ **Dokumentation.** Eine durchgeführte Aktivierungsrunde und die bewohnerbezogenen Reaktionen lassen sich kurz und bündig in das „Berichtblatt" schreiben. Auch könnte eine Liste helfen, in der eingesehen werden kann, welcher Bewohner wann an der Runde teilgenommen hat. Der Anwender benutzt sein Handzeichen.

Durchführung einer 10-Minuten-Aktivierung

▶ **Vorbereitung.** Der Anwender denkt sich ein Thema aus, zu dem er eine Aktivierungsrunde durchführen möchte. Das Material wird aus dem Materialschrank genommen, vielleicht gibt es bereits eine Ausarbeitung zum Thema. Die Aktivierungsgruppe sitzt in einer Runde oder um einen Tisch beisammen. Der Anwender breitet die Materialien auf dem Tisch aus.

▶ **Durchführung.** Die Senioren werden nun aufgefordert, sich einen Gegenstand vom Tisch zu nehmen. Jeder Bewohner wird ermuntert, aktiv etwas zu dem Gegenstand zu erzählen, eine typische Bewegung zu machen oder ihn einfach nur wahrzunehmen. Alternativ kann der Anwender auch bei verstreut sitzenden Bewohnern mit einem Beutel, einer alten Tasche, Koffer oder Kiste herumgehen und die Bewohner auffordern, sich etwas aus der „Schatzkiste" herauszunehmen (▶ Abb. 44.22). Zum Thema der Runde können dann biografisch orientierte Fragen gestellt werden oder der gesetzte Schlüsselreiz aktiviert den Teilnehmer spontan zum Erzählen. Es können auch themenverwandte Lieder angestimmt oder kleine Spiele gemacht werden usw.

▶ **Ausklang.** Zum Abschluss einer Runde ist es schön, wenn der Anwender jedem Teilnehmer ein positives Feedback zukommen lässt. So wird die Runde mit einem positiven Gefühl beendet.

Natürlich ist es auch zu akzeptieren, wenn ein Teilnehmer nicht mitmachen möchte. Vielleicht ist er verunsichert, da er die Situation nicht richtig deuten kann. Zuschauen kann auch schön sein und möglicherweise ist derjenige ein anderes Mal bereit, sich auf die Runde einzulassen. Niemals sollte in so einer Runde ein Leistungsdruck entstehen, weder für den Anwender und schon gar nicht für einen Menschen mit Demenz.

Themenbeispiel

▶ „Kinderzeit – die schönste Zeit"
- Material: Spielzeug von früher, z. B. alte Puppe, Lehmmurmeln, Blechspielzeug, Kuscheltiere usw.
- Lieder: „Hänsel und Gretel", „Hänschen klein", „Fuchs, du hast du Gans gestohlen", „Guten Abend, gute Nacht" usw.
- Geschichten: alte Kinderbücher, Struwwelpeter, Daumenlutscher, Max und Moritz, Märchen, Gedichte
- Biografiefragen: Was haben Sie gerne gespielt? Können Sie sich noch an Freunde aus der Kinderzeit erinnern? Was haben Sie zusammen gemacht? Kennen Sie noch einen Kinderreim oder ein Gedicht?

44.3.3 Der therapeutische Tischbesuch

Eine noch relativ junge Methode ist der „therapeutische Tischbesuch" (TBB). Entwickelt wurde diese von Bettina Rudert und Bernd Kiefer, beide Diplom-Sozialarbeiter und Geronto-Sozialtherapeuten.

Der TBB ist eine Form der Kurzaktivierung, wobei nicht die zeitliche Dauer, sondern die Intensität der Durchführung und Individualität der Zuwendung im Vordergrund stehen. Sie zeichnet sich durch systematische, zeitlich auf wenige Minuten begrenzte Begegnung mit pflegebedürftigen Menschen aus, dabei kommen Medien zum Einsatz, die Impulse für Kommunikation setzen. Das Angebot ist gut in den Alltag übertragbar, von Fachpersonal ebenso wie von Ehrenamtlichen durchführbar und benötigt kaum Zeitaufwand.

Merke

Der TBB soll zu einer Steigerung des subjektiven Wohlbefindens führen, die Kommunikation anregen und das Erleben von positiven Begegnungen steigern.

Durch eine **wertschätzende Grundhaltung** sowie **intensiven Blick- und Handkontakt** wird dem Pflegebedürftigen eine interessierte und **einfühlsame Kommunikation auf Augenhöhe** angeboten.

Merke

Ziele des TBB sind:
- Verbesserung von Wohlbefinden, Lebensqualität und Kommunikationsfähigkeit
- Verbesserung der Atmosphäre auf dem Wohnbereich

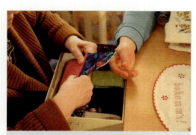

Abb. 44.22 „Schatzkiste" für eine 10-Minuten-Aktivierung. (Foto: K. Gampper, Thieme)

- Verminderung von Regression, Aggression und Unruhe
- Möglichkeit, persönliche Wünsche und Bedürfnisse in angenehmen Rahmen äußern zu können
- Wissen über den aktuellen Bedürfnisstand des Bewohners
- biografische Erkenntnisse
- Freude und Spaß

Ablauf einer TBB-Einheit

▶ **Begrüßung.** Sie begrüßen einen Bewohner persönlich, sprechen ihn mit Namen an, gehen eventuell in die Hocke, um Augenkontakt zu ermöglichen, oder setzen sich neben ihn. Wenn es der Bewohner zulässt, nehmen Sie seine Hände, berühren und streicheln sie.

▶ **Durchführung.** Nehmen Sie einen Gegenstand, alternativ eine Fühlschnur (Band mit verschiedenen angeknoteten Gegenständen, z. B. Knöpfe, Schlüssel, Muscheln usw). Lassen Sie den Bewohner den Gegenstand des Tages anfassen, anschauen, riechen, begreifen. Stellen Sie eine einfache Frage: „Wonach sieht es aus?", „Wonach fühlt es sich an?", „Was könnte das sein?". Setzen Sie den Gegenstand als Schlüsselreiz ein, um den Bewohner in Kommunikation zu bringen. Und korrigieren Sie ihn nicht, wenn er darin etwas anderes sieht, lassen Sie ihn erzählen, in seinem Tempo und seiner Realität.

▶ **Schlusspunkt.** Beenden Sie das Gespräch nach 2–3 Minuten, setzen Sie dabei einen klaren Schlusspunkt, z. B. einen kräftigen, gut spürbaren Händedruck und sagen Sie eine der üblichen bekannten Verabschiedungsfloskeln wie „Ich wünsche Ihnen noch einen schönen Tag", oder bedienen Sie sich der regionalen Sprache („Servus", „Pfüat di" usw.) (Kiefer und Rudert 2007).

Praxistipp

Sie können so auch ganze Gruppen systematisch aktivieren. Abschließend dokumentieren Sie den TBB als Kurzaktivierung, gemäß den Anforderungen an die soziale Betreuung nach 43 SGB XI.

44.3.4 Puppen und Handpuppen

Für Außenstehende mag der Anblick von alten Menschen, die mit einer Puppe durch die Flure eines Wohnbereichs wandern, merkwürdig anmuten. Es sei jedoch angemerkt, dass besonders demenzerkrankte Frauen gut auf Puppen und Kuscheltiere reagieren. Dadurch können sie ihrem Bedürfnis der Fürsorge Ausdruck verleihen. Auch Babypuppen ziehen die Aufmerksamkeit der Demenzerkrankten auf sich. Dabei fühlen sich Frauen oftmals in ihre Mutterrolle zurückversetzt und geben dem „Kind" Aufmerksamkeit, Zuneigung, Vertrauen und Fürsorge. Das Durchleben einer solchen Rolle verleiht dem Menschen Identität und Sicherheit.

Demenzkranke sprechen aber auch oft sehr gut auf Tierpuppen, idealerweise Handpuppen an. Der „Puppenspieler" haucht ihnen Leben ein und gerade demente Menschen reagieren darauf, indem sie mit dem Tier reden, es streicheln, mit ihm spielen oder in den Arm nehmen. Der taktil-haptische Sinn wird dadurch stimuliert und löst Wohlbefinden und ein Gefühl von Geborgenheit aus.

Der Erfolg der Aktivierung durch die Tier-Handpuppe hängt von den intuitiven und empathischen Fähigkeiten des Anwenders ab. Sie ermöglichen im Zusammenspiel mit den emotionalen Reaktionen des Patienten nicht nur nonverbale Kommunikation; ebenso kann die Handpuppe auch als Initiator für ein biografisches Gespräch genutzt werden. Gibt der Anwender seiner Puppe einen bestimmten Charakter, ist sie umso stärker für den Patienten präsent und lässt ihn im Rahmen seiner Möglichkeiten auf die Puppe reagieren und mit ihr kommunizieren.

Fallbeispiel

Die Pflegefachkräfte einer gerontopsychiatrischen Station finden schwer Zugang zu Frau Heinrich. Sie sitzt jeden Tag auf demselben Platz und beobachtet die Tür. Zwischenzeitlich ist sie unruhig und hat einen starken Bewegungsdrang. Körperliche Nähe kann sie nur sehr schwer zulassen, auf Berührungen reagiert sie ablehnend. Meist weilt sie in ihrer eigenen Welt, die Tür scheint verschlossen. Manchmal fängt sie laut, aber unverständlich das Schimpfen an. (Sie leidet an Aphasie nach einer Hirnblutung.) Jedoch gibt es auf der Station eine Labradorwelpen-Handpuppe, sie ist der Schlüssel zur Kommunikation. Meist reagiert sie sofort auf den kleinen Stoffhund, spielt und redet mit ihm, streichelt und liebkost ihn. Sie strahlt über das ganze Gesicht und möchte jedem vom Personal den kleinen Hund zeigen. Dadurch kann sie aus ihrer vermeintlich verschlossenen Welt heraustreten und sich auf Beziehung einlassen, sowohl zu der Labradorwelpen-Handpuppe als auch zu den Pflegekräften.

▶ **Praktische Ideen für Beschäftigungseinheiten mit Demenzkranken**
- Sockenmemory (Nehmen Sie mehrere Sockenpaare und verteilen Sie diese getrennt voneinander auf dem Tisch, die Bewohner suchen die passenden Paare und legen sie zusammen.)
- Knöpfe sortieren (z. B. nach Größe oder Farbe usw. ordnen lassen)
- Obstsalat (für Bewohner geeignet, die noch sicher mit Messer und Schäler umgehen können)
- Handtücher zusammenlegen
- Holz schleifen lassen
- Werkzeugkasten aufräumen
- Schmuckkästchen sortieren
- Stempeltechnik mit Weinkorken
- Tanzen zu alter Musik (Rock' n' Roll und Walzer machen vielen alten Menschen Spaß)
- usw.

Lernaufgabe

Entwickeln Sie eine, speziell auf die Bedürfnisse demenzkranker Bewohner zugeschnittene, Beschäftigungseinheit. Bedenken Sie, was Sie damit bei den Menschen erreichen möchten.

44.3.5 Ein reizvolles Umfeld bieten

Viele Demenzkranke sind noch mobil, laufen über den Wohnbereich, verschwinden in den Zimmern anderer Bewohner usw. Andere sitzen im Rollstuhl, oftmals über Stunden am leergeräumten Tisch des Speisesaales. Nicht alle Altenheime sind baulich so konzipiert, dass sie Endlosflure, viele Fenster und Sitznischen oder einen eigenen gesicherten Garten bieten können. Aber man kann auch mit den baulichen Gegebenheiten arbeiten, die da sind. Bitte informieren Sie sich bei der Umgestaltung immer über die Brandschutzbestimmungen des Hauses.

Im Sinne von Beschäftigung kann man in Zusammenarbeit mit den alten Menschen das Umfeld attraktiv gestalten:
- So können die Ergebnisse aus kreativen Runden, z. B. Bilder, Skulpturen, Papier- oder Holzarbeiten, einen Ehrenplatz im Sinne einer Ausstellungsfläche bekommen.
- Große Bilder oder eine Ansammlung kleinerer Bilder, die z. B. die Region abbilden, könnten im Flurbereich hängen. So kann man im Vorbeigehen mit dem Bewohner z. B. ein Gespräch über eine Sehenswürdigkeit der Stadt beginnen.
- Gemütliche Sitzecken mit Zeitschriften laden zum Verweilen ein. Kommoden

mit gefüllten Schubladen und Zierrat lassen das Umfeld häuslich wirken.
- Eine Garderobe mit verschiedenen Jacken, Hüten und Taschen erinnert an zu Hause.

Im Praxistest zeigt sich, dass demenzkranke Menschen sich auf ihre eigene Weise mit den Dingen beschäftigen. Gerne wird geknotet, gefaltet, zerrissen, Dinge ineinander versteckt. Schöne Dinge werden gesammelt und mit aufs Zimmer genommen. Natürlich wird es nicht immer ordentlich aussehen, dafür ist aber Leben auf dem Wohnbereich und die Bewohner haben die Möglichkeit, sich in ihrer eigenen Welt mit Dingen zu beschäftigen, so wie sie es für richtig halten. Es ist allerdings ratsam, Personen im Team zu benennen, die die Materialien wieder ordnen und einsammeln, damit das Angebot stetig bestehen bleibt. Aber auch das Einsammeln und Neuordnen kann man wieder in Zusammenarbeit mit den Bewohnern machen. Aufräumen, Schönmachen, mal über die Schränke wischen sind sehr alltagsnahe Beschäftigungsmöglichkeiten.

▶ **Materialauswahl.** Allerdings müssen Sie in der Auswahl der Materialien achtsam sein. Denken Sie daran, keine Gegenstände mit scharfen Kanten und Ecken herumliegen zu lassen, kein gefährliches Werkzeug, keine zu kleinen Teile, die verschluckt werden können.

Fallbeispiel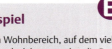

Auf einem Wohnbereich, auf dem viele Demenzkranke leben, wurden die Bewohner häufig nach dem Frühstück in der Wohnküche am Essplatz belassen, da kein anderer Aufenthaltsraum zur Verfügung stand. Die Tische waren vollkommen leer, da die Bewohner alles, was darauf stand, verrückten, zerrupften oder es herunterfiel. Es wurde nicht gesehen, dass die Demenzkranken sich einfach auf ihre Art damit beschäftigten. So wurde die sowieso schon reizarme Umgebung noch reizärmer. In der Folge dämmerten viele Bewohner stumm vor sich hin oder im Gegensatz dazu hämmerten und klopften sie auf dem Tisch herum. Nachdem im Flur des Wohnbereichs auf verschiedenen Höhen kleine Einrichtungsgegenstände mit Materialen aufgestellt und die Bewohner dorthin gebracht wurden, änderte sich das Verhalten. Die Welt wurde „begriffen". Es wurde gestöbert und gehamstert. Eine Dame freute sich über Schmuckstückchen, die sie fand. Sie bewegte sich selbstständig im Rollstuhl fort, um eine Tasche zu finden. Normalerweise saß sie stundenlang passiv an einem Platz. Sie lachte und schaffte ihren „Schatz" auf ihr Zimmer. Die Kommunikation nahm zu. Es war auf einmal „Leben in der Bude".

Lernaufgabe

Gestalten Sie eine Ecke Ihres Wohnbereichs ansprechend und demenzgerecht. Suchen Sie sich dazu gerne ein Thema, z. B. Männerecke, Kuschelcouch usw. Machen Sie ein kleines Projekt in Zusammenarbeit mit Ihrem Team und den Angehörigen daraus.

44.4 Aktivierung von bettlägerigen Senioren

Die Beschäftigung von Menschen mit vollständiger Immobilität wird vom Medizinischen Dienst der Krankenkassen zwingend vorgeschrieben. Die Häufigkeit der durchzuführenden Maßnahmen ist mit „nahezu täglich" angegeben. Alte Menschen, die häufig oder ständig bettlägerig sind, haben meist sehr schwerwiegende Erkrankungen sowie massive geistige und/oder körperliche Behinderungen. Dies ist auch bei der Planung und Durchführung der Angebote zu bedenken. Die dauerhafte Bettlägerigkeit der Senioren kann nicht nur zu weiteren körperlichen Einschränkungen wie z. B. Dekubitus oder Kontrakturen führen, sondern auch immense Auswirkungen auf Seele und Geist haben. So können u. a. Depressionen, Ängste, der Verlust kognitiver Fähigkeiten durch Unterforderung und Reizarmut die Folge sein; siehe „Deprivationsprophylaxe" (S. 237). Auch die körperliche Wahrnehmungsfähigkeit, Körperbild und Körperschema sind beeinträchtigt.

Lernaufgabe

Versuchen Sie, 15–20 Minuten still in einem Bett oder auf dem Boden zu liegen. Ihr Blick ist nach oben an die weiße Decke gerichtet. Was spüren Sie? Was spüren Sie nicht mehr? Was spielt sich vor Ihren Augen ab. Wie fühlt es sich an, wenn Sie plötzlich wieder aufstehen sollen?

Merke

Die Aktivierung und Beschäftigung Bettlägeriger verfolgen u. a. diese Ziele:
- Vermittlung einer Tagesstruktur
- Sinnesreize erfahren
- Förderung der Körperwahrnehmung
- Förderung der Umweltwahrnehmung
- soziale Kontakte fördern
- Kommunikationserleben auf verbaler, nonverbaler und vegetativer Ebene
- Erleben sinnvoller Beschäftigung
- Freude
- Aktivierung der Gefühlsebene
- Anregung der Motorik und Sensibilität

Die Aktivierungen können je nach gesundheitlichem Zustand des Bewohners ganz individuell aussehen. Ist jemand „nur" körperlich immobil, geistig aber noch dazu in der Lage, können Denksport, Spiele, Biografiearbeit usw. am Bett durchgeführt werden. Seien Sie kreativ!

Nutzen Sie moderne Medien. Ein kleines Tablet bringt die Welt in das Zimmer des Bettlägerigen. Ob Lieder, Videoclips und Filme, Rätsel, Vorlesemöglichkeiten, skypen mit den Enkelkindern, Biografiearbeit. Mit neuen technischen Möglichkeiten lassen sich immobile Bewohner vielfältig aktivieren. Eine Investition, die sich lohnt!

Alte Menschen, die gleichzeitig unter einer fortgeschrittenen Demenz leiden, benötigen Aktivierungen auf basaler Ebene. ▶ Tab. 44.1 zeigt einige Vorschläge auf. Lesen Sie zudem das Kap. „Basale Stimulation" (S. 213).

Praxistipp

Um sich im Stationsalltag die Aktivierungsmaßnahmen zu erleichtern, können Sie einen speziellen Sinneswagen anschaffen und gestalten. Damit können Sie eine Vielzahl von Aktivierungsmöglichkeiten von Zimmer zu Zimmer transportieren und sind flexibel in der Gestaltung der Aktivierungseinheit. Der Wagen selbst kann mit Lichterketten, Lichtsäulen, Jahreszeitlichem, einem Wandprojektor und vielem mehr bestückt sein.

Anregungen und Materialien sind im Therapiebedarfhandel (z. B. Sport Thieme, Wehrfritz) zu finden.

Tab. 44.1 Vorschläge zur „sinnlichen" Aktivierung bettlägeriger Menschen (nach Friese 2009).

Sinn	Aktivierung
Hören	• Hörsäckchen (Stoffbeutel gefüllt mit verschiedenen Gegenständen wie Schlüsselbund, Rassel, Glocke usw.) • gezielter Einsatz von Musik, entweder vom Band oder selbstgesungen • Klangschalen • Vorlesen bekannter Gedichte, Geschichten, Märchen
Sehen	• Therapiepuppen • Wand- und Deckenprojektoren • Bilder, die biografisch bedeutend sind • Lichtobjekte • Mobiles oder Ähnliches für die Decke • Blumen • Pop-Art-Bücher
Riechen	• Geruchsdosen gefüllt mit Lavendel, Tannenduft, Gras, Vanille, Tabak, Kölnisch Wasser usw. • ätherische Öle (nach Gebrauchsanweisung und auf mögliche Risiken achten) • Blumen • Weihnachtsdüfte
Schmecken (auf Schluckstörungen achten!)	• Kochen am Bett • Wattestäbchen mit Brause, verschiedenen Getränken • Honig auf die Lippen • frisch passiertes Obst • Eis, auch selbst gemacht • am Bett frisch aufgesetzter Kaffee
Tasten	• selbsthergestellte Tastbretter und Tastsäckchen • Jahreszeitliches: Laub, Gras, Schnee usw. • Igelbälle • Tiere
Sich Spüren	• Massagegeräte • Massagen • Igelbälle • Klangschalen • Vibrationskissen • Stimulation der Haut z. B. mit einem Frotteehandtuch, Pinseln, Bürsten, kalten und warmen Gegenständen • Bewegungen anbahnen • Lagerungen

44.5 Lern- und Leseservice

44.5.1 Das Wichtigste im Überblick

Was wird durch sinnvolle Beschäftigung gefördert?

Sie fördern durch aktivierende Beschäftigungsangebote die Bereiche Kognition, Physis und Emotionalität. Im Einzelnen können dies z. B. die Unterstützung und Verbesserung von sozialen Kontakten, der Selbstbestimmung und des Selbstbewusstseins sowie der Erhalt und die Förderung von Bewegung, Sensibilität und Gedächtnisleistungen sein.

Was ist bei der Beschäftigung von Menschen mit Demenz zu beachten?

Geduld und Einfühlungsvermögen sowie eine wertschätzende, ressourcenorientierte Grundhaltung sind wesentlich. Gesprochen wird in klaren, einfachen Sätzen. Die Aktivitäten werden in kleinen Gruppen oder als Einzelbetreuung in ruhiger, reizarmer Umgebung für maximal 30 Minuten durchgeführt. Gegebenenfalls benötigen die Betroffenen Unterstützung durch Berührungsimpulse und geführte Bewegungen. Auch Schlüsselreize durch verschiedene Medien und Materialien sind ggf. sinnvoll.

Was ist beim ganzheitlichen Gedächtnistraining zu berücksichtigen?

Man beginnt mit körperlicher Aktivierung, z. B. mit einem Bewegungsspaziergang. Dies fördert die Durchblutung und Sauerstoffzufuhr des Gehirns. Gesprächsanregungen und Biografiefragen können integriert werden. Durch Ansehen und Anfassen, ggf. auch durch Hören, Schmecken oder Riechen von Materialien werden die Sinne stimuliert. Thematisch passende Übungen zur kognitiven Förderung oder kreative Aufgaben ergänzen das Training. Ein Text oder ein Lied bilden einen schönen Abschluss der Stunde.

Welche Problematik ergibt sich bei Männern mit Demenz?

Über die Bedürfnisse demenzkranker Männer gibt es kaum Studien. Im Altenheim fallen Männer eher durch Passivität und Zurückgezogenheit als durch aktive Teilnahme an Beschäftigungsangeboten auf. Die Motivation gestaltet sich oft schwierig. Angebotsstrukturen sind häufig auf Frauen ausgerichtet.

Warum ist die Aktivierung immobiler Bewohner wichtig?

Dauerhafte Bettlägerigkeit erhöht das Kontraktur-, Dekubitus- und Pneumonierisiko enorm. Auch die seelische und geistige Gesundheit leidet, so können u. a. Depressionen, Ängste sowie der Verlust kognitiver Fähigkeiten durch Unterforderung und Reizarmut Folgen von Bettlägerigkeit sein. Auch die körperliche Wahrnehmungsfähigkeit, Körperbild und Körperschema werden beeinträchtigt. Dem gilt es entgegenzuwirken.

Warum ist Beschäftigung von und mit alten Menschen wichtig?

Die Pflege eines alten Menschen begreift ihn in seiner Ganzheitlichkeit, d. h., sie beinhaltet Körperlichkeit, Seele und Geist. Den Senioren durch Beschäftigung fördern und fordern setzt viele positive Zeichen. Ein alter Mensch, mit dem sich ernsthaft und auf Augenhöhe beschäftigt wird, fühlt sich wahrgenommen und verstanden. Dies fördert die Zufriedenheit. Beschäftigung bedeutet Freude und Spaß im Alltag und im Miteinander.

Wie können Bewohner trotz Zeit- und Personalmangel aktiviert werden?

Aktivierung und Beschäftigung sind auch mit wenigen Minuten wie beim Therapeutischen Tischbesuch (TBB) und der 10-Minuten-Aktivierung möglich. Besonders in der Bezugspflege können Rituale, z. B. das Singen eines Abendliedes oder ein Gebet, sinnvoll sein.

Wie merke ich, dass mein Angebot richtig ist?

Weder alte gesunde Menschen noch Menschen mit Demenz können nicht nicht kommunizieren. Wichtig ist, den alten Menschen zu fragen, mit ihm zu reflektieren, seine Meinung und Vorschläge zu erfragen. Auch Gestik und Mimik können aufschlussreich sein. Mit dem Betroffenen auf Augenhöhe sein, sich für die Wünsche und Bedürfnisse interessieren, aber auch dem eigenen Bauchgefühl vertrauen sind wesentliche Aspekte.

44.5.2 Literatur

Abbott RD et al. Honolulu-Asia Aging Study: Walking and dementia in physically capable elderly men. In: JAMA 2004; 292(12): 1447–1453

Bosch C. Vertrautheit – Studie zur Lebenswelt dementierender Menschen. Wiesbaden: Ullstein Medical; 1996

Deutscher Olympischer Sportbund, Hrsg. Bewegungsangebote 70 plus. Frankfurt am Main: Werkheft 7; 2007

Fiedler P, Kerlen E. Religiös begleiten: Die passenden Worte finden. Hannover: Vincentz Network GmbH und Co. KG; 2010

Friese A. Bettlägerige aktivieren. Hannover: Vincentz Network; 2009

Hegedusch E, Hegedusch L. Tiergestützte Therapie bei Demenz. Hannover: Schlütersche; 2007

Hellmann S. Soziale Betreuung und Alltagsgestaltung. Hannover: Brigitte Kunz; 2013

Huizinga J. „Homo ludens". Reinbek: Rowohlt; 1938/1991

Hirsch RD. Die beste Medizin. In: Altenpflege Spezial „Therapie". Hannover: Vincentz Network; 2008

Kapteina H. Was geschieht, wenn wir Musik hören? Fragmente zur Psychologie des Hörens. Siegen: Universität Siegen; 2001

Kiefer B, Rudert B. Der therapeutische Tischbesuch. TTB – die wertschätzende Kurzzeitaktivierung. Hannover: Vincentz Network; 2007

Müller-Hergl C. Was machen wir mit den Männern? Über den möglichen Zusammenhang von Demenz, Tätig sein und Geschlecht. In: pflegen: Demenz 2010; 15

Niepel A, Pfister T. Handbuch der Gartentherapie. Idstein: Schulz-Kirchner; 2010

Philippi-Eisenburger M. Bewegungsarbeit mit älteren und alten Menschen. Schorndorf: Hofmann; 1990

Theune T. Bewegung im Alter: Körper und Geist gemeinsam fördern. München: Elsevier; 2009

Willig S, Kammer S. Mit Musik geht vieles besser. Hannover: Vincentz Verlag; 2012

Weiterführende Literatur
Allgemeine Aktivierung

Dellermann K. Aktivierungskarten für die Seniorenarbeit. 365 Ideen für den täglichen Einsatz. München: Elsevier; 2007

Friese A. Bettlägerige aktivieren. 111 Ideen aus der Praxis. Hannover: Vincentz Network; 2009

Mötzing G. Beschäftigung und Aktivitäten mit alten Menschen. 2. Aufl. München: Elsevier; 2009

Zimbardo PG, Gerrig RJ. Psychologie, 18. Aufl. Allyn and Bacon; 2008

Bewegung

Eisenburger M. Aktivieren und Bewegen von älteren Menschen. Aachen: Meyer & Meyer; 2002

Biografiearbeit

Blimlinger E. Lebensgeschichten. Biographiearbeit mit alten Menschen. 2. Aufl. Hannover: Vincentz; 1996

Schmidt-Hackenberg U, Schmidt-Hackenberg K. Anschauen und Erzählen. Hannover: Vincentz; 2004

Schmidt-Hackenberg U. Zuhören und Verstehen. Hannover: Vincentz; 2003

Storm HH. Bilder erzählen. Band 1 und 2. Rendsburg: Verlag Hans Hermann Storm; 2006, 2009

Aktivierung und Beschäftigung mit Demenzkranken

Bell V, Brock E. So bleiben Menschen mit Demenz aktiv. 147 Anregungen nach dem Best-Friends-Modell. München: Reinhardt; 2007

Friese A. Frühlingsgefühle. 28 Kurzaktivierungen für den Frühling. Hannover: Vincentz Network; 2009 (In dieser Reihe auch erschienen: Sommerfrische, Herbstvergnügen und Winterfreuden)

Friese A. Adventskalender. 24x Kurzaktivierung für Menschen mit Demenz. Hannover: Vincentz Network; 2006

Kiefer B, Rudert B. Die TTB-Fühlschnur. Materialien zur wertschätzenden Kurzzeitaktivierung. Hannover: Vincentz; 2009

Radenbach J. Aktiv trotz Demenz. Handbuch für die Aktivierung und Betreuung von Demenzerkrankten. Hannover: Schlütersche; 2009

Schaade G. Ergotherapie bei Demenzerkrankungen. Ein Förderprogramm. Berlin: Springer; 1998

Schaade G. Demenz. Therapeutische Behandlungsansätze für alle Stadien der Erkrankung. Berlin: Springer; 2009

Schmidt-Hackenberg U. Wahrnehmen und Motivieren. Die 10-Minuten-Aktivierung für die Begleitung Hochbetagter. Hannover: Vincentz; 1996

Schmidt-Hackenberg U. Malen mit Dementen. Hannover: Vincentz Network; 2005

Stein T. Bausteine für die Aktivierung von Demenzkranken. Mülheim a. d. Ruhr: Verlag an der Ruhr; 2013

Gartentherapie

Bendlage R. Gärten für Menschen mit Demenz. Ideen und Planungsempfehlungen. Stuttgart: Ulmer; 2009

Gedächtnistraining

Boest N. Gedächtnistraining für Männer. Hannover: Vincentz Network; 2012

Eiring U. Aktivieren mit Sprichwörtern, Liedern und Musik. Mainz: Schott Music; 2013

Schmidt G. Gedächtnistraining für Senioren: Methoden und Spiele. München: Don Bosco; 2008

Tanklage E. Gedächtnistraining für Seniorengruppen: 24 unterhaltsame Stundenfolgen für Gruppenleitungen. 2. Aufl. Weinheim: Juventa; 2009

Humor

Rösner M. Humor trotz(t) Demenz. Humor in der Altenpflege. Köln: Kuratorium Deutsche Altershilfe; 2007

Musik

Harms H, Dreischulte G. Musik erleben und gestalten mit alten Menschen. München: Urban & Fischer; 2004

Tiere

Hegedusch E, Hegedusch L. Tiergestützte Therapie bei Demenz. Die gesundheitsförderliche Wirkung von Tieren auf demenziell erkrankte Menschen. Hannover: Schlütersche; 2007

Zum Vorlesen

Fährmann W. Als Oma das Papier noch bügelte. Erlebte Geschichten. Nachdruck. Kevelaer: Butzon & Bercker; 2007

Kleindienst J. Unvergessene Weihnachten 1: 38 Erinnerungen aus guten und aus schlechten Zeiten. 1918–1959. Berlin: Zeitgut; 2004

Kleindienst J. Unvergessene Schulzeit 1 und 2: Erinnerungen von Schülern und Lehrern 1921–1962. Berlin: Zeitgut; 2007

Lambrecht E. Jule-Geschichten. Wie die heute alten Menschen ihre Kindheit erlebten. Hannover: Vincentz Network; 2004

Löhmann H. Kindheit auf dem Dorf. Großdruck: Jugend in wechselvoller Zeit 1933–1950. Münster: Landwirtschaftsverlag; 2008

Weber A. Stammtischgespräche. Mühlheim a. d. Ruhr: Verlag an der Ruhr; 2013

Zum Anschauen

Bogena R. Vaters ganzer Stolz! Unser erstes Auto in den 50er und 60er Jahren. Gudensberg-Gleichen: Wartberg; 2006

Eurich G. Aus alter Arbeitszeit. Bäuerliche Berufs- und Lebensbilder 1948–1958. 10. Aufl. Gudensberg-Gleichen: Wartberg; 2007

Wodarz C. Mutters ganzer Stolz! Unser Haushalt in den 50er und 60er Jahren. Gudensberg-Gleichen: Wartberg; 2006

44.5.3 Internetadressen

http://www.aktivierungen.de (ausgearbeitete Aktivierungen für Senioren, Download kostenpflichtig)

http://www.bvgt.de (Bundesverband für Gedächtnistraining e. V.)

http://www.der-riedel.de (Therapiematerial)

http://www.ebede.net (Forum für Ergotherapie bei Demenz)

http://www.gratis-malvorlagen.de (kostenlose Vorlagen zum Downloaden)

http://www.iggt.eu (internationale Gesellschaft für Gartentherapie)

http://www.irseer-kreis.de (Integrationsfirma für Menschen mit psychischer Behinderung, liefern günstig Kreativ-, Therapie-, Kunst- und Werkartikel)

http://www.klinikclowns.de

http://www.seni-on.de (seniorengerechte Spiele und beschäftigungstherapeutische Materialien)

http://www.sentreff.de (der Fachhandel für das besondere Lebensalter)

http://www.singenundspielen.de (ausgearbeitete Spiele für Senioren, Liedtexte, die im WordFormat mit großer Schrift ausgedruckt werden können)

https://www.sport-thieme.com (Sport- und Therapiematerialien, Snoezel-Artikel)

http://www.wehrfritz.de (Therapiematerial)

Teil 3

Lernbereich 3 – Rechtliche und institutionelle Rahmenbedingungen altenpflegerischer Arbeit

45 Rechtliche Rahmenbedingungen und soziale Netzwerke in der Altenhilfe — *1049*

46 Aufgaben und Organisation ambulanter Pflegedienste — *1068*

47 Rahmenbedingungen und Organisation im Altenpflegeheim — *1088*

48 Aufgaben und Organisation von Einrichtungen der Tagespflege — *1116*

49 Pflegequalität und Qualitätsmanagement in der Altenpflege — *1121*

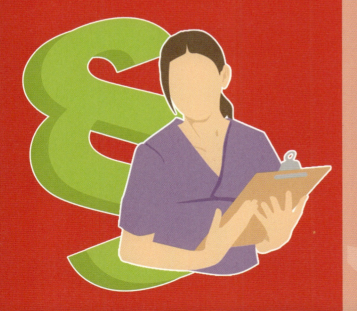

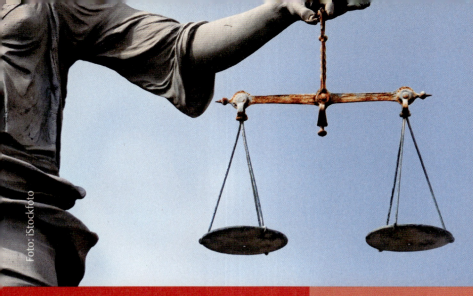

Kapitel 45

Rechtliche Rahmenbedingungen und soziale Netzwerke in der Altenhilfe

45.1	Altenhilfe als gesellschaftliche Aufgabe	1049
45.2	Gesetzliche Grundlagen der Altenhilfe	1051
45.3	Dienste und Einrichtungen der Altenhilfe	1059
45.4	Beispiele sozialer Netzwerke in der Altenhilfe	1061
45.5	Selbsthilfe und Ehrenamt im Alter	1063
45.6	Gemeinwesenorientierte Seniorenarbeit – offene Altenhilfe	1064
45.7	Lern- und Leseservice	1065

45 Rechtliche Rahmenbedingungen und soziale Netzwerke in der Altenhilfe

Walter Anton, Ilka Köther

45.1 Altenhilfe als gesellschaftliche Aufgabe

Definition

Altenhilfe ist ein Sammelbegriff für alle Aktivitäten und Hilfeleistungen, die von Familien, Nachbarn, vom Staat, von den Wohlfahrtsverbänden und Privatunternehmen zur Verbesserung der Lebensqualität alter Menschen geplant und ausgeführt werden.

45.1.1 Altenhilfe/Altenarbeit/Seniorenarbeit

Ganz wörtlich wird „Altenhilfe" als Hilfe für alte Menschen verstanden, die dazu beitragen soll, durch das Alter bestehende besondere Belastungen zu verhindern, zu vermindern oder auszugleichen. Doch der Begriff „Altenhilfe" stößt immer mehr auf Kritik, weil er die Fürsorge für den alten Menschen unterstreicht und damit das Alter einseitig als Belastung darstellt. Unter Fachleuten wird mehr der Begriff „Altenarbeit" oder „Seniorenarbeit" benutzt, um deutlich zu machen, dass das Ziel aller sozialen Aktivitäten die mitbestimmte Teilhabe und Mitentscheidung der alten Menschen sein muss. So wurde aus der „offenen Altenhilfe" die gemeinwesenorientierte Seniorenarbeit mit der Perspektive eines selbstständigen, aktiv gestalteten Lebens im Alter.

Geschichtlicher Rückblick

Von jeher wurden alte Menschen von Familienangehörigen und Mitbürgern versorgt. Professionelle Hilfe und Pflege erhielten sie seit dem Mittelalter vorwiegend durch christliche Orden und Gemeinschaften (z. B. Beginen), die teilweise durch wohlhabende Bürger unterstützt wurden.

Die Anfänge der institutionalisierten Altenarbeit liegen in der Mitte des 19. Jahrhunderts. Der Übergang von den handwerklichen Familienbetrieben zur Industriegesellschaft führte zu den großen sozialen Problemen des 19. und 20. Jahrhunderts:

- Landflucht (Umzug der Landbevölkerung in Industriestädte)
- Beginn der Änderung traditioneller und „ländlicher" Familienstrukturen
- beginnender Wegfall der Versorgungsfunktion innerhalb der traditionellen Familiennetzwerke
- Ausbeutung von Arbeitern, Arbeiterinnen und Kindern in den Industriestädten
- schwere Arbeitsbedingungen und hohes Unfallrisiko in den Fabriken
- gesundheitliche Auswirkungen schwerer Arbeit auf die Gesundheit im Alter
- unzureichende Wohnverhältnisse für Arbeiterfamilien
- Obdachlosigkeit
- Massenarmut
- hohe Säuglings- und Kindersterblichkeit
- Zunahme von Krankheiten wie Tuberkulose
- Zunahme von Gewalttätigkeit und Verbrechen

Die politisch Verantwortlichen nahmen wenig Einfluss, um die sozialen Missstände zu verändern. Einzelpersonen, vorwiegend aus den Kirchen, wie Johann Hinrich Wichern, Adolph Kolping, Theodor Fliedner oder Friedrich von Bodelschwingh ergriffen mit Unterstützung von Gemeinden und sozial engagierten Gruppen unterschiedliche Initiativen, um Menschen in existenziellen Notlagen zu helfen. Es kam zu Gründungen von kirchlichen und privaten Vereinen und Einrichtungen mit dem Ziel der Fürsorge für Sträflinge, Kinder, Jugendliche, Senioren, Menschen mit Behinderung und Krankheit, Nichtsesshafte und andere Personengruppen. In dieser Zeit liegen die Anfänge der Verbände der Freien Wohlfahrtspflege, die heute noch den Hauptteil aller sozialen Arbeit einschließlich der Altenhilfe und Seniorenarbeit tragen und prägen (▶ Abb. 45.1).

Freie Wohlfahrtspflege

Definition

Freie Wohlfahrtspflege ist die Gesamtheit aller sozialen Hilfen, die auf freigemeinnütziger Grundlage und in organisierter Form in der Bundesrepublik Deutschland geleistet wird.

Freie Wohlfahrtspflege unterscheidet sich einerseits von gewerblichen – auf Gewinnerzielung ausgerichteten – Angeboten und andererseits von denen öffentlicher Träger. In der Bundesgemeinschaft der Freien Wohlfahrtspflege (BAGFW) sind folgende 6 Spitzenverbände der Freien Wohlfahrtspflege in Deutschland zusammengeschlossen (▶ Abb. 45.1):

- Arbeiterwohlfahrt (AWO)
- Deutscher Caritasverband (DCV)
- Deutscher Paritätischer Verband (Der Paritätische)
- Deutsches Rotes Kreuz (DRK)
- Diakonie Deutschland
- Zentralwohlfahrtsstelle der Juden in Deutschland (ZWST)

Ihre Wurzeln hat die Freie Wohlfahrtspflege in der jüdischen und christlichen Tradition (ZWST; Diakonie; Caritas) sowie in humanitären (DRK; Der Paritätische) und politischen (AWO) Überzeugungen.

Die Arbeiterwohlfahrt ist als Selbsthilfe der Arbeiterschaft entstanden mit dem Ziel, die diskriminierende Armenpflege des Kaiserreiches durch Selbsthilfe und Solidarität abzulösen. Heute ist die AWO eine Helferorganisation für alle sozial bedrängten und bedürftigen Menschen unabhängig von Herkunft und Konfession. Der Deutsche Paritätische Wohlfahrtsverband (Der Paritätische) ist der jüngste der 6 Spitzenverbände. In ihm sind Organisationen und Verbände zusammengeschlossen, die ihre Eigenständigkeit bewahren wollen. Das Deutsche Rote Kreuz (DRK) ist die nationale Rotkreuzgesellschaft der BRD.

Die Spitzenverbände der Freien Wohlfahrtspflege sind geprägt durch unterschiedliche weltanschauliche oder religiöse Motive und Zielvorstellungen. Gemeinsam ist allen, dass sie unmittelbar an die Hilfsbereitschaft und an die Solidarität der Bevölkerung anknüpfen. Sie wecken und fördern solche Kräfte und ermöglichen deren Entfaltung in gezielter und koordinierter Aktivität.

Weit über 50 % aller sozialen Einrichtungen in Deutschland sind in Trägerschaft der Freien Wohlfahrtspflege. Mit ca. 1,5 Mio. Mitarbeitern beschäftigt die Freie Wohlfahrtspflege rund 2,5 % aller Erwerbstätigen und ist damit einer der größten Arbeitgeber in der Bundesrepublik. Darüber hinaus engagieren sich schätzungsweise 1,3 Mio. Bundesbürger ehrenamtlich in verschiedenen Einrichtungen und Diensten:

- Angebote für Kinder und Jugendliche
- Hilfe für Mütter, Ehe und Familie, Hilfe für alte Menschen
- Dienste für Menschen mit geistigen, körperlichen und seelischen Erkrankungen
- Dienste für Menschen mit Behinderung

Arbeiterwohlfahrt (AWO)

Seit 1919 hat die AWO jene Menschen im Blick, die aus unterschiedlichen Gründen zu den sozial Schwachen der Gesellschaft gehören.
Die AWO ist föderativ aufgebaut mit 30 Landes- und Bezirksverbänden, über 400 Kreisverbänden und 3.600 Ortsvereinen. 350.000 Mitglieder und ca. 60.000 Ehrenamtliche unterstützen die sozialen Aufgaben des Verbandes. Die AWO hat sich in ihrer Geschichte zu einem modernen, gemeinnützigen Dienstleistungsunternehmen entwickelt mit über 205.000 Beschäftigten in ca. 13.000 sozialen Diensten und Einrichtungen.

Arbeiterwohlfahrt Bundesverband e.V.
Blücherstraße 62/63, 10961 Berlin
Telefon: 030/26309-0, Telefax: 030/26309-32599
info@awo.org
www.awo.org

Deutscher Caritasverband (DCV)

Der Deutsche Caritasverband mit Sitz in Freiburg i.Br., 1897 durch Lorenz Werthmann gegründet, ist der Wohlfahrtsverband der katholischen Kirche in Deutschland. Er umfasst 27 Diözesan-Caritasverbände mit 300 Dekanats-, Bezirks-, Kreis- und Orts-Caritasverbänden sowie Caritas-Regionen, 250 karitative Ordensgemeinschaften und 17 Fachverbände.

Deutscher Caritasverband e.V.
Karlstraße 40, 79104 Freiburg i. Br.
Telefon: 07 61/2 00-0, Telefax: 07 61/20 0-572
info@caritas.de

Deutscher Paritätischer Wohlfahrtsverband (Der PARITÄTISCHE)

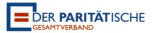

Hinter dem deutschen Paritätischen Wohlfahrtsverband stehen über 10.000 eigenständige Organisationen, Einrichtungen und Gruppierungen im Sozial- und Gesundheitsbereich. Die Arbeit seiner Mitglieder unterstützt der Paritätische mit seinen 15 Landesverbänden und mehr als 280 Kreisgeschäftsstellen.

Deutscher Paritätischer Wohlfahrtsverband Gesamtverband e.V.
Oranienburger Straße 13–14, 10178 Berlin
Telefon: 030/24636-0, Telefax: 030/24636-110
info@paritaet-bw.de
www.paritaet.org

Deutsches Rotes Kreuz (DRK)

Das Deutsche Rote Kreuz besteht aus 19 Landesverbänden mit mehr als 600 Kreisverbänden. 1863 wurde in Genf von einem Fünfer-Komitee Schweizer Bürger, unter ihnen Henri Dunant, das Rote Kreuz ins Leben gerufen. Im selben Jahr wurde die erste Rotkreuzgemeinschaft in einem deutschen Land gegründet. Das Deutsche Rote Kreuz in der Bundesrepublik Deutschland wurde 1950 gegründet; 1991 ermöglichte die Einigung Deutschlands den Beitritt der fünf DRK-Landesverbände im Gebiet der ehemaligen DDR.

Deutsches Rotes Kreuz e.V. – DRK-Generalsekretariat
Carstennstraße 58, 12205 Berlin
Telefon: 030/85404-0, Telefax: 030/85404-450
drk@drk.de
www.drk.de

Diakonisches Werk der Evangelischen Kirche in Deutschland (DW)

„Wir sind dort, wo Menschen uns brauchen."
Zur Diakonie Deutschland gehören 19 Landesverbände und 69 Fachverbände, die in unterschiedlichen Bereichen tätig sind. Daneben gibt es 9 zusammengeschlossene Freikirchen mit ihren diakonischen Einrichtungen.

Diakonie Deutschland – Evangelischer Bundesverband
Caroline-Michaelis-Straße 1, 10115 Berlin
Telefon: 030/65211-0, Telefax: 030/65211-3333
oeffentlichkeitsarbeit@diakonie-baden.de
www.diakonie.de

Zentralwohlfahrtsstelle der Juden in Deutschland (ZWST)

Die Zentralwohlfahrtsstelle der deutschen Juden (ZWST) wurde 1917 als Dachverband für jüdische Organisationen und Wohlfahrtseinrichtungen gegründet. Unter der Herrschaft des Nationalsozialismus wurde die ZWST zwangsaufgelöst. Im Jahr 1952 wurde der Verband als Zentralwohlfahrtsstelle der Juden in Deutschland wiedergegründet und arbeitet im Dienst der jüdischen Gemeinden und Landesverbände.

Zentralwohlfahrtsstelle der Juden in Deutschland e.V.
Hebelstr. 6, 60318 Frankfurt
Telefon: 0 69/944371-0
zentrale@zwst.org
www.zwst.org

Abb. 45.1 Wohlfahrtsverbände in Deutschland.

- Pflege von kranken und von alten Menschen in stationären Einrichtungen
- Angebote ambulanter Kranken- und Altenpflegedienste
- Förderung von gemeinwesenorientierter Seniorenarbeit
- Beratung von Menschen mit besonderen sozialen Schwierigkeiten
- Maßnahmen zur Linderung von Arbeitslosigkeit
- Angebote der sozialen Beratung und Betreuung für Menschen mit Migrationshintergrund
- Dienste am Menschen unterwegs (Bahnhofsmission)
- Ausbildung, Fort- und Weiterbildung
- Schulung ehrenamtlicher Mitarbeiter
- weltweite Not-, Katastrophen- und Aufbauhilfen

45.1.2 Altenhilfe und Altenpolitik

Die Altenpolitik hat durch die Pflegereformen (2006, 2008 und 2014) den hohen Anteil alter Menschen in unserer Gesellschaft neu in den Blick genommen. Die Reformen und Ergänzungen der gesetzlichen Pflegeversicherung rückten in den letzten Jahren in erster Linie folgende Fragestellungen in den Vordergrund der Pflegedebatte:

- Wie können Menschen mit Demenz adäquat versorgt werden und ausreichend Pflegeleistungen aus der gesetzlichen Pflegeversicherung erhalten?
- Wie können pflegende Angehörige entlastet und unterstützt werden?
- Wie müssen Pflegeanbieter und deren Kontrollinstanzen agieren, um eine Transparenz bzgl. der Pflege und der Pflegequalität zu gewährleisten?

Mit Erweiterung der Leistungen des Pflegeversicherungsgesetzes durch Pflegeberatung und Pflegestützpunkte wurde ein bedeutender Schritt im Hinblick auf die Versorgung alter Menschen getan. Für die Belange älterer Menschen setzt sich bislang nur ein kleiner Teil der Bevölkerung ein. Entweder sind es die Wohlfahrtsverbände, Kirchengemeinden oder Berufsgruppen aus den Bereichen der Altenhilfe. Doch immer mehr Ältere engagieren sich ehrenamtlich in Projekten und Aktivitäten sozialer gemeinwesenorientierter Seniorenarbeit und in kommunalen Seniorenräten.

Eine besondere Verpflichtung zur politischen Aktivität haben besonders die Personen, die in der nächsten Generation die Alten sein werden und die jetzt schon die Weichen für ein lebenswertes, vom Staat geschütztes und gefördertes Alter stellen können.

> **Merke**
>
> Die Jungen von heute sind die Alten von morgen.

Altenberichte der Bundesregierung

Seit Bestehen der BRD hat die Bundesregierung auf Anfrage des Bundestages umfangreiche Altenberichte herausgegeben, die Bestandsaufnahmen der Lebenssituation älterer Menschen in Deutschland enthalten.

▶ **1. Altenbericht.** Der erste Bericht (1993) analysierte die Lebenssituation älterer Menschen in Deutschland.

45.2 Gesetzliche Grundlagen der Altenhilfe

▶ **2. Altenbericht.** Der 2. Altenbericht (1998) befasste sich mit den Auswirkungen des demografischen Wandels auf die Familien-, Gesundheits-, Wohn- und Einkommenssituation. Ein Schwerpunktthema war „Wohnen im Alter".

▶ **3. Altenbericht.** Der 3. Altenbericht „Alter und Gesellschaft" (2001) zieht eine Bilanz der 10 Jahre nach der deutschen Einheit und entwickelt Perspektiven für die Altenpolitik des 21. Jahrhunderts. Er aktualisiert die demografischen Daten und berichtet über die gesundheitspolitische und medizinische Versorgung älterer Menschen.

▶ **4. Altenbericht.** Der 4. Altenbericht (2002) „Risiken, Lebensqualität und Versorgung Hochaltriger" ist ein Spezialbericht, der die Lebensbedingungen und Bedürfnisse einer in Zukunft rasch weiter wachsenden Gruppe älterer Menschen, der über 80-Jährigen, behandelt und sich mit den Auswirkungen von Hochaltrigkeit und Demenz auseinandersetzt.

▶ **5. Altenbericht.** Der 5. vom Bundestag im Jahr 2006 vorgelegte Altenbericht steht unter dem Titel „Potenziale des Alters in Wirtschaft und Gesellschaft – Der Beitrag älterer Menschen zum Zusammenhalt der Generationen". Mit diesem Bericht wurde ein Paradigmenwandel vollzogen. Im Gegensatz zu der früher gängigen Annahme, das Alter sei nur von einer Pflege- und Hilfsbedürftigkeit geprägt, wird im 5. Altenbericht auf die „gewonnenen Jahre" im Alter verwiesen. Im Vordergrund stehen die Möglichkeiten des Engagements und der Teilhabe von Senioren am gesellschaftlichen Leben.

▶ **6. Altenbericht.** Der 6. Bericht (2010) hat die Überschrift „Altersbilder in der Gesellschaft". Er soll dazu beitragen, ein modernes, realistisches und zukunftsgerichtetes Altersbild zu verankern und eine öffentliche Debatte anzustoßen.

▶ **7. Altenbericht.** Der neue Bericht „Sorge und Mitverantwortung in der Kommune – Aufbau und Sicherung zukunftsfähiger Gemeinschaften" (2015) beschäftigt sich mit der Frage, wie Kommunen (kommunale Verwaltungen, Wohnungsgesellschaften usw.) und örtliche Gemeinschaften zu einem würdigen und selbstbestimmten Älterwerden in der gewohnten Umgebung beitragen können (Deutsches Zentrum für Altersfragen, DZA 2014).

Die Altenberichte können beim Bundesministerium für Familie, Senioren, Frauen und Jugend (BMFSFJ, http://www.bmfsfj.de) oder beim Deutschen Zentrum für Altersfragen (DZA, http://www.dza.de) bezogen werden.

Nationale und internationale Seniorenpolitik

▶ **Bundesaltenplan.** Auf **Bundesebene** ist der Bundesaltenplan das Instrument zur finanziellen Förderung von seniorenpolitischen Aufgaben (Altenhilfe) und im Bundeshaushalt mit einem eigenen Etat enthalten. Mit diesen Mitteln werden Projekte und Maßnahmen von seniorenpolitisch engagierten Verbänden und Organisationen gefördert, die das Ziel haben, ältere Menschen in ihrem selbstständigen und gleichberechtigten Leben in der Gesellschaft zu unterstützen. In den Richtlinien des Bundesaltenplans vom 01.04.2009 ist festgelegt, welche Projekte gefördert werden.

Die Schwerpunkte des Bundesaltenplans sind:
- Gewährleistung von Schutz und Hilfe im Alter
- aktive Partizipation und Aktivierung der Potenziale von älteren Menschen
- Unterstützung von behinderten älteren Menschen für ihre selbstbestimmte Teilhabe am gesellschaftlichen Leben

Für die Realisierung der Seniorenpolitik sind die Bundesländer zuständig. Bundesländer und Kommunen haben in Zusammenarbeit mit den Verbänden der Freien Wohlfahrtspflege ihre Zielvorstellungen in Altenplänen beschrieben, z.B. „Politik für ältere Menschen", Landesaltenplan für Nordrhein-Westfalen, „Politik für die ältere Generation", Baden-Württemberg.

▶ **Weltaltenplan.** Auf der **internationalen Ebene** wurde 2002 im Rahmen der 2. Weltversammlung zu Fragen des Alterns ein „International Plan of Action on Ageing" (Weltaltenplan) verabschiedet. Dabei haben sich die 189 Mitgliedstaaten der Vereinten Nationen (UN) bei einer Versammlung in Madrid auf die weltweite Notwendigkeit folgender zukunftsorientierter Maßnahmen zur Unterstützung alter Menschen geeinigt (United Nations 2002):
- Förderung von Gesundheit und Wohlbefinden alter Menschen und Schaffung eines förderlichen und unterstützenden Umfelds (Artikel 1)
- Förderung von Potenzialen zur vollen Teilhabe alter Menschen an allen Aspekten des Lebens (Artikel 2)
- Beseitigung von Altersdiskriminierung (Artikel 5)

Für eine weltweite Sensibilisierung der Gesellschaften für das Thema Alter haben bereits 1990 die Vereinten Nationen den

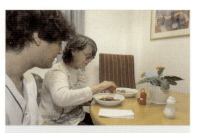

Abb. 45.2 Altenhilfe. Ziel der Altenhilfe ist es, alten Menschen eine weitgehend unabhängige und selbstständige Lebensführung zu ermöglichen. (Foto: R. Stöppler, Thieme)

1. Oktober zum internationalen Tag für ältere Menschen erklärt.

Maßnahmen zur Erhaltung der Selbstständigkeit

Zur Erreichung dieses Zieles sind viele Maßnahmen erforderlich, welche die Gesamtheit der Lebensbezüge alter Menschen betreffen, wie z.B.:
- Sicherung der wirtschaftlichen Lebensgrundlage durch ein ausreichendes Einkommen (Rente, Pension usw.), im Ausnahmefall durch Sozialhilfe
- Unterstützung des selbstständigen Wohnens durch altengerechte Wohnungen, Modernisierungen der eigenen Wohnung und Wohnraumanpassung bei Behinderung, durch Wohngemeinschaften und Tagespflege (▶ Abb. 45.2)
- Entlastung bei den Aufgaben der Haushaltsführung durch Mahlzeiten-, Einkaufs- und Putzdienste
- Hilfe im Krankheitsfall durch häusliche Pflege und Beratung von pflegenden Angehörigen

45.2 Gesetzliche Grundlagen der Altenhilfe

45.2.1 Menschenrechte – Grundrechte

Die Würde des Menschen ist unantastbar. Sie zu achten und zu schätzen ist Verpflichtung aller staatlichen Gewalt (Deutscher Bundestag, Grundgesetz für die Bundesrepublik Deutschland Art. 1 [1]). Dieser Artikel des Grundgesetzes steht über allen Grundrechten. Er bestimmt das Ziel, das Ideal, das für alle Menschen auf dieser Welt angestrebt wird, aber noch für viele Menschen nicht erreicht ist. Die Missachtung der Menschenwürde wird als Menschenrechtsverletzung bezeichnet.

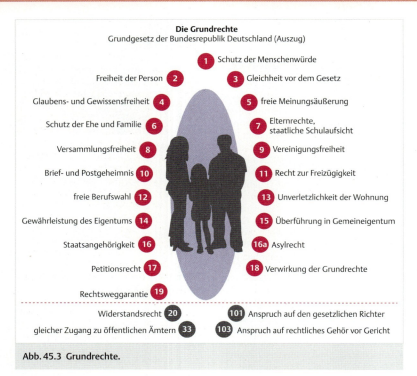

Abb. 45.3 Grundrechte.

▶ **Menschenrechte.** Als Menschenrechte werden subjektive Rechte bezeichnet, die jedem Menschen gleichermaßen zustehen. Das Konzept der Menschenrechte geht davon aus, dass alle Menschen allein aufgrund ihres Menschseins mit gleichen Rechten ausgestattet sind.

„Jeder Mensch hat Anspruch auf die hiermit garantierten Menschenrechte und Freiheiten ohne irgendeine Unterscheidung, wie etwa nach Rasse, Farbe, Geschlecht, Sprache, Religion, politischer und sonstiger Überzeugung, nationaler oder sozialer Herkunft, nach Eigentum, Geburt oder sonstigen Umständen." (United Nations 1948)

▶ **Grundrechte.** Die jedem Menschen zustehenden „Rechte des Einzelnen gegenüber dem Staat" (Grundrechte) sind im Grundgesetz verankert. Sie sind verbindlich für die Gesetzgebung, die Rechtsprechung und die Verwaltung. Alle Bürger der Bundesrepublik Deutschland können sich auf die Grundrechte berufen und beim Bundesverfassungsgericht die Einhaltung einklagen. Zu den Grundrechten gehören nach dem Grundgesetz (GG) Artikel 1 neben dem Schutz der Menschenwürde noch weitere Rechte (▶ Abb. 45.3).

45.2.2 Ethische Standards der professionell Pflegenden

Die Wahrung der Würde des Menschen ist im beruflichen Pflegealltag eine ständige Aufgabe und Herausforderung. mithilfe von ethischen Standards, z. B. „Ethik-Kodex des Weltbundes der Krankenschwestern und -pfleger" (DBfK, International Council of Nurses, ICN 2008), Patientencharta – Patientenrechte in Deutschland (Bundesministerium für Gesundheit, BMG, Bundesministerium der Justiz und für Verbraucherschutz, BMJV 2002) und die Anwendung von ethischen Prinzipien sollen die Würde und die Grundrechte von Patienten, Heimbewohnern und hilfebedürftiger Personen geschützt werden. Einige ethische Standards, die vom Bundesministerium für Familie, Senioren, Frauen und Jugend (BMFSFJ) und dem Bundesministerium für Gesundheit (BMG) formuliert wurden, sind für den Altenpflegeberuf von besonderer Bedeutung. Sie sind in der **Charta der Rechte hilfe- und pflegebedürftiger Menschen**, auch **Pflege-Charta** (BMFSFJ, BMG 2014) genannt, beschrieben. Auf der Grundlage dieser Charta wurde ein Leitfaden entwickelt, der ambulante und stationäre Pflegeeinrichtungen bei der Umsetzung der Grundwerte und Grundrechte in eine würdevolle Pflege unterstützt.

Im Rahmen eines Praxisprojekts (2007–2009) haben 9 stationäre Pflegeeinrichtungen systematisch mit der Pflege-Charta gearbeitet. Die Ergebnisse dieses Projekts geben Hinweise auf Verbesserung der Lebensqualität von Bewohnern der teilnehmenden Einrichtungen. Durch die organisationsbezogene Auseinandersetzung mit der Pflege-Charta konnte die Perspektive der Bewohner mehr als bisher in den Vordergrund der Arbeit gestellt werden. Zur Pflege-Charta siehe Kap. „Pflege-Charta" (S. 110) und Kap. „Charta der Rechte hilfe- und pflegebedürftiger Menschen" (S. 438). Der umfassende und aktuelle Inhalt der Pflege-Charta ist zu beziehen unter www.pflege-charta.de.

45.2.3 Sozialversicherungen

Entstehung des staatlichen Sozialversicherungssystems

In der 2. Hälfte des 19. Jahrhunderts mussten die Menschen unter katastrophalen Umständen arbeiten. Wenn sie ihre Arbeit verloren, krank oder alt wurden, waren sie auf ihre Familien oder auf sich selbst angewiesen. Reichskanzler Otto Fürst von Bismarck (1815–1898) erkannte, dass die sozialen Probleme der Arbeiter auf Dauer nur durch staatliche Regelungen gelöst werden können. Daher forderte er am 17.11.1881 mit der „Kaiserlichen Botschaft" den deutschen Reichstag auf, Gesetze zum Schutz der Arbeiter gegen Krankheit, Unfall, Invalidität und zur Versorgung im Alter zu beschließen. Dieser Tag gilt als die Geburtsstunde der deutschen Sozialversicherung.

Wesentliche Schritte auf dem Weg zu unserem heutigen sozialen Sicherungssystem waren die Einführung der staatlichen Krankenversicherung (1883), Unfallversicherung (1884), Altersversicherung (1889) und Arbeitslosenversicherung (1927).

Das Pflegeversicherungsgesetz ist das jüngste Gesetz im Rahmen der gesetzlichen Sozialversicherungen (▶ Abb. 45.4). Die Einführung der sozialen Pflegeversicherung zum 1.1.1995 ist eine Antwort auf die Probleme unserer Zeit und hat zum Ziel, das finanzielle Risiko einer Pflegebedürftigkeit abzusichern und den Betroffenen und ihren Angehörigen notwendige Hilfe zu ermöglichen. Mit der **gesetzlichen Pflegeversicherung**, Elftes Sozialgesetzbuch (SGB XI), hat die Sozialversicherung der Bundesrepublik Deutschland einen weiteren Bereich zur Absicherung von Lebensrisiken übernommen.

Aktuell wird das Sozialrecht in Deutschland in folgenden Gesetzen geregelt:

45.2 Gesetzliche Grundlagen der Altenhilfe

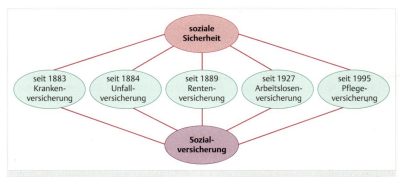

Abb. 45.4 Sozialversicherungen. Zweige der staatlich geregelten Sozialversicherungen.

- SGB I: Allgemeiner Teil
- SGB II: Grundsicherung für Arbeitsuchende
- SGB III: Arbeitsförderung
- SGB IV: Gemeinsame Vorschriften
- SGB V: Krankenversicherung
- SGB VI: Rentenversicherung
- SGB VII: Unfallversicherung
- SGB VIII: Kinder- und Jugendhilfe
- SGB IX: Rehabilitation und Teilhabe behinderter Menschen
- SGB X: Sozialverwaltungsverfahren und Sozialdatenschutz
- SGB: XI: Pflegeversicherung
- SGB XII: Sozialhilfe

Sozialgesetzbuch SGB I

Das SGB I – Allgemeiner Teil – stellt grundsätzliche Regelungen zur sozialen Sicherheit auf. Das SGB I benennt die Sozialleistungsträger und klärt deren Zuständigkeit. Diese Regelungen sind für alle weiteren Bücher des Sozialgesetzbuchs bindend. In § 1 und § 4 SGB I werden u. a. folgende Aufgaben des Sozialrechts aufgeführt:

- Sicherung eines menschenwürdigen Daseins durch Verwirklichung sozialer Gerechtigkeit
- Abwendung oder Ausgleich für besondere Belastungen des Lebens, auch durch Hilfe zur Selbsthilfe
- Recht auf den Zugang zu den Sozialversicherungen für alle Bürger

Sozialgesetzbuch SGB XII Sozialhilfe

Das SGB XII erhält die Vorschriften für die Sozialhilfe in Deutschland. Im Sozialgesetzbuch (§ 71 SGB XII) – Sozialhilfe – ist der Anspruch auf Altenhilfe festgeschrieben. Danach soll Altenhilfe dazu beitragen, „Schwierigkeiten, die durch das Alter entstehen, zu verhüten, zu überwinden oder zu mildern und alten Menschen die Möglichkeit zu erhalten, am Leben in der Gemeinschaft teilzunehmen." Sozialhilfe/Altenhilfe nach SGB XII tritt dann ein, wenn eine Person als finanziell bedürftig eingestuft wird. Trotz der Finanzierung der Pflegekosten durch die Pflegekassen ist ein Teil pflegebedürftiger Personen auf Sozialhilfe angewiesen.

Leistungen

Die Sozialhilfe umfasst nach dem Sozialgesetzbuch (SGB) Zwölftes Buch (XII) vom 21.07.2014 Folgendes:

1. Hilfe zum Lebensunterhalt (Sicherung des soziokulturellen Existenzminimums) (§ § 27–40)
2. Grundsicherung im Alter (ab 65 Jahren) und bei Erwerbsminderung (zwischen 18 und 65 Jahren) (§ § 41–46)
3. Hilfen zur Gesundheit (u. a. vorbeugende Gesundheitshilfe) (§ § 47–52)
4. Eingliederungshilfe für behinderte Menschen (§ § 53–60)
5. Hilfe zur Pflege (§ § 61–66)
6. Hilfe zur Überwindung besonderer sozialer Schwierigkeiten (§ § 67–69)
7. Hilfe in anderen Lebenslagen (Blindenhilfe, Unterstützung bei Bestattungskosten usw.) (§ § 70–74)

Form

Sozialhilfe wird in Form von Geld-, Sach- und Dienstleistungen (Beratung und Unterstützung) gewährt. Geld- und Sachleistungen erfolgen auf der Grundlage einer Bedürftigkeitsprüfung, abhängig von Einkommen und Vermögen des älteren Menschen. Zuständig sind die Sozialabteilungen auf Orts- bzw. Kreisebene.

Für die Altenpflege relevant sind besonders das Kapitel 4 (§ § 41ff. SGB XII) über die „Leistungen zum Lebensunterhalt" und im 5. und den folgenden Kapiteln die „Leistungen in besonderen Lebenslagen".

Sozialgesetzbuch SGB V Krankenversicherung

Die gesetzliche Krankenversicherung hat die Aufgabe, die Gesundheit der Versicherten zu erhalten, wiederherzustellen oder ihren Gesundheitszustand zu verbessern. Die Versicherten sind für ihre Gesundheit mitverantwortlich, sie sollen durch eine gesundheitsbewusste Lebensführung den Eintritt von Krankheit vermeiden (§ 1 SGB V). Für den Personenkreis der Krankenversicherten übernimmt die Krankenversicherung unterschiedliche Leistungen. Die Leistungen müssen ausreichend, zweckmäßig und wirtschaftlich sein, sie dürfen das Maß des Notwendigen nicht überschreiten. Leistungen, die nicht notwendig oder unwirtschaftlich sind, können Versicherte nicht beanspruchen, dürfen die Leistungserbringer nicht erbringen und die Krankenkassen nicht bewilligen (§ 12 SGB V).

Folgende Leistungsarten stehen den krankenversicherten Personen nach SGB V (§ 20–60) zu:

1. **Leistungen zur Verhütung von Krankheit**: Prävention, Selbsthilfe, betriebliche Gesundheitsförderung (z. B. Impfungen), medizinische Vorsorgeleistungen (Vorsorgeuntersuchungen) usw. (§ 20–24)
2. **Leistungen zur Früherkennung von Krankheiten**: Gesundheitsuntersuchungen (Früherkennung von Krebserkrankungen, Herz-Kreislauf-Erkrankungen) (§ 25–26)
3. **Leistungen bei Krankheit**: Krankenbehandlung (ärztliche Behandlung, Psychotherapie, zahnärztliche Behandlung, Krankenhausbehandlung usw.), Arznei- und Verbandmittel, Hilfsmittel (Hörhilfen, orthopädische Hilfsmittel usw.), häusliche Krankenpflege, spezialisierte ambulante Palliativversorgung, stationäre und ambulante Hospizleistungen, Haushaltshilfe, Leistungen medizinische Rehabilitation (§ 27–43)
4. **Krankengeld**: Versicherte haben Anspruch auf Krankengeld, wenn die Krankheit sie arbeitsunfähig macht oder sie auf Kosten der Krankenkasse stationär in einem Krankenhaus behandelt werden (§ 44 ff)
5. **Fahrtkosten**: Rettungsfahrten in ein Krankenhaus (§ 60)

Nach § 65 SGB V kann die Krankenkasse bestimmen, unter welchen Voraussetzungen Versicherte, die regelmäßig Leistungen zur Früherkennung von Krankheiten in Anspruch nehmen, Anspruch auf einen Bonus haben.

45.2.4 Sozialgesetzbuch SGB XI Pflegeversicherung

Grundlagen

Die Gesellschaften der Industrienationen werden immer älter. Je älter die Bevölkerung wird, desto höher das Risiko, pflegebedürftig zu werden. Durch die demografische Entwicklung haben sich aber auch die Familienstrukturen verändert. Die Anzahl der Kinder pro Familie ist in den letzten Jahrzehnten gesunken. Die Kinder sind oft berufstätig, so dass die Versorgung pflegebedürftiger Eltern und Großeltern nicht mehr familiär gewährleistet werden kann. Im Jahr 2015 waren insgesamt 2 860 293 Menschen in Deutschland pflegebedürftig (▶ Abb. 45.5). Zur Entlastung Pflegebedürftiger und deren Familien ist am 01.01.1995 das Gesetz zur sozialen Absicherung des Pflegerisikos (Pflegeversicherungsgesetz, PflegeVG) in Kraft getreten. Damit wurde die letzte große Lücke in der sozialen Versorgung geschlossen. Ab 01.04.1995 gab es die ersten Leistungen im ambulanten, ab 01.07.1996 für den stationären Bereich. Das Pflegeversicherungsgesetz beschreibt die Pflegeversicherung als neuen Zweig der Sozialversicherung. Das Risiko der Pflegebedürftigkeit wird ebenso wie die Risiken Krankheit, Unfall, Alter und Arbeitslosigkeit im Rahmen des sozialen Versicherungssystems abgesichert. Die Pflegeversicherung wird grundsätzlich paritätisch von Arbeitgebern und Arbeitnehmern finanziert. Dabei deckt die Pflegeversicherung nicht alle Kosten der Pflege ab. Sie ist als „Teilleistungs-Versicherung" konzipiert.

Die soziale Pflegeversicherung mit ihren Schutzfunktionen kommt allen zugute, die in der gesetzlichen Krankenversicherung versichert sind. Für Privatversicherte besteht die Verpflichtung zum Abschluss einer privaten Pflegeversicherung. Träger der sozialen Pflegeversicherung sind die Pflegekassen. Ihre Aufgaben werden von den gesetzlichen Krankenkassen wahrgenommen. Der Beitragssatz für die Pflegeversicherung liegt seit 01.01.2013 bei 2,05 Prozent des Bruttoeinkommens. Zum 01.01.2015 ist der Beitragssatz um 0,3 Prozentpunkte angehoben worden. Seit 01.01.2017 liegt der Beitragssatz bei 2,55 Prozent. Kinderlose Versicherte ab dem 23. Lebensjahr zahlen einen höheren Beitrag von 2,80 Prozent. Mit der Erhöhung sollen die Leistungen der Pflegeversicherung verbessert werden.

Seit der Einführung der gesetzlichen Pflegeversicherung 1995 wurde der Versicherungsschutz durch folgende Gesetze stetig optimiert:

- **2008**: Pflegeweiterentwicklungsgesetz (PflWG): Einrichtung von Pflegestützpunkten zur Verbesserung der Vernetzung der Pflege und der Beratung Pflegebedürftiger und deren Angehöriger.
- **2013**: Pflege-Neuausrichtungsgesetz: Leistungsverbesserungen für Menschen mit Demenz. Einführung von Betreuungsleistungen für Menschen mit eingeschränkter Alltagskompetenz (z. B. Demenz)
- **2015**: Gesetz zur besseren Vereinbarkeit von Familie, Pflege und Beruf: Einführung eines Rechtsanspruchs auf Familienpflegezeit. „Pflegeunterstützungsgeld" ersetzt den Einkommensverlust der Angehörigen für kurzfristige Organisation einer akut aufgetretenen Pflegesituation.
- **2015**: Pflegestärkungsgesetz I (PSG I): Anhebung der Leistungsbeiträge um 4 Prozent, Ausbau der Betreuungskräfte in Pflegeeinrichtungen.
- **2017**: Pflegestärkungsgesetz II (PSGII): Einführung eines neuen Pflegebedürftigkeitsbegriffs, Einstufung in Pflegegrade.

Antrag auf Pflegeleistungen

Möchte ein Pflegebedürftiger Leistungen aus der Pflegeversicherung und ist abzusehen, dass seine Pflegebedürftigkeit länger als 6 Monate dauern wird, so müssen er oder sein gesetzlicher Vertreter einen Antrag bei seiner Pflegekasse (Krankenkasse) stellen. Die Pflegekasse beauftragt den Medizinischen Dienst der Krankenversicherung (MDK), bei dem Antragsteller ein Gutachten zur Pflegebedürftigkeit zu erstellen. Die Mitarbeiter des MDK prüfen im Auftrag der Pflegekassen, ob die Voraussetzungen der Pflegebedürftigkeit erfüllt sind. Gesetzliche Grundlage für die Feststellung der Pflegebedürftigkeit bildet seit 1995 der § 14 SGB XI (Pflegebedürftigkeit). Am 01.01.2017 wurde durch das PSGII der Pflegebedürftigkeitsbegriff neu definiert. Die Begutachtung erfolgt als körperliche Untersuchung in der Wohnumgebung des Versicherten. In Ausnahmefällen kann die Begutachtung jedoch auch nach Aktenlage erfolgen. Die Begutachtung erfolgt innerhalb von zwei Wochen, wenn ein Angehöriger, der jemanden in häuslicher Umgebung pflegt, eine sogenannte Pflegezeit beantragt hat. Sollte der Pflegebedürftige zum Zeitpunkt der Antragstellung in einem Krankenhaus, eine Reha-Einrichtung oder einem Hospiz sein, so muss die Weiterversorgung durch eine andere Einrichtung abgesichert werden. In diesem Fall muss die Begutachtung innerhalb einer Woche erfolgen. Auf der Grundlage der Empfehlung des MDK entscheidet die Pflegekasse spätestens 5 Wochen nach Eingang der vollständigen Unterlagen über Leistungsanspruch und Leistungsgewährung.

Pflegebedürftigkeit: alter Pflegebedürftigkeitsbegriff

> **Definition**
>
> **Alter Pflegebedürftigkeitsbegriff:**
> Eine **Pflegebedürftigkeit** im Sinne der Pflegeversicherung (§ 14) liegt bei solchen Personen vor, „die wegen einer körperlichen, geistigen oder seelischen Krankheit oder Behinderung für die gewöhnlichen und regelmäßig wiederkehrenden Verrichtungen im Ablauf des täglichen Lebens auf Dauer, voraussichtlich für mindestens 6 Monate, in erheblichem oder höherem Maße der Hilfe bedürfen".

Pflegebedürftige nach Versorgungsart und Geschlecht 2015		
Pflege	Pflegebedürftige	
	insgesamt	darunter weiblich
	Anzahl	%
insgesamt	2 860 293	64,0
Pflegebedürftige zu Hause versorgt	2 076 877	61,1
davon		
allein durch Angehörige²	1 384 604	58,3
zusammen mit/durch ambulante(n) Pflegedienste(n)	692 273	66,7
Pflegebedürftige vollstationär in Heimen	783 416	71,8

Abb. 45.5 Zahlen und Fakten zur Pflegeversicherung Pflegebedürftige nach Versorgungsart und Geschlecht. (nach Statistisches Bundesamt 2016)

Zu den gewöhnlichen und regelmäßig wiederkehrenden Verrichtungen des täglichen Lebens gehörten laut Gesetz folgende vier Aktivitäten:
- Körperpflege
- Ernährung
- Mobilität
- hauswirtschaftliche Versorgung

Stufen der Pflegebedürftigkeit nach altem Pflegebedürftigkeitsbegriff

Die Höhe der Pflegestufe (§ 15) war bis 2017 von der Zeit abhängig, die ein Familienangehöriger oder eine nicht ausgebildete Pflegeperson zur Pflege im häuslichen Bereich, einschließlich der hauswirtschaftlichen Leistungen, benötigt hat. Entsprechend dem zeitlichen Umfang des Pflegebedarfs wurden die Pflegebedürftigen einer Pflegestufe zugeordnet. Je nach Pflegestufe unterschied sich auch die Höhe der Leistung. Es wurde zwischen folgenden Pflegestufen unterschieden:
- Pflegestufe 0 – Personen mit eingeschränkter Alltagskompetenz
- Pflegestufe 1 – erhebliche Pflegebedürftigkeit
- Pflegestufe 2 – Schwerpflegebedürftigkeit
- Pflegestufe 3 – Schwerstpflegebedürftigkeit

Entlastung pflegender Angehöriger

Hunderttausende Angehörige in Deutschland kümmern sich um die Pflege alter oder kranker Familienmitglieder. Bei vielen ist das ein täglicher Spagat zwischen Familie und Beruf. Seit 2015 bekommen Arbeitnehmer mehr Unterstützung, wenn ein Familienmitglied krank und pflegebedürftig wird. Hat der Großvater z. B. einen Apoplex und ist entsprechend pflegebedürftig, können pflegende Angehörige 10 Tage im Beruf aussetzen und erhalten in dieser Zeit bis zu 90 % ihres Nettoeinkommens (Lohnersatzleistung). Weiterhin besteht für pflegende Angehörige ein Rechtsanspruch auf bis zu 6 Monate Freistellung von der Arbeit. Um Belastungen in dieser Zeit aufzufangen, kann eine Darlehensreglung in Anspruch genommen werden (Kuratorium Deutsche Altershilfe 2014).

Heimpflegebedürftigkeit

Der MDK überprüft die Voraussetzungen für die Heimpflegebedürftigkeit unter Berücksichtigung des Prinzips „ambulant vor stationär". Dieses ist in § 43 Abs. 1 SGB XI verankert. Demnach sollen zuerst die Möglichkeiten der ambulanten Versorgung ausgeschöpft werden, bevor ein Pflegebedürftiger vollstationär in ein Altenpflegeheim aufgenommen wird. Zum einen soll damit dem Pflegebedürftigen die Möglichkeit geboten werden, zu Hause wohnen zu bleiben, zum anderen wird eine Reduzierung der Kosten für den Kostenträger (Pflegekasse) angestrebt. Der MDK muss in seinem Gutachten weiterhin feststellen, ob die Pflegebedürftigkeit durch rehabilitative Maßnahmen gemindert werden kann. Im Pflegeversicherungsgesetz gilt der Grundsatz: „Rehabilitation vor Pflege" (§ 5), d. h., es sollen alle Möglichkeiten ausgenutzt werden, die helfen, dass alte Menschen so selbstständig wie möglich leben können und eine Pflegebedürftigkeit so weit wie möglich hinausgeschoben wird oder erst gar nicht eintritt.

Kritik am „alten" Pflegebedürftigkeitsbegriff und am Einstufungsverfahren

Aus der Sicht der Pflegewissenschaft waren der „alte" Pflegebedürftigkeitsbegriff und das Verfahren zur Feststellung der Pflegebedürftigkeit schon lange überarbeitungsbedürftig. Wingenfeld (2000) kritisierte die ursprüngliche Vorgehensweise, da aus seiner Sicht nicht die tatsächliche, individuelle Pflegebedürftigkeit (Merkmale des pflegebedürftigen Individuums), sondern der anfallende, professionelle Pflegebedarf (zeitlicher Aufwand pflegerischer Interventionen) erhoben wurde. Der „alte" Pflegebedürftigkeitsbegriff war, so Kern der Kritik, zu eng gefasst, zu verrichtungsbezogen und zu stark an Defiziten des Betroffenen und an Zeitwerten orientiert.

Am 10. Oktober 2006 hat das Bundesministerium für Gesundheit einen Beirat zur Überarbeitung des „alten" Pflegebedürftigkeitsbegriffs einberufen. Neben der Neudefinition des Begriffs Pflegebedürftigkeit, sollte auch das Begutachtungsverfahren zur Feststellung der Pflegebedürftigkeit überarbeitet werden. Der Beirat entwickelte ein neues Begutachtungsinstrument (NBA). Das Instrument trennt sich von den bisherigen engmaschigen Zeitwerten für die Ermittlung der Pflegebedürftigkeit und zielt auf eine umfassende Erhebung des Pflegebedarfs bzw. der Selbständigkeit der Pflegeperson ab. Die Arbeit des Beirats leitet einen Paradigmenwandel ein: weg von einer engen, defizit- und zeitfaktororientierten Sichtweise, hin zu einer Orientierung an der selbstbestimmten Teilhabe (Partizipation) des Pflegebedürftigen.

Neuer Pflegebedürftigkeitsbegriff

Definition

Neuer Pflegebedürftigkeitsbegriff:
Pflegebedürftig im Sinne des PSGII (§ 14) „sind Personen, die gesundheitlich bedingten Beeinträchtigungen der Selbstständigkeit oder der Fähigkeiten aufweisen und deshalb der Hilfe durch andere bedürfen. Es muss sich um Personen handeln, die körperliche, kognitive oder psychische Beeinträchtigungen oder gesundheitlich bedingte Belastungen oder Anforderungen nicht selbständig kompensieren oder bewältigen können. Die Pflegebedürftigkeit muss auf Dauer, voraussichtlich für mindestens sechs Monate, und mit mindestens der in § 15 festgelegten Schwere bestehen".

Maßgeblich für das Vorliegen der genannten Beeinträchtigungen der Selbständigkeit sind seit 01.01.2017 folgende pflegefachlich begründeten Kriterien/Module, die zu einem selbstbestimmten Leben gehören (▶ Abb. 45.6):
- Mobilität
- Kognitive und kommunikative Fähigkeiten
- Verhaltensweisen und psychische Problemlagen
- Selbstversorgung
- Bewältigung von und selbstständiger Umgang mit krankheits- und therapiebedingten Anforderungen und Belastungen
- Gestaltung des Alltagslebens und sozialer Kontakte

Pflegegrade ersetzen Pflegestufen

Seit 01.01.2017 gibt es neben einem neuen Pflegebedürftigkeitsbegriff auch ein völlig neues Begutachtungsinstrument, welches nicht mehr die Art der Pflegebedürftigkeit, sondern den Grad der Selbständigkeit einschätzt und in den Fokus setzt. Statt **drei Pflegestufen** gibt es nun **fünf Pflegegrade**. Die Höhe der Leistungen aus der Pflegeversicherung hängt also nun vom Grad der Selbständigkeit einer Person ab. Mithilfe der sechs Module begutachtet der MDK-Mitarbeiter im Auftrag der Pflegekasse, wie selbständig sich der betroffene Mensch versorgen kann. Die einzelnen Module fließen mit unterschiedlicher Gewichtung (▶ Abb. 45.7) in die Begutachtung ein. Jedes Modul hat dabei mehrere Kriterien, denen eine Anzahl von Punkten zugeordnet wird. Die Punkte der Module werden

Mobilität	Kognitive und kommunikative Fähigkeiten	Verhaltensweisen und psychische Problemlagen	Selbstversorgung	Bewältigung und selbständiger Umgang mit krankheits- und therapiebedingten Anforderungen und Belastungen	Gestaltung des Alltagslebens und sozialer Kontakte
• Positionswechsel im Bett • Halten einer stabilen Sitzposition • Umsetzen • Fortbewegen innerhalb des Wohnbereichs • Treppensteigen	• Erkennen von Personen • Örtliche Orientierung • Zeitliche Orientierung • Erinnern an wesentliche Ereignisse oder Beobachtungen • Steuern von Alltagshandlungen • Treffen von Entscheidungen im Alltagsleben • etc.	• Motorische Verhaltensauffälligkeiten • Nächtliche Unruhe • Autoaggressives Verhalten • Abwehr pflegerischer Handlungen • Wahnvorstellungen • Ängste • Antriebslosigkeit • etc.	• Selbständiges Waschen unterschiedlicher Körperpartien • Duschen und Baden • An- und Auskleiden • Zubereitung der Nahrung • Benutzung der Toilette • Bewältigung der Folgen einer Inkontinenz • Umgang mit Dauerkatheter und Urostoma • etc.	• Umgang mit Medikation, Injektionen, intravenösen Zugängen • Wundversorgung • Arztbesuche • Besuche therapeutischer Einrichtungen • etc.	• Gestaltung des Tagesablaufs • Ruhen und Schlafen • Sichbeschäftigen • Planungen vornehmen • Interaktion mit Personen • Kontaktpflege mit Personen • etc.

Abb. 45.6 **Pflegeversicherung** Pflegefachliche Kriterien/Module zur Einschätzung der Beeinträchtigung der Selbstständigkeit. (nach PSGII, 2017)

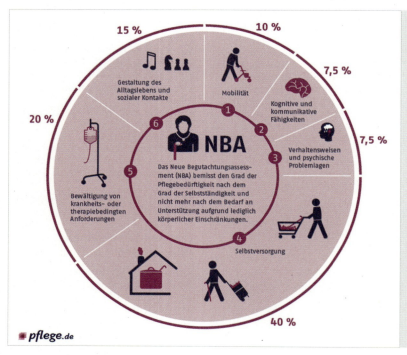

Abb. 45.7 **Pflegefachliche Kriterien** Gewichtung der pflegefachlichen Kriterien/Module zur Einschätzung der Beeinträchtigung der Selbstständigkeit. (Grafik: pflege.de)

zusammengezählt. Die Summe der gewichteten Punkte ergibt den Pflegegrad. Hier ein Überblick über die Pflegegrade:
- Pflegegrad 1: geringe Beeinträchtigung der Selbständigkeit oder der Fähigkeiten (12,5–26,9 Punkte)
- Pflegegrad 2: erhebliche Beeinträchtigung der Selbständigkeit oder der Fähigkeiten (27–47,4 Punkte)
- Pflegegrad 3: schwere Beeinträchtigung der Selbständigkeit oder der Fähigkeiten (47,5–69,9 Punkte)
- Pflegegrad 4: schwerste Beeinträchtigung der Selbständigkeit oder der Fähigkeiten (70–89,9 Punkte)
- Pflegegrad 5: schwerste Beeinträchtigung der Selbständigkeit oder der Fähigkeiten mit besonderen Anforderungen an die pflegerische Versorgung (90–100 Punkte)

Für Menschen, deren Pflegebedürftigkeit bis Ende 2016 festgestellt wurde, gelten unbürokratische Übergangsregeln. So wird bei Pflegebedürftigen mit ausschließlich körperlichen Einschränkungen aus Pflegestufe I automatisch Pflegegrad 2 oder 3 (▶ Abb. 45.8). Bei Menschen mit erheblich eingeschränkter Alltagskompetenz (z. B. Menschen mit Demenz), wird bei der Überführung in die Pflegegrade „plus 2" gerechnet. In dieser Gruppe werden Menschen der Pflegestufe III automatisch in Pflegegrad 5 überführt. Die Einführung des neuen Pflegebedürftigkeitsbegriffs und des neuen Begutach-

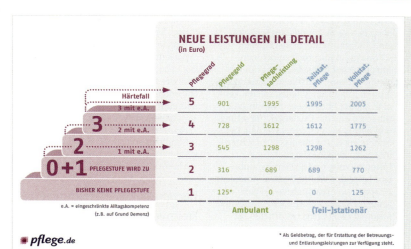

Abb. 45.8 **Pflegegrade** Neue Leistungen der sozialen Pflegeversicherung nach PSG II, 2017 (Grafik: pflege.de).

tungsverfahrens ist die umfassendste Modernisierung im Pflegeversicherungsrecht seit der Einführung der gesetzlichen Pflegeversicherung (BMG, 2016).

Leistungen der Pflegeversicherung

Für Pflegebedürftige in vollstationären und teilstationären Einrichtungen (vollstationäre Pflege [§ 43] und vollstationäre Einrichtungen der Behindertenhilfe [§ 43a]) übernimmt die Pflegekasse Kosten für körperbezogene Pflegemaßnahmen, Behandlungspflege, Hilfen bei der Haushaltsführung und pflegerische Betreuungsmaßnahmen.

Der Umfang der Leistungen richtet sich nach der Beeinträchtigung der Selbständigkeit (Pflegegrad) und der Art der erforderlichen Pflege. Durch die Pflegeversicherung wird nur ein Zuschuss (Teilkaskoversicherung) zum Pflegeaufwand in Form von Pflegegeld und/oder Pflegesachleistung gewährt (▶ Abb. 45.8). Pflegekosten, die den Umfang der festgesetzten Versicherungsleistungen übersteigen, müssen durch eigenes Einkommen oder Vermögen des Versicherten (Eigenleistungen) gedeckt werden.

Sind keine ausreichenden eigenen Mittel vorhanden, kann ein Anspruch auf **Hilfe zur Pflege** nach dem SGB XII (Sozialhilfe) geltend gemacht werden. Wenn bestimmte Einkommens- und Vermögensgrenzen überschritten werden, können unterhaltspflichtige Personen (Eltern, Kinder, Ehegatten) am Unterhalt bzw. an der gewährten Sozialhilfeleistung beteiligt werden.

Nach Begutachtung durch den MDK erfolgt eine Zuordnung der Pflegebedürftigen zu einem der Pflegegrade. In Abhängigkeit von der Höhe der Beeinträchtigung der Selbständigkeit, erhält der Pflegebedürftige Leistungen der gesetzlichen Pflegeversicherung. Menschen, deren Selbständigkeit nur leicht beeinträchtigt ist, erhielten bisher keine Leistungen aus der Pflegeversicherung. Mit der Einstufung in Pflegegrad 1 haben auch diese Versicherten einen Anspruch auf besondere Unterstützung. Dazu gehören folgende Leistungen:

- **Pflegegrad 1:** Pflegeberatung (Beratung durch Krankenkassen); Beratungsbesuche (Beratung durch einen ambulanten Pflegedienst einmal pro Halbjahr); Wohngruppenzuschlag für ambulant betreute Wohngruppen zur Stärkung dieser Versorgungsform (214 Euro/Monat); Versorgung mit Pflegehilfsmitteln (40 Euro/Monat); Zuschuss für Maßnahmen zur Verbesserung des Wohnumfelds (bis zu 4.000 Euro je Maßnahme); Pflegekurse für Pflegepersonen; Entlastungsbetrag (125 Euro/Monat für zweckgebundenen Einsatz in der Tages-, Nacht- oder Kurzpflege); Zuschuss für stationäre Pflege (125 Euro/Monat); Betreuung und Aktivierung in stationären Einrichtungen.
- **Pflegegrade 2–5:** Körperbezogene Pflegemaßnahmen (Waschen, Duschen, Baden, Mund- und Zahnpflege, Kämmen, Rasieren, mundgerechtes Zubereiten der Nahrung, Unterstützung bei der Darreichung der Nahrung, An-und Auskleiden, Gehen, Stehen, Treppensteigen, Verlassen und Wiederaufsuchen der Wohnumgebung); pflegerische Betreuungsmaßnahmen (Entwicklung einer Tagesstruktur, Unterstützungsleistungen bei der Einhaltung des Tag-/Nacht-Rhythmus, Unterstützung bei der räumlichen und zeitlichen Orientierung, Unterstützung bei Hobbys und Spielen, Spaziergänge, Unterstützung beim Besuch von Verwandten und Bekannten, Gesprächsangebote, Gruppenangebote zur Vermeidung sozialer Isolation); Hilfen bei der Haushaltsführung (Einkaufen der Gegenstände des täglichen Bedarfs, Kochen, Reinigen und Aufräumen der Wohnung, Spülen, Wachen und Wechseln der Wäsche und Kleidung, Beheizen, Unterstützung bei der Nutzung von Dienstleistungen, z. B. Handwerker).

- **Pflegegeld für selbst beschaffte Pflegehilfen (§ 37):** Pflegebedürftige können Pflegegeld beantragen, wenn sie die pflegerische Versorgung durch Angehörige, Freunde oder Nachbarn selbst sicherstellen. Wichtig ist in diesem Fall der regelmäßige Beratungsbesuch von einem Pflegedienst. Dieser Beratungsbesuch unterstützt die Angehörigen und sichert die Qualität der häuslichen Pflege. Für die Pflegegrade 2 und 3 findet der Beratungsbesuch halbjährlich statt, in Pflegegrad 4 und 5 ist vierteljährlich ein Beratungsbesuch notwendig.
- **Pflegesachleistungen (§ 36):** Alternativ zum Pflegegeld übernimmt die Pflegekasse die Kosten für die körperbezogenen Pflegemaßnahme, die hauswirtschaftliche Versorgung und die pflegerische Betreuungsmaßnahmen durch professionelle Pflegekräfte bei häuslicher Pflege (Pflegesachleistung). Die Pflegekräfte sind bei einer Pflegeeinrichtung tätig, die mit der Pflegekasse einen Versorgungsvertrag abgeschlossen hat.
- **Kombination von Geldleistung und Sachleistung (Kombinationsleistung) (§ 38):** Das Pflegegeld und die Pflegesachleistungen können miteinander kombiniert werden. Solange für Tagespflege weniger als 50 % des Sachleistungsbetrags in Anspruch genommen werden, bleibt der Anspruch auf das Pflegegeld bzw. die Sachleistung in vollem Umfang erhalten.
- **Häusliche Pflege bei Verhinderung der Pflegeperson (§ 39):** Ist die ehrenamtliche Pflegeperson durch Urlaub oder Krankheit verhindert, kann für bis zu sechs Wochen je Kalenderjahr und bis zu einem Betrag von 1.612 Euro eine Pflegevertretung in Anspruch genommen werden. Voraussetzung für die Verhinderungs- oder Ersatzpflege ist, dass die verhinderte Pflegeperson den Pflegebedürftigen vor der ersten Verhinderung schon mindestens 6 Monate lang in seiner häuslichen Umgebung gepflegt hat.

- **Pflegehilfsmittel und wohnumfeldverbessernde Maßnahmen (§ 40):** Durch Wohnungsanpassungen, z. B. Türverbreiterungen oder Austausch der Badewanne gegen flache Duschen, wird die Selbstständigkeit oder die Pflege ermöglicht und erleichtert. Der Antrag auf einen Zuschuss zur Wohnumfeldverbesserung muss gestellt werden, bevor die Umbaumaßnahmen beginnen. Für Maßnahmen zur Verbesserung des Wohnumfeldes übernimmt die Pflegeversicherung Aufwendungen in Höhe von 4.000 Euro je Maßnahme. Dieser Betrag kann bis insgesamt 16.000 Euro erhöht werden, wenn mindestens vier Pflegebedürftige zusammen in einer Wohnung wohnen.
- **Tagespflege und Nachtpflege (§ 41):** Kann häusliche Pflege nicht ausreichend sichergestellt werden, haben Pflegebedürftige der Pflegegrade 2 bis 5 Anspruch auf teilstationäre Versorgung in den Einrichtungen der Tages- und Nachtpflege. Für die Tages- und Nachtpflege können Pflegegeld und Pflegesachleistung kombiniert verwendet werden.
- **Verhinderungspflege (Ersatzpflege), Kurzzeitpflege (§ 42):** Wenn die Hauptpflegepersonen zur Kur müssen oder selber krank werden, können sie Leistungen für eine Verhinderungspflege erhalten. In dieser Zeit kann die pflegebedürftige Person der Pflegegrade 2 bis 5 auch für eine Kurzzeitpflege stationär aufgenommen werden. Kurzzeitpflege kann bis zu acht Wochen und bis zu einem Wert von 1.612 Euro im Kalenderjahr beansprucht werden.
- **Leistungen zur sozialen Sicherung der Pflegepersonen (§ 44):** Pflegende Angehörige sind gesetzlich unfallversichert. Dies bedeutet, dass sie gegen die Folgen von Arbeitsunfällen und Berufskrankheiten wie normale Arbeitnehmer abgesichert sind.
- **Anspruch auf Pflegezeit für Angehörige (§ 44a):** Wird ein Familienmitglied plötzlich pflegebedürftig, muss schnell Hilfe organisiert werden. Beschäftigte Hauptpflegepersonen haben das Recht, der Arbeit bis zu 10 Arbeitstage fernzubleiben. In chronischen Fällen ist ein Freistellungsanspruch bis zu 6 Monate vorgesehen, gleichzeitig soll in dieser Zeit Kündigungsschutz bestehen.
- **Pflegekurse für Angehörige und ehrenamtliche Pflegepersonen (§ 45):** In Pflegekursen werden Informationen gegeben und pflegerische Techniken vermittelt, um Angehörigen die Pflege und Betreuung zu Hause zu erleichtern, aber auch um das soziale Engagement der ehrenamtlich Tätigen zu fördern und zu stärken. Durch die Kurse sollen pflegebedingte körperliche und seelische Belastungen gemindert werden. Hilfreich ist dabei auch der Austausch mit Menschen, die sich in einer ähnlichen Situation befinden. Wer keinen Pflegekurs besuchen kann, hat die Möglichkeit, eine Pflegeschulung in den eigenen 4 Wänden in Anspruch zu nehmen.
- **Anspruch auf Pflegeberatung:** Durch die Einrichtung von Pflegestützpunkten/Pflegeberatungsstellen soll die Vernetzung der Pflegedienste besser funktionieren und die Qualität der Beratung und Betreuung gesteigert werden. Es besteht ein Rechtsanspruch auf kostenfreie individuelle Pflegeberatung.
- **Unterstützung und Förderung ambulant betreuter Wohngruppen:** Ambulant betreute Wohngruppen sind Wohngemeinschaften mit mindestens drei und maximal zwölf pflegebedürftigen Personen. Diese Gruppen organisieren die Versorgung gemeinschaftlich und mindestens drei Bewohner sind einem der fünf Pflegegrade zugeordnet. Jede anspruchsberechtigte Person dieser Wohngemeinschaft erhält 214 Euro im Monat zur Finanzierung besonderer Aufwendungen in dieser Wohngemeinschaft. Die Gründung einer neuen Wohngemeinschaft durch Pflegebedürftige wird mit 2.500 Euro je Pflegebedürftiger (maximal 10.000 Euro je Wohngruppe) bezuschusst. Dieser Zuschuss ist zweckgebunden für wohnumfeldverbessernde Maßnahmen einzusetzen.

45.2.5 Heimrecht, Heimgesetze

Das deutsche **Heimgesetz** – HeimG – besteht seit dem 01.01.1975 und wurde seitdem mehrere Male geändert, eine neue Fassung erschien am 01.01.2002, die letzte Änderung ist vom 30.9.2009.

Das seit 1975 bestehende **Bundes-Heimgesetz** ist im Rahmen der Föderalismusreform des Grundgesetzes (2006) in die Zuständigkeit der einzelnen Bundesländer übergegangen. Nach dem Übergang der Gesetzeskompetenz auf die Bundesländer galt das Bundes-Heimgesetz übergangsweise fort. Als letztes Land hat Thüringen im Juni 2014 ein Landesheimgesetz verabschiedet, sodass das Bundes-Heimgesetz nunmehr bundesweit durch Landesgesetze (LHeimG) ersetzt worden ist.

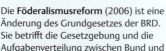

Definition

Die **Föderalismusreform** (2006) ist eine Änderung des Grundgesetzes der BRD. Sie betrifft die Gesetzgebung und die Aufgabenverteilung zwischen Bund und Ländern.

Ziel des Heimgesetzes

Die Heimgesetze der Bundesländer dienen dem Schutz von pflegebedürftigen älteren und volljährigen behinderten Menschen in Einrichtungen der stationären Pflege. Sie sollen die Interessen der Heimbewohner schützen und ihre Selbstständigkeit und Selbstverantwortung wahren. Die Landesregelungen legen also bestimmte Mindeststandards für Heime fest. Folgende Rechtsverordnungen regeln Details zum Heimrecht:
- Heimpersonalverordnung (HeimPersVO)
- Heimmindestbauverordnung (HeimMindBauVO)
- Heimmitwirkungsverordnung (HeimMitwirkVO)

Kernpunkte des Heimgesetzes

Heimverträge

Zwischen dem Träger und dem künftigen Heimbewohner wird ein Heimvertrag abgeschlossen. Der Inhalt des Heimvertrags wird dem Bewohner unter Beifügung einer Ausfertigung des Vertrags schriftlich bestätigt. Im Heimvertrag sind Rechte und Pflichten des Trägers und des Bewohners verankert. Weiterhin sind folgende Aspekte Bestandteil des Heimvertrags: Leistungen des Trägers (aufgelistet nach Art, Inhalt und Umfang der Unterkunft, Verpflegung und Betreuung) und das von dem Bewohner zu entrichtende Heimentgelt.

Mitwirkungsmöglichkeit des Heimbeirats

Die Mitwirkung der Heimbewohner erfolgt über den Heimbeirat. Die Mitglieder des Beirats werden von den Bewohnern gewählt. Wählbar sind Bewohner, deren Angehörige oder Betreuer (Angehörigen- oder Betreuerbeirat), Vertrauenspersonen oder Personen aus dem Seniorenbeirat oder von Behindertenorganisationen. Für die Zeit, in der ein Heimbeirat nicht gebildet werden kann, werden seine Aufgaben durch ein Ersatzgremium wahrgenommen. Kann auch ein solches Ersatzgremium nicht gebildet werden, so werden Heimfürsprecher im Benehmen mit der Heimleitung und der zuständigen Behörde bestellt.

Prüfungen durch die Heimaufsichtsbehörde

Die Kontrolle darüber, ob die Verordnungen des Heimgesetzes eingehalten werden, ist Aufgabe der Heimaufsichtsbehörde. Die Heimaufsicht prüft jedes Heim im Jahr grundsätzlich mindestens einmal (wiederkehrende Regelprüfung). Die Prüfungen erfolgen grundsätzlich unangemeldet. Neben den Regelprüfungen sind auch anlassbezogene Prüfungen (z. B. aufgrund einer Beschwerde) möglich.

Bei Visitationen prüft die Heimaufsichtsbehörde den baulichen Zustand der Altenpflegeheime, die Einrichtung der Sanitärräume, Sicherheitsvorkehrungen wie

z. B. Handläufe und rutschfeste Fußbodenbeläge, Hygiene der Küche und Speiseverteilung, Einhaltung von Hygienemaßnahmen im Pflegebereich und die Medikamentenaufbewahrung. Sie überprüft den Personalbestand (Anzahl und Ausbildung der Mitarbeiterinnen) und durch Befragung des Heimbeirates auch die Zufriedenheit der Bewohner des Hauses.

Merke

Die Heimaufsicht ist verpflichtet, den Hinweisen von Bewohnern, Angehörigen, Personal und anderen Personen auf Missstände in einer Einrichtung nachzugehen.

Zusammenarbeit von Heimaufsicht, MDK, Pflegekassen und Trägern der Sozialhilfe

Zur Verbesserung der Zusammenarbeit bilden Heimaufsicht, der Medizinische Dienst der Krankenkassen (MDK), die Pflegekassen und die Sozialhilfeträger Arbeitsgemeinschaften, in denen sie ihre Arbeit miteinander abstimmen. Die Heimaufsicht und der MDK stimmen sich bei ihren Kontrollbesuchen ab.

Heimgesetze sowie Wohn- und Teilhabegesetze der Länder

Inzwischen haben alle Bundesländer eigene Heimgesetze oder Wohn- und Teilhabegesetze erlassen (z. B. Landesheimgesetz (2008) bzw. Wohn-, Teilhabe- und Pflegegesetz (2014) in Baden-Württemberg, Pflege- und Wohnqualitätsgesetz Bayern, Pflege- und Betreuungswohngesetz Brandenburg, Wohn- und Teilhabegesetz Nordrhein-Westfalen). Dabei erfahren die gesetzlichen Heimregelungen der einzelnen Bundesländer in den letzten Jahren eine umfassende Neuausrichtung. Diese kommt schon in den neuen Gesetzesbezeichnungen zum Ausdruck. So wurde z. B. in Baden-Württemberg das Landesheimgesetz (LHeimG) im Mai 2014 in das „Gesetz für unterstützende Wohnformen, Teilhabe und Pflege" (Wohn-, Teilhabe- und Pflegegesetz, WTPG) umbenannt. Künftig werden damit also nicht nur stationäre Altenpflegeeinrichtungen, sondern auch unterstützende Wohnformen unter heimrechtlichen Schutz gestellt und die Teilhabe (Partizipation) alter Menschen am Lebensgeschehen verstärkt in den Vordergrund gerückt.

Lernaufgabe

Erarbeiten Sie den Gesetzestext zum Heimgesetz oder zum Wohn- und Teilhabegesetz Ihres Bundeslandes und die Aussagen zu den Punkten: Zweck des Gesetzes, Mitwirkung und Mitbestimmung der Bewohner, Anforderungen an die Wohnqualität, Anforderungen an das Personal und die Durchführung der Heimkontrolle.

Wohn- und Teilhabegesetz (WTG) in Nordrhein-Westfalen

Nordrhein-Westfalen nennt sein „Gesetz über das Wohnen mit Assistenz und Pflege in Einrichtungen" kurz „Wohn- und Teilhabegesetz (WTG)". Das WTG ist im Dezember 2008 in Kraft getreten und wurde im Februar 2012 das letzte Mal geändert.

Das Ziel dieses Gesetzes ist, dass Menschen in Betreuungseinrichtungen („Heime") der Behindertenhilfe und der Altenpflege möglichst selbstbestimmt wohnen und am Leben in der Gesellschaft teilhaben können.

Das Wohn- und Teilhabegesetz regelt folgende Bereiche:
- **Rechte für die Bewohner stärken**
  - Recht auf eine am persönlichen Bedarf ausgerichtete, gesundheitsfördernde und qualifizierte Betreuung
  - das Recht, umfassend über Angebote der Beratung, der Hilfe, der Pflege und der Behandlung informiert zu werden
  - das Recht, ihrer Kultur und Weltanschauung entsprechend leben und ihre Religion ausüben zu können
  - Mitbestimmungsrecht bei der Speiseplanung, der Freizeitgestaltung und der Hausordnung
- **Schutz der Bewohner sichern**
  - Der Mensch, der in einer Betreuungseinrichtung lebt, erhält eine umfassende Versorgung, die vertraglich bis ins Einzelne geregelt ist. Der Staat achtet darauf, dass Bewohner gut versorgt werden.
- **Verbraucherschutz**
  - Die Kontrolle darüber, ob die Verordnungen des Heimgesetzes eingehalten werden, ist Aufgabe der Heimaufsichtsbehörde. Betreuungseinrichtungen werden grundsätzlich 1-mal pro Jahr unangemeldet geprüft. Die Ergebnisse der Kontrollen werden veröffentlicht. Heimaufsichtsbehörde und **Medizinischer Dienst der Krankenkassen** (MDK) arbeiten in Notsituationen eng zusammen.
- **Anforderungen an die Wohnqualität**
  - Beurteilung der Wohnqualität anhand von anerkannten Standards
  - Grundsatz der Barrierefreiheit
  - Einführung des Rechtes auf Einzelzimmer
  - selbstbestimmtes und individuelles Wohnen
- **Anforderungen an das Fachpersonal**
  - Einsatz von Mitarbeitern aus unterschiedlichen Berufsgruppen für die soziale Betreuung
  - Der Anteil der Pflegefachkräfte (Pflegefachkraftquote) soll mind. 50 % betragen.

Lernaufgabe

Erkunden Sie in Ihrer Einrichtung, welche Personen im **Heimbeirat** vertreten sind, wie oft die Mitglieder des Heimbeirats zusammenkommen und welche Themen dabei besprochen werden. Vergleichen Sie diese Situation mit den Angaben zu **Mitwirkung und Mitbestimmung** der Bewohner mit dem geltenden Landesheimgesetz.

Was sagt das Landesheimgesetz oder das Wohn- und Teilhabegesetz Ihres Bundeslandes zur **Annahme von Geschenken**, Geld oder geldwerten Leistungen durch Pflegepersonen und andere Mitarbeiter? Wie ist das Thema „Geschenke von Bewohnern und Angehörigen" in Ihrer Einrichtung geregelt?

Betreuungseinrichtungen werden von der zuständigen Behörde, der **Heimaufsicht**, unangemeldet besucht und kontrolliert. Welche Bereiche und welche Personen können bei dieser Heimbegehung geprüft und befragt werden?

45.3 Dienste und Einrichtungen der Altenhilfe

45.3.1 Kommunale und städtische Pflegeberatung

Fallbeispiel

Die beiden Söhne von Frau Carsten machen sich Sorgen um ihre 82-jährige Mutter. Nach dem Tod ihres Ehemannes wirkt sie hilflos und überfordert. Sie isst nicht regelmäßig, trinkt wenig und spricht von ihrem ältesten Sohn, als sei er ihr verstorbener Ehemann. Für die Söhne zeigt sich, dass sie die ersten Anzeichen einer beginnenden demenziellen Erkrankung ihrer Mutter schon zu Lebzeiten des Vaters nicht ernst genug genommen haben. Nun fehlt die Person, die Frau Carsten gestützt und den Alltag organisiert hat. Die Söhne sehen, dass die Mutter nicht allein und ohne Hilfe in ihrer Wohnung bleiben kann. Was soll und muss geschehen? Wer kann ihnen in dieser Situation helfen?

Sie wenden sich an die städtische Pflegeberatungsstelle im Rathaus.

Pflegestützpunkte, Pflegeberatung

Die Angebote der medizinischen, pflegerischen und sozialen Dienste in der Altenhilfe sind vielfältig und für Senioren und ihre Angehörigen nicht überschaubar. Ziel einer sinnvollen Altenhilfeplanung ist, die von unterschiedlichen Institutionen und Trägern angebotenen Dienste so transparent zu machen, dass erkennbar ist, welche Hilfen und Angebote für konkrete Pflegesituationen in Anspruch genommen werden können. Pflegeberatung durch Pflegestützpunkte ist eine Leistung, die im Januar 2009 durch das Pflegeweiterentwicklungsgesetz (PfWG) verankert wurde.

Zum Zweck der Beratung wurden regionale **Pflegestützpunkte**, d. h. stadtteil- und gemeindenahe Beratungsstellen geschaffen. Hilfesuchende und ihre Angehörigen erhalten hier alle wichtigen Informationen rund um die Pflege, Wohnen im Alter, Vorsorge, Finanzierung der Betreuungs- und Pflegekosten sowie über mögliche Zuschüsse der Pflegekassen. Sie bekommen Antragsformulare und konkrete Hilfestellungen. Alle Dienste und Hilfen sollen dann zu einem Verbundsystem bzw. Netzwerk von Unterstützungs- und Versorgungsangeboten verwoben werden, das hilfe- und pflegebedürftige Bürger und ihre Angehörigen in ihrer häuslichen Situation zuverlässig trägt.

Durch das Pflegeversicherungsgesetz wird auch ein Anspruch auf kostenfreie **Pflegeberatung** garantiert. Diese Beratung erfolgt durch **Pflegeberaterinnen und Berater**, die über vorhandene Dienste informieren und die Betroffenen persönlich begleiten. Die Pflegeberatung wird auch in der Wohnung der hilfesuchenden Person angeboten.

Pflegeberatung wird auch als **Lotsendienst** (Case Management) bezeichnet, dessen Aufgabe es ist, die individuell erforderlichen Hilfen zu koordinieren. Gemeinsam mit dem älteren Menschen und seinen Angehörigen wird ein Arrangement aus Gesundheitsförderung, Hilfen verschiedener Art und auch Pflege zusammengestellt. Im Einzelfall kann der Lotsendienst eine Überleitung in eine stationäre Versorgung begleiten.

Pflegebedürftige, die Pflegegeld beziehen, müssen in den Pflegestufen 1 und 2 einmal halbjährlich sowie in der Pflegestufe 3 einmal vierteljährlich eine Beratung in der eigenen Häuslichkeit in Anspruch nehmen. Dieser Beratungsbesuch dient der Sicherung der Qualität der häuslichen Pflege. Die Beratungsbesuche können nicht nur von unabhängigen Pflegestützpunkten, sondern auch von ambulanten Pflegediensten durchgeführt werden.

Seit 2010 hat die Stiftung Zentrum für Qualität in der Pflege eine Pflegestützpunkt-Datenbank für die Suche wohnortnaher Pflegestützpunkte gegründet (www.psp.zqp.de).

Aufgaben von Pflegestützpunkten

Hierzu gehören:
- Pflegeberatung: Die Beratung ist trägerunabhängig, neutral und kostenlos. Sie erfasst eingehend die Situation des Hilfesuchenden, einschließlich seiner häuslichen Gegebenheiten und der sich daraus ergebenden Hilfebedarfs; zusätzlich werden zahlreiche Informationsbroschüren zu einzelnen Themen oder Angeboten bereitgehalten.
- Darüber hinaus informieren Pflegestützpunkte über bestehende Einrichtungen, Dienste und sonstige Formen der Altenhilfe.
- Sie vermitteln Hilfen im Alltag wie z. B. Funkfinger (Notrufsysteme) oder Mahlzeitendienste.
- Sie koordinieren die von verschiedenen Trägern angebotenen Dienste und fördern die Zusammenarbeit.

Wohnberatungsstellen

Die Wohnberatung hat zum Inhalt, über erforderliche und mögliche Veränderungen der Wohnung bei körperlichen Einschränkungen und Pflegebedürftigkeit zu unterrichten, z. B.
- Realisierungschancen und Kosten in Zusammenarbeit mit Architekten,
- Finanzierungsmöglichkeiten aufzeigen und
- beim Wohnungstausch behilflich sein.

Eine wichtige Hilfe ist die Beratung im Hinblick auf die Anpassung des Wohnraums für Menschen mit Behinderung, z. B.
- Türen für Rollstuhlfahrer verbreitern,
- Türschwellen und Unebenheiten (Stolperfallen) beseitigen,
- Sanitärbereich umgestalten.

45.3.2 Ambulante gesundheits- und sozialpflegerische Dienste

Zu ambulanten gesundheits- und sozialpflegerischen Diensten gehören folgende Institutionen:
- Sozialstationen
- ambulante Pflegedienste
- Hauspflege und Nachbarschaftshilfe
- mobile soziale Dienste
- betreutes Wohnen
- Mahlzeitendienste
- Hausnotrufdienste

Sozialstationen

Zu den bekanntesten Diensten im Bereich der ambulanten Altenhilfe zählen Sozial- und Diakoniestationen. Das Dienstleistungsangebot richtet sich an kranke, behinderte und pflegebedürftige Menschen aller Altersstufen. Sozialstationen haben eine außerordentlich wichtige Bedeutung
- für den Erhalt einer selbstständigen Lebensführung,
- für den längst möglichen Verbleib alter Menschen in ihrer gewohnten Umgebung und
- zur Entlastung und Unterstützung pflegender Familienangehöriger.
- Siehe Sozialstationen (S. 1060).

Ambulante Pflegedienste

Neben den Sozialstationen unter der Trägerschaft eines Wohlfahrtsverbands bieten auch privatgewerbliche ambulante Pflegedienste (S. 1072) medizinisch-pflegerische Leistungen an. Darunter sind größere Unternehmen mit zahlreichen Angestellten, aber auch einzelne Kranken- und Altenpflegefachkräfte, die sich in einem „Ein-Mann-Unternehmen" selbstständig gemacht haben. Siehe „Organisationsformen ambulanter Alten- und Krankenpflege" (S. 1071).

Hauspflege und Nachbarschaftshilfe

Neben der gewachsenen Nachbarschaftshilfe gibt es in vielen Orten organisierte Haus- und Nachbarschaftshilfen. In diesen Organisationen haben sich meist Hausfrauen oder Studenten zusammengefunden, die neben ihren eigenen häuslichen Verpflichtungen anderen Hilfesuchenden bei deren persönlicher Versorgung und Haushaltsführung helfen. Neben Tätigkeiten hauswirtschaftlicher Art, die älteren Menschen zunehmend Mühe bereiten, wie Einkaufen, Kochen, Fensterputzen usw., versuchen die Helfer, den Kontakt nach draußen zu erhalten und einer möglichen Vereinsamung vorzubeugen (▶ Abb. 45.9).

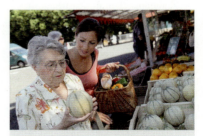

Abb. 45.9 Nachbarschaftshilfe. Die Unterstützung ermöglicht der alten Frau das selbstständige Einkaufen. (G. Sanders, Fotolia.com)

Mobile soziale Dienste

Mobile soziale Hilfsdienste (MSHD) leisten eine wichtige Unterstützung, um den Verbleib in der privaten Wohnung zu ermöglichen. Sie versuchen, die vielfältigen körperlichen, häuslichen, sozialen und kulturellen Bedürfnisse von alten oder behinderten Menschen zu unterstützen, die meist durch mangelnde Mobilität eingeschränkt sind. Das Leistungsangebot reicht von Bücherdiensten, Einkaufshilfen, Fahr- und Begleitdiensten, Fußpflege- und Haarpflegediensten über Haushaltshilfen, Reparaturdienste bis hin zu Vorlese- und Schreibdiensten.

Betreutes Wohnen

Auf der Suche nach zukunftsträchtigen Wohnformen für pflegebedürftige ältere Menschen rücken seit geraumer Zeit Wohnformen in den Blick, bei denen Pflegebedürftige alleine oder in kleinen Gruppen in einem (gemeinsamen) Haushalt zusammenleben und von Pflegekräften (z. B. durch einen ambulanten Pflegedienst) unterstützt werden. In dieser Wohnform können die Senioren eigene Kompetenzen so einsetzen, dass eine teilweise selbstständige Lebensführung möglich ist. Für vorhandenen Pflegebedarf kommt in festgelegten Abständen eine Pflegekraft in die Wohnumgebung des alten Menschen. Oft befinden sich die Wohnungen des betreuten Wohnens in der Nähe einer stationären Altenpflegeeinrichtung oder die Wohnungen werden durch einen ambulanten Pflegedienst betreut (Kuratorium Deutsche Altershilfe 2004).

Mahlzeitendienste

Essen auf Rädern versorgt kranke und behinderte Menschen dauernd oder vorübergehend mit altersgerechten Mahlzeiten, auch mit Diätkost. Allein lebende alte Menschen nehmen häufig auch in Alten- und Pflegeheimen, Begegnungsstätten und vereinzelt auch in Werkskantinen oder Vertragsgaststätten am stationären Mittagstisch teil.

Hausnotrufdienste

Der „Funkfinger" ist ein streichholzschachtelgroßer Sender, der entweder an einem Band um den Hals oder wie eine Uhr am Handgelenk getragen oder in die Tasche gesteckt werden kann. Bei Bedarf drückt man auf einen Knopf oder zieht an einer Schnur, und über die Telefonleitung wird der Kontakt zur Zentrale des Hausnotrufdienstes hergestellt. Der Sprechverkehr funktioniert, ohne dass der Telefonhörer abgenommen werden muss. Im Computer der Notrufzentrale sind medizinische Daten sowie Adressen und Telefonnummern des zuständigen Pflegedienstes, von Angehörigen, Nachbarn, dem Hausarzt gespeichert, die je nach Situation von der Zentrale alarmiert werden. Einige Hausnotrufdienste verfügen auch über einen Hintergrunddienst, der mit einem Ersatzschlüssel zur Wohnung des Betroffenen geschickt werden kann.

45.3.3 Stationäre gesundheits- und sozialpflegerische Dienste

Zu den stationären gesundheits- und sozialpflegerischen Diensten gehören folgende Institutionen:
- Tagespflegestätten
- geriatrische Tageskliniken

Tagespflegestätten

Hier werden alte Menschen in einem Zeitraum von 6–8 Stunden betreut. Dieser Personenkreis kann noch allein oder mit Unterstützung in der eigenen Häuslichkeit oder in der Familie leben, allerdings können die Anforderungen des Alltags nicht mehr aus eigener Kraft bewältigt werden. Tagespflegestätten haben folgende Aufträge:
- Durch Tagespflege soll die Aufnahme in ein Altenpflegeheim hinausgezögert werden.
- Die Selbsthilfefähigkeit soll durch Tagespflege nach einem Krankenhausaufenthalt wieder hergestellt werden.
- Tagespflege soll pflegende Angehörige entlasten und dadurch dem alten Menschen einen längeren Verbleib in seiner gewohnten Umgebung ermöglichen.

Ein behindertengerechter Fahrdienst bringt die Tagesgäste an einem oder mehreren Tagen der Woche in die Tagespflegestätte und zurück. Zu den Leistungen gehören neben dem Fahrdienst gemeinsame Mahlzeiten, psychosoziale Betreuung, pflegerische Dienste und Angehörigenberatung.

Immer mehr Gäste der Tagespflege leiden an gerontopsychiatrischen Erkrankungen (z. B. Demenzen). Die Tagesstruktur, Angebote und Aktivitäten der Tagespflegestätten werden darauf abgestimmt.

Geriatrische Tageskliniken

Sie sind meistens mit dem Krankenhaus verbunden und ermöglichen dem Patienten, den größten Teil des Tages und die Nacht in seiner Wohnung zu verbringen und trotzdem eine ärztliche und therapeutische Behandlung zu erhalten. Das Ziel geriatrischer Kliniken ist die Rehabilitation, z. B. von Patienten mit Apoplex oder Erkrankungen des Bewegungsapparates. Psychisch kranke und verwirrte alte Menschen werden in gerontopsychiatrischen Tageskliniken ihren Fähigkeiten und Bedürfnissen entsprechend gefördert.

Merke

Bedarf an alternativen Wohn- und Betreuungsformen wird in Zukunft steigen, um den unterschiedlichen Wohnwünschen älterer Menschen gerecht zu werden. Bundesweit leben bisher ca. 2 % der über 65-Jährigen in Altenwohnungen, Senioren-WGs, Mehrgenerationenwohnprojekten oder ambulant betreuten Wohngemeinschaften (Kuratorium Deutsche Altershilfe 2014).

Film

Um die Inhalte zu vertiefen, können Sie sich die Filme „Lebenswelten" und „Netzwerke" der Altenhilfe ansehen.

45.4 Beispiele sozialer Netzwerke in der Altenhilfe

45.4.1 Die „Generationenfreundliche Gemeinde"

Der Landesseniorenrat Schleswig-Holstein e. V. hat unter wissenschaftlicher Mitwirkung der Christian-Albrecht-Universität (CAU), Kiel, im Jahr 2007 ein Konzept für eine generationenfreundliche Gemeinde entwickelt.

Man geht davon aus, dass eine seniorenfreundliche Gemeinde auch immer eine familien-, generationen- und wirtschaftsfreundliche Gemeinde ist. Begründung:
- Alte und Junge sind aufeinander angewiesen. Die Jüngeren können von dem Wissen und der Erfahrung der Älteren profitieren. Und die Jüngeren können die Älteren in ihrem Alltag begleiten und unterstützen.
- Ein modernes kommunales Altenhilfe-Netz macht die Gemeinde auch attraktiver für junge Familien, die mit der Betreuung älterer Angehöriger nicht allein gelassen werden.
- Familien, Kinder und Jugendliche, Senioren und Menschen mit Behinderung haben durchaus ähnliche Erwartungen an die Kommune (z. B. Öffentlicher Personennahverkehr, Grünflächen, barrierefreie öffentliche Räume u. a.).

Zu den Zielen eines örtlichen Altenhilfe-Netzwerkes gehört Folgendes:
- **Wohnen wie gewohnt:** Ältere Menschen sollen auch bei zunehmendem Hilfe- und Pflegebedarf in den vertrauten „4 Wänden" leben können, solange sie dies wollen und solange dem keine größeren Risiken entgegenstehen.
- **Hilfe an dem Ort, an dem man zu Hause ist:** Ein auf die Person zugeschnitte-

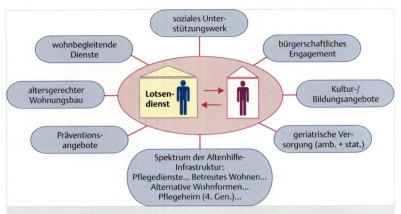

Abb. 45.10 Altenhilfe-Netzwerk. Örtliches Altenhilfe-Netzwerk (Landesseniorenrat Schleswig-Holstein e. V.).

nes Arrangement von sozialen, medizinischen und pflegerischen Hilfen soll zu den Menschen gebracht werden – nicht die Menschen in ein Pflegeheim. Wird ein Pflegeheim unumgänglich, dann sollte dieses nach den Bedürfnissen und Vorstellungen des Betroffenen ausgesucht werden.

- **Leben im vertrauten sozialen Umfeld:** Ältere Menschen sollen sozial eingebunden in ihrem Wohnquartier leben können, im Miteinander von Jung und Alt, Familie und Nachbarn.
- **Entlastung pflegender Angehöriger:** Berufstätige Mütter und ältere Ehepartner sind in der Betreuung besonders belastet. Sie sollen durch Lotsendienste entlastet werden.
- **Verhinderung von Einsamkeit und Isolation/Aufrechterhaltung sozialer Netzwerke:** Nach einer Analyse empirischer Studien der letzten Jahre kommt Pietrich (2011) zu dem Resümee, „dass mit dem Alter eine Vielzahl von Lebenssituationen (Verwitwung, Entberuflichung, gesundheitliche Veränderungen usw.) verbunden sein können, deren Nicht-Bewältigung zu Einsamkeit führen kann. Auf der Suche nach gesellschaftlichen Faktoren zur Entstehung oder Verhinderung von Einsamkeit hat die Betrachtung sozialer Netzwerke älterer Menschen eine nicht unerhebliche Bedeutung" (Petrich 2011, S. 25). Siehe auch Kap. „Soziale Beziehungen im Alter – persönliche Netzwerke" (S. 964).
- **Bei schwierigen Entscheidungen fachkundige Hilfe finden:** Der Pflegestützpunkt bzw. die Pflegeberatung ist die Anlaufstelle für trägerunabhängige Informationen und Beratungen für hilfebedürftige Menschen und ihre Angehörigen. Die Pflegeberater verstehen sich als Lotsen durch ein großes unübersichtliches Angebot von Hilfen und Diensten, die von unterschiedlichen Institutionen angeboten werden. Gemeinsam mit dem alten Menschen und seinen Angehörigen wird ein bedarfsgerechtes Arrangement aus Hilfen verschiedener Art (Haushaltshilfen, Notruf, Einkaufshilfen, Mahlzeitendienst, Besuchsdienst und Wohnberatung) zusammengestellt, das „häusliche Hilfe- und Pflegearrangement". Die Pflegeberatung, der **Lotsendienst**, vermittelt Dienste und klärt Finanzierungsfragen und stellt Kontakte zu den entsprechenden Stellen wie Krankenkasse oder Sozialamt her.

Einen Überblick über das Spektrum der Altenhilfe als Netzwerk bietet die ▶ Abb. 45.10.

45.4.2 Case Management (Fallbegleitung)

Definition
Case Management (CM) ist ein kooperativer Prozess, in dem Versorgungsangebote und Dienstleistungen erhoben, geplant, implementiert, koordiniert, überwacht und evaluiert werden, um so den individuellen Versorgungsbedarf eines Klienten mittels Kommunikation und verfügbarer Ressourcen abzudecken.

„Zum sprachlichen Verständnis ist zunächst festzuhalten, dass nicht der Klient als ‚Case' bezeichnet wird, sondern eine Situation, und zwar eine kritische Situation, in der weitere Hilferessourcen mobilisiert werden müssen. ‚Gemanaged' wird also nicht eine Person, sondern eine Krise." (BMFSFJ 1999)

Aufgaben
Zu den Aufgaben der Fallbegleitung (des Case Managements) gehören folgende Aspekte:

- Mitwirkung bei der Ermittlung des persönlichen Hilfebedarfs und bei der Erstellung eines umfassenden Maßnahmeplans sowie Vermittlung geeigneter ambulanter, teilstationärer und vollstationärer Angebote und komplementärer Hilfen im Vor- und Umfeld der Pflege
- Vermittlung von Pflegehilfsmitteln für die häusliche Pflege in Zusammenarbeit mit Krankenkassen und Sanitätshäusern
- Koordinierung von Angeboten nach Methoden des Case Managements
- psychosoziale Begleitung und Krisenintervention (bei Bedarf)
- Sicherung der pflegerischen Überleitung zwischen Krankenhaus, geriatrischer Rehabilitation und einer stationären/ambulanten Pflege
- Sicherstellung der medizinischen und therapeutischen Behandlung nach einer Entlassung oder Verlegung aus einer pflegerischen Einrichtung

Die erforderlichen Qualitätskriterien für das Case- und Entlassungsmanagement aus einem Krankenhaus heraus wurden 2004 im Nationalen Expertenstandard „Entlassungsmanagement in der Pflege" (DNQP) evidenzbasiert definiert:

1. Am ersten Tag nach Aufnahme ins Krankenhaus erfolgt die erste Einschätzung des zu erwartenden poststationären Unterstützungsbedarfs.
2. Spätestens 24 Stunden vor der Entlassung erfolgt eine Überprüfung der Entlassungsplanung.
3. Innerhalb von 48 Stunden nach der Entlassung wird die Umsetzung der Entlassungsplanung (z. B. telefonische Kontaktaufnahme mit der Altenpflegeeinrichtung oder mit den Angehörigen) überprüft (DNQP 2004).

Arten des Case Managements
Unterschieden werden 2 Formen:
- **Dezentrales Case Management:** Die Maßnahmen des Case Managements werden dezentral durchgeführt. Die Bezugspflegepersonen, die auf einer Station bzw. einem Wohnbereich für den Pflegebedürftigen zuständig waren, organisieren die gesamte Begleitung im Fall einer Entlassung bzw. Verlegung.
- **Zentrales Case Management:** Die Maßnahmen des Case Managements werden zentral durchgeführt. Eine spezialisierte Fachkraft übernimmt das Entlassungs- und Verlegungsmanagement für alle Pflegebedürftigen einer Einrichtung.

Schritte der Fallbegleitung
Die Fallbegleitung beinhaltet folgende Schritte (▶ Abb. 45.11):
- entscheiden, ob Fallbegleitung stattfinden soll
- Situation erkennen

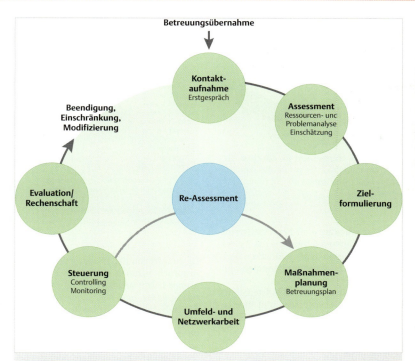

Abb. 45.11 Schritte der Fallbegleitung. In Anlehnung an das Case Management (nach Roder 2005).

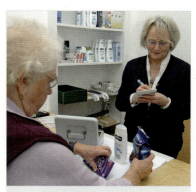

Abb. 45.12 Sinnfindung im Ruhestand. Dieser Kiosk wird von einer ehrenamtlich tätigen Ruheständlerin geführt. Sie freut sich, etwas Sinnvolles tun zu können und für die Heimbewohner Zeit zu haben. (Foto: Thieme)

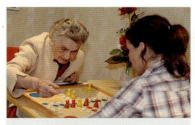

Abb. 45.13 Besuchsdienste. Viele Rentnerinnen widmen ihre Zeit alten Menschen in Heimen oder Tagesstätten. (Foto: R. Stöppler, Thieme)

- Ziele vereinbaren
- Dienste und Hilfen planen
- Leistungen Dritter einzelfallbezogen steuern
- den Fallverlauf begleiten
- die Wirksamkeit der Maßnahme bzw. die Zielerreichung in angemessenen Abständen bewerten (Evaluation), um ggf. rechtzeitig intervenieren zu können (z. B. neu auftretenden Hilfebedarf erkennen)

45.5 Selbsthilfe und Ehrenamt im Alter

Senioreninitiativen entstehen dort, wo Menschen sich zusammenschließen, um ihre Bedürfnisse, Probleme und Wünsche in einem Kreis von Mitbetroffenen artikulieren zu können. Sie greifen zur Selbsthilfe, wenn sie sich von Institutionen nicht vertreten und unverstanden fühlen.

Immer mehr Ältere engagieren sich freiwillig in für sie neuen Bereichen. Dazu gehören neue Formen des Ehrenamts, in denen ältere Menschen ihr Erfahrungswissen einbringen und soziale Unterstützungsangebote zunehmend selbstständig organisieren. Ein Beispiel hierfür ist der Arbeitskreis Berliner Senioren (ABS), im Internet: http://www.senioren-berlin.de/.

Ehrenamtliche sind interessiert an Beratung und Begleitung bei ihren Aktivitäten und nehmen Fortbildungen und Informationsveranstaltungen gerne in Anspruch, z. B. als Senior-Trainer. Siehe z. B. http://www.seniortrainer-rlp.de.

45.5.1 Aufgaben von Selbsthilfegruppen

Selbsthilfegruppen sind
- eine Notwendigkeit, da nicht alle Aufgaben vom Gemeinwesen übernommen werden können und sollen und
- eine Möglichkeit zum sozialen Engagement und Sinnfindung im Ruhestand (▶ Abb. 45.12).

Selbsthilfegruppen können nach ihren Zielvorstellungen unterschieden werden in z. B.:
- kommunikative und lebenslagenbezogene Selbsthilfe
- soziale Selbsthilfe
- politische und versorgungsbezogene Selbsthilfe
- krankheitsbezogene Selbsthilfe (Grunow 1998; Schwartz 2012)

45.5.2 Kommunikative und lebenslagenbezogene Selbsthilfe

Seniorenclub, Seniorentanzgruppe, Seniorencafé, Seniorentheater, Internetcafé und Kegelclub bieten ihren Teilnehmern das Gespräch, Aufnahme von Beziehungen, Interessen- und Hobbypflege und je nach Verbindlichkeit auch Unterstützung im Notfall (Telefonkette). Bei dieser Selbsthilfe geht es darum, die aktuellen Lebenslagen der betroffenen Senioren aufzufangen und eine gegenseitige kommunikative Unterstützung zu gewährleisten.

Besuchsdienste und Telefonketten

Meistens entstehen Besuchsdienstgruppen und Telefonringe auf Initiative von Wohlfahrtsverbänden, Gemeinden und Kommunen. Immer häufiger werden Senioren aber auch selbst initiativ und engagieren sich in Selbsthilfegruppen. Das Ziel dieser Aktionen ist, dass allein lebende alte Menschen so lange wie möglich zu Hause bleiben können.

▶ Besuchsdienste. Mitbürger nehmen Kontakt zu älteren Menschen auf und verpflichten sich, diese zu festgelegten Zeiten regelmäßig zu besuchen (▶ Abb. 45.13). Die Mitglieder des Besuchsdienstes treffen sich auch untereinander und tauschen ihre Erfahrungen aus. Bei auftretenden

Soziale Netzwerke in der Altenhilfe

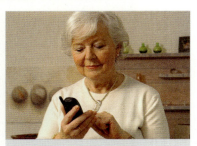

Abb. 45.14 **Kontakt per Telefon.** Das Telefon schafft Kontakte und vermittelt Sicherheit, z. B. über Telefonketten. (Foto: T. Möller, Thieme)

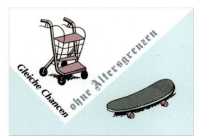

Abb. 45.15 **Engagement für Gleichberechtigung.** Aktion gegen Altersdiskriminierung für Chancengleichheit. (Abb.: T. Haubold, KDA)

Angebot: so vielfältig wie das Alter!
– Beratung „Rund um das Alter"
– Beratung für Pflegebedürftige und ihre Angehörigen
– offene Cafés in den Begegnungszentrum
– Alzheimergesprächskreis für pflegende Agehörige
– „Auszeit" Betreuungsgruppe für demenzkranke Menschen
– Internetcafés
– ZWAR-Gruppen (Zwischen Arbeit und Ruhestand)
– Urlaub ohne Koffer
– Qualifizierung im Ehrenamt
– Anlaufstelle für EFI (Erfahrungswissen für Initiativen)
– Kursangebote
– und vieles mehr

Viele Angebote leben von der Mitarbeit ehrenamtlich aktiver Frauen und Männer.

Abb. 45.16 Angebote von Kirchengemeinden für Senioren.

Problemen haben sie in der Gruppenleitung einen Ansprechpartner.

▶ **Telefonketten.** Dazu gehören durchschnittlich 10 Mitglieder, die sich nach einem festen Plan, in einer bestimmten Reihenfolge und Uhrzeit untereinander anrufen. Telefonketten entstanden aufgrund der Angst, nach einem Sturz oder Schlaganfall tagelang hilflos in der Wohnung zu liegen, ohne dass es bemerkt wird. Über das Telefon sind häufig schon gute Kontakte und gemeinsame Aktivitäten der Kettenmitglieder entstanden (▶ Abb. 45.14).

45.5.3 Soziale Selbsthilfe

„Senioren helfen Senioren" und „Aktive Hilfe für ein aktives Alter" sind Leitmotive von Selbsthilfegruppen, die das Ziel der gegenseitigen Hilfe haben, z. B. durch ehrenamtliche Hilfe in Altenpflegeheimen und Nachbarschaftshilfe. Hierzu rechnet man auch die Seniorengenossenschaften, wie „Die Kompanie des guten Willens e. V.", die eine gemeinnützige Tätigkeit ausüben (Handwerkerdienste), die vorwiegend alten Menschen zugutekommt.

45.5.4 Politische und versorgungsbezogene Selbsthilfe

Bei dieser Art der Selbsthilfe geht es um das politische Engagement und den Einsatz für die Veränderung der Versorgungsstrukturen. Alte Menschen beteiligen sich durch Selbsthilfegruppen und Bürgerinitiativen an gesellschaftspolitischen Entscheidungen, die Konsequenzen für die Gruppe der alten Menschen oder unsere Umwelt haben (▶ Abb. 45.15). Hier ist der **Seniorenschutzbund** e. V. zu nennen, der sich besonders auch für die Verbesserung der Situation der in stationären Einrichtungen lebenden Personen und den Ausbau der ambulanten Versorgung einsetzt.

Seniorenbeiräte sind Interessenvertretungen der älteren Bürger, die das Ziel haben, ihre Anliegen in die städtischen Beratungs- und Entscheidungsgremien einzubringen.

Seniorenbüros sind Anlaufstellen für Ältere, die ihr Engagement und ihre Lebenserfahrung einbringen wollen. Seniorenbüros vermitteln neue (ehrenamtliche) Tätigkeitsbereiche für die nachberufliche Lebensphase.

45.5.5 Krankheitsbezogene Selbsthilfe

Diese Selbsthilfegruppen sind künstliche, zum Zweck der Selbsthilfe geschaffene mikrosoziale Gebilde von Personen mit gleichen Gesundheitsbelastungen und Gesundheitsproblemen. Das Ziel ist die gegenseitige Hilfe durch die individuellen Erfahrungen und Kompetenzen im Umgang mit der jeweiligen Erkrankung. Die Bedeutung dieser Gruppen ergibt sich vor allem durch das Anwachsen chronischer Erkrankungen, auf die kurativ ausgerichtete medizinische Versorgung häufig nicht angemessen reagieren kann, sowie durch die dauerhafte alltägliche Belastungen der Betroffenen mit chronischen, psychischen und physischen Erkrankungen. Die Teilnehmer der Selbsthilfegruppe profitieren von den vergleichbaren, erfolgreichen Strategien der Krankheitsbewältigung anderer Teilnehmer. Die Zahl der Selbsthilfegruppen in der Bundesrepublik wird auf ca. 70 000–100 000 mit über drei Millionen Mitgliedern geschätzt (Schwartz 2012).

45.6 Gemeinwesenorientierte Seniorenarbeit – offene Altenhilfe

Die Mehrzahl der älteren Menschen lebt in eigenen Haushalten und ist weder hilfenoch pflegebedürftig. Im Jahr 2014 waren es ca. 12,5 Mio. ältere Menschen, die keine Leistungen von der Pflegeversicherung in Anspruch nahmen. Für diese Personengruppe haben sich zunehmend neue Betätigungsfelder und Begegnungsräume geöffnet. Nach wie vor ist die Begegnung mit Gleichaltrigen, besonders für Alleinlebende, ein wichtiger Teil des Alltags. Das Frühstückstreffen oder das gemeinsame Kaffeetrinken im Gemeindehaus oder der Begegnungsstätte bieten Gesprächsmöglichkeiten und Gruppenzugehörigkeit. Doch vielen Senioren ist das zu wenig. Sie engagieren sich ehrenamtlich in Treffpunkten, bei Besuchsdiensten und sozialen und karitativen Aufgaben in ihren Kirchengemeinden (▶ Abb. 45.16), in Begegnungszentren der freien Verbände oder der Kommune. Vermittlungsstelle und Beratung für ehrenamtliche Helferinnen und Helfer sind die **Seniorenbüros**.

Immer mehr Senioren arbeiten mit neuen Medien. Computerkurse im Mehrgenerationenhaus oder der Volkshochschule werden vorwiegend von älteren Personen besucht. Auch auf den Internetplattformen sind viele bereits zu Hause.

45.6.1 Bildungsangebote für Senioren

Im Sinne des lebenslangen Lernens gewinnt das Thema Bildung, Fort- und Weiterbildung für Senioren zunehmend an Bedeutung. Die Teilnahme an Bildungsangeboten gibt den Senioren eine Möglichkeit der Selbstverwirklichung und der Partizipation am gesellschaftlichen Leben (▶ Abb. 45.17). Die Schaffung von Bildungsangeboten für Senioren findet politische Unterstützung. Der Koalitionsvertrag der CDU/CSU und FDP erhielt das erste Mal bildungsrelevante Aussagen bzgl. Seniorenbildung: „Wir streben eine Erhöhung der Erwerbsbeteiligung vor allem von Älteren und Frauen an und ermutigen zu mehr Bildungs- und Weiterbildungsanstrengungen" (Koalitionsvertrag 2009,

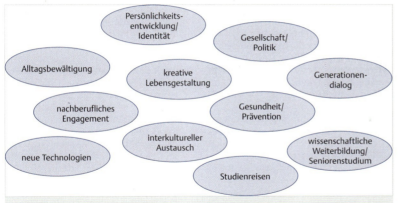

Abb. 45.17 Lern- und Handlungsfelder für ältere Menschen (nach Köster et al. 2008).

S. 15). Das Ziel der Politik ist es inzwischen, gemeinsam mit Partnern aus Bund und Ländern und mit Seniorenorganisationen neue Bildungschancen für Senioren zu schaffen.

Organisatoren der Offenen Altenhilfe stellen sich zunehmend darauf ein und schaffen Lernmöglichkeiten für ältere Menschen. „Gemeinwesenorientierte Seniorenarbeit und Altersbildung" ist ein Projekt des FoGera (Forschungsinstitut Geragogik) in Zusammenarbeit mit der Stiftung Wohlfahrtspflege NRW. Dieses Projekt hat das Ziel, Bildungsstrukturen für Senioren zu verbessern und die Beteiligten (Kommunen, Wohlfahrtsverbände, Senioreneinrichtungen, Freiwillige) koordiniert an einen Tisch zu bringen. Das Projekt hat gezeigt, dass durch gezielte Steuerung regionaler Strukturen nachhaltige Bildungsangebote für Senioren geschaffen werden können (Köster 2014).

Folgende konkrete Bildungsangebote für Senioren gibt es inzwischen in unterschiedlichen Regionen in Deutschland:

- Bildungsangebote zum Thema persönliche Gesundheitsförderung (Ernährung, Bewegung usw.)
- Bildungsangebote zum Thema Freizeitgestaltung (Kulturausflüge, Städtereisen, Tanzkurse, Kunstkurse usw.)
- Bildungsangebote zum Thema EDV (Umgang mit neuen Medien, PC-Kurse)
- Sprachkurse für Senioren (z. B. an Volkshochschulen)
- Angebote zur Bewältigung aktueller Gesundheits- und Alltagsprobleme (Gedächtnistraining)
- Studiengänge unterschiedlicher Fachrichtungen (Seniorenstudiengänge, Gaststudiengänge, Fern- und Onlinestudium)

Bei der Entwicklung neuer Bildungsangebote in einer Senioreneinrichtung (bzw. in einer Region) sollten folgende Prinzipien berücksichtigt werden:

- Weiterbildung ist Bestandteil der Förderung der Partizipation Älterer am gesellschaftlichen Leben.
- Weiterbildung unterstützt soziale und politische Teilhabe in der nachberuflichen Lebensphase.
- Weiterbildung steht im Kontext von typischen Entwicklungsaufgaben und Alltagsproblemen im Alter.
- Bildungsangebote können sowohl altersspezifischen als auch intergenerationellen Charakter haben (Friebe 2009).
- Ältere Menschen lernen besser, wenn sie an Bekanntes anknüpfen können (Biografie), wenn sie den Wert des Lernens sehen (Sinnhaftigkeit) und wenn der Kontakt zum Dozenten und Lernpartner für sie angenehm ist (Nuissl 2009).
- Organisation und Durchführung von Bildungsveranstaltungen sollten stärker in die Hände der älteren Generation gelegt werden (Einbeziehung der Kompetenzen von Senioren) (Kolland 2006)

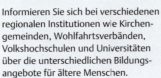

Lernaufgabe

Informieren Sie sich bei verschiedenen regionalen Institutionen wie Kirchengemeinden, Wohlfahrtsverbänden, Volkshochschulen und Universitäten über die unterschiedlichen Bildungsangebote für ältere Menschen.

45.7 Lern- und Leseservice

45.7.1 Das Wichtigste im Überblick

Was ist unter „Altenhilfe" zu verstehen?

Altenhilfe ist ein Sammelbegriff für alle Aktivitäten und Hilfeleistungen, die von Familien, vom Staat, von den Wohlfahrtsverbänden und Privatunternehmen zur Verbesserung der Lebensqualität alter Menschen geplant und ausgeführt werden.

Welches Leitziel haben Staat und Freie Wohlfahrtspflege für alte Menschen?

Das Leitziel ist die Erhaltung von Selbstbestimmung und Selbstständigkeit im Alter. Dieses wird unterstützt durch eine gesicherte wirtschaftliche Lebensgrundlage, alten- und behindertengerechte Wohnungen, Mahlzeitendienste und häusliche Pflege im Krankheitsfall.

Was bedeutet die Pflege-Charta für die Altenpflegepraxis?

Die Charta soll Mitarbeitenden in ambulanten und stationären Altenpflegeeinrichtungen helfen, die Grundrechte der Pflegeabhängigen zu sichern und damit eine würdevolle Betreuung und Pflege zu gewährleisten.

Wozu gibt es eine Pflegeversicherung?

Die Pflegeversicherung wurde eingeführt zur finanziellen Vorsorge gegen das Risiko der Pflegebedürftigkeit. Pflegebedürftigkeit bedeutet, bei der Bewältigung der regelmäßigen alltäglichen Verrichtungen ständig auf die Hilfe anderer angewiesen zu sein.

Welches Ziel hat das Heimrecht?

Das Heimgesetz von 1975 war ein Bundesgesetz und wurde geschaffen, um die Rechte und die Lebensqualität von Heimbewohnern zu schützen und ggf. zu verbessern. Nach der Föderalismusreform (2006) haben alle Bundesländer eigene Heimgesetze oder Wohn- und Teilhabegesetze erlassen.

Welche Aufgaben haben Pflegestützpunkte?

Pflegestützpunkte sind gemeindenahe Beratungsstellen. Ältere Menschen und ihre Angehörigen erhalten wichtige Informationen rund um die Themen Pflege, Wohnen im Alter, Vorsorge, Finanzierung und zu Fragen des Älterwerdens. Die Pflegeberatung vermittelt Hilfen und koordiniert verschiedene Dienste mit dem Ziel, dass der alte Mensch so lange wie möglich in seiner gewohnten Umgebung bleiben kann.

Wie kann Altenhilfe das selbstständige Wohnen unterstützen?

Das Netzwerk von Hilfen kann aus Familie, Nachbarschaft, einer altengerechten Wohnung, Wohngemeinschaften, ambulanten Pflegediensten, Sozialstationen, mobilen sozialen Diensten (Mahlzeitenservice, Transporte und Begleitung) und ambulanten medizinischen und therapeutischen Diensten bestehen.

Wo können sich Senioren politisch engagieren?

Durch die Teilnahme an Senioreninitiativen und Selbsthilfegruppen (z. B. am Seniorenschutzbund) oder durch die Mitarbeit in Seniorenbeiräten und Seniorenbüros.

45.7.2 Literatur

Bundesministerium für Familie, Senioren, Frauen und Jugend (BMFSFJ). Erster Altenbericht zur „Lebenssituation älterer Menschen". Berlin: BMFSFJ; 1993
– ders. Zweiter Altenbericht „Wohnen im Alter". Berlin: BMFSFJ; 1998
– ders., Hrsg. Case Management in verschiedenen nationalen Altenhilfesystemen. Schriftenreihe des BMFSFJ, Bd. 189/1. Berlin: BMFSFJ; 1999
– ders. Dritter Altenbericht „Alter und Gesellschaft". Berlin: BMFSFJ; 2001
– ders. Vierter Altenbericht „Risiken, Lebensqualität und Versorgung Hochaltriger – unter besonderer Berücksichtigung demenzieller Erkrankungen", Berlin: BMFSFJ; 2002
– ders. Fünfter Altenbericht „Potenziale des Alters in Wirtschaft und Gesellschaft – Der Beitrag älterer Menschen zum Zusammenhalt der Generationen". Berlin: BMFSFJ; 2006
– ders. Sechster Altenbericht „Altersbilder in der Gesellschaft". Berlin: BMFSFJ; 2010
– ders. Siebter Altenbericht zur „Sorge und Mitverantwortung in der Kommune – Aufbau und Sicherung zukunftsfähiger Gemeinschaften". Berlin: BMFSFJ; 2015
Bundesministerium für Familie, Senioren, Frauen und Jugend (BMFSFJ). Bundesministerium für Gesundheit (BMG), Hrsg. Charta der Rechte hilfe- und pflegebedürftiger Menschen. Berlin: 2014
Bundesministerium für Gesundheit (BMG), Bundesministerium der Justiz und für den Verbraucherschutz (BMJV). Patientencharta. Berlin: 2002
Bundesministerium für Gesundheit (BMG). Pflegestufen. Berlin: 2014
Deutscher Bundestag. Gesetz zur strukturellen Weiterentwicklung der Pflegeversicherung (Pflege-Weiterentwicklungsgesetz). Inkrafttreten: 1.7.2008, Berlin; 2008
– ders. Grundgesetz für die Bundesrepublik Deutschland (Textausgabe Stand: November 2012). Berlin; 2012
– ders. Sozialgesetzbuch (SGB). Erstes Buch (I). Allgemeiner Teil. Inkrafttreten 1.1.1976. Letzte Änderung 19.10.2013
– ders. Sozialgesetzbuch (SGB). Fünftes Buch (V). Inkrafttreten 1.1.1989. Letzte Änderung 11.08.2014
– ders. Sozialgesetzbuch (SGB). Elftes Buch (XI). Inkrafttreten 1.1.2005. Letzte Änderung 17.12.2014
– ders. Sozialgesetzbuch (SGB). Zwölftes Buch (XII). Inkrafttreten 1.1.2004. Letzte Änderung 21.07.2014
Deutsches Netzwerk für Qualitätsentwicklung in der Pflege (DNQP). Expertenstandard Entlassungsmanagement in der Pflege. Entwicklung – Konsentierung – Implementierung. Osnabrück; DNQP; 2004
Deutsches Zentrum für Altersfragen (DZA). Geschäftsstelle für die Altenberichte der Bundesregierung. Sorge und Mitverantwortung in der Kommune – Aufbau und Sicherung zukunftsfähiger Gemeinschaften. Berlin: DZA; 2014
Deutscher Berufsverband für Pflegeberufe (DBfK), Hrsg. International Council of Nurses (ICN). Code of Ethics for Nurses. Deutsche Übersetzung: ICN-Ethikkodex für Pflegende. Berlin: DBfK; 2008
Friebe J. Bildung bis ins hohe Alter? Anspruch und Wirklichkeit des Weiterbildungsverhaltens älterer Menschen in Deutschland. Deutsches Institut für Erwachsenenbildung. Bonn: Leibnitz-Zentrum für Lebenslanges Lernen; 2009
Grunow D. Selbsthilfe. In: Hurrelmann K, Laaser U. Handbuch Gesundheitswissenschaften. München: Juventa; 1998
Görres S. Prävention und Intervention. Die gesundheitliche Versorgung im Alter. Funkkolleg Altern (Studieneinheit 17). Deutsches Institut für Fernstudienforschung an der Universität Tübingen; 1997
Kolland F. Bildungsangebote für ältere Menschen. In: Bildungsforschung 2006; 2
Köster D. Abschlussbericht: Qualitätsoffensive in der Gemeinwesenorientierten Seniorenarbeit. Witten: Forschungsinstitut Geragogik e. V.; 2014
Kuratorium Deutsche Altershilfe KDA, Hrsg. Kleine Datensammlung Altenhilfe. Köln; 2003
– ders., Hrsg. Betreute Wohngruppen: Fallbeispiele und Adressenliste Band 5. Leben und Wohnen im Alter. Köln; 2004
– ders. Ausbau alternativer Wohnformen für ältere Menschen vorantreiben. Pressemitteilung des KDA. Köln; 2014
– ders. Bessere Vereinbarung von Beruf und Pflege. Pressemitteilung des KDA. Köln; 2014
Landesseniorenrat Schleswig-Holstein e. V., Berger G. Lotsendienst für ältere Menschen und ihre Familien. Kiel; 2007
Medizinischer Dienst des Spitzenverbandes Bund der Krankenkassen e. V. (MDS), GKV-Spitzenverband, Richtlinien des GKV-Spitzenverbandes zur Begutachtung der Pflegebedürftigkeit nach dem XI. Buch des Sozialgesetzbuches (BRi). Essen und Berlin: 2009
Nuissl E. Professionalisierung in der Altenbildung. In: Staubinger U, Heidenmeier H, Hrsg. Altern, Bildung und lebenslanges Lernen. Altern in Deutschland. Bd 2. S. 95–102. Halle; 2009
Organisation der Vereinten Nationen (UNO). Zweite Weltversammlung über das Altern. International Plan on Ageing (Weltaltenplan). Madrid: Vereinte Nationen, 2002
Pietrich D. Einsamkeit im Alter. Notwendigkeit und (ungenutzte) Möglichkeiten sozialer Arbeit mit allein lebenden Menschen in unserer Gesellschaft. Jenaer Schriften zur Sozialwissenschaft Bd. 6. Jena: Fachhochschule Jena; 2011
Roder A. Effiziente Fallsteuerung. Wer sein Ziel nicht kennt, für den ist kein Wind der richtige. In: bdAspekte 2005; 56: 4–7
Schwartz FW, Walter U. Public Health. Gesundheit und Gesundheitswesen. München: Urban & Fischer; 2012
Spitzenverbände der Freien Wohlfahrtspflege NRW. Positionspapier gemeinwesenorientierte Seniorenarbeit und Politik in NRW; 2009
United Nations, Resolution der Generalversammlung. Allgemeine Erklärung der Menschenrechte (217A III). New York; 1948
– ders. Political Declaration and Madrid International Plan of Action on Ageing. Second World Assembly on Ageing. UN, New York, Madrid; 2002

45.7.3 Internetadressen

http://www.bmfsfj.de (Bundesministerium für Familie, Senioren, Frauen und Jugend, BMFSFJ)

http://www.bmg.de (Bundesministerium für Gesundheit, BMG)

http://www.dza.de (Deutsches Zentrum für Altersfragen (DZA)

http://www.kda.de (Kuratorium Deutsche Altershilfe (KDA)

http://lsr-sh.de (Landesseniorenrat Schleswig-Holstein e. V.)

http://www.pflege-charta.de (Bundesministerium für Familie, Senioren, Frauen und Jugend, BMFSFJ, Bundesministerium für Gesundheit, BMG, Hrsg. Charta der Rechte hilfe- und pflegebedürftiger Menschen)

http://www.psp.zqp.de (Pflegestützpunkt-Datenbank der Stiftung Zentrum für Qualität in der Pflege)

http://www.senioren-berlin.de (Arbeitskreis Berliner Senioren, ABS)

http://www.senioren-studium.de (Akademischer Verein der Senioren in Deutschland, AVDS)

http://www.seniortrainer-rlp.de (Senior-Trainerinnen in Rheinland-Pfalz)

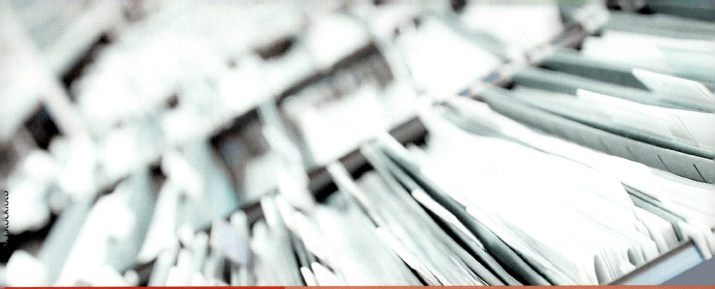

Kapitel 46
Aufgaben und Organisation ambulanter Pflegedienste

46.1	Pflege im Privathaushalt	1068
46.2	Pflege durch die Familie	1068
46.3	Pflege durch ambulante Pflegedienste	1070
46.4	Organisationsformen ambulanter Alten- und Krankenpflege	1071
46.5	Leistungsangebote ambulanter Pflegedienste	1072
46.6	Berufsgruppen im Team eines ambulanten Pflegedienstes	1073
46.7	Pflegebedingungen im Privathaushalt	1075
46.8	Arbeitsorganisation eines ambulanten Pflegedienstes	1077
46.9	Finanzierung von pflegerischen Dienstleistungen der ambulanten Pflege	1081
46.10	Lernaufgabe: Erstellen eines sozialen Hilfenetzes	1084
46.11	Qualitätskriterien	1085
46.12	Lern- und Leseservice	1085

46 Aufgaben und Organisation ambulanter Pflegedienste

Walter Anton, Ilka Köther

46.1 Pflege im Privathaushalt

Einem alten Menschen in der eigenen Familie Zuwendung und Geborgenheit zu geben und ihn bis zu seinem Tod zu begleiten ist die natürlichste Form der Altenhilfe. In der geschichtlichen Entwicklung wurden schon im frühen Christentum Menschen zu Hause von Ordensleuten oder Mitgliedern christlicher Gemeinden gepflegt. Die Entstehung der organisierten Form der ambulanten Pflege wird ca. im Jahr 1960 zeitlich verortet. Der Prozess des Alterns erfährt im häuslichen Setting keinen schmerzhaften Einschnitt durch Wechsel in eine andere Umgebung und zu anderen Bezugspersonen. Diese Kontinuität des Lebensverlaufs wirkt sich stabilisierend auf die psychische und körperliche Situation des alten Menschen aus. Es entspricht dem Wunsch der meisten Menschen, auch im Alter so lange wie möglich, wenn auch mit unterstützenden Diensten, in den eigenen 4 Wänden leben zu können.

Nach Angaben des Statistischen Bundesamtes lebten 2013 ca. 80,7 Mio. Einwohner in Deutschland. Der Anteil der Menschen über 65 Jahre an der Gesamtbevölkerung lag 2013 bei 21 %. Damit stieg der Anteil der alten Menschen im Vergleich zu 1990 (ca. 15 %). Mit 21 % lag 2013 der Anteil in Deutschland so hoch wie in keinem anderen EU-Land (Italien: 20 %; Portugal: 19 %; Spanien: 17 %; Vereinigtes Königreich: 17 % usw.) (Statistisches Bundesamt 2012). Rund 2,6 Mio. Menschen waren 2013 in Deutschland pflegebedürftig. Mehr als zwei Drittel (1,86 Mio.) der pflegebedürftigen Menschen wurden zu Hause versorgt. Ein großer Teil der Pflegebedürftigen wird zu Hause durch die Angehörigen versorgt (ca. 1,25 Mio.). Bei 616 000 Menschen mit Pflegebedarf erfolgte im genannten Jahr die Pflege zusammen mit oder vollständig durch ambulante Pflegedienste. Für diese Versorgung in der häuslichen Umgebung gab es laut Statistischem Bundesamt (2013) 12 700 ambulante Pflegedienste. Zur Pflegestatistik siehe auch ▶ Abb. 39.1 und ▶ Abb. 45.5.

46.1.1 Voraussetzungen für den Verbleib in der eigenen Wohnung

Der Wunsch nach einem Verbleib im eigenen Haushalt ist im Falle einer eingetretenen Pflegebedürftigkeit ein zentrales Bedürfnis und prägendes Leitmotiv der Pflegebedürftigen und deren Angehörigen. Ein Wechsel in eine stationäre Pflegeeinrichtung wird von den Betroffenen oft als Autonomieverlust gedeutet (BMFSFJ 2005). Wie lange ein pflegebedürftiger alter Mensch in der gewohnten häuslichen Umgebung versorgt werden kann, hängt von folgenden Faktoren ab:

- Verfügbarkeit von Personen, die Pflege und Betreuung übernehmen können (belastbares soziales Umfeld: z. B. eine Hauptpflegeperson, die die Versorgung organisiert und übernimmt)
- Art und Dauer der Erkrankung und notwendiger Pflegebedarf
- Art der Beziehung zwischen Pflegebedürftigen und seinen Angehörigen/Bezugspersonen/ehrenamtlichen Helfern
- familiäre Konstellationen (Vorhandensein von Familienmitgliedern, regionale Nähe der Familienmitglieder)
- Eignung der Wohnung
- Höhe des Einkommens (Rente/Pension) und anderen Möglichkeiten, notwendig werdende Dienstleistungen zu finanzieren

46.2 Pflege durch die Familie

Mit zunehmender Änderung der Familienstruktur verändert sich auch die Möglichkeit, familiäre Hilfe zu erhalten. Die hauptsächlich in vorindustrieller Zeit anzutreffende „Großhaushaltsfamilie", der Vier-Generationen-Haushalt, ist schon lange die Ausnahme geworden. Auch die heutige Kernfamilie, die nur aus Eltern und Kindern besteht, wandelt sich, z. B. durch Scheidung der Eltern. Alleinerziehende Mütter und Väter sind zwar häufig auf die Hilfe von Eltern/Großeltern angewiesen, können aber die Pflege eines Elternteils selten übernehmen. Auch die Zahl der Ein-Personen-Haushalte nimmt ständig zu. Deutlich angestiegen ist von ehemals 20 % auf inzwischen 31 % der Anteil der Pflegebedürftigen, die alleine in einem Ein-Personen-Haushalt leben (BMFSFJ 2005).

Trotz der sich ändernden Familienstrukturen werden die meisten Menschen mit Hilfe- und Pflegebedarf in Privathaushalten und von Familienangehörigen, Freunden und Bekannten (und zum größten Teil ohne Mitwirkung professioneller Pflegepersonen) betreut und versorgt. Die Pflegebedürftigen in den singularisierten Lebensformen (Ein-Personen-Haushalte) werden oft durch eine Hauptpflegeperson aus dem gleichen Haus (z. B. Nachbarn) versorgt.

Die Familie wird als der **Welt größter Pflegedienst** bezeichnet. Das trifft nicht nur für den europäischen Kulturkreis zu, sondern ist ein weltweites Phänomen. In der BRD werden ca. 1,25 Mio. der Pflegebedürftigen von Angehörigen bzw. Bezugspersonen in ihrem Zuhause versorgt (▶ Abb. 46.1).

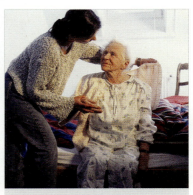

Abb. 46.1 Pflegende Angehörige. Viele alte Menschen werden in ihrem häuslichen Umfeld von Angehörigen versorgt. (Foto: G. Sanders, Fotolia.com)

46.2.1 Pflegende Angehörige

> **Definition**
>
> Der Begriff „**pflegende Angehörige**" bezieht sich nach dem Pflegeversicherungsgesetz nicht nur auf die engere Familie, sondern auch auf Personen, die zum Lebensumfeld der pflegebedürftigen Person gehören wie Lebenspartner, Freunde und andere Bezugspersonen.
>
> Als „**selbst beschaffte Pflegepersonen**" gelten auch familienfremde Personen, die dazu beitragen, dass die Pflege und hauswirtschaftliche Versorgung gesichert sind.

Die Hauptpflegepersonen sind überwiegend weiblich. Im zeitlichen Vergleich (zwischen 1998 und 2010) nimmt aber der Anteil der männlichen Hauptpflegepersonen zu. Die hauptsächlich pflegenden Personen sind überwiegend enge Familienangehörige. Dabei gibt es deutliche Geschlechtsunterschiede. So wird die Ehepartnerin in 19 % der Fälle als Hauptpflegeperson genannt, der Ehepartner hin-

46.2 Pflege durch die Familie

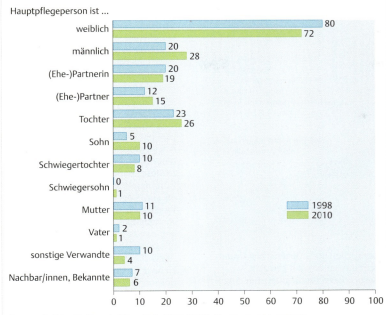

Abb. 46.2 Hauptpflegepersonen. Verwandtschaftsbeziehungen der weiblichen und männlichen Hauptpflegeperson zur pflegebedürftigen Person in Deutschland (1998 und 2010) in Prozent. (Quelle: BMG 2011)

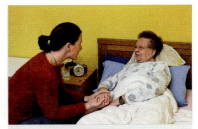

Abb. 46.3 Familienzusammenhalt. Selbstverständlich kümmert sie sich die Tochter um die Versorgung ihrer Mutter. (Foto: G. Sanders, fotolia.com)

gegen nur in 15 % der Fälle (▶ Abb. 46.2). Pflegende Angehörige übernehmen damit Aufgaben, die sie selbst an die Grenzen ihrer seelischen und körperlichen Belastungsfähigkeit führen. 60 % der pflegenden Angehörigen sind selber bereits älter als 55 Jahre. Aber auch die betroffenen Pflegefamilien und Kinder können durch zusätzliche Aufgaben, veränderte Tagesstrukturen und überforderte pflegende Mütter belastet werden.

Soziologen prägten für die mittlere Generation, die gewissermaßen nach unten und oben wirken musste, die Bezeichnung „**Sandwich-Generation**". Damit wird die Generation der heute 40- bis 60-Jährigen bezeichnet, die wie ein Sandwich „eingeklemmt" ist und Verpflichtungen für die Generation der eigenen (pflegebedürftigen) Eltern sowie der eigenen Kinder (oft bis weit ins Studentenalter) übernehmen müssen (Künemund 2002).

Entscheidung und Motivation zur Übernahme der Pflege

Den Hauptpflegepersonen ist nicht immer bewusst, warum sie bereit sind, die Pflege zu übernehmen. Es gibt ein ganzes Bündel von Gründen, die je nach Intensität der Beziehung zur hilfebedürftigen Person eine Rolle spielen können:

- **Liebe und Zuneigung** zwischen Ehe- und Lebenspartnern, Freunden, Geschwistern, Eltern und Kindern (▶ Abb. 46.3)
- **Dankbarkeit für besondere Unterstützung** in finanziellen Engpässen oder Begleitung in Krisensituationen
- **Empathie und Mitleid** aufgrund einer guten nachbarschaftlichen Beziehung
- **christliche und moralische Werte**, wie das Gebot „Ehre deinen Vater und deine Mutter […]", oder „Liebe deinen Nächsten wie dich selbst […]"
- **Pflichtgefühl** – um den Erwartungen der Gesellschaft, der Familie oder dem eigenen religiösen, kulturellen Umfeld zu entsprechen
- **Verpflichtung und Versprechen** – Einlösen eines Versprechens, für eine größere Schenkung in Form von Geld, Wohnung oder Haus
- **Übernahme einer neuen Aufgabe** bei Arbeitslosigkeit oder Suche nach einer sinnvollen Tätigkeit

Eine Entscheidung zur Übernahme der Pflege eines pflegebedürftigen Familienmitglieds verdient großen Respekt und Anerkennung. Dabei haben die Hauptpflegeperson und der Pflegebedürftige nur selten die Möglichkeit, sich nach und nach auf die Situation einzustellen. Beide erleben aus ihrer Sicht und auf ihre ganz persönliche Art die neue Situation, die möglicherweise über Jahre andauern kann und belastend sein kann (BMG 2014).

Physische und psychische Belastungen durch die Pflegesituation

Das Eintreten einer Pflegebedürftigkeit ist eine kritische Lebenssituation für die meisten älteren Menschen und ihre Familienangehörigen. Wenn die Pflege durch die Familie übernommen wird, führt dies oft zu schweren emotionalen Belastungen aller Beteiligten (▶ Abb. 46.4). Hilfsbedürftigkeit und besonders auch Persönlichkeitsveränderungen des Kranken verlangen immer eine tiefgreifende Umstellung der gegenseitigen Erwartungen und Verpflichtungen innerhalb der Familie gegenüber den Zeiten, zu denen der alte Mensch noch in gewohnter Weise seinen Aufgaben nachkommen konnte.

In einer aktuellen Studie im Auftrag der Techniker Krankenkasse (TK) wurden Untersuchungen zur Gesundheit und zum Befinden pflegender Angehöriger geführt. Die Ergebnisse zeigen: Die Pflege eines Angehörigen ist kräftezehrend und belastet die Gesundheit der Pflegenden. 6 von 10 Befragten gaben an, dass die Pflege sie viel von ihrer eigenen Kraft koste – je höher die Pflegestufe, desto größer die empfundene Belastung. Ständig in Bereitschaft zu sein strengte 55 % der Befragten sehr an. Die Hälfte der Pflegenden fühlte sich oft körperlich erschöpft. Ein Drittel der Pflegenden fühlte sich hin- und hergerissen zwischen den Anforderungen der Pflege und den Erwartungen der Umgebung, d. h. der Gesellschaft, der Familie oder im Beruf (Techniker Krankenkasse 2013).

Wenn Familie bzw. Angehörige ihren alten, hilfebedürftigen Eltern die soziale Heimat erhalten und Pflege übernehmen sollen, brauchen sie beratende, entlastende und finanzielle Unterstützung.

Aufgaben und Organisation ambulanter Pflegedienste

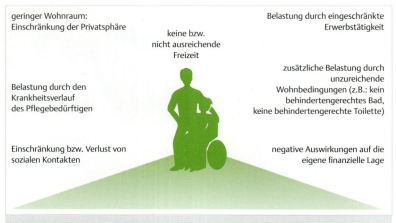

Abb. 46.4 **Pflegende Angehörige.** Wer Angehörige pflegt, ist vielen Belastungen ausgesetzt.

Hilfen für pflegende Angehörige

Pflegende Angehörige leisten eine gesellschaftlich unverzichtbare Arbeit. Sie haben das Recht, Forderungen nach angemessener Unterstützung zu stellen. Laut einer Studie nutzen pflegende Angehörige in Deutschland unterschiedliche Dienste v. a. aus folgenden Gründen (GKV-Spitzenverband 2001):

- um Informationen zur Krankheit des Betroffenen zu bekommen
- um über die Leistungen der Pflegeversicherung informiert zu werden und
- um sozial-emotionale Unterstützung zu erhalten

Welche Hilfen im Netzwerk sozialer Altenhilfe und Gesundheitspflege (SGB XI) die pflegebedürftige Person in Anspruch nehmen kann, erfahren pflegende Angehörige in der örtlichen **Pflegeberatungsstelle**. Sie informieren u. a. über:

- **Pflegestützpunkte/Beratungsstellen:** Umfassende fachliche Informationen über pflegerische, medizinische und soziale Leistungen findet man bei kommunalen Pflegeberatungsstellen (Pflegestützpunkte (§ 92c)). Alle regionalen Angebote rund um die Pflege werden hier erfasst, z. B. ambulante und stationäre Altenhilfeeinrichtungen, Finanzierungsfragen und ehrenamtliche Dienste u.v.m.
- **PflegeSorgenTelefon:** Das „PflegeSorgenTelefon" ist anonym, vertraulich und hilfreich für Menschen, die in häuslicher Pflege leben und arbeiten. Ziel ist, dass durch Gespräche und Beratung eine schwierige Situation entspannt und Gewalt vermieden werden kann.
- **Kurse für häusliche Alten- und Krankenpflege:** Angehörige und Interessierte werden durch Fachpersonal mit medizinischen und pflegerischen Grundkenntnissen vertraut gemacht.
- **Gesprächskreise für pflegende Angehörige:** Betroffene haben die Möglichkeit, unter fachlicher und psychologischer Begleitung über Pflegeprobleme, Ängste und Schuldgefühle zu sprechen. Es gibt spezielle Gesprächskreise für Angehörige von demenzkranken Menschen.
- **Kurzzeitpflegeangebote:** Heime, Kureinrichtungen und Pflegehotels nehmen vorübergehend Pflegebedürftige auf, wenn Angehörige Urlaub machen oder krank sind.
- **Tagespflege:** Tagespflegeeinrichtungen bieten körperlich und seelisch behinderten alten Menschen Gemeinschaft in einer Tagesgruppe, geistige und körperliche Mobilisation, Versorgung mit Mahlzeiten und können pflegende Angehörige stunden- oder tageweise entlasten.
- **Pflegepflichteinsätze/Qualitätssicherungsbesuche** (§ 37 Abs. 3 SGB XI): Die Pflegepflichteinsätze dienen zur Beratung und Sicherstellung einer ausreichenden pflegerischen Versorgung durch die Angehörigen. Die Pflegepflichteinsätze werden durch ambulante Pflegedienste durchgeführt, die Kosten für diese Einsätze werden von der Pflegeversicherung getragen.
- **Mittagstisch:** Mittagessen werden von Verbänden der freien Wohlfahrtspflege und den Kirchen, z. B. in Tagesstätten oder Altenheimen, angeboten. Ein Fahrtendienst bringt den Pflegebedürftigen zum Mittagessen in eine Einrichtung.
- **Entlastung bei kurzzeitiger Arbeitsverhinderung:** Bei akuter Pflegebedürftigkeit eines nahen Angehörigen können Familienmitglieder der Arbeit bis zu 10 Tage fernbleiben, um eine bedarfsgerechte Pflege zu organisieren. Hierfür muss eine ärztliche Bescheinigung über eine voraussichtliche Pflegebedürftigkeit eines Angehörigen und die Erforderlichkeit der Arbeitsbefreiung vorgelegt werden. Seit 01. Januar 2015 erhalten die Angehörigen in diesem Zeitraum eine Lohnersatzleistung (90 % des wegfallenden Nettogehalts).
- **Pflegezeit:** Es besteht ein Anspruch auf unbezahlte Freistellung von der Arbeit für längstens 6 Monate, wenn ein Angehöriger in der häuslichen Umgebung gepflegt wird. Seit 01. Januar 2015 haben die Angehörigen für diesen Zeitraum einen Rechtsanspruch auf ein zinsloses Darlehen (BMG 2015).
- **Familienpflegezeit:** Es besteht die Option, zur Pflege eines Angehörigen die Wochenarbeitszeit für einen Zeitraum von maximal 24 Monaten bis auf 15 Stunden zu reduzieren. In der Familienpflegezeit besteht Kündigungsschutz (BMG 2014).
- **Finanzielle Unterstützung:** Pflegende Angehörige können durch Leistungen der Kranken- und Pflegekassen finanziell unterstützt werden.

46.3 Pflege durch ambulante Pflegedienste

Für die professionelle Pflege von kranken und alten Menschen in ihrem Privathaushalt (▶ Abb. 46.5) gibt es unterschiedliche Bezeichnungen:

- häusliche Krankenpflege
- Gemeindekrankenpflege
- ambulante Pflege
- spitalexterne Krankenpflege (Spitex) (Schweiz)
- extramurale Pflege (Österreich)

46.3.1 Geschichtliche Entwicklung häuslicher Alten- und Krankenpflege

Der Grundstein der heutigen Form professioneller ambulanter Kranken- und Sozialpflege wurde in der Mitte des 19. Jahrhunderts durch Pastor Theodor Fliedner ge-

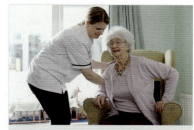

Abb. 46.5 **Ambulante Pflegedienste.** Sie versorgen kranke und alte Menschen in ihrem Zuhause. (Foto: deanm1974, Fotolia.com)

legt. Er errichtete 1836 in Kaiserswerth (heute Düsseldorf) eine Pflegeausbildungsstätte für Frauen, die zur Gemeinschaft des von ihm gegründeten Diakonissen-Mutterhauses gehörten. Die befähigten Frauen versorgten fachgerecht Kranke in ihrer häuslichen und familiären Umgebung.

Vorbilder gab es dazu schon im Mittelalter durch die geistlichen Orden, z. B. der Benediktinermönche, der Elisabethinerinnen, der Gemeinschaften der Beginen und der Barmherzigen Schwestern (Vinzentinerinnen).

Ab 1843 übernahmen Kaiserswerther Schwestern in evangelischen Kirchengemeinden des Rheinlandes und Westfalens als ausgebildete „Schwestern" eine „Gemeindepflegestation". In der Gemeinschaft von 3–4 Mitschwestern mit unterschiedlichen Aufgaben leiteten sie die Krankenpflegestation, den Kindergarten und die Nähschule. Über mehr als 100 Jahre nahmen nach diesem Vorbild Ordensfrauen und Diakonissen, die **Gemeindeschwestern**, sozialpflegerische und krankenpflegerische Aufgaben wahr.

Vor allem ältere Menschen erinnern sich noch an ihre Gemeindeschwester, die mit dem Fahrrad oder Motorrad und manchmal auch mit einer Pferdekutsche zu den Kranken und Alten unterwegs war und auch gerufen wurde, wenn die Großmutter im Sterben lag (▶ Abb. 46.6).

▶ **Erfahrungsbericht einer Diakonisse.** Schwester Elisabeth, geb. 1910, erzählte 1994 in einem Interview von ihren Aufgaben und Arbeitsbedingungen als Gemeindeschwester von 1942–1975:

„Als ich 1942 nach H. kam, besuchte ich jede Familie im Dorf und machte mich dort bekannt. Da Kriegszeit war, hatten wir keinen Pfarrer und es gehörte zu meinen Pflichten, ihn in bestimmten Fällen zu vertreten. Besonders schwer war es für mich, die Gefallenenbriefe in die Familien zu bringen. Zu meinen Aufgaben gehörten auch die Alten- und Krankenpflege, Durchführung der Kindergottesdienste und Leitung der Frauenhilfe. Selbstverständlich war, dass ich zu den Sterbenden und zur Versorgung der Verstorbenen gerufen wurde. Ich habe auch sehr viele Besuche bei unseren Alten gemacht, auch wenn sie keine Pflege benötigten.

Wie die Arbeitszeit war? Gearbeitet habe ich an jedem Tag in der Woche, es gab kein freies Wochenende. Auch an Sonn- und Feiertagen wurde ich zu Sterbenden gerufen. Morgens wurden Kranke und Alte gepflegt. Mittags habe ich, wenn möglich, eine Pause gemacht. Doch oft warteten schon Hilfe- und Ratsuchende an meiner Tür. Nachmittags machte ich Besuche oder war in der Frauenhilfe. Abends versorgte ich noch einmal die Schwerkranken. Die ärztliche Versorgung war in den ersten Jahren schlecht und so wurde ich auch nachts zu den Notfällen gerufen, um Erste Hilfe zu leisten oder zu entscheiden, ob die Person ins Krankenhaus musste.

Jahresurlaub bekamen wir immer, denn wir Gemeindeschwestern vertraten uns gegenseitig. Wir waren für die Menschen in unserer Gemeinde da und haben unsere ganze Person eingebracht."

Gemeindekrankenpflege

Die Bezeichnung Gemeindekrankenpflege hat ihren Ursprung in der früheren kirchlich organisierten Alten- und Krankenpflege. Mit der Neuorganisation der kirchlichen und kommunalen Gemeindepflegestationen in Sozial- und Diakoniestationen (ab 1970) wurden Arbeitsbedingungen geschaffen, die verheirateten und zivilen Pflegekräften die Arbeit in der ambulanten Pflege ermöglichten.

Die heutigen Mitarbeiter der ambulanten Pflege sind ausgebildete Pflegefachkräfte: Altenpfleger, Gesundheits- und Krankenpfleger oder Gesundheits- und Kinderkrankenpfleger. Bietet ein ambulanter Pflegedienst besondere Leistungen an (z. B. Intensivbetreuung), so haben die Pflegefachkräfte zusätzlich eine Fachweiterbildung für diesen speziellen Bereich.

Entwicklung ambulanter Pflege im Osten Deutschlands

„Auf dem Gebiet der neuen Bundesländer kam die Entstehung von Polikliniken in den 50er Jahren spontan in Bewegung. Verbunden mit dem Ausbau des ambulanten stationären Gesundheitswesens bildeten sich auch Gemeindeschwesternstationen als kleinste Einrichtung im Netz der Gesundheitssicherung heraus. Von hier aus betreute die Gemeindeschwester einen ihr zugewiesenen begrenzten Wohnbezirk. Durch den Bereichsarzt wurde die Gemeindeschwester angeleitet und kontrolliert" (Hauerstein u. Cain 1996).

46.4 Organisationsformen ambulanter Alten- und Krankenpflege

Definition

Unter **ambulanter Altenhilfe** werden alle Dienstleistungen verstanden, die in der Wohnung alter Menschen erbracht werden. Dazu gehören Beratung, Haushaltshilfe, Körperpflege und Krankenpflege bei akuten und chronischen Krankheiten.

Je nach Trägerschaft werden folgende Organisationsformen unterschieden:
- Sozialstation (Diakonie, Caritas oder Deutsches Rotes Kreuz)
- privatgewerblicher ambulanter Pflegedienst (private Träger)
- andere ambulante Hilfen und Dienste

Die Anzahl privatgewerblicher Anbieter im ambulanten Bereich ist in den letzten Jahren angestiegen.

46.4.1 Sozialstation

Definition

Sozialstationen bezeichnen das Angebot ambulanter gesundheits- und sozialpflegerischer Dienste unter einer Trägerschaft (meistens kirchliche Träger).

Sozialstationen haben das alte Modell der Gemeindeschwestern/Gemeindepflegestationen abgelöst. In Zusammenarbeit mit den Freien Wohlfahrtsverbänden, Trägern von Gemeindepflegestationen, Mutterhäusern und der staatlichen Gesundheitsbehörde entstanden ab 1970 die ersten Sozialstationen, z. B. die Caritas-Sozialstation St. Lioba in Worms. Vorbilder für die Neuorganisation waren ambulante Krankenpflegedienste in Belgien und Holland. Die Namen Diakoniestation, Caritas-Sozialstation oder Ökumenische Sozialstation weisen auf ihren Träger bzw. Trägerverein hin.

Die Organisation, Ausstattung und die Kommunikationsstrukturen einer Sozialstation werden in Kap. 46.8 näher beschrieben (S. 1077).

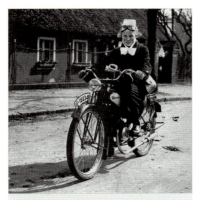

Abb. 46.6 Gemeindepflege. Historische Gemeindeschwester unterwegs mit dem Motorrad.

> **Merke**
>
> Sozialstationen haben für den Erhalt einer selbstständigen Lebensführung, für den längst möglichen Verbleib in der gewohnten Umgebung, aber auch zur Entlastung und Unterstützung pflegender Familienangehöriger eine außerordentliche Bedeutung (Ministerium für Arbeit, Gesundheit und Soziales von NRW 1991).

46.4.2 Privatgewerblicher ambulanter Pflegedienst

Auf dem wachsenden Markt ambulanter Pflege sind die „Privaten" seit Einführung der Pflegeversicherung mit vorwiegend krankenpflegerischen Angeboten gut vertreten. In manchen Großstädten wird etwa die Hälfte der Pflegebedürftigen von privaten Anbietern betreut (▶ Abb. 46.7). Es bestehen größere Unternehmen mit zahlreichen Angestellten, auch einzelne Pflegekräfte haben sich in einem „Ein-Mann-/Frau-Unternehmen" selbstständig gemacht.

46.4.3 Andere ambulante Hilfen und Dienste

Dazu gehören z. B. Fahr- und Mahlzeitendienste (Essen auf Rädern), Mobile Soziale Hilfsdienste (MSHD), Hausnotruf-Dienste, Tagesangebote (z. B. Erzählcafé), Telefonketten, Wohnberatung oder Besuchsdienste. Sie ergänzen das Angebot der ambulanten Pflegedienste. Die genannten Dienste sind i. d. R. ein Zusatzangebot eines ambulanten Pflegedienstes oder einer Sozialstation. Mit diesen Zusatzangeboten versuchen die Einrichtungen den unterschiedlichen Pflegebedarfen gerecht zu werden (Dienstleistungsmix). Ein Mobiler Sozialer Hilfsdienst (MSHD) hat seinen Aufgabenschwerpunkt in den sog. „niederschwelligen" Angeboten. Hier kommen überwiegend Pflegehelfer sowie hauswirtschaftliche Fach- oder Hilfskräfte zum Einsatz. Ein Fahr- und Mahlzeitendienst kann durch junge Menschen im FSJ (Freiwilliges Soziales Jahr) abgedeckt werden.

46.4.4 Homecare – ambulante medizinische Therapie

> **Definition**
>
> „Unter **Homecare** versteht man häusliche Therapie und damit ärztlich verordnete Leistungen, die von der Krankenversicherung (SGB V) und nicht der Pflegeversicherung finanziert werden." (Hagemeier u. Reibnitz 2008)

Homecare umfasst die Versorgung eines Patienten zu Hause mit erklärungsbedürftigen Hilfsmitteln/Medizinprodukten, Verbandmitteln und Arzneimitteln (§ 126 SGB V). Im Fokus steht also nicht die reine Produktversorgung, sondern auch die Dienstleistung, insbesondere die Betreuung, Beratung und Schulung der Patienten durch qualifiziertes Fachpersonal im Rahmen einer ärztlich verordneten ambulanten Therapie. Homecare-Versorgung ist also stets mit produktspezifischen Dienstleistungen verbunden und nicht mit der Versorgung durch ambulante Pflegedienste zu verwechseln.

Zu den wichtigsten Therapiebereichen von Homecare-Unternehmen zählen somit:

- enterale und parenterale Ernährung
- Heim- und Peritonealdialyse
- Stoma- und Inkontinenzversorgung
- moderne Wundversorgung
- Versorgung nach Tracheostomie und Laryngektomie
- Infusions- und Schmerztherapie
- respiratorische Heimtherapie (von Reibnitz 2009)

46.5 Leistungsangebote ambulanter Pflegedienste

Ziel der ambulanten Pflege ist es, eine weitestgehend eigenständige und selbstbestimmte Lebensführung zu ermöglichen. Dazu müssen die vorhandenen Fähigkeiten und Ressourcen (Potenziale) der hilfe- und pflegebedürftigen Personen und ihres Umfeldes so gut wie möglich aktiviert und genutzt werden.

Aufgaben und Leistungsangebote ambulanter Pflegedienste umfassen Folgendes:

- Alten-, Kranken- und Familienpflege
- fach- und sachgerechte Ausführung der Pflege und der ärztlichen Anordnungen
- hauswirtschaftliche Versorgung
- Maßnahmen zur Erhaltung, Wiederherstellung und Prävention der Gesundheit und Selbstständigkeit
- Maßnahmen, die zur Linderung von Leiden und Schmerzen beitragen
- psychiatrische und gerontopsychiatrische Betreuung
- Betreuung nach einem Krankenhausaufenthalt
- Nachsorge ambulanter Operationen
- Beraten bei der Gestaltung des sozialen Umfeldes unter Berücksichtigung der besonderen Lebenslagen
- Gespräche über Sinnfragen des Lebens ermöglichen
- Begleiten von Sterbenden
- Verleihen von Pflegehilfsmitteln
- Unterstützen von Angehörigen: Anleiten und Beraten von Angehörigen in der Pflege
- Gesprächskreise für pflegende Angehörige, Schulung von Laienhelfern in Kursen für häusliche Kranken- und Altenpflege
- Vermitteln von Diensten: ambulante soziale Dienste, Nachbarschaftshilfe, Mahlzeitendienste, Beratungsdienste, Fußpflege, Friseur, Putz- und Reinigungshilfe, Fahrdienste u. a.

46.5.1 Gesundheitsförderung und -vorsorge (Prävention)

Die Beratung und Schulung aller an der Pflege beteiligten Personen hat einen besonderen Stellenwert in der ambulanten

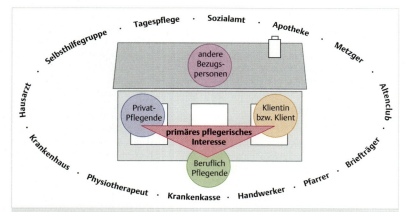

Abb. 46.7 Häusliche Pflege im Verbundsystem. Häusliche Pflege im Verbundsystem mit sozialen, medizinischen und pflegerischen Diensten (nach KDA).

Pflege. Hier werden Menschen unterschiedlicher Lebensalter und Laien-Pflegende erreicht, die einen hohen Bedarf an Information und Schulung zu Themen der Gesundheitsförderung und Vermeidung von Krankheiten haben. Geschult wird mit Blick auf die eigene physische und psychische Gesundheit im Rahmen der anspruchsvollen Pflegesituation und bezogen auf den hilfe- und pflegebedürftigen Menschen.

Gesundheitliche Aufklärung und Beratung geschehen in der direkten Pflege in der häuslichen Situation, in Kursen für pflegende Angehörige, durch speziell arrangierte Veranstaltungen und Vorträge von ambulanten und stationären Pflegeeinrichtungen. Siehe Kap. „Gesundheitsförderung und Prävention als gesundheitspolitische Intervention" (S. 77).

46.6 Berufsgruppen im Team eines ambulanten Pflegedienstes

Die Sozialstation verfügt über ein Dienstleistungsangebot mit unterschiedlichen Schwerpunkten und Aufgaben (▶ Tab. 46.1). Im Mittelpunkt stehen medizinisch-pflegerische Aufgaben. Entsprechend verfügt die Mehrzahl der Mitarbeitenden über eine alten- oder krankenpflegerische Ausbildung. Zur Grundausbildung in einem Pflegeberuf kann die Fachkraft durch Weiterbildung zusätzliche Qualifikationen erwerben, z. B. als Fachkrankenschwester oder Fachaltenpfleger für die ambulante Pflege, für die gerontopsychiatrische Arbeit oder den Bereich der Rehabilitation. Die Leitung einer Sozialstation verfügt i. d. R. zu ihrer Grundausbildung in einem Pflegeberuf über Qualifikationen in der Pflegedienstleitung bzw. im Pflegemanagement.

Weiterhin kann von der Sozialstation auch ambulante Hospizbetreuung, spezielle Pflege von Schwerstkranken und Sterbenden, angeboten werden. Durch eine Zusatzqualifikation im Bereich der Palliative Care (S. 820) können sich erfahrene Pflegefachkräfte für diese Arbeit spezialisieren. Dorfhelferinnen und Familienpflegerinnen arbeiten in größeren Regionen unter einer eigenen Einsatzleitung, die mit der Sozialstation kooperiert. Die Betreuung von psychisch Kranken wird außer von Psychiatriefachpflegepersonal auch von sozialpädagogisch geschulten Personen übernommen.

46.6.1 Netzwerke pflegerischer, medizinischer und sozialer Dienste

Um eine möglichst umfassende Versorgung ihrer Patienten und Pflegebedürftigen zu ermöglichen, übernehmen Mitarbeiter der ambulanten Pflege den Kontakt zu anderen Institutionen und Einrichtungen. Die Begleitung zu einer Tagespflegeeinrichtung bezüglich einer Kontaktaufnahme, die Vermittlung von „Essen auf Rädern", das aus der Apotheke mitgebrachte Medikament und der Besuch im Krankenhaus sind selbstverständlich. Durch Beratung und Vermittlung wird eine Kette von Hilfen geknüpft, z. B. Ergotherapie, Physiotherapie, Logopädie, Fußpflege, Beratungsdienste, Haushaltshilfen, soziale Betreuung u. a., die es dem alten und kranken Menschen ermöglicht, so lange wie möglich in seinem Privathaushalt zu bleiben (▶ Abb. 46.8).

46.6.2 Aufgabenbereiche der Pflegefachkraft

Eine Tätigkeit als Altenpflegerin in der ambulanten Pflege ist für Personen geeignet, die selbstständig, eigenverantwortlich und fachkompetent handeln und entscheiden können, die Interesse (eine gesunde Neugier) an ihren Mitmenschen haben, in der Pflege kreativ sind und improvisieren können, gerne Auto fahren, fremde Lebensgewohnheiten und Weltanschauungen tolerieren können und die „so schnell nichts umwerfen kann".

> **Merke**
>
> Das Arbeitsfeld „Häusliche Pflege" ist ein Spiegelbild menschlichen Lebens. Wer die Menschen liebt und sie trotz ihrer Schwächen, Andersartigkeit und

Tab. 46.1 Berufsgruppen in der Sozialstation.

Berufsgruppe	Aufgabenschwerpunkte
• Gesundheits- und Krankenpfleger/-in • Fachkrankenschwester/-pfleger für Gemeindekrankenpflege • Altenpflegerin/-pfleger • Fachaltenpfleger/-in für Gemeindekrankenpflege • Praxisanleiter/-in für Pflegeberufe	• Steuerung des Pflegeprozesses (Pflegeanamnese, Erkennen von Pflegeproblemen, Zielsetzung, Durchführung der Pflegemaßnahmen und Evaluation der Pflege) mit den Betroffenen unter Einbeziehung der Angehörigen • Mitwirkung bei ärztlicher Therapie und Diagnostik, z. B. nach ambulanten Operationen oder stationärer Behandlung • Praxisanleitung und Begleitung von neuen Mitarbeitern und Auszubildenden in einem Pflegeberuf
• Fachkrankenschwester/-pfleger für psychiatrische Pflege • Fachaltenpfleger/-in für gerontopsychiatrische Pflege	• fachliche Gespräche über Lebensprobleme • Überwachen/Motivieren der Medikamenteneinnahme • Anleitung und Unterstützung bei der Körperpflege • Planung und Durchführung von Tagesstrukturierung • Training von elementaren Alltagsfertigkeiten • Beratung von Angehörigen psychisch Kranker
• ambulante Hospizschwester • berufserfahrene Pflegefachkräfte mit Zusatzqualifikation Palliative Care	• Beratung, Betreuung, Pflege und Versorgung von Schwerstkranken und Sterbenden
• Alten- und Gesundheits- und Krankenpflegehelfer/-innen	• direkte Pflege in Zusammenarbeit mit Pflegefachkräften
• Haus- und Familienpfleger/-innen • Dorfhelfer/-innen	• Hauswirtschaft: Weiterführung des Haushalts • pädagogisch-psychologische Betreuung • Begleitung der Kinder durch den Tag • Säuglingspflege • Pflege und Betreuung von im Haushalt lebenden pflegebedürftigen Angehörigen
• häusliche Pflegehilfe	• einfache Pflege mit hauswirtschaftlicher Betreuung (keine Putzhilfe)
• Zivildienstleistende • ehrenamtlich Tätige	• Einkaufs-, Besuchs- und Fahrdienste • evtl. Mithilfe bei Pflege und Betreuung
• Verwaltungsangestellte/r • Bürokaufmann/-frau • Kaufmann/-frau im Gesundheitswesen	• Sekretariatsaufgaben • Rechnungserstellung aufgrund der Leistungsnachweise • Erstellung der Jahresrechnung • Personalsachbearbeitung

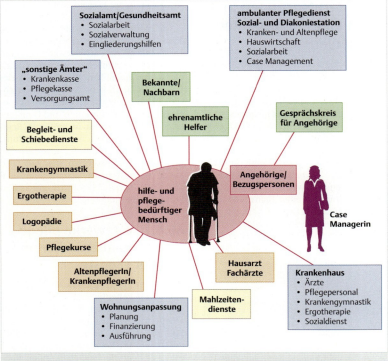

Abb. 46.8 Vernetzung der Dienste in der häuslichen Pflege. Koordination von Hilfen durch Pflegefachkräfte (Case Managerin).

- Einschätzung des Pflegebedarfs und Erstellen eines individuellen Pflegeplans
- Durchführung pflegerischer Tätigkeiten unter Beachtung und Förderung größtmöglicher Selbstständigkeit und Selbstbestimmung des Klienten/Patienten
- Ausführung medizinisch-pflegerischer Maßnahmen in Zusammenarbeit mit dem Arzt
- Mitwirkung bei Nachsorge- und Rehabilitationsmaßnahmen
- verstehende bzw. seelsorgerische Begleitung alter, kranker, behinderter und sterbender Menschen sowie ihrer Angehörigen
- Eingehen auf persönliche Bedürfnisse und Probleme pflegender Angehöriger und Beratung im Hinblick auf entlastende Hilfen und Unterstützung in der Pflege
- Aufklärung über die Möglichkeiten einer alten- und krankengerechten Umgestaltung der Wohnung (Wohnungsanpassung) und Beratung über Hilfsmittel, die für die pflegerische Versorgung notwendig sind
- Einschätzung der Fähigkeiten des alten Menschen, für seine eigene Sicherheit zu sorgen und mögliche Gefahren und Risiken in der Wohnung (mit seinem Einverständnis) zu beseitigen bzw. zu vermindern
- Informieren und Vermitteln von mobilen sozialen Diensten; Beratung und Unterstützung bei der Regelung der Finanzierung von Pflege- und Hilfsdiensten
- Anleitung von Angehörigen und Laien zur Mithilfe in der Pflege
- Durchführung von Kursen und Seminaren für „Häusliche Alten- und Krankenpflege"
- Begleitung von Alten- und Krankenpflegeschülern und Praktikanten
- Organisations- und Verwaltungsaufgaben: Pflegedokumentation, Pflegeplanung, Leistungsnachweise, Fahrtenbuch, Arbeitszeitnachweis
- wirtschaftliches Handeln im Sinne der zu pflegenden Personen und der Sozialstation
- Teilnahme an Dienstbesprechungen, Fortbildungen, Fachtagungen, Konferenzen

häufig nicht nachvollziehbaren Verhaltens achtet, ist hier am richtigen Platz.

Schlüsselqualifikationen für eine ambulante Pflegetätigkeit

Das Arbeitsfeld „ambulante Pflege" hat viele Spezifika und erfordert von den Mitarbeitern besondere Schlüsselqualifikationen. Hierzu zählen:
- selbstständige Arbeitsweise/Eigenverantwortlichkeit für die Arbeitsorganisation/Eigenverantwortung für den Arbeitsschutz und Sicherheit (Initiative Neue Qualität der Arbeit – INQA 2008)
- Belastbarkeit
- Zuverlässigkeit
- Kunden- und Serviceorientierung (Mitarbeiter als „Gast" in der häuslichen Umgebung)
- Beratungskompetenz (Beratung und Anleitung Angehöriger)
- Bereitschaft zur Zusammenarbeit mit pflegenden Angehörigen und anderen privat Pflegenden (Laien) und Anerkennung ihrer persönlichen Kompetenz
- Anpassungsfähigkeit an sehr unterschiedliche häusliche und familiäre Situationen
- Flexibilität und Kreativität bei der Lösung von pflegerischen Problemen/Improvisationstalent (bei Einhaltung von Standards)
- genaue und verlässliche Krankenbeobachtung
- Fähigkeit zur Förderung der Selbstpflegekompetenz der Hilfe- und Pflegebedürftigen
- Empathie im Umgang mit Privatsphäre des Kranken und seiner Familie bzw. Lebensgemeinschaft
- Fach- und Methodenkenntnisse bzgl. Hygiene und Sicherheit (Palesch et al. 2012)

Aufgaben der Pflegefachkraft

Die Aufgaben der „Pflegefachkraft in der häuslichen Pflege" im Sinne einer ganzheitlichen geplanten Pflege von alten und kranken Menschen umfassen Folgendes:
- Beobachtung und sachgerechte Beurteilung der körperlichen und psychischen Verfassung des Patienten/Klienten und seines sozialen Bezugsfeldes, soweit sein Gesundheitszustand dadurch beeinflusst wird
- Beobachtung von Verhaltensweisen psychisch Kranker, unterstützende Begleitung und Veranlassung notwendiger Maßnahmen

Beziehungspflege – Pflegebeziehung

Merke

Ambulante Alten- und Krankenpflege ist von jeher Beziehungspflege gewesen, denn die Gemeindeschwester war für viele hilfebedürftige Menschen und ihre Angehörigen die einzige pflegerisch kompetente Bezugsperson.

46.7 Pflegebedingungen im Privathaushalt

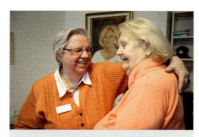

Abb. 46.9 Vertrauen ist die Basis einer pflegerischen Beziehung. (Foto: W. Krüper, Thieme)

pflegende Angehörige/ Bezugspersonen	hilfe- und pflegebedürftige Person	beruflich Pflegende/ Pflegefachkraft
• Entlastung in der Pflegearbeit durch beruflich-Pflegende • fachliche Beratung und Anleitung bei Pflegemaßnahmen • Akzeptanz der häuslichen Pflege-Bedingungen • Anteilnahme an den „Pflegesorgen" - emotionale Unterstützung • Schutz vor Überforderung - regelmäßige Auszeiten • Schutz der Privatsphäre/ Verschwiegenheit	• Experte für die eigene Situation zu bleiben - Selbstbestimmung • korrektes, fachlich richtiges Handeln • Achtung ihrer (Menschen-) Würde und höfliche, freundliche Umgangsformen • Einfühlen in seine Situation - Hilflosigkeit und Abhängigkeit • Vertrauensbasis • Schutz der Privatsphäre/ Verschwiegenheit	• Unterstützung der Pflegeziele • Anerkennung der pflegerischen Fachkompetenz • angemessene Arbeitsbedingungen für die Pflege-Durchführung • Unterstützung und Hilfestellung bei Pflegeverrichtungen • Vertrauen in ihre Person • Offenheit und Rückmeldung über Zufriedenheit mit der Leistung

Abb. 46.10 Erwartungen. Die gegenseitigen Erwartungen der an der häuslichen Pflege beteiligten Personen an den Pflegeprozess sind vielfältig.

Der Arbeitsplatz der Pflegeperson ist die Wohnung des Kranken. Sie hat damit Zugang zum intimsten, vertrautesten Ort im Leben eines Menschen. Fremde Menschen in der eigenen Wohnung wirken zu lassen ist für viele Menschen mit Hemmungen und Ängsten verbunden. Pflegende Angehörige berichten häufig, dass sie keinen Pflegedienst in Anspruch nehmen können, weil z. B. die Mutter nicht möchte, dass fremde Menschen „bei ihr rumschnüffeln".

Wenn Vertrauen entstanden ist, entwickelt sich oft eine partnerschaftliche Nähe zwischen der beruflich tätigen Pflegeperson, dem hilfe- und pflegebedürftigen Menschen und seinen Familienangehörigen (▶ Abb. 46.9). Eine gute Pflegebeziehung ist besonders wichtig, wenn die beruflich Pflegende die einzige Kontaktperson ist.

Doch wo Nähe und Vertrautheit bestehen, ist auch immer die Gefahr der zu starken Bindung. Häufig vereinnahmen Hilfebedürftige eine Pflegekraft sehr. Andere Mitarbeiter werden dann nicht akzeptiert. Auch eine zu starke emotionale Bindung durch die beruflich Pflegende ist kritisch zu hinterfragen. Erste Anzeichen solcher Grenzüberschreitungen der beruflichen Beziehung müssen mit Vorgesetzten, im Team oder in der Supervision besprochen werden.

Zusammenarbeit mit pflegenden Angehörigen

Nicht nur der pflegebedürftige Klient des ambulanten Pflegedienstes, sondern auch der Angehörige steht im Mittelpunkt der Pflege. Es sind vorwiegend Frauen, Ehefrauen, Töchter und Schwiegertöchter, Freundinnen, welche die Hauptlast der häuslichen Pflege tragen. Die pflegenden Angehörigen/Bezugspersonen benötigen qualifizierte Anleitung und v. a. den zuhörenden, verstehenden Mitmenschen, damit sie das **24-Stunden-Gefordertsein** durchhalten können. Die Aufgabe der Pflegefachkraft ist es also, den Angehörigen in das Pflegegeschehen einzubeziehen. Hierfür gibt es folgende Möglichkeiten:

- Angehörige in organisatorische Entscheidungen einbinden (z. B. Zeitpunkt des Besuchs in Abhängigkeit der Tagesstruktur des Pflegebedürftigen und des Angehörigen)
- Angehörige in den Pflege- und Betreuungsprozess einbinden (z. B. bei der Durchführung konkreter pflegerischer Handlungen)
- vorhandene Belastungen der Angehörigen erkennen und entlastende Angebote planen

> **Merke**
>
> Die Begleitung der pflegenden Angehörigen ist meistens ebenso wichtig wie die Betreuung des Menschen mit Pflegebedarf.

Familienorientierte Pflege als Balanceakt

Auch für Angehörige und Familienmitglieder bedeutet es eine Überwindung, fremden Personen, das sind die beruflich Pflegenden, Einblick in ihr Alltagsleben, ihre Privatsphäre zu gewähren. Häufig hat es schon kontroverse Diskussionen in der Familie gegeben, bevor der Pflegedienst bestellt wurde.

Die beruflich Pflegenden sind auf eine gute Zusammenarbeit mit den privat Pflegenden und anderen Bezugspersonen angewiesen, denn ohne ihre Mitarbeit ist Pflege in der häuslichen Situation nicht durchzuführen. Für die Pflegefachkräfte sind sie „Mitarbeiterinnen" in der direkten Pflege und Informationsquellen zur Biografie, Gewohnheiten und Lebenserfahrungen der Kranken.

Alle Beteiligten, der Hilfebedürftige, der pflegende Angehörige und die Pflegefachkraft wollen akzeptiert werden und sich in der Pflegesituation wohlfühlen. Trotzdem können die Erwartungen und Vorstellungen der beteiligten Personen mit Blick auf die Gestaltung des Pflegeprozesses sehr unterschiedlich sein. Um ein gutes Pflegeergebnis zu erzielen, ist es wichtig, dass in dieser Dreiecksbeziehung: Angehörige, pflegebedürftige Person, Pflegefachkraft, alle Beteiligten an einem Strang ziehen und dass es der Pflegefachkraft gelingt, ein Gleichgewicht der Interessen herzustellen. Häufig muss sie ausgleichend wirken zwischen den Ansprüchen der Pflegebedürftigen und den Bedürfnissen der Angehörigen (▶ Abb. 46.10).

> **Merke**
>
> Familienorientierte Pflege erfordert ein hohes Maß an Einfühlungsvermögen, Flexibilität und Anpassungsfähigkeit an sich immer wieder verändernde Situationen.

46.7 Pflegebedingungen im Privathaushalt

Die Arbeitsbedingungen, unter denen Pflege ausgeübt wird, sind so individuell wie die jeweilige Lebenssituation und die Gewohnheiten und Bedürfnisse der hilfe- und pflegebedürftigen und alten Menschen. Veraltete Wohnverhältnisse mit sanitären Anlagen, die nicht den heutigen Standard haben, und unaufgeräumte, unsaubere Haushalte, Verwahrlosung

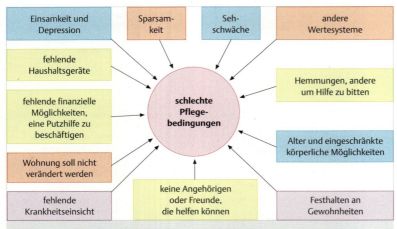

Abb. 46.11 Gründe für individuelle Pflegebedingungen in der häuslichen Umgebung.

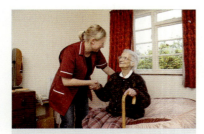

Abb. 46.12 Wohnverhältnisse. Die Wohnverhältnisse, wie hier ein niedriges Bett, beeinflussen die Sicherheit und die Pflegebedingungen. (Foto: deanm1974, Fotolia.com)

(S. 498) oder gar Vermüllung (S. 499) können den Arbeitsablauf erschweren (▶ Abb. 46.11). Vorstellungen über Häufigkeit und Durchführung der Körperpflege und Hygiene stimmen mit den Vorstellungen der Pflegefachkräfte nicht immer überein, z. B. Häufigkeit von Handtuch- und Wäschewechsel, Standort und Art des Pflegebettes (▶ Abb. 46.12), Lagerung von Pflegemitteln und Medikamenten.

Hier kann ein Informationsblatt von der Sozialstation mit Ratschlägen für die Pflege eine Hilfe sein, ebenso der Hinweis, dass notwendige Hilfsmittel und Pflegebetten von der Sozialstation zur Verfügung gestellt werden. Ein fester Platz (auch Behälter) für die täglichen Körperpflegemittel oder die Verbandsmaterialien kann die Pflege erleichtern.

Merke

Die Pflegeperson ist Gast im Haushalt des Klienten/Patienten. Ohne dessen Einwilligung darf sie nichts verändern. Ohne Erlaubnis darf die Pflegeperson keinen Schrank und keine Zimmertür öffnen. Mit Pflegemitteln muss sie sorgfältig und sparsam umgehen. Die vorgegebene „Ordnung" ist einzuhalten. Die Pflegeperson informiert die zu betreuende Person und ihre Angehörigen über ihre Tätigkeiten. Sie spricht nicht mit Unbefugten über Beobachtungen, Kenntnisse und Informationen zur Pflegesituation und den häuslichen, familiären Verhältnissen (Schweigepflicht, StGB § 203).

Film

Um die Inhalte zu vertiefen, schauen Sie sich den Film „Ambulante Pflegedienste" an.

46.7.1 Hygiene und Sicherheit gewährleisten

Obwohl das Infektionsrisiko im Privathaushalt insgesamt niedriger ist als in medizinischen Einrichtungen, muss berücksichtigt werden, dass für ältere Menschen und für Personen mit bestimmten Vorerkrankungen (z. B. Abwehr- und Immunschwäche) eine erhöhte Infektionsgefahr besteht (Landesinstitut für Gesundheit und Arbeit NRW-LIGA 2010). Im ambulanten Bereich besteht also die Gefahr
- der Übertragung von Krankheiten zwischen Patient und Pflegeperson,
- der Übertragung von Krankheitskeimen über die Pflegenden von einem Patienten zum anderen und
- die Gefahr für Unfälle des Pflegebedürftigen (z. B. durch Sturz).

Hygienemaßnahmen

Auch in der ambulanten Pflege gelten das Infektionsschutzgesetz (IfSG) und die Bestimmungen der Berufsgenossenschaft zur Unfallverhütung (siehe Unfallverhütungsvorschrift „Gesundheitsdienst" für die Hauskrankenpflege). Das Robert Koch-Institut (RKI) schreibt, dass die RKI-Empfehlungen zur Heimhygiene als Orientierung auch für die ambulante Pflege hilfreich sein können (RKI 2006). Die Qualitätsprüfungsrichtlinien des MDK (GKV, MDS 2009) enthalten auch ausdrücklich hygienische Fragen.

Das Robert Koch-Institut (RKI 2006), das Landesinstitut für Gesundheit und Arbeit des Landes NRW (2010) sowie die Berufsgenossenschaft für Gesundheitsdienst und Wohlfahrtspflege (2014) sprechen bzgl. der Tätigkeit in der ambulanten Pflege für folgende Bereiche Empfehlungen aus:
- Qualifikation des Hygienebeauftragten
- Hygienepläne
- Transport von Pflegeutensilien
- Händewaschung
- hygienische Händedesinfektion
- Hautdesinfektion vor Injektionen
- Einmalhandschuhe
- Händepflege
- Schmuck
- Dienstkleidung
- Schutzkleidung
- Geräte und andere Gegenstände
- Abfälle

▶ **Qualifikation des Hygienebeauftragten.** Der mit der Hygiene beauftragte Mitarbeiter sollte über die Zusatzqualifikation „Hygienebeauftragter in Pflegeeinrichtungen" verfügen und regelmäßig an hygienischen Fortbildungen teilnehmen. Die Aufgaben des Hygienebeauftragten sollten in einer Stellenbeschreibung festgehalten werden (RKI 2005). Organisation und Steuerung des Hygienemanagements können auch durch eine externe Hygieneberatung erfolgen.

▶ **Hygienepläne.** Die Hygienepläne müssen an die Gegebenheiten des ambulanten Pflegedienstes angepasst sein. Eine Verwendung allgemeingültiger „Rahmen-Hygienepläne" für ambulante Einrichtungen, die im Internet verfügbar sind, ist nicht ausreichend.

▶ **Transport von Pflegeutensilien.** Häufig werden die benötigten Pflegeutensilien (Handschuhe, Verbandmaterial usw.) mehr oder minder offen aus dem Auto und per Hand zum Patienten transportiert. Einzelne Pflegedienste setzen für den Transport der Pflegeutensilien personenbezogene Rucksäcke ein. Beide Varianten sind aufgrund des Kontaminationsrisikos unbefriedigend. Das Robert Koch-Institut empfiehlt für diesen Zweck feste Boxen, die regelmäßig zu desinfizieren sind.

▶ **Händewaschung.** Die Hände sind zu Beginn und am Ende der Arbeit, grundsätzlich immer vor und nach der Pflege nicht infizierter Patienten, vor einer Essenszubereitung und bei grober Verschmutzung zu waschen. Flüssigseife und frisches Handtuch sollten vom Patienten zur Verfügung gestellt bzw. dort deponiert werden. Siehe „Händehygiene" (S. 734).

▶ **Hygienische Händedesinfektion** (S. 289). Die Hände sind z. B. vor und nach jedem Kontakt mit Wunden, nach dem Kontakt mit infektiösem Material (wie z. B. Blut, Eiter oder andere Körperflüssigkeiten) oder vor dem Umgang mit sterilem Material zu desinfizieren. Desinfektionsmittel sollte optimalerweise beim Patienten deponiert werden. Ist dies nicht möglich (z. B. dementer Patient mit Risiko einer Eigenschädigung), ist das Mitführen des Desinfektionsmittels in der Kitteltasche die zweitbeste Lösung. Dabei sollten die Desinfektionsflaschen mindestens 1-mal täglich desinfizierend abgerieben werden.

▶ **Hautdesinfektion vor Injektionen.** Das RKI empfiehlt eine regelmäßige Hautdesinfektion sowie den regelmäßigen Nadelwechsel (nach jeder Anwendung), wenn das Pflegepersonal s. c.-Injektionen vornimmt. Der Patient kann hingegen, wenn er selbst spritzt, auf die Hautdesinfektion verzichten.

▶ **Einmalhandschuhe.** Die Handschuhbox sollte möglichst beim Patienten verbleiben, da nur auf diese Weise Handschuhe auch für unvorhergesehene Ereignisse zur Verfügung stehen. Der Transport loser Handschuhe in Hosentaschen beinhaltet immer das Risiko der Kontamination und ist abzulehnen.

▶ **Händepflege.** Hautcremes schützen die Haut der Pflegekraft vor den Folgen der hygienischen Händedesinfektion (Austrocknen der Haut).

▶ **Schmuck.** Schmuck soll bei der Arbeit nicht getragen werden, denn auch unter glattflächigen Ringen bleiben Feuchtigkeit, Schweiß und Krankheitserreger zurück.

▶ **Dienstkleidung.** Dienstkleidung sollte täglich gewechselt werden und bei mindestens 60° C waschbar sein.

▶ **Schutzkleidung.** Schürzen und Kittel etwa sollten beim Patienten verbleiben.

Bei benutzter Schutzkleidung die Außenseiten nach innen schlagen, dann einpacken.

▶ **Geräte und andere Gegenstände.** Geräte wie z. B. ein Absaug- oder Inhaliergerät werden nach Gebrauch desinfiziert, gereinigt und gepflegt. Antidekubitusmatratzen sollten abwaschbare Bezüge haben, die desinfiziert werden können.

▶ **Abfälle.** Abfälle mit infektiösem Material (Verbände, Sputum) und Inkontinenzeinlagen in fest verschlossenem Beutel in den Hausmüll geben. Spitze Gegenstände wie Kanülen, Glasscherben usw. müssen so entsorgt werden, dass sich niemand daran verletzen kann (z. B. spezielle Abwurfbehälter), siehe „Personalschutz" (S. 729).

Mit Blick auf allgemeine Hygienemaßnahmen hat die Pflegefachkraft eine beratende und aufklärende Funktion für Angehörige und an der Pflege beteiligte Personen, z. B. über hygienische Verhaltensweisen bei Hauterkrankungen (z. B. Pilzinfektionen), im Umgang mit Ausscheidungen und Körperflüssigkeiten und der fachgerechten Durchführung von Insulininjektionen. Befinden sich in der häuslichen Umgebung des Pflegebedürftigen Haustiere, so soll aus hygienischer Sicht die Übertragung von Krankheitserregern durch Haustiere vermieden werden. Die Pflegeperson informiert den Pflegebedürftigen und seine Angehörigen über potenzielle Gefahren, z. B. über die mögliche Übertragung von Parasiten (Milben, Flöhe, Zecken).

Unfallvermeidung

Der Verbleib in der eigenen Wohnung hängt für alte Menschen auch von der Fähigkeit ab, für die eigene Sicherheit sorgen zu können. Schon durch die Folgen eines Sturzes ist es möglich, ihn aus dem gewohnten Lebensbereich herauszureißen. Aber auch andere Gefahrenquellen in der Wohnung können zum Verhängnis werden (BGW 2014, ▶ Tab. 46.2).

Die Pflegeperson soll in der Lage sein, die Fähigkeiten des alten Menschen für seine eigene Sicherheit zu sorgen, richtig einzuschätzen und mit dem alten Menschen bzw. seinen Angehörigen oder Fachleuten (z. B. Elektriker, Installateur u. a.) die Unfallgefahren zu beseitigen, siehe Kap. „Seniorengerechtes Wohnen" (S. 997).

46.8 Arbeitsorganisation eines ambulanten Pflegedienstes

Im Folgenden wird die Organisation einer **Sozialstation** näher beleuchtet. Dabei wird besonders auf folgende Aspekte eingegangen:
- Ausstattung
- Ablauforganisation
- Kommunikationsstrukturen
- Finanzierung

46.8.1 Ausstattung

Zur benötigten Ausstattung für eine Sozialstation gehört Folgendes:
- Diensträume
- Dienstwagen
- Pflegehilfsmittel

Diensträume

Die zentrale Sozialstation ist Anlaufstelle für Kunden und Mitarbeiter. Sie verfügt über verschiedene Büro- und Diensträume, in denen Kunden beraten, Verwaltungsaufgaben erledigt und Teambesprechungen stattfinden. Über den Raumbe-

Tab. 46.2 Vermeiden von Unfällen im Haushalt.

Probleme/Gefahren	Hilfen
Sturzgefahr	<ul><li>rutschende Teppiche mit Klebeband befestigen oder komplett entfernen</li><li>Schwellen ausgleichen, Stolperfallen entfernen</li><li>Haltegriffe in Flur, Bad und Toilette anbringen</li></ul>
fehlende oder unzureichende Hilfsmittel	<ul><li>Toilettenstuhl, Badesitz, Gehhilfe anschaffen</li><li>Hörgeräte kontrollieren, Einstellung, Batterie</li><li>Einweisung und Training zum richtigen Gebrauch</li></ul>
schlechte Beleuchtung	<ul><li>evtl. zusätzliche Lampen anbringen</li><li>schwache Glühbirnen auswechseln</li><li>Nachtlicht brennen lassen</li></ul>
Stromverletzungen Brandgefahr	<ul><li>Kontrolle der Elektrogeräte (Föhn, Toaster, Heizkissen, Kabel, Fernseher usw.)</li><li>Herd mit Kontrollleuchte und Abschaltefunktion</li></ul>
fehlendes Telefon	<ul><li>seniorengerechtes Telefon installieren</li><li>auf „Telefonkette" hinweisen</li><li>auf Hausnotrufanlage, z. B. Funkfinger, aufmerksam machen</li></ul>

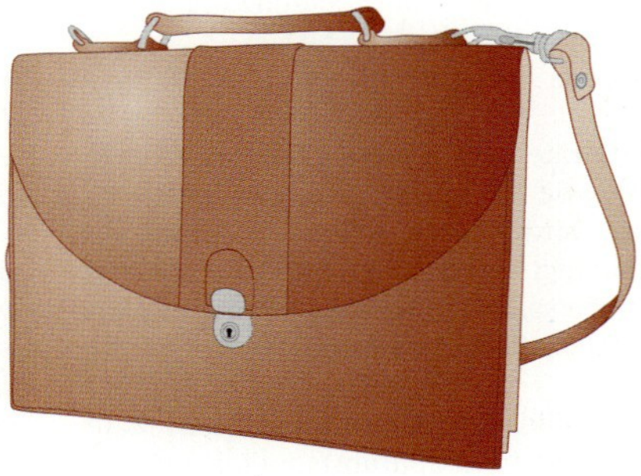

- Stadtplan
- Handy
- Händedesinfektionsmittel
- Händepflegecreme
- Verbandsmaterial für die erste Hilfe
- Blutdruckapparat mit Stethoskop
- Fieberthermometer
- Verbandspäckchen mit Wundauflagen, Kompressen, Tupfer
- sterile Pinzette, Spatel, Schere
- elastische Binden
- sterile und unsterile Einmalhandschuhe
- Fingerlinge
- Katheterset, dazu: Verweilkatheter Ch. 10–Ch. 20, Kathetergleitmittel Schleimhautdesinfektionslösung
- Einmalklysma, Einmaldarmrohr, Einmalirrigator
- Krankenunterlagen, Inkontinenzeinlagen
- Spritzen und Kanülen in verschiedenen Größen
- Nagelpflegebesteck
- Desinfektionsmittel für Flächen und Instrumente
- kleine Taschenlampe (z.B. zur Mundinspektion)

Abb. 46.13 Pflegetasche. Inhalt einer Pflege- oder Ambulanztasche.

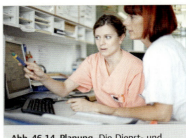

Abb. 46.14 Planung. Die Dienst- und Tourenplanung geschieht am PC. (Foto: A. Fischer, Thieme)

darf einer Sozialstation gibt es in den einzelnen Bundesländern unterschiedliche Vorstellungen.

Allgemein verfügt eine Sozialstation über folgende Räume:
- Büro für Stationsleitung
- Büro für Verwaltungsangestellte
- Besprechungsraum mit Teeküche für die Mitarbeiter
- Aufenthaltsraum (dieser sollte mit einem Schwarzen Brett zum Aushang von Merkblättern und wichtigen Informationen sowie mit Informationsfächern für jeden einzelnen Mitarbeiter ausgestattet sein)
- Pflegearbeitsraum
- Geräte- und Hilfsmittellager
- behindertengerechte sanitäre Anlagen, z. B. Badezimmer/Duschraum, WC
- Stellplätze/Garagen für Dienstfahrzeuge

Dienstwagen

Ohne Führerschein ist eine Tätigkeit in der ambulanten Pflege nicht ausführbar. In ganz seltenen Fällen, z. B. im Innenstadtbereich einer Großstadt, können Dienstwege mit Fahrrad oder Motorroller gemacht werden. Im Allgemeinen werden von der Einsatzstelle Dienstwagen zur Verfügung gestellt. Bei den meisten Dienstwagen handelt es sich um kleine Fahrzeuge, die optimal im Stadtverkehr eingesetzt werden können. Es kann auch ein größeres Fahrzeug (z. B. ein Kleinbus) angeschafft werden, um mehrere Klienten zu Veranstaltungen oder Angeboten des ambulanten Pflegedienstes fahren zu können. Zeitpunkt, Dauer, Fahrstrecke, Zielort und gefahrene Kilometer werden im Fahrtenbuch nachgewiesen. Die Mitarbeiter sind für den ordnungsgemäßen Zustand ihres Dienstfahrzeuges mitverantwortlich. Im Optimalfall ist der Dienstwagen mit einem Navigationssystem ausgestattet und hat einen Stadtplan im Handschuhfach, um ein pünktliches Erscheinen beim Kunden zu garantieren. Neben der gesetzlichen Grundausstattung jedes PKWs (Warndreieck, Fahrzeugschein) sollten ggf. notwendige Ausnahmegenehmigungen (z. B. zum Befahren einer Fußgängerzone) vorhanden sein.

Pflegehilfsmittel

Pflegehilfsmittel für die Körperpflege, Verbandmaterial und Krankenlifter werden von den Krankenkassen zur Verfügung gestellt oder aus dem Geräte- und Hilfsmitteldepot der Sozialstation entliehen. Händedesinfektionsmittel und Einmalhandschuhe werden im Idealfall in der Wohnung des Pflegebedürftigen gelagert. Darüber hinaus gehört eine stets griffbereite Ambulanztasche mit Material für die persönliche Händepflege (Hautcreme), die Erste Hilfe und für weitere häufige pflegerische Maßnahmen zum Handwerkszeug jeder Pflegeperson (▶ Abb. 46.13). Für den Transport von Verbandsmaterial aus dem Auto in die Wohnung des Pflegebedürftigen empfiehlt das Robert Koch-Institut feste Boxen, die desinfiziert werden können.

46.8.2 Ablauforganisation

Um einen reibungslosen Ablauf zu gewährleisten, benötigt eine Sozialstation Dienst- und Tourenpläne.

Dienstpläne

Der Dienstplan regelt aufgrund der jeweils vereinbarten Arbeitszeiten die Dienste der Mitarbeiter (Früh- bzw. Spätdienst; gelegentlich Teildienst). Für die Dienstplangestaltung (S. 1101) gelten die gleichen Kriterien wie in der stationären Pflege. Von den Mitarbeitern wird Flexibilität erwartet, weil die Anzahl der Patienten und der damit verbundene Pflegeaufwand ständig wechseln. Um diesem Problem zu begegnen, werden vermehrt Teilzeit- oder geringfügig Beschäftigte eingesetzt.

Anforderungen an die Dienstplangestaltung

Der Dienstplan berücksichtigt sowohl die Bedürfnisse und Wünsche der Patienten als auch der Pflegepersonen. Die Patienten erhalten einen eigenen Einsatzplan und sind somit rechtzeitig informiert, welche Pflegende an welchem Tag und um welche Uhrzeit die Betreuung übernimmt.

Der Dienstplan ermöglicht eine konsequente und regelmäßige Einteilung der Pflegenden für die Patienten, die in ihrem Zuständigkeitsbereich liegen (▶ Abb. 46.14).

Die verschiedenen Grundformen, Aufgaben und Ziele der Dienstpläne sowie die Gestaltung eines korrekten Dienstplanes werden im Kap. „Dienstplangestaltung" (S. 1101) beschrieben.

Einsatzplan – Tourenplan

Die täglichen Patientenbesuche werden in einem Extraplan zum Dienstplan, dem Einsatzplan, festgelegt. Am Einsatzplan ist zu erkennen, welche Mitarbeiter in welchem Bezirk und bei welchen Patienten/Klienten arbeiten. Er gibt exakte Anweisung über die Reihenfolge und in welchem Zeitrahmen die Einsätze erfolgen. Der Einsatzplan ist Berechnungsgrundlage und juristisches Dokument wie der Dienstplan.

Die Einzeleinsätze werden zu einer Tour zusammengefasst, unter Beachtung von Effektivität (Erreichung der Ziele) und Effizienz (Wirtschaftlichkeit), z. B. zu fahrende Kilometer. Es wird zwischen festen und flexiblen Touren unterschieden.

Vorteile von festen Touren

In großen Stationen (Stadtbereich) mit mehr als 10 Mitarbeitern, ständig wechselnden Pflegeschülern und Helfern sollte das Ziel sein, die Betreuung durch Bezugspflegepersonen zu gewährleisten. Gerade alte Menschen brauchen Vertrautheit, Zuverlässigkeit und Regelmäßigkeit in der Tagesgestaltung. Für viele Pflegefachkräfte ist es selbstverständlich, dass sie die Sterbenden und ihre Angehörigen so weit wie möglich selbst begleiten (Bezugspflege).

Im ländlichen Bereich hat aufgrund der großen Entfernungen jede Pflegefachkraft einen eigenen Bezirk und damit die „eigenen Patienten/Klienten". Die Pflegefachkraft hat die Gesamtsituation in ihrem Verantwortungsbereich im Blick. Der Kontakt zu den Hausärzten und Diensten ist intensiver.

Vorteile von flexiblen Touren

Flexible Touren haben folgende Vorteile:
- Mitarbeiter sind flexibler einsetzbar.
- Die Last von psychisch und körperlich sehr anspruchsvollen Pflegebedürftigen verteilt sich auf mehrere Personen.
- Dem Anspruchsdenken „Das ist meine Schwester" wird entgegengewirkt.
- Die Mitarbeitenden kennen alle Patienten/Klienten der Einsatzstelle und umgekehrt.
- Betriebsblindheit kann vermieden und Pflegefehler können frühzeitig erkannt werden.

Grundsätzlich gilt:
- Pflegefachkräfte können nicht durch Pflegehilfskräfte ersetzt werden.
- Neue Mitarbeiter müssen den Patienten vorgestellt und eingeführt werden.
- Beim Einsatz von Schülern und Praktikanten ist vorher das Einverständnis des hilfe- und pflegebedürftigen Menschen bzw. der Betreuungsperson einzuholen.

Notfallversorgung durch ambulante Dienste

Mit Einführung der Pflegeversicherung sind die ambulanten Dienste verpflichtet, eine Versorgung im Pflegenotfall, rund um die Uhr sowie an Wochenenden und Feiertagen sicherzustellen. Dazu werden Mobiltelefone, Anrufbeantworter und spezielle Rufbereitschaften (Bereitschaftsdienst) in der Nacht eingesetzt. Während ihres Einsatzes können die Mitarbeiter über ein Handy erreicht werden.

Management von Notfällen

Es gibt Situationen, die den geplanten Ablauf des Einsatzplanes beeinflussen und behindern. Das können z. B. sein:
- plötzlicher Ausfall von Mitarbeitenden durch Krankheit u. a.
- Ausfall des Dienstfahrzeugs oder Verkehrsunfall
- Verkehrschaos durch Schnee, Glatteis, Überschwemmungen
- die Wohnung des Patienten/Klienten lässt sich nicht öffnen
- der zu versorgende Patient/Klient muss unverzüglich ins Krankenhaus eingewiesen werden
- ein Patient/Klient wird bewusstlos oder tot in seiner Wohnung aufgefunden

Notfallpläne – Standards für Notfallsituationen

Mit solchen Situationen ist immer zu rechnen und vorausschauend eine Notfallstrategie zu entwickeln. Standards für die jeweilige Notfallsituation sollten in einem Mitarbeiter-Handbuch und im Qualitätsstandard-Ordner der Einrichtung nachzulesen sein. Ebenso wichtig ist, bei häufig wechselnden Mitarbeitenden und Pflegeschülern einzelne Standards in der Dienstbesprechung regelmäßig durchzuarbeiten.

Folgende Notfallpläne sind besonders wichtig:
- Vereinbarungen für die Notsituation „Glatteis"
- Notöffnung einer Wohnung
- unvorbereitete Krankenhauseinweisung
- Patient wird tot in der Wohnung aufgefunden

Die Pflegefachkräfte in der ambulanten Pflege sind meist auf sich alleine gestellt. Dabei müssen sie in Notfallsituationen selbstständig und eigenverantwortlich handeln. Für solche Situationen kann eine Liste mit folgenden wichtigen Telefonnummern hilfreich sein:
- Pflegedienstleitung
- Ärztlicher Notdienst
- Hausärzte
- Zentrale des ambulanten Pflegedienstes/Standort
- Kollegen
- Ordnungsamt/Polizei (für den Fall einer Türöffnung)

46.8.3 Kommunikationsstrukturen

Zu den wesentlichen Kommunikationsstrukturen in der Organisation eines ambulanten Pflegedienstes gehören
- Dienstübergaben (Tourenübergaben),
- Dienstbesprechungen mit den Mitarbeitern,
- Erstbesuche zur Kontaktaufnahme mit potenziellen Patienten und
- Pflegeüberleitungsgespräche, wenn ein Patient aus der ambulanten Pflege ins Krankenhaus oder eine andere Gesundheitseinrichtung eingewiesen werden soll.

Dienstübergaben (Tourenübergaben)

Für eine reibungslose Pflegeprozessgestaltung ist ein geregelter Informationsfluss zwischen den Mitarbeitern des ambulanten Pflegedienstes notwendig. Eine tragende Rolle spielt daher die Dienstübergabe. Dienstübergaben erfolgen zwischen Pflegenden meistens beim Dienst- oder Tourenwechsel im Stützpunkt des ambulanten Pflegedienstes. Kommt es im Rahmen der Tour zu Verzögerungen, sind auch telefonische Dienstübergaben möglich.

In den letzten Jahren hat aus organisatorischen Gründen die Verwendung der „Übergabebücher" zugenommen. Ein großer Minuspunkt dieser Bücher ist der fehlende persönliche Kontakt zwischen den Pflegefachkräften und somit die fehlende Möglichkeit einer direkten Nachfrage. Sollte eine persönliche Dienstübergabe nicht möglich sein, können Übergabebücher eingesetzt werden, in denen folgende Informationen notiert werden: Name des Pflegebedürftigen, Besonderheiten bzgl. des Gesundheitszustandes und der durchzuführenden Maßnahmen, Hinweise auf zusätzlich zu erledigende Aufgaben (Medikamente abholen usw.) (Palesch et al. 2012). Es ist sinnvoll, dass auch Teammitglieder, die nicht in der direkten Pflege arbeiten, in regelmäßigen Abständen (z. B. einmal wöchentlich) an Dienstübergaben teilnehmen.

Neben den genannten Instrumenten der Dienstübergabe und des Übergabebuchs, können Informationen auch auf sog. „Infozetteln" weitergegeben werden. Ein Infozettel kann aus 2 Seiten bestehen (Durchdruck). Das Original wird weitergegeben, während der Durchdruck als Nachweis der Informationsübergabe beim Aussteller bleibt.

Dienstbesprechungen

Ambulante Pflegekräfte arbeiten meistens allein und dadurch sehr selbstständig. Im Vergleich zur stationären Arbeit fehlt der kurzfristige fachliche Austausch mit den Kollegen. Dienstbesprechungen sind daher in kurzen Abständen notwendig. Sie sollten regelmäßig 1-mal wöchentlich durchgeführt werden (▶ Abb. 46.15). In der Dienstbesprechung sollte eine Teil-

Dienstbesprechung der Diakoniestation

Sie findet wöchentlich am Donnerstag von 14 – 16.30 statt:

1. Eröffnung durch die Leitung
   – Begrüßung, Meditation/Andacht
2. Protokollführung:
   – wechselweise jede/r Mitarbeiter/in
3. Berichte der Mitarbeiter/innen:
   – Besonderheiten/Änderungen bei Patienten, im Pflegeplan oder bei der Medikation
   – Mitteilungen/Übergabe an den Wochenenddienst
4. Vorstellung neuer Patienten (Mitarbeiter/innen haben sich vorbereitet):
   – jeder teilt Kenntnisse, Vorschläge, Ideen mit
   – Erstellen eines vorläufigen Pflegeplans
5. Einsatzplan/Touren:
   – Patienten werden für eine Woche und das Wochenende eingeteilt
6. Personalangelegenheiten:
   – Dienstzeiten, Urlaub
   – Wünsche, Jubiläen u. a.
7. Information und Austausch:
   – Mitteilungen des Trägers, Dachverbandes u. a.
   – Gesetzesänderungen
   – Fortbildung, Kongresse
   – neue Pflegemethoden und -materialien

Abb. 46.15 Dienstbesprechung. Mustervorlage für eine strukturierte Dienstbesprechung.

Erstbesuch

Folgendes gehört zum Erstbesuch:

1. Voraussetzungen für eine gemeinsame Basis schaffen:
   – Zeit nehmen (mindestens 1 – 1,5 Stunden)
   – Aufbau einer positiven Gesprächsatmosphäre
   – Patienten und seine Angehörigen erzählen lassen
   – versuchen, die Situation aus ihrer Sicht zu sehen und zu verstehen
2. Sehen/hören/untersuchen:
   – häusliche Situation:
     • Wohnung
     • soziales Umfeld
   – Pflegesituation:
     • Fähigkeiten, Ressourcen und Pflegeprobleme (z. B. nach AEDL)
     • Krankheitsbild / Diagnosen
     • ärztliche Verordnungen
   – persönliche Situation:
     • psychische Bedürfnisse
     • Ressourcen
     • Krankheitserleben
     • Biografie
3. Fragen/hören:
   • Wünsche und Erwartungen des Patienten
   • Erwartungen der pflegenden Angehörigen
4. Informieren:
   – Vorstellen der Sozialstation und ihrer Arbeitsweise (Unternehmens- und Pflegekonzept)
   – Pflegedokumentation und Pflegeplan
5. Aufklären/beraten:
   – über entstehende Kosten informieren
   – Möglichkeiten zur Finanzierung aufzeigen (Pflegeversicherung u. a.)

Abb. 46.16 Erstbesuch. Strukturierter Bogen zur Durchführung eines Erstgesprächs mit potenziellen Patienten und deren Angehörigen.

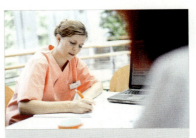

Abb. 46.17 Pflegedokumentation. Die Dokumentation aller Ziele und Maßnahmen ist unverzichtbar. (Foto: A. Fischer, Thieme)

nehmerliste geführt werden. Die Ergebnisse der Dienstbesprechung werden protokolliert.

Erstbesuche

Der Erstbesuch ist die erste persönliche Kontaktaufnahme zwischen dem Klienten/Patienten, den pflegenden Angehörigen und dem ambulanten Pflegedienst (▶ Abb. 46.16). Er wird ausschließlich von der Leitung bzw. Stellvertretung wahrgenommen. Durch den Einsatz der leitenden Pflegefachkraft fühlt sich der Kunde wertgeschätzt und der Erstbesuch wird zu einem zusätzlichen Instrument der Öffentlichkeitsarbeit. Der Erstbesuch dient als Grundlage für die Formulierung der Pflegevereinbarung (Pflegevertrag) zwischen dem pflegebedürftigen Klienten und dem ambulanten Pflegedienst. Gleichzeitig ist der Erstbesuch der Leistungskomplex I und kann durch den ambulanten Pflegedienst mit der Pflegekasse abgerechnet werden.

Merke

Der Erstbesuch dient der systematischen und umfassenden Ermittlung des individuellen Pflegebedarfs (Pflegeanamnese).

Pflegeplan

Der Pflegeplan mit der Formulierung der einzelnen Probleme und vorhandenen Ressourcen sowie der Festlegung der Pflegeziele und -maßnahmen wird nach dem Erstbesuch anhand der gesammelten Informationen erstellt (▶ Abb. 46.17).

46.8.4 Pflegeüberleitung – Überleitungsmanagement

Wenn Patienten aus dem Krankenhaus entlassen werden, von der häuslichen Pflege zur Behandlung ins Krankenhaus kommen oder in ein Altenpflegeheim umziehen, ist es für ihre weitere Betreuung unerlässlich, dass pflegerelevante Informationen und Erfahrungen an die neue Pflegegruppe weitergeleitet werden. Dies geschieht häufig mündlich, telefonisch oder durch die Begleitperson persönlich. Diese Art von Informationsübergabe ist aber nur ausreichend, wenn die Informationen sorgfältig dokumentiert werden. Aus diesem Grund wurde der Pflegeüberleitungsbericht (Abb. 46.19) entwickelt.

Die Anwendung des **Expertenstandards „Entlassungsmanagement in der Pflege"** ist eine Anleitung zur Organisation des Übergangs bzw. der Überleitung in eine andere Einrichtung. Er beschreibt die notwendigen Voraussetzungen einer Einrichtung und Pflegefachkraft (Strukturqualität), die Durchführung (Prozessqualität) und die zu erwartenden Ergebnisse (Ergebnisqualität).

Pflegeüberleitung soll für einen Patienten den reibungslosen Übergang von einer Versorgungseinrichtung in eine andere gewährleisten. Dazu gehört der qualifizierte Pflegeverlegungsbericht – Überleitungsbericht. Außerdem soll eine zuständige Pflegefachperson von der abgebenden Einrichtung innerhalb von 48 Stunden nach der Entlassung Kontakt mit dem Patienten/Klienten und seinen Angehörigen oder der weiterbetreuenden Einrichtung aufnehmen und die Umsetzung der Entlassungsplanung überprüfen.

Case Management (CM)

Pflegeüberleitung ist ein Teil des Care- und Case Managements (CM) und dient der Versorgung von Patienten mit schweren und kostenintensiven Erkrankungen. Ziele sind die Koordination der Behandlung, die Qualitätssicherung und die Kostensenkung.

Der **Case Manager** ist der Koordinator von weiterführenden Unterstützungsmaßnahmen und Diensten im sozialen Hilfenetzwerk (▶ Abb. 46.18). Er hilft dem Klienten bei der Kontaktaufnahme oder bei der Problembearbeitung. Er betätigt sich als Anwalt, wenn benötigte Ressourcen nicht ausreichen oder dem Klienten vorenthalten werden. Weiterhin sorgt er für Informationen zum Krankheitsbild, Informationen über zu beziehende Leistungen oder über Möglichkeiten, pflegende Angehörige zu entlasten. Siehe Kap. „Case Management – Fallbegleitung" (S. 1062).

Überleitungsbericht

Es ist sinnvoll, für die Überleitung ins Krankenhaus und ins Altenpflegeheim unterschiedliche Pflegeverlegungsformulare zu entwickeln (▶ Abb. 46.19). Anhaltspunkte können sein:

- **allgemeine Informationen zur Person:** Personalien, Angehörige/Bezugsperson (aus dem Stammblatt der Dokumentation zu entnehmen)
- **Informationen zur Pflegebedürftigkeit:** körperlicher Zustand und psychosoziale Situation, Kommunikation, Orientierungsvermögen, Mobilität, Ernährungs- und Hautzustand, pflegerelevante Vorerkrankungen, Medikamenteneinnahme u. a.
- **Informationen zur Pflege:** durchgeführte Pflegemaßnahmen, z. B. Wundversorgung, Pflegehilfsmittel, Fähigkeiten/Ressourcen und Pflegeprobleme, Versorgung durch andere Institutionen, Gewohnheiten, Abneigungen, Besonderheiten, Vorlieben, Informationen zum bisherigen Pflegeverlauf

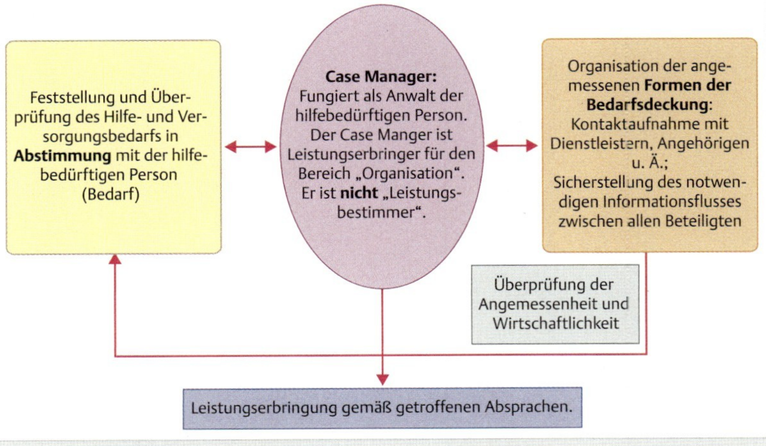

46.9 Finanzierung von pflegerischen Dienstleistungen der ambulanten Pflege

Häusliche Pflege ist eine Versorgungsleistung, die auf folgenden gesetzlichen Grundlagen und Rahmenvereinbarungen zwischen den Pflegediensten und den Kranken- und Pflegekassen beruht:

▶ **Leistungen der Krankenkassen (§ 37 SGB V).** Dazu gehören:
- Behandlungspflegen
- Haushaltshilfen
- Hilfsmittelbereitstellung

▶ **Leistungen der Pflegekassen (SGB XI).** Dazu gehören:
- Sachleistungen nach Pflegestufe (pflegerische Hilfe bei den Verrichtungen in den Bereichen: Körperpflege, Ernährung, Mobilität, Hauswirtschaft)
- Urlaubs- und Verhinderungspflege
- Renten- und Unfallversicherung für pflegende Angehörige
- Wohnungsanpassung
- Hilfsmittel

Vor der Übernahme der Pflege muss ein Antrag auf Einstufung bei der Pflegekasse gestellt werden. Der MDK führt eine Pflegeeinstufung im Auftrag der Pflegekasse durch. Wird der Antrag genehmigt, so erfolgt eine rückwirkende Zahlung ab dem Tag der Antragstellung. Die Vergütung der Pflegeleistungen erfolgt verrichtungsbezogen. Die Höhe der Vergütung richtet sich nach einer zwischen den Kostenträgern und den Leistungserbringern geschlossenen Vergütungsvereinbarung. Einzelne pflegerische Leistungen werden dabei unterschiedlichen Leistungskomplexen zugeordnet. Insgesamt gibt es 24 Leistungskomplexe:

- Leistungskomplex 1: Erstbesuch
- Leistungskomplexe 2–15: Grundpflege (z. B. „große Toilette", „kleine Toilette" usw.)
- Leistungskomplexe 16–24: hauswirtschaftliche Versorgung (z. B. Zubereitung von Mahlzeiten)

Der pflegebedürftige Klient wählt die Leistungskomplexe aus, die ein ambulanter Pflegedienst für ihn erbringen soll. Alle durchgeführten Leistungen werden monatlich in einem Leistungsnachweis dokumentiert, vom Patienten unterschrieben und dann durch den ambulanten Pflegedienst direkt mit der Pflegekasse abgerechnet. Auf der Vergütungsgrundlage kann berechnet werden, wie lange sich eine Fachkraft für welchen Leistungs-

Abb. 46.18 Case Management. Hilfeplanung im Rahmen des Case Managements.

Aufgaben und Organisation ambulanter Pflegedienste

Pflegeverlegungsbericht

Name, Vorname
Straße, Wohnort
Geburtsdatum, Konfession
Telefon-Nr.
Krankenkasse
KV.-Nr.
Hausarzt:
Familienstand:
Krankensalbung ☐ ja ☐ nein

Von: _____ An: _____
Tel. _____

Pflegerelevante Vorerkrankung: _____

Akutsituation (Vitalzeichen): _____

Herzschrittmacher ☐ letzte Kontrolle _____

Patient kennt seine Diagnose ☐ ja ☐ nein

Soziale Situation
allein lebend ☐   lebt mit: _____
Angehörige verständigt ☐ ja ☐ nein   Telefon: _____
Häufigkeit ambulanter Dienste u. Art der Tätigkeit _____
Bezugsperson: _____
Telefon: _____
Name _____
gerichtl. best. Betreuer: _____
Telefon: _____
Aufgabengebiet: _____

Atmung
Ernährung: ☐ normal   ☐ eingeschränkt   ☐ Zyanose   ☐ O2-Gerät/Inhalator vorhanden
Essen: ☐ selbstständig   ☐ zubereiten   ☐ verabreichen
Trinken: ☐ selbstständig   ☐ benötigt Hilfe   ☐ ausreichend   ☐ wenig
Kostform _____   letzte Nahrungsaufnahme: _____
Künstliche Ernährung: Therapeut eingesch. ☐ ja ☐ nein
Bemerkungen (Ess- und Trinkgewohnheiten, Art der Sonderkost)

Haut-/Wundversorgung Lokalisation und Hautschäden 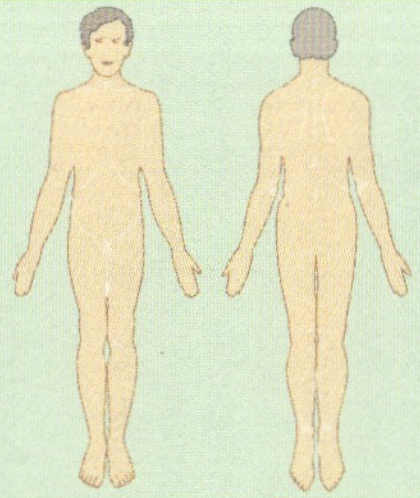
1. Dekubitus Grad: Größe:
2. Hämatom
3. Ulcerosa
4. Intertrigo
5. sonst. Wunden

Ausscheidungen

Stuhlgang ☐ neigt zu Durchfall   ☐ Verstopfung   letzte Darmentleerung: _____
Stuhlinkontinenz ☐ gelegentlich   ☐ ja   Therapie: _____
Harninkontinenz ☐ gelegentlich   ☐ ja
Einlagen ☐ tags   Typ: _____
        ☐ nachts   Typ: _____
Toilettentraining   Blasenkatheter   gelegt/gewechselt am: _____
Urostoma/Nephrostoma Typ: _____   Größe: _____   Therapeut eingesch. ☐ ja ☐ nein
Anus praeter Typ: _____   Größe: _____   Therapeut eingesch. ☐ ja ☐ nein

Allergien/Unverträglichkeiten: _____
Ruhe- u. Schlafstörungen: _____
Sensibilitätsstörungen: _____

Abb. 46.19 Überleitungsbogen. Modell eines Pflegeverlegungsberichts.

46.9 Finanzierung der ambulanten Pflege

Pflegeverlegungsbericht

Mobilität und Körperpflege

	selbstständig	teilweise	unselbstständig			selbstständig	teilweise	unselbstständig
a) Gehen					h) Lagern bei Bettlägerigkeit			
b) Treppen gehen					i) Bad/Dusche			
c) Gang zur Toilette					j) Waschen			
d) Gebrauch von Gehhilfen					k) An- und Auskleiden			
e) Gebrauch von Rollstuhl					l) Mundpflege/Zahnpflege			
f) Sitzen im Stuhl					m) Nagelpflege			
g) Aufsuchen/Verlassen des Bettes					n) Rasieren			
					o) Kämmen			

Psychosoziale Situation:

_____
_____
_____
_____

Kommunikation

Orientierungsvermögen ja ☐ zeitweise ☐ nein ☐

zeitlich ☐
örtlich ☐
persönlich ☐
situativ ☐

 uneingeschränkt eingeschränkt

Hörvermögen ☐ ☐
Sehvermögen ☐ ☐
Sprachvermögen ☐ ☐

Hörgerät ☐
Brille ☐
Zahnprothese oben ☐
Zahnprothese unten ☐

Pflegehilfsmittel:
_____
_____
_____
_____

Bisherige Medikation:

	morgens	mittags	abends	nachts

Pflegeversicherung

Antrag gestellt/genehmigt? nein ☐ ja ☐

Pflegestufe: _____
Datum: _____

Geldleistung ☐ Sachleistung ☐ Kombileistung ☐

Pflegeperson (Name/Telefon) _____

Verschlimmerungsantrag gestellt? ja ☐ nein ☐
Datum

Versorgung gesichert? ja ☐ nein ☐

Falls nein, Begründung: _____

Andere Dienste (z.B. Essen auf Rädern):
_____
_____
_____

Wertgegenstände: _____
_____

☐ für Akutverlegungen

Datum _____ Unterschrift (Vor- und Zuname) _____

Abb. 46.19. Fortsetzung.

komplex beim Pflegebedürftigen aufhalten darf, um kostendeckend zu arbeiten.

▶ **Sozialhilfe (SGB XII).** Hier gilt:
- Sozialhilfe wird in Form von Geld-, Sach- und Dienstleistungen (Beratung und Unterstützung) gewährt.

Siehe Kap. „Rechtliche Rahmenbedingungen und soziale Netzwerke in der Altenhilfe" (S. 1049).

46.10 Lernaufgabe: Erstellen eines sozialen Hilfenetzes

Definition

Unter **Vernetzung** versteht man die zielgerichtete Bündelung von Maßnahmen, Diensten und Leistungen, um auf individuelle Bedürfnislagen alter Menschen angemessen reagieren zu können.

In der Bundesrepublik Deutschland besteht für ältere Menschen ein umfangreiches Versorgungssystem. Doch wenn der Ernstfall eintritt, bleiben dem Betroffenen diese Hilfen häufig verschlossen. Warum?

Die meisten Menschen setzen sich erst mit der Problematik auseinander, wenn Pflege notwendig wird. Die Entscheidung für die eine oder andere Lösung wird unter Zeitdruck, z.B. bei schneller Krankenhausentlassung, getroffen und berücksichtigt in den seltensten Fällen die Bedürfnisse und Wünsche des Pflegebedürftigen. Zudem gibt es noch zu wenig Pflegestützpunkte bzw. Pflegeberatungsstellen oder sie werden nicht in Anspruch genommen. In der fachlichen Beratung und Begleitung liegen die wesentlichen Aufgaben der Pflegefachpersonen der ambulanten Pflege.

Wie eine leider immer noch „typische Karriere" der Pflegebedürftigkeit verläuft, wird im nachfolgenden Beispiel dargestellt.

Fallbeispiel

Frau Noller ist 78 Jahre alt. Sie lebt nach dem Tod ihres Mannes allein in der 3-Zimmer-Wohnung im 2. Stock eines Mietshauses. Sie versorgt ihren Haushalt weitgehend allein. Nur zum Saubermachen kommt wöchentlich eine Helferin. Die 58-jährige Tochter besucht sie regelmäßig am Wochenende, begleitet sie zum Arzt, zum Einkauf von Kleidung und bei besonderen Anlässen. Seitdem Frau Noller wegen Schmerzen in den Kniegelenken nur noch selten das Haus verlässt, kaufen Nachbarn die Lebensmittel für sie ein.

Die Tochter von Frau Noller hat seit einem Verkehrsunfall ein steifes Kniegelenk und stöhnt über die steilen Treppen in dem alten Haus. Immer wieder hat sie ihrer Mutter den Vorschlag gemacht, in eine kleinere Wohnung zu ziehen. Doch davon will diese nichts wissen. Schließlich hat sie in dieser Wohnung fast 40 Jahre zusammen mit ihrem Mann gelebt. Als sie 60 wurde, stellte der Arzt einen Diabetes fest. Seit einigen Jahren muss sie morgens und abends Insulin spritzen, aufgrund einer Sehschwäche wird das inzwischen von Mitarbeiterinnen der Sozialstation ausgeführt.

Lernaufgabe

Diskutieren Sie anhand folgender Fragen, worüber Frau Noller zusammen mit ihrer Tochter nachdenken sollte:
- Was geschieht, wenn Frau Noller das Haus nicht mehr verlassen kann?
- Was geschieht, wenn die Tochter die Treppen nicht mehr steigen kann?
- Wer kann sich um Frau Noller kümmern, wenn sich ihre Situation verschlechtert?
- Bei wem können sich Mutter und Tochter über mögliche Hilfen erkundigen?
- Wie ist ihre finanzielle Situation?

Fallbeispiel

Das seit Monaten bei Frau Noller bestehende Ulcus cruris (Unterschenkelgeschwür) heilt nicht aus. Der Hausarzt, der keine Hausbesuche macht, vermutet einen Zusammenhang mit dem Diabetes mellitus und überweist Frau Noller zur Abklärung der Ursache ins Krankenhaus.

Lernaufgabe

Diskutieren Sie anhand folgender Fragen, ob es eine Alternative zur Krankenhauseinweisung gegeben hätte:
- War Frau Noller ausreichend über ihre Erkrankung und deren Folgen informiert?
- Konnte sie sich selbst eine diabetesgerechte Diät herstellen?
- Wurde der Blutzucker regelmäßig kontrolliert?
- War die Einweisung ins Krankenhaus wirklich notwendig?
- Wie hätte die medizinische Versorgung auch erfolgen können?

Fallbeispiel

Im Krankenhaus fühlt sich Frau Noller fremd und unwohl. In der 3. Nacht stürzt sie auf dem Weg zur Toilette. Seitdem lässt sie sich von der Nachtschwester aufs Steckbecken setzen. Die meiste Zeit des Tages verbringt sie im Bett. Bei den Mahlzeiten hat sie keinen Appetit, die Diabetes-Diät schmeckt ihr nicht. Nach 2 Wochen hat sie eine neue Verordnung zur Insulintherapie und soll entlassen werden. Doch das Ulcus cruris zeigt keine positive Veränderung und Frau Noller fühlt sich krank und schwach.

Das Gespräch zwischen ihrer Tochter und der Stationsärztin ergibt, dass aus ärztlicher Sicht die Meinung besteht, dass Frau Noller nicht in der Lage ist, für sich selbst zu sorgen, und dass sie nicht mehr allein in ihrer Wohnung leben kann.

Die Tochter sieht sich nicht in der Lage, die Mutter in deren Wohnung zu betreuen. Sie hat auch keine Möglichkeit, sie im eigenen Haushalt aufzunehmen. Obwohl Frau Noller sich immer gegen ein Leben im Altenpflegeheim ausgesprochen hat, scheint es für sie keine Alternative zu geben – oder doch?

Lernaufgabe

Diskutieren Sie anhand folgender Fragen, ob der Umzug ins Heim vermieden werden kann:
- Wie können am Beispiel von Frau Noller die Thesen: „Rehabilitation vor Pflege" und „ambulant vor stationär" umgesetzt werden?
- Wer oder was kann zur Rehabilitation nach dem Krankenhausaufenthalt beitragen?
- Mit welchen Einrichtungen und Diensten sollte Kontakt aufgenommen werden?
- Wie kann die medizinische Versorgung gewährleistet werden?
- Kann die Wohnsituation verbessert werden und, wenn ja, womit?
- Welche technischen Hilfsmittel sollten vorhanden sein?

Entwickeln Sie einen Plan mit dem Ziel, dass Frau Noller mit den entsprechenden Hilfen wieder in ihrer Wohnung le-

ben kann. Nehmen Sie Kap. „Rechtliche Rahmenbedingungen und soziale Netzwerke in der Altenhilfe" (S. 1049) zur Hilfe. Berücksichtigen Sie folgende Punkte:
- Gewährleistung der medizinischen und pflegerischen Betreuung
- Durchführung der hauswirtschaftlichen Versorgung
- Sicherheitsvorkehrungen im Wohnbereich
- Möglichkeiten für Kontakte, Aktivitäten, Freizeitgestaltung
- Finanzierung der Dienstleistungen

Tragen Sie in die ▶ Abb. 46.20 „Soziales Netzwerk für Frau Noller" die ausgewählten Angebote und Dienstleistungen der Altenhilfe ein.

46.11 Qualitätskriterien

Träger von ambulanten Pflegediensten haben ein großes Interesse daran, dass ihre Einrichtung in der Öffentlichkeit ein positives Image besitzt. Personen, die ambulante Pflege in Anspruch nehmen, orientieren sich nicht nur an dem guten Ruf eines Dienstleistungsunternehmens, sondern fragen auch nach Umfang und Qualität des Angebots.

46.11.1 Maßnahmen zur Qualitätssicherung

Mit Einführung des Pflegeversicherungsgesetzes (SGB XI) wurden die zugelassenen Pflegeeinrichtungen verpflichtet, sich an Maßnahmen der Qualitätssicherung zu beteiligen und dieses durch eine gezielte Dokumentation zu belegen. Der §80 SGB XI wurde durch das **Pflegequalitätssicherungsgesetz** (PqSG) erweitert.

Weiterhin wurden Verfahren zur Durchführung von Qualitätsprüfungen durch den Medizinischen Dienst der Krankenkassen beschlossen. Ambulante und stationäre Pflegeeinrichtungen müssen nachweisen, was sie für die interne Qualitätsentwicklung tun.

46.12 Lern- und Leseservice

46.12.1 Das Wichtigste im Überblick

Wie viele Pflegebedürfte werden in ihrer häuslichen Umgebung gepflegt?

Ca. 70 % aller Pflegebedürftigen leben in Privathaushalten und 30 % in stationären Einrichtungen der Altenhilfe.

Welche Belastungen können für pflegende Angehörige entstehen?

Keine ausreichende Freizeit, Verlust von sozialen Kontakten, Einschränkung der Privatsphäre, Überforderung durch die Schwere der Erkrankung, eingeschränkte oder fehlende Berufstätigkeit.

Was sind Aufgabe und Ziel „häuslicher Pflege"?

Ambulante Alten- und Krankenpflege hat zum Ziel, dass alte, behinderte und kranke Menschen ein weitestgehend eigenständiges und selbstbestimmtes Leben in ihrer Wohnung führen können.

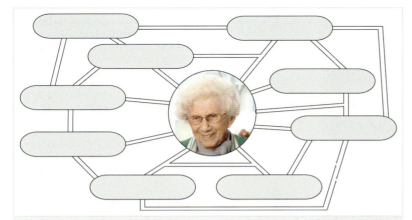

Abb. 46.20 Soziales Netzwerk für Frau Noller. Die Darstellung zeigt, welches Verbundsystem regionaler Altenhilfe Frau Noller zur Verfügung steht, damit sie so lange und so gut wie möglich selbstständig in ihrem häuslichen Bereich leben kann. (Foto: R. Stöppler, Thieme)

Was unterscheidet Homecare von häuslicher Pflege?

Homecare ist eine ärztlich verordnete Leistung, die von der Krankenkasse finanziert wird; also therapeutische Maßnahmen wie Unterstützung bei der Dialyse, Stoma- und Inkontinenzversorgung, Infusions- und Schmerztherapie u. a. und nicht direkte Pflege.

Wie ist die Arbeit in einer Sozialstation organisiert?

Die Sozialstation verfügt über ein multifunktionales Pflegeteam, das zu den Klienten/Patienten in die Wohnung kommt. Die täglichen Arbeitsaufträge werden nach Bezirken und Touren aufgeteilt. Die zentralen Diensträume sind Anlaufstelle für die Kunden und Treffpunkt für alle Mitarbeitenden der Station.

Die Pflegeperson ist Gast im Haushalt des Klienten. Was bedeutet das in der Praxis?

Ohne Einwilligung des Pflegebedürftigen oder seine Bezugsperson darf die Pflegeperson nichts im Haushalt verändern, Schränke oder Türen öffnen. Sie muss sparsam mit den vorhandenen Pflegemitteln umgehen und alle an der Pflege Beteiligten über die Pflegemaßnahmen informieren.

Welche Aufgaben hat ein Case Manager?

Man spricht auch von Fallbegleiter. Er muss den Pflegebedarf feststellen und organisiert die Bedarfsdeckung, koordiniert die verschiedenen Dienstleistungen und überprüft den Erfolg der Maßnahmen.

Wie wird häusliche Pflege finanziert?

Pflegebedürftige erhalten Leistungen entsprechend dem Pflegeversicherungsgesetz von ihrer Kranken- und Pflegekasse, die durch den Pflegedienst mit der Pflegekasse abgerechnet werden. Die Pflegesätze richten sich nach Pflegestufen, die durch den Medizinischen Dienst der Krankenkassen (MDK) für jeden Patienten individuell festgestellt werden. Die Leistungsabrechnung erfolgt unter Einbeziehung der Leisungskomplexe 1–24.

Welche Bedeutung hat die Vernetzung verschiedener Dienstleistungen für alte Menschen?

Ein umfangreiches Angebot von pflegerischen, medizinischen, sozialen und therapeutischen Dienstleistungen, die miteinander vernetzt sind, ist die Voraussetzung, dass alte und kranke Menschen so lange und so gut wie möglich in ihrer Wohnung leben können.

46.12.2 Literatur

Berger G. Lotsendienst für ältere Menschen und ihre Familien. Landesseniorenrat Kiel; 2007

Berufsgenossenschaft für Gesundheitsdienst und Wohlfahrtspflege (BGW). Gefährdungsbeurteilung in der Pflege. Stand 03/2014. Hamburg: BGW; 2014

Besselmann K, Filibeck H, Sowinski C. Qualitätshandbuch – Häusliche Pflege in Balance. Köln: KDA; 2003

Bundesministerium für Gesundheit und Soziale Sicherung (BMG), KDA, Hrsg. Stufen der Pflegequalität; Berlin und Köln; 2004

Bundesministerium für Gesundheit und Soziale Sicherung (BMG). Pflegen zu Hause. Ratgeber für die häusliche Pflege. 10. Aufl. Berlin: BMG; 2014

Bundesministerium für Gesundheit und Soziale Sicherung (BMG). Fünftes Gesetz zur Änderung des Elften Buches Sozialgesetzbuch – Leistungserweiterungen für Pflegebedürftige (5. SGB-XI-ÄndG). Berlin: BMG; 2015

Bundesministerium für Familie, Senioren, Frauen und Jugend (BMFSFJ), Hrsg. MUG-III-Möglichkeiten und Grenzen selbstständiger Lebensführung in Privathaushalten. Repräsentativbefunde und Vertiefungsstudien zu häuslichen Pflegearrangements. Berlin: BMFSFJ; 2005

Deutscher Bundestag. Sozialgesetzbuch (SGB). Fünftes Buch (V). Inkrafttreten 1.1.1989. Letzte Änderung 11.08.2014

Deutscher Bundestag. Sozialgesetzbuch (SGB). Zwölftes Buch (XII). Inkrafttreten 1.1.2004. Letzte Änderung 21.07.2014

Deutscher Bundestag. Sozialgesetzbuch (SGB). Drittes Buch (III). Inkrafttreten 1.1.1999. Letzte Änderung 23.12.2014

Diakonisches Werk, Hrsg. Diakonie/Sozialstation. Stuttgart: Diakonisches Werk der Evangelischen Kirche in Deutschland; 1986

GKV-Spitzenverband, Medizinischer Dienst des Spitzenverbandes Bund der Krankenkassen e.V. (MDS), Hrsg. Qualitätsprüfungsrichtlinien (QPR). MDK Anleitung. Grundlagen der MDK-Qualitätsprüfungen in der ambulanten Pflege. Berlin und Essen: GKV, MDS; 2009

GKV-Spitzenverband. Kompetenzförderung von pflegenden Angehörigen. Schriftenreihe Modellprogramm zur Weiterentwicklung der Pflegeversicherung. Bd. 7. Berlin: GKV-Spitzenverband; 2011

Hagemeier O, Reibnitz Ch. Homecare: ein Versorgungskonzept der Zukunft. 2. Aufl. Bern: Hans Huber; 2008

Hauerstein H, Cain E. Gemeindekrankenpflege – Lehrbuch für den Pflegeunterricht. LAU-Ausbildungssysteme GmbH; 1996

Initiative Neue Qualität der Arbeit (INQA). Arbeitsschutz in der ambulanten Pflege. Dortmund: INQA; 2008

Kuratorium Deutsche Altershilfe KDA, Hrsg. Hilfe und Pflege im Alter. Köln: KDA; 1997

Kuratorium Deutsche Altershilfe KDA, Hrsg. Kleine Datensammlung Altenhilfe. Köln: KDA; 2003

Künemund H. Die „Sandwich-Generation". Typische Belastungskonstellationen oder nur gelegentliche Kumulation von Erwerbstätigkeit, Pflege und Kinderbetreuung? Zeitschrift für Soziologie und Erziehung und Sozialisation 2002; 22: 344–361

Landesinstitut für Gesundheit und Arbeit des Landes Nordrhein-Westfallen (LIGA). Hygiene-Rahmenplan für ambulante Pflegedienste. Düsseldorf: LIGA; 2010

Ministerium für Arbeit, Gesundheit und Soziales von NRW, Hrsg. Soziale Netzwerke in der Seniorenarbeit. Informationsdienst zur Altenpolitik. Düsseldorf 1998; 15

Ministerium für Arbeit, Gesundheit und Soziales von NRW, Hrsg. Politik für ältere Menschen. 2. Landesaltenplan für Nordrhein-Westfalen. Düsseldorf; 1991

Palesch A, Herrmann A, Palte H. Leitfaden Ambulante Pflege. München: Elsevier Urban & Fischer; 2012

Reibnitz von C. Case Management: praktisch und effizient. Berlin: Springer; 2009

Robert Koch-Institut (RKI). Empfehlungen der Kommission für Krankenhaushygiene und Infektionsprävention beim Robert Koch-Institut. In: Bundesgesundheitsblatt, Gesundheitsforschung, Gesundheitsschutz 2005: 48: 1061–1080

Robert Koch-Institut (RKI). Hygiene in der ambulanten Pflege. In: Bundesgesundheitsblatt, Gesundheitsforschung, Gesundheitsschutz 2006; 49: 1195–1204

Schmidt M, Schneekloth U. Abschlussbericht zur Studie „Wirkungen des Pflege-Weiterentwicklungsgesetzes". Berlin: BMG; 2011

Statistisches Bundesamt. Pflegestatistik 2013. Pflege im Rahmen der Pflegeversicherung. Deutschlandergebnisse. Wiesbaden. 2015

Statistisches Bundesamt. Alter im Wandel. Ältere Menschen in Deutschland und der EU. Wiesbaden. 2012

Techniker Krankenkasse (TK). Bleib locker, Deutschland. TK-Studie zur Stresslage der Nation. Techniker Krankenkasse; 2013

46.12.3 Internetadressen

http://www.dza.de (Deutsches Zentrum für Altersfragen, DZA)

http://www.kda.de (Kuratorium Deutsche Altershilfe e.V.)

http://www.destatis.de (Statistisches Bundesamt, Wiesbaden)

Kapitel 47

Rahmenbedingungen und Organisation im Altenpflegeheim

47.1	Unternehmensleitbild, Unternehmensphilosophie, Rahmenkonzepte	*1088*
47.2	Heimvertrag	*1095*
47.3	Organisation im Altenpflegeheim	*1095*
47.4	Kommunikations- und Informationswege	*1106*
47.5	Fehler- und Beschwerdemanagement	*1108*
47.6	Pflegevisite	*1110*
47.7	Stufen der Lebensqualität in der stationären Altenpflege (KDA)	*1112*
47.8	Lern- und Leseservice	*1112*

47 Rahmenbedingungen und Organisation im Altenpflegeheim

Walter Anton, Hannelore Seibold

47.1 Unternehmensleitbild, Unternehmensphilosophie, Rahmenkonzepte

47.1.1 Leitbilder – eine Begriffsklärung

Im Rahmen des internen Qualitätsmanagements ist es erforderlich, ein Leitbild für die Einrichtung zu formulieren. Im Leitbild werden in kurzen, knappen Aussagen die Besonderheiten genannt, wie z. B. Ziele, Haltungen, Motivation, ethische Normen und Werte, das Menschenbild des Trägers und seiner Mitarbeitenden. Die Kunden erfahren dadurch, was sie in diesem Haus, in diesem Unternehmen erwarten wird.

> **Definition**
>
> Das **Leitbild** stellt für ein Unternehmen die Unternehmensphilosophie dar. In wenigen Worten wird das Selbstverständnis der Einrichtung ausgedrückt. „Es macht deutlich, welche Ziele der Träger hat und an welchen ethischen Werten und Normen sich alle Mitarbeiter des Unternehmens orientieren sollen." (Seibold u. Köther 2007)
>
> „Das **Leitbild** formuliert die angestrebte Identität des Unternehmens. Man könnte auch sagen, das Leitbild ist die Verfassung eines Unternehmens." (Berufsgenossenschaft für Gesundheitsdienst und Wohlfahrtspflege 2007)

Begründung: Abhängig von der Erziehung, dem kulturellen Hintergrund, persönlicher Prägung und individuellen Erfahrungen kann das persönliche Leitbild jedes einzelnen Individuums vom dem Leitbild anderer Menschen abweichen. Den Rahmen für die Leitbilder und Wertvorstellungen der Menschen unserer Gesellschaft bilden immer die jahrtausendealten Aussagen **religiöser Schriften**, Überlegungen alter **Philosophen**, die Maximen des **Zeitalters der Aufklärung** sowie aktuelle **gesetzliche Vorgaben** des jeweiligen Staates. Zu allen Zeiten und seit Menschen ihre Mitmenschen pflegen und begleiten, haben sie sich für ihr Handeln Ziele gesetzt. So orientierten sich die Menschen zu Beginn unserer Zeitrechnung an Bildern, wie sie z. B. im Neuen Testament der Bibel dargestellt werden:

„Hungrige speisen, Durstige tränken, Fremde beherbergen, Nackte kleiden, Kranke besuchen, Gefangene besuchen, Tote begraben" (Sieben Werke der Barmherzigkeit. Matthäusevangelium, Kap. 25).

Menschen suchen sich Leitbilder (Ideen, Wertvorstellungen) und Vorbilder (Persönlichkeiten), um ihrem Handeln eine Form zu geben, um anderen sagen zu können: „Sieh, so soll mein Tun sein, so will ich leben, diese Werte und Normen möchte ich mit meiner Arbeit, mit meinem Leben verwirklichen." In unserer Zeit sind es Persönlichkeiten wie Martin Luther King, Mutter Teresa oder Lady Diana, die durch ihr Engagement für Menschen, die am Rand der Gesellschaft leben, durch ihren Mut und ihre Zivilcourage für andere Menschen zu „Vorbildern" wurden und mit ihrer Lebensgestaltung Leitbilder geprägt haben.

> **Lernaufgabe**
>
> Beschreiben Sie Ihr eigenes Leitbild, so wie es Ihren persönlichen Wertvorstellungen und Ihren Lebenszielen entspricht. Sammeln Sie Leitbilder, die Ihnen in den Medien begegnen und diskutieren Sie, welche dieser Leitbilder oder Vorbilder heute für die Altenpflege anwendbar sind.

47.1.2 Entwicklung, Funktion und Bestandteile von Unternehmensleitbildern

Das Leitbild sollte nach Möglichkeit mit vielen Mitarbeitenden aus den unterschiedlichen Bereichen eines Unternehmens diskutiert und erarbeitet werden. Je stärker die Mitarbeitenden an der Erstellung beteiligt werden, umso höher wird ihre Bereitschaft sein, sich mit der Einrichtung zu identifizieren. Die Partizipation und Mitbestimmung der Mitarbeiter bei der Leitbildentwicklung sind wesentliche Aspekte für die spätere Identifikation.

Leitbilder haben eine doppelte Funktion. Sie geben einerseits den Mitarbeitern Orientierung und fördern ihre Identifikation mit den Zielen des Unternehmens. Andererseits soll das Leitbild den Bewohnern, ihren Angehörigen und der Öffentlichkeit (z. B. der Heimaufsicht, Pflegekasse, zukünftigen Bewohnern, politischen und kirchlichen Gemeinden) aufzeigen, aufgrund welcher Wertvorstellungen und Maßstäbe in dieser Einrichtung gearbeitet wird.

Beim Entwicklungsprozess eines Unternehmensleitbildes arbeiten Berufsgruppen und Unternehmenshierarchien übergreifend zusammen (Bundesinstitut für Berufsbildung 2012). Der Prozess der Leitbildentwicklung findet in 4 Phasen statt (▶ Abb. 47.1). Das Ziel des Entwicklungsprozesses ist es, ein Unternehmensleitbild zu entwickeln, welches folgende Bestandteile enthält:

1. **Leitmotto oder Slogan:** Der Slogan beschreibt das Motto eines Unternehmens mit einem einzigen griffigen Satz (z. B. „Pflege allein genügt nicht"; „Neue Kraft zum Leben")
2. **Leitmotiv:** Das Leitmotiv ist die Präambel und nennt die wichtigsten Dinge vorab. Es bringt den eigentlichen Sinn und die Ziele des Unternehmens auf den Punkt (z. B. „Wir sind …"; „Wir wollen …").
3. **Leitsätze:** Die Leitsätze sind das Herzstück eines Leitbildes. Sie treffen Kernaussagen über grundlegende Werte des Unternehmens (z. B. „Maßnahmen der Gesundheitsförderung stehen in unserer Einrichtung im Mittelpunkt der Arbeit") (Berufsgenossenschaft für Gesundheitsdienst und Wohlfahrtspflege 2007).

47.1.3 Gesetzliche Vorschriften und Richtlinien

Um eine stationäre Altenpflegeeinrichtung betreiben zu können, müssen einige gesetzliche Bestimmungen berücksichtigt werden, siehe Kap. „Gesetzliche Grundlagen der Altenhilfe" (S. 1051). Zentrale Beispiele sind

- die Heimgesetze sowie die Wohn- und Teilhabegesetze der Länder,
- die soziale Pflegeversicherung/das Pflegeversicherungsgesetz (SGB XI),
- die Qualitätsprüfungsrichtlinien (QPR) des GKV-Spitzenverbandes und des MDK.

▶ **Heimgesetze sowie Wohn- und Teilhabegesetze der Länder.** Das Bundes-Heimgesetz (HeimG) vom 07.08.1974, in Kraft seit 01.01.1975, wurde zuletzt 2001 und 2009 geändert. Es regelte den Betrieb von Heimen, in denen ältere Menschen oder pflegebedürftige Volljährige lebten. Mit der Föderalismusreform (2006) ist die Verantwortung für die Heimgesetzgebung von der Bundesebene in die Länderverantwortung übergegangen. Alle Bundes-

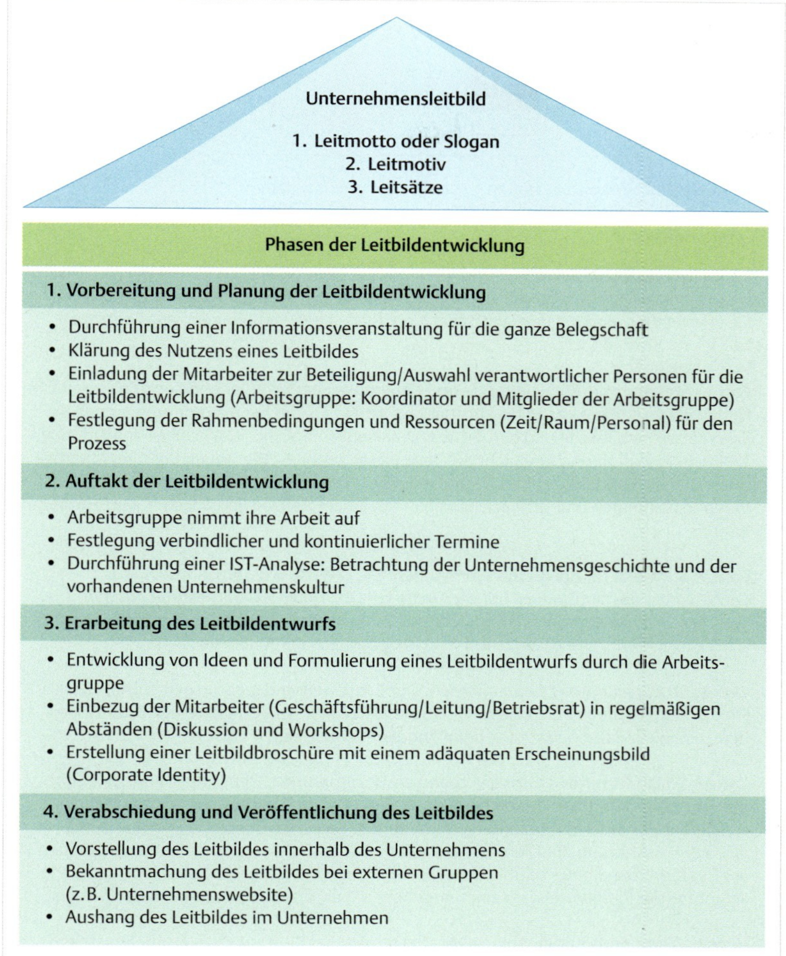

47.1 Unternehmensphilosophie im Altenpflegeheim

Unternehmensleitbild
1. Leitmotto oder Slogan
2. Leitmotiv
3. Leitsätze

Phasen der Leitbildentwicklung

1. Vorbereitung und Planung der Leitbildentwicklung
- Durchführung einer Informationsveranstaltung für die ganze Belegschaft
- Klärung des Nutzens eines Leitbildes
- Einladung der Mitarbeiter zur Beteiligung/Auswahl verantwortlicher Personen für die Leitbildentwicklung (Arbeitsgruppe: Koordinator und Mitglieder der Arbeitsgruppe)
- Festlegung der Rahmenbedingungen und Ressourcen (Zeit/Raum/Personal) für den Prozess

2. Auftakt der Leitbildentwicklung
- Arbeitsgruppe nimmt ihre Arbeit auf
- Festlegung verbindlicher und kontinuierlicher Termine
- Durchführung einer IST-Analyse: Betrachtung der Unternehmensgeschichte und der vorhandenen Unternehmenskultur

3. Erarbeitung des Leitbildentwurfs
- Entwicklung von Ideen und Formulierung eines Leitbildentwurfs durch die Arbeitsgruppe
- Einbezug der Mitarbeiter (Geschäftsführung/Leitung/Betriebsrat) in regelmäßigen Abständen (Diskussion und Workshops)
- Erstellung einer Leitbildbroschüre mit einem adäquaten Erscheinungsbild (Corporate Identity)

4. Verabschiedung und Veröffentlichung des Leitbildes
- Vorstellung des Leitbildes innerhalb des Unternehmens
- Bekanntmachung des Leitbildes bei externen Gruppen (z. B. Unternehmenswebsite)
- Aushang des Leitbildes im Unternehmen

Abb. 47.1 Phasen der Leitbildentwicklung und Bestandteile eines Leitbildes (mod. n. Bundesinstitut für Berufsbildung 2012).

länder regeln inzwischen das Landesheimrecht selbst (▶ Tab. 47.1). Dabei erfahren die gesetzlichen Heimregelungen der einzelnen Bundesländer in den letzten Jahren eine inhaltliche Neuausrichtung. Aktuell und künftig werden damit nicht nur stationäre Altenpflegeeinrichtungen, sondern auch unterstützende Wohnformen unter heimrechtlichen Schutz gestellt und die Teilhabe (Partizipation) alter Menschen am Lebensgeschehen vermehrt in den Vordergrund gestellt. Inhaltlich regeln die Heimgesetze der Länder folgende Schwerpunkte: Stärkung des Schutzes und der Teilhabe der pflegebedürftigen Menschen, Mitwirkungsmöglichkeiten pflegebedürftiger Menschen, Anforderungen an den Betrieb einer Altenpflegeeinrichtung (z. B. aktivierende Pflege, Umsetzung angemessener Pflegequalität, bewohnerbezogene Arzneimittellagerung usw.) sowie Aufzeichnungs- und Aufbewahrungspflichten.

▶ **Soziale Pflegeversicherung/Pflegeversicherungsgesetz (SGB XI).** Am 01.01.1995 trat das Gesetz zur sozialen Absicherung des Pflegerisikos (Pflegeversicherungsgesetz, PflegeVG) in Kraft. Ab 01.04.1995 gab es die ersten Leistungen im ambulanten, ab 01.07.1996 für den stationären Bereich. Die gesetzliche Pflegeversicherung regelt u. a.
- den Begriff der Pflegebedürftigkeit (§ 14),
- das Einstufungsverfahren der Pflegebedürftigkeit (§ 18),
- Art und Umfang der Leistungen der Pflegeversicherung (u. A. § 4),
- die Qualitätsanforderungen (§ 112) an Pflegeeinrichtungen sowie
- die Zuständigkeiten für die Qualitätsprüfungen (§ 114).

Tab. 47.1 Heimrecht der Bundesländer.

Bundesland	Landesheimrecht	In Kraft getreten am
Baden-Württemberg	Gesetz für unterstützende Wohnformen, Teilhabe und Pflege (WTPG)	31.05.2014
Bayern	Pflege- und Wohnqualitätsgesetz (PfleWoqG)	01.08.2008
Berlin	Wohnteilhabegesetz (WTG)	01.07.2010
Brandenburg	Brandenburgisches Pflege- und Betreuungswohngesetz (BbgPBWoG)	01.01.2010
Bremen	Bremisches Wohn- und Betreuungsgesetz (BremWoBeG)	21.10.2010
Hamburg	Wohn- und Betreuungsqualitätsgesetz (HmbWBG)	01.01.2010
Hessen	Hessisches Gesetz über Betreuungs- und Pflegeleistungen (HGBP)	07.03.2012
Mecklenburg-Vorpommern	Einrichtungenqualitätsgesetz (EQG)	29.05.2010
Niedersachsen	Niedersächsisches Heimgesetz (NHeimG)	06.07.2011
Nordrhein-Westfalen	Wohn- und Teilhabegesetz (WTG)	10.12.2008
Rheinland-Pfalz	Landesgesetz über Wohnformen und Teilhabe (LWTG)	01.01.2010
Saarland	Landesheimgesetz Saarland (LHeimGS)	19.06.2009
Sachsen	Betreuungs- und Wohnqualitätsgesetz	12.07.2012
Sachsen-Anhalt	Wohn- und Teilhabegesetz (WTG-LSA)	26.02.2011
Schleswig-Holstein	Selbstbestimmungsstärkungsgesetz (SbStG)	01.08.2009
Thüringen	Thüringer Gesetz über betreute Wohnformen und Teilhabe	24.06.2014

Das Pflegeversicherungsgesetz mit seinen Qualitätsforderungen hat die Träger stationärer und ambulanter Einrichtungen verpflichtet, Ziele, Vorstellungen, Menschenbild, Weltanschauung und Motivation für ihre jeweiligen Häuser schriftlich zu formulieren.

▶ **Qualitätsprüfungsrichtlinien (QPR) des GKV-Spitzenverbandes und des MDKs.** Aktuelle Richtlinien des GKV-Spitzenverbandes (Spitzenverband Bund der Pflegekassen) über die Prüfung der in Pflegeeinrichtungen erbrachten Leistungen und deren Qualität nach § 114 SGB XI (QPR) wurden in Zusammenarbeit mit dem Medizinischen Dienst der Krankenkassen (MDK) beschlossen. Die Richtlinien legen die Mindestanforderungen für die Prüfung der Pflegeeinrichtungen sowie das Prüfungsverfahren fest. Die Überprüfung der Pflegeeinrichtungen durch den MDK findet als Regelprüfung, Anlassprüfung oder Wiederholungsprüfung statt. „Den Qualitätsprüfungen des MDK liegt ein beratungsorientierter Prüfansatz zugrunde. Die Qualitätsprüfungen bilden eine Einheit aus Prüfung, Beratung und Empfehlung von Maßnahmen zur Qualitätsverbesserung" (GKV, MDS 2014). Die Prüfung einer Pflegeeinrichtung erfolgt mit folgenden Methoden:
- Auswertung der Dokumentation
- Beobachtungen während der Prüfung
- Auskunft/Information/Darlegung durch Mitarbeiter
- Auskunft/Information des Pflegebedürftigen

47.1.4 Leitbilder in der Praxis

Als Begründung für das Formulieren eines Leitbildes und als Gebrauchsanweisung für eine Trägerphilosophie schreibt das Diakonische Werk der Evangelischen Kirche in Deutschland (EKD) zu seinem Leitbild Folgendes:

„Diakonie – damit Leben gelingt! Das Leitbild der Diakonie will Orientierung geben, Profil zeigen, Wege in die Zukunft weisen. Es beschreibt, wie Diakonie ist, und mehr noch, wie sie sein kann. Ob diese Diakonie von morgen Wirklichkeit wird, hängt von der Bereitschaft ab, das Leitbild gemeinsam mit Leben zu erfüllen. Ziel ist, das Leitbild als Selbstverpflichtung verbindlich und überprüfbar zu machen und in der täglichen Arbeit vorzuleben" (http://www.diakonie.de/leitbild-9146.html).

Beispielleitbilder

Nachfolgend werden die Unternehmensleitbilder von 3 großen Trägerorganisationen vorgestellt; ihre Auswahl ist dabei rein zufällig (▶ Abb. 47.2, ▶ Abb. 47.3, ▶ Abb. 47.4).

Leitbild des Caritasverbandes für Stuttgart e. V.

Unsere Vision: Zukunft gestalten – sozialen Austausch schaffen

Unsere Mission:

Caritas Stuttgart für Bewohner und Klienten: Die Bewohner und Klienten erhalten hochprofessionelle Dienstleistungen und maßgeschneiderte Hilfen in nachweisbarer Qualität. Sie erfahren Zuwendung und Wertschätzung durch alle Mitarbeitenden des Caritasverbandes für Stuttgart e. V. .

Caritas Stuttgart für Mitarbeitende und Ehrenamtliche: Mitarbeitende und Ehrenamtliche treffen beim Caritasverband für Stuttgart auf attraktive und herausfordernde Aufgaben. Sie erhalten persönliche und berufliche Entwicklungsmöglichkeiten in einer sinnstiftenden Arbeit. Personalführung geschieht auf Basis dieses Leitbilds. Wir freuen uns über Mitarbeitende, die die nationale, ethnische und religiöse Vielfalt unserer Gesellschaft in unseren Verband einbringen und sich gleichzeitig mit unserem Auftrag und unseren Werten identifizieren.

Caritas Stuttgart für die Kirchengemeinden: Die Dienste und Einrichtungen des Caritasverbandes sind aktiver Teil der Kirche vor Ort. Durch die Vernetzung mit den Diensten und Einrichtungen erfahren die Kirchengemeinden ein Plus an karitativ-diakonischer Ausrichtung. Dieses Plus trägt zum Imagegewinn der Kirche bei.

Caritas Stuttgart für das Gemeinwesen: Der Caritasverband für Stuttgart stiftet sozialen Frieden durch Aufbau und Sicherung sozialer Netzwerke im Gemeinwesen. Bedarfsorientiert, schnell und flexibel werden neue Angebote entwickelt.

Caritas Stuttgart für den Caritasverband als Unternehmen: Der Caritasverband erfährt durch seine Arbeit große Anerkennung und Unterstützung in der Stadt, er gewinnt ein steigendes Potential kompetenter Mitarbeitender und erreicht einen Zugewinn durch eine hohe Auslastung der Dienste. Als modernes Dienstleistungsunternehmen verbindet der Caritasverband unternehmerisches Handeln mit christlicher Nächstenliebe und achtet bei der Refinanzierung seiner Angebote auf die Erzielung angemessener Erträge.

Unsere Werte und Haltungen: Die Mitarbeitenden des Caritasverbandes für Stuttgart stehen in der Tradition der christlichen Nächstenliebe. Sie zeichnen sich aus durch Wertschätzung den Menschen gegenüber, mit denen sie in der täglichen Arbeit zu tun haben, und durch Offenheit und Ehrlichkeit. Spiritualität hat im Alltag ihren festen Platz, ein christlicher Geist prägt das Profil unserer Einrichtungen und Dienste. Der Caritasverband für Stuttgart fördert eine diskriminierungsfreie Gesellschaft. Wir achten Menschenrechte, wertschätzen und fördern menschliche Vielfalt. Wir sind da für Hilfe- und Ratsuchende jedweder nationaler, ethnischer oder religiöser Beheimatung.

Unsere Kernkompetenzen: Aus unserer Grundhaltung heraus begegnen wir den Hilfe- und Ratsuchenden mit großer persönlicher Einsatzbereitschaft, die geprägt ist durch einen ressourcenorientierten Arbeitsansatz. Effizientes und vernetzendes Arbeiten prägen unsere Kooperationen nach außen und innen. Die Überprüfung der Wirkung und Ausrichtung der professionellen Hilfen ist ein fester Bestandteil unserer Konzepte. Wir suchen dabei nach innovativen Lösungen.

Abb. 47.2 Leitbild des Caritasverbandes für Stuttgart e. V. (Caritas Stuttgart 2014).

Lernaufgabe

Fragen Sie in Ihren Praktikumsstellen nach der Unternehmensphilosophie oder dem Leitbild des Trägers der Einrichtung. Legen Sie eine Sammlung von Leitbildern an. Vergleichen und diskutie-

47.1 Unternehmensphilosophie im Altenpflegeheim

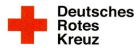

Leitbild DRK

Der Leitsatz: Wir vom Roten Kreuz sind Teil einer weltweiten Gemeinschaft von Menschen in der internationalen Rotkreuz- und Rothalbmondbewegung, die Opfern von Konflikten und Katastrophen sowie anderen hilfsbedürftigen Menschen unterschiedslos Hilfe gewährt, allein nach dem Maß ihrer Not. Im Zeichen der Menschlichkeit setzen wir uns für das Leben, die Gesundheit, das Wohlergehen, den Schutz, das friedliche Zusammenleben und die Würde aller Menschen ein.

Der hilfebedürftige Mensch: Wir schützen und helfen dort, wo menschliches Leiden zu verhüten und zu lindern ist.

Die unparteiliche Hilfeleistung: Alle Hilfebedürftigen haben den gleichen Anspruch auf Hilfe, ohne Ansehen der Nationalität, der Rasse, der Religion, des Geschlechts, der sozialen Stellung oder der politischen Überzeugung. Wir setzen die verfügbaren Mittel allein nach dem Maß der Not und der Dringlichkeit der Hilfe ein. Unsere freiwillige Hilfeleistung soll die Selbsthilfekräfte der Hilfebedürftigen wiederherstellen.

Neutral im Zeichen der Menschlichkeit: Wir sehen uns ausschließlich als Helfer und Anwälte der Hilfebedürftigen und enthalten uns zu jeder Zeit der Teilnahme an politischen, rassischen oder religiösen Auseinandersetzungen. Wir sind jedoch nicht bereit, Unmenschlichkeit hinzunehmen und erheben deshalb, wo geboten, unsere Stimme gegen ihre Ursachen.

Die Menschen im Roten Kreuz: Wir können unseren Auftrag nur erfüllen, wenn wir Menschen, insbesondere als unentgeltlich tätige Freiwillige, für unsere Aufgaben gewinnen. Von ihnen wird unsere Arbeit getragen, nämlich von engagierten, fachlich und menschlich qualifizierten, ehrenamtlichen, aber auch von gleichermaßen hauptamtlichen Mitarbeiterinnen und Mitarbeitern, deren Verhältnis untereinander von Gleichwertigkeit und gegenseitigem Vertrauen gekennzeichnet ist.

Unsere Leistungen: Wir bieten alle Leistungen an, die zur Erfüllung unseres Auftrages erforderlich sind. Sie sollen im Umfang und Qualität höchsten Anforderungen genügen. Wir können Aufgaben nur dann übernehmen, wenn fachliches Können und finanzielle Mittel ausreichend vorhanden sind.

Unsere Stärken: Wir sind die Nationale Rotkreuzgesellschaft der Bundesrepublik Deutschland. Wir treten unter einer weltweit wirksamen gemeinsamen Idee mit einheitlichem Erscheinungsbild und in gleicher Struktur auf. Die föderalistische Struktur unseres Verbandes ermöglicht Beweglichkeit und schnelles koordiniertes Handeln. Doch nur die Bündelung unserer Erfahrungen und die gemeinsame Nutzung unserer personellen und materiellen Mittel sichern unsere Leistungsstärke.

Das Verhältnis zu anderen: Zur Erfüllung unserer Aufgaben kooperieren wir mit allen Institutionen und Organisationen aus Staat und Gesellschaft, die uns in Erfüllung der selbstgesteckten Ziele und Aufgaben behilflich oder nützlich sein können und/oder vergleichbare Zielsetzungen haben. Wir bewahren dabei unsere Unabhängigkeit. Wir stellen uns dem Wettbewerb mit anderen, indem wir die Qualität unserer Hilfeleistung, aber auch ihre Wirtschaftlichkeit verbessern.

Abb. 47.3 Leitbild des Deutschen Roten Kreuzes (DRK 2014).

ren Sie die verschiedenen Texte. Wo gibt es Übereinstimmungen, wo sind Unterschiede feststellbar? Suchen Sie nach den Gründen.

47.1.5 Rahmenkonzepte

Im Leitbild einer Einrichtung sind die Grundsätze festgelegt, nach denen gehandelt werden soll. Die Umsetzung der abstrakten Ziele in praktisches und überprüfbares Handeln geschieht in der Erarbeitung eines Konzepts. Aktuelle Bedürfnisse, Trends und Entwicklungen im Altenpflegebereich müssen in Konzepten ihren Niederschlag finden. Zum Beispiel entwickeln Heime mehr und mehr spezielle Betreuungsgruppen (z. B. für Menschen mit Demenz) und formulieren dazu ein individuelles Konzept. Jede Einrichtung der entsprechenden Trägerorganisation entwickelt auf der Basis der Unternehmensphilosophie (Leitbild) ein individuelles Konzept.

Einbeziehen der Mitarbeiter

Das Konzept sollte von einzelnen Mitarbeitern aus allen Bereichen erarbeitet und mit möglichst allen Mitarbeitern besprochen werden. Die intensive Diskussion über Normen, Werte, Menschenbild und daraus folgenden praktischen Konsequenzen hilft allen, sich mit ihrer Einrichtung zu identifizieren und trägt dazu bei, dass vor allen Dingen in Konfliktsituationen auf die gemeinsamen Vereinbarungen verwiesen werden kann.

Mit einer solchen Rahmenkonzeption werden Aussagen zur Strukturqualität gemacht. Auf der Basis eines Rahmenkonzepts entwickeln dann die einzelnen Mitarbeiter das für ihren Bereich gültige Handlungskonzept. Dieses wiederum ist die Grundlage für die Prozessqualität in den Bereichen der Pflege, der Hauswirtschaft, des Sozialdienstes, der Haustechnik und der Verwaltung.

Hauswirtschaftliche Aufgabenbereiche

Die Verfahrensregelungen für die MDK-Qualitätsprüfungen von stationären und ambulanten Pflegeeinrichtungen nehmen auch die hauswirtschaftlichen Aufgabenbereiche einer Einrichtung ins Visier der Kontrollen. In diesen Verfahrensregelungen wird deutlich, dass den hauswirtschaftlichen Diensten ein hoher Stellenwert eingeräumt wird. Die Zusammenarbeit zwischen Pflege, Hauswirtschaft und Begleitung wird zu einer wesentlichen Komponente im Alltag einer stationären Altenhilfeeinrichtung. Einer der Gründe für diese neue Entwicklung liegt auch darin, dass die Einrichtungen sich „Zusatzleistungen" im hauswirtschaftlichen Bereich extra bezahlen lassen können. Die Mitarbeitenden erstellen im Rahmen des Pflegekonzepts eine eigene Konzeption für die Bereiche der Hauswirtschaft.

Diese Bereiche sind:
- Verpflegung
- Mitbestimmung der Heimbewohner bei der Verpflegung
- Hausreinigung
- Wäscheservice
- Hausgestaltung
- Hygienemanagement

Diakonie Deutschland

Leitbild Diakonie:
Damit Leben gelingt!

Wir orientieren unser Handeln an der Bibel.

- Wir nehmen den einzelnen Menschen wahr.
- Darin sehen wir unseren Auftrag in der Nachfolge Jesu.
- Wir schauen Not, Leid und Schwäche als Teil des Lebens ins Gesicht.
- Wir wenden uns nicht ab, sondern lassen uns anrühren.
- Dazu befähigen uns das Leiden und Sterben Jesu am Kreuz.
- Seine Auferstehung schenkt uns den Glauben und die Überwindung des Todes.
- Aus dieser Hoffnung handeln wir auch in Krisen, die uns mitten im Leben begegnen.
- Durch den Heiligen Geist ist sie in uns lebendig.

Wir achten die Würde jedes Menschen.

Wir leisten Hilfe und verschaffen Gehör.

Wir sind aus einer lebendigen Tradition innovativ.

Wir sind eine Dienstgemeinschaft von Frauen und Männern im Haupt- und Ehrenamt.

Wir sind dort, wo Menschen uns brauchen.

Wir sind Kirche.

Wir setzen uns ein für das Leben in der einen Welt.

Abb. 47.4 Leitbild der Diakonie Deutschland (Stand 2014). Hier wird exemplarisch der erste Leitsatz erläutert. (Diakonie Deutschland)

- Entsorgungs- und Transportwesen
- Wohnküchenorganisation
- Rezeption und Cafeteria
- Personalausstattung
- Schnittstellenmanagement mit anderen Bereichen der Einrichtung

Nachfolgend werden die verschiedenen Bereiche der hauswirtschaftlichen Dienste beschrieben, sie können als Grundlage für ein Konzept des jeweiligen Bereichs dienen, wobei die Einarbeitung der haustypischen Gegebenheiten nötig ist, um das Konzept in die Praxis umsetzen zu können. Die Hauswirtschaft hat einen wichtigen, vielleicht entscheidenden Anteil daran, ob ein Haus in der Optik der Bewohner und ihrer Angehörigen als „empfehlenswerte Einrichtung" gesehen wird. Die sog. „Hotelleistungen", also Unterkunft, Architektur und Zimmergestaltung, Verpflegung, Ausgestaltung, Dekoration und Sauberkeit sind sichtbar, sie sind bewertbar und mit anderen Einrichtungen vergleichbar. Auch die aktuellen Prüfkriterien des MDK legen auf den Bereich Hauswirtschaft (Qualitätsbereich 4: „Wohnen, Verpflegung, Hauswirtschaft und Hygiene") besonderen Wert. Die Prüfungen sollen laut den Qualitätsprüfungsrichtlinien (QPR) folgende Fragen einbeziehen (GKV, MDS 2014):

- Sind die Gestaltung der Bewohnerzimmer z. B. mit eigenen Möbeln, persönlichen Gegenständen und Erinnerungsstücken sowie die Entscheidung über ihre Platzierung möglich?
- Wirken die Bewohner an der Gestaltung der Gemeinschaftsräume mit?
- Ist der Gesamteindruck der stationären Pflegeeinrichtung im Hinblick auf Sauberkeit, Ordnung und Geruch gut?
- Kann der Zeitpunkt des Essens im Rahmen bestimmter Zeitkorridore frei gewählt werden?
- Wird bei Bedarf Diätkost angeboten?
- Ist die Darbietung von Speisen und Getränken an den individuellen Fähigkeiten der Bewohner orientiert?
- Wird der Speiseplan in gut lesbarer Form eines Wochenplans bekannt gegeben?
- Orientieren sich die Portionsgrößen an den individuellen Wünschen der Bewohner?
- Werden die Mahlzeiten in für die Bewohner angenehmen Räumlichkeiten und in einer angenehmen Atmosphäre serviert?

Die Mitarbeitenden im hauswirtschaftlichen Bereich sind darüber hinaus ganz wichtige Bezugspersonen zu den Bewohnerinnen und ihren Angehörigen. Sie gestalten die Atmosphäre einer Einrichtung durch ihre Art des Umgangs mit den alten Menschen ganz entscheidend mit. Bei Fallbesprechungen sollten hauswirtschaftliche Mitarbeiterinnen beteiligt werden, weil sie oft Dinge und Verhaltensweisen bei den Klienten beobachten, die für eine individuelle Pflegeplanung sehr hilfreich sind.

Die hauswirtschaftlich Mitarbeitenden sollten in Fortbildungsveranstaltungen den angemessenen Umgang mit alten Menschen lernen und einüben. Da sie häufig auch mit der Hilfe bei der Einnahme der Mahlzeiten beauftragt werden, müssen sie informiert werden über das Erkennen von Schluckstörungen, über Beobachtungskriterien bei Diabetikern, über Erkennungsmöglichkeiten von Warnsignalen bei kachektischen alten Menschen und über die Kommunikation mit Menschen mit Demenz usw.

Eine weitere Bedeutung haben diese Mitarbeitenden bei der Tagesgestaltung auf den Wohngruppen. Sie können die alten Menschen bei manchen Hausarbeiten einbeziehen im Sinne von „normale" Alltagsgestaltung (Staubwischen, Blumenpflege usw.). Solches „Mitmachenkönnen" steigert das Selbstwertgefühl der alten Menschen, es wird ihnen vermittelt: „Sie sind wichtig, Ihre Mitarbeit ist gefragt" (▶ Abb. 47.5a).

„Pflegefremde Tätigkeiten"

Bei manchen hauswirtschaftlichen Diensten wird immer wieder die Frage diskutiert: Gehört diese Aufgabe zum Bereich der Pflege (z. B. Servieren der Mahlzeiten, Betten beziehen u. Ä.) oder sind dies sog. pflegefremde Tätigkeiten und damit ausschließlich den hauswirtschaftlichen Mitarbeitern zu übertragen? Diese Frage lässt sich nicht einfach beantworten, sie ist immer abhängig von den Möglichkeiten und dem Grad der Hilfebedürftigkeit der Bewohner. In manchen Situationen kann das Wahrnehmen einer hauswirtschaftlichen Tätigkeit zusammen mit dem Bewohner (z. B. Wäschefalten oder die Blumenpflege) eine zielgerichtete Maßnahme im Rahmen der Pflegeplanung sein.

Hauswirtschaftliche Aufgaben sind selbstwertstiftend. Für viele Frauen, die heute im Heim leben, waren es oft Schwierigkeiten beim selbstständigen Führen ihres Haushalts, die sie zur Übersiedlung ins Heim veranlasst haben. Gleichzeitig sind und waren es gerade diese Tätigkeiten, von denen Frauen der letzten Generation ihren Selbstwert ableiteten. Für eine Frau aus der Generation der heute in den Heimen lebenden alten Menschen gibt es oft keine verletzendere Behauptung als die, keine gute Hausfrau gewesen zu sein. Mit dem Einzug ins Pfle-

47.1 Unternehmensphilosophie im Altenpflegeheim

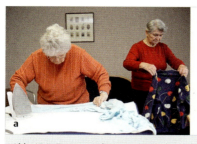
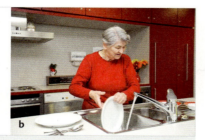

Abb. 47.5 Tagesgestaltung im Wohnbereich. (Fotos: W. Krüper, Thieme)
a Die Bewohnerinnen können noch mithelfen. Das stärkt ihr Selbstbewusstsein.
b Die Ausführung hauswirtschaftlicher Tätigkeiten kann für die Bewohner auch selbstwertstiftend sein.

Lernaufgabe

Überlegen Sie weitere Fragen zu diesem Bereich und informieren Sie sich im Qualitätshandbuch des KDA „Wohnen im Heim" zum Thema: ABEDL „Essen und Trinken können" (▶ Abb. 47.6). Vergleichen Sie Ihre eigenen Praxiserfahrungen mit den dort notierten Qualitätskriterien. Diskutieren Sie mögliche Defizite in einem Qualitätszirkel.

geheim hat sie keine Gelegenheit mehr, sich und anderen zu beweisen, dass sie „jemand" ist, sie verliert damit ein Stück ihres Selbstwertes. In den bisherigen Heimstrukturen war es selbstverständlich, dass alle hauswirtschaftlichen Aufgaben vom Personal übernommen wurden, ohne darüber nachzudenken, was dieser Verlust für das Selbstwertgefühl des alten Menschen bedeuten könnte (▶ Abb. 47.5b).

Die Frage, ob dieses Nicht-mehr-Können tatsächlich oder nur vermeintlich war, wurde erst gar nicht gestellt. Aber alte Menschen resignieren schnell vor der „Macht" der Pflegenden oder der Institution, wenn sie erleben, dass vieles Nicht-mehr-tun-Können zu einem selbstverständlichen Nichts-mehr-tun-Sollen wird. Solches Erleben kann zu depressivem oder aggressivem Verhalten oder zu Verwirrtheit führen.

Ein Konzept, das die Selbstbestimmung und die Selbstachtung der Bewohner zum Ziel hat, muss daher auch im hauswirtschaftlichen Bereich alle Möglichkeiten erfassen, damit alte Menschen so lange wie irgend möglich ihre Selbstständigkeit in der Selbstpflege und Selbstversorgung erhalten können.

Merke

Das Personal sollte nicht vorschnell alle hauswirtschaftlichen Tätigkeiten übernehmen. Selbsthilfepotenziale durch genaues Wahrnehmen und Beobachten müssen erkannt und in die Planung der pflegerischen Maßnahmen einbezogen werden.

Checklisten zur Überprüfung der Qualität

Die einzelnen Bereiche: Mahlzeiten, Wäscheservice, Hausreinigung und Hausgestaltung unterliegen wie die pflegerischen Maßnahmen der Qualitätssicherung, siehe Kap. „Pflegequalität und Qualitätsmanagement in der Altenpflege" (S. 1121). Die nachfolgenden Checklisten sollen einige Schwerpunkte zur Bewertung der Qualität im hauswirtschaftlichen Bereich deutlich machen (▶ Abb. 47.6, ▶ Abb. 47.7). Pflegepersonen sollen damit die Möglichkeit bekommen zu prüfen, ob die Bewohner in ihrer Einrichtung ihr Leben selbstbestimmt und selbstständig gestalten können.

Die Erstellung eines ausführlichen Organisationskonzepts für die hauswirtschaftlichen Dienste ist Aufgabe der hauswirtschaftlichen Fachkräfte.

Wäscheservice

Beim Thema Wäsche werden die Überschneidungen zwischen Hauswirtschaft und Pflege besonders spürbar. Von Wäsche und Kleidung sagt man, sie seien die zweite Haut des Menschen. Wäsche und Kleidung sind daher der Person des Menschen sehr nahe. Hier gilt, wie bereits erwähnt, dass es insbesondere für ältere Frauen sehr schwer zu akzeptieren ist, wenn fremde Menschen ihre Wäscheversorgung übernehmen. Pflegende und hauswirtschaftliche Mitarbeiter sollten gemeinsam überlegen, in welchen Bereichen die einzelnen Bewohnerinnen noch selbstständig ihre Wäsche versorgen und ihre Kleidung in Ordnung halten können und wo sie Hilfe benötigen. Wenn Hilfe

Checkliste Mahlzeiten		
Angebote	ja	nein
Ist die Wahl des Ortes, an dem das Essen eingenommen wird, jederzeit frei möglich, z. B. zentral im Speisesaal, dezentral im Essraum des Wohnbereichs oder im privaten Bereich?	○	○
Werden die Essenszeiten flexibel gehandhabt?	○	○
Sind die Plätze an den Tischen jederzeit frei wählbar?	○	○
Können sich Bewohnerinnen von solchen Essensteilnehmerinnen abgrenzen, die sie nicht interessieren?	○	○
Sind die einzelnen Komponenten des Essens frei wählbar?	○	○
Ist das Essen optisch anregend angerichtet und gut temperiert?	○	○
Sind die Speiseräume heimelig und gemütlich?	○	○
Sind die Tische ansprechend gedeckt mit sauberen Tischdecken, frischen Blumen und unbeschädigtem Geschirr?	○	○
Ist das äußere Erscheinungsbild der Mitarbeiterinnen im Speiseraum angenehm und sauber?	○	○
Sind Pflegefachkräfte zur Unterstützung während der Mahlzeiten im Raum anwesend?	○	○
Werden die Pflegekräfte informiert über die Menge der aufgenommenen Nahrung?	○	○

Abb. 47.6 Checkliste Mahlzeiten. Mit dieser Checkliste kann die Qualität der Mahlzeitenversorgung objektiv beurteilt werden.

Checkliste Wäscheservice

Angebote	ja	nein
Werden die Selbsthilfepotentiale der Heimbewohnerinnen zu Fragen der Pflege von Kleidung und Wäsche beobachtet und erfragt?	○	○
Sind die Mitarbeiterinnen informiert über den hohen Stellenwert, den die selbstständige Wäschepflege für die Lebensqualität der Bewohnerinnen hat?	○	○
Wird der alte Mensch um Erlaubnis gefragt, bevor an seinem Schrank Aktionen vorgenommen werden?	○	○
Wird das allgemeine Wäschesammelsystem so gehandhabt, dass dadurch keine Belästigungen durch im Wege stehende Wagen und Fäkaliengerüche im Wohnbereich entstehen?	○	○
Können die Bewohnerinnen eigene Bettwäsche benutzen?	○	○
Werden Bewohnerinnen motiviert, evtl. angeleitet, Reparaturen (z. B. Knöpfe annähen) selbstständig auszuführen?	○	○
Können Reparaturen, evtl. gegen Entgelt, in der Einrichtung durchgeführt werden?	○	○
Werden die Angehörigen in die Wäsche- und Kleiderpflege miteingebunden?	○	○

Abb. 47.7 Checkliste Wäscheservice. Mit dieser Checkliste kann die Qualität der Wäscheversorgung objektiv beurteilt werden.

erforderlich wird, dann ist sie besonders taktvoll und den Privatbereich des alten Menschen schützend zu erbringen. Die Checkliste soll einige Schwerpunkte dazu verdeutlichen (▶ Abb. 47.7).

Reinigungsdienste

Die Hausreinigungsdienste gehören zu den Bereichen, die in den Heimen dann auffallen, wenn Mängel sichtbar werden. Von allen Bewohnern, Mitarbeitern und Besuchern wird ganz selbstverständlich erwartet, dass alle Bereiche der Einrichtung einen gepflegten Eindruck machen. Die Frage, was die Begriffe „sauber" oder „gepflegter Eindruck" bedeuten, ist eine Frage, die die Mitarbeiter der Hauswirtschaft zusammen mit der Leitung der Einrichtung und den Pflegepersonen beschreiben müssen. Auch für die Hausreinigung muss es ein Konzept geben, in dem für alle verbindlich festgelegt wird,

- welche Räume (z. B. Bewohnerzimmer, Sanitärräume, Aufenthalts- und Wohnräume, Flure),
- wann (z. B. Wochentag und Tageszeit),
- wie (z. B. Sichtreinigung, gründliche Reinigung oder ggf. Desinfektion),
- wie oft (z. B. täglich, einmal, wöchentlich, einmal im Vierteljahr) gereinigt werden.

Die Mitarbeiter des Reinigungsdienstes sind, soweit sie beim Träger der Einrichtung angestellt sind und immer im gleichen Bereich arbeiten, wichtige Bezugspersonen für die Bewohner. Durch sie bleibt ein Stück Verbindung zur Welt außerhalb des Heims.

Aus Gründen der Wirtschaftlichkeit übertragen manche Träger die Hausreinigung an ein externes Dienstleistungsunternehmen (sog. Outsourcing). Bei der Vertragsgestaltung muss diese menschliche Seite der Aufgabe mit berücksichtigt werden.

Außerdem stellt sich auch in diesem Bereich die Frage nach der Selbstbestimmung und der Selbstständigkeit der Bewohner. Die Mitarbeiter der Pflege beobachten die Ressourcen der Bewohner und planen, zusammen mit dem Hauswirtschaftsdienst, ein von der jeweiligen persönlichen Situation des Bewohners ausgehendes abgestuftes Anleitungs-, Unterstützungs- und/oder Hilfesystem.

Fallbeispiel

Als Frau Frank ins Heim einzog und immer verwirrter wurde, kam es zu ganz unangenehmen Szenen, wenn die Raumpflegerinnen ihr Zimmer sauber machen wollten, solange sie sich darin aufhielt. Sie konnte es nicht ertragen, dass fremde Menschen „ihre" Arbeit erledigen wollten: „Ich war immer eine gute Hausfrau, ich hatte meinen Haushalt in Schuss, keiner kann mir nachsagen, dass ich unordentlich bin. Was wollen die hier, ich habe sie nicht gerufen." Mit ihrem Gehstock schlug sie nach den Raumpflegerinnen, bis diese den Raum verließen. Frau Frank war aufgrund ihres Krankheitszustands nicht in der Lage, ihr Zimmer selbst zu reinigen. Die Pflegenden versuchten für Frau Frank angemessene Situationen zu schaffen, in denen sie putzen und räumen konnte. Mit den Raumpflegerinnen wurde vereinbart, dass sie das Zimmer in der Zeit sauber machen sollten, solange Frau Frank im Essraum beim Frühstück ist.

Dieses Beispiel zeigt die enge Verzahnung zwischen Hauswirtschaft und Pflege. Wie bei den Themen Mahlzeiten und Wäscheservice hat auch beim Thema Hausreinigung die Würde des alten Menschen, sein Recht auf einen geschützten privaten Raum und sein Recht auf ein selbstbestimmtes und möglichst selbstständiges Leben einen hohen Stellenwert, die bei allen Fragen der Organisation mitbedacht werden muss.

47.1.6 Gestaltung des Hauses

Eine wohnliche, freundliche und der Jahreszeit entsprechende Gestaltung des gesamten Hauses gehört zu den Aufgaben des hauswirtschaftlichen Dienstes. Die schmückende Gestaltung bringt die Wertschätzung gegenüber den Bewohnern und ihren Besuchern zum Ausdruck (▶ Abb. 47.8). Eine typische jahreszeitliche Gestaltung ist eine gute Orientierungshilfe. Persönliche und allgemeine Feste im Jahreskreis schaffen neben vielen anderen Elementen auch durch Raum- und Tischschmuck Höhepunkte im Leben alter Menschen.

Die Mithilfe bei der Fertigung von Raumschmuck kann die Vorfreude auf ein Fest oder die Wahrnehmung einer bestimmten Jahreszeit steigern. Bei der Dekoration ist aber zu beachten, dass eine Einrichtung, in der alt gewordene Menschen leben,

1. nicht zu viel Dekoration verwendet wird;
2. bei der Auswahl der Dekorationselemente Sicherheitsaspekte bedacht werden;
3. die Bewohner und ihre Fähigkeiten in den Prozess einbezogen werden.

Lernaufgabe

Fotografieren Sie Dekorationen für Feste im Jahreslauf in den Einrichtungen, in denen Sie arbeiten. Erfragen Sie in lockerer Gesprächsatmosphäre die Mei-

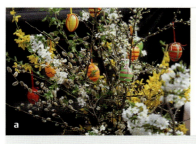 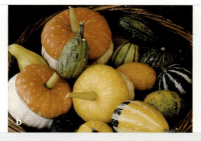 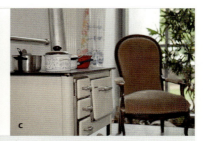

Abb. 47.8 Schmückende Gestaltung. Die Wertschätzung gegenüber den Bewohnern zeigt sich auch in der Dekoration des Wohnbereichs.
a Festliche Dekoration zu Ostern. (Foto: creativ collection)
b Jahreszeitliche Dekoration im Herbst. (Foto: MEV)
c Thematische Dekoration zur Förderung der Erinnerung (Kochen). (Foto: R. Stöppler, Thieme)

nung der Bewohner dazu. Vergleichen Sie die Bilder und die Gesprächsbeiträge mit denen Ihrer Kolleginnen aus anderen Einrichtungen. Diskutieren Sie die Unterschiede.

Beantworten Sie folgende Fragen:
- Welche Dekoration fand bei den meisten Bewohnern eine positive Zustimmung?
- Mit welchen Argumenten begründen die Bewohner ihre Wahl?
- Gibt es Unterschiede in der Argumentation der alten Menschen abhängig von ihrem früheren Beruf, sozialen Status, von der Gegend, in der sie aufgewachsen sind, oder sonstige?
- Welche Konsequenzen ziehen Sie aus einem solchen Gespräch mit Blick auf die Gestaltung von Hausdekorationen?

47.2 Heimvertrag

Im Heimvertrag wird die juristische Beziehung zwischen dem Bewohner und der Altenpflegeeinrichtung geregelt. Er muss juristisch korrekt abgefasst sein, gleichzeitig in verbraucherfreundlicher Aufmachung und übersichtlich, sodass Nichtjuristen das meist sehr umfangreiche Vertragswerk ohne fachliche Hilfe verstehen können. Der Heimvertrag ist in bestimmten Teilen mit einem ausführlichen Mietvertrag zu vergleichen.

Ein Heimvertrag muss zu folgenden Bereichen Aussagen machen:
- Profil und Grundlagen der Einrichtung (Leitbild)
- Beschreibung der verschiedenen Leistungen, z. B. Wohnung, Verpflegung, Hausreinigung, Gemeinschaftseinrichtungen, soziale Dienste, Hilfsmittel, Behandlungspflege, therapeutische Leistungen, Freizeitgestaltung, kulturelle Angebote usw.
- detaillierte Aufstellung für Kosten der einzelnen Bereiche, z. B. Pflegekosten nach Pflegestufen
- Hotel- und Investitionskosten
- mögliche Zusatzleistungen
- Zahlungsmodalitäten und Möglichkeiten der Rückerstattung des Heimentgelts (z. B. für Zeiten der Abwesenheit des Heimbewohners), Entgelterhöhungen
- Vertragsdauer und Kündigung des Vertrags, a) durch den Bewohner, b) durch die Einrichtung
- Haftungsrecht
- Beschwerderecht
- Datenschutz und Schweigepflicht
- Möglichkeiten der Möblierung (nach Möglichkeit durch den Bewohner selbst)
- Rückgabe und Renovierungen, Nachlassregelungen
- Haustiere
- Heimordnung

Lernaufgabe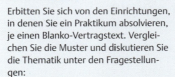

Erbitten Sie sich von den Einrichtungen, in denen Sie ein Praktikum absolvieren, je einen Blanko-Vertragstext. Vergleichen Sie die Muster und diskutieren Sie die Thematik unter den Fragestellungen:
- Ist der Text für Nichtjuristen verständlich?
- Können die zukünftigen Heimbewohner oder ihre Angehörigen alle Angebote, aber auch alle (finanziellen) Belastungen des Heimaufenthalts erkennen?
- An welchen Stellen sind die Texte der unterschiedlichen Einrichtungen identisch? Wo erkennen Sie Abweichungen? Was sind die Gründe dafür?

47.3 Organisation im Altenpflegeheim

Fallbeispiel

In manchen Altenpflegeheimen gab es Anweisungen, die etwa so hätten lauten können:

„Um 10 Uhr fährt Frau Müller mit der ‚Saftkutsche' über den Wohnbereich. Am Dienstag- und Mittwochvormittag wird gebadet. Körperpflegemittel gibt's donnerstags am Kiosk." (▶ Abb. 47.9)

47.3.1 Organisationsstrukturen

Hinter einer solchen „Anweisung" steckt ein Strukturproblem. Mitarbeitende versuchen Ordnung in die für sie oft unüberschaubare Fülle der zu erledigenden Arbeiten im Alltag eines Pflegeheims zu bringen. Die Aufgabe, alte Menschen nach sehr hohen Standards zu pflegen und zu betreuen, bei gleichzeitig immer stärker

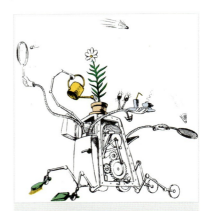

Abb. 47.9 Praxis-Roboter. Praxis ist, wenn alles funktioniert und keiner weiß, warum.

geforderten Sparzwängen stellt Mitarbeitende vor manchmal kaum zu lösende Probleme. Einen solchen „Spagat" können sie nur schaffen, wenn ihre Arbeit klar strukturiert ist. Wenn Zuständigkeiten und Verantwortung überschaubar und einsichtig festgelegt sind. Wenn Kommunikation und Information nach klaren Regeln funktioniert. Jede Einrichtung braucht daher ein Organisationskonzept, in dem eindeutig geregelt wird, wer welches Ziel, warum, in welcher Zeit, mit welchen Mitteln erreichen soll.

Merke

„Strukturen sind wichtig, sie bieten Chancen. Eine suboptimale Erfüllung der Organisationsziele hat nicht selten ihre Ursachen in ungeregelten Zuständigkeiten und Verantwortlichkeiten: Motivation und Geld gehen auf diesem Wege Jahr für Jahr verloren." (Kämmer 2008, S. 97)

Müller (2015) definiert den Begriff Organisation folgendermaßen:

Definition

„Eine **Organisation** ist ein soziales und zielgerichtetes System, dessen Elemente Menschen und/oder Sachen sind. Kennzeichnende Merkmale einer Organisation sind:
- Zwischen den Elementen besteht ein Netz geordneter Beziehungen (Struktur).
- Die Ziele werden festgelegt und in geordneter Zusammenarbeit (Kooperation) angestrebt.
- Dazu ist Information notwendig (Kommunikation)." (Müller 2015)

In Alten- und Pflegeheimen, in Unternehmen also, in denen Menschen leben und gepflegt werden, müssen alle Mitarbeitenden die anfallende Arbeit mit den zur Verfügung stehenden Mitteln, ausgerichtet an den Zielen und Wertvorstellungen der Einrichtung, in einer bestimmten Zeit möglichst optimal bewältigen. Diese Abläufe müssen genau geplant bzw. organisiert werden. Auch die Umwelt beeinflusst die Organisation (▶ Abb. 47.10).

Organisationsklima

Mitarbeiter und Bewohner einer Einrichtung empfinden subjektiv, ob die Organisation klappt oder ob „Sand im Getriebe" ist. Diese subjektive Wahrnehmung und Beurteilung der Organisation durch ihre Mitglieder nennt man Betriebsklima. Dieses Organisations- oder Betriebsklima hängt von verschiedenen Faktoren ab. Der Führungsstil der Leitungspersonen spielt dabei eine große Rolle. Je autoritärer der Stil, umso „frostiger" die Atmosphäre.

Weiter prägt die Arbeitsorganisation, also die Verteilung der Aufgaben und die eindeutige Festlegung einzelner Kompetenzen und Verantwortungsbereiche das Klima. Je klarer und unmissverständlicher Verantwortungsbereiche benannt und den einzelnen Mitarbeitern zugeschrieben werden, desto besser „funktioniert" der Ablauf. Menschen, die gemeinsam an der Erfüllung eines Zieles arbeiten, müssen ihre Aufgaben und Funktionen so verteilen, dass das Ganze funktioniert.

Ein gutes Betriebsklima ist auch davon abhängig, inwieweit die Gestaltung der Organisation sowohl die Bedürfnisse der Bewohner als auch die der Mitarbeiter berücksichtigt. Ein gutes Organisations- oder Betriebsklima stärkt die Motivation und Identifikation der Mitarbeiter mit dem Betrieb.

47.3.2 Aufbauorganisation

Mit der Aufbauorganisation erhält das Unternehmen seine Struktur. Die Aufbauorganisation kann nach Müller (2015) mit folgenden Kriterien bewertet werden: Ziele und Leitbild, rechtliche Rahmenbedingungen, wirtschaftliche Rahmenbedingungen, betriebliche Gliederung sowie Kooperation und Kommunikation (▶ Tab. 47.2).

Organigramm

Die Struktur eines Altenpflegeheimes kann in einem Organisationsdiagramm (Kurzform: Organigramm) abgebildet werden (▶ Abb. 47.11). Hier werden Funktionen, Kompetenzen und Verantwortlichkeiten dargestellt. Eine solche Struktur ist eine wesentliche Voraussetzung, damit die Aufgaben der Einrichtung sinnvoll erfüllt werden können. „Ein Organigramm gliedert die Gesamtheit der Stellen (der Abteilungen und Bereiche) hierarchisch und setzt diese in eine Beziehung zueinander." (Loffing u. Geise 2010)

47.3.3 Ablauforganisation

Die Ablauforganisation beschreibt den eigentlichen Arbeits- und Leistungserbringungsprozess. Mit den Kriterien der Prozessqualität wird die Ablauforganisation beurteilt (▶ Tab. 47.3).

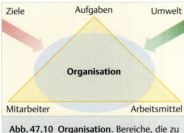

Abb. 47.10 Organisation. Bereiche, die zu einer Organisation gehören.

Tab. 47.2 Aufbauorganisation im Altenpflegeheim (nach Müller 2011).

Vorgaben	praktische Umsetzung
Ziele, Leitbild	<ul><li>Unternehmensleitbild</li><li>Pflegeleitbild</li><li>Hauswirtschaftsleitbild</li></ul>
gesetzliche und rechtliche Rahmenbedingungen	<ul><li>Grundsätze und Ziele des PflegeVG</li><li>Inhalt der Pflegeleistungen/Rahmenvertrag</li><li>Grundsätze zu Qualität und Qualitätssicherung</li><li>anerkannte Pflegetheorie (z. B. „Fordernde Prozesspflege" M. Krohwinkel)</li><li>Konzept, pflegewissenschaftlich anerkannte Pflegestandards</li><li>Pflegebedürftigkeits- und Begutachtungsrichtlinien</li><li>Standards</li><li>Heimgesetz und Heimvertrag</li></ul>
finanzielle und wirtschaftliche Rahmenbedingungen	<ul><li>Versorgungsvertrag mit der Pflegekasse</li><li>leistungsgerechte Entgelte und Pflegesätze</li><li>notwendige und wirtschaftliche Leistung</li><li>Personalbemessung</li></ul>
betriebliche Gliederung	<ul><li>Organigramm, Abteilungen Wohnbereiche</li><li>Aufgaben, Kompetenzen, Verantwortung</li><li>Stellenbeschreibungen</li></ul>
Kooperation und Kommunikation	<ul><li>Kommunikations- und Informationsstrukturen</li><li>Zusammenarbeit mit anderen Einrichtungen</li><li>internes Kunden- und Lieferantenverhältnis</li></ul>

47.3 Organisation im Altenpflegeheim

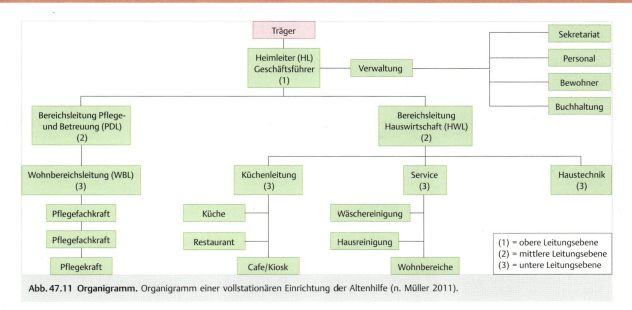

Abb. 47.11 Organigramm. Organigramm einer vollstationären Einrichtung der Altenhilfe (n. Müller 2011).

Tab. 47.3 Ablauforganisation (nach Müller 2011).

Vorgaben	praktische Umsetzung
Dienstleistungsangebote	• Leistungsbeschreibung Pflege • Leistungsbeschreibung Unterkunft und Verpflegung • Leistungsbeschreibung Zusatzleistungen
Arbeitspläne/Arbeitsziele	• Rahmenablaufplan Früh-, Spät- und Nachtdienst • Pflege- und Maßnahmenplanung • Organisationsstandards • Pflegestandards • Pflegedokumentation • Pflegeevaluation, Pflegevisite
Personalmanagement	• Stellenbeschreibungen • Dienstpläne, Einsatzpläne • Urlaubspläne • Personalbemessung • Beurteilung
Haushaltsrahmen	• Personalkostenbudget • Sachkostenbudget • Investitionskostenbudget • Kosten- und Leistungsrechnung
Kooperation und Kommunikation	• Dienstanweisungen • Dienstbesprechungen • Qualitätszirkel

Die Heimleitung ist für einen bewohnerorientierten, reibungslosen, effektiven und wirtschaftlichen Ablauf aller Vorgänge zuständig. Sie plant, zusammen mit den leitenden Mitarbeitern aus dem Pflegebereich, der Hauswirtschaft, dem Sozialdienst, der Verwaltung und der Technik, wie die Arbeit zu gestalten ist – ganz im Sinne von: „**Organisation ist vorgedachte Arbeit**".

> **Merke**
>
> Organisation schafft für die Mitarbeitenden im hektischen Alltag eines Pflegeheims einen verlässlichen Rahmen, der ihnen Sicherheit und Orientierung für die Anforderungen im Pflegealltag bietet.

Prinzipien für Leitungskräfte

Es gibt einige wenige Prinzipien, die alle Leitungskräfte bei der Festlegung von Arbeitsabläufen und bei der Schaffung von organisatorischen Rahmenbedingungen kennen sollten. Sie tragen dazu bei, die Anweisungen für die Mitarbeitenden nachvollziehbar zu gestalten. Solche Prinzipien sind:
- Teilhabe (Partizipation)
- Transparenz
- überschaubare Gliederung
- Eindeutigkeit und Klarheit

▶ **Teilhabe.** Die Mitarbeiter werden an Entscheidungsprozessen beteiligt, sie sind bereit, in Teilbereichen Verantwortung zu übernehmen.

▶ **Transparenz.** Die Mitarbeiter sind informiert und durchschauen Zusammenhänge.

▶ **Überschaubare Gliederung.** Alle Mitarbeiter können Teilbereiche dem Ganzen zuordnen.

▶ **Eindeutigkeit und Klarheit.** Anweisungen, Informationen und Botschaften werden so übermittelt, dass kein Raum für Fehl- oder Überinterpretation bleibt.

Eine Organisation ist ein lebendiger Prozess, immer wieder müssen die Abläufe auf ihre Wirksamkeit mit Blick auf das Wohl der Bewohner, auf ihre Effektivität und Wirtschaftlichkeit hinterfragt werden. Dies geschieht am besten in Form einer Analyse des bisherigen Systems.

W-Fragen zur Analyse einer Einrichtung

Die sog. W-Fragen sind ein brauchbares Handwerkszeug zum Hinterfragen einer Organisationsstruktur. Folgende Fragen

sind zu bedenken: Was, Womit, Warum, Wozu, Wo, Wann, Wer, Wie:
- **Was?** Welche Arbeiten/Aufgaben fallen an, was muss getan werden? Auf der Basis der Aufgabenanalyse ergibt sich der Bedarf an Stellen. Die Gesamtheit der Stellen kann dann Abteilungen zugeordnet werden (Organigramm).
- **Womit?** Sind dazu bestimmte Hilfsmittel erforderlich? Sind diese Hilfsmittel vorhanden?
- **Warum?** Welche Ziele sollen erreicht werden? (Leitbild/Unternehmensphilosophie)
- **Wozu?** Aus welchen Gründen sollen die Ziele erreicht werden?
- **Wo?** Welche Bereiche, Orte oder Räume müssen bereitgehalten werden (Wohnzimmer für Gruppenaktivitäten)?
- **Wann?** Wann fallen diese Arbeiten an? Ist der Zeitpunkt sinnvoll, kann oder muss er geändert werden (Abbau von Arbeitsspitzen/Dienstplangestaltung)?
- **Wer?** Welche Mitarbeiter sind für die Arbeit zuständig, welche kompetent? Wer arbeitet am sinnvollsten mit wem zusammen? Wer ist für die Anleitung und Einarbeitung neuer Mitarbeiter zuständig? Wer übernimmt die Verantwortung für Planung und Durchführung?
- **Wie?** An welchen Qualitätskriterien wird die Arbeit zu messen sein, welche Wirtschaftlichkeitsvorgaben müssen erfüllt sein?

Ist- und Soll-Zustand

Die Beantwortung dieser Fragen führt zu einer Ist-Analyse. Um die Qualität der Organisation beurteilen zu können, müssen die Ergebnisse an den Zielen, also an der Soll-Situation überprüft werden. Im Rahmen der Konzeptentwicklung formulieren Mitarbeitende gemeinsam mit der Heimleitung die Ziele, die sie mit ihrer Arbeit erreichen möchten. Solche Zielformulierungen stellen die Soll-Situation dar. Die Abweichungen bezeichnen die Schwachstellen oder die Stellen, an denen die gewünschte Qualität nicht mehr erreicht wird, sie müssen beseitigt werden. Die formulierten Ziele können sich am Leitbild der Einrichtung orientieren.

Beispiele für die Formulierung einer Soll-Situation:
1. Die Bedürfnisse der Heimbewohner nach Selbstbestimmung, Normalität, Sicherheit und Geborgenheit sind befriedigt.
2. Die Abläufe und Strukturen sind an einem ganzheitlichen, bewohnerbezogenen Pflegeverständnis orientiert.
3. Angehörige sind an der Pflege und der Gestaltung des Lebens im Heim beteiligt.
4. Beschwerden werden ernst genommen und zügig bearbeitet.
5. Die Mitarbeitenden haben Mitspracherecht, sie sind umfassend informiert und identifizieren sich mit der Einrichtung. Der Krankenstand ist niedrig, die Arbeitszufriedenheit hoch.
6. Alle Mitarbeitenden sind an fachlicher Weiterbildung interessiert, ebenso an solchen Veranstaltungen, die zur Erweiterung ihrer sozialen Kompetenz beitragen. Der Träger ermöglicht die Teilnahme.
7. Alle beteiligen sich an einem wirtschaftlichen Umgang mit den materiellen Ressourcen, Sparen wird belohnt usw.

Stellenbeschreibungen

Ein wichtiger Teilbereich der Ablauforganisation sind Stellenbeschreibungen. Nach dem Betriebsverfassungsgesetz (§ 81 Abs. 1) besteht für den Arbeitgeber die Verpflichtung, „den Arbeitnehmer über dessen Aufgaben und Verantwortung sowie über die Art seiner Tätigkeit" zu unterrichten. Stellenbeschreibungen helfen dem Mitarbeitenden, sich über seine Aufgaben und Verantwortungen sowie die Art seiner Tätigkeit zu informieren. Sie zeigen dem Mitarbeitenden seine Stellung innerhalb der Einrichtung. Er kann daran ablesen, wer seine Vorgesetzten sind und wer ihm unterstellt ist. Außerdem müssen Stellvertretungen in der Stellenbeschreibung genannt werden (▶ Tab. 47.4).

Stellenbeschreibungen sollten für die Stelle und nicht für einen individuellen Mitarbeiter erarbeitet werden. Sie können die Auswahl und Einarbeitung neuer Mitarbeiter erleichtern und das Vorgehen systematisieren. Die in den Stellenbeschreibungen beschriebenen Aufgaben sind die Grundlage für Mitarbeiterbeurteilungen.

Organisation der Wohn- und Arbeitsbereiche

Pflegesysteme

Pflege und Begleitung der Bewohner im Altenpflegeheim werden bestimmt von den sog. Pflegesystemen. Pflegesysteme setzen sich mit den Fragen der Arbeitsteilung in einer Pflegeeinrichtung auseinander und beschreiben hierfür ein Grundverständnis. Dabei liegen 2 unterschiedliche Denkansätze (Paradigmen) vor. Je nach dem Leitbild und der Philosophie des Trägers sowie der Art der Einrichtung wird zwischen 2 Pflegesystemen unterschieden:
- ganzheitliches Pflegesystem
- funktionales Pflegesystem

Wenn in der Trägerphilosophie z. B. formuliert wird: „Die Bewohner und Klienten erhalten hochprofessionelle Dienstleistungen und maßgeschneiderte Hilfen

Tab. 47.4 Aufbau und Inhalt einer Stellenbeschreibung (Kämmer 2008).

Strukturelement	Inhalt
1. Stellenbezeichnung	• wesentliche Funktionen der Stelle werden beschrieben, ebenso ihr unverwechselbares Kennzeichen
2. Vorgesetzte	• direkte Vorgesetzte
3. Mitarbeitende	• direkt nachgeordnete Mitarbeiter mit ihren Stellenbezeichnungen • Beschreibung der Weisungsbefugnis
4. Stellvertretung	• Wer vertritt den Stelleninhaber? • Wen vertritt der Stelleninhaber?
5. Ziele der Stelle	• Leitziel aller Aufgaben
6. Aufgaben und Kompetenzen	• Aufgaben, die dazu dienen, die Ziele der Stelle und der Organisation zu verwirklichen • Wofür steht der Mitarbeiter ein? • Entscheidungsspielraum vorhanden? • sonstige Aufgaben wie Mitgliedschaft in Arbeitszirkeln, Gremienarbeit
7. Kommunikationsprofil	• Beschreibung der wesentlichen Kommunikationsbeziehungen
8. besondere Befugnisse/Anforderungen	• Anforderungen, die erfüllt sein müssen, um die Aufgaben erfolgreich bewältigen zu können, ebenso spezielle Befugnisse
9. in Kraft setzen/Änderungen	• Zeitpunkt des Beginns der Gültigkeit • Anpassung an Wandel
10. Unterschriften	• Träger • Vorgesetzte • Stelleninhaber

47.3 Organisation im Altenpflegeheim

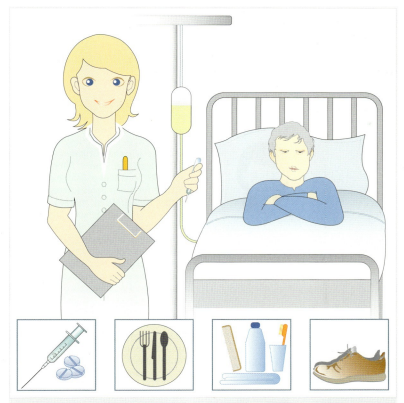

Abb. 47.12 Ganzheitliches Pflegesystem. „Jede Pflegeperson übernimmt die gesamte Verantwortung für eine Anzahl von Heimbewohnern."

in nachweisbarer Qualität" (siehe Leitbild des Caritasverbandes für Stuttgart 2014, ▶ Abb. 47.2), muss dieses Denken folglich auch in dem Pflegesystem zum Ausdruck kommen. In den Häusern dieser Organisation kann Pflegeorganisation nur nach dem ganzheitlichen Prinzip erfolgen, um für jeden Bewohner individuelle und „maßgeschneiderte Hilfen" anbieten zu können.

Ganzheitliches Pflegesystem

Das ganzheitliche Pflegesystem gestaltet den Ablauf der täglichen Pflegemaßnahmen nach dem Ganzheitsprinzip. Das bedeutet, die einzelnen pflegerischen, therapeutischen und sozialen Leistungen werden bei einer überschaubaren Bewohnergruppe von einer kleinen Gruppe derselben Pflegepersonen erbracht. Die Bewohner werden von den Pflegenden umfassender wahrgenommen, auf ihre Wünsche und individuellen Bedürfnisse kann besser eingegangen werden. Pflegeprozessplanung, Dokumentation, Durchführung und Evaluation werden immer von denselben Mitarbeitern erbracht. Es findet keine Arbeitszerlegung in Funktionen statt. Der Leitgedanke des ganzheitlichen Pflegesystems lautet: „Jede Pflegeperson übernimmt die gesamte Verantwortung für eine Anzahl von Heimbewohnern" (▶ Abb. 47.12).

▶ **Vorteile für die Bewohner.** Sie kennen „ihre" Pflegenden und haben einen direkten Ansprechpartner für alle Bedürfnisse, sie können Vertrauen aufbauen, dadurch fühlen sie sich sicher und geborgen.

▶ **Vorteile für die Mitarbeiter.** Sie können sich auf einen überschaubaren Personenkreis einstellen, können umfassender beobachten, sind über die Besonderheiten der einzelnen Bewohner besser informiert, können sich durch optimale zeitliche Planung Freiräume schaffen und so z. B. die Gestaltung des Tages für die Bewohner besser organisieren. Die Mitarbeiter entwickeln im Rahmen des ganzheitlichen Pflegesystems mehr Motivation und Berufszufriedenheit.

▶ **Probleme.** Im ganzheitlichen Pflegesystem wird den einzelnen Mitarbeitern ein hohes Maß an Verantwortung (z. B. für Prioritätensetzung und das eigene Zeitmanagement) übertragen, das angelernte Hilfskräfte überfordern kann. Gleichzeitig ist die Zahl der Pflegefachkräfte nicht groß genug, um die Hilfskräfte anzuleiten und zu beaufsichtigen. Die Pflegedienstleitung (PDL) muss zusammen mit der Wohnbereichsleitung (WBL) und dem gesamten Team diese Situation thematisieren und entsprechende Unterstützungsmöglichkeiten schaffen. Zum Beispiel können Checklisten bei immer wiederkehrenden oder besonders schwierigen Arbeitsabläufen helfen. Ermutigende und konstruktive Gespräche durch Kollegen und Leitungspersonen können helfen, die Unsicherheiten zu überwinden.

Funktionales Pflegesystem

Das älteste institutionelle Pflegesystem ist die Funktionspflege (▶ Abb. 47.13). Das funktionale Pflegesystem gestaltet den Ablauf der täglichen Aufgaben nach dem Prinzip der Arbeitsteilung (Tayloristisches Arbeitssystem, benannt nach Frederick W. Taylor, 1856–1915, amerikanischer Ingenieur und Begründer der Rationalisierungsmaßnahmen in der Industrie). Einzelne Tätigkeiten werden nacheinander bei den Bewohnern durchgeführt, z. B. Körperpflege, Toilettengang, das Verteilen der Mahlzeiten usw. Im Pflegejargon nennt man das dann „Rundendrehen". Mybes (1989) spricht bei solchen Organisationen von „Rundenpflege-Organisationen". Die Verantwortung für die Durchführung einzelner Aufgaben wird an unterschiedliche Pflegepersonen übertragen. Die Pflegenden arbeiten in diesem Pflegesystem die Funktionen/Aufgaben ab, die ihnen zugeordnet wurden und übernehmen nur dafür die Verantwortung. Der Einsatz individueller Maßnahmen (z. B. besondere Massage, selbstständiges Auswählen der Kleidung usw.) ist kaum möglich. Der Leitgedanke des funktionalen Pflegesystems lautet: „Pflegerische Betreuung kann durch eine rationale Aufgabenteilung effektiv gestaltet werden" (▶ Abb. 47.13).

> **Merke**
>
> Nach KDA-Erfahrungen ist die Funktionspflege die ineffizienteste Pflegeorganisationsform. Sie führt dazu, dass
> - nicht die Bedürfnisse der älteren Menschen im Vordergrund stehen, sondern die Tätigkeiten,
> - die Arbeitsabläufe nicht effizient sind, da die älteren Menschen das „Rundendrehen" durch ihre Bedürfnisse, die sich dazwischen anmelden, ständig stören (KDA 2001).

Ein zweites typisches Kennzeichen dieses Pflegesystems entsteht dadurch, dass die

Unternehmensphilosophie im Altenpflegeheim

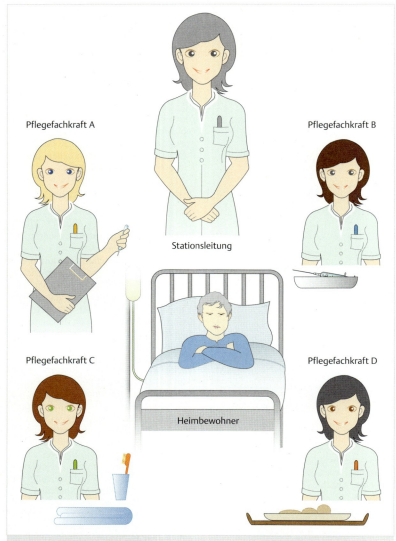

Abb. 47.13 Funktionelles Pflegesystem. „Pflegerische Betreuung kann durch eine rationale Aufgabenteilung effektiv gestaltet werden."

Aufgaben der Pflege immer zu einem bestimmten Zeitpunkt abgeleistet werden, ohne Rücksicht auf die Wünsche und Bedürfnisse der Bewohner. Dann stehen auf dem Arbeitsplan z. B. Begriffe wie: Abführtag, Betten beziehen oder Badetag.

Die vermeintlichen Vorteile dieses Systems, Zeit und Geld zu sparen, haben sich in der Praxis nicht bestätigt. Im Gegenteil: Sowohl Bewohner als auch Mitarbeiter werden unzufrieden und vermehrt hektischem Zeitdruck ausgeliefert.

Organisationsformen der Pflege

Die einzelnen Einrichtungen suchen nach einem Pflegesystem, das dem Leitbild der Einrichtung am ehesten entspricht. Viele Mischformen zeigen, wie schwierig es ist, ein Pflegesystem zu finden, das den Bewohnerbedürfnissen gerecht wird und die Wirtschaftlichkeit der Einrichtung im Blick behält. Folgende Beispiele für Pflegeorganisationsformen werden häufig in der Praxis verwendet (in Anlehnung an Kämmer 2008):
- Bereichspflege
- Bezugspflege/Bezugspersonenpflege
- Bezugspersonenpflege trotz Fachkräftemangel
- Primary Nursing (PN)

Bereichspflege (nach Kämmer 2008)

Die Bewohner werden in Gruppen von 10–15 Personen eingeteilt, das Personal wird entsprechend (i. d. R. räumlich) aufgeteilt. Bereichspflege kann im ganzheitlichen und funktionalen Pflegesystem durchgeführt werden. Wird im Sinne der ganzheitlichen Pflege gearbeitet, übernimmt das Pflegeteam die direkte und die indirekte Pflege der jeweiligen Bewohner. Aus pflegefachlichen Gründen muss in jedem Pflegeteam eine Pflegefachkraft (nach SGB XI) arbeiten. Fehlt eine Pflegefachkraft für einen Bereich (aufgrund des knappen Stellenplans), müssen ihre Aufgaben von einer Pflegefachkraft eines anderen Bereichs durchgeführt werden (z. B. Organisation, Planung Durchführung und Kontrolle des Pflegeprozesses, ebenso die Assistenz bei ärztlichen Tätigkeiten).

Damit diese Aufgabenverteilung so funktioniert, dass einerseits die Bewohner sachgerecht betreut sind und gleichzeitig die Qualitätsanforderungen erfüllt werden, ist ein hohes Maß an Transparenz und Kooperation zwischen den Mitarbeitern erforderlich. Der Hauptvorteil der Gruppenpflege ist die optimale Nutzung der Fähigkeiten eines jeden Teammitglieds.

Bezugspflege/Bezugspersonenpflege

Bei dieser Pflegeorganisationsform werden die Bewohner der jeweiligen Wohnbereiche in Gruppen eingeteilt und diese wiederum einer stets gleich bleibenden Gruppe von Mitarbeitenden (pflegerische Bezugspersonen) zugeordnet.

Zu den Zielen dieser Organisationsform gehört:
- Jeder Bewohner wird von derselben Pflegeperson begleitet und gepflegt.
- Die Eigenheiten und individuellen Bedürfnisse des Bewohners sind bekannt und werden berücksichtigt.
- Die Beziehung der Pflegenden zum Bewohner wird gestärkt und unterstützt.
- Die Angehörigen sowie die externen Kooperationspartner haben einen festen Ansprechpartner für die Angelegenheiten dieser Bewohner.
- Die Arbeitszufriedenheit der Mitarbeitenden und der Bewohner wird erhöht.

Jede Pflegende ist ständig Bezugspflegeperson für eine bestimmte Anzahl älterer Menschen. Diese Pflegende übernimmt die Verantwortung für die Umsetzung des Pflegeplans und der Gestaltung einer förderlichen Beziehung. Ist die Bezugspflegeperson abwesend, wird sie von einer anderen Pflegeperson vertreten. Auch im Vertretungsfall muss immer dieselbe Pflegende einspringen. Kontinuität muss Priorität haben. Bezugspflegeperson kann bei dieser Pflegeorganisationsform nur eine examinierte Pflegefachkraft sein.

Zu den Aufgaben der Bezugspflegeperson gehören u. a. (nach König 2007):
- persönlicher Ansprechpartner (Vertrauensperson) für die im Bereich lebenden Bewohner sein, unabhängig von der Einsatzplanung
- Aufnahme des Bewohners
- Erhebung der biografischen Daten
- Verantwortung für Pflegeplanung und -dokumentation
- Ansprechpartner für Angehörige und gesetzliche Betreuer sein
- Gestaltung des räumlichen Milieus im Bewohnerzimmer
- Zuständigkeit für Wäsche und die persönlichen Gegenstände des Bewohners
- Organisation von Fallbesprechungen über den Bewohner
- Organisation, evtl. Durchführung von Pflegevisiten bei dem entsprechenden Bewohner
- Organisation und Nacharbeit der Arztvisite
- Vorbereitung der MDK-Begutachtung bei einzelnen Bewohnern
- Weitergabe der Informationen an die WBL, PDL und sofern relevant an andere Mitarbeitende (Schweigepflicht)

In der Organisationsform Bezugspflege findet eine fachlich und persönlich begleitete individuelle Pflege statt. Die direkte Pflegeleistung und die Gestaltung der Beziehung liegen in der Hand der kontinuierlich pflegenden Mitarbeiter. Sollte die Bezugsperson nicht examiniert sein, werden die Fachpflegeaufgaben und die Pflegeprozessplanung unter Anleitung und Kontrolle einer Pflegefachkraft nach SGB XI durchgeführt.

Es ist zu beobachten, dass diese Form der Pflegeorganisation ein größeres Maß an Zufriedenheit im Beruf und Sympathien der Mitarbeitenden untereinander bringt (KDA 2001).

Merke

Altenpfleger, denen die Umsetzung der Ziele der Altenpflege mit ihrer Arbeit wichtig ist, die nicht nur ein Rädchen im Betrieb sein wollen, und die selber in ihrem Beruf Wertschätzung erfahren möchten, können dies am besten im System der Bezugspersonenpflege erreichen.

Bezugspersonenpflege trotz Fachkräftemangel

Die Bezugspersonenpflege bietet viele positive Effekte für die Beziehung zwischen der Pflegekraft und dem Pflegebedürftigen. Unter betriebswirtschaftlichen Aspekten ist es nicht immer möglich, dass die examinierte Pflegefachkraft als Bezugsperson eingesetzt werden kann. Sind im Team dieses Wohnbereichs nicht genügend Fachkräfte vorhanden, so kann die direkte Pflegeleistung und die Beziehungsgestaltung kontinuierlich durch Altenpflegehelfer erbracht werden. Dabei müssen Begleitung und Aufsicht der Altenpflegehelfer klar geregelt sein. Eine Pflegefachkraft muss für die nicht an Altenpflegehelfer zu delegierenden Aufgaben zuständig sein und die Gesamtverantwortung tragen. Diese Kombination kann ein tragfähiger Kompromiss sein, wenn die Durchführung gut und verantwortungsvoll organisiert ist.

Lernaufgabe

Sammeln Sie Anschriften von Einrichtungen, die mit dem Bezugspflegesystem arbeiten. Erstellen Sie eine Liste der Vor- und Nachteile und untersuchen Sie, bei welcher Personengruppe die Anzahl der Vorteile überwiegt. Diskutieren Sie die Gründe.

Lassen Sie sich von Kollegen, die mit dem Bezugspersonensystem arbeiten, von ihren Erfahrungen mit diesem System erzählen. Suchen Sie nach den Vor- und Nachteilen einerseits im Blick auf die individuelle Betreuung der alten Menschen, andererseits mit Blick auf die Zufriedenheit der Mitarbeiter.

Diskutieren Sie in Ihrer Praxiseinrichtung die Möglichkeit, dieses System einzuführen. Lassen Sie sich von Kollegen beraten, die diese Arbeit schon geleistet haben.

Primary Nursing

Definition

Primary Nursing (PN) gilt als Sonderform der Bezugspflege. Es ist eine Organisationsform der Pflege, die von folgenden 4 Kernelementen geprägt ist:
1. **Verantwortung:** Übertragung und Übernahme individueller Verantwortung für pflegerische Entscheidungen durch Pflegende; Rund-um-die-Uhr-Verantwortung für die Versorgung eines Pflegebedürftigen

2. **Kontinuität:** zielgerichtete, systematische Pflege für zugeordnete Pflegebedürftige von deren Aufnahme bis zur Entlassung
3. **Direkte Kommunikation:** Sammlung, Beurteilung, Steuerung sowie Weitergabe von Informationen über eine primär zuständige Pflegekraft
4. **Pflegeplanender ist zugleich Pflegedurchführender**

(Manthey 2005, Georg u. Frowein 2001, DBfK 2008)

Das Pflegesystem wurde in den 1960er-Jahren in den USA entwickelt und eingeführt. Die Primary Nurse (PN) plant alle Pflegeleistungen über 24 Stunden. Sie schätzt diese ein, plant, organisiert, koordiniert und evaluiert sie und führt sie während ihrer Dienstzeit auch am Bewohner durch. Einzelne direkte Pflegemaßnahmen können an eine sog. „Associate Nurse" delegiert werden.

Das System der Primary Nurse hat vielerorts bereits das System der Gruppenpflege ersetzt. Im deutschsprachigen Raum wird ein modifiziertes Pflegesystem, die sog. Bezugspflege, angewendet. Die Vorteile des Primary Nurse liegen in der größeren personellen Kontinuität für den alten Menschen, einer höheren Verantwortlichkeit aufseiten der Pflegeperson und einer stärkeren Patientenorientierung, die eine umfassendere, individuellere und besser koordinierte Pflege mit höherer Berufszufriedenheit für die Pflegeperson erlaubt (Georg u. Frowein 2001).

In deutschen Einrichtungen hat sich das System der PN noch nicht richtig durchgesetzt, vermutlich wegen der hohen Personalkosten. Im Bereich der Altenpflege ist dieses Problem noch ausgeprägter, sodass einzelne Einrichtungen in den letzten Jahren eine leicht abgewandelte Form von Primary Nursing eingeführt haben.

47.3.4 Dienstplangestaltung

Der Dienstplan ist eines der wichtigsten Organisationsinstrumente einer Altenhilfeeinrichtung. Dabei kommen 2 Faktoren zusammen. Zum einen verpflichtet sich der Träger im Heimvertrag, den Bewohnern des Hauses zu bestimmten Zeiten bestimmte Leistungen zu erbringen (fachgerechte Pflege, Versorgung und Betreuung). Zum anderen sind zur Erbringung dieser Leistungen rund um die Uhr, also während 24 Stunden am Tag Mitarbeitende nötig.

Aufgaben eines Dienstplans

Der Dienstplan regelt die Anwesenheit der Pflegenden und damit auch ihre Abwesenheit, d. h. ihre Freizeit. Dadurch berührt der Dienstplan stark die Persönlichkeitsrechte der Mitarbeiter. Der Dienstplan und seine Gestaltung sind häufig ein Reizthema, v. a. weil regelmäßige Wochenend- und Nachtdienste anfallen.

Neben den verschiedenen Diensten im Bereich der Altenpflege gibt es aber noch andere Berufsgruppen, die ihre Freizeit abhängig von einem Dienstplan gestalten und ebenfalls an Wochenenden und bei Nacht arbeiten müssen (z. B. Polizeibeamte, Mitarbeiter in der Gastronomie usw.).

Nicht nur Pflegende sind in ihrer Freizeitgestaltung von den Dienstzeiten abhängig, auch Heimbewohner werden durch die Dienstzeiten der Pflegenden in ihrer Tagesplanung eingeschränkt. Allein der tägliche Tagesablauf lässt den alten Menschen wenige Möglichkeiten, selber zu planen, z. B.:

- Die Essenszeiten werden allgemein vom Dienstplan des Küchenpersonals bestimmt.
- Das Dienstende der Spätschicht bestimmt, wann für hilfebedürftige Bewohner die Nacht beginnt.
- Eine Teilnahme an Veranstaltungen außerhalb des Heims ist nur möglich, wenn genügend Personal vorhanden ist und eingeplant wurde.

Obwohl die genannten Einschränkungen durch den Dienstplan den Tagesablauf der Bewohner beeinflussen können, sollten die individuellen Wünsche der Bewohner (z. B. in Bezug auf Zeiten der Nachtruhe, Wunsch einer späten Mahlzeit usw.) immer im Vordergrund stehen.

Ziele des Dienstplans

Die Gestaltung des Dienstplans fällt in den Aufgabenbereich der Bereichs-, Gruppen- oder Pflegedienstleiter. Sie sind verantwortlich dafür, dass folgende Ziele des Dienstplans erreicht werden:

1. Sicherung der Pflege und Betreuung über einen Zeitraum von 24 Stunden
2. sinnvoller und möglichst wirtschaftlicher Einsatz des zur Verfügung stehenden Personals
3. Befriedigung der Bewohnerwünsche nach Normalität, Individualität und Selbstbestimmung im Einklang mit den Mitarbeiterinteressen (Wünsche nach planbarer Freizeit)
4. Planung eines sinnvollen Wechsels zwischen Arbeits- und Erholungsphasen für die Mitarbeitenden
5. Nachweis über geleistete Arbeitszeiten
6. Nachweis über die Anwesenheit der Mitarbeiter
7. Nachweis über die Einhaltung tariflicher Bestimmungen und des Arbeitszeitgesetzes (ArbZG) und des Jugendschutzgesetzes (JuSchG) (z. B. wöchentliche Arbeitszeit, Urlaub, Dauer der täglichen Arbeitszeit, Pausen usw.)
8. Grundlage für die Berechnung von Vergütung und Zeitzuschlägen
9. Grundlage für langfristige Planungen (z. B. Fortbildungszeiten, große Feste im Jahreskreis, Veranstaltungen für die Öffentlichkeit, z. B. Tage der offenen Tür)

Rechtliche Rahmenbedingungen

Die Regelung der Arbeitszeit für Pflegepersonen unterliegt einer Vielzahl von rechtlichen Bestimmungen. Sie dienen dazu, den Gesundheitsschutz und die Sicherheit der Mitarbeitenden während ihrer Arbeitszeit zu gewähren. Hier eine Auflistung wichtiger gesetzlicher Grundlagen:

- Betriebsverfassungsgesetz (BetrVerfG), Personalvertretungsgesetz (PersVG) für den öffentlichen Dienst und die Mitarbeitervertretungsordnung (MAVO) für den kirchlichen Dienst
- Arbeitsschutzgesetze, u. a. Mutterschutz-, Arbeitsschutzgesetz, Arbeitsstättenverordnung, SGB VII und Unfallverhütungsvorschriften, Jugendarbeitsschutzgesetz, Arbeitszeitgesetz, Mediengeräteverordnung und das Maschinenschutzgesetz
- Bundesurlaubsgesetz (BUrlG)
- In einzelnen Tarif- und Arbeitsverträgen können individuelle Vereinbarungen getroffen werden. Es gilt dann immer die für den Arbeitnehmer günstigere Regelung.

Merke

Jeder Mitarbeiter, der Dienstpläne erstellt, muss diese Gesetzesregelungen kennen.

Betriebsverfassungsgesetz und Mitarbeitervertretungsordnung

Sie regeln die Mitbestimmung des Betriebsrates, des Personalrates oder der Mitarbeitervertretung bei der Gestaltung der Arbeitszeiten, der Grundsätze für den Urlaub, Pausenregelungen und die Anordnung von Überstunden. In kirchlichen Einrichtungen gilt die Mitarbeitervertretungsordnung, sie enthält ähnliche Regelungen wie das Betriebsverfassungsgesetz.

Arbeitszeitgesetz

Das Arbeitszeitgesetz regelt den öffentlich-rechtlichen Arbeitsschutz für Arbeitnehmer (Arbeiter, Angestellte und Auszubildende). Dabei werden die täglichen Regelarbeitszeiten, die Jahresarbeitszeitkonten, die Höchstarbeitszeit werktäglich, wöchentlich, monatlich und im Laufe eines Jahres festgelegt. Für die folgenden Bereiche finden sich ebenfalls Regelungen im ArbZG:

- Was ist eine Pause, wie muss sie gewährt werden?
- Welche Ruhezeiten sind einzuhalten?
- Wie kann, wie muss der Nachtdienst organisiert werden?
- Wie muss die Arbeits- und Freizeit an Sonn- und gesetzlichen Feiertagen geregelt werden?

Dienstformen

Es gibt eine Reihe unterschiedlicher Dienstformen, mit denen die zu erbringende Dienstzeit über Tage, Wochen und Monate verteilt werden kann. Ziel jeder Dienstform muss es sein, für die Bewohnerinnen einen strukturierten Tagesablauf zu schaffen, in denen nicht nur die körperlichen Bedürfnisse, sondern auch die Wünsche nach Sinnhaftigkeit, Teilhabe, Selbstständigkeit und Würde befriedigt werden. In den unten beschriebenen klassischen Dienstformen sind diese Aufgaben nur unter Einsatz von Teilzeitkräften und Praktikanten möglich. Diese Mitarbeitenden können helfen, die Hauptarbeitszeiten zu entzerren, um Zeit und Raum für die psychischen Bedürfnisse der Bewohnerinnen zu schaffen. Das KDA spricht hier von einer „intelligenten Pflegeeinsatzplanung", die Raum schafft für eine bessere Pflege (KDA 2006).

In ▶ Tab. 47.5 werden die Formen vorgestellt, die im Altenpflegebereich am häufigsten praktiziert werden. Die grundsätzliche Regelung der Dienstform bestimmt der Arbeitgeber zusammen mit dem Betriebsrat oder der Mitarbeitervertretung. Je nach Bedarf und in Absprache mit der Personalvertretung können die Dienstformen in den einzelnen Einrichtungen des Trägers individuell kombiniert und geändert werden.

Arbeits- oder Dienstzeiten

Arbeitszeit ist die Zeit von Dienstbeginn bis Dienstende ohne Pausen. Grundsätzlich darf die Arbeitszeit an einem Werktag 8 Stunden nicht überschreiten. Sie kann aber, unter bestimmten Bedingungen, auf bis zu 10 Stunden verlängert werden. Der Ausgleich muss in einem Zeitraum von 6 Wochen erfolgen.

47.3 Organisation im Altenpflegeheim

Tab. 47.5 Dienstformen und ihre Kennzeichen.

Dienstform	Kennzeichen	Vorteile	Nachteile
geteilter Dienst	• Anwesenheit am Morgen und am Abend, unterbrochen durch eine längere Pause • wird noch an Wochenenden praktiziert	• alte Menschen werden morgens und abends von derselben Pflegeperson betreut • Anwesenheit des Personals zu den arbeitsintensiven Zeiten • relativ wenig Zeit für Übergaben erforderlich	• sehr langer Arbeitstag für Mitarbeitende vom frühen Morgen bis zum späten Abend • dünne Personalbesetzung während der „Zwischenzeiten", dadurch wenig Möglichkeiten zur Durchführung tagesstrukturierender Maßnahmen
Schichtdienst	• Einteilung des Tages in 3 Schichten: Früh-, Spät- und Nachtschicht • Länge der Arbeitszeit ist abhängig von der gewählten Dienstplangrundform • Personal wechselt zu jeder Schichtzeit	• Mitarbeitende sind kontinuierlich anwesend, können daher auch die „Zwischenzeiten" für Bewohner sinnvoll gestalten • Voraussetzung: gleichmäßige Besetzung der Schichten • Dienstübergaben sind in den Überlappungszeiten möglich • längere Freizeit • Abbau von Arbeitsspitzen	• häufiger Personalwechsel → belastend für Bewohner • 3 Übergabezeiten und viel Koordination erforderlich • hohe Personaldichte wird nicht in sinnvolle Betreuungsarbeit für Bewohner umgesetzt
Schaukelschichtdienst	• Dienstzeiten nachmittags und am darauffolgenden Vormittag, anschließend in derselben Form Freizeit	• günstig für Bewohner, Pflege am Abend und am darauffolgenden Morgen erfolgt von derselben Pflegeperson • Mitarbeiter erleben Freizeit subjektiv als lang	• ständiger Wechsel von Früh- zu Spätschicht ist gesundheitlich problematisch • Ruhezeit zwischen Spätdienst zum Frühdienst weniger als 11 Stunden, widerspricht Arbeitszeitgesetz
Dauernachtdienst regelmäßiger Nachtdienst	• Dienstzeit zwischen 21 und 6 Uhr in regelmäßigen Dienst- und Freizeitphasen	• beruhigend für Bewohner, da kontinuierliche Ansprechperson • gute und relativ „einfache" Dienstplangestaltung • überschaubare, sichere Planung für Mitarbeitende	• gesundheitlich belastende Arbeitszeit • Gefahr der Isolation innerhalb der Mitarbeitergruppe • häufig Kommunikationsprobleme zwischen Tag- und Nachtdienst

Die tarifliche Wochenarbeitszeit im Pflegebereich beträgt aktuell in den westlichen Bundesländern 38,5 Stunden pro Woche. Die Diskussion im öffentlichen Dienst geht zurzeit in Richtung 40-Stunden-Woche. Diese Zeit muss so aufgeteilt werden, dass an allen Tagen, auch am Wochenende und an Feiertagen, die Pflege und Betreuung der alten Menschen gewährleistet ist. Die in Kap. „Alltagsgestaltung in Einrichtungen der Altenhilfe" (S. 1017) dargestellten konzeptionellen Bedingungen für die Tagesgestaltung, die Begleitung in den Morgen- und Abendstunden und in der Nacht müssen bei der Planung der täglichen Arbeitszeiten berücksichtigt werden.

Merke

Der Frühdienst beginnt frühestens um 6.30 Uhr: Die Bewohner bestimmen die Aufstehzeit. Der Spätdienst endet frühestens um 21 Uhr: Die Bewohner bestimmen die Zubettgehzeit.

▶ **Teilzeitkräfte.** Um die Arbeitsspitzen am Morgen und am Abend bewältigen zu können, ist es sinnvoll, in dieser Zeit Teilzeitkräfte einzusetzen. Am Abend kann ein später Spätdienst über das eigentliche Dienstende der Spätschicht hinaus die Abendgestaltung unterstützen und beim Zubettgehen auch noch nach 21 Uhr helfen. Die Arbeitszeit der Nachtwache darf nicht länger als 10 Stunden dauern (ArbZG). Für angemessene Überlappungszeiten zur Durchführung von Dienstübergaben ist zu sorgen.

▶ **Wohnbereichs- oder Pflegegruppenleitung.** Die Dienstzeiten der Wohnbereichs- oder Pflegegruppenleitung müssen ihren besonderen Leitungs- und Führungsaufgaben entsprechen. Die Leitung hat einerseits eine Reihe indirekter Pflegetätigkeiten zu erledigen, andererseits muss sie Gelegenheit haben, in beiden Schichtgruppen und beim Nachtdienst anwesend zu sein. Ist sie mit ihrer vollen Arbeitszeit in die Pflege eingebunden, kann sie ihren Organisations-, Planungs- und Beratungsaufgaben nicht gerecht werden. Die Qualität der Arbeit und die Zufriedenheit der Teammitglieder würden darunter leiden.

Ihre Arbeitszeit sollte wenigstens an einzelnen Tagen in der Woche, in der Zeit zwischen 8 Uhr und 17 Uhr liegen, an 1–2 Tagen in der Woche etwa zwischen 15 und 23 Uhr.

Dienstplan-Grundformen

Die Einteilung der tariflichen Arbeitszeit auf die Wochentage ist abhängig von der Dienstplan-Grundform. Üblich sind die 5-, 5,5- oder 6-Tage-Woche als Grundformen für den Dienstplan (▶ Tab. 47.6).

Diese Grundformen mit etwa gleich stark besetzten Früh- und Spätdiensten sind nötig, weil alte Menschen Hilfe und Unterstützung nicht nur bei der Körperpflege und bei den Mahlzeiten brauchen, sondern auch, und das ist ganz entscheidend, bei der Gestaltung ihrer Zeit (s. Kap. 43). Im Pflegeheim fällt am Abend und an den Wochenenden viel Arbeit an, wenn die Abendgestaltung und die Flexibilität beim Zubettgehen ernst genommen werden. Auch an den Wochenenden darf die Zahl der Diensthabenden nicht zu sehr verringert werden, wenn diese Zeiten für die Bewohner nicht leer und langweilig sein sollen.

Jede Pflegedienstleitung hat zusammen mit ihren Mitarbeitern und der Personalvertretung eine Dienstplangrundform zu finden,
• die den Konzepten der Einrichtung so Rechnung trägt, dass für die Bewohner eine möglichst normale, die individuellen Bedürfnisse berücksichtigende und die Selbstständigkeit unterstützende Tagesstruktur möglich wird,

Tab. 47.6 Dienstplangrundformen – Arbeitsbedingungen und Vor- und Nachteile (nach Mybes 1984–1986).

Arbeitsbedingungen	6-Tage-Woche	5,5-Tage-Woche	5-Tage-Woche
Zahl der Arbeitstage in 14 Kalendertagen	12 von 14 sind Arbeitstage	11 von 14 sind Arbeitstage	10 von 14 sind Arbeitstage
Zahl der freien Tage	2	3	4
Arbeitszeit je Arbeitstag bei Schichtdienst an allen Arbeitstagen	77 Std. in 2 Wochen (an 12 Kalendertagen) = 6,25 Std./Tag	77 Std. in 2 Wochen (an 11 Kalendertagen) = 7,0 Std./Tag	77 Std. in 2 Wochen (an 10 Kalendertagen) = 7,42 Std./Tag
Anwesenheitszeit pro Tag	Arbeitszeit und 30 min Pause = 6,55 Std.	Arbeitszeit und 30 min Pause = 7,30 Std.	Arbeitszeit und 30 min Pause = 8,12 Std.
Kennzeichen	**6-Tage-Woche**	**5,5-Tage-Woche**	**5-Tage-Woche**
die einzelne Schicht ist:	• kürzer • weniger dünn besetzt • weniger anstrengend	• lang • dünn besetzt • anstrengend	• länger • dünner besetzt • anstrengender
Freizeit pro Arbeitstag ist:	länger	weniger lang	kurz
Anzahl freier Tage ist:	2 von 14 = wenig	3 von 14 = mehr	4 von 14 = am meisten
Wegezeit pro Woche ist:	hoch = 12-mal	weniger hoch = 11-mal	niedrig = 10-mal
Dienstrhythmus	stabiler Dienst	vermehrt Schichtwechsel	häufiger Wechsel
Informationsstand/Kooperation	niedrig/erschwert	relativ hoch/gewährleistet	sehr hoch/erleichtert

- bei der die Arbeitszeiten für die Mitarbeitenden so liegen, dass sie Beruf und Familie in einer für sie akzeptablen Weise vereinbaren können und
- in der die Vorschriften des Arbeitszeitgesetzes (letzte Änderung: 20.04.2013) berücksichtigt werden.

Kriterien zur Beurteilung von Dienstplänen

U. Mybes (1984–1986) nennt eine Reihe von „Prüfsteinen", anhand derer die Dienstplangestaltung für die Mitarbeiter in ihrer Auswirkung auf die Tagesablaufgestaltung der Heimbewohner und damit auf deren Lebensqualität zu messen sind. In Anlehnung an diesen 12-Punkte-Katalog werden hier einige Kriterien zur Beurteilung eines Dienstplanes beschrieben:
- Eignung der Dienstplangrundform
- Austauschbarkeit der Werktags- und Wochenendschichten
- Verhältnis der Besetzung von Früh-, Spät- und Wochenendschichten
- angemessene Überlappungszeit bei jedem Schichtwechsel
- angemessener Tag- und Nachtrhythmus für die Heimbewohner
- tariflich festgelegte Arbeitszeit

▶ **Eignung der Dienstplangrundform.** Sie ist einfach, geht immer vom selben Grundschema aus (z. B. 5-, 5,5- oder 6-Tage-Woche). Die Dienstplanform ist für alle Mitarbeiter verständlich und erlaubt eine langfristige Planung.

▶ **Austauschbarkeit der Werktags- und Wochenendschichten.** An allen Tagen der Woche wird für die einzelnen Schichten (für Vollzeitmitarbeiter) dieselbe Zahl von Arbeitsstunden angesetzt. So entfallen beim Tausch umständliche und zeitaufwendige Rechenmanöver. Die Dienste an den Wochenenden sind weniger belastend, wenn nur die im Werktagdienst üblichen Stunden zu arbeiten sind.

▶ **Verhältnis der Besetzung von Früh-, Spät- und Wochenendschichten.** Die Besetzung der einzelnen Schichten ist sowohl von der Zahl der Mitarbeiter als auch von der Qualifikation her etwa gleich. Nur so kann gewährleistet werden, dass die Nachmittags- und Abendstunden ausgehend von den Bewohnerbedürfnissen gestaltet werden können. Dasselbe gilt für die Sonn- und Feiertagsschichten: Hier muss nach Wegen gesucht werden, wie die Wochenendschichten besser zu besetzen sind. Eine Vollzeitstelle könnte z. B. in Teilzeitstellen gesplittet werden. Diese Mitarbeiter könnten dann schwerpunktmäßig an Wochenenden eingesetzt werden. An Sonn- und Feiertagen sollten Aktivitäten stattfinden, auf die sich die Bewohner freuen können. Ziel: keine langweiligen, leeren Sonntage!

▶ **Angemessene Überlappungszeit bei jedem Schichtwechsel.** Zur Übergabe von der einen Schicht zur anderen ist ausreichend Zeit vorhanden, damit alle Informationen dokumentiert und umfassend weitergegeben werden, die für eine kontinuierliche Pflege erforderlich sind.

▶ **Angemessener Tag- und Nachtrhythmus für die Heimbewohner.** Der Tag beginnt zu einer vom Bewohner gewünschten Zeit. Die Nachtruhe beginnt ebenfalls dann, wenn der Bewohner es wünscht. Bei der Dauer der „veranstalteten Nacht" im Altenpflegeheim ist außerdem der verminderte Schlafbedarf des alten Menschen zu berücksichtigen. Nächte, die zwölf und mehr Stunden dauern, sind für alte Menschen völlig unangemessen.

▶ **Tariflich festgelegte Arbeitszeit.** Die tariflich festgelegte Arbeitszeit und die im ArbZG enthaltenen Vorschriften zur Dauer der täglichen Arbeitszeit, zu den Pausenregelungen und zur Regelung der Nachtdienste werden eingehalten.

> **Merke**
>
> Bei der Gestaltung des Dienstplanes sind auch Zeiten und Personen zur Tagesgestaltung der Heimbewohner einzuplanen.

Dienstplangestaltung

Zur korrekten Erstellung eines Dienstplanes sind folgende Punkte wichtig:
1. Der Dienstplan ist ein Nachweisdokument, er muss eindeutig geschrieben sein, um auch nach Jahren noch verstanden zu werden. Er wird bei arbeitsrechtlichen Auseinandersetzungen und bei etwaigen Pflegefehlern herangezogen.
2. Das Formular hat die Größe eines DIN-A3-Blattes, für jeden Mitarbeiter stehen drei Spalten zur Verfügung:

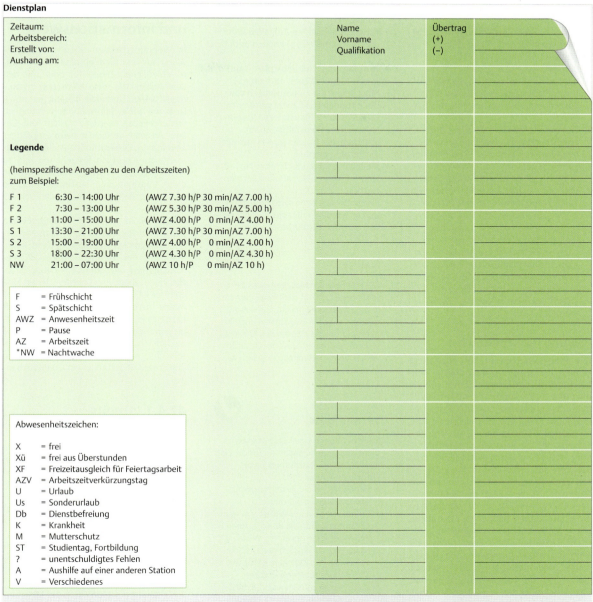

Abb. 47.14 **Dienstplan.** Aufbau eines Dienstplanformulars und Beispiel für die Gestaltung der linken vertikalen Leiste (mod. n. Mybes 1989).

- Spalte 1 = Soll-Zeile, hier werden die geplanten Dienste eingetragen.
- Spalte 2 = Ist-Zeile, hier wird die tatsächlich geleistete Arbeitszeit eingetragen.
- Spalte 3 = Kommentar- oder Anmerkungszeile, hier werden Plus- und Minusstunden und ihre Begründung eingetragen.
3. Es wird mit dokumentechten Stiften geschrieben. Es darf weder radiert noch in irgendeiner anderen Weise überschrieben oder etwas unkenntlich gemacht werden.
4. Am linken (senkrechten) Rand des Dienstplanformulars sind die im Haus üblichen Dienstzeiten aufgelistet (Legende).
5. Die für verschiedene Freizeitarten verwendeten Kürzel sind ebenfalls am linken, vertikalen Formularrand notiert und erklärt. Es werden die vom KDA verwendeten Kürzel empfohlen (▶ Abb. 47.14).

Die Erstellung des Dienstplanes erfolgt in folgenden Schritten:

1. Für jeden Wohnbereich muss festgelegt werden, wie viele Mitarbeiter in jeder Schicht grundsätzlich anwesend sein müssen. Auch muss festgelegt werden, wie viele Fachkräfte pro Schicht im Dienst sein müssen.
2. Individuelle Freizeitwünsche sollten die Mitarbeitenden bis ca. 8 Wochen vor Beginn der neuen Dienstplanphase genannt haben (Zeitpunkt bestimmt der für die Gestaltung des Dienstplans verantwortliche Mitarbeiter).
3. Dienste tauschen ist nur mit einem Kollegen der gleichen Qualifikation

und der gleichen tariflichen Arbeitszeit möglich.
4. Der endgültige Dienstplan muss ca. 14 Tage vor Beginn der Phase, für die er gültig ist, öffentlich ausgehängt werden. Wünsche und Korrekturen sind dann nicht mehr möglich, sie werden in der Planungsphase berücksichtigt, ausgenommen unvorhersehbare Situationen.
5. Der Dienstplan kann für einen Monat oder für 4 Kalenderwochen geschrieben werden, das vom KDA empfohlene Formular geht von der 4-Wochen-Planung aus. Beide Möglichkeiten haben Vor- und Nachteile. Bei der Planung im 14-tägigen Rhythmus bietet sich die 4-Wochen-Plan an. Das Hin- und Herrechnen mit 30 oder 31 Tagen fällt weg, die Bilanzierung der wöchentlichen Arbeitszeit ist leichter als bei der monatlichen Planung. Die Planung für einen Monat wird besonders bei der Berechnung der Zeitzuschläge geschätzt, da diese monatlich bezahlt werden.

Planung für Krisenzeiten

Alle Pflegepersonen in der Altenpflege kennen die Situation, dass statt 5 Mitarbeitenden zum Frühdienst nur 3 kommen und 2 sich kurzfristig wegen Krankheit entschuldigen. Für solche Krisenzeiten sollte jeder Wohnbereich eine entsprechende Planung haben, aus der hervorgeht, wie die Situation zu meistern ist, ohne dass Bewohner Schaden leiden oder Kollegen aus ihrem freien Tag oder gar aus dem Urlaub geholt werden müssen. Derjenige, der die Dienst- und Urlaubspläne verantwortet, hat so zu planen, dass diese Situationen nicht den Zusammenbruch des Wohnbereichs bedeuten.

Die Urlaubsplanung etwa muss sehr sorgfältig vorgenommen werden mit der Frage: Wie viele Mitarbeiter können gleichzeitig im Urlaub sein, ohne dass Chaos ausbricht, wenn weitere Mitarbeiter krank werden? Es empfiehlt sich, zusammen mit der Pflegedienstleitung folgende Fragen zu klären:
- Wie viele Pflegepersonen müssen zur ordnungsgemäßen Durchführung der Arbeit mindestens anwesend sein? Wird diese Zahl unterschritten, tritt ein Notplan in Kraft.
- Wer übernimmt welche pflegerischen Aufgaben anstelle des erkrankten Kollegen?
- Welche pflegerischen Maßnahmen müssen unter allen Umständen durchgeführt werden, was kann an solchen Tagen wegfallen? Vorsicht: „Katastrophenpflege" darf nicht zur Daueinrichtung werden!
- Wer übernimmt die tagesgestaltenden Aufgaben?
- Welche allgemeinen Aufgaben (Putz- und Aufräumdienste) können entfallen?

▶ **Notplan.** Ein Notdienstplan kann z. B. folgende Möglichkeiten enthalten:
- Mitarbeiter, die zum Ausgleich von Überstunden frei haben, werden zum Dienst gerufen (hausinterne Vereinbarung bzw. Dienstanweisung).
- Innerhalb des Hauses gibt es Springer, die gerufen werden.
- Aushilfskraft Frau X (Telefon-Nr.) oder Herr Y (Telefon-Nr.) können gerufen werden.
- Pflegedienstleitung wird informiert und es werden, falls erforderlich, weitere Schritte mit ihr besprochen.

Merke
Die im Pflegekonzept des Heims beschriebene Qualität der Pflege darf auch in Krisensituationen nicht außer Acht gelassen werden. Dienstpläne und Organisationspläne müssen den Krisenfall so berücksichtigen, dass der Qualitätsverlust für die Bewohner so gering wie möglich wird.

Lernaufgabe
Erbitten Sie sich eine Kopie des Dienstplans Ihrer Praxiseinrichtung für die Zeit Ihrer Mitarbeit. Bestimmen Sie die Dienstplan-Grundform.
- Prüfen Sie, ob die Bewertungskriterien eingehalten wurden.
- Prüfen Sie, ob die Mitarbeiter in den geplanten Zeiten die ihnen zustehenden freien Tage bekamen. Wenn nicht, suchen Sie nach den Gründen.
- Fragen Sie Ihre Kollegen, ob sie mit dieser Dienstplanform und den Dienstzeiten zufrieden sind. Erbitten Sie sich Begründungen für Unzufriedenheit und für Zufriedenheit.
- Gab es während Ihres Praktikumseinsatzes eine wie oben beschriebene Krisensituation?
- Wenn ja, wie wurde sie bewältigt? Gibt es für solche Zeiten einen besonderen Plan? Wenn ja, notieren Sie die einzelnen Punkte und diskutieren Sie die verschiedenen Möglichkeiten.

47.4 Kommunikations- und Informationswege

In Altenpflegeheimen arbeiten viele Menschen mit verschiedenen Aufgaben zu unterschiedlichen Zeiten für oder mit den Bewohnern. Wo viele Menschen zusammenarbeiten, sind viele Absprachen nötig. Und wo viele Informationen mündlich weitergegeben werden, besteht die Gefahr, dass sie verfälscht beim Empfänger ankommen. Daher müssen wichtige Informationen schriftlich festgehalten und so weitergegeben werden, dass alle, für die diese Informationen bestimmt sind, sie nicht nur erhalten, sondern auch lesen.

▶ **Beispiel.** In manchen Wohnbereichen gibt es ein Protokollheft, in dem Niederschriften von Dienstbesprechungen, Informationen der Heim- und/oder Pflegedienstleitung oder andere wichtige Informationen abgeheftet werden. Jeder Mitarbeiter ist verpflichtet, dieses Heft regelmäßig zu lesen. Mit seiner Unterschrift bestätigt er, dass er den Inhalt zur Kenntnis genommen hat. Aussagen wie „Das habe ich nicht gewusst" sind Zeichen schlecht organisierter Kommunikation und diese wiederum ist ein Qualitätsmangel.

47.4.1 Arbeitsbesprechungen

Leitungskräfte müssen alle Mitarbeiter so in die Organisation der Kommunikation und Information einbeziehen, dass keine „Reibungsverluste" im Arbeitsablauf entstehen und dass die Bedürfnisse der Bewohner befriedigt werden und eine möglichst optimale, mindestens jedoch eine angemessene Pflegequalität (S. 1123) erreicht wird. Löffing und Geise (2010) nennen folgende Vorteile einer gut organisierten Kommunikation im Thema:
1. Identifikation der Mitarbeiter
2. Erhöhung der Motivation der Mitarbeiter
3. Harmonisches Miteinander

Bewährt haben sich folgende Formen von Arbeitsbesprechungen:
- **Besprechungen im direkten Zusammenhang mit dem Pflegeprozess der Bewohner**, z. B.:
  ○ Pflegeplanungsgespräche
  ○ Dienstübergabegespräche (▶ Abb. 47.15)
  ○ Gespräche mit dem Arzt
  ○ Fallbesprechungen (S. 852)
- **Besprechungen, die die indirekten Arbeitsabläufe betreffen**, z. B.:
  ○ Mitarbeiterbesprechung/Teamsitzung (Wohnbereichskonferenz)

47.4 Kommunikations- und Informationswege

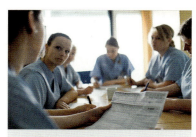

Abb. 47.15 **Dienstübergabe.** Bei der Übergabe zum Schichtwechsel werden alle relevanten Ereignisse benannt und schriftlich festgehalten. (Foto: P. Blåfield, Thieme)

- Gespräche auf der mittleren Leitungsebene (Heimleitung zusammen mit Wohnbereichs-, Hauswirtschafts- und Küchenleitung, Leitung der Technik usw.)
- Mitarbeitergespräche/Fördergespräche/Zielvereinbarungsgespräche (Vorgesetzter spricht mit jedem einzelnen Mitarbeiter, um einen individuellen Förderbedarf zu erkennen und Ziele zu vereinbaren)
- Supervision (Mitarbeiter- oder Leitungssupervision)
- Qualitätszirkel zur Sicherung der Qualität

Siehe hierzu auch Kap. „Kommunikation im Team" (S. 852).

▶ **Wohnbereichskonferenz.** In einer regelmäßig wöchentlich stattfindenden Wohnbereichskonferenz sollten u. a. folgende Themen ihren Platz haben:
- Umgang mit Angehörigen
- Organisationsfragen, z. B. Festgestaltung, Planung besonderer Termine
- Dienstplanänderungen, Urlaubsplanung
- Einführung und Einarbeitung neuer Mitarbeiter
- Weitergabe von Informationen der Heimleitung und Pflegedienstleitung

Dienstübergabegespräche

Im Rahmen der Arbeitsorganisation nimmt die Dienstübergabe eine zentrale Stellung ein. Neben der schriftlichen Dokumentation aller pflegerelevanten Ereignisse und Beobachtungen ist der mündliche Austausch unverzichtbar. Das Dienstübergabegespräch hat seinen Platz an den Nahtstellen der Dienstzeiten, bei jedem Schichtwechsel.

Inhalt des Übergabegesprächs

Das Gespräch über jeden Bewohner anhand des Dokumentationssystems steht im Mittelpunkt des Übergabegesprächs. Die mündliche Information macht die schriftliche Dokumentation lebendiger und farbiger. Alle sachlichen Informationen, die in der Übergabe angesprochen werden, müssen im Dokumentationssystem schriftlich fixiert sein. Dienstübergaben fallen in stationären Altenpflegeeinrichtungen i. d. R. 3-mal täglich an (zwischen allen Schichten). Das Ziel einer Dienstübergabe sollte immer sein, die notwendigen Informationen zu beschaffen bzw. zu erhalten, damit in der folgenden Schicht die umfassende Betreuung der Bewohner gesichert werden kann. In der Übergabe sollten v. a. die Themen der direkten Pflegemaßnahmen (pflegerische Beobachtungen, körperliche und psychische Veränderungen bei Bewohnern, besondere Vorkommnisse, medizinisch-ärztliche und therapeutische Änderungen usw.) besprochen werden. Alles, was zu den indirekten Pflegemaßnahmen gehört, sollte in anderen Zusammenhängen besprochen werden.

Ablauf des Übergabegesprächs

Ein sachgerechter Ablauf der Übergabe ist wichtig. Folgende Kriterien sollten verbindlich sein:
- **Zeitpunkt:** bei jedem Schichtwechsel in der dienstplanmäßig festgelegten Überlappungszeit (= Arbeitszeit)
- **Dauer:** je nach Anzahl der Bewohner zwischen 15 und 30 Minuten
- **Teilnehmer:** alle an der Pflege beteiligten Mitarbeiter, auch Schüler, Praktikanten, turnusmäßig auch Heimleitung (HL) und Pflegedienstleitung (PDL), ebenso die Mitarbeiter der Therapiebereiche und des Sozialdienstes
- **Ort:** Besprechungsraum im Wohnbereich, damit alle teilnehmen können. Störungen sollten möglichst ausgeschaltet werden (z. B. Türschild „Dienstübergabe" anbringen). Ein Mitarbeiter wird für die Betreuung der Bewohner während der Übergabe benannt, ein anderer zur Bedienung anfallender Telefongespräche. Denn eine ruhige und entspannte Atmosphäre ermöglicht eine konzentrierte Informationsaufnahme.
- **Leitung:** Wohnbereichs- oder Pflegegruppenleitung der ablaufenden Schicht oder ihre Stellvertretung
- **Dokumentation:** Die Bewohnerdokumentationen sind bei der Dienstübergabe vorhanden, um ggf. Informationen nachschlagen zu können.
- **Protokoll:** Die Ergebnisse des Übergabegesprächs werden mit kurzen Sätzen in einem Protokollheft festgehalten. Alle nicht anwesenden Mitarbeiter haben sich im Verlauf des Tages, bis zur nächsten Übergabe, über die Inhalte der Gespräche zu informieren.

Sachgerecht durchgeführte Übergabegespräche fördern das Beobachtungsvermögen der Mitarbeiter, das Wiedergebenkönnen wesentlicher Sachverhalte, die Vereinheitlichung von Pflegemaßnahmen, das Wahrnehmen und Berücksichtigen der Bedürfnisse und Interessen der Heimbewohner. Sie sind unverzichtbar für eine optimale Pflege. Auf Übergabegespräche darf auch dann nicht verzichtet werden, wenn das Team knapp besetzt ist.

47.4.2 Berufsgruppenübergreifende Kommunikation

Im Altenpflegebereich arbeiten unterschiedliche Berufsgruppen zusammen. Allen geht es um eine möglichst optimale Pflege, angemessene gesundheitliche Betreuung und Begleitung der alten Menschen. Da die Interessen der einzelnen Berufsgruppen und ihre Vorstellungen von Zusammenarbeit recht unterschiedlich sind, gibt es an diesen Schnittstellen immer wieder Konflikte, Konkurrenz und Unklarheiten über die Aufgabenteilung (z. B. „pflegefremde" Tätigkeiten). Leitungspersonen müssen diese unterschiedlichen Aufgaben und Interessen zu einem Ganzen zusammenfügen, d. h., sie schaffen eine sinnvolle Kooperation an den Schnittstellen und klären, wer wofür in welchem Rahmen zuständig ist.

Schnittstellen zwischen Pflege und anderen Arbeitsbereichen sind z. B. (▶ Abb. 47.16):
- **Hauswirtschaft und Technik:** Mahlzeiten, Wäscheversorgung, Hausreinigung, Hausgestaltung, Transporte, Hygiene
- **Verwaltung:** Aufnahmeformalitäten, Erhebung von Daten, Umgang mit Daten, Nachlassverwaltung, Bestellungen usw.
- **Hausärzte und Kliniken:** bei der Mithilfe oder Übernahme von diagnostischen und medizinischen Maßnahmen, z. B. Injektionen, Katheterismus, Legen von Ernährungssonden, Kontrolle von Blutzuckerwerten, Eintragungen in die Dokumentation
- **soziale und therapeutische Dienste:** Tagesgestaltung, Einzug und Auszug der Bewohner, Gruppenaktivitäten, Erstellen der Biografiebogen, Milieugestaltung, Einzelaktivitäten, Fest- und Feiergestaltung
- **Angehörige, Freunde und ehrenamtliche Helfer:** Ausstattung des Zimmers, Entscheidung über Beschaffung von Bekleidung und Wäsche, Tagesablaufgestaltung, Teilnahme an Veranstaltungen außerhalb der Einrichtung

Schnittstellenkoordination

Um eine sinnvolle Schnittstellenkoordination zu erreichen, müssen Arbeitsgesprä-

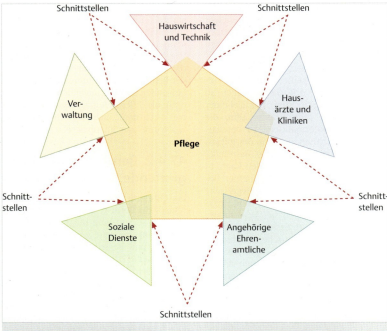

Abb. 47.16 **Schnittstellen.** Schnittstellen zwischen Pflege- und anderen Arbeitsbereichen.

che mit den verschiedenen Berufsgruppen geführt werden. Dem multiprofessionellen Team muss daran gelegen sein, dass eine Arbeitsteilung erreicht wird, die z. B. die besondere Kompetenz der Einzelnen so einsetzt, dass dadurch die Qualität der Pflege und die Begleitung der Bewohner auf einem hohen, in der Konzeption festgelegten Niveau gesichert wird. Die Koordination an den Schnittstellen muss immer wieder überprüft werden.

47.5 Fehler- und Beschwerdemanagement

In Einrichtungen, in denen Menschen arbeiten, entstehen Fehler. Fehler sind i. d. R. keine Katastrophen, sie enthalten Entwicklungsmöglichkeiten für eine Einrichtung. Der sachgemäße Umgang mit Fehlern kann eine Einrichtung weiterbringen. Fehler und Probleme, die zu Beschwerden führen, entstehen jedoch nicht an irgendwelchen Produkten, sondern oft im (mit) menschlichen Bereich. Dadurch kommt es leicht zu Beziehungskonflikten zwischen Mitarbeitenden, Angehörigen und den Bewohnern. Mitarbeitende fürchten Beschwerden und verstehen sie oft als persönliche Kritik. Sowohl das Fehler- als auch das Beschwerdemanagement sind wesentliche Säulen der Qualitätssicherung in einer stationären Altenpflegeeinrichtung. Beide Säulen sind laut den gesetzlichen Grundlagen (Pflegeversicherungsgesetz: SGB XI und Heimgesetzgebung: LHeimG, WTPG) verpflichtende Maßnahmen des hausinternen Qualitätsmanagements.

47.5.1 Fehlermanagement

Ein Fehler ist ein nicht beabsichtigtes, oft auch nicht erwartetes unerwünschtes Ereignis einer bewusst oder unbewusst ausgeführten oder auch unterlassenen Maßnahme. Tritt ein Fehler auf, ist unverzüglich zu prüfen, ob Sofortmaßnahmen notwendig sind (z. B. bei der Verabreichung eines falschen Medikaments oder eines für den Betreffenden ungeeigneten oder schädlichen Lebensmittels). Erst nach dem Ergreifen der Sofortmaßnahmen wird der Fehler schriftlich festgehalten, analysiert und ggf. im Team Korrekturmaßnahmen erarbeitet. Ist der Fehler behoben, wird die reklamierende Stelle davon schriftlich benachrichtigt. Die Leitung einer Pflegeeinrichtung sollte eine „offene Kultur" im Umgang mit Fehlern vorleben (z. B. Mitarbeiterbefragung). Alle Mitarbeiter verpflichten sich zur Beteiligung am Fehlermanagement. Auf diese Weise fühlen sich alle für die Qualität der eigenen Dienstleistung mitverantwortlich (▶ Tab. 47.7). Für Einrichtungen der Altenpflege gewinnt die Beurteilung aus externer Sicht zunehmend an Bedeutung. Die Empfehlungen des MDK (beratungsorientierter Ansatz) oder einer externen Zertifizierungsagentur können ebenfalls zur Verbesserung der Einrichtungsqualität führen.

Für den Umgang mit institutionellen Fehlern werden folgende 4 Phasen empfohlen:
- Fehlerentdeckung
- Fehlerdiagnose
- Fehlerkompensation
- Fehlerkorrektur

Eine ausführliche Empfehlung zum Umgang mit institutionellen Fehlern bietet die ▶ Tab. 47.7.

47.5.2 Beschwerdemanagement

Die Qualität der Pflege alter Menschen kann im Voraus nur sehr schwer beurteilt werden. So erbringen zukünftige Bewohner und ihre Angehörigen viel Vertrauensvorschuss, wenn sie sich für eine bestimmte Einrichtung entscheiden. Werden die möglichen Beschwerden zügig und zur Zufriedenheit des Beschwerdeführers erledigt, so kann dadurch das Vertrauen in die Einrichtung gestärkt werden, insgesamt wird das Haus positiver gesehen.

Tab. 47.7 Verhalten der Mitarbeiter bei akut auftretenden Fehlern (n. Müller 2011).

Fehlereingang	Maßnahme
Fehler ist erkannt (Fehlerentdeckung)	sofort reagieren, um weiteren Schaden zu vermeiden
Sofortmaßnahme durchführen	entsprechende Sofortmaßnahme durchführen und danach Vorgesetzten informieren
Fehler beseitigen	wenn möglich, Fehler beseitigen
Fehler dokumentieren	entsprechenden Vordruck ausfüllen und weiterleiten
Fehler analysieren (Fehlerdiagnose)	so weit wie möglich Fehler analysieren und im Vordruck dokumentieren
Korrekturmaßnahme erarbeiten	erfolgt i. d. R. im Team oder Qualitätszirkel (wichtig in dieser Zeit: Fehlerkompensation)
Korrekturmaßnahme durchführen (Fehlerkorrektur)	Maßnahme im entsprechenden Bereich durchführen und Wirksamkeit überprüfen

47.5 Fehler- und Beschwerdemanagement

Formular für eine Beschwerde/Korrektur

Haus: _____ Bereich: _____ Verantwortungsebene: _____

Korrekturvorschlag/Beschwerdeformular

Beschwerde/Kritik/Anregung von _____ Tel.: _____

☐ Bewohnerin
☐ Angehörige   ☐ Mitarbeiter   ☐ Heimleitung
☐ Betreuerin
☐ sonstiger Bezug zur Einrichtung
☐ Erstbeschwerde   ☐ Folgebeschwerde

Problem/Situation: _____
_____
_____

gewünschte/vorgeschlagene Lösung: _____
_____
_____

Beschwerde entgegengenommen durch: _____

1) Unterschrift des sich   2) Unterschrift des   weitergeleitet
   Beschwerenden   Angesprochenen
                                                              an _____
                                                              am _____

Beschwerdebearbeitung

☐ Sofortlösung: _____
☐ Teambesprechung am: _____
☐ Zwischenbescheid: _____
☐ Problemlösung: _____
☐ kein Abschluss, weil _____

Erstellt am: Verantwortlicher: Prüfdatum: Bearbeitet von: Seite 1 von 1
04. 02. 2005   QZ Standards

Abb. 47.17 Beschwerdeformular. Formular für den Umgang mit Bewohnerreklamationen (Fachseminar Salem-Köslin-Minden 2003).

Aktives Beschwerdemanagement bedeutet, alle Mitarbeiter sind ansprechbar für die Probleme der Bewohner bzw. ihrer Angehörigen. Die ausgesprochene Beschwerde wird auf einem Standardformular schriftlich an die dafür zuständige Stelle weitergeleitet und möglichst umgehend bearbeitet (▶ Abb. 47.17).

Häufig werden Fehler nicht sofort erkannt, erst dann, wenn Reklamationen durch die Kunden eingehen. Für alle Mitarbeiter ist es wichtig, solche Reklamationen ernst zu nehmen, sie nicht als persönlichen Angriff zu verstehen, sondern als Wertschätzung und als Chance zur Verbesserung der eigenen Arbeit. König (2007) schreibt:

„Eine Beschwerde sollte wie ein Fehler im System behandelt werden. Denn eine Beschwerde kann nicht von vornherein als ungerechtfertigt abgetan werden, solange man nicht alle Details kennt und Eventualitäten berücksichtigt hat. So wie man einen Fehler als Chance nehmen sollte, sich zu verbessern, so ist die Beschwerde die Chance, den Kunden doch noch zufriedenzustellen" (ebda, S. 358).

▶ **Kundenbefragung.** Eine wesentliche Säule des Beschwerdemanagements sind gezielte Kundenbefragungen. Sie können Aufschluss darüber geben, wie die Dienstleistungsqualität erlebt wird. Ergebnisse aus Kundenbefragungen geben die Möglichkeit, Leistungen zu verbessern.

Müller (2011) beschreibt folgende Möglichkeiten der Kundenbefragung im Rahmen des Beschwerdemanagements:
- **Fragebogen:** Die Kundenbefragung erfolgt systematisch anhand eines vorbereiteten Fragebogens.
- **Kartenabfrage:** Kunden haben die Möglichkeit, auf Karten ihre Bewertung zu verschiedenen Leistungsbereichen anzukreuzen und in eine Sammelbox zu werfen.
- **Kummerkasten:** Er gibt Kunden die Möglichkeit, eine Rückmeldung bzgl. ihrer Zufriedenheit an die Einrichtung zu geben.

Die Ergebnisse der Kundenbefragung müssen regelmäßig ausgewertet werden (etwa alle 3–4 Monate), erst dann ist festzustellen, ob es bestimmte Bereiche gibt, in denen gehäuft Fehler (systematischer Fehler) auftreten. Dann können die Fehler zu einer eventuell nötigen und sinnvollen Umgestaltung des Bereichs beitragen, damit wird die Qualität der Einrichtung verbessert.

47.5.3 Umgang mit mündlichen Beschwerden (Reklamationen)

Der interessanteste und oft schwierigste Teil des Beschwerdemanagements ist die Beschwerdeannahme. Während eine schriftliche Kundenbefragung mit einem Fragebogen vorbereitet werden kann, treten mündliche Reklamationen meist unerwartet auf. Die Pflegekraft gerät in eine ungeplante Situation in einem direkten Kontakt mit einem unzufriedenen Kunden oder Angehörigen. Dies stellt oft eine Bewährungsprobe für die Pflegekraft dar. Eine wesentliche Aufgabe für die Pflegefachkraft ist es, in dieser Situation angemessen und v. a. konfliktentschärfend zu reagieren (▶ Tab. 47.8).

König (2007) und Offermann (2002) beschreiben folgende Fehler bei der Annahme mündlicher Reklamationen:
- kumpelhafte Gesprächsführung oder flapsiger Tonfall
- Schuld auf andere schieben
- dem Kunden die Beschwerde ausreden
- Nicht-Ernstnehmen des Beschwerdeführers
- verteidigen, was beanstandet wird
- Beschwerden bagatellisieren
- Überlegenheit demonstrieren
- Die Befindlichkeit des Beschwerdeführers nicht beachten
- Beschwerdeführer unterbrechen, ins Wort fallen („Darf ich auch mal was sagen?")
- Erledigung der Beschwerde-Bearbeitung hinausschieben
- sich persönlich angegriffen fühlen

Tab. 47.8 Leitfaden für den Umgang mit Reklamationen der Bewohner.

Beschwerde/Reklamation	Maßnahmen/Reaktion
Bewohnerreklamation	Reklamation entgegennehmen und entsprechenden Vordruck „Fehlermeldung" ausfüllen (ggf. weiterleiten).
Reklamation überprüfen	Reklamationsursache suchen und erkennen.
Ist die Reklamation berechtigt?	Reklamation sorgfältig prüfen und Fehlbeurteilungen vermeiden. Bei Ablehnung der Reklamation dem Bewohner die Gründe freundlich mitteilen und ggf. alternative Lösungsvorschläge unterbreiten.
Reklamation bearbeiten	Reklamation beim Bewohner beurteilen, Reklamation dokumentieren und auswerten.
Kann der Fehler ausgeglichen werden?	Wenn nein, Korrekturmaßnahme für die Zukunft entwickeln und eine entsprechende Information über Maßnahmen zur zukünftigen Vermeidung an Bewohner geben.
Vorschlag zum Fehlerausgleich	Vorschläge dem Bewohner mitteilen (z. B. finanzieller Ausgleich, Nacharbeit, Ersatzbeschaffung usw.).
Stimmt Klient dem Vorschlag zu? Maßnahmen umsetzen, Information über zukünftige Vermeidung geben	Wenn nein, evtl. neuen Vorschlag machen, wenn ja, Maßnahme umsetzen und Reklamationsbericht an die Einrichtungsleitung geben.

47.6 Pflegevisite

Die Pflegevisite ist eine Form der Überprüfung der Pflege (Controlling), bei der die Pflegedienstleitung (PDL), die Wohnbereichsleitung (WBL) und die Bezugspflegeperson zusammen mit dem Bewohner den Zustand und die pflegerische Situation der Bewohner anhand der Pflegedokumentation evaluieren.

47.6.1 Begriffsbestimmung

Der Begriff „Visite" stammt aus dem Lateinischen und bedeutet „besuchen, besichtigen" (engl. auch „to visit"). Im medizinischen Bereich bezeichnet die „Visite" einen Krankenbesuch des Arztes. Der Begriff der Pflegevisite tauchte das erste Mal im Jahr 1981 auf. Der DBfK definiert den Begriff „Pflegevisite" als ein Instrument zur Überprüfung des Pflegeprozesses:

> **Definition**
>
> „Die **Pflegevisite** ist ein inhaltlich und gestalterisch flexibles Instrument zur Überprüfung der Umsetzung des Pflegeprozesses sowie der Sicherung und Weiterentwicklung von Pflegequalität. Die Pflegevisite erfolgt in festgelegten Abständen auf der Basis von strukturierten Gesprächen und Beobachtungen im direkten pflegerischen Umfeld durch Pflegefachkräfte, unter Mitwirkung des Klienten und ggf. seiner Angehörigen bzw. Bezugspersonen" (DBfK 2010).

Da die Pflegevisite ein Kontrollinstrument ist, wird sie nicht täglich (wie im Krankenhaus), sondern je nach Situation in festgelegten Abständen zusammen mit der PDL und/oder der WBL und der Bezugspflegekraft durchgeführt. Es geht dabei nicht um ärztliche Diagnostik und Therapie, es geht um die Frage: Welche pflegerischen und welche begleitenden Maßnahmen sind nötig, um die Probleme des Bewohners (Pflegediagnose) zu beheben und sein Wohlbefinden zu stärken? „Dabei wird die Pflegevisite als ein Instrument verstanden, das die Eigenverantwortlichkeit der Berufsgruppe der Pflegenden fördern kann" (Görres 2002, Friese 2013).

47.6.2 Ziele und Formen der Pflegevisite

Durch die Pflegevisite kann im Rahmen des Qualitätsmanagements der Einrichtung die Ergebnisqualität bestimmt werden. Ziele der Pflegevisite sind:
- Herstellen einer möglichst optimalen Transparenz zwischen den Pflegenden und den Bewohnern mit Blick auf Pflege und Begleitung
- Fördern der Wertschätzung und des Wohlbefindens des Bewohners
- Erkennen vorhandener Defizite bei der Durchführung der Pflege
- Mitwirkung des Bewohners bei der Pflegeprozessplanung und damit Sicherstellung, dass erforderliche Interventionen seine Zustimmung haben bzw. von ihm gewünscht werden
- Qualitätssicherung und Qualitätssteigerung
- Überprüfen des bis dahin erfolgten Pflegeprozesses mit der Entscheidung über die weiteren Maßnahmen

Abhängig von der geplanten Zielsetzung können folgende 4 Formen der Pflegevisite unterschieden werden:
- **Hierarchische Pflegevisite**: Sie erfolgt gemeinsam mit der PDL und stellt die fachliche Überprüfung der Pflegemaßnahmen durch die Leitung einer Pflegeeinrichtung in der Vordergrund (Kontrollfunktion).
- **Kollegiale Pflegevisite**: Sie erfolgt gemeinsam mit Kollegen des gleichen oder eines anderen Wohnbereichs und stellt die kollegiale Beratung bei vorliegenden Pflegeproblemen in den Vordergrund (Beratungsfunktion).
- **Mikropflegevisite**: Hier nehmen die Pflegefachkräfte teil.
- **Makropflegevisite**: Teilnehmende Personen sind Pflegefachkräfte und Mitarbeiter anderer Berufsgruppen.

47.6.3 Pflegevisite vorbereiten

Der Bewohner erfährt bereits beim Heimeinzug, dass Pflegevisiten in regelmäßigen Abständen stattfinden. Termine und Ablauf der geplanten Pflegevisite werden dem Bewohner 1–2 Tage vorher mitgeteilt. Er wird darauf aufmerksam gemacht, dass Angehörige bei der Pflegevisite anwesend sein können.

Die Wohnbereichsleitung muss sicherstellen, dass die Bezugspflegekraft genügend Zeit für das Gespräch mit dem Bewohner einplant und andere Mitarbeiter während dieser Zeit die übrigen Bewohner betreuen.

47.6.4 Pflegevisite durchführen

Im Dienstzimmer findet zwischen der PDL, der WBL und der zuständigen Bezugspflegeperson ein kurzes Vorgespräch statt, in dem die spezielle Situation dieses Bewohners angesprochen wird, insbesondere die Dinge, die nicht in Gegenwart des Bewohners diskutiert werden sollten.

Die Leitung der Pflegevisite liegt bei der WBL. Sie findet im Zimmer des Bewohners statt. Im Mehrbettzimmer muss mit dem zu besuchenden Bewohner abgeklärt werden, ob das Gespräch in Anwesenheit der Mitbewohner stattfinden soll, oder in einem anderen Raum ohne „Zuhörer".

Das Gespräch wird anhand der Pflegedokumentation geführt, wobei v. a. der Bewohner der Redende, die Pflegenden die Zuhörenden sein sollen. Eine empathische Haltung und die Methode des aktiven Zuhörens sind dabei sehr hilfreich. Die Beteiligten dürfen nicht unter Zeitdruck stehen, für eine Pflegevisite werden ca. 20 Minuten eingeplant. Zur inhaltlichen Lenkung

Leitfaden Pflegevisite (nach H. Müller)

Bewohnername, Vorname: _____   Bereich: _____

Datum: _____   verantwortliche Bezugsperson: _____

WBL: _____   PDL: _____

Teilnehmer an der Pflegevisite: _____

Bewohner-/Angehörigen-Betreuergespräch:

Wie beschreibt der Bewohner seine derzeitige Situation?

Was erlebt der Bewohner als positiv/fördernd?

Was wird als negativ/belastend empfunden?

Wie ist seine Zufriedenheit, welche Beschwerden bringt er vor bezüglich der Durchführung der direkten Pflege/Betreuung?

Wie empfindet der Bewohner die Zusammenarbeit mit Ärzten und Therapeuten?

Wie ist seine Zufriedenheit, welche Beschwerden bringt er vor bezüglich der sozialen Betreuung?

Wie empfindet der Bewohner die hauswirtschaftliche Versorgung?
– Hausreinigung
– Wäscheversorgung
– Ernährung

Wurden die bisherigen (Pflege-) Ziele erreicht?

Sollen die bisherigen Maßnahmen ohne Änderungen weitergeführt werden?   ja ☐ nein ☐

Änderungswünsche (Ziele/Maßnahmen)

Absprachen mit dem Bewohner:

Wodurch/Womit möchte der Bewohner darüber hinaus noch gefördert/unterstützt werden?

Beurteilung des Pflegezustandes des Bewohners durch die WBL und PDL:

Allgemeinzustand

Ernährungszustand

Hautzustand

Erscheinungsbild (Hand-, Fußnägel, Bart/Frisur, Kleidung usw.)

Ödeme (Umfang, Lokalisation)

Dekubiti (Grad, Lokalisation)

Orientierung

Stimmungslage

Sonstiges

Abb. 47.18 Leitfaden Pflegevisite. Mithilfe eines Leitfadens kann die Pflegevisite standardisiert und für jeden Bewohner gleich durchgeführt werden (n. Müller 2011).

Leitfaden Pflegevisite (nach H. Müller)

Beurteilung der Umgebung des Bewohners aus Sicht der WBL/PDL:	
Ist die Zimmertüre mit dem Namen des Bewohners versehen?	ja ☐ nein ☐
Notizen:	
Macht das Zimmer einen aufgeräumten Eindruck?	ja ☐ nein ☐
Notizen:	
Macht das Zimmer einen sauberen Eindruck?	ja ☐ nein ☐
Notizen:	
Sind Bett, Bettwäsche, Nachtschrank und Bettgitter sauber?	ja ☐ nein ☐
Notizen:	
Ist der Sanitärbereich aufgeräumt und sauber?	ja ☐ nein ☐
Notizen:	
Sind Blumen und Grünpflanzen gepflegt?	ja ☐ nein ☐
Notizen:	
Sind Pflege- und Kosmetikartikel mit dem Namen des Bewohners gekennzeichnet (im Doppelzimmer)?	ja ☐ nein ☐
Notizen:	
Sind Hilfsmittel (z.B. Rollator, Toilettenstuhl, Rollstuhl) sauber und einsatzbereit?	ja ☐ nein ☐
Notizen:	
Beurteilung der Pflegedurchführung durch die WBL/PDL	
Stimmt der Pflegeplan/Standard mit den durchgeführten Pflegemaßnahmen überein (auch die fachliche Durchführung)?	
Wie erfolgt die Kommunikation mit dem Bewohner?	
Nachbesprechung der WBL/PDL mit der verantwortlichen Bezugsperson:	
Anmerkungen der Pflegedienstleitung:	
Anmerkungen der Wohnbereichsleitung:	
Anmerkung der verantwortlichen Bezugsperson:	
Anmerkungen weiterer am Pflegeprozess beteiligten Mitarbeiter:	
Anmerkung der zuständigen hauswirtschaftlichen Mitarbeiter:	
Vereinbarungen (mit Handzeichen abzeichnen):	

Abb. 47.18. Fortsetzung.

des Gesprächs kann ein einrichtungsinterner Leitfaden/Pflegevisitenprotokoll genutzt werden (▶ Abb. 47.18).

Im Anschluss an das Gespräch beim Bewohner findet im Dienstzimmer ein kurzes Nachgespräch statt. Die notwendigen Veränderungen werden in das Dokumentationssystem übertragen. Notiert werden muss, welche Anregungen der Bewohner selber zur Gestaltung seines Pflegeprozesses beigetragen hat. Diese und erkannte Defizite im Pflegeprozess müssen im Team besprochen werden. Es muss über alternative Pflegemethoden nachgedacht werden. Der Pflegeplan muss dann entsprechend geändert werden.

Lernaufgabe

Suchen Sie Einrichtungen, in denen Pflegevisiten durchgeführt werden. Diskutieren Sie mit den Kollegen die Vor- und Nachteile dieser Form der Qualitätssicherung.

Führen Sie ein Gespräch mit einer Bewohnerin darüber, wie sie ihre Pflege erlebt, was sie gerne erweitern, und was sie gerne geändert haben möchte.

Bewerten Sie das Instrument Pflegevisite als Qualitätskontrollmaßnahme. Was könnte, was müsste dabei verändert oder verbessert werden?

47.7 Stufen der Lebensqualität in der stationären Altenpflege (KDA)

Das Leben in einem Altenpflegeheim unterliegt in allen seinen einzelnen Bereichen der Forderung nach überprüfbarer Qualität, wie dies im Pflegeversicherungsgesetz (SGB XI) gefordert wird. Schon im Jahr 1994, also bevor das Pflegeversicherungsgesetz in Kraft trat, hat das Kuratorium Deutsche Altershilfe (KDA) unter Federführung von Frau Christine Sowinski einen Diskussionsentwurf „Stufen der Pflegequalität in der ambulanten und stationären Altenpflege" vorgelegt. Diese Beispiele für angemessene Pflege sollen Mitarbeitern Anregungen geben, damit sie u. a. in Qualitätszirkeln die Pflegequalität ihrer Einrichtung bewerten und verbessern können.

Ausführliche Informationen zur Pflegequalität und zur Bedeutung bzw. zur Durchführung von Qualitätssicherungsmaßnahmen finden Sie in Kap. „Pflegequalität und Qualitätsmanagement in der Altenpflege" (S. 1121). ▶ Abb. 49.2 zeigt zudem ein Modellprogramm zur Verbesserung der Versorgung Pflegebedürftiger (S. 1123).

47.8 Lern- und Leseservice

47.8.1 Das Wichtigste im Überblick

Was versteht man unter einem Leitbild?

Leitung und Mitarbeiter einer Altenhilfeeinrichtung formulieren im Leitbild die Werte und Normen, die Grundlage ihrer Arbeit sind (Unternehmensphilosophie). Außerdem beschreiben sie, welches Menschenbild der Arbeit zugrunde liegt und welche Ziele verfolgt werden.

Was beschreibt die Rahmenkonzeption?

Das Leitbild ist die Grundlage, das theoretische Konzept, die Rahmenkonzeption übersetzt die Theorie in praktische Handlungsanweisungen. Das Rahmenkonzept gilt für die ganze Einrichtung. Für die einzelnen Bereiche (Pflege, Hauswirtschaft, Küche usw.) werden von den Mitarbeitenden eigene Konzepte erstellt.

Welche Bedeutung hat die Hauswirtschaft in Pflegeheimen?

Die Mitarbeiter der Hauswirtschaft kümmern sich um so wichtige Bereiche wie Wohnen, Essen und Trinken, Wäsche und Kleidung. Es sind Aufgaben, mit denen sich die meisten alten Menschen während eines ganzen Lebens beschäftigt haben. Die Einbeziehung der Heimbewohner in hauswirtschaftliche Tätigkeiten kann sinnstiftend sein und den Alltag der Heimbewohner lebendiger gestalten.

Was regelt der Heimvertrag?

Im Heimvertrag wird die rechtliche Stellung des Bewohners zur Altenpflegeeinrichtung beschrieben. Es geht um Rechte und Pflichten, die der Bewohner hat, es geht um die Leistungen, die das Heim für den Bewohner erbringt und darum, was der Bewohner für diese „Dienstleistung" (Heimentgelt) bezahlen muss.

Was versteht man unter „Arbeitsorganisation"?

Zur Arbeitsorganisation gehören alle Aufgaben, die erforderlich sind, damit die Arbeit, also die Pflege und Begleitung der alten Menschen, samt allem, was dazugehört, ordentlich, wirtschaftlich und ausreichend erfüllt werden. Organisation ist vorgedachte Arbeit.

Was bedeutet „ganzheitliches Pflegesystem"?

Die tägliche Pflegearbeit wird nach dem Ganzheitsprinzip ausgeführt. Das heißt, eine kleine Gruppe von Pflegemitarbeitern ist für eine überschaubare Bewohnergruppe zuständig. Pflegeprozessplanung, Dokumentation, Durchführung und Evaluation werden immer von denselben Mitarbeitern ausgeführt.

Welche Bedeutung haben Dienstpläne?

Der Dienstplan regelt die Arbeitszeit der Mitarbeitenden und damit auch ihre Freizeit. Ein guter Dienstplan zeichnet sich dadurch aus, dass er den einzelnen Mitarbeitern einen sinnvollen Wechsel zwischen Arbeits- und Ruhephasen verschafft, dass er eine ausreichende Zahl von Mitarbeitern für die Tagesgestaltung der Bewohner und für arbeitsintensive Zeiten vorsieht und dem Personal auch eine längerfristige Planung privater Interessen ermöglicht.

Warum ist die Zusammenarbeit mit anderen Berufsgruppen wichtig?

Eine gute Zusammenarbeit der verschiedenen Berufsgruppen im Pflegeheim fördert das gute Klima im Haus und ist entscheidend für eine gute Pflege und Begleitung der Heimbewohner. Die PDL und WBL haben dafür zu sorgen, dass an den Schnittstellen zu den unterschiedlichen Berufsgruppen keine Reibungsverluste entstehen.

Was spricht für ein Beschwerdemanagement?

Dort wo Menschen arbeiten, entstehen Fehler. Ein konstruktives Beschwerdemanagement stärkt das positive Image eines Hauses. Wenn offen mit den Fehlern umgegangen wird, Beschwerdeführer ernst genommen werden und Korrekturen zeitnah erfolgen, wird das Vertrauen zwischen „Kunden" und dem Pflegeheim gestärkt. Fehler und der sachgerechte Umgang damit fördern Innovationen und bewirken eine positive Weiterentwicklung der Einrichtung.

47.8.2 Literatur

Berufsgenossenschaft für Gesundheitsdienst und Wohlfahrtspflege (BGW). Ratgeber zur Leitbildentwicklung. Hamburg: BGW; 2007

Brockhaus. Enzyklopädie in 30 Bänden. 21. Aufl. Bielefeld: Bertelsmann; 2006

Bundesinstitut für Berufsbildung (BiBB). Ein Leitbild für betriebliche Ausbildung. Leitfaden zur Leitbildentwicklung. Berlin: BiBB; 2012

Bundesministerium für Arbeit und Soziales. Betriebsverfassungsgesetz (BetrVG). Ausfertigungsdatum: 15.01.1972. Letzte Änderung: 20.04.2013. Berlin; 2013

Deutscher Berufsverband für Pflegeberufe (DBfK). Deutsches Netzwerk für Primary Nursing. Merkmale von Primary Nursing. Eine Orientierung und Handlungshilfe zur Umsetzung der Organisationsform Primary Nursing. Berlin: DBfK; 2008

Deutscher Berufsverband für Pflegeberufe (DBfK). Der neue Leitfaden der AG Pflegequalität zur Pflegevisite. DBfK Nordost 2010

Fachseminar der Diakonissenanstalt Salem-Köslin. Beschwerdemanagement. Minden; 2003

Friese B. Pflegevisite auf der IST. Intensiv 2013; 21 (4): 182–185

GKV-Spitzenverband, Medizinischer Dienst des Spitzenverbandes Bund der Krankenkassen e. V. (MDS), Hrsg. Qualitätsprüfungs-Richtlinien (QPR). Transparenzvereinbarung. Grundlagen der Qualitätsprüfungen nach den §§ 114 ff SGB XI in der stationären Pflege. Essen; 2014

Georg J, Frowein M, Hrsg. Pflegelexikon. Bern: Huber; 2001

Görres S, Hinz IM, Reif K. Pflegevisite: Möglichkeiten und Grenzen. Pflege 2002; 15: 25–32

Kämmer K. Pflegemanagement in Alteneinrichtungen. Hannover; Schlütersche Verlagsgesellschaft; 2008

König J. Was die PDL wissen muss. 3. Aufl. Hannover: Schlütersche Verlagsgesellschaft; 2007

Kuratorium Deutsche Altershilfe (KDA), Hrsg. Forum 25 „Qualitätsgeleitetes Planen und Arbeiten in der Altenhilfe". Köln; KDA; 2006

Kuratorium Deutsche Altershilfe (KDA), Hrsg. Forum 36 „Organisation und Stellenbeschreibungen in der Altenpflege". Köln: KDA; 2001

Kuratorium Deutsche Altershilfe (KDA), Hrsg. Poster: Stufen der Pflegequalität – Modellprogramm zur Verbesserung der Versorgung Pflegebedürftiger. Köln: KDA; 2004

Loffing C, Geise S, Hrsg. Management und Betriebswirtschaft in der ambulanten und stationären Altenpflege. Bern: Hans Huber; 2010

Manthey M. Primary Nursing. Bern: Hans Huber; 2005

Müller H. Arbeitsorganisation in der Altenpflege. Ein Beitrag zur Qualitätsentwicklung und Qualitätssicherung. 4. Aufl. Hannover: Schlütersche Verlagsgesellschaft: 2011; 5. Aufl. 2015

Mybes U. Bausteine zur Dienstplangestaltung. Aspekte der Personaleinsatzplanung im Pflegebereich. Fallstudien zur Dienstplangestaltung. Teile 1–9. KDA. In: Altenpflege. div. Hefte, Hannover; Vincentz; 1984–1986

Mybes U. Dienstplantechnik, Teil C. KDA-Reihe, Thema 2. Köln; 1989

Offermann C, Selbst- und Qualitätsmanagement für Pflegeberufe. Bern: Hans Huber; 2002

Sowinski C, Besselmann K, Fillibeck H, Hrsg. Modellprogramm zur Verbesserung der Versorgung Pflegebedürftiger. Köln: KDA; 2004

47.8.3 Kontakt- und Internetadressen

Diakonisches Werk
Diakonie Deutschland – Evangelischer Bundesverband/Evangelisches Werk für Diakonie und Entwicklung
Caroline-Michaelis-Straße 1
10 115 Berlin
Tel.: 030–652 110
http://www.diakonie.de

Caritasverband für Stuttgart e. V.
Strombergstraße 11
70 188 Stuttgart
Tel.: 0711–28 090
http://www.caritas-stuttgart.de

Deutsches Rotes Kreuz (DRK)
Postfach 450 259
12 172 Berlin
Tel.: 030–854 040
http://www.dbfk.de (Deutscher Berufsverband für Pflegeberufe)
http://www.drk.de

http://www.kda.de (Kuratorium Deutsche Altershilfe)

http://www.mdk.de (Medizinischer Dienst der Krankenversicherung)

Kapitel 48
Aufgaben und Organisation von Einrichtungen der Tagespflege

48.1	Grundlagen	*1116*
48.2	Organisation und Finanzierung	*1117*
48.3	Kontaktpflege	*1118*
48.4	Lern- und Leseservice	*1119*

48 Aufgaben und Organisation von Einrichtungen der Tagespflege

Walter Anton, Hannelore Seibold

48.1 Grundlagen

Fallbeispiel

Der Mitarbeiter einer Tagespflege spricht mit der Tochter eines langjährigen Gastes:
Mitarbeiter: Was war der Grund für die Anmeldung Ihres Vaters in der Tagespflege?
Tochter: Ich war durch die Begleitung und Pflege meines Vaters sehr gebunden, meine Familie hatte darunter zu leiden. Ich suchte nach einem Weg, um meiner Familie und meinem Vater gerecht zu werden, ich brauchte einfach mehr Zeit für mich und meine Familie, die ich selber gestalten konnte.
Mitarbeiter: Welchen Vorteil brachte diese Hilfeform für Sie gegenüber anderen Betreuungsformen?
Tochter: Ohne Tagespflege hätte ich meine private Situation nicht so gut meistern können. Ich wollte meinen Vater nie in eine vollstationäre Einrichtung geben, gleichzeitig wollte ich aber auch meine eigene Familie nicht vernachlässigen. Der Hausarzt unseres Vaters meinte, er hätte wohl im Heim nie so lange und so zufrieden leben können. In der Tagespflege fand er den Rahmen und die Angebote, die seinen Wünschen entsprachen.
Mitarbeiter: War Ihr Vater mit dem Besuch der Tagespflege einverstanden oder wäre er lieber ganz zu Hause geblieben?
Tochter: Ich habe ihm die Entscheidung überlassen. Zunächst sollte es ein Besuch auf Probe sein. Er hat sich von Anfang an dort wohlgefühlt. Er freute sich immer auf den Besuch in der Tagespflege. Selbst nach längeren Erkrankungen, in denen er ganz zu Hause war, konnte er es nicht erwarten, wieder in die Tagespflege zu gehen. Für mich war das sehr wichtig, ich konnte meine Zeit freier gestalten, nachdem ich wusste, dass er freiwillig und gerne in die Tagespflege ging.

Definition

Tagespflege ist nach § 41 SGB XI eine teilstationäre Versorgung pflegebedürftiger Menschen. Tagespflege ist ein Angebot, das wie die Kurzzeitpflege die Pflege zu Hause unterstützt und den Verbleib des alten Menschen in seiner gewohnten Umgebung ermöglichen soll. Der stundenweise Aufenthalt (z. B. von 8:00–16:00 Uhr) v. a. demenziell erkrankter alter Menschen, außerhalb der eigenen Häuslichkeit, unterstützt die Pflegefähigkeit und die Pflegebereitschaft der Angehörigen. Im Gegensatz zur Kurzzeitpflege ist die Tagespflege meistens nur über Tage und an Werktagen geöffnet.

Alte Menschen, die sich aufgrund von körperlichen Gebrechen isolieren und dadurch vereinsamen, können in der Tagespflege wieder Kontakte und ein gewisses Maß an Lebensfreude finden. Bei vereinsamten alten Menschen droht auch die Gefahr von Verwahrlosung. Diese Menschen können tagsüber das Betreuungsangebot und die Körperpflege der Tagespflege in Anspruch nehmen und leben ansonsten nachts und an den Wochenenden selbstständig zu Hause.

Voraussetzung ist die räumliche Nähe von Angehörigen oder Freunden, die sich um die Betreuung und Pflege in der eigenen Wohnung morgens, abends, nachts und an den Wochenenden kümmern. Die Tagespflege kann dazu beitragen, den Umzug in ein Pflegeheim zu vermeiden oder hinauszuzögern. Sie ist das richtige Angebot, wenn die ambulante Pflege zu Hause nicht mehr ausreicht und die stationäre Pflege noch nicht notwendig ist. Die Pflegekasse übernimmt die Pflegekosten für die Aufwendungen der sozialen Betreuung und die Kosten der Behandlungspflege. Darin enthalten sind auch die Kosten der morgendlichen und abendlichen Hol- und Bringedienste der Einrichtung. Seit dem 01.01.2015 können Leistungen der Tagespflege mit ambulanten Pflegesachleistungen kombiniert werden (BMG 2014).

48.1.1 Ziele

Für die Tagespflege können folgende Ziele formuliert werden:
- Unterstützung und Entlastung der pflegenden Angehörigen, Erhaltung und Stabilisierung der Pflegefähigkeit und der Pflegebereitschaft, v. a. bei demenziell erkrankten Menschen
- positive Beeinflussung und Verzögerung des Alterungsprozesses zur Erhaltung der persönlichen Identität möglichst bis zum Lebensende
- Unterstützung der alten Menschen zur Vermeidung oder Verzögerung von Heimpflege
- Fördern und Aktivieren noch vorhandener oder verschütteter Fähigkeiten zur Erhaltung oder Wiedergewinnung der Selbstständigkeit
- Vermeiden von Isolation und Einsamkeit
- Verhindern eines evtl. erforderlichen Krankenhausaufenthaltes durch medizinisch-therapeutische Versorgung, Pflege und Behandlung durch Leistungen der Pflegeversicherung
- Wiedereingliederung nach einem längeren Krankenhausaufenthalt

48.1.2 Konzeption

Angebote

Das Angebot der Tagespflege bietet Unterstützung und Stabilisierung durch
- neue, aber regelmäßige Kontakte und das tägliche Zusammensein in einer überschaubaren Gruppe,
- Orientierungshilfen durch tagesstrukturierende Maßnahmen, wie die Mithilfe bei anfallenden hauswirtschaftlichen Aufgaben,
- regelmäßige Mahlzeiten und eine kontrollierte Flüssigkeitszufuhr,
- medizinisch pflegerische Versorgung und Körperpflege (auf Wunsch der Angehörigen auch duschen, Haare waschen oder baden, denn die Durchführung dieser Aktivitäten stellt bei Menschen mit Demenz oft eine Herausforderung für die Angehörigen dar),
- kontrollierte Einnahme der ärztlich verordneten Medikamente,
- Wiedergewinnen der Kontinenz durch regelmäßiges Toilettentraining,
- Beschäftigung und Alltagsaktivitäten: Spaziergänge und Ausflüge, malen, handarbeiten, spielen, singen, Musik hören, lesen, vorlesen und Teilnahme an kulturellen Angeboten,
- therapeutische Angebote wie Gedächtnistraining, Mobilitätstraining, Ergotherapie und Krankengymnastik sowie
- soziale Kontakte und Austausch: Gesprächskreise, psychosoziale Betreuung.

Zusätzlich zum Angebot der Tagespflege sind auch Angebote der Nachtpflege denkbar. Diese Angebote unterstützen Pflegebedürftige, die in der Nacht pflegerischer Begleitung bedürfen und deren Angehörige insbesondere in den Nachtstunden eine Entlastung benötigen.

Gäste

Gruppengröße

Die Zahl von etwa 10–12 Gästen sollte pro Tag nicht überschritten werden, v. a. dann, wenn die Gäste vorwiegend zur Gruppe der an Demenz Erkrankten gehören. Das bedeutet, dass etwa 20 Personen offiziell angemeldet sein können. Die Gäste müssen nicht täglich kommen. Sie können die Tagespflege auch nur an einzelnen Tagen besuchen, so wie es für die Angehörigen sinnvoll ist. Auf diese Weise können noch mehr Kranke oder ihre Angehörigen von der Einrichtung profitieren. Bezahlt werden nur die tatsächlichen Anwesenheitstage.

Gruppenzusammensetzung (Krankheitsbilder der Gäste)

Die Krankheitsbilder der Gäste sind in aller Regel sehr unterschiedlich. Am häufigsten werden in den Einrichtungen Plätze für Menschen mit Demenz nachgefragt. Alleine lebende Senioren, die in der Gefahr stehen zu vereinsamen, sollten das Angebot der Tagespflege ebenfalls nützen. Auch Menschen, die nach einer schweren Erkrankung (z. B. Schlaganfall) für die nicht von der Tagespflege abgedeckte Zeit Hilfen haben, können durch die fachliche Unterstützung und Begleitung in ihrem Zuhause gut zurechtkommen.

Es stellt sich allerdings die Frage, ob Menschen mit den unterschiedlichsten Krankheitssymptomen in einer Gruppe sinnvoll betreut werden können; ob also eine
- **integrative Tagespflege** (Menschen mit den unterschiedlichsten Krankheitsbildern werden in einer Gruppe betreut) oder eine
- **segregative Tagespflege** (Menschen mit Demenz und noch orientierte alte Menschen werden jeweils in getrennten Gruppen betreut) sinnvoll ist.

> **Lernaufgabe**
>
> Diskutieren Sie diese Frage, ob integrative oder segregative Gruppen für die Tagespflege geeignet sind, mit Ihren Kolleginnen und begründen Sie Ihre jeweilige Entscheidung.

48.1.3 Raumbedarf

Bei selbstständigen Einrichtungen ist ein ausreichend großes Raumangebot erforderlich.

Wird für eine Tagespflege ein eigenes Gebäude errichtet, sollten die folgenden Aspekte berücksichtigt werden. Das Ziel sollte ein Haus sein, das ganz und gar auf die Bedürfnisse der erwarteten Gäste ausgerichtet ist:
- ein freistehendes Haus mit einem nicht zu kleinen Garten, evtl. in Anbindung an eine vollstationäre Einrichtung,
- mit ebenerdig, barrierefreien Zugängen, falls nicht anders möglich, mit Rampen (Fahrstühle nur in Ausnahmen),
- einer Garderobe mit viel Bewegungsraum für Rollstühle und Rollatoren, außerdem mit abschließbaren Spinden für jeden Gast,
- einem großen Wohnzimmer mit einem großen Tisch, an dem alle (Gäste und Mitarbeitende) Platz haben,
- gemütlichen Sofas bzw. mehreren Ruhesesseln oder Betten (als Möglichkeit für den individuellen Rückzug im Laufe des Tages),
- hübschen, bunten Gardinen (Raumatmosphäre),
- Bildern an den Wänden, die alte Menschen schätzen,
- Büchern, Spielen, Tüchern, Singbüchern, Kuscheltieren und wenn möglich Musikinstrumenten.

Das Wohnzimmer muss gemütlich und behaglich eingerichtet sein und Erinnerungssituationen bewirken.

Jeder Gast sollte mittags ruhen können. Dazu sind geeignete Ruhesessel erforderlich. Ebenso ein Ruheraum mit Pflegebetten oder einer Couch, in den auch einmal Gäste gebracht werden können, die Ruhe benötigen. Ein Therapieraum ist erforderlich, in dem gezielt Einzel- oder Gruppentherapien durchgeführt werden können.

Mittelpunkt der ganzen Gruppe sollte eine Wohnküche sein mit einem großen Tisch, um den alle Platz haben (▶ Abb. 48.1). Weiter sind erforderlich:

▶ **Badezimmer.** Ein großes Pflegebad, in dem Mitarbeiter zu zweit arbeiten können, versehen mit allen technischen Hilfsmitteln zur Körperpflege. Das ist ein absolutes Muss. Die Gründe wurden bereits genannt.

▶ **Garten.** Ein Garten mit genügend breiten Wegen, sodass sich Gästegruppen begegnen können, ohne sich zu stoßen. Die Wegeführung sollte so geplant werden, dass die alten Menschen immer wieder zum Ausgangspunkt zurückkehren, ohne dass eine Begleitung mitgehen muss. Der Garten muss eine diskrete Umzäunung oder eine „Mauer" aus Strauchwerk haben. Alte Menschen sollten hier laufen können, ohne Aufsicht und ohne die Gefahr wegzulaufen.

Hochbeete, Kräutergärten und Obstbäume bieten viele Möglichkeiten zu sinnvollen Beschäftigungen (▶ Abb. 48.2). Gartenmöbel, Sonnenschirme und Sitzbänke an den Wegen in kleinen Nischen sind wichtig. Alte Menschen sollten Möglichkeiten zum Rückzug haben.

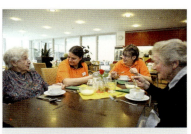

Abb. 48.1 Gemeinschaftsgefühl. Ein großer Tisch, an dem Bewohner und Mitarbeiter gleichermaßen zusammen sitzen und z. B. gemeinsam essen können, fördert das gemeinsame Erleben. (Foto: W. Krüper, Thieme)

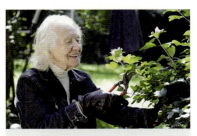

Abb. 48.2 Gartenarbeit. Sie ist eine ideale Maßnahme zur Tagesgestaltung. (Foto: M. Sacha, Fotolia.com)

▶ **Rutschfeste Fußböden.** Fußböden sollten rutschfest und nicht gemustert sein. Vor allem Menschen mit Demenz können Farbunterschiede nicht erkennen und vermuten ein Hindernis, es kommt dann leicht zu Stürzen.

▶ **Beleuchtung.** Die Räume sollten gut ausgeleuchtet sein, mit so viel Tageslicht wie möglich. Künstliche Beleuchtung für die dunkle Jahreszeit, möglichst blendfrei und hell. In den Fluren, in den Sanitärräumen und entlang der Treppen müssen Handläufe installiert sein. Für eine Tagespflege, in der 10–15 Personen betreut werden, ist eine Gesamtgrundfläche von ca. 240 qm sinnvoll.

48.2 Organisation und Finanzierung

Für Tagesstätten bieten sich folgende Organisationsstrukturen an:
- **Öffnungszeiten:** Montag–Freitag von 8.30–16.00 Uhr. Flexible Öffnungszeiten außerhalb dieser Zeiten und auch an Sonn- und Feiertagen wären für manche pflegenden Angehörigen hilfreich.

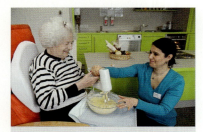

Abb. 48.3 Backen. Kuchenbacken macht besonders viel Freude. Es vermittelt das Gefühl etwas „Sinnvolles" zu tun. (Foto: W. Krüper, Thieme)

Tab. 48.1 Tagesablauf in einer Tagesstätte.

Uhrzeit	Programm
8.30–9.00	Ankunft der Tagesgäste
9.00–9.15	Tisch decken, Kaffee kochen
9.15–9.45	gemeinsames 2. Frühstück
9.45–10.15	Training der Hausarbeit (abdecken, spülen, Geschirr aufräumen)
10.30–ca.11.30	Morgenrunde mit Zeitung lesen, Gruppengesprächen, Wochenspeiseplan erarbeiten, Einkaufsliste erstellen
11.30–12.30	Haushaltstraining, Kochtraining, Tisch decken
bis 13.00	gemeinsames Mittagessen
13.00–13.15	Haushaltstraining, abdecken, spülen, aufräumen
13.15–14.00	Mittagsruhe im Ruheraum oder im Wohnzimmer
14.00–15.00	verschiedene Gruppenaktivitäten (singen, tanzen, Seidenmalerei, Gymnastik, spazieren gehen), aber auch Ausflüge, Besichtigungen usw.
15.00–15.30	Kaffee trinken
15.30–16.00	Haushaltstraining
16.00–16.45	Heimfahrt der Gäste

Tab. 48.2 Höhe der Leistungen der gesetzlichen Pflegeversicherung für teilstationäre Tages- und Nachtpflege (BMG, Pflegestärkungsgesetz, SGB XI § 41 2015).

Pflegestufe	Betrag pro Anwesenheitstag in der Tagespflege (am Beispiel v. Diakoniewerk Simeon Berlin)	Höhe der Leistungen für teilstationäre Tages- und Nachtpflege (SGB XI)
0	–	231,00 €
1	70,09 €	468,00 €
2	71,91 €	1 144,00 €
3	75,55 €	1 612,00 €

- **Mahlzeiten:** In der Tagesstätte gibt es i. d. R. 3 Mahlzeiten: zweites Frühstück, Mittagessen, Nachmittagskaffee. Das erste Frühstück nehmen die Gäste schon zu Hause ein, ebenso das Abendbrot. Für die Zubereitung des Mittagessens gibt es verschiedene Alternativen:
  - Die Mitarbeiter bereiten täglich die komplette Mahlzeit zusammen mit den Gästen.
  - Das Mittagessen kommt aus einer Großküche, es werden nur einzelne Komponenten ergänzt, z. B. Pellkartoffeln, Dessert usw.
  - Das Mittagessen kommt komplett aus einer Großküche. Die Mitarbeiter und Gäste backen des Haushaltstrainings wegen ab und an z. B. einen Kuchen oder Plätzchen (▶ Abb. 48.3).
- **Fahrdienste:** Betreiber einer Tagespflege sind verpflichtet, die Gäste zu Hause abzuholen und am Ende des Tages wieder nach Hause zu bringen. Die Qualifikation und Auswahl der Mitarbeiter für den Fahrdienst, eine sehr verantwortungsvolle Aufgabe, muss klar geregelt sein. Im Kleinbus sind grundsätzlich außer dem Fahrer auch noch eine Begleitperson mit im Wagen.
- **Personal:** Mit einem gut qualifizierten Fachpersonal steht und fällt die Arbeit in einer Tagespflege. Die oben genannten Ziele sind nur mit Fachpersonal erreichbar. Dazu gehören Menschen mit folgenden Qualifikationen: Altenpflegerinnen, Krankenschwestern und Krankenpfleger, Sozialpädagogen/-arbeiter, Ergotherapeuten, Krankengymnasten, Heilpädagogen, hauswirtschaftliche Mitarbeiter.

Ein exemplarischer Tageablauf ist in ▶ Tab. 48.1 dargestellt.

48.2.1 Finanzierung

Die Finanzierung wird zum Teil von den Pflegekassen übernommen, wenn der Gast in eine Pflegestufe eingestuft ist. Die Pflegekasse übernimmt nur die reinen Pflegekosten. Für Unterkunft und Verpflegung, die sog. Hotelkosten, muss der Gast selber aufkommen. Allerdings darf er im Unterschied zum Pflegeheim seine Rente behalten, denn er muss weiterhin für seine Wohnung und seine Verpflegung aufkommen, wenn er nicht in der Tagespflege ist. In ▶ Tab. 48.2 sind die Beträge aufgelistet, die von der gesetzlichen Pflegeversicherung übernommen werden.

> **Lernaufgabe**
>
> Suchen Sie nach Tagespflegeeinrichtungen im Umfeld Ihres Wohnortes. Bitten Sie um Einsicht in die Konzeption der Einrichtung. Fragen Sie nach den Kosten und nach der Personalbesetzung. Diskutieren Sie die jeweiligen Lebensmöglichkeiten für alte Menschen in vollstationären und teilstationären Einrichtungen. Vergleichen Sie die Kosten und die Lebensqualität für die alten Menschen.

48.3 Kontaktpflege

48.3.1 Angehörige

Ein guter Kontakt zu den Angehörigen ist unbedingt nötig. Sie sind diejenigen, die die Pflege des Gastes übernehmen außerhalb der Zeiten, in denen er in der Tagespflege ist. Beziehungskonflikte entfalten oft eine Dynamik, die auch die Arbeit in der Tagespflege beeinträchtigen kann. Daher sind Gespräche und helfende Angebote für die Angehörigen sehr wichtig.

Eine möglichst umfassende Weitergabe von Informationen über besondere Ereignisse, z. B. in der Nacht oder am Wochenende, ist erforderlich, da sie Einfluss auf die Begleitung und Betreuung während des Tages haben können. Ein „Tagebuch" kann eine sinnvolle Lösung sein. Die wichtigsten Ereignisse sowohl des Tages als auch der Nacht werden darin aufgeschrieben. Der Fahrdienst, der den Gast von zu Hause abholt und wieder nach Hause bringt, transportiert dieses Tagebuch „hin und her".

Außerdem finden regelmäßig Gesprächsrunden mit den Angehörigen statt, z. B. im Rahmen eines gemeinsamen Kaffeetrinkens an einem Nachmittag. Für diese Zeit verbleiben die Gäste noch in der Tagespflege, damit die Angehörigen ungestört an der Veranstaltung teilnehmen können.

Eine besondere Bedeutung haben auch die fachlichen Beratungen. Hauptthemen sind alle Fragen, die die Finanzierung der Pflege und den Aufenthalt in der Tagespflege betreffen. Es geht aber auch um Probleme wie z. B. die Anpassung der Wohnung, seniorengerecht, und an Pflegebedürfnisse.

In einer Veröffentlichung des KDA (2010) ist als Zielsetzung für die Angehörigenarbeit formuliert:
- „Stärkung des Beziehungsgefüges zwischen Besuchern, Angehörigen und sozialem Umfeld.
- Unterstützende Hilfestellung für die Angehörigen im psychischen Bereich durch Stabilisierung des Familiensystems und zur Stärkung der Persönlichkeit des Pflegenden.
- Information und Beratung in rechtlichen und finanziellen Angelegenheiten und bei der Durchsetzung von Ansprüchen gegenüber Kostenträgern.
- Beratung bei der Wohnraumanpassung und der Wahl der Pflegehilfsmittel"

48.3.2 Ärzte und ambulante Pflegedienste

Die regelmäßige Zusammenarbeit mit den niedergelassenen Ärzten (v. a. mit Neurologen und Psychiatern) ist für den fachgerechten Umgang mit demenziell erkrankten alten Menschen wichtig. Auch für die Angehörigen ist diese Zusammenarbeit eine Entlastung. Sie wissen ihre Angehörigen auch ärztlicherseits gut versorgt. Dasselbe gilt für die Zusammenarbeit mit den ambulanten Pflegediensten, denn häufig werden die Gäste der Einrichtung gleichzeitig zu Hause von den Pflegediensten versorgt. Eine konstruktive Zusammenarbeit nützt den Gästen, ihren Angehörigen und den Mitarbeitern in der Tagespflege.

48.4 Lern- und Leseservice

48.4.1 Das Wichtigste im Überblick

Welche Aufgaben haben Einrichtungen der Tagespflege?

Tagespflege bietet eine stundenweise Betreuung alter Menschen, insbesondere von demenzkranken Menschen an. Ziel ist es u. a., einen Umzug in ein Pflegeheim zu verhindern bzw. zu verzögern. Die Mitarbeiter der Tagespflegestätte unterstützen damit auch die Pflegefähigkeit und die Pflegebereitschaft der Angehörigen.

Welche Grenzen haben Einrichtungen der Tagespflege?

Tagespflegen sind auch Grenzen gesetzt, die nicht oder kaum zu überwinden sind:
- Öffnungszeiten meist nur von Montag bis Freitag (selten auch am Sonnabend)
- fehlendes Wochenend- und Abendangebot
- Finanzierung nicht in jedem Fall gesichert, trotz Leistungen der Pflegeversicherung

Welche direkten Pflegetätigkeiten gibt es in Tagespflege?

Auf Wunsch mancher Angehörigen werden direkte Pflegetätigkeiten (z. B. Duschen, Haare waschen, Baden) in der Tagespflege durchgeführt. Für viele Angehörige bedeutet dies eine große Entlastung, weil viele Demenzkranke hier wenig kooperativ sind. Die alleine zu Hause lebenden Gäste schaffen oft die eigene Körperpflege nicht mehr, auch für sie ist dieses Angebot gedacht.

Wer trägt die Kosten der Tagespflege?

Sind die Gäste durch den Medizinischen Dienst der Krankenkassen (MDK) in eine Pflegestufe eingestuft, werden die reinen Pflegekosten zum Teil oder vollständig von den Pflegekassen übernommen. Die sog. Hotelkosten, wie Kost und Logis, müssen vom Gast oder dessen Angehörigen übernommen werden.

Nennen Sie wichtige Ziele der Tagespflege

Tagespflege verzögert oder vermeidet den Heimeinzug. Sie bietet Unterstützung und Entlastung für pflegende Angehörige. Sie fördert und aktiviert noch vorhandene Fähigkeiten. Sie vermeidet Krankenhausaufenthalte durch ihre kompetente Pflege und hilft Isolation und Einsamkeit und dadurch bedingte Verwahrlosung zu vermeiden.

48.4.2 Literatur

Bundesinnenministerium für Gesundheit (BMG), Hrsg. Modellprojekte (Band 21). Planungs- und Arbeitshilfen für die Tagespflege-Praxis. Köln: KDA; 2004

Bundesinnenministerium für Gesundheit (BMG). Tages- und Nachtpflege. Teilstationäre Versorgung. Berlin: BMGS; 2014

Bundesinnenministerium für Gesundheit (BMG), Pflegestärkungsgesetz. Leistungsausweitung für Pflegebedürftige. Fünftes SGB XI-Änderungsgesetz. Berlin: BMG; 2015

Kuratorium Deutscher Altershilfe (KDA), Hrsg. Probleme und Chancen der teilstationären Versorgung. In: Pro Alter 2; Köln; 2005

Kuratorium Deutscher Altershilfe (KDA), Hrsg. Tagespflege – so wie daheim. Privathaushalte öffnen Türen für Menschen mit Demenz. In: Pro Alter 1; Köln; 2008

Kuratorium Deutscher Altershilfe (KDA), Hrsg. Tagespflege – Planungs- und Arbeitshilfe für die Praxis. Köln; 2010

48.4.3 Kontakt- und Internetadressen

http://www.bmg.bund.de (Bundesministerium für Gesundheit)

http://www.kda.de (Kuratorium Deutsche Altershilfe)

Kapitel 49
Pflegequalität und Qualitätsmanagement in der Altenpflege

49.1	Entwicklung und Theorie der Qualitätssicherung	*1121*
49.2	Die Altenpflegefachkraft im Kontext der Qualitätssicherung – Hausinterne Maßnahmen des Qualitätsmanagements	*1128*
49.3	Qualitätszirkel	*1131*
49.4	Externe Qualitätssicherung und Qualitätskontrolle	*1134*
49.5	Versorgungsqualität von Menschen mit Demenz	*1139*
49.6	Lern- und Leseservice	*1141*

49 Pflegequalität und Qualitätsmanagement in der Altenpflege

Walter Anton, Ilka Köther

49.1 Entwicklung und Theorie der Qualitätssicherung

In unserem Alltag treffen wir als Kunde oft unterschiedliche Entscheidungen, z.B. beim Kauf von Obst und Gemüse, der Auswahl neuer Kleidung oder der Auswahl einer Urlaubsunterkunft. Diese Entscheidungen werden geleitet von unserem individuellen Anspruch in Bezug auf die Qualität einer Ware oder einer Dienstleistung. Doch was kann unter dem Begriff „Qualität" verstanden werden?

Definition

Qualität kann zunächst definiert werden als Beschaffenheit, Güte und Wert eines Produktes oder einer Dienstleistung. Der Begriff Qualität ist wertneutral und sagt noch nichts aus über den Grad von Güte und Beschaffenheit oder über die Wertstufe eines Produktes bzw. einer Dienstleistung. Die Qualität muss anhand von vorher festgelegten Kriterien beschrieben werden, z.B. mit den Eigenschaften des Produktes oder mit allgemein gültigen Normen. Anhand dieser festgelegten Kriterien lässt sich die Qualität eines Produktes und einer Dienstleistung überprüfen.

Ob ein Produkt als gut oder schlecht beurteilt wird, hängt ab von den Vorstellungen, Werten und Normen des Beurteilers. Da sich Kenntnisse und Erkenntnisse stetig verändern, entwickeln sich auch die Merkmale und Beurteilungskriterien für die Qualität kontinuierlich weiter.

49.1.1 Geschichtliche Entwicklung der Qualitätssicherung

Das heutige Qualitätsverständnis ist das Ergebnis jahrhundertelanger Entwicklung. Die Geschichte der Qualitätssicherung ist so alt wie die Menschheitsgeschichte. Schon bei den Steinzeitmenschen ging es um Eigenschaften und Kriterien für lebensnotwendige Materialien; sie konnten eine spitze von einer stumpfen Speerspitze bei der Mammutjagd unterscheiden. Immer schon wussten Menschen, was gute Qualität eines Gebrauchsgegenstandes bedeutete und wovon man die Finger lassen sollte. Die Entwicklung der Qualitätssicherung kann am Beispiel folgender historischer Stationen nachvollzogen werden:

Altes Ägypten/Antike

Der Bau der Pyramiden erforderte neben der harten körperlichen Arbeit der Bauleute auch eine planerische und überprüfende Aufgabe der Kontrolleure. Schon damals gehörten Qualitätsüberprüfungen zum Bau- und Arbeitsalltag. Die genaue Planung und die Auswahl richtiger Materialien – als „qualitätsüberwachende Maßnahmen" – haben sich insofern ausgezahlt, als dass die ägyptischen Pyramiden bis zum heutigen Tag den Witterungsverhältnissen standhalten.

Zünfte im Mittelalter

Die deutschen Zünfte haben im Mittelalter ein strenges Kontrollsystem für ihre handwerklichen Produkte eingeführt. Das Kontrollsystem legte einen Qualitätsanspruch fest. Es galt als gesellschaftliche Schande, ein minderwertiges Produkt abzuliefern. Neben dem gesellschaftlichen Ansehen bedeutete die gute Produktqualität einer Zunft auch die Absicherung der wirtschaftlichen Existenz.

Die Zugehörigkeit zu einer angesehenen Zunft galt als Qualitätsprädikat. Sie bewirkte das Vertrauen der zahlungskräftigen Kunden und somit auch wirtschaftliche Vorteile. Eine Weberzunft, die schönen Kleiderstoff und alltagstaugliche Kleider herstellte, lockte Kunden aus der ganzen Umgebung an. Die Weberzünfte legten Anforderungsprofile für das Endprodukt, aber auch für den Herstellungsprozess fest, z.B. welche minimale Fadenstärke und Fadenzahl für einen Meter Kleiderstoff verwendet werden muss, um einen qualitativ hochwertigen Stoff herzustellen. Bei der Ablieferung schlechter Qualität drohten Geldstrafen und der Ausschluss aus der Zunft.

Qualität definierte sich zu diesem Zeitpunkt sowohl aus der Produktqualität als auch aus der Qualität der Produktionsbedingungen und der Qualifikation der Zunftmitglieder. Damals erwarben die Handwerker während ihrer langen Lehr- und Gesellentätigkeit das Qualitätsverständnis für die eigene qualifizierte Leistung.

Industrialisierung

Ab ca. 1850 setzte in Deutschland im Zusammenhang mit einem weltweiten wirtschaftlichen Aufschwung die industrielle Revolution ein. Eisenbahnbau und Schwerindustrie wuchsen durch den technischen Fortschritt sprunghaft an, industrielle Ballungsräume entstanden. Ehemals selbstständige Handwerker strömten vom Land in die städtischen Ballungsgebiete. Diese ungelernten Kräfte führten in den Fabriken die Arbeit durch.

Um die Produkte möglichst effektiv und fehlerfrei zu produzieren, wurden die Arbeitsabläufe in kleine Schritte eingeteilt. Es entstanden die ersten Fließbänder, deren Nachteil war, dass der einzelne Arbeiter den Herstellungsprozess nicht mehr überblicken konnte. Es fehlten ihm auch die Fachkenntnisse, um die eigene Arbeit selbst zu überprüfen. Aus diesem Grund wurden geschulte Kontrolleure eingestellt, die nicht mehr direkt an der Produktion beteiligt waren, aber die Qualitätskontrolle und Qualitätsverantwortung innehatten.

Aus heutiger Sicht ist die innerbetriebliche Abteilung der Qualitätskontrolle ein Nebenprodukt der Industrialisierung (Knigge-Demal u. Pätzold 2007). Qualität definierte sich in dieser Phase in erster Linie über Mängelfreiheit des Endprodukts (Ergebnis), während die Produktionsbedingungen (Prozess) und die Qualifikation der Fabrikarbeiter (Struktur) aus Kostengründen zweitrangig waren.

Japan nach 1950

In Japan erkannte man die Qualitätssicherung wieder als eine gemeinschaftliche und mehrdimensionale Aufgabe. Die Prozessorientierung wurde verschärft, es galt, die Fehlervermeidung vor die Fehlerbeseitigung zu stellen. Alle Mitarbeiter wurden in die Verantwortung miteinbezogen. Die Einbindung aller Mitarbeiter des Produktionszyklus in die Qualitätsverantwortung entspricht dem Gedanken des Total Quality Managements (TQM). Qualitätsmanagement wird immer umfangreicher und komplexer in seiner Struktur und es müssen alle Bereiche einer Organisation ihren Teil zur Qualitätssicherung beitragen.

49.1.2 Dimensionen und Stufen der Pflegequalität

Qualität ist längst nicht mehr nur eine Angelegenheit der Handwerksbetriebe und der Industrie. Durch die demografische Entwicklung des letzten Jahrhunderts sind professionelle pflegerische Dienstleistungen notwendig geworden, die von professionellen Fachkräften erbracht werden. Auch andere dienstleistende Unternehmen (Friseure, Gaststätten, Einrichtungen des Erziehungs- und Gesundheitswesens, Krankenhäuser, stationäre Altenpflegeeinrichtungen und ambulante Pflegedienste) beschäftigen sich mehr und mehr mit den Fragen der Qualität der angebotenen Dienstleistung. Spätestens seit der Einführung der gesetzlichen Pflegeversicherung (S. 1123) wird auch pflegerische (Dienst-)Leistung einem finanziellen Wert gegenübergestellt. Das steigert die Erwartungen der Kunden und der Gesellschaft an die Pflegequalität und gibt diesem Begriff einen neuen Stellenwert.

Definitionen

Für Pflegeberufe gibt es unterschiedliche Ansätze, Qualität zu definieren:

- **produkt- und dienstleistungsorientierte Ansätze**, die im Wesentlichen die Qualität der Dienstleistung beschreiben, z. B. „Qualität ist der Grad der Erreichung der gesteckten Pflegeziele" (Kämmer 2007)
- **prozessorientierte Ansätze**, die auf das praktische Handling und die Prozesssteuerung abzielen, z. B. „Qualität ist der Grad des erreichten Erfolgs in der Pflege, der mit verantwortlichem Gebrauch von Mitteln und Leistungen erreicht wird" (Sieber u. Weh 1995)
- **systemorientierte Ansätze**, die sich an den Zielen des Gesundheitssystems orientieren, z. B. „Qualität ist der Grad der Übereinstimmung zwischen den Zielen des Gesundheitswesens und der wirklich geleisteten Pflege" (Donabedian 1969)
- **wert- und bewohnerorientierte Ansätze**, die die Kundenvorstellungen betonen, z. B. „Qualität ist der Grad der Übereinstimmung von Kundenerwartungen und der geleisteten Pflege unter Berücksichtigung des anerkannten, fachlichen Standards in der Pflege" (Kämmer 2007)
- **ganzheitliche Ansätze**, die vielfältige Aspekte der Pflegequalität einbeziehen, z. B. „Pflegequalität (in der direkten Pflege) gibt den Grad der Verwirklichung von pflegerischen Zielen an, die sich auf die Förderung bzw. Erhaltung von Selbstständigkeit und Wohlbefinden der Klienten beziehen und mit verantwortlichem zwischenmenschlichem Umgang und vertretbarem Einsatz von Mitteln angestrebt werden" (Lay 2004)

Qualitätsdimensionen nach Donabedian

Die Frage nach der Begriffsdefinition der Pflegequalität wird nicht erst nach der Einführung der sozialen Pflegeversicherung gestellt. International gilt Avedis Donabedian als der „Vater" der Qualitätsentwicklung im Gesundheitswesen. Donabedian studierte zunächst Medizin und war als Allgemeinmediziner in Jerusalem tätig. Später wurde er an die School of Public Health an der University of Michigan berufen und bekam dort eine Professorenstelle. Sein Arbeits- und Forschungsschwerpunkt lag im Bereich Qualitätssicherung im Gesundheitswesen. Im Rahmen seiner Forschungspublikationen legte er 3 Qualitätsdimensionen (Donabedian 1969) der Gesundheits- und Pflegeeinrichtungen fest, die bis heute von vielen anderen Autoren zur Beschreibung und Einteilung der Pflegequalität verwendet werden:

- **Strukturqualität:** Sie wird bestimmt durch die Rahmenbedingungen der Pflegeeinrichtung. Welche Elemente sind notwendig, um eine optimale Pflegequalität zu erreichen?
- **Prozessqualität:** Sie wird bestimmt durch die gesteuerten Abläufe in einer Pflegeeinrichtung. Welche Abläufe sichern die optimale Pflegequalität?
- **Ergebnisqualität:** Sie macht Aussagen über das Erreichen der geplanten Pflegeziele. Zur Überprüfung der Pflegequalität sind messbare Kriterien festzulegen, anhand derer die Zielerreichung überprüft werden kann. Welches Ergebnis wird als Optimum angestrebt?

Diese 3 Qualitätsdimensionen (▶ Tab. 49.1) stehen in einem interdependenten Verhältnis zueinander. Das bedeutet, dass die Ebenen sich gegenseitig beeinflussen und dass jede Ebene von der anderen abhängig ist. Bei der Analyse der Qualitätsprobleme dürfen die Qualitätsdimensionen nicht getrennt voneinander betrachtet werden. Die Qualitätsebenen werden inzwischen auch vom Deutschen Netzwerk für Qualitätssicherung in der Pflege (DNQP) als Struktur für die Erstellung Nationaler Expertenstandards für die Pflege genutzt.

Tab. 49.1 Dimensionen der Pflegequalität nach Donabedian (1969).

Qualitätsdimensionen	Strukturqualität	Prozessqualität	Ergebnisqualität
Leitfrage	Welche Elemente sind notwendig, um eine optimale Pflegequalität zu erreichen?	Welche Abläufe sichern die optimale Pflegequalität?	Welches Ergebnis wird als Optimum angestrebt?
Beispiele	<ul><li>Unternehmensleitbild</li><li>Organisationsform</li><li>Anzahl der Mitarbeiter</li><li>Qualifikation der Mitarbeiter (examinierte Fachkräfte, Altenpflegehelfer, Präsenzkräfte, Alltagsbegleiter, Praxisanleiter usw.)</li><li>Fort- und Weiterbildungsmöglichkeiten</li><li>räumliche und bauliche Gegebenheiten</li><li>Verfügbarkeit der Pflegeutensilien und Materialien</li><li>therapeutisches Equipment</li><li>Infrastruktur in der Umgebung der Einrichtung (Erreichbarkeit, regionale Vernetzung usw.)</li></ul>	<ul><li>Anwendung von fachlichem Wissen und Fähigkeiten</li><li>Entscheidungskompetenzen der Mitarbeiter</li><li>Arbeitsteilung</li><li>soziale, kommunikative Beziehungen zwischen Pflegebedürftigen und Mitarbeitern</li><li>Gestaltung der pflegerischen Arbeit nach dem Pflegeprozess</li><li>Kommunikations- und Informationswege (innerhalb des Teams, zwischen den Berufsgruppen, mit den Kunden, mit externen Kooperationspartnern)</li><li>angewendete Pflegesysteme (funktionales oder ganzheitliches Pflegesystem)</li><li>angewendete Pflegeorganisationsformen (Bereichspflege, Bezugspersonenpflege, Primary Nursing)</li><li>angewendetes Pflegemodell, Pflegetheorie</li><li>innovative und bewohnerorientierte Behandlungskonzepte</li></ul>	<ul><li>optimaler pflegerischer Zustand des Bewohners</li><li>Zufriedenheit der Bewohner, Patienten, Klienten</li><li>Selbstständigkeit und Lebensqualität der Bewohner</li><li>Reduktion der Beschwerden</li><li>geringe Anzahl unerwünschter Ereignisse (z. B. Stürze)</li><li>Zufriedenheit der Mitarbeiter</li></ul>**Beachte:** Zur Überprüfung der Ergebnisqualität müssen objektive, messbare und vergleichbare Indikatoren (z. B. Anzahl der Ereignisse) sowie die Methode der Überprüfung (Zählung, Messung, Befragung usw.) festgelegt werden.

Stufenmodelle der Pflegequalität

Im deutschsprachigen Raum wurden zur Klärung des Begriffs der Pflegequalität 2 unterschiedliche Qualitätsstufenmodelle entwickelt:

▶ **Stufenmodell nach Fiechter und Meier.** Dieses Modell der Qualitätsstufen (Wertestufen) wurde zur Grundlage für Qualitätsbeschreibungen der Pflege in unterschiedlichen Bereichen der Kranken- und Altenpflege verwendet (▶ Abb. 49.1). Ob es sich um eine gute bzw. korrekte oder schlechte Pflegequalität handelt, wird anhand von 4 Qualitätsstufen unterschieden:
- Stufe 0 = gefährliche Pflege
- Stufe 1 = sichere Pflege (Routinepflege)
- Stufe 2 = angemessene Pflege
- Stufe 3 = optimale Pflege

Bei diesem Modell stellt die sichere Pflege ein Minimalstandard dar. Gefährliche Pflege ist somit die Pflege, die dem Minimalstandard nicht genügt. Nachteil des Stufenmodells ist die sehr allgemeine Fassung der Kriterien mit der Folge, dass die Stufen im Einzelfall oft nicht unterschieden werden können und eine exakte Zuordnung der Kriterien zu den Stufen nicht möglich ist. Das Ziel des Stufenmodells nach Fiechter und Meier ist lediglich eine grobe qualitative Zuordnung. Das Fehlen quantitativ erfassbarer und überprüfbarer Ergebnisse macht dieses Instrument nur bedingt tauglich für die Qualitätserfassung (Vitt 2002).

▶ **Stufenmodell des KDA.** Eine Weiterentwicklung ist das Modellprogramm des Kuratoriums Deutsche Altershilfe (KDA) von 2004 (▶ Abb. 49.2). Das Modell beschreibt jeweils angemessene und unangemessene/gefährliche Bedingungen der Pflege unter Berücksichtigung der Indikatoren der indirekten Pflege (Leitbild, Pflegekonzept, Management, Qualitätsentwicklung, Pflegeorganisation, Praxisanleitung, Kooperation mit anderen Berufsgruppen, Schaffung fördernder Rahmenbedingungen der Pflege) sowie der direkten Pflege (ABEDLs nach Monika Krohwinkel).

Das Ziel der Pflege soll laut des Stufenmodells des KDA die Schaffung angemessener Bedingungen sein. Der Vorteil dieses Modells ist, dass auch die strukturellen und organisatorischen Rahmenbedingungen, die als Grundvoraussetzung für die Pflegequalität notwendig sind, Berücksichtigung finden. Hier werden alle 3 Qualitätsdimensionen (Struktur-, Prozess- und Ergebnisqualität) in Betracht gezogen.

Fallbeispiel

Die stationäre Altenpflegeeinrichtung „St. Elisabeth" wurde vor einem Jahr neu eröffnet. Schöne, großzügige Räumlichkeiten, helle und freundliche Bewohnerzimmer sowie ausreichend examiniertes und nicht examiniertes Pflegepersonal (= Strukturqualität) sind in der neuen Einrichtung vorhanden.

Inzwischen sind viele Bewohner in der Pflegeeinrichtung St. Elisabeth eingezogen. Die ersten Arbeitswochen zeigen, dass die examinierten Mitarbeiter im Rahmen der angewendeten Bezugspflege keine klaren Entscheidungskompetenzen haben. Zusätzlich fehlt den Mitarbeitern die praktische Erfahrung im Umgang mit den neuen Dokumentationssystemen. Der individuelle Pflegeprozess kann in der Dokumentation nicht immer nachvollzogen werden (= Prozessqualität). Das Ergebnis ist eine negative Auswirkung auf die Zufriedenheit der Bewohner und der Mitarbeiter (= Ergebnisqualität).

Lernaufgabe

Welche Veränderungen müssen in der beschriebenen Situation auf der Ebene der Prozessqualität vorgenommen werden, damit die Ergebnisqualität optimiert wird?

49.1.3 Gesetzliche Rahmenbedingungen der Qualitätssicherung in der Pflege

Pflegeversicherungsgesetz (SGB XI 1996)

Seit der Einführung der gesetzlichen Pflegeversicherung 1996 sind die Pflegeinstitutionen zur Entwicklung einer einrichtungsinternen Qualitätssicherung verpflichtet. Weiterhin ist der Träger des Pflegeheims verpflichtet, mit den in den Leistungs- und Qualitätsvereinbarungen als notwendig anerkannten Personal die Versorgung der Heimbewohner jederzeit sicherzustellen. Er hat bei Personalengpässen oder -ausfällen durch geeignete Maßnahmen sicherzustellen, dass die Versorgung der Bewohner nicht beeinträchtigt wird.

Nach SGB XI vereinbaren die Träger der stationären und ambulanten Pflegeeinrichtungen und die Spitzenverbände der Pflegekassen in enger Zusammenarbeit mit dem Medizinischen Dienst der Spitzenverbände der Krankenkassen sowie den Verbänden der Pflegeberufe gemeinsame Grundsätze und Maßstäbe zur Qualität und Qualitätssicherung (Bundesministerium für Justiz 1996). Zur Durchführung der Qualitätsprüfung ist dem Medizinischen Dienst der Krankenversicherung oder den von den Landesverbänden der Pflegekassen bestellten Sachverständigen Zugang zu gewähren.

Pflegequalitätssicherungsgesetz (PQsG 2001)

Das Gesetz zur Qualitätssicherung und zur Stärkung des Verbraucherschutzes in der Pflege (Pflegequalitätssicherungsgesetz, PQsG 2001) konkretisiert die Maßnahmen der Pflegeeinrichtungen, die zur Sicherung der Pflegequalität beitragen sollen.

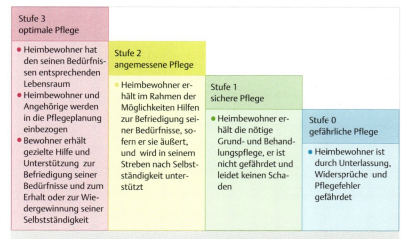

Abb. 49.1 Qualitätsstufenmodell. Die Erfassung der Pflegequalität erfolgt nach einem Modell mit 4 Qualitätsstufen (nach Fiechter u. Meier 1981).

Modellprogramm zur Verbesserung der Versorgung Pflegebedürftiger (Chr. Sowinski, K. Besselmann, H. Fillibeck)

indirekte Pflege	angemessene Bedingungen	unangemessene/gefährliche Bedingungen
Leitbild	Der Pflegeanbieter verfügt über ein schriftliches Leitbild, das über einen langen Zeitraum gültig ist. Das Leitbild ist allen Mitarbeitern bekannt. Die Qualitätsentwicklung und der Arbeitsalltag orientieren sich an diesem Leitbild.	Der Pflegeanbieter trägt sich nicht mit dem Gedanken ein Leitbild zu entwickeln, oder es existiert ein Leitbild, das keinerlei Auswirkung auf den Arbeitsalltag in der Einrichtung hat.
Pflegekonzept	Der Pflegeanbieter verfügt über ein pflegetheoretisch fundiertes schriftliches Pflegekonzept, das mit dem Leitbild vereinbar ist. Es wird vom Management zusammen mit den Pflegemitarbeitern laufend den Erfordernissen angepasst. Das Konzept ist den Pflegemitarbeitern vertraut und jederzeit leicht zugänglich. Die Mitarbeiter sind verpflichtet, ihr Handeln an dem Konzept auszurichten und sich dafür schulen zu lassen.	Die Leitung des Pflegedienstes trägt sich nicht mit dem Gedanken, ein Pflegekonzept zu entwickeln, oder es existiert ein Pflegekonzept, das aber im Alltag keinerlei Bedeutung hat.
Management	Die leitenden Mitarbeiter verfügen über Managementqualifikationen. Sie qualifizieren sich durch Fort- und Weiterbildung, kollegiale Beratung und Supervision. Die Pflegedienstleitung nimmt Aufgaben in der Qualitätssicherung und Qualitätsentwicklung wahr. Die leitenden Mitarbeiter fühlen sich dem Leitbild und dem Konzept verpflichtet. Das Management repräsentiert die Einrichtung und unterstützt (coacht) die nachgeordneten Mitarbeiter.	Der Pflegeanbieter geht davon aus, dass Managementkompetenz durch „Learning by doing" erworben wird und die Leitungsaufgaben „nebenbei" erledigt werden können. Angebote zur Fort- und Weiterbildung fehlen bzw. werden nicht in Anspruch genommen.
Qualitätsentwicklung	Der Pflegeanbieter verfügt über ein schriftlich fixiertes Konzept zur Qualitätsentwicklung, auf das im Arbeitsalltag kontinuierlich Bezug genommen wird und in dem alle Arbeitsbereiche mit einbezogen sind. Qualitätsmängel und Beschwerden der Klienten und Angehörigen werden ernst genommen und gewürdigt. Die Mitarbeiter können ihre Anregungen und Kritik einbringen, z.B. in Qualitätszirkeln.	Der Pflegeanbieter hat kein Konzept zur Qualitätsentwicklung bzw. hat eins, das aber nicht umgesetzt wird. Schwierigkeiten, Beschwerden, Krisen usw. werden als Angriff auf die Einrichtung und die eigene Arbeit gesehen, den es abzuwehren gilt.
Pflegeorganisation	Die Pflegeorganisation ist auf die im Leitbild und im Pflegekonzept formulierten Ziele, z.B. Förderung der Selbstpflegekompetenz der Klienten, Förderung der Pflegekompetenz von Angehörigen (pflegerische Einzelfallkompetenz) ausgerichtet. Die Fachkompetenz der Pflegemitarbeiter wird mit einbezogen und hat Einfluss auf die Arbeitsabläufe. Aufbauorganisation: Aufgaben und Zuständigkeitsbereiche werden kontinuierlich geklärt. Es existieren aktuelle Stellenbeschreibungen. Ablauforganisation: Einsatzplanung, Dienstplangestaltung, und Tagesablauf stellen die Klienten und ihre Angehörigen in den Mittelpunkt. Die Organisatoren achten auf Kontinuität, z.B. beim Einsatz der pflegerischen Bezugspersonen für die Klienten.	Die Pflegeorganisation orientiert sich nicht an den Interessen, Bedürfnissen und Kompetenzen von Klienten/Angehörigen. Sie fordert von Klienten/Angehörigen/Mitarbeitern Anpassung an die scheinbar notwendigen betrieblichen Abläufe. Aufbauorganisation: Zuordnung von Aufgaben und Zuständigkeiten erfolgt häufig zufällig und widerspricht sich zum Teil. Ablauforganisation: Einsatz- und Dienstplanung sind unsystematisch und kurzfristig. Der Tagesablauf ist nicht auf die Klienten/Angehörigen ausgerichtet. Die für die Ablauforganisation verantwortlichen Mitarbeiter achten nicht auf Kontinuität.
Praxisanleitung und Begleitung	Auszubildende werden als Lernende angesehen. Lernangebote werden mit Ausbildungsstätten und Auszubildenden abgestimmt. Lernerfolge überprüft. Praxisanleiter und Mentoren begleiten die Schüler. Die Einarbeitung neuer Mitarbeiter erfolgt nach einem schriftlichen Konzept. Die Praxisbegleitung (Coaching) erfolgt durch qualifizierte Mitarbeiter. Die (Weiter-)Qualifizierung aller Berufsgruppen folgt einem kurz-/mittel- und langfristigen Planungskonzept. Sie wird in verschiedenen Formen, wie z.B. interne und externe Fort- und Weiterbildungsmaßnahmen, Supervision, Praxisreflektion und -begleitung, Hospitation angeboten. Fachinformationen, z.B. in Form von Zeitschriften, Büchern, Videos, sind gut zugänglich.	Auszubildende werden nur als Arbeitskräfte angesehen. Lernangebote und -ziele sind nicht abgestimmt, es gibt keine Praxisanleitung. Neue Mitarbeiter werden nicht in Arbeitsfelder und Arbeitsweisen bzw. die Arbeit nach Leitbild und Pflegekonzept eingeführt. Vertiefende Angebote zur (Weiter-)Qualifizierung bestehen nicht bzw. werden nicht in Anspruch genommen.
Kooperation mit anderen Berufsgruppen	Alle Berufsgruppen arbeiten ziel- und leitbildorientiert zusammen. Die Kooperation (z.B. Pflege/Hauswirtschaft/Sozialer Dienst/Ärzte) ist klientenorientiert und aufeinander abgestimmt. Überschneidungen zwischen den verschiedenen Arbeitsbereichen (Schnittstellen) werden im Sinne der Klienten geklärt. Mitwirkung bei ärztlicher Therapie und Diagnostik (früher Behandlungspflege). Der Arzt delegiert Aufgaben an Pflegefachpersonen, die diese fachkundig ausführen. Zu den fachkundigen Ausführungen gehört die Prüfung: – ob die nötigen rechtlichen Voraussetzungen erfüllt sind (z.B. ärztliche Anordnung in schriftlicher Form). – ob die eigene Pflegefachlichkeit („Weiß ich genug?") gewährleistet ist. – ob die eigenen persönlichen Fähigkeiten ausreichen („Kann ich es ausführen?"). – ob die sachlichen und strukturellen Voraussetzungen, z.B. steriles Material, gegeben werden. Die Mitwirkung bei ärztlicher Therapie und Diagnostik wird in Zusammenarbeit mit dem Arzt dokumentiert, evaluiert und reflektiert.	Die einzelnen Berufsgruppen kooperieren nicht, sie arbeiten nicht klientenorientiert. Die Verteilung der Aufgaben erfolgt ohne Berücksichtigung der beruflichen Kompetenz. Es existieren keine Regelungen zum Umgang mit Überschneidungen zwischen verschiedenen Arbeitsbereichen (Schnittstellen). Mitwirkung bei ärztlicher Therapie und Diagnostik (früher Behandlungspflege). Delegation und Übernahme ärztlicher Tätigkeiten sind unsystematisch und unreflektiert. Die ärztlichen Eintragungen in der Pflegedokumentation fehlen bzw. sind unvollständig. Der Pflege- und Therapieverlauf ist in der Dokumentation nicht nachvollziehbar.
Schaffung fördernder Rahmenbedingungen für die Pflege	Der Pflegeanbieter ist täglich rund um die Uhr erreichbar und erbringt bedarfsgerechte Hilfeleistungen bzw. die Hilfeleistungen sind sichergestellt. Die Überleitung aus angrenzenden Versorgungsbereichen folgt einem Konzept, das die Kontinuität der Pflege und Begleitung sicherstellt (z.B. mithilfe von Überleitungsbögen). Es bestehen Kooperationsabsprachen mit anderen Dienstleistungserbringern (ambulant/teilstationär/stationär). Bei Erstsituationen in der Pflege (Einzug in ein Altenheim/eine Haus-/Wohngemeinschaft, Krankenhauseinweisung), werden die Klienten und ihre Angehörigen intensiv begleitet. Bei Entlassung wird der Nationale Expertenstandard zum Entlassungsmanagement angewandt.	Die Pflegeeinrichtung ist häufig nur über Anrufbeantworter zu erreichen. Eine Überleitung aus anderen Versorgungsbereichen erfolgt mündlich. Die Kooperation mit angrenzenden Dienstleistern ist nicht geregelt. Bei Erstsituationen werden Klienten und ihre Angehörigen alleine gelassen.

Abb. 49.2 Modellprogramm zur Verbesserung der Versorgung Pflegebedürftiger. Qualitätskriterien zur Versorgung Pflegebedürftiger nach dem Modell des KDA (KDA 2004).

Modellprogramm zur Verbesserung der Versorgung Pflegebedürftiger

direkte Pflege (früher „Grundpflege")	angemessene Bedingungen	unangemessene/gefährliche Bedingungen
Begleitung des Pflegeprozesses	In der direkten Pflege erfolgt die Steuerung des Pflegeprozesses mit den Betroffenen und ihren Angehörigen. Art und Ausmaß von Fähigkeiten und Einschränkungen werden im Rahmen einer Potenzialerkennung wahrgenommen und fließen in eine Pflegediagnose ein. Die Pflegeplanung ist umfassend schriftlich beschrieben. Potenzialerkennung, Pflegediagnose und Pflegeplanung werden zusammen mit Klienten/Angehörigen vorgenommen. Die Pflegeinterventionen erfolgen nach dem Stand der Künste. Nationale Expertenstandards werden angewandt. Die Pflege wird laufend evaluiert. Die am Pflegeprozess Beteiligten erfahren eine wertschätzende und motivierende Supervision durch Pflegefachpersonen. Alle Phasen des Pflegeprozesses werden ausführlich dokumentiert.	Die Pflegeplanung erfolgt nicht systematisch auf der Basis von Potenzialerkennung und Pflegediagnosen und ohne Einbeziehung von Klienten und Angehörigen. Sie ist nicht umfassend dokumentiert. Die Begleitung des Pflegeprozesses ist nicht erkennbar. Die Dokumentation ist mangelhaft. Die meisten Informationen werden mündlich weitergegeben.
Kommunizieren können	Die Mitarbeiter kommunizieren wertschätzend mit Klienten und Angehörigen (validierende Grundhaltung). Sie nehmen Kommunikationsbedürfnisse und -gewohnheiten der Klienten und ihres sozialen Umfeldes wahr und stellen sich darauf ein. Sie unterstützen Klienten dabei, am Alltagsgeschehen teilzuhaben, tragen auch dazu bei, Einschränkungen von Sinnesorganen auszugleichen. Humor und Förderung der Lebensfreude spielt in der Kommunikation eine große Rolle.	Die Kommunikation ist dirigistisch und distanzierend. Klienten und Angehörige fühlen sich „klein gemacht". Die pflegerische Arbeitsweise fördert nicht die Kommunikationsfähigkeit der Klienten und Angehörigen. Einschränkungen von Sinnesorganen werden nicht erkannt. Es wird kein Versuch unternommen, sie auszugleichen. Die Mitarbeiter erleben die Klienten als Belastung und verbreiten eine depressive Stimmung.
Sich bewegen können	Die Bewegung regt die Mobilität an. Die Mitarbeiter wissen um Möglichkeiten der Wundanpassung, fördern die Beweglichkeit (z.B. durch Bobath-Therapie und Kinästhetik): Hilfsmittel erleichtern die Mobilität; Mobilisierung und Training sind angepasst an die Möglichkeiten der Klienten und deren Umgebung. Der Nationale Expertenstandard zur Dekubitusprophylaxe wird angewandt. Erfordernisse der Sturzprophylaxe werden beachtet (ab 2005 wird der Nationale Expertenstandard angewandt). Angehörige/Klienten werden zu einer rückenschonenden/kräftesparenden Arbeitsweise angeleitet, die auch von den Mitarbeitern praktiziert wird.	Immobilität, z.B. Bettlägerigkeit, wird nicht in Frage gestellt, pflegerische Interventionen unterbleiben. Hilfsmittel werden nicht genutzt. Pflegende arbeiten nicht rückenschonend und kräftesparend. Nationale Expertenstandards sind nicht bekannt bzw. werden nicht angewendet.
Sich pflegen können	Körperpflege orientiert sich an den persönlichen Gewohnheiten der Klienten. Die Intimsphäre wird geschützt. Der Zeitpunkt der Körperpflege wird mit dem Klienten und dem sozialen Umfeld abgestimmt, die Körperpflege wird nach pflegetherapeutischen Grundsätzen durchgeführt (z.B. beruhigende oder belebende Waschung). Bei Bedarf wird die Einbeziehung anderer Dienstleister unterstützt (z.B. Friseur/Fußpflege). Hilfsmittel zum Erhalt und zur Förderung der Selbstpflegefähigkeiten werden gezielt eingesetzt.	Die Körperpflege erfolgt schematisch und ohne Berücksichtigung der Bedürfnisse der Klienten. Selbstpflegefähigkeiten werden nicht erkannt und nicht unterstützt, nützliche Hilfsmittel nicht eingesetzt.
Vitale Funktionen aufrecht erhalten können	Die Mitarbeiter achten auf Komplikationen bei Atemwegserkrankungen Herz-Kreislauf-Erkrankungen und Störungen der Körpertemperatur. Sie wenden z.B. atempflegerische Maßnahmen an wie atmungsunterstützende Körperhaltungen und Lagerungen, Atemübungen, Anleitung zur Sekretentleerung usw.	Die Mitarbeiter kennen zentrale Komplikationen bei Atemwegserkrankungen, Herz-Kreislauf-Erkrankungen und Störungen der Körpertemperatur nicht. Atemunterstützende Körperhaltungen und Lagerungen sind nicht bekannt bzw. werden nicht angewandt.
Essen und trinken können	Essen und trinken entspricht den Gewohnheiten der Klienten und wird als sinnliches Vergnügen angesehen. Bei ernährungsphysiologischen Problemen, z.B. Mangelernährung und Dehydratation, werden der Klient und seine Angehörigen sensibel beraten und unterstützt. Ess-/Trinkgewohnheiten sowie Vorlieben/Abneigungen werden berücksichtigt; bei der Planung von Mahlzeiten und Nahrungszubereitung wird Hilfe angeboten. Es werden spezielle Hilfsmittel eingesetzt. Bei der Auswahl von Essen/Getränken, bei der Zubereitung/Darreichung und bei Problemen der Nahrungsaufnahme werden bei Bedarf Hilfen angeboten, z.B. bei Schluckbeschwerden in Zusammenarbeit mit Logopäden. Mit Nahrungsverweigerung wird sensibel umgegangen.	Mangelernährung und Dehydratation der Klienten werden nicht wahrgenommen oder Essen und Trinken werden rein ernährungsphysiologisch betrachtet, ohne auf die Gewohnheiten des Klienten einzugehen. Sinnliche Aspekte des Essen und Trinkens werden nicht ausreichend beachtet. Ess- und Trinkgewohnheiten, Vorlieben und Abneigungen bleiben unberücksichtigt. Hilfsmittel werden nicht eingesetzt. Die Angehörigen werden nicht informiert und beraten. Schluckbeschwerden werden nicht behandelt.
Ausscheiden können	Die Mitarbeiter unterstützen den selbstverständlichen Umgang mit dem Thema „Ausscheiden". Die Mitarbeiter regen die ärztliche Abklärung von Ausscheidungsproblemen an. Es werden Beratung und Information angeboten (z.B. zum Kontinenztraining, zur Obstipationsprophylaxe, zur Anpassung der Kleidung. Klienten und Angehörige werden im Umgang mit Inkontinenzhilfsmitteln und bei Auswahl geeigneter Materialien angeleitet.	Pflegende vermeiden, das Thema „Inkontinenz" anzusprechen. Ausscheidungsprobleme, wie z.B. Stuhl- und Harninkontinenz, werden hingenommen und nicht ärztlich abgeklärt. Hilfsmittel werden unreflektiert eingesetzt.
Sich kleiden können	Kleidung wird als Ausdruck der Persönlichkeit anerkannt. Die Auswahl der Kleidung erfolgt gemeinsam mit Klienten und ist an Jahreszeit, Umgebung und individuellen Wäschebedarf angepasst. Die Klienten werden beim An- und Auskleiden unterstützt. Das An- und Auskleiden wird nicht unnötig von den Mitarbeitern übernommen. In speziellen Pflegesituationen wird Anziehtraining durchgeführt. Eine Überprüfung des Erscheinungsbildes im Spiegel wird ermöglicht. Es werden Möglichkeiten zum Einkauf, Reparatur und Änderung von Kleidung angeboten.	Der Kleidung wird keine besondere Bedeutung beigemessen. An- und Auskleiden erfolgen mechanisch, ohne die Selbsthilfekompetenzen der Pflegebedürftigen zu nutzen. Die Klienten haben keine Möglichkeit, neue Kleider zu bekommen bzw. keine Möglichkeit zur Änderung oder Reparatur.

Abb. 49.2. Fortsetzung.

Modellprogramm zur Verbesserung der Versorgung Pflegebedürftiger

direkte Pflege (früher „Grundpflege")	angemessene Bedingungen	unangemessene/gefährliche Bedingungen
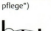 Ruhen, Schlafen und sich entspannen können	Schlafgewohnheiten, Ruhebedürfnis und evtl. Schlafstörungen sind den Mitarbeitern bekannt. Die Mitarbeiter achten auch auf Ermüdungs- und Erschöpfungserscheinungen. Sie beraten Klienten und Angehörige bezüglich Schlafförderung und bieten Hilfestellung wie z.B. Entspannungsrituale an. Das gewohnte Bett wird so lange wie möglich beibehalten.	Die Tagesstrukturierung, der Wechsel von Aktivität und Ruhe, bleiben unberücksichtigt. Schlafstörungen werden als gegeben hingenommen, Ermüdungs- und Erschöpfungserscheinungen der Klienten nicht beachtet. Der Einsatz von Hilfsmitteln, wie z.B. ein Pflegebett, wird unreflektiert angeboten.
Sich beschäftigen, lernen und sich entwickeln können	Aspekte der Biografie, Interessen/Hobbys sind den Mitarbeitern bekannt und dienen als Grundlage für Gesprächs- und Freizeitangebote. Mitarbeiter ermöglichen den Zugang zu Medien wie Zeitung, Radio, TV, Büchern und evtl. Internet. Der Pflegeanbieter kooperiert mit anderen Dienstleistern, um Klienten und Angehörigen bei Bedarf soziale und kulturelle Angebote zu vermitteln.	Die Biografie, Interessen und Hobbys der Klienten sind den Mitarbeitern nicht bekannt. Beschäftigungsmöglichkeiten werden ritualisiert und schematisch angeboten, ohne auf die besonderen Bedürfnisse der Klienten und ihrer Angehörigen einzugehen. Das Leben mit Pflegebedarf wird als „Endstation" gesehen, sodass gesellschaftliche und kulturelle Angebote keine Rolle mehr spielen.
Sich als Frau oder Mann fühlen und verhalten können	Die Identität als Mann oder Frau und damit als sexuelles Wesen wird durch Krankheit und Pflegebedürftigkeit oft beeinträchtigt. Von daher ist es besonders wichtig, die Bedürfnisse der Klienten, ihre sexuelle Identität zu erhalten, zu achten und wertzuschätzen (z.B. sich schön zu machen, sich regelmäßig zu rasieren oder zu schminken usw.). Die Mitarbeiter gestalten Nähe und Distanz professionell und angemessen. Sie gehen sensibel mit Verletzungen des Mann- bzw. Frauseins, z.B. nach Brust-Amputationen oder Prostata-OP, um.	Die Klienten werden nicht als erwachsene Menschen mit eigener Lebensgeschichte und persönlichen Gewohnheiten gesehen. Mit Sexualität und geschlechtsspezifischen Gewohnheiten wird negativ bewertend und tabuisierend umgegangen. Menschen mit Pflegebedarf werden als asexuelle Wesen gesehen, die z.B. immer Nachthemden tragen.
Für eine sichere und fördernde Umgebung sorgen können	Die Mitarbeiter achten auf die Stabilität der privaten Pflegearrangements, z.B. auf die Belastungserlebnisse der Klienten und ihrer Angehörigen und machen Vorschläge zur Bewältigung von Problemsituationen. Sie kooperieren mit weiteren an der Pflege beteiligten Dienstleistern, um Pflegearrangements zu stabilisieren. Der Pflegeanbieter achtet auf Brandschutz, Schutz vor Infektionen, Schutz vor Einbruch, Diebstahl und gewaltsamen Übergriffen. Erste Hilfe in Krisensituationen wird gewährleistet, ebenso wie die Sicherheit bei der Medikamentenversorgung und Aufbewahrung. Der Pflegeanbieter weist auf geeignete Notrufsysteme hin.	Die Stabilität der privaten Pflegearrangements spielt beim Pflegeanbieter keine Rolle. Die Auswirkung des Pflegebedarfs auf Klienten/Angehörige sowie auf das familiäre System wird nicht reflektiert. Dem Brandschutz, Schutz vor Infektionen, vor Einbruch/Diebstahl/gewaltsamen Übergriffen wird zu wenig Bedeutung geschenkt. Krisensituationen, in denen Erste Hilfe erforderlich ist, können schlecht bewältigt werden. Die Medikamentenversorgung und Aufbewahrung ist nicht sicher. Eine Information/Beratung über Notrufsysteme findet nicht statt.
 Soziale Beziehungen sichern und gestalten können	Die Mitarbeiter nehmen Familien-/Nachbarschafts-/Freundeskontakte der Klienten ernst, bestätigen das Zusammengehörigkeitsgefühl und erkennen Hilfen von Personen des sozialen Umfelds an.	Die Mitarbeiter bewerten die Beziehungen der Klienten und Angehörigen und ergreifen Partei. Das soziale Umfeld wird in den Pflegeprozess nicht einbezogen. Es erfolgen keine Entlastungsangebote.
Mit existenziellen Erfahrungen des Lebens umgehen können	Die Mitarbeiter unterstützen die Klienten im Umgang mit existenziellen Erfahrungen (z.B. Angst, Hoffnungslosigkeit, Einsamkeit, Schmerz). Durch Beobachtung und Kooperation mit behandelnden Ärzten und Therapeuten klären sie Ursachen von Krisen und bieten gezielte Hilfen an (z.B. Vermittlung von Schmerztherapie, entlastende Gespräche). Der Nationale Expertenstandard zum Schmerzmanagement wird angewandt. Die Mitarbeiter vermitteln auf Wunsch Kontakte zu Selbsthilfegruppen und Seelsorgen. Auch gemeinhin positiv bewertete existenzielle Erfahrungen, wie Freude, Lebensmut, spirituelle Erfahrungen, Hoffnung und Wohlbefinden etc. werden wahrgenommen, gewürdigt und deren Ausdrucksmöglichkeiten unterstützt. **Sterben** Sterbebegleitung ist ein zentraler Bestandteil der Pflege und Herausforderung an die persönliche und fachliche Kompetenz. Die Mitarbeiter ermitteln individuelle Pflegeprobleme der Sterbenden und ihrer Bezugspersonen, sie treffen Maßnahmen zur Linderung von Leid und zur Förderung des Wohlbefindens. Sie unterstützen die Angehörigen bei der Versorgung der Verstorbenen und im Trauerprozess.	Die Mitarbeiter entwickeln zu wenig Sensibilität für existenzielle Erfahrungen. Trauer und Schmerz werden bagatellisiert, Lebensfreude, Hoffnung und Mut zu wenig gefördert. Religiöse oder weltanschauliche Bedürfnisse werden nicht unterstützt. Der Nationale Expertenstandard zum Schmerzmanagement ist nicht bekannt. **Sterben** Möglichkeiten intensiver Begleitung werden nicht genutzt. Die Pflege Sterbender wird ohne Pflegeplanung durchgeführt. Die besondere Belastung pflegender Angehöriger wird nicht gesehen. Eine Trauerbegleitung wird nicht angeboten. Pflegende erhalten weder Fortbildung und Supervision noch psychische Unterstützung.

Kuratorium Deutsche Altershilfe, An der Pauluskirche 3, 50677 Köln, Tel.: (02 21) 93 18 47-0, Fax: (02 21) 93 18 47-6, E-Mail: socialmanagement@kda.de, Internet: www.kda.de

Abb. 49.2. Fortsetzung.

Das Ziel des PQsGs ist die Sicherung und Weiterentwicklung der Pflegequalität sowie die Stärkung der Rechte der Heimbewohner. Dazu wurde das SGB XI geändert und durch §§ 112–120 (Qualitätssicherung, Sonstige Regelungen zum Schutz der Pflegebedürftigen) ergänzt. Die zugelassenen Einrichtungen sind verpflichtet, sich an Maßnahmen zur Qualitätssicherung zu beteiligen, in regelmäßigen Abständen die erbrachten Leistungen und deren Qualität nachzuweisen sowie bei Qualitätsprüfungen mitzuwirken (PQsG, § 112 [2]).

Bei stationärer Pflege erstreckt sich die Qualitätssicherung auf folgende Schwerpunkte:
- allgemeine Pflegeleistungen
- medizinische Behandlungspflege
- soziale Betreuung

- Leistungen bei Unterkunft und Verpflegung
- sowie auf Zusatzleistungen (PQsG, § 112 [2])

Daneben werden die Rechte der Landesverbände der Pflegekassen bekräftigt, die erbrachten Leistungen durch den Medizinischen Dienst der Krankenversicherung (MDK) zu prüfen. Die Prüfungen erstrecken sich auf die Versorgungsabläufe, die Ergebnisse sowie auf deren Abrechnung. Damit werden als zentrale Elemente der Prüfung die Struktur-, Prozess- und Ergebnisqualität herausgestellt. Die Verpflichtung zur internen und externen Qualitätssicherung wird durch das Durchführen regelmäßiger Nachweise über die erreichte Qualität ergänzt. Ab dem 01.01.2004 hat eine Pflegeeinrichtung nur dann Anspruch auf Abschluss einer Vergütungsvereinbarung, wenn sie einen Leistungs- und Qualitätsnachweis vorlegt, dessen Erteilung nicht länger als 2 Jahre zurückliegt (Brüggemann u. Pick 2001).

Pflege-Weiterentwicklungsgesetz (PfWG 2008)

Das Gesetz zur Weiterentwicklung der Pflegeversicherung (Pflege-Weiterentwicklungsgesetz, PfWG 2008) nimmt einige Änderungen am SGB XI vor und passt das Pflegeversicherungsgesetz den aktuellen Anforderungen an. Im Rahmen dieser Gesetzesänderung wurden die Akteure in der Pflege (Spitzenverband Bund der Pflegekassen, Vereinigungen der Träger der Pflegeeinrichtungen, Medizinischer Dienst des Spitzenverbandes Bund der Krankenkassen) verpflichtet, konkrete Grundsätze zur Sicherung und Weiterentwicklung der Pflegequalität zu vereinbaren (PfWG, § 113). Folgende Grundsätze liegen inzwischen vor und sind für zugelassene Pflegeeinrichtungen verbindlich:

- Maßstäbe und Grundsätze in der stationären Pflege (BMG 2011)
- Maßstäbe und Grundsätze in der ambulanten Pflege (BMG 2011)
- Maßstäbe und Grundsätze in der teilstationären Pflege (BMG 2013)

Die Qualität der Pflege soll durch folgende Leistungen verbessert werden:

- Stärkung der Selbstständigkeit und der Selbstbestimmung der Heimbewohner und der Klienten
- Verbesserung der stationären, ambulanten Versorgung und der teilstationären Betreuung
- Ausrichtung der pflegerischen und hauswirtschaftlichen Versorgung an den körperlichen, geistigen und seelischen Kräften der pflegebedürftigen Menschen, mit dem Ziel der Wiedergewinnung oder Erhaltung dieser Kräfte
- Einbeziehung weiterversorgender Pflegeeinrichtungen in das Entlassungsmanagement der Krankenhäuser
- Beschleunigung und Verbesserung des Verfahrens zur Feststellung der Pflegebedürftigkeit
- Verbesserung der pflegerischen Betreuung für Pflegebedürftige mit einem allgemeinen Beaufsichtigungs- und Betreuungsbedarf der Pflegestufe 0 (Betreuungspersonal für Heimbewohner mit erheblichem allgemeinem Betreuungsbedarf, Betreuungsschlüssel 1:25)
- Ausbau der internen Qualitätskontrolle und der externen Qualitätskontrolle im ambulanten und stationären Bereich, u. a. durch Verschärfung der Qualitätsprüfungen durch den MDK (S. 1134).

Heimgesetz (HeimG 1975), Landesheimgesetze (LHeimG), Wohn- und Teilhabegesetze der Länder, Verordnungen

Das Heimgesetz (HeimG) macht indirekte Aussagen zur Pflegequalität in stationären Altenpflegeeinrichtungen, indem es seit 1975 die stationäre Pflege älterer Menschen sowie pflegebedürftiger oder behinderter Volljähriger normiert. Das HeimG war ein bundeseinheitliches Gesetz. Mit der Föderalismusreform 2006 wurde die Gesetzgebungszuständigkeit des Bundes auf die Bundesländer übertragen. Nun obliegt es den Bundesländern, eigene Landesheimgesetze (LHeimG) zu erlassen. In Baden-Württemberg wurde das Heimgesetz zum 01.07.2008 durch ein Landesheimgesetz ersetzt. Zur Sicherung der Pflegequalität und zum Schutz der Bewohner legten die jeweiligen Landesheimgesetze unterschiedliche Anforderungen an den Betrieb eines Heimes fest. Aktuell und künftig werden mit den Wohn- und Teilhabegesetzen der Bundesländer nicht nur stationäre Altenpflegeeinrichtungen, sondern auch unterstützende Wohnformen unter heimrechtlichen Schutz gestellt und die Teilhabe (Partizipation) alter Menschen am Lebensgeschehen vermehrt in den Vordergrund gerückt.

Laut dem Gesetz für unterstützende Wohnformen, Teilhabe und Pflege (Wohn-, Teilhabe und Pflegegesetz [WTPG], Landtag v. Baden-Württemberg 2014) aus Baden-Württemberg muss eine stationäre Pflegeeinrichtung folgende Anforderungen erfüllen:

- ihre Leistungen nach dem jeweils allgemein anerkannten Stand fachlicher Erkenntnisse erbringen,
- die Würde, die Privatheit, die Interessen und Bedürfnisse volljähriger Menschen mit Pflege- und Unterstützungsbedarf oder mit Behinderungen vor Beeinträchtigungen schützen,
- die Selbstständigkeit, die Selbstbestimmung und die gleichberechtigte Teilhabe am Leben in und an der Gesellschaft sowie die Lebensqualität der Bewohner wahren und fördern,
- die kulturelle Herkunft sowie religiöse, weltanschauliche und sexuelle Orientierung achten und geschlechtsspezifische Belange angemessen berücksichtigen,
- eine angemessene Qualität der Betreuung und der Verpflegung der Bewohner sichern,
- bei Pflegebedürftigen eine humane und aktivierende Pflege unter Achtung der Menschenwürde gewährleisten und die Pflege entsprechend dem allgemein anerkannten Stand medizinisch-pflegerischer Erkenntnisse erbringen,
- bei Menschen mit Behinderung die Eingliederung in die Gesellschaft fördern,
- eine angemessene Qualität des Wohnens und der hauswirtschaftlichen Versorgung erbringen,
- den Bewohnern eine nach Art und Umfang ihrer Betreuungsbedürftigkeit angemessene Lebensgestaltung ermöglichen,
- sicherstellen, dass für pflegebedürftige Bewohner Pflegeplanungen sowie für Menschen mit Behinderung Förder- und Hilfepläne aufgestellt werden,
- einen ausreichenden Schutz der Bewohner vor Infektionen gewährleisten,
- sicherstellen, dass Arzneimittel bewohnerbezogen und ordnungsgemäß aufbewahrt werden und die in der Pflege tätigen Beschäftigten mindestens einmal im Jahr über den sachgemäßen Umgang mit Arzneimitteln beraten sowie die mit dem Umgang von Medizinprodukten betrauten Beschäftigten entsprechend eingewiesen werden (WTPG, § 10 [2])

Die Prozess- und Ergebnisqualität der stationären Altenpflege wird durch die Sicherung der Rechte der Bewohner verbessert. Ein Heim muss ein Qualitäts- und Beschwerdemanagement betreiben (WTPG, § 11 [3]). Die Bewohner müssen die Möglichkeit der Interessenvertretung im Heimbeirat bzw. in Ersatzgremien bekommen (WTPG, § 9).

Die Pflegequalität der stationären Altenpflegeeinrichtungen wird von den zuständigen Behörden (Heimaufsichtsbehörde) durch wiederkehrende oder anlassbezogene Prüfungen überwacht. Die Prüfungen erfolgen grundsätzlich unangemeldet (WTPG, § 17). Konkrete Qualitätsanforderungen bzgl. der baulichen Gestaltung, des Personals und der Bewohnermitwirkung regeln Rechtsverordnungen. Neu ist die Festlegung der Anforderungen auch für ambulant betreute Wohngemeinschaften, welche sich nun ebenfalls an konkrete Mindestvorgaben (WTPG, § 13) halten müssen.

49.2 Die Altenpflegefachkraft im Kontext der Qualitätssicherung – hausinterne Maßnahmen des Qualitätsmanagements

Der Gesetzgeber hat mit dem am 01.07.2008 in Kraft getretenen Pflege-Weiterentwicklungsgesetz (PfWG) die Verpflichtung der Pflegeeinrichtungen zur internen und externen Qualitätssicherung stärker verankert und neu ausgerichtet. In diesem und im nächsten Kapitel sollen mögliche Interventionen der internen und externen Qualitätssicherung näher beleuchtet werden.

49.2.1 Indikatoren und Messmethoden zur Messung der hausinternen Pflegequalität

Neben der Frage, was Pflegequalität eigentlich ist (Was macht Pflegequalität aus?), wird in den letzten Jahren immer häufiger die Frage nach der Messbarkeit der Pflegequalität gestellt (Mit welchen Methoden kann Pflegequalität erhoben werden?). Lässt sich die Qualität einer sozialen Dienstleistung genauso messen und überprüfen wie die Qualität eines im Werk hergestellten Produkts? Die Diskussion der letzten Jahre hat noch kein zufriedenstellendes Ergebnis gebracht. Klar ist, dass zur Messung der Pflegequalität klare Indikatoren festgelegt werden müssen (Was möchte ich messen?). Im zweiten Schritt muss für die Indikatorenerhebung eine adäquate Messmethode (Wie messe ich diesen Indikator?) ausgewählt werden. Die Messbarkeit der Pflegequalität erlaubt eine Vergleichbarkeit zwischen Ausgangslage (IST-Wert) und Zielerreichung (SOLL-Wert) und ermöglicht so die Überprüfbarkeit der Effektivität der durchgeführten Maßnahmen der Qualitätssicherung.

Pflegeforscher sammeln bereits seit Jahren in wissenschaftlichen Studien Informationen über Pflegephänomene. Dazu werden unterschiedliche wissenschaftliche Erhebungsmethoden angewendet. Inzwischen haben solche Methoden in einer vereinfachten Form im Rahmen der Qualitätsüberprüfung Einzug gehalten. Ganz allgemein können die Methoden qualitätsrelevanter Datensammlung in 5 Arten eingeteilt werden:
1. physiologische Messungen (Messungen von Puls und Blutdruck sagen etwas über den Erfolg und die Qualität einer durchgeführten Pflegeintervention aus)
2. Beobachtungen (Beobachtung des Verhaltens erlaubt Rückschlüsse auf psychosoziale Indikatoren, z. B. Angst, Hoffnung, Schmerz)
3. Interviews (z. B. Erhebung des Indikators Angehörigenzufriedenheit bei einer Angehörigenversammlung)
4. Fragebögen (Erhebung der Heimbewohner- bzw. Mitarbeiterzufriedenheit)
5. Auswertung von Aufzeichnungen (Analyse der Dokumentationsunterlagen/Auswertung von Protokollbögen, z. B. Sturzprotokollen) (LoBiondo-Wood u. Haber 2005).

Messung der Kunden-/Bewohnerzufriedenheit

Mit der Anwendung von Qualitätssystemen aus der Industrie wurden die Begriffe Kunde und Kundin eingeführt. Pflegebedürftige sind demnach in der Rolle von Kunden, d. h. Käufern der Dienstleistung Altenpflege. Sie wollen für ihr Geld fachlich kompetente Pflege und Versorgung, Selbstständigkeit und Mitbestimmungsrecht, gute Wohnqualität und freundliche, zugewandte Pflegende. Das Kundenbewusstsein der heutigen und der nachfolgenden Seniorengenerationen wird ausgeprägter. Dienstleistungsunternehmen der Altenpflege werden sich mehr und mehr an den Vorstellungen und Wünschen ihrer Kunden orientieren. Auch wenn die Qualität zunächst an dem Angebot von Wohn- und Lebensqualität gemessen wird, spielt die Pflegequalität bzw. Prozessqualität doch die entscheidende Rolle in der Altenpflege.

> **Merke**
>
> Als eigenständiges Ziel der pflegerischen Versorgung wird die Zufriedenheit des Pflegebedürftigen gesehen, denn sie beeinflusst die Lebensqualität und somit auch das gesundheitliche Wohlbefinden. Zusätzlich wird durch die Zunahme der Meinungs- und Wunscherhebung des Pflegebedürftigen die Demokratisierung gefördert und somit seine Position als mündiger Kunde gestärkt (Roth 2002, Schön 2005).

Die Erfassung des Indikators Bewohnerzufriedenheit/Kundenzufriedenheit wird in den Einrichtungen der stationären Altenpflege immer wichtiger, um Schwachstellen rechtzeitig zu erkennen und eine optimale Abstimmung der Maßnahmen auf den Bedarf der Heimbewohner zu gewährleisten. Zufriedenheit kann nicht allgemein abgefragt werden. Die Frage „Sind Sie zufrieden?" wird jeder mit der Gegenfrage beantworten: „Womit?".

Die erste Aufgabe ist es daher, Kriterien für die Zufriedenheit zu formulieren. Mögliche Kriterien können sein: Zufriedenheit mit dem Wohnraum, Zufriedenheit mit den Aktivierungsangeboten, Zufriedenheit mit dem Essensangebot usw. Wenn diese identifiziert sind und die Bewohner und die Mitarbeiter diese kennen, dann kann Zufriedenheit leichter erhoben werden. Wenn die Kriterien vorhanden sind, lohnt es sich, sich auch über die Werkzeuge zur Erhebung der Bewohnerzufriedenheit Gedanken zu machen. Vorher wird im Grunde nur sehr unsystematisch und zufällig vorgegangen (Offermann 2002). Die Werkzeuge zur Erhebung der Zufriedenheit müssen den Ressourcen der Bewohner angepasst sein. Zur Erhebung der Bewohner- und Kundenzufriedenheit können 3 Werkzeuge zum Einsatz kommen:
1. **Fragebogen**: Mit offenen und geschlossenen Fragen, kontinuierlicher Anwendung und Auswertung; Fragebögen sind ein wichtiger Teil des Beschwerdemanagements einer Einrichtung (S. 1108).
2. **teilnehmende Beobachtung**: Sie kommt v. a. zum Tragen, wenn die Bewohner aufgrund ihrer Äußerungsfähigkeit nicht mehr befragt werden können. Die Beobachtungsmerkmale müssen vorher festgelegt werden.
3. **Beschwerdeannahme** (S. 1110): Sie erfolgt im direkten Gespräch, in der mündlichen Befragung oder in Form eines Interviews; die Beschwerdeannahme stellt eine Herausforderung für die Mitarbeiter dar und erfordert eine angemessene und konfliktentschärfende Reaktion.

„Die mangelnde Kundenorientierung bzw. Serviceorientierung vieler Heime im Umgang mit Nachfragen und Beschwerden ist das Ergebnis defizitärer Regelungen und/oder unsystematischer bzw. fehlender Vorgaben bei der Beschwerdebearbeitung. Fehlende Bearbeitungsroutinen verunsichern und belasten die Pflegemitarbeiter, die meist zuerst von Angehörigen und Bewohnern angesprochen werden. In diesen Fällen sind die meisten Pflegemitarbeiter überfordert und reagieren entsprechend ihrer Tagesform: engagiert – empathisch, ignorant – ratlos oder gereizt – abwehrend." (Tinnefeld 2002)

Eine Beschwerdeannahme in der stationären Altenpflege ist eine Herausforde-

49.2 Maßnahmen des Qualitätsmanagements

Tab. 49.2 Beschwerdeannahme in der stationären Altenpflege als Herausforderung für die Altenpflegefachkraft (nach Brückner 1997/2007).

Phase der Beschwerdeannahme	Wie verhält sich der Bewohner bzw. der Angehörige?	Wie sollte sich die Altenpflegefachkraft verhalten?
Emotionsphase	aufgeregt; emotionale Anspannung, reizbar, lässt Dampf ab	aktives Zuhören, Aufmerksamkeit entgegenbringen, nicht reizen lassen, Verständnis zeigen, Gefühle spiegeln
Deeskalationsphase	wird ruhiger, wartet auf Reaktion, leichte Anspannung noch vorhanden	Details erfragen, Interesse zeigen
Lösungsphase	i. d. R. skeptisch, Enttäuschung hemmt die Annahme von Lösungsvorschlägen, leichtes Misstrauen, erwägt das Lösungsangebot anzunehmen, macht ggf. andere Vorschläge	erläutert Lösungsvorschläge, nennt alternative Lösungswege, nennt klare Termine und Zuständigkeiten
Schlussphase	lehnt Lösungsvorschlag ab → erneute Eskalation	falls keine Lösung → Weiterleitung der Angelegenheit an den Vorgesetzten → handlungs- und maßnahmenorientierte Bearbeitung der Beschwerde durch die Leitungsebene
	akzeptiert Lösungsvorschlag → neue Vertrauensbasis, Zufriedenheit des Bewohners oder des Angehörigen	Lösung gefunden → leitet Lösung in die Wege, entschuldigt sich beim Bewohner bzw. beim Angehörigen, Informiert Kollegen und ggf. Vorgesetzten über die Beschwerde → Leitung erfasst und analysiert Beschwerden systematisch

rung für die Altenpflegefachkraft. Eine richtige Reaktion entschärft die Situation und trägt so wesentlich zur Zufriedenheit des Bewohners bzw. des Angehörigen bei (▶ Tab. 49.2).

Jede Maßnahme der Qualitätssicherung sollte dazu beitragen, die Lebensqualität der Bewohner so zu gestalten, wie die Bewohner sich ihre individuelle Lebensqualität vorstellen und wünschen. Dabei spielen nicht nur objektive Lebensbedingungen eine wichtige Rolle, sondern auch die Einschätzung der subjektiven Lebensqualität jedes einzelnen Heimbewohners. Was macht für diesen Heimbewohner Lebensqualität aus? Was hat er für individuelle Wünsche und Vorstellungen an das Heimleben, welche ihn zufrieden und glücklich machen?

Die qualitativen Studien von Faigle u. Knäpple (1997) und Kaltenegger (2010) sind genau diesen Fragen nachgegangen. Aus den Studienergebnissen lässt sich ableiten, dass folgende Faktoren aus der subjektiven Sicht der Heimbewohner für eine optimale Lebensqualität im Heim sprechen:

- Privatheit
- Würde
- Unabhängigkeit
- Entscheidungsfreiheit
- Sicherheit
- Selbstverwirklichung (Faigle u. Knäpple 1998)
- Wohnen/Privatheit
- Selbstständigkeit
- Autonomie
- Kontrolle
- soziale Einbindung
- Aktivität (Kaltenegger 2010)

Ausgewählte Ergebnisse der beiden Studien mit den jeweiligen Aussagen befragter Heimbewohner über Lebensqualität im Heim stellt ▶ Tab. 49.3 dar. Die Kriterien unter Qualitätserwartung in der Tabelle entsprechen den bürgerlichen Grundrechten (S. 437). Siehe hierzu Kap. „Ethische Prinzipien" (S. 109) sowie die Charta der Rechte hilfe- und pflegebedürftiger Menschen (S. 438).

Die Zufriedenheit und Qualitätsbeurteilung durch die Pflegebedürftigen werden grundsätzlich von deren multidimensionalen und vielfältigen Erwartungen bestimmt. Bei den Erwartungen der Klienten gilt es aber zu berücksichtigen, dass diese selbst ebenso wie die Äußerungen von Zufriedenheit und Unzufriedenheit unübersichtlich, schwer von aktuellen subjektiven Empfinden zu trennen und widersprüchlich sein können (Wingenfeld u. Schäffer 2001). Ein zu schneller Rückschluss von der Zufriedenheit der Bewohner auf die Qualität der Pflege sollte aus diesem Grund vermieden werden (Roth 2002).

49.2.2 Selbstmanagement

Merke

Die Qualität der Arbeit in der Altenhilfe steht und fällt mit der Qualifizierung und Befähigung der Mitarbeiter. Die Mitarbeiter stellen das kostbarste Vermögen eines Unternehmens dar; sie sind seine Stärke (Stoffer 1995).

Die Qualität der Pflege wird einerseits durch die Institutionsleitung, durch externe Instanzen sowie die Erwartungen der Heimbewohner vorgegeben – andererseits definiert jede Pflegekraft auf eigene Art und Weise den Qualitätsbegriff. Diese persönliche Definition sowie die formale und persönliche Qualifikation einer Altenpflegefachkraft haben Einfluss darauf, wie zielsicher Pflegesituationen bewältigt werden können. Alle Mitarbeiter der Institution müssen dafür die erwartete Ergebnisqualität kennen, sie müssen ihre Prozesse innerhalb der Einrichtung beherrschen und über fachliche und persönliche Kompetenzen verfügen.

Personen- und fachgerechte Gestaltung der Pflegesituationen unter der Berücksichtigung des einrichtungsinternen Pflegeleitbildes, der Pflegekonzeptionen und Pflegestandards ist ein wesentlicher Teil des Selbstmanagements jedes einzelnen Mitarbeiters und somit sein Beitrag zur Qualitätssicherung einer Einrichtung. Wie soll eine Altenpflegerin gezielt und geplant pflegen, wenn sie selbst als Privatperson planlos und unorganisiert ist? Wie soll eine Altenpflegerin das Leitbild ihrer Einrichtung verstehen und umsetzen, wenn sie nie ihr persönliches Leitbild und ihre Ideale und Vorstellungen reflektiert hat? Das Selbstmanagement erfordert also von der Pflegefachkraft neben der fachlichen Qualifikation ein Bündel persönlicher und sozialer Kompetenzen wie:

- Zeitmanagement
- Ordnungssinn/Fähigkeit zur Planung und Strukturierung
- Reflexionsfähigkeit/Selbstreflexion
- gesundheitliche Disposition
- Motivation und Freude am Beruf
- Fehlermanagement (KDA 2010), siehe „Fehlerberichtssysteme" (S. 442).
- Mut und Zivilcourage (KDA 2006)
- Empathiefähigkeit (S. 203)
- Identifikation mit dem Leitbild und den Marketingstrategien der Einrichtung
- Einsatzbereitschaft/Engagement im Rahmen hausinterner Verbesserungsprozesse (Qualitätszirkel usw.)

Tab. 49.3 Ausgewählte Qualitätserwartungen von Heimbewohnern zur subjektiven Lebensqualität (in Anlehnung an Faigle u. Knäpple 1998; Kaltenegger 2010).

Qualitätserwartung	Zitat/Bewohneraussage	Erläuterung
Wohnen/Privatheit	„… ich hatte dort eine 4-Zimmer-Wohnung. Und jetzt bin ich hier eingepfercht in ein kleines Zimmer."	• sich zurückziehen können • eigenes Bad haben • Sichtschutz bei pflegerischen Verrichtungen • Wohnen als Manifestation der Persönlichkeit • Wohnraum als ein wesentlicher Teil selbstbestimmten Lebens • individuelle Wohnraumgestaltung
Würde/Selbstständigkeit/Unabhängigkeit	„… dass ich halt noch aufstehen kann und mir alleine helfen kann, auch nachts alleine rausgehe, das ist wichtig. Das konnte ich am Anfang nicht." „… dass meine körperlichen Mängel akzeptiert werden und meine Selbstständigkeit erhalten wird."	• Akzeptanz der Einschränkungen • angemessener verbaler und nonverbaler Umgang mit Einschränkungen • Erkennen individueller Ressourcen • Ermutigung zur Selbstständigkeit • Nutzung von Hilfsmitteln zur Förderung der Selbstständigkeit • Freiräume zulassen • Entscheidungsfähigkeit der Bewohner fördern und Entscheidungsfreude unterstützen
Selbstverwirklichung/Autonomie	„Mein Kalender ist voll mit Sachen. Heute früh war ich zur Fußpflege, morgen ist Speiseplanbesprechung, am Mittwoch ist Heimbeiratsbesprechung."	• Auswahlmöglichkeiten zwischen unterschiedlichen Veranstaltungen haben • den Tagesablauf selbst bestimmten können • Erfordernisse institutioneller Organisation sollten im Einklang mit den Wünschen der Bewohner stehen • Entscheidungsspielräume zulassen
Kontrolle	„Ich habe nur 2 Taschen gehabt und sonst eigentlich nichts. Was ich da reingepackt habe, halt Wäsche, was man braucht, Morgenrock, Hausschuhe"	• Kontrolle über Alltagsentscheidungen behalten • Verlust der Kontrolle geht mit der Entstehung der Hilflosigkeit einher • selbstständige Alltagsentscheidungen fördern
soziale Einbindung	„Mein Neffe ist verheiratet. Er kümmert sich ganz rührend um mich."	• Einbeziehung Angehöriger in die Alltagsgestaltung sowie bei Bedarf auch in die Pflege • Angehörigenkontakt fördern • Kontakte zu alten Freunden, Nachbarn, Dorfbewohnern fördern • soziale Bindungen im Heim anbahnen und festigen
Aktivität	„Es hat mir Freude gemacht, wieder ein bisschen zu malen, weil's auch gelungen ist. Ein Bild hat sogar mein Sohn sich zum Geburtstag gewünscht. Das hat er eingerahmt."	• Aktivierungsangebote/Beschäftigungsangebote unterstützen eine Tagesstrukturierung und fördern Lebensfreude • Sinnhaftigkeit der Beschäftigungsmaßnahme ausschlaggebend für das subjektive Erleben und Bewerten der Maßnahme
Sicherheit	„… besonders nachts hatte ich zu Hause Angst, der Weg von meinem Bett zur Toilette war unsicher. Mehrfach bin ich zu Hause gestürzt. Die lauten Rufe wurden von keinem gehört."	• bauliche Maßnahmen gewährleisten Sicherheit bei der Mobilisation und bei den Aktivitäten • das subjektive Gefühl der Sicherheit kann durch den empathischen und einfühlsamen Umgang erreicht werden

> **Merke**
>
> „Das Selbstmanagement der Mitarbeiter als ihr persönliches Qualitätsmanagement und das Qualitätsmanagement der Organisation gehören zusammen." (Offermann 2002)

49.2.3 Qualitätssicherung als einrichtungsinterner Prozess

Zur Sicherung und Optimierung der Pflegequalität existieren inzwischen vielfältige einrichtungsinterne Maßnahmen. Diese müssen für die jeweilige Einrichtung gezielt ausgewählt werden. Alle geplanten und gezielten Maßnahmen, die die Ebenen der Struktur-, Prozess- und Ergebnisqualität einer Pflegeeinrichtung positiv beeinflussen, können als Maßnahmen der internen Qualitätssicherung betrachtet werden:

- hausinterne Pflegestandards
- Hygienestandards, Sicherheitsstandards
- Leitbild/Pflegeleitbild
- Dienstübergaben
- Teambesprechungen, Stations- und Leitungssitzungen
- Fort- und Weiterbildungen
- Stellenbeschreibungen/Organigramm (schriftliche Regelung der Verantwortlichkeiten)
- Arbeit in Qualitätszirkeln
- Einbeziehung der Mitarbeiter in Entscheidungsprozesse
- bewohnerorientierte Konzepte
- bewohnerorientierte Pflegeorganisationsform
- Pflegevisite
- Fallbesprechungen
- systematisches Beschwerdemanagement
- systematisches Fehlermanagement
- Case Management
- Konzepte zur Arbeitsorganisation (z. B. zur Einarbeitung neuer Mitarbeiter)
- Arbeiten nach dem Pflegeprozess
- Pflegeplanung
- Pflegedokumentation
- usw.

Im Folgenden wird exemplarisch die praktische Umsetzung eines Qualitätszirkels in der stationären Altenpflege erläutert.

49.3 Qualitätszirkel

Qualitätszirkel sind innerbetriebliche Arbeitskreise, die das große Potenzial von Wissen, Ideenreichtum, Erfahrung und Verantwortungsbereitschaft der Mitarbeiter aktivieren und diese als Ressourcen für die Qualitätsverbesserung nutzen. Diese Methode der internen Qualitätssicherung wird in Unternehmen des In- und Auslandes bereits seit Jahren mit Erfolg praktiziert, wenn Probleme im Arbeitsbereich auftreten oder Qualitätsverbesserungen angestrebt werden.

Grundgedanke der Qualitätszirkelarbeit ist, dass die Mitarbeiter aufgrund von Sachverstand und Erfahrung die eigentlichen Experten für Qualitätssicherung und Qualitätsverbesserung sind.

Ein Qualitätszirkel besteht aus einer Gruppe von 5–6 Mitarbeitern. Sie kommen auf freiwilliger Basis zusammen, um Themen aus dem Arbeitsbereich zu analysieren und Problemlösungen zu erarbeiten (▶ Abb. 49.3). Die Zusammensetzung der Gruppe kann multiprofessionell oder professionsgebunden sein:

- **multiprofessionell:** d. h., die Gruppe besteht aus festen Mitgliedern verschiedener Arbeitsbereiche. Pflege, Hauswirtschaft, Verwaltung, Technik und Öffentlichkeitsarbeit arbeiten z. B. als Team zusammen an einem Problem.
- **professionsgebunden:** Die Qualitätszirkelgruppen bestehen fest aus Mitarbeitern nur einer Berufsgruppe, z. B. der Pflege. Diese professionsgebundene Gruppe bearbeitet pflegespezifische Themen und lädt themenabhängig Mitarbeiter aus anderen Arbeitsbereichen als Fachberater ein.

▶ **Voraussetzungen.** Damit die Gruppe im Rahmen eines Qualitätszirkels effektiv und effizient arbeiten kann, müssen folgende Voraussetzungen erfüllt sein:
- Der Träger bzw. das Führungsteam der Institution müssen diese Form von Qualitätssicherungsarbeit akzeptieren und Räume, Zeit sowie organisatorische Hilfen zur Verfügung stellen.
- Das Leitungsgremium nimmt die Änderungsvorschläge ernst und gibt die notwendige Unterstützung zur Umsetzung.
- Für die Leitung und Moderation von Qualitätszirkeln werden geeignete Mitarbeiter geschult (Moderatorenkurse).
- Die Mitarbeit im Qualitätszirkel ist freiwillig.
- Die Mitarbeiter können die Ergebnisse und Erfolge ihrer Arbeit in der Einrichtung präsentieren und veröffentlichen.

Merke

Durch Qualitätszirkelarbeit können Fachkräfte ihre Zukunft mitgestalten. Wer seine Arbeit bewusst gewählt hat, sich mit ihr identifiziert und engagiert mitarbeitet, hat Handlungsspielräume und Entwicklungsmöglichkeiten. Die Mitwirkungsmöglichkeit der Mitarbeiter an einrichtungsinternen Maßnahmen steigert das Gefühl der Partizipation und verbessert so die Zufriedenheit der Mitarbeiter.

49.3.1 Arbeitsweise des Qualitätszirkels

Für das methodische Vorgehen in Qualitätszirkeln gibt es unterschiedliche Vorgehensweisen. Das nachfolgende Beispiel wurde erarbeitet nach einem Übungsbeispiel von Poser und Schlüter (1998).

Das Ziel der hier dargestellten Methode ist die Verbesserung der Lebensqualität von in Heimen lebenden alten Menschen, indem ihre Bedürfnisse und Wertvorstellungen erfragt und ernst genommen werden. In Zusammenarbeit mit den Fachleuten aller Berufsgruppen einer Institution und ihrem Führungsgremium wird ein optimales Ergebnis stationärer Altenpflegequalität angestrebt.

Qualitätssicherung folgt einer bestimmten Methodik. Poser u. Schlüter orientieren sich an dem in ▶ Abb. 49.4 dargestellten Regelkreis. Er besteht aus 7 Schritten, die im Folgenden näher erläutert werden:
1. Themenwahl
2. Formulieren von Werten
3. Festlegen von Standards (Soll-Zustand)
4. Erheben von Daten (Ist-Zustand)
5. Qualitätsbeurteilung
6. Änderungsplan
7. Ausführen des Änderungsplanes

1. Schritt: Themenwahl

Themenbereiche und Probleme werden gesammelt und aufgeschrieben. Nach der Gewichtung der Themen wird ein Thema ausgewählt, das bearbeitet werden soll. Wenn das gewählte Thema auch andere Arbeitsbereiche betrifft, müssen entsprechende Fachpersonen miteinbezogen werden. Probleme und Themen, die bearbeitet werden könnten, sind u. a. Folgende:

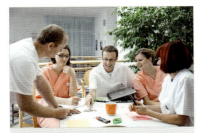

Abb. 49.3 Qualitätszirkel. Ein Qualitätszirkel besteht aus einer Gruppe von 5–6 Mitarbeitern. Qualitätszirkel nutzen das große Potenzial von Wissen, Ideenreichtum und Erfahrung der Mitarbeiter als Ressourcen für die Qualitätsverbesserung. (Foto: A. Fischer, Thieme)

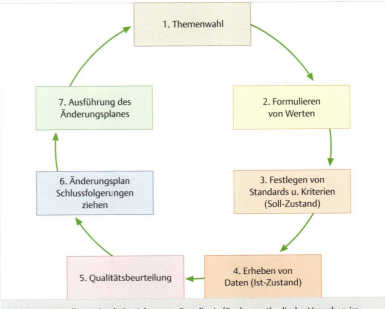

Abb. 49.4 Regelkreis Qualitätssicherung. Regelkreis für das methodische Vorgehen im Rahmen einer Qualitätssicherung.

- Heimeinzug und Hilfen zum Einleben
- Tagesgestaltung für psychisch veränderte Bewohner
- Bewohner haben Bewegungsmangel und kommen zu wenig an die frische Luft
- Haustiere in der Einrichtung
- den Sonntag (wieder) zum Feiertag gestalten
- Sterbende begleiten
- Zusammenarbeit mit Angehörigen
- Unterstützung bei der Lebensaktivität (ABEDL) „Sich kleiden können"
- Durchführung und Gestaltung von Dienstbesprechungen

Methodisches Vorgehen am Beispiel „Abendgestaltung" im Haus Waldblick

Der Abend ist der Ausklang des Tages. Berufstätige sprechen vom Feierabend, auf den sie sich freuen. Viele Menschen füllen die Abende mit Kontakten im Freundes- oder Vereinskreis, mit kulturellen Aktivitäten oder ihrem Hobby. Heimbewohner und Kranke erleben auch ihren Alltag, doch die Möglichkeiten, den Abend selbst zu gestalten, sind begrenzt. Sie brauchen dazu Unterstützung und Anregung. Das Fernsehprogramm ist ein schlechter Ersatz.

Häufig haben alte Menschen Angst vor der Nacht, d. h. vor Schmerzen, Einsamkeit, Dunkelheit und vor dem Sterben. Ein frühes Zu-Bett-Gehen kann diese Probleme verstärken.

Ziel der Arbeitsgruppe: Der Abend im Haus Waldblick entspricht einem Feierabend und wird bewohnerorientiert und gemeinschaftsfördernd gestaltet (▶ Abb. 49.5).

2. Schritt: Formulieren von Werten

Zum 2. Schritt im Regelkreis gehören die Inhalte:
- Thema definieren
- Werte formulieren

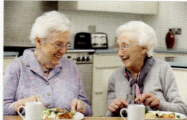

Abb. 49.5 Abendgestaltung. Qualitätsarbeit kann Situationen schaffen, die Wohlbefinden und Zufriedenheit dieser Heimbewohnerinnen fördern. (Foto: Monkey Business Images, shutterstock)

▶ **Definition des Themas.** Die allgemeine Bedeutsamkeit des ausgewählten Themas im Hinblick auf die Befriedigung menschlicher Grundbedürfnisse (nach Maslow) und die aktuelle Bedeutung bzw. der Wert für die zu betreuende Personengruppe werden herausgearbeitet und kurzgefasst schriftlich dargestellt. In der Definition kann Bezug genommen werden auf
- Leitziele der Altenpflege,
- Pflegeverständnis der Einrichtung,
- berufsethische Wertvorstellungen der Mitarbeiterschaft und
- Leitbild des Trägers.

▶ **Werte formulieren.** Hierunter sind aktuelle Wertvorstellungen, Bedürfnisse, Wünsche, Interessen, Zielvorstellungen und dienstliche Vorgaben zu verstehen, die bei verschiedenen Personenkreisen unterschiedliche Werte bilden. Da sind z. B. die Vorstellungen und Bedürfnisse der alten Menschen selbst bzw. ihrer Angehörigen, dann die Werte der Pflegefachkräfte, der Mitarbeiter aus Betreuung und sozialem Dienst, dem Reinigungsdienst, des Hausmeisters, des Küchenchefs, des Hauswirtschaftsleiters und Heimleiters. Die Werte können durch Interviews oder Diskussionsrunden ermittelt werden.

Werte am Beispiel „Abendgestaltung" im Haus Waldblick

Am Beispiel der Abendgestaltung können die individuellen Wertvorstellungen von Bewohnern, Mitarbeitern und der Heimleitung formuliert und dokumentiert werden (▶ Tab. 49.4).

3. Schritt: Festlegen von Standards und Kriterien

Die Arbeitsgruppe entwickelt durch den Einfluss von Werten Standards und Kriterien in den Bereichen von Struktur-, Prozess- und Ergebnisqualität (▶ Abb. 49.6). Standards und Kriterien beschreiben konkret die Handlung, die als Soll-Zustand angestrebt wird (▶ Abb. 49.4).

Soll-Zustand am Beispiel „Abendgestaltung" im Haus Waldblick

Am Beispiel können Standards und Kriterien für den Soll-Zustand der „Abendgestaltung" im Haus Waldblick entwickelt werden (▶ Tab. 49.5).

4. Schritt: Erheben von Daten für den Ist-Zustand

Methoden zur Analyse des Ist-Zustandes sind z. B. Checklisten, Befragungen, Beobachtungen und Auswertung der Dokumentationen. Die Entscheidung für eine oder mehrere der Methoden ist abhängig von der Themenwahl und von der Zeit, die für die Analyse zur Verfügung steht.

Die Checklisten und der Fragebogen zur Ermittlung des Ist-Zustandes werden von der Arbeitsgruppe erstellt. Ungefähr 20 % der Bewohner/Klienten und 20 % des Personals werden befragt.

Datenerhebung am Beispiel „Abendgestaltung" im Haus Waldblick

Mithilfe von Checklisten, die die Qualitätsdimensionen nach Donabedian abbilden (▶ Abb. 49.7) und Fragebögen für Bewohner und evtl. deren Angehörige (▶ Abb. 49.8) werden die Daten erhoben, die den Ist-Zustand der „Abendgestaltung" darstellen.

Tab. 49.4 Bei einem Qualitätszirkel ermittelte Werte verschiedener Beteiligter zum Thema Abendgestaltung.

Werte von Bewohnern	Werte von Mitarbeitern	Werte der Heimleitung
- gemütliche Atmosphäre - Geborgenheit - Abwechslung - Gemeinschaftsgefühl - Verkürzung der langen Nächte - Gespräche führen - weniger Angst vor der Nacht - die Zeit des Zu-Bett-Gehens mitbestimmen	- Zufriedenheit und Ausgeglichenheit der Bewohner - Gespräche mit Bewohnern - Reduzierung von Schlafmitteln - normale Nachtruhezeit - guter Schlaf der Bewohner - Befürchtung, dass Arbeitszeit geändert und persönliche Feierabendgestaltung eingeschränkt wird	- Zufriedenheit der Bewohner - gute Atmosphäre im Haus - weniger Stress für die Nachtwachen - positive Darstellung der Arbeit in der Öffentlichkeit

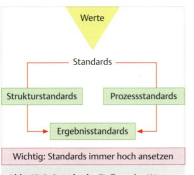

Abb. 49.6 Standards. Einfluss der Wertvorstellungen auf Standards.

Tab. 49.5 Standards und Kriterien für den Soll-Zustand der „Abendgestaltung".

Strukturstandards	Prozessstandards	Ergebnisstandards
• Abendgestaltung von 19–ca. 21.30 Uhr • gemütliche Raumgestaltung • bequeme Sitzgelegenheiten • Tischdekoration mit Decken, Blumen, Kerzen • Getränke, Spätmahlzeit • Lieder- und Lesebücher in Großdruck • Spiele • genügend Mitarbeiter zur Unterstützung des Abendprogramms • Unterstützung des Vorhabens durch den Heimbeirat	• Wünsche werden erfragt • Mitgestaltung durch Beiträge der Bewohner • abwechslungsreiche Gestaltung: vorlesen, Gespräche führen, klönen • monatlich Tanztee bis 22 Uhr • „Wünsch-dir-was-Liederabend" • Zeit für die Sorgen Einzelner • Abendrituale werden berücksichtigt	• Bewohner sind zufrieden und ausgeglichen • Nächte sind ruhiger • Schlafmittelverbrauch geht zurück • Nachtwachen sind entspannter und zufriedener • harmonische Atmosphäre im Wohnbereich • Freude auf den nächsten Abend

Checklisten zur Ermittlung des Ist-Zustandes

Strukturkriterien	trifft zu	trifft nicht zu
1. Der Aufenthaltsraum ist gemütlich und einladend.	○	○
2. Das Mobiliar steht wohnlich und bequem.	○	○
3. Getränke stehen zur Verfügung.	○	○
4. Bei Bedarf gibt es eine kleine Spätmahlzeit.	○	○
5. Bei besonderen Anlässen stehen Bier und Wein zur Verfügung.	○	○
6. Es stehen genügend Mitarbeiter und Helfer zur Verfügung.	○	○
7. Lieder- und Vorlesebücher (Großdruck) sind vorhanden.	○	○
8. Schallplatten, Tonträger, CDs können abgespielt werden.	○	○
9. Brett- und Kartenspiele sind vorhanden.	○	○

a

Prozesskriterien	immer	häufig	selten	gar nicht
1. Wünsche zum späteren Zubettgehen werden berücksichtigt.	○	○	○	○
2. Gemeinsame Abendgestaltung wird angeboten.	○	○	○	○
3. Mitarbeiter sind gut auf die Abendgestaltung vorbereitet.	○	○	○	○
4. Bewohner können ihre Fähigkeiten und Ideen einbringen.	○	○	○	○
5. Neue Bewohner werden nach ihren Gewohnheiten befragt.	○	○	○	○
6. Die meisten Bewohner gehen nach dem Abendessen ins Bett.	○	○	○	○
7. Die meisten Bewohner liegen mehr als 10 Stunden im Bett.	○	○	○	○
8. Die Nachtwache klagt über Schlaflosigkeit, Unruhe, Angstzustände bei den Bewohnern.	○	○	○	○

b

Ergebniskriterien	trifft zu	trifft nicht zu
1. Die Abendgestaltung entspricht einem „Feier"-abend.	○	○
2. Die abendliche Stimmung im Wohnbereich ist angenehm.	○	○
3. Die Bewohner machen einen ausgeglichenen und zufriedenen Eindruck.	○	○
4. Die Nachtwachen berichten von ruhigen Nächten.	○	○
5. Der Schlafmittelverbrauch ist gering.	○	○

c

Abb. 49.7 Checklisten zur Erhebung des Ist-Zustandes. Ermittlung des Ist-Zustandes anhand von Checklisten.
a Strukturkriterien.
b Prozesskriterien.
c Ergebniskriterien.

5. Schritt: Qualitätsbeurteilung

Aus der Auswertung der Fragebögen, Checklisten, Notizen usw. ergibt sich die Darstellung und Beurteilung des derzeitigen Qualitätszustandes (Ist-Zustand). Die Ergebnisse werden mit dem Soll-Zustand (Standards) verglichen. Abweichungen werden in der „Qualitätsbeurteilung" (▶ Abb. 49.9) schriftlich festgehalten. Nach den Ursachen der Abweichungen zwischen Soll- und Ist-Zustand wird geforscht. Gemeinsam wird überlegt, welche Veränderungen sinnvoll und notwendig sind.

6. Schritt: Änderungsplan

Aus der Qualitätsbeurteilung können Schlussfolgerungen gezogen werden. Aus diesen Schlussfolgerungen wird ein Änderungsplan erstellt, der folgende Angaben enthalten soll (▶ Abb. 49.10):
• Was soll geändert werden?
• Von wem soll etwas geändert werden?
• In welchem Zeitraum soll es geändert werden?
• Wann müssen die einzelnen Maßnahmen abgeschlossen sein?

7. Schritt: Ausführen des Änderungsplanes

In diesem Abschnitt geht es um die Umsetzung der Veränderungen in die Praxis. Der Änderungsplan wird dem Führungsteam der Institution vorgelegt und die Möglichkeiten zur Umsetzung werden geklärt. Im Änderungsplan wird die Ausführung und/oder Kontrolle mit Datum und Handzeichen dokumentiert.

Die Ergebnisse des Qualitätszirkels sollten den Mitarbeitern in Dienstbesprechungen vorgestellt und/oder in der Heimzeitung veröffentlicht werden.

Fragebogen für Bewohner

Abendgestaltung	trifft zu	trifft nicht zu	Bewertungen
1. Ist der Abend für Sie ein angenehmer Teil des Tages?	○	○	
2. Möchten Sie den Abend in netter Gesellschaft verbringen?	○	○	
3. Würden Sie an Abendveranstaltungen mit kleinem Programm teilnehmen?	○	○	
4. Ist das Wohnzimmer gemütlich und bequem?	○	○	
5. Gehen Sie aus Langeweile früh ins Bett?	○	○	
6. Können Sie gut schlafen?	○	○	

Abb. 49.8 **Fragebogen für Bewohner.** Befragung von Bewohnern und Angehörigen zur Abendgestaltung im Haus Waldblick.

Qualitätsbeurteilung

Abweichung vom Soll-Zustand	Ursachen
1.	1.
2.	2.
3.	3.
4.	4.

Abb. 49.9 **Qualitätsbeurteilung.** Mithilfe der Bögen zur Qualitätsbeurteilung können Ursachen für Abweichungen zwischen Ist- und Soll-Zustand ergründet werden.

Änderungsplan

Was?	Wer?	Ab wann?	Erledigt am

Abb. 49.10 **Änderungsplan.** Ein Änderungsplan dient dazu, die Änderungsmaßnahmen gezielt durchzuführen und zu dokumentieren.

Wenn die Aufgabe erfüllt ist, kann der Qualitätszirkel sich einer neuen Aufgabe zuwenden oder auflösen, um anderen Kollegen die Chance zur Mitarbeit zu geben. Die Arbeitsphase einer Gruppe sollte von Beginn an zeitlich begrenzt werden.

Merke
Qualitätszirkelarbeit gibt den Mitarbeitern die Möglichkeit, ihren Part an Verantwortung für die Einrichtung zu übernehmen und durch betriebliche Partizipation zur Qualitätssicherung und zur eigenen Zufriedenheit beizutragen.

49.4 Externe Qualitätssicherung und Qualitätskontrolle

49.4.1 Pflichtüberprüfungen durch den MDK und durch die Heimaufsicht

Die Hauptaufgabe des **Medizinischen Dienstes der Pflegekassen** (**MDK**) ist es, die Einhaltung der gesetzlichen Richtlinien zu überprüfen. Der gesetzliche Auftrag besteht darin, eine bedarfsgerechte und gleichmäßige, dem allgemein anerkannten Stand wissenschaftlicher Erkenntnisse entsprechende pflegerische Versorgung der Versicherten zu gewährleisten. Diese Versorgung setzt voraus, dass die Qualität der erbrachten Pflegeleistung ständig hinterfragt und an die Wünsche und Bedürfnisse der Versicherten angepasst wird.

Zur externen Überprüfung der Qualität ist der MDK bzw. ein von den Landesverbänden bestellter Sachverständiger berechtigt, die für das Pflegeheim benutzten Grundstücke und Räume jederzeit unangemeldet zu betreten, dort Prüfungen und Besichtigungen vorzunehmen, sich mit den Pflegebedürftigen, ihren Angehörigen oder Betreuern in Verbindung zu setzen sowie die Beschäftigten und den Heimbeirat oder den Heimfürsprecher zu befragen. Prüfungen und Besichtigungen zur Nachtzeit sind nur zulässig, wenn und soweit das Ziel der Qualitätssicherung zu anderen Zeiten nicht erreicht werden kann (SGB XI, § 114 [2]). Die Prüfungen finden grundsätzlich unangemeldet statt, um den ganz normalen Alltag unter die Lupe zu nehmen und nicht geschönte Abläufe (MDS 2010). Qualitätsprüfungen in ambulanten Pflegeeinrichtungen sind am Tag zuvor anzukündigen (QPR 2014).

Regel- und Anlassprüfungen

Die Überprüfung der Pflegequalität durch den MDK geschieht entweder als Regelprüfung oder als Anlassprüfung. Allen Qualitätsprüfungen des MDK liegt ein beratungsorientierter Prüfansatz zugrunde. Die Qualitätsprüfungen bilden eine Einheit aus Prüfung, Beratung und Empfehlung von Maßnahmen zur Qualitätsverbesserung. Dieser Prüfansatz erfordert eine intensive Zusammenarbeit zwischen der Pflegeeinrichtung und dem MDK. Seit 2011 erfolgt die Regelprüfung durch den Medizinischen Dienst der Krankenversicherung oder durch einen bestellten Sachverständigen in Abständen von höchstens einem Jahr. Eine Regelprüfung durch den MDK erfasst insbesondere wesentliche Aspekte des Pflegezustandes und die Wirksamkeit der Pflege- und Betreuungsmaßnahmen (Ergebnisqualität). Sie kann auch auf den Ablauf, die Durchführung und die Evaluation der Leistungserbringung (Prozessqualität) sowie die unmittelbaren Rahmenbedingungen der Leistungserbringung (Strukturqualität) abzielen.

Bei der Begehung der Einrichtung nutzt der MDK einen Erhebungsbogen. Dieser ist Bestandteil der Qualitätsprüfungs-Richtlinien (QPR 2014, Anlage 1–6). Die Qualitätsprüfungs-Richtlinien dienen als verbindliche Grundlage für eine Erfassung der Qualität in den Pflegeeinrichtungen nach einheitlichen Kriterien. Die Schwerpunkte der Qualitätserhebung einer Regelprüfung durch den MDK sind in ▶ Tab. 49.6 dargestellt. Die Prüfungen sollen von Prüferteams durchgeführt wer-

49.4 Externe Qualitätssicherung und Qualitätskontrolle

Tab. 49.6 MDK-Erhebungskriterien zur Prüfung der Qualität in der stationären Altenpflege (QPR 2009).

Erhebungskriterien zur Prüfung der Einrichtung (Struktur- und Prozessqualität)	Erhebungskriterien zur Prüfung beim Bewohner (Prozess- und Ergebnisqualität)	sonstige Aspekte der Ergebnisqualität

• Daten der Einrichtung (Name, Straße, Ort, Kontaktdaten usw.)
• Daten der Prüfung (Uhrzeit, Gesprächspartner usw.)
• Prüfungsauftrag (Regelprüfung, Anlassprüfung, Wiederholungsprüfung, nächtliche Prüfung)
• von der Pflegeeinrichtung zur Prüfung vorgelegte Unterlagen (Wohnplätze und Bewohner nach Wohnbereichen, Ausbildungs-, und Weiterbildungsnachweise der verantwortlichen und stellvertretenden Pflegefachkraft, Aufstellung aller in der Pflege tätigen Mitarbeiter, aktuelle Handzeichenliste, Liste der Pflegehilfsmittel, Dienstpläne, Pflegeleitbild, Pflegekonzept usw.)
• Art der Einrichtung (vollstationär, teilstationär usw.)
• Struktur der Wohn- und Pflegebereiche
• Anzahl der Bewohner mit: Wachkoma, Beatmungspflicht, Dekubitus, Blasenkatheter, Fixierung usw.
• Ausstattung der Einrichtung (stufenloser Eingang, Handläufe in den Fluren, höhenverstellbare Pflegebetten usw.)
• individuelle Gestaltung der Wohnräume nach Wünschen und Bedürfnissen der Bewohner
• spezielle Milieugestaltung für Bewohner mit gerontopsychiatrischen Beeinträchtigungen
• Aufbauorganisation des Personals (klare Verantwortungsbereiche, Organigramm, Stellenbeschreibungen, Aufgabengebiete der verantwortlichen Pflegefachkräfte, Anzahl der Voll- und Teilzeitkräfte usw.)
• Ablauforganisation (Organisation der Bezugspflege, Umsetzung des Pflegekonzeptes, Führung der Pflegedokumentation usw.)
• Kontinuität der Bewohnerversorgung durch Personaleinsatzplanung (Dienstpläne, Qualifikation der Mitarbeiter)
• Qualitätsmanagement (Maßnahmen der externen und internen Qualitätssicherung, Fortbildungsplan, Fachzeitschriften für Mitarbeiter, Einarbeitungskonzept für neue Mitarbeiter, Beschwerdemanagement usw.)
• Pflegedokumentationssysteme (Einheitlichkeit und Vollständigkeit)
• Hygiene (Gesamteindruck, Hygienemanagement, hygienische Arbeitshilfen usw.)
• Verpflegung (Speiseplan, Speiseangebot, Essenszeiten, Getränkeversorgung usw.)
• soziale Betreuung (Gruppenangebote, Einzelangebote usw.)
	• Angaben zum Bewohner (Name, Wohnbereich, Geburtsdatum, Diagnosen)
	• Durchführung der Behandlungspflege (Kommunikation mit den Ärzten, Vorliegen ärztlicher Anordnungen, sachgerechter Umgang mit Medikamenten, sach- und fachgerechte Schmerzdokumentation, Wunddokumentation usw.)
	• Mobilität (Sturzrisiko, Erfassung des Sturzrisikos, Dokumentation der Sturzereignisse, Sturzprophylaxe, Dekubitus- und Kontrakturprophylaxe usw.)
	• Ernährungs- und Flüssigkeitsversorgung
	• Urininkontinenz (Katheter, erforderliche pflegerische Maßnahmen usw.)
	• Umgang mit Demenz (Orientierung und Kommunikation mit Menschen mit Demenz, Berücksichtigung der Biografie usw.)
	• Körperpflege (erforderliche allgemeine und spezielle Körperpflege)
		• Berücksichtigung der individuellen sozialen Betreuung beim Pflegeprozess
		• Vorliegen der Einwilligungen und Genehmigungen für freiheitseinschränkende Maßnahmen
		• regelmäßige Überprüfung freiheitseinschränkender Maßnahmen
		• kontinuierliche Durchführung der Pflege durch dieselben Pflegekräfte
		• Einsatz der Mitarbeiter nach ihrer fachlichen Qualifikation
		• der Pflegebericht dokumentiert situationsgerechtes Handeln der Mitarbeiter der Pflegeeinrichtung bei akuten Ereignissen
		• Befragung der Bewohner
		   ◦ Sind die Mitarbeiter höflich und freundlich?
		   ◦ Nehmen sich die Pflegenden ausreichend Zeit für sie?
		   ◦ Wird mit ihnen der Zeitpunkt von Pflege- und Betreuungsmaßnahmen abgestimmt?
		   ◦ Entscheiden sie, ob ihre Zimmertür offen oder geschlossen gehalten wird?
		   ◦ Werden sie von den Mitarbeitern motiviert, sich teilweise oder ganz selber zu waschen?
		   ◦ Sorgen die Mitarbeiter dafür, dass ihnen z. B. beim Waschen außer der Pflegekraft niemand zusehen kann?
		   ◦ Fragen die Mitarbeiter der Pflegeeinrichtung sie, welche Kleidung sie anziehen möchten?
		   ◦ Schmeckt ihnen das Essen in der Regel?
		   ◦ Können sie beim Mittagessen zwischen verschiedenen Gerichten auswählen?
		   ◦ Sind sie mit den Essenszeiten zufrieden?
		   ◦ Bekommen sie ihrer Meinung nach jederzeit ausreichend zu trinken angeboten?
		   ◦ Entsprechen die sozialen und kulturellen Angebote ihren Interessen?
		   ◦ Wird ihnen die Teilnahme an Beschäftigungsangeboten ermöglicht?
		   ◦ Werden ihnen Aufenthaltsmöglichkeiten im Freien angeboten?
		   ◦ Können sie jederzeit Besuch empfangen?
		   ◦ Entspricht die Hausreinigung ihren Erwartungen?
		   ◦ Erhalten sie die zum Waschen abgegebene Wäsche zeitnah und in einwandfreiem Zustand aus der Wäscherei zurück?

den, die aus Pflegefachkräften bestehen. An die Stelle einer Pflegefachkraft können andere Sachverständige, z. B. Ärzte, Kinderärzte treten, wenn dies das einzelne Prüfgebiet erfordert. Die Prüfer müssen folgende Voraussetzungen mitbringen: umfassende pflegefachliche Kompetenz, Führungskompetenz, Kenntnisse im Bereich der Qualitätssicherung. Mindestens ein Mitglied des Prüfteams des MDK muss über eine Auditorenausbildung verfügen.

Zur Qualitätserhebung setzt der MDK folgende Methoden ein:
1. Auswertung der Dokumentation (Dokumentenanalyse)
2. Beobachtungen während der Prüfung
3. Auskunft/Information/Darlegung durch die Mitarbeiter
4. Auskunft/Information der Pflegebedürftigen/Bewohner (in der zu prüfenden stationären Pflegeeinrichtung werden unabhängig von der Größe der Einrichtung jeweils 3 Bewohner aus jeder der 3 Pflegestufen zufällig ausgewählt und in der Prüfung einbezogen).

Merke

Der Medizinische Dienst der Krankenkassen ist die externe Kontrollinstanz der Qualitätssicherung in Pflegeeinrichtungen. Mit einem Erhebungsbogen zur Prüfung der Qualität in der stationären

Altenpflege überprüft der MDK oder ein Sachverständiger die Struktur-, Prozess- und Ergebnisqualität einer stationären Altenpflegeeinrichtung (nach QPR 2014, Anlage 4–5).

Bei Anlassprüfungen liegt ein bestimmter Grund (z. B. eine gezielte Beschwerde) für die Qualitätsüberprüfung vor. Hierbei geht der Prüfauftrag i. d. R. über den jeweiligen Prüfanlass hinaus und umfasst eine vollständige Prüfung mit dem Schwerpunkt der Ergebnisqualität (SGB XI, § 114 (5)).

Werden Mängel festgestellt, erfolgt nach einem festgelegten Zeitraum sowohl bei Regel- wie auch bei Anlassprüfungen eine Wiederholungsprüfung. Bei Wiederholungsprüfungen ist zu prüfen, ob die festgestellten Qualitätsmängel durch angeordnete Maßnahmen beseitigt worden sind. Werden Mängel nicht beseitigt, steht den Pflegekassen ein Bündel von Maßnahmen zur Verfügung. Sie können z. B. die Vergütung kürzen oder die Pflegedienstleitung und die Mitarbeiter zu Fortbildungsmaßnahmen verpflichten. In schwerwiegenden Fällen kann der Versorgungsvertrag mit der Pflegeeinrichtung gekündigt werden.

Der **Medizinische Dienst der Krankenkassen** und die **Heimaufsicht** arbeiten bei den Qualitätskontrollen Hand in Hand. Die in § 114 (4) des SGB XI getroffene Regelung, nach der der MDK unabhängig von seiner eigenen Prüfzuständigkeit befugt ist, gemeinsam mit der Heimaufsicht koordinierte Prüfungen durchzuführen, erleichtert die Qualitätsprüfungen und wird häufig zu effizienteren Prüfungen und zu einer geringeren zeitlichen Belastung der Pflegeeinrichtungen führen (Brüggemann u. Pick 2001).

Prüfberichte, Transparenzberichte des MDK und Qualitätsberichte des MDS

▶ **Prüfberichte.** Über die Qualitätsprüfungen erstellt der MDK einen Prüfbericht, der die Ergebnisse sowie – falls notwendig – Maßnahmen zur Beseitigung der Qualitätsdefizite enthält. Dieser Prüfbericht ist innerhalb von 3 Wochen nach Durchführung der Qualitätsprüfung zu erstellen und an die geprüfte Einrichtung und an die Pflegekasse weiterzuleiten (QPR 2009). Dieser Prüfbericht soll der geprüften Einrichtung als verbindlicher Leitfaden zur Behebung der Qualitätsmängel dienen. Bei stationären Einrichtungen versendet der MDK den Prüfbericht auch an die zuständige Heimaufsichtsbehörde.

▶ **Transparenzberichte.** Neben dem Prüfbericht wird ein Transparenzbericht erstellt, in dem das Prüfergebnis in Form von Noten (S. 1137) veröffentlicht wird. Bevor der Transparenzbericht ins Internet gestellt wird, hat die Pflegeeinrichtung 28 Tage Zeit, ihn mit Zusatzinformationen zu ergänzen. Personenbezogene Daten sind in diesem Bericht zu anonymisieren. Der Transparenzbericht und die Benotung der Pflegeeinrichtung dienen interessierten Pflegebedürftigen als Maßstab für die Entscheidung für oder gegen eine Pflegeeinrichtung.

▶ **Qualitätsberichte.** Unabhängig von den einrichtungsbezogenen Transparenzberichten veröffentlicht der Medizinische Spitzenverband der Krankenkassen (MDS) alle 3 Jahre die Ergebnisse der MDK-Qualitätsüberprüfungen in einem bundesweiten Bericht. Der 4. Qualitätsbericht erschien am 14. Januar 2015. Er gibt einen deutschlandweiten umfassenden Überblick über die Pflegequalität der ambulanten und stationären Einrichtungen. Grundlage dieses Berichts sind die Qualitätsprüfungen des MDK. Das zentrale Ergebnis des 4. Pflege-Qualitätsberichts: Die Versorgungsqualität in Pflegeheimen und ambulanten Pflegediensten ist besser geworden. Verbesserungen gab es bei der Dekubitusprophylaxe und der Vermeidung von freiheitsentziehenden Maßnahmen. Schwächen zeigten sich im Schmerzmanagement (MDS 2015).

Von der wissenschaftlichen Seite werden die Datenerhebungen des MDK und des MDS kritisch betrachtet. Wilborn, Lahmann u. Dassen (2008) stellen fest, „dass das Ziel, das der MDS mit dem Sammeln, Auswerten und Veröffentlichen der Prüfdaten verfolgt – den Stand der Pflegequalität in Deutschland abzubilden … – eher mäßig bis gar nicht erreicht wurde".

49.4.2 Zertifizierungsmöglichkeiten durch externe Agenturen

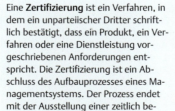

Definition

Eine **Zertifizierung** ist ein Verfahren, in dem ein unparteiischer Dritter schriftlich bestätigt, dass ein Produkt, ein Verfahren oder eine Dienstleistung vorgeschriebenen Anforderungen entspricht. Die Zertifizierung ist ein Abschluss des Aufbauprozesses eines Managementsystems. Der Prozess endet mit der Ausstellung einer zeitlich begrenzten Zertifizierungsurkunde.

Seit der gesetzlichen Verpflichtung (SGB XI, SGB V) der Pflegeeinrichtungen zur Einrichtung eines Qualitätsmanagementsystems haben sich in Deutschland viele Zertifizierungsgesellschaften etabliert, die nach dem Vorbild internationaler QM-Modelle pflegerische Institutionen zertifizieren. Die internationalen QM-Modelle der ISO 9000 und der europäischen Stiftung für Qualitätsmanagement (EFQM) geben für die Überprüfung des Qualitätsmanagementsystems einer Organisation einen Rahmen vor, aber sie machen keine Vorgaben für die spezifische fachliche Qualität (Offermann 2002). Aus diesem Grund wurden durch nationale Zertifizierungsgesellschaften auf Pflegeinstitutionen abgestimmte QM-Modelle entwickelt. In Abhängigkeit der zu zertifizierenden Einrichtung unterscheiden sich die einzelnen QM-Modelle. An dieser Stelle soll exemplarisch die freiwillige Zertifizierung nach KTQ (Kooperation für Transparenz und Qualität) erläutert werden.

Kooperation für Transparenz und Qualität im Gesundheitswesen (KTQ)

Das Projekt „Kooperation für Transparenz und Qualität im Gesundheitswesen" startete bereits 1997 auf Initiative des Verbands der Angestellten-Krankenkassen, des Verbands der Arbeiter-Ersatzkassen und der Bundesärztekammer. Die Deutsche Krankenhausgesellschaft und der Deutsche Pflegerat traten später dem Projekt bei. Im Dezember 2001 wurde die KTQ GmbH gegründet mit einem für deutsche Krankenhäuser spezifischen Zertifizierungsverfahren und mit dem Ziel, die Pflegequalität stetig zu kontrollieren und zu optimieren (KTQ 2010). Inzwischen hat die KTQ das eigene Tätigkeitsspektrum erweitert und zertifiziert neben den Krankenhäusern (432 Einrichtungen) auch Arztpraxen und Medizinische Versorgungszentren (57 Einrichtungen), Rehabilitationskliniken (94 Einrichtungen), Pflege-, Seniorenheime, Hospize und alternative Wohnformen (24 Einrichtungen) sowie Rettungsdienste (9 Einrichtungen); s. www.ktq.de (Stand: 26.06.2015). Das KTQ-Verfahren ist auf die speziellen Anforderungen der unterschiedlichen Einrichtungen abgestimmt, für jede Einrichtungsform gibt es ein KTQ-Manual, welches die Beurteilungskriterien beinhaltet.

Insgesamt werden 6 Kategorien betrachtet und bewertet:
1. Patientenorientierung/Kundenorientierung
2. Mitarbeiterorientierung
3. Sicherheit
4. Informationswesen
5. Führung
6. Qualitätsmanagement

Ein KTQ-Praxisleitfaden gibt einen Überblick über den Ablauf des KTQ-Verfahrens. Unabhängig von der Institution hat das KTQ-Bewertungsverfahren folgende Schritte:

▶ **1. Selbstbewertung.** Diese wird von der Einrichtung, die sich zertifizieren lassen möchte, eigenständig nach einem dafür vorgesehen KTQ-Manual vorgenommen. Das dient als eine Ist-Analyse und eine Standortbestimmung.

▶ **2. Anmeldung zur Fremdbewertung.** Die Einrichtung meldet sich bei der KTQ GmbH zu einer Fremdbewertung an.

▶ **3. Fremdbewertung.** Ausgebildete KTQ-Visitoren führen eine externe und unabhängige Fremdbewertung gemäß dem aktuellen KTQ-Katalog durch. Die Visitorenteams setzen sich je nach Bereich aus unterschiedlichen Personen zusammen. Es sind aktive und erfahrene Persönlichkeiten, die eine Leitungsfunktion mit Personalverantwortung ausüben sowie ein KTQ-Training abgeschlossen haben. Ein Visitorenteam für Pflegeeinrichtungen, Hospize und alternative Wohnformen setzt sich aus einem pflegerischen und einem ökonomischen Visitor zusammen.

▶ **4. Zertifizierung.** Ist die Fremdbewertung durch KTQ-Visitoren erfolgreich abgeschlossen, empfehlen sie der KTQ die Vergabe des Zertifikats für eine Laufzeit von 3 Jahren. Neben dem Zertifikat erhält die Einrichtung einen ausführlichen KTQ-Qualitätsbericht, welcher alle beurteilten Kriterien berücksichtigt und alle Leistungen der Institution darstellt. Der Qualitätsbericht wird auf der Internetseite des KTQ veröffentlicht und ermöglicht so Transparenz für die Öffentlichkeit und die Kunden der Einrichtung.

49.4.3 Benotungen der Altenpflegeeinrichtungen nach dem Schulnotensystem

Während eine Zertifizierung durch eine externe Zertifizierungsagentur für viele Pflegeeinrichtungen eine unterstützende, aber freiwillige Leistung ist, gibt es seit dem Pflege-Weiterentwicklungsgesetz (PfWG 2008) eine verpflichtende Überprüfung der Einrichtungen, welche die Ergebnisse einrichtungsbezogen nach dem Schulnotensystem darstellt. Die Daten für die Beurteilung nach dem Schulnotensystem stammen aus den Überprüfungen der Heime und der Pflegedienste durch den MDK. Die Daten sind nach § 115 PfWG für die Pflegebedürftigen und die Angehörigen verständlich, übersichtlich, vergleichbar und kostenfrei im Internet zu veröffentlichen. Personenbezogene Daten der Heimbewohner aus den einzelnen Einrichtungen sind zu anonymisieren. Die Noten sorgen für mehr Transparenz. Auf einen Blick sollen Pflegebedürftige und deren Angehörige sehen, ob die Dienstleister gute pflegerische Arbeit leisten, noch Entwicklungspotenzial haben oder Missstände abstellen müssen (GKV-Spitzenverband 2010).

▶ **Bewertungssystematik.** Die Noten „sehr gut" (1,0) bis „mangelhaft" (5,0) setzen sich aus insgesamt 82 Einzelkriterien zusammen. Diese Kriterien sind 4 Qualitätsbereichen zugeordnet. Den Schwerpunkt bildet dabei der Bereich „Pflege und medizinische Betreuung" (32 Kriterien). Außerdem werden noch die Ergebnisse der Kriterien „Umgang mit demenzkranken Bewohnern" (9 Kriterien), „Soziale Betreuung und Alltagsgestaltung" (9 Kriterien) sowie „Wohnen, Verpflegung, Hauswirtschaft und Hygiene" (9 Kriterien) erfasst. Eine separate Note ergibt die Bewohnerbefragung (18 Kriterien), die nicht in die Gesamtnote einfließt. Die Befragung der Bewohner erlaubt neben den objektiven Beurteilungskriterien einen Blick auf die persönliche und subjektive Sicht der Pflegebedürftigen auf die Pflegekräfte und auf den Service der Einrichtung. Für die Veröffentlichung der Pflegenoten sind laut Gesetz die Landesverbände der Pflegekassen zuständig. Zu diesem Zweck sind die Internetseiten http://www.pflegenoten.de und http://www.pflegelotse.de eingerichtet worden. Die ▶ Abb. 49.11 zeigt beispielhaft ein Benotungsergebnis für die Pflegequalität der Pflegeeinrichtung Seniorenresidenz „Sicherer Anker".

Kritische Betrachtung

Die Beurteilung der stationären und ambulanten Pflegeeinrichtungen nach einem Schulnotensystem bietet Bewohnern und Kunden eine Transparenz und eröffnet einfache Vergleichsmöglichkeiten. Es gibt jedoch auch Kritiker dieses Verfahrens. Der Hauptkritikpunkt ist die Frage danach, ob die Note tatsächlich die Qualität der geleisteten Pflege einer Institution abbilden kann. In der Kritik steht ebenfalls die fehlende Gewichtung der einzelnen Kriterien. Inzwischen liegt eine erste wissenschaftliche Evaluation der Pflegenoten vor. Frau Prof. Hasseler (Hochschule für Angewandte Wissenschaften) und Frau Prof. Wolf-Ostermann (Alice-Salomon-

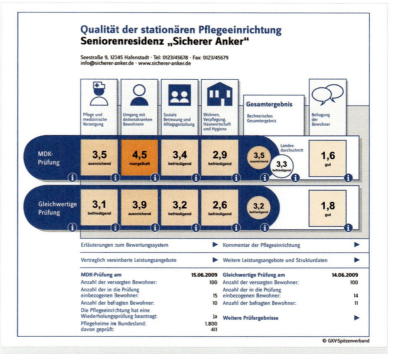

Abb. 49.11 **Pflegenoten.** Die Pflegenoten werden von den Landesverbänden der Pflegekassen übersichtlich und für den Laien verständlich im Internet veröffentlicht. Das Benotungsergebnis der Seniorenresidenz „Sicherer Anker" zeigt exemplarisch die Noten für die Pflegequalität in den einzelnen Beurteilungskriterien. (Quelle: GKV-Spitzenverband, Berlin; 2010)

Hochschule Berlin) haben wissenschaftlich begründete Empfehlungen zur Modifikation des Benotungsverfahrens vorgeschlagen. „Derzeit ist kein Nachweis der Validität des Verfahrens gegeben, um zu belegen, ob das Verfahren tatsächlich Pflegequalität misst. (…) Langfristig kann ein wissenschaftlich fundiertes Verfahren … die Chance bieten, dass Qualität von Pflegeeinrichtungen ein transparenter und selbstverständlicher Beurteilungsfaktor wird, der den bewertenden Einrichtungen auch die Möglichkeit gibt, ihre erbrachte Leistung angemessen darzustellen" (Hasseler u. Wolf-Ostermann 2010). Eine anstehende Reform des Benotungsverfahrens soll das Verfahren optimieren und den Noten ihre tatsächliche Bedeutung (Transparenz und Beurteilung) geben.

Fazit

Die Diskussion über die Messbarkeit der Pflegequalität wird wohl noch einige Zeit anhalten, bis geeignete Methoden und Instrumente gefunden worden sind, die tatsächlich das abbilden, was Pflege leistet. Nach Meinung des Hamburger Pflegewissenschaftlers Sascha Köppke (2008) liegt zur Messung und transparenten Darstellung der Pflegequalität bisher „eine Methode zugrunde, die nur sehr wenig darüber aussagt, wie gut das wirkliche Pflegeergebnis ist (…)". Zur Beurteilung einer Pflegeeinrichtung empfiehlt Köppke (2008) Folgendes: „Bis sich das ändert, bleibt nur, sich ambulante Dienste oder stationäre Einrichtungen genau anzuschauen oder Erfahrungen von Bekannten … zu sammeln. Ich würde jedem raten, dass er versuchen soll zu erspüren, ob in einer Einrichtung eine gute Kultur, ein Geist der Zuwendung und persönlicher Betreuung herrscht."

Lernaufgabe

Suchen Sie die Beurteilungen der Einrichtungen in Ihrer Region/Ihrer Stadt auf den angegebenen Internetseiten. Welche Informationen bekommen Sie über die Einrichtungen? Ist die Beurteilung auch für Laien verständlich dargestellt?

49.4.4 Nationale Expertenstandards und Rolle der Pflegeforschung

Definition

Die Weltgesundheitsorganisation (WHO 1987) bezeichnet einen **Standard** als ein „professionell abgestimmtes Leistungsniveau". Diese Formulierung hat auch das Deutsche Netzwerk für Qualitätsentwicklung in der Pflege (DNQP) übernommen: „**Pflegestandards** sind ein professionell abgestimmtes Leistungsniveau der Pflege, das den Bedürfnissen der damit angesprochenen Bevölkerung angepasst ist …" (Schiemann 1990).

Die Entwicklung, die in den letzten Jahren stattgefunden hat, wird von Trede (1997) als „babylonische Sprachverwirrung" bezeichnet. Das bedeutet, dass der Standardbegriff in unterschiedlichen Zusammenhängen verwendet wird. In der Literatur werden verschiedene Begriffe definiert:

- Pflege- und Qualitätsstandards
- Durchführungs- und Ablaufstandards (Organisationsstandards)
- Fallstandards
- Funktionsstandards
- Universal- und Richtlinienstandards
- Standardpflegepläne
- einrichtungsbezogene, lokale, nationale und internationale Standards
- Nationale Expertenstandards

Jeder Standard beschreibt das, was Pflege leisten soll und wie es geleistet werden soll. Die Entwicklung der Standards als Qualitätsinstrument hat verschiedene Wege eingeschlagen. Seit 1990 wurden auf der institutionellen Ebene eigene, für jede Einrichtung gültige Standards durch Mitarbeiter in Qualitätszirkeln entwickelt. Das bedeutete viel Arbeit für die einzelnen Krankenhäuser, Altenpflegeheime und ambulanten Pflegedienste, doch diese Arbeit förderte die Auseinandersetzung der Mitarbeiter mit der Qualität des eigenen Tuns. Leider basierten die meisten Standards dieser Art nicht auf wissenschaftlichen Ergebnissen. Sie wurden als Dienstanweisungen zur Standardisierung pflegerischer Abläufe verstanden. „Sie machten den Eindruck, ausschließlich für Pflegende gedacht zu sein, die noch nie etwas mit Pflege und derartigen Situationen zu tun hatten" (Bartholomeyczik 2002). Seit Beginn dieses Jahrtausends erscheinen Pflegestandards erstmals auch auf einer neuen Ebene und mit einem neuen, wissenschaftlichen, einrichtungsübergreifenden Anspruch: Nationale Expertenstandards (Bartholomeyczik 2005).

Nationale Expertenstandards

Nationale Expertenstandards legen ein Qualitätsniveau fest, das wissenschaftlich begründet ist. „Sie stellen eine Einigung der Berufsgruppe über das aktuelle Wissen in Pflegewissenschaft und Pflegepraxis dar und enthalten Handlungsvorschläge, wie ein festgelegtes hohes Niveau der Pflege von Patienten und Bewohnern in Einrichtungen der Gesundheitsversorgung und Altenhilfe erreicht werden kann" (Schiemann 2002).

Nationale Expertenstandards werden seit 1999 vom DNQP in Kooperation mit dem Deutschen Pflegerat und mit finanzieller Förderung des Bundesministeriums für Gesundheit entwickelt und haben eine einrichtungsübergreifende Gültigkeit. Seit dem Inkrafttreten des Pflege-Weiterentwicklungsgesetzes (2008) ist die Implementierung der Nationalen Expertenstandards gesetzlich geregelt. Die Nationalen Expertenstandards werden zukünftig im Bundesanzeiger veröffentlicht und sind für alle Pflegekassen sowie für die zugelassenen Pflegeeinrichtungen unmittelbar verbindlich (PfWG, § 113a) (Stenzel 2008).

Entwicklungsverfahren der Nationalen Expertenstandards

Für die Entwicklung der Expertenstandards wurde vom DNQP in Anlehnung an Vorbilder aus dem europäischen Ausland ein Verfahren entwickelt, welches darauf ausgerichtet ist, evidenzbasierte und von der Berufsgruppe der Pflegenden konsentierte Qualitätsinstrumente zu entwickeln. Dieses Verfahren der Standardentwicklung umfasst folgende Schritte:

1. **Themenfindung**
   Vorschläge für mögliche Themen kommen aus der Pflegewissenschaft und Pflegepraxis sowie von Spitzenorganisationen, Verbänden und Selbsthilfegruppen. Die Themen werden von einem wissenschaftlichen Team aufbereitet. Im Rahmen der Themenfindung erfolgt eine Literaturrecherche zur pflegeepidemiologischen und gesundheitspolitischen Relevanz des Themas. Die Literaturrecherche endet mit einem Beschluss des Lenkungsausschusses.
2. **Bildung unabhängiger Expertenarbeitsgruppen**
   Jedes Standardthema wird von einer 8–12-köpfigen Expertenarbeitsgruppe bearbeitet. Die Arbeitsgruppe besteht aus Mitgliedern der Pflegepraxis, der Pflegewissenschaft und Vertretern von Patienten- bzw. Verbraucherschutzverbänden.
3. **Erarbeitung des Expertenstandard-Entwurfs**
   Die Expertenarbeitsgruppe erstellt un-

ter der methodischen Lenkung des Lenkungsausschusses des DNQP eine Literaturstudie und eine Bewertung des aktuellen wissenschaftlichen Standes zum vorliegenden Thema. Der Expertenstandard wird nach dem Kategorienmodell von Donabedian (Struktur-, Prozess-, Ergebnisqualität) formuliert (S. 1122).

4. **Konsensus-Konferenzen**
Nach einer Konsensuskonferenz, bei der die breite Fachöffentlichkeit die Möglichkeit bekommt, den Expertenstandard-Entwurf mitzugestalten, wird eine abschließende Version des Expertenstandards erstellt.

5. **Modellhafte Implementierung**
Die modellhafte Implementierung in ausgewählten Gesundheits- und Pflegeeinrichtungen dient der Erprobung der Praxistauglichkeit des Expertenstandards. Zur Verbreitung des Expertenstandards erfolgt eine Buchveröffentlichung.

6. **Aktualisierung der Expertenstandards**
Die regelmäßige Aktualisierung der Expertenstandards erfolgt spätestens 5 Jahre nach der Veröffentlichung. Bei praxisrelevanter Änderung des Wissensstandes zum Thema des Expertenstandards ist eine vorzeitige Aktualisierung möglich (DNQP 2007).

Vorliegende Nationale Expertenstandards

Die Auswahl der Themen der Expertenstandards erfolgt durch einen Lenkungsausschuss des DNQP und ist pflegeepidemiologisch begründet. Dekubitalgeschwüre, chronische Wunden, Inkontinenz, Stürze, Schmerz und Mangelernährung gehören zu den bekannten Pflegeproblemen. Besonders in diesen Problembereichen sind wirksame Qualitätsverbesserungen notwendig. Seit der Gründung des DNQP wurden zu den vorrangigen Aufgabengebieten der Pflegekräfte folgende Expertenstandards entwickelt:

- Expertenstandard Dekubitusprophylaxe in der Pflege
- Expertenstandard Entlassungsmanagement in der Pflege
- Expertenstandard Schmerzmanagement in der Pflege bei akuten und tumorbedingten chronischen Schmerzen
- Expertenstandard Sturzprophylaxe in der Pflege
- Expertenstandard Förderung der Harnkontinenz in der Pflege
- Expertenstandard Pflege von Menschen mit chronischen Wunden
- Expertenstandard Ernährungsmanagement zur Sicherstellung und Förderung der oralen Ernährung in der Pflege
- Expertenstandard zur Erhaltung und Förderung von Mobilität

„Das Wichtigste bei einem Standard ist, dass dieser bei der Fachperson das Denken anregen und nicht ausschalten sollte. Kleinteilige Handlungsstandards vermitteln eher den Eindruck, dass sie Vorschriften enthalten, die ohne genaue Kenntnis der Begründung angewendet werden sollen" (Bartholomeyczik 2002). Die Formulierung eines Pflegestandards nach dem Motto „Wir haben damit gute Erfahrungen gemacht" reicht nicht aus. Die Effektivität der vorgeschlagenen Maßnahme muss durch aktuelle wissenschaftliche Studien der Pflegeforschung belegt sein, die Formulierung des Standards muss Spielraum für professionelle pflegerische Entscheidungen zulassen, die dem individuellen Pflegebedarf des Pflegebedürftigen gerecht werden.

Ethische Herausforderung

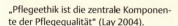

Merke

„Pflegeethik ist die zentrale Komponente der Pflegequalität" (Lay 2004).

Fallbeispiel

Schwester Heidi ist eine engagierte junge Altenpflegefachkraft in der stationären Altenpflegeeinrichtung „Haus am See". Bisher war sie mit ihrer Arbeit sehr zufrieden. In den letzten Jahren wirkte sie in mehreren Qualitätszirkeln mit, trug mit einer Arbeitsgruppe zur Leitbildentwicklung bei und schrieb einen Artikel über das Leben der Bewohner ihrer Einrichtung in der lokalen Presse. Dieses Jahr wurden die hausinternen Standards den Nationalen Expertenstandards des DNQP angepasst, auch hier war Schwester Heidi mit Engagement dabei. Die Evaluationsergebnisse und die Bewohnerbefragung brachten bisher positive Ergebnisse, die Schwester Heidi immer ein Ansporn waren, sich aktiv an qualitätssichernden Maßnahmen zu beteiligen.

Im letzten halben Jahr hat sich die personelle Situation im „Haus am See" negativ verändert. Der Spardruck führte zu Stellenkürzungen und zur Tendenz, anstelle von Fachpersonal eher freiwillige Personen oder ungelerntes Hilfspersonal zu beschäftigen. Schwester Heidi berichtet: „In letzter Zeit muss ich immer mehr Pflegearbeiten in kürzerer Zeit verrichten. Der Pflegeaufwand der Senioren ist größer geworden. Ich arbeite wie nach einer Stoppuhr. Das Gefühl, meine Bewohner nicht nach den ausgearbeiteten Hausstandards versorgen zu können, macht mich sehr unzufrieden. Auf die zunehmenden Beschwerden der Bewohner kann ich kaum noch was sagen."

Lernaufgabe

In welcher Konfliktsituation steckt Schwester Heidi? Welche Lösungswege empfehlen Sie Schwester Heidi in dieser Situation?

49.5 Versorgungsqualität von Menschen mit Demenz

Fallbeispiel

Es ist 2.00 Uhr nachts in einer stationären Altenpflegeeinrichtung. Herr Berschik (86 Jahre alt, diagnostizierte Alzheimer-Demenz, mittelschweres Stadium) ist unterwegs auf dem Wohnbereich. Herr Berschik ist mit Anzug und Krawatte bekleidet, er wirkt zufrieden. Er hat einen Stock und trägt eine Mappe mit Terminkalender unter dem Arm. Herr Berschik: „Ich habe einen wichtigen Termin. Alle warten auf mich. Die Besprechung findet jetzt statt. Ich muss dorthin. Es stehen wichtige Entscheidungen an, da darf ich nicht fehlen. Sie halten mich hier fest. Geh mir aus dem Weg. Lass mich hier raus. Wie sieht denn das aus, wenn ich nicht pünktlich zum Termin erscheine? Ich muss zuverlässig sein. Das ist mir wichtig."

Herr Berschik wirkt angespannt und wird im Laufe der Zeit immer unruhiger. Sie beobachten den jungen Altenpfleger Jens-Patrick im Gespräch mit Herrn Berschik. Jens-Patrick schaut Herrn Berschik bestimmend an: „Herr Berschik, ich bitte Sie, es ist mitten in der Nacht. Schauen Sie doch mal auf die Uhr. Es kann jetzt keine Besprechung geben! Kommen Sie, ich begleite Sie in Ihr schönes Zimmer. Dort können Sie es sich bequem machen und Ihre Nachtruhe genießen."

Lernaufgabe

Welches Anliegen hat Herr Berschik in der beschriebenen Situation?
- Was bedeutet für ihn in diesem Augenblick das Gefühl des subjektiven Wohlbefindens?
- Trägt der junge Altenpfleger zum subjektiven Wohlbefinden und zur Lebenszufriedenheit/Lebensqualität des Pflegebedürftigen bei?

49.5.1 Lebensqualität als ein Ziel guter Pflege der Menschen mit Demenz

In der Psychologie wird Lebensqualität mit subjektivem Wohlbefinden gleichgesetzt und damit das individuelle Erleben in den Mittelpunkt gerückt. Hierbei fließen viele objektive Faktoren wie Umgebungsgestaltung, schöner Wohnraum, Geld in die Beurteilung der individuellen Lebensqualität ein. Lebensqualität ist jedoch nicht nur das, was sich objektiv messen und äußerlich betrachten lässt. „Subjektive Lebensqualität wird durch das Urteil des Individuums selbst definiert, denn Fremd- und Selbstperspektive kann sich erheblich unterscheiden" (Filipp 2001). Besonders bei der Begegnung zwischen einem Menschen mit Demenz und einem Menschen ohne Demenz erscheint die unterschiedliche Beurteilung der momentanen Lebensqualität aus der jeweiligen Sicht der beiden Parteien als unvereinbar. Beide Personen haben in der direkten Interaktion einen anderen Antrieb und ein vollkommen anderes Einschätzen und Bewerten des Kontextes, in dem sie sich befinden.

In der direkten Interaktion mit dem Menschen mit Demenz muss es darum gehen, dass die Altenpflegefachkraft das aktuelle Anliegen des Betroffenen, seine Antriebe und Gefühle wahrnimmt, wertschätzt und für (subjektiv) gültig erklärt. Das Auferlegen der eigenen Ansichten trägt in der direkten Interaktion auf keinen Fall zur momentanen Zufriedenheit und zur Lebensqualität des Menschen mit Demenz bei.

Gerade bei Menschen mit kognitiven Einschränkungen wie etwa einer demenziellen Erkrankung steht die Kommunikation im direkten Kontakt vor ganz besonderen Herausforderungen. Neben der verbalen spielen gerade nonverbale Kommunikationsformen eine wichtige Rolle. Durch die Anwendung hilfreicher Kommunikationskonzepte (z. B. Integrative Validation nach N. Richard) wird die sozialkommunikative Kompetenz der Pflegekräfte gefördert und die Lebensqualität der Menschen mit Demenz in der konkreten Situation verbessert. „Verfügen Pflegende über solche Kompetenzen, können sie die Bedürfnisse und Gefühle einer demenzkranken Person besser erkennen, leichter verstehen, entsprechend reagieren und so die Lebensqualität des Pflegebedürftigen erhöhen" (Michel-Auli, KDA 2010).

Merke

„Jeder hilfe- und pflegebedürftige Mensch hat das Recht auf Wertschätzung, Austausch mit anderen Menschen und Teilhabe am gesellschaftlichen Leben" (BMFSFJ, 2006, Charta der Rechte hilfe- und pflegebedürftiger Menschen, Artikel 6).

„Wohlbefinden ist der entscheidende Ausdruck der subjektiv empfundenen Lebensqualität. Herausforderndes Verhalten bei Demenz kann selbst auch Ausdruck von Wohlbefinden sein. Es geht also darum, Verhaltensweisen von Menschen mit Demenz adäquat zu interpretieren und nicht prinzipiell zu vermeiden bzw. abzuschalten" (Bartholomeyczik, Halek u. Sowinski 2006).

49.5.2 Förderliche Rahmenbedingungen für die Lebensqualität der Menschen mit Demenz

Neben dem professionellen Verhalten der Pflegefachkraft in der direkten Interaktion mit dem Menschen mit Demenz spielen auch die gesamten Rahmenbedingungen eine wichtige Rolle. Diese tragen ebenfalls wesentlich zur Lebensqualität des Pflegebedürftigen und somit zur Pflegequalität bei.

Tab. 49.7 Pflegerische Interventionsmaßnahmen zur Verbesserung der Pflegequalität in der Versorgung von Menschen mit Demenz (nach Bartholomeyczik, Halek u. Sowinski 2006).

Interventionsmaßnahme	Erläuterung
humanistisches Menschenbild	Das Menschenbild in einer Einrichtung, welche Menschen mit Demenz betreut, muss auf Wertschätzung der Ressourcen und nicht auf die Betonung der kognitiven Einbußen aufbauen. Auf diesem Menschenbild baut das Pflegeverständnis auf.
Betreuungsformen	Die Betreuungs- und Wohnform (integrative, teilsegregative, segregative Wohnkonzepte usw.) für Menschen mit Demenz muss nach den individuellen Bedürfnissen bzw. nach dem Schweregrad der Erkrankung ausgewählt werden. Das gilt auch für die architektonische Raumgestaltung sowie Planung und Durchführung der Pflegeabläufe.
Anforderungen an das Management	Die Qualität der Leistungen hängt entscheidend von der Kompetenz der Leitungskräfte ab. Die Leitungskräfte müssen inhaltlich zu Fragen der Pflege demenzkranker Menschen qualifiziert sein.
verstehende Diagnostik	Verstehende Diagnostik ist ein Zugang zu einer Pflegesituation, in der der Mensch mit Demenz nicht aus der objektivierenden Sicht der Pflegekräfte gesehen wird. Es geht darum, dass durch Beobachtung, gezielte Assessmentinstrumente, interdisziplinäre Fallbesprechungen ein Zugang zum subjektiven Erleben des Menschen mit Demenz geschaffen wird.
Einsatz von Assessmentinstrumenten	Einsatz von Skalen zur Erfassung des Verhaltens von Menschen mit Demenz.
Validieren	Das validierende Haltungsmuster ermöglicht ein gefühlsorientiertes und verstehendes Umgehen.
Erinnerungspflege	Das Erinnern lebensgeschichtlicher Ereignisse und gelebter Beziehungen stärkt die Identität des Menschen mit Demenz und fördert so die Lebensqualität.
Berührung, Basale Stimulation, Snoezelen	Der reflexive Einsatz nonverbaler Kommunikationstechniken kann die Qualität der pflegerischen Interaktion mit dem Menschen mit Demenz positiv verändern.
Bewegungsförderung	Eine individuelle Bewegungsförderung und die Förderung von Körperbewusstsein muss gezielt in alle täglichen Aktivitäten einbezogen werden.
pflegerisches Handeln in akuten psychiatrischen Krisen von Demenzkranken	Die Mitarbeiter sollen für den Umgang mit akuten psychiatrischen Krisen und zum Thema Deeskalationsstrategien geschult werden.

Die pflegewissenschaftliche Arbeitsgruppe um Sabine Bartholomeyczik und Christine Sowinski hat im Jahr 2006 Rahmenempfehlungen zum Umgang mit herausforderndem Verhalten bei Menschen mit Demenz in der stationären Altenhilfe entwickelt. Im Auftrag des Bundesministeriums für Gesundheit und Soziale Sicherung formulieren die Autoren folgende pflegerische Interventionsmaßnahmen, die erfolgreich dazu beitragen sollen, die Pflegequalität für Demenzkranke zu verbessern:

- humanistisches Menschenbild
- adäquate Betreuungsformen
- Managementqualität
- verstehende Diagnostik
- Einsatz von Assessmentinstrumenten
- Validieren
- Erinnerungspflege
- Berührung, Basale Stimulation, Snoezelen
- Bewegungsförderung
- adäquate Reaktion in psychiatrischen Krisen

Die Maßnahmen sind in ▶ Tab. 49.7 erläutert.

49.6 Lern- und Leseservice

49.6.1 Das Wichtigste im Überblick

Wie wird der Begriff Pflegequalität definiert?

Qualität kann zunächst definiert werden als Beschaffenheit, Güte und Wert eines Produktes bzw. einer Dienstleistung. Für Pflegeberufe sind unterschiedliche Ansätze zur Qualitätsdefinition anzutreffen, z. B. „Qualität ist der Grad der Übereinstimmung von Kunden/innenerwartungen und der geleisteten Pflege unter Berücksichtigung des anerkannten, fachlichen Standards in der Pflege" (Kämmer 2001).

Welche Qualitätsdimensionen werden nach Donabedian unterschieden?

Im Rahmen seiner Forschungspublikationen legte Avedis Donabedian (1969) 3 Qualitätsdimensionen der Gesundheits- und Pflegeeinrichtungen fest:

- Strukturqualität: Welche Elemente sind notwendig, um eine optimale Pflegequalität zu erreichen?
- Prozessqualität: Welche Abläufe sichern die optimale Pflegequalität?
- Ergebnisqualität: Welches Ergebnis wird im Optimalfall angestrebt?

Nach welchen Qualitätsstufen wird die Qualität der Altenpflege beurteilt?

Qualität der Pflege kann eingeteilt werden in optimale, angemessene, sichere und gefährliche Pflege (Stufenmodell nach Fiechter und Meier).

Welche Gesetze regeln die Qualitätssicherung in der Altenpflege?

Die Qualitätssicherung in der Altenpflege hat in den letzten Jahren eine gesetzliche Verankerung in folgenden Gesetzen erfahren:

- Pflegeversicherungsgesetz (SGB XI, 1996)
- Pflegequalitätssicherungsgesetz (PQsG, 2001)
- Pflege- Weiterentwicklungsgesetz (PfWG, 2008)
- Heimgesetz (HeimG, 1975)/Landesheimgesetze (LHeimG)/Wohn- und Teilhabegesetze der Länder/Verordnungen

Welche Aufgaben hat ein Qualitätszirkel?

Ein Qualitätszirkel ist eine Gruppe von Mitarbeiterinnen und Mitarbeitern, die auf freiwilliger Basis zusammenkommen, um Themen aus dem Arbeitsbereich zu analysieren und Problemlösungen zu erarbeiten. Das Ziel dieses Arbeitskreises ist die Sicherung und Optimierung der Pflegequalität des eigenen Dienstbereiches.

Welche Verfahren zur Messung der Pflegequalität gibt es?

Inzwischen haben folgende wissenschaftliche Methoden in einer vereinfachten Form im Rahmen der Qualitätsüberprüfung Einzug erhalten:

- physiologische Messungen
- Beobachtungen
- Interviews
- Fragebogen
- Auswertung von Aufzeichnungen

Wer betreibt externe Qualitätskontrolle?

Der Medizinische Dienst der Krankenkassen und die Heimaufsichtsbehörde arbeiten bei den Qualitätskontrollen Hand in Hand. Im Rahmen einer freiwilligen und unterstützenden Qualitätsmaßnahme können sich die Pflegeeinrichtungen nach einem ausgewählten Zertifizierungsmodell (z. B. KTQ) zertifizieren lassen.

Was unterscheidet hausinterne Standards und nationale Expertenstandards?

Nationale Expertenstandards legen ein Qualitätsniveau fest, das wissenschaftlich begründet ist, sie werden vom DNQP formuliert. Die abstrakte Formulierung erfordert eine individuelle Anpassung an die Bedürfnisse der einzelnen Institutionen.

49.6.2 Literatur

Bartholomeyczik S. Sinn und Unsinn von Pflegestandards. Heilberufe 2002; 2: 12–16

Bartholomeyczik S. Es geht nicht um die Farbe des Waschlappens. Standards in der Pflege. Dr. Med. Mabuse 2005; 154: 20–23

Bartholomeyczik S, Halek M, Sowinski C et al. Rahmenempfehlungen zum Umgang mit herausforderndem Verhalten bei Menschen mit Demenz in der stationären Altenhilfe. Berlin: BMGS; 2006

Brüggemann J, Pick P. Qualitätssicherung. Was bringt das Pflege-Qualitätssicherungsgesetz – PQsG? Die Schwester/Der Pfleger 2007; 40: 609–611

Brückner M. Beschwerdemanagement. 3. Aufl. München: Redline; 2007

Bundesministerium für Familie, Senioren, Frauen und Jugend (BMFSFJ). Charta der Rechte hilfe- und pflegebedürftiger Menschen. Berlin: BMFSFJ; 2006

Bundesministerium für Gesundheit (BMG). Maßstäbe und Grundsätze für die Qualität sowie für die Entwicklung eines einrichtungsinternen Qualitätsmanagements nach § 113 SGB XI in der ambulanten Pflege. Berlin: BMG; 27.05.2011

Bundesministerium für Gesundheit (BMG). Maßstäbe und Grundsätze für die Qualität sowie für die Entwicklung eines einrichtungsinternen Qualitätsmanagements nach § 113 SGB XI in der stationären Pflege. Berlin: BMG; 27.05.2011

Bundesministerium für Gesundheit (BMG). Bekanntmachung des GKV-Spitzenverbandes der Pflegekassen. Maßstäbe und Grundsätze für die Qualität sowie für die Entwicklung eines einrichtungsinternen Qualitätsmanagements nach § 113 SGB XI in der teilstationären Pflege (Tagespflege). Berlin: BMG; 08.02.2013

Deutscher Bundestag. Sozialgesetzbuch (SGB). Elftes Buch (XI). Inkrafttreten 1.1.2005. Letzte Änderung 17.12.2014

Deutscher Bundestag. Gesetz zur strukturellen Weiterentwicklung der Pflegeversicherung (Pflege-Weiterentwicklungsgesetz). Inkrafttreten: 1.7.2008, Berlin, 2008

Deutscher Bundestag. Gesetz zur Qualitätssicherung und zur Stärkung des Verbraucherschutzes in der Pflege (Pflegequalitätssicherungsgesetz, PQsG). Inkrafttreten: 1.1.2002, Berlin, 2002

Deutsches Netzwerk für Qualitätsentwicklung in der Pflege (DNQP). Fachhochschule Osnabrück, Fakultät für Wirtschafts- und Sozialwissenschaften. Methodisches Vorgehen zur Entwicklung und Einführung von Expertenstandards in der Pflege. Osnabrück; 2007

Donabedian, A. Some Issues in Evaluating the Quality of Nursing Care. American Journal of Public Health 1969; 59: 1833–1836

Faigle B, Knäpple A. Qualität aus der Sicht der Pflegebedürftigen. Altenheim 1998; 5: 8–12

Fiechter V, Meier, M. Pflegeplanung: eine Anleitung für die Praxis. Basel: Rocom; 1981

Filipp SH. Gesundheitsbezogene Lebensqualität alter und hochbetagter Frauen und Männer. Expertise im Auftrag der Sachverständigenkommission. Vierter Altenbericht der Bundesregierung. Trier; 2001

GKV-Spitzenverband, Medizinischer Dienst des Spitzenverbandes Bund der Krankenkassen e. V. (MDS), Hrsg. Richtlinien des GKV-Spitzenverbandes über die Prüfung der in Pflegeeinrichtungen erbrachten Leistungen und deren Qualität nach § 114 SGB XI (Qualitätsprüfungs-Richtlinien-QPR). Vom 11. Juni 2009 in der Fassung vom 30.06.2009. Berlin und Essen: GKV, MDS; 2009

GKV-Spitzenverband, Medizinischer Dienst des Spitzenverbandes Bund der Krankenkassen e. V. (MDS), Hrsg. Qualitätsprüfungsrichtlinien (QPR). Transparenzvereinbarung. Grundlagen der Qualitätsprüfungen nach den §§ 114 ff in der stationären Pflege. Berlin und Essen; GKV, MDS; 2014

GKV-Spitzenverband. Fragen und Antworten zu den Pflegenoten. Berlin: Pressestelle GKV-SV vom 09.03.2010

Hasseler M, Wolf-Ostermann K. Wissenschaftliche Evaluation zur Beurteilung der Pflege-Transparenzvereinbarungen für den ambulanten (PTVA) und den stationären (PTVS) Bereich. Hamburg: Hochschule für Angewandte Wissenschaften; Berlin: Alice-Salomon Hochschule; 2010

Kaltenegger J. Qualitative Studie: Lebensqualität im Heim. Die Schwester, der Pfleger 2010; 3: 280–284

Kämmer K. Qualität in der Pflege und Begleitung. Berufliches Selbstverständnis und pflegerische Dienstleistung. In: Kämmer K, Schröder B, Hrsg. Pflegemanagement in Altenpflegeeinrichtungen. Hannover: Schlütersche; 2007, S. 36–41

Kooperation für Transparenz und Qualität im Gesundheitswesen (KTQ). KTQ-Manual inkl. KTQ-Katalog Version 1,0 für stationäre und teilstationäre Pflegeeinrichtungen, ambulante Pflegedienste, Hospize und alternative Wohnformen. Düsseldorf: Deutsche Krankenhaus Verlagsgesellschaft mbH; 2006

Kooperation für Transparenz und Qualität im Gesundheitswesen (KTQ). (2010). KTQ Geschichte. Wie alles begann. Im Internet: www.ktq.de (Stand: 27.06.2015)

Köpke S. Genauso gut könnte man eine Münze werfen. Ein Interview mit dem Hamburger Pflegewissenschaftler Sascha Köpke über die Probleme, die Qualität von Pflege zu erfassen. Badische Zeitung. 8.01.2008

Kuratorium Deutsche Altershilfe (KDA). Modellprogramm zur Verbesserung der Versorgung Pflegebedürftiger. Stufen der Pflegequalität. Köln: BMGS; KDA 2004

Kuratorium Deutsche Altershilfe (KDA). Zivilcourage in der Pflege. ProAlter 2006; 3

Kuratorium Deutsche Altershilfe (KDA). Fehlermanagement, Fehlervermeidungssysteme. ProAlter 2010; 1

Knigge-Demal B, Pätzold C. An qualitätssichernden Maßnahmen mitwirken. Begleitfaden. Projekt LoKo. Lernortkooperation in der Altenpflegeausbildung. Bielefeld: Westfalia Druck; 2007

Landtag von Baden-Württemberg. Gesetz für unterstützende Wohnformen, Teilhabe und Pflege (Wohn-, Teilhabe und Pflegegesetz, WTPG). Stuttgart: 14.05.2014

Lay R. Ethik in der Pflege. Ein Lehrbuch für die Aus-, Fort- und Weiterbildung. Hannover: Schlütersche Verlagsgesellschaft; 2004

LoBiondo-Wood G, Haber J. Pflegeforschung. Methoden. Bewertung. Anwendung. München: Urban & Fischer; 2005

Medizinischer Dienst der Spitzenverbände der Krankenkassen. Ablauf einer MDK-Qualitätsprüfung 2010

Medizinischer Dienst des Spitzenverbandes Bund der Krankenkassen e. V. (MDS), Hrsg. Qualität in der ambulanten und stationären Pflege. 4. Pflege-Qualitätsbericht des MDS nach § 114 A ABS. 6 SGB XI. Essen: MDS; 2015

Michell-Auli P. Welche Pflege wollen wir? Ein Plädoyer für eine subjektive Sicht der Pflege. ProAlter 2010; 4: 9–17

Offermann C. Selbst- und Qualitätsmanagement für Pflegeberufe. Ein Lehr- und Arbeitsbuch. Bern: Huber; 2002

Poser M, Schlüter W. Qualitätssicherung in der Altenpflege – praktische Hilfen für den Arbeitsalltag. Rastede: Social media; 1998

Roth G. Forschungsgesellschaft für Gerontologie e. V. FfG. Institut für Gerontologie an der Universität Dortmund. Qualität in Pflegeheimen. Dortmund: Expertise im Auftrag des Bundesministeriums für Familie, Senioren, Frauen und Jugend; 2002

Schiemann D. Grundsätzliches zur Qualitätssicherung in der Krankenpflege. Deutsche Krankenpflegezeitschrift 1990; 43: 526–529

Schiemann D. Pressemitteilung des DNQP. Entwicklung von drei weiteren Expertenstandards in der Pflege. Osnabrück: DNQP, Fachhochschule Osnabrück; 2005

Schön J. Kundenzufriedenheit mit ambulanten pflegerischen Dienstleistungen. Unveröffentlichte Diplomarbeit. Bielefeld: Fachhochschule Bielefeld, Fachbereich Pflege und Gesundheit; 2005

Sieber H, Weh B. Pflegequalität. München: Urban und Schwarzenberg; 1995

Stenzel, C. Expertenstandards in der Altenpflege. Gesetzliche Vorgaben und pflegerische Wirklichkeit. Dr. med. Mabuse 2008;173: 49–52

Stoffer FJ: Sozialmanagement 2000. Zwischen Mensch und Profit. Zeitgemäße Unternehmens- und Mitarbeiterführung in Betrieben der Sozialwirtschaft am Beispiel der Altenhilfe. Overath; 1995

Tinnefeld G. Einführung systematischen Beschwerdemanagements in Einrichtungen der Altenpflege. Programm: Gemeinsame Projekte von Hochschule und Praxis. Robert Bosch Stiftung; 2002

Trede I. Von babylonischen Sprachverwirrungen. Eine Literaturanalyse über Ziele und Merkmale von Pflegestandards. Pflege 1997; 10: 262–272

Vitt G. Pflegequalität ist messbar. Auswirkungen des SGBXI auf die Qualität der ambulanten Pflege. Hannover: Schlütersche Verlagsgesellschaft; 2002

Weltgesundheitsorganisation (WHO). Die Rolle des Beraters in der Qualitätssicherung in der Pflegepraxis. Bericht über eine WHO-Tagung. Den Haag; 1987

Wilborn D, Lahmann N, Dassen T. Viele Daten, viele offene Fragen. Kommentar zum 2. Bericht des MDS nach § 118 Abs. 4 SGB XI („Qualitätsbericht"). Pflegezeitschrift 2008; 1: 6–7

Wingenfeld K, Schäffer D. Nutzerperspektive und Qualitätsentwicklung in der ambulanten Pflege. Zeitschrift für Gerontologie und Geriatrie 2001; 34: 140–146

49.6.3 Kontakt- und Internetadressen

Deutsches Netzwerk für Qualitätsentwicklung in der Pflege (DNQP)
Caprivistraße 30 a
49 076 Osnabrück
http://www.dnqp.de

Medizinischer Dienst des Spitzenverbandes Bund der Krankenkassen e. V. (MDS)
Lützowstraße 53
45 141 Essen
http://www.mdk.de
http://www.mds-ev.de

Kuratorium Deutsche Altershilfe
Wilhelmine-Lübke-Stiftung e. V.
An der Pauluskirche 3
50 667 Köln
http://www.kda.de

KTQ GmbH (Kooperation für Transparenz und Qualität im Gesundheitswesen GmbH)
Garnisonkirchplatz 1
10 178 Berlin
http://www.ktq.de

GKV-Spitzenverband
Mittelstraße 51
10 117 Berlin
http://www.gkv-spitzenverband.de
http://www.pflegenoten.de

Verband der Ersatzkassen e. V. (VdEK)
Askanischer Platz 1
10 963 Berlin
http://www.pflegelotse.de

Teil 4

Lernbereich 4 – Altenpflege als Beruf

50	Beruf Altenpflegerin/Beruf Altenpfleger	1147
51	Lernen lernen	1175
52	Aggression und Gewalt in der Pflege	1183
53	Arbeitsbelastungen und Methoden zur Bewältigung	1191

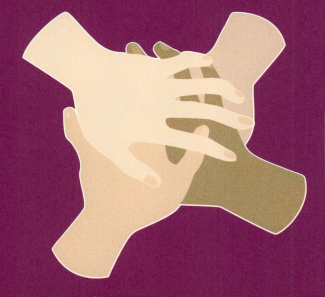

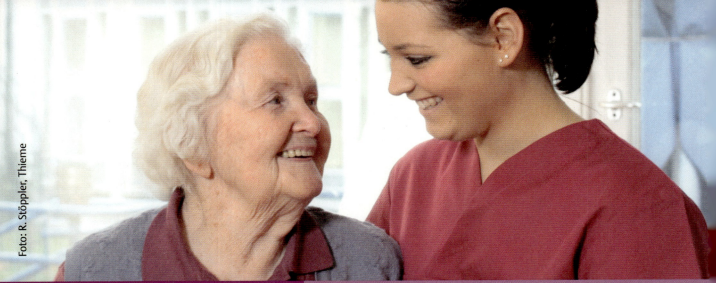

Kapitel 50
Beruf Altenpflegerin/ Beruf Altenpfleger

50.1	Was ist Altenpflege?	1147
50.2	Geschichte des Berufs	1148
50.3	Berufsbild Altenpflegerin/Altenpfleger	1151
50.4	Altenpflegeausbildung	1152
50.5	Altenpflege im Kontext der Pflegeberufe	1154
50.6	Reform der pflegerischen Ausbildungen	1155
50.7	Anforderungsprofil für die Altenpflege	1157
50.8	Pflegekompetenz	1158
50.9	Fort- und Weiterbildung, Studium	1159
50.10	Berufsverbände, Gewerkschaften, Pflegekammern	1161
50.11	Rolle und Rollenerwartung	1162
50.12	Team und Teamarbeit	1165
50.13	Lern- und Leseservice	1171

Foto: R. Stöppler, Thieme

50 Beruf Altenpflegerin/Beruf Altenpfleger

Ilka Köther, Ursula Kocs

50.1 Was ist Altenpflege?

Ilka Köther

Fallbeispiel

Corinna Paulsen ist Altenpflegerin. Sie arbeitet in einem modernen Altenpflegeheim. Die Arbeit im Team macht ihr Spaß. Ihren Freund, der sie kürzlich augenzwinkernd anmachte: „Ach du mit deinen Alten", hat sie erst einmal zurechtgestutzt: „Du, es ist eine tolle Sache, für andere da zu sein. Alte Menschen haben häufig Probleme, mit ihrem Alltag klarzukommen. Ihnen zu helfen, ist nicht immer leicht, aber es macht mir viel Freude und erfüllt mich." Der Freund lächelt verlegen. Ob sie etwas von ihrer Motivation rübergebracht hat?

Der Altenpflegeberuf hat sich in den letzten Jahren zu einem unverzichtbaren, vielseitigen **medizinisch-pflegerischen** Beruf mit einem großen Anteil **sozialpflegerischer** Aufgaben entwickelt, der für die zukünftige Versorgung alter Menschen immer mehr an Bedeutung gewinnt. Trotzdem entsprechen die Vorstellungen der Bevölkerung über den Altenpflegeberuf nicht dem Bild einer hochqualifizierten Leistung, sondern eher dem Bild „Pflegen kann doch jeder". Dass dies nicht so ist und Altenpflege eine professionelle Tätigkeit ist, soll durch die nachfolgenden Beschreibungen und Definitionen verdeutlicht werden.

50.1.1 Aspekte beruflicher Altenpflege

Altenpflege ist ein Beziehungsprozess

Altenpflegerinnen und Altenpfleger sind oft die wichtigsten „Wegbegleiter" von alten Menschen in schwierigen Lebenssituationen und existenziellen Krisen am Ende ihres Lebens. In diesen Situationen sind alte Menschen besonders auf verlässliche Beziehungen angewiesen.

Definition

„**Pflege** ist immer ein ,In-Beziehung-Treten' von Menschen. Sie sollte stets ein verstehend, liebend, handelnd ,In-Beziehung-Treten' sein. Pflege ist im Wesentlichen ein Beziehungsprozess" (Köther u. Gnamm 1990).

Die Voraussetzungen für eine vertrauensvolle, helfende Beziehung liegen in der Haltung und Einstellung der Pflegeperson, in ihrer Fähigkeit, durch Wertschätzung, Einfühlsamkeit (Empathie), Akzeptanz und Toleranz das Vertrauen des Gegenübers zu gewinnen. Dazu gehört auch, in dem Pflegeempfänger einen gleichberechtigten Partner zu sehen, der Experte für sein eigenes Leben ist.

Definition

Unter **Beziehungspflege** wird sowohl der sprachliche (verbale) als auch der körpersprachliche (nonverbale) Austausch und die Zusammenarbeit zwischen dem alternden Menschen, dessen Umfeld und der zuständigen Pflegekraft verstanden.

Um einen bewussten Beziehungsprozess eingehen und mitgestalten zu können, muss die Pflegeperson über fachliches Wissen und kommunikative Kompetenzen verfügen. Die Fähigkeit zur Kommunikation ist erlernbar und ein wichtiger Bestandteil der Altenpflegeausbildung, siehe Kap. „Kommunizieren können" (S. 199).

Merke

Es ist das Ziel einer pflegerischen Beziehung, durch gegenseitiges Vertrauen und Akzeptanz eine Atmosphäre des „Sich-Wohlfühlens" zu schaffen (▶ Abb. 50.1).

Altenpflege ist eine hochqualifizierte Tätigkeit

Definition

Professionelle Altenpflege bezieht sich auf die speziellen gesundheitlichen Probleme und altersbedingten Einschränkungen. Sie orientiert sich an den körperlichen, psychischen und sozialen Bedürfnissen sowie den Ressourcen älterer Menschen. Dabei ist es ein erklärtes Ziel, die Selbstständigkeit und Eigenverantwortlichkeit des Einzelnen so lange wie möglich zu erhalten (▶ Abb. 50.2). Professionelle Altenpflege ist eine hochqualifizierte berufliche Leistung. Sie umfasst die eigenständige und eigenverantwortliche Pflege einschließlich Beratung, Begleitung und Betreuung alter Menschen.

Dazu gehören folgende Aufgaben:
- Hilfe zur Erhaltung und Aktivierung der eigenständigen Lebensführung
- Erhalten und Wiederherstellen individueller Fähigkeiten im Rahmen geriatrischer und gerontopsychiatrischer Rehabilitationskonzepte

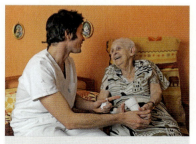

Abb. 50.1 Vertrauen und Akzeptanz sind Grundlagen für Wohlbefinden. (Foto: E. Bonzami, Fotolia.com)

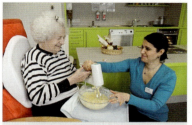

Abb. 50.2 Selbstpflegefähigkeiten fördern – Selbstständigkeit erhalten. (Foto: W. Krüper)

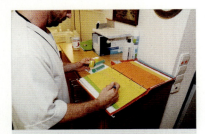

Abb. 50.3 Dokumentation und Evaluation sind unverzichtbare Bestandteile professioneller Pflege. (Foto: R. Stöppler, Thieme)

- Mitwirkung bei der Behandlung kranker alter Menschen einschließlich der Ausführung ärztlicher Verordnungen
- sach- und fachkundige, den allgemein anerkannten pflegewissenschaftlichen, insbesondere den medizinisch-pflegerischen Erkenntnissen entsprechende, umfassende und geplante Pflege (▶ Abb. 50.3)
- Schaffen einer sicheren, fördernden Umgebung für demente und psychisch erkrankte ältere Menschen
- Fördern sozialer Kontakte
- Anregen und Begleiten von Familien- und Nachbarschaftshilfe und Beratung pflegender Angehöriger
- Begleiten alter Menschen bei Verlusterfahrungen und in Grenzsituationen des Lebens
- Pflege und Begleitung Sterbender

Siehe auch „Altenpflege-Gesetz" (§ 3) (S. 1152).

Definition

„Altenpflege ist eine beschreib-, begründ-, bewert- und korrigierbare Dienstleistung, bei deren Ausführung der alte Mensch stets als Experte für sein eigenes Leben gesehen wird" (Entzian 1999).

Altenpflege ist eine personenbezogene Dienstleistung

Altenpflege als berufliche Arbeit ist eine bezahlte Leistung (SGB XI) und gehört zu den Dienstleistungsberufen. Dienstleistung beinhaltet den Begriff „dienen", das bedeutet für jemanden wirken, ihm helfen, für ihn da sein. Im Zusammenhang mit Dienstleistung spricht man auch vom Service, dem Kundendienst, der Kundenbetreuung.

Professionelle Altenpflege bedeutet, alten Menschen – den Kunden/Nutzern – qualifizierte Dienste zu erweisen, ihnen mit Fachkompetenz zu dienen. Eine Dienstleistung orientiert sich an den Wünschen und Bedürfnissen der Kunden, ebenso an ihren Erwartungen bezüglich der Qualität einer Dienstleistung wie:

- Höflichkeit
- Verlässlichkeit
- Verständnis
- Kommunikationsfähigkeit und -bereitschaft
- Glaubwürdigkeit und Sicherheit
- Fachlichkeit

Merke

„Der professionell Handelnde richtet seinen Umgang mit alten Menschen so aus, dass diese das Gefühl haben, für ihr Leben noch selbst verantwortlich zu sein, egal wie hilfebedürftig sie auch sein mögen. **Er gibt so viel Hilfe wie notwendig und nicht mehr als nötig.** Und er vermittelt dem alten Menschen nicht das Gefühl, dass dieser für die Hilfe dankbar sein müsste" (Entzian 1999).

Bedingungen des Pflegealltags

Berufliche Altenpflege definiert sich über ihre Ziele und Aufgaben. Sie unterliegt aber verschiedenen Bedingungen, die den Pflegealltag ausmachen. Diese „Pflegewirklichkeit der Praxis" wird von Entzian (1999) wie folgt beschrieben:

- Berufliche Pflege ist eine körpernahe Begegnung mit fremden Personen, die einer anderen Generation angehören.
- Berufliche Pflege ist ein immer wiederkehrender Umgang mit Hilfeabhängigkeit bei wechselnden Personen.
- Die Pflegebeziehung beruht in aller Regel nicht ausdrücklich auf Sympathie und auf einem gegenseitig gewählten Kontrakt, sondern sie ist zufällig, nach Dienstplan und nach organisatorischen Gesichtspunkten.
- Der Arbeitsplatz ist der Wohnort der betroffenen alten Menschen. Diese Menschen müssen das Vertrauen haben, Pflegekräfte in ihr persönliches Umfeld zu lassen. Heime sind als Lebensräume zu gestalten.
- Es geht um die Berücksichtigung der Interessen und Bedürfnisse jeder einzelnen Person, bei gleichzeitiger Berücksichtigung der Interessen und Bedürfnisse der zu versorgenden Gesamtgruppe und um die Beachtung der gesetzlichen Rahmenbedingungen.
- Die berufliche Pflege ist unter wirtschaftlichen Gesichtspunkten zu organisieren. Hierzu gehört der bewusste Umgang mit Zeit.

50.2 Geschichte des Berufs

Der Altenpflegeberuf ist ein junger Beruf, der sich in den vergangenen 50 Jahren aus den bekannten Pflege- und Sozialberufen entwickelt hat.

50.2.1 Wurzeln der Altenpflege

Die Versorgung alter Menschen war seit Jahrhunderten die selbstverständliche Aufgabe der Familien. Es war auch in früheren Jahren die Ausnahme, aufgrund von Armut, Krankheit oder Siechtum in einem Armen- oder Siechenhaus zu leben. Doch es hat noch zu keiner Zeit so viele alte, hochbetagte und pflegebedürftige Menschen gegeben wie in der heutigen Zeit. Beispiel: Um 1900 lebten im Deutschen Reich 56 Millionen Menschen, davon waren 2,8 Millionen (ca. 5 %) 60 Jahre und älter. 2010 betrug die Gesamtbevölkerung der Bundesrepublik über 81 Millionen, davon waren 21,5 Millionen Menschen (26,3 %) 60 Jahre und älter.

Es ist davon auszugehen, dass immer mehr Menschen ein hohes Lebensalter erreichen werden. Die Pflegebedürftigkeit als gesellschaftliches und individuelles Problem hat es in diesem Ausmaß in der Geschichte der Menschheit nicht gegeben. Eine hohe Säuglingssterblichkeit, akute Krankheiten und Epidemien verhinderten das Altwerden und damit auch Krankheiten im Alter.

Auch heute wird der weitaus größte Teil hilfe- und pflegebedürftiger alter Menschen in Privathaushalten von Familienangehörigen betreut und versorgt. Laut der Pflegestatistik von 2013 (S. 962) werden 71 % zu Hause und nur 29 % in Heimen gepflegt (Statistisches Bundesamt).

Entstehung der stationären Altenpflege

Vorläufer unserer heutigen Alten- und Pflegeheime waren Hospize (Herbergen) oder Hospitäler (Krankenhäuser), die einem Kloster angegliedert waren. Bis zum 18. Jahrhundert lebten hilfebedürftige alte Menschen mit anderen Kranken und Armen zusammen. Auch die Städte errichteten Armenhäuser und Siechenheime. Ein eindrucksvolles Beispiel zur Entwicklung stationärer Altenpflege ist das im 13. Jahrhundert gegründete Hl.-Geist-Hospital in Lübeck, in dem sich auch heute noch in renovierten Teilen des alten Gebäudes ein modernes Altenheim befindet (▶ Abb. 50.4). Laut der Hospitalordnung von 1263 fanden Kranke „barmherzige" Aufnahme, um die notwendige Pflege zu

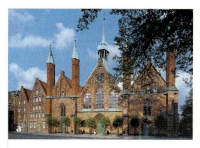
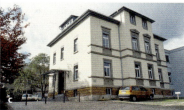
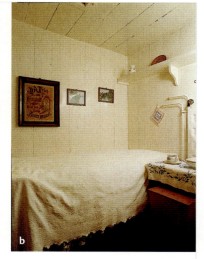
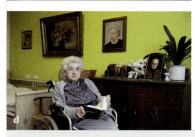

Abb. 50.4 Altenpflegeheime früher und heute. (Fotos: W. Krüper, Stiftung Heiligen-Geist-Hospital)
a Hl.-Geist-Hospital in Lübeck aus dem 13. Jahrhundert.
b Kabäuschen des Hl.-Geist-Hospitals.
c Moderner Bau eines Altenpflegeheims.
d Modernes Bewohnerzimmer.

erhalten. Alte Menschen konnten nach einer Probezeit ihren Lebensabend im Spital verbringen, indem sie die geistlichen Regeln (Armut, Keuschheit und Gehorsam) akzeptierten und ihren privaten Besitz der Institution vermachten. Bereits 1602 hatte sich das Hospital zu einem Altersruhesitz entwickelt. Im Museumsteil sind heute noch Schlafkammern, sog. Kabäuschen (▶ Abb. 50.4b) für alte Menschen und eine dazugehörende strenge Hausordnung zu sehen.

Auch andere Klöster und Orden unterhielten Wohnstifte, in denen sich wohlhabende Damen einkaufen konnten und bis zu ihrem Lebensende versorgt wurden.

Am Ende des 19. Jahrhunderts entstanden im Deutschen Reich die ersten reinen Alten- und Pflegeheime. Insbesondere nach dem Zweiten Weltkrieg (ab 1945) wurde der Bedarf an stationärer Versorgung durch Wohn- und Pflegeheime größer, siehe Kap. „Geschichtliche Entwicklung häuslicher Alten- und Krankenpflege" (S. 1070).

50.2.2 Entstehung des Altenpflegeberufs

Die pflegerische Versorgung der Alten- und Pflegeheimbewohner war bis dahin Aufgabe von Fachpersonal der Krankenpflege. In den 60er-Jahren begann ein entscheidender Strukturwandel in den Gesundheitsberufen mit einer Differenzierung nach Arbeitsfeldern, z. B. allgemeine Krankenpflege, Kinderkrankenpflege, Pflege von geistig Behinderten, psychiatrische Pflege, ambulante Pflege, Entbindungspflege u. a.

Weitere Spezialisierungen führten zur Entstehung neuer gesundheits- und sozialpflegerischer Berufe im Gesundheitswesen, wie z. B. Kinderkrankenschwester, Heilerziehungspflegerin, Haus- und Familienpflegerin, Krankengymnastin, Arbeits- und Beschäftigungstherapeutin, Logopäde sowie Altenpflegerin.

Ursachen

Der Entstehung des Altenpflegeberufes liegt ein ganzes Bündel von Ursachen zugrunde:

- Mit steigender Lebenserwartung vergrößerte sich der Anteil der alten und sehr alten Menschen in der Bevölkerung und dadurch wuchs auch die Zahl der pflegebedürftigen Personen.
- Familienstrukturen und Wohnverhältnisse veränderten sich mit steigendem Wohlstand. Berufstätigkeit beider Ehepartner und die nur für 2 Generationen (Kernfamilie) gebauten Stadtwohnungen förderten die Vereinsamung und Krankheitsanfälligkeit der älteren Generation.
- In den Einrichtungen der ambulanten und stationären Altenhilfe arbeiteten vorwiegend Ordensfrauen und Diakonissen als Krankenschwestern. Da sich immer weniger Frauen für diese Lebensform und damit für einen Pflegeberuf entschieden, fehlten die Nachwuchskräfte.
- Aufgrund des medizinischen Fortschritts und der Zunahme von diagnostischen und therapeutischen Aufgaben stieg auch der Bedarf an fachlich qualifizierten Pflegepersonen für den Krankenhausbereich.
- Die Reduzierung der Wochenarbeitszeit im Pflegebereich (für Ärzte und Pflegepersonal von 60 Wochenstunden im Jahr 1956 auf 40 Wochenstunden 1974 (Quelle: ÖTV) führte zu einem Mehrbedarf an Pflegepersonen.

Grenzen der Laienpflege

Die Träger der Alten- und Pflegeheime bemühten sich, die Personallücken durch Einstellung von Mitarbeitern ohne Fachausbildung zu schließen. Es wurden vor allem Frauen in den mittleren Lebensjahren angesprochen, die aufgrund ihrer Erfahrung als Hausfrau und Mutter für eine pflegerische Tätigkeit geeignet schienen. In Kurzlehrgängen erwarben sie pflegerische und medizinische Fachkenntnisse.

Doch in der Altenpflegepraxis zeigte sich sehr deutlich, dass diese Kenntnisse und Fertigkeiten nicht ausreichten, um Heimbewohnern eine menschlich befriedigende Lebenssituation zu ermöglichen oder für eine Tätigkeit in der ambulanten Pflege ausreichend qualifiziert zu sein. Eine umfassende, an den gesundheitlichen und psychosozialen Problemen alter Menschen orientierte medizinisch-pflegerische und sozialpflegerische Ausbildung wurde notwendig.

Tab. 50.1 Zeitliche Entwicklung des Altenpflegeberufs.

Phase	Entwicklung	Erläuterung
1. Phase	Anlernen von Helferinnen	In Altenpflegeheimen wurden bewährte „Stationshilfen" und weitere Mitarbeiterinnen für grundpflegerische Tätigkeiten angelernt.
2. Phase	Durchführen von hausinternen Lehrgängen	Träger großer Altenhilfeeinrichtungen richteten hausinterne Lehrgänge ein, der Unterrichtsstoff wurde der Krankenpflegeausbildung entnommen: → 1958/59 Caritasschwesternschaft in Köln (heute Düsseldorf) → 1958 Diakonissenmutterhaus Elisabethstift Darmstadt → 1960 Henriettenstiftung Hannover
3. Phase	Ausbildungsplan mit nachfolgender staatlicher Anerkennung	Gestützt durch eine Empfehlung des „Deutschen Vereins für öffentliche und private Fürsorge" von 1965 für einen Ausbildungsplan mit 600 Stunden theoretischen und praktischen Unterrichts in 1 Jahr, erfolgte am 15.06.1969 der Runderlass des Arbeits- und Sozialministers von Nordrhein-Westfalen für eine Altenpflegeausbildung mit staatlicher Anerkennung, die im Lehrgangsjahr 700 Stunden theoretischen und 1200 Stunden praktischen Unterricht und ein anschließendes berufspraktisches Jahr umfasste. In den nachfolgenden Jahren folgten die anderen Bundesländer mit Ausbildungsvorschriften und staatlichen Anerkennungen.
4. Phase	Durchführen staatlich anerkannter Altenpflege-Ausbildungen in allen Bundesländern	Im Jahr 2000 gab es in 16 Bundesländern 17 verschiedene Ausbildungsregelungen. Die Ausbildungen variierten in der Ausbildungszeit (2 oder 3 Jahre) und im Umfang der Unterrichtsstunden der theoretischen und berufspraktischen Ausbildung. Außerdem bestanden unterschiedliche Vorstellungen über Schwerpunkte der Ausbildung (vgl. Ausbildungsordnungen von Nordrhein-Westfalen, Baden-Württemberg, Bayern und Berlin). Um zu einer bundeseinheitlichen Regelung zu kommen, verabschiedete die Kultusministerkonferenz bereits im November 1984 und die Arbeits- und Sozialministerkonferenz im Juli 1985 eine „Rahmenvereinbarung über die Ausbildung und Prüfung von Altenpflegern und Altenpflegerinnen". Trotz vorliegenden Gesetzentwurfs der Bundesregierung von 1990, der Erörterung im Bundesrat 1994 und verschiedener Anhörungen, z. B. 1998, konnte eine bundeseinheitliche Altenpflegeausbildung erst per Gesetz vom 17.11.2000 erreicht werden.
5. Phase	Vereinheitlichen der Altenpflege-Ausbildung auf Bundesebene	Seit dem 1.8.2003 werden Altenpfleger/-innen in Deutschland nach dem Bundesgesetz über die Berufe in der Altenpflege (Altenpflegegesetz, AltPflG) und der Ausbildungs- und Prüfungsverordnung für den Beruf der Altenpflegerin und des Altenpflegers (Altenpflege-Ausbildungs- und Prüfungsverordnung, AltPflAPrV) vom 26.11.2002 ausgebildet.

Professionelle Altenpflege

Einen ganz wesentlichen Einfluss auf die Altenpflegeausbildung und damit auf die Professionalisierung des Berufs hatten die fortschreitenden Erkenntnisse in den verschiedenen Wissenschaftsbereichen der gerontologischen Forschung und der Sozialwissenschaften, wie z. B. der Psychologie, Soziologie und Geragogik. Es entstand ein Beruf mit einem medizinisch-pflegerischen und einem sozial-pflegerischen Profil. Bereits 1965 legte der „Deutsche Verein für öffentliche und private Fürsorge" ein neues Berufsbild vor und erklärte, dass „die Altenpflegerin nicht ein Hilfsberuf der Krankenschwester ist, sondern ein moderner sozialpflegerischer Beruf" (Voges u. Koneberg 1985) (▶ Tab. 50.1).

Altenpflege – ein Gesundheitsfachberuf

Das Bundesgesetz zur Altenpflege-Ausbildung vom November 2000 konnte erst in Kraft treten, nachdem der Bundesgerichtshof mit seinem Urteil vom 24.10.2002 den Streit, ob die Altenpflege ein sozialpflegerischer oder eher ein medizinisch-pflegerischer Beruf sei, beendet hatte und sich für eine Zuordnung zu den Gesundheitsfachberufen, den Heil-(hilfs-)berufen – nach Art. 74 Abs. 1 Nr. 19 GG (Grundgesetz) – ausgesprochen hatte.

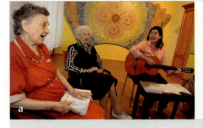 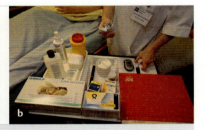

Abb. 50.5 Altenpflege ist ein Gesundheitsfachberuf. (Fotos: R. Stöppler, Thieme)
a Er hat einerseits einen sozialpflegerischen Schwerpunkt.
b Andererseits einen medizinisch-pflegerischen Schwerpunkt.

Begründet wurde diese Entscheidung u. a. mit der Aussage, dass die Anforderungen an die Tätigkeiten der Altenpfleger/-innen gerade im medizinischen Bereich in den letzten 15 Jahren stark gewachsen seien. Als Gründe hierfür werden die veränderte Altersstruktur der zu Pflegenden und die Einführung der Pflegeversicherung genannt. Die Berufsbilder der Alten- und Krankenpflege hätten sich einander genähert und könnten kaum noch voneinander unterschieden werden (▶ Abb. 50.5).

Trotzdem sollen im Sinn eines ganzheitlichen Pflegeverständnisses die ursprünglichen sozial-pflegerischen Ausbildungsinhalte nicht verloren gehen. Dadurch können Altenpflegefachkräfte weiterhin in allen Bereichen der Altenpflege arbeiten.

Merke

Die bundeseinheitliche Ausbildungsregelung führte zu einer Aufwertung des Altenpflegeberufs und einer Gleichstellung mit anderen Pflegeberufen.

50.3 Berufsbild Altenpflegerin/Altenpfleger

50.3.1 Altenpflege im 21. Jahrhundert

Das Berufsbild Altenpflegerin/Altenpfleger beschreibt der Deutsche Berufsverband für Altenpflege e.V. (DBVA) wie folgt:

„Altenpflege ist ein anerkannter nichtärztlicher Heilberuf im Bereich medizinisch-sozialer Dienstleistungen. Vor dem Hintergrund der demografischen Entwicklung, der Zunahme chronisch Erkrankter und der steigenden Anzahl dementer Personen hat der Beruf der Altenpflege eine sehr große Bedeutung und steht vor großen Herausforderungen. Die immer höhere Lebenserwartung führt nicht nur zu einer Vielzahl von Lebensentwürfen im Alter, sondern auch zu einer steigenden Zahl pflege- und betreuungsbedürftiger Menschen. [...] Da Menschen so lange wie möglich ihre Selbstständigkeit und Selbstbestimmung erhalten möchten, werden alte Menschen nicht nur in stationären Altenhilfeeinrichtungen, sondern vor allem in ihrer Wohnung unterstützt." (DBVA 2002)

> **Merke**
>
> „Der Beruf der Altenpflege ist der einzige Beruf, der sich auf die Gesamtsituation der alten Menschen mit ihren menschlichen, sozialen und gesundheitlichen Bedürfnissen bezieht." (DBVA 2002)

Ziel der Altenpflege

> **Merke**
>
> Ziel der Altenpflege ist es, für die Würde und Rechte alter Menschen einzustehen, ihre Integrität zu schützen und ihnen ein eigenverantwortliches und selbstbestimmtes Leben im Alter zu ermöglichen.

Das wird erreicht durch:
- Unterstützung zur Erhaltung und Gestaltung des persönlichen Lebensraums
- Förderung der Kontakte zwischen älteren Menschen und zwischen den Generationen
- Erhalt bzw. Förderung noch vorhandener Fähigkeiten
- Orientierung an individuellen Lebensverläufen
- Akzeptanz und Förderung der Einzigartigkeit und Individualität eines jeden zu Betreuenden/zu Pflegenden
- Hilfe zur Sicherung eines anerkannten Platzes für alte Menschen in der Gesellschaft

Aufgaben

> **Merke**
>
> Die Aufgabe staatlich anerkannter Altenpflegerinnen und Altenpfleger ist es, alte Menschen bei der Gestaltung des täglichen Lebens fachkompetent zu begleiten, zu pflegen und zu beraten. Sie wirken einer Einengung und Verarmung des Lebensraums entgegen, um Lebensqualität und Lebensfreude auch bei gesundheitlicher Beeinträchtigung zu erhalten.

Alte Menschen werden sowohl in ihrer Wohnung als auch in teilstationären und stationären Altenhilfeeinrichtungen begleitet, unterstützt, beraten und gepflegt. Eine Altenpflegefachkraft arbeitet selbstständig und eigenverantwortlich. Sie steht im unmittelbaren Kontakt zum alten Menschen und stellt gegebenenfalls Kontakte zu anderen fachlich Zuständigen her. Im Pflegeteam werden Pflege- und Betreuungsmaßnahmen geplant und koordiniert. Für den Hausarzt des Pflegebedürftigen ist sie ein kompetenter Berater. Sie ist verantwortlich für die Anleitung von pflegerischen Hilfskräften und pflegenden Angehörigen.

Die **Aufgaben** einer staatlich anerkannten Fachkraft der Altenpflege sind im Einzelnen:
- Anregung und Ermutigung alter Menschen zur eigenverantwortlichen Gestaltung ihres Lebens entsprechend ihren eigenen Bedürfnissen
- Hilfe zur Erhaltung der Gesundheit und der eigenständigen Lebensführung
- Förderung von Kontakten im Wohnumfeld, der eigenen Wohnung oder des Heims
- Arbeit mit Gruppen
- Gestaltung eines altengerechten Lebensraums/Wohnumfeldes
- Erkennen der Stärken alter Menschen
- Fähigkeiten einbeziehende und die Selbstständigkeit fördernde Pflege (ressourcenorientierte Pflege)
- pflegerische Versorgung schwerkranker und sterbender alter Menschen
- Mitwirkung bei der Prävention und Rehabilitation bei vorhandener oder drohender körperlicher, sozialer, geistiger oder psychischer Beeinträchtigung
- Begleitung dementer Menschen
- Betreuung und Beratung alter sowie kranker Menschen und pflegender Angehöriger in ihren persönlichen und sozialen Angelegenheiten
- Motivierung und Anleitung der Familien, z. B. in Pflegetechniken oder im Gebrauch von Hilfsmitteln; bei der Initiierung von Nachbarschaftshilfe
- Mitwirkung bei der Behandlung kranker alter Menschen und Ausführung ärztlicher Verordnungen
- Begleitung des alten Menschen bei Verlusterfahrungen
- Begleitung Sterbender, ein Milieu zum Sterben schaffen
- Ermittlung des Hilfebedarfs (Stellen von Pflegediagnosen), Planung des individuellen Pflegeprozesses, Pflegedokumentation
- Zusammenarbeit im multiprofessionellen Team
- Kontakte zu Therapeuten, Seelsorgern usw. herstellen
- Reflexion der eigenen beruflichen Befindlichkeit und beruflicher Beziehungen
- Pflege der eigenen Persönlichkeit, Teamarbeit
- Mitwirkung als Praxisanleiter bei der Ausbildung von Altenpflegenden u. a.
- Anleitung von Pflegehilfskräften und pflegenden Angehörigen
- Erarbeitung und Orientierung an geriatrischen, gerontopsychiatrischen und therapeutischen Pflegekonzepten
- Mitwirkung an qualitätssichernden Maßnahmen in der Begleitung, Pflege und Lebensraumgestaltung

Anforderungen

Hohe physische und psychische Belastungen in der professionellen Altenpflege fordern einen körperlich und seelisch gesunden Menschen für die Ausübung des Berufs. Gerade dabei brauchen sowohl Auszubildende der Altenpflege als auch eingesessene Pflegefachkräfte Unterstützung und Begleitung durch Pflegelehrer/Pflegepädagogen, Praxisanleiter und durch Vorgesetzte. Denn psychische Belastungsfähigkeit, soziale und personale Kompetenzen können erlernt bzw. professionell weiterentwickelt werden. Eine humanistische Lebenseinstellung schafft eine wesentliche Voraussetzung für eine humane und gewaltfreie Pflege. Gute Allgemeinbildung und Offenheit für ethische Fragen sind eine Voraussetzung für das Erkennen soziologischer und gesellschaftsgeschichtlicher Zusammenhänge (▶ Abb. 50.6). Die Bereitschaft zu flexiblen Arbeitszeiten (Schichtarbeit) und die Fahrerlaubnis für PKW sind günstig (DBVA 2002).

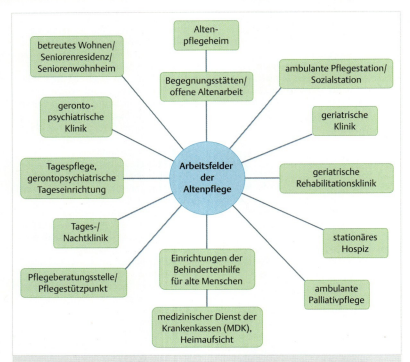

Abb. 50.6 Arbeitsfelder der Altenpflege. Für Altenpflegefachkräfte bietet sich ein weites Spektrum an Arbeitsgebieten, teilweise wird eine Zusatzqualifikation erforderlich, z. B. für die Palliativpflege.

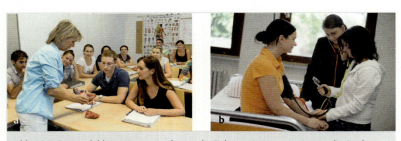

Abb. 50.7 Das Ausbildungsgesetz regelt u. a. die Zulassungsvoraussetzungen, die Struktur und die Dauer der Ausbildung.
a Theoretischer Unterricht. (Foto: W. Krüper, Thieme)
b Fachpraktischer Unterricht. (Foto: C. von Haussen, Thieme)

Altenpflegefachkraft: ein Beruf mit Zukunft

Das Berufsfeld der Altenpflege steht aufgrund des demografischen Wandels vor großen Herausforderungen. Vor allem mit Blick auf die alternde Gesellschaft wird die Nachfrage nach Pflegedienstleistungen bzw. nach Pflegefachkräften in Zukunft weiter steigen. Das ist das Ergebnis einer Modellrechnung des Statistischen Bundesamtes Deutschland (DESTATIS 2010). Demnach steigt die Zahl der Pflegebedürftigen von 2,2 Millionen im Jahr 2007 auf 2,9 Millionen im Jahr 2020 und schätzungsweise auf etwa 3,4 Millionen im Jahr 2030. In einer langfristigen Betrachtung geht man davon aus, dass die Anzahl der pflegebedürftigen Personen in der BRD im Jahr 2050 auf ca. 4,5 Millionen ansteigt, d. h. sich verdoppelt hat.

Damit auch zukünftig eine gute Versorgung dieser Menschen gesichert ist, wird der Bedarf an qualifizierten Altenpflegefachkräften deutlich zunehmen. Die Ministerien verschiedener Bundesländer reagieren auf die Situation mit Veranstaltungen und Aktionswochen, z. B. Schleswig-Holstein mit „Zukunftsbranche Altenpflege" oder NRW mit der Aktion „NRW für Pflegeberufe" 2015 (https://www.pflegeberufe-nrw.de/), sowie durch Finanzierung weiterer Ausbildungsplätze.

Merke

Der Beruf „staatlich anerkannte Altenpflegerin/staatlich anerkannter Altenpfleger" ist der einzige Beruf, der die Gesamtsituation der alten Menschen mit ihren menschlichen, gesundheitlichen und sozialen Problemen in seinen Ausbildungsrichtlinien und Lehrplänen beinhaltet.

50.4 Altenpflegeausbildung

50.4.1 Altenpflegegesetz

Seit dem 01.08.2003 gibt es erstmals eine neue, bundeseinheitliche Ausbildung für den Beruf der Altenpflegerin und des Altenpflegers. Grundlagen sind das Altenpflegegesetz vom 17.11.2000 und die Ausbildungs- und Prüfungsverordnung vom 26.11.2002 des Bundesministeriums für Familie, Senioren, Frauen und Jugend. Das Gesetz soll dafür sorgen, dass Altenpflegerinnen und Altenpfleger in allen Bundesländern einheitlich ausgebildet werden. Die Durchführung des Gesetzes ist aber Sache der Bundesländer (Länderhoheit). Sie können im Rahmen der bundesgesetzlichen Vorgaben ergänzende Regelungen beschließen.

Das Ausbildungsgesetz vom 01.08.2003, zuletzt geändert am 13.03.2013, regelt neben den Zulassungsvoraussetzungen, der Dauer und Struktur der Ausbildung auch die Erlaubnis zur Führung der Berufsbezeichnung, die Ausbildungsziele und Ausbildungsinhalte (▶ Abb. 50.7).

Berufsbezeichnung § 1 und § 2

Die Berufsbezeichnung „Altenpflegerin" oder „Altenpfleger" ist gesetzlich geschützt. Die Erlaubnis, die Berufsbezeichnung zu tragen, wird erteilt, wenn die Abschlussprüfungen bestanden und die formalen Voraussetzungen (Teilnahme an der Ausbildung, gesundheitliche und persönliche Eignung) erfüllt sind.

Ausbildungsziele § 3

Die Ausbildung soll die Kenntnisse, Fähigkeiten und Fertigkeiten vermitteln, die zur selbstständigen und eigenverantwortlichen Pflege einschließlich der Beratung, Begleitung und Betreuung alter Menschen erforderlich sind. Dies umfasst insbesondere:

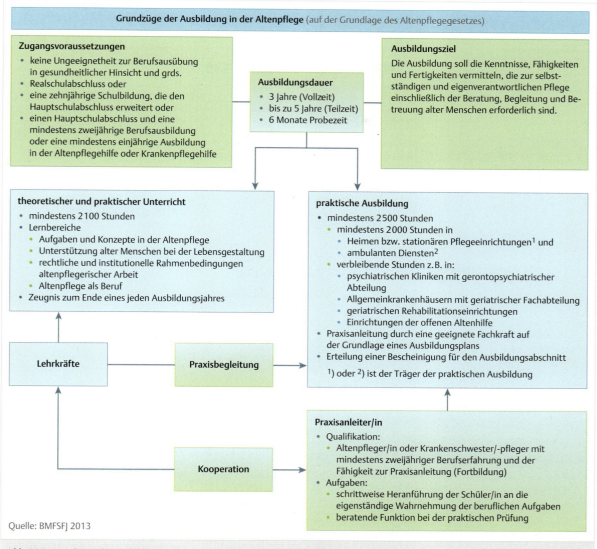

Abb. 50.8 Grundzüge der Ausbildung in der Altenpflege. (Quelle: BMFSFJ 2013)

- sach- und fachkundige, den allgemein anerkannten pflegewissenschaftlichen, insbesondere den medizinisch-pflegerischen Erkenntnissen entsprechende, umfassende und geplante Pflege
- Mitwirken bei der Behandlung kranker alter Menschen einschließlich der Ausführung ärztlicher Verordnungen
- Erhalten und Wiederherstellen individueller Fähigkeiten im Rahmen geriatrischer und gerontopsychiatrischer Rehabilitationskonzepte
- Mitwirken an qualitätssichernden Maßnahmen in der Pflege, der Betreuung und der Behandlung
- Gesundheitsvorsorge einschließlich Ernährungsberatung
- umfassende Begleitung Sterbender

- Anleiten, Beraten und Unterstützen von Pflegekräften, die nicht Pflegefachkraft sind
- Betreuen und Beraten alter Menschen in ihren persönlichen und sozialen Angelegenheiten
- Hilfe zur Erhaltung und Aktivierung der eigenständigen Lebensführung einschließlich der Förderung sozialer Kontakte
- Anregen und Begleiten von Familien- und Nachbarschaftshilfe und Beratung pflegender Angehöriger

Darüber hinaus soll die Ausbildung dazu befähigen, mit anderen in der Altenpflege tätigen Personen zusammenzuarbeiten und diejenigen Verwaltungsarbeiten zu erledigen, die in unmittelbarem Zusammenhang mit den Aufgaben in der Altenpflege stehen (▶ Abb. 50.8, ▶ Abb. 50.9).

50.4.2 Ausbildungsinhalte

Die Ausbildung orientiert sich an modernen berufspädagogischen Konzepten mit dem Ziel, die **berufliche Handlungskompetenz von Pflegepersonen zu fördern**. Die Inhalte für den theoretischen und fachpraktischen Unterricht sind nicht nach Fächern, sondern nach Lernfeldern geordnet (▶ Tab. 50.2). „Lernfelder sind thematische Einheiten, die an beruflichen Aufgabenstellungen und Handlungsabläufen orientiert sind" (Kultus-Minister-Konferenz 2000). Ein weiteres Ziel ist, durch

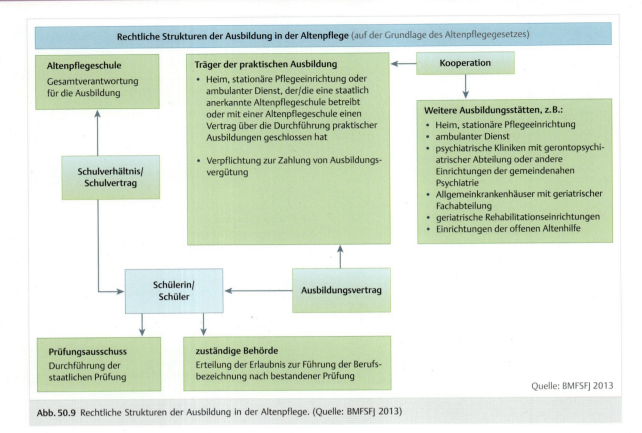

Abb. 50.9 Rechtliche Strukturen der Ausbildung in der Altenpflege. (Quelle: BMFSFJ 2013)

Tab. 50.2 50.2 Lernbereiche und Lernfelder.

Lernbereich	Lernfeld
1. Aufgaben und Konzepte in der Altenpflege	1. Theoretische Grundlagen in das altenpflegerische Handeln einbeziehen. 2. Pflege alter Menschen planen, durchführen, dokumentieren und evaluieren. 3. Alte Menschen personen- und situationsbezogen pflegen. 4. Anleiten, beraten und Gespräche führen. 5. Bei der medizinischen Diagnostik und Therapie mitwirken.
2. Unterstützung alter Menschen bei der Lebensgestaltung	1. Lebenswelten und soziale Netzwerke alter Menschen beim altenpflegerischen Handeln berücksichtigen. 2. Alte Menschen bei der Wohnraum- und Wohnumfeldgestaltung unterstützen. 3. Alte Menschen bei der Tagesgestaltung und bei selbst organisierten Aktivitäten unterstützen.
3. rechtliche und institutionelle Rahmenbedingungen altenpflegerischer Arbeit	1. Institutionelle und rechtliche Rahmenbedingungen beim altenpflegerischen Handeln berücksichtigen. 2. An qualitätssichernden Maßnahmen in der Altenpflege mitwirken.
4. Altenpflege als Beruf	1. Berufliches Selbstverständnis entwickeln. 2. Lernen lernen. 3. Mit Krisen und schwierigen sozialen Situationen umgehen. 4. Die eigene Gesundheit erhalten und fördern.

handlungs- und problemorientierten Unterricht, **selbstständiges Lernen und Arbeiten von Beginn der Ausbildung an zu fördern**.

50.5 Altenpflege im Kontext der Pflegeberufe

Die Altenpflege muss sich zukünftig stärker im Kontext einer pflegewissenschaftlichen Entwicklung verstehen und gemeinsam mit den anderen Pflegeberufen den Weg der Professionalisierung gehen. Dazu gehört die Auseinandersetzung mit den Fragen:
- Was ist professionelle Pflege?
- Welche Aufgaben und Ziele hat die Altenpflege?
- Welche Aufgaben und Ziele haben die anderen Pflegeberufe?
- An welchen Pflegetheorien können wir uns orientieren? (S. 90)

50.5.1 Was ist professionelle Pflege?

Professionell heißt umgangssprachlich so viel wie „beruflich" oder „fachgerecht"; Professionalisierung wird vorwiegend berufspolitisch oder berufssoziologisch verstanden und besagt, dass die Pflege eine eigenständige Berufstätigkeit ist, der als Berufsgruppe (Profession) ein Selbstverwaltungsrecht zusteht, d. h., sie kann ihren Mitgliedern selbst die berufliche Zulassung geben oder auch entziehen, sie kann den Tätigkeitsbereich näher definieren und auch ethische Zielvorgaben u. a. definieren. In der Diskussion spielt dabei auch immer wieder eine herausragende Rolle, wieweit sich die Pflege ihr vorbehaltene Tätigkeiten zuordnen lassen. Ansatzpunkte bietet dazu z. B. das GEPA-NRW Artikel II Wohn- und Teilhabegesetz (WTG), geltend seit 01.01.2015, das in § 4 Abs. 11 festlegt:

„Ausschließlich von Fachkräften wahrzunehmende Tätigkeiten sind:
1. die Steuerung und Überwachung von Pflege- und Betreuungsprozessen sowie die Zielfestlegung und Planung der Maßnahmen im Pflege- und Betreuungsprozess einschließlich der Kontrolle und Auswertung der Pflege- und Betreuungsqualität und der wesentlichen Abstimmungen mit anderen Leistungserbringern der medizinischen Versorgung,
2. die Beratung der Nutzerinnen und Nutzer über fachlich begründete Maßnahmen zur Sicherung der gesundheitlichen und psychosozialen Versorgung sowie die Mitwirkung bei Entscheidungen über deren Anwendung und
3. die Überprüfung der Erforderlichkeit und Angemessenheit sowie die Überwachung der Durchführung freiheitsbeschränkender und freiheitsentziehender Maßnahmen."

WHO-Thesen zur Pflege

Eine Antwort auf die Frage: „Was ist Pflege?" gibt die Weltgesundheitsorganisation (WHO) in den „allgemeinen Thesen zur Pflege" (1980): „Pflege ist eine grundlegende Tätigkeit des Menschen und in ihrer organisierten Form ein eigener Fachbereich des Gesundheitswesens."

Die primäre Aufgabe der Pflege besteht darin, Einzelnen und Gruppen (Familien, Gemeinden) behilflich zu sein, bei unterschiedlichem Gesundheitszustand die optimale Funktionsfähigkeit zu bewahren. Dies bedeutet, dass die Disziplin pflegerische Funktionen erfüllt, die sich auf die Gesundheit ebenso beziehen wie auf Krankheit und die sich von der Empfängnis bis zum Tode erstrecken.

Pflege und Medizin

Wie die Medizin ist auch die Pflege bemüht, die Gesundheit zu erhalten, zu schützen und zu fördern, Kranke zu betreuen und die Rehabilitation sicherzustellen. **Die Pflege befasst sich mit den psychosomatischen und psychosozialen Aspekten des Lebens in ihren Auswirkungen auf Gesundheit, Krankheit und Sterben.** Deshalb erfordert Pflege die Anwendung von pflegespezifischen Einsichten, Kenntnisse und Fähigkeiten. Sie ist sowohl eine Kunst als auch eine Wissenschaft und verwendet Kenntnisse und Techniken der Natur- und Sozialwissenschaften, der Medizin und Biologie sowie der Geisteswissenschaften.

Pflege und Betreuung

Die wichtigste Aufgabe der Pflegefachkraft besteht in der unmittelbaren Betreuungsleistung für den Einzelnen, die Familie oder die Gemeinschaft. Das Pflegepersonal gewinnt das zur Berufsausbildung notwendige Verständnis, Wissen und die technischen Fertigkeiten zunächst durch eine formale theoretische und praktische Grundausbildung und später durch praktische Erfahrung und fortlaufend ergänzte und/oder höhere Ausbildung.

Das Pflegepersonal arbeitet in Partnerschaft mit Angehörigen anderer Gesundheitsberufe. Sollten verschiedene Disziplinen an der Bereitstellung von Gesundheitsdiensten beteiligt sein, müssen sich ihre Funktionen gegenseitig ergänzen. Ihre Aufgaben sollten gemeinsam geplant und als integrierte Einheit und nicht als eine Anzahl unzusammenhängender Tätigkeiten angeboten werden (Klie 2001).

50.5.2 Aufgaben und Ziele beruflicher Pflege

Berufliche Pflege hat verschiedene Schwerpunkte und Ziele:
- Gesundheitspflege
- Krankenpflege
- Altenpflege

Gesundheitspflege

> **Definition**
>
> Unter **Gesundheitspflege** werden die Bestrebungen verstanden, die Volksgesundheit zu erhalten bzw. zu fördern und Krankheiten bei Menschen aller Altersgruppen zu verhüten.

Die Ziele sind:
- Erhalten und Fördern der Gesundheit
- Verhüten von Krankheit
- Hinleiten zu gesundheitsförderlichem Verhalten
- Befähigen zu angemessener Selbst- und Laienpflege

Krankenpflege

> **Definition**
>
> **Krankenpflege** ist eine Hilfeleistung an Menschen aller Altersgruppen im Zustand von Behinderung, Krankwerden, Kranksein, Gesundwerden, Krankbleiben und Sterben.

Die Ziele sind:
- Wiedererlangen von Gesundheit
- Neuorientierung und Selbstständigkeit steigern bei bleibender Krankheit oder Behinderung
- Befähigen zu angemessener Selbst- und Laienpflege
- Ermöglichen eines würdevollen Sterbens (Krilla u. Schewior-Popp 2004)

Altenpflege

Die Alltagsrealität der pflegerischen Begleitung älterer Menschen liegt nicht zuallererst in der Wiedererlangung von Gesundheit. Altenpflege weist sowohl Aspekte der Gesundheits- als auch der Krankenpflege auf.

Ihre spezifischen Ziele sind:
- Fördern und Erhalten größtmöglicher Selbstständigkeit und Selbstbestimmung bei chronischer Erkrankung und zunehmender Abhängigkeit
- Berücksichtigen der biografischen, sozialen und räumlichen Bedingungen in der Planung und Gestaltung der Pflegesituation zur Sicherung der Lebenskontinuität
- Schaffen einer sicheren und fördernden Umgebung für demente und psychiatrisch erkrankte ältere Menschen
- pflegerisches Begleiten bis zum Tod

> **Lernaufgabe**
>
> Vergleichen Sie die Ziele und Aufgaben der Gesundheits-, Kranken- und Altenpflege und beschreiben Sie die Gemeinsamkeiten und Unterschiede anhand von Beispielen aus der Praxis.

50.6 Reform der pflegerischen Ausbildungen

In den vergangenen Jahren haben die Vorstellungen und Bestrebungen zur Reform der beruflichen Bildung für gesundheitspflegerische Berufe konkrete Formen angenommen. Unterstützt werden die Reformen durch eine im Altenpflegegesetz (§ 4 [6]) – gültig ab 01.08.2003 – und im Krankenpflegegesetz – gültig ab 01.01.2004 – enthaltene Experimentierklausel. Sie ermöglicht in einem befristeten Zeitraum die Erprobung integrierter und generalistischer Ausbildungsmodelle mit neuartigen Inhalten und berufsfeldbezogenen Spezialisierungen.

50.6.1 Ziele der Reform

Den Reformplänen liegen folgende Ziele zugrunde:
- **Vereinheitlichen der Pflegeberufe:** Das könnte z. B. realisiert werden durch gemeinsame (Grund-)Ausbildungen mit medizinisch-pflegerischen Berufen: Altenpflege, Krankenpflege, Kinderkrankenpflege.
- **Anerkennen der Berufsausbildung in der EU:** Die gegenseitige Anerkennung der Berufsabschlüsse ist Voraussetzung, um in den Ländern der Europäischen Union in seinem Ausbildungsberuf arbeiten zu können.
- **Durchlässigkeit in den Hochschulbereich:** Der Abschluss der Pflegebildung mit gleichzeitigem Erwerb der Fachhochschulreife (4-jährige Ausbildung) gilt als Voraussetzung für ein Studium an der Universität oder Fachhochschule, z. B. im Bereich von Pflegepädagogik, -management und -forschung.

50.6.2 Neue Ausbildungsmodelle

Generalistische Ausbildung

Das Modell der generalistischen Ausbildung für die 3 Pflegeberufe (Alten-, Kranken- und Kinderkrankenpflege) führt zu einer neuen, staatlich anerkannten Pflegeausbildung. Voraussetzung ist ein neues Pflege-Ausbildungsgesetz und eine neue Berufsbezeichnung. Die Spezialisierung für einen der Fachbereiche wie Akut-Medizin, Geriatrie, Langzeitpflege, Psychiatrie, Kinderkrankenpflege u. a. erfolgt durch eine Weiterbildung im Anschluss an die Ausbildung.

Erste Modellversuche wurden durch den Caritasverband des Bistums Essen e. V. von 1997–2000 durchgeführt. Hierbei erfolgte eine gemeinsame (Grund-)Ausbildung in der Alten-, Kranken- und Kinderkrankenpflege. Innerhalb von 3 Jahren erwarben die Auszubildenden entweder den von ihnen ursprünglich angestrebten Berufsabschluss oder konnten in einen der anderen beiden Ausbildungsgänge wechseln.

Integrative Ausbildung

Das integrierte Modell einer gemeinsamen Grundausbildung (Integration = Zusammenlegung) von Alten-, Kinderkranken- und Krankenpflegeausbildung sieht eine spätere Differenzierung innerhalb des Ausbildungszeitraums vor. Im 3. Ausbildungsjahr erfolgen die Spezialisierung und der Berufsabschluss in der Alten-, Kinderkranken- oder Krankenpflege. In einem zusätzlichen halben Ausbildungsjahr können die Auszubildenden einen weiteren Schwerpunkt wählen und somit einen weiteren anerkannten Berufsabschluss erwerben.

Besonders bekannt ist das integrative Ausbildungsmodell an der Modellschule für integrative Pflegeausbildung am Robert-Bosch-Krankenhaus in Stuttgart.

Integrierte Pflegeausbildung mit generalistischer Ausrichtung

„Pflegeausbildung in Bewegung" ist der Titel eines vom Bundesministerium (BMFSFJ) initiierten Modellversuchs, an dem 8 Modellprojekte aus 8 verschiedenen Bundesländern von 2004–2008 teilgenommen haben. Die Modellprojekte wurden durch Kooperation unterschiedlicher Schulträger von Kranken- und Altenpflegeschulen bei 3 Projekten auch mit Kinderkrankenpflegeschulen gebildet. Der Schlussbericht der wissenschaftlichen Begleitung (2008) empfiehlt: „die zukünftige Pflegeausbildung als eine integrierte Pflegeausbildung mit generalistischer Ausrichtung zu gestalten (▶ Abb. 50.10). Es sollte sich um ein bundeseinheitliches Ausbildungsgesetz handeln, das eine 3-jährige Ausbildung mit einem Berufsabschluss festlegt. [...] Eine Zusammenführung der Pflegeausbildungen bedarf jedoch weitreichender gesetzlicher Regelungen."

Der Schlussbericht kann im Internet eingesehen werden unter:
- „Pflegeausbildung in Bewegung", http://www.bmfsfj.de/ oder
- Modellvorhaben „Pflegeausbildung in Bewegung" – Erkenntnisse und Empfehlungen für die Pflegeausbildungen in Deutschland, http://www.dip.de/.

Gegenstimmen zur Zusammenlegung der Pflegeberufe

Eine Vereinheitlichung der Pflegeberufe findet nicht nur Befürworter, siehe:
- Deutscher Berufsverband für Altenpflege e. V. Der DBVA spricht sich für die Beibehaltung der 3 Pflegeprofessionen aus (s. Positionspapier „Zukunft der Pflegeberufe" 2005), http://www.dbva.de.
- Stellungnahme zur geplanten generalistischen Pflegeausbildung „Alle werden verlieren" von Ursula Kriesten (2014), http://www.dbva.de
- „Bündnis für Altenpflege" – ein Zusammenschluss von verschiedenen Verbänden und Institutionen zur Erhaltung der Eigenständigkeit des Altenpflegeberufs und der Ausbildung, http://www.bündnis-für-altenpflege.de
- Stellungnahme zur Weiterentwicklung der Pflegeausbildung (2014), DBVA e. V., http://www.dbva.de
- Dr. Birgit Hoppe, Zitat: „Am Ende würden alle Qualifizierungen weniger profiliert und differenziert sein, als sie jetzt sind – ohne ersichtlichen Nutzen" (aus „Aller guten Dinge sind drei", Altenpflege 2009; 12: S. 24f; http://www.stiftung-spi.de).
- Siehe auch „Diskussion um künftige Pflegeausbildungen" auf www.pflegewiki.de.

Lernaufgabe

Sammeln Sie die o. a. Informationen und bilden Sie eine Diskussionsrunde zum Thema:
1. Welche Vor- und Nachteile hat das favorisierte Ausbildungsmodell für die ausgebildeten Personen?
2. Welche Vor- und Nachteile hat das favorisierte Ausbildungsmodell für die Ausbildungsträger (die Einrichtungen: Pflegeheim, Krankenhaus, ambulante Pflegedienste)?

gemeinsame Pflegeausbildung mit einem Berufsabschluss!
lebensalter-übergreifend / organisations-übergreifend
umfassendes Pflegeverständnis als neues Berufsprofil

Abb. 50.10 Vorschlag für die gemeinsame Pflegeausbildung mit einem Berufsabschluss (Deutsches Institut für angewandte Pflegeforschung e. V. 2010).

Merke

Das Selbstverständnis der Altenpflege, d. h. das Bild, das die Altenpflege von ihren Aufgaben und ihrer Bedeutung für unsere Gesellschaft hat, muss auch bei einer gemeinsamen Ausbildung der 3 Pflegeberufe erhalten bleiben.

Pflegeausbildung mit akademischem Abschluss

Neu in der BRD ist die Erstausbildung in der Pflege als Vollzeitstudium mit dem Berufsabschluss „Gesundheits- und Krankenpfleger/in" (staatliche Prüfung nach dem 6. Semester). Nach weiteren 2 Semestern und einer Bachelor-Arbeit wird der Abschluss „Bachelor of Science" erworben. Voraussetzung für die Zulassung zum Studium ist die allgemeine Hochschulreife bzw. Fachhochschulreife. Der erste so konzipierte Studiengang lief ab Oktober 2004 an der Evangelischen Fachhochschule in Berlin. Im September 2010 ist an der Fachhochschule Bielefeld, Fachbereich Wirtschaft und Gesundheit, ein dualer Studiengang „Gesundheits- und Krankenpflege" gestartet. Der Studiengang ermöglicht es, in 8 Semestern 2 Abschlüsse zu erwerben: den Berufsabschluss Gesundheits- und Krankenpfleger nach 3,5 Jahren und den akademischen Abschluss „Bachelor of Science" nach 4 Jahren.

50.7 Anforderungsprofil für die Altenpflege

Merke

Die Freude an der Begegnung mit Menschen ist Voraussetzung und Fundament sozialer Berufe.

50.7.1 Motivation für den Pflegeberuf

Wer einen pflegerischen Beruf ergreift, wird in der Regel nach den Gründen für seine Entscheidung gefragt. Die Motivation spielt für den Erfolg der Arbeit und für die Zufriedenheit im Beruf eine große Rolle. Wer sich für eine Berufsausbildung in der Altenpflege entscheidet, hat oft die Erfahrung gemacht, dass die Beziehung zu alten Menschen Freude macht.

Da sind vertrauensvolle Gespräche mit älteren und sehr alten Menschen über ihre Lebenserfahrungen und über ihre Einsichten in Lebenszusammenhänge, ebenso wie über ihre Probleme bezüglich der Bewältigung des Alltags. Eine Auszubildende der Altenpflege drückte sich bezüglich ihrer Motivation für das Erlernen dieses Berufs so aus: „Den Beruf Altenpflege habe ich gewählt, weil er meiner Neigung nahe kommt, mit Menschen zu arbeiten und sie dabei begleitend zu unterstützen. Alte Menschen schätze ich aufgrund ihrer großen Lebenserfahrung und freue mich, ihnen als Altenpflegerin Begleiterin in ihrem letzten Lebensabschnitt sein zu dürfen. Ich selber kann viel von alten Menschen lernen." Hier wird deutlich, dass die Beziehung zwischen den beruflich Pflegenden und der hilfe- und pflegebedürftigen Person für beide Seiten von großer Bedeutung ist. Eine weitere wesentliche Entscheidung für den Pflegeberuf ist die Erfahrung „gebraucht zu werden", etwas Sinnvolles mit seiner Arbeit zu tun und dadurch persönliche Befriedigung zu erfahren. Ein häufig genannter Aspekt bezieht sich auf die Möglichkeit, mit dieser Fachkompetenz auch eigenen kranken und alten Familienmitgliedern qualifiziert helfen zu können.

Lernaufgabe

Überlegen Sie, welche Gründe/Motive Sie dazu geführt haben, den Altenpflegeberuf zu erlernen.

Gibt es Situationen, in denen Ihnen deutlich wird, dass Sie den für Sie richtigen Beruf ergriffen haben? Welche fallen Ihnen ein?

50.7.2 Voraussetzungen für den Pflegeberuf

Die Begleitung von Menschen im letzten Abschnitt ihres Lebens sowie beim Sterben ist eine hohe persönliche Anforderung. Bewerber für den Altenpflegeberuf müssen daher über entsprechende Voraussetzungen verfügen, u. a.:
- gute Allgemeinbildung
- physische und psychische Gesundheit und Belastbarkeit
- persönliche Integrität (Unbescholtenheit)
- Einfühlungsvermögen (Sensibilität für die Bedürfnisse anderer)
- Flexibilität (den wechselnden Anforderungen gerecht werden können)
- Fähigkeit und Bereitschaft zum Lernen

Bei **Aufnahmeverfahren** für einen Ausbildungsplatz wird auf weitere Merkmale geachtet, z. B.:
- äußeres Erscheinungsbild
- Selbstdarstellung und Ausstrahlung
- Wahrnehmungs- und Beobachtungsfähigkeit
- mündliche und schriftliche Ausdrucksfähigkeit
- soziales Engagement
- ethische Verantwortungsbereitschaft
- Fähigkeit zur körperlichen Berührung
- motorische Fähigkeiten

50.7.3 Anforderungen an beruflich Pflegende

Basisqualifikationen

U. Koch-Straube führte 1997 eine Studie durch, in der untersucht wurde, welche speziellen Anforderungen an Pflegekräfte in Altenpflegeheimen gestellt werden. Eine Voraussetzung für die Mitarbeit in der Langzeitpflege ist die Fähigkeit zur **Toleranz** (Nachsicht, Verständnis, Akzeptanz anderer Einstellungen und Lebensformen) in verschiedenen Situationen:

▶ **Frustrationstoleranz.** Die Mitarbeiter benötigen Frustrationstoleranz. Darunter wird die Fähigkeit verstanden, Beziehungen auch dann noch aufrechtzuerhalten und die Arbeit fortzusetzen, wenn zwischen den eigenen Bedürfnissen und Werten einerseits und den Erwartungen, die an die Rolle der Pflegekraft andererseits gestellt werden, Widersprüchlichkeiten entstehen.

▶ **Ambiguitätstoleranz.** Ambiguitätstoleranz ist die Fähigkeit, sich widersprechende Anforderungen oder Unstimmigkeiten zwischen Konzept und Realität sowie Unklarheiten auszuhalten und trotzdem handlungsfähig zu bleiben.

▶ **Distanzierungstoleranz.** Sie benötigen die Fähigkeit, Distanz zur eigenen Rolle als Pflegekraft zu nehmen, das eigene Handeln kritisch zu reflektieren und aus Situationen angemessene Konsequenzen zu ziehen.

Spezifische Anforderungen

Aufbauend auf diesen Basisqualifikationen werden an Mitarbeiter in der Altenpflege spezifische Anforderungen gestellt. Das sind die **Bereitschaft und Fähigkeit**,
- vorgeprägte (individuelle, institutionelle oder gesellschaftlich-kulturelle) Bilder vom Alter, von den alten Menschen zu überprüfen und ggf. aufzugeben,
- sich mit der Lebenssituation der alten Menschen in seinen Zeitdimensionen von Vergangenheit, Gegenwart und Zukunft zu identifizieren, ihnen Empathie und Fürsorge entgegenzubringen,
- Verantwortung zu übernehmen und gleichzeitig mit anderen zu teilen (den alten Menschen, Angehörigen, Leitung, Träger, Gemeinwesen usw.),
- individuell und in Kooperation mit anderen Perspektiven, Ziele und Konzeptionen für das Arbeitsfeld zu entwickeln,
- sich mit der eigenen Biografie, eigenen Lebensentwürfen und mit dem eigenen Älterwerden auseinanderzusetzen,

- die Faszination des Alters zu entdecken und Maßstäbe für die Gestaltung des eigenen Lebens daraus zu entnehmen,
- sich mit den eigenen Ängsten (vor Krankheit, Behinderung, Sterben), mit Schuldgefühlen, mit der eigenen Scham und mit den Motiven des eigenen Handelns zu konfrontieren,
- dem Unverständlichen, Befremdlichen, Irrationalen und Verrückten zu begegnen und mit ihm umzugehen,
- die Grenzen des eigenen Einflusses und der Veränderbarkeit wahrzunehmen und zu akzeptieren,
- sich von den alten Menschen und den Arbeitsvollzügen immer wieder zu distanzieren und auf diese Weise ein ausgewogenes Verhältnis von Nähe und Distanz zu finden,
- das eigene Handeln – einschließlich der unvermeidbaren und vermeidbaren Grenzüberschreitungen – zu reflektieren,
- zwischen den eigenen Lebensentwürfen und denen des alten Menschen zu unterscheiden (und so dem „Sog des Negativen", der Resignation und Depressivität zu entgehen),
- Anzeichen von Überdruss, Überbelastung und Stress wahrzunehmen und nach den Ursachen auf der persönlichen, institutionellen und gesellschaftlichen Ebene zu forschen (Koch-Straube 1997).

Lernaufgabe

Sprechen Sie mit Kolleginnen über eine Situation, in der Sie sich überfordert fühlten. Welche Hilfe hätten Sie sich in dieser Situation gewünscht?
Lesen Sie Kap. „Arbeitsbelastungen und Methoden zur Bewältigung" (S. 1191) und versuchen Sie, Hilfen für oben genannte Überforderungssituationen zu finden.

50.8 Pflegekompetenz

Das angestrebte Ziel von Teilnehmern und Teilnehmerinnen der Altenpflegeausbildung ist, eine kompetente Pflegeperson zu werden, die für die Pflege von alten Menschen zuständig ist und über die erforderlichen Fähigkeiten verfügt.

Definition

Was ist **Kompetenz**?
- Kompetenz kann verstanden werden als Zuständigkeit, Sachverstand.
- Kompetenz bezeichnet die Fähigkeit und Bereitschaft, Situationen zu gestalten und zu bewältigen.
- Kompetent sein, bedeutet auch, einen Sachverhalt zu verstehen und richtig von falsch unterscheiden zu können.

50.8.1 Berufliche Handlungskompetenz

Durch eine Ausbildung wird berufliche Handlungskompetenz erworben. Ausbildungsinhalte, pädagogische Konzepte, Lernmethoden, Lernsituationen, Theorie- und Praxisverknüpfung und die persönliche Lernbereitschaft führen zu Handlungskompetenz und Qualifikation.

Definition

„**Handlungskompetenz** wird hier verstanden als die Bereitschaft und Fähigkeit des Einzelnen, sich in beruflichen, gesellschaftlichen und privaten Situationen sachgerecht durchdacht sowie individuell und sozial verantwortlich zu verhalten." (Kultusministerkonferenz 1996)

Berufliche Handlungskompetenz in der Altenpflege setzt sich zusammen aus vielen Komponenten in verschiedenen Kompetenzbereichen (▶ Tab. 50.3):
- Fach- und Methodenkompetenz
- soziale und kommunikative Kompetenz
- personale Kompetenz
- ethische Kompetenz

50.8.2 Modelle professioneller pflegerischer Handlungskompetenz

Es gibt zahlreiche Auffassungen und Lehrmeinungen über die Entwicklungsmöglichkeiten pflegerischer Handlungskompetenz. An dieser Stelle werden die Modelle von Patricia Benner und Christa Olbrich kurz erläutert. Wenn über berufliche Handlungskompetenzen gesprochen wird, taucht der Begriff der Schlüsselqualifikationen auf. Im Anschluss klären wir, was im Allgemeinen darunter verstanden wird.

Entwicklung von Pflegekompetenz nach Benner

Nach Patricia Benner (Pflegetheoretikerin, 1994) ist es ein langer beruflicher Entwicklungsweg bis zur Expertin in einem Fachgebiet. Sie beschreibt 5 Stadien/Stufen:
- von der **Berufsanfängerin** (Schülerin ohne Erfahrung)
- über die **fortgeschrittene Anfängerin**,
- dann der **kompetent Pflegenden** (nach ca. 3 Jahren Berufserfahrung im gleichen Praxisfeld)
- und der **berufserfahrenen Pflegenden**
- bis zur **Pflege-Expertin**

Tab. 50.3 Berufliche Handlungskompetenz erfordert viele Voraussetzungen und Fähigkeiten.

berufliche Handlungskompetenz	Voraussetzungen/Fähigkeiten
Fach- und Methodenkompetenz	berufsspezifisches Fachwissen über: • Alterungsphänomene, Krankheiten • psychosoziale Kenntnisse und Fertigkeiten • Konzepte und Methoden der Pflege • pflegetechnische Fähigkeiten und Fertigkeiten • Pflege planen, durchführen und evaluieren • das Umsetzen von Qualitätsstandards • …
soziale und kommunikative Kompetenz	• Empathie/Einfühlungsvermögen • Kommunikationsfähigkeit • Rollenflexibilität, Teamfähigkeit • Kritikfähigkeit • Konfliktlösungsbereitschaft • …
personale Kompetenz	• Lern- und Leistungsbereitschaft • Belastbarkeit • Glaubwürdigkeit • Offenheit • Fähigkeit zur Selbstreflexion, Rollenbewusstsein • …
ethische Kompetenz	• Übernahme von Verantwortung • Begründung des eigenen Handelns • Orientierung an allgemein gültigen Wertmaßstäben • tolerante Haltung zu anderen Einstellungen und Lebensformen • Arbeiten nach ethischen Prinzipien • …

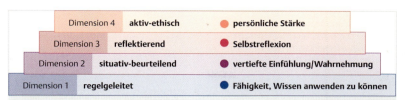

Abb. 50.11 Pflegekompetenz nach Olbrich. Die 4 Dimensionen des pflegerischen Handelns und die daraus abgeleiteten Fähigkeiten und Kompetenzen (nach Olbrich 2010).

Pflegekompetenz nach Olbrich

Christa Olbrich (2010) differenziert 4 Dimensionen pflegerischen Handelns, die in einem hierarchischen Modell aufgebaut sind. Zu den Dimensionen beschreibt sie **spezifische Fähigkeiten** (in der 1. Dimension) und **Kompetenzen** (in den anderen Dimensionen), über die beruflich Pflegende verfügen müssen, um auf der jeweiligen Ebene handeln zu können (▶ Abb. 50.11).

Dimensionen der Pflegekompetenz nach Olbrich

▶ **Dimension 1 „regelgeleitetes Handeln".** Pflegepersonen verfügen über Fachwissen (Regelwissen) und Fertigkeiten und können diese innerhalb der Routine sachgerecht anwenden. Es erfolgt noch keine Orientierung an der individuellen Situation des Patienten/Klienten.

▶ **Dimension 2 „situativ beurteilendes Handeln".** Pflegende sind nun in der Lage, die individuelle und einzigartige Situation jedes einzelnen Patienten/Klienten einschließlich seiner Beziehungen und seines Umfelds zu berücksichtigen. Aus der Einschätzung der Situation können Pflegende Ziele ableiten, die Pflegemaßnahmen planen und ihre Wirksamkeit reflektieren. Als weiterentwickelte Kompetenz wird ein vertieftes Einfühlungs- und Wahrnehmungsvermögen genannt.

▶ **Dimension 3 „reflektierendes Handeln".** Die Reflexion über das Menschenbild, die Sinnhaftigkeit und Bedeutung pflegerischen Handelns sowie die Zufriedenheit im Beruf beschreibt Olbrich als weiterentwickelte Kompetenz von Pflegenden. Empathie, Kommunikation und Artikulation der eigenen Wahrnehmung nehmen in der Beziehung zum Patienten/ Klienten eine wichtige Funktion ein.

▶ **Dimension 4 „aktiv-ethisches Handeln".** Das Handeln im Sinne des Patienten/Klienten wird bewusst eingeleitet und ausgeführt. Die Pflegeperson übernimmt nach intensiver Auseinandersetzung mit „menschlichen Grundwerten" und ethischen Prinzipien die Rolle eines Anwalts für den Patienten/Klienten, besonders wenn dessen Würde verletzt oder sein Wille nicht respektiert wird. Die Kompetenz der Pflegeperson wird deutlich an ihrem beruflichen Selbstverständnis und ihrer persönlichen Stärke.

Schlüsselqualifikationen

Schlüsselqualifikationen können als eine besondere Art von Qualifikationen, als eine höhere Form von Handlungsfähigkeit bezeichnet werden. Der zugrunde liegende Gedanke des Konzepts der Schlüsselqualifikationen ist, solche Qualifikationen zu erwerben bzw. zu besitzen, die wie ein Schlüssel funktionieren. Mit diesem Schlüssel kann sich ein Mensch neues Wissen und Handlungen erschließen, um so in möglichst vielen unterschiedlichen Situationen handlungsfähig zu sein.

„Bei Schlüsselqualifikationen handelt es sich um Haltungen, Verhalten, Fähigkeiten und Kompetenzen, die überall entwickelt und sowohl im privaten wie im professionellen Leben gebraucht werden können" (Juchli 1994).

Die Vermittlung von Schlüsselqualifikationen, d. h. von berufsfeldübergreifenden Qualifikationen, wird mit Blick auf die rasch wechselnden beruflichen Anforderungen immer notwendiger. Durch den Erwerb von Schlüsselqualifikationen werden die berufliche Flexibilität und die Verwendbarkeit der Fachkräfte erhöht.

Fazit

Pflegekompetenz und Professionalität können nicht nur durch Ausbildung und Berufserfahrung erworben werden. Regelmäßige Fortbildung führt zu aktuellem Wissensstand. Eine kritische Eigenreflexion über den Umgang mit Pflegebedürftigen, Angehörigen und Mitarbeitern vermindert Frustration und führt zur Berufszufriedenheit.

50.9 Fort- und Weiterbildung, Studium

Definition

Ausbildung ist die Zurüstung der Menschen zu einer bestimmten Aufgabe innerhalb der Gesellschaft. Sie findet in einem institutionellen Rahmen statt (Dauer, Ablauf usw.) und endet mit der Prüfung.

Die während der Ausbildung erworbenen Kenntnisse, Fähigkeiten und Fertigkeiten sind das Fundament des Altenpflegeberufs.

Doch die hohen fachlichen Anforderungen und die ständige Weiterentwicklung von pflegerischem und gerontologischem Wissen machen es für jede Pflegefachkraft unerlässlich, durch Teilnahme an Fort- und Weiterbildungsmaßnahmen
- vorhandenes Wissen zu aktualisieren,
- pflegerische Fähigkeiten zu vervollkommnen und
- konzeptionelles Denken entwickeln zu helfen.

50.9.1 Berufliche Weiterentwicklung

Kontinuierliche Teilnahme an Fortbildungen ist in unserer Zeit in jedem Beruf eine zwingende Notwendigkeit. In der Altenpflege sprechen dafür folgende Gründe:
- fortschreitende wissenschaftliche Erkenntnisse in den ureigensten Aufgaben der Pflegeberufe durch pflegewissenschaftliches Arbeiten (S. 88)
- neue Erkenntnisse in der Gerontologie, Geriatrie und Gerontopsychiatrie
- sich verändernde und wachsende Aufgabenbereiche innerhalb der offenen, ambulanten und stationären Altenhilfe
- sich verändernde Anforderungen an Führungskräfte im Pflegemanagement
- eine ständige notwendige Reflexion über eigenes Verhalten im Umgang mit alten Menschen, mit Mitarbeiterinnen und seinen eigenen Bedürfnissen (Supervision).

Informationen über Fort- und Weiterbildungsmaßnahmen und Studiengänge sind in Fachzeitschriften und im Internet zu finden. Auskünfte und Hinweise geben auch die Berufs- und Fachverbände sowie die Verbände der Freien Wohlfahrt.

Fortbildung

Definition

Fortbildung hat das Ziel, auf der Basis eines erlernten Berufs oder einer ausgeübten Tätigkeit spezifische Kenntnisse, Fertigkeiten und Verhaltensweisen zu erweitern, zu vertiefen und zu erneuern.

Fortbildungsmaßnahmen werden als innerbetriebliche Fortbildung oder extern von Berufsverbänden, Einrichtungen der Altenhilfe und Arbeitsgemeinschaften durchgeführt (▶ Abb. 50.12).

Merke

Nach dem Pflegeversicherungsgesetz (§ 80 SGB XI) ist der Träger der Pflegeeinrichtung verpflichtet, die fachliche Qualität der Leitung und der Mitarbeiter durch berufsbezogene Fort- und Weiterbildung sicherzustellen und fachbezogene Literatur vorzuhalten.

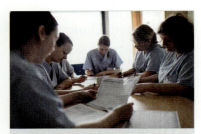

Abb. 50.12 **Fortbildung**. (Foto: P. Blåfield, Thieme)

Fortbildung kann aber auch ganz informell durch z. B. Lesen von Fachzeitschriften oder -büchern, Nutzen von Internet oder durch kollegiale Beratung erfolgen.

Weiterbildung

Definition

Funktionsspezifische Weiterbildung qualifiziert innerhalb des Berufes für eine Leitungsposition, z. B. als Wohnbereichs-, Pflegedienst- und Heimleitung oder Leiterin eines ambulanten Pflegedienstes.

Fachweiterbildungen qualifizieren für spezifische Tätigkeitsbereiche, z. B. in der Gerontopsychiatrie, Rehabilitation, im Qualitätsmanagement, der Pflegeberatung (Case Management) und in der Gesundheitswirtschaft.

Pflege als akademischer Beruf

Ein entscheidender Schritt zur Professionalisierung der Pflegeberufe ist die Qualifizierung an Fachhochschulen und Universitäten. Neue Abschlüsse an den (Fach-)Hochschulen sind **Bachelor of Science (Bsc)** und **Bachelor of Arts (BA)**, sie ersetzen das bisherige Diplom. In einem weiteren Aufbaustudium kann der **Master** (Meister) erworben werden. Darüber hinaus besteht die Möglichkeit, den **Doktortitel** (Promotion) zu erwerben.

Folgende **Studiengänge** werden in der Bundesrepublik Deutschland durchgeführt (▶ Tab. 50.4):
- Praktische Pflege
- Pflegemanagement
- Medizin- und Pflegepädagogik/Lehramt für Lehrerinnen in der Pflege
- Pflegewissenschaft/Pflegeforschung
- angewandte Gesundheitswissenschaften

Praxistipp

Das akademische Angebot ist sehr vielfältig, und auf den ersten Blick nicht einfach zu durchschauen. Nähere Informationen über unterschiedliche Studienangebote im Bereich Gesundheit und Pflege finden Sie z. B. unter www.gesundheitsmanagement-studieren.de/pflege-studium-pflegewissenschaft/. Um ein Verständnis dafür zu bekommen, was sich hinter den Hochschulabschlüssen Bachelor und Master verbirgt, können Sie z. B. auf der Internetseite www.bachelor-studium.net nachsehen. Sie finden Listen der Studiengänge, Fachhochschulen und Universitäten finden Sie unter www.pflegewiki.de/wiki/Pflegestudium.

Lernaufgabe

Informieren Sie sich in Fachzeitschriften, bei Berufsverbänden und im Internet über Fort- und Weiterbildungsmöglichkeiten und -institute im Bereich Altenpflege/Altenhilfe.

Erkundigen Sie sich bei Ihrem Anstellungsträger, in welchem Umfang innerbetriebliche Fortbildung angeboten wird und wie viel tariflich festgelegte Fortbildungstage pro Jahr den Mitarbeiter/-innen zur Verfügung stehen.

Tab. 50.4 Studiengänge und akademische Abschlüsse in Pflegeberufen.

Fachrichtung/Studiengang	Hochschulart	Hochschulabschluss	Tätigkeitsfeld
Praktische Pflege (Bachelor of Nursing)	Fachhochschule	• Bachelor of Science/Master	praktische Pflegetätigkeit
Pflegemanagement	Fachhochschule	• Dipl.-Pflegemanager/-in • Dipl.-Pflegewirt/-in • Master of Arts • Master of Science	• Leitung eines Pflegebereichs • Leitung einer Einrichtung • Qualitätsmanagement • Projektmanagement
Pflegewissenschaft	Universität	• Bachelor of Science in Nursing • Master of Science in Nursing	• wissenschaftliche Tätigkeit an einem Institut, an einer Hochschule oder anderen Einrichtungen
Pflegepädagogik	Fachhochschule	• Dipl.-Pflegepädagoge/-pädagogin • Dipl.-Berufspädagoge/-pädagogin – Pflege • Master of Nursing Education	• Lehre an einer Gesundheits- und Krankenpflegeschule oder • Berufs(fach)schule im Gesundheitswesen • freiberufliche Fortbildungstätigkeit
Lehramt an beruflichen Schulen Lehramt Pflegewissenschaft	Universität	• 1. Staatsexamen	• Berufsschulen • Fachhochschulen

50.10 Berufsverbände, Gewerkschaften, Pflegekammern

50.10.1 Berufspolitik

> **Definition**
>
> Unter **Berufspolitik** sind alle Unternehmungen zu verstehen, die dazu geeignet sind, berufsbezogene politische Entscheidungen zu beeinflussen.

Politische Instanzen sind Bundestag, Bundesrat, Landesparlamente, Bundes- und Landesministerien und nachgeordnete Behörden. **Zu den dringendsten Aufgaben der Berufspolitik zählt die Sicherstellung der pflegerischen Versorgung der Bevölkerung**, z. B. durch geeignetes Fachpersonal sowie die Förderung des Nachwuchses.

Wichtige berufspolitische Entscheidungen sind z. B.
- die Regelung der Ausbildungen (Altenpflegegesetz, Krankenpflegegesetz u. a.),
- Weiterbildungsgesetze,
- Einrichtung von Pflegestudiengängen,
- Personalschlüssel wie die Heimmindestpersonalverordnung (HeimPersV), sowie
- die Umsetzung des Pflegequalitätssicherungsgesetzes (SGB XI).

Die Bundes- und Länderregierungen arbeiten zusammen mit den Vertretern der Spitzenverbände der Freien Wohlfahrt, mit Berufsverbänden, Interessenvertretungen von Seniorenverbänden, Gewerkschaften sowie Fachleuten und Spezialisten der Gebiete, die von dem Gesetz betroffen sind. Ein Beispiel ist die Entstehung des bundeseinheitlichen Altenpflegegesetzes. Eine wichtige Stimme im Bereich von Senioren- und Altenhilfepolitik hat das Kuratorium Deutsche Altershilfe (KDA).

50.10.2 Berufsverbände

Berufsverbände haben die Aufgabe, die Interessen ihres Berufsstandes und ihrer Mitglieder zu vertreten. In der Regel ist ein Berufsverband eine so genannte Körperschaft des Privatrechts. Mitglieder können nur Personen werden, die die Berufsbezeichnung (staatliche Anerkennung) tragen dürfen. Die Berufsverbände haben ihre eigene Entstehungsgeschichte und unterschiedliche berufspolitische und religiöse Ziele und Leitbilder. Sie spielen eine wichtige Rolle bei politischen Entscheidungen, z. B. bei Ausbildungsreformen und der Darstellung des Berufs in der Öffentlichkeit. Der Verband wird getragen durch Mitgliedsbeiträge. Über Mitgliederzeitschriften informieren sie über die Tätigkeit des Verbandes in fachlicher, berufspolitischer und eigener Sache, z. B. auch über Fort- und Weiterbildungsmöglichkeiten.

Die bekanntesten deutschen Verbände für die Pflegeberufe sind:
- **DBVA** (Deutscher Berufsverband für Altenpflege e. V.), Wiehl. Er vertritt ausschließlich die Altenpflege. http://www.dbva.de
- **DBfK** (Deutscher Berufsverband für Pflegeberufe e. V.), Berlin. http://www.dbfk.de
- **DPV** (Deutscher Pflegeverband e. V.), Neuwied. http://www.dpv-online.de
- Der **Deutsche Pflegerat e. V.** (DPR e. V.) ist der Dachverband und gleichzeitig Bundesarbeitsgemeinschaft der Pflegeverbände und des Hebammenwesens in Deutschland.

Verbände in Österreich und der Schweiz sind u. a.:
- **ÖGKV** (Österreichischer Gesundheits- und Krankenpflegeverband), http://www.oegkv.at
- **BOEGK** (Bundesverband Österreichischer Gesundheits- und Krankenpflegeberufe), http://pflegekonferenz.at/boegk.html
- **SBK** (Schweizer Berufsverband der Pflegefachfrauen und Pflegefachmänner), http://www.sbk-asi.ch

50.10.3 Gewerkschaften

Traditionell sind Gewerkschaften in der Zeit der Industrialisierung aus der europäischen Arbeiterbewegung (Mitte des 19. Jahrhunderts) hervorgegangen.

Seit ihrem Bestehen setzen sie sich für
- höhere Löhne,
- bessere Arbeitsbedingungen,
- mehr Mitbestimmung,
- kürzere Arbeitszeiten
- und teilweise auch für weitergehende Gesellschaftsveränderung ein.

Gewerkschaften (Arbeitnehmerverbände) sind Verhandlungspartner von Arbeitgeberverbänden, mit denen sie Tarifverträge aushandeln und abschließen, diese ggf. mit Hilfe von Streiks erkämpfen. Gewerkschaften versuchen einen möglichst großen Teil der Unternehmensgewinne als Lohn und Verbesserung der Arbeitsbedingungen an die Belegschaft zu verteilen. Dagegen vertritt die Unternehmensführung die Interessen der Unternehmensinhaber und Aktionäre. Gewerkschaften, die eine positive Entwicklung des Unternehmens im Auge haben, sind deshalb auch für betriebliche Investitionen, um Arbeitsplätze zu erhalten.

Für die Mitarbeitenden in Pflegeberufen ist **Ver.di**, die Vereinigte Dienstleistungsgewerkschaft, Gesundheit & Soziales, maßgebend. Die Anschriften von verschiedenen Berufsverbänden und Organisationen finden Sie im „Lern- und Leseservice" (S. 1173).

50.10.4 Pflegekammern

„Der Deutsche Pflegerat e. V. (DPR) begrüßt die politischen Initiativen zur Gründung von Pflegekammern in verschiedenen Bundesländern." Doch was sind Pflegekammern?

> **Definition**
>
> Eine **Kammer** ist eine berufsständische Selbstverwaltungsorganisation in der Rechtsform der Körperschaft des öffentlichen Rechts (jeweiliges Landesrecht).

Bekannte Institutionen sind die Industrie- und Handelskammer und die Ärztekammer. Kammern haben die Aufgabe, einzelne Berufsgruppen auf staatlicher Ebene zu vertreten.

Die Angehörigen des entsprechenden Berufs sind Pflichtmitglieder in der Kammer. In Europa gibt es in Großbritannien (seit 1918), Portugal (seit 1998) und der Slowakei (seit 2002) Pflegekammern.

Befürworter erwarten von der Pflegekammer, dass der Pflegeberuf ein ernstzunehmender Partner auf berufspolitischer Ebene wird, da die bestehenden Berufsverbände und Pflegeorganisationen sehr kontroverse Standpunkte vertreten.

Gegner fürchten die Zwangsmitgliedschaft, da man aus der Kammer nicht austreten kann, auch wenn man mit deren politischen Aussagen nicht einverstanden ist, im Gegenteil durch die Pflichtbeiträge – im Prinzip eine Berufssteuer – die Kammer mitfinanzieren muss.

> **Lernaufgabe**
>
> Untersuchen Sie Infomaterial und Mitgliederzeitschriften von Berufsverbänden auf folgende Punkte: Aufgaben, Schwerpunkte und Ziele, Leistungen, Fortbildungsangebote, Mitgliedsbeiträge.

1. Überlegen Sie, welcher Organisation Sie beitreten würden. Begründen Sie Ihre Entscheidung.
2. Informieren Sie sich auf der Internetseite der Nationalen Konferenz zur Errichtung von Pflegekammern in Deutschland unter http://www.pflegekammer-nrw.de/. Erarbeiten Sie den wesentlichen Inhalt der Punkte „Rechtliche Grundzüge", „Nutzen für die Pflege", „Aufgaben" und „Berufsorganisation". Halten Sie demnach die Errichtung von Pflegekammern für sinnvoll? Begründen Sie Ihre Entscheidung!

50.11 Rolle und Rollenerwartung

Ursula Kocs

50.11.1 Gruppen und Rollen – eine Begriffserläuterung

Wir Menschen sind soziale Wesen und von Geburt an auf die Hilfe unserer Mitmenschen angewiesen. Unseren Erfolg auf dieser Welt verdanken wir unseren komplexen sozialen Systemen und unserer Fähigkeit zu kooperieren. Aus diesem Grund schließen wir uns immer mit anderen Menschen zu Gruppen zusammen.

Lernaufgabe

Überlegen Sie, zu welchen Gruppen Sie gehören und warum Sie sich diesen Gruppen anschließen. Denken Sie auch an Berufsverbände, Gewerkschaften usw. (S. 1161) Überlegen Sie, welchen Gruppen Sie angehörten und inzwischen ausgeschieden sind. Was waren die Gründe Ihres Ausscheidens?

Definition

Gruppen sind gekennzeichnet durch eine
- Anzahl von Personen,
- die in einem bestimmten Zeitraum durch

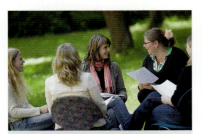

Abb. 50.13 Gruppen. Wir schließen uns eher mit Menschen zusammen, die eine ähnliche Einstellung haben. (Foto: C. von Haussen, Thieme)

- regelmäßige und relativ feste Beziehungen miteinander
- in wechselseitiger Verbindung stehen.

Bei der Auswahl der Gruppen, denen wir uns anschließen, gehen wir nach dem Prinzip der Nutzenmaximierung vor. Wir bevorzugen Beziehungen, die uns „was bringen" und die von uns möglichst wenig Anpassungsleistung verlangen (▶ Abb. 50.13). Das bedeutet, wir schließen uns eher mit Menschen zusammen, die eine ähnliche Einstellung haben bzw. ähnliche Werte vertreten wie wir selber.

Lernaufgabe

Reflektieren Sie diese Aussagen vor dem Hintergrund Ihrer aktuellen Gruppenzugehörigkeiten. Diskutieren Sie diese Aussagen im Klassenverband oder in Ihren Gruppen.

Bei aller Ähnlichkeit sind Menschen auch in jeder Gruppe sehr unterschiedlich. Verschiedene Erfahrungen, Wünsche, Gefühle usw. treffen aufeinander. Daher entwickeln sich in jeder Gruppe Regeln und Normen, die helfen, unklare Situationen zu klären, Spannungen abzubauen, Nutzen – Kosten zu optimieren.
Typische Gruppennormen sind:
- Beziehungsnormen (Wer spricht mit wem und worüber?)
- Kommunikationsnormen (Wie sachbezogen müssen Gesprächsbeiträge sein? Worüber wird nicht gesprochen? Welche Sprache wird benutzt?)
- Bedürfnisnormen (Welche Bedürfnisse werden angesprochen?)
- Gefühlsnormen (Wird gelacht? Darf Frustration oder Langeweile ausgesprochen werden?)
- Sanktionsnormen (Welche Reaktionen gibt es bei Verletzung der Gruppennorm?)

Lernaufgabe

Reflektieren Sie Regeln und Normen in den Gruppen, zu denen Sie gehören. Erarbeiten Sie die Unterschiede in den Gruppen.

▶ **Beispiel.** Um zu der Gruppe der Altenpflegenden zu gehören, hat es sich inzwischen häufig zur Norm entwickelt, bestimmte Belastungen nicht anzusprechen. Auf Klagen wegen Ekel vor Ausscheidungen müssen sich immer noch viele Pflegekräfte anhören: „Wenn Du das nicht abkannst, hast Du in der Pflege nichts zu suchen."

Will man zu einer Gruppe dazugehören, muss man die eigene Einstellung und Meinung der Gruppenmeinung anpassen. Wie stark diese Anpassung ist, hängt von verschiedenen Faktoren ab:
- Belohnung für die Anpassungsleistung
- Sympathie für die Gruppenmitglieder
- Dauer der Zugehörigkeit zu der Gruppe
- Mehrheitsdruck (viele vertreten konsequent eine Meinung)
- Minderheitendruck (wenige vertreten konsequent eine Meinung)
- Kommunikation (je wichtiger die Gruppe und das Thema, umso mehr kommuniziert man mit „Abweichlern")

Merke

Gruppennormen legen fest, wie sich die Gruppenmitglieder innerhalb der Gruppe und nach außen hin verhalten dürfen oder sollen.

Lernaufgabe

Sehen Sie sich den Film „Die Welle" an. Diskutieren Sie die Faktoren, die zu einer Anpassung an die Gruppe führen.
Reflektieren Sie, wie viel Anpassungsleistung Sie persönlich erbringen müssen, um in die Gruppe der Altenpflegenden aufgenommen zu werden. Welche Einstellungen, Normen und Werte gehören zu diesem Berufsbild (S. 1151)?

Wurden alle Normen und Werte verinnerlicht, hat man eine **Rolle** in der Gruppe eingenommen.

Definition

Eine **Rolle** bezeichnet die Erwartungen an einen Menschen in einer bestimmten sozialen Situation.

Das Zusammenleben mit anderen Menschen ist dann besonders angenehm und erfolgreich, wenn jeder seine Rolle spielt bzw. wenn keiner „aus der Rolle fällt". Leider erweist sich dies als besonders schwer.

Lernaufgabe

Reflektieren Sie, wann es Ihnen besonders schwer fällt, die von Ihnen erwartete Rolle zu spielen.

50.11.2 Rollenkonflikte in der Altenpflege

Fallbeispiel

Ines Braun ist 35 Jahre alt, Altenpflegeschülerin und alleinerziehende Mutter von 2 Kindern. Morgens um 5 Uhr steht sie auf, um ihren Kindern das Frühstück zu richten und die Pausenbrote zu schmieren. Bevor sie ihre Kinder weckt, leert sie die Waschmaschine in den Trockner und startet die Waschmaschine neu. Auf dem Weg zur Altenpflegeschule vergewissert sie sich am Handy, dass die Kinder wirklich aufgestanden sind und alles nach Plan läuft. Auch in ihrer ersten Unterrichtsstunde ist Ines noch voller Sorge, dass die Kinder rechtzeitig in der Schule ankommen. Nach der letzten Unterrichtsstunde wird noch eine Projektarbeit angeboten, doch Ines muss los, die Kinder warten. Auf dem Heimweg gerät sie in einen Stau, die Kinder sind unzufrieden, weil sie auf das Mittagessen warten müssen. Dann bringt sie den Sohn zum Fußball, die Tochter in die Musikschule. Bis die Kinder wieder abgeholt werden, macht sie ihre Einkäufe. Anschließend gibt es Hausaufgabenbetreuung, Haushalt, Abendessen. Als die Kinder im Bett sind, beschließt Ines, auf die Hausaufgaben für ihre Altenpflegeausbildung zu verzichten. Sie weiß, dass sie morgen mit sich unzufrieden sein wird. Ihr Lehrer wird enttäuscht sein und ihre Praxisanleiterin im Altenpflegeheim wird wieder sagen, dass sie sich zu viel zumutet. Ihre Eltern werden ihr vorwerfen, ihre Kinder zu vernachlässigen. Ihre Freunde melden sich schon gar nicht mehr, weil sie nie Zeit für diese hat.

Lernaufgabe

Erarbeiten Sie, welchen Gruppen Ines sich zugehörig fühlt, auf welche Gruppen sie angewiesen ist. Wodurch kommt sie in diese unbefriedigende Situation?

Altenpflegende geraten mit sich oder anderen durch folgende Faktoren in Konflikt:
- Rollendruck
- Selbstbild vs. Fremdbild
- Rollenunklarheiten
- Intrarollenkonflikte
- Interrollenkonflikte

Rollendruck

Sind viele „Muss-Normen" zu erfüllen bzw. sind viele Sanktionen zu erwarten, wenn die Normen nicht erfüllt werden, entsteht ein Gefühl von Bedrohung.

▶ **Beispiel.** Wenn Ines während der Probezeit keine Zeit für die Hausaufgaben findet, wird ihr Stress sehr stark wachsen, da der Ausschluss aus der Gruppe droht.

▶ **Aufgabe.** Überlegen Sie, welche Muss-Normen Ihnen im Beruf der Altenpflege Schwierigkeiten bzw. Stress verursachen. Siehe auch Kap. 50.7 (S. 1157).

Selbstbild versus Fremdbild

Das eigene Bild von der Rolle ist anders als das der Gruppe. Man verhält sich so, wie vermutet wird, dass andere es erwarten. Das Rollenselbstbild stimmt jedoch nicht mit den Erwartungen der Gruppe überein. Die Folge ist, dass man Sanktionen erhält, die man nicht einordnen kann.

▶ **Beispiel.** Ines ist von sich überzeugt, dass sie eine gute Mutter ist, insbesondere weil sie für ihre Kinder ein Vorbild sein will und sich um eine Berufsausbildung bemüht. Wirft nun ihre pubertierende Tochter ihr vor, sich vernachlässigt zu fühlen, wird das für Ines sehr schmerzhaft sein.

▶ **Aufgabe.** Reflektieren Sie Situationen, in denen Ihnen vorgeworfen wurde, Ihre Rolle nicht zu erfüllen, obwohl Sie überzeugt waren, alles richtig gemacht zu haben. Tauschen Sie sich darüber mit Kollegen aus.

Rollenunklarheit

Es fehlen Informationen, um die Rolle ausfüllen zu können (mangelhafte Ausbildung, schlechte Übergabe, fehlende Dokumentation usw.)

▶ **Beispiel.** Ines beginnt ihr Praktikum auf einer neuen Station. Ihre PAL sagt nur: „Lauf einfach mit und sieh, was zu tun ist."

▶ **Aufgabe.** Überlegen Sie, was nun von Ines erwartet werden könnte. Tauschen Sie sich anschließend darüber aus. Diskutieren Sie unterschiedliche Erwartungen, die hinter dieser Aussage stecken können, und die Folge für Ines.

Intrarollenkonflikt

Unterschiedliche Bezugspersonen haben unterschiedliche Erwartungen. Das bedeutet, egal was man tut, jemand findet es nicht gut (▶ Abb. 50.14).

▶ **Beispiel.** Der alte Mensch erwartet, dass er viel selbstständig machen darf, die Angehörigen erwarten, dass er optimal versorgt wird, Kollegen erwarten, dass man schnell fertig ist, die Hauswirtschaft erwartet, dass der Tisch schnell abgeräumt werden kann, die Grüne Dame erwartet, dass der Bewohner pünktlich für den Spaziergang angezogen ist usw.

▶ **Aufgabe.** Erarbeiten Sie, welche Gruppen Erwartungen an die Altenpflegenden stellen und inwieweit diese Erwartungen sich widersprechen.

Eine Bezugsperson stellt sich widersprechende Erwartungen. Das bedeutet, man hat keine Chance, es richtig zu machen.

▶ **Beispiel.** Der Heimleiter erwartet individuelle, aktivierende Pflege, gleichzeitig sind feste Essenszeiten und ein enger Zeitplan einzuhalten.

▶ **Aufgabe.** Überlegen Sie, welche schwierigen Situationen in der Praxis durch einen Intrarollenkonflikt entstehen können. Tauschen Sie sich mit Kollegen aus.

Interrollenkonflikte

Die Erwartungen an die Rolle als Altenpflegende sind nicht vereinbar mit den Erwartungen an andere Rollen, z. B. als Partnerin (z. B. durch Schichtdienst, Wochenenddienst usw.).

▶ **Beispiel.** Ines kann die Erwartung an sie als Auszubildende der Altenpflege nicht immer mit den Erwartungen an eine gute Mutter vereinbaren. Auch die Erwartungen an die Rolle einer guten Freundin kann sie nicht erfüllen (▶ Abb. 50.15).

▶ **Aufgabe.** Reflektieren Sie, wie Sie mit Interrollenkonflikten umgehen. Tauschen Sie sich mit Kollegen aus.

50.11.3 Schaffung von Rollenklarheit in der Altenpflege

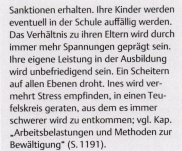

Fallbeispiel

Ines Braun muss dringend etwas an ihrer Situation ändern, um wirklich Altenpflegerin werden zu können. Verändert sie nichts, wird sie von allen Seiten Sanktionen erhalten. Ihre Kinder werden eventuell in der Schule auffällig werden. Das Verhältnis zu ihren Eltern wird durch immer mehr Spannungen geprägt sein. Ihre eigene Leistung in der Ausbildung wird unbefriedigend sein. Ein Scheitern auf allen Ebenen droht. Ines wird vermehrt Stress empfinden, in einen Teufelskreis geraten, aus dem es immer schwerer wird zu entkommen; vgl. Kap. „Arbeitsbelastungen und Methoden zur Bewältigung" (S. 1191).

Sich seiner Rollen bewusst werden

Situationen erscheinen weniger bedrohlich, wenn man diese versteht. Ein erster Schritt kann sein, die eigenen Rollen und die Erwartungen, die mit diesen verbunden sind, zu klären.

▶ **Aufgabe.** Erstellen Sie sich eine Liste mit allen Rollen, die Sie beruflich und privat haben. Reflektieren Sie nun diese Liste. Gibt es dabei schon Rollen, die Ihnen nicht so wichtig sind? Welche Rollen wollen Sie wirklich und welche lieber nicht?

▶ **Beispiel.** Ines Braun ist Mutter, Schülerin, Mitarbeiterin, Freundin, Tochter und Haushälterin ihres eigenen Haushalts. Sie merkt, dass ihr die Rolle als Freundin sehr fehlt, die Rolle als Tochter und Haushälterin jedoch sehr lästig ist.

Rollenklarheit

Häufig kommt es zu Missverständnissen bezüglich der Rollenerwartungen. Das Selbstbild der Rolle entspricht nicht den Erwartungen der Gruppe. In diesem Fall hilft nur das Gespräch. Fragen Sie Ihre Mitmenschen, was sie von Ihnen erwarten, siehe „Kommunikation im Team" (S. 1169).

▶ **Beispiel.** Ines Braun ist der Meinung, eine gute Mutter sorgt dafür, dass pünktlich das Essen auf dem Tisch steht, die Wohnung sauber ist und die Hausaufgaben immer kontrolliert werden. Trotzdem sind ihre Kinder unzufrieden. Im Gespräch stellt sich heraus, dass die Kinder gerne auch mal selber Essen vorbereiten oder aufräumen würden, sie sich von einer „guten Mutter" aber wünschen, dass diese auch mal einfach mit den Kindern „rumhängt".

▶ **Aufgabe.** Erarbeiten Sie mithilfe dieses Kapitels ein klares Bild von der Rolle als Altenpflegerin. Was sind die Erwartungen an eine gute Altenpflegerin? Vergleichen Sie das Berufsbild Altenpflege mit Ihren

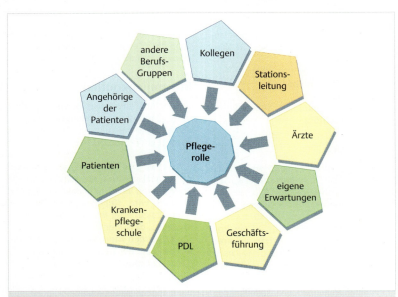

Abb. 50.14 Intrarollenkonflikt. Hier am Beispiel der Pflegerolle.

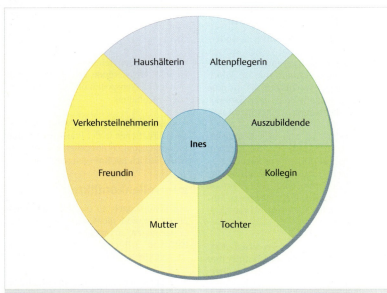

Abb. 50.15 Interrollenkonflikt. Ines' Interrollenkonflikt entsteht, da die verschiedenen Rollen z. T. widersprüchliche, nicht vereinbare Erwartungen an sie stellen.

50.12 Team und Teamarbeit

eigenen Vorstellungen und den Erwartungen, denen Sie in der Praxis begegnet sind. Diskutieren Sie Gemeinsamkeiten und Unterschiede.

Rollendistanz

Auch wenn wir als soziale Wesen auf unsere Mitmenschen angewiesen sind, so sind wir in unserer Gesellschaft so frei, unsere sozialen Beziehungen mitzugestalten. Wir können selber entscheiden, inwieweit wir Erwartungen an uns erfüllen wollen bzw. wo unsere Grenzen sind. Wir können uns demnach ganz bewusst und ohne schlechtes Gewissen von bestimmten Rollen und Erwartungen distanzieren. Dadurch verringert sich der Druck auf den Alltag.

▶ **Beispiel.** Ines Braun kann beschließen, sich von ihrer Rolle als Tochter zu distanzieren. Sie wird den Kontakt zu den Eltern nicht abbrechen, sich jedoch von den Vorwürfen der Eltern nicht mehr berühren lassen. Sie akzeptiert die Meinung der Eltern, ist sich jedoch im Klaren, dass dies nicht ihre eigene Meinung ist.

▶ **Aufgabe.** Überprüfen Sie in Ihrer Liste der Rollen, welche Rollen gar nicht Ihrer Überzeugung entsprechen. Erarbeiten Sie sich Argumente, warum Sie diese Rollen nicht erfüllen möchten. Tauschen Sie sich mit Kollegen aus.

Rollenverzicht

Manchmal gibt es mehrere Rollen, die wir alle gerne erfüllen wollen, aber nicht können. Da hilft oftmals nur ein rationales Abwägen. Welche Rolle ist mir wichtiger? Aus welcher Rolle ziehe ich den größten Nutzen?

▶ **Beispiel.** Ines Braun ist es sehr wichtig, die Ausbildung durchzuziehen, um für sich und ihre Kinder ein sicheres Einkommen zu haben. Gleichzeitig ist sie auch sehr gern Freundin. Leider schafft sie es nicht, beide Rollen zu erfüllen. Ines wird weniger darunter leiden, wenn sie ganz bewusst auf die Rolle als Freundin verzichtet, bis die Ausbildung beendet ist. Sie wird dann weniger das Gefühl haben, in beiden Rollen zu versagen.

▶ **Aufgabe.** Überlegen Sie, auf welche Rollen Sie verzichten könnten, um andere Rollen erfolgreicher zu erfüllen.

50.12 Team und Teamarbeit

Fallbeispiel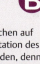

Ines Braun arbeitet seit 6 Wochen auf der gerontopsychiatrischen Station des Altenheims. Sie ist sehr zufrieden, denn das Team arbeitet gut zusammen, die Atmosphäre ist entspannt und die Arbeitsqualität ist hoch. Dadurch geht Ines jeden Tag sehr motiviert zur Arbeit, lernt viel und hat viele Erfolgserlebnisse. Das war nicht von Anfang an so. Die ersten 2 Wochen waren geprägt von Missverständnissen, Spannungen und Frust. Doch dann gab es klärende Gespräche. Das Team funktioniert nun reibungslos.

Heute spricht man überall von Teamarbeit, doch wird wenig reflektiert, was mit diesem Begriff gemeint ist. Am Beispiel Sport soll er daher näher beleuchtet werden.

Jeder weiß, was im Sport ein gutes Team ausmacht:
- Eine feste definierte Gruppe von Menschen, die sich mit all ihrem Können und ihrer Kraft für den gemeinsamen Erfolg einsetzt, hat ein gemeinsames Ziel.
- Alle kennen die Spielregeln und halten sich daran.
- Jeder spielt auf einer Position, auf der er seine Fähigkeiten am besten einsetzen kann. Die Aufgaben sind klar verteilt.
- Alle fühlen sich für Sieg oder Niederlage mitverantwortlich.
- Alle werden von einem Coach unterstützt, der bei jedem Einzelnen die Fähigkeiten fördert, die helfen, das Gruppenziel zu erreichen.
- Der Coach sorgt für die Rahmenbedingungen, damit jeder sein Potenzial für das Gruppenziel einbringen kann.
- Eine Fangemeinde bejubelt das Team und feuert es an.

Im Sport ist jedem sofort klar, warum bei einem Team Erfolge ausbleiben. Denn dann funktioniert einer der oben genannten Punkte nicht.

Definition

Ein **Team** ist eine Gruppe, die gemeinsam die Verantwortung für eine klar definierte Aufgabe hat. Die Teammitglieder stehen in intensiver wechselseitiger Beziehung und Interaktion zueinander und haben einen ausgeprägten Gemeinschaftssinn.

Merke

Ein Team ist eine Gruppe, aber nicht jede Gruppe ist ein Team.

Was lernen wir daraus für die Altenpflege? Auch in der Altenpflege ist Erfolg nur durch eine Gruppenleistung zu erbringen. Leider ist es so, dass von Pflegekräften sehr häufig angegeben wird, dass eine der Hauptbelastungen im Arbeitsalltag Stress mit Kollegen und Vorgesetzten ist. Erlebte Erfolglosigkeit, Motivationsverlust und Burnout sind die Folge. Auch für die hilfebedürftigen Menschen haben Teamprobleme gravierende Folgen, da die Pflegequalität zwangsläufig leidet.

50.12.1 Jedes Team braucht ein Ziel

Bei jeder Sportmannschaft ist das Ziel vordergründig klar: das nächste Spiel gewinnen. Oder ist das Ziel etwa: Klassenerhalt? Oder Gewinn der Meisterschaft? Oder hat jeder Einzelne am Spielplatz etwa eigene Ziele? Einer möchte ohne Verletzungen davonkommen, der andere vielleicht möglichst viele Tore erzielen, um zu einer besseren Mannschaft wechseln zu können.

Was sind die Ziele eines Pflegeteams? Diese sind einerseits im Pflegegesetz festgeschrieben, darüber hinaus werden in jedem Pflegemodell Ziele formuliert und schließlich hat jede Einrichtung ein Leitbild, in dem Ziele gesetzt werden. Fragt man jedoch ein Team, was das gemeinsame Team-Ziel ist, gibt es Verunsicherung.

Merke

Jedes Team sollte regelmäßig reflektieren, was das gemeinsame Ziel ist.

Häufig wird als Ziel genannt: das Wohlbefinden der Bewohner fördern. Fragt man dann, woran festgemacht wird, dass das Team erfolgreich ist, entsteht wieder Unsicherheit. Doch Unklarheit darüber, was ein Erfolg ist, führt zwangsläufig zu Frustration im Team. Wie auch im Sport braucht ein Team Erfolgserlebnisse, um zusammen zu bleiben.

> **Merke**
>
> Jedes Team muss seine Ziele spezifisch, messbar, realistisch und terminiert formulieren, um Erfolge wahrnehmen zu können.

Beschließt ein Pflegeteam, dass z. B. jeder Bewohner individuell seine Identität ausleben kann, so könnte das nächste Problem entstehen. Wenn z. B. für die Essensversorgung gar nicht das Pflegeteam zuständig ist, die Mahlzeiten aber einen großen Einfluss auf das Pflegeziel haben, sind Scheitern, Frustration und Unzufriedenheit vorprogrammiert. In diesem Fall müsste die Hauswirtschaft mit ins Team geholt werden, das Ziel müsste gemeinsam definiert werden.

> **Merke**
>
> Jedes Team muss für eine geschlossene Aufgabe verantwortlich sein.

Wenn in einer Einrichtung Pflege, Sozialer Dienst, Hauswirtschaft, Verwaltung usw. jeweils eigene Teams bilden, aber alle für alle Bewohner zuständig sind, kann keines dieser Teams wirkliche Erfolge erzielen. Wenn eines dieser Teams scheitert, haben alle Misserfolge.

50.12.2 Jedes Teammitglied ist wichtig

Stehen nun die Aufgabe und das Ziel fest, muss im Team geklärt werden, wie dieses Ziel mit den vorhandenen Ressourcen am besten erreicht werden kann. Die Hauptressource eines Teams sind die Teammitglieder.

Beim Sport ist es völlig klar, dass das Team aus sehr unterschiedlichen Spielern bestehen muss. Kein Team kann erfolgreich sein, wenn alle Stürmer sind oder alle Abwehrspieler. Das gilt auch für die Altenpflege. Keiner kann alles.

Der englische Psychologe Meredith Belbin (n. Heinrich u. Wall 2013) fand 9 Rollen, die in einem „idealen" Team vorhanden sein sollten (▶ Abb. 50.16):

▶ **Drei wissensorientierte Rollen.** Fachkompetente Mitarbeiter sollten folgende Fähigkeiten mitbringen:
- Der Beobachter wägt Argumente sorgfältig ab und urteilt überlegen. Dadurch wirkt er eventuell überkritisch und langweilig. Er schützt das Team vor unüberlegten Entscheidungen.
- Der Spezialist hat wichtiges Wissen und ist sehr engagiert in seinem Bereich. Er sucht und gibt Informationen, bringt Neuigkeiten ins Team und achtet auf Aktualität. Dafür kümmert er sich wenig um die Interessen anderer, ist oft einzelgängerisch und introvertiert.
- Der Neuerer und Erfinder sorgt für Kreativität und neue Lösungen. Er findet auch ungewöhnliche Wege, wenn eine Sackgasse droht. Seine originellen, radikalen oder unkonventionellen Problemlösestrategien bringen das Team in schwierigen Zeiten weiter.

▶ **Drei kommunikationsorientierte Rollen.** Sozialkompetente Mitarbeiter sorgen für ein angenehmes Arbeitsklima:
- Der Koordinator kann mitarbeiterorientiert führen. Er koordiniert, fasst Ergebnisse zusammen, stellt Fragen. Er genießt im Team Vertrauen und sorgt dafür, dass jeder sich einbringen kann. Er fördert Motivation und Selbstbewusstsein.
- Der Teamarbeiter hält mit Diplomatie und Humor den Teamgeist aufrecht. Er kann gut zuhören und mit schwierigen Menschen umgehen. Er sorgt dafür, dass auch Außenseiter ins Team integriert werden.
- Der Wegbereiter erkundet mit viel Enthusiasmus neue Möglichkeiten. Er kann begeistern und andere für seine Ideen gewinnen.

▶ **Drei handlungsorientierte Rollen.** Die Zielstrebigen sorgen dafür, dass das Arbeitsziel nicht aus den Augen verloren wird:
- Der Macher ist hoch leistungsmotiviert. Er fordert, provoziert und kann Hindernisse überwinden. Er möchte Ziele erreichen und bringt andere dazu, in seinem Sinne zu handeln.
- Der Umsetzer ist zuverlässig, diszipliniert und praktisch veranlagt. Er setzt Ideen in Taten um und übernimmt Verantwortung. Er achtet darauf, dass Vereinbarungen und Regeln eingehalten werden.
- Der Perfektionist kümmert sich sorgfältig und gewissenhaft um Details. Er sorgt dafür, dass Dinge pünktlich und korrekt erledigt werden. Er erinnert an Termine, Vorschriften und Vereinbarungen und achtet darauf, dass diese eingehalten werden.

Leider kennen alle auch Kollegen, die Rollen einnehmen, die nicht für das Teamergebnis förderlich sind. Hier können z. B. genannt werden:
- die Nörgler, die mit allem unzufrieden sind, an allem etwas auszusetzen haben
- die Besserwisser, die ständig versuchen, sich über die anderen zu stellen, zu zeigen, wie gut sie sind
- die Dauerredner, die das Gespräch an sich reißen ohne Rücksicht auf andere
- die Schweiger, die ihre Fähigkeiten nicht einbringen
- die Opfer, die sich als Außenseiter fühlen, sich ständig angegriffen fühlen und sich verteidigen
- die Clowns, die alles ins Lächerliche ziehen, ironisch oder gar zynisch reagieren

Hier ist es insbesondere die Aufgabe der Leitung, das Gespräch zu suchen, um die Ursachen für das Verhalten zu finden.

> **Lernaufgabe**
>
> Reflektieren Sie die Rollenverteilung während einer Gruppenarbeit oder in der Klasse.

Probleme im Team können auftauchen, wenn sich einzelne Teammitglieder weniger anstrengen, als sie in der Lage wären. Dies tritt z. B. auf, wenn Personen ihren Beitrag zum Gruppenergebnis als irrelevant einschätzen, wenn sie sich auf andere Teammitglieder verlassen (die machen das schon) oder wenn sie der Meinung sind, dass andere Teammitglieder sich zu wenig anstrengen. In allen diesen Fällen ist die Teamleitung gefragt, um für alle Beteiligten gewinnbringende Zufriedenheit zu erlangen.

50.12.3 Jedes Team braucht eine Leitung

Um Fähigkeiten im Team zu erkennen und zu fördern, um bei der Zielfindung zu helfen und um optimale Bedingungen zu schaffen, braucht jedes Team einen Coach, einen Leiter. An diesen werden sehr hohe Anforderungen gestellt. Wie auch im Sport ist er in hohem Maße für den Erfolg des Teams verantwortlich.

Das Führungsverhalten kann sehr unterschiedlich sein und muss immer dem Team und der Aufgabe angepasst sein (▶ Abb. 50.17). In Krisensituationen kann es erforderlich sein, dass der Leiter autoritär entscheidet und anordnet, ohne lange Diskussionen zuzulassen. Behält der Leiter diesen Führungsstil jedoch bei, wird die Motivation seines Teams dramatisch leiden. Langfristig sollte jedes Team die Fähigkeit entwickeln, möglichst selbstständig an der Zielerreichung zu arbeiten. Nur bei einem kooperativen Führungsstil können alle Teammitglieder ihre Fähigkeiten entfalten und alle Ressourcen nutzen.

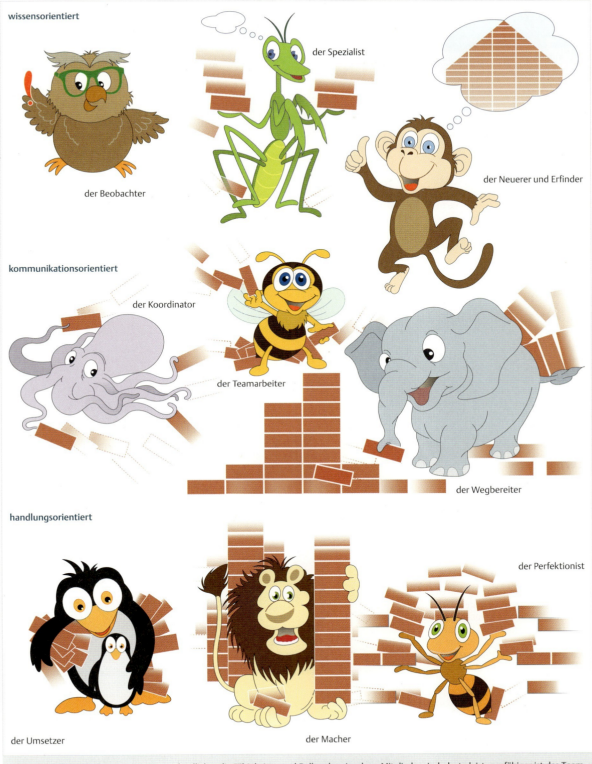

Abb. 50.16 Das „ideale" Team. Je unterschiedlicher die Fähigkeiten und Rollen der einzelnen Mitglieder sind, desto leistungsfähiger ist das Team.

autoritärer Führungsstil						kooperativer Führungsstil
Entscheidungsspielraum des Vorgesetzten						Entscheidungsspielraum der Gruppe
autoritär	patriarchalisch	beratend	kooperativ	partizipativ	demokratisch	
Der Vorgesetzte entscheidet und ordnet an.	Der Vorgesetzte entscheidet, er ist aber bestrebt, die Untergebenen von seinen Entscheidungen zu überzeugen, bevor er sie anordnet.	Der Vorgesetzte entscheidet, er gestattet jedoch Fragen zu seinen Entscheidungen, um durch deren Beantwortung deren Akzeptierung zu erreichen.	Der Vorgesetzte informiert seine Untergebenen über seine beabsichtigten Entscheidungen. Die Untergebenen haben die Möglichkeit, ihre Meinung zu äußern, bevor der Vorgesetzte die endgültige Entscheidung trifft.	Die Gruppe entwickelt Vorschläge. Aus der Zahl der gemeinsam gefundenen und akzeptierten möglichen Problemlösungen entscheidet sich der Vorgesetzte für den von ihm favorisierten Vorschlag.	Die Gruppe entscheidet, nachdem der Vorgesetzte zuvor das Problem aufgezeigt und die Grenzen des Entscheidungsspielraums festgelegt hat.	Die Gruppe entscheidet. Der Vorgesetzte fungiert als Koordinator nach innen und nach außen.

Abb. 50.17 Führungsstile (nach Bea et al. 1995).

Merke
Der Führungsstil eines Teamleiters muss sich immer dem Team und der Aufgabe anpassen.

Lernaufgabe
Reflektieren Sie den Führungsstil Ihrer Vorgesetzten. Welchen Einfluss hat dieser auf Ihre Arbeitsmotivation?

50.12.4 Jedes Team muss sich entwickeln

Unabhängig von der Zusammensetzung der Teammitglieder und den Führungsqualitäten des Leiters braucht jedes Team Zeit, um sich zu finden und um zu lernen, in der entsprechenden Besetzung an dem vorgegebenen Ziel zusammenzuarbeiten.

Diese Teamentwicklung geschieht häufig nach bestimmten Gesetzmäßigkeiten. Der amerikanische Psychologe Bruce Tuckman (Tuckman 1965) unterscheidet 4 Phasen der Teamentwicklung, die in unterschiedlich starken Ausprägungen auftreten (▶ Abb. 50.18). Diese Phasen durchläuft ein Team, wenn es neu zusammenkommt. Allerdings kann es nötig werden, mit der Teamentwicklung ganz von vorne zu beginnen, wenn einzelne Teammitglieder wechseln oder wenn die Aufgabe bzw. das Ziel sich verändert.

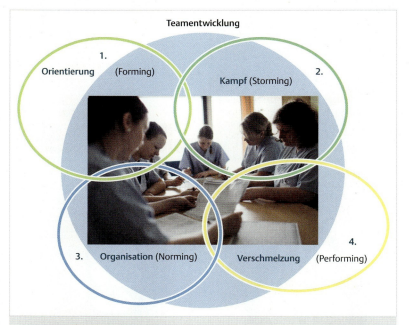

Abb. 50.18 Die 4 Phasen der Teamentwicklung (nach Bruce Tuckman). (Foto: P. Blåfield, Thieme)

Definition
Teamentwicklung beschreibt die Phasen, die ein Team durchläuft, d. h. vom ersten Zusammentreffen bis zu einer optimalen Zusammenarbeit.

1. Orientierungsphase (Forming)

Die Orientierungsphase dient dem Kennenlernen der Teammitglieder. Sie ist gekennzeichnet durch Unsicherheit der einzelnen Mitglieder. Die Interaktionen sind vorsichtig, abwartend. Es werden keine festen Bindungen eingegangen. Einerseits werden häufig sehr starke Bedenken geäußert (z. B. bezogen auf die Personenzusammensetzung oder die zu erfüllende Aufgabe). Andererseits kann man hier aber auch Neugier und Interesse an der neuen Situation und Aufgabe beobachten. Erwartungen werden abgeklärt.

In dieser Phase ist es sehr wichtig, viel im Gespräch zu bleiben, um sich kennen zu lernen, um Vorurteile und Wahrnehmungsfehler abzubauen. Es sollte regelmäßigen Austausch über Wünsche, Ziele, Erwartungen, aber auch Bedenken, Ängste und Sorgen geben, um ein gemeinsames Ziel finden zu können.

Lernaufgabe

Reflektieren Sie die erste Zeit in einer neuen Klasse, einem neuen Team. Was hat Ihnen geholfen, Ihren Platz in diesem Team zu finden?

2. Kampfphase (Storming)

In dieser Phase der Teamentwicklung bauen die Teammitglieder Beziehungen zueinander auf. Sie versuchen dabei u. a. möglichst viel Macht und Einflussmöglichkeiten zu gewinnen, halten nach Verbündeten Ausschau und sind um Rückhalt im Team bemüht. Es kommt zu Cliquenbildung und unterschwelligen Konflikten. Oft sind diese Konflikte aber auch Versuche, die eigentlichen Themen zu verändern oder zu verändern. Die Zielerreichung scheint sehr mühsam.

In dieser Phase ist es wichtig, Konflikte anzusprechen und einen konstruktiven Umgang mit diesen einzuüben. Der Teamleiter muss darauf achten, dass auch die eigentlichen Ziele nicht aus dem Auge verloren werden.

Nach und nach sucht sich das Team eigene Strukturen und Regeln. Es bildet sich eine Teamkultur heraus.

3. Organisationsphase (Norming)

In dieser Phase entwickeln die Teammitglieder die notwendigen Umgangsformen und Verhaltensweisen, um das Arbeitsziel zu erreichen. Jeder Einzelne bringt seine Fähigkeiten ein, was alle Teammitglieder respektieren. Die Beiträge werden diskutiert und bewertet und zur Lösung der Aufgabe herangezogen. Es kann konstruktive Kritik geäußert werden.

Teamregeln und die vereinbarten Strukturen werden zunehmend eingehalten. Die Rollen im Team sind festgelegt und idealerweise fühlt sich jeder in seiner Rolle wohl. Das Team ist endlich in der Lage, effektiv zu arbeiten!

Dementsprechend sollte der Leiter nun einen zunehmend kooperativen Führungsstil entwickeln.

4. Verschmelzungsphase (Performing)

Das Team hat die Phase der erfolgreichen Leistungserbringung erreicht. Mittlerweile ist es in der Lage, mit Konflikten und Spannungen konstruktiv umzugehen. Die gestellten Aufgaben werden zielorientiert bearbeitet, Entscheidungen werden gemeinsam getroffen.

Die Teammitglieder zeigen ein hohes Maß an Kreativität, Flexibilität und Offenheit. Die Solidarität unter den Teammitgliedern ist sehr ausgeprägt. Ihr Team hat einen hohen Grad der Selbstorganisation erreicht. Das Selbstbewusstsein steigt, was sich oft im Einfordern von Rechten äußert.

Der Leiter muss nur noch die Rolle eines Koordinators einnehmen.

50.12.5 Kommunikation im Team

Ein großer Teil der Teamarbeit findet durch Kommunikation statt. Probleme müssen analysiert werden, Entscheidungen müssen gesucht und kreative Lösungen müssen angestrebt werden. Konflikte müssen angesprochen und ausgetragen werden. Ziel sollte es sein, diese Kommunikation möglichst effektiv zu gestalten.

Die Psychologin Ruth Cohn entwickelte ein professionelles Handlungskonzept, das auf effektives Lernen und Arbeiten in Gruppen abzielt – die sogenannte **Themenzentrierte Interaktion**, TZI (S. 853).

Die Grundidee dieses Konzepts ist es, dass jede Gruppe durch 4 Faktoren bestimmt ist:
- die Person (Ich),
- die Gruppeninteraktion (Wir),
- die Aufgabe (Es) und
- das Umfeld (Globe), in dem sich die Gruppe befindet.

Effektives Arbeiten wird dann möglich, wenn eine Balance dieser 4 Faktoren gefunden wird bzw. wenn keiner dieser Faktoren vernachlässigt wird.

Für eine Teambesprechung in der Altenpflege bedeutet dies:
- Die Sache/das Thema klar benennen und nicht aus dem Auge verlieren, nicht abschweifen.
- Gruppenprozesse berücksichtigen, Konflikte ansprechen.
- Jeder Einzelne ist wichtig und hat das Recht und die Pflicht, sich einzubringen.
- Das Umfeld, die Atmosphäre, in der Gespräche stattfinden, wird bewusst gestaltet.

Das TZI-Modell als auch die Hilfsregeln des TZI für eine gelungene Kommunikation im Team werden ausführlich im Kap. „Die 10 Regeln des TZI" (S. 854) dargestellt.

50.12.6 Mobbing im Team

Wenn eine Arbeitsgruppe nicht die Möglichkeit hat, zu einem Team zusammen zu wachsen oder wird sie nicht bei der Zielfindung unterstützt, kommt es zu Konflikten, die eskalieren können. Gibt es keine Hilfe, kommt es zu gegenseitiger Verletzung, allgemein spricht man inzwischen von Mobbing.

Der Begriff „**Mobbing**" stammt aus dem Englischen und bedeutet Meute, Gesindel, Pöbel und beschreibt das Phänomen des Anpöbelns, Angreifens, über jemanden Herfallens.

Merke

Mobbing entsteht, wenn aus einem Team eine Meute wird.

Von Mobbing in der Arbeitswelt sprach erstmals der schwedische Arzt und Psychologe Heinz Leymann. Er definierte Mobbing folgendermaßen (Leymann 2002):

Definition

Mobbing sind negative kommunikative Handlungen (von einer oder mehreren Personen), die gegen eine (oder mehrere) Personen gerichtet sind und die sehr oft und über einen längeren Zeitraum hinaus vorkommen und damit die Beziehung zwischen Täter und Opfer bestimmen.

Leymann beschrieb auch erstmals von ihm beobachtete **Mobbinghandlungen** und ordnete sie den folgenden 5 Gruppen zu:
1. Angriffe auf die Möglichkeiten, sich mitzuteilen (z. B. ständig unterbrechen,

Telefonterror, Kontaktverweigerung, ständige Kritik, anschreien usw.)
2. Angriffe auf die sozialen Beziehungen (z. B. nicht mehr mit dem Betroffenen sprechen, in einen Raum weitab setzen, den Betroffenen wie Luft behandeln usw.)
3. Angriffe auf das soziale Ansehen (z. B. Gerüchte verbreiten, lächerlich machen, Arbeitsaufgaben zuweisen, die das Selbstbewusstsein verletzen, sexuelle Annäherung usw.)
4. Angriffe auf die Qualität der Berufs- und Lebenssituation (z. B. keine oder sinnlose Arbeitsaufgaben zuweisen oder Aufgaben, die weit über oder unter der Qualifikation liegen usw.)
5. Angriffe auf die Gesundheit (z. B. zu gesundheitsschädlichen Arbeiten zwingen, körperliche Gewalt androhen oder durchführen, am Arbeitsplatz oder am Eigentum des Betroffenen Schaden anrichten usw.)

Lernaufgabe ✓

Tauschen Sie sich aus, inwieweit Sie schon mal Opfer von Mobbing waren und inwieweit Sie schon mal Mittäter bei Mobbinghandlungen waren.

Tab. 50.5 Gründe für Mobbing (nach Drygalla 2010).

individuelle Ursachen	strukturelle Ursachen
beim Täter: • Machtmissbrauch • Suche nach einem Sündenbock • Neid • empfindet Opfer als Konkurrenz • innere Unausgeglichenheit in beruflicher und privater Lebenssituation • (Un-)Zufriedenheit beruflich und privat • krankhaftes Verhalten • Gewissenhaftigkeit • Neurotizismus	**in der Gesellschaft:** • geringe Bewertung der Tätigkeit • Konkurrenzdenken als Folge der Gesellschaftsstruktur
beim Opfer: • Geschlecht • Alter • familiäre Situation • sexuelle Orientierung • Behinderung • Hautfarbe • kulturelle/nationale Identität • Dauer der Teamzugehörigkeit • Leistungsfähigkeit • Arbeitsstil • Äußerung unerwünschter Kritik • erbrachte Arbeitsleistungen • (Un-)Zufriedenheit beruflich und privat • Selbstwertgefühl • Ängste	**in der Organisation:** • Organisationsstruktur/erfolgte Umstrukturierungen • neue Technik • starre Hierarchien • unklare Zuständigkeiten • wirtschaftliche Situation • unbesetzte Stellen • Outsourcing einzelner Aufgaben • Organisation der Arbeit • Aufgabengestaltung • Arbeitsabläufe • Monotonie der Arbeit • Unterforderung • Führungsstil • Entscheidungsfreiräume • Möglichkeiten zur Einflussnahme • Arbeitsklima • ethisches/moralisches Niveau des Arbeitsbereichs • Intransparenz • Stress/Arbeitsbelastung • Überforderung • zu wenig Zeit für Patienten • hohe Verantwortung

Leider ist Mobbing ein weitverbreitetes Phänomen, insbesondere in Pflegeberufen. Laut dem Mobbing-Report der Bundesanstalt für Arbeitsschutz und Arbeitsmedizin (2002) hat sich jeder 9. Befragte schon mindestens einmal gemobbt gefühlt. Bei allen Angehörigen von sozialen Berufen und Gesundheitsdienstberufen war das Risiko, gemobbt zu werden, beinahe 3-mal so groß wie in der Gesamtbevölkerung.

Eine Befragung von 1000 Pflegekräften an 6 deutschen Universitätskliniken ergab, dass sich jeder 4. schon mal als Opfer von Mobbing gefühlt hat. Die Hälfte gab an, mindestens einmal beobachtet zu haben, wie jemand gemobbt wurde und immerhin beinahe 10 % gaben zu, selber gemobbt zu haben (Drygalla 2010).

Diese Zahlen sollten für alle alarmierend sein. Drygalla (2010) erstellte eine umfassende Analyse der **Gründe für das Mobbing**. Diese werden in ▶ Tab. 50.5 zusammengefasst.

Die hier aufgeführten Gründe zeigen, dass eigentlich jeder von uns ein Mobbing-Opfer werden kann. Ein Grund zu mobben wird immer gefunden. Es wird deutlich, dass zur Vermeidung von Mobbing insbesondere Institutionen gefragt sind. Es muss ein Arbeitsklima ermöglicht werden, in dem Menschen sich nicht bedroht fühlen, sondern das Gefühl haben, sich entfalten zu können. Es liegt an den Vorgesetzten und an jedem Einzelnen im Team, Machtmissbrauch, Neid, Unzufriedenheit usw. im Sinne von TZI (S. 1169) anzusprechen, um nach Lösungen zu suchen.

Was tun bei Mobbing

Ist es doch zu Mobbing gekommen, sollten folgende Hinweise beachtet werden:

▶ **Nicht vorschnell sein.** Bezeichnen Sie nicht jeden sofort als Mobber. Das wäre ein schwerer Vorwurf (üble Nachrede), da von Mobbing erst gesprochen wird, wenn Mobbing-Handlungen regelmäßig und über mehrere Monate hinweg stattgefunden haben (s. Definition).

▶ **Sticheleien muss man nicht ertragen.** Kleine Sticheleien gehören nicht zum Arbeitsalltag, sondern sind unprofessionell. Wehren Sie sich auch bei kleinen „Unverschämtheiten" unverzüglich und stellen Sie ggf. Missverständnisse klar, die dazu geführt haben.

▶ **Führen Sie ein Mobbing-Tagebuch.** Dokumentieren Sie alle Mobbing-Vorfälle schriftlich und ggf. mit Bild, Datum, Uhrzeit, Ort, Zeugen und Anwesenden. Das erleichtert Ihnen später das Nachvollziehen des Mobbing-Verlaufs und belegt die Mobbing-Dauer.

▶ **Nicht zurückmobben.** Nur weil die anderen mobben, müssen Sie das nicht auch. Dies löst den Konflikt nicht, sondern erschwert eine Konfliktbewältigung.

▶ **Beschweren Sie sich.** Infolge des § 84 Abs. 1 Satz 1 BetrVG (Betriebsverfassungsgesetz) können Sie sich (möglichst frühzeitig) bei Ihrem Vorgesetzten beschweren oder – falls der Vorgesetzte der Mobber ist – beim Arbeitgeber bzw. der Personalabteilung. Auch der Betriebsrat ist Ihr Ansprechpartner (§ 85 Abs. 1 BetrVG).

▶ **Greifen Sie Ihren Ansprechpartner nicht an.** Formulieren Sie Ich-Botschaften. Diese bestehen aus 3 Sätzen, die mit „Ich" beginnen:

Tab. 50.6 Hilfe bei Mobbing.

betriebliche Anlaufstellen	professionelle Beratung	private Unterstützung	therapeutische Hilfe
• Betriebsrat/Personalrat • Gleichstellungs-/Frauenbeauftragte • Vorgesetzte • Schwerbehindertenvertretung • Mobbing-Beauftragte • Kollegen	• Berufsverbände • Gewerkschaft • Mediatoren • Supervisoren/Coaches • Rechtsanwälte	• Freunde, Bekannte • Mobbing-Telefone • Selbsthilfegruppen • Internetchat	• Ärzte • Psychologen • Psychotherapeuten

- „Ich habe gesehen…": Schildern Sie sachlich die Situation, wie Sie sie beobachtet haben.
- „Ich habe gefühlt …": Nehmen Sie Einfluss auf Ihre emotionale Befindlichkeit.
- „Ich wünsche mir …": Formulieren Sie eine Bitte, die zu einer Entspannung der Situation führen kann.

▶ **Geben Sie nicht zu schnell auf.** Sollte eine erste Beschwerde nichts bringen, gehen Sie so oft zum Betriebsrat, bis der Ihr Anliegen ernst nimmt. Nehmen Sie einen neutralen Beobachter (Zeuge) mit.

▶ **Suchen Sie frühzeitig Hilfe.** Es gibt vielfältige Stellen, an denen Sie sich Hilfe holen können (▶ Tab. 50.6), wenn deutlich wird, dass die Fronten verhärtet sind (Stricker 2014).

50.13 Lern- und Leseservice

50.13.1 Das Wichtigste im Überblick

Was ist Altenpflege?

Pflege ist immer ein „In-Beziehung-Treten" von Menschen. Sie sollte stets ein verstehend, liebend, handelnd „In-Beziehung-Treten" sein. Pflege ist im Wesentlichen ein Beziehungsprozess. Professionelle Altenpflege bezieht sich auf die speziellen gesundheitlichen Probleme und altersbedingten Einschränkungen. Sie orientiert sich an den körperlichen, psychischen und sozialen Bedürfnissen sowie den Ressourcen älterer Menschen. Dabei ist es ein erklärtes Ziel, die Selbstständigkeit und Eigenverantwortlichkeit des Einzelnen so lange wie möglich zu erhalten.

Professionelle Altenpflege ist eine hochqualifizierte berufliche Leistung. Sie umfasst die eigenständige und eigenverantwortliche Pflege einschließlich Beratung, Begleitung und Betreuung alter Menschen. Altenpflege ist eine beschreib-, begründ-, bewert- und korrigierbare Dienstleistung, bei deren Ausführung der alte Mensch stets als Experte für sein eigenes Leben gesehen wird.

Was sind Ziele und Aufgaben professioneller Altenpflege?

Ziel der Altenpflege ist es, für die Würde, die Rechte und das Wohlbefinden alter Menschen – für ihre Integrität – einzustehen. Zu den Aufgaben gehören: die umfassende und geplante Pflege sowie Mitwirkung bei der Behandlung kranker alter Menschen, das Fördern und Erhalten größtmöglicher Selbstständigkeit und Selbstbestimmung bei chronischer Erkrankung, das Schaffen einer sicheren und fördernden Umgebung, insbesondere für demente und psychisch erkrankte alte Menschen und die Pflege und Begleitung in Grenzsituationen des Lebens und im Sterben.

Skizzieren Sie die geschichtliche Entwicklung des Altenpflegeberufs

Der Altenpflegeberuf ist ein junger Beruf unter den Sozialberufen. Er entstand im Zusammenhang mit der Ausweitung stationärer Altenpflegeeinrichtungen und dem wachsenden Bedarf an Pflegefachkräften.

Ab 1969 gab es eine erste, nach Landesrecht geregelte, staatlich anerkannte Altenpflegeausbildung in NRW. Am 01.08.2003 ist das Bundes-Altenpflege-Gesetz in Kraft getreten, somit gelten in allen Bundesländern gleiche Ausbildungs- und Prüfungsrichtlinien.

Welche Aspekte beschreibt das Berufsbild?

Das Berufsbild beschreibt die spezifischen Merkmale des Berufs, die Ziele, Aufgaben, Anforderungen, Arbeitsfelder und die Ausbildung.

Welche Ziele verfolgt die Pflegeausbildungsreform?

- Vereinheitlichung der 3 Pflegeberufe: Alten-, Kranken- und Kinderkrankenpflege mit einem gemeinsamen Berufsabschluss
- Anerkennung des Pflegeberufs im Bereich der Länder der EU
- Durchlässigkeit in den Hochschulbereich durch Erwerb der Fachhochschulreife mit Abschluss der Pflegeausbildung

Welche Kompetenzen benötigen professionell Pflegende?

Professionelles Arbeiten erfordert
1. **Fachkompetenz**, d. h. die Fähigkeit und Bereitschaft, Pflegesituationen selbstständig und fachlich richtig zu bearbeiten und das Ergebnis zu beurteilen.
2. **Sozialkompetenz**, d. h. die Fähigkeit und Bereitschaft, Verantwortung zu übernehmen und mit Angehörigen und im multiprofessionellen Team zu teilen.
3. **Personalkompetenz**, die Fähigkeit, eigenes Handeln an allgemein gültigen Wertmaßstäben zu orientieren und begründen zu können.

Welche akademischen Abschlüsse können in der Pflege angestrebt werden?

Bachelor of Arts (BA) oder Science (BSc) und Master of Arts oder Science für die Bereiche Pflegemanagement, Pflegewissenschaft, Pflegeforschung, Pflegepädagogik.

Welche Bedeutung haben Berufsverbände?

Berufsverbände sind berufsständige Interessenvertretungen. Sie informieren die Mitglieder in Mitgliederzeitschriften über berufspolitische Fragen und Aktivitäten. Sie machen Angebote zur Fort- und Weiterbildung ihrer Mitglieder und arbeiten an der Weiterentwicklung des Berufsstandes auf nationaler und internationaler Ebene mit anderen Verbänden und Institutionen zusammen. Berufsverbände sind wichtig für die Professionalisierung des Berufes.

Welche Probleme können entstehen, wenn Rollen nicht geklärt sind?

Es kann zu typischen Rollenkonflikten kommen, wie z. B. Rollendruck, Widersprüchen zwischen der Selbstwahrnehmung und der Fremdwahrnehmung oder Rollenunklarheit. Diese führen zu Konflikten mit den anderen Gruppenteilnehmern. Interrollenkonflikte und Intrarollenkonflikte führen zu Stress beim Rolleninhaber und langfristig zu Versagen und Burnout.

Nennen Sie Voraussetzungen für ein effektiv arbeitendes Team

Das Team braucht ein Ziel und muss alleine für die Zielerreichung zuständig sein. Das Team muss mit Menschen besetzt sein, die unterschiedliche Fähigkeiten haben, die sich ergänzen. Ein kompetenter Leiter muss das Team führen. Jedes Team braucht Zeit, um sich zu entwickeln, bis es optimal arbeiten kann.

50.13.2 Literatur

Bea F, Dichtl E, Schweitzer M, Hrsg. Allgemeine Betriebswirtschaftslehre. Bd. 2. 6. Aufl. München: G. Fischer:; 1995
Becker W, Meifort B, Hrsg. Pflegen als Beruf – ein Berufsfeld in der Entwicklung. Bielefeld: Bertelsmann; 1995
Bundesanstalt für Arbeitsschutz und Arbeitsmedizin, Hrsg. Der Mobbing-Report. Eine Repräsentativstudie für die Bundesrepublik Deutschland. Dortmund, Berlin; 2002
Bundesministerium für Familie, Senioren, Frauen und Jugend (BFSFJ). Altenpflegeausbildung. Informationen zu Ausbildung und Beruf der Altenpflegerinnen und Altenpfleger. 4. Aufl. 2014. Im Internet: http://www.bmfsfj.de/
Bundesverfassungsgericht – 2 BVF 1/01 – Urteil des Zweiten Senats vom 24.10.2002 (zum Bundesgesetz der Berufe in der Altenpflege), zuletzt geändert Art. 1 G vom 13.3.2013
Deutscher Berufsverband für Altenpflege e. V. (DBVA). Im Internet: http://www.dbva.de/
Deutscher Berufsverband für Altenpflege (DBVA). Zukunft der Pflegeberufe. Stellungnahme des DBVA e. V., 14.4.2005
Deutsches Institut für angewandte Pflegeforschung e. V. (dip). Pflegeausbildung in Bewegung – wissenschaftliche Begleitforschung, Mainz 24.3.2010
Dibelius O, Uzarewicz Ch. Pflege von Menschen höherer Lebensalter. Stuttgart: Kohlhammer-Urban; 2006
Drygalla J. Theoretische und empirische Perspektiven auf Mobbing im Berufsalltag Pflegender in Universitätsklinika. Dissertation. Halle-Wittenberg; 2010
Ehmer J. Sozialgeschichte des Alters. Frankfurt: 1990
Entzian H. Knochenarbeit mit Kompetenz. Altenpflege 1996; 6
Entzian H. Altenpflege zeigt Profil. Weinheim: Beltz; 1999
Hasseler M. Ausbildung – Bachelor of Nursing. Pflege Aktuell 2004; 10
Heinrich A, Wall J. Teamrolle. Das Modell nach Belbin. Norderstedt, Books on Demand; 2013
Hundenborn G, Kühn C. Entwurf einer empfehlenden Richtlinie für die Altenpflegeausbildung in Nordrhein-Westfalen. MGSFF NRW 2003
Jahn H. Pflege im Kontext von Bachelor und Master. Pflege Aktuell 2004; 9
Juchli L, Hrsg. Pflege. 8. Aufl. Stuttgart: Thieme; 1994
Klie T. Altenpflegegesetz. Hannover: Vincentz; 2001
Koch-Straube U. Fremde Welt Pflegeheim. Bern: Huber; 1997
Köther I, Gnamm E, Hrsg. Altenpflege in Ausbildung und Praxis. 4. Aufl. Stuttgart: Thieme; 2000
Krilla V, Schewior-Popp S. Professionelle Pflege und berufliches Selbstverständnis. In: Kellnhauser E et al. THIEMEs Pflege. Stuttgart: Thieme; 2004
Lehr U. Interventionsgerontologie. Darmstadt: Steinkopff; 1979
Leymann H. Mobbing. Psychoterror am Arbeitsplatz und wie man sich dagegen wehren kann. Rowohlt: Reinbek; 2002
Meifort B, Becker W. Berufliche Bildung für Pflege- und Erziehungsberufe. Bielefeld: Bertelsmann; 1995
Ministerium für Gesundheit, Emanzipation, Pflege und Alter (MGEPA) des Landes NRW. Landesberichterstattung Gesundheitsberufe NRW 2014
Olbrich C. Pflegekompetenz. 2. Aufl. Bern: Huber; 2010
Pfäfflin-Müllenhoff U et al. Modell der Altenpflege. In: Altenpflegerin/Altenpfleger 1998; 5/6
Robert Bosch Stiftung. Pflege neu denken. Stuttgart: Schattauer; 2000
Sowinski C, Behr R. Bundeseinheitliche Altenpflegeausbildung. Kuratorim Deutsche Altershilfe: Köln; 2002
Statistisches Bundesamt Deutschland (DESTATIS). Pressemitteilung Nr. 429 vom 22.11.2010
Statistisches Bundesamt Deutschland (DESTATIS). Afentakis A, Maier T. „Projektionen des Personalbedarfs und -angebots in Pflegeberufen bis 2025". In: Wirtschaft und Statistik 2010; 11
Stricker F. Frühzeitig Hilfe Aufsuchen. Beratung bei Mobbing. Die Schwester/Der Pfleger 2014; 9: 852
THIEMEs Altenpflege in Lernfeldern. Stuttgart: Thieme; 2008
Tuckman B: Developmental Sequences in Small Groups: Psychological Bulletin 63, 1965
Voges W, Koneberg L. Berufsbild Altenpfleger/Altenpflegerin. Augsburg: Maro; 1985
WHO (World Health Organization), Regionalbüro Europa. Gesundheit 21 – Gesundheit im 21. Jahrhundert. Kopenhagen: 1998

Weiterführende Literatur

Achtnich E. Frauen, die sich trauen. Lahr: Ernst Kaufmann; 1991
Arnold A, Dibelius O, Hoppe B. Altenpflegeausbildung – Eine Einführung. Freiburg: Lambertus; 1999
Becker W, Meifort B. Professionalisierung gesundheits- und sozialpflegerischer Berufe – Europa als Impuls? Berlin: Bundesinstitut für Berufsbildung; 1993
Benner P. Stufen zur Pflegekompetenz. From Novice to Expert. Bern: Huber; 1994
Berga J et al. Berufskunde für die Altenpflegeausbildung. Neusäß: Kieser; 2004
Deutscher Bildungsrat für Pflegeberufe. Positionspapier. Vernetzung von theoretischer und praktischer Pflegeausbildung. Paderborn: Bonifatius; 2004
Landesgesundheitskonferenz NRW. Entschließung der 12. Landesgesundheitskonferenz zur Lage und Zukunft der Heil- und Pflegeberufe. MGSFF Düsseldorf 2003; 11; im Internet: http://www.mgepa.nrw.de/gesundheit/landesgesundheitskonferenz/entschliessungen_der_lgk/; (Stand: 02.05.2015)
Panke-Kochinke B. Die Geschichte der Krankenpflege (1679–2000). Frankfurt: Mabuse; 2001
Rüller Horst. 3 000 Jahre Pflege. Brake: Prodos; 1995
Schulz I. Schwestern, Beginen, Meisterinnen. Ulm: Universitätsverlag; 1992
Sieger M. Pflegepädagogik. Bern: Huber; 2001
Stöcker G. Entwicklung der pflegeberuflichen Bildung – Bildung und Pflege. Hannover: Schlütersche; 2002

50.13.3 Kontaktadressen

Deutscher Berufsverband für Altenpflege (DBVA) und „Bündnis für Altenpflege"
Postfach 1366
51 657 Wiehl
Tel.: + 49 2262 999 9 914
Fax: + 49 2262 999 9 916
E-Mail: info@dbva.de
http://www.dbva.de

Deutscher Berufsverband für Pflegeberufe (DBfK)
Bundesgeschäftsstelle
Alt-Moabit 91
10 559 Berlin
Tel.: 030 219 157–0
Fax: 030 219 157–77
E-Mail: dbfk@dbfk.de
http://www.dbfk.de

50.13 Lern- und Leseservice

Deutscher Pflegeverband (DPV)
Mittelstr. 1
56 564 Neuwied
Tel.: 02 631 8 388–0
Fax: 02 631 8 388–20
E-Mail: info@DPV-online.de
http://www.dpv-online.de

Fachhochschule (FH) Bielefeld
Fachbereich Wirtschaft + Gesundheit
http://www.fh-bielefeld.de

Kuratorium Deutsche Altershilfe (KDA)
An der Pauluskirche 3
50 677 Köln
Tel.: 0 221 931 847–0
Fax: 0 221 931 847–6
E-Mail: info@kda.de
http://www.kda.de

Internetadressen

http://www.awo.de (Arbeiterwohlfahrt, AWO)

http://www.bibb.de (Bundesinstitut für Berufsbildung, BIBB)

http://www.bmfsfj.de (Bundesministerium für Familie, Senioren, Frauen, Jugend)

http://www.caritas.de (Deutscher Caritasverband)

http://www.dbfk.de (Deutscher Berufsverband für Pflegeberufe, DBfK)

http://www.dbva.de (Deutscher Berufsverband für Altenpflege e. V., DBVA)

http://www.destatis.de (Statistisches Bundesamt, Wiesbaden)

http://www.diakonie.de (Diakonisches Werk der EKD)

http://www.dpv-online.de (Deutscher Pflegeverband, DPV)

http://www.dpwv.de (Deutscher Paritätischer Wohlfahrtsverband, DPWV)

http://www.drk.de (Deutsches Rotes Kreuz, DRK)

http://www.kda.de (Kuratorium Deutsche Altershilfe (KDA)

http://www.mgepa-nrw.de (Ministerium für Gesundheit, Emanzipation, Pflege und Alter des Landes NRW)

http://www.pflegeberufe-nrw.de (NRW für Pflegeberufe)

http://www.pflegekammer.de (Nationale Konferenz zur Errichtung von Pflegekammern in Deutschland)

http://www.pflegewiki.de (zu Pflegestudium, Liste der Studiengänge, Fachhochschulen und Universitäten, Diskussion um künftige Pflegeausbildungen)

http://www.ruth-cohn-institute.org (Ruth-Cohn-Institut für themenzentrierte Interaktion TZI)

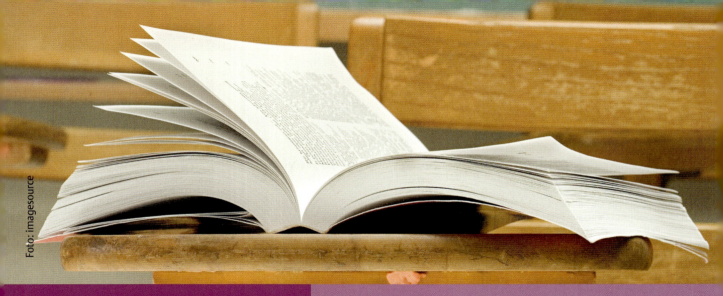

Kapitel 51
Lernen lernen

51.1	Den Lernprozess verbessern	1175
51.2	Auf Prüfungen vorbereiten	1179
51.3	Ethische Herausforderung	1180
51.4	Lern- und Leseservice	1181

51 Lernen lernen

Ursula Kocs

51.1 Den Lernprozess verbessern

Fallbeispiel

Nina hat im letzten Jahr die mittlere Reife irgendwie geschafft. Sie war froh, als die Lernerei endlich vorbei war. Nina ist eher praktisch veranlagt. Sie konnte sofort in dem Altenheim, in dem sie ihr Schulpraktikum gemacht hatte, mit einem Freiwilligen Sozialen Jahr beginnen. Voll Begeisterung stürzte sie sich in die Arbeit. Doch auch das schönste Jahr geht mal zu Ende. Nach Abwägen aller Möglichkeiten sah Nina ein, dass eine Ausbildung unbedingt notwendig ist, um ihre Arbeit auch in Zukunft tun zu können. Sie bewarb sich, und da alle sehr zufrieden mit ihren Leistungen waren, bekam sie auch sofort einen Ausbildungsplatz. Seither hat Nina schlaflose Nächte: Wieder in die Schule, Klausuren, Prüfungen, die ganze Plackerei beginnt von vorn. Auf der Station hat Nina das Altenpflegebuch gesehen. Wie soll das alles in ihren Kopf?

Um auf diese Fragen eine Antwort zu geben, ist es wichtig, erst mal zu wissen, wie „der Kopf" beziehungsweise das Gehirn funktioniert.

51.1.1 Neurobiologische Grundlagen

Unser Gehirn ist ein sehr komplexes Organ und für zahlreiche Funktionen zuständig. Da alles von einem Gehirn gesteuert wird, sind Lernen, Denken, Fühlen und alle körperlichen Funktionen untrennbar miteinander verbunden. Wenn wir uns körperlich nicht wohlfühlen (z. B. Zahnschmerzen), ist unser Fühlen davon beeinflusst (schlechte Laune) und das Denken funktioniert auch nicht so gut (Konzentrationsschwierigkeiten). Umgekehrt können Gedanken (z. B. an eine Prüfung) die Gefühle beeinflussen (Angst) und zu körperlichen Beschwerden führen (Magenschmerzen), wodurch wieder das Lernen behindert wird.

Merke

Lernen hängt eng zusammen mit Gedanken, Gefühlen und der körperlichen Verfassung.

▶ **Sensorischer Speicher.** Was tut nun unser Gehirn, wenn wir lernen (▶ Abb. 51.1)? Das Lernmaterial muss erst mal wahrgenommen werden. Das geschieht über unsere Sinne (Sehen, Hören, Spüren usw.). Alles, was von den Sinnen wahrgenommen wird, kommt in den sensorischen Speicher (Ultrakurzzeitgedächtnis). Dieser behält alle Informationen wenige Sekunden, um uns die Möglichkeit zu geben, darauf zu reagieren. Dann werden die Informationen gelöscht, um wieder für neue Informationen offen zu sein.

▶ **Kurzzeitspeicher.** Falls wir auf die Informationen im Ultrakurzzeitgedächtnis aufmerksam geworden sind, kommen diese in den Kurzzeitspeicher (Kurzzeitgedächtnis). Hier werden sie bearbeitet. Wir vergleichen sie mit ähnlichen Inhalten oder verknüpfen sie mit Erinnerungen. Das Kurzzeitgedächtnis kann Informationen zwischen 3 und 30 Minuten speichern. Die Kapazität ist sehr begrenzt. Eine 6-stellige Telefonnummer kann noch im Kurzzeitgedächtnis gespeichert werden. Eine Kontonummer dagegen kaum. Die positive Nachricht ist jedoch, dass das Kurzzeitgedächtnis trainiert werden kann.

▶ **Langzeitgedächtnis.** Durch häufige Wiederholungen, inhaltliche oder gefühlsmäßige Verknüpfungen kommen die Inhalte aus dem Kurzzeitgedächtnis in das Langzeitgedächtnis. Dabei wird jeder neue Inhalt (Bilder, Geräusche, Begriffe, Gefühle, Bewegungen usw.) über neuronale Bahnen mit anderen Inhalten verknüpft. Diese Verknüpfung ist besonders wichtig, um den Inhalt irgendwann im Gedächtnis wiederzufinden.

Fallbeispiel

Wenn Sie irgendwann gelernt haben, was neuronale Bahnen sind, werden Sie nun beim Lesen dieser Zeilen versuchen, alle Inhalte im Langzeitgedächtnis zu

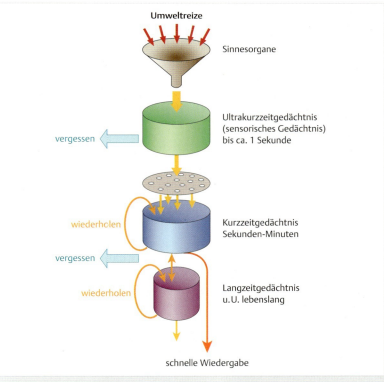

Abb. 51.1 Der Lernprozess.

finden, die mit dem Begriff verbunden sind. Dabei können Ihnen viele Dinge einfallen, wie z. B. der Klassenraum oder der Sitznachbar oder Ihre Stimmung an dem Tag, als über neuronale Bahnen gesprochen wurde. Idealerweise werden auch jene Hirnareale aktiviert, in denen die gelernten Fachbegriffe gespeichert sind.

Die wunderbare Tatsache ist, dass bei einem gesunden Menschen keine Inhalte aus dem Langzeitgedächtnis verloren gehen. Unser Problem ist, dass wir die Inhalte im Gedächtnis nicht finden. Wir finden den Pfad zu diesem Inhalt nicht mehr. Deshalb ist es wichtig, die eigenen Lernbedingungen und Lernprozesse optimal zu organisieren, um das gewünschte Lernziel zu erreichen. Wie bei einem gut organisierten Schreibtisch oder einer gut organisierten Bibliothek findet auch unser Gedächtnis die Inhalte leichter wieder, die an einem definierten Platz stehen und miteinander verknüpft sind. Im weiteren Verlauf des Kapitels werden wir erarbeiten, was Sie tun können, um diesen langen Weg des Lerninhaltes (vom Lernmaterial in unser Langzeitgedächtnis und wieder zurück, wenn er abgerufen werden muss) möglichst optimal zu gestalten (Vester 2012) (▶ Tab. 51.1).

51.1.2 Lernmotivation

Der erste Schritt zu erfolgreichem Lernen ist, vom „Lernen müssen" zum „Lernen wollen" zu kommen. Lernen kann tatsächlich auch Lustempfinden und den Wunsch nach mehr auslösen. Dieses Lustempfinden entsteht durch Erfolgserlebnisse oder sog. „Aha-Erlebnisse". Aha-Erlebnisse treten z. B. auf, wenn durch das Lernen plötzlich das Verständnis für theoretische Zusammenhänge entsteht (beim Lernen von Medikamentenlehre das Verständnis, warum ein Mittel bei einer Krankheit hilft oder nicht) oder das Verständnis für erlebte Situationen im Berufsalltag (Warum hat sich Frau Müller so verändert, nachdem sie dieses Medikament bekommen hat?). Der erlebte Erfolg führt zu angenehmen Empfindungen, das Erfolgserlebnis verstärkt das Selbstbewusstsein und dadurch entsteht Motivation zu weiterem Lernen.

Jedoch tun wir uns oft schwer, unsere Erfolge richtig wahrzunehmen. Stattdessen achten wir v. a. auf die Fehler, die wir machen. Wenn wir immer wieder das vor Augen haben, was nicht optimal geklappt hat, erleben wir ständig Misserfolge. Diese nagen an unserem Selbstvertrauen, was zu Demotivation führt. Der Misserfolg hält an (▶ Abb. 51.2).

Tab. 51.1 Möglichkeiten, Gedanken umzuformulieren.

Gedankengänge, die das Lernen behindern können	Beispiele zur Umformulierung
Ich muss noch die Wohnung aufräumen, bevor ich lernen kann.	Ich räume nur meinen Schreibtisch auf, um gut lernen zu können. Wenn ich das geschafft habe, kommt der Rest dran.
Ich bin zu dumm, den Stoff zu begreifen.	Ich bin bis hierher in meiner Ausbildung gekommen. Nur weil es mir schwerfällt, bin ich nicht dumm. Ich brauche etwas länger und werde jetzt sehr systematisch in kleinen Schritten arbeiten.
In meinen Kopf geht nichts mehr rein.	Das Gehirn ist ein wunderbares Organ. Die Aufnahmekapazität ist nicht begrenzt. Wenn es im Moment nicht so gut klappt, mache ich 5 Minuten Pause und lerne dann konzentriert weiter (oder suche nach anderen Ursachen).
Ich habe ja noch so viel Zeit.	Wie schön, dass ich so viel Zeit habe. Ich werde heute lernen, damit ich auch in Zukunft so entspannt an die Arbeit gehen kann.

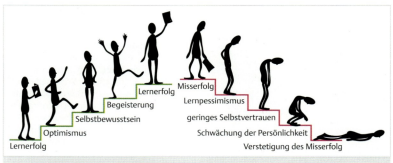

Abb. 51.2 Stufen zum Lernerfolg/Misserfolg.

Merke

Um Ihre Lernmotivation zu fördern, sollten Sie sich möglichst viele Erfolgserlebnisse bewusst machen.

Auch die Umwelt hilft uns nur selten dabei, Erfolgserlebnisse auch als solche zu erkennen. Es liegt also an uns selbst, möglichst günstige Bedingungen zu schaffen. Wenn Sie Fortschritte nicht als Fortschritte erkennen oder gar als Rückschläge deuten, fühlen Sie sich auch so.

Lernaufgabe

Notieren Sie sich, was für Sie Fortschritt bedeutet, z. B. ist es ein Fortschritt, wenn Sie
- erkennen, weshalb Sie so wenig Lernmotivation haben;
- sich zwar unmotiviert fühlen, aber trotzdem etwas lernen können;
- nicht mehr so häufig unmotiviert sind.

Notieren Sie sich alle Gedanken, die Sie hindern, so zu lernen, wie Sie möchten und formulieren Sie diese dann um (▶ Tab. 51.1).

Erstellen Sie sich eine Gewinn-Verlust-Rechnung: Was spricht dafür zu lernen – was spricht dagegen? Zählen Sie die Argumente auf beiden Seiten.

Stellen Sie sich möglichst bildhaft und detailliert die Gewinne vor, die Sie bekommen, wenn Sie Ihr Ziel erreichen, z. B. die bewundernden Blicke, die Unabhängigkeit, mehr Geld.

Machen Sie sich einen Arbeitsplan mit kleinen Lernschritten. Setzen Sie für die Erreichung jedes Lernschrittes eine kleine Belohnung fest. Wenn größere Abschnitte gelungen sind, sollten Sie sich eine größere Belohnung gönnen.

51.1.3 Lernstoff aufbereiten

Lernen geschieht nur sehr mühsam.
- Was man liest, behält man zu 10 %.
- Was man hört, behält man zu 20 %.
- Was man sieht, behält man zu 30 %.
- Was man hört und sieht, behält man zu 50 %.
- Was man spricht, behält man zu 70 %.
- Was man selbst ausführt, behält man zu 90 %.

Ein Buch oder die Unterlagen durchlesen ist keine effektive Lernmethode. Unbedingt sollten Sie die Unterrichtszeit als Lernzeit nutzen. In dieser Zeit sollten Sie nicht nur zuhören, sondern möglichst auch mitdenken und v. a. mitreden (70 % wird so schon behalten).

Besser lernen mit TQ 3L

Eine Methode, die helfen kann, besser am Unterrichtsgeschehen teilzunehmen (▶ Abb. 51.3) und die Aufmerksamkeit bewusst zu steuern, ist die TQ 3L-Methode (Grüning 2013). Besonders bei Fächern oder Lehrern, die einem nicht liegen, wird die Unterrichtszeit oft nur abgesessen, ohne dass dabei wirklich etwas gelernt wird. Gerade hier kann die TQ 3L-Methode helfen, indem Sie versuchen, nach folgenden Punkten zu verfahren (nach http://www.brain-fit.com/html/tq3l.html):

▶ **1. Tune-in.** (engl.: „Stell dich auf etwas ein"): Versuchen Sie, auch wenn es anfangs schwerfällt, eine positive Grundstimmung gegenüber Stoff und Lehrer aufzubauen. Richten Sie Ihre Gedanken und Ihre Konzentration ganz auf das Hier und Jetzt und vermeiden Sie, in Gedanken abzuschweifen.

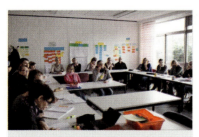

Abb. 51.3 Lernen mit TQ3L. Wesentliche Elemente für erfolgreiches Lernen sind u. a. Zuhören, Fragen stellen, den Lehrer anschauen und den Stoff gedanklich wiederholen, nachdem der Lehrer seine Ausführungen abgeschlossen hat. (Foto: P. Blåfield, Thieme)

▶ **2. Question.** (engl.: „Frage"): Bereiten Sie sich auf die folgende Unterrichtsstunde vor, indem Sie sich Gedanken über wesentliche Inhalte des Unterrichtsthemas machen.

▶ **3. Look at the speaker.** (engl.: „Schau zum Sprecher"): Beobachten Sie den Lehrer genau. Aus der Art, wie er spricht und sich bewegt, können Sie ableiten, was vom Gesagten besonders wichtig ist. Gelegentlicher Augenkontakt zum Lehrer zeigt auch ihm, dass Sie sich für das Thema interessieren. So werden Sie zu einem aktiven Teilnehmer am Unterricht und nicht zu einem passiven Zuhörer.

▶ **4. Listen.** (engl.: „Höre zu"): Neben dem visuellen Lernkanal ist der auditive Lernkanal von besonderer Bedeutung. Tonlage und Lautstärke des Sprechers geben Ihnen Hinweise, wie wichtig eine Information ist.

▶ **5. Look over.** (engl.: „Schau drüber"): Wenn eine Ausführung des Lehrers thematisch abgeschlossen ist, versuchen Sie, das Gesagte in eigenen Worten gedanklich zu wiederholen. Beschränken Sie sich dabei auf die Kernaussagen und vergewissern Sie sich, dass Sie alles verstanden haben. Wenn Sie etwas nicht verstanden haben, können Sie davon ausgehen, dass es anderen genauso geht. Scheuen Sie sich dann nicht, noch einmal nachzufragen.

Wichtiges sofort mitschreiben

Da nach dem Unterricht nicht alles behalten werden kann, sind Mitschriften von entscheidender Bedeutung. Eigene Mitschriften enthalten die eigene Erinnerungsspur und sind hilfreicher als Mitschriften von Kollegen oder Übersichtblätter der Dozenten. Diese sind nur dann hilfreich, wenn sie überarbeitet werden.
- Mitschriften enthalten nicht wörtlich die Aussagen des Vortragenden.
- Mitschriften enthalten wichtige Punkte, neue Begriffe, Überschriften in Stichworten. Zu diesen Punkten sollten Sie Beispiele, Begriffserklärungen, Querverweise und Zusammenhänge, Besonderheiten festhalten.
- Mitschriften sollten übersichtlich sein. Benutzen Sie zum Hervorheben wichtiger Begriffe oder zum Strukturieren des Textes unterschiedliche Farben oder Schriftgrößen. Hilfreich sind Tabellen, Ablaufdiagramme usw., die Zusammenhänge deutlich werden lassen.
- Verwenden Sie lose Blätter, sodass später Inhalte hinzugefügt werden können.
- Beschriften Sie jedes Blatt mit Datum, Teillernfeld und Thema der Stunde. Ordnen Sie die Blätter möglichst zeitnah so ein, dass Sie sie immer wiederfinden können.
- Überarbeiten Sie Ihre Mitschriften möglichst zeitnah – ergänzen oder berichtigen Sie Ihre Notizen mithilfe des Lehrbuches oder anderer Quellen.

Richtig lesen

So wie Zuhören im Unterricht alleine keinen nachhaltigen Lernzuwachs bringt, so ist einfaches Durchlesen von Texten nicht ausreichend. Beim Lesen von Texten sollten Sie Folgendes beachten:
- Markieren Sie Schlagworte (sparsam, sonst helfen sie nicht)!
- Machen Sie sich Randnotizen in Form von kurzen Zusammenfassungen der Inhalte oder markieren Sie mit Symbolen besondere Stellen (für unverstandene Passagen: ?; für wichtige Passagen: !; für Beispiele: B usw.)!
- Wenn Sie schon vorher wissen, auf welche Fragen der Text Ihnen Antworten geben soll, schreiben Sie sich die relevanten Informationen sofort auf!
- Wenn Sie alle Grundaussagen des Textes erfasst haben, bringen Sie diese noch einmal in einen Zusammenhang. Dazu eignen sich Skizzen, hierarchische Gliederungen oder Mind Maps (▶ Abb. 51.5).
- Für schwierige Texte eignet sich die sog. SQ 3R-Methode (vgl. http://www.lernen-heute.de/lesen_sq3r.html). SQ 3 R steht dabei für:
  ○ **S**urvey: Verschaffen Sie sich einen Überblick über das Thema des Textes, stellen Sie sich auf das Thema ein.
  ○ **Q**uestion: Klären Sie für sich, was Sie aus dem Text erfahren wollen. Welche Fragen haben Sie an den Autor?
  ○ **R**ead: Lesen Sie den Text.
  ○ **R**ecite: Fassen Sie die Inhalte des Textes in eigenen Worten zusammen. Sie können eine Mind Map (▶ Abb. 51.5) erstellen oder die Antworten auf Ihre Fragen formulieren.
  ○ **R**eview: Gehen Sie den Text nochmal durch, prüfen Sie, ob Sie auf alle Ihre Fragen Antworten haben, ob die Inhalte stimmig sind. Verknüpfen Sie Ihre neuen Erkenntnisse mit ihrem bisherigen Wissen.

Merke

Je mehr Sinne bei der Aufnahme von Lerninhalten beteiligt sind, umso größer ist die Erinnerungsleistung.

51.1.4 Aufmerksamkeit fördern

Damit möglichst viele Lerninhalte aus dem sensorischen Speicher in das Kurzzeitgedächtnis gelangen, müssen wir vermeiden, dass die geringe Kapazität dieses Gedächtnisses von unerwünschten Reizen belegt wird. Sinnvoll ist also eine Umgebung, in der nichts von den Lerninhalten ablenkt. Dazu gehören Ruhe, gutes Licht, keine Ablenkung durch andere Personen, unruhige Bildschirmschoner, Haustiere oder Handy. Auch ein gut organisierter Schreibtisch ist vorteilhaft, sodass Sie nicht durch Suchen abgelenkt werden.

Unerwünschte Reize wie Hunger, Durst, Müdigkeit oder Anspannung sollten Sie möglichst nicht aufkommen lassen. Wichtig ist also, die Gehirnzellen ausreichend mit Nährstoffen zu versorgen (vitaminreiche Nahrung, Wasser) und den Körper möglichst nicht unnötig zu belasten („ein voller Bauch studiert nicht gern").

Wählen Sie möglichst immer den gleichen Arbeitsplatz. Dann gewöhnen sich Kopf und Körper daran, dass an diesem Platz Konzentration angesagt ist. Sie werden sich immer schneller auf das Lernen einstellen können.

Im Rhythmus lernen

Sind Sie ein Morgenmensch oder brauchen Sie Ihre Anlaufzeit, können aber dafür die halbe Nacht konzentriert arbeiten? Beachten Sie beim Lernen Ihren Biorhythmus, also Ihre innere Uhr. Der Biorhythmus bestimmt die Leistungsfähigkeit. Es bringt Ihnen nichts, wenn Sie sich einen Rhythmus aufzwingen, der völlig gegen Ihre innere Uhr läuft. Ihr Körper hat diesen Biorhythmus, und wenn Sie nicht auf ihn hören, wird das Denken zum Kampf. Es kann für manche Menschen sinnvoller sein, morgens eine Stunde früher aufzustehen, um zu lernen, als abends 2 Stunden unkonzentriert vor den Büchern zu sitzen (▶ Abb. 51.4).

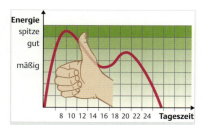

Abb. 51.4 Mögliche Leistungskurve (nach Hamburger, Akademie für Fernstudien GmbH).

Tab. 51.2 Pausen beim Lernen (nach Metzinger u. Schuster 2006).

Pausentyp	Dauer	Unterbrechung des Lernens	Tätigkeit
Unterbrechung	1 min	nach 10 min; nach Bedürfnis	zurücklehnen, Augen schließen, tief durchatmen usw.
Minipause	5 min	nach 30 min	bewegen, Blumen gießen usw.
Kaffeepause	15–20 min	nach 2 h	Kaffee trinken, spazieren gehen, Gespräch mit Freunden führen usw.
Erholungspause	1–2 h	nach 4 h	essen, schlafen usw.

Pausen einplanen

Machen Sie Pausen! Pausen sind Arbeitszeit! Das klingt komisch, ist aber wahr. Wie die Arbeit sollte also auch die Pause genau geplant werden. Wer lernt, arbeitet mit dem Kopf. SMS verschicken oder Computerspielen ist dann keine Erholung! Pause heißt Abwechslung, Bewegung, Gespräche, Aufräumen, Blumengießen oder Zähneputzen. Vorsicht vor zu angenehmen Beschäftigungen, die Rückkehr fällt schwerer! Auch die Dauer der Pause ist sehr wichtig. Ist die Pause zu kurz, ist man nicht erholt. Macht man zu lange Pausen, ist man „raus" und hat keine Lust zum Weiterarbeiten (▶ Tab. 51.2).

Fast immer werden die Pausen während der Arbeit vernachlässigt, um schneller fertig zu sein. Das Gegenteil ist aber der Fall. Lassen Sie Ihrem Gehirn Zeit, das Gelernte zu speichern. Das passiert auch im Schlaf. Ohne Pause dauert es länger!

51.1.5 Gedächtnistechniken

Trotz großer Aufmerksamkeit kann es uns schwerfallen, Informationen so zu behalten, dass wir sie bei Bedarf abrufen können. Die Informationsspeicherung ist abhängig davon, wie die Informationen organisiert und verknüpft sind, mit welchen Gefühlen sie in Verbindung stehen und wie sie gespeichert wurden. Es gibt daher keine allgemeingültige Methode, wie Lerninhalte nachhaltig gespeichert werden können. Jeder muss die Methode, mit der er am besten lernen kann, für sich finden. Allerdings hat die Lernforschung herausgefunden, dass es unterschiedliche Lerntypen gibt. Jeder muss selbst herausfinden, zu welchem der folgenden Lerntypen er am ehesten gehört (nach http://www.philognosie.net).

▶ **Lernen durch Sehen.** Der visuelle Lerntyp lernt am besten durch das Lesen von Informationen und das Beobachten von Handlungsabläufen. Es fällt ihm leichter, sich Inhalte zu merken, wenn er sich diese in Form von Grafiken oder Bildern veranschaulicht. Lernhilfen sind: Bücher, Skizzen, Mind Map (▶ Abb. 51.5), Bilder, Lernposter, Videos, Lernkarteien.

▶ **Lernen durch Hören.** Der auditive Lerntyp kann leicht gehörte Informationen aufnehmen, sie behalten und auch wiedergeben. Er kann mündlichen Erklärungen folgen und sie verarbeiten. Lernhilfen sind hier: Gespräche, Vorträge, Lernkassetten, Musik, ruhige Umgebung (keine Nebengeräusche).

▶ **Lernen durch Gespräche.** Der kommunikative Lerntyp lernt am besten durch Diskussionen und Gespräche. Für ihn sind die sprachliche Auseinandersetzung mit dem Lernstoff und das Verstehen im Dialog von großer Bedeutung. Er muss Erklärungen durchsprechen, besprechen, sie mit anderen diskutieren. Gute Lernhilfen sind: Dialoge, Diskussionen, Lerngruppen, Frage-Antwort-Spiele.

▶ **Lernen durch Bewegung.** Der motorische Lerntyp lernt am besten, indem er Handlungsabläufe selbst durchführt und auf diese Weise nachvollzieht. Für ihn ist wichtig, am Lernprozess unmittelbar beteiligt zu sein und durch das „learning by doing" eigenständige Erfahrungen zu sammeln. Lernhilfen sind: Bewegungen, Nachmachen, Gruppenaktivitäten, Rollenspiele.

Merke

Die Lernmethode sollte immer dem eigenen Lerntyp und der Lernaufgabe angepasst werden. Ein breites Methodenrepertoire ist notwendig.

Da jeder von uns Anteile dieser Lerntypen hat, ist meistens eine Mischung oder eine Anpassung an die aktuelle Aufgabe hilfreich. Wichtig ist aber, dass Sie ein breites Methodenrepertoire besitzen und immer dann, wenn Sie das Gefühl haben nicht weiter zu kommen, die Lernmethode wechseln.

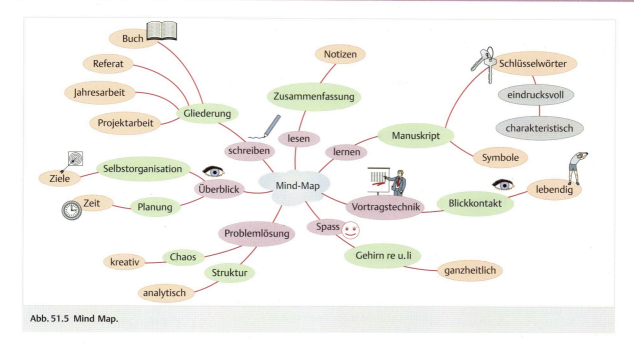

Abb. 51.5 Mind Map.

51.2 Auf Prüfungen vorbereiten

Schon allein das Wort „Prüfung" löst bei vielen Menschen unangenehme Gefühle aus. Doch niemand kommt im Leben ohne Prüfungen aus. Im schulischen Bereich kommen sie in vielerlei Form vor. Vom einfachen „Abgefragtwerden" im Unterricht, über Präsentationen von Aufgaben und Sichtstunden in der Praxis bis zu mündlichen und schriftlichen Prüfungen. Doch obwohl wir ständig Prüfungen ausgesetzt sind, stellt sich selten eine „Prüfungsroutine" ein. Nervosität und Lampenfieber gehören dazu. Und je wichtiger die Prüfung ist, umso eher kann sie zur Extremsituation werden.

Es geht also um die Frage: Wie kann ich den notwendig entstehenden Stress im Hinblick auf Prüfungen so vermindern, dass mir daraus keine schwerwiegenden Belastungen für Leib und Seele entstehen und auch das Ergebnis der Prüfung angenehm ausfällt?

51.2.1 Langfristige Prüfungsvorbereitung

Es ist allgemein bewiesen, dass kurzfristiges Pauken vor einer Prüfung selten den erhofften Erfolg bringt. Je umfangreicher der zu erlernende Stoff ist, umso aussichtsloser ist dieser Versuch. Das heißt, wie schon in den vorherigen Abschnitten betont, der Stoff sollte kontinuierlich aufbereitet werden. Das bedeutet, dass Sie im Schnitt täglich ca. 2 Stunden Zeit einplanen sollten, um Unterrichtsmitschriften zu überarbeiten.

Steht nun eine Prüfung an, gilt es rechtzeitig mit der Planung der Vorbereitung zu beginnen, um Stress zu vermeiden. Dazu gehört:

- Die geforderten **Themenbereiche genau definieren**: Was muss ich lernen? Dabei ist es wichtig, sich nicht nur mit der Prüfungsordnung oder dem Stoffplan auseinanderzusetzen. Informieren Sie sich über die Erfahrungen anderer Schüler in dieser Prüfung, über Lieblingsthemen des Lehrers usw.
- Das benötigte **Prüfungsmaterial sorgfältig zusammenstellen**: Habe ich alle Unterlagen? Sind diese vollständig und korrekt?
- Ehrlich den eigenen **aktuellen Kenntnisstand feststellen**: Was kann ich/was kann ich nicht?
- **Zeitbedarf realistisch einschätzen**: Dabei sollten Pausen und Erholungszeiten, aber auch Zeitreserven für Unvorhergesehenes (Krankheit, Vorfälle in der Familie, Schwierigkeiten mit Teilen des Stoffes) mit eingeplant werden. Hilfreich sind dabei Methoden des Zeitmanagements.

51.2.2 Kurzfristige Prüfungsvorbereitung

Wenn das Lernen dann richtig beginnt, sollten folgende Schritte eingehalten werden:

▶ **Lerninhalte aufbereiten.** Dazu gehört es, verschiedene Quellen zusammenzuführen, eine sinnvolle Gliederung des Themas herzustellen und um einen Überblick zu erlangen, sinnvolle Zusammenhänge herzustellen. Dabei können je nach Lerntyp unterschiedliche Methoden hilfreich sein. Ein typisches Beispiel dafür ist die Mind Map (▶ Abb. 51.5).

In dieser Phase kann es sinnvoll sein, in Lerngruppen zu arbeiten. Wichtig ist, dass Sie anschließend die Lerninhalte verstanden haben. Falls Sie Inhalte nicht verstehen oder einordnen können, holen Sie sich unbedingt Hilfe bei Kollegen oder Lehrern. Überprüfen Sie im Gespräch mit Kollegen, ob Sie die Lerninhalte wirklich richtig eingeordnet haben. Nichts ist frustrierender als festzustellen, dass man Inhalte falsch gelernt hat.

▶ **Lerninhalte einprägen.** Dazu zählt: wiederholen, einordnen, Wissen kontrollieren, Prüfungsfragen bearbeiten. In dieser Phase ist es meist sinnvoller, alleine zu lernen oder sich nur zum gegenseitigen Abfragen zu treffen. Je nach Lerntyp wird jeder andere Methoden zum Einprägen bevorzugen. Außerdem lernt jeder in seinem eigenen Tempo. Vermeiden Sie Misserfolgserlebnisse, die entstehen können, weil Sie den Eindruck haben: Mein Kollege beherrscht das schon – wieso ich noch nicht?

▶ **Wiederholen.** Jetzt sollte nur noch mit den Aufzeichnungen gearbeitet werden. Es können Probeprüfungen durchgeführt werden. Dabei ist es wichtig, möglichst prüfungsähnliche Bedingungen zu schaffen. Für eine mündliche Prüfung also mündliches Abfragen und für eine schriftliche Prüfung schriftliche Bearbeitung. Wichtig ist es auch, diese Probeprüfungen mit einer gewissen Anspannung durchzuführen (Verknüpfung von Gefühlen, Wissen und körperlichem Zustand). Fragen Sie sich mit Ihrem Kollegen, also nicht am Sofa sitzend ab, sondern erzeugen Sie prüfungsähnliche Bedingungen – inklusive Zeitdruck. Diese Phase sollte einen Tag vor der Prüfung abgeschlossen sein, damit mindestens ein Ruhetag vor der Prüfung eingehalten werden kann.

51.2.3 Umgang mit Prüfungsangst

Angst entsteht (wie jedes andere Gefühl) durch Gedanken („die Situation ist bedrohlich") und ist begleitet von körperlichen Reaktionen (Anspannung, Herzrasen, Blackout). Dementsprechend kann der Prüfungsangst begegnet werden, indem Gedanken und körperliche Reaktionen kontrolliert werden. Das klingt sicherlich einfacher, als es ist und alle, die an Prüfungsangst leiden, wissen, wie schwierig es ist, in dieser Situation die Kontrolle zu behalten. Daher ist auch eine sorgfältige Vorbereitung hinsichtlich der Prüfungsangst dringend notwendig. Zahlreiche Ratgeber versprechen Hilfe (Grotehusmann 2008).

Folgende Schritte können Ihnen helfen, Ihre Prüfungsangst zu überwinden:
- Identifizieren Sie die Gedanken, die mit Ihrer Prüfungsangst verbunden sind. Beispiel: Sicher habe ich wieder ein Blackout.
- Formulieren Sie diese Gedanken um. Beispiel: Ich bin gut vorbereitet. Auch wenn mir mal was nicht sofort einfällt, ist es nicht schlimm. Ich werde dann ruhig nachdenken und ich weiß – alles was ich gelernt habe, kann ich auch erinnern.
- Es gibt auch bei Ihnen ein positives Prüfungserlebnis, auch außerhalb des Unterrichts, z. B. beim Sport oder bei der Fahrprüfung. Stellen Sie sich möglichst lebhaft vor, wie Sie diese Prüfung durchgezogen haben.
- Führen Sie sich Ihre Stärken und Fähigkeiten vor Augen. Stellen Sie sich vor, was Sie gut können und wie Sie diese Fähigkeiten optimal nutzen.
- Stellen Sie sich möglichst häufig die bevorstehende Prüfungssituation vor. Wer wird anwesend sein, wo werden Sie sitzen usw. Entspannen Sie dabei.
- Führen Sie möglichst frühzeitig in den Lernpausen Entspannungsübungen durch (Atemtechnik, Progressive Muskelrelaxation usw.). Wenn Sie diese früh einüben, werden Sie diese Entspannungsmethoden auch in der Prüfung nutzen können.
- Suchen Sie professionelle Hilfe, wenn Sie merken, dass Sie die Prüfungsangst nicht alleine bewältigen können.

51.2.4 Prüfungsverhalten

Vermeiden Sie Aufputschmittel wie Kaffee, Cola oder Nikotin. Sie brauchen vermutlich keine zusätzliche Spannung. Trinken Sie stattdessen viel Wasser, Ihr Gehirn braucht Flüssigkeit. Vermeiden Sie auch unbedingt Beruhigungsmittel wie Alkohol oder Tabletten. Sie brauchen Ihre geistigen Kräfte vollständig.

Konzentrieren Sie sich unmittelbar vor der Prüfung auf sich selbst. Gespräche mit Kollegen über deren Sorgen und Ängste sind jetzt nicht hilfreich. Auch den Austausch über Inhalte sollten Sie unbedingt vermeiden. Das könnte Sie verunsichern.

▶ **Tipps und Hinweise zum Vorgehen bei schriftlichen Prüfungen**
- Lesen Sie die Aufgabenstellung und mögliche Hilfen sorgfältig durch.
- Beachten Sie dabei den Schwierigkeitsgrad und den Bewertungsschlüssel.
- Planen Sie Ihre Zeit entsprechend ein (eine Aufgabe, die 10 % der Gesamtwertung ausmacht, sollte auch nicht mehr als 10 % der verfügbaren Zeit in Anspruch nehmen).
- Lösen Sie nach Möglichkeit die Aufgaben in der Reihenfolge, wie sie diese am besten können. Das mindert die Nervosität und schafft Selbstvertrauen. Lassen Sie immer ausreichend Platz für spätere Ergänzungen.
- Sammeln und gliedern Sie bei komplexen Aufgaben zunächst den Stoff (benutzen Sie eventuell Konzeptpapier). Formulieren Sie anschließend die Inhalte knapp und präzise, nutzen Sie dazu Fachbegriffe und vermeiden Sie Abschweifungen.
- Machen Sie kurze Pausen (ca. 1 Minute) und entspannen Sie zwischendurch. Das löst Verkrampfungen und klärt den Kopf.
- Planen Sie Zeit für die Schlusskorrektur ein (Rechtschreibung, Unterstreichungen usw.).
- Nutzen Sie die Ihnen zur Verfügung stehende Zeit voll aus. Lesen Sie Ihre Lösungen erneut durch, ggf. fallen Ihnen weitere Details ein, die hinzugefügt werden können.

▶ **Tipps und Hinweise zum Vorgehen bei mündlichen Prüfungen**
- Achten Sie auf die Fragestellung. Indem Sie die Frage mit Ihren eigenen Worten wiederholen, können Sie testen, ob Sie die Frage richtig verstanden haben. Außerdem gewinnen Sie Zeit zum Nachdenken.
- Denken Sie laut. Wenn man glaubt, nur fertige Ergebnisse vortragen zu dürfen, verliert man die Chance, vom Prüfer in seinem Gedankengang korrigiert zu werden, bevor man eventuell in eine Sackgasse geraten ist. Die meisten Prüfer sind bereit, Hilfe zu geben.
- Resignieren Sie nicht. Anstatt aufzugeben oder zu verstummen, sollten sie Lücken offen eingestehen und das äußern, was Sie wissen (z. B. den Gegenstand mit eigenen Worten umschreiben, wenn Ihnen der Fachbegriff nicht einfällt).
- Stehen Sie Prüfungen durch. Nervosität ist normal und wird vom Prüfer akzeptiert. Keine Hilfe, kein Mitleid und kein Verständnis gibt es aber, wenn Sie den Prüfungsraum frühzeitig verlassen, wenn Sie in Tränen ausbrechen oder Ähnliches. Diese Situation gräbt sich zusätzlich tief in Ihr Gedächtnis ein und löst später immer wieder panische Angstgefühle aus.

51.3 Ethische Herausforderung

Fallbeispiel

Sabine ist Schülerin im 3. Ausbildungsjahr. In einer Woche steht eine Klausur zum Thema neurologische Krankheitsbilder an. Sabine ist 32 Jahre alt und alleinerziehende Mutter eines 5-jährigen Sohnes. Ihre Eltern wohnen im gleichen Ort und unterstützen sie in der Betreuung ihres Sohnes. Sabine hat aber nach 3 Jahren den Eindruck, zwischen Anforderungen der Praxis, der Schule und ihrer Rolle als Mutter und Tochter aufgerieben zu sein. Die bevorstehende Klausur ist wichtig, da die Note als Vornote im Examen zählt. Aber Sabine sieht keine Chance zu lernen. Sie hat noch nicht mal alle Unterlagen beisammen, da sie wegen eines Infektes ihres Sohnes auch nicht am Unterricht teilnehmen konnte. Sabine beschließt, einen Spickzettel vorzubereiten.

Lernaufgabe

1. Beschreiben Sie die Situation im o. g. Beispiel aus Sicht
- von Sabine
- ihrem Sohn
- dem Lehrer in der Schule
- den zu betreuenden alten Menschen
- dem zukünftigen Arbeitgeber

Überlegen Sie in jeder Rolle: Wie ist diese Situation entstanden? Welche Ge-

danken und Gefühle hat diese Rolle? Wie würden Sie in dieser Rolle handeln?
2. Überlegen Sie Handlungsalternativen für Sabine. Welche Ressourcen kann sie nutzen? Welche Lerntechniken kann sie anwenden?
3. Wägen Sie für jede Handlungsalternative die Vor- und Nachteile ab.
4. Treffen Sie eine Entscheidung und begründen Sie Ihre Entscheidung.

Die gesamte Fallanalyse können Sie im Klassenverband im Rollenspiel durchführen. Die am Fall Beteiligten können wie im Team- oder Konfliktgespräch jeweils den eigenen Standpunkt darstellen und dann gemeinsam nach Lösungen suchen.

51.4 Lern- und Leseservice

51.4.1 Das Wichtigste im Überblick

Wie motiviere ich mich zum Lernen?

Die Motivation zu lernen, steigt, wenn ich viele Erfolgserlebnisse beim Lernen habe. Erfolgserlebnisse muss ich mir bewusst machen und mir selbst verschaffen, indem ich
- mir Fortschritte bewusst mache,
- demotivierende Gedanken bewusst umformuliere,
- mir klare, erreichbare Ziele setze und diese dann in kleine Lernschritte zerlege, sodass jeder Lernschritt ein Erfolgserlebnis wird,
- mich selbst für Erfolge belohne.

Wie folge ich dem Unterricht besser?

Dem Unterricht kann ich besser folgen, indem ich
- mich während des Unterrichts mit der TQ 3L-Methode auf den Unterricht konzentriere,
- brauchbare Mitschriften im Unterricht anfertige.

Wie kann ich mir Lerninhalte nachhaltig einprägen?

Lerninhalte kann ich mir nachhaltig einprägen, wenn ich beim Lernen
- möglichst alle Sinne anspreche,
- meinen Lerntyp beachte,
- meinen Biorhythmus berücksichtige,
- Ablenkung durch Umgebungsreize vermeide und
- Pausen mache.

Warum fällt Lernen manchmal leicht und manchmal nicht?

Wenn das Lernen leichtfällt, stimmen Motivation und Konzentration. Das Lernmaterial entspricht Ihrem Lerntyp, der Zeitpunkt entspricht Ihrem Biorhythmus. Sie trauen sich zu, den Lernstoff zu bewältigen, das Thema macht Sie neugierig, nichts kann Sie ablenken. Merken Sie sich gut, wie Sie in diesen Zustand gekommen sind und versuchen Sie ihn immer dann wiederherzustellen, wenn das Lernen mal nicht klappt.

Wie bereite ich mich am besten auf Prüfungen vor?

Die Vorbereitung auf Klausuren und andere Prüfungen muss langfristig geplant werden. Dazu gehören die gute Vorbereitung des Lernmaterials und eine gute Zeitplanung, um nicht in Stress zu geraten, denn unter Stress lernt man schwerer. Anschließend sollte möglichst in Gruppen das Lernmaterial aufbereitet werden, um fehlerhaftes Lernen zu vermeiden. Nach dem eigenständigen Einprägen des Lernstoffes sollte in Lerngruppen die Wiederholung und Festigung der Lerninhalte erfolgen. Empfehlenswert sind Prüfungssimulationen.

Was hilft gegen Prüfungsangst?

Wenn Sie unter Prüfungsangst leiden, sollten sie möglichst frühzeitig etwas dagegen tun. Identifizieren Sie die Gedanken, die zur Angst führen. Erinnern Sie sich an erfolgreiche Prüfungssituationen und führen Sie sich immer wieder Ihre Stärken vor Augen. Üben Sie Entspannungsverfahren ein. Suchen Sie bei Bedarf rechtzeitig professionelle Hilfe.

51.4.2 Literatur

Benesch H. Hrsg. TQ 3 L. Im Internet: http://www.brain-fit.com/html/tq3l.html; Stand: 16.06.2015

Grüning C. Garantiert erfolgreich lernen. Wie Sie Ihre Lese- und Lernfähigkeit steigern. München: mvg Verlag; 2013

Grotehusmann S. Der Prüfungserfolg. Die optimale Prüfungsvorbereitung für jeden Lerntyp. Offenbach: GABAL; 2008

Hamburger Akademie für Fernstudien GmbH. Lerntypen und Lerntechniken. smartlearn. S. 33

Metzinger W. Schuster M. Lernen lernen. 7. Aufl. Berlin: Springer; 2006

Mock U. Die Lesemethode SQ 3 R. Im Internet: http://www.lernen-heute.de/lesen_sq3r.html; Stand 17.06.2015

Sütterlin P. Vier Lerntypen und wie sie am effektivsten lernen. Im Internet: http://www.philognosie.net/index.php/article/articleview/163/; Stand: 17.06.2015

Vester F. Denken, Lernen, Vergessen. Was geht in unserem Kopf vor, wie lernt das Gehirn, und wann lässt es uns im Stich? 36. Aufl. München: Deutscher Taschenbuch Verlag; 2014

Weiterführende Literatur

Bauer J. Warum ich fühle, was du fühlst. Intuitive Kommunikation und das Geheimnis der Spiegelneurone. 9. Aufl. München: Heyne Verlag; 2006

Johns C. Selbstreflexion in der Pflegepraxis. Gemeinsam aus Erfahrung lernen. Bern: Hans Huber; 2004

Schmitt T. Das soziale Gehirn. Eine Einführung in die Neurobiologie für psychosoziale Berufe. Bonn: Psychiatrie-Verlag; 2008

Weyand C. Internet in der Altenpflege. Nutzungsmöglichkeiten für Senioren und Mitarbeiter. München: Urban & Fischer; 2003

Wolf D, Merkle R. So überwinden Sie Prüfungsängste. Psychologische Strategien zur optimalen Vorbereitung und Bewältigung von Prüfungen. 7. Aufl. Mannheim: PAL Verlagsgesellschaft mbH; 2003

51.4.3 Kontakt und Internetadressen

http://arbeitsblaetter.stangl-taller.at/TEST/HALB/Test.shtml (Internetseite von Dr. Werner Stangl, Institut für Pädagogik und Psychologie mit dem Online-Test HALB: Wie lerne ich am besten?)

http://www.lernen-heute.de/lesen_sq3r.html (Informationen zur SQ 3R-Methode)

http://www.philognosie.net/index.php/tests/testsview/150/ (Internetseite von Petra Sütterlin und Anton Kühn mit dem Online-Test: Welcher Lerntyp bin ich?)

http://www.pruefungsangst.de (Internetseite von Nicolai Semmler zum Thema Prüfungsangst)

http://www.psychotipps.com/Pruefungsaengste.html (Internetseite von Dr. Doris Wolf mit Selbsthilfeinformationen u. a. zur Prüfungsangst)

http://www.studienstrategie.de/zeitmanagement/zeitmanagement-tipps (Internetseite von Martin Krengel mit Tipps zum Zeitmanagement)

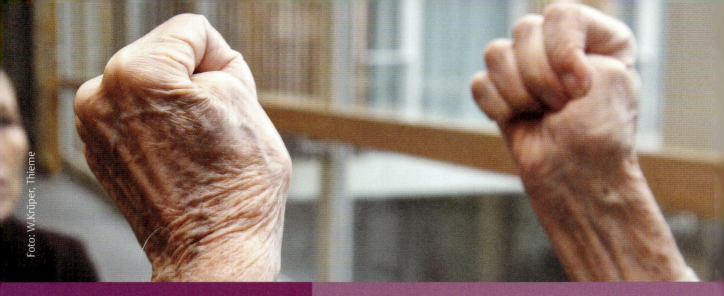

Kapitel 52

Aggression und Gewalt in der Pflege

52.1	Aggression und Gewalt von Pflegenden	1183
52.2	Aggression und Gewalt alter Menschen	1185
52.3	Umgang mit Aggressionen	1187
52.4	Ethische Herausforderung	1188
52.5	Lern- und Leseservice	1188
52.6	Kontakt- und Internetadressen	1189

52 Aggression und Gewalt in der Pflege

Ursula Kocs

52.1 Aggression und Gewalt von Pflegenden

Fallbeispiel

„Frau Walter, über 70 Jahre, erzählt: „Die einen sind freundlich und arbeiten gewissenhaft und gründlich – und die anderen gehen mal ruppig mit einem um und nehmen keine Rücksicht auf meine Schmerzen. Ich habe z. B. Schmerzen unter der linken Fußsohle. Das sage ich jedes Mal den Schwestern. Einige gehen dann behutsam damit um, sehr vorsichtig. Andere wiederum, die nehmen da keine Rücksicht, denen ist das völlig egal." (Düx 1997)

Dass Gewalt und Aggressivität in der Pflege vorkommt, wird immer wieder in den Medien diskutiert. Heute ist allgemein bekannt, dass Gewalt in der Pflege nicht nur in Einzelfällen vorkommt. Claus Fussek (2013) hält Gewalt in der Pflege leider für die Regel.

Definition

Mit **Gewalt** sind alle Formen von Beeinträchtigungen gemeint, die Menschen einander zufügen und sich damit verletzen. Menschen können sich körperlich und seelisch-geistig verletzen und in ihrem Wohlbefinden beeinträchtigen.

Es werden verschiedene Formen der Gewalt in der Pflege unterschieden (▶ Tab. 52.1):

- direkte Gewalt
- Gewalt durch Unterlassen
- strukturelle Gewalt (▶ Abb. 52.1)

Wichtig ist zu beachten, dass Gewalt und aggressives Verhalten von Altenpflegenden oder pflegenden Angehörigen meistens auf Überlastungssituationen zurückzuführen sind. Sie sind mit ihrer gesamten Persönlichkeit, mit ihrer Biografie, ihrer familiären Situation, ihrer Erziehung und ihrer momentanen Befindlichkeit in das Netz von potenzieller Gewalt eingebunden (▶ Abb. 52.2).

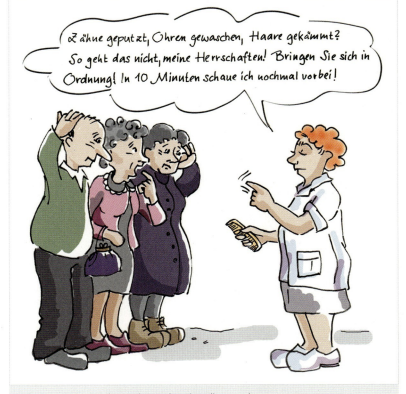

Abb. 52.1 Die Hausordnung als Mittel struktureller Gewalt.

Tab. 52.1 Formen der Gewalt gegen Pflegebedürftige.

Form	körperlich	seelisch-geistig
direkte Gewalt	<ul><li>Handgreiflichkeiten</li><li>schlagen, kneifen</li><li>unsanft anfassen</li><li>Schmerzen zufügen</li><li>Bettgitter anbringen</li><li>Zwangsernährung</li></ul>	<ul><li>beschimpfen</li><li>bloßstellen</li><li>mit „Du" oder „Schätzchen" ansprechen</li><li>Schamgrenzen verletzen</li><li>traumatische Erfahrungen ignorieren (z. B. männliche Pfleger trotz Vergewaltigungserfahrungen)</li></ul>
Gewalt durch Unterlassen	<ul><li>Hilfsmittel verweigern, um Bewegungsfreiheit einzuschränken</li><li>nicht zur Toilette begleiten mit dem Hinweis, der alte Mensch habe Inkontinenzeinlagen</li><li>Essen oder Trinken nicht reichen</li></ul>	<ul><li>nicht ansprechen</li><li>nicht antworten</li><li>keine Zuwendung</li><li>über ihn statt mit dem alten Menschen sprechen</li></ul>
strukturelle Gewalt	<ul><li>strenge Heimordnung</li><li>feste Essens-, Aufweck- und Zubettgehzeiten</li><li>keine Wahlmöglichkeit der Pflegeperson bei Schwierigkeiten</li></ul>	<ul><li>unfreiwillige Kontakte zu Zimmernachbarn, Tischnachbarn</li><li>Genussmittel verweigern</li><li>Beziehungen zwischen Bewohnern verhindern</li><li>sexuelle Befriedigung verurteilen</li></ul>

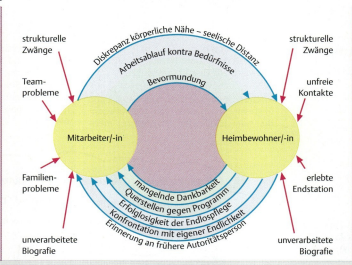

Abb. 52.2 Gewalt und Aggression im Altenheim.

In uns allen stecken Anteile von Aggressivität und Gewalt. Die im Folgenden dargestellten „Ursachen der Gewalt in der Pflege" (S. 1184) gelten auch für pflegende Angehörige und professionell Pflegende. Gewalt ist, so wie auch Angst eine natürliche Reaktion, die uns hilft, uns in bedrohlichen Situationen zu wehren. Doch gegen wen oder was muss sich ein pflegender Mensch wehren? Wieso fühlen sich so viele in der Pflege bedroht? Altenpfleger müssen lernen, eigene Gewaltpotenziale zu erkennen. Sie müssen lernen, eigene Überforderung wahrzunehmen, um nicht mit Aggression und Gewalt darauf zu reagieren. Altenpfleger müssen lernen, über die Belastungen in ihrem Beruf zu sprechen, diese nicht zu tabuisieren. Sie dürfen nicht länger versuchen, mit allen schwierigen Situationen alleine zurechtzukommen. Sie müssen sich Hilfe suchen, bevor anderen Menschen Schaden zugefügt wird.

52.1.1 Aggression und Gewalt im Pflegeteam

Ein Phänomen, das Pflegenden zu schaffen macht, ist die zunehmende Gewalt innerhalb von Pflegeteams. Dabei geht es nicht nur um Mobbing, sondern auch um Bossing und die sog. „Horizontale Feindseligkeit" (Bartholomew 2009).

Definition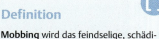

Mobbing wird das feindselige, schädigende Verhalten eines Teams oder einer Gruppe von Kollegen gegen einen Mitarbeiter genannt.

Tab. 52.2 Aggressives Verhalten in Pflegeteams.

offene Feindseligkeit	verdeckte Feindseligkeit
• verbale Übergriffe, Schreien, Tratsch, Demütigungen, Einschüchterungen • Ausgrenzung, Schweigen, in wichtigen Momenten alleine lassen	• unfaire Arbeitsaufträge, Nachteile bei der Dienstplanung • Sarkasmus und Ironie, nonverbale Mitteilungen, verbreitete Unwahrheiten

Bossing bezeichnet das feindselige, schädigende Verhalten eines Vorgesetzten gegen einen Mitarbeiter.
Horizontale Feindseligkeit bedeutet, dass sich Berufsangehörige „auf gleicher Ebene" das Leben gegenseitig schwermachen (Abt-Zegelin 2009).

▶ Tab. 52.2 gibt eine Übersicht über aggressives Verhalten in Pflegeteams.
Die Folgen dieses Verhaltens sind verheerend (Eckardt 2010). Der Zusammenhalt im Team bröckelt, das Arbeitsklima wird vergiftet, es passieren Fehler, die Qualität der Arbeit leidet, Pflegebedürftige sind gefährdet. Bei den Mitarbeitern kommt es zu Berufsunzufriedenheit. Sie engagieren sich nicht mehr, es kommt zu Burnout, sie werden psychisch oder körperlich krank oder geben den Beruf ganz auf. Für die Organisation entstehen hohe Kosten durch Fehlzeiten und hohe Fluktuation von Mitarbeitern. Langfristig ist mit einem Mangel an qualifizierten Pflegekräften zu rechnen. Zu der Abnahme der betrieblichen Leistungsfähigkeit und Effizienz kommt ein Imageverlust der gesamten Institution.

Ursachen für unkollegiales Verhalten

Es werden zahlreiche Ursachen für das unkollegiale Verhalten in Pflegeteams diskutiert.

▶ **Gesellschaftliche Bedingungen.** Pflege taucht als Skandal- und Mangelbereich auf. Durch die Diskussion über Mindestlöhne wird die Pflege als Mindestlohnsektor neben Gebäudereinigung und Wachdienst wahrgenommen.

▶ **Organisatorische Bedingungen.** Viele Institutionen sind immer noch hierarchisch organisiert. Institutionelle Abläufe und Rituale, die nur um ihrer selbst willen zu funktionieren scheinen, fördern Unterdrückung (▶ Abb. 52.1). Es wird wenig Eigenständigkeit erwartet bzw. toleriert. Arbeitsteilung und Rahmenbedingungen sind nicht klar definiert. Je nach Schicht werden unterschiedliche Prioritäten gesetzt. Vorgesetzte nehmen Konflikte im Team als Gegebenheit hin und ignorieren feindseliges Verhalten unter Mitarbeitern. Dadurch entwickeln sich Konflikte schleichend weiter.

▶ **Arbeitsbedingungen.** In der Pflege geht es immer mehr um Effizienz und nicht um Menschlichkeit. Menschen, die mit hohen Idealen den Beruf wählen, erleiden Schiffbruch, da sie sich von unzähligen Bestimmungen und Vorgaben eingeengt fühlen. Es bleibt wenig Zeit für eine „reflexive" Praxis mit viel Austausch oder gar Supervision.

▶ **Persönliche Bedingungen.** Möglicherweise wählen eher konfliktscheue Menschen, die eine Menge Leidensbereitschaft mitbringen, einen Pflegeberuf (Abt-Zegelin 2009). Insbesondere Frauen (Kirchner 2007) neigen aus einem übersteigerten Harmoniebedürfnis heraus, Konflikte zu unterdrücken. Durch fehlendes Selbstbewusstsein werden Beschwerden oder Kritik schnell als persönlicher Angriff gewertet, gegen den es sich zu wehren gilt. Viele Mitarbeiter neigen dazu, eher das zu sehen, was nicht geschafft wurde, statt stolz über das zu sein, was erledigt wurde.

Hilfen gegen Gewalt im Pflegeteam

Damit Menschen sich nicht von anderen angegriffen fühlen und das Bedürfnis entwickeln, sich zu verteidigen, müssen sie sich kennen. Wenn Menschen gemeinsame Ziele entwickeln, die Arbeit gemeinsam planen, offen über Stärken und Schwächen sprechen können, erleben sie sich als zusammengehörige Gruppe und nicht als Konkurrenten. Werden in einem Team Probleme nicht als persönliches Versagen, sondern als Herausforderung gesehen und wird versucht, gemeinsam deren Lösung zu finden, dann können Kollegen als Helfer und Verbündete wahrgenommen werden und nicht als Bedrohung.

Um diese Einstellung gegenüber Kollegen zu erlangen, ist v. a. Kommunikation im Team nötig (S.852). Wenn sich Kollegen nicht kennen und nicht austauschen, entstehen Missverständnisse, die nicht ausgeräumt werden können. Aus kleinen Missverständnissen und Vorurteilen, über die nicht gesprochen wird, entsteht der Nährboden für Mobbing.

▶ **Teamstärkung durch Feedback.** Im Kap. „Kommunikation im Team" (S.852) werden Möglichkeiten aufgezeigt, eine Gruppe von Mitarbeitern zu einem Team zusammenwachsen zu lassen. Für jeden Vorgesetzten sollte es von besonderer Bedeutung sein, in seinem Team eine „Feedbackkultur" zu entwickeln. Denn Feedback ist Rückenwind fürs Team (Fruht 2010):

1. Feedback steigert die Arbeitszufriedenheit: Ich kann abschalten, weil ich weiß, dass alles geklärt ist; es ist gut für das persönliche Ego, weil positive Aspekte und Erfolge ausgesprochen werden; eine positive Sicht auf die Arbeit wird gestärkt.
2. Feedback pflegt die kollegiale Beziehung: Ich erkenne, dass Differenzen etwas Fruchtbares sind, sie fördern die Entwicklung, wenn sie ausgesprochen werden. Spricht man Differenzen nicht aus, bilden sich Feindbilder, die Situation eskaliert, Mobbing ist die Folge.
3. Feedback steigert die Arbeitsqualität und -effizienz.
4. Feedback schafft einen Schutzwall nach außen: Das Team kann sich glaubhaft und geschlossen gegen unpopuläre Entscheidungen zur Wehr setzen. Wenn das Team keinen innerlichen Kampf ausficht, ist es stabil nach außen

Ist es Teammitgliedern nicht möglich, offen mit Feedback umzugehen, ist Fortbildung dringend notwendig. Es gibt zahllose Trainings zum Umgang mit Gerüchten, Selbstbehauptungstraining, Verbesserung der Kommunikation im Team. Sorgen Vorgesetzte nicht für ein angenehmes Arbeitsklima, ist der Weg zu Betriebs- und Personalräten notwendig. Hilft das auch nicht, sollten Sie sich an externe Beratungs- und Hilfeorganisationen wenden (S.1189).

52.2 Aggression und Gewalt alter Menschen

Pflegende sind täglich mit alten Menschen konfrontiert, die schimpfen, schlagen, kratzen, beißen, spucken, treten und Pflegende gegenseitig ausspielen, verleumden oder gar sexuell nötigen. Die folgenden Aussagen belegen dies eindrücklich (nach Grond 1989):

- „Als ich allein einen Bewohner vom Bett auf den Toilettenstuhl setzte, griff er an meine Brust. Meine Brustwarze und ihr Umfeld färbte sich tagelang in Regenbogenfarben."
- „Immer wenn ich eine Bewohnerin waschen möchte, tritt sie nach mir und schlägt nach mir. Ich muss sehr vorsichtig sein, sonst greift sie in meine Haare und zieht daran. Einmal hat sie meine Halskette greifen können und hat sie abgerissen."
- „Ein Bewohner warf im Nachtdienst 2 volle Bierflaschen nach mir und nannte mich ‚dreckige Hure', weil ich zur Versorgung seines eingekoteten Mitbewohners das Licht einschalten musste."

52.2.1 Häufigkeit

Nach Angaben der Berufsgenossenschaft für Gesundheitsdienst und Wohlfahrtspflege (BGW) berichteten 78 % der Pflegenden, schon einmal beschimpft worden zu sein, 56 % hatten schon mal physische Gewalt erlebt (Hirschberg et. al. 2009). Am häufigsten gehen die Angriffe von Menschen aus, die gerontopsychiatrisch oder alkoholkrank sind.

Nicht zu unterschätzen ist jedoch auch die Gewalt unter den Bewohnern. Manche beschimpfen unruhige, weinende oder mit dem Essen spielende Menschen, sie schreien Mitbewohner an, vertreiben verwirrte Menschen mit dem Stock. Bewohner werden von anderen Bewohnern bestohlen oder müssen es ertragen, wenn andere Bewohner nachts an ihren Türen rütteln oder sich tagsüber in ihr Bett legen. Leider kommt es auch häufig zu sexuellen Übergriffen unter den Bewohnern (Schützendorf 2001).

Definition

Aggression beim Menschen wird definiert als körperliches oder verbales Handeln, das mit der Absicht ausgeführt wird, zu verletzen oder zu zerstören. **Gewalt** ist Aggression in ihrer extremen, sozial nicht akzeptablen Form (Zimbardo 1995).

In der Altenpflege sind Pflegende sehr unterschiedlichen Formen der Gewalt ausgesetzt (▶ Tab. 52.3).

Tab. 52.3 Formen aggressiven Verhaltens von Bewohnern.

verbale Aggressionen	körperliche Aggressionen
• schreien, fluchen, beleidigen, beschimpfen, drohen, kritisieren und andere entwerten, drohen und fordern • Hilfe verweigern, schweigen und nicht auf Ansprache reagieren • ständig Vorwürfe wegen unzureichender Pflege machen, Pflegende tyrannisieren	• **gegenüber Gegenständen:** Gegenstände werfen und zerbrechen, gegen Möbel treten, Kleidung zerreißen, Wände bemalen, Türen schlagen • **gegenüber Personen:** spucken, grabschen, treten, kneifen, kratzen, schlagen, beißen, Haare ziehen • **gegen sich selbst:** einnässen, einkoten, Nahrung verweigern, sich schlagen, sich Haare ausreißen, sich schneiden, Suizidversuche

52.2.2 Ursachen der Aggression

Instinkttheorie

Warum sind Menschen aggressiv? Wie entsteht aggressives Verhalten? Aufgrund von Beobachtungen bei Tieren beschrieb Konrad Lorenz (1966) die „Instinkttheorie der Aggression". Sie besagt, dass Lebewesen einen lebens- und arterhaltenden Aggressionsinstinkt besitzen, um ihr Revier zu verteidigen und die Rangordnung zu erhalten. Direkte Rückschlüsse des Verhaltens von Tieren auf den Menschen dürfen natürlich nicht gemacht werden. Doch insbesondere bei Menschen mit Demenz geht die Fähigkeit, reflektiert zu handeln, zunehmend verloren. Sie werden zunehmend von Emotionen und Instinkten geleitet.

Merke

Aggressives Verhalten im Alter kann als Versuch gewertet werden, die eigene Privatsphäre (das eigene Revier) sowie Achtung und Eigenständigkeit (Rangordnung) zu erkämpfen.

Lernaufgabe

Überlegen Sie, durch welche Situationen Menschen in einem Altenheim sich in ihrer Privatheit bedroht fühlen könnten. Durch welche Handlungen wird „das Revier" dieser Menschen verletzt?

Frustrations-Aggressions-Theorie

Die Frustrations-Aggressions-Theorie besagt, dass Aggression entsteht, wenn Menschen frustriert werden (Dollard u. Miller 1975). Frustration entsteht, wenn Menschen in der Ausführung von Handlungen gestört oder unterbrochen werden. Auf alte Menschen bezogen, bedeutet das z. B.: Ein Bewohner will schlafen, Sie aber wollen ihn waschen und anziehen; daraus kann Frustration entstehen. Der alte Mensch fühlt sich in der Durchführung seiner Handlung (schlafen) gestört. Ist er frustriert, entsteht eine Neigung zu Aggression oder Gewalt. Der alte Mensch wird schimpfen, fluchen oder nach Ihnen treten.

Merke

Aggression entsteht, wenn ein Mensch sich in der Ausführung seiner Handlungen gestört oder unterbrochen fühlt.

Lernaufgabe

Sammeln Sie Situationen, in denen alte Menschen in der Durchführung von Handlungsabsichten gestört werden. Denken Sie dabei auch an körperliche Faktoren, die bestimmte Handlungen behindern.

Erlernte Aggression

Eine weitere Theorie besagt, dass aggressives Verhalten gelernt wird. Erfährt ein Mensch, dass er mit einer aggressiven Handlung seine Ziele erreicht, so wird er noch häufiger aggressives Verhalten nutzen, um das zu erreichen, was er möchte. Er lernt durch Verstärkung (Skinner 1953). Häufig reicht auch schon das Modelllernen (Bandura 1973). Bereits wenn erfolgreiches aggressives Verhalten beobachtet wird, sinkt die Hemmschwelle, selbst dieses Verhalten einzusetzen. Beobachtet ein Bewohner, dass sein Zimmernachbar viel schimpft, Vorwürfe macht, die Pflegenden anschreit und dadurch sehr vorsichtig, zuvorkommend und gründlich gepflegt wird, so wird er wahrscheinlich auch diesen Ton übernehmen, um die gleiche Zuwendung zu erhalten wie sein Zimmernachbar.

Merke

Aggressives Verhalten tritt bei Menschen auf, die erfahren haben, dass sie durch dieses Verhalten ihre Ziele erreichen können.

Lernaufgabe

Sammeln Sie Situationen, in denen alte Menschen mit aggressivem Verhalten ihre Ziele erreichen können. Wodurch verstärken Sie im Alltag aggressives Verhalten?

Weitere Theorien

Andere Theorien betonen, dass Aggressionsbereitschaft z. B. davon abhängig ist,
- wie eine Person die Situation, in der sie sich befindet, einschätzt,
- welche Normen und Werte sie verinnerlicht hat,
- inwieweit sie alternative Handlungsmuster kennt,
- welcher sozialen Gruppe sie angehört,
- welchen Stellenwert Gewalt in der Gesellschaft hat.

Diskutiert wird auch, inwieweit neurohormonale Störungen, Hirnschädigungen oder Medikamente Aggressionen auslösen können (Grond 1997). Eindeutige Ergebnisse stehen noch aus. Aggression tritt häufig in Zusammenhang mit Verwirrtheit, Demenz, Wahnvorstellungen und Halluzinationen auf. In all diesen Fällen ist vermutlich Angst der Auslöser der Aggression.

Merke

Aggression entsteht meistens aufgrund eines Zusammenspiels von körperlichen, sozialen und individuellen Faktoren.

Praxistipp

Um mit Gewalt umgehen zu können, müssen Pflegende genaue Kenntnisse über Auslöser von Aggression und über angemessene Reaktionsmöglichkeiten haben. Diese können nur durch genaue Beobachtung, sorgfältige Reflexion und genaue Dokumentation der Umstände, die zu aggressivem Verhalten führten, erworben werden.

Lernaufgabe

Erklären Sie aggressives Verhalten von Pflegenden gegen hilfsbedürftige Menschen mit den oben erläuterten Theorien. Welche Maßnahmen lassen sich daraus ableiten, um dieser Gewalt vorzubeugen?

52.3 Umgang mit Aggressionen

Wie Pflegende mit eigenen Aggressionen umgehen können, wird in Kap. 52.3.2 beschrieben. Im Weiteren folgen Maßnahmen zur Vorbeugung von Aggressionen alter Menschen.

52.3.1 Vorbeugung von Aggressionen alter Menschen

▶ **Akzeptanz.** Schaffen Sie ein Klima, in dem sich der alte Mensch angenommen und akzeptiert fühlt, berücksichtigen Sie seine Wünsche, erklären sie ihm ausführlich, was mit ihm geschieht, nehmen Sie ihn ernst, damit er nicht seine Eigenständigkeit oder Privatsphäre verteidigen muss.

▶ **Stimmung im Team.** Achten Sie auf die Stimmung im Team. Wenn Pflegende untereinander einen gereizten, aggressiven Umgangston haben, werden die Bewohner diesen übernehmen (Modelllernen).

▶ **Rückzugsmöglichkeiten.** Schaffen Sie Rückzugsmöglichkeiten, ständiges Zusammensein mit vielen Menschen auf engem Raum ist für manche Bewohner sehr belastend.

▶ **Lärm.** Verhindern Sie Lärmbelästigung z.B. durch ständiges Klappern der Essen- und Pflegewagen, ständige Klingelzeichen, Dauerberieselung mit Musik, ständig laufende Fernseher, Auto- oder Baustellenlärm durch offene Fenster.

▶ **Reizüberflutung.** Sorgen Sie für eine reizarme Umgebung. Zu viele Reize in der Umgebung können bereits vorhandene Angst oder Gereiztheit verstärken. Sorgen Sie für Ruhe, vermeiden Sie Hektik.

▶ **Verstärkungslernen.** Achten Sie darauf, dass Bewohner, die einen aggressiven Umgangston haben, nicht mehr Aufmerksamkeit und Zuwendung erhalten als höfliche, stille Bewohner (Verstärkungslernen).

▶ **Frühwarnzeichen.** Achten Sie auf Frühwarnzeichen von Aggression und versuchen Sie eine Eskalation rechtzeitig zu verhindern (vgl. http://www.prodema-online.de). Diese Frühwarnzeichen müssen durch genaue Beobachtung und Dokumentation oder Biografiearbeit für jeden alten Menschen gesammelt werden.

▶ **Orientierung.** Helfen sie verwirrten Menschen, sich in ihrer Umgebung zu orientieren. Das baut Unsicherheit und Frustration ab. Durchbrechen Sie Halluzinationen und Wahnvorstellungen und helfen Sie dem Bewohner, sich in der Realität zurechtzufinden, s. Kap. „Wahnhafte Störungen im Alter" (S. 484).

52.3.2 Reaktionen auf Aggression alter Menschen

▶ **Ruhe bewahren.** Bleiben Sie unter allen Umständen ruhig. Sagen Sie z.B. in ruhigem Ton: „Herr Berger, wenn Sie sich so aufführen, bekomme ich Angst vor Ihnen!" Wenn Sie mit Stress, Panik oder Gewalt auf die Situation reagieren, eskaliert die Situation. Ihr Stress wird vom Partner wahrgenommen. Die Beziehung zu diesem wird dadurch zusätzlich gestört. Dazu entsteht wahrscheinlich ein angespanntes Milieu, evtl. verstärken sich (Krankheits-)symptome wie Unsicherheit, Verwirrtheit, Angst. Der alte Mensch wird demnach noch mehr aggressives Verhalten zeigen, um die Situation zu verändern. Es muss einen Gewinner und einen Verlierer geben. Beim Verlierer bleiben ein Versagensgefühl, Frustration und evtl. Rachegedanken. Es wird erneut zu Aggression kommen. Es entsteht ein Teufelskreis der Gewalt (▶ Abb. 52.3).

▶ **Unerwartet verhalten.** Verhalten Sie sich anders als erwartet. Wer aggressiv ist, erwartet, dass der andere sich fürchtet, kämpft, verhandelt, beschwichtigt. Durchbrechen Sie dieses Muster.

> **Fallbeispiel**
>
> „Ein Patient bedroht einige Mitpatienten und einen Pfleger mit einem Küchenmesser. Ein zweiter Pfleger kommt hinzu, geht zu dem Bewohner und sagt: ‚He, wie schön, dass Sie das Messer gefunden haben, das suchen wir schon die ganze Zeit!' Verdutzt lässt der Patient sich das Messer aus der Hand nehmen." (Horstink u.a. 1987, zit. nach Kors u. Seunke 1997). Um zu solch einem Verhalten fähig zu werden, ist eine „Profihaltung" notwendig (▶ Abb. 52.4).

▶ **Besprechung im Team.** Sprechen Sie im Team ein gemeinsames Vorgehen in möglichen Gewaltsituationen ab. Dazu können z.B. gehören: Gesprächstechniken, gesonderte Klingelzeichen, um Hilfe anzufordern, medikamentöse Behandlung.

▶ **Dokumentation.** Aggressives Verhalten sollte genau dokumentiert werden. Dabei sind folgende Aspekte wichtig:
- der Auslöser der Gewalt
- das Verhalten des alten Menschen
- die Reaktion des Pflegenden
- der Erfolg des eigenen Verhaltens

So können gemeinsame Strategien zum Umgang mit aggressiven alten Menschen entwickelt werden. Davon profitieren sowohl die Pflegenden als auch die alten Menschen.

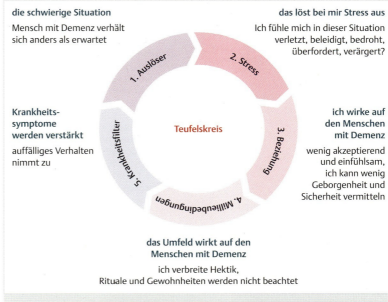

Abb. 52.3 Teufelskreis der Gewalt in der Pflege und Betreuung von Menschen mit Demenz (nach Hamborg u.a. 2003).

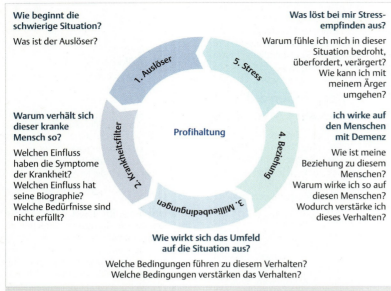

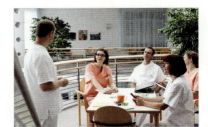

Abb. 52.5 Gewaltprävention. Gemeinsame Gespräche über Gewalt und die Reflexion im Team dienen auch der Gewaltprävention. (Foto: A. Fischer)

Abb. 52.4 Profihaltung im Umgang mit aggressivem Verhalten in der Pflege und Betreuung von Menschen mit Demenz (nach Hamborg u. a. 2003).

▶ **Nicht wegschauen.** Schützen Sie sich selbst und andere Menschen vor aggressiven alten Menschen. Es ist fahrlässig, Übergriffe zwischen den alten Menschen zu ignorieren oder zu tabuisieren, weil „nicht sein kann, was nicht sein darf". Wenn z. B. ein Bewohner einer demenziell veränderten Rollstuhlfahrerin an die Scheide greift, kann dies nicht einfach ignoriert werden. Genauso wenig kann toleriert werden, wenn z. B. ein alkoholkranker Bewohner andere bedroht oder bestiehlt, um an Alkohol zu kommen. Pflegende sollten ihre Rolle genau reflektieren und ggf. auch Polizei und Staatsanwaltschaft einschalten (Schützendorf 2001).

▶ **Zwangsmaßnahmen.** Medikamente oder Fixierung sollten nur als letztes Mittel eingesetzt werden, wenn alle anderen Möglichkeiten gescheitert sind.

▶ **Reflexion.** Nach Vorfällen, die von den Pflegenden als schwierig erlebt wurden, sollten diese Situationen im Team besprochen werden. Fallbesprechungen oder Supervision helfen dem gesamten Team, das eigene Verhalten zu reflektieren und neue Lösungsmöglichkeiten zu erlernen (▶ Abb. 52.5).

▶ **Fortbildungen.** Wichtig ist für Pflegende, in Fortbildungen Möglichkeiten der niederlagenlosen Konfliktlösung und Deeskalationstechniken (vgl. http://www.prodema-online.de) zu erlernen.

52.4 Ethische Herausforderung

Fallbeispiel

Ein Ehepaar bewohnt ein 2-Zimmer-Appartment in einem Altenheim. Der Nachtdienst beobachtet immer öfter nächtliche sexuelle Übergriffe des Ehemannes auf seine demenzkranke Ehefrau. Diese Übergriffe führen zu Hämatomen und Hautschädigungen, besonders im Brustbereich. Die Ehefrau kann sich aufgrund ihrer Immobilität nicht wehren.
Der Ehemann war zeitlebens dominant gegenüber seiner Ehefrau. Er ist zwar schon seit Jahrzehnten erblindet, aber selbstständig, mobil und nicht pflegebedürftig. Er macht auch zunehmend distanzlose Kommentare gegenüber weiblichen Pflegenden.
Im Team herrscht Ratlosigkeit und Unsicherheit. Daher wurden bisher nur die Folgen dokumentiert. Die Beobachtung wurde nicht dokumentiert (aus KDA 2008).

Lernaufgabe

Erarbeiten Sie eine ethische Lösung der im o. g. Fallbeispiel beschriebenen Situation. Beachten Sie dabei die Interessen aller Beteiligten.

52.5 Lern- und Leseservice

52.5.1 Das Wichtigste im Überblick

Welche Formen der Gewalt werden unterschieden?

Es gibt folgende Gewaltformen:
- direkte Gewalt
- Gewalt durch Unterlassen
- strukturelle Gewalt

Weiterhin wird zwischen körperlicher und seelisch-geistiger Gewalt unterschieden.

Was versteht man unter Aggression und Gewalt?

Aggression ist eine verbale oder körperlich ausgeführte Handlung mit der Absicht, etwas oder jemanden zu verletzen oder zu zerstören. Gewalt ist eine sozial nicht akzeptable Form der Aggression.

Welche Formen aggressiven Verhaltens gibt es?

Es gibt verbale und körperliche Aggressionen. Diese können gegen Gegenstände, gegen andere Personen oder gegen sich selbst gerichtet sein.

Nennen Sie Ursachen für aggressives Verhalten

Aggressives Verhalten kann gewertet werden als Versuch,
- die eigene Eigenständigkeit und Privatsphäre zu verteidigen,
- den Frust loszuwerden, da man sich in der Ausführung von Handlungen gestört fühlt,
- ein Ziel zu erreichen.

Wie kann aggressivem Verhalten vorgebeugt werden?

Aggressivem Verhalten kann vorgebeugt werden, indem
- die Privatsphäre und Eigenständigkeit der alten Menschen gewahrt wird,
- Frustration vermieden wird,
- ein Klima geschaffen wird, in dem ein Mensch nicht mit Aggressionen seine Ziele erreicht.

Wie kann mit aggressivem Verhalten umgegangen werden?

Beim Umgang mit aggressivem Verhalten ist eine professionelle Grundhaltung besonders wichtig, weil ansonsten die Aggressionen eskalieren und es zu einem Teufelskreis der Gewalt kommen kann. Aggressionen zwischen den Bewohnern dürfen nicht tabuisiert werden, auch alte Menschen müssen sich an Normen und Gesetze halten. Dokumentation und Reflexion im Team ist nach aggressivem Verhalten besonders wichtig.

52.5.2 Literatur

Abt-Zegelin A. Wenn Kollegen zu Feinden werden. Die Schwester, Der Pfleger 2009; 11: 1048–1052

Bandura A. Aggression. A social learning analysis. Prentice-Hall, Englewood Cliffs N. J. 1973

Bartholomew K. Feindseligkeit unter Pflegenden beenden. Wie sich das Pflegepersonal gegenseitig das Leben schwer macht und den Nachwuchs vergrault – Analysen und Lösungen. Bern: Hans Huber; 2009

Dollard J et al. Frustration und Aggression. Weinheim: Beltz; 1975

Eckardt T. Aktiv gegen Mobbing vorgehen. Die Schwester, Der Pfleger 2010; 5: 492–495

Entzian H, Stanjek K. „Gleich nehme ich ihr die Klingel weg." Ministerium für Arbeit, Gesundheit und Soziales des Landes Schleswig-Holstein. Kiel; 2000

Fruht C. „Sag's mir ins Gesicht, Kollege!" Die Schwester, Der Pfleger 2010; 7: 660–664

Fussek C, Schober, G. Es ist genug! Auch alte Menschen haben Rechte. München: Knaur; 2013

Grond E. Schimpfen, Schlagen, Beißen, Fußtritte und auch sexuelle Nötigung. Altenpflege 1998: 9: 511

Grond E. Altenpflege ohne Gewalt. Hannover: Vincentz; 1997

Hiss B u. a. Fallgeschichten Gewalt, Anfänge erkennen, Alternativen entwickeln. Hannover: Vincentz; 2000

Hamborg M, Entzian H, Huhn S, Kämmer K. Gewaltvermeidung in der Pflege Demenzkranker. Stuttgart: Wissenschaftliche Verlagsgesellschaft mbH; 2003

KDA. Hrsg. Nächtliche Übergriffe. Lernen vom „Bericht des Monats". ProAlter 2008; 8: 40–41

Kirchner H. Frau gegen Frau. Altenpflege 2007; 7: 28–31

Kors B, Seunke W. Gerontopsychiatrische Pflege. Wiesbaden: Ullstein Mosby; 1997

Lorenz K. Das sogenannte Böse. Wien: Borotha-Schoeler; 1966

Schützendorf E. Die Guten und die Bösen. Altenpflege 2001; 6: 36

Skinner BF. Science and human behavior. New York: Macmillan; 1953

Zimbardo PG. Psychologie. Heidelberg: Springer; 1995

Weiterführende Literatur

Böhmer M. Erfahrungen sexualisierter Gewalt in der Lebensgeschichte alter Frauen. Frankfurt a. Main: Mabuse; 2000

Dieck M. Gewalt gegen ältere Menschen im familiären Kontext. Zeitschrift für Gerontologie 29 (1987); 305

Fussek C, Schober G. Im Netz der Pflegemafia. Wie mit menschenunwürdiger Pflege Geschäfte gemacht werden. Gütersloh: C. Bertelsmann; 2008

Hirschberg KR, Zeh A, Kähler B. Gewalt und Aggression in der Pflege. Hamburg: Berufsgenossenschaft für Gesundheitsdienst und Wohlfahrtspflege (BGW) 2009

Hiss B u. a. Fallgeschichten Gewalt. Anfänge erkennen, Alternativen entwickeln. Hannover: Vincentz; 2000

Rosenberg MB. Gewaltfreie Kommunikation. Eine Sprache des Lebens. Paderborn: Junfermann; 2007

Walter G, Nau J, Oud N, Hrsg. Aggression und Aggressionsmanagement. Praxishandbuch für Gesundheits- und Sozialberufe. Bern: Hans Huber; 2012

52.5.3 Kontakt- und Internetadressen

Berufsgenossenschaft für Gesundheitsdienst und Wohlfahrtspflege (BGW)
BGW-Hauptverwaltung
Tel.: (040) 202 070
http://www.bgw-online.de

Handeln statt Misshandeln (HsM)
Bonner Initiative gegen
Gewalt im Alter e. V.
Goetheallee 51
53 225 Bonn
Tel.: (0228) 636 322
http://www.hsm-bonn.de

Seniorenschutztelefon gegen häusliche Gewalt im Alter
Humanistischer Verband Deutschlands
Wallstr. 61–65
10 179 Berlin
Tel. (030) 44 340 479

Weißer Ring
Verein zur Unterstützung von Kriminalitätsopfern und zur Verhütung von Straftaten
Weberstr. 16
55 130 Mainz
Tel.:(06 131) 83 030
https://www.weisser-ring.de

http://www.konfliktfeld-pflege.de (Internetseite mit pflegebezogenen Themen aus den Bereichen Praxis, Arbeitsrecht und Mobbing)

http://www.kritische-ereignisse.de (Internetseite des Projektes „Aus kritischen Ereignissen lernen" des Kuratoriums Deutsche Altershilfe, unter Förderung des Bundesministeriums für Gesundheit)

http://www.prodema-online.de (Institut für Professionelles Deeskalationsmanagement; bietet Fortbildungen an)

http://www.whistleblower-netzwerk.de (Internetseite des Vereins Whistleblower Netzwerk e.V. mit Informationen zum Verein; bietet Hilfen bei Missständen am Arbeitsplatz)

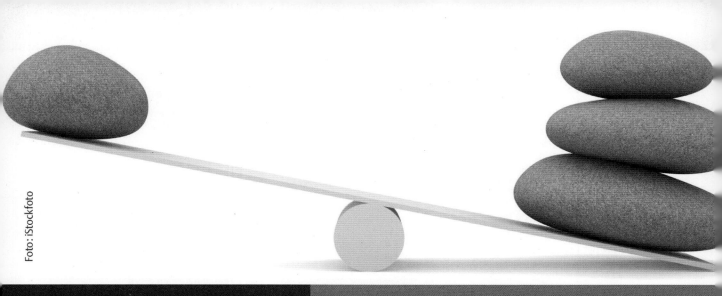

Kapitel 53

Arbeitsbelastungen und Methoden zur Bewältigung

53.1	Arbeitsbelastungen in der Altenpflege	*1191*
53.2	Folgen der Arbeitsbelastungen	*1191*
53.3	Methoden zu Bewältigung – Psychohygiene im Arbeitsalltag	*1194*
53.4	Lern- und Leseservice	*1197*

53 Arbeitsbelastungen und Methoden zur Bewältigung

Ursula Kocs

53.1 Arbeitsbelastungen in der Altenpflege

Der Altenpflegeberuf erfordert ein hohes Maß an körperlicher und psychischer Stabilität. Gesund sein ist deshalb eine wesentliche Voraussetzung für das Erlernen und Ausüben des Berufes, gesund bleiben eine wichtige Aufgabe im Berufsalltag.

Die Pflege alter Menschen ist mit hohen physischen und psychosozialen Belastungen verbunden.

53.1.1 Physische Belastungen

Physische Belastungen bei der Pflege alter Menschen sind:
- Drehen und Heben schwerpflegebedürftiger und bettlägeriger Bewohner, Tragen schwerer Gegenstände und das Zurücklegen langer Wege belastet die Wirbelsäule.
- Durch erkrankte Heimbewohner, Mitarbeiter, Angehörige besteht Ansteckungsgefahr, z. B. mit Grippe, infektiösen Durchfällen, Hauterkrankungen, Infektionskrankheiten wie Tuberkulose, Hepatitis.
- Desinfektionsmittel und Medikamente können Allergien auslösen.
- Schichtdienst und Nachtarbeit belasten den Organismus.

53.1.2 Psychosoziale Belastungen

Zu den psychosozialen Belastungen bei der Pflege alter Menschen gehören v. a.:
- **Krankheit, Leiden, Tod:** Die Altenpflege ist ein Beruf, der ständig mit körperlichem und geistigem Abbau, mit chronischen Krankheiten, Leiden und Tod konfrontiert ist. Der oft schwierige Umgang mit verwirrten, depressiven aggressiven oder sterbenden alten Menschen stellt sehr hohe Anforderungen an die psychische Belastbarkeit der Pflegenden.
- **Nähe, Ekel, Scham:** Die ständige Konfrontation mit Ausscheidungen und offenen Wunden, die große körperliche Nähe zu alten, kranken und sterbenden Menschen erfordert ein hohes Maß an Belastbarkeit.
- **Ungünstige Rahmenbedingungen:** Durch Kostendruck entsteht Zeitdruck und Personalmangel. Dadurch sind eine ganzheitlich-aktivierende Pflege und Rehabilitation in der Realität der stationären und ambulanten Altenpflege häufig nicht möglich. Das führt bei den Pflegenden zu chronisch schlechtem Gewissen, Versagensgefühlen, Unzufriedenheit, Motivationsverlust und schließlich zu Burn-out.
- **Rollenkonflikte:** Altenpfleger werden mit sehr unterschiedlichen Erwartungen an ihre Berufsrolle konfrontiert. Bewohner und Angehörige erwarten viel Zeit und Zuwendung vom Altenpfleger, Vorgesetzte und Kollegen erwarten effektives schnelles Arbeiten, der Pfleger hat ein eigenes Berufsverständnis und eigene Erwartungen an sich selbst. Es ist Altenpflegern fast nicht möglich, es allen recht zu machen. Sie befinden sich ständig im Kreuzfeuer von Ansprüchen und Forderungen.
- **Mobbing:** Es existieren häufig persönliche Konflikte unter Kollegen, die Schichtgruppen konkurrieren und es gibt Konflikte mit Vorgesetzten und Angehörigen anderer Berufsgruppen. Mobbing ist ein häufiges Phänomen in der Altenpflege.
- **Wenig Einfluss auf Arbeitsbedingungen:** Den Fachkräften wird viel Verantwortung übertragen, aber in den meisten sozialen Einrichtungen haben sie wenig Einflussmöglichkeit auf grundsätzliche Entscheidungen. Dadurch entsteht ein Gefühl der Hilflosigkeit, des Ausgeliefertseins, der Resignation und schließlich Burn-out.

53.2 Folgen der Arbeitsbelastungen

Wie Studien zeigen (Hackmann 2010), arbeiten Pflegende im Durchschnitt nur 8,4 Jahre in der Altenpflege. 19-Jährige wechseln bereits nach 2,8 Jahren in einen anderen Beruf. Eine Ursache für die kurze Verweildauer im Beruf sind die Folgen der oben beschriebenen Belastungen.

53.2.1 Stress

Alle diese Belastungen im Berufsleben führen zu Stress (▶ Abb. 53.1). Stress bewirkt eine Mobilisation des Körpers, um diese Belastungen zu bewältigen. Der Körper ist erhöht leistungsbereit. Gelingt es uns jedoch nicht, die belastende Situation zu bewältigen, dauert der Stress eine längere Zeit. Es kommt zu Erschöpfungszuständen, zu körperlichen Erkrankungen und zu Burn-out.

Wie ▶ Abb. 53.1 zeigt, entsteht Stress immer dann, wenn den Belastungen des Alltags nicht genügend Ressourcen zu ihrer Bewältigung gegenüberstehen. Dann nimmt die betroffene Person die Situation als bedrohlich wahr. Dadurch wird eine Stressreaktion des Körpers ausgelöst (▶ Abb. 53.2).

Der Teufelskreis „Stress" (▶ Abb. 53.3) ist demnach nur zu durchbrechen, indem die Belastungen im beruflichen Alltag möglichst minimiert werden und indem den Altenpflegern Bewältigungsmöglichkeiten aufgezeigt werden, sodass sie Situationen im beruflichen Alltag als weniger bedrohlich wahrnehmen.

53.2.2 Burn-out-Syndrom

Von dem Psychoanalytiker Freudenberger (USA) wurde der Begriff Burn-out (Ausbrennen) geprägt. Damit bezeichnet er den an Mitarbeitern in sozialen Berufen beobachteten psychischen und physischen Abbau.

> **Definition**
>
> **Ausbrennen** ist ein Zustand körperlicher und emotionaler Erschöpfung. Das **Burn-out-Syndrom** ist u. a. gekennzeichnet durch einen Verlust von Energie und Einsatzbereitschaft auf der ganzen Linie. Betroffen sind v. a. diejenigen, die ursprünglich sehr idealistisch an ihre Arbeit herangingen (nach Schwanold u. a. 1987).

Nach Aronson u. a. (1983) haben die von Burn-out Betroffenen wesentliche gemeinsame Merkmale:
- einen emotional belastenden Beruf, weil sie täglich mit menschlichen Problemen konfrontiert werden,
- bestimmte Persönlichkeitseigenschaften, die bei ihrer Berufswahl eine Rolle gespielt haben,
- sie müssen sich ganz auf die Klienten einstellen und konzentrieren und ihre eigenen Bedürfnisse dabei zurückstellen,
- sie bekommen selten positive Rückmeldung,
- sie müssen sich mit unterschiedlichen Erwartungen auseinandersetzen.

Dadurch kommt es zu einem Prozess, der zu völliger Gleichgültigkeit oder zu psychischen oder körperlichen Krankheiten führen kann.

Arbeitsbelastungen und Methoden zur Bewältigung

Stressoren
- beruflich: Schichtarbeit, Zeitdruck, Nähe, Ekel, Leid, Sterben, Konflikte, mangelnde Anerkennung, körperliche Belastung usw.
- privat: Familie, Wohnsituation, finanzielle Situation usw.

Ressourcen
- beruflich: Hilfsmittel, Kollegen, Bewohner, Anerkennung, Fortbildungen usw.
- privat: Fähigkeiten, Bewältigungsstrategien, soziale Netzwerke, Freizeitaktivitäten usw.

Wahrnehmung, Bewertung
je nach:
- Selbstwertgefühl, Selbstkonzept, Gefühl der Selbstwirksamkeit
- kulturellen Merkmalen, wie festgelegten Verhaltensweisen, erwarteten Reaktionsstilen
- körperlicher Gesundheit, konstitutioneller Anfälligkeit

berufliche Folgen
- Arbeitsleistung sinkt
- Pflegequalität sinkt
- Fehlzeiten wegen Krankheit
- hohe Fluktuation

Stressreaktion

individuelle Folgen
- körperliche Krankheit
- psychische Krankheit
- selbstzerstörerisches Verhalten (Alkohol, Drogen, Suizid)
- Verlust des Selbstwertgefühls

Abb. 53.1 Integratives Stressmodell für die Altenpflege. Das Modell zeigt, durch welche Faktoren es zu einer Stressreaktion kommen kann, welche Ressourcen es zur Bewältigung gibt und welche Folgen Stress haben kann (nach Zimbardo 1995).

kognitive Reaktionen
- Gedanken wie „Auch das noch", „Das geht schief" usw.
- Leere im Kopf (Blackout)
- Konzentrationsmangel
- Gedächtnisstörungen
- Gedankenkreisen
- Einschränkung der Wahrnehmung
- verminderte Kreativität

emotionale Reaktionen
- Angst, Verunsicherung, Schreck
- Ärger, Wut, Gereiztheit, Aggressivität
- Versagensgefühle, Resignation, Depression
- Unruhe, Anspannung, Unzufriedenheit, Erschöpfung

vegetative Reaktionen
- Immunsystem: Abwehrschwäche, Infektanfälligkeit, Fieber
- Herz und Kreislauf: Herzklopfen, hervortretende Adern, Blutdruckanstieg, Gefäßverkalkung, Herzschwäche, Infarkt, Rhythmusstörungen
- Atmung: Kurzatmigkeit, erweiterte Bronchien, Engegefühl in der Brust, Kloß im Hals, Räuspern, Asthma
- Magen, Darm: flaues Gefühl im Magen, Übelkeit, Erbrechen, Verstopfung, Durchfall, Schleimhautentzündung des Magens, Reizdarm
- Innenohr: Hörsturz, Tinnitus, Gleichgewichtsstörungen, Schwindel
- Nebenniere: erhöhte Ausschüttung von Cortisol, Adrenalin und Noradrenalin (dadurch Störung sämtlicher Hormonkreisläufe)

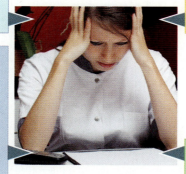

muskuläre Reaktionen
- starre Mimik, hochgezogene Schultern, Spannungskopfschmerz
- Verspannungen, Zittern, Zucken, Fehlhaltung, Schmerzen
- nächtliches Zähneknirschen, Zahnschäden
- Stottern

Abb. 53.2 Stress. Er kann sich durch unterschiedliche Reaktionen äußern. (Foto: Miriam Dörr, Fotolia.com)

53.2 Folgen der Arbeitsbelastungen

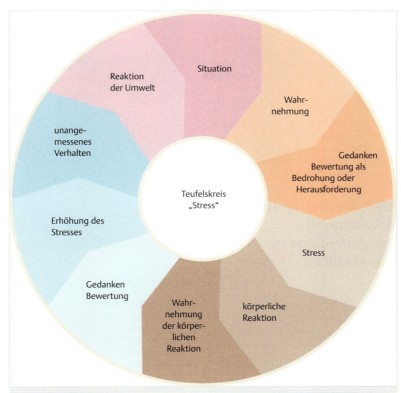

Abb. 53.3 **Teufelskreis Stress.** Er kann nur unterbrochen werden, wenn Belastungen minimiert werden und Bewältigungsmöglichkeiten gegeben sind.

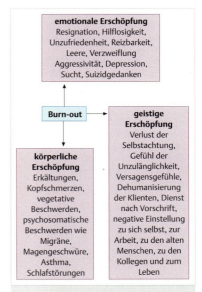

Abb. 53.4 **Symptome des Burn-out-Syndroms.** Die vielseitigen Symptome entwickeln sich durch emotionale, körperliche und geistige Erschöpfung.

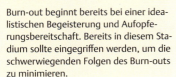

Merke

Burn-out beginnt bereits bei einer idealistischen Begeisterung und Aufopferungsbereitschaft. Bereits in diesem Stadium sollte eingegriffen werden, um die schwerwiegenden Folgen des Burn-outs zu minimieren.

Symptome des Burn-out

Burn-out äußert sich durch verschiedene Symptome (▶ Abb. 53.4). Diese können eingeteilt werden in:
- emotionale Erschöpfung
- körperliche Erschöpfung
- geistige Erschöpfung

Stadien des Burn-out

Burn-out verläuft in verschiedenen Stadien, die wiederholt auftreten können (▶ Abb. 53.5):
1. idealistische Begeisterung
2. Stagnation
3. Frustration
4. Apathie

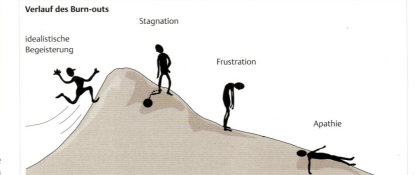

Abb. 53.5 **Stadien des Burn-out.**

▶ **Idealistische Begeisterung.** Diese Phase ist gekennzeichnet durch:
- Überidentifikation mit dem Beruf
- überhöhte, unrealistische Ziele und Erwartungen
- unbegrenzte Aufopferungsbereitschaft
- Allmachtsphantasien

▶ **Stagnation.** Weicht die idealistische Begeisterung der Stagnation, zeigen sich Anzeichen wie:

- schwer greifbare Resultate
- erste Unzufriedenheit
- wenig Anerkennung
- keine Perspektiven
- keine Aufstiegsmöglichkeiten
- kein Spaß mehr an der Arbeit

▶ **Frustration.** In dieser Phase zeigen sich:
- Einflusslosigkeit
- zu wenig soziale Unterstützung

1193

- mangelnde Anerkennung durch Klienten und Vorgesetzte
- Verunsicherung der beruflichen und persönlichen Identität
- sozialen und emotionalen Rückzug
- Neigung zu Missbrauch von Alkohol, Zigaretten, Medikamenten oder Süßigkeiten

▶ **Apathie.** Schließlich kommt es in der apathischen Phase zu:
- völliger Gleichgültigkeit
- Anpassung um jeden Preis
- Rückzug, um zu überleben
- Resignation
- Betriebsblindheit
- Innovationsfeindlichkeit
- Ausleben angestauter Aggressionen gegen pflegebedürftige Menschen, Kollegen oder Angehörige
- Depression, Sucht, Suizid

Helfersyndrom

*Der Fürsorgliche nicht, weil er bös ist, nein:
zu gut – quält uns oft einer bis aufs Blut.
Selbst Wünsche, die wir gar nicht hatten,
erfüllt er, ohne zu ermatten,
in einem Übermaß von Hulden und: ohne
Widerspruch zu dulden.
Ach, seine Sorge, ob er täglich uns recht
umsorgt, wird unerträglich:
Mild fragt, in unserem ersten Schlafe, ob
wir gut zugedeckt, der Brave?
Früh will er uns gewiss nicht stören – nur,
ob wir wohl geschlummert, hören.
Die Frühstückspfeife froh zu schmauchen
vergällt sein Vortrag übers Rauchen.
Grad was wir äßen mit Vergnügen, gibt's
nicht, weil wir es nicht vertrügen.
Dass er uns vor rauher Luft uns schütze, drängt
er uns Wollschal auf und Mütze,
ja, Regenschirm und Überschuhe, im Fall
nur, dass es regnen tue.
Auf leises Räuspern bringt bereits ein Säftlein er für Hustenreiz;
und sollten etwa gar wir niesen, ist unser
Tod ihm fast bewiesen.
Und teuflisch martert er uns Armen, erbarmungslos – nur aus Erbarmen.*

Eugen Roth

Häufig wird in der Altenpflege als entscheidender Grund für die Berufswahl angegeben: Kontakt mit Menschen, anderen Menschen helfen zu können, von anderen gebraucht zu werden. Die Motivation zum Beruf hat häufig ihre Wurzeln in der Erfahrung, in einer schwierigen Lebenssituation Hilfe erhalten zu haben oder zur Zeit der Berufswahl Hilfe zu benötigen. Aufgrund dieser persönlichen Erfahrungen haben diese „Helfer" ein gutes Einfühlungsvermögen in die Nöte und Probleme anderer Menschen.

Andererseits benötigen sie selber viel Zuwendung und Anerkennung. Dieses Bedürfnis hoffen sie durch die Dankbarkeit der schwächeren, von ihnen abhängigen Personen zu erfüllen. Es liegt die Gefahr nahe, abhängige, hilflose Menschen zur Befriedigung des eigenen mangelnden Selbstwertgefühls zu „gebrauchen", d. h., von sich abhängig zu machen (Schmidbauer 1992). Solch eine Persönlichkeit führt besonders leicht zu Enttäuschung über mangelnde Dankbarkeit, zu besonderer Verletzung bei fehlenden Erfolgen und fehlender Anerkennung und dadurch zu Burn-out.

53.3 Methoden zur Bewältigung – Psychohygiene im Arbeitsalltag

> **Definition**
>
> „**Psychohygiene** ist die Lehre von der seelischen Gesundheit und vom Schutz der seelischen Gesundheit. Gesundheit bezieht sich auf den allgemeinen Zustand von Leib und Seele. Gesund sein heißt, trotz gelegentlicher Krankheiten seine Fähigkeiten ganz ausschöpfen zu können und, sogar im Alter, tatkräftig, rege und glücklich zu leben." (Zimbardo 1995)

Psychohygiene umfasst alle Maßnahmen, die die geistig-psychische Gesundheit erhalten und belastungsbedingten psychischen Erkrankungen vorbeugen. Ziel psychohygienischer Maßnahmen in der Altenpflege ist es,
- Belastungsquellen aufzudecken und möglichst zu beseitigen,
- Mitarbeitern Ressourcen zu vermitteln, durch die sie weniger häufig Berufsstress empfinden,
- Mitarbeitern Möglichkeiten zu vermitteln, durch die sie widerstandsfähig werden gegen die Folgen des Berufsstresses.

53.3.1 Hilfen für Pflegende

Hilfen für Pflegende müssen auf mehreren Ebenen gleichzeitig gewährt werden. Auch der widerstandsfähigste Altenpfleger wird irgendwann ausbrennen, wenn z. B. die Arbeitsbedingungen sehr schlecht sind. Folgende Ebenen werden unterschieden (▶ Abb. 53.6):
- gesellschaftliche Ebene
- Organisationsebene
- Teamebene
- individuelle Ebene

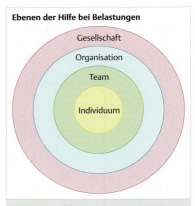

Abb. 53.6 Nur, wenn auf allen Ebenen Hilfe gewährt wird, können Arbeitsbelastungen bewältigt werden.

Gesellschaftliche Ebene

Pflege ist mit einem eher geringen gesellschaftlichen Prestige verbunden. Für das Selbstwertgefühl und das Berufsverständnis von Pflegenden wäre eine Sensibilisierung der Gesellschaft für diese schwierige Aufgabe wichtig (vgl. Deutsches Ärzteblatt 21.3. 2012).

Die Einstellung der Gesellschaft zu Alter, Krankheit, Sterben und Tod müsste thematisiert werden, um zu verhindern, dass insbesondere alte Menschen mit psychischen Störungen häufig nicht behandelt werden, abgeschoben werden und meist zu wenig qualifizierte Pfleger mit diesen Menschen alleine gelassen werden.

Organisationsebene

Nach Schmidtbauer (1992) ist in Einrichtungen der Gesundheitsfürsorge das selbstlose und aufopferungsvolle Engagement der Helfer die Norm. Das kommt einer Institutionalisierung des Helfersyndroms gleich. Gleichzeitig wird häufig die Einordnung in eine vorgegebene Hierarchie und einen reibungslosen Pflegeablauf gefordert.

In einer Studie aus Österreich (Strasser 2010) konnte eindeutig gezeigt werden, dass es einen engen Zusammenhang gibt zwischen Burn-out und dem Gefühl der Mitarbeiter, am Arbeitsplatz mitbestimmen zu können, dem Gefühl, dass es am Arbeitsplatz fair und gerecht zugeht und dem Gefühl, vom Vorgesetzten unterstützt und gelobt zu werden. Dementsprechend ergeben sich folgende organisatorische Maßnahmen, mit denen Institutionen das Ausbrennen ihrer Mitarbeiter verhindern können:
- Fördern ganzheitlicher, sinnbestimmter Arbeitsansätze (z. B. Bezugspflege)

- Fördern von Autonomie, Mitbestimmung und Selbstverantwortung bei der Arbeitsplanung und Durchführung
- Schaffen eines Klimas, durch das Kommunikation, Offenheit und Vertrauen gefördert und der Einzelne ermutigt wird, seine Probleme zu äußern oder andere um Hilfe zu bitten
- Schaffen von offiziell eingeräumten Rückzugszeiten zum Ausspannen
- Schaffen von Räumen, in denen die Mitarbeiter die Möglichkeit haben, auszuspannen, sich angemessen zu ernähren und genügend zu trinken

Teamebene

Wegen hoher wechselseitiger Abhängigkeit sind Pflegende darauf angewiesen, sich reibungslos zuarbeiten zu können. Das Team ist umso leistungsfähiger, je besser die Zusammenarbeit klappt. Die Belastungen, der Stress für den einzelnen Mitarbeiter wird umso geringer, je weniger es „Reibungsverluste" im Team gibt. Einige typische Möglichkeiten, die Teamarbeit zu verbessern, sind:

- Steigerung der Kommunikations- und Kooperationsfähigkeit des Teams (S. 852)
- Förderung der Problem- und Konfliktlösung im Team
- Rollenklärung im Team

Supervision

Supervision ist eine spezielle Methode unter Anleitung eines dafür ausgebildeten Supervisors (mögliche Bedeutung: Praxisberater), berufliche Probleme zu erkennen und einer Lösung näherzubringen. Supervision ist für jeden, der täglich professionell mit Menschen arbeitet, unerlässlich.

Sie bietet die Möglichkeit, unklare und problematische Situationen (mit Heimbewohnern, Kranken, Angehörigen, Kollegen, Vorgesetzten, Institutionen) in einer Lern- und Reflexionssitzung aufzuarbeiten:

- Supervision bietet Hilfe zur Selbsthilfe bei
  - Problemen der alten Menschen,
  - Beziehungsschwierigkeiten zwischen alten Menschen und Pflegenden,
  - Schwierigkeiten im Team oder in der Organisation,
  - berufsbezogenen Problemen durch Erfahrungen oder Persönlichkeitseigenschaften.
- Supervision ist Reflexion des beruflichen Alltags. Sie nimmt die Beziehungen der verschiedenen Ebenen – Bewohner, Team, Institution – in den Blick.
- Supervision soll weitere Sichtweisen über Probleme eröffnen.
- Supervision soll in schwierigen Situationen (z. B. Angst vor Sterbebegleitung, Abneigung gegen einen Klienten, Umklammerung durch Heimbewohner) so entlasten, dass Pflegende arbeitsfähig bleiben.
- Supervision soll fachliche Kompetenz erweitern.

Formen der Supervision

Unterschieden werden:
- Einzel-Supervision
- Gruppen-Supervision
- Team-Supervision

▶ **Einzel-Supervision.** Hier verarbeitet der Supervisand ausschließlich seine beruflichen Probleme. Seine Ängste, Stärken, seine Unsicherheiten und Fragen sind Gegenstand des Gesprächs mit dem Supervisor.

▶ **Gruppen-Supervision.** In der Gruppe erfährt der Teilnehmer, dass er mit seinen Problemen und Fragen nicht allein steht. Es werden Lösungsansätze erarbeitet, die in den Berufsalltag übertragen werden. Gleichzeitig ist die Gruppe Lernfeld, in dem der Teilnehmer seine soziale Wahrnehmung und Kompetenz überprüfen und ggf. neue Verhaltensformen einüben kann.

▶ **Team-Supervision.** Diese wird Mitarbeitern einer Station, Gruppe oder Schicht angeboten, um Problemen und Störungen im Team und deren Auswirkungen auf das berufliche Umfeld nachzugehen. In der fallzentrierten Team-Supervision (Fallbesprechung) steht ein Heimbewohner oder Kranker im Mittelpunkt und die Erfahrungen, Eindrücke und Vorstellungen der Teammitglieder werden auf diesen bezogen.

Individuelle Ebene

Körperliche und seelische Gesundheit sind kein feststehender Besitz, sondern ein Zustand, der sich durch verschiedene Einflüsse zur Krankheit hin verändern kann. Unsere Aufgabe ist, da wir die Risiken unseres Berufes kennen, so zu leben und uns so zu verhalten, dass das Risiko, zu erkranken, so gering wie möglich bleibt.

Eine Möglichkeit ist, die eigenen Lebensgewohnheiten anhand der Lebensaktivitäten (z. B. ABEDL-Modell [Krohwinkel] oder ATL-Modell [Juchli]) zu reflektieren und die entdeckten Schwachpunkte langfristig zu verändern. Eine Hilfe bietet dabei das Selbstpflegeblatt von Christine Sowinski (▶ Abb. 53.7).

Fortbildungen und Weiterbildungen

Fort- und Weiterbildungen erhöhen die Kompetenz, schwierige Situationen zu bewältigen. Man lernt neue Sicht- und Arbeitsweisen kennen, erweitert seinen Handlungsspielraum und sieht möglicherweise die eigene Arbeit mit anderen Augen. Es besteht eine Wechselwirkung zwischen Fortbildungsinteresse und beruflicher Zufriedenheit. Wer sich um mehr Informationen bemüht, wird aktiver, kritischer und selbstbestimmter.

Selbsthilfegruppen

Selbsthilfegruppen können durch eigene Initiative im Kollegenkreis oder mit Mitarbeitern aus ähnlichen Berufsfeldern gegründet werden, z. B. ein monatlicher Altenpflege-Stammtisch. Sie geben die Möglichkeit, Probleme zu besprechen und konstruktiv nach Lösungen zu suchen.

Entspannungstechniken

Entspannungstechniken können helfen, den Organismus zu regenerieren. Sie senken das allgemeine Erregungsniveau, erhöhen dadurch die Belastbarkeit und sie vermindern psychosomatische Beschwerden. Es wurden verschiedene Techniken entwickelt, mit denen Entspannung herbeigeführt werden kann.

Sich entspannen können kann erlernt werden, z. B. mit den Methoden der progressiven Muskelentspannung nach Jacobsen oder dem autogenen Training. Die Entspannung kann ebenfalls durch Meditationen, Yoga, Thai Chi oder anderen Techniken erreicht werden.

> **Merke**
>
> Wichtig ist zu beachten, dass alle Aktivitäten, die zu Zufriedenheit führen, einen entspannenden Effekt haben. Entspannen kann man auch durch Sport, Schlaf, Hobbys, Lesen, Musik hören oder andere Tätigkeiten. Entspannend wirken alle Aktivitäten, die zu Zufriedenheit führen.

Psychotherapie

Hat ein Mitarbeiter psychische Störungen an sich wahrgenommen, sollte die Hilfe von Fachpersonen (Psychotherapeuten, Ärzten mit entsprechender Qualifikation, Psychologen oder geschulten Beratern) in Anspruch genommen werden.

Arbeitsbelastungen und Methoden zur Bewältigung

	Ruhe und Schlafen			Essen und Trinken				Bewegung/ Sport	Soziale Kontakte/ schöne Erlebnisse/ Hobbys	Was war nicht so gut?	Fazit
	Einschlafzeit	Aufstehzeit	geschlafene Std.	Was wurde wann gegessen		Flüssigkeitsmenge	Bilanz				
Beispiel	23.30	7.15	7,5	2 Brötchen mit Marmelade Apfel		0,5 l	Die Pizza am Abend war zuviel	1/2 Std. mit Hund spazieren etwas Gymnastik	Mit meinem Sohn Fußball gespielt Abends Kegeln mit Freunden	Schon wieder nicht NEIN gesagt	Trotz Ärger, schöner Tag früher ins Bett gehen
				Wiener Schnitzel und Salat Kirschstreusel		1 l					
				Pizza		1,5 l					
MO											
DI											
MI											
DO											
FR											
SA											
SO											
Wochenfazit:											

Abb. 53.7 **Selbstpflegeblatt.** Das Führen eines Selbstpflegeblattes hilft, die eigenen Lebensgewohnheiten zu reflektieren und Schwachpunkte zu erkennen (Sowinski 1995).

Film

Schauen Sie sich das Video „Psychosoziale Arbeitsbelastungen" an, um die Inhalte zu vertiefen.

53.4 Lern- und Leseservice

53.4.1 Das Wichtigste im Überblick

Welche Belastungen betreffen besonders Altenpflegende?

Altenpflegende sind insbesondere von körperlichen Belastungen wie Heben, Gehen, Kontakt zu Infektionskeimen und chemischen Substanzen oder Schichtdienst betroffen. Dazu kommen noch die psychischen Belastungen durch die ständige Konfrontation mit Krankheit, Tod, Leiden, unangenehmen Gerüchen, Nacktheit und körperlicher Nähe zu fremden Menschen. All dies müssen sie meist bei schlechten Arbeitsbedingungen und sich widersprechenden Erwartungen verarbeiten.

Wie entsteht Stress?

Stress entsteht, wenn ein Mensch in einer Situation wahrnimmt, dass seine eigenen Ressourcen nicht ausreichen, um die Belastungen einer Situation zu bewältigen. Wenn eine Altenpflegeperson in einer Situation das Gefühl hat „das schaffe ich nicht", „dazu reichen meine Kräfte nicht aus", wird er Stress empfinden.

Wie beginnt ein Burn-out?

Burn-out oder Ausbrennen beginnt schon mit dem „Entflammen". Wer mit großer idealistischer Begeisterung und Aufopferungsbereitschaft einen helfenden Beruf ergreift, ist stark Burn-out-gefährdet.

Was bedeutet das Helfersyndrom für Altenpflegende?

Menschen mit einem Helfersyndrom haben selbst ein großes Bedürfnis nach Zuwendung und Anerkennung. Sie helfen anderen, um dafür bewundert zu werden und Dankbarkeit zu empfangen. Für Altenpflegende bedeutet dies, dass sie von den pflegebedürftigen Menschen und ihren Angehörigen Dankbarkeit einfordern. Sie werden kein Interesse haben, die Unabhängigkeit der Kranken zu steigern. Sie werden „undankbare" Klienten ablehnen und werden bei fehlender Anerkennung besonders schnell ein Burn-out bekommen.

Welche Hilfen gibt es für Pflegende zur Bewältigung des Arbeitsalltags?

Es müssen sowohl die gesellschaftlichen als auch organisatorischen Bedingungen, in denen Pflege stattfindet, verbessert werden. Hinzu kommt, dass gute Teamarbeit gefördert werden sollte. Schließlich sollten jedem Pflegenden Möglichkeiten geboten werden, die eigenen Ressourcen zu erweitern, z. B. durch Fort- und Weiterbildungen, Selbsthilfegruppen und Entspannungstechniken usw.

53.4.2 Literatur

Aronson E, Pines A, Kafry D. Ausgebrannt. Vom Überdruss zur Selbstentfaltung. Stuttgart: Klett-Cotta; 1983

Deutsches Ärzteblatt, Hrsg. Burn-out von Pflegekräften - ein internationales Problem. Deutsches Ärzteblatt 21.3.2012. Im Internet: http://www.aerzteblatt.de/nachrichten/49 593; Stand: 16.06.2015

Hackmann T. (Zu) viele geben auf. Freiburger Studie untersucht die Verweildauer von Pflegekräften. ProAlter 2010; 3: 61–65

Schmidbauer W. Hilflose Helfer. Hamburg: Rohwohlt; 1992

Schützendorf E. Wer pflegt, muss sich pflegen. Belastungen in der Altenpflege meistern. Wien: Springer; 2006

Schwanold B u. a. Erst Feuer und Flamme – dann ausgebrannt? Deutsche Krankenpflegezeitschrift 1987; 10: 6

Strasser B. Korrelationen zwischen Burn-out und Arbeitsplatzbedingungen. In: Pflegewissenschaft 2010; 03: 156–164

Zimbardo PG. Psychologie. 6. Aufl. Berlin: Springer; 1995

Weiterführende Literatur

Bellinger M. Die eigene Gesundheit erhalten und fördern. Köln: Bildungsverlag EINS; 2014

53.4.3 Internetadressen

http://www.arbeitsschutz-portal.de/beitrag/asp_news/2577/bgw-qualifizierungsprogramm-gegen-stress-und-burn-out.html

http://www.pflege-charta-arbeitshilfe.de/fileadmin/de.pflege-charta-arbeitshilfe/content_de/Dokumente/material/M4-INQA-Zeitmangement.pdf

Sachverzeichnis

A

A-Lagerung 585
AAMR-Modell 509
Abbau, intellektueller 225, 250
Abdomen, akutes 679, 778
– Diagnostik 683
– Erkrankung 686
– Leitsymptom 679, 686
– Schmerzlokalisation 682
ABEDL-Strukturierungsmodell 95, 105, 177
– Atemwegserkrankung 531
– Behinderung, geistige 515
– Demenz 276
– Essen und Trinken können 336, 358
– Parkinson-Syndrom 599
– Schlaganfall 595
– Wachkoma 613
Abendritual 1019
Abführ-Suppositorien 370
Abführmethode, rektale 370
Abhängigenpflege 98
Abhängigkeit 496
– bestehende 497
– physische 497
– psychische 429, 497
Abhusten
– erschwertes 540
– produktives 283
Ablauforganisation 1096
Absaugen 534
– atraumatisches 535
– bronchoskopisches 534
– endotracheales 534
– Komplikation 534, 545
– orales 534
– Teufelskreis 536
– transnasales 534–535
Absauggerät 534
Abschiedskultur 828
– Pflegeheim 816
Abschiedszimmer 820
Absence 511
Abstraktionsniveau 90
Abwehr
– humorale
–– spezifische 715
–– unspezifische 715
– taktile 214
– zelluläre
–– spezifische 716
–– unspezifische 715
Abwehrmechanismus 715, 763
– Störung 731
ACE-Hemmer 548, 557
– Nebenwirkung 262
Acetylcholin 471
Acetylcholin-Esterase-Hemmer 480
Acetylsalicylsäure (ASS) 273, 557, 560, 571
– Kontraindikation 529
Achtung 436
Aciclovir 616
Activity of daily life (ADL) 150
Adenoviren 728

Adipositas 335
– Ernährung 660
ADL-Training 151
Aerosol 871
Aerosolapparat 280
Afaf-I.Meleis, Pflegetheorie 91
Aggression 487
– Definition 1185, 1188
– erlernte 1186
– Kommunikation 211
– körperliche 1185
– Pflegender 1183
– Umgang 1187
– Ursache 1186
– verbale 1185
Agnosie 470, 580, 812
Agonie 814
Agonist 865
AIDS (Acquired Immune Deficiency Syndrome) 754
– Diagnostik 754
– Hygienemaßnahme 757
– Sofortmaßnahme bei Kontamination 758
– Übertragung 755
Akalkulie 470
Akinese 597, 599
– Isolation, soziale 618
Aktivierung
– 10-Minuten-Aktivierung 1039, 1043
– Altenpflegeheim, Männer 1038
– Bettlägeriger 1042
– Osteoporose 625
– sinnliche 1043
Aktivität 73
– körperliche 224, 226
– Modell, biopsychosoziales 143
– Planung 134
Aktivität des täglichen Lebens (ATL) 93, 146, 150
– Pflegebedarfseinschätzung 177
Aktivitäts- und Bewegungsprogramm, schlafförderndes 427
Aktivitätsintoleranz 230
Aktivitätstheorie -Theorie 47
Aktivkohlefilter 387
Akutbehandlung, geriatrische 145
Akzeptanz 1187
Alginattamponade 931
Algurie 743
Alkohol 984
– Diabetes mellitus 659
Alkoholismus 840
Allergie
– Schimmelpilz 726
– Stomaversorgung 391
Alltag 34
Alltagsbewältigung 989
Alltagsgestaltung 1016
– Altenpflegeheim 1017
– zu Hause 1016
Alltagskompetenz
– eingeschränkte 174
– Hilfsmittel 412
– SOK 52

Alten-WG 993
Altenbericht 1050
Altenhilfe
– Altenpolitik 1050
– Aufgabe, gesellschaftliche 1049
– Definition 1049, 1065
– Einrichtung 1059
– gemeinwesenorientierte 1064
– Geschichte 1049
– gesundheits- und sozialpflegerische
–– ambulante 1060
–– stationäre 1061
– Grundlage, gesetzliche 1051
– Netzwerk, soziales 1061
– offene 1064
– Organisationsform 1071
Altenpflege
– Anforderung 1171
– Anforderungsprofil 1157
– Arbeitsfelder 1152
– Definition 86, 1147, 1171
– kultursensible 982, 986
– professionelle 84–85, 1147
– Qualitätsmanagement 1121
– stationäre, Qualitätsprüfung 1134
– Ziel, spezifisches 1155
Altenpflege- und Heilerziehungspflegeausbildung, integrierte (HEPAP) 75
Altenpflegeausbildung 1152
Altenpflegeberuf 1147
– Ausbildungsinhalt 1153
– Ausbildungsziel 1152
– Berufsbild 1151
– Entwicklung, geschichtliche 1148
Altenpflegefachkraft 1152
– Qualitätsmanagement 1128
Altenpflegegesetz 85, 860, 1152
– Gesundheitsförderung/Prävention 79
Altenpflegeheim 995
– Ausstattung 231, 251
– Beschäftigung 1024
– Bewohnerreklamation 1110
– Brandschutz 444
– Einzug 1012
– englisches 438
– Generation 1005
– Hausgestaltung 1094
– Heimeinzug, Bedeutung 1010
– Heimgesetz/Heimrecht 437
– Information 1011
– MDK, Qualitätssicherung 1134
– Organisation 1095
–– Beurteilung 1098
– Pflegenoten 1137
– Selbstbewertung 438–439, 441
– Unternehmensphilosophie 1088
– Vereinsamung 964
–– Ursache 965
– Wohnen 994, 1013
Altenpfleger 1073
– Berufsbezeichnung 1152
Altenwohnheim 995

Alter
– Behinderung 74
– Chance 37, 48
– Diskriminierung 58
– gefühltes 60
– Gesundheitszustand 72, 80
– Klassifikation 48
– Kränkung 37
– Lebensabschnitt 48
– Merkmal 55, 63
– Schätze (Vorteile) 61
– Selbstbild 35
– Stereotyp 35
– Tier- und Pflanzenwelt 38
– Vorbehalte 58
– Vorurteil 35
– Wissenstest 35
Altern
– Sicht
–– biologische 38
–– psychologische 45
–– soziologische 54
– Ursachen 41
Alternsmodell, psychologisches 46, 63
Altersarmut 55
Altersbeschwerden 44
Altersbild, Veränderung 56, 58, 63
Altersflecken 41
Alterskrankheit 44
Alterspsychologie, siehe Altern
Alterspyramide 54
Alterssichtigkeit 635, 647
Alterstypologie, Suchterkrankung 496
Alterung 39
Alterungsprozess 46
– Behinderung, geistige 513, 520
– biologischer 966
– physiologischer 225
Alveolen 524
Alzheimer-Demenz 471
Ambiguitätstoleranz 1157
American Nurses Association (ANA) 76
Aminosäurelösung 896
Ammoniakgeruch 526, 771
Amputation 631
An- und Ausziehen
– Funktionsminderung 411
– Maßnahme, rehabilitative 412
– Testverfahren, Barthel-Index 146
– Unterstützung 414
Analfissur 366
Analgetika 616, 704
– Abhängigkeit 496, 708
– Kontraindikation 685
– Nebenwirkung 876
– Verabreichung 707
–– Kontinuität 708
Analkarzinom 366
Analtamponade 382
Anatomie, funktionale 243
Änderungsplan 1133
Aneurysma 684

Sachverzeichnis

Anfall
- epileptischer 511
-- Verhalten 512
- fokaler 511
- generalisiertet 511
- tonisch-klonischer, generalisierter 511
Angehöriger
- Anleitung 849
- Biografiearbeit 133, 477
- Kommunikation 211
- Migrant 985
- pflegender 1068
-- Zusammenarbeit Pflegefachkraft 1075
- Pflegezeit, Leistungsanspruch 1058
- Rehabilitation, geriatrische 149
- Sterbender 812, 819
- Tagespflege 1118
Angina pectoris
- Anfall 554
- Erste-Hilfe-Maßnahme 837
Angina-pectoris-Schmerz 554
Angst 540
- Behinderung, geistige 512
- Nacht 1019
- Sterben 802
Ankleiden 591, 593
Anknüpfungspunkt 135
Anlagemodell 49
Anleitung
- Altenpflege 846, 856
- Angehöriger 849
- Auszubildender 849
Anleitungssituation 850
Anordnung, ärztliche 860
Anosognosie 578
Anpassungsfähigkeit 43
- nachlassende 43
Anrede 204
Anstrengung 246
Antagonist, kompetitiver 865
Antagonisten, Wirkprinzip 865
Anteilnahme, belastende 136
Antibiotika 273, 490
- Diarrhö 367
Antibiotikatestung 724
Antidepressiva 481, 493
- Nebenwirkung 876
Antidiabetika, orale 481, 658, 664
- Nebenwirkung 336
- Wechselwirkung 349, 653, 658, 665
Antiepileptika 490
Antihypertensiva
- Nebenwirkung 876
- Überdosierung 262
Antikoagulanzientherapie 557, 565
Antiparkinson-Mittel 598
Antipathie 160
Antirheumatika, nichtsteroidale (NSAR) 630
Antiseptika 915
Antithrombosestrümpfe 566
Antituberkulotika 740
- Nebenwirkung 740
Antonovsky-Salutogenese 70
Antriebsstörung 491

Anurie 364, 774
Anziehhilfe 412
Aortenaneurysma 681
- rupturiertes *684*
Apathie 719, 1194
Aphasie 151, 470, 580, 812
- Kommunikationsregel 594
Aphte 321
Apnoe 264, 526
Apothekengesetz)ApoG 863
Appell 201
Appendizitis 680, *684*
Appetitlosigkeit 807
Appetitstimulierung 357
Appetitstörung 336
Applikation
- enterale 868
- parenterale 868
- topische 868, 871
Applikationsform 881
Apraxie 470, 580, 812
Arbeit, Behinderung, geistige 514
Arbeiterwohlfahrt (AWO) *1050*
Arbeitsbedingung 1184
Arbeitsbelastung 1191
- Folge 1191
- Hilfe 1194, 1197
Arbeitsbereich, Organisation 1098
Arbeitsbesprechung 1106
Arbeitsdruck 315, 324
Arbeitsgruppe Geriatrisches Assessment (AGAST) 145
Arbeitsorganisation 1077, 1096, 1113
Arbeitsrecht 860
Arbeitsschutz 734
- Grundlage, normative 729
Arbeitsstil 409
Arbeitsteilung
- horizontale 859
- vertikale 859
Arbeitsweise, rückengerechte 238, 251
Arbeitszeit 1102
Arbeitszeitgesetz 1102
Arnikaessenz 956
Arrhythmie 549
- absolute 257
ART 731
Artenerhaltung 39
Arterie, Verhärtung 941
Arthritis 629, 632
Arthrose 225, 626, 632
- Therapie 627
Arzneimittelabusus 877, 881
Arzneimittelform
- feste 869
- flüssige 870
- gasförmige 870
- halbfeste 871
Arzneimittelgesetz (AMG) 863
Arzneimittelname, chemischer 866
Arzt
- Delegation 859
- Pflegeheim Kooperationsverhältnis *860*
Asexualität 975
Aspiration
- Injektion, subkutane 890

- Sondenapplikation 352
- Vorbeugung 343
Aspirationsgefahr 594
Assesmentinstrumente, Schmerzbeurteilung Demenz 702
Assessment, geriatrisches 145, 153
Assessmentinstrument 195
- Pflegebedarfserfassung, objektive 178
- Schmerz 702
- Wachkoma 610
Assessmentverfahren 176
Assistenz, Behinderung, geistige 515
Asthma
- bronchiale 528
-- allergisches 528
-- Erste-Hilfe-Maßnahme 837
-- nichtallergisches 528
- kardiale 548–549
Asthmaanfall, akuter 529
AT 1-Blocker 548
Ataxie 512, 602
Atembeschwerde 550
Atembewegung 264
Atemfrequenz 264, 526
- Messung 531
Atemfunktionsveränderung 230
Atemgeräusch 266, 526
Atemgeruch 265, 526
Atemgymnastik 276, 530
Atemintensität 526
Atemmechanik 524
Atemminutenvolumen 524
Atemorgan 43
Atemrhythmus 265, 526
Atemskala nach Bienstein 531
Atemsystem
- Aufbau 544
- Aufgabe 523
- Erkrankung 523
-- ABEDL 531
-- Diagnostik 526, 531
-- Dokumentation 531, 545
-- Einteilung 525
-- Leitsymptom 525, 544
-- infektiöse 525, 720
- Störung 831
- Veränderung, altersbedingte 525
Atemtiefe 265
Atemtyp 264, 524
Atemwege
- obere 523
- Tumor 525
- untere 523
Atemzugvolumen (AZV) 524, 544
Atmosphäre, förderliche 999
Atmung 255, 263
- Alter 267, 524, 544
- äußere 523
- innere 523
- Schutz 613
- Steuerung 525, 544
- Überwachung 549
Atmungserleichterung 530
Atmungsstörung, schlafbezogene 424
Atmungstyp 524
- pathologischer 266

Aufbauorganisation 1096
Aufklärung, Pflege-Charta 440
Aufklärung, Pflege-Charta 110
Auflage 282, 946
- temperierte 951
Auflagedruck 933
Auflagen 282
Aufmerksamkeit, Förderung 1178
Aufmerksamkeitsstörung 577
Aufputschmittel 496
Aufrichterollstuhl 607
Aufsetzen 577
Augeninnendruck 635
Augenpflege
- spezielle 639
- Unterstützung 301
Augenprothese 640
Augentropfen/-salben 640
Augenverband 639
Ausatmen, forciertes 277
Ausbildung, pflegerische 1147
- Reform 1155
Ausbildungsmodell, neues 1156
Ausdauertraining, körperliches 51
Außenwelt 218
Ausfall, motorischer und sensorischer 571
Ausflüge 1035
Ausräumen, manuelles 372, 403
Ausscheidung 362, 491, 517, 533
- Alten- und Pflegeheim, Einzug 362
- Behinderung, geistige 517
- Beobachtung 683
- Diabetes mellitus 665
- Einfluss, historischer 362
- Ekelgefühl 363
- Multiple Sklerose 605
- Muslime 984
- Niereninsuffizienz 774
- Parkinson-Syndrom 601
- Physiologie 363, 365
- Unterstützung 288, 369
- Urin 272, 312, 351, 363, 600, 651
- verlangsamte 44
- Wachkoma 614
Ausscheidungsfähigkeit, Förderung 370
Ausscheidungsverhalten 229
Ausstreifbeutel, einteiliger 386
Austauschtabelle 660
Austrocknung 335
Auswurf 266, 526
Auszubildender
- Anleitung 849
- Delegation 862
Autoimmunerkrankung 601, 629, 651, 764
Autonomie
- Definition 110
- Demenz 113
- Förderung 112, 220
- Grenze 114
- Konflikt, moralischer 114
Autonomieprinzip 110
Autostimulation 214, 222
Azetongeruch 526, 662

B

Backen 1034
Baddesinfektion 758
Badehilfe 297
Baden 323
- Testverfahren, Barthel-Index 146
- Unterstützung 296
Badesystem 297
Badewannenlifter 297
Badezusatz 296
BAHA-System 645
Bakterien 722
- Altenpflegeeinrichtung 724, 731
- Pathogenitätsfaktor 722
- Soffwechsel 722
- Vermehrung 722
-- intrazelluläre 722
Bakterieneintrittspforte 395
Bakterienkapsel 723
Bakteriennährboden 724
Bakterienpili 722
Bakteriurie, asymptomatische 743
Balance- und Standfähigkeit 147, 227
Balancetest 147
Ballaststoff 660
Ballonkatheter 394
Ballspiel 1029
Balneotherapie 627, 630
Bandscheibe, Überbelastung 238
Bandscheibenvorfall 238
Bandwurm 727
Barrierecreme 387
Barrierefreiheit 475
Barthel-Index (BI) 146
Basal-Insulin, verzögertes 655
Basisassessment, geriatrisches 145
Basistherapeutika, antirheumatische 630
Bauchatmung 264, 524
Bauchdecke 400
Baucherkrankung, akute 840
Bauchfellentzündung 679
Bauchmuskulatur 238
Beatmung 833
Beauchamp u. Childress, Prinzipienethik 110
Becken-Bein-Angiografie 560
Beckenbewegen 583
Beckenbodenmuskulatur 368
Beckenbodentraining 368
Bedeutsamkeit 71
Bedürfnis, individuelles 227
Bedürfnisbefriedigung, persönliche 846
Bedürfnistheoretikerin 92
Bedürfnistheorie 92
Beeinflussungswahn 486
Beeinträchtigung, neurologische 472
Begeisterung, idealistische 1193
Begleitung, palliative, Pflege-Charta 115
Begutachtungsassessment (NBA) 75

Behandlung
- neurologische 609
- Pflege-Charta 114
Behinderung (Handicap)
- Definition 508
- Definition nach WHO 73, 80
-- Paradigmenwandel 73
-- geistige 507, 520
--- Arbeit 514
--- Definition 520
--- Leben 513
--- Pflege 514
--- Rechte 508
--- Ursache 510
--- Zeitgeschichte 507
Bein- und Fußpflege 560
Beinaufstellen 583
Beinbeutel 395
Beinhochlagerung 313
Bekleidungsverhalten 410
Belastendes 136
Belastung
- physische 1191
- psychosoziale 1191
Belastungsdyspnoe 525, 530
Belastungsinkontinenz 375
Benommenheit 274
Benzodiazepin 428
- Arzneimittelmissbrauch 877
- Nebenwirkung 876
Benzodiazepin-Analoga 429
Benzodiazepine, Wirkung, unerwünschte 429
Beobachtung
- Definition 156
- pflegerische 717
- strukturierte/kriterienorientierte 164
- systematische 164
- teilnehmende 164
- unsystematische, freie 164
- versus Wahrnehmung 166
Beobachtungsfähigkeit 160
Beobachtungsfehler 164
Beobachtungsprozess 163, 166
Beratung 850, 856
- fachliche 851
- persönliche 851
- Pflege-Charta 110
- Verlauf 851
Beratungssituation, fachliche 852
Beratungsstelle 1070
Bereichspflege 1100
Beruf, akademischer 1160
Berufskleidung 408
Berufspolitik 1161
Berufsrecht 860
Berufsverband 1161, 1171
Berührung 205, 643
- Demenz 456, 473
- Stimulation 689
Beschäftigung
- Bedeutung 1024
- Behinderung, geistige 517
- Demenz 473, 1038
- Depression 492
- sinnvolle 1017, 1028, 1043
Beschäftigungsangebot 1028
Beschwerdeannahme 1129
Beschwerdeaufnahme 1108
Beschwerdemanagement 1108

Beschwerden, rheumatische 44
BESD (Beurteilung von Schmerzen bei Demenz) 702
Besenreiser-Varikose 563
Besuchsdienst 968, 1063
Beta-Sympathomimetika 529
Betablocker 548, 557
- Nebenwirkung 554
Betäubungsmittel (BtM) 873
- Nebenwirkung 874
Betäubungsmittelgesetz (BtMG) 863
Betreuung
- Pflege-Charta 114
- stationäre 763
Betreuungs- und Therapiekonzept, Demenz 475
Betreuungsverfügung 827
Betriebsverfassungsgesetz 1102
Bett
- Aufsetzen 587
- Hineinlegen 587
Bettkante, Transfer 587
Bettlägerigkeit 230
- Aktivierung 1042
- Hilfsmittelanwendung 369
Bettleiter 239
Bettplatz 1000
Bettruhe 747
Bettschutzeinlage 380
Bettzügel 239, 244
Beurteilung 161
Beurteilungsfehler 160, 166
- Nähe, zeitliche 160
Bevölkerungszusammensetzung 54
Bewältigungshandlung 71
Bewältigungsziel 184
Bewegung
- Bedeutung 224
- Behinderung, geistige 516
- intentionale 452
- Kinaesthetics 240
- Lernen 241
- menschliche, Konzeptsystem Kinaesthetics 245
- parallele 245
- Personen 246, 251
- spiralige 245
- Übungen 1028
Bewegungsapparat
- Alterungsprozess 225
- Erkrankung 622
Bewegungsdrang 512
Bewegungseinschränkung 44, 231, 235
Bewegungselement, Konzeptsystem Kinaesthetics 241
Bewegungserinnerung 1030
Bewegungsförderung 235, 368, 566
Bewegungsgeschichte 1029
Bewegungshilfe, Körperorientierung 243
Bewegungskompetenz 240
Bewegungsmangel 553
Bewegungsplan, individueller 307, 309
Bewegungsspiel 1035
Bewegungsstörung
- Anfall, epileptischer 512
- schlafbezogene 424

Bewegungssystem, Mensch 241
Bewegungstraining 313
Bewegungsübung
- Kontrakturprophylaxe 319
- tägliche 235
- Thromboseprophylaxe 313
Bewohner
- Qualitätserwartung 1130
- zukünftiger 1011
Bewohnerreklamation 1110, 1129
Bewohnerzimmer 1002
Bewohnerzufriedenheit 1128
Bewusstlosigkeit 263, 275, 832
- Kommunikation 211
Bewusstsein 273
Bewusstseinslage, Prüfung 832
Bewusstseinsstörung 274, 840
- Schlaganfall 582
Bewusstseinsveränderung
- Abdomen, akutes 679, 682
- Demenz 275
- qualitative 255
- quantitative 255
Beziehung
- bestätigende 451
- dialogische 452
- menschliche 961
- Wachkoma 612
Beziehungsaufbau 195, 199, 851
- Stimulation, basale 219
Beziehungsaussage 201
Beziehungsfähigkeit 53, 170
Beziehungsgestaltung, Demenz 473, 479
Beziehungspflege 1074, 1147
Beziehungsprozess 170, 1147
Beziehungswahn 485
Bezugspersonenpflege 1100–1101
Bezugspflege 476, 487, 1100
Bezugspflege, Tuberkulosepatient 741
Bezugswissenschaft 105
BGR 250-Versicherung 730
Bildung, pflegeethische 124
Bildungsangebot 1064
Bindung 473
Biofilm 723
Biografie
- Beschäftigungsangebot 1025, 1035
- Demenz 472, 1026
- Kommunikation 208
- Wachkoma 612
Biografiearbeit
- Behinderung, geistige 515
- Definition 130, 137
- Demenz 474, 476
- Informationssammlung 133
- Nutzen 132, 137
- Pflegealltag 135
Biografieorientierung 177
Biomorphose 39
Biopsychosozialer Ansatz 509
Biorhythmus 1178
BiostoffV 730
Biot-Atmung 265, 526
BISAD, Schmerzbeurteilung 702
Bisexualität 974
Blasenentleerung, unvollständige 379

Sachverzeichnis

Blasenentleerungsstörung 395, 399
Blasenentzündung 378, 401
Blasenfistel, suprapubische 400
Blasenfunktionsstörung 375, 385, 602
– Multiple Sklerose 605
Blaseninstillation 401
Blasenpunktion, suprapubische 400
Blasenspülung 401, 403
Blasenverweilkatheter 394
– Entwöhnung 401, 403
– Indikation 395, 403
– Legen 398
– Pflege 402
Blässe 289
Blickkontakt 456, 473–474
Blut, okkultes 367
Blutdruck 254, 258
– Alter 263
– Messverfahren 258
– stark erhöhter 838
Blutdruck- und Cholesterinsenker 481
Blutdruckabfall 682
Blutdruckmanschette 259
Blutdruckmessgerät 258
Blutdruckmessung
– auskultatorische 259
– blutige 259
– Messergebnisbeurteilung 260
– oszillometrische 259
Blutdruckregulation 772
Bluterkrankung 683
Blutgefäß 43
Blutnährboden 724
Blutung
– gastrointestinale 682
– intraabdominale 120
– rektale 841
– sichtbare 841
Blutuntersuchung 717
Blutverlust 909
Blutzucker 330
Blutzucker-Messgerät 652
Blutzucker-Normalwert 652
Blutzuckergedächtnis 653
Blutzuckerkontrolle 652, 675
Blutzusammensetzung 312
Bobath-Konzept 572, 604, 617
– Schlaganfall 582
Bockshornkleeauflage 955, 958
Body-Mass-Index (BMI) 358
– Berechnung 337
Böhm'sches Pflegemodell 480
Bolusgabe 348
Boragoessenz 956
BORG-Dyspnoe-Skala 531
Bossing 1184
Braden-Skala 178
– Dekubitusrisiko 307
Bradykardie 254, 257, 549
Bradypnoe 264, 526
Brain-Fitness 477
Brandschutz 443, 446, 998
Brivudin 616
Bronchialsekret, Entfernung 534
Bronchien 524
Bronchitis, chronische 43
Brot-Einheit 659
Brustatmung 264, 524

Brustauflage 957
Buddhismus 459
Bundesländer, neue 1071
Buried-Bumper-Syndrom 350, 358
Burn-out-Syndrom 119, 1191, 1197
– Stadien 1193
– Symptom 1193
Butterfly-Kanüle 894
Bypass-Operation 553, 560

C

Calendula-Essenz 956
CaMRSA (community aquired MRSA) 760
Candida albicans 726, 765
Capsaicin Creme 616
Case Management (CM) 97, 1081
– Fallbegleitung 1062
Charcot-Fuß 940
Charrière 394
Cheyne-Stokes-Atmung 265, 526
Cholesterinsenkung, medikamentöse 481, 557
Cholezystitis 680, 684
Christentum 456, 801
Chromosomenanomolie 513
Clock Completion (CC) 148
Clopidogrel 557, 560
Cochlea Implant (CI) 646
Cohn, Ruth 1169
Colitis ulcerosa 366
Combudoron-Essenz 956
Compliance 876, 936
– Definition 764
– Steigerung 741
Computertomografie 563
Conjunctivitis sicca 637
COPD (chronic obstructive pulmonary disease) 530
Creutzfeldt-Jakob-Erkrankung 729
Cryptosporidie 727
CSE-Hemmer 557

D

D-Dimmer-Test 563
Dampfinhalation 280
Dampfkompresse 949, 957
Darmbakterien
– Harnwegsinfekt 743
– pathogene 746
Darmerkrankung, chronisch entzündliche 680
Darminfektion 367
Darmstörung 602
Daseinskompetenz 51
Daten, objektive/subjektive 176
Datenanalyse 104
Datenschutz 135
Dauerkatheter (Verweilkatheter) 394
Dauernachtwache 430
DBfK (Deutscher Verband für Pflegeberufe e. V.) 1161

DBVA (Deutscher Verband für Altenpflege e. V.) 1161
Débridement, chirurgisches 942
Deduktion 90
Defizitmodell des Alterns 46
Defizitmotivation 49
Dehnlagerung 278
Dehydratation 358
– Definition 335
– hypertone 894
– hypotone 894
– isotone 894
Dekompensation, kardiale 549
Dekubitalulzera, Gradeinteilung 934
Dekubitus 664, 932
– Behandlung 934, 944
– Entstehungsmechanismus 933
– Erkennung 934
– Körperstellen, gefährdete 933
Dekubitusprophylaxe 303, 561, 685
– Bewegungsplan, individueller 307, 309
– Expertenstandard 307, 323
Dekubitusrisiko 235, 304
– Braden-Skala 307
– Hauterkrankung 305
Dekubitusstadium 305, 934
Delegation 859
– vertikale 880
Delegationskette 860
Delegationsregel 860
Delir 465, 501
– Differenzialdiagnose 468
– Therapie 468
Demenz 275, 465, 512
– Alzheimer-Typ (SDAT) 471
– Arzneimittelverabreichung 877
– Ausscheidung 402
– Autonomie 113
– Beeinträchtigung, neurologische 472
– Begleitsymptom 481
– Behandlung, medikamentöse 480
– Betreuungs- und Therapiekonzept 475
– Beziehungsgestaltung 473
– Biografiearbeit 474
– Blickkontakt 456, 473–474
– Definition 468, 501
– Erfahrung, existenzielle 455
– Essen und Trinken können 356
– Fortbildung 476
– Fürsorge 117
– Gerechtigkeit 123
– Harninkontinenz 379
– Interaktionsförderung 356
– Körperpflege 323
– Krankenhaus 481
– Nichtschaden 120
– Pflege/Begleitung 472
– Pflegeprinzip 501
– Psychose, schizophrene 489
– Qualitätskriterien 482
– Schlaf 431, 433
– Schmerzbeurteilung 702
– Schweregrad 470

– Sexualität 978
– sich Kleiden können 413
– Sprachverständigung 455, 461
– Sterbebegleitung 827
– Sturzrisikofaktor 228
– Supervision 476
– Symptom 469, 812
– Umgang 501
– Unterscheidungsmerkmal
–– Delir 468
–– Depression 489
– Ursache 472
– vaskuläre (MID) 471
– Versorgungsqualität 1139
Demenzform 471
Demografischer Wandel 85
Denken, abstraktes 469
Deodorant 317
Dependenzpflege 98
Depression 453, 487
– Auslöser 362
– Behinderung, geistige 512
– Definition 502
– Hospitalismus 719
– Kommunikation 211
– Pflege und Begleitung 490
– pharmakogene 490
– Therapie 493
– Unterscheidung Demenz/Schizophrenie/Psychose 489
– Ursache 488
Deprivation, sensorische 214, 225, 235
– Definition 251
– Prophylaxe 237, 251
Deprivationssyndrom 718
Dermatophyt 726
Desinfektion 732, 747, 752, 763
Desinfektions-Benetzungs-Lücke 735
Desinfektionsmittel 732
– Octenisept 395
Desinfektiva (Antiseptika) 915
Desorientierung 113, 812
Desozialisation 965
Detrusor-Hyperreflexie 606
Detrusor-Hyporeflexie 606
Detrusor-Sphinkter-Dyssynergie 606
Deutsche Gesellschaft für Ernährung 331
Deutscher Caritasverband (DCV), Leitbild 1090
Deutscher Caritasverband (DCV) 1050
Deutscher Paritätischer Wohlfahrtsverband (Der PARITÄTISCHE) 1050
Deutscher Pflegerat e. V. 1161
Deutsches Rotes Kreuz (DRK) 1050
– Leitbild 1091
Dextran 896
Diabetes mellitus 44, 553, 650, 772
– ABEDL-Unterstützung 664
– Amputation 631
– Behandlungsstrategie 653
– Definition 650
– Ernährung 675
– Fieber 272

1201

Sachverzeichnis

– Folgeschaden 661
– Niereninsuffizienz, chronische 776
– Typ 1 651
– Typ 2 651
Diabetesschulung 666
Diabetiker, hochbetagter 661
Diabetikerkost 333, 658, 665
– Ethik 665
Diakonisches Werk der Evangelischen Kirche in Deutschland (DW) 1050
– Leitbild 1092
Dialyse 772
Diarrhö 366, 375
– akute 747
– Diabetes mellitus 665
– paradoxe 375
– Sondenapplikation 351
– Sondenernährung 120
Dienst (s. auch Pflegedienst)
– medizinischer s. MDK 1055
– palliativmedizinischer 821
– sozialer
–– mobiler 1061
–– Netzwerk 1073
Dienstaufsicht 862
Dienstbesprechung, strukturierte 1079
Dienstform 1103
Dienstkleidung 408, 416
Dienstleistung, personenbezogene 1148
Dienstplan 1078
– Gestaltung 1101
– Grundform 1103
– Ziel 1102
Dienstübergabe 1107
Dienstübergabegespräch 1107
Dienstwagen 1078
Diffusion 893
Digitalis 257
Digitalispräparate 549
– Nebenwirkung 876
Digitoxinspiegel 257
Digoxinspiegel 257
Disengagement-Theorie 47
Dispositionsprophylaxe 741
Distanz 136
Distanzierungstoleranz 1157
Diuretika 262
– Nebenwirkung 876
Divertikulitis, perforierte 684
DNA-Reparatursystem 41
Dokumentationsfunktion 172, 494
Dokumentationspflicht 861
Domäne 169
– Definition 87, 105
Dopamin 596
Dopamin-Agonist 598
Dosieraerosol 533
Down-Syndrom 513
DPV (Deutscher Pflegeverband e. V.) 1161
Drainagelagerung 283
Drainagesystem 402
Dranginkontinenz
– motorische 375, 378
– sensorische 378
Dreh-Dehnlagerung 278
3-Schicht-System 430, 433

Druck
– kolloidosmotischer 893
– osmotischer 893
Druckentlastung
– Dekubitus 934
– Liegen 309
Drucknekrose 401
Druckverweildauer 933
Duplex-Sonografie 563
Durchblutung, mangelnde 570
Durchblutungsstörung 631
– arterielle 942
– Ulkus 940
Durchgangssyndrom 465
Durst 807
Durstfieber 271
Duschen 296
Dysarthrophonie 151
Dysautonomiesyndrom 609
Dyspepsie 366
Dysphagie 151, 335
Dyspnoe 266, 525, 548, 549
– akute 523, 837
– Angst 533
– Einschätzung BORG-Dyspnoe-Skala 531
– Sterbender 808
– subjektive 531
Dysurie 743

E

Echinokokken 727
EDV-Pflegedokumentation 175
Effloreszenz 751–752
Egozentrismus 210
Ehrenamt 1016, 1063
Ehrlichkeit 809
Eierstockerkrankung 680
Eifersuchtswahn 485
Eigenbewegung, Mangel 214
Eigensinn 136
Eigenverantwortlichkeit 848
– Diabetes mellitus 653
Eigenwahrnehmung 214
Einbeziehung 473
Eindruck, erster 160
Einflussfaktoren, primäre, Krohwinkel 96
Einfühlung 212
Eingewöhnungszeit 1012
Einhandventil 395
Einkoten 719
Einlauf
– abführender 371
– hoher 372
Einleben 1010
Einmalkanüle 886
Einmalkatheter 393
– gebrauchsfertiger 399
Einmalkatheterismus 396
– Durchführung 396
Einmalklistier 370
Einmalslip 380
Einmalspritze 886
Einnässen 719
Einreibung 283
– atemstimulierende (ASE) 279
Einrichtung, teilstationäre 996
Einsamkeit 453, 966
Einsatzplan 1078

Einschränkung (disability)
– Definition 73
– sensorische 225
Einzel-Supervision 1195
Eisen 330
Eitergeruch 526
Eiweiß, Harnuntersuchung 744
Ekelgefühl 500
– Umgang 363
Ektoparasit 727
Elektrolyt 769, 774
– Hitzewelle 842
Elektrolytlösung 895
– isotonische/hypertone 894
Elektrorollstuhl 232
Embolie 570
Empathie 203, 480, 983
Empathiefähigkeit 1129
Empowerment 515
Enddarmstenose 366
Endolimax nana 727
Endoparasit 727
Endoprothese 628
Endorphin 688
Endotoxin 723
Energiebedarf 357
– Alter 328
– Demenz 356
Energielieferant 895
Engagement, bürgerschaftliches 1016
Enteritis-Salmonellen 746
Enterokokken, vancomycin-/glycopeptidresistente 725
Entgleisung, hämodynamische 571
Entlassungsmanagement in der Pflege 1081
Entlassungsplanung 152
Entleerungstraining 368
Entscheidungsfindung
– ethische 109
– Kriterien 122
Entspannungstechnik 1195
Entwicklung, suizidale 494
Entwicklungsaufgaben 50
Entwicklungschancen 50
Entwicklungsfaktor
– autogener 49
– endogener 49
– exogener 49
Entwicklungsmodelle 49
Entwöhnung 497
Entwöhnungstraining 401
Entzug 497
Entzündungszeichen 717
Enuresis 512
Epidemiologie 85, 721
Epidemiologischer Wandel 85
Epigenetisches Modell nach Erikson 47
Epilepsie 511, 840
Epithelisierungsphase, Wundauflage 938
Erbgut 41
Erblindungsursache 636
Erbrechen 352
– Diabetes mellitus 665
– Dokumentation 352, 358
– schwallartiges 747
– Sondenernährung 120
– Unterstützung 685

Erfahrung, existenzielle 448, 461
– Atemwegserkrankung 533
– Behinderung, geistige 519
– Depression 492
Erfolgserwartung 846
Ergebnisqualität 237, 1122
Ergebnisstandard 186
Ergebnistheorie 92
Ergotherapeut 150
Ergotherapie 625
Erhaltungsziel 184
Erinnern 131
Erinnerungsarbeit 477, 479
Erinnerungsrunde 130
Erinnerungsthema 131
Erinnerungsvermögen 38, 62, 469
Erkrankung
– Atemsystem 523
– Bewegungsapparat 622
– entzündlich-rheumatische 629
– Herz-Kreislauf-Gefäßsystem 547
– neurologische 274, 305, 317, 375
–– Katheterismus, intermittierender 399
–– Kontinenztraining 379
– ZNS 570
Erkrankungswahn 485
Ernährung
– Adipositas 660
– ballaststoffreiche 368
– Dekubitus 935
– Diabetes mellitus 658
– gesunde 658
– künstliche 355
– parenterale 897
Ernährungskreis 331
Ernährungslehre 328
Ernährungsmanagement 352
Ernährungsprotokoll 390
Ernährungspumpe 348
Ernährungsstörung 333
– Ursache 335
Ernährungszustand 336
Erreger 724, 731
Erregernachweis 717
Ersatzsprache 540
Erscheinungsbild, professionelles 408
Erstbesuch 1080
Erste Hilfe 831
Erste-Hilfe-Maßnahme 832
– Atemnot, akute 837
– Baucherkrankung, akute 840
– Blutdruck, stark erhöhter 838
– Blutung, rektale 841
– Blutung, sichtbare 841
– Durchführung 835
– Dyspnoe, akute 837
– Gefäßverschluss 838
– Herz-Kreislauf-Notfall 837
– Hyperventilation 841
– notfallspezifische 835
– Stoffwechselentgleisung 839
– Sturz 835
– Verbrennung/Verbrühung 841
– Vergiftung 840
– Verwirrtheitszustand 839

Sachverzeichnis

Erstgespräch 176
Erstickung 750
Erstickungsgefühl 540
Erwachsenenalter 48
Erythrozyt, Harnuntersuchung 744
Essbiografie 337, 358
Essen auf Rädern 1061
Essen und Trinken können 327
– ABEDL 336
– Atemwegserkrankung 533
– Bedeutung 327
– Behinderung, geistige 517
– Demenz 356
– Depression 491
– Diabetes mellitus 665
– Hilfsmittel 1027
– Migrant 983
– Pflegebedarfserfassung, objektive 179
– Pflegeziel 340
– Schlaganfall 582
– Sehstörung 638
– Sondenernährung 344
– Testverfahren, Barthel-Index 146
– Wachkoma 614
Essene Pflegeabhängigkeitsskala (PAS) 179
Essenz
– Auflage 955
– Indikation 956
Essgewohnheit 1007
Esskultur 1007
Essstörung 513
Ethambutol 740
Ethik 109
– Arzneimittelabusus 877
– Behinderung, geistige 519–520
– Biografie 136
– Demenz 482
– Diabetes mellitus 666
– Expertenstandard, nationaler 1139
– Inkontinenz 383
– Körperpflege 292
– Nachtdienst 431
– PEG-Sonde 807, 813
– Pflege 124
– sich Kleiden können 414
– Suizidalität 495
– Umgebung, sichere 439
– Vermüllungssyndrom 501
– Wiederbelebungsversuch 275
Ethik-Kommission 104
Ethiology 181
Eukalyptusöl 952
Eupnoe 266
Euthanasie 825
Evaluation 182, 188
Evolutionsbiologie 62
Experiment 45
Expertenstandard
– Dekubitusprophylaxe 178, 187
– nationaler 187, 1138
Expositionsprophylaxe 741
Exsikkose 272, 769
– Schutz 747, 765
Exsikkosefieber 271
Exsikkoserisiko 598, 601

Exspiration (Ausatmung) 266, 524, 544
Extrasystole 257, 549
Extrazellulärraum 893
Extremität, Bewegungsübung 235

F

Fachaufsicht 862
Fachkompetenz 51, 171
Fachliteratur 104
Fachweiterbildung 1160
Facial-Oral-Tract-Therapy 343
Fähigkeit 181
Fahrdienst 1118
Fäkalkollektor 383
Fallbegleitung Case Management (CM) 1062
Fallbesprechung 855
– Demenz 476
Faltenbalg-Applikator 401
Familie, Pflege 59, 1068
Familienbeziehung 961
Familienpatenschaften 60
Fasten 984
Fatigue 602
Fäulnisgeruch 526
FDH 41
Feedback
– einfordern 850
– geben 848
Feedback-Kultur 162, 1185
Feedbackgeber 849
Fehler, logischer 160
Fehlerbericht 1110
Fehlerberichtssystem 442, 446
Fehlervermeidungs-System 442
Feier, religiöse 457, 462
Feindseligkeit 719, 1184
Feminisierung 55
Ferse, Freilagerung 310
Feste 1035
Fett 329
Fettlösung (Lipidem) 895
Fettstoffwechselstörungen 667
Fichter-Meier-Stufenmodell 1123
Fieber 271, 716
– aseptisches 271
– Diabetes mellitus 665
– Diabetiker 272
– Infektion 716
– Pflegemaßnahme 272
– Sterbender 807
– toxisches 271
Fieberdelir 272
Fieberkrampf 272
Fiebersymptom 272
Fiebertyp 271
Finanzen, Behinderung, geistige 514
Finanzpolitik 56
Fingerbewegung 225
Fingertip 534
Fixierhose 380
Flächendesinfektion 732, 747, 749, 753, 758
Fleck, blinder 165
Fliegenlarve, sterile 916
Flöhe 727
Fluor, vaginaler 290, 323

Flüssigkeitsaufnahme 342
Flüssigkeitsbedarf 329, 357
– Demenz 356
– Sterbender 807
Flüssigkeitsbilanz 770
– 24-stündige 894
– ausgeglichene 905
– Kontrolle 775
Flüssigkeitshaushalt 769, 893
Flüssigkeitssubstitutionsberechnung 347
Flüssigkeitszufuhr
– Hitzewelle 843
– Norovirus-Infektion 748
– Obstipationsprophylaxe 368
Föderalismusreform 1058
Foetor
– ex ore 526
– hepaticus 526
– uraemicus 526
Fokussierung 163
Folat 330
Folgeschaden, diabetischer 662
Folienverband 917, 919
Folsäure 624
Fontaine-Stadien 559
Föderalismusreform 1088
Forschungsdesign 104, 106
Forschungsergebnis 104
Forschungsprozess 104, 106
Forschungsverantwortung 87
Fortbewegung 247
Fortbildung 1159
– Demenz 476
– Zufriedenheit, berufliche 1195
Fortpflanzung 39
Frage, stereotype 135
Fraktur
– Erste-Hilfe-Maßnahme 837
– Gehhilfe 232
– Maßnahme 626
– Osteoporose 624
Frakturverdacht 837
Frakturvorhersagemodell 623
Frau- und Mannsein 972
FRAX-Risikoanalyse 623
Freezing 600
Freiheit 519
Freiname, internationaler (INN, generic name) 866
Fremdbeobachtung 165
Fremdbestimmung 519
Fremdkörperentfernung 833
Frowein-TVT-Score 312
Früherkennung 79
Frührehabilitation, geriatrische 145
Frustration 1193
Frustrations-Aggressions-Theorie 1186
Frustrationstoleranz 1157
Functional Independence Measure (FIM) 180
Funktion
– menschliche, Konzeptsystem Kinaesthetics 246
– vitale s. Vitalfunktion 246
Funktionsbeeinträchtigung 235
– Modell biopsychosoziales ICF 143

Fürsorge
– Bedarf 436
– Demenz 117, 125
– Grenze 117
– Konfliktanalyse 118
– Rahmenbedingung, institutionelle, strukturelle 115
– Umgebung, sichere, fördernde 436
Fürsorgepflicht 438
Fuß 41
Fußbewegungsübung 314
Fußpflege 560
– Diabetiker 663
– Unterstützung 302
Fußpilz 751
Fußpuls 937
Fußsohlendruck 314
Fußsyndrom, diabetisches 663, 940, 944
– Risikofaktor 940

G

Gallenkolik 679–680, *684*
Gamaschenulkus 937
Gang 41
Gangbild 227, 235
– Analyse 147
Gangrän 560, 631
– diabetisches 663
Ganzwaschung, Bett 295
Garten- und Parkgestaltung 1007
Gartenarbeit 1036
Gasaustausch, alveolärer 525, 544
Gastarbeiter 982
Gastroenteritis, nichtbakterielle 747
Gate-Control-Theorie 689
Gaze- oder Silikonauflage 917, 919
Gebet 458
Geburtenrückgang 54
Gedächtnis 209
Gedächtnis- und Gehirntraining 477
Gedächtnistechnik 1178
Gedächtnistraining, ganzheitliches 1030, 1043
Gedankenabreißen 486
Gedankengang, lernbehinderter 1176
Gedankenlautwerden 486
Geduld 476
Gefahrenträchtiger Sachverhalt 174
Gefahrstoffverordnung 730
Gefäßerkrankung, System, venöses 562
Gefäßreaktion, unerwünschte, temperaturassoziierte 946
– Belastung 947
Gefäßverschluss
– arterieller, akuter 838
– arterieller, akuter 559
– peripherer, akuter 838
– venöser, akuter 838
Gefäßwandschädigung 311
– Risikofaktor 553

1203

Sachverzeichnis

Gefühl
- Demenz 474
- Depression 487
- Entstehung 159

Gehbock 232

Gehen
- Testverfahren, Barthel-Index 146
- Unterstützung 599

Gehhilfe 231

Gehirn
- Aktivität, körperliche 224
- Arterien 571
- Dopamin-Mangel-Erkrankung 596
- Lernprozess 1175
- Organfunktion, verminderte, altersbedingte 42
- Schädigung, perinatale 510

Gehirnatrophie 472
Gehirntraining 477
- ganzheitliches 477, 1030

Gehörgangs-Hörsystem 645
Gehörlosigkeit 642
Gehörsinn 158
Gehschmerz 559
Gehstock 231
Gehtest 560
Gehtraining 561
Gelatinederivat 896
Geldzählen-Test 147
Gelenkbeweglichkeit 319
Gelenkerkrankung
- degenerative 626
- Wickel und Auflagen 955

Gelenkersatz, künstlicher 628
Gelenkknorpel 43
Gelenkwickel, feucht-heißer 948, 957
Gemeinde, generationenfreundliche 1061
Gemeindekrankenpflege, historische 1070
Gemeinwesenorientierung 991
Generationen, Zusammenleben 58
Generationensolidarität 58
Generationenvertrag 58
Generika 866
Geräusch 999
Gerechtigkeit 125
- Demenz 123
- Prinzip 121

Geriatrie I's, vier (Riesen, vier) 225, 250
Geriatrische Depressionsskala (GDS) 147
Gerontologie
- Definition 33, 62
- differenzielle 47
- psychologische 45

Geruchsempfindlichkeit 809
Geruchssinn 158
- Einschränkung 643

Gesamtenergiebedarf (Gesamtumsatz) 357
Gesamtflüssigkeitsbedarf 329
Gesäßkissen 311
Geschlechtsorgan 43
Geschmackssinn 158
- Einschränkung 643

Geschmacksstörung 336

Geschwisterreihe 128
Gesellschaftstisch 357
Gesetz zur beruflichen Schweigepflicht 437, 445
Gesichtsfeldausfall 581
Gesichtslähmung 602
Gespräch
- Angehörige 211, 222
- Demenz 474
- einfühlendes 206, 221
- Sterbender 810

Gesprächspartner 208
Gestaltung
- Altenpflegeheim 1094
- kreative 1031

Gestaltveränderung 40, 62
Gesundheit
- Definition 720, 764
-- erweiterte 70
-- WHO 69, 80
- Krohwinkel-Pflegemodell 95
- Paradigmenwandel 69
- physische, Demenz 472
- Roper-Logan-Tierney-Modell (R-L-T-Modell) 93
- Selbstpflege-Defizit-Theorie Orem 98

Gesundheits-Krankheits-Kontinuum 71
Gesundheitsbeeinträchtigung, hitzebedingte 843
Gesundheitsfachberuf 1150
Gesundheitsförderung 79
- Definition 77, 80
- Ottawa-Charta/WHO 79
- Pflegedienst, ambulanter 1072

Gesundheitspflege 1155
Gesundheitspolitik 57
Gesundheitsproblem, Einteilung ICF 143
Gesundheitssystem 57
Gesundheitszustand 80
Getränkezusammenstellung, tägliche 333
Gewalt 120, 1188
- Altenheimbewohner 1185
- Dokumentation 1187
- Pflegender 1183
- sexuelle 517
- Teufelskreis 1187
- Zwangsmaßnahme 1188

Gewebe 42
Gewebeflüssigkeit 909
Gewebeschädigung 717
Gewebezerstörung 909
Gewerkschaft 1161
Gewichtsverlagerung 244
Gewohnheit 135
Giardia lamblia 727
Gicht 671
Gingivitis 320
Glasgow-Koma-Skala 274
Glaube, christlicher 456, 461
Glaubensgemeinschaft 456, 801
Glaukom
- primäres 635
- sekundäres 635

Glaukomanfall 635
Gleichbehandlung 121
Gleichgewichtssinn 41, 158
- Ermittlung 180

Gleichgewichtsstörung 582, 602
Gleitmatte 240
Glukokortikoide 529
Glukokortikoidtherapie 623
Glukose, Harnuntersuchung 744
Glyzeroltrinitrat 554
Gramfärbung 723
Granulationsphase 910
- Wundauflage 938

Greisenalter 40
Grippe 764
Grippeschutzimpfung 729, 764
Größenwahn 485
Großhirnsymptom 602
Grundbefinden, existenzielles 449
Grundgesetz 437, 445
Grundhaltung, kommunikative 203, 221
Grundnahrungsmittel 331
Grundrecht, bürgerliches 437, 1051
Grundversorgung, Wohnen, betreutes 991
Gruppen-Supervision 1195
Gruppenaktivität 967, 1022
Gruppenangebot 1028
Gruppendruck 163
Gruppenzugehörigkeit 406
Gruppenzusammensetzung 1117
Gymnastik 1016, 1028

H

Haare 40
- Veränderung 290

Haarpflege 301
Haarwäsche 301
Habituation 214, 222
Haftpflichtversicherung 1009
Haftungsrecht 860
Halbmondlagerung 278
Halbseitenlähmung 573
Halluzination 486
Halo-Effekt 160
Haltegürtel 239
Haltungskontrolle, verbesserte 573
Hämatemesis 682
Hämatochezie 682
Hämatom 885, 898, 905
- subdurales 276

Hämodialyse 773
Hämodynamik 312
Hämorrhoiden 366
HaMRSA (hospital aquired MRSA) 760
Hand, Kontraktur 320
Händedesinfektion 715, 735, 748, 758, 1077
- hygienische 289, 735
- MRSA 762

Händehygiene 721, 734
Handeln
- aktiv-ethisches 1159
- moralisches 109
- reflektierendes 1159
- regelgeleitetes 1159
- Sicherheit 441
- situativ beurteilendes 1159
- willkürliches 157

Händewäsche 734
Handhabbarkeit 71
Handkraftmessung 147
Handlung, primäre, pflegerische, Krohwinkel 96
Handlungs- und Durchführungsverantwortung 862
Handlungskompetenz, berufliche 171, 1153
- Definition 1158
- professionelle, Modell 1158

Handlungswissen 37, 62
Handpflege 735
- Unterstützung 302

Handpuppe 1041
Handschuhe 735, 753, 758, 762
Harnableitung 394
Harnableitungssystem, geschlossenes 394
Harnbereitung 771, 776
Harnblase
- Funktion 374
- hochstehende 402
- Katherisieren 393

Harnblasenkatheter (s. auch Katheter) 393
Harndrang, imperativer 743
Harnentleerung 369
Harninkontinenz 373–374
- Auslöser, psychosozialer 376
- Behinderung, geistige 512
- Demenz 379
- Form 374
- Kontinenztraining 377
- Risikofaktor 374

Harnphlegmon 401
Harnuntersuchung 743
Harnvergiftung 772
Harnverhalten 363, 681
- akutes 395, 402

Harnwegsinfektion 720
- Anfälligkeit 764
- Behandlung 764
- Infektionsprophylaxe 745
- komplizierte 743
- Prophylaxe 367, 403
- Therapie 744
- unkomplizierte 743

Harnzuckerkontrolle 653
Hauptnachtdienst 430, 433
Haus- und Familienpfleger 1073
Hausgemeinschaft, betreute 996
Hausgemeinschaftskonzept 1006
Haushalt, eigener 990
Haushaltstätigkeit 134
Hausnotrufdienst 998, 1061
Hauspflege 1060
Haustee-Mischung 879
Hauswirtschaft 1091, 1113
Haut 40
- Aufgabe 323
- Blaufärbung 289
- Eigenschaft 289
- Gelbfärbung 289
- trockene 323, 664
- Veränderung 289

Hautalterung 290
Hautanhangsorgan 290
Hautbeschaffenheit 289
Hautdesinfektion 657
- Insulin-Injektion 736

Sachverzeichnis

Hauterkrankung 305
Hautirritation, mechanische 391
Hautkontakt 456
Hautpflege
- Diabetiker 675
- Inkontinenz 377
- Unterstützung 298
Hautrötung 289
Hautschutz 735
Hautschutzfilm 387
Hautschutzmaterial 387
Hautschutzpaste 387, 403
Hautschutzplatte 386
Hautschwellung 290
Hauttransplantation 939
Hautveränderung 289, 559, 617
– Lokalbehandlung 616, 619
– Ulcus cruris 937
HbA1c-Wert 652
Heben, Konzeptsystem Kinaesthetics 244
Heilerziehungspflege 74
Heilkräutertee 878
Heilkunde 861
Heilpädagogik 509
Heimatmosphäre 1004
Heimaufsicht 1134
Heimaufsichtsbehörde 1058
Heimbeirat 1058
Heimbewohner
- Grundrecht 1005
- Qualitätserwartung 1130
Heimgesetz (HeimG) 863, 1058, 1088, 1127
- NRW 437
Heimpflegebedürftigkeit 1055
Heimrecht 437, 445, 1058, 1065
Heimvertrag 1058, 1095, 1113
Helfende Methode (Orem) 101
Helfer, ehrenamtlicher 822
Helfersyndrom 1194
Hemiparese 573
Hemiplegie 231, 578
Heparin 571
Hepatitis 741
- Behandlung 764
- Infektionsprophylaxe 742
- Ursache 741, 764
Hepatitis-A-Virus 732
Hepatitis-B-Virus 728, 732
Hepatitis-C-Virus 728, 732
Hepatitisprophylaxe 742
Hernie 681, *684*
- Stomaversorgung 391
Herpes
- HIV-Infektion 756
- labialis 321
- zoster (Gürtelrose) 615, 716, 729, 759
-- Ansteckung 616
-- Komplikation 616
-- Symptom 615, 619
-- Therapie 616
Herpes-simplex-Virus 729, 732
Herz 42
Herz- und Kreislauftätigkeit 255
Herz-Kreislauf-Erkrankung, Dekubitusrisiko 305
Herz-Kreislauf-Notfall 837
Herz-Kreislauf-Stillstand 547
Herz-Kreislauf-System 43
- Störung 831

Herzbettlagerung 550
Herzglykosid 257
Herzinfarkt 553, 682
- Leitsymptom 557, 567
- Notfallmaßnahme 558, 567, 837
- Therapie 557
Herzinfarktrisiko 557
Herzinfarktschmerz 557
Herzinsuffizienz 547, 553, 567
- akute 547
- chronische 547
- Ursache 547, 567
Herzkammer, geschädigte 547
Herzklappenfehler 553
Herzkrankheit, koronare (KHK) 551, 567
Herzlagerung 262
Herzmedikamente, Depression 490
Herzrhythmus 257
Herzrhythmusstörung 257, 262, 548
- Herzinfarkt 558
Herztod, plötzlicher 553
Heterosexualität 974
HI-Virus 765
Hilfe
- Arbeitsbelastung 1194
- Inkontinenz 377
- Körperpflege 291
- Pflege-Charta 110
- zur Selbsthilfe 110, 291, 377, 1027, 1195
Hilfsmittel 116, 231, 1027
- alltagserleichterndes 1027
- Pflegehilfsmittel 762
- rückenschonendes 239
- unangepasstes 228
Hilfsmittelanpassung 231, 251
Hilfsplan 239
Hinduismus 459
Hinter-dem-Ohr-System (HdO-System) 645
Hinweisreiz 473
Hirnblutung 571
- Erste-Hilfe-Maßnahme 839
Hirndruck, steigender 572
Hirndurchblutungsstörung 570
Hirnleistung 43
Hirnleistungsstörung 577, 617
- Therapie 480
Hirnschädigung 618
Hirnstammsymptom 602
Historische Pflegeforschung 103
Hitzeerschöpfung 842
Hitzefolgekrankheit 842
Hitzeschock 842
Hitzetod 842
Hitzewelle 842
HIV-Infektion 755
HIV-PEP (HIV-Postexpositionsprophylaxe) 759
Höchstalter, genetisch festgelegtes 41
Hof-Effekt 160
Höflichkeit 409
Homecare 1072, 1085
Homosexualität 974
Hörbeeinträchtigung 641
- Immobilität 225
Hörgeräte-Akustiker 644

Hormonproduktion 772
Hörsystem
- Bedienung 646
- digitales 644
- elektroneurales 646
- Störung 646
- taktiles 645
Hospitalismus 718, 764
- Definition 722
- infektiöser 719
- psychischer 718
- psychologischer 718
Hospitation 848
Hospiz, stationäres 821
Hospiz-Gäste 821
Hospizarbeit 820, 828
- ambulante 821
- Grundprinzip 821
Hospizbewegung 820
Hüfte, schmerzhafte 581
Hüftprotektor 229, 251
Humor 53, 453, 1037
Hungergefühl, fehlendes 661
Hustentechnik, effektive 283
Hydrofaserverband 918, 920
Hydrogelverband 917, 920
Hydrokolloidverband 917, 920
- Verbandwechsel 931
Hydropolymerverband 917, 920
Hydroxyethylstärke 896
Hygiene
- Definition 721, 764
- Grundbegriff 720
Hygienebeauftragter 737
Hygienemanagement 734
Hygienemaßnahme
- Injektion 886
- MRSA 762
- Pilzerkrankung 752
- Pilzinfektion 726
- Privathaushalt 1076
- Salmonelleninfektion 746
- Sondenernährung 347
Hygieneplan 731
- Alltag 733
Hygienerisikobewertung 731
Hygieneschutz 729
Hygieneverfahren, keimreduzierendes 732
Hygienevorschrift, Infektion 717
Hypercholesterinämie 553
Hyperfibrinogenämie 553
Hyperglykämie 650, 661
- Erste-Hilfe-Maßnahme 839
Hyperhydratation
- hypertone 894
- hypotone 894
- isotone 894
Hypersomnie 425
- primäre 424
- sekundäre 424
- verhaltensbedingte 424
Hypertensive Krise 262
Hypertensiver Notfall 262
Hyperthermie 271
- Leitsymptom 844
- Stadium 843
Hyperthyreose 623
Hypertonie 772
- sekundäre 261
- Therapie 261
Hypertonie (Bluthochdruck) 261

- arterielle 553
- Niereninsuffizienz, chronische 773, 776
Hyperurikämie 671
Hyperventilation 264, 526
- Erste-Hilfe-Maßnahme 841
Hypochondrie 210
Hypoglykämie 661
- Erste-Hilfe-Maßnahme 839
Hypothermie 270
Hypothese 104
Hypotonie 262
- essenzielle 262
- symptomatische, sekundäre 262
- Therapie 263
Hypoventilation 264, 526
Hypovolämie 549

I

I.v.-Infusion 900
ICF-Klassifikation 142, 152
Ich-Botschaft 849
Identität
- Demenz 473
- geschlechtsspezifische 976
Ikterus 289
Ileostomie 384, 403
Ileostomieversorgung, 2-teilig 388
Ileumconduit 385
Ileus (Darmverschluss) 680–681, *684*
Im-Ohr-System (IO-System) 645
Immobilisationssyndrom 226
Immobilität 225
- Folge 226, 251
- Pflege 806
- Ursache 225, 250
Immobilitätssyndrom 230
- Risiko 251
Immunabwehr, gestörte 731
Immunisierung, aktive/passive 716
Immunität 716
Immunologie 721
Immunsystem 43
- Infektion 716
Immunsystemaktivierung 271
Impfung 716
Individualität 438, 480
Individuelles Eingehen 113
Induktion 90
Infekt, grippaler 526
Infektanfälligkeit 664
Infektion
- aerogene 740
- berufsbedingte 732
- Diabetiker 663
- endogene 716, 760
- Entstehung 715
- exogene 716, 760
- nosokomiale 720, 764
-- Definition 722
- Stomaversorgung 391
- Wunde 909
Infektionserkrankung
- bakterielle 749
- Diagnostik 717
- Krankheitsverlauf 716, 763
- Leitsymptom 716, 763
Infektionserreger, Fieber 271

Sachverzeichnis

Infektionsgefahr 230
- Blasenspülung 401
- Katheterismus 399, 401

Infektionsprophylaxe 918
Infektionsweg 725
Influenza 526
- Prophylaxe 527

Influenza-Virus 729
Information
- Angehörige 212
- Pflege-Charta 110

Information, haftungsrechtlich relevante 173
Informationsfunktion 172
Informationssammlung 78
Informationsvermittlung 847–848
Informationsweitergabe 152
Infusion 892
- Dokumentation 902
- Indikation 892
- intravenöse (i. v.-Infusion) 900
- Komplikation 898, 905
- subkutane (s.c-Infusion) 901
- Überwachung 902
- Verabreichung 898
- Zugangsweg 894

Infusionsflasche, Wechsel 902
Infusionslösung 895
- kolloide 896, 905
- kristalloide 895

Infusionstherapie 899, 905
Infusionsverabreichung, pumpengesteuerte 899
Infusionswechsel 898
Infusionszubehör 898
Inhalation 279
Injektion 868, 884
- intraarterielle 884
- intrakutane 884
- intramuskuläre 884, 890
-- Einstichstelle 891
- intravenöse 884
- Komplikation 885
- Maßnahme, vorbereitende 886
- subkutane 884, 888
- Vorteil 884

Injektionseinstichwinkel 884, 888
Injektionskanüle 886
Injektionslösung 886
Injektionsort 888
Injektionsspritze 886
Injektionsstelle 657
Injektionssystem 656
Inkontinenz 225, 235, 372
- Auswirkung 362, 373
- Demenz 402
- Herausforderung, ethische 383
- kompensierte
-- abhängige 376
-- unabhängige 376
- nicht kompensierte 376
- Pflege 376
- Schlaganfall 582

Inkontinenzhilfsmittel 112, 379
- aufsaugende 379, 403

Inkontinenzprodukt, wiederverwendbares 380
Inkontinenzprophylaxe 368

Inkontinenzvorlage 379
Inkubationsphase 716
Innenohrschwerhörigkeit 641
Insomnie 425
- psychophysiologische 422, 425

Inspiration (Einatmung) 266, 524, 544
Instabilität 225
Instinkttheorie 1186
Instruktionspflicht 861
Instrumentenaufbereitung 758
Insuffizienz
- chronisch venöse 565, 568
- zerebrovaskuläre 661

Insufflationssystem 536–537
Insulin
- kurz wirksames 655
- Lagerung 656
- Verabreichung 656

Insulin-Therapie 654
- Hautdesinfektion 736

Insulininjektion 890
Insulinmangel, absoluter 651
Insulinpen 656, 890
Insulinpräparat 656
Insulinproduktion, gestörte 650
Insulinpumpe 657
Insulinresistenz 651
Insulinspritze 656
Insulintherapieformen 654
Intensivstation 750
Interaktion, themenzentrierte 853, 1169
Interaktion, Konzeptsystem Kinaesthetics 242
Interaktionsform
- Demenz 479
- einseitige 242
- gleichzeitig gemeinsame 242

Interaktionsgestaltung bei den Mahlzeiten 340
Interaktionstheoretie 92
Interaktionstheoretikerin 92
Interesse, primäres, pflegerisches, Krohwinkel 96
Interferontherapie 741
Intertrigo 290
Intertrigoprophylaxe 322, 324
Interventionsgerontologie 57
Intimhygiene 402
Intimpflege 377
Intimsphäre, Förderung 976
Intimtoilette
- Unterstützung 298
- Waschbecken 295

Intrazellulärraum 893
Invasionsphase 716
Irrigation
- rektale 382
- Stomaversorgung 389, 403

Islam 459, 801
Isolation 454
- soziale 540, 598, 691
-- Alteneinrichtung 964
-- Beobachtung 967
-- Vermeidung 967

Isoniazid 740
Ist-Wert 169, 195
Ist-Zustand, Ernährung 336
Ist-Zustand, Qualitätszirkel 1131

J

Jod 330
Johanniskrautöl (Rotöl) 953
Johari-Fenster 165–166
Joule 329
Juckreiz 772
Judentum 458, 801
Jugend 48

K

Kachexie 334
- Injektion, subkutane 888

Kachexierisiko 598, 601
Kalium 894
Kaliumspiegel 262
Kalorie 329, 357
Kaltauszug (Mazerat) 880
Kälteanwendung 630, 632
- Indikation 947
- Wirkung, physikalische 946

Kälteanwendungen 954
Kälteeinwirkung, intensive, plötzliche 946
Kälteempfindung 807
Kalzium 330, 894
Kalziumalginatverband 918, 920
Kalziumantagonist, Nebenwirkung 262, 554
Kalziummangel 623
Kamillenblüten 949
Kammerflattern 258
Kammerflimmern 257, 549
Kandidamykose, Stomaversorgung 391
Kanülenabwurfbehälter 886
Kanülentrageband 541
Kanülenzubehör 541
Kaposi-Sarkom 754, 759
Karies 320
Kartoffelauflage 282
Katarakt 635
Kategorisierung 163
Katheter
- Blocken 398
- gleitbeschichteter 399
- Hydrogelbeschichtung 394
- silberbeschichteter 394
- transurethraler 393

Kathetergröße 394
Katheterisierung 685
- Gefahren 401, 403
- transurethrale, Indikation 395, 403

Katheterismus, intermittierender 399
Katheterlänge 394
Kathetersystem, venöses, implantierbares 895
Kathetertyp 394
Katheterwechsel 399
Kaubeschwerde 335
KDA-Stufenmodell 1123
Keimbesiedlung 762
Keimreduktion 732
Keloid 914
Keratokonjunktivitis 732
Ketone, Harnuntersuchung 744
Kieferkontrollgriff 343

Kinaesthetics 240, 251, 604
- Behinderung, geistige 515
- Definition 240
- Konzept 251

Kinästhetik, Anwendung, pflegerische 247
Kindheit 48, 128
Kirche 457
Kirchengemeinde
- Kontaktgruppe 1016
- Seniorenangebot 1064

Kirchenjahr, christliches 457
Kissenbett 310
Kitwood Pflegeansatz, personenzentrierter 479
Klassifikationssystemen, psychiatrisch 465
Kleidung
- Ankleiden 406
- Bedeutung 416
- behindertengerechte 413
- Behinderung, geistige 517
- Eigenschaft 411
- Funktion 406
- Funktionsminderung 416
- geschlechtsspezifische 979
- individuelle 409
- Maßnahme, rehabilitative 416
- Pflegeziel 412
- praktische 370, 377

Kleinhirnsymptom 602
Klinik, Doppelzimmer 1002
Klinikeinweisung
- Delir 468
- Suizidalität 495

Klistier 370
Klysma, salinisches 370
Knie, Wickeln 317
Knochen 243
Knochenbelastbarkeit 632
Knochendichte 43
Knochendichtemessung 622
Knochenleitungsbrille 645
Koanalgetika 616
Kochen 1034
Kochsalzlösung, isotonische 893
Kochsalzmenge, tägliche 551
Koffeinspiegel 423
Kohärenzgefühl 71
Kohlendioxid-Narkose 530
Kohlenhydrat 330, 659
Kohlenhydratlösungen 895
Kolonconduit 385
Kolonmassage 368
Kolostomie 384
Koma 274
- diabetisches 664, 682
- Erste-Hilfe-Maßnahme 840
- hyperosmolares 662

Kombinationsinsulin, verzögertes 655
Kommunikation
- Ablauf 221
- Altenpflegeheim 1106
- Alter 207
- Angehörige 211
- berufsgruppenübergreifende 1107
- bewusste 199
- Demenz 813
- einfühlende 206

- Gedächtnisdefizit 209
- kongruente 203
- nonverbale 199, 205, 221, 618, 642
-- Demenz 474
- Pflege 203
- Pflegeteam 480
- Schlaganfallpatient 594
- Team 852
- veränderte, krankheitsbedingte 210, 226
- verbale 199
- Wachkoma 610
Kommunikationsaufbau 199
Kommunikationsform 207
Kommunikationspartner 208
Kommunikationsstil, narrativer 209
Kommunikationsstruktur, Pflegedienst, ambulanter 1079
Kompetenz
- Definition 1158
- transkulturelle 983
Kompetenzmodell 47
Kompresse, sterile 916
Kompressionsbehandlung 563, 566
- Kontraindikation 561, 568
- Ziel 568
Kompressionsstrümpfe 314, 566
Kompressionsverband
- Anlegen 316
- graduierter 316
- Ulcus cruris 938
Kondomurinal 380
Konfession 800
Konflikt, moralischer
- Autonomie 114
- Gerechtigkeit 124
- Nichtschaden 121
Konfliktanalyse 118
Konfliktmanagement 114
Konjunktivitis 637
Kontaktaufnahme 473
Kontaktekzem 391
Kontaktende 474
Kontaktgruppe 1016
Kontaktlinse 641
Kontaktmöglichkeit 968
Kontaktpflege 1118
Kontaktverlust 963
Kontamination, unvorhergesehene 736
Kontextfaktor, Modell, biopsychosoziales ICF 143
Kontinenz 372
- abhängige 376
- unabhängige 376
- vollständige 376
Kontinenzorgan, Erkrankung 376
Kontinenzprofil 376, 403
Kontinenztraining 377
Kontinuitätstheorie 47
Kontraktur 230, 235
- Definition 251, 317
- fasziogene 317
- iatrogene 318
- ischämische 317
- knöcherne 318
- myogene 317
Kontrakturenprophylaxe 230, 317, 324, 561

Kontrakturenrisiko 318
Kontrastfehler 160
Konzentration 605
Konzept, Definition 89
Konzeptsystem, Kinaesthetics 241
Kooperation für Transparenz und Qualität im Gesundheitswesen 1136
Kooperationsverhältnis *860*
Koordinationsstörung 603, 605
Kopf, Überstreckung 833
Kopfbedeckung 407
Kopfkissen-Phänomen 598, 600
Korotkow-Geräusch 259
Körperbeziehung 205
Körperflüssigkeit 769
- Verteilung 893, 905
Körperfunktion 73
Körpergeruch 600
Körpergewicht 337
Körpergröße 40, 337
Körperhaltung, Belastung 238
Körpermasse 243
Körperpflege 288
- Bett 591
- Demenz 323
- Diagnostik, pflegerische 289, 323
- häusliche 293
- Pflegebedarfsplanung 291
- Schlaganfallpatient 592
- Zeitpunkt 291
Körperpflegemittel 323
Körpersprache 409, 848
Körperstelle, dekubitusgefährdete 304
Körperstruktur 73
- Einteilung 243
Körpertemperatur 255, 267
- Messung 268
-- axillare 269
-- inguinale 269
-- orale 269
-- rektale 269
Körpertherapie 603
Körperumriss 40
Körperwahrnehmung 573
Körperzwischenraum 243
Kost
- passierte 333
- vegetarische 333
Kostform 332, 358
Krampfader, *siehe* Varize
Krampfanfall, zerebraler 511
- Erste-Hilfe-Maßnahme 840
Krankenhaus
- Demenz 481
- MRSA-Infektion 760
- Rehabilitation, geriatrische 145
Krankenhauskeim 719
Krankenkassenleistung 1081
- Pflegedienst, ambulanter 1081
- Rehabilitation 144
Krankenpflege, Definition 1155
Krankenversicherung) 1053
Krankheit 44
- Ausbruch 716
- Bagatellisierung 45
- Definition 720

- Krohwinkel-Pflegemodell 95
- Merkmal im Alter 63
- psychische 485
- Selbstpflege-Defizit-Theorie Orem 98
Krankheitserreger 722
Krankheitsverlauf, chronischer 63
Krankheitsverständnis, türkisches 985
Krätze (Skabies) 727, 753, 765
- Therapie, antiparasitäre 753
Krätzmilbe 727, 732
Kräutertee 878
Kreativität 53, 1031
Kreislauf, sensomotorischer 573
Kreislauffunktion, künstliche 814
Kreislaufkollaps 272
KRINKO 731
Krise
- akinetische 598
- akute 453
- hypertone 262
Krisensituation 449
- Dienstplan 1106
- Heimeinzug 1011
Kristallbildung 392
Kritik 137
- Umgang 212
Krohwinkel-Pflegeprozessmodell 94, 105, 169
- Pflegeprozessplanung und dokumentation 175
Krossektomie 563
Küche, Hygiene 736
Kundenzufriedenheit 1128
Kurzaktivierung 1020
Kurzzeitgedächtnis 469–470
Kurzzeitpflege 996, 1058, 1070
Kurzzeitspeicher 1175
Kußmaul-Atmung 526
Kussmaul-Atmung 265
Kutschersitz 837
Kybernetik 241
- Definition 169

L

L-Dopa 598
Labor, mikrobiologisches 723
Lage- und Bewegungssinn 158
Lagerung
- Dekubitusprophylaxe 310
- Prinzip 583
- Schlaganfallpatient 583, 617
Lagerungsstuhl 232
Lähmung 602
Laienpflege, Grenzen 1149
Laminat-Wundkissen 918
LaMRSA (livestock associated) 760
Landesheimgesetz 1127
Langlebigkeit 55
Längsschnittstudien 45
Langzeit-Blutdruckmessgerät 259
Langzeitgedächtnis 469, 1175
Lärmbelästigung 999, 1187
Larynx-Schutztuch 542
Latexkatheter 394
Läuse 727

Lavasept 916
Lavendel 950
Laxanzien 368
Leben
- Erhaltung 217
- intermediäres 814
- religiöses 459
Lebensabschnitte 48
Lebensaktivität (LA) 93
- ABEDL-Strukturierungsmodell 95
- Grundlage 254
- Pflegebedarfseinschätzung 177
- sich bewegen können, Qualitätskriterium 237
Lebensalter 39
- drittes 49, 63
- viertes 49, 63
Lebensbedingung 41, 61
Lebensbewältigung 37
- Behinderung, geistige 513
Lebensbilanz 38, 62, 208, 804
Lebensbogen 46
Lebensdeutung 38
Lebensereignis
- Dimension, existenzielle 449
- Forschung 53
- kritisches 52
Lebenserfahrung 37, 62
- existenzielle 95
Lebenserwartung 54
Lebensgeschichte 131
Lebensgestaltung 219
Lebensgewohnheit Diabetiker 653
Lebenskreis 46
Lebenskreislauf 46
Lebenslauf, Altern 40
Lebensmittel
- abführende 368
- Hygiene 736
- Hygieneschutz 730
- Salmonelleninfektion 746
Lebensmittelempfehlung 331
Lebensmittelvergiftung 367
Lebensmodell Roper-Logan-Tierney 93
Lebensqualität (s. auch Psychohygiene) 691
- Altempflege, stationäre 1112
- Altenpflege, Aufgabe 967
- Demenz 1140
- Diabetiker 661, 665
- Garten- und Parkgestaltung 1007
- subjektive 1130
- Wohnraum 998
Lebensrückschau 37
Lebensspanne
- Entwicklung 48
- maximale 39
- Roper-Logan-Tierney-Modell (R-L-T-Modell) 93
Lebensspannenforschung 48
Lebensstufe 46
Lebensumfeldgestaltung 231
Lebensweg 46
Lebenszusammenhänge 37, 62
Lebererkrankung 680
Leichenschau 814
Leichtgewichtrollstuhl 232

Sachverzeichnis

Leistenbruch 681
Leistung
– ärztliche, delegierte 862
– delegationsfähige 880
– Krankenkasse 1081
– Rehabilitation 144
Leistungsbereich 145
Leistungsfähigkeit 51
Leitbild 1090, 1112
Leitungskraft 1097
Lern- und Sprachbehinderung 510
Lernen lernen 1175
Lerninhalt 1181
Lernmotivation 1181
– Motivation 1176
Lernpause 1178
Lernprozess 846
– Verbesserung 1175
Lernstoffaufbereitung 1177
Leukotrien-Rezeptorantagonist 529
Leukozyten, Harnuntersuchung 744
Lewy-Körper-Demenz 596
Lichtbedarf 999
Lidocain-Pflaster 616
Liebe 436, 473
Liedgut, christliches 457
Linksherzinsuffizienz 548
Linksherzversagen 551
Lippenbremse 837
Literaturrunde 1036
Logopäde 151
Luftleitungssystem 645
Lunge 42, 523
Lungen-Tbc, ansteckungsfähige 740
Lungenembolie 564, 682, 898
– Erste-Hilfe-Maßnahme 837
Lungenentzündung 121
Lungenerkrankung
– chronische, obstruktive 525, 528
– gefäßbedingte 525
– interstitielle 525
Lungenfunktion 266
Lungenfunktionsprüfung 266
Lungenkapazität, totale 525
Lungenödem 548
– Erste-Hilfe-Maßnahme 837
– Sofortmaßnahme 551
Lungenventilation 276
Lungenvolumen 524
Lymphknotenveränderung 322
Lyse-Therapie 572

M

Mäeutisches Pflegekonzept 480
Magen, Perforation 681, *684*
Magen-Darm-Infektion, nichtbakterielle 747
Magengeschwür 679–680
Magensonde 345
Magnesium 330, 894
Mahlzeit
– Altenpflegeheim 1018
– Gesellschaft 340
Mahlzeitendienst 1061
Mahlzeitenzusammenstellung, tägliche 331

Mainz-Pouch 385
Makroangiopathie 662
Makroebene 122
Makronährstoff 358
Makrophagen 723
Makuladegeneration, altersbedingte (AMD) 647
Makulopathie, senile 636
Mal perforans 941
Malnutrition 333
– Folge 358
Malnutrition Universal Screening Tool (MUST) 340
Mangelernährung 333
Männer, Aktivierung 1038
Mannitol 896
MDK (medizinischer Dienst der Krankenkassen) 75, 169
– Ernährungsempfehlung 331
– Pflegebedürftigkeit, Einstufung 1055
– Qualitätssicherung, externe 1134
– Zusammenarbeit 1059
MDR-Tuberkulose 739
Mechanik 50, 63
Mechanorezeptor 159
Meckel-Divertikulitis *684*
Medikament
– Applikationsform 867
– Aufbewahrung 872
– Ausscheidung, verlangsamte 44
– Beipackzettel 867
– Bereitstellung 874
– Darreichungsform 868
– Definition 863
– depressionsauslösendes 490
– Dosierung 44, 63
– Einnahme 487
–– Behinderung, geistige 518
– Handelsname 866
– Hygieneschutz 730
– Lagerungsbedingung 873
– Missbrauch 877, 881
– Namenszusatz 866
– potenziell inadäquates 864
– Schutzlagerung 873
– Sondenapplikation 349
– Therapie, Optimierung 865
– Toleranz 877, 881
– Verabreichung 875
– Verblisterung 874
– Verordnung 872
– Vertrieb 864
– Wechselwirkung 44, 262, 336
–– Ernährung 349
– Wirkung 876
–– unerwünschte 225, 228, 683, 864, 876
Medikamentenvergabe, Grundlagenwissen 863
Medium, neues (PC, Internet) 1016
Medizin
– Pflege 1155
– Rehabilitation, geriatrische 150
Medizinprodukt 730
– Aufbereitung 733
– kritisches 733

Medizinprodukte-Sicherheitsplanverordnung 730
Medizinproduktebeauftragte 730
Medizinproduktebetreiber-Verordnung 730
Medizinproduktegesetz 730
Mehr-Generationen-Wohnen 993, 1013
Mehrbettzimmer 1000
Meldepflicht
– Infektion, nosokomiale 761
– Krätze 754
– Lungen-Tbc, ansteckungsfähige 740
– Tetanus 751
Melissenöl 952
Menopause 43
Mensch
– alter 33
– Lebensspanne, maximale 39
– nicht einwilligungsfähiger 113
– schwerkranker, sterbender 798
Menschenkenntnis 37, 62
Menschenrechte 1051
Menschenwürde 438
Menschsein 448
Mesenterialinfarkt 681, *684*
Mesh-Graft-Transplantation 921
Messie 498
Metakommunikation 855
Metaparadigma 89
Methode, helfende (Orem) 101
Methodenkompetenz 171
Methotrexat (MTX) 630
Migrant 982
– Demenzerkrankung 985
– Pflege 983
–– häusliche 985
Mikroangiopathie 662
Mikrobiologie, medizinische 721
– Grundlage 722
Mikroebene 122
Mikrolagerung 310
Mikronährstoff 358
Mikroorganismus, pathogener 725
Miktionsprotokoll 378
Miktionsvorgang 374
Milde-Fehler 160
Milieutherapie 475
Milzinfarkt 680
Milzruptur 680, *684*
Mind Map 1179
Minderwertigkeitsgefühl 540
Mineralstoff 330, 659
Mini Mental State Examination (MMSE) 147
Mini Nutritional Assessment (MNA) 338
Minimum Data Set (MDS) 179
Minussymptomatik 487
Missempfindung
– Beine 559
– Diabetiker 663
– Multiple Sklerose 604
– Pflege 643
– Schlaganfall 576

Mitarbeiter
– Altenpflegeheim 1091
– Beschwerdemanagement 1108
– Selbstmanagement 1129
Mitarbeiterrunde 819
Mitarbeitervertretungsordnung 1102
Mitbewohner, Akzeptanz 1008
Mitmachen 474
Mitteilung 474
Mittelstrahlurin 365, 745
Mitverantwortung 58
MNA (Mini Nutritional Assessment) 338
Mobbing 1184
Mobiliar, eigenes 999
Mobilisation, Kontrakturenprophylaxe 319
Mobilisierung 230
– Hilfestellung 244
Mobilität
– Bedeutung 250
– Beeinträchtigung 225, 250, 567
–– Dekubitusrisiko 304
Mobilitätsstörung
– Erhebung 227
– Osteoporose 623
Modell
– Bezugspersonenpflege (primary Nursing) 97
– biopsychosoziales ICF 143
–– Paradigmenwechsel 73
– Definition 89
– differenzielles 47
Modellprogramm zur Verbesserung der Versorgung Pflegebedürftiger 1123
Moderation 130
Mönckeberg'sche Mediasklerose 941
Morbus
– Cushing 623
– Parkinson 225, 228, 231, 596
Morgensteifigkeit 629
Morphin 557
Motivation 846, 1021
– Beschäftigung 1026
– Definition 1026
MRSA-Infektion
– Hygienemaßnahme 762
– pflegeassoziierte 760
– Prävention 761
– Schutzkleidung 408, 734
MRSA-Keim (methicillinresistenter Staphylococcus aureus) 719, 760
– Hygienekonzept 731
– Multiresistenz 723–724
– Wundreinigung 916
Multi-Infarkt-Demenz 471
Multimorbidität 44, 63
Multiple Sklerose 379, 601, 618
– Prophylaxe 606, 618
– Therapie-Konzept 603, 618
– Verlaufsform 602, 618
Multiresistenz 723–724
Mund- und Gesichtsbereich, Störung 581

Sachverzeichnis

Mund- und Zahnpflege 323, 595
- Assessment, standardisiertes 300
- Unterstützung 298

Mund-Nasen-Schutz 758
Mundgesundheit 300
- Prophylaxe 320

Mundhöhle 321, 324
Mundschleimhaut
- Belag 290, 321
- Veränderung 321

Mundsoor 759
Mundtrockenheit (Xerostomie) 322, 336, 807
Musculus, vastus lateralis 891
Musik 1032
Musiktherapeut 151
Muskel 243
Muskelspannung 575
Muskeltonus 574
Muskulatur 40
- Aktivierung 573
- Alterungsprozess 225
- Organfunktion, verminderte, altersbedingte 42

Muslime 983
Mut 53
Mycobacterium tuberculosis 739

N

Nachbarschaft, Solidargemeinschaft 59
Nachbarschaftshilfe 1060
Nachbarschaftstreffen 1016
Nachfragen 494
Nachkommenschaft 39
Nachricht 201
Nachtcafé 1019
Nachtdienst 429
Nachtpflegeeinrichtung 996
Nachtwache 1019
Nachweisfunktion, juristische 172
Nacktheit 407
Nadelstichtest 923
Nadelstichverletzung 892, 905
Nagel 290
Nagelpflege 302, 323
Nagelpilz 302, 765
Nährstoff 329
Nahrung, Darreichungsform 344
Nahrungsaufnahme
- Faktor, beeinflussender 358
- Störung 333, 358
- Unterstützung 341

Nahrungskarenz 685
Nahrungskonsistenz 344
Nahrungsverweigerung 355, 359
- Hospitalismus 719

Nahrungszusammensetzung 329
Nahtod-Erfahrung 805
NANDA-Pflegediagnose
- Mobilität, beeinträchtigte 225
- North American Nursing Diagnosis Association 181

Narbe 290
- hypertrophe 914

Narbenbildung, überschießende 914
Nasenpflege 301
Nasszelle 1003
Natrium 894
Natriumhydrogencarbonat 896
Nebenniere 772
Nebennierenüberfunktion 623, 632
Nebenwirkung, Wechselwirkung 876
Neglektphänomen 578
Nekrose 561, 942
Nelatòn-Katheter 394
Nephrolithiasis 774
Nephron 771
Nephropathie 663
Nerv
- afferenter 157
- efferenter 157
- Organfunktion, verminderte, altersbedingte 42

Nervensystem, zentrales 225
- Erkrankung 570
- entzündliche 601
- Störung 831

Nervenzelle 602
Netz, soziales 436
Netzwerk
- palliatives 821
- persönliches 436
- soziales 42
-- Altenhilfe 1061
-- Erstellung 1084
-- persönliches 964

Neugierde 847
Neunerregel 922
Neurobiologie 240
- Lernprozess 1175

Neuroleptika 481, 490
Neuropathie 940
Neuropsychologe 151
Neurotransmitter 471, 596
Nichtschadensprinzip 119
Niere
- Funktion 771
- Hormonproduktion 772
- Organfunktion, verminderte, altersbedingte 42

Nierenbecken-Entzündung 774
Nierenerkrankung 673, 680
Nierengewebe, Entzündung 774
Niereninsuffizienz
- chronische 772, 776
- terminale 772

Nierenkolik 680, 684
Nierensteine 774
Nierentransplantation 774
Nierenversagen, akutes 774
Nierenzell-Karzinom (Nierenkrebs) 774
Nische, persönliche 1001
Nitrat-Kopfschmerz 554
Nitrate 557
- Nebenwirkung 554

Nitrit, Harnuntersuchung 744
Nitrolingual-Spray 555
NMDA-Antagonist 481
Non-REM-Schlaf (Non-Rapid-Eye-Movement-Schlaf) 419, 422
Nootropika 481

Norovirus 729, 732
Norovirus-Infektion
- Charakteristikum, klinisches 748
- Prävention 748
- Standardhygiene, erweiterte 749

Notfallplanung, organisatorische 831, 1079
Notfallsituation 286, 831
- bewältigte 835
- Grundverhaltensweise 832
- Nachtdienst 431

Notplan 1106
Notrufnummer 445
Nozizeption, Konzept 688
NSAR (Antirheumatika, nichtsteroidales) 630
Nukleosidanaloga 741
NYHA-Kriterien 548
Nykturie 548, 600

O

Oberkörperhochlagerung 277
Oberkörperseitlagerung 584
Objektivität 162
Obstipation
- Risikofaktor 230, 235, 403
- Sterbender 808
- Stuhlinkontinenz 375
- Ursache 367

Obstipationsprophylaxe 368
Octenisept 916
Ödem 551, 770, 772, 898
Ohnmacht 275
Ohr, Erkrankung 641
Ohrentropfen 642
Ohrläppchen 41
Ölgemisch, ätherisches 953
Oligurie 364, 774
Olivenöl 953
Ölkompresse 951
- Indikation 951

Opioidrezeptor 688
Organfunktion 42
Organigramm 1096
Organisationsfunktion 172
Organisationsklima 1096
Organisationsstruktur 1095
Organisationsverschulden 862
Organisator des Lebens 51
Organsystem 42
Orientierung, Körper 243
Orientierungshilfe
- Altenpflegeheim 1004, 1008
- Angebot 294
- Kinaesthetics 243
- Pflegestandard 187

ORSA (Staphylococcus aureus, oxacillin-resistenter) 760
Osmose 893
Ösophagusersatzsprache 540
Ösophagusvarizenblutung 841
Osteoporose 228, 622
- Definition 622
- Diagnostik 624
- Pathophysiologie 622
- Pflege 625
- primäre 622, 632
- Schmerz 623
- Schmerzmanagement 625

- sekundäre 622, 632
- Symptome und Verlauf 623
- Therapie 624
- Ursache 622

Östrogenrezeptor-Modulator, selektiver 624

P

6-P-Symptom 562
Palliative Care 820
Palliativmedizin 821
Palliativpflege, basal stimulierende 806
Pankreatitis 680
Papillom-Virus 729
Paradigma 69
Parasit 726
Parasympathikolytika 529
Parathormon 624
Paratyphus 746
Parkinson-Medikament 490
- Nebenwirkung 876

Parkinson-Syndrom 595
- infektiös bedingtes 596
- Kopfkissen-Phänomen 598
- medikamentös bedingtes 596
- Schweißabsonderung 598
- Symptom 597
- Therapie 598
- toxisch bedingtes 596

Parodontitis 320
Partikelmaske 741, 741
Partizipation 73
- Modell, biopsychosoziales ICF 143

Partnerschaft 972
Passivität 719
Paste, Kompresse 956
Paternalismus 116, 125
Pathogenese 80
- Paradigma 69

Patientenaufrichter 244
Patientenbeobachtung, Hepatitis 742
Patientenverfügung 826
Pen-Insulin 656
Pen-Kanüle 657
Perforansvarikose 563
Perikarditis 682
Peritonismus 679
Peritonitis 120, 684
Peritonitisgefahr 372
Perkutane Transluminale Angioplastie 560
Perkutane Transluminale Coronare Angioplastie 557
Person
- öffentliche 165
- Selbstpflege-Defizit-Theorie Orem 98

Personalhygiene 734
Personalschutz 729
Personenbewegung 246, 251
Persönlichkeit
- Demenz 472
- individuelle, Kleidung 406

Perspektivübernahme 454, 461
- biografiegestützte 136–137

Perspektivwechsel 454
PESR-Format 181
Pflegeassistenz 848

Sachverzeichnis

Pflaster, transdermales 871
Pflasterlöser 387
Pflasterverband 930
Pflege
- aktivierende 230
- Aus-, Fort- und Weiterbildung 87
- Auswertung (Evaluation) 188
- basal stimulierende 213
- Bekleidung 409
- Belastung 136
- Beobachtung 156
- biografisch orientierte 128, 137
-- Demenz 476
- Durchführung 187
- Ethik 125
- familienorientierte 1075
- Frauenarbeit, typische 962
- gefährliche 719
- Grenzen 137
- Haushalt eigener, Pflegedienst 1068
- häusliche 1085
-- Verbundsystem 1072
-- Vernetzung 1073
- individuumzentrierte 93
- Management-Modell 97
- Mangel 718
- Motivation 1069
- nicht fachmännische 119
- Organisationsform 1100
- Pflege-Charta 114
- praktische, Studienabschluss 1160
- Prävention 140
- Prinzip, ethisches 110
- professionelle 1155
- schamauslösende, professionelle 407
- Schlaf 426
- State of the Art 115
- Statistik 962
- Unterstützung 450
- WHO-These 1155
Pflege-Charta 110, 1052, 1065
Pflegeabhängigkeit 179
Pflegeabhängigkeitsskala (PAS) 179
Pflegealltag
- Bedingung 1148
- Haltung, biografische 135
Pflegeanamnese 176, 195
- Bewegungsförderung 235
Pflegeanleitung 410
Pflegeansatz, personenkonzentrierter, Kitwood 479
Pflegeausbildung 87
- Abschluss, akademischer 1157
- Ausrichtung, generalisierte 1156
- integrative 1156
- Mensch, behinderter, alter 74
Pflegeausführung 848
Pflegebedarf
- Erhebung 176
- zukünftiger 85
Pflegebedarfseinschätzung 177
Pflegebedarfserfassung, objektive 178
Pflegebedarfserhebung 180
Pflegebedingung 1075

Pflegebedürftigkeit 75
- Definition 75, 80
-- Paradigmenwandel 75
- Feststellung 75
- Folge 76, 80
- Leistung, Pflege, stationäre 1057
- Pflegestufe 1055
Pflegebedürftigkeitsbegriff 76
Pflegeberatung 1058, 1060
Pflegebericht 188, 1135
Pflegeberuf
- Motivation 1157
- Vereinheitlichung 1156
- Voraussetzung 1157
Pflegebeziehung 136, 1074
Pflegebildungsforschung 103
Pflegediagnose 180
- Formulierung 196
Pflegediagnostik 97, 172, 176, 196
Pflegedienst, ambulanter 1060
- Aufgabe 1068
- Entwicklung, geschichtliche 1070
- Finanzierung 1081
- Kommunikationsstruktur 1079
- Leistungsangebot 1072
- Netzwerk 1084
- Notfallversorgung 1079
- Organisation 1085
- Pflege 1070
- privatgewerblicher 1072
- Qualitätskriterium 1085
Pflegedokumentation 172, 188
- Hinweis, inhaltlicher 174
- pflegeprozessorientierte 172
- Ziel 172
Pflegedokumentationssystem, EDV-gestütztes 175
Pflegeexperte 170
Pflegefachkraft (s. auch Pflegender) 1073
- Aufgabe 1074
Pflegefehler 442
Pflegeforschung 103, 105
- historische 103
- qualitative 104
- quantitative 103
Pflegefremde Tätigkeit 1092
Pflegegeld 1057
Pflegegrade 76, 1055
Pflegegruppenleitung 1103
Pflegehandeln
- praktisches 88
- professionelles 171
Pflegehilfsmittel 1058, 1078
Pflegekammer 1161
Pflegekasse 75, 144, 231, 1053
Pflegekassenleistung 1070, 1081
- Tagespflege 1118
Pflegekompetenz 1158
- Behinderung, geistige 514
- nach Benner 1158
- nach Olbrich 1159
- Selbstpflege-Defizit-Theorie Orem 100
Pflegekonzept, Mäeutisches 480
Pflegekurs 1058, 1070
Pflegeleistungsnachweis 172

Pflegemanagement 1160
Pflegemaßnahme 182, 184
- Formulierung 185
- Pflegeprozess 78
- Planung 183
Pflegemittel 292
Pflegemodell
- Böhm'sches 480
- Krohwinkel-Pflegemodell 95
- psychobiografisches 480
- Roper-Logan-Tierney-Modell (R-L-T-Modell) 93
Pflegeorganisation 103
Pflegepädagogik 1160
Pflegeperson 57
- Anforderung 1157
-- interkulturelle 983
- Erscheinungsbild 416
- familiäre 962
- Gewalt 1183
- Hilfe 1194
- Rehabilitation, geriatrische 149
- Sicherung, soziale 1058
- Verhaltensauswirkung 452
Pflegephänomen 90
Pflegeplan 1080
Pflegeplanung 172
- biografieorientierte 132, 137
- Ergänzung 188
- Erstellungskriterien 182
- Fernziel 184, 196
- Nahziel 184, 196
- Ressourcen 181
- Überarbeitung 188
Pflegepolitik 103
Pflegepraxis 103
Pflegeproblem 181
Pflegeproblemunterscheidung 196
Pflegeprozess 79, 170, 479
Pflegeprozessdokumentation 97, 172, 195
- Krohwinkel-Anlehnung 175
Pflegeprozessmodell
- Fiechter u. Meier 171
- Fiechter/Meier 195
- Krohwinkel-Pflegemodell 94, 97, 105
- Mundinger u. Jauron 171
- Nachteil 195
- Vergleich 171
- Vorteil 195
- Yura u. Walsh 171
Pflegeprozessorganisation und -koordination 97
Pflegeprozessplanung 172
- Krohwinkel-Anlehnung 175
- Nachteil 171
- Vorteil 172
Pflegequalität 1121
- Definition 1141
- Stufenmodell 1123
-- nach Fiechter und Meier 1123
- Verbesserung 185
Pflegequalitätssicherungsgesetz 1085, 1123
Pflegesachleistung 1057
Pflegesituation
- Belastung, physische/psychische 1069
- individuelle 88

PflegeSorgenTelefon 1070
Pflegestandard 174, 185, 196
- Definition 1138
- Grenzen 187
- Umsetzung 187
-- praktische 196
- Vorteil 187
Pflegestatistik 962
Pflegestufe 1055
Pflegestützpunkt 1060, 1065, 1070
Pflegesystem
- funktionales 1099
- ganzheitliches 1099
- teilweise kompensatorisches 101
- Theorie 98
- unterstützend erzieherisches 101
- vollständig kompensatorisches 100
Pflegetasche 1078
Pflegetätigkeit, ambulante 1074
Pflegeteam, Gewalt 1184
- Hilfe 1185
Pflegetheorie
- Abstraktionsniveau 90
- Definition 89
- deskriptive 89
- Dorothea Orem 98
- Entwicklung 90
- Funktion 90
- Kategorie 90
- Reichweite 90, 105
-- große 89, 92
- Selbstpflege-Defizit-Theorie 98
Pflegeüberleitung 1080
Pflegeüberleitungsbericht 1081
Pflegeverlegungsbericht 1081
Pflegeversicherung 1065
- gesetzliche 1052
- soziale 1054
Pflegeversicherungsgesetz 169, 1088–1089, 1123
- Prävention, Leistung 141
Pflegeverständnis 220
Pflegevisite 1110
Pflegeweiterentwicklungsgesetz 1127
Pflegewirkung 79
Pflegewissenschaft 88
- Bezugswissenschaft 90
- Grundbegriff 89
- Studiengang 1160
Pflegezeit 1070
Pflegeziel 182
- Formulierung 184
- Pflegeprozess 78
- Planung 183
pH-Wert, Harnuntersuchung 744
Phantomgefühl 631
Phantomschmerz 631
Pharmakodynamik 864
Pharmakokinetik 864
Pharmakologie 863
Phlebografie 563
Phlebothrombose 563
- Sofortmaßnahme 567
Phosphat 894
Photophobie 615

Sachverzeichnis

Physiotherapeut 150
Physiotherapie
– Osteoporose 625
– Parkinson-Syndrom 599
Pilotstudie 104
Pilz 725
– dimorpher 726
Pilzinfektion 664
– Mundschleimhaut 321
– Therapie 751
Pilzmysel 725
Pittsburgher Schlafqualitätsbogen 426
Plaque 299
– amyloide 471
Plasmaexpander 896
Plasmozytom-Niere 774
Plazebo 707
Pleura, Erkrankung 525
PLMS-Bewegungsstörung 424
Pneumocystis-jirovecii-Pneumonie (PcP) 759
Pneumonie 682
– primäre 527
– sekundäre 527
Pneumonieprophylaxe 276
Pneumonierisiko 235
– Atemskala nach Bienstein 531
Polivinylchloridsonde 345
Pollakisurie 743
Polyacrylatkissen 918, 921
Polyneuropathie 664
Polyurethansonde 345
Polyurie 364, 774
Population 106
Port, Aufbau 902
Portimplantation 902
Portkatheter-System 902
Position, stabile 247
Positionsunterstützung 247
Positionswechsel-Intervall, Dekubitus 309
Postexpositionsprophylaxe, medikamentöse (PEP) 759
Pragmatik 50, 63
Prälungenödem 549
Prävention 57–58, 152
– Definition 77, 140
– geriatrische 140
– Infektion 721
– Krankheit 77, 80
– Leistungen 141
– Pflege 140
– Pflegedienst, ambulanter 1072
Praxistheorie 90
Presbyakusis 641
Presbyopie (Alterssichtigkeit) 635
Primärprävention 140, 152, 303
– Definition 77
Primary Nursing (PN) 1101
Prinzip
– Autonomie 110
– Fürsorge 114
– Nichtschaden 119
Prinzipienethik 110
Prione 729
Privathaushalt
– Pflege 1068
– Pflegebedingung 1075
Privatsphäre 407
Problemanalyse 851
– Pflegeprozess 78

Problemlösung 851
Problemlösungsprozess 169
Professionalisierung 188
Professionalität 171
Projektionsfehler 160
Prolaps 392
Prophezeihung 161
Prophylaxe 80, 303
– pflegerische 303
Prostataadenom 363
Proteine (Eiweiß) 329
Prothese 628
Prothesendruckstelle 321
Prothesenstomatitis 321
Prothesenversorgung 631
Protozoe 727
Prozesspflege, fördernde 94
– Pflegebedarfseinschätzung 177
Prozessqualität 237, 1122
Prozessstandard 186
Prüfungsangst 1180–1181
Prüfungsverhalten 1180
Prüfungsvorbereitung 1179
– kurzfristige 1179
– langfristige 1179
Psyche 226
Psychohygiene 721, 738, 1194
Psychologie
– Arbeitsweise 45
– Untersuchungsmethoden 45
Psychopharmaka 44
Psychose 275
– schizophrene 486, 502
–– Rezidiv 487
Psychosyndrom, organisches, akutes 465
Psychotherapie 1195
Pull-On 380
Puls 255
Pulsdefizit 257
Pulsfrequenz 254, 256
Pulsfühl-Technik 256
Pulsmessort 256
Pulsmessung 558
Pulsqualität 254, 257
Pulsrhythmus 254
Pumpentherapie 655
4-Punkt-Gehstock 232
Puppe 1041
Pusher-Symptomatik 579
Pütterverband 316
PVC-Katheter 393
PVP-Jod 916
PVP-Jod-Salbe 400
Pyelonephritis 680, 743, 774
Pyrazinamid 740
Pyrogenfreiheit 723

Q

Qualifikation, akademische 1160
Qualitätsdefinition 1122
Qualitätsdimension nach Donabedian 1122, 1141
Qualitätserwartung 1130
Qualitätskontrolle 1134
Qualitätskriterien
– Anleitungssituation 850
– Ausscheiden können 392

– Beratungssituation, fachliche 852
– Demenzbetreuung 482
– Diabetes mellitus 666
– Essen und Trinken können 352
– Leben, existenzielles 460
– Pflegedienst, ambulanter 1085
– Pflegeheim, englisches 438
– Ruhen, schlafen, entspannen können 432
– Sexualität 979
– sich Bewegen können 237
– sich Kleiden können 415
– Sozialkontakt 969
– Vitalfunktion 285
– Wunde, chronische, Pflege 924
Qualitätsmanagement 1121
Qualitätssicherung 188
– Altenpflegeheim 1093
– Arzneimittelversorgung 878
– Entwicklung, geschichtliche 1121
– externe 1134
– Prozess, einrichtungsinterner 1130
– Rahmenbedingung, gesetzliche 1123, 1141
– Regelkreis 1131
– Rehabilitation, geriatrische 152
Qualitätszirkel 1131, 1141
– Arbeitsweise 1131
– multiprofessioneller 1131
– professionsgebundener 1131
Quarkauflage, kühle 954
Querschnittstudien 45

R

Rahmenbedingung, rechtliche 327
Rahmenmodell Fördernder Prozesspflege 96, 105
Ramadan 459, 984, 986
Rangskala, numerische, Schmerztherapie 704
Rasieren
– Stomapflege 388
– Unterstützung 303
Rasselatmung 808
Rauchen 553, 631
Raumaufteilung, territoriale 1002
Raumausstattung 409
Raumorganisation 887
Raumtemperatur 999
Reaktion
– allergische 898
– assoziierte (Bobath-Konzept) 576
– vegetative 611
Realitäts-Orientierungs-Training (ROT) 477
Reanimation, Medikamente 835
Recht 110
– Alternativenwahl 112
– Autonomie 112
– Einschränkung, geringe 110
– Fürsorge 114

– Handlungsspielraum 112
– Selbstbestimmung 110, 117
– Zustimmung, informierte 110
Rechtsherzinsuffizienz 548
Recklinghausen-Blutdruckmessgerät 258
Reflex 157
Reflexbogen nach Pawlow 157
Regelkreis, kybernetischer 169, 195
Regression 719
– Kommunikation 211
Rehabilitationsmaßnahme 45
Rehabilitation 57, 79, 142
– berufliche 143
– geriatrische 144
–– Bewilligung 152
–– Ergotherapie 150
–– Finanzierung 144, 152
–– Form 153
–– Leistungsbereiche 145
–– Qualitätssicherung 152
– Leistung 144
– medizinische 143–144
– präventive 141
– versus Therapie 142
Rehabilitationsbedürftigkeit 144
Rehabilitationseinrichtung 145, 153
Rehabilitationsfähigkeit 144
Rehabilitationsphase 609
Rehabilitationsplan 144
Rehabilitationsprognose 144
Rehabilitationsteam, therapeutisches 148
Rehabilitationsziel 142, 144, 152, 184
Reinigungs- und Desinfektionsplan 736
Reinigungsdienst 1094
Reiselust 1016
Reiterversorgung 389
Reiz 157
– Vernachlässigung (Neglekt) 578
Reiz-Reaktion-Kette 159
Reizart 157, 166
Reizfilter 157
Reizüberflutung 1187
Reizweiterleitung 688
Rekanalysationstherapie 565
Reklamation 1109
Religion
– Migrant 983
– Sterbebegleitung 800, 827
Religionsgemeinschaft 800
Religiösität 406, 456, 461
REM-Schlaf (Rapid-Eye-Movement-Schlaf) 419, 428
Reminiszenz-Therapie 477, 479
Renin-Angiotensin-Aldsteron-System 772
Rente, Finanzierbarkeit 56
Reperfusionstherapie 557
Repräsentationsstörung 578
Repräsentativität 104, 106
Reservevolumen
– exspiratorisches 524
– inspiratorisches 524
Resident Assessment Instrument (RAI) 179

Residualkapazität, funktionelle (FRK) 525, 544
Residualvolumen 525
Residualzustand 487
Resilienz 53, 63
Resorption 864
Resorptionsfieber 271
Ressource
- emotionale 480
- ökonomische 436
- persönliche 181
-- Heimbewohner 1021
Restless-Legs-Syndrom (RLS) 426
Retinopathie 663
- diabetische 636, 647
Retraktion 392
Retterspitz 956
Rettungsgriff 833
Revaskularisation 553
Rhagade 321
Rheumaknoten 629
Rhythmus
- körpereigener, biologischer 218
- sozialer 218
- zirkadianer, Störung 425
Ribavirin 741
Riech- und Geschmacksempfinden, verändertes 485
Rifampicin 740
Rigor 597
Ringer-Lösung 895
Risikofaktor, kardiovaskulärer 553
- Ausschaltung 555, 560
Ritual 476
- Bedeutung 1020
- Sterbebegleitung 800
- zwanghaftes 479
Riva Rocci-Blutdruckmessgerät 258
RKI-Empfehlung 730
Rollator 232, 599
Rollenkonflikt 514
Rollenverlust 963
Rollstuhl 232
- Neglektkranker 579
- Umgang 233
Rollstuhlzubehör 233
Röntgenkontrastmittel 896
Roper-Logan-Tierney-Modell (R-L-T-Modell) 92
Rota-Virus 729
Rote Liste 867
Routine-Check 757
Rückenlagerung 585
Rückenmarksymptom 602
Rückenmuskulatur 238
Rückenschonung 238
Rückenschule 239
Rückwärtsversagen 548
Rückzug, sozialer 963
Rückzugsmöglichkeit 1187
Ruhe 476
- bewahren 1187
Ruhedruck 324
Ruhedyspnoe 526, 530
Ruhepause 476
Ruhespiel 1035
Rutschbrett 233

S

Sachaussage 201
Sachlichkeit 212
Sachverhalt, gefahrenträchtiger 174
Sakralödem 550
Salbe 871
Salbengesicht 600
Salbenkompresse 956
Salmonellen 732, 764
Salmonelleninfektion 746
- Infektionsprophylaxe 746
- Meldepflicht 765
Salutogenese 78, 80
- A. Antonovsky 70
Sammelurin 365
Sanitärbereich
- Gestaltung 1003
- Reinigungs- und Desinfektionsplan 736
Sauerstoffbrille 538
Sauerstoffflasche
- mobile 536
- Sicherheitshinweise 537
- Vorrat-Berechnung 537
Sauerstoffgabe 685
Sauerstoffinhalationsmaske 538
Sauerstoffkonzentrator, mobiler 536
Sauerstoffnasensonde mit Schaumstoffpolsterung 538
Sauerstoffverabreichung 534
Sauerstoffversorgung 466
Sauerstoffwandanschluss 536
Säureschutzmantel 289, 323
Schadensersatzforderung 173
Schädigung (impairment)
- Definition 73
- Paradigmenwandel 73
Schafgarbenkraut 949
Schamgefühl 407
Schaukeleinlauf 372
Schaumstoffverband 917
Schichtwechsel 1104
Schicksalsschlag 485
Schilddrüsenüberfunktion 623
Schimmelpilz 725
Schimmelpilzinfektion 725
Schizophrenie 512
Schlaf 418
- ABEDL 491
- Atemwegserkrankung 533
- Bedeutung 418, 433
- Begleitsymptom 423
- Demenz 433
- Geschichte 418
- gesunder 423
- Physiologie 419
- Veränderung
-- pathophysiologische 424, 433
-- physiologische 423
Schlaf-Wach-Rhythmusstörung 424, 466
Schlafanamnese 426
Schlafapnoesyndrom, obstruktives 266, 425
Schlafbedarf 422
Schlafbeobachtung, pflegerische 421
Schlafdauer 419, 422
Schlafförderung 427
Schlaflosigkeit, erlernte 425
Schlafmitel, planzliche 428
Schlafmittel, Antihistaminika 428
Schlafmittel (Sedativum) 44, 228, 426
- Abhängigkeit 496
- aufgezwungenes 426
- Depression 490
Schlafphase 419
Schlafprotokoll 426
Schlafritual 421
Schlafstörung 424
- Circulus vitiosus 422
Schlaftyp 421
Schlafverhaltensbeobachtung, pflegerische 421, 433
Schlaganfall 44, 570
- ABEDL-Einschränkung 582
- Erste-Hilfe-Maßnahme 839
- Essen und Trinken 594
- Frühwarnzeichen 570
- Inkontinenz 379
- Kommunikation 594
- Kontinenztraining 379
- Körperpflege 592
- Lagerungsprinzip 617
- Pflegeziel 591, 595
- Störung
-- mögliche 571
-- neuropsychologische 577
- Ursache 570, 617
Schluckkontrolle, taktile 343
Schluckstörung (Dysphagie) 335, 602, 752
- alzheimerbedingte 877, 881
- Aspirationsprophylaxe 343
- Logopädie 151
- Schlaganfall 581, 595
- Sterbephase 807
Schlüssel-Schloss-Prinzip 866
Schlüsselpunkt (Bobath-Konzept) 575
Schlüsselqualifikation 1159
Schmerz 230
- ABEDL-Pflegeschwerpunkt 710
- Ablenkung 689
- akuter 688
- Bedeutung 690
- chronischer 688
-- Isolation 691
- Immobilität 226, 228
- Infektion 717
- Sterbender 807
Schmerzambulanz 708
Schmerzassessment, Demenz 701
Schmerzbeurteilung 697
Schmerzentstehung 688
Schmerzgedächtnis 689
Schmerzmanagement, Expertenstandard 692
Schmerzmittel, Depression 490
Schmerzsinn 158
Schmerztherapeut 708
Schmerztherapie
- nicht medikamentöse 625, 709
- Stufenschema WHO 704

Schmerzunterdrückung 689
Schmuck 734
Schnappatmung 265, 526
Schnittstellenkoordination 1107
Schnittverletzung, Sofortmaßnahme 742, 764
Schock 272
- allergischer 838
- Erste-Hilfe-Maßnahme 838
- kardiogener 547, 557, 838
- toxischer 838
Schocklagerung 263
Schocksymptom 682
Schritt-für-Schritt-Interaktionsform 242
Schuhwerk 238
- Desinfektion 752
Schuldwahn 485
Schulter, schmerzhafte 581
Schüttelfrost 272
Schutzbedarf, Gesetz/Recht 437
Schutzhandschuhe 735, 753, 758, 762
Schutzkleidung 408, 734, 757
- Salmonelleninfektion 746
Schwäche, körperliche 806
Schwangerschaftsdiabetes 651
Schweißabsonderung 598
Schwerhörigkeit 454, 461, 485
Schwerkraft 575
Schwerkraftapplikation 348
Schwerkraftverabreichung 898
Schwindel 598
Schwitzen 611
Screening
- geriatrisches 145
- MRSA-Besiedlung 761
Seelsorge 800
Seelsorger 151
Segregation versus Integration 357
Sehbeeinträchtigung 602, 635
- ABEDL-Unterstützung 637
- Diabetiker 664
- Immobilität 225
- Störung, wahnhafte 485
- Sturzrisiko 228
Sehhilfe 639
Sehsinn 158
Seitenastvarize 563
Seitengespräche 854
Seitenlage, stabile 833
Sekretabtransport 283
Sekretolysemaßnahme 279
Sekundärprävention 79, 140, 152, 303
Selbstbeobachtung 165-166
Selbstbestimmung
- Behinderung, geistige 519
- Pflege-Charta 110
- Sterbender 809
- Unterstützung 451
Selbstbestimmungsrecht 110
Selbsteinschätzung, Schmerzbeurteilung 702
Selbsterkenntnis 37, 62
Selbstfürsorge 98
Selbsthilfe
- kommunikative 1063
- politische 1064
- soziale 1064

Sachverzeichnis

Selbsthilfegruppe 1017
- Aufgabe 1063
- ILCO Stomaversorgung 390
- Parkinson-Erkrankung 599, 618
Selbstmanagement 1129
Selbstoffenbarung 201
Selbstpflege-Defizit-Theorie Dorothea Orem 100
Selbstpflegebedarf, situativer 99
Selbstpflegeblatt 1195
Selbstpflegeeinschränkung 100
Selbstpflegeerfordernis 99
- entwicklungsbedingtes 99
- gesundheitsbedingtes 99
Selbstpflegekompetenz 100
Selbstpflegestrategie 293
Selbstreflexion 983
Selbstständigkeit
- ATL (Aktivität des täglichen Lebens), Barthel-Index 146
- Erhaltungsmaßnahme 1051
- Förderung 1027
- Pflegeziel 231
- Stomaträger 388
Selbstverantwortung 58
Selbstverwirklichung 436
Selbstwahrnehmung 218, 222
Selbstwertgefühl 450
Selektion 163
Seniorengruppe 1016
Seniorenresidenz 993
Sense of coherence SOC 71
Sensibilitätsstörung 602
- Diabetiker 664
Sepsis 560, 716, 720, 898
Serom 912
Service-Wohnen 991, 1013
Sexualfunktionsstörung 385, 602
Sexualität 600, 972
- Beeinträchtigung, körperliche 977
- Behinderung, geistige 517
- Demenz 978
- Erleben 974
-- Veränderung 977
- Funktionseinschränkung 977
- Gewalterfahrung 977
- Qualitätskriterien 979
Sexualverständnis, geschichtliches 973
Shuntpflege 773, 776
Sich-Preisgeben 165
Sicherheit 436
- Atemwegserkrankung 533
- Behinderung, geistige 518
- Bereich, häuslicher 443
- contra Autonomie 114
- Demenz 118
- Depression 492
- Erleben 218, 293
- Suizidalität 495
Sicherheitsbedürfnis, psychologisches 436
Sichtweise, individuelle 37
Sigmoidostomie 384
Signal, nichtsprachliches 205, 475
Silikonkatheter 394
Silikonkautschuksonde 345
Singen 1032

Sinn 158, 166
- Definition 158
- Konzeptsystem Kinaesthetics 242
Sinneseinbuße 210
Sinnesorgan 43
- Aktivierung 1031
Sinnesorganfunktion, eingeschränkte 635
- Pflegeschwerpunkt 647
Sinneswahrnehmung 156
- Bedeutung 635, 647
Sinneszelle 158
Sinngebung, Angebot 216, 219
Sitzen
- im Bett 586
- Schlaganfall 590
Sitzplatz 1002
Sitztanz 1030
Sitzwache 430
Sklerosierung 563
SOK-Strategie 59, 63
Solidargemeinschaft
- Ältere für Jüngere 60
- Ältere untereinander 60
- Nachbarschaft 59
Solidarität, generationsübergreifende 59
Soll-Wert 169, 195
Soll-Zustand, Qualitätszirkel 1131
Somnolenz 274
Sonde
- duodenale 345, 358
- Entfernung 346
- gastrale 345, 358
- jejunale 345, 358
- perkutane (PEG-Sonde) 346
-- Schlaganfall 578, 595
-- Verbandwechsel 350
- transnasale 345
Sondenapplikation
- Hygienemaßnahme 358
- Komplikation 351
- Medikament 349
Sondenernährung 344
Sondenmaterial 345, 358
Sondenmobilisation 350, 358
Sondennahrung 347, 358
- Mengenberechnung 347
- Vorbereitung 349
Soor 321
- Pflegemaßnahme 753
Soorprophylaxe 747
Sopor 274
Sorge um sich selbst 116
Sorgfalt, mangelnde 119
Soziale Situation (SoS)-Test 147
Sozialgesetzbuch (SGB) 1053
Sozialhilfe 1053
- Leistungen 1053
- Pflegedienst, ambulanter 1084
Sozialhygiene 721
Sozialisation 964
Sozialkompetenz 171
Sozialkontakt 961
- außerfamiliärer 964
- Behinderung, geistige 514, 518
- Demenz 475, 966
- Depression 492

- Immobilität 226
- Migrant 984
- Verlust (s. auch Isolation, soziale) 437, 967
Sozialstation 1060, 1071
- Ablauforganisation 1078
- Arbeitsorganisation 1077
- Aufgabenschwerpunkt 1073
- Ausstattung 1077
- Berufsgruppe 1073
Sozialversicherung 1052
Sozialversicherungssystem 1052
Spasmen, tonische 750
Spastik 602
- Ausbildung 576
- Lagerung 604
Speichelfluss 611
Speisesaalgestaltung 1007
Spezialdiät, stoffwechseladaptierte 347
Spiele 1034
Spitzfuß 318
Spitzfußprophylaxe 586
Sport 1016
Sprachapraxie 151
Sprache
- nonverbale 200, 205
- verbale 200
Sprachstörung 602
- motorische 580
- sensorische 581
Sprechdyspnoe 526
Sprechhilfe, elektronische 541
Sprechkanüle 541
Sprechventil 542
Sprechvermögen, eingeschränktes 454
Springer im Nachtdienst 430, 433
Sprosspilz 726
Spülung, innere 401
Spulwurm 727
Spurenelement 330
Sputum 266, 526
Stagnation 1193
Stammvarize 563
Stammvene 563
Star
- grauer 635
- grüner 635
Statine, Nebenwirkung 554
Stations- und Wohnbereichsnachtdienst 430, 433
Status
- epilepticus 511
- sozialer 163
Stauungsekzem 565
Stauungsgastritis 548
Stauungslunge 548
Steckbecken 369
Stehen nach Schlaganfall 589
Stehtraining 606, 618
Stellenbeschreibung 1098
Stenose, Stomaversorgung 392
Stentimplantation 553
Sterbebegleitung 800, 809
- Bedeutung 827
- versus Sterbehilfe 825
Sterbehilfe 825
Sterbehilfe, aktive 825
Sterben 798
- Ablauf 803

- Auseinandersetzung 450
- Bedeutung 801, 827
- Demenzkranker 812
- Pflege 805
- Pflege-Charta 115
- Physiologie 802
- soziales 804
- Verdrängen 799
Sterbesituation
- Pflegepersonal 818
- Verarbeitungshilfe 819
Sterbeumfeld 811
Stereotyp 62, 161
Stereotypie 512
Sterilisation 733
Steroid 490
Stichprobe 103, 106
Stichverletzung 764
- Schutz 887
- Sofortmaßnahme 742
- Verhalten 892
STIKO 730
Stimme, wahnhafte 486
Stimmprothese 541
Stimmung, Team 1187
Stimmverlust 540
Stimulanzien 490
Stimulation
- auditive 216
- basale 213, 604
-- Behinderung, geistige 515
-- Grundannahme 216
-- Pflegeverständnis 220
-- Umsetzung, konkrete 216
-- Ziel 222
- orale 216
- somatische 216
- taktil-haptische 216
- vestibuläre 216
- vibratorische 216
- visuelle 216
Stoffwechsel 42
Stoffwechseleinstellung 653
Stoffwechselentgleisung, diabetische 839
Stoma, doppelläufiges 389
Stomaanlage
- Bedeutung 385
- kontinente 385
Stomaart 384
Stomabeutel 386
- einteilig geschlossener 386
- mit Hautschutz 386
- Wechsel 388
Stomabeutelöffnung, richtige 387
Stomabutton 542
Stomahilfsmittel 385
Stomakappe 386
Stomaoperation, Nachsorge 392
Stomapflege 387
Stomapflegemittel 387
Stomasystem
- konvexes 386
- zweiteiliges 386
Stomaträger 390
Stomaversorgung 384
- Ernährung 390
- Hilfe, fachliche 390
- Komplikation 390
- spezielle 389

Sachverzeichnis

Störung
- affektive 466
- kardiovaskuläre 225
- neurologische 225
-- Stuhlinkontinenz 375
- neuropsychologische 577
- psychische 226
- psychomentale 602
-- Multiple Sklerose 606
- psychomotorische 466
- räumliche 578
- wahnhafte 484
Streptomycin 740
Stress 1191, 1197
Stressbewältigung 1194
Stressmanagement 116
Stressor 71, *1192*
Strontiumranelat 625
Struktur, familiäre 962
Strukturierung, Wahrnehmung 163
Strukturqualität 237, 1122
Strukturstandard 186
Studien 45
Studiengang, Pflegebereich 1160
Studium 1159
Stufenmodelle 46
Stuhl- und Urinentleerung, tägliche 362
Stuhlausscheidung 365
- beeinträchtigte 601
- Beobachtungspunkte 366
- Hilfsmittel 369
- Physiologie 365
Stuhlentleerungmechanismus 374
Stuhlentleerungsstörung 366
Stuhlgewinnungsprobe 367
Stuhlinkontinenz 367
- Auslöser, psychosozialer 376
- Ursache 375
Stuhlkontrolle, Testverfahren Barthel-Index 146
Stuhlpassage 374
Stumpfversorgung 632
Sturz 227
- Dokumentation 229
- Erste-Hilfe-Maßnahme 836
Sturzprophylaxe 227, 599, 623
- Osteoporose 626
Sturzrisiko 228, 235, 251, 598
- Haushalt 1077
Sturzrisikoerkennung nach Tinetti 147
Sturzrisikofaktor
- extrinsischer 228
- intrinsischer 227
Sturzvermeidung 229, 599, 625
Subjektivität 162
Substrat
- hochmolekulares 347
- niedermolekulares 347
Sucht 496, 502
- Alterstypologie 496
- Entstehung 497
- Pflege/Begleitung 497
Suchtberatung 497
Suchtprävention 497
Suizid 495
- begangener 502

Suizidalität 450, 487, 493
- Pflege/Begleitung 494
Suizidrisiko 494, 502
Sulfonylharnstoff 661
Sundown-Phänomen 431
Supervision 1195
- Behinderung, geistige 514
- Demenz 476
- Gruppe 1195
- Sterbeerleben 819
Suppositorien (Zäpfchen) 370
Süßstoff 659
Symbolsprache 810
Sympathie 160
Symphytum-Essenz 956
Symptom
- katatones 486
- körperliches 488
- psychisches 488
- psychomotorisches 488
Symptome 181
Syndrom
- postthrombotisches 565, 568
- präsuizidales 494
System Fördernder Prozesspflege 94
System, geschlossenes 380

T

Tablette 868
Tachyarrhythmie 257
Tachykardie 254, 256
Tachypnoe 264, 526
Tages- und Nachtpflege 1058
Tagesgestaltung 1016
- Altenpflegeheim 1018
-- Unterstützung 1021
Tagesklinik, geriatrische 1061
Tagespflege 996, 1070
- Definition 1116
- Finanzierung 1118
- integrative 1117
- Konzeption 1116, 1119
- segregative 1117
- Ziel 1116, 1119
Tagespflegestätte 1061
Tagesstruktur 231, 476
- Altenpflegeheim 1017
-- Angebot, rehabilitatives, therapeutisches 1020
- Tagespflege 1118
Talgabsonderung, vermehrte 290
Tast- und Drucksinn 158
Tastempfindung 643
Taubheitsgefühl 576
Täuschung, optische 160
Team
- Kommunikation 852
- Krise 854
- therapeutisches 153
Team-Supervision 1195
Teamarbeit 479
Teambesprechung 855
- Gewalt 1187
- Rehabilitation, geriatrische 148
Teamgespräch 853, 857
Teamstärkung, Feedback 1185
Tee, schwarzer 984
Teeabkochung (Decoct) 880

Teeaufguss (Infus) 880
Teerstuhl 682
Teezubereitung 880
Teildienst 430, 433
Teilhabe, Organisationsablauf 1097
Teilhabegesetz 437, 1059
Teilzeitkraft 1103
Telefon, altengerechtes 208
Telefonkette 1063
Temperaturanstieg 611
Temperaturmessort 268
Temperatursinn 158
Tenesmus 367
Tertiärprävention 79, 140, 152, 303
Tetanus 749, 765
Tetanus-Diphtherie-Impfstoff 750
Tetanus-Grundimmunisierung, akive 750
Tetanus-Immunglobulin 750
Tetanus-Immunprophylaxe 750
Tetraplegie 512
themenzentrierte Interaktion 853
Theophyllin 529
Theorie, Definition 89
Theoriebildung
- deduktive 90, 105
- induktive 90, 105
Therapeutische Breite 864
Therapeutischer Tischbesuch (TBB) 1040
Therapie
- antiretrovirale 757
-- Nebenwirkung 757
- antivirale 616
- operative 628
Therapieplan 181
Therapietisch 233
Thermometerart 268
Thiemann-Katheter 394
Thrombendarteriektomie 560
Thrombolyse 572
Thrombophlebitis 312, 564, 898
Thrombose 311, 548
- Gehirn 570
Thrombosegefahr 230, 235
Thromboseneigung 553
Thromboseprophylaxe 311, 324, 944
- Bett 313
Thromboseprophylaxestrümpfe, medizinische (MTS) 315
Thromboserisikofaktor 312
Thrombozytenaggregationshemmer, Nebenwirkung 554
Thrombus 564
Thymian 950
TIA (Transitorisch Ischämische Attacke) 570
Tiemann-Katheter 396
Tier
- Altenpflegeheim 1008
- Bedenken, hygienische 1010
- Lebensspanne, maximale 39
Tierarzt 1009
Tierbesuch 1037
Tierbesuchsdienst 739
Tierhaltung 739
Timed \ 147

Tinetti Score 147
Tinetti-Score 180
Tinktur
- Auflage 955
- Indikation 956
Tischdekoration 1007
Tischgestaltung 1007
Tod 798
- Auseinandersetzung 450
- Eintritt 814
- Pflege-Charta 115
- sozialer 804
Todesfeststellung 814, 828
Todeszeichen
- sichere 814
- unsichere 814
Todeszeitpunkt 814
Toilette 377
Toilettenbenutzung 747
- Stuhlkontrolle, Testverfahren Barthel-Index 146
Toilettengang 378
Toilettensitzerhöhung 377
Toilettentraining 402
Toilettentransfer 589
Toleranz
- Anforderung Pflegeberuf 1157
- Demenz 357
Totalkapazität 525
Totenflecken 814
Totenstarre 814
Totraumverkürzung 540
Tourenplan 1078
Toxin 723
Toxoplasma gondii 727
Toxoplasmose, zerebrale 759
TQ 3L-Lernmethode 1177
Trachea 524
Trachealkanüle 540
Trachealkanülenwechsel 542
Trachealkompresse 541
Tracheostoma 539
- Folge, physische, psychosoziale 539, 545
Tracheostomapflege 542
Tracheotomie 539
Tradition, christliche 457
Tragen, Konzeptsystem Kinaesthetics 244
Training, kognitives 1030
Transfer
- Bett-Rollstuhl 588
-- Testverfahren Barthel-Index 146
- Bettkante-Stuhl 247, 588
- tiefer 588
Transitorisch Ischämische Attacke (TIA) 570
Transversostomie 384
Trauer 61, 817, 828
Trauerarbeit 454, 461, 817
Trauerbegleitung 817, 820
Trauerprozess 817
Traum 420
- Bedeutung 418
TRBA 730
Tremor 597, 602
Treppenlifter 233
Treppensteigen 146
Trichophytie, tiefe 751
Trigeminusneuralgie 602

Sachverzeichnis

Trinkmenge, Harnwegsinfekt 745
Trinkmengenbeschränkung 551
Trinkprotokoll 342
Tropfenfänger 380
Tropfgeschwindigkeit 898
Trost 473
Tuberkulose, Ansteckung 764
Tuberkulose (Tbc) 756
- Ansteckung 725, 732, 739
- Erreger 724
- geschlossene 739
- Infektionsprophylaxe 740
- offene 739
- pulmonale 739
Türöffnungskonzept 480
Typhus-Salmonellen 746
TZI-Modell 854

U

U-100-er Insulin 656
Übelkeit 747
Überalterung 56
Übergewicht 553
Überlastungsanzeige 862
Überlaufblase 402, *684*
Überlaufinkontinenz 375
Überleitung 153
Überleitungsmanagement 1080
Überleitungsstörung 258
Überleitungssystem (Infusionsbesteck) 897
Überwachungspflicht 861
Uhr, innere 419
Uhrentest 148
Ulcus
- cruris 936
-- arteriosum 937
-- Pflegemaßnahme 924
-- Symptom 937
-- Therapie 938
-- venosum 565, 936, 938
- mixtum 937
-- Nekrose, Wundbehandlung 942
- neuropathisches 941
-- Wundbehandlung 942
- ventriculi 680
Ultrakurzzeitgedächtnis 1175
Ultraschallvernebler 280
Umfeld
- kontinenzfreudiges 377, 403
- sicheres 468
- soziales 476, 499
Umfeld und Umgebungsgestaltung 341
Umfeldgestaltung
- Demenz 476
- Essen und Trinken 356
- Sterbender 811
- Wachkoma 612
Umgang, Erfahrung, existenzielle 448
- Unterstützung 450
Umgangston
- Demenz 474
- Team 1187
Umgebung
- Konzeptsystem Kinaesthetics 247
- Krohwinkel-Pflegemodell 95
- Roper-Logan-Tierney-Modell (R-L-T-Modell) 93
- Selbstpflege-Defizit-Theorie Orem 98
- sozialpsychologische 472
Umgebungsgestaltung, schlaffördernde 427
Umgebungsveränderung 131
Umlagerung 309
Umstrukturieren, kognitives 53, 63
Umweltfaktor 73
- Depression 490
Umwelthygiene 721
Umweltmodell 49
Umzug 1011
Unabhängigkeit 57, 63
- personale, Krohwinkel 95
- Roper-Logan-Tierney-Modell (R-L-T-Modell) 93
Unfallverhütung 443
- Privathaushalt 1077
Ungleichheit, soziale 163
Unruhe 809
Unternehmensphilosophie, Altenpflegeheim 1088
Unterstützung
- effektive 244
- Nahrungsaufnahme 341
- pflegerische 216
- professionelle 240
- Waschen/Duschen/Baden 293
Unterstützungsfläche (USF) 575
Untertemperatur 270
Unterzuckerung 653, 661, 664, 675
Urämie 772, 775
Urethritis 743
Urin
- Bestandteil 363, 365
- Gewicht, spezifisches 364
- Physiologie 364
- Untersuchung 364
- Untersuchungsmethode 364
- Veränderung 364
Urinableiter, externer 382
Urinableitung, Kondomurinal 380
Urinableitungssystem *745*
Urinausscheidung
- beeinträchtigte 601
- Diabetes mellitus 663
- Förderung 370
Urinbeutel, Handhabung 402
Urindrainagesystem, geschlossenes 394
Urinflasche 369
Uringewinnung
- sterile 745
- Untersuchungszweck 365, 395
Urinkontrolle 146
Urinkultur 744
Urinstrahlunterbrechung 365
Urinstreifen-Schnelltest 744
Urostomie
- Beutel, einteiliger 386
- inkontinente 385
- kontinente 385
Urteilsfähigkeit, eingeschränkte 469

V

Validation, integrative (IVA) 472, 477
- Behinderung, geistige 515
Varikose
- primäre 563
- retikuläre 563
Varikosis, sekundäre 563
Varize 563
Varizella 615
Varizella-Zoster-Virus 729
VATI-Lagerung 278
Venenentzündung 312, 564, 898
Venenkatheter, zentraler (ZVK) 895
Venenstripping 563
Venenthrombose, tiefe, *siehe* Phlebothrombose
Venentraining 566
Venenwand, Entzündung 312
Veränderung
- körperliche, seelischgeistige 436, 485
- psychosoziale 966
- soziokulturelle 966
Verantwortung 123
- Förderung 220
Verarbeitung, Erlebtes 128
Verarmungswahn 485
Verband (s. auch Wundauflage) 927
- Aufbringen 930
Verbandentfernung 928
Verbandwechsel 927
- Materialien, benötigte 928
Verbraucherschutz 437, 1059
Verbrennung
- Gradeinteilung 923
- Mundraum 540
- Wundversorgung 922
Verdauungsorgan *683*
Verdauungssystem 43
Vereinsamung 964
Verfall, unaufhaltsamer 61
Verfolgungswahn 485
Vergiftung 276
- Erste-Hilfe-Maßnahme 840
Verhalten
- aggressives 819
-- Teufelskreis 1187
- aufopferndes 819
- herausforderndes 470, 479
- regressives 719
- unangebrachtes 206
- unkollegiales 1184
Verhaltenskybernetik 240
Verhinderungspflege 1057
Verjüngung 55
Verletzung
- AIDS-Patient 758
- Erste-Hilfe-Maßnahme 836
- frische 922
Verletzungsgefahr 230
Vermüllungssyndrom 499, 503
Verordnungsverantwortung 861
Verschlucken 837
Verschluss, arterieller, akuter 560
Verschlusskrankheit, arterielle, periphere (pAVK) 558
- Fontaine-Stadien 559, 568
Versorgungssystem, postoperatives 389
Verstärkungslernen 1187
Verstehbarkeit 71
- Demenz 474
Verstorbener
- Umgang, würdevoller 815
- Versorgung 815
Verstummen 211
Verteilungsgerechtigkeit 122
Vertrauen 494
Vertraulichkeit 177
Verwahrlosung 503
Verweilkanüle, periphere 894
- Entfernen 901
- Legen 900
- Verbandswechsel 900
Verwirrtheit 362, 501
Verwirrtheitszustand (s. auch Delir) 465, 501
- akuter, Erste-Hilfe-Maßnahme 839
Verzehrempfehlung 331
Verzögerungsinsulin 655
Vibrationsmassage 282
24-Stunden-Rundum-Versorgung 962, 993
- Altenpflegeeinrichtung 995
Virchow-Trias 311
Virus 727
- überlebensfrohes 748
- Vermehrung 728
Virusinfektion, Standardhygiene, erweiterte 749
Vitalfunktion 254, 285
- Atemsystem, Erkrankung 533
- Behinderung, geistige 516
- Beobachtung 286
- Demenz 276
- Einteilung 843
- Ergebnisinterpretation 286
- Herzinsuffizienz 549
- Messinstrument 285
- Prüfung 285
- Störung 831
Vitalkapazität 524
Vitalzeichenkontrolle 685
Vitamin 330, 659
- fettlösliches 330
Vitamin B12 624
Vitamin D 330
Vitamin-D 3-Mangel 623
Volkshochschule 1016
Vollkost 332
- leichte 332
Volumenmangelschock 685, 838
Vorhofflattern 257
Vorhofflimmern 257
Vorlesen 131
Vorsorgeuntersuchung 79
Vorsorgevollmacht 827
Vorurteil 162

Sachverzeichnis

W

W-Frage, Einrichtung, Analyse 1097
Wachheit 274
Wachkoma 607, 618
- ABEDL-Unterstützung 613
- Komplikation 609
- Syndrom 608
Wachstumsmotivation 49
Wadenwickel 954, 958
Wagner-Armstrong-Klassifikation 941
Wahn 502
- Pflege/Begleitung 485
- völlig unagemessener 486
Wahnvorstellung 468
Wahnvorstellungen 453
Wahrnehmung
- Beeinflussung 161, 166
- Depression 488
- eingeschränkte 305
- Emotion 158
- Grundlage, physiologische 157
- Handlung 159
- Körper-Ich 218
- Subjektivität 162
- taktile 639
- veränderte 214
-- Auswirkung 215
Wahrnehmungsbereich
- auditiver 215, 222
- oraler, olfaktorischer 215, 222
- somatischer 214, 222
- taktil-haptischer 215, 222
- vestibulärer 214, 222
- vibratorischer 215, 222
- visueller 215, 222
Wahrnehmungsfähigkeit 160
Wahrnehmungsfehler 160, 166
Wahrnehmungsstörung 160, 466
Wahrnehmungstäuschung 160
Wahrnehmungsverarbeitungsstörung 159
Wandering 455
Wärmeanwendung 627, 630, 632
- Indikation 947
- Wirkung, physikalische 946
Wärmebelastung 842
Wärmeeinwirkung, intensive, plötzliche 946
Wärmeregulation 268
Waschbecken, Waschen 294, 323, 592
Wäschehygiene 736, 747, 754, 763
Waschen
- Testverfahren Barthel-Index 146
- Wachkoma 613
Wäschepflege 410
Wäscheservice 1093
Waschlappen 292
Waschung
- belebende 291
- beruhigende 291, 323
- rituelle 983
Wasser 335, 357, 769, 775
Wasser- und Elektrolythaushalt 893
- Regulierung 893
Wasserlassen, häufiges 550
Wassertherapie 542
Wasserverlust 42
Wechseldrucksystem 311
Weigerungsrecht 862
Weiterbildung 1159
- funktionsspezifische 1160
Weiterentwicklung, berufliche 1159
Weltanschauung, persönliche 71
Wertschätzung 203–204, 849
- Demenz 474, 479
Wettkampfspiel 1035
WHO-Modell, Behinderung 509
Wickel 282, 946
- feuchtwarmer 749
- Wirkprinzip 946, 957
Wickel, feucht-heißer 948
Wickelanwendung 946
- Gefahr 946, 957
Wickeltuch 947
Widerstandsdefizit 71
Widerstandsressource 71
Wiederbelebungsversuch 275
Wille, mutmaßlicher 113
Windeldermatitis 726
Windpocken 615
Wirkstoff 864, 880
Wirkung 864
Wirtsdisposition 721
Wissenserweiterung 188
Wissensschatz 1031
Witwenbuckel 623
Wohlbefinden
- ABEDL 95
- körperliches 847
- Roper-Logan-Tierney-Modell (R-L-T-Modell) 93
Wohlfahrtspflege 1049
- freie 1065
Wohlfahrtsverband 1049
Wohn- und Teilhabegesetz (WTG) 1059
Wohnanlage, betreute 991
Wohnberatungsstelle 1060
Wohnbereich
- Gestaltung 1001
- Organisation 1098
Wohnbereichsleitung 1103
Wohnen 989
- alten- und behindertengerechtes 997
- Altenpflegeheim 231
-- Bedeutung 1000
- angepasstes 990
- betreutes, zu Hause 990
- Familie 992
- gemeinschaftliches 60
- Gestaltung, gesundheitsfördernde 998
- Haushalt, eigener 231
- selbstorganisiertes, gemeinschaftliches 992
- seniorengerechtes 997
- Tiere 1008
Wohnform 990, 1013
Wohngemeinschaft
- Betreute 993
- Demenzkranke 994
Wohngruppe 1001
Wohnkonzept 991
Wohnprojekt, quartierbezogenes 991
Wohnqualität 1059
- Anforderung 437
Wohnraumanpassung, bedürfnisgerechte 997
Wohnraumgestaltung 475
Wohnsituation 990
Wohnstift 993
Wohnumfeld 989
Wohnung
- barrierefreie 990
- behindertengerechte 1013
Wohnzimmer, gemeinsames 1001
Wortwahl 848
Wundanalyse 915, 924
Wundauflage
- Auswahl 944
- hydroaktive 916, 919
- interaktive 922
- konventionelle 917
- phasengerechte 918
- spezielle 921
- trockene 917, 919
Wundbehandlung 929
- feuchte 922
-- Dekubitus 935
- Herpes zoster 617
- lokale 938
- Nekrose 561, 942
- Ulcus cruris 567, 938
- Ziel 911
Wundbeurteilung 929
Wunddehiszenz 913
Wunddokumentation 930
Wunde
- aseptische 908
-- Pflegemaßnahme 923
- Bedeutung 909
- chronische
-- Auswirkung, psychische, soziale 925
-- Dokumentation 924
-- Pflege 924
-- spezielle 932
-- Wundauflage 921
- Dokumentation 924
- Einteilung 908
- endogen verursachte 908
- iatrogene 908
- kontaminierte 908
- sekundär heilende 924
- septische 908
- traumatische 908
Wundfolie 919
Wundgrund 937
Wundhämatom 912
Wundheilung 909
- Einflussfaktor 911
- epitheliale 909
- Förderung 943
- Phase 909
- primäre 909
- sekundäre 909
- Störung 385, 912
- verzögerte 909
Wundinfektion 913, 943
- postoperative 720
Wundinfektionsgefahr 909
Wundmanagement 911
Wundrandnekrose 913
Wundreinigung 915, 929
- biologische 916
- feuchte 916
- physikalische 915
- Ulcus cruris 938
Wundtherapeutikum, obsoletes 916
Wundversorgung 908, 924
- chirurgische 915
- Prinzip 914, 944
- Wickel und Auflagen 956
Würmer 366, 727

X

Xerostomie 322

Z

Zahn 320
Zahn- und Mundpflege 288
Zahnbelag 320
Zahnersatzpflege 299
Zahnfleischveränderung 320
Zahnstein 299
Zäkostomie 384
Zäpfchen 870
10-Minuten-Aktivierung 1039, 1043
Zeitbewusstsein 46
Zeitgeschichte 128
Zeitungsrunde 1036
Zellalterung 41
Zellteilung 41
Zentralwohlfahrtsstelle der Juden in Deutschland (ZWST) *1050*
Zerebralparese 512
Zertifizierung 1136
Zielsetzung, primäre, pflegerische, Krohwinkel 96
Zimmergestaltung, territoriale 1003, 1013
Zink 331
Zirkadianrhythmus 419
Zostavax 615
Zosterimpfstoff 615, 617
Zosterneuralgie 615
Zucker 659
Zuckeraustauschstoff 659
Zugehörigkeit 436
Zukunftsplanung 113
Zusammenarbeit, inner- und interdisziplinäre 115
Zustimmung, informierte 110
Zuwendung
- persönliche 721
- wertschätzende 1007
ZVK, Ernährung 896
Zwangsmaßnahme 500
Zwerchfell- und Kontaktatmung 276
Zwiebel-Brustauflage 282
Zwillingspuls 257
Zwischenmenschliches 452
Zyanose 289, 526, 548
Zystitis 401, 743
- interstitielle 378
Zytostatika 490

Bestens gerüstet in deine Ausbildung!

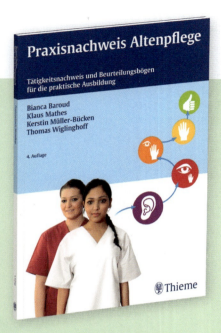

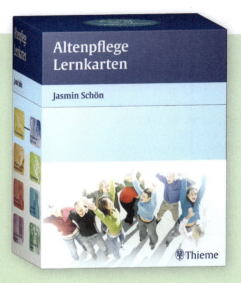

Farbenfroh gestaltet und leicht auszufüllen – so macht der Praxisnachweis Spaß. Das Buch entspricht den Lernfeldern der Ausbildungs- und Prüfungsordnung und passt zur Gliederung der Lehrbücher „Altenpflege in Lernfeldern" und „Thiemes Altenpflege".

Ihre Altenpflegeprüfung steht bevor und Sie möchten Ihr Wissen noch einmal überprüfen? Los geht's: Die Altenpflege Lernkarten helfen Ihnen!

Mit 1000 Fragen und Antworten auf 464 Lernkarten geballtes Prüfungswissen aneignen und der Prüfung entgegenfiebern.

Praxisnachweis Altenpflege
Baroud et al.
2016. 4., akt. A.
128 S., 9 Abb., brosch.
ISBN 978 3 13 140744 3
12,99 € [D]
13,40 € [A]

E-Book unter www.thieme.de/shop

Altenpflege Lernkarten
Schön
2014.
468 S., 50 Abb., Lernkarten
ISBN 978 3 13 173771 7
29,99 € [D]
30,90 € [A]

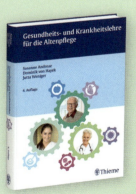

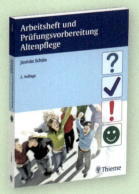

Gesundheits- und Krankheitslehre für die Altenpflege
Andreae/Weniger/von Hayek
2015. 4. A.
552 S., 700 Abb., geb.
ISBN 978 3 13 127014 6
44,99 € [D]
46,30 € [A]

E-Book unter www.thieme.de/shop

Arbeitsheft und Prüfungsvorbereitung Altenpflege
Schön
2014. 2. erw. A.
240 S., 41 Abb., brosch.
ISBN 978 3 13 163832 8
22,99 € [D]
23,70 € [A]

Versandkostenfreie Lieferung innerhalb Deutschlands!

Telefonbestellung: 0711/8931-900
Faxbestellung: 07 11/ 89 31-901
Kundenservice @thieme.de
www.thieme.de/shop

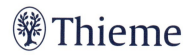